De|individuatio̱n (De-*; Individuation*) *f*: (engl.) *deindividuation*; Lockerung der individuellen normalen Verhaltenseinschränkungen im Kontext einer Gruppe mit Vermehrung impulsiver u. sozial

De|mẹnz (lat. demẹntia Wahnsinn) *f*: (engl.) *dementia*; syn. dementielles Syndrom, präsenile Demenz; Bez. für i. d. R. über Monate bis Jahre chro-

Eysenck-Persönlichkeits-Inventa̱r (Hans Jürgen E., Psychologe, London, 1916–1997) *n*: (engl.) *Eysenck Personality Inventory*; Abk. EPI; Persönlichkeitstest*, der basierend auf der Eysenck*-Persönlichkeitstheorie die Hauptdimensionen Extraversion* u. Neurotizismus* erfasst; der Fragebogen zur

Phobi̱e (gr. φόβος Furcht, Flucht) *f*: **1.** (engl.) *phobia*; syn. phobische Störung (ICD-10); Angststörung*, die durch best. Gegenstände od. Situationen (z. B. Orte, Personen) ausgelöst wird u. meist mit ausgeprägtem Vermeidungsverhalten* bei gleichzeitiger Einsicht in die Unbegründetheit verbunden ist; als Folge einer Phobie können u. a. zunehmende Einengung des Handlungsspielraums, u. U. Suizidalität* auftreten. **Formen: a)** nach ICD-10 (neurotische, Belastungs- u. somatoforme Störungen) u. DSM-IV (Kapitel Angststörungen) 3 Hauptgruppe: Agoraphobie*, soziale Phobie*, spezifische Phobie*; **b)** auch versch. Bez. für einzelne phobische Ängste, die nicht (mehr) als eigenständige Störungsbilder verstanden, sondern unter die genannten Hauptgruppen subsumiert werden (z. B. Erythrophobie*, AIDS*-Phobie); **DD:** im Gegensatz zur Schizophrenie* besteht Einsicht in die Unangemessenheit des Verhaltens u. Erlebens (so dass etwa

Schlaf|re|striktion (lat. restrịngere, restrịctus beschränken) *f*: (engl.) *sleep restriction therapy*; aus der kognitiven Verhaltenstherapie* abgeleitete Therapieform bei Schlafstörungen*, bei der durch gezielt verkürzte Bettliegezeit (z. B. eine halbe bis eine Stunde weniger als die sonst für das Ausschlafen benötigte Zeit) ein erhöhter Schlafdruck über den Tag aufgebaut wird; erleichtert nach einer Gewöhnungszeit das Einschlafen, begünstigt einen effizienteren Schlaf (s. Schlafeffizienz) u. korrigiert ungünstige Schlafgewohnheiten. Vgl. Schlafhygiene.

Wortteiltrenner

Betonungszeichen:
lang = untergesetzter Strich
kurz = untergesetzter Punkt
unter Vokal oder Diphthong

etymologische Angaben:
Erklärung der ursprünglichen Bedeutung bei Stichwörtern fremdsprachiger Herkunft oder Verweis auf ein Stichwort, bei dem diese Angaben verzeichnet sind

englische Übersetzung

biographische Angaben bei Eponym

Synonym

Definition

Gliederung entsprechend der medizinisch-psychologischen Systematik

Verweis im Fließtext mit Asterisk (*)

Siehe-Verweis:
verweist an inhaltlich passender Stelle auf ein Stichwort mit weiterführenden Informationen

Vergleiche-Verweis:
verweist auf allgemeinere inhaltliche Bezüge

Pschyrembel

Psychiatrie, Klinische Psychologie, Psychotherapie

Pschyrembel
Psychiatrie, Klinische Psychologie, Psychotherapie

2., überarbeitete Auflage

Herausgegeben von
Jürgen Margraf und Wolfgang Maier

und

Margot Albus
Urs Baumann
Eni S. Becker
Thomas Bronisch
Erdmann Fähndrich
Peter Falkai
Harald J. Freyberger
Roselind Lieb
Andreas Papassotiropoulos
Theo R. Payk
Winfried Rief
Max Schmauß
Silvia Schneider
Rolf-Dieter Stieglitz
Hans-Jochen Weidhaas
Gerhard Wiesbeck

DE GRUYTER

Gesamtherausgeber:

Prof. Dr. rer. soc. Jürgen Margraf
Fakultät für Psychologie
Ruhr-Universität Bochum
Universitätsstraße 150
44801 Bochum

Prof. Dr. med. Wolfgang Maier
Klinik für Psychiatrie und Psychotherapie
Universitätsklinikum Bonn
Sigmund-Freud-Straße 25
53127 Bonn

ISBN 978-3-11-026258-2

Libary of Congress Cataloging-in-Publication Data

Pschyrembel Psychiatrie, klinische Psychologie, Psychotherapie / Jürgen Margraf , Wolfgang Maier, (Hrsg.). – [2. Aufl.].
p. cm.
ISBN 978-3-11-026258-2 (acid-free paper)
1. Psychiatry. 2. Medicine, Psychosomatic. 3. Psychology. 4. Psychotherapy. I. Margraf, Jürgen. II. Maier, W. (Wolfgang), 1949–
RC454.P7876 2011
616.89'14–dc23
2011045336

Bibliografische Information der Deutschen Nationalbibliothek
Die Deutsche Nationalbibliothek verzeichnet diese Publikation in der Deutschen Nationalbibliografie; detaillierte bibliografische Daten sind im Internet über http://dnb.d-nb.de abrufbar.

Wichtiger Hinweis:
Der Verlag hat für die Wiedergabe aller in diesem Buch enthaltenen Informationen (Programme, Verfahren, Mengen, Dosierungen, Applikationen usw.) mit Autoren und Herausgebern große Mühe darauf verwandt, diese Angaben genau entsprechend dem Wissensstand bei Fertigstellung des Werkes abzudrucken. Trotz sorgfältiger Manuskriptherstellung und Korrektur des Satzes können Fehler nicht ganz ausgeschlossen werden. Autoren bzw. Herausgeber und Verlag übernehmen infolgedessen keine Verantwortung und keine daraus folgende oder sonstige Haftung, die auf irgendeine Art aus der Benutzung der in dem Werk enthaltenen Informationen oder Teilen davon entsteht.
Die Wiedergabe von Gebrauchsnamen, Handelsnamen, Warenbezeichnungen und dergleichen in diesem Buch berechtigt nicht zu der Annahme, dass solche Namen ohne weiteres von jedermann benutzt werden dürfen. Vielmehr handelt es sich häufig um gesetzlich geschützte, eingetragene Warenzeichen, auch wenn sie nicht eigens als solche gekennzeichnet sind.

Einbandabbildung: Thomas Northcut/ getty images
Druck und Bindung: Firmengruppe APPL, aprinta druck, Wemding
Gedruckt auf Luxosamtoffset, holzfrei weiß matt, gestrichen Bilderdruck, alterungsbeständig, lebensmittelunbedenklich.

FSC www.fsc.org
MIX
Papier aus verantwortungsvollen Quellen
FSC® C004592

Printed in Germany
www.degruyter.de

Vorwort

Die 2. Auflage des Pschyrembel Psychiatrie, Klinische Psychologie, Psychotherapie ist für uns Anlass zu Freude, Trauer und Dankbarkeit zugleich. Freude darüber, dass das Werk so gut angenommen wurde, dass wir bereits nach kurzer Zeit eine 2. Auflage erstellen können, Trauer über den frühzeitigen und unerwarteten Tod des Gründungsherausgebers Franz Müller-Spahn, aber auch Dankbarkeit für sein Wirken, das dieses Werk bis zum Schluss entscheidend geprägt hat und Dankbarkeit für die hilfreichen Beiträge von Kollegen, Lesern und Studierenden zur 1. Auflage.

Über die grundsätzliche Anlage des Werkes gibt das nachfolgende Vorwort zur 1. Auflage Auskunft, sie hat sich im Wesentlichen bewährt. Die dort bereits angemerkten Trends zur rasanten Ausdifferenzierung in einer Vielzahl z. T. völlig neuer Teilgebiete und zur gleichzeitigen Integration im Rahmen eines mit immer mehr konkretem Gehalt gefüllten programmatischen „biopsychosozialen Modells“ haben sich seit dem Erscheinen der 1. Auflage weiter fortgesetzt. Das Tempo und die Tiefe des Fortschrittes sind faszinierend zu sehen – es ist eine aufregende Zeit, um an der Erkundung der Psyche und ihrer Mechanismen in Gesundheit und Krankheit zu arbeiten. Selbst wenn die Umsetzung in neue Therapie- oder gar Präventionskonzepte für Ungeduldige nicht immer mit der Grundlagenforschung Schritt zu halten scheint, so sind doch auch hier wieder vielversprechende neue Ansätze in den Pschyrembel Psychiatrie, Klinische Psychologie, Psychotherapie aufzunehmen gewesen. Konzeptuell ist in der 2. Auflage der neurobiologische Aspekt unseres Feldes weiter gestärkt worden. Zugleich haben wir angestrebt, die Aussagen zur Wirksamkeit und empirischen Überprüfung von Interventionen, Theorien und Modellen weiter zu vereinheitlichen und die relevanten rechtlichen und sozialen Rahmenbedingungen noch stärker zu berücksichtigen.

Ganz besonders geholfen haben uns die Zuschriften und Kommentare unserer Leser, Kollegen und Rezensenten. Ihnen gilt unser herzlicher Dank! Wir haben uns bemüht, die Rückmeldungen so gut wie möglich zu berücksichtigen.

Auch in der 2. Auflage soll der Pschyrembel Psychiatrie, Klinische Psychologie, Psychotherapie einen umfassenden interdisziplinären Überblick über das gesamte Themengebiet ermöglichen. Dies ist nur durch die umfangreiche Mitwirkung einer Vielzahl von Kollegen und Kolleginnen möglich. Wir möchten uns herzlich bei den Bereichsherausgebern und Autoren und den Mitarbeitern unserer Teams im Forschungs- und Behandlungszentrum für psychische Gesundheit der Ruhr-Universität Bochum und in der Klinik und Poliklinik für Psychiatrie und Psychotherapie der Universität Bonn und der Universität Göttingen bedanken. Erneut hat auch die Pschyrembel-Redaktion um Ulrike Arnold und Simone Witzel ihre

Ausdauer und Kompetenz unter Beweis gestellt, wobei wir besonders für die präzisen und konstruktiven Nachfragen danken möchten. Für die Unterstützung unserer Forschung auf dem Gebiet des Pschyrembel Psychiatrie, Klinische Psychologie, Psychotherapie danken wir der Alexander von Humboldt-Stiftung, der Deutschen Forschungsgemeinschaft und dem deutschen Bundesministerium für Bildung und Forschung.

Angesichts des rasanten Aufschwunges unseres Feldes bleibt die Aktualisierung und Weiterentwicklung des Pschyrembel Psychiatrie, Klinische Psychologie, Psychotherapie ein ständiges Thema. Wie bereits in der 1. Auflage profitierten wir sehr vom Austausch mit unseren Fachkollegen in Wissenschaft, Klinik, Praxis und Ausbildung. Um den fruchtbaren Austausch fortzusetzen, möchten wir Sie erneut darum bitten, uns Rückmeldung oder Vorschläge zukommen zu lassen.

Wir widmen dieses Buch dem Andenken unseres gemeinsamen Freundes und Kollegen Franz Müller-Spahn. Wir werden sein Vermächtnis bewahren und das Werk in seinem Sinne weiterentwickeln.

Jürgen Margraf, Bochum, und Wolfgang Maier, Bonn, im November 2011

Franz Müller-Spahn, einer der Gründungsherausgeber des vorliegenden Werkes, war ein außergewöhnlicher Forscher, Kliniker und Freund.

Noch wenige Wochen vor seinem Tod hatte Franz Müller-Spahn die letzten, und natürlich auch „schwierigsten" Stichwörter der 1. Auflage 2009 bearbeitet. Als Arzt wusste er um seinen Zustand, seine Entscheidung über die Verwendung der kostbaren Lebenszeit war bewusst. Ihm lagen sein Fach, die Welt der Psyche und die Nutznießer der Wissenschaften, die diesen Kosmos erkunden, nämlich die Patienten, Studierenden, Praktizierenden und Forschenden am Herzen. Ihnen wollte er so gut wie möglich sein Wissen, sein Engagement zur Verfügung stellen. Es war sehr schön, seine Freude über das endlich fertige Manuskript der 1. Auflage zu sehen und es war traurig, dass er das fertige Buch nicht mehr in seinen Händen halten konnte.

Als Nachfolger von Franz Müller-Spahn ist mit Wolfgang Maier ein herausragender Vertreter der Psychiatrie eingestiegen, dessen Lebenslauf sich vielfach mit dem Weg Franz Müller-Spahns gekreuzt hat. Sein umfassendes Wissen ebenso wie seine Schwerpunkte in der biologischen Psychiatrie und Pharmakotherapie, der Epidemiologie und der Genetik psychischer Störungen vervollständigen das bestehende Team in idealer Weise. Sie haben die 2. Auflage bereits deutlich geprägt und werden künftig noch stärker sichtbar sein.

Jürgen Margraf, Bochum, im November 2011

Vorwort zur 1. Auflage

Die menschliche Psyche ist eines der faszinierendsten Themen überhaupt. In den letzten Jahren haben die Fächer, die den Kosmos in unserem Gehirn, die Beziehungen zwischen Menschen und ihrer Umwelt und die komplexen Zusammenhänge zwischen Gesundheit und Krankheit erforschen, einen besonderen Aufschwung erfahren. Die wechselseitige Durchdringung von Neuro-, Sozial- und Geisteswissenschaften hat die Forschung über die Organisation des Denkens, der Wahrnehmung, des Verhaltens und der Gefühle enorm beflügelt. Dabei sind für die Fachgebiete Psychiatrie, Klinische Psychologie und Psychotherapie und die zugehörigen Kinder- und Jugendfächer zwei nur scheinbar gegenläufige Tendenzen zu beobachten: Die fortschreitende Ausdifferenzierung in stets neue Teilgebiete wird begleitet von immer deutlicher zutage tretenden Berührungspunkten der verschiedenen Fachzugänge. Verbunden mit diesen Entwicklungen ist der Anspruch, programmatische Begrifflichkeiten wie „biopsychosoziales Modell" oder „integrative Behandlungsansätze" mit konkreten Inhalten zu füllen. Hierfür muss die Integration verstärkt an die Seite der Differenzierung treten. Vor diesem Hintergrund soll der neue Pschyrembel Psychiatrie, Klinische Psychologie und Psychotherapie einen interdisziplinären und umfassenden Überblick über das gesamte Themengebiet ermöglichen. Anstatt die Stichwörter nach den klassischen Disziplinen aufzuteilen, wurden sie in eine umfassende Gesamtstruktur eingeordnet, die die Vielzahl spezifischer Themenbereiche in zehn große Inhaltsbereiche von übergeordneter Bedeutung gliederte:

1. Historische Entwicklung
2. Biomedizinische und psychosoziale Grundlagen
3. Nosologie, Klassifikation, Diagnostik und Epidemiologie
4. Psychopathologie und Entwicklung
5. Ätiologie
6. Störungen, Syndrome und Probleme
7. Interventionen (Beratung, Begutachtung, Therapie, Prävention und Rehabilitation bei Individuen, Familien, Gruppen, Populationen und sozialen Systemen sowie Religion, Spiritualität und Sinnhaftigkeit)
8. Forschung und Methoden
9. Rahmenbedingungen sowie Aus-, Fort- und Weiterbildung
10. Medizinisch-gesundheitswissenschaftliche Nachbarfächer

Zur umfassenden Realisierung des interdisziplinären Zugangs wurden diese Bereiche jeweils von zwei Bereichsherausgebern betreut, die stets die Psychiatrie bzw. Kinder- und Jugendpsychiatrie sowie die Psychologie bzw. Kinder- und Jugendpsychologie repräsentierten. Die über 9000 Stichwörter wurden von den Gesamtherausgebern in Zusammenarbeit mit den Bereichsherausgebern zusammengestellt und dann von rund 130 Experten aus den verschiedenen Teilgebieten bearbeitet. Die Integration über die Fachgebiete hinweg wurde durch die Bereichsherausgeber und schließlich die Gesamtherausgeber sichergestellt. Wir hoffen, dass auf diesem Weg klassische psychiatrische, klinisch-psychologische und psychotherapeutische Themen gleichwertig berücksichtigt und integrative Ansätze transparent dargestellt werden konnten.

Der Pschyrembel Psychiatrie, Klinische Psychologie und Psychotherapie richtet sich an Praktizierende, Forschende und in Ausbildung befindliche Psychiater, Psychologen und Psychotherapeuten aber auch an Vertreter von Nachbardisziplinen aus den Bereichen Medizin, Pädagogik und Pflege sowie an Entscheidungsträger aus Gesundheitswesen, Behörden und Kostenträgern. Im Zuge der Arbeit wurde den Beteiligten die enorme Breite des Fachgebietes ebenso wie der umfangreiche Wissenszuwachs deutlich. Zu den besonderen Herausforderungen zählten aber auch die in manchen Bereichen anzutreffende begriffliche Unschärfe, konkurrierende Nomenklaturen und die immer wiederkehrende Frage nach dem Verhältnis zwischen tradierten Auffassungen und neuen Erkenntnissen. Insgesamt war die Aufgabe für uns alle sehr viel beanspruchender als ursprünglich erwartet. Zugleich erwies sie sich aber auch immer wieder aufs Neue als ebenso aufregende wie anspruchsvolle Herausforderung, die nur dank einer fruchtbaren und stimulierenden Zusammenarbeit zu bewältigen war.

Wir möchten uns daher für die umfassende Kooperation und Unterstützung aller Beteiligten bedanken. Dank gilt an erster Stelle den Bereichsherausgebern und Autoren. Die Bereichsherausgeber mussten für ihre besonders anspruchsvolle Aufgabe oft viel Geduld aufbringen. Dafür waren über die inhärent komplexe Natur des Projektes hinaus v.a. intensive Abstimmungen im Rahmen des Gesamtkonzeptes, aufwendige Überarbeitungen und natürlich Zeitverzögerungen durch die unvermeidbaren Nachzügler verantwortlich. Sehr herzlich möchten wir uns auch bei den Autoren der Stichwörter bedanken, die mit großer Kompetenz und oft ebenso großer Geduld die z. T. breit gefächerten Themenbereiche bearbeiteten. Unsere Entschuldigung gilt denjenigen, die die Terminvorgaben einhielten und unser zusätzlicher Dank denen, die bei Krankheiten oder anderen Unwägbarkeiten kurzfristig „einsprangen“.

In ganz besonderer Weise hat das Wörterbuch von der Kompetenz, Geduld und positiven Ausstrahlung von Eva Wilhelm, Rita Segovia und Sonja Hilbrand profitiert. Tatkräftig geholfen haben auch die Mitarbeiter unserer Teams in der Klinischen Psychologie und Psychotherapie und in den Universitären Psychiatrischen Kliniken der Universität Basel. Ihre Ausdauer ganz besonders unter Beweis gestellt haben Martina Bach und Ulrike Arnold sowie die weiteren Mitarbeiterinnen in der Pschyrembel-Redaktion Regina Engst, Tanja Paul, Simone Pfitzner, Julia Vettin und Simone Witzel, die alle das Projekt mit großer fachlicher Kompetenz betreuten. Ihre hohe Professionalität hat uns immer wieder beeindruckt, ihre präzisen und kritischen Nachfragen haben das Endergebnis deutlich verbessert.

Dank gebührt auch unseren Familien, die uns für lange Zeit mit diesem Projekt teilen mussten und dafür viel Verständnis und Geduld aufbrachten.

Für die langjährige Unterstützung unserer Forschung auf dem Gebiet des Pschyrembel Psychiatrie, Klinische Psychologie und Psychotherapie danken wir dem Schweizerischen Nationalfonds, der Deutschen Forschungsgemeinschaft und dem deutschen Bundesministerium für Bildung und Forschung. Zudem profitierten wir sehr vom Austausch mit unseren Fachkollegen nicht nur in Basel. Auch der intensive Kontakt mit niedergelassenen Kollegen und die jahrelange Tätigkeit in der psychiatrischen und psychotherapeutischen Fort- und Weiterbildung gaben wesentliche Impulse, die an vielen Stellen ihren Niederschlag im vorliegenden Werk fanden. Um den fruchtbaren Austausch fortzusetzen, möchten wir ausdrücklich darum bitten, Rückmeldungen oder Vorschläge an den Verlag zu schicken.

Jürgen Margraf und Franz Müller-Spahn, Basel, im Juni 2009

Bereichsherausgeber

Historische Entwicklung

Prof. Dr. rer. soc. Jürgen Margraf
Fakultät für Psychologie
Ruhr-Universität Bochum
Universitätsstraße 150
44801 Bochum

Prof. Dr. med. Franz Müller-Spahn †

Prof. Dr. phil. Roselind Lieb
Fakultät für Psychologie
Klinische Psychologie und Epidemiologie
Universität Basel
Missionsstraße 60/62
4055 Basel
Schweiz

Grundlagen

Prof. Dr. rer. soc. Jürgen Margraf
Fakultät für Psychologie
Ruhr-Universität Bochum
Universitätsstraße 150
44801 Bochum

Prof. Dr. med. Wolfgang Maier
Klinik für Psychiatrie und Psychotherapie
Universitätsklinikum Bonn
Sigmund-Freud-Straße 25
53127 Bonn

Prof. Dr. med. Peter Falkai
Klinik für Psychiatrie und Psychotherapie
Universitätsmedizin Göttingen
Georg-August-Universität Göttingen
Von-Siebold-Straße 5
37075 Göttingen

**Prof. Dr. med. Dr. phil. Dipl.-Psych.
Theo R. Payk**
Waldstraße 71
53177 Bonn

Prof. Dr. med. Franz Müller-Spahn †

Nosologie, Klassifikation, Diagnostik und Epidemiologie

Prof. Dr. rer. soc. Jürgen Margraf
Fakultät für Psychologie
Ruhr-Universität Bochum
Universitätsstraße 150
44801 Bochum

Psychopathologie und Entwicklung

Univ.-Prof. Dr. med. Harald J. Freyberger
Klinik und Poliklinik für Psychiatrie und Psychotherapie
Ernst-Moritz-Arndt-Universität Greifswald
Rostocker Chaussee 70
18437 Stralsund

Prof. Dr. rer. nat. Rolf-Dieter Stieglitz
Universitäre Psychiatrische Kliniken (UPK)
Wilhelm Klein-Str. 27
4012 Basel
Schweiz

Ätiologie und Modelle

Prof. Dr. med. Wolfgang Maier
Klinik für Psychiatrie und Psychotherapie
Universitätsklinikum Bonn
Sigmund-Freud-Straße 25
53127 Bonn

Prof. Dr. rer. nat. Eni S. Becker
Clinical Psychology
Radboud University Nijmegen
Montessorilaan 3
6500 HE Nijmegen
Niederlande

Prof. Dr. Andreas Papassotiropoulos
Fakultät für Psychologie
Division of Molecular Neuroscience
Universität Basel
Missionsstraße 60/62
4055 Basel
Schweiz

Störungen

Prof. Dr. rer. nat. Silvia Schneider
Fakultät für Psychologie
Ruhr-Universität Bochum
Universitätsstraße 150
44801 Bochum

Prof. Dr. med. Thomas Bronisch
Max-Planck-Institut für Psychiatrie –
Klinik
Kräpelinstraße 10
80804 München

Prof. Dr. med. Dr. phil. Dipl.-Psych. Theo R. Payk
Waldstraße 71
53177 Bonn

Interventionen

Prof. Dr. med. Wolfgang Maier
Klinik für Psychiatrie und Psychotherapie
Universitätsklinikum Bonn
Sigmund-Freud-Straße 25
53127 Bonn

Prof. Dr. Winfried Rief
Fachbereich Psychologie
Philipps-Universität Marburg
Gutenbergstraße 18
35037 Marburg

Prof. Dr. med. Gerhard Wiesbeck
Universitäre Psychiatrische Kliniken (UPK)
Bereich Abhängigkeitserkrankungen
Wilhelm Klein-Straße 27
4012 Basel
Schweiz

Forschung und Methoden

Em. Prof. Dr. phil. Dr. h.c. Urs Baumann
Fachbereich Psychologie
Universität Salzburg
Hellbrunnerstrasse 34
5020 Salzburg
Österreich

Prof. Dr. med. Erdmann Fähndrich
Oldenburgallee 62
14052 Berlin

Rahmenbedingungen sowie Aus-, Fort- und Weiterbildung

Prof. Dr. med. Max Schmauß
Bezirkskrankenhaus Augsburg
Dr.-Mack-Straße 1
86156 Augsburg

Dipl.-Psych. Hans-Jochen Weidhaas
Praxis für Psychosomatische Medizin und Psychotherapie
Praxiszentrum am Evangelischen Krankenhaus
Wellsring 43a
67098 Bad Dürkheim

Medizinisch-gesundheitswissenschaftliche Nachbarfächer

Prof. Dr. Dr. med. M. Sc. Margot Albus
Isar-Amper-Klinikum
Klinikum München Ost
Vockestraße 72
85540 Haar bei München

Redaktion

Dr. med. Ulrike Arnold
E-Mail: pschyrembel@degruyter.com

Autoren

Dr. Dirk Adolph
Fakultät für Psychologie
Ruhr-Universität Bochum
Universitätsstraße 150
44801 Bochum

Prof. i. K. Dr. Georg W. Alpers
Biologische Psychologie,
Klinische Psychologie und Psychotherapie
Universität Würzburg
Marcusstraße 9–11
97070 Würzburg

Dr. phil. Gabriela Baumgartner-Nietlisbach
Psychologisches Institut
Psychopathologie und Klinische Intervention
Universität Zürich
Binzmühlestraße 14/17
8050 Zürich
Schweiz

Dr. med. Johannes Beck
Universitäre Psychiatrische Kliniken (UPK)
Zentrum für Affektive -, Stress- und
Schlafstörungen (ZASS)
Wilhelm Klein-Straße 27
4012 Basel
Schweiz

Prof. Dr. med. Thomas Becker
Klinik für Psychiatrie und Psychotherapie II
der Universität Ulm
am Bezirkskrankenhaus Günzburg
Ludwig-Heilmeyer-Straße 2
89312 Günzburg

Prof. Dr. med. Stefan Borgwardt
Universitäre Psychiatrische Kliniken (UPK)
Section of Neuropsychiatry
c/o Universitätsspital Basel
Petersgraben 4
4031 Basel
Schweiz

PD Dr. med. habil. Ronald Bottlender
Klinik für Psychiatrie und Psychotherapie
Märkische Kliniken GmbH
Paulmannshöher Straße 14
D-58515 Lüdenscheid

Prof. Dr. Peter Brieger
Bezirkskrankenhaus Kempen
Akademisches Lehrkrankenhaus
der Universität Ulm
Freudenthal 1
87435 Kempten

Prof. Dr. rer. soc. Dipl.-Psych.
Gerhard Bühringer
Suchtforschung
Institut für Klinische Psychologie
und Psychotherapie
Technische Universität Dresden
Chemnitzer Straße 46
01187 Dresden
und
IFT Institut für Therapieforschung
Parzivalstraße 25
80804 München

Prof. Dr. sc. nat. Christian Cajochen
Universitäre Psychiatrische Kliniken (UPK)
Bereich Chronobiologie
Wilhelm Klein-Straße 27
4025 Basel
Schweiz

Dr. med. Flurin Cathomas
Klinik für Affektive Erkrankungen
und Allgemeinpsychiatrie ZH Ost
Psychiatrische Universitätsklinik Zürich
Lengstrasse 31
8008 Zürich
Schweiz

Dr. phil. Martin Dobricki
Psychologisches Institut
Psychopathologie und Klinische Intervention
Universität Zürich
Binzmühlestraße 14/17
8050 Zürich
Schweiz

Dr. phil. Dipl.-Psych. & Dipl.-Soz.
Susanne Döll-Hentschker
Institut für Psychologie
Arbeitsbereich Psychoanalyse
Goethe-Universität Frankfurt
Senckenberganlage 15
60054 Frankfurt a. M.

Prof. Dr. Manfred Döpfner
Klinik und Poliklinik für Psychiatrie und
Psychotherapie des Kindes- und Jugendalters
Universität zu Köln
Robert-Koch-Straße 10
50931 Köln

Prof. Dr. med. Jürgen Drewe
c/o Max Zeller Söhne AG
Seeblickstrasse 4
8590 Romanshorn
Schweiz

Dr. med. Manuela Dudeck
Klinik und Poliklinik für Psychiatrie
und Psychotherapie der
Ernst-Moritz-Arndt-Universität Greifswald
am HANSE-Klinikum Stralsund
Rostocker Chaussee 70
18437 Stralsund

lic. phil. Kenneth M. Dürsteler-MacFarland
Universitäre Psychiatrische Kliniken (UPK)
Bereich Abhängigkeitserkrankungen
Wilhelm Klein-Straße 27
4025 Basel
Schweiz

Prof. Dr. rer. nat. Anne Eckert
Universitäre Psychiatrische Kliniken (UPK)
Neurobiologisches Labor
Wilhelm Klein-Straße 27
4012 Basel
Schweiz

Prof. Dr. Dipl.-Psych. Paul Enck
Psychosomatische Medizin
Medizinische Universitätsklinik Tübingen
Frondsbergstraße 23
72076 Tübingen

Prof. Dr. Anneliese Ermer
Forensisch-Psychiatrischer Dienst (FPD)
Universität Bern
Falkenplatz 18
3012 Bern
Schweiz

Prof. Dr. Günter Esser
Humanwissenschaftliche Fakultät
Exzellenzbereich Kognitionswissenschaften
Universität Potsdam
Karl-Liebknecht-Straße 24–25
14476 Potsdam / OT Golm

Dr. phil. Jessica Euler-Sigmund
Rhein-Jura Klinik
Schneckenhalde 13
79713 Bad Säckingen

Prof. Dr. Cornelia Exner
Institut für Psychologie
Klinische Psychologie
Universität Leipzig
Seeburgstr. 14 20
04103 Leipzig

Prof. Dr. med. Dipl.-Psych. Manfred Fichter
Schön Klinik Roseneck
im Verbund mit der Medizinischen Fakultät
der Universität München (LMU)
Am Roseneck 6
83209 Prien am Chiemsee

Dr. rer. nat. Dipl.-Psych. Simon Forstmeier
Psychologisches Institut
Psychopathologie und Klinische Intervention
Universität Zürich
Binzmühlestraße 14/17
8050 Zürich
Schweiz

Prof. Dr. Hermann Füeßl
Isar-Amper-Klinikum
Klinikum München-Ost
Vockestraße 72
85540 Haar bei München

Dr. phil. Daniel Gassmann
Praxisgemeinschaft für Psychotherapie
Bundesgasse 16
3011 Bern
Schweiz

Dr. med. Peter Geisler
Klinik und Poliklinik für Psychiatrie
und Psychotherapie der
Universität Regensburg am Bezirksklinikum
Schlafmedizinisches Zentrum
Universitätsstraße 84
93053 Regensburg

Univ.-Prof. Dr. Alexander L. Gerlach
Department Psychologie
Klinische Psychologie und Psychotherapie
Universität zu Köln
Höningerweg 115
50969 Köln

Prof. Dr. Alexander von Gontard
Klinik für Kinder- und Jugendpsychiatrie
und -psychotherapie
Universitätsklinikum des Saarlandes
Kirrberger Straße
66424 Homburg/Saar

Univ.-Prof. Dr. med. Hans-Jörgen Grabe
Klinik und Poliklinik für Psychiatrie
und Psychotherapie der
Ernst-Moritz-Arndt-Universität Greifswald
am HANSE-Klinikum Stralsund GmbH
Rostocker Chaussee 70
18437 Stralsund

Prof. Dr. Tilmann Habermas
Institut für Psychologie
Arbeitsbereich Psychoanalyse
Goethe-Universität Frankfurt
Senckenberganlage 15
60054 Frankfurt a. M.

PD Dr. med. Elmar Habermeyer
Forensisch-Psychiatrischer Dienst
Psychiatrische Universitätsklinik Zürich
Lenggstraße 31
8032 Zürich
Schweiz

Dr. med. Alkomiet Hasan
Klinik für Psychiatrie und Psychotherapie
Universitätsmedizin Göttingen
Georg-August-Universität Göttingen
Von-Siebold-Straße 5
37075 Göttingen

Prof. Dr. med. Martin Hatzinger
Medizinische Fakultät
Psychiatrie – Erwachsenenpsychiatrie,
Psychiatrische Dienste
Universität Basel
Weissensteinstrasse 102
4503 Solothurn
Schweiz

Prof. Dr. med. Achim Haug
Clienia AG
Privatklinik für Psychiatrie und Psychotherapie
c/o Krisenintervention Schweiz
Konradstrasse 15
8400 Winterthur
Schweiz

Ph.D. (USA) Dr. Susanne Hedlund
Medizinisch-Psychosomatische Klinik Roseneck
Private Praxis
Am Roseneck 6
83209 Prien am Chiemsee

Prof. Dr. med. Ulrich Hegerl
Klinik und Poliklinik für Psychiatrie
und Psychotherapie
Universitätsklinikum Leipzig
Semmelweisstraße 10
04103 Leipzig

Prof. Dr. Thomas Heidenreich
Fakultät Soziale Arbeit, Gesundheit und Pflege
Hochschule Esslingen
Flandernstraße 101
73732 Esslingen am Neckar

Dipl.-Psych. Anika Hennings
Fachbereich Psychologie
Philipps-Universität Marburg
Gutenbergstraße 18
35032 Marburg

Prof. Dr. med. Sabine Herpertz
Zentrum für Psychosoziale Medizin
Klinik für Allgemeine Psychiatrie
Universitätsklinikum Heidelberg
Voßstr. 4
69115 Heidelberg

M.Sc. Sonja Hilbrand
Fakultät für Psychologie
Klinische Psychologie und Psychotherapie
Universität Basel
Missionsstraße 60/62
4055 Basel
Schweiz

Prof. Dr. Anja Hilbert
Verhaltensmedizin
Integriertes Forschungs- und Behandlungszentrum Adipositas-Erkrankungen
Medizinische Psychologie
und Medizinische Soziologie
Department für Psychische Gesundheit
Universitätsklinikum Leipzig
Stephanstraße 9C
04103 Leipzig

Dr. rer. nat. Dirk Hillebrandt
Klinik für Kinder- und Jugendpsychiatrie,
-psychotherapie und -psychosomatik
Arbeitsgruppe Child Public Health
Universitätsklinikum Hamburg-Eppendorf
Martinistr. 52, W 29 (Erikahaus)
20246 Hamburg

Dr. med. Gabriele Hiller
Schön Klinik Roseneck
Psychosomatik
Am Roseneck 6
83209 Prien am Chiemsee

Prof. Dr. rer. nat. Wolfgang Hiller
Psychologisches Institut
Klinische Psychologie und Psychotherapie
Johannes Gutenberg-Universität Mainz
Wallstraße 3
55122 Mainz

Dipl. Biol. Sabine Hinterstraßer-Irmer
Hürnbeckstraße 26
85540 München

Prof. Dr. med. Dr. phil. Paul Hoff
Psychiatrische Universitätsklinik Zürich
Lenggstraße 31 / Postfach 19 31
8032 Zürich
Schweiz

Dr. Dipl.-Stat. Michael Höfler
Institut für Klinische Psychologie
und Psychotherapie
Technische Universität Dresden
Chemnitzer Straße 46
01187 Dresden

Prof. Dr. med. Edith Holsboer-Trachsler
Universitäre Psychiatrische Kliniken (UPK)
Zentrum für Affektive -, Stress- und
Schlafstörungen (ZASS)
Wilhelm Klein-Strasse 27
4012 Basel
Schweiz

Prof. Dr. phil. Jürgen Hoyer
Institut für Klinische Psychologie und
Psychotherapie
Technische Universität Dresden
Hohe Straße 53
01187 Dresden

Prof. Dr. Eva Jonas
Fachbereich Psychologie
Universität Salzburg
Hellbrunnerstrasse 34
5020 Salzburg
Österreich

Univ.-Prof. Dr. med. Dr. phil. Dipl.-Psych. Hans-Peter Kapfhammer
Klinik für Psychiatrie
Medizinische Universität Graz
Auenbruggerplatz 31
8036 Graz
Österreich

Prof. Dr. med. Götz Kockott
Konrad-Witz-Straße 15
81479 München

Dr. med. Johanna Krause
Schillerstraße 11a
85521 Ottobrunn

Ao. Univ.-Prof. Dr. Anton Kühberger
Fachbereich Psychologie
Universität Salzburg
Hellbrunnerstrasse 34
5020 Salzburg
Österreich

Dr. med. Philipp Kuwert
Klinik und Poliklinik für Psychiatrie
und Psychotherapie der
Ernst-Moritz-Arndt-Universität Greifswald
am HANSE-Klinikum Stralsund GmbH
Rostocker Chaussee 70
18437 Stralsund

Dr. Stefan Landolt
Fachbereich Psychologie
Universität Salzburg
Hellbrunnerstrasse 34
5020 Salzburg
Österreich

Dr. Wolfgang Lanzner
Isar-Amper-Klinikum
Klinikum München-Ost
Vockestraße 72
85540 Haar bei München

Dr. Tanja Legenbauer
Psychosomatische Medizin und Psychotherapie
LWL Klinik
Universitätsklinikum der
Ruhr-Universität Bochum
Marsbruchstraße 179
44287 Dortmund

Dr. med. Antreas Lehtinen
Facharzt Psychiatrie und Psychotherapie FMH
Binningerstrasse 1
4123 Allschwil
Schweiz

Prof. Dr. Tania Lincoln
Fachbereich Psychologie
Klinische Psychologie und Psychotherapie
Universität Hamburg
Von-Melle-Park 5
20146 Hamburg

Dr. Johannes Lindenmeyer
Salus-Klinik Lindow
Straße nach Gühlen 10
16835 Lindow

Dr. med. Michael Lucht
Klinik und Poliklinik für Psychiatrie
und Psychotherapie
der Ernst-Moritz-Arndt-Universität Greifswald
am HANSE-Klinikum Stralsund GmbH
Rostocker Chaussee 70
18437 Stralsund

Prof. Dr. med. Hans-Jürgen Luderer
Klinik für Allgemeine Psychiatrie
und Psychotherapie
Klinikum am Weissenhof
74189 Weinsberg

Dr. rer. nat. Dipl.-Psych. Ulrike Lüken
Institut für Klinische Psychologie
und Psychotherapie
Technische Universität Dresden
Chemnitzer Straße 46
01187 Dresden

Prof. Dr. med. Dr. phil Andreas Maercker
Psychologisches Institut
Psychopathologie und Klinische Intervention
Universität Zürich
Binzmühlestraße 14/17
8050 Zürich
Schweiz

Prof. Dr. med. Karl Mann
Klinik für Abhängiges Verhalten
und Suchtmedizin
Zentralinstitut für Seelische Gesundheit
J5
68159 Mannheim

Prof. Dr. Alexandra Martin
Psychosomatik und Psychotherapieforschung
Universitätsklinikum Erlangen
Friedrich Alexander Universität Erlangen-Nürnberg
Schwabachanlage 6
91054 Erlangen

PD Dr. rer. nat. Gunther Meinlschmidt
Fakultät für Psychologie
Klinische Psychologie und Epidemiologie
Universität Basel
Missionsstraße 60/62
4055 Basel
Schweiz

Dr. Roland Mergl
Klinik und Poliklinik für Psychiatrie
Universitätsklinikum Leipzig
Semmelweisstraße 10
04103 Leipzig

PD Dr. med. Thomas Messer
Danuvius Klinik Pfaffenhofen
Fachklinik für Psychiatrie, Psychotherapie
und Psychosomatik
Krankenhausstraße 68
85276 Pfaffenhofen

Dr. Andrea Meyer
Fakultät für Psychologie
Klinische Psychologie und Epidemiologie
Universität Basel
Missionsstraße 60/62
4055 Basel
Schweiz

Prof. Dr. Tanja Michael
Klinische Psychologie und Psychotherapie
Universität des Saarlandes
Postfach 15 11 50
66041 Saarbrücken

Prof. Dr. Johannes Michalak
Fakultät für Psychologie
Ruhr-Universität Bochum
Universitätsstraße 150
44801 Bochum

Dipl.-Psych., M. Sc. Korbinian Möller
Institut für Psychologie
Eberhard Karls Universität Tübingen
Friedrichstraße 21
72072 Tübingen

Prof. Dr. med. Norbert Nedopil
Kliniken Innenstadt
Forensische Psychiatrie
Ludwig-Maximilians-Universität München
Nussbaumstraße 7
80336 München

Dr. rer. nat. Dipl.-Psych. Paul Nilges
DRK Schmerz-Zentrum Mainz
Auf der Steig 16
55131 Mainz

Philipe Hubert Otto, M.Sc.
Fakultät für Psychologie
Division of Molecular Neuroscience
Universität Basel
Missionsstraße 60/62
4055 Basel
Schweiz

Prof. Dr. Dr. Martin Peper
Fachbereich Psychologie
Allgemeine und Biologische Psychologie/
Neuropsychologie
Philipps-Universität Marburg
Gutenbergstraße 18
35032 Marburg

Prof. em. Dr. Meinrad Perrez
Department für Psychologie
Université de Fribourg
Rue de Faucigny 2
1700 Fribourg
Schweiz

Prof. Dr. Franz Petermann
Zentrum für Klinische Psychologie
und Rehabilitation
Universität Bremen
Grazer Straße 2 und 6
28359 Bremen

Dr. med. Herbert Pfeiffer
Isar-Amper-Klinikum
Fachbereich AP II Nord
Klinikum München-Ost
Vockestraße 72
85540 Haar bei München

med. pract. Katrin Pinhard
Universitäre Psychiatrische Kliniken (UPK)
Bereich Abhängigkeitserkrankungen
Petersgraben 4
4025 Basel
Schweiz

Prof. Dr. rer. soc. Patrick Pössel
Department of Educational and Counseling
Psychology
University of Louisville
2301 S. Third Street
Louisville, KY 40292
USA

Prof. Dr. med. Fritz Poustka
Privatpraxis Facharzt Centrum Frankfurt City
Kaiserstraße 10
60311 Frankfurt a. M.

PD Dr. Albert Putzhammer
Bezirkskrankenhaus Kaufbeuren
Kemnater Straße 16
87600 Kaufbeuren

Dr. med. Kristin Rabovsky
Psychiatrische Poliklinik
am Universitätsspital Basel
Petersgraben 4
4031 Basel
Schweiz

Dr. Sabine Renck
Bezirkskrankenhaus Augsburg
Dr.-Mack-Straße 1
86156 Augsburg

Prof. Dr. med. Franz Resch
Klinik für Kinder- und Jugendpsychiatrie
Zentrum für Psychosoziale Medizin
Universitätsklinikum Heidelberg
Blumenstraße 8
69115 Heidelberg

Prof. Dr. Dipl.-Psych. Dieter Riemann
Abteilung Psychiatrie und Psychotherapie
Universitätsklinikum Freiburg i. Br.
Hauptstraße 5
79104 Freiburg/Breisgau

Prof. Dr. Bernd Röhrle
Fachbereich Psychologie
Philipps-Universität Marburg
Gutenbergstraße 18
35032 Marburg

Prof. Dr. Aribert Rothenberger
Abteilung Kinder- und Jugendpsychiatrie
und Psychotherapie
Universitätsmedizin Göttingen
Georg-August-Universität Göttingen
Von-Siebold-Straße 5
37075 Göttingen

Prof. Dr. rer. nat Klaus Sarimski
Fakultät I – Institut für Sonderpädagogik
Sonderpädagogische Frühförderung
Pädagogische Hochschule Heidelberg
Postfach 10 42 40
69032 Heidelberg

Prof. Dr. med. Hartmut Schächinger
Institut für Psychobiologie
Universität Trier
Johanniterufer 15
54290 Trier

Dr. med. Dipl.-Psych. Rainer Schaub
Klinik für Gerontopsychiatrie
und -psychotherapie
Klinikum am Weissenhof
74189 Weinsberg

Dr. med. Thomas Schindler
Aachener Straße 12
10713 Berlin

Dr. Bernd Schoppek
Isar-Amper-Klinikum
Apotheke
Klinikum München-Ost
Ringstraße 12
85540 Haar bei München

Dr. Andrea Schreier
Warwick Medical School
The University of Warwick
Coventry CV4 7AL
UK

Prof. Dr. rer. nat. Sibylle Gabriele Schwab
Psychiatrische und Psychotherapeutische Klinik
Molekulare Psychiatrie
Schwabachanlage 6
91054 Erlangen

Prof. Dr. med. Ulrich Schweiger
Klinik für Psychiatrie und Psychotherapie
Universität zu Lübeck
Ratzeburger Allee 160
23538 Lübeck

Dr. med. Dr. phil. Daniel Sollberger
Universitäre Psychiatrische Kliniken (UPK)
Zentrum Spezielle Psychotherapie
Wilhelm Klein-Straße 27
4012 Basel
Schweiz

Prof. em. Dr. Gert Sommer
Neuhöfe 7
35041 Marburg

Prof. Dr. Dr. Hans-Christoph Steinhausen
Psychiatrische Klinik Aalborg
Universitätskrankenhaus Aarhus
Møelleparkvej 10
9000 Aalborg
Dänemark

Dr. Martin Stellpflug, MA (Lond.)
DIERKS + BOHLE Rechtsanwälte
Walter-Benjamin-Platz 6
10629 Berlin

Dr. Nikola Stenzel
Fachbereich Psychologie
Philipps-Universität Marburg
Gutenbergstraße 18
35032 Marburg

Dr. med. Johannes Strasser
Universitäre Psychiatrische Kliniken (UPK)
Bereich Abhängigkeitserkrankungen
Wilhelm Klein-Straße 27
4025 Basel
Schweiz

Prof. Dr. Bernhard Strauß
Institut für Psychosoziale Medizin
und Psychotherapie
Universitätsklinikum Jena
Stoystraße 3
07740 Jena

PD Dr. phil. Bernhard Streicher
Fakultät 11 – Department Psychologie
Sozialpsychologie
Ludwig-Maximilians-Universität München
Leopoldstraße 13
80802 München

Dr. Tobias Teismann
Fakultät für Psychologie
Ruhr-Universität Bochum
Universitätsstraße 150
44801 Bochum

Dr. Barbara Timmer
Schön Klinik Roseneck
Abteilung Biofeedback
Am Roseneck 6
83209 Prien am Chiemsee

Dr. med. Andreas Tzschach
Institut für Humangenetik
Universitätsklinikum Tübingen
Calwerstr. 7
72076 Tübingen

Dipl.-Psych. Stefan Uhmann
Institut für Klinische Psychologie
und Psychotherapie
Technische Universität Dresden
Hohe Straße 53
01187 Dresden

PD Dr. med. Dipl.-Psych. Roland Vauth
Psychiatrische Poliklinik
Zweigstellen PUC-C und PUP-M
Universitätsspital Basel
Claragraben 95
4005 Basel
Schweiz

Dr. Christian Vogler
Fakultät für Psychologie
Division of Molecular Neuroscience
Universität Basel
Birmannsgasse 8
4055 Basel
Schweiz

PD Dr. med. Marc Walter
Universitäre Psychiatrische Kliniken (UPK)
Bereich Erwachsene – Psychiatrische Klinik
Wilhelm Klein-Strasse 27
4012 Basel
Schweiz

PD Dr. Ursula Wandl
Swiss Re Europe
Dieselstraße 11
85774 München

Prof. Dr. rer. nat. Dieter Wildenauer
School of Psychiatry and Clinical Neurosciences
University of Western Australia
Perth
Australien

Dipl.-Psych. Eva M. Wilhelm
Institut für Psychologie
Klinische Psychologie und Psychotherapie
Universität Basel
Missionsstraße 60/62
4055 Basel
Schweiz

Univ.-Prof. Dr. rer. nat. Frank Wilhelm
Fachbereich Psychologie
Abteilung für Klinische Psychologie,
Psychotherapie & Gesundheitspsychologie
Universität Salzburg
Hellbrunnerstrasse 34
5020 Salzburg
Österreich

Prof. Dieter Wolke, Ph. D., Dipl.-Psych. C. Psychol.
Department of Psychology (Faculty of Science),
Division of Mental Health and Wellbeing
(Warwick Medical School)
University of Warwick
Coventry
CV4 7AL
UK

Prof. Dr. Guilherme Wood
Institut für Psychologie
Universität Graz
Universitätsplatz 2
8010 Graz
Österreich

Prof. Dr. med. Michael Zaudig
Psychosomatische Klinik Windach
Schützenstraße 100
86949 Windach

Prof. Dr. rer. soc. Jürgen Zulley
Andreasstr. 2
93059 Regensburg

Abkürzungen

Medizinisch oder psychologisch gebräuchliche Abkürzungen, die im folgenden Verzeichnis nicht aufgeführt sind, finden sich als Stichworteinträge. Vergleiche auch Hinweise zur Benutzung (im vorderen Buchdeckel).

A

Abb. Abbildung
Abk. Abkürzung
Ätiol. Ätiologie
allg. allgemein
Allg. Allgemeines
anat. anatomisch
Anat. Anatomie
angeb. angeboren
Anw. Anwendung

B

bes. besonders
best. bestimmt
Bez. Bezeichnung
BGB Bürgerliches Gesetzbuch
biol. biologisch
bzw. beziehungsweise

C

ca. circa
chir. chirurgisch

D

d dies (Tag)
dd differentialdiagnostisch
DD Differentialdiagnose
diagn. diagnostisch
Diagn. Diagnose, Diagnostik

E

endokrin. endokrinologisch
entspr. entsprechend
epidemiol. epidemiologisch
Epidemiol. Epidemiologie
Erkr. Erkrankung
evtl. eventuell

F

f femininum
FamFG Gesetz über das Verfahren in Familiensachen und in den Angelegenheiten der freiwilligen Gerichtsbarkeit
franz. französisch

G

geb. geboren
GG Grundgesetz
ggf. gegebenenfalls
GKV Gesetzliche Krankenversicherung
gr. griechisch

H

h hora (Stunde)
hämat. hämatologisch
HEFG Hessisches Freiheitsentziehungsgesetz
histol. histologisch

I

i. d. R. in der Regel
i. e. S. im engeren Sinne
i. m. intramuskulär
immun. immunologisch
Ind. Indikation
inf. 1. infolge; 2. inferior
Inkub. Inkubationszeit
insbes. insbesondere
i. R. im Rahmen
i. S. im Sinne
i. v. intravenös
i. w. S. im weiteren Sinne

J

JGG Jugendgerichtsbarkeitsgesetz

K

Klin. Klinik
Kompl. Komplikation
Kontraind. Kontraindikation

L

lat. lateinisch
Lok. Lokalisation

M

m masculinum
max. maximal
med. 1. medizinisch; 2. medialis
Meth. Methode
Mio. Million
min Minute
Min. Minute
mind. mindestens
Mon. Monat
morphol. morphologisch

N

n neutrum
neurol. neurologisch

O

od. oder

P

Pat. Patient
Path. Pathogenese
pathol. pathologisch
Pathol. Pathologie
pharmak. pharmakologisch
physik. physikalisch
physiol. physiologisch
PKV Private Krankenversicherung
pl Plural
progn. prognostisch
Progn. Prognose
Proph. Prophylaxe
psychol. psychologisch

R

radiol. radiologisch
röntg. röntgenologisch

S

s Sekunde
s. siehe
s. c. subkutan
Sek. Sekunde
SGB Sozialgesetzbuch
sog. so genannt
soziol. soziologisch
spez. speziell
Std. Stunde
StGB Strafgesetzbuch
StPO Strafprozessordnung
sup. superior
Sympt. Symptom, Symptomatik
syn. synonym

T

Tab. Tabelle
therap. therapeutisch
Ther. Therapie

U

u. und
u. a. 1. unter anderem; 2. und anderes
urol. urologisch
Urs. Ursache
usw. und so weiter
u. U. unter Umständen

V

v. a. vor allem
V. a. Verdacht auf
versch. verschieden
Verw. Verwendung
vgl. vergleiche
Vork. Vorkommen

Z

z. B. zum Beispiel
z. T. zum Teil
Zus. Zusammenhang

A

A-: An-; Wortteil mit der Bedeutung Un-, -los, -leer; von gr. ἀ (privativum).

AA: Abk. für **A**nonyme* **A**lkoholiker.

Aachener A|phasi̲e-Test (Aphasie*) *m*: Abk. AAT; Fremdbeurteilungsverfahren zur Diagn. u. Bestimmung des Schweregrads von Aphasien* inf. erworbener Hirnschädigungen; erfasst Störungen beim Nachsprechen, Lesen u. Schreiben, Benennen u. im Sprachverständnis hinsichtlich verschiedener sprachlicher Einheiten; weiterer Bestandteil ist der Token*-Test zur Abgrenzung gegenüber nichtaphasischen Störungen u. zur Bewertung des Schweregrads der Aphasie; **Anw.**: zur Diagn. u. Klassifikation einer Aphasie bei hirngeschädigten Patienten u. zur Bestimmung des Schweregrads; geeignet zur Diagn. u. Kontrolle des Therapieverlaufs bei Jugendlichen ab 14 Jahren u. Erwachsenen. **Testdauer:** 60–90 Minuten.

Aachener Merkmals|liste zur Erfassung von Persönlichkeits|störungen: Abk. AMPS; Fremdbeurteilungsverfahren zur Diagn. von Persönlichkeitsstörungen*; erfasst werden 126 Items (z. B. „Zeigt Vorwürfe u. Strenge gegenüber anderen", „Verlangt nach übermäßiger Bewunderung"); Beantwortung erfolgt anhand von 5 Werten (nicht vorhanden, leicht, mittel, schwer ausgeprägt od. nicht beurteilbar); **Anw.**: zur Persönlichkeitsdiagnostik*; Klassifikation der depressiven Persönlichkeitsstörung*, histrionischen Persönlichkeitsstörung* u. asthenischen Persönlichkeitsstörung* sowie Zyklothymie* nach DSM-IV u. ICD-10.

AAI: Abk. für (engl.) ***A**dult **A**ttachment **I**nterview*; s. Bindungsinterview für Erwachsene.

AAM: Abk. für **a**ngeborener **A**uslöse**m**echanismus*.

AAMI: Abk. für (engl.) ***a**ge-**a**ssociated **m**emory **i**mpairment*, altersassoziierte Gedächtnisbeeinträchtigung; Bez. (Crook, 1986) für graduellen Gedächtnisverlust bei über 50-jährigen gesunden Menschen, der Beeinträchtigungen insbes. bei intellektuell anspruchsvollen Aufgaben verursacht; umfasst subtile kognitive bzw. Gedächtnisveränderungen, die im klinischen Alltag nicht sichtbar, sondern nur messbar u. ohne Krankheitswert sind; Komponente des normalen kognitiven Alterns*; **Diagn.**: Gedächtnisleistungen in entspr. Gedächtnistests liegen mind. eine Standardabweichung unterhalb der Normwerte, die sich auf gesunde Menschen im Alter über 50 Jahre beziehen; keine zusätzlichen kognitiven Beeinträchtigungen; Ausschluss von Demenzen u. a. psychischen u. organischen Störungen; unterscheidet sich von anderen Konstrukten zu altersassoziierten Gedächtnisstörungen (z. B. MCI*, leichte kognitive Beeinträchtigung*) v. a. durch den Bezug auf Normen jüngerer Populationen.

AAMR Adaptive Behavior Scale: Kurzbez. für (engl.) ***A**merican **A**ssociation on **M**ental **R**etardation Adaptive Behavior Scale*; Fremdbeurteilungsverfahren zur Bestimmung der sozial-adaptiven Fähigkeiten bei Menschen mit Intelligenzminderung*; erfasst werden 612 Items in 18 Bereichen: 10 zur Bestimmung des Grades der relativen Selbständigkeit (z. B. persönliche u. soziale Genügsamkeit, persönlich-soziale Verantwortung), 8 zur Erfassung von Verhaltensauffälligkeiten (z. B. soziales u. persönliches Anpassungsverhalten); Version für Erwachsene: Adaptive Behavior Scale-Residential and Community Settings (Abk. ABS-RC), Version für Kinder u. Jugendliche von 3–18 Jahren mit 561 Items: Adaptive Behavior Scale--School (Abk. ABS-S). **Anw.**: zur Diagn. u. Bestimmung der nötigen Betreuung/Förderung von Erwachsenen bzw. Kindern ab 3 Jahren mit Intelligenzminderung.

AAT: **1.** Abk. für **A**achener* **A**phasie-**T**est; **2.** Abk. für (engl.) ***A**pproach* **A**voidance **T**est*.

Aβ: Abk. für **A**myloid **b**eta; s. Beta-Amyloid.

Abartigkeit, seelische: (engl.) *psychic deformity*; Krankheitsbegriff i. S. des § 20 StGB (Schuldunfähigkeit* wegen krankhafter Störungen) als gemeinsames Merkmal der 3. Gruppe (1. Gruppe: krankhafte seelische Störung, 2. Gruppe: tief greifende Bewusstseinsstörung), die Schwachsinn od. eine schwere andere seelische Abartigkeit (Abk. SASA) beinhaltet; seelische Abartigkeit setzt eine nicht krankhafte (pathologische) Abweichung von einer zugrunde gelegten Durchschnittsnorm des seelischen Zustands voraus. Erfasst werden damit seelische Fehlanlagen u. -entwicklungen. Unter Schwachsinn werden alle Störungen der Intelligenz zusammengefasst, die nicht auf nachweisbaren organischen Grundlagen beruhen. Die anderen schweren seelischen Abartigkeiten umfassen insbes. die Persönlichkeitsstörungen, Neurosen u. Triebstörungen, aber auch chronische Formen des Missbrauchs, die nicht od. noch nicht zur körperlichen Abhängigkeit geführt haben (nicht stoffgebundene Abhängigkeit) u. die wahnhafte Störung, die sich z. B. bei einem Liebeswahn als Stalking* äußern kann. Die Abartigkeit im Sinne des § 20 StGB muss „schwer" u. damit so erheblich sein, dass sie von der Durchschnittsnorm des seelischen Zustands nicht weniger abweicht als die krankhafte seelische Störung, um zu verhindern, dass bereits jede Abweichung rechtlich relevant wird.

A|basie (A-*; gr. βάσις Schritt, Grundlage) *f*: (engl.) *abasia*; Unfähigkeit zu gehen; **Urs.:** Ataxie*, Beinlähmung, extrapyramidale Syndrome (z. B. Chorea* Huntington, Wilson*-Krankheit), ischämische Schädigung von Basalganglien od. Thalamus, psychogen (i. R. der dissoziativen Störung* od. Konversionsstörung*). Vgl. Dysbasie; Astasie.

Abbau, alters|bedingter kognitiver: (engl.) *geriatric mental deterioration*; s. Beeinträchtigung, leichte kognitive.

Abbau|in|dex (Index*) *m*: (engl.) *index of deterioration*; s. Abbauquotient.

Abbau|quotient *m*: (engl.) *disintegration quotient*; Abbauindex; Maß für den Intelligenzabbau*, bestimmt durch altersabhängige u. altersunabhängige abbaudiagnostische Methoden (z. B. Demenztest*, Mini*-Mental-Status-Test) u. Leistungstests*; vgl. Abbausyndrom.

Abbau|syn|drom *n*: (engl.) *organic brain syndrome*; veraltete Bez. für allmähliche, meist irreversible Abnahme der intellektuellen u. psychischen Leistungsfähigkeit (Konzentration, logisches Denken, Gedächtnis); **Vork.:** z. B. als Folge hirnorganischer Veränderungen, bei Demenz*, organischen Störungen od. Substanzstörungen*; **Klin.:** Verminderung des Antriebs* u. der geistigen Fähigkeiten sowie Reduktion auf einfache, vital wichtige Funktionen (Nahrungaufname, Mobilität, einfache Kommunikation), Wesensänderung*, Persönlichkeitsveränderung (z. B. Impulskontrolle, Affektsteuerung), Persönlichkeitsentdifferenzierung, Störung der Integration versch. kognitiver u. affektiver Funktionen; **Ther.:** Behandlung der Urs., Suchtmittelkarenz, symptomatische Behandlung; **Hinweis:** heute in der Bez. dementielles Syndrom, Restzustand (ICD-10) spezifiziert. Vgl. Defekt; Psychose, organisch bedingte.

Abbreviated Symptom Questionnaire: Abk. ASQ; Conners Abbreviated Symptom Questionnaire; Fremdbeurteilungsverfahren zur Diagn. von ADHS* bei Kindern u. Jugendlichen; umfasst 10 Items (ausgewählt aus den am häufigsten positiv bewerteten Items der Conners* Parent Rating Scale u. Conners* Teacher Rating Scale).

ABC: Abk. für (engl.) ***A**utism* **B**ehavior **C**hecklist*.

ABC-Modell *n*: (engl.) *abc-model*; Arbeitsmodell zu psychischen Störungen i. R. der rational-emotiven Therapie*, wonach Menschen, die mit einem Ereignis (A, activating event) konfrontiert sind, aufgrund aktivierter Überzeugungen*, Glaubenssätze u. Gedanken (B, beliefs, auch Schemata*) mit emotionalen, physiologischen, kognitiven od. Verhaltenskonsequenzen (C, consequences) reagieren; betont die Rolle von Kognitionen* (B), eine direkte kausale Beziehung zwischen Situation (A) u. Konsequenz (C) ist die Ausnahme; impliziert Kognitionen (B) als zu modifizierendes Element bei problematischem Verhalten (C).

Ab|dominal|beschwerden, funktionelle (lat. abdominalis zum Bauch, Unterleib gehörig): (engl.) *functional abdominal complaints*; auch funktionelles Magen-Darm-Syndrom; Bez. für Bauchbeschwerden, für die sich kein pathol.-morphol. Substrat u. keine pathophysiologische Urs. an den intraabdominalen Organen nachweisen lässt; **Vork.:** eine der häufigsten gastrointestinalen Störungen, z. T. als Somatisierungsstörung* od. i. R. von Neurose* od. Depression* auftretend; s. Reizdarmsyndrom; Dyspepsie, funktionelle. Vgl. Funktionsstörung, somatoforme autonome.

Abend|tief: (engl.) *circadian disturbances, worse in the evening*; Bez. für zirkadiane Schwankung der Befindlichkeit* (i. e. S. der Stimmung*) mit regelhafter Verschlechterung am Abend; **Vork.:** v. a. bei Delir*. Vgl. Morgentief; Rhythmus, zirkadianer.

Abführ|mittel: (engl.) *laxative agent*; Laxanzien*.

Abhängigkeit: **1.** (engl.) *dependence*; Syndrom von Symptomen einer spezifischen Störung in Zusammenhang mit dem Gebrauch psychotroper Substanzen (s. Abhängigkeitssyndrom); zentrales Störungsbild nach ICD-10 bzw. DSM-IV innerhalb der Substanzstörungen*; **Formen: a) körperliche** Abhängigkeit mit Auftreten eines substanzspezif. Entzugssyndroms* bei Aussetzen der Substanzzufuhr u. Entwicklung einer Toleranz* bezüglich der konsumierten Substanz; **b) psychische** Abhängigkeit u. a. mit Craving* u. Kontrollverlust*; **2.** umgangssprachliche Bez. für Formen des pathol. Angewiesenseins auf psychotrope Substanzen (z. B. Alkoholabhängigkeit*), auf Verhaltensweisen (z. B. pathologisches Spielen*) od. auf Personen (Abhängigkeitsverhältnis zu einer Person); Charakteristikum ist der übermächtige Wunsch, das jeweilige Verhalten trotz negativer Konsequenzen kontinuierlich auszuführen. **Hinweis:** Die gemeinsame Einordnung ist fachlich umstritten.

Abhängigkeit, nicht stoff|gebundene: (engl.) *nonbound dependence*; s. Arbeitssucht; Internetsucht; Spielen, pathologisches; Sucht.

Abhängigkeits-Autonomie-Konflikt (Autonomie*; Konflikt*) *m*: (engl.) *dependence-autonomy-conflict*; s. Autonomie-Abhängigkeits-Konflikt.

Abhängigkeits|beziehung: (engl.) *dependent relationship*; Form der Beziehung*, die durch ein starkes Ungleichgewicht von dominanten u. abhängigen Verhaltensweisen der Partner gekennzeichnet ist; charakteristisch ist das Überwiegen von autonomen, dominanten u. aggressiven Verhaltensweisen eines Partners bei übermäßig devotem, hilf- od. selbstlosem Verhalten des anderen Partners, häufig mit gewalttätigem Verhalten eines Partners, das der andere Partner akzeptiert, um die Beziehung nicht zu verlieren.

Abhängigkeits|potential (lat. potentia Fähigkeit) *n*: (engl.) *dependence potential*; einer psychotropen Substanz od. einem Verhalten inhärentes Risiko zur Entwicklung einer Abhängigkeit*; kann z. B. im Tiermodell durch den auf die Einnahme der Substanz folgenden unterschiedl. starken Anstieg des Dopamins* im Belohnungssystem* (Nucleus* accumbens) gemessen werden od. durch die Bereitschaft des Tieres, für die erneute Zufuhr der Substanz zu „arbeiten“.

Abhängigkeits|syn|drom *n*: (engl.) *dependence syndrome*; auch Suchtverhalten, umgangssprachl. Sucht; Gruppe von verhaltensbezogenen, kognitiven u. körperl. Sympt. nach wiederholtem Konsum psychotroper Substanzen* mit Unterscheidung störungsspezif. Merkmale von eher kulturell bedingten negativen Konsequenzen (z. B. soziale Verelendung); im Mittelpunkt stehen unbezwingbares Verlangen nach der Substanz (Craving*), Einengung u. Automatisierung des Konsumrepertoires (Kontrollverlust*), abnehmende Relevanz anderer Ziele, Entwicklung einer Toleranz*, Entzug* sowie erhöhtes Risiko für die rasche Entwicklung des Syndroms nach einem Rückfall. Die Syndrombeschreibung bildete eine wichtige konzeptionelle Grundlage für die moderne Klassifikation der Substanzstörungen* in ICD-10 u. DSM-IV (hier als Substanzabhängigkeit bezeichnet). **Epidemiol.:** (Anteil der 18–64-Jährigen u. Anzahl der Betroffenen in Deutschland) Alkohol*: 2,4 % (1,6–2 Mio.), Cannabis*: 0,4 % (220 000), Heroin*: 0,3–0,4 % (150 000–200 000), psychotrope Arzneimittel: 2,7–3,7 % (1,4–1,9 Mio.), Nicotin*: 7,3 % (3,8 Mio.), regelmäßige Raucher: 32 % (16,6 Mio.); **Ätiol.:** nach aktuellen Diathese*-Stress-Modellen Interaktion von: **1.** frühen Vulnerabilitätsfaktoren, z. B. genetische u. familiengeschichtliche Variablen, belastende Lebensereignisse, psychische Disposition u. Persönlichkeitsmerkmale* (z. B. Impulsivität), Störungen in der Kindheit (z. B. antisoziale Verhaltensstörungen, Angst*- u. affektive Störungen*), negative Faktoren der sozialen Umwelt (z. B. Armut, Stress); **2.** zeitlich näher zum kritischen Altersbereich für einen Probierkonsum liegenden Faktoren, z. B. Verfügbarkeit, Konsumdruck in der Bezugsgruppe, unbewältigte langfristige Konflikte, soziale Unterstützung sowie altersrelevante Verhaltensdefizite (Selbstwertgefühl, Lebenskompetenzen, kognitive Kontrollfunktionen, z. B. auf Belohnung warten können); die Relevanz einzelner Faktoren ist umstritten. **Kriterien:** (diagn.) nach ICD-10 Auftreten von ≥3 der folgenden Kriterien innerhalb der letzten 12 Monate: **1.** starker Konsumwunsch (Craving*); **2.** Kontrollverlust über Konsummenge u. -muster; **3.** Entzugssyndrom*; **4.** Toleranz*; **5.** Verschiebung des Verhaltensrepertoires zugunsten Substanzerwerb u. -konsum; **6.** Konsum trotz schädl. Folgen; **Verlauf:** insbes. bei Alkohol u. Cannabis langsame Entwicklung der Störung; meist unbewusster Übergang von schädlichem Substanzgebrauch zu Abhängigkeit*, langjährige Verleugnung der Symptomatik, z. T. schwere psychische, soziale u. somat. Störungen als Spätfolgen; **cave:** Suizidrisiko, erhöhte Mortalität (Herz-Kreislauf-Versagen, Atemdepression u. -stillstand aufgrund Überdosierung); **Diagn.:** abgesehen von schweren Ausprägungsformen schwierige Diagn. wegen Verleugnungstendenzen; Verhaltensbeobachtung, Eigen- u. Fremdanamnese, klin. Interview (Composite* International Diagnostic Interview), Laborwerte (z. B. Leberwerte, Desialotransferrin*, Haar- u. Harnanalysen), körperl. Untersuchung; **Ther.:** Entzug*, Verhaltenstherapie*; bei schwerer Ausprägung abstinenzfördernde Medikation (Acamprosat*, Disulfiram*); bei jungen Personen auch Soziotherapie* (therapeutische Gemeinschaft*); zunehmend auch übergangsweise Substitution* durch risikoarme Zufuhr der Originalsubstanzen bei Heroinabhängigkeit* u. Nicotinabhängigkeit*; **cave:** Risiko einer Dauersubstitution; **Progn.:** bei Alkohol- u. Cannabisabhängigkeit gut (40–60 % Abstinenz nach 2 Jahren), bei Heroin-, Cocain*- u. Nicotinabhängigkeit eher schlecht (20–25 % Abstinenz); bei Heroinabhängigkeit deutl. Verbesserung unter Substitution; **Prävention:** Aufklärung, Gesundheitserziehung, Zugangskontrolle, Screening bei Arztbesuchen.

ABI: Abk. für **A**ngst**b**ewältigungs*-**I**nventar.

Ablenkbarkeit: (engl.) *distractability*; Störung der zielgerichteten od. unwillkürlichen Selektion von unmittelbar wahrgenommenen, relevanten externen Reizen od. Umweltereignissen, wodurch auch irrelevante Reize einer Weiterverarbeitung zugeführt werden; **Formen: 1.** Ablenkbarkeit inf. einer Störung basaler Prozesse der Selektion sensorischer Information; **2.** Ablenkbarkeit aufgrund interferierender Reize od. Prozesse; z. B. aufgrund situativer Beeinflussung durch externe Störreize od. bei Interferenz* kognitiver Prozesse; **3.** Ablenkbarkeit inf. einer Beeinträchtigung der Daueraufmerksamkeit od. Vigilanz*; **Vork.:** v. a. bei Läsionen od. Dysfunktionen des Frontalhirns. Vgl. Aufmerksamkeitsstörung; Konzentrationsstörung.

Abnormität, sexuelle (A-*; lat. norma Richtschnur, Regel) *f*: (engl.) *sexual abnormality*; s. Sexualverhalten, abweichendes.

Ab|ort|psychose (lat. abortus Fehlgeburt, Frühgeburt; Psych-*; -osis*) *f*: (engl.) *post abortion psychosis*; Bez. für psychische Störung nach Fehlgeburt od. Schwangerschaftsabbruch; i. e. S. organisch bedingte Psychose*, i. w. S. auch psychogene Depression*.

Ab|re|aktion (Reaktion*) *f*: (engl.) *abreaction*; syn. Affektabfuhr; mit dem Konzept der Katharsis* verbundene Vorstellung, dass bei Aufhebung der Verdrängung* durch das Erinnern die mit einem Erlebnis verbundenen Affekte* abgeführt werden u. damit ihre pathogene Wirkung verlieren.

Abruf: (engl.) *retrieval*; Abruf von Information aus dem Langzeitgedächtnis; erfolgt modalitätsspezifisch (z. B. different für verbales u. nichtverbales Material); Hemisphärenasymmetrie: episodisches Gedächtnis v. a. rechts, semantisches Gedächtnis v. a. links (s. HERA-Modell); Abruf erfolgt in denselben Hirnarealen wie die Encodierung* der Inhalte; z. B. **1.** Abruf von perzeptuellen Inhalten

(z. B. Wiedererkennen von Gegenständen): Aktivierung von zerebralem Kortex; **2.** Abruf von prozeduralen Informationen (z. B. Autofahren): Basalganglien, Cerebellum, motorischer Kortex; **3.** Abruf von episodischen u./od. semantischen Inhalten: v. a. Präfrontalkortex u. anteriorer Pol des Temporallappens (Verbindung beider Areale über Fasciculus uncinatus); **klin. Bedeutung: 1.** Abrufstörungen durch z. B. Schlaganfall, Tumor, neurodegenerative Erkrankung od. aufgrund psychogener retrograder Amnesie inf. von Trauma od. Stress; **2.** erneute Reaktivierung, Codierung u. Konsolidierung des abgerufenen Gedächtnisinhalts bei jedem Abruf mit der Möglichkeit einer Modifikation durch die situative Gegebenheit des Abrufs (s. Recodierung; Rekonsolidierung).

Abruf|störung: (engl.) *retrieval disorder*; s. Abruf.

Ab|ruptio graviditatis (lat. abruptio das Abreißen) *f*: (engl.) *induced abortion*; s. Schwangerschaftsabbruch.

ABS: **1.** Abk. für akute **B**elastungs**s**törung*; **2.** Abk. für (engl.) ***A**daptive* **B**ehavior **S**cale*.

Abschwächung: (engl.) *attenuation*; bei häufiger Darbeitung eines bedingten Reizes ohne Bekräftigung durch einen unbedingten Reiz kommt es zur Rückentwicklung bzw. zur Extinktion* eines bedingten Reflexes; vgl. Konditionierung.

Absence (franz. geistige Abwesenheit) *f*: (engl.) *absence*; Form eines epilept. Anfalls mit Bewusstseinsstörung* u. nachfolgender Amnesie*; **Formen: 1.** typische A.: plötzlich beginnende u. 5–30 Sek. dauernde Bewusstseinsstörung u. generalisierte Spike-wave-Komplexe (3–4/s) im EEG*; Vork.: v. a. bei kindl. u. juveniler, auch bei myoklonischer Absencenepilepsie u. juveniler myoklonischer Epilepsie*; **2.** atypische A.: A. mit schleichendem Beginn u. Ende; heterogenere, langsamere (<2,5/s) EEG-Veränderungen mit abnormaler Hintergrundaktivität; **3.** A. mit Myoklonien.

Absetz-In|somnie *f*: Rebound*-Insomnie.

Absetz|phänomen (gr. φαίνεσθαι sich zeigen, erscheinen) *n*: (engl.) *rebound phenomenon*; s. Rebound-Phänomen.

Ab|solut|schwelle (lat. absolutus abgeschlossen, unabhängig): (engl.) *absolute threshold*; s. Reizschwelle.

Ab|solut|skala (lat. absolutus abgeschlossen, unabhängig; Skala*) *f*: (engl.) *absolute scale*; s. Skalenniveau.

Abspaltung, dis|soziative: (engl.) *dissociative splitting*; Desintegration* zwischen motorischen, sensorischen, kognitiven u. emotionalen Anteilen der Wahrnehmung; grundlegender Mechanismus der Dissoziation*; i. e. S. Bez. für Amnesie* gegenüber traumatischen Ereignissen (z. B. Vergewaltigung), bei der keine od. nur partielle Fragmente des Geschehens in der bewussten Erinnerung verfügbar sind.

ABS-Regel: Kurzbez. für **A**rtola-**B**röcher-**S**inger-Regel; (engl.) *ABS-rule*; von A. Artola, S. Bröcher u. W. Singer (1991) entwickelte Theorie der Entwicklung von aktivitätsabhängiger synaptischer Plastizität (s. Plastizität, neuronale); erlaubt im Gegensatz zur klassischen Hebb*-Lernregel (homosynaptische Plastizität) die Erklärung der Entstehung von homosynaptischer u. heterosynaptischer LTP* u. LTD*.

Abstammungs|wahn: (engl.) *descent delusion, delusion of descendence*; Bez. für wahnhafte Überzeugung, nicht von der in der Geburtsurkunde eingetragenen, sondern von anderer, i. d. R. berühmterer od. bedeutsamerer (z. B. adeliger, königlicher) Abstammung od. Herkunft zu sein; häufig Form des Größenwahns, z. B. bei Manie. Vgl. Wahn.

Abstand|skala (Skala*) *f*: (engl.) *distance scale*; s. Skalenniveau.

Ab|stinenz (lat. abstinentia Enthaltsamkeit) *f*: **1.** (engl.) *abstinence*; (allg.) Enthaltsamkeit, Enthaltung; z. B. von best. Speisen, Genuss- od. Arzneimitteln, sexueller Betätigung; **2.** (suchtmedizinisch) in der Suchtmedizin* Bez. für den Verzicht auf den Konsum von psychotropen Substanzen* u. Verhaltensweisen, von denen eine Abhängigkeit* besteht; prioritäres Behandlungsziel bei Abhängigkeitssyndrom*; **3.** (psychotherap.) Pflicht des Psychotherapeuten*, die Beziehungen zu Patienten u. deren Bezugspersonen (bei Kindern u. Jugendlichen insbes. Eltern u. a. Sorgeberechtigte) professionell zu gestalten u. die besondere Verantwortung gegenüber den Patienten zu berücksichtigen; die Vertrauensbeziehung zwischen Therapeut u. Patient darf nicht zur Befriedigung eigener Interessen u. Bedürfnisse missbraucht werden (s. Abstinenzregel). Außertherapeutische Kontakte sind so zu gestalten, dass die therapeutische Beziehung* möglichst wenig gestört wird. Die Tätigkeit wird ausschließlich durch das vereinbarte Honorar abgegolten. Das Abstinenzgebot gilt auch nach Beendigung der Psychotherapie, solange noch eine Behandlungsnotwendigkeit od. eine Abhängigkeitsbeziehung des Patienten zum Psychotherapeuten gegeben ist (frühestens 1 Jahr nach Beendigung der Behandlung Aufnahme privater Kontakte).

Ab|stinenz|bewegung (Abstinenz*): (engl.) *temperance movement*; soziale Bewegung mit dem Ziel der Alkoholabstinenz, deren Ursprung im 19. Jahrhundert in der Schweiz liegt; 1877 gründete der Schweizer Pfarrer L.-L. Rochat das Blaue Kreuz, 1892 der Schweizer Psychiater August Forel eine Guttemplerloge; im Folgenden identifizierten sich deutschsprachige Psychiater (u. a. E. Kraepelin, E. Bleuler, E. Rüdin) mit der Abstinenzbewegung. **Bedeutung:** Heute spielen aus der Abstinenzbewegung entstandene Vereinigungen (z. B. Blaues Kreuz, Guttempler) eine wichtige Rolle im Suchthilfesystem (u. a. für die Selbsthilfe).

Ab|stinenz|phase (Abstinenz*; Phase*) *f*: (engl.) *temperance phase*; Bez. für einen Zeitraum ohne Konsum psychotroper Substanzen* bei Personen mit Substanzstörungen*.

Ab|stinẹnz|regel (Abstinenz*): (engl.) *rule of abstinence*; Enthaltsamkeit innerhalb der Therapie als Teil des therapeutischen Settings*; **Anw.: 1.** i. e. S. Regel in der Psychoanalyse, sich jeglicher Befriedigung eigener Bedürfnisse zu enthalten, z. B. sexueller u. sinnlicher Bedürfnisse, aggressiver Regungen, narzisstischer Bedürfnisse der Selbstwertsteigerung, der Neugier, über den Rahmen hinausgehender finanzieller Bedürfnisse des Therapeuten u. des Patientenbedürfnisses, Antworten zu erhalten. Abstinenzregel bedeutet für den Patienten ein Handlungsverbot, ergänzt durch ein Verbalisierungsgebot (freie Assoziation*), für den Therapeuten ein Antwortverbot. **2.** i. w. S. Grundregel für jegliche professionell-helfende Beziehung, insofern sie vom Professionellen die ausschließlich am Wohl des Klienten orientierte Ausübung seiner professionellen Kompetenz verlangt; **Ziel:** Die Abstinenzregel i. w. S. schützt den Patienten davor, in einem Abhängigkeitsverhältnis ausgenutzt zu werden; i. e. S. soll sie Routinen des Handelns, Denkens u. Fühlens beim Patienten unterbrechen u. so dem Bewusstwerden öffnen. Vgl. Neutralität.

Ab|stinẹnz|syn|drom (Abstinenz*) *n*: (engl.) *abstinence syndrome*; s. Entzugssyndrom.

Ab|stinẹnz|syn|drom, neo|natales (Abstinenz*) *n*: (engl.) *neonatal abstinence syndrome*; s. Entzugssyndrom, neonatales.

Ab|stinẹnz|verletzungs|ef|fekt (Abstinenz*; Effektivität*) *m*: (engl.) *abstinence violation effect*; Abk. AVE; aus dem sozial-kognitiven Rückfallmodell* nach G. A. Marlatt u. J. R. Gordon (1985) stammendes Konzept zur Erklärung des Wiederauftretens alter Konsummuster (Rückfall*, engl. relapse) nach einmaligem Konsum (Vorfall, engl. lapse) in Abstinenzphasen*; hierbei spielen die Kausalattribution des lapse u. die hieraus resultierende emotionale Reaktion eine zentrale Rolle. Bei internaler, stabiler u. globaler Attribution* wird der Vorfall als persönliches, überdauerndes Defizit wahrgenommen (z. B. zu schwacher Wille). Betroffene sind motiviert, den mit dieser pessimistischen Selbstattribution entstehenden negativen Affekt wieder aufzuhellen; dies geschieht i. S. des Abstinenzverletzungseffekts durch eine Relativierung des ursprünglichen Ziels (i. d. R. Aufgabe des Abstinenzziels); gekennzeichnet durch Versagensgefühle, Hoffnungslosigkeit, Gereiztheit; bei unzureichender Rückfallprophylaxe* u. fehlendem sozialem Netz Auslöser für dauerhafte Konsumfortsetzung u. schweren Rückfall; cave: erhöhtes Suizidrisiko.

Abstraktio̲ns|vermögen (lat. abstractus abgezogen): (engl.) *capacity for abstraction*; Bez. für Fähigkeit, übergeordnete Gemeinsamkeiten aus einer Vielzahl von Einzelinhalten zu erkennen u. auf eine allgemeine Ebene zu überführen; Voraussetzung für die Begriffsbildung u. grundsätzliche kognitive Fertigkeiten, z. B. Denken, Lernen, Gedächtnis; zentrale Komponente in gängigen Intelligenzmodellen*; Störungen u. a. bei Schizophrenie* (Negativsymptomatik), Demenz*, Intelligenzminderung*. Vgl. Problemlösungsfähigkeit.

Abstreich-Test *m*: Durchstreich-Test, Bourdon-Test; Untertest des Hamburg*-Wechsler-Intelligenztests für Kinder zur Messung von Aufmerksamkeit u. Konzentration; in einer strukturierten od. unstrukturierten Bilderanordnung sollen die Zielbilder (z. B. Buchstaben, Figuren, Zahlen) markiert werden; erfasst werden Zeit-, Fehler- u. Mengenleistungswerte; **Anw.:** in jeder Altersstufe; zur Bestimmung der Verarbeitungsgeschwindigkeit u. visuellen selektiven Aufmerksamkeit.

ABT: Abk. für **A**ngst**b**ewältigungs**t**raining; s. Angst-Management-Training.

Abteilung, geschlossene: (engl.) *closed ward*; syn. geschützte Abteilung; Bereich einer psychiatrischen Klinik od. eines Heims mit verschlossenen Türen, in dem Patienten (bzw. Bewohner) vom Verlassen der Abteilung gegen ihren Willen abgehalten werden; Patienten können freiwillig od. gemäß Unterbringungsbeschluss (s. Unterbringung) in einer geschlossenen Abteilung aufgenommen werden. **Ziel:** Unterbindung von Selbstgefährdung* (Suizidgefahr, Weglaufgefahr) od. Fremdgefährung* (Schutz Dritter); **Hinweis:** Die Atmosphäre einer geschlossenen Abteilung kann durch verschiedene Formen von Gewalt (mit)geprägt sein. Diskussionen über eine sog. offene Psychiatrie haben zu Überlegungen geführt, ob psychiatrische Krankenhaus- u. Heimversorgung (außerhalb der forensischen Psychiatrie) nur mit offenen Abteilungen* gelingt.

Abteilung, offene: (engl.) *open ward*; Bereich einer psychiatrischen Klinik od. eines Heims, der von den Patienten nach eigenem Willen verlassen werden kann; **Hinweis:** Die Mehrzahl der deutschsprachigen psychiatrischen Krankenhäuser besteht heute aus offenen u. geschlossenen Abteilungen*, einzelne Krankenhäuser haben es aber durch organisatorische Veränderungen geschafft, die Vollversorgung einer Region ausschließlich mit offenen Abteilungen zu gewährleisten.

Abtreibung: (engl.) *induced abortion*; s. Schwangerschaftsabbruch.

A|bulie̲ (A-*; gr. βουλή Wille) *f*: (engl.) *abulia*; Willenlosigkeit; Bez. für reduzierte Entschluss- u. häufig auch Handlungsfähigkeit bei vermindertem Willen u. Antriebslosigkeit; **Vork.:** bei Depression*, Schizophrenie*, organischem Hirnschaden*, Frontalhirnsyndrom*.

Ab|u̲sus (lat. Missbrauch, schädlicher Gebrauch) *m*: **1.** (engl.) *abuse*; veralteter Fachbegriff für Substanzmissbrauch (DSM-IV) bzw. schädlichen Substanzgebrauch* (ICD-10) innerhalb der Substanzstörungen*; vgl. Abhängigkeit; **2.** veraltete Bez. für Missbrauch von psychotropen Substanzen od. sexuellen Missbrauch von Personen (s. Kindesmissbrauch; Missbrauch, sexueller).

Abwägung: (engl.) *consideration*; erste Phase im Handlungsphasen*-Modell: Bewertung jeder einzelnen Option aus einer begrenzten Menge von

A

Optionen nach Präferenz, Nutzen, Risiko u. a. Konsequenzen; Voraussetzung für Entscheidungen*; gesteuert über spezifische kortikale Region (Abwägungssystem: Beim Abwägungsprozess erfolgt im fMRT* Aktivierung v. a. im ventromedialen Präfrontalkortex*, einer breit vernetzten Koordinations- u. Steuerungsinstanz für die Handlungsplanung, der über die Amygdala Information vom vegetativen Nervensystem erhält); Grundlage für sog. Bauchentscheidungen; **klin. Bedeutung: 1.** s. Phineas Gage; Entscheidung; **2.** eingeschränkte Abwägungsfähigkeit mit resultierender verminderter Entscheidungsfähigkeit* bei Depression, Schizophrenie u. Suchterkrankungen, ggf. aufgrund einer Mangeldurchblutung des Präfrontalkortex* (Hypofrontalität); vgl. Iowa Gambling Task.

Abwehr: (engl.) *defence*; Auseinandersetzung mit einer körperlichen, psychischen od./u. sozialen Gefahr (Sich-bedroht-Fühlen, z. B. bei Liebesverlust, Konkurrenz, Entwertung), um diese abzuwenden; wichtigste Reaktionen: Flucht* u. Kampf; kann über körperliche Reaktionen hinaus bestimmte soziale od. kognitive Verhaltensweisen beinhalten; z. B. als Flucht: Leugnen, Demutshaltung, Umbewertung von Situationen, Verhaltensweisen od. Wünsche; als Kampfverhalten: z. B. Aggressivität, autoritäres Verhalten, Mittelpunktstreben. **Psychische** Abwehr: Einsatz psychologischer Mittel zur Gefahrenabwehr, z. B. kognitive Umstrukturierung* bei Bedrohung des Selbstwertgefühls; nach psychoanalytischer Auffassung (unbewusster) Einsatz Ich-schützender Erlebens- u. Verhaltensweisen (s. Abwehrmechanismus); **psychosoziale** Abwehr: Verlagerung eines psychischen Konflikts auf Personen der Umgebung.

Abwehr|mechanismus *m*: (engl.) *ego-defence mechanism*; nach psychoanalyt. Verständnis Bez. für eine im Lauf der Persönlichkeitsentwicklung gelernte Methode zum Schutz vor Impulsen, Gefühlen u. Erfahrungen, die mit dem Bild von sich u. der Welt nicht übereinstimmen, u. zur Stabilisierung des intrapsychischen Gleichgewichts; im Gegensatz zum Coping* richtet sich ein Abwehrmechanismus gegen vorbewusste od. unbewusste Konflikte, Ängste u. Phantasien u. bleibt selbst (weitgehend) unbewusst; kann sich auch interaktionell u. in Veränderung sozialer Rollen äußern. **Formen:** z. B. Verdrängung*, Projektion*, Rationalisierung*, Reaktionsbildung*, Regression*, Ungeschehenmachen*, Wendung gegen die eigene Person, Isolierung*, Introjektion*, Verleugnung*, Verkehrung ins Gegenteil, Sublimierung*.

Abwehr|re|flex, konditionierter (Reflekt-*) *m*: (engl.) *conditioned defensive reflex*; erlernte bzw. bedingte Abwehr- bzw. Schutzreaktion; Gegensatz unkonditionierte Reaktion*, angeborener Auslösemechanismus*; vgl. Schutzreflex; Pawlow-Reflex.

Acamprosat (INN) *n*: (engl.) *acamprosate*; NMDA*-Rezeptor-Antagonist, der durch Blockade der NMDA*-Rezeptoren u. agonist. Effekte an GABAergen Neuronen neuronale Erregbarkeit vermindert; Anticraving*-Substanz; **Wirkung:** moduliert die Erregungsübertragung glutamaterger Neurone durch einen indirekt antagonistischen Effekt auf den NMDA-Rezeptor-Komplex (Verminderung bzw. Normalisierung der Übererregung); dadurch wird der sog. Trinkdruck erniedrigt u. das Rückfallrisiko gemindert; **Ind.:** pharmak. Unterstützung u. Aufrechterhaltung der Abstinenz bei Alkoholabhängigkeit* in Verbindung mit psychosozialen u./od. psychotherap. Maßnahmen; **Kontraind.:** Nieren- u. Leberinsuffizienz, Schwangerschaft u. Stillzeit; **Wechselwirkungen:** bei gleichzeitiger Aufnahme Verringerung der Bioverfügbarkeit durch Nahrungsmittel; **UAW:** u. a. Diarrhö, Erbrechen, Übelkeit, Pruritus.

Acceptance and Commitment Therapy (engl. acceptance Akzeptanz; commitment Bindung; therapy Therapie): Abk. ACT; von Hayes, Strosahl u. Wilson (1999) entwickelte verhaltenstherapeutische Methode mit den zentralen Behandlungsprinzipien Akzeptanz* gegenüber eigenen Erfahrungen (Acceptance) u. engagiertes Handeln i. S. eigener Ziele u. Werte (Commitment); verbindet Verfahren auf der Basis des Achtsamkeits-Konzepts (s. Therapie, achtsamkeitsbasierte kognitive) u. der Verhaltensanalyse* mit kognitiven u. behavioralen Interventionen. **Theoretische Grundlagen:** ACT distanziert sich von der Grundannahme der sog. gesunden Normalität (Menschen sind von Natur aus psychisch gesund; als typisch in der westlichen Psychologie angesehen) u. nimmt stattdessen an, dass psychische Prozesse normaler Menschen häufig destruktiv wirken. Grundannahme: psychisches Leiden i. S. unangenehmer innerer Erlebnisse ist grundsätzlich Teil des normalen Lebens, kann aber durch eine spezifische Konstellation von ungünstigen kognitiven u. behavioralen Lösungsversuchen pathologisch werden. Als solche Lösungsversuche werden der Versuch, die Erfahrung des Leidens durch Strategien wie Rückzug, Betäubung, übertriebenes Sicherheitsverhalten od. Spannung reduzierende Rituale zu vermeiden (experiential avoidance), kognitive Verstrickung u. starres Festhalten an einem unangemessenen Selbstkonzept benannt. Gemeinsam sollen diese Faktoren zu psychologischer Rigidität u. zum Verlust des Kontakts mit der realen Gegenwart führen u. verhindern, dass mit dem eigenen Wertesystem vereinbare notwendige Handlungen ausgeführt werden, was mit erheblichen negativen Konsequenzen für die Lebensführung des Patienten verbunden sein soll. ACT geht davon aus, dass der Versuch, problematische od. „schwierige" Gedanken u. Gefühle zu verändern, keine gute Bewältigungsstrategie darstellt, sondern kontraproduktiv wirken sollte; daher zielt ACT im Gegensatz zu den anderen Verfahren der kognitiven Verhaltenstherapie nicht direkt auf die Verminderung od. Beseitigung unerwünschter Gedanken u. Gefühle ab, sondern auf die Veränderung von Kontextbedingungen, die deren Wirkungen bestimmen. Insbes. sollen die Patienten durch Einüben achtsamer Akzeptanz lernen, zwischen dem zu unterscheiden, was sie verändern können, u. dem, was nicht verändert werden kann, wobei diese Einsicht besondere Kräfte für mögliche u. gewollte Veränderungen bereitstellen soll. Darüber hinaus werden existentielle Werte u. Lebensziele erarbeitet u. deren Umsetzung durch engagiertes Handeln gefördert. **Durchführung:** Der Patient wird darin unterstützt, seine dysfunktionalen Kontrollversuche abzubauen, indem er seine Bereitschaft erhöht, das Erleben auch unangenehmer Empfindungen zuzulassen. Einen besonderen Stellenwert hat die Klärung* von Werten u. Lebenszielen, aus denen konkrete Handlungsabsichten (Commitments) abgeleitet werden sollen. Im Unterschied zu anderen Ansätzen der kognitiven Verhaltenstherapie wird nicht versucht, den Inhalt dysfunktionaler Gedanken, sondern die Funktion der kognitiven Reaktionen zu modifizieren; dazu soll der Patient Techniken erlernen, die ihn in die Lage versetzen, seine eigenen Gedanken gleichmütig („achtsam") zu betrachten, ohne mit ihnen zu „verschmelzen" (sie zu glauben od. zwangsläufig danach zu handeln). Verfahren zur Erreichung psychologischer Flexibilität: **1.** Cognitive Defusion: Lernen, Gedanken, Vorstellungsbilder, Emotionen u. Gedächtnisinhalte als das wahrzunehmen, was sie sind, u. nicht als das, was sie zu sein scheinen. **2.** Akzeptanz: Den genannten Inhalten erlauben, zu kommen u. zu gehen, ohne mit ihnen zu kämpfen. **3.** Kontakt mit dem aktuellen Augenblick: Bewusstheit der Hier-und-Jetzt-Erfahrung mit Offenheit, Interesse u. Empfänglichkeit. **4.** Beobachtung des Selbst: Zugang zu einem transzendenten Sinn des Selbsts als einer veränderlichen Kontinuität der Erfahrung. **5.** Werte: discovering what is most important to one's true self. **6.** Engagierte Handlung (committed action): Ziele in Einklang mit Werten setzen u. sie verantwortungsbewusst umsetzen. **Wirksamkeit:** In versch. randomisierten kontrollierten Studien bei unterschiedlichen Störungen (z. B. Depression, Angststörungen, Psychose, Substanzmissbrauch/-abhängigkeit) zeigten sich die Überlegenheit von ACT gegenüber Wartekontrollbedingungen u. „treatment-as-usual" u. eine vergleichbare Wirksamkeit zu etablierten psychotherapeutischen Ansätzen (Keng et al., 2011). Die durchgeführten Studien weisen allerdings teilweise methodische Einschränkungen auf (Öst, 2008: u. a. fehlende Diagnostik, geringe statistische Power, inadäquate Kontrollbedingungen), so dass das Verfahren bisher nur für die Behandlung der Depression u. mit der Einschränkung „geringe Forschungsbasis" als empirisch validierte Therapie eingestuft wird.

Acet|aldehyd *m*: (engl.) *acetaldehyde*; Ethanal; im Intermediärstoffwechsel entstehender Metabolit, z. B. bei der enzymatischen Oxidation von Ethanol durch Alkoholdehydrogenase; wirkt toxisch u. wird durch Aldehyddehydrogenase* zu Acetat abgebaut (s. Alkohol). Vgl. Acetaldehydsyndrom.

Acet|aldehyd|syn|drom *n*: (engl.) *acetaldehyde syndrome*; bei Einnahme von Disulfiram*, Verzehr best. Speisepilze (Hexenröhrlinge, Falten-Tintlinge) od. akzidenteller oraler Aufnahme von Kalkstickstoff u. gleichzeitigem Genuss von Alkohol* auftretende Alkoholintoleranz; gehäuft bei Japanern u. Mongolen auftretend (genet. Polymorphismus); **Ätiol.:** Blockade der Aldehyddehydrogenase* mit resultierender Hemmung der Oxidation des beim Alkoholabbau entstehenden Acetaldehyds*, toxisch gesteigerte Bildung von Hydroxylradikalen; **Klin.:** u. U. lebensgefährliches sekundäres Intoxikationssyndrom mit Übelkeit, Flush, Kopfschmerz, Schwindel, Blutdruckabfall, Tachykardie, Tachypnoe; evtl. spontane Rückbildung nach ca. 24 Stunden; **Prävention:** Alkoholkarenz. Vgl. Antabus-Syndrom.

Acetyl|cholin *n*: (engl.) *acetylcholine*; Essigsäureester des Cholins; einziger niedermolekularer aminerger Neurotransmitter*, der keine Aminosäure ist od. von einer abgeleitet werden kann; **Vork.: 1.** in Synapsen* folgender (cholinerger) Nerven: **a)** alle motorischen Nerven zu Skelettmuskeln; **b)** alle präganglionären Nerven, einschließlich der Nervenversorgung des Nebennierenmarks; **c)** alle postganglionären, parasympath. Nerven (s. Parasympathikus); **d)** postganglionäre, sympathische Nerven zu den Schweißdrüsen (s. Sympathikus); **e)** einige postganglionäre, sympathische Nerven zu den Blutgefässen in Skelettmuskeln; **2.** im ZNS: einer der wichtigsten Acetylcholin produzierenden Kerne ist der Nucleus basalis (Meynert-

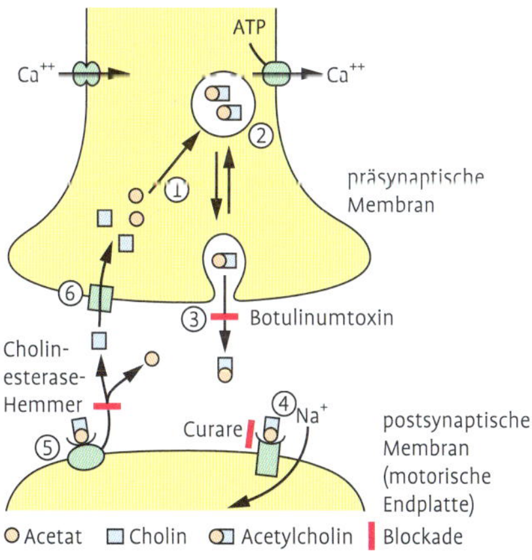

Acetylcholin: Vorgänge an der Synapse: 1: Synthese durch die Cholinacetyltransferase; 2: Speicherung in Vesikeln; 3: Freisetzung in den synaptischen Spalt; 4: Bindung an Rezeptoren der postsynaptischen Membran, Ioneneinstrom u. Depolarisierung; 5: Spaltung durch Acetylcholinesterase; 6: Transport von Cholin durch die präsynaptische Membran

A

Kern), dessen cholinerge Projektionen die Großhirnrinde u. das limbische System versorgen; wird über cholinerge Bahnen verteilt. Acetylcholin wird durch die Cholinacetyltransferase synthetisiert, in präsynaptischen Bläschen gespeichert u. bei Nervenerregung in den synaptischen Spalt freigesetzt (s. Abb.); bindet an Rezeptoren der postsynaptischen Membran (s. Acetylcholin-Rezeptoren). Die Wirkungsdauer von Acetylcholin ist wegen des schnellen Abbaus durch die Acetylcholinesterase* sehr kurz. **Wirkung:** (pharmak.) Blutdrucksenkung durch Vasodilatation, Bronchokonstriktion, Tonussteigerung des Darms, Zunahme der Drüsensekretion, negativ chronotrope u. negativ inotrope Wirkung; Acetylcholin als Botenstoff bei kognitiven u. Lernprozessen. **Hinweis:** Mangel an Acetylcholin u. Ausfall des Nucleus basalis sind wichtige Befunde bei der Alzheimer*-Krankheit.

Acetyl|cholin|esterase *f*: (engl.) *acetylcholinesterase*; insbes. im synaptischen Spalt vorkommende Cholinesterase, die sehr schnell Acetylcholin zu Cholin u. Acetat hydrolysiert; pharmak. Hemmung: s. Cholinesterase-Hemmer.

Acetyl|cholin|esterase-Hemmer *m pl*: (engl.) *acetylcholinesterase inhibitors*; Cholinesterase*-Hemmer.

Acetyl|cholin-Re|zeptoren (Rezeptoren*) *m pl*: (engl.) *acetylcholin receptors*; syn. cholinerge Rezeptoren; Rezeptoren, die durch Acetylcholin* aktiviert werden; **Formen:** Bez. nach selektivem Agonist: **1. nicotinerge** Rezeptoren (syn. Nicotin-Rezeptor): zylindrisches Transmembranprotein (ligandengesteuerter Ionenkanal*) aus 5 Untereinheiten (α, α, β, γ, δ); Agonist: Nicotin* (in hoher Konzentration Rezeptor-Hemmung); Lok.: postsynaptische Membran von: **a)** (muskulär) motor. Endplatte; **b)** (neuronal) präganglionären Synapsen des vegetativen Nervensystems einschließlich chromaffiner Zellen (u. a. Nebennierenmark); **2. muscarinerge** Rezeptoren (syn. Muscarin-Rezeptor, m-Cholinozeptoren): G-Protein-gekoppelt; Agonist: Muscarin*; im ZNS um das 10–100-fache häufiger als nicotinerge Rezeptoren; Subtypen: M_1–M_5; Lok.: u. a. postsynaptische Membran postganglionärer Synapsen des Parasympathikus; ZNS (M_1, M_2, M_4, M_5; M_1: Lernen, Aufmerksamkeit).

Achenbach-Skalen (Thomas M. A., Psychiater, Psychologe, Burlington, USA; Skala*) *f pl*: (engl.) *Achenbach scales*; CBCL*.

A|chromat|opsie (A-*; gr. χρῶμα, χρώματος Farbe, Haut; Op-*) *f*: (engl.) *achromatopsia*; s. Farbenblindheit.

Achsen des DSM-IV: (engl.) *axes of DSM-IV*; s. DSM (Tab. dort).

Achsen|syn|drom *n*: (engl.) *axis syndrome*; Bez. für Gruppe von Symptomen, die bei best. Erkrankungen als Leitsymptome* regelmäßig auftreten.

Acht|monats|angst: (engl.) *stranger anxiety*; s. Fremdeln.

Achtsamkeit: (engl.) *mindfulness*; unterschiedl. verwendete Bez. für: **1.** aus meditativen (v. a. buddhistischen) Traditionen stammende spezifische Form der absichtsvollen u. nicht wertenden Aufmerksamkeitslenkung auf den aktuellen Moment; **2.** eine spezifische Geisteshaltung; **3.** einen psychologischen Trait (Persönlichkeitsmerkmal i. R. der differentialpsychologischen Forschung); **4.** einen spezifischen psychologischen Verarbeitungsmodus; Annahmen: Achtsamkeit ist trainierbar (Achtsamkeitsübungen*) u. steht in positivem Zusammenhang mit Lebenszufriedenheit* u. negativem Zusammenhang mit psychopathologischer Symptombelastung; **Erfassung** durch psychometrisch fundierte Skalen, Validität zur Erfassung von Achtsamkeit jedoch umstritten (Freiburger Fragebogen zur Achtsamkeit, Abk. FFA; Mindful Attention and Awareness Scale, Abk. MAAS; Kentucky Inventory of Mindfulness Skills, Abk. KIMS; Five Factor Mindfulness Questionnaire, Abk. FFMQ); **Anw.:** z. B. achtsamkeitsbasierte Stressreduktion*, achtsamkeitsbasierte kognitive Therapie* u. dialektisch-behaviorale Therapie*.

Achtsamkeits|übungen: (engl.) *mindfulness exercises*; Übungen zur Förderung u. Erhöhung der Achtsamkeit*; **1. formelle** Achtsamkeitsübungen: z. B. Atemübungen*, bei denen die Aufmerksamkeit über einen längeren Zeitraum auf die körperlichen Empfindungen des Atmens gerichtet wird; Body Scan, bei dem Aufmerksamkeit systematisch nacheinander auf die versch. Teile des Körpers gerichtet wird, sämtliche wahrnehmbaren Empfindungen sollen nicht wertend wahrgenommen werden; achtsames Yoga; **2. informelle** Achtsamkeitsübungen im Alltag: Aufmerksamkeit wird bei Routinehandlungen wie Duschen, Zähneputzen od. Abspülen bewusst auf die bei diesen Tätigkeiten vorhandenen Empfindungen gelenkt. Achtsamkeitsübungen sind zentraler Bestandteil der Mindfulness*-Therapie.

ACQ: Abk. für (engl.) ***A****goraphobic** ***C****ognitions* ***Q****uestionnaire*; s. Fragebogen zu körperbezogenen Ängsten, Kognitionen und Vermeidung.

ACT: **1.** Abk. für (engl.) ***A****cceptance* and* ***C****ommitment* ***T****herapy*; **2.** Abk. für (engl.) ***A****ssertive** ***C****ommunity* ***T****reatment*.

ACTH: Abk. für **a**dreno**c**ortico**t**ropes **H**ormon; syn. Kortikotropin, Corticotropin; aus 39 Aminosäuren bestehendes glandotropes Proteohormon mit Wirkung auf die Nebennierenrinde (Abk. NNR), dessen Synthese im Hypophysenvorderlappen u. Ausschüttung durch CRH* gesteuert werden u. einem zirkadianen Rhythmus* unterliegen (höchste Werte am Morgen); **Wirkung:** fördert die Synthese v. a. der Glukokortikoide* in der NNR, führt zur Steigerung der Lipolyse u. indirekt zu vermehrter Ausschüttung von Insulin*. Die Bildung wird u. a. durch hohe Glukokortikoidspiegel im Serum gehemmt (negativer Feedback-Mechanismus), durch Kälte u. Stress* (s. Adrenalin) gefördert; erhöhte Serumkonzentrationen v. a. bei Nebennierenrindeninsuffizienz, Cushing*-Syndrom u. inf. ektoper Bildung von ACTH bei paraneoplastischem Syndrom u. ACTH bildendem neuroendokrinem

Tumor; Botensubstanz der Hypothalamus*-Hypophysen-Nebennierenrinden-Achse; vermehrte Aussschüttung bei Stress (sog. Stresshormon; Stressoren: Arbeit, Verletzung, Krankheit, Operation, Emotionen, Depression, physische u. psychische Belastungen); **Anw.:** u. a. in der Forschung zur Untersuchung der Hypothalamus*-Hypophysen-Nebennierenrinden-Achse.

activities of daily living: s. Aktivitäten des täglichen Lebens.

Ad-: auch App-, Acc-, Akk-; Wortteil mit der Bedeutung hinzu, nach; von lat. ad.

Ad|aptation (lat. adaptare anpassen) *f*: **1.** (engl.) *adaptation*; (psychol.) s. Anpassung; **2.** (psychol.) s. Habituation; **3.** Akkommodation; (ophth.) Anpassung des Auges an versch. Leuchtdichteverhältnisse (Helligkeitsänderungen); z. B. Hell- u. Dunkeladaptation; durch Muskelkontraktion kann die Pupille erweitert (bei geringem Lichteinfall) od. verengt (bei hoher Lichtintensität) werden, sog. Pupillenreflex. Die Photorezeptoren der Netzhaut (Zapfen u. Stäbchen) verändern ihre Lichtempfindlichkeit.

Adaptations|syn|drom (Adaptation*) *n*: (engl.) *adaptation syndrome*; allgemeines Anpassungssyndrom*.

Adaptions|behandlung (lat. adaptare anpassen): (engl.) *adaption treatment*; an die Entwöhnungsbehandlung* anschließende zweite Form der stationär durchgeführten med. Rehabilitation für Suchtpatienten mit langer Arbeitslosigkeit u. ungünstigem sozialem Umfeld; umfasst sozialpädagogische Unterstützung bei der Arbeitssuche u. die Vermittlung eines betrieblichen Praktikums, ergänzt durch Maßnahmen zur Rückfallprophylaxe*.

Adaptive Behavior Scale: Abk. ABS; Fremdbeurteilungsverfahren zur Bestimmung der sozial-adaptiven Fähigkeiten bei Menschen mit Intelligenzminderung*; **1.** AAMR* Adaptive Behavior Scale; **2.** Vineland* Adaptive Behavior Scale.

Adaptives Intel|ligenz-Diagnostikum (Adaptation*; Intelligenz*; gr. διαγνωστικός fähig zu unterscheiden) *n*: (engl.) *Adaptive Intelligence Assessment*; Abk. AID; Testbatterie zur Erfassung komplexer u. basaler Kognitionen bei Kindern u. Jugendlichen; die Untertests erfassen verbal-akustische Fähigkeiten (z. B. Alltagswissen, Synonyme finden, soziales Erfassen) u. manuell-visuelle Fähigkeiten (z. B. Realitätssicherheit, Codieren u. Assoziieren); aktuelle revidierte u. neu normierte Version AID 2 mit Zusatztests: unmittelbares Reproduzieren (figural/abstrakt), Merken u. Einprägen sowie Strukturieren (visuomotorisch); **Anw.:** Intelligenzdiagnostik* i. R. von Schulpsychologie, Berufs- u. Bildungsberatung, Klinischer Psychologie; im Alter von 6–16 Jahren; **Testdauer:** 11 Untertests ca. 30–70 Minuten, 3 Zusatztests ca. 10–16 Minuten.

ADAS: Abk. für (engl.) ***A****lzheimer's** ***D****isease* ***A****ssessment* ***S****cale*.

ADAS-COG: Abk. für (engl.) ***A****lzheimer's** ***D****isease* ***As****sessment* ***S****cale* (Subskala für k(**c**)**og**nitive Leistungen).

Addiction Severity Index: Abk. ASI; strukturiertes Interview zur Erfassung von Substanzabhängigkeiten u. den dadurch ausgelösten Problemen (psychisch, privat, beruflich); umfasst 161 Items in 7 Bereichen (allg. Gesundheit; Arbeit/Beruf; Alkoholkonsum; Drogenkonsum; rechtliche Situation, z. B. bei Straftätern; soziale Situation u. Familie; Psychologie); die Beantwortung erfolgt auf einer 5-stufigen Skala; **Anw.:** zur Erfassung sowie therapiebegleitend bei Substanzabhängigkeit; bei Erwachsenen; **Testdauer:** 30–45 Minuten.

Addison-Krankheit: (engl.) *Addison's disease*; sog. Bronzehautkrankheit; primäre (chron.) Insuffizienz der Nebennierenrinde (Abk. NNR); **Ätiol.:** verminderte od. fehlende Produktion aller NNR-Hormone (Mineralo- u. Glukokortikoide, Androgene) durch Zerstörung der NNR (zu mind. 9/10) inf. einer gegen NNR-Zellen gerichteten Autoimmunreaktion (ca. 75 %), Tuberkulose od. anderer Ursachen; **Klin.:** Müdigkeit u. Schwäche (Adynamie), Übelkeit, Erbrechen, Gewichtsverlust, Hyperpigmentierung (vermehrte Ausschüttung von Melanozyten stimulierendem Hormon inf. verminderter negativer Rückkopplung auf die CRH*-Sekretion) von Haut u. Schleimhäuten, Vitiligo, orthostat. Hypotonie mit Kollapsneigung, Herzrhythmusstörungen (Tachykardie), Muskelkrämpfe od. Lähmungen, Atemstörungen (Hyperventilation), Apathie, depressive Verstimmung, Verwirrtheit (u. a. Bewusstseinsstörungen, Konvulsionen, Halluzinationen, u. U. organisch bedingte Psychose*), Muskelschwund u. Impotenz durch Androgenmangel, Amenorrhö, gelegentl. abdominale Schmerzen, Salzhunger, Diarrhö, Obstipation; **Addison-Krise:** akute NNR-Insuffizienz mit Mangel an NNR-Hormonen; klin. Bild entsprechend dem Ausfall der mineralo- od. glukokortikoiden NNR-Funktion, u. U. lebensbedrohlicher (endokriner) Schock.

ADDTC: Abk. für (engl.) ***A****lzheimer's* ***D****isease* ***D****iagnostic and* ***T****reatment* ***C****enters*; Herausgeber der **ADDTC-Kriterien** zur operationalisierten Diagnostik der vaskulären Demenz*, die v. a. für wissenschaftliche Zwecke verwendet werden u. zwischen möglicher, wahrscheinlicher u. neuropathologisch gesicherter vaskulärer Demenz unterscheiden. Vgl. NINCDS-AIREN-Kriterien.

Adeno-: Wortteil mit der Bedeutung Drüse; von gr. ἀδήν, ἀδένος.

Adeno|hypo|physe (Adeno-*; Hypophyse*) *f*: (engl.) *adenohypophysis*; s. Hypophyse.

Adenosin *n*: (engl.) *adenosine*; Nukleosid aus Adenin u. Ribose; Baustein der RNA; DNA enthalten Desoxyadenosin (Abk. dA; Nukleosid aus Adenin u. Desoxyribose); aus Adeninnukleosiden entstehen durch Phosphorylierung Adenosinphosphate*.

Adenosin|phosphate *n pl*: (engl.) *adenosine phosphates*; Phosphorsäureester von Adenosin*; physiol. wichtig sind die an der 5'-OH-Gruppe der Ribose veresterten Adenosinphosphate: **1.** Adenosin-5'-monophosphat (Abk. AMP); **2.** Adenosin-5'-diphosphat (Abk. ADP); **3.** Adenosin-5'-triphosphat (Abk. ATP*), **4.** Adenosin-3',5'-monophosphat (cyclisches AMP, Cyclo-AMP, cAMP*); **5.** Desoxyadenosinphosphate sind dAMP, dADP u. dATP.

Adenosin|tri|phosphat *n*: (engl.) *adenosine triphosphate*; s. ATP.

Adeno|syl|methionin *n*: (engl.) *adenosylmethionine*; syn. S-Adenosylmethionin (Abk. SAM); aktiviertes Methionin, das aus Methionin (essentielle schwefelhaltige Aminosäure) u. ATP unter Abspaltung von Phosphat u. Diphosphat gebildet wird; **Funktion:** Methylgruppendonator bei der Biosynthese von z. B. Adrenalin*, Kreatin, Cholin, Nukleotiden (Methylierung von Genen zur Unterdrückung der Expression), Reduzierung von oxidativem Stress; **Hinweis:** positive Studienergebnisse bei Depression mit Überlegenheit gegenüber Placebo u. (Wirk-)Äquivalenz mit konventionellen Antidepressiva in einzelnen randomisierten kontrollierten Studien.

Adenylat|cyclase *f*: (engl.) *adenylate cyclase*; membrangebundenes Enzym (Lyase), das durch an Hormon-Rezeptoren gekoppelte, trimere G*-Proteine reguliert wird u. ATP* in cAMP* überführt.

A-DES: Abk. für (engl.) ***A**dolescent* **D**issociative **E**xperiences **S**cale.*

ADH: **1.** Abk. für **a**nti**d**iuretisches **H**ormon; syn. Adiuretin; Vasopressin; in den supraoptischen u. paraventrikulären Kernen des Hypothalamus gebildetes u. im Hypophysenhinterlappen gespeichertes Nonapeptidhormon, das die Rückresorption von Wasser in der Niere reguliert; **Regulation:** Die ADH-Sekretion wird durch Erhöhung des effektiven osmotischen Drucks, Verminderung des extrazellulären Flüssigkeitsvolumens, Durst, bestimmte Arzneimittel (z. B. Barbiturate) u. emotionale Einflüsse (ADH als Neuropeptid wirksam; Stress* u. schwere Psychosen* können zu einer Störung der ADH-Sekretion führen) gefördert. Durch niedrigen effektiven osmotischen Druck, erhöhtes extrazelluläres Flüssigkeitsvolumen u. Alkohol wird sie verringert. **Klin. Bedeutung:** s. Syndrom der inadäquaten ADH-Sekretion; **2.** Abk. für **A**lkohol**d**e**h**ydrogenase*.

Ad|härenz (lat. adhaerere anhaften) *f*: (engl.) *adherence*; Bez. für langfristige Befolgung therapeutischer Empfehlungen; betont im Gegensatz zu Compliance* das partnerschaftliche Verhältnis zwischen Behandelndem u. Patient (z. B. das gemeinsame Festlegen von Behandlungszielen) sowie die Rolle individueller Merkmale des Patienten u. kontextueller Umweltfaktoren. Vgl. Entscheidungsfindung, partizipative.

Ad|hesio inter|thalamica (lat. adhaerere anhaften) *f*: (engl.) *interthalamic adhesion*; Massa interthalamica; durch den 3. Hirnventrikel verlaufende Verwachsung beider Thalami*; keine funktionelle Brücke, keine Kommissur; dritte Verbindung zwischen beiden Hirnhemisphären (neben Corpus* callosum u. Commissura* anterior); nur bei 70–80 % der Menschen (davon häufiger u. stärker ausgeprägt bei Frauen) angelegt; **klin. Bedeutung:** fehlt bei Frauen mit Schizophrenie häufiger.

ADHS: Abk. für **A**ufmerksamkeits**d**efizit-**H**yperaktivitäts**s**törung (DSM-IV); syn. hyperkinetische Störung (Abk. HKS); hyperkinetische Störung des Sozialverhaltens (ICD-10), einfache Aktivitäts- u. Aufmerksamkeitsstörung (ICD-10), früher Aufmerksamkeitsdefizitstörung (Abk. ADS) mit u. ohne Hyperaktivität (DSM-III), hyperkinetisches Syndrom (ICD-9), psychoorganisches Syndrom (Schweiz); psychische Störung mit den Leitsymptomen Unaufmerksamkeit (Aufmerksamkeitsstörung*, Ablenkbarkeit*), Überaktivität (Hyperaktivität*, motor. Unruhe) u. Impulsivität*, die in einem für den Entwicklungsstand des Betroffenen abnormen Ausmaß situationsübergreifend auftritt, vor dem 7. Lebensjahr beginnt, in mind. 2 Lebensbereichen od. Situationen (z. B. in der Schule, Familie od. Untersuchungssituation) konstant auftritt u. zu deutl. Funktionsbeeinträchtigungen führt; Form der expansiven Verhaltensstörung*; **Klassifikation:** s. Tab. 1; **Formen:** **1.** unaufmerksamer Typ: vorwiegend Sympt. aus dem Bereich der Aufmerksamkeitsstörung; **2.** hyperaktiv-impulsiver Typ: vorwiegend hyperaktiv-impulsive Verhaltensweisen; **3.** kombinierter Typ (Mischtyp): Hyperaktivität, Impulsivität u. Aufmerksamkeitsstörung; **Epidemiol.:** Häufigkeit abhängig von gewählter Klassifikation; geschätzte Häufigkeit bei Kindern u. Jugendlichen allgemein ca. 8 %; m : w = 2–3 : 1; Prävalenz bei Kindern nach DSM-IV 2,4–19,8 %, nach ICD-10 etwa halbierte Prävalenz (ausschließl. Erfassung des kombinierten Typus); ca. 50 % der Betroffenen auch im Erwachsenenalter symptomatisch; **Ätiol.:** v. a. genetisch bedingte Erkrankung: in GWAS bestätigtes Suszeptibilitätsgen: CDH13-Gen (s. Cadherine), diskutiert werden weitere mind. 7 Gene (DRD4, DRD5, DAT,

ADHS Tab. 1
Bezeichnungen für ADHS in ICD-10 und DSM-IV

ICD-10	DSM-IV
einfache Aktivitäts- und Aufmerksamkeitsstörung (F 90.0)	Aufmerksamkeitsdefizit-/Hyperaktivitätsstörung, Mischtyp (314.01)
Aufmerksamkeitsstörung ohne Hyperaktivität (F 98.8)	Aufmerksamkeitsdefizit-/Hyperaktivitätsstörung, vorwiegend unaufmerksamer Typ (314.00)
keine Entsprechung	Aufmerksamkeitsdefizit-/Hyperaktivitätsstörung, vorwiegend hyperaktiv-impulsiver Typ (314.01)

ADHS Tab. 2
Symptomatik der Hyperaktivität und Impulsivität

Kriterien der Hyperaktivität und Impulsivität im DSM-IV	Symptomwandel im Erwachsenenalter
Zappeln mit Händen oder Füßen, Herumrutschen auf dem Stuhl	Wippen von Füßen oder Beinen, Fingertrommeln, Verknoten von Beinen oder Herumschlingen um Stuhlbeine, Nägelkauen
unangebrachtes Aufstehen in der Klasse oder in anderen Situationen	Vermeiden von Langstreckenflügen, Anspannung bei Restaurant-, Theater- oder Kinobesuchen
Herumlaufen oder Klettern in unpassenden Situationen	Präferenz von Berufen mit Bewegungsmöglichkeit; häufig in Außendienstpositionen mit wechselnden Gesprächspartnern, Wunsch nach vielen Reizquellen
Schwierigkeiten, ruhig zu spielen	Präferenz risikoreicher Sportarten, die intensive Konzentrationsleistung erfordern
getrieben erscheinende Handlungen	häufig hektischer Arbeitsstil, der von starker innerer Unruhe befreit
maßloses Reden	schnelle und undeutliche Sprechweise mit starker Fokussierung auf bestimmte Themen
impulsives Antworten auf Fragen, bevor diese beendet wurden	innerer Drang zur schnellen Formulierung von Ideen
Schwierigkeiten, in Wartesituationen zu verharren, betroffene Mütter leiden unter langsamer Auffassungsgabe ihrer Kinder	Ungeduld gegenüber der Langsamkeit Anderer, Schlangestehen oder Staus führen zu aggressiven Verhaltensweisen
Unterbrechen und Stören von Anderen (z. B. in Gesprächen oder beim Spielen)	ungefragtes Einmischen in Gespräche, Tendenz, Arbeiten Anderer selbst zu übernehmen

DBH, 5-HTT, HTR1B u. SNAP-25); erhöhte Anzahl von in der präsynaptischen Zellmembran lokalisierten Dopamintransportern bei der Mehrzahl unbehandelter Betroffener u. dadurch bedingt Verringerung der Dopaminkonzentration im synaptischen Spalt durch verstärkten Rücktransport in die Präsynapse; ggf. Modifizierung der Ausprägung des Störungsbildes durch Umwelteinflüsse sowie vermehrte Vulnerabilität gegenüber Umwelteinflüssen durch spezif. Genotypen; Endophänotypen*: Anomalien im Belohnungssystem, Defizite bei der zeitl. Verarbeitung, Störungen des Arbeitsgedächtnisses; **Klin.:** Sympt. im Kindes- u. Erwachsenenalter: s. Tab. 2 u. 3; häufige komorbide Störungen: Lernstörungen*, motorische Ungeschicklichkeit*, Sozialverhaltensstörung*; betroffene Erwachsene haben häufig berufliche (z. B. schlechte Ausbildung trotz Begabung, häufiger Arbeitsplatzwechsel), finanzielle u. zwischenmenschl. Probleme (z. B. Scheidung, Unzufriedenheit in der Partnerschaft, Erziehungsprobleme mit eigenen, oft selbst betroffenen Kindern, instabile Freundschaften), Konflikte im Straßenverkehr (z. B. Unfälle, Geschwindigkeitsüberschreitungen, Führerscheinentzug); häufig gesundheitsschädigende Versuche einer unbewusst intendierten Selbstbehandlung (z. B. exzessives Verhalten bezüglich Essen, Trinken, Sexualität, Nicotinkonsum, Sport od. Freizeitgestaltung); **Diagn.:** zur Diagnosestellung (nach DSM-IV) müssen mind. 6 der 9 Sympt. aus den Symptom-Clustern Hyperaktivität/Impulsivität u./od. Aufmerksamkeitsstörung vorliegen; diagn. Instrumente für Kinder u. Jugendliche: strukturiertes Interview (z. B. Kinder*-DIPS), Diagnose-Checkliste u. Fremdbeurteilungsbogen für Aufmerksamkeitsdefizit-Hyperaktivitätsstörung (Abk. DCL-ADHS; FBB-ADHS); für Erwachsene: Fragenkatalog zur Erfassung der ADHS im Erwachsenenalter (Adult-ADHD-Self-Report-Scale, Abk. ASRS; deutsche Version: Kurzscreening mit 6 Fragen); Wender-Utah-Rating-Scale (Abk. WURS, retrospektive Erfassung der Sympt. im Kindesalter), Ratingskalen nach Conners (z. B. Conners* Parent Rating Scale), Utah-Kriterien; ggf. testpsychol. Untersuchung; **Ther.:** **1.** Aufklärung u. Beratung zu schulischer, beruflicher u. familiärer Situation; **2.** Psychotherapie: **a)** im Kindesalter: vor Beginn der Pharmakotherapie, wenn die Schwere der Sympt. dies zulässt: kognitive Verhaltenstherapie* (Aufmerksamkeits*- u. Strategietraining), Elterntraining* zur Stärkung von Erziehungskompetenzen, Training* sozialer Kompetenz, ggf. in Kombination mit verhaltenstherap. orientierten Interventionen in Kindergarten od. Schule; **b)** im Erwachsenenalter: Verhaltenstherapie* im Gruppensetting (in Anleh-

ADHS
Symptomatik der Aufmerksamkeitsstörung
Tab. 3

Symptome des Aufmerksamkeitsdefizits nach DSM-IV	Symptomwandel im Erwachsenenalter
Missachtung von Einzelheiten oder Flüchtigkeitsfehler	mangelnde Konzentration beim Lesen von Arbeitsanweisungen, Unfähigkeit, bei mündlicher Anweisung die Konzentration bis zur Verinnerlichung aufrechtzuerhalten
Schwierigkeiten, die Aufmerksamkeit über längere Zeit aufrechtzuerhalten	erhöhte Ablenkbarkeit aufgrund von Routinearbeiten oder uninteressant erscheinenden Aufträgen, führt zum Wechsel der Tätigkeit, wichtige und unwichtige Dinge sind gleichrangig
keine Reaktion auf Ansprechen	Beschäftigung mit eigenen Gedanken oder Vorkommnissen, bei denen scheinbar etwas schlecht gelungen ist
unvollständige Bearbeitung von Anweisungen, Schularbeiten oder anderen Pflichten	nur unvollständige Erfassung von Aufgabenstellungen mit dem Gefühl von Überforderung, aufgrund mangelnder Fähigkeit zur Gliederung, Wechsel zu anderer interessant erscheinender Tätigkeit
Schwierigkeiten, Aufgaben oder Aktivitäten zu organisieren	mangelnder Überblick bei der Organisation von Arbeiten, Arbeitsabläufe können nicht entsprechend ihrer Wichtigkeit geplant werden
Vermeidung von, Abneigung gegen oder widerwillige Beschäftigung mit Aufgaben, die länger andauernde geistige Anstrengungen erfordern	Überforderungsgefühle aufgrund mangelnder Gliederungsfähigkeit, häufiger Stimmungswechsel mit Selbstentwertung
Verlieren von Gegenständen, die nicht für Aufgaben oder Aktivitäten benötigt werden	Unfähigkeit, sich an Handlungen zu erinnern, starke Reizoffenheit, Verlust der Fähigkeit, geplant vorzugehen, keine Erinnerung an Ausgangssituationen mit dem Eindruck, sich ständig in einer unvorhergesehenen Situation zu befinden
leichte Ablenkung durch äußere Reize	hohe Ablenkbarkeit bei großer Reizoffenheit durch schlecht steuerbare Konzentration und Fokussierung
Vergesslichkeit bei Alltagstätigkeiten	aufgrund der Wahrnehmung des Tagesablaufs als Aneinanderreihung von unvorhersehbaren Ereignissen Gefühl, an vorzeitiger Alzheimer-Erkrankung zu leiden

nung an Erfahrungen mit der dialektisch-behavioralen Therapie* nach M. M. Linehan bei Patienten mit Borderline*-Persönlichkeitsstörung), ggf. auch tiefenpsychologisch fundierte Psychotherapie*; evtl. Einbindung des Partners in die Therapie; **3.** Pharmakotherapie: altersunabhängig Psychostimulanzien*, z. B. Methylphenidat*, Amphetaminsalze (cave: bei komorbider Suchterkrankung eher Substanzen mit ausgeprägter noradrenerger Wirkung); alternativ bei Non-Response ggf. Antidepressiva* mit dualem Wirkprinzip (z. B. Venlafaxin*, Bupropion*) od. Noradrenalin*-Wiederaufnahme-Hemmer (z. B. Atomoxetin*); **Progn.:** gut bei leicht bis mittelschwer Betroffenen; in 30–50 % Persistenz der Störung mit beeinträchtigenden Sympt. über das Kindesalter hinaus; Abschwächung der Symptome (v. a. der Hyperaktivität u. Impulsivität) im jungen Erwachsenenalter, Aufmerksamkeitsstörung u. mangelnde Fähigkeit zur Selbstorganisation bleiben häufig bestehen; Entwicklung von Bewältigungsstrategien* zur Symptomreduktion in Einzelbereichen; bei Erwachsenen mit ADHS erhöhte Prävalenz anderer psychischer Störungen, z. B. 3–4-fach erhöhte Prävalenz des schädlichen Substanzgebrauchs* u. erhöhte Prävalenz von Angststörungen*; prognostisch schlecht ist frühes Auftreten komorbider Dissozialität* u. ausgeprägter Drogenmissbrauch*; **DD:** internistische u. neurol. Grunderkrankungen (v. a. Schilddrüsenerkrankungen, Anfallsleiden, Schädelhirntrauma*, zirkadiane Schlafrhythmusstörungen*), Sozialverhaltensstörung*, Intelligenzstörung*, tief greifende Entwicklungsstörungen*, Depression*, psychot. Entwicklung (im Jugendalter), Persönlichkeitsstörungen*, affektive Störungen*, Tic*-Störungen, Angststörungen, Schlafstörungen*, Folgen schädlichen Substanzgebrauchs (z. B. Barbiturate*, Antihistaminika*, Theophyllin,

Sympathomimetika*, Steroide*, Neuroleptika*, andere Psychopharmaka* od. psychotrope Substanzen).

A|diadocho|kinese (A-*; gr. διάδοχος aufeinanderfolgend; Kin-*) *f*: (engl.) *adiadochokinesia*; Unfähigkeit, antagonistische Bewegungen, z. B. Pronation u. Supination (wie das Einschrauben einer Glühlampe), Beugung u. Streckung der Finger schnell abwechselnd auszuführen; **Vork.**: bei Koordinationsstörung*, Lähmung*.

Adie-Syn|drom (William J. A., Neurologe, England, 1886–1935) *n*: (engl.) *pupillotonic pseudotabes, Adie's syndrome*; sporadisch auftretende, selten auch autosomal-dominant erbliche Erkrankung mit meist einseitiger, mit Anisokorie einhergehender Pupillotonie u. Akkommodationslähmung sowie Fehlen od. Abschwächung einzelner od. mehrerer Muskeleigenreflexe; evtl. segmentale Hypo- od. Anhidrose u. Kollapsneigung; Manifestation im 3.–5. Dezennium, bes. bei Frauen (70 % der Fälle); **Ätiol.**: Funktionsstörung unklarer Genese im Ganglion ciliare, ggf. entzündlicher Prozess im Mesenzephalon, z. B. Infektion mit Herpes-simplex-Virus.

Adipositas (lat. adeps, adipis Fett) *f*: (engl.) *obesity*; über das Normalmaß hinausgehende Vermehrung des Körperfetts mit Body*-mass-Index ≥30 kg/m² (WHO, Erwachsene) bzw. >97. alters- u. geschlechtsspezif. Perzentil (Kinder u. Jugendliche); Risikofaktor für metabol. u. kardiovaskuläre Kompl., insbes. bei abdominaler Adipositas; **Epidemiol.**: Häufigkeit in Deutschland u. a. Industrienationen kontinuierlich zunehmend, auch unter Kindern u. Jugendlichen; Prävalenz in Deutschland ca. 20 %; **Einteilung: 1.** in Schweregrade (nach WHO): s. Body-mass-Index (Tab. dort); **2.** nach Taillenumfang: abdominale Adipositas bei Taillenumfang >88 cm (Frauen) u. >102 cm (Männer); Risikofaktor für metabol. u. kardiovaskuläre Kompl.; **3.** nach ICD-10: **a)** Adipositas durch übermäßige Kalorienzufuhr; **b)** arzneimittelinduzierte Adipositas; **c)** Adipositas mit alveolärer Hypoventilation (Pickwick*-Syndrom); **d)** sonstige u. nicht näher bezeichnete Adipositas; **Ätiol.**: multifaktoriell; Interaktion genet. Anlagen mit Umweltfaktoren, die zu positiver Energiebilanz führt: Hyperalimentation, Bewegungsmangel; selten sekundär: endokrine Ursachen, z. B. Hypothyreose, Cushing-Syndrom, hypothalamische Defekte, z. B. genet. Defekt Appetit hemmender Systeme, z. B. Leptin, Leptin-Rezeptor, Proopiomelanocortin (Abk. POMC), Melanocortin-4-Rezeptoren (Abk. MC4R; MC4R-Defekte bei 1–4 % der adipösen Kinder), Bardet-Biedl-Syndrom. Die Mechanismen der arzneimittelinduzierten Adipositas (z. B. durch Neuroleptika*) sind weitgehend ungeklärt. **Kompl.**: Risikofaktor für zahlreiche Folgeerkrankungen, u. a. Diabetes mellitus, metabol. Syndrom, Arteriosklerose, Malignome, orthopädische Erkrankungen; gehäuft auch Androgenisierung u. Syndrom der polyzystischen Ovarien mit unregelmäßigen Menstruationszyklen u. verminderter Fertilität; **Ther.**: **1.** Reduktion der Kalorienzufuhr, Erhöhung körperl. Aktivität; Teilnahme an integrativen Gewichtsreduktionsprogrammen mit psychol. Begleitung; Verhaltenstherapie (auch in Gruppen), mit dem Ziel einer langfristigen Änderung des Ess- u. Bewegungsverhaltens, typische Elemente: Führen von Essprotokollen, Stimuluskontrolle*, Etablieren einer regelmäßigen Mahlzeitenstruktur, Vereinbarung realistischer Therapieziele, Belohnungen für das Erreichen von Zwischenzielen; Psychotherapie ist indiziert, wenn Essstörungen*, z. B. Binge*-Eating-Störung od. komorbide psychische Störungen (z. B. affektive, Angst- u. somatoforme Störungen) vorliegen; **2.** sekundäre Maßnahmen: Pharmakotherapie (mäßig wirksam), Adipositaschirurgie (z. B. Magenband*); **Progn.**: meist chronischer Verlauf, Diäten führen meist zu nur kurzfristiger Gewichtsabnahme, langfristig zum sog. Jojo-Effekt.

A|dipsie (A-*; gr. δίψα Durst) *f*: (engl.) *adipsia*; Durstlosigkeit; **Vork.**: sehr selten, z. B. im Rahmen von Hirnerkrankungen u. Psychosen.

A|diuretin *n*: (engl.) *antidiuretic hormone*; ADH*.

ADL: Abk. für (engl.) *activities of daily living*; s. Aktivitäten des täglichen Lebens.

Adolescent Dissociative Experiences Scale: Abk. A-DES; Skala dissoziativen Erlebens; Selbstbeurteilungsverfahren zur Erfassung von dissoziativen Erlebnisweisen* bei Jugendlichen; umfasst 30 Items (z. B. „Ich kann mich an manche Dinge, die ich getan habe, nicht erinnern", „Mein Körper scheint nicht zu mir zu gehören"); Beantwortung erfolgt auf einer Skala von 1–10; die deutsche Version (Skala dissoziativen Erlebens für Jugendliche, Abk. SDE-J) ist Teil des Heidelberger* Dissoziations-Inventars; **Anw.**: dissoziative Störungen* bei Jugendlichen; **Testdauer**: ca. 10 Minuten. Vgl. Dissociative Experience Scale; Fragebogen zu dissoziativen Symptomen.

Adoleszenten|krise (Adoleszenz*; Krise*) *f*: (engl.) *adolescent crisis*; syn. Pubertätskrise; vorübergehende Verstimmung während der Pubertät*, die sich als Störung der Sexualentwicklung, Autoritätskrise, Identitätskrise*, narzisstische Krise (s. Kränkung) od. Depersonalisation* u. Derealisation* äußern kann u. als Übersteigerung normaler adoleszenter Entwicklungsvorgänge zu erklären ist; im Gegensatz zur Persönlichkeitsstörung* meist plötzlicher Beginn u. günstiger Verlauf; differentialdiagnostisch relevant für Prodromalstadien* der Schizophrenie*. Vgl. Krise.

Adoleszenten|psychose (Adoleszenz*; Psych-*; -osis*) *f*: (engl.) *adolescent psychosis*; s. Early-onset-Psychose.

Adoleszenz (lat. adolescere heranwachsen) *f*: (engl.) *adolescence*; zeitlich nicht einheitlich definierter Lebensabschnitt* zwischen (Beginn od. Ende) der Pubertät* u. dem Erwachsenenalter.

Adoptions|studie (lat. adoptio Annahme) *f*: (engl.) *adoption study*; Studie zur Abschätzung der relati-

A

ven Anteile von genetischen u. Umweltfaktoren z. B. bei der Entstehung von Persönlichkeitsmerkmalen*, Verhaltensweisen, Störungen; **Formen:** Beispiel Störungen: **1.** Vergleich der Störungsraten zwischen adoptierten Kindern von Eltern mit u. ohne Störung (ausgehend von den Eltern); **2.** Vergleich der Störungsraten zwischen biol. u. Adoptivverwandten erkrankter Adoptivkinder (ausgehend von den adoptieren Kindern); **3.** Vergleich der Störungsraten von Kindern mit einem erkrankten biol. Elternteil, die in einer Familie ohne die entsprechende Störung aufgewachsen sind, u. Kindern von Eltern ohne die Störung, die in einer Familie mit der Störung aufgewachsen sind (sog. cross-fostering design).

ADOS: Abk. für (engl.) *Autism* Diagnostic Observation Schedule.*

ADRDA: Abk. für (engl.) *Alzheimer's Disease and Related Disorders Association;* 1980 gegründete Organisation mit dem Ziel der Erforschung u. Behandlung der Alzheimer*-Krankheit, Unterstützung der Betroffenen u. deren Angehöriger; Mitherausgeber der NINCDS*-ADRDA-Kriterien.

Ad|renalin (Ad-*; Ren-*) *n:* (engl.) *adrenaline, epinephrine;* zu den Katecholaminen* gehörender Neurotransmitter* u. Hormon des Nebennierenmarks (Abk. NNM); Biosynthese aus Tyrosin über DOPA, Dopamin u. Noradrenalin im chromaffinen Gewebe, NNM u. in den Paraganglien des Sympathikus, bindet an adrenerge Rezeptoren*; Ausschüttung aus dem NNM wird durch Nervenimpulse über die Nervi splanchnici angeregt; bei Stress* stark erhöht. **Wirkung:** rasche Bereitstellung von Energie durch Steigerung von Pulsfrequenz u. Herzminutenvolumen, Regulation des Gefäßtonus u. des Blutdrucks (dosis- u. organabhängig), Verminderung der Darmperistaltik, Erschlaffung der Bronchialmuskulatur, Erweiterung der Bronchien u. Pupillen, Grundumsatzsteigerung durch Förderung des Sauerstoffverbrauchs, Hyperglykämie durch Mobilisierung von Glykogen, Steigerung der Lipolyse (sog. Fluchtreaktion); **klin. Bedeutung:** chronisch erhöhte Adrenalinausschüttung bei Phäochromozytom*, Einnahme versch. Arzneimittel (z. B. Levodopa), psychischer Stress kann zu Hypertonie, gesteigertem Stoffwechsel (mit Schweißausbruch, Blässe, Unruhe, Tremor, Hyperglykämie, Glukosurie, Leukozytose, Angina pectoris, Herzrhythmusstörungen) u. Gewichtsabnahme führen. Leitsymptome chronisch erhöhter Adrenalinausschüttung sind Kopfschmerz*, Schwitzen* u. Palpitation*.

ad|ren|erg (Ad-*; Ren-*; Erg-*): (engl.) *adrenergic;* die Wirkung des Adrenalins* u. des Noradrenalins* betreffend.

Ad|reno|leuko|dys|trophie (Ad-*; Ren-*; Leuk-*; Dys-*; Troph-*) *f:* (engl.) *adrenoleukodystrophy;* genetisch bedingte peroxisomale Lipidspeicherkrankheit mit Störung im peroxisomalen Abbau sehr langkettiger Fettsäuren (C_{24}, C_{26}) mit fortschreitender Zerstörung des Myelins in Gehirn, Rückenmark u. peripheren Nerven; **Häufigkeit:** 1–2 : 100 000 Neugeborene; **Pathol./Anat.:** Atrophie der Nebennierenrinde, Entmarkung versch. Bezirke von Gehirn, Rückenmark u. peripheren Nerven; **Klin.:** Sympt. einer Addison*-Krankheit, neurol. Ausfälle (u. a. Seh- u. Hörstörungen, psychomotorische Retardierung, spastische Lähmungen, epileptische Anfälle* u. Demenz* im Endstadium); **Progn.:** konnatale Adrenoleukodystrophie: Beginn im 1. Lebensjahr, tödlicher Verlauf, i. d. R. bis zum 10. Lebensjahr; juvenile Adrenoleukodystrophie: Beginn 4.–10. Lebensjahr, Behinderung unterschiedlich ausgeprägt; Adrenoleukodystrophie bei heterozygoten Frauen: leichte neurol. Symptome, z. B. periphere Neuropathie*. **Hinweis:** Für die ZNS-Läsionen steht bisher keine gesichert wirksame Therapie zur Verfügung. Therapieversuche mit Knochenmarktransplantation, Lorenzos-Öl-Diät, 4-Phenolbutyrat u. Lovastatin können noch nicht abschließend bewertet werden.

Ad|reno|lytika (Ad-*; Ren-*; Lys-*) *n pl:* (engl.) *adrenolytics;* Sympatholytika*.

Ad|reno|zeptor-Agonisten (Ad-*; Ren-*; Rezeptoren*; Agonist*) *m pl:* (engl.) *adrenergic receptor agonist;* s. Sympathomimetika.

Ad|reno|zeptor-Ant|agonisten (Ad-*; Ren-*; Rezeptoren*; Antagonist*) *m pl:* (engl.) *adrenergic receptor antagonists;* Sympatholytika*.

Adreno|zeptoren (Ad-*; Ren-*) *m pl:* (engl.) *adrenergic receptors;* adrenerge Rezeptoren*.

ADS: **1.** Abk. für **A**ufmerksamkeits**d**efizit**s**törung; s. ADHS; **2.** Abk. für **A**llgemeine* **D**epressions**s**kala.

ADST: Abk. für **A**llgemeiner* **D**eutscher **S**prachtest.

Adult Attachment Interview: s. Bindungsinterview für Erwachsene.

Adulto|morphismus (lat. adultus erwachsen): (engl.) *adultmorphism;* Erklärung u. Beurteilung kindlicher Erlebens- u. Verhaltensweisen aus der Vorstellungswelt Erwachsener.

Advanced Progressive Matrices: s. Raven-Matrizen-Tests.

Adversiv|anfall (lat. adversus entgegengesetzt): (engl.) *adversive seizure;* syn. Versivanfall; sog. Wendeanfall, Drehanfall; fokaler epileptischer Anfall* mit steifen, meist langsamen, zeitlupenartigen, zwanghaften Körperdrehungen u. Wendebewegungen von Augen, Kopf u./od. Oberkörper bei anfangs erhaltenem Bewusstsein; Wendung erfolgt von der Seite des epileptischen Herdes im Gehirn zur Gegenseite hin; Lokalisation des Herdes meist präzentral im Stirnhirn (s. Frontallappen) gelegen (sog. Adversivfeld); einleitende auditive, vestibuläre od. visuelle Aura* weist auf Anfallsursprung parietal, temporal bzw. okzipital hin. Vgl. Epilepsie.

A|dynamie (A-*; gr. δύναμις Kraft) *f:* (engl.) *adynamia;* Schwäche, Kraftlosigkeit; **Vork.:** i. R. körperlicher Erkrankungen (z. B. Virusinfektion, Diabetes* mellitus, Addison*-Krankheit, Myasthenia* gravis pseudoparalytica) u. bei psychischen Störungen (z. B. depressives Syndrom*, amotivationales Syndrom*, chronisches Müdigkeitssyndrom*).

-ämie: Wortteil mit der Bedeutung Blut; von gr. αἷμα, αἵματος.

Änderungs|pro|zess (lat. processus Fortschreiten, Fortgang) *m*: (engl.) *process of change*; intendierter od. beobachtbarer Wandel von Symptomatik bzw. Patientenmerkmalen u. der Interaktion zwischen Therapeut u. Patient während der Behandlung, z. B. über eine zunehmend von Allianz getragene therapeutische Beziehung*, die Selbstöffnung fördert u. damit die Bearbeitung von Ängsten u. ihren sozialisatorisch bedeutsamen Hintergründen möglich macht. Vgl. Veränderungsmodell, transtheoretisches.

AEP: Abk. für **a**kustisch **e**vozierte **P**otentiale; s. Potentiale, evozierte.

ÄP: Abk. für **Ä**rztlicher **P**sychotherapeut*.

Aequi-: auch Äqui-; Wortteil mit der Bedeutung gleich; von lat. aequus.

Äqui|potentialität (Aequi-*; lat. potentia Fähigkeit) *f*: (engl.) *equipotentiality*; Bez. für Annahme der Lerntheorie, dass alle Reize vergleichbar schnell klassisch konditionierbar sind; konnte bezüglich der klassischen Konditionierung* von Angstreaktionen nicht bestätigt werden: s. Äquipotentialitätsproblem. Vgl. Preparedness.

Äqui|potentialitäts|problem (Aequi-*; lat. potentia Fähigkeit): (engl.) *problem of equipotentiality*; Bez. (Marks, Seligman) für dem Ansatz der Äquipotentialität* von Reizen entgegenstehenden Sachverhalt; wurde im Kontext der klassischen Konditionierung* von Angstreaktionen nachgewiesen: Die auslösenden Reize für phobische Ängste* zeigen eine charakteristische u. interkulturell stabile Verteilung, die weder der Häufigkeit dieser Reize im täglichen Leben noch der Wahrscheinlichkeit unangenehmer (traumatischer) Erfahrungen entspricht. Vgl. Preparedness.

Ärger: (engl.) *anger*; Emotion*, die durch das Gefühl ausgeprägten Missfallens gekennzeichnet ist, ausgelöst durch Frustration* od. Feindseligkeit* u. aus innerem Antrieb od. als ein Verteidigungsmechanismus auftretend; als klassische Auslösebedingung für das Auftreten einer Ärgerreaktion gilt im Allg. die Frustration einer Verhaltenserwartung; ferner muss eine ärgerförderliche Situationsbewertung vorliegen: Ärger kann nur entstehen, wenn eine Verantwortlichkeitszuschreibung auf die Person des Schädigers vorgenommen werden kann, dabei das Selbstwertgefühl od. Ansprüche verletzt erscheinen u. dafür keine Entschuldigung geltend gemacht werden kann. Der emotionale Zustand wird von Gefühlen der Spannung, Störung od. Wut* begleitet u. geht mit einer Aktivierung des vegetativen Nervensystems einher. In der Psychosomatik u. klinischen Psychologie wird ein indirekter od. direkter Einfluss von Ärger auf die Entstehung von Störungen (z. B. arterielle Hypertonie) angenommen. **Ärgerbewältigungsprogramme** (z. B. Schwenkmezger) haben das Ziel, ein adäquates Ärgerverhalten zu erlernen u. einzuüben; sie zielen i. d. R. auf eine Veränderung der Ärgerintention u./od. eine Modifikation unangemessener Ärgerausdrucksformen ab (u. a durch Einsatz von Entspannungsmethoden* u. Training* sozialer Kompetenz). Vgl. Aggressionstheorien.

Ärger|kon|trolle (Kontrolle*) *f*: (engl.) *anger control, anger management*; Erlernen von Strategien zum Umgang mit Ärger* (z. B. Ärgerkontroll-Training nach Novaco, 1978) mit unterschiedlichen Elementen wie z. B. Entspannung, kognitive Umstrukturierung*, Problemlösung; nach der Ärgertheorie von Spielberger eine von 3 Methoden der Ärgerverarbeitung (neben dem direkten Ausdruck von Ärger, sog. anger-out, u. der Unterdrückung von Ärger, sog. anger-in); **Ind.:** u. a. bei Impulskontrollstörungen*.

Aero|phagie (gr. ἀήρ, ἀέρος Luft, Nebel; Phag-*) *f*: (engl.) *aerophagia*; Luftschlucken; häufig unbewusst auftretendes, manchmal zur Gewohnheit werdendes Verschlucken von Luft; **Vork.:** bei psychischen od. psychosomatischen Störungen, z. B. somatoformer autonomer Funktionsstörung*, Reizdarmsyndrom*, funktionellen Herzbeschwerden*; auch i. R. organischer Magenerkrankungen od. beim Säugling während des Trinkens.

Ärzte|kammer: (engl.) *General Medical Council*; Berufsorganisation, der jeder Arzt als Pflichtmitglied angehört; die 17 Ärztekammern (1 pro Bundesland, 2 in Nordrhein-Westfalen) unterliegen als Körperschaften des öffentl. Rechts staatlicher Rechtsaufsicht; sie sind in der Bundesärztekammer* zusammengeschlossen. Die Ärztekammern regeln aufgrund der ihnen durch die Kammer- u. Heilberufsgesetze der Länder eingeräumten Satzungsgewalt in den Berufsordnungen u. weiterem Standesrecht die Berufsausübung (z. B. in Bezug auf das Verhalten der Ärzteschaft gegenüber Patienten od. untereinander u. im Hinblick auf die pflichtgemäße Fortbildung, sog. Continuing Medical Education, u. die freiwillige Weiterbildung) u. überwachen die Einhaltung der Berufspflichten. Verstöße werden auf Antrag durch Berufsgerichte geahndet, die z. T. eigenen Gerichten der Ärztekammer, z. T. anderen Gerichten angeschlossen sind. Vgl. Psychotherapeutenkammer.

Ärztlicher Psycho|therapeut *m*: (engl.) *medical psychotherapist*; Abk. ÄP; s. Psychotherapeut.

-ästhesie: Wortteil mit der Bedeutung Empfindung-, -empfindung; von gr. αἴσθησις.

Ätio|logie (gr. ατα Ursache; -log*) *f*: (engl.) *etiology*; die einer Krankheit od. Störung zugrunde liegende Ursache bzw. Studium der od. Theorie über die Faktoren u. Ursachenbündel die Krankheiten od. Störungen hervorrufen; bei den meisten psychischen Störungen wird ein Ursachenbündel bzw. eine Ursachenkette angenommen (Multikausalität*). Unterschieden werden Akquisitionsbedingungen (Aneignungsbedingungen, Ätiologie i. e. S.; s. Faktoren, prädisponierende; Faktoren, auslösende) u. aufrechterhaltende Bedingungen

(Performanzbedingungen, Verlauf einer Störung nach deren Ausbruch; s. Bedingungsanalyse; Faktoren, aufrechterhaltende) sowie krankheitsfördernde Faktoren (z. B. Risikofaktoren*, Marker*, Vulnerabilität*) u. vor Krankheit schützenden Faktoren (protektive Faktoren*, Ressourcen*). Diese Einflussgrössen werden primär bezüglich der Pathogenese*, aber auch der Salutogenese* bewertet. Entstehung u. Verlauf einer Krankheit/Störung in Phasen: **1.** prä- u. perinatale Phase (umfasst auch genet. Anlagen); **2.** Sozialisations- u. Entwicklungsphase (umfasst Kindheit u. Adoleszenz, z. T. auch Phasen des Erwachsenenalters); **3.** Vorfeld des Ausbruches einer Störung (s. Prodromalsymptomatik); **4.** Manifestation der Erkrankung u. Verlauf nach Störungsausbruch. In jeder Phase können krankheitsfördernde u. vor Krankheit schützende Bedingungen wirksam werden. Vgl. Ätiologieforschung.

Ätio|logie|forschung (Ätiologie*): (engl.) *etiological research*; ätiologische Forschung; Forschungsbereich der Klinischen Psychologie, welcher der Erforschung möglicher Ursachen einer Erkrankung od. Störung (s. Ätiologie) u. der Überprüfung von Theorien über deren Entstehung (s. Ätiologiemodelle) gilt; kann mit Längsschnittstudien*, Querschnittstudien* od. Analogstudien*, quasi-experimentell u. experimentell bzw. mit Fallstudien erfolgen. Als Stichproben werden unausgelesene Stichproben der Normalpopulation, Risikogruppen (Personen, bei denen aufgrund von theoret. od. empirischen Vorannahmen mit erhöhtem Erkrankungsrisiko zu rechnen ist) od. klinische Gruppen verwendet. Zur Untersuchung des Grades der Erblichkeit von Störungen werden z. B. Zwillingsstudien od. Analysen von Stammbäumen* durchgeführt. Identifiziert werden u. a. prädisponierende Faktoren*, auslösende Faktoren* u. aufrechterhaltende Faktoren* (Störungsbedingungen); neben Risikofaktoren* werden zunehmend auch protektive Faktoren* u. salutogenetische Ansätze* berücksichtigt.

Ätio|logie|modell (Ätiologie*) *n*: (engl.) *etiological model*; Bez. für Modell der möglichen Ursachen einer Krankheit od. Störung; z. B. Diathese*-Stress-Modell, psychodynamisches Modell*, biomedizinisches Krankheitsmodell*, behavioristisches Modell*, Determinismus*.

Ätio|logie|modell der Verhaltens|therapie (Ätiologie*) *n*: (engl.) *etiological model of behavior therapy*; s. Störungsmodell der Verhaltenstherapie.

Ätio|patho|genese (gr. αἰτία Ursache; Patho-*; -gen*) *f*: (engl.) *etiopathogenesis*; Gesamtheit der Faktoren, die zu einer bestehenden Krankheit geführt haben; u. a. Gene, Erziehung, Lernerfahrungen, soziokulturelle Normen, Lebensereignisse, Bewältigungsstrategien, Kognitionen, kognitive Prozesse, Verhalten (z. B. Vermeidungsverhalten).

A-Fasern: (engl.) *A fibers*; s. Nervenfaser.

Affekt (lat. affectus Gemütsverfassung) *m*: (engl.) *affect*; Bez. für zeitlich kurze u. intensive Gefühlsregung (z. B. Freude*, Wut*), i. d. R. mit physiol. (vegetativem) Korrelat (z. B. Gesichtsrötung, Schwitzen*, verminderter od. erhöhter Muskeltonus, weit aufgerissene Augen); Stimmung* u. Emotion* bezeichnen dagegen länger andauernde Grundbefindlichkeiten; **Formen:** psychopathologisch: **1.** flacher Affekt: geringe Modulation der Affekte; auch bei äußerer Anregung ist die Schwankungsbreite vermindert; vgl. Affektstarre; **2.** inadäquater Affekt (syn. unangemessener Affekt): situativ wird falscher, nicht zur geschilderten Situation passender Affekt gezeigt, z. B. Lächeln bei traurigem Thema; vgl. Parathymie; **3.** läppischer Affekt: wegen seiner diskriminierenden Bedeutung heute nicht mehr verwendete Bezeichnung. Vgl. Affektstörung.

Affekt|abfuhr (Affekt*): (engl.) *abreaction*; Abreaktion*.

Affekt|anfall, re|spiratorischer (Affekt*): (engl.) *breath holding spell*; syn. Affektkrampf; sog. Wutkrampf; bei Kleinkindern auf einen emotionalen Auslöser hin auftretender funktioneller Anfall (i. d. R. ohne organische Grundlage) mit typischem Verlauf (initialer Schrei, Atemanhalten, Zyanose, Bewusstlosigkeit) u. einer Dauer <1 Min.; **Häufigkeit:** Prävalenz: 2–5 %; **DD:** Synkope, Epilepsie.

Affekt|armut (Affekt*): (engl.) *blunted affect*; Bez. für Verminderung der Anzahl erlebter u. gezeigter Affekte*, Affektstörung*; häufig auch gebraucht i. S. von gefühlsarm, wenig emotional, nicht mitfühlend.

Affekt|ausbruch (Affekt*): (engl.) *cathectic discharge*; syn. Impulsdurchbruch; impulshaftes, ungesteuertes u. unkontrolliertes Auftreten von Affekten*; **Vork.:** bei allen psychiatrisch relevanten Störungen, insbes. emotional instabiler Persönlichkeitsstörung*, unter Enthemmung* durch Alkohol od. Drogen. Vgl. Affektinstabilität.

Affekt|delikt (Affekt*; lat. delinquere ermangeln, fehlen) *n*: (engl.) *crime of passion*; strafbare Affekthandlung*; impuls-aggressive Handlung, die durch eine spezifische Vorgeschichte der Tat gekennzeichnet u. aus einer besonderen Täter-Opfer-Beziehung abgeleitet ist; Auftreten nach Erschütterung der Selbstdefinition des Täters, häufig in Form einer narzisstischen Kränkung*; **Recht:** Bezüglich der Schuldfähigkeit* muss forensisch-psychiatrisch beurteilt werden, ob eine sog. tief greifende Bewusstseinsstörung (Veränderung des Selbst- u. Außenweltbewusstseins u. Beeinträchtigung der Fähigkeit zur Wahrnehmung des intellektuellen u. emotionalen Erlebens) vorliegt. Gegen eine Verminderung der Schuldfähigkeit sprechen die imaginierte Vorwegnahme wesentlicher Elemente eines später realen, stark affektiv geprägten Tatzusammenhangs (Vorgestalten), Ankündigung der Tat, zielgeordnete Gestaltung des Tatablaufs sowie erhaltene Introspektionsfähigkeit bei der Tat.

Affekt|durch|lässigkeit (Affekt*): (engl.) *affective permeability*; Affektinkontinenz*.

Affekt|entwicklung (Affekt*): (engl.) *affect development*; Emotionsentwicklung*.

Affekt|entzugs|syn|drom (Affekt*) *n*: (engl.) *anaclitic depression*; anaklitische Depression*.

Affekt|handlung (Affekt*): (engl.) *affective act, emotional act*; Kurzschlusshandlung, Explosivhandlung; Handlung aus einer unkontrollierten, intensiven Gemütsbewegung heraus mit heftiger Entladung von Affekten*; Affekte mit meist aggressiv-destruktivem Inhalt können zu unbeherrschtem, unüberlegt-impulsivem Verhalten ohne Einsicht in die Folgen u. evtl. zu einer strafbaren Handlung (Affektdelikt*) führen. Wenn nach vollbrachter Affekthandlung der Affekt abgeklungen ist, wird das Verhalten meist kritischer Einsicht zugänglich. **Hinweis:** Eine Affekthandlung ist von der individuellen Fähigkeit zur Affektregulation* i. S. selbstregulatorischer Kompetenz abhängig.

Affekt|in|kontinenz (Affekt*; In-*; lat. continentia das Zurückhalten, Unterdrücken) *f*: (engl.) *affective incontinance*; syn. Affektdurchlässigkeit; Bez. für verminderte Beherrschung der Affekte* mit inadäquaten Affektäußerungen bereits bei geringem Auslöser; die Gefühlsäußerungen entspringen v. a. traurigen Vorstellungen u. Gedanken u. können vom Betroffenen nicht ausreichend kontrolliert werden; **Vork.:** v. a. bei hirnorganischen Erkrankungen (z. B. Demenz*). Vgl. Affektlabilität; Affektausbruch.

Affekt|in|stabilität (Affekt*; In-*; Stabilität*) *f*: (engl.) *affective instability*; affektive Instabilität; individuelle Störung der Wahrnehmung u. Regulation der Affekte*, bei der es zu plötzlichen Affektausbrüchen*, dem Gefühl innerer Affektlosigkeit od. der fehlenden Affektstabilität kommt; **Vork.:** u. a. bei Impulskontrollstörungen*, Borderline*-Persönlichkeitsstörung, Dysthymie*.

Affektivität (lat. afficere einwirken, befallen) *f*: (engl.) *affectivity*; Bez. für Gesamtheit des Gefühls- u. Gemütserlebens mit Stimmungen*, Emotionen* u. Trieben*; bestimmt die persönliche Tönung des Erlebens; die Grundstimmung beeinflusst Ausmaß u. Qualität der Affekte*.

Affekt|krampf (Affekt*): (engl.) *emotional spasm*; respiratorischer Affektanfall*.

Affekt|labilität (Affekt*; Labilität*) *f*: (engl.) *affective lability*; Bez. für schnelles Mitschwingen der Affekte* (inf. gesenkter Schwelle zur Affektauslösung) auf wechselnde äußere Reize mit charakteristisch raschem Wechsel der Stimmung (z. B. plötzl. Übergang zwischen Lachen u. Weinen); **Vork.:** unspezifisches Symptom versch. psychischer Störungen; **Hinweis:** kaum von Affektinkontinenz* zu unterscheiden; vgl. Gefühlserregbarkeit.

Affekt|logik (Affekt*; -log*) *f*: (engl.) *affect-logic*; Modell (L. Ciompi) psychischer Funktionen, nach dem ein mit Affekten* u. Grundgefühlen operierendes qualifizierendes Fühlsystem in Wechselwirkungseffekte mit einem kognitiv-abstrahierenden Denksystem tritt; die Affekte u. Kognitionen* werden wechselseitig bewertet u. aufeinander abgestimmt; das bewusste od. unbewusste Fühlsystem beeinflusst danach in einer affektlogischen Dynamik Denken, Lernen u. Gedächtnis u. macht so desintegrierte individuelle od. soziale Prozesse verständlich. Anwendungsbereich: u. a. für Desintegrationsprozesse bei schizophrenen Störungen, bei denen die Bindung zwischen Kognition (z. B. Tod eines Angehörigen) u. adäquatem Affekt (z. B. Trauer) verlorengeht.

Affekt|modulation (Affekt*; lat. modulari rhythmisch abmessen) *f*: (engl.) *affective modulation*; steuernde Einflussnahme auf die Affektivität*.

Affekt|psychose (Affekt*; Psych-*; -osis*) *f*: (engl.) *affective psychosis*; s. Psychose, affektive.

Affekt|regulation (Affekt*; lat. regula Richtschnur, Norm) *f*: (engl.) *affective regulation*; Gesamtheit der Vorgänge zur Beeinflussung des Auftretens von Affekten*, ihres Erlebens u. Ausdrucks; unterliegt primären (vorbewussten) u. sekundären (bewussten od. gelernten) Regulationsmechanismen, häufig Kombination aus beiden (z. B. Intensitätsregulation, Ausdruckskontrolle, Spannungsabbau); getragen von verschiedenen miteinander vernetzten zerebralen Schaltkreisen: Amygdala, Insel, ventrales Corpus striatum, orbitofrontaler Präfrontalkortex, Hippocampus; **klin. Bedeutung:** Affektregulationsstörungen: Borderline*-Persönlichkeitsstörung, histrionische Persönlichkeitsstörung*, narzisstische Persönlichkeitsstörung*, Schizophrenie*, Manie*, Depression*. Vgl. Emotionsregulation.

Affekt|spiegelung (Affekt*): (engl.) *affect reflection*; s. Verankerung, referentielle.

Affekt|starre (Affekt*): (engl.) *affective flattening*; Bez. für Verminderung der affektiven Modulations- u. Schwingungsfähigkeit mit herabgesetzter affektiver Ansprechbarkeit u. flachen Affekten*, Zustand, bei dem Affektäußerungen unabhängig von der Situation beibehalten werden (z. B. bei Depression Verharren in gedrückt pessimistischer Stimmung auch bei freudigen Nachrichten); **Vork.:** unspezifisches Symptom verschiedener psychischer Störungen. Vgl. Gefühlserregbarkeit.

Affekt|störung (Affekt*): (engl.) *emotional disturbance*; Sammelbez. für jede deutlich von der Norm abweichende Veränderung der Ansprechbarkeit u. Äußerung der Affekte*; z. B. Affektarmut*, Affektinkontinenz*, Affektlabilität*, Affektstarre*, Parathymie*; **Hinweis:** i. R. diagnostischer Einheiten (z. B. Depression, Manie) ist die Bez. affektive Störung* gebräuchlich.

Affekt|syn|drom, de|pressives (Affekt*) *n*: (engl.) *depressive affective syndrome*; Symptomenkomplex mit Vorherrschen depressiver Affektstörungen*; Bez. wird insbes. für Störungen verwendet, die als Begleiterscheinung einer somatischen Erkrankung od. einer Intoxikation auftreten (z. B. depressives Syndrom*).

Affekt|syn|drom, schizo|phrenes (Affekt*) *n*: (engl.) *affective syndrome in schizophrenia*; Bez. für Symptomkomplex mit Vorherrschen von Affektverflachung, Affektstarre*, Amimie*, Apathie* u. Abulie*; **Vork.:** i. R. der Schizophrenie*; bei Angstpsychose* mit dominierender Angstsymptomatik, bei schizoaffektiver Psychose* mit dominierender depressiver od. manischer Symptomatik.

Affekt|verarmung (Affekt*): (engl.) *affective rigidity*; Gleichgültigkeit; Verlust affektiver Ansprechbarkeit, affektive Verödung; s. Affekt.

afferent (lat. afferens zuführend): (engl.) *afferent, toward a center*; hinführend; z. B. afferente Nerven, die Erregungen von peripheren Sensoren* u. Rezeptoren* zum ZNS leiten; übermitteln Informationen aus der Umwelt, die von den höheren Sinnesorganen u. der Haut aufgenommen werden u. Signale, die von Skelettmuskulatur, Sehnen u. Gelenken ausgehen u. ermöglichen dem Organismus eine Reaktion auf Umweltveränderungen. Vgl. efferent.

AFS: Abk. für **A**ngst**f**ragebogen* für **S**chüler.

age-associated memory impairment (engl. altersassoziierte Gedächtnisbeeinträchtigung): s. AAMI.

AGECAT: Abk. für (engl.) ***A**utomated* **Ge**riatric **E**xamination for **C**omputer **A**ssisted **T**axonomy.*

A|genesie (A-*; -genese*) *f*: (engl.) *agenesis*; vollständiges Fehlen einer Gewebe- od. Organanlage aufgrund einer genetisch bedingten Hemmungsfehlbildung; z. B. Agenesie des Vermis cerebelli (Vermisagenesie; s. Cerebellum), Agenesie des Corpus* callosum (Balkenagenesie). Vgl. Atresie; Aplasie.

A|geusie (A-*; gr. γεῦσις Geschmack) *f*: (engl.) *ageusia, taste blindness*; Verlust des Geschmackempfindens; **Vork.:** meist Begleiterscheinung einer Anosmie*; ansonsten lokal-toxisch od. pharmak. bedingt; sehr selten bei histrionischer Persönlichkeitsstörung*.

Ag|gravation (lat. aggravare schwerer machen) *f*: **1.** (engl.) *aggravation*; (allg.) Zunahme des Schweregrades eines Symptoms od. einer Krankheit; **2.** (psychol.) s. Exaggeration.

Ag|gression (lat. aggressio Angriff, Attacke) *f*: (engl.) *aggression*; allgemeine Bez. für jedes Angriffsverhalten des Menschen u. des Tiers, das sowohl genetisch angelegt als auch reaktiv auslösbar ist (z. B. bei Angst od. drohendem Machtverlust); **Formen:** Autoaggression*, Fremdaggression*; im Zusammenhang mit Angriffs-, Flucht- u. Verteidigungsverhalten: Beuteaggression, zwischenmännliche u. zwischen-weibliche Aggression, Furcht- u. Irritations-induzierte Aggression, maternale u. sexuelle Aggression. Die Stärke des Verhaltens ist abhängig von der inneren, u. a. genetisch vermittelten Aggressionsdisposition (s. Aggressivität), dem Ausmaß, in dem aggressive Verhaltensweisen bereits erlernt wurden u. der Anwesenheit äußerer, situativer Auslöse- od. Hinweisreize. Aggression wird evolutionsbiologisch als genetisch verankertes Verhalten im Dienst der Selbst- u. Arterhaltung gesehen. Sie dient der innerartlichen Regulation von Rangverhalten in der Gruppe im Wettbewerb um Ressourcen, Fortpflanzung od. Nahrungserwerb (abhängig von ökologischen Faktoren, z. B. Gruppendichte, Nahrungsknappheit), die durch kommunikative Aggression begrenzende Signalhandlungen (z. B. Droh- od. Demutsgebärden als Hemmungsprogramme; s. Auslösemechanismus, angeborener) reguliert wird. Verhaltensbiologisch wird Aggression als Ausdruck eines Triebes gesehen, der beim Menschen durch Ritualisierungen kulturell überformt u. in gesellschaftlich akzeptierte Formen umgeleitet wird. Aggression soll (entspr. psychoanalyt. Theorien) u. a. bei Frustration auftreten (oft verdeckt u. verdrängt) u. als Ausdruck verdrängter Triebe (z. B. Todestrieb) gelten. Lerntheoretisch wird Aggression als Ergebnis von Erfahrungen, insbes. durch Lernen am Erfolg (Konditionierung, Verstärkung) bzw. durch Lernen am Modell gesehen. Vgl. Aggressionstheorien.

Ag|gressions|hemmung (Aggression*): (engl.) *inhibition of aggression*; Teilfunktion der innerartlichen Regulation der Aggression*; hängt auf der sozialen Ebene eng mit kommunikativen Signalhandlungen (z. B. Aggression begrenzende Droh- od. Demutsgebärden) zusammen (ethologische Theorien); beim Menschen aufgrund der Entfernung u. Entfremdung von Täter u. Opfer im Gegensatz zum Tier vermindert; sozialpsychol. Theorien betonen die Bedeutung sozialer Kognitionen (z. B. soziale Wahrnehmungs- u. Attributionsprozesse) für die Hemmung aggressiven Verhaltens. Z. T. spielt eine vermehrte Aggressionshemmung (z. B. reduzierter Ärgerausdruck) eine Rolle in best. psychosomatischen Konzepten zur Entstehung psychischer u. organischer Störungen (s. Aggressionsunterdrückung).

Ag|gressions|impuls (Aggression*; Impuls*) *m*: (engl.) *aggressive impulse*; Bez. für eine situativ auftretende Enthemmung aggressiven Verhaltens (s. Aggression), meist durch Reize (z. B. aversive Reize, Belohnungsverzögerung od. -entzug) ausgelöst; **Vork.:** vermehrtes Auftreten in emotional belastenden Situationen u. bei (vermehrt reizbaren) Personen mit habituell verminderter Verhaltenskontrolle i. S. einer Persönlichkeitsdisposition od. hirnschädigungsbedingter Enthemmung (s. Impulsivität).

Ag|gressions|stau (Aggression*): (engl.) *aggressive accumulation*; i. R. der Triebtheorien zur Aggression* verwendete Bez., die beschreibt, dass sich aggressive Energie aufstauen könne, womit eine Verschiebung der Auslöseschwellen in Richtung einer leichteren Erregbarkeit gemeint ist; um plötzliche Entladungen des angestauten Aggressionstriebes zu vermeiden, soll diese Energie entspr. psychoanalytischer Theorien durch Ersatzhandlungen (z. B. Sport, Arbeit) abgebaut werden können; vgl. Sublimierung.

Ag|gressions|theorien (Aggression*) *fpl*: (engl.) *aggression theories*; Entstehungsmodelle für Aggression*; **1. psychoanalytisches Modell** (nach. S. Freud): Aggression wird als eine biologisch verankerte Komponente des Lebenstriebs (Eros*) aufgefasst, die in den einzelnen Phasen der kindlichen Entwicklung unterschiedlich ausgeprägt ist. Sie dient der Selbstbehauptung u. kann als eine Reaktionsweise des Menschen auf die Umwelt bezeichnet werden. Freud schrieb dem Todestrieb* (Thanatos) die Funktion einer Arterhaltung zu, der die Zerstörung des Objekts zum Ziel hat. **2. Frustrations-Aggressionstheorie** (nach J. Dollard u. N. E. Miller, 1939; modifiziert von L. Berkowitz, 1959): Entstehen von Agression durch Frustration* u. Zurückweisung; ob eine Bereitschaft zu aggressivem Handeln umgesetzt wird, hängt u. a. von der Interpretation der Außenreize u. der eigenen Toleranz ab. Hinweis: Die unterstellte eindeutige u. vereinfachte Ursache-Wirkungs-Beziehung zwischen Frustration u. Aggression wird heute weitgehend angezweifelt. **3. Konditionierung:** Erklärung von Agression bzw. agressivem Verhalten durch Lernvorgänge: **a)** klassische Konditionierung*: unangenehme Reize (nicht konditionierte Reize) werden mit zeitgleich auftretenden neutralen Reizen assoziiert (konditionierte Reize), so dass schließlich deren alleinige Darbietung bereits ein Gefühl der Frustration od. eine aggressive Verhaltensweise (konditionierte Reaktion) verursacht. Diese Reize können auch auf ähnliche Objekte verallgemeinert werden (Generalisierung). **b)** operante Konditionierung*: Aggression wird unter Bedingungen gelernt, die veränderbar od. nicht beeinflussbar sind, wenn daraus positive Konsequenzen folgen (z. B. Anerkennung durch die soziale Bezugsgruppe). **4. Modelllernen*** (nach A. Bandura): Erlernen eines aggressiven Verhaltens durch Beobachtung u. Imitation aggressiver Vorbilder, wobei bereits vorhandene Verhaltensweisenreaktiviert werden können. **5. Instinkttheorie** (nach K. Lorenz): Aggression als spontane, angeborene Kampfbereitschaft, die für das Überleben des Einzelnen u. der Art notwendig ist. Nach Lorenz hat der Aggressionstrieb 4 lebens- u. arterhaltende Funktionen: Verteilung der Artgenossen im beschränkten Raum, Kämpfe zur Auslese des Stärksten, Gewinn starker Verteidiger für die Nachkommen u. Entwicklung von Hierarchien, um weitere Kampfhandlungen zu verhindern; vgl. Instinkttheorien. **6. biologische Modelle:** molekulargenetische, endokrinologische, neuroanatomische u. neurophysiologische Hinweise auf biologische Veränderungen bei Personen mit vermehrter Aggressivität, Gewalttätern u. Personen mit dissozialer Persönlichkeitsstörung*; aggressives Verhalten kann z. B. mit verminderter Impulskontrolle* von seiten des Orbitofrontalhirns korrespondieren. Auch ein erhöhter Testosteronspiegel kann aggressive Gestimmtheit fördern. **7. ethnologisches Modell** (nach E. Fromm u. M. Mead): aufgrund interkultureller Vergleichsstudien existieren Belege sowohl für friedliebende, lebensbejahende Gesellschaften (Zuni-Pueblo-Indianer, Semang, Polar-Eskimos, Berg-Arapeshen, Semai auf Malaysia), als auch nichtdestruktiv-aggressive Gesellschaften, die Aggressivität, kriegerische Auseinandersetzungen, Rivalitäten, Individualismus u. hierarchische Strukturen als Normzustand kennen, diesem jedoch keine zentrale Bedeutung beimessen (z. B. Krähen-Indianer, Grönland-Eskimos, Inka, Hottentotten, Tasmanier) sowie aggressiv-destruktive Gesellschaften, für die Brutalität u. Grausamkeit kennzeichnend sind (z. B. Kwakiutl-Indianer, Azteken, Mundugumors). Agression unterliegt demnach kulturellen Einflüssen.

Ag|gressions|trieb (Agression*): (engl.) *aggressive instinct*; nach psychoanalytischer u. ethologischer Auffassung angeborener Trieb zu Angriffsverhalten; s. Aggression.

Ag|gressions|unterdrückung (Aggression*): (engl.) *suppression of aggression*; Form der Emotionsregulation*, die auf eine Kontrolle zur Verminderung aggressiven Verhaltens (s. Aggression) gerichtet ist; **klin. Bedeutung: 1.** Psychoanalyt. liegt der Aggressionsunterdrückung das Konzept der Verdrängung* zugrunde. Simplifizierende u. empirisch nicht hinreichend belegte psychosomatische Konzepte gehen davon aus, dass versch. Erkrankungen, z. B. Hypertonie, koronare Herzerkrankung, Malignome, Migräne, rheumatische Erkrankungen, Depression durch vermehrte Aggressionsunterdrückung begünstigt würden. Auf beanspruchende Situationen reagierten Betroffene demnach mit einer unangemessenen Überanpassung, chronischer Aggressionshemmung* u. einer nachfolgend erhöhten psychophysiologischen Aktivierung. **2.** In der forensischen Psychiatrie gilt mangelnde Unterdrückung von Aggressionsimpulsen* als Prädiktor für künftige Straftaten. Vgl. Frustrations-Aggressionstheorie.

Ag|gressivität (Aggression*) *f*: **1.** (engl.) *aggressivity*, Ausmaß individueller Bereitschaft zur Aggression*, das i. S. individueller Persönlichkeitsdisposition zeitlich stabil u. konsistent über Situationen hinweg auftritt; **2.** Feindseligkeit aufgrund aggressiver Gestimmtheit; Angriffslust mit Neigung zu aggressiven Handlungen.

Agieren (lat. agere handeln): **1.** (engl.) *acting out*; (psychoanalyt.) Abwehrmechanismus, bei dem statt zu erinnern gehandelt u. damit ein Konflikt im Unbewussten gehalten wird; **2.** die Inszenierung einer belastenden od. konflikthaften Beziehungserfahrung in der Therapeut-Patient-Beziehung (Übertragung*), um Erinnerung zu vermeiden od. weil sie nicht möglich ist; Agieren gilt heute als teilweise notwendiger Vorläufer des Erinnerns. Die unbewussten Konflikte sind bereits aktualisiert u. der Bearbeitung entweder noch nicht direkt zugänglich od. können grundsätzlich nicht erinnert werden, da sie in eine Zeit fallen, in der noch kein autobiographisches Gedächtnis entwickelt war. **3.** im Psychodrama* ungerichtetes, Begegnung vermeidendes Handeln; **4.** i. w. S.

neurotisch determiniertes Handeln aufgrund unbewusster Impulse im täglichen Leben.

Agitation (lat. agitatio In-Bewegung-Setzen) *f*: (engl.) *agitation*; Agitiertheit*.

Agitiertheit (lat. agitatio In-Bewegung-Setzen): (engl.) *agitation*; syn. Agitation; psychomotor. Unruhe, bei der affektive Erregung unkontrolliert in Bewegung umgesetzt wird, z. B. als gesteigerter Bewegungsdrang, Zittern u. Gefühl des Getriebenseins; **Vork.:** z. B. bei agitierter Depression*, Delir*, Katatonie*, Angststörung*.

A|gnosie (A-*; -gnos*) *f*: (engl.) *agnosia*; Störung des Erkennens, die nicht durch Demenz*, Aphasie* od. Störung der elementaren Wahrnehmung verursacht ist; zählt zu den Leitungsstörungen (s. ENG); **Formen: 1. akustische** (auditive) Agnosie: sensorische Hörstummheit; Geräusche od. Töne werden gehört, in ihrem Zusammenhang jedoch nicht erkannt; Vork.: v. a. bei Schädigung im Bereich des hinteren Temporallappens* (Heschl-Querwindung); **2. visuelle** Agnosie: trotz normaler Sehleistung werden visuelle Reize nicht wahrgenommen; **a)** Simultanagnosie: visuelle Aufmerksamkeitsstörung* mit massiver Einengung der visuellen Aufmerksamkeit auf unzusammenhängende Einzelaspekte, so dass komplexe Bilder od. Szenen nicht mehr im Ganzen erfasst werden können; Vork.: u. a. bei Balint*-Syndrom; **b)** visuelle Objektagnosie: Gegenstände od. Personen können nicht vom Hintergrund abgegrenzt werden; **c)** Farbagnosie (amnestische Farbenblindheit): wahrgenommene Farben werden nicht erkannt; **d)** Sonderformen: bei Prosopagnosie kann ein Gesicht zwar als solches, jedoch nicht als das einer best. Person erkannt werden; Raumagnosie: Unfähigkeit, Gegenstände räumlich wahrzunehmen; Vork.: v. a. bei Schädigung im Bereich der sekundären Sehrinde des Okzipitallappens*, z. B. bei zerebraler Ischämie; **3. taktile** Agnosie (Astereognosie, Stereoagnosie, sog. Tastlähmung, Tastblindheit): Unvermögen, trotz erhaltener epikritischer u. Tiefensensibilität ohne Sichtkontrolle Gegenstände durch Tasten zu erkennen; Vork.: v. a. bei zerebraler Schädigung, auch bei Läsionen der Hinterstrangbahn im Halsmarkbereich; **4. Autotopagnosie:** Unfähigkeit, bei erhaltener Oberflächensensibilität Hautreize am eigenen Körper richtig zu lokalisieren u. z. B. eigene Körperteile (z. B. Finger) zu benennen u./od. im Raum zu orientieren; Vork.: v. a. bei Läsionen des linken Parietallappens*; häufig in Verbindung mit einer Aphasie. Vgl. Sensibilitätsstörungen; Blindheit, funktionelle.

Ago|melatin (INN): (engl.) *agomelatine*; Antidepressivum*; stereoisomer mit Melatonin* (Indolring durch metabolisch stabileres Naphthalin-Gerüst ersetzt); **Wirkungsmechanismus: 1.** selektiver Agonist an Melatonin-Rezeptoren MT_1 u. MT_2; **2.** kompetitiver Antagonist an Serotonin-5-HT_{2C}- u. 5-HT_{2B}-Rezeptoren; Halbwertzeit: 1–2 Stunden; **Ind.:** Depression* (Major Depression bei Erwachsenen), insbes. mit Schlafstörungen; **Kontraind.:** eingeschränkte Leberfunktion; Gabe von starken CYP1A2-Inhibitoren wie Fluvoxamin od. Ciprofloxacin (Agomelatin-Abbau erfolgt über CYP1A2); **UAW:** häufig Übelkeit, Schwindel, Müdigkeit; Anstieg der Transaminasen.

Agonie (gr. ἀγωνία Kampf) *f*: (engl.) *agony*; Sterbephase, Vorstadium des Exitus letalis mit reduzierten Lebensvorgängen.

Agonist (gr. ἀγωνιστής Wettkämpfer) *m*: **1.** (engl.) *agonist*; (anat.) Muskel, der eine best., einem Antagonisten* entgegengesetzte Bewegung bewirkt; **2.** (pharmak.) Mimetikum; Substanz (körpereigen od. körperfremd), die mit einem Rezeptor in Wechselwirkung tritt u. dadurch eine bestimmte pharmak. Wirkung hervorruft. Vgl. Antagonismus.

Agoraphobic Cognitions Questionnaire: Abk. ACQ; Fragebogen zu angstbezogenen Kognitionen; psychol. Selbstbeurteilungsverfahren zur Erfassung der Häufigkeit agoraphobischer Gedanken bei Erwachsenen; Teil des Fragebogens* zu körperbezogenen Ängsten, Kognitionen und Vermeidung; umfasst 14 Items; die Auswertung erfolgt entweder mit der Gesamtskala od. 2 Subskalen (Kontrollverlust u. körperbezogene Ängste). **Anw.:** Diagn., Therapieplanung u. Erfolgskontrolle bei Agoraphobie*; **Testdauer:** ca. 3 Minuten.

Agora|phobie (gr. ἀγορά Marktplatz; Phobie*) *f*: (engl.) *agoraphobia*; veraltet Platzangst; Phobie*, bei der Situationen auf öffentl. Straßen u. Plätzen od. in Menschenmengen gefürchtet u. vermieden werden, in denen es besonders unangenehm od. gefährlich sein könnte, einen Panikanfall* zu haben (z. B. Autofahren, Kaufhaus, Supermarkt, Fahrstuhl, allein das Haus verlassen, Schlange stehen, Reisen mit öffentlichen Verkehrsmitteln, Flugzeug, Kino, Theater); meist Folge einer Panikstörung*, wobei im Lauf der Zeit die Panikanfälle völlig verschwinden können; es werden mehrere (ggf. verschiedene) Situationen vermieden u. die zentralen Befürchtungen betreffen v. a. die Panikanfälle bzw. deren katastrophale Folgen; in schweren Fällen wird jede Mobilität vermieden (Betroffene halten sich nur zu Hause auf; häufig Berufsunfähigkeit); selten können gefürchtete Situationen unter extremer Angst ertragen werden; oft verschwindet die Angst* bei Begleitung durch Vertrauenspersonen (z. B. Partner, Therapeut, Arzt). **Formen: 1.** Panikstörung mit Agoraphobie: neben der Agoraphobie traten irgendwann (nicht notwendigerweise gegenwärtig) Panikanfälle auf; **2.** Agoraphobie ohne Panikstörung: zu keinem Zeitpunkt mit Panikanfällen (seltener); Vermeidung erfolgt aus anderen Gründen (z. B. Angst vor plötzlicher Diarrhö); **Epidemiol.:** Lebenszeitprävalenz ca. 5 % der Erwachsenenbevölkerung (einschließlich Panikstörung mit Agoraphobie); es sind deutlich mehr Frauen betroffen; höhere Prävalenz bei Patienten medizinischer Einrichtungen, v. a. HNO, Kardiologie u. Neurologie; ausgeprägtes Hilfesuchverhalten; Erstauftreten gehäuft im jungen Erwachsenenalter, Verlauf meist chronisch fluktuierend mit ausgeprägter Komorbidität bei Angststörungen, Depressionen u. Arzneimittelabhängigkeit (v. a. Frauen) bzw. Alkoholabhängigkeit (v. a. Männer); **Ätiol.:** nicht abschließend geklärt; vermutlich Störung der multifaktoriell beeinflussten Balance zwischen Pathogenese (prädisponierende, auslösende u. aufrechterhaltende Faktoren) u. Salutogenese (protektive u. gesundheitsfördernde Faktoren); familiäre Häufung gut belegt, relativer Anteil von genet., epigenet. u. Umweltfaktoren jedoch unklar; von Bedeutung für den Angsterwerb sind Angstkonditionierung* u. Modelllernen* auf der Basis genetisch vorbereiteter Reiz-Reaktions-Verbindungen (s. Preparedness) sowie die operante Verstärkung* des Vermeidungsverhaltens* durch Angstreduktion (negative Verstärkung); **Diagn.:** strukturierte Interviews (z. B. DIPS*, Strukturiertes* Klinisches Interview für DSM-IV) u. klin. Fragebögen (z. B. Mobilitäts*-Inventar); **Ther.:** Verhaltenstherapie* (v. a. Konfrontation*, langfristige Wirksamkeit nachgewiesen), ggf. kognitive Therapien*; tricyclische Antidepressiva* od. selektive Serotonin*-Wiederaufnahme-Hemmer; **DD: 1.** soziale Phobie*: einzelne Situationen werden vermieden bzw. gefürchtet aus Angst vor negativer Bewertung durch Andere; **2.** spezifische Phobie*: einzelne Situationen werden aufgrund der unmittelbar vom phobischen Objekt ausgehenden Gefahren (z. B. Flugzeugabsturz) vermieden bzw. gefürchtet. Vgl. Angststörung; Angst, antizipatorische.

A|grammatismus (gr. ἀγράμματος ungebildet) *m:* (engl.) *agrammatism*; syn. Akataphasie; Störung der Sprachproduktion, die durch das Fehlen syntaktisch-grammatikalischer Strukturen gekennzeichnet ist; **Vork.:** bei Aphasie*, Schizophrenie*; **Klin.:** einfache, unvollständige Sätze mit vereinfachter Syntax (Ein- od. Zwei-Wort-Sätze), Auslassung von Funktionswörtern (z. B. Artikel, Pronomen, Präpositionen), wenige od. fehlende Flexionsformen (z. B. Verben meist in der infiniten Form), bei schwerem Agrammatismus ggf. Telegrammstil mit Aneinanderreihung von Inhaltswörtern (Nomen, Verben); **Ther.:** Ansätze zum Wiedererwerb grammatischer Strukturen; bei schwerem Agrammatismus: Versuch, durch bewusst eingesetzte reduzierte Satzstrukturen maximale Informationsvermittlung zu erreichen. Vgl. Paragrammatismus.

A|granulo|zytose (A-*; dim von lat. granum Korn; Zyt-*; -osis*) *f:* (engl.) *agranulocytosis*; Krankheitsbild, das durch eine hochgradige Granulozytopenie* u. das Auftreten meist bakterieller Infektionen gekennzeichnet ist; **Formen: 1.** auf einem Immunmechanismus beruhende dosisunabhängige Schädigung der neutrophilen Granulozyten od. der Knochenmarkvorläuferzellen durch best. Arzneimittel (z. B. Analgetika, Sedativa, Antidiabetika, Diuretika, Goldpräparate, Antibiotika) mit plötzl. Beginn im Anschluss an die Arzneimitteleinnahme u. nahezu selektiver Schädigung der Granulozytopoese; Rediziv bei erneuter Exposition; **2.** dosisabhängige toxische Schädigung der Knochenmarkvorläuferzellen (z. B. durch Phenothiazine*, Thiamazol); schleichender Beginn nach meist mehrwöchiger Therapiedauer, kontinuierlicher Abfall der Leukozyten-, meist auch der Erythrozyten- u. Thrombozytenzahl; **Klin.:** schwere bakterielle Infektion mit Fieber, Schüttelfrost, Tachykardie, allg. schweres Krankheitsgefühl; charakteristisch sind frühzeitig auftretende Schleimhautnekrosen (Rachen, Tonsillen, Anal- u. Genitalbereich); **Diagn.:** (hämatologisch) Leukopenie* ($<1000/mm^3$) mit weitgehendem od. völligem Fehlen der Granulozyten, evtl. Anämie u. Verminderung der Thrombozyten; **Ther.:** sofortiges Absetzen der auslösenden Arzneimittel, bei Infektion antimikrobielle Ther., evtl. G-CSF; **Progn.:** früher häufig nach wenigen Tagen letaler Ausgang inf. schwerer bakterieller Infektionen; spontane Erholung der Hämatopoese innerhalb von 1–2 Wochen nach Absetzen der Noxe.

A|graphie (A-*; -graphie*) *f:* (engl.) *agraphia*; s. Dysgraphie.

Agrypnie (gr. ἀγρυπνία Schlaflosigkeit) *f:* (engl.) *agrypnia*; s. Insomnie.

AGS: Abk. für adrenogenitales Syndrom*.

Ahorn|sirup|krankheit: (engl.) *maple syrup urine disease (Abk. MSUD)*; syn. Leucinose; autosomal-rezessiv erbliche Stoffwechselstörung (Häufigkeit <1 : 100 000) im Abbau der 3 verzweigtkettigen Aminosäuren Leucin, Isoleucin u. Valin (Verzweigtketten-α-Ketosäuren-Dehydrogenase-Mangel); die Verzweigtketten-α-Ketosäuren-Dehydrogenase besteht aus 4 Proteinen, deren Gene auf versch. Chromosomen (1, 6, 7, 19) lokalisiert sind. **Pathol./Anat.:** Status spongiosus der Substantia alba aufgrund defekter Myelinisierung; **Klin.:** bereits im Neugeborenenalter Trinkschwäche, Erbrechen, Muskelhypotonie, Opisthotonus, Atemstörungen, epileptische Anfälle bis zum Koma; **Diagn.:** stark erhöhte Konzentration von Leucin, Isoleucin, Valin u. Allo-Isoleucin sowie der dazugehörigen Ketosäuren in Blut u. Harn (typischer, durch die Ketosäuren bedingter u. an Ahornsirup erinnernder Harngeruch); Neugeborenen-Screening empfohlen u. Pränataldiagnostik möglich; **Ther.:** lebenslange Diät mit verminderter Zufuhr von verzweigtkettigen Aminosäuren.

Aichmo|phobie (gr. ἀκμή Spitze; Phobie*) *f:* (engl.) *aichmophobia*; alte Bez. für phobische Angst* vor spitzen u. scharfen Gegenständen; **Vork.:** bei isoliertem Auftreten spezifische Phobie*; auch im Kontext einer Zwangsstörung* (dann meist verbunden mit der Angst, jemanden mit dem Gegenstand zu verletzen od. umzubringen); **Ther.:** Verhaltenstherapie* (v. a. Konfrontation u. kognitive Verhaltenstherapie); ggf. tricyclische Antidepressiva* od. selektive Serotonin*-Wiederaufnahme-Hemmer.

A

AID: Abk. für **A**daptives* **I**ntelligenz-**D**iagnostikum.

AIDS: Abk. für (engl.) *acquired immune(o) deficiency syndrome*, erworbenes Immundefektsyndrom; Krankheitsbild, das durch einen ausgeprägten zellulären Immundefekt mit rezidivierenden Infektionskrankheiten u. spezifischen Malignomen gekennzeichnet ist; zellulärer Immundefekt durch neuro- u. lymphotrope Viren HIV-1 u. HIV-2; AIDS entspricht dem klin. Stadium C der HIV*-Erkrankung (CDC-Klassifikation). Vgl. AIDS-Phobie; HIV-Enzephalopathie.

AIDS-De|menz (Demenz*) *f*: (engl.) *AIDS-related dementia*; HIV*-Enzephalopathie.

AIDS-Phobie (Phobie*) *f*: (engl.) *AIDS phobia*; mit heftigen Angstreaktionen, Vermeidungs- u. Sicherheitsverhalten einhergehende Form der hypochondrischen Störung* od. Zwangsstörung* (kein eigenständiges Störungsbild); bei hypochondrischer Störung gekennzeichnet durch die unkorrigierbare Auffassung der Betroffenen, mit HIV infiziert od. an AIDS erkrankt zu sein, wobei i. d. R. auch wiederholte negative Testergebnisse keine Änderung des Zustandsbildes bewirken; bei Zwangsstörungen lediglich Furcht vor Ansteckung, nicht aber Überzeugung, bereits erkrankt zu sein (Zwangsverhalten dient der Abwehr der befürchteten Gefahr, z. B. ritualisiertes Desinfizieren); **Ther.:** entsprechend der individuell zugrunde liegenden Störung. Vgl. Angststörung; Phobie.

AIREN: Abk. für (franz.) **A**ssociation **I**nternationale pour la **R**echerche et l'**E**nseignement en **N**eurosciences; Mitherausgeber der NINCDS*-AIREN-Kriterien.

AIT: Abk. für **a**uditives **I**ntegrations**t**raining*.

A|kalkulie (A-*; lat. calculus Rechenstein, Berechnung) *f*: (engl.) *acalculia*; erworbene Störung im Umgang mit Zahlen nach primär intaktem Erwerb der Zahlenverarbeitung u. des Rechnens; **Ätiol.:** neurol. Störung (z. B. Schlaganfall); links temporoparietale Läsion: Alexie u. Agraphie von Zahlen, rechts parietale Läsion: räumliche Akalkulie, Läsion im bilateralen inferiorparietalen Kortex: Störungen im Ausführen von Rechenoperationen (Anarithmetrie); **Klin.:** Beeinträchtigung der Verarbeitung von Zahlen (Zahlenverständnis, Lesen u. Schreiben von Zahlen, regelhaftes Anordnen von Zahlen) u. Rechenzeichen, Störungen des Zählens, des mündlichen u. schriftlichen Rechnens u. des konzeptuellen mathematischen Wissens; **Diagn.:** Überprüfung aller Verarbeitungskomponenten anhand normierter Testverfahren; **Ther.:** gezieltes neuropsychologisches u./od. sprachtherapeutisches Training einzelner Komponenten der Akalkulie, z. B. durch verstärktes systemat. Üben von Faktenwissen u. konzeptuellen Wissensaufbau anhand von Lösungsstrategien beim Training von Rechenoperationen. Vgl. Dyskalkulie; Rechenstörung.

Akat|a|phasie (A-*; Aphasie*) *f*: (engl.) *acataphasia*; Agrammatismus*.

A|kathisie (A-*; gr. καθίζειν sitzen) *f*: (engl.) *acathisia*; Bez. für unstillbaren Bewegungsdrang mit dem Unvermögen, ruhig zu sitzen (sog. Sitzunruhe), häufig als quälende Bewegungsunruhe (sog. Trippelmotorik) mit ständig wechselndem Beinekreuzen, repetitiven Bewegungen der Gesichtsmuskulatur od. Extremitäten; meist Symptombesserung im Schlaf; subjektive Akathisie-Merkmale sind innere Unruhe, Erleben von Ruhelosigkeit; **Vork.:** v. a. als UAW von Dopamin-Antagonisten (z. B. Neuroleptika*, auch als tardive Akathisie nach Langzeitmedikation) od. selektiven Serotonin*-Wiederaufnahme-Hemmern, als extrapyramidales hyperkinetisches Sympt., bei Parkinson*-Syndrom, Neuralgien* u. i. R. von Zwangsstörungen*; **Diagn.:** quantitative Erfassung durch Fremd-Ratingskalen, z. B. Barnes*-Akathisia-Scale; **Ther.:** Substanz-Dosisreduktion od. Umstellung; Versuch mit Anticholinergika*, Benzodiazepinen*, Beta*-Rezeptoren-Blockern.

A|kinese (A-*; Kin-*) *f*: (engl.) *akinesia*; herabgesetzte od. fehlende Bewegung des Rumpfs, der Extremitäten sowie der Gesichtsmuskulatur (z. B. als fehlende unbewusste Mitbewegung der Arme beim Gehen, seltener Lidschlag u. Maskengesicht); i. e. S. vollständiges Fehlen von Bewegungen, auch von Schluck- u. Sprechbewegungen bei erhaltenen Blickbewegungen; **Vork.:** u. a. bei Parkinson*-Syndrom, Wilson*-Krankheit, bei der hypokinetisch-rigiden Form der Chorea* Huntington, Multisystematrophie.

A|kinet|opsie (A-*; Kin-*; Op-*) *f*: (engl.) *akinetopsia*; syn. Bewegungsagnosie; spezifisches Defizit bei der Wahrnehmung* von Bewegungen (sog. Bewegungsblindheit), z. B. fehlende Wahrnehmung für Mimik, fehlende Geschwindigkeitsabschätzung; Fähigkeit zur Farb-, Form- u. Tiefenwahrnehmung sowie Wahrnehmung von Flackerlicht bleibt erhalten; **Urs.:** Läsion im mittleren Temporallappen (Area* MT), z. B. durch Gefäßanomalie.

Ak|kommodation (lat. accommodare anpassen) *f*: **1.** (engl.) *accommodation*; s. Adaptation; **2.** s. Assimilation.

Ak|kommodations|störungen (lat. accommodare anpassen): (engl.) *accomodation disturbances*; Störungen der Anpassung des Sehsystems auf Gegenstände mit unterschiedlichen Objektweiten, ausgelöst durch fehlende od. überschießende Brechwertveränderung der Augenlinse; **Formen: 1.** Akkommodationsspasmus: überschießende Naheinstellung mit nachfolgender linsenbedingter Myopie, Konvergenz, Miosis* u. Diplopie*; häufig in Verbindung mit Stress*, bei neurovegetativ empfindlichen Patienten u. als Spannungsmyopie bei Schulkindern; **2.** Akkommodationslähmung: bei Okulomotoriusschädigung, Commotio cerebri, Hyperthyreose*, Epilepsie*, Hirndrucksteigerung*, Botulismus, Diphtherie; **3.** juvenile Akkommodationsschwäche (Hypoakkommodation): zu geringe Innervation des Ziliarmuskels; **4.** akkommodative Esotropie (Einwärtsschielen): meist zusammen mit Hyperopie; **5.** Presbyopie (Alterssichtigkeit): Erschwerung des Nahsehens durch Elastizitätsverlust (Sklerosierung) der Linse u. nachlassende Fähigkeit zur Akkommodation; **Ther.:** ggf. Therapie der Grundkrankheit; ausreichende Helligkeit beim Lesen u. geeignete optische Hilfsmittel.

Ak|kommodations|trias (lat. accommodare anpassen; gr. τρίας Dreizahl, dreifache Erscheinung) *f*: (engl.) *accommodation triad*; Konvergenzreaktion*.

Ak|kulturation (Ad-*; lat. cultura Züchtung) *f*: (engl.) *acculturation*; Prozess der Angleichung, in dessen Verlauf Migranten od. Zuwanderergruppen Elemente der fremden Kultur (kulturelle Orientierungsmuster, Eigenschaften, Verhaltensweisen) der Aufnahmegesellschaften teilweise od. ganz übernehmen; 2. Stufe des migrationsbedingten individuellen Anpassungsprozesses des Zuwanderers an die Aufnahmegesellschaft, die über die Akkommodation hinausgeht u. diese voraussetzt. Ergebnisse des Akkulturationsprozesses können einerseits Segregation u. Marginalisierung* mit der Folge psychischer Störungen, andererseits Assimilation* bzw. Integration des Zuwanderers in die Aufnahmegesellschaft sein. **Hinweis:** Typisch ist, dass die sog. zweite Migrantengeneration in 2 Kulturen mit gemischten Wertestandards lebt, woraus sich Kulturkonflikte zwischen der Heimatkultur (der Eltern) u. der Kultur des Aufnahmelandes ergeben können.

Akoasma (gr. ἄκουσμα das Gehörte) *n*: (engl.) *acoasma, acouasm*; akustische Halluzination*, die in elementarer Form als Geräusch, Knallen, Brummen, Zischen, Lispeln od. Wispern (nicht aber von stimmlicher Qualität) erlebt wird; **Vork.:** bei Schizophrenie* u. a. (auch symptomatischen) Psychosen*, epilept. Aura*; **DD:** Tinnitus* aurium.

A|korie (gr. ἄκορος unersättlich) *f*: **1.** (engl.) *acorea*; (psychol.) Unersättlichkeit, mangelndes Sättigungsgefühl, z. B. im Rahmen einer Essstörung*; **2.** (ophthalmologisch) Fehlen der Pupille.

Akqui|eszenz (lat. acquiscere zufrieden sein) *f*: (engl.) *acquiescence*; s. Antworttendenz.

Akquisition (lat. acquirere dazuerwerben) *f*: (engl.) *acquisition*; allg. Bez. für Aneignungsprozesse nach dem Modell der Konditionierung*.

Akr-: auch Acro-, Acral-, Akral-; Wortteil mit der Bedeutung Spitze, Extremität; von gr. ἄκρον.

Akro|megalie (Akr-*; Mega-*) *f*: (engl.) *acromegaly*; ausgeprägte selektive Vergrößerung der Akren nach dem Wachstumsalter; **Ätiol.:** Überproduktion von STH* in den eosinophilen, seltener chromophoben Zellen des Hypophysenvorderlappens (Abk. HVL) meist durch HVL-Adenome, gelegentl. reine Zellhyperplasie; ektope STH-Produktion i. R. eines paraneoplastischen Syndroms ist beschrieben. **Klin.:** charakterist. Vergröberung der Gesichtszüge inf. vermehrten Wachstums insbes. von Gesichtsweichteilen u. -skelett (Nase, Ohren, Jochbeine, Supraorbitalränder, Ober- u. insbes. Unterkiefer, Lippen u. Zunge), Fehlbiss, Vergrößerung der Extremitätenakren u. des Kehlkopfs (tiefe, kloßige Stimme), Gelenkknorpelwucherungen (Folge: Arthrose), Viszeromegalie u. a.; **Progn.:** unbehandelt führt die Akromegalie insbes. zu zerebro- u. kardiovaskulären Kompl., die Lebenserwartung ist deutlich eingeschränkt; bei STH-Überproduktion vor Abschluss des Wachstums resultiert ein proportionaler Riesenwuchs (Gigantismus).

Akro|mikrie (Akr-*; gr. μικρός klein, gering) *f*: (engl.) *acromicria*; abnorme Kleinheit der Akren u. des Skelettsystems (kleines Gesicht, kleine Hände, Verkürzung u. Verschmälerung der Knochen) als Sympt. eines Mangels an STH* (hypophysäre Störung); häufig mit Minderbegabung (s. Intelligenzstörung).

Akro|par|ästhesie (Akr-*; Par-*; -ästhesie*) *f*: (engl.) *acroparesthesia*; Parästhesie* (insbes. Kribbel- u. Taubheitsgefühl) im Bereich der Akren (Hände u. Zehen); **Vork.:** v. a. bei Polyneuropathie*, seltener bei vasomotorisch-trophischer Dysregulation des vegetativen Nervensystems*.

Akro|phobie (Akr-*; Phobie*) *f*: (engl.) *acrophobia*; Höhenphobie; Bez. für phobische Angst vor Höhe; **Vork.:** bei isoliertem Auftreten spezifische Phobie*; auch im Kontext einer Agoraphobie* (dann i. d. R. verbunden mit Angst* vor der Angst; die auch verwendete Bez. Bathophobie, betont den Aspekt der Angst vor dem Blick in die Tiefe; **Ther.:** Verhaltenstherapie* (v. a. Konfrontation).

Akro|zyanose (Akr-*; gr. κυάνεος schwarzblau, schwärzlich; -osis*) *f*: (engl.) *acrocyanosis*; periphere Zyanose mit blauroter Verfärbung der Haut an den Akren bei Umgebungstemperaturen <18 °C; **Vork.:** meist bei jungen Frauen, oft familiär gehäuft, mit spontaner Rückbildungstendenz nach einigen Jahren; relativ häufiges Vork. im Rahmen einer Anorexia* nervosa; Wiederauftritt in der Menopause möglich; **Urs.:** möglicherweise neurohormonale Regulationsstörung; Erweiterung des subpapillären Venenplexus bei max. Verengung der Arteriolen.

AKT: Abk. für **A**lters*-**K**onzentrations-**T**est.

Aktion (lat. actio Handlung) *f*: (engl.) *action*; s. Veränderungsmodell, transtheoretisches.

Aktions|potential (lat. actio Handlung; potentia Fähigkeit) *n*: (engl.) *action potential*; Abk. AP; vorübergehende Änderung des Membranpotentials einer erregbaren Zelle, die für jede Zellart (z. B. Nerven- od. Muskelzelle) immer gleichförmig u. nach dem Alles-oder-Nichts-Gesetz verläuft; tritt auf, sobald nach Einwirkung eines überschwelligen Reizes (s. Reizschwelle) das sog. Schwellenpotential erreicht wird u. besteht aus der **Depolarisationsphase** mit Anstieg des (negativen) Membranpotentials innerhalb von ca. 0,1 ms durch schnellen Na^+-Einstrom in die Zelle auf bis +60 mV u. der **Repolarisationsphase** inf. Zunahme der K^+-Leitfähigkeit bis zur Wiederherstellung des Ruhemembranpotentials.

Aktion T4 (lat. actio Handlung; T4: Ort der Planung: Berlin, Tiergartenstraße 4) *f*: (engl.) *Action*

A

T4; in Deutschland 1939–1941 von den Nationalsozialisten zentral organisiertes Vernichtungsprogramm zur Ermordung von ca. 70 000 psychisch kranken od. geistig behinderten Menschen; für Kinder mit schweren Fehlbildungen u. bestimmten psychischen Störungen (z. B. Schizophrenie) bestand Meldepflicht.

Aktivation (lat. activus tätig, handelnd) *f*: (engl.) *activation*; Grad der Wachheit (Vigilanz*) u. Angeregtheit; s. Aktivierung, psychophysiologische.

Aktivations-Syn|these-Modell (Aktivation*; Syn-*; gr. σύνθεσις Zusammensetzung, Aufbau) *n*: (engl.) *activation synthesis model*; von J. A. Hobson u. R. McCarley (1977) entwickeltes Modell zur neurobiologischen Erklärung der Träume*; **Grundannahme:** Das Modell besagt, dass Regionen des Hirnstamms* während des REM*-Schlafs aktiviert werden, was wiederum zu einer Aktivierung des limbischen Systems* (u. a. der Amygdala u. des Hippocampus) führt. Diese interne Aktivität wird vom Gehirn in Form von Träumen synthetisiert u. interpretiert.

Aktiv|hypnose, gestufte (Aktivität*; Hyp-*; -osis*) *f*: (engl.) *stepwise active or graduated hypnotherapy*; auf E. Kretschmer (1946) zurückgehende u. von D. Langen (1967) beschriebene Induktionsmethode als Form der Hypnose*, bei welcher der Patient zunächst selbst mit Hilfe von Techniken des Autogenen* Trainings eine tiefe Entspannung herbeiführt, evtl. gefolgt von Suggestionen* durch den Psychotherapeuten od. von der Einübung lösungszentrierter Leitsätze; der selbsthypnotische Zugang (s. Selbsthypnose) steht bei dieser Vorgehensweise im Vordergrund; **Voraussetzung:** Patient sollte sich gut entspannen können; **Therapieziel:** Verbesserung der vegetativen Kontrolle; **Hinweis:** das zweigleisige Verfahren (zunächst übt Patient selbst, dann Unterstützung durch Therapeuten) ist umstritten.

Aktivierung, behaviorale (Aktivation*): (engl.) *behavioral activation*; s. Aktivitätsaufbau.

Aktivierung, prozessuale (Aktivation*): (engl.) *procedural activation*; i. w. S. Bez. für beginnende Veränderung, wenn störungsrelevante Prozesse (wie Kognitionen, Schemata) i. R. des therapeutischen Vorgehens aktiviert u. erfahrbar gemacht werden; i. e. S. allgemeiner Wirkfaktor* der Psychotherapie, nach dem Ressourcen* des Patienten (z. B. strukturiertes Handeln) durch unmittelbare u. reale Erfahrungen in der Therapie bewusst od. unbewusst aktiviert werden; **Prinzip:** beruht auf der Theorie, dass sich kognitive u. motivationale Schemata* einer Person nur ändern lassen, wenn sie real aktiviert werden, u. die Person korrigierende Erfahrungen* macht. Die Erfahrungen müssen auf verschiedenen Erlebnisebenen (emotional, motivational u. kognitiv) stattfinden; auch automatische Verhaltens- u. Erlebnisinhalte können durch prozessuale Aktivierung dem Bewusstsein zugeführt werden. **Therapieziel:** Der Patient soll sich in der Therapie i. S. seiner positiven Möglichkeiten u. Ziele verhalten. Das therapeutische Vorgehen sollte so gewählt werden, dass die Ressourcen einer Person während der therapeutischen Arbeit (implizit) aktiviert werden u. zum Tragen kommen, ohne notwendigerweise explizit thematisiert zu werden (s. Ressourcenaktivierung). Im Unterschied dazu werden bei der „inhaltlichen“ Aktivierung, die vorhandenen Ressourcen direkt angesprochen. **Anw.:** in Form von Konfrontation*, Imagination*, Deutung von Übertragungen*, Erlebnis aktivierende Rollenspiele*.

Aktivierung, psycho|physio|logische (Aktivation*): (engl.) *activation*; auch Aktivation; Bez. für durch innere od. äußere Reize hervorgerufene neuronale u. psychische Erregung*; **Sympt.:** messbare Veränderung physiologischer, meist vegetativer Parameter wie Herzfrequenz, Blutdruck u. Hautleitfähigkeit, Desynchronisierung des EEG* (Frequenzsteigerung u. Amplitudenabnahme), motorische Aktivierungssteigerung u. psychische Erregung mit Steigerung der Aufmerksamkeit* u. emotionaler Erregung (Angst*, Ärger*, Wut*, Stress*). Vgl. Arousal-Effekt.

Aktivierungs|system, behaviorales (Aktivation*) *n*: (engl.) *behavioral activation system*; s. Behavioral Activation System.

Aktivierungs|therapie (Aktivation*) *f*: **1.** (engl.) *activation therapy*; Therapie, die durch zielgerichtete, zeitlich strukturierte u. kontinuierliche Aktivitäten die noch vorhandenen körperlichen, geistigen, emotionalen u. sozialen Fähigkeiten des Patienten fördern u. erhalten soll; umfasst geistige, motorische, handwerkliche, gestalterische, musische u. soziale Aktivitäten sowie Aktivitäten* des täglichen Lebens; **Therapieziel:** Verbesserung des Wohlbefindens, Förderung der Grob- u. Feinmotorik u. Stimulation der Sinneswahrnehmungen. **2.** s. Aktivitätsaufbau.

Aktivität (lat. activus tätig, handelnd) *f*: (engl.) *activity*; Tätigkeit, Betriebsamkeit, Unternehmungsgeist; auch Bez. für das Tätigwerden, Sichbetätigen in einer bestimmten Weise u. bestimmte Handlungen; **gesteigerte** Aktivität z. B. bei ADHS*, maniformen Syndromen, Erregungszuständen, unter Alkohol- od. Stimulanzienkonsum. Vgl. Aktivitätstagebuch.

Aktivität, elektro|dermale (Aktivität*) *f*: (engl.) *electrodermal activity*; Abk. EDA; bioelektrische Veränderung der Hautleitfähigkeit; kann mit Oberflächenelektroden (z. B. an Fingerkuppen, Mittelphalanx, Thenar u. Hypothenar der Hand) kontinuierlich erfasst werden; Amplituden meist zwischen 0,01–5 μS (Mikro-Siemens); Kennwerte (s. Abb.): **1.** Hautleitfähigkeitsniveau: langsame, tonische Veränderungen; **2.** Hautleitfähigkeitsreaktion (frühere Bez. elektrodermale Reaktion): schnelle, phasische Veränderungen; **a)** spezifische Fluktuationen: von erkennbaren Reizen ausgelöst, im Organ Haut hauptsächlich auf die Schweißdrüsenaktivität zurückführbar; **b)** unspezifische Fluktuationen (frühere Bez. Spontanfluktuationen): Ent-

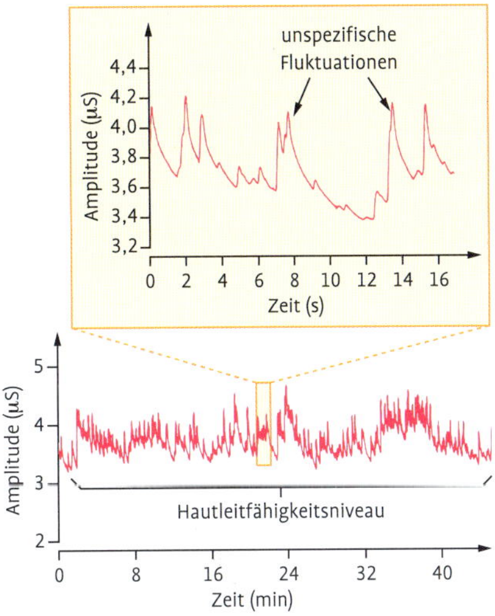

Aktivität, elektrodermale: tonische (Veränderungen des Hautleitfähigkeitsniveaus) u. phasische (unspezifische Fluktuationen) Anteile

stehung noch nicht hinreichend geklärt; **klin. Bedeutung: 1.** Psychophysiologie: wichtiges nichtinvasives Maß für die Sympathikusaktivität (s. Sympathikus), z. B. bei Angststörung häufig erhöht; Anstieg der Hautleitfähigkeit bei Konfrontation mit Stressreizen (s. Sympathikotonie); bedeutsam in Stress- u. Emotionsforschung; vgl. Lügendetektor; **2.** therap.: EDA*-Biofeedback; **3.** Schizophrenie: Erfassung von Non-Response u. Hyper-Response der Orientierungsreaktion*.

Aktivitäten des täglichen Lebens (Aktivität*) *fpl*: (engl.) *activities of daily living (Abk. ADL)*; Abk. ATL; Sammelbez. für Tätigkeiten, die der Aufrechterhaltung von Lebensfunktionen u. Erfüllung von Grundbedürfnissen od. der Befriedigung sozialer od. spiritueller Bedürfnisse dienen; können anhand verschiedener Skalen beurteilt werden: **1. ADL-Skalen:** Beurteilungsverfahren, welche die Fähigkeit zur Bewältigung des täglichen Lebens erfassen; zusammen mit psychometrischen Tests z. B. zur Frühdiagnostik von Demenz*; **2. IADL-Skalen** (engl. instrumental activities of daily living): zusätzlich Prüfung von Aktivitäten hinsichtlich eines unabhängigen Lebens wie Zubereitung von Mahlzeiten, Mit-Geld-Umgehen, Einkaufen u. Haushaltsarbeiten. Die Items betreffen z. B. Atmen, Ausscheiden, sich Bewegen, sich Sauberhalten u. Kleiden, Schlafen, Kommunizieren. Die Aktivitäten des täglichen Lebens bilden eine wesentliche Grundlage zur Feststellung der Pflegebedürftigkeit, Ableitung des individuellen Pflegeplans u. von Rehabilitationsmaßnahmen. Sie orientieren sich im Einzelfall an den Fähigkeiten, deren Einschränkungen u. Hilfebedarf, nicht am klinischen Krankheitsbild.

Aktivitäts|aufbau (Aktivität*): (engl.) *behavioral activation*; behaviorale Aktivierung; strukturierte therapeutische Maßnahmen zur Steigerung eines beobachtbaren Verhaltens, das die Wahrscheinlichkeit, kontingente positive Verstärkung* zu erfahren, erhöht; **Anw.:** zentraler Bestandteil der Verhaltenstherapie* bzw. kognitiven Verhaltenstherapie* bei Depression*, da depressives Verhalten häufig gekennzeichnet ist durch Inaktivität, Rückzugs- u. Vermeidungsverhalten (s. Verstärkerverlusttheorie); **Therapieziel:** Anzahl und Umfang positiver Aktivitäten sollen erhöht (u. ggf. belastende Aktivitäten reduziert) werden, um die Rate angenehmer Reize (Verstärker*) insgesamt zu erhöhen; **Durchführung:** zum Aufbau des Aktivitätsniveaus gehören: **1.** Beobachten u. Bewerten der Wirkung von Aktivitäten auf das Befinden; **2.** systematische Beobachtung der aktuellen Aktivitäten (z. B. Protokoll zur Selbstbeobachtung*, Wochenplan, Aktivitätstagebuch*); **3.** Identifikation potentiell verstärkender Aktivitäten; **4.** gradueller Aufbau des Aktivitätsniveaus u. Ausgewogenheit zwischen unangenehmen u. angenehmen Aktivitäten; **Wirksamkeit:** Aktivitätsaufbau wird bei Depression meist in Kombination mit weiteren verhaltenstherapeutischen Verfahren (z. B. Training* sozialer Kompetenz) od. kognitiver Therapie* angewandt. Die Wirksamkeit dieser kognitiven Verhaltenstherapie bei Depression ist in einer großen Anzahl randomisierter kontrollierter Therapiestudien belegt. Einzelne Therapievergleichsstudien zeigen zusätzlich, dass die behavioralen Therapien mit dem primären Ziel des Aktivitätsaufbaus ähnlich effektiv sind wie die komplexere kognitive Verhaltenstherapie.

Aktivitäts|plan (Aktivität*): **1.** (engl.) *activation plan*; Instrument zur Erfassung eines i. d. R. gestuften Plans von körperlichen Aktivitäten zur schrittweisen Erweiterung des Aktivitätsspielraums i. R. der Behandlung chronischer Schmerzsyndrome u. a. psychosomatischer u. organischer Erkrankungen (z. B. entzündliche Darmerkrankung, Asthma bronchiale); **2.** Instrument zur Erfassung der geplanten Aktivitäten (z. B. für die nächste Woche); vgl. Aktivitätstagebuch.

Aktivitäts|tagebuch (Aktivität*): (engl.) *activation journal*; Instrument zur Erhebung des Aktivitätsniveaus, Anleitung des Patienten zur objektivierten Selbstbeobachtung* u. zum systematischen Aktivitätsaufbau*; im Tagebuch werden sämtliche Aktivitäten des Tages bzw. der Woche festgehalten sowie situationsgebundene Angaben zu Stimmung, Gedanken u. Bewertungen, die mit dem Therapeuten besprochen werden; **Anw.:** verhaltenstherapeutische Methode i. R. der kognitiven Therapie* bzw. kognitiven Verhaltenstherapie* bei Depression*, Schmerz u. a. Indikationsbereichen. Das Aktivitätstagebuch unterstützt die realistische Bewertung u. Strukturierung des Tagesablaufs, die

A

Planung realistischer Ziele; es dient der Identifikation der Tätigkeiten, die eine Reduzierung od. Verstärkung der depressiven Gefühle bewirken u. soll den depressiven Patienten für den Zusammenhang von Verhalten u. Gefühlen sensibilisieren.

Aktivitäts- und Aufmerksamkeits|störung (Aktivität*): (engl.) *activation and attention disorder*; s. ADHS.

Akto|graphie (gr. ἀκτίς, ἀκτῖνος Strahl; -graphie*) *f*: (engl.) *actography*; Verfahren zur Erfassung u. Darstellung von Körperbewegungen mit einem elektronischen Gerät (Aktigraph), das am Körper, z. B. am Handgelenk, getragen wird; **Anw.:** z. B. zur Diagnostik von Schlafstörungen* (s. Abb.), u. a. durch Bestimmung von globaler körperlicher Aktivität, Körperbewegungen, Schlaf*-Wach-Rhythmus, Schlafmuster* u. Schlafqualität; in der Bewegungs- u. Schlafforschung*.

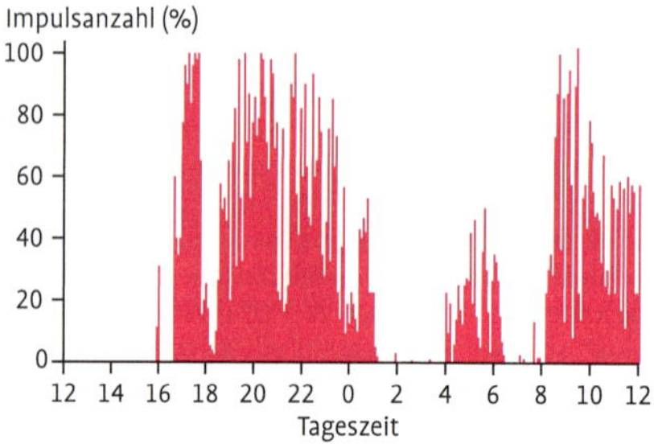

Aktographie: Beispiel für Befund bei Schlafstörungen mit Ruhephase zwischen 12 u. 16 Uhr u. Aktivitätsphase zwischen 4 u. 6 Uhr; Anzahl der gemessenen Impulse innerhalb eines Zwei-Minuten-Intervalls (in Prozent der maximal erreichbaren Impulsanzahl von 120 Impulsen pro Minute) in Abhängigkeit von der Tageszeit

Akto|metrie (gr. ἀκτίς, ἀκτῖνος Strahl; Metr-*) *f*: (engl.) *actometry*; Messung der Aktivität u. Bewegungen eines Individuums; Erfassung durch Aktographie*.

Aktual|genese (lat. actualis tätig, wirksam; -genese*) *f*: (engl.) *actual genesis*; Bez. für die Entstehung von konkretem Verhalten* bzw. Gegebenheiten zu einem best. Zeitpunkt; ursprünglich Bez. (F. Sander) aus der Gestaltpsychologie* für das Erfassen eines strukturierten Ganzen aus der Integration einzelner, undifferenzierter Eindrücke (Vorgestalten) im zeitlichen Verlauf der Wahrnehmung*; verläuft in **Phasen: 1.** Anfangsstadium: ein ungegliedertes Etwas wird mehr erahnt als gesehen; **2.** Zwischenstadium: Entstehung einer sog. labilen Vorgestalt; **3.** Endstadium: klar gegliedert erscheinende sog. Endgestalt.

Aktualisierungs|tendenz (lat. actualis tätig, wirksam; tendere strecken) *f*: (engl.) *actualization tendency*; allmähliche Vergegenwärtigung von Gedächtnisinhalten; s. Gedächtnis.

Aku|pressur (lat. acus Nadel; pressus Druck) *f*: (engl.) *acupressure*; Akupunkturpunktmassage; der Akupunktur* ähnliches Verfahren mit Stimulation von Akupunkturpunkten durch äußeren Druck, meist durch Daumen-, Finger- od. Knöchelmassage; **Anw.:** zur Selbstbehandlung od. im Rahmen der chinesischen Manualtherapie (Behandlungsform der Chinesischen Medizin mit ca. 35 versch. Manualtechniken, z. B. Pressen, Rollen, Zwirbeln, Reiben, Walken, Klopfen); **Wirksamkeit:** Vorliegen von Metaanalysen von Vergleichsstudien bei chronischer Insomnie. Vgl. CAM; Komplementärmedizin.

Aku|punktur (lat. acus Nadel; pungere stechen) *f*: (engl.) *acupuncture*; aus der TCM* stammende Therapiemethode, bei der an charakterist. Punkten der Körperoberfläche an Meridianen entlang Akupunkturnadeln unterschiedlich tief eingestochen werden, wodurch „energetische Störungen" innerhalb des Organismus ausgeglichen bzw. einzelne Organsysteme angeregt od. gedämpft werden sollen; die TCM unterscheidet ca. 360 Hauptakupunkturpunkte. Klassische Akupunktur setzt eine an TCM orientierte Diagn. u. Vorstellung von Krankheit voraus; neuere Interpretationen verstehen Akupunktur als lokalen Reiz mit reflexiver Wirkung entspr. neurophysiol. Grundlagen. **Anw.:** häufig bei Schmerzerkrankungen u. zur Beeinflussung funktioneller od. psychovegetativer Komponenten chronischer u. ausgewählter akuter Erkrankungen; **Hinweis:** Verschiedene Studien weisen auch für sog. sham acupuncture (unter Verwendung von Teleskopnadeln, die nicht die Haut penetrieren, od. Platzierung der Nadeln an nicht durch die TCM vorgegebenen Akupunkturpunkten) eine positive schmerzlösende Wirkung nach.

akut (lat. acutus scharf, bedrohlich): (engl.) *acute*; plötzlich auftretend, schnell, heftig verlaufend; Gegensatz chronisch*.

Akut|dys|tonie (akut*; Dys-*; Ton-*) *f*: (engl.) *acute dystonia*; Bez. für akut auftretende Bewegungsstörungen* mit lang anhaltenden, unwillkürlichen, tonischen Kontraktionen u. Verkrampfungen u. Fehlhaltungen der Extremitäten od. Torticollis* spasmodicus; **Urs.:** unbekannt (primäre Dystonie*); neurol. Erkrankungen mit gestörter Funktion der Basalganglien (z. B. Wilson*-Krankheit, Chorea* Huntington) u. als UAW v. a. von Neuroleptika* akut nach Behandlungsbeginn (sekundäre Dystonie; auch Frühdyskinesie*). Vgl. Dyskinesie.

AKV: Abk. für Fragebogen* zu körperbezogenen **Ä**ngsten, **K**ognitionen und **V**ermeidung.

Akzeptanz (lat. accipere annehmen was angeboten wird) *f*: (engl.) *acceptance*; vorbehaltloses Annehmen inneren Erlebens u./od. äußerer Umstände (z. B. bestimmte Personen, Situationen, Erkrankungen); kann durch Bestätigung der (eigenen) Person u. durch Methoden der Achtsamkeit*, d. h. der nicht wertenden Betrachtung, erreicht werden. Vgl. Akzeptanzstrategie; Acceptance and Commitment Therapy.

Akzeptanz|strategie (Akzeptanz*) *f*: (engl.) *acceptance strategy*; Strategie der Aufgabe von Haltungen, unlösbare Probleme lösen zu wollen, durch Annahme von Gegebenem (Akzeptanz*); Voraussetzung für den Aufbau neuer Sicht- u. Verhaltensweisen; Behandlungsprinzip der dialektisch-behavioralen Therapie* u. der Paarpsychotherapie* u. übergreifend angewendet in der Acceptance* and Commitment Therapy.

Akzeptanz- und Commitment-Therapie (Akzeptanz*) *f*: (engl.) *acceptance and commitment therapy*; s. Acceptance and Commitment Therapy.

Alarm|re|aktion (Reaktion*) *f*: (engl.) *alarm reaction*; s. Anpassungssyndrom, allgemeines; Orientierungsreaktion.

Alcohol Use Disorder Identification Test: s. AUDIT.

Aldehyd|de|hydro|genase *f*: (engl.) *aldehyde dehydrogenase*; Abk. ALDH; Oxidoreduktase der Leber, die Aldehyde zu Carbonsäuren oxidiert; wichtig u. a. zum Abbau des toxischen Acetaldehyds* zu Acetat (s. Alkohol); Isoformen: ALDH1 (Gen auf Chromosom 9) u. ALDH2 (Gen auf Chromosom 12); **klin. Bedeutung:** DNA-Sequenzvarianten im ALDH2-Gen (in Europa sehr selten) führen über Aminosäureaustausch in Enzymen zu unterschiedlicher Enzymaktivität, wodurch das Risiko für Alkoholabhängigkeit beeinflusst wird. Vgl. Acetaldehydsyndrom.

ALDH: Abk. für **Al**dehyd**d**e**h**ydrogenase*.

Aldo|steron *n*: (engl.) *aldosterone*; wichtigstes Mineralokortikoid der Nebennierenrinde, das i. R. des Renin-Angiotensin-Aldosteron-Systems den Elektrolyt- u. Wasserhaushalt reguliert u. so Blutvolumen u. Blutdruck beeinflusst; Aldosteron erhöht v. a. die Na^+-Rückresorption in den distalen Nierentubuli u. fördert die K^+- u. NH_4^+-Ausscheidung; die Sekretion wird bei Flüssigkeitsmangel u. Hyponatriämie angeregt; **klin. Bedeutung:** vermehrte Sekretion: s. Hyperaldosteronismus; verminderte Produktion: s. Addison-Krankheit; die Wirkung kann pharmak. durch Aldosteron-Antagonisten (Indikation: Aszites bei Leberzirrhose, Herzinsuffizienz, Hypertonie) blockiert werden.

Aldo|steronismus *m*: (engl.) *aldosteronism*; Hyperaldosteronismus*.

Alertness (engl. Aufmerksamkeit): Aufmerksamkeitsaktivierung*.

A|lexie (A-*; gr. λέγειν lesen) *f*: s. Dyslexie.

A|lexi|thymie (A-*; gr. λέγειν lesen; θυμός Gefühl) *f*: (engl.) *alexithymia*; Unvermögen, Gefühle hinreichend wahrzunehmen u. zu beschreiben; konkretistischer, faktischer Denkstil; Alexithymie kann Persönlichkeitsmerkmal* sein, das u. U. durch psychische Störungen* verstärkt wird; **Epidemiol.:** 5–10 % der Erwachsenenbevölkerung (Bundesrepublik Deutschland), m : w = 2 : 1, bei Patienten mit psychiatrischen u. psychosomatischen Erkrankungen: Prävalenz 20–30 %; **Urs.:** **1.** (lerntheoretisch) frühe Defizite im Erlernen der zwischenmenschlichen Affektkommunikation; **2.** (psychodynamisch) Unterdrückung konflikthafter Emotionen; **3.** sekundäre Alexithymie als Folge eines Traumas* od. schwerer Belastungsreaktion; **Sympt.:** geringer Leidensdruck*, erst bei zusätzlichen psychischen Störungen od. erheblichen psychosozialen Stressoren* (z. B. Scheidung) wird professionelle Hilfe in Anspruch genommen; häufig bei Patienten mit somatoformer Störung*, da Gefühle als sensorische Erregung verkannt od. Affekte abgewehrt werden (somatoforme Alexithymie); **Diagn.:** Toronto*-Alexithymie-Skala; strukturiertes Interview (Toronto-Structured Interview for Alexithymia, Abk. TSIA); **Ther.:** Psychotherapie*, v. a. Gruppenpsychotherapie* u. körperzentrierte Verfahren, welche die Affektdifferenzierung fördern; Rehabilitation bei chronifizierten psychischen Störungen mit hohem Alexithymieanteil; **Progn.:** häufig schlechtes Ansprechen auf die Therapie (meist nicht als eigene Störung behandelt, sondern als Teil anderer Störungen bzw. Problemkonstellationen, z. B. Depression od. psychosomatische Störungen); gilt als Risikofaktor für körperl. Erkrankungen, z. B. Hypertonie*; **DD:** schwere Depression*, Negativsymptomatik der Schizophrenie*, somatoforme Störung*, dissoziative Störung*.

-algie: auch -algesie; Wortteil mit der Bedeutung Schmerz, Leid; von gr. ἄλγος.

Algo|lagnie (-algie*; gr. λαγνεία Wollust) *f*: (engl.) *algolagnia*; veraltete Bez. für Lust durch Zufügen (s. Sadismus, sexueller) od. Empfangen (s. Masochismus, sexueller) von Schmerz.

Algo|pareunie (-algie*; gr. πάρευνος Bettgefährte) *f*: (engl.) *painful intercourse*; Dyspareunie*.

Algo|pathie (-algie*; -pathie*) *f*: (engl.) *algopathia*; s. Psychosyndrom, algogenes.

Algo|phobie (-algie*; Phobie*) *f*: (engl.) *algophobia, obsessive fear of pain*; krankhafte Angst vor Schmerzen*; **Vork.:** i. R. von somatoformer Störung* u. Zwangsstörung*.

Alice-im-Wunderland-Syn|drom *n*: (engl.) *Alice in Wonderland syndrome*; Wahrnehmungsverzerrung auf verschiedenen Sinnesgebieten, z. B. Mikropsie od. Makropsie; **Vork.:** s. Metamorphopsie; auch unter dem Einfluss von psychotropen Substanzen* u. während epileptischer Aura*.

Alignment (engl. alignment Orientierung, Ausrichtung): (engl.) *alignment*; Bez. für Konvergenz od. gemeinsame Ausrichtung, die natürlicherweise bei der Kommunikation* von 2 od. mehr Personen entsteht; die entstehende wechselseitige Annäherung der Kommunikationspartner ist sowohl in der Wahl der Wörter als auch in der Wahl der syntaktischen Muster zu beobachten.

Ali|memazin (INN) *n*: (engl.) *alimemazine*; obsoletes, nicht mehr im Handel befindliches Phenothiazin*; Histamin*-H_1-Rezeptoren-Blocker; früher angewendet bei Pruritus; **UAW:** v. a. Sedierung.

Alkohol *m*: (engl.) *alcohol*; Kurzbez. für Ethylalkohol (syn. Ethanol), C_2H_5OH; entsteht durch Gärung aus Mono-, Di- od. Polysacchariden u. kann aus Acetylen od. Ethen synthetisiert werden; **Verw.:** **1.** z. B. in Desinfektionsmitteln (Ethanol

A

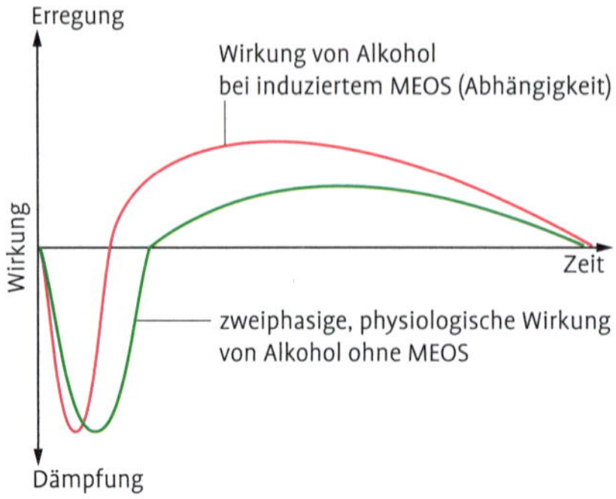

Alkohol: physiologische Wirkung von Alkohol u. Alkoholwirkung bei induziertem MEOS

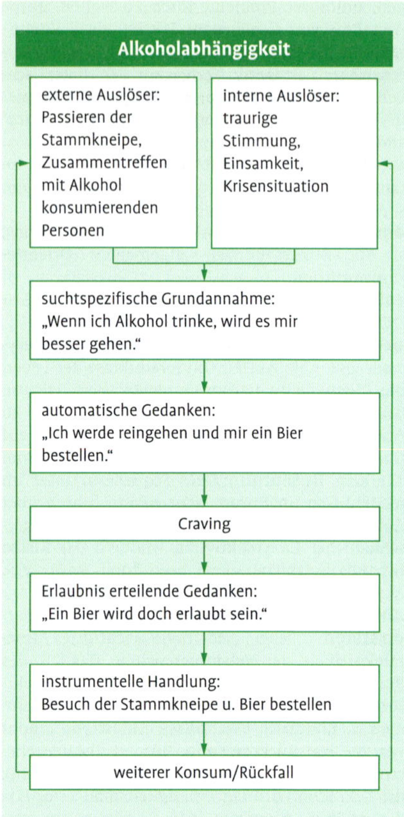

Alkoholabhängigkeit: kognitives Störungsmodell

70 Vol%, 96 Vol%), Getränken (Bier 2–6 Vol%, Wein 7–17 Vol%, Likör 30–40 Vol%, Schnaps ca. 45 Vol%, Rum 40–70 Vol%); **2.** medizinische Anw. z. B. in der Dermatologie (Einreibungen, Kühlung), als Lösungsmittel (Arzneimittel) u. zur chirurgischen Händedesinfektion; **Metabolismus:** nach oraler Aufnahme: Resorption in Magen u. Darm; Umwandlung durch die hepatische Alkoholdehydrogenase in tox. Acetaldehyd*, das durch die Aldehyddehydrogenase* zu Acetat abgebaut wird, welches über den Citratzyklus zu Wasser u. Kohlendioxid metabolisiert wird; genet. Variationen der beiden Enzyme führen zu einer unterschiedl. Verträglichkeit von Alkohol. 3–8 % werden über ein 2. System, die mischfunktionellen Oxidasen der Cytochrom-P450-Superfamilie, in den Mikrosomen abgebaut (mikrosomales Ethanol oxidierendes System, Abk. MEOS); dieses ist durch Alkohol induzierbar, d. h. bei chron. Alkoholkonsum wird Alkohol schneller abgebaut (s. Abb.; s. Toleranz, Abb. dort). Die Eliminationsgeschwindigkeit ist (außer bei sehr niedrigen Konzentrationen) vom Grad der Gewöhnung abhängig u. kann bis zum 1,5-fachen beschleunigt sein. **Wirkung:** zerebellare Sympt., psychische Sympt. (gehobene Stimmung bis zur Euphorie, Entspannung; Rausch, Aggressivität, mangelnde Einsichts- u. Steuerungsfähigkeit, in höheren Dosen Sedierung u. U. bis zu Koma u. Atemdepression; bei langjährigem Konsum u. bes. disponierten Personen Alkoholpsychose*), in geringen Konzentrationen Blutdruckanstieg, in höheren Konzentrationen Blutdruckabfall, Vasodilatation, Hyperventilation u. Zunahme der Atemfrequenz; Steigerung der Diurese; **Folgen:** alle Formen einer Substanzstörung* (z. B. Alkoholabhängigkeit*, Alkoholdelir*, Alkoholentzugssyndrom*, Alkoholintoxikation*, Alkoholmissbrauch*); **Alkoholbestimmung** erfolgt nach der ADH-Methode; Widmark-Formel zur Berechnung der Alkoholmenge im Körper. Vgl. Antabus-Syndrom; Abhängigkeit.

Alkohol|abhängigkeit: (engl.) *alcoholism, alcohol dependence*; syn. Alkoholkrankheit; sog. Alkoholismus; Bez. (ICD-10, DSM-IV) für eine Gruppe von Verhaltens-, kognitiven u. körperlichen Phänomenen, die sich nach wiederholtem Alkoholkonsum entwickeln; Form der Substanzstörungen* (ICD-10); Entwicklung einer Alkoholabhängigkeit setzt einen chronischen (d. h. in der Regel mehr als 6 Monate andauernden) übermäßigen Gebrauch voraus (bei Jugendlichen z. T. kürzere Zeitspanne). **Epidemiol.:** in Deutschland 2 Mio. Betroffene; außerdem 2,5 Mio. mit schädlichem Substanzgebrauch* (Beratungs- u. Behandlungsbedarf); **Ätiol.:** multifaktoriell; diskutiert wird ein Zusammenwirken best. genetischer (Genmutationen z. B. im Dopamin- u. Endorphinsystem u. der Alkoholdehydrogenase; in GWAS bestätigte Suszeptibilitätsgene: ADH1B-Gen, ALDH2 1-Gen, GABA-A-ß1-Gen), lerntheoretischer (Modelllernen), sozialer (begünstigende Situation in gesellschaftl. Gruppen) u. psychischer Faktoren (z. B. Krisensituationen); kognitives Störungsmodell: s. Abb.; **Kriterien:** (diagn.) s. Abhängigkeitssyndrom; **Klin.:** neben den Sympt. der Abhängigkeit z. B. Rausch* (s.

Alkoholintoxikation) u. Alkoholdelir*; Einteilung des Trinkverhaltens: **1.** nach Cloninger: **a)** Typ 1: Männer u. Frauen, i. d. R. leichtere Ausprägung, charakterisiert durch Verhaltensweisen wie harm* avoidance (Schadensvermeidung) und reward dependance (Abhängigkeit von Belohnung); **b)** Typ 2: v. a. Männer, stärkere genetische Belastung, früherer Beginn, häufig Kombination mit antisozialem Verhalten u. antisozialer Persönlichkeit; **2.** nach Babor: **a)** Typ A: späterer Beginn, weniger Risikofaktoren, weniger gravierende Folgen; **b)** Typ B: früherer Beginn, psychopathologische Symptomatik stärker ausgeprägt; **Folgen:** (sog. Alkoholfolgeschaden) **1. psychosozial:** im familiären u. berufl. Umfeld ggf. Rollenwechsel mit emotionaler Vereinsamung u. familiärer u. berufl. Desintegration (Führerscheinverlust, Abmahnung od. Verlust des Arbeitsplatzes), häufig verbunden mit sozialem Abstieg, u. ggf. zivil- u. strafrechtliche Konsequenzen; **2. somatisch:** Fast alle Organe können inf. der Alkoholabhängigkeit geschädigt werden; häufigste Alkoholfolgeerkrankungen in der Inneren Medizin: alkoholische Leberkrankheit*, chron. Pankreatitis*, Ösophagitis, Gastritis, Mallory*-Weiss-Syndrom; akute neuropsychiatrische Folgeschäden sind v. a. globale Hirnatrophie mit kognitiven Defiziten u. Alkoholpsychose* wie Alkoholdelir*, Alkoholhalluzinose*, epileptische Anfälle im Entzug u. alkoholischer Eifersuchtswahn; chron. neuropsychiatrische Alkoholfolgeerkrankungen sind v. a. alkoholbedingte Polyneuropathie*, Wernicke*-Enzephalopathie, Korsakow*-Syndrom u. alkoholische Demenz*, amotivationales Syndrom*. **Diagn.:** klin. Bild, Eigen- u. Fremdanamnese, labordiagn. GGT, MCV, Ethylglukuronid (im Harn) u. Desialotransferrin (im Serum) erhöht; **Ther.:** mehrstufig; i. d. R. stationäre qualifizierte Entzugsbehandlung* als akutmed. Maßnahme von ca. 3 Wochen Dauer mit Fokus auf Krankheitseinsicht u. Stärkung von Veränderungsmotivation u. Entwöhnung; daran anschließend (je nach Indikation) ambulante od. stationäre Rehabilitation, ambulante Psychotherapie; pharmak. Unterstützung durch Acamprosat* od. Naltrexon*; Nachsorge durch Beratungsstellen u. Einbindung in Selbsthilfegruppen (z. B. Anonyme* Alkoholiker). **Progn.:** Unter Abstinenzbedingungen wird eine partielle Regeneration des Gehirns mit verbesserter, aber i. d. R. nicht vollständiger Restitution der Denk- u. Gedächtnisfunktionen u. in den anderen Bereichen ein Sistieren der Symptomatik beobachtet. Vgl. Abhängigkeit.

Alkohol|ablehnungs|training *n*: (engl.) *alcohol rejection training*; therap. Methode i. R. der Rückfallprophylaxe* zur Erhöhung der Standfestigkeit von Alkoholabhängigen in sozialen Verführungssituationen; in Rollenspielen wird u. a. geübt, Alkoholangebote eindeutig abzulehnen u. um ein Alternativgetränk zu bitten, je nach Situation offen zur Alkoholabhängigkeit* zu stehen, einen Themenwechsel einzuleiten u. notfalls die Diskussion aktiv zu beenden.

Alkohol|de|hydrogenase *f*: (engl.) *alcohol dehydrogenase*; Abk. ADH; zinkhaltige Oxidoreduktase, die mit NAD^+ als Coenzym Alkohole zu Aldehyden oxidiert; Acetaldehyd wird durch Aldehyddehydrogenase* weiter verstoffwechselt; Isoformen ADH1–ADH7; Hemmung durch Disulfiram*; **klin. Bedeutung: 1.** 2 DNA-Sequenzvarianten des ADH1-Gens auf Chromosom 4 (Häufigkeit in Europa <1 %, bei Han-Chinesen u. Japanern ca. 30 %) führen zu unterschiedlichen Aminosäuresequenzen von ADH1 mit deutlich differenter enzymatischer Aktivität, wirken damit analog Disulfiram u. erzeugen Acetaldehydsyndrom*; resultierend: protektiver Effekt bezüglich Risiko für Alkoholabhängigkeit; **2.** labordiagnostische Verw. zur Bestimmung des Blutalkoholgehalts (ADH-Methode).

Alkohol|delir (Delir*) *n*: (engl.) *alcoholic delirium*; syn. Delirium tremens; schwere Form des Delirs*, das nach plötzlicher Unterbrechung einer chron. Zufuhr von Alkohol* meist innerhalb von Stunden bis Tagen auftritt; potentiell lebensbedrohliche akute Folge der chron. Alkoholabhängigkeit* mit psychotischer u. neurovegetativer Symptomatik; **Häufigkeit:** ca. 3–15 % der Alkoholabhängigen; **Path.:** Folge der jahrelangen Aufnahme großer Mengen Alkohol od. regelmäßiger Trinkexzesse; Auslöser ist oft ein abrupter Alkoholentzug, z. T. auch ein diskreter Abfall des Blutalkoholspiegels; Pathophysiologie: adaptive Veränderungen im Neurotransmittersystem inf. des jahrelangen Alkoholkonsums (exzitatorisch: Überaktivität des glutamatergen Systems, inhibitorisch: herunterreguliertes GABAerges System); **Klin.:** Prodromalerscheinungen entsprechen denen bei schwerem Entzugssyndrom*/Prädelir*; im Vollbild neuropsychiatrische u. autonome Sympt., insbes. Desorientierung (obligat; s. Orientierungsstörung), Bewusstseinsstörungen*, affektive Störungen*, starke psychomotorische Aktivierung, Tremor*, Symptome der halluzinatorischen Psychose (Illusionen*, taktile u. optische Halluzinationen*, Suggestibilität*), vegetative Entgleisung (Fieber, Hypertonie, Tachykardie, Hyperhidrose), in ca. 10 % der Fälle (generalisierte) epilept. Anfälle; **Kompl.:** Übergang in Koma* u. Tod inf. Kreislaufversagens; **Diagn.:** klinisches Bild, Eigen- u. Fremdanamnese; Schweregradbestimmung z. B. durch standardisierten Fragebogen Clinical Institute Withdrawal Assessment of Alcohol Scale, Revised (Abk. CIWA-Ar); **Ther.:** bei Patienten mit dem Vollbild stationäre intensivmedizinische Behandlung mit Überwachung u. Sedierung (z. B. mit Clomethiazol*, Diazepam*; cave: viele Patienten mit erhöhter Blutalkoholkonzentration aufgrund gescheiterten Selbstbehandlungsversuchs mit Alkohol), Haloperidol*, Stabilisierung der Vitalfunktionen; **Progn.:** selbstlimitierender Spontanverlauf des unbehandelten Alkoholdelirs mit sponta-

A

ner Erholung nach 5–7 Tagen; Letalität des unbehandelten Alkoholdelirs bei 15–30 %, unter optimaler Ther. (rasche Intensivbehandlung) bei 1–2 %.

Alkohol|demenz (Demenz*) *f*: (engl.) *alcoholic dementia*; alkoholische Demenz*.

Alkohol|ef|fekt, fetaler (Effektivität*) *m*: (engl.) *fetal alcohol effect*; Abk. FAE; s. Alkoholembryopathie.

Alkohol|embryo|pathie (gr. ἔμβρυον ungeborene Leibesfrucht; -pathie*) *f*: (engl.) *alcoholic embryopathy*; syn. embryofetales Alkoholsyndrom, Embryofetopathia alcoholica; durch Alkoholkonsum der Mutter während der Schwangerschaft hervorgerufene pränatale Erkrankung des Fetus; **Häufigkeit:** geschätzt 1–5 : 1000 Neugeborene; **Klin.:** mögliche Beeinträchtigungen: **1.** körperl. Entwicklung: Kleinwuchs, Untergewicht, Mikrozephalie, Fehlbildungen innerer Organe (z. B. Herzfehler), Auffälligkeiten des Genitales u. der Harnwege, Hautfalten an den Augenecken/kleine Augenöffnungen, tiefe Nasenbrücke (sog. Stupsnase)/kurze abgeflachte Nase (s. Abb.), dünne Oberlippe, kleine Rinne zwischen Nase u. Oberlippe; **2.** geistige Entwicklung: eingeschränkter Erwerb intellektueller Fähigkeiten, Lernschwierigkeiten; **3.** motorische u. statische Fähigkeiten sowie Feinmotorik: Laufen, Greifen u. Geschicklichkeit erfordernde Tätigkeiten ggf. erschwert, Einzelfähigkeiten wie Trinken, Essen, Stuhlgang od. Sprechen ggf. betroffen; **4.** psychische u. emotionale Entwicklung: mangelnde Ausgeglichenheit, Stimmungsschwankungen; **5.** Entwicklung des sozialen Verhaltens: Probleme bei der Anpassung an neue Situationen u. Umgebungen, Verhaltensauffälligkeiten, Aufmerksamkeitsdefizite, Hyperaktivität; **Einteilung:** in Schweregrade I–III; leichte u. inkomplette Formen, bei denen nicht alle für die Diagnose des FAS geforderten Hauptmerkmale (Kleinwuchs, spezifische Anomalien, Fehlfunktion des ZNS) vorliegen, werden häufig als fetaler Alkoholeffekt (Abk. FAE) bezeichnet.

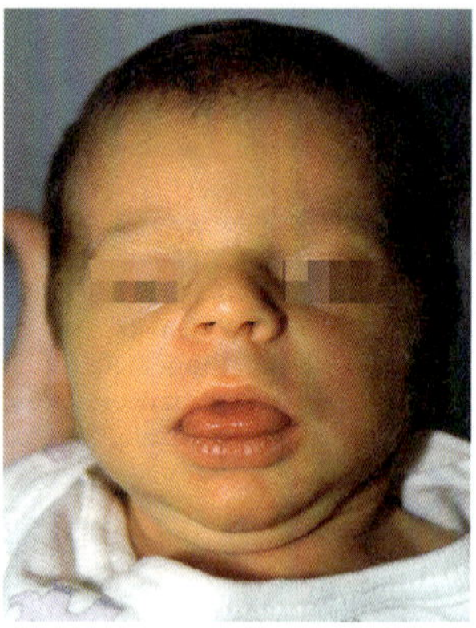

Alkoholembryopathie: typische Fazies mit breitem, kurzem Nasenrücken, kurzen Lidspalten, verstrichenem hohem Philtrum, schmalem Lippenrot u. Mandibularhypoplasie [9]

Alkohol|entzug: (engl.) *alcoholic withdrawal*; Vorenthaltung von Alkohol bei Alkoholabhängigkeit*; der komplizierte Alkoholentzug (schwerer Entzug mit epileptischem Anfall*, Halluzinose*, Alkoholdelir*) bedarf einer Pharmakotherapie, bei mittel- bis schwergradigem Alkoholentzugssyndrom* mit Clomethiazol* (v. a. in deutschsprachigen Ländern) od. Benzodiazepinen* (insbes. langwirksame Substanzen wie Diazepam*; v. a. in angloamerikan. Ländern); bei deliranten u. halluzinatorischen Syndromen häufig zusätzlich Neuroleptika*. Zusätzlich ist es wichtig, dem Patienten ausreichend Ruhe zu ermöglichen, emotionale Unterstützung anzubieten u. normale Flüssigkeits- u. Nahrungszufuhr zu gewährleisten. Metabol. Entgleisungen müssen diagnostiziert u. substituiert werden.

Alkohol|entzugs|syn|drom *n*: (engl.) *alcoholic withdrawal syndrome*; Symptomgruppe von physischen u. psychischen Störungen, die nach Beendigung od. Reduzierung eines schweren u. anhaltenden Konsums von Alkohol* auftritt; zu den Substanzstörungen* gehörendes Störungsbild (ICD-10); **Path.:** Auslöser: Unterbrechung der Alkoholzufuhr bei Vorliegen einer Alkoholabhängigkeit*; diskrete Zeichen schon bei abfallendem Blutalkoholspiegel; wesentl. Faktor sind die gegenregulierenden neurobiol. Veränderungen bei langjährigem Alkoholkonsum (Überaktivität des glutamatergen Systems, herunterreguliertes GABAerges System). **Sympt.:** typische Symptomatik: **1.** gastrointestinal: Übelkeit, Diarrhö*; **2.** kardiovaskulär: Tachykardie*, Hypertonie; **3.** vegetativ: Hyperhidrose*, Schlafstörungen*, Gesichtsrötung, Mydriasis*; **4.** somatisch: feinschlägiger Tremor*, Artikulationsstörungen*; **5.** psychisch: Agitiertheit*, Angst*, Depression*; cave: komplizierte Formen mit Alkoholdelir*, epileptischen Anfällen*; **Verlauf:** Beginn i. d. R. 4–12 Std. nach Absetzen des Alkohols, stärkste Ausprägung nach 24–48 Std.; Ende meist nach 4–5 Tagen; **Diagn.:** klinisches Bild, Eigen- u. Fremdanamnese; **Ther.:** Überwachung der Vitalparameter; Labor: Überwachung von Blutzucker u. Kreatinkinase; Schwerpunkt Pharmakotherapie: Clomethiazol*/Clonidin*, Carbamazepin*, Oxcarbazepin, Benzodiazepine*, Neuroleptika* bei psychot. Sympt., Vitamin B1 (Thiamin) als Prophylaxe einer Wernicke*-Enzephalopathie, ggf. Vollelektrolytlösungen, Magnesium, Beta*-Rezeptoren-Blocker bei nicht sistierender Tachykardie. Vgl. Entzugssyndrom.

Alkohol|exzess *m*: **1.** (engl.) *binge drinking*; intensiver Alkoholkonsum, meist innerhalb eines definierten Zeitraums; **Kriterien: a)** nach National Institute on Alcohol and Alcohol Abuse (Abk. NIAAA): Blutalkoholkonzentration >0,8 ‰ (entspricht bei Erwachsenen dem Konsum von ca. 60 g Reinalkohol in 2 Std.); **b)** nach M. A. Schuckit: Zeitraum (i. d. R. 2–3 Tage), in dem eine Person wiederholt Alkohol bis zur Intoxikation konsumiert u. dabei übliche Aktivitäten od. Verpflichtungen nicht mehr erfülllt bzw. erfüllen kann. Vgl. Alkoholintoxikation. **2.** umgangssprachl. Bez. für eine Vielzahl exzessiver Konsumformen, z. B. Kampftrinken, bewusstes Rauschtrinken mit ≥5 alkoholischen Getränken bei einer Gelegenheit.

Alkohol|folge|schaden: (engl.) *alcoholic secondary damage*; s. Alkoholabhängigkeit.

Alkohol|halluzinose (lat. alucinari geistesabwesend sein; -osis*) *f*: (engl.) *alcohol hallucinosis*; seltene, meist nach Alkoholexzess* i. R. einer chron. Alkoholabhängigkeit* auftretende symptomat. Psychose; **Klin.:** Angst, Verfolgungsideen, lebhafte akust. (beschimpfende), selten optische od. taktile Halluzinationen* bei ungestörtem Bewusstsein; i. d. R. keine Ich-Störungen od. Beeinträchtigungen der Affektivität; im Unterschied zu Störungen aus dem schizophrenen Formenkreis sehr selten formale Denkstörungen; in Abgrenzung zum Alkoholdelir* keine vegetativen Begleiterscheinungen od. Orientierungsstörungen; **Ther.:** Akuttherapie mit hochpotenten Neuroleptika* (z. B. Haloperidol*); keine Dauermedikation; **Progn.:** unter Alkoholabstinenz gut, bei wiederholtem Rückfall hohes Rezidivrisiko.

Alkoholiker|persönlichkeit, prä|disponierende: (engl.) *predisposing alcoholic*; Bez. für einen früher fälschlich als bedingend angesehenen Faktor für die Entwicklung einer Alkoholabhängigkeit*; in neueren Studien (z. B. Collaborative Study on Genetics in Alcoholism, Abk. COGA) konnte kein spezifisches Persönlichkeitsmerkmal* nachgewiesen werden, das unweigerlich zu exzessivem Konsum führt. Vgl. Faktoren, prädisponierende; Suchtpersönlichkeit.

Alkohol|in|toxikation (Intoxikation*) *f*: (engl.) *alcoholic intoxication*; syn. Ethanolintoxikation; Form der Substanzstörungen* (ICD-10); Vergiftung durch übermäßigen Alkoholkonsum; die zugeführte Alkoholmenge kann je nach Toleranzlage sehr unterschiedlich sein; allgemein gilt eine Blutalkoholkonzentration >5 ‰ als letal. **Epidemiol.:** Beispiel: Die Notaufnahmen von 10–20-Jährigen aufgrund akuter Alkoholintoxikation nahmen in Deutschland von ca. 9 500 (2000) auf ca. 26 400 (2009) zu. **Sympt.:** abhängig von Blutalkoholkonzentration (s. Tab.); Verhaltensstörung (Kontrollverlust, Enthemmung), neurol. Sympt. (Koordinations-* u. Artikulationsstörungen*, Gedächtnisstörungen* als sog. Filmriss od. Blackout, Ausfall der Schutzreflexe), Bewusstseinsstörungen* (Somnolenz*, Stupor*, Koma*), Atemdepression, Unterkühlung; **Kompl.:** u. a. epilept. Anfall, Koma; **Ther.:** intensivmed. Überwachung u. Ther. (Aktivkohle nicht wirksam); evtl. Magenspülung (cave: Aspiration); bei Erregungszustand: Haloperidol; cave: Entzugsdelir*. Vgl. Alkoholabhängigkeit; Methanolintoxikation; Rausch, pathologischer.

Alkoholintoxikation
Symptome einer (Ethyl-)Alkoholintoxikation

Blutkonzentration (‰)	Symptome
0,3	Gangstörungen, Hauttemperatur erhöht
0,4	beginnende Gesichtsfeldeinschränkung, Enthemmung, Logorrhö
0,5	Romberg-Versuch positiv, psychomotorische Erregung; Grenze der Fahrtüchtigkeit (Ordnungswidrigkeitsgrenze nach Straßenverkehrsordnung)
0,6	beginnende Sprachstörungen, Konzentrations- und Merkfähigkeitsstörungen, Kerntemperatur erniedrigt
0,7	leichter Nystagmus, Hyperventilation
1,0	moderater Rausch, Hypoglykämie
1,4	starker Rausch
2,0	anterograde Amnesie (sog. Filmriss), narkotische Wirkung (Koma)
4,0–5,0	letal für an Alkohol nicht Gewöhnte

Alkoholismus *m*: (engl.) *alcoholism*; s. Alkoholabhängigkeit.

Alkohol|konsum, kon|trollierter *m*: (engl.) *controlled consumption of alcohol*; s. Trinken, kontrolliertes.

Alkohol|konsum, riskanter *m*: (engl.) *riskful consumption of alcohol*; Muster des riskanten Substanzgebrauchs* von Alkohol*, bei dem auf längere Sicht (i. d. R. mehrere Jahre) mit physischen u./od. psychischen Schäden zu rechnen ist, falls das Konsummuster persistiert; unterschiedl. Grenzwerte existieren: riskanter Alkoholkonsum nach Bundeszentrale für gesundheitliche Aufklärung definiert als 20–40 g reiner Alkohol pro Tag für Frauen u. 30–60 g reiner Alkohol pro Tag für Männer; WHO definiert als Grenze für gesundheitliche Schäden 40 g reiner Alkohol pro Tag für Frauen u. 60 g reiner Alkohol pro Tag für Männer. Vgl. Substanzgebrauch, schädlicher; Substanzstörungen.

Alkohol|krankheit: (engl.) *alcohol disease*; s. Alkoholabhängigkeit.

Alkohol|leber|syn|drom *n*: (engl.) *alcoholic liver syndrome*; s. Leberkrankheit, alkoholische.

Alkohol|miss|brauch: (engl.) *alcohol abuse*; Form der Substanzstörungen* (DSM-IV); nach ICD-10 schädlicher Substanzgebrauch* von Alkohol*. Vgl. Alkoholabhängigkeit.

Alkohol|psychose (Psych-*; -osis*) *f*: (engl.) *alcohol psychosis*; bei akutem od. chronischem Alkoholkonsum bzw. nach dessen Absetzen auftretende Psychose; **Formen: 1.** sog. Alkoholparanoia (spez. Eifersuchtswahn) bei chronischem Konsum; **2.** i. R. einer Wernicke*-Enzephalopathie bei chronischem Konsum (z. B. Verwirrtheit*); **3.** i. R. eines Korsakow*-Syndroms bei chronischem Konsum (Gedächtnisstörungen*, Desorientierung); **4.** i. R. eines pathologischen Rauschs* inf. Alkoholunverträglichkeit (z. B. Halluzinationen*, Illusionen*, Aggressivität*, psychomotorische Erregung); **5.** i. R. eines Alkoholdelirs* im Alkoholentzug* (z. B. vorwiegend optische Halluzinationen*, Desorientierung, Bewusstseinsstörungen*); **6.** i. R. einer Alkoholhalluzinose* auch in längeren Abstinenzphasen (meist akustische Halluzinationen*).

Alkohol|syn|drom, embryo|fetales *n*: (engl.) *fetal alcohol syndrome (Abk. FAS)*; Alkoholembryopathie*.

Alkohol|toleranz (Toleranz*) *f*: (engl.) *alcohol tolerance*; Bez. für die zunehmende Gewöhnung an Alkohol i. R. einer Abhängigkeitsentwicklung (s. Alkoholabhängigkeit), wobei dessen Wirkung durch die wiederholte od. chron. Einnahme in einer best. Zeitspanne abnimmt; als Folge sind immer höhere Dosen notwendig, um die gleiche Wirkung zu erzielen. **Urs.:** Enzyminduktion der Alkohol abbauenden Enzyme sowie neurobiologische Veränderungen (veränderte Rezeptoren-Dichte bzw. Rezeptoren-Ansprechbarkeit beteiligter Transmittersysteme) inf. des chron. Konsums. Vgl. Toleranz.

Allele (gr. ἀλλήλων gegenseitig, zueinandergehörig) *n pl*: (engl.) *allel(e)s, allelomorphs*; syn. Allelomorphe; interpersonell variable Ausprägungen der DNA-Sequenz auf dem Genom od. eines genetischen Markers*; es können 2 Varianten eines einzelnen Basenpaares vorliegen (SNP; s. Polymorphismus); häufig treten jedoch Serien multipler Allele auf, die je nach Größe u. Nukleotidfolge in der DNA 3 u. mehr unterscheidbare Phänotypen hervorrufen können. Ein Individuum mit diploidem Chromosomensatz kann nie mehr als 2 Gene haben, die zueinander im Verhältnis der Allelie stehen (es kommt zu unterschiedl. Ausprägungen am selben Genort auf beiden Chromosomen). Von einem Allelenpaar eines Elternteils wird immer nur ein Allel an dasselbe Kind weitergegeben (Ausnahme: Chromosomenaberrationen*). **Klin. Bedeutung:** Allele in codierenden Bereichen der DNA (Gene) können sich in unterschiedlichen Aminosäuresequenzen des resultierenden Proteins ausdrücken. Resultierender Aminosäurenaustausch kann ursächlich, beeinflussend od. modifizierend zu unterschiedlichen Ausprägungen von Merkmalen od. Krankheiten (z. B. früh beginnende Alzheimer-Krankheit durch Mutationen im APP-Gen) beitragen.

Alles-oder-nichts-Denken: (engl.) *all-or-none thinking*; s. Denken, dichotomes.

Allgemein|bevölkerungs|studie: (engl.) *general population study*; Studie, die Personen aus der Allgemeinbevölkerung untersucht u. damit die Gesamtbevölkerung besser repräsentiert als klinische Studien*, die sich häufig auf Patienten beschränken, die eine bestimmte Gesundheitseinrichtung in Anspruch nehmen; **Anw.:** z. B. um Verbreitung u. Ätiologie* einer Störung u. die ökonomische Wichtigkeit von Einflussfaktoren zu untersuchen. Vgl. Epidemiologie; Risiko, populationsattributables.

Allgemeine De|pressions|skala (Depression*; Skala*) *f*: (engl.) *general depression scale*; Abk. ADS; psychol. Selbstbeurteilungsverfahren, welches das Vorhandensein u. das Ausmaß depressiver Symptome (s. Depressivität) erfragt; umfasst 20 Merkmale, z. B. depressiver Affekt, körperl. Beschwerden, motorische Hemmung, negative Denkmuster; deutschsprachige adaptierte Version der Center for Epidemiological Studies Depression Scale (Abk. CES-D); als Kurzform (Abk. ADS-K) mit 15 Merkmalen; **Anw.:** v. a. als Screening-Verfahren, bei Stichproben (gesunde Erwachsene) u. epidemiol. Untersuchungen; **Testdauer:** 5 Minuten. Vgl. Depression.

Allgemeiner Deutscher Sprach|test *m*: Abk. ADST; Fremdbeurteilungsverfahren zur Erfassung sprachlicher Leistungen auf den Ebenen Textverstehen, Wortschatz, Wortbildung, Satzgrammatik, Laut-Buchstabe-Koordination einschließlich Rechtschreibung sowie Betonung u. Aussprache einschließlich Zeichensetzung; auf jeder Sprachebene werden die Fertigkeiten Hören, Sprechen, Lesen u. Schreiben erfasst; insgesamt 24 Untertests (i. d. R. 10 Items) in 3 Testteilen A (Lese- u. Schreibfertigkeiten), B (sprachliche Fertigkeiten beim Hören), C (Fertigkeiten beim Sprechen); als Gruppentest anwendbar; **Anw.:** im 3.–10. Schuljahr (8–17 Jahre) aller Schultypen; zur Erstellung eines Leistungsprofils, Aufdeckung spezifischer Leistungsdefizite, Planung von Fördermaßnahmen; **Testdauer:** Testteil A: 90 Minuten, B: 45 Minuten, C: 45–90 Minuten. Vgl. Sprache.

Allianz, therapeutische *f*: (engl.) *therapeutic alliance*; s. Arbeitsbündnis.

Alliteration (Ad-*; lat. littera Buchstabe) *n*: (engl.) *alliteration*; Form der formalen Denkstörung* mit Wiederholung konsonantischer Laute am Wortbeginn bei benachbarten Wörtern; **Vork.:** bei Schizophrenie* u. bipolarer Psychose*. Vgl. Klangassoziation.

Allo-: Wortteil mit der Bedeutung anders (beschaffen), verschieden; von gr. ἄλλος.

Allo|cortex (Allo-*; Cortex*) *m*: (engl.) *allocortex*; stammesgeschichtlich alte Areale des zerebralen Kortex* mit gegenüber dem Isocortex* einfacherem u. atypischem zytoarchitektonischem Aufbau; umfasst **Palaeocortex** (ältester Anteil, an der basalen Oberfläche, bildet mit dem Bulbus olfactorius u. der Riechbahn das Rhinencephalon) u. **Archicortex** (an der medialen Hemispärenwand gelegene stammesgeschichtlich alte Bezirke mit nur 3-schichtiger Lamination, umfasst Hippocampusformation, s. Hippocampus u. Area subcallosa).

Allo|dyn<u>i</u>e (Allo-*; -odynie*) *f*: (engl.) *allodynia*; gesteigerte Schmerzempfindlichkeit, bei der Schmerz* bereits durch einen normalerweise nicht schmerzhaften Reiz* (z. B. wiederholte leichte Berührung) ausgelöst wird; **Vork.:** z. B. bei inkompletter peripherer Nervenverletzung, Thalamusläsion (s. Thalamus).

Al|lokati<u>o</u>n (Allo-*; lat. lọcus Ort, Stelle) *f*: (engl.) *allocation*; Instrument des zielorientierten Managements zur Qualitäts- u. Kostensteuerung durch rationale Zuweisung von Geld- u. Sachmitteln sowie insbes. von medizinischen Versorgungsleistungen zur Sicherstellung einer systemkonformen rationellen Regelversorgung unter Vermeidung von Fehl-, Unter- u. Überversorgung (z. B. überflüssige Doppelleistungen). Unter dem Aspekt möglicher Kosteneinsparungen ist die Allokation eine Strategie, medizinische Leistungen sektoren- u. trägerübergreifend konzeptionell aufeinander abzustimmen, strukturell zu verzahnen u. zu intensivieren. **Allokationsebenen:** Typologisch werden i. R. der Rationalisierung u. Rationierung medizinischer Versorgungsleistungen im Gesundheitswesen 3 Allokationsebenen unterschieden: **1.** Makroebene: Gesellschaft; Gesundheitssystem versus nichtmedizinische Subsysteme; **2.** Mesoebene: Sektoren der medizinischen Versorgung; **3.** Mikroebene: Individuum; Patienten, Versicherte; **Allokationsproblematik:** Komplex an systemimmanenten Fragen u. Problemstellungen einer optimierten, bedarfsorientierten bzw. gerechten Verteilung begrenzter Ressourcen für die medizinische Versorgung im Hinblick auf Effektivität, Effizienz, Qualität u. Ethik; **Fehlallokation:** äußert sich im Gesundheitswesen z. B. in unzweckmäßiger Prioritätensetzung, Fehlindikation, Verschleppung, Zeitverzögerungen, ineffizienter Patientenplatzierung; wesentliche Ursachen sind Steuerungs- u. Koordinationsprobleme, Informationsdefizite, Konkurrenzsituationen bei sektoren- u. trägerübergreifenden Maßnahmen zur Prävention, Diagnostik, Kuration, Rehabilitation sowie Reintegration.

Allo|mnes<u>i</u>e (Allo-*; -mnese*) *f*: (engl.) *allomnesia*; Paramnesie*.

Allo|st<u>a</u>se (Allo-*; gr. στάσις Stillstand, Stauung) *f*: (engl.) *allostasis*; Fähigkeit von Organismen, Stabilität u. Gleichgewicht (Homöostase*) durch Veränderung (i. e. S. eine kurzfristige Anpassungsreaktion*, die anschließend wieder zum anfänglichen Gleichgewicht zurückführt) zu erreichen; bedeutsamer Mechanismus zur Stressanpassung bei externen u. internen Stressoren ohne organismische Schädigung; Anpassungsreaktion betrifft v. a. vegetatives Nervensystem, Hypothalamus-Hypophysen-Nebennierenrindensystem, kardiovaskuläres System, metabolisches u. immunologisches System; **allostatische Last** resultiert aus wiederholten Zyklen der Allostase u. der Kumulation negativer Folgen gehäufter Stressreaktionen*: Folgen der Überforderung u. Schädigung des Körpers durch chronischen Stress* mit schädlichen Langzeiteffekten u. langfristiger Dysfunktion in den physiologischen Anpassungssystemen; **klin. Bedeutung:** hohe allostatische Last trägt bei zur Entstehung von Arteriosklerose, Depression, chronischem Müdigkeitssyndrom, Fibromyalgiesyndrom u. Burnout-Syndrom sowie zur Chronifizierung von affektiven Störungen.

Alltags|kompetenz (Kompetenz*) *f*: (engl.) *everyday competence*; Fähigkeit, den Anforderungen des Alltags (Ernährung, Hygiene, Kommunikation, Mobilität u. a.) gewachsen zu sein u. die Aktivitäten* des täglichen Lebens selbständig, unabhängig u. eigenverantwortlich zu erfüllen; kann bei chronischen Erkrankungen mit zunehmender Einschränkung der Selbstversorgungsmöglichkeit, psychischen Störungen (z. B. schwerer Depression*, akuter u. chronischer Psychose*, Demenz*), Abhängigkeit* von Alkohol od. Drogen u. Entwicklungsdefiziten* aufgrund von Behinderung od. Erziehungsdefizit beeinträchtigt sein.

Alltags|wirksamkeit: s. Effectiveness.

Allylnor|morph<u>i</u>n *n*: (engl.) *allylnormorphine*; Nalorphin*.

A|log<u>i</u>e (A-*; -log*) *f*: (engl.) *alogia*; Bez. für Unvermögen, grammatikalisch richtige u. in sich logische Sätze zu bilden; **Vork.:** bei Aphasie*, schwerer Psychose*, Intelligenzstörung*.

Alpha-Adreno|rezept<u>o</u>ren-Blocker (Ad-*; Ren-*; Rezeptoren*): (engl.) *alpha-adrenergic receptor blocker*; Alpha*-Rezeptoren-Blocker.

Alpha-Block<u>a</u>de *f*: (engl.) *alpha-blocking*; Frequenzänderung im EEG* beim Übergang von Entspannung zu Aufmerksamkeit, z. B. dem Öffnen der Augen. Der Proband befindet sich vor dem Öffnen der Augen in entspanntem, wachem Zustand; Alpha-Wellen, die den Grundrhythmus des EEG darstellen, verschwinden u. Beta-Wellen treten auf. Auch bildliche Vorstellungen bei geschlossenen Augen können zu einer Alpha-Blockade führen. **Klin. Bedeutung:** Eine verminderte Alpha-Blockade lässt sich bei reduzierter Vigilanz* u. herabgesetzter Aufmerksamkeit beobachten. Auch Erkrankungen (z. B. ADHS*) u. Arzneimittel (z. B. Benzodiazepine*) gehen mit einer Störung der Alpha-Blockade einher.

Alpha-Blocker: (engl.) *alpha blockers*; Alpha*-Rezeptoren-Blocker.

Alpha-Fehler: (engl.) *alpha error*; s. Fehler.

Alpha-Lip<u>o</u>n|säure: (engl.) *alpha-lipon acid*; Liponsäure*.

Alpha-Methyl|para|tyros<u>i</u>n *n*: (engl.) *alpha-methylparatyrosin*; reversibler Inhibitor der Tyrosinhydroxylase*, wird zur Reduktion der Katecholaminkonzentration im ZNS (Katecholamindepletion) verwendet. Vgl. Katecholamine.

Alpha-Methyl|phen|ethyl|am<u>i</u>n *n*: (engl.) *alphamethylphenethylamine*; s. Amphetamin.

Alpha-Re|zeptoren (Rezeptoren*) *m pl*: (engl.) *alpha receptors*; s. Rezeptoren, adrenerge.

Alpha-Re|zeptoren-Blocker (Rezeptoren*): (engl.) *alpha-receptor blockers*; syn. Alpha-Blocker, Alpha-Adrenorezeptoren-Blocker, Alpha-Sympatholytika; Arzneimittel, welche die Neurotransmitter Noradrenalin* u. Adrenalin* an den zellulären Alpha-Rezeptoren (s. Rezeptoren, adrenerge) des jeweiligen Erfolgsorgans kompetitiv hemmen; **Wirkung:** vasodilatierend u. antihypertensiv; **Einteilung:** **1.** nichtselektive Alpha-Rezeptoren-Blocker (Alpha-1- u. Alpha-2-Rezeptoren-Blocker): z. B. Phenoxybenzamin*; **2.** alpha-1-selektive Alpha-Rezeptoren-Blocker: z. B. Tamsulosin*, Prazosin*; **Kontraind.:** schwere zerebrovaskuläre Erkrankungen (nur nichtselektive Alpha-Rezeptoren-Blocker), Herzinsuffizienz.

Alpha-Risiko: (engl.) *alpha risk*; s. Fehler.

Alpha-Sympatho|lytika (Sympath-*; Lys-*) *n pl*: (engl.) *alpha-sympatholytics*; Alpha*-Rezeptoren-Blocker.

Alpha-Synuklein *n*: (engl.) *alpha synuclein*; lösliches Protein im Gehirn, das die Dopamin-Ausschüttung in Synapsen reguliert; Abbau wird durch Ubiquitin* gefördert; **klin. Bedeutung:** Vork. in fehlgefalteter, nicht abbaubarer Form bei Parkinson*-Syndrom u. spezifischen Formen der Demenz (v. a. Lewy*-Körperchen-Demenz), vermehrte Bildung bei spezifischen Genmutationen bei Parkinson-Syndrom; in beiden Fällen Aggregation (Polymerisierung) u. Entstehung von Einschlusskörperchen u. Neurofibrillen.

Alpha-Wellen: (engl.) *alpha waves*; s. EEG.

Alpr|azolam (INN) *n*: (engl.) *alprazolame*; mittellang wirksames Benzodiazepin*; **Ind.:** Angst*- u. Panikstörung*; **Kontraind.:** akute Intoxikation mit Alkohol, Schlafmittel, Analgetika od. Psychopharmaka, Myasthenia gravis, akutes Engwinkelglaukom, spinale u. zerebelläre Ataxie; ambulante Verschreibung bei vorbekannter Abhängigkeitsanamnese; **Wechselwirkungen:** Erhöhung der Plasmaspiegel von Desipramin, Imipramin u. Fluvoxamin (hier wurde ein Anstieg von 100 % beobachtet); bei Kombination mit Ketoconazol, Ritonavir od. anderen CYP3A4-Hemmern Anstieg der Plasmaspiegel mit stärkerer Sedierung; bei Kombination mit Digoxin Anstieg der Plasmaspiegel von Digoxin; **UAW:** Schläfrigkeit, herabgesetztes Reaktionsvermögen, Sinnestäuschungen, gedämpfte Emotionen, anterograde Amnesie*; v. a. bei älteren Patienten ggf. paradoxe Reaktionen; aufgrund der Wirkung auf das vegetative Nervensystem auch Appetitstörungen, Harnverhaltung od. unfreiwilliger Harnabgang; **Hinweis:** evtl. höheres Abhängigkeitspotential als vergleichbare Präparate.

Al|prosta|dil *n*: (engl.) *alprostadil*; s. Prostaglandine.

Alp|traum: (engl.) *nightmare*; syn. Angsttraum; meist in der zweiten Nachthälfte auftretender, Angst erregender Traum, der zum Erwachen führt; Form der Parasomnie*; i. d. R. sofortige Erinnerung an Trauminhalt u. rasche (Re-)Orientierung nach Erwachen (im Gegensatz zu Pavor* nocturnus); **Vork.:** **1.** ca. 10–50 % der Kinder zwischen 2 u. 6 Jahren; **2.** bei Erwachsenen: v. a. nach psych. Trauma*, bei Depression* od. pharmak. induziert (Beta*-Rezeptoren-Blocker, Sedativa*, Schlafmittel*, Amphetamin*, katecholaminerge Arzneimittel, Neuroleptika*, Antidepressiva*), bei Entzug von Barbituraten u. Alkohol ggf. sog. REM-Schlaf-Rebound mit Alpträumen; ggf. Alptraumstörung*. Vgl. Schlafstörungen.

Alp|traum|störung: (engl.) *nightmare disorder*; Bez. (ICD-10) für nichtorganische Schlafstörung* mit rezidivierenden Alpträumen*; **Diagn.:** Polysomnographie*: abruptes Aufwachen aus einer Phase des REM*-Schlafs; deutlicher Leidensdruck, Ausschluss organischer od. pharmakologischer Ursache; **Ther.:** Verhaltenstherapie* zur Stressbewältigung. Vgl. Parasomnie.

ALS: Abk. für **a**myotrophische **L**ateral**s**klerose*.

Als-ob-Spiel: kindliches Symbolspiel*.

Alter: (engl.) *age*; kalendarisch Lebensjahre, die Personen (bisher) gelebt haben; gesellschaftlich (häufig defizitorientiert) definierte Phase innerhalb einer Lebensspanne; Dreiteilung des Lebenslaufes in Vorbereitungsphase (Kindheit u. Jugend), Aktivitätsphase (junges u. mittleres Erwachsenenalter) u. Ruhestandsphase (Alter). Aufgrund der insgesamt deutlich gestiegenen Lebenserwartung differenzieren sich Altersbilder aus (in kultureller, geschlechtsspezifischer, gesundheitlicher u. sozialer Hinsicht). Damit gehen unterschiedliche Aktivitäts- u. Beteiligungsniveaus einher. **Altersstereotypen:** **1.** Negative Altersstereotypen beinhalten eine zwangsläufige Verknüpfung der Lebensphase Alter z. B. mit schlechter Gesundheit, fehlender geistiger u. körperlicher Beweglichkeit, Hilfsbedürftigkeit, Passivität* od. finanzieller Unsicherheit u. führen u. a. zu Altersdiskriminierung. **2.** Positive Altersstereotypen betonen v. a. die wirtschaftliche Potenz, Mobilität, Kompetenz u. Aktivität der sog. jungen Alten od. die Lebenserfahrung, Altersweisheit u. Gelassenheit älterer Menschen.

Alteration (lat. alterare anders machen) *f*: **1.** (engl.) *alteration*; (psychol.) Bez. für starke Gemütserregung; **2.** persistierende Alteration: schizophrenes Residuum*.

Altern: (engl.) *aging*; Seneszenz; degenerativer biol. Prozess, der mit zunehmendem Lebensalter zu psychischen u. physischen Abnutzungserscheinungen führt u. meist zwischen 50. u. 65. Lebensjahr beginnt (Eugerie); Differenz zwischen sog. chronologischem (entspricht Geburtsurkunde) u. biol. Lebensalter (entspricht Körperfunktion u./od. intellektueller Leistung) beeinflussen v. a. sozioökonomische Bedingungen (v. a. Beruf, Lebensweise u. Ernährung), genet. Konstitution, emotionaler Umgang mit Problemen (Coping), langdauernde Kontamination mit Schadstoffen (kann zu Akkumulation u. funktioneller Stoffwechselveränderung führen), chronische Erkrankungen; **Sonderformen: 1.** Progerie: genetisch bedingtes Altern vor dem 20. Lebensjahr; **2.** Proterogerie: exogen verursachtes Altern vor dem 50. Lebensjahr; **3.** Diatrigerie: genetisch bedingtes verzögertes Altern nach dem 65. Lebensjahr; **Folgen:** geringere Hormonproduktion (z. B. Altershypothyreose, Altershypogonadismus), oxidativ geschädigte Enzyme, evtl. Verlangsamung geistiger Funktionen, bei beeinträchtigtem Arbeitsgedächtnis Vergesslichkeit, evtl. soziale Isolation*, Verarmung, depressive Stimmung, verminderte Wasserspeicherung im Gewebe (mit evtl. Abnahme der Körperlänge), reduzierte Regenerationsfähigkeit, Elastizitätsverlust der Haut (Altershaut), spröde Knochen (Osteoporose), nachlassende Leistungsfähigkeit der inneren Organe, Nerven, Muskeln, Sinnesorgane, z. B. der Augen, des Gehörs (Presbyakusis*). Vgl. Lebensabschnitte.

Alternativ|hypo|these (lat. alternans abwechselnd; Hypothese*) *f*: (engl.) *alternative hypothesis*; s. Hypothese.

Alternativ|psychose (lat. alternans abwechselnd; Psych-*; -osis*) *f*: (engl.) *alternative psychosis*; sog. Normalisierungspsychose; während des anfallfreien Intervalls auftretende psychot. Sympt. bei Epilepsie*, getriggert durch intensive antiepileptische Pharmakotherapie; **Ther.:** Aussetzen od. Reduzieren der Antiepileptika*; Umstellen auf anderes Präparat; evtl. Gabe von Neuroleptika*; Ultima Ratio Elektrokrampftherapie*.

Alters|de|pression (Depression*) *f*: (engl.) *involutional depression*; senile Depression*.

Alters|gehirn: (engl.) *senile brain*; Gehirn im normalen Senium mit atrophischen Veränderungen v. a. aufgrund des Verlusts von Nervenzellen (ab 20. Lebensjahr ca. 20 000 pro Tag), verbunden mit relativer Flüssigkeitszunahme (s. Abb.); **Histologie:** u. a. Amyloidplaques*, Neurofibrillen*. Vgl. Hirnatrophie.

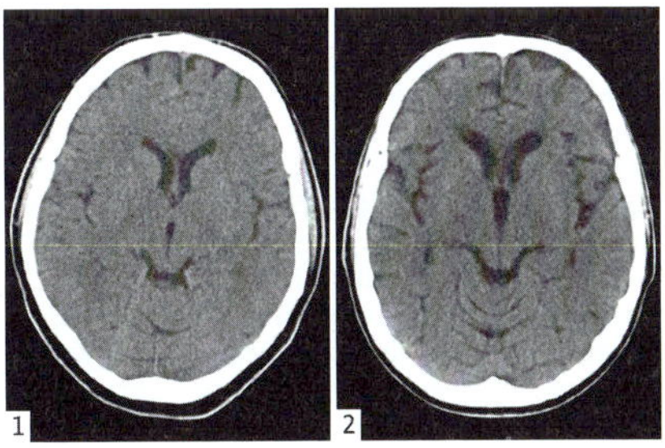

Altersgehirn: kranielles CT; 1: 42-jährige Frau; 2: 70-jähriger Mann [3]

Alters|hypo|gonadismus des Mannes (Hyp-*; gr. γονή Zeugung, Geschlecht; ἀδήν Drüse) *m*: (engl.) *late onset hypogonadism (Abk. LOH)*; sog. Wechseljahre des Mannes, veraltet PADAM; Testosteronmangelsyndrom beim alternden Mann (Konz. des Gesamt-Testosterons* im Serum <8 nmol/l bzw. 230 ng/dl) inf. eines allmähl. einsetzenden Rückgangs der Testosteronproduktion u. LH*-Ausschüttung; **Sympt.:** Beginn 45.–60. Lebensjahr; vegetative Labilität, Neigung zu depressiver Verstimmung, Nachlassen der Leistungsfähigkeit, Abgeschlagenheit, Müdigkeit, Gewichtszunahme, Abnahme der Muskelmasse u. Knochendichte, Libido- u. Potenzschwäche; spermatogene Aktivität der Hoden bleibt bis ins hohe Alter erhalten. **Diagn.:** laborchemisch durch Bestimmung der Testosteron- u. LH-Konzentration im Blut; **Ther.:** Hormonersatztherapie (Testosteronsubstitution) u. psychol. stützende Maßnahmen, z. B. (Paar-)Beratung, bei sexuellen Funktionsstörungen ggf. Sexualpsychotherapie*. Vgl. Klimakterium.

Alters-Kon|zentrations-Test (Konzentration*) *m*: (engl.) *concentration test in the elderly*; Abk. AKT; sprachunabhängiges Fremdbeurteilungsverfahren zur Messung von Konzentrationsfähigkeit u. Vigilanz* bei älteren Menschen; eine gezeigte Figur soll in einer Reihe ähnlicher Figuren erkannt u. markiert werden; erfasst werden die benötigte Zeit, Anzahl richtig durchgestrichener Zeichen sowie Anzahl u. Art der Fehler; **Anw.:** z. B. Demenzdiagnostik (s. Demenz); Wirkungsstudien von Arzneimitteln u. kognitiven Trainingsprogrammen; auch bei Sprachstörungen* (z. B. Aphasie, Dysarthrie); bei Erwachsenen von 55–100 Jahren; **Testdauer:** ca. 5 Minuten.

Alters|para|noid (paranoid*) *n*: (engl.) *paranoia of the elderly*; paranoides Syndrom mit gesteigertem Misstrauen*, Verfolgungswahn* u. Beeinträchtigungsideen* mit Beginn nach dem 60. Lebensjahr; wird verstärkt durch Einsamkeit, Isolation, Immobilität* u. Sinnesbeeinträchtigungen (z. B. Schwerhörigkeit).

Alters|psychose (Psych-*; -osis*) *f*: (engl.) *psychosis in the elderly*; Bez. für Form der Psychose* mit Beginn nach dem 60. Lebensjahr.

Alters|re|gression (Regression*) *f*: (engl.) *regression in the elderly*; schrittweise Rückführung in Situationen, die in der Vergangenheit, insbes. in Kindheit u. Jugend, liegen, u. a. zum Aufsuchen von Ressourcen* od. zur Bearbeitung von traumatischen Erlebnissen; z. B. in Hypnose.

Alters|schwerhörigkeit: (engl.) *presbycusis*; s. Presbyakusis.

Alters|sichtigkeit: (engl.) *presbyopia*; s. Akkommodationsstörungen.

Alters|stufen: (engl.) *age level*; s. Lebensabschnitte (Tab. dort).

Alters|vergesslichkeit: (engl.) *senile forgetfulness*; Nachlassen der Gedächtnisleistungen aufgrund der physiologischen Alterung des Gehirns (Abbau von Nervenzellen u. der Plastizität; s. Altersgehirn); normalphysiologisches Kennzeichen des Alterns*, schließt die spätere Entwicklung einer Demenz* aber nicht aus; betrifft v. a. Arbeitsgedächtnis*, episodisches Gedächtnis* u. neue gelernte Gedächtnisinhalte (sog. kognitive Mechanik),

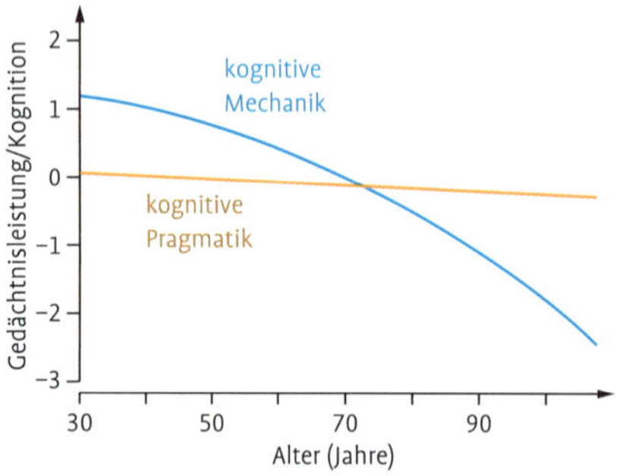

Altersvergesslichkeit Abb. 1: Altersgradienten im Erwachsenenalter für 2 exemplarische Aufgabentypen

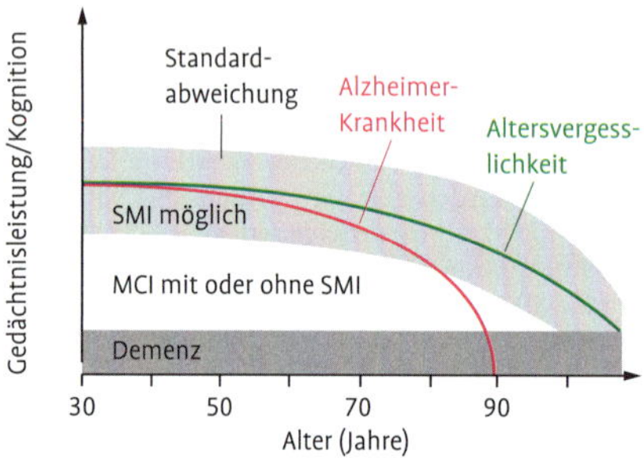

Altersvergesslichkeit Abb. 2: Gedächtnis u. Kognition im Alter: gesundes u. pathologisches Altern; SMI: subjective memory impairment, subjektive Gedächtnisstörung; MCI: mild cognitive impairment, leichte kognitive Störung

nicht langfristige Gedächtnisbestände (wie semantisches Gedächtnis*, sog. kognitive Pragmatik, kristalline Intelligenz); s. Abb. 1; **Urs.: 1.** altersbedingte Hirnatrophie, insbes. Abnahme des Hippocampusvolumens u. des (v. a. dorsolateralen) Präfrontalhirns; s. Gehirn, alterndes; **2.** Abnahme der Dichte von Dendriten, der langen Faserbahnen (Substantia alba) u. der Konnektivität* zwischen den Hirnarealen; **3.** kumulative Schädigungen durch oxidativen Stress*, Erschöpfung von Reparatur-Mechanismen (s. Telomerase); **4.** Veränderung (v. a. Reduktion) in der Genexpression*; **5.** Funktionsminderung der Mitochondrien in den zerebralen Nervenzellen; **DD:** beginnende Demenz (s. Alzheimer-Krankheit, Tab. dort); SMI, MCI (s. Abb. 2).

Alt|gedächtnis: (engl.) *remote memory*; informationstheoretische Modellvorstellung für einen Teilbereich des Langzeitgedächtnisses*, aus dem langfristig gespeicherte Bewusstseinsinhalte, Kenntnisse od. Fertigkeiten (häufig Jahre zurückliegende, bis in die frühe Kindheit zurückgehende Gedächtnisinhalte) durch retrograde Prozesse wieder abgerufen werden können. Die Inhalte des Altgedächtnis müssen nicht bewusst im Gedächtnis* gehalten werden u. sind theoretisch von unbegrenzter Kapazität u. Behaltensdauer. Das Altgedächtnis beinhaltet: **1.** explizites, deklaratives Wissen (bewusst, verbalisierbar), das im episodischen Gedächtnis (Erinnerung an Ereignisse des persönlichen u. öffentlichen Lebens, kontextabhängig; „erlebt") und im semantischen Gedächtnis (allgemeine Kenntnisse, Faktenwissen, Bildung, kontextunabhängig; „erlernt ") gespeichert ist; **2.** implizites bzw. nichtdeklaratives Wissen (unbewusst, nicht verbalisierbar), das im prozeduralen Gedächtnis (motorische Fertigkeiten Wahrnehmungs-, Denk- u. Handlungsroutinen, konditionierte Abläufe, Priming*, Erwartungen; „geübt") abgelegt ist. Die im Altgedächtnis konsolidierten Engramme* setzen sich aus Informationen verschiedener Sinnesmodalitäten zusammen u. sind untereinander verknüpft, weshalb es mitunter ausreicht, einzelne Schemata zu aktivieren, um die Gedächtnisinhalte abzurufen. **Störungen:** s. Altgedächtnisstörung.

Alt|gedächtnis|störung: (engl.) *remote memory disorder*; Form der Gedächtnisstörung* mit Gedächtnisdefiziten, die weiter zurückliegende Engramme*, d. h. gespeicherte Informationen, die Tage bis Wochen zurückliegen, betreffen.

Altman Self-Rating Mania Scale (engl. self rating scale Selbstbestimmungsskala; -manie*): Abk. ASRM; Selbstbeurteilungsverfahren zur Erfassung des Vorhandenseins u. des Schweregrads manischer Symptome; umfasst 5 Items (z. B. gehobene Stimmung, Schlaf); Zustimmung erfolgt auf 5-stufiger Skala; **Anw.:** bei Manien*; bei Erwachsenen ab 18 Jahren. Vgl. Young Mania Rating Scale; Manie-Selbstbeurteilungsskala; Internal State Scale.

Altruịsmus (lat. alter der Andere) *m*: (engl.) *altruism*; Selbstlosigkeit; ethische Einstellung, die uneigennützig auf das Wohl Anderer ausgerichtet ist; Gegenteil von Egoismus*.

Alumịnium *n*: (engl.) *aluminum*; Symbol Al; zur Borgruppe gehörendes 3-wertiges, neurotoxisch wirkendes Metall; Verw. der Al-Salze u. deren Lösungen v. a. als Adstringenzien (z. B. Al-Acetat, essigsaure Tonerde) u. Antiseptika; schädigende Wirkung auf zahlreiche zentralnervöse Prozesse v. a. durch oxidierte Form Al^{3+}, z. B. Beeinträchtigung von LTP* bei längerfristiger Einwirkung; **klin. Bedeutung: 1.** starke Anreicherung im Trinkwasser (z. B. unfallbedingt) führt zu nachhaltiger Reduzierung von Konzentrations- u. Gedächtnisleistungen; **2.** ggf. Risikofaktor für Alzheimer-Krankheit: erhöhtes Krankheitsrisiko bei langfristig erhöhter Aluminium-Konzentration im Trinkwasser (Berichte aus z. B. Kanada, Frankreich).

Alzheimer-Impfung: (engl.) *Alzheimer's vaccination*; s. Beta-Amyloid-Immuntherapie.

Alzheimer-Krankheit: (engl.) *Alzheimer's disease*; syn. Demenz vom Alzheimer-Typ (Abk. DAT); primär degenerative Hirnerkrankung mit progredienter Demenz*; häufigste Urs. einer Demenz (mehr als zwei Drittel aller Demenzen); auch Mischfor-

Alzheimer-Krankheit
Unterschiede zwischen Demenz bei Alzheimer-Krankheit und durchschnittlicher Altersvergesslichkeit

Kriterium	Alzheimer-Krankheit	durchschnittliche Altersvergesslichkeit
Progredienz	über Monate bis Jahre deutlich zunehmend	allenfalls geringfügig zunehmend
Vergessen oder Verlegen von Gegenständen	häufig; betrifft oft wichtige Gegenstände (Portemonnaie, Ausweis); Wiederfinden mühsam, oft an unüblichen Plätzen	gelegentlich; betrifft oft eher unwichtige Dinge (z. B. Verlegen der Brille); meist rasches Wiederfinden an üblichen Plätzen
Vergessen von Ereignissen	betrifft wichtige Ereignisse; Erinnerung auch durch Konzentration und intensives Überlegen nicht möglich	Vergessen nur von Teilen und Einzelheiten, Erinnerung durch Konzentration und intensives Nachdenken häufig doch möglich
Nutzung von externen Gedächtnishilfen (z. B. Notizzettel)	im Verlauf immer weniger möglich	meist möglich
zusätzliche Störungen	häufig; z. B. von Denk- und Urteilsvermögen, Orientierung, Geschicklichkeit, Antrieb, Aufmerksamkeit	in der Regel keine

men mit vaskulärer Demenz* möglich; **Epidemiol.:** Beginn meist nach dem 65. Lebensjahr (Spätform: late onset Alzheimer's disease, Abk. LOAD); seltener vor dem 65. Lebensjahr (Frühform: early onset Alzheimer's disease, Abk. EOAD; <1 % der Betroffenen); bei Frauen insgesamt doppelt so häufig wie bei Männern (resultiert z. T. aus der höheren Lebenserwartung); **Häufigkeit:** (Deutschland, 2010) ca. 750 000; Prävalenz steigt mit dem Alter deutlich (Schätzungen auf der Grundlage europäischer Bevölkerungsstudien): 65-Jährige ca. 3 % (Frauen), ca. 6 % (Männer); 90–95-Jährige ca. 28 % (Frauen), ca. 20 % (Männer); **Ätiol.:** **1.** EOAD: bei 40 % familiär, autosomal-dominant erbl., meist durch einzelne kausale Mutation in einem von 3 Genen hervorgerufen: Präsenilin*-1-Gen (Genlocus 14q24.3), Präsenilin-2-Gen (Genlocus 1q31-q42) od. Amyloid*-Precursor-Protein-Gen (Genlocus 21q21); **2.** LOAD: multifaktorielle Genese, u. a. DNA-Sequenzvariationen in den Genen für Apo*-E, CR1*, Clustrin, PICALM (Abk. für engl. phosphatidylinositol binding clathrin assembly protein), BIN1 (Abk. für engl. bridging integrator); s. Genetik, psychiatrische (Tab. dort); weitere Risikofaktoren: hohes Alter, niedriges Bildungsniveau, Hypertonie, Bewegungsarmut, Depression, Diabetes mellitus Typ 2, Dyslipidämie, familiäre Belastung, wiederholtes Schädelhirntrauma, bestimmte Ernährungsfaktoren (gesättigte Fettsäuren, rotes, fettes Fleisch), Nicotinkonsum, exzessiver Alkoholkonsum, Microbleeds, Herzinfarkt, Schlaganfall; **Pathol.:** über 20 Jahre vor Auftreten des Demenz-Syndroms neuropathologischer Verlauf mit vermehrter Bildung bzw. verminderter Ausfuhr von Beta*-Amyloid (s. Amyloidkaskade); **1.** (histol.) extrazelluläre Ablagerung von Beta-Amyloid; neuritische Degeneration mit Synapsen- u. Nervenzellverlust; intrazelluläre Neurofibrillen*; biochem. Anhäufung der Amyloidplaques vermutlich Folge einer Störung des kortikalen cholinergen Systems in Form einer Verminderung der Cholinacetyltransferase* (reduzierte Acetylcholinsynthese); **2.** (makroskop.) Hirnatrophie (v. a. fronto-temporale u. parieto-okzipitale Hirnrinde, Hippocampus*, Area* entorhinalis); **Klin.:** initial subjektive Gedächtnisstörung (meist ohne objektivierbare Defizite), dann objektivierbare Gedächtnisstörung* zunächst ohne Einschränkung im Alltag, später mit Funktionsstörung im Alltag (Demenzsyndrom), Wortfindungsstörungen*, Reizbarkeit, Aggressivität*, Stimmungslabilität, Ängstlichkeit, Depression*; im weiteren Verlauf zunehmende intellektuelle Defizite, Unruhe*, Desorientierung, Verkennungen, Wahn*, Halluzinationen*, Tag-Nacht-Umkehr, Agnosie*, Apraxie*, Persönlichkeitsveränderung, Pflegebedürftigkeit; **Diagn.:** **1.** (klin.) Schweregradbestimmung durch Mini*-Mental-Status-Test, Demenz*-Test, Psychometrie*, neurol. Untersuchung: selten diskrete extrapyramidale Symptome* od. Pyramidenbahnzeichen*, Koordinationsstörungen*, Stereotypie*, Automatismus*, Tremor, Rigor, diskrete Spastik; **2.** (apparativ) unspezif. od. normales EEG, in kranialer CT bzw. MRT innere u. äußere Hirnatrophie, in PET typ. parietale Hirnstoffwechselstörungszeichen; **3.** (laborchem.) Liquordiagnostik: Amyloid*-Peptid Aβ42/Aβ40-Quotient erniedrigt bei erhöhtem Wert für Tau*-Protein bzw. Phospho-Tau; **Ther.:** **1.** (pharmak.) Cholinesterase*-Hemmer (z. B. Donepezil*, Rivastigmin*, Galantamin) u. Glutamat*-Modulatoren (Memantin*); **2.** (nicht pharmak.) z. B. kognitiv-aktivierende Verfahren, z. B. computergestütztes Hirnleistungstraining*, Tagesstrukturierung, Ergotherapie bzw. Beschäftigung, Selbsterhaltungstherapie*, Musiktherapie, Sport, Physiotherapie, Validationstherapie*; fortschreitend Pflege u. Dauerüberwachung mit Schutz u. Sicherung, evtl. Pflegschaft bzw. gesetzliche Betreuung (Vorsorgevollmacht); **DD:** Altersvergesslichkeit (s. Tab.), Demenz anderer Ätiol., z. B. subkortikale arteriosklerotische Enzephalopathie*, Creutzfeldt*-Jakob-Krankheit, Pick*-Krankheit, zerebrale Durchblutungsstörung; Hydrozephalus*, Hypothyreose* od. Cobalaminmangel (als kausal zu therapierende Erkrankung).

Alzheimer's Disease and Related Disorders Association: Abk. ADRDA; s. NINCDS-ADRDA-Kriterien.

Alzheimer's Disease Assessment Scale: Abk. ADAS; Fremdbeurteilungsverfahren zur Beurteilung des Schweregrads dementieller Symptome; umfasst 3 Testteile: **1.** Alzheimer's Disease Assessment Scale-Cognitive Subscale (Abk. ADAS-COG): änderungssensitive Subskala für kognitive Leistungen; aktiver Testteil; umfasst 11 Items (z. B Wortgedächtnis, Benennen, Wortfindung, Sprachkompetenz, geometrisches Zeichnen, Verstehen); Summenwerte variieren zwischen 0 (gesund) u. 70 (maximale Symptomausprägung); **2.** Interview (evtl. auch einer Pflege-/Bezugsperson) zu affektiven, motorischen u. psychotischen Symptomen; **3.** Verhaltensbeobachtung während der Untersuchung, z. B. Konzentration u. Ablenkbarkeit, Kooperation, Wortfindungsstörungen*; **Anw.:** bei erwachsenen Patienten mit dementiellen Symptomen (s. Alzheimer-Krankheit; Demenz) versch. Ursache; ADAS-COG v. a. zur Schweregradmessung der kognitiven Defizite bei Alzheimer-Krankheit, geeignet für mehrfache Änderungsmessungen; u. a. Grundlage für Messung der Wirksamkeit in klinischen Studien zu Antidementiva*: mittlerer therapeutischer Effekt eines zugelassenen Antidementivums (Differenz zu Placebo nach 8 Wochen): ca. 4 Skalenwerte; **Testdauer:** ca. 45 Minuten.

Alzheimer's Disease Diagnostic and Treatment Centers: s. ADDTC.

Aman|tadin (INN) *n*: (engl.) *amantadine*; Antiparkinsonmittel* u. Virostatikum* gegen Influenza-Virus Typ A; **Wirkung:** dopaminerg durch erhöhte Freisetzung u. verminderte Wiederaufnahme von Dopamin in Speichervesikel, nicht kompetitive Hemmung von NMDA*-Rezeptoren v. a. in den Basalganglien* (NMDA*-Rezeptor-Antagonist); **Ind.:** Parkinson*-Syndrom, meist in späteren Krankheitsstadien zusätzlich zur bestehenden Ther. zur Verbesserung von Hauptsymptomen wie Bewegungslosigkeit u. Starre; Prophylaxe u. Therapie der Influenza; **Kontraind.:** Delir*, Erregungszustände, therapieresistente Epilepsie*, Psychose*; **Wechselwirkungen:** Anticholinergika*, Levodopa, Neuroleptika*, Alkohol, Diuretika; **UAW:** gelegentlich Übelkeit, Harnretention bei Prostatahyperplasie, Ataxie*, Tremor, selten psychische Störungen; cave: bei hoher Dosierung bei alten, multimorbiden Patienten Gefahr von Delir u. psychotischer Episoden; **Hinweis:** mögliche antidepressive Wirkung bei Untergruppen von Patienten mit therapieresistenter Depression (kleinere unkontrollierte Studien).

Amaurose, hysterische (gr. ἀμαυρός dunkel; -osis*) *f*: (engl.) *hysterical blindness*; s. Blindheit, funktionelle.

Ambiguität (lat. ambiguitas Zweideutigkeit, Doppelsinn) *f*: (engl.) *ambiguity*; Doppel- od. Mehrdeutigkeit von u. a. Informationen, Zeichen, Verhalten; im Bereich der Wahrnehmung* Bez. für multistabile (meist visuelle) Wahrnehmungen mit spontan wechselnder, alternierender Interpretation des Perzeptes*; z. B. Vexierbilder, Kippfiguren: Necker-Würfel (s. Abb. 1), Penrose-Dreieck (s. Abb. 2). Vgl. Ambiguitätstoleranz; Täuschung, visuelle.

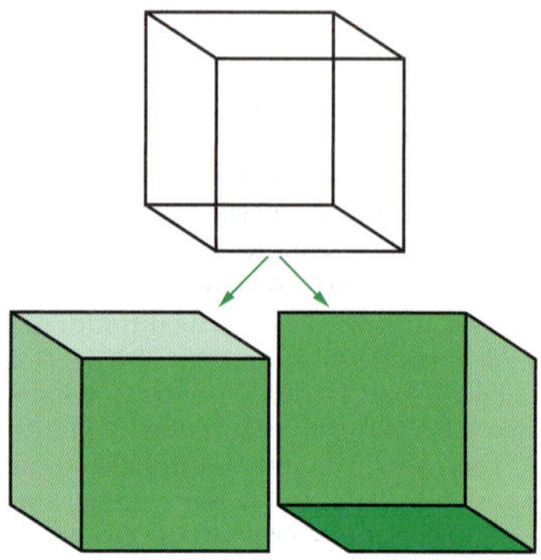

Ambiguität Abb. 1: Necker-Würfel mit 2 Interpretationsmöglichkeiten

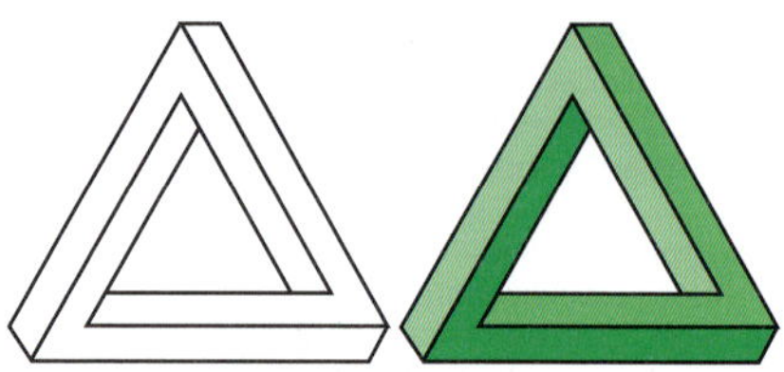

Ambiguität Abb. 2: Penrose-Dreieck mit Interpretationshilfe

Ambiguitäts|toleranz (Ambiguität*; Toleranz*) *f*: (engl.) *ambiguity tolerance*; Bez. (Frenkel-Brunswick, 1949) für Persönlichkeitsmerkmal*, welches das Ausmaß beschreibt, in dem Mehrdeutigkeit u. Widersprüchlichkeit in sozialen Interaktionen* als bedrohlich empfunden werden u. mit negativer Befindlichkeit einhergehen (Fähigkeit, Ambiguität* auszuhalten u. angemessen zu bewältigen); Konzept bezog sich ursprünglich auf psychoanalyt. Verständnis von Ambivalenz*; wurde darüber hinausgehend auch auf Bereiche sozialer u. interpersoneller Wahrnehmung*, kognitiver Stile* u. Einstellungssysteme generalisiert u. weiterentwickelt (Norton, 1975; Furnham, 1995) u. auch bipolar definiert (ambiguitätstolerant versus ambiguitätsintolerant). Vorstellungen von Ambiguitäts(in)toleranz beeinflussten z. B. die Dissonanztheorie (Festinger, 1959; s. Dissonanz, kognitive) od. die Balancetheorien* (Heider, 1958).

Ambi|sexualität (lat. ambo beidseitig; Sexual-*) *f*: (engl.) *(am)bisexuality*; s. Bisexualität.

Ambi|tendenz (lat. ambo beidseitig; tendere strecken) *f*: (engl.) *ambitendency*; Bez. (Bleuler) für Ambivalenz* des Wollens mit gleichzeitigem Vorhandensein von gegensätzlichen Intentionen*, Impulsen* u. Antrieben*; kann zu Entschlussunfähigkeit, Abbruch einer Handlung od. psychomotorischer Starre führen; **Vork.:** v. a. bei Schizophrenie*, auch bei schweren affektiven Störungen*.

Ambi|valenz (lat. ambo beidseitig; Valenz*) *f*: (engl.) *ambivalence*; gleichzeitiges Bestehen gegensätzlicher Strebungen, Handlungen u. Gefühle gegenüber einem Objekt, u. U. mit der Folge einer Handlungsunfähigkeit; **Vork.:** als normale Erlebensweise ohne pathol. Bedeutung (Sich-Nicht-Entscheiden-Können) in einem Kontinuum zu Grundkonflikten z. B. nach psychoanalytischen Konzepten; pathol. u. a. bei Schizophrenie in der Systematisierung nach M. Bleuler. Vgl. Ambitendenz.

Ambi|valenz|konflikt (lat. ambo beidseitig; Valenz*; Konflikt*) *m*: **1.** (engl.) *ambivalence conflict*; (psychoanalyt.) Abwehrkonflikt, bei dem unvereinbare Motivationen versch. psychischer Subsysteme bestehen, z. B. durch widersprüchliche Regungen zwischen Unbewusstsein u. Bewusstsein od. den Instanzen Es*, Ich* u. Über*-Ich; nach Freud stellen unbewusste intrapsychische Konflikte die Urs. neurotischer Störungen dar; heute geht man davon aus, dass diese nur bei entsprechender Anfälligkeit od. Strukturschwächen der Persönlichkeit eine schädigende Wirkung haben u. grundsätzlich als normal zu betrachten sind. **2.** s. Konflikt, intrapsychischer.

Ambi|valenz|management (lat. ambo beidseitig; Valenz*) *n*: (engl.) *ambivalence management*; i. e. S. Prozess i. R. sexueller Funktionsstörungen* zur Regulation von Nähe u. Distanz in der Partnerschaft; i. w. S. Strategien im Umgang mit ambivalenten Situationen (z. B. Entscheidungsprobleme bei Vorliegen zweier od. mehrerer Möglichkeiten).

Ambly|opie, zerebrale (gr. ἀμβλύς stumpf, schwach; Op-*) *f*: (engl.) *amblyopia*; permanente Schwachsichtigkeit bis vollständiger Verlust des Sehens eines Auges (selten beider Augen) in definiertem Gesichtsfeldbereich od. gesamtem Gesichtsfeld* ohne erkennbare organische Ursache; normale Sehschärfe* kann trotz optischer Korrektur nicht erreicht werden; **Urs.:** zerebrale Fehlentwicklung des Sehsystems während der Kindheit; fehlerhafte Ausbildung entsprechender Hirnbahnen durch Nichtgebrauch eines schwächeren Auges u. organische Veränderungen, insbes. im Corpus geniculatum laterale, wahrscheinlich auch an Netzhaut u. Sehnerven.

Ambulanz, psych|otherapeutische (lat. ambulare hin u. her gehen) *f*: (engl.) *out patient clinic for psychological intervention*; Ambulanz zur Durchführung psychotherap. Leistungen; **Formen:** **1.** psychotherap. Hochschulambulanz (früher Ambulanz für Forschung u. Lehre), häufig an psychol. Instituten von Universitäten; **2.** psychotherap. Ausbildungsambulanz, angegliedert an Ausbildungsinstitute für Psychotherapie; vgl. Ausbildungsstätte; **3.** poliklinische psychotherap. Institutsambulanz*, häufig an medizinischen, psychiatrischen od. psychosomatischen Kliniken.

AMDP-Module (lat. modulus Maß) *n pl*: Kurzbez. für **A**rbeitsgemeinschaft für **M**ethodik u. **D**okumentation in der **P**sychiatrie-Module; (engl.) *AMDP modulus*; diagnostische Module für versch. Störungsbereiche, die als Ergänzung zum AMDP*-System dienen; z. B. Angst-, Zwangs- u. Negativsymptomatik, Depression, Dissoziation, Konversion.

AMDP-System *n*: Kurzbez. für **A**rbeitsgemeinschaft für **M**ethodik u. **D**okumentation in der **P**sychiatrie-System; (engl.) *AMDP system*; von der AMDP entwickeltes, auf der klin. Psychopathologie aufbauendes System zur Dokumentation psychiatrischer Anamnesedaten sowie psychischer (100 Symptome) u. somatischer Befunddaten (40 Symptome); vgl. AMDP*-Module; DSM.

A|menor|rhö (A-*; gr. μοvατ Monat; -rhö*) *f*: (engl.) *amenorrhea*; Zyklusstörung* mit Ausbleiben der Menstruation; **Formen: 1. physiol.** Amenorrhö vor der Menarche, während Schwangerschaft u. Laktation (sog. Laktationsamenorrhö) u. nach der Menopause; **2. pathol.** Amenorrhö: **a)** primäre Amenorrhö bei Nichteintreten der Menstruation über das vollendete 15. Lebensjahr hinaus; durch chromosomale Anomalien (z. B. Turner-Syndrom, Swyer-Syndrom, Trisomie X) od. organische Störungen wie genitale Fehlbildungen (Gynatresie), Gonadendysgenesie, Ovarialhypoplasie u. Intersexualität; **b)** sekundäre Amenorrhö bei Ausbleiben der Menstruation über einen Zeitraum von 3 Zykluslängen bei Oligomenorrhö sowie von mehr als 3 (–6) Monaten nach vorherigem normalem Verlauf des Menstruationszyklus ohne Vorliegen einer Schwangerschaft; z. B. inf. psychosomatischer Funktionsstörungen od. Erkrankungen mit Hemmung der Gonadotropinfreisetzung (z. B. Anorexia* nervosa) od. als Nebeneffekt einer Pharmakotherapie (z. B. mit Hormonpräparaten, Phenothiazinen, Reserpin, Sulpirid).

A|mentia (A-*; lat. mens Verstand) *f*: (engl.) *amentia*; amentielles Syndrom*.

American Psychiatric Association: Abk. APA; 1844 gegründete medizinische Fachgesellschaft der US-amerikanischen Psychiater mit Sitz in Washington DC; **Ziel:** Verfügbarkeit effektiver Behandlungsmethoden für alle Betroffenen mit psy-

A

chischen Störungen, einschließlich geistiger Behinderungen u. Sucht; veranstaltet jährliche Kongresse (APA Annual Meeting); Herausgeber des Diagnostic and Statistical Manual of Mental Disorders (DSM*).

Ames-Raum (Adalbert A., amerikanischer Ophthalmologe, Psychologe, 1880–1955): (engl.) *Ames room*; von A. Ames konstruierter, verzerrter Raum zur Erzeugung visueller Täuschung*.

Am|fetaminil (INN) *n*: (engl.) *amfetaminile*; nicht mehr im Handel befindliches Psychostimulans*; indirekt wirkendes Sympathomimetikum (indirekter Noradrenalin-Agonist) mit starkem Abhängigkeitspotential; im Körper sofortige Metabolisierung zu Amphetamin*; früher angewendet bei Adipositas, ADHS, Narkolepsie.

AMG: Abk. für **Arzneimittelgesetz***.

A|mimie (A-*; gr. μιμητικός nachbildend) *f*: (engl.) *amimia*; auch Maskengesicht; Bez. für Fehlen der Mimik* als pathol. Zustand; **Formen: 1.** motorische Amimie: Unbeweglichkeit in den Gesichtszügen, insbes. i. R. von extrapyramidalen Syndromen, z. B. Parkinson*-Syndrom; **2.** sensorische Amimie: Unfähigkeit, Mimik u. Gestik (Anderer) zu verstehen u. sich selbst darin auszudrücken; Vork. bei globaler Aphasie*.

Amine, bio|gene *n pl*: (engl.) *biogenic amines*; durch Decarboxylierung von Aminosäuren entstehende Verbindungen mit vielfältigen physiol. Funktionen, z. B. als Neurotransmitter, Gewebehormon; z. B. Adrenalin*, Dopamin*, GABA*, Histamin*, Melatonin*, Nordrenalin*, Serotonin*, Tyramin*.

Amin-Pre|cursor (engl. precursor Vorläufer) *m*: (engl.) *amine precursor*; Bez. für Vorstufe eines biogenen Amins* (z. B. Levodopa* bei Dopamin, Tryptophan* bei Serotonin).

Ami|phenazol (INN) *n*: (engl.) *amiphenazol*; nicht mehr im Handel befindliches Analeptikum* mit zentraler Wirkung auf das Atemzentrum; früher auch als Antidot* bei Barbituratintoxikation eingesetzt; **UAW:** Übelkeit, Hautausschlag.

Amisulprid (INN) *n*: (engl.) *amisulprid*; Benzamid*; atypisches Neuroleptikum*; selektiver Dopamin-D_2/D_3-Rezeptor-Antagonist; **Wirkung:** bei Negativsymptomatik* u. Depression* unter niedriger Dosierung vermutl. Blockade präsynapt. Dopamin-Rezeptoren mit Steigerung der dopaminergen Transmission; **Ind.:** akute u. chron. Schizophrenie*; **Kontraind.:** aufgrund dosisabhängiger Verlängerung des QT-Intervalls Kombination mit Arzneimitteln, die eine Torsade de pointes induzieren können; **UAW:** Insomnie*, Angst*, Agitiertheit*, Tremor, Rigidität, Hypokinese*, Akathisie*, vermehrter Speichelfluss, gastrointestinale Störungen, prolaktinerge Wirkungen.

Ami|tri|ptylin (INN) *n*: (engl.) *amitriptyline*; tricyclisches Antidepressivum* (Dibenzocycloheptadien-Derivat) mit breitem Wirkungsspektrum; **Wirkung:** Hemmung der Wiederaufnahme von Serotonin* u. Noradrenalin* in das präsynaptische Neuron; **Ind.:** Depression* (insbes. vom ängstlich agitierten Typ), Therapie chronischer Schmerzen; **Kontraind.:** akute Intoxikation mit zentral dämpfenden Pharmaka od. Alkohol, akutes Delir, Engwinkelglaukom, paralytischer Ileus, Prostatahyperplasie mit Restharnbild, Pylorusstenose, Kombination mit nichtselektiven irreversiblen Monoaminoxidase*-Hemmern, Stillzeit; **UAW:** u. a. Herzrhythmusstörungen, Syndrom der inadäquaten ADH-Sekretion, Mundtrockenheit*, Obstipation*, Akkommodationsstörungen*.

A|mnesie (A-*; -mnese*) *f*: (engl.) *amnesia*; umgangssprachl. Gedächtnisverlust, Gedächtnislücke, Erinnerungslücke; variabel ausgeprägte Gedächtnisstörung* für Erlebnisinhalte prinzipiell aller Modalitäten, Gedächtnisdomänen (hauptsächlich das episodische, kaum das prozedurale Gedächtnis betreffend) u. -inhalte; zeitlich od. inhaltlich definierte Erinnerungsbeeinträchtigung; **Urs.:** organisch (z. B. Schädelhirntrauma, organisch bedingte Psychose, epileptischer Anfall, neurodegenerative Erkrankung, Intoxikation, Migräne) od. psychogen (z. B. schweres psychosoziales Trauma); Lokalisation, Ausbreitung u. Folgewirkungen auf das ZNS beeinflussen Ausmaß u. spezif. klinische Erscheinung; **Einteilung: 1.** anterograde Amnesie*; **2.** retrograde Amnesie*; **3.** dissoziative Amnesie*; **4.** posttraumatische Amnesie*; **5.** partielle Amnesie*; **6.** globale Amnesie*; **7.** transiente globale Amnesie*; **8.** kongrade Amnesie; **9.** semantische Amnesie; **10.** Paramnesie*; **11.** infantile Amnesie; **12.** hypnotische Amnesie.

A|mnesie, antero|grade (A-*; -mnese*) *f*: (engl.) *anterograde amnesia*; syn. Neugedächtnisstörung; Merkfähigkeitsstörung; Amnesie* für eine best. Zeit od. anhaltend nach einem schädigenden Ereignis od. dem Beginn der Störung; **Vork.:** z. B. bei Unfall mit Schädelhirntrauma, alkoholbedingtem Korsakow*-Syndrom, im Initialstadium der Demenz*, bei affektiven Störungen* (sog. depressive Pseudodemenz); **Kennzeichen:** domänen-, material- u. modalitätsspezifische od. globale Neugedächtnisbeeinträchtigung mit Unfähigkeit, neue Informationen im Langzeitgedächtnis zu konsolidieren (anterograder zeitlicher Gradient) u. Störung des Lernens u. Erinnerns neuer Informationen ab Beginn der Amnesie; die Erinnerungsfähigkeit (retrograder zeitlicher Gradient) ist dabei weniger beeinträchtigt; die Betroffenen sind ansprechbar u. können unauffällig reagieren, d. h. weitere kognitive Funktionen sowie das Arbeitsgedächtnis sind nicht zwangsläufig betroffen. **Hinweis:** Die Pathophysiologie der anterograden Amnesie ist umstritten. Die Bildung neuer Engramme* ist bei anterograder Amnesie gestört.

A|mnesie, dis|soziative (A-*; -mnese*) *f*: (engl.) *dissociative amnesia*; psychogene Amnesie; meist unvollständige u. selektive Amnesie*, die sich i. d. R. auf bestimmte, häufig traumat. Ereignisse (z. B. Unfall, Kindesmisshandlung) bezieht; **Vork.:** u. a. im Rahmen dissoziativer Identitätsstörung*, dissoziativer Fugue*, akuter Belastungsstörung*, posttraumatischer Belastungsstörung* od. als isolierte Form der dissoziativen Störung*; nicht kausal auf Intoxikationen od. neurologische od. andere med. Bedingungen zurückführbar; **Klin.:** meist retrospektive Gedächtnislücke(n) in der individuellen Autobiographie; Ausmaß u. Vollständigkeit variieren häufig zeit- u. personenbezogen, ein beständiger Kern, der im Wachzustand nicht aufgehellt werden kann, bleibt i. d. R. bestehen, selten vollständige u. generalisierte Amnesie; **Ther.:** Psychotherapie (mit Rekonstruktion des Bezugs der Störung zu verursachenden Ereignissen od. Bedingungen).

A|mnesie, globale (A-*; -mnese*) *f*: (engl.) *global amnesia*; Form der kombinierten retrograden Amnesie* u. anterograden Amnesie*, meist für die Beschreibung schwerster, irreversibler Amnesien, oft nach bilateraler limbisch-dienzephaler Schädigung; auch unspezifische Bez. für die Beschreibung versch. schwerer Amnesien; auch syn. als reversible funktionale retrograde Amnesie*, einhergehend mit vollständigem Verlust des autobiographischen Wissens u. personalen Identitätsbewusstseins kombiniert mit zeitlich begrenzter (Stunden – Tage) anterograder Amnesie. **Vork.:** z. B. bei Fugue.

A|mnesie, partielle (A-*; -mnese*) *f*: (engl.) *partial amnesia*; retrograde Amnesie*, bei der nur Teile od. Aspekte von Episoden, Ereignissen od. Situationen erinnert werden können; **Vork.:** mit psychogener Genese (z. B. bei posttraumatischer Belastungsstörung*, akuter Belastungsstörung*, dissoziativer Amnesie*) häufig reversibel; u. a. bei Intoxikation, Narkolepsie*, Migräne*, akuten Psychosen*.

A|mnesie, post|hypnotische (A-*; -mnese*) *f*: (engl.) *posthypnotic amnesia*; Bez. für das Phänomen, dass kognitive od. emotionale Inhalte im hypnotischen Zustand nach der Hypnose* nicht erinnert werden; kann in Trance* aufgehoben (um den Zugriff auf die Erinnerungen zu verbessern) od. gefordert werden, um unnötige Belastungen im Wachzustand zu vermeiden.

A|mnesie, post|traumatische (A-*; -mnese*) *f*: (engl.) *posttraumatic amnesia*; Abk. PTA; anterograde Amnesie* nach traumatischer Hirnschädigung (engl. traumatic brain injury, Abk. TBI), evtl. zusätzlich mit Intervallen retrograder Störung; **Kennzeichen:** betrifft hauptsächlich das episodische Gedächtnis; prozedurales Lernen, Priming sind i. d. R. kaum beeinträchtigt; **Progn.:** Bei leichter TBI werden meist nach 1–3 Monaten normale Gedächtnisleistungen erreicht, längere Intervalle sind bei zusätzl. psychiatrischen od. neurologischen Erkrankungen wahrscheinlich. Die Remission der posttraumatischen Amnesie nach mittelschweren u. schweren TBI ist variabler u. hängt von Ausmaß u. Lokalisation der intrakraniellen Schädigung ab. Da nach TBI meist auch andere neuropsychiatrische Symptome auftreten (Insomnie, Konzentrationsstörung, Irritabilität, Lärmempfindlichkeit, Fatigue), ist das Ausmaß der reinen PTA nur schwer exakt zu bestimmen, Verbesserungen treten aber auch noch nach Intervallen von 5–10 Jahren auf.

A|mnesie, psycho|gene (A-*; -mnese*) *f*: (engl.) *psychogenic amnesia*; s. Amnesie, dissoziative.

A|mnesie, retro|grade (A-*; -mnese*) *f*: (engl.) *retrograde amnesia*; Amnesie* für den Zeitraum (Sekunden bis Tage od. Wochen) vor Eintritt eines schädigenden Ereignisses (z. B. Schädelhirntrauma) od. dem Beginn der Störung; **Kennzeichen:** häufig sind semantisches u. autobiographisches Gedächtnis* unterschiedlich betroffen, der Nachweis eines zeitlichen Gradienten (länger zurückliegende Ereignisse od. Fakten werden besser erinnert) gelingt häufig; **4 elementare Muster: 1.** retrograde Amnesie einige Monate bis Jahre vor Beginn der Störung (z. B. nach bilateraler medialer temporaler Lobektomie); **2.** ausgedehnte retrograde Amnesie über Jahrzehnte vor dem Ereignis ohne wesentlichen zeitlichen Gradienten, z. B. bei chronisch-progredienter Multipler Sklerose; **3.** ausgedehnte retrograde Amnesie mit zeitlichem Gradienten, z. B. bei Korsakow*-Syndrom, akuter dienzephaler Läsion bei bilateralem Schlaganfall* od. basalen Frontalhirnläsionen, progredient bei Alzheimer*-Krankheit; **4.** isolierte retrograde Amnesie ohne anterograde Komponente, z. B. bei psychogener Amnesie, bei Läsionen der anterioren temporalen Strukturen; **Ätiol.:** Altgedächtnis* ist gestört mit Verlust od. Verminderung autobiographischer Erinnerungen; der Abruf bestehender Engramme* ist bei retrograder Amnesie beeinträchtigt; **Ther.:** abhängig von Ursache; ggf. Beseitigung ursächlicher Krankheitsfaktoren, kognitives Training*, neuropsychologische Therapie*, Rehabilitation; **Progn.:** abhängig von der Grunderkrankung u. Ausmaß der Defizite.

A|mnesie, trans|iente globale (A-*; -mnese*) *f*: (engl.) *transitory global amnesia*; Abk. TGA; syn. amnestische Episode; Episode akuter Gedächtnisstörung* anterograder u. meist geringer ausgeprägter retrograder Amnesie u. Orientierungsstörung*; **Vork.:** Inzidenz 5 : 100 000 Personenjahre, Manifestationsalter 40.–80. Lebensjahr, keine Geschlechterpräferenz; **Ätiol.:** wahrscheinlich Störung der basalen mediotemporalen Strukturen Parahippocampus, Hippocampus, entorhinaler Kortex (Area* entorhinalis); **Kennzeichen:** nach Guyotat u. Courjon (1956): akuter Beginn, meist mit anhaltenden Fragen, Orientierungsstörung*, keine Bewusstseinsstörungen (Auslöser sind z. B. belastende körperliche Aktivität, akute Schmerzen, zerebrale Angiographie, Hustenanfälle, Migräne, psychische Stressoren); häufig wird eine TGA von ängstlich-agitiertem Affekt begleitet; es finden sich keine fokal-neurologischen Defizite od. Störungen der Aufmerksamkeit, der unmittelbaren Wiedergabe od. höherer kortikaler Funktionen; Dauer der Episode 1–24 Std. (meist 6–8 Std.); **Ther.:** unspezifisch; **Progn.:** Rezidivrisiko innerhalb von 5 Jahren geschätzt 3–20 %; **DD:** Delir, akute Verwirrtheit, transiente epileptische (postiktale) Amnesie, epilept. Anfall, psychogene Amnesie, transitorische ischämische Attacke (Abk. TIA).

AMNOG: Abk. für **A**rzneimittel**m**arkt**n**eu**o**rdnungs**g**esetz*.

Amo|barbital *n*: (engl.) *amobarbital, amylobarbitone*; nicht mehr im Handel befindliches langwirksames Barbiturat*; früher angewendet z. B. in der präoperativen Abklärung vor chir. Eingriffen i. R. von Epilepsie (Wada-Test); unterliegt wegen geringer therap. Breite u. Missbrauchsgefahr dem Betäubungsmittelgesetz* (Anlage III).

Amok: (engl.) *amuck*; reaktiver, meist aufgrund einer psychischen u. sozialen Desintegration, nicht unmittelbar durch Andere provozierter Erregungszustand, bei dem es zu plötzlichen ungerichteten Gewaltausbrüchen (massive fremd- u. autoaggressive Handlungen) mit Hypermotorik (sog. Bewegungssturm) kommt, denen ein schwerer Erschöpfungszustand od. ein Umschlag in Selbstverletzung* folgt; meist mit Amnesie für die Episode; **Vork.:** bei cholerischen, leicht zu kränkenden Personen u. entspr. Persönlichkeitsstörungen (paranoide, schizoide, narzisstische, dissoziale, emotional instabile Persönlichkeitsstörungen). Vgl. Störung, dissoziative.

Ampakine *n pl*: (engl.) *ampakins*; Substanzen zur Verbesserung der Signalübertragung mit dem Neurotransmitter L-Glutamat* an AMPA*-Rezeptoren; z. B. einige Racetame (z. B. Aniracetam); **Wirkung:** Verbesserung von Aufmerksamkeit, Wachheit, Lernen u. Gedächtnis; UAW: Schlaflosigkeit; **Hinweis:** klin. Anw. aktuell in Entwicklung für kognitive Störungen bei Schizophrenie.

AMPA-Re|zeptoren (Rezeptoren*) *m pl*: Kurzbez. für α-**A**mino-3-hydroxy-5-**m**ethyl-4-isooxazol**p**ropion**a**t-Rezeptoren; (engl.) *ampa-receptors*; ionotrope tetramere Rezeptoren (NON*-NMDA-Rezeptoren), welche die erregenden Effekte des Neurotransmitters L-Glutamat* im ZNS vermitteln u. nach ihrem spezifischen synthetischen Agonisten AMPA benannt sind; sind permeabel für Natrium- u. Kalium-Ionen. **Klin. Bedeutung:** s. Glutamat. Vgl. Kainat-Rezeptoren.

Amphet|amin *n*: (engl.) *amphetamine*; Alpha-Methylphenethylamin; sog. Speed, Pep; racemisches β-Phenylisopropylamin; Psychostimulans* auf synthet. Basis; indirekt wirkendes Sympathomimetikum*; als DL-Amphetamin noch im Handel befindlich; **Wirkung:** durch Freisetzung von Noradrenalin* u. Dopamin* peripher u. zentral stimulierend (v. a. anregend u. aufputschend); Hauptwirkungen: u. a. Wachheit, erhöhte Aufmerksamkeit, vermindertes Müdigkeitsempfinden, Stimmungsanhebung, gesteigertes Selbstbewusstsein, verstärkter Antrieb, Zunahme der motorischen u. sprachlichen Aktivität; **Ind.:** ADHS*, Narkolepsie*; **Kontraind.:** Angst-, Spannungszustände, Agitiertheit, Glaukom, Hyperthyreose, Herzrhythmusstörungen, Angina pectoris, Hypertonie; **Wechselwirkungen:** Wirkungsverstärung anderer Sympathomimetika, Hemmung des Metabolismus von Antikonvulsiva, tricyclischen Antidepressiva, Antikoagulanzien, Wirkungsreduktion von Beta-Rezeptoren-Blockern; **UAW:** Tachykardie, erhöhter Blutdruck, Harnverhalt, Übelkeit, Tremor; cave: Abhängigkeit; Überdosierungen führen v. a. zu Unruhe*, Insomnie* u. Angstzuständen bis hin zur substanzinduzierten Psychose* (Amphetaminpsychose), ggf. Hypertonie, Palpitationen* u. Herzrhythmusstörungen*. **Hinweis:** wegen des aufputschenden Effekts hohes Missbrauchspotential (Psychostimulans, Doping); bei hoher Konsummenge bzw. chron. Gebrauch können alle akuten u. chron. Formen einer Substanzstörung* auftreten; unterliegt dem Betäubungsmittelgesetz*.

Amphet|amin|abhängigkeit: (engl.) *amphetamine dependence*; i. R. der Substanzstörungen* (ICD-10) Abhängigkeitssyndrom* durch den Gebrauch von Amphetaminen*.

Amphet|amin|entzugs|syn|drom *n*: (engl.) *amphetamine withdrawal syndrome*; Symptomgruppe von physischen u. psychischen Störungen, die nach Beendigung od. Reduzierung eines schweren u. anhaltenden Konsums von Amphetaminen* auftritt; zu den Substanzstörungen* gehörende Störung (ICD-10); vgl. Entzugssyndrom.

Amphet|amin|in|toxikation (Intoxikation*) *f*: (engl.) *amphetamine intoxication*; akute Intoxikation* durch den Konsum von Amphetaminen*; zu den Substanzstörungen* gehörende Störung (ICD-10).

Amphet|amin|miss|brauch *m*: (engl.) *amphetamine abuse*; Form der Substanzstörungen* (DSM-IV); nach ICD-10 schädlicher Substanzgebrauch* von Amphetaminen*. Vgl. Amphetaminabhängigkeit.

Am|pli|fikation (lat. amplificare erweitern) *f*: (engl.) *amplification*; Bez. in der Psychoanalyse* für Erweiterung des Trauminhalts durch assoziativen Vergleich der Traumbilder mit mythischen od. religiösen Bildern. Vgl. Traumdeutung.

Amplifikation, somato|sensorische (lat. amplificare erweitern) *f*: (engl.) *somatosensory amplification*; s. Verstärkung, somatosensorische.

AMPS: Abk. für **A**achener* **M**erkmalsliste zur Erfassung von **P**ersönlichkeit**s**störungen.

AMT: Abk. für **A**ngst*-**M**anagement-**T**raining.

A|musie (gr. αμοςοσ von Musik nichts verstehend): (engl.) *amusia*; syn. Instrumentalapraxie; angeborene od. durch Gehirnläsion (z. B. Schlaganfall) erworbene Störung der Musikverarbeitung mit Unfähigkeit, Tonfolgen zu erkennen od. wiederzugeben, obwohl die Sinnesorgane intakt sind; bei (Berufs-)Musikern v. a. bei linkshemisphärischer, bei Laien insbes. bei rechtshemisphärischer Schädigung; tritt häufig gemeinsam mit einer Aphasie* auf; bleibt häufig unbemerkt, da die musikalische Leistung nach neurol. Erkrankungen nur selten überprüft wird; **Formen:** **1.** rezeptive Amusie: Störung der Musikwahrnehmung; **2.** expressive

Amusie: Störung der Musikproduktion; **3.** sensorische Amusie: Unfähigkeit, Melodien zu erkennen (Tontaubheit) u. Noten zu verstehen (Notenblindheit); **4.** motorische Amusie: Unfähigkeit zu vokalen od. instrumentalen Musikleistungen; **Diagn.:** Screening-Verfahren, z. B. Montreal Battery for the Evaluation of Amusia (Abk. MBEA); **Ther.:** Musiktherapie*.

Amygdala (gr. ἀμυγδάλη Tonsille, Mandel) *f*: (engl.) *amygdaloid body, amygdaloid complex*; Corpus amygdaloideum; Mandelkern; durch feine Marklamellen in mehrere Kerngruppen geteilter Kern des Telencephalons*; an der Innenseite des Temporallappens* an der Spitze des Unterhorns des Seitenventrikels liegend (s. Abb.); gehört zum limbischen System*; **Aufbau: 1.** kortikomediale Kerngruppe: an der Verarbeitung olfaktorischer Informationen (insbes. Pheromone*) beteiligt; **2.** basolaterale Kerngruppe: bei Furchtkonditionierung einbezogen; **3.** Zentralkern: steuert angeborene affektive Funktionen; **Funktion:** Beteiligung an Lern- u. Gedächtnisprozessen, Speicherort für das deklarative Gedächtnis* von Daten u. Fakten sowie für Gedächtnisinhalte emotionalen Inhalts, Produktion u. Steuerung von Emotionen* (insbes. Angst), Zentrum der furcht- u. angstgeleiteten Verhaltensbewertung u. Verhaltenssteuerung, Analyse möglicher Gefahren; Prozesse der Amygdala wirken direkt u. indirekt auf das hormonale u. vegetative System ein, z. B. durch Aktivierung des sympathischen u. parasympathischen Nervensystems, des dopaminergen, noradrenergen u. cholinergen Systems, durch Steuerung von Kreislauf u. Atemfunktionen, Beeinflussung der Mimik, Ausschüttung von Kortikoiden* u. Erhöhung der Bereitschaft zur Verteidigungs- u. Fluchtreaktion. In der Amygdala werden sensorische Informationen u. kontextuelle Gedächtnisinhalte verbunden, die bei Angst auslösenden Reizen vegetative u. affektive Furchtreaktionen einleiten. **Klin. Bedeutung:** Schädigungen von Arealen der Amygdala führen zum Verlust des Furcht- u. Aggressionsempfindens u. dadurch zur Beeinträchtigung von Warn- u. Abwehrreaktionen; die Fähigkeit, den emotionalen Gehalt insbes. negativer emotionaler Gesichtsausdrücke (z. B. Angst) zu erinnern, ist verringert. Schizophrenie*, Temporallappenepilepsie*, Parkinson*-Syndrom, Alzheimer*-Krankheit u. Klüver*-Bucy-Syndrom gehen mit Störungen in den Amygdala-Arealen einher. Bei bilateraler Läsion der Amygdala sind Personen in ihrer Fähigkeit, soziale Situationen zu beurteilen, deutlich eingeschränkt.

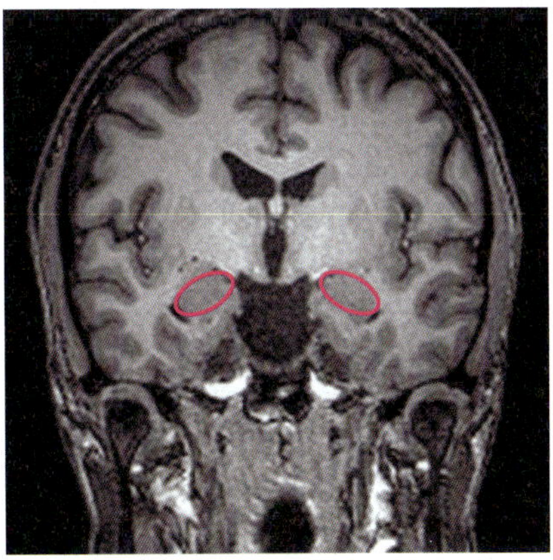

Amygdala: Darstellung in einer T1-gewichteten MRT-Aufnahme [13]

Amygdala|läsion (Amygdala*; lat. laedere, laesus verletzen) *f*: (engl.) *amygdaloid body lesion*; Schädigung der Amygdala*; z. B. entzündlich (Enzephalitis) od. durch Verletzung od. operative Entfernung von Teilen des Temporallappens bei bestimmten Erkrankungen des ZNS (v. a. zur Behandlung von schweren Formen der Temporallappenepilepsie*); **klin. Bedeutung:** Im Tiermodell lässt sich durch die Läsion die Funktion der Amygdala, z. B. beim emotionalen Lernen, nachweisen. Als Folge von Amygdalaläsionen lassen sich ähnliche Defizite beobachten wie bei experimentell verursachten Läsionen im Tiermodell (s. Klüver-Bucy-Syndrom).

Amyloid (gr. ἄμυλον Stärkemehl; -id*) *n*: (engl.) *amyloid*; hyaliner, mikrofibrillärer Protein-Polysaccharid-Komplex mit charakterist. lichtmikroskop. Färbeverhalten u. Beta-Faltblattstruktur; **Formen:** bisher >26 bekannt; Bildung aus best. Vorläuferproteinen (z. B. Amyloid*-Precursor-Protein); **Vork.:** extrazellulär ubiquitär (lokal od. generalisiert) möglich; asymptomat. od. klinisch manifest (Amyloidose*); **1.** physiol. i. R. des Alterungsprozesses (seniles Amyloid), z. B. Akkumulation von Beta-Amyloid im Altersgehirn als Amyloidplaques*; **2.** pathol. Akkumulation von Amyloid bei Amyloidose*, z. B. pathol. Ablagerungen von Beta*-Amyloid (sog. dense core plaques) bei Alzheimer*-Krankheit.

Amyloid|angio|pathie (Amyloid*; -pathie*) *f*: (engl.) *cerebral amyloid angiopathy*; Form der lokal (zerebral) begrenzten Amyloidose* mit Ablagerung von Beta-Amyloid* (Aβ-40 u. Aβ-42) in meningealen u. kortikalen Gefäßwänden (Media); **Vork.:** v. a. höheres Lebensalter (>70. Lebensjahr); bei Alzheimer*-Krankheit; z. T. hereditär (Mutation im Gen für Amyloid*-Precursor-Protein); **Klin.:** rezidivierende, v. a. lobäre intrazerebrale Blutungen.

Amyloid|kaskade (Amyloid*; franz. cascade Wasserfall) *f*: (engl.) *amyloid cascade*; Bez. für Hypothese (D. Selkoe, 1992) zur Pathogenese der Alzheimer*-Krankheit, die u. a. aktuell als Grundlage für Wirkstoffentwicklungen dient; **1.** initiierender Schritt: Ablagerung u. Aggregation von Beta*-Amyloid in Oligomeren (welche die Grundlagen für Gedächtnisstörungen darstellen); **2.** sekundär: Plaquebildung (Schollenbildung) aus den Beta-

Amyloidoligomeren, Bildung von Neurofibrillen* aus Tau*-Protein; Entzündungsreaktion mit Aktivierung der Mikroglia* durch Bildung u. Aggregation von Beta-Amyloid; **3.** Neurodegeneration bzw. Zelltod resultieren, wenn die Beta-Amyloidaggregation (deren einzelne Schritte durch ApoE beschleunigt werden können) im Gehirn überwiegt; Endstufen der Kaskade: Entwicklung einer (Alzheimer-)Demenz*.

Amyloidose (Amyloid*; -osis*) *f*: (engl.) *amyloidosis*; Sammelbez. für Erkrankungen durch Ablagerung von Amyloid*; **Ätiol.:** hereditär od. erworben i. R. verschiedener Grunderkrankungen mit vermehrter Produktion von Amyloidvorläuferprotein, z. B. bei chron. Entzündung od. Hormon produzierendem Tumor; **Einteilung: 1.** lokal begrenzte Amyloidose, u. a. zerebrale Amyloidose: z. B. Amyloid-Beta-Amyloidose (Vorläuferprotein: Amyloid*-Precursor-Protein) bei Alzheimer*-Krankheit, Amyloidangiopathie*, Boxerenzephalopathie*, Down*-Syndrom; **2.** generalisierte Amyloidose: systemische Amyloidose; Systemerkrankung mit generalisierter (bindegewebiger u. perivaskulärer) Ablagerung von Amyloid, z. B. in Niere, Leber, Milz, Herz, Magen-Darm-Trakt, peripheres Nervensystem; **Klin.:** variabel je nach Lok. der Amyloidablagerung, z. B. Gehirn: kognitive Störung, Demenz*; peripheres Nervensystem: Polyneuropathie*.

Amyloid|plaques (Amyloid*; franz. plaque Fleck, Platte) *fpl*: (engl.) *amyloid plaques*; syn. neuritische Plaques; früher senile Plaques, senile Drusen, Hirndrusen; interstitielle Ablagerungen von neuronalem Amyloid* (Beta*-Amyloid) im ZNS (zerebrale Amyloidose*); Nachweis in vivo durch PET* möglich (s. PIB; Florbetaben; Florbetapir). Vgl. Amyloidkaskade.

Amyloid-Pre|cursor-Protein (Amyloid*) *n*: (engl.) *amyloid precursor protein*; Abk. APP; syn. Amyloidvorläuferprotein, Aβ-Proteinvorstufe; integrales, v. a. zerebral vorkommendes Membranprotein; physiol. Bedeutung möglicherweise für Neuroprotektion* u. Synaptogenese*; Genlocus 21q21; Proteolyse nichtamyloidogen durch Alpha-Sekretase od. amyloidogen (Freisetzung von Beta*-Amyloid) durch Beta- u. Gamma*-Sekretase; **klin. Bedeutung:** Akkumulation z. B. bei Einschlusskörperchenmyositis; APP-Genmutation mit konsekutiver Beta-Amyloidakkumulation u. a. bei hereditärer Amyloidangiopathie* u. autosomal-dominant erbl. familiärer Alzheimer*-Krankheit Typ 1; Spaltprodukt (v. a. Aβ-42) bei Alzheimer-Krankheit.

A|myo|trophie (A-*; My-*; Troph-*) *f*: (engl.) *amyotrophy*; s. Muskelatrophie.

Anabolika (gr. ἀναβάλλειν aufwerfen) *fpl*: (engl.) *anabolics*; Substanzen, die den Stoffwechsel in Richtung Eiweißaufbau (positive Stickstoffbilanz) beeinflussen u. Wachstumsprozesse beschleunigen; v. a. von Androgenen abgeleitete (anabole) Steroide*, z. B. Nandrolon, Metenolon, Prasteron, u. Proteohormone; werden häufig zum Muskelaufbau (Doping) missbraucht (v. a. in der Bodybuildingszene verbreitet); **Ind.:** Anabole Steroide sind in Deutschland nur bei aplast. Anämie zugelassen. Früher waren Anabolika zum Eiweißaufbau auch bei Muskeldystrophie, metastasierendem Mammakarzinom, Hornhautschäden inf. Verletzung, Verbrennung od. Infektion indiziert. **Kontraind.:** Schwangerschaft, Prostatakarzinom, Leberfunktionsstörung; **UAW:** Virilisierung bei Frauen, Hodenatrophie u. Azoospermie bei Männern, Leberfunktionsstörung, Aggressivität; bei Einnahme hoher Dosen über einen längeren Zeitraum ggf. psychiatrische Störungen, v. a. starke Stimmungsschwankungen, hypomanische bis manische Zustände u. psychot. Episoden.

Ana|chorese (gr. ἀναχώρησις Rückzug) *f*: (engl.) *anachoresis*; (psychol.) Rückzug od. Abkapselung von der Mitwelt; vgl. Kontaktstörung.

An|ämie, perniziöse (A-*; -ämie*) *f*: (engl.) *pernicious anaemia*; syn. Morbus Biermer, Perniziosa; megaloblastäre Anämie u. funikuläre Myelose* als häufigste Folgen eines Mangels an Cobalamin (s. Hypovitaminose); **Vork.:** meist nach dem 45. Lebensjahr; **Ätiol.:** v. a. verminderte Cobalaminresorption unterschiedlicher Urs. (z. B. Magenschleimhautatrophie, Infektion durch Fischbandwurm, pharmak. bedingt); **Klin.:** meist langsam progrediente Entwicklung der Anämie mit entspr. schleichender Symptomatik, u. U. Hepatosplenomegalie; als häufiges Frühsyndrom Hunter-Glossitis, zusätzlich meist gastrointestinale Beschwerden (Inappetenz, intermittierende Diarrhö, Obstipation, diffuse Bauchschmerzen), gelbliches Hautkolorit u. neurologische Sympt. (s. Myelose, funikuläre); häufig Gewichtsverlust, selten Fieber; (psychopathol.) depressive u./od. paranoide Sympt., qualitative Bewusstseinsstörungen, bei fortgeschrittener Erkrankung dementielles Syndrom; **Diagn.:** u. a. makrozytäre Anämie (MCV >100 fl), im Blutausstrich Megalozyten, Aniso- u. Poikilozytose, verminderter Vitamin-B_{12}-Spiegel im Serum; **Ther.:** parenterale Substitution von Cobalamin; evtl. lebenslange Erhaltungstherapie, wenn die Urs. der Resorptionsstörung nicht beseitigt werden kann; die alleinige Zufuhr von Folsäure ist kontraindiziert (evtl. fulminante Verschlechterung der neurol. Symptome).

An|ästhesie (gr. ἀναισθησία Unempfindlichkeit) *f*: (engl.) *anesthesia*; völlige Unempfindlichkeit gegen Schmerz-, Temperatur- u. Berührungsreize; **Formen: 1.** iatrogen induziert (reversibel); **a)** allgemeine Anästhesie i. R. der Narkose; **b)** lokale Anästhesie i. R. der Lokalanästhesie; **c)** Kombination aus allgemeiner (Hypnose*, Reflexdämpfung) u. lokaler Anästhesie (Analgesie*) i. R. der Kombinationsanästhesie; **2.** pathol. inf. Störung des peripheren od. zentralen Nervensystems; vgl. Sensibilitätsstörungen.

An|ästhetika (Anästhesie*) *n pl*: (engl.) *anesthetics*; Substanzen zur reversiblen Ausschaltung der Schmerzleitung u. Schmerzempfindung; **Einteilung: 1.** Lokalanästhetika: von Cocain* abgeleitete

Substanzen zur temporären lokal begrenzten Schmerzausschaltung bei Operation od. Schmerztherapie*; **2.** Allgemeinanästhetika: s. Narkotika.

An|akusis (A-*; gr. ἀκούειν hören) *f*: (engl.) *anacousia*; s. Taubheit.

Ana|leptika (gr. ἀναληπτικός erfrischend) *n pl*: (engl.) *analeptics*; Substanzen mit direkt zentral erregender Wirkung auf best. Funktionszentren (Atem-, Vasomotorenzentrum) od. das ZNS; **Einteilung: 1.** Stammhirnanaleptika (z. B. Pentetrazol*, Doxapram*); rufen in höheren Dosen Krämpfe hervor; **2.** Methylxanthine* (z. B. Coffein*, Theophyllin); neben geringer zentraler v. a. periphere Wirkung.

An|algesie (A-*; -algie*) *f*: (engl.) *analgesia*; Aufhebung der Schmerzempfindung; **Formen: 1.** iatrogen: **a)** i. R. der Anästhesie bei Narkose od. Lokalanästhesie; **b)** i. R. der Schmerztherapie bei schmerzhaften Zuständen inf. Krankheit, Verletzung od. chirurgischen Eingriffs, z. B. pharmak. mit Analgetika (z. B. PCA); standardisierte Erfassung des erreichten Analgesiegrads bzw. Schmerzerfassung durch unterschiedl. Methoden der Quantifizierung der Schmerzintensität, v. a. numerische Ratingskala (Abk. NRS) od. visuelle Analogskala* (Abk. VAS) bzw. bei Sedierung Punktebewertungssystem Behavior Pain Scale (Abk. BPS) sowie vegetative Parameter (z. B. schmerzbedingte Tachykardie, arterielle Hypertonie, Schweiß- u. Tränensekretion, Mydriasis u. Mimik); **2.** inf. Schädigung sensibler Leitungsbahnen des zentralen od. peripheren Nervensystems.

An|algetika (A-*; -algie*) *n pl*: (engl.) *analgetics*; Schmerzmittel; Schmerz stillende Arzneimittel mit zentralem od. peripherem Angriffspunkt zur pharmak. Schmerztherapie*; **Einteilung: 1. Nichtopioid-Analgetika** (syn. periphere Analgetika): chemisch heterogene Substanzgruppe; Schmerz stillend durch Hemmung von Schmerzmediatoren; u. U. zusätzlich antipyretisch (s. Antipyretika) u. antiphlogistisch; **a)** nichtsteroidale Antiphlogistika*; **b)** antipyretische Analgetika: Salicylate* (z. B. Acetylsalicylsäure), Aminophenolderivate (z. B. Paracetamol), Pyrazolonderivate* (z. B. Metamizol*); **c)** andere Nichtopioid-Analgetika: z. B. Flupirtin; **2. Opioid-Analgetika:** im Allg. Opioid*-Agonisten, die an Opioid*-Rezeptoren endogene Opioidpeptide imitieren; Ind.: Tumorschmerzen, starke postoperative Schmerzen, i. R. der Narkose; cave: Abhängigkeit; **a)** natürliche Opiumalkaloide, Opiate*; **b)** halb- u. vollsynthetische Analoga des Morphins; Opioide*.

Analität (lat. anus zum After gehörend) *f*: (engl.) *anality*; Sammelbez. für (z. B. zwanghafte) Erlebnis- u. Verhaltensweisen, die in der psychoanalytischen Theorie mit der sog. analen Entwicklungsphase* in Zusammenhang gebracht werden.

Analog|experiment (gr. ἀνάλογος übereinstimmend; Experiment*) *n*: (engl.) *analogue experiment*; s. Analogstudie.

Analog|skala, visuelle (gr. ἀνάλογος übereinstimmend; Skala*) *f*: (engl.) *visual analogue scale*; Abk. VAS; Skala, mit deren Hilfe Phänomene gemäß ihrer Ausprägung auf einer vorgegebenen Strecke (meist 10 cm lange Linie) eingestuft werden, wobei die beiden Pole der Strecke mit Begriffen (z. B. gut–schlecht, nicht vorhanden–maximal vorstellbare Ausprägung) od. Zahlen (z. B. 0–10) umschrieben werden (Beispiel: s. Abb.); **Anw.:** häufig zur Selbstbeurteilung von Symptomen (z. B. Schmerz), Befindlichkeiten, Stimmungen (z. B. Lübecker* Craving-Risiko-Rückfall-Fragebogen, Sheehan* Disability Scale), z. T. auch zur Fremdbeurteilung.

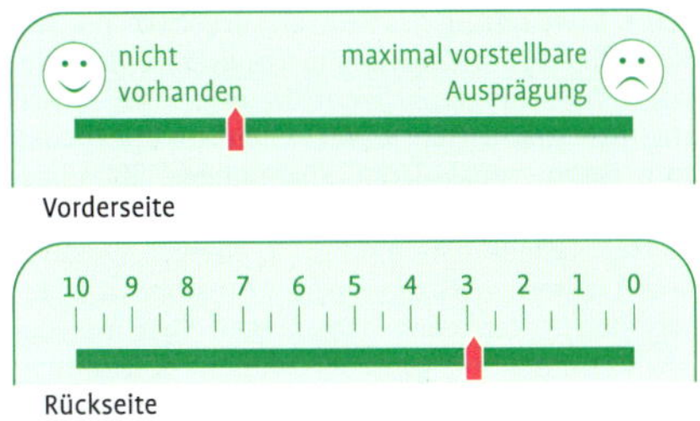

Analogskala, visuelle: Der Patient stellt mit einem Schieber z. B. seine momentanen Schmerzen auf der Vorderseite einer visuellen Skala ein; auf der Rückseite kann die vom Patienten geschätzte Schmerzstärke mit Hilfe einer numerischen Skala von 0 (schmerzfrei) bis 10 (stärkste vorstellbare Schmerzen) abgelesen werden.

Analog|studie (gr. ἀνάλογος übereinstimmend) *f*: (engl.) *analogue study*; Analogexperiment; Bez. für Studie, welche die zu untersuchende Realität nur partiell od. vergleichsweise abbildet; **Beispiel: 1.** Ätiologiestudie zur Depression mit Lernexperiment nach Seligman (Tierstudie, bei denen die Tiere keine Möglichkeit hatten, dem Bestrafungsreiz zu entfliehen: erlernte Hilflosigkeit*). **2.** Therapiestudie zum Nicotinkonsum an Studierenden, die für die Studie angeworben werden, aber spontan nicht eine Institution der Gesundheitsversorgung aufgesucht hätten u./od. deren Konsum keine Nicotinabhängigkeit ausmacht.

Anal|phase (lat. anus zum After gehörend; Phase*) *f*: (engl.) *anal phase*; syn. anal-sadistische Phase; s. Entwicklungsphasen.

Anal|verkehr (lat. anus zum After gehörend): (engl.) *anal sex*; anogenitaler Geschlechtsverkehr* mit Einführen des Penis in den Anus.

Ana|lyse (gr. ἀναλύειν auflösen) *f*: **1.** (engl.) *analysis*; systematische Untersuchung eines Gegenstands od. Sachverhalts mit methodischem Vorgehen zur Erkenntnisgewinnung durch logisch gedankliche Zerlegung in einheitlich erscheinende Zusammenhänge; **2.** (engl.) *psychoanalysis*; Kurzbez. für Psychoanalyse*.

Ana|lyse, bio|en|ergetische (Analyse*) *f*: (engl.) *bioenergetic analysis*; Bioenergetik; auf den Lehren von

A

Lowen u. Reich basierende Form der Analyse sog. blockierter Energieflüsse (Bioenergie) u. der Lebensgeschichte von Patienten sowie Körpertherapie, die von der funktionalen Identität psychischer u. somatischer Prozesse u. deren unterschiedl. energetischen Potential ausgeht; psychische Störungen finden der bioenergetischen Analyse zufolge ihren Ausdruck u. a. in Muskelverspannungen, Körperhaltung u. Körpersprache (sog. schützender Charakter- u. Muskelpanzer). **Therapieziel:** Erkennen (sog. Körperlesen) u. Auflösen seelischer u. entspr. körperlicher Blockierungen durch Körperarbeit wie Haltungsänderungen (sog. Körpererdung; engl. grounding), Intensivierung der Vibration des Körpers, Erhöhung des Selbstbewusstseins, Erweiterung des Selbstausdrucks u. Wiederherstellung der Selbsterneuerungskraft der Biood. Lebensenergie; **Durchführung:** nach Lowen in 4 Arbeitsschritten: **1.** Verstehen von u. Arbeiten mit chron. muskulären Spannungen als unbewusstem Körperausdruck frühkindlich chronifizierter Lebensanstrengung; **2.** energet. Analyse von Träumen, Assoziationen, Verhalten u. Übertragung; **3.** Verstehen der energet. Dynamik des Heilungsprozesses u. seiner Erdung; **4.** Betonung der ganzheitl. Funktion von Sexualität als Ausdruck erwachsenen Liebens; **Wirksamkeit:** Keine genauen Indikationsbereiche, bislang nur 2 evidenzbasierte Wirksamkeitsnachweise in Form randomisierter Studien mit 56 alkoholabhängigen Patienten bzw. 128 Patienten mit somatoformen Störungen (Moran et al., 1978; Nickel et al., 2006).

Ana|lyse, funktionale (Analyse*) *f*: (engl.) *functional analysis*; Identifikation der Faktoren, die problematisches Verhalten u. Erleben auslösen u. aufrecht erhalten als Bestandteil der verhaltenstherapeutischen Diagnostik (s. Verhaltensanalyse; Problemanalyse, funktionale); auf Grundlage der Analyse werden Hypothesen darüber erstellt, welche vorausgehenden, vermittelnden u. nachfolgenden Bedingungen das problematische Verhalten bzw. Alternativverhalten beeinflussen.

Ana|mnese (gr. ἀνάμνησις Erinnerung) *f*: (engl.) *anamnesis*; Krankengeschichte; Vorgeschichte einer Erkrankung; zusammen mit der klin. Untersuchung bzw. im Rahmen der Exploration* werden durch die Anamnese 70 % der Diagnosen gestellt. **Formen:** **1.** Eigenannamnese: direkte Erhebung durch Gespräch mit Patient; **2.** Fremdanamnese: Erhebung indirekt, z. B. durch Gespräch mit Angehörigen; **Einteilung:** nach zeitl. Ablauf (möglichst standardisiert, um möglichst alle krankheitsrelevanten Informationen zu erhalten); z. B. **1.** allgemeine Patientendaten (z. B. Alter); **2.** aktuelle Symptome: Lokalisation (ggf. Ausstrahlung), Qualität, Intensität, Beginn, Verlauf, Begleitzeichen, beeinflussende Faktoren; **3.** Organsysteme (systemat.): kardiovaskulär, respiratorisch, gastrointestinal, urogenital, Immunsystem, Blutgerinnung, Nervensystem, Arzneimittel (sog. Arzneimittelanamnese), Drogenanamnese u. a.; **4.** spez. Vorgeschichte: z. B. Krankheiten, Operationen, Unfälle; Schlafanamnese*; im Kontext psychischer Störungen insbes. Erhebung der biographischen Anamnese* u. Entwicklungsanamnese*; Systemanamnese, präzisierende Fragen zu bestehenden Sympt. u. Thematisierung anderer Organsysteme; **5.** Familienanamnese*; **6.** Sozialanamnese, Arbeitsanamnese (Beruf, Schichtdienst u. a.). Vgl. Exploration; Beziehung, therapeutische.

Ana|mnese, bio|graphische (Anamnese*) *m*: (engl.) *biographical case history*; Anamnese* in Bezug auf lebensgeschichtliche Zusammenhänge i. R. der Vorgespräche für eine Therapie mit Erhebung der Krankheitsvorgeschichte im Kontext des Lebenslaufs; **Verw.:** Berichtsbestandteil für den Gutachter der Krankenkassen i. R. eines Antrags auf Psychotherapie; **Hinweis:** In der Psychoanalyse ist die biographische Anamnese insbes. die Suche nach Versuchungs- u. Versagungssituationen, die im Zusammenhang mit der aktuellen Symptomatik stehen; erweitert um die Berücksichtigung von Übertragung* u. Gegenübertragung* in der therapeutischen Beziehung*. Vgl. Familienanamnese.

Anamnestischer Eltern|frage|bogen (Anamnese*): (engl.) *anamestic parent questionnaire*; Verfahren zur Anamnese von psychischen Störungen im Kindes- u. Jugendalter durch Befragung der Eltern psychisch auffälliger Kinder; erfasst werden: **1.** Gründe für das Aufsuchen des Arztes, Psychologen usw.; **2.** Familienanamnese*; **3.** Patientenvorgeschichte (z. B. frühkindliche Entwicklung, Verhältnis zu Geschwistern, Gleichaltrigen u. Erwachsenen); enthält Checkliste zur Verhaltens- u. Persönlichkeitseinstufung des Kindes in den letzten 6 Monaten.

Anankasmus (gr. ἀνάγκη Zwang) *m*: (engl.) *anancasm*; Bez. für ein äußerst gewissenhaftes, rigides u. ängstlich-zwanghaftes Verhalten; i. e. S. Auftreten von Zwangsphänomenen (Zwangsgedanken* od. Zwangshandlungen*), die als unsinnig od. unnötig erkannt werden; **Vork.:** bei Zwangsstörung*, zwanghafter Persönlichkeitsstörung*, Depression*, Schizophrenie* u. a. psychischen Störungen*.

An|aphrodisiaka (A-*; Aphrodisiaka*) *n pl*: (engl.) *anaphrodisiacs*; Arzneimittel zur Hemmung sexueller Lust; **Vertreter:** z. B. Cyproteron*, Medroxyprogesteron, GnRH-Agonisten.

An|arthrie (A-*; gr. ἀρθροῦν artikulieren) *f*: (engl.) *anarthria*; s. Dysarthrie.

Ana|strophe (αναστροπηῆ Umlenken, Umkehr) *f*: (engl.) *anastrophia*; Erlebensveränderung i. R. der Apophänie*, bei welcher der Betroffene sich im Mittelpunkt allen Geschehens sieht; wird gelegentlich auch als Tu-res-agitur-Stimmung (lat. für deine Sache wird verhandelt) charakterisiert. Vgl. Schizophrenie.

ANCOVA: Abk. für (engl.) ***an**alysis of **cova**riance*, Kovarianzanalyse; eine Kombination der Varianzanalyse (ANOVA*) u. der Korrelationsanalyse; spezielles lineares Modell u. Erweiterung der ANOVA um stetige Einflussgrößen (sog. Kovariate); liegt bei einer ANOVA eine metrische Variable als Störgröße (Kovariable) vor, so kann deren Einfluss auf die Zielvariable mit Hilfe einer Regressionsanalyse* berechnet werden; die Regressionsresiduen (nicht durch die Kovariable erklärte Varianz*) werden dann einer Varianzanalyse unterzogen.

Andro-: Wortteil mit der Bedeutung Mann; von gr. ἀνήρ, ἀνδρός.

Andro|gene (Andro-*; -gen*) *n pl*: (engl.) *androgens*; Sammelbez. für männliche Sexualhormone*; die wichtigsten Androgene sind Testosteron* (höchste Serumkonzentration) u. seine Metaboliten 5α-Dihydrotestosteron (wirksame Form), Androstendion u. Androsteron. **Physiologie:** Androgene werden in Leydig-Zwischenzellen des Hodens, in Nebennierenrinde u. in kleiner Menge im Ovar synthetisiert; die Bildung wird durch LH* gesteuert; der Abbau erfolgt zu 80 % in der Leber sowie in Haut u. Prostata; **Wirkung:** anabole Wirkung auf den Stoffwechsel allgemein durch vermehrte Nukleinsäure- u. Proteinsynthese u. Stimulation spezifischer Stoffwechselleistungen; Beeinflussung der Ausbildung von Penis, Samenleiter, Samenblase u. Prostata, Förderung bestimmter Stadien der Spermatogenese; Ausbildung des virilen Behaarungstyps (bei Frauen evtl. Hirsutismus mit verstärkter, dem männl. Behaarungstyp entspr. Scham-, Körper- u. Gesichtsbehaarung); in niedriger Dosis Proliferation des epiphysären Knorpels, Förderung des Längenwachstums, in höherer Dosis Schluss der Epiphysenfugen u. Kalzifizierung des Skeletts; im ZNS Rückkopplung auf die hypophysäre Sekretion der Gonadotropine*.

Andro|gynie (Andro-*; Gyn-*) *f*: (engl.) *androgyny*; auf beide Geschlechter anwendbare Bez. für eine uneindeutig gemischte Ausprägung von psychischen Merkmalen, die als typisch männlich bzw. weiblich gelten; vgl. Geschlechtsidentität; Geschlechtsrolle.

Aneignung: (engl.) *acquirement*; s. Spielvergegenständlichung; Spielsubjektivierung.

An|enzephalie (A-*; Enkephal-*) *f*: (engl.) *anencephaly*; schwerste, relativ häufige Fehlbildung (ca. 1 : 1000 Lebendgeborene) mit Fehlen des Schädeldachs (Akranie) u. Fehlen od. Degeneration wesentlicher Teile des Gehirns* inf. Ausbleiben des Neuralrohrschlusses in der Gehirnregion bzw. des Neuroporus anterior; der Defekt setzt sich fast immer mit einer Spaltbildung im Zervikalbereich fort; Maßnahme zur Primärprävention: perikonzeptionelle Gabe von Folsäure*.

An|ergie (A-*; Erg-*) *f*: (engl.) *anergia, anergy*; Energielosigkeit; Fehlen von Initiative mit Verminderung der vitalen Kraft; vgl. Abulie.

Anfall: (engl.) *attack, insult, seizure*; vorübergehende, plötzlich u. unerwartet auftretende Zustandsänderung (z. B. von Muskelspannung, Bewusstsein, emotionalem Befinden) von meist kurzer Dauer; **Formen:** u. a. epileptischer Anfall*, dissoziativer Anfall*, Krämpfe* einzelner Muskelgruppen, Angstanfall*, Panikanfall*, Wutanfall*.

Anfall, dis|soziativer: (engl.) *dissociative seizure*; syn. psychogener Anfall; Bez. für nichtepileptischen Anfall mit psychischen Ursachen; **Häufigkeit:** ca. 4 % aller neu auftretenden Anfälle; in Epilepsieambulanzen: bis zu 30 % Kombination mit epileptischen Anfällen* (in Komorbidität mit Epilepsie*: sog. Hysteroepilepsie); **Ätiol.:** Konflikte, Belastungen, Trauma, Persönlichkeitsstörung, Anfälle als erlerntes Coping mit personalen od. sozialen Problemen; **Sympt.:** paroxysmale Verhaltensmuster können generalisierten (z. B. Grand mal) od. fokalen epileptischen Anfällen ähneln od. mit unspezif. Anfallsmustern einhergehen, häufig mit sensor. Defiziten od. Sympt. assoziiert; typ. klinische Merkmals-Cluster während des Anfalls: z. B. Sensationen von Übelkeit, Schwindel, Atemnot u. Kopfschmerzen in Anwesenheit wichtiger Bezugspersonen, z. T. dramatische Anfallsmuster mit Arc* de cercle, heftiger Affektexpression, starker sympathikotoner Anspannung, geotroper Augenbewegung, meist ohne Selbstverletzung; **Diagn.:** psychopathologischer, psychosozialer, psychodynamischer Befund; nur unauffälliges EEG während u. nach einem dissoziativen Anfall beweisend; **Ther.:** supportive ärztl. Haltung, kognitive Verhaltenstherapie*, psychodynamische Psychotherapie*; **Progn.:** häufig chronischer Verlauf.

Anfall, epi|leptischer: (engl.) *epileptic seizure*; sog. Krampfanfall; vorübergehendes Auftreten klinischer Zeichen od. Sympt. aufgrund abnormer exzessiver od. synchroner neuronaler Aktivität im Gehirn; **Häufigkeit:** bei ca. 5 % aller Menschen einmal im Leben; **Vork.:** **1.** Epilepsie*; **2.** symptomatischer Anfall (veraltete Bez. Gelegenheitsanfall, okkasioneller Anfall, akute epileptische Reaktion) als Reaktion auf einen Reiz (z. B. Schlafentzug) od. als unmittelbares Sympt. einer akuten od. subakuten Erkrankung (z. B. Fieberkrampf*) od. epileptischer Anfall bei Alkoholdelir*, Hypoglykämie*, Intoxikation* u. a.; **Einteilung: 1. generalisierter epileptischer Anfall:** von einem bestimmten Punkt eines beide Großhirnhemisphären beteiligenden neuronalen Netzwerks ausgehend u. sich rasch ausbreitend; kann initial fokal erscheinen, Ausgangspunkt u. Lateralisation aber von Anfall zu Anfall inkonstant; z. B. tonisch-klonischer, myoklonischer, klonischer, tonischer, atonischer Anfall, Absence*; **2. fokaler epileptischer Anfall:** von auf eine Großhirnhemisphäre beschränkten neuronalen Netzwerken ausgehend; Klin.: **a)** ohne Einschränkung von Bewusstsein od. Aufmerksamkeit (früher: einfach-partieller Anfall), z. B. fokal-motorischer Anfall (motorische Sympt.), somatosensorischer Anfall (sensible Reiz- od. Ausfallsymptome, z. B. Kribbeln, Taubheitsgefühl bei Fokus in sensiblen Projektionsfeldern im Parietallappen), sensorischer Anfall (abnorme, z. B. visuelle, auditive, olfaktorische, gustatorische Sinnesempfindungen bei Fokus in sensorischen Arealen des zerebralen Kortex) od. vegetative Sympt. (z. B. epigastrisches Gefühl, Blässe, Schweißausbruch, Erröten, Piloarrektion, Mydriasis); **b)** mit Einschränkung von Bewusstsein od. Aufmerksamkeit (früher: komplex-partieller Anfall); häufig mit charakteristischem, stadienhaftem Ablauf: zunächst Aura*, danach unterschiedl. starke paroxysmale Bewusstseinstrübung mit unwillkürlichen Bewegungsabläufen (z. B. orale, gestische od. sprachliche Automatismen*) mit anschließender Minuten od. länger dauernder Reorientierungsphase; **c)** psychische Sympt. (Störung höherer kortikaler Funktionen; selten bei epileptischem Anfall ohne Bewusstseinseinschränkung), z. B. aphasisch, dysmestisch (z. B. Déjà*-vu-Erlebnis), kognitiv (z. B. Dreamy* State, Zeitsinnstörung), affektiv (z. B. Angst, Ärger), Illusionen (z. B. Makropsie; s. Metamorphopsie), strukturierte Halluzinationen* (z. B. Musik, Szenen); **3. epileptischer Spasmus:** blitzartige Anspannung der rumpfnahen Beugemuskulatur (Beugung von Kopf, Oberkörper u. Hüfte) bei gleichzeitigem Anheben u. z. T. Drehen der gestreckten Arme nach oben u. innen; im Säuglings- u. Kleinkindesalter (West*-Syndrom) auch als Blitz-Nick-Salaam-Anfall bezeichnet; **Diagn.:** EEG*; **DD:** Synkope*, nichtepileptischer Anfall (z. B. dissoziativer Anfall*), Hyperventilationstetanie*, Narkolepsie*, Kataplexie*, Pickwick*-Syndrom, Hypoglykämie.

Anfall, hysterischer: (engl.) *hysterical seizure*; s. Anfall, dissoziativer.

Anfall, psycho|gener: (engl.) *psychogenic seizure*; dissoziativer Anfall*.

Anfall, psycho|motorischer: (engl.) *ideokinetic seizure*; nicht mehr gebräuchl. Bez. für fokalen epileptischen Anfall* mit komplexer Symptomatik od. Einschränkung von Bewusstsein od. Aufmerksamkeit.

Anfall|serie: (engl.) *serial seizure*; Folge von epileptischen Anfällen* ohne andauernde Funktionsstörung zwischen einzelnen Anfällen. Vgl. Status epilepticus.

angeboren: (engl.) *inborn*; zum Zeitpunkt der Geburt vorhanden; angeborene, biol. prädeterminierte Merkmale, Krankheiten od. Defizitsyndrome sind **kongenital** (d. h. durch Schädigung bzw. Fehlerhaftigkeit des genet. Materials entstanden) od. **konnatal** (d. h. intrauterin od. während des Geburtsvorgangs durch äußere Noxen entstanden).

Angehörigen|arbeit: (engl.) *work with relatives*; Maßnahmen zur Beratung, Schulung, Betreuung od. auch Behandlung von Angehörigen der Patienten mit best. Erkrankungen auf Basis der gegenseitigen Akzeptanz u. Anerkennung der Erkrankten u. ihrer Angehörigen; **Inhalt: 1.** Initiierung u. Betreuung von Angehörigen u. Angehörigengruppen*; **2.** Schulung zu Erscheinungsbild, Urs., Frühwarnzeichen u. Umgang mit der Erkrankung; **3.** Behandlung von Störungen als Folgen der Belastung im Umgang mit dem primär erkrankten Angehörigen (s. Familientherapie); **Wirksamkeit:** evidenzbasierte Wirksamkeitsnachweise in Form von Metaanalysen* vorhanden (zu Demenz: Acton u. Kang, 2001; zu Delinquenz: Dowden u. Andrews, 2003; zu Schizophrenie: Mari u. Streiner, 1994; Pilling et al., 2002; Pitschel-Walz u. Engel, 2001).

Angehörigen|gruppe: (engl.) *relative group*; Bez. für eine Gruppe Angehöriger von an einer best. Störung od. einem Problem leidenden Menschen, in der die Teilnehmer die im Zus. mit der Erkrankung entstehenden Probleme besprechen, Entlastung erfahren u. z. T. kotherapeutische Funktionen erhalten können; **Formen: 1.** Selbsthilfegruppe*: z. B. **Angehörigenselbsthilfe** von Angehörigen psychisch kranker Menschen; in den 70er u. 80er Jahren des 20. Jahrhunderts entstandene Gruppen u. Organisationen, welche die Belastungen Angehöriger durch psychische Störungen eines Familienmitglieds thematisieren, ein breites Spektrum an Aktivitäten der gegenseitigen Unterstützung u. Selbsthilfe* anbieten (insbes. Austausch von fachlichen Informationen über die Erkrankung des Angehörigen, emotionaler Ausdruck der erlebten Belastungen durch das kranke Familienmitglied) u. sich für die Förderung der Belange psychisch kranker Menschen sowie ihre adäquate Behandlung u. Rehabilitation einsetzen; Angehörigen-Selbsthilfegruppen u. -organisationen sind Partner im Trialog*; **2.** Angebot einer therap. Institution (meist unter professioneller Leitung als soziale Unterstützungsgruppe); beinhaltet fachliche Informationsübermittlung zu den jeweiligen Belastungen, Einführen von Kommunikationsregeln (z. B. zur Schweigepflicht), Hilfen bei gruppendynamischen Problemen durch Deutung u. soziodynamische Übungen.

Angelman-Syn|drom (Harry A. A., Pädiater, Birkenhead, 1915–1996) *n*: (engl.) *happy puppet syndrome*; Abk. AS; neurogenet. Krankheitsbild mit psychischer u. motorischer Entwicklungsverzögerung u. angeborener Intelligenzstörung*; **Ätiol.:** in 60–80 % Deletion im proximalen Abschnitt des langen Arms des mütterl. Chromosoms 15 (Genlocus 15q11.2-q13); in 6 % Imprinting-Mutationen, in 5 % UBE3A-Gen-Mutationen, in 1 % paternale Disomien, in 1 % chromosomale Strukturanomalien; in 20 % keine nachweisbaren Störungen des Erbguts; **Häufigkeit:** 1 : 15–20 000 Neugeborene; **Sympt.:** fehlende Sprachentwicklung, steifer, breitbeiniger Gang, verminderter Muskeltonus, unmotiviertes Lachen, Epilepsie, Mikrozephalie, Schädel- u. Gesichtsdysmorphien, häufig Skoliose in der Pubertät, Hypopigmentation, Strabismus, evtl. Optikusatrophie od. Pigmentstörungen von Choroidea u. Iris; typische EEG-Veränderungen; **Ther.:** Pharmakotherapie, symptomatische Therapie (Ergotherapie*, Sprachtherapie*, Physiotherapie), chir. Therapie.

Angel's Dust (engl. angel Engel; to dust bestäuben): s. Phencyclidin.

Angewandte Anspannung: s. Applied Tension.

Angiitis (Angio-*; -itis*) *f*: s. Vaskulitis.

Angina pectoris (lat. angere verengen, erdrosseln) *f*: (engl.) *angina pectoris*; Bez. für typische Sympt. der akuten Koronarinsuffizienz; **Ätiol.:** Missverhältnis von Sauerstoffangebot u. -bedarf bei KHK*, meist inf. Koronarsklerose (mit akuter Plaqueruptur od. -erosion u. konsekutiver Thrombosierung) od. seltener durch Koronarspasmus od. bei dilatativer Koronaropathie; **Sympt.:** plötzlich einsetzender, Sekunden bis Minuten (<20 Minuten) anhaltender Thoraxschmerz (meist retrosternal), der in die linke (seltener rechte) Schulter-Arm-Hand-Region bzw. in die Hals-Unterkiefer-Region sowie auch in den Rücken ausstrahlt, häufig mit gürtelförmigem thorakalem Engegefühl mit Atemnot u. Erstickungsanfall bis zu Vernichtungsgefühl u. Todesangst; ausgelöst durch körperl. od. emotionale Belastung, Kälte, schwere Mahlzeit od. auch in Ruhe auftretend (Angina pectoris höheren Grades); **DD:** u. a. funktionelle Herzbeschwerden, Herzrhythmusstörungen, Aneurysma dissecans der thorakalen Aorta, hypertensive Herzkrankheit, Pleuraerguss, Spontanpneumothorax, Interkostalneuralgie.

Angio-: auch Angi-; Wortteil mit der Bedeutung Gefäß; von gr. ἀγγεῖον.

Angio|keratoma cor|poris diffusum (Angio-*; gr. κέρας, κέρατος Horn, Hornhaut; -om*) *n*: (engl.) *diffuse angiokeratosis*; Fabry*-Syndrom.

Angiomatosis miliaris (Angio-*; -om*; -osis*) *f*: (engl.) *carcinoid syndrome*; Karzinoidsyndrom*.

Angio|tensine (Angio-*) *n pl*: (engl.) *angiotensins*; Gruppe von Peptidhormonen; **Angiotensin I**, ein wahrscheinl. biol. inaktives Dekapeptid, entsteht durch proteolyt. Spaltung (katalysiert durch Renin) aus Angiotensinogen* u. ist die Vorstufe des Oktapeptids **Angiotensin II** (Hypertensin), das durch Angiotensin-converting-Enzym gebildet wird. Als Agonist des Renin-Angiotensin-Aldosteron-Systems wirkt es direkt an den Arteriolen stark vasokonstriktorisch (blutdrucksteigernd) u. stimuliert die Freisetzung von Aldosteron* aus der Zona glomerulosa der Nebennierenrinde. Halbwertzeit 1–2 Min.; Abbau durch Angiotensinasen zu **Angiotensin III** u. anderen inaktiven Peptiden.

Angio|tensino|gen (Angio-*; -gen*) *n*: (engl.) *angiotensinogen*; in Leber u. Fettgewebe gebildetes Alpha-2-Globulin, aus dem Renin Angiotensin I abspaltet; Inaktivierung durch Angiotensinase im Blut; erhöhte Werte z. B. in der Schwangerschaft, bei hormonaler Kontrazeption u. hochgradiger Hypertonie; erniedrigt z. B. bei Lebererkrankung. Vgl. Angiotensine.

Angst: (engl.) *anxiety, fear*; Kultur übergreifend nachgewiesene primäre Emotion* (Grundemotion des Gesichtsausdrucks nach P. Ekman) mit umfassender Furcht u. Besorgnis, unangenehmes Gefühl, das von vermehrter physiologischer Erregung u. körperlichen Symptomen begleitet wird; in die Zukunft gerichtet, bei Bedrohung ggf. Anlass zu Vermeidungsverhalten*, Aggression* od. anderen Formen von Bewältigungsverhalten (s. Coping); erhält Krankheitswert, wenn sie ohne ausreichenden Grund ausgelöst bzw. unangemessen stark od. anhaltend empfunden wird (s. Angststörung). **Kennzeichen:** z. B. Palpitationen, Herzschmerzen, zugeschnürter Hals, Zittern, Schwindel, Atemstörungen, Pupillenerweiterung, Mundtrockenheit, Anstieg von Puls- u. Atemfrequenz sowie Blutdruck, Schweißausbruch, erhöhter Muskeltonus, verstärkte Darm- u. Harnblasentätigkeit, Übelkeit. Bei schweren Angstreaktionen* können Bewusstseins-, Denk- od. Wahrnehmungsstörungen auftreten. **Formen: 1. realistische** Angst (syn. Furcht, sog. Realangst): objekt- od. situationsbezogene Angst, die sich als Reaktion auf eine konkrete, für das Individuum erkennbare Bedrohung einstellt; z. B. wenn Gefahr bemerkt od. Schmerz erwartet wird; häufig sehr intensive Emotion, verbunden mit best. vermeidenden Verhaltensweisen, bes. Flucht od. Kampf; nach Extremsituationen ggf. Traumatisierung mit dem Risiko der Entwicklung einer akuten Belastungsstörung* od. posttraumatischen Belastungsstörung*; **2. spontane** Angst (früher frei flottierende Angst): nicht situations- od. objektgebundene Form; typisch bei generalisierter Angststörung* u. Panikstörung*; **3. phobische** Angst: von best. Objekten od. Situationen ausgelöst u. zu übermäßigem Vermeidungsverhalten motivierend (s. Phobie); **4. entwicklungsphasentypische** Angst: im Kindesalter verbreitet u. normal; typischerweise mild u. altersspezifisch; typische Angstinhalte: Angst vor fremden Menschen, Gegenständen, lauten Geräuschen u. Höhen besonders häufig (Ende des ersten Lebensjahrs); Angst vor Trennung von Bezugsperson, vor Tieren, Dunkelheit u. dem Alleinsein (2–4-Jährige); Angst vor Phantasiegestalten (z. B. Gespenster, Monster od. Geister) u. Naturereignissen wie Sturm u. Blitz (4–6-Jährige); Angst vor Schule, möglichem Versagen u. negativen Bewertungen durch Andere, sowie Angst vor Verletzungen, Krankheiten, Tod u. medizinischen Eingriffen (7–10-Jährige); **5.** nach C. Spielberger: Angst als überdauerndes Persönlichkeitsmerkmal* (Trait*-Angst) u. als zeitlich variable, kurz andauernde emotionale Reaktion (State*-Angst). **Erfassung:** durch Selbstbeschreibung, Messung physiologischer Erregung u. durch Beobachtung offenen Verhaltens. Angst bzw. Ängstlichkeit ist eine wichtige Dimension in Persönlichkeitstests (z. B. 16-Persönlichkeitsfaktoren-Test, Freiburger Persönlichkeitsinventar) u. psychopathologischen Fragebögen (z. B. Beck-Angstinventar, SCL-90-R).

Angst|abwehr: (engl.) *anxiety defence*; Leugnung od. Umdeutung Angst erzeugender Erlebnisse u. Gefühle; s. Abwehr.

Angst als Eigenschaft: (engl.) *characteristic anxiety*; Trait*-Angst.

Angst als Zustand: (engl.) *state anxiety*; State*-Angst.

A

Angst|anfall: (engl.) *anxiety attack*; bereits bei S. Freud eingeführter Begriff für anfallartig auftretende akute Angstzustände, bei denen unangenehme Symptome plötzlich u. z. T. „spontan" einsetzen; vgl. Panikanfall.

Angst, anti|zipatorische: (engl.) *anticipatory anxiety*; syn. Antizipationsangst, Erwartungsangst; Angst*, die bereits vor der Konfrontation mit gefürchteten Objekten, Situationen od. Symptomen auftritt; **Vork.:** v. a. bei Phobien*, z. T. auch bei Panikstörung* u. generalisierter Angststörung*; entwickelt sich typischerweise erst im Verlauf der Angststörung, kann dann aber zu einem besonders belastenden Element der Störung werden u. als Motivation für Vermeidungsverhalten* einen negativ eskalierenden Einfluss auf den weiteren Verlauf haben. Therap. Strategien fokussieren i. d. R. Konfrontationsverfahren u. kognitive Umstrukturierung. **Hinweis:** Ebenfalls als Erwartungsangst wird die ängstliche Erwartung, ein Erlebnis könne sich wiederholen, nach negativen Erfahrungen bezeichnet; akut gelegentlich auch bei psychisch gesunden Menschen; Sympt. einer chronischen u. auf ein best. Erlebnis fixierten Erwartungsangst: z. B. Stottern, Impotenz inf. Ejaculatio praecox.

Angst|bewältigungs-Inventar *n*: Abk. ABI; Fremdbeurteilungsverfahren zur Erfassung ungünstiger Stressbewältigungsstrategien; es werden fiktive bedrohliche Szenarien dargeboten u. die Stressbewältigungsdimensionen Vigilanz* u. kognitive Vermeidung erfasst; es sind 3 Testformen verfügbar: die Langform besteht aus 4 physisch- u. 4 selbstwert- bzw. ego-bedrohlichen Situationen, die jeweils mit 5 vigilanten u. 5 kognitiv vermeidenden Strategien verbunden sind. Die Kurzform ABI-P beinhaltet die physisch-bedrohlichen Szenarien, die Kurzform ABI-E die ego-bedrohlichen Szenarien; **Anw.:** Diagn. u. Erfolgskontrolle bei Interventionen i. R. der Klinischen Psychologie u. Gesundheitspsychologie*; auch im Bereich von Gesundheitsverhalten*, Sportpsychologie*; **Testdauer:** Langform ca. 15 Minuten; jeweils ca. 8 Minuten für die einzeln einsetzbaren Kurzformen ABI-E u. ABI-P.

Angst|bewältigungs|training *n*: Abk. ABT; Angst*-Management-Training.

Angst, epi|sodisch-par|oxysmale: (engl.) *episodic-paroxysmal anxiety*; Panikstörung*.

Angst|frage|bogen: (engl.) *Fear Questionnaire (Abk. FQ)*; Selbstbeurteilungsverfahren zur Erfassung von phobischen Ängsten bei Erwachsenen; umfasst 30 Merkmale zu agoraphobischen Ängsten (z. B. allein mit Bus od. Zug zu reisen; s. Agoraphobie), sozialen Ängsten (kritisiert werden, einen Vortrag halten) u. Angst vor Verletzungen (Vermeidung von Krankenhäusern, Blut); **Testdauer:** 5–10 Minuten.

Angst|frage|bogen für Schüler: (engl.) *Fear Questionnaire for Students*; Abk. AFS; Fragebogen zur Erfassung der Angstatmosphäre in Schulklassen; umfasst die Aspekte Prüfungsangst* (15 Items, z. B. „Bei Prüfungen vergesse ich oft Sachen, die ich vorher gekonnt habe"), allgemeine (manifeste) Angst* (15 Items, z. B. „Manchmal habe ich Herzklopfen") u. Schulunlust (10 Items) sowie eine Skala zur sozialen Erwünschtheit* (10 Items); Items werden dichotom (stimmt – stimmt nicht) beantwortet; **Anw.:** bei Angststörungen*; 3.–10. Klasse, Alter ca. 9 bis 16/17 Jahre; **Testdauer:** 10–25 Minuten.

Angst-Glück-Psychose (Psych-*; -osis*) *f*: (engl.) *anxiety-blissfulness psychosis*; s. Psychose, zykloide.

Angst|hierarchie (gr. ηἱεραρψηῖα Amt des obersten Priesters) *f*: (engl.) *anxiety hierarchy*; Bewertung u. Hierarchisierung aller Angst auslösenden Situationen durch den Patienten i. R. einer kognitiven Verhaltenstherapie* von Angststörungen*; je nach Therapierational* der Konfrontationstherapie* (z. B. graduierte Reizkonfrontation) werden die Patienten angeleitet, Angst auslösende Situationen bzw. Reize entsprechend der Reihenfolge aufzusuchen; z. B. wird der Patient nacheinander mit einer wenig, mäßig od. stark Angst auslösenden Situation (s. Tab.) konfrontiert.

Angsthierarchie
Beispiel eines Patienten mit posttraumatischer Belastungsstörung: Stärke der Angst von 0 (keine Angst) bis 100 (maximale Angst) in ausgewählten Situationen

Angststärke	Situation
100	ein Fußballspiel der ersten Bundesliga besuchen
90	ein Rockkonzert besuchen
80	abends eine Gaststätte aufsuchen (in der alkoholisierte Gäste anwesend sind)
70	abends mit der U-Bahn fahren
60	tagsüber eine Gaststätte aufsuchen (in der alkoholisierte Gäste anwesend sind)
50	in der Mensa essen (ohne die Möglichkeit, den Gastraum zu überblicken)
40	in der Mensa essen (mit der Möglichkeit, den Gastraum zu überblicken)
30	tagsüber mit der U-Bahn fahren
20	im Supermarkt einkaufen
10	am Kiosk einkaufen
0	zu Hause sein

Angst|hysterie: (engl.) *anxiety hysteria*; auf Anregung Freuds durch W. Stekel (1908) eingeführte, heute veraltete Bez. für eine Angststörung mit konkretem Inhalt (Phobie*); wurde ursprünglich gewählt, um die im Hysteriekonzept gesehene Ähnlichkeit mit der Konversionshysterie (s. Konversionsstörung; Störung, dissoziative) i. R. der sog. Psychoneurosen* u. im Gegensatz zu den sog. narzisstischen Neurosen zu betonen.

Angst|konditionierung (Konditionierung*): (engl.) *anxiety conditioning*; Anwendung von aversiven Reizen* i. R. klassischer Konditionierung*; vgl. Kleiner Albert; Furchtkonditionierung.

Angst|krankheit: (engl.) *anxiety disease*; alte Bez. für Gruppe von psychischen Störungen, bei denen Angstsymptome im Vordergrund stehen; heute wird i. d. R. die Bez. Angststörung* bevorzugt, um die problematischen Aspekte der Übertragung des vorwiegend somatisch konzipierten Krankheitsbegriffs (s. Krankheit) auf psychische Störungen* zu vermeiden.

Angst-Management-Training: (engl.) *anxiety management training*; Abk. AMT; syn. Angstbewältigungstraining; Therapiekonzept zur Behandlung von Angststörungen* (nach Suinn, 1988); **Ziel:** Entwicklung der Fähigkeit, die mit Angst assoziierte körperliche Aktivierung (s. Angst) bewältigen zu können; **Durchführung:** Der Patient wird angeleitet, kognitive, emotionale u. physiol. Anzeichen von Angst wahrzunehmen u. als Hinweisreize zu nutzen, um aktiv zusätzlich vermittelte Entspannungsmethoden* einzusetzen. **Hinweis:** Heute z. T. auch Synonym für verhaltenstherapeutische Angstbehandlungsprogramme.

Angst|neurose (Neur-*; -osis*) *f*: (engl.) *anxiety neurosis*; veraltete Bez. für best. Formen der Angststörung (Panikstörung* u. generalisierte Angststörung*); **Geschichte:** Von S. Freud (1895) erstmals als eigenständiges Krankheitsbild von der Neurasthenie* u. Hypochondrie* als eine Form der Aktualneurosen abgegrenzt.

Angst|psychose (Psych-*; -osis*) *f*: (engl.) *anxiety psychosis*; veraltete Bez. für Psychose* aus dem schizophrenen Formenkreis*, bei der eine ausgeprägte Angstsymptomatik im Vordergrund steht; vgl. Störung, wahnhafte.

Angst|re|aktion (Reaktion*) *f*: (engl.) *anxiety reaction*; bei Menschen u. höheren Lebewesen durch einen Schreckreiz ausgelöste Reaktion entlang der neuronalen Achse, beginnend mit dem Schließen des Augenlids (s. Schreckreflex) u. endend in der psychischen Repräsentation erlebter Angst*; in Abhängigkeit vom Ausgangszustand kommt es zur Bahnung od. Dämpfung protektiver u. defensiver Verhaltensprogramme (z. B. Flucht* od. Erstarrung), möglicher Konditionierungsvorgänge u. einer Generalisierung der begleitenden Wahrnehmung von körperlichen u. psychischen Angstsymptomen, z. B. Palpitation*, Zittern, Depersonalisation* u. Derealisation*.

Angst|re|duktion (lat. reductio Zurückführung) *f*: (engl.) *anxiety reduction*; Minderung von Angsterleben durch Selbstregulation* od. äußere Einwirkung; **klin. Bedeutung:** bedeutsam in der Aufrechterhaltung von Vermeidungsverhalten* (z. B. bei Phobie). Vgl. Verstärkung; Zwei-Faktoren-Theorie.

Angst|sensitivität (sensitiv*) *f*: (engl.) *anxiety sensitivity*; s. Angst vor der Angst.

Angst|sensitivitäts|in|dex (sensitiv*; Index*) *m*: (engl.) *Anxiety Sensitivity Index*; Abk. ASI; Selbstbeurteilungsverfahren, das erfasst, in welchem Ausmaß eine Person auf typische Angstsymptome beunruhigt reagiert (s. Angst vor der Angst); umfasst 16 Items, z. B. „Es macht mir Angst, wenn ich mich zittrig fühle“; Zustimmung auf 5-stufiger Skala; es liegt auch eine Version für Kinder (Kinder-Angstsensitivitätsindex, Abk. KASI) vor. **Anw.:** Angststörungen*, v. a. Panikstörung*, Agoraphobie*; **Testdauer:** ca. 10 Minuten.

Angst-Status-Inventar (Status*) *n*: s. Anxiety Status Inventory.

Angst|störung: (engl.) *anxiety disorder*; früher Angstsyndrom; Bez. für Gruppe psychischer Störungen, bei denen Angstsymptome (u. a. Palpitation, Schwitzen, Gedanken an Gefahr, Vermeidungsverhalten) im Vordergrund stehen; während physiol. Angst* als Emotion sinnvoll u. notwendig ist, kommt es bei Angststörungen zu Entgleisung u. Verselbständigung der Angst, die mit erheblichem Leidensdruck u. Beeinträchtigung einhergeht; Abgrenzung gegenüber normaler Angst: übermäßig starke od. anhaltende Angstreaktion*, mangelnde Kontrolle der Angst, subjektives Leiden u. Beeinträchtigung in wichtigen Funktionen des Berufs-, Alltags- od. Familienlebens. **Einteilung:** nach DSM-IV u. ICD-10: **1.** Phobie* (spezifische Phobie*, soziale Phobie* u. Agoraphobie*); **2.** Panikstörung*; **3.** generalisierte Angststörung*; **4.** Zwangsstörung*; **5.** posttraumatische Belastungsstörung*; klassifikatorische Einordnung: s. Abb.; **Epidemiol.:** häufigste Gruppe psychischer Störungen, Frauen sind i. d. R. deutlich häufiger betroffen (Ausnahme z. B. Blutphobie); hohe Komorbidität innerhalb der Gruppe der Angststörungen sowie v. a. mit Depression u. Suchtverhalten; Ersterkrankungsalter variiert nach Form der Angststörung, vermehrt Hinweise auf frühen Beginn u. häufige Übergänge zwischen Störungen im Kindes- u. Erwachsenenalter; Verlauf meist chronisch, z. T. mit längeren Fluktuationen; **Ätiol.:** multifaktoriell, wobei zwischen prädisponierenden, auslösenden u. aufrechterhaltenden Faktoren unterschieden wird, zusätzlich spielen protektive u. salutogenetische Faktoren eine Rolle; familiäre Häufung gut belegt, der relative Anteil von genetischen, epigenetischen u. Umweltfaktoren ist noch unklar, das Zusammenwirken dieser Gruppen von Einflussfaktoren ist gesichert. Genetische Vorbereitung (s. Preparedness) des Erlernens spezifischer Reiz-Reaktions-Verbindungen bei manchen Phobien (z. B. Schlangen, Spinnen, soziale Reize) nachgewiesen. Die wichtigsten relevanten Lernmechanismen sind klassische, operan-

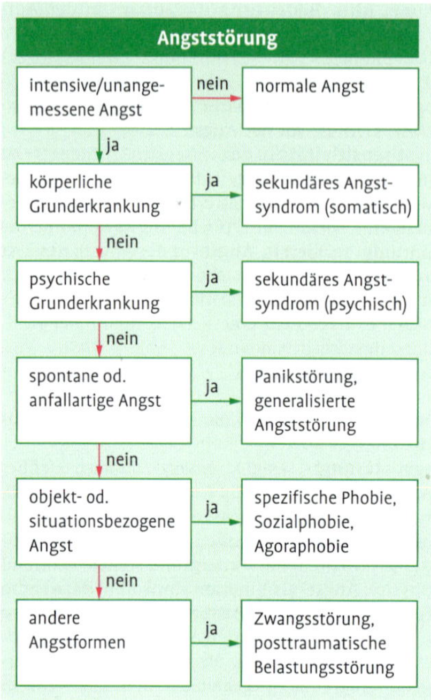

Angststörung: klassifikatorische Einordnung

te u. evaluative Konditionierung, Imitations- bzw. Modelllernen u. Instruktionslernen. Im Gegensatz zu neurobiologischen Mechanismen von Angstreaktionen bleibt unklar, inwieweit Angststörungen auf neurobiologische Defizite od. Exzesse zurückgehen od. ob sie nicht v.a. Entgleisungen physiologisch gesunder Mechanismen darstellen. Aus der Dauerhaftigkeit der Therapieerfolge kognitiv-behavioraler Verfahren kann auf eine zumindest aufrechterhaltende Rolle von Vermeidungsverhalten u. kognitiven Verzerrungen geschlossen werden. Die ätiologische Bedeutung der hohen Komorbidität ist umstritten, diese stellt jedoch klinisch eine wichtige Komplikation dar. **Sympt.:** Kernsymptome: Vermeidungsverhalten* (v.a. bei Phobie u. Zwangsstörungen) u. körperl. Sympt. einschließlich ihrer katastrophisierenden Fehlinterpretation (v.a. bei Panikstörung), die im weiteren Verlauf regelmäßig die Rolle zentraler aufrechterhaltender Faktoren spielen (häufig wichtiger Ansatzpunkt der Therapie); physiologisch sind Angstreaktionen* i.R. von Angststörungen i.d.R. von Sympathikusaktivierung gekennzeichnet (z.T. erhebliche Differenz zwischen subjektiver Wahrnehmung u. objektivierbaren Befunden; Sonderstellung: parasympathische Reaktion bis hin zur vasovagalen Synkope bei Blutphobie*); meist massive Beeinträchtigung der Lebensqualität für Betroffenen u. Angehörige, ggf. chronische Behinderung u. erhöhte Suizidgefahr; häufig verbergen sich Angststörungen hinter mehrdeutigen körperlichen Symptomen der Sympathikuserregung (häufig falsch diagnostiziert u. therapiert, sog. iatrogene Chronifizierung). **Diagn.:** strukturierte klinische Interviews (z.B. DIPS*), standardisierte psychometrische Inventare (z.B. Beck*-Angstinventar, State*-Trait-Angstinventar); **Ther.:** abhängig von Störungstyp u. Komorbidität kognitive u. verhaltenstherap. Verfahren (Konfrontation*), Antidepressiva* u. Tranquilizer*; bei Misserfolg auch andere psychotherapeutische Verfahren. Kognitive Interventionen zielen v.a. auf die häufig sehr schnell u. automatisch ablaufende u. Ängste in negativer Weise beeinflussende Einschätzung äußerer Situationen od. körperinterner Reize als gefährlich, bedrohlich od. nicht bewältigbar ab, bei der Behandlung sollen rationalere, besser der Realität entsprechende Bewertungen erarbeitet u. ggf. eingeübt werden.

Angst|störung, generalisierte: **1.** (engl.) *generalized anxiety disorder*; Abk. GAS; veraltet Angstneurose; Form der Angststörung*, nach DSM-IV u. ICD-10 mit exzessiver Furcht od. Sorgen von mind. 6 Monaten Dauer in mind. 2 Lebensbereichen (z.B. Arbeit, Finanzen, Partnerschaft) od. in einem Lebensbereich, wenn die Betroffenen generell grüblerisch sind u. zu häufigen Sorgen neigen; **Epidemiol.:** ca. 5 % Lebenszeitprävalenz (Erwachsene), häufiger bei Frauen, über 90 % Komorbidität v.a. mit anderen Angststörungen u. Depression; Verlauf meist chronisch, 2 Erstauftretensgipfel: junges Erwachsenenalter u. zwischen 40 u. 50 Jahren; **Ätiol.:** Störungsmodell: s. Abb.; **Sympt.:** Kernsymptome: chronisches Grübeln* bzw. sich sorgen; erhöhtes Erregungsniveau, Nervosität, Anspannung, Hypervigilanz*, vegetative Beschwerden, Schwierigkeit, die Sorgen kontrollieren zu können; **Diagn.:** nach DSM-IV 6 Symptome, die für den größeren Teil von 6 Monaten vorliegen müssen (schließt auch die früher als eigenständig konzipierte kindliche Störung mit Überängstlichkeit ein); das Vorliegen der Störung kann mit strukturierten klinischen Interviews wie DIPS od. SKID festgestellt, Intensität u. weitere klinische Aspekte können mit psychometrischen Fragebögen wie Beck-Angstinventar od. SCL-90-R beschrieben werden; **Ther.:** Verhaltenstherapie*, z.B. kognitive Verfahren, psychotherap. Entspannungsmethoden*, Konfrontationstherapie* (Abb. dort), Gesprächspsychotherapie*, u.U. Antidepressiva* u. Tranquilizer*; **DD:** Depression*, soziale Phobie*, Panikstörung* u. Zwangsstörung*; **Geschichte:** erstmals im DSM-III definierte Form der Angststörung, die aus der Aufspaltung der Angstneurose in Panikstörung u. generalisierte Angststörung resultierte. Ursprünglich wurde die chronisch erhöhte Angst mit einer Vielzahl von Symptomen aus verschiedenen Bereichen als Gegensatz zu den anfallartig auftretenden Panikanfällen betont. **2.** Form der Angststörung* im Kindesalter;

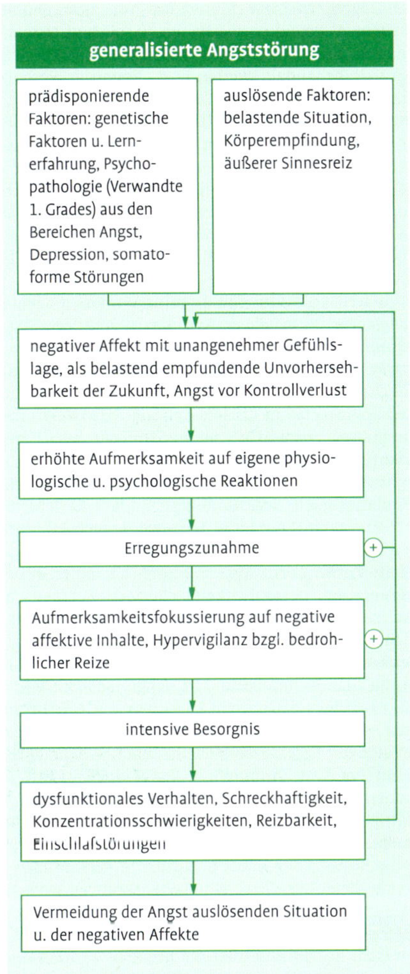

Angststörung, generalisierte: theoretisches Prozessmodell (nach Barlow, 1988)

ab dem 6. Lebensjahr übermäßig starke od. unbegründete, schwer zu kontrollierende Sorgen über verschiedene Situationen u. Lebensbereiche (z. B. Unpünktlichkeit, Sorgen, sich richtig verhalten zu haben, gut genug in Schule, im Sport zu sein od. ausreichend Freunde zu haben); **Epidemiol.:** Häufigkeit 0,5 %; konstitutionelle u. psychosoziale Faktoren sind für Entstehung u. Aufrechterhaltung verantwortl.; **Sympt.:** ausgeprägtes Bedürfnis nach Anerkennung, Rückversicherungsverhalten, somatische Symptome wie Anspannung, Bauch- u. Kopfschmerzen, Einschlafprobleme; **Diagn.:** nach ICD-10 mind. 3 Symptome, die für 6 Monate die meiste Zeit vorlagen; Diagnose kann anhand strukturierter Interviews (z. B. DIPS*) gestellt werden.

Angst|störung im Kindes|alter: (engl.) *childhood anxiety disorder*; häufige psychische Störung des Kindesalters mit alterstypischer od. -untypischer übermäßig ausgeprägter unrealistischer Angst; Beginn ab 3. Lebensjahr; ca. 10 % der Schulkinder sind betroffen, konstitutionelle u. psychosoziale Faktoren sind für Entstehung u. Aufrechterhaltung verantwortlich; **Formen:** Trennungsangststörung*, spezifische Phobie*, Störung mit sozialer Ängstlichkeit, soziale Phobie*, generalisierte Angststörung* u. a.; **Diagn.:** strukturiertes klinisches Interview (z. B. Kinder*-DIPS), Fragebögen (z. B. CBCL*, Youth* Self Report); **Ther.:** Verhaltenstherapie (Psychoedukation, Bearbeiten dysfunktionaler Kognitionen*, Konfrontation, operante Verfahren, Modelllernen, Stärkung elterlicher Erziehungskompetenzen); **Progn.:** häufig Vorläufer psychischer Störungen des Erwachsenalters, insbes. Angststörungen, affektive Störungen, Substanzstörungen.

Angst|syn|drom *n*: **1.** (engl.) *anxiety syndrome*; Bez. für ein unspezifisches, nicht notwendigerweise alle Kriterien einer Angststörung* erfüllendes Muster von Angstsymptomen; **2.** Bez. für gemeinsames Auftreten mehrerer Angstsymptome bei anderen Grunderkrankungen u. Störungen; z. B. Hypoglykämieangst* od. andere metabolisch verursachte Syndrome; **3.** früher gelegentlich als Synonym für Angststörung* verwendete Bezeichnung.

Angst|tage|buch: (engl.) *anxiety diary*; Selbstbeobachtungsverfahren i. R. der Verhaltenstherapie* bei Angststörungen* mit schriftlicher Erfassung z. B. von Angstauslösern, Beschwerdestärke u. -häufigkeit; individuell gestaltet von Therapeut od. Patient od. in Formularform, z. B. Marburger* Angst-Tagebuch.

Angst|toleranz (Toleranz*) *f*: (engl.) *anxiety tolerance*; Fähigkeit eines Individuums, von innen (z. B. Wachtraum*, Intrusion*) od. außen (z. B. Konfrontation mit Gefahr) kommende Angst auslösende Reize od. Impulse aufzunehmen u. unter Kontrolle zu halten, ohne überstürzt zu handeln; **klin. Bedeutung:** i. d. R. besonders niedrig bei Personen mit Angststörungen*, besonders hoch bei Personen, die in mit starker Angstexposition verknüpften Berufen arbeiten (z. B. Arbeiter auf Hochhausgerüsten).

Angst|traum: (engl.) *anxiety dream*; Alptraum*.

Angst|überflutung: **1.** (engl.) *flooding*; Gefühl des Überwältigtwerdens durch Angst*; **2.** (therap.) s. Flooding.

Angst-Vermeidungs-Modell: (engl.) *fear avoidance model*; Konzept zur Integration versch. empirisch gesicherter Prozesse, die mit der Entwicklung chronischer Schmerzen* verbunden sind; **Grundannahme:** von schmerzhaften Irritationen des Halteapparates (Muskulatur, Gelenke, Sehnen, Bänder; i. d. R. nicht mehr nachweisbar) ausgehend, entwickeln sich aufgrund von Informations-

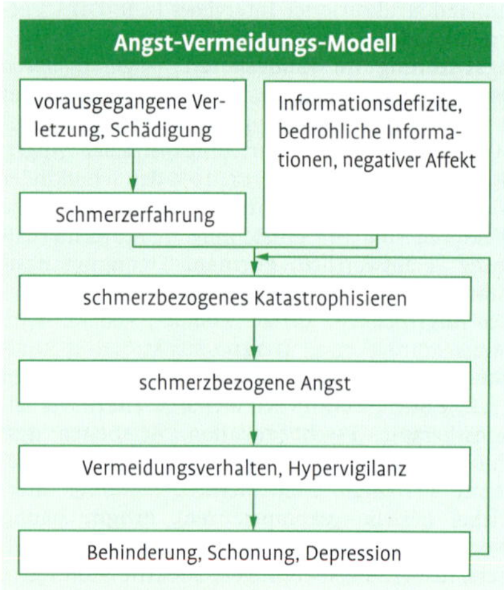

Angst-Vermeidungs-Modell

defiziten, bedrohlichen Informationen u. negativem Affekt katastrophisierende Bewertungen der Schmerzen (s. Katastrophisierung); **Folge:** Ängste, die verbunden sind mit Hypervigilanz* u. verstärkter Schmerzwahrnehmung fördern generalisiertes Vermeidungsverhalten* gegenüber potentiell schmerzhaften Aktivitäten u. resultieren in operant (negativ) verstärktem Schmerzverhalten (Schonung, Passivität*, vorsichtige Bewegungen) mit hoher Löschungsresistenz. Damit verbunden sind affektive Beeinträchtigungen. Dieser sich selbst aufrechterhaltende Prozess (s. Abb.) ist bedeutsam für den Übergang von akuten zu chronischen Schmerzen* sowie für das Ausmaß von Schmerz-assoziierten Einschränkungen.

Angst vor der Angst: (engl.) *fear of fear*; Phobophobie, Angstsensitivität; Neigung, körperliche Angstempfindungen als Hinweis auf Bedrohung od. Krankheit zu bewerten u. in der Folge darauf ängstlich zu reagieren; **Vork.:** wesentliches Kennzeichen von Panikstörung* u. Agoraphobie*, auch bei sozialer Phobie* u. spezifischer Phobie*; führt häufig zu ausgeprägtem Vermeidungsverhalten* (v. a. bei Agoraphobie); erklärt einen Varianzanteil phobischen Verhaltens, der unabhängig von der allgemeinen Ängstlichkeit ist; zentrales Element für das Verständnis des Zusammenhangs von Panikanfällen u. Phobien u. wichtiger Ansatzpunkt für kognitiv-behaviorale Behandlungen. **Erfassung:** standardisierte Fragebögen (z. B. Angstsensitivitätsindex*, Body* Sensations Questionnaire); **Geschichte:** Die Bez. wurde bei Westphal's Einführung der Agoraphobie 1871 erstmals verwendet.

Angst vor der Ohnmacht: (engl.) *fear of fainting*; häufige katastrophisierende Befürchtung, eine Synkope* zu erleiden bei von Panikanfällen* Betroffenen; wichtige Motivation von agoraphobischem Vermeidungsverhalten u. Sicherheitsverhalten; kann mit kognitiv-behavioralen Methoden gezielt behandelt werden (z. B. kognitive Verhaltenstherapie bei Panikstörung).

Angst|zustand, krankhafter: (engl.) *anxiety state*; Zustand von für das individuelle Bewältigungsvermögen nicht mehr kompensierbarer Angst*, die zu einer klin. Symptomatik mit körperlichen u./od. psychischen Angstsymptomen führt; **Vork.:** als Folge körperl. Erkrankungen (z. B. Angina* pectoris) od. psychischer Störungen (z. B. Angststörung*).

Angularis|syn|drom (lat. angulus Winkel) *n*: (engl.) *angular gyrus syndrome*; syn. Gyrus-angularis-Syndrom; dem Gerstmann*-Syndrom (mit A- bzw. Dysgraphie*, Akalkulie*, Fingeragnosie* u. Rechts*-Links-Störung) ähnliche Erkrankung mit zusätzlicher amnestischer Aphasie*. **Hinweis:** Abgrenzung zum Gerstmann-Syndrom unscharf, häufig auch synonym gebraucht.

An|hedonie (A-*; Hedonie*) *f*: (engl.) *anhedonia*; syn. Freudlosigkeit; Bez. für eingeschränkte od. fehlende Fähigkeit, Freude* u. Lust (i. e. S. auch Libido*) zu empfinden, sowie verminderte Genussfähigkeit; **Vork.:** normalpsychologisch i. S. einer überdauernden, persönlichkeitsgebundenen Eigenart, selten situativ; psychopathol. als charakteristisches Symptom der Depression od. Teil der Negativsymptomatik bei Schizophrenie.

Anima (lat. anima Seele) *f*: **1.** (engl.) *anima*; Seele*; **2.** nach der analytischen Psychologie (C. G. Jung) das mit dem Unbewussten verschmolzene innerste Wesen der Person; weiblicher Archetypus; männliches Pendant: Animus*; s. Psychologie, analytische.

Animismus (lat. animus Wind, Hauch) *m*: **1.** (engl.) *animism*; (religiös) Auffassung, wonach allen Erscheinungen der Natur u. Kultur in personifizierter u. beseelter Weise eine Lebenskraft einwohnt, die in Form von Geistern u. Seelen im Leben der Menschen u. in der Welt aktiv ist; **2.** (philosophisch) Auffassung über die Seele als Prinzip des Lebens u. des Lebendigen bei den ionischen Naturphilosophen, Aristoteles, den Stoikern, den Scholastikern sowie in der Renaissancephilosophie; **Hinweis:** im religiösen u. philosophischen Zusammenhang als Anima* i. S. von Seele verwendet. **3.** (entwicklungspsychol.) von Jean Piaget übernommener Begriff zur Klassifizierung des kindlichen Egozentrismus im präoperationalen Stadium; das Kind lebt in einem Gefühl des Einsseins mit der Welt u. der Überzeugung einer magischen Omnipotenz* u. nimmt alle Dinge so wahr, als seien sie wie es selbst belebt, bewusst u. voller Absichten.

Animus (lat. anima Seele) *f*: (engl.) *animus*; Seelenbild der Frau, das nach der analytische Psychologie (C. G. Jung) sich aus Erlebnissen mit gegengeschlechtlichen Personen der Umwelt sowie verdrängten gegengeschlechtlichen, kollektiven Eigenschaften u. Erfahrungen der Menschheit zusammensetzt; weibliches Pendant: Anima*; s. Psychologie, analytische.

ANIS: Abk. für **A**norexia*-**n**ervosa-**I**nventar zur **S**elbstbeurteilung.

Anklammerungs|de|pression (Depression*) *f*: (engl.) *claps depression*; anaklitische Depression*.

Ankleide|a|praxie (Apraxie*) *f*: (engl.) *dressing apraxia*; s. Apraxie.

Ankyrin *n*: (engl.) *ankyrin*; großes Protein (>4000 Aminosäuren) mit einer spezifisch im Nervensystem (in postsynaptischen Komponenten von Nervenzellen*, Axonen u. Ranvier-Schnürringen) vorkommenden Isoform (Ankyrin-3); **Funktion:** Unterstützung des neuronalen Zytoskeletts (unlösl. Fasergeflecht, das der Nervenzelle ihre Form u. Bewegungsfähigkeit verleiht), von Zelladhäsionsmolekülen* u. Ionenkanälen*; Einfluss auf Gehirnentwicklung; **klin. Bedeutung: 1.** reduzierte Proteinmenge im Präfronalkortex bei Schizophrenie*; **2.** DNA-Sequenzvarianten im Ankryin-3-Gen sind assoziiert mit bipolarer affektiver Störung* (Genvarianten beeinflussen Krankheitsrisiko; Ergebnis aus großer GWAS).

Anlage|faktoren *m pl*: (engl.) *constitution factors*; Sammelbez. für alle prädisponierenden Einflüsse (s. Prädisposition), v. a. mit Blick auf genetische Anlagen (s. Heredität); Anlagefaktoren wirken zusammen mit Umweltfaktoren* bei der Herausbildung eines Phänotyps; s. Anlage-Umwelt-Interaktion, Anlage-Umwelt-Problem. **Klin. Bedeutung:** Bestimmte Anlagefaktoren erhöhen das Risiko für psychische Störungen*; s. Genetik, psychiatrische.

Anlage-Umwelt-Inter|aktion (Interaktion*) *f*: (engl.) *nature-nurture interaction*; auch Gen-Umwelt-Interaktion; Bez. für die Beobachtung, dass genetische Anlagen sich je nach Umweltbedingungen unterschiedlich auf den Phänotyp ausprägen können u. Umweltfaktoren* je nach Genotypus* verschiedene Wirkungen entfalten; z. B. bei Alzheimer-Krankheit erhöht Apo*-E4 v. a. bei kalorienreicher Ernährung das Risiko. Indirekter Hinweis: die Intelligenzquotienten zweieiiger Zwillinge korrelieren höher miteinander als die von Geschwistern, die zu unterschiedlichen Zeitpunkten geboren wurden, d. h. die geteilte Umwelt der Zwillinge trägt in höherem Maße zur Ähnlichkeit von Zwillingen als von üblichen Geschwistern bei. Die Betonung der gegenseitigen komplexen Interaktionen von Anlage u. Umwelteinflüssen wird als **transaktionales Anlage-Umwelt-Modell** bezeichnet.

Anlage-Umwelt-Pro|blem *n*: (engl.) *nature-nurture-problem*; syn. Erbe-Umwelt-Problem; Schwierigkeit einer eindeutigen kausalen Zuordnung z. B. eines psychischen Erlebens, Reagierens u. Verhaltens od. bestimmter Persönlichkeitsmerkmale* od. Leistungsfähigkeit zur genet. Anlage (Erbe als Kombination der Gene) od. zur Umwelt des Individuums. Strittig ist dabei die Gewichtung von Erbe u. Umwelt, die in der Entwicklung des Individuums zusammen den Phänotyp bestimmen. Innerhalb der Psychologie war einer der Hauptstreitpunkte die sog. Erblichkeitsschätzung der Intelligenz i. R. der Verhaltensgenetik. Hier setzte sich die Erkenntnis durch, dass beide Komponenten interagieren (Konvergenz). Anhand bestimmter Forschungsmethoden lassen sich die Komponenten mehr od. weniger konstant halten (s. Zwillingsforschung; Adoptionsstudie).

Anlehnungs|de|pression (Depression*) *f*: (engl.) *protection depression*; anaklitische Depression*.

Annäherungs|system *n*: (engl.) *approach system*; System, das in allen Situationen aktiv wird, in denen Annäherung an ein Objekt od. einen Reiz verstärkt wurde; s. Behavioral Approach System.

Anna O.: Pseudonym der Patientin Bertha Pappenheim, deren Fallgeschichte J. Breuer zusammen mit S. Freud in den „Studien zur Hysterie" (1895) zur Darstellung eines neuartigen Verfahrens in der Behandlung der Hysterie* publizierte. Die Aussage der Patientin zur kathartischen Funktion ihres eigenen Erzählens wurde zum späteren Kernstück der Behandlungstechnik der Psychoanalyse*. Freud selbst bezeichnet sie als „eigentliche Begründerin des psychoanalytischen Verfahrens". **Hinweis:** Historische Forschung zeigte, dass die Behandlung entgegen der publizierten Fallgeschichte mit einem ausgeprägten Misserfolg endete.

A|nomie (gr. ἀνομία Gesetzlosigkeit, Gesetzwidrigkeit) *f*: **1.** (engl.) *anomie*; Zustand der Regel- bzw. Normlosigkeit in einer Gesellschaft (z. B. als Folge extremer wirtschaftlicher Entwicklungen), z. T. verknüpft mit dem Fehlen sozialer Leitideen; **2.** Zusammenbruch der kulturellen Ordnung einer Gesellschaft als Folge des Auseinanderfallens von Zielen u. Werten einerseits u. den zugelassenen Möglichkeiten der Zielerreichung. In beiden Fällen können Formen abweichenden Verhaltens u. damit Konflikte entstehen (E. Durkheim, R. Merton).

Anonyme Alkoholiker (gr. ἀνώνυμος unbenannt): (engl.) *Alcoholics Anonymous*; Abk. AA; 1935 in Akron, Ohio (USA) gegründete, international tätige gemeinnützige Selbsthilfeorganisation (s. Selbsthilfegruppe) für alkoholkranke Menschen u. deren Angehörige (Al-Anon); das Konzept basiert auf offener Selbstinventur, der Anerkennung der eigenen Machtlosigkeit gegenüber Alkohol, der Akzeptanz lebenslanger Suchtkrankheit u. der Grundforderung zur völligen Alkoholabstinenz. Im sog. Blauen Buch (verfasst von W. G. Wilson u. R. H. Smith) ist die Philosophie der Bewegung verankert. Die sog. 12 Schritte (s. Tab.) u. 12 Traditionen gelten als das geistig-spirituelle Fundament. Im Mittelpunkt der strukturierten Gruppentreffen (sog. AA-Treffen) stehen die ausführlichen Lebensberichte einzelner Teilnehmer, denen die Mitglieder ohne Diskussion zuhören. Auf den 12 Schritten fußende Behandlungsansätze u. die regelmäßige Teilnahme an AA-Treffen haben sich

A

Anonyme Alkoholiker Die 12 Schritte der Anonymen Alkoholiker (sog. Genesungsprogramm)	
1.	Wir gaben zu, dass wir dem Alkohol gegenüber machtlos sind und unser Leben nicht mehr meistern konnten.
2.	Wir kamen zu dem Glauben, dass eine Macht, größer als wir selbst, uns unsere geistige Gesundheit wiedergeben kann.
3.	Wir fassten den Entschluss, unseren Willen und unser Leben der Sorge Gottes, wie wir ihn verstanden, anzuvertrauen.
4.	Wir machten eine gründliche und furchtlose Inventur in unserem Inneren.
5.	Wir gaben Gott, uns selbst und einem anderen Menschen gegenüber unverhüllt unsere Fehler zu.
6.	Wir waren völlig bereit, all diese Charakterfehler von Gott beseitigen zu lassen.
7.	Demütig baten wir Ihn, unsere Mängel von uns zu nehmen.
8.	Wir machten eine Liste aller Menschen, denen wir Schaden zugefügt hatten, und wurden willig, ihn bei allen wiedergutzumachen.
9.	Wir machten bei diesen Menschen alles wieder gut, wo immer es möglich war, es sei denn, wir hätten dadurch sie oder andere verletzt.
10.	Wir setzten die Inventur bei uns fort und wenn wir Unrecht hatten, gaben wir es sofort zu.
11.	Wir suchten durch Gebet und Besinnung die bewusste Verbindung zu Gott, wie wir Ihn verstanden, zu vertiefen. Wir baten Ihn nur, uns Seinen Willen erkennbar werden zu lassen und uns die Kraft zu geben, ihn auszuführen.
12.	Nachdem wir durch diese Schritte ein spirituelles Erwachen erlebt hatten, versuchten wir, diese Botschaft an Alkoholiker weiterzugeben und unser tägliches Leben nach diesen Grundsätzen auszurichten.

Anonyme Gruppen
Auswahl

Selbsthilfegruppe	Thematik
Anonyme Alkoholiker (Abk. AA), Alcoholics Anonymous	Alkoholabhängigkeit
Al-Anon	Alkoholabhängigkeit bei Angehörigen und Freunden
Alateen	Alkoholabhängigkeit der Eltern
Anonyme Kokainabhängige, Cocain Anonymous (Abk. CA)	Cocainabhängigkeit
Narcotics Anonymous (Abk. NA)	Arzneimittel- und Drogenabhängigkeit
Anonyme Spieler, Gamblers Anonymous (Abk. GA)	Spielsucht
Angehörige Anonymer Spieler (Abk. GamAnon)	Spielsucht bei Angehörigen und Freunden
Anonyme Arbeitssüchtige (Abk. AAS), Workaholics Anonymous (Abk. WA)	Arbeitssucht
Overeaters Anonymous (Abk. OA)	Essstörungen
Emotions Anonymous (Abk. EA)	emotionale Störungen
Anonyme Borderliner, Borderliners Anonymous (Abk. BA)	Destruktivität, Borderline-Syndrom, Borderline-Persönlichkeitsstörung
Anonyme Inzestüberlebende, Survivors of Incest Anonymous (Abk. SIA)	sexueller Missbrauch
Anonyme Co-Abhängige, Co-Dependent Anonymous (Abk. CoDA)	Co-Abhängigkeit

zur Erzielung dauerhafter Abstinenz bewährt (Evidenzgrad I). Vgl. Alkoholabhängigkeit; Abhängigkeit.

Anonyme Gruppen (gr. ἀνώνυμος unbenannt): (engl.) *anonymous groups*; Selbsthilfegruppen* von Betroffenen u. Angehörigen (s. Tab.), die nach den Prinzipien der Anonymen* Alkoholiker arbeiten u. diese entsprechend ihren Bedürfnissen anpassen.

An|opie (A-*; Op-*) *f*: (engl.) *anopia*; Anopsie*.

An|opsie (A-*; Op-*) *f*: (engl.) *anopsia*; syn. Anopie; völliger od. partieller Ausfall des Sehsinns (s. Sehbahn, Abb. dort); vgl. Hemianopsie; Blindheit, funktionelle.

An|orektika (Anorexie*) *n pl*: (engl.) *anorectics*; Appetitzügler*.

An|orexia nervosa (Anorexie*) *f*: (engl.) *anorexia nervosa*; auch Magersucht; Essstörung* mit beabsichtigtem, selbst herbeigeführtem Untergewicht* mit Body*-mass-Index ≤17,5 kg/m²; ausgeprägte Angst vor einer Gewichtszunahme (od. davor, dick zu werden), Körperschemastörung*, übermäßiger Einfluss von Körpergewicht u. Figur auf das

Selbstwertgefühl*; **Einteilung: 1.** restriktive A. n.: Gewichtsabnahme* (u. U. vital bedrohl. Kachexie) wird ausschließlich durch Nahrungsrestriktion u. vermehrte körperliche Aktivität erreicht; **2.** A. n. mit zusätzlichen Gewichtsreduktionsmethoden (Purging*); **3.** A. n. mit bulimischen Attacken (Bulimarexie): eingeschränkte Nahrungszufuhr unterbrochen durch objektive Essattacken*, Gewichtszunahme wird vermieden durch gewichtsreduzierende Maßnahmen (Purging*); selten nach vorbestehender Bulimia* nervosa; **Epidemiol.:** Lebenszeitprävalenz in westlichen Industrienationen bei Frauen 0,3–1 %, bei Männern 0,03–0,1 %, Altersgipfel: 10.–25. Lebensjahr; in Entwicklungsländern bei traditionellem Lebensstil praktisch unbekannt; **Ätiol.:** multifaktoriell mit genetischen, biologischen, sozialen, familiären u. psychischen Faktoren; Krankheitsbeginn meist mit einer kalorienreduzierten Diät, was bei genetisch-biologischer Vulnerabilität in Interaktion mit Umweltfaktoren zur Erkrankung führt; hohe Konkordanzrate monozygoter Zwillinge, erhöhtes Erkrankungsrisiko bei Verwandten 1. Grades mit einer affektiven Störung* od. Alkoholabhängigkeit*; bei verschiedenen endokrinen Veränderungen bei den Betroffenen (bezüglich Leptin, Ghrelin, BDNF, CRH, Neuropeptid Y, Vasopressin, Beta-Endorphin, Oxytocin) ist unklar, ob sie einen ätiologischen Faktor od. eine Folge des Untergewichts darstellen. Veränderungen des Serotoninstoffwechsels in kortikalen u. limbischen Strukturen tragen evtl. zur Vulnerabilität bei. Das Schönheitsideal ausgeprägter Schlankheit fördert das Entstehen von Anorexia nervosa bei dafür anfälligen Personen. Ein tief sitzender Mangel an Selbstvertrauen erschwert die Bewältigung alterstypischer Probleme. Die mit der Anorexia nervosa einhergehende Einengung des Denkens auf den Themenbereich Essen, Figur, Körpergewicht führt zur Ausblendung realer Probleme, die damit als weniger belastend erlebt werden, aber ungelöst bleiben. Die von der Umwelt oft zumindest anfänglich bewunderte erfolgreiche Gewichtsabnahme wird als selbstwertsteigernd wahrgenommen. Empirische Belege für spezielle Familienkonstellationen od. -interaktionen gibt es nicht, familiäre Konflikte scheinen jedoch häufig eine wichtige Rolle zu spielen. Häufiges Fasten u. Diäten erhöhen das Risiko, eine Essstörung zu entwickeln. **Klin.:** Erkrankungsbeginn meist in der Pubertät od. in frühem Erwachsenenalter; Essverhalten: kalorienreiche Speisen (z. B. Süßigkeiten, Fette) werden vermieden, die Nahrungsauswahl auf vermeintlich gesunde Produkte (z. B. Salat, Obst, fettfreie Milchprodukte) begrenzt; z. T. Restriktion der Trinkmenge, z. T. Trinken extremer Wassermengen, um den Magen zu füllen; z. T. exzessive körperliche Betätigung, z. T. Purging (bulimischer Typ); Persönlichkeit: charakterisiert durch umfassendes Gefühl der eigenen Unzulänglichkeit, Introversion*, Perfektionismus*; Einengung des Denkens auf Körpergewicht, Kalorienzählen u. Vermeidung einer Gewichtszunahme; häufig nahrungsbezogene Zwangsgedanken* u. Zwangshandlungen*, z. B. ständiges Denken an Nahrung, Horten von Nahrungsmitteln, Sammeln von Rezepten, auch Reinigungszwänge im Zusammenhang mit der Konfrontation mit vermiedenen Nahrungsmitteln (z. B. Fett), z. T. auch komorbide nicht auf essensbezogene Zwangsstörung*; Verheimlichung u. Verleugnung der Krankheit auch bei massivem Untergewicht; körperliche Folgen: u. a. blasse, trockene, raue Haut, Haarausfall, Lanugobehaarung, Bradykardie, Hypotonie, Durchblutungsstörungen der Akren, Akrozyanose, Obstipation, Leukopenie, Osteopenie u. ggf. Osteoporose; bei Frauen: funktionelle hypothalamische Amenorrhö (erniedrigte Sekretion von GnRH u. stark reduzierte Konzentration von FSH, LH, Östradiol u. Progesteron, Restitution der Funktion der Hypophysen-Gonaden-Achse bei Gewichtsnormalisierung); bei Männern: Nachlassen von Libido u. Potenz; bei frühem präpubertärem Beginn ggf. Ausbleiben der Pubertät u. Kleinwuchs; soziale Folgen: zunehmende Vernachlässigung anderer Lebensbereiche bei gleichzeitigem Versuch, in Schule od. Beruf weiterhin gute Leistungen zu erbringen; Rückzug aus sozialen Kontakten (s. Isolation, soziale); **Kompl.:** Hypokaliämie od. Hypomagnesiämie mit u. U. lebensbedrohlichen Herzrhythmusstörungen (bei Erbrechen), epileptische Anfälle, Kollaps, Niereninsuffizienz bis zur Dialysepflicht (hypokaliämische Nephropathie), Dehydratation bei Einschränkung der Trinkmenge, Hyponatriämie bei extrem erhöhten Trinkmengen u. Erbrechen, Perikarderguss, Infektanfälligkeit, Hepatopathie, Peroneuslähmung, zentrale pontine Myelinolyse; **Diagn.:** klinisch anhand der Diagnosekriterien; strukturiertes klinisches Interview (z. B. DIPS*), Fragebögen (z. B. Anorexia*-nervosa-Inventar zur Selbstbeurteilung); **Ther.:** Verhaltenstherapie mit Motivierung zur Gewichtsrestitution mit maßvoller, selbständiger Gewichtszunahme in vereinbarten Grenzen, Vermittlung eines normalen Essverhaltens, Verbesserung der Körperwahrnehmung, Vermittlung von alternativen Strategien zur Emotionsregulation, Verbesserung der sozialen Kompetenz, Bewältigung von interpersonellen Konflikten; ggf. tiefenpsychol. orientierte Ansätze mit verhaltenstherap. Elementen, insbes. in Bezug auf die Gewichtszunahme; Einbeziehen der Angehörigen; bei ausgeprägtem Untergewicht u. körperlichen Kompl. stationäre Ther.; ggf. Betreutes* Wohnen; **Progn.:** Langzeitverlauf (>10 Jahre): Letalität 5–15 %, 50 % der Überlebenden ohne Symptome einer Essstörung, 30 % gebessert, Übergang in eine andere Essstörung möglich; günstigerer Krankheitsverlauf bei frühem Beginn u. unmittelbar einsetzender Therapie; häufig andere psychische Störungen im Verlauf; **DD:** körperl. Erkrankungen als Urs. des Untergewichts, depressive Störungen (s. Depression)

A

mit Gewichtsabnahme infolge Appetitlosigkeit, Psychosen* mit reduzierter Nahrungsaufnahme aufgrund eines Vergiftungswahns*.

An|orexia-nervosa-Inventar zur Selbst|beurteilung (Anorexie*) *n*: (engl.) *Anorexia Nervosa Inventory for Self-Rating*; Abk. ANIS; Selbstbeurteilungsverfahren zur Erfassung anorektischer Symptome; umfasst 48 Items zu Figurbewusstsein, Überforderung, Anankasmus*, negativen Auswirkungen des Essens, sexuellen Ängsten; **Anw.**: Screening, Therapieverlaufskontrolle bei Essstörungen*, insbes. Anorexia* nervosa; **Testdauer:** ca. 10 Minuten.

An|orexie (gr. ἀνορεξία ohne Appetit sein) *f*: (engl.) *anorexia*; Appetitlosigkeit, Herabsetzung des Triebs zur Nahrungsaufnahme; **Vork.**: z. B. bei Mund-, Magen-, Darm- od. Infektionskrankheit, Schwangerschaft; **Hinweis:** bei Anorexia* nervosa besteht keine Appetitlosigkeit, der Appetit wird unterdrückt.

an|orexigen (lat. os, oris Mund, Gesicht, Augen; -gen*): (engl.) *anorexigenous*; den Appetit mindernd; Gegensatz: orexigen*.

An|orgasmie (A-*; gr. ὀργή Leidenschaft, Trieb) *f*: (engl.) *anorgasm, preorgasm*; seit mind. 6 Monaten bestehende sexuelle Funktionsstörung* mit häufigem od. völligem Fehlen des Orgasmus beim Geschlechtsverkehr, manchmal auch bei der Masturbation; **Einteilung: 1. a)** primäre Anorgasmie: besteht schon immer; **b)** sekundäre Anorgasmie: später entstanden; **2. a)** vollständige Anorgasmie: besteht bei jeder Form sexueller Aktivität; **b)** situative Anorgasmie: besteht situativ, z. B. nur bei Geschlechtsverkehr (sog. koitale Anorgasmie); **Vork.**: häufiger bei Frauen; **Urs.**: wahrscheinlich ausschließlich psychogen, z. B. Partnerschaftsprobleme, Sexualängste*, Angst vor Kontrollverlust; **Ther.**: Sexualpsychotherapie*; ggf. Kombination mit einem Masturbationsprogramm (z. B. nach LoPiccolo u. Lobitz). Vgl. Orgasmusstörungen.

An|osmie (A-*; gr. ὀσμή Geruch) *f*: (engl.) *anosmia*; Form einer Riechstörung* mit völliger Aufhebung des Riechvermögens; **Vork.**: meist nach traumatischer od. infektiöser Schädigung des Sinnesepithels (z. B. durch Grippe) od. der Riechbahn (z. B. durch Meningitis*), selten bei Hirntumoren* im Bereich von Stirnhirn, Olfaktoriusrinne u. Sella turcica, bei Olfaktoriusneuroblastom od. olfaktogenitalem Syndrom. Vgl. Hyperosmie; Parosmie; Ageusie.

A|noso|gnosie (A-*; Noso-*; -gnos*) *f*: **1.** (engl.) *denial of illness, anosognosia*; Unfähigkeit, eine eigene Erkrankung od. Funktionsausfälle zu erkennen; **Vork.**: i. R. organischer Hirnschädigung bei Läsionen im dorsalen Teil der nicht sprachdominanten Hemisphäre (überwiegend im Bereich des rechten somatosensorischen Kortex), v. a. als Nichtwahrnehmen der Hemiparese* nach Schlaganfall* (Neglect), fehlende Krankheitseinsicht bei schweren psychischen Störungen; **2.** i. w. S. auch Nichtwahrhaben-Wollen einer Krankheit od. Störung; vgl. Agnosie; Asomatognosie.

ANOVA: Abk. für (engl.) ***analysis of variance***; Varianzanalyse; statistischer Test* für Mittelwertvergleiche, der die Varianz* der abhängigen Variable durch die unabhängigen Variablen zu erklären versucht; **Voraussetzung:** mindestens intervallskalierte Daten, Normalverteilung (s. Wahrscheinlichkeitsverteilung), Varianzhomogenität; **Hinweis:** Ist die Normalverteilung der Daten nicht gegeben, kann statt der ANOVA der Kruskal*-Wallis Test verwendet werden.

An|oxie (A-*; gr. ὀξύς scharf, sauer) *f*: (engl.) *anoxia*; (weitgehendes) Fehlen von Sauerstoff; kann den Gesamtorganismus od. Teile desselben betreffen; führt auf Zellebene rasch zum Zelltod durch Zusammenbruch der Energieversorgung (inf. Schädigung der Mitochondrien) u. anschließende hydropische Schwellung des Zellleibes. Anoxien im Bereich des Gehirns sind z. B. Ischämie durch Gefäßverschluss (s. Durchblutungsstörung, zerebrale) u. hypoxischer Hirnschaden durch Herzstillstand bzw. Kammerflimmern. Vgl. Enzephalomalazie; Syndrom, apallisches; Hypoxie.

Anpassung: (engl.) *adjustment*; Prozess od. dessen Ergebnis, durch den zwischen den individuellen Bedürfnissen, Kompetenzen, Erwartungen u. Zielen einerseits u. den von der Umwelt an das Individuum gestellten Ansprüchen u. angebotenen Möglichkeiten der Bedürfnisbefriedigung andererseits eine Balance hergestellt wird (vgl. Allostase); **Formen: 1. persönliche** Anpassung: z. T. rationaler Prozess, in dem die Persönlichkeitsstruktur* entwickelt wird; **2. emotionale** Anpassung zur Erreichung emotionaler Stabilität; **3. soziale** Anpassung: Fähigkeit des Individuums, ein Gleichgewicht zwischen den eigenen Erwartungen u. Zielen sowie den Anforderungen u. gegebenen Möglichkeiten der Bedürfnisbefriedigung seitens der Umwelt herzustellen; individuelle Ausstattung, Erziehung, Beruf u. Lebensverhältnisse bewirken Angleichung des äußeren Verhaltens u. der Ansichten, Überzeugungen, Interessen, Bedürfnisse an die Bedingungen der sozialen Umwelt; **4. biologische** Anpassung: zweckmäßige u. notwendige Angleichung von Individuen, Funktionen od. Eigenschaften an Umweltbedingungen; funktionelle Anpassung: durch veränderten Gebrauch od. Nichtgebrauch einzelner Teile des Organismus (z. B. Muskeln) entstehende Veränderungen (z. B. Muskelkräftigung), Anpassung der Sinnesorgane, z. B. des Auges: s. Adaptation. Soziale u. persönliche Anpassung stehen in steter Wechselbeziehung, gemeinsam bedingen sie die prämorbide Anpassung* einer Person. Obwohl kein objektives Maß für optimale Anpassung vorliegt, kann sich eine fehlerhafte Anpassung (s. Fehlanpassung) im Zusammenhang mit sozial abweichendem Verhalten od. Psychopathologie zeigen u. kann ggf. auch somatische Krankheiten begünstigen (s. Anpassungssyndrom, allgemeines;

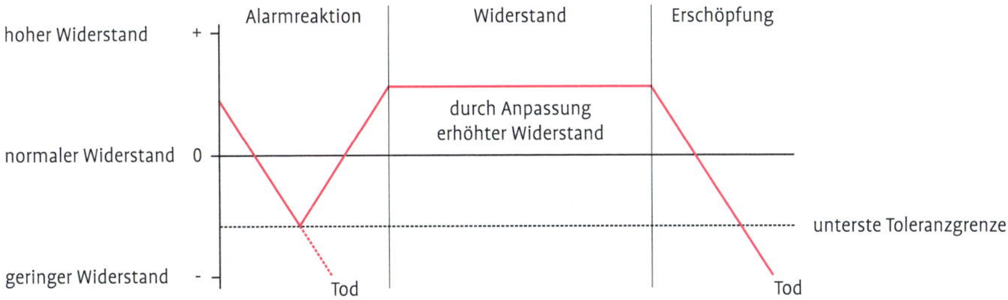

Anpassungssyndrom, allgemeines: Phasen des allgemeinen Anpassungssyndroms bei chronischem Stress nach H. Selye

Anpassungsstörung). Soziale Anpassung ist ein Maß für psychische Gesundheit; Erfassung u. a. über Global* Assessment of Functioning Scale.

Anpassung, prä|morbide: (engl.) *premorbid adjustment*; syn. prämorbides Funktionsniveau; Bez. für soziale Anpassung* u. eigene Zielsetzungen eines Individuums im privaten u. beruflichen Lebensumfeld vor Eintritt einer Störung od. Krankheit; retrospektiv häufig nur schwer einschätzbar, da der prämorbide Zustand meist nicht explizit dokumentiert werden kann (ggf. Erhebung einer Fremdanamnese sinnvoll). Bei Kindern u. Jugendlichen ist besonders zu beachten, dass sich die prämorbide Anpassung im Verlauf der Entwicklung auf verschiedene Referenzwerte bezieht.

Anpassungs|re|aktion (Reaktion*) *f*: (engl.) *adjustment reaction*; Widerstand gegenüber Stressoren*; s. Anpassungssyndrom, allgemeines.

Anpassungs|störung: (engl.) *adjustment disorder*; veraltet reaktive Depression; Bez. (ICD-10) für psychische Störung als Reaktion auf einmalige od. fortbestehende belastende Ereignisse (z. B. Arbeitsplatzverlust, Trennung), die innerhalb von 3 Monaten nach Beginn des kritischen Lebensereignisses od. der (Dauer-)Belastung auftreten; i. d. R. nicht länger als 6 Monate anhaltend; Diagnose kann nur bei Abwesenheit anderer psychischer Störungen gestellt werden; **Klin.:** gedankliches Verhaftetsein an Belastung, psychische Fehlregulation innerhalb eines weiten Bereichs von emotionalen u. verhaltensbezogenen Sympt., z. B. depressive od. ängstl. Sympt., Störungen der Impulskontrolle u. des Sozialverhaltens; **Ther.:** abwartendes Beobachten (engl. watchful waiting): Patient wird in engmaschigen Abständen untersucht, vor (weiteren) Interventionen wird Zeit gegeben, soziale Unterstützung*.

Anpassungs|syn|drom, allgemeines: (engl.) *general adaptation syndrome*; syn. Adaptationssyndrom; generalisiertes Anpassungssyndrom; Bez. (H. Selye, 1945) für durch Stress* (unabhängig von dessen Qualität) ausgelöstes Syndrom körperlicher Anpassungsreaktionen u. möglicher pathologischer Folgen; **Phasen** (s. Abb.): **1.** Alarmreaktion: physiol. Stressreaktion* im Zusammenspiel neuronaler u. hormonaler Prozesse (Aktivierung des Hypothalamus, Hypophysenvorderlappen, Sekretion von Kortikoiden in der Nebennierenrinde); die Glukokortikoide führen zur Blutzuckererhöhung, der Organismus kann mit dieser Energie auf Anforderungen reagieren; im Nebennierenmark werden Katecholamine (z. B. Adrenalin, Noradrenalin) ausgeschüttet. **2.** Widerstand gegenüber dem Stressor*: Anpassung u. Bewältigungsversuch, der auf Kosten der Widerstandsfähigkeit gegenüber anderen Stressoren gehen kann (z. B. Schwächung des Immunsystems); **3.** Erschöpfung*: Anpassung an den fortbestehenden Stressor kann nicht länger aufrechterhalten werden. Die anhaltende Anpassungsleistung u. die Folgen deren Zusammenbruchs sind durch konstitutionelle Dispositionen bedingt.

Anreiz|motivation (Mot-*) *f*: (engl.) *incentive motivation*; durch spezifische Anreize (sog. incentives; s. Anreizsystem) eines Objekts, Ereignisses od. Zustands entstandene Motivation*, die durch die aktuelle Anregung eines Motivs* u. der verbundenen Affekten* hervorgerufen wird u. die Handlungsbereitschaft* erhöht; wie stark ein Anreiz ein Motiv u. entsprechend die Motivation anregt, ist von seiner Valenz* abhängig, die sich gemäß Erwartung*-mal-Wert-Theorie durch ein Kalkül von dessen Erreichenswahrscheinlichkeit u. Attraktivität sowie aus dem individuellen Ausprägungsgrad des Leistungs- u. Misserfolgmotivs ergibt. Dieser Abwägungsprozess kann von inneren u. äußeren Gegebenheiten beeinflusst sein. Dadurch lassen sich intra- u. interindividuelle Unterschiede in den Reaktionen auf Anreize erklären. Die Verbindung zwischen Anreizen u. emotionalen Qualitäten kann angeboren od. erlernt sein. Gelernte Kopplungen können therapeutisch verändert werden, z. B. kann der Anblick einer Spinne od. einer Droge mit neutralen Affekten verbunden werden. **Hinweis:** Anreize können zur Verstärkung* von Verhaltensweisen u. im Zusammenhang mit Belohnungslernen* eingesetzt werden (z. B. erhöht Belohnung des Beobachtens einer Spinne bzw. des Widerstehens bei Drogen die Auftretenswahrscheinlichkeit dieser Verhaltensweisen).

Anreiz|system *n*: (engl.) *incentive system*; Summe aller bewusst gestalteten Bedingungen u. Mittel, um

A

direkt od. indirekt auf das Verhalten von Individuen einzuwirken; eine gezielte Beeinflussung der Struktur von Motivation* u. Verhalten wird z. B. über finanzielle u. immaterielle Anreize od. die organisatorische Gestaltung von Abläufen angestrebt. Vgl. Aufmerksamkeits-Anreizwert; Suchttheorien.

Ansatz, dyadischer: (engl.) *dyadic approach*; Ansatz, bei dem die individuellen Eigenschaften von Interaktionspartnern nicht getrennt, sondern die Eigenschaften der Dyade* (z. B. eines Paares, zweier Konfliktparteien) selbst untersucht werden (z. B. Passung bezüglich Werten od. Persönlichkeitseigenschaften).

Ansatz, saluto|genetischer: (engl.) *setting salvage pathway*; Bez. für Ansatz, der im Gegensatz zur Pathogenese* nicht Krankheit, sondern Gesundheit* fokussiert, wobei diese nicht als Normalzustand verstanden wird, sondern i. S. einer Homöostase der ständigen, aktiven (Wieder-)Herstellung u. Aufrechterhaltung bedarf; Gesundheit wird dabei nicht als bloße Abwesenheit von Krankheit betrachtet; Sammelbez. für versch. theoretische Konzepte, z. B. Hardiness* u. Salutogenese*.

Anspannung, psychische: (engl.) *psychological tension*; Anspannung, geistige; psychischer Aspekt der Anstrengung, der bei jeder körperlichen u. geistigen Aktivität zu erleben ist.

Anstalts|psych|iatrie (Psych-*; -iatr*) *f*: (engl.) *state hospital psychiatry*; Landeskrankenhaus, Bezirkskrankenhaus, früher Irrenhaus, Heil- u. Pflegeanstalt; Form der Psychiatrie*, wie sie in den großen psychiatrischen Anstalten, die überwiegend im 19. Jahrhundert gegründet wurden, praktiziert wurde; **Geschichte:** Psychiatrische Anstalten entstanden ab der ersten Hälfte des 19. Jahrhunderts (z. B. 1811 Sonnenstein, 1825 Siegburg) u. wurden durch Anstaltsdirektoren geleitet, die damals führend in der Psychiatrie im deutschsprachigen Bereich waren (z. B. Christian Roller, Heinrich Damerow u. Carl Friedrich Flemming, die auch gemeinsam 1844 die „Allgemeine Zeitschrift für Psychiatrie" gründeten). Die Trennung der Psychiatrie in eine **Universitätspsychiatrie** u. eine Anstaltspsychiatrie war mit einer grundlegenden Veränderung der Versorgungsstrukturen verbunden. Die Hochschulen kümmerten sich in erster Linie um akut kranke, die Anstaltspsychiatrie um die Behandlung chronisch kranker Patienten. Die Anstaltspsychiatrie wurde von der Antipsychiatrie*, insbesondere aufgrund ihres zunehmenden Verwahrcharakters, heftig kritisiert. Der Krankenmord der Nationalsozialisten (Aktion* T4) fand überwiegend an Patienten der Anstaltspsychiatrie statt u. hat diese nachhaltig diskreditiert. Nach dem Zweiten Weltkrieg war die bauliche u. personelle Situation der Anstaltspsychiatrie inakzeptabel. In den 50er Jahren des 20. Jahrhunderts vollzog die Psychiatrie einen tief greifenden Wandel. Der Patient wurde zum Subjekt u. Objekt zugleich. Nach einer Epoche psychodynamischer, anthropologischer u. daseinsanalytischer Erklärungsmodelle psychischer Störungen dominieren heute die Neurowissenschaften das Fachgebiet, d. h. die Identifizierung der psychischen Störungen zugrunde liegenden biologischen Prozesse u. der daraus resultierenden Entwicklung einer mehr kausal orientierten Therapie. Ziel der Psychiatrie*-Enquête war der Wechsel von einer vorwiegend verwahrenden zu einer therapeutischen u. rehabilitativen Psychiatrie. Mit dem Inkrafttreten der Psychiatriepersonalverordnung 1991 wurde die Qualität der Versorgung durch die Aufstockung des Personals weiter verbessert. **Beispiele für berühmte Anstaltspsychiatriehäuser** im 18./19. Jahrhundert: Bedlam*-Hospital, Bicêtre*, Narrenturm*, Hanwell Asylum (London), Siegburger Irrenanstalt, Retreat (New York); **Vertreter der Anstaltsbewegung:** Philippe Pinel (1745–1826): Reform der Krankenhäuser „Befreiung der Geisteskranken von den Ketten"; John Conolly (1794–1866): „Die Behandlung der Irren ohne mechanische Zwangsmittel"; Johann Christian Reil (1759–1813): lehnte strikt die damals übliche Unterbringung von Geisteskranken in Gefängnissen ab u. setzte sich sehr für eine humane Behandlung ein; Maximilian Jacobi (1775–1858): „Organisation von Irrenheilanstalten" (1834 als Grundlagenwerk publiziert).

Ansteckung, e|motionale: (engl.) *emotional contagion*; s. Emotional Contagion.

Antabus-Syn|drom *n*: (engl.) *antabuse syndrome*; inf. der Einnahme von Disulfiram* (Präparat Antabus) bei gleichzeitigem od. nachfolgendem Genuss von Alkohol auftretendes Acetaldehydsyndrom*.

Ant|agonismus (Antagonist*) *m*: (engl.) *antagonism*; entgegengesetzte Wirkung von 2 funktionellen Einheiten (Agonist*/Antagonist*); z. B. **1.** (physiol.) Nerven (Sympathikus*/Parasympathikus*); **2.** (pharmak.) Hemmung od. Aufhebung der Wirkung eines (physiol.) Transmitters durch ein Pharmakon; **Formen: a) kompetitiver** Antagonismus (kompetitive Hemmung): durch Blockade von Rezeptoren* durch Substanzen, die eine hohe Affinität zum Rezeptor haben, jedoch keine zelluläre Reaktion auslösen können (kompetitive Antagonisten), wird je nach Rezeptortyp die Aktivität der Zelle gehemmt od. gesteigert, eine Konzentrationserhöhung des Agonisten bewirkt Verdrängung des kompetitiven Antagonisten vom Rezeptor; **b) nichtkompetitiver** Antagonismus (nichtkompetitive Hemmung): durch Veränderung der molekularen Rezeptor-Struktur wird eine Reaktion der Zelle verhindert, die Bindung des Agonisten an den Rezeptor wird nicht beeinflusst; **c) funktioneller** Antagonismus: Aktivierung eines anderen Systems mit entgegengesetzter Wirkung, das an anderen Rezeptoren derselben Zelle od. vermittelt über andere Zellen hemmen kann.

Ant|agonist (gr. ἀνταγωνιστής Gegner) *m*: **1.** (engl.) *antagonist*; (anat.) Gegenspieler eines Agonisten* in einem dualen funktionellen System (z. B. Flexion/Extension); **2.** (pharmak.) Pharmakon, das aufgrund seiner Struktur an eine inaktive Konformation eines Rezeptors angepasst ist u. dadurch seine Aktivierung verhindert; vgl. Antagonismus.

antero|grad (lat. ante vor, vorn; gradi laufen, schreiten): (engl.) *anterograde*; Zeitspanne nach einem psychischen Erlebnis od. Hirntrauma (z. B. anterograde Amnesie); vgl. retrograd.

Anthropo|logie (gr. ἄνθρωπος Mensch; -log*) *f*: (engl.) *anthropology*; Bez. für die Wissenschaft vom Menschen; **Einteilung: 1.** naturwissenschaftliche Anthropologie erforscht Entstehung u. Entwicklung des Menschen; **2.** Sozial- u. Kulturanthropologie untersucht die Wirkung der Gesellschaft auf das Individuum u. dessen Verhalten; **3.** philosophische Anthropologie strebt nach der Erkenntnis vom Wesen des Menschen, seiner Aufgabe u. Stellung in der Welt. **4.** medizinische Anthropologie befasst sich mit der Stellung des Menschen in der Natur u. untersucht den kranken bzw. gesunden Menschen als Ganzes.

Anthropo|phobie (gr. ἄνθρωπος Mensch; Phobie*) *f*: (engl.) *anthropophobia*; s. Phobie, soziale.

Anthropo|zentrismus (gr. ἄνθρωπος Mensch; Centr-*) *m*: (engl.) *anthropocentrism*; Betrachtung/Einordnung des Menschen als Mittelpunkt des Kosmos bzw. der Schöpfung.

Anti-: Wortteil mit der Bedeutung gegen, entgegen; von gr. ἀντί.

Anti|all|ergika (Anti-*; Allo-*; Erg-*) *n pl*: (engl.) *antiallergics*; Substanzen, die auf Teile der allergischen Reaktionskaskade einwirken u. klin. Sympt. vorbeugen, sie abschwächen od. unterdrücken; z. B. H_1-Rezeptor-spezifische Antihistaminika*, Cromoglicinsäure, Glukokortikoide*, Leukotrien-Rezeptor-Antagonisten (z. B. Montelukast), Immunmodulatoren (z. B. Ciclosporin A), i. w. S. auch Allergenextrakte zur spezif. Immuntherapie.

Anti|andro|gene (Anti-*; Andro-*; -gen*) *n pl*: (engl.) *antiandrogens*; Substanzen, welche die Wirkung von Androgenen* an den Erfolgsorganen hemmen; z. B. Cyproteron*, Flutamid u. Bicalutamid; **Ind.:** schwere Androgenisierungserscheinungen der Frau; beim Mann Pubertas praecox, Prostatakarzinom, Triebdämpfung bei abweichendem Sexualverhalten* (sog. chem. Kastration) nach Versagen von Sozio- u. Psychotherapie.

Anti|biotika (Anti-*; Bio-*) *n pl*: (engl.) *antibiotics*; antibakterielle Chemotherapeutika zur Ther. bakterieller Infektionen; ursprüngl. Bez. für bestimmte Stoffwechselprodukte von Schimmelpilzen, Streptomyzeten od. Bakterien, erweitert auf deren (semi-)synthetische Derivate mit bakteriostatischer od. bakterizider Wirkung. **Hinweis: 1.** Einige Antibiotika können psychiatrische UAW (z. B. Depression, Halluzination)verursachen, z. B. Gyrase*-Hemmer. **2.** Antibiotika können bei überhöhter Dosierung zum Delir* führen. **3.** Bei Anw. von Neuroleptika* sind CYP 3A-blockierende Antibiotika (z. B. Makrolid-Antibiotika) kontraindiziert.

Anti|cholin|ergika (Anti-*; gr. χολή Galle; Erg-*) *n pl*: (engl.) *anticholinergics*; Substanzen, welche die Wirkung von Acetylcholin* unterdrücken; **Einteilung: 1.** Parasympatholytika* blockieren die Acetylcholineffekte in postganglionären parasympathischen Nervenendigungen (Muscarin-Rezeptor-Antagonisten); **2.** Ganglien-Blocker blockieren intermediäre Ganglien durch Angriff an nicotinischen Acetylcholin-Rezeptoren; s. Nicotin; **3.** Curare-artige Muskelrelaxanzien* blockieren die Acetylcholineffekte an der motorischen Endplatte; **Vertreter:** klassische Vertreter sind Oxybutynin* u. Biperiden*; **Ind.:** extrapyramidale Symptome* unter Neuroleptikatherapie, Parkinson*-Syndrom, überaktive Blase*, Alternative zu Beta-2-Sympathomimetika, Ruhigstellung von Iris u. Ziliarkörper (lokale Anwendung); **Kontraind.:** Engwinkelglaukom, Prostatahyperplasie; **UAW:** zentralnervöse Störungen (Schlafstörungen*, Gedächtnisstörung*, Halluzination*, Verwirrtheit*), erhöhtes Risiko für ältere Menschen, Symptome einer Demenz* zu entwickeln.

Anti|craving-Sub|stanzen (Anti-*; Craving*; lat. substantia Wesen, Beschaffenheit, Stoff) *f pl*: (engl.) *anticraving agents*; Arzneimittel, die dem Craving* bei Abhängigkeitssyndrom* entgegenwirken; **Vertreter:** z. B. Acamprosat*, Buprenorphin*, Bupropion*, Naloxon*, Naltrexon*, Vareniclin*; therap. Einsatz i. R. eines therapeutischen Gesamtkonzepts in Verbindung mit weiteren, v. a. psychotherap. unterstützenden Maßnahmen.

Anti|dementiva (Anti-*; Demenz*) *n pl*: (engl.) *antidementia drugs*; Gruppe von Arzneimitteln zur Verbesserung der kognitiven Leistungsfähigkeit bzw. Verzögerung der Krankheitsprogression bei Demenz*; **Einteilung: 1.** Cholinesterase*-Hemmer, z. B. Donepezil*, Galantamin*, Rivastigmin*; **2.** Glutamat*-Modulatoren (NMDA*-Rezeptor-Antagonisten), z. B. Memantin*; **3.** phytotherapeutisch relevante Antidementiva, z. B. Ginkgo*-biloba-Extrakt; **4.** Nootropika*, z. B. Nimodipin*, Piracetam*; kein ausreichender Wirksamkeitsnachweis; **5.** bei vaskulärer Demenz i. w. S. auch gerinnungshemmende Arzneimittel, z. B. Acetylsalicylsäure, Clopidogrel, Ticlopidin. Vgl. Alzheimer's Disease Assessment Scale.

Anti|depressiva (Anti-*; Depression*) *n pl*: (engl.) *antidepressants*; chemisch heterogene, Antrieb steigernd od. dämpfend, stimmungsaufhellend u. anxiolytisch wirkende Psychopharmaka; **Einteilung: 1.** nichtselektive Monoamin-Wiederaufnahme-Hemmer (Abk. NSMRI für engl. non selective monoamine reuptake inhibitors): tricyclisch: Amitriptylin*, Clomipramin*, Desipramin*, Dosulepin*, Doxepin*, Imipramin*, Nortriptylin*, Trimipramin*; **2.** nichttricyclische (Trazodon*) bzw. tetracyclische Antidepressiva: Maprotilin*, Mianserin* u. Mirtazapin*; **3.** selektive Serotonin*-Wiederaufnahme-Hemmer: Citalopram*, Escitalopram*, Fluoxetin*, Fluvoxamin*, Paroxetin*, Sertralin*; **4.** selektive Noradrenalin*-Wiederaufnahme-Hemmer: Desipramin*, Reboxetin*; **5.** selektive Serotonin*-Noradrenalin-Wiederaufnahme-Hemmer bzw. selektiv noradrenerg-serotonerge Substanzen (dual wirksame Antidepressiva): Duloxetin*, Mirtazapin*, Venlafaxin*; **6.** Monoaminoxidase*-Hemmer: z. B. Moclobemid* (reversibel), Tranylcypromin* (irreversibel); **7.** Melatonin-Rezeptor-Agonisten: Agomelatin*; **8.** pflanzl. Antidepressiva: Johanniskraut*-Extrakt; **9.** andere Antidepressiva: Bupropion*; **Ind.: 1.** alle Formen der Depression*; **2.** Panikstörung*, generalisierte Angststörung* u. Phobie* (Serotonin-Wiederaufnahme-Hemmer, Venlafaxin od. Monoaminoxidase-Hemmer); **3.** Zwangsstörung* (serotonerge Antidepressiva, z. B. Clomipramin, Paroxetin); **4.** chron. Schmerzsyndrom (Clomipramin, Amitriptylin, Duloxetin) u. a.; **cave: 1.** keine Kombination von Monoaminoxidase-Hemmern u. Serotonin-Wiederaufnahme-Hemmern (absolute Kontraind. bei irreversiblen Monoaminoxidase-Hemmern); **2.** kein Einsatz von Serotonin-Wiederaufnahme-Hemmern bei Kindern u. Jugendlichen (Suizidgefahr). **3.** Wirkungslatenz: je nach Substanz 10–30 Tage bis zum Einsetzen der antidepressiven Wirkung, evtl. Antriebsteigerung vor Stimmungsaufhellung.

Anti|depressiva, tri|cyclische (Anti-*; Depression*) *n pl*: (engl.) *tricyclic antidepressants*; Abk. TCA; tricyclische Antidepressiva (Abk. TZA), Kurzbez. Trizyklika; nach der chem. Struktur bezeichnete Gruppe älterer Antidepressiva* mit einer Vielzahl von erwünschten u. unerwünschten Wirkungen, die bei den einzelnen Wirkstoffen jeweils unterschiedlich stark ausgeprägt sind; **Vertreter:** Amitriptylin*, Clomipramin*, Desipramin*, Dosulepin*, Doxepin*, Imipramin*, Nortriptylin*, Trimipramin*; **Wirkung:** Serotonin- u. Noradrenalin-Wiederaufnahme-Hemmer im ZNS; blockieren u. a. die Rezeptoren der Transmitter Serotonin*, Noradrenalin* u. Acetylcholin* im ZNS u. peripher.

Anti|diät|gruppe (Anti-*; gr. δίαιτα Lebensweise) *n pl*: (engl.) *anti-diet group*; Therapieangebot in Kliniken u. ambulanten Behandlungseinrichtungen für Essstörungen* u. Adipositas* sowie i. R. von Selbsthilfegruppen* für Personen mit Essproblemen; **Ziel:** Normalisierung des Essverhaltens; dieses soll nicht durch äußere Vorgaben od. emotionale Zustände determiniert werden, sondern allein durch Hunger u. Sättigung. Im Gegensatz zu diätetischen Maßnahmen, die zu spezifischen Abweichungen beim Ernährungsverhalten auffordern, sollen die Teilnehmer ein regelmäßiges u. ausgeglichenes Essverhalten (wieder-)erlernen u. die strikte Trennung von sog. erlaubten u. verbotenen Nahrungsmitteln auflösen. Dazu werden Wahrnehmungsschulungen u. Methoden der kognitiven Verhaltenstherapie* integriert. **Organisation:** typische Gruppengröße: 6–12 Personen; Gruppenleitung in stationären Settings durch Psychologen od. Ärzte, ggf. auch Ökotrophologen; bei Selbsthilfegruppen Leitung durch geschulte Laien; Behandlungsumfang i. d. R. 6–12 Doppelstunden.

Anti|dot (gr. ἀντίδοτος dagegen gegeben) *n*: (engl.) *antidote*; Gegengift; Substanz, die ein Gift direkt (durch chemische od. physikalische Reaktion) inaktiviert, die Wirkungen des Giftes an Rezeptoren u. Organen herabsetzt od. aufhebt bzw. Giftstoffe mobilisiert u. zur Ausscheidung bringt; **Anw.:** v. a. gegen Schwermetalle, Insektizide, Opiate u. Blutgifte (s. Tab.); im sog. **Antidotarium** gelistet. Vgl. Intoxikation.

Anti|epi|leptika (Anti-*; Epilepsie*) *n pl*: (engl.) *antiepileptics*; syn. Antikonvulsiva; Arzneimittel, welche die neuronale Aktivität vermindern u. dadurch epileptische Anfälle* unterdrücken od. deren Entstehung verhindern können; **Ind.:** Epilepsie*; wegen des zusätzlich nachgewiesenen, die Stimmung stabilisierenden Effekts einiger Antiepileptika finden diese auch Anwendung als Stimmungsstabilisatoren* zur Behandlung akuter Manien* u. zur Prophylaxe remittierter bipolarer affektiver Störungen* mit psychotischer Symptomatik u. fehlender Wirkung von Lithium (z. B. Carbamazepin*) u. bei rezidivierenden depressiven Störungen (z. B. Lamotrigin*); außerdem Anwendung einiger Antiepileptika zur Behandlung neuropathischer Schmerzen möglich (z. B. Gabapentin*, Carbamazepin); **Wirkung:** Antiepileptika zeigen einen od. mehrere der folgenden zellulären Wirkungsmechanismen: **1.** Blockade des spannungsabhängigen Natriumstroms der pathologisch übererregten Nervenzellmembran u. dadurch Verhinderung der Ausbreitung repetitiver Aktionspotentiale; Vertreter: Carbamazepin, Valproinsäure*, Hydantoine, Felbamat*, Gabapentin, Lamotrigin, Topiramat*; **2.** Potenzierung des körpereigenen inhibitorischen Neurotransmitters GABA* u. damit Behebung eines GABA-Defizits; Vertreter: Valproinsäure, Barbiturate* (z. B. Phenobarbital*) u. Benzodiazepine*; **3.** Hemmung der pathologischen Aktivität des exzitatorischen Neurotransmitters Glutamat* u. somit Ausgleich der pathologischen Dysbalance zwischen inhibitorischen u. exzitatorischen Systemen; Vertreter: Felbamat, Topiramat; **4.** Blockade des spannungsabhängigen Calciumstroms; Vertreter: Succinimidderivate (z. B. Ethosuximid); **Hinweis:** Wegen der geringen therapeutischen Breite u. des hohen Missbrauchspotentials finden Barbiturate u. strukturverwandte Stoffe in der antiepileptischen Therapie nur noch selten Anwendung.

Anti|glaukomatosa (Anti-*; gr. γλαυκός grau-blau; -om*) *n pl*: (engl.) *antiglaucomatics*; Arzneimittel zur Therapie des Glaukoms*; **Wirkung:** Senkung des Augeninnendrucks u. z. T. verbesserte Durchblutung des Auges; **Substanzen: 1.** Miotika u. Prostaglandine* (Erleichterung des Kammerwasserabflusses); **2.** Sympathomimetika* u. Beta*-Rezeptoren-Blocker (Verminderung der Kammerwasserbildung); **3.** Alpha-2-Sympathomimetika (Erleichterung des Kammerwasserabflusses sowie

Antidot
Substanzen bei ausgewählten Intoxikationen

Gifte	spezifische Antidote
Antidiabetika	Glucagon
tricyclische Antidepressiva	Natriumhydrogencarbonat
Atropin	Physostigmin
Benzodiazepine	Flumazenil
Beta-Rezeptoren-Blocker	Glucagon
Blausäure	Dimethylaminophenol, Hydroxycobalamin, Natriumthiosulfat u. a.
Cumarine	Phytomenadion (Vitamin K)
Detergenzien	Simeticon
Eisenverbindungen	Deferoxamin
Ethylenglykol	Ethanol, 4-Methylpyrazol
Fluorid	Calciumsalze
Herzglykoside	Digitalis-Antitoxin (Fab-Fragment)
Heparin	Protamin
Insulin	Glukose
Knollenblätterpilz	Silibinin
Kohlenmonoxid	Sauerstoff
Kupfer	Penicillamin
Methanol	Ethanol, 4-Methylpyrazol
Methämoglobin-Bildner	Toloniumchlorid
Morphin u. ähnliche Opiate	Naloxon, Naltrexon
Neuroleptika	Biperiden
Organophosphate	Atropin, Obidoximchlorid
Paracetamol	N-Acetylcystein
Paraquat	Aktivkohle
Säuren	Antazida
Schlangen- und Spinnengifte	spezifische Antiseren
Schwermetalle	Chelatbildner (z. B. EDTA, DMPS)

Produktionsverminderung); **4.** topische Carboanhydrase-Hemmer (Verminderung der Kammerwasserbildung u. Verbesserung der Augendurchblutung). **Hinweis:** Bei Anw. von Monoaminoxidase*-Hemmern sind Alpha-Sympathomimetika kontraindiziert.

Anti|hist|aminika (Anti-*) *n pl*: (engl.) *antihistamines*; syn. Histamin-Antagonisten, Histamin-Rezeptoren-Blocker; pharmak. Substanzen unterschiedlicher Struktur, welche die Wirkungen von Histamin* abschwächen bzw. aufheben, indem sie die Histamin-Rezeptoren in den Geweben reversibel blockieren (kompetitiver Antagonismus*); **Einteilung: 1.** Histamin*-H_1-Rezeptoren-Blocker; **2.** Histamin*-H_2-Rezeptoren-Blocker; **3.** Histamin-H_3-Rezeptoren-Blocker: primär wirksam am Nervensystem; **4.** Histamin-H_4-Rezeptoren-Blocker: noch keine selektiven Blocker verfügbar; H_4-Rezeptoren haben primär immunmodulatorische Wirkungen.

Anti|hyper|tensiva (Anti-*; Hyper-*; lat. tendere spannen, ausspannen) *n pl*: (engl.) *antihypertensives*; syn. Antihypertonika; zur Senkung eines pathol. erhöhten Blutdrucks eingesetzte Arzneimittel, insbes. zur symptomatischen Therapie einer arteriellen Hypertonie* (s. Tab.); **Hinweis:** Einige Neuro-

Antihypertensiva
Einteilung nach Wirkungsmechanismus

Diuretika
- Thiazide und wirkungsgleiche Stoffe (z. B. Hydrochlorothiazid)
- Schleifendiuretika (z. B. Furosemid)
- Kalium sparende Diuretika (z. B. Triamteren)
- Aldosteron-Antagonisten (z. B. Spironolacton)

Sympatholytika
- postsynaptische Alpha-Rezeptoren-Blocker (z. B. Prazosin)
- Beta-Rezeptoren-Blocker (z. B. Metoprolol, Bisoprolol, Carvedilol, Propranolol)
- Antisympathotonika (z. B. Clonidin)

Calcium-Antagonisten
- z. B. Nifedipin, Verapamil, Diltiazem

ACE-Hemmer
- z. B. Captopril, Enalapril, Fosinopril, Lisinopril

AT_1-Rezeptor-Antagonisten
- z. B. Losartan, Valsartan, Candesartan, Irbesartan

Renin-Inhibitor
- Aliskiren

Vasodilatatoren
- z. B. Kaliumkanalöffner (Diazoxid, Minoxidil), Dihydralazin; Nitroprussidnatrium

A

leptika* (z. B. Risperidon*, Chlorpromazin*) verstärken die Blutdruck senkende Wirkung von Antihypertensiva.

Anti|hyper|tonika (Anti-*; Hyper-*; Ton-*) *n pl*: (engl.) *antihypertensives*; Antihypertensiva*.

Anti|kon|vulsiva (Anti-*; lat. convellere, convulsus erschüttern) *n pl*: (engl.) *anticonvulsants*; Antiepileptika*.

Anti|oxidanzien (Anti-*; gr. ὀξύς scharf, sauer, spitz, schnell) *n pl*: (engl.) *antioxidants*; leicht oxidierbare Stoffe, die durch ihr niedriges Redoxpotential (Maß für das Reduktions- bzw. Oxidationsvermögen) andere Stoffe vor unerwünschter Oxidation u. Freisetzung schützen; natürliche Antioxidanzien: z. B. Ascorbinsäure, Curcumin*, Flavonoide*, Folsäure*, Polyphenole*, Sirtuine*, Tocopherole; synthetische Antioxidanzien: z. B. Butylhydroxyanisol u. Butylhdroxytoluol; **klin. Bedeutung: 1.** Da Antioxidanzien inf. ihrer antioxidativen Wirkung u. U. die Entstehung von Freien* Radikalen verhindern können (sog. Radikalenfänger), wird ihnen eine präventive Funktion hinsichtlich best. Erkrankungen zugeschrieben. Alzheimer*-Krankheit: oxidativer Stress* bedeutsamer begünstigender Faktor im Frühstadium; in prospektiven bevölkerungsweiten Beobachtungsstudien wurde beobachtet, dass vermehrter Konsum von Vitamin E u. C mit Risikoreduzierung für Alzheimer-Krankheit einhergeht. **2.** Konservierungsstoffe für Lebensmittel u. Kosmetika.

Anti|parkinson|mittel (Anti-*; James Parkinson, Chirurg, Paläontologe, Arzt, London, Hoxton, 1755–1824): (engl.) *anti-Parkinson drugs*; syn. Parkinsontherapeutika; Arzneimittel zur Therapie des Parkinson*-Syndroms; **Einteilung: 1.** Levodopa* (Abk. L-Dopa) in Kombination mit peripher wirksamen Dopamin-Decarboxylase-Hemmern (Benserazid* od. Carbidopa*) zur Minimierung peripherer UAW; L-Dopa-Retardpräparate v. a. bei nächtlicher Akinese od. einnahmeabhängiger Wirkungsfluktuation; **2.** Dopamin-Agonisten (s. Dopaminergika): in Kombination mit L-Dopa od. als initiale Monotherapie: **a)** Ergot-Dopaminergika: Bromocriptin*, Lisurid*, Pergolid*, Dihydroergocryptin, Cabergolin*; **b)** Ropinirol*, Pramipexol*; **3.** Glutamat-NMDA-Rezeptor-Antagonisten: verbessern v. a. Akinese u. Rigor; z. B. Amantadin*; **4.** zentralwirksame Anticholinergika*: besonders wirksam in der Behandlung des tremordominanten Parkinson-Syndroms, z. B. Biperiden*, Metixen*, Trihexyphenidyl*, Orphenadrin*, Bornaprin*; Hochdosistherapie bringt keinen signifikanten therap. Gewinn, erhöht lediglich Delir- u. Psychosegefahr; **5.** Monoaminoxidase-B-Hemmer (s. Monoaminoxidase-Hemmer): verhindern den Abbau von Dopamin, z. B. Selegilin*, Rasagilin; **6.** Catechol-O-Methyltransferase-Hemmer (Kurzbez. COMT*-Hemmer): hemmen den Dopaminabbau, bessern die Parkinson-Symptomatik u. mildern die Wirkungsfluktuation, z. B. Entacapon*; nach Therapiebeginn evtl. L-Dopa-Dosisreduktion erforderlich; **7.** Apomorphin*: potenter Dopamin-D_1- u. -D_2-Rezeptor-Agonist; eingeschränkter Einsatz bei wenigen Patienten in Spezialeinrichtungen.

Anti|phlogistika, nicht|steroidale (Anti-*; gr. φλογοῦν entzünden) *n pl*: (engl.) *nonsteroidal antiinflammatory drugs (Abk. NSAID)*; syn. nichtsteroidale Antirheumatika (Abk. NSAR); antiphlogistisch, analgetisch u. antipyretisch wirkende Derivate organische Säuren; Salicylsäure- (z. B. Acetylsalicylsäure) u. Pyrazolonderivate (z. B. Phenylbutazon) wirken v. a. antipyretisch; Derivate der Arylessigsäure, Arylpropionsäure (z. B. Diclofenac, Ibuprofen, Indometacin), Anthranilsäure (z. B. Flufenaminsäure), Oxicame u. selektive Cyclooxygenase*-2-Inhibitoren wirken v. a. antiphlogistisch; **Wirkungsmechanismus:** Hemmung der an der Prostaglandinsynthese beteiligten Cyclooxygenase; **Ind.:** entzündliche u. schmerzhafte Erkrankungen (systemische u. lokale Applikation); **Kontraind.:** Blutbildungsstörungen; cave bei Magen- u. Duodenalulzera, Analgetikaintoleranz, Asthma* bronchiale, Leber- u. Niereninsuffizienz*, Hypertonie u. Herzinsuffizienz*, Schwangerschaft u. Stillzeit; **UAW:** gastrointestinale Störungen (signifikant seltener bei Cyclooxygenase-2-Inhibitoren) unterschiedlichen Schweregrads (u. U. Magenulkus, evtl. parallele Gabe von Prostaglandin-E-Analoga od. Histamin*-H_2-Rezeptoren-Blockern, Protonenpumpen-Hemmern); Asthma-Anfälle, Kopfschmerz*, Ödeme, Störungen der Hämatopoese, Leber- u. Nierenfunktion (selten nephrotisches Syndrom), Überempfindlichkeitsreaktionen (Exanthem, Bronchospasmus, Blutdruckabfall, Ödeme, selten Schock), kardiovaskuläre Kompl. (z. B. Herzinfarkt, Schlaganfall*) bei langfristiger hochdosierter Einnahme. **Hinweis:** In Studien konnte für einige Vertreter, insbes. Ibuprofen, eine spezif. Wirkung im Zus. mit der Alzheimer*-Krankheit nachgewiesen werden (verminderte Bildung von Beta*-Amyloid).

Anti|psych|iatrie (Anti-*; Psych-*; -iatr*) *f*: (engl.) *antipsychiatry*; politische u. soziale Bewegung (ca. 1965–1975), die Kritik an offenkundigen Missständen in psychiatrischen Institutionen (Anstaltspsychiatrie*) übte u. die herrschenden Theorien über die Entstehung u. Behandlung psychischer Störungen* grundsätzlich ablehnte; **Vertreter:** R. Laing, Th. Szasz, D. Cooper, M. Foucault; **Geschichte:** psychische Störungen wurden aufgrund ideologischer Überlegungen mystifiziert u. als Ergebnis eines fehlgeleiteten gesellschaftlichen Entwicklungsprozesses interpretiert; die institutionelle Psychiatrie wurde als Stätte staatlicher Repression diskreditiert, psychisches Kranksein z. T. geleugnet; psychische Störungen, insbes. Schizophrenie*, seien Folge unerträglicher gesellschaftlicher Bedingungen u. daraus resultierender Fehlentwicklungen; der Psychiatrie wurde vorgeworfen, sie legitimiere die Isolierung u. Vernichtung von Individuen, die von sozialen Normen abweichen. **Hinweis:** Die antipsychiatrische Bewegung legte kein schlüssiges, wissenschaftliches u. therapeutisches Gegenkonzept vor. Die Psychiatrie-Reform der vergangenen Jahrzehnte trug wesentlich zum Abklingen der antipsychiatrischen Bewegung bei. Vgl. Labeling-Theorie.

Anti|psychotika (Anti-*; Psych-*; -osis*) *n pl*: (engl.) *antipsychotics*; Neuroleptika*.

Anti|pyretika (Anti-*; gr. πῦρ Fieber) *n pl*: (engl.) *antipyretics*; Fiebersenker; Gruppe von Arzneimitteln zur symptomatischen Behandlung von Fieber, häufig auch mit analgetischer u. z. T. antiphlogistischer Wirkung; **Wirkung:** Hemmung der Synthese von Prostaglandin E_2 (PGE_2), das im Hypothalamus* eine Steigerung der Körpertemperatur triggert; **Substanzen:** Acetylsalicylsäure, Paracetamol, nichtsteroidale Antiphlogistika*, Metamizol*.

Anti|rheumatika, nicht|steroidale (Anti-*; gr. ῥεῦμα das Fließen): (engl.) *nonsteroidal antiinflammatory drugs*; nichtsteroidale Antiphlogistika*.

Anti|sakkade (Anti-*; franz. saccade Ruck, Stoß) *f*: (engl.) *antisaccade*; richtungsfalscher Blicksprung, bei dem die Augenbewegung bei Wahrnehmung eines Reizes in die entgegengesetzte Richtung des Blickfelds* läuft; diese willentlichen Blicksprünge setzen ein Mindestmaß an Konzentration voraus u. werden von definierten Hirnregionen gesteuert, u. a. vom Frontalhirn. **Vork.:** bei Erkrankungen, die mit einer Dysfunktion des Frontalhirns einhergehen (z. B. Demenz*, Schizophrenie*, Zwangsstörung*, ADHS*); Im **Antisakkaden-Test** wird die Informationsverarbeitung bei neuropsychiatrischen Störungen (z. B. Schizophrenie) untersucht. Der Proband richtet seinen Blick auf einen fixen Punkt, dann erscheint plötzlich im Blickfeld einer zweiter Punkt. Normalerweise wird der Blick automatisch auf diesen zweiten Punkt gerichtet. Die Aufgabe besteht darin, beim Erscheinen des zweiten Punkts in die entgegengesetzte Richtung zu blicken. Bei diesem willentlichen Blicksprung wird eine reflektorische Blickbewegung unterdrückt. Vgl. Blickbewegungen.

Anti|stigma-Pro|gramm (Anti-*; Stigma*) *n*: (engl.) *antistigma program*; Aktionsprogramm der WHO*, der World* Psychiatric Association u. verschiedener nationaler Fachgesellschaften, das einer Stigmatisierung* u. Diskrimierung* psychisch kranker Menschen entgegenwirken soll; **Ziel:** Verminderung der sozialen Beeinträchtigung von psychisch kranken Menschen, Förderung ihrer sozialen Integration, Veränderung des gesellschaftlichen Standpunkts durch Aufklärung u. gezielte Interventionsmaßnahmen in bestimmten Zielgruppen (z. B. Schüler, Polizisten); **Maßnahmen:** u. a. **1.** öffentliche Vertretung der Interessen von Betroffenen u. Angehörigen in gesundheitspolitischen u. rechtlichen Fragen; **2.** Protest gegen stigmatisierende Darstellungen in den Medien; **3.** Information über das Aufgabenspektrum psychiatrisch-psychotherapeutischer Hilfesysteme u. Erfolgschancen evidenzbasierter u. leitlinienorientierter Therapiemaßnahmen zur Absenkung der Schwelle für deren Inanspruchnahme; **4.** Unterstützung von Schulprojekten, Stärkung des Wissens u. der Vertrautheit von Kindern u. Jugendlichen mit psychischen Störungen u. ihren Therapiemöglichkeiten.

Anti|sui|zid-Vertrag (Anti-*; Suizid*): (engl.) *anti-suicide contract, no(n)-suicide contract*; syn. Non-Suizid-Vertrag; therapeutische Intervention, um das Suizidrisiko von Patienten in akuten Krisen zu reduzieren; im (meist schriftlichen) Antisuizid-Vertrag verspricht der Patient, sich bei suizidalen Impulsen nicht selbstgefährdend zu verhalten, ggf. ergänzt durch die Zusicherung, sich bei entsprechenden Impulsen an Therapeuten, andere Professionelle od. wichtige Dritte zu wenden sowie gefährliche Objekte u. Suizidmittel zu beseitigen; **Hinweis:** wird kontrovers diskutiert. Vgl. Suizid; Suizidprophylaxe.

Anti|sympatho|tonika (Anti-*; Sympath-*; Ton-*) *n pl*: (engl.) *antisympathotonics*; Arzneimittel, welche die Aktivität noradrenerger Neurone im ZNS od. den peripheren Sympathikotonus herabsetzen; **Wirkung: 1.** Entspeicherung od. Hemmung der Wiederaufnahme von Noradrenalin* in die Vesikel der präsynaptischen sympathischen Nervenendigungen (z. B. Reserpin*); **2.** Verhinderung der Freisetzung von Noradrenalin durch Hemmung der Weiterleitung der Impulse vom Zellkörper zur Nervenendigung (z. B. Guanethidin); **3.** zentrale alpha-2-adrenerg vermittelte Hemmwirkung auf Sympathikusneurone (z. B. Methyldopa*, Clonidin*); **4.** Ganglien-Blocker mit hemmender Wirkung auf die Erregungsübertragung des vegetativen Nervensystems an sympathische u. parasympathische Ganglien; wegen erheblicher UAW nicht mehr therapeutisch angewendet; **Ind.:** v. a. als Antihypertensiva.

Anti|zipation (lat. anticipere vorwegnehmen) *f*: (engl.) *anticipation*; Vorwegnahme, Erwartung; (psychol.) u. U. Verhalten beeinflussende Vorwegnahme von Handlungsfolgen bzw. Erwartungen bezüglich Handlungsfolgen.

Anti|zipations|angst (Antizipation*): (engl.) *anticipatory anxiety*; antizipatorische Angst*.

Antrieb: (engl.) *impulse, drive*; Bez. für persönlichkeitsspezifische Energie bzw. ungerichtete treibende innere Kraft, die jeder Aktivität zugrunde liegt u. Voraussetzung für psychische u. physische Leistungen ist; betrifft sowohl Handlungen als auch Interesse an Geschehnissen. Der Antrieb kann situativ od. durch Krankheit verändert sein (s. Antriebsstörungen). Der Begriff kennzeichnet aber auch einen Bestandteil der Eigenart (Persönlichkeit*) eines Menschen i. S. von überdauerndem Antriebsniveau u. Antriebsmuster.

Antriebs|armut: (engl.) *lack of drive, lack of impulse*; syn. Antriebsschwäche, Antriebsmangel; Bez. für Abnahme des Antriebs*, Kraftlosigkeit, Passivität, Interessenlosigkeit, Minderung der vitalen Energie

u. innerer Zurückgezogenheit von den Geschehnissen in der Umgebung u. Gleichgültigkeit; **Vork.:** meist i. S. einer Antriebsverarmung mit situativ verringertem (ursprünglich normalem) Antrieb, z. B. durch Depression*; seltener als Kennzeichen einer wenig energischen, kraftlosen Persönlichkeit* u. bei Demenz (z. B. Pick*-Krankheit). Vgl. Antriebshemmung.

Antriebs|hemmung: (engl.) *inhibition of drive*; Bez. für subjektiv erlebte Gegenkraft zur eigentlich gewollten Aktivität (Antrieb*); Betroffene erleben sich als gebremst u. blockiert, müssen mehr Mühe als gewöhnlich aufwenden, um bestimmte Aktivitäten durchzuführen; **Vork.:** v. a. bei Depression* u. bei Demenz (z. B. Pick*-Krankheit). Vgl. Antriebsarmut; Antriebsstörung.

Antriebs|mangel: (engl.) *lack of drive*; Antriebsarmut*.

Antriebs|schwäche: (engl.) *anergy*; Antriebsarmut*.

Antriebs|steigerung: (engl.) *increased drive*; Bez. für gesteigerte, auf ein Vorhaben gerichtete, vitale Kraft (Antrieb*) mit starkem nach außen gerichtetem Interesse an der Umgebung u. an Unternehmungen; Aktionen werden häufiger als gewöhnlich u. ggf. als unkontrolliert ausbrechende spontane Aktionen (Antriebsenthemmung) unternommen; soziale Kontakte werden schnell (u. evtl. unkritisch) geknüpft; gelegentlich kommt es zu Distanzlosigkeit*; **Vork.:** Leitsymtom der Manie*; inf. Konsum psychotroper Substanzen*; **DD:** motorische Unruhe*.

Antriebs|störung: (engl.) *drive disorder*; Bez. für Veränderungen der vitalen Kraft u. des Interesses*, i. w. S. auch der sozialen Interaktionen*; **Formen:** **1.** gesteigerter Antrieb: Antriebssteigerung*; **2.** verminderter Antrieb: Antriebsarmut*, Antriebshemmung*.

Antwort|tendenz (lat. tendere strecken) *f*: (engl.) *response set*; Bez. für Tendenz einer Person, systematisch u. unabhängig vom Inhalt auf Fragen eines Tests zu reagieren; z. B. Tendenz zur Mitte (Zentraltendenz, hauptsächlich mittlere Antwortkategorie wird angekreuzt) u. sog. Ja-Sage-Tendenz (Akquieszenz, Fragen werden hauptsächlich bejaht). **Hinweis:** Bei Antworttendenzen sind Tests nicht od. nur begrenzt verwertbar.

Anxiety Screening Questionnaire (engl. anxiety Angst, Ängstlichkeit; Screening*; questionnaire Fragebogen): Abk. ASQ; Selbstbeurteilungsverfahren zur Erfassung von Angststörungen*; umfasst 15 Items (z. B. „Fällt es Ihnen schwer, sich von Ihren Sorgen und Ängsten abzulenken?"), dichotome Beantwortung; **Anw:** Screening u. Diagn. von Angststörungen (insbes. generalisierte Angstsyndrome) u. depressiven Störungen bei Erwachsenen; **Testdauer:** ca. 4 Minuten.

Anxiety Status Inventory: Abk. ASI; Angst-Status-Inventar; Fremdbeurteilungsverfahren zur Erfassung von Dauer u. Häufigkeit von Angstsymptomen; umfasst 20 Items zu affektiven u. somatischen Angstsymptomen; Beantwortung erfolgt auf 4-stufiger Skala; als Ergänzung zur Self*-Rating Anxiety Scale entwickelt; **Anw.:** Therapieverlaufsbeobachtung bei Erwachsenen mit psychosomatischen Störungen, v. a. Angst*- u. Zwangsstörungen*; **Testdauer:** ca. 5–10 Minuten.

Anxio|lyse (lat. anxius angstvoll; Lys-*) *f*: (engl.) *anxiolysis*; Verminderung von Angstzuständen; s. Tranquilizer.

Anxio|lytika (lat. anxius angstvoll; Lys-*) *n pl*: (engl.) *anxiolytics*; Tranquilizer*.

AP: Abk. für **A**ktions**p**otential*.

APA: Abk. für **A**merican* **P**sychiatric **A**ssociation.

A|pathie (gr. ἀπάθεια Fühllosigkeit) *f*: (engl.) *apathy*; Bez. für Teilnahms- u. Leidenschaftslosigkeit, Abwesenheit von Affekten* u. verringerten Antrieb*.

A|phagie (A-*; Phag-*) *f*: (engl.) *aphagia*; Unvermögen zu schlucken; **Urs.:** meist Bolusobstruktion der Speiseröhre im Bereich des Schatzki-Rings od. diffuser Ösophagospasmus; **cave:** Ösophaguskarzinom. Vgl. Dysphagie.

A|phanisis (gr. ἀφανής unsichtbar) *f*: (engl.) *aphanisis*; (psychol.) Bez. für den Verlust von sexuellem Verlangen; nach E. Jones (1927) ist Aphanisis die Grundlage aller Neurosen* u. Gegenstand einer Angst, die mehr umfasst als die von S. Freud beschriebene Kastrationsangst*. J. Lacan (1964) erweiterte den Begriff auf das Verschwinden des Selbst hinter einem Objekt; J. Bowlby (1961) verwendete das Konzept der Aphanisis zur Erklärung des Phänomens der Trennungsangststörung* beim Kind. Vgl. Sexualtrieb.

A|phasie (A-*; gr. φάσις Sprechen) *f*: (engl.) *aphasia*; zentrale Sprachstörung* nach (weitgehend) abgeschlossener Sprachentwicklung*; **Urs.:** Schädigung der Sprachregion (meist linke Hemisphäre), z. B. inf. Schlaganfall*, Hämatom, Schädelhirntrauma*, Hirntumoren*, Enzephalopathie*; **Häufigkeit:** (Deutschland) ca. 2000 Schlaganfallüberlebende pro 1 Million Einwohner, davon ca. 600 mit Aphasie, ca. 300 mit chron. Aphasie (über Monate bis Jahre); jährliche Inzidenz: ca. 24 000 Erkrankungsfälle, Prävalenz: ca. 70 000 Erkrankungsfälle nach Schlaganfall, zusätzlich ca. 15 000 Erkrankungsfälle infolge anderer zerebraler Erkrankungen. Eine Aphasie kann in unterschiedlicher Ausprägung auftreten u. verschiedene Komponenten des Sprachsystems (Phonologie, Syntax, Lexikon, Semantik) betreffen, meist sind Sprachverstehen u. Sprachproduktion beeinträchtigt. Sprachabhängige Leistungen können beeinträchtigt sein (s. Dyslexie; Dysgraphie; Dyskalkulie). **Klassifikation:** hinsichtlich der pathol.-anat. Befunde (Aachener Schule): **1. Standardsyndrome:** **a) motorische** Aphasie (Broca-Aphasie, vorwiegend expressive Sprachstörung): Läsionen im Versorgungsgebiet der Arteria precentralis führen zu stark gestörter, verlangsamter u. mühsamer Sprachproduktion, undeutlicher, häufig dysarthrischer Artikulation*, Agrammatismus*, eingeschränktem Wortschatz u. phonematischer Paraphasie* bei nur leicht gestörtem Sprachverständnis; b) **sensorische** Aphasie (Wernicke-Aphasie, vorwiegend rezeptive Sprachstörung): Läsionen im Versorgungsgebiet der Arteria temporalis posterior verursachen eine starke Störung des Sprachverständnisses bei flüssiger, jedoch paraphasisch u. semantisch gestörter Sprachproduktion (bis zur Logorrhö*), meist gut erhaltener Artikulation, Paragrammatismus*, Paraphasie, Verw. von Neologismen* bis hin zum Jargon; c) **amnestische** Aphasie: temporoparietale Läsionen führen zu Wortfindungsstörung*, Paraphasie u. leicht gestörtem Sprachverständnis bei meist flüssiger Sprachproduktion; d) **globale** Aphasie: Läsionen im Versorgungsgebiet der Arteria cerebri media verursachen eine starke Störung des Sprachverständnisses u. der Sprachproduktion, bei der häufig nur einzelne Wörter, aber auch Paraphasien, Neologismen u. Sprachautomatismen* vorkommen. **2. Nichtstandardsyndrome:** a) **Leitungsaphasie** (Nachsprechaphasie, zentrale Aphasie, afferent-motorische Aphasie) mit im Allg. erhaltenem Sprachverständnis u. phonematisch gestörter Sprachproduktion; Beeinträchtigung des Nachsprechens nimmt mit der Länge der nachzusprechenden Sequenz zu; Urs.: gestörte Weiterleitung der verstandenen Sequenzen vom Wernicke-Areal über den Fasciculus arcuatus in das Broca-Areal; b) **transkortikal-sensorische** Aphasie: wie sensorische Aphasie mit ausgeprägter Neigung zu Perseveration* u. Echolalie; c) **transkortikal-motorische** Aphasie: wie motorische Aphasie, jedoch erhaltene Fähigkeit nachzusprechen u. gutes Sprachverständnis. **Sonderform:** kindliche Aphasie; **Diagn.:** dd Abgrenzung der verschiedenen Urs. hirnlokaler Syndrome; Token*-Test, Aachener* Aphasie-Test; **Ther.:** Behandlung der Grunderkrankung; logopädische Therapie (Ziele: Reorganisation des Sprachsystems, Wiedererlernen von laut- u. schriftsprachlichen Fähigkeiten, Verbesserung der Kommunikationsfähigkeit), je nach Form der Aphasie unter Anw. direkter, störungsspezifischer od. indirekter, stimulierender Methoden, z. B. mit Deblockierung durch Verbindung von beeinträchtigten mit intakten Leistungen u. das Einüben von Umwegmethoden. Psychotherapie: stützende Maßnahmen zur Krankheitsverarbeitung*, Beratungen zur weiteren Lebensplanung; neuropsychologische Diagnostik u. ggf. neuropsychologisches Funktionstraining; Ergo- u. Physiotherapie; **Progn.:** meist rasche Verbesserung innerhalb der ersten 4 Wochen, chronischer Zustand nach spätestens 12 Monaten.

A|phasie, pro|grediente nicht|flüssige (A-*; gr. φάσις Sprechen) *f*: (engl.) *aphasia*; Abk. PNFA; Form der FTLD*; **Klin.:** initial Grammatikfehler (Telegrammstil, Agrammatismus), Wortfindungsstörungen u. a. Störungen der Sprachproduktion; anschließend Sprachverarmung (bei erhaltenem Sprachverständnis); nach mehrjähriger Latenz Vollbild der Demenz mit Gedächtnis- u. weiteren kognitiven Störungen; begleitend ggf. motorische Störungen; **Diagn.:** Repeat* and Point Task (Benennstörung), FDG-PET (frontotemporaler Hypometabolismus), MRT (v. a. temporale Atrophie), Liquordiagnostik; Neuropathologie: heterogen, alle Formen von Einschlusskörperchen möglich, auch Amyloidplaques u. Neurofibrillen sowie Charakteristika der kortikobasalganglionären Degeneration möglich; **DD:** semantische Demenz, frontotemporale Demenz, Alzheimer-Krankheit, kortikobasalganglionäre Degeneration, vaskuläre Demenz, sensorische Aphasie.

Aphasio|logie (A-*; gr. φάσις Sprechen) *f*: (engl.) *aphasia research*; Aphasieforschung; Teilgebiet der Neuropsychologie*, das sich mit den psycholinguistischen Zusammenhängen von Sprache u. Denken bei Patienten mit Aphasie* befasst; untersucht werden insbes. veränderte Strukturen zerebraler u. psychischer Verarbeitungsprozesse u. die Struktur des Wissens auf neuronaler Ebene aller Komponenten des Sprachsystems.

A|phonie (A-*; gr. φωνή Ton, Laut) *f*: (engl.) *aphonia*; Stimmlosigkeit; **Urs.:** u. a. Entzündungen, Tumoren, Stimmlippenlähmungen, psychogen (funktionelle Aphonie); **Ther.:** logopädische Übungsbehandlung, evtl. auch operativ. Vgl. Dysphonie.

A|phrasie (A-*; gr. πηράσισ das Reden, der Ausdruck) *f*: (engl.) *aphrasia*; Unvermögen, richtig strukturierte Sätze zu bilden, mit erhaltener Fähigkeit der Artikulation* u. Betonung; **Urs.:** z. B. Schlaganfall*, Hämatom, Schädelhirntrauma*, Hirntumoren*, Enzephalopathie*, toxisch bedingt (Alkohol, Stoffwechselstörungen); **Formen:** **1. motorische** Aphrasie: Beeinträchtigung des sprachlichen Ausdrucks; Patient weiß, was er sagen will, findet jedoch nicht die richtigen Worte; Sprachfluss stockend; **2. sensorische** Aphrasie: gestörtes Sprachverständnis; Patient versteht nicht alles od. nicht, was ihm gesagt wird. Vgl. Aphasie.

Aphrodisiaka (gr. ἀφροδίσιος die sinnliche Liebe betreffend) *n pl*: (engl.) *aphrodisiacs*; die sexuelle Lust steigernde Mittel, z. B. Yohimbin*; **Formen:** **1.** symbolisch wirkende Pflanzen, welche die Phantasie durch ihr Äußeres anregen sollen; z. B. erotisierende Wirkung des Spargels wegen seiner länglichen Form, Granatapfel als Symbol für Fruchtbarkeit; **2.** Duftpflanzen; Rose als klassisches Zeichen der Liebe, Rosenöle u. Blütenessenzen als Parfüm u. Duftstoffe; **3.** innerlich angewendete Aphrodisiaka, z. B. Austern, Chili u. Kaffee; anregend wirken Schokolade u. Muskatnuss; Zimt u. Ingwer verstärken die Durchblutung; Sellerie u. Petersilie wirken v. a. auf die männlichen Harnwege, was auch die Geschlechtsorgane reizt.

A|plasie (A-*; -plasie*) *f*: (engl.) *aplasia*; Bez. für das Fehlen eines Organs od. Gewebes trotz vorhandener Anlage, z. B. durch ausgebliebene Entwicklung od. Rückbildung bei Krankheit; z. B. Nervus-opticus-Aplasie, Sinusaplasie. Vgl. Agenesie; Atresie.

A

APM: Abk. für (engl.) *Advanced Progressive Matrices*; s. Raven-Matrizen-Tests.

Apo-E: Abk. für **Apo**lipoprotein **E**; Apolipoprotein* in verschiedenen Körperorganen (Leber, Gehirn), das Freisetzung, Metabolismus u. Ausschüttung von Lipiden (v. a. Cholesterol) steuert, mit denen es auch Komplexe bildet; auch z. B. an Bildung, Transport, Ablagerung u. Aggregation von Beta-Amyloid bei Alzheimer*-Krankheit (s. Amyloidkaskade) beteiligt; Gen für Apo-E (auf Chromosom 17) liegt in 3 verschiedenen Varianten (Allelen) vor, die zu 3 unterschiedlichen Isoformen des Proteins führen: Apo-E2, Apo-E3, Apo-E4; **klin. Bedeutung:** Apo-E4: **1.** Genvariante ist Risikofaktor für Alzheimer-Krankheit in europäischer Allgemeinbevölkerung (Häufigkeit 20–25 %; bei Personen mit Alzheimer-Krankheit: 50–65 %; Befunde aus GSAW; in afrikanischen Populationen ist Apo-E4 kein Risikofaktor); ggf. auch assoziiert mit beschleunigtem Verlauf; Lebenszeitrisiko für Demenz bei Trägern von 2 Apo-E4-Varianten (Homozygote): >50 %; Apo-E2 reduziert das Krankheitsrisiko; **2.** Risikofaktor für früheres Ersterkrankungsalter bei Demenz nach dem 60. Lebensjahr (in europäischen Populationen); z. B. Reduzierung des Ersterkrankungsalters um ca. 10 Jahre bei homozygoten Apo-E4-Allel-Trägern; **3.** Hinweise auf Volumenreduktion im Hippocampus u. umliegenden Arealen auch bei jüngeren, gesunden Apo-E4-Allel-Trägern; **4.** Risikofaktor für Herz-Kreislauf-Erkrankungen u. verkürzte Lebenserwartung.

Apokalyptik (gr. ἀποκάλυψις Enthüllung, Offenbarung) *f*: (engl.) *apocalypsis*; nach K. Conrad Erlebnisweisen in der Frühphase einer akuten Schizophrenie* mit Wahnwahrnehmungen* u. wahnhaften Interpretationen.

Apo|lipo|proteine *n pl*: (engl.) *apolipoproteins*; Proteinkomponenten der Lipoproteine; **Einteilung:** nach immun. Eigenschaft, Aminosäurensequenz u. Kohlenhydratanteil in u. a. Apo-A bis Apo-G, klinisch bedeutsam: v. a. Apo*-E; **Funktion:** Strukturproteine der Lipoproteine, Beteiligung an Lipidresorption, Aktivierung der Lipoproteinlipase, Steuerung der Lipolyse.

Apo|morphin *n*: (engl.) *apomorphine*; tetracyclisches Dibenzochinolinderivat (mit Partialstruktur des Dopamins*), das durch säurekatalytische Umlagerung von Morphin* entsteht u. nicht an Opioid-Rezeptoren bindet; **Wirkung: 1.** dopaminerg (D_1- u. D_2-Rezeptor-Agonist) im Nucleus paraventricularis; **2.** emetisch durch Stimulation der Chemosensoren der Triggerzone in der Medulla oblongata; **Ind.: 1.** Parkinson*-Syndrom mit behindernden motorischen Komplikationen (On*-Off-Phänomene), die trotz Behandlung mit Levodopa* u./od. Dopamin-Agonisten (s. Dopaminergika) weiterbestehen; Applikation ausschließlich subkutan od. intramuskulär (Injektionspumpe); **2.** Antidot (Emetikum) bei akuter Intoxikation (nicht bei Kindern <6 Jahre; cave: hypotone Krise, Flüssigkeitsverlust, Aspiration); **Kontraind.:** absolut: instabile Angina pectoris, schwere Herzinsuffizienz, kürzlich abgelaufender Herzinfarkt, schwere Hypotonie; relativ: leicht- bis mäßiggradige Hypertonie, gleichzeitige antihypertensive Therapie, eingeschränkte Leber- u. Nierenfunktion, neuropsychiatrische Störungen; **Wechselwirkungen:** Neuroleptika*, Antihypertensiva*, herzaktive Arzneimittel, Verstärkung des hypotonen Effektes durch Alkohol; **UAW:** lokale Verhärtungen u. Knotenbildung am Injektionsort, Erbrechen, Übelkeit, Schläfrigkeit, Kopfschmerzen, Schwindel, Verwirrtheit, Schweißneigung, orthostatische Dysregulation.

Apo|phänie (gr. ἀποφαίνειν ans Licht bringen) *f*: (engl.) *apophenia*; historische Bez. (K. Conrad, 1958) für veränderte subjektive Erlebensweise bei beginnender akuter Schizophrenie* mit Wahrnehmung (ohne nachvollziehbaren äußeren Anlass) bedeutungsvoller Zusammenhänge zwischen primär nicht in Verbindung stehenden Phänomenen; diese Phase des abnormen, wahnhaften Bedeutungserlebens bzw. -bewusstseins folgt dem durch Wahnstimmung gekennzeichneten Trema* u. geht in Anastrophe*, Apokalypse u. Konsolidierungsphase über.

Apo|plexie (gr. ἀποπληξία Schlag, -anfall) *f*: (engl.) *apoplexy*; s. Schlaganfall.

Apo|ptose (gr. πτῶσις Fall, Senkung) *f*: (engl.) *apoptosis*; sog. programmierter Zelltod; Zelluntergang, der im Gegensatz zur Nekrose durch genetische Informationen der betroffenen Zelle selbst ausgelöst u. reguliert wird; Apoptose ist die Grundlage einer geregelten Embryogenese (Absterben überflüssiger Organanlagen), Gewebehomöostase (Schutz vor Neubildungen) u. Funktion des Immunsystems (Auslösung von Apoptose bei Zielzellen durch zytotoxische T-Lymphozyten u. natürliche Killerzellen); im sich entwickelnden Nervensystem der Wirbeltiere sterben z. B. bis zur Hälfte der Nervenzellen schon kurz nach ihrer Entstehung wieder ab, in reifen Geweben gleicht der Zelltod die Zellteilung gerade aus; wird durch versch. Mechanismen über einen intrinsischen od. extrinsischen Weg ausgelöst, z. B. durch Bindung von TNF-α od. Fas-Liganden an entspr. Rezeptoren u. anschl. Aktivierung von Zytochrom c u. Caspasen; Regulation der Apoptose durch hemmende (z. B. Bcl-2-Proteine) u. fördernde Faktoren (z. B. Bax-Proteine); Tumorsuppressionsfaktoren (z. B. p53) können ebenfalls die Apoptose auslösen; Apoptose spielt auch eine Rolle bei der Zytostatikawirkung bzw. -resistenz, Strahlentherapie u. anderen therap. Prinzipien.

App-: s. a. Ad-.

APP: Abk. für **A**myloid*-**P**recursor-**P**rotein.

Ap|perzeption (A-*; lat. percipere wahrnehmen) *f*: (engl.) *apperception*; bewusste Erfassung äußerer u. innerer Eindrücke; vgl. Thematischer Apperzeptionstest.

Ap|perzeptions|test, thematischer (Apperzeption*): s. Thematischer Apperzeptionstest.

Ap|pe̩tenz (lat. appe̩tere verlangen) *f*: (engl.) *appetence*; Bez. für auf einen bestimmten Schlüsselreiz* ausgerichtetes Verlangen, Begehren bzw. Bedürfnis* (z. B. Hunger, sexuelles Verlangen); führt zu einer Suche nach entsprechenden Zielobjekten, die eine Annäherung hervorrufen; vgl. Bedürfnis; Trieb.

Ap|pe̩tenz-A|versio̲n-Konfli̩kt (Appetenz*; Aversion*; Konflikt*) *m*: (engl.) *appetence-aversion conflict*; s. Konflikt, intrapsychischer.

Ap|pe̩tenz|konflikt (Appetenz*; Konflikt*) *m*: (engl.) *appetence conflict*; s. Konflikt, intrapsychischer.

Ap|pe̩tenz|phase (Appetenz*; Phase*) *f*: (engl.) *phase of appetence*; s. Reaktionszyklus, sexueller.

Ap|pe̩tenz|störungen, sexue̩lle (Appetenz*): (engl.) *sexual desire disorders*; früher Libidostörung, Alibidinie, sog. sexuelle Lustlosigkeit; seit mind. 6 Monaten anhaltender od. wiederkehrender Mangel od. Verlust an sexuellen Phantasien u. Verlangen nach sexueller Aktivität mit psychischem Leidensdruck; **Einteilung: 1.** sexueller Appetenzmangel od. -verlust: allgemein od. situativ (z. B. gegenüber best. Partnern od. best. Formen sexuellen Handelns); **2.** sexuelle Aversion bzw. Sexualangst mit ausgeprägtem Widerwillen gegen best. Formen od. jede Art von sexueller Aktivität, evtl. mit ausgeprägter Sexualvermeidung; **Häufigkeit:** bei Frauen häufiger (ca. 20 %) als bei Männern (<3 %); **Ätiol.:** körperl. Erkrankungen (z. B. ausgeprägter Hypogonadismus*), Wirkungen chem. Substanzen (z. B. Cyproteron*), Depression* (bei allg. sexuellem Appetenzmangel od. -verlust), Partnerschaftsprobleme, negative sexuelle Erfahrungen in der Lebensgeschichte, andere sexuelle Funktionsstörungen*; **Ther.:** Sexualpsychotherapie*, ggf. als Adjuvans Antidepressiva* od. (bei ausgeprägter sexualphobischer Symptomatik) Tranquilizer*; Psychotherapie* des Partners.

Ap|peti̲t|verhalten, qualitati̲v an|oma̲les (Appetenz*): (engl.) *pica of infancy and childhood*; s. Pica im frühen Kindesalter.

Ap|peti̲t|zügler (Appetenz*): (engl.) *appetite depressants*; syn. Anorektika; zentralnervös wirkende indirekte Sympathomimetika* (Amfepramon, Sibutramin*), denen eine direkte Wirkung auf das wahrscheinlich im Hypothalamus gelegene appetitregulierende Zentrum i. S. einer Appetitminderung zugesprochen wird; **Ind.:** unterstützende Ther. bei ernährungsbedingtem Übergewicht mit einem Body*-Mass-Index >27 kg/m²; **UAW:** zentrale Erregung, Beeinträchtigung der Schlafbereitschaft; bei kritikloser Anw. Gefahr der Abhängigkeit; **Hinweis:** Auch wenn Appetitzügler den Einstieg in ein Gewichtsreduktionsprogramm erleichtern können, sind sie allenfalls kurzfristig u. unter ärztl. Aufsicht anzuwenden.

Applied Tension (engl. applied angewandt; tension Spannung): sog. angewandte Anspannung; verhaltenstherap. Intervention zur Verhinderung des Blutdruckabfalls u. ggf. der vasovagalen Synkope* bei Blutphobie* (Öst et al., 1991); **Prinzip:** durch Anspannen der unteren Extremitäten u. der großen Muskeln im Brust-Schulter-Bereich kann die zentralnervöse Blutzufuhr verbessert u. damit die Wahrscheinlichkeit einer Ohnmacht reduziert werden. **Wirksamkeit:** in mehreren kontrollierten Studien dokumentiert; Status (APA Task Force) als wahrscheinlich empirisch wirksam, da Studien aus einer Arbeitsgruppe stammen.

Approach Avoidance Test: Abk. AAT; indirekter computergestützter Test (Becker u. Rinck, 2007) zur Erfassung von automatischem Annäherungs- u. Vermeidungsverhalten; ergänzt Fragebögen u. Ratingskalen, die kontrolliertes, bewusst zugängliches Verhalten erfassen; Aufgabe: Bilder sollen mit Hilfe eines Joysticks entsprechend ihrem Format herangezogen (Hochformat) od. weggedrückt werden (Querformat); durch Verbindung des Darbietungsformats mit verschiedenen, für den Probanden zum Teil neutralen, zum Teil störungsrelevanten Bildinhalten (z. B. Spinnen versus Schmetterlinge, freundliche versus ärgerliche Gesichter, alkoholische versus andere Getränke), die für die Aufgabenstellung irrelevant sind, können automatische Verhaltenstendenzen ohne bewusste Wahrnehmung der Kontingenzen durch die Probanden untersucht werden (s. Tab.); abhängige Variable u. Maß für Annäherungs- bzw. Vermeidungsverhalten ist die Reaktionszeit (Zeitspanne vom Erscheinen des Bildreizes bis zur Armbewegung: Wegdrücken od. Heranziehen): z. B. werden bei Vermeidungstendenz störungsrelevante Bilder schneller weggedrückt (Aufgabe u. Verhaltenstendenz sind kompatibel) als herangezogen (Aufgabe u. Verhaltenstendenz sind inkompatibel); Weiterentwicklung des Tests mit Hilfe des Zoom-Effektes; **klin. Bedeutung: 1.** bei Phobie od. Substanzstörungen automatisiertes störungsspezifisches Vermeidungsverhalten auch ohne Bewusstsein der Kontingenz zwischen Aufgabe (Bildformat) u. Bildinhalt (s. Tab.); **2.** systematisches Abtrainieren der automatischen Annäherungstendenz an Suchtinhalte führt bei Alkoholabhängigkeit zu einer bedeutsamen Reduktion der Rückfallrate nach stationärer Therapie (Cognitive* Bias Modification).

Approach Avoidance Test
Darstellung der Kontingenzen des Stimulusmaterials

Darbietungsformat	Bildinhalt neutral	störungsrelevant
Querformat (Aufgabe: Bild wegdrücken)	10 % der Bilder	90 % der Bilder
Hochformat (Aufgabe: Bild heranziehen)	90 % der Bilder	10 % der Bilder

A

Ap|probatio̱n (lat. approba̱tio Zustimmung, Anerkennung) *f*: (engl.) *license to practise medicine, licensure*; staatliche Erlaubnis zur Ausübung eines akademischen Heilberufs (als Arzt, Zahnarzt, Psychologischer Psychotherapeut, Kinder- u. Jugendlichenpsychotherapeut, Apotheker od. Tierarzt); fachl. Anforderungen für die Erteilung sind für Ärzte* in § 3 der Bundesärzteordnung (BÄO vom 16.4.1987, zuletzt geändert am 24.7.2010) u. der Approbationsordnung für Ärzte (ÄAppO vom 27.7.2002, zuletzt geändert am 24.7.2010), für Psychologische Psychotherapeuten* u. Kinder- u. Jugendlichenpsychotherapeuten in § 2 des Psychotherapeutengesetzes* geregelt. Die Ausübung der ärztlichen Heilkunde ohne ärztliche Approbation od. der heilkundlichen Psychotherapie bzw. der heilkundlichen Kinder- u. Jugendlichenpsychotherapie ohne Approbation nach dem Psychotherapeutengesetz ist verboten u. strafbar (§ 5 Heilpraktikergesetz*). **Erteilung:** auf Antrag, wenn u. a. die vorgeschriebene medizinische (Studium der Medizin an einer wissenschaftlichen Hochschule von mindestens 6 Jahren) od. psychotherapeutische Ausbildung* (an Hochschulen od. anderen als Ausbildungsstätte für Psychotherapie bzw. Kinder- u. Jugendlichenpsychotherapie anerkannten Einrichtungen, Vollzeit mindestens 3, Teilzeit mindestens 5 Jahre) erfolgreich mit der ärztlichen bzw. staatlichen Prüfung abgeschlossen wurde u. kein unwürdiges od. unzuverlässiges Verhalten od. andere Gründe gegen die Berufsausübung sprechen. **Rücknahme/Widerruf:** Die Voraussetzungen ergeben sich für Ärzte aus § 5 BÄO, für PP/KJP aus § 3 PsychThG. Die Rücknahme der Approbation beseitigt diese u. die mit ihr verbundene Rechtsposition rückwirkend, während der Widerruf die Rechte aus der Approbation für die Zukunft aufhebt. Von entscheidender Bedeutung sind die Rücknahme- bzw. Widerrufsgründe, wonach der Arzt od. der Psychotherapeut sich zur Ausübung des Berufs als unzuverlässig od. unwürdig erwiesen hat (fakultativer Rücknahmegrund) bzw. ein solches Verhalten nach Approbationserteilung vorliegt (zwingender Widerrufsgrund).

Ap|proximatio̱n, sukzessi̱ve (lat. approximare sich nähern) *f*: (engl.) *successive approximation*; gezielte Verstärkung* der Verhaltensweisen (z. B. durch Lob), die in Richtung des erwünschten Gesamtverhaltens gezeigt werden; **Meth.:** Shaping* bis das erwünschte Verhalten gezeigt wird.

A|praxi̱e (gr. ἀπραξία Untätigkeit) *f*: (engl.) *apraxia*; Störung der Ausführung willkürlicher, zielgerichteter u. geordneter Bewegungen bei intakter motorischer Funktion u. ausreichendem Auffassungsvermögen; **Urs.:** **1.** erworbene Störung: Apraxie i. e. S. durch Erkrankung (z. B. kortikobasale Degeneration) od. Schädigungen (z. B. vaskuläre Läsion) des Gehirns* od. der Kommissurenbahnen; **2.** umschriebene Koordinations- u. Entwicklungsstörung (klinisch meist als Dyspraxie bezeichnet); **Formen: I. ideomotorische** Apraxie: Bewegungen werden fragmentarisch ausgeführt od. durch fehlerhafte ersetzt (Parapraxie); v. a. bei Läsionen des Parietallappens u. der Kommissurenbahnen; **II. ideatorische** Apraxie: komplexe u. differenzierte Handlungen können inf. einer Störung des Bewegungsentwurfs (s. Ideation) nicht richtig aneinandergereiht werden; v. a. bei Läsion der temporoparietalen Region der dominanten Hemisphäre; **III. Sonderformen: 1. gliedkinetische** Apraxie: zentrale Bewegungsstörung (zentrale motorische Lähmung inf. kontralateraler Schädigung des motorischen Gyrus precentralis); **2. okulomotorische** Apraxie: Störung willkürlicher od. visuell ausgelöster rascher Blickbewegungen* (Sakkaden) mit Kompensation durch entsprechende ruckartige Kopfbewegungen; **a)** angeboren, z. B. Cogan-Syndrom II; **b)** erworben, z. B. bei Chorea* Huntington, Hirnstammtumor; **3. bucco-faziale** Apraxie, Gesichtsapraxie: Beeinträchtigung der Bewegungssteuerung für Lippen- u. Zungenbewegungen (z. B. die Lippen spitzen zum Ausblasen einer Kerze), i. w. S. auch beeinträchtige Steuerung der mimischen u. Gesichtsmuskulatur bei rechts- u. linkshemisphäriellen Läsionen. **4. visuell-räumliche** Apraxie: Beeinträchtigung der visuell-räumlichen Orientierung (Raumorientierungsstörung*) v. a. bei Läsion des Parietallappens der nicht sprachdominanten Hemisphäre, auch bei Schädigung der Basalganglien, des dorsolateralen präfrontalen Kortex od. verschiedener subkortikaler Areale, meist zerebrovaskulär od. neurodegenerativ bedingt; **a)** konstruktive Apraxie (auch räumlich-visuelle Störung): bei gestaltenden Handlungen unter visueller Kontrolle (z. B. freies Zeichnen od. Kopieren) misslingt die räumliche Formgebung durch die beeinträchtigte Umsetzung visueller Informationen in motorische Aktionen der Hand, ohne dass Beeinträchtigung elementarer Bewegungsabläufe vorliegt; häufig besteht keine Krankheitseinsicht; **b)** Störung der Fähigkeit, räumliche Beziehungen zwischen Objekt u. eigenem Körper herzustellen, z. B. als sog. Ankleideapraxie; **5. Gangapraxie:** Patienten stolpern über ihre eigenen Füße, gehen unsicher u. breitbeinig; häufig mit Ataxie* kombiniert; **Diagn.:** Beobachtungen von Bewegungsausführungen, die sprachlich od. imitatorisch vorgegeben werden; **Ther.:** Übungsbehandlung mit kontrollierten Bewegungen zum Aufbau komplexerer Handlungen. Vgl. Agnosie; Gedächtnisstörung; Syndrom, hirnlokales.

A|pros|exi̱e (gr. πρόσεξις Aufmerksamkeit) *f*: (engl.) *attention defect*; veraltete Bez. für Störung der Fähigkeit, die Aufmerksamkeit* auf ein bestimmtes Zielobjekt zu richten, i. S. einer Störung von Vigilität* od. Tenazität*; **Vork.:** z. B. bei organisch bedingter Psychose* od. bei Verzögerung der geistigen Entwicklung von Kindern, deren Nasenatmung inf. adenoider Vegetationen behindert ist (Aprosexia nasalis). Vgl. Hyperprosexie; Hypoprosexie.

AQ-K: Abk. für **A**utismus-Spektrum-**Q**uotient-**K**urzversion; Selbstbeurteilungsverfahren (S. Baron-Cohen, 2001) zur Diagnostik von Autismus* u. Autismus*-Spektrum-Störung; erfasst werden 27 Items zu zwischenmenschlicher Interaktion, sozialer Wahrnehmung, Kommunikation u. Handeln, Selbstwahrnehmung u. Verstehen, Mentalisierung u. Imagination, Selbstbeschäftigung u. affektiver Beteiligung; **Testdauer:** ca. 15 Minuten.

Aqua|phobie (lat. aqua Wasser; Phobie*) *f*: (engl.) *water phobia*; übertriebene u. anhaltende Furcht vor Wasser, i. d. R. gekoppelt mit Vermeidungsverhalten*; **Vork.:** als spezifische Phobie* od. im Rahmen der Agoraphobie*.

AR: Abk. für **a**ttributables **R**isiko*.

Arachnoidal|zyste (gr. ἀράχνη Spinne; -id*; κύστις Blase) *f*: (engl.) *arachnoid cyst*; syn. Subarachnoidalzyste; liquorgefüllte Duplikatur der Arachnoidea* mater mit z. T. raumforderndem Charakter (s. Abb.); **Ätiol.:** meist kongenital (Ausbildung häufig nach der Geburt), auch postentzündlich als meningeale Verklebung, selten traumatisch.

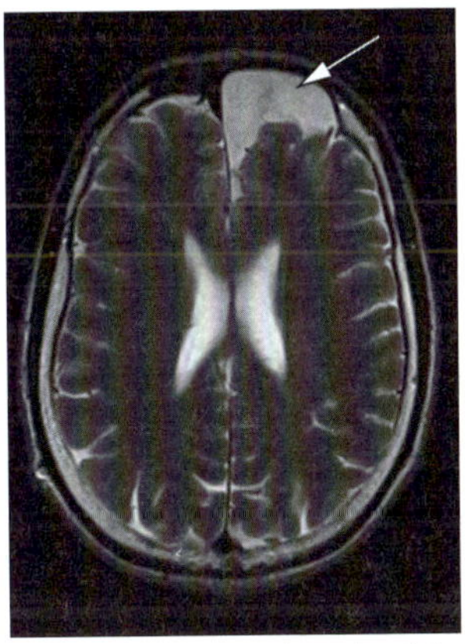

Arachnoidalzyste: frontale Arachnoidalzyste links; Darstellung in einer T2-gewichteten MRT-Aufnahme [10]

Arachnoidea mater (gr. ἀράχνη Spinne; -id*) *f*: (engl.) *arachnoid mater*; Arachnoidea, Spinnwebenhaut; bindegewebige Membran, die über die Furchen u. Windungen des Gehirns (Arachnoidea mater cranialis) u. Rückenmarks (Arachnoidea mater spinalis) hinwegzieht; äußerer Teil der Leptomeninx (weiche Hirn- u. Rückenmarkhaut); **Anat.:** Außenfläche liegt der Dura* mater an u. begrenzt von innen kapillaren Subduralspalt; Innenfläche mit Pia* mater durch bindegewebiges Bälkchenwerk verbunden; zwischen Arachnoidea mater u. Pia mater befindet sich Subarachnoidalraum; **klin. Bedeutung:** Deckzellenüberzug der Außenfläche neigt zu kugeligen Zellverdichtungen (Granulationes arachnoideae, Pacchioni-Granulationen), von denen Meningeome* ausgehen können.

Arachno|phobie (gr. ἀράχνη Spinne; Phobie*) *f*: (engl.) *arachnophobia*; s. Spinnenphobie.

ARAS: Abk. für **a**ufsteigendes **r**etikuläres **a**ktivierendes **S**ystem; (engl.) *ascending reticular activation system*; retikuläre Formation des Hirnstamms*, die oberhalb der Pyramidenkreuzung (s. Pyramidenbahn) beginnt u. Bahnen aus versch. Rückenmarksegmenten u. Kollateralen aus den spezifischen Bahnen versch. Sinnessysteme enthält; System, das maßgeblich an der Generierung der tonischen Aufmerksamkeitsaktivierung*, der tonischen Anspannung der Muskulatur sowie der Verstärkung od. Abschwächung von Aufnahme u. Weiterleitung sensorischer u. motorischer Impulse beteiligt ist.

Arbeits|bündnis: (engl.) *working alliance*; therapeutische Allianz; Konzept der Psychoanalyse, das den Anteil der therapeutischen Beziehung* bezeichnet, der durch rationale u. der Realität angemessene Absprachen zwischen Therapeut u. Patient gekennzeichnet sein soll, z. B. Absprachen über Sitzungsfrequenz, Honorar; durch die Verständigung über das Setting* u. die gemeinsame Arbeit wird die an der Realität orientierte Beziehung von der Übertragungsbeziehung (s. Übertragung) unterschieden; das Arbeitsbündnis wird manchmal ungenauerweise auch als unanstößige positive Übertragung bezeichnet. Es soll eine stabile u. dauerhafte Beziehung auch in Zeiten starker Belastungen u. großen Widerstands des Patienten gegen die Behandlung gewährleisten. Bordin differenzierte das Arbeitsbündnis in die 3 Bestandteile Aufgaben, Ziele u. Bindungen. Unter dem Titel „hilfreiche Beziehung" konnte L. Luborsky zeigen, dass ein früh etabliertes Arbeitsbündnis Therapieerfolg vorhersagt. Vgl. Ich-Spaltung, therapeutische.

Arbeits|erziehungs|anstalt: (engl.) *educational work training*; mit der Neufassung des Schweizer Strafgesetzbuches seit 2007 nicht mehr im Maßnahmenkatalog des schweizerischen Strafrechts enthaltene, überwiegend sozialtherapeutische Institution, die von Haftanstalten getrennt gehalten u. in denen v. a. pädagogisch u. berufsbildend gearbeitet wurde.

Arbeits|gedächtnis: (engl.) *working memory*; von Baddeley u. Hitch (1974) u. Baddeley (1986, 1990) entwickelte Modellvorstellung für einen Teilbereich des Gedächtnisses*, in dem die Wahrnehmungsinhalte, die aus dem sensorischen Gedächtnis* in das Arbeitsgedächtnis transferiert wurden, kurzzeitig für die Weiterverarbeitung gespeichert, aktiv nach ihrer Bedeutung selektiert u. relevante Informationen mit Inhalten aus dem Langzeitgedächtnis* verknüpft werden. Im Gegensatz zum Modell des Kurzzeitgedächtnisses* von Atkinson u. Shiffrin (1968), das auf eine eher passive Speicherung von Wahrnehmungsinhalten reduziert war, betont das Arbeitsgedächtnis-Modell den prozessualen, komplexen, flexiblen u. dynamischen Aspekt der aktiven Informationsverarbei-

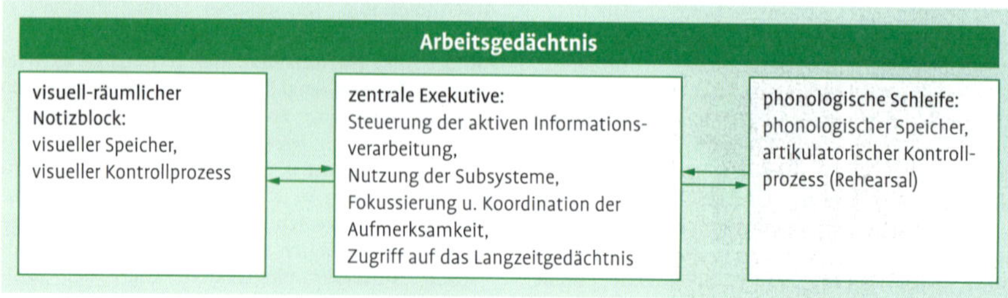

Arbeitsgedächtnis Abb. 1: Mehrkomponenten-Modell von Baddeley

tung. Nach dem Mehrkomponenten-Modell von Baddeley u. Hitch (s. Abb. 1) besteht das Arbeitsgedächtnis aus einer zentralen Exekutive (s. Exekutivfunktionen), welche die aktive Informationsverarbeitung steuert, u. 2 der zentralen Exekutive untergeordneten Subsystemen für die temporäre, bewusste Aufrechterhaltung von phonologisch codierbarer Information (phonologische Schleife) u. visuell-räumlich codierbaren Reizen (visuell-räumlicher Notizblock). Durch subvokales Wiederholen bzw. inneres Sprechen (sog. Rehearsal) wird sprachliche Information in der phonologischen Schleife aufrechterhalten, während visuelle Informationen im visuell-räumlichen Notizblock bewusst gehalten werden (sog. Imagery). Visuell präsentierte sprachliche Information wird in einen sprachbasierten verbalen Code übersetzt u. ebenfalls in der phonologischen Schleife gehalten. Die zentrale Exekutive steuert die Zuweisung der Aufmerksamkeitsressourcen durch selektive Aufmerksamkeit*, verwaltet die beiden Subsysteme u. verknüpft deren Informationen mit Inhalten aus dem Langzeitgedächtnis. Die **Speicherkapazität** des Arbeitsgedächtnisses umfasst nach Miller 7 ± 2 Items, nach neueren Theorien nur 3–4 (s. Chunking), die über Sekunden bis Minuten aktiv im Bewusstsein gehalten werden können. Die Anzahl der Elemente, die gleichzeitig aufgerufen u. bearbeitet werden können, lässt sich durch systematisches Lernen u. Üben erhöhen (z. B. durch Bildung von Sinneinheiten, Chunks). Bewertungs-, Entscheidungs- u. Problemlösungsprozesse, Erwerb neuen Wissens u. gleichzeitige Bearbeitung von mehreren verschiedenartigen Aufgaben lassen sich durch die integrative Funktion des Arbeitsgedächtnisses erklären. Baddeley (2000) erweiterte das Arbeitsgedächtnis-Modell um ein multimodales Speichersystem, den sog. episodischen Puffer (engl. episodic buffer), in dem visuelle u. phonologische Informationen zusammengeführt u. chronologisch gespeichert werden. Der modulorientierten Theorie von Baddeley stehen neuere, prozessorientierte Theorien gegenüber, die anstelle einer zentralen Exekutive u. untergeordneter Speichersysteme zur Informationsverarbeitung von einer Aktivierung komplexer neuronaler Netzwerke durch Aufmerksamkeitszuwendung

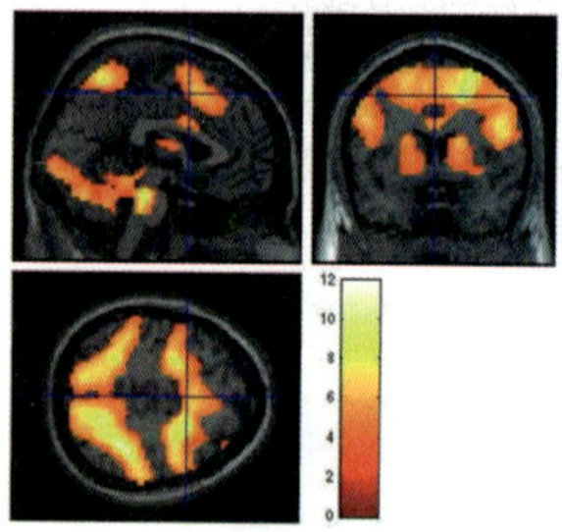

Arbeitsgedächtnis Abb. 2: visuelles Arbeitsgedächtnis; bilaterale Aktivierung parietaler und frontaler Areale; fMRT [8]

ausgehen. **Begrenzungen** des Arbeitsgedächtnisses: **1.** Wenn keine Möglichkeit besteht, wahrgenommene Informationen aktiv im Arbeitsgedächtnis zu halten (z. B. bei Distraktoraufgaben), sinkt die Abrufleistung rapide. Dieser Effekt ist umso größer, je größer die Zeitspanne zwischen Reizpräsentation u. Abruf ist. **2.** Wortlängeneffekt: Die Anzahl der Wörter, die im Arbeitsgedächtnis bereitgehalten werden können, hängt von deren Länge ab; je länger die Wörter sind, umso weniger Wörter können für die Verarbeitung gespeichert werden. **3.** Effekt phonologischer Ähnlichkeit: Ähnliche Buchstaben können weniger gut repliziert werden als unähnliche. **4.** Effekt unbeachteter Sprache: Je phonologisch ähnlicher aufgabenirrelevante Hintergrundgeräusche bei gelesenen Wörtern sind, umso geringer ist die Behaltensleistung. **Lok.:** Die kurzzeitige Informationsspeicherung bewirkt eine Aktivierung (fMRT; s. Abb. 2) des Präfrontalkortex u. (aufgabenspezifisch) der Kortexareale, die der jeweiligen Sinnesmodalität des Reizmaterials zugeordnet sind: **1.** verbales Arbeitsgedächtnis: v. a. linker dorsolateraler Präfrontalkortex; **2.** visuell-räumliches Arbeitsgedächtnis: v. a. rechter dorsolateraler Präfrontalkortex (s. Abb. 3); zusätzlich sind beteiligt: inferiorer Parietalkortex u. Cerebellum. **Klin. Bedeutung:** **1.** Leistungseinschränkung bei Schizophrenie, ADHS, Frontalhirnsyndrom, frontotemporaler Demenz (u. a. Demenzen), auch bei Depression; Be-

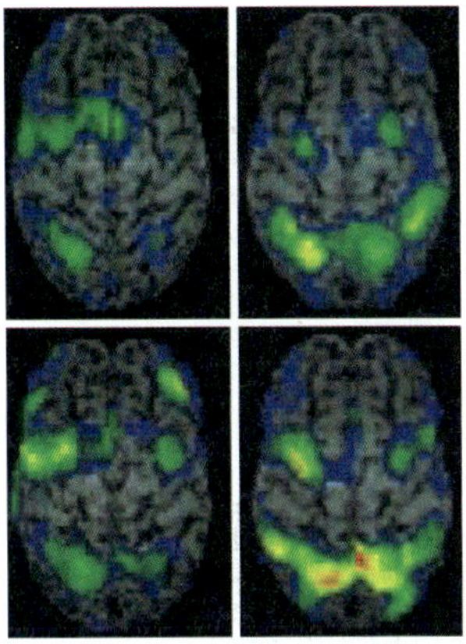

Arbeitsgedächtnis Abb. 3: episodisches Gedächtnis: Hirnaktivierung im PET (FDG); einseitige Aktivierung des verbalen (links) und räumlichen Arbeitsgedächtnisses (rechts) bei Jüngeren (oben), zweiseitige Aktivierung im Alter (unten) [11]

stimmung: u. a. N-Back-Test, Zahlen nachsprechen, Wisconsin-Card-Storting-Test; **2.** Leistungssteigerung ggf. durch spezifische Stimulanzien (z. B. Cocain) od. Neuroenhancement (z. B. Modafinil, Ritalin) möglich.

Arbeits|hypo|these (Hypothese*) *f*: (engl.) *working hypothesis*; s. Hypothese.

Arbeits|phobie (Phobie*) *f*: (engl.) *phobia of effort*; dauerhafte u. unangemessene Furcht u. Vermeidung des Arbeitsplatzes im Erwachsenenalter; **Vork.:** meist i. R. der Agoraphobie* u. dann i. d. R. durch Furcht vor Panikanfall* u. dessen befürchteten Konsequenzen motiviert, selten als spezifische Phobie* od. soziale Phobie*; **Ther.:** Verhaltenstherapie* (v. a. Konfrontation u. kognitive Verfahren), bei Misserfolg ggf. andere psychotherap. Interventionen od. selektive Serotonin*-Wiederaufnahme-Hemmer.

Arbeits|psycho|logie (Psych-*; -log*) *f*: (engl.) *work psychology*; Teilgebiet der Arbeits- u. Organisationspsychologie, das sich mit dem Erleben u. Verhalten des Menschen im Kontext von Arbeit u. Arbeitstätigkeit befasst; im Mittelpunkt stehen die psychol. Analyse, die Bewertung u. die Gestaltung von Arbeitstätigkeiten, Arbeitssystemen, Arbeitsabläufen u. Arbeitsbedingungen. **Ziel:** Erhöhung der Effizienz u. Effektivität, Verbesserung der Arbeitszufriedenheit u. Motivation, der psychischen Gesundheit, der Qualifizierung in der Arbeit u. Persönlichkeitsentwicklung* (berufliche Sozialisation*).

Arbeits|störung: (engl.) *working disorder*; gravierende Störung im Arbeitsleben (z. B. berufliche u. schulische Tätigkeiten, auch private Alltagsaktivitäten), bei der es dem Betroffenen wiederholt nicht od. nur in unzureichendem Maße gelingt, subjektiv wichtige Arbeitsziele zu erreichen; **Ätiol.: 1.** Defizit im Zeitmanagement od. in der Konzentrationsfähigkeit, Abneigung gegen die Aufgabe, hoher Perfektionismus, Angst vor Versagen od. Kritik, Fehleinschätzung der Aufgabe od. der eigenen Anstrengungsbereitschaft u. Leistungsfähigkeit; **2.** Arbeitsstörungen mit Prokrastination können auch i. R. anderer psychischer Störungen (z. B. Depression*, Angststörung*, ADHS*) u. körperlicher Erkrankungen u. in Lebenskrisen (z. B. infolge von Trennung, Verlustereignissen, Übergängen in neue Lebensphasen) auftreten. **Sympt.: 1.** Leitsymptom Prokrastination*: Probleme mit Zeitplanung u. Arbeitsorganisation, die einen unregelmäßigen u. ineffektiven Arbeitsrhythmus entstehen lassen u. zu wiederholter Terminverschiebung führen; **2.** Konzentrationsstörung* während der Arbeit, ständiges gedankliches Abschweifen, Unfähigkeit, Ablenkungen entgegenzuwirken; **3.** Unsicherheit* bei der Präsentation von Arbeitsergebnissen u. Angst, den vermeintlichen Standards nicht zu genügen; **4.** fehlende Orientierung u. Unsicherheit beim Treffen notwendiger Entscheidungen; **5.** fehlende Arbeitsmotivation durch das Ausbleiben von Erfolgserlebnissen, ggf. Gefühl der Sinnlosigkeit der gesamten Berufstätigkeit. **Ther.:** Training von Arbeitstechniken, Zeitplanung, ggf. Behandlung der Konzentrationsstörung, der Einstellungs- u. Motivationsprobleme mit kognitiven u. behavioralen Techniken. Bei Arbeitsstörung i. R. anderer psychischer Störungen Behandlung der Grunderkrankung.

Arbeits|sucht: (engl.) *workaholism*; nicht stoffgebundene Abhängigkeit* mit übermäßigem, suchtartig erscheinendem Arbeitsverhalten unter Vernachlässigung anderer Lebensbereiche u. Unfähigkeit zu einer angemessenen Balance zwischen Arbeit u. Freizeit od. anderen Funktionen; meist negative Folgen für Sozialleben u. Gesundheit; häufig einhergehend mit schädlichem Substanzgebrauch*. Vgl. Sucht.

Arbeits|therapie *f*: (engl.) *work therapy*; s. Ergotherapie.

Arbeits|un|fähigkeit: (engl.) *inability to work*; Abk. AU; liegt vor, wenn der Betreffende bedingt durch Krankheit od. Unfall sofort u. gegenwärtig nicht in der Lage ist, vertragsgemäß seiner bisher ausgeübten Erwerbstätigkeit nachzugehen, od. die Gefahr besteht, dass sich durch weitere Arbeit in absehbarer Zeit sein gesundheitlicher Status verschlechtert; **Hinweis:** Psychische Störungen sind aktuell Hauptursache für Arbeitsunfähigkeit in Deutschland. Vgl. Berufsunfähigkeit; Erwerbsminderung; Dienstunfähigkeit.

Arc de cercle (franz. Kreisbogen): (engl.) *hysterical arching*; Aufstützen des Hinterkopfs u. der Fersen unter gleichzeitigem Emporheben der Körpermitte, meist mit Konvexität vorn (Opisthotonus*); **Vork.:** selten, i. R. von dissoziativer Störung*.

Arche|typ (gr. ἀρχή Anfang) *m*: s. Psychologie, analytische.

A

Area ento|rhinalis (lat. area Fläche, Feld, umschriebener Bezirk) *f*: (engl.) *area entorhinalis*; syn. Cortex entorhinalis, entorhinaler Kortex; Rindenfeld* am medialen Rand des Großhirnlappens auf dem Gyrus ambiens u. auf weiten Teilen des Gyrus parahippocampalis des Temporallappens*; Teil des limbischen Systems*; wird mit dem Hippocampus* zur Hippocampusformation zusammengefasst, wobei die Area entorhinalis die Übergangszone zwischen Hippocampusformation u. Neocortex* darstellt; **Einteilung: 1.** Regio entorhinalis: Brodmann*-Areale 28 u. 34; **2.** Regio perirhinalis: Brodmann-Areal 35; **Aufbau:** mehrschichtig (6 Schichten); kann in bis zu 12 Unterfelder gegliedert werden, die sich hinsichtlich ihres histologischen Aufbaus unterscheiden; **Funktion:** Afferente Signale aus den sensorischen Kortexgebieten (z. B. optische, olfaktorische, auditive u. polymodal assoziierte Informationen), aber auch aus dem limbischen System (z. B. Nuclei septales, Amygdala*, Hypothalamus* u. Hirnstamm) enden in der Regio entorhinalis, wo sie vorverarbeitet u. an den Hippocampus weitergeleitet werden. Erst die über die Area entorhinalis an den Hippocampus weitergeleiteten Erregungen führen zur Speicherung der entsprechenden Information, weshalb die Area entorhinalis eine wichtige Rolle bei der Gedächtnisbildung spielt. **Klin. Bedeutung:** Die transentorhinale Area entorhinalis zwischen Regio entorhinalis u. Regio perirhinalis ist bei der Entwicklung einer Alzheimer*-Krankheit als erste Kortexregion von den neurodegenerativen Veränderungen betroffen, was die hierbei auftretenden Merkfähigkeits- u. Gedächtnisstörungen begünstigt.

Areal, supplementär-motorisches (lat. area Fläche, Feld, umschriebener Bezirk) *n*: (engl.) *supplementary motor area*; Abk. SMA; zum motorischen System gehörendes, im Frontallappen* lokalisiertes kortikales Areal, v. a. von Bedeutung beim Erlernen von komplexen Bewegungsmustern, bimanuellen Bewegungsabläufen u. Beginn bzw. Ende einer Bewegung. Vgl. Kortex.

Areal, ventrales tegmentales (lat. area Fläche, Feld, umschriebener Bezirk) *n*: (engl.) *ventral tegmental area*; Abk. VTA; im Mittelhirn unterhalb der Substantia nigra u. neben dem Pons* gelegenes Kerngebiet für Nervenzellen mit Dopamin* als Botenstoff mit Projektionen zu versch. Hirngebieten (v. a. Präfrontalkortex** u. Hirnstamm*); **Aufbau:** komplexe Zytoarchitektur (daher Bezeichnung Areal anstelle von Nucleus), unscharfe Grenzen; **Funktion:** v. a. dopaminerge Zellen: Einfluss auf Motivation, Belohnung, Furchtkonditionierung, Emotionen; Dopaminausschüttung bereits bei Antizipation von relevanten belohnenden Reizen; enthält auch neuronale Netzwerke mit dem Botenstoff GABA*, die Dopamin-haltige Zellen modulieren; **klin. Bedeutung: 1.** zentrale Rolle im Belohnungssystem* (Abb. dort), speziell für Entwicklung u. Aufrechterhaltung von Suchterkrankungen (s. Sucht); zusammen mit Nucleus* accumbens erster Angriffsort aller Abhängigkeit induzierenden Substanzen; **2.** bedeutsam für Aufbau von Motivation*; **3.** über Projektionen zum Präfrontalkortex auch bedeutsam für Schizophrenie* u. ADHS*.

Area MT (lat. area Fläche, Feld, umschriebener Bezirk) *f*: (engl.) *area middle temporal*; klin. Bez. für fingernagelgroßes Areal im **m**ittleren **T**emporallappen; **Funktion:** explizite neuronale Repräsentation* für spezifische gerichtete Bewegungsmuster; **klin. Bedeutung:** Schädigung führt zu Akinetopsie*.

Area post|rema (lat. area Fläche, Feld, umschriebener Bezirk) *f*: (engl.) *area postrema*; chemorezeptive Trigger-Zone der Medulla oblongata mit besonders ausgeprägter Permeabilität der Blut*-Hirn-Schranke.

Area sub|genualis (lat. area Fläche, Feld, umschriebener Bezirk) *f*: (engl.) *area subgenualis*; im kaudalen Abschnitt des Cingulums* gelegenes Rindenfeld*, Brodmann*-Areal 25; **Funktion:** weit verzweigte Projektionen zu Hypothalamus u. Hirnstamm (Appetit), Amygdala u. insulärem Kortex (Angst, Stimmung, körperliche Sensation, Selbstbezug), Hippocampus (Gedächtnis) u. Präfrontalkortex (Selbstwertgefühl, Handlungsplanung); **klin. Bedeutung: 1.** Überaktivierung bei schwerer chronischer, v. a. therapieresistenter Depression*; **2.** Stimulationsort für Tiefenhirnstimulation* bei Depression.

A|reflexie (A-*; Reflekt-*) *f*: (engl.) *areflexia*; Bez. für die Aufhebung aller od. einzelner Muskeleigenreflexe (s. Reflexe); **Vork.:** v. a. bei peripherer Lähmung*, Schädigung der Wurzeln der Spinalnerven od. Polyneuropathie*, seltener als familiäre (angeborene) Areflexie od. bei Adie*-Syndrom.

Aripi|prazol *n*: (engl.) *aripiprazol*; Neuroleptikum* der 3. Generation; **Wirkung:** Antagonist an den Dopamin-D_2-Rezeptoren v. a. bei dopaminerger Hyperaktivität, im Gegensatz dazu agonistische D_2- u. D_3-Wirkung bei dopaminerger Hypoaktivität; partieller Agonismus an Serotonin-Rezeptoren (5-HT_2-Rezeptoren); Blockade der Serotonin-Rezeptoren (5-HT_{1A}-Rezeptoren) u. Antagonismus an 5-HT_{2A}- u. 5-HT_{2C}- Rezeptoren, mäßige Affinität zu Dopamin-D_4-Rezeptoren, 5-HT_{2C}-Rezeptoren, deutlich weniger zu Dopamin-D_2-Rezeptoren, Alpha-1-Rezeptoren u. Histamin-H_1-Rezeptoren; **Ind.:** Schizophrenie*, Manie*; Prävention manischer Episoden; **Kontraind.:** epileptische Anfälle od. erhöhte Anfallsbereitschaft; **UAW:** Kopfschmerz*, Erregung*, Insomnie*, Angstzustände, Müdigkeit, Akathisie*, Tremor, Übelkeit, Erbrechen, Obstipation, Tachykardie, orthostatische Dysregulation, selten extrapyramidale Symptome u. malignes neuroleptisches Syndrom*, epileptische Anfälle.

Armodafinil *n*: (engl.) *armodafinile*; in Deutschland nicht im Handel befindliches R-Enantiomer von Modafinil*; führt zur Reduktion von Tagesmüdigkeit u. Einschlafattacken; **Hinweis:** in USA zugelassen für Ind. Narkolepsie*.

Aroma|therapie (gr. ἄρωμα Gewürz) *f*: (engl.) *aromatherapy*; innerliche, äußerliche u. inhalative Anw. von ätherischen Ölen verschiedener Pflanzen; Grundlage der Aromatherapie i. e. S. ist die Annahme von olfaktorischen Einflüssen auf das limbische System* bereits bei niedriger Dosierung; **Wirksamkeit:** wissenschaftlich u. klinisch weitgehend noch nicht anerkanntes Verfahren; **1.** in kleineren Studien Hinweise auf Reduzierung psychologischer u. Verhaltensstörungen bei Demenzen: Reduzierung von Agitiertheit u. allgemeinen Verhaltenssymptomen bei mittel- u. hochgradiger Demenz (geringe Effektstärke); **2.** Hinweise auf Reduzierung von ängstlichen u. depressiven Symptomen (u. a. auch bei Patienten mit Karzinomen).

Arousal (engl. arousal Erregung, Erweckung): (engl.) *arousal*; Aktiviertheit; Grad der Angeregtheit des ZNS, v. a. nach sensorischer Stimulation; typische zugehörige Merkmale sind Aufmerksamkeit*, Reaktionsbereitschaft*, Vigilanz*. Zusammenhang zwischen Arousal u. Leistungsfähigkeit wird mit dem Yerkes*-Dodson-Gesetz beschrieben: umgekehrt U-förmige Kurve, d. h. niedrige Leistungsfähigkeit bei sehr geringem u. sehr hohem Arousal, beste Leistungsfähigkeit bei mittlerem Arousal. Vgl. Aktivierung, psychophysiologische; ARAS; Formatio reticularis.

Arousal-Ef|fekt (Arousal*; Effektivität*) *m*: (engl.) *arousal effect*; auch Weckreaktion; mit EEG bzw. Polysomnographie festgestellter abrupter Wechsel von einem tieferen zu einem leichteren Stadium des Schlafs* (Frequenzbeschleunigung des EEG), hervorgerufen durch äußere od. innere Reize; je nach Begleitreaktion (phasische Muskelaktivität bzw. transiente Veränderung vegetativer Parameter, z. B. der Herzfrequenz) Unterscheidung in sog. motorisches bzw. vegetatives Arousal. **Störungen** des Arousal-Effekts: s. Parasomnie.

Arousal Reconditioning (Arousal*; engl. reconditioning Überholung, Wiederaufbereitung): Sammelbez. für versch. therapeutische Interventionen mit dem Ziel, sexuelle Gefühle mit neuen Lustobjekten zu assoziieren bzw. konditionierte sexuelle Erregungsreaktionen zu löschen; **Meth.: 1.** verbale Sättigung: Um den Anreiz einer vom Patienten unerwünschten sexuellen Verhaltensweise zu reduzieren, wird eine verbale Beschreibung dieser Verhaltensweise so lang wiederholt, bis sich Langeweile (Übersättigung) einstellt. **2.** verdeckte Sensitivierung: Der Patient stellt sich wiederholt vor, dass ein unerwünschtes Verhalten bestraft wird; dadurch soll der Anreiz des unerwünschten Verhaltens reduziert werden. **3.** Aversionstherapie*.

Ar|rhythmie (A-*; gr. ῥυθμός Gleichmaß, Takt) *f*: (engl.) *arrhythmia*; unregelmäßiger od. fehlender Rhythmus, i. e. S. zeitliche Unregelmäßigkeit der elektrischen Herz- od. Hirntätigkeit; s. Herzrhythmusstörungen; EEG.

Arsen|in|toxikation (Intoxikation*): (engl.) *arsenic poisoning*; Intoxikation* insbes. durch hochgiftiges weißes Arsenik; **Formen: 1. akute** Arsenintoxikation: ca. 2 Std. nach peroraler bzw. inhalativer Aufnahme einsetzende Sympt., v. a. Schleimhautreizungen (Augen, Respirationstrakt), heftiger Bauchschmerz, blutige Diarrhö, evtl. Erbrechen, Wadenkrämpfe, inf. von starkem Wasser-, Elektrolyt- u. Proteinverlust Schock u. akutes Leber- u. Nierenversagen, evtl. tötliches Koma* u. zentrale Atemlähmung; **2. chronische** Arsenintoxikation (gewerbliche Arsenintoxikation, früher insbes. sog. Winzerkrebs): Arsenmelanose (gesteigerte Melaninsynthese mit dunkelbrauner Pigmentierung besonders des Stamms), Arsenkeratosen, Leukonychie, akneartige Gesichtseffloreszenzen, evtl. Tumoren der Haut (Basaliome, Bowen-Krankheit, Plattenepithelkarzinom) u. a. Organe (Lunge, Leber, Pankreas, Niere), Polyneuropathie*, Enzephalopathie*, ischämische Nekrosen.

Arte|fakt (lat. ars, artis Kunst; facere machen) *n*: **1.** (engl.) *artifact*; Auffälligkeit in einem Untersuchungsbefund ohne physiologisches od. pathologisches Korrelat; **2.** s. Artefakt, kutaner; **3.** falscher Messwert od. Ergebnis aufgrund fehlerhafter Methodik.

Arte|fakt, kutaner (Artefakt*) *m*: (engl.) *self-induced skin lesion*; syn. Dermatitis artefacta, Dermatitis factitia; Bez. für meist oberflächliche Hauterosionen durch Selbstmanipulation, z. B. Kratzen, Zupfen, forciertes Waschen der Haut, evtl. mit ätzenden Lösungen; **Vork.:** i. R. einer Konfliktreaktion zum Spannungsabbau; mit Täuschungsabsicht als milde Form einer artifiziellen Störung*; bei Zwangsstörung* od. Dermatozoenwahn*.

Art|erhaltungs|trieb: (engl.) *species maintenance drive*; in der Verhaltensforschung Bez. für angeborenen Trieb zur Arterhaltung; s. Aggression.

Arteria-basilaris-Thrombose (gr. ἀρτηρία Schlagader; Thrombose*) *f*: (engl.) *basilar artery thrombosis*; Basilaristhrombose*.

Arteria-cerebri-posterior-Thrombose (gr. ἀρτηρία Schlagader; Thrombose*) *f*: (engl.) *posterior cerebral artery thrombosis*; Posteriorthrombose*.

Arteriitis cranialis (gr. ἀρτηρία Schlagader; -itis*) *f*: (engl.) *cranial arteritis*; Arteriitis* temporalis.

Arteriitis temporalis (gr. ἀρτηρία Schlagader; -itis*) *f*: (engl.) *temporal arteritis, Horton's syndrome*; syn. Arteriitis cranialis; Horton-Syndrom; granulomatöse Arteriitis der Aorta u. ihrer großen Äste mit bevorzugtem Befall extrakranieller Äste der Arteria carotis, bes. der Arteria temporalis; **Vork.:** häufig assoziiert mit Polymyalgia* rheumatica; i. d. R. nach dem 50. Lebensjahr; **Häufigkeit:** 17 : 100 000, m : w = 1 : 2; **Path.:** autoimmun (Genese unklar), assoziiert mit viraler Infektion (Influenza, Hepatitis B); **Sympt.:** Leitsymptom ist der ein- od. beidseitige Schläfenkopfschmerz (75 %), Visusminderung* (Schleiersehen, Hemianopsie*, ggf. vorübergehender Sehverlust), Kauschmerz, geschwollene u. indurierte Temporalarterien mit reduzierter od. fehlender Pulsation, Fieber, Schwäche, Gewichtsverlust; **Kompl.:** plötzliche Erblindung, Schlaganfall*; **DD:** s. Kopfschmerz (Tab. dort). Vgl. Riesenzellarteriitis.

Arterio|sklerose (gr. ἀρτηρία Schlagader; Skler-*; -osis*) *f*: (engl.) *arteriosclerosis*; wichtigste u. häufigste krankhafte Veränderung der Arterien mit Verhärtung, Verdickung, Elastizitätsverlust u. Lumeneinengung; **Ätiol.:** zahlreiche exogene u. endogene Noxen bzw. Krankheiten werden, z. T. durch tierexperimentelle, klin. u. epidemiol. Beobachtungen gestützt, für Auslösung bzw. Förderung der Arteriosklerose verantwortl. gemacht, z. B. Hypertonie*, Hyperlipidämie, Hyperfibrinogenämie, Diabetes* mellitus, Toxine, Nicotin, Antigen-Antikörper-Komplexe, Entzündungen, Hypoxie, Wirbelbildungen, psychischer Stress*, Alter, familiäre Belastung; nach der Response-to-injury-Hypothese folgt einer Verletzung des Endothels eine Entzündung u. Myofibroblastenproliferation. Mögliche Gründe für eine lokale Verletzung u. Störung der anat. u. funktionellen Eigenschaften der normalen Gefäßwand: Scherkräfte an Gefäßteilungsstellen, Narben nach Gefäßnaht, Status nach Vaskulitis*, oxidierte Low-density-Lipoproteine, Toxine, Hyperglykämie u. Hyperhomozysteinämie. **Folge:** kann zu Minderperfusion u. Funktionsausfällen der von den betroffenen Blutgefäßen versorgten Areale führen; im Bereich des ZNS z. B. als Schlaganfall* od. als signifikante Abnahme der Hirnleistung bis hin zur vaskulären Demenz*. **Prävention:** durch Ausschalten bzw. Reduktion atherogener Noxen (evtl. auch Rückbildung der Frühstadien).

Arthr-: Wortteil mit der Bedeutung Gelenk, Glied; von gr. ἄρθρον.

Ar|thritis, rheumatoide (Arthr*-; -itis*) *f*: (engl.) *rheumatoid arthritis*; Abk. RA; syn. chronische Polyarthritis (Abk. cP); entzündl. Allgemeinerkrankung mesenchymaler Gewebe, meist Manifestation als Synovialitis; **Ätiol.:** bisher ungeklärt (nicht organspezifische Autoimmunkrankheit); bei 50–80 % genet. Prädisposition mit HLA-DR4-Expression u. a. immungenetischen Merkmalen; **Häufigkeit:** Punktprävalenz 0,5–1,0 %, 1 Neuerkrankungsfall je 2000 Einwohner u. Jahr; Manifestationsgipfel im 4. Lebensjahrzehnt, m : w = 1 : 3; **Klin.:** Arthralgien, Morgensteifigkeit, Inappetenz*, Abgeschlagenheit u. Myalgien* als Leitsymptome; symmetrische Arthritis kleiner stammferner Gelenke (v. a. Fingergrund- u. -mittelgelenke, Zehengrundgelenke) mit weichen fluktuierenden, häufig spindelförmigen Gelenkschwellungen; extraartikuläre Organmanifestationen: Pleuritis, Lungenfibrose, Perimyokarditis, Polyneuropathie*, Hepatitis, Keratoconjunctivitis sicca, Lymphadenopathie, Rheumaknoten (hochspezif.), generalisierte Vaskulitis (evtl. lebensbedrohlich); **Kompl.:** zervikale Myelopathie, Sepsis, AA-Amyloidose, gastrointestinale Ulzera.

Artikulation (lat. articulus Gelenk, Knöchel) *f*: (engl.) *articulation*; Sprechlautbildung; die bei der Phonation gebildeten Töne werden durch Veränderung des Mund-Nase-Rachen-Raums (sog. Ansatzrohr) unter Beteiligung der Zunge u. a. Artikulatoren wie Lippen, Zähne, Gaumen, Gaumensegel, Gaumenzäpfchen, Rachenhöhle u. Nasenraum sowie Kehlkopf u. Atmungsorganen moduliert in Sprechlaute umgeformt. Störungen der Artikulation: s. Artikulationsstörung.

Artikulations|störung (Artikulation*): (engl.) *articulation disorder*; syn. Lautbildungsstörung; Form der Sprechstörung* mit verminderter Fähigkeit, Sprachlaute isoliert u. unabhängig von der sprachl. Umgebung sprechmotorisch korrekt zu bilden; im Kindesalter: Bez. (ICD) für Form der Entwicklungsstörung des Sprechens u. der Sprache; phonetische Störung (peripher-motorische Genese), im Gegensatz zu meist zentral bedingten phonologischen Störungen; **Formen: 1.** entwicklungsbedingt: s. Dyslalie; häufigste Manifestationen: Sigmatismus*; Paralalie*; vgl. Sprechentwicklungsstörung; **2.** erworben: Dysarthrie*, Dysglossie (Artikulationsstörung inf. einer peripheren Schädigung der Sprechorgane od. deren Innervation); **Diagn.:** Spontansprachediagnose; Screening-Verfahren zur Erfassung der Phone u. Fehlbildungen; **Ther.:** logopädische Behandlung.

Artola-Bröcher-Singer-Regel: (engl.) *Artola-Bröcher-Singer rule*; s. ABS-Regel.

Arznei|mittel|abhängigkeit: (engl.) *drug dependency*; Medikamentenabhängigkeit; Sammelbez. für ein Abhängigkeitssyndrom* durch den Gebrauch von psychotrop wirkenden Arzneimitteln u. a. aus den Substanzklassen Sedativa* u. Hypnotika (Schlafmittel*) u. Stimulanzien*; Form einer Sub-

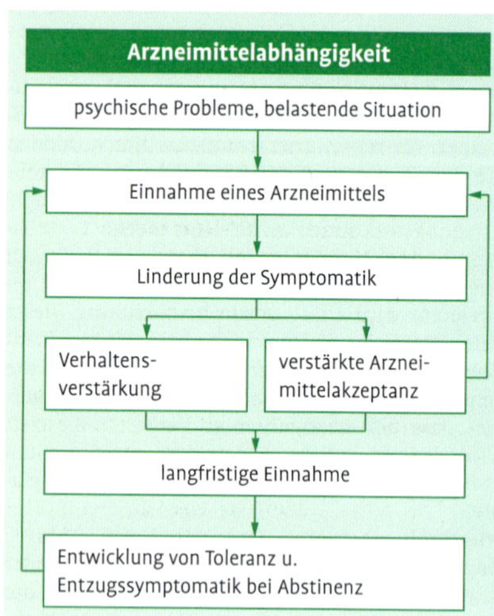

Arzneimittelabhängigkeit: Entwicklung

stanzstörung* (ICD-10); Entwicklung: s. Abb.; **Hinweis:** Antidepressiva*, Neuroleptika* u. Antidementiva* lösen keine Arzneimittelabhängigkeit aus. Vgl. Schmerzmittelabhängigkeit.

Arznei|mittel, De|pression induzierende: (engl.) *depressiogenic drugs*; Arzneimittel, die depressive Zustände auslösen u./od. unterhalten; u. a. Amphetamine*, Anabolika*, best. Antiepileptika* (z. B. Vigabatrin*, Clobazam*), Benzodiazepine*, Interferon, Isotretinoin, Kontrazeptiva, Kortikoide*. Vgl. Depression, pharmakogene.

Arznei|mittel|gesetz: (engl.) *German Drugs Act*; Abk. AMG; „Gesetz über den Verkehr mit Arzneimitteln" vom 24.8.1976 in der Fassung der Bekanntmachung vom 12.12.2005, zuletzt geändert am 19.7.2011; enthält insbes. Vorschriften für Herstellung, Prüfung, Zulassung, Registrierung, Kontrolle, Verschreibung u. Abgabe von Arzneimitteln sowie für Verbraucheraufklärung (Packungsbeilage gemäß § 11) u. die (verschuldensunabhängige) Gefährdungshaftung pharmazeutischer Unternehmer (§ 84); §§ 40 ff. beinhalten an der Deklaration* von Helsinki orientierte Maßgaben zum Schutz von Personen, die an einer klinischen Arzneimittelprüfung (vor Erst- od. erweiterter Zulassung durch zuständige Bundesoberbehörde stattfindende Prüfung von Arzneimitteln zu dem Zweck, über den einzelnen Anwendungsfall hinaus Erkenntnisse über deren therap. Wert, insbes. hinsichtlich ihrer Wirksamkeit u. Unbedenklichkeit zu gewinnen) teilnehmen. AMG regelt auch die Durchführung aller klinischen Studien mit Arzneimitteln: Studien der Arzneimittelhersteller zur Wirksamkeit, alle anderen klinischen Studien (auch mit zugelassenen Arzneimitteln), die häufig als Initiator-Initiated Trail (Abk. IIT) durchgeführt werden, u. Arzneimittelstudien an Gesunden (Beobachtung u. Sammlung von Arzneimittelrisiken u. UAW). Vgl. Betäubungsmittelgesetz; Arzneimittel-Nutzenbewertung.

Arznei|mittel|markt|neu|ordnungs|gesetz: (engl.) *Law on Realignment of the Pharmaceutical Market*; Abk. AMNOG; „Gesetz zur Neuordnung des Arzneimittelmarktes in der gesetzlichen Krankenversicherung" vom 22.12.2010, in Kraft getreten am 1.1.2011; vgl. Arzneimittel-Nutzenbewertung.

Arznei|mittel-Nutzen|bewertung: (engl.) *drug assessment of value*; Verfahren zur Bewertung des Zusatznutzens von Arzneimitteln mit neuen Wirkstoffen im Vergleich zu anderen Arzneimitteln od. Therapieverfahren durch den Gemeinsamen Bundesausschuss (ggf. unter Beauftragung des Instituts für Qualität und Wirtschaftlichkeit im Gesundheitswesen); kann ggf. von Gemeinsamem Bundesausschuss auch für bereits zugelassene Arzneimittel veranlasst werden; bei **Früher Nutzenbewertung** (zum 1.1.2011 durch Arzneimittelmarktneuordnungsgesetz* mit § 35a SGB V eingeführt) muss Hersteller spätestens 3 Monate nach Markteinführung bzw. Zulassung für neues Anwendungsgebiet Nachweis über Zusatznutzen vorlegen, nach 3 weiteren Monaten muss Bewertung des Gemeinsamen Bundesausschusses vorliegen; Ausnahme: Orphan Drugs: Zusatznutzen gilt (unter best. wirtschaftlichen Voraussetzungen) als durch Zulassung belegt. **Ergebnis:** Zusatznutzen bestimmt Voraussetzungen, unter denen das Arzneimittel verordnet werden darf: **1.** Bei nachgewiesenem Zusatznutzen vereinbart der GKV-Spitzenverband auf Basis des Ausmaßes des Zusatznutzens mit dem Hersteller einen Rabatt, der für GKV u. PKV gleichermaßen gilt; bei Nichteinigung Schiedsverfahren, das ohne aufschiebende Wirkung beklagt werden kann. **2.** Fehlt Nachweis eines Zusatznutzens u. liegen die Kriterien des § 35 SGB V vor, erfolgt die Zuordnung zu einer Festbetragsgruppe (Erstattungshöchstbetrag). **3.** bei Unzweckmäßigkeit od. vergleichbarem therap. Nutzen wirtschaftlicherer Behandlung ggf. Ausschluss der Verordnung des Arzneimittels. Bei Nachweis neuer wissenschaftlicher Erkenntnisse erneute Arzneimittel-Nutzenbewertung frühestens nach 12 Monaten.

Arznei|mittel|wirkung, unerwünschte: (engl.) *undesirable drug interaction*; Abk. UAW; Nebenwirkung; die Wirkung eines Arzneimittels, die (neben der erwünschten Hauptwirkung) diesem Arzneimittel ebenfalls eigentümlich, aber nicht erwünscht ist und u. U. zur Änderung od. Absetzung der Therapie zwingen kann; als **schwerwiegend** werden UAW dann bezeichnet, wenn sie tödlich od. lebensbedrohend sind, stationäre Behandlung od. Verlängerung einer stationären Behandlung erfordern, zu bleibender od. schwerwiegender Behinderung, Invalidität, kongenitalen Anomalien od. Geburtsfehlern führen; **unerwartet** sind UAW, wenn Art, Ausmaß od. Ausgang von der Packungsbeilage des Arzneimittels abweichen; umfasst auch als Folge von Wechselwirkungen auftretende UAW. Von UAW sind erwünschte Begleiterscheinungen (z. B. Schlaf anstoßender Effekt einiger Antidepressiva) zu unterscheiden. **Hinweis:** Pharmaunternehmen sind verpflichtet, alle bekannten UAW eines Arzneimittels anzugeben (§ 11, § 84 AMG). Die Arzneimittelkommission der Deutschen Ärzteschaft unterhält mit dem Bundesinstitut für Arzneimittel u. Medizinprodukte eine Datenbank zur Erfassung von mitteilungspflichtigen UAW (§ 62 Arzneimittelgestz). (Schwere) Unerwünschte Ereignisse (Abk. (S)UE) i. R. von klinischen Studien sind gemäß Internationaler-Harmonisierungskonferenz-Good-Clinical-Practice-Leitlinien (Abk. ICH-GCP-Leitlinien) UAW, wenn sie im Kausalzusammenhang mit dem Prüfpräparat stehen. Vgl. Symptome, extrapyramidale.

Arznei|stoff: (engl.) *medicinal substance*; Wirkstoff*.

Arzt: (engl.) *physician*; geschützte Bez. für Person, welche die staatliche Zulassung zur Ausübung des ärztlichen Heilberufs nach Bundesärzteordnung u. Approbationsordnung für Ärzte erhalten hat (s. Approbation); **Aufgabe:** Prävention, Diagnostik,

Therapie u. Nachsorge von Krankheiten u. Verletzungen (Patientenversorgung); **Ausbildung:** umfasst gemäß ÄAppO: **1.** ein Studium der Medizin von 6 Jahren an einer Universität od. gleichgestellten Hochschule, wobei das letzte Jahr des Studiums eine zusammenhängende praktische Ausbildung (sog. Praktisches Jahr) von 48 Wochen einschließt; **2.** eine Ausbildung in Erster Hilfe; **3.** einen Krankenpflegedienst von 3 Monaten; **4.** eine Famulatur von 4 Monaten; **5.** die Ärztliche Prüfung, die in 2 Abschnitten abzulegen ist. Die Berufsausübung wird durch die Ärztekammer* geregelt, der jeder Arzt kraft Gesetzes als Pflichtmitglied angehört; bei vertragsärztlicher Tätigkeit ist die Zugehörigkeit zur Kassenärztlichen Vereinigung obligatorisch. Vgl. Facharzt für Psychiatrie und Psychotherapie; Facharzt für Psychosomatische Medizin und Psychotherapie.

Arzt|brief: (engl.) *discharge letter, medical report*; i. R. der Dokumentationspflicht* erstellte schriftliche Information zwischen behandelnden u. mitbehandelnden u./od. nachbehandelnden Ärzten; enthält patientenbezogene Angaben zu Anamnese, Diagnostik, Befund, Therapie, Epikrise u. Prognose sowie Empfehlungen für die Weiterbehandlung des Patienten. Da Arztbriefe personenbezogene Daten enthalten, unterliegen sie dem Datenschutz*. Patienten dürfen den Arztbrief grundsätzlich einsehen (s. Einsichtsrecht).

Arzt-Patient-Beziehung: (engl.) *doctor-patient-relationship*; im Allgemeinen Verhältnis zwischen Arzt u. Patient, im Besonderen i. S. einer therapeutischen Beziehung*; die Arzt-Patient-Beziehung umfasst immer mehr als reinen Informationsaustausch, sie ist auch während des Erstkontakts schon eine therapeutische Beziehung. Aus kommunikationstheoretischer Perspektive ist der Arzt-Patient-Kontakt ein interaktioneller Prozess zwischen Sender u. Empfänger, wobei die Verteilung dieser Rollen wechseln kann. Verbale u. nonverbale Information werden auf verschiedenen Wahrnehmungskanälen ausgetauscht. Die Arzt-Patient-Beziehung lässt sich nach vorliegenden theoretischen Modellen mit Bez. wie Compliance* (Verordnungstreue), Adhärenz* (Therapietreue), Empowerment* (gestärkte Eigenverantwortung* des Patienten), Shared Decision Making (partizipative Entscheidungsfindung*) od. Informed* Consent (Information u. Entscheidungsspielraum ausschließlich beim Patienten) charakterisieren. Somit kann die Arzt-Patient-Beziehung asymmetrisch (traditionell paternalistisch) od. symmetrisch (partnerschaftlich an der Autonomie des Patienten orientiert) gestaltet sein. Der Aufbau einer positiven therapeutischen Arzt-Patient-Beziehung ist i. d. R. notwendig für eine adäquate Compliance des Patienten als Voraussetzung für eine erfolgreiche Behandlung. Die Reflexion der Arzt-Patient-Beziehung ist zentraler Bestandteil der Gespräche i. R. der Balint*-Gruppe od. IFA*-Gruppe u. Supervision*. Im psychotherapeutischen Kontext spricht man von **Therapeut-Patient-Beziehung** (s. Beziehung, therapeutische). Die sog. **Gesundheitsorientierte Gesprächsführung** (Abk. GOG) führt zum ressourcen- u. lösungsorientierten Ansatz im Arzt-Patient-Gespräch; die Haltung des Arztes ist dabei von Respekt gegenüber dem individuellen Patienten getragen. Ziel ist es, dem Patienten die oft verborgenen eigenen Ressourcen* selbst wieder sichtbar werden zu lassen u. damit seinen Entfaltungsspielraum zu erweitern.

Arzt|rolle: (engl.) *doctor role*; soziale Rolle* des Arztes, die u. a. fachliche Kompetenz, funktionelle Spezifität seiner Handlungen gegenüber dem Patienten, affektive Neutralität sowie Hilfsbereitschaft u. Engagement ohne Unterschiede der Person beinhaltet; vgl. Patientenrolle.

AS: Abk. für Angelman*-Syndrom.

Asch-Experiment (Solomon E. A., Psychologe, Harvard, 1907–1996; Experiment*) *n*: (engl.) *Asch's experiment*; Studienreihe zu gruppenkonformem Verhalten, die zeigte (einschließlich Replikationen u. Variationen), dass sozialer Druck die meisten Menschen zu offenkundig falschen Aussagen bewegen kann; Originalaufbau: Der (echte) Proband wurde in einen Raum mit 5–7 Personen geführt (angebliche Probanden, die jedoch Verbündete des Versuchsleiters waren), den Teilnehmern wurde eine Karte mit einer Linie von x Länge (Referenzlinie) vorgelegt, gefolgt von einer weiteren Karte mit 3 verschieden langen Linien (gekennzeichnet als A, B, C). Dann sollte von jedem Teilnehmer eingeschätzt werden, welche dieser Linien genauso lang wie die Referenzlinie war, was in jedem Versuchsdurchgang auf eine der Linien deutlich zutraf. Der (echte) Proband wurde jeweils als Letzter od. Vorletzter gefragt; in der Kontrollbedingung sollten die Verbündeten (Gruppe) ihre wahre Einschätzung äußern, in der Experimentalbedingung fanden jeweils 18 Schätzungen statt, wobei in den ersten beiden Durchgängen alle Verbündeten mit ihrer wahren Einschätzung antworteten, ab dem 3. Durchgang gaben die Verbündeten übereinstimmend falsche Urteile ab (insgesamt 12 mal von 18 Durchgängen). Ziel war, festzustellen, ob der Gruppendruck* bei dem (echten) Probanden zu einer Verhaltensänderung führen würde. **Ergebnis:** Erwartungsgemäß machten die Probanden in der Kontrollbedingung kaum Fehler (0,7 %); die Experimentalbedingung führte entgegen der Hypothese von Asch in 37 % der Durchgänge zu einer Verhaltensänderung; insgesamt verhielten sich in dieser Bedingung 75 % der 123 männlichen Probanden mindestens einmal konform (gaben ein offenkundig falsches, aber gruppenkonformes Urteil ab), 5 % antworten jedes Mal konform, nur 25 % verhielten sich kein Mal konform. Die Probanden führten ihre Fehlentscheidungen auf eigene Fehler od. schlechte Sicht, nicht jedoch auf Gruppendruck zurück. Variationen im Versuchsbau betrafen u. a. Gruppengröße, soziale Unterstützung, Einhelligkeit des Gruppendrucks: je größer die Gruppe, desto stärker Gruppendruck u. Konformität; wenn die Gruppe nicht einstimmig handelt, treten deutlich weniger Fehler auf, ebenso bei Zustimmung durch mindestens eine andere Person. Vgl. Konformität.

Ascorbin|säure|mangel: (engl.) *avitaminosis C*; auch Vitamin-C-Mangel; s. Hypovitaminose (Tab. dort).

Asenapin *n*: (engl.) *asenapine*; Neuroleptikum* zur sublingualen Anw.; **Wirkungsmechanismus:** Antagonist an Dopamin*-Rezeptoren D_2 u. D_4, Agonist am Dopamin-Rezeptor D_3, partieller Agonist an Serotonin*-Rezeptoren 5-HT_2, 5-HT_5 u. 5-HT_7; **Ind.:** mäßige bis schwere manische Episode einer Bipolar-I-Störung (s. Störung, bipolare affektive); **UAW:** meist Angst, Somnolenz; auch u. a. Schwindel, Gewichtszunahme, Parkinsonismus*.

A|sexualität (A-*; Sexual-*) *f*: (engl.) *asexuality*; völliges Fehlen sexuellen Interesses ohne psychischen Leidensdruck; **Urs.:** **1.** ausgeprägte, präpubertär aufgetretene Sexualhormonstörung; **2.** im psychoanalyt. Sinne psychische Abwehr eines sexuellen Problems; **3.** bewusst gelebte Lebenshaltung. Vgl. Appetenzstörungen, sexuelle.

ASF: Abk. für **A**ttributions**s**til*-**F**ragebogen.

ASI: **1.** Abk. für **A**ddiction* **S**everity **I**ndex; **2.** Abk. für **A**ngst**s**ensitivitäts**i**ndex*.

A|somato|gnosie *f*: (engl.) *asomatognosia*; fehlendes od. verlorenes Gefühl für den eigenen Körper (v. a. Wahrnehmung* von Körperteilen) od. fehlende Rechts-Links-Orientierung (s. Rechts-Links-Störung); betrifft häufig nur die linke Körperhälfte aufgrund einer Schädigung des rechten (hinteren) Parietallappens* (Gyrus supramarginalis). Vgl. Anosognosie.

A|somnie (A-*; lat. somnus Schlaf) *f*: (engl.) *asomnia*; Insomnie*.

A|sozialität (A-*; Sozialisation*) *f*: (engl.) *antisociality*; gemeinschaftsfeindliches Verhalten; **Vork.:** bei dissozialer Persönlichkeitsstörung*, Verwahrlosung*, Depravation*.

Aspartat *n*: (engl.) *aspartate*; Salz der Asparaginsäure; als exzitatorischer Neurotransmitter* dem Glutamat* eng verwandt (Ligand der Glutamat-Rezeptoren).

Asperger-Syn|drom (Hans A., Pädiater, Wien, 1906–1980) *n*: (engl.) *Asperger's syndrome*; Bez. (ICD-10) für atypische Form der tief greifenden Entwicklungsstörungen* ohne eindeutige allgemeine Entwicklungsverzögerung* hinsichtlich der gesprochenen od. rezeptiven Sprache od. der kognitiven Entwicklung; einzelne Wörter werden im 2. Lebensjahr od. früher benutzt. Die soziale Interaktion ist beeinträchtigt, häufig mit ungewöhnlich intensiven umschriebenen Interessen od. begrenzten, repetitiven u. stereotypen Verhaltensmustern, Interessen u. Aktivitäten. Motorische Manierismen sind seltener, die besondere Beschäftigung mit Teilobjekten od. nichtfunktionalen Elementen von Spielmaterial sind im Gegensatz zum frühkindlichen Autismus* ungewöhnlich. **Vork.:** v. a. bei Jungen (m : w = 10 : 1); **Ätiol.:** wahrscheinlich genetisch; **Diagn.:** im Allg. erst im Schulalter; Diagnosestellung z. B. durch Verfahren von Simon Baron Cohen (Autismus Spektrum Quotient, Abk. AQ), Triple A, ADI-R od. Autism* Diagnostic Observation Schedule; **Ther.:** Verhaltenstherapie, Training sozialer Kompetenz (auch Gruppentherapie). **Geschichte:** Die Störung wurde erstmals 1944 beschrieben („Autistische Psychopathen im Kindesalter"). Vgl. High-functioning-Autismus.

A|sphyxie, auto|erotische (gr. ἀσφυξία Aufhören des Pulsschlags) *f*: (engl.) *auto-erotic asphyxia*; Paraphilie*, bei der die sexuelle Erregung durch die Asphyxie (z. B. bei der Eigenstrangulation) herbeigeführt wird; **Hinweis:** führt gelegentlich ungewollt zum Tod.

ASQ: **1.** Abk. für (engl.) ***a**ttributional **s**tyle **q**uestionnaire*; s. Attributionsstil-Fragebogen; **2.** Abk. für (engl.) ***A**bbreviated* **S**ymptom **Q**uestionnaire*; **3.** Abk. für (engl.) ***A**nxiety* **S**creening **Q**uestionnaire*.

ASRM: Abk. für (engl.) ***A**ltman* **S**elf-**R**ating **M**ania Scale*.

ASS: Abk. für **A**utismus*-**S**pektrum-**S**törung.

Assertive Community Treatment: Abk. ACT; aufsuchende Behandlung durch multiprofessionelle gemeindepsychiatrische Teams zur gemeindenahen psychiatrischen Behandlung, Rehabilitation u. Unterstützung mit meist intensiver Betreuung; entwickelt aus gemeindepsychiatrischer Versorgung von Menschen mit schweren psychischen Störungen; Ziel: u. a. Vermeidung von stationärer Behandlung u. Behandlungsabbrüchen; Methode: Hausbesuche, Visiten im Lebensumfeld des Erkrankten, kontinuierliche Unterstützung in allen Lebensbereichen über längeren Zeitraum durch direkte Beratungsangebote, Aufbau von Bewältigungsfähigkeiten, Beratung von Familien u. Krisenintervention; **Ind.:** schwerwiegende u. andauernde psychische Störungen, z. B. Schizophrenie; **Wirksamkeit:** Vorliegen weniger randomisierter kontrollierter Studien, die auf eher geringe Effekte hinweisen (Vanderplasschen et al., 2007); in England u. USA Vorteile gegenüber Regelbehandlung nachgewiesen (v. a. bei Schizophrenie; Unterschied: Patienten werden bei ACT von sog. Mental Health Professionals aufgesucht, keine Eigeninitiative der Patienten zur Behandlungsaufnahme nötig); Überlegenheit gegenüber Case* Management nicht gesichert; **Hinweis:** ACT-Methode Home* Treatment wird in Deutschland in Modellprojekten eingesetzt.

Assessment (engl. Abschätzung): (engl.) *assessment*; Bez. für standardisierte Verfahren, Meth. u. Instrumente zur Beantwortung medizinischer funktionaler od. psychosozialer Fragestellungen; z. B. bei Schlaganfall, seniler Demenz, nach wiederholten Stürzen od. zur Beurteilung der Selbständigkeit älterer Menschen (s. Aktivitäten des täglichen Lebens), der Pflegebedürftigkeit bzw. Notwendigkeit einer Heimunterbringung.

A

As|similati̱on (lat. assimilare angleichen) *f*: **1.** (engl.) *assimilation*; (psychol.) in der entwicklungspsychol. Theorie (J. Piaget) funktionaler Prozess kognitiver Anpassung des Organismus an gegebene Umgebungsbedingungen i.S. der Anpassung bestehender Schemata* an neue Erfahrungen; **2.** (psychiatr.) Angleichen neuer Bewusstseinsinhalte an vorhandene Vorstellungen (C. G. Jung).

As|soziati̱on (lat. associare verbinden) *f*: **1.** (engl.) *association*; Verknüpfung; (psychol.) Verknüpfung von Gedächtnisinhalten (z.B. Ideen, Vorstellungen, Emotionen od. Bewegungen); das Auftreten eines Inhalts begünstigt die Erinnerung an assoziierte Inhalte; **2.** (statist.) überzufälliges gemeinsames Auftreten zweier Merkmale bei denselben Individuen in einer Population, z.B. Angststörungen u. Depressionen; vgl. Assoziationsmaß; Kausalität.

As|soziati̱on, freie (Assoziation*) *f*: (engl.) *free association*; Grundregel der freien Assoziation; patientenbezogene psychoanalytische Kommunikationsregel, die zusammen mit der Regel der gleichschwebenden Aufmerksamkeit* die psychoanalytische Behandlungssituation strukturiert; explizite od. implizite Aufforderung an den Patienten, alles, was ihm einfällt, was er denkt u. empfindet auszusprechen, auch wenn unangenehm od. scheinbar nebensächlich, unzusammenhängend od. sinnlos. Maximen der Alltagskommunikation, nur Wesentliches, Zusammenhängendes u. Sinnvolles zu sagen, werden aufgehoben. **Ziel:** Grundlage ist, dass das Auflösen scheinbar vernünftiger Zusammenhänge durch Gedankenassoziationen zu Einfällen führt, die mit verdrängten Gedanken zusammenhängen. Freie Assoziation kann einen träumerischen Zustand befördern, in dem Patienten leichter Zugang zu eigenen Regungen finden, provoziert meist vorerst einen Widerstand* gegen das freie Sprechen. Gerade dieser liefert Hinweise auf das Vorliegen eines unbewussten Konflikts, der mit der psychischen Störung in unmittelbarem Zusammenhang steht. In psychoanalytischen Behandlungen wechseln Phasen der freien Assoziation mit Phasen der Erzählung, Erklärung u. Deutung* der Assoziationen durch Patient u. Analytiker ab. **Geschichte:** Die freie Assoziation ersetzte die Hypnose als Mittel, unbewusste Wünsche bewusst zu machen.

As|soziati̱ons|bahnen (Assoziation*): (engl.) *association pathways, tracts*; Nervenfasern, die sowohl benachbarte (kurze Assoziationsbahnen) als auch weit auseinander liegende Hirnbezirke (lange Assoziationsbahnen) derselben Hirnhemisphäre miteinander verbinden; vgl. Gehirn.

As|soziati̱ons|felder (Assoziation*): (engl.) *association areas*; Rindenfelder* ohne direkte Verbindung zu motorischen od. sensiblen Bahnen; über Assoziationsbahnen* miteinander verbunden; dienen der Integration u. Bewertung eingehender Informationen u. damit auch höheren geistigen u. psychischen Funktionen des ZNS.

As|soziati̱ons|kortex (Assoziation*; Kortex*) *m*: (engl.) *association cortex*; Teil des Kortex*, der die Assoziationsfelder* enthält u. deren Vernetzung gewährleistet; **klin. Bedeutung:** Störung der Kommunikation zwischen verschiedenen Assoziationsfeldern durch Unterbrechung der Verbindungen (Diskonnektivität; vgl. Konnektivität) bei verschiedenen Diskonnektionssyndromen (s. Split-Brain-Effekt; Diskonnektionssyndrom, kortikokortikales).

As|soziati̱ons|lockerung (Assoziation*): (engl.) *widening of association*; Auflockerung von Gedankenabläufen (z.B. bei Unkonzentriertheit), bei maniformer Ideenflucht* bis hin zur Inkohärenz* (z.B. bei Schizophrenie).

As|soziati̱ons|maß (Assoziation*): (engl.) *measure of association*; statistisches Maß, das quantifiziert wie eng 2 Variablen miteinander assoziiert sind; je nach Wahl eines Assoziationsmaßes kann ein anderer Eindruck über die Stärke eines Zusammenhangs entstehen, wobei unterschiedliche Maße unterschiedliche Interpretationen haben; vgl. Assoziation; Odds-Ratio; Risikodifferenz; Risiko, relatives.

As|soziati̱ons|psycho|logie (Assoziation*; Psych-*; -log*) *f*: (engl.) *association psychology*; Richtung der Psychologie, die sich mit der Verknüpfung psychologischer Funktionen (z.B. Denkvorgänge, Vorstellungsketten) befasst.

As|soziati̱ons|störung (Assoziation*): (engl.) *association disorder*; Beeinträchtigung sinnvoller Verknüpfung psychischer Funktionen (z.B. Denkstörung* bei Schizophrenie).

As|soziati̱ons|studie, genom|weite (Assoziation*) *f*: (engl.) *genome wide association study*; s. GWAS.

As|soziati̱ons|test, implizi̱ter (Assoziation*) *m*: (engl.) *implicit association test*; Abk. IAT; Verfahren aus der Sozialpsychologie* zur Erfassung von Einstellungen* auf der Basis impliziter Assoziationen anstelle expliziter Selbstberichte; erfasst individuelle Unterschiede in der Stärke automatisch aktivierter evaluativer od. semantischer Assoziationen* zwischen mentalen Repräsentationen von Objekten bzw. Kategorien mit Hilfe von Reaktionszeiten i.R. einer computergestützten Diskriminationsaufgabe. Der IAT wurde von Greenwald, McGhee u. Schwartz (1968) für die Erforschung von Einstellungen, Stereotypen* u. Vorurteilen* entwickelt, um die Fehlerquellen u. Voraussetzungen expliziter Tests (v.a. soziale Erwünschtheit, Selbstdarstellung bzw. Kontrolle, Introspektionsfähigkeit) auszuschließen u. Einstellungen direkt messen zu können; im Gegensatz dazu sind implizite Einstellungen weitgehend frei von Kontrolle des Individuums, laufen unbewusst ab u. sind daher weniger verfälschbar. **Durchführung:** Originalform umfasst eine computergestützte Diskriminationsaufgabe, bei der Reize von 2 dichotomen Dimensionen so schnell wie möglich kategorisiert werden müssen: Greenwald et al. (1998) untersuchten die implizite Präferenz von Weißen gegenüber Schwarzen, in dem sie ihre Probanden Namen od. Bilder von schwarzen u. weißen Personen (Objekt-Stimuli) per Tastendruck so schnell wie möglich zu den Kategorien schwarz od. weiß zuordnen ließen; alternierend mit dieser Objekt-Diskriminations-Aufgabe wird eine evaluative Entscheidungsaufgabe vorgegeben, bei der normativ positive u. negative Worte (Attribut-Stimuli) so schnell wie möglich den Kategorien positiv od. negativ zugeordnet werden müssen. Für die Auswertung entscheidend sind 2 unterschiedliche Kombinationen der beiden Diskriminationsaufgaben: eine i. S. der zu messenden Assoziationen kongruente u. eine i. S. der zu messenden Assoziationen inkongruente (z. B. sollen weiße Probanden bei assoziationskongruenter Kombination mit der gleichen Taste auf positive Worte u. weiße Personen bzw. auf negative Worte u. schwarze Personen reagieren; in der assoziationsinkongruenten Kombination soll stattdessen mit der gleichen Taste auf negative Worte u. weiße Personen bzw. auf positive Worte u. schwarze Personen reagiert werden); daraus lässt sich der IAT-Score als Unterschied der mittleren Reaktionszeiten zwischen konkruenter u. inkonkruenter Kombination bestimmen, dieser wird als Maß für die implizite Einstellung interpretiert (bei Greenwald z. B. die automatische assoziative Präferenz für Weiße gegenüber Schwarzen). **Ergebnis:** aufgrund von semantischem u. affektivem Priming* reagieren Personen bei Kategorisierungsaufgaben schneller, wenn zuvor ein Wort mit gleicher Valenz präsentiert wurde, was als automatische Bewertung von Einstellungsobjekten aufgefasst wird, beim IAT reagieren Personen dann schneller, wenn Beurteilungsobjekt u. evaluativer Wert der Kategorie derselben Antworttaste zugewiesen sind (kongruente Paare), da das Einstellungsobjekt die assoziierte Valenzkategorie über assoziative Verbindungen mitaktiviert. **Anw.:** u. a. in der klinischen Psychologie (z. B. Ängstlichkeits-IAT) sowie der Neuro-, Gesundheits-, Persönlichkeits-, Konsumenten- u. Entwicklungspsychologie. **Bedeutung:** Der IAT wurde zunächst in der Sozialpsychologie zur impliziten Messung von Einstellungen gegenüber Objekten, des Selbstwerts, der Identität u. Stereotypen verwendet, ist jedoch auf alle Gedächtnisinhalte anwendbar, die in perzeptuellem (visuellem) od. semantischem Format gespeichert sind. Der IAT ist flexibel, da sowohl die ursprünglichen evaluativen Attribute als auch ursprüngliche Objekte durch andere Attribute (z. B. Ängstlichkeit, Schüchternheit) u. Einstellungsobjekte (z. B. Geschlecht, Nationalität) ersetzt werden können. Trotz guter konvergenter, diskriminanter, prädiktiver u. inkrementeller Validität wird v. a. die fehlende Klärung der zugrundeliegenden psychologischen Prozessen kritisiert. Im Gegensatz zur ursprünglichen Interpretation als reines Dispositionsmaß zeigt der IAT eine hohe Sensitivität gegenüber Kontextmanipulationen. Obwohl eine bewusste Verfälschung von IAT-Scores weitaus schwieriger ist als bei expliziten Selbstberichten, gibt es Kontexteinflüsse bereits bei einfachen Variationen. Diese Ergebnisse zeigen, dass der IAT nicht nur chronische Assoziationen, sondern auch situativ aktivierte Assoziationen misst. Zudem zeigt die Materialabhängigkeit des IAT, dass Vergleiche der Mittelwerte thematisch unterschiedlicher IATs grundsätzlich unzulässig sind; eher flexible Messmethode als standardisierter Test, daher zunehmend als Implicit Association Task (statt Test) benannt.

As|soziations|versuch (Assoziation*): (engl.) *association test*; projektiver Test* zur Beurteilung von Assoziationsvermögen, Vorstellungsablauf u. Erkennung von Komplexen; beim verbalen Assoziationsversuch soll der Proband auf ein Reizwort mit dem ersten ihm einfallenden Wort reagieren (freie Assoziation*) od. mit einem gegensätzlichen Begriff antworten (kontrollierte Assoziation); ausgewertet werden Reaktionszeit* u. Inhalt der Antwort.

A|stasie (A-*; gr. στάσις Stillstand, Stauung) *f*: (engl.) *astasia*; völlige Unfähigkeit zu stehen od. mangelnde Festigkeit des Stehens (geringere Ausprägung: Dysstasie) bei ungestörter Kraft u. Sensibilität; meist kombiniert mit trippelnder, choreiformer od. paralytischer Gehstörung (s. Abasie); **Urs.:** meist psychogen, Hysterie*, Neurasthenie*, Erkrankungen des Thalamus* (thalamische Astasie), Kleinhirn-Brücken-Erkrankungen.

Astereo|gnosie (gr. ἀστήρ Stern; Agnosie*) *f*: (engl.) *astereocognosy*; s. Agnosie.

A|sthenie (A-*; gr. ἀσθένεια Schwäche) *f*: (engl.) *asthenia*; schnelle Ermüdbarkeit, Kraftlosigkeit, Schwäche (auch psychisch); als **Asthenisierung** wird eine durch Extremsituationen ausgelöste allg. Schwächung bezeichnet. Vgl. Neurasthenie; Psychasthenie; Adynamie; Müdigkeitssyndrom, chronisches.

A|sthenie, neuro|zirkulatorische (A-*; gr. ἀσθένεια Schwäche) *f*: (engl.) *neurocirculatory asthenia*; Da* Costa-Syndrom.

Asthma bronchiale (gr. ἆσθμα das schwere Atemholen, Atemnot) *n*: (engl.) *bronchial asthma*; syn. Bronchialasthma; entzündliche obstruktive Atemwegserkrankung mit anfallartig auftretender Dyspnoe inf. variabler u. reversibler Bronchialverengung u. bronchialer Hyperreaktivität; **Epidemiol.:** eine der häufigsten chron. Erkrankungen; betrifft bis zu 10 % der Kinder u. ca. 4–5 % der Erwachsenen bei insgesamt zunehmender Inzidenz; **Path.:** Trias Bronchospasmus, Schleimhautschwellung u. Dyskrinie (Bildung von zu zähflüssigem Bronchialsekret), ausgelöst durch versch. Mechanismen (Allergene, Infektion, chem.-physik. Inhalationsreize) auf unterschiedl. Reaktionswegen (IgE-vermittelte Sofortreaktion, Freisetzung von u. a. Histamin u. a. Mediatoren aus Mastzellen u. a. Ent-

A

zündungszellen, direkte nervale Wirkung); **Formen:** allergisches, infektbedingtes, gemischtförmiges, analgetikabedingtes, anstrengungsbedingtes, berufsbedingtes Asthma bronchiale; in seltenen Fällen kann Asthma durch psychische Faktoren wie das Betrachten von Bildern der auslösenden allergenen Pflanzen od. phobische Reaktionen ausgelöst werden; **Ther.:** pharmak. Stufentherapie entspr. klin. Schweregrad; ggf. Beruhigung des Patienten (da meist mit Angstreaktion verknüpft); Psychotherapie im Einzelfall als Ergänzung (körperzentrierte Psychotherapie, s. Körpertherapie). **Progn.:** bei Kindern u. Jugendlichen häufig spontane Remissionen, bei Erwachsenen meist chron. Verlauf, u. U. Übergang in obstruktives Lungenemphysem mit Cor pulmonale.

Astra|phobie (gr. ἄστρον Stern; Phobie*) *f*: (engl.) *astraphobia*; übertriebene u. anhaltende Furcht vor Gewitter u. Unwettern, i. d. R. gekoppelt mit Vermeidungsverhalten*; **Vork.:** als spezifische Phobie* vom Umwelttyp (häufig in der Kindheit) od. im Rahmen der Agoraphobie*.

Astro|zyten (gr. ἄστρον Stern; Zyt-*) *m pl*: (engl.) *astrocytes*; s. Neuroglia.

Astro|zytose (gr. ἄστρον Stern; Zyt-*; -osis*) *f*: (engl.) *astrocytosis*; pathologische Vermehrung der zur Neuroglia* des Gehirns gehörenden Astrozyten; lässt sich bei primär u. sekundär neurodegenerativen Erkrankungen* beobachten, z. B. bei Alzheimer-Krankheit od. hepatischer Enzephalopathie.

A|symbolie (A-*; gr. σύμβολον Kennzeichen, Merkmal) *f*: (engl.) *asymbolia*; Störung des Erkennens od. Gebrauchs von Symbolen u. Zeichen; Sonderform der Aphasie*.

A|syn|ergie (A-*; Syn-*; Erg-*) *f*: (engl.) *asynergy*; Störung der Koordination*, bei der das exakte Zusammenspiel versch. Muskelgruppen zur Durchführung einer best. Bewegung nicht mehr gelingt; **Vork.:** bei Kleinhirnschädigung; s. Symptome, zerebellare.

AT: Abk. für **A**utogenes* **T**raining.

Ataraxie (gr. αταραξἶ Leidenschaftslosigkeit) *f*: (engl.) *ataraxia*; Zustand der Ausgeglichenheit u. inneren Ruhe.

A|taxie (gr. ἀταξία Unordnung) *f*: (engl.) *ataxia*; Störung der Koordination* von Bewegungsabläufen, meist inf. von Asynergie* u. Dysmetrie*; Zeichen einer Ataxie sind Störungen der Okulomotorik, Dysarthrie*, Dysdiadochokinese, Intentionstremor*, Stand-, Gang- u. Rumpfataxie. **Formen:** **1.** zerebellare Ataxie durch Erkrankung des Kleinhirns, z. B. Tumoren, Intoxikationen, Kleinhirnatrophie; **2.** afferente Ataxie inf. Läsionen der Hinterstrangbahnen des Rückenmarks (z. B. bei funikulärer Myelose*, Multipler* Sklerose, Friedreich*-Ataxie) od. peripherer Nerven bei Polyneuropathie*; klin. dominieren Störungen der Propriozeption*; **3.** vestibuläre Ataxie durch Schädigung des Vestibularapparats; **4.** Ataxie bei Hydrozephalus* od. Läsionen der Hirnhemisphären (häufig in Kombination mit Gangapraxie, s. Apraxie).

ATE: Abk. für Fragebogen* zur Erfassung emotional relevanter **A**ll**t**ags**e**reignisse.

Atem|feed|back: (engl.) *respiratory feedback*; respiratorisches Biofeedback*.

Atem|not: (engl.) *dyspnea*; subjektiv als bedrohlich empfundene Luftnot (Zwang zu atmen); **Vork.:** (psychopathol.) typisches Symptom bei Panikanfall*. Vgl. Hyperventilation.

Atem|therapie *f*: (engl.) *respiratory therapy*; Verfahren zur Besserung od. Aufrechterhaltung der Atemfunktion sowie zur positiven Beeinflussung der allg. Befindlichkeit; **Formen:** **1.** konservativ i. R. der Physiotherapie (Atemphysiotherapie): Atemschulung, Atemgymnastik u. physikalische Therapie (Klopfmassage, Vibration, Kälte- u. Wärmeanwendungen, Mobilisation od. Lagerung u. a.); **2.** apparativ (bzw. pharmakologisch): z. B. Aerosoltherapie, assistierte Spontanatmung od. kontrollierte Beatmung; **3.** psychotherapeutisch: versch. Ansätze, die über bewusste Wahrnehmung u. Beeinflussung des Atemvorgangs eine Veränderung psychischer Prozesse anstreben (z. B. Rebirthing*, holotropes Atmen*, Atemtherapie* nach Middendorf); **4.** Atem fördernde Handlungsweisen aus der fernöstlichen Medizin: Akupunktur, Akupressur, Qi Gong, Fußreflexzonentherapie; **5.** imaginative Verfahren: z. B. Yoga, Autogenes* Training, Meditation*; **6.** Atem stimulierende Einreibung nach dem Konzept der Basalen Stimulation (nicht fordernde Kommunikationsform durch körperlich-sinnliche Anregung u. individuelle Ansprache); **Ind.:** **1.** bei Erkrankungen des Atemsystems, Brustkorb- u. Wirbelsäulendeformitäten; **2.** prophylaktisch v. a. prä- u. postoperativ; **3.** i. R. der Schwangerengymnastik; **4.** in der Schmerztherapie* als Alternative zur Pharmakotherapie od. zusätzlich bei Gabe von Atem dämpfenden Opiaten.

Atem|therapie nach Middendorf (Ilse M., Gymnastiklehrerin, Berlin, 1910–2009) *f*: (engl.) *respiratory therapy*; Form der Atemtherapie*, die das Selbsterleben des Atmens, das Empfinden, den sog. erfahrbaren Atem in den Mittelpunkt stellt; der vegetative Atemrhythmus soll dabei angesprochen u. die Kopplung zur emotionalen Verarbeitung ökonomisiert werden. Zentrale Inhalte der Atemarbeit sind die Dehnungen des gesamten Körpers, die sog. Druckpunktübungen (Stimulation bestimmter Punkte, besonders an Fingerkuppen u. Fußsohle), das sog. schweigende Tönen von Vokalen u. die Bewegungen aus dem Atem heraus mit der bewussten Betonung der Atemwahrnehmung. Wirksamkeitsnachweise zur Therapie fehlen ebenso wie empirische Belege zur Theorie.

Atem|übungen: (engl.) *respiratory exercise*; Übungen zur Verbesserung der genauen Wahrnehmung des körperlichen Empfindens während des Atmens u. zur gezielten Beeinflussung der Atemtätigkeit; Bestandteil versch. körperorientierter Verfahren,

z. B. Autogenes* Training, Achtsamkeitsübungen*. Vgl. Atemtherapie.

Atem|zentrum *n*: (engl.) *respiratory center*; in der Formatio reticularis der Medulla oblongata gelegenes Netzwerk von Neuronen, deren oszillierendes Aktivitätsniveau (bei retrograder Hemmung u. anterograder Aktivierung bzw. Disinhibition) zu einer rekurrent kreisenden Erregung führt, die Rhythmus u. Automatie der Atmung bewirkt; **Einteilung: 1.** inspiratorische Neurone: bewirken die Inspiration durch Erregung der spinalen motorischen Neurone der Inspirationsmuskulatur (v. a. Zwerchfell); **2.** postinspiratorische Neurone: beenden die Inspiration durch Hemmung der inspiratorischen Neurone u. leiten die passive Exspiration ein, d. h. keine aktive Betätigung der Exspirationsmuskulatur (in Ruhe); **3.** exspiratorische Neurone: bewirken bei forcierter Atmung die aktive Exspiration durch Erregung der spinalen motorischen Neurone der Exspirationsmuskulatur; enge anatomische Verbindungen zu den zentralen Chemosensoren* an der Ventralseite der Medulla oblongata betonen die Bedeutung des arteriellen Kohlendioxid-Partialdrucks u. des pH im zerebrospinalen Liquor für die Regulation der Atmung; arterieller pH u. Hypoxämie wirkt dagegen nur auf periphere Chemosensoren. **Klin. Bedeutung:** Emotionen wie Angst, insbes. Panik, aber auch Erregung u. Stress verändern das Atemmuster u. sind häufig vom subjektiven Gefühl der Atemnot begleitet. Die häufig beobachtete Hyperventilation* bei Panikanfällen*, die mit einer Absenkung des Kohlendioxid-Partialdrucks einhergeht, führte zu unterschiedlichen Theorien: **1.** theory of false suffocation alarm (Klein, 1993): postuliert eine Hypersensitivität der respiratorischen Chemosensoren, die über eine gesteigerte Aktivität des Atemzentrums den arteriellen Kohlendioxid-Partialdruck senkt; **2.** Hyperventilationstheorie (Ley, 1987): geht davon aus, dass die Wahrnehmung u. Fehlinterpretation der durch Hyperventilation ausgelösten körperlichen Symptome die Hyperventilation verstärkt; kann sich bis zum Panikanfall steigern (Teufelskreismodell). In der Angstforschung u. -therapie (Konfrontationstherapie*) werden sowohl mit Kohlendioxid angereicherte Luft als auch willentliche Hyperventilation eingesetzt, um über Veränderungen des Atemmusters körperliche Symptome u. das subjektive Gefühl der Atemnot zu erzeugen. Vgl. Hering-Breuer-Reflex.

Atenolol (INN) *n*: (engl.) *atenolol*; s. Beta-Rezeptoren-Blocker.

Athetose (gr. ἄθετος nicht an seiner Stelle; -osis*) *f*: (engl.) *athetosis*; Funktionsbeeinträchtigung des extrapyramidalen Systems* mit langsamen, bizarr geschraubten Bewegungen v. a. an den distalen Extremitätenabschnitten, evtl. mit Hyperextension od. Subluxation; tritt sowohl bei willkürl. als auch bei unwillkürl. Bewegungen auf; **Ätiol.:** Schädigung von Putamen*, Nucleus* caudatus od. Globus* pallidus, z. B. inf. Kernikterus bei prolongiertem Icterus neonatorum, nach Hypoxie od. Schlaganfall* (häufig mit einseitiger Symptomatik, sog. Hemiathetose) od. inf. Intoxikation; häufig in Kombination mit anderen (auch iatrogenen) extrapyramidalen Bewegungsstörungen (s. Symptome, extrapyramidale), z. B. als Choreoathetose*, Spätdyskinesie*.

Athletiker (gr. ατηλἑτἔσ Wettkämpfer) *m*: (engl.) *athletic type*; s. Konstitutionslehre.

A|thymie (A-*; gr. θύμος Brustdrüse) *m*: (engl.) *athymia*; Kraftlosigkeit u. Verzagtheit infolge Depressivität u. Schwermut mit Mangel an affektiver Reagibilität u. Modulierbarkeit des Ausdrucks als Schutzmechanismus im zwischenmenschl. Bereich; **Vork.:** MCI*, schizophrenes Residuum* (s. Schizophrenie), dissoziale Persönlichkeitsstörung*. Vgl. Affektarmut*; Antriebsarmut.

ATL: Abk. für **A**ktivitäten* des **t**äglichen **L**ebens.

Atmen, holo|tropes: (engl.) *holotropic breathing*; Methode (St. u. Ch. Grofder) der Selbsterfahrung u. Behandlung insbesondere von psychosomatischen Erkrankungen; durch verstärkte Atmung bei lauter Musik sollen in außergewöhnlichen Bewusstseinszuständen Heilungsaktivitäten der Psyche u. des Körpers mobilisiert werden. Der Ursprung psychodynamischer Konflikte, psychosomatischer Erkrankungen u. somatischer Symptome wird im Zeitraum vor der Geburt u. um die Geburt herum postuliert. Die Auflösung von Mustern, die aus dieser Zeit stammen, soll Heilung bewirken u. zu einer Umgestaltung des Lebens führen. Nach Entspannungsübungen werden in einer Gruppe Atemübungen durchgeführt u. danach das dabei Erlebte besprochen. Zusätzlich werden Meditation*, Körperarbeit u. intuitives Malen durchgeführt. **Wirksamkeit:** Wirksamkeitsnachweise zur Therapie fehlen ebenso wie empirische Belege zur Theorie. Vgl. Atemtherapie.

Atmosphäre, angst|freie: (engl.) *anxiety-free atmosphere*; erwünschte Variable des psychotherapeutischen Settings*, bei der die Wahrscheinlichkeit, dass Angst* auftritt, minimiert ist, in der Gesprächspsychotherapie* wird angenommen, dass Akzeptanz* als therapeutische Variable eine angstfreie Atmosphäre schafft.

Atomo|xetin (INN) *n*: (engl.) *atomoxetine*; Noradrenalin*-Wiederaufnahme-Hemmer, der selektiv den präsynapt. Noradrenalin*-Transporter hemmt u. indirekt die Dopaminaktivität im Präfrontalkortex beeinflusst; **Ind.:** ADHS* bei Kindern ab 6 Jahren, Jugendlichen u. Erwachsenen als Teil eines auch psychol., pädagogische u. soziale Maßnahmen umfassenden Behandlungsprogramms; **Kontraind.:** Engwinkelglaukom, Kombination mit Monoaminoxidase*-Hemmern, Vorsicht bei Leberschädigung; **Wechselwirkungen:** Verstärkung der Wirkung von Beta-2-Agonisten auf das Herz-Kreislauf-System; Kombination mit Antihypertensiva u. tricyclischen Antidepressiva nur mit Vorsicht; **UAW:** Schlafstörungen*, Mundtrockenheit*, Appetitlosigkeit, abdominale Beschwerden,

Kopfschmerz; selten suizidales u. aggressives Verhalten, emotionale Labilität.

ATP: Abk. für **A**denosin**tri**phosphat; aus Adenin, Ribose u. 3 Phosphorsäuren bestehendes Molekül; wichtigste energiereiche Verbindung des Zellstoffwechsels u. energiereicher Baustein der Nukleinsäuren DNA u. RNA; wird in den Mitochondrien der Zellen gebildet, indem Adenosindiphosphat (Abk. ADP) unter Energieaufwand mit einer weiteren Phosphorsäure verbunden wird (z. B. durch oxidative Phosphorylierung in der Atmungskette od. durch Substratstufenphosphorylierung in der Glykolyse). Diese energiereiche, leicht lösbare Phosphatverbindung kann bei Energiebedarf abgespalten werden, wodurch Energie freigesetzt wird u. aus ATP wieder ADP entsteht. **Funktion: 1.** Energielieferant beim Transport von Stoffen durch die Zellmembran, bei der Synthese von Eiweiß u. anderen Zellbausteinen (z. B. Phospholipide) u. bei körperlicher u. geistiger Aktivität; wird z. B. zur Aufrechterhaltung des Ruhepotentials in den Nervenzellen, zur Bereitstellung von Energie für die Muskelkontraktion u. zur Wärmeerzeugung (Thermoregulation) benötigt; **2.** nicht peptidergener Neuromodulator*, extrazellulärer Botenstoff; **a)** wird von Nerven- u. Gliazellen präsynaptisch freigesetzt u. bindet an postsynaptische ATP-Rezeptoren, die z. B. im Herzkranzgefäßsystem, im Muskel od. im Nervensystem in großer Anzahl vorhanden sind; **b)** wirkt als Co*-Transmitter in cholinergen u. adrenergen präsynaptischen Nervenendigungen u. im Gehirn, wo es die präsynaptische Freisetzung von Glutamat* fördert u. dessen postsynaptische Wirkung erhöht; **c)** wird durch membrangebundene Ekto-Nukleotidasen od. lösliche, gemeinsam mit ATP ausgeschüttete Nukleotidasen (ATPase, ADPase, ATP-Diphosphohydrolase, 5′-Nukleotidase) über ADP u. Adenosinmonophosphat (Abk. AMP) zu Adenosin* hydrolysiert, das die Aktivität von weiteren Neurotransmittern* (z. B. Noradrenalin*, Serotonin* u. Acetylcholin*) inhibiert u. so die Neurotransmitteraktivität regulieren bzw. beenden kann (Autoinhibierung). Vgl. Adenosinphosphate.

A|tresie (gr. ἄτρητος ohne Öffnung) *f*: (engl.) *atresia*; angeborener od. erworbener Verschluss od. Nichtanlage von Hohlorganen od. natürlichen Körperöffnungen; z. B. Atresie des Zentralkanals des Rückenmarks*, der Foramina der Liquorräume. Vgl. Agenesie; Aplasie.

A|trophie, posteriore kortikale (A-*; Troph-*) *f*: (engl.) *posterior cortical atrophy*; seltene Form der Alzheimer*-Krankheit, die zu Erkrankungsbeginn v. a. durch visuelle Agnosie u./od. Apraxie od. Dyskalkulie (u. weniger durch Gedächtnis- u. Orientierungsstörungen) charakterisiert ist; Lok. der Beta-Amyloidfragmente u. -Amyloidplaques initial v. a. im Okzipital- u. Parietalkortex; frühes Manifestationsalter von ca. 60 Jahren.

Atropin *n*: (engl.) *atropine*; DL-Hyoscyamin; Tropansäureester des basischen sekundären Alkohols Tropin; Antagonist der muscarinartigen Wirkung des Acetylcholins*; Parasympatholytikum; **Vork.:** neben L-Hyoscyamin u. Hyoscin (Scopolamin) u. a. Tropanalkaloiden in Solanaceae (Nachtschattengewächse), z. B. in Tollkirsche (Atropa belladonna), Stechapfel (Datura stramonium) u. Bilsenkraut (Hyoscyamus niger); **Anw.:** v. a. als Atropinsulfat; **Wirkung: 1. Auge:** Pupillenerweiterung, Akkommodationslähmung, Steigerung des Augeninnendrucks mögl., Lähmung des Musculus sphincter pupillae u. des Musculus ciliaris; **2. Drüsen:** Hemmung der Speichel- u. Schweißsekretion; **3. Bronchien:** Erweiterung, Spasmolyse; **4. Herz:** Steigerung der Sinusknotenfrequenz u. der AV-Überleitung (bei höheren Dosen auch Frequenzsenkung, Auftreten von Vorhofarrhythmien u. AV-Dissoziation); **5. Magen** u. **Darm:** Peristaltikhemmung; **6. Harnblase** u. **Mastdarm:** Spasmolyse; **7. ZNS:** zentrale vagale Erregung. Vgl. Syndrom, anticholinerges.

Attachment (engl. attachment Befestigung): s. Bindungsverhalten.

Attentional-control-Training (engl. attention Aufmerksamkeit; to control kontrollieren) *n*: (engl.) *attentional control training*; Form des Aufmerksamkeitstrainings* zur gezielten Lenkung der Aufmerksamkeit* auf einen bestimmten Wahrnehmungsbereich; i. d. R. Aufmerksamkeitsfokussierung* nach außen; wurde ursprünglich i. R. der Therapie der sozialen Phobie* entwickelt, um der Aufmerksamkeitsverschiebung* nach innen therapeutisch begegnen zu können. Aufmerksamkeits-Lenkungstrainings wurden früh bereits in der psychologischen Schmerztherapie eingesetzt.

At|tenuation (lat. attenuere dünn machen, schwächen) *f*: **1.** (engl.) *attenuation*; Abschwächung od. verminderte Prozessierung einer Information, die als nicht relevant erachtet wird, zugunsten einer gleichzeitig dargebotenen, relevanten Information; s. Attenuationstheorie; **2.** (engl.) *attenuation paradoxon*; Verdünnungsparadox; unter bestimmten Voraussetzungen bewirkt die Erhöhung der Reliabilität* eines Tests die Senkung seiner Validität*; s. Testtheorie.

At|tenuations|theorie (Attenuation*) *f*: (engl.) *attenuation theory*; auch Dämpfungstheorie; dritte sog. Filtertheorie* der selektiven Aufmerksamkeit bei der akustischen Wahrnehmung (A. Treisman, 1960) zur Erklärung des sog. Cocktailparty-Effekts; Personen können aus einer Menge gleichzeitig dargebotener Wörter für sie besonders charakteristische od. vertraute Wörter, z. B. den eigenen Namen, herausfiltern u. einer semantischen Verarbeitung zugänglich machen. Diese charakteristischen Wörter unterliegen also nicht der Attenuation* (Dämpfung) durch das gleichzeitige Darbieten von mehreren Wörtern. Laut dieser Theorie ist eine abgeschwächte Weiterleitung u. Verarbeitung nichtbeachteter Information möglich.

Attest (lat. attestari bezeugen) *n*: (engl.) *certificate*; Gesundheitszeugnis; Bescheinigung eines Arztes od. Psychotherapeuten über den Gesundheitszustand eines Menschen, insbes. über den Untersuchungsbefund eines Patienten im Krankheitsfall; nach der jeweiligen Berufsordnung hat der Arzt od. Psychotherapeut bei der Ausstellung eines Attestes mit der notwendigen Sorgfalt zu verfahren u. nach bestem Wissen seine fachl. Überzeugung innerhalb einer angemessenen Frist auszusprechen. Das Ausstellen unrichtiger Atteste od. von Gefälligkeitsattesten ist gemäß § 278 StGB strafbar. Vgl. Arbeitsunfähigkeit

At|tonität (lat. attonitus betäubt) *f*: (engl.) *catatonic immobility*; Starrheit; veraltete Bez. für Bewegungslosigkeit i. R. der Katatonie*; vgl. Stupor.

Attribution (lat. attribuere zuteilen) *f*: (engl.) *attribution*; Zuschreibung; (psychol.) Prozess, durch den einem Verhalten, Handlungsresultat od. einer Emotion ein Motiv (Finalattribution) od. eine Ursache (Kausalattribution) zugeschrieben wird. **Dimensionen: 1.** Lokalisation: **internale** Attribution (durch eigene Eigenschaften od. eigenes Tun bedingt; s. Selbstattribution) u. **externale** Attribution (durch Denken u. Handeln anderer bedingt); **2.** zeitliche Stabilität: **stabile** Attribution (lang andauernd wirksam, unveränderlich) u. **variable** Attribution (kurzfristig eintretend, veränderlich); **3.** Generalisierungsgrad: **spezifische** Attribution (auf best. Situation beschränkt) u. **globale** Attribution (wirkt sich in versch. Situationen gleichermaßen aus); **4.** Kontrollierbarkeit: kontrollierbar (Einfluss- u. Kontrollmöglichkeiten gegeben) u. unkontrollierbar (keine Einfluss- u. Kontrollmöglichkeiten auf die Steuerung der Handlung u. deren Rahmenbedingungen). **Funktion:** Ereignissen wird durch Attributionen eine Bedeutung gegeben, um die soziale Umgebung, das eigene Verhalten u. Erleben versteh- u. kontrollierbar zu machen. Attributionsstile* sind individuell verschieden u. beeinflussen wesentl. das Verhalten; vgl. Attributionsfehler. Durch Änderung der Attribution (Reattribution*) wird u. U. eine bessere Kontrolle der Realität erreicht.

Attributions-Affekt-Modell (Attribution*; Affekt*) *n*: (engl.) *attribution affect model*; Modell, das den Zusammenhang zwischen der Akzeptanz des medizinischen Krankheitsmodells* (auch religiöse u. übernatürliche Erklärungen), der damit verbundenen geringeren Stigmatisierung* der Krankenrolle* i. R. eines stärkeren familiären Zusammenhalts u. einer besseren sozialen Integration u. einem günstigeren Krankheitsverlauf aufzeigt; wenn Personen aus dem Umfeld eines von Schizophrenie Betroffenen dessen Symptome als kontrollierbar u. damit seiner persönlichen Verantwortung unterliegend einschätzen, führt dies vermehrt zu negativen Reaktionen i. S. von High-Expressed-Emotions (s. Expressed-Emotion-Konzept; verstärkte Kritik, Feindseligkeit u. emotionales Überengagement) dem Betroffenen gegenüber; vergleichende Studien an mexikanischen, indischen u. angloamerikanischen Familien zeigen, dass High-Expressed-Emotions vorwiegend in Familien aus entwickelten Ländern auftritt, während in Entwicklungsländern den kranken Menschen gegenüber v. a. Gefühle von Mitleid, Traurigkeit u. Unterstützung gezeigt werden.

Attributions|fehler (Attribution*): (engl.) *attribution error*; kognitive Verzerrung bei der Attribution*; z. B. **fundamentaler** Attributionsfehler: Tendenz, Handlungen Anderer eher auf deren Persönlichkeitsmerkmale* (internale Attribution) als auf Bedingungen der Situation (externale Attribution) zurückzuführen u. den Einfluss situativer Faktoren systematisch zu unterschätzen; im Gegensatz dazu wird eigenes Verhalten häufiger aus der Situation heraus erklärt (sog. actor-observer-bias). **Klin. Bedeutung:** Extreme u. persistierende Attributionsfehler (s. Attributionsstil) können zur Entstehung u. Aufrechterhaltung psychischer Störungen beitragen, z. B. bringt die reformulierte Theorie der erlernten Hilflosigkeit* einen bestimmten Attributionsstil mit Depression* in Verbindung: Misserfolge werden stabil u. global attribuiert. Ein weiteres Beispiel ist die Attribution von körperlichen Missempfindungen bei der Panikstörung*. Psychotherapie hat daher u. a. zum Ziel, störungsrelevante Attributionsfehler u. Attributionsstile zu korrigieren (z. B. Reattribution*, kognitive Umstrukturierung*). Vgl. Attributionstheorie.

Attributions|stil (Attribution*): (engl.) *attribution style*; individuelle (Eigen-)Art der Attribution* von Ursachen u. Wirkungen zu Ereignissen, Handlungen, Zuständen u. Befindlichkeiten; wirkt sich auf Selbstwertgefühl, Erwartungen u. Motivation für zukünftiges Verhalten aus; wird u. a. auf den Dimensionen Lokalisation, Stabilität, Generalisierungsgrad beschrieben: z. B. ist bei Misserfolg ein pessimistisch-depressiver Attributionsstil gekennzeichnet durch Wahrnehmung der Ursache als internal, stabil u. global, ein optimistischer Attributionsstil durch Wahrnehmung als external, instabil u. spezifisch (s. Tab.). **Klin. Bedeutung:** I. R. der Diagnostik werden v. a. der Kausalattributionsstil, z. T. auch davon abgegrenzt der Kontrollattributionsstil (Erwartung der Beeinflussbarkeit von Verhalten u. Befinden, z. B. bei Beurteilung der Krankheitsverarbeitung) erfasst. Zur Diagnostik steht u. a. der Attributionsstil*-Fragebogen zur Verfügung. Vgl. Attributionstheorie.

Attributions|stil-Frage|bogen (Attribution*): (engl.) *attributional style questionnaire (Abk. ASQ)*; Abk. ASF; Selbstbeurteilungsverfahren zur Erfassung des Attributionsstils*; umfasst 16 Merkmale, z. B. „Ihr Partner geht liebevoller mit Ihnen um als früher, geben Sie die Hauptursache an"; **Anw.:** zur Abklärung der Urs. einer Depression* sowie von Selbstwert-, Motivations- u. Leistungsdefiziten bei Erwachsenen (ab 17 Jahre); **Testdauer:** 20–40 Minuten.

Attributions|theorie (Attribution*) *f*: (engl.) *attribution theory*; Bez. für Theorie, die sich mit Attribu-

Attributionsstil Klinisches Beispiel in den Dimensionen Lokalisation, Stabilität und Generalisierungsgrad				
Generalisierungsgrad	internale Lokalisation stabil	instabil	externale Lokalisation stabil	instabil
global	Mir fehlt es an Intelligenz.	Ich bin erschöpft.	Diese Prüfungen sind alle unfair.	Es ist ein Unglückstag, Freitag, der 13.
spezifisch	Mir fehlt es an mathematischer Begabung.	Ich habe Mathematik satt.	Die Mathematikprüfungen sind unfair.	Ich hatte bei der Mathematikprüfung die Nummer 13.

tionen* beschäftigt; **zentrale Annahme:** aufgrund der Attributionen werden kognitive Repräsentationen (Schemata*) des Selbst u. der Umwelt gebildet (z. B. Selbstbild*), die Erleben u. Verhalten maßgeblich prägen.

A|typika (A-*; gr. τύπος Geprägtes) *n pl*: s. Neuroleptika.

Audio|metrie (lat. audire hören, vernehmen; Metr-*) *f*: (engl.) *audiometry*; Verfahren zur Prüfung der Gehörfunktion mit elektroakust. Ton- od. Klickgeneratoren, die Einzelfrequenzen od. Klickreize von definierter Lautstärke erzeugen (Audiometer); **1. Tonaudiometrie, Tonschwellenaudiometrie:** bei best. Frequenzen im Bereich von 0,125–10 kHz werden die Lautstärkepegel in Dezibel (dB) bestimmt, die beim Untersuchten gerade eine Hörempfindung hervorrufen. **2. Überschwellige tonaudiometrische Prüfungen:** ermöglichen bei Schallempfindungsschwerhörigkeit die Differenzierung zwischen einer Schädigung der Haarzellen des Labyrinths (Knalltrauma, Lärmschwerhörigkeit) od. des Hörnervs u. der Hörbahn (retrokochleäre Schwerhörigkeit z. B. beim Vestibularisschwannom); **3. Sprachaudiometrie:** **a)** über Kopfhörer werden dem Patienten von einem Tonträger Gruppen (je 10) von mehrsilbigen Zahlen od. einsilbigen Wörtern von definiertem Sprachschallpegel angeboten; gewählter Lautstärkepegel u. Prozentsatz der verstandenen Testwörter werden in ein entspr. Diagramm eingetragen; **b)** Bestimmung des dB-Wertes, bei dem 50 %iges Zahlenverständniss erreicht wird; **c)** Prüfung des Einsilbenverständnisses bei 60, 80 u. 100 dB; **4. objektive Hörprüfungen**: audiometrische Verfahren, die ohne Mitwirkung des Untersuchten Informationen über die Hörschwelle erlauben: Impedanzaudiometrie mit Stapediusreflexmessung, Ableitung otoakustischer Emissionen, Ableitung akustisch evozierter Potentiale*; **5. Simulationsproben,** bes. bei Begutachtungsfällen, haben durch objektive Hörprüfungen an Bedeutung verloren; **a) Lombard-Test** zur Überprüfung einer behaupteten beidseitigen Taubheit: während der Untersuchte einen Text laut vorliest, wird über Kopfhörer ein starkes Geräusch zugeschaltet. Wegen Wegfall der Eigenkontrolle verstärkt der normal Hörende seine Stimme; bei Ertaubung hingegen erfolgt keine Veränderung des Leseflusses. **b) Lee-Test** zur Überprüfung bzw. zum Nachweis einer beidseitigen Taubheit*: der Untersuchte liest einen Text laut vor u. bekommt mit zeitl. Verzögerung denselben Text über Kopfhörer eingespielt; ein normal Hörender wird dadurch beim Lesen gestört. **c) Stenger-Versuch** zur Überprüfung bzw. zum Nachweis einer einseitigen Taubheit od. Schwerhörigkeit*: dem als taub angegebenen Ohr wird ein Ton mit großer Lautstärke angeboten, dem gesunden Ohr der gleiche Ton mit etwas geringerer Lautstärke; bei einseitiger Hörstörung wird nur auf der gesunden Seite gehört, eine behauptete, aber nicht vorhandene Hörstörung dagegen zeigt sich in der Behauptung des Untersuchten, nichts zu hören (Annahme, nur das als taub angegebene Ohr werde überprüft).

AUDIT: Abk. für (engl.) *Alcohol Use Disorder Identification Test;* Selbstbeurteilungsverfahren zur Erfassung des alkoholbezogenen Trinkverhaltens sowie Trinkmenge u. Abhängigkeitsmerkmale; umfasst 10 Items (z. B. „Wie oft trinken Sie Alkohol"; „Haben Sie sich oder eine andere Person unter Alkoholeinfluss schon einmal verletzt?"); Beantwortung erfolgt auf 5-stufiger Skala; basiert auf ICD-10, von der WHO empfohlen; **Anw.:** Screening-Verfahren bei V. a. Alkoholabhängigkeit* u. riskanten Alkoholkonsum*; **Testdauer:** 2–3 Minuten.

Auditiv-verbaler Lern|test (lat. audire hören, vernehmen) *m*: (engl.) *Auditory Verbal Learning Test;* Abk. AVLT; Fremdbeurteilungverfahren zur Erfassung der verbalen Merkfähigkeit; erfasst die Parameter: unmittelbare Merkspanne, Lernleistung/Lernkurve, Positionseffekte, Lernstrategien (z. B. Cluster-Bildung), Interferenzeffekte, proaktive Hemmung (Wiedererkennen); 15 vorgelesene Substantive (z. B. Trommel, Schule, Bauer, Nase) sollen unmittelbar im Anschluss aus dem Gedächtnis reproduziert werden; Wortliste liegt in 5 Parallelformen vor.

Aufbewahrungs|frist: (engl.) *period for safekeeping;* gesetzlich festgelegter Zeitraum, innerhalb dessen Daten nicht vernichtet werden dürfen; ergibt sich für Krankengeschichten* u. a. ärztliche od. psychotherapeutische Aufzeichnungen aus der Berufsordnung u. beträgt 10 Jahre nach Abschluss der

Behandlung, es sei denn, eine längere Aufbewahrungsfrist ist nach ärztl. Erfahrung geboten od. nach anderen (gesetzl.) Bestimmungen wie der Röntgen- u. der Strahlenschutzverordnung (30 Jahre nach der letzten Strahlenbehandlung, 10 Jahre nach der letzten Untersuchung) vorgeschrieben. Aufbewahrungsfristen enthalten auch das Infektionsschutzgesetz* (10 Jahre für Behandlungsunterlagen) u. die Betäubungsmittel*-Verschreibungsverordnung (3 Jahre für Teil III des ausgefertigten u. die Teile I–III des fehlerhaft ausgefertigten Betäubungsmittelrezepts). Für die Berichte an den Gutachter gilt in der Psychotherapie*-Richtlinie eine Aufbewahrungsfrist von 2 Jahren. Weitere Aufbewahrungsfristen sind landesrechtlich od. einrichtungsspezifisch festgelegt. Bei gleichzeitiger Geltung mehrerer Vorschriften gilt die längste Aufbewahrungsfrist. Vgl. Dokumentationspflicht.

Auffassungs|störung: (engl.) *weakness of comprehension*; Bez. für Störung der Fähigkeit, Wahrnehmungen* in ihrer Bedeutung zu begreifen u. sinnvoll miteinander zu verbinden, sowie diese in den Erfahrungsbereich zu integrieren (gedankliche Verarbeitung einer Wahrnehmung); kann zu situativen Fehleinschätzungen führen; **Vork.**: bei Bewusstseinstrübung*; u. a. im Rahmen von Demenz*, Intelligenzminderung*, Schizophrenie*, Depression*.

Aufklärung: (engl.) *information*; ärztliche od. psychotherapeutische Information des Patienten über alle relevanten Umstände seiner Erkrankung u. ihrer Behandlung; **Formen: 1. therapeutische** Aufklärung (Sicherungsaufklärung): ergibt sich aus der ärztl. u. psychotherapeutischen Fürsorgepflicht; der Arzt od. Psychotherapeut muss dem Patienten erläutern, welche Besonderheiten mit seiner Erkrankung verbunden sind u. welche Maßnahmen zu ihrer Beseitigung seitens des Therapeuten u. des Patienten erforderl. sind, um drohende Schäden von ihm abzuwenden (Aufklärung über Indikation u. Art der Behandlung, ggf. Behandlungsalternativen u. -risiken); Information des Patienten über therapierichtiges Verhalten zur Sicherung des Heilerfolges, zum Schutz vor Unverträglichkeitsrisiken, vor Nachteilen einer Überschätzung der Therapie sowie Unterrichtung der nachbehandelnden Ärzte, Psychotherapeuten u. des Patienten selbst über Befunde u. Zwischenfälle zur rechtzeitigen Einleitung einer sachgerechten Nachbehandlung. Die Aufklärung muss vor Beginn einer Behandlung (u. ggf. wiederholt bei im Behandlungsverlauf nötigen Änderungen) in einer auf die Befindlichkeit u. Aufnahmefähigkeit des Patienten abgestimmten Form erfolgen. Besonderheiten der **psychotherapeutischen** Aufklärung: Erläuterung des Therapieplans, Klärung der Rahmenbedingungen (z. B. Sitzungsdauer u. -frequenz, voraussichtliche Gesamtdauer der Behandlung, Honorar). **2. Selbstbestimmungsaufklärung**: Vermittlung der für die Entscheidung über einen Heileingriff notwendigen Informationen, die der verfassungsrechtl. gewährleisteten Entschlussfreiheit des Patienten dienen; Voraussetzung für die Wirksamkeit der Einwilligung* zum Eingriff, von deren Vorliegen die Rechtmäßigkeit des Eingriffs abhängt (s. Körperverletzung); ohne ausreichende Aufklärung ist ein Eingriff auch bei Einwilligung des Patienten rechtswidrig, weil dieser eine sinnvolle Entscheidung nur treffen kann, wenn er über deren Bedeutung u. Tragweite hinreichend aufgeklärt worden ist. Ein sog. therap. Privileg hat die Rechtsprechung bislang nicht anerkannt; ein Unterlassen der Aufklärung wird nur dann für zulässig gehalten, wenn die ernste Gefahr eines schweren psychischen od. körperl. Schadens besteht. Zwischen Aufklärung u. Eingriff muss eine der Schwere des Eingriffs angemessene Bedenkzeit ohne Entscheidungsdruck für den Patienten liegen. Der Patient muss ggf. über mehrere, konkret zur Wahl stehende Behandlungsmöglichkeiten u. deren Für u. Wider unterrichtet werden. Die typischen Risiken eines Eingriffs sind zu benennen. Über seltene Risiken muss der Arzt dann aufklären, wenn sie entscheidungsrelevant sind od. sich im Falle der Verwirklichung schwere Belastungen für den Patienten einstellen. Generell ergibt sich der Umfang der Aufklärung aus den Umständen des Einzelfalls; er richtet sich nach dem Zweck der Aufklärung, dem Patienten eine abwägende Wahrnehmung seines Selbstbestimmungsrechts* zu ermöglichen; maßgebend sind die Schwere der Auswirkungen (z. B. Hinweis auf mit dem Eingriff verbundene erhebl. Schmerzen), ferner die sachl. u. zeitl. Notwendigkeit des Eingriffs, die allgemeine Bekanntheit der Eingriffsumstände u. -folgen sowie der Bildungs- u. Erfahrungsstand des Patienten. Die Vermittlung eines zutreffenden Bildes von Schwere u. Risiko reicht aus, wenn der Patient dadurch in die Lage versetzt wird, weitere Informationen gezielt abzufragen. Auch bei einer vital indizierten Therapie, bei der ein Risiko selten ist u. sich bei Nichtanwendung der Therapie krankheitsbedingt voraussichtl. mit höherer Wahrscheinlichkeit verwirklichen wird, kann daher eine Aufklärungspflicht bestehen, wenn das Risiko im Falle einer Verwirklichung den Patienten schwer belastet u. trotz seiner Seltenheit für den Eingriff spezifisch, für den Laien überraschend ist. Besondere Maßgaben gelten im Bereich der sog. Neuland-Medizin, z. B. einer Therapiestudie. **3. wirtschaftliche** Aufklärung: Information über vom Patienten nicht vorhersehbare Folgekosten, z. B. Zuzahlung bei Arzneimittelkosten oberhalb des Festbetrags od. andere Eigenanteile an Kassenleistungen. **4.** Aufklärung von **Studienteilnehmern**: Studienleiter sind verpflichtet, Teilnehmer über Zweck u. Risiken der geplanten Studie zu informieren; die Aufklärung muss vollständig, verständlich u. beeinflussungsneutral sein; Maßnahmen zum Datenschutz müssen eindeutig dargelegt werden. Die Aufklärung wird durch eine unterschriftlich zu bestätigende Einwilligung vervollständigt. Für den Fall einer Ablehnung der Teilnahme an der Studie muss Patienten eine vollständig gleichwertige Behandlung zugesichert werden. Material für genet. Untersuchungen muss anonymisiert od. nach der eingewilligten Studie vernichtet werden, damit zu einem späteren Zeitpunkt nicht weitere molekulargenet. Untersuchungen durchgeführt werden können, deren Implikationen nicht absehbar sind. **Recht:** s. Aufklärungspflicht.

Aufklärungs|pflicht: (engl.) *obligation to inform*; ethische u. rechtliche Verpflichtung des Arztes od. Psychotherapeuten zur Aufklärung* des Patienten über alle relevanten Umstände seiner Erkrankung u. ihrer Behandlung aus therapeutischen u. rechtlichen Gründen. Die ethische Pflicht zur therapeutischen Aufklärung ergibt sich aus der ärztl. Fürsorgepflicht. Weitere bes. Informations- u. Auskunftspflichten ergeben sich für den Arzt u. U. im Hinblick auf wirtschaftl. Bewandtnisse u. in Zus. mit der Datenverarbeitung (s. Auskunftsanspruch). Bei begründetem Verdacht eigener Fehler mit nicht nur unwesentl. Folgen trifft den Arzt nach vordringender Rechtsauffassung eine Offenbarungspflicht*, die i. d. R. mit dem Ende des Vertragsverhältnisses entfällt; nachträglich hat er dagegen nur dann zu informieren, wenn dem unwissenden Patienten schwere Gesundheitsgefahren drohen. **Recht:** Die Rechtspflicht zur Aufklärung hat als vertragl. Nebenpflicht ihre Grundlage in dem verfassungsrechtlich gewährleisteten Selbstbestimmungsrecht* des Patienten über seine psychische u. physische Integrität, woraus sich ergibt, dass eine Behandlungsmaßnahme seitens des Therapeuten im Grundsatz der Einwilligung* des Patienten bedarf. Voraussetzung einer rechtswirksamen Einwilligung ist daher die ordnungsgemäße u. zeitlich vorangegangene Aufklärung des Patienten: Nur derjenige kann in etwas einwilligen, der Kenntnis über den Sinn u. Zweck, das Wesen, die Bedeutung u. die Tragweite der Behandlungsmaßnahme hat. Berufsrechtlich ergibt sich die Aufklärungspflicht für Psychologische Psychotherapeutinnen u. Psychotherapeuten u. Kinder- u. Jugendlichenpsychotherapeutinnen u. Kinder- und Jugendlichenpsychotherapeuten u. für Ärzte aus den jeweiligen Berufsordnungen (§ 7 MBO-PP/KJP, § 8 MBO-Ä). Die Aufklärung kann unterbleiben od. eingeschränkt werden, wenn der Patient bereits über die aufklärungspflichtigen Umstände informiert ist. Die Anforderungen an die Aufklärungspflicht richten sich dabei nach der Dringlichkeit des Eingriffs, sie nehmen also in dem Maße zu, in dem der Dringlichkeitsgrad nach medizinischer Indikation u. Heilungsaussicht abnimmt.

Aufmerksamkeit: (engl.) *attention*; aktive od. passive Wahrnehmungsbereitschaft mit willkürlicher od. unwillkürlicher Ausrichtung des Bewusstseins* auf einen bestimmten gegebenen od. erwarteten Ausschnitt aus dem gesamten Wahrnehmungsfeld bezüglich äußerer od. innerer Vorgänge od. Objekte; abhängig von äußeren (z. B. Komplexität u. Anzahl der Wahrnehmungsgegenstände) u. inneren (z. B. Vigilität*, Motivation*, Intention*, Volition*) Faktoren. **Einteilung: 1. Formen: a)** willkürliche Aufmerksamkeit (auch **Top-down-Aufmerksamkeit**, engl. top-down attention): gekennzeichnet durch absichtliche Konzentration* auf bestimmte Gegenstände od. Geschehnisse; Gegensatz: **b)** unwillkürliche Aufmerksamkeit (Faszination*; auch **Bottom-up-Aufmerksamkeit**, engl. bottom-up attention); wird durch Attribute beeinflusst (reizgesteuert), die einen Wahrnehmungsgegenstand auffällig machen (z. B. Größe, Bewegung, Kontrast, Farbigkeit, Veränderung); vgl. Aufmerksamkeitsverschiebung; **2. Typen: a)** fixierende Aufmerksamkeit: sich auf einen Punkt beschränkende Aufmerksamkeit (enger Umfang, einseitig, objekttreu); **b)** fluktuierende Aufmerksamkeit: von Objekt zu Objekt wechselnde Aufmerksamkeit (weiter Umfang, vielseitig, abwechselnd, Objekte u. Reize werden nicht gleichzeitig, sondern nacheinander erfasst); **c)** selektive Aufmerksamkeit*; **d)** geteilte Aufmerksamkeit* **e)** längerfristige Aufmerksamkeit: Vigilanz* u. Daueraufmerksamkeit*; **Funktion:** Die mobilisierende u. intensivierende Wirkung der Aufmerksamkeit ermöglicht eine qualitative u. quantitative Verdichtung des kognitiven Leistungsvermögens u. kann einem Wahrnehmungs- od. Denkprozess größere Klarheit u. Intensität verleihen; dabei ist die Aufmerksamkeit des Menschen von begrenzter Kapazität (s. Aufmerksamkeitskapazität, limitierte). Es besteht eine Verknüpfung von Aufmerksamkeit u. Arbeitsgedächtnis*; der **Aufmerksamkeitsumfang** umfasst die Anzahl der kurzfristig präsentierten Merkmale, die unmittelbar abrufbar sind, u. liegt im Allg. bei 7 ± 2 Einheiten (vgl. Chunking). Eine Erweiterung des kognitiven Fassungsvermögens ist möglich durch reduktive Codierung (Zusammenfassung von Merkmalen zu größeren Informationsklumpen, sog. chunks) od. elaborative Codierung (Hinzufügung zusätzlicher Informationen zu den zu behaltenden Merkmalen, Anw. z. B. im Rahmen der Mnemotechnik*). Die **Aufmerksamkeitsspanne** bezeichnet den Zeitraum, über den sich eine Person auf eine Aktivität od. ein Objekt konzentrieren kann, ohne abgelenkt zu werden; wichtige Voraussetzung für zielgerichtetes Handeln; abhängig u. a. von Alter, Entwicklungsstand, Aufgabe u. Motivation; bei Erwachsenen durchschnittlich 20 Minuten; **Bestimmung:** durch Aufmerksamkeitstests (z. B. d2*-Aufmerksamkeits- und Belastungstest; Aufmerksamkeits*-Testbatterie; Frankfurter* Aufmerksamkeits-Inventar; messbare Dimensionen: Aufmerksamkeitsumfang, Aufmerksamkeitsspanne, Aufmerksamkeitsschwankungen, Spaltbarkeit u. Umstellbarkeit der Aufmerksamkeit; unterschiedlich spezifische Erhebungsverfahren existieren für die kognitive Verarbeitungsgeschwindigkeit, selektive u. distributive Aufmerksamkeit, Daueraufmerksamkeit; testpsychologische Kriterien der Aufmerksamkeit (je nach Test): Bearbeitungsgeschwindigkeit (Reaktionszeit), Leistungsmenge (Quantität der Leistung), fehlerkorrigierte Leistungsmenge, Leistungsgüte (Genauigkeit der Leistung, Verhältnis Fehleranzahl zu Leistungsmenge), Konstanz der Aufmerksamkeitsleistung (Ausmaß der Leistungsschwankungen über den Testverlauf). **Lok.:** Aktivierung in miteinander vernetzten Hirnregionen ermöglicht die verschiedenen Aufmerksamkeitsvorgänge: Kortex (dorsolateraler u. orbitofrontaler Präfrontalkortex, Gyrus cingulum, posteriorer Parietalkortex), Thalamus, aufgabenabhängig weitere Areale (z. B. visueller Assoziationskortex u. Colliculi superiores beim Suchen); **Hinweis:** Aufmerksamkeitstheorien liegen seit dem 19. Jahrhundert vor u. berücksichtigen u. a. den Einfluss des retikulären Systems, Bahnungsprozesse im ZNS, den Orientierungsreflex u. motivationale Faktoren (Volition, Interesse). Informationsverarbeitungsansätze fokussieren auf Filterprozesse bei der Wahrnehmung (Broadbent, s. Filtertheorie der Aufmerksamkeit) u. dämpfende Prozesse bei der Reizauswahl (Treisman, s. Attenuationstheorie). Vgl. Aufmerksamkeitsstörung.

Aufmerksamkeit, dis|tributive: (engl.) *distributive attention*; s. Aufmerksamkeit, geteilte.

Aufmerksamkeit, geteilte: (engl.) *divided attention*; auch distributive Aufmerksamkeit; Fähigkeit, die Aufmerksamkeit* auf 2 od. mehrere Reize gleichzeitig zu richten u. auf diese reagieren zu können (Gegensatz zu selektiver Aufmerksamkeit*) od. rasch zwischen verschiedenen Inhalten zu wechseln (z. B. Verarbeitung von simultaner Darbietung optischer u. akustischer Reize, Notieren von Informationen während eines Telefonats); ist beschränkt aufgrund der begrenzten Kapazität des Menschen, komplexe Informationen wahrzunehmen u. zu verarbeiten; abhängig von individueller Informationsverarbeitungskapazität, kognitiver Verarbeitungsgeschwindigkeit u. der Qualität der zu bearbeitenden Aufgaben, je ähnlicher die Aufgaben sind, desto mehr Interferenz* entsteht zwischen ihnen; intensivere Reize besitzen Verarbeitungsvorteil; experimentelle Untersuchung mit Dual-Task-Aufgaben, bei denen auf 2 Reize unterschiedlicher Modalität geachtet werden muss: Leistung in diesen Aufgaben steigt mit der zur Verfügung stehenden Aufmerksamkeitskapazität, sinkt mit zunehmender Ähnlichkeit der simultan zu bearbeitenden Aufgaben; neuropsychologische Untersuchung durch Aufmerksamkeits*-Testbatterie (Einzeltest geteilte Aufmerksamkeit).

Aufmerksamkeit, gleich|schwebende: (engl.) *free floating attention*; nichtselelektives Zuhören des Therapeuten, bei dem alles Gehörte zunächst gleich zu gewichten ist sowie Vorerwartungen, Theorien u. vorschnelle Urteile suspendiert werden sollen; psychoanalytische Denk- u. Kommunikationsregel für den Therapeuten, die zusammen mit der Grundregel der freien Assoziation* die psychoanalytische Behandlungssituation strukturiert.

Aufmerksamkeits|aktivierung: (engl.) *alertness*; Bez. für Anstieg u. das Ausmaß an allgemeiner Wachheit u. Reaktionsbereitschaft des Organismus, die als basale Dimension der Aufmerksamkeit* Voraussetzung für die höheren Aufmerksamkeitsdimensionen der längerfristigen (s. Daueraufmerksamkeit, Vigilanz), der selektiven Aufmerksamkeit* u. der geteilten Aufmerksamkeit* ist; parallel wird die Bez. auch für den Anstieg der Aufmerksamkeit verwendet; **1. tonische** Aufmerksamkeitsaktivierung: allgemeiner, zirkadian oszillierender physiologischer Wachzustand des Organismus; über einen längeren Zeitraum andauerndes, relativ stabiles Niveau der Aufmerksamkeitsaktivierung, welches u. a. von chronobiologischen Rhythmen (z. B. von der Tageszeit) u. vom körperlichen Allgemeinzustand abhängt u. von Arzneimitteln u. psychotropen Substanzen (z. B. Coffein) beeinflusst werden kann; **2. phasische** Aufmerksamkeitsaktivierung: plötzliche Zunahme der Aufmerksamkeit unmittelbar nach einem Warnreiz mit kurzfristiger Anhebung des Niveaus der tonischen Aufmerksamkeitsaktivierung i. S. einer Orientierungsreaktion*, welche mit einer verstärkten selektiven Aufmerksamkeit u. Zuwendung der sensorischen Rezeptoren zu der jeweiligen Reizquelle einhergeht u. den Organismus auf eine nachfolgende Reaktionssituation vorbereitet; führt zu einer Verkürzung der Reaktionszeiten* nach einem Warnreiz im Vergleich zu Reaktionszeiten ohne Warnreizvorgabe; Nachweis: im EEG kann nach einem Warnreiz das Bereitschaftspotential* als Zeichen der Aktivierung des Gehirns nachgewiesen werden; mehrfache Darbietung des Reizes führt zur Habituation u. Abschwächung der Orientierungsreaktion.

Aufmerksamkeits-Anreiz|wert: (engl.) *incentive salience*; mit einer positiven Erfahrung assoziativ verbundener Reiz, dessen Wahrnehmung zu einer Erhöhung der selektiven Aufmerksamkeit* bezüglich dieses Reizes führt; wiederholte Aktivierung des positiven Verstärkungssystems u. des Annäherungssystems* in Verbindung mit dem selben Reiz führt zu einer Sensitivierung des mesolimbischen dopaminergen Systems, die Wahrnehmung des Reizes wirkt als Anreizmotivation* u. löst ein Verlangen (Craving*) danach aus. Dem Aufmerksamkeits-Anreizwert kommt insbes. im Bereich der Sucht* eine große Bedeutung zu, da bereits die Wahrnehmung der konditionierten Hinweisreize Suchtverhalten auslösen kann. Vgl. Anreizsystem; Suchttheorien.

Aufmerksamkeits-Belastungs-Test *m*: s. d2-Aufmerksamkeits-Belastungs-Test.

Aufmerksamkeits|defizit-Hyper|aktivitäts|störung (Defizienz*; Hyper-*; Aktivität*): (engl.) *at-*

A

tention deficit-hyperactivity disorder (Abk. ADHD); s. ADHS.

Aufmerksamkeits|defizit|störung (Defizienz*): (engl.) *attention deficit disorder*; s. ADHS.

Aufmerksamkeits|einengung: (engl.) *cognitive tunneling*; Einengung der Aufmerksamkeit* auf einen einzigen Wahrnehmungsgegenstand od. auf einzelne Teilaspekte komplexer Wahrnehmungsgegenstände mit Störung der simultanen Wahrnehmung mehrerer Reize; erschwert od. verhindert das Erkennen von Situationszusammenhängen; **Vork.:** bei starken emotionalen Reaktionen, Halluzination*, Wahn* od. neurologischer Störung (z. B. dorsale Simultanagnosie; s. Agnosie).

Aufmerksamkeit, selektive: **1.** (engl.) *selective attention*; auch fokussierte Aufmerksamkeit; (physiol.) in der Allgemeinen Psychologie die Fähigkeit, die Aufmerksamkeit* aktiv auf relevante Reize zu richten u. gleichzeitig irrelevante Aspekte u. Störreize zu ignorieren; z. B. auf einer Party auf das zu hören, was der Gesprächspartner sagt u. alle anderen Gesprächsabläufe zu vernachlässigen (sog. Cocktailparty-Phänomen); der Aufmerksamkeitsfokus muss auch unter ablenkenden Bedingungen aufrechterhalten u. die kognitive Interferenz durch parallel ablaufende, automatische Verarbeitungsprozesse unterdrückt werden (s. Attenuationstheorie); erfordert eine flexible Aufmerksamkeitssteuerung, um im Arbeitsgedächtnis* relevante Reize zu selektieren u. weiterzuverarbeiten (Anpassung des Aufmerksamkeitsfokus bei wechselnden Bedingungen); entspricht dem Begriff der Konzentration*; **Bestimmung:** z. B. Durchstreichtests (z. B. d2*-Aufmerksamkeits- und Belastungstest) u. Wahl-Reaktions-Aufgaben. **2.** (klin.) Bez. für die Beeinflussung von Aufmerksamkeitsprozessen durch psychische Störungen od. damit zusammenhängende Prozesse; nachgewiesen u. a. bei verschiedenen Angststörungen (v. a. Tierphobie, Panikstörung); Aufmerksamkeitsverschiebungen* werden als Vulnerabilitätsfaktoren für die Entstehung von Angststörungen diskutiert; Auswirkungen: angstbezogenes Material wird schneller entdeckt (z. B. Popout-Effekt) u. lenkt stärker von anderen Tätigkeiten ab (z. B. Interferenzeffekte beim dichotischen Hören od. der Stroop-Farbnennaufgabe; s. Stroop-Effekt); letzteres wird mit einer erhöhten Schwierigkeit erklärt, die Aufmerksamkeit von angstbesetztem Material abzuziehen. Auch gibt es eine geringere Wahrnehmungsschwelle für Reize, auf welche die selektive Aufmerksamkeit gerichtet ist; was sich z. B. in einer schnelleren Lösung von störungsbezogenen Anagrammaufgaben äußert. **Bestimmung:** v. a. durch experimentalpsychologische Versuchsanordnungen, z. B. dichotisches Hören, Farbe*-Wort-Interferenztest.

Aufmerksamkeits|fokussierung (lat. focus Herd): (engl.) *focused attention*; Prozess der aktiven, fokussierten Ausrichtung des Bewusstseins* auf einen Wahrnehmungsgegenstand unter Vernachlässigung anderer, irrelevanter Reize; **klin. Bedeutung:** **1.** v. a. bei der Symptomwahrnehmung von Bedeutung: Fokussierung der Aufmerksamkeit auf einzelne Funktionsbereiche, Organe od. kognitive Inhalte verstärkt deren Wahrnehmung u. kann insbesondere mit verzerrten Interpretationen zu Symptomen führen (u. a. bei hypochondrischer Störung, Somatisierungsstörung, Panikstörung); s. Aufmerksamkeit, selektive. **2.** Aufmerksamkeitsfokussierung auf automatisierte Fertigkeiten (z. B. Handlungen, Bewegungen) kann das Ausführen der automatisierten Fertigkeiten (Handlungs- od. Bewegungsabläufe) behindern. Vgl. Filtertheorie.

Aufmerksamkeits|kapazität, limitierte (lat. capacitas Raum, Fähigkeit) *f*: (engl.) *limited attentional capacity*; kognitive Beschränkung der Aufmerksamkeit*; zur Erklärung der Kapazitätsbeschränkung existieren 4 zentrale Theorien: **1.** Filtertheorie* der Aufmerksamkeit (Broadbent, 1958); **2.** Theorie der unspezifischen, limitierten Aufmerksamkeitskapazität (Kahnemann, 1973): Begrenzung der Aufmerksamkeit durch ein generell begrenztes kognitives Leistungsvermögen; **3.** Theorie der spezifischen multiplen Ressourcen (Allport et al., 1972): Existenz multipler Aufmerksamkeitsressourcen für spezifische kognitive Verarbeitungsteile, die sich jedoch auch überschneiden können; die Selektion erfolgt ebenfalls durch die Kapazitätsbeschränkung der kognitiven Leistungsfähigkeit; **4.** Selektion als Voraussetzung menschlicher Handlungssteuerung (Neisser, 1976, Allport, 1980): Aufmerksamkeitsbeschränkung wird als kognitive Leistung verstanden, welche durch Informationsselektion die Komplexität der Umwelt auf relevante Reize begrenzt.

Aufmerksamkeits|kon|trolle (Kontrolle*) *f*: (engl.) *attentional control*; willkürliche selektive Fokussierung der Aufmerksamkeit* u. ggf. Ausblendung ablenkender od. störender Reize; von der Aufmerksamkeitsaktivierung* abhängige, aktive kognitive Leistung zur Ausrichtung des Bewusstseins auf einen physischen od. mentalen Gegenstand; entscheidet darüber, welche Informationen in das Langzeitgedächtnis* übernommen u. ggf. weiterverarbeitet werden.

Aufmerksamkeits|leistung: (engl.) *attention power*; durch psychologische Tests feststellbares messbares Ergebnis des Konstrukts Aufmerksamkeit*.

Aufmerksamkeits|netz|werk beim Lesen: (engl.) *attention network reading*; distribuiertes neuronales Netzwerk*, das die Aufmerksamkeitsfokussierung* auf das Lesen einer Buchstabenfolge ermöglicht (Orientierungsreaktion*); Nachweis durch funktionelle Bildgebung (fMRT) möglich; Komponenten: **1.** Lösen von Aufmerksamkeit durch Aktivierung des hinteren Parietallappens (s. Disengagement); **2.** Aufmerksamkeitsverschiebung* durch Aktivierung der Colliculi superiores (funktionell relevant auch für Augenfolgebewegungen); **3.** Neuausrichtung durch Aktivierung des Thalamus (Schaltstelle, die aus allen Schichten des Gehirns Informationen erhält).

Aufmerksamkeits|re|flex (Reflekt-*) *m*: (engl.) *ideomotor reflex*; psychisch ausgelöste Pupillenreaktion* mit leichter Pupillenerweiterung bei Aufmerksamkeitsbindung, Vorstellung von Dunkelheit od. Schmerz od. Pupillenverengung bei Vorstellung von Licht (s. Pupillenreaktionen); bei Schizophrenie vermindert (sog. Bumke-Zeichen) als Hinweis auf gestörte Aufmerksamkeitskontrolle*.

Aufmerksamkeits|störung: (engl.) *attentional disorder, attentional deficit*; Bez. für die eingeschränkte Fähigkeit, sich mental längere Zeit einem best. Gegenstand zuzuwenden (Unaufmerksamkeit), sowie Einengung u. Schwankungen der Aufmerksamkeit*; **Vork.:** bei Schlaganfall, Schädelhirntrauma, anderen neurologischen Erkrankungen mit Beteiligung des ZNS, z. B. hirnorganischem Psychosyndrom; bei ADHS, Depression, Angststörung, Schizophrenie u. Substanzstörungen. Vgl. Konzentrationsstörung.

Aufmerksamkeits|test *m*: s. d2-Aufmerksamkeits- und Belastungstest; Aufmerksamkeits-Testbatterie; Frankfurter Aufmerksamkeits-Inventar.

Aufmerksamkeits-Testbatterie: (engl.) *Test for Attentional Performance (Abk. TAP)*; Verfahren zur Erfassung von Aufmerksamkeitsdefiziten; erfasst werden in Einzeltests: Alertness, Arbeitsgedächtnis (in 3 Schwierigkeitsabstufungen), Augenbewegung, crossmodale Integration, Daueraufmerksamkeit (in 2 Varianten), Flexibilität (Reaktionswechsel; in 6 Varianten), Gesichtsfeld- bzw. Neglectprüfung (in 5 Varianten), geteilte Aufmerksamkeit (in 6 Varianten), Go/Nogo-Test (Fähigkeit, unter Zeitdruck eine angemessene Reaktion auszuführen; in 2 Varianten), Inkompatibilität, verdeckte visuelle Aufmerksamkeitsverschiebung, Vigilanztest (in 3 Varianten), visuelles Scanning; Durchführung als Computertest; Version für Kinder (Kinder-Aufmerksamkeits-Testbatterie; engl. Test for Attentional Performance for Children; Kurzbez. KITAP), ergänzt durch einen Untertest zur Ablenkbarkeit; **Anw.:** Erwachsene u. Kinder mit Aufmerksamkeitsstörungen*, z. B. nach Schädelhirntrauma*; **Testdauer:** Einzeltests zwischen 1 u. 30 Minuten.

Aufmerksamkeits|training *n*: (engl.) *attentional training*; Sammelbez. für Verfahren, die zur Verbesserung der Aufmerksamkeit* od. deren gezielter Lenkung auf einen bestimmten Wahrnehmungsbereich eingesetzt werden; **Ind.:** z. B. ADHS, Schizophrenie, Angststörungen, Schmerzstörungen u. körperliche Beschwerden; Beispiel: Attentional*-control-Training.

Aufmerksamkeits|verschiebung: **1.** (engl.) *attentional bias*; (physiol.) Verlagerung des Aufmerksamkeitsfokus durch plötzlich auftretende, räumlich zentrale od. periphere Reize, die einen Hinweis auf die Lokalisation interessierender Information geben (Hinweisreiz); zentrale Hinweisreize führen i. d. R. zu einer kognitiv kontrollierten Aufmerksamkeitsverschiebung i. S. einer allgemeinen Orientierungsreaktion*, periphere Hinweisreize zu einer automatischen, reizgesteuerten räumlichen Verschiebung des Aufmerksamkeitsfokus, die Blick- od. Kopfbewegungen vorbereiten kann (visuell-räumliche Aufmerksamkeit). Teilleistungen der räumlichen Aufmerksamkeitsverschiebung (nach Posner): Lösung vom aktuell fokussierten Reiz (engl. disengage), Verschiebung des Aufmerksamkeitsfokus zum neuen Reiz (engl. move, shift), Fixierung des neuen Reizes (engl. engage). Aufmerksamkeitsverschiebung erleichtert das Entdecken von neuen Reizen u. verkürzt die Reaktionszeit*, wenn der Hinweis- u. Zielreiz (der Reiz, auf den reagiert werden soll) aus der gleichen Richtung kommen, verlängert dagegen die Reaktionszeit wenn der Hinweisreiz aus einer anderen Richtung kommt. Unterschieden werden schnelle, reflexive Verschiebung der Aufmerksamkeit u. langsame, verdeckte Form der Aufmerksamkeitsverlagerung. **Bestimmung:** neuropsychologische Tests, z. B. Testbatterie zur Aufmerksamkeitsprüfung (Abk. TAP, Zimmermann u. Fimm, 2002); **klin. Bedeutung:** Die Disengage-Komponente (Loslösen des Aufmerksamkeitsfokus von einem Reiz) scheint v. a. mit Schädigungen des posterioren Parietallappens zusammenzuhängen, wenn die Aufmerksamkeit auf die der Läsionsseite gegenüberliegende Raumseite verschoben werden soll. Zusätzlich können Defizite in der Aufrechterhaltung der Aufmerksamkeitsintensität zu einer Persistenz unilateraler Neglect-Symptome nach rechtsseitigen Läsionen führen. Noradrenerg vermittelte Störungen der Aufmerksamkeitsaufrechterhaltung können über Unterfunktionen des posterioren Aufmerksamkeitssystems zu mangelhafter Aufmerksamkeitsausrichtung in einer Raumhälfte führen bzw. diese verstärken. **2.** auch Aufmerksamkeitsverzerrung; (klin.) besondere Form der selektiven Aufmerksamkeit* bei bestimmten psychischen Störungen; z. B. stärker ablenkende Wirkung von angstbezogenen Reizen bei von Angststörungen Betroffenen.

Aufnahme, fürsorgliche: **1.** (engl.) *protective confinement, protective detention*; syn. fürsorgliche Unterbringung; **Deutschland:** vorläufige unfreiwillige öffentlich-rechtliche Unterbringung*; sind dringende Gründe für die Annahme vorhanden, dass die Voraussetzungen für eine Unterbringung vorliegen, u. erscheint eine sofortige Unterbringung erforderlich, kann eine anerkannte Einrichtung eine Person aufnehmen (sog. fürsorgliche Aufnahme), bevor die Unterbringung beantragt od. angeordnet ist. Die fürsorglich aufgenommene Person ist unverzüglich von einem Arzt der anerkannten Einrichtung zu untersuchen. Wird die Annahme der Voraussetzungen für eine Unterbringung nicht durch die Untersuchung bestätigt, so ist die Person sofort zu entlassen. Die Voraussetzungen regeln die landesrechtlichen Psychischkrankengesetze* bzw. Unterbringungsgesetze*; **Voraussetzung:** akute Selbst*- od. Fremdgefährdung* aufgrund einer psychischen Störung; wird eine vorläufige Unterbringung nicht bis zum Ablauf des auf den Beginn der sofortigen Unterbringung folgenden Tages durch das Gericht angeordnet, so ist der Betroffene unverzüglich zu entlassen (Ausnahme: § 13 UBG Baden-Württemberg: danach ist der Betroffene zu entlassen, wenn nicht spätestens nach Ablauf des Tages nach Eingang des Antrags bei Gericht die Unterbringung angeordnet ist). Zu unterscheiden von der unfreiwilligen privatrechtlichen Unterbringung i. S. des § 1906 BGB (bzw. 1631 b BGB für Minderjährige) i. R. des Betreuungsrechts. Eine Unterbringung eines Erwachsenen ist nur zum Wohl des Betreuten möglich. Das Gesetz sieht insoweit die beiden Fallgruppen der Selbstgefährdung (Lebens- od. erhebliche Gesundheitsgefahr, z. B. Suizidgefahr) od. des notwendigen medizinischen Eingriffs vor. **2. Österreich:** im Unterbringungsgesetz analog geregelt, ohne so benannt zu sein. **3. Schweiz:** Im Zivilgesetzbuch regelt der § 397a die fürsorgerische Freiheitsentziehung*, wobei hier nicht notwendigerweise akute Selbst- od. Fremdgefährdung vorliegen muss.

Aufrecht|erhaltung: (engl.) *maintenance*; s. Veränderungsmodell, transtheoretisches; Faktoren, aufrechterhaltende.

Aufrecht|erhaltungs|programm *n*: (engl.) *maintenance programme*; Maintenance*-Programm.

Aufschiebe|verhalten: (engl.) *delay behavior*; s. Prokrastination.

Aufschrecken, nächtliches: (engl.) *to wake up with a start*; bewusstseinsnahe Phase des oneiroiden (traumhaften) Erlebens; verbunden mit Hyperarousal*; **Vork.:** häufig bei posttraumatischer Belastungsstörung* als Folge von Flashbacks od. anderen Intrusionen u. Alpträumen; auch bei Panikstörung* assoziiert mit einem Panikanfall.

Auftauen: **1.** (engl.) *warming-up*; Phase im psychotherapeutischen Prozess vor Veränderungen u. Neustabilisierungen, insbes. auch am Anfang einer therapeutischen Begegnung; als besondere Technik v. a. im Bereich des Psycho-* bzw. Soziodramas; **2.** Bez. für Veränderungen im psychotherapeutischen Geschehen, die festgefahrene Strukturen des Umgangs mit Problemen od. anderen Menschen (s. Gruppenpsychotherapie), meist auch i. S. nicht gelebter emotionaler Zustände, auflösen.

Auftrags|konflikt (Konflikt*) *m*: **1.** (engl.) *order conflict*; Konflikt zwischen Helfer u. Patient od. in einem sozialen System, der durch Vorgaben einer Einrichtung einerseits u. Bedürfnissen u. Werten der unmittelbar am Hilfeprozess Beteiligten andererseits zustande kommt; **2.** Konflikt in einem sozialen System (z. B. Kernfamilie), der durch Einflüsse aus einem anderen System (z. B. Ursprungsfamilie) in Hinsicht auf die jeweils gestellte Behandlungsaufgabe bzw. das Behandlungsziel entsteht (s. Familientherapie; Mehrgenerationenperspektive).

Aufwach|epi|lepsie (Epilepsie*) *f*: (engl.) *awakening epilepsy*; meist idiopathische, generalisiert auftretende epileptische Anfälle* in der morgendlichen Aufwachphase mit günstiger Progn.; s. Epilepsie.

Aufwach|halluzination (Halluzination*) *f*: (engl.) *hypnopompic hallucination*; hypnopompe Halluzination*.

Aufwach|kata|plexie (Kataplexie*) *f*: (engl.) *morning cataplexis*; s. Schlaflähmung.

Auge-Hand-Ko|ordinatio̲n (Koordination*) *f*: (engl.) *eye-hand coordination*; Teil der Sehfunktion, der die Fähigkeit umfasst, Gegenstände mit den Augen zu erfassen u. die Hände entsprechend dem Wahrgenommenen zu bewegen; bildet zusammen mit der Feinmotorik* die Voraussetzung für die Ausführung alltäglicher Handlungen (z. B. zum Essen, Radfahren, Schreiben, Schneiden); wird im Kindesalter durch Spiele u. Bewegung kontinuierlich ausgebildet u. verbessert. Bei Störungen kann die Hand-Augen-Koordination durch Übungen u. Lernmaterialien verbessert werden.

Augen|bewegung-De|sensibilisi̲erung und Verarbeitung: (engl.) *eye movement desensitization and reprocessing*; s. EMDR.

Augen|bewegungen: (engl.) *eye movements, ocular movements*; Okulomotorik; Bez. für die Gesamtheit aller Bewegungen der Augäpfel; können willkürlich od. unwillkürlich, bewusst od. unbewusst, wahrnehmungsabhängig (Blickbewegungen*) od. wahrnehmungsunabhängig, aktiv (neuronal gesteuert, dienen meist der Verarbeitung od. Abwehr visueller Informationen) od. passiv (von außen induziert, meist i. R. der Untersuchung mechanisch bedingter Störungen) erfolgen. Die Augenbewegungen erfolgen i. R. komplexer Regelkreise mit Einflüssen von Netzhaut u. ZNS durch 6 extraokuläre Muskeln, die antagonistisch arbeiten, um die Augen horizontal, vertikal od. rotierend zu bewegen; vgl. Listing-Gesetz. Im Schlaf* treten Phasen schneller, heftiger Augenbewegungen bei geschlossenen Augenlidern auf (engl. rapid eye movements, Abk. REM), die mit erhöhter Traumaktivität korrelieren. **Formen: 1. konjugierte** Augenbewegungen: **a)** sakkadische Augenbewegung: beim visuellen Abtasten einer Szenerie bewegen sich die Augen nicht gleichmäßig, sondern sprunghaft in sog. Sakkaden, d. h. der Blick wird von einem fixierten Punkt ruckartig zum nächsten bewegt. Die Länge einer Sakkade beträgt 15–100 ms. Sakkadische Bewegungen werden sowohl bewusst als auch unbewusst ausgelöst. Die visuelle Wahrnehmung erfolgt nicht während der Sakkaden, sondern während der folgenden Fixation des Objekts, die Sakkaden dienen dem Wechsel des Fixationspunkts. Die Fixation ist strenggenommen keine Bewegung, sondern die Betrachtung eines Reizes ohne Augenbewegung. Das ungewollte Verlieren des Fixationspunkts wird als Drift bezeichnet, sog. Mikrosakkaden mit Amplituden von 3–

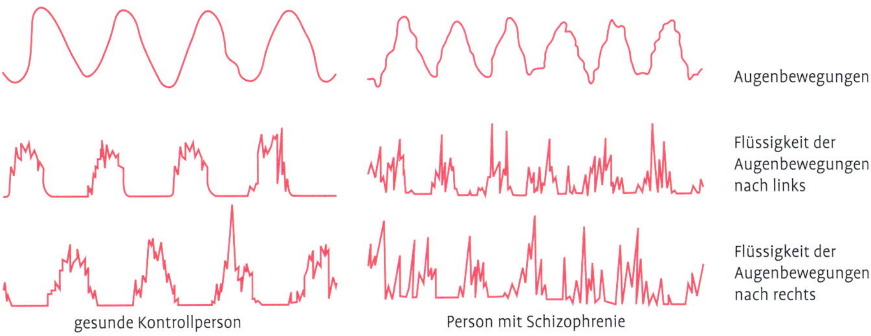

Augenbewegungen: Augenbewegungen (SPEM) bei Kontrollperson u. Person mit Schizophrenie

50 Winkelminuten u. Maximalgeschwindigkeiten von 8°/Sek. bis 80°/Sek dienen dem Ausgleich des Drifts. **b)** Augenfolgebewegungen: bewusst ausgeführte langsame kontinuierliche Bewegungen, die dazu dienen, ein bewegtes Ziel in der Fovea zu halten. Bei Folgebewegungen wie Sakkaden gilt im Gegensatz zu Vergenzbewegungen das Prinzip der identischen Innervation beider Augen. **c)** Nystagmus*; **d)** optokinetischer Reflex*; **e)** vestibulookularer Reflex*; **2. nichtkonjugierte** Augenbewegungen: Vergenzbewegungen als Fixationsbewegung der Augen: unwillkürliche, kooperative Augenbewegungen, die gewährleisten, dass beide Augen denselben Zielpunkt fixieren u. so das Abbild dieses Zielobjekts auf identische Teile beider Netzhäute fällt. Die optischen Achsen beider Augen werden relativ zueinander verschoben; dienen der Verschiebung des Fixationspunkts in der Tiefe od. der Beibehaltung der Fixation eines in der Tiefe beweglichen visuellen Reizes; bei der Fixation in der Nähe kommt es zur Konvergenz der beiden Achsen, beim Blick in die Ferne zur Divergenz; **3. pathologische** Augenbewegungen (z. B. Opsoklonus, pathol. Nystagmus, Blicklähmung) u. a. bei zerebellaren u. Hirnstammsyndromen sowie bei Augenmuskellähmung. **Bestimmung:** v. a. durch Augenbewegungskamera (auch Blickbewegungskamera, engl. eye tracker); bei Reflexionsmethoden wird die unterschiedliche Lichtabsorption durch Iris u. Sklera ausgenutzt, indem das Auge beleuchtet u. das Streulicht mit Photozellen erfasst wird, od. es werden die Spiegelbilder punktförmiger Lichtquellen im Auge ausgewertet; bei der Elektrookulographie (Abk. EOG*) werden mit Hilfe von Oberflächenelektroden neben den Augen Änderungen der elektrischen Spannung zwischen Netzhaut (negativer Pol) u. Hornhaut (positiver Pol) erfasst; daneben subjektive Methoden auf der Basis von Befragung (z. B. Nachbilder*). Die Blickbewegungsanalyse ist ein wichtiges Instrument in Psychologie u. Neurowissenschaften, u. a. bei der Analyse von Wahrnehmungsprozessen, Werbung, Mensch-Maschine-Interaktion, Software-Ergonomie, Benutzerfreundlichkeit, Medienforschung, Sicherheitstechnik. **Hinweis: 1.** Ruckartige Augenbewegungen werden bei der Methode EMDR* therapeutisch angewendet. **2.** Störungen der sog. smooth pursuit eye movements (Abk. SPEM) bei sich bewegenden Zielobjekten sind bei Schizophrenie gut belegt (s. Abb.), Betroffene haben Defizite bei der Verfolgung sehr schneller Zielobjekte (v. a. bei vorhersagbarer Geschwindigkeit). Da diese Defizite auch außerhalb florider Phasen sowie bei Angehörigen 1. Grades auftreten, wird eine Rolle als Marker für mit Schizophrenie assoziierte Genotypen diskutiert; Auffälligkeiten auch bei Autismus u. posttraumatischer Belastungsstörung.

Augen|muskel|lähmung: (engl.) *ocular muscle paralysis*; Ophthalmoplegie; Lähmung* eines od. mehrerer Augenmuskeln, bei der durch den reduzierten Zug des gelähmten Muskels Lähmungsschielen (Strabismus paralyticus), meist mit Diplopie*, resultiert; der Schielwinkel nimmt in Blickrichtung des gelähmten Muskels zu (Inkomitanz); zur Vermeidung von Doppelbildern wird die Blickrichtung bevorzugt, in der keine Abweichung besteht (Torticollis ocularis). **Urs.:** gestörte Innervation von Augenmuskeln (Abduzenslähmung, Trochlearislähmung, Okulomotoriuslähmung), als angeborene Störung (z. B. Aplasie der Augenmuskelkerne bei Stilling-Türk-Duane-Syndrom) od. erworbene neurol. oder internist. Erkrankung (z. B. intrakranielle Tumoren, Blutungen od. Ischämien, Polyneuropathien*, Multiple* Sklerose, Enzephalitis*, Meningitis*, Schädelhirntrauma*, Diabetes mellitus) bzw. muskulär (z. B. Myositis, endokrine Ophthalmopathie), selten als UAW (z. B. Aminoglykosid-Antibiotika); **Einteilung:** nach Lok. der Störung; **1.** nukleäre Augenmuskellähmung; zentral im Bereich der Kerngebiete des betroffenen Hirnnerven (sog. Augenmuskelkerne); **2.** faszikuläre Augenmuskellähmung; zentral im Bereich der nervalen Fasersysteme (z. B. Fasciculus longitudinalis medialis); **3.** periphere Augenmuskellähmung; peripher im Bereich des betroffenen Hirnnerven bzw. Augenmuskels. Vgl. Blicklähmung; Strabismus.

A

Augen|schutz|re|flex (Reflekt-*) *m*: (engl.) *eye protection reflex*; s. Orbicularis-oculi-Reflex.

Augmentation (lat. augmentum Vermehrung) *f*: **1.** (engl.) *augmentation*; Augmentierung, Augmentierungstherapie; (pharmak.) Verstärkung der Wirkung eines Arzneimittels durch zusätzliche Gabe einer anderen Substanz; Sonderform der Kombinationstherapie (Unterstützung des Wirkungsmechanismus der Primärtherapie durch Zusatzwirkstoff), z. B. Lithium als Augmentation des selektiven Serotonin-Wiederaufnahme-Hemmers zur Verstärkung des antidepressiven Effekts bei therapieresistenter Depression, Clozapin als Augmentation des atypischen Neuroleptikums bei therapieresistenter Schizophrenie; **2.** (klin.) bei Restless*-Legs-Syndrom rasche Zunahme der Beschwerden unter Medikation trotz Dosissteigerung.

Aura (gr. αὔρα Hauch) *f*: **1.** (engl.) *aura*; Bez. für sensible (z. B. Taubheitsgefühl, Kribbeln), sensorische (z. B. Geruchs- od. Geschmacksaura), vegetative (epigastrische Aura) od. psychische (Glücks-, Angstgefühl, Déjà-vu-Erlebnis) Wahrnehmungen unmittelbar vor einem epileptischen Anfall*; **2.** Bez. für neurol. Symptome (z. B. Seh- od. Sensibilitätsstörungen, Lähmungen, Aphasie), die zu Beginn einer Migräne* auftreten können.

Ausbildung, psycho|therapeutische: **1.** (engl.) *psychotherapeutical education*; Psychotherapeuten-Ausbildung, (Psycho-)Therapieausbildung; Ausbildung der Psychologischen Psychotherapeuten u. Kinder- u. Jugendlichenpsychotherapeuten (s. Psychotherapeut) u. Vermittlung von Grundkenntnissen der wissenschaftlich anerkannten psychotherapeutischen Verfahren (analytische Psychotherapie, tiefenpsychologisch fundierte Psychotherapie, Verhaltenstherapie, Gesprächspsychotherapie) sowie eine vertiefte Ausbildung in einem dieser Verfahren; **Ziel:** Vermittlung von Kenntnissen, Fähigkeiten u. Fertigkeiten, die erforderlich sind, um unter Berücksichtigung der ärztl. Befunde zum körperl. Status u. der sozialen Lage des Patienten auf den wissenschaftlichen, geistigen u. ethischen Grundlagen der Psychotherapie eigenverantwortlich u. selbständig handeln zu können: **a)** bei der Diagnostik, Therapie u. Rehabilitation von Störungen mit Krankheitswert, bei denen Psychotherapie indiziert ist; **b)** bei der Therapie psychischer Ursachen, Begleiterscheinungen u. Folgen von körperlichen Erkrankungen. **Durchführung: a) Deutschland:** im Psychotherapeutengesetz* geregelt; umfasst nach Ausbildungs- u. Prüfungsverordnung für Psychologische Psychotherapeuten (Abk. PsychTh-APrV) bzw. Kinder- u. Jugendlichenpsychotherapeuten (Abk. KJPsychTh-APrV) vom 18.12.1998 eine praktische Tätigkeit, eine theoretische sowie eine praktische Ausbildung mit Krankenbehandlungen unter Supervision* u. eine Selbsterfahrung*, welche die Ausbildungsteilnehmer zur Reflexion eigenen therap. Handelns befähigt; schließt mit Bestehen der staatlichen Prüfung ab; beträgt bei berufsbegleitender Ausbildung 5 Jahre, bei Vollzeitausbildung 3 Jahre u. wird an Hochschulen od. anderen dafür staatlich anerkannten Einrichtungen (s. Ausbildungsstätte) durchgeführt. **b) Österreich:** umfasst nach Psychotherapiegesetz* mindestens 3000 Ausbildungsstunden, einen allgemeinen Teil (psychotherapeutisches Propädeutikum; Ziel: fachliche Gleichstellung der aus versch. Grundberufen u. Arbeitsfeldern stammenden Anwärter) u. speziellen Teil (Fachspezifikum, 22 gesetzlich anerkannte therap. Richtungen) mit jeweils theoretischen u. praktischen Inhalten. Voraussetzung für die Zulassung zum Propädeutikum: Ablegung der Reifeprüfung bzw. der Studienberechtigungsprüfung, der Berufsreifeprüfung od. ein gleichwertiger im Ausland erworbener Abschluss; keine Einschränkung auf Personen mit einem Studienabschluss in Psychologie od. Medizin, eine Ausbildung im Krankenpflegefachdienst od. in einem medizinisch-technischen Dienst ist gleichgestellt. **c)** In der **Schweiz** ist ein bundesweites Psychologieberufegesetz* in Vorbereitung, bisher gelten die kantonalen Gesundheitsgesetze. **2.** Ausbildung der Ärztlichen Psychotherapeuten; Ärztliche Psychotherapeuten sind überwiegend Fachärzte* für Psychiatrie und Psychotherapie od. Fachärzte* für Psychosomatische Medizin und Psychotherapie. Sie absolvieren nach der Ausbildung u. Approbation zum Arzt eine ärztliche Weiterbildung*, sie ist in den Muster-Weiterbildungsordnungen der BÄK geregelt. Auf dieser Grundlage legen die Landesärztekammern die entsprechenen weiterbildungsordnungen fest. Ethische u. therap. **Probleme in der psychotherapeutischen Ausbildung** betreffen v. a. die Frage der Selbstbestimmung des Patienten i. R. der therapeutischen Beziehung*, das Vertreten von Patienteninteressen im Gesundheitswesen, aber auch die ökonomische Verwertung naturwissenschaftlich-medizinischer Erkenntnisse. In all diesen Bereichen wird die Fähigkeit zur ethischen Reflexion in der gegenwärtigen Situation gesundheitspolitischer u. medizinisch-technischer Entwicklungen für Ärzte u. Psychotherapeuten u. a. im medizinischen Bereich tätige Personen zu einer notwendigen Sekundärkompetenz im berufl. Alltag. Die universitäre Ausbildung trägt dieser Bedeutung der medizinischen Ethik Rechnung u. fordert die Einbindung der Ethik in das medizinische Curriculum der Humanmedizin u. in die Psychotherapeutenausbildung. Durch den stetigen med. Fortschritt entstehen moralisch problemat. u. ethisch zu reflektierende Handlungsoptionen, die sowohl das Handeln im Gesundheitswesen generell als auch i. R. des ärztlichen u. psychotherap. Handelns betreffen.

Ausbildungs|stätte: (engl.) *training school*; staatlich anerkannte Einrichtung (z. B. Hochschule), welche die psychotherapeutische Ausbildung* zum Psychologischen Psychotherapeuten od. zum Kinder- u. Jugendlichenpsychotherapeuten (s. Psychotherapeut) nach § 5 Absatz 1 PsychThG (s. Psychotherapeutengesetz) vermittelt; ggf. können auch Ärztliche Psychotherapeuten ihre psychotherapeutische Zusatzqualifikation erwerben (Voraussetzung: Anerkennung durch die entspr. Ärztekammern); **Voraussetzung** zur Anerkennung: **1.** Patienten, die an psychischen Störungen mit Krankheitswert leiden, werden nach wissenschaftlich anerkannten psychotherap. Verfahren stationär od. ambulant behandelt, wobei es sich bei einer Ausbildung zum Kinder- u. Jugendlichenpsychotherapeuten um Personen handeln muss, die das 21. Lebensjahr noch nicht vollendet haben. **2.** Für die Ausbildung geeignete Patienten stehen nach Anzahl u. Art in ausreichendem Maße zur Verfügung. **3.** Eine angemessene technische Ausstattung für Ausbildungszwecke u. eine fachwissenschaftliche Bibliothek sind vorhanden. **4.** Geeignete Psychologische Psychotherapeuten od. Kinder- u. Jugendlichenpsychotherapeuten u. qualifizierte Ärzte für die Vermittlung der med. Ausbildungsinhalte für das jeweilige Fach stehen in ausreichender Zahl zur Verfügung. **5.** Die Ausbildung wird nach Ausbildungsplänen durchgeführt, die aufgrund der Ausbildungs- u. Prüfungsverordnung für Psychologische Psychotherapeuten od. Kinder- und Jugendlichenpsychotherapeuten erstellt worden sind. **6.** Die begleitende theoret. u. praktische Ausbildung wird durchgeführt, die Ausbildungsteilnehmer werden während der praktischen Tätigkeit angeleitet u. beaufsichtigt. Wenn die Ausbildungsstätte die begleitende theoret. u. praktische Ausbildung od. die praktische Tätigkeit nicht vollständig durchführen kann, hat sie sicherzustellen, dass eine andere geeignete Einrichtung diese Aufgabe in dem erforderl. Umfang übernimmt.

Ausdrucks|bewegungen: (engl.) *expression movements*; Bewegungen, die Ausdruck psychischer Befindlichkeit od. eines psychischen Vorgangs sind; wesentliche Grundlage der Ausdrucksfähigkeit* u. wichtiges Element der zwischenmenschlichen Kommunikation* sowie Forschungsgegenstand der Ausdruckpsychologie u. Emotionsforschung; unterschieden werden willkürliche (durch ZNS-Innervation der quergestreiften Muskulatur gesteuerte) Ausdrucksbewegungen u. unwillkürliche, vegetativ gesteuerte Ausdruckserscheinungen von Gefühls- u. Trieberlebnissen. Erklärungsansätze i. R. sog. Ausdruckstheorien stammen u. a. von Darwin, Wundt, Spencer mit unterschiedlicher Betonung physiologischer, evolutionärer u. mentaler Faktoren. Die Rudimenttheorie nach Carpenter (u. später W. James) sieht die Basis des Ausdrucksverstehens in rudimentären Mitbewegungen, die von wahrgenommenen od. vorgestellten Bewegungen ausgelöst werden. **Formen: 1.** Bewegungen zum Ausdruck eigener Befindlichkeit: in der Kindheit Lächeln, Abwehrbewegungen, Schreien, Weinen, Lippenspitzen; beim Erwachsenen: Mimik, Gestik, Gang, para- u. nonverbaler Ausdruck; **2.** Mitbewegungen beim Ausdruck anderer Menschen (Spiegelung); **Störungen** u. a. bei Parkinson*-Syndrom, schwerer affektiver Störung*, Schizophrenie*; zu den sog. Ausdruckssymptomen zählen herabgesetzte, übermäßige od. situativ unangemessene Ausdrucksbewegungen (z. B. von Bleuler bei hebephrener Schizophrenie* beschrieben).

Ausdrucks|fähigkeit: (engl.) *capability of expression*; Vermögen, eigene Gefühle, Intentionen u. Absichten durch Mimik, Gestik u./od. Phonik mitzuteilen; Forschungsgegenstand der Ausdruckspsychologie; **Störungen** (z. B. Ausdrucksverarmung, Parathymie* od. Hyperexpressivität) bei hirnorganischen Erkrankungen, Schizophrenie u. Persönlichkeitsstörungen.

Ausdrucks|merkmale: (engl.) *enunciative expression*; Körpersignale, die psychische Vorgänge widerspiegeln u. kommunikative Funktion haben; s. Ausdrucksverhalten.

Ausdrucks|potential (lat. potentia Fähigkeit) *n*: (engl.) *expression potential*; Vermögen u. Repertoire, um sich angemessen (im Ausdruck) darstellen u. mitteilen zu können; s. Ausdrucksfähigkeit.

Ausdrucks|verhalten: (engl.) *expressive behavior*; umfasst Mimik (Mienenspiel, Bewegungsabläufe des Gesichts), Physiognomie (verfestigter Gesichtsausdruck), Gestik (Ausdruck der Hände, Gebärden), Motorik (Bewegungen der Gliedmaßen u. Körperhaltung einschließlich Schreiben u. bildnerischem Gestalten) u. Phonetik (Ausdrucksgehalt von Stimme u. Sprechweise); kann eingeschränkt sein z. B. bei bei Depression (wenig Mimik) od. bei schizophrener Katatonie. Vgl. Ausdrucksbewegungen.

Ausgrenzung, soziale: (engl.) *social exclusion*; Prozess der Benachteiligung von (nichtkonformen) Bevölkerungsgruppen durch Marginalisierung* bzw. Ausschließen aus Bereichen sozialer Teilhabe (z. B. Gesundheitsversorgung) od. Lebenschancen u. Verdienstmöglichkeiten; häufig z. B. bei nichtorganisierten, behinderten, alten, alleinerziehenden Menschen, Menschen mit Migrationshintergrund; kann für das Individuum mit einem höheren Krankheits- u. Mortalitätsrisiko verbunden sein. Folgen können soziale Isolation*, Vereinsamung u. Verwahrlosung* sein.

Auskunfts|anspruch: (engl.) *right to demand information*; Recht des Patienten auf Auskunft über Inhalte ihn betreffender Krankenunterlagen, einhergehend mit Einsichtsrecht* in die ihn betreffenden Krankenunterlagen; Rechtsgrundlage ist das verfassungsrechtlich anerkannte Selbstbestimmungsrecht* des Patienten sowie eine vertragliche Nebenpflicht aus dem Behandlungsvertrag*; das Einsichtsrecht* folgt zudem berufsrechtlich aus den landesrechtlichen Umsetzungen der Muster-Berufsordnungen (§ 11 MBO-PP/KJP, § 10 MBO-Ä), reicht jedoch inhaltlich nur so weit, wie sich angefertigte Unterlagen i. R. der Dokumentationspflicht* bewegen. Bei EDV-gestützter u. auch bei

A

manueller Patientendokumentation, sofern die Patientendaten auf einheitlichen u. gleichartig aufgebauten Karteikarten erfasst werden, besteht nach den geltenden Datenschutzgesetzen* eine Auskunftspflicht der speichernden Stelle gegenüber dem Patienten, die insbes. die Tatsache der Datenspeicherung u. den Inhalt der gespeicherten Daten, Herkunft u. Empfänger der Daten sowie den Zweck der Speicherung umfasst. Vgl. Datenschutz.

Auslöse|mechanismus, angeborener *m*: (engl.) *inborn releasing mechanism*; Abk. AAM; physiol. Mechanismus, der bei einer spezif. Reizsituation (s. Schlüsselreiz) eine i. d. R. adäquate Reaktion auslöst; z. B. Pflegeverhalten bei Konfrontation mit dem sog. Kindchenschema, Demutsgebärde, Drohgebärde.

Auslöser: (engl.) *trigger*; Ereignis, das ein anderes Ereignis od. eine Ereigniskette bzw. eine psychische Störung od. Krankheit in Gang setzt; gibt den Anstoß zu einer Störung, ist nicht deren Ursache; vgl. Faktoren, auslösende. Vgl. Diathese-Stress-Modell.

Ausreißer|wert: (engl.) *outlier*; Wert, der sich deutlich von den anderen Werten einer Stichprobe unterscheidet, d. h. außerhalb eines Streuungsbereiches um den Erwartungswert* der Stichprobe liegt.

Aussage|fähigkeit: (engl.) *meaningfulness*; Fähigkeit, eine realitätskonforme Aussage über ein Ereignis, insbes. als Zeuge vor Gericht, machen zu können; **Voraussetzung:** Wahrnehmung, Speicherung im Gedächtnis u. bewusste Wiedergabe des Ereignisses. Auf jeder dieser Ebenen können Störungen auftreten, durch welche die Aussagefähigkeit beeinträchtigt wird. Aufgabe von Psychiatern ist es, bei Zeugen od. Opfern von Gewalt od. sexuellem Missbrauch psychische Störungen zu erkennen u. deren Einfluss auf Wahrnehmung (z. B. bei Halluzinationen), Gedächtnis (z. B. bei Intoxikation) u. Wiedergabe (z. B. bei Wahn mit Erinnerungsverfälschung) abzuschätzen u. einzugrenzen. Zum Realitätsgehalt u. zum subjektiven Wahrheitsgehalt einer Aussage (mit Ausnahme psychotischen Erlebens) können sie jedoch nicht Stellung nehmen. **Hinweis:** Feststellung der Aussagefähigkeit des Zeugen ist eine der Grundvoraussetzungen zur Beurteilung der Glaubhaftigkeit einer Zeugenaussage.

Ausscheidungs|störung: (engl.) *elimination disorder*; Sammelbez. für alle Formen der Harn*- u. Stuhlinkontinenz* unabhängig von der Ätiologie; können organisch od. funktionell bedingt sein u. setzen entwicklungsphysiologisch ein Mindestalter von 5 (bei Enuresis* bzw. kindlicher Harninkontinenz) bzw. 4 Jahren (bei Enkopresis*) voraus. Vgl. Miktionsstörung.

Ausschluss|kriterien *n pl*: (engl.) *criteria of exclusion*; möglichst gut operationalisierbare Merkmale einer Person als Grundlage der Entscheidung über die Nicht-Berücksichtigung zur Teilnahme an einer diagnostischen, therapeutischen od. wissenschaftlichen Maßnahme; Ausschlusskriterien dienen zur Festlegung der Voraussetzungen für die Ablehnung, Einschlusskriterien* bilden die Grundlage für die Aufnahme einer Person; i. d. R. werden Einschluss- u. Ausschlusskriterien vor Beginn der Studie od. anderen Massnahme festgelegt; auch nachträgliche Festlegungen, z. B. Ausschluss von Studienteilnehmern von einzelnen Auswertungen aufgrund einer zu hohen Rate fehlender Daten (Missing Data). Vgl. Kriterien, diagnostische.

Auszehrung: (engl.) *consumption*; s. Kachexie.

Authentizität (gr. αθτηεντικόσ echt, zuverlässig) *f*: (engl.) *authenticity*; s. Kongruenz.

Autism Behavior Check|list: Abk. ABC; Fremdbeurteilungsverfahren zur Erfassung autistischer Symptome bei Kindern; umfasst 57 Items zu autistischen Verhaltensweisen (z. B. Fehlen des sozialen Lächelns, selbststimulierendes Verhalten); Beantwortung auf 5-stufiger Skala durch Eltern od. Betreuungsperson; Teil des Autism Screening Instrument for Educational Planning (Abk. ASIEP); **Anw.:** Diagn. von Autismus* bei Kindern ab 3 Jahren.

Autism Diagnostic Observation Schedule: Abk. ADOS; Diagnostische Beobachtungsskala für autistische Störungen; strukturiertes Fremdbeurteilungsverfahren zur Erfassung von autistischen Störungen u. Verhaltensweisen; durch gezielt inszenierte spielerische Elemente, Aktivitäten u. Gespräche nach einem standardisierten Protokoll werden Kommunikation, soziale Interaktion u. Spielverhalten od. Fantasiespiel mit Gegenständen nach ICD-10 u. DSM-IV erfasst; je nach Alter u. Sprachniveau des Patienten wird eines der 4 Module gewählt; hohe Kompetenz des Untersuchers erforderlich; **Anw.:** bei frühkindlichem Autismus* u. a. tief greifenden Entwicklungsstörungen*; Kinder u. Erwachsene; **Testdauer:** 30–45 Minuten.

Autismus (gr. αὐτός für sich) *m*: (engl.) *autism*; Bez. für Störungen der Wahrnehmung u. Informationsverarbeitung mit resultierenden Problemen in den Bereichen Interaktion, Kommunikation, Verhalten; von der WHO als tief greifende Entwicklungsstörungen* klassifiziert. **Geschichte:** Die Bez. geht auf Bleuler (1914) zurück u. deutet auf eine Unfähigkeit hin, eine Beziehung zu Menschen einzugehen.

Autismus, früh|kindlicher (Autismus*) *m*: (engl.) *early infantile autism*; autistische Störung, infantiler Autismus, veraltet Kanner-Syndrom; tief greifende Entwicklungsstörung*, die sich vor dem 3. Lebensjahr manifestiert u. mit schweren Kontakt- u. Kommunikationsstörungen, aufgehobener od. verzögerter Sprachentwicklung, Stereotypien, häufig Intelligenzminderung* sowie unspezif. Symptomen (Angst od. Wut, Aggressivität, Selbstverletzung) einhergeht; **Vork.:** v. a. bei Jungen (m : w = 3–4 : 1); **Ätiol.:** meist genetisch (Heredität >90 %), genetische Faktoren: in GWAS u. Kopplungsanalysen bestätigte Suszeptibilitätsgene (MACROD2-Gen, CDH-Gen) u. seltene, aber assoziationsstarke CNV (Neurorexin-Gen, Neuroligin-Gen, Shank3-Gen); **Ther.:** Training u. Förderung von kommunikativem Verhalten u. sozialer Integration durch Verhaltenstherapie. **Geschichte:** Die Störung wurde von Leo Kanner 1943 als „autistische Störung des affektiven Kontakts" erstmals beschrieben. Vgl. Asperger-Syndrom.

Autismus, infantiler (Autismus*) *m*: (engl.) *infantile autism*; s. Autismus, frühkindlicher.

Autismus-Spektrum-Quotient-Kurz|version (Autismus*; lat. spectrum Bild, Vorstellung) *f*: s. AQ-K.

Autismus-Spektrum-Störung (Autismus*; lat. spectrum Bild, Vorstellung): (engl.) *autism spectrum disorder*; Abk. ASS; autistisches Spektrum; Bez. für autistische Störungen (s. Entwicklungsstörungen, tief greifende) mit geringfügig leichterer Ausprägung u. etwas höherer Prävalenz (1 % der Bevölkerung im Kindesalter). Vgl. Spektrumstörung, schizophrene; Zwangsspektrumstörung.

Auto-: Wortteil mit der Bedeutung selbst, unmittelbar; von gr. αὐτός.

Auto|aggression (Auto-*; Aggression*) *f*: (engl.) *autoaggression*; (psychol.) gegen sich selbst gerichtete Aggression*; z. B. Selbstschädigung*, Selbstverletzung*, Automutilation*.

Auto|ag|gressions|krankheiten (Auto-*; Aggression*): (engl.) *autoaggression diseases*; Autoimmunkrankheiten*.

Auto|erotik (Auto-*; gr. ϱως, ϱωτος Liebe, Lust) *f*: **1.** (engl.) *autoerotism*; auf den eigenen Körper gerichtete sexuelle Aktivität, bei der sexuelle Stimulation u. Befriedigung ohne Beteiligung anderer Personen erfolgen, z. B. Masturbation*; **2.** (psychoanalyt.) in der psychoanalytischen Entwicklungspsychologie Freuds wird mit der Triebtheorie die Annahme verknüpft, dass sich die Triebe zunächst auf das Triebsubjekt od. Teile von ihm beziehen. Masturbation präödipalen Charakters wird als eine Form der Autoerotik verstanden, in der ein Körperzustand erzeugt wird, in welchem der Körper als Surrogat für ein fehlendes Mutterobjekt dient.

Auto|fahr|phobie (Auto-*; Phobie*) *f*: (engl.) *driving phobia*; übertriebene u. anhaltende Furcht vor dem Autofahren, i. d. R. gekoppelt mit Vermeidungsverhalten; **Vork.:** isoliert als spezifische Phobie*, in Verbindung mit weiteren phobischen Ängsten i. R. der Agoraphobie*.

Auto|genes Training (Auto-*; -gen*) *n*: (engl.) *autogenous training*; Abk. AT; autosuggestive Entspannungsmethode* zur Beeinflussung autonomer, zentralnervöser u. psych. Funktionen, die von J. H. Schultz als 3-stufiges Verfahren aus der Hypnose* entwickelt wurde; **Anw.:** i. R. der psychosomat. Grundversorgung bei den meisten psychogenen Störungen (z. B. psychogene Schlaf-, Somatisierungs- od. Angststörung) u. als Entspannungsmethode in der Stimmtherapie (bei Stimmstörungen); **Durchführung:** **1.** Grundstufe: Induktion von Empfindungen wie Schwere, Kühle, Wärme u. ä.; **2.** Mittelstufe: Einübung individuell bedeutsamer Kernsätze (z. B. „ich bin gelassen"); **3.** Oberstufe: Imagination von symbolträchtigen Bildern (s. Psychotherapie, katathym-imaginative), Konzentration auf Selbsterkenntnis fördernde Fragen; das Selbst akzeptierende Instruktionen (z. B. eigene Stärken u. Schwächen annehmen), sinnstiftende Kontemplationen abstrakter Werte; A. T. kann nach Einübung auch ohne Arzt bzw. Therapeuten durchgeführt werden. **Wirksamkeit:** psychophysiol. u. endokrinologische Effekte nachgewiesen; allg. evidenzbasiert mit mittlerer Effektivität (Metaanalyse; Stetter u. Kupper, 2002).

Auto|hypnose (Auto-*; gr. ὕπνος Schlaf; -osis*) *f*: (engl.) *autohypnosis*; Selbsthypnose*.

Auto|im|mun|krankheiten (Auto-*; lat. immunis frei, verschont, unberührt, rein): (engl.) *autoimmune diseases*; syn. Autoaggressionskrankheiten; i. e. S. Erkrankungen, bei denen durch Autoimmunisierung gegen körpereigene Substanzen (Autoantigene) gerichtete Autoantikörper od. spezif. sensibilisierte B- u. T-Lymphozyten auftreten; **Vork.:** fam. gehäuft, oft HLA-System-assoziiert; **Einteilung:** **1.** organspezifische Autoimmunkrankheiten mit Immunreaktion ausschließl. gegen spezif. Antigene eines Organs bzw. Organsystems, v. a. von Schilddrüse (Immunthyroiditis, Thyroiditis*), Magen (z. B. perniziöse Anämie, chron. Gastritis), Pankreas (z. B. Diabetes mellitus Typ 1) u. Nebenniere (z. B. Addison*-Krankheit); **2.** nichtorganspezifische, aber gewebe- bzw. zellbezogene Autoimmunkrankheiten: rheumatoide Arthritis*, Sklerodermie, Myasthenia gravis. Vgl. Myasthenia gravis pseudoparalytica.

Automated Geriatric Examination for Computer Assisted Taxonomy: Abk. AGECAT; computergestütztes Diagnosesystem zur Erfassung des Geriatric* Mental State; aufgrund der erfassten Symptome werden auf mehreren Stufen Symptomgruppen bzw. Symptomprofile u. Diagnosen gebildet; zusammen mit dem Geriatric* Mental State-History and Aetiology Schedule erfolgt die Klassifikation entsprechend DSM-IV u. ICD-10 (AGECAT Stufe III).

Auto|matismus (Auto-*; gr. αθτόματοσ sich selbst bewegend) *m*: (engl.) *automatism*; unkontrollierte, nicht bewusst intendierte, z. T. auf einen auslösenden Reiz hin automatisch ablaufende Handlung od. Sprachäußerung; **Formen:** **1.** Bewegungsautomatismus (auch Bewegungsstereotypie; s. Stereotypie), z. B. als oraler (Schlucken, Kauen, Schlecken, Schnalzen), mimisch-gestischer (Wischen, Nesteln, Grimassieren) od. ambulatorischer (Gehen od. Weglaufen) Automatismus; z. B. beim fokalen epilept. Anfall mit Einschränkung von Bewusstsein od. Aufmerksamkeit, als Tic*, Echopraxie* od. Befehlsautomatismus*; **2.** Sprachautomatismus*, z. B. Echolalie*, Recurring utterances; **3.** spinaler Automatismus als reflexartiges Bewe-

A

gungsphänomen nach Querschnittläsion. Vgl. Automatismusverlust.

Automatismus|verlust (Automatismus*): (engl.) *loss of automatism*; i. R. schizophrener Basisstörungen* sind bisher automatisch ablaufende Handlungen nicht od. nur noch schwer möglich (z. B. Haarekämmen); früher automatisch ablaufende alltägliche Handlungen müssen bewusst geplant u. durchgeführt werden.

Auto|morphismus (Auto-*; gr. μορφή Gestalt, Form) *m*: (engl.) *automorphism*; Tendenz, fremdes Verhalten nach eigenen Maßstäben zu beurteilen.

Auto|mutilation (Auto-*; lat. mutilare verstümmeln) *f*: (engl.) *self-mutilation*; Selbstmutilation; Form der Autoaggression* mit selbstverletzendem Verhalten, das zu massiven Gewebeschädigungen u. in schweren Fällen zur Selbstverstümmelung führen kann (z. B. Abtrennung von Gliedmaßen, Entfernen des Augapfels); meist keine suizidalen Absichten; **Vork.:** bei Schizophrenie*, mentaler Retardierung, substanzinduzierter Psychose, als Selbstkastration bei Transsexualität*, im religiösen Wahn, selten auch bei Entschädigungs- od. Rentenbegehren*; **DD:** Selbstverletzung*, die dem Aggressions- u. Spannungsabbau od. der Selbstbestrafung dient; **Hinweis:** In der amerikan. Fachliteratur wird der Begriff automutilation auch für leichtere Formen selbstverletzenden Verhaltens verwendet.

Autonomie (gr. αὐτόνομος selbständig) *f*: (engl.) *autonomy*; Selbstbestimmung, Unabhängigkeit; Anspruch u. Ausübung selbständigen menschlichen Denkens u. Handelns; Selbstbestimmung in Willensfreiheit*; **1.** (philosophisch) von Kant geprägter Begriff: Durch die praktische Vernunft gibt der Mensch sich selbst das allgemeine Gesetz, nach dem er handeln soll. **2.** (medizinisch) Patientenautonomie spiegelt das Selbstbestimmungsrecht* des Patienten über seinen Körper u. seine Seele wider, abgeleitet aus Artikel 1 u. 2 des Grundgesetzes; verpflichtet zu Achtung u. Schutz der Würde u. Freiheit des Menschen u. schützt sein Recht auf Leben u. körperliche Unversehrtheit. Autonomie wird wesentlich realisiert durch Aufklärung* u. Einwilligung*. Die Forderung nach Autonomie für den Einzelnen gerät häufig in Konflikt mit gesellschaftlichen Sicherheits- u. (daraus folgend) Regelungsbedürfnissen, z. B. bei Fragen zu Suizid* od. Sterbehilfe*. **3.** (soziologisch) personale Autonomie eines Individuums, innerhalb von bestimmten kulturellen u. rechtlichen Grenzen bestimmte Orientierungs- u. Verhaltensmuster aus einem Vorrat von Werten u. Verhaltensmustern auszuwählen. **4.** (ethisch) Autonomie ist einer der zentralen ethischen Wert-Begriffe u. inhaltlicher Bestandteil der Menschenwürde u. der Menschenrechte, zugleich eines der 4 sog. mittleren ethischen Prinzipien von Beauchamp/Childress (autonomy, beneficence, non-maleficence, justice), die in ethischen Konfliktfällen beachtet u. in eine Balance gebracht werden sollten.

Autonomie-Abhängigkeits-Konflikt (Autonomie*; Konflikt*) *m*: (engl.) *autonomy-dependence-conflict*; Unfähigkeit, wechselseitige, auf gegenseitigem Austausch aufbauende Beziehungen eingehen zu können mit Schwierigkeiten, ein Gleichgewicht zwischen der Bindung an einen Anderen u. der gleichzeitig angestrebten Selbständigkeit der eigenen Person herzustellen; liegt der klass. Psychoanalyse zufolge vor, wenn die Angst vor dem Verlust der Zuneigung die Wahrnehmung u. Gestaltung der Beziehung zu einem anderen Menschen prägt; **Folge:** Beziehungsangebote Anderer werden gemieden od. abgelehnt; emotionale Verarmung bestehender Beziehungen od. weitgehendes Fehlen von Beziehungen zu anderen Menschen. Vgl. Konflikt, intrapsychischer.

Autonomie|entwicklung (Autonomie*): (engl.) *autonomic development*; in der Kindheit beginnender Prozess der Entwicklung von Selbständigkeit u. der Ablösung von den Eltern.

Autonomie|konflikt (Autonomie*; Konflikt*) *m*: (engl.) *autonomy conflict*; Widerspruch zwischen dem Wunsch nach Autonomie* mit Selbständigkeit des Einzelnen u. selbstbestimmtem Verhalten u. dem Wunsch nach einer engen od. engeren Beziehung zu anderen Menschen od. der Zugehörigkeit zu bestimmten Gruppen (z. B. der Familie); äußert sich z. B. als problematische od. nicht erfolgte Ablösung der Kinder von ihren Eltern im Verlauf der individuellen Entwicklung. Vgl. Autonomie-Abhängigkeits-Konflikt.

Auto|phobie (Auto-*; Phobie*) *f*: (engl.) *autophobia*; übertriebene u. anhaltende Furcht vor dem Alleinsein, i. d. R. gekoppelt mit Vermeidungsverhalten; **Vork.:** meist i. R. der Agoraphobie*, z. T. als spezifische Phobie*.

Auto|phonie (Auto-*; gr. φωνή Ton, Laut) *f*: (engl.) *autophony*; Tympanophonie; Widerhall der eigenen Stimme bei Offenstehen der Ohrtrompete inf. Schwundes des die Ohrtrompete umgebenden Fettkörpers; **Vork.:** typisch bei extremer Gewichtsabnahme (z. B. Anorexia* nervosa, Tumorkachexie). Vgl. Tinnitus aurium.

Aut|opsie, psycho|logische (Auto-*; Op-*) *f*: (engl.) *psychological autopsy*; retrospektive qualitative psychol. Analyse der Lebenssituation (Denken, Emotionen, Verhalten) eines Verstorbenen nach Suizid* durch Befragung wichtiger Personen im Umfeld, Einsicht in persönliche Unterlagen (z. B. Tagebücher) u. Rekonstruktion der Ereignisse in den Tagen od. Wochen vor dem Suizid; **Ziel:** besseres Verständnis des Ereignisses u. der Präzisierung von präventiven Maßnahmen (z. B. im Rahmen eines Psychotherapiegesprächs od. der stationären Behandlung psychiatrisch kranker Menschen; s. Suizidprophylaxe); **Hinweis:** Studien zeigen, dass ca. 86–100 % der mit psychol. Autopsie untersuchten Personen psychiatrisch erkrankt waren (z. B. Depression, Psychose, Sucht). Vgl. Suizidabsicht.

Auto|regulation (Auto-*; lat. regula Richtschnur, Norm) *f*: (engl.) *autoregulation*; s. Selbstregulation.

Autoritäts|konflikt (lat. auctoritas, auctoritatis Ansehen; Konflikt*) *m*: (engl.) *authority conflict*; (psychoanalyt.) Bez. für den Konflikt zwischen Bestrebungen, sich einzig an den Vorgaben wichtiger Anderer zu orientieren od. eigene Ziele u. Vorstellungen zu verfolgen; beide Handlungstendenzen können nicht zugleich realisiert werden u. stehen im direkten Konflikt miteinander; **Vork.**: besonders häufig in der Adoleszenz zwischen Jugendlichen u. Eltern. Die Bewältigung des Autoritätskonflikts mit den Eltern stellt eine wichtige Entwicklungsaufgabe in der Pubertät* dar; nicht gelöster Autoritätskonflikt behindert später die selbstbewusste Auseinandersetzung mit Autorität, z. B. in Beruf u. Lebenswelt.

Auto|stereo|typ (Auto-*; gr. στερεός starr, fest; τύπος Gepräge) *n*: (engl.) *autostereotype*; s. Stereotyp.

Auto|sug|gestion (Auto-*; Suggestion*) *f*: (engl.) *autosuggestion*; s. Suggestion.

Auto|top|a|gnosie (Auto-*; gr. τόπος Ort; A-*; -gnos*) *f*: (engl.) *autotopagnosia*; s. Agnosie.

AV-Block: Kurzbez. für atrioventrikulären Block; (engl.) *atrioventricular block*; Abk. AVB; bradykarde Herzrhythmusstörung* inf. Erregungsleitungsstörung zwischen Vorhöfen u. Kammern des Herzens durch atrioventrikuläre Überleitungsstörung; **Vork.**: bei Herzgesunden in Ruhe (nicht unter körperl. Belastung) inf. Vagotonie* bzw. Sportherz; pathologisch u. a. bei Koronarinsuffizienz, Herzinfarkt, Kardiomyopathie, UAW (Herzglykoside, Beta-Rezeptoren-Blocker, Neuroleptika, v. a. Ziprasidon, Sertindol), Intoxikation, Myokarditis, angeborenem Herzfehler; **Sympt.**: asymptomat., höhergradiger AVB: Palpitation, Schwindel, Herzinsuffizienz (bei Herzfrequenz <40/min), Synkope; **Ther.**: akut (symptomat.): Atropin, Orciprenalin, passagere Schrittmacher-Stimulation; ggf. dauerhafte Schrittmacher-Implantation.

AVE: Abk. für **A**bstinenz**v**erletzungs**e**ffekt*.

A|version (A-*; lat. vertere, versus wenden) *f*: (engl.) *aversion, dislike*; von Widerwillen u. Ekel* geprägte Abneigung gegen Personen, Handlungen od. Objekte; klinisch relevant u. a. im Kontext des aversiven Lernens*, der operanten Konditionierung* u. der Aversionstherapie* sowie der sexuellen Appetenzstörungen*.

A|version|konflikt (Aversion*; Konflikt*) *m*: (engl.) *aversion conflict*; s. Konflikt, intrapsychischer.

A|versions|therapie (Aversion*) *f*: (engl.) *aversion therapy*; Aversionsverfahren; verhaltenstherap. Methode, bei der durch zeitnahe Kopplung eines aversiven Reizes mit einem ungewünschten Verhalten die Auftretenshäufigkeit dieses Verhaltens reduziert od. eliminiert werden soll; basiert auf den Konzepten der klassischen Konditionierung* bzw. operanten Konditionierung*; es können verschiedene aversive Reize* eingesetzt werden. **Beispiel:** gleichzeitige Gabe eines Emetikums u. Alkohol bei Alkoholabhängigkeit: Die durch das Emetikum ausgelöste Übelkeit soll mit dem Geruch u. Geschmack von Alkohol i. S. von klassischer Konditionierung assoziiert werden. Damit sinkt die Wahrscheinlichkeit, dass Alkohol künftig getrunken wird. **Hinweis:** Aufgrund mangelnder langfristiger Erfolge u. ethischer Bedenken wird das Verfahren klinisch nicht mehr angewendet. Vgl. Arousal Reconditioning; Übersättigungstherapie.

A|versions|verfahren (Aversion*): (engl.) *aversion therapy*; s. Aversionstherapie.

A|versions|zentrum (Aversion*) *f*: (engl.) *aversion center*; neuronales Netzwerk bestehend aus an der Verarbeitung angeborener od. erlernter Aversionen* beteiligten Hirnstrukturen, z. B. limbisches System*, Präfrontalkortex*, Basalganglien*, Hypothalamus*, die u. a. Stressregulation, vegetative Funktionen, affektive Reaktionen, Motivation, Konditionierungsprozesse (insbes. Furchtkonditionierung, Belohnungs- u. Strafreize) kontrollieren; Nervenzellen des rechten Präfrontalkortex werden bei aversiven Reizen* aktiviert (z. B. bei Kopplung unerwünschter Vorstellungen mit aversiven Reizen bei der Aversionstherapie* z. B. bei bestimmten Störungen der Sexualpräferenz), aversive Reizung des medialen Hypothalamus löst bei Tieren ausgeprägt aggressives Verhalten aus. Neue Untersuchungen zeigen, dass die Gabe von Glukokortikoiden* den Abruf aversiver Gedächtnisinhalte hemmt.

a|versiv (A-*; lat. vertere, versus wenden): (engl.) *aversive*; eine Aversion* hervorrufen, z. B. aversiver Reiz*.

A|vitaminose (A-*; -osis*) *f*: (engl.) *avitaminosis*; s. Hypovitaminose.

AVK: Abk. für **a**rterielle **V**erschluss**k**rankheiten*.

AVLT: Abk. für **A**uditiv*-**v**erbaler **L**ern**t**est.

AVT: Abk. für **a**pparative **V**erhaltens**t**herapie*.

AWMF: Abk. für **A**rbeitsgemeinschaft der **w**issenschaftlichen **m**edizinischen **F**achgesellschaften; Zusammenschluss (1962) von zurzeit 158 medizinisch-wissenschaftlichen Fachgesellschaften in Deutschland; **Aufgabe:** verantwortet Rahmenbedingungen für die Entwicklung von Leitlinien* zu Diagnose u. Therapie von Krankheiten u. Störungen.

Axon *m*: (engl.) *axon*; syn. Neurit; zylindrischer Fortsatz der Nervenzelle*, der Nervenimpulse zu anderen Zellen weiterleitet; bildet zusammen mit der Schwann*-Scheide die Nervenfaser*. Die Zellmembran wird als **Axolemm**, das außer Mitochondrien v. a. längs verlaufende Neurofilamente u. Neurotubuli enthaltende Zytoplasma als **Axoplasma** bezeichnet. Axone können in ihrer Länge sehr variieren (z. T. meterlang). Ein Aktionspotential wird am Initialsegment generiert, über den Stamm des Axons fortgeleitet u. an der Synapse* übermittelt. Vgl. Nerven.

Azapirone *n pl*: (engl.) *acapirone*; Wirkstoffgruppe von partiellen Agonisten an 5-HT_{1A}-Rezeptoren (Serotonin-Agonisten); wichtiger Vertreter ist Buspiron*; **Wirkung:** Aktivierung der 5-HT_{1A}-Rezeptoren auf serotonergen Nervenzellen reduziert die Aktivität dieser Neurone, so dass weniger Serotonin* ausgeschüttet wird; keine sedativen Wirkungen, kein Abhängigkeitspotential, keine Entzugssymptomatik; verzögerter Wirkungseintritt.

Azido|thymidin *n*: (engl.) *acidothymidine*; Abk. AZT; Zidovudin*.

B

Babinski-Zeichen (Joseph F. B., Neurologe, Paris, 1857–1932): (engl.) *Babinski sign*; durch druckvolles Bestreichen der lateralen Fußsohle ausgelöste reflexartige Dorsalextension der Großzehe mit Plantarflexion u. Spreizung der 2.–5. Zehe; positives Babinski-Zeichen nach 1. Lebensjahr ist diagnostisches Zeichen für Läsion des 1. motorischen Neurons (s. Pyramidenbahnzeichen).

Baby Blues (engl. baby Säugling, Kleinstkind; blues Blues): s. Dysphorie, postpartale.

Baby Talk (engl. baby talk Babysprache): (engl.) *infant-directed talk (IDT), child-directed speech (CDS)*; Form der menschlichen Sprache*, die Erwachsene für die Kommunikation* mit Kleinkindern od. auch (Haus-)Tieren verwenden, gekennzeichnet durch unterschiedliche Intonationen, fehlende od. unvollständige Grammatik, hohe Tonlage u. Variationen der Aussprache od. Verkürzung u. Vereinfachung von Sätzen u. Wörtern; in Studien wurde gezeigt, dass Kinder schneller auf Baby Talk reagieren als auf adulte Sprache, weshalb dieser Form der Kommunikation z. T. eine wichtige Rolle beim Aufbau der Eltern*-Kind-Beziehung zugeschrieben wird (z. B. Shore, 1997).

Bach-Blüten|therapie (Edward B., walisischer Arzt, 1886–1936) *f*: (engl.) *Bach flowers therapy*; Behandlung von 38 postulierten Seelenzuständen mit entsprechenden Blütenauszügen, dem Verfahren liegt die Annahme Bachs zugrunde, dass Krankheit durch einen Konflikt zwischen Seele* u. Persönlichkeit* entstehe. Bach ermittelte insgesamt 38 wild wachsende Blüten, die jeweils einen best. negativen Gemütszustand, dessen Diagnostizierung Voraussetzung für die Therapie sein soll, positiv beeinflussen sollen; auch Mischungen von mehreren Essenzen sind möglich. **Hinweis:** gilt als wissenschaftlich nicht begründet.

Baclofen (INN) *n*: (engl.) *baclofen*; zentrales Muskelrelaxans*; **Wirkung:** am Rückenmark u. an Synapsen im ZNS; **Ind.:** Spastik bei Rückenmarkverletzungen u. Multipler* Sklerose; symptomatische Therapie bei Entzugssyndrom; **Anw.:** neben oraler ggf. intrathekale Gabe, da nur eine sehr geringe Menge der oral verabreichten Substanz am Wirkort ankommt; Biotransformation findet kaum statt, die Substanz wird zum großen Teil unverändert über die Nieren ausgeschieden; **UAW:** bei Überdosierung ggf. Erbrechen, Schwindel, Atemschwäche, Hypotonie, Bradykardie u. Koma.

BADO: Abk. für **Ba**sis**do**kumentation; zum Zweck der internen u. externen Qualitätssicherung durch die Arbeitsgruppe „Basisdokumentation u. Ergebnisqualität" der DGPPN entwickelter standardisierter Merkmalskatalog (BADO-DGPPN) zur Dokumentation von Merkmalen für alle stationären u. teilstationären psychiatrischen Einrichtungen in Deutschland; besteht aus einem Basismodul (erfasst Items, die bundeseinheitlich von allen Institutionen bei Aufnahme u. Entlassung verwendet werden sollten, durch einen Aufnahme- u. einen Entlassungsbogen) u. ggf. spezifischen Zusatzmodulen für spezielle Bereiche (Sucht, Gerontopsychiatrie, Psychopharmakotherapie, Forensik, Ambulanz). Vgl. Psy-BADO.

BÄK: Abk. für **B**undes**ä**rzte**k**ammer*.

Bahn, motorische: (engl.) *motor tract*; Bez. für pyramidale u. extrapyramidale Leitungsbahnen*, die vom motorischen Zentrum im Gehirn bis zu den Erfolgsorganen in der peripheren Muskulatur verlaufen; vgl. Pyramidenbahn; System, extrapyramidales.

Bahnung: (engl.) *priming*; s. Priming.

BAI: Abk. für **B**eck*-**A**ngst**i**nventar.

Balance|theorie (engl. balance Waage, Gleichgewicht): (engl.) *balance theory*; in der Psychologie Konsistenztheorie* nach Heider (1946), die sich mit Beziehungen zwischen kognitiven Elementen od. Bewusstseinsinhalten beschäftigt; handelt eine Person auf eine Art u. Weise, die nicht mit ihren Einstellungen od. Wertvorstellungen vereinbar ist, so erlebt sie einen Widerspruch (Inbalance) zwischen 2 kognitiven Elementen (Handeln od. Wertvorstellungen). Ein System aus widersprüchlichen kognitiven Elementen wird als unangenehm empfunden, ist instabil u. strebt nach Veränderung, bis ein Zustand der Balance (Widerspruchsfreiheit) erreicht ist. Es wird Konsistenz od. Balance angestrebt. Die Balancetheorie beschränkt sich im Allg. auf dyadische Beziehungen od. Triaden; sie ist so universell, dass nahezu alle Phänomene, die mit der Bewertung von Einstellungen u. Verhalten zusammenhängen, mit Hilfe der Bez. Elemente u. Relationen bzw. Balanciertheit u. Unbalanciertheit dargestellt werden kön-

B

nen. **Hinweis:** Kritisiert wurde, dass die Balancetheorie nur zwischen positiven u. negativen Relationen unterscheidet u. dabei weder den Grad der Positivität bzw. Negativität u. auch nicht die Stärke der Relation (Digitalitätsproblem) berücksichtigt; auch erlaubt sie keine Voraussagen uber die Art der Änderung einer unbalancierten Struktur (Problem der konkreten Vorhersage). Vgl. Ambiguitätstoleranz.

Balbuties (lat. balbutio) *f*: (engl.) *balbuties*; Stottern*.

Baldrian: (engl.) *valerian*; Valeriana officinalis; Staude aus der Familie der Baldriangewächse, deren Wurzeln (Valerianae radix) ätherisches Öl mit Mono- u. Sesquiterpenen sowie Phenolcarbonsäuren enthalten; **Verw.:** bei Unruhe*, Einschlafstörung*; **UAW:** bei Überdosierung ggf. Abdominalbeschwerden u. Kopfschmerz; kein Missbrauch, keine Abhängigkeit i. e. S.; **Hinweis:** bei Alkoholabhängigkeit nicht die alkohol. (ethanol.) Baldriantinktur, sondern entsprechende Trockenextrakte (Dragees, Tabletten od. Kapseln) verwenden.

Balint-Gruppe (Michael B., Psychoanalytiker, Biochemiker, Budapest, London, 1896–1970): (engl.) *Balint's group*; Gesprächsgruppe, in der Ärzte u. Angehörige helfender Berufe mit psychodynamischer Grundorientierung (s. Modell, psychodynamisches) sich über einen längeren Zeitraum zusammen finden, um unter Supervision Fälle aus der eigenen Praxis zu diskutieren; im Mittelpunkt dieser Gruppenarbeit stehen Gespräche über die Beziehung zwischen dem Behandelnden u. seinen Patienten hinsichtlich aufgetretener Störmomente u. positiver Einflüsse. Der Gruppenprozess (Reaktionen, Einfälle, Phantasien anderer Gruppenteilnehmer) dient dazu, sich eigener Haltungen u. Reaktionen in Bezug auf den Patienten bewusst zu werden. Grundlage ist die Annahme, dass sich die Arzt-Patient-Dynamik in der Dynamik zwischen Supervisand u. Gruppe widerspiegelt. **Hinweis:** Die Entsprechung in der Verhaltenstherapie ist die IFA*-Gruppe. Vgl. Gruppendynamik; Arzt-Patient-Beziehung; Gegenübertragung; Supervision.

Balint-Syn|drom *n*: (engl.) *Balint's syndrome*; Störung der visuellen, räumlichen Aufmerksamkeit* u. Orientierung* mit optischer Ataxie*, okularer Apraxie* (Danebengreifen) u. Simultanagnosie (s. Agnosie); häufig assoziiert mit Alexie (s. Dyslexie), Agraphie (s. Dysgraphie) u. (Hemi-)Neglect*; **Urs.:** rechtshemisphärische od. bilaterale Läsion parieto-okzipitaler Leitungsbahnen.

Balken: (engl.) *trabecula, callosum*; s. Corpus callosum.

Balken|dis|kon|nektions|syn|drom (Dis-*; lat. conectere verbinden, verknüpfen) *n*: (engl.) *corpus callosum disconnection syndrome*; Unterbrechungen des Corpus* callosum; **Urs.:** ischämischer Infarkt, hämorrhagische Läsion (Aneurysmablutung), Tumor od. Trauma; **Formen:** nach Lokalisation: **1. vorderes** Balkendiskonnektionssyndrom: Ausführungsdyspraxie (s. Apraxie) der linken Hand beim Rechtshänder, der rechten Hand beim Linkshänder; **2. hinteres** Balkendiskonnektionssyndrom: Alexie (s. Dyslexie) des linken (beim Rechtshänder) bzw. des rechten (beim Linkshänder) Gesichtsfeldes*. Vgl. Diskonnektionssyndrom, kortikokortikales.

Ballismus (gr. βαλλισμός das Tanzen) *m*: (engl.) *ballism*; meist einseitig (Hemiballismus), selten beidseitig (Paraballismus) vorkommende Hyperkinese*, die vorwiegend die proximale Extremitätenmuskulatur betrifft; **Urs.:** Schädigung im Bereich des Nucleus* subthalamicus inf. Schlaganfall*, Enzephalitis* od. Kernikterus, seltener bei Hirntumoren*; **Sympt.:** plötzlich einsetzende u. mit großer Kraft ablaufende Schleuderbewegungen der Arme od. Beine.

Bapineuzumab *n*: (engl.) *bapineuzumab*; monoklonaler Antikörper, der an das N-terminale Ende (Position 1–10) des Beta*-Amyloid-Moleküls bindet; **UAW:** Ödeme an Gefäßen (vasogene Ödeme); **Hinweis:** klinische Anw. in Entwicklung zur passiven Beta*-Amyloid-Immuntherapie bei Alzheimer*-Krankheit (leichter bis moderater Schweregrad). Vgl. Solenazumab.

Barbiturat|abhängigkeit: (engl.) *barbiturate dependence*; Form der Substanzstörungen* (ICD-10) als Abhängigkeitssyndrom* durch den Gebrauch von Barbituraten*.

Barbiturate *n pl*: (engl.) *barbiturates*; Derivate der Barbitursäure (Diureide) mit sedierender, hypnotischer u. narkotischer Wirkung; **Einteilung:** langwirkende (z. B. Phenobarbital*), mittellangwirkende (z. B. Cyclobarbital) u. kurzwirkende (z. B. Methohexital, Thiopental) Barbiturate; **Ind.:** als Injektionsnarkotika (kurzwirkende Barbiturate); wegen der Risiken (Abhängigkeit, Toxizität) nur noch selten als Antiepileptika*; **UAW:** Sedierung, Schwindel, Amnesie, Übelkeit, Erbrechen, Hautreaktionen, Leberfunktionsstörungen u. a.; cave: Abhängigkeit bei Langzeitbehandlung; bei hoher Konsummenge bzw. chron. Gebrauch können alle akuten u. chron. Formen einer Substanzstörung* auftreten; Entzug kann zu Übererregbarkeit, Angst u. epileptischen Anfällen führen. Die Intoxikation mit Barbituraten führt zu Atem- u. Herzstillstand.

Barbiturat|entzugs|syn|drom *n*: (engl.) *barbiturate withdrawal syndrome*; Symptomgruppe von physischen u. psychischen Störungen, die nach Beendigung od. Reduzierung eines schweren u. anhaltenden Konsums von Barbituraten* auftritt; zu den Substanzstörungen* gehörendes Störungsbild (ICD-10); vgl. Entzugssyndrom.

Barker-Hypo|these (David B., Epidemiologe, Southhampton; Hypothese*) *f*: (engl.) *Barker's hypothesis*; Annahme (D. Barker), dass durch Mangelernährung der Mutter bereits intrauterin eine Fehlprogrammierung des Fetus (engl. fetal programming) stattfinden kann, die zu erhöhter Vulnerabilität, z. B. für metabolische Syndrome (Adipositas, Diabetes mellitus Typ 2 u. a.) im späteren

Leben führt; z. B. konnte der Zusammenhang zwischen niedrigem Geburtsgewicht (engl. small for date) u. später im Erwachsenenalter häufiger auftretenden Ausprägungen des metabolisches Syndroms u. koronarer Herzerkrankheit gezeigt werden; empirisch nachgewiesen u. a. durch Untersuchungen einer historischen Kohorte von 3000 19-jährigen Männern, die in utero dem Hungerwinter 1944–1945 in Holland ausgesetzt waren, was die pränatale u. frühe postnatale Ernährungsweise sowie das spätere Auftreten von Adipositas beeinflusste; aktuelle Untersuchungen u. a. zu den Auswirkungen von mütterlichem (sozialem) Stress in der Schwangerschaft auf das Hypothalamus*-Hypophysen-System des Fetus od. von maternalen Genen auf das Geburtsgewicht u. damit auch die Programmierung verschiedener Erkrankungen im späteren Leben.

Barnes-Akathisia-Scale: Abk. BAS, BARS; Fremdbeurteilungsverfahren zur quantitativen Erfassung von meist Neuroleptika-induzierter Akathisie*, die in den meisten Neuroleptika-Studien verwendet wird; erlaubt Abgrenzung zu Pseudoakathisie, Einteilung von leichter, mäßiger u. schwerer Akathisie u. beinhaltet auch subjektive Akathisie-Symptome.

Baro|sensoren (gr. βάρος Schwere, Gewicht; Sensoren*) *m pl*: (engl.) *barosensors*; früher Barorezeptoren; Pressosensoren*.

Bartlett-Test (Maurice Stevenson B., London, Statistiker, 1910–2002): (engl.) *Bartlett's test*; statistischer Test*, der überprüft, ob mehrere Stichproben Varianzhomogenität (s. Varianz) aufweisen; **Voraussetzung:** annähernd Normalverteilung (s. Wahrscheinlichkeitsverteilung) innerhalb der Stichproben.

Bas-: auch -basie, Basal-; Wortteil mit der Bedeutung Schritt, Grundlage; in Zusammensetzungen: an der Grundfläche eines Organs od. Körperteils liegend, grundlegend; von gr. βάσις.

BAS: **1.** Abk. für (engl.) *Behavioral* Activation System*; **2.** Abk. für (engl.) *Behavioral* Approach System*; **3.** Abk. für (engl.) *Barnes*-Akathisia-Scale*.

Basal|ganglien (Bas-*; Gangl-*) *n pl*: **1.** (engl.) *basal ganglia*; syn. Stammganglien; (entwicklungsgeschichtlich) aus dem Ganglienhügel entstehende subkortikale Kerne: Nucleus caudatus u. Putamen (Corpus striatum), Claustrum, Amygdala*, Globus pallidus; **2.** (funktionell) zusammenfassende Bez. für die subkortikalen Kerne Nucleus* caudatus, Putamen*, Nucleus* accumbens, Globus* pallidus, Nucleus* subthalamicus u. Substantia* nigra; anatomische Kerngebiete des extrapyramidalen Systems*. Innerhalb der Basalganglien werden unterschieden: **a)** direkte Bahn: verläuft vom Putamen zum inneren Segment des Globus pallidus u. zur Pars reticulata der Substantia nigra; inhibitorische Projektion, die GABA* als Transmitter u. Substanz* P als Co-Transmitter beinhaltet; **b)** indirekte Bahn: verläuft vom Putamen zum äußeren Segment des Globus pallidus; wirkt inhibitorisch über GABA u. Enkephalin als Co-Transmitter. **Klin. Bedeutung:** Funktionale Gliederung: exekutiv-motorisches System (dorsales Corpus striatum, dorsales Globus pallidus, Nucleus subthalamus) u. limbisch-motivationales System (ventrales Corpus striatum, Nucleus accumbens, ventrales Globus pallidus). Die Basalganglien spielen eine wichtige Rolle bei der Modulation kognitiver, sensorischer, emotionaler u. motorischer Prozesse: Handlungsgedächtnis (dorsale Areale der Basalganglien), Belohnungssignale (s. Belohnungssystem), motivationale u. hedonische Funktionen (Nucleus accumbens), exekutive motorische Funktionen (dorsale Schleife), emotionale u. motorische Steuerung der Willkürmotorik (ventrale Schleife). Darüber hinaus wird den Basalganglien eine wichtige Rolle bei der Affektregulation*, der Spontaneität u. der Willenskraft zugeschrieben. Eine Störung der Basalganglien wird auch bei ADHS, Zwangsstörungen u. Tic-Störung postuliert.

Basedow-Krankheit: (engl.) *Basedow's disease, Graves' disease*; s. Thyroiditis.

Basedow-Psychose (Psych-*; -osis*) *f*: (engl.) *Basedow's psychosis*; veraltete Bez. für psychot. Störungen bei Hyperthyreose*; **Sympt.:** Unruhe*, Angst*, Ideenflucht*, Verwirrtheit*, qualitative Bewusstseinsstörungen*, Delir*; **Ther.:** Behandlung der Grunderkrankung; symptomatisch: dämpfende Neuroleptika*, Beta*-Rezeptoren-Blocker. Vgl. Psychose, organisch bedingte.

Base|line (engl. Grundlinie): (engl.) *baseline*; Bez. für Ausgangswerte, zu denen Veränderungen (z. B. während der Therapie) in Beziehung gesetzt werden können; z. B. tägliches Erfassen der Befindlichkeit* durch Fragebogen 2 Wochen lang vor Beginn einer Therapie.

Basilaris|thrombose (Bas-*; Thrombose*; -osis*) *f*: (engl.) *basilar artery thrombosis*; syn. Arteria-basilaris-Thrombose; Thrombose* (bzw. embolischer Verschluss) der Arteria basilaris; führt zu lebensbedrohlichem ischämischem Schlaganfall des Hirnstamms* u. der Okzipitallappen*; **Sympt.:** akut auftretende Hirnnervenausfälle, Blicklähmung*, Bewusstseinsstörung*, Hemianopsie*, kortikale Blindheit, evtl. Locked*-in-Syndrom; **Diagn.:** bildgebende Verfahren (kraniale CT, CT-Angiographie). Vgl. Schlaganfall.

Basis|dokumentation (gr. βάσις Grund, Grundlage, -fläche) *f*: (engl.) *basic documentation*; s. BADO; Psy-BADO.

Basis|fertigkeiten, verhaltens|therapeutische (gr. βάσις Grund, Grundlage, -fläche): (engl.) *cognitive-behavioral basic skills*; s. Verhaltenstherapie.

Basis|rate (gr. βάσις Grund, Grundlage, -fläche): (engl.) *base rate*; Bez. für Grundrate des Auftretens eines Merkmals od. Ereignisses in einer Population bzw. unter best. Umständen; z. B. Wahrscheinlichkeit, mit der ein Mensch aus einer best. Region eine best. psychische Störung aufweist.

Basis|störungen (gr. βάσις Grund, Grundlage, -fläche): (engl.) *base disorders*; Sammelbez. (G. Huber,

L. Süllwold, 1966) für unspezifische, subjektiv empfundene Beeinträchtigung der Wahrnehmung* u. des Denkens im Vorfeld (Prodromalstadium) u. im Langzeitverlauf der Schizophrenie* u. anderer chron. Gehirnerkrankungen; **1.** nicht immer objektivierbare Konzentrationsstörungen* u. Gedächtnisstörungen*; **2.** verminderte Steuerbarkeit der Gedanken; **3.** Einfallsverarmung; **4.** Grübeln*; **5.** Sprachverarmung.

Basis|sym|ptome (gr. βάσις Grund, Grundlage, -fläche; Symptom*) *n pl*: (engl.) *base symptom*; Symptome i. R. von Basisstörungen*; umfassen die subjektiven Beschwerden aufgrund von kognitiven u. affektiven Defiziten, die den pathogenetischen Prozess der Genese von Schizophrenie* widerspiegeln.

Basis|verhalten (gr. βάσις Grund, Grundlage, -fläche): (engl.) *base behavior*; Bez. für das zu analysierende u. verändernde Verhalten zu Beginn einer Therapie; die Diagnostik des Basisverhaltens kann z. B. durch Führen eines Symptomtagebuchs, Verhaltensanalyse*, Verhaltensbeobachtung* erfolgen; kann zusammen mit der Basisrate* bei der Therapieplanung* u. Evaluation* der Therapie als Vergleichsmaßstab herangezogen werden.

Basler Drogen- und Alkohol|frage|bogen: (engl.) *Basel drugs and alcohol inventory*; Abk. BDA; Selbstbeurteilungsverfahren zur Erfassung von Schweregrad u. Abhängigkeitstyp bei Alkohol- u. Drogenabhängigkeit; umfasst 22 Items zu Drogengebrauch, Wohlbefinden u. sozialem Umfeld (z. B. „Ich weiß gut, was Entzugssymptome sind"; „In letzter Zeit macht mir meine Frau/ mein Mann häufig Vorwürfe"); **Anw.:** Screening u. Verlaufsuntersuchung bei Alkoholabhängigkeit* u. Drogenabhängigkeit*.

Batho|phobie (gr. βάθος Tiefe; Phobie*) *f*: (engl.) *bathophobia*; s. Akrophobie.

Battarismus (gr. βατταρίζειν sich überstürzen) *m*: (engl.) *battarism*; s. Poltern.

battered child syndrome (engl. Syndrom des geschlagenen Kindes): s. Kindesmisshandlung.

Bauch|haut|re|flex (Reflekt-*) *m*: (engl.) *abdominal (skin) reflex*; s. Reflexe.

Bazillo|phobie (lat. bacillus Stäbchen; Phobie*) *f*: (engl.) *bacillophobia*; übertriebene Angst vor Infektionserregern; vgl. Phobie.

BBW: Abk. für **B**erufs**b**ildungs**w**erk*.

BCM-Theorie *f*: Kurzbez. für **B**ienenstock-**C**ooper-**M**unro-Theorie; (engl.) *BCM-theory, sliding threshold theory*; von E. Bienenstock, L. Cooper u. P. Munro (1981) entwickelte Theorie der bidirektionalen heterosynaptischen Metaplastizität*, nach der die Schwelle zur Induktion von LTP* u. LTD* variabel ist (sliding threshold) u. in Abhängigkeit von der postsynaptischen Aktivität während einer afferenten Aktivierung des jeweiligen Neurons gesehen wird. Vgl. Plastizität, neuronale.

BCRS: Abk. für (engl.) ***B**rief* **C**ognitive **R**ating **S**cale.*

BDA: Abk. für **B**asler* **D**rogen- und **A**lkoholfragebogen.

BDHI: Abk. für (engl.) ***B**uss-**D**urkee **H**ostility **I**nventory*; s. Hostility Inventory.

BDI: Abk. für **B**eck*-**D**epressions**i**nventar.

BDI-PC: Abk. für (engl.) ***B**eck* **D**epression **I**nventory for **P**rimary **C**are.*

BDNF: Abk. für (engl.) ***B**rain-**d**erived **n**eurotrophic **f**actor*; Neurotrophin*, das Rezeptoren im zentralen u. peripheren Nervensystem aktiviert; ist an Wachstum, Differenzierung u. Überleben von Neuronen wie auch an der Bildung von Synapsen* beteiligt; **klin. Bedeutung:** BDNF ist an Lern- u. Gedächtnisprozessen beteiligt; chronischer Stress* u. Depression* sind mit Unterregulation von BDNF assoziiert; im Tiermodell führt eine verminderte Expression von BDNF zu ängstlichem Verhalten.

BDSG: Abk. für **B**undes**d**aten**s**chutz**g**esetz; s. Datenschutzgesetze.

Beanspruchung: (engl.) *demand*; individuelle Auswirkung von Belastungen beim Menschen in Abhängigkeit von seiner Leistungsfähigkeit; **Bestimmung:** durch z. B. Selbstbeurteilung*, Beobachtung*, Multimomentstudie, Leistungstest*, Erfassung der Problemlösungsfähigkeit*, EKG*, Körpertemperaturmessung. Ausdruck **physischer** Beanspruchung sind u. a. Veränderungen in Herzschlag- u. Atemfrequenz od. Blutdruck. Bei **psychischer** Beanspruchung können neben Veränderungen in Lidschlagfrequenz, Hautwiderstand od. -temperatur besondere Vigilanz* u. Aufmerksamkeit*, innere Angespanntheit u. Konzentriertheit erwartet werden. Vgl. Stress.

Bechara Gambling Task (Antoine B., Psychol., Los Angeles): s. Iowa Gambling Task.

Bech-Rafaelsen-Melan|cholie-Skala (Melancholie*; Skala*) *f*: (engl.) *Bech Rafaelsen melancholia scale*; Abk. BRMS; Fremdbeurteilungsverfahren zur Quantifizierung des depressiven Syndroms*; umfasst 11 Merkmale: Aktivität (motorisch), Aktivität (verbal), Verlangsamung (intellektuell), Angst (psychisch), Suizidgedanken, Niedergeschlagenheit, Selbstentwertungs- u. Schuldgefühle, emotionale Retardierung, Schlafstörungen, Müdigkeit u. Schmerzen, Arbeit u. Interessen; **Anw.:** bei Erwachsenen; **Testdauer:** 15–25 Minuten.

Beck-Angst|inventar (Aron Temkin B., Psychiater, Psychotherapeut, geb. 1921) *n*: (engl.) *Beck's anxiety inventory*; Abk. BAI; Selbstbeurteilungsverfahren zur Bestimmung des Schweregrads von Angst*; umfasst 21 Merkmale, z. B. Schwitzen, weiche Knie, Schwächegefühl, Palpitation; **Anw.:** bei Erwachsenen u. Jugendlichen mit phobischen Ängsten; **Testdauer:** 5 Minuten.

Beck Depression Inventory for Primary Care (Aron Temkin B., Psychiater, Psychotherapeut, geb. 1921): Abk. BDI-PC; Screening-Version des Beck*-Depressionsinventars; umfasst die Merkmale Traurigkeit, Pessimismus, Versagen, Verlust von Freude, Selbstkritik, Suizidgedanken u. -wünsche; **Anw.:** in der Primärversorgung der Depression* bei Erwachsenen; **Testdauer:** 5 Minuten.

Beck-De|pressions|inventar (Aron Temkin B., Psychiater, Psychotherapeut, geb. 1921; Depression*) *n*: (engl.) *Beck's depression inventory*; Abk. BDI; Selbstbeurteilungsverfahren zur Quantifizierung des Schweregrads des depressiven Syndroms*; umfasst 21 Merkmale, z. B. traurige Stimmung, Versagen, Weinen, Reizbarkeit, Schuldgefühle, Schlafstörungen, Pessimismus; aktuelle Version: BDI-II; Kurzform mit 13 Merkmalen; **Anw.:** bei Jugendlichen ab 16 Jahren u. Erwachsenen; **Testdauer:** 5–10 Minuten.

Beck Hope|lessness Scale (Aron Temkin B., Psychiater, Psychotherapeut, geb. 1921): Abk. BHS; Selbstbeurteilungsverfahren zur Erfassung von negativen Einstellungen gegenüber der Zukunft; umfasst 20 Merkmale, z. B. „es hat keinen Zweck, etwas ernsthaft anzustreben, denn ich werde es wahrscheinlich nicht erreichen"; **Anw.:** bei Depression*; ab 17 Jahren; **Testdauer:** 5–10 Minuten.

Beck-Therapie, kognitive (Aron Temkin B., Psychiater, Psychotherapeut, geb. 1921) *f*: (engl.) *Beck's cognitive therapy*; s. Therapie, kognitive nach Beck.

BED: Abk. für (engl.) ***b****inge* ***e****ating* ***d****isorder*; s. Binge-Eating-Störung.

Bedeutungs|erlebnis, wahn|haftes: (engl.) *interpretative delusion*; Wahnphänomen, bei dem Gegenständen u. Ereignissen eine neue, meist auf die eigene Person bezogene Bedeutung beigemessen wird; **Vork.:** z. B. zu Beginn einer Schizophrenie* i. R. der Apophänie*. Vgl. Wahn; Wahnwahrnehmung.

Bedingungen, aufrecht|erhaltende: (engl.) *maintaining conditions*; s. Faktoren, aufrechterhaltende.

Bedingungen, auslösende: (engl.) *releasing conditions*; s. Faktoren, auslösende.

Bedingungs|ana|lyse (Analyse*) *f*: (engl.) *functional analysis*; Verfahren zur Bestimmung der auslösenden u. aufrechterhaltenden Faktoren eines problematischen Verhaltens od. eines Symptoms; Erweiterung der Verhaltensanalyse*; **Formen: 1.** horizontale Bedingungsanalyse (Mikroanalyse, Mikroebene): Die Analyseelemente (Reiz, Organismus, Reaktion, Kontingenz u. Konsequenz; s. SORKC-Schema) reihen sich zeitlich aneinander; **2.** vertikale Bedingungsanalyse (Makroanalyse, Makroebene): Die Analyseelemente sind hierarchisch aufeinander bezogen u. ähnlich einer Pyramide aufgebaut, von konkreten Verhaltenserwartungen an der Basis bis zu allg. Regeln u. Plänen an der Spitze. **Ziel:** Ansatzpunkte zur Verhaltensmodifikation* identifizieren u. definieren; **Anw.:** i. R. der klinischen Psychologie* u. Psychotherapie*; **Hinweis:** Begriffsverwendung uneinheitlich: z. T. wird Bedingungsanalyse syn. zu Verhaltensanalyse* verwendet, bzw. die horizontale Bedingungsanalyse als Verhaltensanalyse u. die vertikale Bedingungsanalyse als Bedingungsanalyse bezeichnet. Vgl. Verhaltensdiagnostik.

Bedingungs|gefüge, funktionales: (engl.) *functional arrangement of condition*; Kombination von auslösenden Faktoren* u. aufrechterhaltenden Faktoren* von Störungen od. Krankheiten sowie deren Konsequenzen u. dem daraus resultierenden Verhalten; z. B. kann bei einer Person mit spezifischer Phobie* analysiert werden, welche Reize die Angst auslösen (z. B. Spinnen), welche Anlagen die Person mitbringt (z. B. hohen Neurotizismus*), wie sie reagiert (Vermeidungsverhalten*), u. welche Folgen die Vermeidung hat (Aufrechterhaltung der Angst, Extinktion nicht möglich).

Bedlam Hospital: (engl.) *Bedlam hospital*; histor. Bez. für sogenanntes Irren-(Toll-)Haus in London (Royal Bethlem Hospital) im 17. Jahrhundert zur Unterbringung von psychisch schwer erkrankten Menschen; **Bedeutung:** Bedlam ist heute in der englischen Sprache eine Bez. zur Beschreibung von Gewirr, Tumult u. Tollhaus. Vgl. Anstaltspsychiatrie.

Bedürfnis: (engl.) *need*; mit dem Erleben von Mangel verbundener intrapsychischer Spannungszustand, der über das Streben (z. B. als Appetenzverhalten) nach Beseitigung des Mangels zu Entspannung führt (sog. Bedürfnisbefriedigung); **Einteilung: 1.** primäres Elementarbedürfnis: physiologisch bedingt (z. B. Hunger, Durst, Ruhe); **2.** sekundäres Bedürfnis: erlernt bzw. kulturell geformt (z. B. Bedürfnis nach Anerkennung); s. Bedürfnishierarchie. Vgl. Trieb; Motiv.

Bedürfnis|hierarchie (gr. ηἱεραρψηῖα Amt des obersten Priesters) *f*: (engl.) *hierarchy of needs*; auch Bedürfnispyramide; das Konzept zur Motivation von Menschen (A. Maslow) geht davon aus, dass menschliche Bedürfnisse hierarchisch angeordnet sind u. stufenweise angestrebt werden, s. Abb.; Bedürfnisse der höheren Ebenen treten erst dann auf u. müssen befriedigt werden, wenn die unteren Ebenen bereits befriedigt worden sind.

Bedürfnis|pyramide *f*: (engl.) *pyramid of needs*; s. Bedürfnishierarchie.

Beeinflussbarkeit: (engl.) *suggestibility*; s. Suggestibilität.

Beeinflussungs|gedanken: (engl.) *ideas of being controlled, ideas of being influenced*; syn. Beeinflussungswahn; Bez. für typische Ich*-Störung mit der Überzeugung, dass das eigene Denken, Fühlen, Handeln von außen kontrolliert u. beeinflusst wird; häufig verbunden mit körperlich spürbaren Sensationen (z. B. Wärmegefühl); **Vork.:** insbes. bei Schizophrenie* (als leibliche Beeinflussungserlebnisse u. Willensbeeinflussung Erstrangsymptom, nach K. Schneider, 1938).

Beeinflussungs|wahn: (engl.) *ideas of being influenced*; Beeinflussungsgedanken*.

Beeinträchtigung, kognitive: (engl.) *cognitive impairment*; Bez. für objektivierbare Gedächtnis-*, Aufmerksamkeits-*, Konzentrations-* u. Intelligenzstörung* unterschiedlicher Ätiologie; **Vork.:** z. B. **1.** bei internistischen u. neurol. Erkrankungen, viraler Infektion (s. Störung, leichte kogniti-

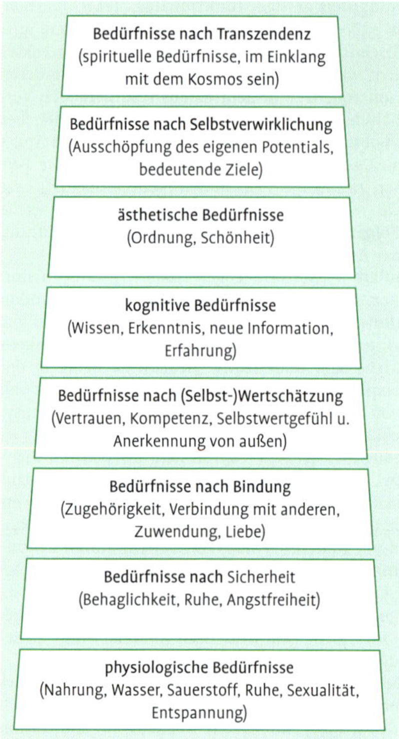

Bedürfnishierarchie: Hierarchie der Bedürfnisse nach Maslow

ve), bei Depression* od. als UAW versch. Arzneimittel (v. a. tricyclische Antidepressiva* u. Benzodiazepine*); **2.** ohne organisches Korrelat: v. a. im Alter als gutartige (nichtprogrediente) Altersvergesslichkeit od. als leichte kognitive Beeinträchtigung*.

Beeinträchtigung, leichte kognitive: (engl.) *mild cognitive impairment*; Abk. LKB; altersbedingter kognitiver Abbau (DSM-IV-TR); Bez. (Zaudig, 2005) für kognitive Beeinträchtigung* im Alter, die nicht durch organische od. andere psychische u. psychiatrische Erkrankungen bedingt ist; **Häufigkeit:** ca. 10–15 % aller über 65-Jährigen; **Sympt.:** objektivierbare Gedächtnisstörungen* u. Nachlassen der intellektuellen Fähigkeiten; keine auffällige Beeinträchtigung der psychosozialen Kompetenz u. der Aktivitäten des Alltagslebens; keine od. minimale Verschlechterung der emotionalen Kontrolle des Sozialverhaltens od. des Antriebs*; **Diagn.:** Gedächtnistests, Ausschluss von Demenz*, spezif. organischen od. psychiatrischen Störungen (s. DD); SIDAM-Score 34–47 Punkte (s. Strukturiertes Interview für die Diagnose einer Demenz vom Alzheimer Typ, Multiinfarktdemenz und Demenzen anderer Ätiologie nach DSM-III-R und ICD-10), Störungsdauer mind. 2 Wochen; **Ther.:** Verhaltenstherapie* (z. B. Erinnerungstherapie*, Validation, Gedächtnistherapie*, Erlernen von Bewältigungsstrategien*, Entspannungsmethoden*); **Progn.:** Die LKB ist wahrscheinlich irreversibel, aber nicht immer progredient. Die meisten Langzeitstudien weisen darauf hin, dass ca. 50–70 % der Patienten mit LKB innerhalb von 3–4 Jahren eine Demenz entwickeln. Insbes. die Alzheimer*-Krankheit ist der Endpunkt des Continuums physiol. kognitiver Altern–LKB–Demenz. **DD:** physiol. kognitives Altern, Demenz, Ausschluss psychischer Störungen, insbes. Depression*, u. a. spezifischer Urs. od. organischer Störungen (s. Störung, leichte kognitive). **Hinweis: 1.** Eine wissenschaftlich gesicherte Pharmakotherapie (z. B. mit den etablierten Antidementiva*) existiert zurzeit nicht. **2.** Es existiert eine Vielzahl von ähnlichen Konzepten; Beispiele: MCI*; AAMI*, CIND (Abk. für engl. cognitively impaired not demented); Gemeinsamkeiten: kognitive Störungen im Alter, kaum Beeinträchtigung der psychosozialen Alltagsaktivitäten, Häufigkeit, Demenzentwicklung; Unterschiede u. resultierend variierende Kriterien: z. T. Betonung der reinen Gedächtnisstörung, z. T. Einbeziehung von Aufmerksamkeits-, Konzentrations-, Emotionalitätsstörungen; Objektivierbarkeit u. Verlauf (Progredienz) der Gedächtnisstörung.

Beeinträchtigungs|idee: (engl.) *delusion of influence*; Bez. für einen (im Gegensatz zum Beeinträchtigungswahn*) vagen, häufig nur flüchtigen, nicht weiter verarbeiteten Gedanken, von anderen beeinträchtigt zu werden; Wahnkriterien sind i. d. R. nicht erfüllt.

Beeinträchtigungs-Schwere-Score: Abk. BSS; Fremdbeurteilungsverfahren zur Bestimmung des Schweregrads einer psychischen Störung; erfasst werden die physische, psychische u. sozialkommunikative Beeinträchtigung; Beurteilung anhand 5-stufiger Skala; es existiert eine Version für Kinder (Beeinträchtigungsschwere-Score für Kinder, Abk. BSS-K); **Anw.:** bei Erwachsenen mit psychischen Störungen, z. B. Persönlichkeitsstörungen*, psychosomatischen Störungen (v. a. somatoforme Störungen*); **Testdauer:** 2–3 Minuten.

Beeinträchtigungs|wahn: (engl.) *delusion of injury*; Form des Wahns*, der durch die Überzeugung gekennzeichnet ist, dass Andere einem Schaden zufügen möchten, z. B. Wohnung u. Post durchsuchen, Möbel verstellen od. beschädigen, giftiges Gas in die Wohnung leiten, das Essen vergiften; **Vork.:** bei Schizophrenie*, wahnhafter Störung*, beginnender Demenz*. Vgl. Beeinträchtigungsidee.

Befehls|auto|matismus (Automatismus*) *m*: (engl.) *command automatism*; Bez. für das unkritische Ausführen befohlener Handlungen (auch gegen den eigenen Willen) od. ein mechanisches Handeln i. S. einer Echolalie* od. Echopraxie*; **Vork.:**

z. B. bei Schizophrenie* od. unter Drogeneinfluss. Vgl. Automatismus.

Befehls|stereo|typie (Stereo*-; gr. τύπος Gepräge) *f*: (engl.) *command stereotypy*; s. Stereotypie.

Befindlichkeit: (engl.) *subjective experience*; Bez. für die grundlegenden qualitativen u. quantitativen Ausprägungen des aktuellen subjektiven Erlebens; umfasst die Gesamtheit der aktuellen Gestimmtheit u. des (subjektiven) körperlichen Wohlbefindens einschließlich der Aktivierung. Eine Grunddimension der Befindlichkeit ist die Valenz (Wertigkeit, s. Stimmung), zusätzlich werden versch. Bereiche der Befindlichkeit unterschieden, z. B. allgemeines Wohlbehagen, emotionale Gereiztheit* u. Angst*, allgemeines Aktivitätsniveau, Extraversion* od. Introversion*, leistungsbezogene Aktivität.

Befindlichkeits|frage|bogen, mehr|dimensionaler: s. Mehrdimensionaler Befindlichkeitsfragebogen.

Befindlichkeits-Skala: Abk. Bf-S; Skala zur Erfassung des Ausmaßes momentaner Beeinträchtigung (ggf. auch der inadäquaten Steigerung) der Befindlichkeit*; besteht aus 28 Gegensatzpaaren von Adjektiven, bei denen angegeben werden soll, welches den augenblicklichen Zustand am besten beschreibt; liegt in 2 Parallelformen vor; **Anw.:** z. B. zur Verlaufs- u. Therapiekontrolle bei Störungen des subjektiven Wohlbefindens, i. R. von psychopharmak. Experimenten, psychol. Untersuchungen bei Erwachsenen im Alter von 20–64 Jahren; **Testdauer:** 3 Minuten. Vgl. Mehrdimensionaler Befindlichkeitsfragebogen.

BEFO: Abk. für Berner **Be**wältigungs**fo**rmen; strukturiertes Interview zur Erfassung von emotionalen, kognitiven u. behavioralen Aspekten (z. B. krankheitsbezogene Informationssuche) bei Patienten mit (v. a. chron.) körperlichen Erkrankungen (s. Coping); umfasst die direkte Beobachtung, Gespräch mit dem Patienten bzw. Bezugspersonen; **Anw.:** bei Erwachsenen; z. B. zum Erkennen von Verleugnungsprozessen (s. Verleugnung).

Befruchtung, künstliche: (engl.) *artificial insemination*; Bez. für Kinderwunschbehandlung, bei der Ei- u./od. Samenzelle außerhalb des Körpers aufbereitet werden u. deren Zusammenführung i. R. eines medizinischen Eingriffs erfolgt; **klin. Bedeutung:** starke psychische Belastung für Paare mit unerfülltem Kinderwunsch nachgewiesen; psychol. Faktoren jedoch vermutlich mit geringem Einfluss auf das Ergebnis künstlicher Befruchtungen; Gegenstand psychol. Beratung: subjektives Leiden, Hilflosigkeitsgefühle u. Stigmatisierungsängste, geringe Erfolgswahrscheinlichkeit, ggf. alternative Lebensplanungen. Die meisten Ängste bei künstlicher Befruchtung sind realistisch, eventuell auftretende psychische Störungen müssen in Abhängigkeit von der Art der Störung spezifisch behandelt werden.

Befürchtung, zentrale: **1.** (engl.) *central apprehension, central fear*; in der Krankheitslehre der Phobien* inhaltl. Focus der zentralen Angst, z. B. bei Agoraphobie*, in der gefürchteten Situation zu sterben od. verrückt zu werden; **2.** in der interpersonellen Psychologie* auf der Grundlage früherer Beziehungserfahrung bewusst od. unbewusst erwartete zentrale Beziehungsbefürchtung (z. B. verlassen zu werden); vgl. Bindungserfahrung.

Befund|dokumentation: (engl.) *documentation of (medical) findings*; Dokumentation, die Einzelbefunde aller diagn. u. therap. Maßnahmen bei einem Patienten (s. Dokumentationspflicht) enthält; **Formen:** **1.** strukturierte Befunde, z. B. Ergebnisse psychodiagn. Verfahren; **2.** frei formulierte Texte, z. B. psychiatr. Befund; **3.** komplexe Befunde, die Tabellen, frei formulierten Text u. Bilder (z. B. CT-Befunde) enthalten.

Befund|erhebung, standardisierte: (engl.) *standardized establishing a diagnosis*; planmäßige u. umfassende Erfassung von somatischen u./od. psychischen Erscheinungen eines Patienten mit Hilfe körperlicher Untersuchung od. psychol. Verfahren anhand eines vorgegebenen Schemas; die Struktur des Schemas ist abhängig von der jeweiligen Fragestellung, z. B. bei verletzten Körperregionen geordnet von kranial nach kaudal od. bei der psychopathologischen Befunderhebung gegliedert in äußeres Erscheinungsbild, Kontakt- u. Beziehungsfähigkeit, Emotion, Denkinhalt, kognitive Funktionen, Sprache, Motorik, soziale Interaktion, andere Befunde. Vgl. Befund, objektivierbarer; Anamnese.

Befund, objektivier|barer: (engl.) *objective signs*; Gesamtheit aller auf einen Patienten bezogenen, nach einer Untersuchung od. psychol. Testung festgestellten Ergebnisse, die unabhängig vom Untersuchenden nachvollzogen werden können; unter Berücksichtigung der s. Anamnese ist die Befundkonstellation Grundlage für die Diagnosestellung (s. Diagnose). Vgl. Befund, somatischer.

Befund, psycho|patho|logischer: (engl.) *psychopathological signs*; Psychostatus; systematische Beschreibung eines Patienten anhand verschiedener Funktionsbereiche wie z. B. Bewusstsein*, Orientierung*, Wahn*, Sinnestäuschung*, Affektivität*, Antrieb* u. Psychomotorik*, Suizidalität*; Grundlage diagnostischer u. therapeutischer Entscheidungen. Vgl. Psychopathologieskala.

Befund, psycho|therapeutischer: (engl.) *psychotherapeutic findings*; nachvollziehbare Darlegung (z. B. als schriftlicher Bericht) des Psychotherapeuten über psychische u. physische Krankheitssymptome u. Untersuchungsergebnisse eines Patienten; umfasst Einzelinformationen aus Vorgeschichte u./od. aktuellen Untersuchungen bezüglich der zu untersuchenden Person u. der gegebenen Fragestellung; enthält ausschließlich Feststellungen u. keine diagnostischen od. prognostischen Erklärungen bzw. Schlussfolgerungen (s. Begutachtung). Die Dokumentationspflicht* ist geregelt von den Berufsordnungen der Psychotherapeutenkammern. Der psychotherapeutische Befund kann

Bestandteil eines Gutachtens sein. Vgl. Befund, objektivierbarer.

Befund, somatischer: (engl.) *somatic signs*; Gesamtheit aller auf einen Patienten bezogenen u. bei einer körperlichen Untersuchung festgestellten somatischen Erscheinungen; vgl. Befund, objektivierbarer.

Befund-System für Kinder und Jugendliche, psycho|patho|logisches: s. Psychopathologisches Befund-System für Kinder und Jugendliche.

Begehrungs|neurose (Neur-*; -osis*) *f*: (engl.) *pension neurosis*; s. Rentenbegehren.

Begriffs|skala (Skala*) *f*: (engl.) *item scale*; s. Skalenniveau.

Begriffs|zentrum *n*: **1.** (engl.) *idea center*; mit den motorischen u. sensorischen Sprachzentren des perisylviischen Kortex der linken Gehirnhemisphäre in Verbindung stehendes hypothetisches Areal zur Speicherung sprachlicher Informationen; Bestandteil des entwickelten klassischen konnektionistischen Modells der Sprachverarbeitung (Broca, 1861, 1865; Wernicke, 1874; Lichtheim, 1885); vgl. Broca-Areal; Wernicke*-Areal; **2.** veraltete Bez. für Kortexregionen, in denen Erinnerungsbilder von Gegenständen lokalisiert sein sollen.

Begriffs|zerfall: (engl.) *item decomposition*; formale Denkstörung*, bei der ein Begriff die exakte Bedeutung verliert u. daraufhin unscharf von anderen Begriffen abzugrenzen ist; kann sich bis zur vollständigen Begriffsauflösung steigern; **Vork.:** bei Schizophrenie*.

Begutachtung: (engl.) *assessment, examination, expert opinion*; sachverständige Bearbeitung einer Fachfrage im Auftrag von Gerichten, Behörden o.a. Interessenten, welche diese nicht mit ihrem eigenen Sachverstand beantworten können; umfasst das Vermitteln des (z. B. psychiatrischen od. psychologischen) Fachwissens u. die Anwendung spezieller Untersuchungstechniken, über welche Laien nicht verfügen, um die Fachfrage beantworten zu können. Begutachtungen dienen der Entscheidungsfindung der Auftraggeber. Begutachtungen erheben Befunde u. Fakten u. interpretieren sie auf der Basis des Fachwissens in Bezug auf die gestellte Frage. Sie beantworten nicht die darüber hinaus gehenden normativen Fragen. Ergebnisse dieses Untersuchungs- u. Bewertungsprozesses sind z. B. das psychiatrische Gutachten* u./od. das Sachverständigengutachten*. **Anforderungen an den begutachtenden Experten:** neben dem klinischen Fachwissen Objektivität u. Neutralität u. damit Distanz u. Unabhängigkeit von Untersuchten u. Auftraggebern sowie best. Kenntnisse, die sich v. a. aus dem Aufgabenbereich der Auftraggeber (u. a. Strafrecht, Zivilrecht, Sozialrecht, Versicherungswesen) u. deren Verfahrensvorschriften (z. B. Strafprozessordnung, Zivilprozessordnung) ableiten. In versch. Fachbereichen gibt es Anhaltspunkte, Leitlinien od. Mindestanforderungen für Begutachtungen, um zu rechtlich vergleichbaren Schlussfolgerungen u. Abgrenzungen zu gelangen u. die Methodik der Begutachtung an Standards anzupassen.

Behandlung: (engl.) *treatment*; syn. Therapie; Intervention zur Verhütung, Früherkennung od. Heilung von körperlichen Krankheiten u./od. psychischen Störungen od. zur Linderung des mit Krankheiten assoziierten Leidens; umfasst alle Maßnahmen (z. B. allgemeine Therapie, Pharmakotherapie, chirurgische Therapie, Physiotherapie, Psychotherapie), die geeignet sind, Symptome zu lindern (palliative Therapie) u./od. Krankheiten zu beseitigen. **Recht:** Mit Beginn einer Behandlung schließen Arzt od. Psychotherapeut u. Patient automatisch einen Behandlungsvertrag*. Der Anspruch auf medizinische u. psychotherap. Leistungen ist in Deutschland über das SGB V geregelt. Um den Anspruch auf Behandlung von Krankheiten durch erkrankte Personen sicherzustellen, hat der Gesetzgeber den Kassenärztlichen Vereinigungen den sog. **Sicherstellungsauftrag** übertragen. Gegenstand der Behandlungen sind Erkrankungen, wie sie in den Klassifikationssystemen (z. B. ICD-10, DSM-IV) definiert werden. Therap. Maßnahmen, die von der Solidargemeinschaft über die Krankenkassen finanziert werden, sind im einheitlichen Bewertungsmaßstab (Abk. EBM) definiert. Neben den klassisch-medizinischen Behandlungsmaßnahmen zählen Psychotherapie* u. Soziotherapie* zu den gesetzlich geförderten Behandlungen, z. T. aber auch sog. alternative Therapien, z. B. Homöopathie, Akupunktur, TCM. **Durchführung:** Medizinische u. psychotherapeutische Behandlungen werden traditionell v. a. in ambulanten u. stationären Einrichtungen angeboten, neuere Behandlungssettings umfassen z. B. interdisziplinäre Behandlungszentren, die sich auf bestimmte Erkrankungsbilder spezialisieren. Auch Disease*-Management-Programme od. Modelle zur integrierten Versorgung stellen neue Behandlungswege dar u. versuchen, die Behandlungskompetenz verschiedener Behandelnder zusammenzuführen.

Behandlungs|auftrag: (engl.) *treatment request*; Verpflichtung des Arztes od. Psychotherapeuten zur Behandlung von Erkrankungen; kann erteilt werden: **1.** von seiten des Betroffenen durch das Nachfragen nach Behandlung von vorliegenden Erkrankungen; **2.** durch die beteiligten Institutionen (z. B. Kassenärztliche Vereinigung, Krankenkassen, Rentenversicherungen); **3.** durch die Gesellschaft (z. B. zur Versorgung psychisch u. psychosomatisch kranker Menschen). Wird der durch den Betroffenen erteilte Behandlungsauftrag vom Behandelnden (Arzt od. Psychotherapeut) angenommen, schließt sich automatisch ein Behandlungsvertrag*.

Behandlungs|bereitschaft: **1.** (engl.) *readiness to treatment, treatment willingness*; liegt auf Seiten des Patienten vor, wenn der (von einer Erkrankung) Betroffene eine Behandlungsbedürftigkeit anerkennt u. bereit ist, mit dem Behandelnden zusammenzuarbeiten u. die mit einer Behandlung verbundenen zeitlichen u. räumlichen Erfordernisse auf sich zu nehmen (s. Therapiemotivation); bei mündigen u. bewussten Patienten Voraussetzung einer Behandlung (informierte Einwilligung*), insbes. wenn die Behandlung mit bestimmten Einschränkungen bezüglich der Freiheit einhergehen soll; fehlt bei manchen psychischen Störungen (z. B. bei akuter wahnhafter Störung od. schwerer Demenz), obwohl Behandlungsnotwendigkeit besteht u. kann auch Ziel der ersten Therapiephase* sein. **2.** Behandlungsbereitschaft wird auf Seiten des Arztes od. Psychotherapeuten vorausgesetzt, wenn die Erkrankung des Patienten im Indikationsbereich des Behandelnden liegt. Vgl. Behandlungsvertrag.

Behandlungs|erfolg: (engl.) *treatment success*; Therapieerfolg*.

Behandlungs|fehler: (engl.) *treatment error*; der Arzt bzw. Therapeut begeht einen Behandlungsfehler mit Gesundheitsschädigung des Patienten in der Folge, wenn er bei Diagnose, Therapie od. einer sonstigen medizinischen Maßnahme (z. B. Einsatz medizinisch-technischer Geräte) die nach den Erkenntnissen der Wissenschaft unter den jeweiligen Umständen objektiv erforderl. Sorgfalt außer Acht lässt; entscheidend ist, ob der Arzt unter Einsatz der von ihm zu fordernden medizinischen Kenntnisse u. Erfahrungen im konkreten Fall vertretbare Entscheidungen über Maßnahmen getroffen u. diese sorgfältig durchgeführt hat. Dies gilt für psychologische Psychotherapeuten od. andere therapeutisch tätige Berufsgruppen analog. Der zivilrechtliche Sorgfaltsmaßstab (§ 276 BGB) richtet sich dabei nach dem Standard für eine ordnungsgemäße Behandlung u. wird durch die Profession selbst definiert. Die übliche Sorgfalt reicht nicht aus, wenn sie den geforderten Standard nicht erreicht. Verfügt der Arzt bzw. Therapeut über den zu verlangenden Standard hinaus über Spezialkenntnisse, so hat er diese einzusetzen. Soweit allgemein anerkannte Regeln der medizinischen Wissenschaft gelten, hat der Arzt bzw. Therapeut grundsätzlich danach zu handeln. Handlungsempfehlungen u. Hilfen für den sorgfältig handelnden Arzt bzw. Therapeuten geben die Leitlinien für Diagnostik u. Therapie der wissenschaftlichen medizinischen Fachgesellschaften, die an den medizinischen Fortschritt angepasst sind u. den aktuellen Stand ärztl. Wissens widerspiegeln. Die Anw. neuer Behandlungsmethoden verpflichtet zu gesteigerter Sorgfalt. Eine Sorgfaltspflichtverletzung begeht der Arzt bzw. Therapeut, der eine Behandlung übernimmt, die sein Können überfordert (sog. Übernahmeverschulden). Berufsrechtlich ergibt sich die Sorgfaltspflicht bereits aus der generellen Verpflichtung des Arztes bzw. Therapeuten, seinen Beruf gewissenhaft auszuüben (§ 2 MBO-Ä, § 3 MBO-PP/KJP). Zu den Sorgfaltspflichten* des Arztes bzw. Therapeuten gehört auch die berufliche Fortbildung (§ 4 MBO-Ä, § 15 MBO-PP/KJP). Ein Behandlungsfehler, der durch Tun od. Unterlassen zum Tod führte, stellt eine nicht natürliche Todesart dar u. erfüllt regelmäßig den Straftatbestand der fahrlässigen Tötung gemäß § 222 StGB. **Hinweis:** Die synonyme Bez. Kunstfehler wird in der juristischen Diskussion vermieden. Die Bez. leitet sich aus der Vorstellung ab, dass bei einem Behandlungsfehler gegen die Regeln der ärztlichen Kunst verstoßen wird. Vgl. Medizin, evidenzbasierte.

Behandlungs|freiheit: (engl.) *therapeutic freedom*; grundsätzlich ist der Arzt od. psychologische Psychotherapeut in der Ausübung seines Berufs frei u. kann eine ärztliche bzw. psychotherap. Behandlung, sofern sie ihm unzumutbar erscheint, ablehnen, insbes. dann, wenn er der Überzeugung ist, dass das notwendige Vertrauensverhältnis zwischen ihm u. dem Patienten nicht besteht. In der psychotherapeutischen Behandlung durch niedergelassene Psychotherapeuten i. R. der Psychotherapie-Richtlinie werden bis zu 5 probatorische Sitzungen durchgeführt, um zu prüfen, ob u. wie eine Behandlung erfolgversprechend ist. Die Behandlungsfreiheit wird durch die Behandlungspflicht* eingeschränkt.

Behandlungs|kon|zept (lat. concipere, conceptus aufnehmen) *n*: (engl.) *treatment concept, treatment programme*; syn. Therapiekonzept; strukturierte schriftliche Zusammenfassung der Behandlungsstrategie* u. des Behandlungsangebots einer stationären od. ambulanten Einrichtung sowie der Grundannahmen, auf denen das Konzept basiert; v. a. Koordination der verschiedenen Interventionen u. Therapeuten, z. B. Integration von Verhaltenstherapie mit körperorientierten Verfahren, Einbindung von Ökotrophologen in die Therapie von Essstörungen; bildet die Basis für die individuelle Therapieplanung*; Formen: **1.** allgemeines Behandlungskonzept: Grundideologie, krankheitsunabhängige Behandlungsmaßnahmen; **2.** störungsspezifisches Behandlungskonzept*. Vgl. Therapierational.

Behandlungs|kon|zept, störungs|spezifisches (lat. concipere, conceptus aufnehmen) *n*: (engl.) *disorder-specific treatment concept*; Teil des Behandlungskonzepts*, der die für eine bestimmte Erkrankung spezifischen Behandlungselemente der Einrichtung beschreibt; häufig drückt sich im störungsspezifischen Behandlungskonzept aus, ob u. wie stark eine Einrichtung auf die spezifische Krankheit spezialisiert ist; wird i. d. R. von Kliniken formuliert, seltener von (spezialisierten) ambulanten Einrichtungen.

Behandlungs|pflicht: (engl.) *obligation to treat*; Einschränkung der Behandlungsfreiheit* des Arztes; u. a. die Verpflichtung, gemäß § 323 c StGB in Notfällen zu helfen u. aufgrund besonderer gesetzl. Bestimmungen Maßnahmen im Interesse der Allgemeinheit durchzuführen, z. B. diagn. Maßnahmen zur Bekämpfung übertragbarer Krankheit (nach § 26 Infektionsschutzgesetz) sowie die Entnahme einer Blutprobe (nach § 81 a StPO od. § 372 a ZPO). Die Kassenärztlichen Vereinigungen übernehmen für Ärzte u. Psychotherapeuten ihrer Versorgungsregion den Sicherstellungsauftrag (§ 75 SGB V). Hier trifft den Vertragsarzt mit der Zulassung zur Teilnahme an der vertragsärztl. Versorgung auch die Pflicht zur Behandlung von Sozialversicherten nach den Vorschriften des Kassenarztrechts. Damit trägt er allerdings nicht die Pflicht, alle Kassenpatienten, die zu ihm kommen, zu behandeln; eine gewünschte Behandlung kann er jedoch nur in begründeten Fällen ablehnen, etwa bei Überlastung. Ähnliches wie für die Behandlungsübernahme gilt für die Weiterbehandlung. Nach erfolgter Behandlungsübernahme (eine telefonische Konsultation ist hierfür u. U. bereits ausreichend) kann den Arzt eine Besuchspflicht treffen. Für Krankenhäuser besteht nach den Krankenhausgesetzen der Bundesländer eine allg. Aufnahme- u. Versorgungspflicht, sofern bei einem Patienten stationäre Behandlungsbedürftigkeit vorliegt. In der stationären Allgemeinpsychiatrie regeln die Unterbringungsgesetze der Länder, dass bei entsprechenden Voraussetzungen Patienten von den jeweilig von den Landesbehörden zugelassenen Kliniken aufzunehmen sind (vgl. Unterbringungsrecht). Für Kliniken für Forensische Psychiatrie besteht Aufnahmepflicht, wenn durch ein Gericht die Voraussetzungen der §§ 63 f. StGB od. § 126 a StPO erkannt wurden.

Behandlungs|plan: (engl.) *therapeutical plan*; vom Therapeuten erstellter Plan zur Strukturierung u. Umsetzung der Behandlungsstrategie* bzw. des therapeutischen Vorgehens mit dem Ziel eines optimalen Behandlungserfolgs; festgelegt sind zeitlicher Rahmen der Therapie (z. B. Umfang der Therapie, Sitzungsfrequenz, Sitzungsdauer) u. Therapieinhalte; kann zusammen mit dem Patienten erarbeitet werden. Im Antragsverfahren zur Bewilligung einer Psychotherapie (s. Psychotherapie-Richtlinie) folgt der individuelle Behandlungsplan den Angaben zu Beschwerdebild*, Anamnese*, psychopathologischem Befund*, Testbefunden, Verhaltensanalyse* bzw. Krankheitsgenesemodell, Diagnose u. Therapiezielen. Vgl. Therapieplanung.

Behandlungssetting (Setting*): (engl.) *treatment setting*; s. Setting.

Behandlungs|strategie *f*: (engl.) *treatment strategy*; Bez. für das therap. Konzept bzw. die Gesamtheit der therapeutischen Interventionen zur Erreichung eines Behandlungsziels; berücksichtigt u. a. die vorangegangene individuelle Diagnostik einschließlich Ressourcen des Patienten u. Komorbidität, generelles Störungs- u. Veränderungswissen, Erkenntnisse der Therapieforschung, therapeutische Kompetenzen u. institutionelle Behandlungsrahmenbedingungen.

Behandlungs|theorie *f*: (engl.) *theory of treatment*; die einer best. Behandlung zugrunde liegenden allg. Aussagen zur Art der Gestaltung von Maßnahmen (technologische Regeln) zur Beseitigung der Ursache einer Störung u./od. zur Herstellung eines best. Zielzustands, i. d. R. unter Berücksichtigung von Störung, Patient u. Phase der Therapie; wird z. B. eine Angststörung mit Hilfe von Theorien der klassischen Konditionierung* od. kognitiver Ansätze erklärt, folgt daraus als Methode der Wahl die Konfrontation*.

Behandlungs|umfang: (engl.) *scope of benefits*; auch Leistungsumfang; in der Psychotherapie*-Richtlinie (Abschnitt E) geregelte (Maximal-)Dauer der ambulanten psychotherap. Behandlung; die Begrenzung des Behandlungsumfangs ist ein wesentliches Strukturmerkmal der Psychotherapie in der vertragsärztlichen Versorgung u. betrifft die 3 aufgeführten Verfahren analytische Psychotherapie (Psychoanalyse*), tiefenpsychologisch fundierte Psychotherapie* u. Verhaltenstherapie*. Nach Klärung der Diagnose u. der Indikationsstellung vor Beginn der Behandlung ist es unter therap. u. wirtschaftlichen Aspekten erforderl., Behandlungsumfang u. Behandlungsfrequenz festzulegen; u. U. kann die Festlegung des Behandlungsumfangs auch nach einer Probetherapie erfolgen. In Abhängigkeit des gewählten Verfahrens gelten hierfür spez. Bewilligungsschritte u. (maximale) Behandlungszeiträume (s. Tab.).

Behandlungs|vereinbarung: (engl.) *agreement of treatment*; vertragsähnliche Vereinbarung über zukünftige Behandlungssituationen zwischen Patient u. Behandelndem z. B. in psychiatrischen Kliniken; dient v. a. der Vertrauensbildung*; drückt Patientenwillen für antizipierte Behandlungssituationen aus; i. d. R. wird Vertrauensperson als Vertreter des Patientenwillens für den Fall der Entscheidungsunfähigkeit* eingesetzt; erhält als Behandlungsvertrag* verbindliche Rechtsform.

Behandlungs|vertrag: (engl.) *contract governing medical treatment, treatment contract*; zivilrechtlicher Vertrag (§ 611 BGB), der zwischen dem Patienten u. dem Arzt, Psychotherapeuten od. dem Krankenhausträger mit Beginn einer Behandlung auch ohne schriftliche Vereinbarung (z. B. auch bei telefonischer Beratung u. wenig strukturierten Kontakten) abgeschlossen wird; der Behandlungsvertrag ist im Gesetz nicht ausdrücklich geregelt. Er begründet wechselseitige Pflichten: **1.** des Arztes/Psychotherapeuten: Vornahme einer Behandlung entsprechend dem Stand der medizinischen Erkenntnisse u. dem Grundsatz der Nichtschädigung; **2.** des Patienten: Beachtung u. Mitwirkung am ärztlichen Bemühen sowie Entgelt. Der Vertrag beinhaltet Art u. Umfang der Behandlung; oft ist auch eine schriftliche Aufklärung über die Risiken der Behandlung Gegenstand des Vertrags. Er kann nur von einem geschäftsfähigen Patienten abgeschlossen werden (§ 104 BGB). Ist der Betroffene nicht geschäftsfähig, kann ein gesetzlicher Vertreter (sorgeberechtigte Eltern, Betreuer, Vormund) od. ein Bevollmächtigter für die Gesund-

Behandlungsumfang
Anzahl der Therapiesitzungen u. Bewilligungsschritte bei verschiedenen Psychotherapieverfahren (Deutschland)

Verfahren	Setting	Zielgruppe	probatorische Sitzungen	Kurzzeittherapie	Langzeittherapie	Langzeittherapie, nach erster Verlängerung	Langzeittherapie, nach zweiter Verlängerung
Verhaltenstherapie	Einzeltherapie (50 Minuten)	Erwachsene, Jugendliche, Kinder	5	25	45	60	80
	Gruppentherapie (100 Minuten)	Erwachsene, Jugendliche, Kinder	5	25	45	60	80
tiefenpsychologisch fundierte Psychotherapie	Einzeltherapie (50 Minuten)	Erwachsene	5	25	50	80	100
		Jugendliche	5	25	90	140	180
		Kinder	5	25	70	120	150
	Gruppentherapie (100 Minuten)	Erwachsene	5	25	40	60	80
		Jugendliche	5	25	40	60	90
		Kinder	5	—	40	60	90
analytische Psychotherapie	Einzeltherapie (50 Minuten)	Erwachsene	8	—	160	240	300
		Jugendliche	8	—	90	140	180
		Kinder	8	—	70	120	150
	Gruppentherapie (100 Minuten)	Erwachsene	8	—	80	120	150
		Jugendliche	8	—	40	60	90
		Kinder	8	—	40	60	90

heitssorge des Betroffenen den Vertrag wirksam schließen. Der Patient kann von dem Behandlungsvertrag i. d. R. ohne Angabe von Gründen zurücktreten. Der Arzt bzw. Psychotherapeut kann von diesem Vertrag nur in Ausnahmefällen zurücktreten (z. B. wiederholte Nichtbefolgung ärztlicher Anweisungen od. bei Rufschädigung, soweit eine weitere Behandlung des Patienten gesichert ist). Vgl. Schweigepflicht; Offenbarungspflicht; Vertrag, therapeutischer.

Behandlungs|wandern: (engl.) *doctor hopping*; s. Doktor-Shopping.

Behandlungs|ziel: (engl.) *therapeutic goal*; Therapieziel*.

BEHAVE-AD: Kurzbez. für (engl.) ***Behav****ioral* Pathology in ***A****lzheimer's* ***D****isease Rating Scale*.

Behavioral Activation System: Abk. BAS; Verhaltensaktivierungssystem, behaviorales Aktivierungssystem; von Fowles eingeführte alternative Bez. für Behavioral* Approach System; vgl. Behavioral Inhibition System.

Behavioral Approach System: Abk. BAS; Behavioral Activation System; Bez. (Gray) für ein Zentralnervensystem, das Annäherungsverhalten auslöst, wenn Reize Belohnung od. Nicht-Bestrafung signalisieren; assoziiert mit den Persönlichkeitsmerkmalen* Extraversion*, Impulsivität* u. Sensation*-Seeking; wird auch als Antrieb od. Motor des Verhaltens angesehen; neuronale Basis in den Basalganglien* (dorsales u. ventrales Striatum, dorsales u. ventrales Pallidum, vom Mesencephalon, Substantia nigra, ventrales Tegmentum) zu den Basalganglien aufsteigende dopaminerge Fasern, mit den Basalganglien verbundene Thalamuskerne u. neokortikale Strukturen (motorischer, sensorimotorischer u. präfrontaler Kortex); wichtigster Neurotransmitter ist Dopamin. **Klin. Bedeutung:** höhere Aktivität des BAS hängt mit Manie* u. Hypomanie* zusammen bzw. sagt diese vorher. Vgl. Behavioral Inhibition System.

Behavioral Inhibition System: Abk. BIS; Verhaltenshemmsystem, auch behaviorales Inhibitionssystem; Bez. (Gray) für Zentralnervensystem, das Verhalten hemmt, wenn best. Reize (konditionierte Strafreize, Nicht-Belohnung, angeborene Fluchtreize, neuartige Reize) anzeigen, dass aversive Konsequenzen drohen; wird auch als zentrale Bremse des Verhaltens angesehen; neuronale Basis ist das septohippocampale System mit Input vom präfrontalen Kortex u. Output durch die noradrenergen Fasern des Locus* caeruleus sowie serotonerge Fasern des medianen Raphe*-Kerns, Verbindungen zur Amygdala. **Folgen u. Reaktionen:** **1.** Hemmung anderer zeitgleicher Reaktionen; **2.** Steigerung des Erregungsniveaus; **3.** vermehrte Ausrichtung der Aufmerksamkeit* auf die Umwelt; **klin. Bedeutung:** ein leicht auslösbares BIS gilt als Risikofaktor für die Entwicklung von

B

Angststörungen* u. negativer Affektivität. Vgl. Behavioral Approach System.

Behavioral Pathology in Alzheimer's Disease Rating Scale: Abk. BEHAVE-AD; Fremdbeurteilungsverfahren zur Erfassung der (Verhaltens-)Symptome u. des Schweregrads der Alzheimer*-Krankheit; umfasst 25 Items (paranoide Ideen u. Wahngedanken*, Halluzinationen*, Störungen der Motorik, Aggressivität, Tag/Nacht-Rhythmus, affektive Störungen*, Angst* u. Phobien*); Beurteilung erfolgt auf 4-stufiger Skala; anschließend globale Beurteilung des Schweregrads der Symptome; **Anw.:** Diagn. u. Verlaufskontrolle bei Alzheimer-Krankheit. Vgl. Neuropsychiatric Inventory.

Behavior|drama (engl. behavior Verhalten, Verhaltensweise; gr. δρᾶμα Handlung, Geschehen) *n*: (engl.) *dehaviordrama*; s. Psychodrama.

Behaviorismus (engl. behavior Verhalten) *m*: (engl.) *behaviorism*; in den USA Anfang des 20. Jahrhunderts begündete positivistisch-psychol. Schule (Watson, Skinner), die das Verhalten* von Menschen u. Tieren mit den Methoden der Naturwissenschaft untersucht u. die Bedeutung des Lernens* in den Mittelpunkt rückt; **Grundlage:** Behaviorismus beruht auf der Annahme, dass auch der Erwerb von komplexen Verhaltensweisen auf Reiz-Reaktions-Verbindungen zurückzuführen ist. Demnach wird das beobachtbare Verhalten als ein Resultat von operanten od. klassischen Lernprozessen angesehen. „Verdecktes" Verhalten od. kognitive Prozesse werden zur Erklärung von Verhalten abgelehnt. Im Tiermodell werden fundamentale Verhaltensgesetze dargestellt, die auch für Menschen gelten sollen. **Einteilung: 1. analytischer** Behaviorismus: mentale Zustände werden als Verhaltensdispositionen konzeptualisiert (G. Ryle, Concept of Mind, 1949); Aussagen über Mentales sind wissenschaftlich nur als Aussagen über mögliches Verhalten zu analysieren u. nicht in Form von Intuition od. introspektiver Erforschung des Innenlebens; diese ist nur je Einzelnen zugänglich u. erfüllt damit das für Wissenschaftlichkeit notwendige Verifikationskriterium nicht. Die cartesianisch-dualistisch Auffassung, dass es hinter der beobachtbaren Welt der Ereignisse u. des Verhaltens noch eine für sich bestehende, nicht beobachtbare immaterielle Welt von Gedanken u. Gefühlen gebe, beruht nach Ryle auf einem „Kategorienfehler". **2. metaphysischer** Behaviorismus:Die Annahme der Existenz mentaler Zustände wird nicht nur aus methodologischen Gründen der fehlenden Verifikationsmöglichkeit, sondern ontologisch bestritten; innere, geistige od. mentale Zustände werden als Fiktion betrachtet. In der Philosophie des Geistes kommt sie der Position eines eliminativen Materialismus nahe, der davon ausgeht, dass von der Alltagspsychologie eingeführte mentale Entitäten (u. a. Meinungen, Wünsche, Vorstellungen Gedanken) in Wirklichkeit nicht existieren (P. u. P. Churchland). **3. radikaler** Behaviorismus: experimentelle Verhaltensanalyse, begründet durch B. F. Skinner; in Abhebung von mentalistischen Erklärungsansätzen wird Verhalten ausschließlich u. vollständig als von äusseren Umwelt-Variablen abhängig aufgefasst u. auf diese zurückgeführt. Dabei werden „verdeckte" (covert), d. h. sog. „private Ereignisse" wie Gedanken od. Gefühle, u. „unverdeckte" (overt) Verhaltensweisen unterschieden; beide hängen nach denselben Gesetzen von Umweltvariablen ab u. lassen sich infolgedessen auch prinzipiell nach den behavioristischen Methoden analysieren. Gemäß Skinner wird Verhalten durch operante Konditionierung geformt, so dass nicht mehr wie im klassischen Behaviorismus die stimulusabhängige, passive Reaktionsweise eines Organismus, sondern das operante, die Umwelt beeinflussende u. verändernde Verhalten im Zentrum steht: Verhalten wird durch seine Konsequenzen geformt und ist damit von einer Lerngeschichte abhängig. Die Analyse der Häufigkeit von Verhalten in Abhängigkeit von sog. Verhaltensverstärkern gilt als eine der wichtigen forschungsmethodischen Neuerungen, die zur Formulierung von Verhaltensgesetzen u. damit zu Versuchen der Vorhersage u. Modifikation von Verhalten führte. **4. methodologischer** Behaviorismus: Regelkanon zur Erforschung von Verhalten, nicht auf bestimmte Gegenstandsbereiche festgelegt; folgende Annahmen u. Regeln werden getroffen: **a)** Verhalten ist gesetzmäßig determiniert; dieses ist der einzige Weg, Kenntnisse über die Funktionsweisen von Lebewesen zu gewinnen; **b)** Beobachtbarkeit; **c)** abhängige u. unabhängige Variablen sollten messbar sein; **d)** Hypothesen u. theoretische Annahmen sollten kritisierbar formuliert sein; **e)** Erweiterung der Erkenntnisse allein durch empirische Forschung; **f)** empirische Studien sollen repliziert werden. Der methodologische Behaviorismus ist in der empirischen Psychologie etabliert u. betont im Gegensatz zur Ethologie* die Bedeutung standardisierter Laborexperimente. **Klin. Bedeutung:** Der methodologische Behaviorismus ist durch das Festlegen von Prinzipien (bezüglich Gesetzmäßigkeiten, Beobachtbarkeit, Operationalisierbarkeit, experimentelle Prüfung) in der empirischen Psychologie etabliert. In der klinischen Psychologie* ging die lerntheoretische Fundierung von Verhalten u. Verhaltensmodifikation in die Verhaltenstherapie* ein. Vgl. Konditionierung.

Behavior Rating Scale for Dementia: Abk. BRSD; CERAD Behavior Rating Scale for Dementia; Fremdbeurteilungsverfahren zur Erfassung des Schweregrads einer Demenz*, insbes. Alzheimer*-Krankheit; Interview einer Bezugs-/Pflegeperson; umfasst 46 Items (Kurzform mit 17 Items) zu den Subskalen depressive Symptome, Trägheit, vegetative Symptome, Reizbarkeit/Aggression, Verhaltensauffälligkeiten u. psychotische Symptome; **Anw.:** bei Erwachsenen mit V. a. Alzheimer-Krankheit.

Behavior Setting (engl. behavior Verhalten; Setting*): Kennzeichen verschiedener Situationen, in denen ein Individuum ein konstantes Verhaltensmuster* zeigt (R. G. Barker, 1968); dieses Verhaltensmuster soll von dem Individuum unabhängig, überindividuell, eindeutig abgrenzbar u. präzise zeitlich-räumlich lokalisiert auftreten u. folglich beobachtbar sein.

Behinderten|werk|statt: (engl.) *sheltered workshop*; s. Werkstatt für behinderte Menschen.

Behinderung: **1.** (engl.) *impairment, disability, handicap*; (allg.) Bez. für Einschränkung des Wahrnehmungs-, Denk-, Sprach-, Lern- u. Verhaltensvermögens; **Einteilung: a)** nach WHO in Impairment (Schädigung), Disability (Funktionsbeeinträchtigung) u. Handicap (Benachteiligung, Behinderung); **b)** nach v. a. betroffenem Bereich: körperliche Behinderung, intellektuelle Behinderung (Intelligenzminderung*), psychische Behinderung*, soziale Behinderung*; **2.** (engl.) *disability*; nach ICF* Bestehen einer Schädigung von Körperfunktionen od. Körperstrukturen, die zu einer Beeinträchtigung von Aktivitäten od. Teilhabe an Lebensbereichen führt (Beeinträchtigung der funktionalen Gesundheit unter Berücksichtigung vorhandenen Leistungspotentials sowie persönlicher u. umweltbezogener Kontextfaktoren); **3.** (engl.) *impairment*; (jurist.) Auswirkung einer od. mehrerer regelwidriger, d. h. vom alterstyp. Zustand abweichender Funktionsbeeinträchtigungen von mind. 6-monatiger Dauer (§ 2 SGB IX), die (unabhängig vom Grad der Minderung* der Erwerbsfähigkeit sowie i. d. R. ohne Rücksicht auf die Urs. der Behinderung) zur Folge hat, dass der Betroffene Hilfe braucht, um diesen Zustand zu beseitigen, zu mindern, Verschlimmerungen zu verhüten od. Folgen zu mildern, insbes. die Teilhabe am Arbeitsleben zu sichern (vgl. § 4 Absatz 1 SGB IX). Feststellung des Grades* der Behinderung (Abk. GdB) erfolgt gemäß § 69 Absatz 1 Satz 5 SGB IX entsprechend den „Versorgungsmedizinischen Grundsätzen" (Anlage 2 zu § 2 der auf Grundlage des § 30 Absatz 17 BVG am 1.1.2009 in Kraft getretenen Versorgungsmedizin-Verordnung vom 10.12.2008, zuletzt geändert am 17.12.2010), der darin verwendete Maßstab des Grades* der Schädigungsfolgen (Abk. GdS) entspricht dem GdB (Begriffe unterscheiden sich dadurch, dass GdS nur auf Schädigungsfolgen, GdB ursachenunabhängig auf alle Gesundheitsstörungen bezogen ist). Vgl. Rehabilitation.

Behinderung, geistige: (engl.) *intellectual disability*; Intelligenzminderung*.

Behinderung, intel|lektuelle: (engl.) *intellectual disability*; Intelligenzminderung*.

Behinderung, psychische: (engl.) *psychogenic disability*; syn. seelische Behinderung; durch eine psychische Störung* bedingte chron. Beeinträchtigung der Alltagsbewältigung, der Erwerbstätigkeit u. der sozialen Integration; die psychische Behinderung ist rechtlich der körperlichen u. geistigen Behinderung (Intelligenzminderung*) gleichgestellt u. kann nach amtlicher Feststellung u. U. zur Inanspruchnahme best. Sozialleistungen (z. B. nach SGB IX) berechtigen.

Behinderung, seelische: (engl.) *psychogenic disability*; psychische Behinderung*.

Behinderung, soziale: (engl.) *social disability*; Abweichen der Verhaltensmuster* eines Individuums von den sozialen Erwartungen seiner Norm gebenden Bezugsgruppe; vgl. Ausgrenzung, soziale; Intelligenzminderung; Behinderung, psychische.

Bei|hilfe zum Suizid (Suizid*): (engl.) *assisted suicide*; s. Sterbehilfe.

Bein|bewegungen, periodische: (engl.) *periodic limb movements (Abk. PLM)*; Serien von uni- od. bilateralen Bewegungen der Gliedmaßen (meist Beine, seltener auch Arme); treten v. a. während des Schlafs (engl. periodic limb movements in sleep, Abk. PLMS), z. T. auch im ruhigen Wachzustand alle 5–90 Sek. in einem stereotypen Muster von 0,5–10 Sek. Dauer auf; Ausmaß sehr variabel von Anspannung des Musculus tibialis anterior ohne Bewegungseffekt bis zu abrupter Beugung von Sprung-, Knie- u. Hüftgelenk mit Streckung u. Spreizung der Zehen; führen z. T. zu kurzem Arousal*-Effekt; **Vork.**: häufig bei Restless*-Legs-Syndrom, Periodic* Limb Movement Disorder, obstruktivem Schlafapnoesyndrom*, Narkolepsie*; bei älteren Menschen häufig auch als klin. nicht relevanter Nebenbefund in der Polysomnographie*.

Bei|standschaft: (engl.) *guardianship*; s. Betreuung.

Belastung, lebens|geschichtliche: (engl.) *biographical burden*; s. Lebensereignis, kritisches.

Belastungs|faktoren *m pl*: (engl.) *burden*; Bez. für von außen auf eine Person einwirkende psychol. Größen, die zu Beanspruchung* führen u. dadurch die Person-Umwelt-Passung stören; z. B. Hunger, Schlafmangel, Krankheiten, Armut, Scheidung, Misshandlungen. Vgl. Umweltfaktoren.

Belastungs|in|kontinenz (In-*; lat. continentia das Zurückhalten, Unterdrücken) *f*: (engl.) *stress incontinence*; s. Stressinkontinenz.

Belastungs|re|aktion, akute (Reaktion*) *f*: (engl.) *acute stress reaction*; s. Belastungsstörung, akute.

Belastungs|störung, akute: (engl.) *acute stress disorder (Abk. ASD)*; Abk. ABS; auch akute Belastungsreaktion (ICD-10), umgangssprachl. Nervenzusammenbruch, veraltet Katastrophenreaktion; Bez. für das Auftreten typischer Symptome als Folge einer außergewöhnlichen psychischen od. physischen Belastung (z. B. Unfall, Katastrophe, Gewalttat); normale psychische Reaktion bzw. Zustand bis zu 2 Tagen nach Ereignis, krankheitswertig i. S. einer psychischen Störung bei Persistenz >2 Tage; kann nach einem Monat in posttraumatische Belastungsstörung* übergehen (s. Trauma, Abb. dort); **Klin.**: Bewusstseinseinengung*, emotionale Taubheit (bes. Teilnahmslosigkeit u. Anhedonie, Gleichgültigkeit), Intrusionen*, erhöhte Erregung (mit Schlafstörung*, Reizbarkeit*, Schreckhaftigkeit, Steigerung der Vigilanz*, vegetativen Störungen), Überaktivität, Vermeiden von Erinnerungsreizen, dissoziative Zustände (Amnesie*, Derealisation*, Depersonalisation*), Verzweiflung, Hoffnungslosigkeit; **Ther.**: psychosoziale Unterstützung (z. B. Begleitungsangebot); bei Weiterentwicklung zu posttraumatischer Belastungsstörung od. anderen Folgeproblemen dafür indizierte Therapie.

Belastungs|störung, post|traumatische: (engl.) *post-traumatic stress disorder (Abk. PTSD)*; Abk. PTBS; veraltet psychoreaktives Stresssyndrom, posttraumatisches Stresssyndrom; Bez. (ICD-10, DSM-IV) für psychische Störung nach extrem belastendem Ereignis (z. B. Folter, Vergewaltigung, Unfall, Katastrophe; s. Trauma); **Sympt.**: Intrusion*, emotionale Taubheit (bes. Teilnahmslosigkeit u. Anhedonie, Gleichgültigkeit) bei gleichzeitig erhöhter Erregung* (mit Schlafstörung*, Reizbarkeit*, Schreckhaftigkeit, Vigilanzsteigerung), Vermeiden von Erinnerungsreizen; **Kompl.**: depressives Syndrom*, Suizidalität*; **Diagn.**: frühestens 1 Monat nach dem traumatischen Erlebnis; kann sich an eine akute Belastungsstörung* anschließen od. unabhängig davon auftreten (s. Trauma, Abb. dort); Screening-Verfahren: SSS (Abk. für engl. Short Screening Scale for DSM-IV Posttraumatic Stress Disorder), PTSS-10 (Abk. für engl. Posttraumatic Stress Syndrome 10-Questions Inventory); **Ther.**: kognitive Verhaltenstherapie*, EMDR*, Imaginationsübungen*, ggf. selektiver Serotonin*-Wiederaufnahme-Hemmer. **Geschichte:** Obwohl die Bez. posttraumatische Belastungsstörung erst 1980 mit dem DSM-III eingeführt wurde, waren ähnliche, aber unscharf definierte Konzepte unter verschiedenen Bez. (Kriegsneurose*, Kriegsamnesie*, Lagerneurose*, Granatenschock) v. a. bei jungen Männern in Kriegszeiten lange bekannt. Ende des 19. Jahrhunderts beschrieb Kraepelin die Symptome von Opfern schwerer Unfälle (z. B. Feuersbrunst, Eisenbahnunfall) als Schreckneurose. Zeitgleich beschrieb Oppenheim (Neurologe, Berlin) die „Traumatische Neurose". Die weitere Entwicklung des Konzepts stand in engem Kontakt mit der Militärmedizin, allerdings wurde dort lange angenommen, dass Belastungssymptome nach Kampfhandlungen nur vorübergehend seien. Betroffene mit anhaltenden Beschwerden wurden häufig diffamiert („lack of moral fibre", „Kriegszitterer", vgl. Rentenbegehren) u. z. T. als Deserteure hingerichtet. Nach dem Zweiten Weltkrieg konnte das Auftreten dauerhafter pathologischer Folgen u. a. bei den Opfern von Konzentrationslagern nicht mehr geleugnet werden (KZ*-Syndrom; Survivor*-Syndrom), zugleich wurden in den USA die anhaltenden Probleme von Veteranen des Vietnam-Krieges thematisiert u. Veteranen-Verbände setzten sich für die offizielle Aufnahme der posttraumatischen Belastungsstörung in das DSM ein. Heute stehen die Folgen traumatischer Ereignisse in Friedenszeiten im Vordergrund (sexueller Missbrauch, Vergewaltigung), wobei Frauen deutlich häufiger betroffen sind als Männer.

Belastungs|test *m*: (engl.) *exercise test*; s. d2-Aufmerksamkeits- und Belastungstest.

belief system (engl. belief Meinung, Vertrauen): s. Therapie, rational-emotive.

Belmont-Report: (engl.) *Belmont report*; Publikation zu den Grundprinzipien einer ethischen medizinischen Forschung, 1979 im Belmont Conference Center in Elkridge, Maryland (USA) entwickelt u. veröffentlicht: **1.** Prinzip des Respekts u. der Autonomie des Patienten, welches sich in der Einholung des Informed* Consent realisiert; **2.** Prinzip der Fürsorge (Nutzen-Risiko-Abwägung); **3.** Prinzip der Gerechtigkeit, welches Fairness bei der Auswahl von Forschungsprobanden postuliert, insbes. den Schutz bes. schutzbedürftiger Personengruppen (z. B. Menschen in Haft od. mit psychischen Störungen); Ergebnis einer Kommission, die durch den **National Research Act** (1974), welcher nach mehreren Forschungsskandalen in den 60er Jahren des 20. Jahrhunderts in den USA auch die obligator. Begutachtung klinischer Studien durch Ethikkommissionen einführte u. die adäquate Patienteninformation verbindlich vorschrieb, mit der Ausarbeitung ethischer Prinzipien rund um die klinische Arzneimittelprüfung beauftragt worden war. National Research Act u. Belmont-Report können als Vorläufer der Good* Clinical Practice angesehen werden.

Belohnung: (engl.) *reward*; positives Ereignis od. positiver Reiz, der auf eine Reaktion/ein Verhalten folgt u. diese Reaktion verstärkt; belohnte Reaktionen treten mit größerer Wahrscheinlichkeit erneut auf. Vgl. Verstärker; Verstärkung.

Belohnungs|aufschub: (engl.) *reward delay*; Bez. für Entscheidung* für verzögert erfolgende, im Vergleich größere Belohnung*; längerfristig zielführendes Verhalten wird nicht sofort verstärkt; experimentell prüfbar durch Versuchsanordnungen in Abhängigkeit von Größe der zu erwartenden Belohnung u. Latenz bis zu deren Eintritt; Aktivierung v. a. in Präfrontalkortex u. dopaminergen Nervenzellen; Entscheidung für größere u. später eintretende Belohnung aktiviert v. a. den dorsolateralen Präfrontalkortex*. Vgl. Selbstkontrolle.

Belohnungs|lernen: (engl.) *reward learning*; Lernen* durch positive Verstärkung*; positive Verstärkung ist eine angenehme Konsequenz eines Verhaltens u. tritt dann auf, wenn die Verhaltenskonsequenz die Wahrscheinlichkeit des Wiederauftretens dieser Reaktion unter ähnlichen Umständen steigert. **Anw.**: Die Wirksamkeit von positiver Verstärkung wird ausdrücklich in kognitiven Verhaltenstherapien eingesetzt, um die Auftretenswahrscheinlichkeit von erwünschtem Verhalten zu erhöhen u. neue Verhaltensweisen aufzubauen. Belohnungslernen wird als Therapie-Element über alle Störungen eingesetzt. So kann z. B. die persönliche Hygiene eines an Schizophrenie erkrankten Patienten od. die Aktivität eines depressiven Patienten durch das gezielte Belohnen erwünschter Verhaltensweisen gesteigert werden.

Belohnungs|system *n*: (engl.) *reward system*; syn. Belohnungszentrum; mesolimbisches Hirnareal, das den ventralen Teil des Mesencephalons*, das limbische System* u. in Beziehung zum limbischen System stehende Hirnareale umfasst (s. Abb.); die mesokortikolimbischen Hirnstrukturen (z. B. ventrales tegmentales Areal*, laterale Areale des Hypothalamus*, Nucleus* accumbens u. Nucleus* caudatus im Corpus* striatum, Amygdala*, Hippocampus*, Präfrontalkortex*, Bulbus olfactorius, Septum) weisen afferente u. efferente Verbindungen zu allen Neurotransmitter-Systemen auf, mit denen die Regulierung von Aktivitätsgrad, Bewusstsein* u. emotionaler Befindlichkeit* assoziiert wird. Unterschieden werden belohnungsevaluatives (bewertendes) Teilsystem (in lateralem orbitofrontalem Kortex, Nucleus accumbens u. Amydala) u. belohnungsaktives Teilsystem im medialen orbitofrontalen Kortex. **Aktivierung:** durch unterschiedlichste Reize (z. B. Nahrungsmittel, sexuelle Reize, psychotrope Substanzen); diese führen zu einer vermehrten Freisetzung von Dopamin* u. Endorphinen* u. lösen Wohlbefinden, z. T. euphorische Glücksgefühle u. Zufriedenheit aus. Psychotrope Substanzen wie Cocain*, Alkohol* u. Amphetamine* aktivieren besonders ausgeprägt das dopaminerge Belohnungssystem, Opiate* u. Opioide* stimulieren Opioid*-Rezeptoren. Vgl. Belohnung.

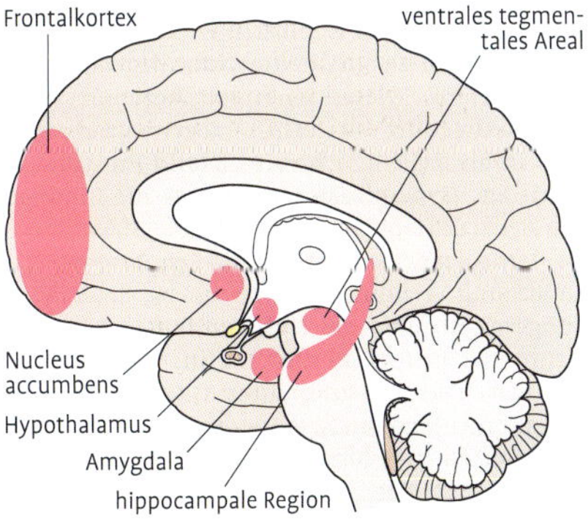

Belohnungssystem: schematische Darstellung u. Lokalisation der wichtigsten Strukturen

Belohnungs|zentrum *n*: (engl.) *remuneration center*; Belohnungssystem*.

BeLP: Abk. für **Be**rliner* **L**ebensqualitäts**p**rofil.

Bender-Gestalt-Test *m*: (engl.) *Bender Visual Motor Gestalt Test*; Fremdbeurteilungsverfahren zur Prüfung der Gestaltauffassung (s. Gestaltgesetze); umfasst 9 geometrische Figuren auf kleinen Karten, die abgezeichnet werden sollen; bewertet werden die Qualität bzw. Genauigkeit der Zeichnungen sowie weitere Charakteristika; aktuelle Version Bender-Gestalt II; **Anw.:** ursprünglich für Kinder entwickelt, zur Beurteilung der visuell-motorischen Entwicklung; Anw. auch bei Erwachsenen; erlaubt Rückschlüsse auf Intelligenzniveau, Persönlichkeitsmerkmale* u. Hirnschädigungen; **Testdauer:** 10–20 Minuten.

Ben-Lucas-Ef|fekt (Effektivität*) *m*: (engl.) *Ben-Lucas effect*; Versuchsleiter*-Erwartungseffekt.

Benommenheit: (engl.) *numbness*; leichte Form der quantitativen Bewusstseinsstörung* mit Schläfrigkeit, verlangsamtem Denken u. Handeln.

Ben|peridol (INN) *n*: (engl.) *benperidol*; Neuroleptikum* aus der Gruppe der Butyrophenone*; **Wirkung:** Antagonisierung D_2-artiger Rezeptoren mit hoher Affinität zu Dopamin-D_2-Rezeptoren (höchste Affinität aller Neuroleptika); Blockade von 5-HT_2-Rezeptoren; geringe Wirkung auf Alpha-1- u. Histamin-H_1-Rezeptoren; **Ind.:** akute psychotische Zustände, maniforme Syndrome, akute Erregungszustände*, Rückfallprophylaxe bei chronischen endogenen od. exogenen Psychosen*; **Kontraind.:** relativ bei Parkinson*-Syndrom, Leberinsuffizienz, kardialer Vorschädigung, prolaktinabhängigen Tumoren, Erkrankungen des hämatopoetischen Systems, Epilepsie*, Hyperthyreose*; **Wechselwirkungen:** Erniedrigung der Benperidolplasmakonzentration durch Carbamazepin, Phenobarbital, Phenytoin, Rifampizin sowie durch Nicotinkonsum möglich, Verstärkung der Wirkung von Antihypertensiva; Verstärkung der Atemdepression durch Polypeptidantibiotika, in Kombination mit Lithium gegenseitige Plasmaspiegelerhöhung u. Gefahr neurotoxischer Symptome; **UAW:** v. a. bei höherer Dosierung extrapyramidale Symptome* wie Frühdyskinesie*, Parkinson-Syndrom, Akathisie* u. Müdigkeit; Spätdyskinesie*.

Benser|azid *n*: (engl.) *benserazid*; DOPA-Decarboxylasehemmstoff, der die katalyt. Umsetzung von DOPA* in Dopamin* in der Peripherie verhindert, so dass die Konzentration von DOPA im Blut steigt; **Ind.:** in Kombination mit Levodopa* bei Parkinson*-Syndrom u. Restless*-Legs-Syndrom.

Benton-Test *m*: (engl.) *Benton Visual Retention Test*; Fremdbeurteilungsverfahren zur Untersuchung der Merkfähigkeit für visuell-räumliche Stimuli; besteht aus 3 parallelen Serien mit jeweils 10 geometrischen Stimuluskarten; die Figuren auf den Karten sollen, nachdem sie kurz gezeigt werden, direkt im Anschluss bzw. nach kurzer Wartezeit so genau wie möglich nachgezeichnet werden; mehrere Testvarianten vorhanden (z. B. verkürzte Darbietungszeit, direktes Abzeichnen, Wahlform ohne Abzeichnen); **Anw.:** Kinder ab 7 Jahren, Erwachsene; zur Erfassung von Hirnschädigungen, beginnender Demenz*; **Testdauer:** 5–10 Minuten.

Benzamide *m pl*: (engl.) *benzamides*; Derivate des Carbonsäureamids der Benzoesäure, die als Neuroleptika* u. Antidepressiva* eingesetzt werden; **Vertreter:** Amisulprid*, Sulpirid*, Tiaprid*; **Wechselwirkungen:** geringes Interaktionsprofil, so dass Kombination mit anderen Neuroleptika möglich ist.

Benz|atropin (INN) *n*: (engl.) *benzatropine*; obsoleter, nicht mehr im Handel befindl. Tropinbenzhydrylether; Antiparkinsonmittel* (mit anticholinerger Wirkung).

Benzin|in|toxikation (Intoxikation*) *f*: (engl.) *petrol intoxication*; Vergiftung mit Benzin; **Formen: 1. akut:** durch Inhalation (gewerbliche u. häusliche Exposition) bzw. orale Aufnahme (Kinder); Sympt.: Übelkeit u. Erbrechen, Störung der Wärmeregulation, rauschähnliche Zustände (Euphorie), zentralnervöse Exzitation u. generalisierte Krämpfe, Bewusstlosigkeit, Atemlähmung; bei Aspiration Benzinpneumonie (evtl. mit Lungenödem); Letaldosis: 10–50 g; **2. chronisch:** bes. durch Missbrauch zu Rauschzwecken (v. a. in Entwicklungsländern, in Deutschland sehr selten) u. Missbrauch zur Körperreinigung (perkutane Resorption); Sympt.: u. a. Kopfschmerz, Übelkeit, Anämie, Koronarschäden, Polyneuritis*, Zwangslachen, Gedächtnisschwund, Verfall der Persönlichkeit; Ekzem bei Einwirkung auf die Haut; cave: Tod durch Atemlähmung; **Ther.:** bei oraler Intoxikation* akut Paraffinöl (provoziertes Erbrechen kontraindiziert), Magenspülung, Aktivkohle; sonst symptomatisch.

Benzo|diazepin|abhängigkeit: (engl.) *benzodiazepine dependence*; Form der Substanzstörungen* (ICD-10) als Abhängigkeitssyndrom* durch den Gebrauch von Benzodiazepinen*.

Benzo|diazepine *n pl*: (engl.) *benzodiazepines*; Psychopharmaka aus der Gruppe der Tranquilizer* mit anxiolytischer, sedativer, Muskel relaxierender u. antikonvulsiver Wirkung; **Wirkung:** verstärken über die allosterische Veränderung des $GABA_A$-Rezeptors (s. GABA-Rezeptoren) die hemmende Funktion GABAerger Neurone; **Einteilung:** entsprechend der chemischen Struktur (Benzodiazepin-Grundgerüst 1H-Benzo-1,4, Diazepin, Derivate od. Analoga mit unterschiedlicher Stellung des Stickstoffatoms bzw. Modifikationen an der Ringstruktur): **1.** 1,4-Benzodiazepine: Bromazepam*, Chlordiazepoxid*, Clonazepam*, Diazepam*, Dikaliumclorazepat*, Flunitrazepam*, Flurazepam*, Lorazepam*, Lormetazepam*, Medazepam*, Nitrazepam*, Oxazepam*, Temazepam*, Tetrazepam*; **2.** 1,5-Benzodiazepine: Clobazam*; **3.** 1,4-Triazolo-Benzodiazepine: Alprazolam*, Triazolam*; **4.** 1,4-Thieno-Triazolo-Benzodiazepine: Brotizolam*; **5.** Imidazolo-1,4-Benzodiazepine: Midazolam (s. Imidazol-Benzodiazepine); **Ind.: 1.** Tranquilizer* bei Angst- u. Spannungszuständen, Schlafstörungen, bei akuter psychosozialer Belastungssituation, Einstellphase einer antidepressiven Therapie, bei Angststörung, z. B. Panikstörung od. generalisierter Angststörung; **2.** in der Anästhesie z. B. zur Prämedikation; **3.** in der Neurologie Anw. als Antiepileptika*, zentrale Muskelrelaxanzien* u. a.; **Kontraind.:** Myasthenia gravis pseudoparalytica, schwere Ateminsuffizienz, Alkohol- u. Drogenabhängigkeit, Schlafapnoesyndrom, spinale u. zerebellare Ataxien, akute Intoxikation mit Alkohol od. zentral dämpfenden Pharmaka; **Wechselwirkungen:** bei gleichzeitiger Gabe anderer zentral dämpfender Arzneimittel (Neuroleptika, Schlafmittel, Tranquilizer, Antidepressiva, Narkotika, Antiepileptika, sedative Antihistaminika) od. Alkoholkonsum ggf. wechselseitige Wirkungsverstärkung; **UAW:** allg. Apathie, Schläfrigkeit, anterograde Amnesie, Verwirrtheit u. a., ferner sog. paradoxe Phänomene wie Euphorie, Agitiertheit, Insomnie u. Erregung; nach abruptem Absetzen können als Entzugssymptome u. a. Verwirrtheit, Angst, Insomnie, Erbrechen, Kopfschmerz, Unruhe, Tremor, selten epileptische Anfälle auftreten (v. a. bei älteren Menschen). **Cave:** Der Gebrauch von Benzodiazepinen kann zur Abhängigkeit führen; bei hoher Konsummenge bzw. chron. Gebrauch können alle akuten u. chron. Formen einer Substanzstörung* auftreten. **Hinweis:** möglichst kurzfristige Kriseninterventение; wegen Abhängigkeitspotential Einnahme nicht länger als 3 od. maximal 4 Wochen. **Antagonist:** Flumazenil*.

Benzo|diazepin|entzugs|syn|drom *n*: (engl.) *benzodiazepine withdrawal syndrome*; Symptomgruppe von physischen u. psychischen Störungen, die nach Beendigung od. Reduzierung eines schweren u. anhaltenden Konsums von Benzodiazepinen* auftritt; zu den Substanzstörungen* gehörendes Störungsbild (ICD-10); vgl. Entzugssyndrom.

Benzo|diazepin-Re|zeptor (Rezeptoren*) *m*: (engl.) *benzodiazepin receptor*; Rezeptor des ZNS, an dem Benzodiazepine* als Agonisten wirken; wirkt sensitivierend auf den in direkter Nähe liegenden GABA*-Rezeptor. Dieser ionotrope Rezeptor führt nach Aktivierung durch GABA überwiegend zu einem in die Zelle gerichteten Chlorid-Einstrom u. somit zur Hyperpolarisation. Durch die Bindung von Benzodiazepinen erhöht sich die Affinität des Rezeptors zu GABA u. damit die Frequenz der Kanalöffnung. Dadurch kommt es zu einer Wirkungsverstärkung des inhibitorisch wirkenden Neurotransmitters GABA*. **Klin. Bedeutung:** pharmak. Beeinflussung durch **1.** Benzodiazepin-Rezeptor-Antagonisten: Anw. bei Benzodiazepinintoxikation, z. B. Flumazenil*; **2.** Benzodiazepin-Rezeptor-Agonisten: Anw. bei Schlafstörungen, z. B. Zolpidem*, Zopiclon*, Zaleplon*, Eszopiclon*, Indiplon (aktuell in klin. Entwicklung als Wirkstoff gegen Insomnien).

Beobachtbarkeit: (engl.) *observability*; Bez. für den von der empirischen Forschung vorausgesetzten Aspekt der objektiven u. systematischen Untersuchung (Wahrnehmung u. Erfassung) von Phänomenen; wissenschaftlich beobachtbare Phänomene: z. B. Erleben* u. Verhalten*. Vgl. Beobachtung.

Beobachter|übereinstimmung: (engl.) *interrater reliability*; Interrater-Reliabilität, Beurteilerübereinstimmung; Bez. für Erhebung der Übereinstimmung von mind. 2 Beobachtern bezüglich der Datenerhebung, -auswertung u. -interpretation; Gütekriterium für Fremdbeurteilungsverfahren*; Erfassung häufig mit Hilfe von Videoaufnahmen; zur statist. Ermittlung werden verwendet: der Intraklassen-Korrelationskoeffizient r (Intraklassen-Korrelation wird bei intervallskalierten Daten berechnet, entspricht der gemittelten Reliabilität* der Urteile aller Beobachter) u. der Kappakoeffizient k (wird bei nominalskalierten Daten ermittelt, misst den um den Zufallsanteil bereinigten Anteil der Übereinstimmungen zwischen allen Beobachtern). **Aussage:** Beobachterübereinstimmung macht Aussagen über die Reproduzierbarkeit von Mess- od. Untersuchungsergebnissen, wenn versch. Untersucher die gleichen Messungen durchführen; bei niedriger **Interrater-Reliabilität** (Übereinstimmung zwischen mehreren Personen) weisen die Ergebnisse verschiedener Untersucher eine hohe Streubreite auf od. stimmen überzufällig häufig nicht überein; niedrige Interrater-Reliabilität birgt Gefahr systematisch verzerrter Ergebnisse. **Intrarater-Reliabilität** bezeichnet die Übereinstimmung über mehrfache Episoden der Datenerhebung durch eine einzige Person.

Beobachtung: (engl.) *observation*; Erfassung sinnlich wahrnehmbarer Vorgänge u. Umstände; **wissenschaftliche** Beobachtung: planmäßiges u. theoretisch begründetes Erfassen von Vorgängen, Ereignissen u. Verhaltensweisen von Lebewesen in best. Situationen anhand eines Beobachtungsprotokolls*; neben Interview*, Experiment* u. Inhaltsanalyse* eine der 4 wesentl. empirischen Forschungsmethoden; erfordert im Gegensatz zu sog. natürlicher Beobachtung u. Gelegenheitsbeobachtung Training der Beobachter u. Überprüfung der Beobachtungsvarianz, bei mehreren Beobachtern meist in Form der Ermittlung der Beobachterübereinstimmung*. **Formen: 1.** nach Position des Beobachters: **a)** teilnehmende Beobachtung: Beobachter als aktiver Bestandteil des Geschehens; **b)** nichtteilnehmende Beobachtung: Beobachter außerhalb des Handlungsablaufs; **2.** nach Kenntnis der zu Beobachtenden: **a)** offene Beobachtung: den beobachteten Personen ist bekannt, dass sie beobachtet werden; **b)** verdeckte Beobachtung: Beobachter bleibt unbemerkt; **3.** nach Setting: **a)** Laborbeobachtung: Beobachtung in einem künstlich hergestellten Setting; **b)** Feldbeobachtung: Beobachtung in der natürlichen Umwelt; **4.** nach Person des Beobachters (s. Beurteilungsverfahren): **a)** Selbstbeobachtung*; **b)** Fremdbeobachtung*; **5.** nach dem Grad der Standardisierung: **a)** freie Beobachtung: keine Vorgabe von Beobachtungsrichtlinien; **b)** halbstandardisierte Beobachtung: Beobachtung zentriert auf alle mit dem kritischen Ereignis verbundenen Vorgänge; **c)** standardisierte Beobachtung: genaue Vorschrift über Beobachtungsinhalt u. -protokoll. Vgl. Beobachtungsfehler.

Beobachtungs|fehler: (engl.) *error of observation*; Fehler in Daten, die bei Beobachtungen* gewonnen werden; **Einteilung: 1.** Fehler beim Beobachter: beziehen sich auf Wahrnehmung*, Interpretation, Erinnern* u. Wiedergabe des Beobachteten; **2.** Fehler beim Beobachtungsinstrument: entstehen durch Reaktivitäts- u. Erwartungseffekte, durch mangelhafte Beobachtungssysteme od. Auswahl der Beobachtungsobjekte; **3.** Fehler aufgrund äußerer Bedingungen: entstehen durch mangelhafte Beobachtungsbedingungen, durch Selektion u. durch Verzerrung bei technischen Geräten. Beobachtungsfehler können minimiert werden durch u. a. Reduktion der Beobachtungskategorien auf eine überschaubare Menge; Verankerung der Beobachtungsmerkmale an beobachtbaren Verhaltensweisen; Verwenden einer deskriptiven (im Gegensatz zu interpretativen) Sprache; zeitnahes Erfassen des Beobachteten. Vgl. Beurteilungsfehler.

Beobachtungs|lernen: (engl.) *observation learning*; s. Modelllernen.

Beobachtungs|protokoll *n*: (engl.) *observation protocol*; auf einem Kategoriensystem beruhendes Hilfsmittel zur Dokumentation wissenschaftl. Beobachtungen*; die einzelnen Kategorien sollen theoretisch abgeleitet, vollständig (die Erfassung versch. Inhalte gestattend), exklusiv (sich wechselseitig ausschließend) u. voneinander unabhängig sein; dokumentiert u. a. Art, Zeitpunkt u. Ort der Beobachtung u. enthält Angaben darüber, wie das Beobachtete zu erfassen ist u. wie es gedeutet werden darf; Beobachtungsvorgang u. -inhalt werden so konkret wie möglich beschrieben u. Wertungen vermieden.

Beobachtungs|studie *f*: (engl.) *observational study*; Studie, bei der die Bedingung (z. B. Behandlung mit Psychotherapie versus Pharmakotherapie) weder randomisiert noch auf andere Art zugeteilt wird, sondern bei der die Individuen sich selbst (z. B. durch ihre Antworten in einem Fragebogen) den zu vergleichenden Gruppen zuordnen; wird meist durchgeführt, wenn keine randomisierte klinische Studie* möglich ist; die wichtigsten konfundierenden Variablen (s. Konfundierung) sollten mit möglichst geringem Messfehler* erhoben werden, um den dadurch entstehenden Bias* gering zu halten; wird als Gegensatz zur Interventionsstudie (s. Interventionsforschung) verstanden, z. B. wird der natürliche Verlauf in der Epidemiologie untersucht.

Beratung: (engl.) *counselling*; kommunikative unterstützende Maßnahme, Informationsvermittlung od. auch Training zur Prävention od. Bewältigung von Problemen (psychisch, sozial, kulturell, ökonomisch) u. belastenden Lebenssituationen; zu unterscheiden sind informelle (in sozialen Netzwerken erfolgende), semiprofessionelle (durch geschulte Laienhelfer angebotene) u. professionelle Beratungen, i. d. R. durch öffentliche (Städte, Gemeinden, Landkreise), freie (z. B. Arbeiterwohlfahrt, Caritasverband) od. konfessionelle Träger unter Berücksichtigung aller Teilgebiete der Psy-

B

chologie* aber auch der Sozialpädagogik (bes. geschulte Diplompsychologen u. Sozialpädagogen). **Aufgaben:** Anknüpfen an vorhandene Ressourcen u. Kompetenzen des Ratsuchenden, Prävention von Problemen bzw. innerer od. äußerer Konflikte in unterschiedl. Lebenslagen, Bewahrung od. Herstellung von Lebensqualität*, Begleitung bei der Bewältigung belastender Lebenssituationen; in Abgrenzung zur Psychotherapie* eher für Lebensprobleme, Krisen, Gestaltung von Lebenswelten (Ressourcen, Risiken), v. a. zentriert auf spezielle Aspekte gesellschaftl. Lebens; **Formen:** Paar-* u. Lebensberatung, Erziehungsberatung*, Familienberatung*, Berufs- u. Studienberatung, Bildungsberatung, Beratung von Jugendlichen u. alten Menschen, Drogenberatung, genet. Beratung, Gesundheitsberatung, Beratung zur Bewältigung spezieller Belastungen (Traumata, suizidale Krisen), von Erkrankungen u. Behinderungen, Personal- u. Organisationsberatung, Schwangerschaftskonfliktberatung, Sozial- u. Rechtsberatung (z. B. Arbeitslose, Schuldner, Migranten). Beratungsformen folgen der Logik maximaler Anpassung an die Vielfalt der Aspekte von Problemlagen u. Nutzern (Alter, Entwicklungsstand, Geschlecht, kultureller Hintergrund). Patientenzentrierte, psychoanalytische, systemische od. verhaltensorientierte Modelle liegen i. d. R. der Beratung zugrunde. **Dauer:** niedrigfrequent (häufig einmal monatlich), i. d. R. 5–10 Sitzungen; **Wirksamkeit:** Es liegen umfangreiche Wirksamkeitsnachweise vor (Metaanalysen: Busse et al., 1995; Medway u. Updyke, 1985). In der Grundversorgung (primary care) bei Personen mit psychischen u. psychosozialen Problemen wurden moderate Kurzzeiteffekte, aber keine Langzeiteffekte nachgewiesen (Cochrane Analyse, Bower u. Rowland, 2006). Die Beratenen waren im Durchschnitt mit der Beratung zufrieden, es ließen sich aber keine Hinweise darauf finden, dass Beratung die Kosten im Gesundheitssystem insgesamt senkt.

Beratungs|psycho|logie (Psych-*; -log*) *f*: (engl.) *counselling psychology*; Bez. für Maßnahmen der Beratung*, die v. a. auf Theorien u. Methoden der Psychologie* neben denen der Pädagogik, Soziologie, Philosophie, Medizin, Rechts- u. Wirtschaftswissenschaften beruhen; beschreibt u. erklärt die psychischen Vorgänge u. Veränderungen des Patienten, die im Zus. mit Beratung stehen u. sich aus dieser ergeben; abhängig von den Aufgaben der Beratung u. den Nutzern (Einzelpersonen, Gruppen, Netzwerke, Gemeinden), deren Wissen zu Problemursachen u. Bewältigungsmöglichkeiten (s. Coping) sowie vorhandenen Ressourcen*. Die Arbeitsweise ist abhängig von der zugrunde liegenden theoretischen Orientierungen (wie Verhaltenstheorie, Psychoanalyse, humanistischer Psychologie od. familientherapeutischen Orientierungen) u. schließt die Wahl des geeigneten Kommunikationsmodells zum optimalen Transfer des Beratungsinhalts ein.

Bereitschaft: Preparedness*.

Bereitschafts|potential (lat. potentia Fähigkeit) *n*: (engl.) *readiness potential*; vor Ausführung einer Bewegung elektroenzephalographisch ableitbares ansteigendes negatives Potential (s. Abb.), das mit dem Entwurf eines Bewegungsprogramms im motorischen Kortex* in Zusammenhang steht; tritt kontralateral zur Bewegung ausführenden Körperhälfte auf u. ist im EEG* v. a. über den prämotorischen Arealen lokalisiert; die maximale Negativierung tritt ungefähr zum Zeitpunkt der Bewegungsausführung auf. Vgl. Erwartungspotential.

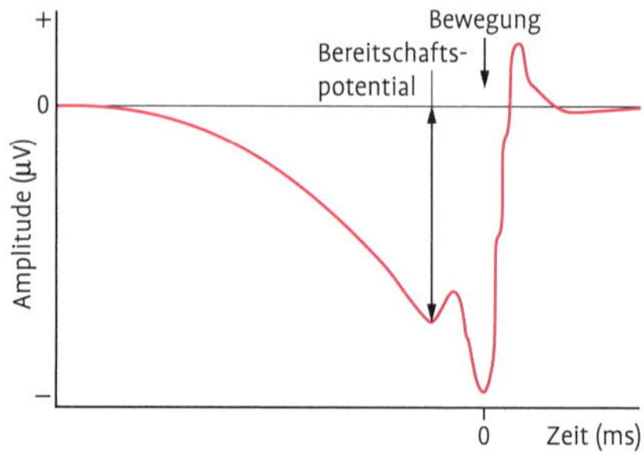

Bereitschaftspotential

Berliner Lebens|qualitäts|profil *n*: Abk. BeLP; strukturiertes Interview zur Erfassung der individuellen Lebensqualität*; umfasst 152 Items zu subjektiver Bewertung u. objektivierbaren Anzeichen der Lebensqualität (8 Dimensionen, z. B. Arbeit, Wohnen, Freizeit, Häufigkeiten von sozialen Kontakten); Fragebogen ist gegliedert in 3 Teile: **1.** soziodemographische Daten, z. B. Alter, Geschlecht, Schulbildung; **2.** allg. Lebenszufriedenheit; **3.** Befragung zu 9 Lebensbereichen (Arbeit u. Beschäftigung, Freizeit, Religion, Finanzen, Wohnung, Sicherheit, Familie, Freunde u. Bekannte, Gesundheit); Bewertung erfolgt auf 7-teiliger Skala; überarbeitete deutsche Version des Lancashire Quality of Life Profile (Modifikation des Quality* of Life Interviews); **Anw.:** zur Erfassung u. Verbesserung der Lebensqualität, z. B. zur Verlaufskontrolle von Therapien mit Psychopharmaka i. R. der Behandlung von Schizophrenie*; **Testdauer:** 20–40 Minuten.

Berliner Luria-Neuro|psycho|logisches Verfahren für Kinder: Abk. BLN-K; Fremdbeurteilungsverfahren zur differentiellen Symptombeschreibung u. quantitativen Bewertung von Hirnfunktionsstörungen*; umfasst 150 Items in 11 Aufgabenbereichen (z. B. motorische Funktionen, akustisch-motorische Koordination, Sprachverständnis, Expressivsprache, arithmetische Fähigkeiten, Gedächtnisfunktionen, Denkprozesse); deutschsprachige Version der Luria*-Nebraska Neuropsychological Battery for Children; **Anw.:** Hirnfunktionsstörungen bei Kinder von 8–12 Jahren.

Berner Bewältigungs|formen: s. BEFO.

Berufsbildungswerk: (engl.) *vocational training centre*; Abk. BBW; Einrichtungen, in denen Jugendliche mit Behinderung* (i. R. von v. a. chronischen psychischen Störungen, z. B. Schizophrenie) unterstützt von begleitenden Diensten u. angeleitet von fachkundigen Mitarbeitern, eine qualifizierte Erstausbildung, ggf. mit Berufsvorbereitung erhalten; das BBW umfasst die Organisationseinheiten Ausbildung, Internat, integrierte Sonderberufsschule, Freizeit, ärztlicher u. psychologischer Dienst u. Verwaltung. Die Jugendlichen sind während der Dauer der Berufsausbildung bzw. -vorbereitung in einem Internat im BBW untergebracht u. werden ganztägig betreut.

Berufs|förderungs|werk: (engl.) *vocational promotion centre*; Abk. BFW; Rehabilitationseinrichtungen für Erwachsene, deren Leistungen i. d. R. Maßnahmen der Eignungsfeststellung, Rehabilitations-Vorbereitungslehrgänge, vorrangig Ausbildung/Weiterbildung in anerkannten Ausbildungsberufen mit Abschluss (sog. Umschulung), Vermittlung aller notwendigen Kenntnisse u. Fertigkeiten sowie ggf. Einübung des sozialen Verhaltens für das künftige Arbeitsleben umfassen.

Berufs|geheimnis: (engl.) *professional secrecy*; s. Schweigepflicht.

Berufs|krankheit: (engl.) *occupational disease*; Abk. BK; durch bes. Einwirkungen (z. B. chemische, physikalische, infektiöse) bei beruflichen Tätigkeiten verursachte od. wesentlich verschlimmerte, meist chronische Erkrankung insbes. von Haut, Halte- u. Bewegungsapparat, Atemwegen u. Innenohr, die als Versicherungsfall i. S. der Gesetzlichen Unfallversicherung (§ 9 Absatz 1 SGB VII) gilt u. den Unfallversicherungsträger zur Gewährung medizinischer Behandlung sowie zu Rehabilitations- u. Entschädigungsleistungen verpflichtet; **Hinweis:** bisher ist keine psychische Störung als Berufskrankheit anerkannt.

Berufs|ordnung, ärztliche: (engl.) *medical association's professional code of conduct*; standesethischer u. -rechtlicher Verhaltenskodex für Ärzte, dessen Regelungen für die Berufsausübung ergänzend zum allgemeinen Recht Verbindlichkeit beanspruchen; enthält die Regelungen über das Arztgelöbnis, regelt die ärztlichen Berufspflichten (Verantwortlichkeit, Gewissenhaftigkeit, Schweige*-, Fortbildungs-, Qualitätssicherungs- u. Dokumentationspflicht*) gegenüber dem Patienten (Sorge für dessen Gesundheit, Ehrfurcht vor dem Leben, Leiden lindern, Sterbebeistand, Erhaltung natürlicher Lebensgrundlagen) u. regelt die Berufsausübung; wird als Satzung durch die zuständige Landesärztekammer erlassen. Die Muster-Berufsordnung für die deutschen Ärztinnen u. Ärzte (Abk. MBO-Ä) wird vom Deutschen Ärztetag als Empfehlung für die Ärztekammern beschlossen. Die Satzungsgewalt der jeweiligen Ärztekammern folgt aus den Heil- od. Kammergesetzen der Länder. Verstöße gegen die Berufsordnung werden von den Berufsgerichten bestraft.

Berufs|ordnung, psycho|therapeutische: **1.** (engl.) *psychotherapeutic association's professional code of conduct*; **Deutschland:** standesethischer u. -rechtlicher Verhaltenskodex für Psychologische Psychotherapeuten* u. Kinder- u. Jugendlichenpsychotherapeuten, dessen Regelungen für die Berufsausübung ergänzend zum allgemeinen Recht Verbindlichkeit beanspruchen; enthält Regelungen zu Berufsaufgaben, -bezeichnungen u. -pflichten, regelt die Berufsausübung u. stellt die Überzeugungen zu berufswürdigem Verhalten gegenüber Patienten, Kollegen, anderen Partnern im Gesundheitswesen sowie zum Verhalten in der Öffentlichkeit dar. **Ziele:** **a)** das Vertrauen zwischen Psychotherapeuten u. ihren Patienten zu fördern; **b)** den Schutz der Patienten zu sichern; **c)** die Qualität der psychotherap. Tätigkeit im Interesse der Gesundheit der Bevölkerung sicherzustellen; **d)** die freie Berufsausübung zu sichern; **e)** das Ansehen des Berufs zu wahren u. zu fördern; **f)** auf berufswürdiges Verhalten hinzuwirken u. berufsunwürdiges Verhalten zu verhindern. Zu den allgemeinen Berufspflichten gehört die Beachtung der ethischen Prinzipien, insbes. „die Autonomie der Patienten zu respektieren, Schaden zu meiden, Nutzen zu mehren und Gerechtigkeit anzustreben". Jedes dieser Prinzipien ist überlegungsgleichgewichtig zu berücksichtigen u. die sich aus ihm ergebenden Pflichten sind zu erfüllen. Konfligieren 2 od. mehr Prinzipien, so sind sie gegeneinander abzuwägen u. zu gewichten, um zu einer Lösung zu kommen. Die grundsätzl. Beachtung dieser Prinzipien ermöglicht es, in vielen Alltagssituationen, die in ihrer konkreten Ausprägung nie ganz mit der Formulierung allgemeiner Regeln erfasst werden können, ethisch abgewogene Entscheidungen selbst zu treffen. Damit kann diese Regelung eine dem Hippokratischen Eid vergleichbare Bedeutung auch im Ansehen des Berufsstands der Psychotherapeuten bei der Bevölkerung erlangen. Die Berufsordnung wird durch die zuständige Landespsychotherapeutenkammer erlassen. Gesetzliche Grundlage sind die Heil- od. Kammergesetze der Länder. Verstöße gegen die Berufsordnung werden von den Berufsgerichten geahndet. Die Muster-Berufsordnung der Psychologischen Psychotherapeutinnen u. Psychotherapeuten u. Kinder- u. Jugendlichenpsychotherapeutinnen u. Kinder- und Jugendlichenpsychotherapeuten (Abk. MBO-PP/KJP 2006) wurde vom 7. Deutschen Psychotherapeutentag (Abk. DPT) am 13.1.2006 als Empfehlung für die Landespsychotherapeutenkammern verabschiedet u. mit Beschluss des 11. DPT am 10.11.2007 aktualisiert. Sie gliedert sich in 4 **Abschnitte:** **a)** Grundsätze: Berufsaufgaben, Berufsbezeichnungen, Allgemeine Berufspflichten; **b)** Regeln der Berufsausübung: Allgemeine Obliegenheiten, Sorgfaltspflicht, Abstinenz, Aufklärungspflichten, Schweigepflicht, Dokumentations- u. Aufbewahrungspflicht, Datensicherheit, Einsicht in Behandlungsdokumen-

B

tationen, Umgang mit minderjährigen Patienten, Umgang mit eingeschränkt einwilligungsfähigen Patienten, Honorierung u. Abrechnung, Fortbildungspflicht, Qualitätssicherung, Verhalten gegenüber anderen Kammermitgliedern u. Dritten, Delegation, Psychotherapeuten als Arbeitgeber od. Vorgesetzte; **c**) Formen der Berufsausübung: Ausübung psychotherapeutischer Tätigkeit in Niederlassung, Zusammenschlüsse zur gemeinsamen Praxisführung, zu Kooperationsgemeinschaften u. sonstigen Organisationen, Anforderungen an die Praxis, Informationen über Praxen u. wertende Darstellung, Aufgabe der Praxis, Ausübung des Berufs in einem Beschäftigungsverhältnis, Psychotherapeuten als Lehrende, Ausbilder und Lehrtherapeuten sowie als Supervisoren, Psychotherapeuten als Gutachter, Psychotherapeuten in der Forschung; **d**) Schlussbestimmungen: Pflichten gegenüber der Landespsychotherapeutenkammer, Ahnden von Verstößen. **2. Österreich:** Berufskodex für Psychotherapeutinnen u. Psychotherapeuten. **3. Schweiz:** bisher keine offizielle Regelung.

Berufs|un|fähigkeit: (engl.) *occupational disability*; inf. Krankheit od. Behinderung* ist ein Versicherter nicht mehr in der Lage, seinen Beruf od. eine nach der bisherigen Ausbildungs- u. Berufserfahrung gleichwertige Tätigkeit auszuüben; in der Sozialversicherung existieren trägerunterschiedliche Definitionen. In der Gesetzlichen Rentenversicherung ist mit Wirkung zum 1.1.2001 an die Stelle der Berufsunfähigkeit der Begriff der Erwerbsminderung* getreten. **Hinweis:** Psychische Störungen sind aktuell Hauptursache für Berufsunfähigkeit bzw. Frühberentung in Deutschland. Vgl. Arbeitsunfähigkeit.

Beruhigungs|mittel: (engl.) *calmative agent*; s. Sedativa.

BES: Abk. für **B**inge*-**E**ating-**S**törung.

Beschäftigungs|delir (Delir*) *n*: (engl.) *occupational delirium*; Bez. für Bewegungsunruhe u. ungerichtetes, zielloses u. nicht zweckgerichtetes Handeln unter Verkennung von Situation u. Personen; **Vork.:** bei Delir*. Vgl. Akathisie.

Beschäftigungs|therapeut *m*: (engl.) *occupational therapist*; s. Ergotherapeut.

Beschäftigungs|therapie *f*: (engl.) *occupational therapy*; s. Ergotherapie.

Beschäftigungs|unruhe: (engl.) *iterative movements*; von rastloser Aktivität geprägtes, kontextinadäquates Handeln, das nicht von Intentionen od. angemessenen Motiven bestimmt ist, häufig repetitive Muster zeigt u. sich bis zur vollständigen physischen Erschöpfung erstrecken kann; **Vork.:** Demenz*, Psychose*. Vgl. Iterativbewegungen.

Beschaffungs|kriminalität: (engl.) *drug-related crime*; kriminelle Handlung einer drogenabhängigen Person (s. Abhängigkeitssyndrom) zur Sicherstellung des Drogenkonsums, v. a. bei Opioidabhängigkeit aufgrund von Craving* od. Entzugssyndrom*; **Formen: 1. direkte** Beschaffungskriminalität: Handlungen, die das Ziel der Beschaffung von Suchtmitteln haben, z. B. Einbruch in eine Apotheke. Am häufigsten sind laut Kriminalstatistik Rezeptdiebstahl u. Rezeptfälschung. **2. indirekte** Beschaffungskriminalität: Handlungen zur Beschaffung von Geldmitteln, um Drogen zu erwerben, z. B. Diebstahl mit nachfolgender Veräußerung des Diebesguts u. Drogenhandel.

Beschwerde|bild: (engl.) *symptoms*; syn. Symptombild; aktuelle Manifestation der Symptomatik* aus Sicht des Patienten.

Beschwerden-Liste: (engl.) *trouble checklist*; Abk. B-L; Fremdbeurteilungsverfahren zur Erfassung des Ausmaßes subjektiver Beeinträchtigung durch körperliche u. Allgemeinbeschwerden (s. Beschwerdebild); umfasst 64 Items; erfasst werden die einzelnen Beschwerden sowie die Kombination von Anzahl u. Ausprägungsgraden der Beschwerden; Einzel- u. Gruppenverfahren; **Anw.:** als Screening-Verfahren, Verlaufskontrolle (z. B. somatische Therapien, Psychotherapie) u. bei Studien, in denen Störungen des körperlichen od. Allgemeinbefindens zu berücksichtigen sind; im Alter von 20–64 Jahren; **Testdauer:** ca. 2 Minuten.

Besinnungslosigkeit: (engl.) *unconsciousness, senselessness*; v. a. im forensischen Kontext bei Affektdelikten* verwendete Bez. für meist akute Unfähigkeit, die jeweilige Situation kritisch einzuschätzen u. reflektiert zu handeln; **Vork.:** u. a. bei ZNS-Trauma, Intoxikation*, akuter Psychose*, affektivem Ausnahmezustand (z. B. heftige emotionale Erschütterung nach psychischer Traumatisierung).

Besnier-Boeck-Schaumann-Krankheit (Ernest H. B., Dermatologe, Paris, 1831–1909): (engl.) *Besnier-Boeck-Schaumann's disease*; Sarkoidose*.

Besonnenheit: (engl.) *composure, presence of mind*; wenig gebräuchliche Bez. für bewusste Reflexion* od. abwägendes Nachdenken; z. B. erhaltene Reflexions- u. Handlungsfähigkeit trotz schwieriger, häufig affektiv aufgeladener situativer Bedingungen.

Bestätigung: (engl.) *verification*; s. Verifikation.

Bestimmtheits|maß: (engl.) *coefficient of determination*; Determinationskoeffizient; gibt an, wieviel Prozent der Varianz* der einen Variablen* durch die Varianz der anderen bestimmt wird; in der Statistik als Quadrat der Pearson-Korrelation (s. Korrelation) berechnet.

Bestrafung: 1. (engl.) *punishment*; i. S. der operanten Konditionierung* Bez. für die Konsequenz eines Verhaltens, die dessen Auftretenswahrscheinlichkeit reduziert; führt zur Unterdrückung des Verhaltens. **Formen: a**) direkte Bestrafung: auf das Verhalten folgt ein aversiver Reiz*; **b**) indirekte Bestrafung: auf das Verhalten folgt der Entzug eines angenehmen Reizes od. das frustrierende Ausbleiben einer Belohnung*; **klin. Bedeutung:** i. R. der Therapie zum Abbau unerwünschten Verhaltens als indirekte Bestrafung od. Extinktion*, z. B. wird störendes Verhalten von Kindern durch Aufmerksamkeitsentzug indirekt bestraft, gleichzeitig sollte erwünschtes Verhalten durch entspr. positive Verstärkung aufgebaut werden. Vgl. Verstärkung. **2.** i. S. der klassischen Konditionierung* Bez. für Verhaltensreduktionsmethode, bei der einem bestimmten Verhalten ein aversiver Reiz folgt.

Bestrafung, operante: (engl.) *operant punishment*; Methode der Verhaltenstherapie* mit dem Ziel, unerwünschtes Verhalten durch Setzen aversiver Reize* od. Wegnahme von Belohnungen zu unterdrücken; **Formen: 1.** Bestrafungstyp I: Angebot von Strafreizen, um unerwünschtes Verhalten zu unterdrücken; gilt in der Verhaltenstherapie als wenig hilfreich, da Verhalten nicht verlernt wird; wird bei Methoden der Selbstkontrolle in der Verhaltenstherapie in Kombination mit anderen Techniken (z. B. Selbstbelohnung, Selbstbeobachtung) i. S. von selbst gesetzten Rückmeldungen als Selbstbestrafung angewandt; **2.** Bestrafungstyp II (sog. time out): Entzug von Belohnungen (Aufmerksamkeit, Verstärkung), Dämpfung von Erregung, insbes. zur Veränderung von externalisierenden Verhaltensproblemen bei Kindern u. Jugendlichen; **Hinweis:** zu unterscheiden von aversiver klassischer Konditionierung*, bei der Probleme verursachende Reize mit negativen Reizen verknüpft werden (z. B. Suchtmittel od. anomale sexuelle Anreize gekoppelt mit elektrischen od. chem. Strafreizen).

Beta-Amyloid *n*: (engl.) *beta amyloid*; Kurzbez. Aβ; Abbauprodukt des Amyloid*-Precursor-Proteins (Abk. APP); aus 38–42 (meist 40 od. 42) Aminosäuren bestehendes Peptid; in unlöslicher Form (v. a. Aβ-42) verstärkte Neigung zur Aggregation in Oligomere (Aggregation weniger Aβ-Fragmente) u. nachfolgend Bildung von Amyloidplaques* (Verklumpung in sog. Schollen); Oligomere stören zerebrale Signalübertragung, ggf. resultierend in Degeneration von Nervenzellen u. Gedächtnisstörungen; **klin. Bedeutung: 1.** vermehrte Ablagerung im Altersgehirn* sowie durch erhöhtes APP-Vorkommen (infolge APP-Genmutation od. bei Down*-Syndrom) od. vermehrtes Vorkommen APP-abbauender Enzyme (sog. Gamma- u. Beta-Sekretasen bei Alzheimer*-Krankheit u. Amyloidangiopathie*, v. a. Aβ-42, Ablagerungen bei Alzheimer-Krankheit bereits Jahrzehnte vor ersten Krankheitssymptomen); **2.** diagn. Bedeutung: **a)** Aβ kommt in verschiedenen Fragmenten (Aβ-40, Aβ-42) im Liquor cerebrospinalis vor; Liquordiagnostik* zum Nachweis veränderter Konzentrationen von Aβ bei Patienten mit Alzheimer-Krankheit möglich; **b)** Nachweis von Aβ-Ablagerungen mit PET* durch radioaktiv markierte Amyloidliganden vor Krankheitsbeginn möglich.

Beta-Amyloid-Im|mun|therapie (lat. immunis frei, verschont) *f*: (engl.) *beta amyloid immunotherapy*; sog. Alzheimer-Impfung; Form der Immuntherapie unter Nutzung von Antikörperbildung gegen Beta*-Amyloid (Aβ) u. Amyloidplaques* (v. a. gegenüber Aβ1-42; s. Amyloidkaskade); **Formen: 1.** aktive Immunisierung: Applikation von Aβ-Peptid-Fragmenten als Antigen, nachfolgend Bildung körpereigener Antikörper, die sich auch gegen körpereigenes Aβ richten u. dessen Abbau od. Abtransport bewirken; **2.** passive Immunisierung: Applikation mono- od. polyklonaler Antikörper, die sich an körpereigenes Aβ-Peptid (z. B. in Amyloidplaques) binden u. dessen Abbau od. Abtransport bewirken; **Wirkung:** Abbau u. Abtransport von Amyloidplaques im Tiermodell u. bei Patienten mit Alzheimer-Krankheit nachgewiesen (sog. Proof of Principle); bisher keine überzeugende Verbesserung der Krankheitssymptomatik u. Alltagsfunktionen; ggf. schwere UAW (Meningoenzephalitis) bei aktiver Immunisierung; **Hinweis:** klin. Anw. bei Alzheimer*-Krankheit (passive Immunisierung) in Entwicklung; s. Bapineuzumab; Solenazumab.

Beta-Blocker: (engl.) *beta blockers*; Beta*-Rezeptoren-Blocker.

Betäubungs|mittel: (engl.) *anaesthetics, narcotics*; Abk. BtM; Sammelbez. für die in den Anlagen I–III des Betäubungsmittelgesetzes* abschließend aufgezählten psychotropen Substanzen* mit bewusstseins- u. stimmungsverändernden Wirkungen, die zu körperlicher u. psychischer Abhängigkeit* führen können u. daher Anwendungsverboten bzw. -beschränkungen unterliegen; das BtMG unterscheidet: **1.** nicht verkehrsfähige Substanzen ohne medizinischen od. sonstigen legitimen Nutzen, z. B. DOM*, Ecstasy*, LSD*, Phencyclidin*, Psilocybin* (Anlage I); **2.** verkehrs-, aber nicht verschreibungsfähige Substanzen, z. B. Methamphetamin* (Anlage II); **3.** verkehrs- u. verschreibungsfähige Substanzen, z. B. Cannabis*, Diamorphin*, (Levo-)Methadon*, Fentanyl* (Anlage III; außerdem Betäubungsmittel*-Verschreibungsverordnung); vgl. Substitution. **Hinweis:** Die Bez. Betäubungsmittel ist (suchtmedizinisch) fachlich veraltet, als juristischer Begriff jedoch weiterhin in Verwendung.

Betäubungs|mittel|abhängigkeit: (engl.) *drug addiction, narcotism*; juristische Bez. für ein Abhängigkeitssyndrom* durch den Gebrauch von psychotropen Substanzen* (s. Betäubungsmittel); s. Amphetamin-, Cannabis-, Cocain-, Heroin-, Opioidabhängigkeit.

Betäubungs|mittel|gesetz: 1. (engl.) *narcotics law*; Abk. BtMG; **Deutschland:** „Gesetz über den Verkehr mit Betäubungsmitteln" in der Fassung der Bekanntmachung vom 1.3.1994, zuletzt geändert durch Artikel 1 der Verordnung vom 11.5.2011; reguliert den Verkehr mit den in den Anlagen zum Gesetz abschließend aufgezählten Betäubungsmitteln*, stellt deren ungesetzlichen Gebrauch unter Strafe u. regelt zusammen mit der Betäubungsmittel*-Verschreibungsverordnung die ärztlich indizierte Anwendung von Betäubungsmitteln; unterscheidet zwischen nicht verkehrsfähigen (Anlage I), verkehrs-, aber nicht verschreibungsfähigen (Anlage II) u. verkehrs- u. verschrei-

B

bungsfähigen Stoffen (Anlage III). Vgl. Substitution. **2. Österreich:** „Bundesgesetz über Suchtgifte, psychotrope Stoffe und Vorläuferstoffe" (Suchtmittelgesetz, Abk. SMG) regelt, welche Substanzen verkehrs- u. verschreibungsfähig sind. **3. Schweiz:** „Bundesgesetz über die Betäubungsmittel und die psychotropen Stoffe" (Betäubungsmittelgesetz, Abk. BetmG) regelt, welche Substanzen verkehrs- u. verschreibungsfähig sind.

Betäubungs|mittel-Verschreibungs|verordnung: (engl.) *Narcotics-Prescription Regulation*; Abk. BtMVV; „Verordnung über das Verschreiben, die Abgabe u. den Nachweis des Verbleibs von Betäubungsmitteln" vom 20.1.1998, zuletzt geändert durch Artikel 2 der Verordnung vom 11.5.2011; regelt zusammen mit dem Betäubungsmittelgesetz* (Abk. BtMG) u. a. die Verschreibungsmodalitäten der in der Anlage III zum BtMG aufgelisteten verschreibungsfähigen Betäubungsmittel* durch einen Arzt (§ 2) od. Zahnarzt (§ 3); insbes. sind für die jeweiligen Substanzen Höchstmengen festgesetzt, auch wird ein spez. Betäubungsmittelrezept (vom Bundesinstitut für Arzneimittel u. Medizinprodukte ausgegebenes fortlaufend nummeriertes, mit BtM-Nummer des Arztes u. Ausgabedatum versehenes dreiteiliges amtliches Formblatt) vorgeschrieben. Für das Verschreiben von Substitutionsmitteln durch den Arzt gelten besondere Maßgaben (§ 5); vgl. Substitution.

Beta-Fehler: (engl.) *beta error*; s. Fehler.

Beta-Galaktosidase-Mangel: (engl.) *beta-galactosidase deficiency*; s. Gangliosidosen; s. Mukopolysaccharid-Speicherkrankheiten (Tab. dort).

Beta-Gluko|cerebrosidase-Mangel (Cerebr-*; -id*) *f*: (engl.) *beta glucocerebroside deficiency*; s. Gaucher-Krankheit.

Beta-Re|zeptoren (Rezeptoren*) *m pl*: (engl.) *beta receptors*; s. Rezeptoren, adrenerge.

Beta-Re|zeptoren-Blocker (Rezeptoren*): (engl.) *beta-receptor blockers*; syn. Beta-Blocker, Beta-Sympatholytika; Arzneimittel, welche die Neurotransmitter* Noradrenalin* u. Adrenalin* an den zellulären Beta-Rezeptoren (s. Rezeptoren, adrenerge) des jeweiligen Erfolgsorgans kompetitiv hemmen; **Einteilung: 1.** (relativ) beta-1-selektive Beta-Rezeptoren-Blocker (sog. kardioselektive Beta-Rezeptoren-Blocker, z. B. Acebutolol, Atenolol, Betaxolol, Bisoprolol*, Esmolol, Metoprolol, Nebivolol); **2.** nichtselektive Beta-Rezeptoren-Blocker (z. B. Alprenolol, Nadolol, Oxyprenolol, Pindolol, Propranolol, Sotalol); **3.** Beta-Rezeptoren-Blocker mit sympathomimetischer sog. Restaktivität bei tiefem Sympathikotonus (sog. intrinsische sympathomimet. Aktivität, Abk. ISA), begründet durch Strukturverwandtschaft mit Sympathomimetika (z. B. Pindolol); **4.** Alpha-Beta-Rezeptoren-Blocker: Carvedilol; **Wirkung: 1.** am **ZNS**: diskrete anxiolytische u. sedative Wirkung; **2.** am **Herzen** (v. a. Beta-1-Rezeptoren): negativ inotrop (Verminderung der Kontraktilität), negativ chronotrop (Abnahme der Herzfrequenz, Hemmung der Reizbildung), negativ dromotrop (Verlangsamung von Sinusknotenrhythmus u. Überleitungsgeschwindigkeit im AV-Knoten) sowie negativ bathmotrop (Abnahme der Erregbarkeit des Myokards); **3.** an der **Niere** (Beta-1-Rezeptoren): Verminderung der Freisetzung von Renin aus dem juxtaglomerulären Apparat; **4.** an der **glatten Muskulatur** (v. a. Beta-2-Rezeptoren): Steigerung des Muskeltonus (z. B. als Konstriktion von Bronchien, peripheren Gefäßen u. Uteruskontraktion); **5.** an **Leber** u. **Skelettmuskel** (Beta-2-Rezeptoren): Verminderung der Glykogenolyse; **6.** am **Fettgewebe**: Hemmung der katecholaminabhängigen Lipolyse; **7.** am **Auge**: Senkung der Kammerwasserproduktion; **Ind.:** neben kardiovaskulären Ind. u. a. Hyperthyreose, prophylakt. bei Migräne*; selten primäre Angstsyndrome* wie objekt- u. situationsbezogene Angst (soziale Phobie*, Ausbildungs- u. Berufsängste, z. B. bei Prüfungsangst* zur Entkopplung psychischer u. vegetativer Symptome); **Kontraind.:** u. a. obstruktive Atemwegserkrankungen, dekompensierte Herzinsuffizienz*, ausgeprägte Bradykardie od. Hypotonie*, schwere Herzinsuffizienz, AV-Block II. od. III. Grades (v. a. in Kombination mit einem Calcium-Antagonisten); relative Kontraind.: Herzinsuffizienz NYHA IV, periphere arterielle Verschlusskrankheit, Tendenz zur Hypoglykämie*.

Beta-Sekretase-In|hibitoren (lat. secretus abgesondert; inhibitio Hemmung) *m pl*: (engl.) *beta-secretase inhibitors*; β-Sekretase-Inhibitoren; Substanzen, welche die Beta-Sekretase hemmen; **Wirkungsmechanismus:** Reduktion der Beta*-Amyloid-Bildung; **Hinweis:** Wirkstoffe z. T. in experimenteller od. klinischer Entwicklung zur Behandlung der Alzheimer-Krankheit, aktuell verfügbare Substanzklasse mit Beta-Sekretase-Inhibition: HMG-CoA-Reduktase-Hemmer (Statine); Problem bei der Wirkstoffentwicklung: Hirngängigkeit.

Beta-Sympatho|lytika (Sympath-*; Lys-*) *n pl*: (engl.) *beta-sympatholytics*; Beta*-Rezeptoren-Blocker.

Beta-Wellen: (engl.) *beta waves*; s. EEG.

Betrachtungs|ebene: (engl.) *contemplation level*; Organisationsstufe menschlichen Verhaltens u. Erlebens; z. B. soziale (makrosoziale u. mikrosoziale Aspekte), individuelle (Ebene des Bewusstseins u. verdeckten Verhaltens), ganzheitlich-organismische (beobachtbares Verhalten) u. partiell-systemische Betrachtungsebene (betrachtet z. B. neuronale u. biochemische Aspekte); traditionell verschiedenen Fachdisziplinen zugeordnet; die Betrachtungsebene zeigt an, auf welchem Gebiet (z. B. dem der Wissenschaften Psychologie od. Recht) der Sachgegenstand behandelt bzw. beurteilt werden soll. Diesem Feld werden entsprechende Kategorien entnommen (z. B. Psychologie: Wohlbefinden, Recht: Strafbarkeit). Vgl. Schema.

Betreuer: (engl.) *legal guardian*; eine (od. mehrere) natürliche, vom Betreuungsgericht bestellte Person(en), die gemäß § 1897 BGB i. R. eines gerichtlich bestimmten Aufgabenkreises für den Betreuten tätig wird u. diesen gerichtlich u. außergerichtlich vertritt (s. Betreuung); das Gericht bestellt entweder einen ehrenamtlich tätigen Betreuer, einen Berufsbetreuer, einen Betreuungsverein od. einen Behördenbetreuer. **Aufgabe:** Die Angelegenheiten des Betreuten sind vom Betreuer so zu besorgen, wie es dessen Wohl entspricht, wobei den Wünschen u. Fähigkeiten des Betreuten soweit wie möglich u. zumutbar zu entsprechen ist. Dem Betreuer kommt die Stellung eines gesetzlichen Vertreters zu (§ 1902 BGB). Fehlt einem leidenden od. kranken Betreuten die natürliche Einwilligungsfähigkeit*, so willigt der Betreuer, sofern dessen Aufgabenkreis die Gesundheitssorge umfasst, in die erforderlichen diagnostischen u. therapeutischen Maßnahmen ein. Begründen diese die ernstliche od. konkrete Gefahr, dass der Betreute aufgrund der Maßnahmen stirbt od. einen schweren od. länger dauernden gesundheitlichen Schaden erleidet, so bedarf die Einwilligung des Betreuers nach § 1904 BGB der Genehmigung des Betreuungsgerichts. Besondere Vorschriften gelten für die Unterbringung* u. die Sterilisation* eines Betreuten.

Betreutes Wohnen: (engl.) *assisted living*; Therapieform als Wohnform für Personen mit spezifischem Betreuungsbedarf durch sozialpädagogisches u./od. psychologisch-therapeutisches Fachpersonal; z. B. in der therapeutischen Wohngemeinschaft*, in Wohngruppen (i. d. R. 3–8 Personen), Außenwohngruppen u. Trainingswohngruppen sowie als betreutes Paarwohnen (ein od. beide Partner mit psychischen Störungen od. Behinderungen) u. betreutes Einzelwohnen in der Jugendhilfe, Jugendsozialarbeit, Suchtkrankenhilfe, Wohnungslosenhilfe, Behindertenhilfe, bei körperlichen od. geistigen Behinderungen, bei alten Menschen u. als psychotherapeutische bzw. psychiatrische Hilfe; **Ziel:** Unterstützung zur Bewältigung individueller Probleme, Erhalt größtmöglicher Autonomie, Vermeiden von Hospitalisierung. **Hinweis: 1.** Eine rechtliche Betreuung* ist nicht automatisch eingeschlossen. **2.** Um die Teilhabe am sozialen Leben zu fördern, sollten die Bewohner möglichst in Organisationen der Gemeinde integriert werden u. an Aktivitäten der Gemeindepsychiatrie teilnehmen. Vgl. Familienpflege, psychiatrische.

Betreuung: **1.** (engl.) *guardianship*; **Deutschland:** Bez., die nach dem Betreuungsgesetz* an die Stelle von Entmündigung, Vormundschaft u. Pflegschaft über Volljährige getreten ist; anstelle des Vormunds tritt der gesetzliche Betreuer*; der Betroffene wird als Betreuter bezeichnet. **Voraussetzung:** Das Familiengericht hat nach § 1896 BGB eine Betreuung auf Antrag od. von Amts wegen einzurichten, wenn ein Volljähriger seine Angelegenheiten ganz od. teilweise nicht mehr erledigen kann u. andere Hilfen od. eine Bevollmächtigung nicht vorhanden sind. Voraussetzungen sind **a)** eine psychische Störung* (Psychose*, Abhängigkeit, Neurose* u. Persönlichkeitsstörung*, sofern ihre akuten psychosozialen Auswirkungen vergleichbar mit denen schwerer psychischer Störungen sind); od. **b)** eine körperliche, geistige (angeborene od. frühzeitig erworbene) od. psychische Behinderung* (langfristige psychische Beeinträchtigung, die als Folge psychischer Störung auftritt), sofern der Betroffene wegen dieser Störung seine Angelegenheiten nicht selbst zu besorgen vermag. Umfang u. Aufgaben (z. B. Vermögenssorge, Vertretung vor Behörden u. Gerichten, Gesundheitssorge, Aufenthaltsbestimmung nach § 1901 BGB) sowie Dauer der Betreuung (§ 1908d BGB) sind nach dem konkret Erforderlichen zu bestimmen. Die Bestellung eines Betreuers* im Bereich der Gesundheitssorge ist insbes. dann notwendig, wenn beim Betroffenen die Einsicht in die Behandlungsbedürftigkeit fehlt. Die Anordnung einer Betreuung hat keine Einschränkung der Rechte des Betreuten zur Folge, sofern kein Einwilligungsvorbehalt* (§ 1903 BGB) besteht. Vorschlägen u. Wünschen des Volljährigen ist sowohl bei Auswahl des Betreuers als auch bei Führung der Betreuung grundsätzlich zu entsprechen (§ 1901 III BGB). Nach § 1900 BGB kann auch eine Behörde als Betreuer bestellt werden (sog. Behördenbetreuung), wenn der Betreute durch eine od. mehrere natürliche Personen od. durch einen Verein nicht hinreichend betreut werden kann. **2. Österreich:** Das Sachwalterrecht regelt die vergleichbare Sachwalterschaft. **3. Schweiz:** Die entsprechende Maßnahme wird als Beistandschaft bezeichnet.

Betreuungs|gesetz: (engl.) *Substitute Decisions Act*; Abk. BtG; „Gesetz zur Reform des Rechts der Vormundschaft u. Pflegschaft für Volljährige" vom 12.9.1990, in Kraft getreten am 1.1.1992, aufgelöst mit Wirkung zum 23.4.2006, regelte die Voraussetzungen der Betreuung*, die Aufgaben u. die Stellung der Betreuer*, das Unterbringungsverfahren* u. die Tätigkeit der Betreuungsbehörden. **Hinweis:** Das materielle Betreuungsrecht ist aktuell geregelt in den §§ 1896–1908i BGB, nachdem das bisherige Kapitel über Vormundschaften für Volljährige gestrichen wurde.

Betreuungs|verfahren: (engl.) *custody*; s. Betreuung.

Betreuungs|verfügung: (engl.) *care directive, advanced device*; schriftliche Erklärung einer Person zu Wünschen für den Fall der Anordnung einer Betreuung*; gilt für den Fall, dass infolge einer Krankheit eigene Angelegenheiten nicht mehr selbst besorgt werden können u. deshalb ein Betreuer* bestellt werden muss; kann Vorschläge zur Person des Betreuers, zur Art der Versorgung im Pflegefall u. Handlungsanweisungen für den Betreuer enthalten; Eingrenzung auf bestimmte Bereiche (z. B. Gesundheit u. Vermögen) ist möglich, wenn eine Vorsorgevollmacht* hierfür nicht vorliegt od. nicht ausreicht; wird im Betreuungsfall dem Betreuungsgericht übergeben, das entsprechend der Verfügung einen Betreuer bestellt, der verpflichtet ist, die Betreuungsverfügung zu beachten. Vgl. Patientenverfügung.

B

Bett|nässen: (engl.) *enuresis, ned-wetting*; s. Enuresis nocturna.

Betz-Zellen (Wladimir A. B., Anatom, Kiew, 1834–1894): (engl.) *Betz's cells*; Riesenpyramidenzellen, die ausschließlich im motorischen Kortex* vorkommen; besitzen den größten Nervenzellkörper u. die längsten Dendriten aller Pyramidenzellen*.

Beurteiler|übereinstimmung: (engl.) *interrater reliability*; s. Beobachterübereinstimmung.

Beurteilungs|fehler: (engl.) *appraising error, rating error*; systematische, verfälschende Effekte bei unterschiedlichen Methoden der Datengewinnung i. R. der diagn. Urteilsbildung od. Begutachtung; z. B. Reihenfolgeeffekt, Kontrasteffekt, Urteilstendenz (Milde- u. Strenge-Effekt, Tendenz zu mittleren od. extremen Urteilen); beeinträchtigen die Validität* eines diagn. Urteils u. können durch Anleitung reduziert u. durch Schätzverfahren korrigiert, aber nicht völlig ausgeschaltet werden; **Vork.:** v. a. bei Fremdbeurteilungsverfahren*, aber auch bei Selbstbeurteilungsverfahren*. Vgl. Bias; Beobachtungsfehler.

Beurteilungs|skala *f*: Ratingskala*.

Beurteilungs|skala für Geriatrische Patienten *f*: (engl.) *Evaluation Scale for Geriatric Patients*; Abk. BGP; Fremdbeurteilungsverfahren zur Erfassung der physischen, psychischen u. sozialen Leistungsfähigkeit bei geriatrischen Patienten; umfasst 35 Items zum Verhalten (z. B. „bedroht Andere mit Worten", „darf auf die Straße"); eine Beurteilung ist ohne Mitarbeit des Patienten durch Verhaltensbeobachtung bzw. Befragung von Betreuungspersonen möglich; Beantworung auf 3-stufiger Skala; **Anw.:** Diagn. (z. B. bei Aufnahme in eine Betreuung*), Prognose von Entlassungsmöglichkeiten, Feststellung der Pflegebedürftigkeit, Überprüfung des Therapieeinflusses; **Testdauer:** ca. 5 Minuten.

Beurteilungs|verfahren: (engl.) *assessment (procedure)*; Verfahren zur Erfassung, Bestimmung u. Beurteilung best. Merkmale u. Verhaltensweisen anhand einer Ratingskala*; unterschieden werden: **1.** Beobachtung* von Verhaltensweisen durch Selbst- od. Fremdbeobachtung; erfasst Fakten (Interpretationsspielraum ist gering; z. B. Zahl der Zigaretten pro Tag); **2.** Verfahren, bei denen Urteile (z. B. zum Ausmaß der Aggressivität) durch Zusammenfassung unterschiedlicher Einzelphänomene abgegeben werden: Selbstbeurteilungsverfahren* u. Fremdbeurteilungsverfahren* (weisen im Durchschnitt eine mittlere Korrelation auf). Beurteilungsverfahren beziehen sich auf den ungestörten Bereich der Persönlichkeit* (z. B. Persönlichkeitsfragebogen mit Extraversion; Einstellungstests, s. Persönlichkeitstest) od. störungsspezifisch (z. B. für Depression) od. störungsübergreifend (gesamte Psychopathologie) auf klin. Phänomene (z. B. Beschwerdenliste, Depressionsrating). Beurteilungsverfahren unterliegen Beurteilungsfehlern*. Sind Beurteilungsverfahren nach Kriterien der Testtheorie* u. Testkonstruktion* erstellt worden, werden sie als Test (Testverfahren) bezeichnet: s. Test, psychologischer.

Beurteilungs|verfahren, dia|gnostisches: (engl.) *diagnostic assessment (procedure)*; Verfahren zur planmäßigen Erfassung u. Bestimmung von Diagnosen* od. Merkmalen einer Diagnose; z. B. Strukturiertes* Klinisches Interview für DSM-IV, diagnostische Checklisten*, Anamnese*, Exploration*.

Bewährungs|hilfe: (engl.) *probation service*; unterstützt i. R. der Rechtspflege die Resozialisierung* von Menschen, deren Strafvollzug zur Bewährung ausgesetzt ist, durch rechtliche u. persönliche Beratung sowie praktische Hilfestellung; ein Gericht unterstellt einen Verurteilten dem **Bewährungshelfer**, wenn Strafen od. Strafreste zur Bewährung ausgesetzt werden. Nach § 56d StGB steht der Bewährungshelfer der verurteilten Person helfend u. betreuend zur Seite, überwacht im Einvernehmen mit dem Gericht die Erfüllung der Auflagen u. Weisungen u. berichtet über die Lebensführung der verurteilten Person in Zeitabständen, die das Gericht bestimmt. Dazu gehört häufig auch die Vermittlung von psychiatrischer od. psychotherapeutischer Behandlung u. deren Überwachung bei Verurteilten mit psychischen Störungen*. Bewährungshelfer erstatten dem Gericht über den Verlauf der Bewährung Bericht u. tragen damit zur Vorbereitung von Gerichtsentscheidungen bei.

Bewältigungs|strategie *f*: (engl.) *coping strategy*; syn. Coping-Strategie; Bez. für Maßnahme u./od. Verhaltensweise, die darauf abzielt, mit belastenden Situationen u. Stressoren umzugehen; **Formen: 1. funktionale** Bewältigungsstrategie: effektive u. relativ nachhaltige Problemlösung; hilfreich, eine Belastung zu reduzieren; je mehr verschiedene funktionale Strategien einer Person zur Verfügung stehen, desto besser gelingt der Umgang mit belastenden Situationen u. Stressoren; s. Coping. **2. dysfunktionale** Bewältigungsstrategie: auch dysfunktionaler Bewältigungsversuch; Versuch der Bewältigung eines Stressors, der keine adäquate Problemlösung darstellt; oft kurzfristig wirksam, kann langfristig aber zu weiteren Belastungen führen. Elemente psychischer Störungen* sind häufig Bewältigungsversuche mit dysfunktionalem Charakter (z. B. Drogenmissbrauch). Die Unterscheidung zwischen funktionaler u. dysfunktionaler Bewältigungsstrategie ist u. a. abhängig von Stressor od. Situation u. Bewältigungsressourcen (Handlungsoptionen), zeitlicher Perspektive (kurz-/langfristig), kulturellen Normen u. persönlichen Motiven u. Zielen.

Bewältigungs|verhalten: (engl.) *coping behavior*; s. Coping.

Bewegungen, ko|ordinierte: (engl.) *coordinated movements*; Bez. für einzelne Bewegungen, die zeitlich u. räumlich aufeinander abgestimmt zusammenwirken u. durch übergeordnete Handlungsprogramme gesteuert werden; Programme folgen einer funktionalen Zielorientierung*, d. h. identische Handlungen können durch Kombination variabler Bewegungsmuster realisiert werden (z. B. in Abhängigkeit unterschiedlicher Ausgangspositionen); Koordination* zeichnet sich durch ein geregeltes Zusammenspiel (Synergie) von Agonisten u. Antagonisten aus, erfordert einen laufenden Abgleich polysensorischer Afferenzen u. Reafferenzen u. basiert auf den Prinzipien der Feedback- und Feedforward-Steuerung; die Koordination von Bewegungen ist z. T. angeboren, wird aber auch im Lauf der Entwicklung erlernt (z. B. Krabbeln, Laufen lernen). Durch Training kann eine hohe Effektivität in der Bewegungskoordination erzielt werden, die v. a. durch eine Automatisierung der Handlungssteuerung bedingt ist (z. B. Autofahren, Musizieren). **Störungen:** Beeinträchtigungen koordinierter Bewegungen sind bei Bewegungsstörungen* zu beobachten; bei unkoordinierten Bewegungen ist die Synergie von Agonisten u. Antagonisten gestört, die Bewegungen sind z. B. choreatisch, choreiform, athetotisch, ataktisch (s. Dyskinesie; Ataxie).

Bewegungen, unwillkürliche: (engl.) *involuntary movements*; Bez. für Bewegungsmuster, die nicht unter bewusster Kontrolle stehen u. ohne Auslösung im motorischen Kortex erfolgen; **Vork.:** als Reflexbewegung (aufgrund reizbedingter Aktivierung von Reflexmustern in Rückenmark od. höheren ZNS-Abschnitten; s. Reflexe) u. als automatische Bewegungen z. B. im Sinne von Bewegungsstereotypien (s. Stereotypie) u. a. bei katatoner Schizophrenie*, hirnorganischen Störungen od. angeborener Blindheit; auch als Folge extrapyramidaler Erkrankungen bei hyperkinetischen u. choreatisch-ballistischen Syndromen, z. B. Chorea* Huntington, Hemiballismus (s. Ballismus), denen eine Erkrankung der Basalganglien* zugrunde liegt; vgl. Symptome, extrapyramidale.

Bewegungen, willkürliche: (engl.) *voluntary movements*; willentlich u. bewusst ausgeführte Bewegungen, die durch eine sensorische Wahrnehmung* od. spontan als Folge eines Handlungsimpulses ausgelöst werden; neuronal vom motorischen Kortex* gesteuert, wobei Bewegungsmuster im Gyrus precentralis entworfen werden; vom motorischen Kortex verarbeitete Impulse werden über die Pyramidenbahn* an die Skelettmuskulatur geleitet, wobei die kortikale Aktivität durch das Kleinhirn (Cerebellum*) i. S. automatischer Anpassung an die Ausgangsbedingungen moduliert wird. Vgl. Psychomotorik; vgl. Rindenfelder (Abb. dort).

Bewegungs|a|gnosie (A-*; -gnos*) *f*: (engl.) *motion agnosia*; Akinetopsie*.

Bewegungs|ana|lyse (Analyse*) *f*: **1.** (engl.) *motion analysis*; Untersuchung von Bewegungsabläufen, Haltungen und v. a. Interpretation äußerer Bewegungsmuster als Ausdruck innerer Vorstellungen u. Persönlichkeitsmerkmale* (z. B. im Rahmen der Tanztherapie*); **Ziel:** Zugang zu unbewussten Inhalten u. Konflikten über die Beobachtung von Bewegungsmustern. **2.** (arbeitspsychol.) ergonomische Analyse von arbeitsbezogenen Bewegungsabläufen zur Optimierung der Arbeitsbedingungen.

Bewegungs|gedächtnis: (engl.) *movement memory*; implizites, prozessuales Gedächtnis* für Bewegungen u. motorische Fertigkeiten; oft wiederholte Bewegungen u. motorische Fertigkeiten sind unbewusst; werden Bewegungsaufgaben variiert, erfordern die neuen, komplexen Bewegungsabläufe bewusste, kognitive Prozesse für die Initiation u. Ausführung der Bewegung u. für die Auswertung der Bewegungsdurchführung, um ggf. Korrekturbewegungen einleiten zu können. Häufig wiederholte Bewegungsfolgen können sich als Engramme* neuronal in der Hirnstruktur konsolidieren u. tragen zu einem schnelleren Abruf der entsprechenden Bewegungsmuster bei. Vgl. Lokalisationsgedächtnis.

Bewegungs|halluzination (Halluzination*) *f*: (engl.) *motion hallucination*; s. Halluzination, zönästhetische.

Bewegungs|kon|trolle (Kontrolle*) *f*: (engl.) *motor control*; s. Bewegungssteuerung.

Bewegungs|programm *n*: (engl.) *movement therapy program, motor program*; definiertes Programm zum Vorgehen in der Physiotherapie, z. B. Kabat-Methode (1960) u. in psychotherap. Ansätzen; **Formen: 1.** sportlicher Teil mulitmodaler Psychotherapieprogramme neben Einzel- u. /od. Gruppenpsychotherapie*; Prinzip: Patienten werden, meist in der Gruppe, zu sportl. Aktivitäten angeleitet; Ziel: Mobilitätsförderung u. -erhalt, Stimmungsverbesserung u. Prävention; Ind: zusätzlich zu psychotherapeut. Verfahren für alle psychiatr. Diagnosen, v. a. für psychosomatische u. somatoforme Erkrankungen. **2.** Bewegungsabläufe werden theoriegeleitet als zentrale Elemente zu psychotherapeutischen Zwecken eingesetzt; s. Tanztherapie; Bewegungstherapie.

Bewegungs|stereo|typie (Stereo*-; gr. τυπος Gepräge) *f*: (engl.) *stereotypy of movements*; s. Stereotypie.

Bewegungs|steuerung: (engl.) *motor control*; Bewegungskontrolle; Bez. der Psychomotorik* für die Prozesse, die den Ablauf (Planung, Ausführung, Überwachung, Ergebnisauswertung) willkürlicher Bewegungen* bestimmen; bei vielen Bewegungen sind unwillkürliche (automatische) u. willkürliche (kontrollierte) Anteile miteinander verbunden (z. B. Atmen, Sprechen). Bewegungsimpulse werden spontan od. aufgrund (ggf. antizipativ) wahrgenommener Umweltreize an die ausführenden Organe (quergestreifte, willkürlich steuerbare Muskulatur) weitergeleitet (z. B. Auge*-Hand-Koordination). Faktorenanalytische Studien haben als grundlegende Dimensionen (Faktoren) motorischer Leistungen u. a. Stärke, Beschleunigung, Geschwindigkeit, statisches Gleichgewicht, dynamische u. statische Genauigkeit, Koordination, Ge-

B

lenkigkeit u. spezielle Faktoren für Körperteile (z. B. Hand-, Fingergeschicklichkeit, Rumpfstärke) identifiziert. Zielgerichtete Bewegungen erfordern koordinative Gesamtleistungen des ZNS, der Skelettmuskulatur u. der Sinnesorgane. In den Assoziationsfeldern des Kortex entsteht der Bewegungsplan, der einen Bewegungsimpuls auslöst, welcher über die motorischen Rindenfelder zum Kleinhirn u. zu den Motoneuronen im Rückenmark u. weiter an die (quergestreifte) Skelettmuskulatur geleitet wird, welche die Bewegung ausführt. Die Bewegungsausführung wird über die Sinnesorgane an die sensorischen Rindenfelder des Kortex u. das Kleinhirn zurückgemeldet u. bei Abweichungen der Bewegung vom Bewegungsplan kann diese auf dem oben beschriebenen Weg korrigiert werden. Auf der Basis automatisierter, im Kleinhirn gespeicherter motorischer Fertigkeiten (Bewegungsprogramme, gespeichert in dynamischen Engrammen) können auch komplexere Bewegungen ausgeführt werden, wobei die Präzision der gespeicherten Bewegungsprogramme umso größer ist, je häufiger eine Bewegungsabfolge ausgeführt wurde (Übungsfaktor, sensomotorischer Lernprozess). **Störungen** der Bewegungssteuerung: Bewegungsdrang (v. a. bei Manie*, agitierter Depression*, Akathisie*, organischen Hirnkrankheiten), Bewegungssperre (Kataplexie*, Katatonie* bei Psychosen), Bewegungsstereotypie (s. Stereotypie), Bewegungssturm (bei starker Erregung, Panik, Überforderung, Katatonie od. epileptischen Erregungszuständen plötzlich auftretende planlose u. übermäßige Bewegungsflut). **Bestimmung:** Bewegungsanalyse*; apparative Tests wie Pursuit-rotor- u. Papier-u.-Bleistift-Test wie Dotting- sowie Tapping-, Tracing-, Tracking-Aufgaben; speziell für die Erfassung des motorischen Entwicklungsstandes: verschiedene Entwicklungstests. **Hinweis:** Zur Erklärung werden informationstheoretische (Bewegung als Ergebnis von Informationsverarbeitungsprozessen), kybernetische bzw. systemdynamische (Bewegung als Ergebnis von Selbstorganisationsprozessen) u. handlungstheoretische (Bewegung als Ergebnis der Auseinandersetzung der Person mit der Umwelt) Ansätze herangezogen. Dabei werden meist 2 Hauptkomponenten unterschieden: die innere Repräsentation der Bewegung (z. B. ein Bewegungsprogramm) u. die Anpassung an Umweltvariationen.

Bewegungs|störungen: (engl.) *movement disorders*; Bez. für Störungen des Bewegungsablaufs, die somatische (s. Dyskinesie) od. psychische (dissoziative Bewegungsstörungen*) Ursachen haben können.

Bewegungs|störungen, dis|soziative: (engl.) *dissociative motor disorders*; Form der dissoziativen Störung* mit u. a. vollständiger od. partieller Lähmung von Gliedmaßen (s. Parese, dissoziative), Koordinationsstörungen*, Sprechstörung*; **Hinweis:** nach DSM-IV entspricht die dissoziative Bewegungsstörung der Konversionsstörung* (motorischer Typus), zugrunde liegen psychodynamische Modellvorstellungen; in ICD-10 konzeptuelle Anlehnung an traumapsychologische Modellvorstellungen der klassischen Pariser Schule (J. M. Charcot u. J. P. Janet).

Bewegungs|störungen, schlaf|bezogene: (engl.) *sleep related movement disorders*; Form der Schlafstörungen* mit relativ einfachen, i. d. R. stereotypen Bewegungen (s. Stereotypie), die den Schlafablauf stören, od. anderen monophasischen Bewegungsstörungen (z. B. Beinkrämpfe) im Schlaf; **Formen:** Restless*-Legs-Syndrom, Periodic* Limb Movement Disorder, Beinkrämpfe im Schlaf, Bruxismus*, stereotype rhythm. Bewegungsstörungen (z. B. Jactatio* capitis nocturna, Jactatio corporis nocturna).

Bewegungs|störungen, stereo|type: (engl.) *steretypic movement disorders*; Störung, bei der funktionslose Bewegungsstereotypien (s. Stereotypie) zu erheblicher Beeinträchtigung normaler Aktivitäten u. ggf. körperlichen Verletzungen führen; unterschieden werden nichtselbstverletzende stereotype Bewegungen (z. B. Körper- od. Kopfschaukeln, Haarerupfen od. -drehen, Fingerschnipsen, Händeklatschen) u. selbstverletzende stereotype Bewegungen (z. B. wiederholtes Kopfanschlagen, In-das-Gesicht-Schlagen, Beißen von Körperteilen, In-die-Augen-Bohren); z. T. versuchen die Betroffenen, sich von den Bewegungsstereotypien abzuhalten, z. B. durch angestrengtes Hände-in-den-Taschen-Halten; psychosoziale Folgeschäden sind häufig; **Vork.:** besonders häufig bei Intelligenzminderung*; auch bei schweren sensorischen Defiziten (Blindheit od. Taubheit) od. mangelnder Stimulation in Heimen o. a. Institutionen (soziale Deprivation*); **Epidemiol.:** Lebenszeitprävalenzschätzung bei Intelligenzminderung: 2–3% bei Kindern, bis zu 25% bei in Institutionen lebenden Erwachsenen; Kopfanschlagen häufiger bei Männern, Sich-Beißen häufiger bei Frauen; **Diagn.:** Mindestdauer 1 Monat; Ausschluss einer Verursachung durch andere psychische, neurologische od. Verhaltensstörungen* (außer Intelligenzstörung) u. a. stereotyper Bewegungen (z. B. abnorme willkürliche Bewegungen, organisch verursachte Bewegungen), Nägelkauen, Nasebohren, Daumenlutschen, Tic-Störungen*, Trichotillomanie* sowie stereotype Bewegungen als Symptome anderer Störungen (z. B. Zwangsstörung*, generalisierte Angststörung*).

Bewegungs|therapie *f*: **1.** (engl.) *movement therapy, therapeutic exercises*; syn. Kinesiotherapie; (physiotherap.) Verfahren der Physiotherapie zur Steigerung der Belastbarkeit u. Wiederherstellung der normalen Körperfunktionen von Patienten durch systematische, stufenförmig aufbauende, am Gesundheitszustand des Patienten orientierte Körperübungen*; **Ind.:** Erkr. des Herz-Kreislauf-Systems, der Atemwege, des Bewegungsapparats, des Stoffwechsels, neurologische u. psychosomatische Erkrankungen; vgl. Körpertherapie; **2.** (psychotherap.) Sammelbez. für alle psychotherapeut. bewegungs- u. körperorientierten Verfahren; s. Tanztherapie; Bewegungstherapie, konzentrative; Bewegungsprogramm.

Bewegungs|therapie, konzentrative *f*: (engl.) *concentrative movement therapy (Abk. CMT)*; Abk. KBT; psychotherap. orientierter Ansatz der Bewegungstherapie* nach H. Stolze (2002), bei der Wahrnehmung u. Bewegung als Grundlage von Erfahrungen u. Handlungen genutzt werden; Basis sind entwicklungs-, tiefenpsychol. u. lerntheoret. Modelle. **Prinzip:** in Körperübungen* sollen im Lauf des Lebens im Körperausdruck, in Verhalten u. Haltung gespeicherte Erinnerungen reaktiviert u. so begreif- u. bearbeitbar werden; einzel- u. gruppentherapeutisch eingesetzt; **Ziel:** differenzierte Wahrnehmung, Unterscheidung von funktionalen u. dysfunktionalen Verhaltensmustern*, Persönlichkeitserweiterung; **Ind.:** ursprünglich v. a. psychosomatische Erkrankungen u. a. psychiatr. Diagnosen; **Wirksamkeit:** hinreichende Wirksamkeitsstudien fehlen (noch).

Bewegungs|übung: (engl.) *physical exercise*; Körperübung*.

Bewegungs|unruhe: (engl.) *akathisia*; s. Akathisie.

Bewegungs|wahrnehmung: (engl.) *dynamic perception*; kinästhetische Wahrnehmung; Bez. für die Wahrnehmung* von Eigen- u. Fremdbewegung; beinhaltet Richtungs- u. Geschwindigkeitsveränderung in Raum u. Zeit u. entsteht über das visuelle, auditive od. taktile Abgleichen von sich verändernden physikalischen Bedingungen; zentralnervös sind 2 Systeme beteiligt, die Sinnesreize zu einer adaptiven Gesamtwahrnehmung verarbeiten: **1.** die Anzeige von Geschwindigkeit; **2.** Positionsveränderung. Durch das Reafferenzprinzip kann zwischen Eigen- u. Fremdbewegung unterschieden werden. Dabei erfolgt ein Abgleich zwischen der afferenten (z. B. Informationen auf der Netzhaut) u. der efferenten Information (z. B. gleichzeitige Kopfbewegung). Bei der visuellen Bewegungswahrnehmung spielt einerseits das Bild-Netzhaut-System eine Rolle, das dann in Funktion tritt, wenn sich auf der Netzhaut ein Bild verschiebt u. andererseits das Augen-Kopf-System, das aktiv wird, wenn mit den Augen ein Objekt verfolgt wird (Reafferenzprinzip). Die Vorgänge auf zellulärer Ebene im menschlichen Gehirn für das Bewegungssehen sind weitgehend ungeklärt. Eine sog. **Bewegungstäuschung** od. Scheinbewegung ist die stroboskopische Bewegung, wobei nacheinander aufleuchtende Lichter od. Bilder als Bewegung wahrgenommen werden (sog. Phi-Phänomen), z. B. beim Anschauen eines Films. Eine weitere Bewegungstäuschung stellt das Phänomen der Nachwirkung einer induzierten Bewegungswahrnehmung dar (Bewegungsnacheffekt; s. Nacheffekt. Die Bewegungswahrnehmung kann psychopathologisch verändert sein v. a. bei best. Formen der Schizophrenie* (sog. Gefühl* des Gemachten, bezogen auf Körper- od. Gliederbewegungen) u. bei Depersonalisation*.

Bewertung: (engl.) *appraisal*; Bez. für Einschätzung der subjektiven Bedeutung einer Entität (Objekt, Person, Ereignis) bezogen auf Kontext u. persönliche Ressourcen*; Unterscheidung (Arnold) zwischen intuitiven u. reflexiven (bewussteren, auf Auseinandersetzung u. Erfahrung beruhenden) Bewertungen; **klin. Bedeutung: 1.** nach ABC*-Modell (Ellis) spielen Bewertungen (dort beliefs od. Überzeugungen*) bei der Entstehung von problematischem Verhalten u. psychischen Störungen* eine entscheidende Rolle, indem sie zwischen Situation od. Reiz u. Reaktion vermitteln; z. B. **katastrophisierende** Bewertung: Bewertung der Folgen od. Bedeutung eines Ereignisses, einer Tatsache od. Situation als extrem negativ u. weitreichend; macht funktionale Bewältigungsstrategien* unwahrscheinlich od. verhindert diese u. kann zu selbsterfüllenden Prophezeiungen* führen; **2.** nach dem kognitiv-transaktionalen Stressmodell von Lazarus u. Folkman (1984) sind nicht die Ereignisse od. Situationen an sich, sondern die individuellen Bewertung für die Entstehung von Stress* von Bedeutung; bei der Bewertung der Informationen u. der damit verbundenen Einschätzung ihrer Bedrohlichkeit werden 3 Stufen unterschieden: **a)** primäre Bewertung: individuelle Bewertung der Information od. Situation (z. B. als positiv, irrelevant od. stressrelevant); die Bewertung kann als Herausforderung, Bedrohung od. Schaden bzw. Verlust empfunden werden; **b)** sekundäre Bewertung: individuelle Bewertung der zur Bewältigung der Situation zur Verfügung stehenden Ressourcen* (s. Coping); wenn die Ressourcen zur Bewältigung der Situation nicht ausreichend sind, wird eine Stressreaktion* hervorgerufen (z. B. Angriff, Flucht, Verhaltensalternativen); **c)** Neubewertung der Situation im Hinblick auf die durch die Reaktion hervorgerufenen Veränderungen; **3.** Bewertungen spielen auch in der Motivationspsychologie eine Rolle: s. Erwartung-mal-Wert-Theorie.

Bewertungs|angst, soziale: (engl.) *social appraisal anxiety, fear of social evaluation*; Angst* vor Bewertung durch andere Personen; kann sich auf einzelne Situationen beschränken, z. B. Leistungssituationen (Prüfungsangst*), Reden in Gruppen, Essen od. Toilettengang in Anwesenheit Anderer, Vorträge halten, od. eine Vielzahl von Situationen umfassen; begünstigt durch geringes Selbstwertgefühl*, erhöhte Selbstaufmerksamkeit*, Interpretation der Situation als bedrohlich sowie Erlebnisse der Abwertung; **Vork.:** kann als isoliertes Phänomen, als Kernsymptom der sozialen Phobie* od. im Rahmen anderer Störungen wie Agoraphobie*, Depression* od. Schizophrenie* auftreten; **Kennzeichen:** physische Reaktionen (z. B. erhöhte Schweißproduktion u. Herzfrequenz, Erröten, Abdominalbeschwerden), Funktionsverluste (z. B. kognitive Blockade, mangelnde Konzentration, er-

B

schwerter Gedächtniszugriff, Insomnie, zittrige Stimme, Hilflosigkeit); **Maßnahme:** Selbstinstruktionen*, Entspannungsmethoden*, kognitive Umstrukturierung* (z. B. der Misserfolgserwartungen*, Katastrophisierung*, des Perfektionismus), imaginative Konfrontation i. R. der Konfrontationstherapie* u. positive Imaginationen*.

Bewusstheit, phono|logische: (engl.) *phonology consciousness*; Fähigkeit, sprachliche Einheiten zu erkennen u. damit zu operieren; i. w. S. Erkennen von größeren Spracheinheiten, z. B. Reime erkennen, Wörter in Silben unterteilen u. einzelne Sprachlaute heraushören; i. e. S. Fähigkeit zur Manipulation von Phonemen*; spielt eine wichtige Rolle beim Lesen- u. Schreibenlernen.

Bewusstlosigkeit: **1.** (engl.) *loss of consciousness*; maximaler Ausprägungsgrad einer quantitativen Bewusstseinsstörung* (i. S. einer Bewusstseinsverminderung) mit Fehlen jedes bewussten psychischen Geschehens, aufgehobener Kontakt- u. erheblich eingeschränkter Reaktionsfähigkeit bei erhaltenen somat. Funktionen; **Formen:** kurzzeitige Bewusslosigkeit: Synkope*; länger dauernde Bewusstlosigkeit: Koma*, Narkose. **2.** (engl.) *unconsciousness*; (psychoanalyt.) s. Unbewusstes.

Bewusstsein: (engl.) *consciousness*; Bez. in der Psychiatrie, Psychologie u. Psychotherapie für: **1.** Bewusstsein als solches, unabhängig vom Inhalt (i. e. S. die Fähigkeit, einen mentalen Vorgang bewusst zu erleben); **2.** Bewusstsein des eigenen Erlebens (i. e. S. Selbstbewusstsein* als Erleben der eigenen personalen Identität über die Zeit u. der darin begründeten Autonomie bei der Gestaltung des mentalen u. sozialen Raumes, z. B. bei Entscheidungen); **3.** Gerichtetheit des bewussten Erlebens auf etwas (i. e. S. Intentionalität*); **4.** inhaltliche Bestimmtheit des Bewusstseins durch Wahrnehmungen*. Klinische **Qualitäten** des Bewusstseins: z. B. Vigilanz*, Orientierung* (nach Zeit, Raum u. Person), Zielgerichtetheit, Aktivität, Aufmerksamkeit, Auffassung, Denkablauf u. Merkfähigkeit; **Grade** des Bewusstseins reichen von klarem Bewusstsein über Bewusstseinsstörung* bis zur Bewusstlosigkeit*. In der psychoanalyt. Tradition wird dem Wachbewusstsein das Unbewusste* gegenübergestellt. Entscheidend ist hierbei nicht die bloße Existenz nicht (voll) bewusster mentaler Ereignisse, sondern deren Bedeutung als steuernde Elemente für das Verhalten (S. Freud). Die **Bewusstseinsforschung** wird aktuell durch neurobiol. Befunde u. Hypothesen dominiert: z. B. die Annahme (F. Crick), wonach Bewusstsein durch die Synchronisierung des Antwortverhaltens räumlich verteilter neuronaler Netzwerke entsteht od. die These (A. Damasio), wonach innerhalb des Konstruktes Bewusstsein eine Hierarchie existiert von der einfachen Körperrepräsentation über die komplexere Selbstrepräsentation bis hin zu den funktionell höchsten kognitiv-affektiven Ebenen. Aus psychopathol. Sicht bedeutend ist der Schritt vom Verständnis des Bewusstseins als punktueller Einzeltatbestand zu einem Verständnis als Bewusstseinsfeld (als Kombination von bewusst wahrgenommenem Sinneseindruck mit emotionaler u. sozialer Einbettung u. Einbeziehung der Kulturabhängigkeit des Bewusstseinsbegriffs).

Bewusstseins|einengung: (engl.) *narrowed consciousness*; Form der qualitativen Bewusstseinsstörung* mit Einengung des gesamten Erlebens u. Verhaltens auf wenige Themen u. verminderter Ansprechbarkeit auf Außenreize; **Vork.:** bei Dämmerzustand*, akuter Belastungsstörung*, seltener bei akuter Psychose*; auch im nichtpathologischen Kontext von meditativen Verfahren (einschließlich Hypnose*) u. intensiver Konzentration.

Bewusstseins|erweiterung: (engl.) *expanded consciousness*; Bewusstseinssteigerung, auch Bewusstseinsverschiebung; Form der qualitativen Bewusstseinsstörung*, bei der die Betroffenen eine gesteigerte Wachheit, Präsenz u. Offenheit sowie eine intensivierte Emotionalität* erleben; wird meist positiv bewertet i. S. einer Erweiterung des für die Person zugängl. psychischen Raumes; erschließt sich fast ausschließlich über subjektive Erlebnisberichte, kaum über objektivierbare Verhaltensweisen; **Vork.:** meist drogeninduziert, seltener bei akuter Schizophrenie* od. Manie* auch i. R. meditativer Verfahren (einschließlich Hypnose*) u. intensiver Konzentration.

Bewusstseins|kor|relate, neuronale (Co-*; lat. relatio Verhältnis, Beziehung) *n pl*: (engl.) *neuronal correlates of consciousness (Abk. NCC)*; neuronale Korrelate des Bewusstseins; auf neurowissenschaftlicher Forschung basierendes Konzept (F. Crick u. C. Koch, 2004) als Nachfolgeproblem zum Leib*-Seele-Problem; betrachtet Bewusstsein* als materialistische, im Gehirn verwurzelte subjektive Erfahrungen u. strukturelle u. funktionelle Eigenschaften, die experimentell gesichert werden können; Träger des Bewusstseins: Pyramidenzellen* der Großhirnrinde (aufgrund weit verteilter Vernetzung, Fähigkeit zur Bildung von Rückkopplungsschleifen u. synchronisierter Neuronenaktivität).

Bewusstseins|schwelle: (engl.) *threshold of consciousness*; fiktive Grenzlinie, ab der psychische Inhalte bewusst wahrgenommen werden; **1.** physiologisch: unterhalb der Bewusstseinsschwelle werden sehr kurze Wahrnehmungen zwar vom neurophysiologischen System registriert, aber nicht subjektiv erlebt (subliminale Wahrnehmung); vgl. Wahrnehmungsschwelle); **2.** neurobiologische Bewusstseinstheorien: Bewusstwerdung psychischer Inhalte durch Änderungen im Funktionszustand neuronaler Netzwerke; **3.** psychoanalytisches Modell: unterbewusste Phänomene gelangen in das Bewusstsein*; vgl. Unbewusstes; Vorbewusstes.

Bewusstseins|steigerung: (engl.) *expanded consciousness*; s. Bewusstseinserweiterung.

Bewusstseins|störung: (engl.) *disorder of consciousness*; Störung des Bewusstseins*, d. h. der Gesamtheit von Bewusstseinsinhalten wie Wahrnehmungen u. Gedanken; **Formen: 1. quantitative** Bewusstseinsstörung: graduelle Verminderung des bewussten Erlebens u. der Vigilanz*; quantifizierbar nach der Glasgow* Coma Scale; Vork.: z. B. bei intrakraniellen Prozessen (u. a. bei Schädelhirntrauma*, Schlaganfall*, intrakranieller Blutung od. Tumor, Epilepsie*) od. inf. Stoffwechsel- (z. B. bei Diabetes* mellitus) od. Regulationsstörungen, kardialer Arrhythmie od. Intoxikation*; Einteilung (nach zunehmender Ausprägung): **a)** Benommenheit*; **b)** Somnolenz*; **c)** Sopor*; **d)** Bewusstlosigkeit* (Synkope*, Koma*); **2. qualitative** Bewusstseinsstörung: die Qualität des Erlebens ist insgesamt verändert, was subjektiv negativ od. positiv erlebt werden kann; **a)** Bewusstseinstrübung*; **b)** Bewusstseinseinengung*; **c)** Bewusstseinserweiterung*.

Bewusst|seins|strom: (engl.) *stream of consciousness*; s. Gedankenfluss.

Bewusstseins|trübung: (engl.) *clouding of consciousness*; Form der qualitativen Bewusstseinsstörung* mit Beeinträchtigung der Luzidität u. damit der Fähigkeit, versch. Aspekte der eigenen Person u. der Umwelt zu erfassen, sie sinnvoll miteinander zu verbinden, entsprechend zu handeln u. sich mitzuteilen; Betroffene wirken häufig verlangsamt, umständlich, konzentrationsgestört u. wie abgekoppelt von der Umgebung. **Vork.:** bei Delir* u. i. R. anderer organisch bedingter Psychosen*, Oneirismus* od. Dämmerzustand*, Intoxikation*.

Bewusstseins|verschiebung: (engl.) *expanded consciousness*; s. Bewusstseinserweiterung.

Beziehung: **1.** (engl.) *relationship*; Qualität der Verbundenheit od. Distanz sowie der Verbindung zwischen Menschen aufgrund von Austauschprozessen (z. B. Sprache, Gestik, Mimik, Berührung); Beziehung ist immer wechselseitig. Sowohl bei aktiven Austauschprozessen (z. B. Anleitung, Beratung, Therapie) als auch bei scheinbarem Nichtvorhandensein von Austausch (z. B. Schweigen eines od. mehrerer Beziehungspartner) entsteht eine bestimmte Qualität von Beziehung. Besonders wichtige u. gut erforschte zwischenmenschliche Beziehungen sind die Eltern*-Kind-Beziehung (Mutter-Kind-Beziehung, Vater-Kind-Beziehung), Geschwisterbeziehung*, Partnerbeziehungen u. Liebesbeziehungen sowie Arbeits-, Geschäfts- u. Kundenbeziehungen. **Hinweis:** spezielle klinische Bedeutung als therapeutische Beziehung* od. Arzt*-Patient-Beziehung; psychopathologische Beziehungsphänomene wie Beziehungsidee*, Beziehungswahn*. **2.** (engl.) *relation*; allgemeine Bez. für die Relation zwischen Objekten, Konzepten od. Konstrukten, wobei Beziehungen sich nach Symmetrie, Reflexivität, Transitivität, Dimensionalität, Vollständigkeit u. Bestimmtheit unterscheiden können; in der Systemtheorie wird die Struktur eines Systems als Menge aller Relationen zwischen den Elementen des Systems definiert; in der Mathematik als eindeutiger Begriff mengentheoretisch definierbar u. i. d. R. als binäre Beziehung (zwischen 2 Dingen) aufgefasst, dies auch als Basis für relationale Datenbanken. **3.** methodologischer Oberbegriff für verschiedene empirische od. logische Relationen wie Korrelation*, Kausalbeziehung* (Ursache-Wirkungs-Beziehung).

Beziehungs|abbruch: (engl.) *relationship abruption*; Beendigung einer (therapeutischen) Beziehung* von Seiten eines Interaktionspartners bzw. von Seiten mehrerer od. aller beteiligten Interaktionspartner.

Beziehungs|angst: (engl.) *relationship anxiety*; s. Bindungsangst.

Beziehungs|arbeit: (engl.) *relationship building*; bewusste, durch gezielte Handlungen beeinflusste Beziehungsgestaltung*, z. B. einer Therapeut-Patient-Beziehung (s. Arzt-Patient-Beziehung) od. der Beziehung von 2 od. mehr Patienten untereinander in der Paarpsychotherapie* u. Familientherapie*. Vgl. Beziehungsklärung.

Beziehungs|aufnahme: (engl.) *relationship acceptance*; Interaktion zwischen Patient u. Therapeut als Basis der Entwicklung von positiven Merkmalen der therapeutischen Beziehung* wie Vertrauen u. Offenheit; die erste Kontaktaufnahme erfolgt im ambulanten Umfeld durch den Patienten selbst, die Hauptaspekte der Gestaltung der Beziehungsaufnahme beim Erstkontakt (u. im Verlauf der Therapie) liegen beim Therapeuten; insbes. werden in den ersten Sitzungen die Rollen von Therapeut u. Patient definiert; z. B. der Therapeut als professioneller Helfer in einer Arbeitsbeziehung zum Patienten, der Patient mit den Aufgaben der aktiven Mitarbeit in der Therapie, der Kooperation mit dem Therapeuten u. der grundsätzlichen Bereitschaft zur Veränderung. Vgl. Erstgespräch.

Beziehungs|forschung: (engl.) *relationship research*; Bez. für Erforschung der Relation von mind. 2 Personen; z. B. der Partnerbeziehung, Familienstruktur od. therapeutischen Beziehung*; vgl. Beziehungsklärung.

Beziehungs|gestaltung: (engl.) *management of relationship*; die vom Therapeuten bewusst reflektierte Strukturierung der verbalen u. nonverbalen Kommunikationsprozesse im Therapieverlauf (s. Beziehung, therapeutische) auf Basis eines klaren Rollenverständnisses beider Seiten sowie beim Therapeuten auf Basis von Empathie*, Kongruenz* u. bedingungsloser positiver Wertschätzung* für den Patienten; **Einteilung: 1.** Bei der **komplementären Beziehungsgestaltung** (K. Grawe) geht der Therapeut auf die interaktionellen Bedürfnisse u. generell auf Motive u. Ziele des Patienten ein i. S. einer Bedürfniserfüllung (ggf. können diese auch mit Fragebogen erhoben werden) u. moduliert sein Verhalten entsprechend; dies ermöglicht korrektive emotionale Erfahrungen für den Patienten, die seine Befürchtungen von persönlicher Abwertung u. Ablehnung zunehmend entkräften, um die Gefühle von Geborgenheit u. Unterstützung entstehen zu lassen; die Annahme ist, dass sogar ein eher unreif wirkendes motivationales Schema des Patienten, das vom Therapeuten erfüllt wird, letztlich in seiner Intensität in den Hintergrund tritt u. Raum lässt für andere, ggf. adaptivere therapeutische Prozesse; wichtiges Ziel ist daher immer die Ressourcenaktivierung beim Patienten; die komplementäre Beziehungsgestaltung gilt als Voraussetzung für eine positive therapeutische Beziehung. **2. Funktionale Beziehungsgestaltung** (D. Zimmer) richtet sich nach den interaktionellen Mustern beim Patienten, nach der speziellen klin. Symptomatik u. nach der Phase des Therapieprozesses (z. B. Beziehungsaufbau, Problemanalyse, therapeutische Verfahren in Anwendung, Ablösung u. Beendigung der Therapie); der Therapeut moduliert sein Verhalten differenziert in mehreren Dimensionen wie z. B. maximale – minimale Hilfestellung geben, Wärme/Empathie* – Strenge/Fordern, Therapie an Patienten anpassen – den Patienten in die Therapie hinein sozialisieren, Widerstand* zulassen – das Therapiekonzept klar durchführen.

Beziehungs|idee *f*: (engl.) *idea of reference*; Bez. für eine erhöhte Bereitschaft, Dinge, Bemerkungen, Gesten usw. auf die eigene Person zu beziehen; im Unterschied zum Beziehungswahn* ist der Betroffene jedoch meist noch in der Lage, seine Beziehungsideen zu relativieren (erhaltene Fähigkeit zum Perspektivwechsel); **Vork.:** z. B. im Rahmen von Prodromalstadien* psychot. Erkrankungen, kommt auch bei Gesunden vor.

Beziehungs|klärung: (engl.) *relationship clarification*; Klärung der therapeutischen Beziehung*; Bedarf besteht, wenn die Psychotherapie* stagniert u. die in der Anfangsphase vereinbarten Ziele nicht od. zu langsam erreicht werden od. bei Konflikten. Die Widerstände des Patienten richten sich möglicherweise gegen Therapieziele, wenn diese nicht klar miteinander vereinbart wurden, gegen Beeinflussung durch Andere generell od. auch gegen die spezielle Art der therapeutischen Interaktion bei einem Therapeuten. In der Beziehungsklärung ist es die Aufgabe des Therapeuten, die Problematik klar u. ohne Abwertung des Patienten zu formulieren, gemeinsam Lösungsansätze zu erarbeiten, indem er dem Patienten die Hauptverantwortung für seine Veränderung überlässt. Auch therapeutische Fehler, z. B. Empathiefehler, bedürfen einer Beziehungsklärung u. ggf. einer Entschuldigung durch den Therapeuten, was meist vom Patienten sehr positiv aufgenommen wird; **Merkmale:** Metakommunikation als explizites Gespräch über Kommunikationsmuster, die den psychotherapeutischen Fortschritt behindern: Hier kann z. B. das „Vier-Ohren-Modell" (Schulz von Thun) mit den 4 Seiten einer Nachricht (Sach-, Beziehungs-, Selbstoffenbarungsebene, Appell) für komplexe Kommunikationsanalysen u. -klärungen verwendet werden. Explizite Formulierung von (Rollen-)Erwartungen u. Hoffnungen an die Therapie kann zur Beziehungsklärung führen, wobei der respektvolle therapeutische Einsatz eines Übertragungsmodells sinnvoll sein kann. In der Behandlung von Persönlichkeitsstörung* nimmt die Beziehungsklärung oftmals eine zentrale psychotherapeutische Stellung ein; die therapeutische Beziehung steht dann stellvertretend für Alltagsbeziehungen des Patienten. Vgl. Übertragung.

Beziehungs|konflikt, inner|familiärer (Konflikt*) *m*: (engl.) *relationship conflict in the family*; Konflikt zwischen den Angehörigen der Kernfamilie (i. d. R. Verwandte 1. Grades: Eltern, Geschwister); v. a. bedeutsam bei partnerschaftlichen Konflikten (Übernahme von Rollen u. Verantwortung im familiären Alltag) u. i. R. von Diagnostik u. Intervention bei der Paar- u. Familienberatung u. bei Konsequenzen für Kinder, Jugendliche u. deren Entwicklung für die Erziehungs- bzw. Jugendberatung (z. B. bei Schwierigkeiten im Umgang mit den Aggressionen Heranwachsender).

Beziehungs|konflikt, zentraler (Konflikt*) *m*: (engl.) *central relationship conflict*; Beziehungskonflikt mit einer persönlich als wichtig u. bedeutsam erachteten Person im sozialen Umfeld; wird i. R. der psychotherap. Intervention als zu bearbeitender Problembereich definiert u. als Ansatz zur Intervention verwendet. I. R. der Diagnostik werden die bedeutsamen Beziehungen zu wichtigen Personen detailliert erfasst u. als zentrales Beziehungskonflikt-Thema in den Mittelpunkt der weiteren Behandlungen gestellt; z. B. mit Hilfe des Core Conflictual Relationship Theme (Abk. CCRT; zentrales Beziehungskonfliktthema): s. Beziehungsthematik.

Beziehungs|muster, familiäre: (engl.) *familial relationship pattern*; Interaktionsmuster, Art u. Weise des Miteinanders in der Kernfamilie; konfliktträchtige Beziehungsmuster od. diejenigen, die durch wenig emotionale Nähe gekennzeichnet sind, können pathogene Wirkung entfalten (z. B. im Rahmen des Umgangs mit kindlichen Verhaltensauffälligkeiten u. Entwicklungsstörungen in der Familien). I. R. von Interventionen werden familiäre Beziehungsmuster z. B. in der systemischen Familientherapie* betrachtet, die sich nicht nur auf das Erleben u. Verhalten der einzelnen Familienmitglieder, sondern auch der Wahrnehmung u. Interpretation der innerfämiliären Beziehungsmuster im System Familie annimmt.

Beziehungs|störung: (engl.) *relation disorder*; Bez. zur Kennzeichnung von Störungen der sozialen Interaktion, z. B. bei gestörten Therapeut-Patient-Interaktionen, bei der Definition des Autismus* u. im psychoanalytischen Übertragungs-/Gegenübertragungskonzept (s. Übertragung).

Beziehungs|thematik *f*: **1.** (engl.) *relationship subject*; Beziehung* als Thema, z. B. in Einzel- u. Paarpsychotherapie, Schulungen, Verhandlungen; **2.** spezifische Themen, von denen angenommen wird, dass sie z. B. in Form von familiären Beziehungsmustern* bei verschiedenen Beziehungen immer wieder auftauchen u. denen in systemischen u. psychodynamischen Ansätzen eine große Bedeutung zugeschrieben wird (z. B. Abhängigkeitsbeziehung* versus Autonomie*). In der psychodynamischen Kurztherapie* u. der daraus abgeleiteten interpersonellen Psychotherapie* ist insbes. das **zentrale Beziehungskonfliktthema** (engl. Core Conflictual Relationship Theme, Abk. CCRT) ein grundlegendes Konzept. Luborsky entwickelte eine inhaltsanalytische Methode zur Erfassung sich wiederholender Beziehungsmuster auf der Basis von Berichten („Narrativen") über vergangene reale Beziehungsepisoden, welche die eigene Person u. bedeutsame Andere betrafen. Dabei wird angenommen, dass in den Beziehungsepisoden lebensgeschichtlich stabilisierte Beziehungserfahrungen verdichtet zum Ausdruck kommen. Die Auswertung betrifft 3 Komponenten: die häufigsten eigenen Wünsche, die häufigsten Reaktionen anderer („Objekt") auf diese Wünsche u. die häufigsten Reaktionen der eigenen Person („Subjekt") auf diese Reaktionen. Daraus wird das zentrale Beziehungskonfliktthema abgeleitet, wobei positive od. negative Reaktionskomponenten in Abhängigkeit vom Grad der erreichten Wunschbefriedigung unterschieden werden. Kritiker halten dagegen die Beschränkung auf ein einziges, zentrales Beziehungsthema im CCRT für eine unzulässige Reduktion der Variabilität des Beziehungsgeschehens.

Beziehungs|verhalten: (engl.) *relationship behavior*; verbales u. nichtverbales Verhalten (s. Kommunikationsebene) von Interaktionspartnern, welches deren Beziehung* bestimmt; Inhalt, Tonfall u. Lautstärke verbaler Kommunikation sowie Körperhaltung, Bewegung, Mimik, Blickverhalten u. Berührung bestimmen das Beziehungsverhalten. **Bedeutung:** Interaktionserfahrungen, z. B. zwischen Eltern u. Kind, sind notwendig für die Sprachentwicklung* u. generell die frühkindlichen Sozialisations- u. Lernprozesse des Kindes. So reagieren Eltern auf kindliche Äußerungen u. Emotionen entsprechend der kindlichen Bedürfnisse, z. B. mit Nachahmen u. einfacher Variation von dargebotenen Reizen. In diesem Sinne ist das Beziehungsverhalten gemeinsam mit genetischen Faktoren die Grundlage für Sprachentwicklung. In den ersten 2 Lebensjahren kommunizieren Säugling u. Eltern hauptsächlich über die Körpersprache*, aber auch Tonlage, Sprachmelodie u. Ausdruck der Stimme sind von Bedeutung u. schaffen die Grundlage für die Eltern*-Kind-Beziehung, auf welcher sich die sprachliche Entwicklung mit wesentlicher Beteiligung des Imitationslernens vollzieht. Psychodynamische Theoretiker sehen das Beziehungsverhalten als Ergebnis von z. T. unbewussten Beziehungswünschen, die mit Ängsten u. Befürchtungen bezüglich der Reaktion des Gegenübers auf diese Wünsche einhergehen. Dabei vermuten sie, dass von der individuellen Beziehungsgestaltung* auf intrapsychischen Konflikte* geschlossen werden kann. Vgl. Beziehungsthematik.

Beziehungs|wahn: (engl.) *delusion of reference*; Form des Wahns*, bei dem objektiv belanglose Ereignisse auf die eigene Person bezogen werden u. ihnen eine besondere Bedeutung beigemessen wird, meist i. S. einer Beeinträchtigung (Beeinträchtigungswahn*) od. Beeinflussung; **Vork.:** z. B. bei Schizophrenie*, organisch bedingter Psychose* od. psychotischer Depression*.

Beziehungs|wahn, sensitiver: (engl.) *sensitive delusion of reference*; veraltete Bez. (Ernst Kretschmer, 1918) für eine bei sensitiver Persönlichkeitsstruktur* inf. situativer Einflüsse (z. B. Insuffizienzerlebnis, berufliche od. soziale Fehlleistung) reaktiv auftretende Wahnentwicklung; **Vork.:** i. R. wahnhafter Störung*.

Beziehung, therapeutische: (engl.) *therapeutic relationship*; Therapeut-Patient-Beziehung; alle Verhaltensweisen, Emotionen u. Kognitionen, die das Verhältnis zwischen Therapeut u. Patient interpersonal auszeichnen u. bedingen; verwendet spezifisch für psychotherapeutische Beziehungen u. auch als Oberbegriff, der die Arzt*-Patient-Beziehung einschließt; die therapeutische Beziehung wird von zahlreichen störungs-, individual- u. kulturspezifischen Faktoren geprägt. Interpersonale u. kommunikative Stile des Patienten u. des Therapeuten bestimmen die Beziehung ebenso wie unbewusste Beziehungsmuster. Die therapeutische Beziehung sollte individuell auf den jeweiligen Patienten, seine Persönlichkeit u. sein Störungsbild abgestimmt sein, wobei sie nicht immer supportiv u. positiv sein muss, u. U. können auch provokative Therapieansätze zum Therapieerfolg beitragen. **Bedeutung:** In den psychodynamischen Therapieverfahren gilt eine positive Beziehung als zentrale Voraussetzung für das Gelingen der Therapie u. als unspezifischer Wirkfaktor, während das Verstehen u. Transformieren von Übertragung* u. Gegenübertragung* als methodenspezifischer Wirkfaktor gilt. In der Gesprächspsychotherapie* gelten die in der dort formulierten Grundhaltung enthaltenen Elemente (Wertschätzung*, Kongruenz* u. Empathie*) als essentielle Elemente der therapeutischen Beziehung. In der kognitiven Verhaltenstherapie* wird darauf geachtet, die Beziehung bewusst supportiv u. strukturierend zu gestalten. Das Interesse an der therapeutischen Beziehung basiert hier auf der Erkenntnis, Therapieerfolge nicht ausschließlich durch Technik- od. Störungsvariablen bei der Anwendung verhaltenstherapeutischer Maßnahmen in der Praxis erklären zu können. Die Bedeutung der Therapeut-Patient-Beziehung ist durch empirische Studien belegt, die eine (bereits frühe) positive hilfreiche Beziehung od. ein Arbeitsbündnis* mit einem günstigen Ergebnis der Therapie in Verbindung bringen, unabhängig davon, ob die Beziehung bei einem bestimmten Therapieansatz konzeptuell einen hohen Stellenwert hat od.

B

nicht. Gelegentlich ist in der Literatur eine Überschätzung der therapeutischen Beziehung als wichtigstem od. einzig empirisch belegtem Wirkfaktor* von Psychotherapien beobachtet worden. Dies entspricht nicht der Befundlage u. wird u. a. durch den nachweisbaren Erfolg von therapeutischen Massnahmen widerlegt, die ohne interpersonelle Kontakte auskommen (z. B. Bibliotherapie*, Internettherapie*). Die Psychotherapieforschung* zeigt konsistent mittelstarke Korrelationen zwischen der Qualität der therapeutischen Beziehung u. dem Therapieerfolg; sie ist demnach wichtig, aber weder hinreichend noch notwendig für den Therapieerfolg. **Aufbau:** Maßnahmen zur Schaffung bzw. zur Verbesserung einer erfolgversprechenden therapeutischen Beziehung umfassen u. a. ein glaubwürdiges Erklärungsmodell für Störung u. Intervention, adäquate Vorbereitung auf therapeutische Übungen u. Aufgaben, intensive soziale Verstärkung, häufige Zusammenfassungen u. Rückmeldungen u. komplementäre Beziehungsgestaltung; besonders bei kritischen Situationen (Reaktanz*, Widerstand*) sollte der Therapeut den Patienten in seinem Erfahrungszustand anerkennen u. nicht überfordern. Die Beziehungsgestaltung kann allerdings nicht allein auf Patientenmerkmale zurückgeführt werden, sondern hängt wesentlich von der Passung der Beteiligten ab. **Hinweis:** Zur Erfassung verschiedener Aspekte der therapeutischen Beziehung wurde eine Vielzahl von Fragebögen, Ratingskalen u. Beobachtungsverfahren entwickelt (z. B. Stundenbogen* für die Allgemeine und Differentielle Einzelpsychotherapie).

Bezugs|gruppe: (engl.) *reference group*; Personenkollektiv, mit dem sich eine Person identifiziert od. vergleicht; für die Richtigkeit u. Angemessenheit der eigenen Einstellungen u. Verhaltensweisen dienen Normen u. Wertvorstellungen der Bezugsgruppe als Orientierung. Sie können auch einen Vergleichsrahmen bieten, anhand dessen sich die relative Position in der sozialen Struktur bewerten lässt. Meist verfügt ein Mensch über mehrere Bezugsgruppen, denen er sich zugehörig fühlt. Vgl. Peergroup.

Bezugs|person: **1.** (engl.) *attachment figure*; Person, deren Werte, Normen, Einstellungen u. Verhaltensweisen als Orientierungsgrundlage für eigenes Verhalten, Handlungen u. Meinungen dienen; Bezugspersonen sind u. a. Angehörige, Freunde, nahestehende Kollegen, evtl. auch Verstorbene, die noch immer als Maßstab für Handlungen einer Person gelten. Ein häufiger Bezugspersonenwechsel kann die Entwicklung eines eigenen, stabilen Wertesystems unterlaufen. Vgl. Bezugsgruppe. **2.** Person, zu der ein Kind eine (enge) Beziehung hat u. die für seine Existenz sorgt.

BfArM: Abk. für **B**undesinstitut* für **Ar**zneimittel und **M**edizinprodukte.

B-Fasern: (engl.) *B fibers*; s. Nervenfaser.

Bf-S: Abk. für **B**e**f**indlichkeits**s**kala*.

BFW: Abk. für **B**erufs**f**örderungs**w**erk*.

BGP: Abk. für **B**eurteilungsskala* für **G**eriatrische **P**atienten.

BHS: Abk. für (engl.) ***B**eck* **H**opelessness **S**cale*.

Bi-: Wortteil mit der Bedeutung zweifach, doppelt; von lat. bis.

Bias (engl. Verzerrung) *n*: systematischer Fehler; (statistisch) systematische Abweichung eines Schätzwertes vom wahren, zu schätzenden Wert; kann z. B. durch Konfundierung*, Auswahl der Individuen u. durch Messfehler* entstehen. **Formen: 1. Selektionsbias:** Bias durch die konfundierende Korrelation einer externen Störvariable mit einer od. mehreren unabhängigen Variablen, d. h., dass in einigen Stufen der unabhängigen Variablen eine bestimmte Ausprägung der Störvariable überrepräsentiert ist; kann sowohl bei der Auswahl von Testitems als auch bei der Auswahl von Merkmalsträgern auftreten; z. B. zeigt sich beim Vergleich der arithmetischen Fähigkeiten von Jungen u. Mädchen ein signifikanter Unterschied zugunsten der Jungen, das allgemein höhere Interesse für Mathematik u. die niedrigere Mathematikangst der Jungen bleiben unberücksichtigt. **2. Publikationsbias:** Bias aufgrund der Tendenz, dass Studien mit eindrucksvollen, i. d. R. positiven Ergebnissen mit höherer Wahrscheinlichkeit publiziert werden als solche mit indifferenten od. negativen Resultaten; verstärkt durch das sog. Mehrfachpublikationsbias, wenn dieselben Studienergebnisse in mehreren Publikationen veröffentlicht wurden u. mehrfach in systematische Übersichtsarbeiten eingehen. **3. Retrieval-Bias:** syn. Recall-Bias; Bias durch Verzerrungen beim Erinnern od. Abrufen von Informationen (z. B. Primacy-Effekt, Recency-Effekt; s. Positionseffekt); z. B. werden Patienten mit Analgetika-Nephropathie sich an ihren Schmerzmittelkonsum anders erinnern u. darüber berichten als Kontrollpatienten ohne arzneimittelinduzierte Erkrankung. **4. Negativity Bias:** verzerrte Einstellung, bei der Aufmerksamkeit vermehrt auf negative Erfahrungen u. Ereignisse gelegt wird, während positive weniger beachtet werden; Vork.: häufig bei Depression; **5. Positivity Bias:** Sonderform von verzerrter Kognition*, bei der objektiv ungünstige Situationen u. Erfahrungen positiv gesehen werden; Beispiel: Ältere Menschen sind im Durchschnitt mit ihrer gesundheitlichen Lage zufriedener als jüngere (trotz objektiv ungünstigerem gesundheitlichen Zustand). Vgl. Fehler.

Biblio|therapie (gr. βίβλος Buch) *f*: (engl.) *bibliotherapy*; Form der Psychotherapie*, bei welcher der Patient durch die Lektüre einer gezielten Auswahl geeigneter Literatur od. die Produktion von Texten darin unterstützt werden soll, Kenntnisse bezüglich des Ausdrucks von Gefühlen u. Erlebnissen zu erwerben, um seine Probleme besser zu erleben, zu verstehen u. zu bewältigen; **Meth.:** Trainingsverfahren mit psychoanalyt., Patientenzentriertem, v. a. aber lerntheoretischem Hintergrund;

psychoanalyt. u. patientenzentrierte Formen gehen u. a. spieltherapeutisch vor (s. Spieltherapie); **Wirksamkeit:** evidenzbasierte Wirksamkeit nachgewiesen (Metaanalysen; Marrs, 1995; Alkoholabhängigkeit: Apodaca u. Miller, 2003; Depression: Cuijpers, 1997; Gregory et al., 2004; sexuelle Dysfunktion: Van Lankveld, 1998).

Bicêtre: Bez. für ein Gebäude (Hôpital Bicêtre) in einem südlichen Stadtteil von Paris, das 1634 erbaut wurde u. als Waisenhaus, Gefängnis, Irrenanstalt u. Krankenhaus diente; **Geschichte:** Berühmtheit erlangte das Bicêtre im Zusammenhang mit der „Befreiung der Irren von den Ketten", vermutlich in den 90er Jahren des 18. Jahrhunderts durch den französischen Arzt Philippe Pinel (1745–1825); die damaligen Behandlungsverhältnisse in Irrenanstalten, wie dem Bicêtre, waren menschenunwürdig. Philippe Pinel, William Tuke (1732–1822) u. John Conolly (1794–1866) gelten als die Hauptinitiatoren der Umgestaltung der damaligen stationären Psychiatrie (Non*-restraint-System).

Bienenstock-Cooper-Munro-Theorie (Élie Lucien B., Neurologe, Providence; Leon C., Physiker, Providence, geb. 1930; Paul W. M., Pittsburgh) *f*: (engl.) *BCM-theory*; s. BCM-Theorie.

Big-five-Persönlichkeits|modell *n*: (engl.) *big five personality pattern*; s. Fünf-Faktoren-Modell.

Bilanz|suizid (lat. bilanx zwei Waagschalen habend; Suizid*) *m*: (engl.) *balance suicide*; als bewusst vollzogene Willenshandlung beschriebener Suizid*, der ausgeführt wird, nachdem die Bilanz des bisherigen Lebens in Zusammenhang mit der gegenwärtigen Lebenssituation so negativ ausfällt, dass ein Weiterleben nicht sinnvoll erscheint; es wird diskutiert, ob der Bilanzsuizid tatsächlich aus freiem Willen begangen wird od. ob situative Bedingungen bzw. psychische Störungen* ausschlaggebend sind.

Bild|ana|lyse, foveale (Analyse*) *f*: (engl.) *foveal image analysis*; Erstellung einer Repräsentation der Umwelt mit Hilfe der Fovea als Punkt des schärfsten Sehens (Sehgrube); foveales Sehen erlaubt scharfes Sehen, das Erkennen von feinsten Unterschieden im Bereich des fixierten Objekts sowie Mustererkennung. Beim peripheren Sehen hingegen nimmt die Sehschärfe* mit zunehmender Distanz von der Fovea ab; es dient v. a. der Wahrnehmung von Objekten, der Raumorientierung sowie der Bewegungserkennung u. liefert Informationen zur Steuerung der Augenbewegungen*. Im fovealen Bereich können 4 Buchstaben links u. 6 Buchstaben rechts vom Fixationspunkt beim Lesen erkannt werden.

Bilder ergänzen: Untertest des Hamburg*-Wechsler-Intelligenztests für Erwachsene u. Hamburg*-Wechsler-Intelligenztests für Kinder, bei dem für 17 Bildvorlagen das wichtige fehlende Teil gezeigt od. benannt werden soll; erfasst visuelle Wahrnehmung u. Organisation.

Bild|erleben, kata|thymes: (engl.) *catathymic image experience*; s. Psychotherapie, katathym-imaginative.

Bilder ordnen: Untertest des Hamburg*-Wechsler-Intelligenztests für Erwachsene, bei dem 10 Serien von Bildern gemäß einer logischen Abfolge (Geschichte) angeordnet werden sollen; erfasst die Fähigkeit, visuell soziale Handlungsabläufe zu begreifen.

Bilder|test *m*: (engl.) *images test*; Abk. BT; Einzel- od. Gruppentest für Grundschulkinder zur Erfassung der intellektuellen Begabung (s. Intelligenztest); **Formen: 1.** BT 1–2: für 6–8-jährige Kinder; sprachunabhängig, daher bereits in den ersten Schultagen od. -wochen durchführbar; deutsche Bearbeitung des Moray House Picture Intelligence Test 1; **2.** BT 2–3: für 6–9-jährige Kinder; letztes Vierteljahr der 1. Klasse, 2. u. 3. Klasse; umfasst die Untertests Anweisungsverständnis, Unterscheidungsfähigkeit, Verständnis von Folgen, Raumorientierung u. Analogiebildung; **Anw.:** zur objektiven Beurteilung der allg. intellektuellen Leistungsfähigkeit, Vorauswahl von Kindern für die Sonderschule für Lernbehinderte u. Frühdiagnose spezieller Lese- u. Rechtschreibschwächen; **Testdauer:** BT 1–2: ca. 110 Minuten (an 2 Tagen durchzuführen); BT 2–3: ca. 45 Minuten.

Bild|kon|zepte (lat. concipere, conceptus aufnehmen) *n pl*: Untertest des Hamburg*-Wechsler-Intelligenztests für Kinder, bei dem aus 2 od. 3 Bildreihen (2–4 Bilder) je ein Bild ausgewählt werden soll, das Gemeinsamkeiten mit den anderen ausgewählten Bildern besitzt; erfasst die Fähigkeit des abstrakten kategorialen Denkens.

Bild|verschiebung, retinale: (engl.) *retinal image movement*; Verschiebung der Projektion auf der Netzhaut bei Bewegung eines Objekt im Verhältnis zum Auge; führt zur Wahrnehmung der Bewegung, wenn sich das Auge nicht (od. nicht im selben Ausmaß) bewegt. Eine retinale Bildverschiebung aufgrund einer Bewegung des Auges im Verhältnis zu einem feststehenden Objekt führt jedoch unter normalen Umständen nicht zu einer Bewegungswahrnehmung, sondern das Objekt wird dennoch als stabil gesehen; dies wird dadurch erklärt, dass die so genannte Efferenzkopie der neuronalen Signale, welche die Bewegung des Auges steuern, mit dem Wahrnehmungseindruck verrechnet wird. **Ausnahme:** Das Auge wird z. B. durch leichten Druck mit dem Finger bewegt, wodurch es keine Efferenzkopie gibt, die der Bildverschiebung entspräche u. daher eine Bewegung eines stabilen Objekts wahrgenommen wird. **Klin. Bedeutung:** Wahrnehmungsstörung* v. a. des Bewegungssehens, Doppelbilder*.

bi|modal (Bi-*; Modus*): (engl.) *bimodal*; s. Modus.

Bindung: (engl.) *attachment*; s. Bindungstheorie; Eltern-Kind-Beziehung.

Bindungs|angst: (engl.) *relationship anxiety*; Beziehungsangst; anhaltende Furcht davor, enge od. dauerhafte Beziehungen* zu anderen Menschen

B

(v. a. Partnerschaft) einzugehen od. aufrechtzuerhalten; vgl. Bindungslosigkeit; Bindungstheorie.

Bindungs|bedürfnis: (engl.) *attachment need*; angeborene Tendenz des Säuglings (Bowlby), kognitive u. affektive Bindungen zu wichtigen Personen der primären Umgebung auszubilden; Trennung u. Verlust führen danach zu massiven Irritationen. Vgl. Bindungstheorie.

Bindungs|erfahrung: (engl.) *attachment experience*; Bez. für Erfahrung*, die das Individuum in Bindung u. Beziehung* mit nahestehenden Bezugspersonen erwirbt; Bindungserfahrung fließt in die Interpretation u. Vorhersage des Verhaltens von Bezugspersonen ein; die individuelle frühe Bindungserfahrung sowie die daraus abgeleitete Erwartung gegenüber menschlichen Beziehungen führen nach Bowlby im ersten Lebensjahr zu einem sog. inner working model, aus dem später mit zunehmender Stabilität überdauernde Bindungsrepräsentationen bzw. spezifische Schemata entstehen. **Klin. Bedeutung:** Frühe Bindungserfahrung kann einen neurophysiologischen Effekt, z. B. im Zusammenhang mit Oxytocin (beeinflusst Bindungsverhalten*) haben, ungünstige Bindungserfahrung v. a. in der Kindheit stellt möglicherweise einen prädisponierenden Faktor* für die Entwicklung psychische Störung* dar. Vgl. Interaktionserfahrung.

Bindungs|interview für Erwachsene *n*: (engl.) *Adult Attachment Interview (Abk. AAI)*; Interview für Erwachsene zu frühen Beziehungserfahrungen als Kind sowie dem Bindungsverhalten*; umfasst 13 Fragen zu Bindungsbedürfnissen u. -wünschen, Reaktionen der Eltern, empfundene Zurückweisung der Eltern, Trennung u. Tod u. a.; die Beziehung zu den Eltern in der Kindheit (ca. 5.–12. Lebensjahr) soll mit 5 Wörtern od. Adjektiven beschrieben, mit erlebten Beispielen belegt u. verdeutlicht u. anschließend aus heutiger Sicht bewertet werden. Entscheidend ist, inwieweit für jedes der Adjektive über eine bestimmte Erinnerung od. Szene berichtet werden kann, d. h. dass semantisches u. episodisches Gedächtnis übereinstimmen (z. B. für „verlässlich" ein individuelles Einschlafritual mit einer Gute-Nacht-Geschichte); bei der Auswertung geht es primär um die Darstellung u. Verarbeitung der Beziehungen aus heutiger Sicht, weniger um die Art der Erfahrungen mit den Eltern. **Anw.:** v. a. zu Forschungszwecken i. R. der Entwicklungspsychologie* zur Erfassung der mentalen Bindungsrepräsentation als psychologisches Merkmal, das die Gestaltung von Beziehungen* im gesamten Lebenslauf beeinflusst; insbes. das Interaktionsverhalten gegenüber den eigenen Kindern; bei Erwachsenen ab 16 Jahren; **Testdauer:** ca. 1,5 Stunden.

Bindungs|konflikt (Konflikt*) *m*: (engl.) *attachment conflict*; Konflikt, ausgelöst durch eine (emotional) intensive Bindung an einen Menschen, speziell entsprechend tiefenpsychologisch-psychoanalytischer Theoriebildung, z. B. Ödipus- u. Elektra-Komplex (s. Komplex); von Bindungskonflikten soll bei nicht erfolgter od. unzureichender Lösung von Mutter od. Vater (nicht gelöster Bindungskonflikt) pathogene Wirkung ausgehen (z. B. Ausbildung von psychischen Störungen); **Folge:** angemessene erschwerte Beziehungsgestaltung im Erwachsenenalter; Beeinträchtigung der allgemeinen Bindungsfähigkeit eines Menschen. Diese zeigt sich in der Art u. Weise, in der Bindungen zu anderen Personen als stabil u. unterstützend wahrgenommen werden. **Hinweis:** empirische Belege für spezifische Bindungskonflikte u. ihre Folgen fehlen.

Bindungslosigkeit: (engl.) *absence of emotional bond*; Resultat des Unvermögens von Menschen, länger dauernde stabile emotionale Beziehungen zu anderen Menschen aufzubauen, zu gestalten u. zu beleben u. damit aufrecht zu erhalten. Vgl. Bindungsstörung.

Bindungs|person: (engl.) *attachment figure*; s. Bezugsperson.

Bindungs|problem: (engl.) *binding problem*; Konzept, das die Fragestellung betrachtet, wie einzelne diskret wahrgenommene Merkmale bzw. die entsprechenden Aktionspotentiale einzelner Nervenzellen zu einem Gesamteindruck (Wahrnehmung eines ganzheitlichen Objekts) kombiniert werden; Problem entsteht durch Spezialisierung von Nervenzellen auf spezifische Merkmalscharakteristika (z. B. Farbe, Form, Ausrichtung, Bewegung eines Objekts) u. durch Lokalisation der Nervenzellverbände für jede dieser Funktionen in verschiedenen über das Gehirn verteilten Hirnarealen; hypothetischer Mechanismus: Synchronie* der beteiligten Nervenzellen vermittelt die Information über das wahrgenommene Perzept auf neuronaler Ebene (s. Repräsentation, neuronale), Frequenzen liegen im Bereich der Gamma-Frequenz; psychologischer Ansatz: ortsbasierte Aufmerksamkeitsprozesse bedeutsam; **klin. Bedeutung: 1.** bedeutsam bei neurowissenschaftlichen Theorien des Bewusstseins; **2.** möglicher Zusammenhang mit Wahrnehmungsstörungen bei Schizophrenie (s. Gamma-Frequenz).

Bindungs|qualität *f*: (engl.) *attachment quality*; in der Bindungstheorie* sichere versus unsichere Bindung zwischen dem heranwachsenden Kind u. der primären Bezugsperson; abhängig von der Wahrnehmung, der angemessenen Interpretation u. der prompten u. angemessenen Reaktion auf kindliche Bedürfnisse.

Bindungs|schwäche: (engl.) *attachment weak*; in der Bindungstheorie* aus unsicheren frühen Bindungsqualitäten* resultierende spätere Schwäche, zwischenmenschliche Bindungen einzugehen u. zu gestalten.

Bindungs|störung: **1.** (engl.) *attachment disorder*; Bez. für abnormes Beziehungsmuster eines Kindes zu Betreuungs- bzw. Bezugspersonen innerhalb der ersten 5 Lebensjahre; **Formen: a)** reaktive Bindungsstörung* des Kindesalters; **b)** Bindungsstörung* mit Enthemmung; **2.** in der Bindungstheorie* frühe Antwort des Kindes auf die Unfähigkeit der Eltern, seinen spezifischen Bedürfnissen Rechnung zu tragen; **3.** i. w. S. allgemeine Störung der Beziehungsfähigkeit.

Bindungs|störung mit Enthemmung: (engl.) *disinhibited attachment disorder*; Bez. für diffuse Bindungen u. relatives Fehlen selektiver sozialer Bindungen als anhaltendes Merkmal während der ersten 5 Lebensjahre; **Ätiol.:** Vernachlässigung* u. Misshandlung durch Bezugspersonen (z. B. Eltern), am deutlichsten nach Institutionalisierung (Heimaufenthalt) im Kleinkindesalter; **Klin.:** situationsunspezifische, multiple oberflächliche Beziehungen mit mangelnder Selektivität gegenüber Bezugspersonen, wenig modulierte soziale Interaktionen mit unvertrauten Personen, allgemeines Anklammerungsverhalten im Kleinkindesalter od. aufmerksamkeitssuchendes u. unterschiedslos freundliches Verhalten in früher od. mittlerer Kindheit; ggf. Kombination mit emotionalen u. Verhaltensstörungen; nach Institutionalisierung auch Autismus*-ähnliche Symptome; **Diagn.:** Beobachtung von Affekt*, Antrieb, Aufmerksamkeit*, Kooperation, Hilfesucheverhalten, Abhängigkeit* u. Beziehungsverhalten*; **Ther.:** kindzentrierte Psychotherapie*, Milieutherapie, Sozialarbeit*, Unterbringung des Kindes in Pflegefamilie od. Heim; **DD:** ADHS*, tief greifende Entwicklungsstörungen*, Autismus*-Spektrum-Störung, reaktive Bindungsstörung*.

Bindungs|störung, re|aktive: (engl.) *reactive attachment disorder*; Bez. für Störungen der sozialen Funktionen, insbes. abnormes Beziehungsmuster zu Bezugs- u. Betreuungspersonen u. emotionale Auffälligkeiten, die sich vor dem 5. Lebensjahr entwickeln; **Ätiol.:** vermutl. Vernachlässigung* u. Misshandlung durch Bezugspersonen (z. B. Eltern); **Klin.:** Furchtsamkeit, Übervorsichtigkeit, ambivalente u. variierende Reaktionen in verschiedenen sozialen Situationen, emotionale Störung mit Mangel an Ansprechbarkeit, sozialem Rückzug, Unglücklichsein, ängstlicher Überempfindlichkeit; ggf. Selbst- od. Fremdaggression, körperliche Gedeihstörung* u. Wachstumsverzögerung; komorbid ggf. Zeichen von ADHS* sowie Autismus*-ähnliche Symptome; variabler, von der Qualität u. Wirksamkeit der Intervention abhängiger Verlauf; **Diagn.:** Beobachtung von Affekt*, Kooperation, Hilfesucheverhalten, Abhängigkeit* u. Beziehungsverhalten*; **Ther.:** kindzentrierte Psychotherapie*, Milieutherapie, Sozialarbeit*, ggf. Unterbringung des Kindes in Pflegefamilien od. Heim; **DD:** ADHS*, tief greifende Entwicklungsstörungen*, Autismus*-Spektrum-Störung, Bindungsstörung mit Enthemmung*.

Bindungs|theorie *f*: (engl.) *attachment theory*; von J. Bowlby (1957) beschriebene Theorie, nach welcher der Säugling mit einem angeborenen, zum Überleben wichtigen Verhalten (Bindungsverhalten*) ausgestattet ist, das bei der Bezugsperson fürsorgliches Verhalten auslöst u. so das Eingehen einer sozialen Beziehung ermöglicht; dies gelingt mit Verhaltensweisen, die bei Mangel an Schutz od. Nähe aktiviert werden (Weinen, Klammern, Hinterherlaufen, Suchen) mit dem Ziel, Nähe u. Kontakt zu den Bezugspersonen herzustellen bzw. aufrechtzuerhalten, um ein Gefühl von Sicherheit zu erlangen. **Bindungstypen: 1.** sichere Bindung (Typ B): Kinder zeigen deutlich, dass sie die Mutter vermissen, die Bezugsperson stellt eine sichere Basis für die Exploration ihrer Umgebung dar, sie suchen Nähe u. Körperkontakt, wenn sie sich verunsichert fühlen u. begrüßen die Bezugsperson nach ihrer Abwesenheit offen u. freudig; situationsangepasster Wechsel zwischen Bindungs- u. Erkundungsverhalten; **2.** unsicher ambivalente Bindung (Typ C): Kinder zeigen Kummer über Abwesenheit der Mutter, verhalten sich bei ihrer Rückkehr zwiespältig, indem sie einerseits Nähe suchen, sich andererseits den Kontaktangeboten der Mutter entziehen; sie suchen bereits vor der Trennung von der Bindungsperson Nähe u. Körperkontakt, reagieren jedoch gereizt u. ärgerlich, wenn die Bindungsperson zurückkommt u. lassen sich durch diese nur schwer beruhigen; **3.** unsicher vermeidende Bindung (Typ A): kaum emotionale Reaktion beim Weggehen der Mutter, wenig Beachtung bei der Rückkehr; Kinder nutzen ihre Bindungsperson nicht od. nur eingeschränkt als sichere Basis, sie vermeiden Blick- u. Körperkontakt, unterdrücken ihr Bindungsverhalten u. scheinen ihre Aufmerksamkeit verstärkt auf Gegenstände zu konzentrieren, wenngleich erhöhte Cortisolwerte im Vergleich zu sicher gebundenen Kindern einen erhöhten Stresslevel anzeigen; **4.** desorganisierte Bindung: neben den Reaktionen aus 2. u. 3. werden für die Situation unangemessene Verhaltensweisen (z. B. Erstarren u. Grimassieren) gezeigt. Aus den Erfahrungen von Verfügbarkeit u. Intensität der Beziehung sowie aus den folgenden Bindungserfahrungen mit weiteren Bezugspersonen bis zum Jugendalter Entwicklung innerer Konzepte von Bindung, die sich je nach Entwicklungsstand im Verhalten zeigen.

Bindungs|typ *m*: (engl.) *attachment type*; s. Bindungstheorie.

Bindungs|verhalten: (engl.) *attachment behavior*; syn. Attachment; Bez. (J. Bowlby) für das i. R. der Bindungstheorie* als angeboren postulierte u. überlebenswichtige Verhalten, das bei der Bezugsperson Fürsorgeverhalten auslöst u. als Basis für soziale Beziehungen* gilt.

Binet-Simon-Test *m*: (engl.) *Binet Simon test*; syn. Simon-Binet-Test; erster Intelligenztest* für Kinder, bei dem die durchschnittlich zu erwartenden Leistungen eines bestimmten Alters dazu dienten, um Entwicklungsvorsprünge od. -rückstände zu diagnostizieren; anhand von Aufgaben (z. B. „Zeige Nase, Augen u. Mund"; „Zähle die Monate auf"), die zu alterstypischen Teststaffeln gruppiert werden, wird das Intelligenzalter eines Kindes bzw. der Intelligenzquotient* berechnet; Weiterentwickelt zur Stanford*-Binet-Skala; **Anw.:** zur Beurteilung der Intelligenz*, Vorauswahl von Kindern für die Sonderschule für Lernbehinderte, für Kinder von 3–15 Jahren.

binge drinking (engl. Besäufnis): s. Alkoholexzess; Alkoholkonsum, riskanter.

binge eating (engl. Essanfall): s. Essattacke; Binge-Eating-Störung.

Binge-Eating-Störung (engl. binge eating Essanfall): (engl.) *binge eating disorder (Abk. BED)*; Abk. BES; Essstörung* mit Essattacken* an mind. 2 Tagen pro Woche über mind. 6 Monate, bei der im Gegensatz zur Bulimia* nervosa keine regelmäßigen, einer Gewichtszunahme entgegensteuernden Maßnahmen erfolgen; nach den Essattacken häufig Schuld- od. Ekelgefühle; Auftreten häufig in Kombination mit Übergewicht* od. Adipositas* u. depressiver Episode*; **Häufigkeit:** ca. 2 % der Männer u. 3,5 % der Frauen (Allgemeinbevölkerung), bis zu 30 % bei adipösen Personen, die Behandlung aufsuchen, um Gewicht zu reduzieren; **Ätiol.:** komplex u. multifaktoriell; ggf. sind Emotionsregulation u. belastende Lebensereignisse ätiologisch von Relevanz; **Ther.:** kognitive Verhaltenstherapie mit Etablieren eines regelmäßigen Essverhaltens u. Verbesserung der Interozeption von Hunger u. Sättigung sowie von Emotionswahrnehmung u. -regulation; Behandlung komorbider psychischer Störungen; **Progn.:** Übergang in Bulimia nervosa ist möglich.

Bing-Horton-Syn|drom (Robert B., Neurologe, Basel, 1878–1956; Bayard T. H., Internist, Rochester, 1895–1980) *n*: (engl.) *Bing-Horton syndrome*; Cluster*-Kopfschmerz.

Binswanger-Krankheit (Otto B., Nervenarzt, Jena, 1852–1929): (engl.) *Binswanger's dementia*; s. Enzephalopathie, subkortikale arteriosklerotische.

Bio-: Wortteil mit der Bedeutung Leben; von gr. βίος.

Bio|en|ergetik (Bio-*; gr. ἐνέργεια Tätigkeit, Wirksamkeit) *f*: (engl.) *bioenergetics*; s. Analyse, bioenergetische.

Bio|ethik-Konvention (Bio-*) *f*: (engl.) *Bioethics Convention*; Menschenrechtsübereinkommen zur Biomedizin; am 1.4.1997 vom Europarat verabschiedete rechtsverbindliche Konvention („Übereinkommen zum Schutz der Menschenrechte u. der Menschenwürde im Hinblick auf die Anwendung von Biologie u. Medizin: Übereinkommen über Menschenrechte u. Biomedizin"); definiert in 38 Artikeln europäische Standards für die ethischen Prinzipien in der medizinischen Forschung. **Ziel:** u. a. rechtlicher Schutz von Menschenrechten u. Menschenwürde, Verbot jeglicher Diskriminierung aufgrund genetischer Anlagen; **Hinweis:** am 1.12.1999 in Kraft getreten, wurde die Konvention bisher nicht von allen Ländern Europas unterzeichnet u. ratifiziert, u. a. hat Deutschland nicht unterzeichnet. Umstritten sind z. B. die Bestimmungen zum Schutz nicht einwilligungsfähiger Patienten u. Probanden, deren Anwendung in Deutschland einen erheblichen Rückschritt beim Schutz z. B. von Kindern, an Demenz Leidenden, geistig Behinderten bedeuten würde (mögliche Einbeziehung in Forschungsvorhaben, die für die Teilnehmenden keinen unmittelbaren Nutzen erwarten lassen, sondern einen Vorteil für andere Personen derselben Altersgruppe od. mit derselben Erkrankung, sog. Gruppennutzen).

Bio|feed|back (Bio-*; engl. feedback Rückkopplung) *n*: (engl.) *biofeedback*; wissenschaftlich fundiertes Verfahren, mit dem körperliche Prozesse, die i. d. R. der unmittelbaren Sinneswahrnehmung nicht zugänglich sind, mit technischen Hilfsmitteln in visueller od. akustischer Form kontinuierlich rückgemeldet werden; **Ziel:** verbesserte Wahrnehmung u. Beeinflussung peripherer physiol. u. zentralnervöser Körperprozesse u. -signale wie z. B. Herz- u. Atemfrequenz, Blutdruck, EEG-, EMG-, EKG-Signale, periphere Durchblutung, Hauttemperatur u. -widerstand; **Anw.:** in der Verhaltenstherapie* u. Verhaltensmedizin* v. a. als unterstützendes Verfahren bei der Behandlung von Schmerzstörungen (v. a. Migräne*, Spannungskopfschmerz*, chron. Rückenschmerzen), Harn*- u. Stuhlinkontinenz*, temporomandibulären Störungen (z. B. Bruxismus*), essentieller Hypertonie, neuromuskulären Störungen, Schlafstörungen*, ADHS* sowie Epilepsie*; i. R. verhaltenstherap. Konzepte anhand von Mehrkanalableitungen (simultane Erfassung versch. Biosignale) auch zur Demonstration psychophysiol. Zusammenhänge, zur Bewältigung von Stress u. körperlichen Beschwerden sowie zur Entspannungskontrolle u. -förderung; **Formen:** u. a. Durchblutungs*-Biofeedback, EDA*-Biofeedback, EMG*-Biofeedback, Herzfrequenz*-Biofeedback, Neurofeedback*, respiratorisches Biofeedback*, Temperatur*-Biofeedback. Als therap. Wirkprinzipien werden neben dem lerntheoretischen Paradigma der operanten Konditionierung* auch Veränderungen der Selbstwirksamkeitserwartung (s. Selbstwirksamkeit), der Interozeption* u. subjektiver Krankheitsmodelle* diskutiert. **Wirksamkeit:** Effektivität ist für zahlreiche Störungsbereiche durch mehrere randomisierte kontrollierte Studien belegt, die Behandlungsakzeptanz u. -motivation für Biofeedback gilt generell als hoch. Vgl. Psychophysiologie.

Bio|feed|back, re|spiratorisches (Biofeedback*) *n*: (engl.) *respiratory biofeedback*; syn. Atemfeedback; Form des Biofeedback*, mit dem die Atemaktivität (Bauch- od. Brustatmung) meist mit einem dehnungssensitiven Gurt kontinuierlich erfasst u. in audio-visueller Form rückgemeldet wird; **Kennwerte** sind z. B. Atemkurve mit Inspirations- u. Exspirationszeit, Atemfrequenz (Anzahl der Atemzüge/min) u. Atemamplitude (relative Atemtiefe); **Ziel:** Sensibilisierung für die Atmung u. Training der Bauch- bzw. Zwerchfellatmung; **Anw.:** v. a. Entspannungsinduktion, Herzfrequenzvariablitäts-Training (s. Herzfrequenz-Biofeedback); in der kognitiven Verhaltenstherapie* als unterstützendes Verfahren zur Schmerz- u. Stressbewältigung, bei Angststörung*, psychovegetativen u. somatoformen Beschwerden; **Wirksamkeit:** positive Effekte z. B. bei leichter Hypertonie, Asthma bronchiale (Metaanalyse, Yorke et al., 2007); als unterstützendes Verfahren z. B. bei Angststörungen; Wirksamkeitsnachweise mit Evidenzgrad 1.

Bio|graphie (Bio-*; -graphie*) *f*: (engl.) *biography*; s. Lebensgeschichte.

Bio|graphisches Inventar zur Dia|gnose von Verhaltens|störungen (Bio-*; -graphie*) *n*: Abk. BIV; computergestütztes Verfahren zur Diagnose von Verhaltensstörungen* bei Erwachsenen, insbes. zu Aspekten der Biographie, Umwelt u. Persönlichkeit; umfasst 97 Items zu den Skalen: **1.** familiäre Situation (15 Items, z. B. Beschreibung der familiären Situation während Kindheit u. Jugend); **2.** Ich*-Stärke (10 Items, z. B. Selbstsicherheit, Durchsetzungsvermögen); **3.** soziale Lage (10 Items, belastende Umweltfaktoren); **4.** Erziehungsverhalten der Eltern/Bezugspersonen (20 Items); **5.** Neurotizismus* (10 Items); **6.** soziale Aktivitäten (10 Items); **7.** psychophysische Konstitution (12 Items, z. B. Disposition zu somatischen Störungen); **8.** Extraversion* (10 Items); dichotome Beantwortung; **Anw.:** zur Beschreibung der Persönlichkeitsmerkmale*, z. B. zur Abstimmung des diagnostischen u. therapeutischen Vorgehens bei Verhaltenstörungen; ab 18 Jahren; **Testdauer:** 15 Minuten.

Bio|graphisches Persönlichkeits-Interview (Bio-*; -graphie*) *n*: Abk. BPI; Fremdbeurteilungsverfahren zur Erfassung der Persönlichkeitsmerkmale* der prämorbiden Persönlichkeit*; **Anw.:** zur Persönlichkeitsdiagnostik* u. Prävention bei Erwachsenen, v. a. bei affektiven Störungen*; **Testdauer:** ca. 2–4 Stunden.

Bio|katalysatoren (Bio-*; gr. κατάλυσις Auflösung) *m*: (engl.) *biocatalysts*; Enzyme*.

Bio|marker (Bio-*; engl. to mark kennzeichnen) *f*: (engl.) *biomarker*; objektiv erkenn- u. bestimmbares biol. Merkmal (z. B. Protein, Enzym, Hormon), dessen Vorhandensein bzw. vermehrtes Vork. in Geweben od. Körperflüssigkeiten ein unverwechselbares, physiologisches (z. B. Blutgruppen) od. auf einen Krankheitszustand hindeutendes (z. B. Tumormarker) Strukturkennzeichen darstellt; Nachweis: Bestimmung z. B. aus biol. Material (Blut, Harn od. Gewebe; z. B. Gene, Proteine) od. mit bildgebenden Verfahren (z. B. CT); Beleg von Aussagekraft u. praktischer Anwendbarkeit (hinreichende Spezifität, Sensitivität) durch Validierungsstudien erforderlich; Anw. für Diagnosestellung, Monitoring von Therapien, für Prognose des Krankheitsverlaufs u. des Therapieansprechens od. als Risikoindikator für spätere Krankheit. Validierte, praktisch anwendbare Biomarker für psychische Störungen (in Blut, Liquor cerebrospinalis od. Bildgebung, i. e. S. Neuroimaging) aktuell nur für Demenz* verfügbar. Vgl. Surrogatmarker.

Bio|psycho|logie (Bio-*; Psych-*; -log*) *f*: biologische Psychologie*.

Bio|rhythmus (Bio-*; gr. ῥυθμός Gleichmaß, Takt) *m*: (engl.) *biorhythm*; Schwankungen von Körperfunktionen u. psychischer Befindlichkeit in verschiedenen Perioden (z. B. Minute, Tag, Monat), die durch äußere (z. B. Licht) u. innere (z. B. Hormone) Faktoren gesteuert werden u. meist unter Einfluss des ZNS stehen; **Beispiel:** Schwankungen des Spontan-EEG, der Herzfrequenz (respiratorische Sinus-Arrhythmie), Schlaf*-Wach-Rhythmus, zirkadianer Rhythmus*, Schlafphasen* (ultradianer Rhythmus), Menstruationszyklus (lunarer Rhythmus). **Klin. Bedeutung:** zahlreiche somatische u. psychische Störungen gehen mit Änderungen der biologischen Rhythmen einher. Vgl. Chronobiologie.

Biotin|mangel: s. Hypovitaminose (Tab. dort).

Bio|tonus (Bio-*; Ton-*) *m*: (engl.) *biotonus*; historische Bez. für eine angenommene Lebensenergie bzw. das Psychische bestimmende Kraft, die bei endogener Depression* herab- u. bei Manie* heraufgesetzt sein soll; später auch für das Gleichgewicht von hypothetischen Aufbau- u. Abbaukräften verwendet, die dem physiologischen Tonus* entsprechen u. als Grundlage einer Temperamentlehre dienen sollen: überwiegende Aufbaukräften entsprachen hohem, überwiegende Abbaukräften niedrigem Biotonus.

Bi|periden *n*: (engl.) *biperiden*; Anticholinergikum* mit zentralem Acetylcholin-Antagonismus durch reversible Bindung an Acetylcholin-Rezeptoren; **Ind.:** Parkinson*-Syndrom, durch z. B. Neuroleptika bedingte sowie andere extrapyramidale Symptome*; wegen Gefahr der Verursachung od. Auslösung einer Parkinson-Demenz heute nur noch selten eingesetzt; **Kontraind.:** v. a. Engwinkelglaukom, Magen-Darm-Stenosen, Ileus; **Wechselwirkungen:** Wirkungsverstärkung von anticholinerg wirkenden Substanzen, Pethidin, Chinidin, Alkohol; Bewegungsstörungen bei Kombination mit Levodopa* u. Neuroleptika* möglich; durch Neuroleptika ausgelöste Spätdyskinesien können durch Biperiden verstärkt werden. **UAW:** u. a. Mundtrockenheit, Tachykardien, Glaukom, Senkung der Krampfschwelle; bei Überdosierung u. a. Erregung, Bewusstseinstrübung*, Halluzinationen*.

bi|polar (Bi-*; gr. πόλος Achsenende): (engl.) *bipolar*; Bez. für rezidivierende affektive Erkrankung, in deren Verlauf sowohl Depressionen* (depressiver Pol) als auch Manien* (manischer Pol) auftreten; **Gegensatz:** unipolar*. Vgl. Störung, bipolare affektive.

BIS: Abk. für (engl.) ***B****ehavioral* ***I****nhibition* ***S****ystem*.

Bi|sexualität (Bi-*; Sexual-*) *f*: (engl.) *bisexuality*; auch Ambisexualität; sexuelle Orientierung* auf beide Geschlechter ohne deutliche Präferenz eines Geschlechts; **Häufigkeit:** im Vergleich zu heterosexueller od. homosexueller Orientierung eher selten; **Urs.:** unklar; genetische Faktoren sehr wahr-

B

scheinlich von Bedeutung; **Entwicklung:** wahrscheinlich biographisch frühe Entstehung; Bewusstwerden nach der Pubertät. Vgl. Heterosexualität; Homosexualität.

Bis|oprolol *n*: (engl.) *visoprolol*; beta-1-selektiver Beta*-Rezeptoren-Blocker; **Ind.:** arterielle Hypertonie*, KHK, Herzinsuffizienz*; auch vorherrschende körperl. Angstsymptomatik mit Tremor u. Tachykardie; Phobien* (z. B. Examensangst); **Kontraind.:** Asthma bronchiale, Herzrhythmusstörungen, Herzinsuffizienz, Hypotonie, Diabetes mellitus; **Wechselwirkungen:** Calcium*-Antagonisten, zentralwirksame Antihypertensiva*, Klasse-I-Antiarrhythmika; **UAW:** Durchblutungsstörungen, Blutdruckabfall, Kopfschmerz, Senkung des Pulsschlags, Schwindel, Müdigkeit, Schlafstörungen*, Stimmungsschwankungen, Verwirrtheit, Halluzinationen*, Bradykardie, Bronchospasmus, trockene Augen, Erektionsstörung*.

BIV: Abk. für **B**iographisches* **I**nventar zur Diagnose von **V**erhaltensstörungen.

Bizarrheit: (engl.) *peculiarity*; für einen Außenstehenden nicht einfühlbares u. nicht verstehbares Verhalten, das sich in Mimik*, Gestik u. Sprache manifestieren kann.

BK: Abk. für **B**erufs**k**rankheit*.

BKT: Abk. für **B**onner* **K**onzentrations**t**est.

B-L: Abk. für **B**eschwerden*-**L**iste.

Black|box (engl. black box schwarzer Kasten): (engl.) *black box*; aus dem Behaviorismus* (J. B. Watson) stammende Bez. für ein komplexes System, dessen innerer Mechanismus nicht bekannt ist.

Black|out (engl. Verdunkelung): (engl.) *blackout*; plötzlich einsetzendes, kurzfristiges Aussetzen der Gedächtnis-, Sprach- u. Denkfunktion bei starker psychischer Anspannung bis hin zur Bewusstlosigkeit*; Form der Denksperrung*; vgl. Amnesie.

Blasen|funktions|störung: (engl.) *dysfunction of the bladder*; s. Harnblasendysfunktion.

Blase, über|aktive: (engl.) *overactive bladder (Abk. OAB)*; veraltet Reizblase; Form der Harnblasendysfunktion* (Harnspeicherstörung) mit vorherrschender Drangsymptomatik, häufig verbunden mit häufiger Entleerung kleiner Harnmengen (Pollakisurie) u. Dranginkontinenz*; **Urs.:** Detrusorhyperaktivität mit spontanen Kontraktionen in der Füllungsphase; **Diagn.:** Anamnese mit Miktionsprotokoll; Detrusorhyperaktivität kann nur durch Zystomanometrie, nicht klinisch nachgewiesen werden, klin. Hinweise: häufige Miktionen mit kleinen Harnmengen; **Ther.:** Harnblasentraining mit kognitiver Wahrnehmung des Harndrangs, anschließendem Toilettengang u. Verzicht auf Haltemanöver; Beckenbodentraining in Kombination mit Elektrostimulation*, Biofeedback*; pharmak.: Anticholinergika*, Östrogen (topisch), Off-Label-Use (bei Therapieresistenz): Botulinumtoxin-A (transurethrale Injektion in Detrusor); Psychotherapie bei komorbiden Störungen.

Blase, unter|aktive: (engl.) *underactive bladder*; syn. Detrusordekompensation; seltene erworbene Form der funktionellen Harninkontinenz*, bedingt durch extreme Ausweitung des Detrusors inf. seltener Harnblasenentleerung großer Harnmengen u. chron. Harnretention; **Sympt.:** Pressen während der Miktion, Harnstottern, unvollständige Harnblasenentleerung; Folge: große Restharnmenge, rezidivierende Harnwegsinfektionen; erhöhte Rate komorbider internalisierender Störungen* (z. B. Angststörungen) u. externalisierender Störungen* (z. B. aggressive Verhaltensstörungen); **Diagn.:** klin.: seltene Miktionen, die häufig nur durch Pressen beendet werden können; Ultraschalldiagnostik: große Harnblase, Restharnmengen; Uroflowmetrie: unterbrochener Harnfluss; Zystomanometrie: fehlende Kontraktionszeichen der Harnblase; **Ther.:** konservative Maßnahmen einschließlich Beratung, Psychoedukation*, Harnblasentraining, Physiotherapie, Biofeedback*; intermittierende Katheterisierung.

Blei|in|toxikation (Intoxikation*) *f*: (engl.) *lead poisoning*; sog. Saturnismus; Vergiftung v. a. durch chron. Inhalation von bleihaltigem Staub, Rauch od. Dampf (Schmelztemperatur 327,4 °C) in Zink- u. Bleihütten, Akkumulatorfabriken u. bei Arbeiten mit Bleifarben u. -glasuren sowie Bleistabilisatoren in der Kunststoffindustrie u. aus alten Wasserrohren; toxischer Effekt von Blei beruht auf Inaktivierung von Enzymen; Angriffsorte sind Erythrozytopoese, glatte Muskulatur, Nerven; Kanzerogenität (tierexperimentell) wird vermutet (Gruppe 3B der MAK-Liste); **Sympt.:** **1.** Vorstadium (Bleiträger): klinisch stumm; **2.** kritisches Anfangsstadium (Präsaturnismus): Müdigkeit, Inappetenz, Magendruck, Kopf- u. Gliederschmerzen; **3.** ausgeprägte Bleiintoxikation: zusätzlich Obstipation, gastrointestinale Koliken u. blass-fahles Hautkolorit (Bleikolorit); **4.** Spätkrankheiten: Entwicklung von Schrumpfnieren, Angina pectoris, Gangrän der Akren, chron. Encephalopathia saturnina (s. Enzephalopathie), am wachsenden Skelett Spongiosaverdichtung an den Schaftenden der langen Röhrenknochen (Bleibänder, Bleilinien), beim Erwachsenen Bleiosteosklerose mit Gelenkschmerzen (sog. Bleigicht); oft auch Lähmungen peripherer Nerven, insbes. Radialis-, selten Peroneuslähmung (Bleipolyneuropathie, s. Polyneuropathie), Porphyrie u. Kachexie; bei Resorption von Bleitetraethyl auch akuter Verlauf; **Diagn.:** schwarzblauer bis schiefergrauer Bleisaum des Zahnfleischs (Bleisulfid) als Expositionszeichen, Anämie (Bleianämie), erhöhte Delta-Aminolävulinsäure-Ausscheidung im Harn (obere Normgrenze 6 mg/l, BAT 400 µg/l Blut (Frauen <45 Jahre 100 µg/l Blut); **Ther.:** Ethylendiamintetraessigsäure, Penicillamin, Dimercaptopropansulfonsäure.

Blepharo|spasmus (gr. βλέφαρον Augenlid; σπασμός.) *m*: (engl.) *blepharospasm*; Lidkrampf; Krampf des Musculus orbicularis oculi u. des Musculus corrugator supercilii (u./od. Inhibition des Musculus levator palpebrae superioris); **Vork.:** **1.** einseitig (od. beidseitig): bei Reizerscheinungen am Auge (z. B. durch Ultraviolettstrahlung od. Erkr. der vorderen Augenabschnitte); **2.** beidseitig: als extrapyramidales Symptom (klonisch od. tonisch; insbes. als fokale Dystonie*, Torsionsdystonie; häufig verbunden mit oromandibulärer Dystonie), idiopathisch, selten psychogen; **Ther.:** Botulinumtoxininjektion in Musculus orbicularis oculi, evtl. Suspensionsoperation; bei neuroleptikainduziertem Blepharospasmus Biperiden*.

Blessed-Roth Dementia Scale: Abk. BRDS, DS; Blessed-Dementia Scale; Interview mit einer engen Bezugs- od. Pflegeperson zu veränderten Verhaltensweisen eines Patienten mit V. a. Demenz*; umfasst 22 Items zu Veränderungen der Aktivitäten* des täglichen Lebens, von Gewohnheiten, Persönlichkeit, Interessen u. Antrieb; **Anw.:** Screening bzw. Diagnostik bei Demenz, insbes. Alzheimer*-Krankheit; **Testdauer:** ca. 5–10 Minuten.

Bleuler-Krankheit (Eugen B., Psychiater, Zürich, 1857–1939): (engl.) *schizophrenia*; Schizophrenie*.

Blick|bewegungen: (engl.) *eye movements, visual movements*; wahrnehmungsabhängige Augenbewegungen* in Verbindung mit visuellen Wahrnehmungsprozessen; **1. Fixation:** Betrachtung eines Objekts ohne Augenbewegung; **2.** physiologischer **Nystagmus*:** unwillkürliches rhythmisches Augenzittern, um das auf die Netzhaut projizierte Bild konstant zu halten; **3. Drift:** Auge verliert ungewollt seinen Fixationspunkt; **4. Mikrosakkade:** Ausgleich der Drift; Wiedereinstellung des Auges auf den Fixationspunkt durch ruckhafte Mikrobewegungen des Augapfels; **5. Vergenz:** Gegeneinanderneigen der Blickachsen, um Objekte unterschiedlicher Entfernung zu fixieren; **6. vestibuläre** Augenbewegungen: Halten eines Fixationspunkts selbst bei Bewegung des Kopfs u./od. Körpers; **7. Sakkade** (Sakkadensprung): schnelle u. ruckartige Augenbewegung; z. B. beim Blickwechsel von einem Objekt auf ein anderes (Blickzielbewegung) u. bei Nystagmus; **8. Verfolgung** (Folgebewegung): Kette von abwechselnd Fixationen u. Sakkaden, wenn der Blick einem beweglichen Objekt folgt (Blickfolgebewegungen); machen den größten Teil der bewussten Augenbewegungen aus. Vgl. Antisakkade.

Blick|feld: (engl.) *field of gaze*; der bei unbewegtem Kopf durch Blickbewegungen* optisch (maximal) erfassbare Teil des Raums; als monokulares od. als binokulares Blickfeld mit im Überlagerungsbereich gelegenen gemeinsamen Blickfeld, in dem stereoskopisches Sehen möglich ist. Vgl. Gesichtsfeld.

Blick|folge|bewegung: (engl.) *eye movements*; s. Blickbewegungen.

Blick|krampf: (engl.) *gaze spasm*; s. Krise, okulogyre.

Blick|lähmung: (engl.) *gaze palsy*; Beeinträchtigung od. Verlangsamung konjugierter Augenbewegungen*; **Urs.:** Schädigung supranukleärer Strukturen, meist inf. von Durchblutungsstörungen, entzündl. Prozessen (z. B. Multiple* Sklerose) od. Tumoren; **Formen: 1. diskonjugierte** Blicklähmung: **a)** Konvergenzlähmung (Konvergenzschwäche): Störung der Konvergenzbewegungen der Augen inf. Ungleichgewicht zwischen Akkommodation u. Konvergenz mit rascher Ermüdung beim Nahsehen; **b)** Divergenzlähmung; seltene Form der Blicklähmung; beim Blick in die Ferne stehen die Augen nicht parallel, sondern konvergent, so dass Doppelbilder* entstehen; **2. konjugierte** Blicklähmung: **a)** horizontale Blicklähmung bei ipsilateraler Läsion der Pons (paramediane Formatio reticularis; im akuten Stadium mit déviation conjuguée nach kontralateral); **b)** vertikale Blicklähmung bei Läsion des Mesencephalons (z. B. im Rahmen des Steele*-Richardson-Olszewski-Syndroms).

Blick|lähmung, pro|gressive supra|nukleäre: (engl.) *progressive supranuclear gaze palsy*; Steele*-Richardson-Olszewski-Syndrom.

Blick|winkel: (engl.) *visual angle*; Auslenkung der beiden Augäpfel zueinander, der maximale Blickwinkel begrenzt das Blickfeld*; für jedes Auge beträgt der Blickwinkel ca. 150°, für das gemeinsame Blickfeld zum räumlichen Sehen etwa 80°. Vgl. Gesichtsfeld.

Blindheit, funktionelle: (engl.) *functional blindness*; veraltet hysterische Amaurose; Bez. (ICD-10) für dissoziative Sensibilitätsstörung* mit psychogen bedingter, meist reversibler Sehstörung od. Erblindung ohne objektivierbaren pathol. Befund an Auge od. Sehbahn; subjektiv erlebte Sehstörung/Blindheit; nach DSM-IV klassifiziert als Konversionsstörung* (sensibler bzw. sensorischer Subtypus); **Diagn.:** Hinweise in neurophysiologischen Untersuchungen durch visuell evozierte Potentiale* (nicht beweisend), aus Neuroimaging-Befunden auf neuronale Aktivierungsmuster; **Urs.:** meist schwerwiegendes Trauma*.

Blindheit, psycho|gene: (engl.) *psychogenic blindness*; s. Blindheit, funktionelle.

Blind|versuch: (engl.) *blind trial*; Versuchsanordnung, z. B. bei einer klinischen Therapiestudie, bei der zur Vermeidung von unbewussten u. ungewollten Verfälschungen der Ergebnisse die Probanden od. Patienten nicht wissen, welche der getesteten Mittel (z. B. Wirksubstanz od. Placebo*) bei ihnen angewendet werden; beim **Doppelblindversuch** kennt auch der Versuchsleiter die Zuordnung Mittel/Versuchsteilnehmer nicht; sie wird ihm erst nach Studienabschluss bekannt. Die Zuteilung der Probanden od. Patienten zur Test- od. Kontrollgruppe erfolgt nach dem Zufallsprinzip (s. Randomisierung) anhand besonderer statistisch-mathematischer Auswahlverfahren. Beim **Crossover-Design** werden dieselben Probanden od. Patienten hintereinander 2 od. mehreren Therapien unterzogen, wobei ein Teil der Teilnehmer z. B. zuerst Therapie A u. dann Therapie B, ein anderer Teil zuerst Therapie B u. dann Therapie A

B

erhält. Die Zulässigkeit des Blindversuchs ist u. a. von der Einwilligung des Versuchsteilnehmers abhängig. Wie jede wissenschaftl. Untersuchung mit Probanden od. Patienten muss der Blindversuch von einer Ethik*-Kommission geprüft u. genehmigt werden.

Blink|re|flex (Reflekt-*) *m*: (engl.) *blink reflex*; s. Orbicularis-oculi-Reflex.

Blinzel|re|flex (Reflekt-*) *m*: (engl.) *blink reflex*; s. Orbicularis-oculi-Reflex.

Blitz-Nick-Salaam-Krämpfe: (engl.) *salaam seizure, infantile spasms*; West*-Syndrom.

BLN-K: Abk. für **B**erliner* **L**uria-**N**europsychologisches Verfahren für **K**inder.

Blockade, kognitive *f*: (engl.) *cognitive blockage*; Beeinträchtigung des aufgabenbezogenen Denkens (z. B. bei der Beantwortung von Sachfragen od. beim Lösen von Prüfungsfragen) durch störende Gedanken (z. B. Fokussieren auf Defizite, Antizipation von Versagen u. möglichem Anerkennungsverlust, Katastrophenerwartung inf. des Scheiterns); kann von körperlichen Angst-Korrelaten begleitet werden (z. B. erhöhte Schweißproduktion u. Herzfrequenz); **Vork.:** häufig bei Angst, die durch Bedrohungssituationen ausgelöst ist (z. B. soziale Situationen, Prüfungen; s. Bewertungsangst, soziale).

Blockierung: (engl.) *blockage*; s. Sperrung.

Block|spanne: (engl.) *blockage*; s. Block-Tapping-Test.

Block-Tapping-Test *m*: (engl.) *block-tapping test*; Corsi-Block-Tapping-Test; computergestütztes Fremdbeurteilungsverfahren zur nonverbalen Erfassung der Kapazitätsgrenze des visuellen Arbeitsgedächtnisses* (sog. Blockspanne) u. des impliziten visuell-räumlichen Lernens (sog. Supra-Blockspanne); anhand von 9 auf dem Bildschirm verteilten Würfeln werden Sequenzen vorgegeben (getippt; Sequenzlänge 3–8), die nachgetippt werden sollen; erfasst wird die längste Sequenz, die richtig reproduziert wird (Blockspanne) u. die Anzahl Versuche, die dafür benötigt wird (Suprablockspanne); es existieren 4 Testformen: **1.** Erwachsene: nur Blockspanne; **2.** Kinder u. klin. Patienten: nur Blockspanne; **3.** Erwachsene: Blockspanne u. Supra-Blockspanne; **4.** Kinder u. klin. Patienten: Blockspanne u. Supra-Blockspanne; **Anw.:** ab 6 Jahren, Beurteilung der Merkfähigkeit, z. B. im Rahmen der Gesundheitspsychologie, Verkehrspsychologie; bei Hirnschädigungen; **Testdauer:** 10–15 Minuten.

Blunter (engl. to blunt stumpf machen, abstumpfen): (engl.) *blunter*; klin. Bez. für eine Person, die generell versucht, Stress u. Emotionen zu vermeiden od. zu minimieren, d. h. sich durch vermeidendes Coping* auszeichnet.

Blutbildungs|störung, Clozapin-bedingte: s. Clozapin.

Blut-Hirn-Schranke: (engl.) *blood-brain barrier*; selektiv durchlässige Schranke zwischen Blut u. Hirnsubstanz, durch die der Stoffaustausch mit dem ZNS einer aktiven Kontrolle unterliegt; als morphol. Substrat werden Kapillarendothel u. perivaskuläre Gliastrukturen (Membrana gliae limitans perivascularis) angesehen. **Funktion:** Schutzeinrichtung, die schädlichen Stoffe von den Nervenzellen abhält; **klin. Bedeutung:** erhöhte Durchlässigkeit durch Bakterientoxine, Fieber, Hypoxie sowie im Bereich mancher Hirntumoren. Vgl. Blut-Liquor-Schranke.

Blut|hoch|druck: s. Hypertonie.

Blut-Liquor-Schranke (lat. liquor Flüssigkeit): (engl.) *blood-cerebrospinal fluid barrier*; in den Plexus choroidei u. den Blutgefäßen des ZNS lokalisierte funktionelle Barriere zwischen Blut u. Liquor* cerebrospinalis, die für die Liquorzusammensetzung mitbestimmend ist; in die Blutbahn eingebrachte Stoffe erscheinen nur z. T. u. dann meist in anderer Konzentration im Liquor; **klin. Bedeutung:** Auf die unterschiedliche Liquorgängigkeit muss bei der Verabreichung von Arzneimitteln (z. B. Antibiotika) geachtet werden. Durch z. B. entzündliche Erkrankungen, Tumoren, Schlaganfall u. Enzephalomalazie kann es zu einer veränderten Durchlässigkeit u. zum Übertritt von Substanzen aus dem Blutplasma kommen (Protein, Zellen). Vgl. Blut-Hirn-Schranke.

Blut|phobie (Phobie*) *f*: (engl.) *blood phobia, blood-injury phobia*; Form der spezifischen Phobie*, die durch übertriebene u. anhaltende Furcht vor Blut, Spritzen u./od. Verletzungen, i. d. R. gekoppelt mit Vermeidungsverhalten, das sich z. B. als Zahnarztphobie (s. Dentalphobie) äußert, gekennzeichnet ist; gelegentlich auch als isolierte Furcht vor Blut (Hämatophobie). Die verbundene Emotion ist häufig nicht Angst*, sondern Ekel*; im Gegensatz zu anderen Angststörungen* auf der physiologischen Ebene mit einer parasympathischen (Vagus-)Reaktion, ggf. bis zur vasovagalen Synkope*, verbunden. Verlauf meist chronisch; häufiger bei Männern, besonders starke familiäre Häufung mit größerer Spezifität als bei anderen Phobien. **Ther.:** Verhaltenstherapie (insbes. Applied* Tension); indiziert bei beruflicher Konfrontation mit Blut, Spritzen od. Verletzungen (z. B. medizinische Berufe, Polizei, Feuerwehr) od. bei Folgeproblemen (z. B. Vermeidung notwendiger zahnmedizinischer bzw. medizinischer Maßnahmen).

Blut-, Spritzen- und Verletzungs|phobie (Phobie*) *f*: (engl.) *blood-syringe phobia, blood-injury phobia*; s. Blutphobie.

Blutung, intra|zerebrale: (engl.) *intracerebral bleeding (Abk. ICB)*; Hirnblutung; Blutung im Gehirn (einschließlich Ventrikelblutung); zweithäufigste Urs. eines Schlaganfalls*; **Pathol.:** das Hirnparenchym verdrängendes Hämatom, u. a. Hirnödem in der Folge; **Vork.:** **1.** spontan: **a)** (meist) arterielle Hypertonie*, v. a. in hohem Lebensalter; **b)** intrakranielles Aneurysma, Angiom; **c)** Amyloidangiopathie; **d)** Hirntumoren*; **e)** hämorrhagische Diathese, iatrogen z. B. als UAW von Antikoagulanzien od. Kompl. einer Thrombolyse; **f)** Sinusthrombose u.a.; **2.** traumatisch: i.R. eines Schädelhirntraumas* (Contusio cerebri); **Klin.:** in Abhängigkeit von Lok. u. Größe; Schlaganfall u. Hirndrucksteigerung ggf. mit Bewusstseinsstörung*, Beginn meist mit Kopfschmerz* od. auch epileptischem Anfall*; **Kompl.:** z.B. Hydrozephalus*, Einklemmung*; **Diagn.:** Nachweis radiol.: CCT (akut), MRT (v.a. im Verlauf); Angiographie (DSA, CT-Angiographie, MR-Angiographie) zur Lok. der Blutungsquelle u. Nachw. von Gefäßverlagerungen u. -aussparungen; **Ther.:** **1.** konservativ intensivmed. (Stroke Unit) Sicherung von Vitalfunktionen u. zerebralem Perfusionsdruck mit Senkung des erhöhten Hirndrucks u. ggf. pharmak. Blutdrucksenkung (Urapidil, Clonidin*), zusätzl. kausal (z.B. Substitution bei angeborenem Gerinnungsfaktormangel) u. symptomatisch nach Klinik u. Komplikation; **2.** bei signifikanter Raumforderung neurochirurgisch; **Progn.:** Letalität 35–50%; prognostisch ungünstige Faktoren: Massenblutung, Ventrikelblutung, initiales Koma*, hohes Lebensalter.

BMI: Abk. für **B**ody*-**m**ass-**I**ndex.

BMT: Abk. für (engl.) ***b**ehavioral **m**arital **t**herapy*; s. Paartherapie, verhaltentherapeutische.

BNS-Krämpfe: Kurzbez. für **B**litz-**N**ick-**S**alaam-Krämpfe; (engl.) *salaam seizure, infantile spasms*; West*-Syndrom.

Bobath-Kon|zept (Karel B., Neurologe, London, 1905–1991; Berta B., Krankengymnastin, London, 1907–1991; lat. concipere, conceptus aufnehmen) *n*: (engl.) *Bobath concept*; interdisziplinäres therap. Verfahren, welches Lagerungs- u. Mobilisationskonzepte bei Patienten mit zentralen sensomotorischen Regulationsstörungen integriert (z.B. Bobath-Lagerung bei Hemiparese* nach Schlaganfall*) u. zur konservativen Behandlung der infantilen Zerebralparese entwickelt wurde; **Prinzip:** komplexe Bewegungsgestaltung u. Bewegungslernen, Selbstorganisation u. Patientenmitgestaltung, Anpassungsentwicklung an die Umwelt u. Lebensweltorientierung, konzeptuelle Beziehung von Befund u. Behandlung, Interdisziplinarität.

Body-mass-In|dex (engl. body mass Körpermassenzahl; Index*) *m*: (engl.) *body mass index*; Abk. BMI; syn. Quetelet-Index; Verhältniszahl zur Beurteilung des Körpergewichts*; Ermittlung durch Berechnung:

$$\text{BMI} = \frac{\text{Körpergewicht [kg]}}{(\text{Körperlänge [m]})^2}$$

od. mit Hilfe eines Nomogramms (s. Abb.); der Normalbereich liegt bei 18,5–25 kg/m² (s. Tab.).

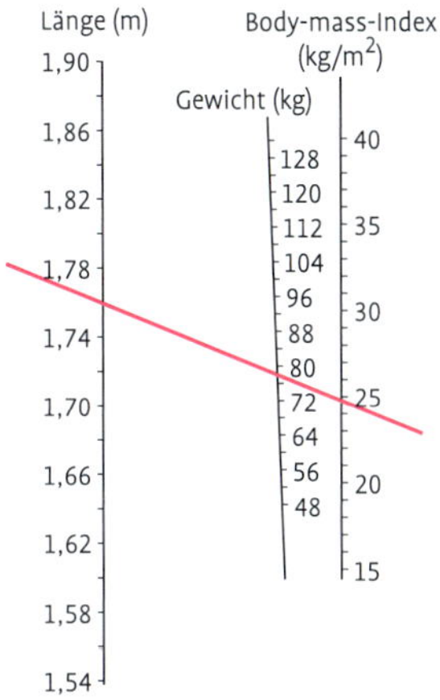

Body-mass-Index: Nomogramm zur Ermittlung des BMI durch Verlängerung der Geraden, die sich durch Körperlänge u. -gewicht ergibt

Body-mass-Index
Einteilung in Unter-, Normal- und Übergewicht (WHO-Klassifikation)

Kategorie	BMI (kg/m²)
Untergewicht	<18,5
Normalgewicht	18,5 – <25
Übergewicht	≥25
Präadipositas	25 – <30
Adipositas	≥30
Grad I	30 – <35
Grad II	35 – <40
Grad III (extreme Adipositas)	≥40

Body Sensations Questionnaire: Abk. BSQ; Fragebogen zur Angst vor körperlichen Symptomen; Selbstbeurteilungsverfahren zur Erfassung des Ausmaßes der Angst bei psychosomat. od. funktionellen Beschwerden u. nicht organisch begründeten somat. Symptomen; Teil des Fragebogens* zu körperbezogenen Ängsten, Kognitionen und Vermeidung; umfasst 17 Items; 5-stufige Skala zur Beurteilung, in welchem Ausmaß das betreffende Symptom Angst od. Sorgen bereitet; **Anw.:** bei Erwachsenen; Diagn., Therapieplanung u. Erfolgskontrolle; **Testdauer:** ca. 3 Minuten.

Boeck-Krankheit (sprich buhk; Karl Wilhelm B., Dermatologe, Oslo, 1808–1875): (engl.) *Boeck's sarcoid*; Sarkoidose*.

Bogaert-En|zephalitis (Enkephal-*; -itis*) *f*: (engl.) *Bogaert's encephalitis*; subakute sklerosierende Panenzephalitis*.

Bogaert-Scherer-Epstein-Krankheit: (engl.) *Bogaert-Scherer-Epstein disease*; zerebrotendinöse Xanthomatose*.

Bona-Fide-Therapie (lat. bona fide guten Glaubens) *f*: (engl.) *bona fide therapy*; klin. Bez. für Therapieform, die von ihrem Urheber für wirksam gehalten wird bzw. als solche entwickelt wurde; Gegensatz zu Therapien, die als Kontroll- od. Placebobedingung entwickelt wurden u. denen es an spezifischen therapeutischen Faktoren u./od. dem Glauben der Behandelnden an die Therapie mangelt (sog. intent-to-fail); relevant zur Beurteilung von Therapiewirkungen z.B. im Rahmen von Metaanalysen, in denen kleinere Effekte gegenüber Bona-Fide-Therapien als gegenüber Placebobedingungen erwartet werden können; u.a. für Verhaltenstherapien empirisch belegt. Vgl. Placebo.

Bonding (engl. bonding Bindung): **1.** (engl.) *bonding*; Bindungsverhalten* zwischen Menschen; **2.** Therapieausrichtung, welche die emotionale Offenheit des Patienten u. das Aushalten körperlicher u. emotionaler Nähe fördert; in speziellen Übungen werden Ängste u. negative Erfahrungen (z.B. körperliche Misshandlung, emotionale Vernachlässigung*) gemeinsam in der Gruppe bearbeitet. **Wirksamkeit:** kein etabliertes Therapieverfahren, keine empirischen Wirksamkeitsnachweise.

Bonner Kon|zentrati<u>o</u>ns|test (Konzentration*) *m*: Abk. BKT; computergestütztes Verfahren zur Messung von Aufmerksamkeit* u. Konzentration*; konstruiert nach dem Prinzip des Abstreich*-Tests; nach der Instruktion schließt sich eine Trainingsphase an, deren Dauer vom Probanden selbst bestimmt werden kann; erfasst werden richtige u. falsche Markierungen sowie die Reaktionszeit*; **Anw.:** bei Jugendlichen (ab 14 Jahren) u. Erwachsenen; **Testdauer:** 10 Minuten.

Bonner Schmerz|tage|buch: Elektronisches Bonner Schmerztagebuch (Abk. EBST); computergestütztes, standardisiertes Selbstbeurteilungsverfahren zur Schmerzdiagnostik; umfasst 23 Items; im Tagebuch werden morgens u. abends die täglichen Schmerzattacken (Lokalisation, Uhrzeit, Persistenz, Intensität, Gefühl, Empfindungsart, dagegen unternommene Maßnahmen) erfasst u. anhand der Dimensionen Intensität, sensorisch-diskriminative Schmerzqualität u. affektiv-motivationale Schmerzqualität beurteilt; **Anw.:** bei Erwachsenen; individuelle Verlaufsbeobachtung v.a. bei chronischen Schmerzen*.

Bonner Sk<u>a</u>la für die Beurteilung von B<u>a</u>sis|symptomen (Skala*; gr. βάσις Grund, Grundlage, -fläche; Symptom*) *f*: (engl.) *Bonn Scale for the Assessment of Basic Symptoms*; Abk. BSABS; Fremdbeurteilungsverfahren zur Erfassung unspezifischer, anfangs nur subjektiv wahrgenommener u. situationsabhängiger Basissymtome*, psychotischer Symptome u. präpsychotischer Erfahrungen; umfasst 98 Items, z.B. direkte Negativsymptomatik* (z.B. Veränderungen der Grundstimmung), indirekte Negativsymptomatik (z.B. erhöhte Beeindruckbarkeit durch alltägliche Ereignisse), kognitive Symptome, Denkstörungen* (z.B. Gedankensperrung), Wahrnehmungsstörungen* (z.B. Metamorphopsie*), Handlungs- u. Bewegungsstörungen, Zönästhesien*; **Anw.:** z.B. zur Früherkennung von Schizophrenie*; **Testdauer:** ca. 3 Stunden.

Booster-Sitzung (engl. to booster auffrischen): (engl.) *booster session*; therapeutische Sitzung zur Verstärkung u. Wiederauffrischung des in der vorangegangenen Therapie Erlernten; i.d.R. 3–6 Monate nach Therapieabschluss; **Wirksamkeit:** geringe Steigerung der Effektivität bei Schmerzstörungen in randomisierten kontrollierten Studien (Mangels et al., 2009).

Borderline-Persönlichkeits-Inventar: (engl.) *Borderline Personality Inventory*; Abk. BPI; Selbstbeurteilungsverfahren zur Erfassung der Borderline*-Persönlichkeitsstörung bei Erwachsenen; umfasst 53 Items zu 4 Skalen: **1.** Entfremdungserlebnisse u. Identitäts-Diffusion; **2.** primitive Abwehrmechanismen u. Objektbeziehungen; **3.** mangelhafte Realitätsprüfung; **4.** Angst vor Nähe; **Anw.:** ab 18 Jahren; zur klinischen Diagn., für epidemiologische u. klinische Untersuchungen u. die Erforschung psychotherap. Effekte; zur Unterscheidung der Borderline-Persönlichkeitsstörung von Neurosen* u. Schizophrenie*; **Testdauer:** 20 Minuten.

Borderline-Persönlichkeits|organisation: (engl.) *borderline personality organisation*; in der Psychoanalyse Bez. für strukturelle Ich-Schwäche, die durch Schwierigkeit od. Unmöglichkeit des Entwurfs eines kohärenten Selbstbildes mit einem tief greifenden Muster von Instabilität in zwischenmenschlichen Beziehungen u. den Affekten* sowie Vorherrschen von unreifen Abwehrmechanismen* bei erhaltener Realitätsprüfung (in Abgrenzung gegenüber Psychosen*) gekennzeichnet ist; **Hinweis:** Der Begriff deckt sich nicht mit dem der Borderline*-Persönlichkeitsstörung. Die Borderline-Persönlichkeitsorganisation findet sich auch bei Individuen mit narzisstischer Persönlichkeitsstörung* u. dissozialer Persönlichkeitsstörung*, z.T. auch histrionischer Persönlichkeitsstörung*.

Borderline-Persönlichkeits|störung *f*: (engl.) *borderline personality disorder*; syn. Borderline-Syndrom; Form der spezifischen Persönlichkeitsstörung* (DSM-IV) mit Störung der Affektregulation, d.h. im sozialen Kontext rasch aufschießenden u. verzögert abklingenden Affekten*, die mit quälenden, rasch einschießenden Anspannungszuständen einhergehen; **Häufigkeit:** Prävalenz 1,5–3 % (Allgemeinbevölkerung), bis zu 20 % aller psychiatrischen Patienten, bes. solche mit affektiven Störungen, posttraumatischen Belastungsstörungen* od. Essstörungen*; **Ätiol.:** Die zentrale Störung der Affektregulation* ist multikausal u. geht mit fronto-limbischer Dysfunktion einher; in der Vorgeschichte mehrheitlich schwere u. andauernde Traumata wie körperl. Misshandlungen, Vernachlässigung* u./od. sexueller Missbrauch*; Suchterkrankungen sind wichtigster Prädiktor für Chronifizierung; **Klin.:** Affektinstabilität*, Impulsivität*, Angst vor Verlassenwerden, häufig scheiternde Beziehungen, die durch den Wechsel von Idealisierung u. Entwertung gekennzeichnet sind, Selbstverletzung*, Parasuizid*, Wutanfälle, dissoziative Symptome (s. Dissoziation), Identitätsstörung*; **Diagn.:** halbstrukturiertes Interview, IPDE*, Strukturiertes* Klinisches Interview für DSM-IV, DSM-basierte Fremdrating-Skala (ZANSCALE), Borderline Personality Disorder Severity Index (Abk. BPDSI), Borderline Symptom List (Abk. BSL); **Ther.:** **1.** störungsspezifische Psychotherapie; empirische Evidenz für Wirksamkeit der dialektisch-behavioralen Therapie*; Hinweise auf Wirksamkeit der Schematherapie*, der übertragungsfokussierten Psychotherapie* u. der mentalisierungsbasierten Therapie*; allen Psychotherapien gemeinsam ist eine sorgfältige Beachtung der therap. Beziehung mit Einhaltung eines dialektischen Gleichgewichts zwischen Sicherheit (durch Komplementarität, d. h. bedürfnisbefriedigende Erfahrungen) u. Herausforderung (Konfrontation mit pathol. Erlebens- u. Beziehungsmustern), eine hohe Behandlungsstrukturierung mit detaillierter Problemanalyse u. Hierarchisierung von Behandlungszielen, die Verbesserung intrapsychischer Regulationsprozesse sowie die Veränderung dysfunktionaler Beziehungs- u. Erlebensmuster; **2.** syndromspezifische Pharmakotherapie: ggf. Antidepressiva, v. a. selektive Serotonin*-Wiederaufnahme-Hemmer (Off-Label-Use); atypische Neuroleptika*; **DD:** bipolare affektive Störung*, organisch bedingte Persönlichkeitsstörung*.

Borderline-Syn|drom *n*: (engl.) *borderline syndrome*; Borderline*-Persönlichkeitsstörung.

Borderline Syndrome Index: Abk. BSI; Selbstbeurteilungsverfahren zur Erfassung der Borderline*-Persönlichkeitsstörung; umfasst 52 Items (z. B. „Ich habe nie das Gefühl, dass ich dazu gehöre", „Ich möchte mich selbst verletzen"); dichotome Beantwortung; **Anw.:** bei Erwachsenen bzw. Jugendlichen; zur Beurteilung des Schweregrads der Störung.

Bore|out-Syn|drom (engl. bore langweilen) *n*: (engl.) *boreout syndrome*; Zustand beruflicher Unterforderung u. Unzufriedenheit mit Arbeitsaufgaben bei gleichzeitiger Vortäuschung von großer Geschäftigkeit u. Arbeitsbelastung mit reduzierter Leistungsfähigkeit u. emotionaler Erschöpfung*; bisher keine allgemein etablierten Verfahren zu Diagnose u. Therapie, keine Aufnahme in DSM od. ICD. Vgl. Stress; Burnout-Syndrom.

Bornaprin *n*: (engl.) *bornaprin*; vorwiegend zentral wirkendes Anticholinergikum*; **Ind.:** u. a. Parkinson*-Syndrom.

Borreliosen: (engl.) *borrelioses*; durch Bakterien der Gattung Borrelia verursachte Infektion des Menschen: z. B. Lyme*-Borreliose; vgl. Enzephalitis.

Bottom-up-Aufmerksamkeit (engl. bottom-up aufbauend): (engl.) *bottom-up attention*; s. Aufmerksamkeit; Aufmerksamkeitsverschiebung; Bottom-up-Verarbeitung.

Bottom-up-Verarbeitung (engl. bottom-up aufbauend): (engl.) *bottom-up processing*; Prinzip, nachdem die Wahrnehmung* eines Perzepts durch Analyse der zugrunde liegenden Elementarmerkmale, die dann zum Gesamteindruck des Perzepts integriert werden, beeinflusst wird; Gegensatz: Top*-down-Verarbeitung; vgl. Aufmerksamkeit; Aufmerksamkeitsverschiebung.

bouffée delirante (franz. bouffée Windstoß; delirante wahnsinnig): Sammelbez. für akut einsetzende vielgestaltige psychotische Störungen mit bes. nächtlich akzentuierter Wahnsymptomatik u. qualitativer Bewusstseinsstörung*; **Vork.:** u. a. nach Intoxikation mit psychotropen Substanzen, bei akuter Psychose*.

Boundary-Modell (engl. boundary Abgrenzung) *n*: (engl.) *Boundary modell*; s. Essverhalten, gezügeltes.

Bourdon-Test *m*: (engl.) *Bourdon's test*; s. Abstreich-Test.

Boxer|en|zephalo|pathie (-pathie*) *f*: (engl.) *punch drunk encephalopathy*; Dementia pugilistica; chronische Enzephalopathie* mit Axonopathien (axonale Degeneration der Nervenzellen) inf. traumatischer Hirnschädigung durch häufige Kopftreffer bei Boxern, evtl. auch nach schwerem Schädelhirntrauma*; **Ätiol.:** Scherkräfte (z. B. beim knockout) führen zur Bildung von Amyloidplaques*; Hinweise auf Beteiligung von Scherkräften an der Pathogenese der Boxerenzephalopathie ergeben sich auch aus dem Verteilungsmuster der Tau*-Proteine im betroffenen Gehirn, die in den Windungstälern der Kortexfaltung konstant stärker ausgeprägt sind als in den Windungskuppen. **Klin.:** Auftreten meist Jahre nach Beendigung der Sportkarriere mit progressivem Verlauf (verminderte Gedächtnisleistung bis zur sog. Boxerdemenz; s. Demenz), selten als sekundäres Parkinson*-Syndrom.

Box|plot: (engl.) *box-and-whisker-plot*; graphische Darstellung der Verteilung der Werte einer Stichprobe; die Box gibt die 25. (unteres Quartil) u. die 75. Perzentile* (oberes Quartil) sowie den Median* (Linie) u. den Mittelwert* (Diamond) wieder, die Balken (Whiskers) geben die 10. (unterer Whisker) u. die 90. Perzentile (oberer Whisker) an (s. Abb.); **Anw.:** übersichtlicher Vergleich mehrerer Stichproben.

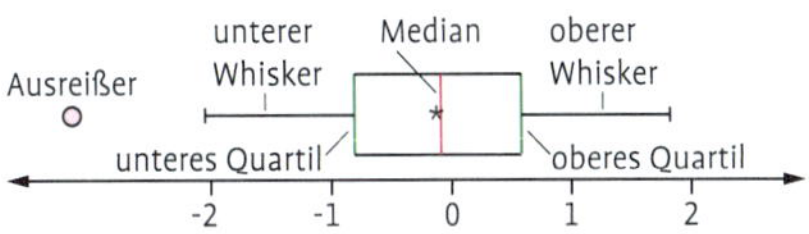

Boxplot

BPflV: Abk. für **B**undes**pfl**egesatz**v**erordnung*.

BPI: **1.** Abk. für **B**iographisches* **P**ersönlichkeits-**I**nterview; **2.** Abk. für **B**orderline*-**P**ersönlichkeits-**I**nventar.

BPRS: Abk. für (engl.) ***B**rief* **P**sychiatric **R**ating **S**cale*.

BPtK: Abk. für **B**undes**p**sycho**t**herapeuten**k**ammer*.

Brady-: Wortteil mit der Bedeutung langsam, träge; von gr. βραδύς.

B

Brady|kinese (Brady-*; Kin-*) *f*: (engl.) *bradykinesia*; allgemeine Verlangsamung der Bewegungsabläufe; vgl. Hypokinese; Parkinson-Syndrom.

Brady|kinin *n*: (engl.) *bradykinin*; zu den Kininen zählendes Nonapeptid, das im Plasma durch proteolyt. Spaltung entsteht; Gewebehormon, das aus Bradikininogen durch Kallikrein freigesetzt wird; **Wirkung:** Gefäßerweiterung, Steigerung der Kapillarpermeabilität, Blutdrucksenkung u. langsame Kontraktion glatter Muskulatur (z. B. in Uterus, Bronchien, Magen-Darm-Trakt); reduziert den Schwellenwert der Schmerz*-Sensoren zur Auslösung eines Schmerzreizes (Schmerzempfindlichkeitssteigerung an der betreffenden Körperstelle bei Entzündung od. Verletzung); erhöht die interne Calciumkonzentration neokortikaler Astrozyten u. führt dazu, dass diese Glutamat freisetzen.

Brady|phrenie (Brady-*; gr. φρήν Verstand, Zwerchfell) *f*: (engl.) *bradyphrenia*; Verlangsamung der geistigen Funktionen u. Denkabläufe; **Vork.:** insbes. als Symptom des Parkinson*-Syndroms.

Brain-Computer-Inter|face (engl. brain Gehirn; interface Grenzbereich, Grenzmembran): Strategie zur Nutzung der willentlichen Kontrolle* von Hirnaktivität zur Ermöglichung od. Verstärkung von Motorik u. Handlungen; willentlich beeinflussbare Komponenten des EEG werden über einen Computer in maschinell erzeugte Bewegungen u. Aktionen umgesetzt (über operante Konditionierung*); willentliche Kontrolle wird durch Imagination erreicht, dabei wird u. a. der motorische Kortex wie bei der Beobachtung der vorgestellten Bewegung aktiviert; **Anw.:** Rehabilitation bei Schlaganfall; Kommunikation mit Patienten mit eingeschränkten od. aufgehobenen motorischen Fähigkeiten (z. B. bei amyotrophischer Lateralsklerose).

Brain-derived neurotrophic factor: s. BDNF.

Brain-Machine-Inter|face (engl. brain Gehirn; machine Gerät, Apparat; interface Grenzbereich, Grenzmembran): Abk. BMI; neurowissenschaftliches Konzept zum Verständnis dynamischer Anpassungsprozesse bei Lernprozessen in funktionell definierten neuronalen Netzwerken, z. B. Modifikation der Feuerrate von Neuronen des motorischen Kortex aufgrund visuomotorischer Wahrnehmungsprozesse od. bei Umgebungswechsel; reversible Adaptationsfähigkeit nur bei Teilgruppe von Neuronen (sog. direkte Neuronen) vorhanden; relevant für neuroprosthetische Kontrolle (z. B. für Handbewegung des Zu- u. Ergreifens; Bez. „Machine" ist irreführend, da der Bewegungsapparat diese Rolle einnimmt); Prinzip anwendbar auch bei Kontrollprozessen in anderen Hirnregionen (s. Kontrolle, willentliche); **klin. Bedeutung:** aktuelle Forschungsrichtung, die Einzelzellableitungen voraussetzt, z. B. bei Menschen mit Epilepsie mit aus therapeutischen Gründen implantierten Tiefenhirnelektroden.

Brain|mapping (engl. brainmapping Gehirnfunktion): (engl.) *brainmapping*; Oberbegriff für Verfahren mit dem Ziel, den Zusammenhang zwischen Struktur u. Funktion im menschlichen Gehirn* zu erforschen; beinhaltet neurowissenschaftliche Verfahren, die biologische Masse od. Eigenschaften in räumlichen Repräsentanzen (sog. maps) abbilden, z. B. strukturelle (MRT*, CT*, DTI*) u. funktionelle Bildgebungsverfahren (fMRT*, SPECT*, PET*) sowie EEG* (EEG*-Mapping). Die Ergebnisse werden durch zusätzliche Datenprozessierung u. -analyse, z. B. Verknüpfung von Verhaltensvariablen mit bestimmten Hirnregionen, ergänzt. Resultate des Brainmappings sind rechenbasierte Atlanten des menschlichen Gehirns (Hirnatlanten, z. B. Talairach Atlas, Harvard Whole Brain Atlas, MNI Template). **Geschichte:** Insbes. der zerebrale Kortex* wurde bereits im späten 19. Jahrhundert untersucht u. kartiert. Erste wissenschaftl. Untersuchungen beruhten auf empirischen Beobachtungen von Hirnverletzten od. Patienten nach Schlaganfall (z. B. durch P. Broca). Der klassische Atlas der Großhirnregionen nach histologischen Gesichtspunkten wurde 1909 von K. Brodman veröffentlicht. Die von ihm eingeführte Nummerierung hat bis heute Gültigkeit (s. Brodmann-Areale, Abb. dort). **Hinweis:** Viele Funktionen (z. B. Gedächtnis*, Emotion*) sind nicht eindeutig lokalisierbar, sondern entstehen erst durch ein Zusammenspiel versch. Hirnregionen. Vgl. Hirnkarte; Rindenfelder.

Brain Reading (engl. brain gehirn; reading Lesen): s. Mind Reading.

Brand|stiftung, patho|logische: (engl.) *pathological arson*; Pyromanie*.

BRDS: Abk. für (engl.) ***B**lessed*-**R**oth **D**ementia **S**cale.*

Brech|zentrum *n*: (engl.) *vomiting centre*; in der Formatio* reticularis der Medulla oblongata nahe dem Atemzentrum* gelegenes, Erbrechen* koordinierendes Zentrum.

Brief Cognitive Rating Scale: Abk. BCRS; zu den Reisberg*-Skalen gehörendes Fremdbeurteilungsverfahren zur Einschätzung der kognitiven Verluste bei Demenz*, insbes. bei Alzheimer*-Krankheit; erfasst werden 10 Items: Konzentration*, Arbeitsgedächtnis*, Langzeitgedächtnis*, Orientierung*, Alltagskompetenz* u. selbständige Versorgung der Person, Sprache, Psychomotorik*, Stimmung u. Verhalten, konstruktive Zeichenfähigkeit sowie Rechenfähigkeit*; Schweregradeinteilung von Stadium 1 bis 7 (1 = Nichtvorhandensein von Demenz; 7 = schwerster Ausprägungsgrad; s. Global Deterioration Scale, Tab. dort); **Testdauer:** 15 Minuten.

Brief Patient Health Questionnaire: Kurzbez. Brief PHQ; Selbstbeurteilungsverfahren zur Erkennung u. Diagnostik der häufigsten psychischen Störungen in der Primärmedizin; umfasst 34 Items; Kurzversion des Patient* Health Questionnaire; es existiert eine deutsche Version; **Anw.:**

Diagn. von depressiven Störungen (s. Depression), Panikstörung*; **Testdauer:** ca. 5 Minuten.

Brief PHQ: Kurzbez. für (engl.) *Brief* **P**atient **H**ealth **Q**uestionnaire*.

Brief Psychiatric Rating Scale: Abk. BPRS; Selbst- u. Fremdbeurteilungsverfahren (Interview u. Verhaltensbeobachtung) zur Erfassung psychopathologischer Symptome v. a. bei Schizophrenie*; umfasst 18 Items (z B. somatische Beschwerden, Ängstlichkeit, Schuldgefühle, Feindseligkeit, Misstrauen, Halluzinationen, Mangel an Kooperation); Bewertung anhand 7-teiliger Skala; **Anw.:** Diagn. von Schizophrenie; in der psychiatr. Forschung; **Testdauer:** Interview ca. 20 Minuten; Verhaltensbeobachtung 2–3 Tage.

Brief Symptom Inventory: Abk. BSI; Verfahren zur Erfassung subjektiver Beeinträchtigung durch physische u. psychische Symptome bei Jugendlichen; Kurzform (Depressivitätsskala) der SCL*-90-R; umfasst 53 Items (Aussagen zur Symptombelastung), die sprachlich einfach formuliert sind u. psychopathologische Fachausdrücke weitestgehend vermeiden; Skalen u. globale Kennwerte analog zu SCL-90-R; **Anw.:** ab ca. 13 Jahren; Einzel- u. Gruppentest; i. R. von Forschung u. Psychotherapie; klin. z. B. in der HIV-Forschung, Psychoonkologie, Neurologie, Psychoneuroimmunologie; **Testdauer:** ca. 10 Minuten.

Briquet-Syn|drom (Pierre B., Arzt, Paris, 1796–1881) *n*: (engl.) *Briquet's syndrome*; 1859 erstmals beschriebenes Syndrom, das als erste allgemein akzeptierte, deskriptive Fassung der Hysterie* gilt; auf der Basis empirischer Untersuchungen zum Briquet-Syndrom in den 70er Jahren des 20. Jahrhunderts (S. B. Guze et al., USA) wurde die Diagnose Somatisierungsstörung* 1980 in DSM-III aufgenommen.

Brissaud-Syn|drom *n*: (engl.) *Brissaud's syndrome*; Tourette*-Syndrom.

BRMS: Abk. für **B**ech*-**R**afaelsen-**M**elancholie-**S**kala.

Broadbent-Filter|theorie (Donald Eric B., Psychologe, Cambridge, Oxford, 1926–1993) *f*: (engl.) *Broadbent's filter theory*; s. Filtertheorie der Aufmerksamkeit.

Broaden-and-Build-Theorie (engl. to broaden erweitern; to build bauenn) *f*: Erklärungsansatz (Fredrickson, 1998) für Funktion u. Wirkung positiver Emotionen*; Grundannahme: grundlegende Unterschiede zwischen positiven u. negativen Emotionen: **1.** positive Emotionen (z. B. Freude, Glück, Zufriedenheit, Interesse, Liebe) reduzieren Sympathikusaktivierung, erweitern die Aufmerksamkeit, fördern ungewöhnliche Denk- u. Verhaltensmuster, Flexibilität u. Offenheit für Informationen, steigern Präferenz für Variabilität, reduzieren perseverierende Entscheidungs- u. Handlungsmuster; entstanden entwicklungsgeschichtlich selten in lebensbedrohlichen Situationen, häufiger bei Spiel, Exploration, Reproduktion od. Pflege; **2.** negative Emotionen (z. B. Angst, Trauer, Wut) steigern i. d. R. Sympathikusaktivierung, engen Aufmerksamkeit ein (z. B. auf potentielle Gefahrenreize), fördern spezifische, vorgebahnte Denk- u. Handlungstendenzen (z. B. Kampf, Flucht), entstanden entwicklungsgeschichtlich häufig in lebensbedrohlichen Situationen; **klin. Bedeutung: 1.** Funktion positiver Emotionen (vor evolutionärem Hintergrund): aktuelle Denk- u. Handlungsrepertoire zu erweitern (broaden) u. dadurch z. T. dauerhafte körperliche, intellektuelle, behaviorale u. zwischenmenschliche Ressourcen aufzubauen (build); **2.** Theorie wird durch versch. empirische Studien gestützt, z. B. ist bei positiven Emotionen die Leistung im Remote* Associates Test erhöht, bei Global* Local Tasks werden eher globale als lokale Antworten gegeben; **3.** Positive Emotionen u. Bindungsgefühle aktivieren Regionen des Belohnungssystems u. deaktivieren Hirnregionen, die für negative Emotionen u. kritische Bewertungen relevant sind (z. B. Trauer u. Depression: rechter Präfrontalkortex; Angst u. Aggression: Amygdala; soziale Urteile: Amygdala, mesialer Präfrontalkortex, pariotemporale Kreuzung, temporale Pole; Theory of Mind: mesialer Präfrontalkortex, parieotemporale Kreuzung, temporale Pole). Ein positiver Einfluss positiver Emotionen auf psychische Befindlichkeit, körperliche Gesundheit u. Langlebigkeit ist gesichert, auch direkte Manipulation positiver Emotionen z. B. durch standardisierte Tagebücher, systematische Ereignissammlung od. Meditationstechniken führt zu Verbesserungen des psychischen u. somatischen Befindens. Vgl. Denken, positives; Psychologie, positive.

Broca-A|phasie (Pierre P. B., Chirurg, Anthropologe, Paris, 1824–1880; Aphasie*) *f*: (engl.) *Broca's aphasia*; s. Aphasie.

Broca-Areal (Pierre P. B., Chirurg, Anthropologe, Paris, 1824–1880; lat. area Fläche, Feld, umschriebener Bezirk) *n*: (engl.) *Broca's area*; syn. Broca-Zentrum; motorische Sprachregion des zerebralen Kortex* im unteren Teil der 3. Stirnwindung (s. Frontalappen; meist auf der dominanten Hemisphäre, bei Rechtshändern links, s. Abb.); entspricht den Brodmann*-Arealen 44 u. 45; bildet zusammen mit dem Wernicke*-Areal Hauptkom-

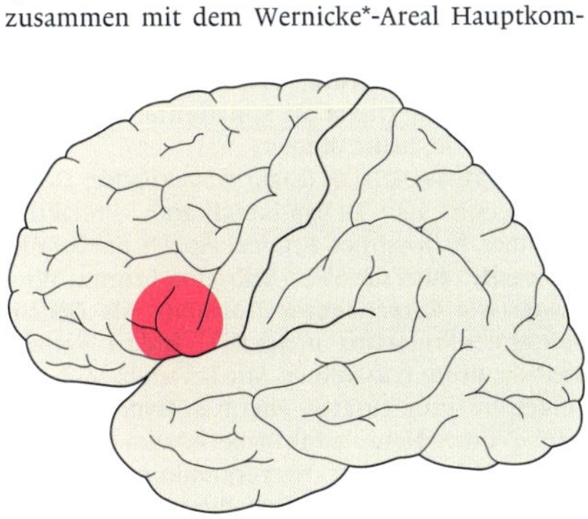

Broca-Areal

B

ponenten der Sprachregion; verbunden sind Broca- u. Wernicke-Areal über den Fasciculus arcuatus; **Funktion:** Steuerung von Grammatik, Sprachmotorik, Lautbildung, Lautanalyse, Artikulation, Bildung abstrakter Wörter, verbales Arbeitsgedächtnis; Folgen einer Schädigung: motorische Aphasie*.

Broca-Zentrum (Pierre P. B., Chirurg, Anthropologe, Paris, 1824–1880; Centr-*) *n*: (engl.) *Broca's center*; Broca*-Areal.

Brodmann-Areale (Korbinian B., Neurologe, Berlin, 1868–1918; lat. area Fläche, Feld, umschriebener Bezirk) *n pl*: (engl.) *Brodmann's areas*; fortlaufend nummerierte Gebiete des zerebralen Kortex* (s. Abb.), die entspr. einer unterschiedlichen Zytoarchitektur eingeteilt sind; die Zuordnung bestimmter Hirnfunktionen (s. Rindenfelder) zu Brodmann-Arealen ist nur sehr begrenzt möglich; z. B. Area 3: sensible Rinde, Area 4, 6: motor. Rinde, Area 17: Sehrinde, Area 41, 42: Hörrinde.

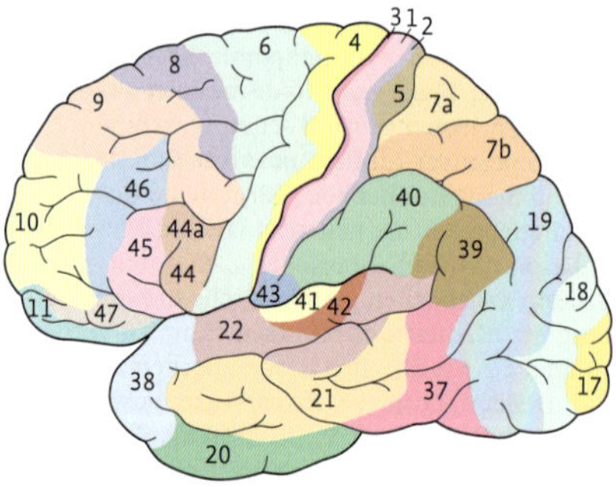

Brodmann-Areale

Brofaromin *n*: (engl.) *brofaromine*; in Europa nicht im Handel befindlicher reversibler selektiver Monoaminoxidase*-Hemmer (MAO-A).

Brom|azepam (INN) *n*: (engl.) *bromazepam*; Benzodiazepin* mit mittellanger Halbwertzeit; **Wirkung:** Verstärkung der GABAergen Hemmung über spezif. Benzodiazepin*-Rezeptoren ($GABA_A$-Rezeptor-Komplex); Halbwertzeit 10–20 Std.; **Ind.:** als Tranquilizer*.

Brom|harn|stoff|derivate *n pl*: (engl.) *brome carbamide derivatives*; früher als Schlafmittel* eingesetzte Wirkstoffe; heute obsolet.

Bromo|criptin (INN) *n*: (engl.) *bromocriptine*; Dopamin-Agonist (s. Dopaminergikum); Prolaktin-Hemmer (halbsynthet. Ergotalkaloid*), der bei Akromegalie* auch die STH*-Sekretion hemmt; **Wirkung:** wie körpereigenes Dopamin* als Gegenspieler des Prolaktins* u. des STH; **Ind.:** **1.** Parkinson*-Syndrom (zusammen mit Levodopa*); **2.** Akromegalie* (zur zusätzl. Ther.); **3.** Hyperprolaktinämie* unter Neuroleptikagabe; **4.** zum Abstillen; **Kontraind.:** koronare Herzerkrankung, Schwangerschaftstoxikose, unkontrollierte Hypertonie; **Wechselwirkungen:** Arzneimittel, die CYP3A inhibieren (z. B. Makrolid-Antibiotika, Ketoconazol); Levodopa, Tamoxifen, Octreotid, Alkohol; **UAW:** bei hoher Dosis u. a. Übelkeit u. Erbrechen, Appetitlosigkeit, Kopfschmerz, Schwindel, Müdigkeit; bei Langzeittherapie gelegentlich Durchblutungsstörungen in Zehen u. Fingern; **Hinweis:** Belege für Wirksamkeit bei malignem neuroleptischem Syndrom.

Brom|peridol (INN) *n*: (engl.) *bromperidol*; hochpotentes typisches Neuroleptikum* aus der Gruppe der Butyrophenone* mit dem Haloperidol* weitgehend vergleichbaren Eigenschaften; **Ind.:** psychotische Symptome (akute u. chron. Schizophrenie*, paranoid-halluzinatorisches Syndrom*, Manie* u. maniforme Zustände, psychomotorische Erregungszustände, z. B. Alkoholentzugssyndrom* od. agitierte Verwirrtheit im Alter, zerebralsklerotisch bedingte Unruhe, erethische Oligophrenie); Hyperkinesien (Tic*, Chorea*, Tourette*-Syndrom); Übelkeit u. Erbrechen versch. Urs. (z. B. postoperativ od. Zytostatika-bedingt); Schmerzlinderung über psychische Schmerzdistanzierung; als Begleitmedikation zu Analgetika* bei schweren chron. Schmerzzuständen versch. Genese (z. B. Neuralgien, Neuropathien u. Polyneuropathien*, Phantomschmerzen, s. Phantomempfinden); **Anw.:** peroral, intravenös u. intramuskulär; **UAW:** extrapyramidale motorische Sympt., Spätdyskinesien, malignes neuroleptisches Syndrom, Hyperprolaktinämie, QT-Zeit-Verlängerung, ventrikuläre Arrhythmien.

Bronchial|asthma (gr. βρόγχος Luftröhre; ἆσθμα das schwere Atemholen, Atemnot) *n*: (engl.) *bronchial asthma*; Asthma* bronchiale.

Bronze|haut|krankheit: (engl.) *adrenocortical insufficiency*; s. Addison-Krankheit.

Bronze|katatonie: (engl.) *bronzed catatonia*; Bez. für organisch bedingte Psychose* mit Sympt., die denen der Katatonie* u. der Addison*-Krankheit (Hyperpigmentierung der Haut, Müdigkeit) ähneln; **Vork.:** bei Störungen des Hypothalamus* (Unterfunktion), z. B. aufgrund von Tumoren.

Broti|zolam (INN) *n*: (engl.) *brotizolam*; Benzodiazepin*; **Wirkung:** Verstärkung der GABAergen Hemmung über spezif. Benzodiazepin*-Rezeptoren ($GABA_A$-Rezeptor-Komplex); Halbwertzeit: 4–7 Std.; **Ind.:** als Schlafmittel*; **Hinweis:** keine Kumulationsneigung.

BRSD: Abk. für (engl.) ***B****ehavior** ***R****ating* ***S****cale for* ***D****ementia*.

Brudzinski-Nacken|zeichen (Józef von B., Pädiater, Warschau, 1874–1917): (engl.) *Brudzinski's sign*; syn. Nackenzeichen; am liegenden Patienten reflektorische Beugung der Beine in den Knie- u. Hüftgelenken bei passivem Vorbeugen des Kopfs; positiv bei Meningitis*, Subarachnoidalblutung*, evtl. bei Enzephalitis*. Vgl. Kernig-Zeichen; Meningismus.

Brücken|hirn: (engl.) *pons*; Pons*.

Brücken|kerne: (engl.) *nuclei pontis*; Nuclei pontis; Kerne des Pons*: Substantia* nigra, zentrales Höhlengrau, Hirnnervenkerne des N. trochlearis (IV) u. N. abducens (VI), Colliculus inferior der Vierhügelplatte, Nuclei pontis (ponseigene Kerngebiete), Kleinhirnkerne.

Bruxismus (gr. βρυγμός das Knirschen) *m*: (engl.) *bruxism*; syn. Zähneknirschen; Bez. für meist unbewusstes Aneinanderreiben der Zähne von Ober- u. Unterkiefer im Schlaf; Form der Parasomnie* mit stereotyper Bewegungsstörung*, die v. a. im Non*-REM-Schlaf auftritt; **Vork.:** bei ca. 90 % der Bevölkerung; nur 2–3 % therapiebedürftig; gehäuft bei Kindern mit mentaler Retardierung* od. Enzephalopathie*, bei Erwachsenen in psychischen Belastungssituationen (z. B. Stress*), gelegentlich aufgrund lokaler anat. Faktoren (z. B. kaufunktionell durch Okklusionshindernisse) u. orthopädisch (z. B. zu Schiefhaltungen führende Skeletterkrankungen) sowie neurol. bedingt (z. B. bei Multipler* Sklerose); **Sympt.:** Beschwerden in der Kaumuskulatur u. Kiefergelenkschmerzen; **Diagn.:** auffallender Zahnschmelzverlust u. Zahndestruktionen; in der Polysomnographie rhythm. Aktivität der Kiefermuskulatur, Fehlen begleitender epilepsietypischer Potentiale; **Ther.:** Behandlung der Grunderkrankung, u. U. Psychotherapie*, Biofeedback*, Aufbissbehelf, Physiotherapie; **DD:** andere Störungen mit rhythmischen schlafbezogenen Bewegungsstörungen*, meist an den Übergängen von Wachheit zu Schlaf bzw. von einem Schlafstadium zum anderen.

BSABS: Abk. für (engl.) *Bonn Scale for the Assessment of Basic Symptoms*; s. Bonner Skala für die Beurteilung von Basissymptomen.

BSI: 1. Abk. für (engl.) *Borderline* Syndrome Index*. 2. Abk. für (engl.) *Brief* Symptom Inventory*.

BSQ: Abk. für (engl.) *Body* Sensations Questionnaire*.

BSS: Abk. für **B**eeinträchtigungs*-**S**chwere-**S**core.

BT: 1. Abk. für **B**eschäftigungs**t**herapie, s. Ergotherapie; 2. Abk. für **B**ilder**t**est*.

BtG: Abk. für **B**e**t**reuungs**g**esetz*.

BtM: Abk. für **B**e**t**äubungs**m**ittel*.

BtMG: Abk. für **B**e**t**äubungs**m**ittel**g**esetz*.

BtMVV: Abk. für **B**e**t**äubungs**m**ittel*-**V**erschreibungs**v**erordnung.

BTZ: Abk. für **b**erufliches**T**rainings**z**entrum*.

Buchführung, doppelte: (engl.) *double bookkeeping*; Bez. für gleichzeitige Orientierung an der realen u. an der durch Wahn*, Sinnestäuschungen* u. Ich*-Störungen bestimmten Welt; Widerspruch zwischen beiden Sichtweisen wird subjektiv nicht od. nur eingeschränkt empfunden; **Vork.:** v. a. bei chron. produktiver Schizophrenie*.

Buchstaben-Zahlen-Folgen: Untertest des Hamburg*-Wechsler-Intelligenztests für Kinder, bei dem eine vorgelesene Reihe von Zahlen u. Buchstaben in aufsteigender bzw. alphabetischer Folge wiedergegeben werden muss; erfasst Reihenfolgenbildung, Aufmerksamkeit, auditives Kurzzeitgedächtnis, visuellräumliches Vorstellungsvermögen u. Verarbeitungsgeschwindigkeit.

Bürgerhilfe: Laienhilfe*.

Bulbärparalyse (gr. βολβός Zwiebel; Par-*; Lys-*) *f*: (engl.) *bulbar paralysis*; Sammelbegriff für neurologische Krankheitsbilder, die durch umschriebene bilaterale Schädigung motorischer Hirnnervenkerne in der Medulla* oblongata entstehen; **Formen: 1.** akute Bulbärparalyse inf. Blutung bzw. Embolie (apoplektische Bulbärparalyse) od. Entzündung; **2.** familiäre infantile Bulbärparalyse: im Allg. zwischen 2. u. 12. Lebensjahr beginnende progressive Bulbärparalyse; selten, wahrscheinlich autosomal-rezessiv erblich; **3.** progressive Bulbärparalyse (Duchenne-Krankheit): Erkrankung des höheren Lebensalters durch degenerative Veränderung im Kerngebiet des Nervus hypoglossus, Nervus glossopharyngeus, Nervus vagus, Nervus facialis u. des motorischen Nervus trigeminus; **Sympt.:** Dysarthrie*, Aphonie*, Störung der Schluck- u. Kaubewegungen, Zungenatrophie; Vorkommen bulbärer Symptomatik auch bei neurogener Muskelatrophie, amyotrophischer Lateralsklerose*, Poliomyelitis, Medullatumoren, Neurosyphilis* u. Botulismus; **DD:** Myasthenia* gravis pseudoparalytica. Vgl. Pseudobulbärparalyse.

Bulimarexie (gr. βουλιμία Heißhunger; ὄρεξις Verlangen) *f*: (engl.) *bulimarexia*; s. Anorexia nervosa.

Bulimia nervosa (gr. βουλιμα Heißhunger) *f*: (engl.) *bulimia nervosa*; Essstörung*, bei der Essattacken* mind. 3 Monate lang mind. 2-mal pro Woche vorkommen u. unangemessene, einer Gewichtszunahme entgegensteuernde Maßnahmen eingesetzt werden, z. B. induziertes Erbrechen, Missbrauch von Laxanzien, Diuretika o. a. Arzneimitteln, Fasten od. übermäßige körperliche Betätigung; Figur u. Körpergewicht haben einen übermäßigen Einfluss auf die Selbstbewertung; z. T. Entwicklung der Bulimia nervosa nach einer Episode von Anorexia* nervosa; bei vielen Betroffenen ist ihr Essverhalten sehr schambesetzt u. sie neigen dazu, die Symptomatik zu verheimlichen. **Einteilung:** (nach DSM-IV) **1.** Purging-Typ: auch Ess-Brech-Sucht; Purging* zum Vermeiden einer Gewichtszunahme; **2.** Nicht-Purging-Typ: Fasten od. übermäßige körperliche Betätigung als einer Gewichtszunahme entgegensteuernde Maßnahme, kein Purging; **Häufigkeit:** geschätzte Prävalenz: 1–3 % der Frauen, ca. 0,01 % der Männer zwischen 18.–35. Lebensjahren; **Ätiol.:** multifaktoriell; Interaktion soziokultureller (z. B. das Schlankheitsideal), genetischer (familiäre Häufung von Essstörungen; Zwillingsstudien), biologischer (Störung von Neuropeptiden*, die das Hunger- u. Sättigungsgefühl vermitteln, gezügeltes Essverhalten), familiärer (Interaktionsstil, entwicklungsbedingte Konflikte) u. psychischer Faktoren (niedriges Selbstwertgefühl*); **Kompl.:** beim Purging-Typ Elektrolytstörungen (Hypokaliämie*, Hyponatriämie*) unter Umständen mit Herzrhythmusstörungen u. epilept. Anfällen, Ileus, schwere Zahnschäden bei häufigem Erbrechen; ggf. Zyklusstörungen (anovulatorische Zyklen, Störungen der Lutealphase); **Diagn.:** klinisch anhand der Diagnosekriterien;

B

Ther.: vorrangig Psychotherapie (Wirksamkeitsnachweise liegen vor für kognitive Verhaltenstherapie* u. interpersonelle Psychotherapie*); Elemente: Normalisierung des Essverhaltens, Verbesserung der Körperwahrnehmung u. des Selbstwertgefühls, Förderung der Gefühlswahrnehmung u. Vermittlung von alternativen Strategien zur Emotionsregulation u. zum Spannungsabbau, Förderung sozialer Kompetenz, Bearbeiten dysfunktionaler Denkmuster, Informationen über Ernährung u. Folgen der Essstörung, Führen von Essprotokollen, Einbeziehen von Angehörigen; ggf. Pharmakotherapie mit Antidepressiva (tricyclische Antidepressiva, selektive Serotonin-Wiederaufnahme-Hemmer mit nachgewiesener Wirksamkeit); **Progn.:** im Langzeitverlauf 70 % ohne Essstörung, persistierende Bulimia nervosa bei 10–12 %, andere Essstörung bei 13 %, Letalität 2 %.

Bulimia-Test (gr. βουλιμία Heißhunger) *m*: (engl.) *bulimia test*; Abk. BULIT; Selbstbeurteilungsverfahren zur Erfassung von Symptomen (nach DSM) der Bulimia* nervosa; umfasst 28 Items (v. a. zum Essverhalten); aktuelle revidierte Fassung BULIT-R; **Anw.:** zur Diagn. u. Bestimmung des Schweregrads der Bulimia nervosa bei Jugendlichen ab 16 Jahren u. Erwachsenen; auch zur Therapieplanung u. Verlaufskontrolle.

BULIT: Abk. für **Bulimia***-**T**est.

Bullying (engl. bullying Mobbing, Schikane, Terror): (engl.) *bullying*; Ausgrenzen, Terrorisieren od. Schikanieren einzelner Kinder od. Jugendlicher durch eine (größere) Gruppe unter Androhung od. Ausführung körperlicher Gewalt; meist im schulischen Kontext auftretend u. eine der möglichen Ursachen für Schulangst*. Vgl. Mobbing; Isolation, soziale.

Bumerang-Ef|fekt (Effektivität*) *m*: (engl.) *boomerang effect*; Veränderung von Meinungen u. Einstellungen* einer Person entgegengesetzt zu den Inhalten, die eine andere Person zu vermitteln versucht; Ergebnis eines zu rigiden u. zu aktiven Versuchs, eigene Ansichten, Lehren, Anschauungen u. Auffassungen zu vermitteln, insbes. dann, wenn die zu beeinflussenden Ansichten für die zu überzeugende Person in ihrem Wertesystem zentral u. bedeutsam sind u. erheblich von den Inhalten abweichen, die vermittelt werden sollen. Die betreffenden Personen reagieren dann mit einer Verstärkung ihrer eigenen Position gegenläufig zu den abweichenden Überzeugungsinhalten. Somit ensteht das Gegenteil des Gewollten.

Bumke-Zeichen (Oswald C. E. B., Neurologe, München, 1877–1950): (engl.) *Bumke's sign*; s. Aufmerksamkeitsreflex.

Bundes|ärzte|kammer: (engl.) *National Medical Council*; Abk. BÄK; freiwilliger organisatorischer Zusammenschluss der 17 Landesärztekammern (s. Ärztekammer) auf Bundesebene mit Sitz in Berlin; Hauptversammlung: Deutscher Ärztetag; die einzelnen Ärzte gehören der BÄK nur mittelbar über die Pflichtmitgliedschaft in ihrer Ärztekammer an; **Aufgabe:** vertritt als Spitzenorganisation der ärztlichen Selbstverwaltung die berufspolitischen Interessen der Ärzte in Deutschland; unterstützt u. koordiniert die Arbeit der Ärztekammern, z. B. in der Fort- u. Weiterbildung od. der ärztlichen Berufsordnung* u. nimmt dabei mittelbar auch gesetzliche Aufgaben wahr; unmittelbare gesetzliche Aufgaben wurden der BÄK u. a. im Rahmen der Qualitätssicherung* sowie der Transplantationsgesetzgebung zugewiesen.

Bundes|ärzte|ordnung: (engl.) *Federal Medical Practitioners Act*; s. Arzt; Approbation.

Bundes|institut für Arznei|mittel und Medizin|produkte *n*: (engl.) *Federal Institute for Drugs and Medical Devices*; Abk. BfArM; selbständige Bundesoberbehörde im Geschäftsbereich des Bundesministeriums für Gesundheit mit Sitz in Bonn; zuständig bes. für Arzneimittelprüfung u. Arzneimittelzulassung, Registrierung homöopathischer Arzneimittel, Risikobewertung von Arzneimitteln u. Medizinprodukten (z. B. Herzschrittmacher, Implantate, Computertomographen) sowie Überwachung des legalen Verkehrs mit Betäubungsmitteln* u. Grundstoffen. Vgl. Arzneimittelgesetz.

Bundes|pflege|satz|verordnung: (engl.) *Federal Healthcare Tariff Law*; Abk. BPflV; „Verordnung zur Regelung der Krankenhauspflegesätze" vom 26.9.1994, zuletzt geändert am 22.12.2010; Rechtsordnung, die in Deutschland die Vergütung für voll- u. teilstationäre Leistungen (ärztliche Behandlung, Krankenpflege, Versorgung mit Arznei-, Heil- u. Hilfsmittel) von Krankenhäusern u. Krankenhausabteilungen, die nicht in das DRG-Vergütungssystem einbezogen sind, regelt; gilt insbesondere für Krankenhäuser, die der Psychiatrie*-Personalverordnung unterliegen (psychiatrische Krankenhäuser u. Abteilungen); im Krankenhausfinanzierungsgesetz* sind Einzelheiten der gesetzlichen Vorgaben geregelt; z. T. Veränderung der Regelungen für die Fächer Psychiatrie u. Psychosomatik durch Festlegung eines neuen Entgeltsystems im Krankenhausfinanzierungsreformgesetz*.

Bundes|psycho|therapeuten|kammer: (engl.) *National Psychotherapeutic Council*; Abk. BPtK; 2003 gegründete Arbeitsgemeinschaft der Landeskammern der Psychologischen Psychotherapeuten* u. der Kinder- u. Jugendlichenpsychotherapeuten mit Sitz in Berlin; Ziele: Erfahrungsaustausch u. Abstimmung innerhalb der Psychotherapeutenkammern*, gemeinsame Vertretung ihrer Anliegen; aktuell gehören der BPtK 12 Landespsychotherapeutenkammern an; Hauptversammlung: Deutscher Psychotherapeutentag.

Bu|prenorphin (INN) *n*: halbsynthet. Opioid*; Thebainderivat; **Wirkung:** partieller My-Rezeptor-Agonist (wie Methadon*) u. Kappa-Rezeptor-Antagonist (im Unterschied zu Methadon; vgl. Opioid-Rezeptoren); 30-mal stärkere analgetische Potenz als Morphin*; **Ind.:** starke Schmerzen; Substitution* bei Opioidabhängigkeit*; **Kontraind.:** Asthma, Ateminsuffizienz, schwere Leberinsuffizienz, akuter Alkoholmissbrauch, Kombinationsbehandlung mit Methadon od. Heroin, Schwangerschaft, Stillzeit; **Wechselwirkungen:** Verstärkung der zentral hemmenden Wirkung bei Kombination mit Alkohol, Opioidderivaten (Analgetika, Antitussiva), bestimmten Antidepressiva, sedativen Histamin-H_1-Rezeptoren-Blockern, Barbituraten, Benzodiazepinen, Anxiolytika, Neuroleptika, Clonidin u. verwandten Substanzen; überschießende Opioidwirkung bei Kombination mit Monoaminoxidase-Hemmern, Beeinflussung des Abbaus durch CYP3A4-Hemmer u. -Induktoren; **UAW:** Halluzinationen, Insomnie, Kopfschmerzen, Obstipation, Übelkeit, Erbrechen, Hepatitis, Transaminasenanstieg, Überempfindlichkeitsreaktionen, Anaphylaxie, Asthenie, Schwitzen, Benommenheit, Atemdepression; geringeres Risiko der Überdosierung als bei Methadon; Risiko (geringer als bei Methadon) für neonatales Entzugssyndrom* bei Substitution während der Schwangerschaft; **Hinweis: 1.** unterliegt dem Betäubungsmittelgesetz* (Anlage III); **2.** Entzugsbehandlungen von Heroin verlaufen unter Buprenorphin verträglicher als unter Methadon.

Bupropion (INN) *n*: (engl.) *bupropion*; selektiver Dopamin- u. Noradrenalin*-Wiederaufnahme-Hemmer, Antidepressivum*; **Ind.: 1.** Depression*; **2.** pharmak. Unterstützung der Nicotinentwöhnung von Erwachsenen in Verbindung mit unterstützenden motivierenden Maßnahmen (vgl. Nicotinabhängigkeit); **3.** Off-Label-Use: Gewichtszunahme bei Einnahme von Olanzapin*; **Kontraind.:** kardiale Erkr., Therapie mit Monoaminoxidase*-Hemmern, bipolare affektive Störung, Bulimia nervosa, Anorexia nervosa, (anamnest.) Epilepsie, ZNS-Tumor, Entzugsbehandlung bei erhöhter Krampfgefahr (z. B. Alkoholentzug), Leberinsuffizienz, Schwangerschaft, Stillzeit; **Wechselwirkungen:** gleichzeitige Gabe von Levodopa* od. Amantadin* kann Übelkeit auslösen; Blutspiegelveränderungen durch CYP2B6-Substrate: Cyclophosphamid, Ifosfamid u. CYP2B6-Inhibitoren: Orphenadrin*, Ticlopidin, Clopidogrel; **UAW:** häufig Schlafstörungen*, Kopfschmerz, selten epileptische Anfälle, Veränderung der kardialen Erregungsleitung.

Burn|out-Syn|drom (engl. to burn brennen; out aus) *n*: (engl.) *burnout syndrome*; klin. Bez. für Zustand emotionaler Erschöpfung* im beruflichen Zusammenhang; **Epidemiol.:** geschätzte Prävalenz ca. 10 % bei Arbeitnehmern mit helfenden Berufen (z. B. Gesundheits- u. Krankenpfleger, Ärzte, Altenpfleger, Sozialarbeiter, Lehrer) u. bei pflegenden Angehörigen z. B. von Demenzkranken; 20–30 % aller Arbeitnehmer gefährdet; **Sympt.:** Depression* od. Aggressivität*, erhöhtes Suchtrisiko, Kopfschmerz u. a. Schmerzsyndrome, generalisierte Angst; reduzierte Leistungsfähigkeit u. evtl. Depersonalisation*; Endzustand eines Prozesses von idealistischer Begeisterung über Desillusionierung, Frustration*, Apathie* u. Zynismus; Gefühl, der beruflichen Aufgabe nicht mehr gewachsen zu sein; **Diagn.:** standardisierter Fragebogen: Maslach Burnout Inventory (Abk. MBI); Krankheitsbild ist aktuell nicht in ICD-10 u. DSM-IV enthalten, ggf. als Anpassungsstörung od. depressives Syndrom zu diagnostizieren; **Ther.:** im fortgeschrittenen Stadium Psychotherapie*; bei gleichzeitiger Depression* Antidepressiva*. Vgl. Boreout-Syndrom.

Burst-Neurone, ex|zitatorische (Neur-*) *n pl*: (engl.) *excitatory burst neurons*; Abk. EBN; im Colliculus superior gelegene Neurone, die 10 ms vor Sakkadenbeginn bis 10 ms vor Sakkadenende (s. Blickbewegungen) eine Erregungsweiterleitung ins kontralaterale Gesichtsfeld* auslösen; wichtig für die Sakkadengenerierung; sog. Onmipauseneurone hemmen die EBN, um eine Sakkadengenerierung während des Fixationsvorgangs zu unterdrücken. Vgl. Burst-Neurone, inhibitorische.

Burst-Neurone, in|hibitorische (Neur-*) *n pl*: (engl.) *inhibitory burst neurons*; Abk. IBN; in der Formatio Reticularis gelegene Neurone, die den kontralateralen Nucleus abducens hemmen u. die Sakkadengenerierung (s. Blickbewegungen) steuern; vgl. Burst-Neurone, exzitatorische.

Buschke Selective Reminding Test: s. Free and Cued Selective Reminding Test.

Buspiron (INN) *n*: (engl.) *buspirone*; Serotonin-Agonist an 5-HT_{1A}-Rezeptoren aus der Gruppe der Azapirone*; **Wirkung:** kaum sedierend, keine antiepileptische od. Muskel relaxierende Wirkung, nach heutigem Wissensstand kein Abhängigkeitspotential; anxiolytischer Wirkungseintritt im Gegensatz zu Benzodiazepinen* verzögert (7–10 Tage); **Ind.:** Angstzustände, Off-Label-Use: Augmentation bei therapieresistenter Depression; **Kontraind.:** Überempfindlichkeit gegenüber Buspiron, schwere Leber- u. Nierenfunktionsstörungen, Epilepsie; **Wechselwirkungen:** u. a. erhöhte Haloperidolspiegel bei gleichzeitiger Gabe; **UAW:** meist zu Beginn der Therapie u. a. Übelkeit, Diarrhö, Kopfschmerz, Schwindel, Benommenheit, Nervosität; vereinzelt extrapyramidales Syndrom.

Buss-Durkee Hostility Inventory: s. Hostility Inventory.

Busse-Buschke-Krankheit (Otto B., Pathologe, Posen, Zürich, 1867–1922; Abraham B., Dermatologe, Berlin, 1868–1943): (engl.) *Busse-Buschke's disease*; Kryptokokkose*.

Butyro|phenone *n pl*: (engl.) *butyrophenones*; Gruppe von Neuroleptika*, die prä- u. postsynaptische Dopamin*-Rezeptoren blockieren (hohe Affinität v. a. zum Dopamin-2-Rezeptor); **Vertreter:** Benperidol*, Bromperidol*, Droperidol*, Haloperidol*, Melperon*, Pipamperon*.

C

Cabergolin *n*: (engl.) *cabergoline*; dopaminerges Ergolinderivat mit Prolaktin* senkender Wirkung; **Wirkung:** stimuliert direkt D_2-Dopamin-Rezeptoren laktotroper Zellen der Hypophyse, was zur Hemmung der Prolaktinsekretion führt; **Ind.:** **1.** primäres Abstillen: zur Verhinderung des physiol. Milchflusses nach Entbindung aus med. Gründen; **2.** sekundäres Abstillen: zur Unterdrückung eines bereits vorhandenen Milchflusses, sofern med. indiziert; **3.** Dysfunktionen, die mit Hyperprolaktinämie* assoziiert sind: Amenorrhö*, Oligomenorrhö, Anovulation u. Galaktorrhö; Prolaktin sezernierende Hypophysenadenome (Mikroprolaktinome); leeres Sella-Syndrom; **Kontraind.:** Überempfindlichkeit gegen Ergotalkaloide*; gleichzeitige Behandlung mit CYP3A4-Hemmern (z. B. Erythromycin, Ketoconazol) wegen potentiell überhöhten Cabergolinspiegels in der Folge; schwere Leberinsuffizienz u. Cholestase; pulmonale, perikardiale u./od. retroperitoneale fibrotische Erkrankungen; Herzklappenerkrankung; **Wechselwirkungen:** Prolaktin senkende Wirkung reduziert durch Dopamin-Antagonisten (Phenothiazine, Butyrophenone, Thioxanthene, Metoclopramid), Abbau von Cabergolin gehemmt durch CYP3A4-Hemmer (z. B. Makrolid-Antibiotika, Ketoconazol); **UAW:** Kopfschmerzen, Benommenheit, Übelkeit, abdominale Schmerzen, Dyspepsie, Gastritis, Müdigkeit, Depressionen, Halluzinationen; fibrotische u. seröse entzündliche Erkrankungen wie Pleuritis, Pleuraerguss, Lungenfibrose, Perikarditits, Perikarderguss, Herzklappenerkrankung u. retroperitoneale Fibrose.

CACNA1C: Abk. für (engl.) ***Ca**lcium **C**hannel **α 1c*** *Submit*; im Gehirn, v. a. im limbischen System, Frontalhirn, Hippocampus vorkommender spannungsabhängiger Calciumkanal (L-Typ); beteiligt an Funktionen der Aufmerksamkeit, episodischem Gedächtnis (s. LTP), Emotionsverarbeitung u. Belohnungssystem; Wirkung durch Aktivierung von CREB*; **klin. Bedeutung:** **1.** vermehrte Expression in verschiedenen Hirnarealen bei bipolarer affektiver Störung*; **2.** Mutation im CACNA1C-Gen verursacht Timothy-Syndrom (rezessiv erblich) mit mentaler Retardierung u. multipler Organbeteiligung; **3.** DNA-Sequenzvariante im CACNA1C-Gen ist assoziiert mit Schizophrenie*, bipolarer affektiver Störung u. unipolarer Depression* (jeweils nur geringe Risikoerhöhung in mehreren GWAS); **4.** pharmak. Zielstruktur für Wirkstoffentwicklung bei Schizophrenie u. bipolarer affektiver Störung.

CADASIL: Abk. für z(**c**)erebrale **a**utosomal-**d**ominante **A**rteriopathie mit **s**ubkortikalen **I**nfarkten u. **L**eukenzephalopathie; autosomal-dominant erbliche Erkr. des mittleren Lebensalters; **Ätiol.:** Mutationen im NOTCH3-Gen, Genlocus 19p13.2-p13.1; **Pathol.:** degenerative Veränderungen kleiner Arterien, bes. im Gehirn; **Klin.:** Migräne mit Aura, rezidivierende transitorische ischämische Attacken, Entwicklung einer vaskulären Demenz mit spastischer Tetraparese u. Pseudobulbärparalyse, affektive Störungen; **Diagn.:** Haut- od. Muskelbiopsie, MRT, DNA-Diagnostik; **Ther.:** symptomatisch.

Cadherine *n pl*: (engl.) *cadherins*; Abk. CDH; Sammelbez. für transmembranöse Glykoproteine; im ZNS u. peripheren Nervensystem präsynaptisch lokalisierte Zelladhäsionsmoleküle* mit verschiedenen Isoformen (vergleichbar Neurorexin*); von regulatorischer Wirkung beim Nervenzellwachstum; **klin. Bedeutung:** **1.** DNA-Sequenzvarianten in CDH-9- u. CDH-13-Genen sind assoziiert mit Autismus*-Spektrum-Störungen (mit jeweils geringer Risikoerhöhung in GWAS); s. MACROD2; Genetik, psychiatrische; **2.** DNA-Sequenzvarianten im CDH-13-Gen sind assoziert mit ADHS* (geringe Risikoerhöhung in GWAS) u. zeigen (geringer ausgeprägte) genetische Assoziationen mit Amphetaminabhängigkeit* u. Schizophrenie*. **3.** (dermatologisch) z. B. Pathogenese blasenbildender Hauterkrankungen (u. a. Pemphigus vulgaris u. Pemphigus foliaceus).

Caerulo|plasmin (lat. caeruleus dunkelblau; gr. πλάσμα Gebilde) *n*: (engl.) *ceruloplasmin*; Abk. Cp; blaues Glykoprotein der Alpha-2-Globulinfraktion aus der Gruppe der Akute-Phase-Proteine, das Kupfer (8 Cu^{2+}/mol) enthält u. einem genetischen Polymorphismus unterliegt; biologische Funktion im Eisenstoffwechsel als Ferrioxidase (Fe^{2+} zu Fe^{3+}); **klin. Bedeutung:** Acaeruloplasminämie, Cp-Typisierung für genetische Untersuchungen; quantitative immunchemische Bestimmung bei V. a. Wilson*-Krankheit od. Menkes-Syndrom (X-

C

chromosomal-rezessiv erbliche Kupferstoffwechselstörung).

CAGE Questionaire: Kurzbez. für (engl.) *Cut Down, Annoyance, Guilt, Eye-Opener Questionaire*; CAGE-Fragebogen, CAGE-Interview; Selbstbeurteilungsverfahren (Mayfeld et al., 1974) zur Erfassung einer potentiellen Alkoholabhängigkeit*; **Durchführung: 1.** Cut-Down: Hatten Sie schon einmal das Gefühl, dass Sie Ihren Alkoholkonsum einschränken sollten? **2.** Annoyance: Haben Sie sich darüber geärgert, wenn andere Personen Ihr Trinkverhalten kritisieren? **3.** Guilt: Haben Sie sich wegen Ihres Alkoholkonsums schon einmal schlecht od. schuldig gefühlt? **4.** Eye-Opener: Haben Sie jemals bereits morgens Alkohol getrunken, um Ihre Nerven zu beruhigen od. einen Kater loszuwerden? Zwei od. mehr positive Antworten deuten auf eine Alkoholabhängigkeit hin; **Anw.:** Screening-Verfahren für alkoholbezogene Substanzstörungen*; **Testdauer:** ca. 1 Minute.

Cajal-Retzius-Zellen (Anders A. R., Anatom, Lund, Stockholm, 1796–1860): (engl.) *Cajal-Retzius cells*; Zellen des zerebralen Kortex, die während der Embryonalentwicklung die regelrechte Formierung der Hirnrinde* u. des Hippocampus* durch Abgabe des Botenstoffs Reelin* steuern; **klin. Bedeutung:** verminderte od. fehlende Produktion des Reelins, das die Differenzierung u. Migration von Neuronen steuert, führt zu einer fehlerhaften Schichtung der Hirnrinde; vermutlich lebenslange Interaktion mit Pyramidenzellen* u. damit Einfluss auf Entwicklung von z. B. neurodegenerativen Erkrankungen (s. Alzheimer-Krankheit), Autismus, Schizophrenie.

Calciferol|mangel: (engl.) *calciferol deficiency*; auch Vitamin-D-Mangel; s. Hypovitaminose (Tab. dort).

Calcitonin (INN) *n*: (engl.) *calcitonin*; Abk. CT; syn. Thyreocalcitonin; auch Kalzitonin; speciesspezif. Polypeptidhormon, das bei Säugern in den parafollikulären Zellen (C-Zellen) der Schilddrüse gebildet wird; Ausschüttung proportional zur Calciumkonzentration des Blutplasmas; senkt die Konzentration von Calcium im Serum; hemmt die Calciumfreisetzung am Knochen (Gegenspieler des Parathormons*), verzögert die Calciumresorption im Dünndarm u. erhöht die Calciumausscheidung der Niere. Vgl. Hormone.

Calcitonin-gene related peptide: s. CGRP.

Calcium-Ant|agonisten (Antagonist*) *m pl*: (engl.) *calcium antagonists*; syn. Calciumkanal-Blocker; Substanzen, die den Einstrom von Calcium in die Zellen (u. damit die elektromechanische Kopplung) hemmen; **Einteilung:** therap. Anw. finden selektive Calcium-Antagonisten vom Dihydropyridintyp (Abk. DHP, z. B. Nimodipin*, Nitrendipin*) u. Nicht-Dihydropyridintyp (Phenylalkylamine: z. B. Verapamil, Gallopamil od. Benzothiazepine: Diltiazem); **Wirkung:** Vasodilatation; kardial: negativ inotrop, chronotrop u. inotrop; DHP: v. a. vaskuläre Wirkung, Nicht-DHP: v. a. kardiale Wirkung; **Ind.:** allein od. in Kombination mit organischen Nitraten u. Beta-Rezeptoren-Blockern (nur in Kombination mit DHP) zur Proph. u. Ther. von Angina* pectoris u. bei arterieller Hypertonie*, KHK, zerebralen Vasospasmen (z. B. nach Subarachnoidalblutung*); Nicht-DHP zusätzlich bei supraventrikulären tachykarden Herzrhythmusstörungen*; **Kontraind.:** AV-Block, schwere arterielle Hypertonie, frischer Herzinfarkt; **UAW:** u. a. Flush, Reflextachykardie, Kopfschmerz, Ödeme, gastrointestinale Störungen, Schwindel, starker Blutdruckabfall, Angina pectoris, bradykarde Herzrhythmusstörungen.

Calcium|kanal-Blocker: (engl.) *calcium channel blockers*; Calcium*-Antagonisten.

Calgary Depression Rating Scale for Schizophrenia: Abk. CDSS; Fremdbeurteilungsverfahren (strukturiertes Interview) zur Erfassung des Schweregrads der depressiven Symptome bei Schizophrenie*; umfasst 9 Items; Bewertung anhand 4-teiliger Skala; es existiert eine deutsche Version (CDSS-G); **Anw.:** Diagn. von Depression* i. R. einer Schizophrenie bei Jugendlichen ab 16 Jahren u. Erwachsenen; **Testdauer:** ca. 10–15 Minuten.

Cal|modulin *n*: (engl.) *calmoduline*; Calcium bindendes Protein, das die Wirkungen von intrazellulärem Ca^{2+} vermittelt; der Komplex aus Calmodulin u. 4 Ca^{2+}-Ionen aktiviert Proteinkinasen, Ionenpumpen, Synthese u. Spaltung von cGMP u. cAMP, z. B. bei Glykogenolyse u. Muskelkontraktion (second* messenger).

CAM: 1. Abk. für (engl.) *complementary and alternative medicine*; Sammelbez. für verschiedene pharmakologische u. nichtpharmakologische Verfahren, die jenseits der medizinwissenschaftlichen Entwicklungsprozesse erfahrungsbasiert angewendet werden (komplementär-alternative Medizin); z. B. Anw. von Adenosylmethionin*, Meditation*, Yoga*, Tai*-Ji-Quan, Akupunktur*, Nahrungsergänzungsmitteln. Vgl. Komplementärmedizin. **2.** Abk. für (engl.) *cell adhesion molecules*; s. Zelladhäsionsmoleküle.

Cam|azepam (INN) *n*: (engl.) *camazepame*; nicht mehr im Handel befindliches mittellangwirksames Benzodiazepin*; Halbwertzeit 20–24 Std.; früher als Tranquilizer* angewendet.

Camberwell Family Interview: Abk. CFI; strukturiertes Interview mit je einer Bezugsperson (z. B. Mutter, Geschwister) eines Patienten mit psychischen Störungen zur Erfassung der Expressed-Emotion-Ausprägung (s. Expressed-Emotion-Konzept) bei Familienangehörigen; erfasst werden z. B. psychiatrische Vorgeschichte, Symptomatik der aktuellen Krankheitsepisode, Tagesstruktur der Familie u. des Patienten, Patientenverhalten im Zeitraum von 3 Monaten vor Klinikeinweisung, Arzneimitteleinnahme; **Anw.:** i. R. der Familiendiagnostik*, v. a. bei Patienten mit Schizophrenie*, Depression* u. bipolaren affektiven Störungen*; Durchführung i. d. R. 2–3 Wochen nach stationärer Aufnahme; **Testdauer:** 90 Minuten.

Cambridge Cognitive Examination: s. Cambridge Examination for Mental Disorders of the Elderly.

Cambridge Examination for Mental Disorders of the Elderly: Abk. CAMDEX; strukturiertes klinisches Interview, ergänzt durch einen kurzen kognitiven Test (Cambridge Cognitive Examination, Abk. CAMCOG) u. ein strukturiertes Interview mit einer Bezugsperson (z. B. einem Verwandten) zur Diagn. u. Bestimmung des Schweregrads einer Demenz* nach DSM-IV u. ICD-10; erfasst das aktuelle psychische Befinden sowie Verhaltensauffälligkeiten u. kognitive Störungen; **Anw.:** Diagn. von Demenz, insbes. Alzheimer*-Krankheit.

CAMCOG: Abk. für (engl.) ***Cam**bridge **Cog**nitive Examination*; s. Cambridge Examination for Mental Disorders of the Elderly.

CAMDEX: Abk. für (engl.) ***Cam**bridge* **Ex**amination for Mental Disorders of the Elderly.*

cAMP: Abk. für **C**yclo-**A**denosin**m**ono**p**hosphat; cyclisches Derivat von Adenosinmonophosphat (s. Adenosinphosphate); Biosynthese mit Adenylatcyclase* aus ATP*; Abbau durch spezifische Phosphodiesterase zu AMP; **klin. Bedeutung:** second* messenger bei der Signalvermittlung v. a. hydrophiler Hormone (ACTH, ADH, Adrenalin, Calcitonin, FSH, Glucagon, HCG, Lipotropin, LH, MSH, Noradrenalin, Parathormon, TSH); ein Kennzeichen des cAMP-abhängigen Second-messenger-Weges ist die Regulation einer Vielzahl insbes. im ZNS exprimierter Gene, die an der Konsolidierung von Gedächtnis* beteiligt sind: Eine cAMP-abhängige Phosphorylierung (d. h. Übertragung von Phosphatgruppen) von Transkriptionsfaktoren aktiviert eine komplexe molekulare Kaskade u. führt zur strukturellen Veränderung von bestehenden Synapsen sowie zur Bildung neuer Synapsen (vgl. Synaptogenese).

Cannabinoide (Cannabis*) *n pl*: (engl.) *cannabinoids*; Sammelbez. für Substanzen aus Indischem Hanf* u. deren synthetische Derivate; ca. 70 versch. terpenoide Benzpyranderivate mit gemeinsamem Cannabinol-Grundskelett u. ca. 21 C-Atomen; dem Betäubungsmittelgesetz* unterliegend; wichtigster Vertreter: (Delta-9-trans-)Tetrahydrocannabinol*; **Wirkung:** analgetisch (s. Hanf, Indischer), orexigen (s. Endocannabinoide), antiemetisch, muskelrelaxierend, sedierend, anxiolytisch u. psychotrop (s. Substanzen, psychotrope). Vgl. Cannabinoid-Rezeptoren.

Cannabinoid-Re|zeptor-Ant|agonisten, selektive (Cannabis*; Rezeptoren*; Antagonist*) *m pl*: (engl.) *selective cannabinoid receptor antagonists*; sog. CB1-Blocker; Substanzen, die in das Endocannabinoid-System (s. Endocannabinoide) eingreifen u. ihre Wirkung über eine Hemmung von Cannabinoid*-Rezeptoren des Subtyps CB1 vermitteln; Vertreter: Rimonabant*; ursprüngl. zur Raucherentwöhnung entwickelt, dann als Appetitzügler zugelassen; aufgrund eines deutl. erhöhten Risikos für schwere psychiatr. Störungen (Depression, Suizid) nicht mehr im Handel.

Cannabinoid-Re|zeptoren (Cannabis*; Rezeptoren*) *m pl*: (engl.) *cannabinoid receptors*; Rezeptoren, die durch endogene (s. Endocannabinoide) u. exogene Cannabinoide* aktiviert werden; **Formen: 1. CB1-Rezeptoren:** G-Protein-gekoppelte Rezeptoren, Lokalisation im gesamten Gehirn u. auch außerhalb des ZNS (z. B. Leber), häufig auf inhibitorischen GABAergen Neuronen lokalisiert, beeinflussen die Freisetzung anderer Neurotransmitter wie Glutamat, Dopamin, Acetylcholin u. GABA; **2. CB2-Rezeptoren:** G-Protein-gekoppelte Rezeptoren, Lokalisation v. a. außerhalb des ZNS (v. a. im Bereich des Immunsystems, z. B. T-Zellen), können auch in bestimmen Zellen des ZNS (z. B. Mikroglia* i. R. einer Neuroinflammation) exprimiert werden; **3.** Vorhandensein weiterer Cannabinoid-Rezeptoren (GPR55, CB3, VR1) wahrscheinlich.

Cannabis (gr. κάνναβις Hanf) *f*: (engl.) *cannabis*; psychotrope Substanz* aus der Gruppe der Psychedelika*, die aus Indischem Hanf* (Cannabis sativa) gewonnen wird u. zahlreiche psychotrop wirkende Cannabinoide* enthält (v. a. Tetrahydrocannabinol*); nicht verkehrsfähiges Betäubungsmittel* (Betäubungsmittelgesetz, Anlage I); Einnahme: meist Inhalation (Rauchen mit od. ohne Tabakbeimischung), selten auch oral (z. B. als Tee); **Wirkung:** nach wenigen Minuten (inhalatorisch) u. bei geringen Dosen (ab 15 mg Delta-9-trans-Tetrahydrocannabinol) milder Rausch mit Entspannung, euphorischer Grundstimmung, intensivierten Sinneseindrücken, (Pseudo-)Halluzinationen, Lethargie; bei höheren Dosen (ab 40 mg Delta-9-trans-Tetrahydrocannabinol) Körperschemastörungen, Angststörungen*, substanzinduzierte Psychose*, gestörter Denkablauf, erhöhte Risikobereitschaft; generell milde bis extreme Verstärkung der positiven od. negativen Gefühlslage, komplexes sedierendes, stimulierendes u. halluzinogenes Wirkungsbild; cave: Fahruntüchtigkeit, gefährliche Wechselwirkungen mit Alkohol (psychot. Störungen, Herz-Kreislauf-Störungen); cave: Abhängigkeitspotential; **Folgen:** alle Formen einer Substanzstörung* (s. Cannabismissbrauch, Cannabisabhängigkeit, Cannabisentzugssyndrom); **Nachweis:** Harn-, Haar-, Speicheltests.

Cannabis|abhängigkeit (Cannabis*): (engl.) *Cannabis dependence syndrome*; Form der Substanzstörungen* (ICD-10) als Abhängigkeitssyndrom* durch den Gebrauch von Cannabinoiden*; Vork. bei sog. reinen Cannabiskonsumenten, aber auch bei Abhängigkeit von anderen illegalen Drogen (Cannabiskonsum als häufigster sog. Beikonsum); **Epidemiol.:** (Anteil der 18–64-Jährigen in Deutschland, 12-Monats-Prävalenz) 0,4 % (220 000); **Diagn.:** schwierig, da hohe Verleugungstendenzen bestehen, daher: Verhaltensbeobachtung (Gangbild, Reaktionsfähigkeit, Gesprächsführung), klinisches Interview, Harn- u. Haartests; **Ther.:** Verhaltenstherapie* (Motivational* Interviewing, Rückfallprophylaxe*; bei Ju-

C

gendlichen zusätzlich Familientherapie*); **Progn.:** bei reiner Cannabisabhängigkeit 30–50 % Therapieerfolg.

Cannabis|entzugs|syn|drom (Cannabis*) *n*: (engl.) *Cannabinoide withdrawal state*; Symptomgruppe von physischen u. psychischen Störungen, die nach Beendigung od. Reduzierung eines schweren u. anhaltenden Konsums von Cannabinoiden* auftritt; zu den Substanzstörungen* gehörendes Störungsbild (ICD-10); vgl. Entzugssyndrom.

C

Cannabis|miss|brauch (Cannabis*): (engl.) *Cannabis abuse*; Form der Substanzstörungen* (DSM-IV); nach ICD-10 schädlicher Substanzgebrauch* von Cannabis*; **Epidemiol.:** (Anteil der 18–64-Jährigen in Deutschland, 12-Monats-Prävalenz) 4,7 % (2,4 Mio.); häufigste illegale Droge. Vgl. Cannabisabhängigkeit.

Cannabis sativa (Cannabis*) *f*: (engl.) *cannabis sativa*; s. Hanf, Indischer.

Cannon-Bard-Theorie (Walter C., Physiologe, Wisconsin, 1871–1945; Philip B., Physiologe, 1898–1977) *f*: (engl.) *Cannon-Bard theory*; psychologische Theorie, die postuliert, dass die zentralen emotionsbezogenen Vorgänge im Gehirn ihren Ursprung haben u. emotionale wie auch körperliche Reaktionen gemeinsam als Folge von Umweltfaktoren auftreten; entstand als Reaktion auf die James-Lange-Theorie (s. Emotionstheorien) u. widerlegte diese mit **Argumenten**, die Canon größtenteils belegen konnte: **1.** Selbst wenn alle körperlichen Reize vom Gehirn getrennt werden (Untersuchungen mit Ratten), zeigt sich emotionales Verhalten. **2.** Die gleichen physiologischen Veränderungen zeigen sich bei unterschiedlichen Emotionen* (Palpitation bei Angst u. Verliebtsein). **3.** Körperliche Symptome sind nicht stark ausdifferenziert, Emotionen hingegen schon. **4.** Körperliche Symptome treten zu langsam auf, um dann erst Emotionen hervorzurufen. **5.** Künstliches Hervorrufen körperlicher Symptome führt nicht unbedingt zu Emotionen.

Capgras-Syn|drom (Jean M. J. C., Psychiater, Paris, 1873–1950) *n*: (engl.) *delusional misidentification syndrome*; syn. Doppelgängersyndrom; wahnhafte Personenverkennung, bei welcher der Betroffene eine ihm bekannte Person nicht identifizieren kann, sondern für einen Doppelgänger hält; nahe stehende Personen erscheinen wie durch Schauspieler ersetzt; die Verkennung kann sich auch auf Gegenstände beziehen. **Vork.:** bei paranoidem Syndrom, hirnorganischen Erkrankungen u. Angststörungen. Beim Doppelgängerwahn* geht der Betroffene davon aus, dass neben der real existierenden Person zusätzlich auch noch ein Doppelgänger von dieser existiert. Vgl. Agnosie.

CAPS: Abk. für (engl.) ***C****linician*-****A****dministered* ***PTSD S****cale*.

Carb|achol (INN) *n*: (engl.) *carbachol*; direkt wirkendes Parasympathomimetikum* mit ähnlicher Struktur wie Acetylcholin* u. parasympathomimet. Wirkung durch Bindung an Muscarin-Rezeptoren; **Ind.:** in der Ophthalmologie als Miotikum, zur Glaukombehandlung; **Kontraind.:** bekannte Überempfindlichkeit gegen Carbachol; **Wechselwirkungen:** bei intraokularer Anw. keine; **UAW:** u. a. Sehstörungen, Ziliarkörperspasmen (dadurch Kopfschmerz).

Carb|amazepin (INN) *n*: (engl.) *carbamazepine*; mit den tricyclischen Antidepressiva* strukturverwandtes Antiepileptikum* (Iminostilbenderivat); Halbwertzeit ca. 36 Std.; **Wirkung:** beeinflusst versch. Zellwirkungsmechanismen; v. a. Blockade des spannungsabhängigen Natriumstroms der pathol. übererregten Nervenzellmembran u. damit Verhinderung der Ausbreitung repetitiver Aktionspotentiale sowie Potenzierung des körpereigenen inhibitorischen Neurotransmitters GABA*; **Ind.:** einfache u. komplexe fokale epileptische Anfälle, generalisierte tonisch-klonische epileptische Anfälle (s. Epilepsie), Trigeminusneuralgie*, Glossopharyngeusneuralgie, diabetische Neuropathie, nichtepileptische Anfälle; akute Manie*, Phasenprophylaxe bei bipolarer affektiver Störung*, Alkoholentzugssyndrom*; **Kontraind.:** AV-Block, schwere Leberfunktionsstörungen, Porphyrie, Knochenmarkschäden; gleichzeitige Gabe von Monoaminoxidase-Hemmern wird nicht empfohlen. **Wechselwirkungen:** Gleichzeitige Zufuhr von Induktoren von CYP3A4 kann zu einer Erniedrigung der Carbamazepin-Plasmaspiegel führen. Carbamazepin kann die Plasmaspiegel best. Benzodiazepine* sowie von Valproinsäure*, Haloperidol*, Clozapin*, Olanzapin*, Methadon*, oralen Antikoagulanzien, Kontrazeptiva u. a. senken. **UAW:** u. a. Leukopenie*, Kopfschmerz, Schwindel, Sehstörungen, Diplopie*, Ataxie*, Somnolenz*, Übelkeit; selten allerg. Reaktionen.

Carb|amin|säure|derivate *n pl*: (engl.) *carbamic acid derivatives*; Tranquilizer* mit zentral dämpfender Wirkung ähnlich den Barbituraten* zur Behandlung von Angst- u. Spannungszuständen; raschere Wirkung, jedoch größeres Abhängigkeitspotential* u. größere Toxizität als Benzodiazepine*, daher nur noch sehr selten verwendet.

Carbi|dopa *n*: (engl.) *carbidopa*; DOPA-Decarboxylasehemmstoff, der die katalytische Umsetzung von DOPA* in Dopamin* in der Peripherie verhindert, so dass die Konzentration von DOPA im Blut steigt; **Ind.:** in Kombination mit Levodopa* bei Parkinson*-Syndrom.

carbohydrate deficient transferrin: Abk. CDT; s. Desialotransferrin.

Cardiazol|provokation *f*: (engl.) *cardiazol diagnosis*; syn. Cardiazolschockbehandlung; von L. von Meduna (1896–1964) eingeführte Behandlung akuter schizophrener Erkrankungen u. depressiver Zustände, bei der mit Cardiazol ein epileptischer Anfall ausgelöst wurde; dieser Therapiestrategie lag die Hypothese eines biologischen Antagonismus* von Schizophrenie u. Epilepsie zugrunde; **Hinweis:** Diese Therapieform war häufig wirksam, ist jedoch mit erheblichen Risiken verbunden (Aura mit Angst, Überdosierungen, Frakturen); das Verfahren wird heute nicht mehr angewendet.

Caregiver-Teacher Report Form: s. C-TRF.

Carpenter-Ef|fekt (William C., Physiologe, London, 1813–1885; Effektivität*) *m*: (engl.) *Carpenter's effect*; s. Ideomotorik.

CARS: Abk. für (engl.) *Childhood* Autism Rating Scale*.

CART: Abk. für (engl.) *cocaine amphetamine related transcript*; Neuropeptid* mit anorexigener Wirkung; v. a. im Hypothalamus, auch im übrigen ZNS u. peripheren Nervengewebe, in Hypophyse, Nebennierenmark u. Langerhans-Inseln exprimiert (aktiviert durch Cholecystokinin*, inhibiert durch Ghrelin*); **klin. Bedeutung:** beeinflusst Appetitverhalten u. Energiehaushalt zusammen mit Peptin u. Neuropeptid* Y; wirkt stimulierend im Belohnungssystem; interagiert mit Dopamin* im Nucleus* accumbens; ggf. bedeutsam bei Suchterkrankungen u. Essstörungen; ggf. sog. endogenes Cocain.

CASCAP: Abk. für (engl.) *Clinical Assessment Scale for Child and Adolescent Psychopathology;* s. Psychopathologisches Befund-System für Kinder und Jugendliche.

Case Management (engl. Fallmanagement): (engl.) *case management*; Abk. CM; Fallmanagement; Verfahren, das sektorübergreifende, einzelfallorientierte Versorgung mit sozialer Netzwerkarbeit verbindet, um hohe Patientenzufriedenheit, große Ressourcenallokation, effiziente Behandlung u. niedrige Kosten zu erzielen; i. e. S. kooperativer Prozess, in dem die Versorgung eines Patienten mit komplexer u. kostenintensiver Erkrankung auf Grundlage eines methodischen Konzepts auf personaler Handlungsebene od. eines Organisationskonzepts in administrativer Funktion systematisch geplant, koordiniert, überwacht u. evaluiert wird; **Ziel:** Optimierung der Qualität u. Kontinuität einer Behandlung (optimale zeitliche Verzahnung aller Gesundheitsleistungen) bei gleichzeitiger Kontrolle der damit verbundenen finanziellen Aufwendungen; **Bedeutung:** spielt insbes. bei sozialpädagogischen Hilfen eine Rolle u. ist im psychiatrischen od. psychotherapeutischen Bereich Teil umfassender Hilfemaßnahmen od. adjuvantes Mittel; z. T. werden von Krankenkassen u. a. Kostenträgern Case Manager eingesetzt, um Patienten über optimale Behandlungsmöglichkeiten u. deren Koordinierung zu informieren. Vgl. Disease Management.

Case|work (engl. Einzelfallarbeit): s. Einzelfallhilfe.

CASH: Abk. für (engl.) *Comprehensive* Assessment of Symptoms and History*.

CASL: Abk. für (engl.) *Continueous Arterial Spin Labelling;* bildgebendes Verfahren zur Messung der zerebralen Perfusion mit Magnetresonanz* über magnetische Markierung im arteriellen Blut; Vorteile gegenüber Perfusionsmessung mit PET*: fehlende Strahlenbelastung (keine Verwendung von Radionukliden), Mehrfachmessungen bei derselben Person auch in kurzen Zeitabständen möglich; **Anw.:** in der psychologischen, neurologischen u. neurowissenschaftlichen Forschung; Verfahren ist validiert: z. B. Nachweis der selben Hypo- u. Hyperperfusionsmuster bei der Schizophrenie wie PET; CASL kann PET jedoch nur anteilig ersetzen, z. B. bei Messung der Glukoseutilisation mit Tracer (radioaktive Substanz od. Substanz mit radioaktiver Markierung) FDG od. Markierung von Rezeptoren durch Tracer.

CASS: Abk. für (engl.) *Conners*-Wells Adolescent Self-Report Scale*.

CAT: Abk. für (engl.) *Children's Apperception Test*; s. Kinder-Apperzeptions-Test.

CATEGO-Algorithmus *m*: (engl.) *CATEGO-algorithm*; computergestütztes Verfahren (auf Basis der Present* State Examination) zur Diagn. von Schizophrenie*; erfasst insbes. die spezifische Manifestation von Wahn* u. Halluzinationen*.

Cathin *n*: (engl.) *cathine*; Cathionin, Norpseudoephedrin; Alkaloid des Kat*, das aus den Blättern des Katstrauchs (Ostafrika) gewonnen wird; unterliegt dem Betäubungsmittelgesetz (Anlage III); **Wirkung:** amphetaminähnlich (s. Amphetamin); **Ind.:** Übergewicht (BMI >30 kg/m^2), das auf geeignete gewichtsreduzierende Maßnahmen nicht angesprochen hat (Appetitzügler*); **cave:** Gefahr der Abhängigkeit.

Caudatum|kopf|a|trophie (lat. caudatus geschwänzt; A-*; Troph-*) *f*: (engl.) *caudocepha atrophy*; Atrophie u. Neuronendegeneration im Kopfteil des Nucleus* caudatus, der sensible Impulse vom Thalamus* empfängt u. diese zum Globus* pallidus weiterleitet; **Vork.:** insbes. bei neurodegenerativen Erkrankungen*; **Sympt.:** Enthemmung*, Stereotypie*, fehlende Krankheitseinsicht*, Aufmerksamkeitsstörung*; **Diagn.:** MRT, PET, SPECT.

CBASP: Abk. für (engl.) *Cognitive* Behavioral Analysis System for Psychotherapy*.

CBCL: Abk. für (engl.) *Child Behavior Checklist*; syn. Achenbach-Skalen; Elternfragebogen zur Erfassung von Verhaltensproblemen u. psychiatrischer Symptomatik bei Kindern u. Jugendlichen; **Formen: 1. CBCL 1,5–5:** für Kinder u. Vorschulkinder im Alter von 1,5–5 Jahren; erfasst 3 übergeordnete (externalisierende, internalisierende u. Gesamtauffälligkeiten) u. 7 Problemskalen (z. B. emotionale Reaktivität, sozialer Rückzug) anhand von 99 Problem-Items (z. B. „Hat Angst Neues auszuprobieren"), die sich auf die letzten 2 Monate beziehen u. für die das Ausmaß der Zustimmung auf 3-stufiger Skala angegeben wird, enthält Zusatz-Items; Testdauer: ca. 10 Minuten; **2. CBCL 4–18:** für Kinder u. Jugendliche im Alter von 4–18 Jahren; erfasst 3 Kompetenzskalen (Aktivität, soziale Kompetenz, Schule) u. 8 Problemsskalen (vergleichbar CBCL 1,5–5, zusätzlich delinquentes Verhalten) anhand von 112 Problem-Items, die sich auf die letzten 6 Monate beziehen (z. B. „Ihr Kind verhält sich zu jung für sein/ihr Alter") u.

für die das Ausmaß der Zustimmung auf 3-stufiger Skala angegeben wird; enthält Zusatz-Items; Testdauer: ca. 15–20 Minuten. Ergänzend u. zum Vergleich können der C*-TRF bzw. TRF* (Erzieher- u. Lehrerfragebögen) u. für Jugendliche der Youth* Self Report (Selbstbeurteilungsverfahren) eingesetzt werden.

CBM: Abk. für (engl.) *Cognitive* Bias Modification.*

CBS: Abk. für Charles*-Bonnet-Syndrom.

CBT: Abk. für (engl.) *cognitive-behavioral therapy*; s. Verhaltenstherapie, kognitive.

CC: Abk. für (engl.) *Cochrane* Collaboration.*

CCK: Abk. für Cholecystokinin*.

CDH: Abk. für Cadherine*.

CDI: Abk. für (engl.) *Children's* Depression Inventory.*

CDR: Abk. für (engl.) *Clinical* Dementia Rating Scale.*

CDS: Abk. für (engl.) *child-directed speech*; s. Baby Talk.

CDSS: **1.** Abk. für (engl.) *Calgary* Depression Rating Scale for Schizophrenia*; **2.** Abk. für (engl.) *Clinical* Decision Support System.*

CDT: Abk. für (engl.) *carbohydrate deficient transferrin*; s. Desialotransferrin.

Ceiling-Ef|fekt (engl. ceiling Decke; Effektivität*) *m*: **1.** (engl.) *ceiling effect*; syn. Sättigungseffekt, Deckeneffekt; (psychol.) **a)** (klinisch) trotz Steigerung der Reize kommt es nicht zu einer Steigerung der Reaktion (z. B. trotz Steigerung der Förderung keine Leistungssteigerung); **b)** (testpsychol.) Bez. für die fehlende Reliabilität* eines psychol. Tests ab einer best. Obergrenze (z. B. differenzieren Intelligenztests i. d. R. ab IQ von ca. 140 nicht reliabel zwischen hochintelligenten Personen); würde verschwinden, wenn die Testaufgaben leichter bzw. schwieriger wären; vgl. Floor-Effekt; **2.** (pharmak.) nach max. Wirkung kann trotz Dosiserhöhung keine stärkere Wirkung erzielt werden, lediglich UAW nehmen zu; Vork. bes. in der Schmerztherapie mit Opioiden (z. B. verminderte analget. Wirkung von Levomethadon bei Morphinkonsumenten).

Center for Epidemiologic Studies Depression Scale: Abk. CES-D; s. Allgemeine Depressionsskala.

Centr-: auch Zentr-; Wortteil mit der Bedeutung Mittelpunkt, Stachel; von gr. κέντρον.

Ceph|algia (Keph-*; -algie*) *f*: (engl.) *cephalgia*; s. Kopfschmerz.

CERAD Behavior Rating Scale for Dementia: Kurzbez. für (engl.) *Consortium to Establish A Registry for Alzheimer's Disease – Behavior Rating Scale for Dementia*; s. Behavior Rating Scale for Dementia.

CERAD Neuropsychological Battery: Kurzbez. für (engl.) *Consortium to Establish A Registry for Alzheimer's Disease Neuropsychological Battery*; neuropsychologische Testbatterie zur differenzierten Erfassung kognitiver Defizite bei Patienten mit Demenz; umfasst 7 Untertests: Mini*-Mental-Status-Test, Wortflüssigkeit, Modified Boston Naming Test, konstruktive Praxis, Lernen, Wiedergeben u. Wiedererkennen einer Wortliste; **Anw.:** DD von Alzheimer*-Krankheit u. Depression*; **Testdauer:** ca. 30–40 Minuten.

Cerebellum (lat. cerebellum Kleinhirn) *n*: (engl.) *cerebellum*; syn. Zerebellum, Kleinhirn; in der hinteren Schädelgruppe unterhalb der Okzipitallappen* des Großhirns gelegener Teil des Gehirns* (s. Abb.); **Anat.:** 2 Hemisphären u. Mittelteil (Kleinhirnwurm, Vermis), Oberfläche gefurcht mit blattförmigen Windungen (Folia cerebelli); 3 Lappen (Lobus cerebelli anterior, posterior u. flocculonodularis); Kleinhirnrinde (Cortex cerebelli); 4 Kerne (Nucleus dentatus, emboliformis, globosus, fastigii); über 3 paarige Kleinhirnstiele (Pedunculi cerebelli) durch afferente u. efferente Bahnen verbunden mit Telencephalon*, Diencephalon*, Hirnstamm*, vestibulärem System u. Rückenmark*. **Funktion:** Mitwirkung bei der Aufrechterhaltung

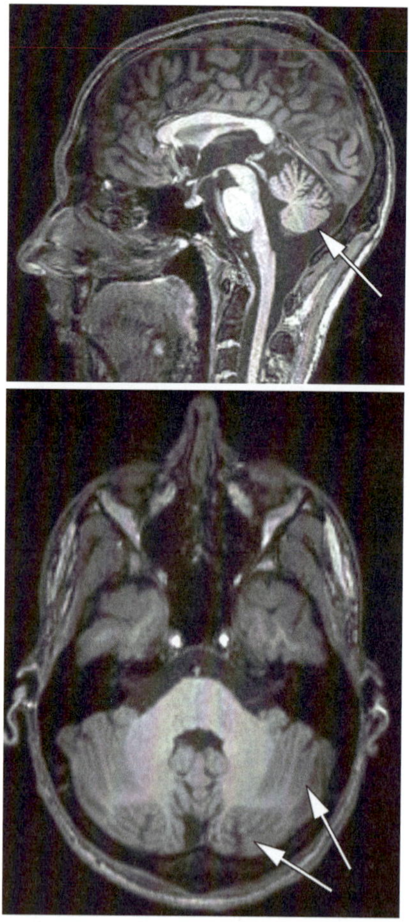

Cerebellum: Darstellung in einer T1-gewichteten MRT-Aufnahme [13]

des normalen Tonus der Skelettmuskulatur u. des Körpergleichgewichts, Regulierung der Innervationsgröße der Einzelbewegungen u. deren Zusammenfassung zu koordinierten kombinierten Bewegungsabläufen; Beteiligung bei impliziten, adapativen u. motorischen Lernvorgängen; Bedeutung für die visuo-motorische Adaptation, dadurch wesentliche Bedeutung für zielgerichtete Bewegungsvorgänge; **klin. Bedeutung:** Schädigung führt zu zerebellaren Symptomen*.

Cerebr-: auch Zerebr-; Wortteil mit der Bedeutung Gehirn; von lat. cerebrum.

Cerebrosid|lipidose (Cerebr-*; Lip-*; -id*; -osis*) *f*: (engl.) *cerebroside ipidosis*; Gaucher*-Krankheit.

Cerebrosid|speicher|krankheit (Cerebr-*; -id*): (engl.) *cerebroside accumulation disease*; Fabry*-Syndrom.

Cerebrum (Cerebr-*) *n*: (engl.) *cerebrum*; s. Gehirn; Telencephalon.

CES-D: Abk. für (engl.) *Center for Epidemiologic Studies Depression Scale*, deutschsprachige adaptierte Version; s. Allgemeine Depressionsskala.

C-Fasern: (engl.) *C fibers*; s. Nervenfaser.

CFI: Abk. für (engl.) *Camberwell* Family Interview*.

CFS: Abk. für (engl.) *chronic fatigue syndrome*; s. Müdigkeitssyndrom, chronisches.

CFT: Abk. für (engl.) *Culture Fair Intelligence Test*; s. Grundintelligenz-Skala.

CGI: Abk. für (engl.) *Clinical* Global Impressions Scale*.

cGMP: Abk. für cyclisches Guanosinmonophosphat; cyclisches Derivat von Guanosinmonophosphat; second* messenger, der wie cAMP* Hormonwirkungen vermittelt, z. B. von Acetylcholin, Histamin u. Prostaglandinen; Beteiligung bei Stickstoffmonoxid* vermittelten Wirkungen u. biochem. Sehprozessen.

CGRP: Abk. für (engl.) *Calcitonin-gene related peptide*; Peptid, das v. a. im Gehirn durch alternatives Spleißen der für Calcitonin* codierenden mRNA entsteht; Regulator der Gehirndurchblutung. Vgl. Substanz P.

Chaining (engl. Verkettung): (engl.) *chaining*; Verknüpfung von Reaktionssequenzen; wichtiges Phänomen bei der operanten Konditionierung* u. Einübung von Verhaltensketten, die sukzessiv durch weitere Glieder verlängert werden; **klin. Bedeutung: 1.** Chaining wird häufig i. R. der Verhaltenstherapie angewendet, um eine Verhaltenskette zu unterbrechen, die unerwünschte Verhaltensweisen beinhaltet, z. B. in der Raucherentwöhnung*. Eine Verhaltenskette, die mit Rauchen endet (z. B. Gang zum Kiosk, Kauf von Zigaretten, Öffnen der Packung, Anzünden der Zigarette, Rauchen der Zigarette) kann am wirksamsten unterbrochen werden, wenn die Ausführung der anfänglichen Schritte (Gang zum Kiosk, Kauf von Zigaretten) unterbrochen wird, da diese am weitesten vom Verstärker entfernt sind. **2.** Chaining wird auch zum Aufbau von erwünschtem Verhalten eingesetzt. Möchte man z. B. Patienten mit mentaler Retardierung beibringen, wie sie ihre Wäsche selbständig waschen, so könnte man sie zunächst positiv verstärken, wenn sie den Wäscheraum aufsuchen. Weitere Verstärkungen könnte man geben, wenn sie die Wäsche u. das Waschpulver einfüllen bis sie schlussendlich die ganze Verhaltenskette „Wäsche waschen“ ausführen können.

Challenge-Modell (engl. challenge Herausforderung) *n*: (engl.) *ahallenge model*; v. a. in der Entwicklungspsychopathologie gebräuchliches Entwicklungsmodell* zur Erklärung psychischer Störungen, das von einer quadratischen Beziehung zwischen Kompetenz* (i. S. von Leistung, Bewältigung) u. Stress* ausgeht, wonach bei zunehmender Stressbelastung adaptives Verhalten kurvilinear ansteigt, ohne dass eine Wechselwirkung zwischen Stress u. Fähigkeit zur Anpassung* vorliegt.

Chaperone *n pl*: (engl.) *chaperons*; Stressproteine*.

Charakter (gr. χαρακτήρ das Eingeprägte) *m*: **1.** (engl.) *character*; sog. Wesensart; Ausprägung der Persönlichkeit*, die durch angeborene u. anerzogene Eigenschaften, Haltungen u. Einstellungen gebildet wird; vgl. Sieben-Faktoren-Modell; Temperament. **2.** (psychoanalyt.) durch die frühkindliche Entwicklung geprägte Prägnanztypen des Charakters: **a)** oral: verschlingend, besitzergreifend, aggressiv; **b)** anal: pedantisch, korrekt, zwanghaft; **c)** phallisch: kühn, waghalsig, dominant.

Charakter|neurose (Charakter*; Neur-*; -osis*) *f*: (engl.) *character neurosis*; veraltete Bez. für Persönlichkeitsstörung*; **Geschichte:** In der psychoanalyt. Krankheitslehre geprägter Typus der Neurose*, bei dem der Abwehrkonflikt im Gegensatz zu Symptomneurosen sich nicht in der Bildung von bestimmten, klar abgrenzbaren, meist ich-dystonen Symptomen (z. B. Ängste, Zwänge) manifestiert, sondern sich in Charakterzügen, starren u. eingeengten Persönlichkeitseinstellungen äußert, die meist für die Umwelt unangenehm sind u. pathologischen Wert annehmen. Freud (1908) unterteilte die Chakaterneurosen gemäß der Dynamik von Trieb u. Abwehrformation, indem er einerseits u. a. orale, anale, phallische Charaktere als Sublimierungen ursprünglicher Triebe, andererseits unter dem Aspekt der abwehrenden Ich-Funktionen hysterische, zwanghafte, depressive u. weitere Charaktere beschrieb. Die Diskussion darüber, inwieweit es sich bei dem Verhältnis von Symptomneurose u. Charakterneurose um ein Kontinuum handelt, in welchem der Charakter sich durch die langwierige u. kontinuierliche Triebabwehr des Ich bildet, die unterschiedlich gut gelingt (z. B. W. Reich) bzw. die beiden Neurosentypen prinzipiell zu unterscheiden sind (z. B. F. Alexander), hält bis heute an etwa in der psychoanalytischen u. psychiatrischen Differenzierung zwischen Ich-Syntonie (Charakterneurose) u. Ich-Dystonie (neurotischen Störungen); typologisch können 3 **Verhältnisvarianten** unterschieden werden, wonach der Charakter **1.** die Voraussetzung für das Auftreten neurotischer Symptome darstellt; **2.** von der Neurose klar zu trennen ist u. die Symptome charakterunabhängiger Erklärungen bedürfen; **3.** parallel zur Neurose bestimmt wird, indem frühkindliche Symptome wie auch spätere Symptombildungen ich-synton u. kontinuierlich in die Persönlichkeit integriert werden, so dass die Chakaterneurose in ihrer Erscheinungsform für andere zwar neurotische Züge trägt, vom Betroffenen aber nicht symptomatisch erlebt wird.

Charaktero|logie (Charakter*; -log*) *f*: (engl.) *characterology*; Charakterkunde; philosophisch ausgerichtete Lehre vom Charakter*; Bestandteil der Persönlichkeitspsychologie*.

Charakter|zug: (engl.) *character trait*; s. Persönlichkeitsmerkmale.

Charcot-Krankheit (Jean M. Ch., Neurologe, Paris, 1825–1893): (engl.) *Charcot's disease*; amyotrophische Lateralsklerose*.

Charcot-Punkt (Jean M. Ch., Neurologe, Paris, 1825–1893): (engl.) *Charcot's pressure point*; sog. hysterogene Punkte (z. B. Eierstockschmerz), an denen sich durch Druck dissoziative Anfälle* auslösen lassen; **Hinweis:** Charcots Forschungsergebnisse zur Hysterie* sind umstritten.

Charisma *n*: (engl.) *charisma*; persönliche, positive Ausstrahlung, Anziehung.

Charles-Bonnet-Syn|drom (Charles B., Schweizer Naturforscher, 1720–1793) *n*: (engl.) *Bonnet's syndrome*; Abk. CBS; bei normalem Bewusstsein* auftretende Sehverschlechterung mit visuellen Trugwahrnehmungen (Illusionen, Pseudohalluzinationen, z. T. mit Verzerrungen) ohne nachweisbare neurol. od. psychiatrische Grunderkrankung; ein reduziertes Vigilanzniveau scheint das Auftreten von Halluzinationen* zu begünstigen; Betroffene haben häufig nur eine partielle Einsicht in die halluzinatorische Natur der Sinneseindrücke; Vork. bei älteren Menschen mit Visuseinschränkung (s. Sehstörung), analoge Wahrnehmungsstörung auch bei Lewy*-Körperchen-Demenz.

ChAT: Abk. für **Ch**olin**a**cetyl**t**ransferase*.

Checking (engl. checking Kontrolle): **1.** Kontrollzwang* bei Zwangsstörung*; **2.** s. Checking-Verhalten.

Checking-Verhalten (engl. checking Kontrolle): (engl.) *checking behavior*; Bez. für Selbstüberprüfung von Körperteilen od. körperl. Funktionen, z. B. Betasten der Haut, Puls- u. Blutdruckkontrollen; häufiges u. nicht indiziertes Checking-Verhalten (bei dem der Betroffene keine neuen Informationen erhält u. das aus Angst od. zwanghaften Impulsen motiviert ist) gilt als inadäquates Krankheitsverhalten*; **Vork.:** i. R. von Krankheitsängsten*, bei hypochondrischer Störung*, somatoformer Störung*.

Check|liste, diag|nostische (engl. check Nachprüfung, Kontrolle): (engl.) *diagnostic checklist*; Verzeichnis diagnostischer Kriterien* (z. B. Symptome, Zeit- u. Verlaufsmerkmale, Schweregrad, Ausschlusskriterien*) in Form einer Checkliste, bezogen auf eine Störung od. Störungsgruppe; unterstützt die Erfassung störungsbezogener Diagnosekriterien (z. B. nach ICD-10 od. DSM-IV) i. R. der Exploration* u. verbessert die Güte der Diagnosestellung; im ambulanten u. stationären Bereich werden die Internationalen Diagnosechecklisten (Abk. IDCL) der WHO häufig eingesetzt. Vgl. Diagnostik, psychologische.

Chemo|re|zeptoren (Rezeptoren*) *m pl*: (engl.) *chemo(re)ceptors*; s. Chemosensoren.

Chemo|sensoren (Sensoren*) *m pl*: (engl.) *chemosensors*; früher Chemorezeptoren; spezialisierte Zellen u. Nervenendigungen, die chemische Reize in elektrische Erregungen umwandeln, z. B. Geruchs-Sensoren in der Riechschleimhaut u. Geschmacksknospen auf der Zunge; **1. periphere arterielle** Chemosensoren: stark vaskularisierte u. innervierte Strukturen an der Teilungsstelle der Arteria carotis (Glomus caroticum) u. im Aortenbogen (Glomus aorticum); Abfall des arteriellen Sauerstoff-Partialdrucks, Anstieg des arteriellen Kohlendioxid-Partialdrucks u. Anstieg der arteriellen Wasserstoffionen-Konzentration führen über eine Erregung der Chemosensoren zur Atmungssteigerung; **2. zentrale** Chemosensoren: chemosensible Areale an der ventralen Seite der Medulla oblongata in der Nähe des bulbären Atemzentrums*, die Änderungen der Zusammensetzung des Liquors (z. B. nach Anstieg des arteriellen Kohlendioxid-Partialdrucks) registrieren u. reflektorisch die Atmung beeinflussen. Pharmakologische Beeinflussung der Chemosensoren (z. B. durch Narkotika u. Analgetika) setzt ihre Empfindlichkeit herab u. kann u. U. zu einer zentralen Atemdepression führen. **Klin. Bedeutung:** Chemosensoren können sich an lang andauernde Änderungen des arteriellen Kohlendioxid-Partialdrucks anpassen. So führt z. B. lang andauernde, durch Hyperventilation* bedingte Hypokapnie (z. B. bei Angst, Panik od. Stress) zu einer Sensitivierung der Chemosensoren hinsichtlich Kohlendioxid, während Hyperkapnie die stimulierende Wirkung von Kohlendioxid auf die Chemosensoren reduziert. Kurzfristige Hyperventilation führt zu respiratorischer Alkalose u. unterdrückt die Sensibilität der peripheren Chemosensoren, was zu einer Reduktion der Atmung u. damit zur Normalisierung des Kohlendioxid-Partialdrucks führt.

Chestnut Lodge Prognostic Scale for Chronic Schizophrenia: Fremdbeurteilungsverfahren zur Erfassung der Prognose bei chronischer Schizophrenie*; umfasst 5 Items, z. B. zur Erfassung der Familiengeschichte bezüglich Schizophrenie (verbunden mit längerer Hospitalisierung od. ohne Remission in prämorbides Funktionsniveau); dichotome Beantwortung.

Chiasma opticum (gr. χίασμα Zeichen des Chi, Kreuzung): (engl.) *optic chiasm*; Sehnervenkreuzung; in der Gegend der Sella turcica vor dem Infundibulum gelegene Vereinigung der beiden Nervi optici, aus der nach hinten jeweils ein Tractus opticus hervorgeht; Teil der Sehbahn* (Abb. dort); nur die aus den nasalen Hälften der Netzhaut stammenden Fasern werden gekreuzt, die aus den temporalen dagegen bleiben ungekreuzt. **Klin. Bedeutung:** s. Anopsie, Hemianopsie.

Child Behavior Checklist: s. CBCL.

child-directed speech (engl. dem Kind entsprechendes Sprechen): s. Baby Talk.

Child Health Questionnaire: Abk. CHQ; Verfahren (Eltern- u. Selbstbeurteilungsfragebogen) zur Erfassung von körperlicher, emotionaler u. sozialer Gesundheit von Kindern; umfasst 14 Bereiche (z. B. Schmerz, psychische Gesundheit, Selbstwert); Elternform für Kinder im Alter von 5–18 Jahren: Kurzform mit 28, Langform mit 50 Items, z. B. „Wie oft denken Sie, ist Ihrem Kind nach Weinen zumute?"; Zustimmung auf 6-stufiger Antwortskala; Selbstbeurteilungsform ab 10. Lebensjahr mit 87 Items; **Testdauer:** 20–60 Minuten.

Childhood Autism Rating Scale: Abk. CARS; Fremdbeurteilungsverfahren zur Diagn. von Autismus* u. Beurteilung des Schweregrads der Symptome; basiert auf direkter Beobachtung; umfasst 15 Items zu charakteristischen Fähigkeiten od. Verhaltensweisen (z. B. Beziehung zu anderen Personen, verbale u. nonverbale Kommunikation), bei denen die Abweichung zu einem gesunden Kind gleichen Alters erfasst wird; Bewertung anhand 4- od. 8-stufiger Skala; **Anw.:** ab 2 Jahren; bei V. a. Autismus; **Testdauer:** 5–10 Minuten.

Childhood Trauma Questionnaire: Abk. CTQ; Selbstbeurteilungsverfahren zur Erfassung von Missbrauch u. Vernachlässigung in der Kindheit; umfasst 28 Merkmale, z. B. „Mitglieder meiner Familie bezeichneten mich als dumm, faul od. hässlich", „Ich musste schmutzige Kleidung anziehen"; **Anw.:** bei Kindern ab 12 Jahren u. Erwachsenen; **Testdauer:** ca. 5 Minuten. Vgl. Kindesmisshandlung.

Child-neglect (engl. Kindesvernachlässigung): s. Kindesmissbrauch.

Children's Depression Inventory: Abk. CDI; Selbstbeurteilungsverfahren zur Erfassung kognitiver, affektiver u. verhaltensbezogener depressiver Symptome bei Kindern u. Jugendlichen zwischen 7 u. 17 Jahren; umfasst 27 Items, die jeweils aus 3 Aussagen bestehen, von denen diejenige ausgesucht werden soll, die am besten die Gefühle der letzten beiden Wochen widerspiegelt. Das Inventar besteht aus 5 Skalen (z. B. negative Stimmung, zwischenmenschliche Schwierigkeiten); **Anw.:** v. a. Screening, Beurteilung der Symptomschwere bei Depression*; **Testdauer:** 5–10 Minuten.

Chi-Quadrat-Test *m*: (engl.) *chi-square test*; (statist.) universelles nichtparametrisches Verfahren zum Vergleich von relativen Häufigkeiten auf ihre statistische Signifikanz*; **Formen: 1.** bivariat: Kontingenztafel*-Test auf Unabhängigkeit zweier Merkmale; **2.** univariat: Anpassungstest für Verteilungsmodelle; **3.** i. w. S. jeder Test, dessen Teststatistik einer Chi-Quadrat-Verteilung (s. Wahrscheinlichkeitsverteilung) folgt. **Voraussetzung:** Klassen dürfen sich nur auf nominalem od. höchstem ordinalem Skalenniveau* befinden.

Chloral|hydrat *n*: (engl.) *chloral hydrate*; wasser- u. ethanollösliches bitteres Kristallpulver mit stechendem Geruch u. lokaler Reizwirkung auf Haut u. Schleimhäute; **Ind.:** als Schlafmittel* u. Sedativum* (selten); **Kontraind.:** Antikoagulanzien, schwere Leber- u. Niereninsuffizienz, schwere Herz- u. Kreislauferkrankungen, Schwangerschaft, Kindesalter; **Wechselwirkungen:** Erhöhung des hypnotisches Effekts durch zentral dämpfende Arzneimittel, Alkohol; bei Cumarin-Antikoagulanzien evtl. Verstärkung der antikoagulierenden Wirkung; **UAW:** paradoxe Reaktionen (z. B. Unruhe, Angst); selten Benommenheit, Schwindel, Schlafstörungen, allerg. Reaktionen, Flatulenz, Übelkeit; **cave:** Gefahr der Entwicklung einer Abhängigkeit; die seltene Intoxikation durch schädlichen Substanzgebrauch* ähnelt in ihrer Symptomatik einer Barbituratintoxikation.

Chlor|diazep|oxid (INN) *n*: (engl.) *chlordiazepoxide*; 1,4-Benzodiazepin* mit langer Halbwertzeit; **Wirkung:** Verstärkung der GABAergen Hemmung über spezif. Benzodiazepin*-Rezeptoren ($GABA_A$-Rezeptor-Komplex); **Ind.:** Angstzustände; bei psychot. Angstzuständen ggf. vorübergehend als Adjuvans; **Hinweis:** Kumulationsgefahr.

Chlor|ethiazol *n*: (engl.) *chlorinethiazole*; Clomethiazol*.

Chlor|methiazol *n*: (engl.) *chlorinmethiazole*; Clomethiazol*.

Chlor|promazin (INN) *n*: (engl.) *chlorpromazine*; mittelstark wirksames tricyclisches Neuroleptikum* aus der Gruppe der Phenothiazine*; **Ind.:** Unruhe- u. Erregungszustände i. R. von Psychosen*, Übelkeit, zentral ausgelöstes Erbrechen, schwere juckende Dermatosen; **Kontraind.:** Hypotonie*, Substanzintoxikationen, chronische Hepatitis, Engwinkelglaukom; **Wechselwirkungen:** u. a. Verstärkung der Blutdruck senkenden Wirkung von Antihypertensiva*; **UAW:** u. a. extrapyramidale Symptome*, Galaktorrhö, Leberschäden, orthostatische Hypotonie, Leukopenie*, selten Agranulozytose.

Chlor|pro|thixen (INN) *n*: (engl.) *chlorprothixene*; niedrigpotentes tricyclisches Neuroleptikum* aus der Gruppe der Thioxanthene*; **Ind.:** Schizophrenie* u. andere Psychosen* mit psychomotorischer Unruhe, Angst u. Agitation; Manie*; Angst, Unruhe u. Aggressivität i. R. eines Alkohol-, Opioid- od. Cocain-Entzugs; **Kontraind.:** schwere Funktionsstörung des ZNS, z. B. im Rahmen einer Intoxikation; Phäochromozytom, Harnverhalt, Prostatahypertrophie, Engwinkelglaukom; **Wechselwirkungen:** u. a. Beschleunigung des Abbaus von Chlorprothixen durch gleichzeitige Gabe von Barbituraten*, Phenytoin, Carbamazepinen*; Verstärkung

C

der zentral dämpfenden Wirkung von z. B. Sedativa u. Alkohol; **UAW:** u. a. Müdigkeit (häufig erwünscht), Verlängerung der Reaktionszeit, Schwindel, orthostatische Hypotonie, Tachykardie, Verlängerung der QTc-Zeit, Mundtrockenheit, extrapyramidale Symptome, Leberenzymerhöhung, epileptische Anfälle.

Chol-: Wortteil mit der Bedeutung Galle; von gr. χολή.

Chole|cysto|kinin (Chol-*; gr. κύστις Blase; Kin-*) *n*: (engl.) *cholecystokinin*; Abk. CCK; syn. Cholezystokinin; von Duodenum u. Jejunum in speziellen endokrinen Zellen (I-Zellen) gebildetes gastrointestinales Hormon (Polypeptid); identisch mit Pankreozymin (u. daher auch als Cholecystokinin-Pankreozymin bezeichnet); entsteht als Spaltprodukt aus Präprocholecystokinin; Freisetzung hauptsächlich durch Lipide u. Proteine; **Wirkung:** Stimulation der Sekretion von Pankreasenzymen, Förderung von Gallenblasenkontraktion u. Darmmotilität; neuroendokrin auch an der Regulierung des Sättigungsgefühls beteiligt; **Ind.:** diagnostisch zur Prüfung der Pankreasfunktion anhand der Messung von Volumen, Bicarbonat u. der Pankreasenzyme im Pankreassekret nach Injektion von Sekretin u. einem Cholezystokinin-Analogon (Pancreozymin-Secretin-Test).

Choleriker (Chol-*) *m*: (engl.) *choleric person*; s. Temperament.

Chole|sterin (Chol-*) *n*: (engl.) *cholesterol*; s. Cholesterol.

Chole|sterol (↑; ↑) *n*: (engl.) *cholesterole*; auch Cholesterin; Sterol (polycyclischer, hydroaromatischer sekundärer 1-wertiger Alkohol, vom Cholestan abgeleitet), das bei Eukaryoten u. im Gewebe aller Säuger vorkommt; Bestandteil der Zellmembranen, Myelinscheide* u. Lipoproteine; biosynthetischer Präkursor von Steroidhormonen*, Gallensäuren u. Calciferolen; das mit der Nahrung (v. a. in Eidotter u. tierischem Fett) aufgenommene od. endogen produzierte (bei Mischkost jeweils ca. 50 %) Cholesterol wird an Lipoproteine gebunden u. mit Fettsäuren verestert transportiert; **klin. Bedeutung:** bes. bei Arteriosklerose*: Ablagerung v. a. von LDL-Cholesterol in der Arterienwand; erhöhtes HDL-Cholesterol ist protektiv bezüglich des Arterioskleroserisikos.

Chole|zysto|kinin (Chol-*; gr. κύστις Blase; Kin-*) *n*: (engl.) *cholecystokinin*; Cholecystokinin*.

Cholin|acetyl|trans|ferase (Chol-*) *f*: (engl.) *choline acetyltransferase*; Abk. ChAT; neuronales Enzym; synthetisiert den Neurotransmitter Acetylcholin* aus Acetyl-Coenzym A u. Cholin.

cholin|erg (Chol-*; Erg-*): (engl.) *cholinergic*; die Wirkung des Acetylcholins* betreffend.

Cholin|ergika (Chol-*; Erg-*) *n pl*: (engl.) *cholinergic stimulants*; Parasympathomimetika*.

Cholin|esterase-Hemmer (Chol-*): (engl.) *cholinesterase inhibitors*; syn. Acetylcholinesterase-Hemmer; indirekt wirkende Parasympathomimetika*, die durch Hemmung des Enzyms Cholinesterase den Abbau von Acetylcholin* hemmen u. die Acetylcholinwirkung verlängern; **Einteilung: 1. reversible** Cholinesterase-Hemmer: **a)** zentral wirksam, z. B. Galantamin*, Rivastigmin*, Donepezil*; Ind.: leichte bis mittelschwere Alzheimer*-Krankheit; **b)** nicht zentral wirksam, z. B. Neostigmin*, Physostigmin*, Pyridostigminbromid*; Ind.: Myasthenia gravis pseudoparalytica, Darmatonie, Harnverhalt; **2. irreversible** Cholinesterase-Hemmer: Phosphorsäureester; Verwendung v. a. in Insektiziden, daher v. a. von toxikologischer Bedeutung.

Cholino|lytika (Chol-*; Lys-*) *n pl*: (engl.) *cholinolytics*; Substanzen, die durch kompetitiv-hemmende Wirkung an cholinergen Synapsen die Wirkung des Acetylcholins* aufheben u. somit i. S. eines Parasympatholytikums wirken (z. B. Atropin, Scopolamin; s. Anticholinergika); **Wirkung:** u. a. Zunahme der Herzfrequenz u. des Blutdrucks, Abnahme der Darmmotilität u. des Muskeltonus der Harnblasenwand, Kontraktion des Harnblasensphinkters, Mydriase u. Steigerung des Augeninnendrucks, Abnahme der Speichelabsonderung.

Chorda tympani (lat. chorda Saite, Strang) *f*: (engl.) *chorda tympani*; Paukensaite; Ast des Nervus intermedius des Nervus VII intermediofacialis; dessen parasympathische Fasern verlaufen zur Paukenhöhle u. ziehen zwischen Hammer u. Amboss zur Fissura petrotympanica, anschließend legt sich die Chorda tympani dem Nervus lingualis an u. zieht zum Ganglion submandibulare (dort Umschaltung von prä- auf postganglionär); **Versorgungsgebiet:** parasympathisch: Zungendrüsen (Glandula submandibularis u. Glandula sublingualis), sensorisch: Geschmacksfasern der vorderen zwei Drittel der Zunge.

Chorea (gr. χορεία Tanz) *f*: (engl.) *chorea*; sog. Veitstanz; distal betonte Bewegungsstörung mit unwillkürlichen, unregelmäßigen (nichtrhythmisch, nichtrepetitiv), kurz dauernden, raschen, häufig asymmetrischen Bewegungen, die gestischen Charakter annehmen können u. im Schlaf sistieren; extrapyramidales Syndrom mit u. allg. Hypotonie der Muskulatur; hyperkinetisch-hypotone Form der extrapyramidalen Symptome* mit Hyperkinese* u. allg. Hypotonie der Muskulatur; typische Trias: choreatische Bewegungsstörungen, psychische Symptome (Depression, organische Wesensänderung) u. Demenz; **Vork.:** u. a. **1.** Chorea Huntington (Chorea major): autosomal-dominant erbliche Erkrankung mit Defekt auf kurzem Arm des Chromosoms 4 (4p16.3); Manifestation meist zwischen 30. u. 50. Lebensjahr, progressive Demenz*; Häufigkeit: in Europa 1 : 20 000; Path.: progressiver Neuronenverlust in Basalganglien (bes. ausgeprägt im Corpus striatum) u. Kortex; **2.** benigne familiäre Chorea: autosomal-dominant erbliche Erkrankung ohne Progredienz u. ohne Entwicklung einer Demenz; Manifestation im Kindesalter; **3.** Chorea minor Sydenham: gynäkotrope Erkrankung, die nach Streptokokkeninfektionen v. a.

zwischen 6. u. 13. Lebensjahr, insbes. in Zusammenhang mit rheumatischem Fieber, auftritt; **4.** Wilson*-Krankheit; **5.** Neuroakanthozytose*; **6.** i. R. einer Schwangerschaft (Chorea gravidarum; meist zwischen 3. u. 5. Monat v. a. der ersten Schwangerschaft auftretend; wahrscheinl. Erwachsenenform von Chorea minor Sydenham); **7.** Chorea senilis: im Alter auftretendes choreatisches Syndrom mit Beteiligung der Gesichtsmuskulatur; Urs.: zerebrale Durchblutungsstörung*; auch als Hemichorea z. B. nach Schlaganfall*; **8.** Chorea electrica: Form der Encephalitis* lethargica mit synchronen Myoklonien* v. a. der Nacken- u. Schultergürtelmuskulatur; **9.** Chorea i. R. internist. Erkrankungen: z. B. bei Hyperthyreose* u. HIV*-Erkrankung (Stadium 3); **10.** als UAW (z. B. Neuroleptika*, Carbamazepin*).

Chore|akantho|zytose (Chorea*; gr. ἄκανθα Dorn, Stachel; Zyt-*; -osis*) *f*: (engl.) *chorea acanthocytosis*; Neuroakanthozytose*.

chorei|form (Chorea*): (engl.) *choreiform*; unwillkürliche, krampfartige, zuckende Bewegungen der Glieder u. des Kopfs, wie sie bei Chorea* Huntington u. a. neurologischen Erkrankungen auftreten.

Choreo|athetose (Chorea*; gr. ἄθετος nicht an seiner Stelle; -osis*) *f*: (engl.) *choreoathetosis, neostriatic syndrome*; Kombination von choreatischer u. athetotischer (s. Athetose) Hyperkinese*; **Vork.:** z. B. bei fortgeschrittener Chorea* od. als paroxysmale Dyskinesie*.

CHQ: Abk. für (engl.) ***C**hild* **H**ealth **Q**uestionnaire.*

Chromo|somen|ab|errationen (gr. χρῶμα, χρώματος Farbe, Hautfarbe; σῶμα Körper; lat. aberratio Ablenkung) *fpl*: (engl.) *chromosome aberrations*; Abweichungen von der normalen Zahl (numerische Chromosomenaberration) od. Struktur der Chromosomen (z. B. Duplikation, Deletion, Mutation*, Translokation); Folge von Störungen bei der Reifung der Geschlechtszellen, insbes. der Bildung von Eizellen. Diese Störungen nehmen mit dem Alter der Eltern zu. In den meisten strukturell abnormen Karyotypen diploider Zellen kommt ein Chromosom 3-mal (Trisomie) od. nur 1-mal vor (Monosomie) vor. Der phänotypische Effekt solcher Aneuploidien hängt davon ab, ob sich die Chromosomenabberation in der Keimbahn od. in somatischen Zellen ereignet hat. Chromosomendefizienzen u. -duplikationen können die Genbalance stören. Ein charakteristisches Kennzeichen der Zellen in best. Tumorgeweben sind anomale Chromosomenzahlen. Das 3-fache Vorkommen eines einzelnen Chromosoms (Trisomie) verursacht beim Menschen meist den Tod des betroffenen Embryos, Embryonen mit einer Trisomie in den Chromosomen 13, 18 od. 21 (Edwards*-Syndrom, Down*-Syndrom) überleben bis zum Ende der Schwangerschaft; vgl. Trisomiesyndrome.

chronisch (gr. χρόνος Zeit): (engl.) *chronic*; langsam sich entwickelnd, langsam verlaufend; im klin. Sprachgebrauch (psychopathol.) Zustand, der sich durch persistierende Symptomatik auszeichnet.

Chrono|bio|logie (gr. χρόνος Zeit; Bio-*; -log*) *f*: (engl.) *chronobiology*; Wissenschaft vom zeitlichen Ablauf u. Rhythmus der Körperfunktionen; vgl. Biorhythmus.

Chrono|therapie (gr. χρόνος Zeit) *f*: (engl.) *chronotherapeutics*; Oberbegriff für Therapieformen, bei denen in Anlehnung an den zirkadianen Rhythmus* der optimale Zeitpunkt für eine therap. Intervention gewählt wird; z. B. werden in der Onkologie häufig die individuellen zirkadianen Schwankungen der Abbauvorgänge in der Leber bei der Gabe von Zytostatika* berücksichtigt; in der Psychiatrie sind chronotherapeutische Interventionen Lichttherapie* u. therapeutischer Schlafentzug*.

CHS: Abk. für (engl.) ***C**linical* **H**istory **S**chedule.*

Chunking (engl. chunk Klumpen, Klotz): (engl.) *chunking*; Maß für Zeiteinheit des Arbeitsgedächtnisses*; soll nach G. A. Miller genetisch determiniert sein u. 7 ± 2 Items (sog. Chunks) betragen; neuere Arbeiten zeigen jedoch, dass die Gedächtnisspanne reizabhängig ist (sie ist z. B. für Wörter größer als für Nichtwörter) u. neuere Untersuchungen lassen annehmen, dass die Kapazität des Arbeitsgedächtnisses mit 3–4 Chunks deutlich geringer ist, als von Miller angenommen.

Chvostek-Zeichen (Franz Ch., Internist, Wien, 1835–1884): (engl.) *Chvostek's sign*; syn. Fazialiszeichen; Kontraktion der gleichseitigen Gesichtsmuskulatur durch Beklopfen des Fazialisstamms vor dem Ohr; **Vork.:** positiv (als Zeichen neuromuskulärer Übererregbarkeit) bei Tetanie*.

CIAT: Abk. für (engl.) ***c**onstraint-**i**nduced **a**phasia **t**herapy*; s. CI-Therapie.

CIDI: Abk. für (engl.) ***C**omposite* **I**nternational **D**iagnostic **I**nterview.*

CILT: Abk. für (engl.) ***c**onstraint-**i**nduced **l**anguage **t**herapy*; s. CI-Therapie.

Cime|tidin *n*: (engl.) *cimetidine*; s. Histamin-H_2-Rezeptoren-Blocker.

CIMT: Abk. für (engl.) ***c**onstraint-**i**nduced **m**ovement **t**herapy*; s. CI-Therapie.

CIND: Abk. für (engl.) ***c**ognitively **i**mpaired **n**ot **de**mented*; s. Beeinträchtigung, leichte kognitive.

Cingulo|tomie (Cingulum*; -tom*) *f*: (engl.) *cingulotomy*; früher i. R. der Psychochirurgie* bei schweren, therapieresistenten psychischen Störungen angewendete elektrokaustische Durchtrennung des Gyrus cinguli (Hirnwindung parallel zum Corpus* callosum).

Cingulum (lat. cingulum Gürtel) *n*: (engl.) *cingulum*; i. e. S. Cingulum prosencephali: cingulärer Kortex; vom Frontallappen ausgehende Assoziationsfasern, die im Gyrus* cinguli verlaufen u. im Bogen um das Corpus* callosum in die Temporallappen gelangen; erstreckt sich von Cerebellum bis zur Commissura anterior; Teil des limbischen Systems*; Einteilung in anteriores (Abschluss durch Area* subgenualis) u. posteriores Cingulum; weit verzweigte Projektionen zu verschiedenen Assoziationskortizes, Hirnstamm, Präfrontalkortex,

C

Amygdala; **Funktion:** **1.** anteriores Cingulum: v. a. Handlungssteuerung (Exekutivfunktionen, Antizipation) u. Risikovoraussage, Problemlösung, Fehlermeldung, Konfliktmonitoring, Hemmung, Komponente von Belohnungssystem* u. Schmerzmatrix*; **2.** posteriores Cingulum: v. a. evaluativ für Mentalisierung* u. Theory* of Mind, Selbstreflexion; Komponente der Schmerzmatrix*; Ekel, Abscheu, Erinnerung u. Wiedererkennung, Sprachverständnis u. -produktion; **klin. Bedeutung:** **1.** Veränderungen in Volumen u. Struktur bei Schizophrenie*, affektiven Störungen*, Angst*- u. Zwangsstörungen*, Suchterkrankungen, Alexithymie*, Anorexia* nervosa; **2.** Stimulationsort für Tiefenhirnstimulation* (Area subgenualis); **3.** früher Angriffsort für Cingulotomie* bei schweren psychischen Störungen.

Circum-: auch Zirkum-; Wortteil mit der Bedeutung um-herum, ringsum; von gr. circum.

Circum|plex|modell (Circum-*) *n*: (engl.) *circumplexal model*; Modell, bei dem die zur Beschreibung relevanten Merkmale auf einem Kreis angeordnet werden, wobei ähnliche Merkmale auf dem Kreis benachbart, gegensätzliche um 180 Grad verschoben sind (s. Abb.); von Bedeutung v. a. in der Persönlichkeits-, Sozialpsychologie u. Klinischen Psychologie (z. B. Modelle von Leary, Kiesler, Wiggens); das Modell zur Strukturanalyse* Sozialer Beziehungen (Abk. SASB, Benjamin) wurde in Selbst*- u. Fremdbeurteilungsverfahren* operationalisiert.

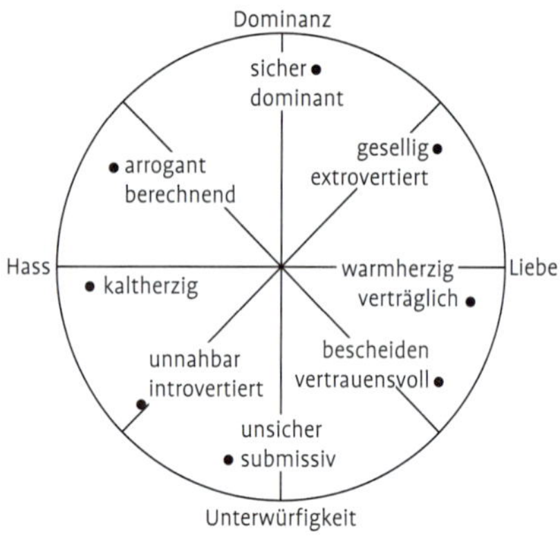

Circumplexmodell

Cirrhosis hepatis (gr. σκίρρος harte Schwellung, Tumor; -osis*) *f*: (engl.) *liver cirrhosis*; s. Leberzirrhose.

CISD: Abk. für (engl.) ***C****ritical** ***I****ncident* ***S****tress* ***D****ebriefing*.

CISM: Abk. für (engl.) ***C****ritical** ***I****ncident* ***S****tress* ***M****anagement*.

CISS: **1.** Abk. für (engl.) ***C****oping** ***I****nventory for* ***S****tressful* ***S****ituations*; **2.** Abk. für (engl.) ***C****ouples** ***I****nteraction* ***S****coring* ***S****ystem*.

Citalopram (INN) *n*: (engl.) *citalopram*; selektiver Serotonin*-Wiederaufnahme-Hemmer, Antidepressivum*; **Ind.:** Depression*, Panikstörung* mit u. ohne Agoraphobie; Off-Label-Use: Zwangsstörung*; **Kontraind.:** Kombination mit irreversiblen Monoaminoxidase*-Hemmern, akute Intoxikation mit zentral dämpfenden Arzneimitteln od. Alkohol, akutes Delir, Stillzeit; **Wechselwirkungen:** gleichzeitige Gabe von Arzneimitteln, die hauptsächlich durch CYP2D6 metabolisiert werden (Citalopram ist CYP2D6-Hemmer) u. über einen schmalen therap. Index verfügen, z. B. Flecainid, Propafenon u. Metoprolol (wenn bei Herzversagen eingesetzt) od. ZNS-aktive Antidepressiva (z. B. Desipramin*, Clomipramin* u. Nortriptylin*) od. Neuroleptika wie Risperidon*, Thioridazin* u. Haloperidol*; **UAW:** u. a. Schwitzen, Mundtrockenheit, Agitation, Impotenz, Libidoverminderung, Somnolenz, Übelkeit, Ejakulationsstörungen, weibliche Anorgasmie, Syndrom der inadäquaten ADH-Sekretion; **Hinweis:** positive Berichte zu Wirksamkeit bei Ejaculatio praecox (Off-Label-Use).

CI-Therapie *f*: Kurzbez. für **C**onstraint-**I**nduced-Therapie; (engl.) *contraint-induced therapy, forced-use therapy*; forcierter Gebrauch; Form der motorischen Rehabilitation nach Schlaganfall* (auch Taub-Training); i. w. S. jede Form intensiven stufenweisen Übens einer beeinträchtigten Funktion unter Ausschluss von Kompensationsbemühungen durch erhaltene Funktionen; **Prinzip:** bei Hemiparese: Verhinderung kompensatorischer Bewegungen der weniger beeinträchtigten Extremität u. intensives stufenweises Üben mit der beeinträchtigten Extremität; Grundlage ist die lerntheoretische Annahme, dass in der akuten Phase nach einem Schlaganfall mit Hemiparese Misserfolge u. Frustrationen beim Einsatz der beeinträchtigten Extremität zu weiter nachlassendem Gebrauch (sog. gelernter Nichtgebrauch) führen. Auf neuronaler Ebene führen der Substanzdefekt u. mangelnder Gebrauch zu einer kortikalen Reorganisation i. S. einer Verkleinerung des korrespondierenden kortikalen Areals mit nachfolgend weiteren funktionalen Einschränkungen. **Ind.:** Hemiparese* der oberen Extremität (Voraussetzung: Restbeweglichkeit von Hand u. Arm) u. Aphasie* (Unterdrückung der unbeeinträchtigten Funktion bezieht sich auf den Nichtgebrauch nonverbaler Kommunikationsformen) nach Schlaganfall i. R. der postakuten Rehabilitation; **Therapieziel:** zunehmender Gebrauch der beeinträchtigten Extremität, verbesserte Funktionalität bei alltagsrelevanten Verrichtungen; **Durchführung:** bei Hemiparese: **1.** Ruhigstellung des unbeeinträchtigten Armes (Contraint) durch Schiene od. Schlinge, auch symbolisch über einen Handschuh; **2.** intensives, stufenweises Training mit dem beeinträchtigten Arm über mehrere Stunden täglich an mehreren aufeinander folgenden Wochentagen (Shaping); **Wirksamkeit:** In mehreren randomisierten klinischen Studien wurde die Überlegenheit der CI-Therapie gegenüber Nichtbehandlung u. Standardtherapie bei chronischer Hemiparese der oberen Extremität nach Schlaganfall nachgewiesen, v.a. für Patienten mit großer Restbeweglichkeit, bei intensivem Training u. hoher Motivation. Parallele bildgebende Studien konnten nachweisen, dass sich die kortikale Repräsentation des Handareals der gelähmten Hand durch das Training vergrößert. Pilot- u. Einzelfallstudien lassen vermuten, dass sich die CI-Therapie auch für Bewegungseinschränkungen anderer Ätiologie (fokale Dystonie, zerebrale Lähmung, traumatisch bedingte Paresen) eignet. Erste kontrollierte Studien belegen bedeutsame u. stabile Effekte für die Behandlung chron. aphasischer Störungen (constraint-induced language therapy, Abk. CILT od. constraint-induced aphasia therapy, Abk. CIAT) u. lassen hoffen, dass sich das Prinzip des forcierten Gebrauchs auch auf nichtmotorische Funktionsbereiche übertragen lässt.

CJK: Abk. für **C**reutzfeldt*-**J**akob-**K**rankheit.

Claustrum (lat. claustrum Verschluss) *n*: (engl.) *claustrum*; Vormauer; zu den Basalganglien* gehörende graue Substanz (Substantia* grisea) zwischen Putamen u. Inselrinde (telenzephaler Kern); vgl. Telencephalon.

Clérambault-Syn|drom (Gaëtan Gatian de Clérambault, franz. Psychiater, 1872–1934) *n*: (engl.) *Clérambault syndrome*; Erotomanie*.

Clinical Assessment Scale for Child and Adolescent Psychopathology: s. Psychopathologisches Befund-System für Kinder und Jugendliche.

Clinical Decision Support System: Abk. CDSS; Entscheidungsunterstützungssystem (Abk. EUS) für Angehörige med. Berufe zur Computer-unterstützten Hilfestellung bei der Auswahl von Diagnose- od. Behandlungsalternativen, auch für parallele od. explizite Anw. durch Patienten konzipiert; **Einteilung: 1.** wissensbasiertes Konsultationssystem: verarbeitet Daten u. zieht daraus Schlussfolgerungen; **2.** algorithmisches Konsultationssystem: arbeitet mit Entscheidungsbäumen od. Flussdiagrammen; **3.** statistisches Konsultationssystem: berechnet über den Zugriff auf eine Datenbank Wahrscheinlichkeiten.

Clinical Dementia Rating: Abk. CDR; strukturiertes Interview mit dem Patienten u. einer Bezugsperson zur klin. Einschätzung des Schweregrads einer Demenz; umfasst Items zu Gedächtnis, Orientierung, Urteilsvermögen u. Problemlösung, Leben in Gemeinschaft u. Beruf, Alltagsaktivitäten, Körperpflege, Bewertung anhand 5-teiliger Skala; **Anw.:** bei älteren Menschen mit Demenz*, insbes. Alzheimer*-Krankheit; **Testdauer:** 60–90 Minuten.

Clinical Dementia Rating Scale: Abk. CDR; ursprünglich zur Schweregradbestimmung der Alzheimer-Krankheit entwickeltes Fremdbeurteilungsinstrument (1979); Einschätzung erfolgt auf der Grundlage von 6 inhaltsspezifischen Skalen zu Gedächtnis, Orientierung, Urteilsbildung u. Problemlösung, persönlicher Pflege, zwischenmenschlichen Beziehungen, Funktionsfähigkeit im häuslichen Bereich bzw. bei Freizeitaktivitäten; **Anw.:** zur Stadieneinteilung (Staging) bei Demenz* (s. Tab.); **Testdauer:** ca. 30 Minuten. Vgl. Mini-Mental-Status-Test.

Clinical Dementia Rating Scale
Stadien der Demenz

CDR	Klinik
0	keine kognitive Beeinträchtigung
0,5	sehr milde Demenz, entspricht leichter kognitiver Beeinträchtigung (MCI*) mit Gedächtnisstörungen ohne ausgeprägte Beeinträchtigung der Alltagsfunktionen
1	leichte Demenz mit merklicher Beeinträchtigung der Alltagsfunktionen
2	mittelgradige Demenz
3	ausgeprägte Demenz mit vollständigem Verlust der Selbständigkeit der Lebensführung

Clinical Global Impressions Scale: Abk. CGI; Fremdbeurteilungsverfahren zur Einschätzung des Schweregrads einer psychischen Störung im Verlauf einer Therapie; erfasst wird der sog. globale Eindruck des Therapeuten u. der Therapieeffekt; der Schweregrad wird auf einer 7-teiligen Skala von „nicht krank“ bis „schwer krank“ beurteilt; **Anw.:** Verlaufs- u. Erfolgskontrolle während u. nach einer Therapie einer psychischen Störung; **Testdauer:** ca. 2 Minuten nach kurzem klin. Interview.

Clinical History Schedule: Abk. CHS; strukturiertes Interview zur Erfassung der klin. Vorgeschichte psychischer Störungen i.R. der Schedules* for Clinical Assessment in Neuropsychiatry; erfasst werden psychische, physische u, soziale Beeinträchtigungen u. Störungen, v.a. im Hinblick auf Störungen in der Kindheit, Beeinträchtigungen der Intelligenz*, Entwicklungsstörungen*, Persönlichkeitsstörungen* u. Störungen im Sozialverhalten.

Clinician-Administered PTSD Scale: Abk. CAPS; strukturiertes Interview zur Erfassung der posttraumatischen Belastungsstörung* nach DSM-IV u. Beurteilung des Schweregrads; umfasst 30 Items (17 Symptome u. weitere Parameter, z.B. Dauer, Häufigkeit, Beeinträchtigung); beinhaltet eine Life-Event-Checkliste zur Identifizierung kritischer Lebensereignisse* u. Stressoren; **Anw.:** ab 16 Jahren; bei posttraumatischer Belastungsstörung; auch Erfassung der akuten Belastungsstörung*; **Testdauer:** 25–45 Minuten.

C

Clinician-Rated Anxiety Scale: Abk. CRAS; Fremdbeurteilungsverfahren zur Erfassung der Sympt. von Angststörungen*; umfasst 35 Items (z. B. Unausgeglichenheit, Ermüdung, Angst), Bewertung anhand 5-teiliger Skala; **Anw.:** Diagn. u. Verlaufskontrolle der Therapie bei Angststörungen.

Clo|bazam (INN) *n*: (engl.) *clobazame*; langwirksames Benzodiazepin*; Halbwertzeit 20 Stunden (Metabolit Desmethylclobazam 50 Stunden); **Ind.:** **1.** als Tranquilizer*; **2.** Zusatztherapie bei Patienten mit Epilepsie*; **Hinweis:** Kumulationsgefahr.

Clock-Genes (engl. Uhren-Gene): Gruppen von Genen, die Proteine exprimieren, die den zirkadianen Rhythmus* des Körpers beeinflussen; umfasst auch Gene für Transkriptionsfaktoren*, welche die Genexpression* dieser Proteine beeinflussen; **klin. Bedeutung: 1.** Beeinflussung der Synchronisation von biologischen Funktionen, die einem zirkadianen Rhythmus unterliegen; **2.** DNA-Sequenzvarianten in einzelnen Genen dieser Gruppe sind assoziiert mit Alkoholabhängigkeit*.

Clo|methiazol (INN) *n*: (engl.) *clomethiazole*; syn. Chlorethiazol, Chlormethiazol; Thiazolderivat mit sedierender, hypnotischer u. antikonvulsiver Wirkung; **Ind.:** Sympt. des Alkoholdelirs* (stationär), Schlafstörungen*, Eklampsie*; **Kontraind.:** akute Ateminsuffizienz; **UAW:** Exantheme, Nies- u. Hustenreiz, Magenbeschwerden, u. U. Blutdruckabfall, Atem- u. Kreislaufdepression (selten, insbes. bei i. v. Gabe).

Clomi|pramin (INN) *n*: (engl.) *clomipramine*; tricyclisches Antidepressivum* aus der Gruppe der Dibenzazepine mit Noradrenalin- u. Serotonin-Wiederaufnahme-Hemmung; Halbwertzeit 12–36 Std.; **Ind.:** Depression*, Zwangsstörung*, Phobie*, Kataplexie* bei Narkolepsie*, chronische Schmerzzustände; **Kontraind.:** Kombination mit Antiarrhythmika wie Propafenon od. Chinidin; Kombination mit Monoaminoxidase*-Hemmern; angeborene QT-Zeit-Verlängerung; frischer Herzinfarkt; **Wechselwirkungen:** Gefahr von Serotoninsyndrom* in Kombination mit Lithium, Serotonin*-Wiederaufnahme-Hemmern, Noradrenalin*-Wiederaufnahme-Hemmern u. Monoaminoxidase-Hemmern; ggf. Verstärkung der Wirkung von Anticholinergika u. Sedativa; da in die Metabolisierung von Clomipramin Cytochrom CYP2D6, CYP1A2, CYP2C19 u. CYP3A4 involviert sind, kann es bei versch. Kombinationstherapien zu Interaktionen kommen. **UAW:** Mundtrockenheit, Schweißausbrüche, Miktionsstörungen, Schwindel, Tremor, Myoklonien, Kopfschmerz, Benommenheit, Müdigkeit, Gewichtszunahme, selten EEG-Veränderungen, extrapyramidale Symptome, Blutbildveränderungen.

Clon|azepam (INN) *n*: (engl.) *clonazepam*; langwirksames Benzodiazepin* mit ausgeprägter antikonvulsiver Wirkung; **Wirkung:** steigert die Hemmwirkung von GABA*; Halbwertzeit 20–60 Std.; **Ind.:** Angstzustände, manisches Syndrom, evt. Zwangsstörungen; fast alle Formen der Epilepsie*; Status epilepticus (i. v. oder i. m.); **Wechselwirkungen:** s. Benzodiazepine; Barbiturate*; Hydantoine od. Carbamazepine* können die Metabolisierung von Clonazepam beschleunigen. **UAW:** s. Benzodiazepine, zusätzlich vermehrter Speichelfluss u. bronchiale Hypersekretion.

Clo|nidin (INN) *n*: (engl.) *clonidine*; Antisympathotonikum* (Imidazolderivat) mit Blutdruck senkender Wirkung über Stimulierung zentralnervöser adrenerger Alpha-2-Rezeptoren; Halbwertzeit 9–12 Std.; **Ind.:** arterielle Hypertonie, hypertensive Krise, vegetative Entzugssymptomatik bei Opioid- u. Alkoholentzug; cave: kein Schutz vor Delir* od. epileptischem Anfall*; **Kontraind.:** u. a. Sick-Sinus-Syndrom, AV-Block II. u. III. Grades; **Wechselwirkungen:** u. a. Hemmung der Blutdruck senkenden Wirkung von Clonidin u. ggf. orthostatische Regulationsstörungen bei gleichzeitiger Anw. tricyclischer Antidepressiva* od. Neuroleptika* mit Alpha-Rezeptoren blockierender Wirkung; **UAW:** dosisabhängig; häufig Sedierung, Mundtrockenheit, Schwindel, Unruhe, Obstipation; selten Halluzinationen*, depressive Verstimmungen, Alpträume*, sexuelle Funktionsstörung* u. Libidoverlust, akute Porphyrie u. a.; nach plötzlichem Absetzen Rebound*-Phänomen.

Clo|penthixol (INN) *n*: (engl.) *clopenthixol*; nicht mehr im Handel befindliches tricyclisches Neuroleptikum* aus der Gruppe der Thioxanthene*; früher angewendet bei Psychosen* u. Schizophrenie*.

Clo|tiazepam (INN) *n*: (engl.) *clotiazepam*; nicht mehr im Handel befindliches Benzodiazepin* mit mittellanger Halbwertzeit; früher angewendet als Tranquilizer* u. Schlafmittel*.

Clozapin (INN) *n*: (engl.) *clozapine*; Dibenzodiazepinderivat; atypisches Neuroleptikum*; Halbwertzeit 12 Stunden; **Wirkung:** antipsychotische Dopamin-Blockade im Gegensatz zu den typischen Neuroleptika nicht vorrangig an den D_2-, sondern an den D_4-Dopamin-Rezeptoren; reduziert die Dichte der kortikalen 5-HT_2-Rezeptoren u. 5-HT_{2A}-Rezeptoren; **Ind.:** therapieresistente Schizophrenie*, Psychose bei Parkinson*-Syndrom trotz Absetzen anticholinerger Medikationen u. Reduktion dopaminerger Anti-Parkinson-Mittel; **Kontraind.:** Knochenmark-Funktionsstörung, Granulozytopenie*, schwere Leber-, Nieren- od. Herzerkrankungen, Alkoholpsychose*, Intoxikationspsychose; relativ: früher aufgetretene Blutbildungsstörungen u. hämatologische Erkrankungen (insbes. der Leukozyten); **Wechselwirkungen:** u. a. Arzneimittel mit myelosuppressivem Potential sollten nicht mit Clozapin kombiniert werden; bei Kombination mit Benzodiazepinen* Gefahr von Kreislaufkollaps u. Atemdepression; **UAW:** u. a. dosisunabhängige Blutbildungsstörungen (Leukopenie*, Granulozytopenie*, Thrombopenie, Agranulozytose* od. selten Panzytopenie; ggf. auch Eosinophilie, Thrombozytopenie u. Leukozytose), Agranulozytoserisiko 1–2 % (Häufigkeitsgipfel in 6.–14. Behandlungswoche), regelmäßige Kontrolle des Blutbildes; Gewichtszunahme, starke Sedierung, Schwindel, Tachykardie, übermäßiger Speichelfluss; extrapyramidales Syndrom wesentlich seltener u. mit milderen Verläufen als bei typischen Neuroleptika; keine Verschlechterung der Parkinson-Symptomatik.

Cluster-Ana|lyse (engl. cluster Anhäufung, Häufungsstelle; Analyse*) *f*: (engl.) *cluster analysis*; Sammelbez. für mathematisch-statistische Verfahren der multivariaten Statistik, bei denen die Einzelelemente (z. B. Personen, Begriffe, Institutionen) aufgrund ihrer Ähnlichkeit in Gruppen (Cluster) zusammengefasst werden; Cluster-Analysen unterscheiden sich bezüglich der Ähnlichkeitsberechnung (neben herkömmlichen Korrelationskoeffzienten* werden auch spezielle Ähnlichkeitskoeffzienten, z. B. Distanzmaß, verwendet), der Definition der Cluster u. der Regeln, wie Elemente zusammengefasst werden. In der Faktorenanalyse* werden auch Einzelelemente gruppiert, wobei die übergeordneten Einheiten Faktoren sind.

Cluster-Kopf|schmerz (engl. cluster Anhäufung, Häufungsstelle): (engl.) *cluster headache, migrainous neuralgia*; syn. Bing-Horton-Syndrom, Erythroprosopalgie, Horton-Neuralgie, Horton-Syndrom; primärer Kopfschmerz* mit bes. bei Männern auftretenden schwersten Schmerzattacken von 15–180 Min. Dauer bis zu 8-mal pro Tag (häufig nachts) über Wochen bis Monate mit monate- bis jahrelangen beschwerdefreien Intervallen; **Ätiol.**: unklar; **Ther.**: im Akutstadium Inhalation von reinem Sauerstoff, Ergotaminaerosol, Lidocain, Triptane (Sumatriptan, Zolmitriptan) oral, als Nasenspray od. subkutan; im Intervall Verapamil, Prednison, Methysergid, Lithium; **DD**: s. Kopfschmerz (Tab. dort).

CM: Abk. für (engl.) ***C**ase* **M**anagement*.

CMM: Abk. für (engl.) ***C**olumbia* **M**ental **M**aturity Scale*.

CMMS: Abk. für (engl.) ***C**olumbia* **M**ental **M**aturity **S**cale*.

CNV: **1.** Abk. für (engl.) ***c**opy **n**umber **v**ariation*; Einbau od. Wegfall eines relativ großen DNA-Fragments auf einem Chromosom; wesentlicher Bestandteil der interindividuellen DNA-Sequenzvariabilität (s. Polymorphismus); kann de novo entstehen (durch Keimbahnmutation bei den Eltern) od. von Eltern an Kinder übertragen werden (dominant erblich); **klin. Bedeutung: a)** Einzelne CNV sind zwar selten (<2 %), erhöhen aber deutlich das Risiko (Odds-Ratio) für Autismus od./u. Schizophrenie, z. B. 3–15-fach (s. Genetik, psychiatrische). **b)** Erhöhtes Alter der Eltern (v. a. Vater) geht einher mit De-novo-CNV. **2.** Abk. für (engl.) ***c**ontingent **n**egative **v**ariation*; s. Erwartungspotential.

Co-: auch Ko-, Kon-, Kol-, Kom-; Wortteil mit der Bedeutung mit, zusammen (auch Verstärkung der Bedeutung); von lat. cum.

Co-Abhängigkeit (Co-*): (engl.) *co-dependency*; pathol. Ausprägung der bedingungslosen familiären od. professionellen Zuwendung u. Hilfe für eine substanzabhängige Person (s. Abhängigkeit); z. T. extreme Ausprägungen mit schweren Folgen wie Verschuldung, Burnout*-Syndrom od. psychischen Störungen (z. B. Substanzstörungen*); Interessen u. Bedürfnisse werden bis zur Selbstverleugnung aufgegeben (Opferrolle, meist Helferrolle in aussichtsloser Position); **Vork.**: oft bei engen Bezugspersonen einer substanzabhängigen Person, wobei die Suchtproblematik durch das co-abhängige Verhalten häufig gestützt wird.

Coaching (engl. coaching Nachhilfe, Nachhilfeunterricht): (engl.) *coaching*; interaktiver, personenzentrierter Beratungs- u. Betreuungsprozess; **Anw.**: **1.** bei pathologischen Fragestellungen, z. B. im Rahmen von Verhaltenstraining* in der Selbstmodifikation (z. B. bei Nägelkauen* od. Angstkonfrontation), Begleitung des Patienten bei der Selbstmodifikation; **2.** bei nichtpathologischen Fragestellungen z. B. als Führungskräfte-Coaching: meist längerfristige Beratung von Führungskräften bei psychischen Problemen (z. B. Isolation, persönl. Konflikte, Stress, Schwierigkeiten im Kommunikations- u. Führungsverhalten) sowie bei Schwierigkeiten im persönl. Arbeitsverhalten; soll Führungskräfte für typische Problemkonstellationen sensibilisieren u. Anleitung zum Erlernen neuer Problemlösungsverfahren bieten; setzt eine fachliche Ausbildung des Beratenden (Coach) voraus. **Hinweis:** Coaching ist von einer Psychotherapie* abzugrenzen, v. a. da Coaching ein unspezifischer u. ungeschützter Begriff ist.

Cobalamin|mangel: (engl.) *cobalamin deficiency*; auch Vitamin-B$_{12}$-Mangel; s. Hypovitaminose (Tab. dort).

Cobalamin|mangel-Psychose (Psych-*; -osis*): (engl.) *cobalamin deficiency psychosis*; syn. Vitamin-B$_{12}$-Mangelpsychose; Form der organisch bedingten Psychose* als psychische Störung inf. Markscheidenschwund im ZNS durch mangelhafte Cobalamin-(Vitamin-B$_{12}$-)Zufuhr; **Sympt.**: depressive, delirante u. paranoide Syndrome; im weiteren Verlauf auch Demenz*; **Ther.**: Behandlung der Grunderkrankung (neurologische Manifestation: funikuläre Myelose*).

Coca|blätter: (engl.) *coca*; Cocae folium; Blätter von Erythroxylon coca, die Alkaloide wechselnder Zusammensetzung, bis zu 1 % Cocain enthalten; **Verw.**: Herstellung von Cocain*; in den Anden von Peru u. Bolivien als Genussmittel zum Kauen (mit Kalk od. alkal. Pflanzenasche gemischt) zur Aktivitätssteigerung u. Unterdrückung des Hunger- u. Durstgefühls mit im Gegensatz zur parenteralen Anw. nur seltener Abhängigkeitsentwicklung.

Cocain *n*: (engl.) *cocaine*; Kokain; psychotrope Substanz aus der Gruppe der Stimulanzien*; stimulierendes u. euphorisierendes Alkaloid der Cocablätter; Methylester des Benzoylekgonins; **Wirkung:** rascher Wirkungseintritt (je nach Einnahmeform

C

5–30 Sekunden bis 30 Minuten); **1.** zentral erregend (körperliche Leistungssteigerung bis zur völligen Erschöpfung); **2.** vegetative Nebenwirkungen (Steigerung von Blutdruck, Blutzucker u. Atemfrequenz, Herzrhythmusstörungen, bei i. v. Anwendung ggf. Totalanalgesie, bei hoher Dosierung ggf. epilepsieähnliche Krämpfe); **3.** zunächst euphorische Grundstimmung, Gefühl gesteigerter Energie u. Kreativität, Aktivitätsdrang, aber auch Distanzlosigkeit u. Affektlabilität, erhöhte Aggressivität; **4.** nach 30–60 Minuten auch negativ erlebtes Rauschstadium, Angsterleben, paranoides Erleben von normalen Umgebungsreizen, taktile Sinnestäuschungen u. Halluzinationen; **5.** nach Abklingen des Rausches (einige Stunden) depressive Sympt. (ggf. Auslöser für erneuten Konsum, z. T. rasche Einnahmewiederholung über Stunden od. Tage); **cave:** sehr hohes Abhängigkeitspotential (s. Cocainabhängigkeit); Fahruntüchtigkeit im Rauschzustand, Früh- u. Fehlgeburten bei Schwangeren, Fremd- u. Selbstgefährdung, Suizidgefahr; **Anw.:** **1.** verkehrs- u. verschreibungsfähiges Betäubungsmittel* (Betäubungsmittelgesetz, Anlage III) für (wenige) therap. Zwecke aufgrund der gefäßverengenden u. lokalanästhesierenden Wirkung (kleinere Augen- u. Nasenoperationen); d-Cocain ist verkehrs-, aber nicht verschreibungsfähig (Anlage II); der Umgang ohne Erlaubnis ist grundsätzlich strafbar. **2.** i. R. des schädlichen Substanzgebrauchs*: Rauchen (Cocainbase, sog. Crack; Zubereitung aus Cocainhydrochlorid mit höherem Wirkungsgrad), Schnupfen, i. v. (Cocainhydrochlorid, Crack).

Cocain|abhängigkeit: (engl.) *cocaine dependence syndrome*; Form der Substanzstörungen* (ICD-10) als Abhängigkeitssyndrom* durch den Gebrauch von Cocain*; **Nachweis:** Einstichstellen, Schädigungen der Nasenscheidewand, Nachweis in Harn, Haar, Speichel u. Blut; **Ther.:** Verhaltenstherapie* (Motivational* Interviewing, Rückfallprophylaxe*); keine Substitutionsmittel zum risikoarmen Konsum bekannt; **Progn.:** geringe Erfolgsquote beim Entzug (20–25 % Abstinenz).

Cocaine Anonymous (engl. cocaine Cocain; anonymous anonym): s. Anonyme Gruppen.

Cocain|entzugs|syn|drom *n*: (engl.) *cocaine withdrawal syndrome*; Symptomgruppe von physischen u. psychischen Störungen, die nach Beendigung od. Reduzierung eines schweren u. anhaltenden Konsums von Cocain* auftritt; zu den Substanzstörungen* gehörendes Störungsbild (ICD-10); vgl. Entzugssyndrom.

Cocain|miss|brauch: (engl.) *cocaine abuse*; Form der Substanzstörungen* (DSM-IV); nach ICD-10 schädlicher Substanzgebrauch* von Cocain*; **Vork.:** betroffen sind v. a. **1.** heroinabhängige Personen (s. Heroinabhängigkeit) mit Cocainbegleitkonsum, sozial desintegriert, mit hoher somatischer u. psychischer Komorbidität; **2.** Personen im mittleren Lebensalter mit gutem sozioökonomischem Status, häufig in Leistungs- u. Kreativberufen; **Folgen:** alle Formen einer Substanzstörung, insbes. Intoxikation*, Abhängigkeitssyndrom* (Cocainabhängigkeit*) mit rascher Entwicklung (gelegentlich nur wenige Versuche, sonst wenige Wochen), Psychose*; bei intensivem u. kontinuierlichem Konsum körperliche u. soziale Verwahrlosung*.

Cochrane Collaboration (Archibald C., Epidemiol., Cardiff, 1909–1988; collaboration Zusammenarbeit): Abk. CC; Bez. für das internationale (nonprofit) Netzwerk von Wissenschaftlern u. Zentren für evidenzbasierte Medizin*; **Ziel:** auf der Grundlage wissenschaftlicher Daten (z. B. Metaanalysen randomisierter, kontrollierter Studien) diagnostische u. therapeutische Empfehlungen erarbeiten u. als sog. systemat. Übersichtsarbeiten bzw. Metaanalysen in der Cochrane Library (Zusammenstellung elektronischer Datenbanken) veröffentlichen. Die Online-Datenbanken der Cochrane Collaboration ermöglichen dem ärztl. Personal, aber auch Patienten, neben dem systemat. Umgang mit großen Datenmengen die datenbasierte Meinungsbildung u. stellen damit verlässliche Informationen zur patientenorientierten Anw. bereit.

Cocktail|party-Ef|fekt (Effektivität*) *m*: (engl.) *cocktail party effect*; s. Presbyakusis; Attenuationstheorie.

Codein *n*: (engl.) *codeine*; syn. Methylmorphin; aus Schlafmohn* gewonnenes Opiat*; Phenanthrenalkaloid; **Wirkung:** stärker antitussiv u. schwächer analget. als Morphin* (bei geringerem Abhängigkeitspotential); **Ind.:** Analgetikum* (v. a. in Kombination), Antitussivum; **Kontraind.:** respiratorische Insuffizienz, Lungenemphysem, produktiver Husten, Hypersekretionssyndrom; schwere Leber- u./od. Niereninsuffizienz, Hypertonie, Herzrhythmusstörungen, Herzinsuffizienz, Divertikulitis, Opioidabhängigkeit u. a.; **Wechselwirkungen:** u. a. gegenseitige Wirkungsverstärkung bei Kombination mit Narkotika, Hypnotika, Sedativa, Neuroleptika, Monoaminoxidase-Hemmern, Antihistaminika u. Alkohol; **UAW:** Pruritus, urtikarielles Exanthem, allergische Reaktionen, Übelkeit, Erbrechen (insbes. zu Therapiebeginn), Obstipation, Mundtrockenheit, Kopfschmerzen, Schläfrigkeit, Schlafstörungen, Dyspnoe.

Codergocrin *n*: (engl.) *codergocrine*; s. Dihydroergotoxin.

Cön|ästhesie (gr. ζωή Leben; -ästhesie*) *f*: (engl.) *cenesthesia*; s. Zönästhesie.

Coercion-Theorie (engl. coercion Zwang, Nötigung) *f*: (engl.) *coercion theory*; Theorie (G. R. Patterson, 1971) zur Entwicklung von antisozialem od. aggressivem Verhalten; 4- bis mehrstufige Konditionierungssequenz, bei der das Kind lernt, dass immer extremeres, aggressiveres, unfreundlicheres Verhalten zum Erfolg führt bzw. hilft, sich den elterlichen Anforderungen zu entziehen: **1.** Forderung der Eltern zu einer Verhaltensänderung; **2.** Kind reagiert mit aggressiver Verweigerung u. steigert diese; **3.** Eltern geben nach, um eine weitere Eskalation zu vermeiden; **4.** somit wurde im letzten Schritt das Verhalten des Kindes, immer aggressiver zu reagieren, um den Ansprüchen zu entkommen, verstärkt. Das Verhalten verfestigt sich.

Coffein *n*: (engl.) *caffeine*; syn. Koffein; Purinderivat (Methylxanthin*); leicht wasserlösl. weiße Kristallnadeln mit schwach bitterem Geschmack, enthalten in den Samen des Kaffeestrauchs u. in den Blättern des Teestrauchs (dort früher als Thein bezeichnet; Thein ist mit Coffein chem. identisch), ferner in Mate, Colanuss, Kakao usw.; 1 Tasse Kaffee enthält ca. 100 mg, 1 Tasse Tee ca. 30 mg u. 1 l Colagetränk ca. 120 mg Coffein. **Wirkung:** Stimulation des ZNS (vergleichbar mit Theophyllin), Steigerung der Diurese, Relaxation der glatten Muskulatur (Bronchodilatation, Vasodilatation; schwächer als Theophyllin); Analeptikum*; **Ind.:** bei Ermüdungserscheinungen, in Kombination mit Analgetika* bes. bei Kopfschmerz u. Migräne; **Wechselwirkungen:** Verstärkung der herzfrequenzsteigernden Wirkung von Sympathomimetika*; Reduzierung der Wirkung von Sedativa*; **Nebenwirkungen:** Größere Mengen Coffein können Ideenflucht*, Muskelzittern, Insomnie, Übererregbarkeit, Konzentrationsschwäche u. Extrasystolen hervorrufen. Chron. Missbrauch bedingt eine leichte Form der Abhängigkeit mit z. B. Kopfschmerz beim Entzug; nach ICD-10 zahlreiche akute u. chron. Substanzstörungen* (sehr selten), nach DSM-IV Intoxikationen*.

Cognitive Behavioral Analysis System for Psychotherapy: Abk. CBASP; Form der Psychotherapie (J. P. McCullough, 2000) zur Behandlung chronischer Depressionen, die interpersonelle, psychodynamische, kognitive u. behaviorale Strategien verbindet; **Prinzip:** Förderung sozial-interpersonellen Lernens (ausgehend von der Annahme, dass chronisch depressive Patienten in Wahrnehmung u. Denken von der sozialen Umwelt entkoppelt sind); **Ind.:** Major Depression (chronische Episode, Episode mit unvollständiger Remission), Dysthymie, doppelte Depression; **Durchführung:** als Einzel- od. Gruppentherapie, ambulant od. stationär; Haupttechniken: Situationsanalyse, Training von Verhaltensfertigkeiten u. interpersonelle Therapietechniken, die den Patienten darin unterstützen, negative zwischenmenschliche Erfahrungen aufzuarbeiten; Gestaltung des Therapieprozesses orientiert sich an Übertragungshypothesen, die zu Therapiebeginn auf der Basis einer Analyse prägender interpersoneller Beziehungen entwickelt werden; **Wirksamkeit:** Bei chronischer Depression: in großer randomisierter kontrollierter Multicenterstudie an ambulanten Patienten gleichermaßen wirksam wie Pharmakotherapie, die Kombination beider Verfahren war deutlich wirksamer als die beiden Monotherapien (Keller et al., 2000). In einer neueren Multicenterstudie (Koscis et al., 2009) keine Replikation dieser Befunde.

Cognitive Bias Modification: (engl.) *CBM*; therapeutischer Ansatz, der auf die Modifikation automatisierter Verhaltenstendenzen u./od. verzerrter Kognitionen* zielt (vgl. Bias); nutzt Modifikationen der Tests, die ursprünglich zur Erfassung verzerrter Kognitionen eingesetzt wurden, z. B. wird mit Hilfe von Computeraufgaben trainiert, besonders auf lachende Gesichter zu achten u. negative Gesichter zu ignorieren; Ansatzpunkt: selektive Informationsverarbeitung (wichtiger kausaler Faktor in kognitiven Modellen vieler psychischer Störungen) kann durch wiederholte Übung in kognitiven Aufgaben erfolgreich umtrainiert werden; **Ind.:** Angststörungen, affektive Störungen, selten Substanzstörungen u. Verhaltenssucht. Vgl. Approach Avoidance Test.

Cognitive Neuro|science (engl. cognitive wahrnehmend; neuroscience Neurowissenschaft): s. Neurowissenschaft, kognitive.

Cohen's Kappa: s. Kappakoeffizient.

Colitis ulcerosa (Kol-*; -itis*) *f*: (engl.) *ulcerative colitis*; chronische, meist in Schüben verlaufende Entzündung der Dickdarmschleimhaut, die sich vom Rektum ausgehend kontinuierlich nach proximal ausdehnt; **Lok.:** bei ca. 40–50 % der Betroffenen auf Rektum u. Sigmoid beschränkt, bei 30–40 % als linksseitige Kolitis, bei 20 % als Pankolitis verlaufend; **Ätiol.:** unklar; vermutl. multifaktorielle Genese (genet. Prädisposition, immun. Dysregulation, Umweltfaktoren, Störung der mikrobiellen Flora), familiär gehäuft auftretend; eine psychische Beteiligung an der Ätiopathogenese wurde bisher nicht nachgewiesen, allerdings wirken Umweltfaktoren u. Belastungen an der Exazerbation eines Krankheitsschubes mit; Psychotherapie* (jede Form) kann die Remissionserhaltung stützen. **Klin.:** schleimig-blutige Diarrhö mit schmerzhaften Entleerungen; in Abhängigkeit von Aktivität u. Ausdehnung des Krankheitsgeschehens Fieber, Dehydratation, Gewichtsverlust, Anämie, allg. Entzündungszeichen, extraintestinale Manifestationen (z. B. Gallenwege, Haut u. Schleimhaut, Gelenke, Auge); **Kompl.:** tox. Megakolon, kolorektales Karzinom (Risikoerhöhung nach 10-jährigem Verlauf); **Ther.:** Pharmakotherapie (u. a. Glukokortikoide*, Sulfasalazin u. Mesalazin, Probiotika, Azathioprin, Infliximab, Ciclosporin), bei Versagen der konservativen Maßnahmen operative Ther. (Koloproktektomie ggf. mit Erhalt des Kontinenzorgans u. Anlage eines ileoanalen Pouchs); **DD:** Enteritis* regionalis Crohn, Divertikulitis, Enterokolitis anderer Ursache.

Colon irritabile (Kol-*) *n*: (engl.) *irritable colon*; s. Reizdarmsyndrom.

Coloured Progressive Matrices: s. Raven-Matrizen-Tests.

Columbia Mental Maturity Scale: Abk. CMM, CMMS; Intelligenztest* für Grundschüler zur Abschätzung der allg. Intelligenz*; umfasst 50 Items zur sprachfreien Überprüfung der intellektuellen Leistungsfähigkeit; den Kindern werden 5 farbige Bilder gezeigt, von denen ein nicht passendes Bild gezeigt od. angekreuzt werden soll; **Anw.:** bei

C

Kindern von 3,5–14 Jahren; CMM 1–3: Gruppenintelligenztest für die 1.–3. Klasse; CMM 1–4: für Grund- u. Sonderschüler; CMM-LB: Sonderform für 9- bis 14-jährige lernbehinderte Schüler mit 70 Items; **Testdauer:** 15–20 Minuten, CMM-LB ca. 45 Minuten.

C

Coma vigile (gr. κῶμα tiefer, fester Schlaf) *n*: (engl.) *vigil coma*; s. Syndrom, apallisches.

COMES: Abk. für **Com**puterunterstütztes **E**rfassungs**s**ystem; Selbstbeobachtungsverfahren zur tagebuchähnlichen Erfassung des individuellen Belastungserlebens u. Copings* in Familien; **Anw.:** Belastungs- u. Bewältigungsdiagnostik; i. R. der Familientherapie*. Vgl. Bewältigungsstrategie.

Commissura anterior *f*: (engl.) *anterior commissure*; vordere Kommissur; weiße Substanz zwischen rechter u. linker Hemisphäre in der Vorderwand des 3. Hirnventrikels; enthält Kommissurenbahnen; Verbindung zwischen den vorderen Abschnitten des Temporallappens* der beiden Hemisphären; neben Corpus* callosum wichtigste Verbindung zwischen beiden Hemisphären; bei Frauen teilweise stärker ausgeprägt.

Commotio cerebri (lat. commotio Erschütterung) *f*: (engl.) *commotio cerebri, concussion of the brain*; sog. Gehirnerschütterung; leichtes Schädelhirntrauma* (SHT I); traumatisch bedingte, reversible Schädigung des Gehirns* i. S. einer Funktionsstörung ohne morphol. fassbares Substrat; **Sympt.:** **1.** akut: initial kurzzeitige (≤15 Minuten) Bewusstlosigkeit* bzw. quantitative od. qualitative Bewusstseinsstörung*, leichte Benommenheit* auch länger (z. T. ≥60 Minuten); peritraumat. Amnesie* (retrograd u. evtl. anterograd) ≤24 Stunden; hypotone Kreislaufreaktion, Kopfschmerz*, Schwindel, Übelkeit, Erbrechen, evtl. passagere posttraumatische Hirnleistungsstörung* od. Durchgangssyndrom*; cave: neurol. Fokalzeichen fehlen (CCT i. d. R. ohne Herdbefund); **2.** langfristig: postkommotionelles Syndrom*; **Diagn.:** nur im Kindesalter verändertes EEG; röntg. Ausschluss einer Schädelfraktur; **Ther.:** Beobachtung über 24 Stunden, evtl. kurzfristige Bettruhe, bei Kopfschmerz Analgetika, bei Übelkeit Antiemetika, Kreislaufstabilisierung, Frühmobilisation. Vgl. Contusio cerebri.

Community Care: Methoden aufsuchender sozialer od. gemeindepsychol. Arbeit zur Herstellung od. Pflege eines fürsorgenden Gemeinwesens od. als Fürsorge od. Pflege im Gemeinwesen mit Übernahme von helfenden u. pflegenden Aufgaben z. B. für psychisch Behinderte im Kontext natürlicher, gemeindenaher Hilfeformen (z. B. Aufnahme von chronisch psychiatrischen Patienten in Familien); sehr nahe den Methoden der Gemeinwesenpflege; gepflegt werden sollen menschenwürdige Lebensverhältnisse in normalisierten Umgebungen i. S. eines Angebots kultureller, sozialer u. ökonom. Ressourcen mit dem Ziel der Prävention von Problemen u. der gesellschaftl. Integration gefährdeter od. gesellschaftlich marginalisierter Personen; im psychiatrischen Bereich durch ein gegliedertes System von Hilfen in Standardversorgungsgebieten (ambulante, teilstationäre, stationäre u. komplementäre Dienste).

Compassion (engl. compassion Mitgefühl, Mitleid): Bez. für Ergriffenheit vom Leid anderer Menschen, verknüpft mit dem Wunsch, Linderung herbeizuführen; Voraussetzung: Wahrnehmung des Leidens anderer Menschen u. nicht wertendes Verständnis für Fehler u. Versagen als Teil der menschlichen Natur; **Self-Compassion:** Ausdruck eines verständnisvollen, achtsamen u. die allgemeine menschliche Fehlbarkeit betonenden Umgangs mit eigenen Leid- u. Versagenserlebnissen; **klin. Bedeutung:** Self-Compassion ist assoziiert mit verschiedenen Markern psychischer Gesundheit; Kultivierung von Compassion von zentraler Bedeutung in der Überwindung psychischen Leidens i. R. der Compassion Focused Therapy (P. Gilbert, 2010).

Competing Response Training (engl. competing konkurrierend; Response*): Therapieform, die v. a. zur Behandlung von Tics* u. Impulskontrollstörungen* entwickelt wurde u. auf 2 Bausteinen basiert: **1.** Sensibilisierung für die Wahrnehmung der frühen Anzeichen eines Verhaltens (z. B. eines Tics); **2.** bewusste Ausführung eines mit der unerwünschten Verhaltensweise inkompatiblen Verhaltens (z. B. weites Öffnen der Augen, wenn der Tic aus einem Augenzwinkern besteht). Vgl. Habit Reversal Training.

Compliance (engl. compliance Einwilligung, Bewilligung) *f*: Bereitschaft eines Patienten zur Zusammenarbeit mit dem Arzt od. Psychotherapeuten u. zur Mitarbeit bei diagnostischen od. therap. Maßnahmen, z. B. Zuverlässigkeit, mit der therap. Anweisungen befolgt werden (sog. Verordnungstreue); Compliance ist u. a. abhängig von: **1.** Patientenmerkmalen (z. B. Persönlichkeit, Krankheitsverständnis* u. Leidensdruck); **2.** soziodemographischen Indikatoren (z. B. Alter, Bildung, Geschlecht od. sozialer Status); **3.** psychosozialen Einflussgrößen (z. B. Stress*); **4.** Besonderheiten des Krankheitsbildes (z. B. Dauer der Behandlung); **5.** Charakteristika der Behandlung (z. B. Anzahl u. Schwierigkeit der Anweisungen, Art der Therapie u. evtl. erforderliche Verhaltensänderungen, Nebenwirkungen); **6.** Rahmenbedingungen der Behandlung (z. B. Entfernung zwischen Wohn- u. Behandlungsort); **7.** Kennzeichen der therapeutischen Beziehung (Arzt*-Patient-Beziehung, Selbstverantwortlichkeit des Patienten). Compliance-Messung kann indirekt z. B. über Selbstangaben od. Termineinhaltungen od. direkt z. B. über laborchemische Tests erfolgen; Strategien der Compliance-Förderung sind z. B. therapeutische Verträge*, Tagebuchverfahren* od. Patientenschulungen*. Vgl. Non-Compliance; Adhärenz.

Composite International Diagnostic Interview: Abk. CIDI; standardisiertes Interview (Wittchen et al., 1994) zur Erfassung psychischer Störungen* nach DSM u. ICD-10; umfasst vorgegebene Symptom- u. klin. relevante Zusatzfragen (Einstiegsitem zur Erfassung der Dysthymie: „Haben Sie sich schon einmal 2 Wochen oder länger fast täglich traurig, niedergeschlagen oder deprimiert gefühlt?"); Formalisierung des gesamten Prozesses von der Erhebung der Information bis zur Auswertung in Diagnosen; erfasst werden u. a. Angststörungen*, somatoforme Störungen*, affektive Störungen*, Substanzstörungen*; es existieren versch. Versionen u. Kurzversionen zur Erfassung der Kriterien nach den DSM-Versionen III u. IV sowie ICD-10; Basis des computergestützten Diagnostischen* Expertensystems für psychische Störungen; **Anw.:** bei Jugendlichen u. Erwachsenen; Erfassung psychischer Störungen im Längsschnitt (gesamte Lebenszeit) u. Querschnitt (12 Monate); in der Forschung u. klin. Diagn.; **Testdauer:** ca. 70 Minuten.

Comprehensive Addiction Severity Index for Adolescents: Abk. CASI-A; strukturiertes Interview zur Erfassung von Risikofaktoren, Begleitsymptomen u. Folgen von Alkohol- u. Drogenmissbrauch bei Jugendlichen; die Items umfassen Bildungsstand, Alkohol- u. Drogenkonsum, familiäre Beziehungen, Beziehungen zu Gleichaltrigen, Rechtslage, psychische Beeinträchtigungen u. Freizeitverhalten; **Anw.:** bei Jugendlichen; Alkoholabhängigkeit* u. Drogenabhängigkeit*; **Testdauer:** 45–90 Minuten.

Comprehensive Assessment of Symptoms and History: Abk. CASH; strukturiertes Interview zur Erfassung u. umfassenden Beschreibung der aktuellen u. Lebenszeitsymptome der wichtigsten psychischen Störungen einschließlich Schizophrenie*, affektive Störungen* u. Drogenabhängigkeit* nach DSM-IV u. ICD-10; die Items umfassen z. B. psychotische Sympt., Vorerkrankungen, soziographische Informationen, Händigkeit, kognitive Funktionen (entsprechend dem Mini*-Mental-Status-Test), Substanzkonsum, die Scale* for the Assessment of Negative Symptoms, Scale* for the Assessment of Positive Symptoms; es existiert eine Kurzform (CASH-UP) zur Verlaufskontrolle; Bewertung erfolgt auf 5-teiliger Skala; **Anw.:** Diagn. u. Verlaufskontrolle psychischer Störungen; in der Forschung.

Comprehensive Psychopathological Rating Scale: Abk. CPRS; Fremdbeurteilungsverfahren zur Erfassung des aktuellen Zustands, der Symptome u. des Verlaufs psychischer Störungen; umfasst 65 Items (z. B. affektive u. neurotische Symtome) u. versch. Subskalen, z. B. zu Negativsymptomatik* u. Depression*; **Anw.:** bei Erwachsenen mit psychischen Störungen; **Testdauer:** 50 Minuten.

Computational Neuro|science (engl. computational rechenbetont; neuroscience Neurowissenschaft): Wissenschaft von der neuronalen Informationsverarbeitung in ZNS u. peripherem Nervensystem (Sensorik, Kognition, Motorik, Handeln) u. deren mathematischer Modellierung u. von der Entwicklung von Simulationen (z. B. Human* Brain Projekt); setzt interdisziplinäre Zusammenarbeit zwischen Biophysik, Mathematik, Informatik, Psychologie u. Medizin voraus; in Deutschland existiert multizentrisches Netzwerk von Forschungszentren zu Computational Neuroscience (Bernstein-Zentren), in dem auch medizinische u. industrielle (z. B. Robotersysteme) Anwendungen entwickelt werden.

C

Computer|tomo|graphie (tom-*; -graphie*) *f*: (engl.) *computed tomography*; s. CT.

Computer|unterstütztes Erfassungs|system: s. COMES.

COMT: Abk. für **C**atechol-**O**-**M**ethyl**t**ransferase; auch Katechol-O-Methyltransferase; Enzym, das in den sympathischen Nervenenden der Zielorgane die Neurotransmitter Noradrenalin*, Adrenalin* u. Levodopa* methyliert (Hauptabbauweg mit der anschließenden oxidativen Desaminierung durch die Monoaminoxidase*).

COMT-Hemmer: (engl.) *COMT inhibitors*; Kurzbez. für **C**atechol-**O**-**M**ethyl**t**ransferase-Hemmer; Substanzen, die durch Hemmung der enzymatischen Aktivität von COMT* Bioverfügbarkeit u. Wirkungsdauer von Levodopa* bei der Therapie des Parkinson*-Syndroms erhöhen; **Vertreter:** z. B. Entacapon*, Tolcapon*.

Conners Abbreviated Symptom Questionnaire: s. Abbreviated Symptom Questionnaire.

Conners Parent Rating Scale: Abk. CPRS, CPRS-R (revised); Fremdbeurteilungsverfahren zur Erfassung von ADHS* u. weiterer Psychopathologie (z. B. Angst*, Depression*) bei Kindern u. Jugendlichen durch die Eltern; Kurzform mit 27 Items u. 4 Subskalen (Abk. CPRS-R:S), Langform mit 80 Items u. 14 Subskalen (Abk. CPRS-R:L); die Zustimmung zu verschiedenen Symptomen (z. B. kurze Aufmerksamkeitsspanne) wird auf 4-stufiger Antwortskala angegeben; **Anw.:** insbes. bei ADHS bei Kindern u. Jugendlichen im Alter von 3–17 Jahren; **Testdauer:** Kurzform 5–10, Langform 15–20 Minuten. Vgl. Conners Teacher Rating Scale; Conners-Wells Adolescent Self-Report Scale; Abbreviated Symptom Questionnaire.

Conners Teacher Rating Scale: (engl.) *CTRS*; Fremdbeurteilungsverfahren zur Erfassung von ADHS* u. weiterer Psychopathologie (z. B. Angst*, Depression*) bei Kindern u. Jugendlichen durch die Lehrer; Kurzform mit 28 Items u. 4 Skalen (Abk. CTRS-R:S), Langform mit 59 Items u. 13 Subskalen (Abk. CTRS-R:L). Vgl. Conners Parent Rating Scale; Conners-Wells Adolescent Self-Report Scale; Abbreviated Symptom Questionnaire.

Conners-Wells Adolescent Self-Report Scale: Abk. CASS; Selbstbeurteilungsverfahren für Jugendliche zwischen 12 u. 17 Jahren zur Erfassung von ADHS* u. weiterer Psychopathologie (z. B. Angst*, Depression*); Kurzform mit 27 Items u. 4 Subskalen (Abk. CASS-S), Langform mit 87 Items u. 10 Subskalen (Abk. CASS-L); s. Conners Parent Rating Scale; vgl. Conners Teacher Rating Scale.

Conn-Syn|drom (Jerome W. C., Endokrinologe, Michigan, 1907–1981) *n*: (engl.) *Conn's syndrome*; s. Hyperaldosteronismus.

Constraint-induced-Therapie (engl. constraint Beschränkung; induced induziert) *f*: s. CI-Therapie.

C

Containing (engl. containing enthaltend): (engl.) *containing*; entwicklungstheoretisch begründetes psychoanalytisches Konzept (W. Bion); **1.** Fähigkeit der Mutter, die emotionale Befindlichkeit des Säuglings u. Kleinkinds wahrzunehmen u. die häufig diffusen, teils sehr starken Emotionen aufzunehmen u. angemessen zu beantworten, ohne mit ähnlichen emotionalen Zuständen zu reagieren; **2.** Fähigkeit des Therapeuten, die vom Patienten ausgehenden z. T. sehr heftigen Affekte, Stimmungen u. Beziehungsangebote aufzunehmen, ohne darauf sofort zu reagieren; er versucht zu verstehen, um die Affekte in Form einer Deutung* an den Patienten zurückgeben zu können; vgl. Holding; Identifikation.

Continuous Performance Test: (engl.) *continuous performance task*; Abk. CPT; neuropsychologisches Testverfahren zur Erfassung impulsiven Verhaltens u. zur Beurteilung von selektiver Aufmerksamkeit* u. Daueraufmerksamkeit* in verschiedenen Modalitäten (verbal, figurativ, auditiv); analoges Konstrukt zum deutschen (international nicht etablierten) d2*-Aufmerksamkeits- und Belastungstest; Testergebnisse der versch. Versionen sind abhängig von Ablenkbarkeit u. Impulsivität; **Prinzip:** 2 Testphasen mit insgesamt 200 Durchgängen u. Präsentation leicht diskriminierbarer Buchstaben (H, O, T, X, Z); Reaktion (Tastendruck) soll erfolgen, wenn auf ein O ein X folgt (Target-Sequenz; s. Abb.), nicht auf aufgabenirrelevante (weder O noch X) u. auf Non-Target-Sequenzen (auf O folgt nicht X); erfasst werden Omissionsfehler (keine Reaktion auf Target-Sequenz, Maß für Aufmerksamkeitsleistung) u. Commissionsfehler (Reaktion auf irrelevante od. Non-Target-Sequenzen, Maß für Aufmerksamkeitsdefizite u. Impulsivität); **Anw.:** v. a. in der krankheitsbezogenen Forschung (v. a. Schizophrenie, ADHS); Anw.: ab 4 Jahren; **Testdauer:** 15 Minuten.

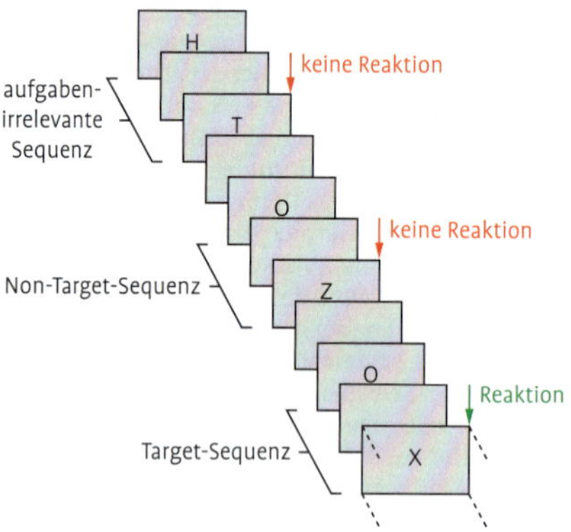

Continuous Performance Test: beispielhafte Reizsequenzen

Con|tusio cerebri (lat. contundere, contusus zerschlagen, zerquetschen) *f*: (engl.) *contusio cerebri*; sog. Hirnprellung; gedecktes mittelschweres od. schweres Schädelhirntrauma* (SHT II od. III; ohne Perforation der Dura* mater); am Ort der Gewalteinwirkung (sog. Stoßherd, Coup) u. meist stärker an der Gegenseite (Contrecoup) treten Petechien, Zerreißung intrazerebraler Gefäße sowie (multiple) Gewebeschäden, sog. Rindenprellungsherde (v. a. an Frontal-, Temporal- u. Okzipitallappen) auf; z. T. auch Gewebeläsionen mit Einblutungen im Hirnstamm* (sog. Hirnstammkontusion); **Sympt.:** Bewusstseinsstörung* (s. Koma), Pupillenstarre, Störung der Atmung u. Temperaturregulation (sog. zentrales Fieber), Hirnödem; im weiteren Verlauf ggf. Subduralhämatom*, Hydrozephalus*, posttraumatische Hirnleistungsstörung* od. Epilepsie*; **Diagn.:** kraniale CT od. MRT, EEG; **Ther.:** intensivmed. Überwachung, Behandlung des Hirnödems, evtl. Beatmung, bei epileptischen Anfällen Antiepileptika, bei Hirndrucksteigerung durch Epi- od. Subduralhämatom Operation.

Coping (engl. to cope fertig werden mit): (engl.) *coping*; Bewältigungsverhalten; Bez. für den dynam. Prozess der Auseinandersetzung mit belastenden Situationen u. Stressoren*; umfasst behaviorale, emotionale, kognitive od. motivationale Reaktionen; dem transaktionalen Modell (Lazarus) entsprechend sind von Bedeutung: **1.** die Situation u. deren subjektiven Bewertung* durch Betroffene; **2.** die persönlichen u. sozialen Ressourcen*; **3.** die sich aus 1 u. 2 ergebende Bewertung, ob die Situation zu bewältigen ist; **4.** die abschließende Bewertung des Bewältigungsprozesses u. evtl. Aktualisierung von 1–3. **Formen:** nach Lazarus u. Folkmann, 1984: **1.** emotionszentriertes Coping ist darauf ausgelegt, mit der belastenden Situation verbundene Emotionen* zu regulieren (s. Emotionsregulation); **2.** instrumentelles (problemzentriertes) Coping ist ein Versuch der direkten Problemlösung* od. direktes Vorgehen gegen stressverursachende Bedingungen; **klin. Bedeutung:** med. als Krankheitsverarbeitung* v. a. bei Patienten mit chron. Erkrankungen u. Behinderungen od. zweifelhafter Prognose (Stärkung von Ressourcen u. Erwartung von Selbstwirksamkeit*) sowie als Konzeption problemat. Verhaltensweisen mit Störungscharakter i. R. dysfunktionaler Bewältigungsstrategien* (z. B. Drogenmissbrauch); i. R. der Psychotherapie* spielt neben der störungsspezif. Intervention der Aufbau funktionaler u. die Verminderung dysfunktionaler Bewältigungsstrategien* eine wichtige Rolle.

Coping-Inventar zum Umgang mit Stress-Situationen: s. Coping Inventory for Stressful Situations.

Coping Inventory for Stressful Situations: Abk. CISS; Coping-Inventar zum Umgang mit Stress-Situationen; Selbstbeurteilungsverfahren zur Erfassung von Bewältigungsstrategien* (s. Coping); umfasst 48 Items; es existiert eine auf 24 Items gekürzte, deutschsprachige Adaptation; erfasst werden 3 grundlegende Coping-Stile: **1.** aufgabenorientiertes Coping: Versuch der direkten Problemlösung, Planung von geeigneten Schritten gegen die Stress verursachenden Bedingungen; **2.** emotionsorientiertes Coping: auf die eigene Person bezogene, emotionale Reaktionen; **3.** vermeidungsorientiertes Coping: Vermeidung der Auseinandersetzung mit Stresssituationen; **Anw.:** ab 16 Jahren; in der Arbeits-, Betriebs- u. Organisationspsychologie, in der klinischen Psychologie; bei gesunden u. psychisch kranken Menschen; **Testdauer:** ca. 10 Minuten.

Coping-Strategie (Coping*) *f*: (engl.) *coping strategy*; Bewältigungsstrategie*.

Coping, vermeidendes (Coping*): (engl.) *avoidant coping*; Bewältigungsstrategie*, bei der Emotionen reguliert werden, indem stressvolle Situationen vermieden werden; **Vork.:** v. a. bei posttraumatischer Belastungsstörung* als aufrechterhaltender Faktor.

Cornsweet-Il|lusion (Illusion*) *f*: (engl.) *Cornsweet illusion*; Craik*-Cornsweet-Illusion.

Corpus amygdaloideum (lat. corpus Körper) *n*: (engl.) *amygdaloid body*; s. Amygdala.

Corpus callosum (lat. corpus Körper) *n*: (engl.) *corpus callosum*; Balken; quere Faserverbindung zwischen den beiden Hemisphären des Telencephalons* am Grund der Fissura longitudinalis cerebri (s. Abb.); enthält Kommissurenbahnen; bei Frauen stärker ausgeprägt; **Anat.:** besteht aus dem hinten u. kaudal gelegenen Wulst (Splenium), dem Hauptteil als Stamm (Truncus), der in das Knie (Genu) übergeht. Unterhalb des Knies endet er rostral mit dem Schnabel (Rostrum). Die vorderen, im Knie U-förmig die Frontallappen verbindenden Fasern bilden die vordere Balkenzwinge (Forceps frontalis bzw. minor). In gleicher Weise verläuft die hintere Balkenzwinge (Forceps occipitalis bzw. major) im Wulstgebiet zur Verbindung der Okzipitallappen. Tapetum nennt man die Faserverbindungen, welche die Seitenwand des Cornu temporale u. Cornu occipitale (hier auch das Dach) des Seitenventrikels bilden. **Klin. Bedeutung:** Balkendiskonnektionssyndrom*; operative Durchtrennung: Split*-brain-Operation. Weitere Interhemisphären-Verbindungen: Commissura* anterior, Adhesio* interthalamica.

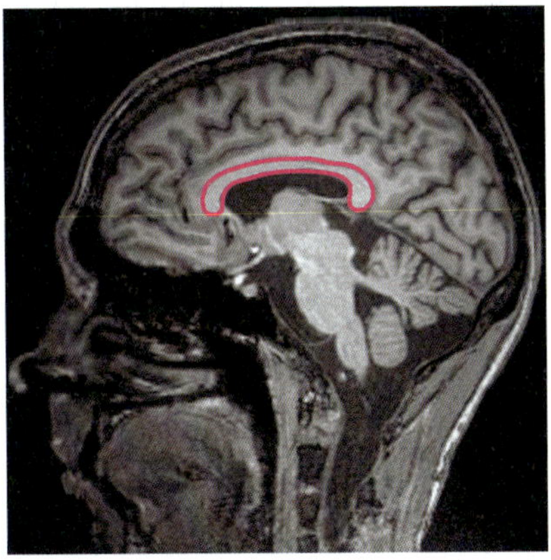

Corpus callosum: Darstellung in einer T1-gewichteten MRT-Aufnahme [13]

Corpus-luteum-Hormon (lat. corpus Körper; luteus gelb; Horm-*) *n*: (engl.) *luteal hormone*; Progesteron*.

Corpus mamillare (lat. corpus Körper) *n*: (engl.) *mamillary body*; s. Mamillarkörper.

Corpus striatum (lat. corpus Körper) *n*: (engl.) *corpus striatum*; Kurzbez. Striatum, Neostriatum, Streifenhügel; zu den Basalganglien* gehörendes telenzephales Kerngebiet; Bestandteil des extrapyramidalen Systems*; besteht aus Putamen*, Nucleus* caudatus u. Nucleus* accumbens, der ein Teil des mesolimbischen Belohnungssystems* ist.

Corsi-Block-Tapping-Test: s. Block-Tapping-Test.

Cortex (lat. cortex Rinde, Schale) *m*: (engl.) *cortex*; Bez. für die äußere Zellschicht eines Organs; z. B. Cortex cerebri (Großhirnrinde, s. Kortex), Cortex cerebelli (Kleinhirnrinde, s. Cerebellum), Cortex glandulae suprarenalis (Nebennierenrinde*).

Cortex ento|rhinalis (Cortex*) *m*: (engl.) *cortex entorhinalis*; Area* entorhinalis.

Cortico|steron *n*: (engl.) *corticosterone*; s. Glukokortikoide.

Cortico|tropin *n*: (engl.) *corticotropine*; ACTH*.

Cortico|tropin Releasing-Hormon *n*: s. CRH.

Corti-Organ (Alfonso de C., Anatom, Wien, Turin, 1822–1876; gr. ὄργανον Werkzeug) *n*: (engl.) *organ of Corti*; syn. Organum spirale; Sinnesepithel der Gehörschnecke; umfasst die inneren u. äußeren Haarzellen (Hörzellen) u. mehrere Arten Stützzellen: u. a. Pfeilerzellen, die den Corti-Tunnel begrenzen, innere u. äußere Phalangenzellen.

Cortisol *n*: (engl.) *cortisol*; syn. Hydrocortison (INN); auch Kortisol; physiol. Glukokortikoid*; im Blutplasma zu 75 % an Transcortin, zu 15 % an Albumin gebunden u. zu 10 % in freier Form vorhanden; **Nachw.:** durch direkte Bestimmung im Plasma u. Harn, ggf. auch im Speichel; **klin. Bedeutung:** **1.** pathol. erhöhte/verminderte Serumkonzentration bei Cushing*-Syndrom bzw. Addison*-Krankheit. **2.** Die Cortisolsekretion unterliegt der Hypothalamus*-Hypophysen-Nebennierenrinden-Achse u. schwankt stark zirkadian (Maximum am frühen Morgen in Zus. mit Wachheit u. Leistungsfähigkeit, Minimum am späten Abend). Die Cortisolsekretion ist ein Indikator der zentralen hormonalen Stressregulation (s. Stressreaktion); **Cortisolhypersekretion** im Vergleich zur Norm bei

Patienten mit Depression*; Fehlen des Cortisolminimums am späten Abend charakteristisch bei Patienten mit Durchschlafstörungen* u. Früherwachen* (häufig bei Depression); Urs. dieser Dysregulation ist die zentrale Überaktivität der CRH-Neuronen; klin. Nachweis durch Funktionsuntersuchungen der Stressregulation (Dexamethason-Hemmtest u. Dexamethason-CRH-Test; s. Dexamethason-Test). Eine dauerhafte Erhöhung des Cortisolspiegels kann z. B. zu Diabetes mellitus, Hypertonie, Immundefekt, Hemmung von Entzündungsreaktionen, Fertilitäts- u. Wachstumsstörungen u. Abbau von Muskelgewebe führen u. hat eine schädigende Wirkung auf den Hippocampus* i. S. des Untergangs hippocampaler Neuronen u. einer damit verbundenen hippocampalen Schrumpfung (z. B. bei posttraumatischer Belastungsstörung, Stress).

Cortison (INN) *n*: (engl.) *cortisone*; physiol. Glukokortikoid; inaktive Vorstufe von Cortisol*; **Ind.:** Nebennierenrindeninsuffizienz (z. B. Addison*-Krankheit).

Cotard-Syn|drom (Jules C., Psychiater, Paris, 1840–1889) *n*: (engl.) *Cotard's syndrome*; v. a. bei älteren Menschen (meist nach dem 70. Lebensjahr) auftretender sog. nihilistischer Wahn* mit Sympt. der Depersonalisation*; die Betroffenen nehmen an, sie hätten keinen Körper mehr, hätten Organe verloren, seien verfault bis zur Negation der eigenen Existenz u. der Existenz der Welt; **Vork.:** i. R. von (häufig sekundärer) Depression*; häufig assoziiert mit ausgeprägtem Versündigungs- od. Schuldwahn*; **cave:** erhöhte Suizidgefahr.

Co-Therapeut (Co-*) *m*: (engl.) *co-therapist*; Bez. für eine psychosoziale Ressource, die in den psychotherap. Prozess eingebunden wird; insbes. Psychotherapeuten* (v. a. bei Paarpsychotherapie* u. Gruppenpsychotherapie*), Laientherapeuten (z. B. Partner od. Eltern von Patienten; s. Laientherapie) bis hin zu Tieren (z. B. Pferde; s. Reiten, therapeutisches); i. R. der stationären Behandlung i. d. R. Pflegepersonal mit spezieller Fort- u. Weiterbildung; **Aufgaben:** organisator. u. inhaltliche Mitarbeit bei der Durchführung der Therapie, z. B. Begleitung des Psychotherapeuten bei Einzel-, Partner- u. Familiengesprächen; Unterstützung des Patienten bei der Durchführung von Verhaltensübungen u. der Umsetzung therap. Hausaufgaben.

Cotinin *n*: (engl.) *cotinine*; Tabak-Alkaloid, Abbauprodukt des Nicotins*; Nachweis der Konzentration (z. B. in Harn, Blut, Haaren) erlaubt Rückschlüsse auf das Rauchverhalten (aktive u. passive Exposition); vgl. Nicotinabhängigkeit.

Co-Trans|mitter (lat. transmittere hinüberschicken) *m*: Kotransmitter; Substanzen, welche die Wirkung eines Neurotransmitters* auf eine Nervenzelle beeinflussen u. ggf. an eigene spezif. Rezeptoren binden; reagieren wesentlich langsamer als klassische Neurotransmitter (s. Neuromodulatoren), wirken langanhaltend u. mit großer Reichweite über verschiedene Areale des ZNS bis in die Peripherie; tragen u. a. bei zu Regulation von Aufmerksamkeit, Verhalten, Wach- u. Schlaf-Rhythmus, vegetativen Reaktionen, Durst, Hunger, Sexualverhalten; Beispiele: Substanz* P mit Wirkung über Neurokinin*-Rezeptoren (Schmerzwahrnehmung), Neuropeptid* Y mit Wirkung über NPY-Rezeptoren (emotionale Verarbeitung).

Couples Interaction Scoring System: Abk. CISS; Fremdbeurteilungsverfahren zur systematischen Verhaltensbeobachtung bei Paaren; erfasst anhand einer Videoauswertung z. B. Kommunikation, Konfliktverhalten; es existiert eine Kurzversion (Rapid Couples Interaction Scoring System, Abk. RCISS); **Anw.:** zur Partnerschaftsdiagnostik*.

Couvade-Syn|drom (franz. couver brüten) *n*: (engl.) *couvade syndrome*; Bez. für Auftreten unspezif. körperlicher u. psychischer Sympt. bei Männern im Übergang zur Vaterschaft als Ausdruck eines konflikthaft erlebten Anpassungsvorgangs an die Schwangerschaft der Partnerin; **Ätiol.:** psychodynamisch relevante Konflikte, Ängste in der Auseinandersetzung mit der Vaterrolle, psychosoziale Belastungen durch Schwangerschaft; **Epidemiol.:** geschätzt bei ca. 30 % aller werdenden (v. a. Erst-)Väter, jedoch sind die unspezif. psychischen u. körperlichen Symptome auch in der Allgemeinbevölkerung häufig; **Sympt.:** depressive, ängstliche, somatoforme Symptome, z. B. Änderung des Appetits, Übelkeit, aufgetriebener Leib, Gewichtszunahme, Gefühl von Wehen; **Ther.:** supportive ärztliche Führung, themenorientiertes Gespräch, ggf. störungsorientierte Pharmako- u. Psychotherapie; **Progn.:** i. d. R. günstige Adaptation; in Einzelfällen werden durch den emotionalen Distress primäre psychische Störungen (mit eigendynam. Verlauf; meist depressive, ängstliche u./od. somatoforme Symptome/Syndrome, die aber häufig nicht die vollen diagnostischen Kriterien erfüllen) ausgelöst; **Geschichte:** Bez. gewählt in Analogie zu soziokulturellem Couvade-Ritus, der in vorindustriellen Gesellschaften gepflegt wurde; dabei ahmte der werdende Vater die Geburtswehen der Frau nach, häufig zog er sich auch die Kleider seiner Frau an u. lag gegen Ende der Schwangerschaft nur noch im Bett. Dabei wurden magische Rituale zum Wohle des Kindes vollzogen.

co|verant: (engl.) *coverant*; aus operant* (s. Verstärkung) u. covert (verdeckt) zusammengesetzte Bez.; klin. Bedeutung im Kontext verdeckter Methoden der Selbstkontrolle* (nach Homme), bei denen das Individuum sein Verhalten in für Dritte nicht erkennbarer Weise durch gezielte Selbstverstärkung steuert, die Verstärker können dabei z. B. positive Gedanken sein.

Coxibe *n*: (engl.) *coxibe*; s. Cyclooxygenase-2-Inhibitoren.

COX-2-In|hibitoren (lat. inhibitio Hemmung) *m pl*: (engl.) *cox-2 inhibitors*; Kurzbez. für **C**ycl**oox**ygenase*-2-Inhibitoren.

Cox-Modell *n*: (engl.) *Cox proportional hazards model*; zu den Verfahren der Survivalanalyse* gehörendes Regressionsmodell (s. Regression), mit dem z. B. Überlebensdaten od. Daten zum Auftreten von Krankheiten od. Störungen über die Zeit (z. B. Therapiezeitraum) analysiert werden können; Modellvoraussetzung ist, dass das relative Risiko* (hier sog. Hazard-Ratio) beim Vergleich zweier Bedingungen über die Zeit konstant ist (sog. proportional hazards assumption). Unter dieser Bedingung hängt das Verfahren nicht von der Verteilung der Überlebenswahrscheinlichkeiten über die Zeit ab (daher auch als semiparametrisch bezeichnet).

cP: Abk. für **c**hronische **P**olyarthritis; s. Arthritis, rheumatoide.

CPM: Abk. für (engl.) ***C**oloured **P**rogressive **M**atrices*; s. Raven-Matrizen-Tests.

CPRS: **1.** Abk. für (engl.) ***C**omprehensive* **P**sychopathological **R**ating **S**cale*; **2.** Abk. für (engl.) ***C**onners* **P**arent **R**ating **S**cale*.

CPT: Abk. für (engl.) ***C**ontinuous* **P**erformance **T**est*.

CR1: Abk. für (engl.) ***C**omplement **R**eceptor **1***; auch CD35 (Abk. für Cluster of Differentiation 35); Komplement-Rezeptor 1; zum angeborenen Immunsystem gehörendes Oberflächenmolekül auf Makrophagen u. Gliazellen (s. Neuroglia); **klin. Bedeutung:** Alzheimer-Krankheit: **1.** CR1 ist an der Clearence von Beta-Amyloid (Abbau von Beta-Amyloidaggregationen u. Transport in die Blutbahn) im Gehirn beteiligt (s. Amyloidkaskade); **2.** DNA-Sequenzvariante im CR1-Gen ist assoziiert mit Alzheimer*-Krankheit (geringe Risikoerhöhung in GWAS).

CR: Abk. für (engl.) ***c**onditioned **r**esponse*; s. Reaktion, konditionierte.

Crack (engl. crack Knall, Knacks): s. Cocain.

Craik-Cornsweet-Illusion (Illusion*) *f*: (engl.) *Craik-Cornsweet illusion*; syn. Cornsweet-Illusion, O'Brian-Cornsweet-Illusion; Bez. für eine Form der visuellen Täuschung*, bei der die wahrgenommene Helligkeit einer Fläche durch die Lichtintensität des Randbereichs beeinflusst wird (s. Abb.); im Gegensatz zum Phänomen der Mach*-Bänder beschränkt sich der Effekt nicht auf die Fläche in unmittelbarer Nachbarschaft der Lichtintensitätsänderung u. lässt sich nicht ausschließlich über retinale Verarbeitungsmuster erklären, sondern wahrscheinlich durch konzeptgesteuerte Verarbeitungsmechanismen (Top*-down-Verarbeitung).

CRAS: Abk. für (engl.) ***C**linician*-**R**ated **A**nxiety **S**cale*.

Craving (engl. craving heftiges Verlangen, krankhafte Begierde): (engl.) *craving*; extrem starker Wunsch, psychotrope Substanzen* zu konsumieren, mit zwanghaftem Ausführungsverlangen; zentrales diagn. Kriterium für ein Abhängigkeitssyndrom* nach ICD-10 i. R. der Substanzstörungen*; **Hinweis:** Das Craving-Konstrukt hat in den letzten Jahren an Bedeutung gewonnen, sowohl einige psychotherap. als auch pharmak. Verfahren (sog. Anticraving*-Substanzen) zielen auf eine Reduktion des Cravings, um so den Konsum psychotroper Substanzen zu beeinflussen. Vgl. Suchttheorien.

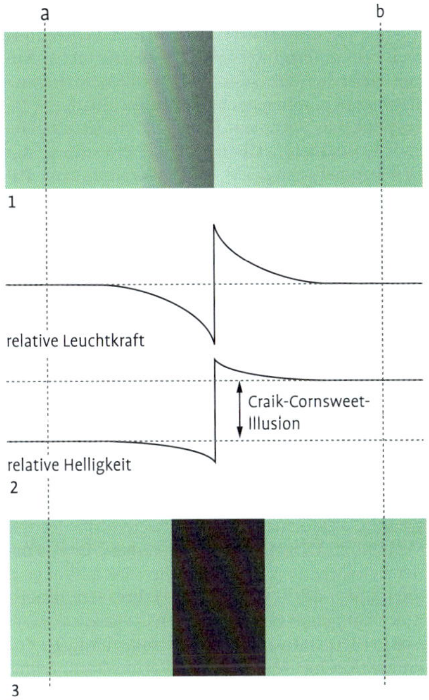

Craik-Cornsweet-Illusion: 1: Trotz identischer Lichtintensität an Punkt a u. b wird die Fläche an Punkt a dunkler wahrgenommen als an Punkt b. 2: Leuchtkraft u. Helligkeit im Verlauf; 3: Mit überdecktem Gradienten wird deutlich, dass beide Seiten die gleiche Farbe haben.

CREB: Abk. für (engl.) ***c**AMP **r**esponse **e**lement **b**inding protein*; zellulärer Transkriptionsfaktor*, der an spezifische Sequenzen der DNA bindet u. die Genexpression* wichtiger zerebraler Entwicklungs- u. Wachstumsfaktoren (z. B. BDNF*) u. Neuropeptide* (z. B. Enkephaline*, CRH*) reguliert; kann funktionell als Aktivator (CREB-1) od. Repressor (CREB-2) wirken u. damit Langzeitgedächtnisbildung fördern od. unterdrücken; **klin. Bedeutung:** CREB-1 wird durch Phosphorylisierung aktiviert u. löst Kaskade von Transkriptionsvorgängen aus, die zu Proteinbildung u. Wachstum von neuen Synapsen u. Dendriten (Spines) führt (molekularer Mechanismus für die Bildung von Langzeitgedächtnis; s. Konsolidierung); Schlüsselstellung für physiol. u. pathol. mit dem Gedächtnis assoziierte Prozesse.

Creutzfeldt-Jakob-Krankheit (Hans-Gerhard C., Neurologe, Kiel, 1885–1964; Alfons J., Neurologe, Hamburg, 1884–1931): (engl.) *Creutzfeldt-Jakob disease (Abk. CJD)*; Abk. CJK; subakute spongiforme Enzephalopathie*, die den Prionkrankheiten zu-

C

gerechnet wird; **Häufigkeit:** jährl. Inzidenz ca. 1,5 : 1 Mio. Einwohner; **Epidemiol.:** Verbreitung weltweit, Altersgipfel im 7. Lebensjahrzehnt; **Ätiol.:** meist sporadisch, in 5–14 % autosomal-dominant erblich, selten auch übertragen (iatrogene Infektionen als Folge von Dura- u. Corneatransplantation, neurochir. Operation u. Behandlung mit Wachstumshormon aus Leichenhypophysen); **Pathol.:** Status spongiosus der grauen Substanz (bei der ausgeprägtesten Form), neuronale Vakuolisierung, Untergang von Neuronen; **Klin.:** Inkubationszeit 6 Monate bis 30 Jahre; Beginn mit Gedächtnis*-, Konzentrations*- u. Merkfähigkeitsstörungen; erhöhte Reizbarkeit, Sehstörungen, Insomnie; später progrediente Demenz*, Tetraparese*, Ataxie, Myoklonien, Epilepsie u. akinet. Mutismus, Dezerebrationsstarre, Koma; **Diagn.:** u. a. EEG (episodische Sharp-Wave-Komplexe), MRT, Liquor: Erhöhung neuronaler u. astrozytärer Proteine; Diagnosesicherung durch Sektion; **Ther.:** symptomat., z. B. Clonazepam bei Myoklonie; **Progn.:** Tod wenige Wochen bis zu 2 Jahre (durchschnittl. 4 Monate) nach Auftreten der ersten Symptome; **DD:** Alzheimer-Krankheit, Lewy-Körperchen-Demenz, entzündliche Erkrankungen. **Variante der Creutzfeldt-Jakob-Krankheit:** Abk. vCJK; engl. variant Creutzfeldt-Jakob disease; Abk. vCJD; erstmals 1995 in Großbritannien dokumentiert mit von der klass. Form versch. Kennzeichen: Durchschnittsalter der Patienten ca. 30 Jahre; durchschnittl. Krankheitsdauer länger (ca. 14 Mon.); zu Krankheitsbeginn vorwiegend psychiatr. Sympt. (Depression); Fehlen typ. EEG-Veränderungen; MRT: symmetr. Veränderungen im hinteren Thalamus beidseitig (sog. pulvinar sign); Basalganglien u. Thalamus neuropathol. am stärksten betroffen, floride Amyloidplaques im gesamten Gehirn. Zusammenhang mit BSE höchstwahrscheinlich (Übertragung über kontaminierte Rinderprodukte), da vCJD-Fälle fast ausschließl. in Großbritannien (dem Land mit den meisten BSE-Fällen) auftraten u. v. a. die Übertragung von BSE verursachenden Prionen auf Rhesusaffen ähnl. neuropathol. Veränderungen erzeugt.

CRH: Abk. für **C**orticotropin-**R**eleasing-**H**ormon; im Nucleus paraventricularis des Hypothalamus* gebildetes Peptidhormon (41 Aminosäuren), das im Hypophysenvorderlappen Synthese u. Freisetzung von ACTH* sowie die Freisetzung von β-Endorphin (s. Endorphine) stimuliert; Neurotransmitter, der an Stressregulation u. Stressantwort beteiligt ist; als Antwort auf eine Stresssituation werden CRH u. ADH* in das Pfortadersystem der Hypophyse freigesetzt u. aktivieren so u. a. die paraventrikulären Kerne des Hypothalamus. Die Freisetzung von CRH u. ADH aktiviert die Hypothalamus*-Hypophysen-Nebennierenrinden-Achse u. spielt so in der akuten u. chronischen Stressreaktion* eine zentrale Rolle. Vgl. CRH-Hypersekretion, chronische; Hypothalamus-Hypophysen-System.

CRH-Hyper|sekretion, chronische (Hyp-*; lat. secretio Absonderung) *f*: (engl.) *chronic CRH hypersecretion*; erhöhte Ausschüttung von hypothalamischem CRH* über Eminentia mediana in Pfortadersystem u. Hypophyse; die chron. Veränderungen der Hypothalamus*-Hypophysen-Nebennierenrinden-Achse mit erhöhter Sekretion von CRH, ACTH* u. Cortisol* gehören zu den bedeutsamsten neurobiol. Erklärungsansätzen für die Genese der Depression*. Vgl. Hypothalamus-Hypophysen-Nebennierenrinden-Achse (Abb. dort).

CRH-Test *m*: Kurzbez. **C**orticotropin-**R**eleasing-**H**ormon-Test; (engl.) *corticotropin releasing hormone stimulation test*; Stimulationstest zur Funktionsprüfung des Hypophysenvorderlappens (ACTH-Sekretion) u. der Nebennierenrinde (Cortisolsekretion) sowie zur Diagn. einer Hypophysenvorderlappen-Insuffizienz od. DD eines Cushing*-Syndroms; Durchführung isoliert od. zusammen mit anderen Hypophysenstimulationstests (z. B. TRH-Test); **Prinzip:** nach Blutentnahme zur Bestimmung der Basalwerte von ACTH* u. Cortisol Injektion von 100 μg (od. 1 μg/kg Körpergewicht) CRH*; Blutentnahmen nach 15, 30 u. 60 Minuten; **Auswertung:** basal erhöhtes u. im Test signifikant (>30 %) ansteigendes ACTH bei hypophysärem Cushing-Syndrom I; basal erhöhtes, im Test nicht ansteigendes ACTH bei ektoper ACTH-Produktion, gelegentl. bei großem Hypophysenadenom; bei Nebennierenrindenadenom ist ACTH basal erniedrigt u. nicht stimulierbar; bei Hypophysenvorderlappen-Insuffizienz sind die ACTH- u. Cortisolkonzentration im Blut je nach Ausmaß der Störung normal bis sehr niedrig u. steigen nach Stimulation abgeschwächt od. nicht an; bei hypothalam. Nebennierenrindeninsuffizienz ist eine normale Stimulation der ACTH- u. Cortisolsekretion möglich, die im Metyrapontest od. im Insulin-Hypoglykämietest dagegen ausbleiben kann.

Cri-du-chat-Syn|drom *n*: (engl.) *cri du chat syndrome*; syn. Katzenschrei-Syndrom; veraltet Chromosom-5p-Syndrom; komplexes Fehlbildungssyndrom inf. struktureller Chromosomenaberration mit partiellem Verlust der kurzen Arme des Chromosoms 5; Gynäkotropie; erhöhtes Wiederholungsrisiko bei entspr. Translokation bei den Eltern; **Häufigkeit:** ca. 1 : 50 000 Neugeborene; **Sympt.:** katzenschreiartige, hohe, schrille Lautäußerungen in den ersten Lebensmonaten, vermutlich inf. einer Kehlkopfhypoplasie, die sich im weiteren Verlauf verliert; Stimmstörung; charakteristisches rundes Gesicht mit Hypertelorismus, Epikanthus u. nach lateral abfallender Lidachse; primordialer Kleinwuchs bei normaler Schwangerschaftsdauer; Mikrozephalie; fakultative Begleitfehlbildungen innerer Organe, insbes. des Herzens; **Progn.:** Verlauf, Phänotyp u. Retardierung sind teilweise abhängig von der Größe der Deletion, meist mittelgradige od. schwere Intelligenzminderung*; häufig zusätzliche Sprachentwicklungsstörung*; syndromtypischer Verhaltensphänotyp mit Hyperaktivität, Irritabilität u. erhöhter Neigung zu Stereotypie* u. Selbstverletzungen*.

Critical Incident Stress De|briefing (engl. critical kritisch; incident einfallend; Stress*; Debriefing*): Abk. CISD; organisierte Personalbetreuung bei Extremeinsätzen u. Nachsorge (Abk. OPEN), Krisenintervention im Rettungsdienst; Verfahren (J. Mitchell) zur unmittelbaren Bewältigung extremer Belastungen von Rettungskräften bei Einsätzen, um die mit relativ großer Wahrscheinlichkeit (ca. 20–30 %) eintretenden Folgen dieser Belastungen (Abbau von Lebensqualität, Abbrechen der sozialen Kontakte, Arbeitsunfähigkeit, insbes. posttraumatische Belastungsstörungen*, aber auch andere Erkrankungen) zu vermeiden; Teilverfahren des Critical* Incident Stress Management; **Durchführung:** CISD erfolgt 1–28 Tage nach dem Ereignis in homogenen Gruppen von Betroffenen, angeleitet von einem Team geschulter Helfer (i. d. R. Angehörige des Rettungsdienstes), die nicht vom Ereignis betroffen waren, mit Hilfe eines 7-stufigen Gesprächskonzepts: **1.** Vorstellung u. Strukturierung des Vorgehens; **2.** Fakten: Bericht zu den Aufgaben der Betroffenen; **3.** Analyse der Gedanken während des Ereignisses; **4.** Analyse der schlimmsten Reaktionen; **5.** Analyse der psychischen Veränderungen des Betroffenen während des Ereignisses u. nach dem Ereignis (Symptombildung); **6.** Informationsphase zu üblichen Folgen, Herstellung von Normalität; praktische Hilfen; **7.** Vorbereitung der Wiedereingliederung, Integration, Zusammenfassung, Zukunft (Maßnahmen zur Normalisierung des Alltags- u. Berufslebens des Betroffenen; z. B. auch Aufnahme einer Psychotherapie, es können sich an CISD auch Einzelgespräche, sog. One-on-One, anschließen); alternativ nach dem SAFER-Gesprächskonzept: **1.** Stimulationsreduktion (Schaffung ruhiger Umgebungsbedingungen); **2.** Akzeptieren der Krise; **3.** Förderung des Verständnisses für die Reaktionen; **4.** Ermutigung zur Bewältigung u. Aktivität; **5.** Rückführung in Tätigkeit. Je nach Indikation schließen sich therap. Nachsorgemaßnahmen an. **Wirksamkeit:** Evidenzbasierte Analysen (Metaanalysen: Everly u. Boyle, 1999; Mitte et al., 2005; van Emmerik et al., 2002) berichten über fehlende Wirksamkeit u. z. T. negative Effekte. Als Alternativen werden kognitiv-verhaltenstherapeutische Interventionen diskutiert. Vgl. Notfallpsychologie.

Critical Incident Stress Management: Abk. CISM; Verfahren (J. Mitchell), das neben Critical* Incident Stress Debriefing auch Vorbereitungen auf entspr. Ereignisse (Pre-Incident), kurze Hilfen in der Nähe des Einsatzorts (Demobilisierung, Information zu möglichen Folgen, Instruktion zu Stressreaktionen u. -bewältigungsmöglichkeiten, einfache Hilfen, z. B. Ruhe, Essen, Trinken) u. Defusing (3-phasiges kurzes Gespräch 8–12 Stunden nach dem Ereignis, u. a. Schilderung des Ereignisses, der begleitenden Emotionen) umfasst. Vgl. Notfallpsychologie.

Crohn-Krankheit (Burrill B. C., Gastroenterologe, New York, 1884–1983): (engl.) *Crohn's disease*; s. Enteritis regionalis Crohn.

Cronbach's Alpha: (engl.) *Cronbach's alpha*; Maß für Relibilität*, das die Homogenität eines Tests beschreibt; Wertebereich r liegt zwischen 0 u. 1. Ein guter Test sollte Werte über 0,8 aufweisen; anderenfalls ist davon auszugehen, dass das Instrument unreliabel u./od. heterogen ist.

Cross-Foster-Studie (engl. cross Kreuzung, Kreuzungspunkt) *f*: (engl.) *Cross-Foster study*; Kreuz-Adoptionsstudie; spezielles Design der Adoptionsstudie*, das die Unterscheidung (experimentelle Trennung) zwischen genetischer Prädisposition* u. Einfluss von Umweltfaktoren* ermöglicht; untersucht Auftretenshäufigkeit des entsprechenden Phänotypus* bei Adoptierten auf Grundlage des Vorkommens bei den biologischen Eltern im Vergleich mit den Adoptiveltern; ermöglicht Aufklärung darüber, wie sich eine spezifische genetische Prädisposition (Merkmal vorhanden od. nicht vorhanden) bei unterschiedlicher Umwelt (erkrankt od. nicht erkrankt) auswirkt.

Cross|over-Design (engl. crossover überkreuzen; design Anordnung, Aufbau) *n*: (engl.) *crossover design*; s. Blindversuch.

Cross|over-Ef|fekt (engl. crossover überkreuzen; Effektivität*) *m*: (engl.) *crossover effect*; Abk. COE; spezifisches Reaktionsmuster bei seriellen Reaktionszeitaufgaben*, bei denen ortsbezogene Hinweisreize* (z. B. Pfeile, Kreuze) entweder mit präparatorischen Intervallen konstanter (regelmäßige Folge) od. unterschiedlicher Länge (unregelmäßige Folge) imperative Reize ankündigen; **klin. Bedeutung:** Schizophrenie: schizophrene Patienten profitieren nur von regelmäßigen Folgen mit Intervallen bis 3 Sekunden Länge, zeigen danach längere Reaktionszeiten auf regelmäßige Folgen (nicht erkrankte Kontrollpersonen profitieren von regelmäßigen Reizfolgen, unabhängig von der Länge des präparatorischen Intervalls); vermutl. Störung der Aufrechterhaltung der Aufmerksamkeit.

Crypto|coccus-Mykose (gr. κρύπτειν verbergen, verborgen; κόκκος Kern, Beere; μύκης; -osis*) *f*: (engl.) *cryptococcus mycosis*; Kryptokokkose*.

Crystal Speed (engl. crystal Kristall; speed Geschwindigkeit): s. Methamphetamin.

CS: Abk. für (engl.) *conditioned stimulus*; s. Reiz, konditionierter.

CT: **1.** (radiol.) Abk. für **C**omputer**t**omographie; röntgendiagn., computergestütztes bildgebendes Verfahren; **Prinzip:** Mit einer Röntgenröhre u. einem spez. Blendensystem wird ein schmaler Fächerstrahl erzeugt, der innerhalb der durchstrahlten Körperschicht in Abhängigkeit von den vorhandenen Strukturen versch. stark geschwächt wird. Mit einem mit einer Vielzahl von Detektoren bestückten Detektorkranz wird diese abge-

C

schwächte Röntgenstrahlung als Signal empfangen, elektronisch aufbereitet u. einem Rechner zugeführt. Während der Signalakquisition dreht sich das System aus Röhre u. Detektoren gemeinsam um die Mitte des kreisförmigen Messfeldes. Auf diese Weise werden viele versch. Projektionen derselben Schicht (Dicke 0,5–10 mm) erzeugt u. im Rechner zu einem Bild verarbeitet (Schnitt-, 3D-Bild), das die Verteilung der Schwächungswerte in der durchstrahlten Körperschicht darstellt. **Ind.:** Nachw. umschriebener u. diffuser morphol. Veränderungen (z. B. Fraktur, Tumor, Abszess, Gefäßveränderungen) in Ergänzung zu Ultraschalldiagnostik, Szintigraphie, konventioneller Röntgendiagnostik u. MRT*; z. B. **kraniale CT** (Abk. CCT): frische Subarachnoidalblutung* od. Subduralhämatom*, Primärdiagnostik von Schlaganfall* u. Schädelhirntrauma* u. a.; in weiten Bereichen von der kranialen MRT abgelöst. Vgl. ECT. **2.** (biochem.) Abk. für **C**alci**t**onin*.

CTQ: Abk. für (engl.) ***C****hildhood* ***T****rauma* ***Q****uestionnaire.*

C-TRF: Abk. für (engl.) ***C****aregiver-****T****eacher* ***R****eport* ***F****orm*; C-TRF 1,5–5; Fragebogen für Erzieher von Klein- u. Vorschulkindern im Alter von 1,5–5 Jahren; Items, Problem- u. übergeordnete Skalen entsprechen weitestgehend denen der Elternversion CBCL*; umfasst 99 Problem- u. Zusatz-Items; **Testdauer:** ca. 10 Minuten.

CTRS: Abk. für (engl.) ***C****onners** ***T****eacher* ***R****ating* ***S****cale.*

Cued Recall (engl. cue Hinweis; recall Abruf): Verfahren zur Untersuchung der Gedächtnisleistung, bei der den Probanden Listen von zu memorierenden Wortpaaren (Wort A/Wort A1, Wort B/Wort B1, ...) vorgelegt werden, die zu einem späteren Zeitpunkt unter Nutzung von Hinweisreizen erinnert werden sollen; in der Phase des Abrufs* in randomisierter Abfolge Präsentation eines der beiden Wörter als Hinweisreiz (Forward Recall: A wird präsentiert, A1 soll erinnert werden; Backward Recall: A1 wird präsentiert, A soll erinnert werden); Anzahl richtig erinnerter Wörter: Maß für Güte der Gedächtnisleistung.

Cueing (engl. cue Hinweisreiz): (engl.) *cueing*; Bez. für das Geben von Hinweisreizen; vgl. Hinweisreiz, ortsbezogener; Hinweisreiz, gedächtnisbezogener; Spatial-Cueing-Paradigma.

Culture Fair Intelligence Test: s. Grundintelligenz-Skala.

Cunni|lingus (lat. cunnus weibliche Scham; lingere lecken) *m*: (engl.) *cunnilingus*; auch Cunnilinctus; orogenitaler Sexualkontakt mit oraler Stimulation der Vulva; vgl. Fellatio.

Curcumin *n*: (engl.) *curcumine*; Antioxidans* pflanzlicher Herkunft; **Wirkung:** hemmt die Prostaglandinsynthese (s. Prostaglandine) u. den Zelltod durch oxidativen Stress* od. Entzündung, wirkt neuroprotektiv (wie Flavonoide* u. Polyphenole*), hemmt Beta-Amyloidaggregation (Oligomere, Amyloidplaques*) u. wirkt Beta-Amyloidtoxizität entgegen; **klin. Bedeutung:** pharmak. Zielstruktur der Wirkstoffentwicklung gegen Alzheimer-Krankheit.

Cushing-Syn|drom (Harvey W. C., Chirurg, Philadelphia, 1869–1939) *n*: (engl.) *Cushing's syndrome*; auch Nebennierendiabetes; durch erhöhte Konzentration von Cortisol* im Plasma gekennzeichnetes Krankheitsbild; **Urs.: I.** (meist) exogen: iatrogenes Cushing-Syndrom bei zu hoher Dosierung von Glukokortikoiden od. ACTH* (z. B. Tetracosactid); **II.** endogen: **1.** hypophysär-hypothalam. mit bilateraler Hyperplasie der Nebennierenrinde (Abk. NNR) od. ACTH produzierender Tumor des Hypophysenvorderlappens (ABK. HVL), sog. Morbus Cushing; **2.** adrenal durch ein primäres NNR-Adenom od. -Karzinom (sog. autonome Tumoren der NNR); **3.** paraneoplast. durch ACTH u. CRH bildenden Tumor (z. B. kleinzelliges Bronchialkarzinom); **Klin.:** Vollmondgesicht, Stammfettsucht, sog. Büffelhöcker des Nackens, Hirsutismus, arterielle Hypertonie (in 90 %), blaurote Striae, Osteoporose, Muskelschwäche, herabgesetzte Glukosetoleranz, bei Kindern Wachstumshemmung; bei Frauen häufig Amenorrhö, bei Männern Potenzstörung; **Diagn.:** Cortisol* in Plasma u. Harn erhöht, ACTH je nach Urs. erhöht od. erniedrigt; Dexamethason-Hemmtest als Kurzzeittest (Screening-Verfahren); Tumorsuche mit CT, Röntgen-Thorax-Aufnahme, Octreotid-Szintigraphie; **Ther.:** in der Mehrzahl der Fälle chir. Entfernung des Primärherds; ggf. Mitotan (Zytostatikum); bei Inoperabilität des HVL-Tumors Strahlentherapie, bilaterale Adrenalektomie od. pharmak. Suppression der Cortisolsynthese unter gleichzeitiger Hydrocortison-Substitution; **Progn.:** unbehandelt in Monaten bis wenigen Jahren letal.

Cut-off-Score (engl. cut-off Abgrenzung; Score*): (engl.) *cut off score*; kritischer Wert; Bez. für statistischen Wert, der 2 unterschiedliche Gruppen unterteilt; überschreitet eine Person z. B. in einem best. Testverfahren den Cut-off-Score, besteht V. a. eine best. Diagnose (z. B. Wert auf Hamilton-Depressionsskala >X: V. a. Diagnose depressive Störung); ein Unterschreiten des Wertes deutet darauf hin, dass keine depressive Störung von Krankheitswert vorliegt.

Cyclo-Adenosin|mono|phosphat *n*: (engl.) *cyclo-adenosine monophosphate*; s. cAMP.

Cyclo-Guanosin|mono|phosphat: (engl.) *cyclo-guanosine monophosphate*; s. cGMP.

Cyclo|oxy|genase-2-In|hibitoren (lat. inhibitio Hemmung) *m pl*: (engl.) *cyclooxygenase-2 inhibitors*; Kurzbez. COX-2-Inhibitoren, Coxibe; zur Gruppe der nichtsteroidalen Antiphlogistika* gehörende selektive Hemmer der Cyclooxygenase 2 (COX-2; induzierbares, vermehrt bei Entzündungen gebildetes Isoenzym der Cyclooxygenase, dem Schlüsselenzym in der Biosynthese u. a. der Prostaglandine*); **Vertreter:** Celecoxib, Parecoxib, Etoricoxib; **Ind.:** wirkstoffabhängig; rheumatoide Arthritis, Arthrose, Gichtarthritis, postoperativer Schmerz,

Dysmenorrhö; **UAW:** gering auf Magen-Darm-Trakt (Ulzera) u. Hämatopoese, bei langfristiger hochdosierter Einnahme erhöhtes Risiko für kardiovaskuläre Ereignisse, insbes. Herzinfarkt u. Schlaganfall; **Hinweis: 1.** Nachweis der Wirkung als Gamma*-Sekretase-Modulator für verschiedene COX-2-Inhibitoren, aktuell Prüfung u. a. bei Alzheimer-Krankheit (bisher positive Effekte, kein Wirksamkeitsnachweis; s. Flurbiprofen); **2.** Nachweis antipsychotischer Effekte bei Schizophrenie (einzelne Studien, bisher kein Wirksamkeitsnachweis).

Cyclo|pyr|rolone (Zykl-*) *n pl*: (engl.) *cyclopyrrolones*; syn. Zyklopyrrolone; neue Klasse von Schlafmitteln*, die strukturell weder mit Benzodiazepinen* noch mit Barbituraten* verwandt sind; **Wirkung:** wie bei Benzodiazepinen (aber an anderer Bindungsstelle) Verstärkung der GABA-Hemmwirkung am GABA-Rezeptorkomplex im ZNS mit sedierender Wirkung; **Vertreter:** Zopiclon*.

D-Cyclo|serin *n*: (engl.) *cycloserine*; NMDA*-Rezeptor-Agonist; Antibiotikum aus versch. Streptomyces-Arten; Cycloserinderivat Terizidon (cave: neurotoxische UAW) wird angewendet bei Tuberkulose; **Hinweis: 1.** pharmak. Zielstruktur für Wirkstoffentwicklung als Neuroleptikum (Hinweise für Reduzierung von Negativsymptomatik u. kognitiver Symptomatik bei Schizophrenie); **2.** positive Berichte zu anxiolytischer Wirkung bei Akrophobie u. sozialer Phobie; **3.** positive Berichte zu Verstärkung der Wirksamkeit von Verhaltenstherapie bei Zwangsstörung.

Cypro|heptadin (INN) *n*: (engl.) *cyproheptadine*; Histamin*-H_1-Rezeptoren-Blocker der 1. Generation (Piperidin) mit serotoninantagonistischer Wirkung; **Ind.:** allergische Erkr., v. a. Kälteurtikaria; Off-Label-Use: Antidot bei zentralem Serotoninsyndrom* (bei Persistenz trotz Absetzen der serotonergen Medikation).

Cyproteron *n*: (engl.) *cyproterone*; antiandrogen wirksame Substanz, die reversibel kompetitiv den Einfluss von Androgenen* an ihren Erfolgsorganen hemmt; **Ind.:** Triebdämpfung beim Mann bei abweichendem Sexualverhalten*, inoperables Prostatakarzinom; schwere Androgenisierungserscheinungen bei der Frau (z. B. hochgradiger Hirsutismus); **Kontraind.:** schwere chron. Depression*, Lebertumoren, thromboembolische Prozesse; **Wechselwirkungen:** keine; **UAW:** u. a. Depression, Müdigkeit, Schwindel, Gewichtszunahme, Gynäkomastie, hepatotoxische Wirkung, Veränderung der Glukosetoleranz.

Cyto|chrome (Zyt-*; gr. χρῶμα, χρώματος Farbe, Haut) *n pl*: (engl.) *cytochrome*; Eisenporphyrinproteine der Atmungskette, welche die biol. Oxidation in Zellen von Sauerstoff verbrauchender Lebewesen katalysieren; eines der wichtigsten Cytochrome ist Cytochrom P450, das in versch. Formen (Isoenzyme) vorkommt u. wesentlich am Abbau zahlreicher Pharmazeutika u. Gifte beteiligt ist.

C

D

Da Costa-Syn|drom (Jacob Mendez Da C., Internist, Philadelphia, 1833–1900) *n*: (engl.) *Da Costa's syndrome*; syn. neurozirkulatorische Asthenie, Effort-Syndrom; psychosomatischer Symptomenkomplex mit belastungsunabhängiger Hyperventilation, Tachykardie, Herzschmerzen ohne organische Ursache; **Vork.:** bei somatoformer autonomer Funktionsstörung* od. Panikstörung*. **DD:** Angina* pectoris, Herzneurose*; **Geschichte:** ursprünglich von Da Costa als chirurgischem Militärarzt im amerikan. Bürgerkrieg (1862–1865) an Soldaten beschrieben.

DAD: Abk. für (engl.) ***D**isability* **A**ssessment for **De**mentia.*

Dämmer|kur: (engl.) *dawning cure*; historische Bez. für intramuskulär, intravenös od. oral applizierte Neuroleptika* zur Behandlungen therapieresistenter schwerer schizophrener od. manischer, depressiver od. epileptischer Erregungszustände, welche die Patienten in einen somnolenten Dämmerzustand versetzen sollen ohne sie bettlägerig zu machen; **Hinweis:** heute nicht mehr durchgeführt wegen Gefahr der Entwicklung von Bronchopneumonien u. verlängertem Koma.

Dämmer|zustand: (engl.) *twilight state*; Form der akuten, hirnorganisch bedingten qualitativen Bewusstseinsstörung in Form von Bewusstseinseinengung*, Wahrnehmungsstörung* u. ggf. Orientierungsstörung* (u. U. Desorientierung) u. nachfolgender totaler od. partieller Amnesie*; **Vork.:** als post- bzw. anteparoxysmaler Dämmerzustand ohne Orientierungsstörung bei Epilepsie*, posttraumatisch (sog. organischer Dämmerzustand) nach Schädelhirntrauma*, bei Intoxikation*, Fieber; **DD:** psychogener Dämmerzustand nach Psychotraumatisierung mit u. a. Stupor od. Fugue, tranceartigem Verhalten, Desorientierung, Amnesie.

Dämonen|wahn (gr. δαιμον Gottheit, böser Geist): (engl.) *demoniacal possession*; Bez. für wahnhafte Überzeugung (s. Wahneinfall), dass die eigene od. eine andere Person von meist Unheil bringenden Dämonen besessen ist; phänomenologisch ist zwischen Wahn* u. kulturabhängigem Phänomen zu unterscheiden, da der Glaube an Dämonen in den meisten Völkern u. Kulturen tief verwurzelt ist.

Dämpfungs|theorie *f*: (engl.) *attenuation theory*; s. Attenuationstheorie.

DAI: Abk. für **D**ifferentielles* Leistungs**a**ngst-**I**nventar.

Daily Hassles (engl. daily hassle alltäglicher Ärger): sog. Hintergrundstressoren; Bez. für Gegebenheiten u. Ereignisse (s. Stressoren), die einzeln nicht stark schädlich wirken, durch ihre Dauerhaftigkeit u. Kumulation jedoch beeinträchtigend wirken u. Stressreaktionen* auslösen können, z. B. soziale Spannungen (in der Familie, am Arbeitsplatz), Stau auf dem Arbeitsweg, Unzufriedenheit mit einer Partnerschaft, Schulprobleme, Lärm; vgl. Lebensbewältigung; Daily Hassles Scale.

Daily Hassles Scale: Abk. DHS; Selbstbeurteilungsverfahren zur Erfassung u. Bewertung alltäglicher Stressoren* (s. Daily Hassles); umfasst 117 Items zu irritierenden u. frustrierenden Stress auslösenden Ereignissen des täglichen Lebens; die revidierte Fassung (DHS-R) erlaubt zusätzlich die Bewertung der Ereignisse auf einer 6-teiligen Skala; **Anw.:** v. a. in der Stressforschung; bei Erwachsenen.

Daily Interaction Rating Form: Abk. DIRF; Selbstbeurteilungsverfahren zur Erfassung der sozialen u. emotionalen Interaktionen eines Menschen; **Anw.:** z. B. zur Erfassung der sozialen Unterstützung* in schwierigen Lebenssituationen.

Daily Stress Inventory: Abk. DSI; Selbstbeurteilungsverfahren zur Erfassung u. Bewertung geringgradiger Stress verursachender Ereignisse u. Erlebnisse (s. Daily Hassles); umfasst 58 Items zu den letzten 2 Wochen, z. B. zwischenmenschliche Probleme, Auseinandersetzungen; zweigeteilte Beurteilung nach Vorhandensein des Stressors u. dessen Bewertung auf 7-teiliger Skala; **Anw.:** bei Erwachsenen; zur täglichen Erfassung geringgradiger Stressoren*.

Daily Stress Scale: Abk. DSS; Selbstbeurteilungsverfahren zur Erfassung geringgradiger Stressoren* (s. Daily Hassles); umfasst Items zu 22 Ereignissen, deren Vorkommen in den letzten 24 Stunden erfragt wird.

D-Amphet|amin *n*: (engl.) *dextroamphetamine*; in Deutschland nicht im Handel befindliches D-Enantiomer des racemischen Amphetamins* mit stärker stimulierender Wirkung als Racemat od. L-Enantiomer; **Hinweis:** in USA zugelassen als Psychostimulans* für Ind. Narkolepsie* u. ADHS*.

Dana-Lichtheim-Krankheit (Charles L. D., Neurologe, Washington, 1852–1935.; Ludwig L., Arzt, Breslau, Jena, 1845–1928): (engl.) *Dana-Lichtheim's disease*; funikuläre Myelose*.

Da|neben|reden: (engl.) *tangential thinking*; syn. Vorbeireden; mit der Antwort das Thema der Frage verfehlen, obwohl diese richtig verstanden wurde; **Vork.:** v. a. bei Schizophrenie*, Ganser*-Syndrom.

D

Dantrolen (INN) *n*: (engl.) *dantrolene*; myotropes Muskelrelaxans; **Ind.:** u. a. malignes neuroleptisches Syndrom*, Skelettmuskelspastik nach Schädigung des ZNS, maligne Hyperthermie; **Kontraind.:** Leber-, Lungen- u. Herzschäden; **UAW:** u. a. Lebertoxizität.

Dapoxetin *n*: (engl.) *dapoxetine*; kurz wirksamer, selektiver Serotonin*-Wiederaufnahme-Hemmer zur Verzögerung der Ejakulation; **Wirkungsmechanismus:** blockiert Serotonin-Transporter, dadurch Hemmung der neuronalen Wiederaufnahme von Serotonin; Einnahme ca. 1–3 Stunden vor sexueller Aktivität; **Ind.:** (seltene) primäre Form der Ejaculatio* praecox; **Kontraind.:** kardiale Vorerkrankung (Herzinsuffizienz, Herzklappenerkrankung); mäßige od. schwere Leber- od. Nierenfunktionsstörung; Einnahme von Monoaminoxidase-Hemmern, Thioridazin, Serotonin-Wiederaufnahme-Hemmern, Serotonin-Noradrenalin-Wiederaufnahme-Hemmern, tricyclische Antidepressiva u. a. Arzneimittel mit serotoninerger Wirkung (cave: Serotoninsyndrom*), CYP3A4-Hemmern; **UAW:** Kopfschmerz, Schwindel, Übelkeit, Diarrhö, Insomnie u. Müdigkeit.

DAPP-BQ: Abk. für (engl.) ***D**imensional* **A**ssessment of **P**ersonality **P**athology - **B**asic **Q**uestionnaire.*

Darm|a|tonie (gr. ἀτονία Abspannung, Schlaffheit) *f*: (engl.) *intestinal atonia*; fehlender od. stark herabgesetzter Tonus der glatten Muskulatur bzw. Fehlen der peristaltischen Bewegungen des Darms mit Weitstellung der betroffenen Darmabschnitte, Stagnation der Ingesta, Malabsorption sowie Elektrolytverlusten in den Darm; führt bei längerem Fortbestehen zum paralytischen Ileus; **Urs.:** **1.** angeboren, z. B. bei kongenitalem Megakolon; **2.** häufiger erworben, z. B. postoperativ bzw. durch Traumen (u. a. reflektorisch bedingt bei Wirbelkörperfrakturen), Mesenterialgefäßverschluss, Bauchoperation, peritoneale Reizung u. Peritonitis, Intoxikationen (z. B. endogen bei Urämie), Koliken im Bereich der Gallen- u. Harnwege od. pharmak. bedingt (z. B. durch Anticholinergika*, Opiate*).

Darm|erkrankungen, chronisch-entzündliche: (engl.) *chronic-phlogistic enteroidea*; Abk. CED; s. Enteritis regionalis Crohn; Colitis ulcerosa.

DAS: Abk. für (engl.) ***D**ysfunctional **A**ttitude **S**cale*; s. Skala dysfunktionaler Einstellungen.

Daseins|ana|lyse (Analyse*) *f*: (engl.) *ontoanalysis*; psychotherap. Konzept (L. Binswanger, M. Boss), das sich an der Phänomenologie* E. Husserls u. der ontologischen Anthropologie M. Heideggers orientiert u. der traditionellen Subjekt-Objekt-Interaktion (Therapeut-Patient-Beziehung) ein Partnerschaftsverhältnis auf gleicher Ebene entgegensetzt (sog. Gemeinsamkeit des Daseins); tiefenpsychologische Therapieform mit phänomenologisch-hermeneutischer Ausrichtung, die auf einer existenzial-ontologisch fundierten Anthropologie beruht. **Prinzip:** Im Mittelpunkt steht die Analyse der Art u. Weise des Individuums, seine Existenz in ihrer Einzigartigkeit wahrzunehmen u. sinnstiftend zu gestalten. Dabei stehen die vielfältigen Verbindungen des Individuums zu seiner Umwelt als zentrales sinnstiftendes Moment im Mittelpunkt. Es wird davon ausgegangen, dass in den Berührungspunkten einer phänomenal erfassbaren Umwelt bedeutungsstiftende Momente stecken (z. B. steckt in der Begegnung mit anderen Menschen die Bedeutung von Liebe, die als solche transzendente Verbindungen ermöglicht). Voraussetzung für ein solches Erleben ist eine akzeptierende Haltung des Therapeuten in der Beziehung zum Patienten, auf deren Grundlage die Klärung von Lebensgeschichte, Widerstand, Symptomatik, Therapeut-Patient-Beziehung, aber auch hermeneutische Deutungen von Träumen stehen. Bei M. Boss, wichtigster Vertreter der Züricher Schule der Daseinsanalyse, sind psychische Störungen als Einschränkungen der Freiheit anzusehen, die es i. R. daseinsanalytischer Arbeit so weit als möglich wieder herzustellen gilt. **Anw.:** bei neurotischen, psychosomatischen u. psychotischen Störungen; **Wirksamkeit:** Es liegen keine Wirksamkeitsnachweise vor. Vgl. Existenzanalyse.

DAS-M: Kurzbez. für **D**isability **A**ssessment **S**chedule-Deutsche Version; s. Mannheimer Skala zur Einschätzung sozialer Behinderungen.

Daten: (engl.) *data*; formalisierte Repräsentation von Information; **1. personenbezogene** Daten sind nach § 3 Bundesdatenschutzgesetz Einzelangaben über persönliche od. sachliche Verhältnisse einer bestimmten od. bestimmbaren natürlichen Person (Betroffener). **2. Besonders schutzwürdige** Daten i. S. des Datenschutzes sind Angaben über rassische u. ethnische Herkunft, politische Meinungen, religiöse od. politische Überzeugungen, Gewerkschaftszugehörigkeit, Gesundheit od. Sexualleben (§ 67 Absatz 12 SGB X). **3.** statistische Informationseinheit, z. B. die Ausprägung einer Variablen bei einer Person zu einem Zeitpunkt; viele Daten bilden zusammen einen Datensatz, der die Grundlage der Datenanalyse bildet. Daten können bei der Analyse gewichtet werden (**gewichtete** Daten), um ihre Repräsentativität für die Zielpopulation zu erhöhen u. Bias* durch Auswahl der Individuen zu verringern. Bei der Survivalanalyse* treten oft sog. **zensierte** Daten auf, d. h. der Überlebens- od. Krankheitsstatus ist nur bis zu einem bestimmten Zeitpunkt bekannt.

Daten|ana|lyse (Analyse*) *f*: (engl.) *data analysis*; systematische Bearbeitung eines Datensatzes meist mit mathematisch-statistischen Methoden; beinhaltet die auf die erhobenen Daten gegründete Entscheidung über Beibehaltung od. Zurückweisung der empirischen Hypothese*. **Formen: 1.** deskriptive Datenanalyse: qualitative od. quantitative Analyseverfahren zur Information über die Struktur der erhobenen Daten u. zur Hypothesenbildung* (u.a. Häufigkeitstabellen, Datenverteilung, Cluster*-Analyse, Hauptkomponentenanalyse); **2.** inferenzielle Datenanalyse: statistische Analyse eines Datensatzes zur Prüfung formulierter Hypothesen, z. B. zur Schätzung von Behandlungseffekten.

Daten|auswertung: (engl.) *data evaluation*; (statist.) Verfahren, das Organisation, Kategorisierung u. Beschreibung erhobener Daten u. die notwendigen statist. Verfahren umfasst; folgt der multimodalen Datenerfassung* u. dient als Vorbereitung für die Datenanalyse*.

Daten, bio|graphische: (engl.) *biographic data*; Daten zur Biographie, z. B. zu Herkunftsfamilie, Werdegang (Schule, Beruf), Partnerschaft, Kindern, zur sozialen Integration, Wohnsituation u. a. (s. Anamnese, biographische) od. zur Vorgeschichte einer best. Erkrankung (Krankheits- od. Störungsanamnese); zur systematischen Erfassung der biographischen Daten liegen Dokumentationssysteme u. biographische Anamneseverfahren (in Form von strukturierten Interviews, Fragebögen u. a.) in versch. Formen vor, z. B. Datenkatalog für die biographische Anamnese.

Daten|erfassung, multi|modale: (engl.) *multimodal data collection*; Bez. für Form der Datenerfassung, bei der nicht nur ein Merkmal (univariat), sondern mehrere Merkmale (multivariat) gewählt werden; multimodale Datenerfassung kann einstufig (d. h. in einem einzigen Erhebungsschritt) od. mehrstufig (sequentiell) erhoben werden (Datenerhebung ist gegliedert in mehrere Schritte, wobei der folgende Schritt je nach Ausgang des vorhergehenden Schrittes gewählt wird). Die Merkmalsauswahl kann zwischen u. innerhalb der folgenden Datenmodalitäten variiert werden: **1. Datenebene** (Grundkategorie organismischer Merkmale): **a)** biologische/somatische Ebene mit körperlichen Vorgängen; **b)** psychische/psychologische Ebene mit individuellem Erleben u. Verhalten sowie Leistungen; **c)** soziale Ebene mit interindividuellen Systemen u. gesellschaftlichen Rahmenbedingungen; **d)** ökologische Ebene mit materiellen Rahmenbedingungen; **2. Datenquelle** (Informationsgeber): **a)** befragte Person selbst; **b)** andere Personen (z. B. Bezugspersonen, Therapeut) od. institutionell erfasste Daten (z. B. Zahl der Krankenhaustage); **c)** apparative Verfahren: Verfahren der Leistungs- u. Intelligenzdiagnostik, die Funktions- u. Leistungskennwerte erbringen; **3. Untersuchungsverfahren:** für die einzelnen Datenebenen stehen jeweils versch. Untersuchungsverfahren zur Verfügung; in der psychol. Datenebene werden unterschieden: z. B. Selbst- u. Fremdbeobachtung (s. Beurteilungsverfahren), Interviews, Verfahren der Leistungsdiagnostik, Felddiagnostik (u. a. Tagebuchverfahren), projektive u. inhaltsanalytische Verfahren; **4. Konstrukte bzw. Funktionsbereiche:** Einheiten innerhalb einzelner Datenebenen od. über einzelne Datenebenen hinweg (z. B. unterschiedliche Temperamentsdimensionen od. Intelligenzfaktoren). Phänomene (z. B. Depressivität*) werden durch Indikatoren in den versch. Kategorien abgebildet bzw. durch unterschiedliche Indikatoren innerhalb einer Kategorie. **Hinweis:** Multimodale Datenerfassung kann zu Interpretationsproblemen führen, da mehrere Datenmodalitäten in ihren Ergebnissen pro Zeitpunkt od. im Verlauf unterschiedlich übereinstimmen können. In den meisten Fällen ist eine komplexe, d. h. multimodale Datenerfassung der einfachen Erhebung von Indikatoren überlegen (z. B. kann eine Depression nicht nur mit einem einzigen Indikator beschreiben werden).

Daten|schutz: (engl.) *privacy of information*; aus den Grundrechten auf Menschenwürde u. Freiheit der Person abgeleitetes Recht auf Persönlichkeitsschutz bei der Datenverarbeitung; als Datenschutz werden ferner bezeichnet alle rechtlichen, organisatorischen u. technischen (Datensicherung) Maßnahmen zur Sicherung der informationellen Selbstbestimmung, insbes. zum Schutz der persönlichen, d. h. personenbezogenen Daten vor Indiskretion u. Missbrauch (Geheimnisschutz). **Medizinischer** Datenschutz: bei der Verarbeitung von patienten- od. probandenbezogenen Daten der Wahrung der Persönlichkeitsrechte dienende o. g. Maßnahmen; neben den Datenschutzgesetzen* sind für den medizinischen Datenschutz insbes. die Vorschriften zur ärztlichen Schweigepflicht* sowie die Bestimmungen zum Sozialdatenschutz relevant.

Daten|schutz|gesetze: **1.** (engl.) *data protection legislation*; **Deutschland:** der Sicherung des Datenschutzes* dienende Gesetze des Bundes u. der Länder, in denen festgeschrieben wird, wer welche personenbezogenen Daten zu welchem Zweck u. unter welchen Bedingungen verarbeiten darf. Die Datenschutzgesetze regeln insbes. die Rechte des Betroffenen auf Auskunft über die zu seiner Person gespeicherten Daten u. auf Berichtigung, Löschung u. Sperrung von Daten, ferner den Schutz des Datengeheimnisses sowie die Überwachung der Einhaltung des Datenschutzes durch Datenschutzbeauftragte des Bundes u. der Länder sowie durch betriebliche Datenschutzbeauftragte. Sie enthalten darüber hinaus Sonderbestimmungen für die Datenverarbeitung zu wissenschaftl. Zwecken (sog. Forschungsklauseln). Die Datenschutzgesetze gelten für automatisierte u. beim Vorliegen best. Voraussetzungen auch für manuelle Datenverarbeitung. Das **Bundesdatenschutzgesetz** (Abk. BDSG) in der Fassung vom 14.1.2003, zuletzt geändert am 14.8.2009, normiert in versch. Abschnitten die Datenverarbeitung im öffentli-

D

chen Bereich (Behörden u. andere Stellen des Bundes u. der Länder), die Datenverarbeitung nichtöffentlicher Stellen für eigene Zwecke (z. B. Datenverarbeitung in der ärztl. Privatpraxis) u. die geschäftsmäßige Datenverarbeitung nichtöffentlicher Stellen zum Zweck der Übermittlung (z. B. Datenverarbeitung durch Service-Rechenzentren). Sofern es sich nicht um öffentliche Stellen des Bundes handelt, gelten (vorrangig) **Landesdatenschutzgesetze,** welche die Datenverarbeitung der Landesbehörden u. sonstiger öffentlicher Stellen der Länder sowie der ihrer Aufsicht unterstehenden juristischen Personen des öffentlichen Rechts (z. B. der Ärztekammern) regeln; daneben finden sich z. T. auch spez. landesrechtliche Maßgaben für den Schutz von Patientendaten. Eigenständige Regelungen existieren für die Datenverarbeitung in der Sozialverwaltung. **2. Österreich:** geregelt durch das Datenschutzgesetz 2000 (Abk. DsG 2000). **3. Schweiz:** geregelt durch das Datenschutzgesetz des Bundes (Datenschutz für die Bundesbehörden u. im privaten Bereich) u. das jeweilige kantonale Datenschutzgesetz.

Daten, soziale: (engl.) *social (security) data*; Angaben über persönliche od. sachliche Verhältnisse einer bestimmten od. bestimmbaren natürlichen Person, wie sie z. B. von einem Leistungsträger i. S. des SGB verarbeitet od. genutzt werden (§ 67 SGB X); z. B. Name, Geburtsdatum, Anschrift, Beruf, Versicherungsverhältnis; unterliegen den besonderen gesetzlichen Vorschriften zum Datenschutz des SGB X.

date rape (engl. date Begleiter; to rape vergewaltigen): s. Vergewaltigung.

Dauer|aufmerksamkeit: (engl.) *sustained attention*; von der Vigilanz* abhängige, längerfristige (über mehrere Minuten bis Stunden) Aufrechterhaltung der Aufmerksamkeit*, besonders unter hoher kognitiver Anspannung, bei hoher Reizfrequenz u. bei häufig erforderlichen Reaktionen auf relevante Reize über einen längeren Zeitraum (z. B. bei Fluglotsen, Fließbandarbeiten, langen Autobahnfahrten); **Einschränkung:** motivational bedingt od. Begleiterscheinung od. Folge einer Erkrankung, z. B. hirnorganisch bedingt od. Folge einer psychischen Störung.

Dauer der unbehandelten Psychose (Psych-*; -osis*): (engl.) *duration of untreated psychosis*; s. DUP.

Dauer|kopf|schmerz, arznei|mitte|in|duzierter: (engl.) *drug-induced headache*; toxisch bedingter, diffuser sekundärer Kopfschmerz* an mind. 15 Tagen pro Monat nach langfristiger (mind. 3-monatiger) Einnahme von Analgetika, Ergotamin od. anderen Arzneimitteln; **Ther.:** Entzug der Analgetika (abruptes Absetzen), in einfachen Fällen ambulant möglich, meist jedoch stationäre Entzugsbehandlung* erforderlich (bei langjährigem Bestehen, psychischen/somatischen Komorbiditäten, Einnahme zusätzlicher Substanzen, erfolglose Selbstentzüge) u. pharmakologische Begleitbehandlung der Entzugssymptome. **DD:** s. Kopfschmerz (Tab. dort).

d2-Aufmerksamkeits- und Belastungs|test *m*: Kurzbez. Test d2; Leistungstest* zur Untersuchung der Aufmerksamkeit* u. Konzentrationsfähigkeit; Durchstreichtest, der Tempo u. Sorgfalt bei der Unterscheidung von ähnlichen Zeichen misst; **Anw.:** z. B. Schulpsychologie, Eignungsdiagnostik bei Kindern u. Erwachsenen im Alter von 9–60 Jahren; **Testdauer:** ca. 8 Minuten einschließlich Instruktion, reine Testdauer: 4 Minuten 40 Sekunden.

DBT: **1.** Abk. für **d**ialektisch-**b**ehaviorale **T**herapie*; **2.** Abk. für **D**ry*-**b**ed-**T**raining.

DCM: Abk. für (engl.) ***D****ementia** ***C****are* ***M****apping*.

DCS: Abk. für **D**iagnosticum* für **C**erebral**s**chädigung.

DDAVP: Abk. für 1-**D**esamino-8-**D**-**a**rginin-**v**aso**p**ressin; Desmopressin*.

DDF: Abk. für **D**ifferentieller* **D**epressions**f**ragebogen.

DDIS: Abk. für (engl.) ***D****issociative** ***D****isorders* ***I****nterview* ***S****chedule*.

DDS: Abk. für (engl.) ***D****isability** ***D****iagnostic* ***S****cale*.

De-: auch Des-; Wortteil mit der Bedeutung von -weg, ab, herab; von lat. de.

Deanol (INN) *n*: (engl.) *deanol*; Dimethylaminoethanol; Psychostimulans*; Präkursor von Acetylcholin*; **Wirkung:** cholinerg; **Ind.:** psychosomat. Retardierung im Kindesalter; Erwachsene: Leistungs-, Adaptations-, Koordinations*-, Lern*-, Konzentrationsstörung*, Parkinson-Syndrom (hypokinet. mit psychomotor. Antriebsminderung), nach neurochir. Eingriff am Gehirn (Restitutionsförderung) od. psych. u. zentralmotor. Störung nach Schädelhirntraumen* od. zerebrovaskulärer Erkr.; **Kontraind.:** Epilepsie*; **Hinweis:** bisher liegen keine Belege für Wirksamkeit vor.

Debré-Fibiger-Syn|drom (Robert D., Pädiater, Paris, 1882–1978; Johannes A. F., Pathologe, Kopenhagen, 1867–1928) *n*: (engl.) *Debré-Fibiger syndrome*; s. Syndrom, adrenogenitales.

De|briefing (engl. debriefing Auswertung): (engl.) *debriefing*; Bez. in der Notfallpsychologie* für die zentrale, quasi-therapeutische Strategie des halbstrukturierten Gesprächs (1–2 Sitzungen) über das kurz zuvor erlebte Extremereignis; **Ziel:** Initiierung u. Förderung gesunder psychischer Verarbeitungsprozesse, Prävention klinischer Störungen wie posttraumatische Belastungsstörung* od. Depression; **Durchführung:** erfolgt als **Peer Debriefing** durch Personen der gleichen Berufsgruppe (z. B. Feuerwehrleute) od. als **Psycholocial Debriefing** (Kurzbez. Psy-Debriefing, Abk. PD) durch psychotherap. Fachpersonal mit Zusatzausbildung (Psychologen, Ärzte); umfasst die Vermittlung von Informationen über Stressreaktionen u. Traumaverarbeitung sowie über Umgangsstrategien zur Reduzierung der posttraumatischen Symptome u. Verhinderung der Emotions- u. Gedankenunterdrückung bei Auseinandersetzung mit dem Trauma; die Betroffenen sollen mit dem Ereignis zusammenhängende Gefühle u. Gedanken frei äußern, ihre Erfahrungen ordnen u. ihnen Bedeutung zuweisen, um den akuten Stresszustand abzubauen u. die Integration der Erfahrungen in ihr Selbst- u. Weltbild zu fördern; **Hinweis:** Gefahr einer Retraumatisierung; Debriefing bei Kindern u. Erwachsenen ist in seinen Folgen wissenschaftlich nicht adäquat abgesichert, vorliegende Studien widersprechen sich; bei klinischem V. a. eine psychische Störung sind gezielte kognitiv-behaviorale Interventionen durch qualifizierte Psychotherapeuten anzuwenden. Früher Bez. für eine kurze Auswertung nach einem wichtigen Ereignis (z. B. Nachbesprechung zu einem psychologischen Experiment). Vgl. Critical Incident Stress Debriefing.

Decken|ef|fekt (Effektivität*) *m*: (engl.) *ceiling effect*; Ceiling*-Effekt.

De|eskalation (De-*; engl. escalation Steigerung) *f*: (engl.) *de-escalation*; Strategie zur Verhindung od. Reduzierung von Konflikten u. sich aufschaukelnden, eskalierenden Prozessen, Verhaltensexzessen u. missglückender Interaktion u. Kommunikation; Aufgabe des Konfliktmanagements*; Programme zur Deeskalation von Gewalt z. B. in Schule, polizeilicher Arbeit, Pflege, stationärem psychiatrischem Setting (Aggressionsentfaltung z. B. bei Menschen mit Psychose u. Demenz, die kommunikativ schwierig zu erreichen sind), Sportpsychologie od. Jugendhilfe; ggf. Deeskalationstraining als fachspezifische Weiterbildung für professionelle Helfer u. Therapeuten.

Default Mode Net|work (engl. default Standard; mode Form; network Geflecht): Abk. DMN; neuronales Netzwerk im Gehirn, das im sog. Resting State (bei nach innen gerichteter Aufmerksamkeit, Achtsamkeit auf körpereigene Signale, Missempfindungen od. selbstbezogene Gedanken) aktiv ist; wird deaktiviert z. B. bei Erledigung von Aufgaben od. bei nach außen gerichteter Aufmerksamkeit; Lok.: Netzwerk umfasst medialen Präfrontalkortex, Precuneus, posteriores Cingulum, lateralen parietotemporalen Kortex u. medialen Temporallappen; Messung: Resting*-State-fMRT; **klin. Bedeutung: 1.** verstärkte Aktivierung bei Alzheimer-Krankheit (Überlappung mit initialer Beta-Amyloidablagerung); **2.** Hinweise auf veränderte Aktivierung während Erledigung von Gedächtnisaufgaben bei manifester Schizophrenie (u. biologischen Angehörigen von Patienten mit Schizophrenie).

De|fekt (lat. deficere, defectum fehlen) *m*: **1.** (engl.) *defect*; allg. Bez. für einen Schaden od. Fehler, z. B. einer Funktion od. eines Organs; **2.** irreversibler Verlust bestimmter physischer od. psychischer Funktionen od. Fähigkeiten nach Abschluss eines Entwicklungs-, Krankheits- od. Rehabilitationsprozesses.

De|fekt|psychose (Defekt*; Psych-*; -osis*) *f*: (engl.) *defect psychosis*; Bez. für Psychose* aus dem schizophrenen Formenkreis*, die nach Abklingen der akuten Symptomatik mit einem ausgeprägten schizophrenen Residuum* einhergeht.

Definition, operationale *f*: (engl.) *operative definition*; Bez. für Definition, die auf der Angabe der Methode der Herstellung bzw. der Bedingungen für das Auftreten eines Phänomens beruht; ein Prädikat D ist operational definiert genau dann, wenn D Reduktionssätze, die bestimmte Testbedingungen u. -ergebnisse angeben, zugeordnet sind. In den Realwissenschaften werden v. a. Dispositionsprädikate (z. B. ängstlich, aggressiv, intelligent) operational definiert (z. B. Intelligenz wird durch Intelligenztest X definiert).

De|fizienz (lat. deficere abnehmen, fehlen) *f*: (engl.) *deficiency*; Bez. für Mangelhaftigkeit, v. a. im Zusammenhang mit schizophrenen Störungen für geistig-intellektuelle Minderleistungen (z. B. Sprach- u. Affektarmut*, Auffassungsstörung*); im Gegensatz zum Defekt* keine Implikation grundsätzlicher Irreversibilität; **Vork.:** v. a. bei Formen der Schizophrenie*, die durch das Fehlen einer Positivsymptomatik* gekennzeichnet sind, z. B. schizophrenes Residuum*.

De|fizite, inter|personelle (Defizienz*) *n pl*: **1.** (engl.) *interpersonal deficits*; Bez. für Probleme in der Wahrnehmung von Interaktionspartnern sowie in der Kommunikation mit ihnen (z. B. Erkennen von Emotionen bei anderen Menschen, Ausdruck eigener Bedürfnisse gegenüber Anderen); vgl. Kompetenz, soziale; **2.** in der interpersonellen Psychotherapie* einer der 4 Kernbereiche interpersoneller Probleme; überdauernde Schwierigkeiten, nahe, erfüllende Beziehungen zu entwickeln od. aufrechtzuerhalten.

De|fizite, neuro|psycho|logische (Defizienz*) *n pl*: (engl.) *neuropsychological deficits*; Hirnleistungsstörungen; Beeinträchtigungen der kognitiven Leistungsfähigkeit (s. Kognition) u. der motivationalen od. emotionalen Funktionen (s. Emotion); i. e. S. spezielle Syndrome od. Störungsmuster, die sich im Verhalten, Erleben u. Handeln der Betroffenen manifestieren u. die den versch. Veränderungen der funktionellen od. strukturellen Konnektivität des Gehirns zugeordnet werden können (z. B. dysexekutives Syndrom nach Schädigung des Frontalhirns; s. Frontalhirnsyndrom); **Vork.:** bei organischen Hirnschädigungen od. psychischen Störungen. Vgl. Test, neuropsychologischer.

De|fizite, visuo|kon|struktive (Defizienz*) *n pl*: (engl.) *visuoconstructive deficits*; Bez. für Störungen des visuell-räumlichen Denkens; kann die Raumwahrnehmung*, die räumliche Vorstellung (z. B. Bilder in der Vorstellung umstrukturieren) u. die Wahrnehmung des eigenen Körpers betreffen; z. B. Defizite beim Erstellen einfacher Strichzeichnungen (Kreis, Rhombus, sich überschneidende Rechtecke u. Würfel), die nicht durch Störungen der Auffassung, Motorik od. Exekutivfunktion erklärbar sind; **Vork.:** Leitsymptom in der Frühdiagnostik dementieller Syndrome (s. Demenz); **Di-**

agn.: z. B. Uhrentest, Rey-Osterrieth-Complex-Figure-Test, Reproduktion od. Fortführung von Zeichnungen.

De|fizit, fokal-neuro|logisches (Defizienz*) *n*: (engl.) *cerebral focal disorder*; zerebrale Herdstörung; durch örtlich begrenzte (herdförmige) Erkrankung, Zerstörung od. Durchblutungsstörung bedingter Ausfall eines umschriebenen Hirnareals mit konsekutiver Herdsymptomatik; **Sympt.:** z. B. Sprachstörung*, Sehstörung*, Störung von Motorik, Sensorik; sog. verwaschenes Herdsymptom bei Ausfall mehrerer, ggf. koordinierter Zentren. Vgl. Syndrom, hirnlokales.

D

Defusing (engl. to defuse entschärfen): s. Critical Incident Stress Management.

De|generation (lat. degenerare entarten) *f*: **1.** (engl.) *degeneration*; (histol.) sog. Entartung zellulärer Strukturen od. Funktionen inf. Schädigung der Zelle; **Formen:** u. a. **a)** amyloide Degeneration: s. Amyloidose; **b)** Degeneration von Nervenzellen: als retrograde Degeneration des Axons, die von distal nach zentral in Richtung Nervenzellkörper fortschreitet (sog. dying back), als neuronale Degeneration nach Neurotmesis (Waller-Degeneration) od. als transneuronale Degeneration von intakten Neuronen bei Schädigung vorgeschalteter Neurone. **2.** s. Degenerationslehre.

De|generation, hepato|lentikuläre (Degeneration*) *f*: (engl.) *hepatolenticular degeneration*; Wilson*-Krankheit.

De|generation, kortiko|basal|ganglionäre (Degeneration*) *f*: (engl.) *cortical-basal ganglionic degeneration*; auch kortikobasale Degeneration; seltene, langsam progrediente neurodegenerative Erkrankung; Form der FTLD*; **Pathol.:** asymmetrische kortikale Atrophie im vorderen Parietallappen, Temporallappen, hinteren Frontallappen u. in der Substantia nigra: Nervenzellverlust u. Entzündungsreaktion (Gliosis); Substantia nigra meist stark entfärbt; Nervenzellen nach neuropathol. Färbung fehlgestaltet (geschwollene sog. ballooned neurons) mit fehlplatzierten Kernen (sog. eccentrically located nuclei); Nachweis von Neurofibrillen* u. ggf. Tau-positiven, Ubiquitin-negativen Einschlusskörperchen; **Klin.:** Manifestationsalter 50.–80. Lebensjahr; sog. kortikobasales Syndrom: (zunächst) asymmetrische, nicht auf Levodopa ansprechende akinetisch-rigide Bewegungsstörungen in Extremitäten (atypisches Parkinson-Syndrom); zusätzl. Störungen höherer kortikaler Funktionen: Parietallappenapraxie, sog. Alien-hand/limb-Phänomen mit Kontrollverlust über die Bewegungen der eigenen Extremitäten, kortikale sensomotorische Störung, Myoklonus, Tremor, Aphasie, verschiedene Störungen von Lernen u. Gedächtnis; **DD:** progrediente nichtflüssige Aphasie* (neuropathol. u. klinisch unscharfe Grenzen); **Progn.:** mittlere Überlebenszeit 5–10 Jahre.

De|generations|lehre (lat. degenerare entarten): (engl.) *degeneration theory*; von B.-A. Morel (1809–1873) eingeführte Theorie, nach der innerhalb von Familien od. Gesellschaften über Generationen hinweg eine zunehmende „seelische Degeneration" (Entartung) auftreten kann, die von gering ausgeprägten psychischen Auffälligkeiten bis hin zum Vollbild einer Demenz reicht; Degenerationslehre war offizielle Lehrmeinung in der Psychiatrie in Europa um Jahrhundertwende (19./20. Jahrhundert); im Nationalsozialismus erfolgte eine Verabsolutierung dieses Gedankenguts als rassenhygienische Bewegung. Schädelasymmetrie, Mikrozephalie, Veränderungen der durchschnittlichen Körperproportionen oder z. B. angewachsene Ohrläppchen wurden als Degenerationszeichen betrachtet. J. J.-V. Magnan (1835–1916) beschrieb die Gefahr der Entartung von Kulturen; er bezog sich auf die Evolutionslehre von Darwin. Demnach sei insbes. die Trunksucht Ursache u. Folge der Degeneration.

De|hydro|benz|peridol *n*: (engl.) *dehydrobenzperidol*; Droperidol*.

De|hydro|epi|andro|steron *n*: (engl.) *dehydroandrosterone*; Abk. DHEA; in der Zona reticularis der Nebennierenrinde produzierte Vorstufe der Androgene*; neuroaktives Steroid mit antiglukokortikoider Wirkung u. antiexzitatorischer Wirkung an Nervenzellen; UAW: Förderung des Zellwachstums, z. B. bei Tumoren (v. a. Prostatakarzinom); **Hinweis: 1.** positive Studienergebnisse zu antidepressiver Wirkung (antagonistische Wirkung auf GABA-Rezeptoren, antiglukokortikoide Wirkung); **2.** positive Studienergebnisse zu kognitiven Störungen bei Schizophrenie (Augmentation; einzelne kontrollierte Studien); **3.** v. a. in USA als sog. Anti-Aging-Substanz eingesetzt (Beleg für günstige Wirkung auf kognitive Funktionen in kontrollierten Studien fehlt).

De|individuation (De-*; Individuation*) *f*: (engl.) *deindividuation*; Lockerung der individuellen normalen Verhaltenseinschränkungen im Kontext einer Gruppe mit Vermehrung impulsiver u. sozial abweichender Handlungen; differenziert wird zwischen geschwächter Verhaltenskontrolle, eingeschränkten rationalen u. normativen Urteilsprozessen u. verringerter Bewertungsangst. **Urs.:** dynamische Gruppenprozesse (sog. Gruppenzwang), meist in polarisierten situativen Kontexten.

De|institutionalisierung (De-*; lat. institutio Einrichtung): (engl.) *deinstitutionalization*; (psychiatr.) Bez. für eine in den späten 60er Jahren des 20. Jahrhunderts in den westlichen Industrieländern einsetzende Reformbewegung in der psychiatrischen Versorgung durch Aufbau bedarfsgerechter gemeindeintegrierter Behandlungsstrukturen, Abbau von stationären Behandlungsplätzen mit gleichzeitiger Schaffung differenzierter u. spezialisierter Behandlungsangebote sowie Intensivierung stationärer, teilstationärer u. ambulanter Therapie u. Rehabilitation.

Déjà-vu-Erlebnis (franz. déjà vu schon gesehen): (engl.) *déjà-vu experience*; Form der Paramnesie*, bei der man glaubt, etwas gerade Erlebtes schon früher in gleicher Weise gesehen, gehört (Deja-entendu) od. erlebt (Deja-vecu) zu haben; neue, noch unbekannte Situationen werden mit dem Gefühl des Vertrautseins assoziiert, dadurch entsteht der subjektive Eindruck einer Erinnerung. **Vork.:** z. B. bei Müdigkeit, als Frühsymptom best. Psychosen* od. in der epileptischen Aura*.

De|klaration von Hawai *f*: (engl.) *Hawai Declaration*; 1977 von der Generalversammlung der World Psychiatric Association (Abk. WPA) verabschiedete u. 1983 modifizierte Leitlinien zu ethischem Verhalten u. Standards für die psychiatrische Praxis in der Berufsausübung; zentrale Themen: u. a. Diskriminierung, Sterbehilfe, Folter; in der Deklaration* von Madrid erweitert.

De|klaration von Helsinki *f*: (engl.) *Helsinki Declaration*; arztethische Leitsätze u. Empfehlungen des Weltärztebundes aus dem Jahr 1964 zur Wahrung der Rechte des Individuums bei der Durchführung von wissenschaftl. Versuchen am Menschen, z. B. i. R. von psychopharmakologischen Studien; die Deklaration von Helsinki wurde 1975 in Tokio neu gefasst u. ist als revidierte Deklaration von Helsinki Bestandteil der Deklaration* von Tokio; weitere Revisionen 1983 in Venedig, 1989 in Hongkong, 1996 in Somerset West, 2000 in Edinburgh u. 2008 in Seoul.

De|klaration von Madrid *f*: **1.** (engl.) *Madrid Declaration*; Modifikation der Deklaration* von Hawai der World Psychiatric Association (Abk. WPA) aus dem Jahr 1996 mit den zentralen Themen Sterbehilfe, Folter, Todesstrafe, Organhandel, Genetik u. a.; zuletzt 2002 in Yokohama (Japan) ergänzt; **2.** Erklärung u. Entwurf einer Vision für den Prozess der Gleichberechtigung behinderter Menschen u. ihrer Familien unter dem Motto „Nicht-Diskriminierung plus positive Handlung(en) bewirken soziale Integration" auf dem Europäische Behindertenkongress 2002 in Madrid.

De|klaration von Tokio *f*: (engl.) *Tokyo Declaration*; arztethische Leitsätze, Empfehlungen u. Richtlinien des Weltärztebundes aus dem Jahr 1975 zum Verhalten von Ärzten bei Folterungen u. Misshandlungen von Gefangenen sowie zum Gebrauch u. Missbrauch psychotroper Arzneimittel; enthält außerdem die revidierte Deklaration* von Helsinki. Vgl. Ethik-Kommission; Aufklärungspflicht.

De|kompensation, psychotische (De-*; Kompensation*) *f*: (engl.) *psychotic decompensation*; Bez. für plötzliches Auftreten von Positivsymptomatik* innerhalb des Prodromalstadiums, im Verlauf od. unter Remission einer Psychose (meist Schizophrenie*); kann durch verschiedene Lebensereignisse ausgelöst sein; führt zur (Erst-)Manifestation der Erkrankung.

De|konditionierung (De-*; Konditionierung*): (engl.) *deconditioning*; s. Desensibilisierung.

Delegation (lat. deligare anbinden, verbinden) *f*: (engl.) *delegation*; Betrauung von nichtärztlichem Personal mit primär ärztlichen Tätigkeiten i. R. der Gesundheitsversorgung; gesetzliche Regelungen zum Delegationsrecht existieren nicht; dennoch ist die generelle Zulässigkeit von Delegation durch die Rechtsprechung anerkannt. Bei allen Diagnose- u. Therapieentscheidungen sowie Verrichtungen u. Eingriffen, die aufgrund ihrer Komplikationsdichte u. Gefährdungsnähe ärztliches Wissen u. Können unbedingt erfordern, ist ärztliches Handeln in jedem Fall erforderlich. Dazu gehören insbes. alle operativen Eingriffe, schwierige Injektionen, Infusionen, die ärztliche Beratung des Patienten sowie die ärztlichen Untersuchungen u. Entscheidungen über therapeutische Maßnahmen. Delegationsfähig sind die Ausführung getroffener Pharmakotherapieentscheidungen, einfache Injektionen, einfache Laborleistungen, physikalisch-medizinische Leistungen, Wechsel einfacher Verbände sowie radiologische Leistungen.

Delegations|konflikt (Delegation*; Konflikt*) *m*: (engl.) *delegation conflict*; Bez. aus der psychodynamischen Familientherapie* (H. Stierlin, 1970) für einen Konflikt, der aus der unbewussten Weitergabe von unbefriedigten Bedürfnissen u. Wünschen eines Elternteils in Form eines Auftrags an das heranwachsende Kind entsteht; Delegationskonflikte können zwischen einander widersprechenden Aufträgen entstehen (z. B. dem unrealisiertem Wunsch, ein lasterhaftes Leben zu leben u. zugleich ein tugendhafter Student zu sein) u., durch einen gegen das andere Elternteil gerichteten Auftrag, Loyalitätskonflikte auslösen. Delegationskonflikte können Symptombildung motivieren u. erklären diese im Rahmen der Familiendynamik*.

Delegations|verfahren (Delegation*): (engl.) *delegation method*; bis zum Inkrafttreten des Psychotherapeutengesetzes* (1999) geltendes Verfahren, mit dem nichtärztlichen Psychotherapeuten nach Einbezug der Psychotherapie* in den Leistungskatalog der GKV in Deutschland bei Erfüllung best. Qualifikationen die Erbringung von Psychotherapie i. R. der kassenärztlichen Versorgung ermöglicht wurde; war geregelt im Abschnitt H der Psychotherapie-Richtlinie 1967 in Verbindung mit § 4 der Psychotherapie-Vereinbarung; gestattete dem zur Ausübung von Psychotherapie berechtigten Arzt, zur Sicherstellung der Versorgung einen Psychologischen Psychotherapeuten od. einen analytischen Kinder- u. Jugendlichenpsychotherapeuten zur Erbringung der jeweiligen Leistungen hinzuzuziehen. Zuvor musste der Arzt, ggf. in Kooperation mit dem sog. Delegationspsychotherapeuten, die Indikation zur Psychotherapie gestellt u. mit diesem den Behandlungsplan abgestimmt haben. Die Therapie war von dem hinzugezogenen Psychotherapeuten eigenverantwortlich u. selbständig persönlich durchzuführen, eine Weiterdelegation war nicht möglich.

De|liktf|ähigkeit (lat. delinquere ermangeln, fehlen): (engl.) *tort capability*; zivilrechtliche Haftungsvoraussetzung; ist gegeben bei Kindern ab Vollendung des 7. Lebensjahres (§ 828 BGB), damit sind sie od. ihre gesetzlichen Vertreter für einen verursachten körperlichen od. materiellen Schaden verantwortlich u. müssen deshalb haftungsrechtliche Konsequenzen tragen (s. Haftung). Bei Kindern u. Jugendlichen (vom 7. bis zur Vollendung des 18. Lebensjahrs) ist jedoch Voraussetzung, dass zur Zeit des Vorfalls (Delikts) bereits „die zur Erkenntnis der Verantwortlichkeit erforderliche Einsicht" (§ 828 III BGB) vorlag, d. h. dass beim Kind die Einsicht in seine Verantwortlichkeit in der konkreten Tatsituation tatsächlich vorhanden war. **Deliktunfähigkeit** liegt vor bei Kindern <7 Jahren (§ 828 BGB) u. bei psychisch kranken Menschen, die ihnen in ihrer mentalen Funktionsfähigkeit entsprechen, wenn sie den Schaden im Zustand der Bewusstlosigkeit od. einem die freie Willensbildung ausschließenden Zustand krankhafter Störung der Geistestätigkeit verursacht haben (§ 827 BGB).

D

De|likt|haftung (lat. delinquere ermangeln, fehlen): (engl.) *tutelage*; s. Haftung.

Delinquenz (lat. delinquere ermangeln, fehlen) *f*: (engl.) *delinquency*; Straffälligkeit; Verletzung rechtlicher Normen (s. Straftat); **Vork.:** z. B. bei Störungen des Sozialverhaltens, dissozialer Persönlichkeitsstörung*, psychopathischer Persönlichkeitsstörung* u. Münchhausen*-Syndrom. Vgl. Devianz.

Delinquenz, sexuelle (Delinquenz*) *f*: (engl.) *sexual delinquency*; Sexualstraftat*.

Delir (lat. delirare verrückt sein) *n*: (engl.) *delirium*; syn. Delirium, delirantes Syndrom; Form der akuten organisch bedingten Psychose* mit qualitativer Bewusstseinsstörung* in Form von Bewusstseinstrübung*, Aufmerksamkeits-*, Orientierungs-* u. Wahrnehmungsstörungen* sowie affektiven u. vegetativen Symptomen; charakteristisch fluktuierender Verlauf; **Einteilung:** (nach Psychomotorik) hypoaktives, hyperaktives, gemischtes D.; **Epidemiol.:** 10–15 % aller internistischen Patienten; 30–50 % aller akutkranken geriatrischen Patienten; **Ätiol.:** Entzugssyndrom* (v. a. Alkoholentzug: Alkoholdelir*), organische Störungen, z. B. Intoxikationen*, anticholinerges Delir bei Überdosierung anticholinerg wirksamer Substanzen, z. B. tricyclischer Antidepressiva (s. Syndrom, anticholinerges), Infektionen; **Klin.:** Benommenheit, fluktuierende Wachheit, Desorientierung, Verkennungen, (optische) Halluzinationen, Unruhe, anterograde Amnesie* u. retrograde Amnesie*, Angst*, Reizbarkeit, Ratlosigkeit, Tachykardie, Temperaturanstieg, Schwitzen*, zirkadiane Schlafrhythmusstörungen*, Tremor*, anschließend meist Amnesie; **Diagn.:** klin. nach ICD-10, DSM-IV (Form einer kognitiven Störung); Schweregradbestimmung z. B. durch standardisierte Fragebögen; **Ther.:** Behandlung der Grunderkrankung (z. B. antibiotisch), Ausschaltung/Entzug der Noxe (Suchtmittel, Arzneimittel bei Überdosierung), (pharmak.) Carbamazepin*, Clomethiazol*, Diazepam* od. dämpfende Neuroleptika* (z. B. Melperon), evtl. Clonidin*, Thiamin u. Folsäure; Überwachung; **Progn.:** meist völlige Remission, unbehandelt hohe Mortalität. Vgl. Prädelir.

Delirium (Delir*) *n*: (engl.) *delirium*; Delir*.

Delirium In|dex (Delir*; Index*) *m*: (engl.) *delirium index*; Abk. DI; Fremdbeurteilungsverfahren (McCusker et al.) zur Erfassung des Schweregrads eines Delirs*; basiert ausschließlich auf der Beobachtung von Verhaltensauffälligkeiten des Betroffenen; umfasst 7 Item-Gruppen (Unaufmerksamkeit, desorganisiertes Denken, Bewusstseinsstörungen, Desorientierung, Gedächtnisstörungen, Wahrnehmungsstörungen, psychomotorische Störungen); Beurteilungsskala pro Item von 0 (fehlend) bis 3 (vorhanden u. schwer), Gesamt-Score 0–21; **Anw.:** Patienten mit Delir i. R. einer somatischen Erkrankung; **Testdauer:** ca. 5–10 Minuten.

Delirium Rating Scale (Delir*; Rating*; engl. scale Skala): Abk. DRS; Fremdbeurteilungsverfahren zur Erfassung u. klinischen Bewertung eines Delirs*; umfasst 10 Items; **Anw.:** Diagn. eines Delirs, auch DD von Demenz*, Schizophrenie*, Depression*; **Testdauer:** ca. 15–30 Minuten.

Delirium Severity Scale (Delir*; engl. severity Heftigkeit, Stärke; scale Skala): Abk. DSS; Fremdbeurteilungsverfahren zur Erfassung des Schweregrads eines Delirs*; besteht aus Aufmerksamkeitstests (Zahlenreihen merken, Ähnlichkeiten erkennen); **Anw.:** klin. Beurteilung des Schweregrads eines Delirs; **Testdauer:** 10 Minuten.

Delirium Symptom Interview (Delir*; engl. symptom Symptom): Abk. DSI; strukturiertes Interview u. Verhaltensbeobachtung zur ausführlichen Erfassung der Symptome eines Delirs*; umfasst 33 Items, z. B. zu Desorientierung, Schlafstörungen, Wahrnehmungsstörungen, Bewusstseinsstörungen, psychomotrischer Aktivität; **Anw.:** klin. Beurteilung des Schweregrads eines Delir; **Testdauer:** 10–15 Minuten.

Delirium tremens (Delir*) *n*: (engl.) *delirium tremens*; Alkoholdelir*.

Delphi-Methode *f*: (engl.) *Delphi method*; s. Konsensustechniken.

Delta-Schlaf: (engl.) *delta sleep, slow wave sleep (Abk. SWS)*; auch Tiefschlaf; die Schlafstadien* III u. IV des Non*-REM-Schlafs umfassender Abschnitt des Schlafes*; gekennzeichnet durch einen Anteil an Delta-Wellen im Schlaf-EEG von 20–50 % (Schlafstadium III) bzw. >50 % (Schlafstadium IV); nach Rechtschaffen u. Kales (1968) sind Delta-Wellen im Schlaf-EEG definiert durch eine Frequenz ≤2 Hz u. eine Amplitude von mind. 75 μV (cave: Definition unterscheidet sich von der allgemeinen Definition von Delta-Wellen; s. EEG); wird als Korrelat der Schlaftiefe u. Schlafintensität angesehen; Anteil nimmt unabhängig vom Zeitpunkt des Schlafbeginns über die Schlafzyklen ab (s. Schlafstadien, Abb. dort). Innerhalb einer Non-REM-Schlafepisode erfolgt ein allmählicher Anstieg der langsam welligen Aktivität, die ein Plateau erreicht u. wieder abfällt. Schlafentzug* führt zu einer Zunahme des Schlafdrucks, der sich in einer Zunahme der langsam welligen Hirnaktivität manifestiert. Der Delta-Schlaf beträgt beim jungen gesunden Erwachsenen etwa 20 % der Gesamtschlafdauer, mit zunehmendem Alter vermindert sich der Anteil deutlich. **Kennzeichen:** Aufwachen: hohe Weckschwelle; dem Wecken folgt i. d. R. eine Phase der Schlaftrunkenheit, mangelnder Orientierung u. eingeschränkter Erinnerungsfähigkeit; physische Aktivität: sehr gering; psychische Aktivität: findet statt u. kann erinnert werden, inhaltlich handelt es sich i. d. R. um Erlebnisse des vergangenen Tages; Gedächtnis: Konsolidierung von Gedächtnisinhalten, der Delta-Schlaf unterstützt insbes. die vom Hippocampus abhängige Bildung des deklarativen Gedächtnisses*. **Klin. Bedeutung: 1.** Störungen: Somnambulismus* u. Pavor* nocturnus sind an den tiefen Non-REM-Schlaf gebunden u. treten daher i. d. R. in der ersten Nachthäfte auf. **2.** Benzodiazepine* unterdrücken den Delta-Schlaf u. reduzieren damit die Schlafqualität.

Delta-sleep-inducing-Peptid *n*: (engl.) *delta sleep inducing peptide*; Abk. DSIP; endogenes Neuropeptid, das vermutlich den zirkadianen Schlaf*-Wach-Rhythmus mitsteuert mit Schlaf anregender Wirkung (insbes. Auslösung von Delta*-Schlaf) u. Einfluss auf die kardiorespiratorische Regulation u. Körpertemperatur; **Hinweis:** über den möglichen therap. Einsatz eines synthetisch hergestellten DSIP bei primärer Insomnie* wird kontrovers diskutiert.

Delta-Wellen: (engl.) *delta waves*; s. EEG.

Dementia Care Mapping (Demenz*; engl. care Betreuung, Sorgfalt; mapping Kartographie): Abk. DCM; in England entwickeltes personenzentriertes Evaluations- u. Beobachtungsverfahren (T. Kitwood) zur Erfassung von Wohlbefinden od. Nicht-Wohlbefinden in einem festgelegten Beobachtungszeitraum bei Menschen mit Demenz*; Ziel: Abbildung von Lebenswelt, Lebensqualität u. subjektivem Befinden des einzelnen Erkrankten zur Optimierung der Pflege; Anw. v. a. bei Erkrankten sinnvoll, die keine adäquate verbale Rückmeldung mehr geben können.

De|mentia infantilis (Demenz*) *f*: (engl.) *dementia infantilis*; s. Demenz; Heller-Syndrom.

De|mentia para|lytica (Demenz*) *f*: (engl.) *dementia paralytica*; progressive Paralyse*.

De|mentia prae|cox (Demenz*) *f*: (engl.) *precocious dementia*; s. Schizophrenie.

De|mentia senilis (Demenz*) *f*: (engl.) *dementia senilis*; s. Demenz.

Dementia simplex (Demenz*) *f*: (engl.) *dementia simplex*; veraltete Bez. für symptomarme Form der Schizophrenie*; nach ICD-10 „schleichende Progredienz von merkwürdigem Verhalten, mit einer Einschränkung, gesellschaftliche Anforderungen zu erfüllen u. mit Verschlechterung der allgemeinen Leistungsfähigkeit". Im Mittelpunkt steht Negativsymptomatik* mit Antriebsminderung, Affektverflachung u. Autismus; z. T. weltfremde Ideenwelt mit flüchtigen paranoiden Eigenbeziehungen.

De|menz (lat. dementia Wahnsinn) *f*: **1.** (engl.) *dementia*; syn. dementielles Syndrom; Bez. für i. d. R. über Monate bis Jahre chronisch progredient verlaufende Erkrankung des Gehirns, beginnend mit Verlust von früher erworbenen kognitiven Fähigkeiten; **Häufigkeit:** (Deutschland, 2011) ca. 1,25 Mio.; **Einteilung: I. primäre** Demenz (80–90 %): **a)** degenerativ: v. a. Alzheimer*-Krankheit (50–60 %), frontotemporale Demenz*, Lewy*-Körperchen-Demenz, Pick*-Krankheit; **b)** vaskuläre Demenz* (15–30 %); **c)** Mischformen (15–20 %); **II. sekundäre** Demenz: symptomatisch bei anderer zerebraler (z. B. Normaldruckhydrozephalus*, Chorea* Huntington, Parkinson*-Syndrom, Multiple* Sklerose, Creutzfeldt*-Jakob-Krankheit, Epilepsie*, Hirntumoren*), metabolisch-toxischer (z. B. Hyper-*, Hypothyreose*, Wilson*-Krankheit, Alkoholabhängigkeit*; s. Demenz, alkoholische) od. infektiöser (z. B. HIV*-Erkrankung, Neurosyphilis*, Toxoplasmose*, Zytomegalie) Erkrankung; **Klin.:** zunehmende kognitive Störungen, die insbes. Gedächtnis (v. a. Neugedächtnis), Denken, Urteilsvermögen, Intelligenz u. Orientierung betreffen u. häufig mit Beeinträchtigungen im sozialen u. beruflichen Umfeld einhergehen; im weiteren Verlauf affektive (Ängstlichkeit, Depressivität, Reizbarkeit, Aggressivität) u. Antriebsstörungen* (Unruhe, Getriebenheit, Impulskontrollstörungen*, Übergriffigkeit, Apathie) sowie schließlich Veränderungen der Gesamtpersönlichkeit u. neurologische Ausfälle; u. U. psychotische Symptomatik (z. B. Halluzinationen* od. Wahnideen*); eine quantitative Bewusstseinsstörung* liegt i. d. R. nicht vor. **Diagn.:** neurologische, psychiatrische u. neuropsychologische Untersuchung einschließlich evaluierter Demenztests* (z. B. Mini-Mental-Status-Test); **Ther.:** Pharmakotherapie mit Antidementiva*, Behandlung der Grunderkrankung, symptomatische Therapie (z. B. Antidepressiva*, Neuroleptika*); **DD:** u. a. Depression* (v. a. als sog. Pseudodemenz*), Delir*, organisch bedingte Psychose*, Intelligenzminderung*; **2.** Dementia infantilis; im Kindesalter z. B. als Heller*-Syndrom, bei der infantilen Verlaufsform der Gaucher*-Krankheit, bei unbehandelter Phenylketonurie*, metachromatischer Leukodystrophie*, Gangliosidose G_{M1}, neuroaxonaler Dystrophie, Epilepsie*, subakuter sklerosierender Panenzephalitis*, progressiver Rötelnenzephalitis (s. Röteln), psychosozialer Deprivation.

De|menz, alkoholische (Demenz*) *f*: (engl.) *alcoholic dementia*; syn. Alkoholdemenz; infolge von Alkoholabhängigkeit* entstehende Demenz* aufgrund toxischer Hirnschädigung; **Ther.:** strikte Alkoholabstinenz; (pharmak.) Folsäure, Antioxidanzien;

ggf. Versorgung u. Pflege, Soziotherapie*. Vgl. Korsakow-Syndrom.

De|mẹnz|de|tektion (Demenz*; lat. detegere entdecken) *f*: (engl.) *dementia detection*; s. DemTect.

De|mẹnz, fronto|temporale (Demenz*) *f*: (engl.) *frontotemporal dementia*; Abk. FTD; syn. Frontalhirndemenz, Stirnhirndemenz; zweithäufigste Form der degenerativen Demenz* mit umschriebener progressiver Hirnatrophie* u. hirnlokalem Syndrom* (s. Frontalhirnsyndrom); Form der FTLD*; **Häufigkeit:** Prävalenz sehr variabel; bei 45–70-Jährigen (Italien, England, Niederlande) 10–20 : 100 000; bei 85-Jährigen (Schweden) 3 : 100; bei 45–60-Jährigen etwa gleich häufig wie Alzheimer*-Krankheit; **Ätiol.:** heterogen: 30–50 % familiär, davon ca. 30–50 % dominant erbl., u. a. Mutationen des MAPT-Gens (s. Tau-Protein) u. Progranulin-Gens (s. TDP-43); **Vork.:** auch in Kombination mit Parkinson*-Syndrom u. amyotrophischer Lateralsklerose*; **Pathol.:** v. a. frontale Hirnatrophie; konsistente Genotypus-Phänotypus-Beziehung in Bezug auf Phänotypus Einschlusskörperchen in zerebralen Nervenzellen: MAPT-Gen-Mutationen verursachen Tau-positive, Ubiquitin-negative Einschlusskörperchen; Progranulin-Gen-Mutation verursachen TDP-43-positive Einschlusskörperchen, FUS-Gen-Mutationen verursachen FUS-Einschlusskörperchen (beide Ubiquitin-negativ); **Klin.:** Erkrankungsbeginn meist 45.–65. Lebensjahr; variable klin. Sympt., v. a. progrediente Veränderungen der Persönlichkeit u. des Sozialverhaltens; häufig Störung der Exekutivfunktionen (Handlungsplanung, Desorganisation, Wortflüssigkeit), Enthemmung u. Impulsivität im Verhalten, Störung des Arbeitsgedächtnisses, Unaufmerksamkeit, Ablenkbarkeit, Nachlassen moralischer Urteilsfähigkeit; **DD:** Alzheimer*-Krankheit*, vaskuläre Demenz*, semantische Demenz*, progrediente nichtflüssige Aphasie*, kortikobasalganglionäre Degeneration*.

De|mẹnz, HIV-as|soziierte sub|kortikale (Demenz*) *f*: (engl.) *HIV-associated subcortical dementia*; HIV*-Enzephalopathie.

De|mẹnz, semantische (Demenz*) *f*: (engl.) *semantic dementia*; Form der FTLD*; **Pathol.:** Hirnatrophie mit Abbau von Nervenzellen, v. a. im Temporalhirn u. Nachweis TDP*-43-positiver u. Ubiquitin*-positiver Einschlusskörperchen; **Klin.:** progrediente Störung des Sprachverstehens u. Begreifens von Objekten u. Konzepten bei weiterhin flüssiger u. korrekter Sprache, fehlerhafte u. erschwerte Benennung von Objekten u. Situationen, meist verbunden mit Zwangssymptomen, Grübelneigung, Hypermimie, vermehrte Schmerzempfindlichkeit, Appetitsteigerung; initial kaum Gedächtnisstörungen, später Entwicklung des Vollbildes der Demenz; **Diagn.:** Wortverständnisstörung (s. Repeat and Point Task), PET (v. a. temporale Minderperfusion), MRT (v. a. linkstemporale Hirnatrophie), Liquordiagnostik; **DD:** sensorische Aphasie* nach Schlaganfall, progrediente nichtflüssige Aphasie*, vaskuläre Demenz*, Alzheimer*-Krankheit, frontotemporale Demenz*, kortikobasalganglionäre Degeneration*.

De|mẹnz, sub|kortikale (Demenz*) *f*: (engl.) *subcortical dementia*; Sammelbez. für Demenzsyndrome mit initial v. a. subkortikal lokalisierten Veränderungen, z. B. bei Enzephalopathie*, Arteriosklerose*, Parkinson*-Syndrom; meist klin. mit psychomotorischer Verlangsamung verbunden. Vgl. Enzephalopathie, subkortikale arteriosklerotische.

De|mẹnz-Test (Demenz*) *m*: (engl.) *dementia test*; Abk. DT; Testbatterie zur Erfassung kognitiver Beeinträchtigungen im Alter; umfasst Mini*-Mental-Status-Test, Gedächtnistest mit freiem Abruf u. Wiedererkennen, verbale Flüssigkeitsaufgabe, Apraxietest (Apraxie*) u. Fragen zur Orientierung; Fremdbeurteilung bei nicht mehr testbaren Patienten zu verschiedenen kognitiven u. nichtkognitiven Leistungen möglich; **Anw.:** zur Beurteilung des Schweregrads einer Demenz*, Differenzierung dementieller Alterskrankheiten, Verlaufsdokumentation u. Diagnosefestigung für MCI* u. neuropsychologische Defizite* in früherem Stadium; **Testdauer:** ca. 30 Minuten.

De|mẹnz, vaskuläre (Demenz*) *f*: (engl.) *vascular dementia*; primäre Demenz* aufgrund von Durchblutungsstörungen des Gehirns; **Häufigkeit:** ca. 15–30 % aller Demenzen, neben Alzheimer*-Krankheit häufigste Demenzform; Prävalenz (Europa, Allgemeinbevölkerung) bei 65–85-Jährigen 2,2–16,3 %; geringere Prävalenz in Asien; **Ätiol.:** Schädigung von Nervenzellen u. -bahnen infolge von zerebralen Durchblutungsstörungen* u. unzureichender Versorgung mit Sauerstoff u. Nährstoffen, v. a. Glukose; **1.** Schlaganfall*, v. a. nach wiederholten Schlaganfällen Entwicklung einer Multiinfarktdemenz*; **2.** Vielzahl kleiner Gefäßschäden (Mikroangiophatie, vaskuläre Enzephalopathie); Unterform: subkortikale arteriosklerotische Enzephalopathie*; **3.** Mischform: Überlappungen zwischen vaskulärer Demenz u. Alzheimer-Krankheit: wird durch die Amyloidablagerung in Gefäßen gefördert, wird im Gehirn Verstorbener häufiger gefunden als reine vaskuläre Demenz (deren Häufigkeit nimmt mit Alter ab, die Häufigkeit gemischter Demenzen zu); **4.** seltene erbliche Unterformen: z. B. CADASIL*; Risikofaktoren: hohes Alter, Herzinfarkt, Hypertonie, Übergewicht, Diabetes mellitus, Dyslipidämie, Homocysteinämie, Herzrhythmusstörungen, Nicotinkonsum, bestimmte Ernährungsfaktoren; **Klin.:** allgemeine psychomotorische Verlangsamung, Störungen der Exekutivfunktionen (Handlungsplanung, Wortflüssigkeit), Denkschwierigkeiten, depressive Symptome; initial häufig keine Dominanz der Gedächtnisstörungen, im Verlauf häufig psychologische u. Verhaltensstörungen (z. B. Aphasie, Agitiertheit, Aggressivität); **Diagn.:** CT od. MRT (Nachweis der Gefäßschäden), Hachinski*-Skala, Montreal* Cognitive Assessment; **Ther.:** Behandlung der Grunderkrankung, Pharmakotherapie mit Antidementiva* (Anw. von Cholinesterase-Hemmern u. Memantine häufig als Off-Label-Use u. ohne nachgewiesene Wirksamkeit); **Prävention:** ggf. durch körperliche Bewegung, mediterrane Ernährung*; **DD:** Alzheimer*-Krankheit, frontotemporale Demenz*, andere Formen von FTLD*, Depression*.

De|menz vom Alzheimer-Typ (Demenz*) *f*: (engl.) *senile dementia-Alzheimer type*; Alzheimer*-Krankheit.

Demo|graphie (gr. δῆμος Volk; -graphie*) *f*: (engl.) *demography*; Beschreibung u. statist. Aufbereitung von Daten über natürl. Bevölkerungsbewegungen (u. a. Geburten, Sterbefälle, Mobilitäts- u. Wanderungsprozesse, Alters- u. Geschlechtsverteilung, Eheschließungs- u. Scheidungshäufigkeit); Datenquellen sind meist amtliche Routinedatensammlungen, mit deren Hilfe strukturelle Veränderungen von Gesellschaften beobachtet u. aufgezeigt werden können; vgl. Statistik.

De|moralisierung (De-*; Moral*): (engl.) *demoralization*; Bez. für Entmutigtsein; **Urs.:** z. B. mangelnde Anerkennung, fehlendes Lob*, ständiges Kritisiertwerden. Vgl. Apathie.

De|moxepam *n*: (engl.) *demoxepam*; aktiver Metabolit des Benzodiazepins Chlordiazepoxid*; Halbwertzeit 45 Stunden.

DemTect: Abk. für **Dem**enzde**tek**(**c**)**t**ion; Fremdbeurteilungsverfahren zur Erfassung von Demenz; umfasst 5 Aufgaben zu verbalem Gedächtnis, Wortflüssigkeit, intellektueller Flexibilität u. Aufmerksamkeit; Skala von 0–18 Punkten, Werte ≥13 Punkte: angemessene kognitive Leistung, 9–12 Punkte: MCI*, Werte ≤8 Punkte: V. a. Demenz; **Anw.:** Screening bzw. Diagnostik bei Demenz*; **Testdauer:** ca. 10 Minuten; **Hinweis:** fehlende Wichtung nach Alter u. Bildung problematisch bezüglich Testvalidität u. Auswertung; Werte ≤8 Punkte sind nicht beweisend, sondern hinweisend auf Demenz.

De|myelinisierung *f*: (engl.) *demyelination*; s. Erkrankungen, demyelinisierende.

Dendrit (gr. δένδρον Baum) *m*: (engl.) *dendrite*; kurzer, zellleibnah verzweigter Zytoplasmafortsatz einer Nervenzelle* (Abb. dort); Erregungsleitung verläuft zentripetal (afferent); bei spezifischen Nervenzellen (v. a. Pyramidenzellen*) Träger von Spines*, die auch die synaptische neuronale Plastizität* vermitteln; **klin. Bedeutung:** Reduzierung der Dendritendichte durch Stress u. Alter sowie bei vielen ZNS-Erkrankungen (z. B. Schizophrenie, bipolare affektive Störung, Depression, Alzheimer-Krankheit); trägt bei zur Reduzierung von Hirnvolumen (s. Hirnatrophie) u. kortikaler Dicke*, zu Altersvergesslichkeit u. a. kognitiven Störungen.

Denk|blockade *f*: (engl.) *thought blocking*; s. Denksperrung.

Denken: **1.** (engl.) *thinking*; mentaler Prozess des Unterscheidens, Ordnens u. Interpretierens von Informationen, durch den Wahrnehmung*, Erinnerung u. Vorstellung miteinander in Beziehung gebracht werden u. neue Beziehungen hergestellt werden können; **2.** Bez. für jegliche kognitive Aktivität bzw. den Einsatz intellektueller Fertigkeiten (z. B. Begriffsbildung, Vorstellungsbilder); **3.** Bez. für Problemlösen (Nachdenken); s. Problemlösung; **4.** in der kognitiven Psychologie abstrakte Symbolverarbeitung unter Rückgriff auf Gedächtnisleistungen (s. Gedächtnis); steht in der Tradition der älteren Denkpsychologie, die v. a. Problemlösen, logisches Schließen u. Begriffsbildung behandelte. **Formen:** **a)** normales Denken (z. B. deduktives, induktives, operatives Denken); **b)** gestörtes Denken (autistisches, beschleunigtes, dichotomes, dissoziiertes, divergentes, eingeengtes, ideenflüchtiges, idiosynkratisches, inkohärentes, katathymes, konkretes, magisches, perseverierendes, verlangsamtes, umständliches, zerfahrenes Denken; formale u. inhaltliche Denkstörungen*, verzerrte Kognition*). Denken als psychischer Prozess setzt die Darstellung von Informationen voraus, was sowohl sprachlich als auch nichtsprachlich erfolgen kann. Beim nichtsprachlichen u. nichtsymbolischen Denken werden situationsbezogene Handlungsmuster sensomotorisch codiert, sie können auf neue Situationen übertragen werden, wodurch u. a. für Primaten u. bestimmte Vögel einfache Formen des Denkens nachgewiesen wurden. Bei den Gedanken* als den kleinsten Erlebniseinheiten des Denkens sowie dem Prozess des Denkens sind eine Reihe potentiell od. manifest psychopathologischer Erscheinungen bekannt (automatische Gedanken*, überwertige Idee*, Beeinflussungsgedanken*, Gedankenabreißen u. Denksperrung*, Gedankendrängen*, Gedankenkreisen*, Gedankenleere*, Zwangsgedanken*). Zudem sind bestimmte Inhalte des Denkens bzw. wahnhafte Interpretationen von Denkerlebnissen (s. Wahn) psychopathologisch bedeutsam; z. B. Gedankenausbreitung, Gedankeneingebung, Gedankenentzug (s. Gedankenübertragung) u. Gedankenlesen* bei Psychosen, Zwangsgedanken* bei Zwangsstörungen*, exzessive Sorgen bei generalisierter Angststörung*, katastrophisierende Fehlinterpretationen bei Panikstörung*, depressionstypische Kognition* bei Depression*. **Hinweis:** Die Beeinflussung des Denkens ist zentraler Ansatzpunkt kognitiver Therapien*. Vgl. Denktraining.

Denken, autistisches: (engl.) *autistic thinking*; syn. dereïstisches Denken; von E. Bleuler eingeführte Bez. für selbstbezogenes Denken, bei dem die eigene innere Erlebenswelt im Vordergrund steht, ohne dass Widersprüche zur Realität wahrgenommen werden; Wahnideen* u. irreale traumhafte Wunscherfüllungen werden in tranceartigen Zuständen realisiert. **Vork.:** in geringem Ausmaß beim gesunden Denken, ist bei Träumen u. Wachträumen* sowie manchen psychischen Störungen deutlich verstärkt, z. B. bei Schizophrenie*, frühkindlichem Autismus* u. a. tief greifenden Entwicklungsstörungen*.

Denken, beschleunigtes: (engl.) *acceleratic thinking*; auf sprachlicher Ebene sich manifestierendes erhöhtes Tempo des Ablaufens von Gedanken mit andauernd dazwischenkommenden anderen Einfällen, die vom ursprünglichen Denkziel ablenken; vom Patienten subjektiv häufig auch als Gedankendrängen* erlebt; Assoziationen* u. Ideenflucht können sich so weit steigern, dass das Denkziel nicht mehr festgehalten wird u. dem Untersuchenden das Denken als inkohärent (mit noch od. nicht mehr erkennbarem Zusammenhang) erscheint. **Vork.:** bei Manie* bzw. bipolaren affektiven Störungen*, z. T. auch bei Schizophrenie*; **Hinweis:** Im Gegensatz zum zerfahrenen Denken* u. inkohärenten Denken* kann man beim beschleunigten u. ideenflüchtigen Denken den Betroffenen meist noch folgen. Vgl. Logorrhö.

Denken, de|duktives: **1.** (engl.) *deductive thinking*; allg. Bez. für Denken*, das aus allgemeinen Grundsätzen, Annahmen od. Aussagen konkrete Ableitungen für Einzelfälle vornimmt; **2.** spezielle Form des Denkens, bei dem mit Hilfe logischer Schlussregeln Aussagen aus anderen Aussagen (z. B. Hypothesen) abgeleitet werden; Gegensatz zum induktiven Denken*.

Denken, dereïstisches: (engl.) *dereistic thinking*; autistisches Denken*.

Denken, dichotomes: (engl.) *dichotomic thinking*; Schwarz-weiß-Denken, Alles-oder-nichts-Denken; dysfunktionaler Denkstil, der durch Denken in extremen Kategorien gekennzeichnet ist, ohne Zwischenstufen des zugrunde liegenden Kontinuums zu berücksichtigen; z. B. können selbstwertrelevante Situationen nur als vollständiger Sieg od. als totale Niederlage wahrgenommen werden, Abstufungen in der emotionalen od. motivationalen Graduierung fehlen völlig u. entsprechend extrem sind emotionale od. verhaltensbezogene Folgen. **Vork.:** in geringem Ausmaß Teil des normalen Denkens; gesteigert z. B. bei Depression* u. Angststörungen*; **Hinweis:** wichtiger Ansatzpunkt kognitiver Therapien. Vgl. Kognition, dysfunktionale; Gedanken, automatische.

Denken, dis|soziiertes: **1.** (engl.) *dissociative thinking*; durch den Zerfall assoziativer Verbindungen bis hin zum Verlust der Integration von Bewusstsein*, Gedächtnis*, Identität* u. Wahrnehmung* gekennzeichnetes Denken; **Vork.:** v. a. bei dissoziativen Störungen* u. verwandten Syndromen (Konversionsstörung*, dissoziative Identitätsstörung*, Depersonalisation* u. Derealisation*), aber auch Psychosen (Schizophrenien*) u. posttraumatischen Belastungsstörungen* sowie Somatisierungsstörung*; **Hinweis:** Abgrenzung gegenüber kulturgebundenen Phänomenen ist ggf. erforderlich, da in vielen Kulturen dissoziative Zustände Bestandteil verbreiteter u. akzeptierter, z. T. religiöser Aktivitäten sind. In diesen Fällen tritt keine Belastung od. Beeinträchtigung auf u. es kommt nicht zu psychopathologischen Konsequenzen od. Hilfesuchverhalten. Vgl. Begriffszerfall. **2.** in der Traumaforschung Bez. für desintegrative Denkprozesse, mit denen traumatische Erinnerungsinhalte kognitiv abgespalten werden, um die zurückliegenden Erlebnisse subjektiv besser ertragen zu können; vgl. Abspaltung, dissoziative.

Denken, di|vergentes: (engl.) *divergent thinking*; Bez. (Guilford, 1950) für Fähigkeit zur gedanklichen Produktion verschiedener Lösungsansätze (z. B. Generierung alternativer Verwendungsmöglichkeiten für einen Gegenstand); wird als Merkmal von Kreativität angesehen; kann durch offene Problemstellungen, die mehr als eine Lösungsmöglichkeit zulassen, gefördert werden; zur Erfassung divergenter Denkleistungen wird z. B. das Neun-Punkte-Problem von Guilford (1950) eingesetzt (s. Abb.), bei dem die Lösung außerhalb des erwarteten Suchhorizonts (Quadrat) liegt.

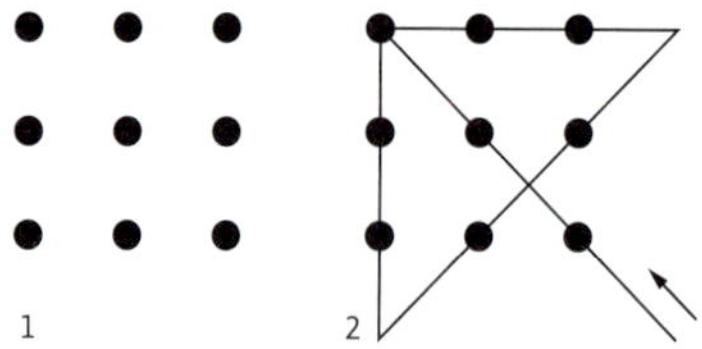

Denken, divergentes: 9 quadratisch angeordnete Punkte sollen mit genau 4 geraden Linien ohne Absetzen des Stiftes verbunden werden; die Linien müssen durch alle Punkte gehen; 1: Aufgabe; 2: Lösung

Denken, ein|geengtes: (engl.) *restricted thinking*; Einschränkung des inhaltlichen Denkumfangs, einem od. wenigen Themen verhaftet sein, Fixierung auf wenige Zielvorstellungen (sog. Haften); der Betroffene kommt im Gespräch immer wieder unaufgefordert auf ein für ihn wichtiges u. zentrales Thema zurück (z. B. ernsthaft körperlich krank zu sein); für den Untersucher erkennbar durch verminderte geistige Beweglichkeit, mangelnden Überblick bzw. mangelndes Einbeziehen verschiedener Gesichtspunkte u. Schwierigkeiten beim Themenwechsel. Subjektiv kann die Einengung als Gedankenkreisen* u. Grübeln* erlebt werden. **Vork.:** bei Depression*; **Hinweis:** wichtiger Ansatzpunkt kognitiver Therapien*.

Denken, gehemmtes: (engl.) *inhibited thinking*; s. Denkhemmung.

Denken, ideen|flüchtiges: (engl.) *flight of ideas*; s. Ideenflucht.

Denken, idio|syn|kratisches: (engl.) *idiosyncratic thinking*; Denken* in eigenen Bezugssystemen, wobei die Person häufig auch annimmt, dass andere Personen nach den gleichen Regeln u. Strukturen denken od. handeln; **Vork.:** nicht als psychopathologisches Symptom, kann i. R. von Störungen eine negative Wirkung haben u. daher behandelt werden.

Denken, in|duktives: **1.** (engl.) *inductive thinking*; allgemeine Bez. für Denken*, das vom Einzelnen zum Allgemeinen hinführt; **2.** spezielle Form des

Denkens, das zur Gewinnung von allgemeingültigen Aussagen auf der Basis der Verallgemeinerung bzw. Generalisierung* von Einzelfällen eingesetzt wird; **3.** Fähigkeit, aus spezifischen Erfahrungen allgemeine Regeln, Muster, Konzepte od. Gesetzmäßigkeiten abzuleiten u. auf neue Ereignisse anzuwenden; Aufgaben zum induktiven Denken sind häufig Bestandteil von Intelligenztests*, wobei typischerweise Analogien gefunden od. Reihen aus Zahlen, Buchstaben od. Figuren ergänzt bzw. fehlende Elemente in Matrizen vervollständigt werden sollen. Zum Training des induktiven Denkens wurden spezielle Denktrainings* entwickelt u. überprüft. Gegensatz zum deduktiven Denken*.

Denken, in|ko|härentes: (engl.) *incoherence*; Denken* u. Sprechen des Betroffenen verlieren für den Untersucher ihren verständlichen Zusammenhang u. sind im Extremfall bis in einzelne, scheinbar zufällig durcheinander gewürfelte Sätze, Satzgruppen od. Gedankenbruchstücke zerrissen, die weder durch logische noch assoziative od. affektive Gemeinsamkeiten miteinander verknüpft sind; **Vork.:** in leichterer Form bei Träumen sowie bei leichter Bewusstseinstrübung*; in gesteigerter Form bei Ideenflucht*, als Inkohärenz* Teil der formalen Denkstörung*; bei Schizophrenie*, manischen Phasen der bipolaren affektiven Störung*. Vgl. Denken, zerfahrenes.

Denken, katathymes: (engl.) *catathymic thinking*; maßgeblich von Affekten* beeinflusstes Denken*, bei dem Verknüpfungen zwischen Erfahrungen od. Dingen hergestellt werden, die unter den gleichen Affekten erlebt wurden; **Vork.:** z. B. bei Schizophrenie*, Depression*, Angststörung*. Vgl. Katathymie.

Denken, konkretes: **1.** (engl.) *concrete thinking*; zunehmend logisch u. kohärent werdende Gedanken durch Sortieren, Ordnen u. Klassifizieren von Fakten, ohne zu verallgemeinern u. Abstraktionen einzusetzen; Stadium in der Entwicklung des kognitiven Gedankenprozesses eines Kindes im Alter von etwa 7–11 Jahren (J. Piaget); **2.** Durchführen von Problemlösungen auf konkrete, systematische Art auf der Grundlage von Wahrnehmungen*; **3.** wörtliches Denken von Wörtern u. Metaphern; **4.** Anwenden von Begriffen ausschließlich auf konkrete Einzelelemente einer Gruppe u. nicht auf die Gruppe insgesamt (spezifischer Patient statt Patient im Allgemeinen).

Denken, magisches: (engl.) *magical thinking*; Wunsch od. Praktizieren von Glauben mit unrealistischem Gedankeninhalt, z. B. Herbeiführen od. Verhindern von Ereignissen durch Durchführen bzw. Unterlassen bestimmter Verhaltensweisen; i. R. der kindlichen Entwicklung die Ansicht des Kindes, dass das eigene Denken unmittelbar Realität werden kann. **Vork.:** kann psychopathologisch als Zwangssymptom od. bei Steigerung des Glaubenscharakters bis zur unkorrigierbaren Überzeugung als Wahnsymptom (s. Wahn) vorkommen u. bereits in der frühkindlichen Entwicklung auftreten, sistiert dann gewöhnlich zu Beginn der Schulzeit; bei Zwangsstörung*, schizotyper Persönlichkeitsstörung*, Schizophrenie*, in geringerem Umfang auch bei Panikstörung*. **Hinweis: 1.** Abgrenzung gegenüber kulturspezifischen Formen religiöser od. schamanistischer Praktiken, bei denen keine psychopathologische Bedeutung u. kein Leiden od. Beeinträchtigung vorliegen. **2.** Wichtiger Ansatzpunkt kognitiver Therapien*.

Denken, operatives: (engl.) *operative thinking*; Denken* unter Einbezug kognitiver Operationen, die nach J. Piaget im Verlauf der Denkentwicklung* des Kindes ab den Stadien der konkreten u. formalen Operationen zur Verfügung stehen.

Denken, perseverierendes: (engl.) *perseverate thinking*; Haftenbleiben an zuvor verwendeten Worten od. Angaben, die im aktuellen Zusammenhang jedoch nicht mehr sinnvoll sind; **Vork.:** bei organischen Störungen.

Denken, positives: (engl.) *positive thinking*; v. a. populärwissenschaftliches Konzept, das davon ausgeht, dass konstante positive Beeinflussung der bewussten Denkinhalte hilfreiche Auswirkungen auf Gesundheit, Wohlbefinden od. das allgemeine Leistungsniveau haben soll, z. B. mit Hilfe mentaler Techniken (z. B. langsames Wiederholen einer positiven Formel, Visualisierungen, Hinterfragen pessimistischer Gedanken); **Geschichte:** Methoden gehen z. B. zurück auf E. Coué (französischer Psychologe u. Apotheker, 1857–1926), der feststellte, dass Arzneien viel besser wirkten, wenn er Äußerungen machte wie: „Mit diesem Medikament werden Sie sicher ganz schnell gesund", „Ich habe keine Heilkraft, nur Sie selbst!". Später weitete er diese Erfahrungen aus zu einem Konzept der sog. konzentrierten Aufmerksamkeit (Auto-Suggestion), das er der bewussten Willenskraft gegenüber stellte. Die Theorie der Selbstverbalisation (z. B. tägliche Wiederholung von „Es geht mir mit jedem Tag in jeder Hinsicht immer besser und besser!") postulierte umfassende positive Auswirkungen auf Gesundheit u. langes Leben. **Hinweis:** umstrittenes Konzept; neuere Forschung liefert Anhaltspunkte, dass habituelle Denkmuster mittel- u. langfristig Auswirkungen auf Gehirnaktivität u. Wohlbefinden haben; cave: keine unkritische Verwendung insbes. bei Störungen von Krankheitswert. Vgl. Mentaltraining; Monolog, innerer.

Denk|entwicklung: **1.** (engl.) *mental development*; ontogenetisch die Entwicklung der kognitiven Funktionen i. R. der kindlichen Entwicklung wie sie erstmalig von J. Piaget als Intelligenzentwicklung beschrieben wurde; **Einteilung:** sensomotorische, präoperationale, konkret-operationale u. formal-operationale Phase; s. Entwicklungsphasen. Die Altersangaben zu den Entwicklungsstadien sind z. T. methodenabhängig (v. a. bei sprachlichen Leistungen), wurden später um bis zu 3 Jahre nach unten korrigiert; auch ist die Phaseneinteilung sowie die Interpretation einzelner Experimente heute umstritten. Die moderne Säuglingspsychologie hat inzwischen große Fortschritte beim Verständnis der Entwicklung der Aufmerksamkeit*, Lernen* u. Gedächtnis* gemacht. Dabei spielen v. a. Untersuchungen der Blickbewegungen* sowie das Paradigma der Theory* of Mind auch unabhängig von der Sprachentwicklung* eine zentrale Rolle. Über die Querverbindungen zwischen Denken* u. Fühlen* sind hier auch die soziale Intelligenz u. Empathie* angesprochen, die u. a. für therapeutische Zwecke von Bedeutung sind. **2.** phylogenetisch die Entwicklung der kognitiven Fähigkeiten im Verlauf der menschlichen Stammesgeschichte.

Denken, umständliches: (engl.) *circumstantial thinking*; Denken*, das bezogen auf den Gesprächsinhalt das Nebensächliche nicht vom Wesentlichen trennt u. alle bei einem Thema entstehenden Assoziationen* als gleichwertig berücksichtigt; der inhaltliche Zusammenhang bleibt dabei stets gewahrt. **Vork.:** als formale Denkstörung* bei Schizophrenie*, Manie* bzw. bipolarer affektiver Störung*.

Denken, verlangsamtes: (engl.) *slow thinking*; vom Beobachter als schleppend u. verlangsamt erlebtes Denken*, das meist zu einem zähen Gesprächsverlauf führt; **Vork.:** bei Depression* sowie als formale Denkstörung* bei Schizophrenie.

Denken, zerfahrenes: (engl.) *confused thinking*; Denken*, das einen für Außenstehende nur schwer verständlichen bis unverständlichen Zusammenhang hat, gekennzeichnet durch Auflösung des logischen Zusammenhangs der Gedankengänge, Gedankensprünge, Zusammenfügen von nicht zusammengehörenden u. Trennen von zusammengehörenden Inhalten (formale Denkstörung*); bei leichten Formen sind einzelne Gedanken klar, zum Teil durchsetzt mit Wortneubildungen, bei schweren Formen sind Gedanken nur noch bruchstückhaft feststellbar; **Vork.:** bei Schizophrenie*. Vgl. Denken, inkohärentes.

Denk|hemmung: (engl.) *inhibited thinking*; Symptomatik aus dem Bereich der formalen Denkstörungen*, bei dem das Denken* subjektiv als gebremst od. blockiert erlebt wird u. das Gefühl auftritt, gegen einen inneren Widerstand angehen zu müssen; auch bei starker Bemühung um einen flüssigen Gedankenfluss* ist es nicht möglich, diese Hemmung aufzuheben; kann bei schwerer Ausprägung bis zur vollständigen Blockade führen; dem Untersucher zeigt sich die Denkhemmung als Erschwerung der sprachlichen Kommunikation bis hin zum völligen Ausbleiben; **Urs.:** u. a. Antriebsarmut* sowie affektiv (z. B. bei Depression); **Vork.:** v. a. bei Depression*.

Denk|inhalt: (engl.) *mental content*; Inhalt, der Gegenstand od. Ergebnis eines Denkprozesses ist; psychopathologisch u. therapeutisch bedeutsam ist v. a. abnormer Denkinhalt bzw. dysfunktionale Kognition*, z. T. als Ergebnis inhaltlicher Denkstörung*. Für fast alle psychischen Störungen ist inzwischen ein typischer Denkinhalt beschrieben; häufig hat er einen großen Stellenwert als diagnostisches Kriterium in ICD u. DSM sowie als Ansatzpunkte für z. B. kognitive Therapie. **Beispiel** von psychopathologischem Denkinhalt: Fehlinterpretation körperlicher Symptome als Anzeichen eines unmittelbar drohenden Todes bei Panikstörung* od. als Zeichen schwerer Krankheiten bei Hypochondrie*, Gedankenkreisen* um die Themen Schuld u. Verantwortung bei Zwangsstörung*, Grübeln* bei generalisierter Angststörung* u. Depression* od. Nachdenken über Figur u. Gewicht bei Essstörungen* sowie Wahnvorstellungen bei Schizophrenie*. **Hinweis:** Der Denkinhalt wird häufiger als die Prozesse bzw. formalen Aspekte des Denkens zum Gegenstand psychotherapeutischer Maßnahmen gemacht.

Denk|sperrung: (engl.) *blocking*; formale Denkstörung* mit Abreißen eines Gedankens u. Entstehung von Denkpausen ohne äußeren Anlass u. oft mitten im Satz od. Wort, die vom Patienten häufig als Gedankenentzug erlebt wird; wird die Denksperrung von einem außenstehenden Beobachter festgestellt, wird sie als Gedankensperrung bezeichnet, wird sie vom Patienten selbst erlebt, als Gedankenabreißen. **Vork.:** v. a. bei Schizophrenie* (sog. schizophrene Denkstörung nach E. Bleuler), in schwächerer Form als sog. Denkblockade od. Blackout* in Stress- od. Prüfungssituationen.

Denk|störung: **1.** (engl.) *thought disorder*; Störung des Denkprozesses, der Verknüpfung der einzelnen Denkakte (einzelne gedankliche Aktivitätseinheiten, z. B. einzelne Gedanken, Prämissen u. Konklusionen) od. des Denkinhalts*; **Formen:** **a) formale** Denkstörung: Denkstörung in Bezug auf Geschwindigkeit (beschleunigtes Denken*, verlangsamtes Denken* od. Denkhemmung*), Ablauf (umständliches Denken*, perseverierendes Denken* od. eingeengtes Denken*, Denksperrung*) od. logische Struktur (Lockerung der Assoziation*, Alliteration*, Begriffszerfall*, Ideenflucht*, Paralogik*, Inkohärenz*, Klangassoziation*, Neologismus*); **b) inhaltliche** Denkstörung: Störung der Themen des Denkens i. S. einer Urteilsstörung über die Realität, z. B. als überwertige Idee* od. Wahn*; **Vork.:** bei Schizophrenie*, i. R. anderer Erkrankungen (z. B. organische Psychose*, Bewusstseinsstörungen*, Intoxikationen*, Depression*). **Ther.:** Neuroleptika, psychotherapeutische Maßnahmen (z. B. kognitive Therapie u. kognitive Verhaltenstherapie), typischerweise zur Beeinflussung der inhaltlichen Denkstörungen (z. B. in der Depressionstherapie); auch Training zur Beeinflussung der formalen Denkstörung etwa i. R. der Schizophrenie. **2.** beim Frontalhirnsyndrom* auftretende Kombination von Begriffs- u. Wortarmut sowie fehlendem Antrieb zum Denken u. Unfähigkeit zur Bildung längerer Gedankenreihen bzw. zum logischen Schlussfolgern.

Denk|training *n*: (engl.) *mental activity training*; Intelligenztraining; übungsbasierte Förderprogramme zur Steigerung des intellektuellen Leistungsvermögens; Spezialform des kognitiven Trainings*; **Ind.:** gesunde u. lernbehinderte Kinder u. Jugendliche; **Durchführung:** Vermittlung paradigmatischer Lösungsstrategien an Beispielaufgaben. Das in Deutschland bekannteste u. am besten evaluierte Programm von K. J. Klauer (1989, 19991, 1993) vermittelt u. übt Strategien des induktiven Denkens* in 10 Lektionen an 120 Aufgaben. Spielerisch wird geübt, grundlegende Problemstrukturen in den Beispielaufgaben zu erkennen, angemessene Lösungs- u. Kontrollprozesse auszuführen. Es existieren Programmvarianten nach demselben Grundkonzept für Kinder von 5–8 Jahren (Denktraining I), für Kinder von 10–13 Jahren (Denktraining II) u. für Jugendliche von 14–17 Jahren. **Wirksamkeit:** In zahlreichen Untersuchungen wurde nachgewiesen, dass das Denktraining nach Klauer die Intelligenztestleistungen statistisch bedeutsam anhebt (mittlere Effektstärke gegenüber einer untrainierten Gruppe ca. 0,6). Auch Transfereffekte auf Lernen u. Problemlösen im Kontext von Schule u. Berufsausbildung wurden nachgewiesen. Vgl. Intelligenztest; Training, kognitives.

Dental|phobie (lat. dens Zahn; Phobie*) *f*: (engl.) *dental phobia, odontophobia*; syn. Zahnarztphobie; übertriebene u. anhaltende Furcht vor Zahnbehandlungen, i. d. R. gekoppelt mit Vermeidungsverhalten*; **Vork.:** als spezifische Phobie* od. im Rahmen der Agoraphobie* (mit Überwiegen der Furcht vor dem Gefangensein im Zahnbehandlungsstuhl); **Ther.:** Verhaltenstherapie* (u. a. Entspannungsmethoden, geleitete Aufmerksamkeit bzw. Ablenkung, kognitive Umstrukturierung, systematische Desensibilisierung*), Hypnose*, wirksame Anästhesie, ggf. Tranquilizer*; **DD:** Blutphobie* (kann ebenfalls zur Vermeidung von Zahnbehandlungen führen).

Denver-Entwicklungs|skalen (Skala*) *fpl*: (engl.) *Denver developmental scales*; Abk. DES; Denver-Test; allgemeiner Entwicklungstest* für Kinder; anhand einer altersentsprechenden Auswahl aus 105 Items werden Grobmotorik, Sprache, Feinmotorik-Adaptation u. Sozialkontakt beurteilt; **Anw.:** bei Kindern von 0–6 Jahren; Screening-Test für Entwicklungsverzögerungen*; **Testdauer:** 15–25 Minuten.

Denver-Test *m*: (engl.) *Denver test*; s. Denver-Entwicklungsskalen.

De|pendenz|ana|lyse (lat. dependere herabhängen; Analyse*) *f*: (engl.) *dependency analysis*; (statist.) Sammelbez. für statistische Tests*, welche die Abhängigkeit verschiedener (abhängiger) Zufallsvariablen von anderen (unabhängigen) Zufallsvariablen untersuchen; z. B. Korrelationsanalyse, Regressionsanalyse*, Varianzanalyse (ANOVA*).

De|personalisation (De-*; lat. persona Charakter, Person) *f*: (engl.) *depersonalisation*; i. e. S. Ich*-Störung, bei der das Erleben der persönlichen Einheit im Augenblick od. der Identität über den Lebenszeitlauf gestört ist; Betroffene kommen sich selbst verändert, fremd, unwirklich, uneinheitlich od. wie eine andere Person vor; i. w. S. auch die Derealisation* einschließende Sammelbezeichnung für das Gefühl der Fremdheit, Ungewohntheit bei intaktem Realitätsurteil; Depersonalisation u. Derealisation werden als Kontinuum betrachtet, können gemeinsam od. getrennt auftreten; subjektiv verspürte Veränderungen in der Wahrnehmung sind für die Betroffenen sehr unangenehm u. häufig nur schwer verbalisierbar; **Vork.:** **1.** als eigenständiges klinisches Syndrom: Depersonalisationsstörung*; **2.** auch bei Übermüdung, Intoxikation; in Zus. mit bestimmten psychischen Belastungen u. Traumaexposition (z. B. Schrecksituation, Katastrophen- od. Verlusterlebnis); bei vielen psychischen Störungen, z. B. bei Angststörungen*, Panikstörungen*, Zwangsstörung*, Depression*, Schizophrenie* od. Borderline*-Persönlichkeitsstörung; bei somatischen Erkrankungen, z. B. bei Epilepsie* (i. R. der epileptischen Aura bei Temporallappenepilepsie*), Migräne*, schädlichem Substanzgebrauch*, Entzugssyndromen*, als psychische UAW.

De|personalisations|neurose (Depersonalisation*; Neur*; -osis*) *f*: (engl.) *depersonalization neurosis*; s. Depersonalisationsstörung.

De|personalisations|störung (Depersonalisation*): (engl.) *depersonalization disorder*; früher Depersonalisationsneurose, Depersonalitätssyndrom; dissoziative Störung* (DSM-IV) od. eigene Störung (ICD-10) mit Gefühl der Entfremdung gegenüber dem eigenen Körper u. dem personalen Selbst (Depersonalisation*) bei intaktem Realitätsurteil; tritt meist in Verbindung mit Derealisation* (Derealisationssyndrom), aber auch isoliert auf; **Häufigkeit:** 1 %; **Sympt.:** neben Depersonalisation u. ggf. Derealisation auch Symptome anderer dissoziativer Störungen; **Diagn.:** komplexe psychopathologische, psychosoziale, traumatologische u. organische Untersuchung; **Ther.:** Psychoedukation*, Wahrnehmungsschulung, selbstversichernde psychotherapeutische Techniken, kognitiv-behaviorale Therapie zur lernpsychologischen Veränderung von leitenden kognitiven Dysfunktionen u. dadurch beeinträchtigten Verhaltensstilen, psychodynamische Therapie zur Modifikation zentraler, häufig auch unbewusst bedingter Konflikte, selektiver Serotonin*-Wiederaufnahme-Hemmer, evtl. Lamotrigin*; **Progn.:** passagerer od. chronischer Verlauf; **Geschichte:** ursprünglich in Frankreich von Krishaber (1872) zunächst als nosologisch unspezifisches klinisches Zustandsbild beschrieben; später auch von Roth (1959) in England als phobic anxiety-depersonalisation syndrome definiert; die Bez. Depersonalitätssyndrom stammt von Dugas u. Moultier (1911).

De|personalisations|syn|drom (Depersonalisation*) *n*: (engl.) *depersonalization syndrome*; s. Depersonalisationsstörung.

D

De|personalisations|syn|drom, phobisches (Depersonalisation*) *n*: (engl.) *phobic depersonalization syndrome*; s. Panikstörung.

De|polarisation (De-*; gr. πόλος Achsenende) *f*: (engl.) *depolarisation*; (neurol.) als sog. paroxysmale Depolarisation typische Sequenz von Membranpotentialänderungen zentraler Neurone während eines epileptischen Anfalls*; im Oberflächen-EEG werden die Summenpotentiale der einzelnen zellulären Depolarisationen als sog. spikes erfasst; vgl. EEG.

Depot|neuro|leptika (franz. depot Ablagerung; Neuroleptika*) *n pl*: (engl.) *depot neuroleptics*; langwirksame Depotformen typischer u. atypischer Neuroleptika* zur intramuskulären Applikation alle 2–4 Wochen, z. B. in Öl gelöste Fettsäureester (Enanthat, Decanoat, z. B. von Haloperidol*, Flupentixol*, Fluphenazin*, Zuclopenthixol) od. Freisetzung aus Mikropellets (Risperidon*); **Vorteil:** gute Compliance u. Bioverfügbarkeit, hohe Stabilität der Plasmaspiegel; **Nachteil:** geringe therap. Flexibilität, z. B. in der Steuerung der Dosierung.

De|pravation (lat. depravare verdrehen, verschlechtern) *f*: **1.** (engl.) *depravation*; i. w. S. Bez. für Verschlechterung einer Krankheit; **2.** (psychiatr.) alte Bez. für eine Störung des moralischen Urteilsvermögens u. Veränderung des sittlichen Verhaltens i. S. eines Unvermögens, das persönliche Leben i. R. geltender sozialer Normen zu gestalten (z. B. bei Abhängigkeitssyndrom, chronischer Psychose, Intelligenzabbau*).

De|pression (lat. deprimere, depressus niederdrücken, herabziehen) *f*: (engl.) *depression*, affektive Störung*, die insbes. durch gedrückte Stimmung, Interessenverlust, Antriebslosigkeit u. verminderte Leistungsfähigkeit gekennzeichnet ist; **Epidemiol.:** Lebenszeitprävalenz: 5–12 % (Männer), 10–25 % (Frauen); Depressionen treten in jedem Lebensalter auf, Erstmanifestation gehäuft zwischen 18. u. 25. Lebensjahr, Häufigkeitsgipfel im 3. Lebensjahrzehnt; **Ätiol.:** je nach Form versch., multifaktoriell bedingt, Kombination genet. Faktoren (in GWAS bestätigte Suszeptibilitätsgene für unipolare Depression: PLCO*-Gen, SLC6A15-Gen), kritischer Lebensereignisse u. weiterer neurochemischer, psychol. u. sozialer Faktoren wird angenommen; Störungsmodell: s. Abb. 1; **Einteilung:** **1.** aktuell: **a)** primäre Depression: Einteilung deskriptiv nach Phänomenologie u. Verlauf (uni- od. bipolar, einmalig od. rezidivierend), Schweregrad (leicht, mittelgradig, schwer) u. der Ausprägung der Sympt. (somatisch, psychotisch); **b)** sekundäre Depression als Folge eines med. Krankheitsfaktors od. einer anderen psychischen Störung (z. B. organische od. pharmakogene Depression*, schizoaffektive Psychose*); **2.** traditionell (veraltet, aber klin. noch verwendet): nach angenommenen Urs. (z. B. somatogene Depression*, endogene Depression* u. neurotische Depression* sowie Anpassungsstörung*); **Klin.:** **1.** emotionale Sympt.: gedrückte Stimmung, Anhedonie, Niedergeschlagenheit*,

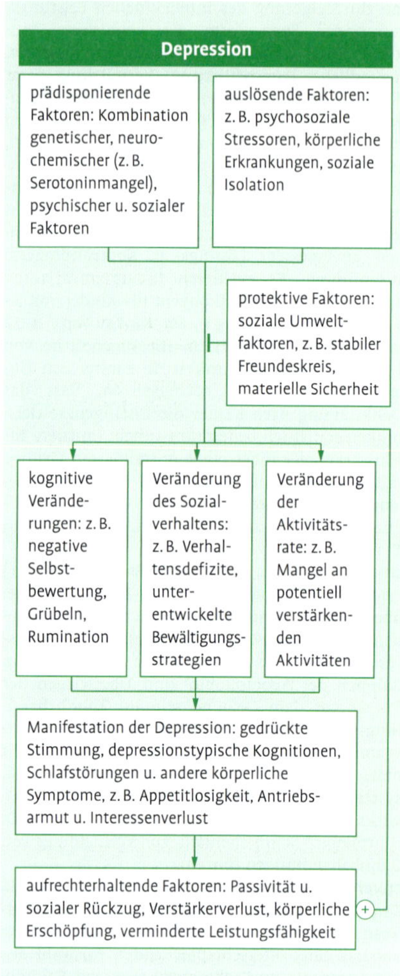

Depression Abb. 1: Störungsmodell

Hilflosigkeit*, Traurigkeit*, Hoffnungslosigkeit*, Schuldgefühle*, Angst* u. a.; **2.** kognitive Sympt.: Grübeln*, Konzentrationsstörungen, negative Sicht auf die eigene Person, die Vergangenheit u. Zukunft, logische Fehler (s. Tab.), Suizidgedanken u. a.; **3.** somat. Sympt.: verminderter od. gesteigerter Appetit, Libidoverlust, Einschlaf-* u. Durchschlafstörungen*, Früherwachen*, leichte Ermüdbarkeit, unspezif. Schmerzen u. a.; **4.** psychomotor. Sympt.: allg. Aktivitätsminderung bis zum Stupor*, Agitiertheit* u. a.; **5.** motivationale Sympt.: Antriebslosigkeit, Interessenlosigkeit, Entschlussunfähigkeit, Vermeidungsverhalten*, Rückzug bis zum Suizid u. a.; **Verlauf:** meist episod. (depressive Episode*), einmalig od. rezidivie-

Depression
Typische logische Fehler

Fehler	klinisches Beispiel
Generalisierung	Wenn es einmal so war, wird es immer so sein.
selektive Abstraktion	Wenn mir A nicht gelingt, kann ich auch B nicht schaffen.
übersteigertes Verantwortungsbewusstsein	Ich bin für jedes Problem verantwortlich.
Personifizierung	Alles Negative hat mit mir zu tun.
Katastrophisieren	Es wird etwas ganz Schreckliches passieren.
dichotomes Denken	Es gibt nur gut oder schlecht, schwarz oder weiß.

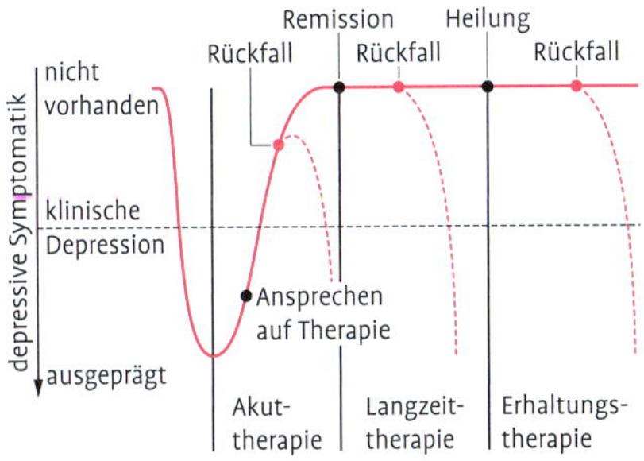

Depression Abb. 2: Behandlung der Depression in definierten Therapiephasen; Akuttherapie: 6–12 Wochen, Langzeittherapie: 4–9 Monate, Erhaltungstherapie: mind. 1 Jahr, ggf. mehrere Jahre

rend, saisonal (saisonal-affektive Störung*) od. chron. (Dysthymie*); **Diagn.:** Anamnese, Exploration, internist.-neurol. Untersuchung, störungsspezif. Fragebögen (z. B. Beck-Depressionsinventar, Hamilton-Depressionsskala, Allgemeine Depressionsskala), strukturierte Interviews (DIPS, SKID); **Ther.:** Antidepressiva*, ggf. in Kombination mit Neuroleptika* (v. a. bei Depression mit psychot. Symptomatik); Therapiephasen: s. Abb. 2; Psychotherapie*, v. a. Verhaltenstherapie* u. interpersonelle Psychotherapie*; bei schwerer Depression mit Suizidgefahr od. psychot. Symptomen stationäre Ther.; bei therapieresistenter Depression ggf. Versuch mit Elektrokrampftherapie*, Tiefenhirn-* od. Vagusstimulation*; **Progn.:** 50–60 % Rückfallhäufigkeit nach der 1. Episode, mit jeder weiteren Episode zunehmend.

De|pression, agitierte (Depression*) *f*: (engl.) *agitated depression*; Form der Depression*, bei der psychomotor. Erregung, Angst u. Unruhe im Vordergrund stehen; geht häufig einher mit rastlosen Bewegungen, ausdrucksstark klagender Schilderung von Beschwerden, ständigem Wiederholen der gleichen Fragen u. Sichanklammern.

De|pression, ana|klitische (Depression*) *f*: **1.** (engl.) *anaclitic depression*; syn. Anklammerungsdepression, Anlehnungsdepression, Affektentzugssyndrom, Säuglingsdepression; Bez. (R. Spitz) für die Reaktion von Säuglingen inf. Trennung von Bezugspersonen*; **Sympt.:** v. a. Traurigkeit*, Zurückgezogenheit, reduzierter Gefühls- u. Kommunikationsausdruck, Anklammerungstendenz, Weinerlichkeit, anhaltendes Schreien, später Kontaktstörungen*, Insomnie*, Gewichtsabnahme u. psychomotor. Retardierung*; **Progn.:** Sympt. bei Aufhebung der Trennung reversibel; sonst evtl. Übergang in psychischen Hospitalismus*. Vgl. Deprivation. **2.** v. a. im englischen Sprachraum (anaclitic depression) verwendete Bez. (Blatt, 1974) für altersunabhängige Form der Depression*, die sich hauptsächlich nach dem Verlust bedeutsamer Interaktionspartner entwickelt u. deren Symptomatik Gefühle von Einsamkeit, Schwäche, Hilflosigkeit, Ungeliebtsein dominieren; nach Blatt können Depressionen unterteilt werden in anaclitic depression u. introjective depression (Schuldgefühle, Selbstkritik, Gefühl der Unterlegenheit, Unwürdigkeit dominieren).

De|pression, autonome (Depression*) *f*: (engl.) *autonomic depression*; endogene Depression*.

De|pression, bi|polare (Depression*) *f*: (engl.) *autonomic depression*; s. Störung, bipolare affektive.

De|pression, doppelte (Depression*) *f*: (engl.) *double depression*; depressive Episode*, die sich auf der Grundlage einer chronischen symptomarmen Depression* (Dysthymie*) entwickelt; **klin. Bedeutung: 1.** häufig Folge einer zunächst nur unzureichend remittierten depressiven Episode; **2.** besonders hohe Beeinträchtigung, Behinderung, Suizidneigung, reduziertes Therapieansprechen u. langfristig ungünstiger Verlauf.

De|pression, endo|gene (Depression*) *f*: (engl.) *endogenous depression*; syn. autonome Depression; veraltete Bez. für eine „von innen heraus entstandene", weder durch erkennbare körperliche Erkrankung noch äußere Ursachen begründbare Depression*; vgl. Episode, depressive.

De|pression, exo|gene (Depression*) *f*: (engl.) *exogenous depression*; s. Depression, somatogene.

De|pression, gehemmte (Depression*) *f*: (engl.) *retarded depression*; Form der Depression*, bei der Antriebs- u. Denkhemmung im Vordergrund stehen; **Sympt.:** Müdigkeit, Kraftlosigkeit, oft Erstarrung, leise Stimme u. langsame Bewegungen.

De|pression, hypo|chondrische (Depression*) *f*: (engl.) *hypochondric depression*; veraltete Bez. für eine Depression*, bei der die Sympt. der hypochondrischen Störung*, die sich u. U. bis zum hypochondrischen Wahn* steigern können, im Vordergrund stehen; langwieriger Verlauf; oft schwer zu erkennen, da Klagen über körperliche Beschwerden das Bild bestimmen (s. Depression, larvierte).

De|pression, klimakterische (Depression*) *f*: (engl.) *menopausal depression*; veraltete Bez. für eine Depression*, die erstmalig im Klimakterium* auftritt.

De|pression, larvierte (Depression*) *f*: (engl.) *larvate depression*; syn. maskierte Depression, somatisierte Depression; veraltete Bez. für eine Form der Depression*, bei der körperliche Symptome im Vordergrund stehen; entspr. der vorherrschenden Symptomatik wird die somatisierte Depression als Major* Depression, Somatisierungsstörung* od. somatoforme Störung* klassifiziert; **Sympt.:** versch. körperliche Beschwerden, z. B. anhaltende Schmerzen od. Schlafstörungen*, die keine organische Urs. haben; bei Kindern u. Jugendlichen: Schulangst*, Lernschwierigkeiten, Verhaltensauffälligkeiten*; **Geschichte:** In den 60er Jahren des 20. Jahrhunderts wurde angenommen, dass sich Depressionen bei Kindern nicht durch die für Erwachsene typischen Sympt., sondern in Form sog. depressionsäquivalenter Sympt. (maskiert od. larviert) ausdrücken. In den 70er Jahren des 20. Jahrhunderts setzte sich jedoch die Auffassung durch, dass sich Depressionen bei Kindern, Jugendlichen u. Erwachsenen nahezu identisch äußern; daher wurde die Bez. altersunabhängig verwendet.

De|pression, maskierte (Depression*) *f*: (engl.) *masked depression*; larvierte Depression*.

De|pression, neurotische (Depression*) *f*: (engl.) *neurotic depression*; veraltete Bez. für einen depressiven Zustand (s. Depression), der aus tiefenpsychologischer Sicht durch unverarbeitete Konflikte in der Kindheit mit nachfolgender Störung der Erlebnisverarbeitung entstanden ist.

De|pression, periodische (Depression*) *f*: (engl.) *periodic depression*; veraltete Bez. für wiederkehrende depressive Episoden* u. rezidivierende Depression*.

De|pression, pharmako|gene (Depression*) *f*: (engl.) *drug-induced depression*; pharmak. ausgelöste Depression* (bes. nach Abklingen der psychot. Phase einer Psychose* bei Behandlung mit Neuroleptika*), die i. d. R. nach Absetzen der Pharmakotherapie abklingt; vgl. Arzneimittel, Depression induzierende; Depression, postschizophrene.

De|pression, post|partale (Depression*) *f*: (engl.) *postpartum depression*; syn. Wochenbettdepression; Form der Depression*, die im ersten Jahr nach einer Entbindung auftreten u. je nach Therapie u. Unterstützung Wochen bis Monate dauern kann; **Häufigkeit:** 10–30 % aller entbundenen Frauen; **Ätiol.:** als traumatisch erlebte Geburt, hormonale Faktoren, Erschöpfung, Schlafdefizit, kein ausreichendes soziales Netz, Probleme in der Partnerschaft, Disposition für Depressionen; **Sympt.:** wie bei postpartaler Dysphorie*, jedoch evtl. verstärkt; außerdem Verlustsymptome, körperliche (z. B. starke Schlafstörung*, Appetitmangel, Müdigkeit, Kopfschmerz, eingeschränkte Funktionstüchtigkeit), psychosomatische u. psychische Sympt. (z. B. übersteigerte Sorge, exzessive Schuldgefühle*, Panikanfälle*, Angst*); **Ther.:** ggf. Psychotherapie u. Pharmakotherapie; **Proph.:** Aufklärung in der Schwangerschaft, Überforderung nach der Geburt vorbeugen, ggf. Pharmakotherapie. Vgl. Psychose, postpartale.

De|pression, post|psychotische (Depression*) *f*: (engl.) *postpsychotic depression*; s. Depression, postschizophrene.

De|pression, post|schizo|phrene (Depression*) *f*: (engl.) *postpsychotic depression*; syn. postpsychotische depressive Störung; Depression*, die im Anschluss an eine Schizophrenie* auftritt u. bei der einzelne Symptome der Positivsymptomatik* od. Negativsymptomatik* (noch) vorhanden sind, das klinische Bild aber nicht (mehr) dominieren; cave: erhöhtes Suizidrisiko.

De|pression, psycho|gene (Depression*) *f*: (engl.) *psychogenic depression*; veraltete Bez. für eine Depression*, deren Entstehung aufgrund psychischer Faktoren (z. B. kritisches Lebensereignis*, chron. Konflikt) vermutet wird; vgl. Episode, depressive.

De|pression, psychotische (Depression*) *f*: (engl.) *psychotic depression*; syn. wahnhafte Depression; i. d. R. schwere Form der Depression* mit ausgeprägt depressiver u. wahnhafter Sympt., z. T. akustischen Halluzinationen*, Wahnideen* (v. a. Versündigungswahn od. Verarmungswahn) u. psychomotorischer Hemmung bis zum Stupor*; **Vork.:** z. B. als depressive Episode*, i. R. einer bipolaren affektiven Störung* od. schizoaffektiven Psychose*; **Ther.:** Antidepressiva*, Neuroleptika*, Psycho-* bzw. Soziotherapie*.

De|pression, re|aktive (Depression*) *f*: (engl.) *reactive depression*; s. Anpassungsstörung.

De|pression, saisonal abhängige (Depression*) *f*: (engl.) *seasonal dependent depression*; Abk. SAD; saisonal-affektive Störung*.

De|pression, schizo|phrene (Depression*) *f*: (engl.) *schizophrenic depression*; Bez. für depressive Symptomatik i. R. einer Schizophrenie*; **Vork.: 1.** als postpsychotische Depression bei akzentuierter Negativsymptomatik* nach Abklingen der Akutsymptomatik (s. Depression, postschizophrene); **2.** als pharmakogene Depression*; **3.** i. R. einer schizoaffektiven Psychose*. Vgl. Depression.

Depression-Screening Questionnaire (Depression*; Screening*; engl. questionnaire Fragebogen): Abk. DSQ; Selbstbeurteilungsverfahren zum Erkennen einer Depression*; umfasst 10 Items (z. B. „Ich fühle mich unwohl", „Ich kann keine Entscheidungen treffen"); **Anw.:** Screening-Verfahren; **Testdauer:** ca. 5 Minuten.

De|pression, senile (Depression*) *f*: (engl.) *senile depression*; syn. Altersdepression, Spätdepression; veraltete Bez. für eine Depression*, die erstmalig im hohen Lebensalter auftritt.

De|pressions|inventar für Kinder und Jugendliche (Depression*) *n*: Abk. DIKJ; Selbstbeurteilungsverfahren zur Erfassung des Schweregrads einer depressiven Störung (Symptome nach DSM*-IV, Begleiterscheinungen u. Folgen) bei Kindern u. Jugendlichen; umfasst 26 Items mit jeweils 3 Antwortalternativen zu unterschiedlichen Symptomausprägungen; **Anw.:** Depression* bei Kindern u. Jugendlichen im Alter von 8–16 Jahren; **Testdauer:** ca. 15 Minuten.

De|pression, somatisierte (Depression*) *f*: (engl.) *somatised depression*; larvierte Depression*.

De|pression, somato|gene (Depression*) *f*: (engl.) *somatogenic depression*; veraltete Bez. für eine körperlich begründbare Depression*; Begriff wird aktuell ersetzt durch Komorbidität* von somatischer Krankheit u. Depression; **Formen: 1.** symptomatische Depression (syn. exogene Depression): Begleitdepression bei körperlichen (v. a. extrazerebralen) Erkrankungen: postinfektiös, postoperativ, hämodynamisch, toxisch, endokrin (biologische Krisenzeiten: Pubertät, Prämenstruum, Schwangerschaft, Wochenbett, Klimakterium od. bei endokrinen Erkrankungen), pharmakologisch (pharmakogene Depression*) u. a.; **2.** organische Depression: altersbedingte Veränderungen (Involutionspsychose*) mit od. ohne Demenz; Vork.: u. a. posttraumatisch, bei Hirntumoren*, Intelligenzminderung*, Epilepsie*, Meningitis*, Enzephalitis*.

De|pressions|skala, allgemeine (Depression*; Skala*): (engl.) *Center for Epidemiological Studies Depression Scale (Abk. CES-D)*; s. Allgemeine Depressionsskala.

De|pressions|test für Kinder (Depression*) *m*: (engl.) *depression test for children*; Abk. DTK; Selbstbeurteilungsverfahren zur aktuellen depressiven Befindlichkeit (s. Depression) bei Kindern; Fragebogen umfasst 55 Items auf 3 Subskalen: **1.** dysphorische Stimmung (s. Dysphorie) u. vermindertes Selbstwertgefühl*; **2.** Tendenzen zu agitiertem Verhalten (s. Agitiertheit); **3.** psychosomatische Aspekte (z. B. Müdigkeit); **Anw.:** als Einzel- u. Gruppentest im 3. bis 6. Schuljahr (ca. 9–14 Jahre); im klinischen u. heilpädagogischen Bereich, als Screening-Verfahren bei Schülern u. in der Forschung; **Testdauer:** 10–15 Minuten.

De|pression, uni|polare (Depression*) *f*: (engl.) *unipolar depression*; Bez. für Depression* ohne Episoden von Manie*; Frauen häufiger betroffen als Männer (m : w = 1 : 2); **Formen:** depressive Episode*, rezidivierende depressive Störung, Dysthymie* u. depressive Reaktionen (Anpassungsstörungen*). Vgl. Störung, bipolare affektive.

De|pression, wahnhafte (Depression*) *f*: (engl.) *delusional depression*; psychotische Depression*.

de|pressiv (Depression*): (engl.) *depressive*; traurig, niedergeschlagen, schwermütig; an einem depressiven Syndrom* leidend; vgl. Depression.

De|pressivität (Depression*) *f*: (engl.) *depressive moods*; seelische Verstimmung, gekennzeichnet durch Traurigkeit*, psychische Hemmung* u. Antriebsarmut*; vgl. Syndrom, depressives; Depressivitäts-Skala.

De|pressivitäts-Skala (Depression*; Skala*) *f*: (engl.) *depressive scale*; Abk. D-S; Selbstbeurteilungsverfahren zur Erfassung depressiver Symptomatik als depressive, ängstliche od. reizbare Verstimmung bei Erwachsenen; umfasst 16 Items, z. B. „Ich fühle mich niedergeschlagen und schwermütig"; „Ich fühle, dass ich nahe daran bin zusammenzubrechen"; liegt in 2 Parallelformen (D-S u. D-S') vor, die alternativ eingesetzt werden können. Teil der Paranoid*-Depressivitäts-Skala; **Testdauer:** ca. 3 Minuten. Vgl. Depression.

D

De|privation (De-*; lat. privare berauben) *f*: (engl.) *deprivation*; Bez. für einen Zustand der Entbehrung, des Mangels, des Entzugs od. der Isolation von etwas Vertrautem, der Vorenthaltung von Objekten zur Bedürfnisbefriedigung; z. B. weitgehendes Fehlen von Sinnesreizen (sensorische Deprivation*) od. Zuwendung u. Kontakt (soziale Deprivation*), Nahrungs- od. Schlafdeprivation, Lerndeprivation.

De|privation, maternale (Deprivation*) *f*: (engl.) *maternal deprivation*; s. Deprivation, soziale.

De|privation, sensorische (Deprivation*) *f*: (engl.) *sensory deprivation*; syn. Reizdeprivation; Reizentzug; Bez. für Ausschaltung od. weitgehende Reduktion von Sinneseindrücken; **Formen: 1.** sensorische Deprivation i. e. S.: Ausschaltung od. weitgehende Reduktion der Intensität von meist visuellen u. akustischen Reizen (sog. Unterbelastung der Wahrnehmungssysteme); z. B. bei extremer sozialer Isolation eines Menschen (z. B. Isolationshaft, sog. camera silens, ein schalltoter u. völlig verdunkelter Raum, auch Samadhi od. Isolationstank); **2.** perzeptive sensorische Deprivation: Reduktion od. Eliminierung des Sinngehalts von Reizen bei normaler od. leicht verminderter Intensität; z. B. Hören von sog. weißem Rauschen (Zufallsgemisch von Frequenzen); sind nur einzelne Sinnesgebiete betroffen, wird dies als partielle sensorische Deprivation bezeichnet; **Folgen:** kurzfristig veränderter Wachbewusstseinszustand* (nach Beendigung des Reizentzuges reversibel), Halluzinationen*; langfristig Persönlichkeitsänderungen, psychische Störungen* u. Verhaltensstörungen*, Veränderung biologischer Prozesse (z. B. Schlafverhalten*, Stoffwechselprozesse); ggf. Entwicklung eines Deprivationssyndroms* (z. B. bei Isolationshaft mit chronischer sensorischer Deprivation, bei Kaspar*-Hauser-Syndrom mit chronischer sensorischer in Kombination mit sozialer Deprivation).

De|privation, soziale (Deprivation*) *f*: (engl.) *social deprivation*; Bez. für unzureichende od. fehlende körperliche u. affektive Zuwendung; **Urs.:** Isolation von Bezugspersonen (maternale Deprivation bei Isolation von der Mutter, auch Krankenhaus- od. Heimaufenthalt, Inhaftierung), familiäre Fehlbehandlung od. Vernachlässigung*, sog. passive (Kindes*-)Misshandlung; **Sympt.:** bei maternaler Deprivation in den ersten Lebensjahren anaklitische Depression*, psychomotorische Retardie-

D

rung* (insbes. Abweichung der Sprachentwicklung* u. des psychosozialen Verhaltens, Kontaktstörung*), psychischer Hospitalismus*; ggf. (altersunabhängig) Entwicklung eines Deprivationssyndroms* bei chronischer sozialer Deprivation.

De|privationssyn|drom (Deprivation*) *n*: (engl.) *deprivation syndrome*; Bez. für alle negativen physischen u. psychischen Folgen chronischer sozialer Deprivation* u./od. sensorischer Deprivation*; **Sympt.**: sog. Deprivationstrias: Angst*, Aggressivität* u. Kontaktschwäche; zusätzlich u. a. Denkstörungen*, Konzentrationsstörungen*, depressives Syndrom*, evtl. Halluzinationen*; bei Kindern kann eine tief greifende emotionale Störung mit furchtsamem, gehemmtem u. ambivalentem Verhalten (Kind ist beim Fortgehen der Mutter extremem Stress ausgesetzt, zeigt bei ihrer Rückkehr keine Beruhigung) u. vielfältigen psychosomatischen Begleiterscheinungen, u. a. auch erhöhter Krankheitsanfälligkeit (Infektionskrankheiten), resultieren; **Ther.**: bei Kindern: s. Bindungsstörung, reaktive; bei Erwachsenen: ressourcenorientierte Psychotherapie, Pharmakotherapie.

De|realisation (De-*; lat. realis sachlich, wesentlich) *f*: (engl.) *derealisation*; Gefühl der Entfremdung gegenüber der Umwelt (Umgebung, Personen u. Gegenstände) mit dem Eindruck, diese habe sich verändert, sei fremd u. unwirklich bei gleichzeitig erhaltenem Realitätsurteil; tritt meist gemeinsam mit Depersonalisation* auf u. wird unter dem Begriff zusammengefasst, kann aber auch unabhängig davon auftreten, z. B. bei isoliertem Derealisationssyndrom.

De|realisations|syn|drom (Derealisation*) *n*: (engl.) *derealization syndrome*; s. Depersonalisationsstörung.

De|reflexion (De-*; Reflekt-*) *f*: (engl.) *dereflexion*; psychotherapeutische Technik i. R. der Logotherapie* bei übermäßiger Selbstbeobachtung* die Gedanken u. Vorstellungen nach außen zu lenken u. ggf. die Aufmerksamkeit des Patienten von einem Symptom abzulösen u. so das Symptom zu ignorieren.

De|reismus (De-*; lat. res Sache, Angelegenheit) *m*: (engl.) *dereism*; wirklichkeitsfernes Verhalten; im Bereich des Erlebens Derealisation* u. Depersonalisation*.

DERET: Abk. für **De**utscher* **R**echtschreib**t**est.

Derm-: auch Derma-, Dermat-, -dermia; Wortteil mit der Bedeutung Haut, Fell; von gr. δέρμα, δέρματος.

Dermatitis arte|facta (Derm-*; -itis*) *f*: (engl.) *dermatitis artefacta*; kutaner Artefakt*.

Dermatitis factitia (Derm-*; -itis*) *f*: (engl.) *dermatitis factitia*; kutaner Artefakt*.

Dermato|zoen|wahn (Derm-*; gr. ζῷον Tier): (engl.) *dermatozoic delusion, dermatozoon phobia*; syn. taktile Halluzinose, Parasitophobie; Bez. (K. Ekbom, 1938) für chronische wahnhafte Störung* mit taktilen Missempfindungen u. der Überzeugung, eine schwere Hautkrankheit zu haben, bei der sich Parasiten, Insekten od. Würmer unter der Haut befinden u. bewegen, was bei den Betroffenen zu Angst u. Kratzen führt; häufig werden Hautschuppen gesammelt u. als Beweis für den Hautbefall vorgelegt; die Betroffenen sind durch negative medizinische Befunde nicht vom Gegenteil zu überzeugen; außerhalb des Wahnthemas keine kognitiven Beeinträchtigungen u. geordnetes Denken; **Vork.**: v. a. bei älteren Menschen; **DD:** taktile Halluzination mit zusätzlichen kognitiven Beeinträchtigungen bei organisch bedingten Psychosen*, Intoxikationen* od. Entzugsdelir*. Vgl. Wahn.

DES: 1. Abk. für **D**enver*-**E**ntwicklungs**s**kalen; 2. Abk. für (engl.) ***D**issociative* **E**xperience **S**cale*.

De|sensibilisierung (De-*; lat. sensibilis der Empfindung fähig): (engl.) *desensitization*; Dekonditionierung; Reduktion od. Elimination einer problematischen Reaktion (z. B. durch positive Verstärkung von Alternativverhalten); Auflösung einer bestehenden Verknüpfung von bestimmten Situationsmerkmalen mit bestimmten Reaktionsweisen; **Anw.**: (klinisch) systematische Desensibilisierung*, passive Desensibilisierung*. Vgl. Gegenkonditionierung.

De|sensibilisierung, passive (Desensibilisierung*): (engl.) *passive desensitization*; Reduktion od. Elimination einer konditionierten Reaktion durch die wiederholte Präsentation des konditionierten Reizes (Habituation*); Behandlungsmethode wurde als Alternative zur systematischen Desensibilisierung* entwickelt, bei welcher der Einsatz von Entspannungsmethoden* eine zentrale Stellung einnimmt. **Anw.**: (klin.) ausgeprägt graduierte Reizkonfrontation ohne Einsatz einer Entspannungsmethode.

De|sensibilisierung, systematische (Desensibilisierung*): (engl.) *systematic desensitisation*; (psychol.) von J. Wolpe in Anlehnung an die Lerntheorien entwickeltes Verfahren, das die Patienten bei gleichzeitiger aktiver Entspannung graduell mit Angst auslösenden Reizen konfrontiert; **Grundannahme:** Die Angstreaktion ist mit der Entspannungsreaktion inkompatibel u. wird durch die systematische Desensibilisierung vermindert bzw. aufgehoben. Durch systematische Desensibilisierung findet eine Gegenkonditionierung* statt. **Ziel:** angstfreie Begegnung mit der ehemals Angst auslösenden Situation; **Ind.**: Angststörung*; **Durchführung:** Der Patient wird angeleitet, sich der Angst auslösenden Situation gemäß der individuellen Angsthierarchie* unter Anw. zuvor erlernter Entspannungsmethoden* (z. B. mit progressiver Muskelrelaxation*) schrittweise anzunähern, bis die Angst minimal spürbar wird, um dann solange zu verharren u. gleichzeitig zu entspannen, bis die Angst nicht mehr spürbar ist. Die unerwünschten Angstreaktionen werden durch Kombination der aversiven Reize mit einer Reaktion, die mit diesen unvereinbar ist (Entspannung), systematisch abgebaut. Nach der Konfrontation* in sensu wird auch die Konfrontation in vivo durchgeführt.

De|sialo|trans|ferrin *n*: (engl.) *carbohydrate deficient transferrin (Abk. CDT)*; Abk. DST; durch einen reduzierten Gehalt an Kohlenhydraten (z. B. Sialinsäuren, N-Acetylglukosamin) charakterisiertes Transferrin; **Vork.:** bei Alkoholabhängigkeit*, Hepatopathie, Schwangerschaft u. a.; **Anw.:** (diagn.) Nachweis von chronischem Alkoholkonsum bzw. Alkoholkarenz (nach vorausgegangenem Missbrauch).

Design (engl. design Anordnung, Aufbau) *n*: (engl.) *design*; s. Versuchsplan.

Design, adaptives (engl. design Anordnung, Aufbau) *n*: (engl.) *adaptive design*; Versuchsplan* (z. B. für klinische Studie*), der prospektiv geplante Modifikationen des Versuchsablaufs in Abhängigkeit von Zwischenergebnissen zu vorher festgelegten Zeitpunkten (Interimanalyse) zulässt; erlaubt stärkere Aussagekraft, Schadensvermeidung u. ggf. Beschleunigung bei Ergebnisgenerierung (Nachteil: großer Stichprobenumfang notwendig); häufig angewendet i. R. der Wirksamkeitsprüfung von Zulassungsbehörden. Vgl. Design, sequentielles.

Designer|drogen (engl. design Anordnung, Aufbau) *fpl*: (engl.) *designer drugs*; Bez. für halb- u. vollsynthetische psychotrope Substanzen* als Abwandlungen bekannter chem. Substanzen, die nach molekularen Veränderungen häufig eine drast. Steigerung von Wirkung u. Abhängigkeitspotential aufweisen; werden gezielt nach erwünschtem Wirkungsspektrum hergestellt, durch schnelle Wirkstoffveränderungen werden die jeweiligen gesetzl. Verbote (z. B. Betäubungsmittelgesetz*) unterlaufen. Beispiele: LSD*, DOM*, Ecstasy*. Vgl. Legal Highs.

Design, sequentielles (engl. design Anordnung, Aufbau) *n*: (engl.) *sequential design*; Versuchsplan* (z. B. für klinische Studie*), der prospektiv eine vorzeitige Beendigung des Versuchs in Abhängigkeit von Zwischenergebnissen zu vorher festgelegten Zeitpunkten (Interimanalyse) zulässt (bei ungünstiger Ergebnislage); Form des adaptiven Designs*.

Des|integration (De-*; Integration*) *f*: (engl.) *disintegration*; ein der Integration* konträrer Prozess, in dem sich Systeme (Ganzheiten), die durch Vereinigung entstanden sind, wieder in ihre Teilsysteme bzw. Elemente spalten; z. B. (psychopathol.) Status u. Grad psychischer Störung als Verfallsform der Persönlichkeit; vgl. Persönlichkeitsabbau.

Des|integrations|syn|drom (Desintegration*) *n*: **1.** (engl.) *desintegration syndrome*; Bez. für Verlust der Einheitlichkeit, Zusammengehörigkeit u. Kohärenz mentaler Vorgänge (z. B. Verworrenheit); **Vork.:** v. a. bei Psychosen; **2.** aktuelle klin. Bezeichnung für Schizophrenie* in Japan, welche die Stigmatisierung von Patienten mit Schizophrenie vermeiden soll.

Desipr|amin (INN) *n*: (engl.) *desipramine*; tricyclisches Antidepressivum* mit geringer sedierender Komponente u. antinozeptiver Wirkung; starker, selektiver Noradrenalin*-Wiederaufnahme-Hemmer; **Ind.:** depressives Syndrom*, unabhängig von der nosologischen Einordnung; **Kontraind.:** Prostatahypertrophie mit Restharnbildung, Kombination mit Monoaminoxidase-Hemmern (beim Wechsel von Monoaminoxidase-Hemmern auf anderes Antidepressivum u. umgekehrt Behandlungspause von 14 Tagen einhalten), akute Intoxikationen mit zentral dämpfenden Pharmaka u. Alkohol, akutes Delir, Engwinkelglaukom, schwere Überleitungsstörungen (Schenkelblock, AV-Block III. Grades); **Wechselwirkungen:** Guanethidin, Clonidin* u. verwandte Verbindungen: Blutdruck senkende Wirkung abgeschwächt; Katecholamine*: sympathomimetische Wirkung verstärkt; Pharmaka mit anticholinerger Wirkung: anticholinerge Wirkung verstärkt; Neuroleptika*: erhöhter Plasmaspiegel, verstärkte Sedierung; Antiarrhythmika vom Chinidintyp: verstärkte Erregungsleitungsstörungen; Cimetidin: erhöhter Plasmaspiegel; **UAW:** häufig vegetative Symptome wie Unruhe u. Schlafstörungen; gelegentlich auch Erregungsleitungsstörungen des Herzens; **Hinweis:** geringere anticholinerge Eigenschaften als andere tricyclische Antidepressiva.

Des|methyl|diazepam *n*: (engl.) *desmethyldiazepam*; Nordazepam*.

Des|methyl|imipr|amin *n*: (engl.) *desmethylimipramin*; antidepressiv wirksamer Metabolit des Antidepressivums* Imipramin*.

Desmo|pressin (INN) *n*: (engl.) *desmopressin*; syn. 1-Desamino-8-D-arginin-vasopressin (Abk. DDAVP); synthetisches ADH-Analogon; **Wirkung: 1.** antidiuretisch (stärker u. länger als ADH* bei deutlich schwächerer vasopressorischer Wirksamkeit); **2.** Freisetzung des von-Willebrand-Faktors aus Endothel; **Ind.: 1.** diagnostisch im ADH-Test; **2.** therapeutisch bei Diabetes* insipidus centralis u. Enuresis* nocturna; **Kontraind.:** Polydipsie, Hyponaträmie, schwere Angina pectoris, dekompensierte Herzinsuffizienz, von-Willebrand-Syndrom Typ 2B (Gefahr von Thrombozytopenien), zystische Fibrose, Schwangerschaftsgestose; **Wechselwirkungen:** Indomethacin, Clofibrat u. Oxytocin können die antidiuretische Wirkung von Desmopressin verstärken; Substanzen, welche die Freisetzung des antidiuretischen Hormons bewirken, wie z. B. tricyclische Antidepressiva, selektive Serotonin-Wiederaufnahme-Hemmer, Chlorpromazin, Chlorpropamid u. Carbamazepin können einen zusätzlichen antidiuretischen Effekt auslösen; Glibenclamid u. Lithium können die antidiuretische Wirkung abschwächen. Bei gleichzeitiger Anw. von blutdruckwirksamen Arzneimitteln Überwachung von Blutdruck, Plasmanatriumspiegel u. Harnausscheidung; **UAW:** Gesichts-Flush, Kopfschmerz, vorübergehender Blutdruckabfall u. Herzfrequenzerhöhung, Gewichtszunahme durch Wasserretention, Übelkeit, Ödeme.

Des|orientierung (De-*; Orientierung*): (engl.) *disorientation*; s. Orientierungsstörung.

Des|oxy|ribo|nuklein|säure: (engl.) *deoxyribonucleic acid*; s. DNA.

De|strudo (lat. destruere niederreißen) *m*: (engl.) *destrudo*; von S. Freud in die Psychoanalytische Theorie eingeführter spekulativer u. in der Rezeption kontrovers diskutierter Begriff zur Bez. einer der Libido als Triebenergie des Eros* (Lebenstrieb) entgegengesetzten Energie eines Todestriebs* (Thanatos); Todestrieb u. Destrudo finden bei Freud ihre erkennbaren Motive (die zugleich auch Ansätze der Kritik darstellen) im Versuch, Wiederholungsphänomene (z. B. Wiederholungszwang*) zu erklären, die kaum auf libidinöse Befriedigungen od. Spannungsabbau zurückgeführt werden können. Vgl. Psychoanalyse.

Destruktivität (lat. destruere, destructus vernichten) *f*: (engl.) *destructivity*; Sammelbez. für zerstörerischen Denkinhalt u. Verhaltensweisen, die sich auf Gegenstände od. belebte Objekte beziehen; vgl. Aggressivität; Impulsivität.

De|synchronie (De-*; gr. σύγχρονος gleichzeitig) *f*: (engl.) *desynchronization*; Bez. für den nicht gleichsinnigen Verlauf verschiedener Ebenen des Verhaltens u. Erlebens (z. B. kognitive, motorische u. physiologische Datenebene; vgl. Datenerfassung, multimodale); z. B. rasche Besserung des ängstlichen Verhaltens während einer Therapie, während sich das Angstgefühl weniger rasch ändert; Hypothese zur Entwicklung einer Depression, die annimmt, dass interne Prozesse desynchronisiert sind.

Determinismus (lat. determinare begrenzen): (engl.) *determinism*; philosophische Lehre von der Vorbestimmtheit od. wechselseitigen Bedingtheit eines Geschehens; geht davon aus, dass zu jedem Zeitpunkt Bedingungen existieren, die festlegen, was in der Zukunft passieren wird (Kausalprinzip); demnach wird menschliches Verhalten als gänzlich durch verschiedene Ursachen (Anlagen, Milieu, Erziehung) bestimmt angesehen. **Geschichte:** Historisch waren einige Ätiologiemodelle psychischer Störungen deterministisch, z. B. die Idee, das psychische Störungen von Dämonen hervorgerufen werden od. es sich um genetische Erkrankungen handelt.

De|toxi|fikation (Detoxikation*) *f*: (engl.) *detoxification*; Detoxikation*.

De|toxikation (De-*; Tox-*) *f*: **1.** (engl.) *detoxification*; syn. Detoxifikation; Entgiftung; (physiol.) im Gegensatz zur Giftung erwünschtes Ergebnis der Biotransformation; **2.** (psychiatr.) körperlicher Entzug*; **3.** (toxikolog.) Verfahren zur Entfernung aufgenommener Gifte; **Formen: a)** Inaktivierung von Toxinen (s. Antidot); **b)** primäre Detoxikation: mechanische Verfahren, z. B. Blutreinigungsverfahren; **c)** sekundäre Detoxikation: Verminderung der Giftresorption, z. B. durch Spülung von Haut od. Schleimhaut, induziertes Erbrechen, Magenspülung; **d)** tertiäre Detoxikation: Beschleunigung der Giftelimination, z. B. durch forcierte Diurese, forcierte Abatmung, Laxanzien. Vgl. Intoxikation.

De|toxikation, forcierte (Detoxikation*) *f*: (engl.) *rapid detoxification*; syn. Ultrakurzentzugsbehandlung; hochdosierte intravenöse Gabe von Opioid-Antagonisten in tiefer Sedierung od. Intubationsnarkose zur raschen Verdrängung der Opioide* von den Rezeptoren; **Ziel:** Verkürzung der Detoxikationsphase der Entzugsbehandlung* auf wenige Stunden; **Ind.:** v. a. bei Opioidabhängigkeit*; strenge Indikationsstellung.

De|trusor|de|kompensation (lat. detrudere fortdrängen; De-*; Kompensation*) *f*: (engl.) *detrusor decompensation*; unteraktive Blase*.

De|trusor-Sphinkter-Dys|ko|ordination (lat. detrudere fortdrängen; gr. σφιγκτήρ Schließmuskel; Dys-*; Koordination*) *f*: (engl.) *dysfunctional voiding*; Form der Harnblasendysfunktion* (Harnentleerungsstörung); funktionelle Harninkontinenz*, bedingt durch paradoxe Kontraktion (statt Relaxation) des Harnblasenschließmuskels (Sphinkter) während der Harnblasenentleerung u. erhöhtem Harnblaseninnendruck durch vermehrte Kontraktion des Harnblasenhohlmuskels (Detrusor); häufig mit Einnässen, Harnwegsinfektionen*, vesikoureteralem Reflux, Obstipation u. Enkopresis* assoziiert; Sonderform: **Hinman-Syndrom:** funktionelle Störung der Kontinenzentwicklung im Kindesalter mit Dranginkontinenz* u. Detrusorinstabilität; die Miktion erfolgt durch die Bauchpresse, es kommt zur Überlaufinkontinenz; Schädigung aszendierender u. deszendierender Rückenmarkbahnen; **Urs.:** bei Kindern erlerntes Verhalten (häufiges Hinauszögern der Miktion, häufiger Einsatz von Haltemanövern) od. verbunden mit schweren komorbiden psychischen Störungen, schwerem Kindesmissbrauch*, Vernachlässigung*; bei erwachsenen Patienten mit Multipler Sklerose, bei traumatischen Rückenmarkläsionen; **Sympt.:** Pressen zu Beginn der Miktion u. Harnstottern*; **Diagn.:** körperliche Untersuchung, Uroflowmetrie mit Beckenboden-EMG, Ultraschalldiagnostik mit Restharnbestimmung, klinische Harnuntersuchung, Miktionsprotokoll; **Ther.:** konservative Maßnahmen einschließlich Beratung, Psychoedukation*, Harnblasentraining, Physiotherapie, Biofeedback*; Behandlung der komorbiden Störungen.

De|trusor-Sphinkter-Dys|syn|ergie (lat. detrudere fortdrängen; gr. σφιγκτήρ Schließmuskel; Dys-*; Syn-*; Erg-*) *f*: (engl.) *detrusor-sphincter dyssynergia*; Harnblasendysfunktion* mit neurogener Hyperaktivität des Musculus detrusor vesicae u. Spastik des äußeren Harnblasenschließmuskels sowie der Beckenbodenmuskulatur nach Schädigung des Rückenmarks oberhalb des sakralen Miktionszentrums; **Vork.:** z. B. bei fortgeschrittener Multipler* Sklerose, spinalen Tumoren u. Verletzungen, Bandscheibenvorfällen, zervikaler Myelopathie; **Sympt.:** Harninkontinenz* mit Abgang kleiner Harnmengen u. Restharnbildung.

De|tumeszenz (lat. detumescere abschwellen) *f*: (engl.) *detumescence*; Abschwellen; z. B. Erschlaffen des erigierten Penis; **Vork.**: ungewollte vorzeitige Detumeszenz des Penis bei psychisch od. körperlich bedingten Erektionsstörungen*; **Ther.**: Behandlung der ursächlichen Sexualstörung.

Deutscher Ärzte|tag: (engl.) *German Medical Assembly*; s. Bundesärztekammer.

Deutscher Psycho|therapeuten|tag: (engl.) *German Psychotherapist Assembly*; s. Bundespsychotherapeutenkammer.

Deutscher Recht|schreib|test *m*: Abk. DERET; Test zur Beurteilung der Rechtschreibleistungen von Grundschülern; Kombination von zu diktierenden Fließtexten (Erfassung der Rechtschreibleistung) u. einem Lückentext, der zusammen mit dem Fließtext eine qualitative Fehleranalyse erlaubt; darüber hinaus besteht die Möglichkeit, lehrplangemäße Fehleranalysen der Rechtschreibfehler vorzunehmen sowie die Fähigkeiten auf dem Gebiet der Zeichensetzung u. der wörtlichen Rede (DERET 3–4) zu beurteilen; **Anw.**: Diagn. der Lese*-Rechtschreib-Schwäche bzw. Lese*-Rechtschreib-Störung; Gruppen- u. Einzeltest; DERET 1–2 für das 1. u. 2. Schuljahr; DERET 3–4 für das 3. u. 4. Schuljahr bis zum Beginn der 5. Klasse; **Testdauer:** ca. 30 Minuten.

Deutsches Inventar der Trink|situationen: (engl.) *Inventory of Drinking Situations*; Abk. DITS; Selbstbeurteilungsverfahren zur Erfassung der Häufigkeit des exzessiven Trinkens in speziellen Situationen; umfasst 100 Items (z. B. „Im letzten Jahr trank ich exzessiv Alkohol, ... : wenn ich von mir enttäuscht war; wenn ich Schlafstörungen hatte; wenn ich mich selbstbewusst u. entspannt fühlte); 4 Subskalen zu intraindividuellen Zuständen (Unangenehme Situationen, Körperliches Unwohlsein, Angenehme Situationen, Versuchung u. Verlangen) u. 3 Subskalen zu interindividuellen Situationen (Konflikte mit Anderen, Sozialer Druck, Angenehme Situationen mit Anderen); Kurzform DITS-40 mit 40 Items; **Anw.**: diagnostische Hilfe bei der Planung therapeutischer Maßnahmen nach der Entwöhnung; **Testdauer:** 15–25 Minuten. Vgl. Alkoholabhängigkeit.

Deutung: (engl.) *interpretation*; zentrale verbale Interventionsform in der Psychoanalyse* in der Form einer Mitteilung an den Patienten über einen vermuteten unbewussten psychischen Zusammenhang, z. B. die Bedeutung eines Traums (s. Traumdeutung) od. eines Symptoms, insbesondere unbewusster Motive; eine **vollständige** Deutung bezieht Abwehr* u. das Abgewehrte ein u. verknüpft aktuelle Beziehungskonstellationen in der therapeutischen Beziehung* mit solchen außerhalb der analytischen Situation sowie mit früheren u. frühen Erfahrungen. Vollständige Deutung kann jedoch erst am Ende eines langen Deutungsprozesses stehen, in dem Konfrontation*, Klärung* sowie **unvollständige offene** Deutung die wesentliche Vorbereitung für Einsicht u. Veränderungsprozesse sind (**mutative** Deutung).

Developmental Test of Visual Perception: s. Frostigs Entwicklungstest der visuellen Wahrnehmung.

Devianz (lat. deviare abweichen) *f*: (engl.) *deviance*; Verhalten, das sich in bedeutsamer Weise von gesellschaftlichen Verhaltenserwartungen (allgemeinen Normen u. Wertvorstellungen) unterscheidet; i. w. S. zählen hierzu nicht nur abweichendes Verhalten, sondern z. B. auch Behinderung*, Krankheit u. Abhängigkeit. Die Klassifizierung abweichender Verhaltensweisen ist relational an die jeweils gültigen Normen gebunden, kultur- u. schichtspezifisch sowie dem gesellschaftlichen Wandel unterworfen. Gegenstand der Forschung sind nicht nur die als deviant betrachteten Individuen selbst, sondern v. a. die sozialen Mechanismen, nach denen Devianz durch eine (sich als nichtdeviant empfindende) Mehrheit nach wechselnden Kriterien definiert wird, u. die sozialen Erwartungen an deviante Individuen (z. B. Einsicht in Strafbarkeit, Bereitschaft zu Behandlung, Unterlassen des Verhaltens). Aus der soziologischen Perspektive erfüllt abweichendes Verhalten verschiedene Funktionen, z. B. Bestätigung gültiger Normen, aber auch Vorantreiben des sozialen Wandels (sog. progressive Devianz als gesellschaftliche Umwälzung bestehender Normen u. Werte, die ihre Angemessenheit überlebt haben, z. B. Zeit der Aufklärung, Reformation). Aus klinisch-psychologischer Perspektive werden die ausgrenzenden Funktionen der Klassifikation von Menschen als deviant hervorgehoben (Etikettierung*, Labeling*-Theorie). Vgl. Persönlichkeitsstörung; Verhaltensstörung.

Deviation, sexuelle (Devianz*) *f*: (engl.) *sexual deviation*; Paraphilie*.

Dexa|methason-Sup|pression-/CRH-Stimulationstest, kombinierter (lat. suppressio Unterdrückung; Stimulation*) *m*: (engl.) *dexamethasone suppression test/CRH stimulation test*; s. Dex-CRH-Test.

Dex-CRH-Test *m*: (engl.) *Dex CRH test*; kombinierter Dexamethason-Suppression-/CRH-Stimulationstest; neuroendokrinologischer Funktionstest zur Prüfung der Regulationsfähigkeit des Hypothalamus-Hypophysen-Nebennierenrinden-(HPA)-Systems durch die kombinierte Gabe von Dexamethason u. CRH*; **Durchführung:** niedrige Dosis Dexamethason um 24 Uhr u. ACTH- u. Cortisolbestimmung am nächsten Morgen (zirkadianer Rhythmus der Cortisolsekretion, Regulationsfähigkeit des HPA-Systems) nach intravenöser Stimulation mit 100 µg CRH; Auswertung: bei normaler HPA-Regulationsfähigkeit führt die Vorbehandlung mit Dexamethason zu einer über die Glukokortikoid-Rezeptoren der Hypophyse* vermittelten Dämpfung des HPA-Systems (geringe Ausschütung von ACTH u. Cortisol). Bei verminderter Sensitivität der Glukokortikoid-Rezeptoren (wird z. B. bei akuter Depression* angenommen) kommt es zur verminderten Dämpfung des HPA-Systems (Synthese von CRH u. Vasopressin im Hypothalamus, verstärkt die stimulierende Wirkung der CRH Gabe) u. erhöhten Ausschüttung von ACTH u. Cortisol (beobachtbar bei akuter Depression).

Dex|fen|flur|amin (INN) *n*: (engl.) *dexfenfluramine*; nicht mehr im Handel befindliches S-Isomer des Fenfluramins*; früher angewendet als Appetitzügler* über kurze Zeit (max. 3 Monate).

D

De|zerebration (De-*; Cerebr-*) *f*: (engl.) *decerebration*; Ausfall der Großhirnfunktionen in unterschiedlichem Ausmaß inf. funktioneller Entkopplung des Hirnmantels vom Hirnstamm (auch sog. Dekortikation) bzw. des oberen vom unteren Hirnstamm od. des Großhirns vom Rückenmark; führt zu Dezerebrationssyndromen (akutes Mittelhirnsyndrom, akutes Bulbärhirnsyndrom, Hirntod; Sonderform: apallisches Syndrom*); **Ätiol.**: v.a. Hirndrucksteigerung* u. Einklemmung* des Hirnstamms inf. Trauma, Tumor, Entzündung, intrakranieller Blutung; diffuse hypoxische Schädigung des Hirnmantels (z.B. durch Schock, vorübergehenden Herz-Kreislauf-Stillstand); **Klin.**: tiefe Bewusstlosigkeit*, erhöhter Muskeltonus, Opisthotonus, Beugung der Finger- u. Handgelenke, Mittelhirnsyndrom; lebenswichtige Körperfunktionen werden vom Hirnstamm gesteuert u. weiterhin aufrecht erhalten; Zustand kann über Jahre andauern. Vgl. Locked-in-Syndrom.

Dezil *n*: s. Lokalisationsmaß.

Dhat-Syn|drom *n*: (engl.) *Dhat syndrome*; syn. Dhatu, Jiryan, Shen-Kúi; nach ICD-10 Angst* u. somatische Beschwerden (z.B. Erschöpfung, Muskelschmerzen) im Zusammenhang mit der Furcht vor Spermaverlust od. der Annahme, Sperma zu sezernieren; **Vork.**: bei Männern u. Frauen; **Sympt.**: Hauptsymptom: weißlicher Ausfluss im Harn, interpretiert als Spermaverlust.

Dhatu: Dhat*-Syndrom.

DHB: Abk. für **De**hydro**b**enzperidol; s. Droperidol.

DHE: Abk. für **Di**hydro**e**rgotamin*.

DHEA: Abk. für **De**hydro**e**pi**a**ndrosteron*.

DHS: Abk. für (engl.) *Daily* Hassles Scale*.

Di-: Wortteil mit der Bedeutung zweimal, doppelt; von gr. δίς.

DI: 1. Abk. für **D**elirium* **I**ndex; 2. Abk. für **D**iabetes* **i**nsipidus.

Dia|betes in|sipidus (gr. διαβαίνειν hindurchgehen) *m*: (engl.) *diabetes insipidus*; Abk. DI; Störung der Diurese durch Verminderung der Wasserreabsorption in den Sammelrohren der Niere u. Ausscheidung großer hypotoner Harnvolumina; **Sympt.**: Polyurie, starker Durst u. Polydipsie, evtl. Dehydratation, bei Kleinkindern evtl. Diarrhö; **Formen: 1.** Diabetes insipidus centralis bzw. neurohormonalis; Urs.: ungenügende od. fehlende Produktion bzw. Sekretion von ADH*; **a)** angeboren: autosomal-dominanter Erbgang, Genlocus 20p13; Defekt des AVP-Gens; **b)** symptomatisch: bei Hirntumor (bes. Kraniopharyngeom*, Hypophysentumor), Schädelhirntrauma*, neurochirurgische Operationen, Meningitis*, Enzephalitis* u. Erkrankungen mit Schädigung der Osmosensoren im Hypothalamus* sowie nach operativer Hypophysenausschaltung; **2.** Diabetes insipidus renalis; Urs.: Defekt der ADH-sensitiven Rezeptoren mit ineffizienter Ausbildung der Wasserkanäle (Aquaporine) in den Sammelrohren; **a)** angeboren: autosomal-dominanter od. autosomal-rezessiver Erbgang mit Mutationen im Gen für Aquaporin-2 (AQP2-Gen, Genlocus 12q13) sowie X-chromosomaler Erbgang mit Mutationen im Gen für den Vasopressin-Rezeptor V2 (AVPR2-Gen, Genlocus Xq28); **b)** bei akutem Nierenversagen in der polyurischen Phase od. Destruktion der ADH-Rezeptoren (v.a. bei chronischer Nierenerkrankung od. toxisch z.B. durch Einnahme von Lithium); **3.** Diabetes insipidus in der Schwangerschaft; Urs.: vermehrter ADH-Abbau; **4.** dipsogener Diabetes insipidus; Urs.: primäre Polydipsie; **Diagn.**: Harnosmolarität <300 mosmol/l, Osmolalität u. spezifisches Gewicht des Harns herabgesetzt; ggf. ADH-Test, Bestimmung der ADH-Konzentration im Serum (Radio-Immunoassay); **Ther.**: Diabetes insipidus centralis: synthetisches ADH-Analogon (Desmopressin-Substitution), Korrektur der Wasserbilanz, Behandlung des Grundleidens; Diabetes insipidus renalis: natriumarme Kost, Korrektur der Wasserbilanz, Hydrochlorothiazid zur Natriumreduktion im distalen Tubulus, Indometacin zur Reduktion der glomerulären Filtrationsrate; **DD:** Tubulopathie, psychogene Polydipsie*, Diabetes* mellitus, Hyperkalzämie, Polyurie* bei chronischer Niereninsuffizienz.

Dia|betes mellitus (gr. διαβαίνειν hindurchgehen) *m*: (engl.) *diabetes mellitus*; Abk. DM; Zuckerkrankheit; Bez. für verschiedene Formen der Glukosestoffwechselstörung unterschiedlicher Ätiologie u. Symptomatik mit relativem od. absolutem Mangel an Insulin als gemeinsamem Kennzeichen; häufigste endokrine Störung; genetische Prädisposition, Toxine, Infektion u. kontrainsulinäre Hormone (z.B. Glukokortikoide) fördern die Manifestation; **Formen: 1. Diabetes mellitus Typ 1:** Der zunehmende bis absolute Insulinmangel inf. Zerstörung der B-Zellen ist beim Typ 1A immunologisch u. beim Typ 1B idiopathisch bedingt. Häufig sind junge Menschen betroffen. Die Assoziation mit einer anderen Autoimmunerkrankung ist möglich. Kompl.: diabetisches Koma; Sonderformen: **a) LADA** (Abk. für engl. latent autoimmune diabetes in adults): Diabetes mellitus Typ 1 mit später Manifestation, bei dem sich der Insulinmangel relativ langsam ausbildet, so dass er oft mit Diabetes mellitus Typ 2 verwechselt wird; **b) Brittle-Diabetes:** instabil verlaufender Diabetes mellitus Typ 1 mit Hyper- u. Hypoglykämie sowie Ketoazidose v.a. bei jungen Frauen mit Persönlichkeitsstörung*; **2. Diabetes mellitus Typ 2:** reicht von der dominierenden Insulinresistenz mit Hyperinsulinämie bis zum Sekundärversagen mit Insulinresistenz.

Chronische Hyperinsulinämie u. Insulinresistenz erschöpfen die B-Zellfunktion der Langerhans-Inseln. Adipositas wirkt dabei prädisponierend, häufig gekoppelt mit Hyper- od. Dyslipidämie u. arterieller Hypertonie (metabolisches Syndrom); **3.** andere spezielle Diabetestypen; **4.** Gestationsdiabetes. **Sympt.:** Hyperglykämie* führt bei Überschreiten der renalen Rückresorptionsrate zu Glukosurie u. Polydipsie. Gewichtsabnahme resultiert aus der katabolen Stoffwechsellage u. Dehydration. Allg. Schwäche u. Adynamie* von leichter Ausprägung bis zum hyperosmolaren od. ketoazidotischen Koma* mit Kussmaul-Atmung bei absolutem Insulinmangel. **Spätkompl.:** Retinopathia diabetica, diabetische Glomerulosklerose, diabetische periphere u. autonome Neuropathie* (z. B. diabetischer Fuß), Arteriosklerose (mit erhöhtem Risiko für Schlaganfall* u. peripherer arterieller Verschlusskrankheit), KHK*, Herzinfarkt; **Ther.:** Ziel ist die optimale Blutzuckereinstellung: normnahe Werte für HbA_{1c} (<6,5 %; Glykohämoglobine), Nüchtern-Plasmaglukose (<126 mg/dl) u. postprandiale Blutglukosekonzentration (möglichst <140 mg/dl); **1.** allgemein: Ernährungsschulung, normales Körpergewicht anstreben, körperliche Aktivität; **2.** Pharmakotherapie; **3.** psychologisch: **a)** Diabetes mellitus Typ 1: begleitende bzw. stützende Psychotherapie* (hoher Therapieaufwand, streng kontrollierte Lebensführung u. chronischer Verlauf können v. a. bei jüngeren Patienten reaktive Depressionen* u. Zukunftsängste hervorrufen u. die Compliance* gefährden); v. a. bei jugendlichen u. adoleszenten Diabetikerinnen gehäuft therapiebedürftige Essstörungen* (Anorexia* nervosa, Bulimia* nervosa); jüngere Patienten entwickeln z. T. schwere Ängste* vor Hypoglykämien bzw. Spätkomplikationen; indiziert sind Gruppenschulungen u. -gespräche durch psychologisch qualifiziertes Personal; **b)** Diabetes mellitus Typ 2: verhaltenstherapeutische Konzepte (Verhaltenstherapie*) zur Bewältigung von psychischen Belastungen, die neben Grundwissen über die Krankheit auch Anleitungen zu Körperhygiene, Fußpflege, Ernährung u. den Umgang mit Arzneimitteln (v. a. Insulin) in strukturierten Schulungsprogrammen vermitteln; bes. Betreuung erfordern sexuelle Funktions-* u. Fertilitätsstörungen u. Libidoverlust aufgrund der Auswirkungen auf Lebensqualität* u. Selbstvertrauen.

Di|acetyl|morphin *n*: (engl.) *diacetylmorphine*; s. Heroin.

Di|acy|glycerol *n*: (engl.) *diacylglycerol*; Spaltprodukt eines Membranlipids, das als intrazelluläres Signalmolekül Enzyme an die Zellmembran rekrutiert u. Enzyme aktiviert, die z. B. die Ausschüttung von Transmittern in den synaptischen Spalt regulieren; z. B. Serotonin-Ausschüttung unter Einfluss von Proteinkinase zur Modulation der Funktion der Calcium-Kanäle.

Dia|gnose (gr. διγνωσις Entscheidung, Urteil) *f*: (engl.) *diagnosis*; Schlussfolgerung aus der Konstellation von Symptomen, Beschwerden u. a. Eigenschaften des Patienten i. S. einer Zuordnung zu bekannten Krankheitsbildern bzw. zu einer definierten (Störungs-)Kategorie; vgl. Diagnostik, psychologische; Kriterien, diagnostische.

Dia|gnose|kriterien, operationalisierte (Diagnose*) *n pl*: (engl.) *operationalized diagnostic criteria*; s. Kriterien, diagnostische.

Dia|gnose|system, psycho|soziales ressourcen|orientiertes (Diagnose*) *n*: s. Psychosoziales Ressourcenorientiertes Diagnosesystem.

Diagnosis Related Groups (engl. diagnosebezogene Fallgruppen): s. DRG.

Diagnostic and Statistical Manual of Mental Disorders: s. DSM.

Diagnostic Interview Schedule: Abk. DIS; standardisiertes klinisches Interview zur Diagnostik von psychischen Störungen nach DSM-IV; erfasst z. B. das Vorhandensein von Angststörungen*, affektiven Störungen*, Störungen der Aufmerksamkeit, der Aktivität u. des Sozialverhaltens, Substanzstörungen*, Schizophrenie* u. andere Störungen (z. B. Essstörungen*); erfasst wird das Vorhandensein im letzten Jahr sowie den letzten 4 Wochen; es existieren verschiedene Module, z. B. Alkoholmodul mit 28 Items, sowie eine Version für Kinder (s. DISC); im deutschsprachigen Raum weitgehend ersetzt durch Composite* International Diagnostic Interview; **Anw.:** bei Erwachsenen; **Testdauer:** abhängig von Anzahl der Diagnosen, ca. 70 Minuten bei Allgemeinbevölkerung, 90–120 Minuten bei Patienten.

Diagnostic Interview Schedule for Children: s. DISC.

Dia|gnosticum für Cerebral|schädigung (gr. διαγνωστικός fähig zu unterscheiden; Cerebr-*) *n*: (engl.) *diagnostic for cerebral damage*; Abk. DCS; visueller Test zur Überprüfung des figurativen Gedächtnis* u. der Lernleistung; nach sukzessiver Darbietung von 9 symmetrisch-geometrischen Zeichen sollen die erinnerten Figuren mit 5 Holzstäbchen nachgelegt werden; vorgesehen sind 6 Lerndurchgänge; erfasst werden die Faktoren Gestaltwahrnehmung, -speicherung u. -reproduktion sowie selektive Aufmerksamkeitszuwendung; **Anw.:** Erfassung von mnestischen Hirnfunktionsstörungen in der Folge von Hirnschädigungen unterschiedlicher Ätiologie (traumatisch, vaskulär, degenerativ, Anfallsleiden); auch Demenzdiagnostik; **Testdauer:** nach individueller Belastbarkeit 20–60 Minuten.

Dia|gnostik, dimensionale (gr. διαγνωστικός fähig zu unterscheiden) *f*: (engl.) *dimensional diagnostics*; s. Diagnostik, psychologische.

Dia|gnostik, kategoriale (gr. διαγνωστικός fähig zu unterscheiden) *f*: (engl.) *categorial diagnostics*; s. Diagnostik, psychologische.

Dia|gnostik, klassifikatorische (gr. διαγνωστικός fähig zu unterscheiden) *f*: (engl.) *classificatory diagnostics*; s. Diagnostik, psychologische.

Dia|gnọstik, mehr|dimensional̲e (gr. διαγνωστικός fähig zu unterscheiden) *f*: (engl.) *multidimensional diagnostics*; s. Diagnostik, psychologische.

Dia|gnọstik, multi|axial̲e (gr. διαγνωστικός fähig zu unterscheiden) *f*: (engl.) *multi-axial diagnostics*; s. Diagnostik, psychologische.

Dia|gnọstik, multi|moda̲le (gr. διαγνωστικός fähig zu unterscheiden) *f*: Mehr-Ebenen-Diagnostik, multimethodale Diagnostik; Verwendung mehrerer Datenquellen aus verschiedenen Datenebenen zur Verbesserung der Genauigkeit der Diagnose, z. B. Kombination von Selbstauskunft (Fragebogen), körperlichen Reaktionen (psychopyhsiologische Messung) u. Verhaltenstest; Anw. u. a. in klinischer u. Persönlichkeitspsychologie. Vgl. Drei-Ebenen-Ansatz; Multitrait-Multimethod-Matrix; Datenerfassung, multimodale.

Dia|gnọstik, neuro|psycho|lo̲gische (gr. διαγνωστικός fähig zu unterscheiden) *f*: (engl.) *neuropsychological diagnostics*; Sammelbez. für Strategien u. Verfahren zur Untersuchung der kognitiven Funktionen (z. B. allg. Orientierung, Aufmerksamkeit, Lernen u. Gedächtnis, Wahrnehmung) sowie Verhalten u. emotionale Befindlichkeit (z. B. depressive Verstimmung); erfolgt i. d. R. durch standardisierte Tests u. auf Grundlage medizinischer Befunde (Bildgebung, Labor); **Ziel:** Zuordnung einer Diagn. u. Bewertung des Schweregrads (der kognitiven Defizite bzw. verbleibenden Ressourcen) zur Therapieplanung.

Dia|gnọstik, operationalis|i̲erte (gr. διαγνωστικός fähig zu unterscheiden) *f*: (engl.) *operationalized diagnostics*; diagnostischer Ansatz i. R. der Klassifikation* psychischer Störungen (DSM*-IV, ICD*-10) nach festgelegten Symptom-, Zeit- u. Verlaufskriterien sowie Algorithmen mit hoher Reliabilität diagnostischer Entscheidungen, besonders in Verbindung mit strukturierten od. standardisierten diagnostischen Interviews.

Dia|gnọstik, operationalis|i̲erte psycho|dyna̲mische (gr. διαγνωστικός fähig zu unterscheiden) *f*: (engl.) *psychodynamic operationalized diagnostics*; Abk. OPD; Manual für Diagnostik u. Therapieplanung psychischer Störungen auf psychoanalytischer u. tiefenpsychologisch fundierter Basis; in Ergänzung zu bestehenden psychiatrischen Diagnosemanualen (DSM*-IV, ICD*-10) sollen wesentliche Variablen für psychodynamische Theorien (z. B. Beziehungsmuster, innere Konfliktkonstellationen, strukturelle Bedingungen) unter Beachtung psychometrischer Gütekriterien messbar gemacht werden; erfasst wird die individuelle psychische Belastungssituation des Patienten auf 5 Achsen: **1.** Achse I: Krankheitserleben u. Behandlungsvoraussetzungen; **2.** Achse II: Beziehungsdiagnostik (Übertragung* u. Gegenübertragung* zwischen Therapeut u. Patient, Beziehungsepisoden); **3.** Achse III: lebensbestimmende bewusste u. unbewusste innere Konflikte; **4.** Achse IV: Strukturniveau (Ausprägung der Fähigkeit, Konflikte zu bewältigen, grundsätzliche Fähigkeiten des psychischen Funktionierens); **5.** Achse V: psychische u. psychosomatische Störungen (deskriptiv-phänomenologische Diagnostik nach ICD-10, DSM-IV); zusätzlich werden soziodemographische Informationen erhoben; Erweiterung OPD-2: Instrument für Therapieplanung u. Veränderungsmessung mit Bestimmung von Therapieschwerpunkten u. Behandlungsstrategien; **Anw.:** bei Erwachsenen u. Kindern u. Jugendlichen (OPD-KJ); Diagnostik, Therapieplanung u. Veränderungsmessung; **Testdauer:** Erstgespräch 1–2 Stunden.

Dia|gnọstik, psycho|lo̲gische (gr. διαγνωστικός fähig zu unterscheiden) *f*: **1.** (engl.) *psychodiagnostics*; syn. Psychodiagnostik; Bez. für einen Prozess, mit dem unter Einsatz verschiedener Verfahren systematisch Informationen über psychische (psychologische) Merkmale einer Person ermittelt werden; **Ziel:** Beantwortung von Fragestellungen, Begründung von Entscheidungen u. deren Konsequenzen; Anw. finden v. a. psychologische Tests*, Anamneseerhebung (s. Anamnese), diagnostische Interviews* (z. B. DIPS*), Exploration* u. Verhaltensbeobachtung*. **Formen: a) dimensionale** Diagnostik: Prozess mit dem Ziel der Beschreibung einer Person anhand der Ausprägung eines kontinuierlichen Merkmals, z. B. Neurotizismus*; **b) kategoriale** Diagnostik: Prozess mit dem Ziel der Zuordnung einer Person zu einer definierten (Störungs-)Kategorie (z. B. Major* Depression nach DSM*-IV) nach Prüfung von Kriterien, welche die entsprechende Kategorie kennzeichnen; **c) klassifikatorische** Diagnostik: Prozess mit dem Ziel der Einordnung od. Beschreibung einer Person i. R. eines Klassifikationssystems* (z. B. Diagnose einer mittelgradigen depressiven Episode nach ICD*-10); kann kategorial, dimensional, mehrdimensional u. multiaxial erfolgen; **d) mehrdimensionale** Diagnostik: Prozess mit dem Ziel der Beschreibung einer Person anhand der Ausprägung mehrerer kontinuierlicher Merkmale; **e) multiaxiale** Diagnostik: Prozess mit dem Ziel der Beurteilung einer Person nach verschiedenen Informationsbereichen (Achsen), z. B. bei der Diagnostik nach DSM*-IV. Vgl. Eigenschaftsdiagnostik; Verhaltensdiagnostik. **2.** Bez. für eine Disziplin, deren Aufgabe darin besteht, psychologische Methoden für diagnostische Zwecke zu entwickeln u. deren Anwendung zu überprüfen.

Dia|gnọstik, therapie|bezogene (gr. διαγνωστικός fähig zu unterscheiden) *f*: (engl.) *therapy oriented diagnostics*; Teilgebiet der psychologischen Diagnostik*, das indikationsorientierte Diagnostik, Verlaufs- u. Prozessdiagnostik sowie evaluative Diagnostik umfasst.

Dia|gnọstik- und Test|kuratorium (gr. διαγνωστικός fähig zu unterscheiden) *n*: Abk. DTK; vom Berufsverband Deutscher Psychologinnen u. Psychologen u. von der Deutschen Gesellschaft für Psychologie getragenes Gremium zur Beurteilung diagnostischer Verfahren unter Anw. des Testbeurteilungssystems **TBS-TK** für psychologisch-diagnostische Verfahren; Ziel: Qualitätsverbesserung diagnostischer Verfahren, Kennzeichnung unzureichender diagnostischer Verfahren; Stufen des TBS-TK: **1.** Stufe 1: Prüfung der Informationsgrundlage gemäß den Anforderungen nach DIN 33430; **2.** Stufe 2: Testkategorisierung nach dem System des ZPID* u. europäischen Richtlinien; **3.** Stufe 3: Testbeurteilung u. -rezension durch 2 unabhängige Rezensenten auf Grundlage einer standardisierten Beurteilungsrichtlinie.

Dia|gnostische Beobachtungs|skala für autistische Störungen (gr. διαγνωστικός fähig zu unterscheiden) *f*: s. Autism Diagnostic Observation Schedule.

Dia|gnostischer Lese|test zur Früh|dia|gnose (gr. διαγνωστικός fähig zu unterscheiden) *m*: Abk. DLF; Fremdbeurteilungsverfahren zur Erfassung von allg. Leseleistungen, Leseschwierigkeiten u. insbes. der Früherkennung von Lesestörungen* bei Kindern; Wortlesetest umfasst 4 Untertests (Speicherung, Synthese, Analyse, Segmentierung) mit 33 Einzelwörtern unterschiedlicher Schwierigkeit auf einer Lesekarte; erfasst werden Lesezeit u. Fehler; **Diagnostischer Lesetest für 2. und 3. Klassen** (DLT 2–3); umfasst 2 Wortreihen mit je 25 kleingeschriebenen Wörtern unterschiedlichen Schweregrads in Druckschrift, die einzeln kurz dargeboten werden u. anschließend sofort aufzuschreiben sind; **Anw.:** DLF 1–2: Ende 1. bis Mitte 2. Klasse; DLT 2–3: 2. bis 3. Klasse; auch außerschulisch, z. B. für Heilpädagogen, Psychologen, Erzieher u. Ärzte; **Testdauer:** 2–5 Minuten.

Dia|gnostischer Recht|schreib|test (gr. διαγνωστικός fähig zu unterscheiden) *m*: Abk. DRT; Schulleistungstest zur quantitativen Einstufung der Rechtschreibleistung u. qualitativen Analyse der Fehlerschwerpunkte bei Grundschülern; nach Diktat werden Wörter in Lückentexte eingefügt; der Klassenstufe entsprechend werden einfache, lauttreue Wörter bzw. die Lautunterscheidung, Lautnachbarschaften, Dehnung/Doppelung, Ableitung sowie Groß- u. Kleinschreibung geprüft; **Anw.:** als Einzel- oder Gruppentest; zur Feststellung der Notwendigkeit von Fördeungsmaßnahmen; zur Diagnose von Lese*-Rechtschreib-Störungen u. Schulleistungsdiagnose; Überprüfung der Sonderschulbedürftigkeit u. Erfolgskontrolle außerschulischer Fördermaßnahmen; DRT 1: Ende der 1. Klasse Grundschule u. 3. Klasse der Sonderschule für Sprach- u. Lernbehinderte; DRT 2: 2. Klasse der Grundschule u. 4. Klasse der Sonderschule für Sprach- u. Lernbehinderte; DRT 3: 3. Klasse der Grundschule u. 5. Klasse der Sonderschule für Sprach- u. Lernbehinderte; DRT 4: 4. Klasse; DRT 5: 5. Klasse; **Testdauer:** 20–45 Minuten.

Dia|gnostisches Experten|system für psychische Störungen (gr. διαγνωστικός fähig zu unterscheiden) *n*: Kurzbez. DIA-X; modulares, computergestütztes Expertensystem zur Ableitung klinischer Diagnosen nach den Forschungskriterien von ICD*-10 u. DSM*-IV (Wittchen, Pfister, 1997); basiert auf dem Composite* International Diagnostic Interview; umfasst 3 Komponenten: **1.** DIA-X-Screening-Verfahren zur Erfassung **a)** allg. psychischer Störungen: DIA-SSQ (Stamm-Screening Questionnaire), 17 Items; **b)** einer Angststörung: DIA-ASQ, 15 Items (z. B. „Hatten Sie schon einmal einen Angstanfall*, manche nennen das auch Angstattacke, Panikanfall* od. Panikattacke, bei dem Sie ganz plötzlich von einem Gefühl starker Angst, Beklommenheit oder Unruhe überfallen wurden?“); **c)** einer Depression: DIA-DSQ, 15 Items; **2.** standardisiertes Interview zur Erfassung psychischer Störungen im Längsschnitt (gesamte Lebenszeit) od. Querschnitt (letzte 12 Monate); **3.** computergestütztes Diagnosesystem (ca. 400 mögliche Diagnosen aufgrund der Symptomkonstellation); **Anw.:** bei Jugendlichen u. Erwachsenen; Diagnostik u. Veränderungsmessung; in der Forschung; **Testdauer:** Screening ca. 2 Minuten; Interview ca. 1 Stunde.

Dia|gnostisches Interview bei psychischen Störungen (gr. διαγνωστικός fähig zu unterscheiden) *n*: s. DIPS.

Dia|gnostisches Interview bei psychischen Störungen im Kindes- und Jugend|alter (gr. διαγνωστικός fähig zu unterscheiden) *n*: s. Kinder-DIPS.

Dia|gnostisches Interview für das Border|line|syndrom (gr. διαγνωστικός fähig zu unterscheiden) *n*: Abk. DIB; strukturiertes Interview, das deskriptiv die Bereiche erfassen soll, die als besonders charakteristisch für die Borderlinepersönlichkeit gelten; erfasst werden die 5 Bereiche soziale Anpassung, Impulsivität, Affektivität, Psychose u. zwischenmenschliche Beziehungen; **Anw.:** bei Erwachsenen zur Diagnose der Borderline*-Persönlichkeitsstörung; **Testdauer:** 1,5–2,5 Stunden.

Dia|log, innerer (gr. διάλογος Unterredung) *m*: (engl.) *internal dialogue*; inneres Zwiegespräch mit fiktiver Person, Scheindialog; **Vork.:** z. B. bei schizophrener Ich*-Störung als Erstrangsymptom (Rede u. Gegenrede bei Phoneme*). Vgl. Monolog, innerer.

Dia|log, sokratischer (gr. διάλογος Unterredung) *m*: (engl.) *Socratic method*; s. Sokratischer Dialog.

Dia|morphin *n*: (engl.) *diamorphine*; pharmazeutisches Heroin*; verkehrs- u. verschreibungsfähiges Betäubungsmittel* (Betäubungsmittelgesetz, Anlage III); **Ind.:** Diamorphin*-Substitution bei Opioidabhängigkeit (v. a. Heroinabhängigkeit*) unter strenger Indikationsstellung.

Dia|morphin-Sub|stitution (Substitution*) *f*: (engl.) *diamorphine maintenance (treatment)*; pharmakologisch gestützte Methode zur Behandlung einer Heroinabhängigkeit* durch Substitution* von Diamorphin*; **Ind.:** (Deutschland, Schweiz) langjährige Heroinabhängigkeit nach mindestens 2 anderen, erfolglos beendeten Substitutionstherapien; Behandlung unter strengen Auflagen (auch Sicherheitsauflagen) für Behandelnden u. behandelnde

Institution (s. Methadon-Substitution); **Therapieziel:** Schadensbegrenzung (engl. harm reduction), Teilhabe am beruflichen u. sozialen Leben, körperliche u. seelische Gesundheit, Reduzierung der gesellschaftlichen Folgelasten des Heroinkonsums; langfristig: Abstinenz.

Diar|rhö (gr. διάρροια das Durchfließen) *f*: (engl.) *diarrhoea*; Durchfall; mehr als 3 dünnflüssige Stühle pro Tag u. Stuhlmasse >200 g/d; **Einteilung:** **1.** nach klin. Verlauf: **a)** **akute** Diarrhö: z. B. Reisediarrhö, Lebensmittelvergiftung; meist wenige Tage andauernd, häufig selbstlimitierend; **b)** **chronische** Diarrhö: z. B. Zöliakie; Dauer >4 Wochen (auch chronisch-rezidivierend); **2.** pathophysiologisch: **a)** **osmotische** Diarrhö: infolge osmotisch wirksamer Substanzen im Darm, z. B. bei Maldigestion u. Malabsorption (z. B. Lactulose od. Laktose bei Laktasemangel, Kohlenhydratmalabsorption) od. alimentär (z. B. Süßstoffe); nachlassend bei Nahrungskarenz; **b)** **sekretorische** Diarrhö: infolge gesteigerter Wasser- u. Ionensekretion bei mangelnder Ionenresorption, Wasser- u. Ionenverlust bei Leckflux-Diarrhö durch interepitheliale Barrierestörung des Darms; Vork. u. a. bei infektiöser Gastroenteritis, auch bei neuroendokrinem Tumor (z. B. Verner-Morrison-Syndrom); persistiert bei Nahrungskarenz (Ausnahme: Nahrungsmittelallergie, enterales Gallensäureverlustsyndrom); **c)** **entzündliche** Diarrhö: mukosale Läsion mit Exsudation von Proteinen u. Blut, z. B. bei infektiöser Enteritis, auch bei Antibiotika-assoziierter Kolitis, nichtinfektiös u. a. bei Enteritis* regionalis Crohn u. Colitis* ulcerosa; **d)** Diarrhö **bei gestörter Motilität**; Vork. u. a. bei Reizdarmsyndrom*, als Postvagotomiesyndrom, UAW (z. B. Parasympathomimetika*) sowie als sog. psychogene Diarrhö inf. akuter Stressbelastung u. dadurch bedingter vermehrter Darmperistaltik; als psychogene Diarrhö wird fälschlicherweise auch die durch verheimlichte Einnahme von Laxanzien* induzierte Diarrhö bezeichnet (z. B. bei Anorexia* nervosa; s. Laxanzienmissbrauch).

Dia|these (gr. διάθεσις Neigung) *f*: (engl.) *diathesis*; Neigung des Körpers zu bestimmten Erkrankungen bzw. psychischen Störungen; vgl. Vulnerabilität; Disposition.

Dia|these-Stress-Modell (Diathese*): (engl.) *diathesis-stress model*; syn. Vulnerabilitäts-Stress-Modell; allgemeingültiges, schulenunabhängiges Modell der Entstehung psychischer Störungen*; Grundannahme: Sowohl Diathese* als auch Stress* sind zur Entwicklung von Störungen nötig; basiert auf biologischen, psychologischen u. Umweltfaktoren*.

DIA-X: Kurzbez. für **Dia**gnostisches* E**x**pertensystem für psychische Störungen.

DIA-X Screening-Verfahren (Screening*): s. Diagnostisches Expertensystem für psychische Störungen; Stamm-Screening Questionnaire.

DIA-X SSQ: Abk. für **Dia**gnostisches E**x**pertensystem für psychische Störungen **S**tamm*-**S**creening **Q**uestionnaire; s. Stamm-Screening Questionnaire.

Di|azepam (INN) *n*: (engl.) *diazepam*; langwirksames Benzodiazepin*; aktive Metaboliten Nordazepam*, Hydroxydiazepam u. Oxazepam*; **Wirkung:** verstärkt den inhibitorischen Effekt von GABA im Gehirn; Halbwertzeit 24–48 Std. (Nordazepam 96 Std.); **Ind.:** symptomatische Behandlung von Spannungs-, Erregungs*- u. Angstzuständen (s. Tranquilizer), Status* epilepticus, erhöhter Muskeltonus, Prämedikation vor Operationen, Alkoholentzugssyndrom*; **Kontraind.:** s. Benzodiazepine, bei schneller i. v. Applikation besteht die Gefahr der Atemdepression; **Wechselwirkungen:** Hemmung des Abbaus von Diazepam bei Kombination mit Fluvoxamin*, Fluoxetin*, Disulfiram*, Cimitidin, Omeprazol u. Ketoconazol mit verstärkter Sedierung; **UAW:** u. a. hohes Abhängigkeitspotential, Müdigkeit, Atemdepression; **Hinweis:** Tranquilizer mit sehr guter sedierender Eigenschaft; Kumulationsgefahr.

DIB: Abk. für **D**iagnostisches* **I**nterview für das **B**orderlinesyndrom.

Di|benzepin (INN) *n*: (engl.) *dibenzepin*; tricyclisches Antidepressivum*; **Ind.:** Depression; **Kontraind.:** Engwinkelglaukom; **Wechselwirkungen:** in Kombination mit zentral dämpfenden Substanzen Zunahme der sedativen Wirkung; **UAW:** u. a. Kopfschmerz, Müdigkeit, anticholinerge Wirkungen wie Mundtrockenheit, Obstipation u. Akkommodationsstörungen.

Dicho|tomie (gr. δίχα getrennt; -tom*) *f*: (engl.) *dichotomy*; **1.** Gliederung einer Bez. in einen Begriff u. dessen Gegenteil; **2.** Teilung, bei der zwei gleiche Teile aus einem Teil hervorgehen; vgl. Denken, dichotomes.

Dichotomisierung (Dichotomie*): (engl.) *dichotomy*; Bez. für Unterteilung einer Gesamtheit von Daten in 2 Gruppen; häufig auf Basis eines Mittelwerts*, Medians* od. eines Cut*-off-Scores.

Dicke, kortikale: (engl.) *cortical thickness*; Dicke der Substantia* grisea der Hirnoberfläche; variiert über Hirnregionen; Entwicklung: kontinuierliche Abnahme ab 30. Lebensjahr; Bestimmung: MRT (Abgrenzung graue/weiße Substanz; technisch schwierig aufgrund der Gyrifizierung* des Gehirns); **klin. Bedeutung:** **1.** Reduzierung (engl. cortical thinning) bei neurodegenerativen Erkrankungen (v. a. frühzeitig in der Entwicklung der Alzheimer-Krankheit in Abhängigkeit von der Amyloidplaque-Bildung); **2.** präfrontal u. temporal betonte Reduzierung bei Schizophrenie; Mechanismus: Neurodegeneration od. Reduzierung des Neuropils (weniger u. dünnere Dendriten, Axone, Spines).

Di|en|cephalon (Di-*; Enkephal-*) *n*: (engl.) *diencephalon*; Zwischenhirn; lebenswichtiger Teil des Gehirns* mit Funktion für zahlreiche Lebensvorgänge, das aus Epithalamus, Thalamus*, Subthalamus, Metathalamus u. Hypothalamus* besteht; **Anatomie:** umschließt den 3. Hirnventrikel, kranial liegt das Telencephalon*, Abgrenzung z. T. schwierig, da Di- u. Telencephalon während der

Embryogenese partiell ineinander wachsen (z. B. Teil des Subthalamus im Marklager des Telencephalons), kaudal vom Mesencephalon begrenzt; **Physiologie:** enthält vegetative Zentren zur Steuerung aller wichtigen Stoffwechselvorgänge: Wärme-, Wasserhaushalt, Kohlenhydrat-, Fett-, Proteinstoffwechsel; zentralnervöse Regulierung des Vasomotorenapparats (Änderung des Blutdrucks, Kollaps), der blutbildenden Organe u. der Schweißsekretion; außerdem mehrere, dem extrapyramidalen System zugehörige Kerne, deren wichtigster der Globus* pallidus ist. Die nervösen Impulse zur Steuerung vegetativer Funktionen gelangen z. T. direkt über das vegetative Nervensystem an die Erfolgsorgane (endokrine u. nichtendokrine innere Organe, glatte Muskulatur u. a.), werden insbes. aber über das Hypothalamus*-Hypophysen-System endokrin (Neurosekretion) vermittelt u. koordiniert (Regelkreis*, Rückkopplung*). Das **Zwischenhirn-Hypophysen-System** beeinflusst über die durch die Releasing-Hormone freigesetzten HVL-Hormone u. die direkt in den Körperkreislauf abgegebenen HHL-Hormone (s. Hypophyse) alle wichtigen Stoffwechselfunktionen sowie die Gonaden.

Dienst, komplementärer psych|iatrischer: (engl.) *complementary psychiatric service*; durch psychosoziale Arbeitsgemeinschaften (Abk. PSAG) od. Gemeindepsychiatrische* Verbünde koordinierter Dienst, der stationäre sowie ambulante psychiatrische Dienste (Vertragsärzte u. psychiatrische Institutsambulanzen) u. sozialpsychiatrische Dienste* ergänzt; umfasst Wohnangebote (Wohn- u. Übergangswohnheime, therapeutische Wohngemeinschaften* u. ambulantes Betreutes* Wohnen), Maßnahmen der beruflichen Rehabilitation (Werkstätten* für behinderte Menschen, Berufsbildungs- u. Berufsförderungswerk, betriebliche Arbeits- u. Praktikumsplätze, Zuverdienst-, Selbsthilfe- u. Integrationsfirmen, sog. unterstützte Beschäftigung) sowie Einrichtungen mit Kontaktstellenfunktion u. Tagesstätten.

Dienst, psycho|sozialer: (engl.) *psychosocial service*; Dienststellen in öffentlicher od. freier Trägerschaft, die sich an Menschen in psychischen u./od. sozialen Notlagen durch u. a. Behinderung, Krankheit, Arbeitslosigkeit, Beziehungsprobleme, Erziehungsschwierigkeiten wenden; **Leistungsangebote:** Beratungsdienste für krebskranke Menschen u. Menschen mit chronischen Erkrankungen, AIDS, sexuell übertragbare Krankheiten, Alkohol- u. a. Suchtproblemen, Drogenberatung, psychosoziale Betreuung schwerbehinderter Menschen in Bezug auf den Arbeitsmarkt, Beratungsstellen für psychisch kranke Menschen, insbes. sozialpsychiatrische Dienste*, Beratungsstellen für Menschen mit Behinderungen, sozialmedizinische Dienste; Beratungsstellen für Kinder u. Jugendliche u. deren Familien, auch Dienste der Jugendhilfe, wie z. B. Erziehungsberatung, Gesundheitsämter, Gesundheitshilfe wie Säuglingsfürsorgestellen, Kinder- u. Jugendgesundheitsdienste, kinder- u. jugendpsychiatrische Dienste, schulpsychologische Dienste.

Dienst, sozial|psych|iatrischer: (engl.) *social psychiatric service*; überwiegend in die Gesundheitsämter integrierter Dienst, der i. R. der Aufgaben des Öffentlichen Gesundheitsdienstes regional bedarfsorientiert u. multiprofessionell die medizinische, psychologische u. soziale Beratung u. Betreuung psychisch kranker Menschen unter Einbeziehung des sozialen Umfelds übernimmt; außerdem Begutachtung* psychisch kranker Menschen; Krisenintervention* bei fraglicher Selbst- od. Fremdgefährdung bzw. Prüfung der Notwendigkeit einer Unterbringung* in einer psychiatrischen Einrichtung, ggf. mit Einleitung der erforderlichen Maßnahmen; Organisation von Freizeit- u. Erholungsmaßnahmen; Bereitstellen von tagesstrukturierenden Angeboten; Betrieb von Teestuben u. Patientenclubs; Anleitung von Laienhelfern (s. Laienhilfe); Unterstützung von Selbsthilfegruppen*.

Dienst|un|fähigkeit: (engl.) *invalidity*; i. S. der Beamtengesetze Unfähigkeit zur Erfüllung der spezif. Dienstpflichten inf. eines körperlichen Zustands od. aus gesundheitl. Gründen; als **dauernd** dienstunfähig kann angesehen werden, wer infolge Erkrankung innerhalb von 6 Mon. mehr als 3 Mon. keinen Dienst getan hat, wenn keine Aussicht besteht, dass innerhalb weiterer 6 Mon. die Dienstfähigkeit wieder voll hergestellt ist (entspricht Berufsunfähigkeit* bei Angestellten). **Begrenzt dienstfähig** ist ein Beamter, der unter Beibehaltung des übertragenen Amtes die Dienstpflichten noch mindestens während der Hälfte der regelmäßigen Arbeitszeit erfüllen kann. Vgl. Erwerbsminderung.

Dif|ferential|dia|gnose (lat. differentia Verschiedenheit; gr. διάγνωσις Entscheidung, Urteil) *f*: **1.** (engl.) *differential diagnosis*; Abk. DD; Alternativdiagnose, die für die Vergabe einer bestimmten Diagnose* geprüft u. ausgeschlossen werden sollte; **2.** systematische, ursprünglich aus der Psychiatrie stammende Methode i. R. der Diagnosestellung, bei der basierend auf Anamnese* u. Befundlage aus mehreren in Betracht zu ziehenden Diagnosen durch systematische Prüfung (ggf. unter Einbezug weiterer psychometrischer od. medizindiagnostischer Verfahren) die nicht in Frage kommenden Diagnosen ausgeschlossen werden, um die wahrscheinlichste Diagnose zu identifizieren; im Bereich psychischer Störungen (z. B. Major* Depression, Phobien*, somatoforme Störungen*) müssen oftmals organische od. somatische Ursachen der Symptomatik ausgeschlossen werden, bevor eine bestimmte Diagnose vergeben werden kann.

Dif|ferentieller De|pressions|frage|bogen (Depression*): Abk. DDF; Selbstbeurteilungsverfahren zur differentiellen Erfassung des Beschwerdebilds depressiver Verstimmungen (s. Depression); umfasst 6 Skalen zur Quantifizierung der Beschwerdebil-

D

der (phobisch-vegetativ, psychosomatisch, hypochondrisch, schuld-depressiv, paranoid-depressiv, zwanghaft); pro Skala liegen 2 parallele Formen mit je 12 Items vor, die zu Langformen mit 24 Items zusammengefasst werden können (Ausnahme: Zwangs-Skala mit 16 Items); dichotome Beantwortung; **Anw.:** bei Erwachsenen; Bestimmung von Syndromvarianten; zur Verlaufskontrolle; **Testdauer:** 10–20 Minuten.

Dif|ferentiẹlles Inventa̲r zur Erfassung von Rückfall|situationen für Alkohol|abhängige *n*: (engl.) *Differential inventory for the assessment of relapse situations for alcoholics*; Abk. DIRA; Fragebogen zur Einschätzung der Gefährlichkeit von Hochrisikosituationen als mögliche Auslöser für Rückfallverhalten bei Alkoholabhängigkeit*; Fragebogen umfasst 3 Skalen mit insgesamt 54 Items: **1.** negative intrapsychische Befindlichkeit (28 Items, z. B. Angst, Reizbarkeit); **2.** soziale Trinksituationen (16 Items, z. B. bei geselligen Anlässen mit Alkohol konfrontiert werden); **3.** Austesten der eigenen Kontrollfähigkeit (10 Items, z. B. positive Trinkphantasien, Zweifel an eigener Abhängigkeit); Beantwortung auf 4-teiliger Skala; **Anw.:** retrospektiv, prospektiv u. katamnestisch i. R. einer Suchttherapie*; **Testdauer:** ca. 15 Minuten.

Dif|ferentiẹlles Leistungs|angst-Inventa̲r *n*: Abk. DAI; Fragebogen zur Erfassung der Symptome, auslösenden u. stabilisierenden Bedingungen sowie Bewältigungsstrategien* der Leistungsängstlichkeit; die Langform umfasst 146, die Kurzform 96 Items zu 4 Bereichen mit insgesamt 12 Skalen: **1.** Angstauslösung (Skalen: Repertoire Unsicherheit, wissensbezogene Angstauslösung u. sozialbezogene Angstauslösung); **2.** Angstmanifestation (Skalen: physiologische Manifestation, emotionale Manifestation u. kognitive Manifestation); **3.** Angst-Bewältigungsstrategien (Skalen: Gefahrenkontrolle, Situationskontrolle, Angstkontrolle u. Angstunterdrückung); **4.** Angststabilisierung (Skalen: externale Stabilisierung u. internale Stabilisierung). Die Fragebögen der einzelnen Bereichen können unabhängig voneinander u. getrennt eingesetzt werden; Beantwortung erfolgt auf 5-stufiger Skala; **Anw.:** als Einzel- u. Gruppentest bei Schülern der 8.–13. Klasse; zur klin., pädagogisch-psychologischen (insbes. schulpsychologischen) u. allg. Beratung; in der Forschung; **Testdauer:** abhängig von der Altersstufe; Langform (12 Skalen) ca. 40 Minuten, Teilbereiche (2–4 Skalen) ca. 10–15 Minuten, Kurzform 25–30 bzw. 5–10 Minuten. Vgl. Angst.

Diffusion-Tensor-Imaging (engl. diffusion Diffusion; tensor Tensor, Spannmuskel; image bildliche Vorstellung): s. DTI.

DiGeorge-Syndrom (Angelo DiG., Päd., Philadelphia, 1921–2009) *n*: (engl.) *DiGeorge syndrome, thymic aplasia, thymic hypoplasia*; syn. Shprintzen-Syndrom, velokardiofaziales Syndrom; häufigstes chromosomales Mikrodeletionssyndrom mit embryopathischer Hemmungsfehlbildung der 3. u. 4. Schlundtasche; **Häufigkeit:** 13 : 100 000 Neugeborene; **Ätiol.:** partielle Deletion am Genlocus 22q11.2; führt zu Hypoparathyroidismus*, Thymusaplasie, Fehlbildungen im Gesicht, Herzfehler, geistiger Retardierung* u. Sprachentwicklungsstörungen*, Lippen- u. Gaumenspalte od. hohem Gaumen mit gespaltener Uvula.

Digita̲lis|in|toxikation (lat. dịgitus Finger; Intoxikation*) *f*: (engl.) *digitalis intoxication*; Vergiftung inf. Überdosierung von Digitalis- od. anderen Herzglykosiden; **Vork.:** bei ca. 10–15 % aller Behandlungen (wegen geringer therap. Breite), z. B. aufgrund von Dosierungsfehlern, individuell unterschiedl. Glykosidempfindlichkeit (gesteigert bei chron. Hypoxie, Myokarditis, Hypokaliämie) od. verminderter Ausscheidung best. Glykoside bei Niereninsuffizienz; **Sympt.:** anfangs meist Appetitlosigkeit u. Erbrechen, später Sehstörungen* (Gelbsehen), Mydriasis*, Halluzinationen*, Delir* u. Herzrhythmusstörungen*.

Digit-Span-Test (engl. digit Finger; span Bereich) *m*: s. Zahlen nachsprechen.

Di|hydro|code̲in (INN) *n*: (engl.) *dihydrocodeine*; schwaches Analgetikum* aus der Gruppe der Opioide*; **Wirkung:** Hustenreiz dämpfend; geringes Abhängigkeitspotential (Gefahr der Abhängigkeit besteht trotzdem, da Codein zu ca. 10 % zu Morphin* metabolisiert wird); **Ind.:** symptomatisch, kurzfristige Behandlung des unproduktiven Hustens; **Kontraind.:** absolut: Asthma bronchiale, Ateminsuffuzienz, Koma, Pankreatitis, Schwangerschaft, Stillzeit; relativ: Opioidabhängigkeit, Hypothyreose, Niereninsuffizienz, Leber- u. Gallenwegerkrankungen; **Wechselwirkungen:** Wirkungsverstärkung bei Kombination mit Monoaminoxidase-Hemmern, Verstärkung der Sedation u. Atemdepression bei Kombination mit zentral dämpfender Medikation, Sekretstau bei gleichzeitiger Gabe von Expektoranzien od. Sekretolytika; **UAW:** Übelkeit, Obstipation; cave: Gewöhnung, Abhängigkeit.

Di|hydro|ergot|ami̲n (INN) *n*: (engl.) *dihydroergotamine*; Abk. DHE; partial synthetisch verändertes Mutterkornalkaloid (s. Ergotalkaloide) mit Affinität zu verschiedenen Serotonin-Rezeptoren, starker agonistischer Wirkung am 5-HT_{1D}-Rezeptor u. Blockade der Alpha-Adenorezeptoren; **Wirkung:** stabilisiert den Tonus der extrakranialen Gefäße; **Ind.:** orthostatische Dysregulation, Hypotonie* Grad I u. II, Migräne*; **Kontraind.:** v. a. Herzinfarkt, Angina* pectoris, Arteriitis* temporalis, periphere arterielle Durchblutungsstörungen; Kombination mit CYP3A-Hemmern, schwere Leberfunktionsstörung; **Wechselwirkungen:** u. a. starke Vasospasmen bei gleichzeitiger Gabe von CYP3A-Hemmern (einschließlich Grapefruit); **UAW:** Übelkeit, Erbrechen; bei hohen Dosen Angina* pectoris, Herzrhythmusstörungen, Raynaud*-Syndrom, orthostatische Hypotonie.

Di|hydro|ergo|toxi̲n *n*: (engl.) *dihydroergotoxine*; Codergocrin; Nootropikum*; Gemisch der dihydrierten Mutterkornalkaloide (s. Ergotalkaloide) Dihydroergocornin, Dihydroergocristin u. Dihydroergocryptin; Vasodilatator (partieller Alpha-Rezeptoren-Blocker); **Ind.:** u. a. Hirnleistungsstörungen*; **Hinweis:** ohne Wirkungsnachweis als Antidementivum*.

Di|hydr|oxy|phenyl|alanin *n*: (engl.) *dihydroxyphenylalanine*; s. DOPA.

Di|kalium|clorazepat: (engl.) *dipotassium clorazepate*; Benzodiazepin* mit langer Halbwertzeit der aktiven Metabolite Nordazepam* u. Oxazepam*; **Wirkung:** anxiolytisch, Muskel relaxierend u. Krampf lösend; Dikaliumclorazepat entfaltet selbst keine Benzodiazepinwirkung u. stellt somit ein Prodrug dar; **Ind.:** Anxiolyse bei Unruhe- u. Angstzuständen, Alkoholentzug; **Hinweis:** Kumulationsgefahr.

DIKJ: Abk. für **D**epressions**i**nventar* für **K**inder und **J**ugendliche.

Dimensional Assessment of Personality Pathology – Basic Questionnaire: Abk. DAPP-BQ; Selbstbeurteilungsverfahren zur dimensionalen Erfassung (s. Diagnostik, psychologische) von Persönlichkeitsmerkmalen* u. Persönlichkeitsfaktoren* auf Basis der Persönlichkeitsmodelle* u. zur Beurteilung von Persönlichkeitsstörungen*; umfasst 18 Dimensionen: affektive Labilität, Ängstlichkeit, Herzlosigkeit, kognitive Verzerrungen, Zwanghaftigkeit, Verhaltensprobleme, Identitätsprobleme, unsichere Bindung, Intimitätsprobleme, Narzissmus, Oppositionshaltung, Ausdrucksarmut, Ablehnung, Selbstschädigung, Kontaktvermeidung, Reizsuche, Unterwürfigkeit, Argwohn; es existiert eine deutsche Version; **Anw.:** Erfassung u. DD von Persönlichkeitsstörungen; **Testdauer:** 90 Minuten.

Di|methyl|trypt|amin *n*: (engl.) *dimethyltryptamine*; Abk. DMT; natürlich in versch. Pflanzen u. im Sekret von Kröten (Bufo marinus) vorkommendes od. synthetisch hergestelltes Tryptaminalkaloid mit serotonerger Wirkung aus der Gruppe der sehr starken Halluzinogene*; **Wirkung:** starke Veränderungen des visuellen Erlebens, mystische Erfahrungen, starke Angstzustände, Verlust des Zeitgefühls; Dauer: je nach Einnahmeform (inhalativ, i. v., peroral) 10–60 Minuten bis mehrere Stunden (perorale Anw.); **Hinweis:** perorale Anwendung nur bei gleichzeitiger Einnahme von Monoaminoxidase*-Hemmern wirksam, da DMT sonst noch vor dem Passieren der Blut-Hirn-Schranke von der Monoaminoxidase abgebaut wird; cave: Erbrechen u. Diarrhö, Bewegungsstörungen; Monoaminoxidase-Hemmer im Zus. mit best. Lebensmitteln (z. B. Tyramine enthaltende Ananas, Histamine enthaltende Käse u. Schinken) u. Arzneimitteln (z. B. Serotonin-Wiederaufnahme-Hemmer) tödlich.

Di|phen|hydr|amin (INN) *n*: (engl.) *diphenhydramine*; Histamin*-H_1-Rezeptoren-Blocker der 1. Generation (Ethanolamin) mit sedativer u. anticholinerger Wirkung; Halbwertzeit: 4–6 Stunden; **Ind.:** Ein- u. Durchschlafstörungen; Anw. auch als Antiemetikum (p. o. od. i. v.); Pruritus (Hautgel in fixer Kombination mit Lidocain); **Kontraind.:** Intoxikation (v. a. Alkohol), Glaukom, Prostatahyperplasie; **Wechselwirkungen:** CYP2D6-Inhibitoren (Fluoxetin, Paroxetin), MAO-Hemmer (lebensbedrohlich), Anticholinergika, Alkohol, alle zentral dämpfenden Arzneimittel; **UAW:** Somnolenz, Schwindel, Konzentrationsstörungen, Magen-Darm-Störungen, Kopfschmerzen, Verlängerung der QTc-Zeit; Gefahr der Überdosierung.

D

Di|phenyl|butyl|piperidine *n pl*: (engl.) *diphenylbutylpiperidine*; hochpotente Neuroleptika*, strukturchemisch verwandt mit den Butyrophenonen*; **Wirkung:** antipsychotisch durch Dopaminantagonismus; **Vertreter:** Fluspirilen*, Pimozid*.

Dipl|akusis (gr. διπλόος zweifach, doppelt; ἀκούειν hören) *f*: (engl.) *diplacusis*; Doppelthören; Form der Parakusis*, bei der ein Ton auf dem gesunden Ohr in normaler Höhe u. zeitgerecht, auf dem erkrankten Gegenohr (z. B. bei Menière*-Krankheit) höher bzw. zeitverzögert gehört wird.

Dipl|opie (gr. διπλόος zweifach, doppelt; Op-*) *f*: (engl.) *diplopia*; Auftreten von pathol. Doppelbildern*; **Formen: 1. monokulare** Diplopie durch unregelmäßige Brechung im Auge (z. B. Linsenluxation od. -trübung, Hornhautveränderungen); **2. binokulare** Diplopie durch Abweichung der Sehachse eines Auges vom Fixationspunkt, v. a. bei Lähmung der entsprechenden Hirnnerven od. Läsion der übergeordneten ZNS-Areale mit Augenmuskellähmung*, Störungen der Reizübertragung, Veränderungen im Bereich der Orbita, dekompensierender Heterophorie (latentes Schielen); auch als UAW best. Arzneimittel, z. B. Lamotrigin. Vgl. Strabismus.

Dippoldismus *m*: (engl.) *dippoldism*; passiver Sadomasochismus*; sexuelle Befriedigung durch Zusehen bei sadomasochistischen Aktivitäten.

Dipropylessigsäure: Valproinsäure*.

DIPS: Abk. für **D**iagnostisches **I**nterview bei **p**sychischen **S**törungen; strukturiertes klin. Interview zur Erfassung von psychischen Störungen nach DSM-IV u. ICD-10; Vorgabe der Fragen u. Auswertungsalgorithmen; die klinische Beurteilung des Interviewers fließt explizit mit ein; detaillierte Erfassung von Angststörungen*, affektiven Störungen*, somatoformen Störungen* u. Essstörungen*; Screenings für Alkoholmissbrauch* u. Drogenmissbrauch*, körperliche Erkrankungen u. nichtorganische Psychosen*; Anamnese u. a. von Tabak-, Coffein- u. Arzneimittelgebrauch, Erhebung von Informationen zu den Achsen IV u. V des DSM-IV; erweiterte deutschsprachige Version des Anxiety Disorders Interview Schedule; **Anw.:** ab 16 Jahren; Diagn. psychischer Störungen; i. R. von Planung u. Durchführung psycho- bzw. verhaltenstherapeutischer Therapien; **Testdauer:** ca. 60 Minuten. Vgl. Kinder-DIPS; Mini-DIPS.

Dipso|manie (gr. δίψα Durst; -manie*) *f*: (engl.) *dipsomania*; sog. Quartalstrinken, periodische Trunk-

D

sucht; wiederholt auftretender exzessiver Alkoholkonsum bei zwischenzeitlicher Abstinenz*; **Urs.:** periodische psychische Verstimmung (z. B. bipolare affektive Störung*) od. äußerer Anlass. Vgl. Alkoholabhängigkeit.

DIRA: Abk. für **D**ifferentielles* **I**nventar zur Erfassung von **R**ückfallsituationen für **A**lkoholabhängige.

Direktionalitäts|problem (lat. directio das Ausrichten) *n*: (engl.) *problem of directionality*; Bez. für mangelnde Feststellbarkeit kausaler Beziehungen zwischen 2 Variablen, deren Zusammenhang durch eine Korrelation* beschrieben wird; z. B. internale, stabile Attribution* von Misserfolg bei Depression (korrelativer Befund): Ist die Attribution Folge, Begleiterscheinung od. Ursache der Depression?

Direktivität *f*: **1.** (engl.) *directivity*; (psychotherap.) Interaktionsstil, der dem Patienten Vorschriften macht, seinen Freiheitsspielraum einengt od. seine Abhängigkeit verstärkt; in der Psychotherapieforschung nachweislich ein für das Ergebnis i. d. R. ungünstiges therapeutisches Verhalten; **2.** Kennzeichen der systemischen Familientherapie*, die durch Aufträge familiäre Systeme zu ändern sucht.

DIRF: Abk. für **D**aily* **I**nteraction **R**ating **F**orm.

Dis-: auch Dif-; Wortteil mit der Bedeutung auseinander, zwischen, hinweg; von lat. dis-.

DIS: **1.** Abk. für (engl.) ***D**iagnostic* **I**nterview **S**chedule*; vgl. DISC; **2.** Abk. für **d**issoziative **I**dentitäts**s**törung*.

Disability Assessment for Dementia: Abk. DAD; strukturiertes Interview od. Befragung der Bezugsperson zur Erfassung der Alltagskompetenz* bei Alzheimer*-Krankheit; umfasst 40 Items zu den Aktivitäten* des täglichen Lebens; **Anw.:** Beurteilung des Schweregrads u. der Pflegebdürftigkeit bei Alzheimer-Krankheit; **Testdauer:** 20 Minuten.

Disability Assessment Schedule: s. Mannheimer Skala zur Einschätzung sozialer Behinderungen.

Disability Diagnostic Scale: Abk. DDS; Beurteilungsverfahren zur Erfassung von Beeinträchtigungen der psychosozialen Funktionsfähigkeit, entsprechend der Achse II der ICD-10; umfasst Globaleinschätzung, Selbstfürsorge u. Alltagsbewältigung, berufliche u. familiäre Funktionsfähigkeit sowie andere soziale Rollen u. Aktivitäten; **Anw.:** operationalisierte psychiatrische Diagnostik nach ICD-10.

DISC: Abk. für **D**iagnostic **I**nterview **S**chedule for **C**hildren; strukturiertes klinisches Interview zur Diagnostik von psychischen Störungen bei Kindern u. Jugendlichen nach DSM*-IV u. ICD*-10; parallel konzipiert für Kinder (9–17 Jahre) u. Eltern (von 6–17-Jährigen); 6 **diagnostische Sektionen:** Angststörungen*, affektive Störungen*, Störungen der Aufmerksamkeit*, der Aktivität u. des Sozialverhaltens, Substanzstörungen*, Schizophrenie* u. andere Störungen (z. B. Essstörungen*); erfasst wird das Vorhandensein im letzten Jahr sowie den letzten 4 Wochen; **Testdauer:** abhängig von Anzahl der Diagnosen, ca. 70 Minuten bei Allgemeinbevölkerung, 90–120 Minuten bei Patienten. Vgl. Diagnostic Interview Schedule.

DISC1: Abk. für (engl.) ***Dis**rupted in **Sc**hizophrenia **1***; mit Schizophrenie* assoziiertes Gen, welches das DISC1-Protein (v. a. im Hippocampus u. Präfrontalkortex) exprimiert, das am Halte- u. Stützapparat von Zellen beteiligt ist u. Gedächtnis, Lernen, Sozialverhalten u. Gehirnentwicklung beeinflusst (Nachweis durch Tiermodelle*, in denen gezielt das DISC1-Gen modifiziert wurde); **klin. Bedeutung: 1.** Deletion des DISC1-Gens (resultierend verkürztes DISC1-Protein) wurde in einer schottischen Großfamilie mit gehäuftem Vorkommen von psychischen Störungen bei mehreren an Schizophrenie od. bipolarer Störung erkrankten Familienangehörigen gefunden (Kopplungsanalyse). **2.** Einzelne DNA-Sequenzvarianten im DISC1-Gen wurden auch bei an Schizophrenie erkrankten Einzelfällen in der Allgemeinbevölkerung gehäuft gefunden. **3.** Gesunde Träger schizophrenie-assoziierter Genvarianten im DISC1-Gen zeigen veränderte strukturelle Konnektivität* u. viele funktionelle Normabweichungen. **4.** Untersuchung transgener Mäuse mit gezielt veränderten DISC1-Genen im Tiermodell für Schizophrenie.

Disease Management (engl. Krankheitsmanagement): (engl.) *disease management*; Abk. DM; umfassender, integrierter, informationsbasierter Ansatz der Patientenversorgung, der in Disease*-Management-Programmen umgesetzt wird; **Ziel:** Verbesserung des Verhältnisses zwischen Therapiequalität u. Gesamtkosten. Vgl. Case Management.

Disease-Management-Programm (Disease* Management) *n*: (engl.) *disease management programme*; Abk. DMP; Umsetzung des Disease* Managements als strukturiertes Behandlungsprogramm, das durch Qualität sichernde Maßnahmen dazu beitragen sollen, Mängel bei der flächendeckenden Versorgung von Patienten zu beheben; enthält z. B. umfassende Behandlungsleitlinien zur medizinischen Versorgung bestimmter Erkrankungen, zu Versorgungsmaßnahmen, Diagnosen u. Verbesserung der Compliance*; verbessert die episodenbezogene, sektoral aufgesplittete Versorgung von einzelnen Erkrankten durch eine standardisierte, interdisziplinäre, evidenzbasierte u. kontinuierliche Versorgung eines Patientenkollektivs über alle Krankheitsstadien u. Versorgungseinrichtungen hinweg. Als **DMP-relevante (chronische) Krankheiten** wurden zunächst folgende bestimmt: Mammakarzinom, KHK, chronische Atemwegserkrankung (COPD/Asthma bronchiale), Diabetes mellitus Typ 1 u. 2. Kriterien für DMP-geeignete Krankheiten sind: **1.** Zahl der von der Krankheit betroffenen Versicherten; **2.** Möglichkeiten zur Verbesserung der Qualität der Versorgung; **3.** Verfügbarkeit evidenzbasierter Leitlinien; **4.** sektorenübergreifender Behandlungsbedarf; **5.** Beeinflussbarkeit des Krankheitsverlaufs durch Eigeninitiative des Versicherten; **6.** hoher finanzieller Aufwand der Behandlung. **Hinweis:** Wegen des interdisziplinären Ansatzes spielen DMP zunehmend eine Rolle für die Psychiatrie, psychosomatische Medizin, klinische Psychologie u. Psychotherapie; auch werden immer wieder DMPs für verschiedene psychische Störungen vorgeschlagen, v. a. für Depressionen.

Dis|engagement (engl. disengagement Zurückziehen, Rückzug) *n*: **1.** (engl.) *disengagement*; (neuropsychol.) Loslösung der Aufmerksamkeit von einem Reiz u. gezielte Neuausrichtung auf einen anderen Reiz; Lok.: posteriorer Parietalkortex; funktionelle Bedeutung: Komponente im Aufmerksamkeitsnetzwerk* beim Lesen. **2.** (soziol.) gesellschaftliches Disengagement: Auflösung sozialer Rollen i. R. des Alterungsprozesses (z. B. Beruf, Elternschaft, Ehrenämter); vgl. Rückzug.

Dis|habituation (Dis-*; Habituation*) *f*: (engl.) *dishabituation*; Abbau eines habituierten Verhaltens durch Änderung der Reizkonfiguration; s. Habituation; vgl. Habituations-Paradigma.

Dis|inhibition (Dis-*; lat. inhibitio Hemmung) *f*: **1.** (engl.) *exaltation, disinhibition*; (psychol.) Freisetzung von Affekten* bei Wegfall von Mechanismen der Hemmung*; **Vork.:** z. B. bei Intoxikation (Alkohol u. a.), Psychose, Manie od. Schädelhirntrauma. **2.** (neurophysiol.) Steigerung der neuronalen Erregbarkeit inf. Ausfalls des hemmenden Einflusses von Nervenzentren od. Interneuronen*.

Dis|kon|nektions|syn|drom, kortiko|kortikales (Dis-*; lat. conexio Verbindung) *n*: (engl.) *corticortical disconnection syndrome*; Ausfall der Verbindungen zwischen bestimmten Hirnrindengebieten durch Zerstörung kortikokortikaler u. hippocampaler Bahnen; insbes. betroffen sind die neokortikalen Assoziationsgebiete (s. Assoziationskortex; verantwortlich für Bewertung u. Erkennung von Objekten, Planung von Ereignissen, Speicherung von Erfahrungen u. bildliche Vorstellungen). **Vork.:** z. B. bei Alzheimer*-Krankheit; **Diagn.:** MRT: häufig Atrophie der von der Unterbrechung betroffenen Kortexareale. Vgl. Balkendiskonnektionssyndrom.

Dis|kon|nektivitäts-Hypo|these (Dis-*; lat. conexio Verbindung; Hypothese*) *f*: (engl.) *disconnectivity hypothesis*; Konzept zur Charakterisierung der neurobiologischen Funktionsstörung bei Schizophrenie, das die Funktionsstörung in im Gehirn weit verteilte Schaltkreise (Circuits, z. B. Default* Mode Network od. Theory* of Mind-Network) lokalisiert; nimmt Veränderungen in der Konnektivität* (Hyper- od. Hypokonnektivität) zwischen den verschiedenen Komponenten eines Netzwerks über die langen Faserbahnen als entscheidende Defizite an (im Gegensatz zu spezifischen, regional eingrenzbaren funktionellen Defiziten z. B. im Hippocampus); Forschungsmethoden: fMRT*, Resting*-State-MRT, DTI*. Vgl. Konnektivitäts-Hypothese; Konnektivitäts-Defizit-Hypothese.

Dis|kordanz (lat. discors uneinig) *f*: (engl.) *discordance*; (genet.) Bez. in der Zwillingsforschung für die fehlende Übereinstimmung in Einzelmerkmalen; vgl. Konkordanz.

Dis|krepanz|annahme (lat. discrepare auseinander, verschieden tönend): (engl.) *discrepancy presumption*; diagnostisches Verfahren mit dem Ziel, Kinder mit einer umschriebenen Entwicklungsstörung* von ungestörten Kindern bzw. solchen mit leichten Auffälligkeiten abzugrenzen; verlangt absolut niedrige Leistungen (mind. 1,5 Standardabweichungen unter dem Mittelwert der Alters- od. Klassengruppe) in den gestörten Teilbereichen wie z. B. in Sprache, Lesen od. Rechnen; des weiteren soll eine möglichst große Differenz zwischen der gestörten Teilleistung u. dem übrigen ungestörten Denkniveau (Denkfähigkeit mind. 1,5 Standardabweichungen über der gestörten Teilleistung) bestehen. Vgl. Normalitätsannahme.

Dis|kriminanz|ana|lyse (lat. discriminare trennen; Analyse*) *f*: (engl.) *discriminant analysis*; (statist.) Struktur prüfendes Verfahren der multivariaten Statistik u. der explorativen Datenanalyse*; erfordert mindestens 2 versch. Klassen von Objekten, die bezüglich vorgegebener Merkmale beschrieben sind; mit diesen Merkmalen werden Objekte der Klassen mit Hilfe von Trennlinien (Diskriminanzfunktionen) separiert u. damit klassifiziert.

Dis|krimination (lat. discriminare trennen) *f*: **1.** (engl.) *discrimination*; syn. Reizdifferenzierung; (psychol.) Fähigkeit, zwischen Reizen bzw. Signalen, die von best. Lebenssituationen ausgehen, unterscheiden zu können; äußert sich u. a. in spezifischen, auf die Erfordernisse der jeweiligen Situation angepassten Verhaltenweisen; vgl. Konditionierung; Lernen; Generalisierung; **2.** (neurol., sinnesphysiol.) Fähigkeit, gleichzeitig an versch. Punkten (z. B. auf der Haut) od. zu versch. Zeiten gesetzte Reize unterscheiden zu können; eingeschränkt z. B. bei sensiblem Funktionswandel (Sensibilitätsstörungen*).

Dis|kriminations|fähigkeit, auditive (Diskrimination*): (engl.) *auditiv discrimination capability*; Vermögen, zwischen verschiedenen Geräuschen bzw. Lauten zu unterscheiden.

Dis|kriminations|lernen (Diskrimination*): (engl.) *discrimination learning*; Art des Lernens, bei der Versuchsteilnehmer lernen, auf einen Reiz zu reagieren, einen sehr ähnlichen Reiz aber zu ignorieren; werden z. B. 2 konditionierte Reize* (Ton 1 u. Ton 2) abwechselnd u. hintereinander dargeboten u. nur Ton 1 von einem unkonditionierten Reiz* (Lärm) gefolgt, so reagiert der Organismus nach mehreren Durchgängen nur noch auf Ton 1. Es wurde somit gelernt, die konditionierten Reize zu unterscheiden. **Klin. Bedeutung:** Bestehen Schwierigkeiten bei der Diskrimination von ähnlichen Reizen, von denen einer mit Gefahr verbunden ist u. der andere nicht, kann es zu falsch positiven Angstreaktionen* kommen. Patienten mit einer posttraumatischen Belastungsstörung* leiden zum Beispiel häufig daran, dass sie nicht nur auf Reize, die in einer Gefahrensituation vorhanden waren (z. B. Panzerlärm), sondern auch auf ähnliche, aber ungefährliche Reize (z. B. Lastwagenlärm), mit Angst reagieren. In solchen Fällen kann es sinnvoll sein ein Diskriminationstraining durchzuführen, um die Anzahl der falsch positiven Angstreaktionen zu verringern.

D

Dis|kriminations|schwelle (Diskrimination*): (engl.) *discrimination threshold*; Bez. für die geringste Reizintensität, bei der ein Sinnesorgan noch qualitative Differenzen zwischen Sinneseindrücken erkennen kann; liegt bis zu 10-fach höher als die Reizschwelle*.

Dis|kriminierung (Diskrimination*): (engl.) *discrimination*; ungleiche, herabsetzende od. ausgrenzende Behandlung bestimmter Gruppen innerhalb eines Ganzen aufgrund von Merkmalen wie soziale od. regionale Herkunft, ethnische, politische od. religiöse Zugehörigkeit, soziale Gewohnheiten, sexuelle Neigungen, Sprache, Alter, Geschlecht od. körperliche Merkmale wie Behinderung u. Hautfarbe od. psychische Störungen bzw. Auffälligkeiten im Hinblick auf Zugang zu Ressourcen u. gesellschaftliche Teilhabe; häufig bedingt durch bestimmte Wertvorstellungen od. unreflektierte, z. T. auch unbewusste Denkweisen u. Vorurteile*, Stigmata* od. Opportunismus. Typischerweise richtet sich Diskriminierung gegen Minderheiten einer Gesellschaft (z. B. psychisch kranke Menschen) u. sichert der Bevölkerungsmehrheit ihre machtmäßige Überlegenheit, wobei bereits die Zuweisung eines Minderheitenstatus die Dominanz u. Definitionsmacht der Mehrheit aufzeigt. Sie steht dem Gleichheits- u. Gleichbehandlungsgrundsatz entgegen.

Di|somie, uni|parentale (Di-*; gr. σῶμα Körper): (engl.) *uniparental disomy*; Abk. UPD; nicht regelrechte Vererbung beider homologer Chromosomen von nur einem Elternteil; **Ätiol.:** chromosomale Fehlverteilungen während der Keimzellenbildung od. in einer postzygotischen Mitose (Trisomie in der Eizelle); nachgewiesen für die Chromosomen 15 (Prader*-Willi- u. Angelman*-Syndrom) u. für das Chromosom 7 (Silver-Russell-Syndrom); beim maternalen UPD 14-Syndrom mit Kleinwuchs, Hypotonie, Skoliose u. rezidivierender Mittelohrentzündung stammen beide Chromosomen 14 von der Mutter.

Dis|parität (lat. disparare absondern, trennen) *f*: (engl.) *disparity*; Verschiedenheit, Nebeneinander von Unvergleichbarem; keine gemeinsame Begriffsbildung, z. B. von 2 Elementen, möglich.

Dispersions|maß (lat. dispersus Zerstreuung): (engl.) *dispersion measure*; Streuungsmaß; z. B. Varianz*, Variabilitätskoeffizient*, Interquantilabstand*, Spannweite*, Standardabweichung*.

Dis|position (lat. dispositio planmäßige Anordnung) *f*: (engl.) *disposition*; angeborene od. erworbene Anfälligkeit eines Organismus für Erkrankungen; vgl. Konstitution; Vulnerabilität.

DIS-Q: Abk. für (engl.) ***Dis**sociation* **Q**uestionnaire*.

Dis|simulation (lat. dissimulare verheimlichen) *f*: (engl.) *dissimulation*; absichtliches Verbergen vorhandener körperlicher od. psychischer Krankheitssymptome bei Patienten, die für gesund erklärt werden wollen; **Vork.:** z. B. bei Depression* (cave: Suizidgefahr), Schizophrenie*. Vgl. Simulation.

Dissociation Questionnaire: Abk. DIS-Q; Selbstbeurteilungsverfahren zur Erfassung dissoziativer Symptome, insbes. im Zusammenhang mit Essstörungen*; umfasst 69 Items (dissoziative Erfahrungen) zu 4 Subskalen: Identitäts-Unsicherheit, Kontrollverlust, Amnesie* u. Depersonalisation*; Bewertung erfolgt auf 5-stufiger Skala; **Anw.:** ab 14 Jahren; Screening-Verfahren für dissoziative Störungen*.

Dissociative Disorders Interview Schedule: Abk. DDIS; Strukturierter Interviewleitfaden zur Diagnostik Dissoziativer Störungen (Abk. SIDDS); strukturiertes diagnostisches Interview zur (Differential-)Diagnostik dissoziativer Störungen* nach DSM*-IV; außerdem Diagnose bzw. Ausschluss von Major* Depression, Borderline*-Persönlichkeitsstörung u. Somatisierungsstörung* (häufig als DD bzw. komorbide Störungen zu komplexen dissoziativen Störungen); umfasst 133 Items zu 4 Bereichen: **1.** persönliche Daten; **2.** unspezifischer Teil (z. B. Diagnose von Somatisierungsstörung; Screening auf Alkohol- u. Drogenmissbrauch; psychiatrische Vorbehandlungen); **3.** sekundäre Anzeichen einer dissoziativen Störung (z. B. Erinnerungslücken, das Hören von Stimmen im Kopf); **4.** DD dissoziativer Störungen nach DSM-IV; **Anw.:** bei Erwachsenen; DD dissoziativer Störungen; **Testdauer:** 45–90 Minuten.

Dissociative Experience Scale: Abk. DES; Selbstbeurteilungsverfahren zur Erfassung dissoziativer Erlebnisweisen*; erfasst werden 28 Items (dissoziative Symptome) der Symptombereiche Amnesie*, Depersonalisation* u. Derealisation* sowie eine Subskala zu dissoziativen Alltagserfahrungen; es existiert eine deutschsprachige Version: Skala Dissoziativen Erlebens für Erwachsene (Abk. SDE-E); deutsche Adaptation: s. Fragebogen zu dissoziativen Symptomen; Teil des Heidelberger* Dissoziations-Inventars; **Anw.:** dissoziative Störungen* bei Erwachsenen; **Testdauer:** ca. 10 Minuten. Vgl. Adolescent Dissociative Experiences Scale.

Dis|sonanz, kognitive (lat. dissonus misstönend, abweichend) *f*: (engl.) *cognitive dissonance*; inkonsistente Beziehung von 2 od. mehreren kognitiven Elementen (z. B. Einstellungen, Meinungen, Wahrnehmungen, Wissenselemente), wenn bei der Festlegung auf eine Entscheidung zwischen Alternativen von annähernd gleicher Attraktivität die Vorteile der nicht gewählten u. die Nachteile der gewählten Alternative gegeneinander abzuwägen sind (Theorie der kognitiven Dissonanz nach Festinger, 1957). **Kognitive Dissonanzreduktion** ist die bevorzugte Verarbeitung von relevanten Informationen, die eine getroffene Entscheidung als richtig erscheinen lassen, während gegenteilige Informationen abgewehrt od. nicht beachtet werden; sich widersprechende Meinungen od. Verhaltensweisen erzeugen eine Spannung im kognitiven System des Individuums u. führen aufgrund der Tendenz zur Wiederherstellung von Konsistenz* zu einer Aufwertung der gewählten u. Abwertung der verworfenen Alternative. Möglichkeiten der Dissonanzreduktion sind Änderung des eigenen Verhaltens, Änderung der Umgebung bzw. der Umwelt, Hinzufügen neuer kognitiver Elemente od. Änderung der kognitiven Elemente; die Umwertungen sind nicht realitätsbezogen, sondern stellen Rationalisierungen i. S. von Rechtfertigungen eigener Standpunkte u. Verhaltensweisen dar. Es bestehen individuelle u. kulturelle Unterschiede in der Fähigkeit u. Bereitschaft, Dissonanz zu ertragen. Vgl. Kognition.

Dis|sozialität (Dis-*; lat. socialis die Gemeinschaft betreffend) *f*: (engl.) *dissocial behavior*; syn. dissoziales Verhalten; konflikthafter, aggressiver od. egoistischer Verhaltensstil (z. B. Betrügen, Stehlen, Gewalt Ausüben, Vernachlässigen der Verantwortung gegenüber Anderen), durch den Betroffene in Konflikt mit der Gesellschaft geraten; **Einteilung:** **1.** instrumentell-dissoziales Verhalten mit dem Ziel, sich dadurch einen persönlichen, sozialen od. materiellen Vorteil zu verschaffen; **2.** impulsiv-feindseliges Verhalten als Reaktion auf eine wahrgenommene Bedrohung od. Provokation bei hoher emotionaler Beteiligung; **3.** ängstlich-aggressives Verhalten, das eher bei ängstlich-gehemmten Personen in extremen Belastungssituationen auftritt. **Hinweis:** Dissozialität ist nicht per se Ausdruck einer psychischen Störung, sondern zunächst Abweichung von sozialen Normen; gewinnt psychiatrische od. psychotherapeutische Relevanz durch das vermehrte Auftreten bei Sozialverhaltensstörung* u. dissozialer Persönlichkeitsstörung*.

Dis|soziation (lat. dissociatio Trennung) *f*: (engl.) *dissociation*; anteilige od. vollständige Abspaltung von psychischen Funktionen (z. B. Bewusstsein*, Gedächtnis*, personale Identität*), eigener Gefühle u. Körperempfindungen (z. B. Schmerz, Hunger, Durst, Angst), der Wahrnehmung der eigenen Person u./od. der Umgebung; **Ätiol.:** intrapsychische Konflikte*, Traumaexposition, soziales Lernen, neurobiologische Mechanismen; **Vork.:** bei dissoziativer Störung*; auch als Begleitsymptomatik anderer psychischer u. körperlicher (z. B. Multiple* Sklerose) Erkrankungen; vgl. Erlebnisweise, dissoziative.

Dis|stress (Dis-*; Stress*) *m*: (engl.) *disstress*; s. Stress.

Distanzierung (lat. distantia Abstand): **1.** (engl.) *distance*; Vergrößerung der (sozialen) Distanz zwischen einer Person u. einer anderen Person, einer Handlung (z. B. Straftat) od. Äußerung; **2.** (soziol.) Bez. für einen zunehmenden emotionalen Abstand gegenüber der Realität od. einer anderen Person, der es erlaubt, diese kritisch zu reflektieren od. zu analysieren.

Distanzlosigkeit (lat. distantia Abstand): (engl.) *lack of distance awareness*; im sozialen Kontaktverhalten Störung der interpersonellen Distanz mit Kontaktsuche u. -aufnahme, die der Beziehung nicht angemessen ist u. die Intimsphäre des Anderen verletzt; führt i. d. R. zu Zurückweisung; variiert entsprechend Ausprägung u. kulturellem Kontext zwischen Distanzminderung, Distanzlosigkeit i. e. S. (bei äußerer Intervention noch korrigierbarer Distanzunterschreitung) u. Distanzverlust (kompletter Aufgabe der interpersonellen Distanz); **Vork.:** v. a. hirnorganische Erkrankungen, Schizophrenie*, Manie*, Persönlichkeitsstörung*.

Di|stick|stoff|oxid *n*: (engl.) *nitrous oxide*; s. Lachgas.

Di|sulfiram (INN) *n*: (engl.) *disulfiram*; Alkoholentwöhnungsmittel; **Wirkung:** hemmt die Alkoholdehydrogenase, führt zum Acetaldehydsyndrom*; Verw. auch als Fungizid; MAK: 2 mg/m^3.

DITS: Abk. für **D**eutsches* **I**nventar der **T**rink**s**ituationen.

Di|vergenz-Hypo|these (Di-*; lat. vergere sich neigen; Hypothese*) *f*: (engl.) *divergence hypothesis*; Annahme, dass die Faktorenstruktur der Intelligenz* nicht nur vom Alter, sondern auch vom Begabungsniveau abhängig ist; Leistungsstrukturen werden danach bei höherem Begabungsniveau differenzierter, komplexer u. prägnanter. Die Interkorrelationen der Ergebnisse von Intelligenztests* nehmen bei höherem Intelligenzniveau ab.

Di|versifikation (lat. diversificare verteilen) *f*: (engl.) *diversification*; syn. Diversifizierung; Konstrukt der systemischen Psychotherapie*, das im Gegensatz zu Vorgängen selbstorganisierter Strukturbildung (Komplexitätsreduktion) eine Komplexitätssteigerung durch Interaktion von Ordnungs- u. Kontrollparametern beschreibt; ein Angstpatient kann z. B. ein ursprünglich eindimensionales Störungsmodell* auf ein Mehrfaktorenmodell (Zunahme von Ordnungsparametern) erweitern u. in einer Gruppenpsychotherapie* selbst- u. fremdreferentielle Korrekturen seiner Konzepte erfahren (Kontrollparameter).

Diversifizierung (Diversifikation*): (engl.) *diversification*; Diversifikation*.

Di|xyrazin *n*: (engl.) *dixyrazine*; nicht mehr im Handel befindliches mittelpotentes Neuroleptikum* aus der Gruppe der Phenothiazine*; früher zur Behandlung von Schizophrenie u. Erregungszustand angewendet; **UAW:** u. a. extrapyramidale Symptome*, Müdigkeit.

DLF: Abk. für **D**iagnostischer* **L**esetest zur **F**rühdiagnose.

DLT: Abk. für **D**iagnostischer **L**ese**t**est für 2. und 3. Klassen; s. Diagnostischer Lesetest zur Frühdiagnose.

D-Lys|erg|säure|di|ethyl|amid *n*: (engl.) *D-lysergic acid diethylamide*; s. LSD.

DM: **1.** Abk. für **D**isease* **M**anagement; **2.** Abk. für **D**iabetes* **m**ellitus.

D

DMN: Abk. für (engl.) ***D**efault* **M**ode **N**etwork*.

DMP: Abk. für **D**isease*-**M**anagement-**P**rogramm.

DMT: Abk. für **D**i**m**ethyl**t**ryptamin*.

DNA: Abk. für (engl.) ***d**eoxyribo**n**ucleic **a**cid*; syn. Desoxyribonukleinsäure (Abk. DNS); Träger der genetischen Information; Polynukleotid, bei dem Mononukleotide über 3′,5′-Phosphodiesterbrücken verknüpft sind; die Reihenfolge der Basen Adenin (A), Guanin (G), Cytosin (C) u. Thymin (T) bestimmt den genetischen Code u. enthält somit die Information für das Genprodukt. Die in einer Doppelhelix (s. Abb.) aufgereihte DNA ist an jeder Position paarig vorhanden (als Basenpaar), wobei jede doppelt besetzte Position übereinstimmend (Homozygotie, z. B. CC) od. unterschiedlich (Heterozygotie, z. B. GC) ausgeprägt sein kann (s. Polymorphismus). Die Gesamtheit der DNA umfasst beim Menschen $3{,}1 \times 10^9$ Basenpaare, die auf 22 paarige autosomale und 1 Paar von geschlechtsbezogenen Chromosomen verteilt sind; 0,1 % der Basenpaare können einen Polymorphismus zeigen. 3 % des Genoms stellen Gene* dar, die in Proteine übersetzt werden.

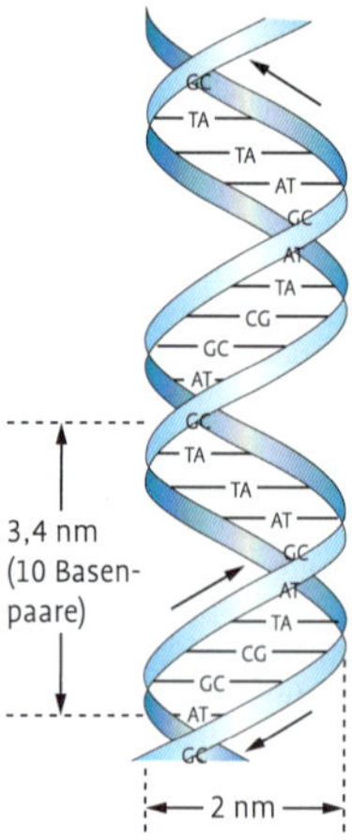

DNA: Modell der Doppelhelix

DNA-Methylierung: (engl.) *DNA methylation*; Modifikation der im DNA-Strang festgelegten Erbsubstanz durch Übertragung von Methylgruppen auf Nukleotidbasen an bestimmten Positionen (v. a. in GC-reichen DNA-Sequenzen) durch DNA-Methyltransferase; lässt die DNA-Sequenz unverändert, bleibt bei Zellteilung u. -verminderung erhalten; Methylierungsmuster können von Zelle zu Zelle variieren; Funktion: z. B. Regulierung (im Allgemeinen: Repression) der Genexpression*, Schutz vor fremder DNA, genomische Prägung/Imprinting; **klin. Bedeutung: 1.** Methylierungsmuster beeinflusst Genexpression eines Gens; Methylisierungsmuster werden durch Umgebungsfaktoren beeinflusst, so dass sich Gen-X-Umgebungs-Interaktionen ergeben (neben Histon-Acetylisierung u. -Deacetylierung Grundlage für Epigenetik*); **2.** Rett-Syndrom: zu 80 % verursacht durch Mutation im MECP2-Gen, das für das Methyl-CpG-Bindungsprotein (regelt Methylierung u. Genexpression von Gehirnentwicklungsgenen) codiert.

DNA-Mikro|raster *n*: (engl.) *DNA microarray*; sog. DNA-Chip; etwa fingernagelgroße feste Trägeroberfläche (Glas, Kunststoff), auf der mehrere Zehntausend versch. DNA-Elemente gebunden sind u. gleichzeitig analysiert werden können; Auswertung mit automatisiertem Lesegerät; DNA-Mikroraster-Technologie nutzt Halbleitertechnik, um bekannte DNA-Sequenzvarianten (z. B. SNP) zu identifizieren; **Anw.:** Untersuchung hochkomplexer genet. Mechanismen, z. B. der Genexpression* best. Gewebe u. deren pathol. Veränderungen, sowie zur Genkartierung od. Mutationsanalyse; technische Grundlage für GWAS*.

DNA-Sequenz|variation (lat. sequentia Folge; variatio Abwechslung, Verschiedenheit) *f*: (engl.) *DNA sequential variation*; s. Polymorphismus; Allele.

Doktor-Hopping (engl. to hop hüpfen): s. Doktor-Shopping.

Doktor-Shopping (engl. to shop einkaufen): (engl.) *doctor shopping*; auch Doktor-Hopping, Behandlungswandern; Bez. für Aufsuchen vieler Ärzte od. Spezialisten auf dem Gebiet der Heilkunde, um Klarheit über Diagnosen od. Behandlungsmöglichkeiten körperlicher Beschwerden zu erreichen; aufgesucht werden Ärzte aller Fachrichtungen, aber auch aus der Alternativmedizin, z. B. Akupunktur, chinesische Medizin, od. sog. nichtärztliche Heiler; gilt als inadäquates Krankheitsverhalten*; **Vork.:** i. R. somatoformer Störungen*.

Dokumentations|pflicht: (engl.) *obligation to record*; rechtliche Pflicht des behandelnden Arztes* od. Psychotherapeuten* zu sorgfältiger u. vollständiger Dokumentation der Behandlung od. Operation einschließlich pflegerischer Maßnahmen; Dokumentationspflicht bezieht sich auf Anamnese, Diagnose u. Therapie u. umfasst diagnostische Bemühungen, Befunde (auch Fremdbefunde), therap. Empfehlungen bzw. Hinweise i. R. der therap. Aufklärung*, alle therap. Maßnahmen, deren wesentlichen Verlauf u. Ergebnisse, ggf. Art u. Dosierung der Medikation, ärztliche Anweisungen an die Behandlungspflege, Abweichungen von der Standardbehandlung, Verlaufsdaten sowie das Aufführen unerwarteter Zwischenfälle, Verweigerungen u. Beschwerden des Patienten. Die **psychotherapeutische** Dokumentation muss mindestens Datum, anamnestische Daten, Diagnose, Fallkonzeptualisierung, psychotherap. Maßnahmen u. ggf. Ergebnisse psychometrischer Erhebungen enthalten (§ 9 MBO-PP/KJP). Durch das Führen einer Krankenakte (Krankenblatt, Krankenkartei) erfüllt der Arzt od. Psychotherapeut regelmäßig die formellen Anforderungen der Dokumentationspflicht; Aufzeichnungen auf elektronischen Datenträgern bedürfen zur Verhinderung von Veränderungen od. unrechtmäßiger Versendung bes. Sicherungs- u. Schutzmaßnahmen. Die Dokumentation muss vollständig spätestens zum Ende des einzelnen Behandlungsabschnitts vorliegen u. unterliegt der Schweigepflicht* sowie ggf. den Datenschutzgesetzen*. Unzulänglichkeiten der Dokumentation können im Fehlerprozess (s. Behandlungsfehler) zu Beweiserleichterungen zugunsten des Patienten führen. **Hinweis:** Dokumentationspflicht folgt berufsrechtlich aus den landesrechtlichen Umsetzungen der Muster-Berufsordnungen (§ 10 MBO-Ä, § 9 MBO-PP/KJP) u. ist zudem vertragliche Nebenpflicht aus dem Behandlungsvertrag* sowie deliktisch begründete Pflicht (Begründung durch das Deliktrecht bei Vorliegen od. Vorwurf einer strafbaren Handlung), da jeder operative, pharmakotherapeutische u. radiologische Eingriff zu diagnostischen u./od. therapeutischen Zwecken grundsätzlich den objektiven Tatbestand eines (Körperverletzungs-)Deliktes erfüllt u. nur durch die vorherige, zu dokumentierende Einwilligung* des Patienten gerechtfertigt u. damit einer Strafbarkeit entzogen wird. Vgl. Einsichtsrecht; Aufbewahrungsfrist.

DOM: Abk. für **D**imeth**o**xy-4-**m**ethylamphetamin; synthetisches Halluzinogen* aus der Gruppe der Amphetaminderivate mit aufputschenden u. halluzinogenen Eigenschaften; nicht verkehrsfähiges Betäubungsmittel* (Betäubungsmittelgesetz*, Anlage I); deutlich schwächer als LSD*; Einnahme: oral als Tabletten; **Epidemiol.:** sehr geringe Verbreitung; **Wirkung:** unkalkulierbarer Rausch über ca. 24 Std. (ähnlich LSD): Zeitlosigkeit, euphorische Stimmung, Sinnesverstärkungen; auch psychotische Reaktionen (Psychosen* aus dem schizophrenen Formenkreis*, Erregungszustände*) u. Krämpfe; **Folgen:** alle Formen einer Substanzstörung*; **Ther.:** bei Intoxikation Diazepam oral od. intramuskulär.

Dominanz (lat. dominari herrschen) *f*: (engl.) *dominance*; (psychol.) Überlegenheit od. Streben eines Menschen bzw. einer Gruppe nach Überlegenheit gegenüber Partnern od. Gruppen; vgl. Macht.

Dom|peridon (INN) *n*: (engl.) *domperidone*; Antiemetikum aus der Benzimidazolongruppe; **Wirkung:** antagonisiert die Wirkung von Dopamin* u. fördert so Magenentleerung u. Darmmotilität; **Ind.:** dyspeptische Beschwerden, Völlegefühl, Blähungen, Sodbrennen, Übelkeit u. Erbrechen verschiedener Ätiol.; **Kontraind.:** Prolaktinom, gastrointestinale Blutung, mechanische Darmobstruktion, Darmperforation; **Wechselwirkungen:** erhöhte Domperidonspiegel bei gleichzeitiger Gabe von CYP3A4-Hemmern (z. B. Makrolid-Antibiotika, HIV-Protease-Hemmer); **UAW:** Somnolenz*, Galaktorrhö, selten Anstieg des Prolaktinspiegels, selten extrapyramidale Symptome*.

Donepezil (INN) *n*: (engl.) *donepezil*; zu den Antidementiva* gehörender reversibler Cholinesterase*-Hemmer; **Wirkung:** hemmt reversibel den Abbau von Acetylcholin*; **Ind.:** symptomatische Behandlung leichter bis mittelschwerer Demenz* bei Alzheimer*-Krankheit zur Verzögerung des Verlustes kognitiver Funktionen; Behandlung kann nach Eintritt schwerer Demenz fortgesetzt werden; **Kontraind.:** dekompensierte Leberzirrhose (Child-Pugh C); **Wechselwirkungen:** ggf. Erniedrigung der Plasmaspiegel von Donepezil durch CYP3A4-Induktoren wie Rifampicin, Phenytoin, Carbamazepin* u. Alkohol; **UAW:** Diarrhö, Harninkontinenz, Dehydratation, Übelkeit, Muskelkrämpfe, Wahnvorstellungen, aggressives Verhalten.

Door-in-the-face-Technik (engl. door Tür; face Gesicht) *f*: (engl.) *door-in-the-face-technique*; s. Foot-in-the-door-Technik.

DOPA: Abk. für 3,4-**D**ihydr**o**xy**p**henyl**a**lanin; aromatische Aminosäure, die durch Hydroxylierung von Tyrosin entsteht; Zwischenprodukt in der Biosynthese der Katecholamine* u. Melanine. Vgl. Levodopa; Tyrosinhydroxylase.

Dop|amin *n*: (engl.) *dopamine*; biogenes Amin; Katecholamin u. biosynthetische Vorstufe von Noradrenalin*, Adrenalin* u. Melaninen; **Funktionen als Neurotransmitter: 1.** Steuerung der extrapyramidalen Motorik im nigrostriatalen Dopamin-System (s. Parkinson-Syndrom); **2.** Projektionen des mesolimbischen Dopamin-Systems (vgl. Belohnungssystem) sind an der Entwicklung von Psychose* beteiligt (therap. Wirkung von Dopamin-Antagonisten, z. B. Neuroleptika*; Dopamin*-Hypothese bei Schizophrenie*); i. R. von Sucht (s. Abhängigkeit) wird Dopamin ein zentraler Stellenwert als Botenstoff im sog. dopaminergen Belohnungssystem zugeschrieben. **3.** Aus dem tuberoinfundibulären System freigesetztes Dopamin gelangt über das Blut zur Hypophyse, wo es die Freisetzung von Prolaktin hemmt. **4.** Regulation der Durchblutung der Abdominalorgane (v. a. der Niere) als Botenstoff einiger postganglionärer Neuronen des Sympathikus; **klin. Bedeutung:** Dopamin spielt eine wichtige Rolle bei neurol. u. psychischen Prozessen u. hat einen Einfluss auf Motorik, Aktivierung, Antrieb*, Kognition* u. Emotion*. Das dopaminerge System ist an der Entstehung verschiedener neurol. u. psychischer Störungen wie Depression*, Parkinson*-Syndrom (verringerter Dopamin-Spiegel), Schizophrenie* (Überaktivität dopaminerger Synapsen bzw. erhöhter Dopamin-Spiegel) u. Suchterkrankungen (s. Sucht) beteiligt.

Dop|amin-Agonisten (Agonist*) *m pl*: (engl.) *dopamine agonists*; s. Dopaminergika.

Dop|amin-Anta|gonisten (Antagonist*) *m pl*: (engl.) *dopamine antagonists*; Substanzen, welche die Dopamin-Rezeptoren blockieren u. somit eine antagonistische Wirkung an Dopamin-Rezeptoren entfalten; **Vertreter:** u. a. Neuroleptika* mit antipsychotischer Wirkung v. a. durch Dopamin-D_2-Rezeptor-Blockade, Prokinetika u. Antiemetika mit Beschleunigung der Magenentleerung u. Anregung der Darmmotilität.

D

D

dop|amin|ẹrg: (engl.) *dopaminergic*; auf die Wirkung des Dopamins* bezogen.

Dop|amin|ẹrgika *n pl*: (engl.) *dopaminergics*; Substanzen, die wie Dopamin* an Dopamin*-Rezeptoren (v. a. D_2-Rezeptoren) wirken, v. a. an den Basalganglien, an denen Dopamin bei Parkinson-Patienten im reduzierten Ausmaß gebildet wird; **Vertreter:** Levodopa* u. Dopamin-Agonisten (z. B. Bromocriptin*, Cabergolin*, Lisurid*, Pergolid*, Ropinirol*, Pramipexol*); **Ind.:** u. a. Parkinson*-Syndrom, Restless*-Legs-Syndrom, Hyperprolaktinämie*, Akromegalie*, Abstillen; **UAW:** Verwirrtheit, Schwindel, orthostatische Hypotonie, Übelkeit u. Erbrechen (verursacht durch Stimulation von D_2-Rezeptoren in der Area postrema; kann durch die Gabe peripherer Dopamin*-Antagonisten, z. B. Domperidon, gemildert werden), abdominale Schmerzen, gelegentlich Halluzinationen* u. Agitiertheit*; **Hinweis: 1.** langsame Dosistitration erforderlich; **2.** Nicht-Ergot-Dopamin-Agonisten (Ropinirol u. Pramipexol) haben möglicherweise ein günstigeres UAW-Profil als die klassischen Ergot-Verbindungen.

Dop|ami̱n|hypo|these (Hypothese*) *f*: (engl.) *dopamine hypothesis*; Erklärungsansatz (J. M. van Rossum, 1966; H. Brill, J. Cole, P. Deniker, H. Hippius, P. B. Bradley, 1967 u. S. H. Snyder, 1976) zur Entstehung der Schizophrenie*, der eine Überstimulation von Dopamin*-Rezeptoren (z. B. als Folge eines Überangebots an Dopamin) als Krankheitsursache annimmt; eine Erniedrigung der Konzentration von Dopamin* u./od. eine Blockade der dopaminergen Neurotransmission im Präfrontalkortex* soll mit schizophrener Negativsymptomatik*, eine Erhöhung der Dopaminkonzentration in subkortikal-mesolimbischen Strukturen mit schizophrener Positivsymptomatik* assoziiert sein; gründet auf der Beobachtung, dass Dopamin*-Antagonisten best. Symptome der Schizophrenie (v. a. die Positivsymptome, z. B. Wahn* u. Halluzination*) reduzieren können. **Hinweis:** Gilt als überholt, da Schizophrenie nicht auf eine Dysregulation eines einzelnen Neurotransmitters zurückgeführt werden kann, eine Dysregulation verschiedener Systeme als Krankheitsursache wird angenommen.

Dop|ami̱n-Re|zeptọren (Rezeptoren*) *m pl*: (engl.) *dopamine receptors*; Membran-Rezeptoren des zentralen u. peripheren Nervensystems mit Dopamin* als natürlichem Liganden; **Typen: 1. postsynaptische** Dopamin-Rezeptoren: **a)** zentrale: im ZNS bewirken D_1- u. D_5-Rezeptoren (sog. D_1-Gruppe) die Stimulation, D_2-, D_3- u. D_4-Rezeptoren (sog. D_2-Gruppe) die Hemmung der Adenylatcyclase u. resultierend eine Erhöhung bzw. Senkung der intrazellulären cAMP-Konzentration; **b)** periphere: bewirken eine Vasodilatation im Bereich von Magen, Darm, Leber u. Nieren. **2. präsynaptische** Dopamin-Rezeptoren steuern durch Rückkopplung die Dopaminfreisetzung an der Synapse. **Klin. Bedeutung:** regulieren wichtige kognitive Funktionen, z. B. das Arbeitsgedächtnis. Eine Dysregulation wird u. a. bei Schizophrenie* (s. Dopamin-Hypothese) u. ADHS* angenommen; wichtige pharmakologische Zielstruktur des ZNS (s. Dopaminergika, Dopamin-Antagonisten).

Dop|ami̱n-Sensitivi̱erung (sensitiv*): (engl.) *dopamine sensitization*; s. Sensitivierung.

Doping (engl. to dope aufputschen, anregen) *n*: (engl.) *doping*; Verw. von Substanzen aus verbotenen Wirkstoffgruppen u. Anw. verbotener Methoden zur unphysiol. Steigerung der Leistungsfähigkeit eines Sportlers; **Einteilung:** (nach Welt-Anti-Doping-Agentur, Abk. WADA): **1.** zu allen Zeiten verbotene Substanzen u. Methoden: **a)** anabole Substanzen (Anabolika*); **b)** Peptidhormone, Wachstumsfaktoren u. verwandte Substanzen (z. B. Erythropoetin); **c)** Beta-2-Agonisten (s. Sympathomimetika); **d)** Hormon-Antagonisten u. -Modulatoren; **e)** Diuretika u. andere Maskierungsmittel; **f)** Erhöhung des Sauerstofftransfers; **g)** chem. u. physik. Manipulation; **h)** Gendoping; **2.** im Wettkampf verbotene Substanzen u. Methoden: **a)** Stimulanzien*; **b)** Narkotika*; **c)** Cannabinoide*; **d)** Glukokortikoide*; **3.** bei best. Sportarten verbotene Substanzen: **a)** Alkohol*; **b)** Beta*-Rezeptoren-Blocker; **Kompl.:** ggf. Überwindung physiol. Leistungsgrenzen mit nachfolgenden schweren Zusammenbrüchen, Gesundheitsbeeinträchtigung inf. UAW der eingenommenen Substanzen, Risiko der Entwicklung von Substanzstörungen*; **Nachweis:** Blut- u. Harntests; **Recht: 1. Deutschland:** nach § 6 a AMG ist es verboten, dort aufgeführte Arzneimittel zu Dopingzwecken im Sport in den Verkehr zu bringen, zu verschreiben, bei Anderen anzuwenden od. in nicht geringen Mengen zu Dopingzwecken bei Menschen zu besitzen; Regelungen im Übereinkommen gegen Doping (Gesetz vom 2.3.1994 zu dem Übereinkommen vom 16.11.1989 gegen Doping); **2. Österreich:** geregelt durch „Bundesgesetz über die Bekämpfung von Doping im Sport (Anti-Doping-Bundesgesetz 2007)", zuletzt geändert durch Gesetz vom 30.12.2009 u. „Verordnung des Bundesministers für Landesverteidigung und Sport über die Grenzmengen verbotener Wirkstoffe nach dem Anti-Doping-Bundesgesetz 2007 (Anti-Doping-Grenzmengenverordnung 2010)"; **3. Schweiz:** geregelt durch „Bundesgesetz über die Förderung von Turnen und Sport" (SR 415.0) u. Verordnungen über die die verbotenen Mittel u. Methoden (Dopingmittelverordnung, SR 415.052.1) bzw. über die Mindestanforderungen bei der Durchführung von Dopingkontrollen (Dopingkontrollverordnung, SR 415.052.2).

Doppel|bild: (engl.) *double image*; für gleichzeitige visuelle Wahrnehmung* zweier differierender Bilder eines Gegenstandes; **Einteilung: 1.** physiologisches Doppelbild: beim binokularen Sehen, wenn das Objekt außerhalb der Panum-Areale (Netzhauteinheiten, die mit Zellen der Gegenseite so korrespondieren, dass binokulär verschobene

Gegenstände als einfach wahrgenommen werden) abgebildet wird; **2.** pathologisches Doppelbild: s. Diplopie.

Doppel|bindung: s. Doublebind.

Doppel|blind|versuch: (engl.) *double-blind test*; s. Blindversuch.

Doppel|denken: (engl.) *duplicated thinking*; akustische Halluzination*, bei der Gedanken gleichzeitig od. nur geringfügig verzögert in Form von Phonemen* laut werden („echoartige Verdopplung"), häufig beim Lesen od. Schreiben (Stimme spricht den gelesenen bzw. geschriebenen Text); gelegentlich sind die Betroffenen beim Schreiben von den Stimmen frei, nicht jedoch beim späteren Lesen des geschriebenen Textes, wobei lautes Lesen die Stimmen oft vertreiben kann. **Vork.:** v. a. bei Schizophrenie* (Erstrangsymptom nach K. Schneider). Vgl. Gedankenlautwerden.

Doppel|gänger|erlebnis: (engl.) *autoscopy*; s. Heautoskopie.

Doppel|gänger|syn|drom: s. Capgras-Syndrom.

Doppel|gänger|wahn: (engl.) *split personality delusion*; Form des Wahns* mit der Überzeugung des Betroffenen, er selbst od. sein Partner habe einen Doppelgänger; assoziiert mit der Heautoskopie*; **Vork.:** unspezifisches Phänomen i. R. von Psychosen od. infolge organischer Erkrankungen des Gehirns.

Doppel|suizid *m*: s. Suizid.

Dorian-Gray-Syn|drom *n*: (engl.) *Dorian-Gray syndrome*; Bez. (M. Brosig) für die seelische Unfähigkeit zu altern u. zu reifen; **Kennzeichen:** u. a. Ablehnung des eigenen Körpers (vgl. Dysmorphophobie) u. exzessiver Gebrauch sog. Lifestyle-Präparate der Medizin (z. B. Antiadiposita).

Dosulepin (INN) *n*: (engl.) *dosulepin*; tricyclisches Antidepressivum* mit v. a. anxiolytischen u. sedierenden Eigenschaften; **Wirkung:** hemmt die Wiederaufnahme von Serotonin* u. Noradrenalin*; wirkt auch als Antagonist am Histamin-H_1- u. Muscarin-Rezeptor; **Ind.:** Depression*; **Kontraind.:** schwere Herzerregungsleitungsstörung, AV-Block III. Grades, akuter Harnverhalt*, Prostatahyperplasie, Engwinkelglaukom, paralytischer Ileus; **Wechselwirkungen:** u. a. Potenzierung der sedierenden Wirkung in Kombination mit zentral dämpfenden Arzneimitteln; **UAW:** u. a. Obstipation, Mundtrockenheit, initiale Sedation, Müdigkeit, Schwindel, Hypotonie, selten Agranulozytose, QT-Zeit-Verlängerung.

Dot-probe (engl. dot Tüpfelchen, kleiner Fleck; probe sondieren, probietren): (engl.) *dot probe*; kognitives Verfahren zur Messung der selektiven Aufmerksamkeit*; **Prinzip:** Vermeidungsverhalten* beruht darauf, dass bestimmte Reize in der Umwelt schneller erkannt werden als irrelevante Reize, da eine selektive Aufmerksamkeit auf diese Reize besteht. **Durchführung:** am Computer wird mit Hilfe eines Fixationskreuzes die Aufmerksamkeit auf den Bildschirmmittelpunkt gelenkt; anschließend werden 2 Reize (z. B. Wörter, Bilder) simultan gezeigt, wobei ein Reiz einem bestimmten Zielkonzept entspricht, der andere Reiz ist neutral. Dann wird einer der Reize durch einen Punkt ersetzt, auf dessen Position z. B. mit einem Tastendruck reagiert werden soll. Ersetzt der Punkt den Reiz, auf den die Aufmerksamkeit bereits gelenkt wurde (z. B. das Wort Spinne bei einem Spinnenphobiker), geht man von einer schnelleren Reaktion aus. **Anw.:** Grundlagenforschung; klin. zur Erfassung der Ursachen von emotionalen Störungen*.

D

Double|bind (engl. Doppelbindung): Form der Kommunikation, bei der eine Person gleichzeitig od. kurz nacheinander unterschiedliche, einander widersprechende Botschaften erhält od. erteilt; s. Doublebind-Kommunikation; Doublebind-Hypothese.

Double|bind-Hypo|these (Doublebind*; Hypothese*) *f*: (engl.) *doublebind hypothesis*; Hypothese (Bateson, Laing) zur Entstehung der Schizophrenie*, die eine spezifische ätiologische Wirkung der Doublebind*-Kommunikation zwischen Betroffenen u. nahen Bezugspersonen annimmt (Halluzinationen* als „Ausweg" aus dem nicht auflösbaren Kommunikationskonflikt); empirisch nicht bestätigt. Vgl. Expressed-Emotion-Konzept.

Double|bind-Kom|munikation (Doublebind*; Kommunikation*) *f*: (engl.) *doublebind communication*; Form der Kommunikation mit sich widersprechenden Doppelbotschaften (s. Doublebind); **Kennzeichen: 1.** enge emotionale Beziehung mit Abhängigkeit* zwischen 2 Personen; **2.** inkongruente Kommunikation*; z. B. wird verbal Zuneigung („Ich habe Dich sehr gern"), motorisch dagegen Abneigung signalisiert (Umarmung wird nur vage angedeutet) od. es wird ein widersprüchlicher Befehl gegeben (z. B. „Sei spontan!"); das Reagieren auf die mit Alternative 1 gesendete Botschaft widerspricht der Botschaft von Alternative 2 u. umgekehrt (die angesprochene Person hat keine Möglichkeit, sich „richtig" zu verhalten); **3.** Widerspruch kann nicht aufgelöst werden, indem eine Metakommunikation* geführt od. die Kommunikation abgebrochen wird; **klin. Bedeutung:** Die Doublebind*-Hypothese der Schizophrenie konnte nicht belegt werden, trotzdem gelten die Kommunikationsmuster i. d. R. als belastend u. beeinträchtigend für den Empfänger, da die Situation nicht auflösbar ist. Wenn derartige Muster über längere Zeit auftreten, repräsentieren sie Stressoren* (Faktoren für Vulnerabilität*). Vgl. Kommunikationstheorie.

Down-Regulation (engl. down abwärts; lat. regula Richtschnur, Norm) *f*: (engl.) *down regulation*; Abnahme der Rezeptorenanzahl einer Zelle durch verminderte Genexpression od. gesteigerten Abbau nach anhaltender Rezeptor-Stimulation bei Langzeittherapie mit Agonisten dieses Rezeptors; z. B. von Beta-Rezeptoren nach langdauernder Anwendung von Beta-Sympathomimetika; **klin. Bedeutung:** relevant bei Abhängigkeitssyndrom* u.

lang andauernder Therapie mit bestimmten Pharmaka; pharmak. Toleranz* durch wiederholte Verabreichung führt zu geringerer Wirksamkeit eines Stoffes.

Down-Syn|drom (John L. H. D., Arzt, London, 1828–1896) *n*: *trisomy 21*; numerische autosomale Chromosomenaberration (Trisomiesyndrom*): **1.** meist klassische Trisomie, d. h. 3-faches Chromosom 21 inf. Non-disjunction; **2.** Translokationstrisomie: in wenigen, familiär auftretenden Fällen ist das zusätzliche Chromosom 21 od. ein wesentliches Stück davon an ein anderes Autosom (meist Chromosom 14, 21 od. 22) angeheftet. Beides führt zu einer intra- u. extrauterinen Fehlentwicklung fast sämtlicher Gewebe u. Organe, die langsam wachsen, unreif bleiben, schneller altern u. Fehlbildungen aufweisen können. **Häufigkeit:** Die Inzidenz ist mit dem Alter der Mutter korreliert. Bezogen auf alle Altersklassen beträgt sie 1:700 Lebendgeborene (35–40-jährige Mütter 0,5–1,3 %, 40–45-jährige Mütter 1,3–4,4 %). **Klin.:** individuell versch. ausgeprägte Intelligenzminderung* mit syndromtypischem Fähigkeitsprofil (relative Stärken in den sozialen Kompetenzen u. der visuellen Auffassungsfähigkeit, Schwächen in Sprachverarbeitung u. -produktion); typische Dysmorphie: rundlicher Kopf, Kleinwuchs, lateral-kranial ansteigende Lidachsen, Epikanthus, Hypertelorismus, breite Nasenwurzel, tief sitzende Ohren, Probleme beim Mundschluss, große, gefurchte Zunge; Muskelhypotonie, Cutis laxa, Vierfingerfurche in den Handflächen (in 40–75 % der Fälle), Herzfehler in 40–60 % der Fälle (meist atrioventrikulärer Septumdefekt); erhöhtes Risiko für Leukämien; **Diagn.:** charakteristischer Phänotyp bereits bei Geburt, zytogenetischer Nachweis; evtl. pränatale Diagnosestellung durch Amniozentese od. Chorionbiopsie; **Ther.:** Frühförderung (ggf. einschließlich früher Leseförderung), Kommunikationsförderung (Lautsprache u. Gebärdenunterstützung); Übung von Lese- u. Schreibfähigkeiten möglich; **Progn.:** bei gezielter, frühzeitiger u. individuell angepasster Förderung gute Lernentwicklung u. soziale Integration mit relativ hoher Selbständigkeit im Alltag; gesundheitliches Risiko bei fortgeschrittenem Lebensalter (verfrühte Alterungsprozesse, erhöhtes Demenzrisiko).

Doxapram (INN) *n*: (engl.) *doxapram*; als Atemstimulans angewendetes Analeptikum* (ZNS-Stimulans); monohydriertes Pyrrolidinonderivat; **Ind.:** seltene Atemdepression unter Buprenorphin*, da Naloxon-Wirkung ungenügend; früher bei Frühgeborenenapnoe bei ungenügender Wirksamkeit von Methylxanthinen*; **UAW:** epileptische Anfälle u. vasokonstriktionsbedingte (zerebrale) Durchblutungsstörungen; **Hinweis:** in der Schweiz nicht mehr im Handel.

Doxepin (INN) *n*: (engl.) *doxepin*; tricyclisches Antidepressivum* mit ausgeprägten sedierenden u. anxiolytischen Eigenschaften; **Wirkung:** Veränderungen der adrenergen Aktivität an den Synapsen, dadurch wird Inaktivierung von Noradrenalin* durch Wiederaufnahme verhindert; **Ind.:** Depression*, Angststörung*, funktionelle somatische Beschwerden, Entzugssyndrom*; **Kontraind.:** bekannte Überempfindlichkeit, Glaukom u. Tendenz zur Harnverhalt; **Wechselwirkungen:** Kombination mit anderen Antidepressiva u. Tranquilizern; **UAW:** u. a. Schläfrigkeit, extrapyramidale Symptome, Schwindel, Insomnie, Agitiertheit, Unruhe, Verwirrtheit, Desorientierung, Halluzinationen, Parästhesien, Ataxie, Krämpfe, Depression, Mundtrockenheit, Obstipation, Hypotonie, Tachykardie, Übelkeit, Erbrechen, Diarrhö, aphtöse Stomatitis u. Appetitlosigkeit.

Doxy|lamin (INN) *n*: (engl.) *doxylamine*; Histamin*-H_1-Rezeptoren-Blocker mit sedativer u. anticholinerger Wirkung; **Ind.:** als Sedativum (p. o.); **Hinweis:** hohe Gefahr der Überdosierung u. Intoxikation.

Drang: (engl.) *urge, instinct*; ein i. d. R. nicht vom Bewusstsein* gesteuerter, ungerichteter u. häufig als triebhaft erlebter Spannungszustand; vgl. Trieb.

Drang|handlung: (engl.) *impulse behavior*; Bez. für eine plötzliche, unvermittelte u. für den Betroffenen unerklärliche Handlung nach einem ziellosen Spannungszustand (Drang*), der als Begierde, Bedürfnis*, Antrieb* od. Streben erfahren wird u. häufig mit Fremdaggression* einhergeht; im Gegensatz zur Triebhandlung* ist die Spannung ungerichtet und i. d. R. nicht auf ein sexuell definiertes Ziel u. Objekt bezogen. Dranghandlung bezeichnet häufig ein heterogenes Syndrom mit zwang- od. suchtähnlichem Charakter bei verminderter od. fehlender selbstregulatorischer Kontrolle. **Vork.:** bei Schizophrenie*, Alkoholintoxikation*, Übermüdung u. i. R. einer Krise*.

Drang|in|kontinenz (In-*; lat. continentia das Zurückhalten, Unterdrücken): (engl.) *urge incontinence*; Form der Harninkontinenz* bzw. Stuhlinkontinenz* mit imperativem Harn- bzw. Stuhlabgang (auch in Ruhe) bei Harn- (s. Blase, überaktive) bzw. Stuhldrang; bei Harninkontinenz meist kombiniert mit häufiger Entleerung kleiner Harnmengen (Pollakisurie); **Formen: 1.** Harninkontinenz: **a) idiopathische** Dranginkontinenz: v. a. genetisch bedingt, meist gekennzeichnet durch Detrusorhyperaktivität mit spontanen Kontraktionen während der Füllungsphase; **b) symptomatische** Dranginkontinenz: z. B. bei Harnwegsinfektion*, Obstruktion, Fremdkörper; **2.** Stuhlinkontinenz*; **Häufigkeit: 1.** Harninkontinenz: häufigste Form der weiblichen Harninkontinenz; im Kindesalter eher selten u. meist psychogen; **2.** Stuhlinkontinenz: im Kindesalter häufig; **Urs.:** Kontraktion der Harnblase bzw. der propulsiven Motorik des Darms auch bei kleinen Harn- bzw. Stuhlmengen, ggf. einhergehend mit einer Insuffizienz der Beckenbodenmuskulatur; **Sympt.:** bei Harninkontinenz: unwillkürlicher Verlust kleiner Harnvolumina am Tag, imperativer Harndrang mit Einsatz von Haltemanövern, oft assoziiert mit perigenitaler Dermatitis, Harnwegsinfektionen*, Enuresis* nocturna; evtl. komorbide psychische Störungen, meist infolge der Harninkontinenz; **Diagn.:** bei Harninkontinenz: Miktionsprotokoll, körperliche Untersuchung, klinische Harnuntersuchung, Ultraschalldiagnostik mit Restharnbestimmung; **Ther.:** **1.** Harninkontinenz: kausal bei symptomatischer Dranginkontinenz; symptomatisch: Harnblasentraining mit Wahrnehmung des Harndrangs u. Toilettengang ohne Einsatz von Haltemanövern, Registrierung in Beobachtungsplänen; ggf. Anticholinergika*; **2.** Stuhlinkontinenz: (pharmak.) Loperamid*; ggf. Beckenbodentraining, Biofeedback*, Elektrostimulation*.

Dreamy State (engl. träumerischer Zustand): Bez. für kurzzeitige traumähnliche Bewusstseinsveränderung mit Illusionen* od. Halluzinationen* u. affektiver Tönung (meist Angst), während der die Gegenstände der Umgebung weit entrückt scheinen (Mikroteleopsie) u. häufig das Gefühl einer Vertrautheit mit einer sonst fremden Umgebung (Déjà*-vu-Erlebnis) besteht; **Vork.:** z. B. im Beginn eines fokalen epileptischen Anfalls*.

Dreh|anfall: (engl.) *adversive seizures*; s. Adversivanfall.

Dreh|schwindel: (engl.) *rotatory vertigo*; s. Schwindel.

Dreh|tür|psych|iatrie (Psych-*; -iatr*) *f*: (engl.) *revolving-door phenomenon*; Bez. für manchmal mehrfache bzw. rasch aufeinanderfolgende stationäre Behandlungen psychiatrischer Patienten aufgrund z. B. erhöhter Wiederaufnahmeraten nach ungenügender Erstbehandlung od. stark verkürzten Aufenthaltsdauern, z.T. auch durch ungenügende Compliance* nach Entlassung od. unbewältigte od. erneut auftretende Belastungen.

Drei-Ebenen-Ansatz: (engl.) *three-level-setting*; verhaltenstherapeutischer Ansatz (u. a. Lang), der davon ausgeht, dass jedes Verhalten auf 3 Ebenen beschrieben werden kann (s. Tab.): **1.** kognitiv-verbale Verhaltensebene; **2.** motorisch-behaviorale Verhaltensebene; **3.** physiologisch-humorale Verhaltensebene; diese 3 Verhaltensebenen können unterschiedlich eng kovariieren u. sich ggf. gegenläufig entwickeln (s. Desynchronie). Eine Therapie muss v. a. die Verhaltensebene ansprechen, auf der problematisches Verhalten auftritt; Betroffene mit v. a. kognitiven Defiziten profitieren insbes. von kognitiver Therapie*, Betroffene mit Verhaltensproblemen v. a. von Verhaltenstraining* u. Betroffene mit v. a. psychophysiologischen Reaktionen von Entspannungsmethoden* od. Biofeedback*. Vgl. Datenerfassung, multimodale; Mehr-Ebenen-Modell.

Drei-Faktoren-Modell *n*: (engl.) *three factor model*; syn. Vulnerabilitäts-Stress-Bewältigungsmodell, Vulnerabilitäts-Stress-Kompetenzmodell; Modell der Entstehung psychischer Störungen*, das neben prädisponierenden Faktoren* u. auslösenden Faktoren* auch die aufrechterhaltenden Faktoren* berücksichtigt; Erweiterung des Diathese*-Stress-Modells. **Beispiel:** Bei biologischer (z. B. genetische Anlage) od. psychischer (z. B. frühe Verlusterfahrung) Vulnerabilität* kann z. B. eine Scheidung* Auslöser einer Depression sein, aufrechterhaltende Faktoren sind z. B. dysfunktionale Kognitionen*, Gedächtnisstörungen* u. Verstärkerverlust (s. Verstärkerverlusttheorie). Die Prädisposition kann nicht verändert, die Auslösung nicht rückgängig gemacht werden, dagegen kommt der Modifikation der aufrechterhaltenden Faktoren größte Bedeutung für das zukünftige Befinden zu. Vgl. Störungsmodell der Verhaltenstherapie.

Drei-Personen-Beziehung: (engl.) *tri-person-(inter) connection*; s. Interaktion, triadische.

Drei-Spalten-Technik *f*: s. Mehr-Spalten-Technik.

DRG: Abk. für (engl.) ***D****iagnosis* ***R****elated* ***G****roups*; diagnosebezogene Fallpauschale*; medizinisch-ökonomisches Klassifikationssystem i. d. R. zur Verteilung staatlicher od. versicherungsbezogener Budgets für die stationäre Krankenhausversorgung; in Deutschland auf Grundlage der Australian Refined Diagnosis Related Groups (AR-DRG) Weiterentwicklung zu einem Fallpauschalensystem (G-DRG) zur Vergütung einzelner Krankenhausfälle (§ 17 b KHG). In diesem Patientenklassifikationssystem wird der einzelne Behandlungsfall nach med. Kriterien (ICD* bzw. med. Prozeduren, Schweregrad der Erkr., Alter des Pat., Vorliegen

Drei-Ebenen-Ansatz

Verhaltensebene	Beispiel für beobachtbare Größen	klinisches Beispiel
kognitiv-verbale Ebene	Gedanken, Bewertungen, sprachliche Äußerungen	automatische Gedanken bei Depression, katastrophisierende Fehlinterpretationen bei Panikstörung
motorisch-behaviorale Ebene	Bewegungen, Gestik, Mimik, Körpersprache	Vermeidungsverhalten bei Phobie, Waschrituale bei Zwangsstörung, motorische Verlangsamung bei Depression, Agitiertheit bei Manie
physiologisch-humorale Ebene	Atemfrequenz, Herzfrequenz, Schweißsekretion	erhöhte Herzfrequenz in sozialphobischen Situationen, Blutdruckabfall in blutphobischen Situationen, herabgesetzte Orientierungsreaktion bei Schizophrenie

von Kompl. u. Entlassungskriterien) einer der über 800 DRGs zugeordnet. Zusammengefasst werden die Behandlungsfälle, die in Bezug auf die Behandlungskosten möglichst homogen sind. Grundlage der leistungsorientierten Vergütung sind die Daten der Kosten- u. Leistungsrechnung u. der med. Dokumentation.

D

Drift (engl. drift Aufweitung): s. Blickbewegungen.

Drift|hypo|these (engl. drift Aufweitung; Hypothese*) *f*: (engl.) *drift hypothesis*; s. Social-Drift-Hypothese.

Dritte-Person-Per|spektive (Perspektivität*) *f*: (engl.) *third person perspective*; Perspektive der dritten Person; Sichtweise eines externen Beobachters, der Zugang zu Verhalten u. Gehirnzuständen einer bewussten Person hat; klassischer Zugang der objektivierenden Wissenschaft (Biologie, Psychologie) zu Verhalten u. Bewusstsein; komplementär zur u. vereinbar mit Erste*-Person-Perspektive.

Droge (franz. drogue Droge) *f*: **1.** (engl.) *drug*; Arzneidroge; ursprüngl. Bez. für getrocknete Arzneipflanzen od. deren Teile, die direkt od. in verschiedenen Zubereitungen als Heilmittel verwendet od. aus denen Tee u. Extrakte hergestellt od. die Wirkstoffe isoliert werden; **2.** (engl.) *drug*; auch Rauschdroge; Bez. für eine illegale psychotrope Substanz*, v. a. Cannabis*, Halluzinogene*, Cocain* u. Opioide*; **3.** umgangssprachl. für psychotrope Substanzen u. zu Abhängigkeit* führende Arzneimittel.

Drogen|abhängigkeit (Droge*): (engl.) *drug dependence*; von der WHO verwendete Bez. für Abhängigkeit* von Substanzen mit zentralnervöser Wirkung (Alkohol, Amphetamine, Barbiturate, Cannabis, Cocain, Halluzinogene, Opiate). Vgl. Abhängigkeitssyndrom; Substanzstörungen.

Drogen|entzug (Droge*): s. Entzug; Entzugsbehandlung.

Drogen|miss|brauch (Droge*) *m*: (engl.) *drug abuse*; Form der Substanzstörungen* (DSM-IV); nach ICD-10 schädlicher Substanzgebrauch* von illegalen Drogen* od. allg. psychotropen Substanzen*. Vgl. Drogenabhängigkeit.

Drogen|substitutions|therapie (Droge*; Substitution*) *f*: (engl.) *drug replacement therapy*; s. Substitution.

Dromo|manie (gr. δρόμος Lauf; -manie*) *f*: (engl.) *dromomania*; Poriomanie*.

Dronabinol *n*: (engl.) *dronabinol*; teilsynthetisches Derivat des aus der Hanfblüte (Cannabis sativa) gewonnenen trans-Isomers des Delta-9-Tetrahydrocannabinols; **Wirkung:** sedierend, spasmolytisch, antiemetisch, analgetisch, Appetit steigernd; **Ind.:** als verschreibungsfähiges Betäubungsmittel*. Vgl. Hanf, Indischer; Cannabinoide.

drop attack (engl. drop Fall; attack Anfall): Sturzattacke; plötzliches Einknicken bzw. Hinfallen durch Muskeltonusverlust ohne Bewusstlosigkeit*; v. a. bei älteren Menschen; **Urs.:** meist idiopathisch, selten bei u. a. Herzkrankheiten, zerebrovaskulären Störungen, psychischen Störungen, Menière-Krankheit, extrapyramidalen Störungen, Arzneimittelkonsum (v. a. Benzodiazepine) u. orthostatischem Tremor; **DD:** Synkope, epileptischer Anfall.

Dro|peridol (INN) *n*: (engl.) *droperidol*; syn. Dehydrobenzperidol (Abk. DHB); Neuroleptikum* aus der Gruppe der Butyrophenone*; **Wirkung:** Dopamin antagonistisch (v. a. antiemetisch) u. Alpha-Rezeptoren hemmend; **Ind.:** als Antiemetikum; früher als Neuroleptikum z. B. zur Sedierung bei akuten Erregungszuständen u. zur Neuroleptanalgesie bzw. Neuroleptanästhesie; **Kontraind.:** verlängerte QTc-Zeit; **UAW:** kardiale Arrhythmien.

DRS: Abk. für (engl.) ***D****elirium** ***R****ating* ***S****cale*.

DRT: Abk. für **D**iagnostischer* **R**echtschreib**t**est.

Drusen, senile *fpl*: (engl.) *senile plaques*; s. Amyloidplaques.

Dry-bed-Training (engl. dry trocken; bed Bett) *n*: (engl.) *dry bed training*; Abk. DBT; Trockenbett-Training; lerntheoretisch fundiertes Behandlungsprogramm (Azrin u. Foxx, 1974) bei Bettnässen; **Ind.:** Enuresis* nocturna, Alter des Kindes >6 Jahre; hohe Motivation aller Beteiligten erforderlich; geringe Aussicht auf Therapieerfolg bei kombiniertem Tag- u. Nachtnässen, hoher Miktionsfrequenz u. imperativem Harndrang; **Durchführung:** DBT erfordert die Einhaltung eines genau vorgegebenen intensiven u. komplexen Behandlungsplans; kombiniert sind Wecken in bestimmten Zeitabständen, Rückhalteübungen, apparative Konditionierungstechniken (sog. Klingelhose) u. operante Verstärkungstechniken. **Wirksamkeit:** In kontrollierten Studien konnte die langfristige Wirksamkeit dieses Vorgehens u. auch die Überlegenheit gegenüber einer Pharmakotherapie bewiesen werden. Trotzdem kommt das Verfahren bisher in der psychol. u. ärztlichen Praxis aufgrund der Komplexität, des enormen Zeitaufwandes u. der erforderlichen hohen Motivation kaum zur Anwendung. Vgl. Verhaltenstherapie, apparative.

DS: Abk. für (engl.) *Blessed*-Roth* ***D****ementia* ***S****cale*.

D-S: Abk. für **D**epressivitäts*-**S**kala.

DSI: **1.** Abk. für (engl.) ***D****aily** ***S****tress* ***I****nventory*; **2.** Abk. für (engl.) ***D****elirium** ***S****ymptom* ***I****nterview*.

DSIP: Abk. für **D**elta*-**s**leep-**i**nducing-**P**eptid.

DSM: Abk. für (engl.) ***D****iagnostic and* ***S****tatistical* ***M****anual of Mental Disorders*, Diagnostisches u. statistisches Manual psychischer Störungen; von der American* Psychiatric Association herausgegebenes Handbuch zur Klassifikation u. Vereinheitlichung der Nomenklatur psychischer Störungen u. ihrer diagnostischen Kriterien; liegt in der 4. Version (DSM-IV) von 1994 mit Textrevision (DSM-IV-TR 2000) vor; **Ziel:** klare Beschreibung diagnostischer Kategorien, um Klinikern u. Forschern zu ermöglichen, Personen mit bestimmten psychischen Störungen zu diagnostizieren, sich über sie zu verständigen u. sie zu behandeln; **Aufbau:** multiaxiales System, d. h., jeder Patient wird auf verschiedenen Achsen beurteilt, von denen jede

DSM
Achsen und Hauptkategorien

Achse I (klinische Störungen, andere klinisch relevante Probleme)

Störungen, die gewöhnlich zuerst im Kleinkindesalter, in der Kindheit oder Adoleszenz diagnostiziert werden (außer geistiger Behinderung, die auf Achse II codiert wird)

Delir, Demenz, amnestische und andere kognitive Störungen

psychische Störungen aufgrund eines medizinischen Krankheitsfaktors

Störungen im Zusammenhang mit psychotropen Substanzen

Schizophrenie und andere psychotische Störungen

affektive Störungen

Angststörungen

somatoforme Störungen

vorgetäuschte Störungen

dissoziative Störungen

sexuelle und Geschlechtsidentitätsstörungen

Essstörungen

Schlafstörungen

Störungen der Impulskontrolle, nicht andernorts klassifiziert

Anpassungsstörungen

andere klinisch relevante Probleme

Achse II (Persönlichkeitsstörungen, geistige Behinderungen)

Cluster A Persönlichkeitsstörungen (sonderbar, exzentrisch)
- paranoide Persönlichkeitsstörung
- schizoide Persönlichkeitsstörung
- schizotypische Persönlichkeitsstörung

Cluster B Persönlichkeitsstörungen (dramatisch, emotional)
- antisoziale Persönlichkeitsstörung
- Borderline-Persönlichkeitsstörung
- histrionische Persönlichkeitsstörung
- narzisstische Persönlichkeitsstörung

Cluster C Persönlichkeitsstörungen (ängstlich, vermeidend)
- vermeidend-selbstunsichere Persönlichkeitsstörung
- dependente Persönlichkeitsstörung
- zwanghafte Persönlichkeitsstörung

nicht näher bezeichnete Persönlichkeitsstörung

geistige Behinderung

Achse III (medizinische Krankheitsfaktoren)

Erfassung medizinischer Krankheitsfaktoren, die möglicherweise für den Umgang mit der psychischen Störung des Betroffenen oder für deren Verständnis relevant sind:

Infektionskrankheiten

Erkrankungen des Nervensystems

Erkrankungen des Kreislaufsystems, des Blutes, der Haut, der Atemwege u. a.

Verletzungen, Intoxikationen

Achse IV (psychosoziale und umgebungsbedingte Probleme)

Erfassung psychosozialer und umgebungsbedingter Probleme, die Diagnose, Therapie und Prognose der psychischen Störung des Betroffenen beeinflussen können.

Probleme mit der Hauptbezugsgruppe

Probleme im sozialen Umfeld

Ausbildungsprobleme

berufliche Probleme

Wohnungsprobleme

wirtschaftliche Probleme

Probleme beim Zugang zu Einrichtungen der Krankenversorgung

Probleme beim Umgang mit dem Rechtssystem/Delinquenz

andere psychosoziale oder umgebungsbedingte Probleme

Achse V (globale Erfassung des Funktionsniveaus)

Psychische, soziale und berufliche Funktionen sind auf einem hypothetischen Kontinuum von psychischer Gesundheit bis Krankheit gedacht. Deren Beurteilung erfolgt anhand der Global* Assessment of Functioning Scale (Abk. GAF) mit dem Wertebereich 1 (geringstes Funktionsniveau) bis 100 (höchstes Funktionsniveau); Wert 0 bei unzureichender Information.

sich auf einen anderen Bereich von Informationen bezieht (s. Tab.); die Achsen I–IV sind kategorial konzipiert, die Achse V dimensional (s. Diagnostik, psychologische). Der Zustand, der hauptverantwortlich für eine Krankenhausaufnahme od. eine ambulante Betreuung/Behandlung ist, wird als Hauptdiagnose (stationäre Versorgung) od. Konsultationsgrund (ambulante Versorgung) bezeichnet u. i. d. R. entsprechend gekennzeichnet, indem entweder eine auf Achse I zu codierende Hauptdiagnose/Konsultationsgrund dort als erste aufgeführt wird od. eine auf Achse II zu codierende Hauptdiagnose/Konsultationsgrund durch den der Diagnose folgenden qualifizierenden Zusatz „(Hauptdiagnose)"/„(Konsultationsgrund)" ergänzt wird. **Geschichte:** Die Entwicklung des

DSM geht auf die Erhebung einer Kategorie für Schwachsinn/Wahnsinn in einer amerikanischen Volkszählung von 1840 zurück. Frühere Versionen sind das DSM (1952), DSM-II (1968), DSM-III (1980) u. DSM-III-R (1987). **Hinweis:** Aufgrund größerer Detailgenauigkeit findet die U.S.-amerikanische nationale Klassifikation DSM v. a. im Bereich der Forschung auch international Anwendung. In der klinischen Praxis erfolgt in Deutschland die offizielle Klassifikation psychischer Störungen meist nach ICD*, DSM ist Standardsystem für Forschungszwecke. Vgl. AMDP-System.

D

DSQ: Abk. für (engl.) *Depression*-Screening Questionnaire.*

DSS: **1.** Abk. für (engl.) *Daily* Stress Scale*; **2.** Abk. für (engl.) *Delirium* Severity Scale.*

DST: Abk. für **Des**ialo**t**ransferrin*.

DT: Abk. für **D**emenz*-**T**est.

DTI: Abk. für **D**iffusions-**T**ensor-**I**maging; nichtinvasives, kontrastmittelfreies bildgebendes Verfahren unter Ausnutzung der von der Gewebestruktur abhängigen, im MRT* nachweisbaren unterschiedlichen Diffusion von Wassermolekülen zur Darstellung von Verlauf u. Integrität zerebraler Leitungsbahnen* (s. Abb.); Diffusionsverhalten erlaubt Rückschlüsse auf Verlauf der großen Nervenbahnen u. verändert sich charakteristisch bei bestimmten Erkrankungen des ZNS*; **Anw.:** **1.** v. a. zur Untersuchung des Gehirns*, z. B. bei Schlaganfall*, Operations- u. Bestrahlungsplanung; **2.** in der medizinischen Forschung, insbes. zur Erforschung von Erkrankungen, die mit Veränderungen der Substantia* alba (z. B. Veränderungen der Myelinumscheidung der Axone, der Organisation des axonalen Zytoskelettes u. der Dichte der Membranen im Gewebe, darstellbar durch Veränderungen der mittleren Diffusivität u. der fraktionellen Anisotropie) einhergehen, z. B. Multiple* Sklerose; **3.** Forschungsstrategie bei allen psychischen Störungen, v. a. bei vorliegender Diskonnektivität, z. B. bei Schizophrenie*, bipolarer affektiver Störung*, Alzheimer*-Krankheit.

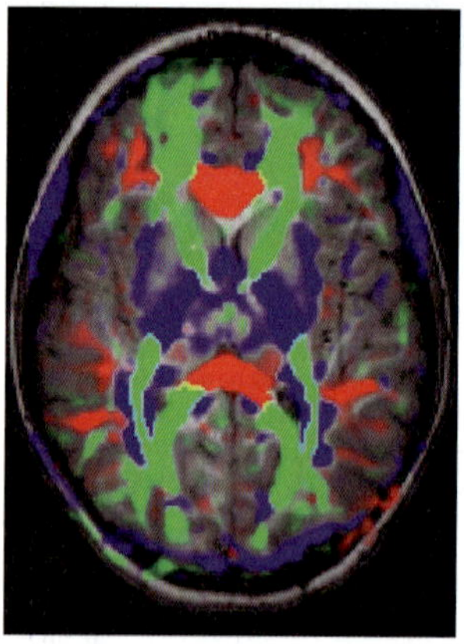

DTI: diffusionsgewichtete Aufnahme mit farbcodierter Diffusionsrichtung; rot: rechts-links, blau: Kopf-Fuß, grün: vorn-hinten [13]

DTK: **1.** Abk. für **D**epressions**t**est* für **K**inder; **2.** Abk. für **D**iagnostik*- und **T**est**k**uratorium.

Dualismus (lat. dualis zwei enthaltend) *m*: (engl.) *dualism*; philosophische Lehre, bei der weder das Psychische auf das Körperliche (Materialismus) noch das Körperliche auf das Psychische (Spiritualismus) zurückgeführt wird; Grundlage ist die Annahme einer Wechselwirkung zwischen Geist* (bzw. Psyche*) u. Körper. Vgl. Monismus.

Dual|union (lat. dualis zwei enthaltend) *f*: (engl.) *dual union*; fürsorgliche, förderliche u. stabile Bindung zu der meist mütterlichen Bezugsperson in der frühen Kindheit; Konzept der psychodynamischen Theorien (vgl. Modell, psychodynamisches) zur Entstehung von Depression*, die einen Verlust des Beziehungsobjekts bzw. die Beeinträchtigung der Dualunion als grundlegend ansieht.

Duloxetin (INN) *n*: (engl.) *duloxetin*; Serotonin*-Noradrenalin-Wiederaufnahme-Hemmer; Antidepressivum*; **Ind.:** Depression*, diabetische Polyneuropathie, Belastungsinkontinenz bei Frauen; **Kontraind.:** Leberfunktionsstörungen, schwere Nierenfunktionsstörungen; Kombination mit CYP1A2-Inhibitoren od. irreversiblen Monoaminoxidase*-Hemmern; **Wechselwirkungen:** bei Kombination mit CYP1A2-Inhibitoren deutliche Erhöhung des Duloxetin-Plasmaspiegels; bei Kombination mit Monoaminoxidase-Hemmern od. Serotonin-Wiederaufnahme-Hemmern Gefahr des Serotoninsyndroms*; bei Arzneimitteln, die stark an Plasmaproteine gebunden sind (z. B. orale Antikoagulanzien, Digitoxin), in Kombination mit Duloxetin ggf. Abweichungen der Plasmaspiegel; **UAW:** Übelkeit, Obstipation, Insomnie.

DUP: Abk. für **D**auer der **u**nbehandelten **P**sychose; Bez. für den Zeitraum zwischen dem Auftreten der ersten Positivsymptomatik* im Prodromalstadium* der Entstehung einer Psychose* u. dem Behandlungsbeginn; **klin. Bedeutung:** verlängerte DUP ist mit ungünstigem Verlauf der Psychose verbunden; d. h. einer mangelnden Remission der Positivsymptomatik u. ausgeprägter Negativsymptomatik*. Vgl. Defektpsychose; Residuum, schizophrenes

Dura mater (lat. durus hart) *f*: (engl.) *dura mater*; syn. Pachymeninx; harte Hirn- u. Rückenmarkhaut; **1. Dura mater cranialis:** harte Hirnhaut; bildet fibröse Schutzkapsel des Gehirns* u. Periost der Schädelinnenfläche; **2. Dura mater spinalis:** harte Rückenmarkhaut; besteht aus einem äußeren (Endorhachis) u. inneren Blatt (Duralsack), die durch das Cavum epidurale getrennt sind. Der Duralsack umhüllt das Rückenmark, die Cauda equina u. mit seitlichen Aussackungen die Spinalganglien; reicht über das Rückenmark hinaus bis zum 2.–3. Sakralwirbel. Vgl. Pia mater; Arachnoidea mater.

Durch|blutungs-Bio|feed|back (Biofeedback*) *n*: (engl.) *blood flow biofeedback*; Form des Biofeedbacks*, mit dem die Durchblutung anhand der Photoplethysmographie (nichtinvasives, lichttechnisches Verfahren zur Erfassung der Blutmengenänderung im Gewebe) kontinuierlich erfasst u. in audio-visueller Form rückgemeldet wird; **Kennwerte: 1.** Blutvolumenpuls (Abk. BVP) als Maß für die durchschnittliche Blutmenge im Ableitgebiet; **2.** Pulsvolumenamplitude (Abk. PVA) als Maß für den aktuellen Status der Gefäßmotorik; **3.** Herzfrequenz u. Interbeat-Intervall; **Ziel:** Sensibilisierung für psychophysiologische Zusammenhänge, Steuerung der vasomotorischen Aktivität der Blutgefäße (z. B. gezielte Vasokonstriktion der Schläfenarterie); **Anw.:** v. a. bei Migräne* (Vasokonstriktionstraining), Störungen der peripheren Durchblutung (z. B. Raynaud-Syndrom*); zur Demonstration psychophysiologischer Zusammenhänge u. zur Stressdiagnostik i. R. der Verhaltenstherapie*; **Wirksamkeit:** Vasokonstriktionstraining ist das effektivste nichtpharmakologische Behandlungsverfahren bei Migräne, Effekte sind vergleichbar mit kognitiv-verhaltenstherapeutischen u. pharmakologischen Ansätzen.

Durch|blutungs|störung, zerebrale: (engl.) *impaired cerebral blood flow*; syn. Ischämie, zerebrale; Durchblutungsstörung des Gehirns*; **Vork.:** Manifestation meist nach dem 50. Lebensjahr; Männer häufiger betroffen als Frauen; **Einteilung: 1.** entspr. der Ätiol.: v. a. Arteriosklerose* hirnversorgender Gefäße, Stenose intra- od. extrakranieller Gefäße, am häufigsten Arteria-carotis-interna-Stenose mit Gefahr der arterio-arteriellen Embolie, ferner kardiale Embolie*, entzündliche Gefäßerkrankung (s. Vaskulitis), rheologische Störungen des Bluts, arterielle Hypertonie* u. Dissektion der Arteria carotis od. Arteria vertebralis; **2.** klinisch entspr. der Dauer u. Reversibilität der neurologischen Sympt.: reversibles ischämisches (fokal-)neurologisches Defizit, z. B. Hemiparese*, Aphasie*, Amaurosis fugax bei transitorischer Ischämie (auch transitorische ischämische Attacke, Abk. TIA, vollständige Rückbildung innerhalb von 24 Stunden); zunehmendes neurol. Defizit u. fluktuierende Sympt. mit Remission bei progredientem Schlaganfall (progressive stroke, Abk. PS) über Stunden od. Tage; chronisches neurologisches Defizit bei der Maximalausprägung der zerebralen Durchblutungsstörung: Schlaganfall* (engl. completed stroke, Abk. CS).

Durch|fall: (engl.) *diarrhoea*; s. Diarrhö.

Durch|gangs|syn|drom *n*: (engl.) *symptomatic transitory psychotic syndrome*; syn. Funktionspsychose; Bez. (H. Wieck) für akute (reversible) hirnorganisch bedingte Störung von Orientierung u./od. Aufmerksamkeit; akuter exogener Reaktionstyp*; Dauer: Stunden bis Tage (u. länger); wird aktuell als Delir* klassifiziert. **Formen:** aspontanes, depressives, paranoid-halluzinatorisches od. amnestisches Durchgangssyndrom; **Urs.:** Hirnfunktionsstörungen*; häufig bei stationär durchgeführten medizinischen Interventionen, z. B. nach operativen Eingriffen bei älteren Menschen.

Durch|schlaf|in|somnie (Insomnie*) *f*: (engl.) *insomnia in maintaining sleep*; Durchschlafstörung*.

Durch|schlaf|störung: (engl.) *difficulties in maintaining sleep, sleep maintenance disorder*; syn. Durchschlafinsomnie, Schlafkontinuitätsstörung; Wiedereinschlafstörung nach nächtlichem (auch physiol. vorkommendem) Erwachen, bei der das erneute Einschlafen nicht od. erst nach längerem Wachliegen wieder möglich ist; **Vork.:** bei Insomnie* u. a. Schlafstörungen*, typisch bei Depression*, häufig auch im Alter u. bei hohem Fieber; **Diagn.:** Anzahl u. Dauer der Wachphasen; **Ther.:** Schlafhygiene*, Verhaltenstherapie*, Schlafmittel*, Antidepressiva*.

Durch|schnitt: (engl.) *average*; **1.** umgangssprachlich syn. für arithmetisches Mittel; **2.** in der Mengenlehre besteht der Durchschnitt zweier Mengen aus den Elementen, die beide Mengen gemeinsam enthalten; **3.** in der Wahrscheinlichkeitsrechnung tritt das Durchschnittsereignis zweier Ereignisse ein, wenn beide Ereignisse gemeinsam eintreten. Vgl. Norm.

Durch|streich-Test *m*: s. Abstreich-Test.

DWMS: Abk. für (engl.) ***D****ysfunctional** ***W****orking* ***M****odels* ***S****cale*.

Dyade (gr. δζασ, δζαδοσ Zweiheit) *f*: (engl.) *dyad*; Zweierbeziehung, Zweiergruppe.

Dyadic Approach (engl. dyadischer Ansatz): s. Ansatz, dyadischer.

Dyn|orphine *n pl*: (engl.) *dynorphins*; zu den endogenen Opioiden* (Endorphine*, Enkephaline u. Dynorphine) gehörende Neuropeptide* aus 17 od. 18 Aminosäuren, die aus Prodynorphin gebildet werden; **Wirkung:** Morphin-ähnlich an Opioid*-Rezeptoren (My-, Delta- u. Kappa-Rezeptoren); durch Bindung v. a. an spinale Kappa-Rezeptoren hauptsächlich analgetisch; zusätzlich v. a. sedierend u. dysphorisch.

Dys-: Wortteil mit der Bedeutung Miss-, Un-; von gr. δυσ-.

Dys|ästhesie (Dys-*; -ästhesie*) *f*: (engl.) *dysesthesia*; qualitative Sensibilitätsstörung* mit (spontanen od. provozierten) abnormen, unangenehmen Sinneswahrnehmungen; meist auf taktile Wahrnehmung bezogen (Oberflächensensibilität); **Vork.:** z. B. bei Polyneuropathie*, auch bei Schizophrenie*, somatoformen Störungen* u. larvierter Depression*. Vgl. Parästhesie.

Dys|akusis (Dys-*; gr. ἀκούειν hören) *f*: (engl.) *disacusis*; Hörstörung; **Formen: 1. verminderte** Hörwahrnehmung (Hypakusis): z. B. Schwerhörigkeit*, Presbyakusis*; als kortikale Hörschädigung (syn. zentrale/zerebrale Hörschädigung): Hörminderung bis hin zur Taubheit* inf. Schädigung des Hörzentrums im Gehirn; s. Agnosie, akustische; **2. gesteigerte** Hörwahrnehmung: Hyperakusis*; **3.** qualitativ **veränderte** Hörwahrnehmung: z. B. Diplakusis* od. Parakusis*; **4.** i. w. S. akustische

Halluzination* bei Delir* u. Psychose* od. als akust. Aura* bei Epilepsie*.

Dys|arthrie (Dys-*; gr. ἀρθροῦν artikulieren) *f*: (engl.) *dysarthria*; syn. Dysarthrophonie; kombinierte Sprach-*, Sprech-* u. Stimmstörung (Dysphonie*) inf. Schädigungen der an der Sprechmotorik beteiligten neuromuskulären Strukturen mit Störungen der Artikulation, der Atmung u. der Phonation mit vermehrter Sprechanstrengung sowie Veränderungen der Lautstärke u. Sprechgeschwindigkeit; bei **Anarthrie** ist keine lautsprachliche Äußerung möglich. **Einteilung: 1.** nach klinischer Manifestation: schlaffe, spastische, spastisch-schlaffe, ataktische, hypokinetische, hyperkinetische Dysarthrie; **2.** nach Lokalisation: **a)** kortikale Dysarthrie bei Schädigung zentraler Projektionsbahnen (z. B. zerebrale Durchblutungsstörung*, Hirntumor*) mit verwaschener Artikulation, Heiserkeit, erhöhtem Tonus u. evtl. Spastik der Sprechmuskulatur; Vork.: häufig in Kombination mit (motorischer) Aphasie*; **b)** pyramidale (spastische) Dysarthrie bei Schädigung der Pyramidenbahn* (z. B. Pseudobulbärparalyse*) mit Störung mimischer Bewegungen, häufig Stimmstörungen u. Rhinolalie; **c)** extrapyramidale Dysarthrie mit monotoner Sprache u. Dysprosodie (gestörte Sprachmelodie); Vork.: meist in Zusammenhang mit Erkrankungen des extrapyramidalen Systems (z. B. Parkinson*-Syndrom); **d)** zerebellare Dysarthrie bei Kleinhirnschädigung (z. B. Multiple* Sklerose, Intoxikation*) mit unscharfer Artikulation, skandierender Sprache u. gestörtem Sprechtempo, meist in Kombination mit anderen zerebellären Symptomen; **e)** bulbäre od. pseudobulbäre Dysarthrie bei Schädigung der Hirnnervenkerne IX–XII (z. B. Bulbärparalyse, amyotrophische Lateralsklerose*, Myasthenia* gravis pseudoparalytika) mit Hypotonie der Muskulatur, Heiserkeit bis zur Aphonie*, offenem Näseln inf. Gaumensegellähmung u. verwaschener Artikulation; **f)** Mischformen mit unterschiedlicher Symptomatik je nach Läsion; **Ther.:** logopädische Übungsbehandlung (Atem-, Stimm-, Artikulations- u. Sprechtherapie).

Dys|arthro|phonie (Dys-*; Arthr-*; gr. φωνή Ton, Laut) *f*: (engl.) *dysarthrophonia*; Dysarthrie*.

Dys|balance-Hypo|these, cholin|erg-amin|erge (Dys-*; engl. balance Waage, Gleichgewicht; Hypothese*) *f*: (engl.) *cholinergic aminergic dysbalance hypothesis*; Hypothese zur Entstehung affektiver Erkrankungen, insbes. Depression*; demnach kommt es bei einem depressiven Syndrom zu einer Verschiebung des Gleichgewichts zwischen cholinerger u. aminerger Neurone zugunsten des cholinergen Systems. Chronische Stressbedingungen führen zu einer Desynchronisation der Funktion des Locus* caeruleus u. einem Überwiegen der cholinergen Transmission. Vgl. Balancetheorie.

Dys|basie (Dys-*; Bas-*) *f*: (engl.) *dysbasia, gait disturbance*; Gehstörung ohne ätiologische Spezifizierung; s. Gangstörungen.

Dys|bindin *n*: Abk. für (engl.) ***Dys**trophin-**bindin**g protein (Abk. DTBN)*; durch das DTNB1-Gen auf Chromosom 6p22.3 codiertes u. ubiquitär im Gehirn (v. a. postsynaptisch) u. in anderen Körperbereichen exprimiertes Protein, das an der synaptischer Übertragung in Nervenzellen mit glutamatergen Synapsen beteiligt ist u. die Anzahl von Dopamin*-Rezeptoren (v. a. D_2) steigert; **klin. Bedeutung: 1.** DNA-Sequenzvarianten im DTNB1-Gen assoziiert mit Schizophrenie* u. bipolarer affektiver Störung*; **2.** Konzentration von Dysbindin-1-Protein in Hippocampus u. Präfrontalkortex reduziert bei Schizophrenie; **3.** Genetische Manipulation von Expression der Dysbindin-Menge (transgene Mausmodelle) beeinflusst Langzeitgedächtnis, Arbeitsgedächtnis, aber auch Zusammensetzung der Haut. Vgl. Neuregulin.

Dysfunctional Attitude Scale: Abk. DAS; s. Skala dysfunktionaler Einstellungen.

Dysfunctional Working Models Scale: Abk. DWMS; Selbstbeurteilungsverfahren zur Erfassung psychotischer Symptomatik, insbes. dysfunktionaler Kognitionen*.

Dys|funktion (Dys-*; lat. functio Verrichtung, Leistung) *f*: (engl.) *dysfunction*; Funktionsstörung; mangelhafte Funktion eines Organs; wird u. a. im Zusammenhang mit sexuellen Funktionsstörungen od. kognitiven Störungen (z. B. minimale zerebrale Dysfunktion*) verwendet.

Dys|funktionalität (Dysfunktion*) *f*: (engl.) *dysfunctionality, maladaptive behavior*; Bez. für Verhalten, das dem Erreichen persönlich u. kulturell akzeptierter bedeutsamer Ziele entgegensteht; basiert auf der Vorstellung, dass jegliches menschliches Verhalten instrumenteller (zielgerichteter) Natur ist. **Beispiel: 1.** dysfunktionale Kognition* (z. B. Katastrophisierung*), die dazu führen, dass bestimmte zielführende Optionen in Situationen nicht genutzt werden, da ein negatives Ergebnis erwartet wird. **2.** Narzisstische Fehlregulationen in sozialen Situationen (z. B. Aggression zeigen, aus dem vorschnellen und situationsbezogen übertriebenen Gefühl der Missachtung heraus) sind dysfunktional, insofern sie die dysfunktional erwartete Realität erst schaffen (z. B. Interaktionspartner ziehen sich zurück u. verunsichern so das fragile Selbstwertempfinden weiter).

Dys|funktion, e|rektile (Dysfunktion*) *f*: (engl.) *erectile dysfunction*; Erektionsstörung*.

Dys|funktion, minimale zerebrale (Dysfunktion*) *f*: (engl.) *minimal cerebral dysfunction (Abk. MCD)*; psychoorganisches Syndrom (Schweiz); Bez. für geringfügige Funktionsstörungen des Nervensystems im Kleinkind- u. Kindesalter aufgrund partieller Störung od. Schwäche im Prozess der Gehirnreifung*; **Klin.:** unter stressarmen Bedingungen ist das Kind praktisch unauffällig, unter (positivem u. negativem) Stress* häufig Leistungseinbußen, z. B. motorische Entwicklungsstörungen* (v. a. die Feinmotorik* betreffend), umschriebene Entwicklungsstörungen* (z. B. Rechenstörung),

Sprachentwicklungsstörung*, z. T. große Probleme beim Schriftspracherwerb u. Sympt. der ADHS* od. phlegmatische bis depressive Passivität*; **Ther.:** interdisziplinäre Übungsbehandlung entspr. Störungsschwerpunkt.

Dys|funktion, psycho|sexuelle (Dysfunktion*) *f*: (engl.) *psychosexual dysfunction*; s. Funktionsstörung, sexuelle.

Dys|funktion, psycho|vegetative (Dysfunktion*) *f*: (engl.) *psychovegetative dysfunction*; s. Funktionsstörung, somatoforme autonome.

Dys|funktion, sexuelle (Dysfunktion*) *f*: (engl.) *sexual dysfunction*; s. Funktionsstörung, sexuelle.

Dys|geusie (Dys-*; gr. γεῦσις Geschmack) *f*: (engl.) *dysgeusia*; s. Schmeckstörung.

Dys|grammatismus (Dys-*; gr. γραμματική Grammatik) *m*: (engl.) *dysgrammatism*; syn. Entwicklungsdysphasie; Sprachentwicklungsstörung* im Kindesalter als Störung der Fähigkeit, Sprache den Regeln der Grammatik entsprechend zu produzieren; **Klin.:** Fehler bei der Bildung von Wörtern (Morphologie, z. B. Pluralbildung), im Satzbau (Syntax, z. B. Wortstellung), bei der Verwendung von Wortendungen u. beim Gebrauch von Funktionswörtern (Artikel, Präpositionen, Konjunktionen); **Diagn.:** Spontansprachanalyse, Stimulierung grammatikalischer Strukturen, patholinguistische Diagnostik (Normdaten für 4–6-Jährige); **Ther.:** (logopädisch) entwicklungsproximale Therapie, Therapie der Kontextoptimierung, Erweiterung der Hör-Gedächtnis-Spanne, psycholinguistische Methode, patholinguistische Therapie, Diskriminationsübungen.

Dys|graphie (Dys-*; -graphie*) *f*: **1.** (engl.) *dysgraphia*; Störung der (zuvor intakten) Schreibfähigkeit bei ungestörter Handmotorik, meist kombiniert mit anderer fokal bedingter Hirnleistungsstörung*, insbes. mit Aphasie*; **Urs.:** Störung der Sprachverarbeitung inf. Hirnschädigung, z. B. durch Schlaganfall*; **Einteilung:** nach dem Ort der Schädigung u. resultierendem Schwerpunkt der Störung in: **a)** lexikalische Dysgraphie: schwer unterscheidbare Wörter können nicht ausgesprochen werden, visuelle Wortbilder entstehen eher aus visuellen u. weniger aus phonologischen Engrammen*; Läsion im linken Gyrus angularis (Area 39 nach Brodmann); vgl. Angularissyndrom; **b)** phonologische Dysgraphie: korrekte schriftliche Wiedergabe seltener u. vertrauter Wörter, aber Unfähigkeit sie auszusprechen; Läsion im Gyrus supramarginalis od. der persylvanischen Region; **c)** semantische Dysgraphie (Leitungsagraphie): bedeutungshaltiges Material kann nicht ausgesprochen u. geschrieben werden; Störung der Informationsweiterleitung von der semantischen Region zum Wernicke*-Areal u. Gyrus angularis); **d)** apraktische Dysgraphie (Agraphie); **Klin.:** u. a. Paragraphien*, Ganzwortersetzungen, Phonem-Graphem-Zuordnungsfehler, Störung der Fähigkeit zum Buchstabieren u. zum Schreiben von Neologismen; **Diagn.:** DD verschiedener Schreibstörungen auf der Grundlage des Sprachverarbeitungsmodells (Logogen*-Modell); **Ther.:** gezielte therapeutische Maßnahmen zur Phonem-Graphem-Korrespondenz u. zum ganzheitlichen Schreiben. **2.** Entwicklungsdysgraphie: Lese*-Rechtschreib-Störung.

Dys|kalkulie (Dys-*; lat. calculus Rechenstein, Berechnung) *f*: (engl.) *dyscalculia*; Entwicklungsdyskalkulie, veraltet Arithmasthenie, umgangssprachl. Rechenschwäche; umschriebene Entwicklungsstörung* der Rechenfertigkeiten; Störung beim Umgang mit Zahlen bei normaler Gesamtintelligenz; **Häufigkeit:** Prävalenz ca. 5 %; **Urs.:** unklar (psychologische u. biologische Ansätze werden diskutiert); **Sympt.:** Probleme im Umgang mit Mengen u. Zahlen u. massive Probleme beim Rechnen; **Diagn.:** Prozentrang <10 in standardisiertem Rechentest bei durchschnittlicher Intelligenz u. angemessener Beschulung (s. Diskrepanzannahme); **Ther.:** spezielle Förderprogramme (Lerntherapie) u. Beratung der Eltern. Vgl. Akalkulie; Rechenstörung.

Dys|kin|ästhesie (Dys-*; Kin-*; -ästhesie*) *f*: (engl.) *dyskinesthesia*; gestörte Wahrnehmung von Bewegungen, Körperverlagerungen u. von Raum-Lage-Verhältnissen; vgl. Kinästhesie.

Dys|kinesia tarda (Dyskinesie*) *f*: s. Spätdyskinesie.

Dys|kinesie (Dys-*; Kin-*) *f*: (engl.) *dyskinesia*; motorische Fehlfunktion; (neurol.) Bez. für Bewegungsstörungen, die häufig hyperkinetisch (z. B. Chorea*, Athetose*) u. meist pharmak. induziert sind (z. B. durch Levodopa od. Neuroleptika*; s. Frühdyskinesie; Spätdyskinesie); **DD:** dissoziative Bewegungsstörungen. Vgl. Dysbasie.

Dys|kinesie, akute (Dyskinesie*) *f*: Frühdyskinesie*.

Dys|kinesie, tardive (Dyskinesie*) *f*: (engl.) *tardive dyskinesia*; Spätdyskinesie*.

Dys|kolie (Dys-*) *f*: (engl.) *dyscolia*; veraltete Bez. für pessimistische Stimmung, Trübsinn, Unzufriedenheit, Weltschmerz; vgl. Dysthymie.

Dys|krasie (Dys-*; gr. κρᾶσις Mischung) *f*: (engl.) *dyscrasia*; s. Humoralpathologie.

Dys|lalie (Dys-*; gr. λαλεῖν reden) *f*: (engl.) *dyslalia*; veraltet Stammeln; kombinierte Sprach*- u. Sprechstörung* mit Störung des Lauterwerbs od. der Lautbildung, bei der die Anordnung od. Realisierung der Laute in einem Wort nicht den Regeln der Standardsprache entspricht (phonologische Störung) od. bei der einzelne Laute od. Lautverbindungen nicht normgerecht artikuliert werden (phonetisch-artikulatorische Störung); **Urs.:** u. a. Sprachentwicklungsstörung*, psychische Faktoren, Hörstörung, zentrale Sprachstörung; **Einteilung:** **1.** nach Anzahl der fehlerhaft gebildeten bzw. verwendeten Laute: partielle, multiple od. universelle Dyslalie, Vokalsprache; **2.** nach dem betroffenen Phon: **a)** Sigmatismus*; **b)** Schetismus: Sch-Laute od. -Lautverbindungen werden fehlgebildet; **c)** phonetisch-artikulatorische Störung des g (l, k, r) bzw. Auslassung des Phons g (l, k, r) bzw. Inventarbeschränkung für g (l, k, r); veraltet Gammazismus (Lambdazismus, Kappazismus, Rhotazismus); **Diagn.:** Spontanspracheanalyse; Screeningverfahren, z. B. patholinguistische Diagnostik, Aachener Dyslalie Diagnostik (Abk. AAD) zur Feststellung des Phon-/Phoneminventars u. der phonologischen Prozesse; **Ther.:** logopädische Übungsbehandlung (patholinguistische Therapie, Minimalpaartherapie, Metaphonansatz).

D

Dys|lexie (Dys-*; gr. λέγειν lesen) *f*: **1.** (engl.) *dyslexia*; Störung der Lesefähigkeit nach weitgehend abgeschlossenem Schriftspracherwerb (totale Unfähigkeit: Alexie), wobei Wörter (verbale Dyslexie, Wortblindheit) od. Einzelbuchstaben (literale Dyslexie) nicht erkannt werden; **Urs.:** Sprachverarbeitungsstörung inf. einer neurologischen Störung (z. B.Schlaganfall*); **Klin.:** versch. Arten von Fehlern (Paralexien) beim lauten Lesen: Ganzwortersetzungen, Graphem-Phonem-Zuordnungsfehler; ggf. auch Beeinträchtigung des Lesesinnverstehens; **Diagn.:** DD versch. Lesestörungen auf der Grundlage des Sprachverarbeitungsmodells (Logogen*-Modell); **Ther.:** je nach Störungsschwerpunkt Übung des einzelheitlichen (Graphem-Phonem-Konvertierung) od. des ganzheitlichen-lexikalischen Verarbeitens. Vgl. Aphasie; Dysgraphie. **2.** Entwicklungsdyslexie: Lese*-Rechtschreib-Störung.

Dys|logie (Dys-*; -log*) *f*: (engl.) *dyslogia*; Bez. für unvollständige Entwicklung aller Sprachfunktionen; **Vork.:** u. a. Intelligenzstörung*.

Dys|metrie (Dys-*; Metr-*) *f*: (engl.) *dysmetria*; falsche Abmessung von Zielbewegungen; **Formen:** überschießende (Hypermetrie) od. schon vor Erreichen ihres Ziels im Tempo verlangsamte, insgesamt zu kurz bemessene Bewegungen (Hypometrie); **Diagn.:** klin. Untersuchung mit Finger-Nase-, Finger-Finger- u. Knie-Hacken-Versuch od. durch Sakkadentestung; vgl. Symptome, zerebellare.

Dys|mimie (Dys-*; gr. gμιμητικός nachbildend) *f*: (engl.) *dysmimia*; Sammelbez. für Veränderungen des mimischen Ausdrucksverhaltens aufgrund neurologischer Erkrankungen, z. B. Hypomimie*, Amimie* od. Paramimie* bei Parkinson*-Syndrom sowie Hypermimie* bei Pseudobulbärparalyse.

Dys|mnesie (Dys-*; -mnese*) *f*: (engl.) *dysmnesia*; Sammelbez. für Gedächtnisstörungen* u. Störungen der Lernleistung (Lernstörungen*); umfasst Störungen des deklarativen, prozeduralen u. des Arbeitsgedächtnisses; **Vork.:** v. a. Demenz*, Psychose*, Depression*.

Dys|morpho|phobie (Dys-*; gr. μορφή Gestalt, Form; Phobie*) *f*: (engl.) *dysmorphophobia*; syn. Körperdysmorphophobie; übertriebene u. anhaltende Angst vor körperlicher Entstellung; vgl. Störung, körperdysmorphe.

Dys|morph|opsie (Dys-*; gr. μορφή Gestalt, Form; Op-*) *f*: (engl.) *dysmorphopsia*; s. Metamorphopsie.

Dys|noia (gr. δζονοια Zerfahrenheit) *f*: (engl.) *dysnoia*; alte Bez. für akutes psychotisches Syndrom mit Derealisation*, Personenverkennung, Halluzinationen* u. Veränderung des Bewusstseins*; **Geschichte:** Das Konzept von S. S. Korsakow (1891) einer eigenständige Nosologie der Störung wurde aufgegeben; Dysnoia wird heute als akute vorübergehende Psychose* od. i. R. der Schizophrenie* klassifiziert.

Dys|osmie (Dys-*; gr. ὀσμή Geruch) *f*: (engl.) *dysosmia*; s. Riechstörung.

Dys|pareunie (Dys-*; gr. πάρευνος Bettgefährte) *f*: (engl.) *dyspareunia*; syn. Algopareunie; seit mindestens 6 Monaten ständige od. sehr häufige Schmerzen (bei Frauen od. Männern) im Genitalbereich beim Geschlechtsverkehr; **Häufigkeit:** geschätzte Prävalenz bei Frauen 8–23 %, bei Männern 0,2–8 %; **Urs.: 1.** bei Frauen häufig gynäkologische Erkrankungen (ca. 50 % der Betroffenen), z. B. Entzündungen in der Scheide, od. sexuelle Appetenz-* od. sexuelle Erregungsstörung* mit Ausbleiben der Lubrikation*, was zu Schmerzen in der Scheide führt; oft multifaktoriell; **2.** bei Männern somatisch (z. B. Verletzungen od. Entzündungen am Penis) od. psychisch bedingte Berührungsängste des Penis; **Ther.:** Behandlung der körperlichen Urs.; bei vorwiegender Psychogenese Sexualberatung, Sexualpsychotherapie*. Vgl. Funktionsstörung, sexuelle.

Dys|pepsie, funktionelle (Dys-*; gr. πέψις Verdauung) *f*: (engl.) *functional dyspepsia, non-ulcer-dyspepsia*; auch Reizmagen, Magenneurose, Gastropathia nervosa; chronische, intermittierend auftretende Oberbauchbeschwerden ohne pathol. Befund; **Häufigkeit:** zeitweiliges Auftreten bei ca. einem Drittel der Bevölkerung, chronisch bei 10–15 % (Überlappung mit Reizdarmsyndrom*); **Ätiol.:** unklar; evtl. Hyperazidität, Speisenunverträglichkeit, Helicobacter-pylori-Infektion, psychische Störungen, Motilitätsstörungen od. gestörte viszerale Sensibilität; **Einteilung:** Ulkus-, Motilitäts- u. Reflux-Typ; **Sympt.:** insbes. Magenschmerzen, postprandiales Völlegefühl, Aufstoßen, Sodbrennen, Übelkeit, Erbrechen, häufig auch komorbide psychische Symptome (Depression*, Angst*); **Diagn.:** Ausschlussdiagnostik schwerwiegender somatischer Erkrankungen (entzündliche u. maligne Magenerkrankungen); **Klassifikation:** in der Psychosomatik als somatoforme autonome Funktionsstörung* des oberen Verdauungssystems klassifiziert (in Abgrenzung zur somatoformen autonomen Funktionsstörung des unteren Verdauungssystems vom Typ Reizdarmsyndrom); **Ther.:** symptomatisch: bei Schmerzen Spasmolytika; bei Refluxbeschwerden Antazida, Histamin*-H_2-Rezeptoren-Blocker od. Protonenpumpen-Hemmer; beim Motilitätstyp Prokinetika, bei Übelkeit u. Erbrechen ggf. Antiemetika; in schweren Fällen Kombination von medizinischer u. Psychotherapie (kognitive Verhaltenstherapie*, Hypnose*). Vgl.

Reizdarmsyndrom; Abdominalbeschwerden, funktionelle.

Dys|phagie (Dys-*; Phag-*) *f*: (engl.) *dysphagia, eating and swallowing disorder*; Dysphagia; Schluckstörung, lokalisiert zwischen Lippen u. Mageneingang; **Ätiol.:** Erkrankung des ZNS (z. B. Schlaganfall*, Myasthenia* gravis pseudoparalytica); Erkrankung der oropharyngealen u. ösophagealen Strukturen (z. B. Ösophagusstenose, Ösophaguskarzinom, Refluxösophagitis); verschluckte Fremdkörper, Schlucklähmung, selten auch i. R. einer generalisierten Sklerodermie, okulopharyngealer Muskeldystrophie, bei diffusem Ösophagospasmus, myotonischer Dystrophie; **Einteilung:** (entsprechend der Schluckphasen) **1. oropharyngeale** Dysphagie: **a)** orale Phase: Schluckbeschwerden zu Beginn der Nahrungsaufnahme, Störungen des Kauvorgangs u./od. des Nahrungstransports; **b)** pharyngeale (reflektorische) Phase: vorzeitiges Abfließen der Nahrung vor Auslösung des Schluckreflexes, Residuen in den Recessus piriformis; **2. ösophageale** Dysphagie: Passagebehinderung für feste u./od. flüssige Nahrung in der ösophagealen Phase, Hochwürgen der Nahrung, Steckenbleiben der Nahrung in der Speiseröhre. **Diagn.:** klin. u. radiol. Untersuchung (Standard: Videoendoskopie), logopädisch: u. a. Klärung der Aspirationsgefahr; **Ther.:** **1.** interdisziplinäre Behandlung der Grunderkrankung; **2.** logopädische Ther.: funktionelle Übungen zur Restitution (z. B. Verbesserung der Zungenmotorik), Kompensation (z. B. Schluckmanöver), Adaptation (Einsatz von Esshilfen); **3.** operative Therapie: i. R. neurologischer Schluckstörungen z. B. Luftröhrenschnitte (Tracheotomie) zur Verhinderung einer Aspiration u. Anlage einer Ernährungssonde (z. B. Magensonde, PEG) zur Ernährung; in seltenen Fällen (z. B. Tumoren der Schädelbasis) können Operationen für die Therapie der Schluckstörung sinnvoll sein; **4.** psychotherap.: bei psychogenen Schluckstörungen (z. B. aus Angst vor einem Verschlucken, Phagophobie) Verhaltenstherapie* in Kombination mit logopädischen Behandlungen; **DD:** abzugrenzen sind psychogen bedingte Schluckstörungen (z. B. idiopathisches Globussymptom*, psychogenes Erbrechen). Vgl. Aphagie.

Dys|phasie (Dys-*; gr. φάσις Sprechen) *f*: **1.** (engl.) *dysphasia*; Entwicklungsdysphasie: syn. Dysgrammatismus*; **2.** veraltet für Aphasie*.

Dys|phonie (Dys-*; gr. φωνή Ton, Laut) *f*: (engl.) *dysphonia*; syn. Stimmstörung; Störung der Phonation (Stimm- u. Lautbildung) mit Veränderung des Stimmklangs u. Einschränkung der Stimmleistungsfähigkeit; **Formen:** **1.** zentrale Dysphonie: Stimmlippenlähmung (Kehlkopflähmung); **2.** Dysphonie bei Erkrankungen des Kehlkopfs (z. B. Laryngitis, Stimmlippenknötchen); **3.** funktionelle Dysphonie ohne primäre morphologische Veränderung des Stimmapparats; **4.** dysplastische Dysphonie bei Formanomalien des Larynx; **5.** endokrin (z. B. Hypothyreose, Hypogandismus, Hormontherapie) bedingte Dysphonie; **6.** traumatische Dysphonie nach Gewalteinwirkung auf den Larynx od. nach endotrachealer Intubation; **Klin.:** Heiserkeit (Raucitas), raue, belegte od. behauchte Stimme, evtl. Aphonie*; **Diagn.:** Stimmstatus, Laryngoskopie, Stroboskopie; **Ther.:** entsprechend der Grunderkrankung Stimmruhe, logopädische, pharmakologische od. operative, mikrochirurgische Therapie; bei psychogener Dysphonie ggf. begleitende psychotherapeutische od. psychiatrische Therapie.

Dys|phorie (Dys-*; gr. φορεῖν tragen) *f*: (engl.) *dysphoria*; Störung der Affektivität* mit misslauniger, gereizter Stimmung; **Vork.:** z. B. als Alltagsverstimmung ohne pathol. Bedeutung, bei dysthymer Störung (s. Dysthymie), Intoxikation od. organisch bedingten psychischen Störungen.

Dys|phorie, post|partale (Dysphorie*) *f*: (engl.) *post partum dysphoria*; sog. Heultag, Baby Blues; Wochenbettstörung mit i. d. R. kurzer Dauer (wenige Stunden bis mehrere Tage); **Häufigkeit:** 25–50 % aller Mütter; **Urs.:** hormonale Veränderungen (Zunahme von Prolaktin* u. Oxytocin*, Endorphinabbau, Abnahme von Prostaglandin*, Progesteron* u. Östrogen*), Erschöpfung, Schlafmangel, Überforderungsgefühle; **Sympt.:** bedrückte Stimmung, Stimmungslabilität, häufiges Weinen, allg. Irritierbarkeit, Ängstlichkeit, übermäßige Sorgen meist um die Gesundheit des Kindes od. die eigene, Konzentrations-, Schlaf- u. Appetitstörungen; **Progn.:** Sympt. klingen i. d. R. ohne Therapie ab; bei Anhalten der Sympt. über 10–14 Tage Übergang in postpartale Depression* möglich. Vgl. Psychose, postpartale.

Dys|phrasie (Dys-*; gr. πηράσια das Reden, der Ausdruck) *f*: **1.** (engl.) *dysphrasia*; Sammelbez. für zentralnervös bedingte Sprachstörungen*; **2.** Bez. für alle speziellen Formen des Sprachverhaltens bei Psychosen*, bei denen nicht Teilfunktion der Sprachnutzung gestört sind, sondern zentral-integrative Funktionen des Kommunikationsverhaltens; umfasst u. a. Sprachtempo- u. Sprachrhythmusstörung, Paragrammatismus bzw. Agrammatismus* (s. Dysgrammatismus), Wiederholungen (Verbigerationen*, Echolalie*), Neologismen*, Prosodie u. Dysphonie*. **Hinweis:** Im Kindesalter muss zwischen kindlicher Schizophrenie* nach zuerst normaler Entwicklung u. frühkindlichem Autismus* mit beeinträchtigter Sprachentwicklung* unterschieden werden. **3.** Dyslogie*.

Dys|plastiker (Dys-*; gr. πλαστός gebildet, geformt) *m*: (engl.) *dysplastic*; s. Konstitutionslehre.

Dys|praxie (gr. δυσπραξία Missgeschick) *f*: (engl.) *dyspraxia*; s. Apraxie.

Dys|regulation, emotionale (Dys-*; lat. regula Richtschnur, Norm) *f*: (engl.) *emotional dysregulation*; Beeinträchtigung der teils unbewussten, teils bewussten u. intentionalen Verhaltensweisen u. Strategien, die das Emotionserleben, die Emotionssteuerung u. den Emotionsausdruck modulieren; äußert sich bei psychiatrischen Erkrankungen gewöhnlich in intensiven u./od. anhaltend aversiven Gefühlen od. in einem dramatisierenden bzw. gehemmten Ausdruck von Gefühlen; **Vork.:** prototypisch bei Borderline*-Persönlichkeitsstörung.

Dys|rhaphie|syn|drome (Dys-*; gr. ῥαφή Naht) *n pl*: (engl.) *dysrhaphic syndromes*; angeborene Entwicklungsstörungen beim Verschluss embryonaler Verwachsungslinien, z. B. der Neuralanlage mit unvollständigem Verschluss des Neuralrohrs; **Einteilung: 1.** Verschlussstörung des Schädels od. der Wirbelsäule mit unterschiedlichen Schweregraden (z. B. Spina* bifida); **2.** Schädelweichteildefekt mit Lückenbildung in der vorderen Mittellinie des Gesichts (Gesichtsspalten; z. B. Lippen-Kiefer-Gaumenspalte); **3.** Schädeldachdefekt mit sog. Lücken- od. Wolkenschädel; **4.** Fistel- od. Zystenbildung mit verschiedenen klinischen Sympt. in den abhängigen Bereichen.

Dys|somnie (Dys-*; lat. somnus Schlaf) *f*: (engl.) *dyssomnia*; in der ICSD*-2 nicht mehr verwendete Sammelbez. für primäre Schlafstörungen*, die durch Insomnie* od. Hypersomnie* od. Kombination beider gekennzeichnet sind; **Formen: 1. intrinsisch** bedingt, z. B. Narkolepsie*, obstruktives Schlafapnoesyndrom*; **2. extrinsisch** bedingt, z. B. durch Höhe od. Toxine bedingte Schlafstörung; **3. zirkadian** bedingt, z. B. chron. Schichtarbeiter-Syndrom, Jetlag*-Syndrom.

Dys|stasie (Dys-*; gr. στάσις Stillstand, Stauung) *f*: (engl.) *dysstasia*; s. Astasie.

Dys|thymie (Dys-*; gr. θυμός Gemüt) *f*: **1.** (engl.) *dysthymia*; Verstimmung; anhaltende affektive Störung* mit chronischer od. konstant wiederkehrender Depression* mit mildem bis moderatem Schweregrad ohne hypomanische Episoden, Dauer mind. 2 Jahre; die dazwischen liegenden Perioden normaler Stimmung halten selten wochenlang an; vgl. Depression, doppelte; **2.** eine der affektiven Grundstimmung nicht entsprechende Wahnentwicklung (dysthymer Wahn: s. Stimmungsinkongruenz).

Dys|tonie (Dys-*; Ton-*) *f*: (engl.) *dystonia*; allg. Bez. für fehlerhaften Spannungszustand (Tonus), z. B. von Muskeln u. Gefäßen; i. e. S. neurologische Fachbezeichnung für extrapyramidale Bewegungsstörung mit lang anhaltenden, unwillkürlichen tonischen Muskelkontraktionen, die zu verzerrenden Bewegungen, abnormer Körperhaltung od. Fehlstellungen von Körperteilen führen; **Ätiol.:** wahrscheinlich Störung des Dopaminstoffwechsels in den Basalganglien; pathol.-anat. mit unterschiedlichen morphol. Veränderungen im Putamen u. a. Kerngebieten; **Einteilung: I.** nach der Ätiol.: **1.** primäre Dystonie: **a)** idiopathisch; **b)** hereditär: autosomal-dominant (syn. Ziehen-Schwalbe-Oppenheim-Syndrom), Manifestation meist zwischen 10. u. 20. Lebensjahr, Beginn häufig als fokale Dystonie (DYT1, 4, 6, 7); autosomal-rezessiv (DYT2); X-chromosomal-rezessiv vererbte Dystonie (syn. Philippino-Typ), Manifestation um das 35. Lebensjahr; häufig kraniozervikale Dystonie, in ca. 35 % einhergehend mit Parkinson*-Syndrom; **2.** sekundäre Dystonie: **a)** sporadisch; **b)** hereditär: autosomal-dominant (DYT8–12 u. DYT5a, Segawa-Syndrom mit Parkinson-Symptomen) od. -rezessiv (DYT5b) od. X-chromosomal-rezessiv (DYT3) mit Parkinson-Symptomen in 50 %; **c)** symptomatisch: Dystonie in Assoziation mit neurologischen od. metabolischen Erkrankungen (z. B. hepatolentikuläre Degeneration, Chorea* Huntington, Hirntumoren*, postenzephalitisches Syndrom*); **d)** tardive Dystonie: meist pharmakologisch induziert, z. B. durch klassische Neuroleptika* u. a. Dopamin-Antagonisten; **e)** Off-Dystonie: behandlungsinduziert bei Parkinson-Syndrom in beginnender od. abklingender Off-Phase; **II.** nach dem Manifestationszeitpunkt: infantile, juvenile u. adulte Form; **III.** nach dem Verteilungsmuster der betroffenen Muskelgruppen: **1.** fokale Dystonie: auf eine Körperregion begrenzt; z. B. Blepharospasmus*, oromandibuläre Dystonie, Torticollis* spasmodicus, Dystonie des Larynx (spasmodische Dystonie), Dystonie einzelner Extremitäten, Beschäftigungsdystonie (z. B. Schreibkrampf); **2.** segmentale Dystonie in 2 benachbarten Körperregionen (z. B. Meige-Syndrom mit Blepharospasmus u. oromandibulärer Dystonie); **3.** multifokale Dystonie in >2 nicht benachbarten Körperregionen; **4.** Hemidystonie: i. d. R. sekundäre Dystonie des ipsilateralen Arms u. Beins, z. B. nach Hirnschädigung; **5.** generalisierte Dystonie: i. d. R. vererbt; Manifestation meist im Jugendalter; z. B. idiopathische Torsionsdystonie*; **Ther.: 1.** bei fokaler Dystonie: selektive periphere Denervierung der betroffenen Muskelgruppen durch lokale Injektion von Botulinumtoxin; entspannende Psychotherapieverfahren (Biofeedback*, Autogenes* Training, Entspannungsmethoden*) können positiv unterstützend wirken, da Aufregung u. Stress* viele fokale Dystonien verstärken; ggf. Physiotherapie auf neurophysiologischer Basis; **2.** bei segmentaler u. generalisierter Dystonie: Pharmakotherapie: Versuch mit Levodopa*, Anticholinergika*, Haloperidol*, Baclofen*, Diazepam*; Biofeedback, evtl. stereotaktische Operation, in Einzelfällen: Tiefenhirnstimulation*; **3.** bei tardiver Dystonie: Clozapin*.

Dys|tonie, neuro|vegetative (Dystonie*) *f*: (engl.) *neurovegetativ dystonia*; s. Funktionsstörung, somatoforme autonome.

Dys|tonie, vegetative (Dystonie*) *f*: (engl.) *vegetativ dystonia*; s. Funktionsstörung, somatoforme autonome.

Dys|tonie, zervikale (Dystonie*) *f*: (engl.) *cervical dystonia*; s. Torticollis spasmodicus.

Dys|trophie, prä|natale (Dys-*; Troph-*) *f*: (engl.) *prenatal dystrophy*; intrauterine Wachstumsretardierung*.

Dys|uria psychica (Dys-*; lat. urina bzw. gr. οὖρον Harn, Harnausscheidung) *f*: (engl.) *psychic dysuria*; Unvermögen, in Gegenwart anderer od. inf. einer

Angst- bzw. Schrecksituation Harn zu lassen. Vgl. Dysurie.

Dys|urie (Dys-*; lat. urina bzw. gr. οὖρον Harn, Harnausscheidung) *f*: (engl.) *dysuria*; erschwerte (schmerzhafte) Harnblasenentleerung, oft in Kombination mit häufiger Entleerung kleiner Harnmengen; **Urs.:** v. a. Miktionsstörung*, Harnwegsinfektion, selten neurogen, funktionell od. psychogen bedingt (s. Dysuria psychica).

E

Early-onset-Psychose (engl. early onset frühzeitig auftretend; Psych-*; -osis*) *f*: (engl.) *early onset psychosis*; Abk. EOP; Adoleszentenpsychose; Bez. für Form der schizophrenen, affektiven od. schizoaffektiven Psychose* mit Beginn zwischen dem 14. u. dem 18. Lebensjahr.

Early Recognition Inventory (engl. Früherkennungsinventar): s. ERIraos.

Early Response (engl. early früh; Response*): frühes Therapieansprechen; z. B. in der Pharmakotherapie von Depressionen u. Psychosen/Schizophrenie frühzeitiges Ansprechen innerhalb von 1–2 Wochen (Reduzierung des Schweregrads zu Behandlungsbeginn um 50 %); **klin. Bedeutung:** Prädiktor für langfristiges Therapieansprechen (Response* bzw. Remission*). Die Voraussage des endgültigen Erfolgs von Pharmako- u. Psychotherapie (nach mehreren Wochen bzw. Monaten) ist entscheidend für die Optimierung der Therapie (z. B. durch möglichst frühzeitige Umstellung auf wirksame Therapie).

EAT: Abk. für (engl.) ***E**ating* **A***ttitudes* **T***est*.

Eating Attitudes Test: Abk. EAT, EAT-26; Selbstbeurteilungsverfahren zur Beurteilung des Schweregrads der Symptome bei Essstörungen*; umfasst 26 Items zum Ausmaß des gestörten Essverhaltens u. der übermäßigen Beschäftigung mit Essen, Figur, Gewicht; Beurteilung erfolgt auf 6-teiliger Skala; zusätzlich 5 Fragen (ja/nein) zu Essverhalten, Erbrechen, Laxanzienkonsum in den letzten 6 Monaten; **Anw.:** Screening-Verfahren für Anorexia* nervosa u. Bulimia* nervosa; **Testdauer:** 10–15 Minuten.

Eating Disorder Inventory: Abk. EDI; Fremdbeurteilungsverfahren zur mehrdimensionalen Beschreibung der spezif. Psychopathologie bei Anorexia* nervosa, Bulimia* nervosa u. a. Essstörungen*; umfasst 91 Items zu 11 Skalen: Schlankheitsstreben, Bulimie, Unzufriedenheit mit dem Körper, Ineffektivität, Perfektionismus, Misstrauen, interozeptive Wahrnehmung, Angst vor dem Erwachsenwerden, Askese, Impulsregulation u. soziale Unsicherheit; es existiert eine Kurzform mit 64 Items u. 8 Skalen; aktuelle Version EDI-2; **Anw.:** Eingangsdiagnostik, Therapieplanung, Veränderungsmessung, Psychotherapie u. klinische (Arzneimittel-)Studien; bei Jugendlichen ab 13 Jahren u. Erwachsenen; **Testdauer:** Kurzform ca. 15 Minuten; Langform 20–25 Minuten.

EB: Abk. für **E**rziehungs**b**eratung*.

Ebbinghaus-Täuschung (Hermann E., deutscher Psychologe, 1850–1909): (engl.) *Ebbinghaus visual illusion*; Ebbinghaus-Illusion; visuelle Täuschung*, bei der ein Kreis mit identischem Durchmesser im Kontext von Kreisen größeren Durchmessers als kleiner beurteilt wird als im Kontext von Kreisen geringeren Durchmessers (s. Abb.). Vgl. Wahrnehmungstäuschung.

Ebbinghaus-Täuschung

EbM: Abk. für **e**videnz**b**asierte **M**edizin*.

EBN: Abk. für **e**xzitatorische **B**urst*-**N**eurone.

EBR: Abk. für Skala zur Erfassung von **E**reignis**b**elastungs**r**eaktionen; s. Impact of Event Scale.

EBST: Abk. für **E**lektronisches **B**onner **S**chmerz**t**agebuch; s. Bonner Schmerztagebuch.

Echo|kinesie (gr. ἠχώ Ton, Schall; Kin-*) *f*: (engl.) *echokinesia*; Echopraxie*.

Echo|lalie (gr. ἠχώ Ton, Schall; λαλεῖν reden) *f*: (engl.) *echolalia*; Bez. für Sprachautomatismus* mit zwanghaftem Wiederholen von Wörtern od. Sätzen anderer Personen in wörtlicher od. leicht abgewandelter Form ohne Rücksicht auf Inhalt u. Situation; **Vork.:** physiol. in der kindlichen Sprachentwicklung zwischen 1. u. 2. Lebensjahr; pathol. z. B. bei Aphasie*, Schizophrenie*, Intelligenzminderung* od. bei Tourette*-Syndrom mit Übergang zur Zwangsstörung*; vgl. Automatismus; Befehlsautomatismus.

Echo|mimie (gr. ἠχώ Ton, Schall; Mimik*) *f*: (engl.) *echomimia*; s. Echopraxie.

Echo-Planar-Imaging: (engl.) *echo-planar imaging*; s. EPI.

Echo|praxie (gr. ἠχώ Ton, Schall; πρᾶξις Tun) *f*: (engl.) *echopraxia*; syn. Echokinesie; Bez. für das zwanghafte Nachahmen von Bewegungen od. Gesten anderer Personen, z. B. der Mimik (Echomimie); **Vork.:** z. B. bei Tourette*-Syndrom mit Übergang zur Zwangsstörung*; vgl. Automatismus; Befehlsautomatismus; Echolalie.

Echo|psychose (gr. ἠχώ Ton, Schall; Psych-*; -osis*) *f*: (engl.) *echopsychosis*; auch Nachhallpsychose; Bez. für meist spontan auftretende psychotische Episode bei Drogenkonsumenten (z. B. von Cannabis*, LSD*) im drogenfreien Intervall; Dauer: Minuten bis Tage. Vgl. Psychose.

Echo|thymie (gr. ἠχώ Ton, Schall; θυμός Gemüt) *f*: (engl.) *echothymia*; Bez. für die Fähigkeit, die Affekte* anderer Menschen mitzuempfinden; vgl. Empathie.

E

Echtheit: (engl.) *authenticity*; s. Kongruenz.

Economo-En|zephalitis (Constantin von E., Neurologe, Wien, 1876–1931; Enzephalitis*) *f*: (engl.) *Economo encephalitis*; Encephalitis* lethargica.

Ecstasy (engl. Ekstase, Verzückung): Bez. für eine Gruppe von Methylendioxyamphetaminen (sog. Designerdrogen*) wie 3,4-Methylendioxyamphetamin (Abk. MDA), 3,4-Methylendioxy-N-methylamphetamin (Abk. MDMA) u. 3,4-Methylendioxy-N-ethylamphetamin (Abk. MDE); psychotrope Substanzen aus der Gruppe der Halluzinogene*, nicht verkehrsfähige Betäubungsmittel*; Einnahme: oral als Tabletten; **Epidemiol.:** (Anteil der 18–64-Jährigen in Deutschland, 12-Monats-Prävalenz) 0,4 % (210 000); **Wirkung:** Erhöhung der Serotonin-, Dopamin- u. Noradrenalinkonzentration im synapt. Spalt; Kombination von stimulierenden (z. B. Einsicht in die eigene Innenwelt, erhöhtes Mitteilungsbedürfnis, erhöhte Emotionalität bei niedriger Dosierung) u. halluzinogenen (hohe Dosierung) Effekten, motorische Hyperaktivität, Hemmungsreduzierung, Hyperthermie; bei hoher Dosierung (>200 mg) auch psychot. Reaktionen, Kreislauf- u. Herzrhythmusstörungen; Wirkungseintritt nach 30–60 Min., Wirkung hält über 6–8 Std. an; **UAW:** Anstieg von Herzfrequenz u. Blutdruck, Erektions- u. Orgasmusstörungen, Dehydratation, Muskelkrämpfe, im Tierversuch Neurotoxizität; **Folgen:** bei chron. hohem Konsum Depression*, Wahnideen, Depersonalisation*, Auftreten latenter Psychosen*; alle Formen einer Substanzstörung* (außer Entzugssyndrom); cave: Fahruntauglichkeit, Todesfälle wegen Herz- u. Kreislaufversagens; **Nachweis:** Harn-, Haartest.

ECT: Abk. für **E**missions**c**omputer**t**omographie; rechnergestütztes Schnittbildverfahren der Szintigraphie (nuklearmed. bildgebendes Verfahren zur Aufzeichnung der räuml. u./od. zeitl. Verteilung von Radiopharmaka im Körper od. in Organen); die von dem (im Patienten inkorporierten) Radionuklid ausgehende Strahlung kann mit Hilfe von rotierenden Detektoren einer Gammakamera (s. SPECT) od. von spez. Ringdetektoren (s. PET) rechnergestützt registriert u. abgebildet werden. **Anw.:** v. a. in der Tumorszintigraphie, Myokardszintigraphie u. Hirnszintigraphie; Verw. finden zunehmend Hybridgeräte aus ECT u. CT* (SPECT-CT bzw. PET-CT).

EDA: Abk. für **e**lektro**d**ermale **A**ktivität*.

EDA-Bio|feed|back (Biofeedback*) *n*: Kurzbez. für **e**lectro**d**ermal **a**ctivity-Biofeedback; Form des Biofeedback*, mit dem die elektrodermale Aktivität* (Abb. dort) mit Oberflächenelektroden an den Fingerkuppen kontinuierlich erfasst u. in audio-visueller Form rückgemeldet wird; EDA gilt als Indikator für den Sympathikotonus (z. B. Anstieg der Hautleitfähigkeit bei Konfrontation mit Stressreizen; vgl. Sympathikotonie); **Kennwerte** sind z. B. Hautleitfähigkeitsniveau, Anzahl der unspezifischen Fluktuationen pro Minute, Hautleitwertreaktion. **Ziel:** Sensibilisierung für psychophysiologische Zusammenhänge, Entspannungsinduktion; **Anw.:** meist i. R. kognitiver Verhaltenstherapie*, z. B. zur Demonstration psychophysiol. Zusammenhänge bei Angststörungen*, somatoformen Störungen*, anhaltenden somatoformen Schmerzstörungen*; zur psychophysiologischen Stressdiagnostik, als Verlaufs- u. Erfolgskontrolle für Entspannungsmethoden; **Wirksamkeit:** positive Effekte als unterstützendes Verfahren in der kognitiven Verhaltenstherapie, z. B. bei somatoformen Störungen, Angststörungen, Epilepsie (Nagai, 2011).

EDH: Abk. für **E**pi**d**ural**h**ämatom*.

EDI: Abk. für (engl.) ***E****ating** ***D****isorder* ***I****nventory*.

EDNOS: Abk. für (engl.) ***e****ating* ***d****isorder* ***n****ot* ***o****therwise* ***s****pecified*; s. Essstörungen.

Edwards-Syn|drom (John H. E., Humangenetiker, Oxford, geb. 1928) *n*: (engl.) *trisomy 18*; numerische autosomale Chromosomenaberration: komplexes Fehlbildungssyndrom inf. Trisomie des Chromosoms 18 (Trisomiesyndrom*); **Häufigkeit:** ca. 1 : 5000 Lebendgeborene; m : w = 1 : 3; **Sympt.:** außerordentlich große Variabilität u. Komplexität; häufig primordialer Kleinwuchs, typische Gesichtsdysmorphie mit tief sitzenden Ohren, Muskelhypotonie, charakteristische Fingerhaltung mit Beugekontrakturen der Fingergelenke, wobei Daumen u. Kleinfinger die anderen Finger kreuzen, Vierfingerfurche, Augenfehlbildungen (Katarakt); schwere psychomotorische Retardierung*; **Progn.:** infaust; Letalität im 1. Lebensjahr ca. 90 % der Jungen u. ca. 45 % der Mädchen, mit 5 Jahren leben noch 15 % der Mädchen.

EEG: Abk. für **E**lektro**e**nzephalo**g**raphie; diagn. Methode zur Registrierung von elektrischen Potentialschwankungen des Gehirns, die sich aus Summenpotentialen von Neuronenverbänden ergeben u. von meist auf der Kopfhaut angebrachten Elektroden (s. Abb. 1) erfasst, verstärkt u. kontinuierlich aufgezeichnet werden; **Prinzip:** Ableitung erfolgt in unipolarer (gegen eine indifferente Elektrode) od. bipolarer Schaltung (Messung der Potentialdifferenz zwischen 2 Elektroden) od. als sog. Quellenableitung (gegen das „Summenpotential" der die differente Elektrode umgebenden Elektroden als Referenzpotential). Neben nichtinvasiven Ableitungen können Potentiale invasiv durch auf der Gehirnoberfläche platzierte (Elektrokortikographie*) od. stereotaktisch in das Gehirn implan-

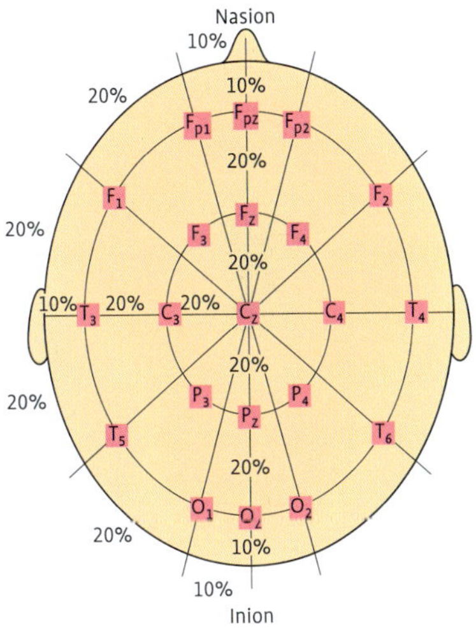

EEG Abb. 1: Positionierung der Elektroden nach dem 10-20-System; Referenzpunkte zur Platzierung: Nasion (Kreuzungspunkt der beiden Nasenbeine u. des Stirnbeins), Ohren, Inion (am weitesten vorspringender Teil des Hinterhaupts, Protuberantia occipitalis externa); Platzierung erfolgt in 10-20-20-20-20-10 %-Schritten des Nasion-Inion-Abstands bzw. des Abstands zwischen beiden Ohren; F = Frontal-, T = Temporal-, C = Zentral-, P = Parietal-, O = Okzipitalelektrode

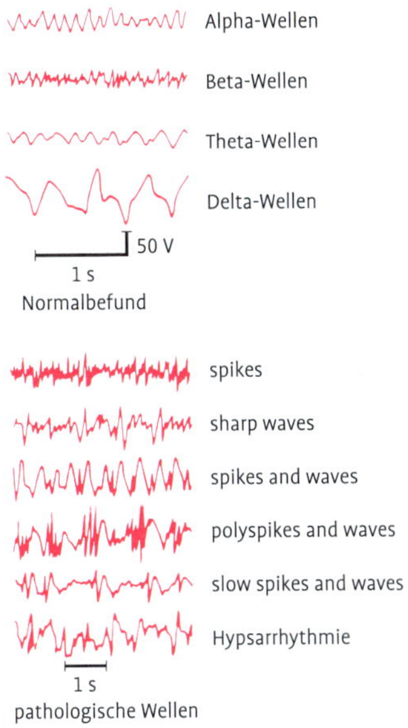

EEG Abb. 2: Normalbefund u. pathologische Wellen

tierte (Stereo-EEG) Elektroden abgeleitet werden. Evozierte Potentiale entstehen durch eine experimentelle sensorische Stimulation bestimmter Sinneskanäle (visuell evozierte Potentiale, akustisch evozierte Potentiale, somatosensorisch evozierte Potentiale). Ihre Ableitung spielt in der neurologischen Diagnostik eine wichtige Rolle. **Anw.: 1.** diagnostisch u. a. bei V. a. Epilepsie; auch i. R. des EEG*-Mappings u. zur Schlafdiagnostik (s. Polysomnographie); **2.** therapeutisch i. R. des Neurofeedbacks*; **Ergebnis:** Beurteilungskriterien: Frequenz, Amplitude, Steilheit u. Lokalisation der Potentialschwankungen, vorherrschende Wellenform, Homogenität des Wellenverlaufs über sich entsprechenden Arealen der Großhirnhemisphären; bei den regelmäßigen Potentialschwankungen werden in Abhängigkeit von der Frequenz verschiedene **EEG-Frequenzbänder** unterschieden (s. Abb. 2): **1.** Alpha-Wellen: 8–13 Hz, entspannte Wachheit; **2.** Beta-Wellen: 13–30 Hz, niedrige Amplitude 10–30 µV; erhöhte Aufmerksamkeit, erhöhtes Wachsein, bei Erregung, Stress, Psychopharmaka-Einwirkung; **3.** Theta-Wellen: 4–7 Hz, leichte Schlafphasen; **4.** Delta-Wellen: 0,5–3,5 Hz, traumlose Tiefschlafphase (s. Delta-Schlaf); **5.** Gamma-Wellen: 31–70 Hz, starke Konzentration. **A. physiologische** Befunde: im Neugeborenenalter v. a. extrem langsame unregelmäßige Wellen; im 6.–7. Lebensjahr Stabilisierung eines okzipitalen Alpha-Rhythmus; ab 18.–20. Lebensjahr regelmäßiger Alpha-Grundrhythmus, der bei psychosensor. Reizen (z. B. Augenöffnen) i. S. eines On-off-Effekts (Berger-Effekt) blockiert wird (hereditäre Normvarianten: Beta-EEG, sog. flaches EEG, 4–5 Hz-Grundrhythmusvariante); im Schlaf* vorübergehende Abflachung, mit zunehmender Schlaftiefe (Non*-REM-Schlaf, Stadium I–IV; s. Schlafstadien, Tab. dort) fortschreitende Verlangsamung; im Traumstadium (REM*-Schlaf) unregelmäßige schnelle Wellen. Wellenformen im Schlaf: **I.** Lücken der Alpha-Aktivität beim Einschlafen, Übergang in Theta-Aktivität; **II.** Vertexwelle: hohe, steile Welle im Stadium I u. II, erscheint synchron; **III.** Schlafspindeln mit einer Frequenz von ca. 14 Hz (11–15 Hz) im Stadium II u. III; **IV.** hohe, langsame Wellen im Stadium IV; **V.** K-Komplex: hohe, biphasische, langsame Welle, im Schlaf spontan od. als Reaktion auf Reize auftretend, häufig im Stadium II, danach häufig Arousal*-Effekt; **B. pathologische** Befunde: können ggf. auch durch Hyperventilation*, Photostimulation* u. Schlafentzug* provoziert werden; **I.** Befunde bei diffusen zerebralen Funktionsstörungen (z. B. bei entzündlicher Erkrankung, Hirnatrophie, Hirndrucksteigerung, endokrinen od. metabolischen Störungen): **1.** Allgemeinveränderungen; diffuses, unregelmäßiges Auftreten langsamer Wellen (kontinuierliche Verlangsamung); **2.** intermittierende bilaterale Veränderungen (aus der Grundaktivität plötzlich hervortretende Gruppen von Wellen unterschiedlicher Frequenz);

II. Herdbefunde: 1. als unspezifische Verlangsamungsherde v. a. bei lokalen Hirnerkrankungen (z. B. Schlaganfall*, Hämatom, Tumor, lokale Entzündung, nach Schädelhirntrauma*); 2. mit für Epilepsie spezifischen Potentialen (sog. Krampffokus); III. epilepsietypische Potentiale, aus der Grundaktivität hervortretend (fokal bei partiellen Anfällen, generalisiert bei generalisierter Epilepsie*): 1. spikes: spitze Potentiale mit steil ansteigender u. abfallender erhöhter Amplitude von ca. 80 ms Dauer; 2. sharp waves: steil ansteigende u. langsam abfallende Wellen von <80 ms Dauer; mehrere Spitzen können als Gruppen auftreten; 3. spikes and waves: spikes in Kombination mit einer langsamen Welle in einer Frequenz von 3 Hz; v. a. bei idiopathisch generalisierter Epilepsie, insbes. bei Absencen; 4. polyspikes and waves: Kombination von mehreren Spitzen mit einer langsamen Welle; 5. slow spikes and waves: spikes in Kombination mit einer langsamen Welle in einer Frequenz von 3 Hz; typ. für Epilepsie mit myoklonischen-astatischen Anfällen; 6. sog. Hypsarrhythmie: in unregelmäßige hohe Wellen eingestreute spikes u./od. sharp waves mit wechselnder Lok.; typ. für BNS-Krämpfe (s. West-Syndrom). IV. typischer Befunde bei **Epilepsiesyndromen:** 1. fokale Anfälle: a) einfach fokale Anfälle: lokalisierte kontralaterale Entladungen (spikes od. spikes and waves) über einem kortikalen Areal; b) einfach fokale Jackson*-Anfälle: Ausbreitung von lokalen spikes and waves auf benachbarte Kortexareale; c) komplex-fokale Anfälle: ein- od. beidseitige Entladungen, diffus od. fokal, meist temporal od. frontotemporal; d) fokale Anfälle mit sekundärer Generalisierung: rasche Generalisierung zuvor lokaler Entladungen; 2. Epilepsie mit primär generalisierten Anfällen (idiopathisch od. symptomatisch, mit altersabhängigem Beginn): a) Absence*: 3 Hz spikes od. polyspikes and waves, bilateral synchron od. diffus; b) myoklonische Anfälle: polyspikes and waves od. sharp slow waves; c) klonische u. tonische Anfälle: schnelle Aktivität u. slow waves. V. Bei Hirntod* sind keine Potentialschwankungen nachweisbar (sog. Nulllinie, isoelektrisches EEG).

EEG-A|symmetrie (A-*; Syn-*; Metr-*) *f*: (engl.) *asymmetric electroencephalography*; regionale Schwankungen der elektrischen Aktivität zwischen versch. Ableitungsstellen auf der Kopfoberfläche beim EEG*; **klin. Bedeutung:** erhöhte Aktivität gegenüber anderen Hirnarealen (meist Alpha-Aktivität, sog. Alpha-Asymmetrie) in umschriebenem Hirnareal (z. B. frontal, temporal, parietal) kann Hinweis auf psychische Veränderungen od. Störungen (z. B. Depression*) od. emotionale Zustände sein.

EEG-Bio|feed|back (Biofeedback*) *n*: Neurofeedback*.

EEG-Mapping (engl. mapping Kartographie): (engl.) *electroencephalography mapping*; Methode des Brainmappings* zur topographischen Darstellung

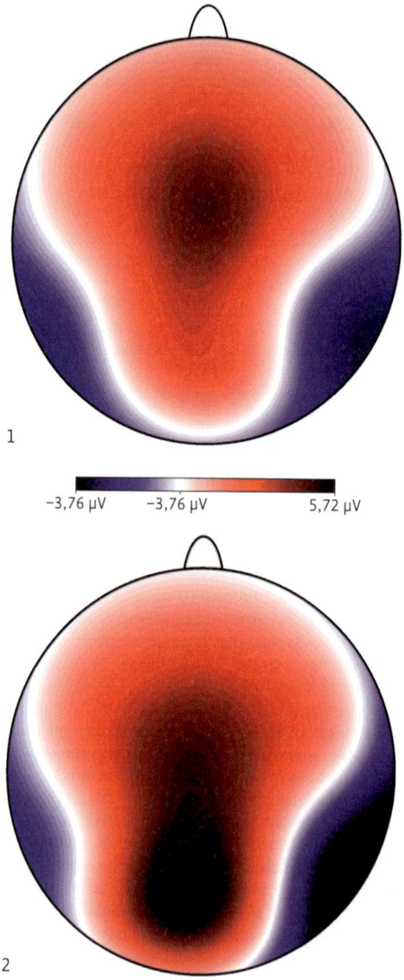

EEG-Mapping: topographische Abbildung der Spannungsverteilung beim Betrachten ängstlicher Gesichtsausdrücke 160 ms nach Reizpräsentation; 1: Patient mit ausgeprägter sozialer Phobie; 2: gesunde Kontrollperson [1]

der auf die Kopfoberfläche projizierten Hirnrindenaktivität aus den Daten des EEG* (s. Abb.); **Anw.:** z. B. Lokalisierung neuronaler Reaktionen auf störungsrelevante Reize in der experimentellen Psychopathologie.

EEG-Syn|chronisation (Syn-*; gr. χρονος Zeit) *f*: (engl.) *electroencephalography synchronization*; durch thalamische Schrittmacher-Zellen verursachtes hohes Maß an Übereinstimmung von Frequenz u. Amplitude im EEG* an versch. Ableitungspunkten der Kopfhaut; kennzeichnet einen Zustand erleichterter Kommunikation u. verbesserten Zusammenspiels zwischen einzelnen Hirnzentren; **Vork.:** bei versch. Verarbeitungsprozessen (z. B. Schlaf*, Lernen* u. Aufmerksamkeit*), physiologischen u. pathophysiologischen Zuständen des Gehirns. Vgl. EEG-Asymmetrie.

EE-Kon|zept (lat. concipere, conceptus aufnehmen) *n*: Kurzbez. für **E**xpressed*-**E**motion-Konzept.

Effectiveness (engl. effectiveness Effektivität, Wirksamkeit): Praxisbewährung, Alltagswirksamkeit; Wirksamkeit von Interventionen* unter Praxisbedingungen; muss systematisch untersucht werden; wird von der Wirksamkeit in kontrollierten Studien abgegrenzt; Beurteilung der Effectiveness dient u. a. der Identifizierung von in der Forschung nicht erkannten Anwendungsproblemen, z. B. bestimmter Kontraindikationen aufgrund systemat. Registrierung von unerwünschten Wirkungen u. Ereignissen. Die Umsetzung von Forschungsergebnissen in die Praxis u. die Überprüfung der Effectiveness ist wesentl. Aufgabe des Qualitätsmanagements* im Gesundheitswesen.

Ef|fekt|darstellung, dichotomisierte (Effektivität*): (engl.) *dichotomic effect*; Bez. für zweigeteilte Darstellung von Ergebnissen; z. B. Ergebnisse zu den Variablen Erfolg/Misserfolg od. Responder/Non-Responder; vgl. Dichotomisierung.

Ef|fekt, extra|pyramidaler (Effektivität*) *m*: (engl.) *extrapyramidal effect*; pharmak. verursachte extrapyramidale Symptome* bei Gabe von hochpotenten Neuroleptika (v. a. Butyrophenone*, Phenothiazine*) od. Metoclopramid.

Ef|fektivität (lat. efficere, effectus hervorbringen) *f*: (engl.) *efficacy*; Efficacy; Zielerreichungsgrad, Wirkung od. Nutzen einer Maßnahme od. eines Verfahrens; i. e. S. Wirksamkeit von Interventionen unter Forschungsbedingungen (z. B. idealtypische Bedingungen einer klin. Studie); beschreibt das Ausmaß an Veränderung, das auf die Intervention zurückgeführt wird, im Hinblick auf einen Zielzustand (Ergebnismessung; Outcome); kann nur bezüglich definierter Ziele u. im Hinblick auf einen Vergleichsmaßstab (z. B. Kontrollgruppe) beurteilt werden. Das Konstrukt Effektivität beinhaltet verschiedene Freiheitsgrade, die im konkreten Fall zu präzisieren sind. Eine Wirksamkeitsbeurteilung kann je nach Zeitpunkt der Überprüfung (während od. nach der Therapie, Katamnese) unterschiedlich ausfallen. Die Wirksamkeitsbeurteilung erfordert die Beurteilung von Veränderungen, was nach unterschiedlichen formalen Kriterien erfolgen kann: statistische od. klinische (Bedeutsamkeit) Signifikanz der Veränderung; Prozentsatz an Patienten mit gebessertem Befinden; Breite (Wirkungsspektrum) od. Dauerhaftigkeit der Veränderung; Ausmaß an negativen Effekten. Forschung, welche die Wirksamkeit zum Gegenstand hat, wird als Effektivitätsforschung bezeichnet. Vgl. Effectiveness; Effizienz.

Ef|fektor (Effektivität*) *m*: **1.** (engl.) *effector*; (neurophysiol.) Erfolgsorgan; z. B. glatte Muskulatur u. Drüsen, die durch Impulse efferenter Nerven (motor. od. sekretor.) erregt od. gehemmt werden; **2.** (biochem.) Substanz, die eine Enzymaktivität reguliert.

Ef|fekt|stärke (Effektivität*): (engl.) *effect size*; Effektgröße; Quantifizierung eines beobachteten Effektes einer Einflussgröße; z. B. Effektstärke des Mittelwertunterschiedes zweier Patientengruppen (s. Abb.); Berechnung z. B. in der Psychotherapieforschung* häufig als standardisierter Differenzwert (Mittelwert der behandelten Gruppe minus Mittelwert der unbehandelten Gruppe, geteilt durch die gemittelte (u. ggf. nach Gruppengröße gewichtete) Standardabweichung* beider Gruppen). Effektstärken von 0,2 (0,5, 0,8) werden nach Cohen als schwacher (mittlerer, starker) Effekt bezeichnet. Hierbei ist zu berücksichtigen, dass die Effektstärke von der Homogenität des betrachteten Kollektivs abhängt: Der gleiche Effekt hat in einem inhomogenen Kollektiv eine kleinere Effektstärke als in einem homogenen Kollektiv. Effektstärken können i. R. einer Metaanalyse* per Durchschnittsbildung zu einer integrierten Effektstärke (Gesamteffektstärke) verrechnet werden.

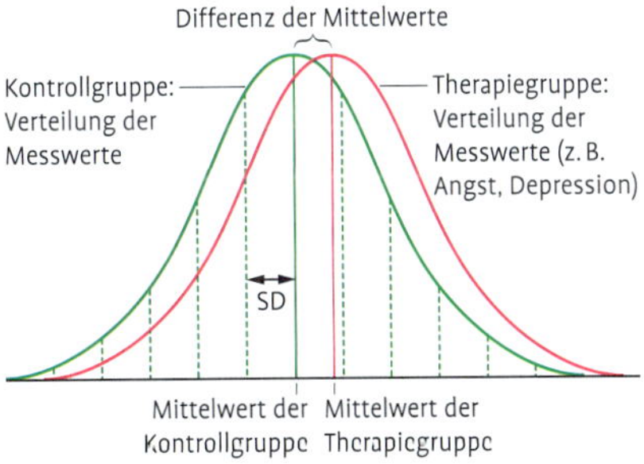

Effektstärke: schematische Darstellung der Ermittlung der Effektstärke; SD: Standardabweichung

ef|ferent (lat. efferre heraustragen): (engl.) *efferent*; herausführend; z. B. efferente Nerven, die Erregungen vom ZNS zur Peripherie leiten; z. B. sog. somatische Efferenzen zu Skelettmuskeln u. sog. viszerale Efferenzen (Teil des vegetativen Nervensystems*) z. B. zur glatten Muskulatur, Herzmuskulatur sowie endokrinen Organen. Vgl. afferent.

Efficacy (engl. efficacy Effektivität, Wirksamkeit): s. Effektivität.

Ef|fizienz (lat. efficere bewirken) *f*: (engl.) *efficiency*; Efficiency; Wirkung od. Nutzen in Relation zum dazu benötigten Aufwand; Berechnung setzt Kosten*-Effektivitäts-Analysen u. Kosten*-Nutzen-Analysen voraus; vgl. Effektivität; Effectiveness.

Effort-Syn|drom (engl. effort Anstrengung) *n*: (engl.) *effort syndrome*; Da* Costa-Syndrom.

EFT: Abk. für **e**motions**f**okussierte **T**herapie*.

Ego (lat. ego ich) *n*: (engl.) *ego*; Ich*.

Egoismus (lat. ego ich): (engl.) *egoism*; Ausrichtung von Verhalten auf die Verwirklichung u. Wahrung eigener Interessen; Selbstbezogenheit im Handeln im Gegensatz zum Altruismus*; egoistisches Verhalten erfüllt Funktionen zur Selbsterhaltung* u. -erweiterung. **Hinweis:** ggf. Kennzeichen einer dissozialen Persönlichkeitsstörung*.

EGONET: Abk. für **ego**zentrierte **Net**zwerkkarten; Verfahren zur Erhebung u. Auswertung sozialer Netzwerke*, mit dem Patienten werden Netzwerkmitglieder nach Sektoren (Verwandtschaft, Freundschaft, Andere) u. der emotionalen Nähe in eine Karte eingetragen; das Bewusstmachen kann bereits zu ersten Veränderungen führen; **Anw.:** Basis für therapeutische Interventionen, Therapieplanung.

E

Ego|pathie (lat. ego ich; -pathie*) *f*: **1.** (engl.) *egopathy*; Bez. für verbal-aggressives u. herabwürdigendes Verhalten von Personen mit Persönlichkeitsstörungen* mit der Intention, den eigenen Zustand zu überspielen u. den eigenen Wert gegenüber Anderen zu bestätigen od. zu erhöhen; **2.** Bez. (K.-P. Kisker) für kurze, episodisch auftretende schizophrene Zustandsbilder ohne chron.-progredienten Verlauf einer Schizophrenie*.

Egotismus (franz. égotisme Selbstgefälligkeit) *m*: (engl.) *egotism*; Neigung, die eigene Person in den Vordergrund zu stellen; vgl. Egoismus; Persönlichkeitsstörung, narzisstische.

Ego|zentrik (lat. ego ich; Centr-*): (engl.) *egocentrism*; Selbst- od. Ich-Bezogenheit im Denken u. Fühlen; zeigt sich im Unterschied zum Egoismus* nicht unbedingt in egoistischem Handeln, sondern kann z. B. auch als Altruismus* ausgelebt werden (ein egozentrischer Mensch widmet sich aufopfernd Anderen, empfindet sich dabei selbst als Mittelpunkt seiner sozialen Gruppe). **Hinweis:** u. a. Merkmal dissozialer Persönlichkeitsstörung*.

Ehe|probleme: (engl.) *marital problems*; s. Partnerschaftsprobleme.

Eich|stich|probe: (engl.) *normative sample*; zur Normierung* von Testwerten verwendetes Kollektiv, das möglichst aus einer hinreichend großen Stichprobe der Grundgesamtheit bestehen sollte, über deren Mitglieder der Test Aussagen erlauben soll. Durch Vergleich mit der Eichstichprobe kann der für ein Individuum ermittelte Testwert eine Aussage über dessen Position im Vergleich zur Grundgesamtheit machen. Wichtig sind die Definition der Grundgesamtheit u. die Repräsentativität* der Eichstichprobe für die Grundgesamtheit. So kann bei normierten psychometrischen Tests der Wert eines Individuums u. a. als Perzentil, T-Wert od. Abweichung vom Mittelwert ausgedrückt werden (z. B. ein Intelligenzquotient von 120 als 2 Standardabweichungen über dem Mittelwert der Eichstichprobe liegend interpretiert werden). Um einen Test mit großem Geltungsbereich zu normieren, sind sehr große Eichstichproben notwendig, daher wurden Verfahren entwickelt, um trotz geringerem Aufwand dennoch repräsentative Stichproben zu erhalten (Quotenstichproben, Gebietstichproben). Die erforderliche Größe der Eichstichprobe hängt von den angestrebten Normen* (für informelle Normen werden wesentlich weniger Probanden benötigt als für Standardnormen mit möglichst großem Geltungsbereich) u. der Reliabilität* des Tests ab (nur bei sehr reliablen Tests ist eine aufwendige Normierung sinnvoll).

Eidetik (gr. εἶδος Aussehen, Gestalt) *f*: (engl.) *eidetics*; Vermögen zu lebhafter Phantasie u. Vorstellungsintensität; umfasst die Fähigkeit, sich (früher) Wahrgenommenes (später) anschaulich u. in allen Einzelheiten zu vergegenwärtigen; bes. ausgeprägt bei Kindern, Jugendlichen u. bei künstlerisch begabten Menschen. Vgl. Halluzinogene.

Eidetika (Eidetik*) *n pl*: (engl.) *eidetics*; s. Halluzinogene.

Eifersucht: (engl.) *jealousy*; mit dem Gefühl von Misstrauen* od. Rivalität bezogen auf Zuneigung od. Anerkennung seitens einer geschätzten od. geliebten Person einhergehende aversive Emotion*; äußert sich z. B. in Aggressivität* od. Klagsamkeit, die zur (weiteren) Zurückweisung führen kann. Vgl. Eifersuchtswahn.

Eifersuchts|wahn: (engl.) *delusional jealousy*; syn. Othello-Syndrom; Form des Wahns* mit der Überzeugung, vom Lebenspartner betrogen od. hintergangen zu werden; **Vork.:** u. a. bei Alkoholpsychose*, wahnhafter Störung*.

Eigen|ana|mnese (Anamnese*) *f*: (engl.) *autoanamnesis*; s. Anamnese.

Eigen|gefährdung: (engl.) *self-endangerment*; s. Selbstgefährdung.

Eigen|motivation (Mot-*) *f*: (engl.) *automotivation*; syn. intrinsische Motivation; Form der Motivation*, die Antrieb* für eine Handlung bieten kann, aus tätigkeitsspezifischen Vollzugsanreizen (z. B. Schwierigkeits- od. Neuigkeitsgrad) der Tätigkeit selbst entsteht u. unabhängig vom Ergebnis ist; Eigenmotivation wird gleichbedeutend mit einer (positiven) tätigkeitszentrierten Motivation benutzt (Sansone u. Smith, 2000) u. nicht selten mit einem Flow*-Erlebnis in Verbindung gebracht. Wird die Eigenmotivation als Interesse aufgefasst, beschränken sich die Tätigkeitsvollzüge auf den Anreiz eines bestimmten Sachverhalts, z. B. auf das Lesen eines Buches, aber nicht auf das Lesen allgemein (Schiefele u. Köller, 2001). Dabei müssen das Verhalten u. dessen Folgen dem gleichen Thema angehören (z. B. Wissenserwerb). Im Sinne der Selbstbestimmungstheorie von Deci u. Ryan (1985) ist die Beschäftigung mit dem Interessensgegenstand intrinsisch motiviert, wenn sie als selbstbestimmt erlebt wird, was Zweckorientiertheit nicht ausschließen muss u. Erfolgsaussichten mit berücksichtigen kann (z. B. das Lernen auf eine Prüfung für den Abschluss einer selbst gewählten Ausbildung od. unangenehm erlebte körperliche Bewegung mit dem Ziel der erwünschten Gewichtsreduktion). Die Tendenz zur Beschreibung der Eigenmotivation geht nach Rheinberg (2006) allerdings eher in Richtung des tätigkeitszentrierten Handelns u. nicht um die Ergebnisse, den Interessensgegenstand od. die Person, bzw. das Selbstbild der Person. Ob die Eigenmotivation durch extrinsische Belohnungen beeinträchtigt wird, ist nach den aktuellen Metaanalysen noch nicht vollständig geklärt. So kann z. B. Freude an der ursprünglich unangenehm erlebten Bewegung entstehen, wobei dann die Tätigkeit selbst den Anreiz enthält. Dieses Phänomen ist von Bedeutung in der Psychotherapie od. bei Gewichtsreduktions-Programmen. **Hinweis:** Es gibt heute verschiedene Definitionen der Eigenmotivation, die z. T. erheblich divergieren u. eine empirische Grundlage erschweren. Vgl. Fremdmotivation.

Eigen|re|flex (Reflekt-*) *m*: (engl.) *idioreflex*; s. Reflexe; Reflexbogen.

Eigenschaft: (engl.) *trait*; zeitlich relativ stabile Disposition einer Person, best. Verhaltensweisen in versch. Situationen konsistent zu zeigen; nicht direkt beobachtbar, sondern theoretisches Konstrukt, das aus beobachtbarem Verhalten indirekt erschlossen wird.

Eigenschafts|angst: (engl.) *trait anxiety*; Trait*-Angst.

Eigenschafts|dia|gnostik (gr. διαγνωστικός fähig zu unterscheiden) *f*: (engl.) *trait assessment*; Erfassung u. Zuordnung von Eigenschaften* durch Persönlichkeitstests (z. B. Freiburger* Persönlichkeitsinventar); vgl. Verhaltensdiagnostik.

Eigenschafts|wörter|liste: Abk. EWL; Selbstbeurteilungsverfahren zur Beschreibung des aktuellen Befindens (s. Befindlichkeit) anhand von Adjektiven, für die durch Ankreuzen das Zu- od. Nichtzutreffen anzugeben ist; es werden 15 Subskalen erfasst, die 6 Bereichen zugeordnet werden können (leistungsbezogene Aktivität, allgemeine Desaktivität, Extraversion/Introversion, allgemeines Wohlbehagen, emotionale Gereiztheit, Angst); liegt in einer Normal- (EWL-N, 161 Items) u. einer Kurzform (EWL-K, 123 Items) vor; **Anw.:** ab ca. 16 Jahre; **Testdauer:** ca. 20 Min. bzw. ca. 10 Min. (Kurzform).

Eigen|verantwortung: (engl.) *personal responsibility*; Handlungsbereich von Individuen od. Organisationen, für den ihnen Zuständigkeit u. Haftbarkeit zugeschrieben wird; i. R. der Gesundheitsförderung* wird von Selbstbestimmung gesprochen; Eigenverantwortung ist notwendiger Bestandteil an Mitarbeit u. Kooperation von Seiten des Patienten in der Psychotherapie. Vgl. Autonomie; Empowerment.

Einbildung: **1.** (engl.) *imagination*; (psychol.) psychischer Prozess, bei dem die im Gedächtnis* gespeicherten Wahrnehmungen* u. Erfahrungen* in eine neue Vorstellung umgestaltet werden; vgl. Imagination. **2.** (sozialpsychol.) Selbstüberschätzung der eigenen Person, die von der sozialen Umgebung als Überheblichkeit wahrgenommen wird; **3.** (klin.) von der Allgemeinbevölkerung häufig als Ursachenzuschreibung für unklare somatische Beschwerden verwendet, für die keine klare organische Ursache nachgewiesen werden kann (s. Psychosomatik; Placebo-Effekt).

Einengung, pharmako|logische: (engl.) *pharmacological constriction*; Fixierung auf die therapeutische Beeinflussung von Beschwerden ausschließlich mit Optionen der Pharmakotherapie, z. B. Schlafmittel od. Stuhl regulierende Substanzen; eigentliche Ursachen der Symptomatik werden häufig nicht therapiert u. die Erkrankung chronifiziert (z. B. Nicht-Einhalten von Schlafhygiene*, dafür Einnahme von Schlafmittel*); **Folge:** häufig Entwicklung von Arzneimittelmissbrauch u. Arzneimittelabhängigkeit*.

Einfühlungs|vermögen: (engl.) *empathy*; s. Empathie.

Eingliederungs|hilfe: (engl.) *integration assistance*; Hilfe als sachliche Leistungen in besonderen Lebenslagen für Personen, die durch eine Behinderung* i. S. des SGB IX wesentlich in ihrer Fähigkeit, an der Gesellschaft teilzuhaben, eingeschränkt od. von einer solchen wesentlichen Behinderung bedroht sind, od. für Personen, die an einer anderen körperlichen, geistigen od. seelischen Behinderung leiden od. von ihr bedroht sind (SGB XII); umfassen u. a. Leistungen zur medizinischen Rehabilitation, zur Teilhabe am Arbeitsleben, zur Teilhabe am Leben in der Gemeinschaft sowie unterhaltssichernde u. ergänzende Leistungen (z. B. Sozialhilfe u. Grundsicherung). **Hinweis:** Ein großer Teil des gemeindepsychiatrischen Hilfesystems wird faktisch über Eingliederungshilfe finanziert (z. B. Begegnungs- u. Tagesstätten*, stationäre Wohnangebote, Betreutes* Wohnen).

Einheits|erleben: (engl.) *perception of entity*; Bez. für die ganzheitliche, vollständige u. zusammenhängende Wahrnehmung versch. Aspekte der (eigenen) Körperlichkeit u. der Umgebung; im Zus. mit den Begriffen Derealisation* u. Depersonalisation* gebildetes Konstrukt; **Störung** des Einheitserlebens: Vork. z. B. bei Schizophrenie.

Einheits|psychose (Psych-*; -osis*) *f*: (engl.) *homogenous psychosis*; im 19. Jahrhundert vermutlich von E. A. Zeller (1804–1877) entwickeltes Konzept, nach dem es sich bei psychischen Störungen nicht um Krankheitseinheiten, sondern um unterschiedliche Stadien (Stadienlehre*) eines einheitlichen Krankheitsprozesses handelt; weitere Vertreter dieser Konzeption sind J. Guislain (1797–1860) u. W. Griesinger (1817–1868); **klin. Bedeutung:** aktuell wieder von Relevanz aufgrund gemeinsamer genetischer u. umweltbezogener Risikofaktoren für psychotische u. affektive Störungen.

Einklemmung: (engl.) *incarceration*; (neurol.) Einklemmung von Hirngewebe (sog. innerer Hirnprolaps) unter Ausbildung eines temporalen bzw. zerebellaren Druckkonus mit Gewebedefekt; **Formen:** s. Abb.; **1.** obere Einklemmung des Temporallappens in den Tentoriumschlitz mit Kompression des Mesencephalons; **2.** untere Einklemmung der Kleinhirntonsillen in das Foramen magnum u.

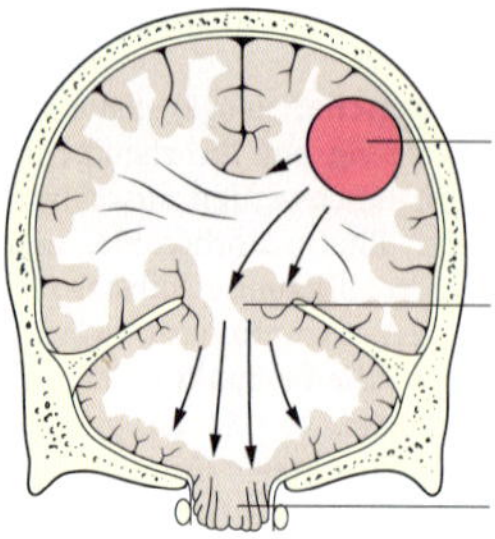

Einklemmung: Hirntumor mit oberer u. unterer Einklemmung

Kompression der Medulla oblongata; **Urs.:** intrakranielle Massenverschiebung inf. Hirndrucksteigerung* insbes. bei Hirnödem, Hirntumor*, intrakraniellem Hämatom, Hirnabszess; **Klin.:** Kopfschmerz*, Erbrechen*, Schwindel*, Bewusstseinsstörung* (bis zum Koma*), Stauungspapille*, lichtstarre u. erweiterte Pupillen, Lähmungserscheinungen durch Pyramidenbahnschädigung, Hirnnervenausfälle, Parästhesien*; **Kompl.:** Dezerebration*, zentrale Atemlähmung.

Ein|koten: (engl.) *encopresis*; s. Enkopresis.

Ein|nässen: (engl.) *enuresis*; s. Enuresis.

Einschlaf|attacke *f*: (engl.) *sleep attack*; imperative Schlafattacke*.

Einschlaf|halluzination (Halluzination*) *f*: (engl.) *hypnagogic hallucination*; hypnagoge Halluzination*.

Einschlaf|störung: (engl.) *sleep onset disorder*; Bez. für subjektiv u. objektiv verzögertes Einschlafen mit Einschlaflatenz (Dauer vom Vorsatz, einschlafen zu wollen, bis zum tatsächl. Einschlafen) von >30 Min.; **Vork.:** bei Insomnie* u. a. Schlafstörungen*. Vgl. Einschlafstörung im frühen Kindesalter.

Einschlaf|störung im frühen Kindes|alter: (engl.) *sleep onset disorder of infancy or childhood*; Schwierigkeit des Kindes, allein (ohne elterliche Intervention) einschlafen zu können; **Häufigkeit:** Prävalenz mit 2 Jahren 5 %, ansteigend zu 12 % im Schulalter; bis zu 80 % der Kinder mit Einschlafstörung haben auch Durchschlafstörungen* (vgl. Insomnie). **Ätiol.:** fehlender Erwerb von Einschlafstrategien (Verhaltensregulation); selten: somatisch, Allergien; **Formen:** **1.** primäre Einschlafstörung: nicht organisch bedingt; **2.** sekundäre Einschlafstörung: organisch od. durch Komorbidität mit anderen Störungen bedingt (z. B. obstruktive pulmonare Erkrankung, Autismus); **Sympt.:** Das Kleinkind braucht >1 Stunde, um am Abend einzuschlafen, od. kann nur bei Gegenwart der Eltern (Tragen, Streicheln; >30 Minuten) im Zusatz zur normalen abendlichen Routine einschlafen; Symptomatik sollte für mind. einen Monat vorliegen. **Diagn.:** Verhaltensanamnese: Elternbefragung (Fragebogen, Interview) u. Schlaftagebuchs* führen; Aktographie* zur Schlaf-Wach-Analyse od. mit Infrarot-Kamera; nächtliche Videoaufzeichnung kann indiziert sein, wenn Elternangaben widersprüchlich od. unzuverlässig; **Ther.:** verhaltenstherap. Maßnahmen, klare Tages- u. Bettzeitroutine; Diätbehandlung ist selten (<5 %) indiziert; Pharmakotherapie ggf. bei sekundärer Einschlafstörung (z. B. bei ADHS*, Angststörung*, chronische Schmerzen); **Progn.:** bei 70–80 % der Kinder signifikante Verbesserung bei verhaltenstherap. Behandlung; **DD:** **1.** Verweigerung, bei Aufforderung der Eltern ins Bett zu gehen, ist Teil der normalen Entwicklung von Trotz* u. Regelsetzung in der Eltern*-Kind-Beziehung; Häufigkeit stark ansteigend zwischen 1 u. 6 Jahren; **2.** komorbide psychische Störung, z. B. Fütterstörung* im frühen Kindesalter, Angststörung od. Trauma, ADHS*, chronische Schmerzen; Vernachlässigung*, Kindesmisshandlung*.

Einschluss|körperchen, argento|phile: (engl.) *argentophilic inclusion bodies*; s. Pick-Krankheit.

Ein|schluss|körperchen|en|zephalitis Dawson (Enkephal-*; -itis*) *f*: (engl.) *Dawson's encephalitis*; subakute sklerosierende Panenzephalitis*.

Einschluss|kriterien *n pl*: (engl.) *criteria of inclusion*; möglichst gut operationalisierbare Merkmale einer Person als Grundlage der Entscheidung über die Berücksichtigung zur Teilnahme an einer diagnostischen, therapeutischen od. wissenschaftlichen Maßnahme; z. B. Aufnahme in Therapiestudie (Kriterien: z. B. Geschlecht, Alter, Vorhandensein einer Störung, Komorbidität, Vorbehandlung); dienen der Festlegung von Teilnahmevoraussetzungen u. werden i. d. R. vor Beginn der Studie od. anderen Massnahme festgelegt; Gegensatz: Ausschlusskriterien*. Vgl. Kriterien, diagnostische.

Einsichts|fähigkeit: (engl.) *ability for insight*; **1. strafrechtlich:** Fähigkeit, das Unrecht einer Tat zu erkennen; notwendige Voraussetzung schuldhafter Tatbegehung; fehlt diese (s. Einsichtsunfähigkeit), handelt der Täter ohne Schuld (§§ 17, 20 StGB); **2. zivilrechtlich:** Fähigkeit, die eigene Verantwortlichkeit für eine schädigende Handlung zu erkennen; fehlt diese beim Minderjährigen, entfällt die Verantwortlichkeit (§ 828 Absatz 3 BGB); Fähigkeit, die Bedeutung einer Willenserklärung zu erkennen, Voraussetzung, um ein Testament errichten zu können (§ 2229 Absatz 4 BGB); **Hinweis:** in Gesetz, Rechtsprechung u. Psychiatrie nicht allgemein definierter Begriff. Vgl. Deliktfähigkeit.

Einsichts|recht: (engl.) *right to inspect records*; nach geltender Rechtsprechung dem Patienten zugesprochenes Recht (aus Vertrag, § 810 BGB), grundsätzlich (auch außerhalb eines Rechtsstreits) während od. auch nach Abschluss der Behandlung Einsicht in die ihn betreffenden Krankenunterlagen zu nehmen, soweit es sich bei den Aufzeichnungen um objektivierbare, naturwissenschaftl. Befunde u. Behandlungsfakten handelt; ergibt sich sowohl aus dem Behandlungsvertrag* als auch aus berufsrechtl. Regelungen (§ 10 MBO-Ä, § 11 MBO-PP/KJP), resultiert aus dem Selbstbestimmungsrecht* des Patienten, über die ihn betreffenden Daten informiert zu werden. Der Patient muss kein besonderes rechtl. Interesse darlegen, warum er Einsicht in die Unterlagen begehrt. Das Einsichtsrecht gilt grundsätzlich auch für den psychiatr. Patienten. Die Einsichtnahme kann auch durch einen zugezogenen Rechtsanwalt od. Arzt des Vertrauens erfolgen; Ablichtungen sind dem Patienten gegen Kostenerstattung auszuhändigen. **Einsichtsverweigerung** i. R. der Psychotherapie: Psychotherapeuten können die Einsichtnahme vollständig od. anteilig verweigern, wenn dies den Patienten gesundheitlich gefährden würde od. wenn Rechte Dritter betroffen sind. Die Einsichtnahme in persönl. Aufzeichnungen des Therapeuten über seine emotionalen Erlebnisweisen i. R. des therap. Geschehens (subjektive Daten) kann verweigert werden, wenn die Einsichtnahme dem Patienten od. dem Therapeuten od. Dritten schaden würde. Eine Einsichtsverweigerung ist dem Patienten gegenüber zu begründen (§ 11 MBO-PP/KJP). In best. Fällen besteht eine Auskunftsverpflichtung der speichernden Stelle dem Patienten gegenüber (s. Auskunftsanspruch). Vgl. Dokumentationspflicht.

Einsichts|therapie *f*: (engl.) *insight therapy*; Bez. für alle Formen der Psychotherapie*, bei denen das Verständnis für die Ursache, aber auch Lösungen von psychischen Problemen im Vordergrund stehen; dazu gehören u. a. psychoanalytische, humanistische u. (nach Ansicht einiger Autoren) auch kognitiv-verhaltenstherap. Verfahren. Diese Therapieformen gehen davon aus, dass entsprechende kognitive Veränderungen eine z. B. für Verhaltensänderungen notwendige, wenn auch keine hinreichende Bedingung für einen Therapieerfolg darstellen.

Einsichts|un|fähigkeit: (engl.) *inability for insight*; fehlende Fähigkeit (Einsichtsfähigkeit*), das Unrecht eines Handelns einzusehen; **Vork.:** z. B. bei schwerwiegender Intelligenzstörung od. bei Realitätsverkennung i. R. einer Psychose. Wird die Einsichtsunfähigkeit verneint, wird geprüft, ob sich die betreffende Person entsprechend ihrer Einsicht hat steuern können (s. Steuerungsunfähigkeit). Die Annahme einer erheblichen Verminderung der Einsichtsfähigkeit ist in § 20 StGB verzeichnet, wird aber nur angewandt, wenn die Einsichtsfähigkeit durch eine (selbst verschuldete) psychische Beeinträchtigung (z. B. durch Einnahme best. psychotroper Substanzen) aufgehoben war.

Einstellungen: 1. (engl.) *attitudes*; (psychol.) Bez. für u. U. Handlungen beeinflussende Meinungen, Anschauungen, Haltungen, Standpunkte, Urteile u. Vorstellungen mit unbewussten, emotionalen u. kognitiven Anteilen; **soziale** Einstellungen sind durch Erfahrung erworbene, relativ stabile Tendenzen, gegenüber sozialen Situationen (Personen, Gruppen), Sachverhalten od. Gegenständen zu reagieren; umfassen kognitive (Wahrnehmungen* u. Vorstellungen), affektive od. evaluative (Emotionen* u. Bewertungen*) u. verhaltensbezogene Aspekte. In sozialen Interaktionen* sind Einstellungen wichtig für Wahrnehmungs- u. Verhaltenssteuerung; sie ermöglichen eine schnelle Orientierung u. sorgen für Kontinuität u. Konsistenz des Verhaltens, machen das Verhalten somit für Interaktionspartner berechenbar. Einstellungsbildung gilt als weitgehend abhängig vom Prozess der Sozialisation* (Erwartungen, Wertvorstellungen u. Verhaltensmuster der bedeutendsten Bezugsgruppen). Einstellungsänderung kann erfolgen, wenn zwischen 2 kognitiven Elementen (Werthaltungen) eine dissonante Beziehung besteht (z. B. „ich rauche" u. „Rauchen schadet meiner Gesundheit"); s. Verhaltensänderung; wichtig bei der Kooperation in der Psychotherapie; s. Compliance. Vgl. Überzeugungen; Vorurteil. **2.** (engl.) *adjustment*; (pharmaz.) Festlegung der individuell effektivsten Arzneimitteldosis i. R. einer Langzeitbehandlung.

Einstellungs|test *m*: (engl.) *personality test*; s. Persönlichkeitstest.

Einstiegs|bild: (engl.) *initial imagination*; von dem Therapeuten angebotenes Vorstellungsbild, das best. Prozesse im therapeutischen Geschehen initiieren od. auch davor schützen sollen; symbolträchtiges Bild (s. Psychotherapie, katathym-imaginative) od. Bild, das mit best. Affekten assoziiert ist (z. B. zur Entspannung od. auch Herstellung von Gefühlen der Sicherheit; s. Traumatherapie).

Einwilligung: (engl.) *consent*; prinzipiell erforderliche vorherige Zustimmung eines Menschen zu einer geplanten Maßnahme; insbesondere bedarf jede ärztliche od. psychotherapeutische Behandlung der Einwilligung (§ 8 MBO-Ä, § 7 MBO-PP/KJP); jeder ohne wirksame Einwilligung vorgenommene Heileingriff stellt eine Verletzung des Behandlungsvertrages* dar u. erfüllt den Tatbestand der Körperverletzung*, auch dann, wenn der Eingriff medizinisch indiziert u. lege artis durchgeführt wurde. **Voraussetzung:** Die rechtswirksame Einwilligung erfordert die Einwilligungsfähigkeit* des Betroffenen u. dessen Kenntnis aller erhebl. Umstände (sog. Informed Consent), die ihm eine umfassende u. verständliche Aufklärung* zu vermitteln hat. Bei Einwilligungsunfähigkeit bedarf es der Einwilligung des gesetzl. Vertreters (Ersatzeinwilligung durch Eltern, Vormund; bei Volljährigen: Betreuer, dessen Bestellung ggf. vom Arzt zu veranlassen ist; s. Betreuung). Best. Eingriffe (z. B. Sterilisation) sind nicht gegen den Willen von Einwilligungsunfähigen durchführbar. Wenn im Notfall keine Einwilligung eingeholt werden kann, muss der Arzt entsprechend dem mutmaßlichen Willen* des Betroffenen handeln u. sich nachträglich die Einwilligung beschaffen. Die Notfallbehandlung entlastet ihn nicht von der Aufklärungspflicht u. der Einwilligung des Betroffenen. Einwilligungen sind im Gegensatz zu Rechtsgeschäften widerrufbar.

Einwilligungs|fähigkeit: (engl.) *capacity to consent*; psychische Voraussetzung zur Erteilung einer wirksamen Einwilligung*; abhängig von der natürlichen Einsichts*- u. Entschlussfähigkeit, nicht von der Geschäftsfähigkeit*. **Voraussetzung:** **1.** die kognitiven Fähigkeiten, die erforderlich sind, um den in Frage kommenden Sachverhalt, dessen Ursachen u. Konsequenzen für die eigene Person zu verstehen; **2.** ein inneres Wertsystem, um die Bedeutung des Eingriffs vor dem Hintergrund der eigenen Interessenlage abzuwägen u. sich in Konfliktlagen zu entscheiden; **3.** die Fähigkeit zu einer eigenständigen Willensbildung u. die Fähigkeit, diesen Willen kundzutun. Einwilligungsfähigkeit unterscheidet sich von der Geschäftsfähigkeit* u. a. dadurch, dass sie relativiert werden kann. Sie wird in versch. Gesetzen (z. B. Arzneimittelgesetz, Unterbringungsgesetze bzw. PsychKG, Kastrationsgesetz, Transsexuellengesetz) unterschiedlich aufgefasst u. in der Rechtsprechung uneinheitlich ausgelegt. Allgemein gilt: Je komplexer u. schwerwiegender ein Eingriff ist, in den eingewilligt werden soll, u. je nachhaltiger die Folgen sind, desto höher sind die juristischen Anforderungen, die an die Einwilligungsfähigkeit gestellt werden. Minderjährige sind für gewisse Handlungen durchaus einwilligungsfähig, z. B. können 14-jährige Jungen u. 16-jährige Mädchen in heterosexuelle Handlungen einwilligen, 18-Jährige können in Arzneimittelstudien einwilligen u. auch in eine Sterilisation. In eine Kastration zur Dämpfung des Sexualtriebes können aber erst 25-Jährige einwilligen. In ärztliche Behandlungen, die keine gravierenden Eingriffe bedeuten u. keine gravierenden Folgen nach sich ziehen, können auch schon 14-Jährige einwilligen. **Einwilligungsunfähigkeit** besteht, wenn Menschen wegen Minderjährigkeit* od. psychischer Störungen nicht in der Lage sind, den relevanten Sachverhalt zu erfassen, vor ihrem eigenen Erfahrungshintergrund zu verstehen, ihn gemäß eigener Wertvorstellungen zu gewichten u. aufgrund von Erfassung, Verständnis u. Gewichtung einen eigenen Willen zu bilden u. diesen zu artikulieren.

Einwilligungs|vorbehalt: (engl.) *consent restriction*; Anordnung des Betreuungsgerichts aufgrund gutachterlicher Feststellungen, dass ein Mensch, der unter Betreuung* steht, best. Angelegenheiten wegen seiner Störung nicht od. nur mit einem erheblichen Risiko eines Schadens regeln kann (§ 1903 BGB). Der Betreute ist dann für Handlungen, die unter den Einwilligungsvorbehalt fallen, auf die Zustimmung des Betreuers* angewiesen. Betreuerbestellung u. Anordnung eines Einwilligungsvorbehalts gegen den Willen des Betroffenen sind nur möglich, wenn der Betreute seinen Willen aufgrund seiner Krankheit nicht mehr frei äußern kann. Ein Einwilligungsvorbehalt darf zudem nur eingerichtet werden, wenn durch die zu erwartenden rechtlichen Handlungen eine erhebliche Gefahr für die betreute Person selbst od. für ihr Vermögen zu befürchten ist. Die Bereiche, die unter Einwilligungsvorbehalt gestellt werden, sollten möglichst genau bestimmt werden, z. B. die Gesundheitsfürsorge, die Fürsorge in (best.) rechtlichen Auseinandersetzungen, die Aufenthaltsbestimmung od. die Vermögenssorge. Von diesen Bereichen können wiederum Ausnahmen gemacht werden. Für best. Willenserklärungen, z. B. Eingehen einer Ehe od. Lebenspartnerschaft, Verfügungen von Todes wegen od. Erklärungen, zu denen auch ein beschränkt Geschäftsfähiger befähigt ist, kann ein Einwilligungsvorbehalt nicht ausgesprochen werden.

Einzel|fall|darstellung: (engl.) *single case analysis*; wissenschaftstheoretische Bez. für Tatsachenwissen über eine einzelne Person enthaltende Beschreibung; konzipiert nach **1.** inhaltlichen Gesichtspunkten: **a)** Biographie; **b)** Kasuistik (Beschreibung eines Krankheitsfalls mit Anamnese, Diagnose, Behandlung, Nachuntersuchung); **c)** (Einzel-)Fallstudie (Ausschnitte aus dem Leben; z. B. krankheits- od. problemorientierte Aspekte); **2.** methodischen Gesichtspunkten (Einzelfalldarstellungen werden, wenn methodisch akzentuiert, häufig Einzelfallstudien genannt): **a)** Einzelfalldarstellung mit quantitativer Vorgehensweise (mit Messung); Formen: experimentelles Vorgehen (Daten werden aufgrund einer Manipulation der unabhängigen Variablen gewonnen: Einzelfallexperiment) u. nichtexperimentelles Vorgehen (z. B. Darstellung u. Diskussion eines Testprofiles bezüglich statisch signifikanter Unterschiede der Untertests); bei experimentellem Vorgehen sind Einzelfallversuchspläne wesentlich (z. B. Versuchsplan mit Reversion: ABA- bzw. ABAB-Design mit Baselinemessreihe A u. Interventionsmessreihe B). Zur Auswertung von Einzelfallexperimenten liegt eine Vielzahl an Einzelfallversuchsplänen vor. **b)** Einzelfalldarstellung mit beschreibender Vorgehensweise (ohne Messung); **Ziel:** z. B. Vorstellung seltener Krankheitsbilder (z. B. für DSM, ICD), Darstellung neuer (häufig erster) Erfahrungen mit Arzneimitteln, Hilfsmittel in der psychotherapeutischen Ausbildung*. Im Konzept der empirisch validierten Therapieverfahren werden Einzelfallstudien (sofern sie den erforderlichen methodischen Gesichtspunkten genügen) als Beleg den Gruppenstudien gleichgestellt, i. R. der evidenzbasierten Medizin u. Psychotherapie stellen Einzelfallstudien Belege auf niedrigem Evidenzniveau dar. Nachteil von Einzelfalldarstellungen ist z. B. die nicht immer gegebene Möglichkeit der Generalisierung der Beobachtung.

Einzel|fall|hilfe: (engl.) *casework*; Casework; Methode der Sozialpädagogik* mit auf den Einzelfall ausgerichteten Hilfsangeboten u. Lösungsvorschlägen i. R. alltagsorientierter persönlicher Betreuung u. Beratung*; **Ziel:** Unterstützung bei der Hilfe zur Erziehung, der Eingliederung psychisch behinderter Kinder u. Jugendlicher, der Hilfe für junge Volljährige u. bei Überwindung besonderer sozialer Schwierigkeiten sowie bei Maßnahmen zur Hilfe in besonderen Lebenslagen durch Krankheit, Behinderung, Alter.

Einzel|fall|studie *f*: (engl.) *case history*; s. Einzelfalldarstellung.

Einzel-Nukleotid-Poly|morphismus (Poly-*; gr. μορφή Gestalt, Form) *m*: (engl.) *single nucleotide polymorphism*; s. SNP.

Einzel|psycho|therapie (Psychotherapie*) *f*: (engl.) *individual therapy*; Setting* der Psychotherapie*, bei dem sich Therapeut u. Patient während der meisten therap. Sitzungen allein im Raum befinden, wichtige Personen aus dem Umfeld des Patienten (Partner, Elternteil) können ggf. stundenweise einbezogen werden; Regelfall in der ambulanten Psychotherapie*; **Therapieziel:** intensive, von Vertrauen u. sukzessiver Selbstöffnung beim Patienten gekennzeichnete therapeutische Beziehung*; **Voraussetzung:** qualitativ hochwertige professionelle psychotherapeutische Ausbildung* des Therapeuten mit Supervision; **Nachteil:** Gefahr der Abhängigkeit des Patienten vom Therapeuten, Gefahr des Missbrauchs der therapeutischen Beziehung durch den Therapeuten, z. B. zur Befriedigung eines privaten Kontaktbedürfnisses, in Form sexueller Übergriffe.

Einzel|supervision (Supervision*) *f*: (engl.) *individual supervision*; s. Supervision.

Einzel|therapie *f*: (engl.) *individual therapy*; s. Einzelpsychotherapie.

Einzel|wohnen, betreutes: (engl.) *single assisted living*; s. Betreutes Wohnen.

E|jaculatio (Ejakulation*) *f*: (engl.) *ejaculation*; s. Ejakulation.

E|jaculatio deficiens (Ejakulation*) *f*: (engl.) *deficient ejaculation*; Anejakulation; seit mind. 6 Monaten ständig od. sehr häufig bestehende sexuelle Funktionsstörung* in Form einer ausbleibenden od. vermeintlich ausbleibenden Ejakulation bei sexueller Aktivität; **Urs.:** **1.** ausbleibende Ejakulation: Anorgasmie*; **2.** vermeintlich ausbleibende Ejakulation: retrograde Ejakulation* in die Harnblase; **Ther.:** **1.** bei ausbleibender Ejakulation Psychotherapie der Orgasmusstörung; **2.** bei vermeintlich ausbleibender Ejakulation Versuch einer Behandlung der verursachenden neurol. Störung (z. B. bei Diabetes mellitus). Vgl. Ejakulationsstörungen.

E|jaculatio prae|cox (Ejakulation*) *f*: (engl.) *premature ejaculation*; vorzeitiger Samenerguss; seit mind. 6 Monaten ständig od. sehr häufig bestehende sexuelle Funktionsstörung* mit unbefriedigender Kontrolle des Mannes über den Zeitpunkt seines Orgasmus; **Häufigkeit:** neben Erektionsstörungen* häufigste Form sexueller Funktionsstörungen des Mannes; **Urs.:** unklar; organische Urs. (z. B. Entzündung) äußerst selten; **Ther.:** Sexualpsychotherapie* mit geeigneten Zusatzverfahren (z. B. Stopp*-Start-Therapie, Squeeze*-Technik); ggf. Versuch (zusätzlicher) Pharmakotherapie mit Thioridazin*, Clomipramin* od. Dapoxetin*.

E|jaculatio re|tardata (Ejakulation*) *f*: (engl.) *delayed ejaculation*; verzögerter Samenerguss; seit mind. 6 Monaten ständig od. sehr häufig bestehende sexuelle Funktionsstörung*, bei der Ejakulation u. Orgasmus subjektiv als zu spät eintretend empfunden werden; **Häufigkeit:** selten (<3 % der Männer); **Urs.:** psychogen; u. U. Arzneimittel (z. B. Serotonin-Wiederaufnahme-Hemmer); **Ther.:** bei Psychogenese Sexualpsychotherapie*; bei UAW (z. B. Serotonin-Wiederaufnahme-Hemmer) Modifikation der Medikation.

E|jakulation (lat. eiaculari hinausschleudern) *f*: (engl.) *ejaculation*; Ejaculatio; Samenerguss beim Orgasmus* des Mannes; bei einigen Frauen kommt es beim Orgasmus ebenfalls zu einer Art Ejakulation aus den Paraurethraldrüsen. Die Ejakulation ist mit dem Erleben des Orgasmus nicht gleichzusetzen, da es sowohl Orgasmus ohne Ejakulation gibt (z. B. nach radikaler Prostatektomie od. bei retrograder Ejakulation*) als auch Ejakulation ohne Orgasmus (z. B. Spermatorrhö; s. Ejakulationsstörungen). Die Ejakulation fehlt beim Orgasmus vor der Pubertät.

E|jakulation, retro|grade (Ejakulation*) *f*: (engl.) *retrograde ejaculation*; sog. trockener Orgasmus; Ejakulation in die Harnblase durch fehlenden Verschluss des Harnblasenausgangs beim Orgasmus*; Orgasmusgefühl ggf. indirekt beeinträchtigt (psychische Dämpfung durch das Fehlen eines sichtbaren Samenergusses); **Urs.:** fast ausschließl. neurogen od. als Operationsfolge nach Eingriffen im kleinen Becken; **Diagn.:** Nachweis von Sperma im Harn nach Orgasmus.

E|jakulation, schmerzhafte (Ejakulation*) *f*: (engl.) *painful ejaculation*; unspezif. Schmerzen im Bereich des Beckens nach Ejakulation; **Häufigkeit:** sehr selten; **Ätiol.:** unklar; wahrscheinl. psychogen.

E|jakulations|störungen (Ejakulation*): (engl.) *ejaculatory disorders*; Bez. für die Ejakulation* betreffende sexuelle Funktionsstörungen*; **Einteilung:** **1.** Störungen mit Veränderung des Ejakulationsprozesses: fast ausschließl. körperlich verursacht; **a)** retrograde Ejakulation*; **b)** Spermatorrhö: Heraussträufeln des Samens ohne Orgasmus; **2.** Störungen mit Veränderung des Ejakulationszeitpunkts (korrekt als Orgasmusstörungen* bezeichnet): Ejaculatio* praecox, Ejaculatio* retardata, Ejaculatio* deficiens, Anorgasmie*.

Ek-: auch Ec-, E-; Wortteil mit der Bedeutung aus, heraus, von etwas weg; von gr. ἐκ.

Ekbom-Syn|drom (Karl A. E., Neurologe, Uppsala, 1907–1977) *n*: (engl.) *Ekbom's syndrome*; Restless*-Legs-Syndrom.

Ekel: (engl.) *disgust*; Kultur übergreifend nachgewiesene primäre Emotion* (Grundemotion des Gesichtsausdrucks nach P. Ekman) mit starker negativer Empfindung der Abneigung u. des Widerwillens gegen konkret vorhandene od. vorgestellte Objekte (z. B. Körperausscheidungen, Wunden,

E

Nahrung, Verdorbenes), i. w. S. auch gegen Personen u. deren Verhaltensweisen (s. Aversion); kann weder verlernt noch abtrainiert werden; es kann lediglich eine Habituation erfolgen. Kognitiv findet bei Ekelempfindung eine Bewertung als giftig, unverdaulich od. ungenießbar statt, die häufig generalisiert wird (Transaktionales Erklärungsmodell nach R. Lazarus). Dabei muss das Ekel erregende Objekt nicht real vorhanden sein; die Vorstellung od. die Ähnlichkeit eines Objekts reicht aus. Eine direkte Beteiligung der Inselregion für die Verarbeitung von Ekel konnte mit bildgebenden Verfahren gezeigt werden, daneben ist auch die Amygdala beteiligt. **Kennzeichen:** verschiedene mimische Reaktionen, Speichelsekretion, Würge- u. Brechreiz, Übelkeit, Panik, Ohnmacht u. der starke Impuls, sich aus der Situation zu lösen (Abkehr, Flucht, Vermeidungsverhalten); neurobiol.: Aktivierung des insulären Kortex* durch Ekelempfindung (fMRT); **klin. Bedeutung:** psychopathologisch bedeutsam bei einem Teil der spezifischen Phobien*, insbes. bei Blut-, Spritzen- u. Verletzungsphobie u. einigen Tierphobien (z. B. Spinnen, Schlangen) sowie bei sexuellen Funktionsstörungen* (z. B. Dyspareunie, Vaginismus).

EKG: Abk. für **E**lektro**k**ardio**g**raphie (bzw. Elektrokardiogramm); diagn. Verfahren zur Registrierung der kardialen Aktionspotentiale u. Aufzeichnung als Kurven (Elektrokardiogramm).

Ek|lampsie (gr. ἐκλάμπειν hervorleuchten) *f*: (engl.) *eclampsia*; schwangerschaftsbedingtes Auftreten charakterist. tonisch-klonischer epileptischer Anfälle* mit u. ohne Bewusstseinsverlust im Verlauf einer schweren Präeklampsie (Hypertonie u. Proteinurie mit od. ohne Ödeme) od. sehr selten spontan; **Pathol./Anat.:** Schädigung v. a. von Gehirn, Niere, Leber (subkapsuläre Blutungen, Leberzellnekrosen) u. Plazenta (hämorrhagische Infarkte); **Ätiol.:** wahrscheinlich lokale Gefäßverengungen (Stase, Ödem, Fibrinablagerungen); **Sympt.:** Anfälle (Eclampsia convulsiva) treten zwar häufig blitzartig, meist jedoch nicht ohne Prodromalsymptome (drohende Eklampsie, Eclampsia imminens) auf: rascher Blutdruckanstieg mit starkem Kopfschmerz* (meist frontal), Flimmern vor den Augen, Doppelt- u. Nebligsehen, ferner Magendruck u. Übelkeit; betroffen sind zu 80 % Erstgebärende (bei Mehrlingsschwangerschaften 6-mal häufiger als bei Einlingsschwangerschaften); **Klin.:** akutes Nierenversagen, Hirnödem, Thrombosen u. Blutungen (z. B. Hirnblutung); **Ther.:** Anfallbehandlung, Magnesiumsulfat, Antihypertensiva, Entbindung trotz einer evtl. kindlicher Unreife (hohes mütterliches Risiko!); **Proph.:** regelmäßige Schwangerenvorsorge u. Ther. der arteriellen Hypertonie; **DD:** Epilepsie*.

Eklektizismus (lat. eligere, electus auswählen) *m*: (engl.) *eclecticism*; Bez. für Auswahl effektiver Therapieansätze aus Theorien- u. Methodenvielfalt; i. w. S. Bez. für psychotherap. Ausrichtung, die sich nicht auf eine einzelne Therapierichtung stützt, sondern aus den einzelnen Therapieschulen (s. Psychotherapie, schulengebundene) die wirksamsten Elemente herausgreift u. kombiniert, wobei die theoretische Kompatibilität der Elemente keine Rolle spielt.

Eklipse (gr. Ausbleiben, Verschwinden, Verfinsterung;) *f*: (engl.) *eclipse*; (psychiatr.) dissoziativer Stupor*.

Ek|mnesie (Ek-*; -mnese*) *f*: (engl.) *ecmnesia*; syn. Zeitgitterstörung; qualitative Gedächtnisstörung* mit Unfähigkeit, Gedächtnisinhalte in das richtige Zeitraster einzuordnen, wobei z. B. die Gegenwart als Vergangenheit erlebt wird; **Vork.:** u. a. bei Delir* u. anderen Bewusstseinsstörungen*, fortgeschrittener Demenz*, Substanzeinwirkung, in Hypnose*. Vgl. Orientierung.

Eknoia (gr. ἔκνοια Sinnlosigkeit): (engl.) *ecnoea*; veraltete Bez. für übersteigerte emotionale Erregbarkeit* z. B. in der Pubertät.

EKP: Abk. für **e**reignis**k**orrelierte **P**otentiale*.

Ek|phorie (gr. ἐκφέρειν hervorbringen) *f*: (engl.) *ecphoria*; s. Erinnern.

Ek|stase (gr. ἔκστασις das Außer-sich-Geraten) *f*: (engl.) *ecstasy*; auch Entrücktheit; Erlebnisform mit rauschartiger Bewusstseinsveränderung u. dem Gefühl, die Grenzen des Ich zu überschreiten, verbunden mit gestörter Selbst- u. Fremdwahrnehmung u. eingeschränkter Selbstkontrolle* inf. gesteigerter Affekte*; **Vork.:** psychogen od. exogen, z. B. bei Psychose, Manie od. inf. von Arzneimittel- bzw. Drogenkonsum (Alkohol, LSD, Psilocybin, Mescalin u. a. Halluzinogene). Vgl. Rausch; Dämmerzustand.

EKT: Abk. für **E**lektro**k**rampf**t**herapie*.

Ek|zem, a|topisches (gr. ἔκζεμα aufschwellen, aufkochen) *n*: (engl.) *atopic eczema, atopic dermatitis*; syn. endogenes Ekzem, Neurodermitis atopica; veraltet Prurigo Besnier; chronische od. chronisch-rezidivierende entzündliche Hautkrankheit bedingt durch versch. immun. Faktoren (u. a. Reaktionen gegen exogene od. endogene Allergene, insbes. gegen Milbenproteine in Hausstaub u. Tierepithelien, Störung des Immunsystems mit Überwiegen der Immunantwort von T-Helferzellen, v. a. TH2) u. durch nichtimmun. Faktoren (v. a. psycho- u. neurovegetative Störungen, Fettstoffwechselstörungen der Haut, bakterielle Infektionen ekzematöser Hautpartien, hautirritierende Kleidung, trockenes, kühles Klima); **Ätiol.:** vermutl. polygen erbliche Disposition, z. T. auch Punktmutationen im Filaggrin-Gen (Hautbarrierestörung); **Formen:** allergische (extrinsische) u. nichtallergische (intrinsische) Form; **Klin.:** Beginn meist im frühen Kleinkindesalter mit Juckreiz, Rötung, Schuppung, Nässen u. Krustenbildung v. a. an den Wangen u. dem behaarten Kopf (sog. Milchschorf); immer häufiger Beginn auch im Erwachsenenalter; nach dem 2. Lebensjahr entspricht das klin. Bild dem beim Erwachsenen, im Kindesalter sind jedoch zunächst meist die Streckseiten, später die Gelenkbeugen (Eczema flexurarum) u. häufig das Gesäß, beim Erwachsenen neben den Gelenkbeugen v. a. Gesicht, Hals, Nacken, Schulter u. Brust die häufigsten Lok. der Hautveränderungen. Ein weißer Dermographismus ist häufig auslösbar. Die Haut ist insgesamt durch eine Unterfunktion der Talg- (Sebostase) u. Schweißdrüsen (Hypohidrose) glanzlos u. trocken, ihr Oberflächenrelief in chron. betroffenen Hautarealen vergröbert; Ichthyosis vulgaris bei ca. 50 % der Patienten; Nägel meist durch ständiges Kratzen abgenutzt u. glänzend, Augenbrauen seitl ausgedünnt (sog. Hertoghe-Zeichen); selten Katarakt (Cataracta syndermatotica). Im Blut häufig starke Erhöhung der IgE-Konzentration u. Eosinophilie. Beeinflussung des Krankheitsbildes durch psychische (z. B. Stress*) u. Umweltfaktoren (Allergene, Pseudoallergene, Verschlechterung im Winter u. Frühjahr). Mit zunehmendem Alter nimmt die Intensität des atopischen Ekzems ab; es verschwindet oft vollkommen um das 30. Lebensjahr. **Ther.:** Pharmakotherapie; Meiden möglicher auslösender Faktoren (z. B. Milbenkotallergene, Tierepithelien), individuelle Pflege u. Schutz der trockenen Haut, Phototherapie, Hydrotherapie (Öl- u. Teerbäder), Klimatherapie (Gebirgs- od. Meeresklima), individuelle Diät bei Nahrungsmittelallergien; **Psychotherapie u. Schulung:** bei Patienten mit psychosomatischer Komponente begleitende Psychotherapie; Autogenes Training; standardisierte Schulungsprogrammen für Betroffene u. Eltern betroffener Kinder zur Aufklärung bezüglich der Entstehung, Auslöser u. Therapie u. Steigerung der Kompetenz im Umgang mit der Erkrankung. Vgl. Pruritus.

Elaborations|strategie (lat. elaborare sorgfältig ausarbeiten) *f*: (engl.) *elaboration strategy*; s. Gedächtnisstrategie.

Elektra-Kom|plex (gr. Ἠλέκτρα mythologische Figur; Tochter des Agammemnon, dessen Mord sie rächen will, indem sie ihren Bruder Orestes zum Mord an ihrer Mutter Klytaimnestra und Stiefvater Aigisthos anstiftet) *m*: (engl.) *Electra complex*; (psychoanalyt.) von C. G. Jung („Versuch einer Darstellung der psychoanalytischen Theorie", 1913) eingeführter u. von S. Freud abgelehnter Begriff für die weibliche Analogie des Ödipus*-Komplexes, mit der die überstarke Bindung der Tochter an den Vater in Rivalität zur Mutter beschrieben wird; diese entsteht aus einer ursprünglichen Bindung der Tochter an die Mutter, die durch den von S. Freud beschriebenen Penisneid* zum Bruch führt (die Tochter wirft der Mutter vor, sie ohne Penis mit einem Mangel geboren zu haben) u. in eine Feindseligkeit* gegen sie mündet. Vgl. Komplex.

Elektro-: Wortteil mit der Bedeutung auf Elektrizität beruhend; von gr. ἤλεκτρον (Bernstein, an dem man zuerst elektrostatische Kräfte beobachtet hat).

Elektro|dia|gnostik (Elektro-*; gr. διαγνωστικός fähig zu unterscheiden) *f*: (engl.) *electrodiagnosis*; (neurol.) klassische Methode insbes. zur Prüfung (Beobachtung) der Muskelantwort (Kontraktion) auf einen elektrischen Reiz, der als Gleichstromstoß (galvanischer Strom) od. in Form von Einzelstromstößen (faradischer Strom) direkt am Muskel od. indirekt am versorgenden Nerv appliziert wird; am nur partiell denervierten Muskel ist die faradische Erregbarkeit bei direkter Reizung erhalten, am vollständig denervierten Muskel aufgehoben. Weitere Verfahren der Elektrodiagnostik (u. a. die Bestimmung der Reizzeit-Spannungskurve) haben keine praktische Bedeutung mehr u. sind v. a. durch die EMG* u. ENG* ersetzt.

Elektro|enzephalo|graphie (Elektro-*; Enkephal-*; -graphie*) *f*: (engl.) *electroencephalography*; s. EEG.

Elektro|kardio|graphie (Elektro-*; Kard-*; -graphie*) *f*: (engl.) *electrocardiography*; s. EKG.

Elektro|ko|agulations|therapie, stereo|taktische (Elektro-*; lat. coagulare gerinnen) *f*: (engl.) *stereotactic electro-coagulation*; neurochirurgisches Therapieverfahren, bei dem durch das präzise Einbringen einer Mikroelektrode mit Hilfe eines Zielgeräts Hirngewebe thermisch zerstört wird; in der Psychiatrie umstrittenes Verfahren, das bei psychiatrischen Indikationen i. d. R. nicht mehr angewendet wird. Vgl. Operation, stereotaktische.

Elektro|konvulsions|therapie (Elektro-*; Konvulsion*) *f*: (engl.) *electroconvulsive therapy*; Abk. EKT; Elektrokrampftherapie*.

Elektro|kortiko|graphie (Elektro-*; lat. cortex Rinde, Schale; -graphie*) *f*: (engl.) *electrocorticography*; direkte Ableitung der Hirnstromwellen von der Oberfläche des Gehirns; z. B. bei neurochir. Eingriffen zur genaueren Lok. umschriebener Störungen; vgl. EEG.

Elektro|krampf|therapie (Elektro-*) *f*: (engl.) *electroconvulsive therapy*; Abk. EKT; syn. Elektrokonvulsionstherapie; Heilkrampfbehandlung; medizinisches Verfahren zur Behandlung best. psychiatrischer Krankheitsbilder mit Auslösung eines generalisierten epileptischen Anfalls* durch elektrische Reizung des Gehirns; **Prinzip:** Der epileptische Anfall führt über eine De- u. Repolarisierung der Nervenzellen zu erheblichen neurochemischen Folgewirkungen im Gehirn, z. B. endokrinologische Veränderungen, Steigerung der Affinität von Neurotransmittern zu ihren Rezeptoren sowie Veränderung der Rezeptorendichte in bestimmten Arealen des Gehirns. **Durchführung:** unter intensivmedizinischen Bedingungen in Kurznarkose u. unter Muskelrelaxation; 2 Elektroden werden am Kopf des Patienten (i. d. R. unilateral über der nichtdominanten Gehirnhälfte) platziert; eine bilaterale Platzierung ist unter bestimmten Umständen wirksamer, aber auch nebenwirkungsreicher; bilaterale Elektrodenplatzierung (bitemporal od. bifrontal) z. B. bei fehlendem Erfolg unilateraler Behandlungen; mit Kurzpulsströmen wird ein generalisierter epilept. Anfall von mind. 30 Sekunden Dauer induziert; insgesamt ca. 10 Behandlungen im Abstand von jeweils 3 Tagen; **Ind.:** Therapie der ersten Wahl bei lebensbedrohlicher (pernizlöser) Katatonie*, wahnhafter Depression* mit Stupor sowie bei Depression mit hohem Suizidrisiko; Therapie der zweiten Wahl bei therapie- u. pharmakoresistenter Depression, Manie od. Katatonie (bei fehlendem Therapieerfolg nach mehreren, unterschiedlichen bewährten Pharmakotherapieverfahren bei Vorliegen einer ausgeprägten klinischen Symptomatik; therapieresistent bezieht sich nicht auf Faktoren wie z. B. fehlende Compliance, diagnostische Besonderheiten). **Kontraind.:** Herzinfarkt (vor weniger als 3 Monaten), Schlaganfall (vor weniger als 3 Monate), schwere kardiopulmonale Einschränkungen, Hirndrucksteigerung, schwere arterielle Hypertonie; keine Kontraindikationen sind Schwangerschaft, Herzschrittmacher od. ein höheres Lebensalter. **Nebenwirkungen:** häufig Übelkeit, Erbrechen u. Kopfschmerz; relativ häufig vorübergehende kognitive Störungen (bei unilateraler elektrischer Stimulation deutlich geringer als bei bilateraler); selten neuropsychologische Symptome (vorübergehend) wie z. B. Aphasie, Apraxie, Agnosie; bleibende strukturelle Schäden des Gehirns konnten bislang nicht nachgewiesen werden. Vgl. Magnetkrampftherapie.

E

Elektro|lyt|störungen (Elektro-*; Lys-*): (engl.) *electrolyte disturbances*; klinische Bez. für Veränderungen der Elektrolytkonzentrationen im Blut bei Störungen im Elektrolythaushalt; **Formen:** u. a. Hypokaliämie*, Hyperkaliämie*, Hypokalzämie*, Hyperkalzämie*, Hypernatriämie*, Hyponatriämie*.

Elektro|myo|graphie (Elektro-*; My-*; -graphie*) *f*: (engl.) *electromyography*; s. EMG.

Elektro|neuro|graphie (Elektro-*; Neur-*; -graphie*) *f*: (engl.) *electroneurography*; s. ENG.

Elektro|okulo|graphie (Elektro-*; lat. die Augen betreffend; -graphie*) *f*: (engl.) *electro-oculography*; s. EOG.

Elektro|stimulation (Elektro-*; Stimulation*) *f*: (engl.) *electrostimulation*; elektrische Stimulation eines Muskels direkt od. indirekt über seinen motorischen Nerven zur Durchführung einer Muskelkontraktion (transkutane elektrische Nervenstimulation*, Reizstrom, Elektrotherapie*).

Elektro|therapie (Elektro-*) *f*: **1.** (engl.) *electrotherapy*; therapeutische Anw. des elektr. Stroms i. R. der physikalischen Medizin, z. B. Behandlung mit Wechselströmen hoher Frequenz (Hochfrequenztherapie), konstant fließendem Gleichstrom (Galvanisation), niederfrequenten Gleichstromimpulsen (Niederfrequenztherapie); **2.** (psychiatr.) s. Elektrokrampftherapie.

Elementar|funktionen (lat. elementum Grundstoff; functio Verrichtung, Funktion) *fpl*: (engl.) *basic functions*; s. Grundfunktionen, psychische.

Elementar|halluzination (lat. elementum Grundstoff; Halluzination*) *f*: (engl.) *elementary hallucination*; sog. ungestaltete Halluzination; s. Halluzination.

ELIZA: von J. Weizenbaum (1966) entwickeltes Computerprogramm zur Untersuchung der Kommunikation zwischen Mensch u. Computer über natürliche Sprache; das Programm simulierte eine menschliche Psychotherapeutin als Gesprächspartnerin namens Eliza in Anlehnung an die Komödie Pygmalion von George Bernhard Shaw. Entscheidend für die Akzeptanz bei Probanden war, dass die Reaktionen des Computers „menschlich" erschienen. Der sog. **ELIZA-Effekt** besteht darin, Aussagen des menschlichen Gesprächspartners in Fragen umzuformulieren u. auf bestimmte Schlüsselwörter zu reagieren. Entgegen den Erwartungen von Weizenbaum, dass kein Mensch mit einem „dummen" emotionslosen Computer sprechen wolle, war dessen Akzeptanz außerordentlich hoch u. wurde als Versuch einer automatisierten Form der Psychotherapie betrachtet.

Eltern|arbeit: **1.** (engl.) *work with parents, work of parents*; Bez. für Interventionen mit od. für Eltern, z. B. Elterntraining*, Erziehungsberatung*, Einbezug der Eltern in die voll- od. teilstationäre od. ambulante Therapie, Einbezug der Eltern bei Kindern, die außerhäuslich untergebracht sind; **2.** Bez. für Arbeit von Eltern i. S. reproduktiver Aufgaben (Erziehung, Bildung, Haushalt, Gestaltung des Familienlebens).

Eltern|beratung: (engl.) *parent counselling*; Bez. für alle beratenden Maßnahmen, die Eltern zur Erziehung ihrer Kinder befähigen u. die helfen sollen, Erziehungsziele u. -bedürfnisse zu erkennen, Wissen zur Entwicklung zu nutzen, Erziehungstechniken effektiv einzusetzen u. Ressourcen (individuelle, materielle, soziale, kulturelle) zu aktivieren; umfasst neben Interventionen unmittelbar zur Stärkung der erzieherischen Kompetenzen (s. Erziehungsberatung), auch Hilfen zur Gestaltung der Lebenslagen von (werdenden) Eltern (z. B. sozialrechtlich geprägte Beratungen).

Eltern|bindung: **1.** (engl.) *parental attachment*; Bindung zwischen Eltern u. Kind (s. Eltern-Kind-Beziehung); i. R. von Sorgerechtsentscheidungen ist wichtig, zu welchem Elternteil das Kind die größere Bindung aufgebaut hat (i. d. R. der Elternteil, der sich bisher mehr um das Kind gekümmert hat); **2.** Bindung zwischen den Eltern eines od. mehrerer Kinder; Bindungsmodelle gehen davon aus, dass diese Bindung auf den Wahrnehmungen der eigenen Kindheitserfahrungen, besonders der Beziehungen zu den Eltern, sowie auf der Wahrnehmung des Einflusses dieser Erfahrungen auf das Erwachsenenalter basiert; wichtigste Bindungskategorien im Erwachsenenalter: autonome od. sichere, abweisende, verstrickte u. ungelöst-desorganisierte Formen. Vgl. Bindungstheorie.

Eltern|frage|bogen, anamnestischer: s. Anamnestischer Elternfragebogen.

Eltern-Kind-Beziehung: (engl.) *child-parent relationship*; Beziehung* der Eltern zu ihren Kindern; wichtige Voraussetzung für eine positive sozial-emotionale Entwicklung des Kindes; **Mutter-**

Kind-Beziehung: Der Aufbau einer Bindung zwischen Mutter u. Kind beginnt bereits während der Schwangerschaft u. intensiviert sich nach der Geburt; z. B. durch Blickkontakt mit dem Säugling, Berührung, Wahrnehmung des Körpergeruchs der Eltern. Die Mutter-Kind-Beziehung nach der Geburt wird gefördert durch Rooming*-In. **Vater-Kind-Beziehung:** abhängig vom Ausmaß des Kontaktes; kann sich ebenfalls bereits während der Schwangerschaft entwickeln u. verstärkt sich bei adäquatem Kontakt deutlich nach Geburt. Zu den **Unterschieden zwischen Mutter-Kind- u. Vater-Kind-Beziehungen** gehört, dass Mütter häufiger u. länger mit ihren Kindern zusammen sind, Väter nach wie vor weniger Betreuungsfunktionen übernehmen u. umso mehr mit Kindern interagieren, je angenehmer die Tätigkeit ist, der relative Anteil spielerischer Aktivitäten in der Vater-Kind-Interaktion größer ist, Väter häufiger in der Eltern-Kind-Triade mit ihren Kindern interagieren, Mütter dagegen häufiger in der Mutter-Kind-Dyade. Der Erziehungsstil der Väter ist weniger restriktiv als derjenige der Mütter u. sie sind i. d. R. risikofreudiger, fordernder u. stärker sachbezogen, Väter beschäftigen sich mehr mit ihren Söhnen als mit ihren Töchtern, Mütter beschäftigen sich dagegen etwa gleich viel mit Söhnen u. Töchtern. Zu den **Gemeinsamkeiten von Mutter-Kind- u. Vater-Kind-Beziehungen** gehört, dass Mutter u. Vater dem Kind typischerweise genetisch gleich ähnlich sind u. es i. d. R. mehr als alle anderen Erwachsenen unterstützen (biologische Prädisposition, moralische u. juristische Verpflichtung). In den meisten Familien hat das Kind den längsten u. bis zum Jugendalter auch intensivsten Kontakt unter allen erwachsenen Personen mit Mutter u. Vater, zu denen es auch eine engere Bindung entwickelt als an alle anderen Erwachsenen. Das traditionelle Mutterideal negiert weitestgehend die Bedeutung des Vaters, obwohl Väter grundsätzlich Unterstützungsfunktionen genauso ausüben können wie Mütter. Kinder entwickeln i. d. R. enge, z. T. unabhängige Bindungen an beide Elternteile u. gegebenenfalls weitere wichtige Bezugspersonen. Im späteren Entwicklungsverlauf werden weitere Entwicklungsaufgaben* als wesentliche Elemente der Eltern-Kind-Beziehung angesehen (Entwicklung von Identität, Autonomie, Ablösung). Die Bindung des Kindes an die Eltern erreicht im 2. Lebensjahr ihre maximale Stärke, wobei es keine sensitive Periode für die Bindungsentwicklung gibt u. die Eltern-Kind-Beziehung meist auch im Verlauf des Jugendalters eng bleibt. Während der Pubertät* kommt es u. a. aufgrund des Reifeprozesses häufig zu starken Konflikten mit den Eltern. Eltern übernehmen eine der wichtigsten Unterstützungsfunktionen, die auch bei erwachsenen Kindern erhalten bleibt. Im mittleren Erwachsenenalter erleben die Kinder häufig eine sog. filiale Krise (wandelndes Rollenverständnis, Erkenntnis, dass die Eltern keine Unterstützungsfunktionen mehr übernehmen können). Bei erfolgreicher Bewältigung dieser Entwicklungsaufgabe folgt die filiale Reife, die zur Übernahme von Verantwortung für die Eltern befähigt. **Hinweis:** Mutter- u. Vater-Rollen haben sich i. R. des Wandels der Geschlechterverhältnisse u. der Arbeitsbedingungen seit Mitte des 20. Jahrhunderts stark verändert. Früher stellte der Vater in der Eltern-Kind-Beziehung den sachlich-objektiven Pol dar, die Mutter dagegen den emotional-warmen Pol. In der Psychoanalyse wurde darauf hingewiesen, dass beide Pole für die kindliche Entwicklung wichtig seien. Neue Untersuchungen zu Familienbeziehungen widerlegen die klassische Psychoanalyse ebenso wie die ursprüngliche Bindungstheorie, die beide dem Vater in den ersten Lebensjahren keine wesentliche Rolle für die kindliche Entwicklung zuschrieben. Trotz dieser zunehmenden Flexibilität stellen traditionelle Geschlechtermuster noch immer die Mehrheit der Fälle dar. **Erziehungsverhalten:** Grundsätzlich gilt, dass kompetente Eltern kompetente Kinder haben. Ein Erziehungsstil* mit emotionaler Wärme, klaren Regeln, entwicklungsangemessenen Anregungsbedingungen u. Gewährung von Handlungsspielräumen bietet Kindern gute Chancen, selbstbewusste, emotional stabile, sozial kompetente, selbstverantwortliche, leistungsfähige Personen zu werden. Ein geringes Ausmaß an sog. Autonomiegewährung u. exzessives emotionales Überengagement fördert die Entstehung von internalisierenden Störungen, häufige u. harte Bestrafung, Unvorhersagbarkeit od. auch hohe Nachlässigkeit fördert die Entwicklung externalisierender Störungen*. Allerdings sind Familienbeziehungen keine Einbahnstraße, sondern transaktionale (zirkuläre) Prozesse, bei denen auch die Kinder die Eltern beeinflussen. **Bedeutung:** Die Qualität der Eltern-Kind-Beziehung hat einen Einfluss auf weitere Beziehungsgestaltung, von Bedeutung sind auch die Beziehungserfahrungen in der Herkunftsfamilie (negative Erfahrungen mit eigenen Eltern schwächen, positive stärken Erziehungskompetenz). Negative Einflüsse auf die Eltern-Kind-Beziehung u. das Erziehungsverhalten sind nachgewiesen für Partnerschaftsprobleme, psychische Störungen, mangelnde elterliche Übereinstimmung, negative Erfahrungen am Arbeitsplatz, mangelnde soziale Unterstützung u. ökonomische Probleme (Armut, Arbeitslosigkeit, gelegentlich auch Überfluss). Ein Entwicklungsrisiko für Kinder u. Jugendliche ist die Scheidung* der Eltern, zudem gibt es immer mehr alleinerziehende Eltern (meist Mütter, früher eher Witwen, heute eher Geschiedene), die finanziell häufig benachteiligt sind. Psychische Störungen beeinflussen Beziehungsvariablen u. a. im Hinblick auf Ambivalenz, Stresserleben, mangelnde elterliche Sensitivität. Der Entwicklungspsychologe Kagan kritisiert die Ansicht vieler Wissenschaftler, dass Erfahrungen in der frühen Kindheit, vorwiegend in den ersten beiden Lebensjahren, nicht mehr reversibel seien (z. B. Unsicherheit der Mutter-Kind-Bindung), als nicht empirisch gestützten Glauben u. verweist auf die methodischen Mängel der Erfassung der Mutter-Kind-Bindung. In Familien mit einem behinderten Kind od. mit hohen psychosozialen Risiken ist die Eltern-Kind-Beziehung häufig gefährdet od. besonders belastet, so dass Frühförderung als indiziert angesehen wird.

Eltern-Kind-Inter|aktion (Interaktion*) *f*: (engl.) *parent-child interaction*; soziale Interaktion* zwischen Eltern u. ihrem Kind, wichtig für die sozial-emotionale Entwicklung des Kindes (s. Eltern-Kind-Beziehung; Bindungstheorie); in der **Mutter-Kind-Interaktion** spielt v. a. die mütterliche Sensitivität eine wichtige Rolle bei emotionalen Belastungen des Kindes. Sie ermöglicht Vertrauen in die Zuwendungsbereitschaft Anderer, durch die das Kind eine wirksame Entspannung erfährt. Beide Eltern tragen zur psychischen Sicherheit u. dem Vertrauen des Kindes in Andere u. sich selbst bei. **Vater-Kind-Interaktionen** sind weniger gut erforscht als Mutter-Kind-Interaktionen. Sie sind häufiger auf gemeinsames Spiel u. Lernen ausgerichtet, wobei väterliche Spielfeinfühligkeit u. a. wichtig für die Entwicklung sicherer Explorationsstrategien ist. Bei ungünstigen Interaktionsmustern* (z. B. bei herabgesetzter mütterlicher Sensitivität im Zusammenhang mit postpartaler Depression*; s. Abb.) ist die Förderung der Mutter-Kind-Interaktion besonders wichtig. Dabei lernen Mütter, adäquat auf die Bedürfnisse ihres Kindes einzugehen u. zugleich eigene Bedürfnisse mit zu berücksichtigen.

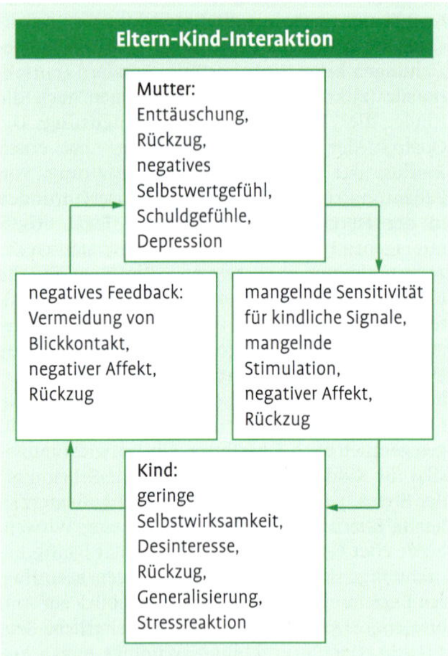

Eltern-Kind-Interaktion: Teufelskreismodell der Mutter-Kind-Interaktion bei postpartaler Depression

Eltern-Kind-Therapie *f*: (engl.) *child-parent psychotherapy*; beziehungsorientierte Intervention, konzeptuell begründet in der Psychoanalyse*, der Bindungstheorie* u. sozialen u. kognitiv-lerntheoretischen Erklärungsansätzen; Eltern u. Kind werden im ambulanten od. stationären Setting gleichzeitig behandelt. **Ind.:** Kinder mit Problemen im Spielverhalten, sensomotorischen Defiziten, Angststörungen, Neigung zur Selbstschädigung, Traumata; ineffektives Erziehungsverhalten (z. B. Eltern setzen keine Grenzen, Einsatz unwirksamer Bestrafungen od. Verstärker*); **Aufgaben:** Förderung der affektiven, sozialen u. kognitiven Funktionstüchtigkeit der Kinder; im Mittelpunkt stehen Hilfen zur Affektregulation bei Eltern u. Kind sowie die Verbesserung der Interaktionen; dabei werden zugrunde liegende Konflikterfahrungen ineffektiven Elternverhaltens aufgearbeitet. **Wirksamkeit:** Für Eltern-Kind-Interventionen im Kleinkindesalter liegen positive Ergebnisse auf der Grundlage von randomisierten Studien vor (z. B. van Zeijl et al., 2006), Metaanalysen berichten über geringe Effektstärken.

Eltern-Re|präsentanz (lat. repraesentare vergegenwärtigen, darstellen): (engl.) *parent representation*; Bez. der Objektbeziehungstheorie* für die Vorstellungsinhalte, welche die Eltern einer Person zu einem Gegenstand haben (Form der Objekt-Repräsentanz) u. wesentlich aus deren wahrgenommenen Handlungen resultieren; als Repräsentanzen (Objekt- u. Selbstrepräsentanzen) werden Vorstellungsinhalte bezeichnet, deren Organisation S. Freud mit dem Begriff Topik (Verortung innerhalb der Psyche) bezeichnete, der zusammen mit der Psychodynamik u. der Ökonomie psychischer Vorgänge die sog. Metapsychologie ausmacht.

Eltern|therapie *f*: (engl.) *parent psychotherapy*; Therapieform, welche die Eltern in die Behandlung von Kindern mit einbezieht; **Ziel:** Veränderung der Ursache ungünstigen elterlichen Verhaltens gegenüber Kindern (Übertragung eigener Erziehungserfahrungen, ungünstige Erziehungsstile* u. -techniken), Übertragung co-therapeutischer Aufgaben auf die Eltern bei der Behandlung definierter Probleme; **Ind.:** alle Verhaltensstörungen* von Kindern u. Jugendlichen; **Wirksamkeit:** I. R. der Kinder*- und Jugendpsychotherapie ist der Einbezug der Eltern eher die Regel; die Elterntherapie ist evidenzbasiert in ihrer Wirksamkeit auf hoher Stufe abgesichert (s. Elterntraining).

Eltern|training *n*: (engl.) *parent training*; Bez. für Maßnahmen zur Vermittlung von Erziehungsprinzipien, zum Abbau belastender Eltern-Kind-Interaktionen u. zum Aufbau einer Wachstum u. Entwicklung fördernden Erziehungs- u. Familienatmosphäre; **Meth.:** Trainingsverfahren mit psychoanalyt., Patienten-zentriertem, v. a. aber lerntheoret. Hintergrund; psychoanalyt. u. Patientenzentrierte Formen gehen u. a. spieltherapeutisch vor (Spieltherapie*); die Familienkonferenz von Th. Gordon setzt mit Hilfe der Techniken des aktiven Zuhörens u. Ich-Botschaften Patienten-zentrierte Prinzipien um (Empathie*, Kongruenz*, bedingungslose positive Wertschätzung*), um Potentiale des zu Erziehenden i. S. eines Wachstumsprozesses zu ermöglichen; behavioral orientierte Programme vermitteln lerntheoretisch begründete Techniken (u. a. positive Verstärkung), Regelwissen u. Selbstkontrollfertigkeiten. **Anw.**: Elterntrainings werden zu Hause, in Schulen od. klin. Einrichtungen (Beratungsstellen) angeboten. Sie richten sich an „normale" Eltern sowie an solche, die von best. Lebenslagen bzw. -ereignissen betroffen sind (z. B. Alleinerziehende, Elternteile nach Scheidung) od. zu Risikoeltern werden (z. B. bei Neigung zu Kindesmisshandlung*, elterlicher psychischer Störung). **Wirksamkeit:** Es liegen zahlreiche evidenzbasierte Wirksamkeitsnachweise vor (Metaanalysen).

EMA: Abk. für (engl.) ***E****uropean* ***M****edicines* ***A****gency*; veraltet EMEA (Abk. für European Medicines Evaluation Agency); 1995 gegründete Europäische Arzneimittelagentur mit Sitz in London, die dem Gesundheitsschutz u. der Gesundheitsförderung der Bürger in den Mitgliedstaaten der Europäischen Union (Abk. EU) dient; **Aufgabe:** Über ein zentrales Zulassungsverfahren für Arzneimittel soll der Zugang zu innovativen therap. Möglichkeiten verbessert u. der freie Warenverkehr pharmazeutischer Präparate innerhalb der EU erleichtert werden. EMA koordiniert einzelstaatliche Aktivitäten auf dem Gebiet der Arzneimittelsicherheit. u. spielt eine wichtige Rolle bei der internationalen Harmonisierung der Anforderungen an die Arzneimittelzulassung. Sie gibt eine zustimmende bzw. ablehnende Bewertung; den entgültigen Bescheid erlässt dann die Europäische Kommission.

Embodiment (engl. embodiment Verkörperung): Konzept der Kognitionswissenschaft* mit der Annahme, dass geistige, kognitive u. a. bewusstseinsnahe Zustände, Vollzüge u. Leistungen körperliche Strukturen u. Funktionen für ihre Realisierung benötigen; setzt eine materiale (strukturelle, biochemische, hirnphysiologische) Interaktion voraus; beschreibt Wechselwirkung zwischen Körper u. Psyche: **1.** psychische Zustände drücken sich im Körper aus: z. B. nonverbal als Gestik, Mimik, Prosodie, Körperhaltung; **2.** Körperzustände beeinflussen psychische Zustände: z. B. können Körperhaltungen u. a. Emotionen, Denken, Einstellungen beeinflussen (sog. Körper im Kopf).

Embol-: Wortteil mit der Bedeutung hineinwerfen, -legen; von gr. ἐμβάλλειν.

Em|bolie (Embol-*) *f*: (engl.) *embolism*; akute Verlegung eines Gefäßlumens durch einen Embolus (z. B. Thrombus, Fett, Zellen, Luft, Fremdkörper); **Pathophysiol.:** **1.** venöse Embolie: Ursprungsort in einer Vene des großen Blutkreislaufs, v. a. im Bereich der unteren Extremität; der Embolus gelangt über das rechte Herz in Truncus pulmonalis u. Arteria pulmonalis u. führt zu einer Lungenembolie*; **2.** arterielle Embolie: Ursprungsort ist v. a. das linke Herz (Vorhofthrombus), seltener Aorta od. große Arterien; häufigste Lok. sind extra- u. intrakranielle Gefäße, Gefäße der unteren Extremität u. viszerale Gefäße; klin. Folgen: Schlaganfall*, akuter Arterienverschluss, Mesenterialgefäßverschluss, Nierenembolie; **3.** paradoxe Embolie: Ursprungsort in einer Vene des großen Blutkreislaufs; der Embolus gelangt im Gegensatz zur venösen Embolie durch ein offenes Foramen ovale (z. B. bei Vorhofseptumdefekt) in Arterien des großen Blutkreislaufs u. führt zu Sympt. der arteriellen Embolie; **4.** retrograde Embolie: Ursprungsort ist eine große Vene; der Embolus führt zu einer Embolie in einer kleinen (retrograden) Vene; Urs. ist wahrscheinlich eine partielle Strömungsumkehr des Bluts (z. B. bei intraabdominaler Druckerhöhung).

Embryo|feto|pathia alcoholica (gr. ἔμβρυον ungeborene Leibesfrucht; lat. fetus das Gezeugte; -pathie*) *f*: (engl.) *alcohol embryopathy*; Alkoholembryopathie*.

EMDR: Abk. für (engl.) ***E****ye* ***M****ovement* ***D****esensitization and* ***R****eprocessing*, Augenbewegung-Desensibilisierung u. Verarbeitung; i. R. der Verhaltenstherapie* entwickelte psychotherap. Methode (Francine Shapiro, 1988) v. a. zur Behandlung von posttraumatischen Belastungsstörungen*, die auf der Annahme beruht, dass durch den Fokus auf ein traumatisches Erleben u. die damit verbundenen emotionalen, kognitiven u. somatischen Erfahrungen sowie die gleichzeitige Stimulation verschiedener Gehirnareale die Verarbeitung u. Integration des Traumas* gelingt; **Prinzip:** bilaterale Stimulation des Patienten, indem dieser den Fingerbewegungen des Therapeuten folgend die Augen bewegt, während er sich auf die traumatische Erinnerung konzentriert; alternativ rhythmisches Berühren beider Hände od. Beine od. wechselseitiges Beschallen beider Ohren; **Ind.:** insbes. posttraumatische Belastungsstörung*, aber auch andere psychische Störungen (u. a. Angst*- u. Anpassungsstörungen*); **Voraussetzung:** erfahrener Therapeut mit zusätzlicher EMDR-Schulung, da u. a. die Gefahr einer erneuten Traumatisierung besteht; **Durchführung: 8 Phasen** der Intervention (s. Abb.): **1.** Anamnese u. Behandlungsplanung: u. a. Problemanalyse, Überprüfung der psychischen Stabilität des Patienten sowie der individuellen u. sozialen Ressourcen, Bestimmung der Themen u. Ziele; **2.** Vorbereitung: u. a. Festigung der therap. Beziehung u. der Belastungsfähigkeit des Patienten, Informationen zu EMDR, Ressourcenaufbau, insbes. Entspannung u. angenehme Imagination, Etablierung eines sog. Sicheren* Ortes u. einer Distanzierungsmetapher, Festlegung der bilateralen Stimulation (optisch, akustisch od. taktil); **3.** Bewertung, Vorbereitung der Reprozessierung: u. a. Festlegung des Themas u. des emo-

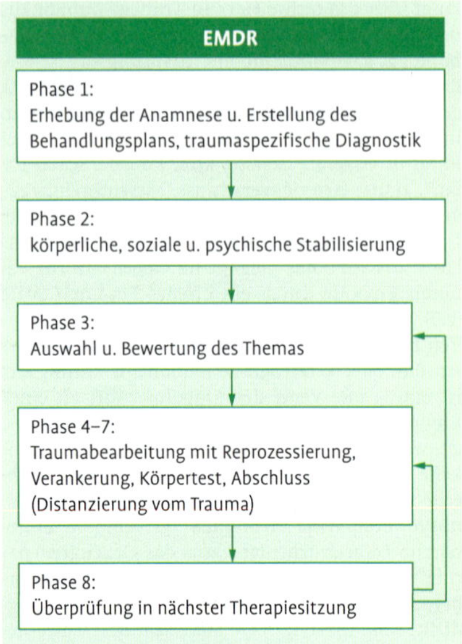

EMDR: Phasen der Intervention

tional bedeutsamsten Bildes, dazu gehörige negative u. entgegengesetzte positive selbstwertbezogene Kognition (z. B. „Ich bin wertlos" versus „Ich bin wertvoll"), Einschätzung der Validität der positiven Kognitionen, damit verbundene Emotionen u. Lokalisation des Körperempfindens, Grad der Belastung; **4.** Reprozessierung (s. Desensibilisierung) des Traumas: u. a. Fokussierung des Bildes unter bilateraler Stimulation, Unterbrechen der Stimulation u. Reflektieren des Erlebten, Wiederholung der Konfrontation bis das Belastungserleben stark gesunken ist; **5.** Verankerung: u. a. Stärkung der positiven Selbsteinschätzung durch gleichzeitige Vorstellung von Bild u. positiver Kognition bei bilateraler Stimulation; **6.** Körpertest: u. a. Wahrnehmung einzelner Körperbereiche bei gleichzeitigem Fokus auf Bild u. positiver Kognition mit dem Ziel, das ursprünglich negative Erleben mit positiven Kognitionen, Emotionen u. Körpergefühlen zu verbinden; **7.** Abschluss: u. a. Rückführen zu emotionalem Gleichgewicht, z. B. durch Entspannung; Techniken zur Distanzierung vom Trauma, Vorbereiten auf mögliche Prozesse nach der therap. Sitzung; **8.** Überprüfung (zu Beginn der nächsten Sitzung) von Bild u. Erfahrungen nach der Sitzung (Tagebuch), um Ansatzpunkte für weiteres Vorgehen zu finden. **Wirksamkeit:** bei posttraumatischen Belastungsstörungen in Studien nachgewiesen; Hinweise zur Wirksamkeit gibt es auch bei anderen Störungen. **Hinweis:** Die Augenbewegungen sind keine notwendige Bedingung für den Erfolg; ob die bilaterale Stimulation erforderlich ist, ist unklar. Vgl. Traumatherapie.

Emergẹnz (lat. emergentia das Hervorkommende) *m*: (engl.) *emergence*; systemtheoretische, auch in der Philosophie verwendete Bez. für die Entstehung bisher nicht vorhandener Eigenschaften aus bereits bestehenden Qualitäten in Systemen; die neue Ordnungsebene lässt sich auf die Eigenschaften der darunterliegenden zurückführen; z. B. ist in der Systemtheorie die Voraussetzung für Leben das Vorhandensein materieller u. physikalischer Ordnungen. Daraus kann jedoch das Leben selbst nicht erklärt werden. Bei C. G. Jung (1875–1961) werden Entwicklungsschritte des Menschen in seiner Individuation*, die denen der Emergenz vergleichbar sind, als Entelechie (s. Transzendenz) bezeichnet. Allgemein wird in systemisch orientierten psychologischen Richtungen bei Erreichen neuer Entwicklungsstufen mit neuen Eigenschaften ebenfalls von Emergenz gesprochen.

Ẹmesis (gr. ἐμεῖν sich erbrechen) *f*: (engl.) *emesis*; Erbrechen*.

EmFACS: Abk. für **Em**otional **F**acial **A**ction **C**oding **S**ystem; Version des Facial* Acting Coding System zur Erfassung u. Auswertung aller mimischen Bewegungen des Gesichts, die mit Emotionen* zusammenhängen; für bestimmte Action Units wird eine 5-stufige Intensitäteneinstufung verwendet.

EMG *f*: Abk. für **E**lektro**m**yo**g**raphie; Methode zur Registrierung der spontan od. bei Willkürinnervation auftretenden od. durch elektrische Stimulation provozierbaren Aktionsströme im Muskelgewebe bzw. einzelner Muskelaktionspotentiale (Abk. MAP); **Prinzip:** die Ableitung erfolgt mit Hilfe von in den Muskel eingestochenen Nadelelektroden od. über dem Muskel platzierten Oberflächenelektroden; die Potentiale werden verstärkt, optisch u. akustisch wiedergegeben u. aufgezeichnet. **Ergebnis: I. physiologische** Befunde: **1.** Einstichaktivität: Sekundenbruchteile andauernde Salven von Potentialen, die durch mechanische Erregung von Muskelfasern beim Einstechen od. Verschieben der Nadelelektrode hervorgerufen werden. **2.** Spontanaktivität: Im entspannten Muskel besteht meist keine elektrische Aktivität; zur physiol. Spontanaktivität gehören Endplattenpotentiale (negative spikes im Bereich der motorischen Endplatten, sog. Endplattenrauschen), unregelmäßige benigne Fibrillationen (zwei- bis dreiphasische Wellen mit initial positivem Abgang als fortgeleitete Endplattenpotentiale) u. benigne Faszikulationen (trotz Muskelentspannung ableitbare MAP); **3.** Willküraktivität: bei leichter Muskelanspannung ableitbare, mono- bis triphasische MAP, die Summenpotentialen von synchron entladenden, zu einer motorischen Einheit gehörenden Muskelfasern in unmittelbarer Nähe der Nadelelektrodenspitze entsprechen. **4.** Aktivitätsmuster bei maximaler Muskelkontraktion: mit zunehmender Innervationsstärke Anstieg der Anzahl entladender motorischen Einheiten u. der Entla-

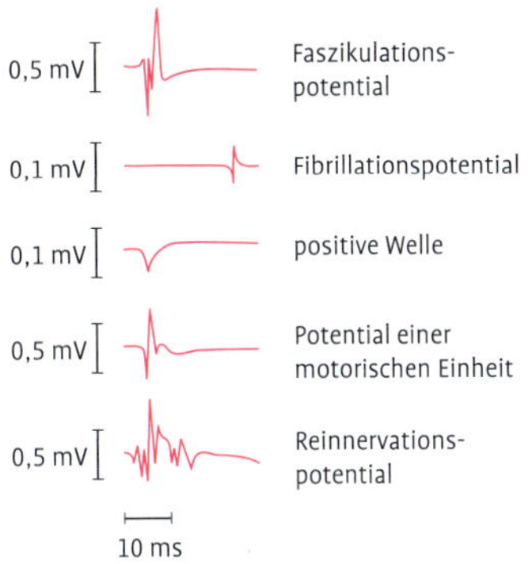

EMG Abb. **1:** Potentialformen im Elektromyogramm

dungsfrequenz, bis bei maximaler Innervation ein sog. Interferenzmuster entsteht. **II. pathologische** Befunde: **1.** fehlende Einstichaktivität, z. B. bei ischämischer Muskelnekrose; **2.** pathol. Spontanaktivität: Fibrillationspotentiale u. positive scharfe Wellen (monophasische positive Wellen, z. T. mit geringer negativer Nachschwankung u. regelmäßiger Entladungsfolge) treten als Hinweis auf eine neurogene Schädigung (Denervierung) des Muskels ca. 10–14 Tage nach Läsion sowie bei Myopathien (insbes. Polymyositis) auf (s. Abb. 1); Faszikulationspotentiale (den willkürlich aktivierbaren MAP entsprechende, unregelmäßig entladende Potentiale) deuten v. a. auf eine Schädigung im Bereich der Vorderhörner des Rückenmarks hin; hoch- u. niederfrequente bizarre Entladungen treten bei Myopathien u. Neuropathien auf; myotone Entladungen (ein- bis dreiphasische Potentiale, deren Amplitude u. oft hohe Frequenz sich kontinuierlich ändern, akustisch als charakteristisches Geräusch) sind pathognomonisch für Myotonia congenita, myotonische Dystrophie, Paramyotonia congenita; **3.** Veränderungen der Entladungsmuster bei Willkürinnervation (s. Abb. 2): **a)** bei myopathischen Veränderungen (z. B. Muskeldystrophien, symptomatische Myopathien u. Myositis) verkürzte Dauer u. erniedrigte Amplitude der polyphasischen MAP; bei zunehmender Innervation tritt im Verhältnis zur erzielten Kraft vorzeitig ein abnorm dichtes Aktivitätsmuster (häufig Interferenzmuster) auf, da wegen der verminderten Anzahl der von einer motorischen Einheit aktivierten Muskelfasern mehr u. mit einer höheren Frequenz entladende motorische Einheiten als im gesunden Muskel aktiviert werden; **b)** bei neurogener Schädigung (v. a. periphere Nerven, Nervenwurzeln u. Vorderhornzellen) verlängerte Dauer der polyphasischen MAP u., insbes. bei Vorderhornschädigung, Amplitudenerhöhung (sog. Riesenpotentiale); bei maximaler Innervation gelichtetes Aktivitätsmuster wegen des Ausfalls motorischer Einheiten. Als Zeichen von Regenera-

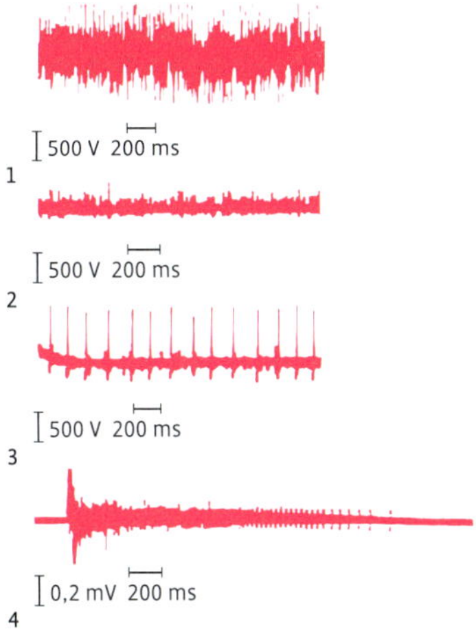

EMG Abb. **2:** 1: normales Innervationsmuster bei maximaler Willküraktivität (Interferenzmuster); 2: Innervationsmuster bei myogener Schädigung; 3: Innervationsmuster bei neurogener Schädigung; 4: myotone Reaktion

tionsvorgängen treten niedrige, stark aufgesplitterte polyphasische MAP (sog. Reinnervationspotentiale) auf.

EMG-Bio|feed|back (Biofeedback*) *n*: Kurzbez. für **E**lektro**m**yo**g**raphie-Biofeedback; Form des Biofeedback*, mit dem die elektrische Muskelaktivität spezifischer Muskelgruppen (z. B. Musculus trapezius, Musculus frontalis, Musculus masseter) mit EMG* kontinuierlich erfasst u. in audio-visueller Form rückgemeldet wird; **Kennwerte** z. B. EMG-Rohsignal, Amplitude des gleichgerichteten u. integrierten EMG-Signals, EMG-Spektralanalyse; **Ziele:** allgemeine u. spezifische Muskelentspannung u. Schulung der Wahrnehmung für Muskelspannung; Muskelaufbautraining zur Steigerung der Muskelkontraktionskraft; **Anw.:** häufig in Kombination mit kognitiver Verhaltenstherapie* u. Entspannungsmethoden eingesetzt v. a. bei Harn- u. Stuhlinkontinenz, Spannungkopfschmerz*, temporomandibulären Störungen (z. B. Bruxismus*), Rückenschmerzen, Bewegungsstörungen (z. B. Dystonien od. motorische Tics*), Fehlhaltungen des Bewegungsapparats; zur Rehabilitation motorischer Funktionen (z. B. bei Lähmungen u. Störungen des Bewegungsablaufs); **Wirksamkeit:** hohe Effektivität z. B. bei Harninkontinenz, Spannungskopfschmerz u. temporomandibulären Störungen.

E|missions|computer|tomo|graphie (lat. emittere aussenden, ausstoßen; -tom*; -graphie*): (engl.) *emission-computer-assisted tomography*; s. ECT.

EMO: Abk. für **Emo**tionsskalen*.

E|motion (lat. emovere, emotus herausbringen, erschüttern) *f*: (engl.) *emotion*; syn. Gefühl; evolutionär geformte Reaktion des Individuums, die durch Vorbereitung von Handlungsmustern dem Überleben des Individuums od. der Art, der Regelung des sozialen Zusammenlebens u. der anforderungsgerechten Regulation des internalen Milieus dient; organisiert die verschiedenen Reaktionsebenen, z. B. Ausdrucksverhalten*, subjektives Erleben, kognitive Prozesse der Wahrnehmung* u. Bewertung*, zielgerichtetes Handeln u. psychophysiologische Aktivierung*; besitzt als spezifischer, biologisch determinierter Mechanismus der Verhaltenskontrolle adaptive Bedeutung. Emotionen konstituieren 3 grundlegende Funktionsbereiche des Menschen: subjektives Erleben*, soziale Kommunikation*, körperliche Homöostase* u. Anpassung*. N. Bischoff definiert Emotion als Signale, die nach Filterung durch die exekutive Kontrolle über den erforderlichen Einsatz von Coping-Maßnahmen (s. Bewältigungsstrategien) informieren, wenn ein Antrieb auf eine Barriere stößt. Die Bez. Affekt* wird bei fehlender od. durchbrochener exekutiver Kontrolle (nach N. Bischoff) u. zum Teil auch für eine besonders stark ausgeprägte u. zeitlich begrenzte Emotion verwendet. **Einteilung: 1.** nach Auftreten: **a)** **primäre** Emotion, d. h. direkte Reaktion auf ein Ereignis; angeborene affektive Reaktionsmuster, die in allen Kulturen gleich ablaufen u. für die u. a. im Gesichtsausdruck sog. feste Programme identifiziert werden konnten; nach Gesichtsausdruck können 6 Grund- bzw. Basisemotionen unterschieden werden (P. Ekman, 1980/1985), aus denen alle anderen Emotionen zusammengesetzt sind: Angst*, Wut*, Ekel*, Trauer*, Überraschung* u. Freude*; **b)** **sekundäre** Emotion, die auf primäre Emotion folgt (z. B. aus Freude wird Stolz*, aus Wut Ärger*) bzw. aus diesen zusammengesetzt ist; **2.** nach Funktion: **a)** hilfreiche, adaptive Emotion; **b)** behindernde, maladaptive Emotion. Vgl. Scham; Neid; Erregung; Hass; Liebe. **Klin. Bedeutung:** Störungen des emotionalen Erlebens sind von großer Bedeutung bei fast allen psychischen Störungen, zentral v. a. bei den Angststörungen* u. affektiven Störungen* (ggf. zusammenfassende Bez. emotionale Störungen*). In der älteren Psychopathologie gibt es dementsprechend zusammengesetzte Begriffe, z. B. Emotionsschock (plötzliche intensive Emotion), Emotionsstupidität (Scheindefekt der Intelligenz aufgrund intensiver Emotionen) u. Emotionsstupor*. Vgl. Emotionsdimensionen; Emotionstheorien.

Emotional Contagion (engl. emotional gefühlsmäßig bedingt; contagion Ansteckung): emotionale Ansteckung; Bez. für das unbewusste Nachahmen von Bewegungen, Mimik, Körperhaltungen, Vokalisationen u. in der Folge der Emotionen* einer anderer Person; Nachweis in Untersuchungen an Dyaden u. Gruppen; Annahme: Wahrnehmung nonverbaler emotionsrelevanter Signale zieht automatische Synchronisierung von Mimik, Gestik u. Sprache nach sich, die über afferente Feedbackprozesse im Beobachter die zugehörige Emotion auslöst (s. Spiegelneurone); alternativ werden soziale Vergleichsprozesse, bei denen Personen ihre eigene Stimmung mit der anderer Personen vergleichen, um in situationsangemessener Weise emotional zu reagieren, als Basis vermutet. Emotionale Valenz u. emotionale Intensität moderieren das Ausmaß emotionaler Ansteckung. Vgl. Gefühlsansteckung.

Emotional Facial Action Coding System: s. Em-FACS; Facial Action Coding System.

E|motionalität (Emotion*) *f*: (engl.) *emotionality*; Bez. für zeitlich u. situativ stabile Disposition (Persönlichkeitsmerkmal*), auf auslösende interne od. externe Ereignisse von für das Individuum signifikanter Bedeutung durch Anregung der organismischen Subsysteme (s. Emotion) zu reagieren; gering ausgeprägte Emotionalität (Hypo-Emotionalität) kann mit Problemen der emotionalen Aktivierbarkeit u. z. B. mangelnder empathischer Resonanz- u. emotionaler Bindungsfähigkeit in Beziehungen einhergehen; stark ausgeprägte Emotionalität (Hyper-Emotionalität; s. Neurotizismus) geht mit einer erhöhten Reaktivität bzw. Labilität*, Ängstlichkeit, Depressivität* u. Anspannung einher. Vgl. Affektivität.

Emotional Quotient (engl. emotional gefühlsmäßig bedingt; quotient Quotient): Abk. EQ; Maß für emotionale Intelligenz*; **Bestimmung:** versch. standardisierte Messverfahren, z. B. Mayer-Salovey-Caruso-Emotional-Intelligence-Test (Abk. MSCEIT), BarOn Emotional Quotient–360 (Abk. BarOn EQ–360), BarOn Emotional Quotient–Interview (Abk. BarOn EQ–Interview), BarOn Emotional Quotient Inventory (Abk. BarOn EQ–i), BarOn Emotional Quotient Inventory: Short (Abk. EQ–i: S); **Funktion:** soll die klassische Intelligenzdiagnostik (s. Intelligenztest) ergänzen u. der Verbesserung der prädiktiven Validität von beruflichem u./od. interpersonalem Erfolg u. Intelligenz dienen; **Hinweis:** gilt als Gegenbegriff zum (rein kognitiv zusammengesetzten) Intelligenzquotienten*.

E|motions|änderungs|technik (Emotion*) *f*: (engl.) *emotional change technique*; Sammelbez. für Maßnahmen zur Veränderung von emotionalen Zuständen u. Gedächtnissen in Abhängigkeit von verschiedenen Emotionstheorien* u. therap. Schulen; z. B. kognitive Verhaltenstherapie*: Konfrontation; Gesprächspsychotherapie*: Erleben, Fokussieren u. Explorieren; emotionsfokussierte Therapie*: Evozieren u. Durchleben von Emotionen auf präverbaler, motorischer, kognitiv-perzeptueller Ebene; vgl. Ärgerkontrolle; Umstrukturierung, kognitive.

Emotions Anonymous (engl. emotion Gemütsbewegung, Erregung; anonymous ungenannt): s. Anonyme Gruppen.

E|motions|ausdrucks|regeln (Emotion*): (engl.) *emotional display rules*; Bez. für situations- u. kulturabhängige Regeln zur Art u. Intensität des Aus-

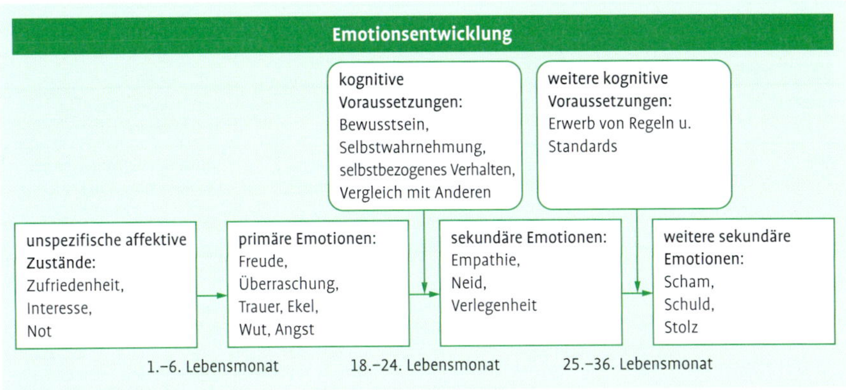

Emotionsentwicklung: Theorie (nach z. B. Sroufe) zur Entwicklung primärer u. sekundärer Emotionen in Abhängigkeit von kognitiven Entwicklungen

drucks von Emotionen*; Emotionen werden über soziale Lernprozesse vermittelt, die bereits mit der Mutter-Kind-Interaktion beginnen (s. Eltern-Kind-Beziehung). Nach Beobachtungen zum unterschiedl. emotionalen Verhalten in versch. Kulturen u. den Einfluss sozialer Lernerfahrungen auf den Emotionsausdruck werden z. B. Deintensivierung, Übertreibung od. Maskierung von Emotionen unterschieden (Ekman u. Friesen, 1969). Die tatsächliche Emotionsäußerung ist abhängig vom kulturellen Hintergrund, Status u. Geschlecht einer Person u. dem sozialen Kontext; z. B. existieren in vielen Kulturen Emotionsausdrucksregeln, die es Frauen im Vergleich zu Männern „erlauben“, mehr Gefühle auszudrücken. Je nach Kultur kann zudem die allgemein „erlaubte“ Intensität des Ausdrucks stark variieren (z. B. Ausdruck von Trauer).

E|moti̲ons|dimensionen (Emotion*) *f*: (engl.) *emotional dimensions*; die dem Erleben der verschiedenen Emotionen* zugrunde liegenden Faktoren; umfassen (nach Wundt) die allgemein akzeptierten Dimensionen Lust versus Unlust (Valenz) u. Ruhe versus Erregung (Intensität) sowie die umstrittene dritte Dimension Spannung versus Lösung (Zeit).

E|moti̲ons|entwicklung (Emotion*): (engl.) *emotional development*; syn. Affektentwicklung; Bez. für die ontogenetische Entwicklung emotionaler Grundfunktionen wie emotionale Wahrnehmungsfähigkeit (s. Emotionswahrnehmung), emotionale Ausdruckfähigkeit (s. Emotionsausdrucksregeln) u. Selbstregulation emotionaler Vorgänge (s. Emotionsregulation); bisher ist u. a. ungeklärt, in welchem Ausmaß Basis- bzw. primäre Emotionen angeboren sind od. sich als Folge von Erfahrung entwickeln; wichtigste konkurrierende Theorien: **1.** Theorie der Basisemotion (Theorie der diskreten Emotionen; Tomkins u. Izard, 1991) postuliert angeborene Emotionen mit jeweils spezifischen unverwechselbaren körperlichen u. mimischen Reaktionen; **2.** nach z. B. Sroufe (1979, 1995) sind in den ersten 6 Lebensmonaten eines Kindes die primären Emotionen* Freude*, Überraschung*, Trauer* u. Ekel* vorhanden u. beobachtbar, haben als innere Repräsentanzen allerdings unspezifische affektive Zustände wie Zufriedenheit od. Unbehagen; innerhalb dieses Zeitraums bzw. daran anschließend tauchen Ärger- u. Angstsignale als spezifische Subformen des Noterlebens auf; in der zweiten Hälfte des 2. Lebensjahrs ermöglicht Hirnreifung eine Form von Bewusstsein*, das anderen Personen intentionale Zustände zuschreiben u. sich selbst als eigenständige Person wahrnehmen kann; dies macht Emotionen wie Neid* u. Empathie*, die einen bewertenden Vergleich zwischen Selbst u. Anderen voraussetzen, möglich; im 3. Lebensjahr führt der Erwerb von Regeln u. Standards zusätzlich zur Entstehung von Scham*, Schuld* u. Stolz* (s. Abb.); **3.** Fonagy u. Target (1996) postulieren, dass die Spezifität des inneren Erlebens des Kleinkinds über die emotionalen Reaktionen von Bezugspersonen auf ihre Emotionen definiert wird; **4.** Ansätze, die v. a. die Funktionalität der Emotionen betonen, fokussieren auf die Umwelt u. gehen davon aus, dass die Grundfunktion von Emotionen in der Förderung zielgerichteter Handlungen besteht; so soll z. B. Angst* dazu dienen, zu flüchten u. das Überleben zu sichern; **5.** neuere Arbeiten (z. B. Papousek u. Papousek, 2000) zeigen, dass bei Lernprozessen das emotionale Ausdrucksverhalten der primären Bezugsperson* gegenüber dem Kind bereits zu Beginn des postnatalen Lebens deutliche u. hochspezifische Einflüsse aufweist; sie gehen davon aus, dass das Kind die affektiven Merkmale der Mutter (z. B. Stimme) aufgrund der prosodischen nonverbalen Merkmale bereits intrauterin kennengelernt hat.

E|moti̲ons|psycho|logie (Emotion*; Psych-*; -log*) *f*: (engl.) *emotion psychology*; Teilgebiet der Psycho-

Emotionsregulation
Regulationsfunktionen verschiedener Emotionen und Angabe des Durchschnittsalters, in dem die Emotionen erstmals zu beobachten sind, und des Auslösers

Emotion	Alter (Monate)	Auslöser	Regulationsfunktion für die eigene Person	Regulationsfunktion für andere Personen
Ekel	0	schädliche Reize	Zurückweisung der schädlichen Reize	Signalisierung von Grenzen der Aufnahmefähigkeit
Überraschung	0–1	Neuartiges, Unerwartetes	Vorbereitung auf neue Erfahrungen	Signalisierung von Naivität, ggf. Reduzierung der Angriffswahrscheinlichkeit
Interesse/Erregung	1	Neuartiges, Abweichendes, Erwartungen	Erhöhung der sensorischen Aufnahmefähigkeit	Signalisierung von Aufnahmebereitschaft
Freude	2	Vertrautes, Genuss	Motivation zur Fortsetzung der angenehmen Aktivitäten	Förderung der Bindung durch Assoziation mit den positiven Emotionen
Ärger	7	Frustration, Feindseligkeit	Beitrag zur Beseitigung von Frustrationsquellen	Warnung vor möglichem Angriff bzw. Aggression
Trauer	9	Verlust, mangelnde Wirksamkeit	Förderung von Empathie (bei niedriger Intensität) Förderung von Handlungsunfähigkeit (bei hoher Intensität)	Förderung von Pflege, Schutz, Unterstützung, Empathie
Angst	9	Gefahr	Identifizierung von Bedrohung, Motivation für Flucht oder Kampf	Abwehr eines Angriffs oder Signalisierung von Submission
Scham	18	intensive Beobachtung durch Andere	Motivation zum Schutz der Intimsphäre	Signalisierung des Bedürfnisses nach Rückzug
Schuld	36	eigenes falsches Handeln	Förderung von Wiedergutmachung	Förderung submissiven Verhaltens, Reduzierung der Angriffswahrscheinlichkeit

logie*, das sich mit der Erforschung von Emotion* u. damit zusammenhängenden Phänomenen befasst; meist als Teilgebiet der allgemeinen Psychologie sowie der Psychophysiologie betrachtet, steht aber auch in engem Zusammenhang mit Sozialpsychologie, Entwicklungspsychologie, physiologischer, biologischer u. klinischer Psychologie, die wichtige Beiträge zur Emotionspsychologie erbracht haben.

E|motio̲ns|psychose (Emotion*; Psych-*; -osis*) *f*: (engl.) *emotional psychosis*; veraltete Bez. für schizophreniforme Psychose* mit schweren Angst- u. Erregungszuständen, ausgelöst durch schwere emotionale od. psychosoziale Belastung (z. B. kritisches Lebensereignis*); akuter, rascher Verlauf mit meist guter Rückbildung. Vgl. Psychose, schizoaffektive.

E|motio̲ns|regulation (Emotion*; lat. re̲gula Richtschnur, Norm) *f*: (engl.) *emotion regulation*; alle Prozesse, durch die Menschen ihre Emotionen* sowie deren Auftreten u. Ausdruck beeinflussen; kann automatisch od. kontrolliert, global od. spezifisch, stabil od. variabel erfolgen. Die Selbstregulation von Emotionen, Kognitionen u. Verhalten gehört zu den wichtigsten Fertigkeiten des Menschen. Die dafür erforderlichen Exekutivfunktionen* (Handlungsplanung, Handlungssteuerung, Antizipation von Konsequenzen) werden primär durch das Frontalhirn kontrolliert, das besonders langsam reift. Die Regulation der wichtigsten Emotionen muss sich daher erst entwickeln, wobei die größten Fortschritte in den ersten Lebensjahren gemacht werden (s. Tab.). Störungen der Handlungs- u. Impulssteuerung sind Kernsymptome der externalisierenden Störung* des Kindes- u. Jugendalters, auch Erwachsene verfügen z. T. nur über begrenzte Regulations- u. Steuerungsmechanismen. Das Konzept der Regulationsfunktionen wurde stark von der sowjetischen Psychologie (Handlungstheorien) geprägt, in der es die Prozesse des geplanten Ablaufes u. Abschlusses von Handlungen sowie die vorgelagerten Antriebs- u. Anregungsprozesse bezeichnet. Eine besondere Rolle spielen dabei u. a. Reafferenzen, Signalwahrnehmungen u. Emotionen, deren Zusammenwirken von der Kybernetik* beschrieben wird (s. Regelkreis; Homöostase). **Störungen** der Emotionsregulation sind psychopathologisch bedeutsam v. a. bei Regulationsstörung* im frühen Kindesalter, emotionaler Störung*, Borderline*-Persönlichkeitsstörung u. selbstverletzendem Verhalten (s. Selbstverletzung).

E|motions|regulations|training (Emotion*; lat. regula Richtschnur, Norm) *n*: (engl.) *emotion regulation training*; syn. Training emotionaler Kompetenz; emotionales Kompetenztraining; Maßnahme zur Verbesserung der Fähigkeit zur Selbstregulation* von Emotionen*; umfasst u. a. verbessertes Erkennen u. Beschreiben von Emotionen, verbesserte Kompetenzen zur Emotionsakzeptanz (vgl. Acceptance and Commitment Therapy) od. Emotionsbeeinflussung (z. B. durch Entspannungsmethoden, Ärgerkontrolle); **Ind.:** Borderline-Persönlichkeitsstörung, chronische Depression; **Wirksamkeit:** Anw. i. R. anderer Psychotherapie-Ansätze, z. B. dialektisch-behaviorale Therapie*; Evaluation als Haupt- od. Zusatztherapie noch nicht abgeschlossen. Vgl. Emotionsregulation.

E|motion|skalen (Emotion*; Skala*) *fpl*: (engl.) *emotional scales*; Abk. EMO, EMO-16; Selbstbeurteilungsverfahren zur Erfassung des emotionalen Gefühlszustands; Fragebogen umfasst 16 Items (vorgegebene Emotionswörter zu emotional relevanten Alltagsereignissen, z. B. Angst, Langeweile, Freude); es liegen 2 Versionen vor zum allgemeinen u. zum aktuellen Gefühlszustand; Beurteilung erfolgt auf 6-stufiger Skala; **Anw.:** bei Erwachsenen; im klinischen u. nicht klinischen Bereich; **Testdauer:** 5 Minuten.

E|motions|stupor (Emotion*; Stupor*): (engl.) *emotional stupor*; auch Affektschock; vorübergehender Ausfall aller psychischen Funktionen (affektive Lähmung) nach kritischem Lebensereignis*, evtl. verbunden mit körperl. Lähmungserscheinungen; Form der dissoziativen Störungen*; Schutzmechanismus des eigenen Ichs gegen Überreizung (phylogenetisch verankertes psychobiologisches Reaktionsmuster), evtl. Ausdruck einer peritraumatischen Dissoziation; kann in Depression od. emotionale Erregung mit vermehrter Neigung zu psychogenen Reaktionen übergehen; **DD:** katatoner u. depressiver Stupor. Vgl. Sperrung.

E|motions|theorien (Emotion*) *fpl*: (engl.) *emotional theories*; auch Gefühlstheorien; Theorien, mit deren Hilfe Entstehung, Verlauf u. Veränderung von Emotionen* erklärt werden sollen. **Geschichte:** Nachdem Wundt versucht hatte, Emotionen auf die 3 Dimensionen zurückzuführen (s. Emotionsdimensionen), gewann v. a. die von W. James u. C. Lange maßgeblich vertretene Auffassung (James-Lange-Theorie) an Bedeutung, dass Emotionen auf die Wahrnehmung peripherer physiologischer od. behavioraler Reaktionen zurückgehen u. Begleiterscheinungen körperlicher Vorgänge sind. W. Cannon (Fight-Flight-Theorie, Kampf-Flucht-Theorie) kritisierte, dass diese Prozesse zu langsam u. zu unspezifisch seien, um die Vielzahl sehr rascher emotionaler Reaktionen zu erklären u. postulierte eine zentrale physiologische Theorie, bei der die Aktivität des Adrenalins v. a. bei der Kampf*-Flucht-Reaktion betont wurde (s. Cannon-Bard-Theorie). Schachter u. Singer wiesen nach, dass die kognitive Bewertung von Erregungszuständen die Entstehung von Emotionen beeinflusst. In ihrem Zwei-Komponenten-Modell erhalten eher unspezifische Erregungszustände durch Attribution* emotionale Qualität. Später postulierte R. Lazarus, dass Emotionen als Ergebnis zweier Bewertungssysteme entstehen: primäre Bewertung* zur Bedeutung der eingehenden Informationen für das eigene Wohlergehen u. sekundäre Bewertung zu den eigenen Bewältigungsfähigkeiten (s. Erwartung-mal-Wert-Theorie). Von Bedeutung ist zudem die Kausalattribution (s. Attribution) nach Weiner: werden die Ursachen negativ bewerteter Handlungen bei fremden Personen gesehen, resultiert Ärger*, werden sie dagegen in der eigenen Person gesehen, resultiert Schuld*. Die Neuropsychologie hat inzwischen belegt, dass emotionale Prozesse zu rasch für ausführliche bewusste Bewertungsprozesse ablaufen u. die beteiligten neuronalen Strukturen immer besser identifiziert. J. LeDoux wies die Bedeutung subkortikaler Strukturen, v. a. der Amygdala, für die Angstreaktion nach. In den evolutionspsychologischen Theorien dienen Emotionen der Anpassung des Organismus bzw. der Spezies an das Environment of Evolutionary Adaptedness, in dem die genetische Ausstattung der Spezies entstand. Allen Emotionstheorien ist gemeinsam, dass sie die Position zurückweisen, Emotionen seien ursprünglich gegebene, selbständige psychische Vorgänge, die nicht auf irgendetwas Anderes zurückführbar seien. Im klinischen Bereich sind v. a. die kognitiven Emotionstheorien für die Erklärung der Entstehung u. Behandlung psychischer Störungen bedeutsam.

E|motions|wahrnehmung (Emotion*): (engl.) *emotional perception*; Bez. für den Prozess der Wahrnehmung u. Unterscheidung von eigenen Emotionen* u. Gemütszuständen sowie denjenigen von Interaktionspartnern, die insbes. bei der Kommunikation* eine zentrale Rolle spielen u. emotionale Reaktionen in spezifischer Weise modulieren; i. R. der emotionalen Intelligenz* kommt der Emotionswahrnehmung eine besondere Bedeutung zu. Anhand von visuellen (Mimik, Gestik, Körperhaltung) u. auditiven Reizen (z. B. Art des Sprechens) kann ohne explizite Benennung von Emotionen erschlossen werden, wie sich ein Gegenüber fühlt, was adäquate Reaktionen erleichtert. Die Fähigkeit zur Emotionswahrnehmung ist eine wichtige

Voraussetzung für Emotionsregulation* u. Empathie* u. bildet sich erst i. R. der Emotionsentwicklung* heraus. **Klin. Bedeutung:** Von Schizophrenie Betroffene können auch außerhalb akuter Phasen Emotionen in fremden Gesichtern deutlich schlechter korrekt wahrnehmen, sie reagieren daher in sozialen Interaktionen häufiger inadäquat. Bei Persönlichkeitsstörungen kann die Emotionswahrnehmung bezüglich eigener u. fremder emotionaler Zustände gestört sein.

E

E|motivität (lat. emovere erschüttern) *f*: (engl.) *emotionality*; Bez. für die Fähigkeit zu sehr lebhafter Reaktion auf Erlebnisse u. die Neigung zu häufigem, von Anderen inhaltlich nicht nachvollziehbarem Stimmungswechsel; ursächlich sind kleinste Veränderungen, die von Personen mit Emotivität selbst nicht bewusst wahrgenommen werden; **Vork.:** Leitsymptom von histrionischer Persönlichkeitsstörung* u. emotional instabiler Persönlichkeitsstörung*, auch bei narzisstischer Persönlichkeitsstörung* nach Kränkungserleben.

Em|pathie (En-*; -pathie*) *f*: (engl.) *empathy*; Einfühlungsvermögen, Mitgefühl; emotionales Einfühlen in die Erlebensweise einer anderen Person; emotionale Reaktion auf einen Interaktionspartner entsprechend der Wahrnehmung, des Verstehens u. der Einfühlung in seinen Gefühlszustand; Komponenten (unterschiedlich bewertet): interpersonelle Wahrnehmung, Motivation, Affektregulation, affektives Arousal; Beteiligung kognitiver Prozesse (s. Theory of Mind); Grundlage für soziale Interaktion, altruistisches Verhalten, Moralentwicklung u. zielgerichtetes soziales Verhalten; Neurophysiologie: basiert auf neuronalem Netzwerk (im fMRT darstellbar) in Sulcus temporalis superior, insulärem Kortex, anteriorem Cingulum, medialem Präfrontalkortex, orbitofrontalem Kortex u. Amygdala; Entwicklung: unterschiedliche Entwicklungsprozesse für verschiedene Komponenten, z. B. frühzeitige Entwicklung von altruistischem Verhalten ab 1. Lebensjahr, interpersonelle Wahrnehmung ab 2.–3. Lebensjahr; **klin. Bedeutung: 1.** reduzierte Empathie bei Autismus, Autismus-Spektrum-Störung, dissozialer Persönlichkeitsstörung, Schizophrenie, Frontalhirnsyndrom; **2.** zentraler Aspekt in der Gesprächspsychotherapie*: Der Therapeut nimmt die Welt mit den Augen des Patienten wahr, versteht den inneren Bezugsrahmen des Patienten, versucht, die aktuellen Gefühle u. Erfahrungen zu verstehen (empathetic understanding), u. teilt dies dem Patienten meist verbal u. auch nonverbal mit. Der Therapeut kann das vom Patienten Gesagte wiederholen, das halb Bewusste, Mitgemeinte aufgreifen u./od. einen Bezug zum körperlich Erlebten u. zum Selbstbild herstellen. Ziel: Verbesserung u. Stabilisierung der therapeutischen Beziehung*; Förderung der Selbstexploration* u. aktiven therapeutischen Mitarbeit des Patienten. **3.** Empirische Forschung hat Empathie als förderlichen, jedoch weder notwendigen noch hinreichenden Faktor für Therapieerfolg* identifiziert.

Em|pathie|mangel (En-*; -pathie*): (engl.) *deficiency of empathy*; mangelndes Einfühlungsvermögen (s. Empathie); den Betroffenen gelingt es nicht, Gefühle, insbes. auch Ängste u. Schmerzen Anderer wahrzunehmen, geht häufig mit eigener Gefühllosigkeit (s. Alexithymie) u. mit Störungen der Affektregulation* einher; **Vork.:** Leitsymptom von dissozialer Persönlichkeitsstörung* u. narzisstischer Persönlichkeitsstörung*.

Empfehlungs|stärke: (engl.) *level of recommendation*; Grad, zu dem die Durchführung von z. B. Therapieverfahren auf Basis evidenzbasierter Medizin* empfohlen wird; in 3- od. 4-stufige Skalen geordnet (z. B. bei Entwicklung einer Leitlinie* meist in Empfehlungsstärke A–C; A: stark, B: mäßig, C: schwach), die sich u. a. an Evidenzgrad* u. klin. Relevanz orientieren.

Empfindung: (engl.) *feeling, sensation*; subjektive Wahrnehmung eines Sinnesreizes*; vgl. Sensibilität.

Empfindungs|fokussieren (lat. focus Herd): (engl.) *feeling focusing*; s. Sensate-Focus-Übungen.

Empfindungs|störung, dis|soziative: (engl.) *dissociative sensory loss*; s. Sensibilitätsstörung, dissoziative.

Empirie (lat. imperium Befehlsgewalt) *f*: (engl.) *empirical knowledge*; wissenschaftliche Erfahrung im Unterschied zur Theorie; Umfang des Kenntnisstands, bezogen auf den Gegenstandsbereich einer realwissenschaftlichen Hypothese od. Theorie; wird durch absichtliche u. systematische Beobachtungen* u./od. Experimente* gewonnen, die von der Forschergemeinschaft akzeptiert werden; stützt (vorläufig) entweder die Hypothese od. Theorie od. bestimmte Teile des Kenntnisstandes kritisieren u. "schwächen" diese. Vgl. Erfahrungswissen.

Empirismus (Empirie*) *m*: **1.** (engl.) *empiricism*; Bez. für Gruppe von erkenntnis- u. wissenschaftstheoret. Positionen mit der gemeinsamen (minimalen) Kernaussage: (Sinnes-)Erfahrung ist notwendige u. vorrangige Basis allen Wissens über die reale Welt; **a) klassischer** Empirismus des 17./18./19. Jahrhunderts: forderte, alle Begriffe über Realia definitorisch auf Beobachtungssprache zu reduzieren; **b) logischer** Empirismus des 20. Jahrhunderts: schränkte ein, dass theoret. Begriffe (z. B. Kraft, Intelligenz) nicht vollständig beobachtungssprachlich definiert werden können; **c)** aktueller **minimaler** Empirismus: realwissenschaftliche Theorien müssen empirisch prüfbare Konsequenzen haben. **2.** Sammelbezeichnung für psychol. Theorien, die das Verhalten allein auf Lernen* zurückführen. Vgl. Erfahrungswissenschaft; Beobachtung; Experiment.

Empowerment (engl. empowerment Befähigung): **1.** Ermutigung, Ermächtigung (z. B. von Patienten); Konzept für den Umgang mit Team- u. Gruppenmitgliedern u. Patienten, bei dem die Eigenverantwortlichkeit des Einzelnen bestärkt u. gefördert wird, so dass er Kompetenzen für die möglichst aktive Gestaltung der eigenen sozialen Lebenswelt entwickelt; positive Verstärkung kann z. B. durch lächeln, sich vorlehnen, anerkennende Verbalisierungen erfolgen. Diese wichtige Voraussetzung für körperliches u. seelisches Wohlbefinden (Salutogenese*) hat in den letzten Jahren verstärkt Eingang in Public Health u. Gesundheitsförderung gefunden. Im klinischen Kontext soll der Patient in die Lage versetzt werden, durch Einsatz seiner eigenen Fertigkeiten zu einem positiven Verhandlungsverlauf beizutragen. **2.** Form der Ermutigung in solidarischen Gruppen, welche die Defizitorientierung bezüglich ihrer Eigenschaften (z. B. Schizophrenie) überwinden wollen mit dem Ziel einer Kompetenzorientierung, auch gegenüber Fachleuten; **Ziel:** Stärkung der Selbstwirksamkeit*; **Meth.:** Aufbau von Fähigkeiten, Strategien u. Ressourcen, um aktiv u. gezielt individuelle u. gemeinschaftliche Ziele zu erreichen, gesundheitliche Aufklärung; **Wirksamkeit:** als unabhängige Therapiemaßnahme nicht hinreichend untersucht, jedoch häufig Bestandteil evidenzbasierter Therapien wie z. B. Verhaltenstherapie. Vgl. Selbsthilfe; Entscheidungsfindung, partizipative.

En-: Wortteil mit der Bedeutung in-hinein, innerhalb; von gr. ἐν.

En|actment (engl. enactment Verhalten): syn. Handlungsdialog; Bez. für das unbewusste Mitagieren des Therapeuten in der therapeutischen Beziehung*, wenn vom Patienten i. S. des Wiederholungszwangs* frühe Beziehungserfahrungen als unbewusste Rollenangebote an den Analytiker (häufig nonverbal u. agierend) herangetragen werden; ein Verstehen dieser Rollenangebote u. ihrer Dynamik wird teilweise erst möglich, wenn der Therapeut sich mitagierend verwickeln lässt. Dies gilt v. a. für sehr frühe Erfahrungen u. Erinnerungen, die nicht im autobiographischen Gedächtnis* gespeichert sind, od. für vollständig verdrängte Erlebnisse, z. B. bei schwerem psychischem Trauma.

Encephale isolé (franz. encephale Gehirn; isolé abgeschieden): Gehirn*, das vom Rückenmark* durch einen Schnitt zwischen Medulla* oblongata u. dem ersten Rückenmarksegment getrennt ist; führt im Tiermodell zu REM*-Schlaf bei unverändertem Schlaf-Wach-Rhythmus, durch Input der Hirnnerven sind veränderbare Aktivitätszustände trotz fehlendem Rückenmarkseinfluss nachweisbar.

En|cephalitis leth|argica (Enzephalitis*) *f*: (engl.) *encephalitis lethargica*; syn. Economo-Enzephalitis; früher A-Enzephalitis; von 1916–1926 in Mitteleuropa u. Nordamerika epidemische, danach äußerst seltene (vermutlich viral bedingte) Polioenzephalitis (s. Enzephalitis) mit Entwicklung eines postenzephalitischen Parkinson*-Syndroms in ca. 60 % der Fälle.

En|cephalo|myelitis dis|seminata (Enkephal-*; My-*; -itis*) *f*: (engl.) *encephalomyelitis disseminata*; Multiple* Sklerose.

En|cephalon (Enkephal-*) *n*: (engl.) *brain*; s. Gehirn.

En|codierung (En-*; engl. code Chiffrierung, Verschlüsselung): (engl.) *encoding*; Transformation der zunächst sensorisch präsenten Information in speicherfähige Einheiten u. deren Integration in eine bestehende kognitive Struktur (erster Informationsverarbeitungsprozess, s. Gedächtnis); Prozess von der flüchtigen Informationsaufnahme bis zum intentional gesteuerten Einprägen von bewusst u. mit voller Aufmerksamkeit aufgenommenen Informationen; führt zu einer neuronalen Repräsentation* des Wahrnehmungsinhaltes u. seiner Speicherung im Gedächtnis; physiol. Bedeutung: Voraussetzung für **1.** Konsolidierung* u. späteren Abruf*; **2.** Kurzzeitgedächtnis, das durch die vorübergehende (instabile) Modifikation vorhandener Moleküle entsteht; **3.** Langzeitgedächtnis, das für bedeutsame (engl. salient) Informationen od. bei wiederholter Darbietung der Information durch Synthese neuer Proteine u. strukturelle Veränderung in Neuronen u. Synapsen gebildet wird (z. B. Entwicklung od. Wachstum von Spines*, meist unter Vermittlung von BDNF*; s. LTP; LTD; Gedächtnis). Lokalisation: verschiedene, miteinander vernetzte Schaltkreise u. Strukturen im limbischen System: Papez*-Kreis für episodische u. semantische Inhalte, basolateral-limbischer Kreis (Amygdala, Thalamus, Area subcallosa im Vorderhirn) für emotionale Inhalte; weitere beteiligte Strukturen: Area entorhinalis, für andere Modalitäten von Gedächtnisinhalten: prozedural (wie z. B. Autofahren): Basalganglien u. Cerebellum. Einfluss auf die Encodierung haben u. a. die Relevanz u. emotionale Bedeutung der Information, bei Lernvorgängen auch die Motivation; intensiver encodierte Informationen werden im Allg. besser erinnert, insbes. wenn eine auf Inhalte bezogene Encodierung (sog. semantic processing) erfolgt ist. **Klin. Bedeutung:** Beeinträchtigung bei anterograder Amnesie, z. B. bei Schädigungen im mittleren Temporallappen, Alzheimer-Krankheit. Vgl. Gedächtnisstrategie.

Encounter-Gruppe: (engl.) *encounter group*; Begegnungsgruppe; psychotherapeutische od. präventive Form der Selbsterfahrungsgruppe* von Patienten od. Gesunden mit dem Ziel der Persönlichkeitsentwicklung, z. B. Gestalten von persönlichen Beziehungen u. Umgehen mit Problemen; **Durchführung:** Die Gruppen finden häufig als Block (Woche, Wochenende) statt. Die Gruppenmitglieder begegnen sich als selbständige u. solidarische Personen, die bereit sind, sich mit ihren Emotionen, Erfahrungen u. Problemen zu öffnen. Entscheidend ist insbesondere das akzeptierende, empathische Verhalten der Gruppenmitglieder, das sich auf das aktuelle Erleben bezieht (Hier-und-Jetzt). Durch die Berichte eines Mitglieds u. die Reaktionen der Gruppe entstehen intensive emo-

E

tionale u. zwischenmenschliche Erfahrungen. Der Gruppenleiter (facilitator) übernimmt keine Führungsrolle, sondern versteht sich als Gruppenmitglied, das dem Gruppenprozess vertraut u. ihn möglichst wenig beeinflusst. Die Gruppentreffen werden nicht vorstrukturiert, ihr Verlauf hängt von dem Einbringen der Gruppenteilnehmer u. dem Gruppenklima ab. **Wirksamkeit:** Positive Wirkungen auf die Teilnehmer sind häufig nur kurzzeitig, die Annahme von gesellschaftlichen Veränderungen ist problematisch u. wenig belegt. Vgl. Gesprächspsychotherapie.

E

End-: auch Endo-; Wortteil mit der Bedeutung innen; von gr. ἔνδον.

End|größen|prognose (Prognose*): (engl.) *endheight prediction*; Wachstumsprognose*.

Endo|cannabinoide *n pl*: (engl.) *endocannabinoids*; Derivate der Arachidonsäure; körpereigene, dem Δ^9-Tetrahydrocannabinol* aus Indischem Hanf* ähnl. Stoffe, die über membranständige G-Protein-gekoppelte Cannabinoid*-Rezeptoren (CB1, CB2) an der Regulation vieler physiol. Reaktionen, v. a. in Gehirn u. Immunzellen, beteiligt sind u. in Stresssituationen vom Körper selbst gebildet u. aus Membranlipiden durch Lipasen freigesetzt werden; **Formen:** Anandamid, 2-Arachidonoylglycerol, Noladinether, NADA, Virodhamin; **Wirkung:** Anandamid u. 2-Arachidonylglycerol wirken über Cannabinoid*-Rezeptoren (CB1-Rezeptoren) orexigen, wobei Rezeptor- u. Agonist-Konzentration im Gehirn durch Leptin*, Ghrelin* u. Glukokortikoide* kontrolliert wird; Einfluss auf Wahrnehmung u. Gedankenverarbeitung, vermutlich auch auf Bewegungskoordination, Arbeitsgedächtnis u. Regulation des Immunsystems (speziell im Hippocampus); Endocannabinoid-Abbauprodukte: endorphinunabhängige stressinduzierte Analgesie sowie Entzündungshemmung.

endo|gen (End-*; -gen*): **1.** (engl.) *endogenous*; im Körper selbst entstanden, nicht von außen zugeführt; **2.** aus der besonderen (genetischen od. erworbenen) Anlage des Organismus hervorgegangen (s. Anlagefaktoren), ohne nachweisbare äußere Ursache von innen heraus entstanden; im Kontext der Motivation* wird die Bez. intrinsisch (im Gegensatz zu extrinsisch) verwendet (s. Eigenmotivation; Fremdmotivation). In Bezug auf psychische Störungen ist die Unterscheidung von z. B. endogener u. reaktiver Depression (in Folge einer identifizierbaren Belastung) heute zugunsten einer rein deskriptiven Terminologie aufgegeben worden. Gegensatz exogen*.

Endo|krino|logie (End-*; -krin*; -log*) *f*: (engl.) *endocrinology*; Lehre von der Morphologie u. Funktion endokriner Drüsen u. von den Hormonen* sowie deren Regelungs- u. Wirkungsmechanismen. Vgl. Neuroendokrinologie; Psychoendokrinologie.

Endo|krino|pathien (End-*; -krin*; -pathie*) *f pl*: (engl.) *endocrinopathies*; Bez. für Krankheiten, bei denen hormonale Störungen ursächlich u. krankheitsbestimmend im Vordergrund stehen; **Ätiol.:** **1.** Erkrankungen endokriner Drüsen mit vermehrter Hormonproduktion, z. B. bei Hyperplasie des Drüsengewebes, reifen Adenokarzinomen; **2.** Hormonmangel od. fehlende Hormonproduktion bei Zerstörung endokrin aktiven Drüsengewebes, z. B. inf. von Entzündung, Fibrose, Autoimmunkrankheiten, durch Tumorinfiltration od. metastatisch bedingt, bei gestörter Durchblutung, nach Traumen u. operativer Entfernung der Drüse; **3.** Störung regulator. Vorgänge; **4.** Hormonbildungsstörungen inf. pathol. Enzymsysteme (z. B. bei adrenogenitalem Syndrom*); **5.** veränderte Ansprechbarkeit der peripheren Erfolgsorgane auf Hormone inf. von Rezeptor-Defekten (Endorganresistenz, z. B. bei testikulärer Feminisierung); **6.** paraneoplastisches Syndrom (Funktionsstörungen od. Erkrankungen im Zusammenhang mit Neoplasien, die weder metastat. noch durch direkte Tumorinvasion zustande kommen). **Sekundäre Endokrinopathien** sind entgleiste hormonale Reaktionen bei ursächlich nicht endokrinen Erkrankungen (z. B. sekundärer Hyperparathyroidismus* bei Calciferolmangel).

Endo|metriose (End-*; gr. μήτρα Gebärmutter) *f*: (engl.) *endometriosis*; Vork. von dem Endometrium ähnlichem Gewebe außerhalb der physiol. Schleimhautauskleidung der Uterushöhle, das ähnlichen zyklischen Veränderungen unterworfen ist wie das Endometrium (Schleimhaut des Corpus uteri); **Ätiol.:** traumatisch-mechan. Dislokation von basalem Endometrium inf. Hyperperistaltik des Uterus während der Menstruation (Syndrom des dislozierten basalen Endometriums, Abk. SDBE); **Vork.:** im geschlechtsreifen Alter (ca. 6–8 %); Rückbildung nach der Menopause; eine der häufigsten gynäkol. Erkrankungen jährlich ca. 40 000 Neuerkrankungen in Deutschland; **Sympt.:** v. a. mit dem Menstruationszyklus assoziierte Schmerzen (Dysmenorrhö) von zunehmender Intensität; bei Verwachsungen u. fibröser Gewebeorganisation evtl. Dauerschmerzen, bei retrozervikaler Endometrioese Kreuz- u. Kohabitationsschmerzen, Sterilität, Infertilität; **klin. Bedeutung:** bei Schmerzen*, Kinderlosigkeit, Partnerschaftsproblemen* u. unter Stress* Psychotherapie* u. psychosomatische Mitbetreuung als supportive ganzheitliche Behandlung; in vielen Fällen ist die sexualtherapeutische Betreuung des Paares empfehlenswert (s. Sexualtherapie).

Endo|phäno|typus (End-*; Phänotypus*) *m*: (engl.) *endophenotype*; intermediärer Phänotypus*; beobachtbare u. quantitativ messbare Eigenschaften u. Funktionen, die gemeinsam mit einer Krankheit (behavioraler Phänotypus) auftreten u. vermutlich genetische Gemeinsamkeiten mit der Krankheit aufweisen; **klin. Bedeutung:** **1.** Forschungsgebiet der biologischen Psychiatrie* u. psychiatrischen Genetik* zur Darstellung des funktionellen Zusammenhangs zwischen genetischen Risikofaktoren u. biologischen Krankheitkorrelaten; **2.** Endophänotypen für Depression:

z. B. reduziertes Hippocampusvolumen, Dysregulation der Hypothalamus-Hypophysen-Nebennierenrinden-Achse.

End|orphine *n pl*: Kurzbez. für **endo**gene **Morphine**; (engl.) *endorphins*; endogene Opiat*-Analoga; Neuropeptide* mit stark analgetischer, Morphin-ähnlicher Wirkung, die aus Hypophyse* u. Nervensystem isoliert werden können; biosynthetisch entstehen sie aus den strukturverwandten Vorläuferproteinen Proopiomelanocortin (α-, β-, γ-, δ-Endorphin, Met-Enkephalin, Neoendorphine), Proenkephalin u. Prodynorphin (s. Dynorphine). Endorphine bilden zusammen mit Dynorphinen u. Enkephalinen* die Gruppe der Opioidpeptide (endogene Opioide, natürlichen Liganden der Opioid*-Rezeptoren); **Wirkung:** als Neurotransmitter*, Neuromodulatoren od. Hormone (β-Endorphin u. Enkephaline über My-Rezeptoren, Dynorphin u. Leu-Enkephaline über Kappa-Rezeptoren, Enkephaline über Delta-Rezeptoren; s. Opioid-Rezeptoren); Steuerung vegetativer Funktionen durch Aktivierung endorphinerger Neurone, z. B. bei Verarbeitung sensorischer Afferenzen (analgetische Wirkung durch Blockade der Schmerzreizübertragung im Hinterhorn des Rückenmarks; zentrale Modulation der Schmerzempfindung; cave: Berücksichtigung der abnehmenden Endorphinplasmakonzentration im Alter bei Schmerztherapie), Regulation der Körpertemperatur, Kontrolle der hypophysären Inkretion, Steuerung von Antrieb u. Verhalten sowie Hemmung der Darmmotilität. **Klin. Bedeutung:** Das Endorphinsystem wird insbes. in Gefahrensituationen aktiviert; führt bei großem Stress od. schwerer Verletzung zu vorübergehender Schmerzlosigkeit (Stressanalgesie) aufgrund der Ausschüttung von β-Endorphin u. ACTH* u. ermöglicht so ggf. die Flucht. Endorphine stehen in Zusammenhang mit der Produktion von Sexualhormonen, spielen eine Rolle bei der Emotionsregulation* (z. B. bei Angst, Furcht, Anspannung od. Freude) u. der Verhaltensregulation* (z. B. bei Impulskontrollstörungen) u. sind an der Regulierung des Essverhaltens (beeinflussen die Empfindung des Hungers), der Entstehung von Abhängigkeit* u. euphorischen Zuständen beteiligt.

End|platte, motorische: (engl.) *motor end plate*; neuromuskuläre Synapse; Endigungsbereich einer motorischen Nervenfaser* (präsynaptische Membran; s. Motoneurone) auf einer Muskelfaser (postsynaptische Membran); die marklose Nervenendigung enthält zahlreiche Mitochondrien u. Vesikel, in denen Acetylcholin* gespeichert ist, das bei Erregung der motorischen Endplatte freigesetzt wird u. zur Erregung der Muskelmembran führt; Abbau des Acetylcholins durch die Acetylcholinesterase* ermöglicht die Repolarisation der motorischen Endplatte; Depolarisation der motorischen Endplatte durch periphere Muskelrelaxanzien*, Blockade durch Curare.

End|platten|potentiale (lat. potentia Fähigkeit) *n pl*: (engl.) *end-plate potentials*; s. EMG.

Energie|losigkeit: (engl.) *anergy*; s. Anergie; Antriebsarmut.

Energizer (engl. energizer Energiespender): Sammelbegriff für sog. Energieprodukte, deren Einnahme die Vitalität steigern soll; enthalten häufig Vitamine, Spurenelemente, Coffein, Ephedrin, Taurin od. Pflanzenextrakte; Energizersind Nahrungsergänzungsmittel (Supplemente) ohne sicheren Wirksamkeitsnachweis.

ENG: Abk. für **E**lektro**n**euro**g**raphie; (engl.) *electroneurography*; Methode zur Bestimmung der Nervenleitungsgeschwindigkeit (Abk. NLG) peripherer Nerven nach elektrischer Stimulation durch Ableitung u. Registrierung des Nervenaktions- bzw. Muskelantwortpotentials; **Prinzip: 1.** Bestimmung der **motorischen NLG:** der Nerv wird nacheinander an 2 Stellen gereizt u. das Muskelantwortpotential mit Oberflächen- od. Nadelelektroden abgeleitet; die NLG lässt sich aus der Differenz der Latenzzeiten u. dem Abstand zwischen proximalem u. distalem Reizpunkt berechnen, beträgt bei den langen Nerven der oberen Extremitäten ca. 50–65 m/s, an den unteren Extremitäten 40–60 m/s; **2.** Bestimmung der **sensiblen NLG:** elektrische Stimulation des sensiblen (od. gemischten) Nervs bei der orthodromen Methode distal des Ableitungsorts (mit bipolaren Oberflächen-, an Fingern u. Zehen mit Ringelektroden), bei der antidromen Methode proximal des Ableitungsorts; die Ableitung des sensiblen Nervenaktionspotentials (Abk. SNAP) weist bei Anw. der antidromen Methode meist eine höhere Amplitude auf u. erfolgt ggf. auch mit Nadelelektroden. **Anw.: 1.** zur genauen Lok. umschriebener Nervenläsionen durch Nachweis einer lokalen Verzögerung der NLG bzw. einer Verlängerung der distalen Latenzzeit (Überleitungszeit vom distalen Reizpunkt auf den Muskel); **2.** zur Unterscheidung zwischen supra- u. infraganglionärer Nervenschädigung (z. B. DD zwischen Nervenwurzel- u. Plexusläsion) durch Anw. der sensiblen ENG; bei infraganglionärer Schädigung fehlendes SNAP aufgrund von Faserdegeneration; **3.** zur Beurteilung des Schädigungsgrads eines Nervs bzw. zum Nachweis einer Reinnervation unter Berücksichtigung von Amplitude, Dauer u. Form des Antwortpotentials; die Amplitude des mit Oberflächenelektroden abgeleiteten evozierten Muskelaktionspotentials (Abk. MAP) hängt u. a. von Anzahl u. Dichte der aktivierten Muskelfasern, die des SNAP neben der Reizintensität u. a. von der Anzahl der aktivierten Nervenfasern ab.

En|gramm (En-*; -gramm*) *n*: (engl.) *engram*; Gedächtnisspur; durch häufige Wiederholung derselben Wahrnehmungs- u. Verarbeitungsinhalte entstandene, strukturelle bzw. physiologische Veränderung im Gehirn, die als biologische Grundlage des menschlichen Gedächtnisses* angesehen wird. Die Verarbeitung von Informationen geht mit bioelektrischen Erregungen der beteiligten Neurone einher, die bei anhaltender Aktivierung an den synaptischen Verbindungen elektrochemisch gespeichert u. durch wiederholte Erregungszirkulation konsolidiert werden (Konsolidierung*). Aufgrund der Plastizität der neuronalen Strukturen (s. Plastizität, neuronale) entstehen so anatomisch nachweisbare, gebahnte neuronale Netze (Zellensembles), wobei Synapsen sich verändern, vermehren od. komplett neu gebildet werden können (s. LTP). Die durch neuronale Strukturänderungen entstandenen, stabilen u. widerstandsfähigen Engramme können zu einem späteren Zeitpunkt wieder abgerufen werden u. ermöglichen bei erneuter Darbietung bekannter Reize eine schnellere Informationsverarbeitung; s. Phasensynchronizität. Die Bildung neuer Engramme ist bei anterograder Amnesie* gestört, der Abruf bestehender Engramme ist bei retrograder Amnesie* beeinträchtigt.

Enkephal-: auch Enzephal-, Encephal-; Wortteil mit der Bedeutung „im Kopf befindlich“, Gehirn; von gr. ἐγκέφαλος.

En|kephaline *n pl*: (engl.) *enkephalins*; endogene Opioide*, Neuropeptide; Vorläuferproteine der Endorphine* mit analgetischer Wirkung an Opioid*-Rezeptoren; 1975 von Hughes im Gehirn entdeckt; biosynthetischer Vorläufer ist das Proenkephalin, aus dem die Enkephaline durch Proteolyse entstehen; Typen: **1.** Met-Enkephaline mit Aminosäure Methionin; **2.** Leu-Enkephaline mit Aminosäure Leucin.

En|kopresis (En-*; Kopr-*): (engl.) *encopresis, functional faecal incontinence*; sog. Einkoten; Bez. (ICD-10) für willkürliches od. unwillkürliches Absetzen von Stuhl an dafür nicht vorgesehenem Ort mind. 1-mal im Monat ab dem Alter von 4 Jahren nach Ausschluss organischer Urs.; **Häufigkeit:** ca. 1–3 % aller Schulkinder; bei Jugendlichen unbekannt; m : w = 4 : 1; Komorbidität: 40–50 % aller betroffenen Kinder haben internalisierende (z. B. Angststörungen*, Depression*) od. externalisierende (z. B. Sozialverhaltensstörung*) psychische Störungen; **Formen: 1.** Enkopresis mit Obstipation*: Einkoten mit typ. Zeichen einer chron. Obstipation; **2.** Enkopresis ohne Obstipation: Einkoten ohne Nachweis einer Obstipation od. Stuhlverhalt*; **Diagn.:** körperl. Untersuchung, Ultraschalldiagnostik, Fragebögen zur Ausscheidung u. zum Einkoten; **Ther.:** Toilettentraining (festgelegte Entleerungszeiten, zu denen der Betroffene zur Toilette geführt wird, z. B. 3-mal am Tag nach den Mahlzeiten), positive Verstärkung, Behandlung komorbider Störungen; nur bei Enkopresis mit Obstipation initiale Entleerung (Desimpaktion) durch Klistiere, danach Erhaltungstherapie mit oralen Laxanzien* (Polyethylenglykol, Abk. PEG); adäquate Ther., ausreichende Therapiedauer u. Behandlung komorbider Störungen entscheidend für den Therapieerfolg. Vgl. Enuresis.

Enolase, Neuronen spezifische *f*: (engl.) *neuronspecific enolase*; Abk. NSE; Phosphopyruvat-Hydratase; Enzym der Glykolyse; **Vork.:** physiol. verschiedene Isoformen in den Neuronen des Gehirns, im peripheren Nervensystems u. neuroendokrinen Geweben; **klin. Bedeutung: 1.** diagn. Marker (pathol. erhöhte Konzentration) u. a. bei neuroendokrinen Tumoren (z. B. Insulinom od. bei Cushing-Syndrom), Neuroblastom, Creutzfeldt-Jakob-Krankheit; **2.** diagn. Marker eines (hypoxischen) Hirnschadens (Intensivmedizin): bei schwerer Nervenzellschädigung tritt NSE in Blut u. Liquor über (z. B. bei Meningitis*, Schlaganfall*, Hirnblutungen, Epilepsie*).

Ent-: auch Ento-; Wortteil mit der Bedeutung innen; von gr. ἐντός.

Enta|capon *n*: (engl.) *entacapone*; Zimtsäureamid-Derivat; reversibler COMT*-Hemmer; **Ind.:** Parkinson*-Syndrom (ergänzend zur Standardtherapie mit Levodopa*); **Kontraind.:** Monoaminoxidase-Hemmer, Schwangerschaft, Stillzeit; **UAW:** Dyskinesien, Übelkeit; **Hinweis:** Vorliegen positiver Berichte zur Wirksamkeit bei kognitiven Symptomen der Schizophrenie (Off-Label-Use).

Entängstigung: (engl.) *normalization*; Erarbeiten einer für den Patienten nachvollziehbaren Erklärung für Angst* auslösende Symptome u. Erlebnisse, um deren Angst auslösendes Potential zu reduzieren; vgl. Entpathologisierung.

Entdecken, geleitetes: s. Sokratischer Dialog.

Ent|elechie (Ent-*; gr. ἔχειν -haltung, -zurückhaltung) *f*: (engl.) *entelechy*; Transzendenz*.

Enteritis regionalis Crohn (gr. ἔντερον Darm, Eingeweide; -itis*; Burrill B. C., amerikanischer Mediziner, 1884–1983) *f*: (engl.) *Crohn's disease*; syn. Morbus Crohn, Ileitis terminalis; Enteritis terminalis; Crohn-Krankheit; chronisch entzündliche, meist in Schüben verlaufende Erkrankung, die alle Abschnitte des Verdauungstrakts erfassen kann; **Häufigkeit:** Inzidenz in Europa 1–6 : 100 000 pro Jahr, ansteigend; **Lok.:** Ileokolitis in ca. 50 % der Fälle, isolierter Dünn- u. Dickdarmbefall in jeweils ca. 25 %, Ösophagus u. Magen makroskopisch 1–4 %; **Ätiol.:** multifaktoriell: immun. Dysregulation, genet. (polygene Disposition), Störung der mikrobiellen Flora, intestinaler Barrieredefekt; eine psychische Beteiligung an der Ätiopathogenese ist nicht nachgewiesen, allerdings können Belastungen an der Exazerbation eines Krankheitsschubes mitwirken u. Psychotherapie zusätzl. zur medizinischen Therapie zur Remissionserhaltung u. dem Hinausschieben eines weiteren Krankheitsschubes beitragen. **Klin.:** rechtsseitige u. periumbilikale Bauchschmerzen (90 %), Diarrhö (90 %, selten blutig), Gewichtsverlust (60–75 %), Fieber (33–70 %), perianale Abszesse u. Fisteln (15 %), Subileus (20–35 %); extraintestinale Manifestationen ähnlich denen bei Colitis* ulcerosa; **Kompl.:** Fisteln, Kurzdarmsyndrom, Kachexie*, kolorektales Karzinom (erhöhtes Risiko nach >10 Jahren); **Ther.:** Pharmakotherapie (u. a. Glukokortikoide*, Sulfasalazin, Mesalazin, Antibiotika*, Immunsuppressiva, TNF-Blocker), enterale

Formuladiät; ggf. chirurgisch: sparsame Resektion; Psychotherapie (kognitive Verhaltenstherapie*, psychodynamische Psychotherapie*); **DD:** Colitis ulcerosa, Divertikulitis, Enterokolitis anderer Ursache.

Entfremdungs|erleben: (engl.) *alienation*; Erfahrung von Fremdheit zuvor vertrauter Bezüge in der persönlichen Innenwelt od. der vertrauten Umwelt; meist mit Irritation*, häufig auch mit Angst* verbunden; **Vork.:** meist aufgrund einer der Person nicht bewussten Veränderung im Ich-Bewusstsein (z. B. im Rahmen einer Entwicklungsphase*) od. aufgrund psychopathol. Veränderungen (z. B. im Rahmen einer posttraumatischen Belastungsstörung).

Entgiftung: (engl.) *detoxification*; s. Detoxikation.

Entgiftungs|behandlung: (engl.) *withdrawal treatment*; s. Entzugsbehandlung.

Enthemmung: **1.** (engl.) *exaltation, disinhibition*; (neurophysiol.) Steigerung der neuronalen Erregbarkeit inf. Ausfalls des hemmenden Einflusses von Nervenzentren od. Interneuronen*; **2.** (psychol.) Auslösung von Affekten* bei Wegfall von Hemmungsmechanismen (s. Affektstörung); **Vork.:** z. B. bei Intoxikation* (Alkohol u. a.), Psychose*, Manie* od. Schädelhirntrauma*. Vgl. Rausch.

Ent|katastrophisierung: (engl.) *decatastrophizing*; kognitive Technik der Überprüfung dysfunktionaler Kognitionen* auf Realitäts- u. Wahrheitsgehalt; **Anw.:** insbes. bei Ängsten u. Grübelneigung; bei moderater Gefahr (nicht bei Gefahr für Leben u. Gesundheit); **Therapieziel:** Förderung gesunden Denkens (realistisch, hilfreich); **Durchführung:** **1.** den schlimmsten Ausgang der gefürchteten Situation formulieren, Bewältigungsstrategien (s. Coping) festlegen; **2.** den günstigsten Fall formulieren; **3.** Schlussfolgerung ziehen, dass alle Ereignisse zwischen den Extremen bewältigbar sind; **4.** realistischen Ausgang der Situation formulieren. **Alternativ** „reducing the gap": Ängste (entstehen aus Diskrepanz zwischen erlebter Gefahr u. eigenen Kontrollmöglichkeiten) werden im Sokratischen* Dialog erhoben, formuliert u. verbessert, z. B. durch Training* sozialer Kompetenz. Vgl. Therapie, kognitive; Katastrophisierung.

Entkopplung, referentielle: (engl.) *referential decoupling*; s. Verankerung, referentielle.

Entlassung: (engl.) *discharge*; Beendigung der administrativen u. praktischen Integration eines Patienten in das Organisationssystem einer Behandlungseinheit, z. B. Klinik, Praxis, Beratungsstelle; **gestufte** Entlassung: schrittweise Beendigung einer stationären od. teilstationären Behandlung durch flexiblen Wechsel von einer Behandlungsform in die andere (z. B. stationär, teilstationär, ambulant). In der Psychiatrie erfolgen Entlassungen aus klinischen Einheiten häufig in den Bereich komplementärer Versorgungsstrukturen (z. B. sozialpsychiatrische Dienste, betreute Wohnformen).

Entmarkungs|herde: (engl.) *demyelinization*; sog. Plaques; begrenzte Zerstörung der Myelinscheiden* im ZNS inf. eines meist chronisch-entzündlichen Krankheitsprozesses, z. B. bei Multipler* Sklerose (Abb. dort); vgl. Erkrankungen, demyelinisierende.

Entmarkungs|krankheiten *f*: (engl.) *demyelinating disease*; s. Erkrankungen, demyelinisierende.

Entmündigung: (engl.) *incapacitation, certification due to mental illness*; Bez., die 1992 aus dem Zivilrecht entfernt wurde u. heute in der Betreuung* mit Einwilligungsvorbehalt* nur noch eine ungefähre Entsprechung findet.

Ent|pathologisierung: (engl.) *normalization*; kognitive Therapie* bei stark negativen u. pathologisierenden Ängsten u. chronischen körperlichen Zuständen (z. B. bei Tinnitus* aurium) sowie Selbstbewertungen (z. B. bei Homosexualität*); **Meth.:** u. a. Psychoedukation*, Sokratischer* Dialog, Perspektivenwechsel*, kognitive Umstrukturierung*. Vgl. Entängstigung.

Entscheidung: (engl.) *decision*; Wahl zwischen begrenzter Anzahl von Optionen nach im Vorfeld erfolgter expliziter od. automatischer Bewertung* der Optionen; **1.** Phase im Handlungsphasen*-Modell (Abwägung*); **2.** experimentell etablierte Entscheidungsparadigmen: Belohnungsaufschub* u. Entscheidung unter Unsicherheit zwischen größerem Gewinn/größeren Verlustchancen u. kleinerem Gewinn/kleineren Verlustchancen (vgl. Iowa Gambling Task); **klin. Bedeutung:** **1.** Entscheidungsunfähigkeit z. B. bei Depression (reduzierte Aktivierung im Präfrontalkortex); **2.** Impulskontrollstörungen*: Impulsivität begünstigt Entscheidungen zugunsten verkürzter Latenz bis zum Eintritt der Belohnung.

Entscheidungs|baum: (engl.) *decision tree*; Entscheidungsheuristik; Darstellungsform von Entscheidungsregeln, die aufeinanderfolgende, hierarchische Entscheidungen veranschaulicht; Strategien zur Entscheidungsfindung; vgl. Entscheidungsfindung, partizipative.

Entscheidungs|fähigkeit: (engl.) *decision-making ability*; Fähigkeit, relevante Informationen zu erkennen, auszuwählen u. aufgrund von Wissen, Handlungs- u. Verantwortungsbereitschaft Entscheidungen unter Einbezug persönlicher Präferenzen zu treffen.

Entscheidungs|findung, partizipative: (engl.) *shared decision making (SDM)*; Abk. PEF; Form der Arzt*-Patient-Beziehung, bei welcher der Patient aktiv in die Entscheidung über diagnostische u. therapeutische Maßnahmen einbezogen wird; zwar ist juristisch die Beteiligung des Patienten in Form seiner Einwilligung* nach erfolgter Aufklärung* eine unerlässliche Voraussetzung für jede Behandlung, in der Praxis ist jedoch vielfach noch ein paternalistisches Verhältnis zwischen Arzt u. Patient verbreitet.

Entscheidungs|un|fähigkeit: (engl.) *lack of decision making*; Bez. für Unfähigkeit, in einer Situation mit mehreren Handlungsalternativen eine Auswahl zu treffen; Störung des Entscheidungsprozesses, die mit bestimmten Persönlichkeitsmerkmalen*, emotional-motivationalen Störungen od. mit Überforderung der intellektuellen Verarbeitungskapazitäten einhergehen kann; **Vork.:** bei Depression*, Apathie* u. hirnorganischen Schädigungen (insbes. des Frontalhirns).

Entspannung: (engl.) *relaxation*; Zustand reduzierter metabolischer, zentralnervöser u. bewusster Aktivität bzw. Anspannung, der kurzfristig (phasisch) od. länger anhaltend (tonisch) eintreten kann; kann unter Ruhebedingungen spontan eintreten od. durch Entspannungsmethoden* (z. B. progressive Muskelrelaxation*, Biofeedback*, Autogenes* Training u. Meditation*) aktiv herbeigeführt werden u. ist durch das Ausbleiben od. die Reduktion von Stressreaktionen* gekennzeichnet. Die Aktivitätsminderung kann auf subjektiv-verbaler, physiologischer (s. Entspannungsreaktion, physiologische) u. motorischer Ebene mess- u. beobachtbar sein. Entspannung ist von Ermüdung*, Müdigkeit* u. Schlaf* zu unterscheiden. Kognitive Funktionen (Aufmerksamkeit, Vigilanz) u. körperliche Leistungsfähigkeit sind nicht beeinträchtigt. Es wird angenommen, dass die Entspannungsfähigkeit als Möglichkeit zur Gegenregulation bei starker od. chronischer, u. U. gesundheitsgefährdender Beanspruchung (s. Stress) individuell unterschiedlich ist (Stressresistenz*).

Entspannung, funktionale: (engl.) *functional relaxation*; von W. Reichs energetischem Funktionalismus abgeleitetes psychotherap. funktionelles Verfahren*, das auf leib-seelische Prozesse bei kleinsten Bewegungen abhebt u. durch Konzentration auch kleinste Veränderungen von Bewegung u. Atmung stärkt u. nachspüren lässt.

Entspannungs|methoden: (engl.) *relaxation methods*; syn. Entspannungstechniken, Entspannungsverfahren; Oberbegriff für alle strukturierten Methoden zur Induktion od. Förderung von Entspannung* meist durch gezielte Beeinflussung autonom gesteuerter Körperfunktionen (z. B. Atmung, Herzfrequenz, Muskeltonus, Gefäßtonus, Darmmotilität) od. durch veränderte kognitive Prozesse (z. B. Imagination) mit dem Ziel allgemeiner u. spezifischer Beruhigung u. verbesserter Körperwahrnehmung; **Prinzip:** Das Erlernen jeder Entspannungsmethode bedarf ausreichender Übung, um auch in anstrengenden od. Stress auslösenden Situationen zuverlässig Entspannung zu bewirken. Das Ziel ist dabei, möglichst unwillkürlich eine konditionierte Reaktion (physiologische Entspannungsreaktion*) herbeizuführen, die mit einer bestimmten Selbstinstruktion od. einer Körperhaltung verknüpft ist; dadurch können Entspannungsreaktionen zuverlässig u. schnell in Alltagssituationen eingeleitet werden. Ansprechbarkeit auf Entspannungsmethoden u. Suggestibilität variieren situativ u. interpersonell stark. **Formen:** progressive Muskelrelaxation*, Biofeedback*, Autogenes* Training, Bewegungstherapie*, Hypnose*, Meditation*, Imagination*, Yoga, angewandtes Entspannungstraining (sog. Applied Relaxation Training) nach Öst mit Entspannungsübungen in realen Belastungssituationen; **Ind.:** v. a. Belastungsreaktionen, Stress*, Schlafstörungen*, Angststörungen*, Schmerz*; **Hinweis:** Entspannungsmethoden können eine Psychotherapie i. e. S. nicht ersetzen, sind jedoch häufig ein Bestandteil einer Psychotherapie u. bieten durch Abbau von Spannungszuständen einen ersten Zugang zu positiven Veränderungen.

Entspannungs|re|aktion, physiologische (Reaktion*) *f*: (engl.) *relaxation response*; durch gezielte Veränderung willkürlich beeinflussbarer Aktivität (z. B. reduzierte od. verlangsamte Bewegung) u. Reduktion von Umwelteinflüssen (z. B. Ausschalten von Umgebungsgeräuschen) auf das ZNS (s. Entspannungsmethoden) hervorgerufene physiologische Reaktion, z. B. Verringerung des Muskeltonus, Verlangsamung der Atmung od. Synchronisation der zentralnervösen Aktivierung; daran anschließend autonome Reaktionen wie z. B. Reduktion der kortikalen Aktivität, der Pulsfrequenz u. des Blutdrucks; z. T. sind diese Reaktionen durch verringerte Ausscheidung von Stresshormonen (z. B. Cortisol*, Adrenalin*) vermittelt; ermöglicht Erholung* von Stress. Regelmäßig ausgelöste Entspannungsreaktionen können zu positiven Effekten wie einer verringerten sympatho-adrenergen Erregungsbereitschaft u. einer Modulation zentralnervöser Prozesse führen.

Entspannungs|ritual (lat. ritus religiöser Festbrauch) *n*: (engl.) *relaxation ritual*; im Gegensatz zu formalisierten u. wissenschaftlich evaluierten Entspannungsmethoden* Bez. für intuitive Ansätze zur Entspannung*; meist angenehme (ruhige) Aktivitäten, z. B. Waldspaziergang, Lesen od. Hören ruhiger Musik; **Anw.:** im therap. Prozess gezielte Aktivierung als Ressource*, um eine Alternative zu problemat. Verhalten (z. B. aggressives Verhalten bei sozialen Belastungen) aufzuzeigen.

Entspannungs|techniken: (engl.) *relaxation methods*; Entspannungsmethoden*.

Entspannungs|therapie *f*: (engl.) *relaxation therapy*; unspezifischer Sammelbegriff für therap. Verfahren, die ausschließlich auf Entspannungsmethoden* aufbauen, mit dem Ziel, psychische od. körperliche Entspannung* herbeizuführen; z. B. psychotherap. Entspannungsmethoden als Methode der körperzentrierten Psychotherapie (s. Körpertherapie) mit dem Ziel, durch muskuläre Entspannung bewusst eine Rhythmisierung des Atmens sowie emotionale u. vegetative Regulierung zu erreichen; **Ind.:** **1.** Stress* (Anw. als Therapie od. zur Prävention); **2.** Anw. i. R. anderer psychologisch-medizinischer Therapien (Biofeedback*); **Hinweis:** Ein spezif. Entspannungsprogramm lässt sich in 4–6 Sitzungen erlernen, kann jedoch keine umfassende Psychotherapie i. e. S. ersetzen.

Entspannungs|verfahren: (engl.) *relaxation methods*; Entspannungsmethoden*.

Entspannungs|zugang: (engl.) *relaxation*; Bez. für die Art des Zugangs zu Entspannungsmethoden*, der interindividuell unterschiedlich eher kognitiv (Instruktionen), sensorisch (Körperübungen) od. imaginativ (Phantasiebilder) sein kann; im Autogenen* Training wird eher ein kognitiver, bei der progressiven Muskelrelaxation* ein sensorischer Entspannungszugang gewählt; bei der Entspannung durch Phantasiegeschichten (v. a. im Kindesalter) liegt ein imaginativer Zugang vor.

Entstehungs|bedingung: (engl.) *formation condition*; Gesamtheit der Faktoren u. Mechanismen, die zur Entwicklung einer Störung od. eines Problems beigetragen haben, z. B. Vulnerabilität*, auslösende Faktoren* u. aufrechterhaltende Faktoren*; vgl. Diathese-Stress-Modell; Drei-Faktoren-Modell.

Entwicklung: **1.** (engl.) *development*; ontogenetische Entwicklung (s. Ontogenese) bei gleichzeitiger Integration bzw. zentraler Koordination u. Steuerung der Teilfunktionen sowie späterem Abbau (Rückentwicklung), geprägt von Entwicklungsphasen* u. charakteristischen Entwicklungsaufgaben*; umfasst körperliche u. psychische Phänomene; vgl. Entwicklungspsychologie*; **2.** evolutionäre Ausbildung von Arten u. ihren spezifischen Verhaltensweisen (Phylogenese); **3.** in der Gestaltpsychologie* die Entstehung einer Gestaltwahrnehmung* aus weniger differenzierten, aber mehr od. weniger ganzheitlichen Vorgestalten (enge Definition der Aktualgenese*); i. w. S. Entstehung von Erlebnissen, Emotionen od. Wahrnehmungen, ausgehend von ersten, diffusen Eindrücken u. verbunden mit Veränderung des raumzeitlichen Verhaltensmusters eines Individuums (Aktualgenese in weiter Definition); es wird angenommen, dass die spezifische emotionale Bedeutung von Ereignissen durch Einordnung in ein emotionales Schema* entsteht. **4.** im klinischen Kontext psychischer Störungen* umfasst Entwicklung die Genese, Epidemiologie, Art u. Ausprägung einer psychischen Störung, der Entwicklungsbegriff beeinflusst die Sichtweise zu Diagnostik, Therapie, Rehabilitation u. Prävention; abnorme Formen, Ergebnisse u. Einflussfaktoren der Entwicklung sind zentraler Gegenstand der Entwicklungspsychiatrie* u. Entwicklungspsychopathologie*. **5. abnorme Entwicklung** (syn. erlebnisreaktive Entwicklung); veraltete Bez. für den längerfristigen Prozess der Entstehung fortschreitender negativer Veränderungen psychischer Dispositionen sowie verzerrter Einstellungen u. ungünstiger Lebensführung durch anhaltende starke Belastungen od. wiederholte traumatische Erfahrungen; dabei werden expansive (mit Selbsterhöhung), sensitive (mit Selbstunsicherheit*), hypochondrische (mit Krankheitsfurcht) u. paranoische (mit Wahn*) Entwicklungen unterschieden; Gegensatz zu: abnormer psychischer Reaktion als kurzfristige Antwort auf eine akute traumatische Belastung, die nach Ende der Belastung i. d. R. rasch u. ohne dauerhafte Folgen wieder abklingt, u. zum psychischen Prozess, der nach Jaspers (1883–1969) als völlig neues, schicksalhaft in das Leben einbrechendes Kranksein definiert wurde (z. B. Prozessschizophrenie od. Prozesspsychose*; auch prozesshaft chronisch verlaufende Formen anderer Störungen wie Epilepsie, Depression) u. sich durch gut lokalisierbare kurze Auftretenszeitspanne bekannter Symptome u. Mangel an auslösenden Ursachen auszeichnet.

Entwicklung, früh|kindliche: (engl.) *early-infantile development*; bio-psycho-soziale Veränderungen des Kindes von der Geburt bis zum Ende des 3. Lebensjahrs, die alle Prozesse des fortschreitenden Wachstums (quantitative Zunahme von Entwicklungsparametern*, z. B. Körpergröße, Muskelkraft, Wortschatz), der Differenzierung (qualitative Veränderung der Entwicklungsparameter, morphologische u. funktionelle Ausdifferenzierung, z. B. der Greiffunktionen, der sekundären Geschlechtsmerkmale), Spezifizierung (Anpassung der Entwicklungsparameter an die Umwelt, z. B. Erlernen der Muttersprache) u. Integration körperlicher u. psychischer Funktionen umfassen, die ganzheitlich, jedoch mit intra- u. interindividueller Variabilität verlaufen; in Zusammenhang mit der Anpassung des Kindes an die Umwelt erfolgt die Ausbildung u. Steuerung von Motorik, Schlafverhalten, Beziehungs- u. Schreiverhalten, Sprachentwicklung, Spielverhalten, Trink- u. Essverhalten sowie der Harnblasen- u. Darmkontrolle; die normale frühkindliche Entwicklung vom Neugeborenen (1.–4. Woche nach der Geburt) zum Säugling (5. Lebenswoche bis 12 Monate) u. zum Kleinkind (1.–3. Lebensjahr; s. Lebensabschnitte, Tab. dort) beinhaltet physische u. sozial-emotionale (psychische) Reifungssequenzen des Organismus u. seiner physischen u. psychischen Funktionen, die durch die Interaktion zwischen ererbten genetischen Anlagen u. Umweltbedingungen gesteuert u. beeinflusst werden. Der frühkindliche Entwicklungsprozess verläuft kontinuierlich od. in Phasen bzw. Stufen, die durch entsprechende Entwicklungsbesonderheiten in bestimmten Alterszeiträumen gekennzeichnet sind: **1.** Neugeborenes: im Vordergrund stehen erste Regulationsleistungen, v. a. interne Ausdifferenzierung, Stabilisierung u. hierarchische Organisation psychophysiologischer Teilsysteme; Ausbildung eines stabilen autonomes Systems (z. B. Regulation von Atmung, Kreislauf, Körpertemperatur, Verdauung), Anpassung des motorischen Systems an die Umwelt (z. B. Reflexe, Tonusbalance, Körperhaltung, Muskelspannung u. -koordination), Anpassung des Bewusstseins- u. Erregungsniveaus an die Umwelt (z. B. Modulierung des Schlaf-Wachrhythmus, Balance zwischen Ruhe u. Unruhe) u. Modulation kognitiver, interaktiver u. sozialer Prozesse (Aufnahme visueller u. akustischer Reize, erste Mutter-Kind-Interaktion, s. Eltern-Kind-Interaktion); **2.** Säugling: vielfältige körperliche u. motorische Veränderungen (z. B.

E

Ausbildung der Grob- u. Feinmotorik, Entwicklung des Greifens) sowie neurologische u. kognitive Entwicklungen (z. B. Hemisphärenspezialisierung, Aufmerksamkeitsregulation, Wahrnehmung), die grundlegend für Informationsverarbeitungsprozesse, Lernen u. Gedächtnis sind; in der sozialen Interaktion differenziert sich das emotionale Ausdrucksverhalten u. ermöglicht erste Kommunikation* (z. B. Lächeln, primäre u. sekundäre Lallphase); **3.** Kleinkind: Weiterentwicklung sensomotorischer Fähigkeiten (z. B. Halten des Gleichgewichts beim Stehen, Sitzen, Laufen); zunehmendes aktives Erkunden der Umwelt u. die damit verbundene Wahrnehmungsentwicklung (Sehschärfe, visuelles Erfassen der Umwelt, Musterwahrnehmung, Objektwahrnehmung, Tiefenwahrnehmung; Differenzierung der akustischen Wahrnehmung; Entwicklung des Geschmacks- u. Geruchsempfindens, des Tastsinns u. der intermodalen Wahrnehmung) beschleunigen die weitere neurologische u. kognitive Entwicklung, was wiederum Einfluss auf Informationsverarbeitung, Lernen u. Gedächtnis hat. Alterszeiträume übergreifende Entwicklungen: **1.** Denken: anschaulich-handelndes Denken zu Beginn des 2. Lebensjahres (Reaktion auf situative, aktuelle Bedingungen) entwickelt sich zu bildhaft-anschaulichem Denken (in Bildern, Vorstellungen u. Symbolen) gegen Ende des 2. Lebensjahrs u. beurteilend-vorausschauendem Denken zum Ende des 3. Lebensjahrs; **2.** Sprache: assoziative Verknüpfungen im sozial-interaktiveren Lernkontext ab dem 10. Lebensmonat, Bennennungsexploration u. Bezeichnungen für Objekte u. Objektmerkmale ab 18 Monaten, Entwicklung eines Verständnisses für Grammatik, Sprache wird vermehrt als Erkenntnis- u- Ausdrucksmittel genutzt; **3.** kindliches Spiel: sensu-motorisches Funktionsspiel dominiert das Säuglingsalter u. das 1. u. 2. Lebensjah; das Explorationsverhalten dient dem Kennenlernen von Gegenständen u. hat ebenfalls im 1. u. 2. Lebensjahr seinen Höhepunkt; Konstruktionsspiel setzt mit ca. 18 Monaten ein u. erreicht seinen Höhepunkt im 5./6. Lebensjahr; das kindliche Symbolspiel* dominiert ca. ab dem 13. Monat bis zum Vorschulalter die Entwicklung, während ab dem 3. Lebensjahr das kooperative Rollenspiel überwiegt; **4.** körperliche Entwicklung: Verlangsamung des Längenwachstums sowie eine Zunahme an Muskel- u. Fettmasse; führt zu Stabilisierung des Skelettsystems, besserer Körperbeherrschung, effektiverer Fortbewegung u. Bewegungskoordination; **5.** soziale Beziehungen: zu den zunächst stark ausgeprägten Eltern*-Kind-Beziehungen kommen kindliche Freundschaften u. situative Kind-Kind-Beziehungen hinzu, die wiederum zu einer Differenzierung der Persönlichkeitsstruktur u. der Ich-Entwicklung beitragen. **Klin. Bedeutung:** Einflussfaktoren der Umwelt, der soziokulturellen Lernumgebung u. der individuellen Persönlichkeit können die frühkindliche Entwicklung fördern od. hemmen (z. B. Entfaltung der persönlichen Fähigkeiten; Grundlage für die Entwicklung einer späteren psychischen Störung). Vgl. Entwicklung, vorschulische und schulische; Plastizität, neuronale.

Entwicklung, kognitive: (engl.) *cognitive development*; Entwicklung* der Funktionen, die dem Erkennen u. Erfassen von Gegenständen u. Personen der Umgebung sowie der eigenen Person dienen, z. B. Aufmerksamkeit*, Denken*, Lernen*, Gedächtnis*, Problemlösen, Sprache*, Wahrnehmung*; vgl. Entwicklung, frühkindliche; Entwicklung, psychische; Entwicklungstheorie, psychoanalytische.

Entwicklung, neuro|psycho|logische: (engl.) *neuropsychological development*; Bez. für die individuelle Entwicklung* neurologischer Parameter bei Kindern (z. B. Muskeltonus, Eigenreflexe) u. der damit verbundenen Fähigkeiten (z. B. aufrechtes Sitzen) sowie die Reifung der höheren Hirnfunktionen (abhängig von der Lernumwelt), z. B. Denkvermögen (Intelligenz), Aufmerksamkeit, Gedächtnis, sprachliches Ausdruckvermögen, motorische Entwicklung u. Bewegungskoordination; im 1. Lebensjahr wird die neuropsychologische Entwicklung anhand von erhöhtem Muskeltonus, verstärkten Eigenreflexen, Körperhaltung im Sitzen u. feinschlägigem Tremor beurteilt; entwicklungsabhängiges Verhalten u. Erleben des Kindes zeigt sich in den **neuropsychologischen Entwicklungsstadien: 1.** 0.–2. Lebensmonat: angeborene Reflexe, Erkennen der vertrauten Stimme; **2.** 2.–4. Lebensmonat: Unterscheidung fröhlicher, ärgerlicher u. neutraler Gesichtsausdrücke, der Säugling entwickelt sich zum aktiven sozialen Interaktionspartner; **3.** ab 4. Lebensmonat: Entwicklung des visuell gesteuerten, zielgerichteten Greifens (s. Greifverhalten; gleichzeitig Abschwächung des Greifreflexes) als Ausdruck der kognitiven Entwicklung; am Ende des 1. Lebensjahrs können die Kinder bereits gezielt zugreifen, das Loslassen von Gegenständen gelingt meist erst im Verlauf des 2. Lebensjahrs; **4.** ca. 6. Lebensmonat: funktionelle Verbindung beider Hirnhemisphären, Differenzierung von Greif- u. Erkundungshand; gleichzeitiges Erfassen allgemeiner Merkmale u. Einzelheiten; Unterscheidung von Aktion u. Wirkung; **5.** ca. 8. Lebensmonat: Verbindung von Erkundungs- u. Interaktionsverhalten; Unterscheidung von Mittel u. Ziel, Entwicklung der Objektpermanenz; beginnendes Verständnis für Emotionen u. Absichten der Bezugspersonen; emotionale Resonanz; **6.** ca. 9. Lebensmonat: Erkennen des Grundes für einen bestimmten emotionalen Gesichtsausdruck der Bezugspersonen; **7.** ca. 11. Lebensmonat: Verständnis für die Zeigegeste, Bildung erster Wörter; **8.** ca. 12.–14. Lebensmonat: Entwicklung des freien Gehens* durch Koordination verschiedener Bewegungsabläufe; **9.** ab 2. Lebensjahr: Individualisierung u. soziale Integration, Selbsterkenntnis, Entwicklung von Empathie u.

sozialer Kognition; Stabilisierung des freien Gehens; Sprach- u. Sauberkeitsentwicklung; Entwicklung von Symbol- u. Rollenspiel. Im Verlauf des 3. Lebensjahrs wird das Treppensteigen u. Rennen erlernt, im Alter von 4–6 Jahren wird das Zweiradfahren möglich; im Schulalter nehmen Bewegungskoordination u. Muskelkraft kontinuierlich zu. Während das Leistungsvermögen bis zur Pubertät ansteigt, vermindern sich Häufigkeit u. Ausmaß an Mitbewegungen. In der Adoleszenz reift das motorische System aus, danach nehmen Geschicklichkeit, Bewegungsgeschwindigkeit u. Gleichgewicht nicht mehr weiter zu, durch Einüben können diese Fähigkeiten auch im Erwachsenenalter noch verbessert werden. Interindividuelle Variabilität in der Entwicklung u. Ausprägung neuromotorischer Funktionen gleichen sich bei gesundem Entwicklungsverlauf allmählich den Durchschnittswerten an. Vgl. Entwicklungsalter; Entwicklungstest.

Entwicklung, psychische: (engl.) *psychic development*; lebenslang fortschreitender, nicht umkehrbarer dynamischer Prozess qualitativer u. quantitativer Veränderungen der Psyche*, des Erlebens* u. Verhaltens*, wodurch neue psychische Strukturen entstehen u. bereits bestehende psychische Eigenschaften aufgehoben werden können; Prozesskomponenten: Entstehung neuartiger Verhaltenssysteme, Stabilisierung funktionstüchtiger Verhaltenssysteme, Labilisierung von Verhaltenssystemen, Verschwinden von Verhaltenssystemen; die psychische Entwicklung wird von der komplexen Interaktion endogener (allgemeiner artspezifischer u. individueller Genotyp), exogener (materielle Umgebung, soziokulturelle Lernumgebung) u. autogener Faktoren (Resilienz, aktive Selbstregulationsprozesse) sowie durch Reifungsvorgänge (anatomisch-physiologische Faktoren) beeinflusst. **Klin. Bedeutung:** bei größeren Belastungen od. Störungen der endogenen, exogenen od. autogenen Faktoren können sich psychische Störungen entwickeln (Grundlagen werden z. T. bereits im Kindes- u. Jugendalter gelegt, z. B. bei Angststörungen). Vgl. Entwicklung, kognitive.

Entwicklung, psycho|sexuelle: (engl.) *psychosexual development*; Sammelbez. für die psychische Prozesse, die von der Geburt bis zum Abschluss der Adoleszenz* zur Ausformung der individuellen (Erwachsenen-)Sexualität* führen; i. e. S. auch eingeschränkt für die psychische Veränderungen i. R. der Pubertät, i. w. S. gelegentlich erweitert auf die lebenslang stattfindenden Anpassungsprozesse hinsichtlich sexueller Bedürfnisse u. Sexualverhalten*; psychoanalytische Einteilung in Entwicklungsphasen*, wobei Störungen im Verlauf dieser Entwicklung in Verbindung zu psychischen Störungen im späteren Leben gebracht werden (s. Phasenmodell, psychoanalytisches).

Entwicklungs|alter: (engl.) *developmental age*; durch Entwicklungstest* ermittelter Ergebniswert, der, unabhängig vom tatsächlichen Lebensalter eines Kindes, die Testleistung mit den durchschnittlichen Leistungen von Kindern einer spezifischen Altersgruppe korreliert; Angaben zum Entwicklungsalter orientieren sich an universell postulierten Entwicklungsverläufen, wobei die beträchtliche Variabilität normaler Entwicklung* häufig vernachlässigt wird.

Entwicklungs|ana|mnese (Anamnese*) *f*: (engl.) *developmental history*; Anamnese* zu den individuellen Erfahrungen u. frühkindlichen Erlebnissen mit ihrer Bedeutung für die psychische Struktur u. ihre Störungen.

Entwicklungs|angst: (engl.) *development anxiety*; Angst*, die im Verlauf der physiologischen Entwicklung des Individuums auftritt u. wieder abklingt u. als Teil der gesunden Individuation zu betrachten ist (entwicklungsphasentypische Angst); z. B. Fremdeln*, Dunkelangst (s. Nyktophobie), Angst vor Monstern.

Entwicklungs|aufgabe: (engl.) *developmental task*; in bestimmten Entwicklungsphasen* des Individuums entstehende spezifische Aufgabe (Konzept eingeführt von R. Havighurst); Inhalt u. zeitliche Abfolge sind in der physischen Reife des Organismus, gesellschaftlichen Erwartungen u. individuellen Zielsetzungen begründet; in demselben Lebensabschnitt* können gelöste, nahezu gelöste u. ungelöste Entwicklungsaufgaben nebeneinander stehen. Beispiele: Autonomie/Ablösung von den Eltern, Entwicklung der eigenen Geschlechtsidentität, Übergang in das Berufsleben, Fortpflanzung, Ausscheiden aus dem Berufsleben, Akzeptanz des eigenen Lebens, Haltung zu Tod u. Sterben; im Unterschied zu kritischen Lebensereignissen* treten Entwicklungsaufgaben altersabhängig bei den meisten Menschen auf. **Klin. Bedeutung:** Die erfolgreiche Bewältigung fördert Fertigkeiten u. Kompetenzen*, die zur konstruktiven u. zufriedenstellenden Lebensbewältigung* in der Gesellschaft notwendig sind. Misserfolge bei der Bewältigung können zu Unglücklichsein, gesellschaftlicher Missbilligung u. Schwierigkeiten mit späteren Aufgaben führen (allg. belastender Faktor, kann bei vulnerablen Personen zur Störungsentwicklung beitragen).

Entwicklungs|beeinträchtigung: **1.** (engl.) *developmental impairment*; (allg.) Beeinträchtigung der Entwicklungsfähigkeiten u. -möglichkeiten eines Menschen (z. B. Sprachentwicklung*); **2.** (jurist.) Beeinträchtigung der Entwicklung von Kindern u. Jugendlichen zu einer eigenverantwortlichen u. gemeinschaftsfähigen Persönlichkeit (z. B. Autonomieentwicklung*); **Urs.:** somatisch od. psychisch, bei der Person selbst od. in der Umwelt.

Entwicklungs|de|fizit (Defizienz*) *n*: (engl.) *developmental deficiency*; mangelhafte od. verzögert einsetzende Ausbildung alterstypischer Kompetenzen hinsichtlich bestimmter Entwicklungsparameter* in der kindlichen Entwicklung; meist mit der biologischen Reifung des ZNS verknüpft; Entwicklungsdefizite können bestimmte Teilbereiche um-

E

fassen (z. B. motorische, kognitive, sprachliche, visuell-räumliche od. sozial-emotionale Kompetenzen) od. betreffen die gesamte Entwicklung i. S. von allgemeiner Entwicklungsverzögerung* od. Entwicklungshemmung*; Entwicklungsdefizite sind abzugrenzen von bereits manifestierten Entwicklungsstörungen*; **Diagn.**: zur diagnostischen Abklärung umschriebener Entwicklungsdefizite od. allgemeiner Entwicklungsrückstände können Entwicklungstests* eingesetzt werden, z. B. zur allgemeinen Orientierung über ein breites Spektrum von Funktionsbereichen (z. B. Entwicklungstest 6 Monate bis 6 Jahre, Abk. ET6–6; Petermann et al., 2006) od. zur differenzierten Beurteilung ausgewählter, begrenzter Funktionsbereiche der kindlichen Entwicklung, z. B. Intelligenz, Sprache, Wahrnehmung, Psychomotorik, od. spezifischer Entwicklungs- u. Teilleistungsstörungen wie Lese-Rechtschreib-Störung (z. B. Heidelberger* Sprachentwicklungstest); Entwicklungs-Screenings ermöglichen als Kurztestverfahren eine Orientierung über evtl. Entwicklungsauffälligkeiten (erfassen bereichsspezifisch u. altersangepasst den Entwicklungsstand des Kindes); entsprechend der Testergebnisse wird eine Entwicklungsverzögerung bzw. ein Entwicklungsdefizit angenommen, wenn je nach Test 80, 90 od. 95 % der altersentsprechenden Kinder eine spezifische Kompetenzausprägung zeigen, das untersuchte Kind jedoch nicht. **Ther.**: Entwicklungsdefizite können u. U. bei früher adäquater Förderung ausgeglichen werden; wird ein Entwicklungsdefizit festgestellt, kann bei bedeutsamen Entwicklungsabweichungen eine spezielle Therapie bzw. geeignete Intervention unterstützend wirken. Vgl. Entwicklung, frühkindliche.

Entwicklungs|dia|gnostik (gr. διαγνωστικός fähig zu unterscheiden) *f*: (engl.) *developmental assessment*; Erfassung u. Beschreibung des Entwicklungsstands mit Entwicklungstests*, z. B. Griffiths*-Entwicklungsskalen.

Entwicklungs|dys|graphie (Dys-*; -graphie*) *f*: (engl.) *developmental dysgraphia*; s. Lese-Rechtschreib-Störung.

Entwicklungs|dys|kalkulie (Dys-*; lat. cạlculus Rechenstein, Berechnung) *f*: (engl.) *developmental dyscalculia*; s. Dyskalkulie.

Entwicklungs|dys|lexie (Dys-*; gr. λέγειν lesen) *f*: (engl.) *developmental dyslexia*; s. Lese-Rechtschreib-Störung.

Entwicklungs|dys|phasie (Dys-*; gr. φάσις Sprechen) *f*: (engl.) *developmental dysphasia*; Dysgrammatismus*.

Entwicklungs|dys|praxie (gr. δυσπραξία Missgeschick) *f*: (engl.) *developmental dyspraxia*; motorische Entwicklungsstörungen*.

Entwicklungs|ethologie (Ethologie*) *f*: (engl.) *developmental ethology*; Teilgebiet der Ethologie* bzw. der vergleichenden Verhaltensforschung, das sich mit der Darstellung des typischen Zeitverlaufs einer bestimmten Entwicklung unter entwicklungstheoretischen Gesichtspunkten befasst; dabei umfasst die Phylogenese die stammesgeschichtliche Entwicklung der Organismen u. ihrer Verhaltensweisen, die Aktualgenese untersucht die kurzzeitige Entwicklung des Verhaltensmusters eines Individuums u. die Ontogenese beschreibt die Individualentwicklung von der befruchteten Eizelle zum geschlechtsreifen Individuum; Lernprozesse spielen in der Entwicklungsethologie eine große Rolle, da Informationen aus der Umwelt in das Verhalten einbezogen werden u. so eine Anpassung an die entsprechenden Umweltbedingungen erfolgen kann.

Entwicklungs|förderung: (engl.) *developmental promotion*; Unterstützung bzw. Wiederherstellung einer normalen kindlichen Entwicklung durch Erhöhung der Anpassungsfähigkeit, Flexibilität u. Selbstregulationsfähigkeit des Kindes u. seiner Familie durch Stärkung bio-psychosozialer Schutzfaktoren, Ausbildung von Fähigkeiten zur Bewältigung von Entwicklungsaufgaben sowie Abbau gestörten psychischen Verhaltens durch Beseitigung externer u. interner Störungsursachen u. der psychischen Störungssymptome; entwicklungsorientierte Interventionen lassen sich unterteilen in **1.** Prävention: Verminderung von Entwicklungsrisiken für Kinder aus Risikogruppen; **2.** Therapie: Reduktion od. Beseitigung von Entwicklungsstörungen*, psychischen Störungen; **3.** Rehabilitation: Verringerung von negativen Konsequenzen bei Entwicklungsabweichungen. Vgl. Entwicklung, frühkindliche.

Entwicklungs|geschwindigkeit: (engl.) *developmental rate*; Geschwindigkeit der Ausbildung alterstypischer Entwicklungsparameter*; variiert intra- u. interindividuell in Ausmaß u. Erscheinungsform u. ist gekennzeichnet von körperlichen u. sozialemotionalen Reifungssequenzen, die von den genetischen Anlagen des Kindes u. Umweltfaktoren gesteuert u. beeinflusst werden. Zur Bestimmung der altersentsprechenden Entwicklungsgeschwindigkeit können einfach zu messende Entwicklungsparameter wie z. B. Körpergröße od. Gewicht in geschlechtsspezifischen Perzentilen* (Abb. dort) eingeordnet werden, wobei auch das Verhältnis der Entwicklungsparameter untereinander zu beachten ist (z. B. Verhältnis von Körpergröße u. Gewicht); für die Beurteilung komplexerer Entwicklungsparameter stehen Entwicklungstests* u. Screening-Verfahren zur Verfügung (z. B. Denver*-Entwicklungsskalen). Da der Zeitpunkt des Auftretens eines Entwicklungsparameters auch bei leichten Störungen normgerecht sein kann, ist auch eine qualitative Beurteilung des entsprechenden Entwicklungsparameters nötig (z. B. nicht nur Zeitpunkt, sondern auch Art u. Weise des freien Gehens, der Sprechens). Vgl. Entwicklung, frühkindliche.

Entwicklungs|hemmung: (engl.) *arrested development*; allgemeine Verzögerung, Stillstand od. Behinderung der normalen, altersentsprechenden physischen u./od. psychischen kindlichen Entwicklung aufgrund externer (z. B. durch Mangelernährung) od. interner (z. B. Schädigungen des ZNS, Stoffwechselerkrankungen) Ursachen; kann je nach Ursache z. T. durch angemessene Förderung u. Beseitigung ausgeglichen werden; **Hinweis:** z. T. synonym mit Entwicklungsverzögerung* verwendet; im Gegensatz dazu wird Entwicklungsdefizit* eher für umschriebene Mängel der Entwicklung verwendet. Vgl. Entwicklung, frühkindliche.

Entwicklungs|kapazität (lat. capacitas Raum, Fähigkeit) *f*: (engl.) *developmental capacity*; auch latentes Potential, Reservekapazität; Bez. für die Gesamtheit potentiell möglicher Entwicklungen* eines Individuums; von Bedeutung u. a. im Rahmen der kognitiven Altersforschung bei der Untersuchung der Veränderbarkeit kognitiver Leistungen (sog. kognitive Plastizität); erfasst wird das Lern- u. Leistungspotential, das Personen unter optimalen Bedingungen (z. B. nach spezifischen Trainings) zeigen können, z. B. maximale Leistungsfähigkeit (Leistungsniveau) u. Leistungsgewinne (Lernrate) nach Training in Leistung fördernden Techniken; generell wird angenommen, dass im höheren Lebensalter eine Abnahme der Entwicklungskapazität im Vergleich zu jüngeren Personen auftritt.

Entwicklungs|merkmal: (engl.) *developmental characteristic*; s. Entwicklungsparameter.

Entwicklungs|modell *n*: (engl.) *developmental model*; auf der Basis von Entwicklungstheorien formulierter systematischer Erklärungsansatz für altersspezifische Erlebens- u. Verhaltensweisen; im klinischen Bereich existieren Modelle zur Erklärung der Entwicklung psychischer Störungen (s. Entwicklungspsychopathologie) mit unterschiedlichen Aussagen zur Interaktion von Stress*, Kompetenz* (s. Bewältigungsstrategie) u. Adaptivität (s. Anpassung) in der Störungsentwicklung; z. B. kompensatorisches Modell (lineare Beziehung der Faktoren), Challenge*-Modell (quadratische Beziehung), protektives Modell (neben linearen u. quadratischen Beziehungen auch Interaktionen). Beispiele älterer Entwicklungsmodelle sind die Modelle Freuds u. Piagets. Vgl. Diathese-Stress-Modell; Drei-Faktoren-Modell.

Entwicklungs|neuro|anatomie (Neuroanatomie*) *f*: (engl.) *developmental neuroanatomy*; s. Neuroanatomie.

Entwicklungs|neuro|endo|krino|logie (Neuroendokrinologie*) *f*: (engl.) *developmental neuroendocrinology*; s. Neuroendokrinologie.

Entwicklungs|neuro|physio|logie (Neurophysiologie*): (engl.) *developmental neurophysiology*; s. Neurophysiologie.

Entwicklungs|para|meter (Par-*; Metr-*) *m*: (engl.) *developmental parameter*; Entwicklungsmerkmal; Merkmal, dessen quantitative (z. B. Zunahme des Wortschatzes), qualitative (z. B. zunehmende Differenzierung des sprachlichen Ausdrucks) u. spezifische (z. B. Erlernen der Muttersprache) Ausbildung an die physische u. psychische Reife eines Kindes gebunden ist; die Ausbildung variiert intra- u. interindividuell u. kann eher kontinuierlich (z. B. Wachstum) od. in Phasen (z. B. motorische Entwicklung) verlaufen. Vgl. Entwicklung, frühkindliche; Entwicklung, vorschulische und schulische.

Entwicklungs|para|meter-Wachstums|para|meter-Beziehung (Par-*; Metr-*) *m*: (engl.) *development parameter-growth parameter connection*; s. Wachstumsparameter-Entwicklungsparameter-Beziehung.

E

Entwicklungs|per|spektive (Perspektivität*) *f*: (engl.) *developmental perspective*; Betrachtung psychologischer u. psychopathologischer Phänomene im Hinblick auf ihre Entstehung u. ihren Verlauf.

Entwicklungs|pharmako|logie (gr. φάρμακον Heilmittel; -log*): (engl.) *developmental pharmacology*; Teilgebiet der Pharmakologie*, das die Wirkung chemischer u. biochemischer Stoffe (z. B. Arzneimittel, Genussmittel, Umweltgifte, Hormone) auf die pränatale, postnatale, frühkindliche u. kindliche Entwicklung untersucht; Entwicklungspsychopharmakologie befasst sich mit dem Einfluss von Psychopharmaka* auf die Entwicklung des kindlichen Gehirns; vgl. Psychopharmakologie.

Entwicklungs|phasen (Phase*) *fpl*: (engl.) *developmental phases*; Zeitabschnitte der menschlichen Entwicklung u. Reifung, die nach verschiedenen Kriterien definiert werden können; neben der unzureichenden empirischen Basis der z. T. spekulativ aufgestellten Phasenlehren ist heute v. a. die Abgrenzbarkeit von Phasen im Vergleich zu eher kontinuierlich verlaufenden Entwicklungsprozessen umstritten; weit verbreitete Phasenlehren: **1.** Einteilung nach vorwiegend somatischen Kriterien; s. Lebensabschnitte; **2.** Einteilung in **kognitive** Entwicklungsphasen hinsichtlich der Entwicklung der kognitiven Funktionen u. des Denkens (J. Piaget) in **a)** sensomotorische Phase: Säuglingsalter, Erwerb praktischer Intelligenz u. sog. Objektpermanenz mit Vorstellungsvermögen eines nicht präsenten Objekts; **b)** präoperationale Phase: 3.–6. Lebensjahr, Erwerb von Symbolfunktionen, z. B. Sprache; s. Sprachentwicklung; **c)** konkret-operationale Phase: 6.–10. Lebensjahr, Erlernen reversibler mentaler Operationen; **d)** formal-operationale Phase: 12.–18. Lebensjahr, Erwerb der Fähigkeit zu hypothetischem u. deduktivem Denken; **3.** Einteilung in **psychosoziale** Entwicklungsphasen (Lebenszyklusmodell, H. Erikson) hinsichtlich der Entwicklung von **a)** Urvertrauen* versus Misstrauen* (1. Lebensjahr); **b)** Autonomie* versus Scham* u. Zweifel (1–3,5 Jahre); **c)** Initiative versusSchuldgefühl* (4–6 Jahre); **d)** Werksinn versus Minderwertigkeitsgefühl* (6 Jahre bis Pubertät); **e)** Identität* versus Rollenkonfusion (Pubertät bis frühes Erwachsenenalter); **f)** Intimität versus Isolierung (frühes Erwachsenenalter); **g)** Zeugungsfähigkeit versus Selbstabkapselung/Stagnation (Erwachsenenalter); **h)** Ich-Integrität versus Verzweiflung (reifes Alter); während einer Entwicklungsphase müssen i. d. R. spezifische Entwicklungsaufgaben* bewältigt werden, die wiederum Voraussetzung sind für den Eintritt in die nächste Lebensphase (lebenslanger Prozess der Identitätsbildung); **4.** Einteilung in **psychosexuelle** Entwicklungsphasen nach der psychoanalytischen Theorie (s. Phasenmodell, psychoanalytisches) in **a)** orale Phase: bis 18. Lebensmonat, Lustbefriedigung ist oral fixiert, Mund u. Lippen werden als dominierende erogene Zonen gesehen; Nahrungsaufnahme, Triebbefriedigung u. Lustgewinn erfolgt durch Saugen, Erleben von Geborgenheit, Wärme, Urvertrauen; **b)** anale Phase (syn. anal-sadistische Phase): 18.–36. Lebensmonat, Lustgewinn durch Erlangen der Kontrolle über die Ausscheidungsorgane, Entwicklung von Selbstwertgefühl, Erleben von Autonomie; **c)** phallische Phase (syn. ödipale Phase): ab 4.–5. Lebensjahr, Identifikation mit dem gleichgeschlechtlichen Elternteil, Entdecken des eigenen Geschlechts, sexuelles Interesse am gegengeschlechtlichen Elternteil, als universell postulierte Entstehung von Ödipus*-Komplex bzw. Elektra*-Komplex, Penis u. Klitoris werden als erogene Zone gesehen; **d)** Latenzphase: ca. 6.–12. Lebensjahr, sexuelle Gedanken rücken in den Hintergrund, Interaktionen finden hauptsächlich mit Personen gleichen Geschlechts statt, vorwiegend durch eine Anpassung des Kindes an die Umweltanforderungen gekennzeichnet: Weiterentwicklung der eigenen Fähigkeiten, Wissenserwerb, Entwicklung des Über-Ichs; **e)** genitale Phase: 13.–18. Lebensjahr u. Erwachsenenalter, Pubertät*, Entwicklung der Geschlechtsidentität, Abschluss der Sexualentwicklung, Erleben von Triebwünschen, dominierender genitaler Lustgewinn; vgl. Kindersexualität; Sexualität. **Hinweis:** S. Freud ordnete bestimmte Eigenschaften des Erwachsenen sowie konkrete psychische Störungen den Phasen seines Modells zu; s. Phasenmodell, psychoanalytisches. In Ergänzung u. teilweiser Abkehr von Freud wurden weitere tiefenpsychologische Phasenlehren aufgestellt, u. a. von den sog. Ich-Analytikern (z. B. Loslösung von der Mutter durch normale autistische u. symbiotische Phasen als wesentlicher Bestandteil der Ich-Entwicklung). Die empirischen Befunde der Entwicklungs-, Persönlichkeits- u. Klinischen Psychologie erbrachten keine ausreichende empirische Unterstützung für die genannten Phasenmodelle.

Entwicklungs|pro|zess (lat. processus Fortschreiten, Fortgang) *m*: **1.** (engl.) *developmental process*; Bez. für den Ablauf der Bewältigung von Entwicklungsaufgaben* u. -übergängen; **2.** Abfolge von Phasen der Bildung neuer Strukturen, unabhängig von deren Inhalten, mit dem Streben zu einem Ziel; Krankheits- u. Genesungsprozesse können sich z. B. in solchen Phasen ereignen u. in Krankheit* od. in Gesundheit* münden. Vgl. Entwicklung.

Entwicklungs|psychiatrie (Psych-*; -iatr*) *f*: (engl.) *developmental psychiatry*; Teilgebiet der Kinder*- und Jugendpsychiatrie u. Kinder*- und Jugendpsychotherapie, das sich mit Entstehung, Epidemiologie, Art u. Ausprägung einer psychischen Störung bei Kindern u. Jugendlichen befasst unter den Aspekten Diagnostik, Therapie, Rehabilitation, Prävention, Konzeption u. Struktur psychiatrischer Versorgung u. der Einbeziehung familiärer u. außerfamiliärer Bezugspersonen.

Entwicklungs|psycho|logie (Psych-*; -log*) *f*: (engl.) *developmental psychology*; Teilgebiet der Psychologie, das die menschliche Entwicklung, die typischen Probleme einzelner Lebensabschnitte* u. Entwicklungsphasen* sowie die Entwicklung spezifischer Funktionen (z. B. Wahrnehmung*, Motorik*) über die gesamte Lebensspanne hinweg beschreibt.

Entwicklungs|psycho|patho|logie (Psych-*; Patho-*; -log*) *f*: (engl.) *developmental psychopathology*; Erforschung psychopathologischer Phänomene vor dem Kontext entwicklungspsychologischer Veränderungsprozesse; wichtige Grundlagendisziplin in der klinischen Kinder*- u. Jugendpsychologie bzw. Kinder*- u. Jugendpsychiatrie. Vgl. Psychopathologie.

Entwicklungs|psycho|traumato|logie (Psych-*; Trauma*; -log*) *f*: (engl.) *developmental psychotraumatology*; Konzept von Riedesser, das die langfristigen Wirkungen von Traumata in Abhängigkeit von den Entwicklungsstufen (z. B. Trauma als Säugling od. Kleinkind) u. vor dem Hintergrund der entwicklungspsychologischen Matrix (Entwicklungsaufgaben, -schwierigkeiten, Bewältigungsversuche, Symptomatik, Intervention) beschreibt; unterschiedlichen Entwicklungsstufen werden best. traumabezogene Störungscharakteristika zugeordnet (z. B. die Möglichkeit zur Versprachlichung traumat. Erfahrungen). Vgl. Psychotraumatologie.

Entwicklungs|quotient *m*: (engl.) *developmental quotient*; Abk. EQ; Beziehung zwischen Entwicklungsalter* (Abk. EA) u. Lebensalter (Abk. LA):

$$EQ = EA/LA \times 100$$

Zur Bestimmung des Entwicklungsquotienten muss das Kind Aufgaben zur Erfassung verschiedener Parameter (z. B. Motorik, sinnliche Wahrnehmung) bearbeiten, die in ein Entwicklungsprofil eingetragen werden u. unter Beachtung der Konfidenzgrenzen im Vergleich mit anderen Kindern ein individuelles Leistungsbild darstellen.

Entwicklungs|rück|stand, um|schriebener: (engl.) *specific developmental behind*; s. Entwicklungsstörungen, umschriebene.

Entwicklungs|stadien, neuro|psycho|logische *n pl*: (engl.) *neuropsychological developmental stages*; s. Entwicklung, neuropsychologische.

Entwicklungs|störungen: (engl.) *developmental disorders*; Bez. für Störungen, die durch Abweichungen vom Entwicklungsverlauf (bezogen auf die Altersnorm, typischerweise 2 Standardabweichungen in einem standardisierten Test), von im Kleinkindesalter bzw. in der Kindheit beginnenden Entwicklungseinschränkungen od. Entwicklungsverzögerungen* gekennzeichnet sind; **Formen:** (nach ICD-10) umschriebene Entwicklungsstörungen* der Sprache u. des Sprechens, schulischer Fertigkeiten od. motorischer Funktionen (s. Entwicklungsstörungen, motorische), kombinierte umschriebene Entwicklungsstörungen u. tief greifende Entwicklungsstörungen*.

Entwicklungs|störungen, motorische: (engl.) *developmental coordination disorders*; syn. umschriebene Entwicklungsstörungen der motorischen Funktionen, entwicklungsbezogene Koordinationsstörungen, Entwicklungsdyspraxie; Bez. für eine ausgeprägte Beeinträchtigung der motorischen Koordination (Fein- od. Grobmotorik), die schwer genug ist, die Schulleistungen od. die Aktivitäten des täglichen Lebens zu behindern, u. nicht allein durch eine Intelligenzminderung, eine Krankheit od. eine neurol. Störung erklärbar ist; **Klin.:** Die Kinder fallen durch staksige, plumpe Bewegungen, fehlende Geschmeidigkeit u. mangelndes Gleichgewicht auf, gelten als unbeholfen u. ungeschickt, können schlecht hüpfen, Ball werfen od. fangen, haben Schwierigkeiten beim Treppensteigen, Roller- u. Fahrradfahren, Rollschuh- bzw. Schlittschuh-Laufen, beim Anziehen od. Schuhbänderbinden, beim Zeichnen, Malen, Basteln, lernen verspätet Laufen, Radfahren u. Schwimmen. **Ther.:** Physiotherapie, Mototherapie* u. psychotherapeut. Verfahren, z. B. Training* sozialer Kompetenz. Vgl. Koordinationsstörungen.

Entwicklungs|störungen, tief greifende: (engl.) *pervasive developmental disorders*; Bez. (ICD-10, DSM-IV) für Gruppe von psychischen Störungen* mit bereits in den ersten Lebensjahren deutlicher u. lebenslang persistierender abweichender Entwicklung wahrscheinlich genetischer Ursache u. qualitativen Auffälligkeiten in der sozialen Interaktion*, der verbalen u. nonverbalen Kommunikation* u. im stereotypen, rigiden Verhalten; fakultativ häufig komorbide Intelligenzminderung* (30–50 %), Symptome der sozialen Phobie, hyperkinetisches Verhalten, Selbstverletzung, Aggression, Sprachentwicklungsverzögerung, Epilepsie. **Formen:** (nach ICD-10) z. B. frühkindlicher Autismus*, atypischer Autismus, Rett*-Syndrom, andere desintegrative Störungen (z. B. Heller*-Syndrom), Asperger*-Syndrom. Desintegrative Störungen können auf Basis neurologischer u. a. biologischer Störungen (z. B. tuberöse Hirnsklerose, Fragiles*-X-Syndrom, metabolische Störungen) phänotypisch wie autistische Störungen erscheinen, insbes. bei gleichzeitiger schwerer Intelligenzminderung*, was z. T. als syndromaler Autismus von einer idiopathischen autistischen Störung unterschieden wird. **Häufigkeit:** 0,6–1%; **Ätiol.:** **1.** Neuropsychologische Konstrukte zum Verständnis autistischer Störungen beschreiben als ätiologische Faktoren die Theory* of Mind (Probleme anhand von Mimik, Gestik, Tonfall u. Verhalten die Affekte u. Emotionen anderer einzuschätzen u. sich angemessen verhalten zu können), die Schwäche der zentralen Kohärenz (Gesamtzusammenhänge zu erfassen im Gegensatz zu Details) u. Probleme der Exekutivfunktionen* (Schwierigkeiten einen Handlungsplan zu entwickeln). **2.** Neurobiologisch werden eine gestörte Konnektivität zwischen verschiedenen Hirnteilen u. die Beeinträchtigung der Synapsenbildung aufgrund genetischer Defizite an einigen Genen vermutet (Hinweise in kleinen Fallzahlen). Vgl. Denken, autistisches.

Entwicklungs|störungen, umschriebene: (engl.) *specific developmental disorders, learning disorders*; syn. Teilleistungsstörungen; Bez. für isolierte Leistungsstörungen (umschriebener Entwicklungsrückstand, auf einen od. mehrere Entwicklungsparameter* bezogene Funktionsschwäche od. -ausfall, z. B. Defizite im sensorischen u./od. motorischen Bereich) aufgrund von spezifischen Störungen der Informationsverarbeitung u. Handlungsorganisation ohne Verzögerung der gesamten Entwicklung od. einer allgemeinen Intelligenzminderung des Kindes; **Formen:** **1.** umschriebene Entwicklungsstörungen des Sprechens u. der Sprache (z. B. Artikulationsstörung*); **2.** umschriebene Entwicklungsstörungen schulischer Fertigkeiten (s. Lernstörung; z. B. Lesestörung*); **3.** umschriebene Entwicklungsstörungen der motorischen Funktionen (s. Entwicklungsstörungen, motorische); **4.** kombinierte umschriebene Entwicklungsstörungen; **Diagn.:** Hauptkriterium ist eine deutlich reduzierte Leistung in dem jeweils gestörten Teilbereich (z. B. Sprechen, Lesen od. Rechnen) im Vergleich zur Norm bei normaler Intelligenz, angemessener Förderung, fehlender Sinnesschädigung u. fehlender neurologischer Erkrankung (Normalitätsannahme*); zwischen gestörter Teilleistung u. dem übrigen ungestörten Denkniveau sollte eine möglichst große Differenz bestehen u. die gestörte Teilleistung mind. 2 Standardabweichungen unter der Alters- od. Gruppennorm liegen (Diskrepanzannahme*). Zur Diagnostik werden v. a. Ergebnisse individuell angewandter standardisierter Testverfahren (Einzeltests) herangezogen. **Ther.:** Voraussetzung für eine erfolgreiche Therapie ist eine ausführliche test- u. neuropsychologische Diagnostik; die Therapie muss sich streng an den diagnostizierten Störungen der Informationsverarbeitung orientieren, z. B. Logopädie bei umschriebenen Entwicklungsstörungen des Sprechens u. der Sprache. Vgl. Entwicklungsdefizit.

Entwicklungs|stottern: (engl.) *developmental stuttering*; s. Stottern.

Entwicklungs|stufen nach Erikson: (engl.) *developmental phases*; s. Entwicklungsphasen; Entwicklungstheorie, psychoanalytische.

E

Entwicklungs|sym|ptomatik, substanz|spezifische *f*: (engl.) *substance specific developmental symptoms*; Bez. für spezifische Einflüsse psychotroper u. anderer pharmakologischer Substanzen auf Entwicklungsparameter* od. -verläufe.

Entwicklungs|test *m*: (engl.) *developmental test*; Verfahren, mit denen der Entwicklungsstand (insbes. der Leistungsstand) eines Kindes in Relation zu seinem Lebensalter beschrieben werden soll; Anw. finden allg. Entwicklungstests, die eine große Bandbreite an Verhalten erfassen (u. a. Denver*-Entwicklungsskalen, Griffiths*-Entwicklungsskalen) sowie spezifische Tests, z. B. Sprachtests; **Ziel:** rechtzeitige Erfassung behandlungsbedürftiger Entwicklungsverzögerungen*.

Entwicklungs|test, psycho|linguistischer *m*: (engl.) *psycholinguistic developmental test*; s. Psycholinguistischer Entwicklungstest.

Entwicklungs|theorie, psycho|ana|lytische *f*: (engl.) *psychoanalytic developmental theory*; metapsychologisch geleitete Theorie (S. Freud), die psychologische, in bestimmten Phasen ablaufende Entwicklungsprozesse postuliert, die i. R. der Psychoanalyse insbes. als Grundlage für das psychogenetische Verständnis psychischer Störungen im Erwachsenenalter dienen. Nach der ursprünglichen Theorie werden phasenbezogene Triebkonflikte u. kompromisshafte Anpassungsmuster als Fixierungspunkte für psychopathologische u. regressive Zustände im Erwachsenenalter postuliert, wobei sich letztere durch das Aufdecken von bewussten u. unbewussten Erlebnisdeterminanten sukzessiv auf frühkindliche Entwicklungsstufen zurückführen lassen sollen. Spezifische Befriedigungs- u. Versagungserlebnisse der vornehmlich sexuell konzipierten Triebbedürfnisse sollen als Triebspannung beim Säugling das Suchen sozialer Kontakte u. damit die Sozialisation des Kindes in einer als universell u. fest angenommenen psychosexuellen Reifungsabfolge initiieren: orale, anale, phallische Phase, Latenzphase, Pubertät u. Adoleszenz (s. Entwicklungsphasen). Eine erste Differenzierung erfuhr die psychoanalytische Entwicklungstheorie durch E. H. Erikson, der die psychosoziale Entwicklung anhand eines Stufenmodells in 8 Entwicklungsstufen einteilte, deren Abfolge sich aufgrund eines auf jeder Stufe sich entwickelnden Antagonismus zweier Tugenden in dialektischer Aufhebung in der neuen Stufe vollziehen soll. Aufgrund vielfältiger Kritik an der Triebpsychologie Freuds erfolgte, nicht zuletzt durch die Fokussierung der Entwicklung von Objektbeziehungen, ein relevanter Perspektivenwechsel in der psychoanalytischen Entwicklungstheorie: Empirische Kleinkindforschungen machten deutlich, dass Säuglinge bereits über eine große Vielfalt u. Differenzierung kategorialer Affekte, kognitiver Kompetenzen, interaktionellen Handelns u. Erlebensweisen verfügen (M. S. Mahler, M. Klein, M. Dornes, J. D. Lichtenberg). Nach dieser Sichtweise vollziehen sich die individuelle Entwicklung des Kindes u. die ihnen zugrunde liegenden affektiven u. kognitiven Prozesse über Beziehungen zu Anderen, in welchen die Ausgestaltung einer Selbstrepräsentanz wesentlich in der Interaktion mit den in inneren Bildern phantasierten Objekten erfolgt. Die psychoanalytische Entwicklungstheorie wurde dahingehend revidiert, dass nicht eine primäre, ungeschiedene Einheit u. Verbundenheit zwischen Mutter u. Kind mit sekundärer Differenzierung von Selbst- u. Objektrepräsentanzen angenommen wird, sondern eine anfängliche, im Selbst des Kindes organisierte, affektive u. präverbale Differenziertheit, die im interaktionellen, fein abgestimmten Austausch mit der Mutter zu einer Einheit im Phänomen der Bindung, zu Prozessen der Identifikation u. erneuter Ablösung führen soll. Die Entfaltung einer subjektiven Erfahrungswelt erfolgt genuin in einem intersubjektiven u. sozialen Kontext, in dem das Kind innere Vorstellungen von Selbst u. Anderen herausbildet, die Selbstwert regulierende Funktion einnehmen (H. Kohut), durch neue Beziehungserfahrungen verändert werden können, letztlich aber menschliche Subjektivität entstehen lassen (D. N. Stern). Das Intersubjektivitätsparadigma in der psychoanalytischen Entwicklungstheorie löste das Triebparadigma Freuds ab. Entsprechend steht die Bildung interner Repräsentanzen von Selbst- u. Beziehungserfahrungen über Prozesse der Introjektion* u. Identifizierung (O. Kernberg) od. Prozesse der Mentalisierung u. Affektregulation* (P. Fonagy), die Entstehung von „Arbeitsmodellen“, in welchen affektive, kognitive u. ethologische Beziehungsmuster codiert sind, im Zentrum neuerer objektbeziehungstheoretisch konzipierter Entwicklungstheorien, die damit besser mit den Befunden der empirischen Entwicklungsforschung vereinbar sein sollen.

Entwicklungs|verzögerung: (engl.) *retardation*; Retardierung in einem od. mehreren Bereichen der physischen u./od. psychischen kindlichen Entwicklung, welche die normale, altersentsprechende Ausbildung motorischer, kognitiver, emotionaler, sprachlicher od. sozialer Funktionsbereiche behindern kann; **Urs.:** prä-, peri- od. postnatale Hirnschädigung, Hirnhautentzündung, angeborene od. erworbene Erkrankung des Nervensystems, Stoffwechselerkrankung, Schädelhirntrauma, traumatische Erlebnisse od. emotionale bzw. kognitive Deprivationserfahrung; **Diagn.:** Entwicklungstests od. Screening-Verfahren (s. Entwicklungsdefizit); Verzögerung wird i. d. R. nach dem Kriterium definiert, dass 90 od. 95 % der vergleichbaren Altersgruppe das betreffende Merkmal erreichen; **Ther.:** individuelle Förderungsmaßnahmen, evtl. heilpädagogische Maßnahmen. **Hinweis:** bezeichnet im Gegensatz zu Entwicklungsdefizit* eine eher allgemeine Beeinträchtigung anstatt eines umschriebenen Defizits; häufig synonym mit Entwicklungshemmung* verwendet. Vgl. Entwicklung, frühkindliche.

Entwicklung, vor|schulische und schulische: (engl.) *preschool and school development*; an die frühkindliche Entwicklung* anschließende vorschulische kindliche Entwicklung vom ca. 2.–5. Lebensjahr mit Herausbildung von Temperament* u. Persönlichkeit*, Selbstbild* u. Selbstrepräsentation des Kindes, Subjektivität, Ich-Bezogenheit (Trotzphasen*) u. Entwicklung von Kontrollüberzeugungen*, sowie die schulische Entwicklung mit Ausbau intellektuell-kognitiver u. Gedächtnisleistungen, Einordnung des Kindes in die soziale Umwelt u. Verschiebung des kindlichen Fokus von Subjektivität hin zu Objektivität u. Realismus; Entwicklung: **1.** Wachstum: das kennzeichnende rasche körperliche Wachstum der frühkindlichen Entwicklung verlangsamt sich in der vorschulischen Entwicklung u. zu Beginn des Schulalters; **2.** Schlaf: Schlafbedürfnis nimmt im Vorschulalter zwischen dem 3. u. 4. Lebensjahr ab; meist Reduktion des Mittagsschlafs im Vorschul- u. Schulalter, kann zu Ein- u. Durchschlafstörungen führen; **3.** motorische Fähigkeiten: größere Sicherheit in Bewegungskoordination, Muskelkraft u. Ausdauer unter den verschiedensten Bedingungen (z. B. Fahradfahren, Klettern, Ballspiel) sowie in der Feinmotorik (Malen, Basteln), wobei die neuromotorischen Funktionen großer interindividueller Variabilität unterliegen; **4.** Sprachentwicklung: im Vorschulalter gekennzeichnet durch die vermehrte Verwendung von Adjektiven u. Personalpronomen, durch Konjugation, den Ausdruck verschiedener Zeitformen u. das Verständnis für Kausalzusammenhänge; im frühen Schulalter ist die formale Sprachentwicklung abgeschlossen, die Sprachkompetenz wird auf die Schriftsprache übertragen; **5.** kindliches Spielverhalten: Häufigkeit des kindlichen Symbol*- u. Rollenspiels nimmt in der Vorschulzeit zu u. zu Beginn der Schulzeit wieder ab, das Regelspiel* u. das soziale Spiel sind im Vorschulalter noch relativ selten, im Schulalter häufiger; **6.** Beziehungen: Kind-Kind-Beziehungen u. Freundschaften unter Gleichaltrigen werden in der Vorschul- u. Schulzeit stabiler, die Eltern*-Kind-Beziehung tritt im Vergleich zur frühkindlichen Entwicklung etwas mehr in den Hintergrund; dennoch ist das Kind auf die emotionale Zuwendung seiner Eltern noch in starkem Maße angewiesen.

Entwöhnungs|behandlung: (engl.) *withdrawal treatment*; Bez. für medizinisches, psychol. u. sozialtherap. Behandlungsangebot bei Abhängigkeit* im Anschluss an die Entzugsbehandlung*, um Suchtmittelabhängigen eine zufriedene Suchtmittelabstinenz u. (Wieder-)Teilhabe am Arbeitsleben u. in der Gemeinschaft zu ermöglichen; wird in Deutschland als interdisziplinäre, med. Rehabilitationsmaßnahme (sog. Postakutbehandlung) in stationären Suchtfachkliniken, ambulanten Suchtberatungsstellen od. teilstationären Settings durchgeführt. Behandlungsdauer u. Behandlungsschwerpunkte werden den individuellen Erfordernissen des Patienten angepasst. **Prinzip:** v. a. psychotherap. Behandlung mit Psychoedukation*, Rückfallmanagement (s. Rückfallprophylaxe, Rückfalltherapie), Training* sozialer Kompetenz, Verhaltenstherapie*, psychodynamischer Psychotherapie*, u. U. auch biologisch-medizinische Therapie (Anti-Craving-Arzneimittel, Psychopharmakotherapie); evtl. erst i. R. einer stationären Therapie, dann langfristig ambulant od. in therap. Einrichtungen, möglichst wohnortnah u. unter Einbeziehung von Freunden, Angehörigen, Selbsthilfegruppen od. einer Beratungsstelle. Patienten mit häufigen Rückfällen u. schweren Folgeschäden benötigen häufig zusätzl. spez. Übergangseinrichtungen, betreutes Wohnen u. geschützte Arbeitsplätze zur Stabilisierung des Therapieerfolgs. **Progn.:** schwankende Angaben (ca. 40–60 % vollständige Abstinenz bis 1 Jahr nach Behandlungsende); auch bei Patienten mit Rückfällen im Beobachtungszeitraum finden sich häufig deutliche Besserungen in versch. Erfolgskriterien (Trinkmenge, Wiederaufnahme von Arbeit). Vgl. Entzugssyndrom.

Entwurzelungs|de|pression (Depression*) *f*: (engl.) *uprooting depression*; Anpassungsstörung* nach Ortswechsel mit einschneidender Veränderung der psychosozialen Situation u. Verlust gewohnter sozialer u. kultureller Bezugs- u. Wertesysteme; **Vork.:** häufig bei Migranten, Flüchtlingen, Gefangenen.

Entwurzelungs|neurose (Neur-*; -osis*) *f*: (engl.) *uprooting neurosis*; s. Lagerneurose.

Entwurzelungs|re|aktion (Reaktion*) *f*: (engl.) *uprooting reaction*; s. Lagerneurose.

Entziehung: (engl.) *withdrawal*; Entzugsbehandlung*.

Entzug: **1.** (engl.) *withdrawal*; Zeitspanne der Entzugssymptomatik nach Absetzen eines Suchtmittels; s. Entzugssyndrom; **2.** Entzugsbehandlung*.

Entzug, kalter: (engl.) *sudden withdrawal*; auch cold turkey; umgangssprachl. Bez. für selbständiges Absetzen eines Suchtmittels ohne med. Hilfe u. für eine Entzugsbehandlung*, bei der die Entzugssymptome (s. Entzugssyndrom) nicht durch Arzneimittel gelindert werden; cave: bei Barbiturat-, Benzodiazepin- u. Opioidentzug tonisch-klonische Krämpfe*, bei Alkoholentzug Alkoholdelir*.

Entzugs|behandlung: (engl.) *withdrawal treatment*; syn. Entzug, Entziehung; Entgiftungsbehandlung; unter ärztlicher Kontrolle erfolgende Vorenthaltung von Suchtmitteln, die abrupt (Alkohol u. illegalen Drogen) od. schleichend (Arzneimittel) abgesetzt werden; wird meist stationär durchgeführt; dauert zwischen 3 u. 7 Tagen u. wird i. d. R. zur Vermeidung schwerwiegender Entzugserscheinungen (z. B. epileptische Anfälle, Alkoholdelir) pharmak. unterstützt. Anschließend sollte zur Stabilisierung eine längere Phase der Entwöhnungsbehandlung* folgen. **Hinweis:** **1.** Häufig suchen Suchtmittelabhängige eine Entzugsbehandlung nicht gezielt auf, sondern werden wegen anderweitiger Beschwerden als med. Notfall in eine Klinik eingeliefert, in der es dann zu einem behandlungsbedürftigen Entzugssyndrom* kommt. **2.** Entzugsbehandlung ohne Arzneimittel (s. Entzug, kalter) wird vereinzelt bei Drogenabhängigkeit* durchgeführt, um Patienten durch das bewusste Erleben der Entzugserscheinungen von einem Rückfall abzuschrecken u. gleichzeitig jeder psychischen Bindung an psychotrope Arzneimittel vorzubeugen.

E

Entzugs|behandlung, qualifizierte: (engl.) *qualified withdrawal treatment*; erweiterte Entzugsbehandlung*, bei der die Patienten über die med. Überwachung u. Behandlung der Entzugssymptomatik hinaus durch psychosoziale Behandlungsangebote unterstützt werden; enthält ein dichtes Angebot von Gruppenpsychotherapie*, Psychoedukation*, Entspannungsmethoden* u. Maßnahmen zur Ablenkung (z. B. Tagesstrukturierung). **Ziel:** Erreichen einer hinreichenden Krankheitseinsicht, Vermittlung erster Techniken im Umgang mit der Abhängigkeit, Motivierung zur Weiterbehandlung u. Einleitung einer suchtspezif. Anschlussbehandlung (s. Entwöhnungsbehandlung); Verringerung der Rückfallgefahr; **Hinweis:** trotz nachgewiesener Effektivität (Evidenzgrad II) in Deutschland bis auf wenige Ausnahmen bisher kein Bestandteil der Regelbehandlung.

Entzugs|delir (Delir*) *n*: (engl.) *withdrawal delirium*; auch Entziehungsdelir; i. R. eines Entzugssyndroms* auftretendes Delir*; z. B. Alkoholdelir*.

Entzugs|symp|tom (Symptom*) *n pl*: (engl.) *withdrawal symptom*; veraltet Abstinenzsymptom; s. Entzugssyndrom.

Entzugs|syn|drom *n*: (engl.) *withdrawal syndrome*; auch Abstinenzsyndrom; zu den Substanzstörungen* gehörendes Störungsbild (ICD-10); Bez. für Symptomenkomplex aus körperlichen u. psychischen Symptomen, der bei Abhängigkeit von psychotropen Substanzen (s. Abhängigkeitssyndrom) nach plötzlichem Absetzen (therapeutisch, selbstinitiiert od. umständehalber) je nach Suchtmittel, Dosis u. persönlicher psychol. u. physischer Disposition auftritt; Dauer: wenige Tage bis mehrere Wochen (z. B. Methadon*, Codein*); **Kriterien:** (diagn.) nach ICD-10: **1.** Nachweis des Absetzens od. der Reduktion einer psychotropen Substanz nach langer Konsumdauer; **2.** Entzugsmerkmale der jeweiligen Substanzklasse; **3.** nicht durch eine vom Substanzgebrauch unabhängige somatische, psychische od. Verhaltensstörung erklärbar; **Sympt.:** psychovegetative Erregung mit Angst u. Unruhe, Tachykardie, Hypo- od. Hypertonie, Kopfschmerz*, Hitzegefühl, Schweißausbruch, Tremor*, Schlafstörungen*, Halluzinationen*, Dysphorie*, apathisch-depressive Verstimmung, evtl. Suizidneigung (z. B. bei Entziehung von Amphetaminen*), akute Psychose*. **Schweregrade:** **1.** leicht: leichtes Schwitzen*, Tremor; **2.** mittelschwer: Tachykardie, Hypertonie, Angst; **3.** schwer: maximale Ausprägung der Entzugssymptome einschließlich Erbrechen u. schwerem Tremor; quantifizierbar durch z. B. AWS-Skala, CIWA-Ar-Skala; bei Entzug von Alkohol*, Opioiden*, Benzodiazepinen* u. Barbituraten* möglicherweise schwere körperliche Symptomatik, bei Cannabinoiden, Amphetaminen u. Cocain* leichtere Formen; physiol. hauptsächlich glutamaterge u. dopaminerge Über- u. GABAerge Minderaktivität; **Kompl.:** ggf. epileptische Anfälle, Entwicklung eines Entzugsdelirs (z. B. Alkoholdelir* bei Entziehung von Alkohol), lebensgefährliche Zustände bei Entziehung von Benzodiazepinen; **Ther.:** leichtere Formen (fehlende Komorbidität, kein schwerer vegetativer Entzug od. epileptische Anfälle in der Vorgeschichte) können ambulant behandelt werden, mittelschwere u. schwere Formen werden stationär behandelt; Pharmakotherapie u. a. mit Neuroleptika* (z. B. Haloperidol*), Benzodiazepinen (z. B. Oxazepam*, Diazepam*), Clomethiazol*, Thiamin, Antiepileptika* (z. B. Carbamazepin*), Clonidin*; bei Opioidentzug u. a. Gabe von Chlorprothixen* sowie Baclofen* zu symptomatischen Behandlung; bei Heroinabhängigkeit* auch ausschleichende Gabe von Methadon* (s. Methadon-Substitution); wegen der hohen Rückfallgefahr muss die Pharmakotherapie immer mit verhaltenstherap. Verfahren (z. B. Rückfallprophylaxe*; s. Entzugsbehandlung, qualifizierte) kombiniert werden; eine anschließende Entwöhnungsbehandlung* ist i. d. R. indiziert. **Hinweis:** Entzug ohne pharmak. Unterstützung (sog. kalter Entzug*; ca. 2 Wochen) ist nur in den wenigsten Fällen zu empfehlen, d. h. bei hoher Motivation u. Erfahrung des Abhängigen sowie ärztlicher Überwachung (cave: lebensgefährl. Komplikationen).

Entzugs|syn|drom, neo|natales *n*: (engl.) *neonatal withdrawal syndrome*; auch neonatales Abstinenzsyndrom; Form des Entzugssyndroms* beim Säugling nach Methadon*-Substitution bei der Mutter während der Schwangerschaft; **Ätiol.:** Übererregbarkeit des ZNS, Störung des vegetativen Nervensystems; **Klin.:** Diarrhö, gestörte Nahrungsaufnahme, epileptische Anfälle, Gewichtsverlust, Herz-Kreislauf-Störungen, Anämie; **Prävention:** Buprenorphin*-Substitution während der Schwangerschaft; Ausschalten verstärkender Faktoren wie Nicotinkonsum u. Beigebrauch anderer psychotroper Substanzen (z. B. Benzodiazepine).

Entzug, warmer: (engl.) *withdrawal*; umgangssprachl. Bez. für pharmakologisch unterstützte Entzugsbehandlung*.

En|uresis (En-*; Ur-*) *f*: (engl.) *enuresis*; Bez. für unwillkürl. Einnässen ab dem Alter von 5 Jahren nach Ausschluss organischer Urs.; **Formen:** **1.** Einnässen in der Nacht: Enuresis* nocturna; **2.** Einnässen am Tag: funktionelle kindliche Harninkontinenz*. Vgl. Enkopresis.

En|uresis nocturna (Enuresis*) *f*: (engl.) *nocturnal enuresis*; sog. Bettnässen; Bez. für unwillkürliches nächtliches Einnässen ab dem Alter von 5 Jahren nach Ausschluss organischer Urs.; **Häufigkeit:** 10 % der 7-jährigen Kinder u. 1–2 % der Jugendlichen; m : w = 1,5 : 1; **Formen: 1.** primäre Enuresis nocturna: Kind war <6 Monaten trocken; **2.** sekundäre Enuresis nocturna: Rückfall nach trockenem Intervall von ≥6 Monate; **3.** monosymptomatische Enuresis nocturna: keine Sympt. einer Harnblasendysfunktion am Tag; **4.** nichtmonosymptomatische Enuresis nocturna: am Tag Sympt. einer Harnblasendysfunktion* (Drangsymptomatik, Miktionsaufschub, Detrusor*-Sphinkter-Dyskoordination, Enkopresis* u. Obstipation*); **Ätiol.:** genetisch bedingte Reifungsstörung des ZNS mit Polyurie*, fehlender Erweckbarkeit u. fehlender Unterdrückung des Miktionsreflexes im Schlaf; Auslösung u. Aufrechterhaltung der Erkr. (inf. Modulation der genet. Disposition) durch psychische Faktoren u. belastende Lebensereignisse möglich (v. a. bei sekundärer Enuresis nocturna); komorbide psychische Störungen (z. B. ADHS*) bei sekundären u. nichtmonosymptomat. Formen häufiger; **Diagn.:** körperliche Untersuchung, Miktionsprotokoll, strukturiertes Interview (z. B. Kinder-DIPS), Ultraschalldiagnostik, klin. Harnuntersuchung; **Ther.:** bei nichtmonosymptomatischer Form: zunächst Behandlung der Harnblasendysfunktion; bei allen Formen: initiale Beobachtung mit Kalenderführung über 4 Wochen (bei täglichem Einnässen evtl. kürzer, bei gutem Ansprechen auch länger); bei Weiterbestehen der Störung: apparative Verhaltenstherapie*, ggf. ergänzt durch Arousal-Therapie (Verstärkung durch Belohnung) od. Pharmakotherapie mit Desmopressin*; ggf. Dry*-bed-Training (Nachteil: aufwendig; in Metaanalysen kein Vorteil gegenüber einfacher apparativer Verhaltenstherapie); Behandlung evtl. komorbider Störungen; **Progn.:** bei 15 % der Kinder Beobachtung mit Kalenderführung über 4 Wochen ausreichend; mit apparativer Verhaltenstherapie werden 70 % der Kinder trocken; bei Pharmakotherapie nach Absetzen häufig Rückfälle.

En|zephalitis (Enkephal-*; -itis*) *f*: (engl.) *encephalitis*; Entzündung des Gehirns*; pathologisch-anatomisch als Entzündung der grauen Substanz (Substantia* grisea, Polioenzephalitis), der weißen Substanz (Substantia* alba, Leukenzephalitis) od. des gesamten Gehirns (Panenzephalitis), evtl. mit Beteiligung der Meningen (Meningoenzephalitis*); **Einteilung: 1. akute** Enzephalitis: **a)** virale Enzephalitis: häufigste Form v. a. durch neurotrope Viren verursachte Enzephalitis, z. B. durch Herpes-, Flavi-, Rhabdo-, Myxo-, Enteroviren; **b)** Enzephalitis durch Bakterien häufig als embol. Herdenzephalitis bei Endokarditis (Verschleppung sept. Partikel u. Embolie insbes. kleiner Hirngefäße), v. a. Staphylococcus aureus u. Streptokokken; **c)** Enzephalitis i. R. von Mykosen, Protozoen-Infektionen u. Wurmerkrankungen; **d)** immun. bedingte Enzephalitis: als para- od. postinfektiöse Enzephalitis (z. B. Bickerstaff-Enzephalitis), als postvakzinale Enzephalitis (bes. akute disseminierte Enzephalomyelitis); **e)** paraneoplast. Enzephalitis, meist als limbische Enzephalitis; **f)** Enzephalitis unklarer Ätiol. bei ca. 50 % aller akuten Enzephalitiden; Klin.: weitgehend unabhängig von Ätiol. u. variabel; plötzlich einsetzendes hohes Fieber, Bewusstseinsstörung*, zerebrale Herdstörungen, Kopfschmerz*, epileptische Anfälle*; mögl. Folgestadium: postenzephalitisches Syndrom*. **2. chronische** Enzephalitis: **a)** Enzephalitis i. R. von Slow-virus-Infektionen, z. B. HIV*-Enzephalopathie, subakute sklerosierende Panenzephalitis*; **b)** Enzephalitis i. R. von chron. bakteriellen Infektionen, z. B. chron. Neuroborreliose (s. Lyme-Borreliose); **c)** Enzephalitis i. R. von system. entzündl. Erkrankungen, z. B. systemischer Lupus* erythematodes, Sarkoidose*. **Diagn.:** Liquordiagnostik (Erregernachweis), bildgebende Verfahren (z. B. MRT, Nachweis fokaler Läsionen u. Entmarkungsherde), EEG; ggf. Hirnbiopsie. Erregerbedingte Enzephalitiden sind meldepflichtige Krankheiten. Vgl. Meningitis.

En|zephalo|graphie (Enkephal-*; -graphie*) *f*: (engl.) *encephalography*; s. EEG.

En|zephalo|malazie (Enkephal-*; gr. μαλακία Weichlichkeit, Krankheit) *f*: (engl.) *encephalomalacia*; Gehirnerweichung; meist als ischämischer Infarkt (Encephalomalacia alba) ohne Blutaustritt, seltener als hämorrhagischer Infarkt (Encephalomalacia rubra) mit intrazerebraler Blutung* durch Anoxie* eines Gehirnareals (s. Schlaganfall); Auftreten einer Kolliquationsnekrose nach 1–3 Wochen.

Enzephalo|meningitis (Enkephal-*; Mening-*; -itis*) *f*: (engl.) *encephalomeningitis*; Meningoenzephalitis*.

En|zephalo|myeltis, sub|akute de|myelinisierende (Enkephal-*; Myel-*; -itis*) *f*: (engl.) *subacute demyelinating encephalomyelitis*; s. Leukenzephalopathie, progressive multifokale.

En|zephalon (Enkephal-*) *n*: (engl.) *brain*; s. Gehirn.

En|zephalo|pathie (Enkephal-*; -pathie*) *f*: (engl.) *encephalopathy*; nichtentzündl. diffuse Erkrankung od. Schädigung des Gehirns*; **Formen:** u. a. **1. metabolische** Enzephalopathie bei Leberversagen (hepatische Enzephalopathie*), Urämie, Dialyse, Thiaminmangel (Wernicke*-Enzephalopathie); **2. toxische** Enzephalopathie, z. B. bei Bleiintoxikation*; **3. posttraumatische** Enzephalopathie nach Schädelhirntrauma (s. Boxerenzephalopathie); **4. vaskuläre** Enzephalopathie bei zerebrovaskulärer Insuffizienz, bes. inf. chron. Blutdruckerhöhung (subkortikale arteriosklerotische Enzephalopathie*) od. als hypertensive Enzephalopathie mit Hirnödem bei hypertensiver Krise; **Klin.:** von zugrunde liegender Erkr. abhängige wechselnde Symptomatik; Allgemeinsymptome wie Kopfschmerz*, Erbrechen, Bewusstseinsstörungen*, anhaltende, psychische u. Persönlichkeitsveränderungen (z. B. organisch bedingte Psychose*, organisches Psychosyndrom*) u. zerebrale Herdstörungen*. Vgl. Enzephalitis.

E

En|zephalo|pathie, hepatische (Enzephalopathie*) *f*: (engl.) *hepatic encephalopathy*; syn. portosystemische Enzephalopathie; Sammelbez. für die auf der Basis einer Lebererkrankung auftretenden neurol. u. psychopathologischen Sympt.; **Einteilung:** Schweregrade: s. Tab.; **1.** Typ A: akutes Leberversagen (Hirnödem nach Ausfall der Entgiftungsfunktion der Leber durch Anschwellen der Astrozyten); **2.** Typ B: portosystemischer Shunt ohne parenchymatöse Lebererkrankung; **3.** Typ C: chronisch verlaufende Lebererkrankung (v. a. bei Leberzirrhose*) mit portaler Hypertension u. portosystemischem Shunt; **Pathol.:** (Typ B u. C) Störung der Entgiftungsfunktion der Leber durch aus dem Pfortaderkreislauf anflutende neurotrope Substanzen; u. a. Ammoniak inf. spontaner Ausbildung od. chir. Anlage eines portosystemischen Shunts bei portaler Hypertension, reduzierter Leberzellfunktion u. präzipitierender Faktoren (Infektion, z. B. spontan-bakterieller Peritonitis; gastrointestinaler Blutung; Arzneimittel; Azotämie, Elektrolytimbalance; Obstipation, diätetische Eiweißbelastung); **Ther.:** **1.** bei akutem Leberversagen: Osmotherapie (Mannitol), kontrollierte Hypothermie, Lebertransplantation; **2.** bei chron. Lebererkrankung: Identifikation u. Elimination auslösender Faktoren, Vermeidung zusätzlicher kataboler Funktionen (keine Nahrungskarenz), Entleerung des Darms von nitrogenen Substanzen (Gabe von Lactulose, oral od. als Klysma); Senkung der Hyperammonämie (Ornithinaspartat); orale Gabe verzweigtkettiger Aminosäuren.

En|zephalo|pathie, sub|kortikale arterio|sklerotische (Enzephalopathie*) *f*: (engl.) *subcortical arteriosclerotic encephalopathy*; Abk. SAE; Binswanger-Krankheit; Mikroangiopathie* des Gehirns*; **Urs.:** v. a. arterielle Hypertonie, Diabetes mellitus; **Pathol.:** subkortikal lokalisierte spongiöse Demyelinisierung, Axonverlust u. Mikronekrosen aufgrund von Lipohyalinose v. a. der Marklager- u. Basalgangliengefäße, Arteriolosklerose mit umschriebenen multiplen Herden i. S. einer Enzephalomalazie*; **Sympt.:** schrittweise progrediente Demenz (vgl. Demenz, subkortikale), häufig in Kombination mit fokal-neurologischen Defiziten, Affektlabilität, Gangstörung, Inkontinenz; **Diagn.:** CT: multiple lakunäre Infarkte v. a. im periventrikulären Marklager u. Basalganglien (Maximalausprägung: Status lacunaris), Hirnvolumenminderung. Vgl. Multiinfarktdemenz; Schlaganfall.

En|zyme (En-*; gr. ζύμη Sauerteig) *n pl*: (engl.) *enzymes*; syn. Biokatalysatoren; Makromoleküle, meist Proteine, z. T. auch Ribonukleinsäuren (Ribozyme), die chemische Reaktionen in biologische Systemen katalysieren; durch die Beschleunigung chemischer Reaktionen u. die Verminderung der freien Aktivierungsenergie ermöglichen sie den Ablauf chemischer Reaktionen bei Körpertemperatur. Die **Funktion** von Enzymen ist an ihre dreidimensionale Struktur gebunden. Im aktiven Zentrum, meist eine hydrophobe Spalte, findet die spezifische mit Konfigurationsänderung (induced fit) einher gehende Substraterkennung u. -umsetzung statt. Enzym (E) u. Substrat (S) bilden den Enzym-Substrat-Kompex (ES), aus dem das Produkt (P) entsteht. Enzyme sind Monomere od. bestehen aus gleichen od. versch. Untereinheiten. Sie besitzen oft prosthetische Gruppen (z. B. Häm), benötigen Coenzyme (z. B. NAD^+) u./od. Metallionen als Cofaktoren. Das Maß der **Enzymaktivität** ist der Substratumsatz pro Zeiteinheit (SI-Einheit: Katal), der im Allg. unter optimalen Bedingungen (pH-Optimum, Substratsättigung) bei Standardtemperatur (25 °C) mit UV/Vis-Spektroskopie (optischer Test) gemessen wird. Die Enzymaktivität hängt von Substrat- u. Produktkonzentration, dem Vorhandensein von Coenzymen u./od. Cofaktoren ab. Bei Substratsättigung wird die max. **Umsatzgeschwindigkeit** erreicht (Michaelis-Konstante). Von prakt. Bedeutung ist die Hemmbarkeit der Enzyme durch Substratanaloga (s. Antagonismus), spezif. u. unspezifische Inhibitoren. Verbindlich für die Benennung von Enzymen sind die vom internationalen Nomenclature Committee im enzyme catalog (Abk. EC) festgelegten Namen u. EC-Nummern, die v. a. Art der Reaktion u. des Substrats berücksichtigen. Häufig werden auch Trivialnamen benutzt. Die Endung -ase ist kennzeichnend. Die Einteilung erfolgt nach Wirkungsspezifität in 6 Hauptklassen: Oxidoreduktasen, Transferasen, Hydrolasen, Lyasen, Isomerasen, Ligasen.

En|zym|in|duktion (En-*; gr. ζύμη Sauerteig; lat. inductio Hineinführen) *f*: (engl.) *enzyme induction*; verstärkte Enzymsynthese inf. positiver Genregu-

Enzephalopathie, hepatische
West-Haven-Klassifikation (modifiziert nach Conn, 1994)

Schweregrad	Symptome	Asterixis	EEG (/Sek.)	Ammoniak arteriell (µg/dl)
I	Unruhe, Vergesslichkeit, Tremor	selten	7 - 8	151 - 200
II	Lethargie, Desorientiertheit	irregulär	5 - 7	201 - 250
III	Somnolenz, Sopor	häufig	3 - 5	251 - 300
IV	Koma, Pyramidenbahnzeichen	ständig	<3	>300

lation; Auslöser der Enzyminduktion können z. B. das Substrat des Enzyms (Eigeninduktion) od. Xenobiotika (Fremdinduktion) sein; durch Induktoren wird die Biosynthese des Enzyms gesteigert; Beispiele für Induktoren des Zytochrom-P-450-Enzymsystems, das für den Metabolismus vieler Arzneistoffe verantwortlich ist, sind Carbamazepin* u. Fluvoxamin*.

EOAD: Abk. für (engl.) *early onset Alzheimer's disease*; s. Alzheimer-Krankheit.

EOG: Abk. für **E**lektro**o**kulographie; Ableitung der Spannungsdifferenz zwischen vorderem u. hinterem Augenpol zur Registrierung von Augenbewegungen*; **Anw.:** meist zu Forschungszwecken (z. B. Schlafforschung*, Aufmerksamkeitsforschung, Emotionsforschung).

EOP: Abk. für **E**arly*-**o**nset-**P**sychose.

Ep-: auch Eph-, Epi-; Wortteil mit der Bedeutung auf, darauf, darüber; von gr. ἐπί.

EP: **1.** Abk. für **e**vozierte **P**otentiale*; **2.** Abk. für **e**reigniskorrelierte **P**otentiale*.

Eph|apse (Ep-*; gr. φάσις Erscheinung) *f*: (engl.) *ephapse*; unphysiol. Kontaktstelle zweier Nervenfasern*, an der es zu abnormer Erregungsübertragung (sog. cross talk) kommt; **Vork.:** z. B. als Folge einer Defektheilung nach einer Nervenläsion od. durch Druck einer Gefäßschlinge auf einen Nerv. Vgl. Trigeminusneuralgie.

Ephebo|philie *f*: (engl.) *ephebophilia*; Bez. (M. Hirschfeld) für sexuelle Orientierung* auf postpubertäre Jungen u. sehr junge Männer; **Vork.:** v. a. bei homosexuellen Männern (s. Homosexualität), auch (selten) bei Frauen. Vgl. Pädophilie.

EPI: **1.** Abk. für **E**ysenck*-**P**ersönlichkeits-**I**nventar; **2.** Abk. für **E**cho-**P**lanar-**I**maging; Methode der fMRT*, die durch Verwendung extrem schneller Gradienten die Datenakquisition eines Bildes (s. Abb.) im Subsekundenbereich erlaubt (200–300 ms); **Formen: a)** single-shot EPI: Der k-Raum (eine zweidimensionale Transformation des Bildes) wird mit einem hochfrequenten Puls vollständig abgetastet. **b)** multi-shot EPI: Der k-Raum wird mit mehreren hochfrequenten Pulsen abgetastet. **Anw.:** v. a. zur neurofunktionellen Untersuchung von Hirnarealen; **Vorteil:** geringe Beeinflussung durch Bewegungsartefakte u. periodische physiol. Prozesse (z. B. Atem- u. Herztätigkeit); **Nachteil:** geringere Bildqualität im Vergleich zu konventionellen Spin-Echo-Sequenzen.

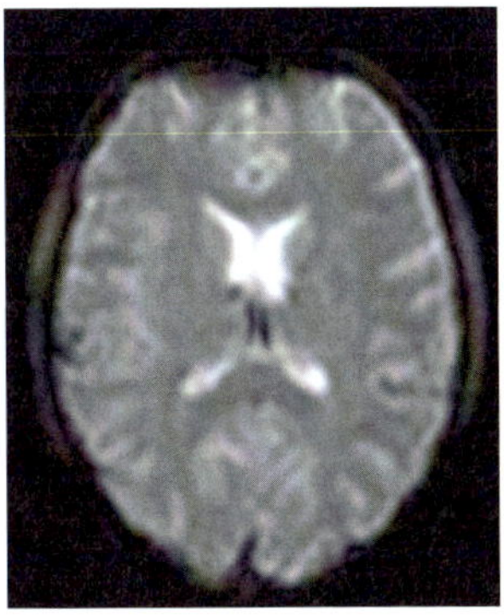

EPI: transversale EPI-Aufnahme [13]

Epi|demie (gr. ἐπίδημος im Volk verbreitet) *f*: (engl.) *epidemic disease*; stark gehäuftes, örtlich u. zeitlich begrenztes Vorkommen einer Erkrankung (v. a. Infektionskrankheiten); **Explosivepidemien:** steiler Anstieg u. Abfall der Zahl der Erkrankungsziffer bei zeitgleicher Infektion u. Erkrankung eines empfindl. Kollektivs; Übertragungsweg z. B. aerogen od. über Nahrungsmittel u. Wasser; **Tardivepidemien:** langsames Ansteigen u. Abfallen (Kontaktepidemien). Vgl. Suizidepidemie.

Epi|demio|logie (gr. ἐπίδημος im Volk verbreitet; -log*) *f*: (engl.) *epidemiology*; Wissenschaftszweig, der sich mit der Verteilung, den Ursachen u. Folgen von gesundheitsbezogenen Zuständen od. Ereignissen in umschriebenen Bevölkerungsgruppen befasst, inbes. von übertragbaren u. nichtübertragbaren Krankheiten u. deren physikalischen, chemischen, psychischen u. sozialen Determinanten u. Folgen; i. e. S. Beobachtungsstudien* der Allgemeinbevölkerung, oft werden aber auch klinische Studien* unter diesem Begriff subsumiert (klinische Epidemiologie). **Einteilung: 1. deskriptive** Epidemiologie: beschreibt die Verteilung von bestimmten Krankheitsphänomenen, Krankheitsentstehung, -verlauf od. -modifikation sowie assoziierte Beeinträchtigungen in speziellen Bevölkerungsgruppen, umfasst auch die Evaluation bestehender Versorgungssysteme u. Abschätzung des Versorgungsbedarfs; **2. analytische** Epidemiologie: intendiert quantitative Aussagen über pathogenetische u. verlaufsbeeinflussende Faktoren (s. Ätiologieforschung); Ziel ist die Ableitung von Maßnahmen zur Prävention, Therapie u. allgemeinen Gesundheitsförderung; allgemeines Schema von Forschungsprogrammen i. R. der epidemiologischen Ursachenforschung (Teilgebiet der analytischen Epidemiologie): s. Abb.; **3. experimentelle** Epidemiologie: greift manipulierend in das Untersuchungsgeschehen ein u. beobachtet die Folgen des Eingriffs.

Epi|dural|hämatom (Ep-*; lat. durus hart; Häm*; -tom*) *n*: (engl.) *epidural hematoma*; Abk. EDH; syn. epidurales Hämatom; intrakranielles Hämatom zwischen Dura* mater cranialis u. Periost des Schädelknochens (Kalotte) inf. epiduraler Blutung aus einer Meningealarterie od. Vene (Säuglinge) bzw. als spinales Epiduralhämatom (Form der Hämatorrhachis) im Epiduralraum des Spinalkanals lokalisiert; **Klin.: 1. intrakraniell:** initial z. T. Bewusstseinsstörung* durch Commotio* cerebri, nach Min. bis Tagen symptomfreien Intervalls (erneute) Bewusstseinsstörung (evtl. Koma*) durch Hirndrucksteigerung (Gefahr der Einklemmung) mit kontralateraler Halbseitenlähmung sowie ipsilateral Mydriasis u. Stauungspapille; bei Säuglingen

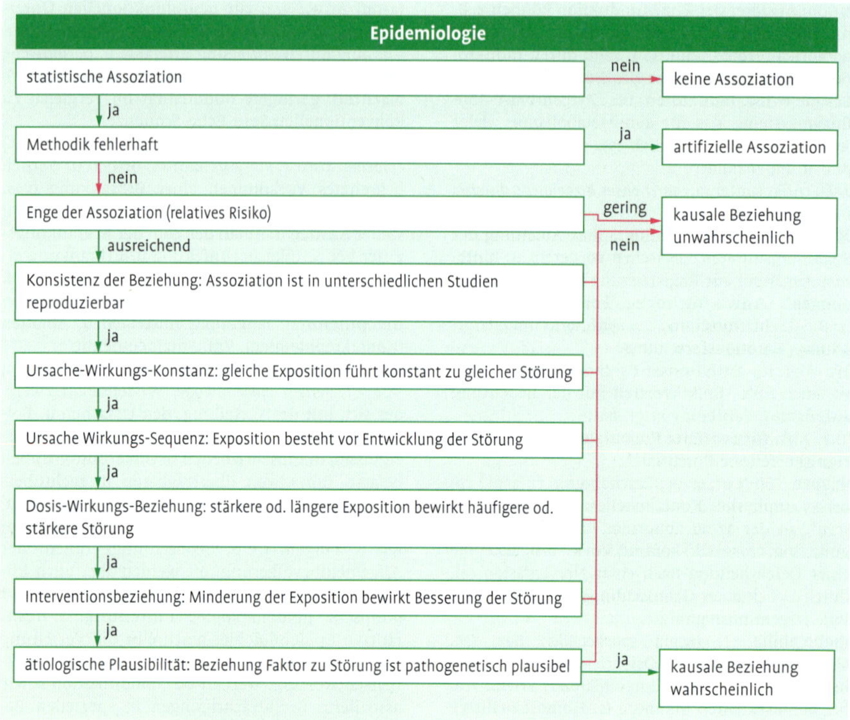

Epidemiologie: Ablaufschema der epidemiologischen Ursachenforschung

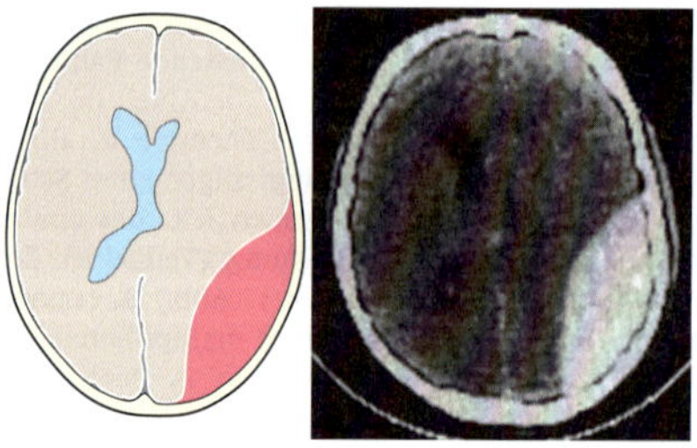

Epiduralhämatom: temporoparieto-okzipital lokalisiertes Epiduralhämatom in der linken Hemisphäre mit typischer bikonvexer Form (CCT)

u. Kleinkindern zuvor Sympt. des Blutverlusts (bis Schock); **2. spinal:** neurol. Sympt. je nach raumfordernder Wirkung u. Myelokompression; **Diagn.:** neurol. Untersuchung mit Glasgow Coma Scale, Nachweis durch bildgebende Verfahren (CT v. a. bei frischer intrakranieller Blutung, MRT v. a. bei spinalem Epiduralhämatom), s. Abb.; **Ther.:** neurochir. Operation.

Epi|gallo|catechin|gallat *n*: (engl.) *epigallocatechin gallate*; Abk. EGCG; Polyphenol, Flavonoid; Bestandteil von Grünem Tee mit bitterem Geschmack; **klin. Bedeutung:** allgemein gesundheitsfördernde Wirkung (z. B. Förderung der Angiogenese, Antioxidans); ggf. präventive Wirkung bei Demenz (ggf. durch Hemmung der Beta-Amyloidbildung).

Epi|genetik (Ep-*; -gen*) *f*: (engl.) *epigenetics*; Wissenschaft, die sich mit der Genexpression* durch Regulationsmechanismen befasst, die nicht auf Veränderung der DNA-Sequenz beruhen; Reaktion des Organismus auf Umweltfaktoren durch Veränderung der Genexpression (epigenetische Modifikation), die in Veränderungen in der Menge von Proteinen resultieren kann; Mechanismen: DNA*-Methylierung, Histon*-Acetylierung u. -Methylierung (s. Histondeacetylase-Inhibitoren); **klin. Bedeutung: 1.** molekulare Grundlage für Nachhaltigkeit der Wirkung von Umweltfaktoren u. von Anlage*-Umwelt-Interaktion bei der Krankheitsentstehung; Beispiele: langfristige Wirkung frühkindlicher Erfahrungen auf Anpassungs- u. Leistungsfähigkeit von Hirnfunktionen im Erwachsenenalter: Mutter-Kind-Interaktion kann DNA-Methylierung Stress-assoziierter Gene (die z. B. für die Hypophysen-Nebennierenrinden-Achse codieren) langfristig beeinflussen u. damit eine lebenslang verstärkte Vulnerabilität* für affektive Störungen herbeiführen. **2.** molekulare Grundlage für Alterungsprozesse: Im Gehirn des Menschen nimmt z. B. im Alter die Expression einer großen Gruppe von Genen ab, während dagegen die Expression der Stress-assoziierten Gene zunimmt (s. Gehirn, alterndes).

Epi|kri̲se (gr. ἐπίκρισις Nachprüfung, Beurteilung) *f*: (engl.) *epicrisis*; zusammenfassender, kritischer Abschlussbericht über den Verlauf einer Erkr. mit Angabe u. Begründung einer Diagnosestellung sowie Empfehlungen zu weiter durchzuführender Therapie. Vgl. Arztbrief.

Epi|lepsi̲e (gr. ἐπιληψία Fallsucht) *f*: (engl.) *epilepsy*; zerebrale Neigung zu epileptischen Anfällen*; **Häufigkeit:** Prävalenz ca. 0,5–1 %; **Ätiol.:** **1.** genet. (meist charakterist. Manifestationsalter); **2.** metabol. od. strukturelle Störung, z. B. Hirnläsionen bei Fehlbildung, Hirntumoren*, Schlaganfall*, Meningitis*, Enzephalitis* od. Schädelhirntrauma*; **3.** unbekannt; **Path.:** i. d. R. Zusammenwirken ätiologischer (endogener) u. exogener Faktoren (anfallauslösende Umgebungsfaktoren, z. B. Licht) sowie polygen determinierter prädisponierender Faktoren; **Klassifikation:** s. Tab.; **Klin.:** s. Anfall, epileptischer; **Kompl.:** psychopathol. Syndrome bei best. Formen der Epilepsie, teilweise psych. Veränderungen als Folge häufig rezidivierende Anfälle; anfallbedingte hirnorganische Schäden heterogener Natur (z. B. Atrophie der Großhirnrinde, lobuläre Kleinhirnatrophie u. Ammonshornsklerose inf. gehäufter generalisierter großer Anfälle); **Diagn.:** Anamnese, EEG (typ. EEG-Befunde abhängig von Form des epileptischen Anfalls), MRT, ggf. CT, ggf. molekulargenet. Untersuchung; Befunde können bei den einzelnen Epilepsieformen unterschiedlich häufig auch im anfallsfreien Intervall nachgewiesen werden. **Ther.:** **1.** Akuttherapie im Anfall: v. a. verletzungssichere Lagerung mit Sicherung der Umgebung (z. B. Polstern scharfer Kanten) u. antikonvulsive Akuttherapie v. a. mit Benzodiazepin, ggf. symptomat. Fiebersenkung u. a.; **2.** Dauertherapie zur Anfallprophylaxe: **a)** Beseitigung der Urs. bei fassbaren Hirnerkrankungen (z. B. Hirntumoren*); **b)** Meiden charakterist. Auslösefaktoren (Schlafmangel, Stroboskoplicht u. a.); **c)** Langzeittherapie mit Antiepileptika* (dadurch bei 60–70 % der Pat. Anfallfreiheit); **d)** bei fokaler Epilepsie u. unzurei-

Epilepsie
Klassifikation (nach Internationaler Liga gegen Epilepsie, 2010)

altersbezogene Epilepsien nach Manifestationsalter

- Neugeborene
  - benigne familiäre neonatale Epilepsie
  - frühe myoklonische Enzephalopathie
  - Ohtahara-Syndrom
- Kleinkindesalter
  - Epilepsie der frühen Kindheit mit migratorischen fokalen Anfällen
  - West-Syndrom
  - myoklonische Epilepsie der frühen Kindheit
  - benigne familiäre frühkindliche Epilepsie
  - Dravet-Syndrom
  - myoklonische Enzephalopathie bei nicht-progredienten Störungen
- Kindheit
  - komplizierte fiebergebundene Anfälle (sog. Fieberkrämpfe plus; können in früher Kindheit bzw. im Kleinkindesalter beginnen)
  - Panayiotopoulos-Syndrom
  - Epilepsie mit myoklonisch-atonischen (früher myoklonisch-astatischen) Anfällen
  - benigne Epilepsie mit zentrotemporalen Spikes (Rolando-Epilepsie)
  - autosomal-dominante nächtliche Frontallappenepilepsie
  - spät beginnende kindliche Okzipitallappenepilepsie (Gastaut-Typ)
  - Epilepsie mit myoklonischen Absencen
  - Lennox-Gastaut-Syndrom
  - epileptische Enzephalopathie mit kontinuierlichen Spike-und-wave-Entladungen im Schlaf (Abk. CSWS)
  - Landau-Kleffner-Syndrom
  - kindliche Absencenepilepsie (Abk. KAE)
- Adoleszenz u. Erwachsenenalter
  - juvenile Absencenepilepsie
  - juvenile myoklonische Epilepsie
  - Epilepsie mit nur generalisierten tonisch-klonischen Anfällen
  - progressive Myoklonusepilepsien
  - autosomal-dominante fokale Epilepsie mit akustischen Merkmalen (Abk. ADFEAM)
  - andere familiäre Temporallappenepilepsien

nicht altersbezogene Epilepsien

- familiäre fokale Epilepsie mit variablen Herden (Manifestation in Kindheit od. Erwachsenenalter)
- Reflexepilepsie
- mesiale Temporallappenepilepsie mit Hippocampussklerose (Abk. MTLE mit HS)
- Rasmussen-Enzephalitis
- gelastische Anfälle bei hypothalamischen Hamartomen
- Hemikonvulsions-Hemiplegie-Epilepsie
- Epilepsie mit strukturell-metabolischer Ursache, z. B. zerebrale Malformation, Tumor, Infektion

chender Wirksamkeit der Antiepileptika Epilepsiechirurgie (Entfernung eines epileptogenen Herdes od. Unterbindung der Ausbreitung fokaler epilept. Aktivität; dadurch Anfallfreiheit bei ca. 50–70 % der Patienten mit pharmakoresistenter Epilepsie); **e)** Verhaltenstherapie* einschließlich Biofeedback*.

Epi|phänomen (Ep-*; gr. φαίνεσθαι sich zeigen, erscheinen) *n*: (engl.) *epiphenomenon*; Begleiterscheinung.

Epi|physe (gr. ἐπιφύεσθαι daraufwachsen, entstehen) *f*: Glandula pinealis, Corpus pineale; Zirbeldrüse; (engl.) *pineal gland*; (neuroanat.) dorsal am Diencephalon* befestigt.

Epi|sode (gr. ἐπείσοδος Dazwischenkommen) *f*: (engl.) *episode*; (psychol.) Bez. für vorübergehende, zeitlich begrenzte, rückbildungsfähige psychische Störung, z. B. als amnestische, psychotische, depressive Episode* od. manische Episode* od. bei einer akuten (reversiblen) organisch bedingten Psychose*.

Epi|sode, amnestische (Episode*) *f*: (engl.) *anamnestic episode*; transiente globale Amnesie*.

Epi|sode, de|pressive (Episode*) *f*: (engl.) *depressive episode*; Bez. (ICD-10) für eine erstmalig auftretende Depression* od. für eine depressive Phase im Verlauf einer anderen affektiven Störung* mit einer Dauer von mind. 2 Wochen; traten zuvor od. treten später hypomanische od. manische Episoden* auf, liegt eine bipolare affektive Störung* vor. **Sympt.: 1.** Hauptsymptome: gedrückte Stimmung, Interessenlosigkeit u. Anhedonie, Antriebsstörung*; **2.** weitere Sympt.: Denk-* u. Konzentrationsstörung*, vermindertes Selbstwertgefühl, Schuldgefühl*, motor. Hemmung od. Unruhe, Suizididee* od. suizidales Verhalten, Schlafstörung*, Appetitminderung od. -steigerung; die Sympt. sind weder durch die direkte Einwirkung einer Substanz noch durch eine körperl. Erkr. od. durch äußere Urs. begründbar. **Einteilung:** nach Schweregrad in leichte, mittelgradige u. schwere depressive Episode mit od. ohne psychot. Sympt.; **Ther.:** Antidepressiva*, Psychotherapie* (v. a. kognitive Verhaltenstherapie*, interpersonelle Psychotherapie*).

Epi|sode, manische (Episode*) *f*: (engl.) *manic episode*; einzeln auftretende Episode einer affektiven Störung* (ICD-10) mit einer Dauer von mind. 1 Woche; traten zuvor od. treten später depressive Episoden* auf, liegt eine bipolare affektive Störung* vor. **Klin.:** Irritierbarkeit, Euphorie* u. Reizbarkeit, Überaktivität, Rededrang, Ideenflucht*, Insomnie*, Aufmerksamkeitsstörungen*, Größenideen*, Enthemmung im Verhalten; ggf. Steigerung der Sympt. zu psychot. Größenwahn*, Verfolgungswahn*, religiösem Wahn od. Halluzinationen*; **Ther.:** Lithium*, Antiepileptika*, atypische Neuroleptika*, Benzodiazepine*. Vgl. Hypomanie; Manie.

Epistemo|logie (gr. επιστεμε das Verstehen; -log*) *f*: **1.** (engl.) *epistemology*; Erkenntnistheorie; Wissenschaftstheorie, die sich mit der Entwicklung von Wissenschaft im Allgemeinen beschäftigt, Methoden u. Richtungen (sog. Schulen) kategorisiert u. so als ordnender, orientierender Faktor zur Entwicklung einer Fachwissenschaft beiträgt; zusammen mit Ethik, Logik u. Ontologie eine wichtige Teildisziplin der Philosophie; die traditionellen „Schulen" zur Erklärung u. Behandlung psychischer Störungen (s. Psychotherapie, schulengebundene) berufen sich z. T. auf verschiedene Erkenntnistheorien (z. B. kritischer Rationalismus, Hermeneutik, Systemtheorie, Strukturalismus, Pragmatismus, sozialer Konstruktionismus) bzw. deren philosphische Vorläufer (z. B. Rationalismus, Empirismus, Idealismus). Die Zuordnungen sind umstritten. Vgl. Falsifikation; Nicht-Falsifizierbarkeit; Paradigma; **2.** als genetische Epistemologie von J. Piaget entwickelte Theorie zur Erklärung der kognitiven Entwicklung bzw. des Wachstums von Wissen u. Erkenntnis.

EPMS: Abk. für **e**xtra**p**yramidal-**m**otorische **S**törung; s. Symptome, extrapyramidale.

EPP: Abk. für (engl.) ***E**ysenck* **P**ersonality **P**rofiler.*

EPQ: Abk. für (engl.) ***E**ysenck* **P**ersonality **Q**uestionnaire.*

EPS: **1.** Abk. für **e**xtra**p**yramidales **S**ystem*; **2.** Abk. für **e**xtra**p**yramidale **S**ymptome*.

EPSP: Abk. für **e**xzitatorisches **p**ost**s**ynaptisches **P**otential; lokale Änderung des postsynaptischen Membranpotentials in einer Nervenzelle, die auf der von einem Neurotransmitter* im synaptischen Spalt ausgelösten Öffnung unspezifischer Ionenkanälen* beruht u. zur Auslösung eines Aktionspotentials* führen kann bzw. beiträgt; das EPSP ist im Gegensatz zum Aktionspotential* spannungsunabhängig u. durch die geöffneten Ionenkanäle bedingt; EPSPs nebeneinanderliegender Synapsen od. kurz aufeinanderfolgende EPSP einer Synapse können sich überlagern, so dass durch Summation ein großes EPSP entsteht, das zur Depolarisation der gesamten postsynaptischen Zelle führt u. am Axonhügel od. einer motorischen Endplatte ein Aktionspotential auslöst. Ein einziges EPSP kann kein Aktionspotential auslösen.

Epworth Schläfrigkeits|test *m*: (engl.) *Epworth Sleepiness Scale*; Selbstbeurteilungsverfahren zur Erfassung von Schläfrigkeit, Dösen u. Schlafattacken während des Tages; erfasst werden 12 Items; **Anw.:** Diagn. von Schlafapnoesyndrom u. Narkolepsie; Feststellung von Aufmerksamkeitsstörungen bei frontotemporaler Demenz u. Parkinson-Syndrom; **Testdauer:** ca. 2 Minuten.

EQ: **1.** Abk. für (engl.) ***E**motional* **Q**uotient*; **2.** Abk. für Entwicklungs**q**uotient*.

Erbe-Umwelt-Problem: (engl.) *nature-nurture-problem*; Anlage*-Umwelt-Problem.

Erb-Goldflam-Krankheit (Wilhelm H. E., Neurologe, Heidelberg, 1840–1921; Samuel V. G., Neurologe, Warschau, 1852–1932): (engl.) *Erb-Goldflam disease*; Myasthenia* gravis pseudoparalytica.

Erb|krankheiten: (engl.) *genetic diseases*; s. Krankheiten, genetische.

Erblichkeit: (engl.) *heredity*; Heredität*.

Erbrechen: (engl.) *vomiting, emesis*; syn. Emesis, Vomitus; komplexer Vorgang, bei dem nach Verschluss des Pylorus u. Relaxation von Magenfundus u. -kardia Mageninhalt (evtl. auch Ösophagusinhalt) durch Kontraktionen der Bauch- u. Zwerchfellmuskulatur entleert wird; Koordinierung des Ablaufs durch das Brechzentrum*; **Urs.:** psychisch bedingt: induziertes Erbrechen bei Essstörungen (v. a. bei Bulimia* nervosa u. Anorexia* nervosa, s. Purging). Vgl. Hyperemesis gravidarum.

Erdheim-Tumor (Jakob E., Pathol., Wien, 1874–1937; lat. tumor Geschwulst) *m*: (engl.) *Erdheim's tumour*; Kraniopharyngeom*.

E|rektion, schmerzhafte nächtliche (lat. erectio Aufrichtung) *f*: (engl.) *painful nocturnal erection*; s. Parasomnie.

E|rektions|störung (lat. erectio Aufrichtung): (engl.) *erectile disorder, erectile dysfunction*; syn. erektile Dysfunktion; seit mind. 6 Monaten ständig od. sehr häufig bestehende sexuelle Funktionsstörung* mit fehlender od. für einen Geschlechtsverkehr unzureichender Erektion bei sexueller Erregung; **Formen: 1.** primäre (besteht seit jeher) u. sekundäre (später entstandene) Erektionsstörung; **2.** vollständige u. situative Erektionsstörung (besteht nur in best. Situationen, z. B. nur bei Koitus); **Häufigkeit:** Prävalenz ca. 5 % in der männl. Gesamtbevölkerung; neben der Ejaculatio* praecox häufigste Form einer sexuellen Funktionsstörung des Mannes; **Ätiol.:** meist multifaktoriell; **1.** bei jungen Männern v. a. Psychogenese, z. B. Partnerschaftsprobleme, sexuelle Ängste, Versagensangst; **2.** bei älteren Männern (ab ca. 45. Lebensjahr) zunehmend bzw. überwiegend körperl. Faktoren: **a)** v. a. gefäßbedingt, z. B. bei Diabetes mellitus; **b)** seltener neurogen, z. B. bei Multipler Sklerose; **c)** sehr selten hormonal verursacht, z. B. bei Testosteronmangel (Symptomatik eines sexuellen Appetenzmangels; s. Appetenzstörungen, sexuelle); **Diagn.:** biographische u. Sexualanamnese; sog. durchgängige Erektionsstörung (d. h. Störung bei jeder Form sexueller Aktivität wie Koitus, Masturbation u. bei den morgendl. Erektionen) ist Hinweis auf vorwiegende Organogenese; situative Erektionsstörung (d. h. nur bei best. sexueller Aktivität od. zunächst ausreichende Erektion, die im Moment versuchter Vereinigung deutlich nachlässt) ist ein deutlicher Hinweis auf Psychogenese; Doppler- bzw. Duplex-Sonographie der Penisgefäße; ggf. intrakavernöse Pharmakotestung (Injektion vasoaktiver Substanzen in den Schwellkörper), nächtl. Tumeszenzmessung im Schlaflabor, IIEF* zur Erfassung des Störungsausmaßes; **Ther.:** Sexualpsychotherapie*, Paarpsychotherapie* (meist auch bei körperl. Mitverursachung indiziert); bei vorwiegender od. ausschließl. Organogenese Pharmakotherapie (z. B. Phosphodiesterase*-Hemmer, z. B. Sildenafil; Yohimbin*) u. Psychotherapie; ggf. Schwellkörper*-Autoinjektionstherapie, Penisvenenligatur, Vakuumpumpe, Ultima Ratio: Penisprothese.

Erethismus (gr. ἐρεθίζειν reizen, anfachen) *m*: (engl.) *erethism*; gesteigerte Erregbarkeit u. Aktivität mit Bewegungsunruhe; vgl. Kramer-Pollnow-Syndrom.

Erfahrung: (engl.) *experience*; Bez. für Wissen, das sich im Lauf der Lerngeschichte eines Menschen angesammelt hat u. das bei Bedarf bewusst od. auch unbewusst zur Verfügung steht; z. B. Bindungserfahrung*, Interaktionserfahrung*; psychopathol. bedeutsame Formen: z. B. Trauma*; therap. bedeutsame Formen: z. B. Selbsterfahrung*, korrigierende Erfahrung*, Therapievorerfahrung*. Für die praktische Tätigkeit relevante Erfahrungsbereiche (nach Kaminski): **1.** Erfahrung, welche die Wissenschaft vermittelt; **2.** Berufserfahrung; **3.** Alltagserfahrung (Erfahrung, die außerhalb des Berufslebens erworben wird). Vgl. Lernen.

Erfahrung, korrigierende: 1. (engl.) *corrective experience*; u. a. aus der analytischen Therapie u. Gestalttherapie* stammende Bez. für die positive Gestaltung der therapeutischen Beziehung* mit möglichst bedingungsloser Annahme u. Wertschätzung durch den Therapeuten sowie Aufdeckung u. Entwicklung von Ressourcen beim Patienten; **Therapieziel:** „korrigierende" Wirkung für den Patienten, wenn problematische Erfahrungen in der Ursprungsfamilie gemacht wurden, u. damit ausgleichende internale Prozesse; **Hinweis:** Gefahr der Überschätzung von psychotherap. Einflussvariablen; Gefahr von Übertragung* mit evtl. unvorhergesehenen Folgen; **2.** in der Verhaltenstherapie* Bez. für positiv verlaufende Übung i. R. der Konfrontationstherapie*, bei welcher der Patienten die Erfahrung macht, dass eine Situation auch ohne Ritual od. Flucht auszuhalten ist.

Erfahrungs|wissen: (engl.) *experience*; **1.** (subjektiv-lebensweltlich) Resultat der kognitiv/emotionalen Verarbeitung von (biographischen) Ereignissen: sog. Lebenserfahrung; **2.** (kognitiv-praktisch) Expertenwissen bezogen auf einen bestimmten Bereich, das durch Ausbildung u. durch eigene Erfahrungen im Umgang mit Gegenständen u. Problemsituationen erworben wurde: sog. Berufserfahrung; **3.** (objektiv-wissenschaftlich) Verbindung von Beobachtungs- u. Experimentergebnissen in Gesetzesaussagen, gestützt auf vergleichenden Metaanalysen* über eine Menge von empirischen Studien; bisheriges Erfahrungswissen kann durch weitere Erfahrungen korrigiert u./od. kritisiert werden. Vgl. Empirie.

Erfahrungs|wissenschaft: (engl.) *empirical science*; jede Disziplin, die prüfbare Sätze über reale Gegenstandsbereiche aufstellt; singuläre u. allgemeine Sätze sollen durch Beobachtung* u./od. Experiment* geprüft (bestätigt od. widerlegt) werden. **Ziel:** Erklärung der beobachteten Tatsachen mit Hilfe von Theorien u. Gesetzen. Vgl. Empirismus.

E

E

Erfahrung, traumatische: (engl.) *traumatic experience*; s. Trauma.

Erfassungs|system, computer|unterstütztes *n*: s. COMES.

Erfinder|wahn: (engl.) *delusion of invention*; Form des Wahns* mit der Überzeugung, ein genialer Erfinder zu sein; häufig werden von den Betroffenen z. B. Apparaturen entwickelt, die keinen erkennbaren Zweck erfüllen od. nicht funktionieren.

Erfolgs|forschung: (engl.) *outcome research*; s. Ergebnisforschung.

Erfolgs|kon|trolle (Kontrolle*) *f*: (engl.) *outcome-study*; Überprüfung des Erreichens der gesetzten Ziele einer Intervention (s. Therapieerfolg); zentrales Anliegen wissenschaftlich begründeten Handelns, insbesondere in der Ergebnisforschung*, aber auch in der Praxis (s. Therapiekontrolle). Erfolg kann je nach Bezugssystem unterschiedlich beurteilt werden (z. B. kann Erfolg aus Sicht des Therapeuten u. Patienten Misserfolg aus Sicht der Angehörigen entsprechen); Erfolg sollte multimodal erfasst werden (s. Datenerfassung, multimodale), um u. a. auch mögliche unerwünschte Wirkungen zu erfassen. Erfolgkontrolle impliziert auch Erforschung des Misserfolges, z. B. des Nichterreichens der gesetzten Ziele (s. Therapieversagen). Vgl. Effektivität; Effizienz; Effectiveness.

Erg-: Ergo-, -ergie; Wortteil mit der Bedeutung Tat, Arbeit; von gr. ἔργον.

Erg|asie (Erg-*) *f*: (engl.) *ergasia*; zentraler Begriff der Ergasiologie (durch Darwins Evolutionstheorie beeinflusste Richtung der Psychiatrie; ganzheitstheoretische Psychobiologie*), nach der das Individuum aus biologischen, psychologischen u. sozialen Faktoren besteht, aus deren Dysfunktion psychiatrische Erkr. resultieren; findet sich in Elementen in der interpersonellen Psychotherapie* wieder.

Ergebnis: (engl.) *outcome*; s. Outcome.

Ergebnis|forschung: (engl.) *outcome research*; Outcome Research, Erfolgsforschung; Forschungsrichtung, die sich mit den Auswirkungen von gesundheitlichen Maßnahmen beschäftigt; z. B. als Teilgebiet der Psychotherapieforschung* zur Ermittlung der Effektivität* der versch. Formen von Psychotherapie od. von Psychotherapie im Vergleich mit Pharmakotherapie. Ergebnisforschung steht im Gegensatz zur Prozessforschung*. Vgl. Erfolgskontrolle.

Ergebnis|messung: (engl.) *outcome measurement*; Erhebung der als relevant erachteten Ergebnisse (s. Outcome) von Interventionen; erfordert i. d. R. die Operationalisierung in sog. Ergebnisindikatoren (zielorientierte Ergebnismessung, Abk. ZOE); wesentlicher Bestandteil von Interventionsforschung (u. a. Arzneimittel, Psychotherapie), klinischer Forschung u. Epidemiologie, Gesundheitssystemforschung, Versorgungsforschung, gesundheitsökonomischer Evaluation, Qualitätssicherung u. (zunehmend) für Vergütungsmodelle.

Ergebnis|qualität (Qualität*) *f*: (engl.) *outcome quality*; s. Qualität.

Ergot|alkaloide *n pl*: (engl.) *ergot alkaloids*; syn. Mutterkornalkaloide, Secalealkaloide; von Secale cornutum u. a. verwandten Species produzierte Indolalkaloide, die als Grundgerüst das tetracyclische Ringsystem Ergolin aufweisen; Unterteilung in Lysergsäure- u. Clavinalkaloide; Verwendung von natürlichen Ergotalkaloiden (z. B. Ergometrin, Ergotamin*), halbsynthet. Analoga (z. B. Dihydroergotamin*, Bromocriptin*, Methylergometrin) u. synthet. Derivaten (z. B. Nicergolin*, Lisurid*); **Wirkung:** je nach Wirkstoff sehr unterschiedlich bezüglich der Angriffspunkte u. Stärke; **1.** Vasokonstriktion der Widerstands- u. Kapazitätsgefäße (z. B. Ergotamin); Anw. zur Anfallkupierung der Migräne*; **2.** Vasokonstriktion v. a. der Kapazitätsgefäße (z. B. Dihydroergotamin); Anw. bei orthostat. Dysregulation, chronisch-venöser Insuffizienz, Intervallbehandlung der Migräne u. anderem vaskulär bedingtem Kopfschmerz*; **3.** Vasodilatation der Widerstandsgefäße (z. B. Dihydroergotoxin); bei Hypertonie u. Kreislaufzentralisation; **4.** Uteruskontraktion (z. B. Methylergometrin); Anw. als Uterotonikum in der Nachgeburtsperiode; **5.** Prolaktinsuppression (z. B. Bromocriptin) bei hyperprolaktinämisch-anovulatorischem Syndrom, Mastitis, Prolaktinom, zum Abstillen (z. B. Metergolin), bei Galaktorrhö; **6.** dopaminerge Effekte (z. B. Bromocriptin) bei Parkinson*-Syndrom; **7.** äquilibrierende Wirkung auf die neurochemische Erregungsübertragung im ZNS mit positiven Auswirkungen auf die Mikrozirkulation (z. B. Dihydroergotoxin); Anw. bei Hirnleistungsstörungen; **UAW:** insbes. bei Überdosierung Zyanose, Taubheitsgefühl u. Parästhesien der Akren (Gefäßspasmen), evtl. Gangrän; Lähmungen u. Kontrakturen der Muskulatur, vegetative (Magen-Darm-Störungen) u. zentralnervöse Symptome (Kopfschmerz, Schwindel, Bewusstseinsstörungen, Krämpfe); **Kontraindikation:** periphere arterielle Gefäßerkrankungen, KHK, Leber- u. Nierenschäden, Sepsis, schwere Hypertonie, Schwangerschaft, Stillzeit; Psychosen; **Hinweis:** Aufgrund des ungünstigen Nutzen-Risiko-Verhältnisses werden natürliche Ergotalkaloide nur noch selten verwendet.

Ergot|amin (INN) *n*: (engl.) *ergotamine*; Lysergsäurederivat (s. Ergotalkaloide) mit starker vasokonstriktor. Wirkung; kann als Grundstoff zur Synthese von LSD* verwendet werden; **Ind.:** Migräne*, Cluster*-Kopfschmerz; **Kontraind.:** arterielle Verschlusskrankheit, KHK, inkohärente arterielle Hypertonie; **Wechselwirkungen:** CYP3A-Hemmer (z. B. Macrolid-Antibiotika, Ketoconazol, Rifamycin), Gefäß verengende Mittel (z. B. Sumatriptan), Nicotin*; **UAW:** Übelkeit, Erbrechen, Vasokonstriktion.

Ergo|therapeut (Erg-*) *m*: (engl.) *occupational therapist*; Berufsbezeichnung für die Ausübung einer Tätigkeit i. R. der Ergotherapie*; ersetzt die frühere Bezeichnung „Arbeits- und Beschäftigungstherapeut“; **Aufgabe:** Arbeitsfelder sind u. a. Krankenhäuser, Rehabilitationszentren, Sonderschulen, Werkstätten für behinderte Menschen, Einrichtungen der Altenhilfe u. Altenpflege, jedoch auch selbständige Tätigkeit möglich; **Ausbildung:** 3-jährige Ausbildung an einer staatlichen od. privaten Berufsfachschule (besteht aus einem schulischen fachtheoretischen u. fachpraktischen Anteil sowie einer praktischen Ausbildung). An Fachhochschulen kann eine zusätzliche Berufsqualifikation (Bachelor od. Diplom) in Vollzeit od. berufsbegleitend erlangt werden; seit 2005 Masterstudiengang möglich.

Ergo|therapie (Erg-*) *f*: (engl.) *ergotherapy, occupational therapy*; zusammenfassende Bez. für Beschäftigungs- u. Arbeitstherapie; **Ind.:** Störungen der Motorik, der Sinnesorgane u. der geistigen u. psychischen Fähigkeiten bei Patienten u. Menschen mit Behinderung jeden Alters; **Therapieziel:** weitestmögliche Selbständigkeit im täglichen Leben u. Wiedereingliederung in das Arbeitsleben (s. Rehabilitation); **Durchführung:** In der **Beschäftigungstherapie** sollen ohne Leistungsdruck geistige Fähigkeiten geübt, Kommunikationsfähigkeit gefördert sowie Selbstvertrauen u. Ausdauer gestärkt werden. Je nach Defiziten, Fähigkeiten u. Motivation des Patienten werden praktische od. kreativ-handwerkliche Tätigkeiten od. der Umgang mit anderen Menschen geübt. Die **Arbeitstherapie** setzt (teils auch entlohnte) Arbeit selbst als therap. Verfahren ein od. trainiert Einzelleistungen, die geeignet sind, durch stufenweise Heranführung die Arbeitsfähigkeit herzustellen u. auf ein selbständiges Leben vorzubereiten. Der Schwerpunkt liegt in der Verbesserung od. Wiedergewinnung von Belastbarkeit, Konzentration, Anpassungsfähigkeit, Ausdauer, Übernahme von Verantwortung, Kooperation, Selbsteinschätzung, Zeiteinteilung, Grob- u. Feinmotorik. **Wirksamkeit:** Wirksamkeitsbelege für häusliche, aufsuchende Ergotherapie bei Demenz in Bezug auf Verbesserung von Alltagsfunktionen u. Kognition liegen vor.

Ergotismus *m*: (engl.) *ergotism, ergot poisoning*; sog. St.-Antonius-Feuer; Vergiftung mit Ergotalkaloiden* (Arzneimittel, mit Mutterkorn befallenes Getreide); **Sympt.:** Zyanose, Taubheitsgefühl u. Parästhesien der Akren durch Gefäßspasmen, in seltenen Fällen ischäm. Läsionen v. a. an den Extremitäten (Gangrän); Spasmen auch an Karotiden, Koronar- u. Nierenarterien; Lähmungen od. Kontrakturen der Muskulatur, vegetative (Magen-Darm-Störungen) u. zentralnervöse Sympt. (Kopfschmerz, Schwindel, Bewusstseinsstörungen, Krämpfe); cave: bei starker Vergiftung Tod durch Herzstillstand; **Ther.:** sofortiges Absetzen der Arzneimittel; bei Bedarf Nitrate, Calcium-Antagonisten, Prostaglandin-Infusion.

Erhaltungs|therapie *f*: **1.** (engl.) *maintenance therapy*; Weiterführung einer in der Akutphase einer Erkr. eingeleiteten Ther. auch nach Abklingen der Symptomatik zur Reduktion der Rückfall- od. Wiedererkrankungsrate; **2.** i. e. S. Drogensubstitutionstherapie (Substitution*).

Erhebungs|techno|logie (-log*) *f*: (engl.) *survey technology*; Teilgebiet der Diagnostik, bei dem Fragen der Untersuchungsverfahren (Erhebungsverfahren) u. die Auswahl des geeigneten Untersuchungsverfahrens für best. Fragestellungen (s. Datenerfassung, multimodale) im Vordergrund stehen; Kriterien für die Auswahl sind u. a.: **1.** Theorie geleitete (z. B. projektive Verfahren als Operationalisierung psychoanalystischer Theorieaspekte) od. technologisch begründete (hat sich bewährt, ist international verbreitet) Auswahl; **2.** international anerkannte u. standardisierte Erhebungsverfahren od. Ad-hoc-Untersuchungsverfahren für aktuelle Studie; **3.** Verhältnismäßigkeit der Mittel; **4.** Gütekriterien der Verfahren, insbes. Reliabilität* u. Validität*. Für einzelne Fragestellungen liegen häufig Empfehlungen u. Standards für die Erhebungstechnologie vor.

Erholung: (engl.) *recovery*; Bez. für einen der Ermüdung* entgegen gerichteten Vorgang, der zur Wiederherstellung der Leistungsfähigkeit eines Organs, Organsytems od. des gesamten Organismus führt; **Ziel:** Erholung ist eine zentrale Funktion des Schlafes*. Aus arbeitspsychol. Sicht hat Freizeit die zentrale Funktion der Erholung von Anstrengungen der Arbeit. Erholung ist wichtig zur (Wieder-)Herstellung von Stressresistenz*.

Erinnern: (engl.) *memorise*; Reproduktion von Gedächtnisinhalten in Form von Vorstellungen; fällt umso leichter, je ausgeprägter die Engramme* sind, je stärker die Gedächtnisinhalte untereinander verknüpft sind u. je mehr sie mit den Bewusstseinsinhalten zum Zeitpunkt des Abrufs assoziieren (Kontexteffekte). Auch andere Faktoren wie logische Beziehungen, Sinnzusammenhänge u. Regeln sowie Einstellungen, Emotionen u. der psycho-physiologische Zustand (z. B. Schlafdauer, Stress) spielen beim Decodieren von Gedächtnisinhalten eine Rolle. Vgl. Gedächtnis; Erinnerungsstörung; Gedächtnisstörung; Paramnesie; Erinnerungstherapie.

Erinnerungs|as|soziation (Assoziation*) *f*: (engl.) *associative memory*; durch äußeres od. inneres Erleben ausgelöstes Erinnern*; Erinnerungsassoziationen sind ein normalpsychologisches Phänomen u. nicht notwendigerweise Symptom einer psychischen Störung.

Erinnerungs|lücke: (engl.) *amnesia*; s. Amnesie.

Erinnerungs|störung: (engl.) *memory disorder*; Störung der Aktivierung (Wiedererinnern) von im Gedächtnis* gespeicherten Inhalten; **Vork.:** Intelligenzminderung*, Epilepsie*, im Frühstadium der Demenz, bei traumatischer, neoplastischer, entzündlicher, toxisch-metabolischer Schädigung u. psychogenen Faktoren. Vgl. Gedächtnisstörung; Amnesie; Paramnesie.

Erinnerungs|täuschung *f*: (engl.) *paramnesia*; s. Paramnesie.

Erinnerungs|therapie *f*: (engl.) *reminiscence therapy*; Abk. ET; syn. Reminiszenztherapie; kognitive Intervention i. R. ganzheitlicher Behandlungskonzepte zur Aktivierung des Langzeitgedächtnisses* (z. B. durch Betrachten alter Fotografien od. Erzählen von Geschichten), das spez. für demenzkranke Menschen entwickelt wurde; angeleitet von Ärzten, Psychologen, Ergo- u. Sozialtherapeuten sowie vom Pflegepersonal u. ggf. auch von betreuenden Angehörigen; basiert auf empirischen Daten, die zeigen, dass intensives Einüben des Wiedergebens eigener biograph. Erinnerungen kognitiven Abbau verlangsamt. **Therapieziel:** Prozess des Wiedererinnerns an Vergangenes aktivieren, Orientierungsfähigkeit erhalten, interpersonelle Kommunikation verbessern u. (v. a. im Rahmen der Gestalttherapie*) Dinge im Leben, die als unerledigt gelten, abschließen; **Ind.:** leichte u. mittelgradige Demenz*; findet auch Anw. bei der Behandlung von Depression* u. Angststörung*; **Wirksamkeit:** Es liegen Wirksamkeitsnachweise vor (z. B. Metaanalyse, Pinquart u. Sorensen, 2001). Vgl. Selbsterhaltungstherapie.

Erinnerungs|verfälschung *f*: (engl.) *memory falsification*; Paramnesie*.

ERIraos: Abk. für **E**arly **R**ecognition **I**nventory; Früherkennungsinventar (H. Häfner, 2006) zur Erfassung von Prodromalsymptomen u. Risikofaktoren für Psychosen, z. B. Schizophrenie; beinhaltet u. a. Fragen zu 15 Symptomen u. deren Vorhandensein innerhalb der letzten 12 Monate. Vgl. Früherkennung.

Erklärungs|hypo|these (Hypothese*) *f*: (engl.) *explanatory hypothesis*; s. Hypothese.

Erklärungs|modell *n*: (engl.) *explanatory model*; Bez. für Modell, das die Entstehung einer psychischen Störung zu erklären versucht; Schwerpunkt von der Art der (Therapie-)Schule abhängig (z. B. biologisch, genetisch, psychoanalytisch, lerntheoretisch, kognitiv); i. w. S. sind auch Diathese*-Stress-Modell u. Drei*-Faktoren-Modell Erklärungsmodelle.

Erklärungs|modell, glaub|würdiges *n*: (engl.) *plausible explanatory model*; von Therapeut u. Patient gemeinsam entwickelte Grundlage der Psychotherapie; wichtiger Bestandteil des Therapierationals*, der dem Patienten ein Modell zur Entstehung seiner psychischen Störung vermittelt, das glaubwürdig u. auf die (individuelle) Intervention abgestimmt ist; das Vorhandensein erhöht die Compliance* u. Motivation* des Patienten während der Behandlung.

Erkrankungen, de|myelinisierende: (engl.) *demyelinating diseases*; Erkr. des zentralen u. peripheren Nervensystems mit herdförmiger od. diffuser Zerstörung der Myelinscheiden* (Demyelinisierung); **Formen: 1.** ZNS: z. B. Multiple* Sklerose, Baló-Krankheit, diffuse Hirnsklerose, Leukodystrophie*, Leukoaraiosis*, subakute sklerosierende Panenzephalitis*; **2.** peripheres Nervensystems: z. B. Guillain*-Barré-Syndrom, primär demyelinisierende Polyneuropathien*.

Erkrankungen, neuro|degenerative: (engl.) *neurodegenerative diseases*; heterogene Gruppe von meist langsam progredienten, erbl. od. sporadisch auftretenden Erkrankungen des Nervensystems mit fortschreitendem Verlust von Nervenzellen (Neurodegeneration); Auftreten in unterschiedlichen Lebensphasen (v. a. im Alter), Verlauf diffus od. generalisiert; charakteristische histol. Schädigungsmuster; häufig liegt zur Aggregation neigende Fehlfaltung von Proteinen zugrunde; **Pathol.:** z. T. unbekannt; häufig filamentäre Ablagerungen: **1.** extrazellulär: z. B. Beta*-Amyloid (v. a. bei Alzheimer*-Krankheit), Prionen (v. a. bei Creutzfeldt*-Jakob-Krankheit); **2.** intrazellulär **a)** zytoplasmatisch bzw. neuritisch: z. B. Neurofibrillen*/Tau*-Protein (v. a. bei Alzheimer-Krankheit), Einschlusskörperchen/Alpha*-Synuklein in Lewy-Körperchen (z. B. bei Lewy*-Körperchen-Demenz u. Parkinson*-Syndrom), TDP*-43 bei FTLD*; **b)** intranukleär: z. B. Huntington bei Chorea* Huntington; **Klin.:** versch. neurologische Symptome, v. a. Demenz u. progrediente Bewegungsstörungen.

Erkrankung, manisch-de|pressive: (engl.) *manic-depressive disorder*; s. Störung, bipolare affektive.

Erleben: (engl.) *experience*; jeder im Bewusstsein* ablaufende Vorgang; zusammen mit Denken* u. Verhalten* traditionell Gegenstand der Psychologie*; bei der Gegenüberstellung von Verhalten u. Erleben als die Summe der geistigen (mentalen, nicht beobachtbaren, verdeckten) Tätigkeiten definiert.

Erlebnis: (engl.) *experience*; Gegenstand von Erleben*.

Erlebnis|re|aktion, ab|norme (Reaktion*) *f*: (engl.) *abnormal perceptional reaction*; Bez. (K. Schneider) für Reaktion auf akute psychische Belastung od. Konflikt als Folge eines Erlebnisses, die durch Intensität (Stärke der Beschwerden), Qualität (z. B. reaktive Halluzinationen, reaktive Bewusstseinstrübung) u. Zeitdauer von normaler Reaktion abgrenzbar ist; **Vork.:** z. B. bei Anpassungsstörung*; i. d. R. zeitnahe Rückkehr zu früheren Verhaltensweisen u. Affektbeherrschung (s. Affekt) nach Abklingen; bei stärkerer Intensität bzw. Persistieren Übergang in akute Belastungsstörung* (Dauer bis 4 Wochen) od. posttraumatische Belastungsstörung* (Dauer >4 Wochen). Vgl. Trauer.

Erlebnis|typus (gr. τύπος Gepräge) *m*: (engl.) *experience type*; Bez. (H. Rorschach, 1921) für Typologie* (Erlebnistypologie), die über den Rorschach*-Test ermittelt wird; klassifiziert werden 5 versch. Typen, die sich hinsichtlich ihrer Verarbeitungsweise von intrapsychischen u. psychosozialen Prozessen (z. B. Affektivität od. soziales Kontaktverhalten) unterscheiden: **1.** introversiver Typus: lebt zurückgezogen, stabile Affektivität, differenziertere Intelligenz, geringere Anpassungsfähigkeit, wenige, aber intensive soziale Bindungen; **2.** extraversiver (extratensiver) Typus: stark der Außenwelt zugewandt, gute soziale Kontaktfähigkeiten, hohe Anpassungsfähigkeit, praktisches Denken, Sensitivität, ausgeprägte affektive Schwankungen; **3.** koartierter (koartiver) Typus: eher steif, zuverlässig, geringe affektive Schwankungen; **4.** ambiäqualer Typus: abwechselnd Phasen von Zurückgezogenheit u. Zuwendung zur Außenwelt; **5.** dilatierter Typus: Kombination von introversivem, extraversivem u. ambiäqualem Erlebnistypus. **Hinweis:** Die wissenschaftliche Fundierung des Erlebnistypus ist sehr zweifelhaft.

Erlebnis|weise, dis|soziative: (engl.) *dissociative phenomenon, dissociation*; Bez. für anteiligen od. kompletten Verlust der integrativen Funktionen des Bewusstseins*, des Gedächtnisses*, der personalen Identität* sowie der Selbstwahrnehmung* u. der Wahrnehmung der Umwelt; allgemein Erlebens- u. Verhaltensweisen, die durch Dissoziation* verändert sind; **Vork.:** i. R. dissoziativer Störungen*; auch als nichtpathol. Phänomen, z. B. Nichtwahrnehmen automatisierter motorischer Handlungen od. als allgemeinpsychologisches Phänomen wie z. B. Hypnotisierbarkeit, Suggestibilität, Absorption, Neigung zu Phantasie u. Imagination.

Ermüdung: **1.** (engl.) *fatigue, tiredness*; Prozess der Reduktion des Leistungs- u. Funktionsvermögens inf. vorhergehender Tätigkeit; **Formen: a) psychische** (zentrale, vom Gehirn ausgehende) Ermüdung: tritt früher auf als die physische Ermüdung; Sympt.: Nachlassen der Konzentrations- u. Denkfähigkeit sowie der Aufmerksamkeit, wird subjektiv empfunden als Erfahrung des Nachlassens von Spannkraft, Ausdauer, Energie, Willensstärke u. a.; **b) physische** (periphere) Ermüdung des neuromuskulären u. kardiovaskulären Systems: verursacht durch Anhäufung von Stoffwechselprodukten (z. B. von Laktat in der Muskulatur), ATP-Mangel u. Transmittererschöpfung in den Synapsen; **Vork.:** vorzeitige Ermüdung (gesteigerte Ermüdbarkeit) z. B. bei Depression*, Neurasthenie*, posttraumatischer Belastungsstörung*, neurodegenerativen Erkrankungen*; **2.** Ermüdung i. R. einer konsumierenden od. malignen Erkrankung (auch als langfristige UAW von Zytostatika od. Nebenwirkung von Strahlentherapie); vgl. Müdigkeitssyndrom, chronisches.

Ermutigung: s. Empowerment.

Ernährung, mediterrane: (engl.) *mediterranean food*; Mittelmeerkost; Ernährungsform in den Mittelmeerländern, die reich an verschiedenen Gemüsesorten, Getreideerzeugnissen, Obst u. pflanzlichen Ölen (v. a. Olivenöl) ist u. einen relativ geringen Anteil an tierischen Fetten u. Fleisch hat; **klin. Bedeutung:** Es liegen Nachweise vor, dass mediterrane Ernährung mit guter körperlicher (Mitrou et al., 2007) u. psychischer Gesundheit assoziiert ist (Sanchez-Villegas et al., 2009). Evaluierte Ernährungsempfehlung zur Primärprävention häufiger Krankheiten des mittleren u. höheren Lebensalters: KHK, Demenz, Depression im Alter (mehrere prospektive Beobachtungsstudien legen präventive Wirkung nahe); präventive Wirkung vermutlich u. a. aufgrund des hohen Gehalts an Antioxidanzien, wasserlöslichen Ballaststoffen, Omega-3-Fettsäuren, sekundären Pflanzenstoffen: antioxidative, antihypertensive, antiinflammatorische, lipidsenkende Wirkung.

Ernährungs|beratung: (engl.) *nutrition counselling*; Vermittlung von ernährungswissenschaftlichen u. -medizinischen Erkenntnissen bzw. Anleitung zur langfristigen gesundheitsfördernden Ernährungsweise durch Diätassistenten bzw. Ernährungswissenschaftler; **Anw.:** Ernährungsberatung richtet sich prinzipiell an Gesunde u. an Kranke, die aufgrund ihrer Krankheit (z. B. Diabetes mellitus) od. von Behandlungselementen ihre Ernährung umstellen sollen bzw. müssen. Sie ist i. R. von Prävention, Therapie u. Rehabilitation eine wichtige Grundlage von Ernährungstherapie bzw. -schulung, bei der z. B. Lehrküche, Einkaufstraining od. verhaltenstherapeutische Gruppen angeboten werden. **Ziel:** Ernährungsprobleme sollen gelöst u. Ernährungsfehlverhalten aufgeklärt werden, um ernährungsabhängige Erkrankungen od. Fehlernährung zu vermeiden bzw. zu behandeln. In der Psychiatrie gewinnt die Ernährungsberatung durch das Nebenwirkungsprofil einiger Pharmaka (z. B. Gewichtszunahme* od. metabolisches Syndrom durch Neuroleptika) zunehmend an Bedeutung.

Eros (gr. ἔρως, ἔρωτος Liebe, Lust) *m*: **1.** (engl.) *eros*; (philosoph.) von Platon im Dialog Symposion dargestellter Weg der Erkenntnis, die von der Liebe zu einem schönen Menschen über viele Erkenntnisstufen bis hin zur Idee des Schönen selbst aufsteigt. Der platonische Eros ist dabei nicht nur eine nichtsexuelle Form der Liebe*, sondern meint eine Freundschaft, die wie jene zwischen Lehrer u. Schüler höchste Erkenntnis vermittelt u. mit diesem Ziel die Grundlage der Philosophie darstellt. **2.** (psychoanalyt.) Ausdruck für die Gesamtheit der den Menschen inhärenten Lebenstriebe mit der Triebenergie der Libido*; bei Freud als einer der 2 Haupttriebe neben dem Todestrieb* (s. Destrudo) mit dem Ziel des Lustgewinns u. in der Funktion der produktiven u. konstruktiven Selbst- u. Arterhaltung konzipiert.

Eroto|manie (Eros*; -manie*) *f*: (engl.) *erotomania*; syn. Clérambault-Syndrom, Liebeswahn, Paranoia erotica; Form der wahnhaften Störung* mit unwiderstehl. Liebe zu einer meist unerreichbaren od. einseitig bekannten Person mit der unkorrigierbaren Überzeugung, die Liebe beruhe auf Gegenseitigkeit; bezieht sich meist auf eine idealisierte romantische Liebe u. seelische Verbundenheit, sexuelle Aspekte stehen nicht im Vordergrund. Typisch ist Fehldeutung von Gesten u. Signalen des Gegenübers. **Formen: 1. primär:** plötzlicher Beginn mit chron. Verlauf; Bezug des Wahns auf ein konstantes Objekt; Frauen ohne partnerschaftliche Bindung zwischen 40 u. 60 Jahren häufiger betroffen; meist bezieht sich der Liebeswahn auf ältere u. finanziell besser gestellte Personen; bei Männern meist verbunden mit aggressivem Verhalten, welches nicht dem Liebesobjekt, sondern dessen sozialem, es beschützendem Umfeld gilt (s. Stalking); **2. sekundär:** Begleiterscheinung einer psychischen Störung (z. B. paranoide Psychose*, Schizophrenie*, schizoaffektiver Psychose*, affektive Störung*) od. organischen Erkrankung (z. B. Hirnblutung). Vgl. Wahn.

E

Eroto|phonie (Eros*; gr. φωνή Ton, Laut) *f*: (engl.) *erotophonia*; Form der Paraphilie* mit Erlangung sexueller Befriedigung durch anonyme Telefonanrufe mit obszönen Inhalten.

Erregbarkeit: (engl.) *excitability*; Ansprechbarkeit auf einen Reiz*.

Erregung: **1.** (engl.) *excitation*; Exzitation; (psychol.) im Verhalten od. in körperlichen Reaktionen zum Ausdruck kommender Aktivierungszustand; s. Erregungszustand; vgl. Arousal; **2.** (physiol.) spezif. Reaktion auf einen Reiz*; **3.** bei Säuglingen als noch undifferenzierte Form emotionaler Aktivität auf neuartige od. von Erwartungen abweichende Reize (s. Interesse; auch als Vorläuferemotion bezeichnet), die sich im weiteren Entwicklungsverlauf ausdifferenziert; im höheren Kindes- u. Erwachsenenalter nicht mehr als eigenständige Emotion* aufgefasst; vgl. Arousal; vgl. Emotionsregulation (Tab. dort) ; **4.** (physiol.) sexuelle Erregung: s. Reaktionszyklus, sexueller.

Erregung, katatone: (engl.) *catatonic excitation*; Zustand gesteigerter psychischer u. motorischer Funktion u. Aktivität, der u. a. gekennzeichnet ist durch sinnlosen Bewegungsdrang, ständige Unruhe* u. Aggressivität*; **Vork.:** bei katatoner Schizophrenie*.

Erregungs|phase (Phase*) *f*: (engl.) *excitation phase*; (sexualmed.) s. Reaktionszyklus, sexueller.

Erregungs|störung, sexuelle: (engl.) *sexual arousal disorder*; seit mind. 6 Monaten ständig od. sehr häufig bestehende sexuelle Funktionsstörung*, welche die Erregungsphase des sexuellen Reaktionszyklus* betrifft; **Häufigkeit:** bei Männern: Prävalenz ca. 5 %; bei Frauen unklar, da schwer von sexuellen Appetenz*- u. Orgasmusstörungen* zu trennen; **Sympt.:** bei Männern Erektionsstörung*, bei Frauen ungenügende od. ausbleibende Lubrikations-Schwellreaktion (mangelhaftes od. ausbleibendes Feuchtwerden der Scheide, Anschwellen der Schamlippen u. des umgebenden vaginalen Gewebes); Selbstwahrnehmung: s. Abb.; **Ther.:** **1.** bei Männern: s. Erektionsstörung; **2.** bei Frauen: Sexualpsychotherapie*, Paarpsychotherapie*; ggf. additiv Lubrikanzien.

Erregungs|sturm: (engl.) *hyperkinetic panic reaction*; s. Erregungszustand.

Erregungs|übertragung, chemische: (engl.) *chemical transmission*; Übertragung durch Ausschüttung von Neurotransmittern*, z. B. im synaptischen Spalt zwischen den Neuronen. Vgl. Synapse.

Erregungs|übertragung, elektrische: (engl.) *electrical transmission*; Umwandlung von Aktionspotentialen* in elektrische Impulse; z. B. an Neuronen u. Muskelzellen (Skelettmuskel, glatte Muskulatur, Herz); Erregungsübertragung erfolgt über stromleitende Strukturen (gap junctions) zwischen prä- u. postsynaptischer Membran. Voraussetzung für elektrische Erregbarkeit ist eine hohe Dichte spannungsaktivierter Natrium- od. Calciumkanäle in der synaptischen Membran. Vgl. Synapse.

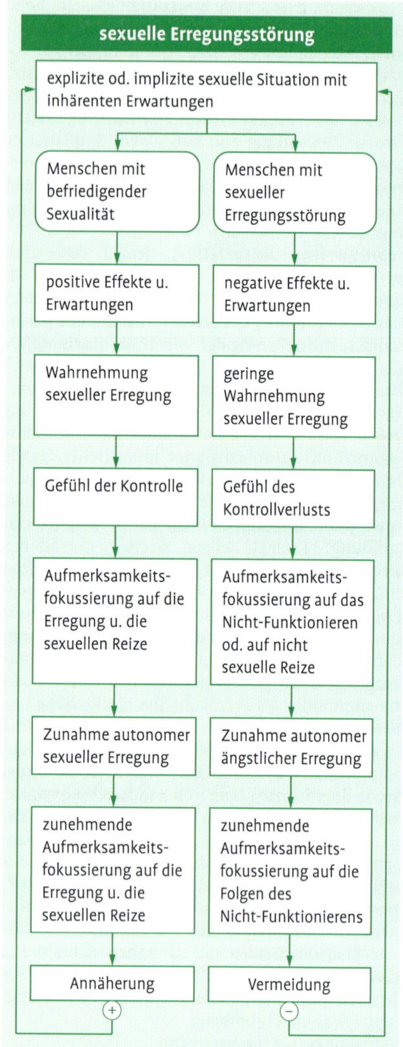

Erregungsstörung, sexuelle: funktionale u. dysfunktionale Selbstwahrnehmung bei sexueller Aktivität

Erregungs|zustand: (engl.) *excitement*; Zustand gesteigerten psychomotor. Antriebs, der von leicht gesteigertem Bewegungs- u./od. Rededrang bis zu schweren Unruhezuständen mit ungezieltem Umsichschlagen reichen kann; je nach zugrunde liegender Störung treten weitere psychopathol. Sympt. auf, z.B. Bewusstseins*- u. Orientierungsstörungen*, Wahn*, Halluzinationen*; Dauer (unbehandelt): wenige Minuten bis zu mehreren Tagen; Erregungszustände, die infolge Panik auftreten, werden (nach Kretschmer) auch als Erregungssturm bezeichnet. **Vork.:** v.a. bei Schizophrenie* u. manischem Syndrom*, agitierter Depression*, organisch bedingter Psychose*, Intoxikation* mit Alkohol u.a. psychotropen Substanzen.

Erreichbarkeit: (engl.) *accessibility*; (soziol.) in der soziol. Theorie sozialer Netzwerke die Möglichkeit, von Personen direkt od. über Andere auf andere soziale Akteure einzuwirken u. mit ihnen zu interagieren. Vgl. Interaktion.

Errötungs|furcht: (engl.) *erythrophobia*; s. Erythrophobie.

Ersatz|befriedigung: (engl.) *substitutional satisfaction*; Bez. in der psychoanalytischen Theorie für den Lustgewinn aus der Befriedigung anderer als der eigentlich angestrebten Bedürfnisse od. Wünsche, da deren Befriedigung für das Ich* inakzeptabel wäre; dabei wird angenommen, dass unzureichende Ersatzbefriedigung an der Entstehung psychischer Störungen mitwirkt. Vgl. Ersatzhandlung.

Ersatz|bildung: (engl.) *substitution*; in der psychoanalytischen Theorie der Austausch einer verdrängten Vorstellung (s. Verdrängung) durch ein Symptom od. eine Fehlleistung*; von S. Freud auch als Surrogat bezeichnet.

Ersatz|handlung: **1.** (engl.) *substitue act*; Bez. für eine Handlung, die anstelle einer anderen, ursprünglich beabsichtigten Handlung erfolgt; vgl. Übersprungshandlung; **2.** Bez. in der psychoanalytischen Theorie für Handlungen, die anstelle der nicht realisierten (unterdrückten) Handlung ausgeführt werden u. zu Ersatzbefriedigung* führen können; sozialpsychologisch konnte gezeigt werden (K. Lewin), dass eine Ersatzhandlung v.a. dann auftritt, wenn eine ursprünglich intendierte Handlung unterbrochen wurde. Je größer die Ähnlichkeit zwischen ursprünglicher Handlung u. Ersatzhandlung, umso wahrscheinlicher gelangt letztere zur Ausführung; Ersatzhandlung kann auch auf der Ebene der Vorstellung bleiben. Vgl. Zeigarnik-Effekt.

Erschöpfung: (engl.) *exhaustion*; über den Zustand der Ermüdung* hinausgehende Verminderung der Körperkraft u. Belastbarkeit; **Kennzeichen:** Gefühl von Ausgelaugtheit, innerer Leere, Zermürbung u. gesteigerter Reizbarkeit bis hin zu vollständigem Kräfteverschleiß; **Vork.:** z.B. bei Depression, neurasthenischem Syndrom, nach Abklingen einer Psychose (postremissive Erschöpfung*), chronischem Müdigkeitssyndrom*, bei posttraumatischer Belastungsstörung, bei ZNS-Erkrankungen (neurodegenerative Erkrankungen, Multiple Sklerose) u. konsumierenden u. malignen Erkrankungen.

Erschöpfung, nervöse: (engl.) *burnout*; umgangssprachl. Bez. für somatoforme Störungen*, z.B. Burnout*-Syndrom, Neurasthenie*, Depression*.

Erschöpfung, post|re|missive: (engl.) *post-remissive exhaustion*; Erschöpfungszustand, der nach Abklingen einer akuten Psychose od. anderer akuter psychischer Störungen eintreten u. in eine Depression übergehen kann (z.B. postschizophrene Depression*); klin. gekennzeichnet durch meist noch in verminderter Ausprägung bestehende Sympt. der psychiatrischen Grunderkrankung sowie Zeichen der Erschöpfung*. Vgl. Depression, pharmakogene.

Erschöpfungs|de|pression (Depression*) *f*: (engl.) *exhaustion depression*; veraltete Bez. für eine Form der Depression*, die mit nicht körperlich bedingten Erschöpfungssymptomen einhergeht, deren primäre Urs. lang andauernde od. wiederkehrende schwere Belastungen (z.B. finanzielle Sorgen, Arbeitsbelastung) sind. Vgl. Burnout-Syndrom.

Erschöpfungs|psychose (Psychose*) *f*: (engl.) *exhaustion psychosis*; s. Psychose, psychogene.

Erschöpfungs|syn|drom, chronisches *n*: (engl.) *chronic exhaustive syndrome*; chronisches Müdigkeitssyndrom*.

Erschütterung, seelische: (engl.) *psychic trauma*; s. Trauma.

Erste-Person-Per|spektive (Perspektivität*) *f*: (engl.) *first person perspective*; Perspektive der ersten Person; individuelle, selbstbezogene Sichtweise in Bezug auf Wahrnehmen u. Erleben von Ereignissen (subjektives Erleben); komplementär zur Dritte*-Person-Perspektive; zugrunde liegende zerebrale Aktivität nachweisbar durch fMRT.

Erst|gespräch: (engl.) *primary conversation*; syn. Erstkontakt; erstes Gespräch zwischen Patient u. Therapeut bzw. therap. Team bei der Aufnahme in eine Therapie; **Ziel:** Kontaktaufnahme u. Aufbau einer therapeutischen Beziehung*, Erhebung der Anamnese*. Vgl. Erstinterview.

Erstickungs|angst: (engl.) *fear of suffocation*; physiologisch unbegründete Furcht vor akutem Ersticken; **Vork.:** v.a. bei Panikstörung*, auch bei Hyperventilation*; **DD:** Atemnot* bei Asthma bronchiale, chronisch-obstruktiver Lungenerkrankung.

Erst|interview: (engl.) *primary interview*; Bez. für eine mehr od. weniger strukturierte Informationsaufnahme durch den Therapeuten (Anamnese*) beim Erstgespräch* zu Beginn der Therapie; **Funktion:** **1.** diagnostisch: Bestimmung, welche Probleme zu welcher Intervention führen sollen; s. Verhaltensanalyse; Analyse, welche früheren Lösungsansätze erfolgreich waren (od. nicht); **2.** therapeutisch: Steigerung der Einsicht u. der Behandlungsmotivation auf Seiten des Patienten; **Anw.:** v.a. in der Verhaltenstherapie*.

Erst|kon|takt (lat. contactus Berührung, Ansteckung) *m*: (engl.) *primary contact*; Erstgespräch*.

E

Erst|manifestation (Manifestation*) *f*: (engl.) *primary manifestation*; Inzidenz*.

Erst|rang|sym|ptome (Symptom*) *n pl*: (engl.) *first rank symptoms*; Symptome ersten Ranges; Bez. (K. Schneider) für bes. bedeutsame Sympt. i. R. der Schizophrenie*, die im Gegensatz zu Zweitrangsymptomen* diagnostisch mehr Gewicht haben; z. B. Wahnwahrnehmung*, Hören von dialogischen u. kommentierenden Stimmen (s. Phoneme), Ich*-Störungen, z. B. leibliche Beeinflussungserlebnisse, Gefühl* des Gemachten, Transitivismus, seltener Okkultismus*.

Erwachen, dis|soziiertes: (engl.) *dissociative awakening*; Störung der Schlaf-Wach-Regulation, bei der während des Aufwachvorgangs die sensomotorischen Funktionen dissoziiert verfügbar sind; z. B. Erwachen bei voller Wahrnehmung der Umgebung mit gleichzeitiger Unfähigkeit, sich zu bewegen od. zu sprechen, was zu einer erheblichen Angstinduktion führt; **Vork.:** v. a. bei Narkolepsie*, auch bei anderen psychischen Störungen.

Erwartung: (engl.) *expectancy*; gedankliche Vorwegnahme von Ereignissen; Erwartung als in die Zukunft gerichtete Bewertung* zeigt einen starken Einfluss auf das Erleben* u. Verhalten* (bis hin zur selbsterfüllenden Prophezeiung*); generalisierte Erwartungshaltung kann mit psychopathologischem Phänomen zusammenhängen, z. B. negative Selbstwirksamkeitserwartung (s. Selbstwirksamkeit) bei sozialer Phobie, kognitive Triade nach Beck (s. Kognition, depressionstypische) bei Depression, antizipatorische Angst* bei Angststörungen. Vgl. Antizipation; Erwartungsneurose.

Erwartung-mal-Wert-Theorie *f*: (engl.) *expectation multiplied by value theory*; aus der Motivationspsychologie stammendes Modell, das beschreibt, dass Menschen motivierter sind, wenn die angestrebten Ergebnisse für sie einen großen Wert darstellen u. die Erwartung besteht, dass sich die Ergebnisse tatsächlich realisieren lassen; psychotherapeutisch spielt diese Theorie v. a. im Hinblick auf Selbstwirksamkeit* eine Rolle; sekundäre Bewertung* entspricht dabei der Erwartungskomponente, primäre Bewertung der Wertkomponente. **Anw.:** pädagogisch, z. B. bei Schülern; wirtschaftspsychologisch, z. B. bei Arbeitnehmern.

Erwartungs|angst: **1.** (engl.) *anticipatory anxiety*; antizipatorische Angst*; **2.** ängstliche Erwartung, ein Erlebnis könne sich wiederholen, nach negativen Erfahrungen; **Vork.:** akut gelegentlich bei psychisch gesunden Menschen; Sympt. einer chronischen u. auf ein best. Erlebnis fixierten Erwartungsangst: z. B. Stottern, Impotenz inf. Ejaculatio praecox.

Erwartungs|neurose (Neur-*; -osis*) *f*: (engl.) *expectation neurosis*; historische Bez. (E. Kraepelin) für die pathologische Behinderung alltäglicher Leistungen (u. a. Essen, Schlucken, Gehen, Sprechen, Lesen, Schlafen, Miktion, Geschlechtsverkehr), ausgelöst durch eine erhöhte Aufmerksamkeit auf den (meist zufälligen) durch Ermüdung, Anstrengung od. Krankheit gestörten Ablauf mit Entwicklung einer ängstlichen Erwartung erneuten Misslingens, welche die Behinderung aufrechterhält u. verstärkt; zeichnet sich aus durch eine zunehmende Symptomatik in Form von ängstlicher Erregung, Mutlosigkeit, lähmungsartiger Schwäche u./od. Schmerzen, die schließlich zu Schreibkrämpfen, Stottern, Akinese, psychischer Impotenz u. okular bedingten Sehstörungen (Asthenopie) führen.

Erwartungs|potential (lat. potentia Fähigkeit) *n*: (engl.) *contingent negative variation (Abk. CNV)*; elektroenzephalographisch ableitbares negatives Potential (s. EEG), das zwischen einem Warnreiz u. einem (nach einer od. mehreren Sekunden folgendem) imperativem Reiz, der vom Probanden mit einer Handlung od. Entscheidung beantwortet werden soll, auftritt (s. Abb.); die EEG-Welle des Erwartungspotentials setzt sich aus einem Orientierungspotential bzw. frühen Erwartungspotential ca. 600 ms nach dem Warnreiz u. einem späten Erwartungspotential ca. 200 ms vor dem imperativen, handlungsrelevanten Reiz zusammen; die Welle des späten Erwartungspotentiales verschwindet in dem Moment, in dem die motorische od. mentale Reaktion ausgeführt wird. Vgl. Bereitschaftspotential.

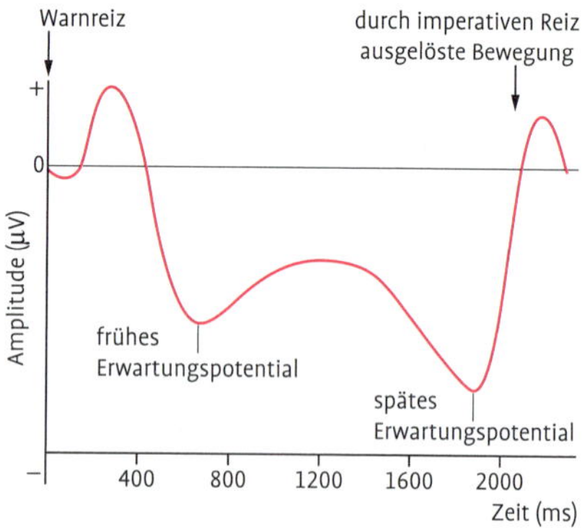

Erwartungspotential

Erwartungs|wert: (engl.) *expected value, expected mean*; (statist.) Lageparameter, der in einer Wahrscheinlichkeitsverteilung dem Mittelwert* der Zufallsvariable entspricht, d. h., von dem man erwartet, dass er sich bei oftmaliger Wiederholung eines Experiments durchschnittlich ergibt.

Erwerbs|fähigkeit: (engl.) *earning capacity, fitness for work*; erwerbsfähig ist, wer nicht wegen Krankheit od. Behinderung auf absehbare Zeit außerstande ist, unter den üblichen Bedingungen des allgemeinen Arbeitsmarktes mindestens 3 Stunden täglich erwerbstätig zu sein (§ 8 SGB II); vgl. Erwerbsminderung; Behinderung.

Erwerbs|losigkeit: (engl.) *joblessness*; nach den international geltenden Standards der International

Labour Organization (Abk. ILO) gelten als erwerbslos nicht erwerbstätige Personen ab 15 Jahren, die derzeit keiner bezahlten od. selbständigen Tätigkeit nachgehen, obwohl sie in den letzten 4 Wochen vor der Erhebung aktiv nach einer solchen Tätigkeit gesucht haben u. sie innerhalb der nächsten 2 Wochen aufnehmen könnten; arbeitsuchende Nichterwerbstätige, die das Verfügbarkeitskriterium nicht erfüllen, werden gemäß der ILO den Nichterwerbspersonen zugeordnet. Abzugrenzen sind die Begriffe Erwerbslosigkeit der ILO u. Arbeitslosigkeit nach SGB III. **Hinweis:** Für die Genese u. Auslösung psychischer Störungen wichtiger Aspekt i. R. eines biopsychosozialen Modells*.

Erwerbs|minderung: (engl.) *impairment of earning capacity, reduction in earning capacity*; liegt vor bei Versicherten, die wegen Krankheit od. Behinderung auf nicht absehbare Zeit außerstande sind, unter den übl. Bedingungen (u. ohne Berücksichtigung der Arbeitsmarktlage) eine Erwerbstätigkeit in gewisser Regelmäßigkeit auszuüben (§ 43 SGB VI); **Formen: 1. teilweise** Erwerbsminderung: Versicherter ist außerstande, mindestens 6 Stunden täglich erwerbstätig zu sein; **2. volle** Erwerbsminderung: Versicherter ist außerstande, mindestens 3 Stunden täglich erwerbstätig zu sein. Bei Vorliegen von Erwerbsminderung besteht (bei Erfüllung weiterer Voraussetzungen, insbes. der Wartezeit) Anspruch auf eine Rente od. es kann eine medizinische, berufsfördernde od. sonstige Leistung zur Rehabilitation genehmigt werden. Die häufigste Urs. für die Gewährung von Erwerbsminderungsrenten sind bei Männern u. Frauen psychische Störungen, hier insbesondere affektive Störungen (v. a. Depression) u. Angststörungen, Schizophrenie, Alkoholabhängigkeit. Gründe sind hohe Prävalenzraten, komplexe, teils chronifizierte Verläufe u. Komorbidität mit somatischen Erkrankungen. **Hinweis:** Seit dem 1.1.2001 hat die Bez. Erwerbsminderung die Begriffe Erwerbs- u. Berufsunfähigkeit* im deutschen Rentenrecht ersetzt. Vgl. Erwerbsfähigkeit; Arbeitsunfähigkeit.

Erwerbs|un|fähigkeit: (engl.) *inability to work*; Abk. EU; s. Erwerbsminderung.

Erwünschtheit, soziale: (engl.) *social desirability*; beschreibt die Tendenz, sich in sozialen Situationen entspr. den wahrgenommenen Erwartungen anderer Personen zu verhalten u. erklärt sich aus dem Bedürfnis nach sozialer Anerkennung u. Konformität; bei Befragungen z. B. im Rahmen klinischer Studien kann die Tendenz, ein Item nicht nach der eigenen Präferenz, sondern nach den wahrgenommenen sozialen Normen zu beantworten, zu Verzerrungen führen (s. Bias). Über entsprechende Kontrolltechniken kann diese Fehlerquelle verringert werden. Eine absolute Kontrolle ist nicht möglich. Vgl. Antworttendenz.

Erythro|phobie (gr. ἐρυθρός rot, rötlich; Phobie*) *f*: (engl.) *erythrophobia*; syn. Errötungsfurcht; übertriebene Furcht zu erröten, die z. T. das Erröten erst auslöst, z. T. ist trotz anderslautender Überzeugung kein Erröten feststellbar; kann zur massiven Vermeidung des Kontakts mit anderen Menschen u. sozialem Rückzug* führen; **Vork.:** häufiges Symptom der sozialen Phobie* (bes. im Jugendalter), selten als spezifische Phobie*; **Ther.:** Verhaltenstherapie.

Erythro|prosop|algie (gr. ἐρυθρός rot, rötlich; -algie*) *f*: (engl.) *erythroprosopalgia*; Cluster*-Kopfschmerz.

E

Erziehung, integrierte: (engl.) *integrated education*; gemeinsame Erziehung von Kindern mit u. ohne kulturelle od. körperliche od. geistige Entwicklungsdefizite* in einem toleranten kooperativen Kontext; Grundannahme: Entwicklungen sind immer möglich, wenn Lernschritte des einzelnen Kindes wahrgenommen, beachtet u. behutsam unterstützt werden, wie es dessen potentiellen Möglichkeiten entspricht; Akzeptanz, dass Behinderung angenommen werden muss. **Maßnahmen:** Förderung erfolgt in speziellen Kindertagestätten mit speziellen Fachkräften.

Erziehungs|beratung: (engl.) *educational counselling, parent councelling*; Abk. EB; Aufgabe der Kinder*- und Jugendhilfe als Hilfe zur Erziehung in Form einer Beratung* durch Fachkräfte versch. Fachrichtungen, die Kindern, Jugendlichen, Eltern u. a. Erziehungsberechtigten bei der Klärung u. Bewältigung individueller u. familienbezogener Probleme, bei der Lösung von Erziehungsfragen sowie bei Trennung u. Scheidung* helfen soll; **Ind.:** Fragen zur Entwicklung u. Erziehung von Kindern, Erziehungsschwierigkeiten, Verhaltensauffälligkeiten*, Entwicklungsverzögerungen*, psychosomat. Beschwerden, Formen der psychischen Behinderung bei Schulkindern, Eltern-Kind-Konflikte, Kindesmisshandlung*, Kindesmissbrauch*; **Maßnahmen:** Einzelgespräche, Familienberatung*, psychotherap., heilpädagogische u. ähnliche Maßnahmen für das Kind, Krisenintervention*, Gruppen für Eltern (Elterntraining*) od. für Kinder; präventive Angebote auch außerhalb der Beratungsstellen (z. B. Leitung von Projekten in Schulen, z. B. zur Gewaltprävention); Vernetzung von Diensten i. S. eines interdisziplinären Austauschs von Informationen auch auf der Grundlage der nach dem Kinder*- u. Jugendhilfegesetz vorgesehenen Jugendhilfeplanung (übergreifende Problemfelder werden kommunal definiert u. die Ressourcen der einzelnen sozialen Dienste koordiniert). Erziehungsberatung findet in Familien- u. Erziehungsberatungsstellen u. ähnlichen Einrichtungen der Kommunen od. anerkannter Freier Träger der Kinder- u. Jugendhilfe u. z. T. auch als Online-Erziehungsberatung (E-Mail-Beratung durch Fachkräfte, moderierte Foren, Gruppen- u. Einzelchats) statt u. kann durch Rat suchende Eltern, Kinder u. Jugendliche, aber auch Erzieher u. Lehrer in Anspruch genommen werden. **Erziehungsberatungsstellen** arbeiten eng mit anderen kinder- u. jugendbezogenen Diensten zusammen (v.a. mit Kindergärten u. Schulen) u. bieten u.a. auch familientherap. u. psychotherap. Hilfen an. Das Angebot ist niedrigschwellig u. kostenlos. Die anvertrauten Daten sind geschützt (s. Schweigepflicht). SGB VIII stellt die allg. Rechtsgrundlage dar; § 28 SGB VIII weist ausdrücklich auf die Notwendigkeit der multidisziplinären Besetzung (Sozialarbeiter, Psychologen u. Mediziner, insbes. Kinder- u. Jugendlichenpsychotherapeuten) der Beratungsstellen hin, um einen differenzierten Zugang zu den Familien zu ermöglichen. **Wirksamkeit:** Es liegen zahlreiche, jedoch wenig kontrollierte wissenschaftliche Studien vor. Spezifische Interventionsformen wie Familientherapie, Elterntraining sowie Kinder- u. Jugendlichenpsychotherapie sind jedoch evidenzbasiert auf methodisch hoher Stufe abgesichert.

E

Erziehungs|stil *m*: (engl.) *manner of education*; Muster von Einstellungen, Handlungsweisen u. Ausdrucksformen, das die Art der Interaktion zwischen Erziehungspersonen (Eltern, andere Bezugspersonen, Erzieher, Lehrer) u. Kindern u. Jugendlichen kennzeichnet u. mit dem i.R. der Sozialisation Werte, Verhaltensweisen, Kenntnisse u. Sozialverhalten vermittelt werden; prägt das gezeigte Verhalten der Erziehungspersonen bei der Erziehung der Kinder (Erziehungsverhalten); **Hauptstile: 1. autoritärer** Erziehungsstil: bietet den Kindern u. Jugendlichen wenig Raum für eigene Entscheidungen u. Vorstellungen, fordert die Erfüllung u. Einhaltung von Vorgaben (Regeln, Anforderungen); wird vornehmlich über Belohnung u. Bestrafung vermittelt, von Seiten des Erziehenden wird nicht auf Überzeugung gesetzt; möglicherweise resultieren Probleme bei der Zuschreibung von eigenen Kompetenzen, Selbstsicherheit u. Selbstwertgefühl sowie im Umgang mit eigenen Aggressionen u. deren Kontrolle. **2. demokratischer** Erziehungsstil: gibt Regeln vor, grundsätzlich wird eine eher partnerschaftliche Beziehung angestrebt, die sich auch in Auseinandersetzungen über Regeln äußert. Den Kindern u. Jugendlichen wird mehr Entscheidungsraum zugestanden, was ein zunehmend selbstverantwortliches Verhalten ermöglicht. Die zugestandene Teilhabe am Prozess der Erziehung kann in Teilbereichen zu einer Überforderung der Kinder führen. **3. Laissez-faire-**Erziehungsstil: bietet wenig Vorgaben, Lenkung u. Kontrolle; die Kinder u. Jugendlichen sollen sich ohne einschränkende Maßnahmen selbst steuern u. entfalten können; spätere Schwierigkeiten in der Wahrnehmung u. Einhaltung von Regeln sind möglich (z.B. Impulskontrolle, Umgang mit eigenen Aggressionen). **4. entwürdigender** Erziehungsstil: ein durch physische u./od. psychische Gewalt geprägter Erziehungsstil, der die Grundsätze der Menschenwürde missachtet. Die Folgen psychischer u./od. körperlicher Traumata können vielfältig sein (z.B. posttraumatische Belastungsstörung*). **Hinweis:** Die beschriebenen Erziehungsstile sind als prototypische Beschreibungen zu verstehen i.d.R. (mit Ausnahme des entwürdigenden Erziehungstils) bestehen sie aus Mischformen, die unterschiedliche Komponenten integrieren.

Es: (engl.) *id*; in der psychonalytischen Theorie psychische Instanz, die den unbewussten Anteil der Psyche repräsentieren u. Triebregungen bzw. Wünsche umfassen soll, deren Inhalte z.B. in Traum* od. Fehlleistung* zum Ausdruck kommen. Das Es soll die primäre Quelle bzw. das Hauptreservoir der psychischen Energie bilden u. bereits bei der Geburt existieren. S. Freuds ursprüngliche kategorische Unterscheidung zwischen Unbewusstem, Vorbewusstem u. Bewusstem erfolgt in dem späteren Strukturmodell* zwischen den 3 psychischen Instanzen des Es, Ich* u. Über*-Ich eine gewisse Durchlässigkeit sowie die Vorstellung einer prozessualen Differenzierung, die ihren Ausgang vom Es in seiner Einwirkung auf das Ich nimmt. Zur empirischen Kritik: s. Psychoanalyse.

Es|citalopram (INN) *n*: (engl.) *escitaloprame*; (S)-Enantiomer des racemischen Citaloprams*; selektiver Serotonin*-Wiederaufnahme-Hemmer, Antidepressivum*; gegenüber Citalopram* weniger gastrointestinale UAW u. Hinweis auf überlegene Wirksamkeit.

Eserin *n*: (engl.) *eserine*; Physostigmin*.

ESGRAF: Abk. für **e**vozierte **S**prachdiagnostik* **gra**mmatischer **F**ähigkeiten.

Es-Im|puls (Impuls*) *m*: (engl.) *id impulse*; (psychoanalyt.) Impuls psychischer Energie aus dem Es* als der psychischen Instanz des Unbewussten; im Es finden die aus dem Somatischen stammenden Triebbedürfnisse als Es-Impulse ihren psychischen Ausdruck (unbewusste Wünsche). Sie treten nur in ihrer Abwehr (Verdrängung) indirekt ins Bewusstsein (z.B. als Traum od. Fehlleistung) u. manifestieren sich bei unvollständiger Verdrängung als neurotisches Symptom. Dieses dient der Ersatzbefriedigung des verdrängten Es-Impulses, wie es zugleich auch den Versuch darstellt, den Impuls zu beseitigen.

Eskapismus (engl. to escape entfliehen) *m*: (engl.) *escapism*; Tendenz, sich (unangenehmen Dingen) zu entziehen, auszuweichen; vgl. Lustprinzip.

ESM: Abk. für (engl.) ***E**xperience*-**S**ampling-**M**ethode.*

Esoterik (gr. ἐσώτερος innerer) *f*: (engl.) *esotericism*; allgemeine Bez. für Geheimlehren, die nur dann verstanden werden können, wenn ein bestimmter „Reifegrad" der Erkenntnis gewonnen wurde u. eine Bereitschaft u. Offenheit gegenüber Esoterik vorhanden ist; der „Eingeweihtenstatus" ist häufig bei esoterischen Sekten u. einzelnen Behandlungsverfahren anzutreffen. Z.T. werden gesundheitsbezogene Einstellungen vertreten, die im Gegensatz zu Konzepten der Schulmedizin stehen. Im Gegensatz hierzu steht die antike exoterische Philosophen-Schule, die auch von Außenstehenden verstanden werden konnte.

Ess|anfall: (engl.) *binge eating*; Essattacke*.

Ess|attacke: (engl.) *binge eating*; syn. Essanfall; auch Heißhungerattacke, Fressattacke; Verzehr einer großen Nahrungsmenge in verhältnismäßig kurzer Zeit, mit dem Gefühl verbunden, dabei die Kontrolle über das Essverhalten zu verlieren (s. Abb.); **Vork.:** Leitsymptom von Binge*-Eating-Störung u. Bulimia* nervosa, auch bei Anorexia* nervosa (bulimischer Typ) u. ggf. als selbstschädigendes Verhalten i. R. der emotional instabilen Persönlichkeitsstörung* vom Borderline-Typ, bei frontotemporaler Demenz; auch als abnormes Essverhalten ohne Vorliegen einer klassifizierbaren Störung; **Formen: 1.** objektive Essattacke: Verzehr einer objektiv großen Nahrungsmenge (erheblich mehr als die meisten Menschen in vergleichbarer Zeit in einer ähnlichen Situation essen würden); **2.** subjektive Essattacke: Betroffene mit Essstörung nehmen z. T. bereits kleine Portionen subjektiv als große Menge wahr u. entwickeln bei einer bestehenden Gewichtsphobie* große Ängste.

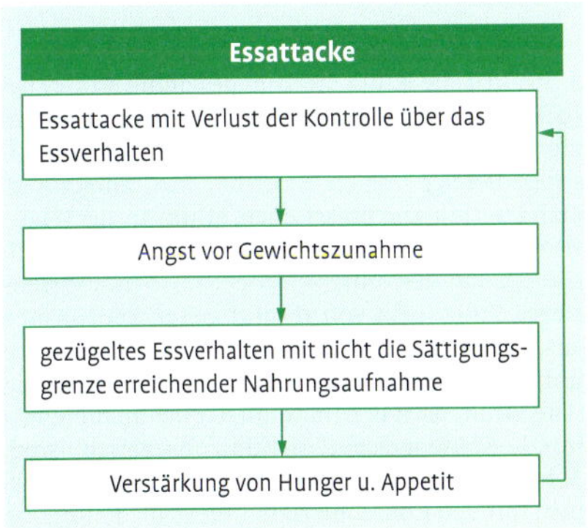

Essattacke: Aufrechterhaltung von Essattacken durch spezifische positive Rückkopplung

Ess-Brech-Sucht: (engl.) *bulimia*; s. Bulimia nervosa.

Ess|störungen: (engl.) *eating disorders*; Oberbegriff für psychische Störungen, die durch gestörtes Essverhalten gekennzeichnet sind; **Einteilung: 1.** Anorexia* nervosa; **2.** Bulimia* nervosa; **3.** Binge*-Eating-Störung; **4.** nicht näher bezeichnete Essstörung (engl. eating disorder not otherwise specified, Abk. EDNOS): wird diagnostiziert, wenn einige Symptome einer anderen Essstörung vorliegen, die diagn. Kriterien aber nicht vollständig erfüllt sind, z. B. wenn Essattacken* seltener od. über einen kürzeren Zeitraum als bei Bulimia nervosa auftreten od. eine normalgewichtige Person nach dem Verzehr normaler Nahrungsmengen selbst Erbrechen induziert. **Ätiol.:** Störungsmodell: s. Abbildung. Vgl. Orthorexia nervosa.

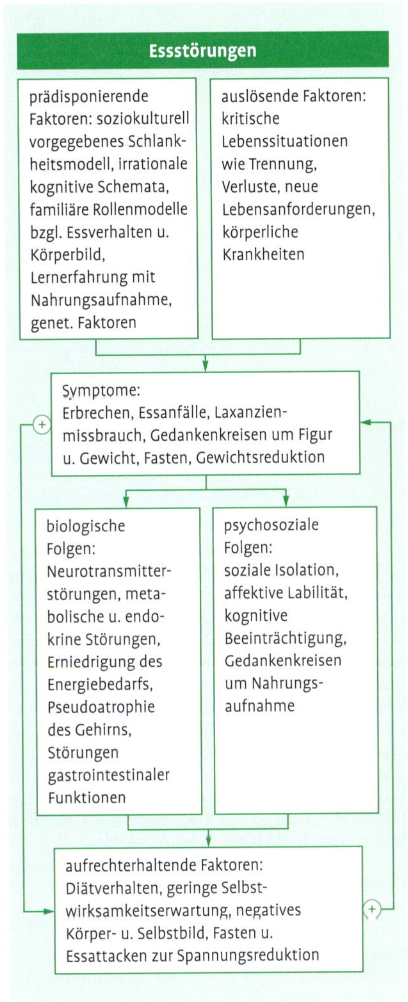

Essstörungen: Störungsmodell

Ess|sucht: (engl.) *bulimia*; umgangssprachl. Fresssucht; diagn. ungenaue klin. Bez. für (gestörtes) Essverhalten mit übermäßiger Nahrungsaufnahme, das zu Adipositas* führen kann; vgl. Essattacke.

Ess|verhalten, gebremstes: (engl.) *restrained eating*; s. Essverhalten, gezügeltes.

Ess|verhalten, gedrosseltes: (engl.) *curbed eating*; s. Essverhalten, gezügeltes.

Ess|verhalten, gezügeltes: (engl.) *restrained eating*; syn. gedrosseltes Essverhalten, gebremstes Essverhalten; stark kognitiv gesteuertes Essverhalten mit langdauernder Tendenz zur Einschränkung der verzehrten Nahrungsmenge u. dem Ziel, eine Gewichtsabnahme* zu erreichen od. eine Gewichtszunahme* zu vermeiden; z. B. durch ständige Begrenzung der zugeführten Kalorien mit starker

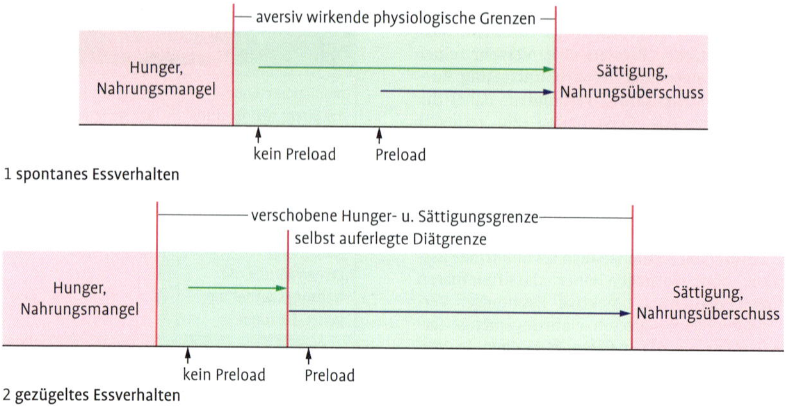

Essverhalten, gezügeltes: 1: spontanes Essverhalten; unabhängig von einem Preload (Vorab-Portion) erfolgt die Nahrungsaufnahme bis zur Sättigungsgrenze; 2: gezügeltes Essverhalten mit erniedrigter Hungergrenze, höherer Sättigungsgrenze u. selbst auferlegter Diätgrenze; bei Verabreichung eines Preloads, das die Diätgrenze überschreitet, wird bis zur (verschobenen) Sättigungsgrenze gegessen.

kognitiver Kontrolle (selbst auferlegte Diätgrenze) u. Übergehen physiol. Hungersignale; Betroffene nehmen weniger Nahrung zu sich, als zur Deckung des Energiebedarfs erforderlich ist (Boundary-Modell des Essverhaltens: s. Abb.); **klin. Bedeutung:** gilt als Risikofaktor für die Entwicklung von Essstörungen*.

Eszopi|clon *n*: (engl.) *eszopiclone*; in Deutschland nicht im Handel befindlicher Benzodiazepin*-Rezeptor-Agonist; Enantiomer von Zopiclon* mit stärkerer Affinität zur Benzodiazepin-Rezeptor-Bindungsstelle u. evtl. geringerem Abhängigkeitspotential; **Hinweis:** in USA zugelassen für Ind. Ein- u. Durchschlafstörungen.

ET: **1.** Abk. für **E**rinnerungs**t**herapie*; **2.** Abk. für **E**lektro**t**herapie*; **3.** Abk. für **E**rgo**t**herapie*.

Ethanol *n*: (engl.) *ethanol*; Ethylalkohol; C_2H_5OH; chem. Bez. für (Trink-)Alkohol*.

Ethanol|in|toxikation (Intoxikation*) *f*: (engl.) *intoxication due to use of ethanol*; Alkoholintoxikation*.

Ethik *f*: (engl.) *ethics*; philosophiepraktischer Teil der Philosophie als der Wissenschaft, die sittliches Wollen u. Handeln des Menschen auf seinen Ursprung u. sein Wesen hin untersucht u. sich somit mit der rationalen Begründung von grundlegenden Normen menschlichen Verhaltens beschäftigt; **Einteilung:** **1. Metaethik** befasst sich mit der Frage, wie u. ob Begründungen von Normen möglich sind, d. h. wie eine Theorie der Normenbegründung aussehen könnte, oftmals unter Rekurs auf Sprache. **2. Normative** Ethik schlägt die Brücke zwischen der Metaethik u. der praktischen Umsetzung u. versucht, Normen menschlichen Verhaltens zu begründen. Zur normativen Ethik zählen z. B. Verhaltensethik (engl. theory of conduct) u. Werte-Ethik (engl. theory of values). **3. Praktische** Ethik (auch angewandte Ethik) beschäftigt sich mit der Anwendung ethischer Prinzipien auf konkrete Fragestellungen. Im medizinischen Bereich zählen Bioethik, Medizinethik u. Standesethik zur praktischen Ethik. In der Theorie der Moralbegründungen werden 2 grundsätzliche Denkansätze unterschieden: **1. normenorientierte** Ethik: geht von absolut geltenden Normen aus, die unabhängig von Fragen der Wirkungen unbedingt zu befolgen sind; z. B. die deontologische Ethik, nach der Handlungen unabhängig von ihren Konsequenzen richtig od. falsch sind. **2. konsequentialistische** Ethik: begründet Normen mit den Konsequenzen, welche die Befolgung der Normen hätte. Alle Handlungen sind danach richtig od. falsch aufgrund des Wertes ihrer Konsequenzen, z. B. Utilitarismus. Ethische Prinzipien, z. B. der Schutz des Lebens, können in diesem Sinne deontologisch („Heiligkeit des Lebens") od. auch utilitaristisch mit dem Individualinteresse des Einzelnen an seinem persönlichen Weiterleben begründet werden. **Hinweis:** Ethische Verpflichtungen in Psychiatrie, Psychotherapie u. Psychologie beinhalten das Wohl des individuellen Patienten zu fördern, Schaden von ihm fern zu halten u. gleichzeitig die Gerechtigkeit, d. h. die begrenzten Ressourcen der Solidargemeinschaft im Auge zu behalten. Es sollten nicht nur die medizinischen, sondern auch die psychischen u. sozialen Folgen einer Erkrankung bzw. Krankheitsdiagnose reflektiert u. darüber hinaus nicht nur die Krankheit, sondern auch das Kranksein des Patienten erfasst werden.

Ethik-Beratung: (engl.) *ethics counselling*; multiprofessionelle, seit den 90er Jahren des 20. Jahrhunderts in Deutschland v. a. in konfessionellen Krankenhäusern entstandene Beratung*; wird neben dem klinischen Ethik*-Komitee u. a. auch von Ethik-Beratungsdiensten, Ethik-Arbeitsgruppen, Ethik-Ausschüssen u. Ethik-Foren durchgeführt; erfolgt auf Anfrage aus dem Behandlungsteam od. von Seiten des Patienten od. seiner Angehörigen; die Empfehlungen sind nicht verpflichtend u. schränken weder die Verantwortung noch die Entscheidungsbefugnis der behandelnden Ärzte od. anderer Berufsgruppen ein. **Ziel:** klinische Ethikberatung im konkreten Einzelfall (ethische Fallberatung), Leitlinienentwicklung, ethische Fort- u. Weiterbehandlung; **Voraussetzung:** Glaubwürdigkeit u. Ernsthaftigkeit der Beteiligten, Unabhängigkeit der Berater, Freiwilligkeit der Beratung, interdisziplinärer Austausch, Einhaltung der Schweigepflicht; angemessene Unterstützung u. Entlastung sowie Fortbildung der Mitarbeiter in klinischer Ethik, Moderation ethischer Fallbesprechungen u. Medizinrecht. Vgl. Ethik-Kommission.

Ethik-Komitee *n*: (engl.) *ethics committee*; Gremium aus Ärzten, Pflegekräften, Krankenhausseelsorgern, Psychologen, Sozialarbeitern, Physiotherapeuten, Juristen, Mitarbeitern der Verwaltung, Medizinethikern sowie Patienten- u. Angehörigenvertretern, das die Ethik*-Beratung der behandelnden Ärzte in schwierigen ethischen Entscheidungen übernimmt. Die Einzelfallberatung wird vom gesamten Ethik-Komitee, einer Arbeitsgruppe des Komitees od. durch einen einzelnen klinischen Ethik-Berater (in Deutschland bisher insbes. an Universitätskliniken mit hauptberuflichen Medizinethikern, z. B. im Rahmen eines Ethik-Konsils) durchgeführt. Bei der Ethik-Beratung durch das Gesamtkomitee stellen in die Behandlung involvierte Mitarbeiter das ethische Problem vor, nach interdisziplinärer Beratung kann ein ethisches Votum als Orientierungshilfe für das Behandlungsteam formuliert werden. Vgl. Ethik-Kommission.

Ethik-Kom|mission *f*: (engl.) *ethics board*: unabhängiges, interdisziplinär besetztes Gremium, das bei Ärztekammern, an medizinischen Fakultäten u. a. Einrichtungen der medizinischen Forschung die ethischen u. rechtlichen Implikationen von Humanforschung, medizinischen Versuchen am Menschen sowie von medizinischen Vorhaben in sensiblen Bereichen (z. B. Intensivmedizin, Sterbehilfe*, Schwangerschaftsabbruch*, epidemiol. Forschung u. medizinische Datenverarbeitung) diskutiert u. Empfehlungen an den einzelnen Forscher, Arzt od. Therapeuten ausspricht sowie allgemeine Leitsätze zur Unterstützung der Humanforschung u. der ärztlichen od. psychotherapeutischen Entscheidungsfindung erarbeitet. Für den Arzt besteht nach ärztlichem Standesrecht (§ 15 der Muster-Berufsordnung) die Pflicht, sich vor der Durchführung biomedizinischer Forschung am Menschen (mit Ausnahme ausschließl. epidemiol. Forschungsvorhaben) od. der Durchführung der Forschung mit vitalen menschlichen Gameten u. lebendem embryonalen Gewebe durch eine bei der Ärztekammer od. bei einer medizinischen Fakultät gebildete (sog. öffentlich-rechtliche) Ethik-Kommission über die mit seinem Vorhaben verbundenen berufsethischen u. -rechtlichen Fragen beraten zu lassen. Nach dem Arzneimittelgesetz (§ 40) darf bei Menschen eine klinische Arzneimittelprüfung, z. B. mit Psychopharmaka*, grundsätzlich nur begonnen werden, wenn diese zuvor von einer nach Landesrecht gebildeten Ethik-Kommission zustimmend bewertet u. von der zuständigen Bundesoberbehörde genehmigt worden ist; dagegen ist für die klinische Prüfung eines Medizinproduktes auch die vorherige positive Stellungnahme einer (registrierten) privaten od. freien Ethik-Kommission ausreichend. Für Psychologen bestehen eigene Ethik-Kommissionen u. a. an psychologischen od. sozialwissenschaftlichen Fakultäten der Universitäten od. bei Fachgesellschaften, die i. d. R. als Arbeitsgrundlagen ethische Richtlinien verabschiedet haben. Vgl. Ethik-Komitee; Deklaration von Helsinki.

Ethno|medizin (gr. ἔθνος Volk; lat. ars medicina ärztliche Kunst) *f*: (engl.) *ethnomedicine*; syn. transkulturelle Medizin; anthropologische Disziplin, die Konzepte von Gesundheit, Krankheit u. Heilung in Ethnien u. Populationen jeglicher Provenienz beschreibt; i. w. S. vergleicht Ethnomedizin versch. Heilweisen u. untersucht deren Interaktion durch ihre Träger in Kontaktsituationen. Eine bes. Aufgabe bildet neben dem sammelnden Beschreiben der Heilmittel, -techniken u. -konzepte die Konfliktanalyse in med. Transfersituationen u. die wissenschaftl. fundierte Bewertung der Heilkunden u. Volksmedizinen.

Ethno|psychiatrie (gr. ἔθνος Volk; Psych-*; -iatr*) *f*: (engl.) *ethnopsychiatry*; syn. transkulturelle Psychiatrie; Teilgebiet der Psychiatrie*, das in anderen Kulturen u. in Hinblick auf andere Kulturen u. a. den Umgang mit psychiatrischen Erkrankungen, Entstehung u. Symptomatik, Behandlungsformen untersucht; im ethnomedizinischen Kontext steht die kulturelle Variabilität von Krankheit u. Erklärungsmodellen im Vordergrund; klin. Bedeutung zunehmend aufgrund verstärkter Migration (vgl. Migrationsforschung). Vgl. Ethnopsychologie; Ethnomedizin.

Ethno|psycho|logie (gr. ἔθνος Volk; Psych-*; -log*) *f*: (engl.) *ethnopsychology*; syn. transkulturelle Psychologie; Teilgebiet der Psychologie*, das sich mit Unterschieden u. Ähnlichkeiten des individuellen psychosozialen Handelns in verschiedenen Kulturen u. ethnischen Gruppen (Kagitcibasi/Berry, 1989) beschäftigt; geht von der kulturspezifischen Rationalität (dem, was in einer gegebenen Kultur als rational, vernünftig, stimmig, passend angesehen wird) der von ihr untersuchten Phänomene aus; dazu gehören Konzepte von Emotion*, Verhalten*, Entwicklungsphasen (kulturabhängige, typische Stadien, z. B. Kindheit, Jugend, Erwachsenenalter, Alter) u. Gesundheit, Konzepte von psychischen Störungen*, psychologische Diagnostik*, Therapieformen u. Heilungsrituale in anderen Kulturen. Viele Themen, z. B. kulturgebundenes Syndrom, Schamanismus, Ekstase od. Psychotherapie, werden sowohl in der Ethnopsychologie als auch in der Ethnomedizin* u. -psychiatrie* untersucht.

Etho|logie (gr. ἔθος Sitte, Brauch; -log*) *f*: (engl.) *ethology*; syn. Verhaltensbiologie; Teilgebiet der Biologie, das Verhalten aus biol. Sicht untersucht (z. B. durch Beobachtung der Anpassungsleistungen eines Organismus in seiner natürl. Umgebung); die klassische Ethologie (vergleichende Verhaltensforschung) wurde in den 30er Jahren des 20. Jahrhunderts von K. Lorenz u. N. Tinbergen begründet u. beschäftigt sich mit der Funktion von Verhaltensweisen, den dem Verhalten zugrunde liegenden Mechanismen u. physiologischen Prozessen, der Ontogenese (individuelle Entwicklung) u. der Phylogenese (stammesgeschichtliche Entwicklung) von Verhaltensweisen. Die neuere Ethologie erweitert das Spektrum der Fragestellungen durch neu hinzukommende Teilgebiete (z. B. Verhaltensphysiologie, Soziobiologie) auf Fragen der evolutionären Angepasstheit des Verhaltens. Vgl. Behaviorismus; Aggression; Prägung.

Etikettierung: (engl.) *labeling*; Reduzierung verschiedener Merkmale einer Person auf wenige, meist negativ bewertete, sozial relevante Attribute, die einem als nicht der gesellschaftlichen Norm entsprechenden Verhalten zugeschrieben werden u. Grundlage für Stigmatisierung* sind; z. B. die Attribuierung psychischer Störungen mit Unberechenbarkeit od. Unheilbarkeit. Psychische Störungen wurden als Ergebnis eines fehlgeleiteten gesellschaftlichen Entwicklungsprozesses aufgefasst u. psychisches Kranksein von vielen Exponenten der Antipsychiatrie*-Bewegung geleugnet. **Hinweis:** I. R. der Labeling*-Theorie ist Etikettierung der zentrale Ätiologie-Mechanismus bei verschiedenen psychischen Störungen, insbes. bei Schizophrenie. Diese Theorie konnte wissenschaftlich nicht bestätigt werden.

Eto|midat (INN) *n*: (engl.) *etomidate*; carboxyliertes Imidazolderivat; Injektionsnarkotikum; **Wirkung:** sedativ-hypnot. Wirkung bei sehr schnellem Wirkungseintritt u. kurzer Wirkungsdauer (Umverteilung aus ZNS in Muskulatur u. Fettgewebe); **Ind.:** v. a. Narkoseeinleitung bei allerg. Asthma* bronchiale bzw. kardiovaskulärer od. pulmonaler Vorerkrankung (keine Histaminfreisetzung, geringer Blutdruckabfall); **Kontraind.:** Säuglinge <6 Monate, bekannte Überempfindlichkeit gegenüber Etomidat, gegenüber einem der Hilfsstoffe od. Fettemulsionen bei Emulsionspräparaten; **Wechselwirkungen:** hypnotische Wirkung wird durch Neuroleptika, Opioide, Sedativa u. Alkohol verstärkt; **UAW:** u. a. Myoklonien (Proph. durch Vorapplikation eines Benzodiazepins* od. Opioids*), selten Thrombophlebitis.

EU: Abk. für **E**rwerbs**u**nfähigkeit; s. Erwerbsminderung.

Eu|nuchismus (gr. εὐνοῦχος Kastrierter) *m*: (engl.) *eunuchism*; Auswirkungen des vollständigen Fehlens von testikulärem Androgen* inf. Agonadismus od. präpuberaler Kastration* sowie bei präpuberaler Hodenschädigung od. Gonadendysgenesie; **Merkmale:** ausbleibender Gestaltwandel vom Jüngling zum Mann, Hochwuchs, Minderentwicklung der Muskulatur, fehlender Stimmbruch (Fistelstimme), Adipositas, unentwickelte sekundäre Geschlechtsmerkmale.

Eunuchoidismus (Eunuchismus*; -id*) *m*: (engl.) *eunuchoidism*; dem Eunuchismus* ähnliche körperliche Veränderungen inf. Androgenmangels od. postpuberaler Hodenschädigung (z. B. postpuberale Kastration); körperliche Veränderungen sind i. d. R. weniger ausgeprägt als beim Eunuchismus od. können ganz fehlen; Stimmbruch ist i. d. R. vorhanden.

Eu|phorie (gr. εὔφορος leicht tragend) *f*: (engl.) *euphoria*; Bez. für gesteigertes Lebens- u. Glücksgefühl mit Sorglosigkeit, Optimismus u. (meist unangemessem) übersteigertem Wohlbefinden; **Vork.:** z. B. als situationsabhängige Veränderung des Affekts* ohne pathol. Bedeutung, bei Arzneimittel- od. Drogenmissbrauch (Weckamine, Cocain*, Alkohol*, Morphin*), in der Manie* od. bei psychot. Zuständen.

Euphorika (gr. εὔφορος leicht tragend) *n pl*: (engl.) *euphoriants*; berauschende, das subjektive Wohlbefinden positiv beeinflussende Substanzen; z. B. Opioide*, Amphetamine*, Cannabis*, Cocain*.

European Medicines Agency: s. EMA.

Eu|stress (gr. εὖ gut, normal; Stress*) *m*: (engl.) *eustress*; s. Stress.

Eu|thanasie (gr. εὐθανασία schöner Tod) *f*: (engl.) *euthanasia*; s. Sterbehilfe.

Eu|thymie (gr. εθτηεμια Gemüt, Sinn) *f*: (engl.) *euthymia*; innere Heiterkeit, Frohsinn, Seelenharmonie.

EV: Abk. für **e**xpansive **V**erhaltensstörung*.

Evaluation (franz. évaluer abschätzen, berechnen) *f*: (engl.) *evaluation*; systematisches u. objektives Erfassen u. Bewerten von Prozessen u. Ergebnissen zur Wirkungskontrolle, Steuerung u. Reflexion; **Meth.:** Daten werden methodisch organisiert erhoben u. systematisch dokumentiert, um die Untersuchung, das Vorgehen u. die Ergebnisse nachvollziehbar u. überprüfbar zu machen. I. d. R. erfolgt die Bewertung durch den Vergleich der ermittelten Ist-Werte mit vorher explizit festgelegten u. begründeten Soll-Werten anhand nachvollziehbar festgelegter Indikatoren (Evaluationskriterien). **Einteilung:** je nach primärer Zielsetzung in Planungs-, Prozess- u. Ergebnisevaluation od. nach methodischem Vorgehen in summative u. formative Evaluation.

Evaluations|forschung (Evaluation*): (engl.) *evaluation research*; Überprüfen von Entwicklungen u. Interventionsprogrammen auf ihren Nutzen mit dem Ziel, zu neuen Erkenntnissen zu kommen, die ihrerseits zur Modifikation der Entwicklung führen; Anlage u. Konzeption von Evaluation* wird als Evaluationsdesign bezeichnet. Evaluationsforschung beschreibt die Ziele, Fragestellungen u. das methodische Vorgehen; ausgehend von einer Zieldefinition u. Fragestellungen erfolgen Modellentwicklung, Operationalisierung des Modells u. Planung der technischen Umsetzung.

Evaluations|kriterien (Evaluation*) *n pl*: (engl.) *evaluation criterion*; s. Evaluation.

Event-Sampling-Methode (engl. event Ereignis; sampling Probennahme) *f*: (engl.) *event sampling method*; Beobachtungsverfahren mit Verhaltensweisen als Beobachtungseinheit, für die jeweils Beginn u. Ende erhoben werden (Ereignisstichprobenverfahren); **Formen: 1.** signalkontingent: Datenerhebung bei Signal (z. B. Ton), Vorteil: Minimierung von Erinnerungsverzerrung; **2.** ereigniskontingent: Datenerhebung bei Auftreten eines Ereignisses; **3.** intervallkontingent: Datenerhebung nach Ablauf definierter Zeitintervalle; meist in der natürlichen Umgebung der Probanden durchgeführt (hohe ökologische Validität*), besonders geeignet für zeitlich variable Ereignisse (z. B. Panikanfall, Stimmungsänderung, Stresssituationen/Stress-Sampling), weniger für über längere Zeit stabile Merkmale (z. B. Panikstörung, Depression); Ergebnis: exakte Informationen über Häufigkeit, Dauer u. dynamische Fluktuationen von Verhaltensweisen; im Gegensatz zu reiner Querschnittserhebung auch Erfassung der intraindividuellen Variabilität; abhängig von apparativer Unterstützung (z. B. Papier, elektronische Tagebücher), bei sehr kurzen Verhaltensweisen erschwerte Registrierung (ggf. Beschränkung auf wenige Verhaltensweisen); mögliche Nachteile: Selektionsbias bei Teilnahmeentscheidungen, mangelnde Kooperation bei hohem Aufwand, Reaktivität u. Priming-Effekte durch Messung. Vgl. Tagebuchverfahren; Beobachtung; Beobachtungsstudie.

Evidenz (lat. evidentia Veranschaulichung) *f*: **1.** (engl.) *evidence*; im Kontext der evidenzbasierte Medizin* abgeleitet von englisch „evidence" für Nachweis od. Beweis mit der Bedeutung, dass Informationen, die zur (ärztlichen) Entscheidungsfindung eingesetzt werden, in Form wissenschaftlicher Fragestellungen in (klinischen) Studien untersucht werden, bis sich Thesen erwiesen haben od. verworfen werden; sog. Quellen aufbereiteter Evidenz (z. B. Leitlinien*, systematische Reviews od. Health-Technology-Assessment-Berichte) sind im Gegensatz zu Originalarbeiten das für einen bestimmten Nutzerkreis zusammengestellte aktuelle, wissenschaftlich nachgewiesene Wissen. **2.** subjektive, unmittelbare u. vollständige Gewissheit im psychotherap. Kontext: s. Evidenzerlebnis.

Evidenz|erlebnis (Evidenz*): (engl.) *evidential experience*; Bez. für Erleben einer subjektiven Gewissheit über das Zutreffen eines Sachverhalts, ohne dass dies durch objektive Fakten begründbar sein muss; ist i. d. R. von intensiven Emotionen* begleitet u. kann u. a. im Rahmen des psychotherapeutischen Prozesses auftreten.

Evidenz|grad (Evidenz*): (engl.) *level of evidence*; syn. Evidenzstufe, Evidenzklasse; hierarchische Abstufung von externer Evidenz zur Bewertung ihrer Aussagekraft nach internen Validitätskriterien (s. Tab.). Vgl. Empfehlungsstärke; Medizin, evidenzbasierte.

Evidenzgrad
Hierarchie der wissenschaftlichen Evidenz

Grad[1]	Anforderung
1	wenigstens ein systematisches Review auf der Basis methodisch hochwertiger RCT (Abk. für randomised controlled trial, randomisierte klinische Studie)
2	wenigstens ein ausreichend großer, methodisch hochwertiger RCT
3	methodisch hochwertige Studien ohne Randomisierung bzw. nicht prospektiv (Kohortenstudien, Fallkontrollstudien)
4	mehr als eine methodisch hochwertige nichtexperimentelle Studie
5	Meinungen und Überzeugungen von angesehenen Autoritäten (aus klinischer Erfahrung); Expertenkommissionen, beschreibende Studien (Kasuistik)

[1] Grad 1: stärkste Evidenz

Evidenz|klasse (Evidenz*): (engl.) *level of evidence*; Evidenzgrad*.

Evidenz|stufe (Evidenz*): (engl.) *level of evidence*; Evidenzgrad*.

E|volution (lat. evolvere, evolutus entwickeln) *f*: (engl.) *evolution*; (biol.) fortwährende Anpassung u. Neuentwicklung von Arten durch natürliche Selektion aus zufällig durch Neukombination u. Mutation der genetischen Information entstandene genetische Varianten sowie durch Separation von Mitgliedern der Ursprungsart. Vgl. Ontogenese; Sozialdarwinismus; Degenerationslehre.

E|volutions|theorie (Evolution*) *f*: (engl.) *theory of evolution*; von Darwin u. Wallace (1859) begründete Theorie, wonach sich alle Lebewesen einschließlich des Menschen aus einer ursprünglichen Form des Lebens durch natürliche Selektion entwickelt haben. Auf der Basis der Evolution* versucht die **evolutionäre Psychologie** menschliches Erleben u. Verhalten sowie deren onto- u. phylogenetische Entwicklung zu erklären (Buss, Cosmides, Tooby). Grundannahme: psychische Merkmale (sog. Module) u. ihre funktionelle Architektur sind Ergebnis evolutionärer Anpassung* u. anschließender natürlicher Selektion (Überlebenswert in der Environment of Evolutionary Adaptetness, Abk. EEA, Umwelt, an die unsere genetische Ausstattung optimal angepasst ist). Untersucht werden u. a. Altruismus*, Geschlechterunterschiede, Fortpflanzungsverhalten od. soziale Verträge z. B. mit Hilfe des Gefangenendilemmaspiels*. In der **evolutionären Psychiatrie** werden psychische Störungen bzw. psychopathologische Phänomene auf natürliche Selektion zurückgeführt. Grundannahme: die den Störungen zugrunde liegenden Mechanismen waren unter vergangenen Bedingungen adaptiv, sind heute aber aufgrund der veränderten Umwelt maladaptiv. Die Ursachen menschlicher Erkrankungen werden in 6 evolutionären Mechanismen (z. B. Abwehr- u. Verteidigung, veränderte Umweltbedingungen, Infektionen, genetische Veränderungen, evolutionäres Erbe) gesehen (Nesse, Williams). Depression wird z. B. als Fehlregulation physiologischer Stimmungsvariationen (wenn Anstrengung sich lohnt, sind positive Stimmungen vorteilhaft, führt Anstrengung dagegen nicht zum Ziel, schützt negative Stimmung vor Verlusten u. fördert die Suche nach Alternativen) verstanden (Anknüpfung zur Kausalattribution u. erlernten Hilflosigkeit* in der Erklärung der Depression). Weitere Thesen existieren u. a. zu Schizophrenie (Betroffene wurden aus der Gruppe hervorgehoben; so lange adaptiv, wie nur wenige Personen davon betroffen waren), Autismus, Depression, Aufmerksamkeits- u. Hyperaktivitätsstörung, Demenz, Zwangs-, Ess- u. Persönlichkeitsstörung sowie Phobie.

Evozierte Sprach|dia|gnostik grammatischer Fähigkeiten (gr. διαγνωστικός fähig zu unterscheiden) *f*: Abk. ESGRAF; spieldiagnostisches Verfahren zur Erfassung des grammatischen Entwicklungsstands von Kindern; eine Gruppe von Kindern bzw. ein Kind wird in geplanten Rollenspielanordnungen mit Figuren in versch. Spielsituationen (15 Module, z. B. Verstecken, Ratespiel, Einkaufen) zum Sprechen motiviert, um die Sprachproduktion zu erfassen (Rasterbogen mit grammatischen Elementen); revidierte Fassung ESGRAF-R; **Anw.:** Kinder von 4–16 Jahren; Diagnostik von Störungen im Grammatikerwerb (s. Dysgrammatismus); Ableitung von Therapie- u. Förderzielen; ESGRAF-R auch als Screeening-Verfahren in Schulklassen; **Testdauer:** ca. 1 Stunde.

EWL: Abk. für **E**igenschafts**w**örter**l**iste*.

Ex|ag|geration (lat. exaggerare vergrößern, übertreiben) *f*: (engl.) *exaggeration*; subjektive, unangemessen übertriebene Darstellung von Symptomen; vgl. Simulation; Täuschungsphänomene, klinische.

Ex|altation (lat. ex- aus, heraus; saltare springen, tanzen) *f*: (engl.) *exaltation*; Bez. für eine übertrieben gehobene Stimmung i. S. einer Euphorie*, die mit einer Steigerung des Selbstbewusstseins einhergeht; **Vork.:** z. B. bei Manie*.

Examens|angst: (engl.) *exame nerves*; s. Prüfungsangst.

Ex|azerbation (lat. exacerbare aufbringen, aufstacheln) *f*: (engl.) *exacerbation*; Exacerbatio; Verschlimmerung od. Wiederauftreten (sog. Reexazerbation) einer zwischenzeitlich partiell od. vollständig abgeklungenen Krankheit, der eine Vulnerabilität* zugrunde liegt; **Vork.:** v. a. bei Schizophrenie* u. affektiven Störungen*.

Exekutiv|funktionen (lat. exequi verfolgen) *fpl*: (engl.) *executive functions*; exekutive Funktionen; Klasse kognitiver Grundleistungen wie schlussfolgerndes Denken, Entscheidungsfindung, vorausschauende u. zielgerichtete Handlungsplanung, Arbeitsgedächtnis u. abstraktes Denkvermögen zur Auslösung, Sequenzierung, Überwachung u. Beendigung komplexer Verhaltensweisen; im Präfrontalkortex* u. dessen fronto-striatalen Funktionskreisen lokalisiert. Facettentheoretische Modelle der Exekutivfunktionen gehen von 2 Facetten **kognitiver** Exekutivfunktionen aus, wobei versch. Operationen, z. B. simultane Speicherung u. Verarbeitung, Supervision u. Koordinationsfunktionen auf unterschiedliche Materialien, z. B. visuell-räumliche u. sprachlich-numerische Materialien angewendet werden. **Emotional-motivationale** Exekutivfunktionen (syn. emotionales Arbeitsgedächtnis; sog. hot executive functions) werden als eigenständiger Funktionsbereich zur Verarbeitung emotionaler u. motivationaler Inhalte angesehen. **Klin. Bedeutung:** Störungen kognitiver Exekutivfunktionen treten als **dysexekutives Syndrom** nach Schädigung od. bei Funktionsstörung des Frontalhirns (s. Frontalhirnsyndrom) auf. Störungen emotionaler Exekutivfunktionen können behavioral z. B. als erhöhte Impulsivität*, geringe Selbstregulation* u. Verhaltensregulation* (Wutausbrüche, instabile Beziehungen), erhöhtes Risikoverhalten*, mangelnde Verhaltenssteuerung u. reduzierte Sensitivität bezüglich positiver od. negativer Konsequenzen auftreten.

Ex|hibitionismus (lat. exhibere, exhibitus hinhalten, darbieten) *m*: (engl.) *exhibitionism*; Form der Paraphilie* mit sexuell erregenden Phantasien, sexuell dranghaften Bedürfnissen u./od. sexuellen Verhaltensweisen, die durch Zurschaustellen der Geschlechtsorgane (mit od. ohne Erektion) gekennzeichnet sind, mit od. ohne Masturbation vor fremden (weibl.) Personen ohne deren Einverständnis, mit dem Ziel sexueller Befriedigung; **Vork.:** sehr wahrscheinlich nur bei Männern; **Kriterien:** (diagn.) Diese Bedürfnisse, Phantasien u./od. sexuellen Verhaltensweisen müssen vorwiegender od. ausschließl. Inhalt sexuellen Interesses sein u. seit mind. 6 Monaten bestehen; erschrockene, ängstl. od. beeindruckte Reaktion der Frau erhöht i. d. R. die sexuelle Erregung. **Ther.:** nur bei Leidensdruck u./od. Gefährdung bzw. Belästigung Anderer; v. a. kognitive Verhaltenstherapie* mit dem Ziel ausreichender Selbstkontrolle; **Recht:** strafbar nach § 183 StGB auf Antrag für Männer vor Erwachsenen, nach § 174 bzw. § 176 StGB in jedem Fall für Männer u. Frauen vor Schutzbefohlenen bzw. Kindern.

Existenz|ana|lyse (lat. exsistere heraustreten, werden; Analyse*) *f*: (engl.) *existential analysis*; Form der Psychotherapie (nach V. E. Frankl), bei der durch Betrachtung u. Analyse der persönlichen Biographie des Patienten Antworten auf individuelle Identitäts-, Wert- u. Sinnfragen gesucht werden, auch vor dem Hintergrund einer zu akzeptierenden unveränderbaren Leidenssituation, von Alltagsparadoxien od. des Todes; fehlende Sinnstiftungen werden als Ursache psychischer Störungen (Neurosen*, v. a. noogene mit Sinnkrisen u. Leere) angenommen, aber auch als Begleiterscheinungen angesehen. **Therapieziel:** Im Mittelpunkt solcher Sinnstiftungen steht die Analyse des persönl. Zugangs zur Welt, zur Vergangenheit, zu den Lebensmotiven, zu sich selbst (auch körperlich), wobei das Selbst eher als Prozess eines sich in der Zeit ständig wandelnden Bezugs des Individuums zu seiner Umwelt (Daseinsanalyse*) angesehen wird. **Ind.:** kein empirisch begründeter Indikationsbereich; genannt werden Neurosen, Lebenshemmung, Insuffizienz- u. Unsicherheitsgefühle, Begleitung von Psychosen, psychosomat. Störungen, Sexualstörungen, Sucht, Krisen, Sinnlosigkeitsgefühle, Persönlichkeitsentfaltung u. Sterbevorbereitung; **Durchführung:** Wesentlich sind das empathische, kognitive, konfrontativ-konstruktive u. fürsorglich-ermutigende Gespräch (Sinnfindungsgespräch, Sokratischer* Dialog), von der Symptomatik ablenkende Methoden (Dereflexion*, Ignorieren) u. paradoxe Intentionen (i. d. R. mit Symptomverschreibung*), wobei auch adjuvante Mittel eingesetzt werden (z. B. Imagination*, Traumarbeit, Körperarbeit). Angestrebt werden Antworten zur Frage, wer man ist, zu was man sich entwickeln könnte u. warum man es nicht tut, welche Verantwortung man innerhalb der Freiheit der Existenz wahrnimmt, wie man mit erlebter innerer u. äußerer Isolation umgeht, welche Möglichkeiten es gibt, das Jetzt u. Hier zu transzendieren, welche Abwehrmechanismen zur Bewältigung von Angst genutzt werden, die durch solche existentiellen Fragen ausgelöst wird. **Wirksamkeit:** Es liegen keine evidenzbasierten Wirksamkeitsnachweise vor. **Hinweis:** Andere existentielle Psychotherapieformen sind eng verknüpft mit anderen Existenzphilosophien (u. a. von Nietzsche, Kirkegaard, Sartre) u. haben ähnliche Orientierungen u. Grundlagen. Weiterentwicklung der Existenzanalyse als personale Existenzanalyse (A. Längle), die mehr affektive Momente betont.

Existenz|angst (lat. exsistere heraustreten, werden): **1.** (engl.) *existential crisis*; durch bestehende Verhältnisse in der Gesellschaft (z. B. Krieg, drohende Arbeitslosigkeit) ausgelöste Angst*; **2.** individuelle Angst vor dem völligen Zerfall der eigenen Existenz, z. B. vor dem Sterben od. Tod. Psychische Störungen, die mit einer hohen antizipatorischen Angst* verknüpft sind (z. B. generalisierte Angststörungen), disponieren für das Auftreten von Existenzangst.

Ex|kulpation (lat. ex aus, heraus; culpare beschuldigen) *f*: (engl.) *exculpation*; s. Exkulpierung.

Ex|kulpierung (lat. ex aus, heraus; culpare beschuldigen): (engl.) *exculpation*; Exkulpation; im strafrechtl. Sinn die Anerkennung der Schuldunfähigkeit* infolge einer schweren psychischen Störung zum Tatzeitpunkt; Beurteilung erfolgt i. d. R. aufgrund eines psychiatrischen Gutachtens* zur Einsichts- u. Steuerungsfähigkeit. Vgl. Psychiatrie, forensische.

exo|gen (gr. ἔξω (nach, von) außen, außerhalb; -gen*): **1.** (engl.) *exogenous*; außerhalb des Organismus entstanden, von außen in den Körper eingebracht; **2.** durch äußere Faktoren verursacht; im Allg. auf Schädigungen angewandte Bez., z. B. exogene traumatische od. toxische Hirnschädigung; Gegensatz endogen*.

Exorzismus (gr. εχορκισμοσ Beschwörung von Dämonen und Geistern) *m*: (engl.) *exorcism*; Bez. für Rituale zum Austreiben von Dämonen u. Teufeln aus Menschen, Tieren od. Orten zur Behandlung von Menschen, die als besessen gelten (wahrscheinlich psychisch kranke Menschen); wird von einzelnen Vertretern religiöser Gemeinschaften als Ersatz für Psychotherapie angesehen. **Hinweis:** Positiven Einzelfallberichten aus kirchlichen Kreisen stehen Studien gegenüber, die über negative Folgen, z. B. posttraumatische Stresssymptomatik od. Dissoziation, berichten.

Experience-Sampling-Methode (engl. experience Erfahrungswissen; sampling Probennahme) *f*: (engl.) *experience sampling method*; Abk. ESM; Form eines Tagebuchverfahrens*, bei dem die Personen durch einen Signalgeber (z. B. Armbanduhr) zu unterschiedlichen Zeitpunkten (z. B. 7–10 mal pro Tag über 7 Tage) aufgefordert werden, bestimmte Fragen, z. B. zu Befindlichkeit, Situation od. Tätigkeit, zu beantworten; die Erfassung der Antworten erfolgt meist mit Kleincomputer (Handheld); ermöglicht eine umfassende elektronische Datenregistrierung von biologischen u. psychologische Daten, z. B. Leistung, Stress/Coping, soziales Netzwerk, Befindlichkeit, Schmerz, phobisches Verhalten. **Anw.:** i. R. der Feldforschung*. Die Selbstregistrierung im Alltag mit Kleincomputer setzt ein Mindestmaß an intakten Funktionen voraus, da sonst keine zuverlässige Gerätebedienung gewährleistet ist. Kleincomputer können die diagnostische mit einer therapeutischen Funktion kombinieren, indem bei spezifischen Konstellationen Rückmeldungen gegeben werden, z. B. bei Überschreiten von kritischen Werten wird Warnsignal u. Hinweis auf mögliche Verhaltensänderungen gegeben.

Experiencing (engl. experience Erfahrungswissen): Patientenvariable, beschreibt die aktuelle, gefühlte (häufig als körperliches Empfinden), ganzheitliche u. körpernahe Bedeutung eines Erlebnisgegenstandes, z. B. einer Person; s. Gesprächspsychotherapie; Focusing.

Experiment (lat. experimentum Versuch, Probe) *n*: (engl.) *experiment*; Versuchsanordnung zur Ermittlung eines kausalen Zusammenhangs zwischen Variablen*; geplanter Vorgang zur genauen Beobachtung von Phänomenen; beinhaltet die Manipulation einer od. mehrerer unabhängiger Variablen u. die Messung einer od. mehrerer abhängiger Variablen; erfordert Kontrolle aller Einflussgrößen durch zufällige Zuordnung der Probanden zu den versch. Untersuchungsbedingungen (s. Randomisierung) sowie mind. 2 Untersuchungsgruppen (Experimentalgruppe* u. Kontrollgruppe*). Experimente müssen wiederholbar sein. **Formen: 1.** Laborexperiment: alle Elemente (Setting, unabhängige, abhängige Variable) eines Experiments werden künstlich hergestellt; **2.** Feldexperiment (auch Naturexperiment): die Elemente werden in der natürlichen Umwelt realisiert (der Experimentator bestimmt nicht die Versuchsbedingungen, sondern sucht sie auf); z. B. Untersuchung von Hilfsbereitschaft in einer Fußgängerzone; **3.** mehrfaktorielles Experiment: Experiment, bei dem gleichzeitig mehrere unabhängige Variable untersucht werden; **4.** Experiment mit Einzelpersonen: die Bedingungen werden variiert (z. B. ABA-Versuchsplan; s. Einzelfalldarstellung). Aufgrund ethischer Fragen müssen Experimente häufig vor deren Realisierung einer Ethik-Kommission vorgelegt werden. Vgl. Quasi-Experiment.

Experimental|gruppe (Experiment*): (engl.) *experimental group*; Bez. für Gruppe von Probanden in einem Experiment* od. anderen Studien, bei der die unabhängige Variable manipuliert wird; vgl. Kontrollgruppe.

Experten|system *n*: (engl.) *expert system*; Bez. für Softwaresystem, das in der Lage ist, Lösungen für Probleme aus einer Wissensdomäne (bestimmtes Fachgebiet, z. B. Diagnose psychischer Störung, Analyse von Forschungsdaten) zu liefern, die qualitativ denen eines menschlichen Experten mindestens vergleichbar sind (Expertenwissen); bewährt sind wissensbasierte Systeme (Bez. wird häufig als Synonym verwendet); Bestandteile: i. d. R. Wissensbasis, Inferenzmaschine, Wissenserwerbs-, Dialog- u. Erklärungskomponente; **Formen: 1.** Diagnosesysteme: erstellen Diagnosen, z. B. Diagnostisches* Expertensystem für psychische Störungen; **2.** Beratungssysteme: geben Handlungsempfehlungen; **3.** Konfigurationssysteme: berücksichtigen Unverträglichkeiten u. Anwenderwünsche bei komplexen Selektionen; **4.** Planungssysteme: stellen Aktionen zur Erreichung eines vorher definierten Endzustandes (z. B. Projektende, Verteilung von Ressourcen od. Aufgaben) zusammen.

Ex|ploration (lat. explorare erproben) *f*: (engl.) *exploration*; syn. Gespräch, diagnostisches; (psychiatr.) Bez. für die eingehende u. systematische Befragung des Patienten od. Ratsuchenden zur Ermittlung seiner aktuellen Beschwerden, zur Erkundung seiner Lebensgeschichte u. psychischen Erlebensweise sowie zur Erfassung psychopathol. Auffälligkeiten; ggf. auch ihrer aufrechterhaltenden Faktoren* sowie der Vorgeschichte einer Erkrankung (s. Anamnese). Ziel ist die Informationssammlung, aufgrund derer (ggf. unter Einbezug weiterer Informationen, z. B. Testbefunde) eine Diagnose* gestellt werden soll; vgl. Kriterien, diagnostische; DIPS.

Ex|plosiv|handlung (lat. explosio das Herausklatschen): (engl.) *emotional act*; s. Affekthandlung.

Ex|plosiv|re|aktion (lat. explosio das Herausklatschen; Reaktion*) *f*: (engl.) *explosive reaction*; Form der Primitivreaktion*, bei der ein objektiv gesehen geringfügiger Reiz zu einem abrupten Anstieg von Affekten* führt; **Vork.:** z. B. nach schwerer Kränkung*, häufig im partnerschaftlichen Bereich.

Ex|position (lat. expositio Aussetzung, Darstellung) *f*: (engl.) *exposure*; Konfrontation*.

Ex-post-facto-Ana|lyse (lat. ex aus heraus; Post-*; Analyse*) *f*: (engl.) *ex-post-facto-analysis*; Auswertung von Untersuchungsmaterial nach durchgeführter Studie, die bei Planung der Studie nicht intendiert war.

Ex|pressed-E|motion-In|dex (engl. expressed ausgeprägt; Emotion*; Index*) *m*: (engl.) *expressed emotion index*; s. Expressed-Emotion-Konzept.

Ex|pressed-E|motion-Kon|zept (engl. expressed ausgeprägt; Emotion*; lat. concipere, conceptus aufnehmen) *n*: (engl.) *expressed emotion concept*; Kurzbez. EE-Konzept; i. R. der Schizophrenie-Rückfallforschung entwickeltes Konzept (Brown, Vaughn u. Leff), das Rückfälle der Schizophrenie* den Merkmalen der Kommunikation mit denjenigen Angehörigen, mit denen der Betroffene zusammenlebt, zuschreibt u. demzufolge Rückfälle durch gestörte Kommunikation in der Lebensgemeinschaft begünstigt werden; erfasst wird der **Expressed-Emotion-Index** anhand von 5 Skalen: Kritik, Feindseligkeit*, emotionales Überengagement, Wärme, Anzahl positiver Bemerkungen; als unspezifischer Risikofaktor (d. h. auch auf andere psychische Störungen anwendbar) gilt das sog. **High-Expressed-Emotion-Muster** (Kurzbez. High-EE-Muster), gekennzeichnet durch überzogen kritische u. feindselige Äußerungen u. emotionales Überengagement der Angehörigen gegenüber dem Betroffenen; Erfassung mit Camberwell* Family Interview (Rating des emotionalen Gehalts der Äußerungen der Angehörigen während eines Familieninterviews) u. Levels* of Expressed Emotion Scale (Selbstauskunft des Patienten) sowie versch. Kurzverfahren (Fragebögen, Sprechproben der Angehörigen, z. B. Five* Minute Speech Sample); **Anw.:** in der Forschung; theoretische Grundlage für Familienbetreuungsansätze; Rückfallprognose bei Schizophrenie; auch anwendbar bei Depression, bipolaren affektiven u. schizoaffektiven Störungen.

Externalisation (lat. externus außen liegend) *f*: (engl.) *externalisation*; (psychoanalyt.) Bez. für die Verschiebung eines intrapsychischen Konflikts* einer Person auf ein Objekt u./od. eine Situation in der Umwelt dieser Person (Externalisation des Konflikts); besondere Bedeutung i. R. von Theorien zur Psychodynamik spezifischer Phobien*: eine Person verschiebt bestehende Ängste auf reale Objekte u./od. Situationen in ihrer Umgebung; diese fungieren in der Folge als Auslöser für die Angst u. werden gemieden (s. Vermeidungsverhalten). **Hinweis:** Empirisch konnten die zugrunde liegenden Annahmen nicht bestätigt u. eine Externalisation eines Konflikts im beschriebenen Sinne nachgewiesen werden.

Externalitäts|hypo|these (lat. externus außen liegend; Hypothese*) *f*: (engl.) *externality hypothesis*; Theorie zur Entwicklung der Adipositas*, die das Essverhalten der Betroffenen in Abhängigkeit von externen Reizen u. Signalen fokussiert; **Grundannahme:** Das Essverhalten wird durch best. Merkmale der Nahrung (Geruch, Aussehen, Menge, Verfügbarkeit) u. der Ess-Situation (externe Reize u. Signale) bestimmt; bei adipösen Personen stark eingeschränkte Wahrnehmung körpereigener Signale, die eine ausreichende Nahrungsaufnahme anzeigen, daher werden Appetit u. Sättigungs- od. Hungergefühl v. a. durch externale Reize u. Signale gesteuert; **Folge:** vermehrte Nahrungsaufnahme.

Ex|tinktion (lat. extinguere, extinctus auslöschen) *f*: **1.** (engl.) *extinction*; Verlernen, auch Löschung; allmähliche Abschwächung u. schließlich Ausbleiben einer konditionierten Reaktion bei wiederholter Darbietung des konditionierten Reizes in Abwesenheit des unkonditionierten Reizes; bezeichnet neue Lernerfahrung, während derer der konditionierte Reiz mit einer neuen Information assoziiert wird (z. B. der Information, dass kein unkonditionierter Reiz folgt). Die gelernte Assoziation zwischen konditioniertem u. unkonditioniertem Reiz bleibt bestehen (kein sog. passives Vergessen), was u. a. durch die Phänomene Erneuerungseffekt, Spontanerholung, Wiedereinsetzen der Reaktion belegt wird. **Hinweis:** Im Gegensatz zum früheren Verständnis von Löschung als einfaches Verlernen wird heute Extinktion als neuer Lernprozess verstanden. Vgl. Konditionierung; Lernen. **2.** (neurol.) Nichtwahrnehmen eines Reizes bei gleichzeitigem Auftreten mit einem ähnlichen Reiz; vgl. Neglect.

Extra-: Wortteil mit der Bedeutung außerhalb, außen; von lat. extra.

Extra|muros-Behandlung (Extra-*; lat. murus Mauer): (engl.) *extra-muros therapy*; alternative Versorgungsform für psychisch kranke Menschen außerhalb geschlossener Anstalten, z. B. im Rahmen von Familienpflege od. in vorwiegend von Kranken betriebenen landwirtschaftlichen Unternehmen (sog. agricole colonie); derartige Versorgungsmodelle wurden u. a. bereits von W. Griesinger (1817–1868) vorgeschlagen; heute wird unter **extramuraler Versorgung** ein breites Spektrum ambulanter Untersuchungs- u. Behandlungsangebote verstanden.

extra|pyramidal (Extra-*; gr. πυραμίς Pyramide): (engl.) *extrapyramidal*; (neurophysiol.) außerhalb der Pyramidenbahn* gelegen, d. h. zum extrapyramidalen System* gehörend (z. B. Leitungsbahnen für unwillkürliche Bewegungen*).

extra|tensiv (Extra-*): (engl.) *extratensive*; Bez. (Rorschach, 1921) für bestimmten Erlebnistypus* aus der mit dem Rorschach*-Test ermittelten Erlebnistypologie.

Extra|version (Extra-*; lat. vertere wenden) *f*: **1.** (engl.) *extraversion*; (allg.) Bez. für Tendenz zu offenem, entgegenkommendem Verhalten u. Zuwendung zu Außenweltereignissen (nach C. G. Jung); **2.** faktorenanalytisch ermitteltes Persönlichkeitsmerkmal* (s. Persönlichkeitsfaktor) aus dem Fünf*-Faktoren-Modell der Persönlichkeitspsychologie*; Personen mit starker Ausprägung empfinden den Austausch u. das Handeln in sozialen Gruppen als anregend; **Diagn.:** NEO*-Fünf-Faktoren-Inventar; **3.** in der Faktorentheorie von H. J. Eysenck in Kombination mit Introversion* neben Neurotizismus* u. Psychotizismus* eine der 3 Grundpersönlichkeitsdimensionen (s. Eysenck-Persönlichkeitstheorie), die sich v. a. auf die Konditionierbarkeit (s. Konditionierung) bezieht; extravertierte Persönlichkeiten erlernen konditionierte Reaktionen langsamer u. verlernen sie schneller wieder als introvertierte Personen.

Extrem|gruppen|methode (lat. extremus äußerst) *f*: (engl.) *extreme group method*; Verfahren, bei dem nur die Elemente verwendet werden, die eine besonders hohe od. geringe Ausprägung des jeweiligen Merkmals aufweisen (z. B. Auswahl von Personen mit besonders stark od. schwach ausgeprägter Konzentrationsfähigkeit), der mittlere Bereich wird nicht ausgewertet; **Ziel:** Identifikation von Gesetzmäßigkeiten, die eher schwach ausgeprägt sind u. z. B. bei Dichotomisierung* nicht identifizierbar wären.

Ex|zitabilität (lat. excitare anregen, erregen) *f*: **1.** (engl.) *excitability*; Bez. für die Empfänglichkeit einer Struktur für Erregung* (z. B. des ZNS); **2.** bei psychischen Störungen Zustand erhöhter (meist negativer) Aktivität, z. B. Aggressivität; Vork.: Manie*, Schizophrenie*.

Ex|zitanzien (Exzitabilität*) *n pl*: (engl.) *excitanants*; Psychostimulanzien*.

Ex|zitation (Exzitabilität*) *f*: (engl.) *excitation*; s. Erregung.

Eye Movement Desensitization and Reprocessing: s. EMDR.

Eysenck-Persönlichkeits-Inventar (Hans Jürgen E., Psychologe, London, 1916–1997) *n*: (engl.) *Eysenck Personality Inventory*; Abk. EPI; Persönlichkeitstest*, der basierend auf der Eysenck*-Persönlichkeitstheorie die Hauptdimensionen Extraversion* u. Neurotizismus* erfasst; der Fragebogen zur Selbstbeurteilung umfasst 57 Items: Extraversionsskala (24 Items), Neurotiszismusskala (24 Items), sog. Lügenskala (Reaktions- od. Verfälschungstendenz, 9 Items); es existieren 2 Parallelformen (Testwiederholung möglich); Untersuchung von Probanden niedriger Intelligenz ist möglich; Weiterentwicklung des Maudsley-Personality-Inventory (Abk. MPI); **Anw.:** Jugendliche ab 14 Jahren, Erwachsene; Persönlichkeitsdiagnostik*; zur Erfassung klin. u. pädagogischer Verhaltensänderungen; **Testdauer:** 3–7 Minuten.

E

Eysenck-Persönlichkeits|theorie (Hans Jürgen E., Psychologe, London, 1916–1997) *f*: (engl.) *Eysenck's personality theory*; faktorenanalytisch erstelltes Persönlichkeitsmodell mit 3 Grundpersönlichkeitsdimensionen (Persönlichkeitsmerkmale*): den beiden unipolaren Dimensionen Neurotizismus* (auch emotionale Stabilität/Labilität) u. Psychotizismus* sowie der bipolaren Dimension Extraversion* versus Introversion*; die Dimensionen werden als wesentlich genetisch bestimmte, überdauernde Typen (Faktoren 2. Ordnung, bestehend aus mehreren Persönlichkeitsfaktoren*, sog. Traits, bzw. Faktoren 1. Ordnung) aufgefasst. **Klin. Bedeutung: 1.** Extraversion: beinhaltet die Teildimensionen Impulsivität, Aktivität, Soziabilität u. Risikoverhalten; wird von Eysenck biologisch mit einer höheren Erregungsschwelle des ARAS* in Verbindung gebracht; extravertierte Menschen sollen sich kontinuierlich in einem Zustand verminderter kortikaler Erregung befinden, die sie durch Umweltstimulation auszugleichen versuchen (Gegenteil bei Introversion); **2.** Neurotizismus beinhaltet u. a. die Teildimension Ängstlichkeit u. wird mit hoher autonomer Erregung aus dem limbischen System in Verbindung gebracht; **3.** Psychotizismus (erst später definiert) soll biologisch v. a. mit dem serotonergen System u. Testosteron zusammenhängen. **Diagn.:** Eysenck* Personality Profiler, Eysenck* Personality Questionnaire, Eysenck*-Persönlichkeits-Inventar. Vgl. Faktorenanalyse; Fünf-Faktoren-Modell.

Eysenck Personality Profiler (Hans Jürgen E., Psychologe, London, 1916–1997; engl. personality Persönlichkeit; profiler Fallanalytiker): Abk. EPP; Fragebogen zur Beurteilung der 3 Persönlichkeitsfaktoren Extraversion*, Emotionalität* (Neurotizismus*) u. Abenteuerlust (Psychotizismus*) nach Eysenck (s. Eysenck-Persönlichkeitstheorie); die Langform umfasst 440 Items (21 Subskalen), die Kurzform 200 Items (9 Subskalen); Beantwortung erfolgt auf 3-stufiger Skala; **Anw.:** ab 14 Jahren; z. B. in der Personalpsychologie, klin. u. Gesundheitspsychologie, Verkehrspsychologie, Flugpsychologie, Sportpsychologie; **Testdauer:** je nach Testform 20–55 Minuten.

Eysenck Personality Questionnaire (Hans Jürgen E., Psychologe, London, 1916–1997; engl. personality Persönlichkeit; questionnaire Fragebogen): Abk. EPQ; Fremdbeurteilungsverfahren zur Erfassung der Persönlichkeitsfaktoren nach Eysenck (s. Eysenck-Persönlichkeitstheorie); umfasst insgesamt 102 Items; neben den Faktoren (Skalen) Psychotizismus* (EPQ-R P, 32 Items), Extraversion* (EPQ-R E, 23 Items) u. Neurotizismus* (EPQ-R N, 25 Items) erfasst eine 4. Skala die Antworttendenzen in Richtung Sozialer Erwünschtheit* (sog. Lügenskala, EPQ-R L, 22 Items); es existiert eine Kurzform EPQ-RK mit 50 Items; aktuelle deutsche revidierte Fassung EPQ-R; **Anw.:** ab 16 Jahren; Persönlichkeitsdiagnostik*; **Testdauer:** Langform 20 Minuten, Kurzform 10 Minuten.

F

Fabry-Syn|drom (Johannes F., Dermatologe, Dortmund, 1860–1930) *n*: (engl.) *Fabry's disease*; syn. Angiokeratoma corporis diffusum, Cerebrosidspeicherkrankheit; seltene (Inzidenz 1:40 000), X-chromosomal vererbte (Genlocus Xq22.1) progrediente multisystemische Enzymopathie mit verminderter od. fehlender lysosomaler Alpha-Galaktosidase-A-Aktivität u. Speicherung des nicht abbaubaren Ceramidtrihexosids u. a. in den Endothel- u. glatten Muskelzellen der Blutgefäße sowie in den Nervenzellen des zentralen u. peripheren Nervensystems mit Ischämie u. Infarkt des Versorgungsgebiets; **Klin.:** erste Sympt. im ersten Lebensjahrzehnt; schmerzhafte Parästhesien* in den Akren, Hypohidrose, Anhidrose, unspezifische Enteropathie, Hornhautveränderungen; später makulopapulöse, blaurote bis schwärzliche, nicht wegdrückbare Gefäßektasien an Haut u. Schleimhäuten (Angiokeratome), bes. an Lippen u. Wangen, Axilla, Nabel, Skrotum u. Endphalangen, nephrologische Sympt. inf. progredienter Niereninsuffizienz, kardiovaskuläre Sympt. mit Kardiomyopathie u. EKG-Veränderungen; im Erwachsenalter ischämischer Schlaganfall mit Hemiplegie*, Aphasie* u. zerebellaren Ausfällen; heterogene Ausprägung bei Merkmalträgerinnen zwischen asymptomatischem Verlauf u. klassischem Vollbild der Erkrankung; **Progn.:** Männer: eingeschränkte Lebenserwartung (4.–5. Lebensjahrzehnt) inf. kardiovaskulärer u. nephrologischer Komplikationen; verlängert durch Dialyse, ggf. beeinflussbar durch Enzymersatztherapie (intravenöse Enzymsubstitution mit rekombinanten Formen der Alphagalaktosidase A).

Fabulieren: (engl.) *fabulation*; Erzählen von Geschichten ohne Täuschungsabsicht, wobei ein Bezug zu wahren Begebenheiten vorhanden ist; **Vork.:** i. d. R. bei Kindern (Mythomanie).

FACES: Abk. für (engl.) *Family* Adaptability and Cohesion Evaluation Scales*.

Fach|arzt für Psych|iatrie und Psycho|therapie: (engl.) *psychiatrist and psychotherapist*; Psychiater u. Psychotherapeut; Bez. für einen Arzt*, der nach der Approbation durch mehrjährige Weiterbildung Kenntnisse u. Erfahrungen auf dem Spezialgebiet der Psychiatrie* u. Psychotherapie* erworben hat; **Aufgabe:** Prävention, Diagnostik u. Behandlung psychischer Störungen; **Ausbildung:** umfasst 5 Jahre; davon 2 Jahre in der stationären psychiatrischen u. psychotherap. Patientenversorgung, 1 Jahr in der Neurologie, ggf. bis zu 1 Jahr im Bereich der Kinder- u. Jugendpsychiatrie u./od. Psychosomatischen Medizin u. Psychotherapie od. 6 Monate in der Inneren Medizin u. Allgemeinmedizin od. Neurochirurgie od. Neuropathologie, ggf. bis zu 1 Jahr in der Schwerpunktweiterbildung des Gebietes; bis zu 2 Jahre können im ambulanten Bereich geleistet werden.

Fach|arzt für Psycho|somatische Medizin und Psycho|therapie (lat. ars medicina ärztliche Kunst; Psychotherapie*): (engl.) *psychosomatic medicine an psychotherapist*; Psychosomatiker u. Psychotherapeut; Bez. für einen Arzt*, der nach der Approbation durch mehrjährige Weiterbildung Kenntnisse u. Erfahrungen auf dem Spezialgebiet der psychosomatischen Medizin (s. Psychosomatik) u. Psychotherapie* erworben hat; **Aufgabe:** Prävention, Diagnostik u. Behandlung von psychosomatischen Krankheiten; **Ausbildung:** umfasst 5 Jahre; davon 1 Jahr in Psychiatrie u. Psychotherapie (davon ggf. 6 Monate im Bereich der Kinder- u. Jugendpsychiatrie bzw. -psychotherapie), 1 Jahr in der Inneren Medizin u. Allgemeinmedizin (davon können ggf. 6 Monate im Bereich der unmittelbaren Patientenversorgung angerechnet werden); bis zu 2 Jahre können im ambulanten Bereich geleistet werden.

Fach|kranken|pfleger Psychiatrie: s. Gesundheits- und Krankenpfleger für Psychiatrie.

Facial Action Coding System: Abk. FACS; Standardklassifikation zur objektiven Erfassung von Gesichtsausdrücken (P. Ekman, W. Friesen, 1976), die nahezu jeder sichtbaren Bewegung spezifischer mimischer Muskeln eine von 44 Bewegungseinheiten (sog. Action Units, Abk. AU) u. eine von 5 Ausprägungsstärken zuordnet; in verschiedenen Kombinationen sind ca. 5000 Gesichtsausdrücke codierbar; **Durchführung:** Die Videoaufzeichnung eines Gesichtes wird, ggf. in Zeitlupe, mehrmals von einem speziell ausgebildeten Codierer angesehen, wobei die Codierungen parallel zum Video in zeitlicher Sequenz abgespeichert werden. Prototypische Emotionen werden nachträglich bestimmten Kombinationen von Bewegungseinheiten zugeordnet. **Anw.:** v.a. Emotionsforschung, Diagnostik bei neuromuskulären Störungen. Vgl. EmFACS.

Facial-feedback (engl. facial Gesichts-; Feedback*): fasziale Rückkopplung; rückwirkender Einfluss (Aktivierung emotionsspezifischer Muster des vegetativen Nervensystems) von willkürlichen Veränderungen der Gesichtsmuskulatur u. des Gesichtsausdrucks auf das emotionale Erleben (S. Tomkins, 1962; C. Izard, 1977); Beispiel: Lächeln während des Betrachtens eines positiven Bildes verstärkt die positive Stimmung.

F

FACS: Abk. für **F**acial* **A**ction **C**oding **S**ystem.

Fading (engl. fading das Nachlassen): schrittweise erfolgendes Ausblenden von Hilfsreizen (z. B. von positiven Verstärkern*) i. R. von Verhaltensaufbau*; **Ziel:** Übergang aus dem therapeutischen auf den natürlichen/häuslichen Bereich, Wiedererlangen der Selbständigkeit des Patienten.

FAF: Abk. für **F**ragebogen* zur Erfassung von **A**ggressivitäts**f**aktoren.

Fagerström-Test for Nicotine Dependence: Abk. FTND; Selbstbeurteilungsverfahren zur Erfassung des Schweregrads von Nicotinabhängigkeit*; Weiterentwicklung des Fagerström Tolerance Questionnaires; erfasst werden Gewohnheiten u. Verhaltensmerkmale im Zusammenhang mit Rauchen (z. B. „Rauchen Sie, wenn Sie so krank sind, dass Sie den größten Teil des Tages im Bett verbringen?"); dichotome Beantwortung; **Anw.:** bei Jugendlichen u. Erwachsenen; Schweregradbestimmung von Nicotinabhängigkeit; **Testdauer:** 1–4 Minuten. Vgl. Abhängigkeit.

Fahr|eignung: (engl.) *driving aptitude*; unbestimmter Rechtsbegriff, der die körperliche, geistige u. charakterliche Eignung zum Führen von Kraftfahrzeugen umfasst; bezeichnet die zeitlich stabile, von aktuellen Situationsparametern unabhängige Fähigkeit zum Führen eines Kraftfahrzeugs (Eigenschafts-Variable); geregelt in § 2 Absatz 4 Straßenverkehrsgesetz (Abk. StVG). Vgl. Kraftfahrereignung.

Fahr-Krankheit (Theodor F., Pathologe, Hamburg, 1877–1945): (engl.) *Fahr's disease*; syn. Morbus Fahr; nicht arteriosklerotisch bedingte Gefäßverkalkungen in Basalganglien u. Kleinhirn mit klinischer Relevanz; **Formen: 1.** idiopathisch (Ätiologie unbekannt); **2.** erblich (autosomal-dominant, Genlocus 14q); **3.** symptomatisch (z. B. inf. fetaler Infektion, bei Hypoparathyroidismus* u. Pseudohypoparathyroidismus); **Sympt.:** Parkinson*-Syndrom mit schlechtem Ansprechen auf Levodopa*, Hyperkinesen, Koordinationsstörungen*; u. U. tetanische u. epileptische Anfälle*, Pyramidenbahnzeichen*, Kopfschmerz*, Sprachstörungen*; (psychopathol.) langsam progrediente Demenz*; **Diagn.:** mit CT Nachweis der typischerweise bilateral symmetrisch ausgeprägten Verkalkungen.

Fahr|tauglichkeit: (engl.) *fitness to drive*; Kraftfahrereignung*.

Fahrt|üchtigkeit: (engl.) *fitness to drive*; strafrechtlicher Begriff mit Bezug zur aktuellen psychophysische Leistungsfähigkeit; Bez. für die Fähigkeit, beim Führen eines Kraftfahrzeugs selbst in unerwarteten Situationen noch so zu reagieren, dass weder die eigene Person noch Andere über das hinnehmbare Maß hinaus gefährdet werden; situative u. zeitlich definierte körperlich-geistige Sicherheit zum Führen eines Kraftfahrzeugs (State-Variable). **Fahruntüchtigkeit** (fehlende Fahrtüchtigkeit) ist anzunehmen, wenn durch körperliche, psychische od. charakterliche Mängel eines Kraftfahrers von einer Gefahr für Sicherheit u. Ordnung im Verkehr auszugehen ist u. die erhebliche Wahrscheinlichkeit besteht, dass ein Unfall verursacht wird. Alkoholbedingte Fahruntüchtigkeit i. S. des § 315c StGB tritt i. d. R. bei einer Blutalkoholkonzentration von 0,5–1,0 Promille ein. Von >1,1 Promille hält die Rechtsprechung unabhängig von weiteren Beweisanzeichen u. unter Ausschluss des Gegenbeweises alle Führer von Kraftfahrzeugen für fahruntüchtig (absolute Fahruntüchtigkeit). Für Radfahrer liegt der Wert nach Abzug des Sicherheitszuschlags bei 1,6 Promille. Ist der absolute Grenzwert nicht erreicht od. fehlt es an der Festsetzung eines solchen Grenzwerts (z. B. bei psychotropen Substanzen), bedarf es stets der Feststellung weiterer Beweisanzeichen (relative Fahruntüchtigkeit). Vgl. Kraftfahrereignung.

FAIR: Abk. für **F**rankfurter* **A**ufmerksamkeits-**I**nventa**r**.

FAKT: Abk. für **F**rankfurter* **A**daptiver **K**onzentrationsleistungs**t**est.

Faktoren|ana|lyse (Analyse*) *f*: (engl.) *factor analysis*; Sammelbez. für Verfahren der multivariaten Statistik zur Datenreduktion u. zum Auffinden latenter Strukturen, die eine Vielzahl an Elementen (meist Merkmale, auch Personen, Situationen u. a.) auf wenige Dimensionen (Faktoren) reduzieren; Ausgangspunkt sind gemessene Elemente (z. B. Symptome), deren Zahl auf eine geringere Zahl an Dimensionen (Faktoren; z. B. Syndrome) reduziert wird (Reduktion des n-dimensionalen Merkmalsraums auf einen r-dimensionalen Faktorenraum). Aus den Faktoren 1. Ordnung (Primärfaktoren), die sich aus den Korrelationen der Merkmale ergeben, können Faktoren höherer Ordnung (meist Faktoren 2. Ordnung, sog. Sekundär- od. ggf. Tertiärfaktoren) abgeleitet werden. Die sich dabei ergebende mathematisch sinnvolle Lösung erfordert meist (um eine Interpretation durchführen zu können) eine sog. recht- od. schiefwinklige Rotation des gefundenen Faktorenraums. Zur Interpretation der Faktoren (z. B. Syndrome) werden hochladende Elemente (z. B. Symptome) verwendet (Ladungen ai: Korrelation Merkmal mit Faktor; $-1 \leq ai \leq 1$). Je nach Ausgangsmaterial werden (nach Cattell) unterschieden: R-Technik (Merkmale), Q-Technik (Personen), O-Technik (Situationen). **Anw.:** v. a. zur Erarbeitung von Eigenschaften in der Persönlichkeits- u. Sozialpsychologie u.

zur Syndrombildung (insbes. bei Selbst- u. Fremdbeurteilungsverfahren). Vgl. Cluster-Analyse.

Faktoren, aufrecht|erhaltende *m pl*: (engl.) *maintaining factors, maintenance*; Gesamtheit der Bedingungen, die eine psychische Störung aufrechterhalten, z. B. anhaltende Belastungen od. Reaktionen der Betroffenen od. der Umwelt, die u. U. zur Chronifizierung des Problems beitragen; neben prädisponierenden Faktoren* u. auslösenden Faktoren* wesentliche Klasse von Ursachen im Störungsmodell* der Verhaltenstherapie; bei chronischen Störungen häufig von zentraler Bedeutung; **Beispiel: 1.** Vermeidungsverhalten* bei Phobie: Durch Vermeiden der gefürchteten Situation kann der Betroffenen nicht die Erfahrung machen, dass die Situation nicht gefährlich ist u. dass die Angst von selbst abklingen würde. **2.** generalisierte Angststörung: Aufrechterhaltung von Sorgen u. Angst durch positive Rückkopplung.

Faktoren, auslösende *m pl*: (engl.) *releasing factors*; auslösende Bedingungen; Gesamtheit jener Bedingungen, die das Erstauftreten einer (psychischen) Störung od. eines Problems hervorrufen bzw. auslösen; neben prädisponierenden Faktoren* u. aufrechterhaltenden Faktoren* wesentliche Klasse von Ursachen im Störungsmodell* der Verhaltenstherapie; **Beispiel:** Eine Scheidung* kann (bei bestehender Prädisposition) auslösender Faktor für eine Depression* sein. Vgl. Auslöser.

Faktoren, bei|tragende *m pl*: (engl.) *contributory cause*; Gesamtheit jener Bedingungen, welche die Wahrscheinlichkeit des Auftretens einer psychischen Störung erhöhen, aber nicht notwendig (s. Kausalität) od. hinreichend sind; die meisten Faktoren der Störungsmodelle* psychischer Störungen sind beitragend.

Faktoren, krimino|gene *m pl*: (engl.) *crimonogenic factors*; Bez. für alle (interagierenden) Attribute von delinquenten Personen, die direkt mit dem delinquenten Verhalten verbunden sind bzw. zur Delinquenz* einer Person beitragen, z. B. schwieriges soziales Umfeld (Familienprobleme, Schulprobleme, Gruppenzwang), Wechsel des sozialen Umfeldes (Umzug, Migration), fehlende Bildung, Armut, Leistungsdruck, fehlende Frustrationstoleranz, schlechte Zukunftsperspektiven, Neugierdeverhalten bei Jugendlichen u. psychische Störungen (z. B. Abhängigkeitssyndrom mit Beschaffungskriminalität, Persönlichkeitsstörungen od. Schizophrenie).

Faktoren, prä|disponierende *m pl*: (engl.) *predisposing factors*; Gesamtheit jener Bedingungen, die das Erstauftreten einer (psychischen) Störung od. eines Problems begünstigt (s. Prädisposition); neben auslösenden Faktoren* u. aufrechterhaltenden Faktoren* wesentliche Klasse von Ursachen im Störungsmodell* der Verhaltenstherapie; **Beispiel:** bestimmte Anlagefaktoren* z. B. bei Depression u. Schizophrenie; Erfahrungen wie z. B. Traumatisierung*, Migration, Depravation*; bestimmte Persönlichkeitsmerkmale* (z. B. Schüchternheit) u. gehemmtes Verhalten* bei verschiedenen Angststörungen. Vgl. Diathese; Vulnerabilität.

Faktoren, pro|tektive *m pl*: (engl.) *protective factors*; Protektivfaktoren; Gesamtheit der Bedingungen, die einem unerwünschten Ereignis (z. B. einer psychischen Störung) zeitlich vorausgehen u. bei deren Vorliegen das Risiko für das Ereignis nachweislich verringert ist; **Beispiel:** positive psychische Gesundheit*, soziale Unterstützung*, allgemeine Lebenszufriedenheit*, erfolgreiche Bewältigungsstrategien* (problemorientiertes Coping), emotionale Stabilität*, tragfähige Beziehungen, Wahrnehmung von Sinnhaftigkeit, Problemlösungsfähigkeit*, soziale Kompetenz*, Kommunikationsfähigkeit. Vgl. Hardiness; Resilienz; Salutogenese.

Faktoren, soziale *m pl*: (engl.) *social factors*; s. Sozialfaktoren.

Faktoren|theorie *f*: (engl.) *factors theory*; Persönlichkeitstheorie* (R. B. Cattell), die Persönlichkeit definiert als Vorhersage des Verhaltens in einer bestimmten Situation, wobei dieses Verhalten von einer begrenzten Anzahl von Faktoren (Wesenszüge od. Eigenschaften) determiniert wird; bei der Persönlichkeitsanalyse bzw. -beschreibung werden 3 Datenebenen berücksichtigt: **1.** L-Daten (Lebenslaufdaten, engl. life records): umfassen objektive Fremdberichte über die Person (z. B. Lebenslauf, Lebenspraxis, Einschätzungen von Dritten); **2.** Q-Daten (Fragebogendaten, engl. questionary data): umfassen subjektive Selbstauskünfte/Selbsteinschätzungen der untersuchten Person als Fragebogen- od. Interviewdaten; gegenüber Verfälschungen nicht stabil; **3.** T-Daten (objektive Testdaten, engl. objective test data): umfassen objektive Daten aus Verhaltensbeobachtungen, standardisierten Tests u. Arbeitsaufgaben od. Leistungstests*.

Faktor, hinreichender *m*: (engl.) *sufficient factor*; s. Kausalität.

Faktor, kausaler *m*: (engl.) *causal factor*; s. Kausalität.

Faktor, notwendiger *m*: (engl.) *necessary factor*; s. Kausalität.

Fall|arbeit, inter|aktionelle: s. Supervision; IFA-Gruppe.

Fall|definition *f*: (engl.) *case definition*; charakteristische, diagnostizierbare Merkmale einer Krankheit bzw. einer Gruppen von Erkrankten, so dass diese auch losgelöst vom Einzelfall der abgrenzenden Bewertung u. klinischen Betrachtung von Krankheiten dienen können; vgl. Fallidentifikation.

Fall|identifikation (Identifikation*) *f*: (engl.) *case identification*; Bez. der Epidemiologie* für ein Verfahren, mit dem eine Person als sog. Fall identifiziert werden kann.

Fall|kon|troll|studie (Kontrolle*) *f*: (engl.) *case control study*; retrospektive Studie mit einem Messzeitpunkt (einzeitig), in der mind. 2 hinsichtlich bestimmter Variablen parallelisierte Gruppen miteinander verglichen werden; z. B. Untersuchung von Probanden mit Depression u. einer in bezug auf Alter u. Geschlecht vergleichbaren Gruppe ohne Depression zur Identifikation von Risikofaktoren.

Fall|kon|zeption (lat. concipere, conceptus aufnehmen) *f*: (engl.) *conceptual case*; Verknüpfung u. Integration von Informationen, die zu einem Fall i. R. von Anamnese*, Exploration* sowie psychologischer u. ggf. medizinischer Diagnostik erhoben wurden, anhand von Regeln u. Heuristiken (z. B. schematheoretische Fallkonzeption, Modell zur Entstehung u. Aufrechterhaltung von Panikstörungen), die möglichst auf wissenschaftlichen Erkenntnissen beruhen; **Ziel:** Beschreibung der Störungsgenese, Therapieplanung; **Anw.:** v. a. Beratung, Klinische Psychologie, Psychotherapie. Vgl. Bedingungsanalyse; Verhaltensanalyse; Verhaltensdiagnostik.

F

Fall|pauschale *f*: (engl.) *fee per case, flat rate payment*; fester Vergütungsbetrag für die Behandlung eines nach Diagn. u. Art des Eingriffs definierten med. Falles; i. R. der Einführung von DRG* ersetzen Fallpauschalen seit 2004 die bisherige, auf Abteilungs- u. Basispflegesätzen basierende Vergütung von Krankenhausleistungen. **Recht:** Rechtl. Grundlage sind das Fallpauschalen- u. das Krankenhausentgeltgesetz*.

Fall|studie *f*: (engl.) *case study*; s. Einzelfalldarstellung.

false belief (engl. falsche Vorstellung): Bez. für kognitive Repräsentation, die nicht der Realität entspricht u. durch ungültige Schlussfolgerungen entsteht; entwicklungspsychologisches Phänomen i. R. der kognitiven Entwicklung.

False-memory-Syn|drom *n*: (engl.) *false memory syndrome*; Abk. FMS; Gedächtnisstörung*, bei der Identität u. interpersonelle Beziehungen einer Person sich auf eine fälschlicherweise als real erlebt geglaubte Erinnerung zentrieren, meist eine traumatisierende Vorstellung, von der die Person nicht abzubringen ist; kennzeichnend ist nicht die falsche Erinnerung als solche, sondern die ausschließliche Fixierung hierauf, die Ausrichtung der gesamten Persönlichkeit auf die falsche Erinnerung u. ihre Konsequenzen für die Betroffenen (Kihlstrom). Das FMS wurde beschrieben in den 90er Jahren i. R. der Debatte um sog. recovered memories (mit spezifischen suggestiven psychotherapeutischen Techniken, z. B. Hypnose, suggestiver Imagination wiederentdeckte Erinnerungen meist sexuell traumatisierenden Inhalts) versus Pseudoerinnerungen*, die iatrogen im Therapieprozess implantiert werden. Die Betroffenen waren überzeugt einen (oft sexuellen) Missbrauch zu erinnern, der aber nicht stattgefunden hatte. E. Loftus konnte in einer Reihe einflussreicher Studien zeigen, dass es möglich ist, „falsche Erinnerungen“ bei Probanden zu erzeugen. Ebenso zeigen eine Vielzahl von Studien, dass es fast unmöglich ist, ein Trauma zu vergessen, obwohl sich die Betroffen oft sehr bemühen (ausgenommen sind Traumata vor dem 5. Lebensjahr).

Falsifikation (lat. falsificatio Fälschung) *f*: (engl.) *falsification*; (statist.) wissenschaftsmethodisches Vorgehen zur Überprüfung von Hypothesen* u. Gegebenheiten der Realität mit logischem u. empirischem Beleg- u. Beweischarakter; eine einmal gelungene Falsifikation kann ein wissenschaftliches Gesetz od. eine Theorie schlüssig widerlegen; demgegenüber kann mit einer Verifikation* nicht auf alle vergleichbaren, aber nicht untersuchten Situationen geschlossen werden. Eine Falsifikation über statistische Tests ist nicht möglich, da von der Testkonstruktion Irrtumswahrscheinlichkeiten nicht ausgeschlossen sind.

FAM: Abk. für (engl.) ***F****amily** ***A****ssessment* ***M****easure*.

Familien|anamnese (Anamnese*) *f*: (engl.) *family history*; Anamnese* der Geschichte psychischer Störungen u. körperlicher Erkrankungen innerhalb einer Familie über Generationen; Teil der biographischen Anamnese*; **Ziel:** Ermittlung genetisch bedingter Erkrankungen innerhalb der Familie (bei Geschwistern, Eltern, Großeltern) u. familiär gehäuft auftretender Erkrankungen u. Störungen, z. B. Diabetes mellitus, Krebserkrankungen, Allergien, Herz-Kreislauf-Erkrankungen u. psychische Störungen, die auch vermittelt über soziale Interaktionen transgenerational weitergegeben werden können, z. B. Psychosen od. schwere Depressionen od. Extremtraumatisierungen der Eltern.

Familien|arbeit: (engl.) *family work*; psychosoziale Arbeit mit Familien zur Lösung unterschiedlicher Probleme wie die der Erziehung (Erziehungsberatung*), materielle Nöte (Schuldnerberatung, Hauswirtschaftsberatung), familiäre Organisationsprobleme (sozialpädagogische Familienhilfe) od. psychische Probleme bzw. soziale Konflikte (Familientherapie*); wird von kirchlichen, freien u. öffentlichen Trägern (psychologischer Dienst), häufig von sog. Familienhelfern, angeboten.

Familien|atmosphäre *f*: (engl.) *family atmosphere*; Familienklima; Bez. für die emotionale Atmosphäre in der Familiendynamik*; häusliche Bedingungen, unter denen ein Kind aufwächst; die sog. Expressed-Emotion-Forschung konnte belegen, dass eine ungünstige Familienatmosphäre (charakterisiert durch Feindseligkeit*, Kritik u. emotionales Überengagement) mit einer erhöhten Rückfallneigung u. a. bei Schizophrenie einhergeht (vgl. Expressed-Emotion-Konzept). Eine angespannte, feindselige u. gewaltgeprägte Familienatmosphäre kann z. B. dazu beitragen, eine ängstlich-misstrauische od. aggressiv-dissoziale Persönlichkeit zu entwickeln.

Familien|beratung: (engl.) *family counselling*; Oberbegriff für alle sozialpädagogischen Hilfen u. Beratungsangebote für Familien in unterschiedlichen Problemlagen (s. Familienarbeit); **Inhalt:** Beratung* durch das örtliche Jugendamt od. freie Jugendhilfeträger zur allgemeinen, an Ressourcen u. Lösungen orientierten, präventiven od. krisen- bzw. problemorientierten Förderung der Funktionsbereiche von Familien; dazu gehören sozialpädagogische Familienhilfe, Erziehungsberatung*, Beratung in Fragen der Partnerschaft, Trennung u. Scheidung*, Beratung u. Unterstützung bei der Ausübung der Personensorge u. des Umgangsrechts, bei Wohnungsfragen für Mütter od. Väter mit Kleinkindern, bei der Betreuung u. Versorgung des Kindes in Notsituationen, bei materiellen Nöten u. familiären Organisationsproblemen. Familienberatung wird interdisziplinär u. a. durch Psychologen, Sozialarbeiter/Sozialpädagogen, Psychotherapeuten, Pädagogen, Logopäden u. Ärzte angeboten.

Familien|betreuung: (engl.) *family support*; strukturierte Betreuung einer (Multi-)Problemfamilie durch Fachkräfte (i. d. R. Sozialpädagogen) über einen befristeten Zeitraum von bis zu 3 Jahren in allen Belangen der lebenspraktischen Unterstützung u. als Beitrag zur Lösung verschiedener Problemlagen; **Inhalt: 1.** Wiederherstellung bzw. Stärkung der Erziehungskompetenz der Eltern; **2.** Klärung u. Verbesserung der Beziehungen in der Familie (s. Eltern-Kind-Beziehung); **3.** Erhalt bzw. Wiederherstellung des Familienzusammenlebens; **4.** praktische Unterstützung der Familie im Alltag (z. B. Haushaltsführung, Hausaufgabenhilfen) u. in der Erziehung; **5.** Förderung der Persönlichkeitsentwicklung u. Individualisierung der Kinder; **6.** Aktivierung von Ressourcen.

Familien|bögen: Abk. FB; Selbstberichtsverfahren zur systematischen Beschreibung der Familie; umfasst 3 Teile: allgemeiner Familienbogen (Familie als System), Zweierbeziehungsbogen (Beziehungen zwischen bestimmten Dyaden), Selbstbeurteilungsbogen (Funktion des einzelnen Familienmitglieds in der Familie); der familiäre Prozess wird aus der individuellen, dyadischen u. gesamtfamiliären Perspektive beschrieben; erfasst werden familiäre Probleme in 7 Bereichen (Aufgabenerfüllung, Rollenverhalten, Kommunikation, Emotionalität, affektive Beziehungsaufnahme, Kontrolle, Werte u. Normen) u. 5 lebenszyklischen Phasen (werdende Familie: Paare, die ihr erstes Kind erwarten; Familie mit einem Säugling: Paare nach der Geburt des ersten Kindes; Familien mit jüngeren Kindern: ältestes Kind im Haushalt 1–11 Jahren; Familien mit Kindern in der Pubertät u. Adoleszenz; Paare in der Lebensmitte nach Auszug der Kinder); **Anw.:** Familiendiagnostik* u. Familientherapie*; für Erwachsene u. Kinder ab 12 Jahren; **Testdauer:** 30–60 Minuten.

Familien|dia|gnostik (gr. διαγνωστικς fähig zu unterscheiden) *f*: (engl.) *family diagnostic investigation*; Sammelbez. für die diagnostische Erfassung der Interaktionen zwischen Familienmitgliedern (s. Eltern-Kind-Interaktion), z. B. Familienbögen*, Strukturiertes* Familieninterview; erfasst werden Vorstellungen über die Beziehung (z. B. über Fragebögen), Merkmale der Interaktion, strukturelle Merkmale (z. B. Genogramm*) u. interpersonelle Eigenschaften (Persönlichkeitsmerkmale*, persönlicher Interaktionsstil*).

Familien|dynamik (gr. δύναμις Kraft) *f*: (engl.) *family dynamics*; Interaktionen innerhalb der Familie, die prägend auf die Mitglieder wirken; kann mit Hilfe der Familieninteraktionsmethode beobachtet werden (s. Familieninteraktion). Gestörte familiäre Interaktionen können je nach Zeitpunkt u. Dauer ihres Auftretens als prädisponierende, auslösende u. aufrechterhaltende Faktoren an der Entstehung psychischer Störungen mitwirken bzw. selbst eine zu behandelnde Problematik darstellen, z. B. bei Partnerschaftsproblemen*, innerfamiliären Beziehungskonflikten*. Positive familiäre Interaktionen sind ein wesentlicher protektiver Faktor* für die psychische Gesundheit. Bei psychischen Störungen (z. B. infolge chronischer Konfliktsituationen) kann die Analyse u. Korrektur der Familiendynamik therapeutisch genutzt werden.

Familien|forschung: (engl.) *genealogy*; interdisziplinäres Fachgebiet, das sowohl die Grundlagenforschung als auch die klinische Forschung zu familienbezogenen Themen umfasst und z. B. den Einfluss von Familienstruktur, -geschichte, familienbezogenen Modellmaßnahmen (z. B. Kinderbetreuung, Arbeitszeitmodelle) untersucht.

Familien-Identi|fikations-Test (Identifikation*) *m*: Abk. FIT; Selbstbeurteilungsverfahren zur Erfassung der familiären Identifikationsmuster (s. Identifikation; Selbstkongruenz) von Kindern u. Erwachsenen; Familienmitglieder beschreiben getrennt von einander sich selbst u. die anderen Mitglieder der Familie über 12 vorgegebene Adjektive; Einschätzung erfolgt über 5-stufige Antwortskala; es erfolgt eine computergestützte Auswertung mit Differenzierung der Selbstbeschreibungen in Real-Ich (wie ich bin) u. Ideal-Ich (wie ich sein möchte); **Anw.:** Kinder ab 7 Jahren, Jugendliche u. Erwachsene; in der Familientherapie*, familienbezogene Begutachtungsfragen (z. B. Sorge- u. Umgangsrecht); allgemeine Diagnostik u. Forschung; **Testdauer:** 10–20 Minuten.

Familien|inter|aktion (Interaktion*) *f*: (engl.) *family interaction*; soziale Interaktionen* innerhalb eines Familiensystems; umfasst die Kernfamilie, kann aber auch weitere Verwandte mit einschließen, wobei es ausgeprägte transkulturelle Unterschiede gibt; kann mit Hilfe der **Familieninteraktionsmethode** beobachtet werden, bei der das Familienverhalten dadurch studiert wird, dass die Interaktion in einer strukturierten Laboratoriumssituation stattfindet (s. Interaktionsdiagnostik). In der Psychotherapie mit Kindern u. Jugendlichen (z. B. wegen Verhaltensauffälligkeiten in der Schule od. Lernstörungen) sind oft die Interaktionsmuster* der Eltern*-Kind-Interaktion von besonderer Bedeutung (s. Familientherapie, systemische), wobei versucht wird, dysfunktionale Interaktionsmuster zu modifizieren (z. B. Expressed*-Emotion-Konzept bei der Rückfallprophylaxe von Schizophrenie Betroffenen u. ihren Angehörigen).

F

Familien|interview, strukturiertes *n*: (engl.) *Structured Familiy Interview*; s. Strukturiertes Familieninterview.

Familien|klima (gr. κλῖμα Gegend, Landstrich) *n*: (engl.) *family climate*; s. Familienatmosphäre.

Familien|klima|skalen (gr. κλῖμα Gegend, Landstrich; Skala*) *fpl*: Abk. FKS; strukturiertes Selbstbeurteilungsverfahren zur Erfassung der emotionalen Beziehungsqualität, persönlichen Entwicklungsmöglichkeiten u. Systemerhaltung in der Familie (s. Familienatmosphäre); deutsche Adaption der Family Environment Scale (Abk. FES); umfasst insgesamt 10 Subskalen mit je 6–15 Items: **1.** Beziehungsdimensionen (3): Zusammenhalt (Ausprägungsgrad der Familienzusammengehörigkeit, Bereitschaft zur gegenseitigen Unterstützung), Offenheit (umfasst Möglichkeit u. Ausmaß zur Äußerung von Emotionen, Meinungen u. persönlichen Problemen), Konfliktneigung (Ausmaß von Streitigkeiten, Meinungsverschiedenheiten); **2.** persönliche Entwicklungs- u. Zielerreichungsdimensionen (5): Selbständigkeit (umfasst die persönliche Entwicklungsfreiheit u. Eigenverantwortung, die in einer Familie toleriert wird), Leistungsorientierung (Wettbewerbsdenken, allgemeine Leistungsorientiertheit), kulturelle Orientierung (Ausmaß intellektueller u. kultureller Stimulation, z. B. in Familiengesprächen, literarische u. künstlerische Interessen), aktive Freizeitgestaltung (Ausmaß an sportlicher Aktivität u. Freizeitinteressen), religiöse Orientierung (Bedeutung von religiösen u. ethischen Grundsätzen); **3.** System erhaltende u. verändernde Dimensionen (2): Organisation (Maß an Ordnung, Planung u. wechselseitiger Verlässlichkeit), Kontrolle (erfasst, inwieweit in einer Familie Regeln u. Vereinbarungen kontrolliert bzw. sanktioniert werden); ermöglicht die Klassifikation nach Familien- bzw. Paartypen: positiv-emotionales, anregendes, normativ-autoritäres Klima; **Anw.:** Familiendiagnostik*; Erwachsene u. Jugendliche; **Testdauer:** ca. 15–20 Minuten.

Familien|pflege, psych|iatrische: (engl.) *psychiatric family nursing*; Unterbringung u. Therapie psychisch kranker u. psychisch behinderter Menschen in einer Pflegefamilie; unterscheidet sich von anderen ambulanten, teilstationären u. stationären Betreuungsvarianten, z. B. dem Betreuten* Wohnen, durch die Einbindung in eine bestehende Familie.

Familien-Self-Monitoring-System *n*: Abk. FASEM; Selbstbeurteilungsverfahren zur Erfassung des Beziehungs- u. Bewältigungsverhaltens in Familien; zu festgelegten Zeiten werden computer- od. tagebuchgestützt Angaben über Emotionen, den Verhaltensrahmen (Ort, Anwesende), die eigene Betroffenheit, Ursachenzuschreibung, Kontrollierbarkeit, Coping* u. die Beurteilung anderer Beteiligter erfasst.

Familien|skulptur (lat. sculpere bildhauerisch gestalten) *f*: (engl.) *family glyph*; s. Skulpturverfahren.

Familien|struktur (lat. structura Zusammenfügung, Ordnung, Aufbau) *f*: (engl.) *family structure*; familiäre Beziehungsmuster*, die zwischen den einzelnen Mitgliedern durch Familiendynamik* u. definierte Rollen u. Erwartungen im Familiensystem bestehen; Autoritätsbezüge in der Familienstruktur können patriarchalisch (der Mann, Vater od. Großvater übernimmt die Führerschaft gegenüber den anderen Mitgliedern der Familie), matriarchalisch (die Frau, Mutter od. Großmutter übernimmt die Führerschaft gegenüber den anderen Mitglieder der Familie) od. partnerschaftlich organisiert sein. Eine unvollständige Familie ist durch den Tod eines Elternteils, Scheidung* od. eine nichteheliche Mutterschaft gekennzeichnet. Vgl. Familiensystemtheorie.

Familien|studie *f*: (engl.) *family study*; Studie zur Erfassung der familiären Häufung von Merkmalen; untersucht wird, ob ein Merkmal bei Verwandten einer betroffenen Person (insbes. bei Zwillingen, Verwandten ersten Grades) häufiger auftritt als bei Verwandten von Kontrollpersonen; familiäre Häufung kann durch genetische u. Umweltfaktoren bedingt sein. Vgl. Adoptionsstudie; Risikostudie; Zwillingsforschung.

Familien|system|theorie *f*: (engl.) *family systems theory*; Theorie, die eine Familie als sich entwickelndes soziales System versteht, in dem alle Beteiligten interpersonelle Beziehungen aufbauen, aufrechterhalten u. gestalten u. vor dessen Hintergrund sich sowohl individuelle Entwicklungen als auch Entwicklungen der Familie als definierte Gruppe vollziehen; betrachtet das familiale System als spezif. selbstorganisiertes Beziehungsgeflecht, das zielorientiert ist, das Zusammenleben regelt u. sich nach außen abgrenzt, um sich selbst zu erhalten u. betrachtet v. a. die Konsequenzen familialer Einflüsse auf das Verhalten u. Erleben der Einzelnen (z. B. Erziehung, Erleben von Partnerschaft, Eltern-Kind- u. Geschwisterbeziehung, Nähe-Distanz- Erleben, Erleben u. Auswirkungen von Macht u. Kontrolle).

Familien|therapie *f*: (engl.) *family therapy*; Abk. FT; Form der Psychotherapie*, die Mitglieder der Familie i. w. S. mit einbezieht (auch Paare, soziale Netzwerke), um problematische Interaktions- u. Kommunikationsmuster zu ändern, soziale Ressourcen für Familienmitglieder zu aktivieren u. Lösungswege für familiäre od. individuelle Probleme sowie Entwicklungsmöglichkeiten zu finden; **Formen: 1.** funktionale Familientherapie*; **2.** kognitiv-behaviorale Familientherapie*; **3.** multisystemische Familientherapie*; **4.** psychodynamische Familientherapie*; **5.** systemische Familientherapie*; **Ind.: 1.** schwerwiegende kinder- u. jugendpsychiatrische Erkrankungen (v. a. psychosomatische Störungen*, Jugenddelinquenz, Verhaltensstörungen* in der Kindheit u. Adoleszenz), Störungen im Erwachsenenalter, z. B. Schizophrenie*, Abhängigkeit*, affektive Störungen*, Angststörungen*, Zwangsstörungen*, Essstörungen*,

Persönlichkeitsstörungen*, sexuelle Funktionsstörungen*, chronischer Schmerz, chronische organische Störungen (z. B. Malignom od. Parkinson*-Syndrom), chronisches organisches Psychosyndrom*, gerontopsychiatrische Störungen (z. B. Demenz*); **2.** interaktive, mit Übergängen in Zusammenhang stehende Krisen (z. B. Entfremdung, Scheidung, Phase nach Auszug der Kinder, sog. Empty Nest); **3.** als zusätzliche Hilfe bei anderen Psycho- bzw. Pharmakotherapien; **Wirksamkeit:** Die gesamte Gruppe der Familientherapien wurde nicht systematisch auf Wirksamkeit überprüft, es liegen für einzelne Formen (insbesondere kognitiv-behaviorale Familientherapie u. multisystemische Familientherapie) Wirksamkeitsnachweise auf hohem Evidenzgrad vor, die für eine Wirksamkeit sowohl hinsichtlich Rückfallhäufigkeit, Psychopathologie u. Symptomatik als auch bezüglich Lebensqualität, sozialer Integration u. subjektivem Wohlbefinden sprechen (Metaanalysen: z. B. Spery, 1986; Hazelrigg et al., 1987; Markus et al., 1990; Shadish et al., 1995).

Familien|therapie, funktionale *f*: (engl.) *functional family therapy*; Abk. FFT; strukturiertes Verfahren der Familientherapie*, das systemische u. kognitiv-behaviorale Konzepte (s. Familientherapie, kognitiv-behaviorale) nutzt, um dysfunktionale Kommunikationsmuster zu ändern; in der FFT werden die Bedeutung u. Funktion des problematischen Verhaltens der Index*-Person erfasst u. kognitive u. Verhaltensänderungen angestrebt; umfasst nach einer Einführungs- u. Eindrucksphase (Vorstellen der Konzepte u. Arbeitsmodelle) die **Abschnitte: 1.** Engagement u. Motivation (u. a. Kommunikationsverbesserung, Motivierung); **2.** Verhaltensänderung (z. B. Aufbau von Beziehungsfertigkeiten); **3.** Generalisierung (Übertragen des Gelernten auf andere Situationen, auch stützende Maßnahmen im sozialen Netzwerk); **Wirksamkeit:** Es liegt eine Reihe von Wirksamkeitsnachweisen mit geringen Effektstärken bzw. unkontrollierten Studiendesigns vor, v. a. bei Jugendlichen mit Alkohol- u. Drogenmissbrauch sowie Störungen des Sozialverhaltens bzw. Delinquenz (z. B. Dowden u. Andrews, 2003; Stanton u. Shadish, 1997). Eine randomisierte Studie liefert Hinweise für die Wirksamkeit bei verhaltensauffälligen Jugendlichen (Saxton u. Turner, 2010).

Familien|therapie, kognitiv-behaviorale *f*: (engl.) *cognitive behaviorial family therapy*; Form der Familientherapie*, in der Veränderungen der Kommunikationsstile in Richtung auf eine sich gegenseitig belohnende u. von den Regeln her transparente Familienatmosphäre* im Vordergrund stehen; Oberbegriff für alle Konzepte u. Methoden, die sich an den Prinzipien der Verhaltenstherapie orientieren u. darauf abzielen, die Familieninteraktion* zu verändern; für die Lösung von Konflikten u. belastenden Situationen werden Problemlösungstrainings* durchgeführt u. Neubewertungen von Belastungen durch kognitive Umstrukturierungen* möglich gemacht. Eine besonders strukturierte Form der kognitiv-behavioralen Familientherapie stellt die funktionale Familientherapie* dar. In Familien mit psychiatrisch erkrankten Mitgliedern wird zusätzlich Psychoedukation* angewendet, um aversive Überstimulationen abzubauen, Bewältigungsmöglichkeiten bereitzustellen, ein Verständnis für die Erkrankung u. Frühsymptome zu entwickeln u. Compliance bei der Arzneimittelnutzung herzustellen. **Wirksamkeit:** Es liegen hinreichende Wirksamkeitsnachweise mit hohem Evidenzgrad vor (s. Familientherapie).

F

Familien|therapie, multi|systemische *f*: (engl.) *multisystems family therapy*; Form der Familientherapie*, die sich an Jugendliche von 12 bis 17 Jahre mit Sozialverhaltensstörung*, Drogenmissbrauch* od. delinquentem Verhalten (Gewalttaten) richtet; mit Hilfe intensiver aufsuchender Therapie werden Jugendliche in ihrem häuslichen Umfeld unter Einbezug der relevanten Systeme Familie, Schule od. Lehrbetrieb u. des gesamten sozialen Umfelds (z. B. Nachbarn, Freunde) nach i. w. S. behavioralen Prinzipien behandelt; **Durchführung:** von einem Team (3–4 speziell ausgebildete Therapeuten), Intensivbetreuung mit 2–15 Stunden pro Woche u. permanenter Erreichbarkeit mindestens eines Teammitglieds für die Familien zur Krisenintervention, zeitliche Begrenzung (im Durchschnitt ca. 60 Sitzungen verteilt über 4–7 Monate); **Wirksamkeit:** Es liegen Hinweise aus randomisierten kontrollierten Studien für die Effektivität der multisystemischen Familientherapie vor (z. B. Henderson et al., 2010; Liddle et al., 2009).

Familien|therapie, psycho|dynamische *f*: (engl.) *psychodynamic family therapy*; Form der Familientherapie*, die Schnittstellen von äußeren (familiären) u. inneren Konflikten* bearbeitet; eine zentrale Rolle spielen vergangene Beziehungen, z. B. Delegationskonflikt*, Objektbeziehungen* (z. B. ambivalente Haltung gegenüber dem Vater; sog. Objektbeziehungs-Familientherapie), Differenzierungen (z. B. geringe Einbeziehung des Vaters in das Mutter-Kind-Verhältnis), Ablösungen (z. B. sehr spätes Selbständigwerden der Kinder); Kollusionen (Passungen von Familienmitgliedern ihrem psychosexuellen Entwicklungsstand entsprechend; s. Kollusionskonzept), Rollenkonflikte*, aber auch mögliche traumatische Erfahrungen. Prozesse der Übertragung* u. Abwehr* werden therapeutisch genutzt; soziobiographisch bedeutsame Veränderungen im familiären System werden, an Ressourcen orientiert, angestrebt. **Wirksamkeit:** Es liegen keine hinreichenden Wirksamkeitsnachweise vor.

Familien|therapie, systemische *f*: (engl.) *systemic family therapy*; Form der Familientherapie*, die davon ausgeht, dass die Erkrankung eines Familienmitglieds (Index*-Person) eine Dysfunktion des Systems Familie widerspiegelt (z. B. Triangulation, d. h. Konflikte werden über Dritte ausgetragen); es werden nicht isolierte Phänomene, sondern Wechselbeziehungen betrachtet; i. d. R. werden durch die Annahme zirkulärer statt linearer kausaler Zusammenhänge u. durch punktuelle Interventionen Veränderungen im Gesamtsystem angestrebt, um so die Störung der Index-Person zu beseitigen. **Formen: 1. strukturelle** Familientherapie: Schwerpunkt auf Umgang mit Grenzen, Subsystemen, Koalitionen u. Durchlässigkeiten der familiären Teilsysteme (Eltern, Kind), um die Auflösung von pathogenen Mustern (z. B. Triangulationen) zu ermöglichen; **2. strategische** (syn. direktive) Familientherapie: Schwerpunkt auf im System reibungslosem Kommunikationsfluss u. Herstellung von Klarheiten im Aufbau des Systems; bestehende Strukturen werden zerstört, um neue zu ermöglichen. Beispiel Mailänder Modell: Auf der Grundlage dauerhafter Hypothesenbildung werden Interventionen wie zirkuläre Fragen* od. die Verschreibung neuer Familienrituale geplant u. ausgeführt, dabei werden auch paradoxe Interventionen* als direktive Methode genutzt. Therapeuten werden Teil des Systems, ohne sich mit ihm zu verstricken. **3. entwicklungsorientierte** (syn. erlebniszentrierte, erfahrungsorientierte) Familientherapie nach V. Satir: Schwerpunkt auf Aufbau freier Kommunikation bei gleichzeitigem Abbau von Kommunikationsfehlern (Beschwichtigen, Anklagen, Rationalisieren, Ablenken); hilft Familienmitgliedern, unter Berücksichtigung von tradierten Aufgaben zu ihren Gefühlen, Bedürfnissen u. insbes. zu Selbstwerterleben zu gelangen u. Affekte offen u. konstruktiv in der Kommunikation zu leben; orientiert an humanistischer Psychologie; **4. lösungsorientierte** Familientherapie: Schwerpunkt auf Umsetzung der Problemlösungen durch die Fähigkeiten u. Stärken des Betroffenen, weniger auf die Probleme selbst; unter Annahme, dass begrenzte Veränderungen einer Person zu weitreichenden Veränderungen im gesamten Familiensystem führen können; Beispiel narrative Familientherapie: Narrationen (Familiengeschichten im Umgang mit dem definierten Problem) werden analysiert; konstruktivistische Ansätze dieser Art sehen im Therapeuten ein Teilsystem des Familiären, das Veränderungsprozesse* u. Problemlösungen* wahrnimmt, reflektiert (reflektierendes Team) u. befördert, jedoch keine Problemlösungen bietet. **Meth.: 1.** strukturelle bzw. strategische Methoden, z. B. Joining*, Strukturanalyse, Aufgaben- u. Symptomverschreibung*, systemisches Fragen, Umstrukturierung, z. B. durch Koalitionsbildung od. neue Bedeutungszuweisung der Probleme (Reframing*), Kommunikationsveränderung, imaginative Übungen, Inszenierung von inneren Dynamiken, Umdeutung; **2.** symbolisch-metaphorische Methoden, z. B. Skulpturbildung (s. Skulpturverfahren), Familienaufstellung, Genogramm*; **3.** zirkuläre Methoden, z. B. paradoxe Intervention, Fragen an Familienmitglieder zu Zuständen weiterer Beteiligter; **4.** lösungsorientierte Methoden, z. B. Fragen nach Ausnahmen (Situationen, in denen das Problem nicht auftaucht), „was wäre, wenn" usw.; **5.** narrative Methoden ergründen Familiengeschichten u. versuchen, neue zu begründen; **6.** übergreifende Methoden wie Ressourcenaktivierung, Problemlösen. **Wirksamkeit:** s. Psychotherapie, systemische.

Family Adaptability and Cohesion Evaluation Scales: Abk. FACES; Selbstbeurteilungsverfahren zur Erfassung von Familienbeziehungen anhand der Dimensionen familiärer Zusammenhalt u. familiäre Flexibilität; Fragebogen besteht aus 6 Skalen mit jeweils 7 Items (z. B. „Familienmitglieder verbringen gern ihre Freizeit miteinander"); **Anw.:** ab dem 12. Lebensjahr; **Testdauer:** 15 Minuten.

Family Assessment Measure: Abk. FAM; Selbstbeurteilungsverfahren zur Erfassung u. Beurteilung der familiären Beziehungen sowie der Stärken u. Schwächen innerhalb der Familie; umfasst 3 Teile: **1.** 50 Items zur allgemeinen Familiensituation u. dem Beziehungsverhalten; **2.** 42 Items zu den dyadischen Beziehungen; **3.** 42 items zur Selbstbeurteilung jedes Familienmitglieds hinsichtlich der eigenen Position bzw. Funktion innerhalb der Familie; es existiert eine Kurzversion; **Anw.:** Kinder ab 10 Jahren, Erwachsene; zur Familiendiagnostik*; **Testdauer:** Langversion 20 Minuten, Kurzversion 5–10 Minuten.

Family Back|ground Questionnaire: Abk. FBQ; strukturiertes Interview zur Erfassung der Geschichte u. der Besonderheiten der Herkunftsfamilie i. R. der Anamnese von aktuellen psychischen Störungen; umfasst 179 Items auf 22 Subskalen; erfasst werden z. B. Kindesmissbrauch, psychische Störungen der Eltern, Substanzabhängigkeiten; **Anw.:** Ursachenforschung (Kindheitserlebnisse) i. R. der Anamnese psychischer Störungen.

Family Environment Scale: s. Familienklimaskalen.

Family Relationship Index: Abk. FRI; Selbstbeurteilungsverfahren zur Erfassung der sozialen Strukturen u. Beurteilung der sozialen Unterstützung* einer Familie; ebenfalls erfasst wird der familiäre Zusammenhalt, Ausdrucksfähigkeit u. Konflikte; **Anw.:** Familiendiagnostik*.

Fanatismus (lat. fanaticus schwärmerisch, rasend) *m*: (engl.) *fanaticism*; verbissenes Eintreten u. Kämpfen für ggf. überwertige Ideen* als Ausdruck von ideologischer Verblendung u. Indoktrination; Kennzeichen der querulatorischen Persönlichkeit; s. Querulanz. Vgl. Indoktrinationssyndrom.

FAP: Abk. für **f**unktional-**a**nalytische **P**sychotherapie*.

FAPK: Abk. für **F**ragebogen* zur **A**bschätzung **P**sychosomatischen **K**rankheitsgeschehens.

Farb|a|gnosie (A-*; -gnos*) *f*: (engl.) *colour agnosia*; s. Agnosie.

Farben|blindheit: (engl.) *colour blindness*; Achromatopsie; keine Farbenwahrnehmung*, nur Unterscheidung von Helligkeitswerten; **Urs.:** Zapfenaplasie bzw. -dystrophie, Netzhauterkrankungen, Albinismus, Schädigung der optischen Bahnen zwischen Netzhaut u. Hirnrinde, Erkrankung der Hirnrinde; **Formen: 1.** Stäbchenmonochromasie: Form der genetisch bedingten, totalen Farbenblindheit; nur Stäbchenphotorezeptoren sind in der Netzhaut vorhanden, aber keine Zapfen, weshalb nur wie in einem Schwarz-Weiß-Film wahrgenommen werden kann (skotopisches Sehen). Die Sehschärfe ist dabei stark beeinträchtigt u. die Blendungsempfindlichkeit ist sehr hoch. **2.** amnestische Farbenblindheit: s. Agnosie. Vgl. Farbenfehlsichtigkeit.

Farben|fehlsichtigkeit: (engl.) *defective colour vision*; Störung des normalen Farbensehens (s. Farbenwahrnehmung); **Formen: I. angeborene** Farbenfehlsichtigkeit: rezessiv geschlechtsgebunden vererbt; Vork. gehäuft bei Männern (8 % gegenüber <1 % bei Frauen), beide Augen gleichsinnig betroffen, Sehschärfe normal; **1.** anomale Trichromasie (Farbschwäche): herabgesetzte Empfindlichkeit für Rot (Protanomalie, Rotschwäche), Grün (Deuteranomalie, Grünschwäche; 50 % der Fälle von angeborener Farbenfehlsichtigkeit) od. Blau (Tritanomalie, Blauschwäche, Blauanomalie; selten); **2.** Dichromasie (partielle Farbenblindheit): Fehlen eines der 3 Zapfensysteme, die für eine Farbunterscheidung notwendig sind; führt zu typischen Farbverwechslungen: **a)** Protanopie (sog. Rotblindheit, Rotgrünblindheit 1. Form), Fehlfarbe ist Rot; es wird außerdem ein Teil des normalerweise sichtbaren Spektrums nicht wahrgenommen; **b)** Deuteranopie (sog. Grünblindheit, Rotgrünblindheit 2. Form), Fehlfarbe ist Grün; **c)** Tritanopie (sog. Blaublindheit, Blaugelbblindheit; selten), Fehlfarbe ist Blau; **3.** Monochromasie: Fehlen von 2 Farbempfindungen; **4.** Achromatopsie: Farbenblindheit*. **II. erworbene** Farbenfehlsichtigkeit: sekundäre Störung des Farbensehens z. B. bei Erkrankungen der zentralen Netzhaut od. des Nervus opticus (Neuritis nervi optici bzw. Intoxikationen), Erkrankung der Hirnrinde (z. B. Atrophie des Sehnerven, zentrale Skotome, einseitig bei Ablatio retinae); betroffen sind oft nur Teile des Gesichtsfelds* bei gleichzeitiger Störung anderer Sehfunktionen (Sehschärfe*, Gesichtsfeld); typisch ist ein relatives Farbenskotom. Vgl. Agnosie.

Farben|wahrnehmung: (engl.) *color vision*; Farbensehen; Wahrnehmungsprozess, der das visuelle System befähigt, aufgrund einer spezifischen neurophysiologischen Basis das von der Umwelt reflektierte Licht zu absorbieren u. Objekte auf dieser Basis unterscheiden zu können; Farbwahrnehmung beruht auf der Wahrnehmung eines Spektrums elektromagnetischer Wellen. Das menschliche Auge nimmt elektromagnetische Strahlung im Bereich der Wellenlängen zwischen 380 u. 760 nm wahr, wobei Licht, wie es die Sonne aussendet, breitbandig zwischen diesen Grenzen verteilt ist. Die subjektiv erlebte Helligkeit von Licht variiert mit der Amplitude, d. h. dem Energieinhalt einer Lichtwelle. Das Farberlebnis wird durch die Lichtwellenlänge determiniert. Im menschlichen Auge finden sich sog. Stäbchen u. Zapfen als Photorezeptoren mit unterschiedlicher spektraler Empfindlichkeit. Die **Zapfen**, die für das Tagessehen (photopisches Sehen) verantwortlich sind, werden in 3 Typen eingeteilt mit spektralen Absorptionsmaxima bei 420 nm (blau), 530 nm (grün) u. 660 nm (rot); ermöglichen das trichromatische Sehen (Trichromatizität; Young-Helmholtz-Dreifarbentheorie) entsprechend den Gesetzen der additiven Farbmischung. Die Zapfen wandeln elektromagnetische Wellen in Nervenimpulse um, die in den Ganglienzellen der Netzhaut in Gegenfarben (Blau-Gelb-, Rot-Grün- sowie Hell-Dunkel-Antagonismus) transformiert werden; bei Lokaladaptation der Netzhaut entsteht das Phänomen des Nachbilds* in Komplementärfarben. Durch einen Abgleich der Impulse von mindestens 2 der 3 Zapfentypen ist es dem visuellen Kortex möglich, Erregungsmuster als Farben zu interpretieren u. deren Intensität festzustellen. Wird ein Lichtreiz (Photon) absorbiert, geht die Information über seine Wellenlänge verloren (Univarianz). Die Farbwahrnehmung resultiert demnach in einer Empfindung, die es dem Subjekt erlaubt, auch solche Objekte schnell u. leicht voneinander zu unterscheiden, die allein aufgrund ihrer Textur schwer unterscheidbar wären. Die Wellenlänge eines Farbreizes entsteht in Abhängigkeit von der Reflektanz des Objekts u. der Art der Beleuchtung. Die spektrale Zusammensetzung des Lichts, das von den Zapfen absorbiert wird, kann sich also ändern, wenn sich die Beleuchtung des Gegenstands ändert (z. B. Morgen- od. Abendsonnenlicht). Die Unveränderlichkeit der Reflektanz des Objekts ermöglicht erst dessen korrekte Identifizierung. Die Leistung des visuellen Systems, welche die Änderungen der Beleuchtung ausgleicht, wird als **Farbkonstanz** bezeichnet. So erscheint ein Stück Kohle auch im hellen Sonnenlicht schwarz. Die wahrgenommene Farbqualität eines Gegenstands kann in Abhängigkeit von seinem Umfeld allerdings stark variieren. Farbreize, welche dieselben Erregungsmuster erzeugen, obwohl ihr Spektrum unterschiedlich ist, werden als metamer bezeichnet. Dieser Mechanismus ermöglicht es, dass ein weißes Blatt Papier unter rötlicher Beleuchtung genauso rot erscheint, wie ein rotes Papier unter weißer Beleuchtung. Die wichtigste Ursache für **Störungen der Farbwahrnehmung** ist die Farbenfehlsichtigkeit*, beruhend auf dem genetisch bedingten Ausfall eines od. mehreren Zapfentypen od. auf der veränderten Empfindlichkeit der Zapfen-Rezeptoren. Sehr viel seltener tritt Farbenblindheit* auf.

Farbe-Wort-Inferẹnz|test *m*: Abk. FWIT; Stroop-Test; mehrdimensionaler Leistungstest zur Erfassung der optisch-verbalen Informationsverarbeitung u. der exekutiven Kontrollfunktion durch Hervorrufen einer Farb-Wort-Inferenz; basierend auf dem Stroop*-Effekt werden folgende kognitive Leistungsfunktionen gemessen: Nomination (Geschwindigkeit der Namenfindung, Benennung), Selektivität (konzentrativer Widerstand gegenüber dominierenden Reaktionstendenzen od. Interferenzneigung), Alertness (Grundgeschwindigkeit der Informationsverarbeitung) sowie z. T. die Lesegeschwindigkeit; die Stressbelastung u. damit die konzentrative Beanspruchung variiert; **Anw.:** Kinder ab 10 Jahren u. Erwachsene bis 85 Jahre; Screening u. Einzelfalldiagnostik (Funktionsdiagnostik, z. B. von hirnorganischen Störungen, Psychosen*, Altersabbau, Lese*-Rechtschreib-Störung); Eignungsdiagnostik (z. B. Berufsberatung); **Testdauer:** 10 Minuten.

F

Fas|ci̦culus tel|en|ce̦phalicus medi̲alis (lat. fasciculus Bündel) *m*: (engl.) *telencephalitic medial fascicle*; mediales Vorderhirnbündel; funktionell wichtige Bahn im limbischen System, die Septum, Amygdala u. Hypothalamus mit der Formatio reticularis verbindet; enthält dopaminerge u. noradrenerge Nervenfasern.

FASEM: Abk. für **Fa**milien*-**S**elf-**M**onitoring-System.

FAST: Abk. für (engl.) ***F**unctional* **A**ssessment **St**aging*.

Fasten: (engl.) *to fast*; freiwilliger Verzicht auf Nahrung; **Vork.:** als kulturell (Fastenzeit, Rituale vor Festen) od. politisch (Hungerstreik) motiviertes Fasten, auch bei Essstörungen*, z. B. Anorexia nervosa u. Bulimia nervosa. **Hinweis:** Vom totalen Fasten als vermeintlich therap. Maßnahme zur (nur kurzfristig wirksamen) Gewichtsreduktion bei Übergewicht ist wegen der hohen Risiken abzuraten.

Fast-Fourier-Trans|formati̲on (engl. fast schnell; Trans-*; lat. formatio Gestaltung; Jean Baptiste J. F., Mathematiker, Physiker, Paris, 1768–1830;) *f*: (engl.) *Fourier's transformation*; Abk. FFT; Algorithmus zur Berechnung der Werte einer sog. diskreten Fourier-Transformation, der in der psychologisch-psychiatrischen Forschung dazu verwendet wird, das Frequenzspektrum von Schwingungen bzw. zeitlichen Signalen (z. B. Sprachsignale, EEG) zu berechnen bzw. es in Frequenzkomponenten zu zerlegen.

Faszikulati̲on (lat. fa̦scia Band) *f*: (engl.) *fasciculation*; sichtbare, regellose, blitzartige Kontraktion von Muskelbündeln ohne Bewegungseffekt; **Vork.:** als sog. benigne Faszikulation ohne pathol. Bedeutung, bei Schädigung des 2. motorischen Neurons, bes. bei Störungen der Vorderhörner des Rückenmarks* (Vorderhornsyndrom, z. B. bei amyotrophischer Lateralsklerose*), als UAW depolarisierender peripherer Muskelrelaxanzien*.

Faszinati̲on (lat. fasciare umbinden, umwickeln) *f*: **1.** (engl.) *fascination*; anziehende Wirkung; Begeisterung, euphorisches Interesse durch intensive innere od. äußere Reize; **2.** Einstimmung auf einen hypnotischen Zustand, z. B. als Fixationsmethode durch intensive visuelle Konzentration auf einen Gegenstand; s. Aufmerksamkeit.

Fatigue-Syn|dro̲m (lat. fatigatio Ermüdung) *n*: (engl.) *fatigue syndrome*; chronisches Müdigkeitssyndrom*.

Faxen|syn|drom *n*: (engl.) *buffoonery psychosis*; veraltete Bez. für Grimassieren* od. clowneskes Verhalten ohne Darstellungs- od. Täuschungsabsicht bei Schizophrenie* u. organischem Psychosyndrom* od. hirnorganischem Psychosyndrom*.

Fazi̲alis|zeichen (lat. fa̲cies Gesicht): (engl.) *facial sign*; Chvostek*-Zeichen.

Fazilitati̲on, proprio|zepti̲ve neuro|muskulä̲re (lat. faci̲litas Leichtigkeit) *f*: (engl.) *proprioceptive neuromuscular facilitation*; s. PNF.

FB: Abk. für **F**amilien**b**ögen*.

FBL: Abk. für **F**reiburger* **B**eschwerden-**L**iste.

FBQ: Abk. für (engl.) ***F**amily* **B**ackground **Q**uestionnaire*.

FBS: **1.** Abk. für **F**ragebogen* zur **B**eurteilung der **S**uizidgefahr; **2.** Abk. für **F**rankfurter* **B**efindlichkeits-**S**kala.

FCSRT: Abk. für (engl.) ***F**ree* and **C**ued **S**elective **R**eminding **T**est*.

FDA: Abk. für (engl.) ***F**ood and **D**rug **A**dministration;* Verbraucherschutzorganisation u. Teil des staatlichen Öffentlichen Gesundheitswesens in den USA mit Sitz in Rockville (Maryland); **Aufgabe:** Förderung u. Schutz der Gesundheit der Bevölkerung; 8 Zentren sind zuständig für die Sicherheit u. Wirkungsweise von Nahrungsmitteln, Arzneimitteln, med. u. radiol. Verfahren, biol. Produkten, Kosmetik, strahlungsemittierenden Geräten sowie veterinärmed. Produkten u. Tierfutter; Entscheidungen der FDA begründen international relevante Standards.

FDD-DSM-IV: Abk. für **F**ragebogen* zur **D**epressionsdiagnostik nach DSM-IV.

FDG: Abk. für ^{18}**F**-**F**luor-**D**esoxy**g**lukose; 2-Fluoro-2-Deoxy-D-Glukose; Radiopharmakon* für die PET*, das als (falscher) Baustein in die Glykolyse (kataboler anaerober Stoffwechselweg zur Energiegewinnung, bei dem Glukose zu Laktat abgebaut wird) eingeschleust wird.

FDS: Abk. für **F**ragebogen* zu **d**issoziativen **S**ymptomen.

Fear Questionnaire: Abk. FQ; s. Angstfragebogen.

Fear-Survey-Schedule: Abk. FSS; Selbstbeurteilungsverfahren zur Erfassung phobischer Angst*; umfasst 72 Merkmale, z. B. „Wie stark haben Sie aktuell Angst vor Zahnärzten, Insekten, in einem Fahrstuhl sein, einen Fehler zu machen"; aktuelle deutschsprachige Version: FSS-III; **Anw.:** bei Erwachsenen; zu Forschungszwecken; **Testdauer:** ca. 30 Minuten.

Fear-Survey-Schedule for Children: Abk. FSSC; Selbstbeurteilungsverfahren zur Erfassung der Anzahl u. Intensität von Ängsten bei Kindern; der Fragebogen umfasst 80 Items (z. B. Angst Fehler zu machen; Angst von einem Lastwagen überfahren zu werden) zu 5 Faktoren (Misserfolg u. Kritik, das Unbekannte, unbedeutende Verletzungen u. kleine Tiere, Gefahr u. Tod, medizinische Ängste); Zustimmung wird auf einer 3-stufigen Antwortskala angegeben; revidierte Version (Abk. FSSC-R); **Anw.:** Kinder im Alter von 7–16 Jahren; v. a. bei Angststörungen*.

Fechner-Flickerf|arben (engl. flicker Flimmern): (engl.) *Fechner's flicker colour*; Flickerfarben*.

Feed|back (engl. feedback Rückkopplung): **1.** (engl.) *feedback*; Rückmeldung; (kommunikationswissenschaftlich) Verständigungsleistung von 2 od. mehr Personen zur sozialen Unterstützung, Beziehungsklärung* u. Psychohygiene*; nach Schulz von Thun enthält die Äußerung des Feedback-Gebers 4 Mitteilungen: **a)** sachlich nachprüfbare Beobachtungen; **b)** Äußerungen über den Feedback-Geber selbst; **c)** Aussagen der Beziehung zwischen ihm u. dem Empfänger; **d)** Handlungsaufforderungen an den Empfänger. **2.** (psychotherap.) Rückmeldung über Verhalten u. sprachliche Äußerungen in beschreibender, nicht wertender Weise, welche die Möglichkeit einer Verhaltenskorrektur über eine emotionale Erfahrung beinhaltet; Rückmeldung über Diagn. u. therap. Veränderung sind wichtige Elemente in der Kommunikation zwischen Therapeut u. Patient (s. Beziehung, therapeutische) sowie zwischen Patienten in einer Gruppentherapie; sie ist damit ein entscheidender Wirkfaktor für das Erreichen therap. Ziele. Die Qualität des Feedbacks in Gruppen kann i. R. von Kommunikationstraining* geübt werden. Es sollte zunächst positive, dann konstruktive Rückmeldung für Verbesserungen gegeben werden, die Rückmeldung sollte möglichst konkret u. nicht pauschal erfolgen u. die eigene Perspektive betont werden (Ich-Botschaften). In Verhaltensexperimenten* u. zur Verhaltensbeobachtung* kann Feedback über beobachtbares Verhalten auch durch den Einsatz von Videoaufzeichnungen erfolgen. **3.** s. Biofeedback; **4.** s. Rückkopplung.

Feedback Responsibility Advice Menu Self-efficacy: s. FRAMES.

Feed|back-Störung (Feedback*): (engl.) *feedback disorder*; Störung des Feedback-Mechanismus (s. Feedback- und Feedforward-Steuerung), bei dem die Regulation der Rückkopplung durch Rezeptor-Veränderungen bezüglich eines Signals od. eines Botenstoffs im Kreislauf z. B. aufgrund von Neuropathie*, Läsion, Unfall od. Schock unterbrochen, gesteigert od. vermindert ist; **klin. Bedeutung:** i. R. der Pharmakotherapie bei Depression mit selektiven Serotonin*-Wiederaufnahme-Hemmern od. Biofeedback*.

Feed|back- und Feed|forward-Steuerung (Feedback*; engl. feedforward Vorwärtskopplung): (engl.) *feedback and feedforward control*; Prinzip zur homöostatischen Kontrolle physiol. Systeme; bei Abweichung von Referenzsignalen wirkt ein System auf ein vorgeschaltetes System zurück, durch das es selber gesteuert wird. Feedback-Steuerung kann dabei negativ (Hemmung des vorgeschalteten Systems) od. positiv (Aktivierung) ausfallen. Bei der Feedforward-Steuerung werden Änderungen in Referenzsignalen vorab (oft erfahrungsbasiert) antizipiert u. bei der Regulation nachgeschalteter Systeme berücksichtigt. Ein Feedforward-Mechanismus ist schneller als ein Feedback-Mechanismus. Bei der Planung von Willkürbewegungen* greifen beide Mechanismen ineinander (z. B. Fangen eines Balls). Vgl. Bewegungen, koordinierte.

FEF: Abk. für **F**ragebogen* zur **E**rfassung der **F**amilienatmosphäre.

Fehl|anpassung: (engl.) *maladaptation*; syn. Maladaptation; Unfähigkeit (z. T. mangelnde Bereitschaft) od. misslungene Bemühungen von Individuen od. Gruppen, bestimmten eigenen od. durch die Umwelt vorgegebenen Zielen, Anforderungen, sozialen Rollen zu entsprechen bzw. diese miteinander in Einklang zu bringen od. sich an veränderte Umweltgegebenheiten anzupassen; resultiert häufig aus vergeblichem od. nicht zielführendem, pathologischem Verhalten (z. B. Vermeidungsverhalten*). Fehlanpassungen können insbesondere bei sich verändernden Umweltgegebenheiten begünstigt werden; z. B. kann eine ehemals hilfreiche Verhaltensweise (funktionale Bewältigungsstrategie*) im Lauf der Zeit ihre Funktionalität verlieren bzw. ihre positive Funktion ins Negative verkehren. Daher stellen z. B. auch zunächst positive Veränderungen der Lebensumgebung (z. B. eine Ehe, eine neue Arbeitsstelle) Risikofaktoren* für psychische Störungen dar. Die Anpassung* kann verbessert werden, indem die persönlichen Anforderungen modifiziert (Verringerung von Anspruch od. Leistungsdruck) od. die eigene Leistungsfähigkeit bzw. Problemlösungsfähigkeit od. Emotionsregulation gesteigert wird.

Fehl|bildungs- und Re|tardierungs|syn|drome (Retardierung*) *n pl*: (engl.) *malformation and retardation syndromes*; zusammenfassende Bez. für Kombinationen von 2 od. mehr klinischen Symptomgruppen (z. B. Augen, Mund, Genitale) mit obligater geistiger Entwicklungsstörung; **Einteilung:** nach Ätiol.: durch Mutationen (z. B. UBE3A-Mutation beim Angelman*-Syndrom), Chromosomenaberrationen (z. B. Trisomie 13), exogen bedingte od. idiopathische Syndrome (z. B. Alkoholembryopathie*).

Fehl|deutung: (engl.) *misinterpretation*; durch starke Hoffnungen od. Affekte* hervorgerufene Fehlwahrnehmung von Sinneseindrücken; wird als Konzept v. a. im normalpsychologischen Bereich verwendet, während Illusion* u. Halluzination* pathol. Wahrnehmungssegmente abbilden.

Fehl|diagnose (gr. διάγνωσις Entscheidung, Urteil) *f*: (engl.) *false diagnosis*; fälschliche Zuweisung einer Erkrankung od. Störung zu einer Person; vgl. Diagnose.

Fehl|entwicklung, körperlich-sexuelle: (engl.) *somatic-sexual maldevelopment*; von der Regelentwicklung abweichende Entwicklung der Sexualität*, betroffen sein können einzelne Merkmale od. ihr Zusammenwirken, z. B. genetisches od. Chromosomengeschlecht, Gonadengeschlecht, Hormongeschlecht im Fetalstadium u. der Pubertät, inneres u. äußeres morphologisches Geschlecht, Hypothalamusgeschlecht, Geschlecht nach Geburtsurkunde u. Erziehung (sog. Zuweisungsgeschlecht) od. die Zeugungsfunktionen; vgl. Geschlecht.

F

Fehler: **1.** (engl.) *error*; Abweichung von einem optimalen od. normierten Zustand od. Verfahren; z. B. Behandlungsfehler*, Beobachtungsfehler*, Beurteilungsfehler*, Messfehler*; **2.** (statist.) Irrtum bei der Durchführung eines statistischen Tests*; **a) Fehler erster Art** (Alpha-Fehler, Alpha-Risiko): die Nullhypothese (s. Hypothese) wird abgelehnt, obwohl sie zutrifft; entspricht der vorgegebenen Irrtumswahrscheinlichkeit* (s. Abb.); **b) Fehler zweiter Art** (Beta-Fehler): die Nullhypothese wird nicht abgelehnt, obwohl die Alternativhypothese zutrifft; hängt von der Irrtumswahrscheinlichkeit u. der Stichprobengröße ab; **c) zufälliger** Fehler: Fehler, der dadurch entsteht, dass Individuen zufällig einer von 2 od. mehr zu vergleichenden Bedingungen zugeordnet werden (Randomisierung), od. durch zufällige Ziehung der Individuen aus einer Population; **d) systematischer** Fehler: Bias*; in großen Stichproben nähert sich der zufällige Fehler dem Wert 0 an, der systematische Fehler bleibt dagegen konstant.

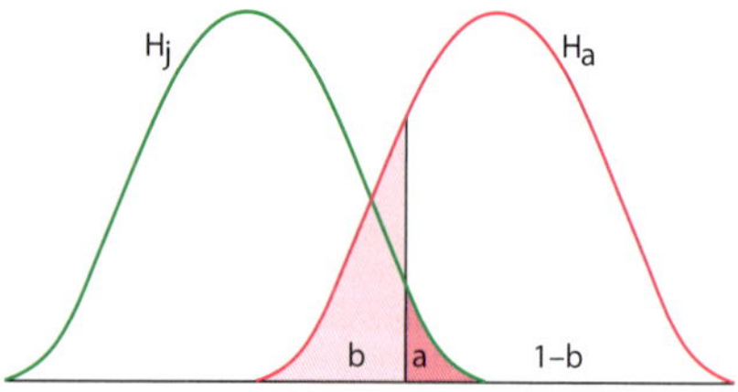

Fehler: schematisch dargestellte Mittelwertkurven; Darstellung des Fehlers erster (α) u. zweiter (β) Art i. R. statistischer Tests mit Hilfe von Wahrscheinlichkeitsverteilungen; H_0: Nullhypothese; H_1: Alternativhypothese; 1–β = Power

Fehler|varianz (Varianz*) *f*: (engl.) *error variance*; s. Varianz.

Fehl|handlung: (engl.) *malunion*; sämtliche Handlungen od. Bewegungen einer gesunden Person, die inadäquat, anders geplant od. erfolglos verlaufen, obwohl sie an sich fehlerfrei durchführbar sind (z. B. sich versprechen, verlesen, verschreiben, vergreifen, etwas verlieren od. verlegen); **Urs.:** häufig Abgelenktheit, Ermüdung od. Erregtheit. In der kognitiven Psychologie werden Fehlhandlungen mit Hilfe computergestützter Informationsverarbeitungsmodelle simuliert u. analysiert. In der Erforschung der Mensch*-Maschine-Interaktion werden Strategien zum Fehlermanagement entwickelt, um die Mensch-Maschine-Schnittstelle zu modellieren u. Prozesse zu optimieren. **Hinweis:** In der Psychoanalyse wird Fehlhandlung als Fehlleistung* bezeichnet, der ein unbewusster psychischer Konflikt zugrunde liegen soll.

Fehl|leistung: (engl.) *dysfunction*; (psychoanalyt.) unbeabsichtigt fehlerhafte Handlung od. Sprachproduktion, die auf einen unbewussten psychischen Konflikt hinweisen soll; betrifft v. a. automatisierte Handlungen, z. B. Versprechen, Verschreiben; **Urs.:** Ermüdung, Konzentrationsmangel, nach psychoanalyt. Auffassung Wirkung verdrängter Vorstellungen od. Affekte*. Vgl. Fehlhandlung.

Feighner-Kriterien: (engl.) *Feighner criteria*; auf empirischer Basis beruhende u. primär für Forschungszwecke vorgelegte systematische u. operationalisierte diagnostische Kriterien* (Feighner et al., 1972) zur Beschreibung psychischer Störungen; Grundlage von DSM-III.

Feind|seligkeit: (engl.) *hostility*; Emotion*, die zur Entstehung von interpersonellen Konflikten* beiträgt u. bei der aggressive Verhaltenstendenzen zur Distanzierung* von anderen Menschen führen; in der Sozialpsychologie auch als Gruppenphänomen (Feindgruppen) betrachtet. Feindseligkeit gilt als wichtige Dimension bei psychosomatischen bzw. verhaltensmedizinischen Störungen (u. a. bei funktionellen Abdominalbeschwerden*, arterieller Hypertonie* u. a. kardiovaskulären Erkrankungen), Erfassung mit psychopathologischen Skalen wie SCL-90-R. Vgl. Hass.

Feingold-Diät (Benjamin F., amerikanischer Arzt): (engl.) *Feingold diet*; in den 70er Jahren des 20. Jahrhunderts entwickelte Diät zur Behandlung bzw. Prävention von ADHS*; beinhaltet Verzicht auf Lebensmittel, die künstliche Farb- u. Geschmacksstoffe sowie Salicylate enthalten, da diese nach Feingold zu Hyperaktivität führen.

Fein|motorik *f*: (engl.) *fine manipulation*; umfasst die Gesamtheit der Bewegungsabläufe, v. a. der Hand-Finger-Koordination, gezielte koordinierte Bewegungen von Fuß-, Zehen-, Gesichts-, Augen- u. Mundmotorik; v. a. die Handgeschicklichkeit (Handmotorik) bildet die Grundlage vieler Handlungen u. setzt eine erfolgreiche Auge*-Hand-Koordination, gute Hand- u. Fingerkraft u. Zielgenauigkeit voraus; **Störungen:** Schwächen u./od. Behinderungen wirken sich auf viele andere Bereiche aus (z. B. Sprachentwicklung); als Feinmotorikstörung wird eine motorische Entwicklungsstörung* mit Störung der Handgeschicklichkeit u. der Fingerfertigkeiten, v. a. beim Schreiben u. Zeichnen bezeichnet.

FEKB: Abk. für **F**ragebogen* zur **E**rfassung von Formen der **K**rankheits**b**ewältigung.

Felbamat *n*: (engl.) *felbamat*; Antiepileptikum* mit breitem Wirkungsmechanismus; **Ind.:** aufgrund schwerwiegender Risiken nur in ausgesuchten Fällen bei schwerer Epilepsie*; **Wechselwirkungen:** Enzym-Inhibition mit Anstieg des Plasmaspiegels aller Standard-Antiepileptika (daher Dosisreduktion bei Kombination mit Felbamat); Enzym-Induktion, z. B. Wirkung von Carbamazepin* herabgesetzt; **UAW:** Übelkeit, Gewichtsverlust, Schwindel, Kopfschmerz, Schläfrigkeit, Nervosität, psychotische Reaktionen, gehäuftes Auftreten von Blutbildstörungen; cave: lebensbedrohliche aplastische Anämie, akutes Leberversagen.

Feld|abhängigkeit: (engl.) *field dependence*; Bez. (Witkin) für die Fähigkeit, wesentliche von unwesentlichen Reizen (aus dem Feld) differenzieren zu können; Ausmaß, in dem die Wahrnehmung eines Gegenstands von Reizen beeinflusst wird, d. h. die Umgebung hat Einfluss auf das Wahrgenommene.

Feld|experiment (Experiment*) *n*: (engl.) *field experiment*; s. Experiment.

Feld|forschung: (engl.) *field research, research in natural settings*; Datenerfassung, welche unter Alltagsbedingungen, also nicht unter klinischen od. experimentellen Bedingungen, sondern in der unbeeinflussten Umwelt der untersuchten Personen durchgeführt wird (sog. Feldstudie); kann als Feldexperiment (s. Experiment) od. ohne experimentelle Ansätze erfolgen; findet die Datenerhebung über längere Zeiträume statt, werden Tagebücher in Form von Zeit- od. Ereignisstichproben verwendet (Experience*-Sampling-Methode). Vgl. Event-Sampling-Methode; Time-Sampling-Methode.

Feld|studie *f*: (engl.) *field research*; s. Feldforschung.

Fellatio (lat. fellare saugen) *f*: (engl.) *fellatio*; orogenitaler Sexualkontakt mit oraler Stimulation des Penis; vgl. Cunnilingus.

Fen|camf|amin (INN) *n*: (engl.) *fencamfamine*; nicht mehr im Handel befindliches Psychostimulans* mit geringer Kreislaufwirkung; **UAW:** Hypertonie, Tachykardie, trockene Schleimhäute, Mydriasis, Appetitlosigkeit, Harnverhalt, Unruhe, Angstzustände, Insomnie, psychische Abhängigkeit; **Hinweis:** im Hochleistungssport zum Doping verwendet.

Fene|tyllin (INN) *n*: (engl.) *fenetylline*; nicht mehr im Handel befindliches Amphetaminderivat (s. Amphetamin) mit zentral stimulierenden sympathomimetischen Eigenschaften (v. a. durch Hemmung der Wiederaufnahme der Katecholamine Adrenalin, Noradrenalin u. Dopamin); früher angewendet bei ADHS, Antriebsstörungen, Narkolepsie; weiterhin missbräuchliche Anw. (z. B. zum Doping); **UAW:** u. a. Schwindel, schwere Schlafstörungen, Palpitation, gastrointestinale Störungen, Unruhe, Erregung, Aggressivität, Euphorie, Angstzustände, Psychose, psychische Abhängigkeit.

Fen|flur|amin (INN) *n*: (engl.) *fenfluramine*; nicht mehr im Handel befindliches Phenylethylaminderivat mit anorektischen Eigenschaften ohne stimulierende Wirkung; früher angewendet als Appetitzügler* über kurze Zeit (4–6 Wochen); **Wirkung:** Serotoninaufnahme-Hemmung u. dadurch erhöhte Serotoninwirkung im Sättigungszentrum* des Hypothalamus; **UAW:** Herzklappenschäden, pulmonale Hypertonie, mögliche Schäden der Serotoninneurone im Gehirn.

Fen|tanyl (INN) *n*: (engl.) *fentanyle*; synthetisches Morphinderivat mit kurzandauernder analgetischer Wirkung (30–60 Minuten); **Wirkung:** interagiert v. a. mit Kappa- u. My-Rezeptoren (s. Opioid-Rezeptoren); ca. 100-mal wirksamer als Morphin*; **Ind.:** v. a. in Kombination mit einem Neuroleptikum* zur Neuroleptanästhesie, Basisanalgetikum in der Allgemein- u. Lokalanästhesie; transdermal bei starken Schmerzen; **Kontraind.:** u. a. Opioidabhängigkeit, schwere Atemstörungen; **Wechselwirkungen:** in Kombination mit anderen zentral dämpfenden Arzneimitteln Gefahr der Atemdepression; **UAW:** Übelkeit, Erbrechen, Obstipation, Atemdepression, hohes Abhängigkeitspotential; **Hinweis: 1.** in der Drogenszene gelegentlich zum Strecken von Heroin* verwendet; **2.** von Fentanyl abgeleitete Designerdrogen sind bis zu 3000-mal potenter als Morphin u. führen rasch zu einer ausgeprägten Euphorie, können aber bereits bei kleinsten Dosen zu einer letalen Atemdepression führen; **3.** unterliegt dem Betäubungsmittelgesetz* (Anlage III).

Fertigkeiten, schulische: (engl.) *school skills*; Bez. für das Erlernen von Lesen, Schreiben u. Rechnen; kann i. R. der umschriebenen Entwicklungsstörungen* schulischer Fertigkeiten beeinträchtigt sein.

Fertigkeits|training, soziales *n*: (engl.) *assertiveness training*; s. Training sozialer Kompetenz.

FES: Abk. für (engl.) ***F**amily **E**nvironment **S**cale*; s. Familienklimaskalen.

Fest|halte|therapie *f*: (engl.) *(forced) holding*; syn. erzwungenes Halten; von der US-amerikanischen Kinderpsychologin Martha Welch in den 70er Jahren des 20. Jahrhunderts für die Behandlung von autistischen u. geistig behinderten Kindern entwickeltes, heute umstrittenes Therapieverfahren zur Bearbeitung von Bindungsstörungen*; im deutschen Sprachraum v. a. von Jirina Prekop bei verschiedenen Bindungs- u. Verhaltensstörungen im Kindesalter sowie bei Beziehungskonflikten Erwachsener propagiert. **Prinzip:** Durch intensives, aber aggressionsfreies Festhalten od. Umklammern des Kindes (od. Erwachsenen) gegen seinen Willen soll der Widerstand gegen Nähe u. Körperkontakt gebrochen u. eine (positive) Erfahrung von Nähe ermöglicht werden. In der modifizierten Festhaltetherapie wird zeitlich begrenztes Halten eingesetzt, um eine Ausgangsposition für Kontaktaufnahme u. Kommunikationsangebote zu schaffen. **Wirksamkeit:** Es existieren keine wissenschaftlich fundierten Belege für die Wirksamkeit. Entsprechend der Leitlinien der medizinischen Fachgesellschaften gilt das Verfahren bei Autismus als entbehrliche Therapiemethode. Gegen die Festhaltetherapie vorgebrachte Bedenken

F

betreffen neben der mangelnden theoretischen Fundierung u. wissenschaftlichen Absicherung auch ethische u. juristische Einwände gegen eine auf Zwang u. Gewalt beruhende Behandlungsmethode. **Hinweis:** Festhaltetherapie ist nicht identisch mit situativ bedingtem u. begrenztem Festhalten eines Kindes in akutem Erregungszustand zur Unterbrechung auto- od. fremdaggressiven Verhaltens.

FESV: Abk. für **F**ragebogen* zur **E**rfassung der **S**chmerz**v**erarbeitung.

Fetischismus (portugiesisch feitiço Zauber) *m*: (engl.) *fetishism*; Form der Paraphilie* mit sexuell erregenden Phantasien, sexuell dranghaften Bedürfnissen u./od. sexuellen Verhaltensweisen, bei denen bestimmte Objekte, z. B. Körperpartien außerhalb der Genitalregion (Fuß, Haar), Gegenstände (Kleidungsstücke) od. Materialien (Leder, Gummi, Pelze) zu sexueller Erregung führen; **Vork.:** sehr wahrscheinlich nur bei Männern; **Kriterien:** diagn.: Diese Bedürfnisse, Phantasien u./od. sexuellen Verhaltensweisen müssen der vorwiegende od. ausschließl. Inhalt sexuellen Interesses sein u. seit mind. 6 Monaten bestehen. **Ther.:** nur bei Leidensdruck; v. a. kognitive Verhaltenstherapie* mit dem Ziel ausreichender Selbstkontrolle. Vgl. Transvestismus.

Fett|leber: (engl.) *fatty liver*; Steatosis hepatis, Hepar adiposum; häufigste Lebererkrankung mit Fettablagerung (Triglyceride, Phospholipide) in Leberzellen (mäßiggradig 10 % bis max. 50 % des Leberfeuchtgewichts); **Ätiol.:** Alkoholmissbrauch*, Diabetes* mellitus, Malnutrition, Adipositas*, Arzneimittel (u. a. Tetracycline, Glukokortikoide, Methotrexat, Valproinsäure, Salicylate), Toxine (z. B. Pilzgifte, Halogenkohlenwasserstoffe), Infektion der Leber (bes. Hepatitis C), Galaktosämie, Fruktoseintoleranz, Schwangerschaft; **Klin.:** ggf. unspezif. Oberbauchbeschwerden rechts, Leber vergrößert, prall elastisch bis derb; **Progn.:** i. d. R. günstig, bei Ausschaltung der Urs. voll rückbildungsfähig; bei fortdauernder Schädigung Übergang in Fettleberhepatitis*, Leberzirrhose*.

Fett|leber|hepatitis (Hepat-*; -itis*) *f*: (engl.) *steatohepatitis*; syn. Steatohepatitis; Bez. für degenerativnekrotische, entzündliche Erkr. der verfetteten Leber; Zwischenstufe in der Sequenz Fettleber*, Fettleberhepatitis, Leberzirrhose*; **Ätiol.:** **1.** alkoholische Fettleberhepatitis (syn. alkoholische Steatohepatitis, Abk. ASH): Alkoholhepatitis bei Alkoholabhängigkeit*; **2.** nichtalkoholische Fettleberhepatitis (syn. nichtalkoholische Steatohepatitis, Abk. NASH) z. B. bei Diabetes mellitus, Adipositas, raschem Gewichtsverlust, funktionellem od. anat. Dünndarmverlust, Fettstoffwechselstörung, Arzneimitteleinnahme (z. B. Tamoxifen).

Fett|säuren: (engl.) *fatty acids*; aliphatische Monocarbonsäuren, die in Neutralfetten, Glycerolphosphatiden u. Sphingolipiden verestert, unverzweigt u. mit gerader Anzahl von C-Atomen vorkommen; werden von Lipasen aus Nahrungs-, Depotfett od. endogenen Lipiden freigesetzt; kommen in gesättigter (keine Doppenbindungen zwischen Kohlenstoffatomen) u. ungesättigter (Doppelbindung zwischen Kohlenstoffatomen, einfach od. mehrfach ungesättigt) Form vor; **klin. Bedeutung:** gesundheitsrelevante Nahrungsbestandteile (Pflanzenöl u.Tierfette); **1.** gesättigte Fettsäuren: Vork. v. a. in rotem Fleisch; Nahrungsgewohnheit mit hohen Anteilen von gesättigten Fettsäuren: Risikofaktor für Alzheimer-Krankheit; **2.** einfach ungesättigte Fettsäuren: Vork. v. a. in Milch, Nüssen, Oliven, Avocados; langfristiger Verzehr reduziert Krankheitsrisiko für Alzheimer-Krankheit u. kardiovaskuläre Erkrankungen; **3.** mehrfach ungesättigte Fettsäuren: Vork. u. a. als Omega*-3-Fettsäuren; **4.** positive Studienergebnisse zu günstiger Wirkung bei Depression, Schizophrenie/Psychosen u. ADHS (randomisierte kontrollierte Studien).

Feuer|rate: (engl.) *firing rate*; Bez. für Frequenz, mit der Aktionspotentiale* an einer Nervenzelle* ausgelöst werden können; maximale Feuerrate begrenzt von absoluter Refraktärphase (Zustand der völligen Unerregbarkeit der Nervenzelle), meist 500/s, z. T. bis zu 1000/s; **klin. Bedeutung:** Beispiel: Zunahme der Feuerrate im Locus* caeruleus geht mit verstärkter Angst einher.

FEV: Abk. für **F**ragebogen* zum **E**ss**v**erhalten.

FEW: Abk. für **F**rostigs* **E**ntwicklungstest der visuellen **W**ahrnehmung.

FFE: Abk. für **f**ürsorgerische **F**reiheits**e**ntziehung*.

FFT: **1.** Abk. für **F**ragebogen* zum **f**unktionalen **T**rinken; **2.** Abk. für **f**unktionale **F**amilien**t**herapie*; **3.** Abk. für **F**ast*-**F**ourier-**T**ransformation.

Fibro|my|algie|syn|drom (lat. fibra Faser; My-*; -algie*) *n*: (engl.) *fibromyalgia*; Abk. FMS; nichtentzündlich bedingtes Schmerzsyndrom* mit chronischen Weichteilbeschwerden; **Formen:** **1. primäres** Fibromyalgiesyndrom: extraartikuläre Erkrankung des rheumatischen Formenkreises mit unklarer Ätiol.; Klin.: Gemeinsamkeiten mit chronischem Müdigkeitssyndrom*; generalisierte Tendomyopathie mit chronischen Muskelschmerzen; Manifestation meist zwischen 20. u. 50. Lebensjahr; Schmerzverstärkung durch Kälte, Stress*, körperliche Überlastung u. Ruhe, Besserung durch Wärme u. mäßige Aktivität; Begleitsymptome: Morgensteifigkeit, periphere Parästhesien* u. Schwellungsgefühl an den Händen ohne objektiven Befund, gute (passive) Beweglichkeit, keine Muskelatrophie, Spannungskopfschmerz, Reizdarmsyndrom*; Diagn.: ausgedehnte seit mind. 3 Monaten bestehende Schmerzen* in rechter u. linker Körperhälfte, ober- u. unterhalb der Hüfte; mind. 11 der 18 Druckpunkte (s. Abb.) sind bei Druck von ca. 4 kg/cm schmerzhaft; kein Druckschmerz an best. Kontrollpunkten (laterales Drittel des Schlüsselbeins, Mitte des dorsalen Unterarms, volares Radiokarpalgelenk, Daumenballen, Daumennagel, dorsales Zeigefingergrundglied, Tuber calcanei); normale Laborwerte (BKS, Leuko-

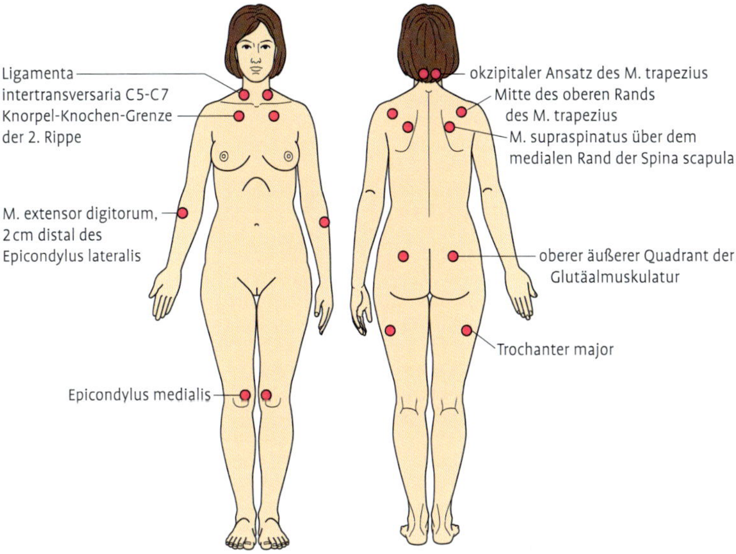

Fibromyalgiesyndrom: Zur Diagnose müssen mindestens 11 der dargestellten 18 Punkte druckschmerzhaft sein.

zyten, Rheumafaktor, antinukleäre Antikörper, Kreatinkinase) u. Röntgenbefunde; Ther.: Änderung der Lebensweise (Entspannung, Schlaf, Erhöhung der körperlichen Aktivität), Stressbewältigungstraining, kognitive Verhaltenstherapie, Haltungsschulung, Muskel- u. Kreislauftraining, Wärme-, Kälte- u. Elektrotherapie; Analgetika, Antidepressiva, z. B. Amitriptylin, Serotonin-Wiederaufnahme-Hemmer (Duloxetin, Fluoxetin, Paroxetin), Pregabalin; bei unzureichendem Therapieerfolg ggf. zusätzlich Hypnotherapie, Balneotherapie u. komplementäre Therapien (z. B. Homöopathie); Progn.: häufig spontane Besserung im Alter; DD: sekundäres Fibromyalgiesyndrom, myofasziales Schmerzsyndrom*, Tendopathie (abakterielle Entzündung od. degenerative Veränderungen der Sehnen bzw. Sehnenscheiden an Sehnenursprüngen u. -ansätzen), Periarthropathia humeroscapularis; **2. sekundäres** Fibromyalgiesyndrom: generalisiertes od. regionales (psychogenes) Schmerzsyndrom bei anderen Erkrankungen (v. a. Trauma*, entzündliche u. degenerative rheumatische Erkrankungen, endokrin., infektiöse, maligne Erkrankungen) od. als UAW; ca. 3-mal häufiger als das primäre Fibromyalgiesyndrom; Diagn.: druckschmerzhafte Kontrollpunkte; Ther.: Behandlung der Grundkrankheit, sonst wie bei primärem Fibromyalgiesyndrom. Vgl. Myalgie.

FIE: Abk. für **F**ragebogen* **i**rrationaler **E**instellungen.

Fieber, artifiziẹlles: (engl.) *artificial fever*; nach ICD-10 Form einer artifiziellen Störung*, die als artifizielle interne Erkrankung ein manipulatives, selbstschädigendes Verhalten codiert, das Fieber durch Thermometermanipulation, Infektion mit pyrogenem Material, durch Einnahme Fieber steigernder Arzneimittel od. durch Fälschung von Körpertemperaturaufzeichnungen im Krankenblatt erzeugt bzw. vortäuscht; Manipulationen erfolgen entweder heimlich, so dass das soziale Umfeld über die Ursache im Unklaren gelassen wird, od. zumindest teilweise in einem Zustand qualitativer Bewusstseinsveränderung (psychische Anspannung, Dissoziation), so dass die Handlungen als Verleugnungs- u. Abspaltungsprozesse den Patienten nicht bewusst sind.

Fieber|krampf: (engl.) *febrile seizure*; bei Fieber auftretender klonischer od. tonisch-klonischer epileptischer Anfall* (Dauer meist <15 Min.); Auftreten vom 6. Lebensmonat bis zum 5. Lebensjahr; 3–4 % der Kinder dieser Altersgruppe sind betroffen; **Ätiol.:** (poly-)genetisch; **Ther.:** Antipyretika*; **Progn.:** Bei ca. 4 % der Kinder mit Fieberkrämpfen entwickelt sich später eine Epilepsie*. Höheres Epilepsierisiko bei komplizierten F. (sog. Fieberkrampf plus) mit einem od. mehreren der Merkmale: **1.** Dauer >15 Min.; **2.** fokaler Beginn od. Ablauf; **3.** multiple Anfälle (≥2 innerhalb von 24 Stunden); ungünstigere Progn. auch bei Epilepsie in der Familie, Zeichen zerebraler Vorschädigung, Auftreten der Fieberkrämpfe bereits im 1. od. erst im 5. Lebensjahr u. später u. bei bleibenden EEG-Veränderungen; **DD:** u. a. epilept. Anfall bei Meningoenzephalitis* od. Hypoglykämie, rachitogene Tetanie*.

Fieber|psychose (Psych-*; -osis*) *f*: (engl.) *psychosis due to fever*; Infektionspsychose*.

Fieber|senker: (engl.) *antipyretics*; s. Antipyretika.

F

Fight-Flight-Theorie (engl. fight Kampf; flight Flucht) *f*: (engl.) *fight-or-flight reaction*; Kampf-Flucht-Theorie; s. Emotionstheorien.

Figurations|ana|lyse (lat. figuratio äußere Gestalt; Analyse*) *f*: (engl.) *figuration analysis*; Methode zur Verbindung gruppenstatistischer Auswertungen mit Einzelfallauswertungen bei der Behandlung von Patienten; der Einzelfall eines Patienten (z. B. diagnostische Details, aktueller Zustand, Daten des Krankheits- u. Behandlungsprozesses, Therapieerfolg) wird graphisch durch Figurationen zu der Gruppe von Patienten, zu welcher der Einzelfall gehört, in Beziehung gesetzt (s. Abb.); **Ziel:** Abgleich von Risikofaktoren, diagnostischen u. therapeutischen Details mit den durchschnittlichen Werten der gesamten Patientengruppe; Zusammenfassung der komplexen Informationen der Therapie in einem Muster; Visualisierung der Unterschiede des Einzelfalles zur Referenzgruppe.

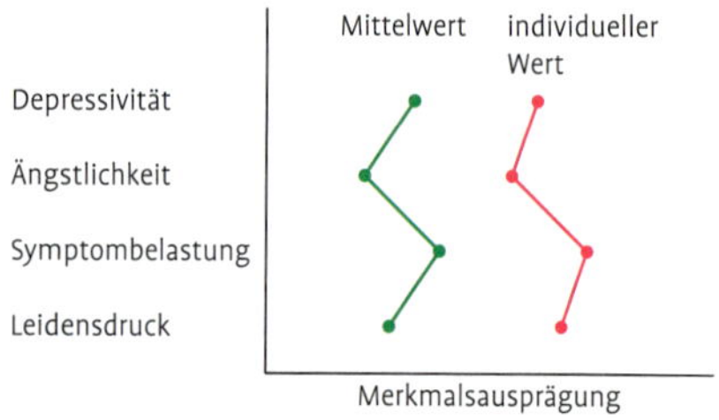

Figurationsanalyse: Darstellung individueller Werte für Depressivität (Beck-Depressionsinventar), Ängstlichkeit (Beck-Angstinventar), Symptombelastung (SCL-90-R) u. Leidensdruck (Rating) im Vergleich zum Mittelwert

Figuren legen: Untertest des Hamburg*-Wechsler-Intelligenztests für Erwachsene, bei dem die Zeit gemessen wird, die zum Legen von 4 einfachen Puzzles (z. B. Hand, Elefant) benötigt wird; erfasst die Reproduktionsfähigkeit anhand konkreter Figuren.

Figur-Grund-Trennung: (engl.) *figure-ground separation*; Gestaltgesetz*, nach dem sich die menschliche Wahrnehmung so organisiert, dass Einzelheiten als von ihrem Kontext abgehoben, isoliert wahrgenommen werden, dabei jedoch zugleich als Teil eines größeren Zusammenhangs erlebt werden können.

Fiktions|spiel, kindliches (lat. fictio Vorstellung): (engl.) *puerile fiction play*; kindliches Symbolspiel*.

Filehne-Il|lusion (Illusion*) *f*: (engl.) *Filehne illusion*; visuelle Bewegungstäuschung, bei der eine Augenfolgebewegung über einen kurz präsentierten Hintergrund eine langsame Scheinbewegung in Gegenrichtung induziert. Vgl. Täuschung, visuelle.

Filter|theorie *f*: (engl.) *filter theory*; auch Broadbent-Filtertheorie, Filtertheorie der Aufmerksamkeit, Flaschenhalstheorie; auf D. Broadbent (1958) zurückgehende Theorie, wonach das System der Wahrnehmung* einen Filtermechanismus enthält, der die Informationen des gesamten Wahrnehmungsfelds verarbeitet u. Störinformationen herausfiltert, bevor der Inhalt der Information kognitiv verarbeitet wird; die Eingangswahrscheinlichkeit bestimmter Reizinformationen wird erhöht u. gleichzeitig die Zufuhr anderer, störender Informationen blockiert; Grundannahme: Aus einer Vielzahl ankommender Reize wird vom selektiven Filter der Reiz, dessen physikalische Charakteristika (z. B. Reizintensität) überlegen sind, ausgewählt u. zur kognitiven Verarbeitung weitergeleitet. Die Begrenzung der Aufmerksamkeit* reguliert somit den Fluss der eingehenden Informationen. Die Wahrscheinlichkeit, dass der einem Signal entsprechende Erregungsfluss weitergeleitet wird, hängt von verschiedenen Faktoren (z. B. der biologisch-motivationalen Bedeutung od. dem Neuigkeitswert) ab. **Klin. Bedeutung:** u. a. für Schizophrenie (sog. Filterdefekt); es wird angenommen, dass Schizophrenie u. a. auf einer Informationsüberflutung beruht, die durch den Zusammenbruch der selektiven Aufmerksamkeit* zustande kommt. Das Bewusstsein wird mit einer undifferenzierten Menge eingehender Sinnesdaten überflutet, sinnvolle Informationsverarbeitung ist nicht mehr möglich. **Hinweis:** Die Filtertheorie wurde durch A. Treisman modifiziert, die nachwies, dass der Filtermechanismus nach dem Prinzip eines Dämpfers funktioniert, der die Reizstärke auf unbeachteten Kanälen reduziert (jedoch nicht vollständig abschaltet, kein Alles-oder-Nichts-Prinzip); vgl. Attenuationstheorie.

Final|attribution (lat. finis Grenze, Ende; Attribution*) *f*: (engl.) *final attribution*; s. Attribution.

Final-Common-Pathway-Modell (engl. final End-; common allgemein, bekannt; pathway Leitung, Bahn) *n*: Erklärungsmodell psychischer Störungen* (z. B. Depression, Schizophrenie, Abhängigkeitssyndrom), das die gemeinsame Konsequenz (sog. Endstrecke, engl. final common pathway) verschiedener bereits vorhandener Ansätze umfassend integriert; z. B. Final-Common-Pathway-Modell der Depression (Akiskal u. McKinney, 1975), das als gemeinsame Endstrecke der Depression* neuronal gestörte Stoffwechselprozesse postuliert; das Hineingleiten in die gemeinsame Endstrecke kann durch die unterschiedlichen Bedingungen (z. B. physikalisch, genetisch, sozial, entwicklungspsychologisch, kognitiv, zwischenmenschlich) u. deren Interaktionen verursacht werden. Aus dem Final-Common-Pathway-Modell folgt u. a., dass für eine erfolgreiche Therapie, unabhängig von den therapeutischen Ansätzen u. Prozessen der Behandlung (z. B. Psychotherapie, Pharmakotherapie od. andere antidepressive Behandlungen; auch unspezifische Unterstützung od. Spontanremission), vermutlich die biochemischen u. neuronalen Störungen der postulierten Endstrecke korrigiert u. normalisiert werden müssen. **Hinweis:** Mögliche Erklärung für den Erfolg verschiedener Formen der (Depressions-)Behandlungen; empirisch bisher kein Nachweis für den Mechanismus der Endstrecke.

Finger|a|gnosie (A-*; -gnos*) *f*: (engl.) *finger agnosia*; Form der Autotopagnosie (s. Agnosie) mit Unfähigkeit, die Finger der Hand zu benennen, zu unterscheiden u. vorzuzeigen; **Vork.:** z. B. bei Gerstmann*-Syndrom.

Fishbein-Ajzen-Theorie *f*: (engl.) *Fishbein Ajzen theory*; s. Theorie des überlegten Handelns.

Fisher-Syn|drom *n*: (engl.) *Fisher syndrome*; s. Guillain-Barré-Syndrom.

Fisher-Verteilung: (engl.) *Fisher distribution*; s. Wahrscheinlichkeitsverteilung.

FIT: Abk. für **F**amilien*-**I**dentifikations-**T**est.

Five Minute Speech Sample: Abk. FMSS; Fünf-Minuten-Sprechstichprobe; Fremdbeurteilungsverfahren zur Erfassung der Expressed-Emotion-Ausprägung (s. Expressed-Emotion-Konzept) bei Familienangehörigen (z. B. Eltern, Geschwister) eines Patienten mit psychischen Störungen; die Testperson schildert Emotionen u. Gedanken bezüglich des Familienmitglieds. **Anw.:** i. R. der Familiendiagnostik*, v. a. bei Patienten mit Schizophrenie*, Depression* u. bipolaren affektiven Störungen*; **Testdauer:** 5 Minuten.

Fixed-role-Therapie *f*: (engl.) *fixed role therapy (Abk. FRT)*; s. Rollentherapie.

Fixierung (lat. figere, fixus befestigen) *f*: **1.** (engl.) *fixation*; jede Maßnahme, welche die körperliche Bewegungsfreiheit einer Person einschränkt od. entzieht, z. B. Ruhigstellen durch mechanische Vorrichtungen (Gurte od. Schienen); Fixierung gegen den natürlichen Willen stellt eine strafbare Freiheitsberaubung* gemäß § 239 StGB dar; sie ist nur zulässig, wenn gerechtfertigt durch Einwilligung* des Patienten, Notwehr bzw. Notstand (z. B. bei Vorliegen akuter Selbst* od. Fremdgefährdung*), Einwilligung des Betreuers u. Genehmigung durch das Betreuungsgericht (§ 1906 BGB) od. bei Unterbringung nach Maßgabe des jeweiligen Landesgesetzes für psychisch kranke Menschen (s. Psychischkrankengesetz). Vgl. Freiheitsentziehende Maßnahmen; Zwangsbehandlung. **2.** (psychoanalyt.) s. Libidofixierung.

FKB: Abk. für **F**ragebogen* zum **K**örper**b**ild.

FKBS: Abk. für **F**ragebogen* zu **K**onflikt**b**ewältigungs**s**trategien.

FKK: Abk. für **F**ragebogen* zu **K**ompetenz- und **K**ontrollüberzeugungen.

FKKS: Abk. für **F**rankfurter* **K**örper**k**onzept**s**kalen.

FKS: Abk. für **F**amilien**k**lima**s**kalen*.

FKV: Abk. für **F**reiburger* Fragebogen zur **K**rankheits**v**erarbeitung.

Flagellation (lat. flagellare schlagen) *f*: (engl.) *flagellantism*; Geißelsucht; körperliche Züchtigung zur sexuellen Erregung (Form des sexuellen Sadismus*) od. aus religiöser Motivation.

Flankierer-Para|digma (Paradigma*) *n*: (engl.) *flanking paradigm*; Erklärungsansatz der experimentellen Psychologie für die ortsbasierte, selektive Aufmerksamkeit* (Eriksen u. Eriksen), in dem die Interferenz benachbarter Buchstaben in einer Reihe anhand des Abstands der Buchstaben u. der Zuordnung der Buchstaben zu einer vorher festgelegten Gruppe von Buchstaben untersucht wurde; dem Probanden wurde eine Reihe von Buchstaben, z. B. „BAB“ dargeboten. Er hatte eine bestimmte Reaktion auf den zentralen Zielbuchstaben „A“ auszuführen u. die Flankierer-Buchstaben zu ignorieren. Vorher wurden die Buchstaben in kompatible u. inkompatible Sets eingeteilt (z. B. „A“ u. „C“ sowie „B“ u. „D“). Falls die Flankierer-Buchstaben „B“ mit einer inkompatiblen Reaktion assoziiert waren, weil sie aus dem anderen Set stammten, kam es zu einer stärkeren Interferenz mit der Reaktion auf „A“ (Verlängerung der Reaktionszeit), als bei Buchstaben aus dem gleichen Set. Mit zunehmendem Abstand der Buchstaben voneinander wurde die Interferenz auf den Zielreiz („A“) geringer. Die Untersuchungen zum Flankierer-Paradigma haben zu der Vorstellung geführt, dass das visuelle Feld, aus dem Informationen extrahiert werden, variabel ist, die Aufmerksamkeit also eine sog. verstellbare Gummilinse (zoom lens) ist. **Klin. Bedeutung:** z. B. bei ADHS* sowie für die Entwicklung von Paradigmen der experimentellen Psychopathologie. Vgl. Reizwahrnehmung, selektive.

F

Flaschen|hals|theorie *f*: (engl.) *bottleneck theory*; s. Filtertheorie.

Flash|back (engl. flashback Nachhall): Bez. für überwältigende Erinnerungsattacke mit Wiederkehr sich aufdrängender alptraumartiger Bilder, Erinnerungen od. übermächtiger Sinneseindrücke (sog. Nachhallerinnerungen); Gefühle u. Reaktionen werden nicht nur als Erinnerung erlebt, sondern so zeitnah u. intensiv, als wäre die Person wieder mitten im Geschehen; **Vork.:** als Form der Intrusion* i. R. einer posttraumatischen Belastungsstörung*; ggf. bei u. nach Konsum von Halluzinogenen* (als Echopsychose*).

FLASH-Technik *f*: patientenorientiertes Interview in der Allgemeinpraxis (Balint, 1977), das charakterisiert ist durch die sog. blitzartige Erleuchtung über die Persönlichkeit des Patienten; im Zentrum steht das unmittelbare Verständnis zwischen Arzt u. Patient, begünstigt durch z. B. Phasen des Schweigens, Reduktion der Zurückhaltung auf beiden Seiten, Unabhängigkeit von Theorien, reflektierenden Kontakt, Respekt vor dem Privatleben des Patienten, Einstimmen auf (Not des) Patienten (Mitleid, Mithilfe).

Flavonoide *n pl*: (engl.) *flavonoids*; Bez. für Gruppe von meist gelb gefärbten, stickstofffreien phenolischen Pflanzenstoffen in Pflanzenzellsaft, Sekretgängen, Holzparenchym od. Blättern (z. B. rotes Weinlaub, Buchweizen); ca. 6000 Flavonoide sind bekannt; Wirkung: reduzieren wie Polyphenole* Zellschäden, die durch oxidativen Stress* hervorgerufen wurden; zahlreiche Flavonoide passieren die Blut-Hirn-Schranke u. wirken ggf. neuroprotektiv; **klin. Bedeutung: 1.** anxiolytische Wirkung bestimmter Flavonoide durch Bindung an $GABA_A$*-Rezeptoren u. Benzodiazepin*-Rezeptoren (z. B. Johanniskraut*, 6-Hydroxyflavone, Catechine); **2.** Monooxidase-A- bzw. -B-Hemmung durch bestimmte Flavonoide (z. B. Flavonoid-haltiges Johanniskraut); pharmak. Zielstruktur für Wirkstoffentwicklung für verschiedene Indikationen; **3.** ggf. Reduktion von Zelltod für ZNS-gängige Flavonoide (z. B. Epigallocatechingallat*); **4.** Verwendung wegen diuretischer (Flavonoide aus Birkenblättern u. Schachtelhalmkraut) u. spasmolytischer (Flavonoide aus Kamillenblüten u. Passionsblume) Wirkung bei Venenerkrankungen (Rutosid), koronaren u. peripheren Durchblutungsstörungen (Crataegus- u. Ginkgo-Flavonoide), Lebererkrankungen (Flavonoidkomplex aus Mariendistel).

Flexibilität, ziel|abhängige (lat. flexibilis biegsam) *f*: (engl.) *intention dependent flexibility*; Bez. für die Anpassung von kognitiven Prozessen an wechselnde Aufgaben u. Ziele, z. B. bei komplexen Arbeitsaufgaben; eingeschränkt bei allen psychischen Störungen, welche die Kognition in Mitleidenschaft ziehen, z. B. bei Demenz*.

Flexibilitas cerea (lat. flexibilis biegsam) *f*: (engl.) *waxy flexibility*; wachsartige Biegsamkeit der Extremitäten, wobei einmal eingenommene bzw. vom Untersucher vorgegebene (auch unbequeme) Körperstellungen unverändert beibehalten werden (Haltungsverharren; sog. Haltungsstereotypie; s. Stereotypie); **Vork.:** z. B. bei Katatonie*, organischen Hirnerkrankungen oder i. R. einer Hypnose*. Vgl. Katalepsie.

Fliban|serin *n*: (engl.) *flibanserine*; Serotonin*-Rezeptor-Modulator (5-HT_{2A}-Rezeptor-Antagonist, 5-HT_{1A}-Rezeptor-Agonist); **Hinweis:** potentielle pharmak. Zielstruktur zur Behandlung von vermindertem sexuellem Verlangen.

Flicker|farben: (engl.) *flicker colours*; syn. Fechner-Flickerfarben; visuelle Täuschung* bei der eine Buntempfindung bei Betrachtung von bewegten Schwarz-Weiß-Mustern auftritt (z. B. Benham-Scheibe, s. Abb., Schwarz-Weiß-Fernseher); Farbwahrnehmung beruht auf einem periodischen Helligkeitswechsel (3–15 Hz), der von benachbarten Rezeptoren der Netzhaut u. den weiterleitenden parallelen Nervenbahnen unterschiedlich wahrgenommen u. verarbeitet wird. Durch Interaktion der benachbarten Nervenbahnen des visuellen Systems entstehen abhängig von der Zusammensetzung des Musters u. der Bewegungsrichtung die empfundenen Farben.

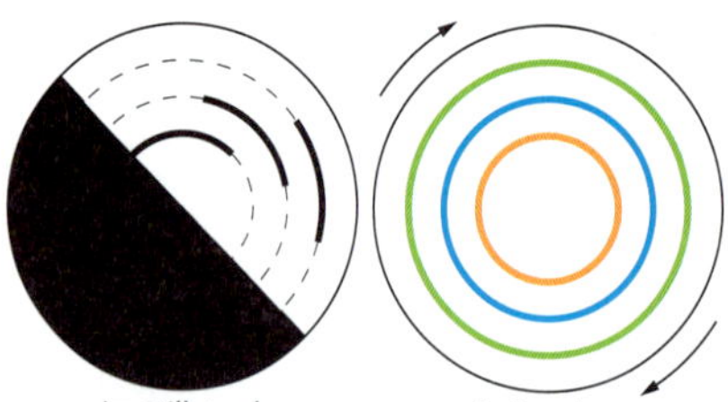

Flickerfarben: Benham-Scheibe

FLL: Abk. für **F**ragebogen* zu **L**ebenszielen und zur **L**ebenszufriedenheit.

Flooding (engl. flooding Überschwemmung): (engl.) *flooding*; Reizüberflutung, veraltet Angstüberflutung; Form der Konfrontationstherapie*, die den Patienten mit realen, Angst auslösenden Reizen konfrontiert (Konfrontation* in vivo), um ein Verhalten der Angstvermeidung i. S. der operanten Konditionierung* zu verhindern bzw. eine Extinktion* der Angst besetzten Reiz-Reaktions-Verknüpfung zu erreichen; Konfrontation beginnt mit Situationen, die in der Angsthierarchie* weit oben angesiedelt sind. **Anw.:** bei Angststörung*, Phobie*. Vgl. Desensibilisierung, systematische; Habituationstraining; Implosion.

Floor-Ef|fekt (engl. floor Boden; Effektivität*) *m*: (engl.) *floor effect*; (testpsychol.) Bez. für die fehlende Reliabilität eines psychol. Tests ab einer bestimmten Untergrenze; z. B. differenzieren Intelligenztests nicht reliabel zwischen Personen mit sehr niedriger Intelligenz (IQ <70). Vgl. Ceiling-Effekt.

Flor|betaben *n*: (engl.) *florbetaben*; F-18-markierter Ligand für Beta*-Amyloid im Rahmen der PET*; **klin. Bedeutung:** in klin. Entwicklung zur Früherkennung der Alzheimer-Krankheit.

Flor|betapir *n*: (engl.) *florbetapir*; F-18-markierter Ligand für Amyloidplaques* im Rahmen der PET*; markiert Vorkommen, Dichte u. Lokalisation der zerebralen Beta*-Amyloid-Ablagerungen; durch post mortale Untersuchungen an Gehirnen verstorbener Patienten neuropathologisch validiert; **klin. Bedeutung: 1.** in klin. Entwicklung zur Diagnostik u. Früherkennung der Alzheimer-Krankheit (vgl. PIB; Flutemetamol); **2.** Anw. als Biomarker* in Therapiestudien zur Alzheimer-Krankheit.

Flow-Erlebnis (engl. flow Fluss, Strömung): (engl.) *flow experience*; von M. Csikszentmihalyi eingeführte Bez. für ein unmittelbares, häufig rauschhaftes Glückserleben während einer Vorstellung od. Handlung, die stimmig erscheint; tritt häufig dann auf, wenn eine Krise überwunden od. ein Konflikt gelöst ist.

FLP: Abk. für **F**ragebogen* zur **L**ebensgeschichte und **P**artnerschaft.

Flucht: (engl.) *escape, flight*; Reaktion bei Einengung, Bedrohung od. Angst* i. S. eines räumlichen Distanzbestrebens z. B. bezüglich eines Angst auslösenden Objekts; über die ursprüngliche Schutzfunktion hinaus kann unangepasste Flucht als Vermeidungsverhalten* Symptom einer Angststörung* sein. Vgl. Poriomanie.

Flug|phobie (Phobie*) *f*: (engl.) *fear of flying, flying phobia*; übertriebene u. anhaltende Furcht vor Flugreisen, i. d. R. gekoppelt mit Vermeidungsverhalten; **Vork.:** als spezifische Phobie* (Furcht z. B.

vor Absturz) od. im Rahmen der Agoraphobie* (dann in Verbindung mit weiteren phobischen Ängsten u. den typischen Befürchtungen über negative Konsequenzen der Angstsymptome bzw. der Furcht vor dem Gefangensein); **Ther.:** **1.** der spezifischen Phobie: Verhaltenstherapie (u. a. Informationsvermittlung Entspannungsmethoden, Konfrontation, kognitive Umstrukturierung, systematische Desensibilisierung), Hypnose, ggf. Anxiolytika; **2.** s. Agoraphobie.

Fluktuationen, unspezifische (lat. fluctuatio unruhige Bewegung) *fpl*: (engl.) *non-specific fluctuations (Abk. NSF)*; s. Aktivität, elektrodermale.

Fluma|zenil (INN) *n*: (engl.) *flumazenile*; Imidazol*-Benzodiazepin; Benzodiazepin-Rezeptor-Antagonist; **Wirkung:** durch Blockade der Benzodiazepin-Rezeptoren Hemmung der zentralnervösen Effekte von Substanzen, die ihre Wirkung über den Benzodiazepin-Rezeptor entfalten; Halbwertzeit ca. 1 Stunde; **Ind.:** Antidot zur Aufhebung der zentral sedativen Wirkung von Benzodiazepinen*, z. B. bei Intoxikationen; **Kontraind.:** therap. erforderliche Gabe von Benzodiazepinen; **UAW:** u. a. Übelkeit, Erbrechen, Angst; **Hinweis:** Bei Benzodiazepinintoxikation kann der Atemstillstand zunächst durch Flumazenilgabe aufgehoben werden, bei längerer Halbwertzeit des Benzodiazepins jedoch wieder auftreten. Daher müssen Patienten mit einer Benzodiazepinintoxikation nach Behebung des Atemstillstands mit Flumazenil noch einige Stunden überwacht werden.

Flu|nitr|azepam (INN) *n*: (engl.) *flunitrazepame*; langwirksames Benzodiazepin*; Halbwertzeit 16–35 Std.; **Ind.:** Kurzzeittherapie bei Ein-* u. Durchschlafstörungen*; **Kontraind.:** s. Benzodiazepine; u. a. Myasthenia* gravis pseudoparalytica, schwere respiratorische Insuffizienz, schwere chronische Hyperkapnie, zentrales u. obstruktives Schlafapnoesyndrom*, schwere Leberinsuffizienz, Drogen- od. Alkoholabhängigkeit; **Wechselwirkungen:** s. Benzodiazepine; bei Kombination mit Arzneimitteln, die CYP3A4 hemmen, wird der Abbau verzögert u. die Wirkungszeit verlängert. Flunitrazeppma u. Buprenorphin* sollten nicht kombiniert werden, da einzelne Todesfälle berichtet wurden. **Hinweis:** nur eingeschränkt empfehlenswert aufgrund Hangover u. Kumulationsgefahr.

Flu|promazin *n*: (engl.) *flunitrazepame*; Triflupromazin*.

Flu|oxetin (INN) *n*: (engl.) *fluoxetine*; selektiver Serotonin*-Wiederaufnahme-Hemmer; Antidepressivum*; Halbwertzeit 4–6 Tage, aktiver Metabolit Norfluoxetin 4–16 Tage; **Ind.:** Depression*, Bulimia* nervosa, Zwangsstörung*; **Kontraind.:** u. a. akute manische Zustände, Kombination mit irreversiblen Monoaminoxidase-Hemmern, akute Intoxikation mit zentral dämpfenden Arzneimitteln od. Alkohol, akutes Delir, Stillzeit; **Wechselwirkungen:** Aufgrund der Inhibierung von CYP2D6 durch Fluoxetin kann es bei Präparaten, die durch CYP2D6 metabolisiert werden, zu Konzentrationssteigerungen im Blut kommen. Die Kombination von Lithium mit Fluoxetin kann zu erhöhten Lithiumspiegeln führen (Lithiumspiegel häufiger kontrollieren!). **UAW:** u. a. Kopfschmerz, Schlafstörungen, Somnolenz, Nervosität, Tremor, Übelkeit, Mundtrockenheit, Schwitzen, Hyponatriämie, selten Syndrom der inadäquaten ADH-Sekretion.

Flu|pentixol (INN) *n*: (engl.) *flupentixole*; hochpotentes typisches Neuroleptikum* aus der Gruppe der Thioxanthene* mit hoher Affinität zu Dopamin-D_1- u. -D_2-Rezeptoren; **Wirkung:** antipsychotisch, anxiolytisch, aktivierend u. stimmungsaufhellend; erst bei hohen Dosierungen sedierend; **Ind.:** akute u. chronische Schizophrenie* bei motorisch ruhigem Patienten; Psychose mit Autismus*, Negativismus*, Apathie u. Depression*; organisch bedingte Psychose*; **Kontraind.:** Phäochromozytom*; Vorsicht bei erregten Patienten; **Wechselwirkungen:** Verstärkung der sedativen Wirkung zentral dämpfender Pharmaka; in Kombination mit Lithium* erhöhtes Risiko einer Lithiumintoxikation*; in Kombination mit Metoclopramid erhöhtes Risiko für extrapyramidale Symptome*; **UAW:** extrapyramidale Symptome, Insomnie*, erhöhter Speichelfluss, Agitation; vereinzelt malignes neuroleptisches Syndrom*; **Hinweis:** Depotmedikation v. a. für Patienten mit schlechter Compliance.

Flu|phenazin (INN) *n*: (engl.) *fluphenazine*; hochpotentes Depot-Neuroleptikum* mit antipsychotischen Eigenschaften aus der Gruppe der Phenothiazine*; **Ind.:** Langzeittherapie u. Rezidivprophylaxe bei chronischer Schizophrenie*; **Kontraind.:** schwere Depression, subkortikale Hirnschäden, Leberschäden; **Wechselwirkungen:** Verstärkung der sedativen Wirkung von Schlafmitteln*, Sedativa* u. Alkohol sowie der Wirkung von Antikoagulanzien; beschleunigter Abbau von Fluphenazin durch Carbamazepin*; Anstieg der Fluphenazinplasmaspiegel bei Kombination mit Fluoxetin, evtl. mit vermehrter UAW; weitere Wechselwirkungen u. a. mit Lithium*, Phenytoin, Adrenalin* (Adrenalin-Umkehr); **UAW:** u. a. extrapyramidale Symptome*, cholestatischer Ikterus, Photosensibilisierung, orthostatische Hypotonie*.

Flur|azepam (INN) *n*: (engl.) *flurazepame*; langwirksames Benzodiazepin*; Halbwertzeit 40–100 Std.; **Ind.:** Einschlaf-* u. Durchschlafstörungen*, Früherwachen*; **Wechselwirkungen:** s. Benzodiazepine; gegenseitige Verstärkung der sedierenden Wirkung bei gleichzeitiger Gabe zentral dämpfender Arzneimittel; **Hinweis:** wegen Kumulationsgefahr nur eingeschränkt empfehlenswert.

Flurbi|profen *n*: (engl.) *flurbiprofen*; nichtsteroidales Antiphlogistikum*; gehört zur Gruppe der Gamma*-Sekretase-Modulatoren; **Hinweis:** Wirkstoff in klin. Entwicklung zur Behandlung der Alzheimer-Krankheit.

Flush (engl. flush Erröten): anfallsweise Hautrötung mit Hitzegefühl; **Vork.:** z. B. bei Karzinoidsyndrom* od. verzögertem Abbau von Acetaldehyd nach Alkoholkonsum (z. B. bei reduzierter Enzymaktivität der Aldehyddehydrogenase*); **Urs.:** u. a. Neurokinine*, Alkohol (bei genet. Risikogruppe), versch. Arznei- u. Lebensmittel, endokrin. Veränderungen, Hitze u. psychovegetativer Stress.

Flush-Syn|drom (to flush ausspülen, auswaschen) *n*: (engl.) *flush syndrome*; Karzinoidsyndrom*.

Flu|spirilen (INN) *n*: (engl.) *fluspirilene*; hochpotentes Neuroleptikum* aus der Gruppe der Diphenylbutylpiperidine* zur intramuskulären Depotmedikation; **Ind.:** Langzeittherapie u. Rezidivprophylaxe bei akuter u. chronischer Schizophrenie*; **Kontraind.:** u. a. schwere Dämpfung des ZNS (akute Intoxikationen); **Wechselwirkungen:** u. a. erhöhte Lithiumspiegel möglich; in Kombination mit anderen zentral wirksamen Arzneimitteln verstärkter zentral-sedativer Effekt dieser Präparate möglich; in Kombination mit Antihistaminika Gefahr der QTc-Zeit-Verlängerung mit Gefahr von Rhythmusstörungen; **UAW:** extrapyramidale Symptome*, Müdigkeit, vermehrtes Schwitzen, Sehstörungen, selten malignes neuroleptisches Syndrom*.

F

Flut|emeta|mol *n*: (engl.) *flutemetamol*; F-18-markierter Ligand für Amyloidplaques* im Rahmen der PET*; von Vorläufersubstanz PIB* abgeleitet; Vorteile: durch F-18-Markierung deutlich verlängerte Halbwertzeit (ca. 12–20 Stunden), geringe Strahlenbelastung; ergänzt Bestimmung der Beta*-Amyloid-Fragmente im Liquor cerebrospinalis in der In-vivo-Feststellung einer Amyloidpathologie; **klin. Bedeutung: 1.** sehr gute Differenzierung zwischen Patienten mit Alzheimer-Krankheit (90 % positiv) u. gesunden Kontrollen; relativ hoher Anteil (ca. 30 %) von positiv markierten, gesunden älteren Kontrollpersonen (ggf. Bestehen symptomfreier Entwicklung der Alzheimer-Krankheit bei intakter Kognition, sog. kognitiver Reserve); **2.** in klin. Entwicklung zur Diagnostik der Alzheimer-Krankheit (vgl. PIB; Florbetapir); **3.** Anw. als Biomarker* in Therapiestudien zu Alzheimer-Krankheit.

Flu|vox|amin (INN) *n*: (engl.) *fluvoxamine*; selektiver Serotonin*-Wiederaufnahme-Hemmer; Antidepressivum*; **Ind.:** Depression*, Zwangsstörung*; **Kontraind.:** Kombination mit Monoaminoxidase*-Hemmern od. Tizanidin (zentrales Muskelrelaxans); **Wechselwirkungen:** aufgrund der Hemmung von CYP1A2 durch Fluvoxamin sollten Arzneimittel, die durch CYP1A2 abgebaut werden, mit Vorsicht kombiniert werden; in Kombination mit Tizanidin schwere Hypotonien u. Benommenheit; **UAW:** u. a. Übelkeit, Tachykardie, Obstipation, Kopfschmerz, Angst, Nervosität.

FLZ: Abk. für **F**ragebogen* zur **L**ebens**z**ufriedenheit.

FMP: Abk. für **F**ragebogen* zur **M**essung der **P**sychotherapiemotivation.

fMRT: Abk. für **f**unktionelle **M**agnet**r**esonanz**t**omographie; nichtinvasive Methode zur Messung zerebraler (kortikaler u. subkortikaler) Aktivität, die durch motorische, visuelle, auditive od. andere Reize ausgelöst wird; **Prinzip:** Die Messung der zerebralen Aktivität basiert auf der lokalen Oxygenierung des Bluts u. den unterschiedlichen magnetischen Eigenschaften von oxygeniertem u. desoxygeniertem Blut (BOLD-Effekt, Kurzbez. für engl. blood oxygen level dependent effect). Das an Hämoglobin gebundene Eisen wird für den Sauerstofftransport oxygeniert u. es entsteht diamagnetisches Oxyhämoglobin (magnetische Eigenschaft des Eisens ist maskiert). Das paramagnetische Desoxyhämoglobin, dessen Eisenatome ihre volle magnetische Eigenschaft besitzen, verursacht in seinem unmittelbaren Umfeld Magnetfeldinhomogenitäten u. induziert perivasal einen lokalen Magnetfeldgradienten. Der Signalanstieg in jenen Hirnregionen, die gerade neuronal aktiv sind, ergibt sich daraus, dass die Blutkonzentration von Oxy- u. Desoxyhämoglobin in Abhängigkeit von der neuronalen Aktivierung unterschiedlich ist. Zur fMRT an klinischen Tomographen werden meist Gradienten-Echo-Sequenzen (Abk. GE) verwendet, die aufgrund der beschränkten Gradientenstärke mit langen Messzeiten verbunden sind. Mit der Technik des EPI* ist eine Akquisition von Aufnahmen im Millisekundenbereich möglich. Bei Block-Design-Studien werden während versch. Messepochen experimentelle Reize präsentiert u. mit Epochen verglichen, in denen keine experimentellen Reize dargeboten wurden (resting state activity; s. Resting-State-fMRT). Bei Event-related-Design-Studien werden experimentelle Reize (quasi-)randomisiert dargeboten u. zu den jeweiligen Reizen gehörenden MR-Volumina gemittelt. Auswertung: Alle 2 Sekunden können die Signale von 100 000 dreidimensionalen, wenige Kubikmillimeter großen Gewebeeinheiten (sog. Voxel) registriert werden, was bei einer einstündigen Untersuchung 180 Milliarden Voxelwerte ergibt. Die

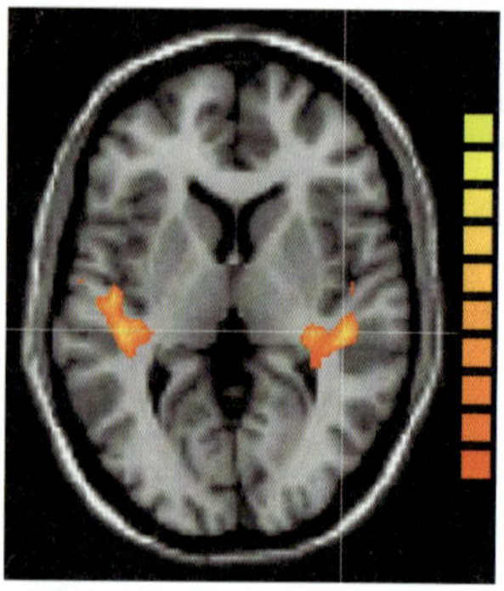

fMRT: Aufnahme bei auditiver Stimulation durch gepulste Sinustöne. Die Aktivierung des auditiven Kortex ist gelb markiert u. auf ein anatomisches T1-gewichtetes Bild überlagert. [13]

hohe Anzahl von Messwerten erfordert spezifische Auswertungsprozeduren (z. B. MVPA*) bzw. eine räumliche Eingrenzung auf spezifische Hirnregionen. **Anw.:** **1.** v. a. in der grundlagenorientierten neurowissenschaftlichen Forschung zur Untersuchung von neuralen Mechanismen u. der Funktionsweise des Gehirns bei Gesunden u. bei versch. psychiatrischen Erkrankungen (s. Abb.); **2.** (klin.) in der Psychiatrie zur Identifizierung von Zielarealen für nichtinvasive (transkranielle Magnetstimulation) od. invasive (Tiefenhirnstimulation*) Magnetstimulation*.

FMS: **1.** Abk. für **F**ibro**m**yalgie**s**yndrom*; **2.** Abk. für **F**alse*-**m**emory-**S**yndrom.

FMSS: Abk. für (engl.) ***F**ive* **M**inute **S**peech **S**ample.*

Focusing (engl. focuosing Fokussierung): von E. T. Gendlin (1962) entwickeltes Konzept der Gesprächspsychotherapie*, das eine spezifische Art des Kontakts einer Person zu sich u. ihrem Körper beschreibt (Erleben von körperlich fühlbaren Empfindungen, ohne sie benennen zu können; engl. felt sense) u. das der Therapeut nutzt, um dem Patienten ein unmittelbares, ganzheitliches Selbsterleben zu ermöglichen; i. w. S. Bez. für eine Haltung, welche die Wahrnehmung in Bezug auf eigenes Erleben i. S. einer achtsamen Aufmerksamkeit stärkt (s. Achtsamkeit), den dabei sich vollziehenden Prozess der Entfaltung der Wahrnehmung u. die dafür notwendigen Methoden (z. B. Suchen eines Anhaltspunkts für zunächst diffuse Wahrnehmungen), die Gesamtheit entspr. Konzepte u. die Methoden der Selbsthilfe u. Psychotherapie; **Therapieziel:** Focusing soll helfen, den Weg zu eigenen Emotionen durch unmittelbare Erfahrung (Experiencing*) zu finden u. sich durch die Entfaltung des Erfühlten weiterzuentwickeln. Die dabei erfahrene „gefühlte Bedeutung" (engl. felt meaning) ist zunächst häufig diffus u. sprachlich nicht fassbar. Ziel ist ein klareres Erleben, das sprachlich u./od. bildhaft symbolisiert werden kann. **Anw.:** Focusing kann in vielen Therapieformen, insbes. im Kontext humanistisch-psychol. Methoden (Gesprächspsychotherapie*, emotionsfokussierte Therapie*, Coaching*, Supervision*), angewandt werden, hat sich aber auch zu einer selbständigen Therapieform entwickelt (Focusing-Therapie). **Durchführung:** 4 Phasen: **1.** unmittelbare Bezugnahme (engl. direct reference) auf Emotionen u. Gedanken eines relevanten Erlebnisgegenstandes, z. B. einer Person; **2.** Entfalten (engl. unfolding) des neuen Erlebens im Sinne eines ganzheitl. Erfassens; **3.** erweitertes Anwenden (engl. global application) des neuen Erlebens; die neue gefühlte Bedeutung wird deutlicher durch Verknüpfung mit weiteren Emotionen u. Assoziationen; **4.** Änderung der Bezugnahme (engl. referent movement) zum Erlebnisgegenstand, der nunmehr deutlich anders erlebt wird; **Wirksamkeit:** Untersuchungen zur eigenständigen Wirkung der Methode liegen nicht vor, sie ist jedoch Bestandteil evidenzbasierter Psychotherapiemethoden (z. B. der Gesprächspsychotherapie od. der emotiven bzw. emotionszentrierten Therapie).

Fölling-Krankheit (Ivar A. F., Physiologe, Oslo, 1888–1973): (engl.) *Fölling's disease*; Phenylketonurie*.

Fokal|psycho|therapie (lat. focus Herd; Psychotherapie*) *f*: (engl.) *focal psychotherapy*; s. Fokaltherapie, psychodynamische.

Fokal|therapie, psycho|ana|lytische (lat. focus Herd) *f*: (engl.) *psychoanalytic focal therapy*; s. Kurztherapie, psychodynamische.

Fokal|therapie, psycho|dynamische (lat. focus Herd) *f*: (engl.) *focal psychotherapy*; von M. Balint entwickelte Form der Kurzzeit*-Psychoanalyse, bei der frühzeitig ein zu behandelnder aktueller unbewusster Kernkonflikt bestimmt wird, auf den die Konflikt- u. Übertragungsdeutungen aktiv konzentriert werden; die Behandlungsdauer beträgt zwischen 10 u. bis zu 50 Stunden, i. d. R. bei einer Frequenz von 1 Stunde wöchentlich.

Fokussierung, sensorische (lat. focus Herd): (engl.) *sensoric focusing*; Sensate*-focus-Übungen.

Folie à communiquée (franz. gemeinsames Irresein): s. Wahn, induzierter.

Folie à deux (franz. Irresein zu zweit): s. Wahn, induzierter.

Folie à famille (franz. Irresein in der Familie): Form des induzierten Wahns*, bei dem die psychotischen Symptome eines Familienangehörigen von der ganzen Familie übernommen werden.

Folie induite (franz. induziertes Irresein): Bez. (Lehmann, 1983) für Form des induzierten Wahns*, bei dem die Übernahme psychotischer Symptome einer nahestehenden Person durch eine bereits psychotische Person erfolgt.

Folie simultanée (franz. induziertes Irresein): Form einer bei sich nahestehenden Personen gleichzeitig, aber unabhängig voneinander entstehenden psychotischen Symptomatik, die sich meist bei genetischer Disposition für eine Psychose entwickelt u. sich im Gegensatz zur Folie* induite auch bei Trennung beider Personen bei keiner der beiden bessert; von Regis (1896) von dem induzierten Wahn* (sog. Folie à deux) unterschieden.

Folie transformée (franz. transformiertes Irresein): Bez. (Kiernan, 1880) für zufälliges Zusammentreffen zweier an Psychose erkrankter Personen mit gleichen Wahninhalten; s. Wahn, induzierter.

Follikel|hormone (lat. folliculus Schlauch, Beutel; Horm-*) *n pl*: (engl.) *follicle hormones*; s. Östrogene.

Follow-up-Studie (engl. follow-up Nachsorge) *f*: (engl.) *follow-up study*; Studie mit Nachuntersuchung nach Abschluss einer Intervention*; vgl. Katamnese; Kohortenstudie.

Fol|säure (INN): (engl.) *folic acid*; Vitamin aus dem Vitamin-B-Komplex; **Formen:** **1.** Folate: Sammelbez. für versch. vitaminwirksame Derivate der Pteroylmonoglutaminsäure; Biosynthese durch Pflanzen u. Bakterien; Nahrungsfolat v. a. in pflanzli-

F

chen (Blatt- u. einige Kohlgemüse, Tomaten, Orangen, Getreide) u. tierischen Lebensmitteln (Leber, Niere); **2.** Folsäure i. e. S.: synthetische Form (Pteroylmonoglutaminsäure); zur Supplementation u. Anreicherung von Lebensmitteln (z. B. Speisesalz, Mehl); **klin. Bedeutung: 1.** Folsäurenmangel (s. Hypovitaminose, Tab. dort) bei Schwangeren begünstigt Neuralrohrerkrankungen wie Spina bifida, daher Ind. zur präventiven pharmak. Supplementation perikonzeptionell (ca. 2 Monate vor Konzeption bei geplanter Schwangerschaft u. mindestens 2 Monate nach Konzeption); **2.** wirkt als Antioxidans*; ggf. Anw. zur Verbesserung von kognitiven Leistungen, z. B. Gedächtnis im Alter (Studienlage uneinheitlich).

F

Fol|säure|mangel: (engl.) *deficiency of folic acid*; s. Hypovitaminose (Tab. dort).

Foot-in-the-door-Technik (engl. foot-in-the-door Fuß in der Tür) *f*: (engl.) *Foot-in-the-door technique*; persuasive Gesprächstechnik aus der Sozial- u. Werbepsychologie zur schrittweisen Veränderung der Einstellung des Patienten; **Durchführung:** Der Patient stimmt zunächst einer kleinen relevanten Veränderung zu, die kognitive Dissonanz* erzeugt u. eine Veränderung der zu bearbeitenden Einstellung ermöglicht; bei der **Door-in-the-face-Technik** wird dazu gegenteilig eine große u. abzulehnende Forderung vorausgeschickt wird, um die folgende kleinere u. eigentlich erwünschte Veränderung akzeptabel erscheinen zu lassen; **Hinweis:** wird selten in der Psychotherapie verwendet, da die Technik manipulativen Charakter hat u. der Forderung von Transparenz* z. B. in der Verhaltenstherapie* nicht entspricht. Vgl. Therapie, kognitive.

Forced-Choice-Verfahren (engl. forced forciert; choice Wahl): (engl.) *forcedc hoice procedure*; spezielle Form von Tests od. Fragebögen, bei denen jedes Item zwingend mit Ja od. Nein beantwortet werden muss; z. T. gekoppelt mit der Bedingung, dass bei einem gewählten Item ein anderes automatisch abgelehnt wird; z. B. SOMS* (Beispiel-Item: „Ich habe im Verlauf der letzten 2 Jahre unter folgenden Beschwerden gelitten: Erbrechen: ja/ nein").

forensisch (lat. forensis): (engl.) *forensic*; gerichtlich, gerichtsmedizinisch; s. Rechtsmedizin; Psychiatrie, forensische.

Fork|head-Box-Protein P2 *n*: Abk. FOXP2; Transkriptionsfaktor*; **klin. Bedeutung:** Mutationen des FOXP2-Gens (sog. Sprachgen) bei familiären, v. a. grammatikalische Fähigkeiten betreffenden Sprachentwicklungsstörungen; Einfluss nur bei wenigen Fällen gesichert.

Formatio reticularis (lat. formatio Gestaltung) *f*: (engl.) *reticular formation*; von der Medulla* oblongata bis in das Diencephalon* reichendes System longitudinal u. transversal verlaufender markhaltiger Fasern u. diffus verteilter Ganglienzellen, die z. T. zu unscharf umschriebenen Kernen (in ihrer Gesamtheit als motorischer Haubenkern bezeichnet) zusammentreten; **Physiologie:** Durch direkte Reizübertragung von den sensiblen auf die somato- u. viszeromotorischen Kerne der Hirnnerven* u. indirekte Übertragung durch mehrgliedrige Neuronenketten bis hinauf in das Mes- u. Diencephalon u. abwärts bis zu den motorischen Vorderhornzellen des Rückenmarks ermöglicht das System der Formatio reticularis die Vermittlung lebenswichtiger reflektorischer Erregungen (enthält u. a. Atemzentrum* u. Brechzentrum*), die Steuerung vegetativer Funktionen, die Koordination von Reflexen* zu Bewegungsabläufen u. die Verarbeitung afferenter Erregungen i. S. unspezifischer Informationen für die Großhirnrinde*. Stimulation führt zu einer allgemeinen Weckreaktion (Aktivierung der Hirnrinde).

Form|deute|verfahren: (engl.) *Rorschach test*; Form des projektiven Tests*, bei dem zu einem unstrukturierten, mehrdeutigen Reizmaterial Assoziationen gebildet werden, z. B. Rorschach*-Test; vgl. Assoziation, freie.

Formen|kreis, schizo|phrener: (engl.) *schizophrenic spectrum disorder*; Bez. für Psychosen* mit schizophrener u. Schizophrenie-ähnlicher Symptomatik; im Gegensatz zur schizophrenen Spektrumstörung* werden (schizoide od. schizotype) Persönlichkeitsstörungen nicht erfasst.

Formicatio (lat. Ameise) *m*: (engl.) *formication*; Form der Parästhesie* mit Empfindung der Bewegung von Insekten od. Kriechtieren auf od. unter der Haut; subjektiv als Ameisenlaufen od. Kribbeln beschrieben; **Vork.:** z. B. als taktile Halluzination (s. Halluzination, zönästhetische), häufig eingebettet in Dermatozoenwahn*.

Form|re|produktions-Test (Re-*; lat. producere, productus hervorbringen) *m*: s. Göttinger Formreproduktions-Test.

Fornix cerebri (lat. Hirngewölbe) *m*: (engl.) *fornix*; bogenförmiges Markbündel, das als Crus fornicis (Schenkel des Fornix cerebri) aus der Fimbria hippocampi (s. Hippocampus) hervorgeht; die Schenkel beider Seiten vereinigen sich zum Corpus fornicis, das mit der Unterseite des Corpus* callosum verschmolzen ist u. den 3. Hirnventrikel bedeckt. Am vorderen Ende des Ventrikels ziehen beide Schenkel wieder isoliert als Columnae fornicis abwärts zum jeweiligen Mamillarkörper*. Teil des limbischen Systems*.

Forschung, ätio|logische: (engl.) *etiological research*; s. Ätiologieforschung.

Forschung, klinisch-diagnostische: (engl.) *clinical diagnostic research*; Forschungsrichtung, die (nach Pawlik) Fragen der Messtheorie, Erhebungstechnologie*, Prozesstheorie u. Behandlungstheorie* i. R. der klinischen Diagnostik (Beschreibung, Klassifikation, Erklärung, Prognose, Evaluation der Störung) bearbeitet; vgl. Diagnostik, psychologische.

Forschung, klinisch-psycho|logische: (engl.) *clinical psychological research*; Forschungsrichtung, die psychische Störungen u. psychische Phänomene körperlicher Erkrankungen aus psychol. Sicht untersucht; zentrale Forschungsfelder: u. a. Ätiologieforschung*, diagnostische u. klassifikatorische Forschung, Interventionsforschung*; kann grundlagen- od. anwendungsorientiert sein; **1.** klinisch-psychologische **Grundlagenforschung**: Teilbereich, welcher der Gewinnung von erklärenden Gesetzesaussagen (nomologisches Wissen) dient; ist im Gegensatz zur technologischen Forschung u. der klinisch-psychologischen Anwendungsforschung nicht primär auf die Beeinflussung von Phänomenen gerichtet. **2.** klinisch-psychologische **Anwendungsforschung**: Teilbereich, welcher der Erforschung anwendungsorientierter Fragen mit Methoden der Klinischen Psychologie dient; z. B. Evaluation von psychotherap. Praxiseinrichtungen, Wirtschaftlichkeit von Behandlungsansätzen, Qualitätssicherung* od. Wissenstransfer zwischen Forschung u. Praxis.

Forschung, kor|relative: (engl.) *correlative research*; s. Korrelationsforschung.

Forschung, trans|lationale: (engl.) *translation research*; Forschungsrichtung, die sich mit der möglichst schnellen u. effizienten Umsetzung grundlagenwissenschaftlichen Erkenntnisfortschritts in patientennützliche diagnostische u. therapeutische Verfahren in der Versorgungspraxis beschäftigt. Vgl. Wertschöpfungskette; Gesundheitsforschung.

FOXP2: Abk. für (engl.) ***Fo**rkhead*-**B**ox-**P**rotein P2*.

FPD: Abk. für **F**ragebogen* zur **P**artnerschafts**d**iagnostik.

FPI: Abk. für **F**reiburger* **P**ersönlichkeits**i**nventar.

FQ: Abk. für (engl.) ***F**ear **Q**uestionnaire*; s. Angstfragebogen.

Frage|bogen: (engl.) *inventory*; nach bestimmten methodischen Regeln zusammengestellte schriftliche Sammlung von Fragen (sog. Items) zur systematischen Testung od. Einschätzung von Personen (z. B. bezüglich Symptomen, Krankengeschichte, Kompetenzen), z. B. Angstfragebogen*, Partnerschaftsfragebogen*; vergleichbar mit einem strukturierten Interview*; man unterscheidet vorgegebene Antwortmöglichkeiten (z. B. ja/nein, Likert*-Skala, geschlossene Fragen mit vorformulierten Antworten, zwischen denen sich der Befragte entscheiden muss) od. offene Fragen (keine vorgeschriebene Antwort, sondern freies Niederschreiben); die Beantwortung erfolgt i. d. R. als Selbsttest (schriftlich bzw. computergestützt); **Anw.**: im klinischen Bereich (z. B. Screening, Diagnostik) oder i. R. statistischer Erhebungen.

Frage|bogen ir|rationaler Einstellungen: (engl.) *Irrational Attitudes Questionnaire*; Abk. FIE; Selbstbeurteilungsverfahren zur Erfassung der Aspekte irrationaler Einstellungen i. S. der rational-emotiven Therapie* u. der kognitiven Verhaltenstherapie*; umfasst 30 Items auf 4 Skalen: negative Selbstbewertung, Abhängigkeit, Internalisierung von Misserfolg u. Irritierbarkeit; **Anw.**: Erwachsene von 18–70 Jahren; in der ambulanten u. stationären psychotherapeutischen u. verhaltensmedizinischen Versorgung (Problem- u. Verhaltensanalyse, Planung therapeutischer Interventionen, Evaluation); **Testdauer:** ca. 10 Minuten.

Frage|bogen zu angst|bezogenen Kognitionen: s. Agoraphobic Cognitions Questionnaire.

Frage|bogen zu dis|soziativen Sym|ptomen: Abk. FDS; Selbstbeurteilungsverfahren zur Erfassung dissoziativer Störungen* u. dissoziativer Symptome als Bestandteil anderer psychischer Störungen; erfasst werden 28 Items auf den Subskalen Amnesie*, Depersonalisation*, Derealisation* u. Konversion*; zusätzliche Subskala mit 16 Items zu somatoformen dissoziativen Erfahrungen; deutsche Adaptation der Dissociative* Experiences Scale; es existiert eine Kurzversion (Abk. FDS-20) mit 20 Items; Teil des Heidelberger* Dissoziations-Inventars; **Anw.**: Screening-Verfahren; v. a. bei dissoziativen Störungen; bei Erwachsenen ab 18 Jahren; FDS-20 zur Verlaufsmessung; **Testdauer:** 5–15 Minuten, Kurzversion <10 Minuten.

Frage|bogen zu körper|bezogenen Ängsten, Kognitionen und Vermeidung: Abk. AKV; Selbstbeurteilungsverfahren zur Erfassung verschiedener Aspekte der Symptomatik bei Angststörungen* (Angst vor körperlichen Symptomen, angstbezogene Kognitionen u. Vermeidungsverhalten) u. psychosomatischen od. funktionellen Beschwerden; besteht aus 3 Teilen, die auch als eigenständige Tests angewendet werden können: **1.** deutschsprachige Bearbeitung des Body* Sensations Questionnaire; **2.** deutschsprachige Bearbeitung des Agoraphobic* Cognitions Questionnaire; **3.** deutschsprachige Bearbeitung des Mobility Inventory (s. Mobilitäts-Inventar); umfasst insgesamt 58 Items, z. B. „Ich werde in Ohnmacht fallen"; „Ich vermeide es mit Bussen zu fahren"; „Wieviel Angst haben Sie vor Schwindel?"; **Anw.**: Diagnostik, Therapieplanung u. Erfolgskontrolle bei erwachsenen Patienten mit Ängsten u. nicht organisch begründeten körperlichen Symptomen; **Testdauer:** 10–20 Minuten.

Frage|bogen zu Kompetenz- und Kontroll|überzeugungen: Abk. FKK; Selbstbeurteilungsverfahren mit den 4 Primärskalen generalisiertes Selbstbild eigener Fähigkeiten, Internalität in generalisierten Kontrollüberzeugungen, sozial bedingte Externalität u. fatalistische Externalität; umfasst 32 Merkmale, z. B. „Es hängt hauptsächlich von mir ab, ob sich andere Menschen nach meinen Wünschen richten od. nicht", „Ich komme mir manchmal taten- u. ideenlos vor"; neben der Profilauswertung nach den Primärskalen sind Auswertungen nach Sekundär- (generalisierte Selbstwirksamkeitsüberzeugungen, generalisierte Externalität in Kontrollüberzeugungen) u. Tertiärskalen (Internalität versus Externalität) möglich. **Anw.**: bei Jugendlichen ab 14 Jahren u. Erwachsenen; **Testdauer:** 10–20 Minuten. Vgl. Kontrollüberzeugung; Selbstwirksamkeit.

F

Frage|bogen zu Konfl̥ikt|bewältigungs|strategien: Abk. FKBS; Selbstbeurteilungsverfahren zur Erfassung von 5 abgestuften Formen der Konfliktbewältigung als innere Reaktionen (Emotionen, Gedanken) u. mögliches Verhalten bei frustrierenden Ereignissen in sozialen Situationen; alle 5 Skalen erfassen den Umgang mit aggressiven Impulsen, insbesondere die Aggressionsrichtung: **1.** nach innen (Wendung gegen die eigene Person); **2.** nach außen (Wendung gegen das Objekt); **3.** Versuch der verstandsmäßigen Neutralisierung aggressiver Tendenzen (Intellektualisierung, Rationalisierung, Verniedlichung); **4.** Umformung in freundliche Motive (Reaktionsbildung); **5.** gezielte Unterstellung böser Absichten des Anderen (Projektion); **Anw.:** ab 16 Jahren; zur Diagn. u. Beratung; in psychosomatischen Kliniken, Therapieforschung; **Testdauer:** ca. 30–40 Minuten. Vgl. Bewältigungsstrategie.

Frage|bogen zu Kon|tr̥oll|überzeugungen: s. IPC-Fragebogen zu Kontrollüberzeugungen.

Frage|bogen zu Lebens|zielen und zur Lebens|zufriedenheit: Abk. FLL; Selbstbeurteilungsverfahren zur Erfassung wesentlicher Aspekte von Selbst- u. Weltbild als motivationale Basis aktuellen Handelns, langfristiger Lebensplanung u. Sinngebung des Lebens; umfasst 15 Themengebiete mit insgesamt 113 Items: Gesundheit, Sicherheit, Lebensstandard, soziales u. politisches Handeln, Arbeitsbedingungen, berufliche Sozialisation, Freizeit, Beziehungen zu anderen Menschen, Familie, Wirkung auf Andere, persönliche Entwicklung, Selbstachtung, Lebensorientierung, Politik u. Wirtschaft, soziale Ordnung; erfasst werden (u. a. nach Grundauffassungen, Spannungsbeziehungen, Wertorientierungen*) die Selbstcharakterisierung nach Ziel- u. Wertpräferenzen, die Kombination von subjektiver Kompetenz u. Beeinflussung von Zielbereichen, die Einschätzung der Realität u. Zukunft sowie als Resultate die Lebenszufriedenheit; es existiert eine Lang- u. Kurzform; **Anw.:** Jugendliche u. Erwachsene; als Einzel- u. Gruppenbefragung; Forschung, psychologische Beratung; **Testdauer:** Kurzform ca. 25 Minuten, Langform ca. 60 Minuten.

Frage|bogen zum Ess|verhalten: (engl.) *Eating Behavior Questionnaire*; Abk. FEV; Selbstbeurteilungsverfahren zur Erfassung von 3 Dimensionen des menschlichen Essverhaltens: kognitive Kontrolle des Essverhaltens, gezügeltes Essverhalten*, Störbarkeit des Essverhaltens u. erlebte Hungergefühle; umfasst 60 Merkmale, z. B. „Wenn ich ängstlich od. angespannt bin, fange ich oft an zu essen"; „Bei den üblichen Nahrungsmitteln kenne ich ungefähr den Kaloriengehalt"; **Anw.:** bei Jugendlichen u. Erwachsenen; **Testdauer:** 15 Minuten. Vgl. Essstörungen.

Frage|bogen zum funktion̲alen Trinken: (engl.) *Functional Drinking Questionnaire*; Abk. FFT; Fragebogen zur Erfassung der als positiv erlebten psychischen Wirkung u. sozialen Funktion des Alkoholkonsums; Langform umfasst 93 Items (z. B. „Unter Alkoholeinfluss bin ich in meinem Verhalten gegenüber anderen Menschen viel lockerer u. ungezwungener"); 2 Versionen zu Gegenwart u. Vergangenheit, Standardkurzform (Gegenwart, ohne Skala 5) mit 64 Items; 5 Skalen: exzitative Wirkung, psychopharmak. Wirkung, soziale Funktion des Alkohols, Norm ausnutzendes Hintergrundtrinken, Symptome der psychischen u. physischen Alkoholabhängigkeit*; Beantwortung auf 4-stufiger Skala; **Anw.:** bei Jugendlichen u. Erwachsenen, die über Erfahrungen mit Alkohol verfügen; Erfassung von Risikoträgern im Vorfeld der Abhängigkeit (s. Alkoholkonsum, riskanter); **Testdauer:** ca. 15–20 Minuten. Vgl. Abhängigkeit.

Frage|bogen zum Körper|bild: (engl.) *Body Image Questionnaire*; Abk. FKB, FKB20; Selbstbeurteilungsverfahren zur Erfassung u. Beurteilung des Körperbilds*; umfasst 20 Items zu 2 unabhängigen Skalen: **1.** ablehnende Körperbewertung (Abk. AKB): beurteilt die äußere Körpererscheinung u. beschreibt wertend das Gefühl der Stimmigkeit sowie das Wohlbefinden im eigenen Körper; **2.** vitale Körperdynamik (Abk. VKD): erfasst den energetischen u. bewegungsbezogenen Aspekt des Körperbilds; beschreibt, in welchem Ausmaß Kraft, Leistungsfähigkeit u. Gesundheit empfunden werden; **Anw.:** Erwachsene u. Jugendliche ab 16 Jahren; Diagn. von klinisch relevanten Körperbildstörungen u. Erfassung von Beeinträchtigungen des Körperbilds bei nichtklinischen Anwendungen; **Testdauer:** 6–8 Minuten.

Frage|bogen zum Umgang mit Belastungen im Verlauf: Abk. UBV; Beurteilungsverfahren zur Erfassung von psychologischen Merkmalen der Belastungsverarbeitung (Umgang mit Stressoren*; s. Coping*; Bewältigungsstrategie); vorgegeben werden versch. alltagsnahe Problemsituationen, jeweils in einer Sequenz von 3 Phasen: Beginn, Fortbestehen u. (positiver od. negativer) Ausgang der Belastungsepisode; der handlungsorientierte Fragebogen erfragt Situationseinschätzungen, emotionale Reaktionen, Bewältigungsintentionen sowie kognitives, emotionales u. instrumentelles Coping; **Anw.:** Erwachsene von 20–65 Jahren; bei klinischen u. gesundheitspsychol. Fragestellungen in der Forschung u. Individualdiagnostik; **Testdauer:** Gesamtform (18 Belastungsepisoden) ca. 3 Stunden; Kurzform (4 Episoden) ca. 40 Minuten.

Frage|bogen zur Abschätzung Psycho|soma̲tischen Krankheits|geschehens: Abk. FAPK; Selbstbeurteilungsverfahren zur Erfassung der psychosozialen Bezüge, die zum Zustandekommen od. der Aufrechterhaltung von somatischen Symptomen beitragen; umfasst 202 Items auf 10 Skalen: **1.** Realitätsbezug: prüft die Ich-synchrone Verarbeitung von Konflikten im Alltagserleben u. das Ausmaß gelungener Objektbeziehungen im weitesten Sinne; **2.** Phantasie; **3.** emotionale Beziehungsleere; **4.** Abwehr sexueller Empfindungen; **5.** soziale Anpassung: erfasst die Tendenz des psychosomatisch erkrankten Menschen, drohenden Realitätsverlust durch eine Überanpassung an gesellschaftlich vorgegebene Denk- u. Verhaltensschemata zu verhindern; **6.** Aggression: Behandlung äußerer Widersprüche; **7.** Aggressionsunfähigkeit: Behandlung äußerer Widersprüche; **8.** Hypochondrie: erfasst die Konzentration auf das eigene Körpergeschehen; **9.** Regression: erfasst die Tendenz zu symbiotischer Verklammerung von Ich- u. Objektwelt; **10.** Belastungsfaktoren: erfasst soziale, psychologisch unmittelbar nicht hinterfragbare Variablen (Hinweise auf direkte äußere Anstöße für psychisches Konfliktgeschehen); **Anw.:** ab 16 Jahren; v. a. in der Psychosomatik u. bei Depression; Forschungsinstrument u. Einzelfalldiagnostik; **Testdauer:** 20 Minuten.

Frage|bogen zur Angst vor körperlichen Sym|pto-men: s. Body Sensations Questionnaire.

Frage|bogen zur Beurteilung der Sui|zid|gefahr: Abk. FBS; computergestütztes Selbstbeurteilungsverfahren zur Erfassung der Suizidgefährdung unter Ausschluss möglicher Patient-Therapeut-Wechselwirkungen; umfasst 52 Items, die nacheinander auf dem Bildschirm dargeboten u. bipolar beantwortet werden; die einmalige Korrektur u. das Überspringen von Items sind gestattet; nicht beantwortete Items werden am Ende des Tests noch einmal dargeboten (ohne Zwang zur Antwort); neben der Suizidgefährdung werden auch Verhaltensweisen des sog. unbewussten suizidalen Felds erfasst (z. B. Alkohol-, Drogenmissbrauch, asoziales Verhalten); erfasst wird der Gesamtwert der Antworten u. die Antwortzeit für jedes Item; entsprechend erfolgt die Zuordnung zu den Kategorien: Normalität, Normalität zweifelhaft, schwache Suizidgefahr, starke Suizidgefahr u. besonders starke Suizidgefahr; **Anw.:** ab 17 Jahren; klinische u. Gesundheitspsychologie; **Testdauer:** 10–15 Minuten. Vgl. Suizid.

Frage|bogen zur De|pressions|dia|gnostik nach DSM-IV (Depression*; gr. διαγνωστικός fähig zu unterscheiden): Abk. FDD-DSM-IV; Selbstbeurteilungsverfahren zur Erfassung depressiver Episoden u. deren Schweregrads nach DSM-IV; umfasst 18 Items (relevante Symptome); deutschsprachige adaptierte Kurzfassung des Inventory to Diagnose Depression (Abk. IDD); es existieren 2 Versionen: Version A (Langform) erfasst Symptom-Item u. Symptomdauer, Version B (Kurzform) erfasst nur Symptom-Item; **Anw.:** ab 16 Jahren; therapiebegleitend zur individuellen Eingangs-, Verlaufs- u. Abschlussdiagnostik; epidemiologische u. klinische Verlaufsforschung bei Depression*; **Testdauer:** Kurzform ca. 10 Minuten, Langform ca. 15 Minuten.

Frage|bogen zur Erfassung der Familien|atmosphäre: Abk. FEF; Selbstbeurteilungsverfahren zur Einschätzung des emotionalen Angehörigenverhaltens (s. Familienatmosphäre) aus der Sicht schizophrener Patienten; anhand vorgegebener Aussagen soll eingeschätzt werden, welche Rolle die Beziehung zu den Angehörigen in der subjektiven Sicht des schizophrenen Patienten spielt (das tatsächliche Verhalten wird nicht erfasst); dichotome Beantwortung; **Anw.:** ab 18 Jahren, zur Verlaufsbeurteilung bei Schizophrenie*; **Testdauer:** 5–10 Minuten.

Frage|bogen zur Erfassung der gesundheits|bezogenen Lebens|qualität von Kindern und Jugendlichen: s. KIDSCREEN.

Frage|bogen zur Erfassung der Schmerz|verarbeitung: Abk. FESV; Selbstbeurteilungsverfahren zur Erfassung der Bewältigungsstrategien* u. der in Zusammenhang mit Schmerzen* stehenden psychischen Beeinträchtigungen; umfasst 57 Merkmale, z. B. „Wenn ich Schmerzen habe, habe ich einen Plan, wie ich vorgehe"; „wegen meiner Schmerzen bin ich oft wütend"; keine Erhebung des Schmerzerlebens; **Anw.:** bei Erwachsenen zwischen 18 u. 80 Jahren mit einer länger andauernden od. häufig wiederkehrenden Schmerzproblematik (s. Schmerz, chronischer); **Testdauer:** 10 Minuten.

F

Frage|bogen zur Erfassung dis|positionaler Selbstaufmerksamkeit: Abk. SAM; Selbstbeurteilungsverfahren zur Erfassung der Tendenz, die eigene Person in den Blickpunkt der Aufmerksamkeit zu rücken; umfasst 27 Aussagen in der ersten Person, zu denen auf 5-stufigen Skalen Stellung zu nehmen ist; es wird unterschieden, ob eher private (z. B. affektive Störungen*) od. öffentlich zugängliche Aspekte (z. B. äußeres Erscheinungsbild) im Zentrum der Selbstaufmerksamkeit* stehen; **Anw.:** Persönlichkeitsdiagnostik*, z. B. in den Bereichen Gesundheitsverhalten*, soziale Interaktion, Validität von Selbstauskünften; **Testdauer:** ca. 15 Minuten.

Frage|bogen zur Erfassung emotional relevanter Alltags|ereignisse: Abk. ATE, ATE 36; Selbstbeurteilungsverfahren zur Erfassung der Beanspruchung* durch emotional relevante Alltagsereignisse; umfasst 36 Items zu positiven u. negativen alltäglichen Ereignissen u. deren Auftretenshäufigkeit in der vergangenen Woche; dichotome Beantwortung.

Frage|bogen zur Erfassung von Ag|gressivitäts-faktoren: Abk. FAF; Selbstbeurteilungsverfahren zur Erfassung der Bereitschaft zu aggressiven Verhaltensweisen; umfasst 77 Items zu den Aggressionsbereichen: spontane Aggressivität, reaktive Aggressivität, Erregbarkeit (mit den Qualitäten Wut* u. Ärger*), Selbstaggression bzw. Depressionen u. Aggressionshemmung; zusätzlich erfasst die Kontrollskala Offenheit die Bereitschaft zur offenen Fragebogenbeantwortung; dichotome Beantwortung; die Testwerte der ersten 3 Skalen können zu einem Gesamtwert Aggressivität zusammengefasst werden; **Anw.:** ab 15 Jahren; Einzel- u. Gruppentest; zur Verlaufsbeobachtung bei Straftätern, Drogenabhängigkeit, psychosomatischen u. psychoneurotischen Störungen; **Testdauer:** 10–20 Minuten.

F

Frage|bogen zur Erfassung von Formen der Krankheits|bewältigung: Abk. FEKB; Selbstbeurteilungsverfahren zur Erfassung von intrapsychischen u. aktionalen Bewältigungsstrategien* bei Erwachsenen mit schweren körperlichen Erkrankungen; umfasst 64 Items zu 5 Skalen: Rumination, Suche nach sozialer Einbindung, Bedrohungsabwehr, Suche nach Information u. Erfahrungsaustausch, Suche nach Halt in der Religion. Vgl. Krankheitsverarbeitung.

Frage|bogen zur Erhebung von Kontroll|überzeugungen zu Krankheit und Gesundheit: Abk. KKG; Selbstbeurteilungsverfahren zur Erfassung gesundheits- bzw. krankheitsbezogener Kontrollüberzeugungen*; umfasst je 7 Items zu 3 Dimensionen: **1.** Internalität: Überzeugung, dass Gesundheit u. Krankheit durch die eigene Person kontrollierbar sind; **2.** soziale Externalität: Überzeugung, dass sie durch andere Personen, z. B. Ärzte, Pflegepersonal, Bezugspersonen, kontrollierbar sind; **3.** fatalistische Externalität: Überzeugung, dass sie nicht kontrollierbar, zufalls- od. schicksalsabhängig sind; Beantwortung mit 6-stufiger Likert*-Skala; **Anw.:** Jugendliche ab 12 Jahren u. Erwachsene; in der Prophylaxe, Diagn., Beratung u. Intervention; in der Forschung; **Testdauer:** 10–15 Minuten.

Frage|bogen zur Lebens|geschichte und Partnerschaft: (engl.) *Biograpgy and Partnership Questionnaire*; Abk. FLP; halbstrukturierter Anamnesebogen zur Erfassung lebensgeschichtlicher Daten u. der partnerschaftlichen Situation; Teil des Fragebogens* zur Partnerschaftsdiagnostik; umfasst 5 Bereiche: lebensgeschichtliche Daten (14 Items), differentialdiagnostische Daten (4 Items), Daten zur Partnerschaft (19 Items), Verhalten in Konfliktsituationen (10 Items), Sexualität (8 Items); Beantwortung von beiden Partnern; **Anw.:** bei Erwachsenen zwischen 18 u. 65 Jahren; **Testdauer:** ca. 5 Minuten.

Frage|bogen zur Lebens|zufriedenheit: (engl.) *Life Contentment Questionnaire*; Abk. FLZ; Selbstbeurteilungsverfahren zur Erfassung relevanter Aspekte der Lebenszufriedenheit*; umfasst 10 Lebensbereiche (Subskalen) mit je 7 Items: Gesundheit, Arbeit u. Beruf, finanzielle Lage, Freizeit, Ehe u. Partnerschaft, Beziehung zu eigenen Kindern, eigene Person, Sexualität, Freunde, Bekannte, Verwandte, Wohnung; Beantwortung auf 7-stufiger Skala; erfasst werden bereichsspezifische Lebenszufriedenheit u. allgemeine Lebenszufriedenheit (nicht berücksichtigt werden die Skalen Arbeit u. Beruf, Ehe u. Partnerschaft, Beziehung zu eigenen Kindern); **Anw.:** Jugendliche ab 14 Jahren u. Erwachsene; zur Persönlichkeitsdiagnostik, Lebensqualitäts- u. Rehabilitationsforschung; **Testdauer:** 5–10 Minuten.

Frage|bogen zur Messung der Psycho|therapiemotivation (Motivation*): Abk. FMP; Selbstbeurteilungsverfahren zur Erfassung der Motivation* zur Psychotherapie* (s. Therapiemotivation); umfasst die 4 Subskalen Krankheitserleben* (Leidensdruck u. Krankheitsgewinn), Laienätiologie (s. Laientheorien), allgemeine Behandlungserwartungen u. -einstellungen u. Erfahrungen mit psychotherap. Behandlungsmodellen sowie 47 Merkmale, z. B. „Eine Lösung meiner persönlichen Probleme könnte mir mehr helfen als Arzneimittel"; „meine Umwelt verhält sich gegenüber meinen Beschwerden eher verständnisvoll"; **Anw.:** bei Erwachsenen, in der Forschung; **Testdauer:** 20–30 Minuten.

Frage|bogen zur Messung von Einstellungen zu Schwangerschaft, Sexualität und Geburt: Abk. SSG; s. Geburtsangstskala.

Frage|bogen zur Partnerschafts|dia|gnostik (gr. διαγνωστικός fähig zu unterscheiden) *f*: Abk. FPD; Selbstbeurteilungsverfahren zur Beziehungsdiagnostik, das aus dem Partnerschaftsfragebogen*, der Problemliste* u. dem Fragebogen* zur Lebensgeschichte u. Partnerschaft besteht; umfasst 54 Items; **Anw.:** zur Erhebung der Anamnese bei Erwachsenen zwischen 18 u. 65 Jahren; **Testdauer:** 5–10 Minuten.

Frage|bogen zur sexuellen Inter|aktion (Interaktion*): s. Sexual Interaction Inventory.

Frage|bogen zur sozialen Integration (Integration*): (engl.) *Social Adjustment Scale*; Abk. FSI; Selbstbeurteilungsverfahren zur Erfassung der Fähigkeit zur Bewältigung instrumenteller Aufgaben (Arbeit, aktive Beteiligung in der Familie, im sozialen Umfeld) u. des assoziierten Wohlbefindens; umfasst 6 Skalen: Arbeit, Freizeit, Verwandte, Partnerschaft, Kinder, Finanzen.

Frage|bogen zur sozialen Kom|petenz (Kompetenz*): (engl.) *Social Competence Questionnaire*; Abk. FSK; Selbstbeurteilungsverfahren zur Erfassung sozial kompetenter Verhaltensweisen (im Kontext der 3 Situationen Recht durchsetzen, Einigung erzielen, Sympathie gewinnen) u. der Fähigkeit zur Selbstverbalisation; umfasst 36 Items zu 5 Skalen: **1.** Modus (7 Items): Fähigkeit zu selbstsicherem Verhalten in verschiedenen Situationen (z. B. „Meist sage ich sehr klar u. deutlich, was ich meine, bleibe aber freundlich"); **2.** Kognition (7 Items): Fähigkeit zur Anwendung positiver Selbstverbalisation u. -instruktion u. allgemein erfahrene Auswirkungen positiver od. negativer Gedanken in konkreten Situationen (z. B. „Bei Klassenarbeiten denke ich oft: Das schaffe ich sowieso nicht"); **3.** Recht (8 Items): Fähigkeit, eigenes (empfundenes) Recht sozial verträglich durchzusetzen (an den Modus selbstsicheren Verhaltens gebunden, z. B. „Wenn mich ein Lehrer zu Unrecht kritisiert, sage ich ihm, dass ich das nicht in Ordnung finde"); **4.** Sympathie (7 Items): Fähigkeit des Dankens, Lobens u. Um-Hilfe-Bittens (z. B. „Es fällt mir schwer, Andere zu loben od. ihnen Komplimente zu machen"); **5.** Emotionen (7 Items): Fähigkeit zum Äußern eigener Empfindungen als wesentlicher Faktor erfolgreicher u. sozial kompetenter Kommunikation u. Interaktion

(z. B. „Ich versuche fast immer, meine Gefühle zu verbergen"); 5-stufige Antwortskala; **Anw.:** bei Jugendlichen.

Frage|bogen zur sozialen Unterstützung: Abk. F-SOZU; Fragebogen zur Erfassung der subjektiv wahrgenommenen bzw. antizipierten sozialen Unterstützung* aus dem Umfeld; Langform umfasst 54 Items (z. B. „Ich habe Freunde/Angehörige, die auch mal gut zuhören können, wenn ich mich aussprechen möchte") u. die Skalen Emotionale Unterstützung, Praktische Unterstützung, Soziale Integration, Belastung aus dem sozialen Netzwerk; ergänzende Skalen Reziprozität, Verfügbarkeit einer Vertrauensperson u. Zufriedenheit mit sozialer Unterstützung; 2 Kurzformen mit 22 bzw. 14 Items; Beantwortung anhand einer 5-stufigen Likert*-Skala; **Anw.:** bei Erwachsenen; **Testdauer:** Langform ca. 15–20 Minuten, Kurzformen ca. 5 Minuten.

Frage|bogen zur transitiven und in|transitiven Selbst- und Partner|beschreibung: s. INTREX.

Frage, geschlossene: (engl.) *closed question*; Frage, deren Beantwortung anhand vorgegebener Kategorien erfolgt; im Gegensatz zur offenen Frage* häufige Frageform im Fragebogen*; im Psychotherapiegespräch hat die offene Frage Vorrang. **Formen:** **1.** zwei Alternativen (ja/nein, dafür/dagegen, Mann/Frau); **2.** mehrere Alternativen (i. d. R. zum Ankreuzen): z. B. Schätzungen (wie häufig, wie lange) in absoluten Zahlen od. prozentual, Rangfolge hinsichtlich Häufigkeit (z. B. häufig, manchmal, selten, nie), Ausprägung (z. B. Zufriedenheit), Verhalten; **3.** quasi-geschlossene Frage, die wie eine offene Frage formuliert ist, aber aufgrund ihrer Eindeutigkeit nur eine Antwortart zulässt; **Vorteil:** Die Antworten sind quantitativ auswertbar; hohe Vergleichbarkeit der Antworten unterschiedlicher Personen bzw. der gleichen Person zu unterschiedlichen Zeitpunkten. Unangenehme od. sozial unerwünschte Aspekte werden bei geschlossenen Fragen leichter bejaht als in der freien Beantwortung offener Fragen. **Nachteil:** Für den Befragten wichtige Aspekte werden nicht erfasst, wenn es die Fragenkonstruktion nicht vorsieht; in der persönlichen Kommunikation oft nicht sehr ergiebig.

Frage, hypo|thetische: (engl.) *hypothetical question*; Form der Frage, bei welcher der Befragte seine Vorstellungen, Wünsche od. Ängste in Bezug auf ein Thema frei äußern kann, ohne realistisch sein zu müssen; **Ziel:** **1.** im psychotherapeutischen Kontext festgefahrene kognitive Denkmuster durchbrechen, z. B. das typisch selbstentwertende Denken von Personen in der Opferposition; **2.** Entwerfen einer an Ressourcen orientierten Zukunftsperspektive; **3.** Eröffnen eines neuen Gesprächsthemas, dessen Inhalt durch den imaginären Charakter der Frage entschärft wird.

Frage, offene: (engl.) *open question*; Form der Frage, auf die der Befragte Gedanken u. Antworten nach eigenen Impulsen u. in selbstgewählter Struktur formulieren kann; im Gegensatz zur geschlossenen Frage* wird keine Antwortkategorie vorgegeben. **Vorteil:** psychotherapeutisch günstig, da offene Fragen den Reflexionsprozess des Patienten in Gang bringen, Autonomie u. Selbstwirksamkeit fördern u. ihn zu längeren Äußerungen veranlassen, durch die eine umfassende Exploration des Sachverhalts möglich wird (bei wenigen vorliegenden Informationen hinsichtlich der Fragestellung); Ermittlung des Bezugsrahmens des Befragten (bei wenigen Informationen hinsichtlich des Befragten); Erfragung differenzierter Einstellungen, Meinungen, Gedanken; **Nachteil:** in der Forschung lediglich qualitative, also inhaltliche Auswertung bezogen auf die jeweilige Person möglich; erschwerte Vergleichbarkeit der Antworten versch. Personen.

Frage, zirkuläre: (engl.) *circular probing*; Befragung einer Person über einen (hypothetischen) Dritten als Technik in der systemischen Psychotherapie*, um zirkuläre Prozesse in Beziehungssystemen aufzuzeigen; **Ziel:** setzt reflexive Prozesse in Gang („Was vermuten Sie, was in Ihrem Ehepartner vor sich geht, wenn Ihr Sohn eine schlechte Note nach Hause bringt?"), fordert zum Perspektivenwechsel* auf u. betont die Wirkung einer Äußerung od. eines Verhaltens auf die andere Person; erhebt keine Information, sondern erzeugt psychotherapeutisch neue, relevante Information im Beziehungssystem. Vgl. Psychotherapie, systemische; Familientherapie, systemische.

Fragiles-X-Syn|drom (lat. fragilis zerbrechlich) *n*: (engl.) *fragile X syndrome*; syn. Marker-X-Syndrom, Syndrom des fragilen X-Chromosoms, Martin-Bell-Syndrom; Intelligenzstörung* von unterschiedlichem Ausprägungsgrad bei Jungen u. Mädchen (Jungen meist stärker betroffen) mit auffälliger Facies (langes ovales Gesicht, große prominente Ohren, Progenie), Hodenvergrößerung u. Verzögerung der motorischen u. geistigen Entwicklung unterschiedlichen Ausmaßes mit syndromtypischem Entwicklungs- u. Verhaltensphänotyp (Stärken im visuellen Auffassungsvermögen, pragmatische Sprachstörung, soziale Scheu, Hyperaktivität u. Impulsivität, z. T. autistische Verhaltensmerkmale), z. T. Epilepsie*; **Häufigkeit:** 1 : 2000 männliche Neugeborene; bei Mädchen seltener. Gesunde Männer mit fragilem X-Chromosom übertragen das Gen ohne Krankheitsrisiko an ihre Kinder; Töchter werden jedoch sog. Prämutationsträgerinnen. Frauen mit einer Prämutation sind immer symptomfrei; mit einer Vollmutation können sie unterschiedliche Intelligenzminderungen u. Lernstörungen* (v. a. Rechenstörungen*) aufweisen. **Ätiol.:** Mutation im FMR1-Gen am Genlocus Xq27.3 mit möglich genetischer Antizipation; **Ther.:** Frühförderung u. Anpassung an syndromtypische Verhaltensmerkmale; gute soziale Integration u. z. T. Erwerb von Kulturtechniken möglich; sensorische Integrations- u. Sprachtherapie*,

F

Verhaltenstherapie; Psychopharmaka von Begleitsymptomen (z. B. ADHS*); **DD:** Autismus*.

FRAMES: Abk. für (engl.) ***F**eedback **R**esponsibility **A**dvice **M**enu **E**mpathy **S**elf-efficacy;* Wirkfaktoren u. Vorgehen i. R. einer Kurztherapie* von psychischen Störungen, insbes. von Substanzabhängigkeit (s. Substanzstörungen); **1.** Feedback: Rückmeldung bezüglich negativer Folgen; **2.** Responsibility: Selbstverantwortung des Patienten u. Freiheit der Entscheidung; **3.** Advice: Beratung hinsichtlich der Ziele u. des Vorgehens, Betonen der nötigen Veränderung; **4.** Menu: Wahlmöglichkeiten zur Therapie bzw. Änderung aufzeigen; **5.** Empathy: einfühlendes Verstehen (s. Empathie); **6.** Self-efficacy: Förderung der Selbstwirksamkeitserwartung (s. Selbstwirksamkeit); **Anw.:** z. B. beim Motivational* Interviewing.

F

Frankfurter Adaptiver Kon|zentrations|leistungstest (Konzentration*) *m*: Abk. FAKT; computerbasierter Test zur adaptiven Messung der individuellen Konzentrationsfähigkeit; erfasst die Aspekte Konzentrations-Leistung (Abk. KL), Konzentrations-Genauigkeit (Abk. KG) u. Konzentrations-Homogenität (Abk. KH); möglichst fehlerlos u. schnell soll in einer Abfolge von Items zwischen Ziel-Item (Kreis mit 3 Punkten, Quadrat mit 2 Punkten) u. Nicht-Ziel-Item (Kreis mit 2 Punkten, Quadrat mit 3 Punkten) durch Drücken der jeweiligen Reaktionstaste auf der Computertastatur unterschieden werden; es existieren 3 Testformen mit Variation des situativen Belastungsgrads u. der Darbietungsweise der Items: **1.** FAKT-E: jeweils 1 Item auf dem Bildschirm (hohe situative Belastung); **2.** FAKT-S: gleichzeitig 10 Items (mittlere situative Belastung); **3.** Testform FAKT-SR erfasst Reaktionszeiten für die Item-Bearbeitung (niedrige situative Belastung); aktuelle Version FAKT-II; **Anw.:** von 14–60 Jahren; Eignungsdiagnostik, z. B. Arbeits- u. Betriebspsychologie, Klinische Psychologie, Schulpsychologie; im neuro- u. pharmakopsychologischen Bereich, in der Psychiatrie; Grundlagenforschung; **Testdauer:** ca. 10 Minuten (reine Testdauer 6 Minuten; es kann zwischen den 2 Durchführungsarten adaptive Testzeit od. wählbare Testzeit gewählt werden; 6 Minuten als Standardtestzeit voreingestellt); zur Beurteilung des Leistungsverlaufs kann die Testlänge in Sechs-Minuten-Schritten auf 30 Minuten erhöht werden.

Frankfurter Aufmerksamkeits-Inventar *n*: Abk. FAIR; Verfahren zur Aufmerksamkeits- u. Konzentrationsdiagnostik in den Dimensionen Leistung, Qualität u. Kontinuität; erfasst wird die gerichtete Aufmerksamkeit als Fähigkeit zur genauen u. schnellen Diskrimination visuell ähnlicher Zeichen unter gleichzeitiger Ausblendung aufgabenirrelevanter Information; umfasst 640 Items (4 Zeichen bestehend aus einem Kreis od. einem Quadrat mit jeweils 2 od. 3 Punkten in der Mitte; 2 Kombinationen sind Ziel-Items); die zeilenweise angeordneten Zeichen sind vollständig zu markieren (Stiftlinie unter den Zeichen, bei den Ziel-Items wird der Stift nach oben geführt, so dass ein Zacken entsteht); **Anw.:** als Einzel- od. Gruppentest im Alter von 9–72 Jahren; z. B. Eignungsdiagnostik, Arbeitspsychologie, Berufs- u. Erziehungsberatung, Klinische Psychologie, Pharmako- u. Neuropsychologie; zu Forschungszwecken; **Testdauer:** ca. 10 Minuten.

Frankfurter Befindlichkeits-Skala (Skala*) *f*: Abk. FBS; Selbstbeurteilungsverfahren zur Erfassung kurzfristiger Zustandsschwankungen psychotischer Symptomatik (s. Befindlichkeit) bei Schizophrenie*; umfasst 36 Items; kein diagn. Verfahren i. e. S., sondern Hilfsmittel zur individuellen u. symptomorientierten Erfassung des aktuellen inneren Zustands; Mehrfacherhebungen möglich; **Anw.:** zur Verlaufsbeobachtung, Wirkungsprüfung von Psychopharmaka; Therapie begleitend bei Psycho- u. Soziotherapie; **Testdauer:** 5–10 Minuten.

Frankfurter Körper|kon|zept|skalen (lat. concipere, conceptus aufnehmen; Skala*) *fpl*: Abk. FKKS; Selbstbeurteilungsverfahren zur Bestimmung des Bildes od. des Selbstbildes*, das eine Person in dem auf den Körper bezogenen Bereich des Selbst entwickelt hat; umfasst 64 Items zu 9 Skalen: Gesundheit u. körperliches Befinden, Pflege des Körpers, körperliche Effizienz, Körperkontakt, Sexualität, Selbstakzeptanz des Körpers, Akzeptanz des Körpers durch Andere, Aspekte der äußeren Erscheinung u. dissimilatorische Körperprozesse; **Anw.:** Jugendliche ab 12 Jahren, Erwachsene; **Testdauer:** 15–25 Minuten.

Frankfurter Selbst|kon|zept|skalen (lat. concipere, conceptus aufnehmen; Skala*) *fpl*: Abk. FSKN; Selbstbeurteilungsverfahren zur differenzierten, individuellen u. multidimensionalen Erfassung von Bildern u. Konzepten zu wichtigen Bereichen des Selbst (s. Selbstbild) als System von Einstellungen zur eigenen Person, die als Aspekte der Identität* interpretiert werden; umfasst insgesamt 78 Items zu 10 eindimensionalen Skalen: allgemeine Leistungsfähigkeit, allgemeine Problembewältigung, Verhaltens- u. Entscheidungssicherheit, Selbstwertschätzung, Empfindlichkeit u. Gestimmtheit, Irritierbarkeit durch Andere, Wertschätzung durch Andere, Gefühle u. Beziehungen zu Anderen, soziale Kontakt- u. Umgangsfähigkeit, Standfestigkeit gegenüber Gruppen u. Anderen; als Gesamttest od. Einzelskalen anwendbar; **Anw.:** Jugendliche ab 13 Jahren, Erwachsene; gibt Hinweise auf psychische Störungen bzw. Gesundheit; **Testdauer:** 15–25 Minuten.

Frankl-Psycho|therapie (Psychotherapie*) *f*: (engl.) *Frankl's psychotherapy*; Logotherapie*.

Frauen|haus: (engl.) *women's refuge*; Einrichtung, in der Frauen (ggf. mit Kindern) bei Bedrohung durch häusliche Gewalt* Hilfe, Beratung u. geschützte Unterkunft finden können; in Deutschland i. R. der Frauenbewegung Mitte der 70er Jahre des 20. Jahrhunderts eingerichtet. Träger sind kirchliche u. kommunale Einrichtungen od. freie Wohlfahrtsverbände. **Ziel:** Verbesserung der persönlichen u. rechtlichen Situation betroffener Frauen; Sensibilisierung der Öffentlichkeit für die gesellschaftlichen u. individuellen Folgen von Gewalt gegen Frauen in den versch. Erscheinungsformen; Ächtung von Gewalt gegen Frauen; **Maßnahmen:** psychologische Beratung, Akutbetreuung, Krisenintervention*. **Hinweis: 1.** Psychische Störungen bei den hilfesuchenden Frauen sind häufig ein Ausschlusskriterium* bei der Aufnahme in Frauenhäuser. **2.** Die Adressen der Frauenhäuser werden aus Sicherheitsgründen nicht in öffentlichen Verzeichnissen bekanntgegeben.

Frau-zu-Mann-Trans|sexuelle: (engl.) *transsexuals*; s. Transsexualität.

FRDA: Abk. für Friedreich*-Ataxie.

Free and Cued Selective Reminding Test: Abk. FCSRT; Testverfahren zur Prüfung des episodisches Gedächtnisses*, bei dem zu erinnernde Wörter zusammen mit einem inhaltlich ähnlichen (semantischen) Hinweis gelernt werden; nach Lernphase wird geprüft, wie viele Items frei erinnert werden u. ob Vorgabe der semantischen Hinweisreize bei nicht frei erinnerten Worten Wiedererinnerung ermöglicht (s. Tab.); Test leitet sich ab aus dem Buschke Selective Reminding Test (16 Wörter auf 4 Karten). **Anw.:** Diagnostik der Alzheimer*-Krankheit (hohe Voraussagekraft u. Spezifität) sowie DD zwischen Alzheimer-Krankheit u. vaskulärer Demenz*; Beeinträchtigung der Nutzung von Hinweisreizen auch bei MCI* u. Pre*-MCI; Leistungsdefizite im FCSRT gehen mit Schädigung des Hippocampus u. umliegender Regionen (v. a. Parahippocampus) einher. **Testdauer:** ca. 20–25 Minuten.

Fregoli-Syn|drom (Leopoldo F., italienischer Schauspieler u. Verwandlungskünstler, 1867–1936) *n*: (engl.) *Fregoli's syndrome*; syn. Fregoli-Wahn; selten vorkommender Wahn* mit der Überzeugung, dass Menschen aus dem Umfeld sich optisch verändern, als andere Personen auftreten u. die Betroffenen verfolgen; **Vork.:** i. R. der Schizophrenie*.

Fregoli-Wahn (Leopoldo F., italienischer Schauspieler u. Verwandlungskünstler, 1867–1936): (engl.) *Fregoli's delusion*; Fregoli*-Syndrom.

Freiburger Beschwerden-Liste: Abk. FBL; Fragebogen zur Erfassung akuter u. chronischer körperlicher Beschwerden; Weiterentwicklung u. Normierung zu FBL-G (Gesamtform, 78 Items, 10 Skalen) u. FBL-R (revidierte Form); FBL-G wird zur Vergleichbarkeit mit früheren Studien weitergeführt, hauptsächlich verwendet wird FBL-R mit 71 Items (z. B. „Haben Sie Appetitmangel?", „Ermüden Sie schnell?") u. 9 Skalen: Allgemeinbefinden, Müdigkeit, Herz-Kreislauf, Magen-Darm, Kopf-Hals-Reizsyndrom, Anspannung, emotionale Reaktivität, Schmerz, Sensorik; erfasst wird, je nach Item, die Häufigkeit u. Intensität der Beschwerden auf einer 5-stufigen Antwortskala; **Anw.:** zur Erfassung bzw. Diagnostik der individuellen Neigung zu Beschwerden im klinisch-psychologischen Bereich sowie für Screening, epidemiologische Fragestellungen; ab 16 Jahren; **Testdauer:** 5–10 Minuten.

Freiburger Frage|bogen zur Krankheits|verarbeitung: Abk. FKV; Selbstbeurteilungsverfahren zur Erfassung verschiedener Arten der Krankheitsverarbeitung* auf den Ebenen Kognition, Emotion u. Verhalten; die Langform (FKV 102) umfasst 102 Items u. 12 Skalen; es existieren 2 Kurzformen zur Selbst- u. Fremdeinschätzung (FKV-LIS-FE u. -SE) mit je 35 Items u. 5 Skalen; variable Instruktionen erlauben die Fokussierung der Krankheitsverarbeitung auf die jeweilige Diagnose. **Anw.:** ab 16 Jahren; v. a. bei körperlich chronisch kranken Personen od. bei Folgeerscheinungen akuter Erkrankungen; in der Remissionsphase im Hinblick auf befürchtete künftige Komplikationen, erwartete operative Eingriffe; Verlaufsuntersuchungen; **Testdauer:** Kurzformen ca. 5–15 Minuten, Langform 10–30 Minuten.

Freiburger Persönlichkeits|inventar *n*: (engl.) *Freiburg Personality Inventory*; Abk. FPI; Persönlichkeitsfragebogen zur Erfassung von faktorenanalytisch gewonnenen Persönlichkeitsmerkmalen* (s. Persönlichkeitsfaktoren); revidierte Form (FPI-R) umfasst 138 Items, die jeweils dichotom (stimmt – stimmt nicht) beantwortet werden, u. die Skalen Lebenszufriedenheit, soziale Orientierung, Leistungsorientierung, Gehemmtheit, Erregbarkeit, Aggressivität, Beanspruchung, körperliche Be-

Free and Cued Selective Reminding Test

Phase	Instruktion oder Frage (Beispiel)	Ergebnis (Beispiel)
Benennen bildlich dargestellter Gegenstände	Benenne den dargestellten Vogel.	Eule
	Benenne das dargestellte Gemüse.	Zwiebel
	Benenne das dargestellte Kleidungsstück.	Socke
	Benenne den dargestellten Haushaltsartikel.	Korb
freies Erinnern	Welche Gegenstände wurden gezeigt?	Zwiebel, Socke, Korb
Erinnern mit Abrufhilfe	Es wurde auch ein Vogel gezeigt, welcher?	Eule

schwerden, Gesundheitssorgen u. Offenheit sowie die 2 Sekundärskalen Extraversion u. Emotionalität (s. Eysenck-Persönlichkeitstheorie); **Anw.:** zur Persönlichkeitsdiagnostik* ab 16 Jahren; **Testdauer:** ca. 20 Minuten.

Freie Radikale *n pl*: (engl.) *free radicals*; sehr reaktionsfreudige Verbindungen mit einem ungepaarten Elektron, die vielfältige, häufig irreversible Reaktionen auslösen; meist kurzlebige, intermediäre Reaktionsprodukte, z. B. Sauerstoff-Radikale, die bei der Reduktion molekularen Sauerstoffs zu Wasser während der oxidativen Phosphorylierung in den Mitochondrien gebildet werden. Die dabei entstehenden Hydroxyl-Radikale sind hochpotente Oxidanzien u. wesentliche Mediatoren der Sauerstofftoxizität. Eine verminderte mitochondriale Funktion kann zur vermehrten Ausschüttung Freier Radikale führen. Die Bildung Freier Radikale kann neuronalen Zelltod verursachen, z. B. von Nervenzellen bei Schlaganfall*. Vgl. Stress, oxidativer; Antioxidanzien.

F

Freiheits|beraubung: (engl.) *deprivation of liberty*; Straftat nach § 239 StGB; vollständiger Entzug der tatsächlichen od. potentiellen Fortbewegungsfreiheit gegen od. ohne den Willen eines Menschen; ausschlaggebend ist allein die objektive Lage; die subjektive Vorstellung, eingeschlossen od. in der Freiheit beraubt zu sein, reicht nicht aus. Die im Grundgesetz garantierte Freiheit eines Menschen kann gegen dessen Willen grundsätzlich nur aufgrund eines förmlichen Gesetzes (z. B. Strafgesetzbuch, Psychischkrankengesetz*, Unterbringungsgesetz*) unter Beachtung der darin vorgesehenen Formen u. bei Vorliegen einer richterlichen Anordnung entzogen werden. Ausnahme: In Notfällen u. für sehr kurze Zeit kann zur Gefahrenabwehr ohne richterliche Anordnung Freiheitsberaubung durchgeführt werden. Sie muss aber im Nachhinein entweder durch Zustimmung des Betroffenen od. unverzügliche nachträgliche richterliche Anordnung legitimiert werden. **Voraussetzung:** Gefahr im Verzug bei akuter Gefahr zur Abwendung eines gravierenden Schadens für den Betroffenen selbst (s. Selbstgefährdung), von jemand Anderem od. von der Öffentlichkeit (s. Fremdgefährdung); **Formen:** **1.** Freiheitsbeschränkung*; **2.** Freiheitsentziehung*.

Freiheits|beschränkung: (engl.) *deprivation of liberty*; Form der Freiheitsberaubung*; z. B. Unterbringung* eines Patienten in einer offenen Abteilung* ohne dessen Einwilligung*, Sedierung zum Zweck der Gefahrenabwehr, Anbringung von Bettgittern ohne Einwilligung.

Freiheits|entziehende Maß|nahmen: **1.** (engl.) *deprivation of personal freedom*; Maßnahmen zur zeitweiligen od. dauernden Beschränkung bzw. zum Entzug der persönlichen Freiheit eines Menschen, z. B. durch Unterbringung* i. R. von Betreuung*; können nur auf richterliche Anordnung u. aufgrund eines Gesetzes erfolgen (Artikel 104 GG), Art u. Dauer der Unterbringung müssen beschrieben werden. Ansonsten ist der Tatbestand der Freiheitsberaubung* gemäß § 239 StGB erfüllt. Freiheitsbeschränkende Maßnahmen sind z. B. alle länger andauernden od. regelmäßig wiederholt auftretenden Maßnahmen wie Fixierung*, Verschließen von Zimmern, Seitenhalterungen über die gesamte Bettlänge, sedierende Arzneimittel. Ausnahmsweise kann eine freiheitsentziehende Maßnahme ohne richterliche Anordnung zulässig sein, wenn der Betreute sich selbst od. Andere gefährdet (sog. rechtfertigender Notstand*). Der Freiheitsentzug muss jedoch verhältnismäßig sein u. ist nur für kurze Zeit zulässig. **2.** syn. freiheitsentziehende Maßregeln; aus präventiver Notwendigkeit angeordnete u. neben einer Strafe vollzogene Maßregeln* zur Besserung u. Sicherung eines verurteilten Täters (§§ 63 ff. StGB).

Freiheits|entziehung: (engl.) *detention*; Form der Freiheitsberaubung* mit Unterbringung in geschlossenen Einrichtungen; nach § 2 Freiheitsentziehungsgesetz* Unterbringung einer Person gegen ihren Willen od. im Zustand der Willenlosigkeit in einer Justizvollzugsanstalt, einem Haftraum, einer abgeschlossenen Verwahranstalt, einer abgeschlossenen Anstalt der Fürsorge, einer abgeschlossenen Krankenanstalt od. einem abgeschlossenen Teil einer Krankenanstalt (s. Abteilung, geschlossene). Die Unterbringung* von psychiatrischen Patienten in Einrichtungen wird von versch. Gesetzen geregelt: s. Unterbringung (Tab. dort).

Freiheits|entziehung, fürsorgerische: (engl.) *caring detention*; Abk. FFE; Rechtsbegriff des Schweizer Zivilgesetzbuchs (Abk. ZGB) für Freiheitsentziehung* u. zivilrechtliche Unterbringung* durch Einweisung in eine „geeignete" (meist psychiatrische) Anstalt; **Gründe:** Geisteskrankheit, Geistesschwäche, Suchterkrankung u. schwere Verwahrlosung od. andere Gründe gleicher Bedeutung, soweit aufgrund von akuter Selbst*- od. Fremdgefährdung* u. zum Wohl der betreffenden Person erforderlich. **Anordnung u. Aufhebung:** i. d. R. durch die zuständige Vormundschaftsbehörde. Die Selbst- od. Fremdgefährdung muss (kantonal unterschiedlich) durch einen von der Anstalt unabhängigen Psychiater od. einen Notfallarzt festgestellt werden.

Freiheits|entziehungs|gesetz: Abk. FrEntzG; regelt das gerichtliche Verfahren bei Freiheitsentziehung*, die aufgrund Bundesrechts angeordnet wird, soweit das Bundesrecht das Verfahren nicht abweichend regelt (§ 1 FrEntzG); in Hessen (FrEntzG HE) geltendes Landesgesetz zur Unterbringung* geisteskranker, geistesschwacher, rauschgift- od. alkoholsüchtiger Personen in einer geschlossenen Anstalt od. in einer anderen geeigneten Verwahrung, wenn aus ihrem Geisteszustand od. ihrer Sucht eine erhebliche Gefahr für die Mitmenschen droht u. diese nicht durch weniger einschneidende Maßnahmen zu beseitigen ist. Vgl. Unterbringungsrecht.

Freiheits|grade: Anzahl der unabhängigen Parameter eines Systems (z. B. einer Wahrscheinlichkeitsverteilung), die es erlauben, das System vollständig u. eindeutig zu beschreiben; z. B. kann bei vorgegebenen 4 Randbedingungen bei einer Vierfeldertafel* 1 Feld frei gewählt werden, die übrigen 3 Felder sind dann nicht mehr frei wählbar.

Frei|tod: (engl.) *suicide*; Suizid*, bei dem davon ausgegangen wird, dass die Entscheidung aus freiem Willen vollzogen wurde; vgl. Bilanzsuizid.

Fremd|ag|gression (Aggression*) *f*: (engl.) *foreign aggression*; Aggression*, die gegen einen anderen Menschen, ein Tier od. einen Gegenstand gerichtet ist; **Vork.**: normalpsychologisch als situativ angemessenes Phänomen; psychopathol. bis hin zur massiven Fremdaggression mit Tötung anderer Menschen; vgl. Fremdgefährdung.

Fremd|ana|mnese (Anamnese*) *f*: (engl.) *foreign anamnesis*; s. Anamnese.

Fremd|beeinflussungs|erlebnis: (engl.) *heterosuggestional experience*; Bez. für Gefühl, Intention od. Körperfunktion, die als gemacht erlebt wird; z. B. Körperbewegung, die scheinbar von außen gesteuert wird; **Vork.**: bei Schizophrenie*. Vgl. Gefühl des Gemachten.

Fremd|beobachtung: (engl.) *foreign observation*; Methode der Erkenntnisgewinnung durch Beobachtung* des Verhaltens anderer Individuen od. Gruppen; Qualität der Methode ist abhängig vom Fehlen bzw. Vorliegen von Beobachtungsfehlern*. Vgl. Fremdbeurteilung.

Fremd|beurteilung: (engl.) *foreign assessment (procedure)*; Einschätzung u. Bewertung des Verhaltens einer Person od. eines Sachverhalts durch eine andere Person; z. B. Beurteilung des Entwicklungsstands eines Kindes durch Eltern, Lehrer; Beurteilung des Krankheitszustands durch Arzt, Psychologen; Methoden der Fremdbeurteilung sind im Vergleich zur Fremdbeobachtung* anfällig für andere Fehlertypen (z. B. Milde- u. Strengefehler; Tendenz zur Mitte bzw. zu Extremurteilen; s. Halo-Effekt). **Anw.**: (klinisches) Fremdbeurteilungsverfahren*.

Fremd|beurteilungs|verfahren: (engl.) *observer rating scale*, psychologisches Verfahren, bei dem der Untersucher die zu untersuchende Person zu bestimmten Phänomenen (z. B. Symptomen) befragt bzw. beobachtet u. diese Angaben u. Beobachtungen einstuft (oft auf mehrstufigen Skalen, z. B. bezüglich Intensität, Häufigkeit, Dauer); Fremdbeurteilungsverfahren erfüllen häufig die Kriterien psychologischer Tests*, es gibt aber auch Fremdbeurteilungsverfahren, die ad-hoc konstruiert u. daher keine Tests sind. **Anw.**: in der klinischen psychologischen Diagnostik neben Selbstbeurteilungsverfahren* am häufigsten eingesetzte Verfahrensgruppe (z. B. zur Erfassung von Teilaspekten des psychopathologischen Befunds wie Depressivität od. Angst, z. B. Hamilton*-Depressionsskala, Hamilton*-Angstskala od. der gesamten Bandbreite der Psychopathologie, z. B. AMDP*-System) u. im Unterschied zu diesen auch bei Personen mit stärkeren Störungsgraden einzusetzen. **Vorteil:** Ausschluss von Fehleinschätzungen durch eine gestörte Selbstwahrnehmung des Untersuchten; **Nachteil:** Gefahr beurteilerbedingter Fehleinschätzungen (Untersucherbias), z. B. Versuchsleiter*-Erwartungseffekt, Über- od. Unterbewertung von Störungsgraden, Halo*-Effekt. Der Untersucherbias kann durch gleichzeitige Anw. von Selbstbeurteilungsverfahren z. T. kompensiert werden, was zudem die ausreichende Abbildung von subjektivem u. objektivem psychopathologischem Befund gewährleistet (z. B. als Kombination vorgegeben beim Münchner* Alkoholismustest).

Fremd|bild: (engl.) *extrinsic image*; syn. Fremdperspektive; Sichtweise einer dritten auf eine andere Person; v. a. bedeutsam, wenn der Patient best. Bereiche (z. B. bei Denkstörungen wie Neologismen) nicht od. nur unzureichend selbst beschreiben kann (z. B. bei stark beeinträchtigtem Patienten bzw. bei Störungen, die in der Untersuchungssituation ggf. nicht sichtbar werden, wie z. B. versch. Aspekte einer Persönlichkeitsstörung* wie Impulsivität, Instabilität von Beziehungen, ADHS* bei Erwachsenen). Vgl. Selbstbild.

Fremdeln: (engl.) *stranger anxiety*; auch Achtmonatsangst; Reaktion von Säuglingen auf fremde Personen, die v. a. zwischen dem 6. u. 12. Lebensmonat auftritt u. sich durch Abwenden u. Angst äußert; erste entwicklungsphasentypische Angstreaktion* eines Kindes (s. Angst); verliert sich gegen Ende des 2. Lebensjahrs (vgl. Entwicklungsphasen). Die Stärke der Angstreaktion wird durch Situationsmerkmale moduliert, z. B. starke Reaktionen bei unvorbereiteter, schneller Zuwendung einer fremden Person od. in für das Kind unvertrauter Situation. **Bedeutung:** nach evolutionsbiologischer Theorie Sicherstellung von Schutz- u. Pflegeverhalten der Mutter.

Fremde Situation *f*: (engl.) *stranger situation test*; standardisierte Testsituation (M. Ainsworth, 1964) zur Untersuchung des Bindungsverhaltens bei 11–20 Monate alten Kleinkindern; Ablauf der Episoden: s. Tab.; erfasst die Qualität der Bindung an die Bezugsperson*, wobei das Kind in einem fremden, aber attraktiven Spielraum zunächst im Beisein seiner Bezugsperson spielt, dann von der Bezugsperson getrennt wird, die nach kurzer Zeit wiederkehrt (Rückkehrsituation). Die durch die Trennung hervorgerufene Verunsicherung des Kleinkindes aktiviert das kindliche Bindungsverhalten*, das an der unmittelbaren Reaktion auf die Rückkehr der Bezugsperson beobachtet werden kann; Klassifikation der Ergebnisse erfolgt in 4 Kategorien: Nähe suchen, Nähe erhalten, aktiver Wiederstand gegen Nähe u. Kontakt, Vermeidung von Nähe u. Kontakt; Beurteilung: s. Bindungstheorie; **Anw.**: zur Untersuchung von Verhaltensstrategien* des Kleinkindes im Umgang mit Belastung. Vgl. Trennungssituation.

F

Fremde Situation
Ablauf der Episoden

Episode	Dauer	Beschreibung
1	1 Minute	Untersucher führt Mutter und Kind in Raum mit Spielzeug, Kameras und 2 Stühlen
2	3 Minuten	Kind wird an eine bestimmte Stelle im Raum gesetzt; Mutter sitzt auf dem Stuhl
3	3 Minuten	Fremder betritt den Raum und setzt sich erst auf einen Stuhl; beginnt dann ein Gespräch mit der Mutter und nimmt schließlich Kontakt mit dem Kind auf
4	3 Minuten	1. Trennung: Mutter verlässt den Raum; Kind wird von dem Fremden zum Spielen angeregt
5	3 Minuten	1. Rückkehrsituation: Mutter kehrt zurück; Fremder verlässt den Raum unauffällig
6	3 Minuten	2. Trennung: Mutter verlässt das Kind erneut; Kind ist jetzt allein
7	3 Minuten	Fremder betritt wieder den Raum; macht ein Spiel- oder Trostangebot
8	1 Minute	2. Rückkehrsituation: Mutter kommt zurück; bietet Trost an und versucht, das Kind für ein Spielzeug zu interessieren; Fremder verlässt den Raum

F

Fremd|gefährdung: (engl.) *danger to others*; Gefährdung Anderer, unabhängig von der Ursache, der Intention u. der verwendeten Mittel; Fremdgefährdung bezieht sich i. d. R. auf eine Person, von der die Gefahr ausgeht; kann Anlass zur Freiheitsentziehung* u. Unterbringung* im psychiatrischen Krankenhaus sein. Vgl. Selbstgefährdung.

Fremd|motivation (Mot-*) *f*: (engl.) *foreign motivation*; syn. extrinsische Motivation; Motivation*, die nicht direkt aus eigenem Antrieb* od. Freude an einer Tätigkeit selbst zustande kommt, sondern durch Dritte od. durch das erwartete Resultat einer Tätigkeit u. ggf. auch dessen (Miss-)Erfolgswahrscheinlichkeit initiiert wird; u. a. bedeutsam in der (forensischen) Psychotherapie* od. beim Lernen*. Vgl. Lernmotivation.

Fremd|per|spektive (Perspektivität*) *f*: (engl.) *extrinsic perspective*; Fremdbild*.

Fremd-Rating (Rating*): (engl.) *extrinsic rating*; s. Rating.

Fremd|re|flex (Reflekt-*) *m*: (engl.) *extrinsic reflex*; s. Reflexe; Reflexbogen.

Fremd|sug|gestion (Suggestion*) *f*: (engl.) *extrinsic suggestion*; s. Suggestion.

Fremd|wahrnehmung: (engl.) *foreign perception*; Wahrnehmungsprozess, bei dem ein Subjekt* ein Objekt* im Wahrnehmungsfeld* registriert u. aufgrund vorangegangener Lernerfahrungen u. kontextbedingter (kulturabhängiger) Erwartungshaltung einordnet; aufgrund des Verhaltens eines Gegenübers (Gestik, Mimik, Sprache) lassen sich dessen Emotionen u. Intentionen erschließen (s. Emotionswahrnehmung). Die Selbstwahrnehmung* des Objekts kann hierbei erheblich von der Fremdwahrnehmung des Subjekts abweichen. Dies kann sich besonders im diagnostischen Prozess durch den Einsatz von Selbstbeurteilungsverfahren* u. Fremdbeurteilungsverfahren* zeigen. **Störungen:** Verhaltensstörungen, z. B. bei hirngeschädigten Patienten, können unmittelbar durch Störungen der Fremdwahrnehmung, bzw. der gestörten Wahrnehmung von Kommunikationssignalen bedingt sein. Menschen mit affektiven od. psychotischen Störungen zeigen häufig eine fehlerhafte Fremdwahrnehmung, bei der ein ungünstiger Einfluss der Tendenz zu negativen emotionalen Interpretationen von Gesichtsausdrücken auf den Verlauf der sozialen Interaktion im Vordergrund steht.

FrEntzG: Abk. für **Fr**eiheits**entz**iehungs**g**esetz*.

Fress|attacke: (engl.) *binge eating*; s. Essattacke.

Fress|sucht: (engl.) *bulimia*; s. Esssucht.

Freude: (engl.) *pleasure*; Kultur übergreifend nachgewiesene primäre Emotion* (Grundemotion des Gesichtsausdrucks nach P. Ekman) mit Gefühl des Wohlbefindens, das sich durch die grundlegende Befriedigung von Bedürfnissen u. Wünschen einstellt; erstreckt sich vom Zustand der Belastungsfreiheit (z. B. nach Heilungserfolg) über lebhaft empfundene Freude, Verliebtheit, Liebe* u. a. mit Steigerung des Glücks bis zur Euphorie* od. wird als Zufriedenheit empfunden; stellt sich als elementares subjektives Lebensgefühl nur bedingt abhängig von Faktoren wie Gesundheit, Wohlstand od. sozialem Status ein. **Klin. Bedeutung:** Bestimmte Neurotransmitter (z. B. Serotonin, Dopamin) werden beim freudigen Lebensgefühl physiologisch gesteigert, Mangel an bestimmten Neurotransmittern steht in Zusammenhang mit Depression (s. Monoamin-Hypothese). Der Fähigkeit zur Freude wird eine lebensverlängernde Wirkung zugeschrieben. Bei psychischen Störungen wie der Depression ist die Fähigkeit zum Empfinden von Freude selbst bei eindeutiger Bedürfnisbefriedigung herabgesetzt od. (vorübergehend) eliminiert. I. R. der Therapie spielen Programme zum Aktivitätsaufbau* eine wichtige Rolle, wobei sich das subjektive Erleben von Freude meist erst nach längerer systematischer Aktivitätssteigerung wieder einstellt.

Freude-Inter|aktions-Zirkel (Interaktion*): (engl.) *delight-interaction-circular*; spezielle Form der Mutter-Kind-Interaktion (s. Eltern-Kind-Interaktion) im Säuglingsalter, gekennzeichnet durch das wechselseitige kreisförmige Hervorrufen von Freude* zwischen Säugling u. Mutter auf der Basis ihres emotionalen Ausdrucksverhaltens*; gilt als einer der ersten emotionalen Lernprozesse, der für den Aufbau von Urvertrauen* von Bedeutung ist, wirkt u. a. als wesentliche Verstärkung* bei anderen Lernprozessen. Freude-Interaktions-Zirkel treten in den ersten 6 Lebensmonaten bis zu 30 000-mal auf, so dass die kindliche Frühentwicklung im Normalfall davon stark geprägt ist. Bei Verminderung od. Fehlen der Freude-Interaktions-Zirkel (z. B. bei postpartaler Depression*) ist von deutlicher Beeinträchtigung der kindlichen Entwicklung auszugehen; vgl. Eltern-Kind-Interaktion (Abb. dort).

Freudlosigkeit: (engl.) *bleakness*; Anhedonie*.

FRI: Abk. für (engl.) *Family* Relationship Index*.

Friedreich-A|taxie (Nicolaus F., Internist, Heidelberg, Würzburg, 1825–1882; Ataxie*) *f*: (engl.) *Friedreich's ataxia*; Abk. FRDA; syn. spinozerebellare Heredoataxie; autosomal-rezessiv erbliche Form der spinozerebellaren Ataxie*; häufigste Form der erblichen Ataxien, Inzidenz 1:50 000; **Ätiol.:** Mangel an Frataxin: **1.** Friedreich-Ataxie Typ 1: FRDA-Mutation (Genlocus 9q13); **2.** Friedreich-Ataxie Typ 2: FRDA2-Mutation (Genlocus 9p23-p11); **Pathol.:** primär spinale Degeneration, meist nur geringe Kleinhirnatrophie, Muskelatrophie, primär axonale Polyneuropathie; **Klin.:** Beginn meist in der späten Kindheit mit Gang-, Stand- u. Extremitätenataxie, Dysarthrie*, schwerer Störung des Lagesinns u. des Vibrationsempfindens, Muskelschwäche, Areflexie*, pathol. Reflexen (s. Babinski-Zeichen); häufig Skelettdeformitäten, v. a. Friedreich-Fuß u. Kyphoskoliose, Herzbeteiligung i. S. einer Kardiomyopathie* u. Diabetes* mellitus; **Progn.:** progredienter Verlauf ohne Teilremissionen; über Jahre stabile Sympt. ohne Progredienz möglich.

Fröhlich-Syn|drom (Alfred F., Neurologe, Pharmakologe, Wien, 1871–1953) *n*: (engl.) *Fröhlich's syndrome, adiposogenital dystrophy*; syn. hypothalamisches Syndrom; Adipositas mit weiblichem Fettverteilungstyp, verzögerter Sexualreife, Kleinwuchs, Sehstörungen*, variablen endokrinen Störungen u. ggf. geistiger Entwicklungsverzögerung* inf. destruierender hypothalamischer Prozesse (s. Hypothalamustumor); **DD:** einfache Pubertätsfettsucht.

frontal (lat. frons Stirn): (engl.) *frontal, metopic*; frontalis; stirnwärts, stirnseitig.

Frontal|hirn|demenz (frontal*; Demenz*) *f*: (engl.) *frontal brain dementia*; frontotemporale Demenz*.

Frontal|hirn|syn|drom (frontal*) *n*: (engl.) *frontal lobe syndrome*; Stirnhirnsyndrom, Frontallappensyndrom; Symptomenkomplex, der aus einer umschriebenen Schädigung des Frontallappens* resultiert; **Urs.:** z. B. zerebrale Durchblutungsstörung, intrazerebrale Blutung, Hirnatrophie, Hirntumor, Hirnabszess; **Klin.:** **1.** Schädigung der frontalen Konvexität: Antriebsarmut*, die sich auf alle Lebensbereiche erstreckt, Perseveration*, Echolalie*, Echopraxie*, Greifautomatismen, frontale Ataxie*, Abasie, Astasie*, motorische Aphasie* (sofern die dominante Hemisphäre betroffen ist), epileptische Anfälle (s. Frontallappenepilepsie); **2.** Schädigung des orbitalen Frontalhirns: Anosmie*, Affektlabilität*, Moria*, gelegentlich Antriebssteigerung*, seltener Antriebshemmung*; Störungen des Sozialverhaltens; s. Orbitalhirnsyndrom.

Frontal|kortex (frontal*; Kortex*) *m*: (engl.) *frontal cortex*; vor dem Sulcus centralis liegender Anteil der Großhirnrinde, dem Frontallappen* zugehörig; umfasst einen motorischen Anteil, v. a. im Gyrus precentralis (motorisches Rindenfeld*, Ursprung der Fasern der Pyramidenbahn*, kortikale Repräsentation u. somatotope Gliederung der Motorik*; s. Homunkulus, Abb. dort) sowie einen prämotorischen (präfrontalen) Anteil (s. Präfrontalkortex), der u. a. Gyrus frontalis superior, medius u. inferior (mit dem Broca*-Areal) enthält (s. Abb.); umfasst die Brodmann*-Areale 4, 6, 8–12, 44–47 u. ca. die Hälfte des gesamten Hirnmantels. **Funktion:** Der Frontalkortex ist essentiell für die sog. zentrale Exekutive, die funktionelle Schnittstelle zwischen Sensorik u. Motorik, u. ist involviert in Prozesse des Arbeitsgedächtnisses*, der Aufmerksamkeitskontrolle sowie der Auswahl u. Modifikation flexiblen Verhaltens entsprechend der exter-

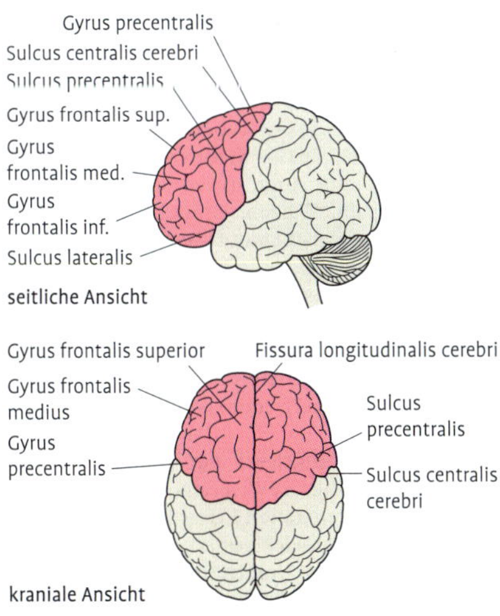

Frontalkortex

F

nen (z. B. Umgebung, Situation) u. internen (z. B. motivationaler, emotionaler Zustand) Bedingungen, d. h., er spielt eine Rolle bei Handlungsplanung*, -ausführung sowie Handlungskontrolle* u. darüber hinaus bei Encodierungs- u. Abrufprozessen des Langzeitgedächtnisses* sowie beim Problemlösen. **Klin. Bedeutung:** Schädigungen im Bereich des frontalen Kortex können sich auf wesentliche Merkmale der Persönlichkeit auswirken, die z. B. zu Veränderungen des Antriebs* u. der Motivation*, der Planungs- u. Handlungsfähigkeit*, des Gedächtnisses*, des Problemlösens, der Aufmerksamkeitskontrolle (dysexekutives Syndrom), der Emotionalität* u. des Sozialverhaltens führen können. Patienten mit Frontalhirnschädigungen können perseveratives u. rigides Verhalten aufweisen, wirken z. T. interessenlos, gleichgültig u. sozial inadäquat. Schädigungen des Forntalhirns können z. B. bei Unfällen, frontotemporaler Demenz*, einer der Alzheimer-Erkrankung ähnlichen Demenzform mit Schwund der vorderen Gehirnpartien, bei Schlaganfall*, chronischem Alkoholkonsum (Vitamin B1-Mangel), Creutzfeldt*-Jakob-Krankheit, Chorea* Huntington od. Down*-Syndrom auftreten.

Frontal|lappen (frontal*): (engl.) *frontal lobe*; Stirnlappen; Lobus frontalis des Großhirns; enthält den Frontalkortex* (Präfrontalkortex*, Orbitofrontalkortex*); prämotorische Kortices, Gyrus cinguli; **Klin. Bedeutung:** s. Frontalhirnsyndrom; Frontallappenepilepsie; Orbitalhirnsyndrom.

Frontal|lappen|de|menz (frontal*; Demenz*) *f*: (engl.) *frontal lobe dementia*; Pick*-Krankheit.

Frontal|lappen|epi|lepsie (frontal*; Epilepsie*) *f*: (engl.) *frontal lobe epilepsy*; Form der Epilepsie* mit epileptogenem Herd im Frontalhirn (insbes. in supplementär-motorischer Region, Cingulum, frontopolarem, orbitofrontalem, dorsolateralem od. motorischem Kortex); **Ätiol.:** **1.** erworben bei Läsion im Frontallappen*; **2.** erbl. bei autosomal-dominanter nächtlicher Frontallappenepilepsie (Abk. ADNFLE; Typ 1: Genlocus 20q13.2-q13.3; Typ2: Genlocus 15q24, Typ3: Genlocus 1q21-22; weitere: 8q11.2, 3p22); **Sympt.:** fokale epileptische Anfälle* ohne Aura; hypermotor. Automatismen (Strampeln, Wälzen, Grätschen, Radfahrbewegungen), proximal betonte Bewegungen, motorische Automatismen mit häufig erhaltenem Bewusstsein; Anfälle von kurzer Dauer u. hoher Frequenz, häufig im Schlaf.

Frontal|lappen|syn|drom (frontal*) *n*: (engl.) *frontal lobe syndrome*; s. Frontalhirnsyndrom.

Fronto|tomie (frontal*; tom-*) *n*: (engl.) *frontotomy*; Leukotomie*.

Frostigs Entwicklungs|test der visuellen Wahrnehmung *m*: Abk. FEW; Fremdbeurteilungsverfahren zur differenzierten Erfassung u. Bewertung der kindlichen Entwicklung zur visuellen Wahrnehmung; umfasst 8 Untertests: Auge-Hand-Koordination, Lage im Raum, Abzeichnen, Figur-Grund, räumliche Beziehungen, Gestaltschließen, visuomotorische Geschwindigkeit, Formkonstanz; jeder Untertest misst einen Typ visueller Wahrnehmungsfähigkeit; Trennung in motorikfreie (motorikreduzierte) u. motorikabhängige Anteile; deutsche Bearbeitung des Developmental Test of Visual Perception 2 (Abk. DTVP-2); aktuelle Version FEW-2; **Anw.:** Kinder von 4–9 Jahren; zur Therapie u. Rehabilitation von Kindern mit Entwicklungsstörungen*; **Testdauer:** 30–50 Minuten.

Frostig-Test der motorischen Entwicklung *m*: Abk. FTM; Testbatterie zur Beurteilung der sensomotorischen Entwicklung von Kindern für die Bewegungsmerkmale Koordination, Beweglichkeit, Gelenkigkeit, Kraft u. Gleichgewicht; umfasst 13 Untertests; **Anw.:** Kinder von 6–10 Jahren; Psychomotoriktest (s. Psychomotorik); z. B. zur Erstellung pädagogischer Gutachten, i. R. von Therapie u. Rehabilitation bei Kindern mit Entwicklungsstörungen; **Testdauer:** ca. 25 Minuten.

Frotteurismus (franz. frotter reiben) *m*: (engl.) *frotteurism*; Form der Paraphilie* mit sexuell erregenden Phantasien, sexuell dranghaften Bedürfnissen u./od. sexuellen Verhaltensweisen, die durch das Pressen des eigenen Körpers an andere fremde Menschen, insbes. Frauen in Menschenansammlungen, gekennzeichnet sind; **Vork.:** sehr wahrscheinlich nur bei Männern; **Kriterien:** (diagn.) Diese Phantasien, Bedürfnisse u./od. sexuellen Verhaltensweisen müssen vorwiegender od. ausschließlicher Inhalt sexuellen Interesses sein u. seit mind. 6 Monaten bestehen. **Ther.:** nur bei Leidensdruck; v. a. kognitive Verhaltenstherapie* mit dem Ziel ausreichender Selbstkontrolle.

FRT: Abk. für **F**ixed-**r**ole-**T**herapie; s. Rollentherapie.

Früh|dys|kinesie (Dys-*; Kin-*) *f*: (engl.) *early dyskinesia*; syn. akute Dyskinesie; reversible extrapyramidale Symptome*, die in den ersten Wochen einer Pharmakotherapie meist mit hochpotenten Neuroleptika* aus der Gruppe der Butyrophenone* od. Phenothiazine* od. i. R. von deren Dosisveränderungen auftreten (seltener bei atypischen Neuroleptika*); **Häufigkeit:** 10–30 % der Patienten; **Urs.:** Dopamin-D_2-Rezeptor-Blockade in den Basalganglien; **Klin.:** u. a. krampfartiges Herausstrecken der Zunge, hyperkinetische Bewegungen der mimischen Muskulatur, Torticollis-ähnliche Halsbewegungen; **Ther.:** anticholinergisch wirksame Antiparkinsonmittel, z. B. Biperiden; Dosisreduktion od. Wechsel auf atypisches Neuroleptikum; **Progn.:** bei frühzeitiger Ther. reversibel. Vgl. Akutdystonie.

Früh|erkennung: (engl.) *early recognition, early detection*; möglichst frühzeitige Diagnosestellung vorhandener Krankheiten, Entwicklungsstörungen u. Behinderungen od. Erkennen von Zeichen u. Risikofaktoren* für Gesundheitsprobleme u. Krankheiten; Ziel: Diagnosestellung bereits im Stadium mit Frühsymptomen (Prodromalsymptome) u. Risikofaktoren u. sehr hoher Übergangswahrscheinlichkeit zum Vollbild der Krankheit; frühzeitiger

Einsatz einer wirksamen Behandlung, um den langfristigen Verlauf positiv zu beeinflussen; **Anw.:** in Früherkennungszentren für Schizophrenie od. Psychose u. Gedächtnisambulanzen* für die Früherkennung von Demenz. Vgl. Screening.

Früh|erwachen: (engl.) *early awakening*; Bez. für spontanes, unerwünschtes, frühzeitiges Erwachen aus dem Nachtschlaf ohne Wiedereinschlafen; **Vork.:** v. a. bei Depression*, Insomnie* u. a. Schlafstörungen* (z. B. zirkadian bedingt bei vorverlagerter Schlafphase*).

Früh|reife: (engl.) *precocious puberty*; s. Pubertas praecox.

Frustration (lat. frustratio Täuschung) *f*: **1.** (engl.) *frustration*; (psychol.) Enttäuschung bei nicht erfüllter Erwartung (z. B. durch Nichterreichen eines Handlungsziels*); **2.** (psychoanalyt.) unfreiwilliger Verzicht auf die Befriedigung von Triebwünschen (s. Trieb); kann bei Unfähigkeit zur entspr. Verarbeitung zu Aggression* u. anderen psychischen, psychosomatischen od. psychosozialen Folgen führen.

Frustrations-Ag|gressions|theorie (Frustration*; Agression*): (engl.) *frustration-aggression theory*; syn. Frustrationstheorie; Ansatz zur Erklärung aggressiven Verhaltens, wonach Frustration* aggressive Impulse verursacht, die ausagiert werden; aggressives Verhalten erfolgt in Reaktion auf erlebte Frustration (s. Aggressionstheorien); die **modifizierte** Frustrationstheorie relativiert die Rolle von Frustration als alleinigem Auslöser (destruktiver) Aggressionen*. Frustration muss demnach nicht zwangsläufig in (destruktiver) Aggression resultieren; vielmehr kann Aggression nichtdestruktiver Art der Selbstverteidigung u. Abwehr dienen u. produktiv genutzt werden (z. B. Analyse des Problems u. Anstreben einer Lösung). I. R. der modifizierten Frustrationstheorie kommt der subjektiven Bewertung* der Frustration eine besondere Bedeutung als möglicher Auslöser zu; im Gegensatz dazu basiert die Frustrations-Aggressionshypothese in ihrer urspunglichen Form auf der Annahme einer einfachen Ursache-Wirkungs-Beziehung.

Frustrations|theorie (Frustration*): (engl.) *frustration theory*; Frustrations*-Aggressionstheorie.

Frustrations|toleranz (Frustration*; Toleranz*) *f*: (engl.) *frustration tolerance*; Fähigkeit, Frustration* zu ertragen u. den damit verbundenen Bedürfnisaufschub auszuhalten; umfasst die Kompensation äußerer Reize (z. B. Misserfolg, interpersonelle Enttäuschung) od. von Kränkungen auf kognitiver od. affektiver Ebene u. die Stabilisierung des Selbstwertgefühls*. Kennzeichen mangelnder Frustrationstoleranz: Neigung zu Impulsivität* od. depressiver Erlebnisverarbeitung.

Frustrierbarkeit (Frustration*): (engl.) *frustrating*; Empfänglichkeit gegenüber Frustration*; Maß für psychische Belastbarkeit.

FSH: Abk. für **F**ollikel **s**timulierendes **H**ormon; im Hypophysenvorderlappen in basophilen Zellen gebildetes Gonadotropin*; saures (sialinsäurereiches) heterodimeres Glykoprotein aus einer unspezif. α- u. einer spezif. β-Untereinheit; Steuerung der pulsatilen Freisetzung durch GnRH*; Hemmung der FSH-Sekretion durch Inhibine, Progesteron (Frau) u. Testosteron (Mann); renale Ausscheidung; **Funktion:** Stimulation der Gonadenentwicklung u. -funktion; **1. bei der Frau:** Regulation des Menstruationszyklus (zusammen mit Estradiol u. Progesteron); die zyklische Ausschüttung fördert Granulosazellwachstum im Tertiärfollikel sowie Glykolyse u. Proteinbiosynthese im Ovar; **2. beim Mann:** fördert die Spermatogenese, bewirkt Vergrößerung der Samenkanälchen u. Biosynthese von Androgenbindungsprotein in Sertoli-Zellen; **klin. Bedeutung:** erniedrigte Werte bei primärem Hypogonadismus*, Adipositas*, Mangelernährung; (stark) erhöhte Werte bei sekundärem Hypogonadismus.

FSHRH: Abk. für **F**ollikel-**s**timulierendes-**H**ormon-**R**eleasing-**H**ormon; GnRH*.

FSI: Abk. für **F**ragebogen* zur **s**ozialen **I**ntegration.

FSK: Abk. für **F**ragebogen* zur **s**ozialen **K**ompetenz.

F-Skala (Skala*) *f*: Kurzbez. für **F**aschismus-Skala; (engl.) *F scale*; Verfahren zur Erfassung einer sog. autoritären Persönlichkeitsstruktur, u. a. von antidemokratischen Tendenzen u. faschistischen Einstellungen; postuliert wurde ein Zusammenhang zwischen den Ergebnissen der F-Skala u. Eigenschaften wie Ethnozentrismus, Konservativismus u. Antisemitismus. **Hinweis:** Der Geltungsbereich der F-Skala ist umstritten.

FSKN: Abk. für **F**rankfurter* **S**elbst**k**onzeptskale**n**.

F-SOZU: Abk. für **F**ragebogen* zur **so**zialen **U**nterstützung.

FSS: Abk. für (engl.) ***F**ear*-**S**urvey-**S**chedule*.

FSSC: Abk. für (engl.) ***F**ear*-**S**urvey-**S**chedule for **C**hildren*.

FT: Abk. für **F**amilien**t**herapie*.

FTD: Abk. für **f**ronto**t**emporale **D**emenz*.

F-Test *m*: (engl.) *F-test*; statistischer Test, dessen Prüfgröße unter der Nullhypothese einer F-Verteilung (Wahrscheinlichkeitsverteilung*) folgt; **Anw.: 1.** in statistischen Modellen, um stochastisch unabhängige Varianzquotienten von zumindest approximativ normalverteilten Größen zu testen; die resultierende F-Verteilung hat 2 (Zähler- u. Nenner-)Freiheitsgrade; **2.** v. a. im Rahmen von Varianzanalysen (s. Varianz) u. bei der Regression*; der verbreitetste F-Test vergleicht k Stichproben auf Lageunterschiede (Einwegvarianzanalyse).

FTLD: Abk. für (engl.) ***f**ronto**t**emporal **l**obar **d**egeneration*; syndromübergreifendes Krankheitskonzept, das verschiedene Varianten der im Frontalhirn u. im vorderen Temporallappen lokalisierten Degeneration von Nervenzellen zusammenfasst; **1.** frontotemporale Demenz*; **2.** semantische Demenz*; **3.** progrediente nichtflüssige Aphasie*; **4.** kortikobasalganglionäre Degeneration* u. a. primär motorisch beginnende Formen der Demenz; häufig auch in Kombination mit amyotrophischer Lateralsklerose*; **Pathol.:** postmortaler Nachweis verschiedener Einschlusskörperchen in Nervenzellen, bei frontotemporaler Demenz v. a. im Frontalhirn, bei allen anderen Formen v. a. im Temporalhirn: Tau*-Protein-positive, Ubiquitin*-negative Einschlusskörperchen v. a. bei frontotemporaler Demenz; TDP*-43- u. Ubiquitin-positive Einschlusskörperchen v. a. bei semantischer Demenz; selten: FUS*-Einschlusskörperchen; zusätzlich bei ca. 30 % Nachweis von Neurofibrillen* u. Amyloidplaques* wie bei Alzheimer-Krankheit; Urs.: bei ca. 10–30 % kausale Mutationen in Genen für Tau-Protein bzw. MAPT, Progranulin, FUS.

F

FTM: Abk. für **F**rostig*-**T**est der **m**otorischen Entwicklung.

FTND: Abk. für (engl.) *Fagerström*-Test for **N**icotine **D**ependence.*

FTO-Gen (-gen*) *n*: Kurzbez. für **f**a**t** mass and **o**besity associated Gen; Gen, dessen Expression in Hypothalamus u. Hypophyse u. a. Gewichtsregulation u. Energiehaushalt beeinflusst; **klin. Bedeutung:** genetische Varianten im FTO-Gen assoziiert mit Adipositas u. erhöhtem Body-Mass-Index, unabhängig vom Auftreten von Diabetes mellitus Typ 2 (geringe Risikoerhöhung in GWAS); Effekt auf Körpergewicht verstärkt durch begleitende Depression.

Fühlen: **1.** (engl.) *feeling*; (psychol.) Vorgang, der eine Emotion* erzeugt; **2.** (physiol.) Empfindung*, ausgelöst durch Berühren u. Druck taktiler Organe in der Haut (s. Wahrnehmung) od. Reaktionen auf Sensorenerregung der Organe (z. B. Schmerz*).

Führungs|aufsicht: (engl.) *supervision on conduct*; Maßregel* der Besserung u. Sicherung im Strafrecht (i. S. des § 61 StGB, geregelt in § 68 StGB), die nach der Entlassung des Verurteilten aus dem psychiatrischen Maßregelvollzug, der Entziehungsanstalt od. nach Vollverbüßung einer Haftstrafe nach pflichtgemäßem Ermessen des Gerichts angeordnet werden kann, wenn aufgrund einer ungünstigen Prognose weitere fürsorgerische od. kontrollierende Maßnahmen erforderlich sind, um weiteren Straftaten vorzubeugen. Der Entlassene untersteht einer Aufsichtsstelle, ihm wird für die Dauer der Führungsaufsicht ein Bewährungshelfer (s. Bewährungshilfe) bestellt (§ 68 a StGB), der insbes. dafür Sorge zu tragen hat, dass die Auflagen im Entlassungsbeschluss des Gerichts eingehalten werden, Risiken rechtzeitig erkannt u. ihnen entgegengewirkt wird u. die soziale Integration des Entlassenen befördert wird. Bei psychiatrischen Patienten, die aus dem Maßregelvollzug entlassen werden, werden die Behandlungsauflagen i. R. der Führungsaufsicht überwacht u. deren Nichteinhaltung ggf. sanktioniert.

Führungs|kräfte-Coaching (Coaching*): Leitungsberatung; s. Coaching.

Fünf-Faktoren-Modell *n*: (engl.) *five factors model*; Big-five-Persönlichkeitsmodell; Modell der Persönlichkeitspsychologie*, das 5 Hauptdimensionen (s. Persönlichkeitsfaktoren) der Persönlichkeit postuliert: Neurotizismus*, Extraversion*, Offenheit* für Erfahrungen, Gewissenhaftigkeit* u. soziale Verträglichkeit*; die Entwicklung der sog. Big Five begann in den 30er Jahren des 20. Jahrhunderts (Gordon Allport u. Odbert). Auf Basis von Listen mit über 10 000 Adjektiven wurden durch Faktorenanalyse* 5 unabhängige u. weitgehend kulturstabile Faktoren, die Big Five, gefunden. Auf der Grundlage dieses Modells entwickelten P. T. Costa u. R. R. McCrae mit dem NEO*-Fünf-Faktoren-Inventar (Abk. NEO-FFI) einen heute international gebräuchlichen Persönlichkeitstest* für Jugendliche u. Erwachsene.

Fünf-Minuten-Sprech|stich|probe: s. Five Minute Speech Sample.

Fürsorge: **1.** (engl.) *care*; (allg.) Handlungen des Sich-Kümmerns, um das Wohlergehen eines Anderen bemüht sein; **2.** (engl.) *(public) welfare*; ein aus der Ethik der Barmherzigkeit entstandenes System; **a)** System der **öffentlichen Fürsorge:** zusammenfassender Begriff für die soziale Sicherung in einem Gemeinwesen; **b) Sozialfürsorge** od. Jugendfürsorge: veraltete Bez. für sozialpädagogische Hilfen im weitesten Sinne bzw. Kinder- u. Jugendhilfe. **Hinweis:** Patienten mit psychischen Störungen, die aufgrund von Beeinträchtigungen ihre eigenen Interessen unzureichend od. nicht vertreten können, bedürfen in besonderem Maße der öffentlichen Fürsorge. **3.** nach M. Heidegger das Mit-Sein mit dem Anderen.

Fütter|störung im frühen Kindes|alter: (engl.) *feeding disorder of infancy and childhood*; im Säuglings- u. Kleinkindesalter auftretende Unfähigkeit, adäquat zu essen (selektive od. vollkommene Essverweigerung, Appetitlosigkeit), od. anhaltende Rumination* von Speisen ohne organische Urs. bei ausreichend kompetenter Betreuung; häufig (bis zu 50 %) mit geringer Gewichtszunahme od. Gewichtsverlust (s. Gedeihstörung); teilweise in Kombination mit Schlaf-Wach-Problemen u. Entwicklungsrückständen durch chron. mangelnde Nahrungsaufnahme (s. Regulationsstörung im frühen Kindesalter); **Häufigkeit:** 4–10 % aller Kinder; **Ätiol.:** Zusammenwirken physiologischer, neuromechanischer (z. B. verzögerte Reifungs- u. Entwicklungsprozesse der Mundmotorik), sozialer u. Lernfaktoren; **Ther.:** kurzfristig evtl. Sondenernährung zur Gewichtsstabilisierung; langfristig therap. Beeinflussung der Eltern*-Kind-Interaktion durch verhaltenstherap. Methoden wie Verhaltensmanagement, Ernährungsberatung, Konfrontations- od. Desensibilisierungstechniken; **Progn.:** häufig Besserung der Nahrungsaufnahme; Beeinträchtigungen der Gewichtsentwicklung häufig bis zur mittleren Kindheit; **DD:** Erkrankung des Magen-Darm-Trakts, endokrinologische od. neurologische Erkrankungen.

Fugue, dis|soziative (engl. fugue Verlassen der Umgebung) *f*: (engl.) *dissociative fugue*; auch psychogene Fugue; zu den dissoziativen Störungen* gehörender Zustand von unterschiedlicher Dauer mit unerwarteter u. zielgerichteter Ortsveränderung über den gewöhnlichen Aktionsbereich hinaus (z. B. plötzliches, unerwartetes Verlassen der häuslichen Umgebung od. des gewohnten Arbeitsplatzes), wobei i. d. R. alle Kennzeichen einer vollständigen dissoziativen Amnesie* bestehen; die Person ist sich nicht im Klaren darüber, warum u. wohin sie geht od. fährt; sie wird meist an einem fremden Ort angetroffen u. ist nicht in der Lage, zur persönlichen Vergangenheit Angaben zu machen. Ein dissoziativ-amnestisches Erleben imponiert, es ist aber breiter als im Falle einer dissoziativen Amnesie. Es besteht eine Verwirrung hinsichtlich der personalen Identität, gelegentlich wird teilweise od. vollständig auch eine neue Identität angenommen. Traumatische u. emotional belastende Ereignisse spielen die entscheidende Rolle in der Auslösesituation. **Häufigkeit:** ca. 0,2 %; **Ther.:** therapeutische Ansätze wie bei dissoziativer Amnesie*; **Progn.:** i. d. R. sowohl plötzlicher Beginn u. Ende, Wiederholungen einer dissoziativen Fugue bei einer Person sind möglich, ebenso später andere dissoziative Syndrome, Prognose ist meist günstig. **DD:** dissoziative Fugue als Symptom einer dissoziativen Identitätsstörung*, Fugue auch bei neurologischer Störung möglich, z. B. Temporallappenepilepsie*, bei Alkohol- od. Arzneimittelmissbrauch. Vgl. Poriomanie.

Fugue, psycho|gene (engl. fugue Verlassen der Umgebung): s. Fugue, dissoziative.

Functional Assessment Staging: Abk. FAST; zu den Reisberg*-Skalen gehörendes Fremdbeurteilungsverfahren zur Erfassung von Alltagskompetenz u. selbständiger Versorgung eines Patienten mit Demenz*, insbes. Alzheimer*-Krankheit; umfasst 32 Items zur differenzierten Erfassung des Bereichs Alltagskompetenz* u. selbständige Versorgung ensprechend der Stadien 6 u. 7 des Brief* Cognitive Rating Scale; **Testdauer:** 15 Minuten.

Funktionalismus (lat. functio Verrichtung, Funktion) *m*: (engl.) *functionalism*; s. Strukturalismus.

Funktionen, exekutive (lat. functio Verrichtung, Funktion) *f pl*: (engl.) *executive functions*; s. Exekutivfunktionen.

Funktions|ana|lyse (lat. functio Verrichtung, Funktion; Analyse*) *f*: (engl.) *functional analysis*; Methode der Verhaltenstherapie* zur Erfassung u. Bewertung verschiedener Problemanalysen in ihrer wechselseitigen Abhängigkeit; **Anw.:** Therapieplanung u. Erfolgskontrolle.

Funktions|dia|gnostik (lat. functio Verrichtung, Funktion; gr. διαγνωστικός fähig zu unterscheiden) *f*: (engl.) *functional diagnostics*; Einsatz von Untersuchungsverfahren, die darauf ausgerichtet sind, die spezifische organische od. psychomentale Leistungsfähigkeit eines Menschen zu objektivieren; zur Quantifizierung von Fähigkeiten u. Fähigkeitsstörungen sowie zur Standardisierung von Ergebnissen u. Prozessen der Beurteilung der Leistungsfähigkeit im Erwerbsleben (s. Assessment); **Meth.:** **1.** deskriptive Verfahren ohne Belastung (z. B. Neutral-Null-Methode: Messmethode, bei der alle Gelenkbewegungen von einer einheitlich definierten Ausgangsstellung aus gemessen werden); **2.** leistungsbezogene Verfahren, bei denen die erhobenen Befunde einer definierten, reproduzierbaren Belastung gegenübergestellt werden (z. B. Psychometrie*); s. Leistungsdiagnostik; **3.** komplexe Untersuchungsverfahren, ggf. computergestützt od. mit Arbeitsplatzsimulation.

Funktions|dia|gnostik, neuro|physio|logische (Funktionsdiagnostik*) *f*: (engl.) *neurophysiological functional diagnostics*; s. Neurophysiologie.

Funktions|modell, multi|faktorielles (lat. functio Verrichtung, Funktion) *n*: (engl.) *multifactorial functional model*; Modell der Entstehung psychischer Störungen*; geht davon aus, dass psychische Störungen durch eine Vielzahl von Faktoren hervorgerufen u. aufrechterhalten werden, wobei insbes. die Interaktion dieser Faktoren, ihre Funktion im Zusammenspiel, hervorgehoben wird. **Beispiel:** Drei*-Faktoren-Modell, i. w. S. (ohne Betonung der funktionalen Bedingungen) auch das Diathese*-Stress-Modell.

Funktions|niveau, prä|morbides (lat. functio Verrichtung, Funktion) *n*: (engl.) *premorbid function niveau*; prämorbide Anpassung*.

Funktions|niveau, psycho|soziales (lat. functio Verrichtung, Funktion) *n*: (engl.) *psychosocial function niveau*; Grad der Beeinträchtigung der Teilhabe (Eingebundensein u. Selbständigkeit in einer Lebenssituation od. einem Lebensbereich, z. B. Selbstversorgung, Beruf, Familie, soziale Integration) aufgrund psychischer Störungen.

Funktions|psychose (lat. functio Verrichtung, Funktion; Psychose*) *f*: Durchgangssyndrom*.

Funktions|spiel (lat. functio Verrichtung, Funktion): (engl.) *action play*; sensomotorisches Spiel; Spielform, die sich in der 2. Hälfte des 1. Lebensjahrs des Kleinkindes entwickelt u. erstes sensomotorisches Erkunden der Umwelt u. das Einüben von Funktionen beinhaltet; Grundlage für Exploration u. Konstruktionsspiele.

Funktions|störung, physio|logische (lat. functio Verrichtung, Funktion): (engl.) *physiologic dysfunction*; klinische Bez. für ein Beschwerdebild, das auf körperl. Funktionsstörungen u. nicht auf Organschädigungen beruht u. sich in körperl. Symptomen äußert; vgl. Störung, somatoforme.

Funktions|störung, sexuelle (lat. functio Verrichtung, Funktion): (engl.) *sexual dysfunction, sexual disorder*; sehr häufige od. ständige Störung im Ablauf des sexuellen Reaktionszyklus*, die seit mind. 6 Monaten besteht u. unter welcher der Betroffene leidet; **Häufigkeit:** geschätzte Prävalenzrate in der Gesamtbevölkerung: 10 %; hohe Dunkelziffer; **Formen:** **1.** sexuelle Dysfunktion: Störung mit vorwiegender od. ausschließlicher Organogenese; **2.** funktionelle Sexualstörung (syn. psychosexuelle Dysfunktion): Störung mit vorwiegender od. ausschließlicher Psychogenese; **3.** Mischform, bei

Funktionsstörung, sexuelle
Einteilung nach den verschiedenen Phasen des sexuellen Reaktionszyklus

Phase der sexuellen Reaktionen	Störungen beim Mann	Störungen bei der Frau
Appetenzphase	anhaltende und deutliche Minderung des sexuellen Verlangens; sexuelle Aversion, Ekel, Ängste (s. Appetenzstörungen)	
Erregungsphase	Erektionsstörungen	sexuelle Erregungsstörungen
Plateauphase	Dyspareunie	Dyspareunie, Vaginismus
Orgasmusphase	Ejaculatio praecox, Ejaculatio deficiens, Anorgasmie, Anejakulation	Anorgasmie
Rückbildungsphase	nachorgastische Verstimmung: Gereiztheit, innere Unruhe, Schlafstörungen, Depressionen, Weinanfälle, Missempfindungen im Genitalbereich usw.	

F

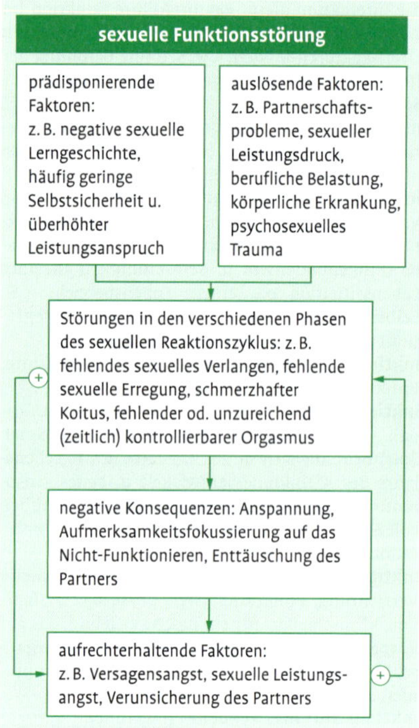

Funktionsstörung, sexuelle: Störungsmodell

der nicht zu entscheiden ist, ob eine sexuelle Dysfunktion od. eine funktionelle Sexualstörung überwiegt; **Einteilung:** entsprechend den Phasen der sexuellen Reaktionen: s. Tab.; z. B. sexuelle Appetenzstörungen*, sexuelle Erregungsstörung*, Dyspareunie*, Vaginismus*, Ejakulationsstörungen*, Orgasmusstörungen*; **Ätiol.:** multifaktoriell; selten ausschließl. organische Urs.: vaskuläre, neurogene (selten), hormonale (sehr selten) Erkrankung, Traumen od. toxische Einflüsse; psychische Urs.: z. B. Partnerschaftsprobleme, sexuelle Ängste, Versagensangst; bei jungen Männern v. a. psychische Urs., bei älteren (ab ca. 45. Lebensjahr) zunehmend Kombination aus psychischer u. organischer Urs.; bei Frauen aller Altersstufen v. a. psychische Urs.; Störungsmodell: s. Abb.; **Ther.:** Sexualberatung; bei ausschließlicher od. vorwiegender Psychogenese: Paarpsychotherapie*, Sexualpsychotherapie*; bei körperl. (Mit-)Verursachung Behandlung der Grunderkrankung, Sexualpsychotherapie in Kombination mit Pharmakotherapie (z. B. Phosphodiesterase-Hemmer bei Erektionsstörung* des älteren Mannes); **DD:** Sympt. anderer psychischer Störungen, z. B. Depression (sexuelle Appetenzstörung*), Alkohol- od. Drogenabhängigkeit (sexuelle Erregungsstörung*).

Funktions|störung, somato|forme autonome (lat. functio Verrichtung, Funktion): (engl.) *somatoforme autonomic dysfunction*; Abk. SAF; veraltet psychovegetative Dysfunktion, vegetative Dystonie, neurovegetative Dystonie; Bez. (ICD-10) für somatoforme Störung* mit verschiedenen körperlichen Symptomen aus Systemen od. Organen, die weitgehend od. vollständig vom vegetativen Nervensystem innerviert u. kontrolliert werden; (vegetative) Symptome beruhen nicht auf nachweisbarer Organfunktions- od. Organstrukturstörung; **Einteilung:** (nach überwiegend betroffenem System) **1.** Herz u. kardiovaskuläres System; **2.** Ösophagus u. Magen; **3.** unterer Magen-Darm-Trakt; **4.** respiratorisches System; **5.** urogenitales System; **6.** andere Organe od. Organsysteme; **Urs.:** weitgehend unbekannt, u. a. Fehlsteuerung des vegetativen Nervensystems; **Ther.:** Psychotherapie*, v. a. kognitive Verhaltenstherapie*, ggf. Antidepressiva* (z. B. Opipramol*; Off-Label-Use: Fluvoxamin, Sertralin), Analgetika*; **DD:** Somatisierungsstörung*, undifferenzierte somatoforme Störung*, Angststörung*.

Furcht: (engl.) *fear*; s. Angst.

Furcht|kon|ditionierung (Konditionierung*): (engl.) *fear conditioning*; klin. Bez. für Form der klassischen Konditionierung*, wobei der unkonditionierte Reiz eine Angst- bzw. Furchtreaktion auslöst; z. B. erleben Personen mit schwerwiegenden Folgeschäden nach Autounfällen beim Autofahren (unkonditionierter Reiz) Angst, i. e. S. Furcht (konditionierter Reiz); **klin. Bedeutung:** Modell zur Entwicklung von Angststörungen (v. a. Phobie u. posttraumatische Belastungsstörung); Lokalisation: Amygdala. Vgl. Angstkonditionierung.

FUS: Abk. für (engl.) ***Fu**sed in **S**arcoma;* ubiquitär im Gehirn vorkommendes Protein, das an Proliferation von Nervenzellen u. Aufrechterhaltung der Funktion der Dendriten beteiligt ist; ggf. pathol. Aggregation im Gehirn u. Bindung an Ubiquitin*, Bildung von Einschlusskörperchen in Nervenzellen (Folge: Zelltod); **klin. Bedeutung:** charakteristischer Bestandteil von Einschlusskörperchen bei seltenen Formen von FTLD* u. amyotrophischer Lateralsklerose*; Urs.: Mutationen im FUS-Gen; neuropathol.: FUS-Einschlusskörperchen im Zytoplasma von Gehirnzellen, v. a. im Frontal- u. Temporalhirn, darstellbar mit spezifischen immunhistochemischen Färbungsmethoden post mortem (vgl. TDP-43; Tau-Protein; Demenz, frontotemporale).

F-Verteilung: Kurzbez. für **F**isher-Verteilung; s. Wahrscheinlichkeitsverteilung.

FWIT: Abk. für **F**arbe*-**W**ort-**I**nferenz**t**est.

G

GABA: Abk. für **G**amma**a**mino**b**uttersäure(-**a**cid); inhibitorischer Neurotransmitter*, der in ca. 30 % der Synapsen im ZNS nachweisbar ist; biogenes Amin, das die Glutamatdecarboxylase aus Glutamat synthetisiert; GABA wird durch Transaminierung u. Oxidation zu Bernsteinsäure abgebaut; Blockade der GABA-Biosynthese führt zu Krämpfen; GABA wirkt über die GABA*-Rezeptoren als Transmitter zwischen inhibitorischen Interneuronen* des Gehirns u. Rückenmarks. **Wirkung:** Als der wichtigste inhibitorische Transmitter wirkt GABA im limbischen System zumindest kurzfristig Angst lösend u. beruhigend. Es wirkt dämpfend auf die Hypothalamus-Hypophysen-Nebennierenrinden-Achse u. spielt bei der Regulation von Gedächtnisprozessen u. der nozizeptiven Reizleitung eine Rolle.

GABAerg: auf die Wirkung von GABA* bezogen.

Gaba|pentin *n*: (engl.) *gabapentin*; Antiepileptikum*; **Ind.:** fokale epileptische Anfälle mit u. ohne sekundäre Generalisierung, neuropathische Schmerzen; **Wechselwirkungen:** keine; **UAW:** Schläfrigkeit, Schwindel, Ataxie, Mattigkeit, Nystagmus, Kopfschmerz, Tremor; bei Kindern (v. a. mit vorbestehender Behinderung, Aufmerksamkeits- od. Verhaltensstörungen) ggf. vermehrt Aggressivität, emotionale Labilität u. andere psychische Nebenwirkungen; **Hinweis:** Hinweis auf Wirksamkeit als Stimmungsstabilisator*; wird wegen des UAW-Profils bei zweifelhafter Effektivität derzeit kaum noch untersucht. Vgl. Tremor; Restless-Legs-Syndrom.

GABA-Re|zeptoren (Rezeptoren*) *m pl*: (engl.) *GABA-receptors*; Kurzbez. für **G**amma**a**mino**b**uttersäure(-**a**cid)-Rezeptoren; Rezeptoren, die durch GABA* aktiviert werden; ligandenaktivierte Ionenkanäle* für Chlorid- u. Bicarbonat-Ionen; Transmembranproteine in Nervenzellen, die spezifisch GABA* binden; **Einteilung: 1.** $GABA_A$-Rezeptoren: ionotrop, öffnen Chloridkanäle (ligandengesteuerter Chloridkanal), hyperpolarisieren Neuronen, werden gehemmt durch versch. Hypnotika u. Narkotika (z. B. Barbiturate* u. Benzodiazepine*); Sonderform: z. T. als sog. $GABA_C$-Rezeptoren klassifizierte $GABA_A$-Rezeptoren; Lokalisation v. a. in Retina; charakterisiert durch Insensitivität gegenüber Bicuculline u. Baclofen; aktuell nicht als eigenständiger Rezeptortyp angesehen; **2.** $GABA_B$-Rezeptor: metabotrop, vermitteln über G-Proteine eine verminderte Leitfähigkeit für Calciumkanäle u. damit ebenfalls die Hemmung der Nervenzelle, öffnen Kaliumkanäle; selektiver Agonist z. B. Baclofen*. Aktivierung präsynaptischer GABA-Rezeptoren (Autorezeptoren) führt zu verminderter GABA-Ausschüttung aus dem Axon (präsynaptische Hemmung).

GABS: Abk. für **G**öttinger* **Ab**hängigkeits**s**kala.

GAF: Abk. für (engl.) ***G**lobal* **A**ssessment of **F**unctioning Scale*.

Gain-field-Prinzip (engl. to gain gewinnen; field Feld) *n*: (engl.) *gain-field-principle*; multiplikativer Mechanismus, durch den sensorische Signale zum Kortex* durch weitere Signale von Augen, Gehör od. Gliedmaßen (visuelle u. motorische Reize) ergänzt bzw. modifiziert werden; ermöglicht dem Gehirn, in neuen jedoch ähnlichen Situationen auf frühere Erfahrungen zurückzugreifen u. z. B. Position u. Geschwindigkeit einer Armbewegung zu verändern.

Gain-Modulation (engl. to gain gewinnen; lat. modulari rhythmisch abmessen) *f*: (engl.) *gain modulation*; Anpassung der Reaktionsfähigkeit neuronaler Verbände i. R. der neuronalen Aktivität an unterschiedliche Hintergrundaktivität (d. h. an unterschiedlichen exzitatorischen u./od. inhibitorischen synaptischen Input); die Gesamtsumme des synaptischen Inputs bildet das Ziel-Kontroll-Signal, das wiederum die Reaktionsfähigkeit auf die exzitatorische Steuerung moduliert.

Gaiting (engl. gait Gangart, Gang): (engl.) *gaiting*; beschreibt beim Menschen eine charakteristische Art u. Weise des Gehens, z. B. paraplegischer, spastischer Gang; vgl. Gangbild.

GAL: Abk. für Galanin*.

Galakto|cerebrosid|lipid|ose (gr. γάλα, γάλακτος Milch; cerebr-*; -id*; Lip-*; -osis*) *f*: (engl.) *galactocerebrosidlipidose*; Globoidzellen*-Leukodystrophie.

Galaktos|ämie (gr. γάλα, γάλακτος Milch; -ämie*) *f*: (engl.) *galactosemia*; syn. Galaktoseintoleranz; Sammelbez. für angeborene, autosomal-rezessiv vererbte Störungen des Galaktosestoffwechsels; **Formen: 1. Typ I** (klassische Galaktosämie): Mangel an Galaktose-1-Phosphaturidyltransferase (Genlocus 9p13 mit vielen Mutationen); Häufigkeit ca. 1:50 000; Klin.: inf. Verwertungsstörung der aus Laktose (in Muttermilch) entstandenen Galaktose kommt es bereits in den ersten Lebenstagen zu schweren Hypoglykämien, epileptischen Anfällen*, lang anhaltendem Icterus neonatorum, Hepatomegalie, Katarakt, leichtem Hirnödem mit klin. Zeichen einer Meningitis* (Pseudomeningitis); später Ausbildung einer renalen tubulären Insuffizienz mit generalisierter Hyperaminoazidurie, Glukosurie, Phosphaturie (sekundäre Form des Debré-Toni-Fanconi-Syndroms) u. frühzeitig Galaktosurie, gelegentlich Diarrhö; Progn.: im späteren Verlauf trotz Früherkennung (Neugeborenen-Screening) u. -behandlung ungeklärtes Auftreten von Intelligenzverlust im Pubertätsalter, bei Mädchen zusätzlich Ovarialinsuffizienz; **2. Typ II:** Mangel an Galaktokinase u. teilweiser Abbau der Galaktose zu Galaktitol (Genlocus 17q24); Vork.: gehäuft bei Roma; Klin.: Galaktosurie u. sehr hohe Blutgalaktosekonzentration (Galaktosediabetes), häufig Katarakte (auch bei Heterozygoten), keine Hypoglykämie; **3. Typ III:** Defekt der UDP-Galaktose-4-Epimerase (Umwandlung von Galaktose in Glukose; Genlocus 1p36-p35); Klin.: schwere Verlaufsform sehr selten; häufiger sind Epimerase-Defekte mit Katarakt als einzigem klin. Symptom.

Galaktose|in|toleranz (gr. γάλα, γάλακτος Milch; In-*; Toleranz*) *f*: (engl.) *galactose intolerance*; Galaktosämie*.

Galanin *n*: (engl.) *galanine*; Abk. GAL; Neuropeptid, das im ventralen Tegmentum mesencephali sezerniert wird; **Wirkung:** hemmt Aktivität von Dopamin-haltigen Zellen, Folge: reduzierte motorische Aktivität, Anhedonie*; reguliert Serotonin u. Serotonin-Rezeptoren (5-HT_{1A}) im Gehirn; beeinflusst das Langzeitgedächtnis; **klin. Bedeutung:** **1.** DNA-Sequenzvarianten im Galanin-Gen sind assoziiert mit unipolarer Depression* (große GWAS) u. Panikstörung* (kleinere Studien); jeweils geringe Risikoerhöhung. **2.** Galanin-Rezeptoren: pharmak. Zielstrukturen für Entwicklung von Antidepressiva.

Galantamin (INN) *n*: (engl.) *galantamine*; spezifischer, kompetitiver u. reversibler Cholinesterase*-Hemmer, der zusätzlich über die Modulation von nicotinergen Rezeptoren zu einer Erhöhung der Acetylcholinkonzentration im synaptischen Spalt führt; Antidementivum*; **Ind.:** leichte bis mittelschwere Demenz vom Typ der Alzheimer*-Krankheit od. assoziiert mit Parkinson*-Syndrom; **Kontraind.:** schwere Leberinsuffizienz od. Nierenfunktionsstörung; **Wechselwirkungen:** antagonisiert anticholinerg wirksame Arzneimittel (z. B. Biperiden*), Interaktion mit Digoxin u. Beta-Rezeptoren-Blockern möglich (Bradykardie, Hypotonie), Abnahme der Galantamin-Clearance mit CYP2D6- u. CYP3A4-Hemmern (z. B. Paroxetin* bzw. Ketoconazol); **UAW:** sehr häufig: Übelkeit, Erbrechen; häufig: Rhinitis, Harnwegsinfekt, Gewichtsabnahme, Tremor, abdominale Schmerzen, Sturz, Schwindel, Somnolenz, Depression.

Gamma|amino|butter|säure: (engl.) *gamma-amino butyric acid*; s. GABA.

Gamma-Frequenz (lat. frequens häufig) *f*: (engl.) *gamma frequency*; Frequenzbereich im EEG* (30–50 Hz), der v. a. die Synchronisation* von weit über das Gehirn verteilten Nervenzellaktivitäten in neuronalen Netzwerken widerspiegelt und v. a. sehr frühe Phasen (bis 50 ms) der sensorischen Verarbeitung komplexer Objekte abbildet; Bedeutung: Synchronisation liegt komplexen Wahrnehmungsvorgängen zugrunde, welche die Zusammenführung vieler spezialisierter Wahrnehmungsmodule, die in unterschiedlichen Hirnarealen lokalisiert sind, erfordern; zugrunde liegende Netzwerke von Nervenzellen kommunizieren v. a. über Neurotransmitter GABA (vgl. Bindungsproblem); **klin. Bedeutung: 1.** bei Schizophrenie reduziertes Gamma-Frequenzband in frühen Phasen sensorischer Verarbeitungs- u. Integrationsdefizite; ggf. resultierend Wahrnehmungsverzerrungen, assoziative Lockerung, Halluzinationen; **2.** Verstärkung der Gamma-Frequenzen nach Yoga*-Sitzungen (mit Atemübungen) in einzelnen Studien.

Gamma|hydr|oxy|butyrat *n*: (engl.) *gamma-hydroxybutyrate*; Abk. GHB; Injektionsnarkotikum mit hypnotischen u. narkotischen Eigenschaften ohne analgetische Wirkung; chemische Verwandtschaft mit dem Neurotransmitter GABA*; verkehrs- u. verschreibungsfähiges Betäubungsmittel* (Betäubungsmittelgesetz*, Anlage III); Missbrauch als psychotrope Substanz* zunehmend (sog. **Liquid Ecstasy**, orale Applikation als flüssige Partydroge; keine chemische od. wirkungsbezogene Verwandtschaft zu Ectasy*); **Wirkung:** bei oraler Anwendung Kombination entaktogener (stimulierender, Angst lösender, euphorisierender) Wirkung bei niedriger u. sedierender Wirkung bei höherer Dosierung; Dauer: ca. 60 Minuten; **UAW:** bei oraler hochdosierter Anwendung: Übelkeit, Erbrechen, alle Formen einer Substanzstörung*; cave: bei Überdosierung Atemdepression u. Tod.

Gamma-Sekretase (lat. secretus abgesondert) *f*: (engl.) *gamma-secretase*; γ-Sekretase; Enzym, das wesentlich an der Bildung der zur Aggregation neigenden Beta*-Amyloid-Formen Aβ-40 u. Aβ-42 beteiligt ist; die Unterbrechung der Bildung von Aβ-40 u. -42 stellt pharmak. Ansatzpunkt zur Therapie der Alzheimer-Krankheit dar; s. Gamma-Sekretase-Inhibitoren; Gamma-Sekretase-Modulatoren.

Gamma-Sekretase-In|hibitoren (lat. inhibitio Hemmung) *m pl*: (engl.) *gamma-secretase inhibitors*; Abk. GSI; γ-Sekretase-Inhibitoren; Substanzen, welche die enzymatische Aktivität der Gamma*-Sekretase komplett hemmen; **Wirkungsmechanismus:** Reduzierung der Beta*-Amyloid-Bildung (alle Aβ-Peptide); ausgeprägte UAW, da neben der Spaltung des Amyloid-Precursor-Proteins auch viele andere biochem. Prozesse beeinflusst werden

(v. a. Notch-Proteine); **Hinweis:** Verschiedene wirksame GSI wurden entwickelt, die sich potentiell zur Behandlung der Alzheimer-Krankheit eignen; Entwicklung wurde aufgrund der UAW (z. T. erst in späten Stadien der klinischen Studien) gestoppt.

Gamma-Sekretase-Modulatoren (lat. modulari rhythmisch abmessen) *m pl*: (engl.) *gamma-secretase inhitors*; Abk. GSM; γ-Sekretase-Modulatoren; Substanzen, welche die enzymatische Aktivität der Gamma*-Sekretase beeinflussen; **Wirkungsmechanismus:** vermindern selektiv die Bildung des längeren Beta*-Amyloids (Aβ-42-Peptid) aus Amyloid-Precursor-Protein (es wird vermehrt Aβ-38 gebildet); beeinflussen im Gegensatz zu Gamma*-Sekretase-Inhibitoren den Einfluss der Gamma-Sekretase auf andere biochemische Prozesse nicht; **Hinweis:** 1. Wirkstoffe z. T. in experimenteller od. klinischer Entwicklung zur Behandlung der Alzheimer-Krankheit; 2. erste GSM wurden in der Substanzklasse der nichtsteroidalen Antiphlogistika* entdeckt, z. B. Flurbiprofen*.

Gamma-Wellen: (engl.) *gamma waves*; s. EEG.

Gang|bild: (engl.) *gait*; sichtbares Bewegungsmuster beim Gehen; **Gangbildanalyse** durch Beobachtung des Patienten bzw. computerunterstütztes Verfahren zur Analyse des Gangbilds durch Marker an verschiedenen Punkten an den Beinen, Rumpf u. Armen sowie elektronische Ableitungen; erfasst Gangstörungen*, Asymmetrien u. unfunktionelle Belastungen des gesamten Körpers, besonders Becken/Hüfte, Beine u. Füße. **Beobachtungskriterien: 1. im Stand:** Körperachse von vorn, hinten u. von der Seite, Gelenkstellungen der unteren Extremität u. des Beckens, Beinlängenunterschiede, Gewichtsbelastung; **2. während des Gehens:** Gleichgewicht, Belastung rechts/links, Schrittlänge, Schrittrhythmus, Abrollbewegung der Füße, Geschwindigkeit, Armschwung, Rumpfaktivität, Seitenabweichungen.

Gangl-: auch Ganglio-; Wortteil mit der Bedeutung Überbein, Nervenknoten; von gr. γαγγλίον.

Ganglion (Gangl-*) *n*: (engl.) *neuroganglion*; (anat.) Nervenknoten; in den Verlauf peripherer Nerven eingeschaltete Anhäufung von Nervenzellen*, die zu einer Verdickung des Nervs führt u. von einer Bindegewebekapsel (Capsula ganglii) umgeben ist.

Ganglio|sidosen (Gangl-*; -osis*) *f pl*: (engl.) *gangliosidoses*; autosomal-rezessiv erbliche lysosomale Lipidspeicherkrankheiten; **Einteilung:** verschiedene Typen mit Speicherung der Monosialoganglioside G_{M1}, G_{M2} od. G_{M3} im ZNS und z. T. auch in anderen Organen; verschiedene Mutationen im Chromosom 3p21 (G_{M1}) sowie Genloci 5q13, 5q31.3–5q33.1, 15q23 u. 15q24 (G_{M2}) sind nachgewiesen.

Gang|störungen: (engl.) *gait disturbances*; Störungen des Gehens; **Formen:** z. B. **1. akinetische** Gangstörung: Start/Stopp-Schwierigkeiten, vornübergebeugt, kleinschrittig, keine Hüftbewegungen u. verminderte Mitbewegungen der Arme u. des Kopfes, Schwierigkeiten beim Umdrehen; z. B. bei Parkinson*-Syndrom; **2. spastische** Gangstörung: Scherengang mit eng aneinanderliegenden Oberschenkeln, mühsames Vorwärtsbewegen beider Füße mit der Gefahr hängenzubleiben; z. B bei amyotrophischer Lateralsklerose*; **3. ataktische** Gangstörung: z. B. bei Störungen der Propriozeption* bei Multipler* Sklerose; unsicher schwankend mit Gleichgewichtsstörungen, Fallneigung, vergrößerter Fußabstand; z. B. bei zerebellaren Syndromen (s. Symptome, zerebellare), Friedreich*-Ataxie; **4. Hinken:** bei Lähmungen (z. B. spastische Hemiparese*, Peroneuslähmung), Ischiassyndrom, als intermittierendes Hinken (Claudicatio intermittens) bei peripherer arterieller Verschlusskrankheit; **5.** Gangstörungen mit plötzlich einschießenden unwillkürlichen Bewegungen: z. B. bei Hemiballismus (s. Ballismus), Chorea*, extrapyramidalen Syndromen*, Hyperkinese*; **Diagn.:** s. Gangbild.

Ganja: **1.** Ganjah; indische Bez. für Cannabis-Harz (s. Hanf, Indischer; Cannabis); **2.** umgangssprachl. Bez. für alle Cannabis-Produkte.

Ganser-Syn|drom (Sigbert G., Psychiater, Dresden, 1853–1931) *n*: (engl.) *Ganser syndrome*; sog. Pseudodebilität; Symptomenkomplex aus Danebenreden (sog. Ganser-Symptom mit knappem Verfehlen des Gefragten bis zu unsinnigen Antworten), optischen u./od. akustischen (Pseudo-)Halluzinationen*, fluktuierenden Bewusstseinstrübungen* u. Sensibilitätsstörungen*; **Vork.:** Auftreten sehr selten u. meist inf. äußerer Belastungsfaktoren bei gleichzeitig subjektiv empfundener Hilflosigkeit, die in solchen Notsituationen psychodynamisch zu einer mehr od. weniger unbewusst ablaufenden Wunsch- u. Zweckreaktion führt (atypische dissoziative Störung*); auch i. R. von hirnorganischen Störungen (z. B. nach Schädelhirntrauma*) od. auch bei Kohlenmonoxidintoxikation*; **DD:** schwierige Abgrenzung gegen Prodromalstadium einer Schizophrenie*; **Geschichte:** 1897 an 3 Häftlingen erstmals beschriebene Tendenz, auf Fragen entweder durch systematisches knappes Verfehlen des Gefragten zu antworten (in der Antwortintention aber den korrekten Kern zu demonstrieren) od. aber völlig unsinnige Antworten zu geben; von S. Ganser als Variante eines sog. hysterischen Dämmerzustands gewertet; nosologischer Status war umstritten: Fälle organischer, endogener, psychogener Psychosen, Pseudodemenz, hysterische Neurose des dissoziativen Typus, Ausdrucksform einer Haftpsychose*, psychopathische Simulation.

Ganzheits|lehre: (engl.) *holism*; Holismus*.

GAPDH: Abk. für **G**lycerol**a**ldehyd*-3-**p**hosphat-**D**e**h**ydrogenase.

gap junction (engl. Lücke, Verbindung): Zell-Zell-Kanal; kanalartige Verbindung (Ø 2 nm), die den Raum zwischen 2 benachbarten Zellen (Interzellulärspalt) durchspannt u. deren Zytosole (Abstand ca. 3,5 nm) verbindet; dient dem Stoffaustausch u. der interzellulären Kommunikation bzw. Erre-

G

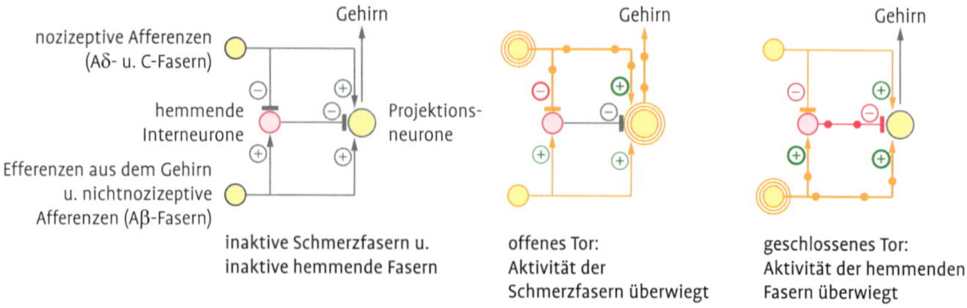

Gate-control-Theorie: Bei Überwiegen der nozizeptiven Afferenzen werden die hemmenden Interneurone inaktiviert u. Schmerzreize werden von Projektionsneuronen ins Gehirn weitergeleitet (sog. offenes Tor). Bei Überwiegen der nicht-nozizeptiven Afferenzen u. Efferenzen werden durch die Erregung der hemmenden Interneurone die Projektionsneurone gehemmt u. somit die Schmerzübertragung gehemmt (sog. geschlossenes Tor).

G

gungsleitung. Eine einmal gebildete gap junction bleibt Sekunden bis Minuten geöffnet u. wird u. a. durch das Membranpotential u. hormonabhängige Phosphorylierung kontrolliert; sie schließt sich durch hohe Ca^{2+}- u. niedrige H^{+}-Konzentration, wodurch unbeschädigte Zellen von geschädigten bzw. absterbenden Zellen isoliert werden sollen.

Garạnten|stellung (franz. guarant Bürger, Zeuge): (engl.) *(position as a) guarantor*; über die normale Hilfspflicht hinausgehende besondere Pflichtenstellung (sog. Garantenpflicht) einer Person, für den Schutz bestimmter Rechtsgüter (z. B. Gesundheit, körperliche Unversehrtheit, Leben) anderer Personen Sorge zu tragen; die Garantenstellung beruht auf Gesetz (Ehegatte gemäß § 1353 BGB), auf Vertrag (Arzt, Pflegekräfte), auf enger Familien-, Lebens- u. Gefahrengemeinschaft (Verwandtschaft in gerader Linie) od. auf Ingerenz (vorangegangenes Gefahr begründendes Tun, z. B. Verursachung eines Unfalls). Von Relevanz ist die Garantenstellung weiterhin im Strafrecht bei den sog. unechten Unterlassungsdelikten. Der Täter verwirklicht einen Straftatbestand, der regelmäßig in einem Tun besteht, dadurch, dass er es unterlässt, den Eintritt des Erfolges zu verhindern, obwohl er rechtlich für das Nichteintreten einzustehen hat, soweit das Unterlassen der Verwirklichung des gesetzlichen Tatbestandes durch ein Tun entspricht (§ 13 StGB). Besteht eine Rechtspflicht zum Handeln, unterlässt der Verpflichtete diese jedoch u. schädigt dadurch einen anderen, so kann sich aus seiner Garantenstellung eine strafrechtliche Verantwortlichkeit ergeben (s. Sterbehilfe).

Garcia-Ef|fẹkt (John G., amerikanischer Psychologe, geb. 1917; Effektivität*) *m*: (engl.) *Garcia effect*; s. Geschmacksaversion, konditionierte.

GAS: **1.** Abk. für **G**eburts**a**ngst**s**kala*; **2.** Abk. für generalisierte **A**ngst**s**törung*; **3.** Abk. für (engl.) ***G**oal* **A**ttainment **S**caling*.

gastric banding (engl. gastric Magen; banding Bündelung): s. Magenband.

Gastro|pathịa nervọsa (gr. γαστήρ Bauch, Magen; -pathie*) *f*: (engl.) *gastropathia nervosa*; s. Dyspepsie, funktionelle.

Gate-control-Theorie (engl. to gate kontrolliert durchlassen; to control beherrschen, regulieren) *f*: (engl.) *gate control model*; Modell (Melzack u. Wall, 1965) zu den Komponenten der Entstehung, Wahrnehmung u. Inhibition chronischer Schmerzen*; der Name leitet sich von einem (hypothetischen) neurophysiol. Tor-Mechanismus ab, durch den die neuronale Information eines Schmerzreizes im Hinterhorn des Rückenmarks kontrolliert u. seine Weiterleitung ins Gehirn moduliert wird (dynamischer Filter bzw. Kontrollschranke). Nichtnozizeptive afferente Nervenfasern u. efferente Signale aus dem Gehirn (z. B. aus der Substantia grisea centralis, den Raphe-Kernen, Thalamus u. Hirnstamm) können einlaufende Schmerzsignale (nozizeptiven Input) schon im Rückenmark i. S. einer peripheren Kontrolle modulieren bzw. blockieren (s. Abb.), auch psychische Mechanismen (z. B. Vorerfahrungen, Einstellungen, starke Emotionen) können hier modulierend eingreifen. Auf der zentralen Verarbeitungsebene werden 3 Systeme der Reizrepräsentation angenommen: sensorisch-diskriminatives, motivierend-affektives u. kognitiv-bewertendes System. **Hinweis:** Die physiologischen Postulate konnten nur teilweise bestätigt werden, die heuristische Bedeutung des Konzeptes in der Schmerzforschung u. -therapie ist weiterhin hoch.

Gaucher-Krankheit (Philippe C. E. G., Dermatologe, Paris, 1854–1918): (engl.) *Gaucher's disease*; syn. Cerebrosidlipidose, Morbus Gaucher; autosomal-rezessiv erblicher Mangel an lysosomaler Beta-Glukosidase (Genlocus 1q21) mit konsekutiver Abbaustörung u. lysosomaler Speicherung von Glukozerebrosiden v. a. in Retikulumzellen (Gaucher-Zellen) sowie Organvergrößerung beteiligter Organe; **Formen: 1.** Typ 1: nichtneuronopathische Form; in jedem Lebensalter auftretend; **2.** Typ 2: akut neuronopathische, infantile Form; Manifestation in der frühen Kindheit mit infauster Progn.;

3. Typ 3: chron. neuronopathische, in jedem Lebensalter auftretende Form mit langsamer Progredienz; **Epidemiol.:** häufigste lysosomale Speicherkrankheit, panethnische Inzidenz 1:40 000; **Sympt.:** u. a. Anämie, Thrombozytopenie, Hepatosplenomegalie, Knochen- u. Gelenkschmerzen, Knochendeformitäten, Osteolyse, pathol. Frakturen, avaskuläre Hüftkopfnekrose, Kyphoskoliose, interstitielle Lungeninfiltrationen; bei den neuronopathischen Formen zusätzlich progrediente neurodegenerative Symptome, z. B. supranukleäre Blickparese mit verlangsamten horizontalen Sakkaden (s. Blickbewegungen), spastische Paraplegie, geistige Retardierung*, epileptische Anfälle*; **Ther.:** Enzymsubstitutionstherapie; Substratreduktionstherapie; adjuvant Bisphosphonate; Knochenmarktransplantation.

Gauß-Verteilung (Johann Carl F. G., Mathematiker, Astronom, Physiker , Braunschweig, 1777–1855): (engl.) *Gauss' distribution*; s. Wahrscheinlichkeitsverteilung.

G-BA: Abk. für **G**emeinsamer* **B**undes**a**usschuss.

GCP: Abk. für (engl.) ***G**ood* **C**linical **P**ractice.*

GCS: Abk. für (engl.) ***G**lasgow* **C**oma **S**cale.*

GdB: Abk. für **G**rad* **d**er **B**ehinderung.

GDS: **1.** Abk. für (engl.) ***G**lobal* **D**eterioration **S**cale*; **2.** Abk. für (engl.) ***G**eriatric* **D**epression **S**cale*; **3.** Abk. für **G**rad* **d**er **S**chädigungsfolgen.

Gebrauch, forcierter: (engl.) *forced-use*; s. CI-Therapie.

Gebrauch, riskanter: (engl.) *riskful use*; s. Substanzgebrauch, riskanter.

Gebrauch, schädlicher: (engl.) *harmful use*; s. Substanzgebrauch, schädlicher.

Gebühren|ordnung: (engl.) *(medical) fee schedule*; Verzeichnis der Vergütung von Leistungen; **1.** für **Ärzte** (Abk. **GOÄ**); in der Fassung vom 9.2.1996; zuletzt geändert am 4.12.2001; bildet die Grundlage für die Berechnung u. Abrechnung der Vergütung für die nicht durch die Sozialversicherung (einheitlicher Bewertungsmaßstab) abgedeckten beruflichen Leistungen der Ärzte; basiert auf der Bundesärzteordnung, wird als Rechtsverordnung durch das Bundesministerieum für Gesundheit erlassen u. ist zustimmungspflichtig durch den Bundesrat; ihr ist als Anlage das Gebührenverzeichnis für ärztliche Leistungen beigegeben. Als Vergütung stehen dem Arzt nach der GOÄ Gebühren, Entschädigungen (z. B. Wegegeld) u. Ersatz bestimmter Auslagen zu. **2.** für Psychologische **Psychotherapeuten** u. Kinder- u. Jugendlichenpsychotherapeuten (Abk. **GOP**); in der Fassung vom 8.6.2000, geändert durch § 5 Satz 3 der Verordnung vom 18.10.2001; § 1 (1) Die Vergütungen für die beruflichen Leistungen der Psychologischen Psychotherapeuten u. der Kinder- u. Jugendlichenpsychotherapeuten im Sinne von § 1 Absatz 3 des Psychotherapeutengesetzes richten sich nach der GOÄ, soweit nicht durch Bundesgesetz etwas anderes bestimmt ist.

Geburts|angst|skala (Skala*) *f*: (engl.) *delivery anxiety scale*; Abk. GAS; Selbstbeurteilungsverfahren zur Erfassung psychischer Probleme (Ängste, Depression) von Schwangeren bzw. von Sorgen u. Befürchtungen der (künftigen) Mutter wegen möglicher Gefährdungen durch den Geburtsakt; neben der Gesamtskala existieren 3 parallele Kurzversionen (A, B, C), die z. B. für Forschungszwecke od. Verlaufsmessungen eingesetzt werden; **Anw.:** u. a. für die Erstellung situationsspezifischer Angsthierarchien* z. B. im Rahmen von systematischer Desensibilisierung* od. Problemlösungstraining* sowie zur Evaluation.

Geburts|schäden: (engl.) *birth traumas*; gesundheitliche Schäden (meist des Neugeborenen), die ursächlich mit dem Geburtsvorgang zusammenhängen, v. a. geburtsbedingte Hypoxien, Haut-, Nerven- u. Weichteilverletzungen, Blutungen, Knochenverletzungen, Hirnschädigungen; **Geburtskomplikationen** sind als mögliche Risikofaktoren bei der Entwicklung psychischer Störungen (z. B. Aufmerksamkeitsstörungen* u. minimale zerebrale Dysfunktionen verursacht durch Geburtsschäden) diskutiert worden, die Frage eines solchen Zusammenhangs kann derzeit noch nicht abschließend beantwortet werden. Vgl. Geburtstrauma.

Geburts|trauma (Trauma*) *n*: (engl.) *birth trauma*; umstrittene psychoanalytische Theorie, wonach das Geburtserlebnis sich für das Kind mehr od. weniger traumatisch auswirkt u. nicht allein eine erste Grundform für spätere Ängste darstellt (S. Freud), sondern für die weitere psychische Entwicklung des Kindes von fundamentaler Wichtigkeit ist (O. Rank); s. Geburtsschäden.

Gedächtnis: (engl.) *memory*; Fähigkeit des Gehirns*, Informationen zu speichern u. bei Bedarf wieder abzurufen; das Gedächtnis ist essentieller Bestandteil der Informationsverarbeitung, indem es eine kontinuierliche, psychische Repräsentation von Wahrnehmungsinhalten herstellt u. unter Einbeziehung der im Lauf des Lebens erworbenen Kenntnisse u. Fertigkeiten zielgerichtetes, organisiertes Denken u. Handeln ermöglicht. Das Gedächtnis umfasst alles Wissen eines Menschen über kontextbezogene, persönliche Erlebnisse u. kontextunabhängige Fakten sowie motorische Fertigkeiten u. Handlungsroutinen. **Einteilung:** s. Abb.; **1.** sensorisches Gedächtnis*; **2.** Arbeitsgedächtnis* u. Kurzzeitgedächtnis*; **3.** Langzeitgedächtnis*; Reproduzieren lang zurückliegender Gedächtnisinhalte durch retrograde Prozesse erfolgt aus dem Altgedächtnis*, die Speicherung neuer Informationen mit anterograden Prozessen erfolgt hauptsächlich im Neugedächtnis*. Obwohl nach neueren Auffassungen das Gedächtnis nicht in reine funktionsspezifische Kategorien einteilbar ist, sondern verschiedene Bereiche der untereinander vernetzten Gedächtnisinhalte durch selektive Aufmerksamkeitsprozesse aktiviert werden, lassen sich unterschiedliche **Funktionen** des Ge-

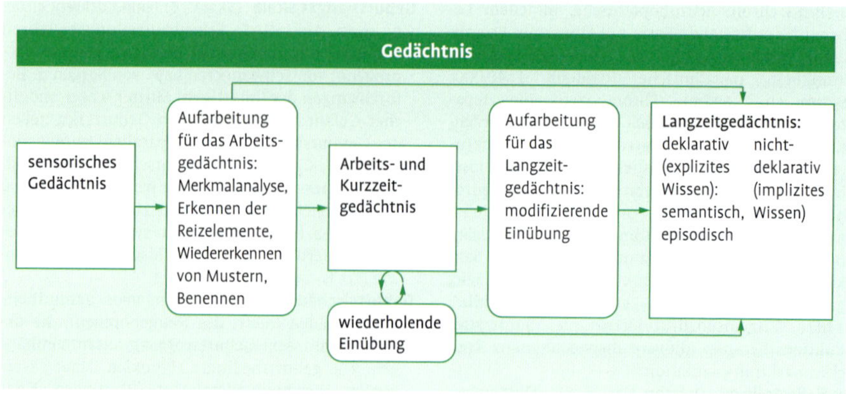

Gedächtnis: Gedächtnissysteme

dächtnisses durch theoretische Konstrukte beschreiben. So können z. B. weitere Gedächtnisarten unterscheiden werden: autobiographisches Gedächtnis*, Bewegungsgedächtnis*, Handlungsgedächtnis*, Lokalisationsgedächtnis*, Metagedächtnis*, Textgedächtnis*. **Gedächtnisprozesse: 1.** Encodierung*; **2.** Konsolidierung*; **3.** Decodierung: Abruf der gespeicherten Information durch: **a)** Wiedererkennen* von bekannter Information aus einer größeren Menge unbekannter Informationen; **b)** Erinnern* (Ekphorie). Gelingt die Decodierung nicht, kann das Vergessen von Gedächtnisinhalten auf ein allmähliches Verblassen ungenügend konsolidierter Engramme* (Zerfallstheorie) od. auf ein Überschreiben mit neuen, konkurrierenden Gedächtnisinhalten (Interferenztheorie) zurückzuführen sein; s. Interferenz. Auch mangelhafte Abrufhinweise u. motiviertes Vergessen (z. B. Angst, Schuldgefühl, Ablehnung einer Person bzw. eines Ereignisses) können das Erinnern von Gedächtnisinhalten beeinflussen. Gedächtnisstrategien* können sowohl bei der Encodierung als auch bei der Decodierung von Gedächtnisinhalten zur Verbesserung der Gedächtnisleistung eingesetzt werden. **Lok.:** Für Gedächtnisprozesse wichtige Hirnstrukturen sind: **1.** Cerebellum*: prozedurales Gedächtnis; **2.** zerebraler Kortex*: sensorisches Gedächtnis, je nach Sinnesmodalität u. Gedächtnisaufgabe; **3.** Hippocampus* u. Amygdala*: deklaratives Gedächtnis*; **4.** Präfrontalkortex*: episodisches Gedächtnis* u. semantisches Gedächtnis*; **5.** medialer Temporallappen*: semantisches Gedächtnis; **6.** Corpus* striatum (Striatum): Gewohnheitsbildung u. Reiz-Reaktions-Verbindungen. Thalamus, basales Vorderhirn u. Präfrontalkortex sind bei der Bildung von Gedächtnisinhalten ebenfalls von Bedeutung. Das Erinnern episodischer Gedächtnisinhalte geht mit höherer Aktivität im rechten Präfrontalkortex einher, Erinnerungen des semantischen Gedächtnisses aktivieren den linken Präfrontalkortex. **Diagnostik** der Gedächtnisfunktionen: Gedächtnistests; **Störungen** der Gedächtnisfunktionen: s. Gedächtnishemmung; Gedächtnisstörung; Gedächtnistäuschung; Amnesie; **therap. Ansätze:** s. Gedächtnistherapie. **Geschichte:** 1885 entdeckte H. Ebbinghaus im Selbstversuch durch das Lernen sinnloser Silben grundlegende Gedächtnisgesetze* (Ebbingshaus-Vergessenskurve; s. Vergessen, Abb. dort). Atkinson u. Shiffrin unterschieden 1968 in ihrem Mehrspeichermodell des Gedächtnisses 3 nacheinander geschaltete Gedächtnisspeicher, die sich in Abhängigkeit von der Dauer der Informationsspeicherung im Gehirn unterscheiden. Vgl. Vergessen; Schmerzgedächtnis.

Gedächtnis|ambulanz (lat. ambulare hin u. her gehen) *f*: (engl.) *memory clinic*; syn. Memory-Klinik; teilstationäre od. ambulante Einrichtung zur spezialisierten Diagn. u. Ther. von Gedächtnisstörung* u. Demenz*. Vgl. Früherkennung.

Gedächtnis, auto|bio|graphisches: (engl.) *autobiographical memory*; Gedächtnis* für das gelebte Leben der eigenen Person, die mentale Repräsentation der eigenen Biographie; autobiographische Gedächtnisinhalte werden im Langzeitgedächtnis* gespeichert, wobei im episodischen Gedächtnis persönliche Erlebnisse u. im semantischen Gedächtnis autobiographische Fakten abgelegt werden. Die langfristig gespeicherten autobiographischen Gedächtnisinhalte werden vom emotionalen Zustand zum Zeitpunkt des Erlebnisses beeinflusst u. sind eng an das Bewusstsein* gekoppelt. Episoden von großer Bedeutung für das Individuum können durch Selbstreflexion* wieder aufgerufen werden. Das autobiographische Gedächtnis enthält Informationen über **1.** länger andauernde Lebensabschnitte (z. B. Kindheit); **2.** allgemeine Ereignisse des öffentlichen Lebens, die mit dem persönlichen Leben in Verbindung standen; **3.** Ereignis-spezifisches Wissen, das u. a. Sinneseindrücke, Emotionen, Ort, Zeit konkreter persönlicher Erlebnisse beinhaltet. Das autobiographische Gedächtnis ist für das Selbstbild*, soziale Beziehungen u. die Handlungsplanung* unerlässlich. **Beeinträchtigungen** des autobiographischen Gedächtnisses sind: **1.** infantile Amnesie/frühkindlicher Gedächtnisverlust: entwicklungsbedingte Unfähigkeit, sich an Ereignisse der sehr frühen Kindheit zu erinnern; **2.** retrograde Amnesie*: Störung des Altgedächtnisses* mit Verlust od. Verminderung autobiographischer Erinnerungen. **3.** Symptom bei bestimmten psychischen Störungen (z. B. overgeneral* memory, False*-memory-Syndrom) u. im Alter (z. B. AAMI*); **Bestimmung:** **1.** Galton-Cuing-Technik: Präsentation eines Wortes als Hinweisreiz für persönliche, mit dem Hinweisreiz in Verbindung stehende Erlebnisse; **2.** Autobiographic Memory Interview: semistrukturiertes Interview zu bestimmten Lebensabschnitten; **3.** Tagebuchstudie; **4.** eigene Datierung von Erlebnissen anhand von Hinweisreizen od. gezielter Fragestellungen; **5.** Life*-Chart-Methode.

Gedächtnis|beeinträchtigung, alters|assoziierte: (engl.) *age-associated memory impairment*; s. AAMI.

Gedächtnis, de|klaratives: (engl.) *declarative memory*; explizites Gedächtnis; nach dem Modell von Squire (1987) zusammen mit nichtdeklarativem Gedächtnis* Bereich des Langzeitgedächtnisses*; dient zur Speicherung von (auf Aufforderung) verbalisierbarem Faktenwissen mit theoretisch unbegrenzter Speicherkapazität; ist dem Bewusstsein zugänglich (bewusst vollzogener Wissenserwerb), wird systematisch auf- u. umgebaut (s. Recodierung; Rekonsolidierung); untergliedert sich in episodisches Gedächtnis* u. semantisches Gedächtnis*; Funktion: Grundlage für Lernen, Erfahrung, Wissen u. autobiographisches Gedächtnis*; Mechanismus: Speicherung expliziter Gedächtnisinhalte in Assoziationsfeldern u. anderen Bereichen des Neocortex, beteiligte neuronale Strukturen: medialer Temporallappen, Thalamus, sekundäre sensorische Areale, Teile des Präfrontalkortex; Aufbau von Gedächtnisinhalten erfordert Encodierung* u. Konsolidierung*; Abruf von Inhalten erfolgt als aktiv-intentionaler Prozess u. ist stark kontextabhängig. **Klin. Bedeutung:** eingeschränkte Leistung bei allen Formen von Demenz, Schizophrenie.

Gedächtnis, echoisches: s. Gedächtnis, sensorisches.

Gedächtnis, epi|sodisches: (engl.) *episodic memory*; Bereich des deklarativen Gedächtnisses*, in dem autobiographische Erfahrungen mit persönlichem Kontextbezug (unlängst od. früher erlebte Episoden, Ereignisse, Erfahrungs- u. Lerninhalte) abgespeichert werden; basiert auf weitverzweigtem Netzwerk kortikaler u. subkortikaler Hirnregionen; Neubildung episodischer Gedächtnisinhalte setzt funktionsfähigen Hippocampus voraus; Überlappung mit anderen Gedächtnissystemen, z. B. Arbeitsgedächtnis; bildungs- u. altersabhängig (nimmt ab mittlerem Lebensalter deutlich ab, Volumenreduktion des Hippocampus korreliert mit Reduzierung episodischer Gedächtnisleistung); Funktion: Grundlage für Lernen, Sich-Erinnern, Erfahrungs- u. Wissensbildung, autobiographisches Gedächtnis* (Grundlage für Ausbildung von Selbstidentität u. Ich-Gefühlen); Messung: neuropsychologische Testung, z. B. CERAD Neuropsychological Battery; Abruf durch gedächtnisbezogene Hinweisreize* ggf. erleichtert; Erinnern episodischer Informationen (mentale Zeitreise) geht mit autonoetischem, Ich-zentriertem Bewusstsein einher. Episodische Gedächtnisinhalte können ggf. verzerrt, fragmentarisch od. falsch abgerufen werden; wesentlicher Unterschied zwischen dem Abruf semantischer Informationen (Wissen) u. episodischer Informationen (Erinnern) aus dem deklarativen Gedächtnis. **Klin. Bedeutung:** **1.** frühe Kernsymptomatik der Alzheimer-Krankheit: Defizite im episodischen Gedächtnis gegenüber Alters- u. Bildungsnorm; Nutzung von Hinweisreizen eingeschränkt (s. Free and Cued Selective Reminding Test); **2.** Beeinträchtigung bei Schizophrenie, z. T. auch bei affektiven Störungen (v. a. im Alter).

Gedächtnis, ex|plizites: (engl.) *explizit memory*; s. Gedächtnis, deklaratives.

Gedächtnis|gesetze: **1.** (engl.) *memory principles*; i. e. S. von Ebbinghaus (1885) beschriebene Gesetzmäßigkeiten zum Verlauf des Lernens* u. Vergessens (s. Vergessen, Abb. dort), nach denen Lernerfolg bzw. Ausmaß des Vergessens nach der Darbietung des Lernmaterials zunächst hoch sind u. danach kontinuierlich abnehmen, d. h. die Quotienten aus Behaltenem u. Vergessenem verhalten sich etwa umgekehrt wie die Logarithmen der verstrichenen Zeit; graphisch dargestellt ergibt sich ein asymptotischer Kurvenverlauf (Ebbinghaus-Vergessenskurve) des Vergessens bzw. des Lernzuwachses als Funktion der Zeit. **2.** i. w. S. Reihe von Gesetzmäßigkeiten zur Behaltensleistung: **a)** Behaltensleistung steigt mit der Intensität des Reizes. **b)** Sinnfreies Material wird weniger schnell gelernt u. ist schwerer zu behalten als sinnvolles, das durch innere Beziehungen verbunden ist. **c)** In einer Abfolge ist zuerst u. zuletzt gelerntes Material einfacher abzurufen (Primacy- u. Recency-Effekt; s. Positionseffekt). **d)** Die Zeit, die man benötigt, um eine Aufgabe zu lösen, ist eine Potenzfunktion der Übung, die man für diese Aufgabe verwendet. **e)** Das Behalten hängt von der Anzahl der Wiederholungen ab. **f)** Die Anzahl der notwendigen Wiederholungen wächst mit zunehmender Länge/Menge des zu lernenden Materials. **g)** Die größte Leistungsfähigkeit besitzt das Gehirn in der Jugend. Gedächtnisgesetze können die Grundlage für eine Lernstrategie od. einen Bias* bilden.

Gedächtnis|hemmung: (engl.) *memory inhibition*; Hemmung od. quantitative Reduktion von Gedächtnisleistungen durch Faktoren, die mit Gedächtnisprozessen (v. a. untersucht für episodisches u. Arbeitsgedächtnis) interferieren u. dadurch Vergessen erklären; am bekanntesten sind die Formen der Gedächtnishemmung durch Interferenz*.

Gedächtnis|hilfen, externe: (engl.) *external memory aids*; elektronische (z. B. Notebook) od. nichtelektronische (z. B. Notizbuch, Kalender) Hilfsmittel zur Unterstützung des Abrufs* von Gedächtnisinhalten; **Anw.:** v. a. bei leichter kognitiver Störung* (häufig in Kombination mit Gedächtnisstrategien*).

Gedächtnis, ikonisches: s. Gedächtnis, sensorisches.

Gedächtnis, im|plizites: (engl.) *implicit memory*; s. Gedächtnis, nichtdeklaratives.

G

Gedächtnis|lücke: (engl.) *amnesia*; s. Amnesie.

Gedächtnis, nicht|deklaratives: (engl.) *non-declarative memory*; implizites Gedächtnis; nach dem Modell von Squire (1987) zusammen mit deklarativem Gedächtnis* Teil des Langzeitgedächtnisses*; Oberbegriff für verschiedene, dem Bewusstsein nicht notwendigerweise zugängliche Prozeduren u. Inhalte des Langzeitgedächtnisses; wird durch implizites Lernen erworben; zur Speicherung ist keine Konsolidierung erforderlich, Inhalte sind wenig kontextabhängig u. können unabhängig von aktiven Prozessen reflexiv wiedergegeben werden (automatic processing); zur Speicherung ist Wiederholung notwendig; Komponenten u. Lok.: **1.** motorische, wahrnehmungsbezogene u. kognitive Fertigkeiten (prozedurales Gedächtnis): Corpus striatum; **2.** klassische Konditionierung* u. nichtassoziatives Lernen (Sensitivierung* u. Habituation*): Reflexschleifen; **3.** konzeptuelles u. perzeptuelles Priming*: Neocortex; **4.** einfache (Amygdala u. Cerebellum) u. operante Konditionierung (s. Verzögerungskonditionierung); **klin. Bedeutung:** Schizophrenie: spezifische Leistungen eingeschränkt (z. B. Lernen von Fertigkeiten), andere unbeeinträchtigt (z. B. Priming).

Gedächtnis, pro|zedurales: (engl.) *procedurale memory*; s. Gedächtnis, nichtdeklaratives.

Gedächtnis, semantisches: (engl.) *semantic memory*; Bereich des deklarativen Gedächtnisses*, in dem vom persönlichen Erfahrungskontext unabhängiges, allgemeines, gelerntes Faktenwissen (grundlegende Bedeutungen von Begriffen u. Sachverhalten, z. B. Gegenstände, Fakten, Konzepte, Wörter, Wortbedeutungen u. Namen) gespeichert ist; Speicherung über weitverzweigtes Netzwerk im Neocortex, das auch mit anderen Gedächtnissystemen vernetzt ist; Erwerb von semantischen Gedächtnisinhalten über (i. d. R. linken) Hippocampus durch Konsolidierung*; Speicherung in u. Abruf aus dem semantischen Gedächtnis geht mit noetischem Bewusstsein, z. B. dem Gewahrwerden von Objekten u. Ereignissen, einher. Vgl. Intelligenz, kristalline.

Gedächtnis, sensorisches: (engl.) *sensory memory*; auch sensorisches Register, sensorischer Speicher, veraltet Ultrakurzzeitgedächtnis, Immediatgedächtnis; informationstheoretische Modellvorstellung für die Schnittstelle zwischen Wahrnehmung* u. Gedächtnis*, welche die über die Sinnesorgane wahrgenommenen externalen u. internalen Reize zur weiteren Verarbeitung im Arbeitsgedächtnis* aufrechterhält. Die im sensorischen Gedächtnis befindlichen Informationen sind unbewusst u. modalitätsspezifisch; visuelle Informationen werden im **ikonischen** Gedächtnis gehalten, auditive Reize im **echoischen** Gedächtnis. Im sensorischen Gedächtnis erfolgt eine erste Encodierung* (z. B. Merkmalextraktion, Mustererkennung) der Wahrnehmungsinhalte, jedoch noch keine Bewertung u. Verknüpfung der Reize. Sensorische Informationen, die selektive Aufmerksamkeit* erregen, werden in das Arbeitsgedächtnis* transferiert, wo die Decodierung der Reize u. ihre bewusste Verknüpfung mit Inhalten aus dem Langzeitgedächtnis* stattfindet. Wahrnehmungsinhalte, die als nicht bedeutsam eingeschätzt werden, zerfallen u. stehen für die weitere kognitive Verarbeitung nicht mehr zur Verfügung. Das sensorische Gedächtnis stellt die erste Stufe der Reizverarbeitung dar. Es verfügt über eine große Speicherkapazität, bezogen auf die Menge der wahrgenommenen Reize, bei einem begrenzten zeitlichen Speichervermögen. **Bestimmung des zeitlichen Speichervermögens:** G. Sperling untersuchte 1960 die Kapazität des sensorischen Gedächtnisses anhand einer für 50 ms visuell dargebotenen Information (Buchstabenmatrix), z. T. gekoppelt mit einem auditiven Hinweisreiz. Im sog. Gesamtberichtsversuch sollten Personen so viele Buchstaben wie möglich frei replizieren, während im Teilberichtsversuch durch einen Ton nach der Darbietung der gesamten Matrix vorgegeben wurde, welche Zeile repliziert werden sollte. Sperling variierte die Zeitdauer zwischen der visuellen Darbietung der Buchstabenmatrix u. dem auditiven Hinweisreiz u. erhielt so Näherungswerte für den zeitlichen Verbleib der Informationen im sensorischen Gedächtnis; je näher der Ton zeitlich an der Darbietung der Buchstabenmatrix lag, umso mehr Buchstaben konnten erinnert werden. 1972 übertrug C. J. Darwin den Teilberichtsversuch auf das auditive Gedächtnis, wobei der Zeitpunkt der Wiedergabe der akustisch dargebotenen Reize durch einen visuellen Hinweisreiz angezeigt wurde. Mit Hilfe dieser Experimente konnte die Speicherdauer von Wahrnehmungsinhalten im sensorischen Gedächtnis ermittelt werden; visuelle Informationen verbleiben ca. 15–500 ms im ikonischen Gedächtnis, auditive Informationen können für ca. 2 Sekunden im echoischen Gedächtnis gehalten werden. Die Informationsspeicherung im sensorischen Gedächtnis erfolgt bioelektrisch; es ist keine Veränderung der Neuronenstruktur i. S. von Engrammen* nachweisbar.

Gedächtnis|spanne: (engl.) *memory range*; Anzahl unzusammenhängender Informationen, die unmittelbar nach einmaliger Darbietung reproduzierbar sind; Kapazität des Arbeitsgedächtnisses*;

liegt zwischen 5 u. 9 (7±2) Items (u. a. Buchstaben, Wörter, Ziffern) u. wird als Millers Magische Zahl bezeichnet (G. Miller, 1959); nach neueren Arbeiten ist die Gedächtnisspanne reizabhängig u. umfasst nur 3–4 Chunks (s. Chunking). Die kurzzeitig gespeicherten Informationen können im Arbeitsgedächtnis* miteinander verglichen od. in eine logische Beziehung gesetzt werden. Die Gedächtnisspanne hat Einfluss auf das Denken* u. korreliert mit der Informationsverarbeitungsgeschwindigkeit u. der Intelligenz*. Je größer die Gedächtnisspanne ist, umso kompliziertere Denkvorgänge können ausgeführt werden. Kleinkinder haben eine geringe Gedächtnisspanne (ca. 2–3 Items), die sich bis zur Schulbereitschaft* auf ca. 5 Items erhöhen kann. Nach dem Entwicklungsmodell von Case (1978) ist eine anwachsende Kapazität der Gedächtnisspanne ein wesentlicher Faktor für die geistige Entwicklung. Durch die Anwendung von Gedächtnisstrategien* lässt sich die Gedächtnisspanne erhöhen. Faktoren der Darbietung des Gedächtnismaterials, des Inhalts u. des physischen od. psychischen Zustands (z. B. Aufmerksamkeit, Wachzustand, Interesse) können die Gedächtnisspanne beeinflussen.

Gedächtnis|spur: (engl.) *engram*; s. Engramm.

Gedächtnis|störung: (engl.) *memory disturbance, memory disorder*; Bez. für Störung der Funktion des Gedächtnisses*; **Einteilung: 1.** nach **Qualität/Quantität: a)** qualitative Gedächtnisstörung: Paramnesie*, dissoziative Amnesie*, Ekmnesie*, False*-memory-Syndrom; **b)** quantitative Gedächtnisstörung: bezeichnet Umfang u. Intensität der Beeinträchtigung (Hypomnesie*, Amnesie*) od. Steigerung (Hypermnesien*) des Erlernens neuer bzw. des Vergessens von Information; **2.** nach **zeitlichem** Aspekt: retrograde Amnesie*, anterograde Amnesie*, Altgedächtnisstörung*; **3.** nach betroffener **Partialfunktion:** Beeinträchtigungen des deklarativen od. nichtdeklarativen Gedächtnisses, die zusätzlich hinsichtlich des relevanten Materials (verbal/nonverbal), sowie des Gedächtnisprozesses (u. a. Arbeitsgedächtnisprozessierung, Encodierung*, Abruf*) unterschieden werden; **4.** domänenspezifische Gedächtnisstörung (z. B. Inhalte des episodischen Gedächtnisses); **5.** materialspezifische Gedächtnisstörung (z. B. das Nichtwiedererkennen von Gesichtern, assoziative Prosopagnosie; s. Agnosie); **6.** modalitätsspezifische Gedächtnisstörung (z. B. für visuell dargebotene Informationen); **Vork.:** v. a. bei Demenz*, auch bei z. B. Depression*, dissoziativer Fugue*, dissoziativer Amnesie* u. anderen das ZNS betreffenden Erkrankungen; **Ther.:** Gedächtnistherapie*.

Gedächtnis|störung, subjektive: (engl.) *subjective memory impairment*; s. SMI.

Gedächtnis|strategie *f*: (engl.) *memory strategy*; potentiell bewusste, mentale Operationen zur Verbesserung der Gedächtnisleistung; **Formen:** Strategien der Encodierung* werden während der Einspeicherung, Abrufstrategien während des Erinnerns von Gedächtnisinhalten angewandt. **Encodierungsstrategien: 1.** aktives Wiederholen: lautes od. leises Memorieren zu lernender Elemente als einfaches Wiederholen einzelner Lernelemente od. als kumulatives Wiederholen, wobei mehrere Lernelemente zusammen memoriert werden; kann von etwa 8-jährigen Kindern selbständig u. effektiv eingesetzt werden. **2.** Organisieren, Kategorisieren: semantische Strukturierung des Lernmaterials nach logischer Zusammengehörigkeit bzw. Ordnung nach Oberbegriffen; wird von etwa 10-jährigen Kindern selbständig verwendet. **3.** Elaborieren: Transformation od. Zusammenfassung von unzusammenhängenden Informationen, wobei diese in Form von bildhaften od. sprachlichen Assoziationen mit bereits gespeichertem Wissen in Zusammenhang gebracht werden (s. Mnemotechnik); die neuen Verknüpfungen bilden Hinweisreize beim Abruf der Informationen. Sprachliche u. bildhafte Elaboration wird als Mehrfachcodierung bezeichnet. Ab ca. dem 11. Lebensjahr sind Kinder in der Lage, Elaborieren als Gedächtnisstrategie selbständig einzusetzen. **Abrufstrategien:** intentionales od. gezieltes Durchsuchen des Gedächtnismaterials mit Abrufhilfen (Hinweisreizen). Altersunterschiede sind bei Abrufstrategien von größerer Bedeutung als bei Encodierungsstrategien; ältere Kinder sind überlegen. Der Erwerb von Gedächtnisstrategien ist altersabhängig u. verläuft in mehreren Stadien. Vorschulkinder wenden Strategien nicht spontan an u. profitieren auch nicht von gezielten Hinweisen zur Strategienutzung (Mediationsdefizit). Kinder im Alter von 5–7 Jahren setzen Gedächtnisstrategien nicht spontan ein (Produktionsdefizit), können ihre Gedächtnisleistung jedoch steigern, sobald sie im Strategiegebrauch unterwiesen worden sind. Wenden Kinder Gedächtnisstrategien korrekt an u. erzielen anfänglich damit keine Leistungssteigerung, da die Strategie selbst noch viel mentale Energie erfordert, wird dies als Nutzungsdefizit bezeichnet. Vgl. Gedächtnis.

Gedächtnis|täuschung: (engl.) *memory illusion*; Sammelbez. (Roediger, 1996) für fehlerhaftes od. scheinbares Erinnern* an Erlebnissinhalte; tritt hauptsächlich im aktiven, rekonstruktiven Erinnerungsprozess (Retrieval), aber auch im Wiedererkennens-Modus (Recognition) auf; Gedächtnistäuschungen bei Zeugenaussagen wurden erklärt durch Theorien zur Gedächtnismodifikation (Loftus, 1977), Abrufbeeinträchtigung (Bekerian u. Bowers, 1983), Quellenkonfusion (Lindsay, 1994) od. Antworttendenzbildung (MacCloskey u. Zaragoza, 1985); **klin. Bedeutung:** pathol. Formen: z. B. Korsakow*-Syndrom, False*-memory-Syndrom; **DD:** Bekanntheitstäuschungen: Déjà*-vu-Erlebnisu. Jamais*-vu-Erlebnis (keine Veränderung der Gedächtnisinhalte). Vgl. Paramnesie.

Gedächtnis|therapie *f*: (engl.) *memory therapy*; umgangssprachl. Gedächtnistraining; neuropsychol.

begründete nichtpharmakologische Maßnahmen zur effizienten Nutzung von Gedächtnisressourcen mit dem Ziel der Wiedergewinnung od. des Erhalts von Selbständigkeit u. Lebensqualität; dabei wird angenommen, dass über verbesserte kognitive Leistungsfähigkeit die Bewältigung alltäglicher Aufgaben unterstützt wird; **Ind.:** defizitäre Gedächtnisleistungen nach Hirnschädigung, bei Demenz*, Schizophrenie* od. Alkoholabhängigkeit*; möglichst als Bestandteil einer umfassenden neuropsychologischen Therapie*. Viele therapeutisch genutzte Merkstrategien können auch von gesunden Personen zur Verbesserung der Merkfähigkeit* eingesetzt werden. **Durchführung:** je nach Art u. Schweregrad der Gedächtnisstörung*: Vermittlung internaler Strategien zur Verbesserung der Encodierung* von Gedächtnisinhalten (Gedächtnisstrategien*, Mnemotechniken*), Techniken zur Optimierung u. Steuerung des Lernvorgangs (fehlerfreies Lernen*, schrittweises Ausblenden von Hinweisreizen, schrittweise verlängerte Abrufintervalle), Nutzung externer Gedächtnishilfen*, Umgestaltung der Umwelt (z. B. Beschilderung, Aufbau von Verhaltensroutinen). Die Gedächtnisinhalte, auf deren Einspeicherung sich die therapeutischen Strategien beziehen, sollten individuell bedeutsam u. alltagsrelevant für den Patienten sein. **Wirksamkeit:** Nutzen kompensatorisch ausgerichteter Gedächtnistherapien für die Verbesserung von Alltagsfunktionen nach Hirnschädigung, bei Schizophrenie u. Alkoholabhängigkeit wurde nachgewiesen (kontrollierte klinische Studien). Patienten mit leichten Gedächtnisstörungen können auch internale Gedächtnistrategien erwerben. Patienten mit schweren Gedächtnisstörungen profitieren eher von externen Gedächtnishilfen. Auch bei leichter bis mittelschwerer Demenz ist ein längerer Erhalt alltagsrelevanter Gedächtnisleistungung durch Gedächtnistherapie möglich, wenn sich diese an individuellen Problemstellungen, Inhalten u. Ressourcen sowie dem veränderten Lernvermögen orientiert. Vgl. Denktraining.

Gedächtnis|training *n*: (engl.) *memory training*; s. Gedächtnistherapie.

Gedächtnis|überwachung: (engl.) *memory monitoring*; Bez. für Fähigkeit, aufgrund des Wissens um die Gedächtnisleistung Vorhersagen zur Leistungsgüte (performance prediction) zu machen, sowie während des aktiven Lernvorgangs das eigene Gedächtnis* zu bewerten (study monitoring); Gedächtnisüberwachung zählt zu den Formen des prozeduralen Metagedächtnisses*. **Klin. Bedeutung:** z. B. bei kognitiven Störungen i. R. der Schizophrenie*, v. a. beim Retrieval-Prozess des episodischen Gedächtnisses, weniger im Vorgang der Encodierung*.

Gedächtnis|verlust: (engl.) *amnesia*; s. Amnesie.

Gedanken: (engl.) *thought*; kleinste selbständige Einheiten des Denkerlebnisses (K. Bühler); können von einer Vielzahl psychopathologischer Prozesse betroffen sein, selber psychopathologische Formen od. Inhalte annehmen sowie psychische Störungen auslösen, aufrechterhalten od. verbessern, wie u. a. die Phänomene des Gedankenabreißens (s. Denksperrung), Gedankenlautwerdens*, Gedankenentzugs od. der Gedankenbeeinflussung od. Gedankeneingebung (s. Gedankenübertragung) bei Schizophrenie od. des Gedankendrängens* bei bipolaren affektiven Störungen* sowie der negativen automatischen Gedanken bei Depression belegen. Vgl. Gedankenstopp; Kognition, dysfunktionale.

Gedanken|abreißen: (engl.) *blocking*; s. Denksperrung.

Gedanken|ausbreitung: (engl.) *thought insertion*; s. Gedankenübertragung.

Gedanken, automatische: (engl.) *automatic thought*; Sammelbez. für kaum bewusste, häufig negative u. dysfunktionale Kognitionen* (bei verzerrten od. der Situation unangemessenen Inhalten), die in bestimmten Situationen unmittelbar aktiviert werden u. je nach kognitivem u. situativem Kontext bestimmte Emotionen (z. B. Angst, Trauer, Ärger) nach sich ziehen; scheinen plausibel, werden keiner logischen Prüfung unterzogen; nach Beck Folge grundlegender Annahmen (core beliefs, primäre Grundannahme) od. Schemata* (entsprechen B im ABC*-Modell, z. B. Annahme von der „gerechten Welt“, der eigenen Liebenswertigkeit, der Abhängigkeit vom Urteil anderer, der persönlichen Kompetenz) u. vermittelnder bedingter Annahmen (intermediate beliefs, sekundäre Grundannahme; z. B. „man muss perfekt sein, um geliebt zu werden“, „wenn man sich immer richtig verhält, dann wird einem nichts Böses zustossen“, „wenn man sich etwas fest genug wünscht, dann tritt es auch ein“); die von Erfahrungen ausgelösten Emotionen stehen in unmittelbarem Zusammenhang mit den Schemata, den vermittelnden Annahmen u. den resultierenden automatischen Gedanken (z. B. bewirken negative Erfahrungen bei Glaube an gerechte Welt, Überzeugung des richtigen eigenen Verhaltens u. automatischem Gedanken „Typisch!“ eher Wut, bei Überzeugung von eigenem Fehlverhalten u. automatischem Gedanken „Ich bin schuld!“ eher Niedergeschlagenheit). **Vork.:** z. B. bei Depression* od. Angststörung*; Identifikation, Überprüfung u. Korrektur automatischer Gedanken sind Teil der kognitiven Therapie* nach Beck. Vgl. Umstrukturierung, kognitive.

Gedanken|beeinflussung: (engl.) *constraint of thought*; inhaltliche Denkstörung* mit der pathologischen Überzeugung, die eigenen Gedanken würden von externen Mächten od. Personen beeinflusst; **Vork.:** bei Schizophrenie* (Erstrangsymptom nach K. Schneider). Vgl. Gedankenübertragung.

Gedanken|drängen: (engl.) *pressured thinking*; sich dem Druck vieler versch. Einfälle od. Gedanken ausgeliefert fühlen; der Betroffene kann die Fülle der andrängenden, immer neuen Einfälle od. Gedanken nicht ordnen od. beherrschen. Die Gedanken können sinnvoll od. sinnlos sein, sich überstürzen od. wie automatisch ablaufen. Das Denken muss dabei dem Beobachter nicht beschleunigt erscheinen (vgl. Denken, beschleunigtes). **Vork.:** v. a. bei Manie* i. R. bipolarer affektiver Störungen*.

Gedanken|eingebung: (engl.) *thought insertion*; s. Gedankenübertragung.

Gedanken|entzug: (engl.) *thought withdrawal*; s. Gedankenübertragung.

Gedanken|experiment (Experiment*) *n*: (engl.) *thought experiment*; therap. Methode, bei welcher der Patient angeleitet wird, in Gedanken best. Handlungsabläufe durchzuspielen u. sich zu überlegen, wie sich seine Gefühle u. körperlichen Reaktionen, z. B. bei zeitlich ausgedehnter Konfrontation mit den Symptom auslösenden Situationen, verändern könnten; **Anw.:** v. a. im Rahmen der kognitiven Verhaltenstherapie* bei Angststörungen*, Depressionen* u. somatoformen Störungen*.

Gedanken|ex|position (lat. exposịtio Aussetzung, Darstellung) *f*: (engl.) *thought exposure*; Gedankenkonfrontation*.

Gedanken|fluss: (engl.) *flow of thoughts*; zusammenhängende Folge von Gedanken*, auch als Mischung von verbalen u. bildhaften Inhalten; auch als Bewusstseinsstrom (W. James) bezeichnet.

Gedanken|jagen: (engl.) *pressured thinking*; s. Gedankendrängen.

Gedanken|kon|frontation (Konfrontation*) *f*: (engl.) *thought confrontation*; syn. Gedankenexposition; Form der Konfrontation* in sensu, bei der Angst auslösende Gedanken dargeboten werden (bevorzugt mit Hilfe von Tonaufnahmen der eigenen Stimme über Kopfhörer), bis sie ihre Angst auslösende Qualität verloren haben u. das Gefühl der Kontrollierbarkeit der Gedanken gesteigert ist; **Anw.:** v. a. im Rahmen der Behandlung von Zwangsstörungen* sowie bei generalisierter Angststörung*.

Gedanken|kreisen: (engl.) *cursing thoughts*; auf wenige Themen eingeengter Denkprozess, bei dem der Betroffene sich von dem scheinbar automatisch ablaufenden Denkvorgang schwer lösen kann; affektive Beteiligung ist nicht so ausgeprägt wie beim Grübeln* od. Zwangsgrübeln*; Inhalte können emotional besetzte Themen von persönlicher Relevanz od. auch abstrakte Themen sein, die scheinbar ohne persönlichen Bezug das Denken dominieren, z. B. Regeln od. verborgene Gesetzmäßigkeiten; **Vork.:** z. B. bei Depression*, dissoziativen Störungen*, generalisierter Angststörung* od. i. R. der Zwangsstörung*; **Hinweis:** wichtiger Ansatzpunkt für kognitive Therapie* u. kognitive Verhaltenstherapie*.

Gedanken|laut|werden: (engl.) *thought hearing*; echoähnliches Hören der eigenen Gedanken; z. T. wird unterschieden zwischen Fällen, bei dem Einsicht in den halluzinatorischen Charakter des Lautwerdens der Gedanken vorliegt u. solchen Fällen, in denen eine wahnhafte Überzeugung (s. Wahn) vorliegt, die Gedanken würden tatsächlich auch für andere hörbar laut (s. Doppeldenken); **Vork.:** bei Schizophrenie* (Erstrangsymptom); auch bei sensorischer Deprivation* (z. B. unter psychischer Folter).

Gedanken|leere: (engl.) *loss of thoughts*; subjektives Erleben des Fehlens eigener Gedanken u. des Denkinhalts*; **Vork.:** v. a. bei Depression*, Demenz*.

Gedanken|lesen: **1.** (engl.) *thought reading*; Gefühl, Andere könnten eigene Gedanken lesen u. wüssten, was gedacht wird; **Vork.:** bei Schizophrenie* (analog zu Erstrangsymptom nach K. Schneider). Vgl. Gedankenübertragung. **2.** (engl.) *mind reading, brain reading*; experimentelles Gedankenlesen; s. Mind Reading.

Gedanken|protokoll *n*: (engl.) *thought protocol*; Methode der Introspektion* bei welcher der Gedankenfluss möglichst zeitnah u. unverändert protokolliert wird (s. Tab.); **Anw.:** früher v. a. im Rahmen der älteren Denkforschung; heute in Form des „lauten Denkens" als Verfahren der kognitiven Verhaltenstherapie*, z. B. bei Ängsten, Phobien. Vgl. Methode, introspektive.

Gedankenprotokoll
Situation
Wer? Was? Wann? Wo?
Gefühle bzw. Stimmungen
Was fühlen Sie?
Schätzen Sie Ihre Stimmung auf einer Skala von 0–100 % ein.
automatische Gedanken und Bilder
Was ging Ihnen durch den Kopf, gerade bevor Sie anfingen, sich so zu fühlen? Gab es noch andere Gedanken oder Bilder?
Kreisen Sie den Gedanken ein, der Sie am meisten berührt (den sog. heißen Gedanken).
Erfahrungen, die dafür sprechen, dass der heiße Gedanke zutrifft.
Erfahrungen, die dafür sprechen, dass der heiße Gedanke in der Situation nicht voll zutrifft, nur eine Möglichkeit unter anderen ist.
neue Gedanken oder Bilder, die hilfreich und gleichzeitig realisierbar sind
Schreiben Sie neue, realistische und ausgeglichenere Gedanken auf.
Stimmungsänderung
Schätzen Sie ein, wie die Stimmung ist, wenn der neue Gedanke, das neue Bild gilt (0–100 %).

Gedanken|sperrung: (engl.) *blocking*; s. Denksperrung.

Gedanken|stopp: (engl.) *thought stopping technique*; Stopp-Technik; (psychol.) Methode aus der kognitiven Verhaltenstherapie* zur Unterbrechung unerwünschter persistierender Gedanken (z. B. durch internales od. lautes „Stopp"-Rufen, sobald sich die Gedanken einstellen); **Ziel:** erzeugt ein Zeitfenster für den Einsatz von anderen, positiv verstärkenden Gedanken u. Verhaltensweisen; fördert die Selbstwahrnehmung* u. Selbstwirksamkeit* beim Patienten; **Hinweis:** nicht einsetzbar bei Personen mit wenig kognitiver Kontrolle, z. B. bei Psychose od. schwerer Depression. Bei Zwangsstörungen ist i. d. R. Konfrontation* mit Angst auslösenden Gedanken durch Tonaufnahme der eigenen Stimme u. Kopfhörer effektiver. Vgl. Grübelkonfrontation; Umstrukturierung, kognitive.

G

Gedanken|übertragung: (engl.) *thought insertion*; Ich*-Störung, bei der der Betroffene überzeugt ist, dass Andere Anteil an den eigenen Gedanken haben u. diese kennen, ggf. verbunden mit dem Eindruck, dass das Denken nicht unter der eigenen Kontrolle steht; **Einteilung: 1.** Gedankenausbreitung: bei dem Betroffenen besteht die Überzeugung, dass Andere die eigenen Gedanken denken od. diese kennen (Gedankenlesen*); **2.** Gedankenentzug: der Betroffene hat das Gefühl, die eigenen Gedanken würden von außen entzogen (z. B. durch eine äußere Macht od. Person; vgl. Gedankenbeeinflussung); **3.** Gedankeneingebung: eigene Gedanken u. Vorstellungen werden als fremd, beeinflusst, gelenkt, von außen eingegeben od. aufgedrängt empfunden; **Vork.:** fast ausschließlich bei Schizophrenie* (Erstrangsymptom nach K. Schneider).

Gedanken, überwertige: (engl.) *exaggerated idea*; s. Idee, überwertige.

Gedanken|unterdrückung: (engl.) *thought suppression*; Strategie zur Kontrolle intrusiver, unerwünschter Gedanken od. Vorstellungsbilder, beinhaltet den aktiven Versuch, etwas nicht zu denken; verwendet werden v. a. innerer Dialog* u. Ablenkung, die jedoch die Aufmerksamkeit auf die zu unterdrückenden Inhalte lenken u. diesen besondere Bedeutung zuweisen, was langfristig die Inhalte verstärkt statt sie zu reduzieren (s. Selbstaufmerksamkeit); empirisch als wirksam belegt sind dagegen v. a. Akzeptanz u. Umbewertung; **klin. Bedeutung:** bei Zwangsstörung*, Panikstörung*, generalisierter Angststörung*; Bewusstmachen u. Demonstration des Effekts z. B. mit dem Gedankenexperiment der weißen Bären (erst weißen Bären vorstellen, dann für festgelegte Zeit aktiv nicht an weiße Bären denken) sowie darauf aufbauend Strategieänderung sind i. R. der kognitiven Verhaltenstherapie* ein wichtiges Element der Behandlung. Vgl. Intrusion.

Gedeih|störung: (engl.) *failure to thrive (Abk. FTT)*; Bez. für die konsistente u. signifikante Abweichung der Gewichtszunahme von standardisierten Wachstumsskalen für Gewicht (der WHO) bei Kindern unter 5 Jahren; wird definiert als ein Abfall unter das 3. Perzentil auf diesen Skalen bei Geburtsgewicht im Normalbereich od. als eine Abweichung (>1,88 Standardabweichungen) in der Wachstumsvelozität (sog. Thrive Index); **Häufigkeit:** Prävalenz 3–5 %, in sozial deprivierter Population bis 10 %; **Diagn.:** med., in Bezug auf Eltern-Kind-Interaktion, Ernährung, Kindentwicklung u. sozial; **Ätiol.: 1.** meist verursacht durch Fütterstörungen* im frühen Kindesalter, leichte oral-motorische Störungen, schwere Interaktionsstörungen*, Vernachlässigung* od. Kindesmisshandlung*, Armut; **2.** organische Urs.: neurologische Störungen (z. B. Zerebralparese), oral-motorische Störungen, Darm- od. Magenerkrankungen; **3.** unspezifisches Begleitsymptom unterschiedlicher chronischer Erkrankungen (z. B. Karzinom, Leukämie, Erkrankungen des rheumatischen Formenkreises); **Ther.: 1.** kurzfristig evtl. Sondenernährung zur Gewichtsstabilisierung; **2.** langfristig therap. Beeinflussung der Eltern-Kind-Interaktion durch verhaltenstherap. Methoden wie Verhaltensmanagement, Ernährungsberatung u. ggf. Entwicklungsförderung; **Progn.:** oft langfristige Erholung; nachteilige Auswirkungen auf kognitive Entwicklung in den ersten Lebensjahren (wird später aufgeholt), langfristiges suboptimales Wachstum bis zur Adoleszenz; **DD:** kongenitaler Kleinwuchs der Eltern, extreme Frühgeburtlichkeit des Kindes.

Gefälligkeits|traum: (engl.) *dream of compliance*; syn. heuchlerischer Traum; klin. nicht verwendete Bez. (S. Freud) aus der Psychoanalyse* (Traumdeutung* bzw. Zusätze zur Traumdeutung) für einen Traum, bei dem schlafinkompatible Reize (z. B. im Wachen vom Über*-Ich zensierte infantile od. libidinöse Wünsche) mit Hilfe der Traumarbeit (z. B. Verdichtung*) in schlafkompatible Reize umgeformt werden sollen; die Auswahl an Daten im Trauminhalt wird fokussiert, womit die wirklichen latenten Inhalte verborgen bleiben. **Hinweis:** klin. lassen sich Gefälligkeitsträume keiner definierten Störung zuordnen.

Gefangenen|dilemma|spiel (gr. δίλεμμα Fangschuss): (engl.) *prisoners dilemma game (Abk. PDG)*; klassisches Problem der Spieltheorie zur Analyse von Entscheidungen u. Gruppenprozessen; bezeichnet ursprünglich die Entscheidung eines Gefangenen, dessen Strafe vom komplexen Zusammenspiel zwischen der eigenen Strategie u. der Strategie eines 2. Gefangenen (Komplizen) abhängt (s. Abb.). Der Gefangene (allgemein: Spieler) kann eine von 2 Strategien verfolgen (z. B. kooperieren od. nicht kooperieren): **1.** Wählt der Spieler die eigene optimale Strategie (nicht kooperieren), so ist sein Ergebnis besser als das Ergebnis der übrigen Spieler, welche die für die Gruppe optimale Strategie wählen. **2.** Wählen alle Spieler die für die Gruppe optimale Strategie (kooperieren), führt das insgesamt zum besten Ergebnis für alle. Individu-

Gefangener 1 / Gefangener 2	leugnen	gestehen
leugnen	1 Jahr / 1 Jahr	0 Jahre / 10 Jahre
gestehen	10 Jahre / 0 Jahre	5 Jahre / 5 Jahre

Gefangenendilemmaspiel: Abhängigkeit des Strafmaßes zweier Gefangener von der gewählten Strategie (leugnen: kooperieren mit dem Komplizen; gestehen: nicht kooperieren mit dem Komplizen)

ell rationales Verhalten kollidiert mit kollektiv rationalem Verhalten. **Bedeutung:** Das Gefangenendilemmaspiel ist ein Experiment für die Grundlagenforschung der Entscheidungstheorie.

Gefühl: (engl.) *emotion*; Emotion*.

Gefühl der Gefühllosigkeit: (engl.) *feeling of loss of feeling*; klinische Bez. für die vom Betroffenen erlebte Abstumpfung u. ggf. den Verlust der eigenen Gefühlsvielfalt u. -intensität mit dem quälendem Erleben einer emotionalen inneren Leere, Erstarrung, Erkaltung; beschreibt v. a. das subjektiv empfundene Fehlen von Affekten* (Abgrenzung zur Apathie*); **Vork.:** v. a. bei Depression*.

Gefühl des Gemachten: (engl.) *feeling of done*; klinische Bez. für die sichere Empfindung des Betroffenen, dass Wollen, Denken u./od. Handeln von außen erzeugt bzw. manipuliert werden; **Vork.:** Erstrangsymptom* bei Schizophrenie*. Vgl. Bewegungswahrnehmung; Gedankenübertragung.

Gefühl|losigkeit: (engl.) *loss of feeling*; Bez. für verminderte od. aufgehobene Empfindungsfähigkeit für Emotionen* u. verminderte od. fehlende Empathie*; **Vork.:** bei versch. Störungen u. Erkrankungen; häufiger bei Persönlichkeitsstörungen* u. Schizophrenie*, auch u. a. bei organischen Störungen, Sucht. Vgl. Affektarmut; Anhedonie.

Gefühls|ansprechbarkeit: (engl.) *feeling of receptiveness*; s. Gefühlserregbarkeit.

Gefühls|ansteckung: (engl.) *feeling of social contagion*; Bez. für die Übertragung von (meist besonders intensiven) Emotionen* einer Person auf Andere; Bez. setzt im Gegensatz zu Emotional* Contagion nicht notwendigerweise unbewusste Nachahmung voraus, kann auch vollkommen bewusst ablaufen; **Vork.:** v. a. in Gruppen, z. B. wenn in bestimmten sozialen Situationen Heiterkeit od. Lachen, Panik od. Aggressivität von Wenigen auf Viele übergehen.

Gefühls|armut: (engl.) *blunted affect*; s. Affektarmut.

gefühls|bestimmt: (engl.) *emotional*; umgangssprachliche Bez. für ein Überwiegen des emotionalen Zugehens auf gestellte Anforderungen im Gegensatz zu verstandesmäßig analytischen Vorgehensweisen; häufig gebraucht i. S. von Überemotionalität.

Gefühls|erregbarkeit: (engl.) *feeling of irritability*; auch Gefühlsansprechbarkeit; Bez. für Ansprechbarkeit von Affekten* durch äußere Reize; **Formen: 1.** verminderte Gefühlserregbarkeit (Affektarmut*, Affektstarre*): häufig bei Depression*, seltener bei organischer Störung u. schizoider Persönlichkeitsstörung*; **2.** gesteigerte Gefühlserregbarkeit: s. Affektlabilität. Vgl. Affektstörung.

Gefühls|theorien *fpl*: (engl.) *emotional theories*; s. Emotionstheorien.

Gefühls|verarmung: (engl.) *loss of feeling*; Bez. für Einschränkung od. Verlust differenzierter Gefühlswahrnehmungen; Tiefe der Empfindung* einzelner Emotionen* od. Vielfältigkeit abgestufter emotionaler Reaktionen ist vermindert; vgl. Affektarmut; Affektstarre.

Gegen|anzeige: (engl.) *contraindication*; s. Kontraindikation.

Gegen|frage|regel: (engl.) *counterquestion rule*; von der Abstinenzregel* abgeleitete Regel der Psychoanalyse, informelle Fragen des Patienten nicht antwortend zu befriedigen, sondern nach den Motiven für die Frage zu forschen.

Gegen|gift: (engl.) *antidote*; s. Antidot.

Gegen|konditionierung (Konditionierung*): (engl.) *counter conditioning*; erneute Konditionierung* mit gegensätzlicher Wirkung auf die ursprünglich konditionierte Reaktion; nach Wolpe bewirkt systematische Desensibilisierung* Gegenkonditionierung; **Durchführung:** ein konditionierter Reiz wird in einer 1. Konditionierungsphase mit einem unkonditionierten Reiz 1 (z. B. Stromstoß) u. in einer anschließenden 2. Konditionierungsphase mit einem neuen, gegensätzlichen unkonditionierten Reiz 2 (z. B. Futter) assoziiert; **Ergebnis:** Die in der 1. Phase erworbene konditionierte Reaktion (1) auf den konditionierten Reiz wird am Ende der 2. Phase durch eine gegenteilige konditionierte Reaktion (2) ersetzt. Die ursprünglich gelernte Assoziation* wird durch die Gegenkonditionierung nicht zerstört, sondern bleibt intakt; der Kontext ist entscheidend dafür, welche Reaktion gezeigt wird (z. B. Bouton, 2006). **Klin. Anw.:** z. B. im Bereich der Verhaltenstherapie: systematische Desensibilisierung*.

Gegen|übertragung: (engl.) *countertransference*; in der psychoanalytischen Theorie Gesamtheit aller im Therapeuten ablaufenden unbewussten emotional-kognitiven Prozesse u. Phantasien, die entweder als Übertragung* der eigenen Konflikte des Therapeuten auf den Patienten od. als Reaktion auf eine vom Patienten ausgehende Übertragung od. projektive Identifizierung* verstanden werden können; Aufgabe des Therapeuten ist es nach psychoanalytischer Auffassung, sich dieser Prozesse bewusst zu werden, damit er einerseits eigene Konflikte aus der Behandlung heraushalten u. andererseits die eigenen Reaktionen auf den Patienten als wesentliches Erkenntnismedium für die aktuelle Übertragungsbeziehung u. die Konflikte des Patienten verstehen kann, um sie in Form einer Deutung* an den Patienten zu vermitteln. Vgl. Arzt-Patient-Beziehung.

Gegen|zwang: (engl.) *counterconstraint*; Konzept der Individualpsychologie*, das beinhaltet, dass sich der Einzelne jedem Zwang der sozialen Gemeinschaft durch einen Gegenzwang (Symptom, Neurose) entziehen können soll; beschreibt keine offene, sondern verdeckte Rebellion in Form von Symptombildung.

Gehemmtheit: **1.** (engl.) *inhibition*; s. Denkhemmung; **2.** im Bereich der Psychomotorik* vom Patienten als gebremst od. blockiert erlebte Energie od. Antrieb (Antriebshemmung*).

Gehen, freies: (engl.) *freely walking*; Fähigkeit des Kindes, ohne Unterstützung zu gehen, tritt bei den meisten Kindern zwischen dem 12. u. 14. Lebensmonat auf (s. Abb.); entwickelt sich meist aus dem Bären- od. Vierfüßlergang, nachdem der Säugling bzw. das Kleinkind sich bereits in den Stand hochgezogen hat; erstes Gehen mit Unterstützung (z. B. an Möbeln entlanggehen od. mit Unterstützung der Eltern); freies Gehen erfolgt anfangs noch ungerichtet, ohne dass das Kind ein bestimmtes Ziel erreichen will; mit zunehmender Übung geht das Kind sicherer, kann sein Tempo den räumlichen Gegebenheiten besser anpassen u. Richtungsänderungen vornehmen; der Zeitpunkt des freien Gehens (Geh-Alter) sowie die Art u. Weise seiner Entwicklung ist durch eine große interindividuelle Variabilität gekennzeichnet u. reicht vom ca. 9.–20. Lebensmonat; die Entwicklung des freien Gehens kann mit Verzögerungen in anderen Bereichen der kindlichen Entwicklung, z. B. der Sprachentwicklung, einhergehen; vgl. Entwicklungsstörungen.

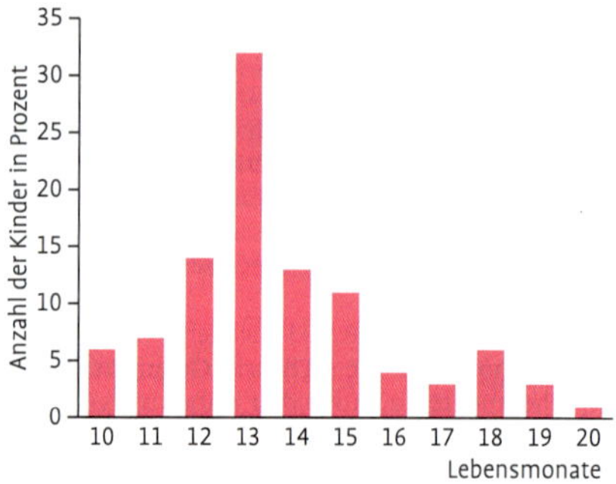

Gehen, freies: erstes Auftreten der Fähigkeit zum freien Gehen in Abhängigkeit vom Lebensalter

Gehirn: (engl.) *brain*; Cerebrum, Encephalon; Enzephalon, auch Hirn; kranial-rostraler Teil des ZNS*; die gewölbte Oberfläche des Gehirns heißt Facies convexa, die abgeplattete Grundfläche Facies basalis (Basis cerebri, Hirnbasis), an der die Hirnnerven aus- bzw. eintreten. Im Gehirn liegen die Hirnventrikel. Das Gehirn ist wie das Rückenmark*, in das es am Foramen magnum übergeht, von 3 Hüllen, den Meninges*, umgeben. Der Raum zwischen den weichen Hirnhäuten ist mit Liquor* cerebrospinalis gefüllt. **Gliederung: 1.** anatomisch: (beim erwachsenen Menschen; s. Abb.) **a)** Telencephalon* (Endhirn) mit den beiden Großhirnhemisphären u. den telenzephalen Kernen; **b)** Diencephalon* (Zwischenhirn) mit Hypophyse* u. Epi-, Sub, Hypo-, Metathalamus u. Thalamus; **c)** Mesencephalon* (Mittelhirn) mit Tectum mesencephali, Tegmentum mesencephali u. Crura cerebri; **d)** Rhombencephalon (Rautenhirn), zu dem das Metencephalon* (Hinterhirn) mit Cerebellum* u. Pons* sowie das Myelencephalon (Nachhirn) mit der Medulla* oblongata gehören. **2.** funktionell: Es werden Hirnrinde* (Rindenarchitektonik) mit Iso- u. Allocortex, Kerne (Nuclei) sowie Assoziationsbahnen, Kommissurenbahnen u. Projektionsbahnen unterschieden. **3.** Eine weitere Gliederung ist die in Großhirn (Telencephalon), Kleinhirn u. Hirnstamm (Hirnstamm u. Diencephalon werden zusammen als Stammhirn bezeichnet).

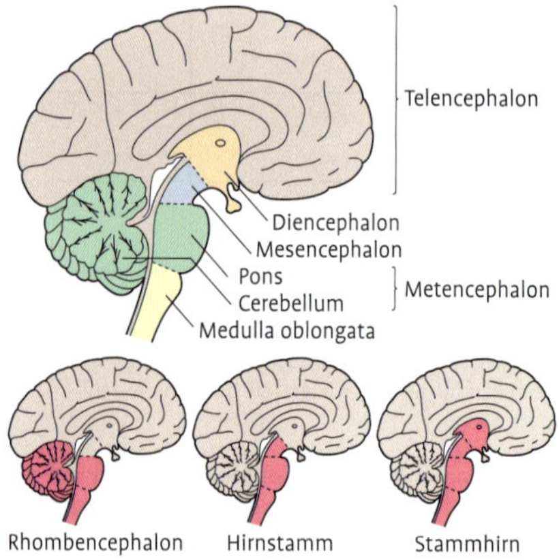

Gehirn: Mediansagittalschnitt

Gehirn|aktivierung, frontale: (engl.) *frontal brain activation*; in bildgebenden Verfahren (z. B. PET, SPECT) nachweisbare Aktivierung des Frontalhirns (s. Gehirn); **klin. Bedeutung:** Auswertung der Aktivität in Ruhe od. unter Testbedingungen zur Untersuchung der Generierung u. Steuerung von Verhalten* durch das Frontalhirn; untersucht werden sowohl funtkionsabhängige als auch andauernde krankheits- od. persönlichkeitsbedingte Merkmale.

Gehirn, alterndes: (engl.) *senescent brain*; Gehirn im Erwachsenenalter mit während des Alterns* fortschreitenden strukturellen u. funktionellen Veränderungen; Kennzeichen: **1.** Abnahme des Hirnvolumens u. Zunahme der Ventrikel- u. Liquorräume (s. Altersgehirn); Geschwindigkeit der Veränderung ist hirnarealspezifisch, Hippocampus* frühzeitig betroffen (bei Männern ab 3. Lebensjahrzehnt); s. Abb.; **2.** veränderte, meist reduzierte

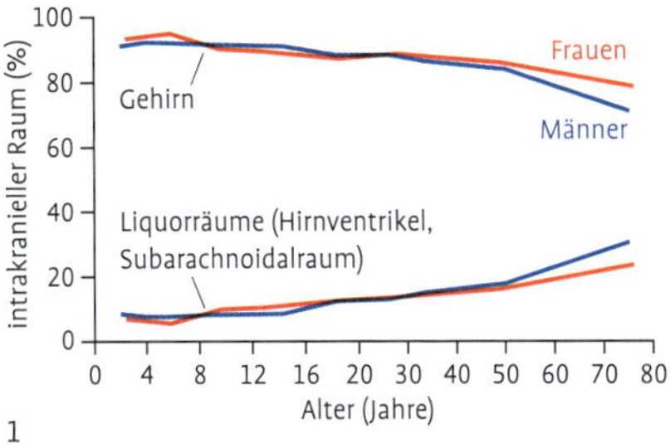

1

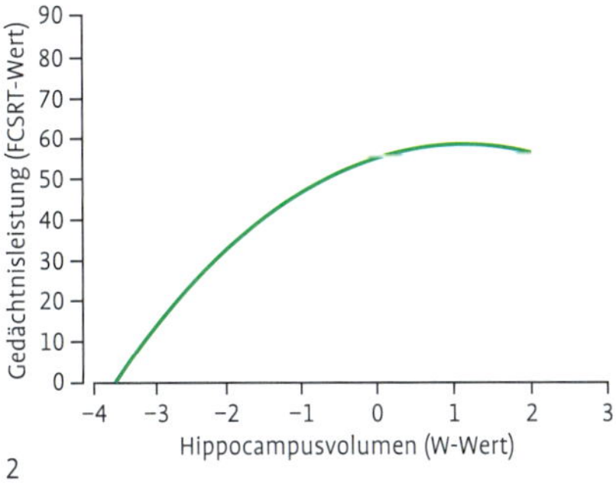

2

Gehirn, alterndes: 1: Entwicklung von Gehirnvolumen u. Liquorräumen; 2: Zusammenhang zwischen verbaler Gedächtnisleistung (Bestimmung durch FCSRT) u. totalem Hippocampusvolumen bei 70–80-Jährigen

Genexpression im Gehirn mit fortschreitendem Alter; **3.** Funktionsbeeinträchtigung durch die kummulative Belastung mit oxidativem Stress*; **klin. Bedeutung:** biologische Grundlage für Altersvergesslichkeit*.

Gehirn|areale *n pl*: (engl.) *cortical areas*; s. Rindenfelder.

Gehirn|dif|ferenzierung, geschlechts|typische: (engl.) *sexual dimorphism in brain development*; unterschiedliche Entwicklung des ZNS bei Männern u. Frauen, die lokale Unterschiede im Volumen der Substantia alba u. grisea bedingt; wird direkt durch X- u. Y-chromosomale Gene sowie auch mittelbar genetisch durch hormonelle Beeinflussung des Gehirnwachstums u. des Umbaus in bestimmten Entwicklungsphasen (Plastizität) gesteuert; Nachweis: Bildgebung, neuropsychologische Untersuchungen. Vgl. Gehirnentwicklung.

Gehirn|entwicklung: (engl.) *cerebral development*; Individualentwicklung des Gehirns* während der Embryogenese u. Fetogenese als Teil der Neuralplatte bzw. des Neuralrohrs aus dem äußeren Keimblatt; die anatomische Gliederung des Gehirns erfolgt über 3 Hirnbläschen. Zellen, die im Inneren verbleiben, liefern die zentralen Nuclei; Zellen, die nach außen wandern, werden zum Kortex*. Während des sog. Gehirnwachstumssprints (rasche Entwicklung des kindlichen Gehirns im letzten Schwangerschaftsdrittel u. in den ersten frühkindlichen Lebensjahren) besteht in kritischen Phasen besondere Anfälligkeit für Teratogene (z. B. Umweltgifte, Arzneimittel wie z. B. SSRI, Alkohol), wobei je nach Zeitpunkt u. Art der Substanz unterschiedliche Gehirngebiete betroffen u. unterschiedliche Schädigungen die Folge sein können. Von der Geburt bis zum Schulalter wächst das Gehirn unter dem Einfluss des genetischen Programms u. der Umwelt von ca. 25 % bis auf 90 % des Volumens. Das Wachstum umfasst Myelinisierung, dendritische Verzweigung u. synaptische Verbindungen u. reicht bis in die 3. Lebensdekade (s. Gehirnreifung). Gleichzeitig beginnen Umbau- u. Abbauprozesse, z. B. der Synapsen in der Pubertät (Pruning*) od. Vorgänge des Alterns. Die lebenslange neuronale Plastizität* des Gehirns ist z. B. bei Gedächtnis- u. Lernvorgängen u. in der adulten Neurogenese* des Hippocampus* von Relevanz. Die Plastizität steuernde Hirnwachstumsfaktoren haben eine wesentliche Bedeutung in der Entstehung psychiatrischer Krankheitsbilder, z. B. Schizophrenie u. affektive Störungen. Vgl. Reifung, neuronale; Gehirndifferenzierung, geschlechtstypische.

Gehirn|erschütterung: (engl.) *concussion of the brain*; s. Commotio cerebri.

Gehirn|erweichung: (engl.) *encephalomalacia*; s. Enzephalomalazie.

Gehirn|reifung: (engl.) *cerebral maturation*; v. a. postnatal stattfindender, mit neuronaler Plastizität* einhergehender, differenzierter Wachstumsprozess, der Dendriten, Neuroglia, synaptische Verbindungen u. Myelinisierung umfasst u. in Interaktion mit Umweltfaktoren zu einer Fertigstellung der Hirnstrukturen u. -funktionen im Erwachsenenalter führt; primär sensorische u. motorische Hirnareale reifen früher als Assoziationsfelder, so dass einige komplexe Verhaltensweisen erst mit zunehmendem Alter möglich sind. Einige Strukturen, die in höchste kognitive Funktionen eingebunden sind, z. B. Präfrontalkortex* (relevant für u. a. Sozialverhalten, Willensentscheidungen) u. Hippocampus* (relevant u. a. für Arbeitsgedächtnis, Aufmerksamkeit, Antrieb) sind durch besonders lange Reifungszeiten gekennzeichnet (s. Reifung, neuronale). Unterbrechungen od. Verzögerungen der Gehirnreifung können sich je nach Zeitpunkt u. Ausmaß in kognitiven Defiziten od. als Verhaltensstörung* bemerkbar machen. Vgl. Gehirnentwicklung.

Gehirn|volumen, vermindertes *n*: (engl.) *reduced brain volume*; gegenüber der Norm reduziertes Volumen des Gehirns*; **Vork.:** als Hirnatrophie*; auch bei primären Entwicklungsstörungen, z. B. im Frontalhirn u. Hippocampus, wird mit Ätiol. u. Verlauf von z. B. Schizophrenie*, affektiven Störungen* u. Persönlichkeitsstörungen* sowie posttraumatischer Belastungsstörung* u. Zwangsstörung* assoziiert; **Diagn.:** bildgebende Verfahren od. pathologische Untersuchung unter Berücksichtigung der physiologischen Gehirnentwicklung* u. Altersveränderungen: Bestimmung des totalen intrakraniellen Volumens, des totalen Gehirnvolumens, des intraventrikulären Volumens u. des extrazerebralen Volumens.

Geißel|sucht: (engl.) *flagellantism*; s. Flagellation.

Geist: (engl.) *mind, spirit*; in Zusammenhang mit Bewusstsein* verwendete Bez. für mentale Phänomene wie Emotion*, Wahrnehmung*, Lernen*, Erinnern*, Denken*, Absichten haben; die Philosophie des Geistes (philosophy of mind) umfasst die philosophische Psychologie, die Philosophie der Psychologie* sowie die metaphysische Frage nach dem ontologischen Status des Geistigen, die traditionell als Leib*-Seele-Problem diskutiert wird. Im Weiteren gehören dazu die Diskussionen um das Problem der Willensfreiheit* sowie der personalen Identität. In der philosophischen Psychologie geht es um die Spezifikation der Merkmale des Geistigen od. Mentalen, dass mentale Phänomene bewusst sind, nicht räumlich, für denjenigen, der sie hat, unzweifelhaft (unkorrigierbar), intentional, privat im Sinne von „epistemisch privilegiert zugänglich" u. subjektiv. Aufgrund der meist diskutierten Merkmale von Subjektivität u. Intentionalität, die mentale von physischen Phänomenen unterscheiden, werden hauptsächlich 2 Typen von mentalen Zuständen differenziert: Empfindungen (körperliche Empfindungen, Wahrnehmungseindrücke) u. intentionale Zustände. Die Philosophie der Psychologie als Teil der Wissenschaftstheorie befasst sich mit psychologischen Grundannahmen bezüglich mentaler Phänomene sowie mit dem Verhältnis der Psychologie zu anderen Sozial- u. Naturwissenschaften hinsichtlich dieser Grundannahmen.

G

Geistes|krankheit: **1.** (engl.) *mental illness*; (psychiatr.) veraltete Bez. für eine pathol. Störung der psychischen Funktion, i. e. S. für Psychose* od. (im Gegensatz zu Gemütskrankheit) Schizophrenie*; **2.** (jurist.) Bez. für jede psychische Störung von erheblichem Ausmaß, z. B. für Schizophrenie, u. U. auch für Intelligenzminderung* od. Persönlichkeitsstörung*.

Geistes|schwäche: (engl.) *imbecility*; veraltete Bez. für Schwäche der Intelligenz od. anderer Fähigkeiten im Gegenssatz zur sog. Verrücktheit des Geisteskranken; vgl. Geisteskrankheit.

Geist|heilung: (engl.) *spiritual healing*; mediales Heilen*.

Gelegenheits|anfall: (engl.) *event-induced seizure*; s. Anfall, epileptischer.

Gélineau-Syn|drom (Jean-Baptiste E. G., franz. Neurologe, 1828–1906) *n*: (engl.) *Gélineau's syndrome*; Narkolepsie*.

Gelo|plexie (gr. γελᾶν lachen; πλῆξις Schlag, Treffen) *f*: (engl.) *geloplexy*; Kataplexie*.

Gelo|therapie (gr. γελᾶν lachen) *f*: (engl.) *laughter therapy*; Lachtherapie; therap. Einsatz von Lachen zum Abbau von Spannungen, Verbesserung der Atmung u. Unterstützung des Aufbaus einer Vertrauensbeziehung zwischen Patient u. Therapeut durch taktile, verbale u./od. mimische Lachstimulation; **Anw.:** v. a. bei Bewohnern stationärer Pflegeeinrichtungen; **Wirksamkeit:** bisher kein Nachweis. Vgl. Arzt-Patient-Beziehung.

Geloto|phobie (gr. γελᾶν lachen; Phobie*) *f*: (engl.) *gelotophobia*; Bez. für pathologische Angst davor, ausgelacht zu werden u./od. sich in sozialen Situationen lächerlich zu machen; **Kennzeichen:** starke Affektkontrolle, Unsicherheit*, Vermeidung von Blickkontakt, Introversion*, Feindseligkeit*; Betroffene wirken verkrampft u. unnahbar; nachgewiesen wurden z. T. erhöhte Werte auf der Psychotizismus-Skala (s. Eysenck-Persönlichkeitstheorie), z. T. auch Schwierigkeiten, Lachen od. Lächeln korrekt zu interpretieren, stattdessen empfanden Menschen mit Gelotophobie dieses als feindselig. Als Ursache werden frühe Erfahrungen mit dem Ausgelachtwerden vermutet, deren Auswirkungen auf das spätere Erwachsenenleben u. a. in Schwierigkeiten, engere soziale Bindungen einzugehen u. sozialem Rückzug* bestehen soll. **Hinweis:** Der nosologische Status der Gelotophobie ist unklar, zurzeit nicht als eigenständiges Störungsbild akzeptiert, ein Zusammenhang mit Amok* wird diskutiert. Vgl. Phobie, spezifische; Phobie, soziale; Wahn.

Geltungs|trieb: (engl.) *prestigiousness drive*; Streben nach Beachtung u. Anerkennung; zur Kompensation von Minderwertigkeitsgefühl*; übersteigert als Geltungsdrang, Geltungssucht.

Gemeinde|psych|iatrie (Psych-*; -iatr*) *f*: (engl.) *community psychiatry*; syn. kommunale Psychiatrie; Arbeitsrichtung der Psychiatrie*, die sich gegen Ausgrenzung u. institutionelle Unterbringung von psychisch kranken Menschen wendet u. statt dessen eine Betreuung in den Gemeinden befürwortet (sog. gemeindepsychiatrische Pflichtversorgung); **Ziel:** **1.** Organisation der politischen Zuständigkeit u. der versorgenden Dienste in überschaubaren Regionen; **2.** Bereitstellung u. Vernetzung bedürfnisorientierter stationärer, teilstationärer, ambulanter u. komplementärer Einrichtungen, wobei grundsätzlich gilt: ambulante vor stationärer Versorgung (u. a. durch die flächendeckende Einführung der sozialpsychiatrischen Dienste* u. a. psychosozialer Dienste*); **3.** Versorgung u. Betreuung bes. der chronisch psychiatrischen Patienten, auch in Fragen gesetzlicher Konfliktsituationen (z. B. Betreuung od. Zwangsmaßnahmen, z. B. Behandlung ohne Zustimmung des Betroffenen) u. Betonung von Behandlungskontinuität; **4.** auf demokratischen partnerschaftlichen Grundsätzen beruhendes Arbeiten in berufsübergreifenden, jedoch die spezifischen Berufsrollen wahrenden Teams mit flachen Hierarchien; **5.** Unterstützung von Selbsthilfeinitiativen u. Angehörigengruppen. Vgl. Sozialpsychiatrie.

Gemeinde|psych|iatrischer Verbund (Psych-*; -iatr*): (engl.) *Community mental health network*; Abk. GPV; Gremium zur Steuerung u. Koordination von gemeindepsychiatrischen Hilfen für Menschen mit psychischen Störungen* u. psychischer Behinderung* in einer umschriebenen Versorgungsregion; z. T. werden Gemeindepsychiatrische Leistungserbringerverbünde (Abk. GPLV, örtliche Sicherstellung der Versorgung durch Leistungserbringer) u. Gemeindepsychiatrische Steuerungsverbünde (Abk. GPSV, regionale Steuerung u. Qualitätssicherung unter Einbeziehung von Betroffenen u. Angehörigen) unterschieden; **Aufgabe:** Koordination u. Steuerung verschiedener Angebote z. B. aufsuchender ambulanter Dienste, sozialpsychiatrischer Dienste*, stationärer u. ambulanter psychiatrischer Einrichtungen, Kontakt- u. Beratungsstellen sowie Tagesstätten. Vgl. Psychosoziale Arbeitsgemeinschaft.

Gemein|gefährlichkeit: (engl.) *danger to others*; Bez. des Schweizer Strafrechts (Artikel 75a); Gemeingefährlichkeit ist dann anzunehmen, wenn die Gefahr besteht, dass der Gefangene flieht u. eine weitere Straftat begeht, durch die er die physische, psychische od. sexuelle Integrität einer anderen Person schwer beeinträchtigt. **Hinweis:** Im deutschen Strafrecht werden gemeingefährliche Straftaten (StGB §§ 306–323 c 28. Absatz) im StGB behandelt. Sie zeichnen sich dadurch aus, dass durch sie Leben, Gesundheit od. Eigentum einer unbestimmten Anzahl von (auch unbeteiligten) Menschen gefährdet wird. Hierzu gehören u. a. Brandstiftungs- u. Straßenverkehrsdelikte sowie der Vollrausch. Vgl. Fremdgefährdung.

Gemeinsamer Bundes|ausschuss: (engl.) *Federal Joint Committee*; Abk. G-BA; oberstes Beschlussgremium der gemeinsamen Selbstverwaltung der Ärzte, Zahnärzte, Psychologische Psychotherapeuten, Krankenhäuser u. Krankenkassen in Deutschland; bestimmt in Form von Richtlinien* den Leistungskatalog der Gesetzlichen Krankenversicherung (Abk. GKV) u. legt damit fest, welche Leistungen der med. Versorgung von der GKV erstattet werden. Darüber hinaus beschließt der G-BA Maßnahmen der Qualitätssicherung* für den ambulanten u. stationären Bereich des Gesundheitswesens.

Gemeinsamkeiten finden: (engl.) *finding mutuality*; Untertest des Hamburg*-Wechsler-Intelligenztests für Erwachsene u. Hamburg*-Wechsler-Intelligenztests für Kinder, bei dem zu 2 vorgegebenen Begriffen die Gemeinsamkeit (Oberbegriff) zu benennen ist; **Anw.:** erfasst das auditive Verständnis, die Fähigkeit zur Konzeptbildung u. das Sprachverständnis.

Gemeinschaft, therapeutische: (engl.) *therapeutic community*; i. R. eines sozio- u. milieutherapeutisch ausgerichteten Konzepts Gruppe von Patienten u. Angehörigen aller therap. u. pflegerischen Berufsgruppen, die innerhalb einer therap. Institution zusammen leben u. arbeiten mit dem Ziel, den Reintegrationsprozess in die Gesellschaft zu erleichtern; **Prinzip:** Zum Konzept gehören regelmäßige Gruppenzusammenkünfte, die gemeinsame Analyse von Gruppendynamik u. Rollenverteilung, die Besprechung von Gruppennormen u. -konflikten sowie der Erfahrungsaustausch bezüglich der Gruppenpsychotherapie*. Eine möglichst hohe Kommunikationsdichte u. die Vermeidung herkömmlicher hierarchischer Klinikstrukturen werden angestrebt. Zugleich stellt die Großgruppe ein Modell der Realität außerhalb der Klinik dar, das es ermöglicht, Erlebens- u. Verhaltensweisen im sozialen Kontext zu überprüfen bzw. diesbezügliche Änderungen einzuüben. Der Patient als aktiver, gleichberechtigter Partner steht im Mittelpunkt dieses therap. Konzeptes. **Ziel:** **1.** Aktivierung der vorhandenen individuellen Ressourcen des Patienten; **2.** Einüben sozialer Fertigkeiten; **3.** Kompensation für notwendige od. erlittene soziale Verluste; **4.** Erlangung von Selbstwirksamkeitserfahrungen im Hinblick auf die Gestaltung des Lebens nach dem Klinikaufenthalt; **Anw.:** Ziele u. Methoden sind Bestandteil best. Einrichtungen (z. B. therapeutische Wohngemeinschaften*) od. gruppenbezogener Behandlungsphilosophien, in denen die Gemeinschaftlichkeit eine zentrale Rolle spielt; v. a. in der Psychiatrie, in psychosomatischen Kliniken u. Einrichtungen der Suchttherapie*; **Wirksamkeit:** Es liegen wenige evidenzbasierte Nachweise in Form von quasiexperimentellen Studien an Alkohol- u. Drogenabhängigen vor (z. B. Röhrle et al., 1989; Skinner, 2005; Yates, 2008).

Gemein|wesen|pflege: s. Community Care.

Gemüt: (engl.) *mind*; Gesamtheit des Gefühlslebens (s. Emotion); Gemütskrankheiten: s. affektive Psychose.

Gemüts|krankheit: (engl.) *affective illness*; veraltete Bez. für affektive Psychose*; früher verwendet im Gegensatz zu Geisteskrankheit* als Bez. für eine das Gefühlsleben, nicht aber das Denken betreffende Krankheit; wurde früher auch als Bez. für bipolare affektive Störung* u. endogene Depression* verwendet.

-gen: durch etwas hervorgebracht, aus etwas entstanden; von gr. γενής.

Gen (-gen*) *n*: (engl.) *gene*; syn. Erbanlage; funktionelle Einheit des Genoms (Strukturgen, Operatorgen, Regulatorgen), bestehend aus DNA-Sequenz (doppelsträngig), welche die genetische Information für ein Genprodukt enthält, die sich in mRNA* u. Proteinen u. nachfolgend in physiol. u. biochemischen Prozessen, in Entwicklung u. Alterung, Eigenschaften, Krankheiten u. Krankheitsrisiken übersetzt; Gene stellen nur den deutlich kleineren Teil der DNA-Sequenz (Genom) dar; **Aufbau:** meist aus mehreren Untereinheiten (Exons: DNA-Abschnitte, die in mRNA transkribiert werden); überwiegend lineare Anordnung der Gene in Chromosomen, aber auch Lok. in Introns (DNA-Abschnitte zwischen den Exons, die nach der Transkription aus der mRNA entfernt werden) anderer Gene bzw. Überlappung mit Genen auf dem (+)- u. (−)-Strang der DNA* möglich; Beteiligung mehrerer Gene an der Ausbildung eines Merkmals (Polygenie*) od. Beeinflussung der Ausprägung versch. Merkmale durch ein Gen möglich. Vgl. Monogenie.

Genain-Schwestern: (engl.) *Genain sisters*; eineiige weibliche Vierlinge, deren Lebensgeschichte häufig als Beispiel für die enge Wechselwirkung zwischen genetischer Disposition u. psychosozialen Einflüssen zitiert wird; 1930 in einer amerikanischen Kleinstadt geboren, wuchsen die Vierlinge unter schwierigen sozialen Bedingungen auf u. erkrankten alle an Schizophrenie*, allerdings mit unterschiedlichem Verlauf.

GenDG: Abk. für **Gen**diagnostikgesetz*.

G

Gen|dia|gnostik|gesetz: (engl.) *Human Genetic Examination Act*; Abk. GenDG; „Gesetz über genetische Untersuchungen beim Menschen" vom 31.7.2009, in Kraft getreten am 1.2.2010; regelt in Deutschland den Umgang mit genet. Daten u. Proben zu medizinischen Zwecken, zur Klärung der Abstammung sowie im Versicherungsbereich u. im Arbeitsleben; Ziel: Gewährleistung von Patientenautonomie u. Datenschutz u. Vermeidung genetisch begründeter Diskriminierung; genet. Untersuchungen dürfen nur mit Einwilligung der zu untersuchenden Person (s. Selbstbestimmungsrecht) bzw. bei fehlender Zustimmungsfähigkeit (z. B. im Kindes- u. Jugendalter) nur bei Vorliegen bestimmter Voraussetzungen u. nur von Ärzten vorgenommen werden. Erlauben diese Tests eine Voraussage über die Gesundheit der jeweiligen Person od. eines ungeborenen Kindes, ist eine Beratung vor u. nach der Untersuchung zwingend vorgeschrieben. Genet. Untersuchungen vor der Geburt sind auf rein medizinische Zwecke beschränkt. Auch dürfen dabei nur Eigenschaften festgestellt werden, welche die Gesundheit des ungeborenen Kindes vor od. nach der Geburt beeinträchtigen können, nicht erst nach Vollendung des 18. Lebensjahres.

General Fluid Ability: s. Grundintelligenz-Skala.

General Health Questionnaire: Abk. GHQ; Selbstbeurteilungsverfahren zum Screening von nichtpsychotischen psychischen Störungen, erfasst insbes. das Auftreten neuer belastender psychologischer Erfahrungen u. Veränderungen in der Fähigkeit Alltagsanforderungen nachzukommen; Schwerpunkt auf kurzzeitigen Veränderungen innerhalb der letzten 2 Wochen; Langform enthält 60 Items (z. B. „Haben Sie sich in letzter Zeit sehr gut u. in guter Gesundheit gefühlt?"), Kurzversionen mit 30, 28 u. 12 Items; Ausmaß der Zustimmung wird auf 4-stufiger Antwortskala erfasst; **Anw.:** ab dem Jugendalter; **Testdauer:** je nach Form 3–15 Minuten.

Generalisierbarkeit (lat. generalis allgemein, generell): (engl.) *generalizability*; Möglichkeit zur Verallgemeinerung der Befunde aus Studien; wesentliches Kriterium der Beurteilung der Aussagekraft u. Reichweite von Studien; vgl. Validität.

Generalisierung (lat. generalis allgemein, generell): (engl.) *generalisation*; erwünschte od. unerwünschte Verallgemeinerung u. Ausweitung einer best. Reaktion auf weitere Ereignisse od. Situationen; **Vork.:** v. a. bei Phobien* od. anderen Angststörungen*, z. B. Ausweitung der Angst vor Schlangen auf alle schlangenähnlichen Objekte. Vgl. Generalisierungstraining.

Generalisierungs|training (lat. generalis allgemein, generell) *n*: (engl.) *generalisation training*; Anleitung des Patienten zur Generalisierung* eines erlernten u. erwünschten Verhaltens; **Durchführung:** Patient wird angeleitet, ein erwünschtes Verhalten (z. B. „small talk") im Rahmen von Rollenspielen zu üben. Schrittweise werden die dabei erworbenen Fähigkeiten in Echtsituationen als Hausaufgaben geübt (z. B. „small talk" mit den Geschwistern, Arbeitskollegen, unbekannten Personen); **Ziel:** generalisierte Anwendbarkeit des erlernten Verhaltens.

-genese: -genesie; Wortteil mit der Bedeutung Erzeugung, Entstehung; von gr. γένεσις.

Genesung: (engl.) *recovery*; Recovery*.

Genetik, psych|iatrische (-gen*) *f*: (engl.) *psychiatric genetics*; wissenschaftl. Teilgebiet der Psychiatrie*, das den Einfluss genetischer Faktoren auf psychische Störungen untersucht; Erforschung von angeborenen Stoffwechsel- u. Chromosomenanomalien. Bei verschiedenen psychischen Störungen, die familiär gehäuft auftreten (z. B. Depression, Psychose, Schizophrenie) werden genetische Risikofaktoren (Anlagefaktoren*) diskutiert, die jedoch bisher auch über Zwillings- u. Adoptionsforschung nur bedingt belegt werden konnten, da immer eine Anlage*-Umwelt-Interaktion besteht. Für die Erforschung der genetischen Grundlagen (psychischer) Störungen eignen sich insbes. Bevölkerungsgruppen mit geringer genetischer Variation (z. B. Amish-Familien). Aktuell können mit molekulargenetischen Methoden (GWAS*, Kopplungsanalysen*) Gene u. Genvarianten identifiziert werden, die das Risiko für psychische Störungen beeinflussen (sog. Suszeptibilitätsgene, s. Tab.). Da alle häufigen psychischen Störungen genetisch beeinflusst sind, wird bei allen psychischen Störungen nach Suszeptibilitätsgenen gesucht. Die Überlappung von Suszeptibilitätsgenen zwischen Schizophrenie u. bipolaren affektiven Störungen u. zwischen Schizophrenie u. Autismus wird als Beleg für gemeinsame Ursachenfaktoren betrachtet. Apo*-E ist der bisher stärkste häufige genetische Einflussfaktor; Häufigkeit: ca. 30 %, relatives Risiko (Odds-Ratio) für Alzheimer-Krankheit bei Vorliegen von Apo-E4: 3,4; alle anderen gefundenen Suszeptibilitätsvarianten weisen relative Risiken <1,5 (Odds-Ratio) auf. Die bisher gefundenen Suszeptibilitätsgene erklären für jede Störung jeweils nur einen kleineren Teil der genetischen Einflüsse. Alle häufigen psychischen Störungen werden durch Zusammenspiel vieler Suszeptibilitätsgene beeinflusst (Polygenie*); Polyge-

Genetik, psychiatrische
Genetischer Einfluss und Suszeptibilitätsgene bei häufigen psychischen Störungen

psychische Störung	Ausmaß des genetischen Einflusses[1]	Suszeptibilitätsgene (Auswahl)[2]
ADHS*	60–90 %	CDH13-Gen
Agoraphobie*	32–50 %	—
Alkoholabhängigkeit*	50–60 %	ADH1B-Gen, ALDH2-1-Gen, GABA-A-β1-Gen
Alzheimer*-Krankheit (LOAD)	60–80 %	Apo-E-Gen, Clustrin-Gen, CR1-Gen, PICALM-Gen, BIN1-Gen
Anorexia* nervosa	58–76 %	—
bipolare affektive Störung*	75–90 %	Neurocan-Gen, Ankyrin-3-Gen, CACNA1C-Gen, ZNF 804-A-Gen
Bulimia* nervosa	28–83 %	—
Dyslexie*	50–75 %	—
frühkindlicher Autismus*	>90 %	MACROD2-Gen, CDH-Gen; CNV: Neurorexin-Gen, Neuroligin-Gen, Shank3-Gen
generalisierte Angststörung*	32–37 %	—
Nicotinabhängigkeit*	33–68 %	—
Panikstörung*	30–50 %	—
posttraumatische Belastungsstörung*	30–40 %	—
Schizophrenie*	70–90 %	MHC-1-Gen, Neurogranin-Gen, TCF-4-Gen, Neuroregulin-Gen, DISC1-Gen, Dybindin-Gen, CSMD1-Gen, CSMD2-Gen, CACNA1C-Gen; CNV: Neurorexin-Gen
soziale Phobie*	20–39 %	—
unipolare Depression*	33–42 %	PLCO-Gen, SLC6A15-Gen
Zwangsstörung*	36–47 %	—

BIN: bridging integrator; CSMD: CUB and Sushi multiple domains; PICALM: Phosphatidylinositol binding clathrin assembly protein; SLC: solute carrier;
[1] kumulative Evidenz von Zwillingsstudien;
[2] Ergebnisse aus GWAS und Kopplungsanalysen

nie kommt damit teilursächlich bei fast allen psychischen Störungen vor; Ausnahmen: EOAD (s. Alzheimer-Krankheit), Fragiles*-X-Syndrom, Rett*-Syndrom. Die bisher entdeckten Suszeptibilitätsgene wirken über Schaltkreise u. Nervenzellnetzwerke (Endophänotypen*, intermediäre Phänotypen), die mit Methoden der Systembiologie* identifiziert u. charakterisiert werden. Vgl. Psychiatrie, biologische.

Gen|ex|pression (-gen*; lat. exprimere, expressus herausdrücken) *f*: (engl.) *gene expression*; Biosynthese eines spezif. Genprodukts (RNA od. Protein), die einer Kontrolle (Genregulation) unterliegt; in Zusammenhang mit der Synthese spezif. Proteine als Genprodukte erfolgt sie in 2 Teilschritten: **1.** Transkription: Übertragung der in der DNA* gespeicherten genet. Information in Messenger-RNA* (mRNA); **2.** Translation: Übersetzung der genet. Information einer mRNA* in eine Polypeptidkette; gesteuert durch regulatorische Prozesse (einschließlich Umgebungsfaktoren; vgl. Epigenetik); initiiert über die selbst nicht exprimierten Promotorbereiche der Gene. Dabei führen verschiedene Mechanismen der posttranslationalen Modifikation (z. B. Spleißen: Ausschneiden nichtcodierender Sequenzen aus der heterogenen nuk-

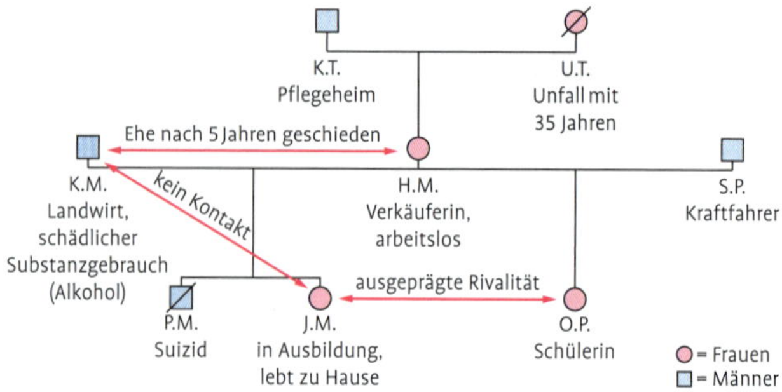

Genogramm: Genogramm mit Darstellung der verwandtschaftlichen u. emotionalen Beziehungen

G

leären RNA u. Verbinden der verbleibenden Abschnitte) zu einer Vermehrung der Anzahl von Proteinen (ca. 100 000) gegenüber der Anzahl von Genen (ca. 30 000).

Genfer Schule: ursprünglich Bez. für den Beitrag der Genfer Psychologie zur Angewandten Psychologie; von J. Piaget (1896–1980) u. B. Inhelder (1913–1997) später erweitert zur kognitiven Entwicklungspsychologie.

Genital|entwicklung (lat. genitalis zur Zeugung gehörig): (engl.) *genital development*; Entwicklung der Genitalien, umfasst Geschlechtsdetermination während der Embryonalphase u. spätere Entwicklungen wie die Veränderungen der Genitalien während der Pubertät* (s. Pubarche; Thelarche; Tanner-Stadien); vgl. Geschlecht.

Genital|phase (lat. genitalis zur Zeugung gehörig; Phase*) *f*: (engl.) *genital phase*; genitale Phase; s. Entwicklungsphasen.

Geno|gramm (-gen*; gr. γράμμα Buchstabe) *n*: (engl.) *genogram*; graphische Darstellung einer Familie, die über die reinen Verwandtschaftsverhältnisse hinaus auch emotionale Beziehungen, Konflikte u. andere psychol. Faktoren veranschaulicht (s. Abb.); **Anw.:** v. a. in der systemischen Familientherapie*, auch in Familienforschung* u. Sozialpädagogik*. Vgl. Stammbaum.

Genom (Gen*) *n*: (engl.) *genome*; Gesamtheit des genet. Materials einer Zelle od. eines Organismus; umfasst neben den Genen* auch große Abschnitte nicht codierender DNA* mit regulator. u. unbekannter Funktion.

Geno|typus (-gen*; gr. τύπος Gepräge) *m*: **1.** (engl.) *genotype*; Gesamtheit aller Erbanlagen eines Organismus (dominante u. rezessive Gene* bzw. Allele*), die den Phänotypus* bestimmen; **2.** genet. Ursache einer speziellen Eigenschaft, z. B. der Blutgruppen.

Gen|techno|logie (-gen*; -log*) *f*: (engl.) *gene technology, genetic engineering*; wissenschaftliches Teilgebiet der Genetik, das sich mit der Entwicklung sowie der diagn., therap. u. technologischen Nutzung von Verfahren zur Übertragung definierter DNA-Fragmente mit bekannter genetischer Information aus Zellen eines Organismus in Zellen eines anderen befasst (sog. Gentransfer); medizinische praktische, z. T. noch experimentelle **Anwendungsgebiete: 1.** Herstellung von rekombinanten Arzneimitteln; **2.** Abklärung von Mutationen, z. B. im Rahmen der Pränataldiagnostik u. genetischen Beratung bei genetisch bedingten Erkrankungen, Bestimmung von Prognosefaktoren bei Tumoren; **3.** die prinzipielle Möglichkeit der somatischen Behandlung von genetisch bedingten Krankheiten, die auf dem Fehlen eines funktionsfähigen Gens od. Ausschalten eines defekten (mutierten) Gens bzw. seines für einen normalen Stoffwechsel unentbehrlichen Genprodukts beruhen, durch Implantation eines funktionsfähigen Gens in Körperzellen (Gentherapie). **Recht:** Während die im Labor durchgeführten gentechnologischen Arbeiten den Bestimmungen des „Gesetzes zur Regelung der Gentechnik" (Gentechnikgesetz, Abk. GenTG) in der Fassung vom 16.12.1993, zuletzt geändert am 9.12.2010, unterliegen, sind bei der unmittelbaren Anw. der Gentechnologie am Menschen in Gestalt des sog. somatischen Gentransfers neben den zivil- u. strafrechtlichen Vorschriften gegen Körperverletzung u. Tötung die allg. Regeln für den medizinischen Neulandschritt (s. Ethik-Kommission) sowie die Richtlinien der Bundesärztekammer* zu beachten; die künstliche Veränderung menschlicher Keimbahnzellen ist nach dem Embryonenschutzgesetz, der Gentransfer in Embryonen nach dem ärztlichen Standesrecht verboten.

Gen-Umwelt-Inter|aktion (Gen*; Interaktion*) *f*: (engl.) *gen-nurture-interaction*; s. Anlage-Umwelt-Interaktion.

Genuss|training: (engl.) *enjoyment training*; s. Therapie, euthyme.

Gen-X-Umgebungs-Inter|aktion (-gen*; Interaktion*) *f*: (engl.) *gene X ambient interaction*; Beeinflussung von Krankheitsrisiko od. Verhalten durch interindividuell unterschiedlich ausgeprägte DNA-Sequenzvarianten; z. B. verstärkte Erhöhung des Risikos der Entwicklung einer Demenz durch Apo*-E4-Genvariante bei Verzehr von fettreichem Fleisch.

Gen-X-Umgebungs-Kor|relation (-gen*; Korrelation*) *f*: (engl.) *gene X ambient correlation*; Beeinflussung von Verhalten durch interindividuell unterschiedlich ausgeprägte DNA-Sequenzvarianten, so dass ungünstige, risikosteigernde Situationen aufgesucht werden, die Krankheiten auslösen; z. B. steigert der genetisch beeinflusste Persönlichkeitsfaktor Neurotizismus* die Exposition zu kritischen Lebensereignissen* (z. B. Verlust des Partners), die Depressionen auslösen können.

Gereiztheit: (engl.) *irritability*; Bez. für aggressiv getönte Verstimmung, die in ihrem Ausmaß meist als unangemessene Reaktion auf objektiv als gering bewertete Kränkung* od. Misserfolg zu betrachten ist; in der Interaktion ist die mühsam unterdrückte Wut* häufig durch eine angespannte Atmosphäre spürbar. **Vork.:** v. a. bei Manie*, Schizophrenie*, Sucht*, Delir*, Entzug, Persönlichkeitsstörungen*.

Geriatric Depression Scale: Abk. GDS; Selbst- od. Fremdbeurteilungsverfahren zur Erfassung depressiver Symptome bei älteren Menschen; umfasst 30 Items (z. B. „Haben Sie das Gefühl, Ihr Leben sei ohne Sinn?"); es existieren Kurzversionen mit 15 bzw. 4 Items; **Anw.:** Einschätzung des Grades einer Depression* speziell bei älteren Menschen; **Testdauer:** 5–10 Minuten.

Geriatric Mental State: Abk. GMS; standardisiertes, strukturiertes Interview zur Erfassung der Befindlichkeit u. psychischen Gesundheit älterer Menschen; erfasst die Symptome zu körperlichen Beschwerden, Schizophrenie* u. wahnhaften Störungen*, Manie*, Depression*, Zwangsstörungen*, hypochondrischen Störungen*, Phobien*, Angststörungen*; es existieren mehrere Versionen, die jeweils verschiedene Symptomgruppen erfassen; Klassifikation entsprechend DSM-IV u. ICD-10 zusammen mit dem Geriatric* Mental State-History and Aetiology Schedule möglich; computergestützte Erfassung: s. Automated Geriatric Examination for Computer Assisted Taxonomy.

Geriatric Mental State-History and Aetiology Schedule: Abk. GMS-HAS; ergänzendes Interview zu den verschiedenen Versionen des Geriatric* Mental State mit einer Bezugs-/Betreuungsperson zur Erfassung der Diagnosen ensprechend ICD-10 u. DSM-IV; erfasst werden die individuelle Krankheitsgeschichte (insbes. psychische Störungen einschließlich Demenz) u. vermeintliche Krankheitsursachen/Risikofaktoren; Durchführung v. a. wenn ein Interview mit älteren Patienten nicht od. nur unvollständig durchführbar ist; **Anw.:** Diagn. von Demenz*, insbes. Alzheimer*-Krankheit. Vgl. Automated Geriatric Examination for Computer Assisted Taxonomy.

Ger|iatrie (gr. γέρων Alter, Greis; -iatr*) *f*: (engl.) *geriatrics*; Altersheilkunde; Lehre von den Erkrankungen des alten Menschen; interdisziplinärer Behandlungsansatz der Medizin (u. a. Innere Medizin, Orthopädie, Neurologie, Psychiatrie); wichtige Aspekte der Geriatrie sind u. a. Assessment*, Angehörigenbetreuung, Irreversibilität von Alterungs- u. Krankheitsprozessen, Multimorbidität, Rehabilitation* sowie Sterbebegleitung*. Vgl. Gerontologie; Gerontopsychiatrie.

Gerichts|psych|iatrie (Psych-*; -iatr*) *f*: (engl.) *forensic psychiatry*; s. Psychiatrie, forensische.

Geronto|logie (gr. γέρων Alter, Greis; -log*) *f*: (engl.) *gerontology*; Wissenschaft, die sich mit den biologischen, somatischen, psychischen u. sozialen Grundlagen des Alterns beschäftigt; vgl. Geriatrie.

Geronto|philie (gr. γέρων Alter, Greis; -phil*) *f*: (engl.) *gerontophilia*; Form der Paraphilie* mit seit mind. 6 Monaten bestehenden sexuell erregenden Phantasien, sexuell dranghaften Bedürfnissen u./od. sexuellen Verhaltensweisen, die durch das weit überwiegende od. ausschließliche sexuelle Interesse an wesentlich älteren Personen mit typischen Zeichen des Alters gekennzeichnet sind; wird forensisch relevant, wenn die Sexualpartner einwilligungsunfähige Personen sind; **Vork.:** sehr selten, wahrscheinlich nur bei Männern; **Ther.:** bei Leidensdruck u. Gefährdung Anderer; v. a. kognitive Verhaltenstherapie* mit dem Ziel ausreichender Selbstkontrolle.

Geronto|psych|iatrie (gr. γέρων Alter, Greis; Psych-*; -iatr*) *f*: (engl.) *gerontopsychiatry*; Teilgebiet der Psychiatrie*, das sich mit den psychischen Störungen alter Menschen in einem interdisziplinären, auf der Gerontologie* basierenden Verständnis befasst; behandelt sowohl bereits vor dem Senium aufgetretene u. weiter bestehende auftretende Störungen (z. B. langjährige depressive od. bipolare Erkrankungen, Schizophrenie, Wahn) als auch im Alter sich erstmals manifestierende Erkrankungen (z. B. Depression, Demenz).

Geronto|psycho|logie (gr. γέρων Alter, Greis; Psych-*; -log*) *f*: (engl.) *gerontopsychology*; Teilgebiet der Psychologie*, das sich mit dem höheren Lebensalter beschäftigt, z. B. in Bezug auf Wahrnehmung, Lernen od. Intelligenz, sowie mit altersbedingten Veränderungen von motorischen Fertigkeiten u. Verhaltensmustern; umfasst biologische u. sozialpsychologische Aspekte, z. B. sozialer Status u. soziale Rollen verschiedener Altersstufen u. steht in engem interdisziplinären Kontakt mit der Geriatrie* u. a. psychologischen, medizinischen u. soziologischen Fachgebieten.

Gerstmann-Sträussler-Scheinker-Krankheit (Josef G., Neurologe, Wien, New York, 1887–1969; Ernst St., Neurologe, Prag, Wien, 1872–1959) *n*: (engl.) *Gerstmann-Sträussler-Scheinker syndrome*; Abk. GSS; sehr seltene, familiär gehäuft vorkommende (autosomal-dominant vererbte Komponente) Form der Prionkrankheiten des mittleren Erwachsenenalters; **Pathol.:** spongiforme Veränderungen u. multizentrische Plaqueablagerungen in Groß- u. Kleinhirnrinde; **Klin.:** progredienter Verlauf mit Sprach- u. Schluckstörungen, Kleinhirnataxie (s. Ataxie), später auch Demenz*. Vgl. Creutzfeldt-Jakob-Krankheit.

G

Gerstmann-Syn|drom (Josef G., Neurologe, Wien, New York, 1887–1969) *n*: (engl.) *Gerstmann syndrome*; Bez. für ein klinisch nicht einheitliches Syndrom mit Fingeragnosie*, Rechts*-Links-Störung, Agraphie (s. Dysgraphie) u. Akalkulie*; **Urs.:** Läsion im Bereich des Gyrus angularis der dominanten Hemisphäre, meist durch Verschluss der Arteria gyri angularis. Vgl. Angularissyndrom.

Geruchs|halluzination (Halluzination*) *f*: (engl.) *olfactory hallucination*; olfaktorische Halluzination*.

Geruchs|il|lusion (Illusion*) *f*: (engl.) *olfactory illusion*; s. Riechstörung.

GES: Abk. für **G**riffiths* **E**ntwicklungs**s**kalen.

Gesamt|behandlungs|plan: (engl.) *total therapeutical plan*; s. Behandlungsplan.

G

Geschäfts|fähigkeit: (engl.) *legal competence*; Fähigkeit, Rechtsgeschäfte selbständig vollwirksam vorzunehmen; Geschäftsfähigkeit ist eine im Gesetz nicht definierte Bez.; wird grundsätzlich unterstellt, wenn keine gesetzlichen Bestimmungen die Geschäftsfähigkeit ausschließen od. beschränken (§§ 104 ff. BGB); Gründe, welche die Geschäftsfähigkeit ausschließen, führen zur Geschäftsunfähigkeit*. Geschäftsfähigkeit wird allen Erwachsenen ab Vollendung des 18. Lebensjahrs in vollem Umfang zugestanden, Minderjährige bis zur Vollendung des 7. Lebensjahrs sind geschäftsunfähig i. S. des § 104 BGB (können keine Rechtsgeschäfte eingehen), Minderjährige >7 Jahre sind in ihrer Geschäftsfähigkeit beschränkt i. S. des § 106 BGB (können rechtliche Verpflichtungen, durch die sie nicht lediglich einen rechtlichen Vorteil erlangen, nur mit Einwilligung des gesetzlichen Vertreters eingehen, § 107 BGB). Vgl. Einsichtsfähigkeit; Schuldfähigkeit.

Geschäfts|un|fähigkeit: (engl.) *legal incompetence*; nach § 104 BGB ist **geschäftsunfähig**, wer das 7. Lebensjahr nicht vollendet hat od. sich in einem die freie Willensbestimmung ausschließenden Zustand krankhafter Störung der Geistestätigkeit befindet, sofern nicht dieser Zustand seiner Natur nach ein vorübergehender ist. Nach § 105 BGB sind Willenserklärungen* eines Geschäftsunfähigen nichtig (ebenso wie im Zustand von Bewusstlosigkeit od. vorübergehender Störung der Geistestätigkeit abgegebene Willenserklärungen). Ausnahmen gelten bei von volljährigen Geschäftsunfähigen getätigten Geschäften des täglichen Lebens (§ 105 a BGB). **Beschränkt geschäftsfähig** ist nach § 106 BGB, wer das 7. Lebensjahr vollendet hat, aber noch nicht volljährig (18 Jahre alt) ist (§ 2 BGB). Eine beschränkt geschäftsfähige Person bedarf zur Abgabe einer Willenserklärung, durch die sie nicht lediglich einen rechtlichen Vorteil erlangt, der Einwilligung* des gesetzlichen Vertreters (Eltern, Vormund; § 107 BGB). Die Wirksamkeit eines ohne die erforderliche Einwilligung abgeschlossenen Vertrages hängt von der Genehmigung durch den gesetzlichen Vertreter ab (§ 108 BGB); ein ohne die Einwilligung vorgenommenes einseitiges Rechtsgeschäft ist unwirksam (§ 109 BGB). Die Einwilligung in einen ärztlichen Eingriff ist nach vorherrschender Auffassung keine rechtsgeschäftliche Willenserklärung (bedarf also nicht der Geschäftsfähigkeit), sondern ein Gestatten zur Vornahme tatsächlicher Handlungen; dafür ist Einwilligungsfähigkeit* erforderlich, die auch bei Minderjährigen gegeben sein kann (bei Personen unter 18 Jahren im Zweifelsfall stets Einwilligung des personensorgeberechtigten gesetzlichen Vertreters einholen). Geschäftsfähigkeit* ist nicht abhängig vom Schwierigkeitsgrad eines Rechtsgeschäfts, da nach Ansicht der Rechtsprechung eine solche sog. relative Geschäftsunfähigkeit die Rechtssicherheit gefährden würde. Geschäftsunfähigkeit muss von dem, der sie behauptet, zur Überzeugung des Gerichts bewiesen werden. Geschäftsunfähigkeit i. S. des § 104 BGB ist nicht aus der Unsinnigkeit einer Handlung abzuleiten, sondern erfordert zunächst die Feststellung einer psychischen Störung, die einer krankhaften Störung der Geistestätigkeit zuzuordnen ist. Die Voraussetzungen für Geschäftsunfähigkeit können aus psychiatrischer Sicht nur angenommen werden, wenn aufgrund einer sicher diagnostizierten Erkrankung das Ausmaß der Symptomatik nachweisbar so ausgeprägt ist, dass die Rechtsgeschäfte wegen der Erkrankung u. nicht aufgrund des persönlichen Willens zustande gekommen sind. Geschäftsunfähige können Rechtsgeschäfte nicht durchführen; sie benötigen eine umfassende Betreuung*.

Geschlecht: (engl.) *sex, gender*; auf versch. Weise definierbare Eigenschaften, die bei allen zweigeschlechtlichen Species ein Individuum als entweder männlich od. weiblich kennzeichnen (s. Geschlechtsmerkmale); beim Menschen werden unterschieden: **1. somatisches** (biol.) Geschlecht: Summe körperlicher Merkmale mit eindeutig männlicher bzw. weiblicher Ausprägung; **a)** chromosomales Geschlecht (auch Kerngeschlecht): Bestimmung aus dem Genom; Zellen mit einem Y-Chromosom u. dem physiologischen Karyotyp 46,XY sind männlich, Zellen ohne Y-Chromosom (physiologischer Karyotyp 46,XX) sind weiblich; **b)** gonadales Geschlecht (auch endokrines Geschlecht): Bestimmung aus den Gonaden bzw. den durch sie produzierten Sexualhormonen; **c)** gonoduktales Geschlecht: Bestimmung aus den inneren Geschlechtsorganen (Nebenhoden, Samenwege, Prostata od. Eileitern, Uterus, Vagina); **d)** genitales Geschlecht: Bestimmung aus den äußeren Geschlechtsorganen (Penis, Hodensack od. Labien, Klitoris); **2. psychisches** Geschlecht: subjektive Bewertungen u. objektive neurophysiologische Merkmale, die eine (mehr od. weniger) eindeutige Zuordnung erlauben: **a)** empfundenes Geschlecht: Bestimmung aus subjektiver Wahrnehmung; **b)** zerebrales Geschlecht: Bestimmung aus der neurohormonalen Aktivität (Hypothalamushormone*) bzw. aus neuroanatomischen Unterschieden (Sexualzentren im Hypothalamus); **3. soziales**

Geschlecht: Summe soziokultureller Attribute, die ein Individuum als männlich od. weiblich einordnen; **a)** zugeschriebenes Geschlecht (auch Zuweisungsgeschlecht, Bestimmungsgeschlecht, Geburtsgeschlecht, sog. Hebammengeschlecht): das aufgrund der bei Geburt sichtbaren Sexualorgane bestimmte u. in der Geburtsurkunde dokumentierte Geschlecht; **b)** anerzogenes Geschlecht (auch Erziehungsgeschlecht): das von Eltern u. sozialem Umfeld in der Erziehung zugrunde gelegte Geschlecht, das für die Übernahme einer best. Geschlechtsrolle bedeutsam ist; **c)** juristisches Geschlecht: das ausgehend von der Geburtsurkunde in den Personaldokumenten genannte Geschlecht; Änderungen sind nur in Ausnahmefällen möglich (Geschlechtsangleichung*, Transsexuellengesetz*). Im Regelfall sind diese Ebenen untereinander kongruent u. die Zuordnung ist eindeutig; feststellbare androgyne Zwischenstufen (d. h. uneindeutige od. sich widersprechende Merkmale) werden in Bezug auf das somatische Geschlecht als Intersexualität*, in Bezug auf das psychosoziale Geschlecht als Transsexualität* bezeichnet.

Geschlechts|angleichung: (engl.) *sex change*; sog. Geschlechtsumwandlung; Bez. für hormonalen u. plastisch-chirurgischen Eingriff zur Anpassung von gonadalem u. genitalem Geschlecht bei Intersexualität* u. Transsexualität*; **Ind.:** psychosoziale Belastung u. starker Leidensdruck; **Vorgehen:** **1.** Vorbehandlung mit Sexualhormonen des angestrebten Geschlechts; **2.** plastisch-chirurgischer Eingriff mit Entfernen der Gonaden (Kastration*): **a)** Mann-zu-Frau-Geschlechtsangleichung: Bildung von Vulva u. Neovagina (Kolpopoese), Mammaplastik; **b)** Frau-zu-Mann-Geschlechtsangleichung: subkutane Mastektomie unter Erhalt der Mamillen, Hysterektomie mit beidseitiger Ovarektomie; ggf. Harnröhrenverlängerung (aus Vaginallappen, kleinen Schamlippen u. freiem Transplantat), Bildung eines Neopenis mit Phallus (freies Hauttransplantat aus Unter- od. Oberarm od. Unterschenkel), Glans penis, Penisimplantat u. Bildung eines Skrotums (aus großen Schamlippen nach Vaginaverschluss) mit Implantation von Hodenprothesen. Funktionelle Ergebnisse der Mann-zu-Frau-Geschlechtsangleichung sind generell besser; eine sehr sorgfältige, enge Indikationsstellung u. intensive psychol. Betreuung sind wichtige Voraussetzungen für den Erfolg. Zur personenstandsrechtlichen Seite der Geschlechtsangleichung: s. Transsexuellengesetz.

Geschlechts|hormone (Horm-*) *n pl*: (engl.) *sex hormones*; Sexualhormone*.

Geschlechts|identität (Identität*) *f*: (engl.) *gender identity*; Selbstidentifikation eines Menschen als männlich, weiblich od. androgyn (s. Androgynie); wahrscheinlich sehr frühzeitig (ca. ab 2. Lebensjahr) unveränderbar fixiert, nicht zwingend an chromosomale Ausstattung gebunden. Vgl. Geschlechtsrolle; Transsexualität.

Geschlechts|identitäts|entwicklung (Identität*): (engl.) *gender identity developement*; Entwicklung der Geschlechtsidentität*, der sexuellen Orientierung* (Heterosexualität*, Bisexualität*, Homosexualität*) u. der sexuell erotischen Vorstellungswelt (Inhalt der sexuellen Phantasien*) eines Menschen; daran beteiligte Faktoren umstritten; diskutiert wird ein vor- u. nachgeburtliches Zusammenspiel biologischer (z. B. Hormoneinflüsse) u. psychischer Faktoren (z. B. Festlegung des Geschlechts* durch die Hebamme), die zu best. Zeitperioden des Entwicklungsprozesses wirksam werden; wahrscheinlich multifaktoriell beeinflusst.

Geschlechts|identitäts|störung (Identität*): (engl.) *gender identity disorder, gender dysphoria syndrome*; fehlende Übereinstimmung der Geschlechtsidentität* mit dem somatischen (biologischen) Geschlecht; **Formen:** leichte Unzufriedenheit mit der biologischen Geschlechtszugehörigkeit bis hin zu vollständiger u. anhaltender Ablehnung des somatischen Geschlechts (Transsexualität* als ausgeprägteste u. klin. bedeutsamste Form); **Vork.:** **1.** bei Adoleszenten, Borderline-Persönlichkeitsorganisation* u. Schizophrenie* nicht selten, jedoch immer nur vorübergehend; **2.** Geschlechtsidentitätsstörungen bei Kindern sehr selten (häufiger fehlende Anpassung an die erwartete Geschlechtsrolle*); verlieren sich häufig vor Einsetzen der Pubertät; bei Jungen sind Störungen der sexuellen Identität häufiger mit späterer Homosexualität* als mit Transsexualität verbunden. **Hinweis:** Knabenhaftigkeit bei Mädchen (sog. tomboys) u. mädchenhaftes Verhalten bei Jungen (sog. sissys) sind keine Geschlechtsidentitätsstörung.

Geschlechts|merkmale: (engl.) *sexual characteristics*; charakteristische, das weibliche u. männliche somatische Geschlecht* unterscheidende Kennzeichen; **1. primäre** Geschlechtsmerkmale: direkt der Fortpflanzung dienende, bei der Geburt vorhandene Geschlechtsmerkmale (Genitale): Hoden, Nebenhoden, Samenwege, Penis bzw. Ovarien, Tuben, Uterus, Vagina, Vulva; **2. sekundäre** Geschlechtsmerkmale: in der Pubertät sich entwickelnde Geschlechtsmerkmale (beim Mann: Bart, Körperbehaarung, tiefe Stimme; bei der Frau: Brüste, weiblicher Behaarungstyp, charakteristische Fettverteilung); **3. tertiäre** Geschlechtsmerkmale: u. a. Körperlänge, Knochenbau.

Geschlechts|rolle: (engl.) *gender role*; einem bestimmten Geschlecht* (männlich/weiblich) zugeordnete, kulturspezifisch definierte Verhaltensweisen, Erwartungen u. soziale Normen sowie die zugeschriebenen typischen u. angemessenen Fähigkeiten bzw. Eigenschaften; wird i. d. R. entsprechend dem biologischen Geschlecht eingenommen; Ausnahme: Geschlechtsidentitätsstörungen*, Transsexualität*. Vgl. Geschlechtsidentität.

Geschlechts|umwandlung: (engl.) *sex change*; s. Geschlechtsangleichung.

Geschlechts|verkehr: **1.** (engl.) *sexual intercourse*; i. w. S. Sammelbezeichnung für alle (auch nicht penetrierenden) Sexualkontakte, unabhängig von einem Orgasmus*; **2.** i. e. S. Koitus*; vgl. Reaktionszyklus, sexueller.

geschlossene Abteilung: (engl.) *closed ward*; s. Abteilung, geschlossene.

Geschmacks|a|version, konditionierte (Aversion*): (engl.) *conditioned gustatory aversion*; als sog. Garcia-Effekt (nach Garcia u. Kölling, 1966) bezeichnetes Ergebnis eines Konditionierungsexperiments, das zeigte, dass konditionierte Reaktionen von einer biol. Vorbereitung des Lernens u. von den im dazwischen liegenden Intervall interferierenden Tätigkeiten od. Reizen abhängen. Beispiel: Nach Präparierung von Schaffleisch mit einer Übelkeit erzeugenden Substanz, welche die Wölfe als Schaf identifizieren, kommt eine aversive Konditionierung* zustande, die Wölfe lassen von den Schafen ab. **Klin. Bedeutung:** im Zusammenhang mit Preparedness** möglicherweise beteiligt an der Entstehung von Phobien*, evtl. auch Essstörungen*.

Geschmacks|halluzination (Halluzination*) *f*: (engl.) *gustatory hallucination*; gustatorische Halluzination*.

Geschwister|beziehung: (engl.) *sibling relationship*; Beziehung* zwischen Geschwistern, die für die meisten Menschen am längsten während, unaufkündbar, annähernd egalitär u. durch gemeinsame Vergangenheit beeinflusst ist; Geschwister können soziale Unterstützung* bieten (z. B. bewältigen sie Scheidungen leichter als Einzelkinder). Die Beziehung zwischen Geschwistern verändert sich über die Lebenspanne: bis zur mittleren Lebensphase abnehmende Nähe, Wiederannäherung u. verstärkte psychologische Unterstützung im Alter. Ältere Geschwister haben für jüngere häufig sog. Pionierfunktion, Lehrerfunktion u. Modellfunktion. Unterschiede zwischen Geschwistern entstehen durch unterschiedliche Gene, unterschiedliche Behandlung durch die Eltern, unterschiedliche Umwelt u. die Qualität der Geschwisterbeziehung; nachgewiesen wurde auch der Einfluss der Geschwisterposition, des Geschlechtes u. des Parental* Investment. Vgl. Störung, emotionale (mit Geschwisterrivalität).

Gesetz der Entwicklungs|kor|relation (Korrelation*): (engl.) *developmental correlation*; von Meumann u. Ebert (1905) geprägte Bez. für die Annahme, dass sich psychische Eigenschaften od. Fähigkeiten nicht für sich allein verändern, sondern sich auch andere, damit verbundene Merkmale, ändern.

Gesichts|feld: (engl.) *visual field*; der mit einem (monokulares Gesichtsfeld) od. beiden (binokulares Gesichtsfeld) unbewegten Augen wahrnehmbare Teil des Raums; Größe des Gesichtsfelds ist abhängig vom Grad der Adaptation der Augen sowie Größe, Helligkeit, Farbe u. evtl. Bewegung des Objekts; **Bestimmung:** mit (meist statischer) Perimetrie; bei einfachen Lichtreizen i. d. R. oben bis 60°, unten bis 70°, nasal bis 60°, temporal bis 90° (s. Abb.); ein nicht (s. Skotom) od. eingeschränkt (s. Gesichtsfeldeineingung) wahrnehmbarer Bereich innerhalb des Gesichtsfelds ist mit Ausnahme des sog. blinden Flecks pathologisch. Vgl. Blickfeld.

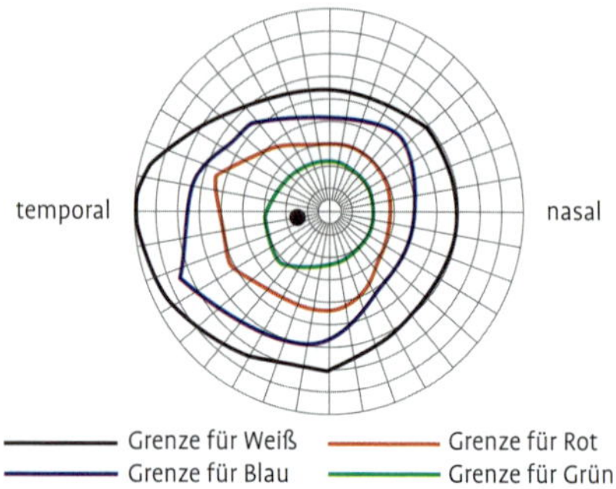

Gesichtsfeld: normales Gesichtsfeld des linken Auges

Gesichts|feld|ausfall: (engl.) *scotoma*; s. Skotom; Hemianopsie.

Gesichts|feld|einengung: (engl.) *visual field constriction*; zeitweilige od. dauernde Verkleinerung des Gesichtsfeldes* in eine best. Richtung od. nach allen Seiten; ggf. auch als tunnelartige Gesichtsfeldeinschränkung (s. Tunnelblick); **Vork.:** z. B. Symptom versch. Augenerkrankungen, z. B. Hornhaut- od. Linsentrübung, Glaukom, Netzhautablösung.

Gesichts|halluzination (Halluzination*) *f*: (engl.) *visual hallucination*; optische Halluzination*.

Gespräch, diag|nostisches: (engl.) *diagnostic conversation*; Exploration*.

Gesprächs|führung: (engl.) *way of interviewing*; nach Regeln erfolgende Form der Gestaltung eines Gesprächs, um gewünschte Ergebnisse zu erzielen; im psychosozialen Bereich sind insbes. Regeln bedeutsam, wie sie in der Gesprächspsychotherapie* eine Rolle spielen (u. a. empathisch, echt, gefühlsorientiert, nicht direktiv). In anderen Therapien gelten darüber hinaus andere Regeln wie das Einhalten einer wohlwollenden Distanz (psychoanalytische Psychotherapie*), Konfrontation (z. B. in der Gestalttherapie*), Disputation (in der kognitiven Therapie* als rationaler Dialog) od. Einhalten von Systemimmanenz* (systemimmanente Gesprächsführung*). Im Kontext der Diagnostik gelten z. T. wieder andere besondere Regeln wie ein hypothesengeleiteter, aber nicht suggestiver Fragestil.

Gesprächs|führung, motivationale: (engl.) *motivational way of interviewing*; s. Motivational Interviewing.

Gesprächs|führung, system|im|manente: (engl.) *joining in interviews*; Art der Gesprächsführung*, die so gestaltet wird, dass Haltungen u. Verständnisrahmen des Gesprächspartners (engl. frame of reference) so genutzt werden, dass erwünschte

Kommunikationsziele vom Empfänger als Teil seiner Denkweise akzeptiert werden. Erklärt z. B. ein Patient seine psychische Störung mit biologischen Ursachen, so teilt der Therapeut zunächst diese Ansicht, obwohl er überzeugt ist, dass diese einen psychogenen Hintergrund hat. Dabei ist die Haltung des Therapeuten von der Auffassung geprägt, dass die Erklärung des Patienten die für ihn zum jeweiligen Zeitpunkt die jeweils vorteilhafteste ist.

Gesprächs|psycho|therapie (Psychotherapie*) *f*: **1.** (engl.) *client-centered therapy, person-centered therapy*; Abk. GT, GPT; syn. klientenzentrierte Psychotherapie; Kurzbez. Gesprächstherapie; i. w. S. jede Form der Psychotherapie auf der Grundlage eines Gesprächs; vgl. Encounter-Gruppe; **2.** von Carl R. Rogers (1940) entwickelte Form der Psychotherapie*, bei der durch die Beziehung zum Therapeuten die Tendenz des Menschen zur Entwicklung u. die Motivation zur Selbstverwirklichung unterstützt werden soll; **Theorie:** Rogers Entwicklungstheorie nimmt u. a. ein kindliches Bedürfnis nach Wertschätzung (engl. positive regard) u. eine angeborene Selbstaktualisierungstendenz (eigene Möglichkeiten u. Fähigkeiten entfalten) an. Physische u. psychische Umweltbedingungen können diese Aktualisierung fördern u./od. behindern. Eine Person ist kongruent, wenn sie ihre ständig neuen Erfahrungen zulässt u. in das Selbst integriert. Die Entfaltung von Individuen, Gruppen u. ganzen Gesellschaften wird als zusammenhängend angesehen. Bei Störungen (s. Störungs-Theorie) liegt Inkongruenz vor, d. h. eine Diskrepanz zwischen Selbstbild* u. Erleben, so dass wichtige Körper- u. Sinneserfahrungen geleugnet, abgewehrt od. verzerrt (sprachlich, bildhaft) symbolisiert u. als Bedrohung erlebt werden. **Therapieziel:** Der Therapeut soll zum Patienten eine Beziehung entwickeln, die eine konstruktive Persönlichkeitsentwicklung fördert sowie Abwehr u. Leugnung überwinden hilft, so dass die bislang abgelehnten od. vermiedenen Aspekte in das Selbstbild integriert werden. Dies erfolgt in 3 Schritten: zunehmende Selbstexploration (kurzfristig innerhalb der Sitzungen), wachsende Selbstkongruenz* (mittelfristig im Sitzungsverlauf), Selbstaktualisierung in Richtung voll entwickelte Persönlichkeit (engl. fully functioning person; langfristig): diese **a)** ist offen für neue Erfahrungen; **b)** orientiert sich an den eigenen Bedürfnissen; **c)** bewertet u. entscheidet selbst; **d)** kann positive Wertschätzung leicht annehmen u. geben; **e)** zeigt keine Abwehr u./od. Leugnung; **f)** entwickelt reife u. befriedigende Interaktionen. **Ind.:** v. a. bei affektiven Störungen*, Angst*-, Belastungs- u. psychosomatischen Störungen; **Durchführung:** Wichtigster Aspekt der klassischen GT ist die therapeutische Beziehung*. Die Grundhaltung des Therapeuten ist gekennzeichnet durch drei **Therapieprinzipien** (Therapeutenvariablen*), die nach Rogers notwendig u. hinreichend für den Therapieerfolg sind: **a)** Akzeptanz* u. Wertschätzung*; **b)** Empathie*; **c)** Kongruenz*. Auf der Grundlage dieser Haltung versucht der Therapeut in mehr od. weniger direktiver Weise (GT wurde in früher Phase als nichtdirektive Psychotherapie* bezeichnet), (emotionale) Erlebnisse des Patienten zu verbalisieren u. konfrontiert diesen mit eigenen Widersprüchen (Inkongruenzen) zwischen Erleben (s. Experiencing) u. Selbstbild. Die Realisierung der Therapieprinzipien soll die für den Therapieerfolg wesentliche Selbstexploration des Patienten erhöhen: dazu gehören Sprechen über das eigene innere Erleben, emotionale Stellungnahmen mit zunehmender Klarheit u. Differenziertheit. **Sonderformen:** auf der klassischen Gesprächspsychotherapie basierend wurden weiterhin entwickelt: **a) prozess-erlebnisorientierte u.emotionsfokussierte Therapie***, bei der die emotionalen Erfahrungen des Patienten stärker im Vordergrund stehen u. die emotional-kognitiven Grundüberzeugungen (Schemata) von der eigenen Person verändert werden sollen; **b) zielorientierte Gesprächspsychotherapie***, die sich u. a. auf die Allgemeine Psychologie bezieht u. aus den Erweiterungen der Störungstheorie neue, auch direktive Handlungsregeln ableitet mit dem Ziel, problemrelevante Ziele, Motive u. Schemata zu klären; **c) störungsspezifische, differentielle Ansätze**, die auf Basis der 3 Therapieprinzipien je nach psychischer Störung unterschiedliche Handlungsregeln entwickeln. **Wirksamkeit:** Die GT wurde schon von Rogers u. Mitarbeitern umfangreich empirisch untersucht, z. B. mit Skalen zur Bewertung des Therapeuten- u. Patientenverhaltens; es existieren zahlreiche Studien. Die Therapeutenvariablen nach Rogers werden heute als hilfreich, nicht aber als notwendig u. hinreichend bewertet. V. a. frühere Studien haben die Patienten, entsprechend dem Therapiekonzept, nicht nach psychischen Störungen differenziert. Inzwischen gibt es Hinweise, dass die GT v. a. bei Depressionen*, aber auch z. B. bei Angst*-, Anpassungs*- u. Belastungsstörungen wirksam ist. In Teilbereichen gilt die Gesprächspsychotherapie aufgrund älterer Studien als wissenschaftlich fundiert; der für die sozialrechtliche Anerkennung in Deutschland zuständige Gemeinsame* Bundesausschuss hat hier jedoch eine versorgungsrelevante breite Fundierung nicht anerkannt, so dass die Gesprächspsychotherapie in Deutschland kein sozialrechtlich eigenständiges Verfahren darstellt.

Gesprächs|psycho|therapie, ziel|orientierte (Psychotherapie*) *f*: (engl.) *goal-oriented psychotherapy*; klärungsorientierte Psychotherapie; direktive Weiterentwicklung bzw. Abwandlung der Gesprächspsychotherapie*, bei der eine ziel- u. handlungsorientierte Position des Therapeuten entscheidend ist (R. Sachse); **Therapieziel:** Die für das Problem relevanten Motive, Ziele u. kognitiv-emotionalen Grundüberzeugungen (Schemata) des Patienten sollen aktualisiert, geklärt u. modifiziert werden;

G

Prinzip: Die für die klassische Gesprächspsychotherapie zentralen Therapeutenvariablen* u. die Therapeut-Patient-Beziehung (s. Beziehung, therapeutische) werden als hilfreich angesehen, auf deren Basis der Therapeut als Experte aktiv handelt u. insbes. den therap. Prozess zielgerichtet u. ggf. störungsspezifisch beeinflusst. Dabei werden auch direktive Techniken (Interventionen aus der Verhaltenstherapie*) eingesetzt, z. B. vertiefendes Fragen od. Konfrontation*, z. B. mit Vermeidung u. Grundüberzeugungen zu Beziehungen. **Hinweis:** fließende Übergänge zu kognitiv-behavioraler Psychotherapie (Verhaltenstherapie*).

Gesprächs|therapie *f*: **1.** (engl.) *verbal therapy*; Abk. GT; Sammelbez. für Formen der Psychotherapie*, bei denen (in Abgrenzung zu körperorientierten Formen od. Kreativtherapie*) das Gespräch im Vordergrund steht; **2.** Kurzbez. für Gesprächspsychotherapie*.

G

Gestagene (lat. gestare tragen) *n pl*: (engl.) *gestagens*; Stoffklasse von natürlichen u. synthetischen Hormonen mit z. T. ähnlichen Wirkungen wie das physiol. Gelbkörperhormon Progesteron*; leiten sich vom Testosteron* od. 17α-Hydroxyprogesteron ab; **Wirkung:** nahezu alle biologischen Effekte werden im Zusammenwirken mit Östrogenen* ausgelöst u. hängen dabei vom Östrogen/Gestagen-Verhältnis u. der zeitlichen Abfolge des Zusammenwirkens ab. Dabei tritt die Wirkung nur in Organen auf, deren Zellen spezifische Hormon-Rezeptoren aufweisen. Bedeutung der Gestagene für die Regulation von Reproduktionsvorgängen der weiblichen Genitalorgane: Endometriumtransformation, eine Schwangerschaft erhaltende Wirkung (Beeinflussung des Zervikalsekrets, der Spermienkapazitation u. des Eitransports, Einwirkung auf die Beschaffenheit des tubalen u. uterinen Milieus); dosisabhängige Wirkung auf Hypothalamus u. Hypophyse: Steigerung der Sekretion von LH*, Hemmung der Sekretion von GnRH*; jedes Gestagen besitzt **Partialwirkungen**: u. a. antiöstrogene, östrogene, androgene, antiandrogene Eigenschaften, das Fehlen od. Vorhandensein zentraler Hemmwirkungen (Gonadotropinhemmung), eine negative od. positive Beeinflussung der Nebennierenrindenfunktion; **Ind.:** v. a. zur hormonalen Kontrazeption (allein od. in Kombination mit Östrogenen), zur Substitutionstherapie in der Postmenopause (in Kombination mit Östrogenen), bei Zyklusstörungen*; früher auch bei habituellem Abort (Gefahr der Virilisierung des Fetus) u. bei Mamma- u. Korpuskarzinom; **UAW:** abhängig von den Partialwirkungen.

Gestalt|gesetze: (engl.) *Gestalt law*; Gesetzmäßigkeiten der visuellen Wahrnehmung*; ursprünglich von M. Wertheimer, K. Koffka u. W. Köhler (1923), den Begründern der Gestaltpsychologie* in der sog. Berliner Schule, formuliert; nachfolgend durch weitere psychol. Experimente bestätigt u. erweitert; visuelle Wahrnehmung erfolgt demnach als Ganzheit, wonach sich folgende Gesetzmäßigkeiten ergeben: **1.** Gesetz der guten Gestalt: Jedes Reizmuster wird in seiner Struktur so einfach wie möglich gesehen. **2.** Gesetz der Ähnlichkeit: Ähnliche Dinge sind zusammenhängenden Gruppen zugeordnet. **3.** Gesetz der fortgesetzt durchgehenden Linie: Als zusammengehörig gesehene Punkte werden zu Linien verbunden, so dass sie dem einfachsten Weg folgen. **4.** Gesetz der Nähe: Beieinander liegende Dinge erscheinen als zusammengehörig; Details od. Änderungen werden nicht spontan wahrgenommen. **5.** Gesetz des gemeinsamen Schicksals: Dinge, die sich in gleicher Richtung bewegen, erscheinen als zusammengehörig. **6.** Gesetz der Vertrautheit (auch Mimesis): Dinge, die dem Betrachter bekannt sind od. eine Bedeutung für ihn haben, ergeben mit größerer Wahrscheinlichkeit Gruppen (z. B. Kippfiguren). Innerhalb dieser Gesetze ergibt sich die Möglichkeit, Gegenstände (Formen, Farben, Bewegungen) von einem Hintergrund zu trennen (Figur-Grund-Trennung od. Unterschiedbildung). Diese Gesetzmäßigkeiten wurden in vielen psychol. Experimenten bestätigt u. auch die zerebralen Voraussetzungen in der neueren neurophysiol. u. anatomischen Forschung zunehmend erfasst. Gestaltbildung erfolgt vermutlich nicht nur über visuelle Reize, auf denen die Gestaltgesetze beruhen, sondern integrativ über alle Sinnesreize, also einer Kopplung aus z. B. Sehen u. Tasten zur Identifikation einer „Gestalt". In der Systemtheorie werden analog den Gesetzmäßigkeiten der Gestaltbildung bestimmte Kopplungen u. Gruppierungen in Systemen als Muster bezeichnet. Die Unterschiedbildung gilt als die geistige Grundvoraussetzung zur Schaffung von Systemen.

Gestalt|kreis: (engl.) *Gestalt cirle*; Bez. in der Psychosomatik* (V. von Weizsäcker) für Erleben von Organismus u. Umwelt als funktionale Einheit infolge Wechselwirkung u. Adaptation*.

Gestalt|psycho|logie (Psych-*; -log*) *f*: (engl.) *Gestalt psychology*; Anfang des 20. Jahrhunderts geprägte, später in verschiedene Schulen differenzierte Richtung der Psychologie*, bei der die Gestaltqualität des Ganzen erhalten bleibt (z. B. eine Melodie), auch wenn Eigenschaften, die das Ganze prägen, bis zu einem gewissen Grad verändert werden (z. B. Veränderung der Töne durch Transposition in eine andere Tonart); in Abgrenzung zur Assoziationspsychologie* (J. S. Mill) od. der Physiologischen Psychologie (W. Wundt) wird das Erleben* (v. a. in der Wahrnehmung*) entsprechend nicht durch Analyse von Einzelempfindungen erklärt, sondern als eine „Ganzheit" od. Ordnung aufgefasst, die den einzelnen Empfindungen (Elemente) u. deren Verbindungen vorausgeht. Vgl. Gestaltgesetze.

Gestalt|therapie *f*: (engl.) *gestalt therapy*; Form der Psychotherapie* (F. u. L. Perls, P. Goodman, 1940) mit humanistischem Ansatz (s. Gestaltpsychologie); **Prinzip:** zentrales therapeutisches Prinzip ist, bedeutsame unerledigte Erfahrungen aus der

Lebensgeschichte zu aktivieren, bewusst zu bearbeiten u. im Sinne einer guten Gestalt abzuschließen. Wesentlich sind die Grundannahmen: **1.** Der Organismus bildet eine Einheit (holistisch, Ganzheitlichkeit), bestehend aus Körper, Geist u. Psyche in einem sozialen u. ökologischen Umfeld. **2.** Die Person hat eine Tendenz zu Wachstum u. Selbstaktualisierung. **3.** Personen haben die Fähigkeit zur Selbstregulation*, d. h. zur Wahrnehmung u. Befriedigung ihrer Bedürfnisse, u. damit auch zur Selbstheilung. **4.** Entscheidend sind die Erlebnisse in der Gegenwart („Hier-und-Jetzt"). **5.** Grundlegend ist das Prinzip der Gegensätze (angelehnt an Zen-Buddhismus), das sich z. B. ausdrückt in den Polaritäten von Gleichgewicht (Homöostase) u. Ungleichgewicht, Kontakt u. Rückzug, Eigenständigkeit u. Zugehörigkeit sowie innerhalb der eigenen Person (z. B. liebevoll u. aggressiv, leistungsbezogen u. faul sein können). Zentral ist der Grundbegriff **Kontakt:** **1.** zu sich selbst (Körper, Gefühle, Bedürfnisse); **2.** zu anderen Menschen; **3.** zur Umwelt; ähnlich den psychoanalytischen Abwehrmechanismen werden unterschiedliche Formen der Kontaktvermeidung unterschieden, u. a. Introjektion (Werte u. Bedürfnisse Anderer als eigene wahrnehmen), Projektion (eigene Bedürfnisse Anderen zuschreiben) u. Deflektion (Kontaktvermeidung durch Rückzug). **Therapieziel:** Gestaltbildung einzelner Bedürfnisse (Gefühle, Bedürfnisse wahrnehmen u. realisieren) u. der Persönlichkeit (entfremdete Teile integrieren, Selbstverwirklichung); die Bedeutung der Umwelt wird bei Befriedigung u. Frustration von Bedürfnissen einbezogen, so dass Gestalttherapie grundsätzlich eine explizit politische u. gesellschaftskritische Dimension enthält. **Anw.:** in Selbsterfahrung, Erwachsenenbildung u. Organisationsberatung; **Durchführung:** Zur Förderung von Bewusstheit (entsprechend therapeutischem Prinzip) kann der Therapeut z. B. die Aufmerksamkeit des Patienten auf Körperbewegung u. -haltung, Stimme, Gefühlsausdruck, Formulierung usw. lenken. Zudem können verschiedene Techniken eingesetzt werden, z. B. Projektionen* als eigenes Verhalten ausprobieren, aus einem erlebten Traum einzelne Rollen nachspielen, in Hausaufgaben neues Verhalten ausprobieren. Häufig eingesetzt wird der sog. Zwei-Stühle-Dialog, bei dem der Patient z. B. ambivalente Gefühle od. einen inneren Konflikt intensiv durcharbeitet (Patient stellt z. B. auf einem Stuhl den liebevollen Partner, auf dem anderen den Unabhängigkeit u. Freiheit Suchenden dar) od. der sog. leere Stuhl zur Aufarbeitung von unerledigten Erfahrungen (Patient stellt z. B. auf einem Stuhl sich selbst als emotional vernachlässigtes Kind, auf dem anderen seine Mutter dar). Bei den Übungen achtet der Therapeut auf einen Wechsel zwischen intensivem Erleben u. anschließendem Reflektieren u. Aneignen des Erlebten. Je nach Therapieziel u. -phase kann der Therapeut sich unterstützend (empathisch, ermunternd, stabilisierend) u. konfrontierend/frustrierend (fordern, auf Widersprüche u. Brüche aufmerksam machen) verhalten. Konfrontation* setzt eine tragfähige Beziehung u. einen hinreichend stabilen Patienten voraus (s. Beziehung, therapeutische). **Wirksamkeit:** bisher kein überzeugender Wirkungsnachweis, insbes. störungsspezifische Studien fehlen (Wissenschaftlicher Beirat Psychotherapie, 2003); **Hinweis:** **1.** Als Weiterentwicklung gilt die emotionsfokussierte Paartherapie*. **2.** Elemente der Gestalttherapie, insbes. die Bedeutung von Emotionen* u. die Arbeit mit dem Körper, können i. R. der Verhaltenstherapie* integriert werden.

Gestaltungs|test, thematischer: s. Thematischer Gestaltungstest.

Gestaltungs|therapie *f*: (engl.) *art therapy*; Kunsttherapie; Sammelbezeichnung für alle Formen der Gruppen- od. Einzelpsychotherapie, die Mittel des gestaltenden u. künstlerischen Ausdrucks (sprachlicher u. nichtsprachlicher Art, z. B. Malen, Zeichnen, Gestalten mit versch. Materialien), z. T. auch nur in passiv rezeptiver Weise nutzen; Form der Kreativtherapie*; **Formen:** u. a. Tanztherapie*, Maltherapie*, Musiktherapie*, Bibliotherapie*, Poesietherapie, auch i. R. von Plastizieren, Theater, humoristischen Inszenierungen, Spieltherapie*; **Therapieziel:** Beschleunigung psychotherap. Prozesse u. insbes. Aktivierung emotionaler Erfahrungen mit kathartischen u. sublimierenden Anteilen, des inneren Wachstums, Förderung von emotionalem u. kreativem Ausdruck, Selbstwahrnehmung*, Konzentration, Ausdauer, Selbständigkeit u. Spontaneität, Freude, spielerischer Haltung u. Entspannung bei gleichzeitigem Abbau von Leistungsansprüchen; Problemdarstellung im Bild erlaubt Benennung auch vorbewusster Inhalte u. Aktivierung neuer, positiver Lösungsansätze im begleitenden Gespräch mit dem Kunsttherapeuten; **Ind.:** Anw. meist stationär (Psychiatrie, Psychosomatik), von besonderer Bedeutung im rehabilitativen Bereich u. zur Stressbewältigung; **Kontraind.:** Psychose od. schwerste Depression; **Wirksamkeit:** Für Musik-, Tanz- u. Bibliotherapie liegen evidenzbasierte Wirksamkeitsnachweise auf unterschiedlichem methodischen Niveau vor; Metaanalysen berichten über hohe Effektstärken für Musik- u. Bibliotherapie (Apodaca u. Miller, 2003; Argstatter et al., 2007; Cuijpers, 1997; Gregory et al., 2004; Marrs, 1995; Van Lankveld, 1998); Tanztherapie ist mit wenigen Studien auf niedrigem Evidenzniveau bei Patienten mit psychosomatischen Störungen u. Krebs (Bosak u. Jack, 2006; Mannheim u. Weiss, 2005) u. für Depression, sexuelle Funktionsstörungen, Autismus u. Demenz sowie für an Krebs erkrankte Kinder u. Jugendliche überprüft. Nicht evidenzbasiert evaluiert sind Schreib- u. Poesietherapie. Vgl. Ergotherapie.

Gestalt|wahrnehmung: (engl.) *Gestalt perception*; Bez. aus der Gestaltpsychologie* für den Prozess der Wahrnehmung*, bei dem bedingt durch die Gestaltgesetze* eine spontane Organisation der wahrgenommenen Reize erfolgt, wobei die einzelnen Reize zu einem Ganzen zusammengeschlossen werden.

Gestations|psych|ose (lat. gestare tragen; Psych-*; -osis*) *f*: (engl.) *psychosis of pregnancy*; Schwangerschaftspsychose*.

Geste, para|suizidale: (engl.) *parasuicidal sign*; s. Verhaltensweisen, parasuizidale.

Gesundheit: (engl.) *health*; **1.** i. w. S. nach Definition der WHO der Zustand völligen körperlichen, geistigen, seelischen u. sozialen Wohlbefindens; **2.** i. e. S. das subjektive Empfinden des Fehlens körperlicher, geistiger u. psychischer Störungen od. Veränderungen bzw. ein Zustand, in dem Erkrankung u. pathol. Veränderungen nicht nachgewiesen werden können; **psychische Gesundheit:** Zustand seelischen Wohlbefindens u. Wohlergehens aufgrund des Überwiegens schützender u. ausgleichender Anteile (z. B. Vertrauen, Gelassenheit, Humor, Optimismus, Realitätssinn, Resilienz*, Anpassungsfähigkeit, Flexibilität, Belastbarkeit) gegenüber destabilisierenden Einflüssen; resultiert aus dem Zusammenwirken vieler versch. Faktoren; Voraussetzung: ausgewogenes Verhältnis von An- u. Entspannung, Anforderungen u. Freiraum, Arbeit u. Freizeit. Kennzeichen: Verhalten, geäußerte Gedanken u. Gefühle, ausgesandte Körpersignale erscheinen in sich stimmig u. an die jeweilige Situation angepasst, alltägliche Stresssituationen werden gut bewältigt (s. Stress; Coping). Psychische Gesundheit ist die Grundlage für eine gesunde Entwicklung von Kindern u. ein erfülltes Leben als Erwachsener. Störungen des psychischen Gleichgewichtes können zu psychischen Störungen* u. körperlichen Erkrankungen führen.

Gesundheits|förderung: (engl.) *health promotion*; gesundheitspolitisches u. interventionsbezogenes Konzept mit dem Ziel der Beeinflussung der Determinanten für Gesundheit* durch das Zusammenführen von 2 strategischen Ansätzen: **1.** Stärkung der persönlichen u. sozialen Gesundheitskompetenzen u. Erweiterung von Handlungsspielräumen zur Gesundheitserhaltung u. Wohlbefinden; **2.** politisch gesteuerte Verbesserung der Gesundheitsdeterminanten sowie Abbau bestehender sozial bedingter gesundheitlicher Ungleichheiten; das Konzept der Gesundheitsförderung setzt an den Ressourcen* für die Gesunderhaltung od. Gesundung an. Begriff u. Konzept der Gesundheitsförderung sind entstanden als Bez. für ein gesundheitspolitisches Aktionsprogramm Gesundheit für Alle zur Erreichung der WHO-Ziele. Auf Basis der Ottawa-Charta sind die Befähigung zu selbstbestimmtem Handeln (s. Empowerment) sowie die Einbindung von Gesundheit als Handlungsziel in einer Vielzahl von Politikbereichen die zentralen Aktionsstrategien von Gesundheitsförderung. **Theoretische Grundlage** ist die Kenntnis salutogenetischer (s. Salutogenese) Ressourcen u. Prozesse sowie das Verständnis von gesundheitsschädigendem wie gesundheitsförderlichem Handeln als Ausdruck einer sozio-kulturell gewachsenen u. individuell relativ konsistenten Lebensweise, in engem Zusammenhang mit der (sozioökonomischen) Lebenslage. Entsprechend umfasst Gesundheitsförderung Maßnahmen, die auf die Veränderung u. Förderung des individuellen Gesundheitshandelns u. der Lebensverhältnisse abzielen (s. Prävention). Für den Bereich der psychischen Gesundheit beinhaltet der Begriff Gesundheitsförderung Maßnahmen zur Verbesserung der biologischen, psychischen, intellektuellen u. sozialen Entwicklungsbedingungen für Kinder u. Jugendliche u. die Reduzierung bekannter Risikofaktoren (z. B. Vernachlässigung, Misshandlung, Missbrauch, Armut, soziale Isolation, Arbeitslosigkeit u. psychisch belastende Arbeitsbedingungen).

Gesundheits|forschung: (engl.) *health research*; Oberbegriff für versch. Forschungsbereiche in der Medizin, Psychologie u. im Gesundheitswesen, z. B. Entwicklung neuer Diagnose- od. Behandlungsverfahren, klin. Forschung, Public* Health u. Epidemiologie*, Strukturförderung im Gesundheitswesen sowie Zusammenarbeit mit Wirtschaft u. Wissenschaft.

Gesundheits|frage|bogen für Patienten: s. Patient Health Questionnaire.

Gesundheits|modell *n*: (engl.) *theory of health*; Bez. für Modell, das die Entstehung u. Aufrechterhaltung von Gesundheit* fokussiert, z. B. salutogenetischer Ansatz*, Salutogenese*; impliziert einen von Krankheit* relativ unabhängigen Gesundheitsbegriff. Vgl. Krankheitsmodell.

Gesundheits|psycho|logie (Psych-*; -log*) *f*: (engl.) *health psychology*; Teilgebiet der Psychologie*, das sich mit der Analyse u. Beeinflussung gesundheitsbezogener Verhaltensweisen, Kognitionen, Emotionen u. Motivationen des Menschen auf individueller u. kollektiver Ebene befasst; die psychosozialen Grundlagen von Gesundheit* u. Krankheit* u. deren Bewältigung (s. Krankheitsverarbeitung) stehen im Fokus der Betrachtung (s. Gesundheitsverhalten); Forschungsgebiete: z. B. der Zusammenhang zwischen Persönlichkeitsmerkmalen* u. Gesundheitsverhalten*, Risikowahrnehmung u. -kommunikation, therapeutische Beziehungen*, subjektive Krankheitstheorien, psychische u. soziale Ressourcen, Schutzfaktoren. **Anw.:** zur Aufklärung, Früherkennung, Gesundheitsförderung* u. -erziehung, Prävention, Modifikation gesundheitsrelevanter Verhaltensweisen einschließlich der Beeinflussung von Risikofaktoren, Umgang mit Krankheiten, Rückfallvermeidung, Psychoedukation*, Gestaltung gesundheitsrelevanter Informationen, Entwicklung von Gesundheitsprogrammen u. Patientenschulungen*; **Ziel:** Verhaltensänderungen; Verbesserung des Systems der gesundheitlichen Versorgung.

Gesundheits|training *n*: (engl.) *health promotion*; Sammelbez. für Methoden (insbes. in Form von Edukation u. Übungen) zum Erhalt u. zur Optimierung der physischen u. psychischen Gesundheit (s. Gesundheitsförderung) u. Lebensqualität; für Patienten (od. Angehörige); häufig im Gruppensetting angeboten; die Angebote basieren v. a. auf Konzepten der Gesundheitspsychologie* u. Salutogenese*. **Meth.**: Vermittlung krankheits- u. behandlungsrelevanter Informationen u. Fertigkeiten u. Reduzierung von Risikofaktoren*, diätetische Maßnahmen, Maßnahmen zur Steigerung der körperlichen Aktivität, Maßnahmen zur Steigerung krankheitsbezogener Eigenverantwortung u. Compliance*, Förderung funktionaler Bewältigungsstrategien* u. Stressbewältigungstraining*. Vgl. Psychoedukation; Patientenschulung.

Gesundheits- und Kranken|pfleger für Psychiatrie (Psych-*; -iatr*): (engl.) *psychiatric nurse*; Fachkrankenpfleger in der Fachrichtung Psychiatrie*; für Kinder: **Gesundheits- und Kinderkrankenpfleger für Psychiatrie; Aufgabe:** eigenverantwortliche Pflege von Menschen mit psychischen Störungen u. psychosozialen Problemlagen in verschiedenen Handlungsfeldern; **Ausbildung:** 2-jährige berufsbegleitende Weiterbildung eines Gesundheits- u. (Kinder-)Krankenpflegers an einer Klinik* für Psychiatrie und Psychotherapie; Inhalte der Ausbildung: u. a. therapeutische Beziehungspflege, stationäre u. ambulante psychiatrische Pflege, Pflegeinterventionen bezogen auf die verschiedenen Bedürfnisse psychisch kranker Menschen, Psychiatrie u. Psychotherapie, sozial- u. pflegewissenschaftliche Grundlagen, praxisbezogene Projektarbeit.

Gesundheits|verhalten: (engl.) *health behavior*; Verhalten im Hinblick auf die Erhaltung der Gesundheit*; umfasst i. R. des persönlichen Lebensstils sowohl gesundheitsförderliche (z. B. ausreichend Bewegung, gesunde Ernährung, Zahnhygiene, Gebrauch von Verhütungsmitteln) als auch gesundheitsgefährdende Verhaltensweisen bzw. Risikoverhalten*; bestimmt von individuellen u. kollektiven Normen, vom Informationsgrad, von individuellen Erfahrungen mit eigener od. fremder Krankheit (Krankheitsmodell*) u. von psychosozialen sowie sozioökonomischen Rahmenbedingungen. Vgl. Krankheitsverhalten.

Gesundheits|wissenschaften: s. Public Health

Gesundheits|zeugnis: (engl.) *health certificate*; s. Attest.

Gewalt: (engl.) *violence, force*; Ausüben von physischem od. psychischem Druck od. Zwang z. T. mit strafrechtlichen Auswirkungen (Gewaltdelikte, z. B. Körperverletzung, Totschlag, Mord); **Urs.:** z. B. Ausübung von Macht* u. Kontrolle, Ausdruck von Ärger u. Hass, sexuelle Bedürfnisse im eigentlichen Sinn, Defizite in der Persönlichkeit* (Wahrnehmung*, Kommunikation, Selbstwertgefühl*); **Gewaltbereitschaft** zeigt sich in reduzierter Reizschwelle u. a. bei wahnhaftem Erleben (z. B. Beeinträchtigungs- u. Verfolgungswahn; s. Wahn; Schizophrenie; wahnhafte Störung), Persönlichkeitsstörungen (z. B. aggressive Persönlichkeitsstörung) u. Substanzabhängigkeit. Mögliche auslösende u. aufrechterhaltende Faktoren sind u. a. **1.** genetische Prädispositionen: potentielle Kandidatengene v. a. in monoaminergen Neurotransmittersystemen, z. B. Serotonin-Transporter-Polymorphismus, Variation eines einzelnen Basenpaares im Gen der Catechol-O-Methyltransferase, Allel für niedrige MAO-A-Aktivität, die beiden Gene Tryptophan-Hydroxylase 1 u. 2 sowie Allelvarianten des Dopamin-D_2- u. -D_4-Rezeptors; **2.** neurobiologische Auffälligkeiten: v. a. präfrontaler Kortex, Insula der Großhirnrinde, Amygdala, Septum u. Hypothalamus, auch niedriger Serotoninspiegel; hemmend: orbitofrontaler Kortex, anteriorer Teil des Gyrus cinguli, Oxytocin; **3.** Umweltfaktoren: z. B. soziale Einflüsse wie gesellschaftliche Legitimation u. Verstärkungsmechanismen versus Sanktionen, Statusverlust; **4.** psychisches Befinden: z. B. mangelnde Ausgeglichenheit, Selbstunsicherheit; **5.** situative Faktoren: z. B. Bedrohungsgefühl; auch Intoxikation mit Alkohol u. anderen psychotropen Substanzen. Vgl. Aggression.

Gewalt, häusliche: (engl.) *domestic violence*; physische od. psychische Misshandlungen, Drohungen, Belästigungen usw. durch ein Familienmitglied, einen Lebenspartner, ein Haushaltsmitglied od. einen Betreuer; **Urs.:** z. B. unterschiedlicher sozialer Status, Defizite der Persönlichkeit (Selbstwertgefühl, Wahrnehmung u. Kommunikation) in Konstellation mit situativen Faktoren. Vgl. Kindesmisshandlung; Vergewaltigung; Missbrauch, sexueller.

Gewalt, sexuelle: (engl.) *sexual violence*; s. Missbrauch, sexueller; Nötigung, sexuelle; Sexualstraftat; Gewalt.

Gewichts|abnahme: (engl.) *weight loss*; Verminderung des Körpergewichts*; entsteht, wenn der Energiebedarf die Energiezufuhr mit der Nahrung übersteigt; **Formen: 1.** unbeabsichtigte Gewichtsabnahme, z. B. bei körperlicher Erkrankung od. Depression*; **2.** absichtlich herbeigeführte Gewichtsabnahme, z. B. bei bereits bestehendem Untergewicht* als Leitsymptom der Anorexia* nervosa, auch im Rahmen therap. Maßnahmen bei Übergewicht* u. Adipositas* (Gewichtsabnahme von 5 % des Körpergewichts innerhalb von 6 Monaten gilt als Therapieerfolg).

Gewichts|phobie (Phobie*) *f*: (engl.) *weight phobia*; umgangsprachliche Bez. für die Angst vor Gewichtszunahme*, keine eigentliche Phobie* i. S. einer Angststörung; **Vork.:** bei Anorexia* nervosa (auch bei extremem Untergewicht) u. bei Bulimia* nervosa als Angst vor Gewichtszunahme u. Übergewicht, auch wenn eine Gewichtszunahme therap. indiziert ist.

Gewichts|vertrag: (engl.) *weight contract*; schriftliche Vereinbarung zwischen Patient u. Therapeut über ein Zielgewicht* od. den angestrebten Gewichtsverlauf während einer Therapie; beinhaltet

i. d. R. Vereinbarungen über Konsequenzen bei Nichteinhaltung. Gewichtsverträge sind häufig Bestandteil verhaltenstherapeutischer Interventionen, z. B. bei Anorexia* nervosa.

Gewichts|zunahme: (engl.) *weight gain*; Zunahme des Körpergewichts*; entsteht, wenn die Energiezufuhr mit der Nahrung den Energiebedarf übersteigt; therap. indiziert in maßvollem Tempo bei Essstörungen mit Untergewicht (Anorexia* nervosa, Bulimia* nervosa); meist besteht bei den Betroffenen eine ausgeprägte Gewichtsphobie*, da sie ihren Selbstwert in hohem Maß über Figur u. Körpergewicht definieren u. eine sehr niedrige (akzeptable) Gewichtsgrenze für sich selbst definieren. Erwünscht ist bei der therap. indizierten Gewichtszunahme das Erreichen des normalen Körpergewichts.

G

Gewissen: **1.** (engl.) *conscience*; Bez. für die subjektive, internalisiert urteilende Instanz menschlichen Denkens, in der konkrete Handlungsentscheidungen an den in der familiären, religiösen od. gesellschaftlich-kulturellen Sozialisation geformten moralischen Maßstäben gemessen werden; **2.** (psychoanalyt.) Über*-Ich als (unbewusste) moralische, zensierende Instanz.

Gewissenhaftigkeit: (engl.) *conscience*; faktorenanalytisch ermitteltes Persönlichkeitsmerkmal* (s. Persönlichkeitsfaktor) aus dem Fünf*-Faktoren-Modell der Persönlichkeitspsychologie*; **Kennzeichen:** Personen mit starker Ausprägung sind ordentlich, genau, organisiert, sorgfältig, verantwortlich, zuverlässig, überlegt u. gewissenhaft; übersteigert bei Anankasmus*, Pedanterie*. **Diagn.:** NEO*-Fünf-Faktoren-Inventar; **klin. Bedeutung:** Prädiktor für Langlebigkeit, korreliert negativ mit den wichtigsten Verhaltensursachen der Sterblichkeit (u. a. Tabakkonsum, exzessiver Alkoholkonsum, Gewalt, sexuelles Risikoverhalten, riskanter Fahrstil, Suizidalität, Substanzgebrauch) u. positiv mit gesundheitsförderndem Verhalten.

Gewöhnung: **1.** (engl.) *habituation*; (psychol.) s. Habituation; **2.** (psychiatr.) Entwicklung einer Abhängigkeit* durch körperliche od. psychische Adaptation; **3.** (pharmak.) Entwicklung einer Toleranz*.

GFT: Abk. für **G**öttinger* **F**ormreproduktions-**T**est.

GH: Abk. für (engl.) ***g**rowth **h**ormone*; s. STH.

GHB: Abk. für **G**amma**h**ydroxy**b**utyrat*.

GHQ: Abk. für (engl.) ***G**eneral* **H**ealth **Q**uestionnaire*.

Ghrelin *n*: (engl.) *ghrelin*; Abk. für (engl.) ***g**rowth **h**ormone-**rel**easi**n**g peptide*; Peptidhormon, das überwiegend im Magenfundus gebildet wird; vor Nahrungsaufnahme starke Sekretion, danach verringert; **Wirkung:** stimuliert Appetit u. Sekretion von STH*; Antagonist von Leptin*.

Gießen-Test *m*: (engl.) *Gießen test*; Abk. GT; Selbstbeurteilungsverfahren zur Erfassung des eigenen Selbstbildes* in Beziehung zu anderen Personen; basiert auf psychoanalytischem Hintergrund u. erfasst die emotionale Befindlichkeit (Ängstlichkeit, Grundstimmung u. Selbstkontrolle), Ich-Qualitäten (Introspektion, Phantasie, Durchlässigkeit), elementare Merkmale des sozialen Befindens (Nähe, Abhängigkeit, Vertrauen), soziale Reaktionen u. soziale Resonanz; umfasst 40 bipolare Items (z. B. „Ich halte mich für sehr wenig bis besonders ängstlich") u. 6 Skalen (soziale Resonanz, Dominanz, Kontrolle, Grundstimmung, Durchlässigkeit, soziale Potenz); Anworten auf 7-stufiger Skala; **Anw.:** kann auch zur Fremdeinschätzung u. zur Erfassung von Idealbildern* verwendet werden; ab 18 Jahren; **Testdauer:** ca. 15 Minuten. Vgl. Gießen-Test für Paare.

Gießen-Test für Paare *m*: (engl.) *Gießen test for twosomes*; Vergleich der Selbst- u. Fremdbeurteilung auf Basis des Gießen*-Tests zur Erfassung individueller Persönlichkeitsmerkmale* u. der Grundmuster der Beziehung beider Partner; umfasst die ersten 5 der ursprünglichen 6 Skalen in leicht modifizierter Form; der Proband ordnet sich u. den Partner ein jeweils im Vergleich zu anderen Menschen; **Anw.:** Partnerschaftsdiagnostik*, Persönlichkeitsdiagnostik*; **Testdauer:** 15 Minuten.

Giganto|manie (gr. γίγας, γίγαντος Riese; -manie*) *f*: (engl.) *gigantomania*; Größenwahn*.

Gilles-de-la-Tourette-Syn|drom (Georges Gilles de la T., Neurologe, Paris, 1857–1904) *n*: (engl.) *Gilles de la Tourette disease*; s. Tourette-Syndrom.

Ginkgo-biloba-Ex|trakt (lat. extrahere, extractum herausziehen) *n*: (engl.) *ginkgo biloba extract*; Extrakt aus Ginkgo biloba (Fächerblattbaum), der u. a. Flavonoide, Ginkgolide u. Bilobalid enthält; **Verw.:** als Durchblutung förderndes Mittel (Verminderung der Plasmaviskosität sowie Hemmung der Erythrozyten- u. Thrombozytenaggregation) bei peripheren arteriellen Durchblutungsstörungen; zur Behandlung von Hirnleistungsstörungen*.

Gittelmann-Klein-Premorbid-Adjustment-Scale: Premorbid* Asocial Adjustment Scale.

Glandula pituitaria (lat. glandula Drüse, Halsdrüse) *f*: (engl.) *pituitary gland*; s. Hypophyse.

Glasgow Coma Scale: Abk. GCS; international gebräuchlicher physiologischer Score zur Quantifizierung einer Bewusstseinsstörung* (ursprünglich nach Schädelhirntrauma; s. Tab.).

Glaukom (gr. γλαυκός grau-blau) *n*: (engl.) *glaucoma*; sog. grüner Star; Sammelbez. für versch. Erkrankungen des Auges, die mit einer vergrößerten Excavatio disci nervi optici u. meist einer Erhöhung des Augeninnendrucks einhergehen; kann unbehandelt zu Gesichtsfeldausfällen bis hin zur Erblindung führen; eine der häufigsten Erblindungsursachen in Industrieländern; **Hinweis:** Kontraindikation für best. Psychopharmaka, z. B. tricyclische Antidepressiva*.

Gleich|gewichts|organ *n*: (engl.) *organ of balance, organ of equilibrium*; s. Vestibularapparat.

Gleich|gewichts|störungen: (engl.) *imbalances*; Störungen der Kontrolle der Körperstellung u. -bewegung im Raum inf. Funktionsstörung eines od. beider Vestibularapparate*, Erkrankung des Cere-

Glasgow Coma Scale

Prüfung	Reaktion	Punkte
Augenöffnen	spontan	4
	nach Aufforderung	3
	auf Schmerzreiz	2
	nicht	1
Motorik	nach Aufforderung	6
	gezielte Abwehrbewegung	5
	ungezielte Abwehrbewegung	4
	Beugesynergien	3
	Strecksynergien	2
	keine	1
Sprache	orientiert, klar	5
	verwirrt	4
	einzelne Wörter	3
	einzelne Laute	2
	keine	1

Bewertung: Summe aller Reaktionen, d.h. 3–15 Punkte;
15–14 Punkte: leichtes Schädelhirntrauma;
13–9 Punkte: mittelschweres Schädelhirntrauma;
8–3 Punkte: schweres Schädelhirntrauma
(>7 Punkte: leichtes Koma, 6–7 Punkte: mittelschweres Koma, <6 Punkte: tiefes Koma)

bellums od. Störung propriozeptiver Bahnen (bei Polyneuropathie* od. Läsion des spinalen Hinterstrangs); vgl. Ataxie.

Gleich|strom|stimulation, trans|kranielle (Stimulation*) *f*: (engl.) *transcranial direct-current stimulation (Abk. tDCS)*; nichtinvasives transkranielles Stimulationsverfahren, bei dem durch tonische Auslenkung des Membranpotentials Neuronen depolarisiert (anodale tDCS) od. hyperpolarisiert (kathodale tDCS) werden; Stimulation mit tDCS kann zu langanhaltenden Veränderungen der neuronalen Aktivität u. zu NMDA-Rezeptor-abhängiger Plastizität führen; **Anw.: 1.** Untersuchung der kortikalen Physiologie u. der Modulation von Verhalten in kognitiven Experimenten in den experimentellen u. kognitiven Neurowissenschaften; **2.** therap. Anw. u.a. für Depression u. Schmerz aktuell in Entwicklung.

Glia|neo|genese (gr. γλία Leim; Neo-*; -genese*) *f*: (engl.) *glianeogenesis*; s. Neurogenese, adulte.

Glia|zellen (gr. γλία Leim): (engl.) *gliocytes*; s. Neuroglia.

Global Assessment of Functioning Scale: Abk. GAF; numerisches Fremdbeurteilungsverfahren zur Erfassung des allgemeinen Funktionsniveaus auf Achse V des DSM*-IV; beurteilt den klinischen Fortschritt eines Patienten anhand der psychischen, sozialen u. beruflichen Leistungsfähigkeit des Patienten; auf einer kontinuierlichen Skala von 1–100 wird das Funktionsniveau des Patienten zum Zeitpunkt der Untersuchung eingestuft; >70 Punkte gelten als normal, <70 als pathologisches Funktionsniveau; **Anw.:** ab 18 Jahren; Therapieplanung, Messung des Therapieerfolgs u. Prognoseerstellung; **Testdauer:** 3 Minuten.

Global Deterioration Scale: Abk. GDS; Fremdbeurteilungsskala zur Erfassung des Demenzstadiums, insbes. bei Alzheimer*-Krankheit; Teil der Reisberg*-Skalen; erfasst den sukzessiven Abbau von Fähigkeiten durch Einschätzung von Gedächtnis, Orientierung u. Alltagskompetenz bzw. Selbstversorgungsfähigkeit; unterteilt den Verlauf der Alzheimer-Krankheit in 7 Stadien: s. Tab.; **Testdauer:** 15 Minuten.

Global Local Task: Versuchsanordnung, die erfasst, ob eine Person eher auf ganzheitliche Aspekte od. auf Details achtet; bei positiven Emotionen wird eher auf globale, bei negativen Emotionen eher auf lokale Aspekte geachtet; Anw. in Studien liefert Bestätigung einer zentralen Aussage der Broaden*-and-Build-Theorie positiver Emotionen (Erweiterung des Denkens auf globale Aspekte).

Global Severity Index: s. SCL-90-R.

Globoid|zellen-Leuko|dys|trophie (lat. globus Ball; -id*; cella Kammer, Raum; Leuk-*; Dys-*; Troph-*) *f*: (engl.) *globoid cell leukodystrophy, Krabbe disease*; syn. Krabbe-Krankheit, Galaktocerebrosidlipidose; autosomal-rezessiv erbliche Form der Leukodystrophie* (Genlocus 14q31 mit mehreren Mutationen im GALC-Gen); **Ätiol.:** Mangel an Galaktocerebrosid-Betagalaktosidase mit Ablagerung von Cerebrosiden im ZNS, v.a. in mehrkernigen, um Blutgefäße herumliegende Riesenzellen (Globoidzellen); diffuse Entmarkung im Großhirn, herdförmig im Rückenmark u. an peripheren Nerven; **Klin.:** Optikusatrophie, Hörverlust, Spastik*, zerebellare Symptome, Krämpfe*, Demenz* u. Hydrozephalus*, Dezerebrationsstarre (s. Dezerebration); **Ther.:** bei juveniler Form evtl. Stammzelltransplantation.

Globus|gefühl (lat. globus Ball): (engl.) *globus sensation*; s. Globussymptom.

Globus pallidus (lat. globus Ball) *m*: (engl.) *globus pallidus*; syn. Pallidum; Palaeostriatum; zu den Basalganglien* gehörender medialer, phylogenetisch älterer Teil des Nucleus lentiformis; dienzephales Kerngebiet des extrapyramidalen Systems*; wird in einen größeren bewegungsfördernden (laterales Pallidumsegment, Globus pallidus lateralis) u. einen kleineren bewegungshemmenden (mediales Pallidumsegment, Globus pallidus medialis) Bereich aufgeteilt (s. Abb.); **Physiologie:** gilt als Zentrum der Trieb- u. primitiven Reaktionsbewegungen u. des unmittelbaren motorischen Ausdrucks u. untersteht der hemmenden Kontrolle des Corpus* striatum; **klin. Bedeutung: 1.** Läsion (z.B. Blutung, Ischämie, Tumor) od. degenerative

Global Deterioration Scale 7 Stadien der Alzheimer-Krankheit		
Stadium		Symptome
1	sog. normaler Erwachsener	keine kognitiven Leistungseinbußen
2	normaler älterer Erwachsener	subjektive Klagen über kognitive Defizite, keine objektiven Zeichen eines Gedächtnisdefizits
3	Frühstadium der Alzheimer-Krankheit	geringe kognitive Leistungseinbußen; verringerte Leistungsfähigkeit im Beruf od. im sozialen Umfeld; Defizite werden verleugnet
4	milde Form der Alzheimer-Krankheit	mäßige kognitive Leistungseinbußen; Unfähigkeit, komplexe Aufgaben durchzuführen; Defizite werden als Abwehrstrategie verleugnet; Affektverflachung; Unterstützung ist notwendig, z. B. beim Umgang mit Geld
5	moderate Form der Alzheimer-Krankheit	mittelschwere kognitive Leistungseinbußen; kann ohne fremde Hilfe nicht mehr zurechtkommen; Unterstützung ist notwendig, z. B. bei der Kleiderwahl
6	mittlere bis schwere Form der Alzheimer-Krankheit	schwere kognitive Leistungseinbußen; lückenhafte Erinnerung an die eigene Vergangenheit, Namen u. Personen; gestörter Tag-Nacht-Rhythmus; Persönlichkeitsveränderungen wie Verfolgungsgedanken, Zwangssymptome u. Angstsymptome; Unterstützung ist notwendig beim Anziehen, Baden, Toilettengang; Inkontinenz
7	schwere Alzheimer-Krankheit	sehr schwere kognitive Leistungseinbußen, häufig totaler Sprachverlust, Harninkontinenz; Hilfe ist notwendig beim Toilettengang u. Essen; Verlust grundlegender psychomotorischer Fähigkeiten

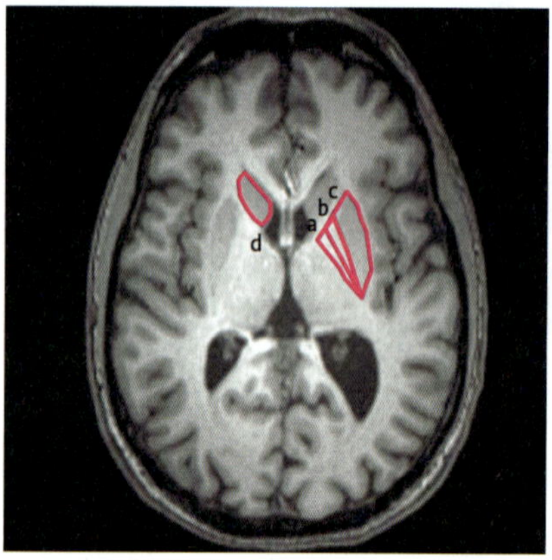

Globus pallidus: a: Globus pallidus medialis; b: Globus pallidus lateralis; c: Putamen; d: Nucleus caudatus; Darstellung in einer T1-gewichteten MRT-Aufnahme [13]

Prozesse (s. Pallidumatrophie, progressive) führen zu Bewegungsstörungen u. dem Parkinson*-Syndrom ähnlicher Symptomatik. **2.** Zielregion bei der therapeutischen Tiefenhirnstimulation* bei Parkinson-Syndrom (Stimulation des Globus pallidus internus). Vgl. Caudatumkopfatrophie.

Glo̩bus|sym|ptom (lat. glo̩bus Ball; Symptom*) *n*: (engl.) *lump in the throat*; Globusgefühl, auch Kloßgefühl; intermittierend od. kontinuierlich auftretendes subjektives Erleben eines im Rachen steckenden Passagehindernisses (z. B. Kloß, Schwellung, Verklebung), evtl. mit Druck- od. Fremdkörpergefühl; häufig verbunden mit Dyspnoe, Erstickungsangst, Brennen, Trockenheits- od. Schleimgefühl, auch gehäuft leeres Schlucken, Schluck- u. Räusperzwang, gelegentlich schmerzhafter, objektiv nicht beeinträchtigter Schluckakt; der Schluckvorgang bei fester Nahrung u. Flüssigkeit ist dabei nicht beeinträchtigt; **Urs.: 1.** meist psychogen bedingt: wird im Allg. als Konversionssymptom (s. Konversionsstörung) bzw. somatoforme Störung* verstanden; Vork. auch als Bestandteil vegetativer Angstreaktionsmuster z. B. bei Angststörung*, Depression*; **2.** seltener i. R. mechanischer Passagehindernisse bei organischen Erkrankungen (z. B. Struma, Seitenstrangangina, Lymphom, Ösophagusdivertikel) od. Schleimhautveränderungen (z. B. bei gastroduodenaler Refluxkrankheit od. COPD), pharmak. bedingt (z. B. bei Therapie mit Neuroleptika*); s. Dysphagie.

Gloss-: auch Glott-; Wortteil mit der Bedeutung Zunge, Sprache, Mundstück der Flöte; von gr. γλῶσσα, γλῶττα.

Gloss|al̲gie (Gloss-*; -algie*) *f*: (engl.) *glossalgia*; Glossodynie*.

Gloss|odynie (Gloss-*; -odynie*) *f*: (engl.) *glossodynia*; syn. Glossalgie; Zungenbrennen; schmerzhafte Erscheinungen an der Zungenoberfläche, u. a. als Symptom bei perniziöser Anämie (Möller-Hunter-Glossitis), Costen-, Plummer-Vinson-, Sjögren-Syndrom u. Diabetes mellitus; Vorkommen v. a. postmenopausal, häufig auch psychisch bedingt (bei multifaktoriellem Schmerzsyndrom, Depression*); **Ther.:** kognitive Verhaltenstherapie, Antidepressiva.

Glosso|lalie (Gloss-*; gr. λαλεῖν reden) *f*: (engl.) *glossolalia*; Bez. für unverständliche Lautäußerungen u. Neologismen*, die keinen erkennbaren Sinn od. keine ersichtliche Syntax haben; **Vork.:** bei Schizophrenie*, selten bei religiöser Ekstase* (sog. Zungenreden).

Glosso|spasmus (Gloss-*; gr. σπασμός Krampf, Zuckung) *m*: (engl.) *glossospasm*; tonischer od. klonischer Krampf der Zungenmuskulatur; **Vork.:** bei Erkrankungen des extrapyramidalen Systems u. bei Epilepsie*.

Gluc|agon (INN) *n*: (engl.) *glucagon*; syn. Glukagon; in den A-Zellen der Langerhans-Inseln des Pankreas gebildetes Polypeptidhormon aus 29 Aminosäuren; **Regulation:** verstärkte Sekretion v. a. bei Hypoglykämie*, erhöhter Konzentration best. Aminosäuren im Blut sowie durch Gastrin, Katecholamine*, Acetylcholin u. versch. Hormone (TRH, Neurotensin, VIP); Hemmung durch Somatostatin u. Anstieg der Blutzuckerkonzentration; **Wirkung: 1.** metabolisch: **a)** Erhöhung des Blutzuckers durch Förderung der Glykogenolyse u. Glukoneogenese in der Leber; **b)** Förderung der Lipolyse durch Aktivierung der Fettgewebelipase; **c)** gesteigerter Proteinabbau; **2.** kardial: positiv chronotrop u. inotrop durch Beta-Rezeptoren-unabhängige Erhöhung der intrazellulären cAMP-Konzentration; **3.** gastrointestinal: Relaxation der glatten Muskulatur; **Ind.: 1.** (diagn.) röntgenologische u. endoskopische Untersuchungen, Glucagontest; **2.** (therap.) Hypoglykämie* u. Hyperinsulinismus.

Glücks|psych|ose (Psych-*; -osis*) *f*: (engl.) *benefaction psychosis*; s. Psychose, zykloide.

Glücks|spiel, patho|logisches: (engl.) *pathological gambling*; pathologisches Spielen*.

Glücks|spiel|sucht: pathologisches Spielen*.

Gluka|gon *n*: (engl.) *glucagon*; Glucagon*.

Gluko|kortikoide (gr. γλυκύς süß) *n pl*: (engl.) *glucocorticoids*; Glukosteroide, sog. Stresshormone; Steroidhormone*, die neben Mineralokortikoiden u. Sexualhormonen in der Nebennierenrinde* synthetisiert werden; **Formen: 1. natürliche** Glukokortikoide: Cortisol* (Hydrocortison, physiol. wichtigstes Glukokortikoid), Cortison*, Corticosteron u. 11-Dehydrocorticosteron; Synthese u. Sekretion werden hypothalamisch-hypophysär reguliert u. zeigen einen ausgeprägten zirkadianen Rhythmus mit Minimum um Mitternacht u. Maximum zwischen 6–8 Uhr morgens (hier 70 % der Cortisol-Tagesproduktion); vgl. ACTH; **2. synthetische** Glukokortikoide mit geringen unerwünschten mineralokortikoiden Wirkungen u. hoher erwünschter glukokortikoider Aktivität (z. B. Prednison); Glukokortikoide unterscheiden sich hinsichtlich Wirkungsstärke u. -dauer; **Wirkung:** s. Tab.; Induktion der Transkription hormonal gesteuerter Gene im Zellkern; die schnelle Wirkung von Glukokortikoiden u. ihren Derivaten wird wahrscheinlich z. T. über Membran-Rezeptoren vermittelt, z. T. beruht sie auf ihren Membran stabilisierenden Wechselwirkungen. **1.** Induktion der Enzyme der Glukoneogenese; Glukokortikoide fördern den Proteinabbau, wobei die freigesetzten Aminosäuren Präkursoren der Glukoneogenese sind. Bei endogener Überproduktion von Glukokortikoiden od. längerer iatrogener Anw. sind Hyperglykämie* (Steroiddiabetes) u. Osteoporose* als mögl. UAW zu erwarten. **2.** Erhöhung der Lipolyse inf. eines permissiven Effekts auf Katecholamine*; **3.** antiphlogistische Wirkung u. a. durch Hemmung der Phospholipase A_2, so dass die zur Biosynthese der Eikosanoide nötige Konzentration an Arachidonsäure sinkt; **4.** antiallergische, immunsuppressive u. antiproliferative Wirkungen; **5.** Beeinflussung des Wasser- u. Mineralhaushalts (schwächer als Mineralokortikoide); **6.** Erhöhung der Salzsäure-, Pepsinogen- u. Tryp-

Glukokortikoide
Wirkungen

Funktion, Organ	Wirkung
zentrale Wirkung	Einfluss auf das Gehirn mit Veränderung des Verhaltensmusters
Hypothalamus/Hypophyse	negative Rückkopplung mit der ACTH-Sekretion
Differenzierung	Einfluss auf die Organentwicklung in der Fetalperiode (z. B. Lungendifferenzierung) sowie auf die allgemeine Embryonalentwicklung nach Metabolisierung zu fetalen Östrogenen
Stoffwechsel	spezifische Stimulation von Enzymsystemen in der Leber und anderen Organen, z. B. Förderung der Glukoneogenese aus Aminosäuren
periphere Gewebe	Hemmung der Synthese von Nukleinsäuren und Proteinen (in Muskulatur, Haut und im lymphatischen System) Induzierung verminderter Glukoseverwertung und erhöhter Lipolyse
Membranen	Stabilisierung von Membranen und Lysosomen (bei Dosen >60 mg Methylprednisolon)

sinogensekretion im Magen-Darm-Trakt; 7. Antischockwirkung bei hohen Dosen (verbesserte Mikrozirkulation im Schock); **Ind.:** therapeutisch: z. B. bei Nebennierenrindeninsuffizienz, Autoimmunerkrankungen (z. B. rheumatoide Arthritis), allergische Erkrankungen; **Kontraind.:** systemische Anw.: u. a. gastroduodenale Ulzera, schwere Osteoporose, Herpesinfektion, Systemmykose, Glaukom, Schädelhirntrauma; **UAW:** bei systemischer Langzeittherapie: Suppression der endogenen Cortisolsekretion, Cushing*-Syndrom, Steroidulkus, Ödeme, arterielle Hypertonie, Petechien, Steroidakne, Steroiddiabetes, Steroidkatarakt, Steroidmyopathie, Steroidsteoporose, erhöhtes Infektionsrisiko; bei topischer Langzeittherapie u. a. Hautatrophie, je nach Dosis u. Fläche auch systemische Wirkungen; **klin. Bedeutung:** Glukokortikoid-Rezeptoren kommen in bes. hoher Dichte im Hippocampus* vor, der eine wichtige Rolle bei Lern- u. Gedächtnisprozessen spielt. Neue Befunde zeigen, dass bestimmte psychische Störungen, z. B. uni- u. bipolare Depressionen, Borderline-Persönlichkeitsstörungen u. posttraumatische Belastungsstörungen zu einer Volumenreduktion des Hippocampus führen können, die längerfristig stressbedingt erhöhten Serumkonzentrationen von Cortisol* zugeschrieben wird.

Glut|amat *n*: (engl.) *glutamate*; Salz der Glutaminsäure; bedeutendster exzitatorischer Neurotransmitter*; universeller zellulärer Bestandteil, wird in Nervenzellen synthetisiert; die erregenden Effekte im ZNS werden über mind. 5 versch. Rezeptor-Typen (ionotrope u. metabotrope Glutamat-Rezeptoren) vermittelt: **1.** Ionenkanäle: NMDA*-Rezeptoren, AMPA*-Rezeptoren, Kainat*-Rezeptoren; **2.** Aktivierung von G*-Proteinen: m-Glu_1-, m-Glu_2- u. m-Glu_3-Rezeptoren. Die ionotrope synaptische glutamaterge Übertragung über AMPA*- u. NMDA*-Rezeptoren ist Grundlage der Informationsverarbeitung insbes. in kortiko-kortikalen u. thalamo-kortikalen Schaltkreisen (z. B. kortikale Projektionen zum Hippocampus, Thalamus u. zu den Basalganglien) u. an der Vermittlung von Sinneswahrnehmungen, der Modulation der Motorik u. neuronalen Plastizität* sowie an höheren Gehirnfunktionen wie Lernen* u. Gedächtnis* beteiligt. Depression ist durch ein hyperaktives glutamaterges System charakterisiert (antidepressive Wirkung des NMDA-Rezeptor-Antagonisten Ketamin*). NMDA-Rezeptoren im Präfrontalkortex beeinflussen Planen, Handeln u. Hemmung von Verhalten, NMDA-Rezeptoren im auditiven Kortex die Mismatch* Negativity.

Glutamat-Hypo|these (Hypothese*) *f*: (engl.) *glutamate hypothesis*; Erklärungsansatz (J. W. Olney, 1960) zur Entstehung der Schizophrenie*, demzufolge ein vermindertes glutaminerges Übertragungspotential aufgrund einer Dysfunktion glutamaterger NMDA*-Rezeptoren mit der Folge eines Glutamatmangels v. a. in frontalen Hirnstrukturen mitverursachend für Schizophrenie ist. Die Hypothese basiert auf der Beobachtung, dass Ketamin* u. Phencyclidin* psychotische Symptome verursachen u. die psychotomimetischen Effekte auf eine Blockade der glutamatergen NMDA-Rezeptoren zurückzuführen sind. Die Hypothese ist auch von klinischer Relevanz, da Agonisten glutamaterger Rezeptoren als potentielle Neuroleptika entwickelt werden.

Glutamat-Modulatoren (lat. modulari rhythmisch abmessen) *m pl*: (engl.) *glutamate modulators*; Substanzen, welche die Freisetzung von Glutamat* beeinflussen od. die Wirkung am Rezeptor (z. B. NMDA*-Rezeptoren, AMPA*-Rezeptoren, Kainat*-Rezeptoren) regulieren; z. B. kompetitive (Dextrometorphan) u. nichtkompetitive (Ketamin, Memantin) NMDA*-Rezeptor-Antagonisten, AMPA-Rezeptor-Antagonisten (Topiramat*) u. indirekte Glutamat-Antagonisten (Riluzol*, Gabapentin*).

Glut|amat-Re|zeptor-Agonisten (Rezeptoren*; Agonist*): (engl.) *Glutamat-receptor agonists*; Substanzen mit stimulierender Wirkung auf Glutamat*-Rezeptoren; **Hinweis:** agonistische Stimulation der metabotropen Glutamat-Rezeptoren m-Glu_2-, m-Glu_3- u. m-Glu_5-Rezeptoren gleicht den hemmenden Effekt von Ketamin* (das Schizophrenie-ähnliche Symptomatik hervorrufen kann) aus; m-$Glu_{2/3}$-Rezeptor-Agonisten sind daher pharmak. Zielstrukturen für Wirkstoffentwicklung bei Schizophrenie; ggf. Begründung eines neuen antipsychotischen Wirkungsmechanismus.

Gluta|thion *n*: (engl.) *glutathione*; in fast allen Zellen in hoher Konzentration vorkommendes Tripeptid (besteht aus Glutaminsäure, Cystein u. Glycin*); biol. Redoxsystem (reduzierte Form: Glutathionsulfhydryl; oxidierte Form: Glutathiondisulfid), das als Coenzym, Cofaktor, Substrat u. Antioxidans* wirkt.

Glycerol|aldehyd-3-phosphat-De|hydro|genase *f*: (engl.) *glycerolaldehyde 3-phosphate dehydrogenase*; Abk. GAPDH; Enzym der Glykolyse, das die Umwandlung von Glycerolaldehyd-3-phosphat zu 1,3-Bisphosphoglycerat katalysiert, wobei eine energiereiche ATP-Bindung aufgebaut wird.

Glycin *n*: (engl.) *glycine*; Aminoessigsäure; einfachste u. einzige proteinogene, nicht optisch aktive Aminosäure; inhibitorischer Neurotransmitter*; universeller zellulärer Bestandteil, wird in Nervenzellen synthetisiert; **Vork.:** z. B. in Hippursäure, Glutathion u. Glykocholsäuren; **klin. Bedeutung:** **1.** inhibitorischer Neurotransmitter in Rückenmark, Hirnstamm (Kontrolle der Motorik) u. Netzhaut; Ligand für einen dem $GABA_A$-Rezeptor ähnlichen Chlorid-Kanal (inhibitorischer Glycin-Rezeptor, Abk. GlyR), der durch Strychnin selektiv blockiert wird (s. GABA-Rezeptoren); **2.** Modulator von NMDA*-Rezeptoren, indem es an Strychnin-insensitive Bindungsstelle dieses Glutamat-Rezeptors bindet; **3.** Reduzierung der Negativsymptomatik u. kognitiven Defizite bei Schizophrenie (vermutlich über NMDA-Rezeptor-Agonismus).

Glycin-Trans|porter-Typ1-In|hibitor (lat. inhibitio Hemmung) *m*: (engl.) *glycine transporter inhibitor*; Substanz, die den Rücktransport von Glycin* zur Präsynapse blockiert; **Wirkungsmechanismus:** Anreicherung von Glycin in glutamatergen Synapsen, verstärkte agonistische Modulationen der NMDA*-Rezeptoren; **Hinweis:** klin. Anw. aktuell in Entwicklung zur Behandlung der Schizophrenie; ggf. Begründung eines neuen antipsychotischen Wirkungsmechanismus.

Glyko|gen|syn|thase|kinase *f*: (engl.) *glycogen synthase kinase*; Abk. GSK; Schlüsselenzym der insulinabhängigen Glykogensynthese; Hemmung der Glykogensynthasekinase in Nervenzellen ggf. Mechanismus der Wirkung von Lithium*. Vgl. GSK-3.

G_{M1}-Gangliosidose (Gangl-*; -id*) *f*: (engl.) *G_{M1} gangliosidose*; s. Gangliosidosen.

G_{M2}-Gangliosidose (Gangl-*; -id*) *f*: (engl.) *G_{M1} gangliosidose*; s. Gangliosidosen.

GMS: Abk. für (engl.) ***G**eriatric* **M**ental **S**tate*.

GMS-HAS: Abk. für (engl.) ***G**eriatric* **M**ental **S**tate-**H**istory and **A**etiology **S**chedule*.

-gnos: -gnose, -gnosis, -gnosie; Wortteil mit der Bedeutung Kenntnis; von gr. γνῶσις.

GnRH: Abk. für **G**onadotropi**n**-**r**eleasing-**H**ormon; syn. Gonadorelin (INN), luteinisierendes-Hormon-Releasing-Hormon (Abk. LHRH), Follikel-stimulierendes-Hormon-Releasing-Hormon (Abk. FSHRH), gonadotropin releasing hormone (Abk. GRH), gonadotropin releasing factor (Abk. GRF); im Hypothalamus* synthetisiertes Dekapeptid mit Pyroglutaminsäure am N-terminalen Ende, dessen Produktion das Hypothalamus-Hypophysen-System steuert; die Sekretion in das Pfortadersystem der Hypophyse* erfolgt zyklisch pulsatil u. ist Voraussetzung für normale weibliche u. männliche Sexualfunktionen. GnRH ist Neurotransmitter u. stimuliert Synthese u. Freisetzung von LH* u. FSH* aus dem Hypophysenvorderlappen. Biologische Halbwertzeit: 2–10 Min.; renale Ausscheidung; **Ind.:** diagn. beim GnRH-Test (Verfahren zur Beurteilung der gonadotropen Partialfunktion des Hypophysenvorderlappens), therap. u. a. bei Maldescensus testis (Ausbleiben der Wanderung der Hoden in den Hodensack).

GOÄ: Abk. für **G**ebühren**o**rdnung für **Ä**rzte; s. Gebührenordnung.

Goal Attainment Scaling: Abk. GAS; Verfahren zur Abschätzung des Erfolgs psychotherapeutischer Maßnahmen bzw. allg. des Erreichens von Zielen, bei dem der Patient selbst einstuft, wie effektiv die Behandlung erlebt wurde; für die nachfolgende Einschätzung werden vom Psychologen od. Arzt u. dem Patienten gemeinsam die für den Therapieerfolg relevanten Dimensionen zusammengestellt u. skaliert.

Göttinger Abhängigkeits|skala (Skala*) *f*: Abk. GABS; Selbstbeurteilungsverfahren zur Erfassung des Schweregrads u. der Abhängigkeitstypen bei bestehender Alkoholabhängigkeit*; umfasst 20 psychologische u. physiologische Items, z. B. Einengung des Trinkverhaltens, übergroße Bedeutung des Alkohols, erhöhte Alkoholtoleranz, wiederholt auftretende Entzugssymptome, Trinken zur Beseitigung der Entzugssymptomatik, unwiderstehliches Verlangen zu trinken u. das erneute Auftreten des Syndroms nach Abstinenzphasen; Bewertung anhand 5-stufiger Skala; deutsche Adaptation des Severity of Alcohol Dependence Questionnaire (Abk. SADQ); **Anw.:** bei Abhängigkeitssyndrom*; **Testdauer:** ca. 10 Minuten.

Göttinger Form|re|produktions-Test (Re-*; lat. producere, productus hervorbringen) *m*: Abk. GFT; Fremdbeurteilungsverfahren zur Erfassung von Hirnschädigungen bei verhaltensgestörten Kindern u. Jugendlichen; es werden Figuren zum Abzeichnen vorgelegt; Art u. Dauer der Durchführung werden protokolliert u. mit Normwerten verglichen; **Anw.:** von 6–15 Jahren; als Einzeltest zur Diagnose von Hirnschädigungen im Kindesalter (s. Hirnschaden, frühkindlicher); **Testdauer:** ca. 10 Minuten.

Goldflam-Krankheit (Samuel V. G., Neurologe, Warschau, 1852–1932): (engl.) *Goldflam's disease*; Myasthenia* gravis pseudoparalytica.

Gonado|relin (INN) *n*: (engl.) *gonadoreline*; GnRH*.

Gonado|tropine (gr. γονή Zeugung, Geschlecht; ἀδήν Drüse) *n pl*: (engl.) *gonadotropins*; die Keimdrüsen stimulierende, nicht geschlechtsspezifische Proteohormone (Glycoproteine), die im Hypophysenvorderlappen (s. Hypophyse) u. in der Plazenta gebildet werden; **Funktion:** fördern das Wachstum der männlichen u. weiblichen Keimdrüsen, stimulieren u. steuern endokrine Funktionen (s. FSH, LH, Prolaktin).

Gonado|tropin-Releasing-Hormon (engl. to release freisetzen; Horm-*) *n*: (engl.) *gonadotropin releasing hormone*; s. GnRH.

Good Clinical Practice (engl. gute klinische Praxis): Abk. GCP; internationaler ethischer u. wissenschaftlicher Standard für Planung, Durchführung, Dokumentation u. Berichterstattung von klinischen Prüfungen am Menschen (z. B. psychopharmakologische Studien). Die Einhaltung dieses Standards schafft öffentliches Vertrauen, dass die Rechte, die Sicherheit u. das Wohl der Prüfungsteilnehmer gemäß der Deklaration* von Helsinki geschützt werden u. die bei der klinischen Prüfung erhobenen Daten glaubwürdig sind. Dies hat insbes. in Deutschland aufgrund der während der nationalsozialistischen Zeit u. a. an psychisch kranken Menschen durchgeführten Studien Bedeutung.

GOP: Abk. für **G**ebühren**o**rdnung für **P**sychologische Psychotherapeuten u. Kinder- u. Jugendlichenpsychotherapeuten; s. Gebührenordnung.

GPCR: Abk. für (engl.) ***G**-**p**rotein **c**oupled **r**eceptors*; s. G-Protein-Rezeptoren.

G-Proteine *n pl*: (engl.) *G-proteins*; Kurzbez. für **G**uaninnukleotide bindende Proteine, die spezielle Zellaktivitäten steuern; durch Konformationsänderung gehen sie in den aktiven Zustand über, wenn GTP (Guanosintriphosphat) gebunden ist u. werden inaktiv, wenn sie GDP (Guanosindiphosphat) tragen; besitzen häufig intrinsische GTPase-Aktivität. **Einteilung: 1.** Translationsfaktoren mit Beteiligung an ribosomaler Proteinsynthese (z. B. Initiationsfaktor IF-2 u. Elongationsfaktor EF-Tu); **2.** heterotrimere G-Proteine, die Rezeptor gekoppelt der Zelle Hormon- u. Lichtsignale vermitteln; **3.** Ras-Proteine zur Kontrolle von Zellproliferation u. -differenzierung; **4.** sog. kleine GTPasen (M_r 20 000–35 000), die intrazelluläre Transportvorgänge in Vesikeln regulieren; **5.** G-Proteine, welche die entstehende Polypeptidkette zum endoplasmatisches Retikulum dirigieren. Vgl. G-Protein-Rezeptoren; second messenger.

G

G-Protein-Re|zeptoren (Rezeptoren*) *m pl*: (engl.) *G-protein receptors, G-protein coupled receptors (Abk. GPCR)*; membranständige Rezeptoren, die über GTP-bindende Proteine (G*-Proteine) direkt Kalium- od. Calciumkanäle sowie Second-messenger-Systeme beeinflussen können u. an der Signaltransduktion beteiligt sind; charakteristisch ist eine Einheit mit 7 Transmembranbereichen in der Aminosäuresequenz; Beispiel für einen G-Protein-abhängigen neuromodulierenden Rezeptor ist der THC-Rezeptor (Tetrahydrocannabinol-Rezeptor; s. Tetrahydrocannabinole).

GPT: Abk. für **G**esprächs**p**sycho**t**herapie*.

GPV: Abk. für **G**emeinde**p**sychiatrischer* **V**erbund.

Grad der Behinderung: (engl.) *degree of disability*; Abk. GdB; Begriff des Schwerbehindertenrechts für die Feststellung der Auswirkungen einer Behinderung* auf Partizipation* am Leben in der Gesellschaft (§ 2 SGB IX); Angabe erfolgt nach Zehnergraden abgestuft von 20–100. Eine Feststellung ist nur zu treffen, wenn der GdB mindestens 20 beträgt. Der (Gesamt-)GdB wird bei mehreren Funktionsbeeinträchtigungen integrativ (keine Addition) aus allen (Einzel-)GdB-Werten gebildet. Nachteilsausgleich ist ab GdB 30 möglich; Schwerbehinderung besteht ab GdB 50. Begutachtung* erfolgt entsprechend den „Versorgungsmedizinischen Grundsätzen" (s. Behinderung). Vgl. Minderung der Erwerbsfähigkeit.

Grad der Schädigungs|folgen: (engl.) *level of secondary damage*; Abk. GdS; im Sozialen* Entschädigungsrecht Maßstab für Beurteilung der körperlichen u./od. geistigen Beeinträchtigungen in allen Lebensbereichen unter Berücksichtigung seelischer Begleiterscheinungen u. Schmerzen; gibt an, um wie viel die Befähigung zur üblichen, auf Erwerb gerichteten Arbeit u. deren Ausnutzung im wirtschaftlichen Leben beeinträchtigt ist durch eine als Folge einer Schädigung anerkannte Gesundheitsstörung; geregelt in „Versorgungsmedizinische Grundsätze" (vgl. Behinderung). Vgl. Minderung der Erwerbsfähigkeit.

-gramm: Wortteil mit der Bedeutung Geschriebenes, bildliche Darstellung; von gr. γράμμα.

Grand mal (franz. großes Übel): (engl.) *grand mal*; (primär od. sekundär) generalisierter epileptischer Anfall* mit tonisch-klonischen Krämpfen.

Granulo|zyto|penie (lat. granum Kern; gr. πενία Mangel, Not) *f*: (engl.) *granulocytopenia*; Verminderung der Granulozyten im Blut, meist bei Leukopenie*; mögliche UAW bei der Behandlung mit Arzneimitteln, z. B. Psychopharmaka*. Vgl. Agranulozytose.

-graphie: Wortteil mit der Bedeutung Aufzeichnungs-, Darstellungsverfahren; von gr. γράφειν.

Grapho|logie (-graphie*; -log*) *f*: (engl.) *graphology*; von J.-H. Michon (1806–1881) eingeführte Bez. für den Versuch, Zusammenhänge zwischen Schriftmerkmalen u. der Persönlichkeitsstruktur* des Schreibers herzustellen; in der psychologischen Diagnostik eingesetzt; **Hinweis:** als wissenschaftlich fundierte Methode nicht ausreichend bewiesen.

Graviditas imaginata (lat. graviditas Schwangerschaft) *f*: (engl.) *graviditas imaginata*; s. Scheinschwangerschaft.

Graviditas nervosa (lat. graviditas Schwangerschaft) *f*: (engl.) *graviditas nervosa*; s. Scheinschwangerschaft.

Greifen, palmares: (engl.) *palmar prehensile*; s. Greifverhalten.

Greif|re|flex (Reflekt-*) *m*: (engl.) *grasp reflex*; Palmarreflex, Plantarreflex; reflexartiges Fingerschließen bzw. Zehenbeugen bei Berührung der Handinnenfläche od. Fußsohle; **Vork.: 1.** physiologisch bei Neugeborenen (s. Reflexe, frühkindliche); **2.** pathologisch (als sog. Grasping) v. a. bei Frontalhirnsyndrom*, auch bei Bewusstseinsstörung* u. apallischem Syndrom*; evtl. kombiniert mit dem sog. Nachgreifen od. der sog. Magnetreaktion (die Hand folgt mit od. ohne Greifbewegungen dem Reiz auslösenden Gegenstand). Vgl. Babinski-Zeichen.

Greif|verhalten: (engl.) *prehensile behavior*; Formen u. Entwicklung des Greifens in Kindesalter; in den ersten Lebensmonaten dient der ungerichtete Greifreflex dem Kind in begrenztem Maß dazu, sich an einer Bezugsperson festzuhalten; bis zum 3. Lebensmonat gehen der Entwicklung der Greiffunktionen Verhaltensweisen voraus, die dem Vertrautwerden des Säuglings mit seinen Händen dienen: er steckt seine Hände in den Mund (Schulung der Hand-Mund-Koodination), betrachtet (Schulung der Hand-Auge-Koordination) u. betastet sie (Schulung der Hand-Hand-Koordination); ab dem 4. Lebensmonat entwickelt sich das eigentliche gezielte Greifverhalten vom beidhändigen palmaren Greifen (Gegenstand wird mit beiden Händen unter Beugung aller Finger ergriffen) über das einhändige palmare Greifen ab dem 6. Lebensmonat (Gegenstand wird mit einer Hand unter Beugung aller Finger ergriffen; die einzelnen Finger haben noch keine spezialisierten Aufgaben) zum Scherengriff ab dem 7. Lebensmonat (Gegenstand wird mit der Basis von Daumen u. Zeigefinger ergriffen) u. zum Pinzettengriff ab dem 9. Lebensmonat (Greifen u. Festhalten von kleinen Gegenständen zwischen der Spitze des Zeigefingers u. der volaren Seite des Daumens bei vollständiger Daumenopposition). Die Entwicklung des Greifverhaltens verläuft bei allen Kindern in gleicher Abfolge, der Zeitpunkt des Auftretens der einzelnen Greiffunktionen kann interindividuell verschieden sein. Vgl. Feinmotorik; Entwicklungsstörungen, motorische.

Grenz|kontrast (lat. contrastare entgegenstehen) *m*: (engl.) *grenz contrast*; Simultankontrast*.

Grenz|wert|satz, zentraler: (engl.) *central limit theorem*; Grundsatz, der besagt, dass die Summe u. damit auch das arithmetische Mittel identisch verteilter Zufallsgrößen approximativ normalverteilt sind; dies gilt unabhängig davon, wie die Verteilungsfunktion der Grundgesamtheit beschaffen ist. Diese Approximation ist bereits für relativ kleine Stichprobenumfänge von etwa 30 praktisch einsetzbar. Vgl. Wahrscheinlichkeitsverteilung.

GRF: Abk. für (engl.) ***g**onadotropin **r**eleasing **f**actor*; GnRH*.

GRH: Abk. für (engl.) ***g**onadotropin **r**eleasing **h**ormone*; GnRH*.

Griffiths Entwicklungs|skalen (Skala*) *fpl*: (engl.) *Griffiths developmental scales*; Abk. GES; Verfahren zur Beurteilung der Entwicklung von Kindern in den ersten beiden Lebensjahren; umfasst insgesamt 208 Testaufgaben für den gesamten Altersbereich u. zu 5 Funktionsbereichen: Motorik, Persönlich-Sozial, Hören u. Sprechen, Auge u. Hand, Leistungen; berechnet wird ein Gesamt-Entwicklungsquotient (EQ) sowie ein Entwicklungsquotient* für jede Unterskala, woraus sich ein Entwicklungsprofil ergibt; **Anw.**: allg. Entwicklungstest* für Kinder von 1–24 Monaten sowie ältere Kinder mit Retardierungen od. Behinderungen; liefert bei Vorliegen von Teilausfällen, Retardierung od. Intelligenzminderung* konkrete Hinweise zur Beratung der Eltern sowie für Planung u. Durchführung gezielter Frühfördermaßnahmen; Beurteilung des Entwicklungsverlaufs durch wiederholte Untersuchungen; Kontrolle des Therapieerfolgs; **Testdauer:** bei gesunden Kindern im 1. Lebensjahr ca. 20–30 Minuten; bei älteren (schüchternen/ängstlichen) Kindern 45–60 Minuten.

Grimassieren: (engl.) *grimacing*; Verziehen der Gesichtsmuskulatur ohne korrelierende psychische Vorgänge; **Vork.**: bei hebephrener Schizophrenie*.

Größen|idee: (engl.) *idea of grandiosity*; syn. Größenphantasie; Bez. für übersteigerte, häufig unrealistische, jedoch noch nicht wahnhafte Vorstellung vom eigenen Selbst u. dessen Möglichkeiten; meist mit gesteigertem Selbstwertgefühl verbunden; **Vork.**: z. B. bei (Hypo-)Manie, narzisstischer Persönlichkeitsstörung*.

Größen|phantasie: (engl.) *idea of grandiosity*; Größenidee*.

Größen|wahn: (engl.) *megalomania*; syn. Megalomanie, expansiver Wahn; Form des Wahns* mit pathol. Ich-Überschätzung, der auch als geschlossenes Wahnsystem* auftreten kann; **Kennzeichen:** Selbstzuschreibung von Eigenschaften, Talenten u. Fähigkeiten besonderer Art, über welche die Person in Wirklichkeit nicht verfügt; **Vork.**: z. B. bei Schizophrenie*, wahnhafter Störung*, Manie* od. organisch bedingter Psychose*.

grossesse nerveuse (franz.): s. Scheinschwangerschaft.

Groß|hirn: (engl.) *cerebrum*; s. Telencephalon.

Groß|hirn|brücken|bahn: (engl.) *tractus corticospinalis*; s. Pyramidenbahn.

Groß|hirn|rinde: (engl.) *cerebral cortex*; Cortex cerebri; Schicht der Substantia* grisea an den Großhirnhemisphären des Gehirns*; s. Kortex.

Groß|mutter|zellen: s. Repräsentation, neuronale.

Group|think (engl. group Gruppe; to think denken): Gruppendenken; Bez. (Janis, 1982) für den v. a. in der Sozial- u. Wirtschaftspsychologie untersuchten Prozess, bei dem eine Gruppe von Fachleuten eine inadäquate Entscheidung trifft, weil kritische Meinungen einzelner Gruppenmitglieder an die vermeintliche Gruppennorm* angepasst werden; beeinflussende Faktoren sind z. B. Illusion der Unverletzbarkeit bzw. Unangreifbarkeit der Gruppe, gemeinsame Rationalisierung, offener Druck auf Abweichler, Stereotypisierung anderer Gruppen, unvollständiges Begutachten von Alternativen od. Vernachlässigen der Überprüfung von Risiken u. Konsequenzen; so können Verhaltensweisen zustande kommen, die jedes einzelne Gruppenmitglied für sich ablehnen würde; ein erheblicher Prozentsatz von Personen passt das eigene Urteil selbst dann dem Urteil der Gruppe an, wenn dieses offensichtlich falsch ist. Solche Prozesse sind z. B. bei delinquentem Verhalten von jugendlichen Gruppen od. religiösen Gemeinschaften zu beobachten. Vgl. Gruppendruck.

Grübel|kon|frontation (Konfrontation*) *f*: (engl.) *ruminant confrontation*; syn. Sorgenkonfrontation in sensu; Konfrontation mit den eigenen Gedanken in Form von Grübeln*; Patient wird aufgefordert, zu festgelegten Zeiten absichtlich zu grübeln, dabei jedoch keine Gegenmaßnahmen zur Unterdrückung des Grübelns zu unternehmen; Ziel: kurzfristig Habituation, langfristig Reduzierung des Grübelverhaltens; s. Tab.; **Anw.**: v. a. bei generalisierter Angststörung*.

Grübeln: (engl.) *to ruminate, to worry*; Perseveration des Denkens mit ständiger Wiederkehr von negativen, belastenden Gedankeninhalten (z. B. krankhaft übersteigertes Nachdenken über hoffnungslose Zukunft od. fehlerhafte Vergangenheit), ohne dass dabei eine Lösung erreicht wird, u. chronischen u. unangemessenen Sorgen; umfasst z. T. neben dem Aspekt der Sorgen auch den Aspekt der Angst (sog. Worrying); **Vork.**: häufig bei Depression* u. generalisierter Angststörung* od. nach kritischen Lebensereignissen*. Vgl. Katastrophisierung; Rumination.

Grübelkonfrontation
Therapeutische Schritte

Vorbereitung
- Therapierational geben
- Sorgenbereiche sammeln
- einen Sorgenbereich auswählen
- Vorstellungsszenario mit konkreten Grübelinhalten entwickeln

Durchführung
- mögliche Schwierigkeiten besprechen
- Vorstellungsübung durchführen
- Vorstellungsübung nachbesprechen

Hausaufgaben und weitere Maßnahmen
- Vorstellungsübungen zu festgelegten Zeiten zu Hause durchführen
- ggf. Realitätsgehalt überprüfen und Entkatastrophisierung

Grübel|neigung: **1.** (engl.) *proneness to brooding, proneness to worrying*; als Persönlichkeitsmerkmal* zeitlich überdauernde Anfälligkeit für häufiges unproduktives Gedankenkreisen* (s. Grübeln); **2.** Bez. für zwanghaftes Fragen i. R. von Zwangsstörungen*, bei dem die Betroffenen den Zwang empfinden, sich selbst od. Anderen in stereotyper Form immer wieder Fragen zu stellen; vgl. Zwangsgrübeln; **3.** i. R. von Depressionen* ständiges Gedankenkreisen um negative Inhalte od. Probleme, unabhängig von deren Realitätsgehalt u. ohne dass dabei Lösungen erreicht werden; typischer Inhalt: kognitive Triade, s. Kognition, depressionstypische.

Grübel|re|aktion (Reaktion*) *f*: (engl.) *worrying reaction*; kognitives Symptom, bei dem als Reaktion auf unangenehme Gedankeninhalte, Befürchtungen od. externe Auslöser auf andere Inhalte ausgewichen wird; kognitives Vermeidungsverhalten*, dass kurzfristig zu einer Reduktion der durch den vermiedenen Inhalt ausgelösten negativen Befindlichkeit führt; häufig in Form sog. Sorgenketten,

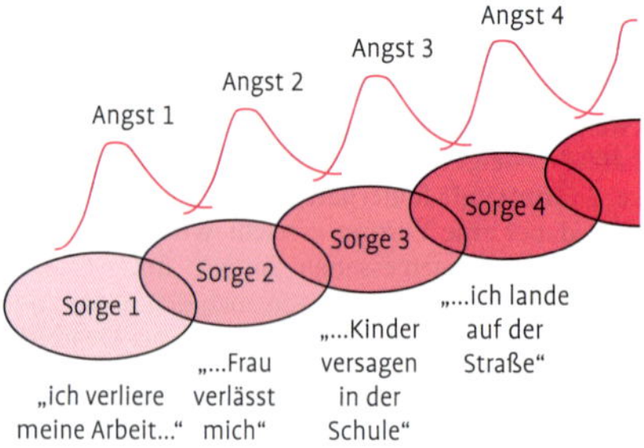

Grübelreaktion: Sorgenkette

d. h. Springen von einer Sorge zur nächsten, ohne dass diese bis zum Ende durchdacht od. gelöst werden (s. Abb.); mündet langfristig in chronisches Gedankenkreisen* ohne Lösungsergebnisse, das seinerseits die Befindlichkeit massiv beeinträchtigt; **Vork.:** häufig bei generalisierter Angststörung* u. Depression*. Vgl. Grübeln.

Grund|eigenschaft: (engl.) *basic property*; die Persönlichkeit* konstituierende, angeborene bzw. nicht weiter rückführbare Persönlichkeitsmerkmale* (z. B. Temperament*, Anregbarkeit, Eidetik*, Reaktionsgeschwindigkeit); vgl. Persönlichkeitsfaktoren; Persönlichkeitsmodell; Typologie.

Grund|einstellung, therapeutische: (engl.) *basic psychotherapeutic attitude*; Haltung in der Psychotherapie*, welche die Philosophie, das Menschenbild u. die grundlegenden Konzepte der jeweiligen therap. Orientierung wiedergibt; z. B. humanistisch (s. Therapie, humanistische), rational (s. Therapie, rational-emotive).

Grund|fertigkeiten: (engl.) *basic skills*; angeborene, primäre Befähigung zu motorischen bzw. handlungsorientierten Leistungen (z. B. Geschicklichkeit, Koordination*).

Grund|funktionen, psychische (lat. functio Verrichtung, Funktion) *f pl*: (engl.) *psychogenic basic functions*; geistig-seelische Elementarfunktionen wie z. B. Wahrnehmen (s. Wahrnehmung), Denken*, Erinnern*, Empfinden (s. Empfindung), Fühlen*.

Grund|gefühl: (engl.) *basic feeling*; dispositionale Gestimmtheit als überdauerndes Persönlichkeitsmerkmal*.

Grund|haltung, therapeutische: (engl.) *basic therapeutic attitude*; durch persönliche, therapiespezifische u. ethische Werte, Zielvorstellungen sowie theoretische Grundannahmen geformte grundlegende therapeutische Einstellungen, Denk- u. Verhaltensweisen; Bez. wurde ursprünglich in der Gesprächspsychotherapie* zur Beschreibung der therapeutischen Basisvariablen Kongruenz*, unbedingter Wertschätzung* u. Empathie* verwendet; sie umfasst auch die grundlegenden Haltungen verschiedener anderer Psychotherapierichtungen (z. B. humanistische Grundhaltung, psychoanalytische Haltung); z. B. bezeichnet die psychoanalytische Haltung alle Gefühle, Denk- u. Verhaltensweisen eines Therapeuten gegenüber seinem Patienten (z. B. Abstinenz u. Neutralität), die er in die Situation einbringt u. die sich auf den Patienten im Psychotherapieprozess auswirken. Empirisch sind als zentrale Elemente der Haltung des Therapeuten **3 therapeutische Qualitäten** nachgewiesen (Luborsky): **1.** echtes Interesse daran, dem Patienten zu helfen; **2.** sog. Reinheit der angebotenen Behandlung; **3.** Qualität der Beziehung.

Grund|intel|ligenz-Skala (Intelligenz*; Skala*) *f*: (engl.) *Culture Fair Intelligence Test (Abk. CFT)*; Fremdbeurteilungsverfahren zur Erfassung des allg. intellektuellen Niveaus (Grundintelligenz), d. h. der allgemeinen, weitgehend angeborenen Fähigkeit, figurale Beziehungen u. formal-logische Denkprobleme mit unterschiedlichem Komplexitätsgrad zu erkennen u. innerhalb einer bestimmten Zeit zu verarbeiten; durch sprachfreie u. anschauliche Testaufgaben auch geeignet bei schlechten Sprachkenntnissen u. mangelhaften Kulturtechniken; es existieren 3 Versionen für verschiedene Altersbereiche: **1. CFT 1:** umfasst 5 Untertests (Substitutionen, Labyrinthe, Klassifikationen, Ähnlichkeiten u. Matrizen) zur Bestimmung der Grundintelligenz (Fähigkeit des Kindes, Regeln zu erkennen, Merkmale zu identifizieren u. rasch wahrzunehmen); erfasst, in welchem Komplexitätsgrad insbes. nonverbale Problemstellungen erfasst u. gelöst werden können; **2. CFT 20-R** (revidierte Fassung mit Wortschatz-Test u. Zahlenfolgen-Test): umfasst 2 gleichartige Testteile (57 u. 45 Items) mit je 4 Untertests (Reihenfortsetzen, Klassifikationen, Matrizen und topologische Schlussfolgerungen); die Ergänzungstests Wortschatz- (WS) u. Zahlenfolgenaufgaben (ZF) erfassen verbale u. numerische Elemente des Faktors Verarbeitungskapazität (eigenständige Teiltests, auch unabhängig vom CFT 20-R anwendbar); WS misst den über den deutschsprachigen Grundwortschatz hinausgehenden Wortschatz aus der Umgangssprache; ZF erfasst das Erkennen von Regeln u. Gesetzmäßigkeiten bei einfachen bis komplexen numerischen Aufgabenstellungen; **3. CFT 3:** entspricht im Aufbau CFT 2; die Aufgaben sind entsprechend der Altersgruppe schwieriger; in der jüngeren Altersgruppe v. a. für die Differenzierung besonders leistungsfähiger Jugendlicher geeignet; **Anw.:** CFT 1: Kinder von 5 Jahren u. 3 Monaten bis 9 Jahre u. 5 Monate in Kindergarten, Vorschule, Grundschule u. Sonderschule; CFT 2: Kinder u. Jugendliche von 8 Jahre u. 5 Monate bis 19 Jahren; Erwachsene von 20–60 Jahren (Teil 1); CFT 3 Jugendliche ab 14 Jahren u. Erwachsene; in Berufsberatung u. Personalauswahl; **Testdauer:** CFT 1: Gruppenuntersuchungen altersabhängig 45–60 Minuten, Einzeltest ca. 30 Minuten; CFT 2: ca. 60 Minuten; Kurzform (1. Testteil) 35–40 Minuten (Testzeit altersabhängig wählbar); Einzeltest 25–30 Minuten; WS 8–12 Minuten, ZF (je nach Durchführungsart) 12 Minuten bzw. 16–20 Minuten; CFT 3: ca. 25 Minuten.

Grund|sym|ptome (Symptom*) *n pl*: (engl.) *basic symptoms*; historische Bez. (E. Bleuler) für Symptome, die bei einer Krankheit immer vorkommen, wenn sie einen bestimmten Grad erreicht hat, z. B. für Schizophrenie*: Störungen des assoziativen Denkens u. der Affektivität*, Ambivalenz*, Autismus*; vgl. Symptome, akzessorische.

Grund|versorgung, psycho|somatische: (engl.) *psychosomatic basic provision*; Basisdiagnostik u. Basisversorgung von Patienten mit psychischen, somatoformen, psychosomatischen od. somatopsychischen Störungen durch den primär somatisch orientierten Arzt; **Ziel:** differentialdiagnostische Klärung komplexer Beschwerdebilder, Basistherapie, ggf. Initiierung einer weitergehenden Psychotherapie; Maßnahmen umfassen u. a. verbale Interventionen (z. B. geleitete u. reflektierte Gesprächsführung) u. übende od. suggestive Techniken (z. B. Autogenes Training, Progressive Muskelrelaxation, Hypnose), Kooperation in der psychosozialen u. medizinischen Versorgung. **Hinweis:** in den meisten Bundesländern Weiterbildungsbaustein in der Facharztweiterbildung für Allgemeinmedizin u. Frauenheilkunde u. Geburtshilfe. In der vertragsärztlichen Versorgung ermöglicht bzw. ermöglichte dieser Weiterbildungsinhalt die Abrechnung bestimmter Leistungen.

Gruppe, in|dikative: (engl.) *indicative group*; Indikativgruppe; bes. Form der Gruppenpsychotherapie*, bei der die Zuweisung in themenbezogene Gruppen auf Grundlage der diagnostischen Befunde erfolgt; **1.** diagnosebezogene indikative Gruppe: z. B. bei Depression*, Essstörungen*; **2.** problembezogene indikative Gruppe: z. B. Problemlösungstraining*, Training* sozialer Kompetenz; Ziel ist die erfolgreiche Therapie eines Krankheitsbilds bzw. der für ein Krankheitsbild charakteristischen Problembereiche. Vgl. Therapiemanual.

Gruppen|arbeit: (engl.) *teamwork*; Organisationsform mit dem Ziel, sowohl individuelle als auch Gruppen übergreifende Arbeitsziele erreichen zu können; über die Verbindung von unterschiedlichen Wissens- u. Fertigkeitsbeständen, aber auch über kollektiv getragene motivationale Prozesse sollen synergetische u. kompensative Effekte zustande kommen; im Gesundheitsbereich sowohl in (meist multiprofessionellen) Behandlungsteams als auch in Behandlungsgruppen (s. Gruppenpsychotherapie) realisiert.

Gruppen|druck: (engl.) *peer pressure*; von den Mitgliedern einer Gruppe auf einen Einzelnen ausgeübter Druck mit dem Ziel, sich gruppenkonform zu verhalten; s. Gruppendynamik; vgl. Bewertungsangst, soziale.

Gruppen|dynamik (gr. δύναμις Kraft, Macht) *f*: (engl.) *group dynamics*; Bez. für einen in der Sozialpsychologie* entwickelten theoretischen Ansatz, der sich mit den versch. Formen von Gruppenbildung sowie deren Entstehungsbedingungen u. -ursachen beschäftigt; ferner richten sich die Untersuchungen auf das Kräftespiel innerhalb eines Gruppenverbandes (Soziometrie), auf das Verhalten einer Gruppe selbst u. die Wechselbeziehungen zwischen einzelnen Gruppen (s. Interaktion). Vgl. Gruppenpsychotherapie.

Gruppen|norm (Norm*) *f*: (engl.) *group basis*; Regel, die sich eine Gruppe als verbindliche interaktionelle Richtlinie (s. Interaktion, soziale) gibt.

Gruppen|pädagogik (gr. παιδαγόγικέ Erziehungskunst) *f*: (engl.) *social group work*; erzieherische Einflussnahme mit Hilfe von Gruppenarbeit*.

Gruppen|pro|zess (lat. procęssus Fortschreiten, Fortgang) *m*: (engl.) *group dynamic*; erwünschte Interaktionen in einer Therapiegruppe (z. B. in Form von Gruppenarbeit*); s. Gruppendynamik.

Gruppen|psycho|therapie (Psychotherapie*) *f*: (engl.) *group psychotherapy*; Setting* der Psychotherapie*, bei dem aus ökonomischen Gründen individuell orientierte Therapie in Gruppen angeboten wird (instrumentelle Gruppenpsychotherapie) od. bei dem die soziodynamischen Kräfte in den Mittelpunkt des Geschehens rücken; diese Kräfte gelten universell für alle therap. Orientierungen (z. B. kollektive Leiderfahrung), helfen aber auch, für Therapieschulen spezifische therap. Ziele umzusetzen (z. B. in der Verhaltenstherapie* der Erwerb sozialer Fertigkeiten durch Modelllernen*, in Psychoanalyse* u. Psychodrama* durch Reinszenierung familiärer Situationen); im Extremfall wird die Gruppe wie eine zu behandelnde Person gesehen (um in einem analogen Sinne die sog. Persönlichkeitsmerkmale* einer Gruppe zu bestimmen). **Formen:** In Vorgehen u. Zielen unterscheiden sich die verschiedenen therap. Orientierungen erheblich: **1. instrumentelle** Formen: nutzen die soziodynamischen Kräfte einer Gruppe wenig, heben allenfalls auf Möglichkeiten des Modelllernens ab, stellen ökonomische Aspekte der gemeinsamen Behandlung in den Mittelpunkt (z. B. verhaltenstherapeutische Trainingsgruppen); **2. nichtinstrumentelle** Formen: nutzen die Gruppe u. ihre Beziehungsdynamik, um dem Einzelnen spezifische Erfahrungen zu ermöglichen, deren Art von der jeweiligen psychotherap. Schule abhängt (z. B. Bindungserfahrung); **3. weitere** Formen: offene od. geschlossene Klein- od. Großgruppentherapie (>12 Personen) mit od. ohne Zulassung neuer Teilnehmer; zeitlich definierte od. undefinierte Formen wie therapeutische Gemeinschaften* als Form der kontinuierlichen Gruppentherapie; professionell geleitete u. laienzentrierte Formen wie Selbsthilfegruppen*; soziodynamische Kräfte werden auch in Selbsterfahrungs-* u. Supervisionsgruppen (s. Supervision) genutzt. **Wirkung:** Wichtige Wirkungsmechanismen sind z. B. Feedback*, Ausdruck von Gefühlen (Katharsis*), Lernen in Beziehungen (Übertragung*, Kohäsion) u. Imitation*. **Ind.:** affektive Störungen (insbes. Depression*), Angststörungen, stressbedingte Störungen, Persönlichkeitsstörungen*, Denkstörungen*, posttraumatische Störungen, sexueller Missbrauch*, kriminelles Verhalten; Anw. v. a. bei stationärer Psychotherapie*; **Wirksamkeit:** Für verhaltenstherapeutische u. kürzere psychodynamische Gruppenpsychotherapien liegen evidenzbasierte Wirksamkeitsnachweise vor mit großen Effekten insbes. im Bereich der affektiven Störungen (Metaanalysen: Hoag u. Burlingame, 1997; McDermut et al., 2001; Himelhoch et al., 2007).

Gruppen|supervision (Supervision*) *f*: (engl.) *group-supervision*; s. Supervision.

Gruppen|therapie (gr. θεραπεία Behandlung) *f*: (engl.) *group therapy*; s. Gruppenpsychotherapie.

GSI: **1.** Abk. für (engl.) ***G**lobal **S**everity **I**ndex*; s. SCL-90-R; **2.** Abk. für **G**amma*-**S**ekretase-**I**nhibitoren.

GSK-3: Abk. für **G**lykogen**s**ynthase**k**inase-**3**; Glykogensynthasekinase*-3, die in 2 Varianten (GSK-3A u. GSK-3B) vorliegt; Funktion: Phosphorylierung von spezifischen, für Schlüsselprozesse im Gehirn (v. a. zelluläre Antworten auf DNA-Schäden) bedeutsamen Molekülen (die zu biologischer Inaktivierung bzw. Toxizität führt), Komponente in Apoptose-Neurogenese-Schaltkreisen; **klin. Bedeutung:** **1.** GSK-3-Antagonisten unterdrücken Phosphorylierung (z. B. von Tau-Proteinen); pharmakologische Zielstrukturen für Wirkstoffentwicklung bei Alzheimer-Krankheit; **2.** Lithium ist ein GSK-3B-Antagonist (antimanische Wirkung aber nicht sicher rückführbar auf GSK-3B-Antagonismus).

GSK: **1.** Abk. für **G**lykogen**s**ynthase**k**inase*; **2.** Abk. für **G**ruppentraining **s**ozialer **K**ompetenz; s. Training sozialer Kompetenz.

GSM: Abk. für **G**amma*-**S**ekretase-**M**odulatoren.

GSS: Abk. für **G**erstmann*-**S**träussler-**S**cheinker-Krankheit.

GT: **1.** Abk. für **G**esprächs**t**herapie*; **G**esprächspsychotherapie*; **2.** Abk. für **G**ießen*-**T**est.

Gua̲n|facin *n*: (engl.) *guanfacine*; in Deutschland nicht im Handel befindliches zentral wirkendes Antihypertensivum*, Alpha-2-Rezeptor-Agonist (s. Rezeptoren, adrenerge), kein Psychostimulans; **Wirkung:** blutdrucksenkende Wirkung durch zentralen u. peripheren Alpha-2-Rezeptor-Agonismus; nachhaltige periphere Vasodilatation; früher angewendet bei Blutdruckkrisen; **UAW:** Sedierung, Bradykardie, Obstipation, starke Rebound-Phänomene; **Hinweis:** **1.** in USA zugelassen für Ind. ADHS bei Kindern u. Jugendlichen, auch in Kombination mit Psychostimulanzien, z. B. Methylphenidat; **2.** Vorliegen positiver Studienergebnisse zu anxiolytischer Wirkung bei generalisierter Angststörung, posttraumatischer Belastungsstörung.

Gültigkeit: (engl.) *validity*; s. Validität.

Gürtel|rose: (engl.) *shingles*; s. Zoster.

Guidance (engl. guidance Anleitung, Beratung, Führung): Bez. für eine Beratungsstelle mit Betonung des ganzheitlichen bzw. interdisziplinären Charakters; in der amerikanischen Psychologie Bez. für interdisziplinäre Zusammenarbeit von Arzt, Psychologe u. Sozialarbeiter zur Beratung von Eltern u. a. bei Erziehungsproblemen, Entwicklungsstörungen* des Kindes in sog. Child Guidance Center od. Child Guidance Clinic

Guillain-Barré-Syn|dro̲m (Georges G., Neurologe, Paris, 1876–1961; Jean A. B., Neurologe, Strasbourg, 1880–1967) *n*: (engl.) *Guillain-Barré syndrome*; idiopathische entzündliche Polyradikuloneuropathie (s. Neuropathie); **Ätiol.:** unklar, wahrscheinlich Infektion mit Viren (Zytomegalie-, Varizella-Zoster-, Masern-, Mumps-, Hepatitis-, HIV) od. Bakterien (Campylobacter jejuni, Salmonella, Brucella, Shigella, Spirochäten) bzw. Störung des Immunsystems; **Pathol./Anat.:** multifokale Entzündung mit Infiltration von Makrophagen u. Lymphozyten in den Myelinscheiden der Spinalwurzeln (Polyradikulitis), Spinalganglien u. peripheren Nerven (Polyneuritis*); im Allg. erfolgt primär Entmarkung u. sekundär axonale Schädigung; **Klin.:** akut mit einem Höhepunkt nach 2–4 Wochen od. chronisch mit langsamerem, z. T. remittierendem u. rezidivierendem Verlauf; meist symmetrisch angeordnete schlaffe Lähmung* zunächst der Beine mit Reflexabschwächung, Parästhesien* od. Areflexie*, evtl. Schmerzen u. Sensibilitätsstörungen*, die (meist innerhalb weniger Tage) bis zur Tetraplegie fortschreiten kann; in der Folge evtl. Muskelatrophien; Sonderformen: **a)** Fisher-Syndrom: idiopathische Polyneuritis mit zerebellarer Ataxie*, Areflexie* u. Ophthalmoplegie; **b)** Landry-Paralyse: akute Verlaufsform mit an den Beinen beginnender, bis zur Tetraplegie rasch fortschreitende schlaffe Lähmung mit Areflexie, später Muskelatrophie, evtl. Sensibilitätsstörungen; Mitbeteiligung des spinalen Segments C 4 führt zur Atemlähmung, Beteiligung der kaudalen Hirnnervenkerne zu Schlucklähmung u. evtl. Diplegia facialis; **c)** Pandysautonomie: meist akut einsetzende Polyneuritis mit ausschließlich od. weitgehendem Befall des vegetativen Nervensystems; Sympt.: Tränen-, Speichel- u. Schweißsekretionsstörung, Lähmung der inneren Augenmuskeln, orthostatische Hypotonie, Störungen im Bereich des Magen-Darm-Trakts, der Harnblase u. der Genitalfunktionen; **Kompl.:** bei Mitbeteiligung der Spinalwurzel C 4 Gefahr der Atemlähmung, autonome Neuropathie des Herzens mit Rhythmusstörungen, Thrombose in den gelähmten Beinen mit Lungenembolie; **Diagn.:** Liquordiagnostik*, ENG*, Biopsie peripherer Nerven; **Ther.:** Plasmapherese über 3–5 Tage od. Immunglobuline i. v. zur Beschleunigung der Rückbildung; **Progn.:** i. d. R. günstig.

Gut|achten: (engl.) *expertise, assessment*; schriftliche od. mündliche Beurteilung od. Stellungnahme (s. Begutachtung) zu einem Sachverhalt durch einen unabhängigen Sachverständigen*; **Formen:** u. a. **1.** psychiatrisches Gutachten*; **2.** jugendpsychiatrisches Gutachten*; **3.** psychologisches Gutachten*. Zur Erstellung eines Gutachtens sind Personen (§ 407 ZPO, § 75 StPO) verpflichtet, die hierzu öffentlich bestellt sind, welche die Wissenschaft od. das Gewerbe öffentlich zum Erwerb ausüben, die zur Ausübung der Wissenschaft öffentlich bestellt sind, z. B. Dozenten u. Professoren, u. diejenigen, die sich zur Erstattung eines Gutachtens bereit erklären.

Gut|achten, jugend|psych|iatrisches: (engl.) *psychiatric expertise*; Gutachten*, das angefordert wird, wenn: **1.** gerichtliche od. behördliche Entscheidungen bei psychischen Störungen von Kindern u. Jugendlichen zu treffen sind; **2.** die Reifebeurteilung in Strafverfahren erforderlich ist, in denen das Jugendrecht Sanktionen von der Reife abhängig macht (§§ 3 u. 105 Jugendschutzgesetz; s. Jugendgerichtsgesetz); **3.** Behörden in das elterliche Sorgerecht eingreifen (Fragen des Kindeswohls u. der Fürsorge). Vgl. Begutachtung.

Gut|achten, psych|iatrisches: (engl.) *psychiatric expertise, psychiatric assessment*; Gutachten*, das angefordert wird, wenn psychische Störungen od. deren Auswirkungen begründet od. ausgeschlossen werden müssen; wird angefordert: **1.** von Strafgerichten zu Fragen der Schuldfähigkeit* u. der Rückfallprognose; **2.** von Zivilgerichten zu Fragen der Geschäfts*- u. Testierfähigkeit*, zu Fragen der haftungsrechtlichen Entschädigung bei psychischen Störungen, der Deliktfähigkeit* u. a.; **3.** von Sozialgerichten (ähnlich auch von Versicherungen) zu Fragen der gesundheitlichen Beeinträchtigung durch psychische Störungen u. deren Auswirkungen auf das Erwerbsleben; soll den entscheidenden Gerichten od. Behörden ermöglichen, sachgerechte Entscheidungen zu treffen; schriftliche Gutachten sind Urkunden u. erfordern die Einhaltung best. Formalien, die in veröffentlichten Leitlinien od. Mindestanforderungen enthalten sind. Vgl. Begutachtung.

Gut|achten, psycho|logisches: (engl.) *psychological expertise, psychological assessment*; Gutachten*, das angefordert wird, wenn: **1.** Besonderheiten normalpsychologischen Verhaltens u. dessen Auswirkungen zu klären sind; z. B. Glaubhaftigkeit von Zeugenaussagen, Erziehungsfähigkeit von Eltern; **2.** besondere psychologische Tests eingesetzt werden, z. B. Intelligenztests bei kognitiver Störung, Persönlichkeitsakzentuierung. Vgl. Begutachtung.

GWAS: Abk. für **g**enom**w**eite **A**ssoziations**s**tudie; Methode zur Identifizierung von Allelen*, die bei bestimmten Krankheiten od. anderen Merkmalen (z. B. Körpergröße) häufiger od. seltener als bei Kontrollen vorkommen; erfolgt ohne Eingrenzung auf spezifische Gene (hypothesenfreie Suchstrategie im Gegensatz zum Kandidatengen*-Ansatz); Voraussetzungen: System von Markern*, das unter Nutzung des Kopplungsungleichgewichts jeden Genort auf dem gesamten Genom lokalisieren kann (500 000–1 Mio. Marker), Fähigkeit zur parallelen Typisierung von Tausenden von Markern (DNA*-Mikroraster); **klin. Bedeutung:** GWAS decken die genetische Architektur genetischer Krankheiten* auf; Anwendung v. a. bei häufigen Krankheiten, zu denen jeweils viele Gene polygen bzw. multifaktoriell beitragen (s. Polygenie); solche risikomodulierenden Gene (mit jeweils meist nur geringem Einfluss auf die Krankheitsentstehung) können durch GWAS lokalisiert u. identifiziert werden. Bisher (Dezember 2010) wurden ca. 1200 GWAS bei ca. 200 Krankheiten u. Merkmalen zu humanen Krankheiten durchgeführt, 4000 bestätigte genetische Assoziationen zu einzelnen Allelen wurden gefunden. **Hinweis:** **1.** Nebeneinander liegende Positionen auf dem Genom werden nicht unabhängig voneinander übertragen (Kopplungsungleichgewicht), so dass die krankheitsassoziierten DNA-Sequenzvarianten in der Regel nicht die pathogenetisch relevanten Varianten darstellen; sie zeigen nur den Ort an, in dessen Nähe die pathogenen Varianten liegen. **2.** Signifikante Häufigkeitsunterschiede zwischen Fällen u. Kontrollen in einer GWAS, die für multiples Testen kontrolliert sind u. über verschiedene Replikationsschnitte bestätigt werden, gelten als relativ sicher (geringe Wahrscheinlichkeit für falsch positive Befunde). **3.** GWAS sind besonders erfolgreich bei der Suche nach Krankheitsgenen für die häufigen polygenen Erkrankungen; für die seltenen monogenen Krankheiten sind dagegen Kopplungsanalysen* besonders erfolgreich (vgl. Genetik, psychiatrische).

G

Gyn-: auch Gynäko-; Wortteil mit der Bedeutung Frau; von gr. γυνή, γυναικός.

Gynäko|mastie (Gyn-*; gr. μαστός Brust) *f*: (engl.) *gynecomastia*; ein- od. beidseitige, hormonabhängige Vergrößerung des männlichen Brustdrüsenparenchyms; **Ätiol.:** gesteigerte Sekretion u./od. verminderter Abbau von Östrogenen*, Prolaktin* u. Gonadotropinen*, verminderte Sekretion von Androgenen* (z. B. bei Klinefelter*-Syndrom), Organresistenz gegen Testosteron (z. B. bei testikulärer Feminisierung); **Vork.: 1.** physiologisch: neonatal od. in der Pubertät* (Pubertätsgynäkomastie); **2.** i. R. einer Östrogentherapie bei Prostatakarzinom (wenn zuvor keine prophylaktische Mamillenbestrahlung vorgenommen wurde), bei Akromegalie*, Basedow-Krankheit, myoton. Dystrophie, Hodenatrophie, Hodentumor, primärem Hypergonadismus, Hypophysenadenom (s. Hirntumoren), Hypothalamusschaden, primärer Hypothyreose, Klinefelter-Syndrom, Leberzirrhose*, konsumierenden Prozessen, inf. Anw. von Hyperprolaktinämie* induzierenden Neuroleptika, Antiandrogenen u. chron. Hämodialyse; **DD:** Pseudogynäkomastie: Vergrößerung des Fettgewebedepots der männlichen Brust ohne Beteiligung des Drüsenparenchyms; häufig durch Lipideinlagerung bei Adipositas od. Gewichtszunahme primär unterernährter Männer; seltener durch Tumorwachstum.

Gyn|agogie (Gyn-*; gr. ἀγωγός leitend, verlassend) *f*: (engl.) *gynagogia*; Teilgebiet der Medizin bzw. Psychologie, das sich mit ärztlicher u./od. psychotherapeutischer Betreuung (sog. Seelenführung) von Frauen mit gynäkologischen Problemen u. Erkrankungen (z. B. prämenstruelles Syndrom*, Zyklusstörungen*, schmerzhafte Menstruation, häufige Fehlgeburten) befasst.

Gyn|andrie (Gyn-*; Andr-*) *f*: **1.** (engl.) *gynandria*; veraltete Bez. für die weibliche Form des Pseudohermaphroditismus (s. Hermaphroditismus); **2.** veraltete Bez. für Frauen, die psychische Merkmale aufweisen, die als typisch männlich gelten; s. Androgynie.

Gyrase-Hemmer: (engl.) *gyrase inhibitor*; Antibiotika* aus der Gruppe der Chinolone u. Fluorchinolone (z. B. Ciprofloxacin, Levofloxacin); **Wirkung:** Hemmung des Enzyms DNA-Gyrase, das bei der Zellteilung zum Aufbau der DNA unverzichtbar ist; bakteriostatisch u. bakterizid; **Ind.:** Infektion durch gramnegative od. grampositive Bakterien; **Kontraind.:** Schwangerschaft, Stillzeit; **UAW:** u. a. gastrointestinale Beschwerden, Kopfschmerz, Schwindel, Geschmacksempfindungsstörungen, selten Depression, Halluzination.

Gyrifizierung (Gyrus*): (engl.) *gyrification*; Faltung der Gehirnoberfläche, so dass die innere Kontur der Gehirnoberfläche (Gyrus*, Sulcus*) größer ausfällt als die äußere Kontur (ohne Berücksichtigung der Faltung); Ausmaß variiert über u. innerhalb verschiedener Areale; Ausbildung während der Gehirnentwicklung, mit dem 20. Lebensjahr meist abgeschlossen u. dann weitgehend stabil; Bestimmung: Gyrifizierungsindex*; **klin. Bedeutung:** vermehrte Gyrifizierung im Temporallappen bei Schizophrenie (ggf. Beleg für Gehirnentwicklungsstörung); Hinweise für Veränderungen auch bei anderen Gehirnentwicklungsstörungen (z. B. Autismus).

Gyrifizierungs|in|dex (Gyrus*; Index*) *m*: (engl.) *gyrification index*; Bez. (K. Zille, 1988) für Verhältnis von innerer u. äußerer Gehirnkontur; Messmethode zur Berechnung des Grades der Gyrifizierung*; Bestimmung in neuropathologischen Schnitten od. MRT-Bildern (s. Abb.); physiol. 1,1–3,5 je nach Schnitt u. Areal; **klin. Bedeutung:** Gyrifizierungsindex bei Schizophrenie im Frontal- u. Temporallappen erhöht u. im Cerebellum reduziert; bei Zwangsstörung im Frontallappen reduziert.

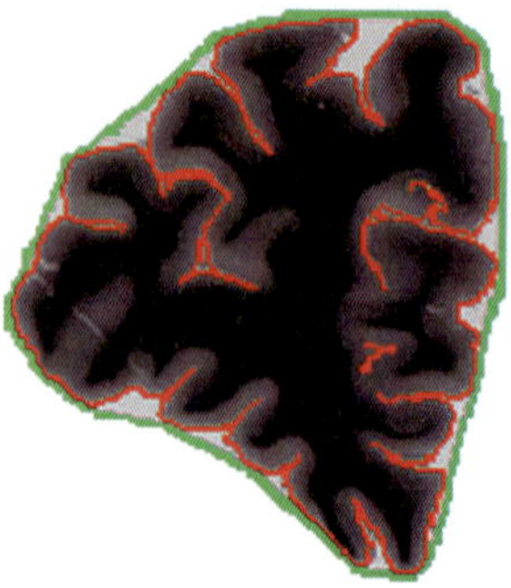

Gyrifizierungsindex: rot: innere Gehirnkontur; grün: äußere Gehirnkontur

Gyri temporales trans|versii (Gyrus*) *m pl*: (engl.) *transverse temporal gyri*; 2–4 quere Windungen an der Innenfläche des Gyrus* temporalis superior; der vorderste Gyrus temporalis transversum wird als Heschl*-Querwindung bezeichnet.

Gyrus (gr. γῦρος Kreis) *m*: (engl.) *gyrus*; Gehirnwindung, Hirnwindung.

Gyrus angularis (Gyrus*) *m*: (engl.) *angular gyrus*; Hirnwindung am hinteren Ende des Sulcus temporalis superior; Teil des Assoziationskortex; von wesentlicher Bedeutung für höhere kognitive Funktionen wie Rechtschreibung, Lesen u. Rechnen. Vgl. Angularissyndrom; Gerstmann-Syndrom; Assoziationsfelder.

Gyrus-angularis-Syn|drom (Gyrus*) *n*: (engl.) *angular gyrus syndrome*; Angularissyndrom*.

Gyrus cinguli (Gyrus*) *m*: (engl.) *cingulate gyrus*; Hirnwindung parallel zum Corpus callosum; zwischen Sulcus cinguli u. Sulcus corporis callosi; Teil des limbischen Systems*. Vgl. Cingulum.

Gyrus dentatus (Gyrus*) *m*: (engl.) *dentate gyrus*; Hirnwindung aus gezähnelter Substantia grisea, die zwischen Hippocampus * u. Gyrus parahippocampalis liegt (s. Abb.).

Gyrus fusi|formis (Gyrus*) *m*: (engl.) *fusiform gyrus*; s. Gyrus occipitotemporalis lateralis.

Gyrus oc|cipito|temporalis lateralis (Gyrus*) *m*: (engl.) *gyrus occipitotemporalis lateralis*; Gyrus fusiformis; Hirnwindung an der Basalfläche des Temporal- u. Okzipitallappens zwischen Sulcus occipitotemporalis u. Sulcus collateralis; anschließend zwischen Sulcus collateralis u. Sulcus calcarinus; **klin. Bedeutung: 1.** rechter Gyrus occipitotemporalis lateralis bedeutsam für Erkennung von Gesichtern (Störung: Prosopagnosie; s. Agnosie); **2.** bei Autismus geringere neuronale Aktivierung durch Gesichter, einhergehend mit Defiziten im Erkennen von Gesichtern.

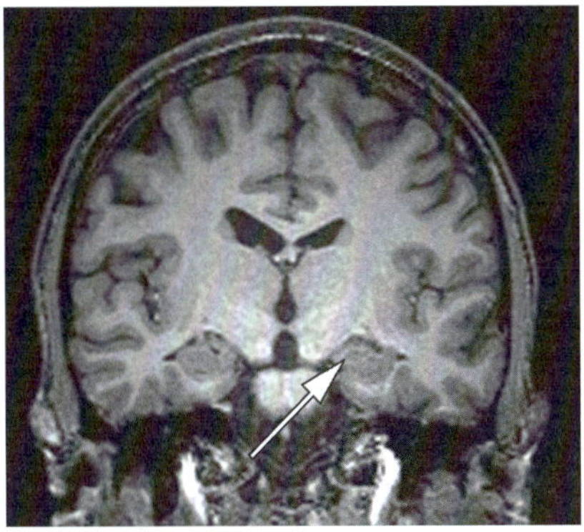

Gyrus dentatus: Darstellung in einer T1-gewichteten MRT-Aufnahme [13]

Gyrus temporalis superior (Gyrus*) *m*: (engl.) *superior temporal gyrus*; vordere Hirnwindung an der Konvexität des Temporallappens*; von wesentlicher Bedeutung für Sprachproduktion u. -verarbeitung; enthält auf der dominanten Hemisphäre Broca*-Areal, Wernicke*-Areal, Planum* temporale u. Heschl*-Querwindung.

G

H

Haar|ausreißen: (engl.) *hair pulling*; s. Trichotillomanie.

Habenula (dim von lat. habena Zügel) *f*: **1.** (engl.) *habenula*; Zirbelstiel; 2 dünne Markbündel, welche die Epiphyse* mit den Striae medullares thalami verbinden; **2.** unmittelbar zwischen Thalamus, 3. Hirnventrikel u. Commissura posterior gelegenes Umschaltkerngebiet im Mittelhirn; **klin. Bedeutung: a)** Volumen- u. Zellzahlreduktion bei Depression u. bipolarer affektiver Störung; **b)** möglicher Stimulationsort für Tiefenhirnstimulation* bei Depression.

Habit (Habitus*) *n*: (engl.) *habit*; Verhaltensgewohnheit; kann zu dauerhaften Problemen führen, wenn sie Teil einer Verhaltenskette ist, die durch ständige Wiederholung aufrechterhalten wird, teilweise unbewusst abläuft u. sozial toleriert wird; klinisch relevant sind sog. nervöse Verhaltensgewohnheiten od. Tics*, Behandlung durch Habit* Reversal Training.

Habit Reversal Training (engl. habit Gewohnheit, Sucht; reversal Umkehr, Umkehrung): Abk. HRT; syn. Habit-Reversal-Technik; Verfahren der Reaktionsumkehr mit dem Ziel, automatisierte Gewohnheiten (s. Habit) zu ändern (Azrin u. Nunn, 1973); **Prinzip:** Unerwünschtes, sich häufig wiederholendes Verhalten soll über die Kopplung mit einem damit inkompatiblen neutralen Verhalten reduziert werden. Eine adäquate Selbstwahrnehmung soll gelernt u. das problemat. Verhalten durch konkurrierende Reaktionen systematisch unterbrochen werden. **Ind.:** nervöse Verhaltensgewohnheiten (z. B. Nägelkauen*) u. Tics*; **Durchführung:** I. S. der Verhaltensanalyse* soll das Auftreten des Verhaltens, z. B. eines Tics, erkannt werden. Frühe Anzeichen der Verhaltensauffälligkeit* u. die Umstände des Auftretens werden genau beschrieben (direkte Verhaltensbeobachtung*, evtl. mit Video, u. systemat. Protokollierung der Häufigkeit u. Dauer der Verhaltensauffälligkeit sowie der Rahmenbedingungen mit Tagebuch u. Diagrammführung). In einer Anamnese wird die Entwicklung der Störung erfasst. Das Erkennen erster Anzeichen für eine Verhaltensauffälligkeit (z. B. Beginn des Nägelkauens mit einem nicht bewussten leichten Streichen der Finger über die Lippen) ist wichtig, um die Verhaltenskette frühzeitig unterbrechen zu können. In typischen auslösenden Situationen soll dann das konkurrierende Verhalten, z. B. einen Stift zur Hand nehmen statt Nägel zu kauen, ausgeführt werden.

Habituation (lat. habitare an etwas gewohnt sein) *f*: (engl.) *habituation*; Gewöhnung; (psychol.) allmähl. Verschwinden der (Orientierungs-)Reaktion eines Organismus nach wiederholter Konfrontation* mit dem auslösenden Reiz; tritt auf, wenn der Vergleichsprozess zwischen Reizcharakteristik u. Gedächtnisrepräsentation eine Übereinstimmung (sog. Match) feststellt; **Anw.:** (klin.) Habituationstraining*. Vgl. Desensibilisierung, passive.

Habituations-Para|digma (Habituation*; Paradigma*) *n*: **1.** (engl.) *habituation paradigm*; in der Psychophysiologie* experimentelle Versuchsanordnung zur Untersuchung der Habituation* der Orientierungsreaktion*, typischerweise mit der wiederholten Darbietung von 10–20 identischen akustischen Reizen, wobei gegen Ende ein andersartiger Reiz zur Dishabituation* dient; als abhängige Variable wird i. d. R. die elektrodermale Aktivität* erfasst; Habituation wird als Regressionsgerade od. als Anzahl der Reizdarbietungen bis zum Ausbleiben der Orientierungsreaktion (bzw. Amplitude unterhalb einer definierten Mindestschwelle) erfasst; **klin. Bedeutung:** z. T. Auffälligkeiten der Orientierungsreaktion im Habituations-Paradigma bei Schizophrenie. **2.** in der Säuglingsforschung bedeutender Untersuchungsansatz, basierend auf der Abnahme von Interesse* u. Aufmerksamkeit*, wenn man einem Säugling Ereignisse od. Objekte wiederholt darbietet (z. B. Schachbrettmuster); die Habituation zeigt sich in psychophysiologischen Variablen (z. B. elektrodermale Aktivität, Herzfrequenz, EEG) u. im Blickverhalten: Säugling betrachtet das Objekt immer kürzer bzw. schaut immer häufiger weg. Bei Präsentation neuer Reize erhöht sich die Aufmerksamkeit (Dishabituation mit längerer Blickdauer, stärkeren psychophysiologischen Reaktionen). Durch systematische Variation der Eigenschaften habituierter Objekte kann die Informationsverarbeitung bei Säuglingen untersucht werden (z. B. veränderte Schachbrettmuster, Farben); weitere typische Messgrössen sind Gesichtsausdruck u. Saugrate.

Habituationstraining (Habituation*) *n*: (engl.) *habituation training*; Form der Konfrontationstherapie*, die eine graduelle Konfrontation* mit einer realen, Angst auslösenden Situation (in vivo) beinhaltet, während gleichzeitig das Vermeidungsverhalten unterbunden wird; **Prinzip:** Indem das durch Angst ausgelöste Vermeidungs- od. Fluchtverhalten unterbunden wird, kann eine Habituation* erfolgen. **Durchführung:** als Konfrontation* in vivo od. als Tonbandkonfrontation*; **Ind.:** Zwangsstörungen* (Zwangshandlungen*, Zwangsgedanken*), spezifische Phobien*, Agoraphobie*; **Wirksamkeit:** Die Abnahme von Angst während der Konfrontation u. von Sitzung zu Sitzung kann sowohl in subjektiven als auch in versch. physiol. Parametern (z. B. reduzierte Herzfrequenz) beobachtet werden. Patienten, die während einer Angstkonfrontation ihr Sicherheitsverhalten beibehalten, z. B. indem sie sich ablenken od. beruhigen, profitieren weniger von der Ther. als solche, die es aufgeben. Positive Effekte des Habituationstrainings bestätigen sich auch in langen Katamnesezeiträumen. **Hinweis:** Da angenommen wird, dass Angstreaktionen erlernt werden, handelt es sich bei der Reduktion der Angstreaktion durch wiederholte Konfrontation strenggenommen um eine Extinktion*, nicht um eine Habituation* einer unkonditionierten Reaktion. Vgl. Desensibilisierung, systematische; Flooding; Implosion.

Habitus (lat. äußere Erscheinung) *m*: (engl.) *constitution, habitus*; Besonderheiten der äußeren Erscheinung, die u. U. einen Schluss auf best. Krankheiten od. Krankheitsanlagen zulassen können. Vgl. Konstitution.

Hachinski-Skala (Vladimir H., Neurologe, Cape Town, South Africa; Skala*) *f*: (engl.) *Hachinski ischaemic score*; Fremdbeurteilungsverfahren zur klinischen Differenzierung zwischen Alzheimer*-Krankheit u. vaskulärer Demenz*; erfasst werden 13 Items u. a. zu Zeitverlauf des kognitiven Abbaus, Persönlichkeits- u. emotionaler Veränderung, somatischen Beschwerden, neurologischen Symptomen, anamnestischen Daten.

HADS: Abk. für (engl.) ***H**ospital* **A**nxiety and **D**epression **S**cale*.

Häftlingshilfegesetz: (engl.) *Prisoner Assistance Act*; Abk. HHG; „Gesetz über Hilfsmaßnahmen für Personen, die aus politischen Gründen außerhalb der Bundesrepublik Deutschland in Gewahrsam genommen wurden" vom 6.8.1955, zuletzt geändert am 6.7.2009; Gesetz des Sozialen* Entschädigungsrechts zur Regelung der Entschädigung von gesundheitlichen u. wirtschaftlichen Folgen einer gesundheitlichen Schädigung inf. von Gewahrsam od. anderen Maßnahmen aus politischen Gründen in der sowjetischen Besatzungszone od. im sowjetisch besetzten Sektor von Berlin (u. weiteren Gebieten nach § 1 des Bundesvertriebenengesetzes); zuständig sind die Behörden (Versorgungsverwaltung), die auch das Hauptgesetz (Bundesversorgungsgesetz) ausführen.

Häm-: auch Hämato-, Hämo-; Wortteil mit der Bedeutung Blut; von gr. αἷμα, αἵματος.

Hämatom, epidurales (Häm*; -tom*) *n*: (engl.) *epidural hematoma*; Epiduralhämatom*.

Hämatom, subdurales (Häm*; -tom*) *n*: (engl.) *subdural hematoma*; Subduralhämatom*.

Hämatophobie (Häm-*; Phobie*) *f*: (engl.) *hematophobia*; s. Blutphobie.

Hämochromatose (Häm-*; gr. χρῶμα, χρώματος Farbe, Haut; -osis*) *f*: (engl.) *hemochromatosis*; Siderophilie; durch erhöhte Eisenresorption u. -ablagerung in Geweben u. Organen sowie zirrhot. Umbau von Leber u. Pankreas charakterisierte autosomal-rezessiv erbl. Eisenspeicherkrankheit (Genlocus 6p21.3); Alkoholmissbrauch* evtl. zusätzl. pathogenet. Faktor; **Sympt.:** Manifestation meist im Alter >40 Jahre; braun-graue Hautpigmentierung (Melanin), Hepatomegalie, Kardiomyopathie, Arthralgien, depressive Verstimmung (s. Depression), Hodenatrophie, Libidostörung, Impotenz* u. Zyklusstörungen* (inf. Hypophysenschädigung), später Leberzirrhose* mit portaler Hypertension, Pankreasinsuffizienz, Diabetes* mellitus (Bronzediabetes).

Händigkeit: (engl.) *handedness*; Bevorzugung des Gebrauchs einer Hand (sog. Gebrauchshand); angeboren, früher häufig erzwungene Bevorzugung der rechten Hand (Rechtshändigkeit), bei ca. 5 % der Menschen Linkshändigkeit.

Häufigkeitsverteilung: (engl.) *incidence distribution*; (statist.) Darstellung od. Angabe der Häufigkeit einer zufälligen Variablen; zeigt an, wie häufig der Wert in einer Stichprobe vorkommt (absolute Häufigkeit); die Gesamtzahl dieser Häufigkeiten ergibt die Häufigkeitsverteilung; wird diese auf die Anzahl der Werte der Verteilung (Stichprobenumfang) bezogen, so ergibt dies die relative Häufigkeit. Für die Verteilung können versch. statistische Kennwerte berechnet werden (z. B. Lokalisationsmaße* u. Dispersionsmaße*). Werden vom kleinsten Wert beginnend bis zum größten Wert die Häufigkeiten aller kleineren Werte aufsummiert u. jedem Wert die Summe der Häufigkeiten aller kleineren u. seiner eigenen Häufigkeit zugeordnet, so ergibt sich die kumulative Häufigkeit (sog. Verteilungsfunktion). Sie zeigt für jeden Wert an, wieviele Werte der Stichprobe kleiner od. gleich diesem Wert u. wie viele größer sind. Diese Form der Häufigkeitsverteilung eignet sich gut für die Berechnung von Quantilen der Häufigkeit. Ist die Häufigkeitsverteilung eines Merkmales zweigipflig, so spricht man von bimodaler Häufigkeitsverteilung.

Haftfähigkeit: (engl.) *fitness for a custodial sentence*; syn. Vollzugstauglichkeit; wird unterstellt, wenn Haftunfähigkeit* nicht vorliegt u. eine Unterbringung in Vollzugsanstalt od. Haftkrankenhaus ohne Gefährdung von Gesundheit od. Leben ertragen werden kann. Schwere psychopathologische Syndrome, nahe Lebensgefahr od. in der Einrichtung nicht behandelbare schwerwiegende Erkrankungen schließen Haftfähigkeit aus (geregelt in § 455 StPO); Beurteilung v. a. durch Anstaltsärzte.

Haft|neurose (Neur-*; -osis*) *f*: (engl.) *prison neurosis*; früher Haftreaktion; Persönlichkeitsveränderung aufgrund von Freiheitsentziehung*, gekennzeichnet durch Depressivität (stark erhöhte Inzidenz klinischer Depressionen in Haftanstalten, Suizidalität), phobische Symptome sowie stärkere Formen der Auflehnung u. Aggression, auch Stupor* (Haftstupor) u. Ganser-Syndrom*; früher z. T. als Pseudopsychose konzipiert (s. Haftpsychose); keine eigenständige psychische Störung, sondern deskriptiver Begriff, der eine ätiologische Annahme enthält; gut belegt ist, dass Haft i. R. eines Diathese*-Stress-Modell zur Entstehung psychischer Störungen beitragen kann.

Haft|psychose (Psych-*; -osis*) *f*: (engl.) *arrest psychosis*; von Moeli (1849–1912) erstmals 1888 bei Häftlingen geschildertes psychopathologisches Syndrom, bei dem phänomenologisch häufig Depression, Stupor u. Wunsch erfüllende Wahninhalte (z. B. Unschuldswahn) beschrieben wurden; aktuelle Bez.: Haftneurose*; **Hinweis:** das Ganser*-Syndrom wurde häufig als Sonderfall der Haftpsychose betrachtet.

Haft|re|aktion (Reaktion*): (engl.) *psychotic prison reaction*; s. Haftneurose.

Haft|un|fähigkeit: (engl.) *unfitness to be kept in prison*; besteht, wenn eine nahe liegende, konkrete Gefahr besteht, dass ein Inhaftierter durch die Haft schwerwiegenden Gesundheitsschaden erleidet od. in Lebensgefahr gerät, u. in der Vollzugsanstalt nicht behandelt werden kann. Die Haft darf dann nicht vollzogen werden, sie wird vor einem Haftantritt aufgeschoben od. kann nach Haftantritt unterbrochen werden (§ 455 StPO); gilt bei Strafgefangenen (§ 455 StPO), Untersuchungshäftlingen (§§ 112 ff. StPO) u. bei Personen, die sich in Polizeigewahrsam befinden. Krankheiten, die sowohl innerhalb wie außerhalb der Haftanstalt die gleichen Risiken der Gesundheitsbeeinträchtigung od. Lebensgefahr nach sich ziehen, sind nicht als Ursachen für Haftaufschub od. Haftunterbrechung anzusehen.

Haftung: (engl.) *liability, legal liability*; rechtliche Verpflichtung, für eine rechtswidrige u. schuldhafte Verletzung der im Gesetz bestimmten Rechte u. Rechtsgüter einzustehen; hierbei hat der Staat durch sein Gewaltmonopol ausschließlich Recht u. Befugnis, den Strafanspruch durchzusetzen od. z. B. privatrechtliche Ansprüche Dritter gegenüber einem verpflichteten Rechtssubjekt zu vollstrecken; uneinheitlicher Gebrauch im BGB, häufig synonym für Schuld* verwendet. **1. Zivilrechtliche** Haftung: **a)** vertragliche Haftung (Vertragshaftung): der Geschäftsherr (als Vertragspartner) hat die nicht ordnungsgemäße Erfüllung seiner vertraglichen Pflichten (Vorsatz u. Fahrlässigkeit, § 276 BGB) zu vertreten u. haftet auch für das Verschulden seiner Erfüllungsgehilfen (§ 278 BGB). Verletzungen der Vertragspflichten (Behandlungsfehler*, Beratungsfehler, Diagnose- u. Aufklärungsfehler) können haftungsrelevante Folgen haben. **b)** deliktische Haftung (Delikthaftung): umfasst die Schadensersatzpflicht wegen vorsätzlichen od. fahrlässigen, rechtswidrigen u. schuldhaften Tuns od. Unterlassens (§ 823 BGB), die Gehilfenhaftung (§ 831 BGB), die Haftung wegen Verletzung der Aufsichtspflicht (§ 832 BGB), die Haftung wegen Organisationsverschulden (§ 823 BGB) u. die Gefährdungshaftung (Haftungsrecht, Verkehrssicherungspflicht). **2. Strafrechtliche** Haftung: es werden bestimmte Verhaltensweisen bei Verstößen gegen das StGB geahndet (Rechtsfolgen: z. B. Geld- od. Haftstrafe, Führerscheinentzug, Berufsverbot).

HAK: Abk. für **H**amburger* **A**lkoholismus-**K**atalog.

Halluzination (lat. alucinatio Verwirrung) *f*: (engl.) *hallucination*; Form der Sinnestäuschung* ohne (externe) gegenständliche Reizquelle, bei der die Betroffenen von der Realität des Wahrgenommenen überzeugt sind; **Einteilung: 1.** nach Sinnesgebieten: **a)** akustische Halluzination*; **b)** optische Halluzination*; **c)** olfaktorische Halluzination*; **d)** gustatorische Halluzination*; **e)** Körper- od. Leibhalluzination (zönästhetische Halluzination*); **f)** negative Halluzination*; **2.** nach Komplexität: **a)** elementare (sog. ungestaltete) Halluzination: z. B. Rauschen, Töne (Akoasma*) od. Lichtblitze (Photismen*); **b)** komplexe (sog. gestaltete) Halluzination: Hören von Stimmen (Phoneme*), Sehen von Personen; **Vork.: 1.** z. B. bei Schizophrenie*, Delir*, inf. der Wirkung von Halluzinogenen*, in der Aura* eines epilept. Anfalls od. bei Migräne sowie im hemianopen Gesichtsfeld nach Okzipitalhirnschädigung (Hemianopsie*) u. als UAW von Arzneimitteln; **2.** gelegentlich auch physiol. im Halbschlaf. Wird die Trugwahrnehmung als solche erkannt, wird die Bez. Pseudohalluzination* verwendet.

Halluzination, akustische (Halluzination*) *f*: (engl.) *auditory hallucination*; häufigste Form der Halluzination* mit auditiver Wahrnehmung ohne entsprechende Reizquelle; **Formen: 1.** komplex in Form von Stimmenhören (Phoneme*); **2.** elementar in Form des Hörens von Tönen od. Geräuschen (Akoasmen*); **Vork.:** bei Schizophrenie*, epileptischer Aura*, organischen u. symptomatischen psychischen Störungen.

Halluzination, gustatorische (Halluzination*) *f*: (engl.) *gustatory hallucination*; syn. Geschmackshalluzination; Form der Halluzination* mit Geschmackswahrnehmung ohne entsprechende Reizquelle; **Vork.:** bei Schizophrenie* u. organischen psychischen Störungen.

Halluzination, haptische (Halluzination*) *f*: (engl.) *haptic hallucination*; sog. Tasthalluzination; s. Halluzination, zönästhetische.

Halluzination, hypna|goge (Halluzination*) *f*: (engl.) *hypnagogic hallucination*; syn. Einschlafhalluzination; Bez. für Halluzination* od. Pseudohalluzination* beim Einschlafen, die auf allen Sinnesgebieten auftreten kann; **Vork.:** bei Narkolepsie*, dissoziativer Störung*, Angststörung*, vereinzelt auch bei Gesunden.

Halluzination, hypno|pompe (Halluzination*) *f*: (engl.) *hypnopompic hallucination*; syn. Aufwachhalluzination; Bez. für Halluzinationen* u. Pseudohalluzinationen* beim Aufwachen, die auf allen Sinnesgebieten auftreten können; **Vork.:** bei Narkolepsie*, dissoziativer Störung*, Angststörung*, vereinzelt auch bei Gesunden.

Halluzination, imperative (Halluzination*) *f*: (engl.) *imperative hallucination*; Bez. für akustische Halluzination*, bei welcher der Betroffene Befehle empfängt; vgl. Halluzination.

Halluzination, kin|ästhetische (Halluzination*) *f*: (engl.) *kinesthetic hallucination*; s. Halluzination, zönästhetische.

Halluzination, negative (Halluzination*) *f*: (engl.) *negative hallucination*; Form der Halluzination*, bei der tatsächlich vorhandene Personen od. Objekte nicht gesehen werden; **Vork.:** v. a. unter Hypnose*.

Halluzination, olfaktorische (Halluzination*) *f*: (engl.) *olfactory hallucination*; Geruchswahrnehmung ohne entsprechende Reizquelle; vgl. Halluzination.

Halluzination, optische (Halluzination*) *f*: (engl.) *visual hallucination*; syn. Gesichtshalluzination; Bez. für visuelle Halluzination* ohne entsprechende Reizquelle; **Formen: 1.** elementare Halluzination (Photopsie*); **2.** komplexe Halluzination (Morphopsie); **Vork.:** bei Delir* u. Schizophrenie*; als neurologisches Sympt. bei Läsionen der Sehbahn, z. B. Okzipitallappensyndrom*.

Halluzination, physio|logische (Halluzination*) *f*: (engl.) *physiologic hallucination*; Bez. für eine Halluzination* od. Pseudohalluzination* ohne zugrunde liegende psychische Störung; **Vork.:** z. B. bei sensorischer Deprivation* od. als hypnagoge Halluzination*.

Halluzination, vestibuläre (Halluzination*) *f*: (engl.) *vestibular hallucination*; s. Halluzination, zönästhetische.

Halluzination, zön|ästhetische (Halluzination*) *f*: (engl.) *cenesthesic hallucination*; syn. Körperhalluzination, Leibhalluzination; Form der Halluzination* mit körperbezogenen Trugwahrnehmungen ohne entsprechende Reizquelle; **Formen: 1.** haptische Halluzination: Tastwahrnehmung; **2.** vestibuläre Halluzination: Wahrnehmung, zu fallen od. zu fliegen; **3.** kinästhische Halluzination: Wahrnehmung, von außen bewegt zu werden; **Vork.:** bei Schizophrenie* (meist mit sexuellem Inhalt i. R. von Fremdbeeinflussungserlebnissen), bei Drogeneinnahme (z. B. Cocain*), bei organisch bedingten psychischen Störungen, Intoxikation, Entzugsdelir od. Dermatozoenwahn*.

Halluzino|gene (Halluzination*; -gen*) *n pl*: (engl.) *hallucinogens*; auch Psychodysleptika, Psychomimetika, Psychotomimetika, sog. Eidetika; psychotrope Substanzen*, die Sinneseindrücke verändern (meist extrem verstärken) od. Sinnestäuschungen* hervorrufen können bei meist unverändertem Bewusstsein u. Erinnerungsvermögen; u. a. pflanzliche u. halbsynthetische Substanzen wie LSD*, Samen (Ololiuqui*), Bestandteile von Pilzen (Psilocybin*), Kakteen (Mescalin*) u. Nachtschattengewächsen (z. B. Scopolamin) sowie synthetische Substanzen (auch Designerdrogen*) wie DOM*, MDA u. MDMA (s. Ecstasy) u. Phencyclidin*; unterliegen dem Betäubungsmittelgesetz* (Anlage I, nicht verkehrsfähig); **Kompl.:** bei akuter Intoxikation Risiko von epileptischen Anfällen (MDA), psychotischen Zuständen, hochgradigen Erregungszuständen, Selbst- u. Fremdgefährdung; bei chronischem Konsum Entwicklung von Substanzstörungen*; **Hinweis:** früher zur Erzeugung experimenteller Psychosen verwendet. Vgl. Psychedelika.

Halluzinose (Halluzination*; -osis*) *f*: (engl.) *hallucinosis*; Bez. für psychopathol. Zustand mit anhaltenden od. sich wiederholenden (akustischen, auch optischen) Halluzinationen* i. d. R. ohne Bewusstseinsstörung*; **Formen: 1.** akustische Halluzinose bei Substanzgebrauch (z. B. als Alkoholhalluzinose*) u. bei organischen od. symptomat. psychischen Störungen; **2.** optische Halluzinose bei Läsionen des Okzipitallappens (s. Okzipitallappensyndrom) od. bei Intoxikation* mit Halluzinogenen*; **3.** taktile Halluzinose: Dermatozoenwahn*.

Halo-Ef|fekt (gr. ἅλως Rundung, Hof; Effektivität*) *m*: (engl.) *halo effect*; Wahrnehmungsverzerrung bei der Beurteilung eines anderen Menschen, bei der ein od. mehrere Merkmale der beobachteten Person den subjektiven Eindruck des Beobachters in eine bestimmte (positive od. negative) Richtung beeinflussen; vgl. Konsistenztheorien.

Halo|peridol (INN) *n*: (engl.) *haloperidol*; Neuroleptikum* aus der Gruppe der Butyrophenone*; **Wirkung:** spezif. Dopamin*-Antagonist mit besonderer Wirkung auf die D_2-Rezeptoren u. antipsychotischen Eigenschaften; auch muscarinerg u. anticholinerg wirksam; ausgeprägter antiemetischer Effekt; Metabolisierung v. a. durch CYP3A4 der Leber; **Ind.:** psychotische Symptome (akute u. chron. Schizophrenie*, paranoid-halluzinatorisches Syndrom*, Manie* u. maniforme Zustände), psychomotorische Erregungszustände, z. B. kompliziertes Alkoholentzugssyndrom* mit deliranter Symptomatik, agitierte Verwirrtheit im Alter, zerebralsklerotisch bedingte Unruhe, Intelligenzminderung* mit ausgeprägten erethischen Verhaltenszügen; Hyperkinesien (Tic*, Chorea* Huntington, Chorea Sydenham, Tourette*-Syndrom); Übelkeit u. Erbrechen versch. Ursache (z. B. postoperativ od. durch Zytostatika bedingt); Schmerzlinderung über psychische Schmerzdistanzierung; als Begleitmedikation zu Analgetika bei schweren chron. Schmerzzuständen versch. Genese (z. B. Neuralgie*, Neuropathie* u. Polyneuropathie*,

Phantomschmerz); **Anw.:** peroral, intravenös u. intramuskulär; auch in Depotform (Haloperidoldecanoat); **Kontraind.:** komatöser Zustand, Intoxikation mit Alkohol od. zentral dämpfenden Arzneimitteln, Parkinson*-Syndrom; **Wechselwirkungen:** QT-Zeit-verlängernde Arzneimittel, Levodopa*, Lithium*, Adrenalin*, ZNS-wirksame Arzneimittel (z. B. Opioide*, Antidepressiva*); **UAW:** extrapyramidale motorische Sympt., Spätdyskinesie*, malignes neuroleptisches Syndrom*, Hyperprolaktinämie*, QT-Zeit-Verlängerung, ventrikuläre Arrhythmien.

Halten, erzwungenes: (engl.) *(forced) holding*; Festhaltetherapie*.

Haltlosigkeit: (engl.) *instability*; Haltarmut; Merkmal dissozialer Persönlichkeit mit erhöhter Beeinflussbarkeit u. Unzuverlässigkeit, Neigung zu Abhängigkeit*, sozialer Verwahrlosung*, Delinquenz*; vgl. Persönlichkeitsstörung, dissoziale.

Haltung, psycho|ana|lytische: (engl.) *psychoanalytic attitude*; Haltung des Therapeuten, die darauf gerichtet ist, durch gleichschwebende Aufmerksamkeit*, durch Reflektieren auffälliger, fehlender u. widersprüchlicher Mitteilungen des Patienten sowie durch die Wahrnehmung der eigenen Einfälle, Antwort- u. Handlungsimpulse (s. Gegenübertragung) die unbewusste Bedeutung der Mitteilungen des Patienten u. des Geschehens in Bezug auf Übertragungs- u. Gegenübertragungphänomene zu verstehen.

Haltungs|stereo|typie (Stereo*-; gr. τύπος Gepräge) *f*: (engl.) *attitude stereotypy*; s. Stereotypie.

Haltungs|verharren: (engl.) *waxy flexibility*; s. Flexibilitas cerea.

HAMA: Abk. für **Hamilton*-Angstskala.**

Hamburger Alkoholismus-Katalog *m*: Abk. HAK; Selbstbeurteilungsverfahren zur Differenzierung von Subgruppen u. zur differentiellen Therapiezuweisung bei Alkoholabhängigkeit*; **Anw.:** DD der Alkoholabhängigkeit; Therapieplanung u. Verlaufsprognosen.

Hamburger Neurotizismus- und Extra|versionsskala für Kinder und Jugendliche (Neur-*; Extraversion*; Skala*) *f*: Abk. HANES-KJ; Persönlichkeitstest für Kinder u. Jugendliche, der auf der Eysenck*-Persönlichkeitstheorie aufbaut u. Extraversion* u. Neurotizismus* erfasst; die Extraversionsskala umfasst die Skalen Geselligkeit u. Aktivität; Langform mit 68 Items u. 2 Kurzformen (Form 1: 36 Items, Form 2: 32 Items), Langform sowie Kurzform 2 enthalten zusätzlich eine Lügenskala; **Anw.:** im Alter zwischen 8 u. 16 Jahren; **Testdauer:** Langform ca. 25 Min., Kurzformen ca. 10 Min.; stark altersabhängig.

Hamburger Zwangs|inventar *n*: Abk. HZI; Selbstbeurteilungsverfahren zur Erfassung von Denk- u. Handlungszwängen (s. Zwang); umfasst 6 voneinander unabhängige Skalen: **1.** Kontrollieren, Wiederholen; **2.** Reinigung; **3.** Ordnung; **4.** Zählen, Berühren, Sprechen; **5.** Gedankenzwänge; **6.** Gedanken, sich selbst od. Anderen ein Leid zuzufügen; die Items (Kontinuum von verbreiteten Alltagsgewohnheiten bis zu schwerer Behinderung des Alltagslebens durch Zwänge) beziehen sich auf die Verhaltensebene, ohne persönlichkeitspsychologische u. neurosentheoretische Konstrukte; Antworten dichotom (stimmt/stimmt nicht); es liegt eine Langform mit 188 u. eine Kurzform (Abk. HZI-K) mit 72 Items vor; **Anw.:** bei Zwangsstörungen; ab 16 Jahren; **Testdauer:** ca. 20–30 Minuten, bei schwerer Störungsausprägung länger.

Hamburg-Wechsler-Intel|ligenz|test für Erwachsene (David W., Psychologe, New York, 1896–1981; Intelligenz*) *m*: Abk. HAWIE; deutschsprachige, adaptierte Version der Wechsler Adult Intelligence Scale (Abk. WAIS) zur Erfassung von Intelligenz* u. Leistungsbeeinträchtigungen bei Erwachsenen; die aktuelle revidierte Version (Abk. HAWIE-R) besteht aus 11 Untertests: **1. Verbaltests:** allgemeines Wissen (24 Fragen mit steigendem Schwierigkeitsgrad), Zahlen* nachsprechen, Wortschatz*-Test, rechnerisches Denken (14 Kopfrechenaufgaben mit steigendem Schwierigkeitsgrad), allgemeines Verständnis (13 Fragen mit steigendem Schwierigkeitsgrad, erfasst z. B. die Fähigkeiten verbales Schlussfolgern, sprachliches Verständnis u. das Wissen um konventionelle Verhaltensstandards), Gemeinsamkeiten* finden; **2. Handlungstests:** Bilder* ergänzen, Bilder* ordnen, Mosaik*-Test, Figuren* legen, Zahlen*-Symbol-Test. Neben der Erhebung des Gesamt-Intelligenzquotienten* ist beim HAWIE u. beim HAWIE-R eine Profilanalyse über alle Untertests möglich, die zur Diagnostik spezifischer kognitiver Einschränkungen unterstützend herangezogen wird (wissenschaftlich umstritten). **Anw.:** im Alter von 16–74 Jahren; **Testdauer:** 60–90 Minuten. Vgl. Hamburg-Wechsler-Intelligenztest für Kinder.

Hamburg-Wechsler-Intel|ligenz|test für Kinder (David W., Psychologe, New York, 1896–1981; Intelligenz*) *m*: (engl.) *Hamburg Wechsler Intelligence Scale for Children*; Abk. HAWIK; deutschsprachige, adaptierte Version der Wechsler Intelligence Scale for Children (Abk. WISC) zur Erfassung von Intelligenz*, zur Untersuchung des allgemeinen geistigen Entwicklungsstands sowie zur Abklärung von Leistungsstörungen bei Kindern u. Jugendlichen; die aktuelle Version (HAWIK-IV) besteht aus insgesamt 15 Untertests: **10 Kerntests:** Mosaik*-Test, Gemeinsamkeiten* finden, Zahlen* nachsprechen, Bildkonzepte*, Zahlen*-Symbol-Test, Wortschatz*-Test, Buchstaben*-Zahlen-Folgen, Matrizentest*, allgemeines Verständnis (13 Fragen mit steigendem Schwierigkeitsgrad, erfasst z. B. die Fähigkeiten verbales Schlussfolgern, sprachliches Verständnis u. das Wissen um konventionelle Verhaltensstandards), Symbol*-Suche; optional sind **5 Zusatztests:** Bilder* ergänzen, Abstreich*-Test, rechnerisches Denken (14 Kopfrechenaufgaben mit steigendem Schwierigkeitsgrad), allg.

Wissen (24 Fragen mit steigendem Schwierigkeitsgrad), Rätsel*-Test (Begriffe erkennen); bestimmt werden 5 Intelligenzwerte: **1.** Gesamt-Intelligenzquotient*; **2.** Sprachverständnis; **3.** wahrnehmungsgebundenes logisches Denken; **4.** Arbeitsgedächtnis*; **5.** Verarbeitungsgeschwindigkeit. Profilanalysen ermöglichen Aussagen über Stärken u. Schwächen eines Kindes. **Anw.:** im Alter von 6 bis einschließlich 16 Jahre; **Testdauer:** 30–90 Minuten. Vgl. Hamburg-Wechsler-Intelligenztest für Erwachsene; Hannover-Wechsler-Intelligenztest für das Vorschulalter.

HAMD: Abk. für **Ham**ilton*-**D**epressionsskala.

Hamilton-Angst|skala (Skala*) *f*: (engl.) *Hamilton Anxiety Rating Scale (Abk. HARS)*; Abk. HAMA; Fremdbeurteilungsverfahren zur Erfassung von Symptomen bei Angstzuständen; umfasst 14 Items (z. B. ängstliche Stimmung, Spannung, kardiovaskuläre Symptome); erfasst insbes. Schweregrad der Symptomatik durch Zustimmung auf 5-stufiger Likert*-Skala; **Anw.:** bei Erwachsenen im Alter von 18–65 Jahre; bei Angststörungen*; **Testdauer:** 15 Minuten.

H

Hamilton-De|pressionslskala (Depression*; Skala*) *f*: (engl.) *Hamilton Rating Scale for Depression*; Abk. HAMD; Fremdbeurteilungsverfahren zur Bestimmung des Schweregrads einer Depression*; umfasst 21 Merkmale (z. B. depressive Stimmung, Schuldgefühle, Suizidalität, Einschlafstörungen); Beantwortung auf 5- u. 3-stufiger Skala; **Testdauer:** 30 Minuten.

Hand-Auge-Ko|ordination (Koordination*) *f*: (engl.) *hand-eye coordination*; s. Auge-Hand-Koordination.

Hand-Dominanz-Test (Dominanz*) *m*: (engl.) *hand dominance test*; Abk. HDT; Papier- u. Bleistift-Verfahren zur Erfassung des Ausprägungsgrads der Händigkeit*; umfasst 3 Untertests: Spuren nachzeichnen, Kreise punktieren u. Quadrate punktieren; erfasst die Leistungsüberlegenheit einer Hand (–100 extreme Linkshändigkeit bis +100 extreme Rechtshändigkeit); **Anw.:** Kinder von 6–10 Jahren; auch bei älteren Kindern u. Erwachsenen einsetzbar; als Einzel- u. Gruppentest bei klin. u. pädagogischen Fragestellungen, z. B. Leistungsstörungen (Lese*-Rechtschreib-Störung, Stottern, Schielen); **Testdauer:** Einzeltest ca. 10 Minuten, Gruppentest <15 Minuten; bei älteren Kindern u. Erwachsenen Halbierung der Durchführungszeit (von 30 Sekunden auf 15 Sekunden pro Hand u. Untertest) empfohlen.

Hand|erwärmungs|training: (engl.) *hand heating treatment*; Temperatur*-Biofeedback.

Handlung, in|direkte suizidale: (engl.) *indirectly suicidal action*; s. Suizid.

Handlung, para|suizidale: (engl.) *parasuicidal action*; s. Verhaltensweisen, parasuizidale.

Handlungs|anleitung: (engl.) *guideline*; (med.) Instruktionen für Diagnostik u. Therapie einer Erkrankung od. eines Symptomenkomplexes; sollten auf dem aktuellen Wissens- u. Forschungsstand beruhen u. auf die praktische Arbeit anwendbar sein, z. B. Leitlinien der AWMF (Arbeitsgemeinschaft der wissenschaftlichen medizinischen Fachgesellschaften) mit Empfehlungen für ärztliches Handeln in charakteristischen Situationen; rechtlich bisher nicht verbindlich.

Handlungs|antrieb: (engl.) *action drive*; persönlichkeitsspezifische Energie bzw. innere Kraft für bewusstes, zielgerichtetes Verhalten, das aufgrund äußerer Sinneseindrücke u./od. innerer Motivation zustande kommt u. Teil des Antriebs*, der Handlungen (im Gegensatz zu Interessen) betrifft; Handlungsantrieb geht der Handlungsplanung* u. Bewegungsinitiierung zur Handlungsausführung voraus u. beeinflusst Auswahl, Planung u. Steuerung von Willkürhandlungen*. Handlungsantrieb geht von den subkortikal gelegenen Motivationsarealen (Teile des Frontalhirns, limbisches System) aus u. wird im assoziativen Kortex in einen Bewegungsplan umgesetzt. Durch das Zusammenwirken von supplementär-motorischem Kortex, Basalganglien u. Kleinhirn entsteht aus dem Bewegungsplan ein Bewegungsprogramm. Ausgehend vom primär motorischen Kortex werden Steuersignale direkt od. nach Modifikationen im Hirnstamm denjenigen spinalen Neuronen zugeleitet, die mit den an der Handlungsausführung beteiligten Muskeln verschaltet sind; außerdem bestehen z. T. Rückkopplungsschleifen u. auf allen Ebenen Verbindungen zum sensorischen System. Handlungsantrieb **bei verminderter od. fehlender selbstregulatorischer Kontrolle** kann sich als Impulshandlung* od. (bei starker emotionaler Beteiligung) als Affekthandlung* entladen bzw. als Triebhandlung* od. Dranghandlung* dem Abbau eines inneren Spannungszustands dienen. Davon abzugrenzen sind Zwangshandlungen* als typischer Bestandteil der Zwangsstörung*, die wiederholte u. stereotyp ausgeführte Verhaltensweisen zur Reduktion von Angst od. Unbehagen bezeichnen. Handlungsantrieb **bei beeinträchtigtem od. fehlendem Handlungsziel** kann als angeborenes Instinktverhalten zur Leerlaufhandlung* od. Übersprungshandlung* führen, während bei der Fehlhandlung* das intendierte Handlungsziel nicht erreicht wird. Bei der Täuschungshandlung* wird das Handlungsziel zwar erreicht, steht aber im Widerspruch zu den gesellschaftlich anerkannten Werten u. Normen.

Handlungs|bereitschaft: **1.** (engl.) *action preparedness*; Bereitschaft, eine Handlung auszuführen; **2.** in der Ethologie* die Summe aller endogenen Faktoren, die zu einem Verhalten führen; **3.** in der Motivationspsychologie* die Motive*, deren Anregung die Bereitschaft zu einer spezifischen Handlung erhöhen bzw. senken können (s. Motivation). **4.** In der psychoanalytischen Theorie wird angenommen, dass während der Subjektentwicklung Dispositionen von Handlungsbereitschaft entstehen, die durch verinnerlichte Interaktionserfahrung* geprägt werden sollen.

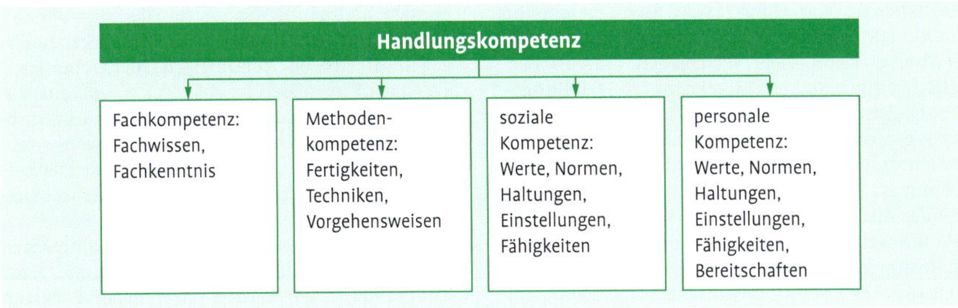
Handlungskompetenz
Fachkompetenz: Fachwissen, Fachkenntnis
Methodenkompetenz: Fertigkeiten, Techniken, Vorgehensweisen
soziale Kompetenz: Werte, Normen, Haltungen, Einstellungen, Fähigkeiten
personale Kompetenz: Werte, Normen, Haltungen, Einstellungen, Fähigkeiten, Bereitschaften

Handlungskompetenz: Dimensionen

Handlungs|dia|log (gr. διάλογος Unterredung) *m*: (engl.) *action dialogue*; Enactment*.

Handlungs|fähigkeit: (engl.) *actionability*; menschliche Fähigkeit zum bewussten u. zielgerichteten Verhalten*; Handlungsfähigkeit kann unter dem Einfluss psychotroper Substanzen* eingeschränkt sein. Kann eine Person nicht mehr willentlich u. zielgerichtet handeln (z. B. durch Koma, Schock, schizophrener Stupor), besteht Handlungsunfähigkeit. **Recht: 1. Deutschland:** verwaltungsrechtliche Bez. für die Fähigkeit zur Vornahme von Verfahrenshandlungen; handlungsfähig ist, wer geschäftsfähig bzw. bei beschränkter Geschäftsfähigkeit* für den Gegenstand des Verfahrens durch Vorschriften des bürgerlichen Rechts als geschäftsfähig od. durch Bestimmungen des öffentlichen Rechts als handlungsfähig bestimmt wird; gilt z. B. für Minderjährige, die ab dem 15. Lebensjahr Sozialleistungen beantragen können (§ 36 SGB I) od. ab dem 16. Lebensjahr im Asylverfahrensrecht als handlungsfähig gelten (§ 12 AsylVfG). Juristische Personen u. Vereinigungen sind handlungsfähig durch ihre gesetzlichen Vertreter od. durch besonders Beauftragte, Behörden durch ihre Leiter, deren Vertreter od. Beauftragte. **2. Schweiz:** Bez. für Geschäftsfähigkeit im schweizerischen Zivilgesetzbuch (§ 12 ZGB). Vgl. Rechtsfähigkeit.

Handlungs|gedächtnis: (engl.) *action memory*; Funktionsbezeichnung für einen Teilbereich des prozeduralen Gedächtnisses*, in dem durch die Ausführung einer Handlung erworbene, meist unbewusste u. nicht bzw. unvollständig verbalisierbare motorische Fertigkeiten sowie Wahrnehmungs-, Denk- u. Handlungsroutinen abgelegt sind; sog. Handlungsschemata sind im Handlungsgedächtnis gespeichert, die reproduzierbar u. auf neue Gegebenheiten übertragbar sind. Bei der Planung u. Ausführung von Handlungen werden jedoch auch Aspekte des deklarativen, expliziten Gedächtnisses aktiviert, wobei in Abhängigkeit von der Komplexität der Handlung auf episodische Erinnerungen u. semantisches Wissen zurückgegriffen wird.

Handlungs|kom|petenz (Kompetenz*) *f*: (engl.) *operational competence*; Fähigkeit zu sachgerechtem, durchdachtem sowie individuell u. sozial verantwortlichem Handeln; **Einteilung:** in Dimensionen (s. Abb.): **1.** Fachkompetenz: Bereitschaft u. Fähigkeit, auf der Grundlage fachlichen Wissens u. Könnens Aufgaben u. Probleme zielorientiert, sachgerecht, methodengeleitet u. selbständig zu lösen u. das Ergebnis zu beurteilen; **2.** Methodenkompetenz: Fähigkeit, durch selbständige Anwendung konkreter Methoden (z. B. Arbeitstechniken, Lernstrategien*) Problemlösungen zu finden, dafür geeignete Informationen zu beschaffen, zu verarbeiten u. zielorientiert einzusetzen sowie Handlungsfolgen zu bewerten u. Konsequenzen für zukünftige Handlungen daraus abzuleiten; wird z. T. als Aspekt der Fachkompetenz gesehen; **3.** soziale Kompetenz*; **4.** personale Kompetenz (auch Persönlichkeitskompetenz): Bereitschaft u. Fähigkeit, als individuelle Persönlichkeit die Entwicklungschancen, Anforderungen u. Einschränkungen in Familie, Beruf u. öffentlichem Leben zu klären, zu durchdenken u. zu beurteilen, eigene Begabungen zu entfalten sowie Lebenspläne zu fassen u. weiterzuentwickeln; umfasst personale Eigenschaften wie Selbständigkeit, Kritikfähigkeit*, Selbstvertrauen, Zuverlässigkeit, Verantwortungs- u. Pflichtbewusstsein; insbes. auch die Entwicklung durchdachter Wertvorstellungen u. selbstbestimmter Bindung an Werte. **Klin. Bedeutung:** Eingeschränkte Handlungskompetenz kann bei schweren psychischen Störungen auftreten (u. a. Schizophrenie, schwere affektive Störung, Substanzabhängigkeit, Demenz). Generell gehen schwere psychische Störungen mit Einschränkungen der personalen Kompetenz einher (mangelnde Fähigkeit u./od. Bereitschaft zur Erfüllung wichtiger Rollenanforderungen); ein besonders enger Zusammenhang besteht zwischen mangelnder sozialer Kompetenz u. sozialer Phobie* u. in geringerem Umfang auch Depression u. Schizophrenie; zur spezifischen Behandlung dieses Teilaspekts v. a. Training* sozialer Kompetenz, sonst Therapie der Grunderkrankung.

Handlungs|kon|trolle (Kontrolle*) *f*: (engl.) *action control*; Abschirmung der Handlungsabsicht gegen konkurrierende Motivationstendenzen zur Realisierung eines Handlungsziels; **Handlungskon-**

H

trolltheorie von Kuhl (1983, 1985) beschreibt volitionale Strategien (s. Volition) zur Zielerreichung, wenn viele verschiedene Intentionen gleichzeitig bestehen. Metakognitive Handlungskontrollstrategien (Kuhl, 1987): **1.** Aufmerksamkeitskontrolle*; **2.** Motivationskontrolle: gezielte Beachtung der positiven Aspekte einer Zielerreichung u./od. Abwertung der Anreize konkurrierender Ziele zur Erhöhung der Motivation für die Handlungsabsicht; **3.** Umweltkontrolle: aktive Gestaltung von Umweltbedingungen um die Wahrscheinlichkeit von unerwünschten Versuchungen, die der Handlungsabsicht entgegenstehen würden, gering zu halten; **4.** Emotionskontrolle: gezieltes Herbeiführen einer Emotion*, die für die Realisierung der Handlungsabsicht förderlich ist; **5.** Encodierkontrolle: bevorzugte Verarbeitung von Informationen, die für die Umsetzung der Handlungsabsicht relevant sind. Das Ausmaß des Einsatzes von Handlungskontrollstrategien ist abhängig von der Schwierigkeit der Realisierung einer Handlungsabsicht u. vom Kontrollzustand einer Person (Handlungsorientierung* bzw. Lageorientierung).

H

Handlungs|kon|zept (lat. concipere, conceptus aufnehmen) *n*: **1.** (engl.) *stratetic concept*; Handlung steuerndes Modell, das beschreibt, welche Probleme vorliegen, welche Ziele angestrebt werden u. welche Methoden u. Techniken angewandt werden sollen, um die Handlungsziele* zu erreichen; **2.** kognitive Repräsentation von Bewegungen, die perzeptive u. motorische Ereignisse beinhaltet.

Handlungs|orientierung: **1.** (engl.) *action orientation*; Grundprinzip der Verhaltenstherapie*, die eine aktive Beteiligung des Patienten voraussetzt u. ihn zum aktiven Erproben von neuen Verhaltens- bzw. Erlebensweisen u. Problemlösungsstrategien motiviert; vgl. Psychotherapie, handlungsorientierte. **2.** Handlungs- versus Lageorientierung als ein von Kuhl (1981, 1983) definiertes psychologisches Konstrukt zur Erfassung des Kontrollzustands bzw. der interindividuellen Unterschiede in der Selbstregulation* u. Affektregulation*, der bzw. die einen moderierenden Einfluss auf Bildung, Aufrechterhaltung u. Umsetzung von Handlungszielen* ausübt; einer handlungsorientierten Person gelingt es leichter, eigene Ziele umzusetzen, sich von nicht erreichbaren Zielen emotional zu distanzieren u. auf konkrete Handlungsanforderungen flexibel zu reagieren; die Aufmerksamkeit ist auf die Umsetzung von Handlungen gerichtet, wobei zur Handlungskontrolle auf Wissen u. Fähigkeiten zurückgegriffen wird. Eine lageorientierte Person lässt sich eher von fremden Erwartungen leiten, kann sich schwer von einem einmal gesetzten Ziel lösen u. hält auch trotz geringer Zielrealisierungschancen an verlustreichen Projekten fest. Bei Lageorientierung wird die Aufmerksamkeit auf die aktuelle Lage u. emotionale Zustände gerichtet, nicht auf Lösungsmöglichkeiten od. direkte Handlungskontrolle*. Damit verbunden sind häufig dysfunktionale Kognitionen*, die sich mit handlungsirrelevanten vergangenen, gegenwärtigen od. zukünftigen, meist emotional aversiven Ereignissen beschäftigen u. ggf. zur Unfähigkeit zur Beendigung des Entscheidungsprozesses führt. Lageorientierung kann sowohl situativ entstehen als auch eine übergreifende Disposition i. S. eines Persönlichkeitsmerkmals* darstellen. Handlungs- versus Lageorientierung wird von der Interaktion zwischen Situationsbedingungen u. Persönlichkeitsdispositionen bestimmt. Nach Kuhl (1983, 1994) werden verschiedene **Facetten der Handlungs- versus Lageorientierung** unterschieden, die über dichotome Skalen erfasst werden können (HAKEMP, 2003): **a)** Handlungs- versus Lageorientierung nach Misserfolg (Abk. HOM/LOM) beschreibt das Ausmaß, in dem eine Person nach einem aversiven Erlebnis ungewollt in einer unerwünschten emotionalen Lage verharrt (z. B. geringe versus starke Neigung zum Handlung hemmenden Grübeln nach Misserfolg). **b)** entscheidungsbezogene, prospektive Handlungs- versus Lageorientierung (Abk. HOP/LOP) bezieht sich auf die Fähigkeit, inwieweit verhaltensbahnender positiver Affekt zur Selbstmotivierung u. Handlungsausführung genutzt wird (z. B. Umsetzen versus intentionales Aufrechterhalten beabsichtigter Handlungen). **c)** Handlungs- versus Lageorientierung bei der Tätigkeitsausführung (Abk. HOT/LOT) beeinflusst die Zielstrebigkeit der Umsetzung intendierter Handlungen (z. B. rasche versus zögerliche Handlungsausführung). **Klin. Bedeutung:** nachgewiesen u. a. für die Lageorientierung bei Phobie u. Depression sowie für Handlungs- u. Lageorientierung bei Entscheidungen über therapeutische Maßnahmen z. B. im Rahmen von Konfrontationstherapien* bei Phobie od. Aktivitätsaufbau* bei Depressionen: Dispositionelle Lageorientieung weist schlechtere Prognosen auf, wenn es nicht gelingt, die Bewusstseinslage zu verändern. Vgl. Handlungsphasen-Modell.

Handlungs|phasen-Modell (Phase*) *n*: (engl.) *act life cycle*; syn. Rubikon-Modell; von Heckhausen u. Gollwitzer (1987) entwickeltes „Rubikon-Modell der Handlungsphasen" zur allgemeinen Beschreibung eines Handlungsprozesses von der Zielsetzung bis zur Realisation des Handlungsziels; unterteilt den Handlungsprozess in 4 natürliche, aufeinander folgende u. chronologisch aufeinander abgestimmte **Handlungsphasen** (s. Abb.): **1.** Abwägen verschiedener Handlungsoptionen u. deren positiver u. negativer Konsequenzen mit Festlegung eines verbindlichen Handlungsziels (prädezisionale Handlungsphase); die Umwandlung des Wunsches in ein konkretes Ziel wird mit Cäsars „Schritt über den Rubikon" verglichen. **2.** Planen konkreter Handlungsstrategien zur Erreichung des in Phase 1 gesetzten Ziels (präaktionale Phase); **3.** Handeln, Umsetzung der in Phase 2 festgelegten Handlungsstrategien bis zum Erreichen des in Phase 1 gesetzten Ziels (aktionale Phase); **4.** Bewer-

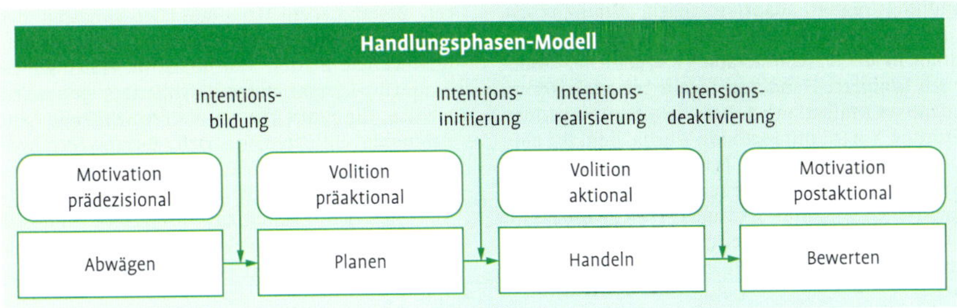

Handlungsphasen-Modell: Rubikon-Modell

ten des Handlungsergebnisses u. Vergleich mit dem in Phase 1 gesetzten Ziel (postaktionale Phase); wurde das Ziel erreicht, wird die ursprüngliche Intention aufgelöst, wurde das Ziel nicht erreicht, kann es gänzlich aufgegeben, revidiert od. weiter verfolgt werden, wofür ein erneutes Abwägen verschiedener Handlungsoptionen (Phase 1) erforderlich ist. Spezifische kognitive Orientierungen (sog. Bewusstseinslagen) erfüllen insbes. in der Abwäge- u. der Planungsphase wichtige Funktionen für die anstehenden Aufgaben: s. Handlungsorientierung. Im Handlungsphasen-Modell werden diskrete Wechsel zwischen motivationalen u. volitionalen Prozessen beschrieben: Motivationale Prozesse tragen beim Abwägen (Phase 1) u. Bewerten (Phase 4) zur Zielsetzung unter Berücksichtigung der Realisierbarkeit der Handlung bei, während volitionale Prozesse an der konkreten Planung (Phase 2) u. Umsetzung (Phase 3) der motivational gesetzten Ziele beteiligt sind. Da nicht jede Handlung ein bewusstes Abwägen aller Handlungsoptionen u. intensives Planen verlangt, wird das Rubikon-Modell der Handlungsphasen v. a. dann relevant, wenn ein automatischer Handlungsablauf nicht gewährleistet ist u. komplexere Handlungen gefordert sind. Vgl. Motivation; Volition.

Handlungs|planung: (engl.) *action planning*; Fähigkeit, die Abfolge von Handlungsschritten bis zur Zielerreichung in sinnvoller Weise zu planen; beinhaltet antizipierte, mentale Repräsentation eines Handlungseffekts, die der Bewegungsinitiierung zur Realisierung eines Handlungsziels vorausgeht u. die zur Auswahl, Planung u. Steuerung zielgerichteten Verhaltens beiträgt. **Voraussetzung:** kognitiv sind u. a. Aufrechterhaltung relevanter Informationen im Arbeitsgedächtnis*, Überwachung u. Kontrolle des eigenen Verhaltens, Einfühlen in Absichten u. Erwartungen Anderer, Erkennen der spezifischen Anforderungen einer Aufgabe vorausgesetzt; grundlegend für zielgerichtete Handlungen sind gelernte Beziehungen zwischen Bewegungen u. ihren spezifischen Effekten (**Handlungs-Effekt-Codes**), wobei insbes. die Bewegungs-Effekt-Assoziationen gespeichert werden, die zur Umsetzung eines intendierten Handlungsziels führten. Bei nachfolgenden Handlungsplanungen kann auf die gelernten Handlungs-Effekt-Codes zurückgegriffen werden, um antizipativ Bewegungen zu selegieren, welche die intendierten Effekte bewirken. In neuartigen Situationen sind daher nur globale, unspezifische Antizipationen der Effekte bestimmter Bewegungen möglich, während mit zunehmender Erfahrung die Handlungs-Effekt-Codes detaillierter werden u. die Bewegung schneller ausgeführt werden kann. Auf Grundlage der gelernten Handlungs-Effekt-Codes können auch komplexere Handlungen ausgeführt werden, indem einzelne Handlungssequenzen (motorische Programme) zu Teilhandlungen od. zu multiplen Handlungen kombiniert werden. Dabei haben die Länge einer Handlung u. ihre motorische Komplexität einen Einfluss auf Planung u. Ausführung von Handlungen; eine erhöhte Initiierungslatenz bei längeren u. komplexeren Handlungen deutet auf eine partielle Vorausplanung von Teilhandlungen hin. Wird während der Ausführung einer (Teil-)Handlung bereits eine weitere (Teil-)Handlung geplant od. werden mehrere Handlungen zeitgleich ausgeführt, kann es durch die Aufteilung der Verarbeitungskapazität zu Leistungseinbußen kommen, die (mit Einschränkungen) durch sog. Performance-Operating-Characteristics (Abk. POC) beschrieben werden können. **Klin. Bedeutung:** Personen mit Defiziten in der Handlungsplanung können ihr Leben nur schwer zielgerichtet organisieren u. kontrollieren u. entscheiden, welche Handlungen zum Erreichen eines best. Ziels wichtig sind od. in welcher Reihenfolge diese ausgeführt werden müssen. Defizite in der Handlungsplanung können verschiedene Ursachen haben, z. B. neuropsychologische od. psychische Störungen wie Schizophrenie*, bipolare affektive Störungen*, ADHS*. Abhängig von der Ursache der Defizite, dem Störungsbild u. dem Schweregrad der Einschränkung können komplexe Strategien u. Gedächtnistechniken, Problemlösungsstrategien u. ihre Anw. auf Alltagssituationen vermittelt, verbales Selbstinstruktionstraining* u. Selbstmonitoringtechniken (z. B. durch Führen eines in der Situation hilfreichen inneren Monologs*) angewendet werden.

Handlungs|regeln, adaptive: (engl.) *adaptive action rules*; von Grawe (1999) für die praktische Anwendung in der Psychotherapie* empfohlene, empirisch fundierte Handlungsregeln bei selektiver u. adaptiver Indikation*; **1.** bei selektiver Indikation: Störung X wird mit Methode Y behandelt, die empirisch abgesichert ist; **2.** bei adaptiver Indikation: Störung X wird unter Berücksichtigung der therapeutischen Situation, Therapeut-Patient-Interaktion, Motivation u. Verarbeitungsmodus des Patienten unter begleitender Prozessforschung* behandelt.

Handlungs|überzeugung: (engl.) *action belief*; persönlichkeitspsychologisches Konstrukt zur Beschreibung von Erwartungen über Handlungskonsequenzen; beinhaltet individuell unterschiedliche, bewusst repräsentierte Stile der Selbstwirksamkeitserwartung (s. Selbstwirksamkeit), Handlungskontrolle* u. Handlungsergebnisattribution.

H

Handlung, suizidale: (engl.) *suicidal action*; s. Suizidversuch; Suizid.

Handlungs|ziel: (engl.) *goal of action*; eindeutige Beschreibung eines spezifischen Zustands, der durch eine bestimmte Handlung erreicht werden soll; ein Handlungsziel muss konkret (was?), prüfbar (an welchen Kriterien ist erkennbar, dass es erreicht wurde?), zeitlich festgelegt (wann?) u. machbar sein. Handlungsziele werden zusammengefasst in Klassen (sog. Motive*) als zeitlich überdauernde Handlungsdispositionen, die im Lauf der individuellen Lerngeschichte u. im sozialen Kontext entstanden sind, welche (bestimmtes) Verhalten erklären; Bespiel für solche Klassen von Handlungszielen sind die Motive nach Leistung od. Macht. Die Bildung eines Handlungsziels kann **quantitativ beeinträchtigt** sein, etwa indem trotz situativer Anreize motiviertes Handeln nicht ausgelöst wird (z. B. bei depressiven Episoden u. erlernter Hilflosigkeit* od. bei schizophrener Negativsymptomatik*) bzw. Handeln zu leicht ausgelöst wird, z. B. bei reduzierter Impulskontrolle* bei manischen Episoden bei bipolarer affektiver Störung*, bei emotional instabiler Persönlichkeitsstörung*, bei ADHS* u. bei Verhaltensexzessen bei Abhängigkeitssyndrom* od. Impulskontrollstörungen* (z. B. übermäßiger Gebrauch von Suchtmitteln, pathologisches Kaufen). Die Bildung eines Handlungsziels kann **qualitativ beeinträchtigt** sein, z. B. wenn sich jemand in bestimmten Situationen anders verhält als dies angebracht u. üblich ist, also abweichende Motive zum Tragen kommen.

Hand|schuh|an|ästhesie (Anästhesie*) *f*: (engl.) *glove anesthesia*; Taubheitsgefühl der gesamten Hand; **Vork.:** als Konversionssymptom (s. Konversionsstörung).

HANES-KJ: Abk. für **Ha**mburger* **N**eurotizismus- und **E**xtraversions**s**kala für **K**inder und **J**ugendliche.

Hanf, Indischer: (engl.) *cannabis sativa*; Cannabis sativa; Pflanze der Familie Cannabinaceae, aus deren Bestandteilen Harz (aus Drüsenhaaren der weiblichen Blüten: Haschisch), Cannabis-Kraut (getrocknete Blätter: Marihuana) u. Haschisch-Öl (Cannabis-Extrakt durch Destillation) gewonnen werden, die zahlreiche psychotrop wirkende Cannabinoide* enthalten, v. a. Delta-9-trans-Tetrahydrocannabinol; **Verw.:** Herstellung zugelassener Fertigarzneimittel (z. B. zur pharmak. Schmerztherapie), dem Betäubungsmittelgesetz* unterliegend; Aufnahme meist durch Rauchen von Haschisch od. Marihuana (s. Cannabis), selten peroral.

Hang|over (engl. hangover Kater, Katzenjammer) *m*: Bez. für unangenehme Nachwirkungen von Arzneimitteln (insbes. von Schlafmitteln*), ionisierender Strahlung (sog. Röntgen- od. Strahlenkater) sowie für den Zustand nach exzessivem Alkoholgenuss.

Hannover-Wechsler-Intel|ligenz|test für das Vorschul|alter (David W., Psychologe, New York, 1896–1981; Intelligenz*) *m*: Abk. HAWIVA; deutschsprachige, adaptierte Version der Wechsler Preschool and Primary Scale of Intelligence (Abk. WPPSI) zur Erfassung allgemeiner u. spezifischer intellektueller Fähigkeiten bei Kindern im Vorschulalter; die Untertests beinhalten allgemeines Wissen, allgemeines Verständnis, Figurenzeichnen, Labyrinthe, Mosaik-Test, rechnerisches Denken, Tierhäuser, Wortschatztest; die aktuelle Version (HAWIVA-III, adaptiert nach WPPSI-III) liegt in 2 altersentsprechenden Versionen vor (2 bis einschließlich 3 Jahre u. 4 bis einschließlich 6 Jahre), mit denen der Verbal-Intelligenzquotient, Handlungs-Intelligenzquotient, Gesamt-Intelligenzquotient* sowie ein Quotient für die Verarbeitungsgeschwindigkeit u. die allgemeine Sprache ermittelt werden können. **Anw.:** im Alter von 2 bis einschließlich 6 Jahre; **Testdauer:** 30–90 Minuten.

Haplo|typ (gr. ἁπλόος einfach; τύπος Gepräge) *m*: (engl.) *haplotype*; der von mütterlicher u. väterlicher Seite geerbte Komplex gekoppelter (im Kopplungsungleichgewicht stehender) Allele*; eng untereinander assoziierte DNA-Sequenzvarianten sind in sog. Haplotyp-Blöcken, deren Zusammensetzung von Population zu Population variieren kann, organisiert. Ein Haplotyp-Block kann durch einen einzigen sog. Tagging-SNP (Abk. tag-SNP) auf dem Genom lokalisiert werden. Eine begrenzte Anzahl von Tagging-SNPs (ca. 500 000–1 Mio.) ist ausreichend, um bei der Suche nach der Lokalisation von häufigeren krankheitsrelevanten DNA-Sequenzvarianten 98 % des Genoms abzudecken.

Hardiness (engl. hardiness Widerstandsfähigkeit): Bez. (Kobasa) für als Persönlichkeitsmerkmal* definiertes Konstrukt, das die interindividuell variierende Anfälligkeit für Erkrankungen unter dem Einfluss von Belastungen u. Stressoren erklären soll; **Kennzeichen** hoher Hardiness: hohes Engagement bei wahrgenommener Kontrollierbarkeit (s. Kontrollüberzeugung) u. Wahrnehmung von

Situationen als Herausforderung; ist verbunden mit relativer Resistenz gegenüber negativen Wirkungen von Stress, so dass die Betreffenden keine körperlichen u. psychischen Symptome entwickeln. Vgl. Selbstwirksamkeit; Salutogenese; Resilienz.

Hare Psycho|pathy Check|list-Revised: s. Psychopathy Checklist.

harm avoidance (engl. harm Leid; avoidance Vermeiden, Abwenden): Kennzeichen ängstlich-vermeidender Persönlichkeit mit der Tendenz, unangenehmen, z. B. konflikthaften Situationen aus dem Weg zu gehen; s. Lustprinzip.

Harmin *n*: (engl.) *harmine*; pflanzlicher Monoaminoxidase*-Hemmer aus der Gruppe der Beta-Carbolinalkaloide; wegen hoher Reversibilität u. Nebenwirkungen (u. a. Erbrechen u. Diarrhö) nicht als Antidepressivum eingesetzt; in Südamerika für die Zubereitung des Halluzinogens* Ayahuasca verwendet; verzögert in den trinkbaren Zubereitungen den Abbau der Tryptamine (z. B. Dimethyltryptamin*), so dass diese auch oral wirksam sein können (alternativ: intramuskulär od. Inhalation); Gebrauch in Deutschland unbekannt.

Harn|blasen|dys|funktion (Dys-*; lat. functio Verrichtung, Funktion) *f*: (engl.) *bladder dysfunction*; Blasenfunktionsstörung; Sammelbez. für Harnspeicher- u. Harnentleerungsstörungen; häufig mit funktioneller Harninkontinenz* assoziiert; **Formen: 1.** Auftreten während der Füllungsphase (Harnspeicherstörung): z. B. überaktive Blase*, Dranginkontinenz*; **2.** Auftreten während der Entleerungsphase (Harnentleerungsstörung, syn. Miktionsstörung*): z. B. Detrusor*-Sphinkter-Dyskoordination.

Harn|in|kon|tinenz (In-*; lat. continentia das Zurückhalten, Unterdrücken) *f*: (engl.) *urinary incontinence*; gestörte Reservoirfunktion der Harnblase mit unwillkürl. Harnabgang (Mictio involuntaria); **Formen: 1.** Stressinkontinenz*; **2.** Dranginkontinenz*; **3.** Reflexinkontinenz (Harninkontinenz bei Reflexblase); **4.** Überlaufinkontinenz (Harnverlust, bei dem der Harnblasendruck den Harnröhrenverschlussdruck, ohne Kontraktion des Musculus detrusor vesicae, übersteigt); **5.** extraurethral: Harnverlust aus anderen Öffnungen als der Harnröhre, z. B. bei Harnblasenfistel, Urogenitalfistel, ektop mündendem Ureter; im Kindesalter: s. Harninkontinenz, kindliche; **Diagn.:** urodynamische Messungen zur dd Abklärung; Objektivierung u. Quantifizierung mit Windeltest u. Miktionstagebuch. Vgl. Enuresis.

Harn|in|kontinenz bei Miktions|aufschub (In-*; lat. continentia das Zurückhalten, Unterdrücken; mictio Wasserlassen) *f*: (engl.) *voiding postponement*; Bez. für funktionelle, meist kindliche Harninkontinenz* mit habituellem Hinausschieben der Harnblasenentleerung (Miktion) unter Einsatz von Haltemanövern; die resultierende seltene Miktion führt ggf. zur Harnwegsinfektion*; häufig in Kombination mit Obstipation* u. Enkopresis*; **Ätiol.:** erlerntes Verhalten od. Teilsymptom einer Verhaltensstörung mit oppositionellem Verhalten (s. Störung mit oppositionellem Trotzverhalten); **Diagn.:** Anamnese, Miktionsprotokoll, Fragebögen, körperl. Untersuchung, Ultraschalldiagnostik, Uroflowmetrie, Harnstatus, kinderpsychiatrische Diagnostik; **Ther.:** Verhaltenstherapie*, Erhöhung der Miktionsfrequenz (Ziel: 7 Miktionen am Tag), Behandlung der komorbiden Störungen; **Progn.:** ungünstiger als bei Dranginkontinenz* (häufig wegen schlechter Compliance); bei komorbiden Störungen (v. a. aggressiver Verhaltensstörung) am ungünstigsten.

Harn|in|kon|tinenz, kindliche (In-*; lat. continentia das Zurückhalten, Unterdrücken) *f*: (engl.) *urinary incontinence*; Harninkontinenz* im Kindesalter; **Häufigkeit:** ca. 2–3 % der 7-jährigen Kinder u. <1 % der Jugendlichen nässen tagsüber ein. **Urs.: 1.** meist funktionell (funktionelle Harninkontinenz), geht mit Einnässen am Tag einher (vgl. Enuresis); **2.** organisch (neurogene, strukturelle od. andere Erkr., z. B. Harnwegsinfektion*); **Formen:** entsprechend International Children's Continence Society: überaktive Blase* u. Dranginkontinenz*, Harninkontinenz* bei Miktionsaufschub, unteraktive Blase*, Detrusor*-Sphinkter-Dyskoordination, Obstruktion (Behinderung des Harnflusses), vaginaler Reflux (Zurückfließen von Harn aus der Harnröhre in die Scheide), Lachinkontinenz*, Stressinkontinenz*.

Harn|sperre: (engl.) *retention of urine*; Harnverhalt*.

Harn|stottern: (engl.) *intermittent (staccato) voiding*; auch intermittierende Miktion; diskontinuierliche Harnentleerung mit unterbrochenem Harnfluss; **Urs.:** organisch (z. B. Harnblasensteine) od. funktionell (z. B. Detrusor*-Sphinkter-Dyskoordination, unteraktive Blase*); **Diagn.:** Uroflowmetrie.

Harn|vergiftung: (engl.) *uraemia*; Urämie*.

Harn|verhalt: (engl.) *retention of urine*; syn. Harnsperre; Retentio urinae, Ischurie; Miktionsstörung* mit dem Unvermögen, die gefüllte Harnblase spontan zu entleeren; **Urs.: 1.** mechanisch: z. B. benigne Prostatahyperplasie, Trauma, Operation, protrahierter Geburtsverlauf; **2.** neurogen: z. B. Querschnittläsion od. Bandscheibenvorfall; **3.** psychogen: Schamgefühl od. Angst beim Urinieren in Gegenwart anderer Personen; **4.** pharmakologisch: als seltene UAW von Psychopharmaka, z. B. tricyclischen Antidepressiva*; **Formen: 1.** akuter Harnverhalt mit schmerzhaftem Harndrang u. sichtbarem Unterbauchtumor; **2.** chronischer Harnverhalt mit schmerzloser Überlaufinkontinenz u. Harnstauungsniere; **Ther.:** Einmalkatheterisierung, Katheterableitung od. suprapubische Harnblasenfistel; bei psychogenem Harnverhalt kognitive Therapie (Veränderung der Attribution* der Angst auslösenden Umweltfaktoren, welche die Miktion stören).

Harn|wegs|infektion (lat. inficere hineintun, anstecken) *f*: (engl.) *infection of the urinary tract*; Bez. für entzündliche Erkrankung der Harnwege v. a.

durch bakterielle Infektion; meist aszendierend, selten hämatogen, lymphogen od. per continuitatem; im Kindesalter kann Auftreten durch vorangegangene Harnwegsinfektion, perigenitale Dermatitis, funktionelle Harninkontinenz*, vesikoureteralen Reflux, Obstipation, Enkopresis, Restharnbildung, strukturelle Fehlbildungen des Harntrakts u. neurogene Innervationsstörungen begünstigt werden; **Einteilung: 1.** untere Harnwegsinfektion (Zystitis, Urethritis); **2.** obere Harnwegsinfektion (Pyelonephritis); **Sympt.**: schmerzhafte, erschwerte u. häufige Miktion kleiner Mengen, u. U. Schmerzen im Nierenlager, Fieber, Krankheitsgefühl; **Ther.**: Pharmakotherapie der zugrunde liegenden Infektion; Schmerztherapie, Entspannungsverfahren, kognitive Verhaltenstherapie; **klin. Bedeutung:** rezidivierende Harnwegsinfektion, verbunden mit Schmerzen, kann zu Somatisierungsstörung, Depression u. phobischen Symptomen führen.

H

HAROLD-Modell *n*: Kurzbez. für **H**emispherie **A**symmetry **R**eduction in **OLD**er adults-Modell; Bez. für Modell zur Erklärung der Altersabhängigkeit der funktionellen Asymmetrie der beiden Hirnhemisphären; verbale (bzw. nichtverbale) Arbeitsgedächtnisleistungen führen bei jüngeren Menschen im fMRT zu stark bevorzugter Aktivierung des linken (bzw. rechten) Präfrontalkortex* (funktionelle Asymmetrie; s. HERA-Modell); Abnahme dieser funktionellen Hemisphärenlateralisierung* ab dem 50. Lebensjahr, zunehmende Angleichung der Aktivierungsmuster bei beiden Leistungsanforderungen in beiden Hemisphären auf mittlerem Niveau; Hypothesen: **1.** Kompensation* zum Leistungserhalt im Alter durch Einbeziehung (Rekontierung) anderer Verarbeitungsareale bei allgemeiner Leistungseinschränkung aufgrund altersbedingter Reduktion der Konnektivität*; **2.** altersbedingte Entdifferenzierung von räumlich spezialisierten Hirnleistungen (Dedifferenzierung bzw. Delokalisierung); s. Altervergesslichkeit.

HARS: Abk. für (engl.) ***H**amilton **A**nxiety **R**ating **S**cale*; s. Hamilton-Angstskala.

Haschisch (arabisch Kraut) *n*: (engl.) *hashish*; s. Hanf, Indischer.

Hass: (engl.) *hate*; intensive, z. T. absichtlich hervorgerufene od. gesteigerte Emotion* der Abneigung u. Feindseligkeit*; Gegensatz zu Liebe*, wobei auch Mischformen vorkommen; psychopathologisch relevant v. a. bei sog. crime of hate (Amok*, ggf. auch erweiterter Suizid*) sowie als Motivation für aggressives Verhalten (s. Aggression).

HAT: Abk. für **H**iston**a**cetyl**t**ransferasen*.

Haupt|sym|ptome (Symptom*) *n pl*: (engl.) *main symptoms*; Leitsymptome*.

Haus|aufgaben, therapeutische: (engl.) *therapeutic homework*; Methode, bei welcher der Patient bestimmte, vorher vereinbarte, therapiebezogene Aufgaben außerhalb des therap. Settings eigenständig u. selbstverantwortlich durchführt; **Formen:** s. Tab.; **Ziel:** Üben u. Optimieren von bewältigungsorientierten od. ein Symptom reduzierende Verhaltensweisen; die Eigenverantwortung des Patienten in der Therapie soll erhöht, bereits erreichte Fortschritte aufrecht erhalten u. in den Alltag integriert werden. **Durchführung:** Art u. Zweck der Hausaufgabe werden in der Therapiesitzung mit dem Patienten erarbeitet. Eine Hausaufgabe sollte individuell auf den Patienten zugeschnitten, eindeutig formuliert u. mit hoher Wahrscheinlichkeit zu bewältigen sein. Sie sollte immer genau protokolliert u. in der folgenden Sitzung in Bezug auf Verlauf u. Schwierigkeiten besprochen werden. **Ind.**: in der Verhaltenstherapie* zum selbständigen Üben spezieller Fertigkeiten, zur Festigung/Vertiefung bereits erreichter Fortschritte, sowie zur Generalisierung der Fortschritte in den Alltag.

Hausaufgaben, therapeutische Formen therapeutischer Hausaufgaben
kognitive Hausaufgaben
Beobachten
Protokollieren
Informationen erarbeiten
Therapieinhalte überdenken
behaviorale Hausaufgaben
Selbstkonfrontation
Aufbau positiver Aktivitäten
Aufrechterhalten therapeutisch erarbeiteter Methoden
Realitätstestung zur Überprüfung bestimmter Annahmen
mit Partner über Problem sprechen
Selbstsicherheitsübung in Geschäften
Entspannungsübungen

Haus-Baum-Mann-Test *m*: s. House-Tree-Person-Test.

Haus|behandlung: s. Home Treatment.

Haut|erkrankung, artifizielle: (engl.) *artificial skin disease*; Form der artifiziellen Störung* mit Selbstverletzung* u. Vortäuschung von einer Hauterkrankung bis hin zur Erzeugung von Schnittverletzungen, Schürfwunden u. Injektion toxischer Substanzen; **DD:** abzugrenzen vom sog. Ritzen i. R. selbstverletzenden Verhaltens, das nicht der Vortäuschung sondern der Affektabfuhr dient.

Haut|jucken: (engl.) *itch*; s. Pruritus.

Haut|leit|fähigkeits|niveau *n*: (engl.) *skin conductance level (Abk. SCL)*; s. Aktivität, elektrodermale.

Haut|leit|fähigkeits|re|aktion (Reaktion*) *f*: (engl.) *skin conductance response (Abk. SCR)*; s. Aktivität, elektrodermale.

Haut|widerstand: (engl.) *skin resistance*; Widerstand, den die Haut schwachen elektrischen Strömen entgegensetzt u. der v. a. von der Schweißdrüsenaktivität unter Kontrolle des Sympathikus beeinflusst wird; **klin. Bedeutung:** wurde früher anstelle der Hautleitfähigkeit zur Erfassung der elektrodermalen Aktivität* verwendet, dabei wurde zwischen Grundniveau (basal skin response, Abk. BSR) u. kurzfristiger Reaktion (galvanic skin reaction, Abk. GSR) unterschieden.

HAWIE: Abk. für **Ha**mburg*-**W**echsler-**I**ntelligenztest für **E**rwachsene.

HAWIK: Abk. für **Ha**mburg*-**W**echsler-**I**ntelligenztest für **K**inder.

HAWIVA: Abk. für **Ha**nnover*-**W**echsler-**I**ntelligenztest für das **V**orschul**a**lter.

Hawthorne-Experiment (Experiment*): (engl.) *Hawthorne experiment*; kontrolliertes sozialwissenschaftliches Experiment, mit dem 1927 in den Hawthorne-Werken (USA) überprüft werden sollte, ob eine Verbesserung der äußeren Arbeitsbedingungen geeignet ist, die Produktivität von Arbeiterinnen zu steigern; Leistungen einer Gruppe von Arbeiterinnen mit geänderten Arbeitsbedingungen wurde mit den Leistungen einer Kontrollgruppe verglichen. Vor, während u. nach der Versuchsreihe fanden intensive Besprechungen mit den Probanden statt. **Ergebnis:** Die Produktivität stieg in beiden Gruppen, so dass die Schlussfolgerung gezogen wurde, dass die Produktivität nicht nur von den äußeren Arbeitsbedingungen abhängt, sondern auch von dem sozialen Arbeitsklima u. der Gruppenstruktur u. allein durch die Tatsache, dass Probanden sich in der Studie befinden u. vermehrte Aufmerksamkeit erfahren, Effekte erzeugt werden können. Dieses Phänomen wird als **Hawthorne-Effekt** bezeichnet.

Hazard-Ratio (engl. hazard Risiko; ratio Verhältnis, Verhältniszahl): Abk. HR; beschreibt das Verhältnis der Wahrscheinlichkeit für das Eintreten eines Ereignisses in 2 Gruppen, wobei der Zeitpunkt des Auftretens berücksichtigt wird; bei HR = 1 besteht kein Unterschied; ist HR ≠ 1 tritt das betrachtete Ereignis schneller in einer der beiden Gruppen ein; wird häufig zur Beschreibung der Ergebnisse von Survivalanalysen, insbesondere im Cox*-Modell, verwendet.

HDI: **1.** Abk. für **H**eidelberger* **D**issoziations-**I**nventar; **2.** Abk. für **H**iston**d**eacetylase*-**I**nhibitoren.

HDT: Abk. für **H**and*-**D**ominanz-**T**est.

Heauto|skopie (gr. ηεαθτόσ selbst; σκοπεῖν betrachten, untersuchen) *f*: (engl.) *autoscopy*; Doppelgängererlebnis, auch Spiegelhalluzination; Form der Halluzination*, bei der die eigene Gestalt außerhalb des eigenen Körpers gesehen, vorgestellt od. gefühlt wird; **Vork.:** i. R. des Doppelgängerwahns*.

Hebb-Lern|regel (Donald Olding H., Psychologe, Montreal, 1904–1985): (engl.) *Hebb's rule*; Regel über das Lernen einzelner Neuronen od. in neuronalen Netzwerken, die besagt, dass mit Zunahme der Häufigkeit einer gemeinsamen Aktivität zweier Neuronen, diese bevorzugter aufeinander reagieren u. dass die (gemeinsame) Aktivierung miteinander verbundener Nervenzellen die Synapsen zwischen ihnen verstärkt (s. Hebb-Zellverband); ist das Axon der Zelle A nahe genug, um Zelle B zu erregen u. geschieht dies wiederholt od. dauerhaft, erfolgt ein Wachstumsprozess od. eine metabolische Änderung in einer od. beiden Zellen, der die Effizienz von A in Bezug auf die Erregung der Zelle B steigert. Die Gewichtsänderung (Verbindungsstärke) einer Verbindung zweier Neuronen ist abhängig von der Lernrate (konstanter Faktor), dem Aktivitätsoutput des Vorgängerneurons u. dem aktuellen Wert der Aktivitätsfunktion des Nachfolgeneurons. Vgl. Plastizität, neuronale.

Hebb-Zell|verband (Donald Olding H., Psychologe, Montreal, 1904–1985): (engl.) *Hebb's united cell structure*; Gruppe von Neuronen, die sich umso stärker zu einem Zellverband vernetzt, je häufiger sie gemeinsam erregt wird (s. Hebb-Lernregel); die Synapsen des Hebb-Zellverbands werden auch als **Hebb-Synapsen** bezeichnet u. herangezogen, um Mechanismen u. Prinzipien synaptischer Plastizität (s. Plastizität, neuronale) zu untersuchen. Vgl. LTP; LTD.

Hebe|phrenie (gr. ἄβη Jugend; φρήν, φρενός Geist) *f*: (engl.) *hebephrenia*; hebephrene Schizophrenie*.

Hedinger-Syn|drom *n*: (engl.) *Hedinger syndrome*; Karzinoidsyndrom*.

Hedonie (gr. ηὲδεονε̃ Freude, Vergnügen) *f*: (engl.) *hedonia*; Bez. für die Fähigkeit, Freude* u. Lust zu empfinden; vgl. Anhedonie; Hyperhedonie.

Hegar-Stift-Training (Alfred H., Gynäkologe, Freiburg, 1830–1914) *n*: (engl.) *Hegar's dilator training*; Verfahren unter Verwendung leicht gekrümmter Stifte aus Metall mit unterschiedlichen Durchmessern; **Ind.:** Mitbehandlung des Vaginismus* i. S. einer systematischen Desensibilisierung in vivo; **Kontraind.:** organischer Ursprung der Verengung der Vagina; gynäkologische Untersuchung Vorbedingung; **Therapieziel:** für die Frau schmerzloses u. angstfreies Einführen des Penis in die Vagina; **Durchführung:** nach Erlernen einer Entspannungsmethode* Einführen des kleinsten Hegar-Stifts durch die Frau in ihre Vagina unter Entspannung allein zu Haus od. im Beisein des Partners; Verbleiben des Hegar-Stifts in der Vagina für 10–15 Minuten unter Entspannung; Wiederholung dieser Übung bis zur Beschwerdefreiheit; Fortsetzung dieses Vorgehens schrittweise mit Hegar-Stiften ansteigenden Durchmessers jeweils nach Beschwerdefreiheit; **Wirksamkeit:** Methode ist nicht isoliert empirisch überprüft, nach Therapeutenerfahrung jedoch sehr wirksam; Teil der Gesamtbehandlung bei Vaginismus.

Heidelberger Dis|soziations-Inventar (Dissoziation*) *n*: (engl.) *Heidelberg Dissociation Inventory*; Abk. HDI; 2-stufiges Verfahren zur Erfassung dissoziativer Störungen*; **1.** Screening mit Hilfe der deutschen Bearbeitung der Selbstbeurteilungsverfahren Dissociative* Experiences Scale (s. Fragebogen zu dissoziativen Symptomen) mit 28 Items u.

Adolescent* Dissociative Experiences Scale mit 30 Items; **2.** strukturiertes klinisches Interview (Versionen für Erwachsene u. Jugendliche) basiert auf ICD-10 u. DSM-IV; **Anw.:** Diagn., Therapieevaluation bei dissoziativen Störungen; Erwachsene u. Jugendliche; **Testdauer:** Selbstfragebogen ca. 10 Min.; strukturiertes klinisches Interview ca. 45 Minuten.

Heidelberger Intel|ligenz|test (Intelligenz*) *m*: (engl.) *Heidelberg Intelligence Test*; Abk. HIT; Fremdbeurteilungsverfahren zur Erfassung der kognitiven u. kreativen Leistungsfähigkeit von Grundschülern; es existieren 2 altersabhängige Versionen: **1. HIT 1–2:** Heidelberger Intelligenztest für 1. u. 2. Klassen; umfasst die Untertests Relationen, Logik, Reproduktion, Differenzierung u. einen Sondertest Kreativität; trotz Papier-Bleistift-Form auch als sprachfreier Test verwendbar (sprachreduzierte bzw. nonverbale Instruktion für schwerhörige bzw. sprachlich retardierte u. fremdsprachige bzw. gehörlose Kinder); **2. HIT 3–4:** Heidelberger Intelligenztest für 3. u. 4. Klassen; umfasst die Untertests Relationen, Logik, Reproduktion, Differenzierung u. Kreativität; auch als sprachfreier Test verwendbar (sprachreduzierte bzw. nonverbale Instruktion für schwerhörige bzw. sprachlich retardierte u. fremdsprachige bzw. gehörlose Kinder); **Anw.:** Intelligenztest*; als Einzel- u. Gruppentest (bis 15 Kinder); **Testdauer:** ca. 2 Unterrichtsstunden (90–100 Minuten).

Heidelberger Schule: **1.** Bez. für die von E. Kraepelin (Psychiater, 1856–1926), K. Bonhoeffer (Psychiater, 1868–1948), K. Schneider (Psychiater, 1887–1967), K. Jaspers (Psychiater, Philosoph, 1883–1969) u. a. mit Heidelberg verbundenen Forschern stark empirisch-deskriptiv geprägte Richtung der Psychiatrie u. Psychopathologie; es bestehen deutliche Verbindungen zur psychologischen Methodologie u. Theorie (u. a. von W. Wundt, bei dem E. Kraepelin als Assistent arbeitete); **2.** in der Psychotherapie Bez. für Therapieschule, die systemische u. psychodynamische Ansätze vereint u. die Bedeutung der Familienbehandlung betont; wichtigster Vertreter H. Stierlin (1926, Heidelberg).

Heidelberger Sprach|entwicklungs|test *m*: Abk. HSET; Fremdbeurteilungsverfahren zur differenzierenden Erfassung der sprachlichen Fähigkeiten von Kindern; umfasst 13 Untertests: Verstehen grammatischer Strukturen, Singular-Plural-Bildung, Imitation grammatikalischer Strukturformen, Korrektur semantisch inkonsistenter Sätze (>5 Jahre), Bildung von Ableitungsmorphemen, Benennungsflexibilität (>5 Jahre), Begriffsklassifikation, Adjektivableitung, In-Beziehung-Setzung von verbaler u. nonverbaler Information, Encodierung u. Recodierung gesetzter Intention (>5 Jahre), Satzbildung, Wortfindung, Textgedächtnis; neben dem beobachtbaren Sprachverhalten können auch Aussagen über die dem Verhalten zugrunde liegenden Wissensvoraussetzungen u. Verarbeitungsmechanismen getroffen werden. **Anw.:** Entwicklungstest* bei Kindern von 3–9 Jahren, bei Entwicklungs- u. Lernstörungen auch in höheren Altersstufen; kinder- u. schulpsychologische Praxis; **Testdauer:** altersabhängig 40 bis max. 80 Minuten.

Heilen, geistiges: (engl.) *spiritual healing*; mediales Heilen*.

Heilen, mediales: (engl.) *medial healing*; syn. geistiges Heilen, Geistheilung; Bez. für eine Vielzahl esoterischer, religiöser u. spiritueller Verfahren zur Behandlung von Erkrankungen u. Störungen, deren Wirksamkeit wissenschaftlich nicht nachgewiesen ist (z. B. Exorzismus*, Handauflegen, Hellsehen, Kartenlegen, Reiki).

Heil|hypnose (Hypnose*) *f*: (engl.) *healing hypnosis*; Einsatz von Hypnose* zur Behandlung körperlicher u. psychischer Störungen; vgl. Hypnotherapie.

Heil|krampf|behandlung: (engl.) *therapeutic convulsive therapy*; s. Elektrokrampftherapie.

Heil|kunde: (engl.) *medical science*; nach § 1 Heilpraktikergesetz* ist die Ausübung der Heilkunde „jede berufs- od. gewerbsmäßig vorgenommene Tätigkeit zur Feststellung, Heilung oder Linderung von Krankheiten, Leiden oder Körperschäden bei Menschen, auch wenn sie im Dienste von Anderen ausgeübt wird"; Ausübung ist in Deutschland im Heilpraktikergesetz geregelt: sie ist nur Ärzten*, Psychologischen Psychotherapeuten*, Kinder- u. Jugendlichenpsychotherapeuten u. Heilpraktikern* gestattet. Ergänzend regelt das Psychotherapeutengesetz*, dass, wer die heilkundliche Psychotherapie* unter der Berufsbezeichnung Psychologischer Psychotherapeut od. die heilkundliche Kinder- u. Jugendlichenpsychotherapie unter der Berufsbezeichnung Kinder- u. Jugendlichenpsychotherapeut ausüben will, der Approbation* als Psychologischer Psychotherapeut od. Kinder- u. Jugendlichenpsychotherapeut bedarf (§ 1 Psychotherapeutengesetz). **Hinweis:** Auch umgangssprachliche Bez. für die Gesamtheit der Kenntnisse u. Fähigkeiten zur Heilung von Krankheiten. Vgl. Psychotherapiegesetz; Psychologieberufegesetz.

Heil|praktiker: (engl.) *non-medical practitioner*; geschützte Bez. für Personen, die Heilkunde* ohne ärztliche Approbation berufsmäßig mit staatl. Erlaubnis ausüben; Rechtsgrundlage ist das Heilpraktikergesetz*; mit einer Berufserlaubnis zur Ausübung der Heilkunde ohne Bestallung ausschließlich auf dem Gebiet der Psychotherapie (eingeschränkte Heilpraktikererlaubnis, Beschluss des Bundesverwaltungsgerichtes vom 21.1.1993) dürfen nur psychische Störungen behandelt werden. **Ausbildung:** Heilpraktikerschulen bereiten auf die Prüfung nach dem Heilpraktikergesetz bzw. die eingeschränkte Heilpraktikerprüfung für Psychotherapie (i. d. R. am zuständigen Gesundheitsamt) vor.

H

Heil|praktiker|gesetz: Abk. HeilprG; „Gesetz über die berufsmäßige Ausübung der Heilkunde ohne Bestallung“ vom 17.2.1939 in der Fassung vom 2.3.1974, zuletzt geändert am 23.10.2001; § 1 lautet: „Wer die Heilkunde, ohne als Arzt bestallt zu sein, ausüben will, bedarf dazu der Erlaubnis. Ausübung der Heilkunde i. S. dieses Gesetzes ist jede berufs- od. gewerbsmäßig vorgenommene Tätigkeit zur Feststellung, Heilung od. Linderung von Krankheiten, Leiden od. Körperschäden bei Menschen, auch wenn sie im Dienste von anderen ausgeübt wird. Wer die Heilkunde bisher berufsmäßig ausgeübt hat und weiterhin ausüben will, erhält die Erlaubnis nach Maßgabe der Durchführungsbestimmungen; er führt die Berufsbezeichnung Heilpraktiker*.“ Die gleichzeitige Heilkundeausübung als Arzt u. Heilpraktiker ist unzulässig; die Berufsordnungen verbieten darüber hinaus das Zusammenwirken von Arzt u. Heilpraktiker. Grundsätzlich darf der Heilpraktiker alle Behandlungs- u. Untersuchungsmethoden ausführen; ausgenommen sind insbes. die Behandlung übertragbarer Krankheiten (Infektionsschutzgesetz*), Geburtshilfe (Hebammengesetz), Organentnahme (Transplantationsgesetz), Leichenschau, die Verordnung von verschreibungspflichtigen Arznei- u. Betäubungsmitteln u. die eigenverantwortl. Anw. von Röntgenstrahlen (Röntgenverordnung). Der Heilpraktiker hat bei Anwendung ärztl. (insbes. invasiver) Methoden grundsätzl. dieselben Sorgfaltsanforderungen zu erfüllen wie ein Arzt; Aufklärungspflicht* u. Dokumentationspflicht* bestehen auch für ihn. **Hinweis:** Berufs- bzw. gewerbsmäßige Ausübung der Heilkunde* besagt, dass die Heilkunde wiederholt praktiziert u. zu einer immer wiederkehrenden od. sogar dauerhaften Beschäftigung wird. Berufsmäßig ist die Heilkunde auch dann, wenn sie unentgeltlich vorgenommen wird (Urteil des Bundesgerichtshofs vom 16.12.1954). Selbstlose Hilfeleistung (z. B. in Notfällen) od. Pflege von Menschen (z. B. Mutter mit krankem Kind) stellen keine Ausübung der Heilkunde i. S. dieses Gesetzes dar. Auch fällt die Ausübung der Zahnheilkunde nach § 6 nicht unter die Bestimmung dieses Gesetzes. Zur Behandlung von Patienten benötigt der Heilpraktiker einen festen Niederlassungsort. **Bedeutung für die Psychotherapie:** Das Bundesverwaltungsgericht hat in einem Grundsatzurteil vom 10.2.1983 entschieden: „Die Psychotherapie* ist Ausübung der Heilkunde i. S. des § 1 Absatz 2 des Heilpraktikergesetzes“. Neben den approbierten Psychotherapeuten können damit u. a. Heilpraktiker psychotherap. tätig sein, wenn sie im Besitz einer Heilpraktikererlaubnis (HPG-Erlaubnis) für den sind.

HeilprG: Abk. für **Heilpr**aktikergesetz*.

Heil|schlaf: (engl.) *therapeutic sleep*; meist über einen längeren Zeitraum (Schlafkur über Tage bis Wochen) stattfindender u. nur kurzzeitig (z. B. zu Mahlzeiten od. Körperpflege) unterbrochener Schlaf-ähnlicher Zustand zu therap. Zwecken; induziert durch Arzneimittel (z. B. Barbiturate*, Tranquilizer*), Suggestion* od. elektrische Schlafinduktion; **Hinweis:** bei psychischen Störungen umstrittenes Verfahren; ggf. Anw. bei Entzugsbehandlung bei Substanzstörungen; **Geschichte:** Vorbild aus der griechischen Antike: Tempelschlaf im Asklepion (Asklepios, Gott der Heilkunst).

Heils|wahn: (engl.) *sanative mania*; Form des Wahns* mit der Überzeugung, anderen Personen od. der ganzen Welt Heil bringen zu müssen; **Vork.:** i. R. von Manie*, Schizophrenie*, induzierten wahnähnlichen Erlebnis- u. Wahrnehmungsveränderungen.

Heilung: (engl.) *cure*; Curatio; vollständige (Restitutio ad integrum) od. nur anteilige (Defektheilung) Wiederherstellung der Gesundheit (bzw. des Ausgangszustands) nach einer Erkrankung; auf zellulärer Ebene durch Entfernung nekrotischer Zellen u. Ausbildung von gleichwertigem Ersatzgewebe, auf systemphysiologischer Ebene durch Wiederherstellung von Regulationssystemen u. vordefinierten Zielgrößen (sog. Setpoints). Vgl. Remission; Rückfall.

Heil|versuch, individueller: (engl.) *individual therapeutic attempt*; auf den Einzelfall beschränkte Anw. nicht zugelassener Heilmethoden (einschließlich Off*-Label-Use) bei Therapieresistenz gegenüber den üblicherweise eingesetzten Behandlungsmethoden; setzt Nutzen-Risiko-Abwägung auf Basis wissenschaftl. Erkenntnis mit günstigem Ergebnis voraus; der Arzt übernimmt Verantwortung für eventuelle Folgen aus der Anwendung der nicht zugelassenen Therapie; geregelt im Arzneimittelgesetz*.

Heiß|hunger: (engl.) *ravenous appetite*; Drang zur gierigen Nahrungsaufnahme; **Vork.:** bei Hypoglykämie*, bei Essstörungen* im Zus. mit Essattacken*.

Heiß|hunger|attacke *f*: (engl.) *ravenous appetite attack*; s. Essattacke.

Helio|therapie (gr. ἅλιος Sonne) *f*: (engl.) *heliotherapy*; s. Lichttherapie.

Heller-Syn|drom (Theodor H., Heilpädagoge, Wien, 1869–1938) *n*: (engl.) *childhood disintegrative disorder*; Dementia infantilis; desintegrative Störung im Kindesalter, desintegrative Psychose im Kindesalter; Störung mit Beginn nach dem 2.–4. Lebensjahr mit häufig abrupter Regression der kognitiven u. körperlichen Funktionen mit Demenz* u. häufig Autismus-ähnlicher Symptomatik nach primär normaler Entwicklung; nach ICD-10 Form der tief greifenden Entwicklungsstörungen*; **Ätiol.:** unklar; **Klin.:** Verlust mentaler Fähigkeiten, Agitiertheit, Stereotypie* bis zur völligen Kontakt- u. Beziehungslosigkeit; **DD:** genet. bedingte Stoffwechselanomalie, frühkindlicher Autismus*, anderen Demenzformen; DD zur Demenz im Erwachsenenalter: meist ohne Hinweis auf identifizierbare organische Schädigung, häufig anteilige Verbesserung nach Verlust von Fertig-

H

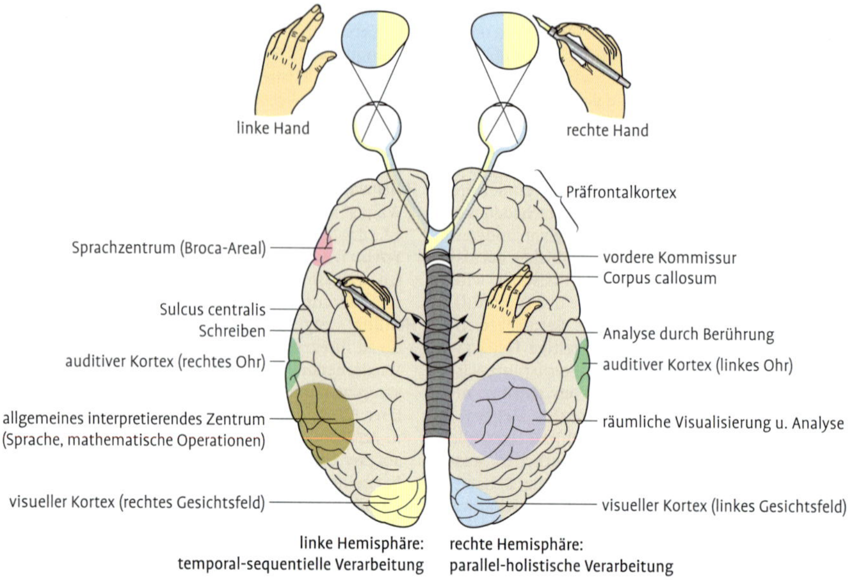

Hemisphärenlateralisierung, funktionelle: Zuordnung von Prozessen, Fähigkeiten u. Funktionen

keiten (expressive od. rezeptive Sprache, Fähigkeit im/zum Spielen, soziale Fertigkeiten u. adaptives Verhalten, Darm- u. Harnblasenkontrolle, motorische Beeinträchtigungen, Interessensverlust), Auftreten autistischer Begleitsymptome. Vgl. Intelligenzminderung.

Hemer|al|opie (gr. ἡμέρα Tag; ἀλαός blind; Op-*) *f*: (engl.) *hemeralopia*; Nachtsichtigkeit, Tagblindheit; eingeschränkte Sehfähigkeit mit Photophobie* im Hellen bei gutem Sehvermögen im Dämmerlicht od. bei Dunkelheit; Leitsymptom bei Farbenblindheit*; **Urs.:** Ausfall od. Minderfunktion des Zapfenapparats (Zapfendystrophie) der Netzhaut. Vgl. Nyktalopie.

Hemi-: Wortteil mit der Bedeutung halb, einseitig; von gr. ἅμισυς.

Hemi|a|chromat|opsie (Hemi-*; A-*; gr. χρῶμα, χρώματος Farbe, Haut; Op-*) *f*: (engl.) *hemiachromatopsia*; syn. Hemichromatopsie; unvollständige Hemianopsie*, wobei der Farbensinn halbseitig gestört ist (s. Farbenblindheit); fast immer in Kombination mit homonymem Gesichtsfeldausfall im oberen Quadranten; **Urs.:** Läsion im Gyrus occipitotemporalis medialis.

Hemi|an|opsie (Hemi-*; A-*; Op-*) *f*: (engl.) *hemianopsia*; Halbseitenblindheit mit Ausfall einer Hälfte des Gesichtsfelds*; **Formen: 1. homonyme**, gleichseitige Hemianopsie (auf beiden Augen die linke od. die rechte Hälfte betreffend), z. B. als homonyme, bilaterale Hemianopsie bei Schädigung im Tractus opticus, in der Sehstrahlung u. im Sehzentrum, wobei der Gesichtsfeldausfall auf der Gegenseite der zerebralen Schädigung auftritt; **2. heteronyme**, gekreuzte Hemianopsie (die beiden Schläfen- od. Nasenhälften des Gesichtsfelds betreffend), z. B. als bitemporale Hemianopsie (sog. Scheuklappenblindheit) bei Schädigung am Chiasma opticum (Chiasmasyndrom); eine binasale Hemianopsie ist extrem selten (Arachnoiditis optico-chiasmatica); **3. beidseitige** Hemianopsie inf. Ausfalls beider Sehzentren im Okzipitallappen* (Schlaganfall* u. a.); bedingt nicht immer völlige Erblindung; das zentrale, makuläre Sehen kann bei röhrenförmiger Gesichtsfeldeinengung erhalten sein. Vgl. Anopsie; Quadrantenanopsie; vgl. Sehbahn (Abb. dort).

Hemi|ballismus (Hemi-*; Ballismus*) *m*: (engl.) *hemiballism*; s. Ballismus.

Hemi|kranie (Hemi-*; gr. κρανίον Schädel) *f*: (engl.) *hemicrania*; s. Migräne.

Hemi|parese (Hemi-*; gr. πάρεσις Erschlaffung) *f*: (engl.) *hemiparesis*; inkomplette Lähmung* einer Körperhälfte inf. einer zentralen Läsion (z. B. Schlaganfall*).

Hemi|plegie (Hemi-*; gr. πληγή Schlag, Lähmung) *f*: (engl.) *hemiplegia*; vollständige Lähmung* einer Körperhälfte inf. einer zentralen Läsion (z. B. Schlaganfall*).

Hemi|sphären|lateralisierung, funktionelle (Hemi-*; gr. σφαῖρα Kugel, Ball; lat. lateralis seitlich): (engl.) *functional hemisphere specialization*; funktionelle Hirnhemisphärenspezialisierung; Bez. für Zuordnung von Prozessen, Fähigkeiten u. Funktionen auf die rechte u. linke Hemisphäre u. funktionelle Asymmetrien zwischen den Hirnhemisphären; z. B. sind die Broca*-Areale für expressive u. rezeptive Sprache beim Rechtshänder i. d. R. linkshemisphärisch lokalisiert, Raumvorstellung u. Raumorientierung sowie Erkennen von Gesichtern od. der emotionalen Tönung der Sprache (Prosodie) sind eher rechtshemisphärisch repräsentiert (s. Abb.); die meisten Funktionen sind allerdings nicht ausschließlich unilateral lokalisiert, so dass funktionelle Hirnhemisphärenlateralisierung heute mehrheitlich mit unterschiedlichen Stilen der Informationsverarbeitung verbunden wird (links: temporal-sequentielle, d. h. geordnete zeitliche Abfolge kognitiver Teilprozesse, rechts: parallel-holistische Verarbeitung); vgl. Planum temporale; Hemisphärenlateralisierungsstörung.

Hemi|sphären|lateralisierungs|störung (Hemi-*; gr. σφαῖρα Kugel, Ball; lat. lateralis seitlich): (engl.) *lateralized impairment*; Bez. für Abweichung der funktionellen Hemisphärenlateralisierung* von typischen Verarbeitungsvorteilen für die linke u. rechte Hirnhemisphäre; die Verarbeitungsvorteile lassen sich experimentell durch unterschiedliche Vor- u. Nachteile bei dominant rechts- od. linkshemisphärischer Stimulation finden, je nachdem, ob entsprechend der funktionellen Hemisphärenlateralisierung korrespondierende Aufgaben eingesetzt werden. **Urs.:** u. a. defizitäre Hemisphärenkooperation, dysfunktionale Hemisphärenlateralisierung; z. B. nach Split*-brain-Operation (operativer Durchtrennung des verbindenden Corpus callosum) u. bei Schizophrenie*; **Diagn.:** mit gesichtsfeldabhängiger tachistoskopischer Kurzzeitdarbietung visueller Reize, deren Erkennung u. Weiterverarbeitung qualitativ u. quantitativ (Fehler, Trefferzahl bei Kontrolle der Antworttendenz) erfasst wird; so wird z. B. linkshemisphärische Überlegenheit erwartet bei Wort- u. Buchstabendarbietung, rechtshemisphärische Überlegenheit bei Punktezählen u. Gesichtserkennung. Bleibt die Überlegenheit aus, liegt ein Lateralisierungsdefizit vor. Für den auditiven Kanal werden akustische Informationen mit experimentalpsychologischen Paradigmen zum dichotischen Hören erfasst.

Hemmung: (engl.) *inhibition*; Inhibition; Beeinträchtigung, Verminderung od. vollständige Blockade der normalen Funktion; auch Bez. für Regulationsmechanismus, der im Zusammenspiel mit gegenläufigen Mechanismen (Erregung, Antrieb) ein optimales Funktionieren biologischer u. psychischer Systeme gewährleistet; **1.** Lernprozess bei der klassischen Konditionierung*: wiederholte Präsentation eines Reizes, auf den zuverlässig kein unkonditionerter Reiz folgt, macht diesen Reiz zu einem konditionierten hemmenden Reiz, der konditionierte Reaktionen auf exzitatorische Reize abschwächt od. eliminiert (s. Hemmung, konditionierte); **2.** Beeinträchtigung von Lernen durch interferierende Lernprozesse; s. Gedächtnishemmung; **3.** in den Neurowissenschaften Gegensatz zu neuronaler Erregung; auf neuronaler Ebene existieren laterale Hemmung zwischen verschiedenen Neuronen (z. B. im Auge) sowie prä- u. postsynaptisch vermittelte Hemmungsprozesse, die Aktionspotentiale abschwächen od. verhindern, z. B. präsynaptische Alpha-2-adrenerge Autorezeptoren od. serotonerge somatodendritische Autorezeptoren; **4.** negative Beeinflussung enzymatischer Reaktionen durch andere Substanzen, z. B. ATP als Inhibitor der Glykolyse bei der Energiegewinnung aus Glukose; **5.** Minderung od. Unterdrückung von Reflexen* durch höhere Zentren; **6.** Beeinträchtigung des Verhaltens bei befürchteter Bewertung durch andere Personen (sog. inhibiertes Temperament, soziale Hemmung, Schüchternheit; s. Phobie, soziale); **7.** psychogene Beeinträchtigung od. Unterdrückung des eigenen Willens; s. Hemmung, psychische; **8.** Beeinträchtigung des Antriebs u. a. bei Depression u. Frontalhirnsyndrom (s. Antriebshemmung; Antriebsstörung); **9.** als natürlich bzw. instinktiv angesehene Regulation potentiell schädlicher Antriebe, z. B. Tötungshemmung*, Aggressionshemmung*; **10.** zentraler Prozess beim Symptom der Denkhemmung*; **11.** als zentral postulierter Prozess in der Theorie der reziproken Hemmung* zur Erklärung der systematischen Desensibilisierung*; **12.** Unterdrücken einer Reaktion auf einen spezifischen Reiz (Reaktionshemmung*), z. B. bei einem Stopp-Signal; experimentell darstellbar in sog. Go-NoGo-Versuchen; neurobiologisch über Präfrontalkortex vermittelt. Vgl. Behavioral Inhibition System; Enthemmung.

Hemmung, konditionierte: (engl.) *conditioned inhibition*; Bez. für die Unterdrückung einer Reaktion od. eines Verhaltens durch die Präsentation eines furchtkonditionierten Reizes (s. Furchtkonditionierung); bei exzitatorischer Konditionierung ruft der bedingte Reiz (engl. conditioned stimulus, Abk. CS) die gleiche Reaktion hervor wie der unbedingte Reiz; gibt es einen weiteren Reiz, nach dem zuverlässig kein unbedingter Reiz (engl. unconditioned stimulus, Abk. US) folgt, wird dieser vormals neutrale Reiz zu einem hemmenden (inhibitorischen) bedingten Reiz (CS-), der die bedingte Reaktion auf den exzitatorischen bedingten Reiz (CS+) schwächt od. verhindert (sog. bedingte Hemmung od. bedingte Inhibition); ist der CS+ ein aversiver Reiz, kann der CS- als Sicherheitssignal aufgefasst werden; die simultane Präsentation eines neutralen Reizes mit dem CS+ ohne darauf folgende US macht den ursprünglich neutralen Reiz zu einem Inhibitor; z. B. lachen u. spielen Kinder fröhlich bei einem Kindergeburtstag; bei Ausbruch eines Gewitters verstummen sie u. stellen das Spielen ein.

Hemmung, latente: (engl.) *latent inhibition*; latente Inhibition; Fähigkeit, irrelevante Reize zu ignorieren; geht einher mit erhöhter Anstrengung, einem ehemals irrelevanten Reiz im Bedarfsfall neue Bedeutung zu geben; **klin. Bedeutung: 1.** Schizophrenie: niedrige latente Hemmung u. verstärkte

Ablenkbarkeit; Konsequenz: irrelevante Reize können schneller mit Bedeutung belegt werden; **2.** niedrige latente Hemmung geht mit erhöhter Dopamin-Konzentrationen in spezif. Hirnarealen einher; einige Dopamin-Rezeptor-Antagonisten (v. a. Clozapin) steigern die Fähigkeit zur latenten Hemmung.

Hemmung, psychische: (engl.) *psychic inhibition*; Hemmung* psychischer Abläufe, z. B. als Denkhemmung*, Gedächtnishemmung*, Antriebshemmung*, Auffassungsstörung*, auch als Schüchternheit. Vgl. Stupor.

Hemmung, reziproke: (engl.) *reciprocal inhibition*; Hemmung einer Reaktion (z. B. Angstreaktion) durch eine unvereinbare andere Reaktion (z. B. Entspannungsreaktion); es wurde vermutet, dass die reziproke Hemmung der Wirkungsmechanismus der Desensibilisierung* ist (Wolpe, 1958). Dies konnte jedoch nicht bestätigt werden (Sartory, 1997); vielmehr scheint das Prinzip der Habituation* wichtig zu sein; s. Habituationstraining.

H

Hepar adiposum (gr. ἧπαρ Leber): (engl.) *fatty liver*; s. Fettleber.

Hepat-: auch Hepato-; Wortteil mit der Bedeutung Leber; von gr. ἧπαρ, ἥπατος.

Hepatitis, akute (Hepat-*; -itis*) *f*: (engl.) *acute hepatitis*; akute diffuse Entzündung des Leberparenchyms; **Formen: 1.** akute Hepatitis durch Hepatitis-Viren (syn. Hepatitis infectiosa): Hepatitis A, Hepatitis B, Hepatitis C, Hepatitis D, Hepatitis E, Hepatitis G; **2.** akute Hepatitis i. R. systemischer Infektionskrankheiten (syn. Begleithepatitis): viral: v. a. durch Herpes-Viren, Masern-Viren, Coxsackie-Viren, Arboviren u. Arenaviren; bakteriell: v. a. Brucellosen, Leptospirosen u. Typhus abdominalis; parasitär: z. B. Malaria, Amöbiasis, Schistosomiasis; **3.** Arzneimittelhepatitis: durch Arzneimittel (toxisch, allergisch, idiosynkratisch) ausgelöste akute Hepatitis; **4.** toxische akute Hepatitis: am häufigsten als alkoholische Fettleberhepatitis, seltener durch Umwelttoxine (z. B. Knollenblätterpilz) induziert; **5.** akute Hepatitis i. R. anderer Lebererkrankungen: z. B. autoimmune Hepatitis, Schub bei Wilson*-Krankheit, Tumoren, Stoffwechselkrankheiten; **Klin.:** meist asymptomat. Verlauf, bes. bei Kindern; Prodromalstadium mit schleichendem Beginn (2–9 Tage); schweres Krankheitsgefühl, Übelkeit, Inappetenz, häufig mäßiges Fieber; anschließend Stadium der Organmanifestation (ca. 6–10 Wochen) mit Ikterus, Juckreiz, Stuhlentfärbung, Dunkelfärbung des Harns, evtl. Leber- u. Milzvergrößerung.

Hepatitis, chronische (Hepat-*; -itis*) *f*: (engl.) *chronic hepatitis*; diffuse Leberentzündung, die länger als 6 Monate anhält; **Formen: 1.** chronische Hepatitis durch Infektion mit Hepatitis-Viren: Hepatitis B, Hepatitis D, Hepatitis C; **2.** autoimmune chronische Hepatitis: insbes. bei jungen Frauen auftretende Autoimmunkrankheit mit familiärer Disposition; **3.** toxische chronische Hepatitis: induziert durch Alkoholmissbrauch* (alkohol. Fettleberhepatitis), selten Arzneimittel (z. B. Isoniazid, Methyldopa); Diagn.: Expositionsanamnese, Ausschluss anderer Formen einer chronische Hepatitis; Ther: Alkoholentwöhnung; Voraussetzung ist die Motivation des Patienten; Erfolgsrate einer Suchttherapie* ca. 50 %; **Klin.:** meist asymptomatische od. wenig spezifische Beschwerden (z. B. Müdigkeit, Leistungsminderung), im entzündlichen Schub klinisches Bild einer akuten Hepatitis*; im weiteren Verlauf zunehmend Zeichen einer Leberzirrhose; **DD:** Biliäre Zirrhose sowie einige hepatotrope Stoffwechselkrankheiten (z. B. Porphyria cutanea tarda, hepatische Porphyrie, Hämochromatose, Wilson*-Krankheit) können unter dem klinischen Bild einer chronischen Hepatitis verlaufen.

Hepato|spleno|megalie, lipoid|zellige (gr. ἧπαρ, ἥπατος Leber; σπλήν Milz; Mega-*) *f*: (engl.) *lipoid-cellular hepatosplenomegaly*; Niemann*-Pick-Krankheit.

HERA-Modell *n*: Kurzbez. für **H**emispheric **E**ncoding **R**etrieval in **A**symmetry-Modell; Bez. für Modell zur Erklärung der Aufgabenverteilung zwischen den Hirnhemisphären; unterschiedliche Gedächtnisinhalte aktivieren in den verschiedenen Phasen der episodischen u. semantischen Gedächtnisleistungen unterschiedliche Hirnareale mit unterschiedlicher Seitenverteilung; Encodierung* aktiviert v. a. Präfrontalkortex* links; Abruf* episodischer Inhalte (s. Gedächtnis, episodisches) aktiviert v. a. Präfrontalkortex rechts, Abruf semantischer Inhalte (s. Gedächtnis, semantisches) aktiviert v. a. Präfrontalkortex links. Vgl. Hemisphärenlateralisierung, funktionelle; HAROLD-Modell.

Herd|störung, zerebrale: (engl.) *cerebral focal disorder*; s. Defizit, fokal-neurologisches.

Heredität (lat. hereditas Erbschaft) *f*: (engl.) *heredity*; syn. Erblichkeit, Vererbung; genetische Anlage; Grad der Weitergabe von (Krankheits-)Anlagen an die nächste Generation, der anhand der quantitativen Genetik abgeschätzt wird (s. Genetik, psychiatrische); bezeichnet i. e. S. das Ausmaß der Vererbung von Merkmalen von Eltern auf ihre Nachkommen (Anteil der additiven genetischen Varianz), i. w. S. den Anteil sämtlicher genet. Komponenten an der phänotypischen Varianz (wird z. B. durch die Intraklassenkorrelation zwischen getrennt aufgewachsenen eineiigen Zwillingen geschätzt); vgl. Anlage-Umwelt-Interaktion.

Heredo|ataxie (lat. heres, heredis Erbe, Erbin; Ataxie*) *f*: (engl.) *heredoataxia*; erbliche Erkrankung des ZNS mit dem Leitsymptom progrediente Ataxie*; **Formen: 1.** autosomal-dominant erblich: spinozerebellare Ataxie, (engl.) spinocerebellar ataxia (Abk. SCA); v. a. Trinukleotid-Repeat-Erkrankungen, die auf einer erhöhten Anzahl von Cytosin-Adenin-Guanin-Repeats beruhen; **2.** autosomal-rezessiv erblich: Friedreich*-Ataxie, Ataxie mit okulärer Apraxie; **Häufigkeit:** 2–3 : 100 000.

Hering-Breuer-Re|flex (Heinrich E. H., Physiologe, Wien, Köln, 1866–1949; Josef B., Internist, Wien,

1842–1925; Reflekt-*) *m*: (engl.) *Hering-Breuer reflex*; syn. Lungendehnungsreflex; Dehnung der Lunge bei Inspiration führt über die Aktivierung von Lungendehnungssensoren u. deren Afferenzen im Nervus vagus zur reflektor. Hemmung der inspiratorischen u. simultan zur Aktivierung der postinspiratorischen Neurone des Atemzentrums*; begrenzt die inspiratorische Atemexkursion u. beugt der Überdehnung des Lungenparenchyms vor; nach Ausschalten der Afferenzen resultiert ein vertieftes Atemzugvolumen; **klin. Bedeutung:** Bei Überdruckbeatmung von Patienten mit obstruktivem Schlafapnoesyndrom* kommt es durch die Druckerhöhung in der Lunge z. T. zur Auslösung des Hering-Breuer-Reflexes u. einer reflektorischen Hemmung des Atemzentrums (zentrale Apnoe).

Herman-Hering-Gitter: (engl.) *Herman Hering grating*; Phänomen der visuellen Täuschung*; bei der Betrachtung eines weißen Gitters mit schwarzen Zwischenflächen erscheinen die kleinen Quadrate zwischen den Ecken der schwarzen Quadrate als graue Flächen (s. Abb.); die Wahrnehmungstäuschung* entsteht durch laterale Hemmung von Nervenzellen der Netzhaut.

Herman-Hering-Gitter

Herm|aphroditismus (gr. ʼΕρμαφρόδιτος Zwitter, mythologischer Sohn des Hermes u. der Aphrodite) *m*: (engl.) *hermaphroditism*; Zwitterbildung; Bez. für das Auftreten von Anomalien des gonadalen od. genitalen Geschlechts (s. Intersexualität) bei eindeutig männlichem od. weiblichem chromosomalem Geschlecht od. (äußerst selten) chromosomalen Mosaikbildungen; Hermaphroditen weisen sowohl männliche als auch weibliche Geschlechtsmerkmale auf; bei der Geburt sind die Geschlechtsteile häufig schwer od. nicht zu unterscheiden, da sie noch nicht vollständig entwickelt sind. **Formen: 1. echter Hermaphroditismus** (Hermaphroditismus verus, sog. echtes Zwittertum): gleichzeitiges Vorhandensein von Ovar- u. Testisgewebe (als Ovarium u. Testis od. als Ovotestis, beidseits od. gemischt) bei normalem männlichem od. weiblichem Karyotyp bzw. Mosaik (sehr selten); äußeres Genitale u. sekundäre Geschlechtsmerkmale variieren zwischen rein männlicher u. rein weiblicher Ausprägung; **2. Pseudohermaphroditismus** (sog. falscher Hermaphroditismus, Scheinzwittertum): Vorliegen von Gonadengewebe, das dem chromosomalen Geschlecht entspricht, u. davon abweichendem Erscheinungsbild der Sexualorgane u. sekundären Geschlechtsmerkmalen; **a)** Pseudohermaphroditismus femininus: äußerer Habitus vorwiegend männlich, z. B. beim kongenitalen adrenogenitalen Syndrom* od. inf. Androgeneinwirkung in der Schwangerschaft; **b)** Pseudohermaphroditismus masculinus: äußeres Genitale u. sekundäre Geschlechtsmerkmale vorwiegend weiblich; u. a. bei testikulärer Feminisierung u. bestimmten Formen des kongenitalen adrenogenitalen Syndroms; **Ther.:** Die bisher gängige Praxis, die betroffenen Kinder (auf Wunsch der Eltern) frühzeitig mit Hormonen u. Operationen zu einer weiblichen od. männlichen Seite hin zu therapieren, wird heute von den Betroffenen meist abgelehnt, da sich bei ihnen erst nach der Pubertät das als „richtig" empfundene Geschlecht herausstellt; ggf. psychotherapeutische Begleitung.

Heroin *n*: (engl.) *heroin*; Diacetylmorphin; meist halbsynthet. gewonnenes Acetylderivat des Morphins*; psychotrope Substanz aus der Gruppe der Narkotika (Opioide*); nicht verkehrsfähiges Betäubungsmittel* (Betäubungsmittelgesetz, Anlage I); ist gut lipidlöslich u. passiert die Blut-Hirn-Schranke sehr leicht; **Wirkung:** bei i. v. Einnahme sehr rascher Wirkungseintritt (sog. Flush), starke Euphorie, Gleichgültigkeit gegenüber Alltagsproblemen, Schmerzlinderung; bei hoher Dosierung Einschränkung der Wahrnehmungsfähigkeit; Wirkungsdauer: 1–4 Std., danach treten bei Abhängigen sofort Entzugssymptome (s. Entzugssyndrom) auf. **UAW:** Atemdepression, epileptische Anfälle, Sedation, Obstipation, Juckreiz, Übelkeit, Erbrechen, Harnverhalt, Erhöhung des Prolaktin-Plasmaspiegels, Hyperglykämie, Erektionsstörungen, Abhängigkeit; **Anw.: 1.** i. R. des illegalen Substanzgebrauchs; Einnahme: in Deutschland meist i. v., selten per Inhalation der erhitzten Heroin-Base (sog. chasing the dragon), durch Schnupfen pulverisierten Heroins, Rauchen der Heroin-Base mit Tabak, oral mit codeinhaltigen Ersatzmitteln (Hustensaft, Tabletten); Dosis bei Abhängigkeit: bis zu 0,5 g (gestreckte) Heroinzubereitung, bis zu 1–2 g/d; **2.** pharmazeutisches Heroin (Diamorphin): s. Diamorphin-Substitution; **Folgen: 1.** bei i. v. Konsum Infektionsgefahr (HIV, Hepatitis C), andere Sekundärerkrankungen (z. B. Sepsis), Immundefekt u. erhöhte Infektionsanfälligkeit; **2.** bei Überdosierung akute Intoxikation mit Bewusstseinsstörungen, Ateminsuffizienz, Atemstillstand (sog. Spritzenschock); **3.** bei chron. Konsum rasche Entwicklung einer starken psychischen u. körperlichen Abhängigkeit* (s. Heroinabhängigkeit; Substanzstörungen); ggf. Beschaffungskriminalität*, Prostitution, psychische u. soziale Verelendung; **cave:** Todesfälle durch Überdosierung, insbes. nach Abstinenzphasen (letal ca. 0,1 g gestreckte Heroinzubereitung), aber auch bei Abhängigen, insbes. bei geschwächtem Allgemeinzustand; **Nachweis:** Blut-, Harn-, Haartest.

Heroin|abhängigkeit: (engl.) *heroin dependence syndrome*; Form der Substanzstörungen* (ICD-10) als Abhängigkeitssyndrom* durch den Gebrauch von Heroin*; **Epidemiol.:** (Anteil der 18–64-Jährigen in Deutschland, 12-Monats-Prävalenz) 0,3–0,4 % (150–200 000); **Diagn.:** körperliche Untersuchung (Einstichstellen), klinisches Interview, Fremdanamnese, Harn- u. Haartests; **Ther.: 1.** nach Entzug abstinenzorientierte (meist) stationäre Behandlung über 3–4 Monate, Verhaltenstherapie, therap. Gemeinschaft; Nachteil: geringe Bereitschaft für diese Therapieform, Progn.: 20–25 % Abstinenz nach 2 Jahren; **2.** ambulante Substitution mit Methadon* (Methadon*-Substitution) od. Buprenorphin* u. ggf. qualifizierter psychosozialer Begleitung; Progn.: deutliche Verbesserung der körperlichen u. sozialen Situation bei Langzeitsubstitution; Nachteil: Beikonsum anderer Substanzen u. mangelnde Bereitschaft zum Ausstieg, Abstinenz <10 %; **3.** Originalvergabe von Heroin (heroingestützte Behandlung); s. Diamorphin-Substitution.

Herpes zoster (gr. ἕρπης Gürtelrose) *m*: (engl.) *herpes zoster*; Zoster*.

Herz|angst-Syn|drom *n*: **1.** (engl.) *cardiophobia syndrome*; Herzneurose*; **2.** Bez. für Angstzustand, der im Zusammenhang mit Herzerkrankungen auftritt (z. B. Vernichtungsgefühl bei Herzinfarkt).

Herz|beschwerden, funktionelle: (engl.) *functional heart trouble*; anfallartig auftretende Beschwerden ohne organische Urs. mit thorakalen Schmerzen, Tachykardie* u. Angst*, die sich bei selbstunsicheren, ängstlichen u. depressiven Persönlichkeiten bis zur Herzneurose* i. R. einer Panikstörung* verstärken können; Ausschlussdiagnose (nach Ruhe-, Belastungs- u. Langzeit-EKG, Echokardiographie, laborchem. Diagnostik ohne pathol. Befund); **Ther.:** Pharmakotherapie: Betablocker, Antidepressiva; Psychotherapie: körperorientierte Therapie, kognitive Verhaltenstherapie (kognitive Reattribution). Vgl. Da Costa-Syndrom; Funktionsstörung, somatoforme autonome.

Herz|frequenz-Bio|feed|back (lat. frequentia Häufigkeit; Biofeedback*) *n*: (engl.) *heart rate biofeedback*; Form des Biofeedbacks*, mit dem die Herzfrequenz mit EKG* od. Blutvolumenpuls kontinuierlich erfasst u. in visueller od. akustischer Form rückgemeldet wird; **Kennwerte:** v. a. Herzfrequenz (Anzahl der Herzschläge pro Minute; s. Abb.) u. Herzrhythmus sowie Herzfrequenzvariabilität (auch Herzratenvariabilität, Abk. HRV), die minimale Veränderungen der Herzschlagfolge erfasst; die Herzfrequenzvariabilitäts-Analyse erlaubt Rückschlüsse auf die aktuelle Funktionsfähigkeit des Herzens u. spiegelt autonome Regelprozesse wider. **Ziel:** gezielte Beeinflussung der Herzfrequenz u. der Herzfrequenzvariabilität durch Atemtechniken (Training der respiratorischen Sinusarrhytmie); Ziel des **Herzfrequenzvariabilitäts-Biofeedback** (auch Herzratenvariabilitäts-Biofeedback, Abk. HRV-Biofeedback) ist es, die Herzfrequenzvariabilität zu erhöhen, da diese als Indikator für die Adaptationsfähigkeit der Herzleistung gilt; **Anw.:** als unterstützendes Verfahren v. a. bei funktionellen kardiovaskulären Beschwerden (s. Kreislaufstörungen, funktionelle), zur Entspannungsförderung, i. R. verhaltenstherapeutischer Konzepte zur Stressdiagnostik, -prophylaxe u. -bewältigung u. zur Demonstration psychophysiol. Zusammenhänge (z. B. bei Angststörungen*); **Wirksamkeit:** Studien zu HRV-Biofeedback zeigen positive Ergebnisse z. B. bei Stressbewältigung u. -prophylaxe, Asthma bronchiale, leichter Hypertonie u. Angststörungen.

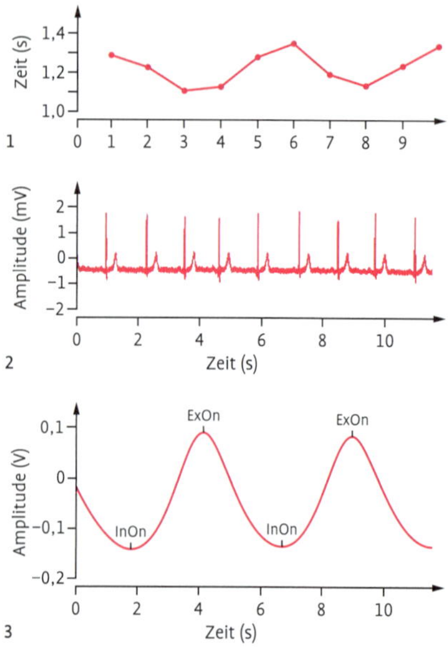

Herzfrequenz-Biofeedback: Veränderung der Herzperiode (1: Interbeat-Intervall, Abk. IBI) des EKG (2) in Abhängigkeit von Ein- u. Ausatmung (3: InOn: Beginn der Einatmung, ExOn: Beginn der Ausatmung)

Herz|in|farkt (lat. infarcire hineinstopfen) *m*: (engl.) *myocardial infarction*; Nekrose eines umschriebenen Herzmuskelbezirks; meist akut auftretende lebensbedrohl. Komplikation (Akutes Koronarsyndrom) bei KHK* mit typ. klin. Symptomen u. laborchem. Veränderungen; **Ätiol.:** anhaltende krit.

myokardiale Minderperfusion bei Koronarinsuffizienz, auch durch länger andauernden Koronarspasmus; Manifestation häufig bei od. nach körperlicher od. psychischer Belastung inf. Steigerung des Sauerstoffbedarfs des Herzmuskels od. durch akute Unterbrechung der Blutversorgung v. a. bei Koronarsklerose mit akutem thrombot. Koronarverschluss inf. Plaqueruptur od. -erosion; **Klin.:** als Leitsymptom retrosternales Druckgefühl mit thorakalem Schmerz u. ausstrahlenden Schmerzen, i. d. R. intensiver u. länger als 20 Min. andauernd als bei Angina pectoris u. nitrosensibel sowie meist in Kombination mit Angst* u. Vernichtungsgefühl; häufig niedriger Blutdruck, kleiner frequenter Puls, Blässe u. kalter Schweiß, vagale Reaktion (häufig bei Hinterwandinfarkt) mit symptomat. Bradykardie, Übelkeit u. (seltener) Erbrechen; atyp. Schmerz meist bei Patienten mit Lebensalter <40 bzw. >75 Jahre, Frauen u. Diabetes* mellitus, in 30 % der Fälle asymptomat. Herzinfarkt (stummer; Vork.: v. a. Diabetes mellitus); evtl. nach 1–2 Tagen Anstieg der Körpertemperatur (sog. Resorptionsfieber), am 2. u. 3. Tag Pericarditis epistenocardica; später evtl. Postmyokardinfarktsyndrom; **DD:** v. a. instabile Angina* pectoris, Lungenembolie*, Perikarditis, dissezierendes thorakales Aortenaneurysma, Tako-Tsubo-Kardiomyopathie, Spontanpneumothorax u. (insbes. bei epigastr. Schmerzlokalisation bei Hinterwandinfarkt bzw. inferiorem Herzinfarkt) Ulkusperforation, Cholelithiasis, Pankreatitis.

Herz|in|suffizienz (In-*; lat. sufficiens hinreichend, genügend) *f*: (engl.) *heart failure, cardiac insufficiency*; syn. Myokardinsuffizienz, Herzmuskelschwäche; myokardiale Dysfunktion mit der kardialen Unfähigkeit, eine den Anforderungen entspr. Förderleistung zu erbringen; **Häufigkeit:** Inzidenz u. Prävalenz mit Lebensalter zunehmend; zweithäufigste Todesursache in Deutschland; **Urs.:** KHK, arterielle Hypertonie, Herzinfarkt, Kardiomyopathie, angeborener od. erworbener Herzfehler, pulmonale Hypertonie, hämodynamisch relevante Herzrhythmusstörung, Myokarditis, chronische Perikarditis, nichtkardiale Ursachen (z. B. metabolisch od. endokrinologisch); **Klin.:** bei dekompensierter Herzinsuffizienz Sympt. durch Rückwärtsversagen (Stauung vor dem insuffizienten Ventrikel) u. Vorwärtsversagen (Minderperfusion nach dem insuffizienten Ventrikel); u. a. Dyspnoe, Tachykardie, Müdigkeit, pathol. Flüssigkeitsretention, arterielle Hypotonie bis kardiogener Schock bei akuter Herzinsuffizienz (Vorwärtsversagen).

Herz|klopfen: (engl.) *palpitation*; s. Palpitation.

Herz|krankheit, koronare: (engl.) *coronary heart disease*; s. KHK.

Herz|muskel|schwäche: (engl.) *heart failure*; s. Herzinsuffizienz.

Herz|neurose (Neur-*; -osis*) *f*: (engl.) *heart neurosis, cardiac neurosis*; syn. Herzphobie, Kardiophobie, Herzangst-Syndrom; klinische Bez. für inadäquate Angst* u. Überzeugung, eine Herzkrankheit zu haben od. einen plötzl. Herztod zu erleiden; **Vork.:** bei Panikstörung* u. hypochondrischer Störung*. I. R. der Panikstörung werden Symptome des Panikanfalls* wie Angst- u. Hyperventilationssymptome (z. B. Palpitationen, Stiche in der Brust, Beklemmung) als Anzeichen einer unmittelbar drohenden Herzattacke fehlinterpretiert, Folge: typischerweise ausgeprägtes Schon-, Vermeidungs- u. Hilfesuchverhalten, nicht selten mit exzessiver differentialdiagnostischer Abklärung. **Geschichte:** In der Vergangenheit z. T. als eigenständiges Syndrom aufgefasst, heute als Kernsymptom der Panikstörung klassifiziert; vgl. Da Costa-Syndrom. Vgl. Thanatophobie.

Herz|phobie (Phobie*) *f*: (engl.) *cardiac neurosis*; Herzneurose*.

Herz|rasen: (engl.) *heart hurry*; s. Palpitation.

Herz|rhythmus|störungen (gr. ῥυθμός Gleichmaß, Takt): (engl.) *cardiac arrhythmias*; Abk. HRST; Bez. für alle Veränderungen der elektrischen Herztätigkeit, die durch eine unregelmäßige Abfolge der Erregungen (Arrhythmie), eine Abweichung von der normalen Herzfrequenz (ca. 60–80/min) od. eine Störung des zeitlichen Ablaufs der einzelnen Herzaktionen gekennzeichnet sind; **Ätiol.:** funktionelle od. morphologische Veränderungen des Erregungsleitungssystems durch organische Herzerkrankungen, Elektrolytstörungen, vegetative u. psychosomatische Störungen*, Arzneimittel (insbes. Herzglykoside, Antiarrhythmika, Psychopharmaka*), Intoxikation, endokrinol. Störungen (v. a. der Schilddrüsenfunktion), Elektrounfälle od. Herzverletzungen (Herzkontusion) sowie kongenital; Vork. häufig auch ohne Krankheitswert (v. a. bei Kindern, Jugendlichen, Sportlern); **Klin.:** meist asymptomatisch, häufig als Palpitation* (tachykarde Herzrhythmusstörungen; von den meisten Patienten als sehr beunruhigend wahrgenommen; allerdings haben viele Patienten mit Palpitationen tatsächlich keine Arrhythmie) od. Herzstolpern (v. a. Extrasystolen) wahrgenommen; bei hämodynamisch wirksamen Herzrhythmusstörungen evtl. Symptome einer Koronarinsuffizienz (Angina pectoris, Herzinfarkt) sowie Herzinsuffizienz, Schock u. ggf. kardiale Thromboembolien; cave: Herz-Kreislauf-Stillstand.

Herz|syn|drom, hyper|kinetisches *n*: (engl.) *hyperkinetic heart syndrome*; zu den funktionellen Kreislaufstörungen* gehörendes Krankheitsbild, das klinisch weitgehend dem pharmak. Effekt der vorwiegend auf die Beta-Rezeptoren einwirkenden Katecholamine* (z. B. Adrenalin) entspricht; **Vork.:** v. a. bei jugendl. Personen mit meist psychischen Veränderungen; **Sympt.:** Neigung zu (Dauer-)Tachykardie, vergrößerte Blutdruckamplitude, vegetative Begleitsymptome; **Ther.:** Entspannungs- u. Psychotherapie.

Heschl-Quer|windung (Richard L. H., Pathol., Wien, 1824–1881): (engl.) *Heschl's convolution*; an der Innenfläche des Gyrus* temporalis superior lokalisierte Hirnwindung; primärer auditiver Kortex* (Abb. dort) zwischen sekundärem auditivem Kortex u. Planum* temporale am oberen Ende des Sulcus lateralis cerebri mit Rechts-links-Asymmetrie (rechts größer, z. T. auch Vork. von 2 Heschl-Querwindungen; invers zum unmittelbar benachbarten Planum temporale); Funktion: Laut- u. Geräuschwahrnehmung, Kontrolle von Bewegungen durch Hören; rechte Hemisphäre: Klanginformation, Musikwahrnehmung. Vgl. Hörzentrum.

Hetero-: Wortteil mit der Bedeutung anders beschaffen, verschieden, entgegengesetzt; von gr. ἕτερος.

Hetero|re|zeptoren (Hetero-*; Rezeptoren*) *m pl*: (engl.) *heteroreceptors*; spezifische Rezeptoren* in der präsynaptischen Endigung (s. Nervenzelle), die auf Botenstoffe (Neurotransmitter* od. Neurohormone*) reagieren, die von benachbarten Zellen ausgesendet werden, aber nicht identisch mit ihrem eigenen (definierenden) Liganden sind; z. B. Reaktion bestimmter Serotonin*-Rezeptoren ($5\text{-}HT_{2A}$, $5\text{-}HT_{2C}$) auf Noradrenalin*; u. a. relevant für den Wirkungsmechanismus von Mirtazapin*.

Hetero|sexualität (Hetero-*; Sexual-*) *f*: (engl.) *heterosexuality*; Bez. für sexuelle Orientierung*, Erregbarkeit u. Aktivität gegenüber Partnerinnen od. Partnern des jeweils anderen Geschlechts; häufigste Form des Sexualverhaltens*. Vgl. Homosexualität; Bisexualität.

Hetero|stereo|typ (Hetero-*; Stereo-*;) *n*: (engl.) *heterostereotype*; s. Stereotyp.

Hetero|sug|gestion (Hetero-*; Suggestion*) *f*: (engl.) *heterosuggestion*; s. Suggestion.

Heul|tag: (engl.) *postpartum depression*; s. Dysphorie, postpartale.

HGS: Abk. für **H**utchinson*-**G**ilford-**S**yndrom.

HHG: Abk. für **H**äftlings**h**ilfe**g**esetz*.

HHI: Abk. für **H**ypochondrie*-**H**ysterie-**I**nventar.

HHNA: Abk. für **H**ypothalamus*-**H**ypophysen-**N**ebennierenrinden-**A**chse.

HI: Abk. für (engl.) ***H****ostility** ***I****nventory*.

Hick-Gesetz: (engl.) *Hick's law*; syn. Hick-Hyman-Gesetz; die Reaktionszeit* nimmt linear mit der Zunahme der Reizinformation zu, d. h. je komplexer Entscheidungen od. Wahlmöglichkeiten sind, umso länger benötigt man, um die Entscheidung zu treffen; das Gesetz gibt an, wie lange benötigt wird, um 1 von n alternativ angebotenen Elementen auszuwählen. Werden alle Elemente mit gleicher Wahrscheinlichkeit ausgewählt, so gilt:
Reaktionszeit/ms = a + b >log2 (n + 1).
D. h., mit steigender Anzahl der Raktionsmöglichkeiten steigt die Reaktionszeit logarithmisch an, wobei n = Anzahl Reaktionsmögichkeiten, a = systembedingte Basisgeschwindigkeit bis zum Erkennen eines Reizes, b = empirisch zu ermittelnde Konstante ist.

Hick-Hyman-Gesetz: (engl.) *Hick Hyman's law*; Hick*-Gesetz.

Hierarchie, dia|gnostische (gr. ἱεραρχία Amt des obersten Priesters) *f*: (engl.) *diagnostic hierarchy*; veraltetes Prinzip, bei dem die Zuordnung aller Diagnosen, die zur Beschreibung einer psychischen Symptomatik notwendig sind, in sog. Schichten erfolgt; z. B. Hierarchiekonzept nach Jaspers: die verschiedenen Symptome liegen in Ebenen übereinander; unten beginnend bei organischen Symptomen u. Störungen, darüber affektive Störungen (manisch-depressiv u. Schizophrenie) u. oben Neurosen; postuliert, dass nach der Hierarchie tieferliegende Krankheiten das Erscheinungsbild der darüberliegenden annehmen; Diagn. erfolgt daher anhand der sog. tieferliegenden Erkrankung; abgelöst vom Komorbiditätsprinzip*.

High-Ex|pressed-Emotion-Muster: (engl.) *high expressed emotion model*; Kurzbez. High-EE-Muster; s. Expressed-Emotion-Konzept.

High-functioning-Autismus (engl. high hoch; functioning funktionsfähig; Autismus*) *m*: (engl.) *high functioning autism*; Bez. für eine autistische Störung, die mit Entwicklungsverzögerungen (insbes. in der Sprachentwicklung) i. S. eines frühkindlichen Autismus* beginnt, im Verlauf aber eine bessere intellektuelle Leistungsfähigkeit (IQ >70) u. Sprachentwicklung i. S. eines Asperger*-Syndroms zeigt; der klinisch häufig verwendete Begriff hat (bisher) keinen Eingang in die Klassifikationsysteme (z. B. ICD-10 u. DSM-IV) gefunden.

High-School Personality Questionnaire: Abk. HSPQ; Selbstbeurteilungsverfahren zur Erfassung der Persönlichkeitsstruktur (charakteristische Verhaltensweisen, Veranlagungen, Entwicklungsniveau u. bedeutende Merkmale im Gesamtbild der Persönlichkeit, Änderung in der Persönlichkeitsentwicklung) von Jugendlichen; die Gesamtform (bestehend aus Form A, 142 Items, u. Zusatzform B) umfasst 284 Items zu 14 primären Persönlichkeitsfaktoren*; altersgemäße Adaption des 16*-Persönlichkeitsfaktoren-Tests; es existiert eine deutschsprachige Version; **Anw.:** Persönlichkeitstest*; Jugendliche von 12–18 Jahren; **Testdauer:** 45–60 Minuten.

Hilfe|leistung, unterlassene: 1. (engl.) *denial of assistance*; **Deutschland:** liegt vor, wenn jemand (so auch ein Arzt) bei Unglücksfällen od. gemeiner Gefahr od. Not keine Hilfe leistet, obwohl diese **erforderlich** u. **zumutbar** ist; Straftat nach § 323 c StGB; unter einem Unglücksfall ist ein plötzlich eintretendes Ereignis zu verstehen, das eine erhebliche Gefahr für Personen od. Sachen mit sich bringt. Hierunter fallen auch schwere Krankheiten, die sich plötzlich bedrohlich verschlimmern, u. der Suizidversuch. **Erforderlich** ist die Hilfeleistung, wenn anderweitige sofortige Hilfe nicht gewährleistet ist. Als **zumutbar** gilt die Hilfeleistung, wenn sie ohne erhebliche eigene Gefahr u. ohne Verletzung anderer wichtiger Pflichten möglich ist. Maßgebend für den Umfang u. die Art der Hilfeleistung sind die persönlichen Fähigkeiten u. Möglichkeiten des zur Hilfe Verpflichteten. Für den Arzt bedeutet dies, dass er aufgrund seiner Sachkunde bei Unglücksfällen mit Verletzten regelmäßig geeignet ist, die erforderliche Hilfe zu leisten. Verpflichtet ist auch der zu Hilfe gerufene Arzt, soweit ihm die Hilfeleistung unter Berücksichtigung aller Umstände möglich u. zumutbar ist. Der Arzt sollte nicht verkennen, dass § 323 c StGB lediglich die von Anfang an nicht geleistete Hilfe unter Strafe stellt. Sobald er die Behandlung aufgenommen hat, trägt er eine (auch im strafrechtlichen Sinne) höhere Verantwortung. **2. Österreich:** vergleichbare Regelung (§ 95 StGB) sowie zusätzlich eine ausdrückliche Hilfeleistungspflicht für Beteiligte u. Zeugen von Verkehrsunfällen. **3. Schweiz:** vergleichbare Regelung (Artikel 128 StGB Unterlassung der Nothilfe).

Hilfe, unspezifische professionelle: (engl.) *unspecific professional help*; Formen u. Wirkungen der Hilfe, die auf unspezif. Wirkfaktoren* (z. B. Erwartungen, therapeutische Beziehung*) u. damit nicht auf konzeptuell gebundene Einflüsse (z. B. kognitive Umstrukturierung* i. R. der kognitiv-behavioralen Psychotherapie) zurückgeführt werden können.

Hilfe zur Selbst|hilfe: (engl.) *help to self-help*; Therapieprozess mit dem Ziel, die eigenständige Problemlösungsfähigkeit* beim Patienten zu erhöhen (z. B. durch Erlernen der kognitiven Umstrukturierung*, Konfrontationsübungen); basiert auf dem Respekt für die Selbststeuerung der Person im Therapieprozess u. später Alltag (Transfersicherung); assoziiert mit dem Prinzip der Transparenz in der Verhaltenstherapie; entspricht der partnerschaftlichen Grundhaltung in der (kognitiven) Verhaltenstherapie*. Vgl. Selbstmanagement.

Hilflosigkeit: (engl.) *helplessness*; Gefühl od. auch Erfahrung der Unfähigkeit, Kontrolle zu bewahren od. zu übernehmen u. unabhängig ohne Hilfe zu handeln; wichtiger Faktor bei der Entstehung psychischer Störungen*, v. a. der Depression*; s. Hilflosigkeit, erlernte.

Hilflosigkeit, erlernte: (engl.) *learned helplessness*; Bez. (M. Seligman) für das Phänomen, dass Hilflosigkeit* erlernbar ist; nach Erfahrung der mangelnden Beeinflussbarkeit eines aversiven Reizes* wird anschließend unter Bedingungen, in denen etwas gegen den Reiz ausgerichtet werden kann, häufig Passivität* gezeigt; **klin. Bedeutung:** erlernte Hilflosigkeit in Interaktion mit einem best. Attributionsstil* (Misserfolg wird internal, stabil u. global attribuiert) gilt als Risikofaktor bei der Entstehung der Depression*.

Hilflosigkeits|skala (Skala*) *f*: (engl.) *Helplessness Scale*; Abk. HiS; standardisiertes Selbstbeurteilungsverfahren zur Erfassung der subjektiven Befindlichkeit in definierten Situationen, für die kein alternatives Bewältigungsverhalten (s. Coping) im individuellen Verhaltensrepertoire existiert; umfasst 20 Items (z. B. „Es gibt viele Aufgaben, vor denen ich ratlos stehe"); Beantwortung auf 5-stufiger Skala; **Anw.:** zur Diagnostik von sozialer Unsicherheit u. subjektiver Hilflosigkeit, Messung des Therapieerfolgs; bei Erwachsenen; **Testdauer:** ca. 5 Minuten.

Hilfs-Ich: (engl.) *auxiliary ego state*; in der psychodynamischen Psychotherapie* Funktion des Therapeuten bei v. a. in der Persönlichkeitsstruktur gestörten Patienten, die durch Verbesserung der Realitätsprüfung, Förderung der Fähigkeit zur Antizipation u. Integration widersprüchlicher Selbst- u. Objektrepräsentanzen auf eine Substitution gestörter Ich*-Funktionen zielt.

Hilfs|objekt (Objekt*) *n*: (engl.) *auxiliary object*; Bez. im Psychodrama* für Gegenstände (z. B. Stühle), die eine stellvertretende Funktion erfüllen, indem ihnen in der szenischen Rollendarstellung Mitspieler- od. Agonistenrollen übergeben werden.

Hinman-Syn|drom *n*: (engl.) *Hinman syndrom*; s. Detrusor-Sphinkter-Dyskoordination.

Hinter|grund|stressoren (Stress*) *m pl*: s. Daily Hassles.

Hinter|haupt|lappen: (engl.) *occipital lobe*; s. Okzipitallappen.

Hinter|hirn: (engl.) *afterbrain*; s. Metencephalon.

Hinweis|reiz, gedächtnis|bezogener: (engl.) *memory cue*; Reiz, der einen Hinweis auf einen mit ihm assoziierten Gedächtnisinhalt darstellt; häufig bei Gedächtnisaufgaben (z. B. Cued* Recall) eingesetzt; dient dabei als Hinweis auf einen weiteren mit ihm assoziierten Reiz, der nach Darbietung des Hinweisreizes erinnert werden muss. Vgl. Hinweisreiz, ortsbezogener.

Hinweis|reiz, orts|bezogener: (engl.) *spatial cueing*; Reiz, der Angaben über den wahrscheinlichen Ort des bevorstehenden Zielreizes (Target) beinhaltet; es ergibt sich ein Reaktionszeitgewinn (Verkürzung der Reaktionszeit*), da der Hinweisreiz den Probanden dazu veranlasst, seine ortsbezogene Aufmerksamkeit auf den angezeigten Ort zu richten. Wird die Zeit zwischen ortsbezogenem Hinweisreiz u. Blickziel verlängert, verliert sich der Effekt der Reaktionszeitverkürzung.

Hippo|campus (gr. ἱππόκαμπος Seepferdchen) *m*: (engl.) *hippocampus, Ammon's horn*; zum Archicortex (s. Allocortex) der Großhirnrinde gehörender Teil des limbischen Systems*; **Anat.:** Lok. im Parietallappen* an der medialen Wand des Unterhorns des Seitenventrikels (s. Abb. 1), verläuft in einem Bogen nach hinten oben bis zum Corpus* callosum; besteht aus Pes hippocampi (tatzenartiges Vorderende), Digitationes hippocampi, Cornu ammonis (Abk. CA, auch Ammonshorn, enthält Regio I–IV hippocampi proprii bzw. Regio I–IV cornus ammonis, CA1–4; s. Abb. 2); der Hippocampus setzt sich dann als Alveus hippocampi (Substantia alba auf der Oberfläche des Hippocampus mit überwiegend efferenten Fasern) u. Fimbria hippocampi in den Fornix* cerebri fort; **klin. Bedeutung: 1.** zentrale Rolle bei Gedächtnisbildung (v. a. für episodisches Gedächtnis*), bestimmten Formen der Epilepsie* (Ammonshornsklerose) u. Schizophrenie*; **2.** Volumenabnahme

H

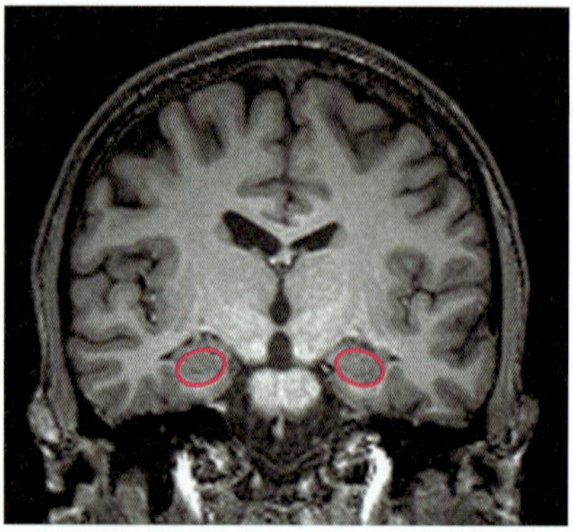

Hippocampus Abb. 1: Darstellung in einer T1-gewichteten MRT-Aufnahme [13]

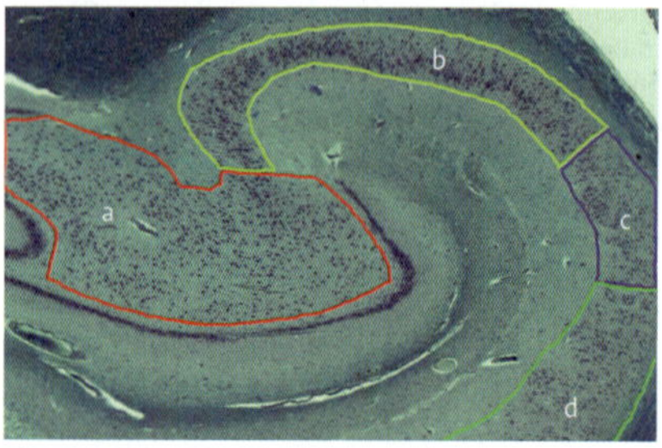

Hippocampus Abb. 2: histologischer Schnitt (Cresyl-Violet mit Myelinfärbung); a: CA 4, b: CA 2/3, c: CA 1, d: Subiculum [14]

bei Demenz (v. a. Alzheimer*-Krankheit), Depression*, Trauma* u. Stress*; Korrelation des Hippocampusvolumens (Erfassung durch MRT) mit der Theta-Aktivität im Frontalkortex (Frequenzbereich 4–7 Hz, physiol. im Ein- u. Leichtschlafstadium; Erfassung durch EEG): Zunahme der Theta-Wellen bei Abnahme des Hippocampusvolumens als Folge der durch den hippocampalen Volumenverlust verlangsamten neuronalen Aktivität. Vgl. H. M.

Hirn: (engl.) *brain*; s. Gehirn.

Hirn|anhang|drüse: (engl.) *pituitary gland*; s. Hypophyse.

Hirn|a|trophie (A-*; Troph-*) *f*: (engl.) *cerebral atrophy*; generalisierte od. umschriebene Atrophie des zerebralen Nervengewebes mit Verlust von Gehirnvolumen nach Erreichen des maximalen Volumens; umfasst Verlust von Nervenzellen u. ihrer Verbindungen sowie von Gliazellen; resultiert in einem Funktionsverlust der betroffenen Areale; Muster u. Verlauf wird durch die Ätiologie der Krankheit bestimmt; **Vork.:** physiologisch im Altersgehirn; charakterist. für degenerative Erkrankungen, insbes. Alzheimer*-Krankheit, auch bei Schlaganfall*, Trauma*, Multisystematrophie, Multipler* Sklerose, Leukodystrophie*, Intoxikation, z. T. bei Prionkrankheiten; **Nachweis:** bildgebende Verfahren: Erweiterung der äußeren Liquorräume u. Hydrocephalus e vacuo, Erweiterung des Ventrikelsystems u. Hydrocephalus internus (s. Hydrozephalus).

Hirn|blutung: (engl.) *cerebral hemorrhage*; s. Blutung, intrazerebrale.

Hirn|de|generation (Degeneration*) *f*: (engl.) *cerebral degeneracy*; Untergang von Hirngewebe bzw. Funktionsverlust; vgl. Erkrankungen, neurodegenerative.

Hirn|doping (Doping*) *n*: (engl.) *neuroenhancement*; s. Neuroenhancement.

Hirn|druck|steigerung: (engl.) *increase of intracranial pressure*; pathologisch erhöhter Hirndruck (engl. intracranial pressure, Abk. ICP); **Ätiol.:** intrakranielle Raumforderung, auch bei zerebraler Vasoparalyse; **Vork.:** Hydrozephalus*, Hirnödem, intrakranielle Blutung, Schädelhirntrauma*, Hirntumoren*, entzündl. intrakranielle Erkr., vaskuläre Enzephalopathie* (v. a hypertensiv), Status* epilepticus u. a.; **Klin.:** je nach Entwicklung (akut od. chronisch), Urs. u. Lok.; Kopfschmerz*, Hirnnervenschädigung (v. a. des Nervus abducens u. Nervus oculomotorius), Stauungspapille*, Nüchternerbrechen, Bradykardie, Atemstörung, Bewusstseinsstörung*, evtl. Einklemmung*, Dezerebration*, Compressio cerebri (Schädigung durch Druck); **Diagn.:** **1.** direkt: Hirndruckmessung; **2.** indirekt: u. a. (radiol.) CCT, MRT; **Ther.:** v. a. konservativ intensivmedizinisch mit Sicherung der Vitalfunktionen (ggf. Intubation u. Beatmung) u. zerebralen Perfusion; pharmak. Senkung des erhöhten ICP (Osmo- u. Schleifendiuretika, hypertone NaCl-Lösung, Sedierung) u. ggf. operativ (Bohrlochtrepanation, Duraerweiterungsplastik, Schädeldachentfernung), je nach Ätiologie.

Hirn|erkrankung: (engl.) *cerebral disease*; infektiös, entzündlich, degenerativ, toxisch od. tumorös bedingte Erkrankung des Gehirns; außer neurol. Sympt. meist auch vielfältige psychische Beeinträchtigungen aufgrund von Hirnfunktionsstörungen*. Vgl. Enzephalopathie.

Hirn|funktions|störung: (engl.) *cerebral disorder*; quantitative u./od. qualitative Beeinträchtigung der Hirnfunktionen auf neurologischem u./od. psychischem Gebiet; je nach Dauer u. Ausmaß einer Störung kann das gesamte Spektrum der Hirnleistungen von der kurzen Bewusstseinsstörung* (z. B. infolge einer Commotio* cerebri) bis hin zum weitgehenden Intelligenzabbau u. zur Persönlichkeitsveränderung (z. B. bei Alzheimer*-Krankheit) betroffen sein.

Hirn|haut: (engl.) *meninges*; s. Meninges.

Hirn|haut|entzündung: (engl.) *meningitis*; Meningitis*.

Hirn|in|farkt (lat. infarcire hineinstopfen) *m*: (engl.) *cerebral infarct*; s. Schlaganfall; Enzephalomalazie; Enzephalopathie, subkortikale arteriosklerotische.

Hirnkarte: (engl.) *brain map*; Darstellung der Oberfläche der Großhirnrinde mit Angabe der strukturellen u. funktionellen Organisation; **Formen:** **1.** zytoarchitektonische Hirnkarte mit Angabe der Rindenfelder*, s. Brodmann-Areale (Abb. dort); **2.** physiologische (funktionelle) Hirnkarte mit Angabe motorischer, sensibler od. sensorischer Zentren bzw. Projektions- u. Assoziationsfelder; Erstellung durch in vivo Imaging mit MRT, PET. Vgl. Brainmapping.

Hirn|läsion (lat. laedere, laesus verletzen) *f*: (engl.) *cerebral lesion*; Schädigung, Verletzung od. Störung einer anatomischen Struktur od. Funktion des Gehirns*; z. B. Amygdalaläsion*, Frontalhirnsyndrom*, Temporalhirnsyndrom*, Parietallappensyndrom*, Okzipitallappensyndrom* .

Hirn|leistung: (engl.) *cerebral effort*; Gesamtheit aller mentalen Leistungen, bestimmt durch die Kapazität u. Effizienz der Hirnfunktionen; vgl. Hirnfunktionsstörung.

Hirn|leistungs|störung: (engl.) *cerebral effort disorder*; Beeinträchtigung der Hirnleistungen inf. einer Hirnfunktionsstörung*, erkennbar v. a. an kognitiven u. Intelligenzeinbußen; neben der klin. Symptomatik gute Objektivierbarkeit mit Psychometrie*. Vgl. MCI; Defizite, neuropsychologische.

Hirn|leistungs|training *n*: (engl.) *cerebral effort training*; umgangssprachlich verwendete Bez. für übungsbasierte Funktionstherapie zur Verbesserung der geistigen Leistungsfähigkeit sowie der Selbständigkeit, Belastungsfähigkeit u. Ausdauer; **Ind.:** Bestandteil eines umfassenden neuropsychologischen Behandlungsplans (s. Therapie, neuropsychologische) bei Erkrankungen des ZNS (z. B. Schlaganfall, Schädelhirntrauma) u. versch. psychischen Störungen im Erwachsenen- u. Kindesalter, die mit einer Störung kognitiver Funktionen einhergehen.

Hirn|nerven: (engl.) *cerebral nerves*; Nervi craniales; 12 paarige Hirnnerven I–XII, die das Gehirn* an der Hirnbasis (Ausnahme IV auf der Dorsalseite des Mesencephalons) u. den Schädel durch Öffnungen der Schädelbasis verlassen; werden entspr. dem Austritt aus dem Gehirn von rostral nach kaudal nummeriert (s. Abb.). I u. II sind von den Meninges* umgebene, peripher gelegene Hirnteile. **Versorgungsgebiet:** Strukturen an Kopf u. Hals sowie über den Nervus vagus (X) auch in Thorax u. Bauchhöhle; **klin. Bedeutung:** Schädigun-

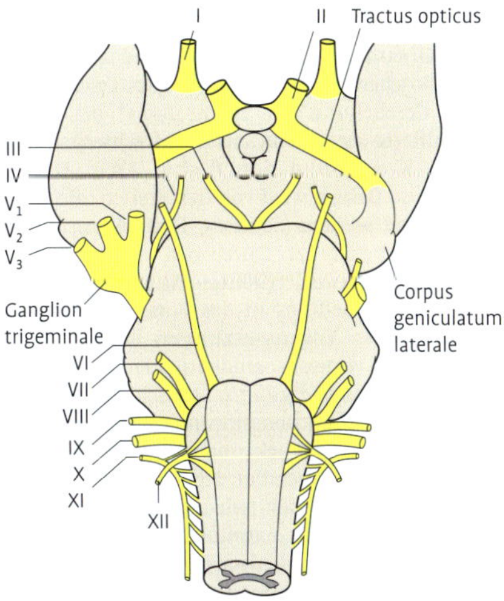

Hirnnerven: Gehirnbasis mit Hirnnerven; I: Tractus olfactorius; II: Nervus opticus; III: Nervus oculomotorius; IV: Nervus trochlearis; V1: Nervus ophthalmicus; V2: Nervus maxillaris; V3: Nervus mandibularis; V4: Radix motoria nervi trigemini; VI: Nervus abducens; VII: Nervus facialis; VIII: Nervus vestibulocochlearis; IX: Nervus glossopharyngeus; X: Nervus vagus; XI: Nervus accessorius; XII: Nervus hypoglossus

Hirnnerven
Hirnnerven und Hirnnervensymptome

Bezeichnung		Symptomatik bei Hirnnervenläsion
I	Nervus olfactorius	Hyp- bis Anosmie
II	Nervus opticus	Visusstörung
III	Nervus oculomotorius	Okulomotoriuslähmung
IV	Nervus trochlearis	Trochlearislähmung
V	Nervus trigeminus	symptomatische Trigeminusneuralgie, Sensibilitätsstörungen des Gesichts, Kaumuskellähmung
VI	Nervus abducens	Abduzenslähmung
VII	Nervus facialis	Fazialisparese
VIII	Nervus vestibulocochlearis	Hörminderung, Tinnitus; zentrale Vestibularisschädigung: Schwindel, Nystagmus, vegetative Symptomatik
IX	Nervus glossopharyngeus	Glossopharyngeuslähmung
X	Nervus vagus	Vaguslähmung
XI	Nervus accessorius	Akzessoriuslähmung
XII	Nervus hypoglossus	Hypoglossuslähmung

gen im Bereich der Hirnnerven führen zu spezif. Hirnnervensymptomen (s. Tab.).

Hirn|prellung: (engl.) *contusio cerebri*; s. Contusio cerebri.

Hirn|prolaps (lat. pro-*; lạpsus Ausgleiten, Fallen, Fehler) *m*: (engl.) *incarceration*; s. Einklemmung.

Hirn|rinde: (engl.) *cortex of brain*; an der Oberfläche von Groß- (s. Großhirnrinde) u. Kleinhirn (s. Cerebellum) liegende graue Substanz (Substantia* grisea) aus in mehreren Schichten angeordneten Nerven*- u. Gliazellen (s. Neuroglia); wesentlich für die sensorischen, motorischen u. höheren psychischen Leistungen des Gehirns*; s. Kortex.

Hirn|schaden: (engl.) *brain damage*; Bez. für eine angeborene od. erworbene Erkrankung des Gehirns*; **Urs.:** angeboren z. B. bei Rhesus-Faktor-Inkompatibilität, Epilepsie*, Infektion der Mutter in der Schwangerschaft mit Röteln* od. Toxoplasmose*, Monosomie 4p (Fehlen des kurzen Arms von Chromosom 4); erworben z. B. infolge Hypoxie (z. B. perinatal od. bei Reanimation), Schädelhirntrauma*, Schlaganfall*, Embolie u. Tumor. Vgl. Hirnschaden, frühkindlicher.

Hirn|schaden, früh|kindlicher: (engl.) *infantile brain damage*; allg. Bez. für ätiologisch u. pathol.-anat. unterschiedliche organische Schädigungen des ZNS*, die zwischen 6. Schwangerschaftsmonat u. 3.–6. Lebensjahr auftreten; **Urs.:** meist perinatale Hypoxie, u. a. auch Infektion, Hirnblutung, Trauma, Fetopathie; **Klin.:** nach Ausmaß u. Lok. der Hirnschädigung unterschiedl. stark ausgeprägte Sympt., z. B. ADHS*, Verhaltensstörungen*, frühkindl. exogenes Psychosyndrom, Entwicklungsverzögerung mit psychomotor. u. sprachl. Retardierung*, Intelligenzminderung, evtl. infantile Zerebralparese od. Epilepsie*; **Diagn.:** Früherkennung durch Beurteilung der somat. u. motor. Entwicklung, der frühkindlichen Reflexe* u. der psychischen Entwicklung; **Ther.:** je nach Symptomatik frühzeitig Physio-, Psycho- u. Pharmakotherapie, Logopädie, Heilpädagogik.

Hirn|stamm: (engl.) *brainstem*; Truncus cerebri; von den Hemisphären fast vollständig umschlossener Teil des Gehirns*; enthält Medulla* oblongata, Pons* u. Mesencephalon* ohne Cerebellum* u. verbindet Gehirn u. Rückenmark* miteinander (s. Abb.); **klin. Bedeutung:** Schädigung des Hirnstamms führt zum **Hirnstammsyndrom:** Symptomenkomplex, der als Folge umschriebener Läsionen im Bereich des Hirnstamms auftritt; Urs.: vertebrobasiläre Durchblutungsstörung, Schlaganfall des Hirnstamms, Hirntumoren, Rückenmarktumoren des oberen Zervikalmarks, traumat. Schädigung, Enzephalitis, Multiple Sklerose; Klin. variiert in Abhängigkeit von der Lokalisation der Schädigung (z. B. Hirnnervenlähmung, Hemiparese, Tremor, Rigor, Ataxie, Sensibilitätsstörungen, zentrales Horner-Syndrom, Stimmband-, Gaumensegel- u. Rachenhinterwandlähmung).

Hirn|stamm|anfall, tonischer: (engl.) *tonic brainstem seizure*; epileptischer Anfall* inf. Schädigung

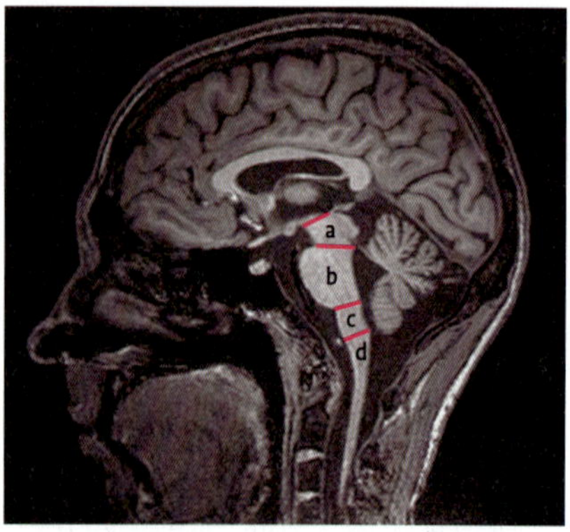

Hirnstamm: a: Mesencephalon; b: Pons; c: Medulla oblongata; d: Medulla spinalis; Darstellung in einer T1-gewichteten MRT-Aufnahme [13]

des Hirnstamms*; **Sympt.:** schmerzhafte Verspannung der Extremitäten, generalisierter epileptischer Anfall mit Muskelspannungsverlust (generalisierter atonischer epileptischer Anfall) od. Muskelspannungsänderung (generalisierter tonischer epileptischer Anfall). Vgl. Epilepsie.

Hirn|stamm|potentiale, auditive (lat. potẹntia Fähigkeit) *n pl*: (engl.) *auditory brainstem potentials*; s. Potentiale, evozierte.

Hirn|stimulation, tiefe (Stimulation*) *f*: (engl.) *deep brain stimulation*; Tiefenhirnstimulation*.

Hirn|tod: (engl.) *brain death*; Tod des Individuums durch Organtod des Gehirns; Zustand der irreversibel erloschenen Gesamtfunktion des Telencephalons*, Cerebellums* u. Hirnstamms* bei durch kontrollierte Beatmung noch aufrechterhaltener Herz- u. Kreislauffunktion; **Pathol./Anat.:** Das reaktionslose Gehirn wird von den Stellen, die noch durchblutet werden (Sehnerv, Hypophyse, Zervikalmark), abgegrenzt. Durch den aufgrund eines Hirnödems maximal erhöhten Hirndruck werden Teile des Cerebellums in das Foramen magnum hineingepresst. **Voraussetzungen für die Feststellung** des Hirntods: eindeutige Diagnose einer schweren Hirnschädigung u. Ausschluss einer reversiblen Hirnfunktionsstörung sowie von Bewusstseinsstörungen bekannter Urs., z. B. nach Intoxikation od. bei metabol. Störungen; **Kriterien: 1.** neurol.-klin. Zeichen (wiederholt prüfen!): Koma, Ausfall der Spontanatmung (Apnoetest), Hirnstammareflexie (Pupillenstarre, fehlender Korneal-, Tracheal- u. Pharyngealreflex, fehlender okulozephaler Reflex, keine Reaktion auf Schmerzreize im Versorgungsgebiet des Nervus trigeminus); diese Ausfallsymptome gelten als beweisend für den Hirntod, wenn sie bei primärer Hirnschädigung mind. 12 Std., bei sekundärer 3 Tage lang bestehen. **2.** Resultate apparativer Zusatzuntersuchungen: bei einer über 30 Min. kontinuierlich abgeleiteten EEG entspr. den Kriterien der Deutschen EEG-Gesellschaft muss eine hirnelektrische Stille bestehen (Null-Linien-EEG); die Wellen III–V akustisch evozierter, früher Hirnstammpotentiale (s. Potentiale, evozierte) dürfen nicht nachweisbar sein (bei Säuglingen u. Kleinkindern Wiederholung nach 24 bzw. 72 Std. erforderlich). Ein Zirkulationsstillstand innerhalb der Gehirngefäße (bei zuvor eindeutigem Zirkulationsnachweis) kann durch Doppler-Sonographie nachgewiesen werden u. beweist dann ebenfalls den Hirntod (No-flow-Phänomen); Angiographie u. Perfusionsszintigraphie haben in dieser Indikation an Bedeutung verloren. Die Feststellung des Hirntods ist nach dem Transplantationsgesetz eine der notwendigen Voraussetzungen für die Organentnahme zur Transplantation beim toten Spender. Sie ist grundsätzl. von 2 dafür qualifizierten Ärzten unabhängig voneinander durchzuführen, die nicht Mitglieder des Transplantationsteams sein dürfen. Vgl. Syndrom, apallisches.

Hirn|trauma (Trauma*) *n*: (engl.) *brain trauma*; s. Schädelhirntrauma.

Hirn|tumoren (lat. tumor Geschwulst) *m pl*: (engl.) *brain tumors*; klinische Bez. für intrakranielle Tumoren; **Einteilung:** pathol. entsprechend der Histologie: **1.** in **primäre**, von Neuroepithel (Gliome), Ganglienzellen, Meningen (Meningeom*), Nervenscheiden, Hypophyse* od. ektopen intrakraniellen Geweben (Keimzell- od. Fehlbildungstumoren) ausgehende Hirntumoren mit unklar Ätiol. (vermutl. genetische u. hormonale Faktoren, onkogene Viren u. exogene Kanzerogene) u. **sekundäre** Hirntumoren (Metastasen anderer Primärtumoren sowie Tumoren, die per continuitatem auf das Gehirn übergreifen); **2.** entsprechend der **Dignität** nach der WHO-Gradeinteilung (Grading) in Grad I (benigne/niedriggradig maligne), Grad II (reif, niedriggradig maligne), Grad III (maligne, anaplastisch), Grad IV (hochgradig maligne); **Klin.:** Kopfschmerz*, epileptische Anfälle*, Wesensänderung*, Hirndrucksteigerung*, Lähmungen* u. a.; **Diagn.:** bildgebende Verfahren; **Ther.:** operative Exstirpation, Strahlen- u./od. Chemotherapie, zusätzl. ggf. symptomatische Therapie (z. B. bei Hirnödem, Epilepsie*); **Progn.:** abhängig von Histologie, Wachstumsverhalten u. Lokalisation; **DD:** Enzephalitis*, zerebrovaskuläre Insuffizienz, umschriebene Hirnatrophie*, Granulom, subdurales Hämatom, parasitäre Erkrankungen.

Hirn|venen|thrombose (lat. vena Röhrchen, Kanal; Thrombose*; -osis*) *f*: (engl.) *sinus thrombosis*; Sinusthrombose*.

Hirn|ventrikel (lat. ventriculus Kammer) *m pl*: (engl.) *cerebral ventricles*; Ventriculus cerebri; auch Hirnkammer; mit Liquor* cerebrospinalis gefüllte Gehirnkammern; Rest des Neuralrohrs, Fortsetzung des Rückenmarkkanals im Gehirn*, der sich hier zu 4 mit Ependym ausgekleideten Kammern erweitert; **Einteilung: 1.** u. **2. Ventrikel:** Seitenventrikel (Ventriculus lateralis, in den Großhirnhemisphären), führen durch das Foramen interventriculare (Monro-Foramen) in den **3. Ventrikel** (Ventriculus tertius), der durch den Aqueductus mesencephali in den **4. Ventrikel** (Ventriculus quartus, im Rhombencephalon liegend) übergeht; letzterer läuft aus in den Zentralkanal des Rückenmarks u. steht über die Aperturae laterales u. mediana mit dem Subarachnoidalraum in Verbindung (s. Abb.). **Klin. Bedeutung:** Mit den extrazerebralen, intrakraniellen Zisternen des Liquorraums bestehen in der hinteren Schädelgrube Verbindungen durch die Apertura mediana ventriculi quarti (Magendi-Foramen) u. Apertura lateralis ventriculi quarti (Luschka-Foramen); letztere können durch Tumoren, z. B. Vestibularisschwannome, verquollen sein, so dass z. B. in der basalen Cisterna cerebromedullaris posterior ein Sperrliquor entsteht. Ein Verschluss der Abflüsse des Liquors aus den Hirnventrikeln führt zum Hydrocephalus internus occlusivus (s. Hydrozephalus).

HiS: Abk. für **Hi**lflosigkeits**s**kala*.

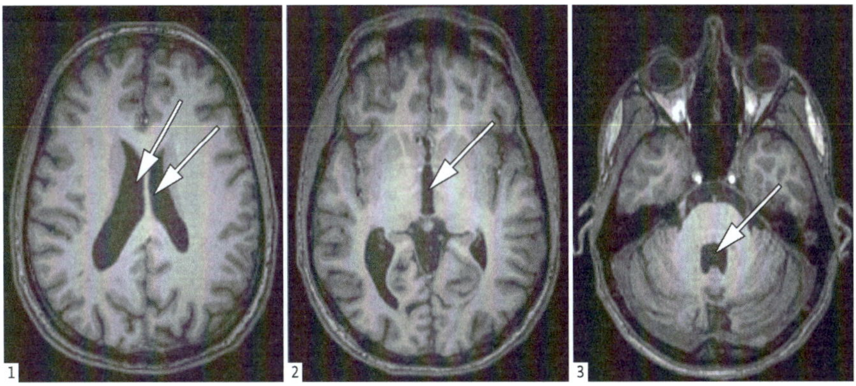

Hirnventrikel: 1: Seitenventrikel; 2: 3. Hirnventrikel; 3: 4. Hirnventrikel; Darstellung in T1-gewichteten MRT-Aufnahmen [13]

Hist|amin *n*: (engl.) *histamine*; biogenes Amin; Gewebehormon, Neurotransmitter*; durch Histidindecarboxylase aus Histidin gebildet; **Vork.:** u. a. in Granula v. a. der Mastzellen u. basophilen Leukozyten, in Neuronen des hinteren Hypothalamus; Freisetzung durch endogene u. exogene Histaminliberatoren, z. B. anti-IgE od. gegen spezif. IgE gerichtete Antigene bei der Typ-I-Allergie, Komplementspaltprodukte bei Endotoxinschock, Verbrennung u. Entzündung u. a.; **Wirkung:** über **1.** H_1**-Rezeptoren:** Kontraktion glatter Muskulatur in Darm, Uterus, Bronchien, großen Gefäßen, Dilatation kleiner Gefäße (Hautrötung, Quaddelbildung) u. der Koronargefäße, Endothelkontraktion an Kapillaren u. Venolen (Permeabilitätserhöhung, Hämokonzentration), Adrenalinausschüttung, Schmerzen u. Juckreiz durch Wirkung auf sensible Nervenenden; **2.** H_2**-Rezeptoren:** Stimulation der Magensaftsekretion, positiv inotrope u. chronotrope Wirkung (Tachykardie), Beteiligung an der Dilatation kleiner Gefäße u. der Koronargefäße, Modulation der Mediatorfreisetzung aus Mastzellen; **3.** präsynaptische H_3**-Rezeptoren:** Hemmung der eigenen Freisetzung; **4.** H_4**-Rezeptoren:** Eosinophilen-, Lymphozyten- u. Mastzellenchemotaxis. Vgl. Antihistaminika.

H

Histamin-Ant|agonisten (Antagonist*) *m pl*: (engl.) *histamin antagonists*; Antihistaminika*; s. Histamin-H_1-Rezeptoren-Blocker; Histamin-H_2-Rezeptoren-Blocker.

Histamin-H_1-Re|zeptoren-Blocker (Rezeptoren*): (engl.) *histamine$_1$ receptor-blocking agents*; sog. klassische Antihistaminika; kompetitive Antagonisten* von Histamin* am Histamin-H_1-Rezeptor; **Wirkung:** z. T. antiadrenerg, anticholinerg u. serotoninantagonistisch (z. B. Cyproheptadin), einige außerdem antiemetisch (v. a. Meclozin) od. lokalanästhetisch; die meisten älteren Wirkstoffe wirken zentral dämpfend (v. a. Promethazin*); nur sehr geringe sedierende Wirkung haben Azelastin, Cetirizin, (Des-)Loratadin, Mequitazin u. Fexofenadin; **Ind.:** v. a. bei Allergie (Pollinosis, Urtikaria), z. T. als Sedativa* u. bei psychovegetativen Störungen wie Hyperarousal, Spannung, Nervosität, Insomnie, antizipatorische Angst, z. T. als Antiemetika; **UAW:** häufig Müdigkeit (cave bei gleichzeitiger Einnahme von Sedativa, Psychopharmaka u. Alkohol); bei Leberschäden od. gleichzeitiger Einnahme von P_{450}-metabolisierten Arzneimitteln (z. B. Ketoconazol, Erythromycin) kann es insbes. bei höherer Dosierung von Terfenadin zur Verlängerung der QT-Strecke im EKG mit evtl. lebensbedrohlichen Herzrhythmusstörungen kommen. Intoxikation führt zu Sedierung, zentralnervösen Sympt. (Halluzinationen*, Koordinationsstörungen*, Krämpfe*) u. Sympt. ähnlich der Atropinintoxikation (inf. der anticholinergen Wirkungskomponente), evtl. Koma* mit respiratorischer Insuffizienz.

Hist|amin-H_2-Re|zeptoren-Blocker (Rezeptoren*): (engl.) *histamine$_2$ receptor-blocking agents*; in ihrer Struktur dem Histamin* ähnliche Substanzen, welche die histaminvermittelte Magensäuresekretion hemmen u. die Pepsinmenge verringern (z. B. Ranitidin, Cimetidin); **Ind.:** gastroduodenale Ulzerationen, peptische Ulzera, Refluxösophagitis*, Blutungen im oberen Magen-Darm-Trakt; **Kontraind.:** keine; **Wechselwirkungen:** verzögerte Ausscheidung von tricyclischen Antidepressiva* u. Benzodiazepinen*, verstärkte Wirkung von Alkohol u. Carbamazepin*; Änderung des Magen-pHs kann Resorption best. Arzneimittel beeinflussen (z. B. Ketoconazol, Atazanavir, Didanosin); **UAW:** Kopfschmerz, Gynäkomastie, selten Prolaktinanstieg.

Histamin-Rezeptoren-Blocker (Rezeptoren*): (engl.) *histamine receptor-blocking agents*; Antihistaminika*; s. Histamin-H_1-Rezeptoren-Blocker; Histamin-H_2-Rezeptoren-Blocker.

Histon|acetyl|trans|ferasen *f pl*: (engl.) *histone acetyltransferases*; Abk. HAT; Enzyme, die mit Acetyl-CoA Proteine, v. a. Histone*, acetylieren; Gegenspieler der Histondeacetylasen* bei der Regulation der Genexpression*. Vgl. Epigenetik.

Histon|de|acetylase-In|hibitoren *f pl*: (engl.) *histone deacetylases inhibitors*; Abk. HDI; Substanzen, welche die Histondeacetylase* blockieren u. damit zur Hyperacetyliserung der Histonhülle u. Stimulation der Transkription der DNA führen (zentraler Mechanismus der Epigenetik*); **klin. Bedeutung:** **1.** einige Stimmungsstabilisatoren u. Antikonvulsiva wirken auch als HDI (v. a. Valproinsäure); **2.** klin. Anw. in Entwicklung bei neurodegenerativen Erkrankungen u. bei Krebserkrankungen (v. a. Lymphome).

Histon|de|acetylasen *n pl*: (engl.) *histone deacetylases*; Enzyme, die Histone* u. a. Proteine deacetylieren; Gegenspieler der Histonacetyltransferasen* bei der Regulation der Genexpression*. Vgl. Histondeacetylase-Inhibitoren; Epigenetik.

Histone *n pl*: (engl.) *histones*; Zellkernproteine, die mit der DNA* Komplexe bilden u. so die enge Packung der DNA im Zellkern ermöglichen; die Modifikation der Histone durch Acetylierung (s. Histonacetyltransferasen; Histondeacetylasen), Methylierung u. Phosphorylierung ist ein wichtiger Mechanismus bei der (epigenet.) Regulation der Genaktivität; vgl. Epigenetik.

Histo|plasmose (gr. ἱστός Gewebe; πλάσμα Gebilde; -osis*) *f*: (engl.) *histoplasmosis*; auch Histoplasma-Mykose; intrazelluläre, systemische Pilzerkrankung; **Formen: 1.** amerikanische Histoplasmose: Infektion mit Histoplasma capsulatum var. capsulatum; Vork. v. a. in Nord- u. Zentralamerika; gehäuft als opportunist. Infektion bei HIV*-Erkrankung; **a)** primäre Histoplasmose der Lunge: meist asymptomatische Lungeninfektion nach Inhalation der Sporen; **b)** chronische Histoplasmose der Lunge: ähnelt klinisch der Tuberkulose*; **c)** hämatogene Histoplasmose: generalisierte Erkr. mit Hepatosplenomegalie, Pneumonie, Endokarditis, Meningitis*, Hepatitis, Nebennierenrindeninsuffizienz, multiplen Ulzera, Anämie; **2.** afrikanische Histoplasmose: Infektion mit Histoplasma capsulatum var. duboisii; verläuft unter Bildung von Granulomen od. als disseminierte Systemmykose.

History and Aetiology Schedule: s. Geriatric Mental State-History and Aetiology Schedule.

HIT: **1.** Abk. für **H**eidelberger* **I**ntelligenz**t**est; **2.** Abk. für **H**oltzman*-**I**nkblot-**T**est.

Hitze|gefühl: (engl.) *flush*; Bez. für Gefühl einer unangenehmen Erwärmung des ganzen Körpers od. einzelner Hautpartien; auf Hautpartien beschränktes Hitzegefühl wird meist durch verstärkte Durchblutung hervorgerufen; **Urs.:** z. B. Fieber, Schilddrüsenfunktionsstörung, hormonale Umstellung, Karzinoidsyndrom, als UAW bei Einnahme psychotroper Substanzen; bei Panikanfall* u. Angstreaktion; bei Hitzegefühl im Gesicht: Erythrophobie* i. R. sozialer Phobie*. Vgl. Kälteschauer.

Hitze|schock|proteine *n pl*: (engl.) *heat shock proteins*; Stressproteine*.

HIV-En|zephalo|pathie (Enkephal-*; -pathie*) *f*: Kurzbez. für **h**uman **i**mmunodeficiency **v**irus-Enzephalopathie; (engl.) *HIV encephalopathy*; syn. HIV-assoziierte subkortikale Demenz, AIDS-Demenz; i. R. einer fortgeschrittenen HIV*-Erkrankung (Stadium 3) auftretende subchron. Meningoenzephalitis*, gekennzeichnet durch progrediente kognitive od. motor. Störungen mit Beeinträchtigung von berufl. Tätigkeit od. alltäglichen Verrichtungen bzw. bei Kindern durch einen Entwicklungsrückschritt; **Häufigkeit:** ausgeprägte Form bei ca. 20 % aller AIDS-Kranken, in milderer Form wesentl. häufiger; abnehmende Inzidenz seit Einführung der antiretroviralen Therapie; **Pathol.:** Hirnatrophie*, perivaskuläre mehrkernige Makrophagen u. Mikrogliazellen, Gliaknötchen, Schädigung der Substantia* alba; **Klin.:** Beginn mit kognitiven Einbußen wie bei einer Demenz* (v. a. Störungen der Aufmerksamkeit, Konzentrations- u. Merkfähigkeit) u. depressiv-neurasthenischem Syndrom mit Apathie*, Verlangsamung u. Ängstlichkeit; im weiteren Verlauf Bild einer subkortikalen Demenz (s. Enzephalopathie, subkortikale arteriosklerotische); z. T. neurol. Sympt. wie bei Parkinson*-Syndrom; **Diagn.:** nachgewiesene HIV-Infektion, Ausschluss anderer Urs. einer Hirnfunktionsstörung (obligat); **Ther.:** hoch aktive antiretrovirale Kombinationstherapie (Abk. HAART); auch zur Prophylaxe; **Progn.:** verkürzte Überlebenszeit; **DD:** Depression*, metabol. Enzephalopathie*, opportunist. ZNS-Infektion (z. B. Toxoplasma gondii, Mycobacterium tuberculosis, Treponema pallidum) od. intrazerebraler maligner Tumor (primäres ZNS-Lymphom, Non-Hodgkin-Lymphom, Kaposi*-Sarkom); cave: Fehleinschätzung als psychiatrische od. psychosomatische Erkrankung.

HIV-Erkrankung: Kurzbez. für **h**uman **i**mmunodeficiency **v**irus-Erkrankung; (engl.) *HIV disease*; Syndrom der durch die neuro- u. lymphotropen Retroviren HIV-1 u. HIV-2 ausgelösten Erkrankungen, charakterisiert durch einen im Verlauf zunehmenden Immundefekt mit opportunist. Infektionen u. spezif. Malignomen im Endstadium AIDS*; **Epidemiol.:** höchste Inzidenz in Afrika (v. a. südl. der Sahara; meist Frauen); in Europa u. Nordamerika v. a. homosexuelle Männer u. i. v. drogenabhängige Frauen u. Männer; **Häufigkeit:** weltweit: ca. 33,3 Mio. HIV infizierte Menschen (UNAIDS u. WHO, Stand 2009); Deutschland (RKI, Stand März 2011): ca. 83 000 Menschen infiziert (seit 1993 gemeldete, bestätigt positive HIV-Antikörpertests), 2010 ca. 3000 Neuinfektionen, AIDS: ca. 28 000 berichtete Fälle, ca. 14 000 Todesfälle (seit 1982); **Ätiol./Path.:** Infektion mit HIV-1 (weltweit verbreitet) od. HIV-2 (weitgehend auf Westafrika beschränkt); HIV ist ein Retrovirus mit ausgeprägtem genet. Polymorphismus. Zielzellen: Subpopulation der T-Lymphozyten, die T-Helferzellen (auch CD4-Zellen, CD4-Lymphozyten), sowie Zellen des Monozyten-Makrophagen-Systems, mukosale Langerhans-Zellen, dendrit. lymphat. Zellen sowie Mikrogliazellen; außerdem CD4-unabhängige Zelleintrittsmechanismen; Makrophagen gelten als Reservoir von HIV im Organismus. Die stets lebenslang persistierende HIV-Infektion führt zur Verminderung der zellulären Immunität, die zu charakterist. Infektionen, spezif. Malignomen (Kaposi-Sarkom), Lymphomen u. HIV*-Enzephalopathie führt. **Infektion:** HIV-Nachweis in lymphat. Gewebe, Blut, Samenflüssigkeit, Vaginalsekret, Speichel, Muttermilch u. a. Körperflüssigkeiten (Liquor cerebrospinalis u. a.); Übertragung durch parenterale Inokulation von u. Schleimhautkontakt mit erregerhaltigen Körperflüssigkeiten, Blut od. Blutbestandteilen, d. h. insbes. beim Geschlechtsverkehr (weltweit v. a. auf heterosexuellem Übertragungsweg), durch Injektion u. Transfusionen; nachweisbare Antikörper im Serum, Seropositivität zeigt Infektion u. potentielle Kontagiosität an (Infektions-, kein Immunitätsmarker). **Inkub.:** 2–6 Wochen nach HIV-Infektion häufig nicht erkanntes mononukleoseartiges Krankheitsbild (akutes retrovirales Syndrom, Serokonversionskrankheit), nach dessen Abklingen HIV-Antikörper messbar sind; Entwicklung eines klin. manifesten Immundefekts kann nach 6 Monaten bis >10 Jahren erfolgen; **Klassifikation:** Die nach den Centers for Disease Control (Abk. CDC) benannte Klassifikation gilt seit 1993. HIV-Patienten werden in 3 klinische (A, B, C) u. 3 Laborkategorien (1, 2, 3) eingeteilt. **Ther.:** **1.** HIV-Infektion: antiretrovirale Kombinationstherapie (Abk. ART); Initialtherapie meist mit einer Kombination von 3 Virostatika (hoch aktive antiretrovirale Therapie, Abk. HAART); bei Unverträglichkeit od. Therapieversagen individuelle Anpassung einer Kombination; Ziel: Senkung der Viruslast unter die Nachweisgranze (50 Viruskopien/ml Blut); **2.** psychosoziale Unterstützung unter Einbeziehung von Angehörigen, Bezugspersonen u. Selbsthilfegruppen; supportive Psychotherapie bis hin zur Sterbebegleitung* i. R. der Palliativmedizin*. **Prävention:**

Ein protektiver Impfstoff ist nicht vorhanden, eine passive Immunisierung nicht möglich. **Expositionsprophylaxe:** Kontakt mit infiziertem Blut, Blutprodukten, Vaginalsekret u. Sperma sowie Nadelstichverletzungen vermeiden. Bei Stichverletzungen wird Desinfektion, Blutungsinduktion u. ggf. unmittelbar nach der Verletzung beginnende Behandlung mit einer Dreierkombination (Postexpositionsprophylaxe, Abk. PEP) empfohlen. Bei Sexualkontakten kann die konsequente Verwendung von Präservativen das HIV-Infektionsrisiko erheblich vermindern. **Progn.:** variiert erheblich; ein rechtzeitiger Behandlungsbeginn mit antiviralen Substanzen kann die Progression der HIV-Erkrankung deutlich verlangsamen u. die Lebenszeit verlängern. **Hinweis:** Obwohl die Infektionsrisiken u. -quellen bekannt sind, ist die Angst, sich mit dem HI-Virus zu infizieren u. an AIDS zu erkranken, häufig irrational bis hin zur AIDS*-Phobie.

H

HLA-System *n*: Abk. für (engl.) *human leucocyte antigen system;* komplexes, autosomal-kodominant erbl. System von Histokompatibilitätsantigenen (sog. Transplantationsantigenen) des Menschen, die auf der Oberfläche fast aller Zellen vorkommen, als Antigen-präsentierende Moleküle von T-Lymphozyten erkannt werden u. für die physiol. Formen der Immunabwehr eine zentrale Bedeutung haben; zur Immunglobulin-Superfamilie gehörende Gewebeantigene; codiert von Genen des Haupthistokompatibilitätskomplexes (engl. major histocompatibility complex, Abk. MHC; auch als MHC-Antigene bezeichnet); **MHC-I** bindet an spezifische MHC-I-Rezeptoren, verstärkte Expression in Zellen des ZNS im Zuge von Infektion od. in Folge von Hirntraumen (s. Neuroinflammation); Expression gesteuert durch pro- u. antiinflammatorische Zytokine*; **klin. Bedeutung: 1.** (allg.) Erkennung körperfremder Antigene; Gewebeverträglichkeit von Transplantaten; Assoziation versch. HLA-Typen u. bestimmter somatischer Erkrankungen; **2.** (ZNS-bezogen) u. a. tragende Komponente in der Gehirnentwicklung (Migration von Nervenzellen, Ausbildung von neuronalen Synapsen); aktivitätsabhängige synaptische Plastizität von Nervenzellen (z. B. bei Lernprozessen, LTP, in Hippocampuszellen); Reparaturvorgänge nach Neurotrauma; **3.** Schizophrenie: MHC-I-Genkomplex auf Chromosom 6 (Genlocus 6p22.1) stellt aktuell den risikostärksten Genort dar. **4.** nichtimmunologische neuronale Funktionen von MHC-I: v. a. untersucht für visuelles System u. Hippocampus; s. Immunhypothese.

H. M.: Kürzel für einen Patienten, dessen Fallgeschichte (Publikation durch Scoville u. Milner, 1957) entscheidend zum Verständnis von Hirnfunktionen beitrug; H. M. wurden aus therapeutischen Gründen in den 50er Jahren des letzten Jahrhunderts durch einen chirurgischen Eingriff im Erwachsenenalter beide Hippocampi* entnommen; Resultat: vollständiger Ausfall des Neugedächtnisses* bei vollständig erhaltenem Altgedächtnis*; Einzelfall, der zur Entdeckung der zentralen Rolle des Hippocampus für die Gedächtnisbildung (Langzeitgedächtnis) u. für Encodierung* u. Konsolidierung* von Gedächtnis- u. Lerninhalten führte; Ausgangspunkt für alle grundlegenden Konzeptbildungen u. Experimente zum episodischen bzw. deklarativen Gedächtnis vor der Phase der funktionellen Bildgebung (ab ca. 1990).

Hoch|schul|ambulanz (lat. ambulare hin u. her gehen) *f*: (engl.) *university ambulance*; s. Institutsambulanz.

Hoch|wuchs: (engl.) *somatomegaly*; Makrosomie; pathol. Steigerung des Längenwachstums (Überlänge), bei der die Körperlänge das 97. Perzentil der Wachstumskurve für das entspr. Alter überschreitet; Großwuchs ist das Überschreiten des 90. Perzentils; **Formen: 1.** primordialer Hochwuchs: proportionierter Hochwuchs seit Geburt mit normaler Geschlechtsentwicklung u. Intelligenz; **2.** familiärer od. konstitutioneller Hochwuchs bei genet. Disposition; **3.** neurohormonaler Hochwuchs: **a)** hypophysärer Hochwuchs inf. vermehrter Produktion von STH*; nach Abschluss der Wachstumsperiode zu Akromegalie* führend; eine dyszerebral-hypothalamische Form bei Hirnerkrankung (Hydrozephalus*) ist vom hypophysären Hochwuchs kaum abzugrenzen. **b)** thyreogener Hochwuchs inf. Hyperthyreose*; **c)** Hochwuchs bei anderer endokriner Störung (hypergonadotroper Hypogonadismus, adrenogenitales Syndrom) während der Wachstumsperiode; **4.** partieller Hochwuchs: pathol. Vergrößerung eines umschriebenen Körperabschnitts, z. B. Hemihypertrophie (Halbseitenriesenwuchs), Elephantiasis congenita hereditaria; **5.** Hochwuchs bei Adipositas*.

Höhen|phobie (Phobie*) *f*: (engl.) *acrophobia*; s. Akrophobie.

Hörigkeit: (engl.) *dependence*; Form der emotionalen Abhängigkeit* eines Menschen gegenüber einem Anderen, die mit Anpassung u. Unterwerfung, ggf. bis zur völligen Aufgabe eigener Intentionen* u. Bedürfnisse* verbunden ist; **Vork.:** u. a. bei abhängiger u. ängstlich-vermeidender Persönlichkeitsstörung, gehäuft in asymmetrischen Beziehungen (s. Abhängigkeitsbeziehung).

Hör|schädigung: (engl.) *hearing impairment*; s. Dysakusis.

Hör|störung: (engl.) *disacusis*; s. Dysakusis.

Hör|sturz: (engl.) *sudden deafness*; plötzlich auftretende, meist einseitige Schallempfindungsschwerhörigkeit, die mit Tinnitus* aurium u./od. Schwindel*, häufig auch mit Druckgefühl im Ohr einhergehen kann; **Urs.:** unklar, diskutiert werden Mikrozirkulationsstörungen des Innenohrs, autoimmun. Prozesse, virale Entzündung, vaskuläre Faktoren; **Diagn.:** Hörprüfung u. Audiometrie*; im Anschluss an die akute Phase evtl. MRT zum Ausschluss eines Vestibularisschwannoms; **Ther.:** rheolog. Infusionstherapie z. B. mit Hydroxyethylstärke, Pentoxifyllin, Glukokortikoiden; **Progn.:** bei Therapiebeginn innerhalb weniger Tage ist eine partielle od. komplette Restitution mögl., evtl. Spontanremission; **DD:** Schwerhörigkeit*.

Hör|wahrnehmung, gestörte: (engl.) *disacusis*; s. Dysakusis.

Hör|zentrum *n*: **1.** (engl.) *auditory centre, acoustic centre*; akustisches Wahrnehmungsfeld in der Rinde des vorderen Gyrus temporalis transversus (Heschl-Querwindung) beider Temporallappen*; primäres Hörfeld, Brodmann-Areal 41; (bilaterale) Zerstörung führt zu Rindentaubheit. **2.** akustisches Erinnerungsfeld beidseits im angrenzenden Bereich des Gyrus temporalis superior, das in enger Verbindung mit dem Wernicke*-Areal steht; sekundäre Hörfelder, Brodmann-Areale 42 u. 22; Schädigung führt zu akustischer Agnosie* u. kortikaler sensorischer Aphasie*.

Hoffnungslosigkeit: (engl.) *despair*; Bez. für die überwältigende Erwartung negativer Ereignisse, i. d. R. gekoppelt mit dem Eindruck, das eigene Verhalten könne keinen Einfluss auf wahrgenommene negative Zustände haben; diese kann sowohl das Selbst wie auch die Umwelt u. generell die Zukunft betreffen (Perspektivlosigkeit; kognitive Triade nach Beck, s. Kognition, depressionstypische), verursacht durch die Erfahrung mangelnder Kontrolle; starker Prädiktor für finale Suizidalität*; **Diagn.:** Skala* zur Erfassung von Hoffnungslosigkeit; **Hoffnungslosigkeitstheorie** (Abramson): Weiterentwicklung der Theorie der erlernten Hilflosigkeit* mit stärkerem Bezug zur Depression, bei der Hilflosigkeit als eine Komponente der Hoffnungslosigkeit aufgefasst wird; sog. Hoffnungslosigkeitsdepression als Subtyp der Depression*, gekennzeichnet durch Antriebslosigkeit u. negative Affekte, gemeinsam mit Erwartung der mangelnden Kontrolle u. einer negativen Zukunft, häufig zusätzlich Apathie, Schlafstörungen, Konzentrationsstörungen, Suizidalität, geringes Selbstwertgefühl.

Holding (engl. holding Abhaltung): Bez. für das (Aus-)Halten von Unverstandenem, ohne handelnd od. mit sofortiger Deutung* darauf zu reagieren bis es verständlich geworden ist (D. W. Winnicott); vgl. Containing.

Holismus (gr. ηὁλοσ ganz vollständig): (engl.) *holism*; syn. Ganzheitslehre; philosophische Lehre, die Dinge als Ganzheit u. nicht als aus ihren Einzelteilen zusammengesetzt betrachtet u. von J. C. Smuts (1927) geprägter Begriff, der analog zur Gestaltpsychologie im Gefolge Aristoteles das Ganze als mehr als die Summe seiner Teile betrachtete; Smuts (natur-)philosophische Ausführungen stehen stark unter dem Eindruck von Platons Kosmologie, Ch. Darwins Evolutionslehre und v. a. A. Einsteins Relativitätstheorie, dessen Feldbegriff u. Feldtheorie. Sie münden in dem Postulat des „holistischen Prinzips“, das besagt, dass die „Wirklichkeit“ von Grund auf holistisch sei u. alle Daseinsformen danach strebten, Ganze zu sein: „Die Wirklichkeit kommt somit in dem neuen Ganzen zum Durchbruch, sie wird in dem neuen Ganzen sichtbar und nicht in der Summe der Teile, von denen dieses Ganze ausgegangen ist.“ (Smuts). A. Koestler prägte den Begriff Holon für ein Ganzes, das Teil eines anderen Ganzen ist, wie z. B. eine Körperzelle eine ganzheitliche Struktur ist, die zugleich Teil des menschlichen Holons ist, der wiederum Teil der menschlichen Gemeinschaft ist usw.; eine materielle, zelluläre, stoffliche Daseinsebene wird nicht aufgehoben bei Erreichen einer z. B. höheren geistigen Ebene, sie dient als Basis für die nachfolgenden Strukturebenen von Entwicklung, was bei Anhängern des Holismus u. der Ganzheitlichkeit häufig übersehen wird. Der Holismus spielt u. a. eine Rolle in der gestaltpsychologischen Wahrnehmungspsychologie, der Gestalttherapie* u. der Individualpsychologie.

Holtzman-Inkblot-Test *m*: (engl.) *Holtzman Inkblot test*; Abk. HIT; projektiver Test*, bei dem die Deutung von Tintenklecksfiguren Auskunft über Persönlichkeitsstruktur u. -dynamik geben soll; das Formdeuteverfahren* wurde entwickelt, um einige statistische Auswertprobleme des ähnlichen Rorschach*-Tests zu eliminieren; umstritten hinsichtl. Objektivität, Reliabilität u. Validität; umfasst je 2 Alternativen von 45 Tintenklecksabbildungen; **Anw.:** Persönlichkeitstest* bei Kindern u. Erwachsenen; v. a. bei Schizophrenie*, Depression*.

Home Treatment (engl. Hausbehandlung): Hausbehandlung; wohnumfeldnahes Versorgungsangebot zur Therapie eines akut behandlungsbedürftigen psychisch erkrankten Patienten in seiner gewohnten häuslichen Umgebung; der Patient wird von einem multiprofessionellen Behandlungsteam (z. B. gemeindepsychiatrischen Fachpflegern, Pflegehelfern, Sozialarbeitern, Psychiatern, Psychologen) i. R. eines mit ihm vereinbarten Behandlungsplans* versorgt. Die Behandlungsdauer sollte die einer stationären Behandlung nicht übersteigen. **Ind.:** schwere psychische Störungen (z. B. Psychose*) als Alternative zur stationären Therapie; **Kontraind.:** Fehlen unterstützender Angehöriger, Obdachlosigkeit, schwere hirnorganische Schäden; **Wirksamkeit:** v. a. bei Schizophrenie* untersucht; **Hinweis:** aktuell v. a. im anglo-amerikanischen Raum verbreitet (s. Assertive Community Treatment); in Deutschland nur in wenigen Regionen verfügbar. Vgl. Case Management.

Homi|zid (Homo-*; lat. caedere töten) *n*: (engl.) *homicide*; Tötungsdelikt mit anschließendem Suizid* des Täters; **Vork.:** v. a. in Partnerschaften u. Familien.

Homo-: Wortteil mit der Bedeutung gleich, gleichartig, gemeinsam; von gr. ὁμός.

Homo|cystein *n*: (engl.) *homocysteine*; schwefelhaltige Aminosäure, die durch Demethylierung aus der essentiellen Aminosäure Methionin gebildet wird; Abbau unter Beteiligung von Folsäure, Pyridoxin u. Cobalamin; **klin. Bedeutung:** vermehrt bei Homocystinurie* u. Homocysteinämie*; erhöhte Serumkonzentration auch bei Alkoholabhängigkeit (Abnahme im Alkoholentzug), vaskulärer Demenz u. Alzheimer-Krankheit; wird als Risikofaktor für neurodegenerative Erkrankungen diskutiert (bisher in Metaanalysen kein Nachweis für Voraussage späterer Demenzen durch Homocysteinspiegel); präventive Gabe von Folsäure, Cobalamin u. Pyridoxin ohne überzeugende antidementive Wirkung, schwache günstige Effekte auf kognitive Funktionen; ggf. Risikofaktor für Schizophrenie.

Homo|cysteịn|ämie *f*: (engl.) *homocysteinemia*; syn. Hyperhomocysteinämie; Auftreten erhöhter Konzentration von Homocystein* im Blut mit Neigung zu Thrombose in der Folge; induziert oxidativen Stress; **Vork.: 1.** angeboren i. R. der Homocystinurie* mit Schlaganfall u. Herzinfarkt im frühen Erwachsenenalter bei Homozygoten; **2.** erworben bei Pyridoxin-, Cobalamin- u. Folsäuremangel; **3.** häufig bei metabolischem Syndrom u. Diabetes mellitus; **Klin.:** (Indikator für) erhöhtes Risiko für Arteriosklerose, Thrombose, habituelle Aborte; kardiovaskulärer Risikofaktor; **Ther.:** Folsäure, Cobalamin, Pyridoxin.

H

Homo|cystịn|urie (Homo-*; gr. κύστις Blase, Harnblase; Ur-*) *f*: (engl.) *homocystinuria*; Sammelbez. für mehrere autosomal-rezessiv erbliche, in Mitteleuropa seltene Stoffwechselstörungen mit erhöhter Konzentration der schwefelhaltigen Aminosäure Homocystin in Blut u. Harn; **Formen: 1. Typ I:** Sympt.: Linsenluxation u. Myopie, marfanoide Langgliedrigkeit, Skelettveränderungen, schwere psychomotor. u. geistige Retardierung*, Hellhäutigkeit, feines spärliches Haar, Störung der Thrombozytenaggregation; **2. Typ II:** Sympt.: Neben milden Verläufen, bei denen erst im Erwachsenenalter Auffälligkeiten auftreten, kommt es bei der sehr seltenen schweren Verlaufsform bereits bei Neugeborenen zu Enzephalopathie* u. Myopathie, später zu geistiger Retardierung, spastischer Tetraplegie, epilept. Anfällen u. peripherer Neuropathie*. **3. Typ III** (Homocysteinurie mit Methylmalonazidurie): mehrere Stoffwechselstörungen in der Cobalaminsynthese (Cobalamin-C-u. -D-Defekt), Intrinsic-Factor-Mangel, Imerslund-Gräsbeck-Syndrom; Sympt.: neben blanden Verläufen Formen mit Krämpfen, Muskelhypotonie, makrozytärer Anämie.

Homöo|sta̱se (gr. ὅμοιος gleich, ähnlich; στάσις Stillstand, Stauung) *f*: (engl.) *homeostasis*; Aufrechterhalten eines relativ konstanten inneren Milieus od. Gleichgewichts im Organismus mit Hilfe von Regelkreisen* zwischen Hypothalamus, Hormon- u. Nervensystem; elementare Regelprozesse steuern z. B. Blutkreislauf, Körpertemperatur, Säure-Basen-, Wasser- u. Elektrolythaushalt.

Homo|phobi̱e (Homo-*; Phobie*) *f*: (engl.) *homophobia*; Bez. für tief greifende Ablehnung von u. Angst vor Homosexualität* bzw. Homosexuellen, i. d. R. verbunden mit Tendenzen zur Diskriminierung*; wird sozialwissenschaftlich eher mit Phänomenen wie Rassismus u. Sexismus in Verbindung gebracht als mit Phobien* im eigentlichen Sinne.

Homo|sexualitä̱t (Homo-*; Sexual-*) *f*: (engl.) *homosexuality*; sexuelle Orientierung* auf das gleiche Geschlecht; kann zur ich-dystonen Sexualorientierung werden (innerliche Ablehnung der Homosexualität, z. B. aufgrund gesellschaftlicher Diskriminierung); **Häufigkeit:** ca. 1–2 % der Frauen u. 2–4 % der Männer weit überwiegend od. ausschließl. homosexuell orientiert; gelegentliche homosexuelle Handlungen weit häufiger, v. a. in der Jugend u. unter best. Bedingungen (z. B. Gefängnis); **Urs.:** unklar; genetische Faktoren sehr wahrscheinlich von Bedeutung; **Entwicklung:** biographisch frühe Entstehung, Entdeckung meist im Jugendalter, häufig verbunden mit starken psychischen Irritationen, die erst i. R. der homosexuellen Identitätsfindung (sog. Coming-out) überwunden werden; **Recht: 1.** Durch das 29. Strafrechtsänderungsgesetz vom 31.5.1994 ist der eine besondere Strafbarkeit homosexueller Handlungen an minderjährigen Männern begründende § 175 StGB abgeschafft u. die Bestimmung des § 182 StGB in eine für beide Geschlechter geltende einheitliche Jugendschutzvorschrift umgestaltet worden, die den sexuellen Missbrauch von männlichen u. weiblichen Jugendlichen unter 16 Jahren durch über 18 bzw. 21 Jahre alte Personen unter Strafandrohung stellt. **2.** Seit 1.8.2001 sind gleichgeschlechtlich orientierte Paare nach dem „Gesetz über die Eingetragene Lebenspartnerschaft" (Abk. LPartG) vom 16.2.2001, zuletzt geändert am 6.7.2009 mit eigenständigem familienrechtlichem Status (mit überwiegend Ehe-ähnlichen Rechtsfolgen) möglich.

Homo|sked|astizitä̱t (Homo-*) *f*: (engl.) *homoscedasticity*; Varianzhomogenität (s. Varianz); bei Varianzheterogenität spricht man von **Heteroskedastizität.**

Homụnkulus (lat. homunculus Menschlein) *m*: (engl.) *homunculus*; schemat. Darstellung der kortikalen Repräsentation von Oberflächensensibilität u. Motorik (s. Abb.); vgl. Rindenfelder.

Hono̱rar (lat. honorarium Ehrensold) *n*: (engl.) *remuneration*; Bez. für die ärztliche od. psychotherapeutische Vergütung; das privatärztliche od. -psychotherapeutische Honorar gilt als Anspruch des Arztes bzw. Psychotherapeuten gegenüber dem Patienten für erbrachte Leistung u. wird direkt mit diesem abgerechnet; i. R. der Gesetzlichen Krankenversicherung erfolgt die Abrechnung ärztlicher od. psychotherapeutischer Leistungen zwischen Arzt bzw. Psychotherapeut u. Kassenärztlicher Vereinigung.

Hopeless|ness Scale (engl. hopelessness Aussichtslosigkeit; scale Skala): s. Skala zur Erfassung von Hoffnungslosigkeit.

Hopfen: (engl.) *hops*; Pflanzengattung aus der Familie der Hanfgewächse (Cannabaceae); Echter Hopfen (Humulus lupulus) enthält die Bittersäu-

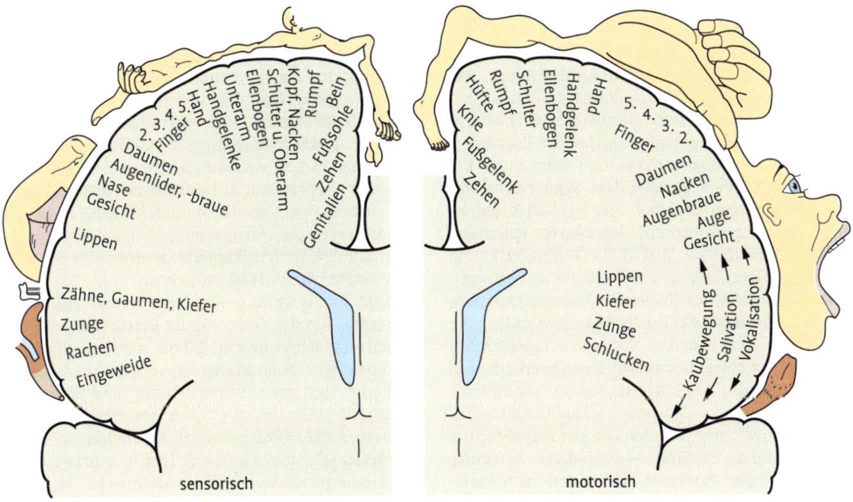

Homunkulus: kortikale Repräsentation der Oberflächensensibilität im Gyrus postcentralis u. der Motorik im Gyrus precentralis des Gehirns

ren Humulon u. Lupulon, die eine sedierende Wirkung besitzen; **Anw.:** in Form von Schlaftee u. in Schlafdragees bei Unruhe* u. Schlafstörungen*; **UAW:** wegen Östrogen-ähnlicher Wirkstoffe evtl. Gynäkomastie*.

Hoppe-Goldflam-Syn|drom (Hermann H., Neurologe, Cincinnati, 1867–1929; Samuel V. G., Neurologe, Warschau, 1852–1932) *n*: (engl.) *Hoppe Goldflam syndrome*; Myasthenia* gravis pseudoparalytica.

HOPS: Abk. für **h**irn**o**rganisches **P**sycho**s**yndrom*.

Horm-: Wortteil mit der Bedeutung antreiben, erregen; von gr. ὁρμᾶν.

Hormon, adreno|cortico|tropes (Horm-*) *n*: (engl.) *adrenocorticotropic hormone*; s. ACTH.

Hormon, anti|diuretisches (Horm-*) *n*: (engl.) *antidiuretic hormone*; s. ADH.

Hormone (Horm-*) *n pl*: (engl.) *hormones*; (physiol.) organische Verbindungen, die als interzelluläre Signalstoffe häufig in endokrinen Organen produziert werden (Ausnahme z. B. Gewebehormone), mit dem Blut in freier od. gebundener Form zu ihren Erfolgsorganen gelangen u. in extrem geringer Konzentration (10^{-12}–10^{-15} mol/mg Gewebe) den Stoffwechsel charakterist. beeinflussen; die spezif. Wirkungen von Hormonen vermitteln Hormon-Rezeptoren. Regelkreise kontrollieren die komplexen Wechselwirkungen zwischen Hormonen, hormonabhängigen Metaboliten u. Nervensystem. **Einteilung:** (biochemisch) **1.** Steroidhormone*; **2.** Peptid- od. Proteohormone des Hypothalamus (Releasing-Hormone, Oxytocin, ADH; s. Hypothalamushormone) u. der Hypophyse* sowie Insulin* u. Glucagon* (Pankreas), Parathormon* (Nebenschilddrüse), Calcitonin* (C-Zellen der Schilddrüse) u. gastrointestinale Hormone; **3.** von Aminosäuren abgeleitete Hormone: z. B. Katecholamine*, Histamin*, Acetylcholin*; **4.** von ungesättigten Fettsäuren abgeleitete Hormone, z. B. Prostaglandine*. **Lipophile** Hormone (Steroidhormone, Eikosanoide, Schilddrüsenhormone) passieren die Zellmembran der Zielzellen u. binden an spezif. intrazelluläre Rezeptoren. **Hydrophile** Hormone (Peptid- u. Proteohormone, Aminosäurenderivate) binden an die Zellmembran u. wirken über second* messenger. Die **Inaktivierung** der Hormone erfolgt enzymat. durch Hydrolyse ihres second messengers (z. B. cAMP) od. Abbau, z. B. der Proteohormone durch Proteasen, der Katecholamine durch Monoaminoxidase*, der Steroidhormone durch Oxidation, Reduktion od. im Rahmen der Biotransformation zu Glukuroniden od. Sulfaten.

Hormon, Follikel stimulierendes (Horm-*; lat. folliculus Schlauch, Beutel) *n*: (engl.) *follicle-stimulating hormone*; s. FSH.

Hormon, lakto|tropes (Horm-*) *n*: (engl.) *lactotropic hormon*; Prolaktin*.

Hormon, luteinisierendes (Horm-*) *n*: (engl.) *luteinizing hormone*; s. LH.

Hormon, somato|tropes (Horm-*) *n*: (engl.) *somatotropic hormon*; s. STH.

Hormon|therapie (Horm-*) *f*: (engl.) *hormone therapy*; Abk. HT; Bez. für die Behandlung mit Hormonpräparaten, z. B. die pharmak. Substitutionstherapie bei Hormonmangel (Hormonersatztherapie), speziell u. am häufigsten als Hormontherapie im Klimakterium*; **Formen: 1.** Östrogenmonopräparate; **2.** Sequenz- u. Kombinationspräparate (Östrogene, Gestagene, Androgene); **3.** Gestagenmonopräparate; **4.** Sonderformen: Gestagenderivat Tibolon, selektiver Östrogen-Rezeptor-Modulator Raloxifen; **5.** Antiandrogene* zur Dämpfung des Sexualtriebs; **6.** Schilddrüsenhormone* bei Hypothyreose; **Ind.:** u. a. klimakterisches Syndrom (s. Klimakterium), Prophylaxe u. Therapie der Urogenitalatrophie, Prävention der Osteoporose u. osteoporotische Frakturen; Dämpfung des Sexualtriebs bei abweichendem Sexualverhalten* u. a. antidepressiver Effekt der Schilddrüsenhormone bei hypothyreoten, depressiven Patienten; **UAW:** u. a. erhöhtes Risiko für Korpuskarzinom bei langzeitiger Östrogenmonotherapie; Blutungsstörungen; erhöhtes Risiko für Mammakarzinom u. Herzinfarkt wird diskutiert (umstritten).

Horror|trip: (engl.) *bummer, bad trip*; alltagssprachliche Bez. für einen atypischen Rauschverlauf nach hohem Konsum psychotroper Substanzen (Intoxikation), insbes. bei Cannabis*, Halluzinogenen* u. Stimulanzien*; psychot. Schübe mit Angst- u. Panikreaktionen, Zustand hochgradiger Erregung meist aufgrund extremer Halluzinationen; **Maßnahmen:** substanzspezifische Pharmakotherapie, z. B. Diazepam (Cannabis) od. Haloperidol (Halluzinogene); symptomorientierte Maßnahmen, z. B. Blutdruckstabilisierung, beruhigende Gesprächsführung.

Hortega-Glia (Pío del Río H., Histologe, Madrid, Buenos Aires, 1882–1945; gr. γλία Leim) *f*: (engl.) *hortega glia*; s. Mikroglia.

Horton-Neur|algie (Bayard Taylor H., Internist, Rochester, 1895–1980; Neur-*; -algie*) *f*: (engl.) *Horton's neuralgia*; Cluster*-Kopfschmerz.

Horton-Syn|drom (Bayard Taylor H., Internist, Rochester, 1895–1980) *n*: **1.** (engl.) *Horton's syndrome*; Cluster*-Kopfschmerz; **2.** (engl.) *Horton's arteriitis*; s. Arteriitis temporalis.

Hospital Anxiety and Depression Scale (engl. hospital Krankenhaus; anxiety Angst, Ängstlichkeit; depression Depression; scale Skala): Abk. HADS; Selbstbeurteilungsverfahren zur Erfassung von Angst u. Depressivität bei körperlichen Beschwerden bzw. Erkrankungen; deutsche Adaptation (HADS-D) umfasst 14 Items zu je einer Angst- u. Depressivitäts-Subskala; erfasst die häufigsten Störungsformen bei körperlich kranken Menschen (ohne körperliche Indikatoren psychischen Befindens); **Anw.:** bei Erwachsenen; Screening-Verfahren der somatischen Medizin; DD funktioneller Störungen; Erfassung u. Verlaufsdokumentation reaktiver Störungen bei körperlich kranken Menschen; auch in der Forschung u. Evaluation; **Testdauer:** 2–5 Minuten.

Hospitalismus (lat. hospitalis gastlich) *m*: (engl.) *hospitalism*; Bez. für alle durch u./od. während eines Krankenhaus- od. Heimaufenthalts auftretenden Schädigungen; **Formen: 1. psychischer** Hospitalismus: psychische Schädigung, die inf. fehlender emotionaler Zuwendung (soziale Deprivation*, fehlende sog. Nestwärme) auftritt; Vork. v. a. bei Säuglingen u. Kleinkindern, auch bei Langzeitpatienten in Krankenhäusern, bei Heimaufenthalt u. -erziehung; Sympt.: Sprachentwicklungsstörung*, Anpassungsstörung* in der frühen Sozialisation, allg. psychomotor. u. somatische Entwicklungsverzögerung, affektive u. kognitive Entwicklungsstörung, Kontaktstörung, Schwierigkeit, eine dauerhafte, enge u. stabile Bindung einzugehen, Angst, Apathie, erhöhte Infektionsanfälligkeit, Depression; **2. infektiöser** Hospitalismus: Auftreten von Nosokomialinfektionen (v. a. der Harnwege, des Respirationstrakts, der Haut u. Schleimhäute, Septikämie u. postoperative Wundinfektion) durch Hospitalkeime.

Hospiz (lat. hospitium Gastfreundschaft, Herberge) *n*: (engl.) *hospice*; Sterbeklinik; Einrichtung zur Begleitung, Betreuung u. Pflege sowie (palliativen, adjuvanten) Behandlung Schwerstkranker u. Sterbender, ggf. unter Einbeziehung ihrer Angehörigen; die Maßnahmen werden interdisziplinär u. a. durch Ärzte, Pflegepersonal, Psychologen, Sozialarbeiter u. durch Laien erbracht u. umfassen u. a. palliativ-pflegerische u. -medizinische Maßnahmen (v. a. Schmerztherapie, Symptomkontrolle) u. psychosoziale, ggf. auch religiöse u. spirituelle Betreuung von Patienten u. Angehörigen. Die klinisch-psychologische u. psychotherapeutische Unterstützung im Hospiz soll dazu beitragen Konflikte, Belastungen u. Störungen im Erleben u. Verhalten Schwerstkranker u. Sterbender frühzeitig zu diagnostizieren u. mit wissenschaftlich überprüften Methoden zu behandeln. Die psychologische Arbeit fokussiert ein bedürfnis- u. ressourcenorientiertes Herangehen, welches das Erkennen u. ggf. Eingrenzen von psychischen Störungen einschließt. **Formen:** ambulanter Hospiz- u. Palliativ-Pflegedienst, ambulantes Hospiz, Tageshospiz, stationäres Hospiz.

Hostilitäts|syn|drom (lat. hostilitas, hostilitatis Feindseligkeit) *n*: (engl.) *hostility syndrome*; psychopathologisches Syndrom, das u. a. durch Gereiztheit, Aggressivität u. Misstrauen gekennzeichnet ist; als Syndromskala im AMDP*-System enthalten; **Vork.:** bei Schizophrenie*. Vgl. Feindseligkeit.

Hostility Inventory (engl. hostility Anfeindung; inventory Fragebogen): Abk. HI; Buss-Durkee Hostility Inventory (Abk. BDHI); Selbstbeurteilungsverfahren zur Erfassung der individuellen Feindseligkeit* u. Schuldgefühle; umfasst insgesamt 75 Items (66 Items zu Feindseligkeit u. 9 Items zu Schuldgefühlen) u. 8 Subskalen: Tätlichkeit, indirekte Feindseligkeit, Reizbarkeit, Negativismus, Neid, Argwohn, verbale Feindseligkeit u. Schuld; es existiert eine Version für Kinder (Children's Hostility Inventory, Abk. CHI).

HOUND: Abk. für (engl.) ***h**omely, **o**ld, **u**nattractive, **n**onverbal, **d**ump*; s. YAVIS.

House-Tree-Person-Test *m*: Abk. HTP; Haus-Baum-Mann-Test; projektiver Test* zur Erfassung der Wahrnehmung u. Selbstwahrnehmung einer Person, basierend auf selbstangefertigten Zeichnungen; ein Haus, ein Baum u. eine Person sollen gezeichnet werden (getrennte Zeichnungen mit Stift od. Kreide); bis zu 60 Fragen pro Zeichnung werden gestellt (z. B. „Ist das ein glückliches Haus? Woraus besteht es?"); **Anw.:** Entwicklungstest*, Persönlichkeitsdiagnostik*; ab 3 Jahren durchführbar; **Testdauer:** ca. 2,5 Stunden.

HPA-system: Kurzbez. für (engl.) *hypothalamus-pituitary-adrenocortical-system;* s. Hypothalamus-Hypophysen-Nebennierenrinden-Achse.

HR: Abk. für Hazard*-Ratio.

HRT: Abk. für (engl.) *Habit* Reversal Training.*

HRV-Bio|feed|back (Biofeedback*) *n:* Kurzbez. für Herzratenvariabilitäts-Biofeedback; s. Herzfrequenz-Biofeedback.

HSET: Abk. für Heidelberger* Sprachentwicklungstest.

H-Skala (Skala*) *f:* Kurzbez. für Skala* zur Erfassung von Hoffnungslosigkeit.

HSPQ: Abk. für (engl.) *High*-School Personality Questionnaire.*

HT: **1.** Abk. für Hormontherapie*; **2.** Abk. für Hypothalamus*.

HTP: Abk. für (engl.) *House*-Tree-Person-Test.*

Human Brain Project (engl. human menschlich; brain Gehirn; project Projekt): europäisches Forschungsprojekt, das möglichst realistische Simulationen von Hirnstrukturen u. bewusstseinsnahen u. motorischen Hirnaktivitäten durch ein Kunsthirn herzustellen sucht; Ziel: **1.** Überwindung der Begrenztheit aktueller Computermodelle zur Modellierung menschlicher Kognition, Entscheidungen u. Denkprozesse; **2.** Entwicklung eines 3D-Modells für gezielte Entwicklung von Robotersystemen (z. B. bei Schlaganfall, Alzheimer-Krankheit, Brain-Computer-Interface); **3.** besseres Verständnis der Dynamik des Gehirns (s. Computational Neuroscience).

Humor (lat. umor Flüssigkeit, Feuchtigkeit) *m:* **1.** (engl.) *humor, fluid;* Flüssigkeit, Feuchtigkeit; s. Humoralpathologie; **2.** (engl.) *humour;* s. Gelotherapie.

Humoral|patho|logie (Humor*; Patho-*; -log*) *f:* (engl.) *humoral pathology;* Krankheitslehre, die nach Hippokrates die Entstehung aller Krankheiten auf die fehlerhafte Zusammensetzung des Blutes u. der Körpersäfte (Dyskrasie) zurückführt; bis in das 19. Jahrhundert vorherrschendes Modell zur Nosologie u. Anthropologie in der Medizin, Philosophie u. Kunst; den Eigenschaften u. Prinzipien der 4 Elemente antiker Naturphilosophie (Erde, Wasser, Luft u. Feuer) entsprechen im Menschen die 4 Körpersäfte (Humores) schwarze Galle, Schleim, Blut u. gelbe Galle. Ihnen sind die Organsysteme u. Funktionen der Milz, des Gehirns, des Herzens u. der Leber bzw. Galle zugeordnet, später auch das melancholische, phlegmatische, sanguinische u. cholerische Temperament*. Von großer Bedeutung sind die speziellen Qualitäten des mehr Trockenen u. Kalten (schwarze Galle), des mehr Feuchten u. Kalten (Schleim), des mehr Feuchten u. Warmen (Blut) sowie des mehr Trockenen u. Warmen (gelbe Galle). Diese Qualitäten werden gleichzeitig auf einer körperlichen u. seelischen sowie einer physischen u. einer metaphysischen Ebene untersucht. Sie dienen auch zur Charakterisierung von Heilpflanzen u. Nahrungsmitteln. Bei einer Dyskrasie ist das Verhältnis dieser Säfte untereinander gestört. Therapie erfolgte z. B. mit Aderlass, Schröpfen, Klistierbehandlungen. **Hinweis:** In der humoralpathologischen Darstellung der Gegensätzlichkeit von Elementen u. Säften findet sich ein Vorläufer psychophysischer Fragestellungen, wie sie i. R. des Leib*-Seele-Problems diskutiert u. etwa von E. Kretschmer in seiner Konstitutionslehre* aufgenommen werden.

Hunds|wut: (engl.) *rabies;* Tollwut*.

Hunter-Krankheit (Charles H., Internist, Manitoba, 1873–1955): (engl.) *Hunter's disease;* syn. Hunter-Syndrom; X-chromosomal vererbter Typ II der Mukopolysaccharid*-Speicherkrankheiten (Genlocus Xq28 mit versch. Mutationen) mit Defekt der lysosomalen Iduronatsulfatsulfatase sowie vermehrter Ausscheidung von Heparan- u. Dermatansulfat im Harn; **Klin.:** Manifestation im frühen Kindesalter (schwere Verlaufsform mit kurzer Lebenserwartung, Tod meist vor dem 20. Lebensjahr) od. gegen Ende der Kindheit (milde Verlaufsform, Lebenserwartung ca. 50 Jahre); Kleinwuchs, Kyphose, grobe Gesichtszüge, Makroglossie, Hernien, Herzklappenveränderungen, Hepatosplenomegalie, mäßige geistige Retardierung.

Hunter-Syn|drom (Charles H., Internist, Manitoba, 1873–1955) *n:* (engl.) *Hunter's syndrome;* Hunter*-Krankheit.

Huntington-Chorea (George S. H., Neurologe, New York, 1851–1916) *f:* (engl.) *Huntington's chorea;* s. Chorea.

Hunt-Syn|drom (James R. H., Neurologe, New York, 1872–1937) *n:* (engl.) *Hunt syndrome;* progressive Pallidumatrophie*.

Hurler-Pfaundler-Krankheit (Gertrud H., Pädiater, München, 1889–1965; Meinhard von P., Pädiater, München, 1872–1947): (engl.) *mucopolysaccharidosis type I-H;* syn. Hurler-Syndrom, Mukopolysaccharid*-Speicherkrankheit Typ I–H; autosomal-rezessiv erbliche Stoffwechselstörung (Genlocus 4p16.3) mit Mukopolysaccharid-Speicherzellen u. schweren Veränderungen der enchondralen u. periostalen Ossifikation (Dysostosis multiplex) als Folge eines lysosomalen Alpha-L-Iduronidasemangels; **Klin.:** Knochenwachstumsstörungen; Ablagerung von Mukopolysacchariden in Leber u. Milz (mit entspr. Organvergrößerungen) sowie in Herzklappen, Hornhaut des Auges u. Gehirn*, wodurch die geistige Entwicklung u. U. erheblich gestört sein kann.

Hurler-Syn|drom (Gertrud H., Pädiater, München, 1889–1965) *n:* (engl.) *Hurler syndrome;* Hurler*-Pfaundler-Krankheit.

Husten, psycho|gener: (engl.) *psychogenic cough;* Bez. für Konversionssymptom i. R. einer Konversionsstörung* (motorischer Subtypus); **Vork.:** v. a. in der Pubertät*.

Hutchinson-Gilford-Syn|drom (Sir Jonathan H., Chirurg, London, 1828–1913; Hastings G., Chirurg, London, 1861–1941) *n*: (engl.) *Hutchinson-Gilford syndrome*; Abk. HGS; syn. Progeria infantilis; autosomal-dominant vererbte schwere kindl. Entwicklungsstörung* mit vorzeitiger Vergreisung; **Ätiol.:** Genlocus 1q21.2, Mutationen im Lamin A/C-Gen; da die Kinder das reproduktionsfähige Alter nicht erreichen, handelt es sich bei einer Neuerkrankung praktisch immer um eine Spontanmutation. **Häufigkeit:** ca. 1 : 8 000 000, mehr als 100 Fälle sind bekannt; **Sympt.:** bereits im frühesten Kindesalter einsetzende hochgradige Vergreisung mit proportioniertem Kleinwuchs bei altersgemäßer Intelligenzentwicklung; Hypoplasien, Zahnentwicklungsstörungen, Osteoporose, Arthrosen, u. U. Hydrozephalus*; relativ typisch ist eine verstärkte Kopfvenenzeichnung. **Progn.:** Wegen generalisierter Arteriosklerose erreichen die Patienten meist nicht das 20. Lebensjahr (durchschnittliche Lebenserwartung ca. 14 Jahre); Patienten sterben meist durch Infarkte aufgrund arteriosklerotischer Gefäßwandveränderungen. Vgl. Progeroid.

HVT: Abk. für **H**yper**v**entilations**t**est*.

Hyalinosis cutis et mucosae (gr. ὕαλος glasartiger, durchsichtiger Stein; -osis krankhafter Zustand) *f*: (engl.) *lipoid proteinosis*; syn. Lipidproteinose, Urbach-Wiethe-Syndrom; autosomal-rezessiv erbliche (Genlocus 1q21, Mutationen im ECM1-Gen), in der frühen Kindheit beginnende Erkr. mit Ablagerungen hyaliner Glykolipoproteine bes. in Haut u. Schleimhaut, aber auch anderen Organen, z. B. Amygdala* (meist beidseits mit der Folge der Funktionsunfähigkeit); **Hinweis:** Modell für alle anderen Erkrankungen mit Amygdalafunktionsstörungen (Angststörungen, posttraumatische Belastungsstörung, dissoziale Persönlichkeitsstörung, affektive Störungen) u. für die Entwicklung von Angst, Empathie, autobiographischem u. emotionalem Gedächtnis.

Hydr-: auch Hydro-, Hyd-; Wortteil mit der Bedeutung Wasser; von gr. ὕδωρ.

Hydro|cephalus (Hydr-*; gr. κήλη Bruch, Geschwulst) *m*: (engl.) *hydrocephalus*; s. Hydrozephalus.

Hydro|codon (INN) *n*: (engl.) *hydrocodone*; synthetisches Derivat des Morphins*; **Wirkung:** stark antitussiv (unterdrückt den Hustenreflex in der Medulla oblongata), sedierend u. analgetisch; **Ind.:** als Antitussivum bei trockenem Husten verschiedener Ursache; **Kontraind.:** Opioidabhängigkeit*, chron. Obstipation, akuter Asthmaanfall; **Wechselwirkungen:** in Kombination mit anderen zentral wirksamen Arzneimitteln verstärkter zentral-sedativer Effekt dieser Präparate möglich (einschließlich Atemdepression); **UAW:** u. a. Übelkeit, Erbrechen, Obstipation, Atemdepression, Abhängigkeit.

Hydro|cortison (INN) *n*: (engl.) *hydrocortisone*; Cortisol*.

Hydro|morphon (INN) *n*: (engl.) *hydromorphone*; halbsynthetisches Morphinderivat (Opioid*); Analgetikum; **Wirkung:** v. a. Affinität zu My-Rezeptoren (s. Opioid-Rezeptoren) mit 7–8-mal stärkerer analgetischer Wirkung als Morphin*; zusätzlich antitussiv, sedierend, atemdepressiv; Hemmung der Motilität des Magen-Darm-Trakts; **Ind.:** starke Schmerzen; bei ungenügender Wirksamkeit schwacher Opioide; **Kontraind.:** u. a. Abhängigkeitserkrankung; **Wechselwirkungen:** in Kombination mit anderen zentral wirksamen Arzneimitteln verstärkter zentral-sedativer Effekt dieser Präparate möglich (einschließlich Atemdepression); **UAW:** u. a. Sedierung, Übelkeit, Erbrechen, Miosis, Obstipation, Harnretention.

Hydro|phobie (Hydr-*; Phobie*) *f*: **1.** (engl.) *hydrophobia*; Tollwut*; **2.** s. Phobie, spezifische.

5-Hydr|oxy|indol|essig|säure: (engl.) *5-hydroxyindole acetic acid (Abk. 5-HIAA)*; Abk. 5-HIES; Hauptabbauprodukt von Serotonin*; Bestimmung im Harn durch optischen Test od. Chromatographie; **Referenzbereich:** 10–47 μmol/24 h (2–9 mg/24 h); Werte von 10–40 mg sind verdächtig, >40 mg beweisend für Serotonin produzierenden neuroendokrinen Tumor*.

5-Hydr|oxy|trypt|amin *n*: (engl.) *5-hydroxytryptamine*; s. Serotonin.

Hydr|oxyzin (INN) *n*: (engl.) *hydroxyzine*; Piperazinderivat; Histamin*-H_1-Rezeptoren-Blocker; **Wirkung:** sedierend, anxiolytisch u. antihistaminerg; **Ind.:** als Tranquilizer bei Nervosität*, Insomnie* u. antizipatorischer Angst*; Pruritus, Urtikaria; Prämedikation bei operativen Eingriffen; **Kontraind.:** schwere Leberinsuffizienz, Porphyrie*, Miktionsstörungen* mit Restharnbildung, Engwinkelglaukom, akute Intoxikation mit Alkohol od. zentral dämpfenden Arzneimitteln, Einnahme von Monoaminoxidase-Hemmern, Schwangerschaft u. Stillzeit; **Wechselwirkungen:** verstärkte Wirkung zentral dämpfender Arzneimittel wie Neuroleptika*, Tranquilizer*, Antidepressiva*, Schlafmittel*, Analgetika*, Anticholinergika*, Antiepileptika* u. Anästhetika*; Hydroxyzin kann als CYP2D6-Hemmer in hohen Dosen Wechselwirkungen mit CYP2D6-Substraten (z. B. Fluoxetin*) verursachen; bei gleichzeitiger Gabe mit Phenytoin Abschwächung der Phenytoin-Wirkung; **UAW:** Sedierung, zentralnervöse Störungen, Mundtrockenheit, erhöhte Krampfbereitschaft.

Hydro|zephalus (Hydr-*; gr. κλη Bruch, Geschwulst) *m*: (engl.) *hydrocephalus*; sog. Wasserkopf; pathologische Erweiterung der Liquorräume; **Einteilung: 1.** nach Lokalisation: Hydrocephalus externus (Erweiterung des Subarachnoidalraums) u. Hydrocephalus internus (Erweiterung des Ventrikelsystems); **2.** nach Verbindung zwischen inneren u. äußeren Liquorräumen: Hydrocephalus communicans u. Hydrocephalus occlusivus; **3.** nach Pathophysiol.: Normaldruckhydrozephalus* u.

Überdruckhydrozephalus (erhöhter Hirndruck, meist inf. Störung der Liquorzirkulation); **Ätiol.:** 1. Störung der Liquorzirkulation: a) Liquorresorptionsstörung: Hydrocephalus aresorptivus; Vork.: z. B. postmeningitisch od. posthämorrhagisch; b) Liquorpassagestörung: Hydrocephalus (internus) occlusivus (Verschlusshydrozephalus, nicht kommunizierend); Vork. z. B. bei Fehlbildungen, Tumoren; c) vermehrte Liquorproduktion: Hydrocephalus hypersecretorius; Vork. z. B. entzündlich, toxisch od. Plexuspapillom; 2. kompensatorische Erweiterung der Liquorräume: Hydrocephalus e vacuo; Vork.: primäre Hirnatrophie* z. B. bei frühkindl. Hirnschaden*, Enzephalopathie*, Enzephalitis*, Abszess; **Klin.:** altersabhängig sehr unterschiedl.: abnormes Schädelwachstum, zentralnervöse Ausfallerscheinungen, Hirndrucksteigerung*; **Diagn.:** Ultraschalldiagnostik, CT, MRT, transkranielle Doppler-Sonographie, Hirndruckmessung; **Ther.:** meist neurochir. mit Ventrikeldrainage, ggf. akut; endoskop. Ventrikulostomie bei Verschlusshydrozephalus; wiederholte Lumbalpunktion als initiale Behandlung des posthämorrhag. od. postinfektiösen Hydrozephalus insbes. beim Neugeborenen; **DD:** Makrozephalie*.

Hydro|zephalus, normo|toner (Hydrozephalus*) *m*: (engl.) *normotonic hydrocephalus*; Normaldruckhydrozephalus*.

DL-Hyoscyamin *n*: (engl.) *hyoscyamine*; s. Atropin.

Hyp-: Hypo-; Wortteil mit der Bedeutung unter, unterhalb; von gr. ὑπό.

Hyp|ästhesie (Hyp-*; -ästhesie*) *f*: (engl.) *hypoesthesia*; herabgesetzte Empfindung von Sinnesreizen, i. e. S. von Berührungsreizen; vgl. Sensibilitätsstörungen.

Hyp|akusis (Hyp-*; gr. ἀκούειν hören) *f*: (engl.) *hypacousia*; s. Dysakusis.

Hyp|algesie (Hyp-*; -algie*) *f*: (engl.) *hypoalgesia*; syn. Hypopathie; verminderte Schmerzempfindlichkeit; vgl. Sensibilitätsstörungen.

Hyper-: Wortteil mit der Bedeutung über (-hinaus), oberhalb; von gr. ὑπέρ.

Hyper|ästhesie (Hyper-*; -ästhesie*) *f*: 1. (engl.) *hyperesthesia*; (psychol.) gesteigerte affektive Erregbarkeit; 2. (neurol.) Überempfindlichkeit für Schmerz-, Temperatur- u. Berührungsreize, i. e. S. nur für Berührungsreize; s. Sensibilitätsstörungen.

Hyper|aktivität (Hyper-*; Aktivität*) *f*: (engl.) *hyperactivity*; gesteigerte physische Aktivität; **Kennzeichen:** Unruhe, Schwierigkeiten, in einer Position zu verbleiben, evtl. Zittern; **Vork.:** z. B. bei Hyperthyreose od. psychischen Störungen (z. B. ADHS*). Vgl. Antrieb.

Hyper|aktivitäts|störung (Hyper-*; Aktivität*): (engl.) *hyperactivity disorder*; s. ADHS.

Hyper|akusis (Hyper-*; gr. ἀκούειν hören) *f*: (engl.) *hyperacusis*; gesteigertes Hörempfinden; **Vork.:** v. a. bei Tinnitus* aurium, auch bei Fazialislähmung, selten psychogen. Vgl. Parakusis; Dysakusis.

Hyper|aldo|steron|ismus (Hyper-*) *m*: (engl.) *hyperaldosteronism*; syn. Aldosteronismus; übermäßige Sekretion von Aldosteron* aus der Nebennierenrinde; führt v. a. zu Hypokaliämie*, Hypomagnesiämie, Hypernatriämie*, Hyperkaliurie u. nichtrespiratorischer Alkalose mit entspr. klin. Symptomen (paroxysmale Lähmungen, Muskelschmerzen u. -schwäche, Obstipation, Tetanie*, Parästhesien*, Polyurie*, Nykturie u. Proteinurie, Hypervolämie u. Hypertonie*); **Formen: 1. primärer** Hyperaldosteronismus: Conn-Syndrom; Vork. v. a. bei Nebennierenrindenadenom (ca. 80 %) od. beidseitiger idiopath. Nebennierenrindenhyperplasie (ca. 20 %); **2. sekundärer** Hyperaldosteronismus: Folge permanenter Überstimulation der Aldosteronproduktion durch extraadrenale Faktoren, insbes. bei Aktivierung des Renin-Angiotensin-Aldosteron-Systems (z. B. bei Herzinsuffizienz, Leberzirrhose, Nierenarterienstenose, Erkr. des Nierenparenchyms, Phäochromozytom, therap. Anw. von Diuretika, Laxanzien, Ovulations-Hemmern, Beta-2-Sympathomimetika u. a.), Überproduktion von ACTH* u. Hyperkaliämie*.

Hyper|algesie (Hyper-*; -algie*) *f*: (engl.) *hyperalgesia*; gesteigerte Schmerzempfindlichkeit für körperlichen Schmerz*, die sich bis zur Schmerzkrankheit (s. Schmerz, chronischer) ausweiten kann; vgl. Sensibilitätsstörungen.

Hyper|alimentation (Hyper-*; lat. alimentum Nahrung) *f*: (engl.) *hyperalimentation*; Überernährung; anhaltendes Ernährungsverhalten, das durch eine wesentlich erhöhte Kalorienzufuhr im Verhältnis zum Energiebedarf gekennzeichnet ist u. durch die überhöhte Nahrungsaufnahme zu Übergewicht* u. ggf. Adipositas* führt; führt sekundär zu weiteren somatischen Krankheitsbildern, z. B. zum metabolischen Syndrom (mit arterieller Hypertonie, Diabetes mellitus u. a.).

Hyper|ammon|ämie (Hyper-*; -ämie*) *f*: (engl.) *hyperammonemia*; Leitsymptom einer Gruppe von Störungen der Synthese von Harnstoff, Aminosäuren u. organischen Säuren (Organoazidurien); **Urs.:** vererbte Enzymdefekte, Mutationen im Glutamatdehydrogenase-Gen (häufigste Form, autosomal-rezessiv erblich) od. im Ornithintranscarboamylase-Gen (X-chromosomal erblich); **Sympt.:** neonatal Trinkunlust, Erbrechen, epilept. Anfälle, Koma*; zunehmende psychomotor. Retardierung, Intelligenzminderung*; **Progn.:** bei schweren Fällen z. T. stark verminderte Lebenserwartung.

Hyper|arousal (Hyper-*; Arousal*): (engl.) *hyperarousal*; syn. Übererregbarkeit; Zustand vermehrter psychologischer u. physiologischer Anspannung mit Unruhe, Ein- u. Durchschlafstörung*, Reizbarkeit*, aggressivem Verhalten (s. Aggression), Konzentrationsstörungen*, übermäßiger Wachsamkeit, gesteigerter Schreckhaftigkeit u. psychosomatischen Symptomen; **Vork.:** bei primärer Insomnie*, Angststörung* u. posttraumatischer Belastungsstörung*.

Hyper|bulie (Hyper-*; gr. βουλή Wille) *f*: (engl.) *hyperbulia*; gesteigerte Willensfunktion; heute kaum noch gebräuchliche Bez. für eine übermäßig starke u. nicht kritisch abgewogene willensmässige Fixiertheit auf ein bestimmtes Ziel; **Vork.**: bei manischen, schwer depressiven u. (seltener) schizophrenen Psychosen, bei Persönlichkeitsstörungen*.

Hyper|cortisolismus (Hyper-*; Cortex*) *m*: (engl.) *hypercorticism*; Überproduktion von Cortisol*; **Vork.**: Cushing*-Syndrom.

Hyper|emesis gravidarum (Hyper-*; gr. ἐμεῖν sich erbrechen) *f*: (engl.) *hyperemesis gravidarum*; syn. perniziöses Schwangerschaftserbrechen; übermäßiges, über die Symptome der Emesis gravidarum (überwiegend morgendl. Nüchtern-Erbrechen nach Übelkeit) hinausgehendes Schwangerschaftserbrechen im 1. Trimenon; **Ätiol.**: gilt als Folge schwangerschaftsbedingter hormonaler, metabol. u. immun. Umstellungen u. z. T. als psychosomatische Störung*; **Sympt.**: bei schwerer Hyperemesis gravidarum Dehydratation (Exsikkose) sowie Störung des (Kohlenhydrat-)Stoffwechsels (Ketonurie) u. Elektrolythaushalts mit Gewichtsabnahme, Temperaturanstieg, Ikterus, Benommenheit bis zum Delirium; **Ther.**: bei schwerer Hyperemesis gravidarum stationäre Infusionstherapie (Volumen- u. Elektrolytsubstitution), Antiemetika, Sedativa, Psychotherapie*; **DD:** Hyperthyreose*, Nebennierenrindeninsuffizienz, Cholezystopathie, Pankreatitis, Zwerchfellhernie u. Magen-Darm-Ulkus.

Hyper|forin *n*: (engl.) *fyperforin*; Bestandteil von Johanneskraut*; Derivat von Phloroglucin; liegt zu 2–5 % im Johanniskraut vor; **klin. Bedeutung:** Wiederaufnahme-Hemmung von Serotonin, Noradrenalin u. Dopamin u. verstärkte glutamaterge u. GABAerge Signalübertragung od. Monoaminooxidase-Hemmung; Hinweise auf Beitrag zur antidepressiven Wirkung von Johanneskraut (vgl. Flavonoide). Vgl. Hypericin.

Hyper|geusie (Hyper-*; gr. γεῦσις Geschmack): (engl.) *hypergeusia*; s. Schmeckstörung.

Hyper|glyk|ämie (Hyper-*; gr. γλυκύς süß; -ämie*) *f*: (engl.) *hyperglycemia*; erhöhte Konzentration von Glukose im Blut; **Vork.**: u. a. bei Diabetes* mellitus, Basedow-Krankheit (s. Thyroiditis), Nebennierenrinden-Überfunktion, Cushing*-Syndrom, Phäochromozytom* durch β-adrenerge Überstimulation, Akromegalie*, frischem Herzinfarkt, Schock*, Kohlenmonoxidintoxikation, zentralnervösen Störungen (Meningitis*, Schädelhirntrauma*, Hirntumoren*), Inhalationsnarkose; **Klin. Bedeutung:** anhaltende Müdigkeit u. Leistungsschwäche bei diabetischer Hyperglykämie wird aufgrund des schleichenden Charakters häufig zunächst nicht wahrgenommen u. erst nach Normalisierung der Blutzuckerwerte realisiert.

Hyper|hedonie (Hyper-*; Hedonie*) *f*: (engl.) *hyperhedonia*; krankhaft übersteigerte Lustgefühle od. -suche; **Vork.**: bei affektiven Störungen, z. B. Manie*, auch bei organischen Erkrankungen, z. B. frontotemporaler Demenz*.

Hyper|hidrose (Hyper-*; gr. ἱδρώς Schweiß; -osis*) *f*: (engl.) *hyperhidrosis*; generalisierte od. lokale Steigerung der Perspiratio sensibilis (von cholinergen Fasern des Sympathikus gesteuerte Absonderung von Schweiß aus merokrinen Drüsen), physiol. zur Wärmeregulation u. während des Klimakteriums; **Formen: 1.** symptomatische Hyperhidrose v. a. bei endokrin. (z. B. Hyperthyreose*, Phäochromozytom*) u. neurol. Erkrankungen (z. B. bei Schädigung des Sympathikus, fam. Dysautonomie, als sog. gustator. Schwitzen bei aurikulotemporalem Syndrom); **2.** Hyperhidrosis oleosa mit gleichzeitiger Vermehrung der Talgsekretion (Seborrhö) v. a. bei Parkinson*-Syndrom; **3.** pharmak. bedingte Hyperhidrose z. B. durch Parasympathomimetika, Kortikoide, Salicylsäure; **4.** inf. psychischer Belastung (Angst, Schmerz, Stress) od. konstitutionell bedingt (emotionale od. genuine Hyperhidrose) als Hyperhidrosis axillaris (Achselschweiß), Hyperhidrosis manuum (Handschweiß, auch als Reaktion auf chem. Substanzen, z. B. Kaltwellmittel bei Friseuren) u., begünstigt durch enges Schuhwerk, als Hyperhidrosis pedum (Fußschweiß). Vgl. Schwitzen.

Hyper|icin *n*: (engl.) *hypericin*; roter Farbstoff des Johanneskrauts* (Naphthodianthron); starker Photosensibilisator; **klin. Bedeutung:** Dopamin-Wiederaufnahme-Hemmer, Hinweise auf Beitrag zur antidepressiven Wirkung von Johanneskraut*. Vgl. Hyperforin.

Hypericum perforatum *n*: (engl.) *hypericum perforatum*; s. Johanniskraut.

Hyper|kali|ämie (Hyper-*; -ämie*) *f*: (engl.) *hyperkalemia*; Form einer Elektrolytstörung* mit Kaliumkonzentrationen im Serum >4,8 mmol/l; **Urs.:** Azidose (Koma bei Diabetes* mellitus), Bluttransfusion, Niereninsuffizienz, Hypoaldosteronismus, Hypokortizismus, Polytrauma, Verbrennung (endogene Kaliumfreisetzung aus dem Intrazellularraum zerstörten Gewebes), Hämolyse, Therapie mit Zytostatika (Kaliumfreisetzung durch Zytolyse), Arzneimittel (kaliumsparende Diuretika, ACE-Hemmer); **Klin.:** Sympt. (Hyperkaliämiesyndrom) inf. verminderter zellulärer Erregbarkeit (u. a. durch Erhöhung des Ruhemembranpotentials), Schweregrad abhängig von der Geschwindigkeit der Kalium-Konzentrationserhöhung; (allg.) Unlust, Schwäche, Verwirrtheit; (neurol.) Parästhesien*, metall. Geschmack, schlaffe myoplegische Lähmung*; (kardiovaskulär) Bradykardie, Herzrhythmusstörungen*, evtl. diastol. Herzstillstand (Herz-Kreislauf-Stillstand).

Hyper|kalz|ämie (Hyper-*; lat. calx, calcis Kalk; Hyper-*) *f*: (engl.) *hypercalcemia*; Form einer Elektrolytstörung* mit Calciumkonzentration im Serum >2,7 mmol/l durch erhöhte intestinale Ca^{2+}-Resorption, verminderte renale Ca^{2+}-Ausscheidung od. gesteigerte Ca^{2+}-Freisetzung aus Knochengewebe; **Urs.:** primärer Hyperparathyroidis-

H

mus*, maligner Tumor mit diffusen Osteolysen od. (paraneoplastischer) endokriner Aktivität u. Sekretion von Parathormon-ähnlichen Peptiden, familiäre hypokalzurische Hyperkalzämie, Arzneimittel (Tamoxifen, Diuretika, Ionenaustauscher od. nach Absetzen von Glukokortikoiden), Calciferol- od. Vitamin-A-Intoxikation, granulomatöse Erkr. (z. B. Sarkoidose*), Hyperthyreose*, Hyperkalzämiesyndrom bei Neugeborenen, angeborene Stoffwechselanomalie od. idiopathisch; **Klin.:** Hyperkalzämiesyndrom mit Polyurie*, Polydipsie*, Übelkeit, Erbrechen, Obstipation, Muskelschwäche, Lähmungen, Adynamie, Herzrhythmusstörungen, psychische Veränderungen bis zur Psychose*, Calciumablagerungen in Organen (Augen, Gelenkknorpel, Nieren); EKG*: verkürzte QT-Zeit; **Kompl.:** hyperkalzämische Krise mit Niereninsuffizienz, Somnolenz, Koma u. Herzstillstand.

Hyper|kalz|ämie, idio|pathische infantile (Hyperkalzämie*) *f*: (engl.) *idiopathic juvenile hypercalcemia*; Williams*-Beuren-Syndrom.

Hyper|kinese (Hyper-*; Kin-*) *f*: (engl.) *hyperkinesia*; pathologisch gesteigerte Motorik v. a. der Skelettmuskulatur mit z. T. unwillkürlich ablaufenden Bewegungen; **Vork.:** **1.** bei Erkrankung des extrapyramidalen Systems (z. B. Athetose*, Ballismus*, Chorea*); **2.** bei Störungen der Psychomotorik* (z. B. bei affektiver Psychose, Motilitätspsychose); **3.** als unspezifisches psychisches Symptom bei organischem Hirnschaden* (z. B. Enzephalitis, Hirntrauma) bei Kindern, äußert sich in psychomotorischer Unruhe, Hyperprosexie*, ggf. mit Verhaltensstörungen; **4.** als Akathisie*. Vgl. Poriomanie.

Hyper|metrie (Hyper-*; Metr-*) *f*: s. Dysmetrie.

Hyper|mimie (Hyper-*; gr. μιμητικός nachbildend) *f*: (engl.) *hypermimia*; nach Oppenheim Steigerung der mimischen Ausdrucksbewegungen*; **Vork.:** bei Pseudobulbärparalyse sowie depressiven u. schizophrenen Erkrankungen.

Hyper|mnesie (Hyper-*; -mnese*) *f*: (engl.) *hypermnesia*; quantitative Gedächtnisstörung* mit gesteigertem Erleben best. (u. U. bereits vergessen geglaubter) Erinnerungen; **Vork.:** z. B. drogeninduziert, im Traum, in Trance, bei Fieber od. in Zusammenhang mit einer organischen Psychose (z. B. nach Schädelhirntrauma); **Hinweis:** z. T. werden auch Flashback*-Erlebnisse zu den Hypermnesien gerechnet; Hypermnesie i. R. von Hypnose konnte nicht bestätigt werden (Kihlstrom, 1997).

Hyper|motilität (Hyper-*; lat. movere, motus bewegen, sich in Bewegung setzen) *f*: (engl.) *hypermotility*; allgemein pathol. gesteigerte Beweglichkeit; i. e. S. krankhafte Steigerung der unwillkürl. (reflektorischen od. vegetativ gesteuerten) Muskelbewegungen z. B. von Hohlorganen des Verdauungstrakts; vgl. Hyperkinese.

Hyper|natri|ämie (Hyper-*; -ämie*) *f*: (engl.) *hypernatremia*; Form der Elektrolytstörung* mit Natriumkonzentration im Serum >145 mmol/l u. Erhöhung der (Serum-)Osmolarität; konsekutiv evtl. hyperosmolares Koma*; **Urs.:** Hyperaldosteronismus*, hypertone Dehydratation (z. B. Diabetes* insipidus, Fieber), hypertone Hyperhydratation (z. B. iatrogen durch Infusion hypertoner Kochsalzlösung).

Hyper|osmie (Hyper-*; gr. ὀσμή Geruch) *f*: (engl.) *hyperosmia*; Riechstörung* mit gesteigerter Riechwahrnehmung; **Vork.:** z. B. bei Epilepsie*, Psychose*, Neurasthenie* od. in der Schwangerschaft. Vgl. Parosmie.

Hyper|para|thyroidismus (Hyper-*; Par-*; Thyreo-*; -id*) *m*: (engl.) *hyperparathyroidism*; Überfunktion der Nebenschilddrüsen mit vermehrter Bildung von Parathormon*; **Formen: 1. primärer** Hyperparathyroidismus: Vork. meist bei Parathyroid-Adenom, evtl. auch bei Hyperplasie, Karzinom der Nebenschilddrüsen od. sporadisch bzw. familiär i. R. von MEN-Syndromen (autosomal-dominant erbl. Krankheitsbilder mit multiplen endokrinen Neoplasien in versch. Organen); Klin: renale Manifestation mit Nephrolithiasis, Nephrokalzinose; gastrointestinale Manifestation mit rezidivierenden Ulcera ventriculi u. Ulcera duodeni, Neigung zu Pankreatitiden; ossäre Manifestation als Osteodystrophia fibrosa generalisata; Kalkablagerungen in versch. Organen (Lunge, Magen, Binde- u. Hornhaut des Auges); Pseudogicht u. Chondrokalzinose; Hyperkalzämiesyndrom; auch unspezifische Sypmtome, z. B. Appetitlosigkeit (Anorexie), leichte depressive Verstimmung, leichte Gedächtnis- od. neuromuskuläre Störungen; **2. sekundärer** Hyperparathyroidismus: reaktive Hyperplasie aller 4 Nebenschilddrüsen; Urs.: Hypokalzämie* (z. B. bei Malabsorption, Calciferolmangel, Schwangerschaft, Laktation, kalkarmer Ernährung, Steatorrhö), Hyperphosphatämie (z. B. bei Niereninsuffizienz) od. neonatal durch mütterlichen Hyperparathyroidismus; **3. tertiärer** Hyperparathyroidismus: seltene, sich meist auf dem Boden eines sekundären Hyperparathyroidismus mit renaler Urs. entwickelnde Form des Hyperparathyroidismus bei reaktiver Überfunktion inf. autonomer adenomatöser Wucherung im bereits hyperplast. Nebenschilddrüsengewebe bzw. massiver irreversibler Hyperplasie der Nebenschilddrüsen.

Hyper|phagie (Hyper-*; gr. φαγεῖν verzehren) *f*: (engl.) *hyperphagia*; syn. Polyphagie; krankhaft gesteigerte Nahrungsaufnahme mit übermäßigem Appetit od. Heißhunger u. fehlendem Sättigungsgefühl; **Vork.:** bei neurol. Erkrankungen, Prader*-Willi-Syndrom, selten als UAW von Psychopharmaka* (z. B. Clozapin, Olanzapin, Mirtazapin).

Hyper|prolaktin|ämie (Hyper-*; Pro-*; lat. lac, lactis Milch; -ämie*) *f*: (engl.) *hyperprolactinemia*; pathol. Erhöhung der Serumkonzentration von Prolaktin*; **Urs.:** Prolaktinom, pharmak. bedingte Sekretionshemmung von Prolaktin hemmenden Releasing-Hormonen (z. B. durch Reserpin; UAW bei Therapie mit klassischen u. teilweise atypischen Neuroleptika*, z. B. Haloperidol, Amisulprid), funktionell bedingt bei bestimmten Formen der

Hypothyreose mit vermehrter Sekretion von TRH (Abk. für engl. thyrotropin-releasing hormone) u. bei Akromegalie*; Hyperprolaktinämie hemmt die Sekretion von LH* u. zusätzl. die Gonadotropinwirkung (Progesteron- bzw. Testosteronbildung); **Klin.:** bei der Frau Anovulation, hypogonadotrope Amenorrhö, evtl. Galaktorrhö, beim Mann Hypogonadismus, Impotenz.

Hyper|prosexie (Hyper-*; gr. πρόσεξις Aufmerksamkeit) *f*: **1.** (engl.) *hyperprosexia*; Zustand krankhaft gesteigerter Aufmerksamkeit, in dem sich ein Betroffener z. B. mit hypochondrischer Störung* seinem Körper od. ein Halluzinierender seiner Halluzination* widmet; **2.** veraltete Bez. für gesteigerte Aufmerksamkeit* mit beschleunigtem Auffassungsvermögen u. erhöhter Ablenkbarkeit*; Vork.: z. B. bei Manie* od. organischem Hirnschaden*. Vgl. Aprosexie; Vigilität; Tenazität.

H

Hyper|re|flexie (Hyper-*; Reflekt-*) *f*: (engl.) *hyperreflexia*; Steigerung der Muskeleigenreflexe (s. Reflexe), meist mit Verbreiterung der Reflexzonen durch Ausfall hemmender Einflüsse kortikospinaler u. extrapyramidaler Bahnen auf die Gamma-Motoneurone; **Vork.:** z. B. bei Pyramidenbahnläsion (erworben z. B. bei Schlaganfall*, angeboren z. B. bei hereditärer spastischer Spinalparalyse); kann bei plötzl. Dehnung eines Muskels zu rhythmischen Kontraktionen führen u. als erschöpfl. od. unerschöpfl. (kontinuierl.) Klonus* in Erscheinung treten, wobei letzterer als Pyramidenbahnzeichen* gilt.

Hyper|re|flexion (Hyper-*; Reflekt-*) *f*: (engl.) *hyperreflection*; übermäßige Neigung zur Selbstreflexion*; das eigene Leben u./od. die eigenen neurotischen Störungen sowie unwillkürlichen vegetativen Funktionen werden übermäßig u. ggf. lebensbeherrschend. Hyperreflexion gilt in der Existenzanalyse* als eine der häufigsten Ursachen von Schlafstörungen u. Sexualneurosen.

Hyper|salivation (Hyper-*; lat. saliva Speichel) *f*: (engl.) *hypersalivation*; syn. Ptyalismus, Sialorrhö; übermäßig gesteigerter Speichelfluss; **Vork.:** z. B. als UAW von atypischen Neuroleptika* (v. a. von Clozapin*), bei Parkinson-Syndrom, als Frühsymptom eines Ösophaguskarzinoms, bei Erkrankung von Mundhöhle u. Pharynx, bei frühkindl. Hirnschaden, in der Schwangerschaft.

Hyper|serotonismus (Hyper-*; Sero-*; Ton-*) *m*: (engl.) *hyperserotonism*; Karzinoidsyndrom*.

Hyper|sexualität (Hyper-*; Sexual-*) *f*: (engl.) *hypersexuality*; wegen fehlender objektiver Kriterien umstrittene Bez. für gesteigertes sexuelles Verlangen; bei Frauen früher als Nymphomanie, bei Männern als Satyriasis od. Don-Juanismus bezeichnet; **Vork.:** als eigenständiges Problem gelegentlich bei Jugendlichen; sehr häufig Sympt. einer organischen Enthemmung (z. B. Enthemmung bei hirnorganischen Prozessen); gelegentlich Sympt. einer affektiven Störung (z. B. Manie*). Vgl. Sexualverhalten, abweichendes.

Hyper|somnie (Hyper-*; lat. somnus Schlaf) *f*: (engl.) *hypersomnia*; Form der Schlafstörungen* mit erhöhtem Schlafbedürfnis (>10 Std. pro Tag) u./od. Tagesschläfrigkeit*; häufig verbunden mit erschwerter Weckbarkeit am Morgen od. Schlaftrunkenheit nach dem Wecken; hohe Komorbiditätsrate mit affektiven Störungen*; **Formen: 1. primäre** Hypersomnie: z. B. idiopathische Hypersomnie, Narkolepsie*, period. Hypersomnie (z. B. Kleine*-Levin-Syndrom); Sympt.: fast täglich u. über einen längeren Zeitraum auftretende Zustände von Schläfrigkeit, die zu deutlichen Einschränkungen der (sozialen) Leistungsfähigkeit u. subjektiven Befindlichkeit führen u. nicht durch eine andere physische od. psychische Urs. zu erklären sind; **2. sekundäre** Hypersomnie: symptomatisch erhöhtes Schlafbedürfnis, z. B. bei Intoxikation*, zentralem u. obstruktivem Schlafapnoesyndrom*.

Hyper|tension, portale (Hyper-*; lat. tensio Spannung) *f*: (engl.) *portal hypertension*; syn. portale Hypertonie, Pfortaderhochdruck; erhöhter Druck in der Pfortader od. ihren Ästen; **Urs.:** v. a. (alkoholische) Leberzirrhose, Pfortaderthrombose u. Abflussstörung im Bereich der großen u. kleinen Lebervenen (sog. Budd-Chiari-Syndrom) bzw. der Vena cava inferior; **Folgen:** Ausbildung versch. **Kollateralkreisläufe** möglich: **1.** gastroösophageal mit Bildung von Fundusvarizen u. Ösophagusvarizen; **2.** umbilikal mit Caput medusae; **3.** mesenterikohämorrhoidal mit Hämorrhoiden; **4.** gastrophrenikorenal bzw. suprarenal; **Klin.:** obere gastrointestinale Blutung aus Varizen (Ösophagusvarizenblutung) od. aufgrund portal-hypertensiver Gastropathie, Ödeme, Aszites, hepatische Enzephalopathie*, Hyperspleniemus.

Hyper|thymie (Hyper-*; gr. θυμός Lebhaftigkeit, Gemüt) *f*: (engl.) *hyperthymia*; Bez. für Aktivitäts- u. Antriebssteigerung mit gehobener Stimmung, die im Unterschied zur Hypomanie* nicht vorübergehend, sondern als Persönlichkeitsmerkmal i. d. R. dauerhaft ist. Vgl. Persönlichkeitsstörung.

Hyper|thyreose (Hyper-*; Thyreo-*; -osis*) *f*: (engl.) *hyperthyroidism*; veraltet Thyreotoxikose; Überfunktion der Schilddrüse* mit gesteigerter Produktion u. Sekretion der Schilddrüsenhormone*; führt zu pathol. gesteigertem Stoffwechsel im gesamten Organismus (Hypermetabolismus); **Formen:** u. a. **1.** Entzündung: v. a. bei Basedow-Krankheit, auch bei subakuter Thyroiditis de Quervain od. akuter Strahlenthyroiditis; **2.** hormonal bedingt; **a)** primäre (thyroidale) H. bei funktioneller Autonomie (der hypophysären TSH-Kontrolle entzogene Schilddrüsenhormonsynthese) der Schilddrüse (disseminiert, uni- od. multifokal); **b)** sekundäre H.: vermehrte Sekretion von TSH* in der Hypophyse*; **c)** tertiäre H. (selten): hypothalam. Mehrsekretion von TRH (Abk. für engl. thyrotropin-releasing hormone); **3.** Neoplasie: u. a. autonomes Adenom der Schilddrüse, best. Formen des Schilddrüsenkarzinoms; **4.** exogen: u. a. iodinduzierte Hyperthyreose, Hyperthyreose inf. exogener Schilddrüsenhormonzufuhr (Hyperthyreosis factitia); **Klin.:** Struma, Augensymptome (z. B. Exophthalmus), Tachykardie, Pulsus magnus, (systolische) arterielle Hypertonie, motorisch-psychische Unruhe mit feinschlägigem Tremor (z. T. unter dem Bild einer akuten Psychose*); Affektlabilität, warm-feuchte Haut, Hyperhidrose, Schweißausbrüche, Bevorzugung kalter Umgebungstemperaturen, Diarrhö, Gewichtsabnahme trotz Heißhungers, Haarausfall, Muskelschwäche (thyreotoxische Myopathie), (Dekompensation einer) Herzinsuffizienz u. hyperdyname Kreislaufstörung; bei langer Dauer Herzmuskelschädigung u. Osteoporose; häufig gleichzeitig Funktionsstörung anderer endokriner Drüsen u. des Stoffwechsels (erhöhter Insulinbedarf bei Diabetes mellitus). Die typischen Sympt. zeigen meist jugendliche Patienten, bei alten Menschen sind oligo- bzw. monosymptomatische Verläufe häufig (sog. Altershyperthyreose); bei Dekompensation einer schweren Hyperthyreose kann es zur thyreotoxischen Krise kommen (insbes. bei Patienten im mittleren u. hohen Lebensalter, ausgelöst z. B. nach Injektion von iodhaltigen Kontrastmitteln).

Hyper|tonie (Hyper-*; Ton-*) *f*: (engl.) *hypertension*; syn. arterielle Hypertonie; sog. Bluthochdruck; pathol. Erhöhung des Blutdrucks mit konsekutiv erhöhtem kardiovaskulärem Risiko (u. a. Schlaganfall*, KHK*, Herzinsuffizienz*); **Häufigkeit:** Prävalenz in Deutschland ca. 55 %; **Einteilung:** nach Blutdruckhöhe, wobei die Grenzwerte zur Definition der Hypertonie dem individuellen kardiovaskulären Risiko des Patienten anzupassen sind, da das kardiovaskuläre Risiko kontinuierl. (exponentiell) mit der Blutdruckhöhe ansteigt; optimal: systolisch <120, diastolisch <80 mmHg; normal: systolisch 120–129, diastolisch 80–84 mmHg; hochnormal: systolisch 130–139, diastolisch 85–89 mmHg; Hypertonie Grad 1 (leicht) 140–159 bzw. 90–99 mmHg, Grad 2 (mittelschwer) 160–179 bzw. 100–109 mmHg, Grad 3 (schwer) ≥180 bzw. ≥110 mmHg; isolierte systolische Hypertonie: systolisch ≥140, diastolisch <90 mmHg mit besonders hohem kardiovaskulären Risiko; **Ätiol.:** **1.** essentielle (primäre) Hypertonie: Urs. unbekannt, vermutl. multifaktoriell u. polygenet.; 90–95 % der Hypertonie; chronischer Stress* gilt als Risikofaktor für die Entwicklung einer primären Hypertonie; **2.** sekundäre Hypertonie: spezif. Urs. (u. a. renal, endokrin, pharmak., kardiovaskulär bedingt); 5–10 %; **Klin.:** unspezif. u. sehr variabel; u. a. Schwindel*, Kopfschmerz*, Sehstörungen*, häufig auch symptomarm bzw. asymptomat.; Sympt. inf. hypertensiver Endorganschäden u. klin. Manifestation als begleitende kardiovaskuläre Erkr.: hypertensive Herzkrankheit u. frühzeitige Entwicklung einer Arteriosklerose mit KHK*, zerebraler Durchblutungsstörung, Niereninsuffizienz (Schrumpfnieren) u. peripherer arterieller Verschlusskrankheit sowie Retinopathia hypertensiva mit rasch progredienter Niereninsuffizienz; erhöhtes Risiko einer Depression bei älteren Patienten infolge zerebraler Durchblutungsstörung (vaskuläre Depression); **Kompl.:** hypertensive Krise (Notfall).

Hyper|tonie, portale (Hypertonie*) *f*: (engl.) *portal hypertension*; portale Hypertension*.

Hyper|tonie|syn|drom, adreno|genitales (Hypertonie*) *n*: (engl.) *adrenogenital hypertension syndrome*; s. Syndrom, adrenogenitales.

Hyper|urik|ämie|syn|drom (Hyper-*; Ur-*; -ämie*) *n*: (engl.) *hyperuricaemic syndrome*; Lesch*-Nyhan-Syndrom.

Hyper|ventilation (Hyper-*; lat. ventilatio Lüftung, Belüftung) *f*: (engl.) *hyperventilation*; im Verhältnis zum erforderlichen Kohlendioxidaustausch des Körpers gesteigerte alveoläre Ventilation mit normalem bis erhöhtem arteriellem Sauerstoff-Partialdruck bei Erniedrigung des arteriellen Kohlendioxid-Partialdrucks (Hypokapnie); führt zu einer kurzfristigen Hemmung der inspiratorischen Neurone des Atemzentrums* u. zur zeitweiligen tonischen Aktivität der exspiratorischen Neurone bis zur Wiederherstellung eines normalen Kohlendioxid-Partialdrucks; kann u. U. zur respiratorischen Alkalose führen; **Urs.:** psychogen (z. B. im Rahmen einer Somatisierungsstörung* od. Angststörung* od. als unspezifische Stressreaktion*; sog. Hyperventilationssyndrom: s. Hyperventilationstetanie); willkürlich; metabolisch (z. B. bei Fieber, Hyperthyreose*); bei Erkrankung des ZNS (Läsion des Atemzentrums, Meningitis*, Enzephalitis*, Schädelhirntrauma* u. a.); kompensatorisch als Folge einer Hypoxie (z. B. bei Anämie od. als Höhenreaktion) od. bei nichtrespiratorischer Azidose (Kussmaul-Atmung); hormonal od. pharmakologisch bedingt (z. B. durch Progesteron, Adrenalin, Salicylsäure). **Induzierte** Hyperventilation: **1.** in der neurol. Diagnostik Provokationsmethode für pathologische Veränderungen im EEG*; s. Hyperventilationstest; **2.** Form der Beatmung in der Intensivmedizin zur Reduktion des zerebralen Blutvolumens durch zerebrale Vasokonstriktion bei Abfall des arteriellen Kohlendioxid-Partialdrucks (Hypokapnie) u. damit vorübergehende Senkung eines erhöhten Hirndrucks (z. B. nach Schädelhirntrauma); **klin. Bedeutung:** Panikstörung, Stress: Sog. aufgesetzte Hyperventilation: verstärkte Brustatmung bei Verspannung der Interkostalmuskulatur bewirkt Engegefühl im Brustkorb, Füllung der oberen Lungenhälfte bei gleichzeitiger Anspannung des Brustkorbs bewirkt den Eindruck, dass kein Platz mehr zum Atmen da sei, Folge: Intensivierung der Einatmung, was das Engegefühl im Brustkorb verstärkt. Hyperventilation kann paradox erscheinende Atemnot bis zur Erstickungsangst auslösen, da Atmung v. a. durch Erhöhung des Kohlendioxid-Partialdrucks angeregt wird, bei Hyperventilation jedoch erhöhter Sauerstoff-Partialdruck bei geringem Kohlendioxid-Partialdruck vorliegt, was Atmungsreduktion durch das Atemzentrum bewirkt.

Hyper|ventilations|test (Hyperventilation*) *m*: (engl.) *hyperventilation test*; Abk. HVT; diagn. Verfahren zur Beurteilung des Schweregrads von Angst- u. Panikstörungen*; Provokation von Angstsymptomen (z. B. Schwindel, Palpitation) durch Hyperventilation* (tritt z. T. unbewusst bei Angstreaktionen auf; Ausschluss bei Herz-Kreislauf-Erkrankung); umfasst einen Fragebogen zu typischen Angstreaktionen u. Durchführung des HVT: bei aufrechter Sitzposition, 2 Minuten lang ca. 60-mal pro Minute so tief wie möglich über Brust atmen (bei zu starker Angst Abbruch); anschließend Erfassung der Empfindungen (Aussagen über Angst, Art der Symptome, Ähnlichkeit der Effekte zwischen HVT u. natürlicher Angst); **Anw.:** DD Dyspnoe u. Angststörung* (sog. Hyperventilationssyndrom); neurol. Diagn.; **Testdauer:** 2 Minuten.

H

Hyper|ventilations|tetanie (Hyperventilation*; Tetanie*) *f*: (engl.) *hyperventilation tetany*; tetanische Krämpfe mit Karpopedalspasmen (bes. Pfötchenstellung der Hände; s. Trousseau-Zeichen, Abb. dort) u. perioralem Kribbeln inf. Hyperventilation* (respirator. Alkalose) u. daraus resultierender Abnahme der Serumkonzentration des ionisierten Calciums; **Ther.:** Beruhigung, kurzfristig Rückatmung in eine Plastiktüte (Erhöhung des alveolären Kohlendioxid-Partialdrucks). Vgl. Tetanie.

Hyper|ventilations|theorie der Panik|störung (Hyperventilation*; Panik*) *f*: (engl.) *hyperventilation theory of panic disorder*; veraltete Theorie (Ley, 1987; Lum, 1981), die Panikanfälle* ausschließlich auf Hyperventilation* zurückführt; postuliert, dass chronisch hyperventilierende Personen vulnerabel für Panikanfälle sind u. dass chronische Hyperventilation durch überdauernde Ängstlichkeit inf. belastender Lebensereignisse od. ständigen Mundatmens entsteht (z. B. bei Sinusitis, Rhinitis); vor dem Hintergrund der chronischen Hyperventilation lösten dann bereits belanglose alltägliche Ereignisse akute Hyperventilation aus, die wiederum körperliche Symptome u. damit einen Panikanfall hervorrufen könnten; **Hinweis:** empirischer Nachweis in systematischen Studien, dass weder chronische noch akute Hyperventilation regelmäßig bei Panikanfall auftreten.

Hyper|vigilanz (Hyper-*; Vigilanz*) *f*: (engl.) *hypervigilance*; gesteigerte Vigilanz* (sog. Überwachheit) mit Ablenkbarkeit u. Aktivität (sog. Hypervigilität) bis hin zu Rastlosigkeit u. Erregung u. entspr. reduzierter Konzentrationsfähigkeit u. Tenazität*; **Vork.:** drogeninduziert (v. a. Stimulanzien*), seltener bei manischen u. akuten schizophrenen Psychosen. Vgl. Bewusstseinserweiterung.

Hypna|goga (gr. ὕπνος Schlaf; ἀγωγός leitend, veranlassend) *n pl*: (engl.) *hypnagogues*; Schlafmittel*.

Hypno|gramm (gr. ὕπνος Schlaf; -gramm*) *n*: (engl.) *hypnogram*; sog. Schlafprofil; s. Polysomnographie.

hypnoid (gr. ὕπνος Schlaf; -id*): (engl.) *hypnoidal*; Bez. für einen der Bewusstseinsveränderung beim Einschlafen ähnlichen Zustand, z. B. bei oberflächlicher Hypnose* od. beim Autogenen* Training.

Hypno|katharsis (gr. ὕπνος Schlaf; κάθαρσις Reinigung) *f*: (engl.) *hypnocatharsis*; Bearbeitung psychotraumatischer Ereignisse durch das Aufdecken der Erlebnisse u. affektive Wiedererleben in der Hypnotherapie*.

Hypno|narkose (gr. ὕπνος Schlaf; νάρκη Erstarrung, Lähmung) *f*: (engl.) *hynonarcosis*; durch Hypnose* ohne Verw. von Arzneimitteln od. Narkotika* induzierte od. unterstützte Narkose bzw. vollständige Analgesie für einen operativen Eingriff.

Hypnose (gr. ὕπνος Schlaf; -osis*) *f*: **1.** (engl.) *hypnosis*; durch bestimmte Reize (z. B. verbale Suggestion) hervorgerufener Zustand der Bewusstseinsveränderung mit Einengung der Aufmerksamkeit, Minderung des Realitätsbezugs u. gesteigerter Suggestibilität (s. Suggestion); die oberflächliche Hypnose ist dem Wachzustand ähnlich (komplexe Handlungen möglich bei gleichzeitiger Senkung von Atem- u. Herzfrequenz u. des Blutdrucks), bei der tiefen, Schlaf-ähnlichen (gegenüber dem Schlaf nachweisbar differente EEG-Befunde) Hypnose besteht häufig eine posthypnotische Amnesie*. Vgl. Trance. **2.** (psychotherap.) s. Hypnotherapie.

Hypnose|übung, fraktionierte (Hypnose*): (engl.) *fractional hypnosis practice*; Vorgehen, bei dem nach Einleitung einer Hypnose* diese (wiederholt) zurückgenommen wird; **Ziel:** Erreichen einer besonderen Trancetiefe nach erneuter Hypnoseinduktion.

Hypno|therapie (gr. ὕπνος Schlaf) *f*: (engl.) *hypnotherapy*; therapeutische Anwendung (nach M. H. Erikson) der Hypnose*, meist in Kombination mit tiefenpsychologischen od. verhaltenstherapeutischen Methoden; **Therapieziel:** durch die vertiefte Entspannungsreaktion (s. Entspannungsreaktion, physiologische) soll gezielt auf bestimmte psychosomatische Sympt. eingewirkt, sollen unbewusste Erinnerungen evoziert u. Selbstheilungskräfte des Unbewussten angeregt werden; **Ind.:** z. B. Asthma bronchiale, Ess- u. Schlafstörungen, Hypertonie od. in der Schmerztherapie (Geburtshilfe, Zahnmedizin); **Kontraind.:** akute Psychose, verschiedene Persönlichkeitsstörungen*; **Durchführung:** Herbeiführung der Hypnose selbst ist von der Suggestibilität* des Patienten abhängig, Einleitung durch visuelle Fixationsübungen u. Verbalsuggestion, Aufhebung durch einfache Anweisungen des Therapeuten; **Wirksamkeit:** Es liegen versch. randomisierte kontrollierte Studien sowie Übersichtsarbeiten u. Metaanalysen vor, hinreichende Wirksamkeitsnachweise bei Erwachsenen für psychische u. soziale Faktoren bei somatischen Krankheiten sowie bei Abhängigkeit u. Missbrauch (Nicotinentwöhnung u. Methadonentzug). Bei Kindern u. Jugendlichen liegen Nachweise vor für die Verbesserung der Bewältigung von

Chemotherapien bei Krebserkrankungen u. weiteren belastenden medizinischen Interventionen (Wissenschaftlicher Beirat Psychotherapie, 2006). **Hinweis:** Es ist umstritten, ob hypnotische Trance einen qualitativ veränderten Bewusstseinzustand darstellt, der objektiv definiert werden kann u. für die Behandlungsergebnisse verantwortlich ist.

Hyp|notika (gr. ὕπνος Schlaf) *n pl*: (engl.) *hypnotics*; Schlafmittel*.

Hypo|aktivität (Hyper-*; Aktivität*) *f*: (engl.) *hypoactivity*; verminderte physische Aktivität des Körpers, langsame Bewegung, Muskelstarre, maskenhafter Gesichtsausdruck bei neurol. od. psychischer, auch schwerer körperl. Erkrankung; Gegensatz: Hyperaktivität*. Vgl. Antriebshemmung; Psychomotorik.

Hypo|bulie (Hyper-*; gr. βουλή Wille) *f*: (engl.) *hypobulia*; verminderte Willensfunktion; reduzierte Fähigkeit zur bewussten, selbstbestimmten u. nachhaltigen Planung u. Umsetzung des eigenen Handelns; häufig in Verbindung mit vermindertem Antrieb* u. Entscheidungsschwäche; **Vork.:** bei Depression*, Schizophrenie*, Persönlichkeitsstörungen*, organischer Wesensänderung, (frontaler) Demenz*. Vgl. Volition; Abulie.

Hypo|chondrie (gr. ὑποχόνδρια Gegend unter den Rippen) *f*: (engl.) *hypochondriasis*; historische Bez. für Störungen, die hauptsächlich durch unbegründete Angst vor körperlicher Erkrankung, gesteigerte Selbstbeobachtung u. Überbewertung von Körperwahrnehmungen sowie ausgeprägtes Sicherheits- u. Kontrollverhalten zur Verhinderung der befürchteten Krankheiten gekennzeichnet sind u. die heute als hypochondrische Störung* bezeichnet werden; **Geschichte:** Die Bez. Hypochondrie geht auf Hippokrates (ca. 460–370 v. Chr.) zurück; in der Antike wurde das Hypochondrium (griechische Bez. für Region unter dem Rippenknorpel mit Zwerchfell u. Oberbauch) als Sitz der Seele u. Ursprung der Schwermut angesehen; Entwicklung des Begriffs im modernen Sinne im 17./18. Jahrhundert in England u. Frankreich (v. a. G. Cheyne, W. Cullen, W. Gull, J.-P. Falret), empirische Untersuchungen ab ca. 1960 von I. Pilowsky (Australien), R. Kellner (USA), A. Barsky (USA).

Hypo|chondrie-Hysterie-Inventar (Hypochondrie*; Hysterie*) *n*: Abk. HHI; Selbstbeurteilungsverfahren zur Erfassung der Intensität hypochondrischer u. hysteroider Persönlichkeitstendenzen; umfasst 65 Items; neben den hypochondrischen u. hysteroiden Tendenzen wird der Grad der Ansteckungsangst erfasst; Ziel ist die Berücksichtigung dieser Persönlichkeitstendenzen bei der medizinischen u. psychologischen Diagn. u. Therapie; **Anw.:** von 17–70 Jahren; Diagn., Therapieplanung; bei Eignungsuntersuchungen, in der Forschung; **Testdauer:** 15–30 Minuten. Vgl. Hysterie; Störung, hypochondrische.

Hypo|chondrie, zirkum|skripte (Hypochondrie*) *f*: (engl.) *circumscribed hypochondriasis*; Bez. (K. Bonhoeffer) für Form der hypochondrischen Störung*, bei der die Krankheitsbefürchtungen auf eine umschriebene Körperregion bezogen werden.

Hypo|frontalität (Hyp-*; frontal*) *f*: (engl.) *hyofrontality*; Unterfunktion der präfrontalen (Präfrontalkortex*) u. frontalen Großhirnrinde* (Frontalkortex*) aufgrund einer funktionellen u./od. strukturellen Schädigung; **Kennzeichen:** u. a. Störungen der Impulskontrolle*, der Einhaltung best. Normen, der Emotionsregulation*; **Vork.:** frontotemporale Demenz*; auch bei antisozialer u. Borderline-Persönlichkeitsstörung; **Nachweis:** durch funktionelle Bildgebung (PET, SPECT, fMRT) v. a. bei kognitiven Aktivierungsaufgaben (z. B. Farbe-Wort-Inferenztest, Wisconsin Card Sorting Test); **Hinweis:** wurde v. a. bei der Erforschung der Schizophrenie (auch bei unipolarer Depression, bipolarer Störung, ADHS) als pathophysiologischer Mechanismus von kognitiven Störungen u. Negativsymptomatik untersucht. Das Konzept einer generellen Hypofrontalität muss relativiert u. im komplexen Zus. mit allen vernetzten Hirnarealen, individuellen u. Krankheitsfaktoren betrachtet werden (s. Hypofrontalitätshypothese). Vgl. Frontalhirnsyndrom.

Hypo|frontalitäts|hypo|these (Hyp-*; frontal*; Hypothese*) *f*: (engl.) *hypofrontal hypothesis*; Postulat, dass eine Minderaktivität in präfronteralen Arealen (s. Präfrontalkortex) das neuronale Korrelat bei Erkrankungen des schizophrenen Formenkreises* darstellt, da sich häufig im Frontalhirn meist chronisch schizophrener Patienten ein verminderter Stoffwechsel sowie eine herabgesetzte Hirndurchblutung nachweisen ließ; s. Hypofrontalität.

Hypo|genesie (Hyp-*; -genese*) *f*: (engl.) *hypogenesis*; Hypoplasie*.

Hypo|genitalismus (Hyp-*; lat. genitalis zur Zeugung gehörig) *m*: (engl.) *hypogenitalism*; Unterentwicklung von Genitalen u. sekundären Geschlechtsmerkmalen; **Urs.:** meist endokrine Störung (z. B. Hypogonadismus*, Hypophysenvorderlappen-Insuffizienz, Nebennierenrinden-Insuffizienz) od. angeborene chromosomale Anomalie (z. B. Turner*-Syndrom, Klinefelter*-Syndrom); **Klin. Bedeutung:** häufig mit einer Störung des Selbstwertgefühls* verbunden.

Hypo|geusie (Hyp-*; gr. γεῦσις Geschmack) *f*: (engl.) *hypogeusia*; s. Schmeckstörung.

Hypo|glyk|ämie (Hyp-*; gr. γλυκύς süß; -ämie*) *f*: (engl.) *hypoglycemia*; Verminderung der Konzentration von Glukose im Blut unter einen dem jeweiligen Lebensalter entspr. Wert (für Kinder u. Erwachsene: 2,8 mmol/l entspr. 50 mg/dl); **Urs.:** **1.** pharmak.: als UAW von Antidiabetika (bei inadäquater antihyperglykäm. Ther. bei Diabetes* mellitus; im Unterschied zum diabetischen Koma ohne hochgradige Dehydratation); **2.** gesteigerte Glukoseverwertung, z. B. bei Insulin produzierendem neuroendokrinen Tumor (Insulinom*) od. bei Neugeborenen diabet. Mütter; **3.** verminderte Glukoseproduktion, z. B. bei Leberfunktionsstörung, Alkoholintoxikation, Mangel an Insulin-Antagonisten (NNR-Hormone, Glucagon, Katecholamine) u. Glykogenose; **4.** postprandial, z. B. bei Diabetes mellitus (spätpostprandial); **5.** leucinempfindliche Hypoglykämie Cochrane (insbes. im Kindesalter); **6.** Hypoglykämie bei Fruktoseintoleranz, Galaktosämie* Typ I, Störungen der Betaoxidation von Fettsäuren; **Sympt.: 1.** vegetative Sympt. als Ausdruck der adrenergen (sympathikotonen) Gegenregulation: kalter Schweiß, Zittern, Hungergefühl, Palpitation, Blässe der Haut, Unruhe, Mydriasis u. a.; Übelkeit, Erbrechen u. Schwächegefühl als parasympathikotone Reaktion; **2.** zentralnervös (neuroglukopenisch): z. B. Kopfschmerz*, psychische Veränderung, Koordinationsstörung, Doppelbilder*, Ataxie*, epilept. Anfälle, manchmal Apathie, evtl. psychot. Zustand mit Erregtheit u. Wutausbrüchen, evtl. fokale Sympt. (DD: Schlaganfall*); quantitative Bewusstseinsstörung* bis hypoglykämischer Schock.

H

Hypo|glyk|ämie|angst (Hyp-*; gr. γλυκύς süß; -ämie*): (engl.) *hyoglycemic fear*; bei Diabetes* mellitus auftretendes metabolisches Angstsyndrom*, das ein für die Patienten außerordentlich wichtiges Warnsymptom der drohenden Hypoglykämie* ist; **Kennzeichen:** zusätzlich zu den Symptomen der Hypoglykämie (u. a. Gereiztheit, innere Unruhe, Zittern, Konzentrationsstörungen, Kopfschmerzen, Heißhunger, Schwitzen) Sympathikus-Erregung u. subjektives Bedrohungsgefühl. Bei ängstlicher Überbewertung hypoglykämischer Warnsymptome resultiert eine vorzeitige u. unangemessene Kohlenhydratzufuhr (mit Gefährdung der pharmakologischen Einstellung des Diabetes mellitus), bei fehlender Wahrnehmung drohender Unterzuckerung: Gefahr des hypoglykämischen Schocks. **Maßnahmen:** Behandlung des Diabetes mellitus; bei beeinträchtigender u. unangemessener, übersteigerter Hypoglykämieangst: Verhaltenstherapie*.

Hypo|gonadismus (Hyp-*; gr. γονή Zeugung, Geschlecht; ἀδήν Drüse) *m*: (engl.) *hypogonadism*; fehlende od. verminderte endokrine Aktivität der Keimdrüsen (Hoden u. Eierstöcke) mit gestörter Ausbildung bzw. Rückbildung der primären u. ggf. der sekundären Geschlechtsmerkmale*; **Formen: 1.** hypergonadotroper (primärer) Hypogonadismus mit kompensator. Erhöhung der zirkulierenden Gonadotropine inf. angeborener Fehlanlage (Gonadenagenesie bzw. Gonadendysgenesie) od. erworben, z. B. bei traumat. Schädigung, Kastration*, Ovarektomie, Orchitis, schwerem (beidseitigem) Maldescensus testis, Klinefelter*-Syndrom; **2.** hypogonadotroper (sekundärer) Hypogonadismus mit Erniedrigung der Gonadotropine im Serum inf. einer dienzephal-hypophysären Störung (Fehlanlage von Neuronen, die GnRH produzieren, entzündl., tumoröse, vaskuläre od. traumat. Veränderung von Hypothalamus/Hypophysenvorderlappen). **Klin.:** variiert nach dem Grad des Hormonmangels. Bei Auftreten eines Hypogonadismus in der Kindheit (präpuberaler Hypogonadismus) resultiert typischerweise das Ausbleiben der Pubertät (sexueller Infantilismus, primäre Amenorrhö, Eunuchismus). Gleichzeitiger Mangel an Wachstumshormon (s. STH) kann zu hypophysär bedingtem Kleinwuchs führen. Im Erwachsenenalter (postpuberaler Hypogonadismus) können sich primäre u. sekundäre Geschlechtsmerkmale (evtl. reversibel) zurückbilden, daneben bestehen Fertilitätsstörungen, es kommt zum Nachlassen von Libido u. Potenz sowie zu allg. Zeichen des Sexualhormonmangels (z. B. Sterilität, Zyklusstörungen der Frau). Der Hypogonadismus ist eine der häufigsten endokrin. Ursachen einer Osteoporose*. Die von den in der Nebennierenrinde gebildeten androgenen Hormonen vermittelten sekundären Geschlechtsmerkmale (Axillarbehaarung, Pubesbehaarung) sind im Allg. nicht betroffen. Vgl. Syndrom, adrenogenitales.

Hypo|kali|ämie (Hyp-*; -ämie*) *f*: (engl.) *hypokalemia*; häufige Form einer Elektrolytstörung* mit Kaliumkonzentration im Serum <3,5 mmol/l, meist in Kombination mit Alkalose (als Ursache od. Folge); **Urs.: 1.** verminderte Zufuhr von Kalium, z. B. bei Anorexie* od. Infusionstherapie mit kaliumfreien Flüssigkeiten; **2.** erhöhte renale Ausscheidung, z. B. bei Ther. mit Thiazid- bzw. Schleifendiuretika (häufig) od. Steroiden, chron. Niereninsuffizienz in der polyurischen Phase, Cushing*-Syndrom od. Hyperaldosteronismus*; **3.** gastrointestinale Verluste, z. B. bei Laxanzienmissbrauch* (sehr häufig), Erbrechen, Diarrhö, Ileus, enteralen Fisteln; **4.** Verteilungsstörungen ohne Verminderung des Gesamtkörperkaliums, z. B. bei Alkalose od. Insulintherapie bei diabetischem Koma; **Klin.:** Sympt. (Hypokaliämiesyndrom, syn. Kaliummangelsyndrom) inf. erhöhter zellulärer Erregbarkeit: Schweregrad abhängig von der Geschwindigkeit der K^+-Konzentrationserniedrigung; **1.** neuromuskulär, z. B. Apathie*, Adynamie*, Lähmung u. Hypotonie der Muskulatur, Wulstbildung bei Beklopfen der Muskulatur, Bewusstseinsstörungen* bis zum Koma*; **2.** gastrointestinal, z. B. Appetitlosigkeit, spast. Obstipation (bis zum paralyt. Ileus); **3.** renal, hypokaliämische Nephropathie; **4.** kardiovaskulär, z. B. Tachykardie, Extrasystolen, Ödeme; cave: gesteigerte Empfindlichkeit gegenüber Herzglykosiden (Gefahr der Digitalisintoxikation auch bei normaler Dosis).

Hypo|kalz|ämie (Hyp-*; lat. calx, calcis Kalk; -ämie*) *f*: (engl.) *hypocalcemia*; Form einer Elektrolytstörung* mit Calciumkonzentration im Serum <2,0 mmol/l bzw. 8,0 mg/d bei normalem Gesamteiweiß u. Säure-Base-Status; **Urs.:** Hypoparathyroidismus*, Calciferolmangel, Rachitis, Malabsorptionssyndrom, chron. Niereninsuffizienz, akute Pankreatitis u. a.; **Klin.:** gesteigerte neuromuskuläre Erregbarkeit bis Tetanie*; EKG: verlängerte QT-Zeit; häufig scheinbare Verminderung der Serumcalciumkonzentration durch Hypoalbuminämie: vom laborchem. bestimmten Gesamt-Calcium sind ca. 45 % an Albumin gebunden ist; das Gesamt-Calcium ist dem ionisierten Calcium nur gleichwertig, wenn eine Veränderung des Serumproteins ausgeschlossen ist.

Hypo|kinese (Hyp-*; Kin-*) *f*: (engl.) *hypokinesia*; (neurol.) Reduktion des Ausmaßes von Willkür-, Reaktiv- u. physiol. Mitbewegungen; bezieht sich v. a. auf Häufigkeit u. Amplitude der Bewegung, weniger auf die Geschwindigkeit; **Vork.:** bei Erkrankungen des extrapyramidalen Systems (z. B. Parkinson*-Syndrom), Frontalhirnerkrankungen, Depression*, auch bei Schizophrenie* u. als UAW von Neuroleptika*. Vgl. Akinese.

Hypo|kretin *n*: (engl.) *hypocretin*; Orexin*.

Hypo|krisie (gr. ηζπὀκϱισισ Heuchelei, Scheinheiligkeit) *f*: (engl.) *hypocrisy*; Bez. für Form der Simulation*, bei der das Vorhandensein bestimmter Tugenden, Einstellungen*, Überzeugungen* u. a. vorgegeben wird; **Vork.:** z. B. bei Persönlichkeitsstörungen*.

Hypo|manie (Hyp-*; -manie*) *f*: (engl.) *hypomania*; affektive Störung* mit leichter, mehrere Tage andauernder submanischer Erregung, bei der die Sympt. geringer ausgeprägt sind als bei der Manie*; **Vork.:** häufig i. R. einer bipolaren affektiven Störung* od. einer schizoaffektiven Psychose*; **Ther.:** wie bei Manie; i. d. R. ambulant möglich.

Hypo|menor|rhö (Hyp-*; gr. μήν, μηνός Monat; -rhö*) *f*: (engl.) *hypomenorrhea*; Zyklusstörung* mit schwacher Menstruationsblutung; **Urs.:** **1.** organisch, z. B. nach forcierter Kürettage (Asherman-Fritsch-Syndrom), bei chron. Endometritis od. Endometritis tuberculosa; **2.** psychogen bzw. hormonal, z. B. als Initialsymptom einer Ovarialinsuffizienz, unter der Einnahme von hormonalen Kontrazeptiva, bei Störungen des Körpergewichts (s. Anorexia nervosa, Adipositas). **Klin. Bedeutung:** psychodynamisch auch als Ablehnung der weiblichen Rolle gedeutet.

Hypo|metrie (Hyp-*; Metr-*): (engl.) *hypometria*; s. Dysmetrie.

Hypo|mimie (Hyp-*; gr. μιμεῖσθαι nachahmen) *f*: (engl.) *hypomimesis*; herabgesetzte Mimik*; **Vork.:** bei stark ausgeprägter Depression*, schizophrenem Residuum*, Parkinson*-Syndrom.

Hypo|mnesie (Hyp-*; -mnese*) *f*: (engl.) *hypomnesia*; quantitative Gedächtnisstörung* mit unspezifischer Schwächung des Erinnerungsvermögens, wobei i. d. R. das Arbeitsgedächtnis stärker als das Langzeitgedächtnis betroffen ist; nicht auf einen best. Zeitraum od. Richtung (retrograd, anterograd) beschränkt; **Urs.:** organische Psychose, Schädelhirntrauma.

Hypo|natri|ämie (Hyp-*; -ämie*) *f*: (engl.) *hyponatremia*; Form einer Elektrolytstörung* mit Natriumkonzentration im Serum <135 mmol/l; meist als Zeichen eines Wasserüberschusses im Organismus, auch eines Mangels an Gesamtnatrium (absolute Hyponatriämie) inf. regulator. Verzichts auf Isotonie zugunsten der Isovolämie; **Vork.:** bei hypotoner Dehydratation sowie hypotoner Hyperhydratation; **Urs.:** Einteilung nach der Na^+-Konzentration im Harn: **1.** Hyponatriämie mit Harn-Na^+ <5 mmol/l bei extrarenalen Na^+-Verlusten (z. B. bei Erbrechen, Diarrhö, Pankreatitis, Schwitzen) u. als Verdünnungshyponatriämie (bei Herzinsuffizienz, Leberzirrhose, inadäquater Infusionstherapie); **2.** Hyponatriämie mit Harn-Na^+ >5 mmol/l bei Nierenfunktionsstörungen, renalem od. zentralem Salzverlustsyndrom, Diuretikatherapie, Nebennierenerkrankungen, Syndrom der inadäquaten ADH-Sekretion, Alkalose, bei Einnahme von Neuroleptika*, Gabapentin u. a. Antiepileptika, Citalopram; **Sympt.:** Apathie*, Kopfschmerz*, Durst, Anorexie*, Erbrechen, ggf. Zeichen der Hypovolämie (Tachykardie u. a.), verschiedene Grade der Bewusstseinsstörung* bis zum Koma; bei chron. Hyponatriämie u. langjähriger Neuroleptika-Einnahme häufig asymptomatisch.

Hypo|para|thyroidismus (Hyp-*; Par-*; Thyreo-*; -id*) *m*: (engl.) *hypoparathyroidism*; verminderte od. fehlende Produktion von Parathormon*; **Urs.:** **1.** meist nach versehentl. operativer Entfernung od. Schädigung der Nebenschilddrüsen i. R. einer Strumektomie (parathyreopriver Hypoparathyroidismus); **2.** als Folge anderer Erkrankungen (Metastasen, Entzündung); **3.** sehr selten autoimmun. bedingt (idiopathischer Hypoparathyroidismus); **4.** ein passagerer Hypoparathyroidismus kurz nach der Geburt ist physiologisch; **Klin.:** Hypokalzämie* (<2 mmol/l bzw. 8 mg/dl) mit Tetanie*, Hyperphosphatämie (>1,5 mmol/l bzw. 5 mg/dl), starke Hypokalzurie, Hypophosphaturie; als Spätsymptome troph. Störungen an Haaren, Haut u. Nägeln, metastat. Verkalkungen in Lungen, Linse, basalen Hirnganglien (Folge: epileptische Anfälle, s. Fahr-Krankheit); **DD:** Abgrenzung der tetaniformen Symptomatik zur akuten Psychose*.

Hypo|pathie (Hyp-*; -pathie*) *f*: (engl.) *hypopathia*; Hypalgesie*.

Hypo|phonie (Hyp-*; gr. φωνή Ton, Laut) *f*: (engl.) *hypophonia*; (logopäd.) Form der Phonasthenie* mit leiser, rauer u. monotoner Stimme.

Hypo|physe (Hyp-*; gr. φύεσθαι entstehen, wachsen) *f*: (engl.) *hypophysis, pituitary (gland)*; Glandula pituitaria; Hirnanhangdrüse; in der Sella turcica der knöchernen Schädelbasis lokalisiertes, aus versch. Anteilen zusammengesetztes, kirschgroßes endokrines Organ (s. Abb.); **Einteilung:** **1. Hypophysenvorderlappen** (syn. Adenohypophyse; Abk. HVL): mit dem Diencephalon* über spez. Gefäßsystem (Pfortadergefäße der Hypophyse) verbundene endokrine Drüse; embryonale Entwicklung aus ektodermalem Epithel des Mundhöhlendachs; Gliederung in Pars distalis, Pars tuberalis u. Pars intermedia (Hypophysenzwischenlappen, beim Menschen nur rudimentär angelegt; Bildungsort des Melanozyten stimulierenden Hormons, Abk. MSH); Funktion: Synthese von glandotropen (FSH*, LH*, TSH*, ACTH*) u. nicht glan-

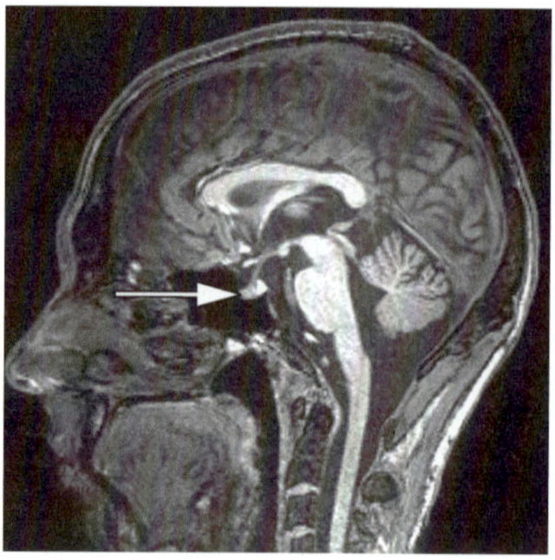

Hypophyse: Darstellung in einer T1-gewichteten MRT-Aufnahme [13]

dotropen Proteohormonen (STH*, Prolaktin*); Regulation der Hormonsekretion durch Releasing*-Hormone; **2. Hypophysenhinterlappen** (syn. Neurohypophyse; Abk. HHL): entwicklungsgeschichtliche Ausstülpung des Bodens des Diencephalons*; besteht aus marklosen Nervenfasern, einem Kapillarnetz u. einer spez. Gliaform (Pituizyten); steht über Nervenfasern mit den Nuclei supraoptici u. Nuclei paraventriculares des Hypothalamus* in Verbindung; Funktion: Bindung an Polypeptide, Speicherung u. Freisetzung durch Exozytose der hypothalamischen Hormone Oxytocin* u. ADH*. Vgl. Hypothalamus-Hypophysen-System.

Hypo|physen|hormone (Hypophyse*; Horm-*) *n pl*: (engl.) *pituitary hormones*; s. Hypophyse.

Hypo|physen|in|suffizienz (Hypophyse*; In-*; lat. sufficiens hinreichend, genügend) *f*: (engl.) *pituitary insufficiency*; partielle od. (selten) generalisierte Verminderung der Sekretionsleistung der Hypophyse*; s. Psychosyndrom, endokrines.

Hypo|plasie (Hyp-*; -plasie*) *f*: (engl.) *hypoplasia*; syn. Hypogenesie; (genet.) anlagebedingte morphologische Unterentwicklung, bei der die Organanlage vorhanden, das Organ aber nicht vollständig entwickelt ist; **Vork.:** v. a. bei Nieren u. Herz, auch im ZNS: z. B. Vermis*-cerebelli-Hypoplasie, Rückenmarkhypoplasie, Hypoplasie der hirnversorgenden Gefäße (z. B. Arteria vertebralis). Vgl. Aplasie.

Hypo|pro|sexie (Hyp-*; gr. προσεξις Aufmerksamkeit) *f*: (engl.) *hypoprosexia*; veraltete Bez. für Zustand verminderter Aufmerksamkeit*, Auffassungsgabe u. Erregbarkeit*; **Vork.:** bei Hirnschaden* u. Depression*.

Hypo|reflexie (Hyp-*; Reflekt-*) *f*: (engl.) *hyporeflexia*; Bez. für die Abschwächung aller od. einzelner Muskeleigenreflexe (s. Reflexe); **Vork.:** v. a. bei peripherer Lähmung*, Schädigung der Wurzeln der Spinalnerven od. Polyneuropathie*; physiologisch im Alter. Vgl. Areflexie.

Hyp|osmie (Hyp-*; gr. ὀσμή Geruch) *f*: (engl.) *hyposmia*; Form der Riechstörung* mit herabgesetztem Riechvermögen; **Vork.:** z. B. bei Schädelhirntrauma, Hirnnervenentzündung, Verlegung der Riechspalte (Polypen, hyperplast. Schleimhaut, Tumoren), Parkinson-Syndrom, Schleimhauttrockenheit, pharmak. od. toxisch bedingt. Vgl. Anosmie.

Hypo|somnie (Hyp-*; lat. somnus Schlaf) *f*: (engl.) *hypoinsomnia*; Insomnie*.

Hypo|taxie (Hyp-*; gr. τάξις Aufstellung, Anordnung) *f*: (engl.) *hypotaxis*; mittlere hypnotische Trancetiefe mit Katalepsie* (Bewegungsunfähigkeit ohne entsprechende Suggestion*), Levitation*, völlige Schmerzunempfindlichkeit u. partielle Amnesie*; bei weiterer Vertiefung der Hypnose* Übergang in Somnambulanz*.

Hypo|tension (Hyp-*; lat. tensio Spannung) *f*: (engl.) *hypotension*; s. Hypotonie.

Hypo|thalamus (Hyp-*; gr. θάλαμος Lager, Kammer) *m*: (engl.) *hypothalamus*; Abk. HT; unterhalb des Thalamus* gelegener Teil des Diencephalons*; zum HT gehören u. a. Chiasma opticum, Tractus opticus, Tuber cinereum, Lamina terminalis, die Hypophyse* u. der paarige Mammillarkörper (s. Abb.); Kerne: Nuclei paraventriculares, Nuclei supraoptici u. Nuclei tuberales. Der Hypothalamus bildet eine Schnittstelle zwischen dem neuronalen u. endokrinen System, er erhält sensorische Informationen über externe als auch körperinterne Reize. Er ist über Efferenzen mit dem sympathischen u. parasympathischen Nervensystem u.

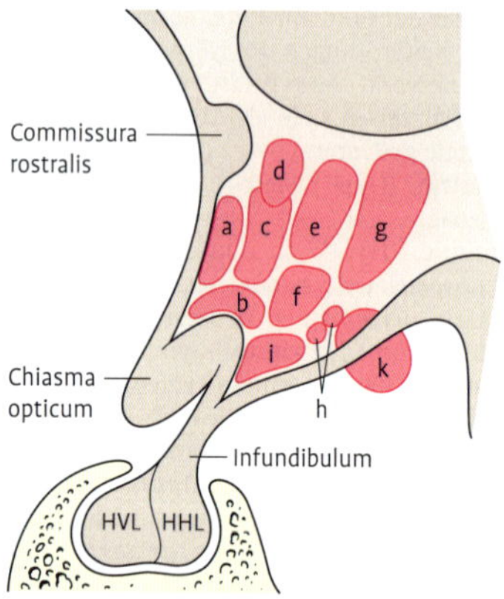

Hypothalamus: Sagittalschnitt des Diencephalons in der Medianebene; a: Area preoptica; b: Nucleus supraopticus; c: Nucleus ventromedialis hypothalami; d: Nucleus paraventricularis; e: Nucleus dorsomedialis hypothalami; f: Nucleus tuberomamillaris; g: Nucleus posterior hypothalami; h: Nuclei tuberales laterales; i: Nucleus infundibularis; k: Mammillarkörper; HVL: Hypophysenvorderlappen; HHL: Hypophysenhinterlappen

dem Hypophysenhinterlappen verbunden u. über neurosekretorische Neurone mit dem Hypophysenvorderlappen. Er kontrolliert die Freisetzung von CRH aus der Hypophyse u. damit die Ausschüttung von ACTH aus dem Hypophysenvorderlappen, die z. T. auch durch ADH u. Noradrenalin stimuliert wird. **Funktion: 1.** Regulation des vegetativen Nervensystems (vegetative Zentren): Wärmeregulation, Schlaf*-Wach-Rhythmus, Blutdruck- u. Atmungsregulation, Nahrungsaufnahme (Hunger- u. Sättigungszentrum*, Fettstoffwechsel), Wasserhaushalt, Sexualfunktion; **2.** endokrin: s. Hypothalamushormone; Hypothalamus-Hypophysen-System; Hypothalamus-Hypophysen-Nebennieren-Achse.

Hypo|thạlamus|hormone (Hypothalamus*; Horm-*) *n pl*: (engl.) *hypothalamic hormones*; im Hypothalamus* gebildete Neuropeptide*; **1.** ADH* u. Oxytocin*: gelangen über den Tractus supraopticohypophysalis direkt zum Hypophysenhinterlappen (s. Hypophyse); **2.** Releasing*-Hormone: setzen über die neurovaskuläre Kette Hypophysenvorderlappen-Hormone frei.

Hypo|thạlamus-Hypo|physen-Neben|nieren|rinden-Achse (Hypothalamus*; Hypophyse*): (engl.) *hypothalamic-pituitary-adrenocortical-system (Abk. HPA-system)*; Abk. HHNA; auch HPA-Achse; Teil des Hypothalamus*-Hypophysen-Systems, der u. a. die Regulation der Stressreaktion* kontrolliert; unter Stress aktivierter Regelkreis von Hypothalamus*, Hypophyse* u. Nebennierenrinde* zur Sekretionsregulation von Glukokortikoiden, v. a. Cortisol. Unter Stress werden Glukokortikoide vom Organismus zur Aufrechterhaltung der Homöostase u. über biochemische Reaktionen zur Bereitstellung von Energie in Form von Glukose benötigt; im stressfreien Zustand folgt die Glukokortikoidsekretion dem zirkadianen Rhythmus u. dient der natürlichen Aktivierung des Körpers (z. B. nach dem Aufwachen). Bei Einwirkung eines Stressors* auf den Organismus wird im Hypothalamus vermehrt CRH* freigesetzt. Die Ausschüttung von CRH aus dem Hypothalamus führt zur Sekretion von ACTH* im Hypophysenvorderlappen. ACTH bewirkt die Ausschüttung von Glukokortikoiden* (v. a. Cortisol*) in der Nebennierenrinde. Cortisol wirkt hemmend auf das Immunsystem, aktiviert den Glykogenabbau in den Muskeln u. die Neubildung von Glukose in der Leber. Dieser Vorgang dient der Vorbereitung des Organismus auf Bedrohungen u. Anpassung auf Stress auslösende Situationen (Cortisol erhöht die Energieversorgung der Muskulatur, Steigerung der Herzfrequenz, Anstieg der freien Fettsäuren und

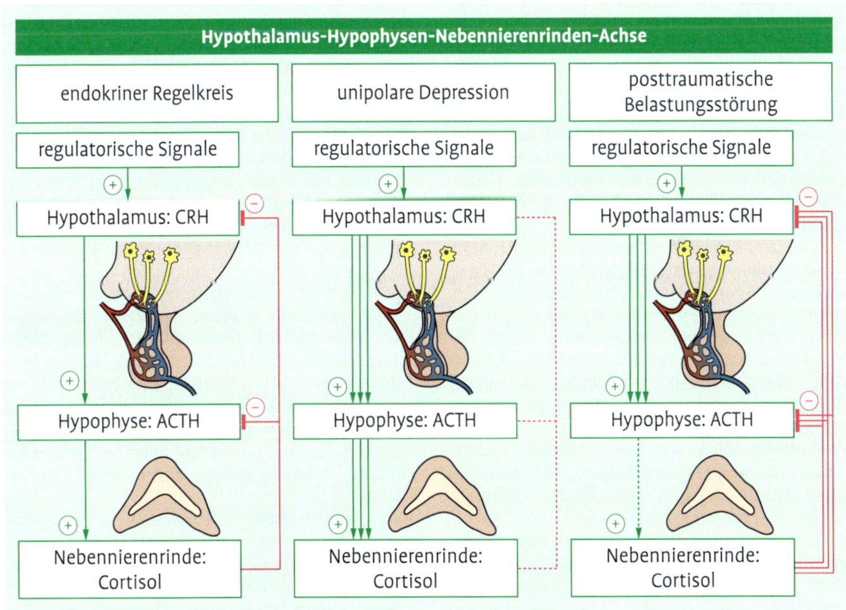

Hypothalamus-Hypophysen-Nebennierenrinden-Achse: Physiologischer Regelkreis bei Gesunden u. Dysregulation des HHNA-Systems bei Personen mit bestimmten Formen der Depression, vermehrter Cortisol-Sekretion u. reduziertem negativen Feedback od. posttraumatischer Belastungsstörung mit verminderter ACTH- u. Cortisol-Sekretion u. erhöhtem negativen Feedback; die Anzahl der Pfeile entspricht der Stärke der Sekretion (grün) u. der Stärke des negativen Feedbacks (rot).

der Magensäurekonzentration, Reduktion von Hunger, Müdigkeit, Sexualtrieb) u. ist zur Bewältigung von Gefahren lebenswichtig. Bei erhöhter Konzentration der Glukokortikoide wird die Ausschüttung von CRH u. ACTH u. damit weiterer Glukokortikoide verringert (negatives Feedback). **Klin. Bedeutung:** Die Hypothalamus-Hypophysen-Nebennierenrinden-Achse stimuliert die Sekretion von Glukokortikoiden, welche im Gehirn über Mineralokortikoid-Rezeptoren u. Glukokortikoid-Rezeptoren wirken, wo insbesondere die Glukokortikoid-Rezeptoren psychische Prozesse regulieren, wie z. B. Emotionen (z. B. Angst, depressive Verstimmung) u. kognitive Prozesse (z. B. Lernen, Gedächtnis). Eine Dysregulation des HHNA-Systems konnte z. T. bei psychischen Störungen nachgewiesen werden, so z. B. bei bestimmten Formen der Depression*, posttraumatischer Belastungsstörung*, chronischem Müdigkeitssyndrom* (s. Abb.). Neue Metaanalysen zeigen jedoch, dass störungsspezifische Dysregulationsprozesse nicht generell angenommen werden können. Vgl. CRH-Hypersekretion, chronische.

Hypo|thalamus-Hypo|physen-System (Hypothalamus*; Hypophyse*) *n pl*: (engl.) *hypothalamic-hypophyseal axis*; (neurophysiol.) zentrales Steuer- u. Regelsystem zur funktionellen Koordination zwischen ZNS u. Hormonsystem; die vom Hypothalamus* produzierten Releasing*-Hormone wirken selektiv auf verschiedene Zellpopulationen der Hypophyse* u. stimulieren od. hemmen die Ausschüttung hypophysärer Hormone. Verschiedene endokrine Organe/Systeme sind Ziel der Wirkung hypophysärer Hormone, so z. B. die Nebennieren (s. Hypothalamus-Hypophysen-Nebennierenrinden-Achse), die Gonaden (Hypothalamus-Hypophysen-Gonaden-Achse), die Schilddrüse (Hypothalamus-Hypophysen-Schilddrüsen-Achse).

Hypo|thalamus|tumor (Hypothalamus*; Hypothalamus*; lat. tumor Geschwulst) *m*: (engl.) *hypothalamus tumor*; gewebliche Neubildung im Hypothalamus*; **Sympt.:** je nach Tumorausbreitung u. Dignität: gestörte Steuerung des vegetativen Systems u. wichtiger homöostatischer u. endokriner Regelkreise (z. B. Temperatur, Blutdruck, Osmolarität, Wasserhaushalt, Wachstum, zirkadianer Rhythmus, Sexual- u. Fortpflanzungsverhalten; vgl. Fröhlich-Syndrom).

Hypo|thermie (Hyp-*; gr. θερμός Wärme, Hitze) *f*: (engl.) *hypothermia*; Unterkühlung, Untertemperatur; erniedrigte Körpertemperatur; **Formen:** **1.** Hypothermie bei Kollaps, Hypothyreose, Kachexie u. a.; **2.** akzidentelle Hypothermie durch Kälteexposition bes. bei Berg- u. Ertrinkungsunfällen, durch akzidentellen Wärmeverlust perioperativ u. postnatal (Proph. erforderl. bei Neugeborenen, spez. Frühgeborenen) inf. unreifer Wärmeregulation; **3.** kontrolliert (therap.) **induzierte** Hypothermie durch externe od. interne Kühlung (z. B. Infusion gekühlter Lösung bzw. extrakorporal im Wärmetauscher der Herz-Lungen-Maschine), konsekutiv Hypometabolismus, Senkung des Sauerstoffverbrauchs u. damit Verlängerung der Ischämietoleranz aller Organe; bes. in der offenen Herzchirurgie, auch in der Neurochirurgie u. Transplantation (Kühlung der entnommenen Organe durch Perfusionslösung von 4 °C) sowie ggf. nach erfolgreicher Reanimation (kontrollierte milde Hypothermie von 32–34 °C über 24 Stunden); **Klin.:** s. Tabelle.

Hypothermie

Körpertemperatur	Klinik	tolerierter Kreislaufstillstand
36 °C	Kältezittern, Kältegefühl	4–10 Min.
35–34 °C	psychische Alteration (Angst, Schmerzempfindung, Amnesie)	
33 °C	Rigor	
30 °C	Bewusstseinsverlust, Pupillenerweiterung	10–16 Min.
28 °C	Kammerflimmern, Asystolie oder andere Herzrhythmusstörungen	
27 °C	Muskelerschlaffung	16–60 Min.
<18 °C	isoelektrisches EEG	60–90 Min.

Hypo|these (gr. ὑπόθεσις Annahme) *f*: (engl.) *hypothesis*; begründete Annahme, die mit Hilfe von statistischen Tests* überprüft werden kann; bei der Durchführung geht man i. d. R. von einer **Arbeitshypothese** (Alternativhypothese, Erklärungshypothese, H1) aus, die einen Zusammenhang zwischen versch. abhängigen u. unabhängigen Zufallsvariablen postuliert, den zu testenden Effekt beschreibt u. die zu beweisende Hypothese ist; dazu wird das logische Gegenteil, die **Null-Hypothese** (H0) formuliert, die das Nichtvorhandensein des zu testenden Effekts beschreibt; die Hypothesen werden zu einer Bestätigung einem geeigneten statistischen Test unterzogen, in dem untersucht wird, ob die Nullhypothese verworfen u. die Arbeitshypothese angenommen werden kann.

Hypothesen|bildung (Hypothese*): (engl.) *hypothesis formation*; Prozess des Ableitens von Aussagen, Behauptungen od. Theorien, deren Zutreffen od. Nicht-Zutreffen mit Hilfe einer Studie od. eines Experimentes belegt werden können; überprüfbare Hypothesen* werden aus theoretischen Ableitungen, zufälligen od. systematischen Beobachtungen od. Pilotstudien gewonnen.

Hypo|thyreose (Hyp-*; Thyreo-*; -osis*) *f*: (engl.) *hypothyroidism*; Unterfunktion der Schilddrüse* u.

unzureichende Versorgung der Körperzellen mit Schilddrüsenhormonen*; **Formen: 1.** angeborene Neugeborenenhypothyreose (irreversibel): **a)** bei Schilddrüsenaplasie (Athyreose); **b)** bei Schilddrüsenhypo- bzw. -dysplasie; orthotop, d. h. bei normaler Lok. od. ektop, z. B. als Zungengrundstruma; **c)** bei Iodfehlverwertung; **d)** bei Enzymdefekten der Schildrüsenhormonsynthese; **e)** bei peripherer Schilddrüsenhormonresistenz (sog. Endorganresistenz); **f)** bei Mangel an TSH*; **2.** intrauterin erworbene Neugeborenenhypothyreose (teilreversibel bzw. reversibel), z. B. inf. Iodmangels bzw. erhöhter Iodaufnahme der Mutter, Einfluss strumigener Substanzen od. immunogen bedingt; **3.** postnatal erworbene (thyrogene) Hypothyreose mit od. ohne Struma*: **a)** entzündlich bedingt, z. B. Struma lymphomatosa Hashimoto; s. Thyroiditis; **b)** postoperativ; **c)** nach Strahlentherapie (z. B. Radioiodtherapie, externe perkutane Bestrahlung); **d)** durch strumigene Substanzen (bestimmte Arzneimittel, z. B. Lithium); **e)** bei extremem Iodmangel; **f)** Hypothyreose anderer Art (z. B. inf. Schilddrüsentumoren, durch hormonbindende Antikörper u. a.); **4.** postnatal erworbene, sekundäre Hypothyreose: hypophysär bzw. hypothalamisch bedingt, häufig in Kombination mit Störungen anderer endokriner Drüsen; **5.** Hypothyreose inf. peripherer Hormonresistenz (Spätmanifestation); **Sympt.: 1.** bei Neugeborenen respiratorische Insuffizienz, Zyanose, Ikterus, Kretinismus, muskuläre Hypotonie u. psychomotor. Behinderung, häufig weite Fontanelle. Bei den angeborenen Formen treten erste Sympt. meist nicht sofort nach der Geburt auf, da das mütterliche Schilddrüsenhormon das Kind noch ca. 4–12 Wochen versorgt (Ausnahme: Athyreose). Mit dem Hypothyreose-Screening (TSH-Bestimmung am 5. Tag postpartal im Fersenblut) wird Neugeborenenhypothyreose meist früh erkannt. **2.** bei Kindern v. a. Störung des Wachstums u. der körperl. Entwicklung; die enchondrale u. periostale Ossifikation ist verzögert; Epiphysenfugen bleiben lange offen, Knochenkerne treten verspätet auf, die Dentition setzt verzögert ein. Folgen: Kleinwuchs mit gedrungenem Körperbau u. kurzen Extremitäten; die Intelligenz* ist herabgesetzt; häufig verzögerte Pubertät; röntg. evtl. (reaktiv) vergrößerte Sella turcica inf. Hypertrophie des Hypophysenvorderlappens; **3.** im Erwachsenenalter Vollbild aus Apathie u. a. psychischen Störungen (z. B. organisch bedingte Psychose*), Myxödem mit aufgedunsenem Gesicht u. schlitzförmig verschmälerten Augen inf. periorbitalem Ödem, verdickten Lippen, Makroglossie u. trockener, rauer u. verdickter Haut; das Haar ist meist glanzlos u. struppig, die Stimme heiser u. dabei auffällig rau u. tief; allgemein Schwäche, Gewichtszunahme, häufig extreme Obstipation, Hypothermie mit kühler Haut u. Kälteintoleranz, Hypotension, Bradykardie, u. U. Herzdilatation, Perikarderguss, Parästhesien, Muskelkrämpfe, Schwerhörigkeit sowie auffällige Verlangsamung der Reflexe*, insbes. des Achillessehnenreflex (über 350 ms); Labordiagn.: u. a. Hypoglykämie, niedrige Aktivität der alkal. Serumphosphatase, Hypercholesterolämie u. Anämie inf. Resorptionsstörung von Eisenionen bzw. Cobalamin als Ausdruck des verlangsamten Stoffwechsels; **Hinweis:** Risikofaktor für Demenz (v. a. Alzheimer-Krankheit) u. Depression.

Hypo|tonie (Hyp-*; Ton-*) *f*: (engl.) *hypotension*; Druck-, Spannungs- bzw. Tonuserniedrigung; **Formen: I. arterielle Hypotonie** (syn. Hypotension, Hypotonus): bei Blutdruckmessung unter Ruhebedingung systol. Blutdruck beim Mann <110 mmHg, bei der Frau <100 mmHg u. diastol. <60 mmHg; Formen: **1.** konstitutionelle Hypotonie (syn. essentielle od. primäre Hypotonie): hypotone Kreislaufregulation mit Kollapsneigung, Hyperhidrose, kalten Extremitäten, meist Bradykardie u. Palpitation sowie Neigung zur Hypoglykämie*; Vork.: v. a. bei asthenischer Konstitution; **2.** symptomat. (sekundäre) Hypotonie; Vork.: u. a. bei Herzinsuffizienz, Herzinfarkt, Aortenstenose, Hypophysenvorderlappen- od. Nebennierenrindeninsuffizienz, Myxödem, paroxysmaler Tachykardie, Fieber, Hypovolämie, Schwangerschaft u. Recovery; **3.** orthostat. Hypotonie (syn. Orthostasesyndrom): Störung der orthostatischen Regulation mit Blutdruckabfall inf. Blutverschiebung in Beine u. Splanchnikusgebiet beim Übergang vom Liegen od. Hocken zum Stehen; Sympt.: Schwarzwerden vor Augen, Ohrensausen, Schwindel, Synkope inf. zerebraler Minderperfusion; Vork.: v. a. jüngere Frauen u. Personen mit asthen.-leptosomem Konstitutionstyp sowie bei längerer Immobilisation, Infektion u. endokrin. Dysfunktion; bei Einnahme von Antihypertensiva od. Neuroleptika*; Formen (Diagn.: Schellong-Test): **a)** sympathikoton: isolierte Abnahme des systol. Blutdrucks um mehr als 15 mmHg bei starkem Pulsanstieg; **b)** asympathikoton: Abfall von systol. u. diastol. Blutdruck sowie fehlende sympath. Gegenregulation (Tachykardie, Schwitzen); **II. muskuläre Hypotonie** (syn. Muskelhypotonie): herabgesetzter Ruhetonus eines Muskels od. der gesamten Muskulatur (d. h. des Dehnungswiderstands bei passiver Bewegung eines Muskels); Urs.: funktionelle Störungen des extrapyramidalen Systems, des Cerebellums*, der Hinterstrangbahnen des Rückenmarks, des 2. Neurons der Willkürmotorik (Vorderhornzelle u. peripherer Nerv), metabol. (z. B. Rachitis) od. angeb.; vgl. Lähmung.

Hypo|trophie, fetale (Hyp-*; Troph-*) *f*: (engl.) *fetal hypertrophy*; intrauterine Wachstumsretardierung*.

Hypo|vitaminose (Hyp-*; -osis*) *fpl*: (engl.) *hypovitaminosis*; leichte Form des Vitaminmangels; schwere Form: Avitaminose; **Urs.: 1.** falsche od. ungenügende Ernährung (z. B. Beriberi); **2.** ungenügende intestinale Resorption (starke Diarrhö, Darmresektion z. B. bei perniziöser Anämie, Schleimhautatrophie mit Fehlen von Intrinsic-Faktor, Zerstörung der Darmflora, z. B. durch Antibiotika, Zu-

Hypovitaminose
Vitamine, Mangelerkrankungen und Symptomatik

Vitamin	Mangelerkrankung und Symptomatik
Ascorbinsäure (Vitamin C)	Skorbut mit Müdigkeit, Blutungsneigung, Zahnfleischbluten, Zahnverlust, Wundheilungsstörung
Biotin	Dermatitis, Haarausfall, Anorexie, Übelkeit, Taubheitsgefühl und Schmerzen in Armen und Beinen, Angstzustände, Depressionen u. a. bei Alkoholabhängigkeit und parenteraler Ernährung
Calciferole (Vitamin D)	Rachitis mit Skelettveränderungen, Osteomalazie, Tetanie, Krampfleiden
Cobalamin (Vitamin B_{12})	perniziöse Anämie mit Glossitis, atrophischer Gastritis, funikulärer Myelose, Cobalamin-Mangelpsychose
Folsäure	hyperchrome, makrozytäre Anämie mit Leukopenie und Thrombozytopenie; Parästhesie, Demenz, progressive Schwäche, sensorische Ataxie; Resorptions-, Wachstums- und Fortpflanzungsstörung; erhöhtes Arterioskleroserisiko mit erhöhter Homocysteinkonzentration; vor oder während Schwangerschaft: fetale Fehlbildung (z. B. Spina bifida), Frühgeburt
Niacin	Pellagra mit Dermatitis, Mundwinkelrhagaden, Diarrhö, Demenz
Pyridoxin (Vitamin B_6)	Dermatitis, Entzündungen im Mund und an den Lippen, Insomnie, nervöse Störung, Reizbarkeit, eisenresistente, hypochrome mikrozytäre Anämie und Krämpfe im Säuglingsalter
Riboflavin (Vitamin B_2)	Wachstumsstörung, entzündliche Veränderung der Schleimhäute, seborrhoische Dermatitis, Mundwinkelrhagaden, ggf. normochrome normozytäre Anämie
Thiamin (Vitamin B_1)	Beriberi mit Ödemen, Enzephalopathie (Wernicke-Syndrom), Herzinsuffizienz
Tocopherole (Vitamin E)	Konzentrationsstörung, Leistungsschwäche, Müdigkeit, Reizbarkeit, Wundheilungsstörung, Vitamin-E-Mangelataxie (autosomal-rezessiv erblich)
Vitamin A	A-Hypovitaminose mit Nachtblindheit, Xerophthalmie
Vitamin K	Gerinnungsstörungen

fuhr von Vitamin-Antagonisten); **3.** unzureichende Umwandlung in die aktive Wirkform (z. B. Calciferol bei renaler Osteopathie); kann mit Leberschaden (Störung des Stoffwechsels, Depotverlust), Alkoholabhängigkeit* (Leberschaden u. Mangelernährung), Schwangerschaft u. Stillperiode (erhöhter Bedarf) assoziiert sein. Ernährungsbedingter Mangel ist bei ausreichender Nahrungsmittelaufnahme sehr selten. **Formen:** s. Tabelle.

Hyp|oxie (Hyp-*; gr. ὀξύς scharf, sauer) *f*: (engl.) *hypoxia*; verminderter Sauerstoffgehalt mit arteriellem Sauerstoff-Partialdruck <70 mmHg, verminderte Sauerstoffversorgung (im Gesamtorganismus od. in best. Körperregionen); **Urs.:** z. B. respiratorische Insuffizienz od. Aufenthalt in großen Höhen, Anämie, Beeinträchtigung der Gewebeperfusion infolge von Herzinsuffizienz, Intoxikation; **Sympt.:** Angst* u. Unruhe*, Dyspnoe, Zyanose, Tachykardie, Blutdruckanstieg, Verwirrtheit, u. U. Bradykardie, Herzstillstand. Vgl. Anoxie.

Hyster|ek|tomie (gr. ὑστέρα Gebärmutter; Ek-*; -tom*) *f*: (engl.) *hysterectomy*; Entfernung der Gebärmutter; **Formen: 1.** Hysterektomie über vaginalen Zugang, häufig laparoskopisch assistiert: Schauta-Stoeckel-Operation, Trachelektomie, intrafasziale Hysterektomie u. a.; **2.** Hysterektomie über abdominalen Zugang: Wertheim-Meigs-Operation, subtotale (suprazervikale) Hysterektomie mit Erhalt der Cervix uteri u. a.; **3.** laparoskop. Hysterektomie: erweiterte Hysterektomie, subtotale Hysterektomie (Zervix erhaltend, mit Resektion der Transformationszone); **klin. Bedeutung:** postoperativ v. a. bei jüngeren Frauen gelegentlich psychische Probleme mit Minderwertigkeitsgefühl* aufgrund des endgültigen Verlusts der Reproduktionsfähigkeit; Probleme in der Partnerschaft.

Hysterie (gr. ὑστερικός an der Gebärmutter leidend) *f*: **1.** (engl.) *hysteria*; historische Bez. für Störungen, die hauptsächl. durch dissoziative (z. B.

verändertes Ich*-Bewusstsein) od. neurol. Symptome (z. B. Lähmung, Blindheit, Taubheit, Epilepsie-ähnliche Anfälle) gekennzeichnet sind u. heute als somatoforme Störung*, Konversionsstörung*, dissoziative Störung* bezeichnet werden, z. T. im Sinn eines stabilen Erlebens- u. Verhaltensmusters auch histrionische Persönlichkeitsstörung*; **Geschichte:** gilt als vermutlich ältester Krankheitsbegriff für eine psychische Störung; als Frauenkrankheit angesehen mit der Vorstellung, dass sich eine Gebärmutter, die nicht regelmäßig Sperma empfängt, im Körper suchend bewegt u. die Gehirntätigkeit beeinflusst; mit den Arbeiten J.-M. Charcots (1825–1893; s. Salpetrière) u. später durch S. Freuds u. J. Breuers „Studien über Hysterie" (1895) entstand ein erstes Profil der Psychoanalyse*, wobei Freud die Hysterie durch die Einführung des Begriffs der Konversionsneurose neu definierte; als diagnostischer Begriff gilt die Hysterie heute als veraltet (Diagnose 1980 im DSM-III bzw. 1994 in der ICD-10 als eigenständige Kategorie nicht mehr verzeichnet), v. a. aufgrund der multiplen, unscharfen u. umstrittenen Definitionsansätze sowie des in der Alltagssprache vorherrschenden negativen Stigmas. **2.** (psychoanalyt.) psychogene körperl. Störung i. S. einer Konversionshysterie (Umsetzung eines intrapsychischen Konflikts in körperl. Sympt.; s. Konversionsstörung, Störung, dissoziative) od. Angsthysterie*, bei der die Angst auf ein best. äußeres Objekt fixiert ist (Phobie); als psychoanalytisches Konzept zur Beschreibung einer Psychodynamik weiterhin in Diskussion, in welcher eine Integration von sog. oralen (nicht gelöste Bindung an das primäre Objekt) u. ödipalen (nicht aufgelöste libidinöse Besetzung des andersgeschlechtlichen Elternteils) Konflikten zum einen, von objektbeziehungstheoretischen (fehlende Triangulierung) u. narzisstischen (Idealisierung des Vaters) Hypothesen zum anderen angestrebt wird.

Hystero|epi|lepsie (gr. ὑστερικός an der Gebärmutter leidend; Epilepsie*) *f*: s. Anfall, dissoziativer.

Hysteroid, organisches (gr. ὑστέρα Gebärmutter; -id*) *n*: (engl.) *organic hysteroid*; Bez. (W. Mayer-Gross) für eine als hysterisch verstandene Pseudodemenz* bei Patienten mit organischer Demenz*; problematisch ist die Abgrenzung organisch bedingter u. willkürlich hergestellte Symptome.

HZI: Abk. für **H**amburger* **Z**wangs**i**nventar.

I

IADL: Abk. für (engl.) *instrumental activities of daily living*; s. Aktivitäten des täglichen Lebens.

IAF: Abk. für **I**nteraktions*-**A**ngst-**F**ragebogen.

IAPS: Abk. für (engl.) *International Affective Picture System*; standardisiertes Selbstbeurteilungsverfahren zur kulturenübergreifenden Beurteilung emotionaler (affektiver) Inhalte; von P. J. Lang am National Institute of Mental Health u. der University of Florida entwickelt auf der Basis des Konzepts des semantischen Differentials (Dosgard); kann auch modular verwendet werden; enthält emotional anregende Farbfotos von Gesichtern u. Szenen zu allen emotionalen Qualitäten, Kombination mit standardisierter Darbietung von Geräuschen (International Digitized Sound System, Abk. IDSS) ist möglich; erfasst 2 Dimensionen der Emotion*: Valenz (affektive Bewertung) u. Arousal (affektive Erregung), ggf. zu ergänzen durch 3. Dimension Kontrolle; der Proband bewertet die Abbildungen nach standardisiertem Manual; weitere Inhalte: Self*-Assessment Manikin; **Anw.:** **1.** i. R. der internationalen Emotionsforschung mit Probanden u. Patienten (Emotionswahrnehmung*, Bewertung, Arousal*, Negativity/Positivity Bias*); **2.** ausgewählte IAPS-Reize im funktionellen Imaging (fMRT*) in der Emotionsforschung.

IASP-System *n*: Kurzbez. für Klassifikation* der **I**nternational **A**ssociaton for the **S**tudy of **P**ain.

IAT: Abk. für **i**mpliziter **A**ssoziations**t**est*.

-iatr: auch -iater, -iatrie; Wortteil mit der Bedeutung Arzt; von gr. ἰατρός.

iatrogen (-iatr*; -gen*): (engl.) *iatrogenic*; durch den Arzt verursacht, z. B. durch diagnostische od. therapeutische Maßnahmen; z. B. False*-memory-Syndrom.

IBMT: Abk. für (engl.) *integrative body mind training*; aus der traditionellen chinesischen Medizin (TCM*) abgeleitete Interventionsmethode, die auf physiol. Entspannungsmethoden* u. Meditation* basiert; **Therapieziel:** Steigerung entspannter Wachheit, Aufmerksamkeit u. Selbstregulation; **Wirksamkeit:** **1.** bei vorwiegend gesunden Personen günstige Effekte auf Herzfrequenz, Blutdruck, Atmung, Hautleitfähigkeit, Vigilanz u. Aufmerksamkeit; **2.** Hinweise auf Förderung der Konnektivität* bei längerfristiger Anw. (MRT-Studien zur fraktalen Anisotropie).

IBN: Abk. für **i**nhibitorische **B**urst*-**N**eurone.

ICD: Abk. für (engl.) *International Statistical Classification of Diseases and Related Health Problems*; für medizinstatistische Zwecke entwickeltes (bis zu 6-stelliges) Verzeichnis der Diagnosen, Symptome, abnormen Laborbefunde, Verletzungen u. Intoxikationen, äußerer Ursachen von Morbidität u. Mortalität u. auch Faktoren, die den Gesundheitszustand beeinflussen. Die einzelnen Gruppen sind nach versch. Prinzipien (z. B. Ätiologie, Morphologie, klin. Fächer, Organe, Regionen) eingeteilt. Die ICD wird seit der 6. zehnjährlichen Revision in der

ICD
Kapitel V der ICD-10-GM
(Psychische u. Verhaltensstörungen)

ICD-10-Code	Störungsgruppe
F00–F09	organische, einschließlich symptomatischer psychischer Störungen
F10–F19	psychische und Verhaltensstörungen durch psychotrope Substanzen
F20–F29	Schizophrenie, schizotype und wahnhafte Störungen
F30–F39	affektive Störungen
F40–F48	neurotische, Belastungs- und somatoforme Störungen
F50–F59	Verhaltensauffälligkeiten mit körperlichen Störungen und Faktoren
F60–F69	Persönlichkeits- und Verhaltensstörungen
F70–F79	Intelligenzstörung
F80–F89	Entwicklungsstörungen
F90–F98	Verhaltens- und emotionale Störungen mit Beginn in der Kindheit und Jugend
F99–F99	nicht näher bezeichnete psychische Störungen

Verantwortung der WHO weiterentwickelt u. liegt aktuell in der 10. Revision (ICD-10) vor; Anw. zur Verschlüsselung von Todesursachen sowie Diagnosen in der Gesetzlichen Kranken- u. Sozialversicherung; im kurativen u. rehabilitativen Bereich (Morbidität) wird deutsche Adaptation ICD-10-GM (German Modification) verwendet. Kapitel V enthält die Klassifikation u. Codierung von psychischen u. Verhaltensstörungen (s. Tab.). Vgl. DSM.

ICF: Abk. für (engl.) *International Classification of Functioning, Disability and Health;* Internationale Klassifikation (WHO) der Funktionsfähigkeit, Behinderung u. Gesundheit; **Aufbau:** Teilklassifikationen (Komponenten der ICF) sind Körperfunktionen, Körperstrukturen, Aktivitäten u. Teilhabe (s. Partizipation) sowie Umweltfaktoren*. Personenbezogene Faktoren sind wegen großer soziokultureller Unterschiede nicht klassifiziert. Durch Einbeziehung der Ebenen Körper, Individuum u. Teilhabe an Lebensbereichen unter Berücksichtigung des Kontextes (umwelt- u. personenbezogene Faktoren) können Schädigungen u. Beeinträchtigungen der funktionalen Gesundheit beschrieben (klassifiziert) werden, durch Einbeziehung von Beurteilungsmerkmalen grundsätzlich auch das Ausmaß einer Schädigung bzw. Beeinträchtigung der Körperfunktion od. -struktur, Gesundheitsstörung od. der Aktivität u. Teilhabe.

I

Ich: **1.** (engl.) *self, ego*; syn. Ego; (psychol.) Bez. für das Subjekt von Selbstbewusstsein* u. Verhalten*; **2.** in der psychoanalytischen Theorie psychische Instanz, die im Konflikt zwischen Es* u. Über*-Ich sowie den Anforderungen der Außenwelt durch Wahrnehmung, Motorik, Denken od. Abwehrmechanismus vermitteln soll (sog. Realitätsprinzip). Die Ausbildung der Ich-Funktion (Individuation*) erfolgt nach Freud in den Entwicklungsphasen*. Zur empirischen Kritik: s. Psychoanalyse. Vgl. Ich-Störung.

Ich-Ana|chorese (Anachorese*) *f*: (engl.) *self-anachoresis*; Bez. (W. T. Winkler) für den Rückzug des Ich* von best. Bewusstseinsinhalten; intrapsychischer Vorgang, welcher der Abwehr von partiell bewusst erlebten Schuldgefühlen u. inkompatiblen Impulsen dienen soll, für den jedoch postuliert wurde, dass er zur Ausbildung schizophrener Symptomatik führen könne; empirisch nicht adäquat validiert.

Ich-Beteiligung: (engl.) *self-involvement*; Bez. in der Sozialpsychologie für die Gesamtheit der Motive*, Emotionen* u. Einstellungen*, mit denen sich ein Individuum einem Sachverhalt od. Objekt z. B. in seiner Funktion als Konsument zuwendet.

Ich-Bewusstsein: (engl.) *consciousness of self*; Bez. für das im 2. Lebensjahr einsetzende Bewusstsein* vom eigenen Ich* u. das Wissen um die eigene Identität*.

Ich-De|markation (De-*; franz. marquer kennzeichnen) *f*: (engl.) *self-demarcation*; Auflösung der Ich*-Grenze, d. h. Gefühl einer Kontrolle u. eines Einflusses von außen; **Vork.:** bei Schizophrenie*. Vgl. Fremdbeeinflussungserlebnis.

Ich-dys|ton (Dys-*; Ton-*): (engl.) *self-dystonic*; Ich*-fremd.

Ich-Erleben: (engl.) *self-experience*; Erleben innerseelischer Vorgänge als dem eigenen Ich zugehörig, ohne dass darüber explizit reflektiert wird; vgl. Ich-Störung.

Ich-fremd: (engl.) *self-heterogenic*; syn. Ich-dyston; Störung des Ich*-Erlebens, bei der eine Kognition, ein Affekt od. ein Impuls als nicht dem Ich zugehörig u. fremd erlebt wird; charakteristisch für Zwangshandlungen* u. Zwangsimpulse*. Vgl. Ich-Störung.

Ich-Funktion *f*: (engl.) *self-function*; Bez. für Funktionen des Ich* (z. B. Realitätsprüfung, Fähigkeit zur Antizipation u. zur Integration widersprüchlicher Selbst- u. Objektrepräsentanzen), die nach psychodynamischer Auffassung (s. Modell, psychodynamisches) zwischen Über*-Ich u. Es* moderieren.

Ich-Grenze: (engl.) *self-boundary*; Grenze zwischen Ich u. Umwelt; vgl. Ich-Demarkation.

Ich-Ideal (gr. ἰδέα Form, Gestalt) *n*: (engl.) *ego ideal*; in der Psychoanalyse Bez. für die Substruktur des Über*-Ich, die ethische u. moralische Modellvorstellungen des Individuums beherbergen u. als Resultat sozialisierender Identifikationen mit den primären Bezugspersonen* entstehen soll.

Ich-Identität (Identität*) *f*: (engl.) *ego identity*; in der Psychoanalyse Bez. für das ungebrochene Gefühl des Menschen, er selbst zu sein u. sein zu dürfen; neben inneren Konflikten* sollen fast alle Menschen mehr od. weniger ausgeprägte Störungen der Ich-Identität zeigen.

Ich-Identitäts|störung (Identität*): (engl.) *ideal ego disorder*; Störung im Gefühl des Individuums, in der Identität mit sich selbst u. anderen Personen in der Kontinuität der Zeit stabil zu sein; **Vork.:** z. B. bei best. Persönlichkeitsstörungen (z. B. Borderline*-Persönlichkeitsstörung) u. bei Schizophrenie*.

Ich-Kon|sistenz (Konsistenz*) *f*: (engl.) *ego consistency*; Einheitlichkeit, Eigenständigkeit u. Kontinuität der eigenen Person, d. h. sich als zusammengehörig zu erleben.

Ich-Kon|zept (lat. concipere, conceptus aufnehmen) *n*: (engl.) *ego concept*; Selbstbild*.

Ich-Spaltung, therapeutische: (engl.) *therapeutic ego split*; psychoanalytische Bez. für die Fähigkeit des Patienten, zwischen dem Arbeitsbündnis* mit dem Therapeuten u. der als notwendig angenommenen Übertragungsbeziehung (s. Übertragung) zu unterscheiden; gilt als notwendige Voraussetzung für eine klassische psychoanalytische Therapie (s. Psychoanalyse). Mit einer modifizierten Behandlungstechnik (s. Psychotherapie, stützende; Psychotherapie, aufdeckende) werden auch Störungen behandelt, in denen die Fähigkeit zur Ich-Spaltung häufig als fehlend angenommen wird (z. B. Psychose, schwere Persönlichkeitsstörung,

Impulskontrollstörung), für diese Indikationen liegen jedoch keine od. nur begrenzte (für Persönlichkeitsstörung) Wirksamkeitsbelege vor.

Ich-Stärke: (engl.) *ego power*; nach psychoanalytischer Auffassung die Fähigkeit, auch unter inneren (z. B. intrapsychische Konflikte*) od. äußeren Belastungen die steuernden Funktionen des Ich* und v. a. der Abwehrmechanismen* stabil zu halten.

Ich-Störung: (engl.) *ego disturbance*; gestörtes Erleben der eigenen Persönlichkeit mit Störung der Abgrenzung zwischen Ich u. Umwelt; Gedanken (Beeinflussungsgedanken*), Handlungen u. Zustände werden als Ich*-fremd u. von außen beeinflusst erlebt. **Vork.:** z. B. bei Übermüdung, Angststörung, Panikanfall od. als (nicht beweisendes) Symptom bei Schizophrenie*. Vgl. Depersonalisation; Derealisation; Sperrung.

Ich-syn|ton: (engl.) *ego syntonic*; auftretende Gedanken, Impulse od. Affekte werden als dem Ich zugehörig erlebt u. können in das Ich*-Erleben integriert werden; vgl. Ich-fremd.

ICSD: Abk. für (engl.) ***I**nternational **C**lassification of **S**leep **D**isorders;* von der American Academy of Sleep Medicine herausgegebene systemat. Klassifikation der Schlafstörungen*; am häufigsten verwendete Klassifikation in der aktuellen wissenschaftlichen Schlafmedizin; liegt in der 2. Ausgabe (ICSD-2, 2005) vor, die >80 Formen der Schlafstörungen in 6 Gruppen einteilt: Insomnien*, schlafbezogene Atmungsstörungen (s. Schlafapnoesyndrom), Hypersomnien* ohne Bezug zu schlafbezogenen Atmungsstörungen, Störungen des zirkadianen Rhythmus (s. Schlafrhythmusstörung, zirkadiane), Parasomnien* u. schlafbezogene Bewegungsstörungen*.

-id: auch -ides, -ideus, -idea; Wortteil mit der Bedeutung ähnlich sein, gleichen; von gr. εἰδής.

IDCL-P: Abk. für **I**nternationale* **D**iagnose**c**heck**l**isten für **P**ersönlichkeitsstörungen.

IDD: Abk. für (engl.) ***I**nventory to **D**iagnose **D**epression*; s. Fragebogen zur Depressionsdiagnostik nach DSM-IV.

Ideal|bild (gr. ἰδέα Form, Gestalt): (engl.) *ideal image*; (psychol.) Konzept einer Person darüber, wie sie sein möchte; kann ggf. vom Selbstbild* (z. B. bei Neurosen) abweichen.

Idealisierung (gr. ἰδέα Form, Gestalt): (engl.) *idealisation*; in der Psychoanalyse Bez. für einen (Abwehr-)Vorgang, bei dem ein Subjekt* einem Objekt* vollkommene Eigenschaften zuschreibt, so dass weder negative Eigenschaften des Objekts noch eigene aggressive Impulse, Feindseligkeit od. Misstrauen wahrgenommen werden; auf Borderline-Störungsniveau kann durch die Dialektik von Idealisierung u. Entwertung die realistische Wahrnehmung des Objekts verloren gehen.

Ideation (lat. ideatus einer Idee entsprechend) *f*: (engl.) *ideation*; gedanklicher Handlungsentwurf od. Generierung eines Denkprozesses; vgl. Apraxie.

Idee (gr. ἰδέα Meinung, Vorstellung, Bild) *f*: (engl.) *idea*; Inhalt eines Gedankens; psychopathol. Bedeutung z. B. als fixe Idee*, überwertige Idee*, katathyme Idee (eine aus einem starken Affekt ableitbare Idee; s. Katathymie), Beeinträchtigungsidee*, Wahnidee, Beziehungsidee*, Größenidee* u. Zwangsidee (Zwangsgedanken*).

Idee, fixe (Idee*) *f*: (engl.) *fixed idea*; Bez. für zwanghafte, persistierende, überwertige u. häufig von starken Affekten begleitete Vorstellung, die sich als Wahn* manifestieren kann; **Vork.:** z. B. bei Persönlichkeitsstörung* u. Psychose*.

Ideen|flucht (Idee*): (engl.) *flight of ideas*; Sprunghaftigkeit; formale Denkstörung* mit ständig wechselnden Assoziationen bei fehlender Tenazität, Beschleunigung des Denkablaufs u. starker Ablenkbarkeit; **Vork.:** insbes. bei Manie*, Schizophrenie* u. Delir*.

Idee, über|wertige (Idee*) *f*: (engl.) *exaggerated idea*; Bez. (C. Wernicke) für eine Idee, die häufig einem stark Affekt beladenen Erlebnis entspringt, der affektiv eine übertriebene Bedeutung zugemessen wird u. die Denken u. Handeln prägt; überwertige Gedanken sind subjektive Überzeugungen* (Jaspers), die aus der individuellen Lebensgeschichte u. Persönlichkeit erklärbar affektbesetzt sind u. deshalb vom Patienten fälschlich für wahr gehalten werden. Inhaltliche Denkstörung*; Kriterien des Wahns* sind i. d. R. nicht erfüllt, wobei die Übergänge jedoch fließend sind; **Vork.:** z. B. bei paranoider Persönlichkeitsstörung*.

Idee, wahn|hafte (Idee*) *f*: (engl.) *delusional idea*; Idee, die aus den Erlebnissen des Betroffenen nachvollziehbar erscheint; der Wahninhalt ist plausibel ableitbar; unterscheidet sich phänomenologisch vom Wahn* durch das erlebnisreaktive Auftreten.

Identi|fikation (lat. idem derselbe; facere machen) *f*: **1.** (engl.) *identification*; (psychol.) Angleichung an eine andere Person durch Einstellungsbildung u. -veränderung; **2.** (psychol.) Wiedererkennen durch Erinnern*; **3.** (psychoanalyt.) Abwehrmechanismus*, durch den sich eine Person unbewusst an die Stelle einer Anderen setzt u. deren Eigenschaften u. Verhalten übernimmt. Vgl. Identifizierung, projektive.

Identifizierung, pro|jektive (Identifikation*): (engl.) *projective identification*; psychoanalytische Bez. (M. Klein) für einen Abwehrmechanismus*, bei dem der Patient unbewusst eigene unerwünschte od. unerträgliche Selbstanteile in den Therapeuten zu projizieren sucht; W. Bion erweiterte das Konzept um die Unterscheidung zwischen normaler u. anormaler projektiver Identifizierung: **1.** Ziel der **normalen** projektiven Identifizierung ist es, einen psychischen Zustand in den Therapeuten hineinzulegen, um über diesen Zustand mit ihm kommunizieren zu können. Dies setzt beim Therapeuten die Fähigkeit zum Containing* voraus. **2.** Bei der **anormalen** projektiven Identifizierung ist das Ziel, den unerträglichen psychischen Zustand durch Verlagerung in den Anderen loszuwerden (evacuation). Während die Projektion* lediglich die Wahrnehmung eines Anderen verändert, soll die projektive Identifizierung tatsächlich Veränderungen in den Emotionen des Anderen induzieren. Bei psychodynamischen Therapien wird die projektive Identifizierung häufig als wesentlicher Mechanismus für die Entstehung der Gegenübertragung* gesehen.

Identität (lat. idem derselbe) *f*: **1.** (engl.) *identity*; sog. Selbst; (allg.) Kombination unverwechselbarer Daten des Individuums, die es eindeutig kennzeichnen; **2.** (psychol.) einzigartige Persönlichkeitsstruktur, die durch Selbstverständnis u. -erkenntnis der eigenen Person sowie deren Wahrnehmung durch Andere bzw. deren subjektive Konstruktion entsteht; beinhaltet die Integration der in sich schlüssig konstruierten eigenen Lebensgeschichte, die dem Individuum das Gefühl von Kontinuität, Einheit u. Sinnhaftigkeit bietet. Die Entwicklung der Persönlichkeit* über die Lebensspanne wird z. T. als Abfolge von Entwicklungskrisen verstanden, bei denen insbes. ab dem Jugendalter Identitätsfragen zunehmend im Zentrum stehen; vgl. Entwicklungsaufgabe; Entwicklungsphasen.

Identitäts|alteration (Identität*; Alteration*) *f*: (engl.) *identity alteration*; Form der Persönlichkeitsspaltung, bei der sich zumindest verschiedene partielle Persönlichkeitsteile eines Menschen finden, zwischen denen er wechselt; z. B. können unterschiedliche Namen in versch. Funktionszusammenhängen gebraucht werden, ohne dass sich der Betroffene an den jeweils anderen erinnert; häufig assoziiert mit schwerem Trauma in Kindheit u./od. Jugend. Vgl. Spaltung; Identitätsstörung, dissoziative.

Identitäts|konfusion (Identität*; lat. confusio Verwirrung, Zerstreutheit) *f*: (engl.) *identity confusion*; vom Betroffenen od. seiner Umgebung wahrgenommenes Gefühl der Unsicherheit, Verwirrung u. des Konflikts hinsichtlich der eigenen Identität* od. bestimmter Identitätsanteile (z. B. sexuelle Identität).

Identitäts|krise (Identität*; Krise*): (engl.) *identity crisis*; zeitlich begrenzte Störung des Gefühls der eigenen Identität*, des in Verbindung mit der sozialen Umgebung gewachsenen Bewusstseins von Kontinuität u. Gleichheit des Ich u. der Zugehörigkeit zu best. Gruppen; **Vork.:** häufig in der Adoleszenz, auch z. B. bei Migranten.

Identitäts|störung (Identität*): (engl.) *identity disorder*; Oberbegriff für Störungen der Ich*-Identität, z. B. Ich*-Identitätsstörung, Identitätsalteration* u. dissoziative Identitätsstörung*.

Identitäts|störung, dis|soziative (Identität*): (engl.) *dissociative identity disorder (Abk. DID)*; Abk. DIS; syn. multiple Persönlichkeitsstörung (Abk. MPS); auch multiple Persönlichkeit, umgangssprachl. Persönlichkeitsspaltung; Form der dissoziativen Störung* (DSM-IV) mit (scheinbarer) Existenz von 2 od. mehr in sich kongruenten Identitäten od. Persönlichkeitszuständen (Subpersönlichkeiten) innerhalb einer Person; jede Persönlichkeit hat ihr eigenes, relativ stabiles Muster der Wahrnehmung, Verhaltenseigenarten, Beziehungen, Wertmaßstäbe u. Gedanken über die Umwelt u. ihr Selbst; mind. 2 der Identitäten übernehmen abwechselnd die Kontrolle über das Verhalten der Person; häufig mit Desinteresse bezüglich des Denkens u. Fühlens der anderen Persönlichkeit u. Zeichen einer dissoziativen Amnesie*; **Vork.:** häufig i. R. von Traumafolgestörungen, auch komorbid zu Borderline*-Persönlichkeitsstörung; **Häufigkeit:** ca. 1,5 %; **Diagn.:** strukturierte Interviews nach DSM od. ICD, standardisierte Fragebögen; **Ther.:** kognitive Verhaltenstherapie, psychodynamische Therapien (Wirksamkeit: v. a. Fallberichte, kaum empirische Studien); **Progn.:** hohe Chronizität mit Abnahme der dramatischen Symptomatik im langjährigen Verlauf, aber bei Fortbestehen eines bedeutsamen Suizidrisikos; **Hinweis:** es wird kontrovers diskutiert, inwieweit es sich um eine iatrogene od. kulturspezifische Störung handelt; **DD:** bei Fehlen von Erstrangsymptomen* eindeutig abgrenzbar von der Schizophrenie. Vgl. Fugue, dissoziative.

Ideo|motorik (Idee*; Mot-*) *f*: (engl.) *ideomotor activity*; Carpenter-Effekt; unwillkürlich ausgeführte Bewegungen u. Handlungen, die von Vorstellungen od. Wahrnehmungen induziert werden; typisch sind instrumentell irrelevante Bewegungen, die sich bei der emotionsbesetzten Beobachtung der Tätigkeiten Anderer einstellen, z. B. Mitbewegung der Füße bei der Beobachtung einer spannenden Szene in einem Fußballspiel.

Ideo|plasie (Idee*; -plasie*) *f*: (engl.) *ideoplasia*; auch Ideoplastie; Beeinflussung von Organen, Organsystemen od. des Gesamtorganismus durch bildliche Vorstellung, z. B. im Rahmen von Autogenem* Training.

Ideo|plastie (Idee*; -plasie*) *f*: (engl.) *ideoplasty*; s. Ideoplasie.

Idio-: Wortteil mit der Bedeutung eigentümlich, eigen, zu einer Art gehörig; von gr. ἴδιος.

Idio|glossie (Idio-*; Gloss-*) *f*: (engl.) *idioglossia*; Sprachstörung* mit Ausbildung einer eigenständigen Sprache meist ohne Kehl- u. Gaumenlaute, wobei die Sprechfähigkeit selbst nicht beeinträchtigt ist; **Vork.:** bei Kleinkindern, Schizophrenie* od. Intelligenzminderung*. Vgl. Idiolalie.

idio|graphisch (Idio-*; -graphie*): (engl.) *idiographic*; von W. Windelband zur Charakterisierung v. a. der Geisteswissenschaften eingeführte Bez.; **1.** idiographische Wissenschaften: Disziplinen, die im Gegensatz zu nomothetischen* Fachrichtungen auch an der Erklärung u. dem Verständnis von individuellen Unterschieden u. des Einzigartigen von Kulturprodukten, Personen u. Ereignissen interessiert sind (z. B. linguistische u. thematische Analyse der Werke einzelner Autoren in den Literaturwissenschaften); **2.** idiographische Methoden: rekonstruktive Beschreibung von konkreten Handlungskontexten, persönlichen Intentionen u. Überzeugungen von Handelnden auf der Basis von Dokumenten u. a. Quellen mit Hilfe semant. Analysen; problematisch: Lückenhaftigkeit u. Auswahlkriterien des Quellenmaterials; **klin. Bedeutung:** Idiographische Methoden u. Sichtweisen fanden Eingang in die Persönlichkeitsforschung (z. B. bei Allport), in die humanistische Psychologie u. Psychiatrie u. die qualitativ (inhaltlich) beschreibende Sozialforschung u. in die moderne klinische Psychologie u. Psychotherapie durch methodisch kontrollierte u./od. experimentelle Einzelfallstudien, um die Bedingungen des Verhaltens u. Erlebens u. der Verhaltensänderungen einer Person zu untersuchen.

Idio|lalie (Idio-*; gr. λαλεῖν schwatzen) *f*: (engl.) *idiolalia*; eigenständige u. individuell ausgebildete, einfache Sprache mit gestammelten Wörtern u. Silben, Lautverschiebungen u. Auslassungen; **Vork.:** z. B. als Phase der Sprachentwicklung bei Kindern u. bei Schizophrenie*. Vgl. Dyslalie.

idio|pathisch (Idio-*; -pathie*): (engl.) *idiopathic, protopathic*; ohne erkennbare Ursache entstanden, Ursache nicht nachgewiesen; medizinisch häufig gleichbedeutend mit essentiell u. kryptogen gebraucht.

Idio|syn|krasie (Idio-*; Syn-*; gr. κρᾶσις Mischung) *f*: (engl.) *idiosyncrasy*; idiosynkratische Reaktion*.

Idiotie, amaurotische (Idio-*) *f*: (engl.) *amaurotic idiocy*; historische, obsolete Bez. für eine Gruppe von Lipidosen (Stoffwechseldefekte mit Speicherung von Lipiden in verschiedenen Organen), die mit psychomotorischer Retardierung* bis zur völligen Dezerebration, zunehmenden Sehstörungen* u. Lähmungen* einhergehen; klassische Form der amaurotischen Idiotie entspricht der G_{M2}-Gangliosidose Typ I (Tay-Sachs; s. Gangliosidosen). Vgl. Zeroidlipofuszinose.

idiot savant (Idio-*; franz. savant Wissender, Gelehrter): (engl.) *idiot-prodigy*; savant autistique; veraltete Bez. (J. Langdon Down, 1887) für Menschen mit einer sog. Inselbegabung, d. h. der Fähigkeit zu außergewöhnlichen Leistungen in einem Teilbereich (z. B. Gedächtnis, Mathematik, Musik) bei häufig kognitiven Einschränkungen; vgl. Savant-Syndrom.

IDT: Abk. für (engl.) ***i****nfant-****d****irected* ***t****alk*; s. Baby Talk.

IES: Abk. für (engl.) ***I****mpact* of* ***E****vent* ***S****cale*.

IFA-Gruppe: Kurzbez. für **I**nteraktionelle-**F**allarbeit-Gruppe; (engl.) *behavioral case discussion group*; i. d. R. durch einen Supervisor angeleitete Selbsterfahrungsgruppe* für Psychotherapeuten* mit verhaltenstherap. Grundorientierung i. R. einer Supervision*; dient der Reflexion der Arzt/Therapeut-Patient-Beziehung v. a. durch Betrachtung des Interaktionsprozesses zwischen Therapeut u. Patient (s. Beziehung, therapeutische) mit dem Ziel, die therapeutische Beziehungskompetenz zu optimieren. Vgl. Balint-Gruppe.

IfSG: Abk. für **I**n**f**ektions**s**chutz**g**esetz*.

IGC: Abk. für (engl.) ***I****tem** ***G****roup* ***C****hecklist*.

IIEF: Abk. für (engl.) ***I****nternational* ***I****ndex of* ***E****rectile* ***F****unction*; Selbstbeurteilungsinstrument zur Erfassung der Erektionsfunktion der letzten 4 Wochen; erfasst werden mit 15 Items die Häufigkeit von Geschlechtsverkehr u. Erektionen, Dauer der Erektionen, Befriedigungsgrad, sexuelle Appetenz u. Zufriedenheit in der Partnerschaft. Vgl. Erektionsstörung.

IIP: Abk. für **I**nventar* zur Erfassung **I**nterpersonaler **P**robleme.

IL: Abk. für **I**nter**l**eukine*.

Ileitis terminalis (lat. ile, ilis Gedärme, Unterleib, Krummdarm; -itis*) *f*: (engl.) *regional enteritis*; Enteritis* regionalis Crohn.

ILK: Abk. für **I**nventar* zur Erfassung der **L**ebensqualität bei **K**indern und Jugendlichen.

Illinois Test of Psycholinguistic Abilities: s. Psycholinguistischer Entwicklungstest.

Illumination (lat. illuminatio Erleuchtung) *f*: (engl.) *illumination*; Bez. für religiös-spirituelle Erfahrung, bei der das Alltagsbewusstsein (die im Alltagsleben übliche Bewusstseinslage) überschritten wird; kann psychopathol. Bedeutung bei Schizophrenie* od. bei Konsum psychotroper Substanzen haben.

Il|lusion (lat. illusio Verspottung, Täuschung): (engl.) *illusion*; syn. illusionäre Verkennung; Fehldeutung eines realen Sinnesreizes, deren Trugcharakter bei erhöhter Aufmerksamkeit im Gegensatz zur Halluzination* i. d. R. vom Betroffenen erkannt werden kann; **Formen:** z. B. Metamorphopsie*, Palinopsie*; **Vork.:** bei allen psychischen Störungen, als veränderte Empfindung der zeitlichen u. räumlichen Objektmerkmale bei Migräne*, epileptischer Aura* u. Okzipitalhirnläsion (s. Okzipitallappensyndrom); bei psychisch Gesunden (Übermüdung, ängstliche Stimmung).

Ilo|peridon *n*: (engl.) *iloperidone*; in Deutschland nicht im Handel befindliches atypisches Neuroleptikum*; **Wirkungsmechanismus:** Serotonin-5-HT_2- u. Dopamin-D_2-Rezeptor-Antagonist u. noradrenerger Alpha-2-Rezeptoren-Blocker; **Kontraind.:** Herzrhythmusstörungen; **UAW:** kardial (QT-Zeit-Verlängerung, Blutdruck- u. Herzfrequenzerhöhung); **Hinweis:** in USA zugelassen für Ind. Schizophrenie.

imaginär (lat. imago Bild): (engl.) *imaginary*; nur in der Einbildung vorhanden.

Imagination (lat. imago Bild) *f*: (engl.) *imagination*; innere bildhafte Vorstellung; Form der Psychotherapie*, die mit inneren Bildern arbeitet; **Formen:** **1.** geführte Imagination: s. Psychotherapie, katathym-imaginative; **2.** aktive Imagination: vom Patienten selbständig erlebte Begegnung mit inneren Bildern u. Symbolgestalten, auch i. R. des Psychodramas*; **3.** Imagination i. R. der Konfrontation* in sensu; s. Konfrontationstherapie; **4.** Imagination in Verbindung mit Entspannungsmethoden*. Vgl. Hypnose.

Imaginations|übung (lat. imago Bild): (engl.) *imagination practice*; syn. Vorstellungsübung; aktive Imagination* vor dem tatsächlichen Aufsuchen einer Situation (s. Konfrontation) mit dem Ziel, diese dann besser bewältigen zu können.

Imaging Genetics (engl. imaging bildliche Vorstellung; genetics Genetik): Bez. für Darstellung der Effekte der DNA-Sequenzvariation des Genoms auf das Gehirn mit bildgebenden Verfahren (Imaging), v. a. fMRT*. Vgl. GWAS.

Imago (lat. Bild) *f*: (engl.) *imago*; sog. Urbild; (psychol.) in der analytischen Psychologie* (C. G. Jung) Ersteindruck des Kindes (z. B. das Bild von Mutter u. Vater), der in der Erinnerung dauerhaft fixiert bleiben u. als unbewusstes Schema* od. innere Repräsentanz die Art u. Weise bestimmen soll, wie das Subjekt* den Anderen erfasst.

IMC: Abk. für (engl.) *Inventory* of Marital Conflict*.

Imidazol-Benzo|dia|zepine *n pl*: (engl.) *imidazole benzodiazepines*; Gruppe von Benzodiazepinen*, deren chemische Struktur auf dem Imidazolring, einer heterocyclischen, aromatischen organischen Verbindung mit 2 Stickstoffatomen, beruht; **Vertreter:** z. B. Midazolam; **Ind.:** Analgosedierung insbesondere vor diagnostischen Eingriffen; keine Ind. in der psychiatrischen Pharmakotherapie.

Imid|azo|pyrone *n pl*: (engl.); Gruppe von GABA-Rezeptor-Agonisten mit Benzodiazepin-ähnlicher Wirkung, die chemisch nicht zu den Benzodiazepinen* zählen (Nicht-Benzodiazepine). Vgl. GABA.

Imipr|amin (INN) *n*: (engl.) *imipramine*; tricyclisches Antidepressivum* mit geringer sedierender Wirkungskomponente; **Ind.:** depressive Syndrome, Enuresis (ab 5. Lebensjahr u. nach Ausschluss organ. Ursachen), Pavor nocturnus u. chron. Schmerz i. R. eines therap. Gesamtkonzepts. Vgl. Dosulepin.

Imipr|amin-Re|zeptoren (Rezeptoren*) *m pl*: (engl.) *imipramine receptors*; veraltete Bez. für die Bindungsstellen von Imipramin* an den thrombozytären Serotonin-Transporter; Imipramin hemmt Serotonin-Aufnahme im Gehirn stärker als Noradrenalin-Aufnahme, was zu einem verringerten Serotonin-Spiegel bei Patienten mit Depression führen kann.

Imitation (lat. imitatio Nachahmung) *f*: (engl.) *imitation*; Bez. für die Tendenz, motorische, kognitive, soziale u. emotionale Verhaltensweisen einer anderen Person zu kopieren. Vgl. Modelllernen; Imitationstherapie.

Imitations|lernen (Imitation*): (engl.) *imitation learning*; s. Modelllernen.

Imitations|therapie (Imitation*) *f*: (engl.) *imitation therapy*; auf lerntheoretischen Befunden zum Modelllernen* basierendes Verfahren der Verhaltenstherapie*; **Therapieziel:** Modifikation unangepasster Verhaltensweisen, Erweiterung des Verhaltensrepertoires; **Prinzip:** Verhaltensweisen werden durch geeignete Modelle vorgeführt u. der Patient wird explizit od. implizit zur Nachahmung angeregt. **Durchführung:** Modelle können real präsent sein (in vivo) od. medial dargestellt (Film) werden. Neben dem Therapeuten können auch andere Patienten geeignete Modelle sein, z. B. im Rahmen einer Gruppenpsychotherapie*. Während der Beobachtungszeit muss die zu imitierende Reaktion nicht gleichzeitig ausgeführt werden, die verstärkenden Konsequenzen für das Modell müssen jedoch wahrgenommen werden (stellvertretende Verstärkung*). **Ind.:** systematisches Imitationstraining mit operanter Verstärkung bei Patienten mit Intelligenzminderung* od. Autismus*, um angemessenes Verhalten einzuüben; als Chaining* zum Erwerb komplexer nonverbaler Verhaltensweisen (z. B. Körperpflege, Sozialverhalten); als Bestandteil von Trainings* sozialer Kompetenz u. Habituationstraining*.

Im|mediat|gedächtnis (lat. immediatus unvermittelt): (engl.) *immediate memory*; s. Gedächtnis, sensorisches.

Im|mobilität (In-*; lat. mobilis beweglich) *f*: (engl.) *immobility*; auf einzelne Körperteile od. den gesamten Organismus bezogene Bewegungsunfähigkeit; **Urs.:** immobilisierende äußere Einflüsse (z. B. Fixierung*), organische (z. B. Lähmung) od. psychische Urs. (z. B. dissoziative Bewegungsstörungen*); kann bei entspr. Ausmaß u. Dauer zu erheblichen somatischen Konsequenzen (z. B. Inaktivitätsatrophie, Kontraktur, thromboembolische Ereignisse, Pneumonie) führen.

Im|mun|hypo|these (lat. immunis frei, verschont; Hypothese*) *f*: (engl.) *immunhypothesis*; Annahme, dass Störungen od. Erkrankungen auf Merkmale od. Prozesse des Immunsystems zurückgehen; spezifisch formuliert z. B. für Schizophrenie* (W. vom Jauregg); empirisch nicht bestätigt; allerdings könnte erhöhtes Schizophrenie-Risiko bei mütterlicher Grippe während des 2. Schwangerschaftsdrittels sowie bei Geburt im Winter auf Zusammenhänge mit Infektionen hindeuten; auch als Ursache des Altersprozesses (s. Altern) formuliert, ebenfalls nicht empirisch belegt, obwohl mit zunehmendem Alter die Immunabwehr nachlässt u. zugleich die Makrophagenaktivität zunimmt, was u. a. zu vermehrten Autoimmunkrankheiten u. nachlassender Infektabwehr führen kann. Vgl. Infektionshypothese.

Impact of Event Scale: Abk. IES; Selbstbeurteilungsverfahren zur Erfassung typ. Formen individueller Reaktionen bzw. Symptome (z. B. Schlafstörungen, wiederkehrende Erinnerungen) auf extrem belastende Ereignisse (s. Lebensereignis, kritisches); umfasst 22 Merkmale (z. B. „Ich hatte Schwierigkeiten durchzuschlafen", „ich versuchte nicht darüber nachzudenken") in 3 Subskalen: Intrusionen*, Vermeidung (s. Vermeidungsverhalten), Übererregung (s. Hyperarousal); aktuelle Version: Impact of Event Scale, revidierte Form (Abk. IES-R); deutsche Version (Ferring u. Filipp, 1994): Skala zur Erfassung von Ereignisbelastungsreaktionen (Abk. EBR); **Anw.:** bei Erwachsenen; **Test-**

dauer: 5–10 Minuten. Vgl. Belastungsstörung, posttraumatische.

Im|plosion (In-*; lat. plaudere, plausus schlagen) *f*: (engl.) *implosion*; Form der Konfrontationstherapie*, die den Patienten massiert mit imaginalen (s. Imagination), Angst auslösenden Reizen konfrontiert (In-sensu-Konfrontation; s. Konfrontation); **Ziel:** Verhalten der Angstvermeidung i. S. der operanten Konditionierung* zu verhindern bzw. eine Extinktion* der angstbesetzten Reiz-Reaktions-Verbindung zu erreichen; **Ind.:** Angststörung*, Phobie*. Vgl. Desensibilisierung, systematische; Flooding; Habituationstraining.

Im|potenz (lat. impotentia Unvermögen) *f*: (engl.) *impotence*; Sammelbez. für die Unfähigkeit zur Fortpflanzung (Impotentia generandi; Infertilität, Sterilität) sowie für sexuelle Funktionsstörung* des Mannes (Impotentia coeundi); **Hinweis:** Der Begriff sollte wegen seiner Ungenauigkeit vermieden u. statt dessen die Bez. der jeweiligen Störung benutzt werden (z. B. Erektionsstörung*, sexuelle Erregungsstörung*).

Imprinting (engl. imprinting Prägung): **1.** (genet.) elternspezifische Ausprägung einer genetischen Anlage durch unterschiedl. Expression eines Gens od. mehrerer, z. T. benachbarter Gene in Abhängigkeit von der Vererbung über die paternale od. maternale Keimzelle; **2.** (etholog.) Einprogrammierung eines starren Verhaltensschemas während einer zeitlich eng begrenzten, sog. sensiblen Frühphase.

Improvisations|übung (lat. improvisus unvorhergesehen, unerwartet): (engl.) *improvising exercise*; Bez. für eine Übungsform in den kreativen Therapien (z. B. Gestaltungs*- od. Musiktherapie*), bei der sich der Patient mit Hilfe vorgegebener Mittel, (z. B. Fingerfarben od. Musikinstrument) spontan äußert; **Ziel:** Förderung von nonverbalem Ausdruck, Freude, spielerischem Zugang auch zu Problemstellungen; **Anw.:** geeignet für Personen mit gutem bis ausreichendem Antrieb, da bei fehlender Ausdrucksfähigkeit Versagenserlebnisse entstehen können; evtl. problematisch bei schwer ausgeprägten Depressionen u. akuter Psychose.

Impuls (lat. impellere, impulsus anstoßen, antreiben) *m*: (engl.) *impulse*; plötzlicher Antrieb* eines Individuums, der meist eine kognitive, emotionale u./od. handlungsbezogene Reaktion zur Folge hat; z. B. Aggressionsimpuls*, Triebimpuls*, Zwangimpuls*; kann durch äußere (z. B. Gefahr) od. innere (z. B. einschießender Affekt) Trigger ausgelöst werden u. sich ggf. der bewussten Wahrnehmung entziehen. Die Fähigkeit zur **Impulssteuerung** ermöglicht Individuen einen Impuls wahrzunehmen, ohne diesen notwendigerweise handlungsrelevant werden zu lassen (z. B. Impuls der Aggressivität, ohne dass Gegenüber zu schlagen); vgl. Impulskontrolle; Impulskontrollstörungen.

Impuls|durchbruch (Impuls*): (engl.) *cathectic discharge*; Affektausbruch*.

Impuls|handlung (Impuls*): (engl.) *impulsive action*; ohne Kontrolle od. Antizipation aufgrund eines plötzlichen Impulses* ausgeführte Handlung (z. B. Triebhandlung*, Affekthandlung*), die der bewussten Erinnerung u. U. nicht zugänglich ist u. z. T. Ich*-fremd vollzogen wird; **Vork.:** bei Impulskontrollstörungen*, Essstörungen*, Schizophrenie*, Substanzstörungen*, Zwangsstörung*.

Impulsivität (Impuls*) *f*: (engl.) *impulsivity*; Verhalten (Persönlichkeitsmerkmal*), bei dem als Reaktion auf versch. Impulse* od. motivationale Zustände schnell Handlungen ausgeführt werden, ohne dass vorher die Reaktion geplant u. durchdacht wurde; in der Eysenck*-Persönlichkeitstheorie Teil der Dimension Extraversion* (s. Persönlichkeitsfaktor); **Formen:** **1.** funktionale Impulsivität: schnelles Emittieren von Handlungen, wenn dieser Verhaltensstil angebracht ist; **2.** dysfunktionale Impulsivität: Verhaltensexzess, bei dem Verhalten emittiert wird, das zu Schwierigkeiten für die Person führt; wird als impulsiv aufgefasst, weil eine sog. vernünftige Beurteilung das Verhalten verhindert hätte; wird meist als sozial unangemessen u. unangepasst definiert. Vgl. Impulskontrollstörungen; Reflexivität.

Impuls|kon|trolle (Impuls*; Kontrolle*) *f*: (engl.) *impulse control*; individuelle Fähigkeit, von außen od. innen kommende Impulse* zu antizipieren, wahrzunehmen u. zu kontrollieren; **Voraussetzung:** intakte Selbststeuerung u. Ich-Stärke. Vgl. Impulskontrollstörungen.

Im|puls|kon|troll|störungen (Impuls*; Kontrolle*): (engl.) *impulse-control disorders*; Sammelbez. für Störungen der Impulskontrolle*, die über alltägliche Impulsivität* u. spontane Handlungen hinausgehen u. durch unbeherrschbare, wiederkehrende Handlungen charakterisiert sind; nach subjektiv wahrgenommenem Erregungs- od. Spannungszustand kommt es zur unkontrollierten Ausführung von Handlungen mit nachfolgender Erleichterung, Befriedigung u. evtl. Lustgewinn. **Formen:** (nach DSM-IV) **1.** pathologisches Spielen*; **2.** Pyromanie*; **3.** Kleptomanie*; **4.** Trichotillomanie*; **5.** intermittierende explosive Störungen (z. B. unbeherrschbarer Wutanfall* mit gewalttätigen Handlungen), zu denen als Sonderfälle auch isolierte explosive Störungen wie z. B. schwere Gewalttaten, Tötungsdelikte u. a. gezählt werden; **6.** nicht näher bezeichnete Störungen; **Vork.:** bei ADHS*, selbstverletzendem Verhalten (z. B. Hautritzen), Zwangsstörung*, Bulimia* nervosa.

Impuls, pathologischer (Impuls*) *m*: (engl.) *pathological impulse, psychokinesia*; die individuellen Steuerungs- bzw. Hemmungsmechanismen (s. Impulskontrolle) überwindender Impuls* mit häufig auftretenden Handlungsfolgen; **Vork.:** insbes. bei Persönlichkeitsstörungen*, z. B. impulshafte interpersonelle Aggressivität.

In-: Im-; Wortteil mit der Bedeutung in, hinein; Um-, Ohn-, Nicht-; von lat. in.

Inanspruch|nahme: (engl.) *utilisation*; Bez. für den einzelnen Arzt/Psychotherapeut-Patient-Kontakt; das **Inanspruchnahmeverhalten** beschreibt sowohl Grund als auch Art u. Weise der Nutzung des Gesundheitssystems durch Patienten; wird beeinflusst z.B. durch die Krankheitsbilder u. den Wissensstand darüber, die Präferenzen der Patienten, die Erreichbarkeit von Einrichtungen; ist Gegenstand der Versorgungsforschung*. Ein eineindeutiger Zusammenhang zwischen einer Veränderung der Inanspruchnahme u. einer Veränderung der Morbidität ist nicht gegeben. Nur eine Minderheit der Personen mit psychischen Störungen sucht professionelle Hilfe durch aktive Kontaktaufnahme mit dem professionellen Hilfesystem der unterschiedl. Versorgungseinrichtungen (s. Tab.). Die Erkennung zugrunde liegender psychischer Störungen gelingt häufig nicht (nach allgemeinmedizinischer Forschung werden nur ca. 50 % der Depressionen in der hausärztlichen Versorgung erkannt). Inanspruchnahmeraten sind daher stark abhängig von der Methode der Identifikation von sog. Fällen von psychischen Störungen u. variieren stark; weiterer Einflussfaktor: Stigmatisierung*.

Inanspruchnahme
Nutzung unterschiedlicher Versorgungseinrichtungen bei psychischen Störungen in Deutschland

Versorgungseinrichtung	Prozent[1]
Hausarzt	18,4
Facharzt für Psychiatrie und Psychotherapie	5,1
Psychologischer Psychotherapeut	3,4
psychiatrische Institutsambulanz	0,5
Sekundärversorgung (Facharzt für Psychiatrie und Psychotherapie, Psychologischer Psychotherapeut oder psychiatrische Institutsambulanz) insgesamt	7,2
ausschließlich hausärztliche Versorgung	14,0
keine Inanspruchnahme wegen psychischer Störungen	78,8

[1] Mehrfachnennung möglich, Werte addieren sich nicht auf 100 %

In|ap|petenz (In-*; lat. appetere verlangen) *f*: (engl.) *inappetence*; fehlendes Verlangen, z.B. nach Nahrung; Appetitlosigkeit u.a. bei Depression od. Erschöpfung.

In|dex (lat. Anzeiger) *m*: (engl.) *index*; eine aus mind. 2 Zahlenwerten errechnete Kenngröße zur einfachen Beurteilung komplexer Sachverhalte; in der Medizin meist als Quotient von 2 Werten (z.B. Body-mass-Index) od. als Summe aus mehreren Werten (additiver Index, z. B. Index der sozialen Schichtzugehörigkeit, des Behinderungsgrads).

In|dex-Person (Index*): (engl.) *index subject*; Index-Patient; als Symptomträger innerhalb eines Systems (z.B. Familie) angesehene Person, deren Störung eine Dysfunktion des Systems widerspiegeln soll; die traditionelle systemische Theorie lehnt psychische Störungen als Merkmal von Einzelpersonen ab u. sieht sie stattdessen als Merkmal eines (Familien-)Systems an, wobei die z.B. von einer Anorexia nervosa betroffene Person mit ihrer Störung (als Symptom) lediglich die Pathologie des Systems zum Ausdruck bringen soll. Vgl. Psychotherapie, systemische; Familientherapie, systemische.

In|dikation (lat. indicare anzeigen) *f*: (engl.) *indication*; Abk. Ind.; Grund zur Anwendung eines bestimmten diagnostischen od. therap. Verfahrens in einem Erkrankungsfall, der seine Anwendung hinreichend rechtfertigt, wobei grundsätzliche Aufklärungspflicht gegenüber dem Patienten besteht; **Einteilung: 1. absolute** Indikation bei zwingendem Grund; **2. vitale** Indikation insbes. bei Lebensgefahr; **3. relative** Indikation bei bedingter Gefährdung des Patienten od. Inbetrachtkommen sinnvoller alternativer Maßnahmen; hierbei sind hinsichtlich der Beachtung von Nebenwirkungen u. unerwünschten (Arzneimittel-)Wirkungen strenge Maßstäbe anzulegen. Die Indikation sollte wenn möglich evidenzbasiert sein, d.h., sich auf kontrollierte Studien zur Beziehung von Einschlusskriterien* u. Therapieergebnis stützen. Vgl. Kontraindikation.

In|dikation, dif|ferentielle (Indikation*): (engl.) *differential indication*; valide Begründung zur Anwendung unterschiedlicher Therapieformen.

Indikativ|gruppe (lat. indicativus zur Aussage, zur Anzeige geeignet): (engl.) *indicative group*; s. Gruppe, indikative.

In|dikator (lat. indicator Anzeiger) *m*: (engl.) *indicator*; Parameter, dessen Beobachtung die Diagnose, Prognose u. das Monitoring der Behandlung einer Störung erlaubt.

Indiplon *n*: (engl.) *indiplon*; Benzodiazepin*-Rezeptor-Agonist; **Hinweis:** klin. Anw. in Entwicklung zur Behandlung von Insomnie.

Individual|dia|gnostik (lat. individuum Person; gr. διαγνωστικός fähig zu unterscheiden) *f*: (engl.) *individual diagnostics*; Form der Datenerhebung mit normierten psychologischen Tests*; im Gegensatz zur vergleichenden Datenerhebung können die Ergebnisse nicht innerhalb der Gruppen direkt vergleichen werden. Daher werden Normwerte ermittelt (Normstichprobe) u. mit der individuellen Testleistung verglichen.

Individualisierung (lat. individuum Person): **1.** (engl.) *individualisation*; Prozess der fortschreitenden Bereitschaft, die eigene Persönlichkeit in Kommunikation u. Alltagsverhalten zum Ausdruck zu bringen; in psychotherap. Zusammenhang als Ausdruck der Ich*-Stärke, des Selbstbewusstseins* u. der Selbstsicherheit* verstanden. **2.** (therap.) Abstimmung der Hilfeform u. ggf. des therap. Prozesses auf individuelle u. zugleich individuenspezif. Problemlagen (adaptive Indikation); vgl. Therapie, personalisierte; **3.** (sozialpsychol.) Prozess der Differenzierung u. Arbeitsteilung in der industriellen Gesellschaft, bei dem der Einzelne aus den traditionellen sozialen Bindungen u. Netzwerken „freigesetzt" wird (U. Beck); wird zugleich als Chance (Zugewinn an Autonomie* u. Selbstverwirklichung* für den Einzelnen) u. Gefahr (Verlust an Bindungen u. Sicherheit, neue Abhängigkeiten od. Vereinzelungstendenzen, ggf. Urs. der Depression) gesehen.

Individualität (lat. individuum Person): (engl.) *individuality*; Eigenheit des Einzelnen, die sich in der Gesamtheit seiner Merkmale, d. h. seinen Eigenschaften, Verhaltensweisen, seiner Art zu denken, zeigt u. so zu seiner Einzigartigkeit führt; bedeutet Heraushebung aus der Masse von Individuen. In ihrer Individualität unterscheiden sich Menschen voneinander, auch wenn sie sonst vergleichbare soziale Rollen* einnehmen.

In|dividual|psycho|logie (lat. individuum Person; Psych-*; -log*) *f*: (engl.) *individual psychology*; tiefenpsychologische, von sozialpsychologischen Gedanken stark geprägte Schulrichtung (A. Adler, 1870–1937), die den Menschen in seiner Einmaligkeit u. Einzigartigkeit (s. Individualität) aus seinem sog. Lebensplan (causa finalis) mit den zentralen Lebensaufgaben (Gemeinschaft, Liebe u. Arbeit) zu verstehen sucht. Dieser Lebensplan soll das Streben nach gegenseitiger sozialer Anerkennung u. die Kompensation (bzw. Überkompensation) des in früher Kindheit (z. B. durch naturbedingte Hilflosigkeit, sog. Organminderwertigkeit, soziale Benachteiligung) entstandenen Minderwertigkeitsgefühls* durch Streben nach Macht* umfassen. Während dieses Prozesses sollen sich Charakterzüge u. neurot. Fehlentwicklungen ausformen (sog. falscher Lebensplan). Die Heilung einer Neurose* wird durch erzieherische Umwandlung, Korrektur von Irrtümern u. Eingliederung in die Gemeinschaft angestrebt. Als eigenständige Therapieform ist die individualpsychologische Behandlung nicht hinreichend empirisch überprüft; s. Individualtherapie.

Individual|therapie (lat. individuum Person) *f*: **1.** (engl.) *individual psychologic psychotherapy*; syn. individualpsychologische Psychotherapie; Psychotherapie nach Adler; auf der von A. Adler begründeten Individualpsychologie* beruhende Therapieform, welche die Einzigartigkeit des Individuums als psychophysische Einheit in seinen sozialen Bezügen betont, geformt von Zielen der Selbstverwirklichung*, des Gemeinschaftsgefühls, der Bearbeitung von Minderwertigkeitsgefühlen*; **Prinzip:** Individualtherapie zielt darauf ab, eine Balance zwischen Selbstverwirklichung u. Gemeinschaftsgefühl herzustellen. Diese Strebungen gestalten zusammen mit entsprechenden Erfahrungen eine hierarchisch organisierte Orientierung (Lebensplan, Leitlinien, Lebensstil, Verhalten), die zum zentralen Ansatzpunkt der Therapie wird. **Durchführung:** Um Probleme wie Versagensangst u. Rigidität des Verhaltens zu bewältigen, werden u. a. auch rationale (im Vorgriff der rational-emotiven Therapie entsprechende, auf vernünftige Schlüsse hinführende) Analysen durchgeführt sowie Analysen der gegenwärtigen sozialen Situation, Ermutigungen, Ressourcenauf- u. -ausbau. Methoden sind eine nicht moralisierende Beratung, von Humor getragene Verhaltensübungen, Induktion von Emotionen, Selbstkontrolle, paradoxe Interventionen. Die Therapie wird als Einzel-, Gruppen-, Paar- u. Familientherapie durchgeführt. Im Mittelpunkt steht die Anamnese, die Rekonstruktion des Lebensstils (z. B. sich immer beweisen zu müssen). Es kommen auch klassische psychoanalytische Techniken zum tragen, u. a. Bearbeitung von Kindheitserinnerungen, Träume, gegenwärtigen Konflikte u. Übertragungen, freie Assoziation. **Wirksamkeit:** Es liegen weder evidenzbasierte Wirksamkeitsnachweise noch spezifische Indikationsbereiche vor. **2.** i. w. S. Psychotherapie bei Einzelpersonen; s. Einzelpsychotherapie.

Individuation (lat. individuum Person) *f*: **1.** (engl.) *individuation*; von C. G. Jung geprägte Bez. für den Prozess, in dem Menschen ihre eigene, selbständige Individualität* entwickeln u. selbständig werden; geschieht durch Auseinandersetzung mit sich selbst (eigene Merkmale werden zunehmend als solche wahrgenommen u. akzeptiert) u. der Umwelt u. führt zu einer Abgrenzung von Vorgaben, Anforderungen u. Normen bei gleichzeitiger Übernahme von Verantwortung für sich selbst u. das eigene Handeln. Heute wird von einem lebenslangen, Sinn gebenden Prozess ausgegangen, der von der Interaktion mit sich selbst (dem Bewussten u. Unbewussten) sowie mit anderen Personen verursacht wird. **2.** Entwicklung des Säuglings von der als ursprünglich angenommenen Symbiose mit der Mutter zum Kleinkind, das sich von der Mutter abgrenzen kann (M. S. Mahler).

In|doktrinations|syn|drom (In-*; lat. doctrina Belehrung) *n*: (engl.) *indoctrination syndrome*; gewaltsame Implementierung einer von anderer Seite gewünschten neuen Gesinnung, einhergehend mit einer Verdrängung bzw. Unterdrückung der eigenen Meinung; **Vork.:** z. B. in symbiotischer Partnerschaft, Jugendsekten, totalitären Staaten.

Indol|amine *n pl*: (engl.) *indolamines*; Subgruppe biogener Amine* mit einer Zwei-Ring-Struktur, deren Ausgangssubstanz die aromatische Aminosäure Tryptophan* ist, die einen Indol-Ring trägt; z. B. Serotonin*, Melatonin*.

Indol|amin|theorie *f*: (engl.) *indolamine theory*; Annahme, dass psychische Störungen* (z. B. Depression) hauptsächlich auf eine zu niedrige Konzentration von Indolaminen* zurückzuführen sind; **Hinweis:** wird unterstützt durch die Wirksamkeit von selektiven Serotonin*-Wiederaufnahme-Hemmern bei der Depressionsbehandlung; kein empirischer Nachweis, da nicht alle behandelten Personen in gleicher Weise profitieren.

InEK: Abk. für **In**stitut* für das **E**ntgeltsystem im **K**rankenhaus.

infant-directed talk (engl. dem Kind ensprechendes Sprechen): s. Baby Talk.

In|fantilismus (lat. infans, infantis kleines Kind) *m*: **1.** (engl.) *infantilism*; (psychiatr.) Bez. für das Beibehalten einzelner kindl. Verhaltens- u. Denkweisen in der erwachsenen Persönlichkeit, z. B. Unselbständigkeit, bleibende Verspieltheit, Anschmiegsamkeit; **Vork.:** bes. bei Intelligenzstörung* (aber auch bei Normal- u. Hochintelligenz); **2.** (päd.) Bez. für Stehenbleiben der geistigen, psychischen od. körperl. Entwicklung auf einer kindl. Stufe u. ggf. Intelligenzstörung, Kleinwuchs, Hypogonadismus*; **Vork.:** z. B. bei angeb. Herzfehlern, Leberzirrhose, Zöliakie, Chromosomenaberrationen (z. B. Turner-Syndrom), Lipidosen, Hypothyreose od. Enzymopathien (z. B. Phenylketonurie). Vgl. Retardierung.

I

In|fektions|hypo|these (lat. inficere hineintun, anstecken; Hypothese*) *m*: (engl.) *infection hypothesis*; Annahme, dass bei Störungen od. Erkrankungen (z. B. Schizophrenie, Multiple Sklerose, Herzinfarkt) eine vorausgehende Infektion eine grundlegende Rolle spielt; z. T. wird vermutet, dass die Infektionskrankheit zur Veränderung verschiedener Rezeptoren u. dies zu Vulnerabilität* für verschiedene Erkrankungen führt; **Hinweis:** wird sehr kontrovers diskutiert; s. Immunhypothese

In|fektions|psychose (lat. inficere hineintun, anstecken; Psych-*; -osis*) *f*: (engl.) *psychosis due to infection*; syn. Fieberpsychose; Form der akuten organisch bedingten Psychose*, die bei od. nach Infektionskrankheiten (z. B. Typhus abdominalis, Fleckfieber, Grippe, Pneumonie, Sepsis, Karditis) auftreten kann; **Ther.:** symptomatische bzw. syndromorientierte Mitbehandlung (z. B. Neuroleptika*, Antidepressiva*); **Progn.:** abhängig vom Verlauf der internistisch zu behandelnden Grunderkrankung.

Infektions|schutz|gesetz (lat. inficere hineintun, anstecken): (engl.) *Infectious Disease Control Law*; Abk. IfSG; „Gesetz zur Verhütung u. Bekämpfung von Infektionskrankheiten beim Menschen" vom 20.7.2000, zuletzt geändert am 28.7.2011, das übertragbaren Krankheiten vorbeugen, Infektionen frühzeitig erkennen u. ihre Weiterverbreitung verhindern soll; § 30 (Quarantäne) stellt die rechtliche Grundlage dar, Personen, die an einer ansteckenden Erkrankung (z. B. ansteckungsfähige Tuberkulose) leiden u. Anordnungen zu Schutzmaßnahmen nicht befolgen (z. B. infolge einer psychischen Störung wie Psychose od. Alkoholabhängigkeit), zwangsweise in einer geschlossenen Abteilung abzusondern (s. Unterbringung).

In|ferenz, statistische (lat. inferre hineintragen) *f*: (engl.) *statistical inference*; (statist.) Sammelbez. für alle statist. Verfahren, mit denen aus Beobachtungen Schlussfolgerungen über dahinterstehende Gesetzmäßigkeiten gezogen werden; z. B. statistische Tests* u. Konfidenzintervalle*.

Informations|gruppe (lat. informare gestalten, darstellen): (engl.) *information group*; Gruppe von Patienten od./u. Angehörigen psychisch erkrankter Menschen, in der Informationen über Entwicklung spezifischer psychischer Störungen (z. B. Substanzstörungen*, Depressionen*, Angststörungen*), deren Verlauf, Therapie u. rückfallvorbeugende Maßnahmen aus medizinischer u. psychosozialer Sicht vermittelt werden; vgl. Psychoedukation; Selbsthilfegruppe.

Informations|phase (lat. informare gestalten, darstellen; Phase*) *f*: (engl.) *information phase*; s. Probatorik.

Informations|varianz (lat. informare gestalten, darstellen; Varianz*) *f*: (engl.) *information variance*; abweichende bzw. variierende Informationen über u. von Patienten während des diagn. Prozesses; beeinflusst die Fehlervarianz; Urs. sind z. B. verschiedene Fragetechniken (s. Frage, geschlossene; Frage, offene); zur Vermeidung dienen z. B. standardisierte u. strukturierte Interviews*.

Informations|verarbeitung (lat. informare gestalten, darstellen): **1.** (engl.) *information processing*; Fähigkeit des Lesens, Verstehens u. Verbalisierens zusammenhängender Nachrichten; **2.** Fähigkeit, Informationen aufzunehmen, zu verarbeiten (ordnen, speichern) u. zu verwenden; s. Gedächtnis.

Informations|verarbeitungs|störung, kortiko-striato-thalamo-kortikale (lat. informare gestalten, darstellen): (engl.) *cortico-striato-thalamo-cortical information processing disorder*; Störung kortiko-striato-thalamo-kortikaler Regelkreise zwischen Präfrontalkortex*, Basalganglien* (insbes. Striatum, Pallidum) u. Thalamus*; **klin. Bedeutung:** Vork. bei Zwangsstörungen* u. verwandten Erkrankungen (z. B. zwanghafte Persönlichkeitsstörung*), als Störung des Gleichgewichts von indirekten, hemmenden u. direkten, enthemmenden Regelkreisen zugunsten letzterer mit Übererregung thalamischer u. (über reziproke Projektion) kortikaler Regionen; Zwangsgedanken* u. Zwangshandlungen* resultieren demnach aus der mangelnden Hemmung stereotyper u. automatischer Verhaltensweisen.

Informed Consent (engl.): informierte, d. h. auf Aufklärung* beruhende Einwilligung*; setzt prinzipiell Einwilligungsfähigkeit* voraus.

Informed Questionnaire on Cognitive Decline in the Elderly: s. IQCODE.

Inhalanzien (lat. inhalare hauchen) *fpl*: (engl.) *inhalants*; sog. Schnüffelstoffe; Sammelbez. für leicht flüchtige flüssige od. gasförmige organische Substanzen, die auf das ZNS einwirken, insbes. Ether, Lachgas*, Chloroform, Lösungsmittel (Klebstoff, Benzin, Lackverdünner, Nagellackentferner, Nitroverdünner) u. best. Gase (u. a. Propan); unterliegen nicht dem Betäubungsmittelgesetz; Einnahme über Inhalieren (sog. Schnüffeln); Häufigkeit des schädlichen Substanzgebrauchs* in Deutschland unbekannt, v. a. Problem in Entwicklungs- u. Schwellenländern bei sog. Straßenkindern; **Wirkung:** je nach Substanz Bewusstseinstrübung*, motorische Erregung, Euphorie, Hemmungsabbau, Halluzinationen*; **Folge:** alle Formen einer Substanzstörung*; der chronische Gebrauch kann zu bleibenden Schädigungen des Gehirns (Gleichgewichts-, Gedächtnis-, Konzentrationsstörungen) sowie zu Organschäden (Lunge, Leber, Nieren) führen; **cave:** akute Intoxikation erfordert Notfallmaßnahmen; Todesfälle durch Atemstillstand.

Inhalts|ana|lyse (Analyse*) *f*: (engl.) *content analysis*; Methode der Analyse von Kommunikationsinhalten, je nach Wissenschaftsdiziplin u. Gegenstand auch als Textanalyse, Konversationsanalyse od. Diskursanalyse bezeichnet; Gegenstand der Inhaltsanalyse können alle Kommunikationsinhalte sein, die in irgendeiner Form festgehalten wurden (Texte, Audio, Bilder, Video, aber auch u. a. Bauten, Werkzeuge, Kleidung). Die Kommunikationsinhalte werden dabei nach festgelegten Regeln unterschiedlichen Kategorien zugeordnet. **Einteilung:** in quantitative u. qualitative (erschließt auch Inhalte, die im Material nicht explizit vorliegen) Inhaltsanalyse u. entsprechend der Inhalte in **1.** Frequenzanalyse: stellt die Häufigkeit des Auftretens bestimmter Merkmale fest u. schließt daraus auf die Intensität, mit der über ein Thema kommuniziert wird; **2.** Valenzanalyse: erfasst zusätzlich zur Frequenz auch positive, neutrale od. negative Bewertungen; **3.** Intensitätsanalyse: erfasst zusätzlich zur Frequenz u. zur Bewertung auch die Intensität der Bewertungen; **4.** Kontingenzanalyse: Analyse der Muster des gemeinsamen Auftretens bestimmter Merkmale. Vgl. Beobachtung; Experiment; Interview.

Inhalts|validität (Validität*) *f*: (engl.) *content-validity*; s. Validität.

In|hibition (lat. inhibitio Hemmung) *f*: (engl.) *inhibition*; s. Hemmung.

In|hibitions|system, behaviorales (lat. inhibitio Hemmung) *n*: s. Behavioral Inhibition System.

In|kludenz (lat. includere einschließen) *f*: (engl.) *inclusion*; Bez. (Tellenbach) zur Beschreibung der Überordentlichkeit u. Überangepasstheit von Menschen mit der Persönlichkeitsausprägung des Typus* melancholicus; umfasst Eingeschlossenheit in enge Grenzen sozialer Ordnungsvorgaben, eingeschränktes Verhaltensrepertoire bei Belastungen, rigides Festhalten an der starren Ordnungsstruktur; Krisen* können durch Mangel an flexiblen Bewältigungsstrategien zu Depression* führen. Vgl. Remanenz.

In|kohärenz (lat. cohaerentia Zusammenhang) *f*: (engl.) *incoherence*; syn. Zerfahrenheit; formale Denkstörung*, bei der Denken u. Sprechen durch einen Mangel an logischen u. assoziativen Verknüpfungen den verständl. Zusammenhang verlieren (bis zur Auflösung von Satzbau u. Silbenzusammenhang); **Vork.:** im Traum, bei Schizophrenie, organisch bedingter Psychose od. Manie. Vgl. Ideenflucht; Denken, inkohärentes.

In|kom|mensurabilitäts|problem (lat. incommensurabilis nicht messbar): (engl.) *incommensurability problem*; Bez. (Th. S. Kuhn) für das Problem, dass die theoretischen Begriffe zweier konkurrierender Theorien trotz identischer Bez. verschiedene Bedeutungen haben u. die Begriffe (durch die Sprachen der beiden Theorien) nicht ineinander übersetzbar (inkommensurabel) sind; z. B. haben die Bez. Verhalten, Trieb, Konflikt in den psychoanalytischen Theorien andere Bedeutungen als in den Lerntheorien. Die Bedeutungsunterschiede werden durch die verschiedenen Theorien bestimmt. Vgl. Paradigma.

In|kon|gruenz (lat. incongruentia Nichtübereinstimmung) *f*: (engl.) *incongruity*; (psychol.) Diskrepanz, Widersprüchlichkeit zwischen dem ganzheitlichen, ursprünglichen Erleben u. dem Selbstbild* u. Selbstideal einer Person; danach liegt eine psychische Störung vor, wenn eine Person wichtige Erfahrungen vor ihrem Bewusstsein leugnet u. wenn diese Inkongruenz chronisch ist u. wesentliche Bereiche betrifft. Wichtige Erfahrungen, die nicht mit dem Selbstbild übereinstimmen, können als Bedrohung bzw. Beeinträchtigung erlebt u. daher abgewehrt werden. Vgl. Stimmungsinkongruenz; Kongruenz.

I

Inkon|sistenz (In-*; Konsistenz*) *f*: (engl.) *inconsistency*; Widersprüchlichkeit, Unbeständigkeit; z. B. psychologische Tests* mit geringer Konsistenz* werden auch als inkonsistent bezeichnet. Eine Inkonsistenz zwischen Erleben u. Verhalten soll in Therapien vermindert werden.

In|kon|tinenz (In-*; lat. continentia das Zurückhalten, Unterdrücken) *f*: (engl.) *incontinence*; s. Harninkontinenz; Stuhlinkontinenz.

In|krement (lat. incrementum Wachstum, Zuwachs) *n*: (engl.) *increment*; Zunahme einer variablen Größe; häufig Veränderung einer Größe in einem Zeitintervall, z. B. Bevölkerungszunahme in einem Jahr. Vgl. Lernen, inkrementelles.

Inositol|tris|phosphat *n*: (engl.) *inositol trisphosphate*; Abk. IP_3; Triphosphoinositol; second* messenger vieler hydrophiler Hormone; nach Bindung an G-Protein gekoppelte Rezeptoren u. nachfolgender Aktivierung einer Phospholipase C wird IP_3 aus membranständigem Phosphatidylinositol-4,5-bisphosphat frei gesetzt; IP_3 bindet an Rezeptoren am endoplasmatischen Retikulum (IP_3-Rezeptor u. Ryanodin-Rezeptor, Kationenkanäle) u. erhöht die Ca^{2+}-Freisetzung aus intrazellulären Speichern; **klin. Bedeutung:** Lithium* blockiert Rezirkulation von IP_3 u. seiner Abbauprodukte.

Inpatient Multi|dimensional Psychiatric Scale: Abk. IMPS; strukturiertes Fremdbeurteilungsverfahren zur Erfassung psychopathologischer Symptomatik; umfasst 90 Items (operational definierte

Symptome; Beschwerden u. psychiatrisch relevante Verhaltensweisen) zu 12 Subskalen (3 schizophreniespezifische Skalen); ermöglicht die quantitative Beschreibung psychischer Normabweichung für abgrenzbare Symptome u. Syndrome basierend auf beobachtbarem Verhalten u. Äußerungen; DD mit Hilfe von Einzelbefunden für Depression*, Manie*, Schizophrenie* u. Neurosen*; **Anw.:** Erwachsene; klin. Studien (Therapieevaluation, Verlaufsuntersuchung), Befunddokumentation; Beobachtungs- u. Beurteilungstraining in der Ausbildung; **Testdauer:** Befundbogen: 10–15 Minuten im Anschluss an Explorationsgespräch (30–45 Minuten).

Insel|begabung: s. Idiot savant; Savant-Syndrom.

in sẹnsu (lat. in der Vorstellung): (engl.) *in sensu*; (psychotherap.) Bez. für die (vorgestellte) Annäherung an bestimmte (z. B. Angst auslösende) Situationen; s. Konfrontation.

In|somnie (lat. insọmnia Schlaflosigkeit) *f*: (engl.) *insomnia*; syn. Schlaflosigkeit, Asomnie, Hyposomnie; Agrypnie; Form der Schlafstörungen* mit über längere Zeit (mind. einen Monat) anhaltenden Einschlaf*- od. Durchschlafstörungen*, ungenügender Schlafdauer* od. unzureichend erholsamem Schlaf u. subjektivem Leidensdruck; **Formen: 1. nach DSM-IV: a)** primäre Insomnie: Ausschluss psychiatrischer od. organischer Ursachen; **b)** sekundäre Insomnie: insomnisches Syndrom bei psychiatrischer (v. a. Depression*, Angststörungen*), neurologischer (v. a. degenerative u. entzündliche Erkrankung, Schmerzen) od. anderer organischer Grunderkrankung (z. B. obstruktives Schlafapnoesyndrom*, Herzinsuffizienz*) od. bei schädlichem Substanzgebrauch* (z. B. Amphetamine*, Ecstasy*); **2. nach ICSD-2: a)** akute Insomnie (syn. Belastungsinsomnie, Schlafanpassungsstörung) inf. u. in zeitlichem Zusammenhang mit belastenden Lebensumständen; **b)** psychophysiologische Insomnie: durch Hyperarousal* u. Fehlverhalten bedingt; **c)** Fehlwahrnehmung des Schlafes (s. Pseudoinsomnie); **d)** idiopathische Insomnie: reicht bis in die Kindheit zurück; **e)** verhaltensbedingte Schlafstörung im Kindesalter; **f)** Insomnie durch psychiatrische od. körperliche Erkrankung, Arzneimittel od. Substanzen; **Häufigkeit:** (Allgemeinbevölkerung in Westeuropa u. Nordamerika) leichtere Formen bei 15–35 %, schwere Form (allnächtlich, ausgeprägte Beeinträchtigung u. Leiden tagsüber, Dauer >1 Monat) bei 4 %; **Ätiol.:** Störungsmodell: s. Abb.; **Diagn.:** Anamnese, Schlaftagebuch*, ggf. Polysomnographie, Schlaflabor; **Ther.:** Information, Schlafhygiene*, Verhaltenstherapie* (z. B. Stimuluskontrolle, Entspannung), ggf. Schlafmittel*. Vgl. Schlafmangelsyndrom.

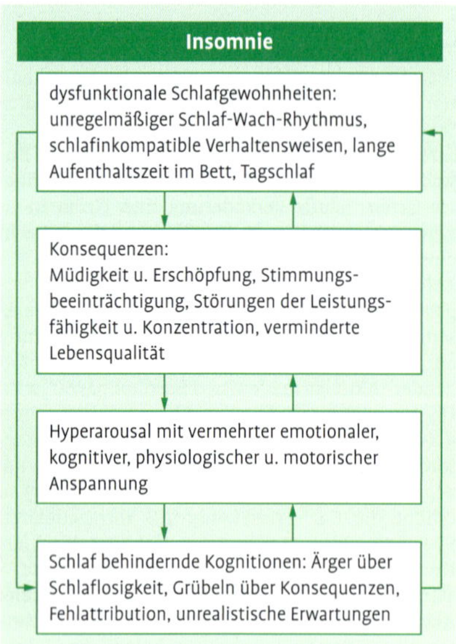

Insomnie: psychophysiologisches Modell

In|somnie, paradọxe (Insomnie*) *f*: (engl.) *paradoxical insomnia*; Pseudoinsomnie*.

In|stabilität, affektive (In-*; Stabilität*) *f*: (engl.) *affective instability*; s. Affektinstabilität.

Instạnzen|konflikt (lat. instạntia zuständige Stelle; Konflikt*) *m*: (engl.) *authority conflict*; psychoanalytisch konzeptualisierter Konflikt zwischen den strukturellen psychischen Gliederungsinstanzen des Es*, Ich* u. Über*-Ich; nach diesem Konzept werden die aus dem Es als Triebabkömmlinge drängenden (u. a. aggressiven, sexuellen) Impulse durch die Ich-Instanz gehemmt u. den Anforderungen der Realität sowie den Normen* u. Regeln angepasst. In diesem Anpassungsprozess, in dem eine Triebbefriedigung nach Maßgabe der Ich-Instanz entweder ermöglicht od. aber aufgeschoben bzw. nicht realisiert wird, spielt die Instanz des Über-Ich u. deren Partialstruktur des Ich-Ideal eine Ich-orientierende Rolle: dem Ich obliegt eine Vermittlung zwischen den auf Befriedigung drängenden Es-Impulsen u. den internalisierten Normen des Über-Ich. Zugleich fungiert das Ich auch als Instanz der Abwehr der ins Bewusstsein drängenden Triebimpulse, da sie Affekte der Angst, Scham od. Schuldgefühle auslösen, die vermieden werden sollen. Die Spannung zwischen Es u. Über-Ich bildet einen Instanzenkonflikt, der zum neurotischen Konflikt wird, wenn er vom Ich nicht durch gestaltende Einflussnahme auf die Umwelt u. dadurch ermöglichte Triebbefriedigung od. aber durch eine ausreichende Fähigkeit zur Frustrationstoleranz* gelöst werden kann.

Instạnzen|modell (lat. instạntia zuständige Stelle) *n*: (engl.) *authority model*; in der psychoanalytischen Theorie von S. Freud postuliertes psychisches Strukturmodell, das die Seele als dynamisches u. konfliktäres Zusammenspiel der Instanzen des Ich*, Es* u. Über*-Ich (s. Tab.) entwirft u. damit eine wichtige Grundlage der psychoanalytischen

Instanzenmodell
Psychische Instanzen

Instanz	Kennzeichen
Es	(primitive) Triebregungen, Lustprinzip
Ich	vermittelt zwischen den Bedürfnissen des Es und den Wertmaßstäben des Über-Ich sowie den Anforderungen der Außenwelt, Realitätsprinzip
Über-Ich	Instanz des Gewissens und moralischer Werte; Regeln und Normen der erziehenden Umwelt wurden internalisiert und als eigene Werte angenommen.

Entwicklungtheorie* sowie des psychoanalytischen Krankheitsverständnisses* bildet; vgl. Psychoanalyse.

Instanz, psychische (lat. instantia zuständige Stelle) *f*: (engl.) *psychic authority*; s. Ich; Es; Über-Ich; Psychoanalyse.

In|stinkt (lat. instinctus anstacheln, antreiben) *m*: **1.** (engl.) *instinct*; spezifische, angeborene unbewusste Reaktionsweisen u. Verhaltensantriebe, die der Selbst- u. Arterhaltung dienen, z. B. Fortpflanzung, Brutpflegeinstinkt; das Instinktkonzept wird heute sehr kritisch gesehen; s. Instinkttheorien. **2.** (vorbewusstes) Geleitetwerden eines Individuums bei der Entscheidung für ein (situativ) nützliches Handeln bzw. Vermeiden einer potentiell gefährlichen Situation; vgl. Intuition.

Instinkt|theorien (Instinkt*) *fpl*: (engl.) *instinct theories*; Erklärungen zu Sinn u. Zweck von Instinkten*; **1.** Annahme, dass zumindest ein Teil des Verhaltens von Tieren von spezifischen angeborenen Antrieben (Instinkten) gesteuert wird. In der Verhaltensforschung v. a. von K. Lorenz u. N. Tinbergen als physiologische Theorie der Instinktbewegungen ausformuliertes Gesamtkonzept. Neue Erkenntnisse aus Neuropsychiologie u. Hirnforschung zeigen, dass die Verhaltenssteuerung viel komplexer ist als von Lorenz angenommen, zudem gibt es Kritik an mangelnder empirischer Basis u. Identifikation von Zirkelschlüssen in der Argumentation (z. B. werden Leerlaufhandlung* u. Übersprungshandlung* sowohl als Folge wie auch als Bestätigung der Instinkte von Lorenz verwendet). **2.** In der Psychologie die Annahme, dass ein Teil des menschlichen Verhaltens durch angeborene komplexe Handlungsmuster erklärt werden kann, die als Triebe* (z. B. klassische Lerntheorie nach Hull, Psychoanalyse) od. Instinkte* (z. B. McDougall) bezeichnet werden. Für alle Trieb- u. Instinkttheorien gelten Kritikpunkte: bisher existiert keine allgemein akzeptierte Festlegung, welche bzw. wieviele Instinkte es gibt u. wie diese verbindlich voneinander abgegrenzt werden können (Zahlen zwischen 1–2 u. weit über 10 000 Triebe bzw. Instinkte); überzeugender Beleg für deren Angeborensein fehlt; Instinkttheorie liefert keine Erklärung für das damit belegte Verhalten, sondern verschiebt die Erklärung lediglich in potentiell zirkulärer Weise („warum tut er X?" — „weil er einen Trieb für X hat"; „woher weiß ich, dass er einen Trieb für X hat?" — „weil er X tut"). Eine Erklärung für die postulierten Instinkte od. Triebe könnte die moderne Evolutionstheorie* liefern, die jedoch ohne diese Konzepte auskommt. Vgl. Motivation.

Institut für das Entgelt|system im Kranken|haus: (engl.) *Institute for the Remuneration of Hospitals*; Abk. InEK; Institut, das die Vertragspartner der Selbstverwaltung im Gesundheitssystem (gesetzliche u. private Krankenkassen u. Krankenhausgesellschaft) u. die von ihnen gebildeten Gremien bei der gesetzlich vorgeschriebenen Einführung u. kontinuierlichen Weiterentwicklung der G-DRGs (s. DRG) auf der Grundlage des § 17 b Krankenhausfinanzierungsgesetz* unterstützt; **Aufgabe:** Anpassung der DRG-Fallgruppen (Basis-Fallgruppen, Schweregrad-System), der Codierrichtlinien (in Bezug auf ICD bzw. OPS) u. der Kalkulation; Zusammenarbeit mit Institutionen, Gremien u. Organisationen, die mit der Vergütung von Krankenhausleistungen befasst sind. Seit 2011 wird auch zukünftiges Entgelt für Leistungen in Psychiatrie u. Psychosomatik kalkuliert (s. Krankenhausfinanzierungsreformgesetz).

Institut für Qualität und Wirtschaftlichkeit im Gesundheits|wesen: (engl.) *Institute for Quality and Economic Efficiency in the Health Care Sector*; Abk. IQWiG; Einrichtung zur wissenschaftl. Bewertung des medizinischen Nutzens, der Qualität u. der Wirtschaftlichkeit von i. R. der gesetzlichen Krankenversicherung (Abk. GKV) erbrachten Leistungen; von Gemeinsamem* Bundesausschuss gegründet u. beauftragt; **Aufgaben:** Darstellung u. Bewertung des aktuellen medizinischen Wissensstandes zu diagn. u. therap. Verfahren bei ausgewählten Krankheiten; Erstellen von wissenschaftlichen Ausarbeitungen, Gutachten u. Stellungnahmen zu Fragen der Qualität u. Wirtschaftlichkeit der i. R. der GKV erbrachten Leistungen; Bewertung evidenzbasierter Leitlinien* für die epidemiol. wichtigsten Krankheiten; Empfehlungen zu Disease*-Management-Programmen; Arzneimittel*-Nutzenbewertung, Bereitstellen von allg. Informationen zur Qualität u. Effizienz in der Gesundheitsversorgung. Die resultierenden IQWiG-Berichte (liegen u. a. für neuere Antidepressiva, Antidementiva u. psychosoziale Interventionen bei Demenzen vor) haben für den Entscheidungsträger Gemeinsamer Bundesausschuss empfehlenden Charakter.

Institutionalisierung (lat. institutio Einrichtung) *m*: (engl.) *institutionalization*; Bez. für institutionelle psychiatrische Behandlungs- u. Wohnangebote, die verbunden sind mit einem Mangel an Entscheidungsfreiheit, Individualität u. Anregung sowie einengenden, den Alltag regulierenden Regeln u. Abläufen; bringen das Risiko einer Chronifizierung u. einer reduzierten prämorbiden Anpassung* bei Menschen mit psychischen Störungen mit sich. Vgl. Deinstitutionalisierung.

Instituts|ambulanz (lat. institutio Einrichtung; ambulare hin u. her gehen) *f*: (engl.) *institution ambulance*; Einrichtung an Hochschulen od. Krankenhäusern zur ambulanten Behandlung von Patienten; **1. Psychiatrische Institutsambulanz:** an einer Klinik für Psychiatrie u. Psychotherapie mit regionalem Versorgungsauftrag angegliedert zur Ergänzung der ambulanten psychiatrischen u. psychotherapeutischen Versorgung in der Region unter Gewährleistung von Behandlungskontinuität; Ziel: stationäre Behandlungszeiten verkürzen u. vermeiden, Behandlungsabläufe optimieren u. die soziale Integration der Kranken stabilisieren. **2. Hochschulambulanz:** i. d. R. hochspezialisierte Ambulanz, Institut u. Abteilung der Universitätsklinik zur ambulanten Behandlung von speziellen Erkrankungen u. Erkrankungen mit besonderem Krankheitsverlauf; Hochschulambulanzen an psychologischen Universitätsinstituten; Aufgaben: neben Versorgung auch Ausbildung, Verbreitung u. Anwendung neuer wissenschaftlicher Ergebnisse; **3. Sozialpädiatrisches Zentrum** (Abk. SPZ): spezialisierte Einrichtung in Kliniken unter ärztlicher Leitung zur sozialpädiatrischen Versorgung von Kindern, die wegen der Art, Schwere od. Dauer ihrer Erkrankung od. einer drohenden Erkrankung einer weitergehenden integrativen Behandlung bedürfen; schließt neben der ärztlichen auch die interdisziplinäre nichtärztliche psychologische, heilpädagogische u. psychosoziale Versorgung ein; **4. Psychotherapeutische Ausbildungsambulanz:** angegliedert an Ausbildungsinstitute für Psychotherapie; s. Ausbildungsstätte.

Instruktions|lernen (lat. instructio Anleitung, Vorschrift): (engl.) *instruction learning*; Vermittlung von neu zu erwerbendem Wissen durch Anweisungen. Vgl. Lerntheorie.

Instrumental|a|praxie (lat. instrumentum Ausrüstung, Gerätschaft; Apraxie*) *f*: (engl.) *instrumental apraxia*; Amusie*.

In|suf|fizienz|gefühl (In-*; lat. sufficiens hinreichend, genügend): (engl.) *feelings of inadequacy*; Bez. für Gefühl von verminderter (Leistungs-)Fähigkeit, Nicht-Genügen od. Unzulänglichkeit; **Vork.:** als realist. Einschätzung von Seiten des Betroffenen, wenn die Fähigkeiten objektiv abgenommen haben, z. B. bei beginnender Demenz*; als unrealist. Bewertung in Kontrast zu objektiv unveränderten Leistungen, z. B. bei Depression*. Vgl. Minderwertigkeitsgefühl.

Insulin (INN) *n*: (engl.) *insulin*; in den B-Zellen der Langerhans-Inseln des Pankreas gebildetes Proteohormon; **Wirkung:** u. a. blutzuckersenkend u. an der Einstellung der normalen Blutzuckerkonzentration von ca. 3,9–6,4 mmol/l (70–115 mg/dl) beteiligt; weitere (v. a. anabole) Wirkungen in Leber, Muskel- u. Fettgewebe; biol. Halbwertzeit ca. 30 Minuten; bei Gesunden sind ca. 200 μE/ml Gesamtaktivität u. 20 μE/ml freies Insulin vorhanden.

Insulin|koma|therapie (Koma*) *f*: (engl.) *insulin coma therapy*; Insulinschock; zur somatischen Behandlung von Patienten mit Schizophrenie als Insulinkur eingeführtes u. von M. Müller weiterentwickeltes Verfahren, bei dem durch intramuskuläre Gabe von Alt-Insulin ein Koma ausgelöst wurde; führte kurzfristig häufig zur Besserung der Psychose. **Durchführung:** i. d. R. gehörten zu einer Kur 30–40 Vollkomata, Dauer 5–10 Minuten; Beendigung meist durch Traubenzuckergabe; **Hinweis:** Verfahren verlor bereits mit Einführung der Elektrokrampftherapie* an Bedeutung u. wurde nach der Entwicklung der antipsychotisch wirksamen Neuroleptika* 1952 als Therapie aufgegeben.

Insulinom (-om*) *n*: (engl.) *insulinoma*; Inselzelladenom, Inselzelltumor; seltener, meist benigner, von den B-Zellen der Langerhans-Inseln ausgehender neuroendokriner Tumor mit autonomer Produktion von Insulin*; **Klin.:** Hyperinsulinismus u. Hypoglykämie* mit vegetativen Sympt. (Schweißausbruch, Schwindel, Müdigkeit, Tachykardie), zentralnervösen Störungen (Dämmer-* od. Erregungszustände*, Sprach- u. Sehstörungen, Lähmungen u. Krämpfe*; viele Patienten werden zunächst in der Psychiatrie behandelt, bevor die Diagnose gestellt wird), evtl. hypoglykämischer Schock; die **Whipple-Trias** (hypoglykämische Anfälle nach Fasten od. körperlicher Anstrengung, Blutzuckerkonzentration <1,65 mmol/l bzw. 30 mg/dl, schlagartige Besserung nach i. v. Glukosezufuhr) ist charakteristisch; **Diagn.:** Hungerversuch; Lokalisation u. Morphologie insbes. mit Endosonographie, Sonographie, CT, Szintigraphie, Zöliakographie; selektive Katheterisierung abführender Venen des Pankreas zur Insulinbestimmung; **Ther.:** operative Entfernung; **DD:** Hypoglykämie anderer Ursache.

Integration (lat. integer unversehrt) *f*: **1.** (engl.) *restoration*; (Wieder-)Herstellung einer Einheit; **2.** Einbeziehung, Eingliederung in ein größeres Ganzes; **soziale** Integration: Eingliederung in eine Gemeinschaft, in soziale Netzwerke, Migration; **Integration verschiedener Persönlichkeitsteile:** Prozess der Einbeziehung abgespaltener Anteile in das Gesamt der Persönlichkeit*, z. B. bei dissoziativen Störungen*. Vgl. Integrationsstörung.

Integrations|störung (Integration*): (engl.) *integration disorder*; Begriff aus der Persönlichkeitspsychologie* für die Störung des Vorgangs der Integration versch. Persönlichkeitsanteile; **Vork.:** u. a. bei dissoziativer Identitätsstörung*. Vgl. Identitätsalteration.

Integrations|training, auditives (Integration*) *n*: (engl.) *auditory integration training*; Abk. AIT; syn. Klangtherapie; von dem französischen HNO-Arzt G. Bérard Anfang der 90er Jahre des 20. Jahrhunderts entwickeltes Hörtraining mit speziellen Klangreizen; **Prinzip:** Die Idee einer auditiven Stimulationstherapie geht auf A. Tomatis zurück (Hörtherapie nach Tomatis aus den 50er Jahren bei Autismus), es bestehen Unterschiede in den theoret. Annahmen u. der technischen Realisation. Das AIT geht davon aus, dass Wahrnehmungs-, Verhaltens- u. Sprachauffälligkeiten, z. B. bei Autismus, durch verändertes Hörerleben (Hyper- u. Hyposensitivität für bestimmte Frequenzen) mitverursacht sind u. durch Einsatz technisch speziell aufbereiteter Klangreize verändert werden können. **Ind.:** v. a. Kinder mit Autismus*, ADHS*, Teilleistungsstörung, z. B. Lese-Rechtschreib-Störung; z. T. wird die Indikation an das Vorliegen einer sog. auditiven Wahrnehmungsstörung gebunden (diese ist unscharf definiert u. nicht Teil der internationalen Klassifikationssysteme); **Durchführung:** meist mind. 10 Tage dauerndes, tägliches Hörtraining, bei dem über einen Kopfhörer technisch veränderte Musik-, Klang- u. Sprachreize dargeboten werden; **Wirksamkeit:** Bisher durchgeführte kontrollierte empirische Studien zeigen keine spezifischen therapeutischen Effekte bei Autismus. Insbes. die Filterung der akustischen Reize scheint keinen bedeutsamen Einfluss zu haben. Möglicherweise können unspezifische Verhaltensverbesserungen nach Hörtrainings auf andere Wirkfaktoren* (verbesserte Lernmöglichkeiten durch konzentriertes, strukturiertes Zuhören) zurückgeführt werden. Entsprechend der Leitlinien der wissenschaftlichen medizinischen Fachgesellschaften gilt das Verfahren bei Autismus als entbehrliche Therapiemethode.

Integrität, körperliche (lat. integritas, integritatis Makellosigkeit) *f*: (engl.) *physiological integrity*; Wahrnehmung u./od. Gefühl der körperlichen Vollständigkeit, Ganzheit u. Unversehrtheit; **Störung** u. a. bei körperlicher Stigmatisierung*, Verletzung u. bei Körperschemastörung*.

Intellektualisierung (lat. intellegere erkennen, verstehen): (engl.) *intellectualisation*; in der Psychodynamik* Bez. für einen Abwehrmechanismus*, bei dem Konflikte u. konflikthafte Affekte* in Form abstrakter intellektueller Probleme beschrieben werden, um deren konflikthaften Gehalt aus der Wahrnehmung fernzuhalten; **Vork.:** z. B. als Form des Widerstands* gegen die therap. Bearbeitung von Konfliktinhalten.

Intel|ligenz (lat. intelligentia geistige Fähigkeit) *f*: (engl.) *intelligence*; Bez. für kognitive psychische Fähigkeiten (z. B. Konzentration, Vorstellung, Gedächtnis, Denken, Lernen, Sprache, Fähigkeit zum Umgang mit Zahlen u. Symbolen); i. e. S. geistige Begabung u. Beweglichkeit, die Menschen befähigt, sich schnell in neuen Situationen zurecht zu finden, Sinn- u. Beziehungszusammenhänge zu erfassen sowie den neuen Gegebenheiten u. Anforderungen durch Denkleistungen sinnvoll zu entsprechen; Ausprägung ist abhängig von genetischen, kulturellen u. sozialen Faktoren. **Formen:** **1.** fluide Intelligenz*; **2.** kristalline Intelligenz*; **3.** emotionale Intelligenz*. Als **Grundintelligenz** wird die angeborene intellektuelle Kapazität bezeichnet; s. Grundintelligenz-Skala. **Erfassung:** Für Intelligenz gibt es keine allgemein akzeptierte Definition od. Messmethode, aber sehr reliable u. valide psychologische Tests, die in unterschiedlichem Maße kulturabhängig sind u. verschiedene Teilaspekte der Intelligenz erfassen (s. Intelligenztest). Dies führte u. a. zum Vorschlag einer rein operationalen Definition von Intelligenz als dasjenige, was der Intelligenztest misst (Boring) u. zur Aussage (Anastasi), das Intelligenztests die Fähigkeit messen, in unserer spezifischen Kultur erfolgreich zu sein. **Klin. Bedeutung:** Ergebnisse von Intelligenztests korrelieren sehr stark mit Kennwerten der Lebensbewältigung* wie Bildungsdauer, Berufserfolg, Schulerfolg, Gesundheitsverhalten, Lebenserwartung u. (Jugend-)Delinquenz. Minderung u. Beeinträchtigung der Intelligenz kommen bei Intelligenzstörung*, Intelligenzminderung* u. Demenz* (s. Intelligenzabbau) vor, Bedeutung auch i. R. der forensischen Begutachtung (s. Schuldfähigkeit). Zur Einteilung werden seit Terman definierte Stufen des Intelligenzquotienten verwendet, wobei die Grenzwerte mehrfach geändert wurden (s. Intelligenzquotient; Tab. dort). Vgl. Intelligenzmodelle.

Intel|ligenz|abbau (Intelligenz*): (engl.) *intelligence reduction*; Verlust erwobener u. angeborer intellektueller Fähigkeiten, der nicht auf Mangel an Übung zurückgeht (z. B. im Alter, durch Krankheit); betroffen sind meist Geschwindigkeit u. Genauigkeit der kognitiven Leistungen; Erfassung mit Intelligenztests*. Vgl. Abbauquotient; Demenz.

Intel|ligenz|alter (Intelligenz*): (engl.) *intelligence aging*; Bez. (A. Binet, 1908) für den Stand der Intelligenz* eines Kindes bezogen auf den altersentsprechenden Intelligenzdurchschnitt; von W. Stern durch Intelligenzquotient* (Intelligenzalter geteilt durch Lebensalter) ersetzt, der heute üblicherweise ohne Rückgriff auf das Intelligenzalter als Position der individuellen Leistung innerhalb der Verteilung der Leistungen einer Normgruppe definiert wurde (Abweichungsintelligenquotient).

Intel|ligenz|dia|gnostik (Intelligenz*; gr. διαγνωστικός fähig zu unterscheiden) *f*: (engl.) *intelligence assessment*; Teilbereich der Leistungsdiagnostik* zur Erfassung der allg. kognitiven Fähigkeiten einer Person mit einem Intelligenztest*.

Intel|ligenz, emotionale (Intelligenz*) *f*: (engl.) *emotional intelligence*; von D. Goleman eingeführte Erweiterung des Intelligenzkonzepts um emotionale Fähigkeiten; Bez. für die in Messverfahren (s. Emotional Quotient, Abk. EQ) bestimmten Komponenten (Salovey u. Mayer) emotionale Selbstwahrnehmung* u. Fremdwahrnehmung* (z. B. Decodierung von Emotionen aus Mimik, Gestik u. Stimmmodulation), Emotionsregulation* (Bewältigung negativer Emotionen*, Aufrechterhaltung positiver Emotionen), interpersonale Regulation emotional getönter zwischenmenschlicher Situationen u. Förderbarkeit kreativ-gestalterischer Denkprozesse durch positive Emotionen; Ziel ist eine bessere Vorhersage erfolgreichen Verhaltens durch die Kombination von IQ u. EQ als durch IQ allein; **Defizite** emotionaler Intelligenz sind nicht klar differentiell nosologisch zuzuordnen, jedoch die der Komponenten: z. B. sog. off task focussing in der Fremdwahrnehmung mit einer einseitigen Präferierung von potentiell soziale Bewertung u. Kritik ausdrückenden mimischen Emotionssignalen bei sozialer Phobie; bei schizophrenen Störungen sind ebenfalls Komponenten (z. B. mimische Emotionsdecodierung, Regulation negativer Emotionen) beeinträchtigt, unabhängig von einer Remission der Positivsymptomatik.

Intel|ligenz, fluide (Intelligenz*) *f*: (engl.) *fluid intelligence*; Bez. (Cattell) für das weitgehend angeborene Potential intellektueller Fähigkeiten zur Anpassung an neue Probleme u. Situationen, ohne dabei auf umfassende Lernerfahrungen zurückgreifen zu müssen; z. B. Auffassungsgabe, Denktempo, Denkstil, Konzentrationsvermögen, spezielle Begabungen; dieser Anteil der Intelligenz* lässt im Gegensatz zur kristallinen Intelligenz* im Alter nach u. kann relativ kulturunabhängig erfasst werden; neuere Forschungen zeigen eine gewisse Trainierbarkeit der lang als unveränderbar angenommenen fluiden Intelligenz. Vgl. Grundintelligenz-Skala; Intelligenzmodelle.

Intel|ligenz, kristalline (Intelligenz*) *f*: (engl.) *crystalline intelligence*; Bez. (Cattell) für das Produkt von fluider Intelligenz* u. erworbenem Wissen; umfasst kognitive Fähigkeiten, in denen sich die Ergebnisse früherer Lernprozesse verfestigt haben, ist stark kultur- u. bildungsabhängig u. wächst mit dem Alter an. Vgl. Grundintelligenz-Skala; Intelligenzmodelle.

Intel|ligenz|minderung (Intelligenz*): (engl.) *mental retardation, intellectual disability*; syn. intellektuelle Behinderung, geistige Behinderung; veraltet Oligophrenie; angeborene od. frühzeitig erworbene Intelligenzstörung*, die mit einer Beeinträchtigung des Anpassungsvermögens einhergeht; **Epidemiol.:** Prävalenz in der Gesamtbevölkerung: 0,5–0,8 %; häufig in Zusammenhang mit anderen (psychischen od. körperlichen) Störungen, z. B. bei Prader*-Willi-Syndrom, Williams*-Beuren-Syndrom, Down*-Syndrom; **Einteilung:** nach Intelligenzquotient* (Abk. IQ) in leichte (IQ 50–69), mittelgradige (IQ 35–49), schwere (IQ 20–34) u. schwerste (IQ <20) Intelligenzminderung; **Ätiol.:** pränatal (genetisch, z. B. angeborene Stoffwechselstörung od. Chromosomenaberration, od. exogen, z. B. Alkoholembryopathie*), perinatal (z. B. sehr unreife Geburt vor der 32. Schwangerschaftswoche mit einem Geburtsgewicht unter 1500 g, Hypoxie) od. postnatal (z. B. schwere Deprivation*); eindeutige Zuschreibung nicht immer möglich; **Klin.:** Beeinträchtigung von Kognition*, Sprache*, sozialen Fähigkeiten u. Motorik; psychiatrische Komorbidität 3–4-mal häufiger als in übriger Bevölkerung; **Ther.:** Frühförderung, Training lebenspraktischer u. kommunikativer Fertigkeiten, Förderung von Kulturtechniken je nach Schweregrad der Behinderung*, soziale Integration, Behandlung psychischer Störungen*, ggf. Stoffwechselkorrektur (möglichst frühzeitiger Beginn); Pharmako- u. Verhaltenstherapie* bei komorbiden Störungen; **Progn.:** Entscheidend für die individuelle Entwicklung sind rechtzeitige Diagnosestellung (Kinderfrüherkennungsuntersuchungen) u. Frühförderungsmaßnahmen.

Intel|ligenz|modelle (Intelligenz*) *n pl*: (engl.) *intelligence theories*; syn. Intelligenztheorien; Modelle zum Aufbau der Intelligenz*, die z. T. rein methodisch, z. T. konzeptuell begründet sind; kohärente Theorien zum Intelligenzaufbau, die in unterschiedlichem Ausmaß empirisch od. rational begründet sind. Bedeutsam sind faktorielle Intelligenzmodelle, die mit Hilfe der Faktorenanalyse* versuchen, die vermutete wahre Struktur der Intelligenz zu erkennen u. praktisch messbar zu machen. Die Faktoren werden als Fähigkeitsdimensionen verstanden, die z. T. als beschreibend, z. T. als erklärend aufgefasst wurden. Daneben sind biologische u. Informationsverarbeitungsmodelle sowie Konzepte der emotionalen u. der multiplen Intelligenz von Bedeutung. **Einteilung: 1. faktorielle Modelle: a) g-Faktoren-Modell:** Zwei-Faktoren-Modell (nach Ch. Spearman, auch Zwei-Faktoren-Theorie der Intelligenz, g-Faktoren-Theorie): erstes Strukturmodell der Intelligenz; unterscheidet zwischen einem allgemeinen, allen intellektuellen Leistungen zugrunde liegenden **g-Faktor** (engl. general) u. einer Vielzahl zusätzlicher, spezifischer **s-Faktoren** (engl. specific), die jeweils nur einer Funktion zugrunde liegen (z. B. verbale, räumliche, numerische Fertigkeiten). Bewertung: Die verwendete Form der Faktorenanalyse ist mathematisch so konstruiert, dass sie den größten Teil der erfassten Varianz dem ersten extrahierten Faktor zuweist, der dann als allgemeiner Faktor interpretiert wurde, zudem wurden mit dem Modell unvereinbare Tests ausgeschlossen. Auf diesem Modell aufbauend wurden z. B. der Hamburg*-Wechsler-Intelligenztest für Kinder (R) u. die Grundintelligenz*-Skala konstruiert. **b) Primärfaktoren-Modell** (nach L. L. Thurstone): mit Hilfe einer von Thurstone entwickelten anderen Form der Faktorenanalyse (schiefwinklinge Rotation der zunächst extrahierten orthogonalen Faktoren) u. einer anderen Basis an Ausgangsdaten identifizierte Thurstone 7 gleichrangige, als Primärfaktoren bezeichnete Dimensionen der Intelligenz: **V** (verbal comprehension, Begriffsverständnis), **W** (word fluency, Wortflüssigkeit, auch Denk- u. Sprechflüssigkeit), **M** (memory, Gedächtnis, auch Merkfähigkeit), **N** (numeric ability, rechnerisch-mathematische Fähigkeiten), **P** (perceptual speed, Wahrnehmungsgeschwindigkeit), **R** (reasoning, Denkvermögen mit den Subkomponenten induktives u. deduktives Denken) u. **S** (space, räumliche Vorstellung). Bewertung: (schwache) positive Korrelation der Faktoren, die auch als Hinweis auf eine allen gemeinsam zugrunde liegende Dimension (eben den g-Faktor) verstanden werden kann; auf der Basis dieses Modells wurden mehrdimensionale Intelligenztests wie Leistungsprüfsystem* od. Intelligenzstrukturtest* entwickelt. Die Modelle von Thurstone u. Spearman sind nicht völlig unvereinbar, sondern können in übergeordnete Stukturmodelle eingebracht werden (s. u.: hierarchisch gegliedertes Zwei-Faktoren-Modell u. Gruppenfaktoren-Modell). c) **Strukturmodell** der Intelligenzfaktoren (nach J. P. Guilford): zur Gliederung der verschiedenen faktorenanalytischen Ergebnisse, intellektuellen Leistungen u. Testaufgaben unterscheidet Guilford auf intuitiv-logische Weise **Denkinhalt** (z. B. abstrakte od. bildliche Elemente), **Denkoperationen** (z. B. Auffinden von Wissen, Überprüfen von Richtigkeit u. Angemessenheit) u. **Denkprodukte** (z. B. Finden einer einzigartigen neuen Lösung od. Finden von Klassen); Operationen u. Produkte bilden voneinander unabhängige, fundamentale Modalitäten einer Intelligenzstruktur, deren Bestandteile aus der Kombination jedes Inhalts mit jeder Operation u. jedem Produkt gebildet werden; Denkinhalte werden in 4 (bildlich, symbolisch, sematisch, Verhalten) Kategorien, Denkoperationen in 5 (Bewertung, konvergente Produktion, divergente Produktion, Gedächtnis, Erkenntnis) Kategorien, Denkprodukte in 6 (Einheiten, Klassen, Beziehungen, System, Transformationen, Implikationen) Kategorien unterteilt. Als konvergente Produktion gilt die Konzentration auf einen spezifischen Lösungsansatz u. seine konsequente Bearbeitung, als divergente Produktion das Finden möglichst vieler verschiedener Lösungsansätze, aus denen der beste ausgewählt wird (damit wurde erstmals Kreativität als Teil der Intelligenz eingeführt u. Tests zu ihrer Erfassung entwickelt); es ergibt sich ein Quader aus 4 × 5 × 6 Kombinationen aller Abstufungen der 3 Dimensionen (sog. tetraedisches Modell). Bewertung: Bisher konnten nicht für jede der 120 Zellen spezifische Testaufgaben entwickelt od. spezifische Faktoren identifiziert werden, die Annahme der Unabhängigkeit der einzelnen Faktoren ist nicht aufrechtzuerhalten, die Faktorenstruktur kann nicht immer repliziert werden; Weiterentwicklung im deutschen Sprachraum durch A. O. Jäger (3 Inhaltskategorien: figural, verbal, numerisch; 4 Operationen: Bearbeitungsgeschwindigkeit, Gedächtnis, Einfallsreichtum, Verarbeitungskapazität). d) **Gruppenfaktoren-Modell** (nach C. Burt u. P. Vernon): Kompromiss zwischen g-Faktoren-Modell u. Primärfaktoren-Modell, enthält neben dem übergeordneten g-Faktor u. den s-Faktoren für einzelne Fähigkeiten zusätzlich Gruppenfaktoren; diese ergeben sich aus der gemeinsamen Varianz mehrerer s-Faktoren, die nach Abzug der Varianz des g-Faktors noch übrig bleibt; Vernon unterschied biologische (flexible Anpassung an Umwelt), soziale (Korrelation mit gesellschaftlichem Status) u. psychometrische (das, was der Intelligenztest misst) Intelligenz. e) **hierarchische Modelle** (nach D. Wechsler): Kompromiss zwischen g-Faktoren-Modell u. Primärfaktoren-Modell; die allgemeine Intelligenz ist in 2 Intelligenzfaktoren (sprachliche u. praktische Intelligenz) zu unterscheiden; Bewertung: sehr bedeutsam wegen der Entwicklung bis heute weit verbreiteter Testverfahren wie Hamburg*-Wechsler-Intelligenztest für Erwachsene u. Hamburg*-Wechsler-Intelligenztest für Kinder. f) hierarchisch gegliedertes Zwei-Faktoren-Modell (nach R. B. Cattell) als Erweiterung des g-Faktoren-Modells: Synthese von Spearman- u. Thurstone-Ansätzen, in der 6 Primärfaktoren (Sprachfluss, Gedächtnis, verbale, räumliche, logische u. numerische Fähigkeiten) als Faktoren 1. Ordnung aufgefasst werden, denen zwei Faktoren 2. Ordnung übergeordnet sind, die er als fluide Intelligenz* u. kristalline Intelligenz* bezeichnete; der g-Faktor stellt hier einen Faktor 3. Ordnung dar, wobei die fluide Intelligenz damit stärker korreliert als die kristalline; Cattell macht zudem Aussagen über den Einfluss kultureller Faktoren (stärker bei kristalliner Intelligenz) u. entwickelte die Grundintelligenz*-Skala zur Erfassung. **2. weitere Intelligenzmodelle: a) Modell der multiplen Intelligenz** (frames of mind), H. Gardner postulierte ursprünglich weitere 7 Dimensionen als wichtig für die erfolgreiche Lebensbewältigung: linguistische, musikalische, räumliche, körperlich-kinästhetische, logisch-mathemathische Intelligenz, daneben unterscheidet Gardner die interpersonale (Absichten, Motive, Wünsche anderer Menschen zu verstehen, erfolgreiche Kooperation) u. intrapersonale Intelligenz (sich selbst verstehen, lebensgerechtes Bild der eigenen Persönlichkeit entwickeln u. im Alltag nutzen). Das Modell wurde um die naturalistische u. (als Vorschlag) die existentielle Intelligenz (Erfassen u. Durchdenken grundlegender Fragen der Existenz) erweitert. Jeder Intelligenzform soll ein eigenes neuronales Modul zugrunde liegen, Beeinträchtigungen bzw. Verletzung einer Intelligenz soll keinen Einfluss auf andere Intelligenzen haben (potentielle Isolierung bei Hirnschäden). Bewertung: ungenügende empirische Basis, unklare Regeln zur Identifikation u. Abgrenzung der Intelligenzformen untereinander bzw. gegenüber anderen Fähigkeiten. b) **triarchisches Modell:** auch Drei-Säulen-Theorie; i. R. seines Informationsverarbeitungsansatzes definiert R. Sternberg Intelligenz weiter als bisher als Lernen aus Erfahrung, abstraktes Schlussfolgern, Fähigkeit zur Anpassung an ständig veränderte Umwelt u. Motivation, neues Wissen bzw. Fertigkeiten zu erlangen; dabei stehen den analytischen Fähigkeiten der klassischen Intelligenz die praktische Intelligenz (Umgang mit Selbst, Anderen u. Karriere) u. die Kreativität gegenüber. Nach Sternberg umfasst Intelligenz Kontextfaktoren (Anpassung an bestehende Umwelt u. deren Formung sowie Auswahl neuer Umwelten), einen Erfahrungsanteil (Umgang mit Neuartigem – Analogien, Nutzung von Automatismen – Aufbau von Routinen) u. 5 sog. Komponenten (Performanz-, Akquisitions-, Retentions-, Transfer- u. Meta-Komponente i. S. einer übergeordneten exekutiven Kontrolle). Letztere betreffen höhere kognitive Fähigkeiten wie Planen, Überwachen, Bewerten sowie Leistungsmerkmale wie Encodieren u. Schlussfolgern u. Wissenserwerb (Auswahl relevanter Informationen). In der Erfassung unterscheidet Sternberg die Prozess-Dimension (analytische, kreative u. praktische Fähigkeiten) u. Inhalts-Dimensionen (verbale, quantitative u. figurale Multiple-choice-Aufgaben sowie Essays), so dass sich insgesamt 12 Untertests ergeben; bedeutsam auch die Entwicklung neuer Testaufgaben zur Erfassung der praktischen Intelligenz. Vgl. Intelligenzstrukturtest; Intelligenzquotient; Emotional Quotient.

Intel|ligẹnz|quotient (Intelligenz*) *m*: (engl.) *intelligence quotient*; Abk. IQ; numerisches, standardisiertes Maß für die Intelligenz (Ergebnis eines Intelligenztests*); der von W. Stern (1912) als Maß für Intelligenz eingeführte IQ ist der Quotient aus Intelligenzalter* u. Lebensalter (× 100) (sog. Altersstufen-IQ); gebräuchlicher ist i. d. R. der sog. Abweichungs-IQ, der die relative Position in der relevanten Vergleichsgruppe/Normpopulation (Abweichung vom Durchschnittswert) widerspiegelt (s. Tab.). Der Mittelwert des Abweichungs-IQs beträgt 100, die Standardabweichung 15. Vgl. Intelligenzstörung; Intelligenzminderung.

Intelligenzquotient
Einteilung der Intelligenzgrade mit Hilfe des Abweichungs-IQ

IQ	Anteil in der Bevölkerung (%)	Intelligenzgrad
≤ 69	2,5	leichte, mittelgradige, schwere und schwerste Intelligenzminderung
70 – 79	5,0	sehr niedrige Intelligenz
80 – 89	14,0	niedrige Intelligenz
90 – 109	48,0	durchschnittliche Intelligenz
110 – 119	18,0	hohe Intelligenz
120 – 139	11,0	sehr hohe Intelligenz
≥ 140	1,5	extrem hohe Intelligenz

Intel|ligẹnz|störung (Intelligenz*): (engl.) *mental retardation*; nach ICD-10 Zustand verzögerter od. unvollständiger Entwicklung der geistigen (v. a. kognitiven, sprachlichen, motorischen u. sozialen) Fähigkeiten, die sich i. R. der Entwicklung ausprägen u. zum Intelligenzniveau beitragen; **Einteilung:** entsprechend dem Intelligenzquotienten* (Abk. IQ) in leichte, mittelgradige, schwere u. schwerste Intelligenzminderung* sowie dissoziierte Intelligenz (deutliche Diskrepanz zwischen Ergebnissen für z. B. Sprach- u. Handlungsintelligenzquotienten) u. a. Formen der Intelligenzminderung (z. B. bei Beurteilungsschwierigkeiten inf. sensorischer, körperlicher od. verhaltensassoziierter Beeinträchtigung).

Intel|ligenz|struktur|test (Intelligenz*; lat. structura Zusammenfügung, Ordnung, Aufbau) *m*: (engl.) *intelligence structure test*; Abk. IST; Test zur Erfassung des allg. Intelligenzniveaus (s. Intelligenzquotient) sowie von Begabungsschwerpunkten (sog. Profil); revidierte Form (IST-2000-R); zu den Pseudoparallelformen A u. B liegt eine echte Parallelform C vor. Erfasste Fähigkeiten: verbale Intelligenz, numerische Intelligenz, figurale Intelligenz, Merkfähigkeit; es steht ein Erweiterungsmodul Wissen zur Verfügung (verbales Wissen, numerisches Wissen, figurales Wissen); strukturell erlaubt der IST-2000-R die Erfassung der fluiden Intelligenz* u. der kristallinen Intelligenz*; modularer Aufbau, d. h. Komponenten können wahlweise aufgenommen od. weggelassen werden; Grundmodul enthält die Merkmale: Satzergänzung, Analogien, Gemeinsamkeiten, Zahlenreihen, Rechenaufgaben, Rechenzeichen, Figurenauswahl, Würfelaufgaben, Matrizen; **Anw.**: im Alter von 15–60 Jahren, zur Intelligenzdiagnostik*; **Testdauer:** ca. 90 Min. (Grundmodul ohne Merkaufgaben), mit Merkaufgaben u. Erweiterungsmodul Wissen 150 Minuten.

Intel|ligẹnz|test (Intelligenz*) *m*: (engl.) *intelligence test*; Verfahren zur Prüfung intellektueller Fähigkeiten u. Bestimmung des Intelligenzquotienten mit z. B. Hamburg*-Wechsler-Intelligenztest für Erwachsene bzw. Hamburg*-Wechsler-Intelligenztest für Kinder, Raven*-Matrizen-Test u. Intelligenzstrukturtest*; erlaubt nur begrenzte Aussagen über die Intelligenz* des Probanden, da versch. Tests unterschiedliche Aspekte der Intelligenz erfassen. Vgl. Test, psychologischer.

Intel|ligẹnz|training (Intelligenz*) *n*: (engl.) *cognitive training*; s. Denktraining*; Training, kognitives.

Intention (lat. intẹntio Spannung) *f*: (engl.) *intention*; Hinwendung von Absicht, Vorhaben, Handlungen od. Gedanken auf ein Objekt od. Ziel; vgl. Lernen, intentionales.

Intentionalität (Intention*): (engl.) *intentionality*; sich auf etwas richten, als Folge vorgegebener Reaktionsbereitschaft; enge Verbindung zu Theory of Mind; **klin. Bedeutung:** Entwicklung von Intentionalität, v. a. hinsichtlich zwischenmenschlicher Beziehungen, bei Schizophrenie u. Autismus beeinträchtigt; beim Aufbau von Intentionalität auch Aktivierung der neuronalen Netzwerke im Kortex vermindert (s. Theory of Mind). Vgl. Einstellung.

In|tention, paradoxe (Intention*) *f*: **1.** (engl.) *paradoxical intention*; paradoxe Intervention*; **2.** s. Logotherapie.

In|tentions|tremor (lat. intentio Spannung) *m*: (engl.) *intention tremor*; Form des Tremors* mit Zittern (unwillkürliche, rhythmische, repetitive Aktivierung antagonistischer Muskelgruppen) von Körperteilen (Extremitäten, Rumpf od. Kopf) bei zielgerichteten, intentionierten Willkürbewegungen; meist Tremorzunahme bei Annäherung an Bewegungsziel; **Vork.**: häufig bei zerebellaren Schädigungen, z. B. Multiple* Sklerose, Alkoholfolgeschaden bei Alkoholabhängigkeit*, auch bei Angst* od. psychische Anspannung; **Diag.**: klin. Prüfung durch Finger-Nase-Versuch. Vgl. Tremor.

Inter-: Wortteil mit der Bedeutung (da)zwischen, inmitten; von lat. inter.

Inter|aktion (Inter-*; lat. agere, actus treiben, bewegen) *f*: (engl.) *interaction*; Wechselwirkungen; wechselseitige Bedingtheit; **Formen: 1. soziale** Interaktion: sozialer Austausch von materiellen u. nichtmateriellen Gütern od. Handlungen zwischen mindestens 2 Individuen od. zwischen Gruppen; durch Interaktionsprozesse können sich Verhaltensweisen innerhalb eines Systems (z. B. Familie, Paar od. Peergroup*) festigen, die positive od. negative Konsequenzen für die einzelnen Mitglieder haben. Wichtigstes Instrument der sozialen Interaktion ist die (nonverbale) Kommunikation*. Interaktion ist ein reziproker Prozess, da die eine Person u. ihr (Nicht-)Verhalten einen Reiz für die Andere darstellt u. umgekehrt. Die Kommunikation kann hingegen auch komplementär sein. In einer Familientherapie*, Paarpsychotherapie* od. Gruppenpsychotherapie* sind die Interaktionsmuster* der Individuen eines Systems von besonderer Bedeutung. Vgl. Gruppendynamik. **2. pharmakologische** Interaktion: Wechselwirkung zwischen 2 od. mehr Arzneimitteln i. S. einer quantitativen (Abschwächung od. Verstärkung) od. qualitativen Änderung der Wirkung bei gleichzeitiger od. nacheinander verabreichter Arzneimittelgabe; z. B. Wirkung von Alkohol u. Arzneimittel besteht aus der Wirkung der beiden Substanzen u. deren Wechselwirkung (Interaktion). **3. statistische** Interaktion*; **4. dynamische** Interaktion: Wechselwirkung zwischen 2 od. mehr Variablen, z. B. Variable A beeinflusst Variable B, B beeinflusst zu einem späteren Zeitpunkt wieder A, so dass A künftige Wirkungen von B verändern kann u. umgekehrt. **5. biologische** Interaktion: eine Variable verändert den Effekt eines Faktors auf ein Ergebnis i. S. eines biologischen Modells; z. B. genetische Regulation der Hypothalamus*-Hypophysen-Nebennierenrinden-Achse u. deren Einfluss auf die Entstehung von Stress (Outcome). **6. gesundheitsökonomische** Interaktion (sog. Public-Health-Interaktion): eine Variable verändert den Einfluss eines Faktors auf die Gesundheitskosten; z. B. erhöht das Vorliegen familiärer Probleme die Gesundheitskosten einer Erkrankung (z. B. Depression), da die Familie in die Therapie einbezogen werden muss.

Inter|aktion, entwicklungs|sbestimmende (Interaktion*) *f*: (engl.) *determinative developmental interaction*; soziale Interaktion* im (frühen) Kindesalter zwischen einem Kind u. seiner primären Bezugsperson*, welche die Art der Bindung u. die weitere kindliche Entwicklung stark prägt; vgl. Bindungstheorie.

Inter|aktionismus (Interaktion*) *m*: **1.** (engl.) *interactionism*; persönlichkeitstheoretische Position, nach der sich menschliches Erleben u. Verhalten nur aus der Interaktion* von Persönlichkeitsmerkmalen* u. situativen Variablen erklären lässt; löste ältere einseitige Auffassungen ab, die entweder Persönlichkeit (z. B. klassische Trait-orientierte Persönlichkeitspsychologie*) od. Situation (z. B. Behaviorismus*) überbetonten bzw. als alleinigen Einfluss postulierten. Grundannahmen: **a)** Erleben u. Verhalten sind Ergebnis unablässiger multidirektionaler Interaktionen zwischen Situation u. Individuum; **b)** das Individuum nimmt aktiv u. absichtsvoll am Interaktionsprozess teil; **c)** die zentralen Determinanten der Interaktionen bestehen auf Seiten der Persönlichkeit in motivationalen u. kognitiven Faktoren u. auf Seiten der Situation in deren psychologischer Bedeutung. **2.** syn. Interaktionalismus; sozialpsychologische Richtung, nach der das Individuum in der Interaktion mit anderen Menschen zum Selbst* (bzw. zur Person) wird, wobei die Gesellschaft als Gesamtheit der wechselseitigen Beziehungen zwischen den Individuen definiert wird. **3.** symbolischer Interaktionismus; Handlungstheorie der Mikrosoziologie nach H. Blumer u. G. H. Mead, nach der die Bedeutung sozialer Objekte, Beziehungen od. Situationen durch den symbolisch vermittelten Prozess der Interaktion (im Wesentlichen Kommunikation*) zwischen Personen hervorgebracht wird; der Mensch wird als soziales Wesen gesehen, das Selbstbewusstsein*, Identität* u. auch die Fähigkeit zum Denken* erst i. R. sozialer Beziehungen entwickelt, so dass sich Individuum u. Gesellschaft gegenseitig bedingen. Zentraler Faktor der Entwicklung sei die Kommunikation über signifikante Symbole (Allgemeinbegriffe in dem Sinne, dass sie bei verschiedenen Individuen das Gleiche auslösen), welche die Fähigkeit zur Übernahme fremder Perspektiven voraussetzt. Menschen handelten gegenüber Dingen stets auf der Grundlage der (sozial hervorgebrachten) Bedeutungen, die diese Dinge für sie besitzen. Diese Theorie hat Bedeutung u. a. für Annahmen zur Entwicklung (u. deren Störungen) von Identität u. Persönlichkeit* sowie von Normen* u. Regeln.

Inter|aktions|ana|lyse (Interaktion*; Analyse*) *f*: (engl.) *interaction analysis*; Interaktions*-Prozess-Analyse.

Inter|aktions-Angst-Frage|bogen (Interaktion*): Abk. IAF; Selbstbeurteilungsverfahren zur Erfassung bereichsspezifischer Angstneigungen; erfasst die Angst* vor physischer Verletzung, Normüberschreitung, Erkrankungen u. ärztlichen Behandlungen, Selbstbehauptung, Abwertung u. Unterlegenheit, Bewährungssituationen u. Missbilligung; zusätzlich kann die globale Angstneigung gemessen werden; unterscheidet sich in der Zielsetzung von Tests zur Messung momentaner Angstzustände, globaler Angstneigung sowie Furchtinventaren u. Angstlisten; **Anw.:** Erwachsene von 18–65 Jahren; DD von Angststörungen sowie zur Ind. spezifischer Angstbehandlungsmethoden; Sportpsychologie, pädagogische Psychologie; psychol. Grundlagenforschung; **Testdauer:** ca. 15 Minuten.

I

Inter|aktions|dia|gnostik (Interaktion*; gr. διαγνωστικός fähig zu unterscheiden) *f*: (engl.) *interaction diagnostics*; diagnostisches Verfahren, das es ermöglicht, im alltagsnahen Umfeld die sozialen Interaktionen* (z. B. zwischen Kind u. primären Bezugspersonen wie z. B. Mutter, Pflegemutter, Vater, Stiefvater) zu beobachten u. zu analysieren; dabei werden durch spezifische Aufgaben diagnostisch relevante Verhaltensweisen evoziert. Diese erlauben dem Untersuchenden, auf einzelne Verhaltensbereiche od. Erkenntnisinteressen zu fokussieren u. diese (trotzdem) situativ u. sozial einzubetten. Durch Interaktionsdiagnostik lassen sich die positiven u. ungünstigen Interaktionsmuster* der beobachteten Personen in ihrer Beziehung feststellen, die im therapeutischen Setting weiter vertieft od. ggf. modifiziert werden können (häufig videogestützt).

Inter|aktion|serfahrung (Interaktion*): (engl.) *interactional experience*; Bez. für Erfahrungen*, die ein Individuum in der sozialen Interaktion* mit anderen Personen u. durch die Auseinandersetzung mit der Umwelt erwirbt; Menschen entwickeln durch den wechselseitigen Austausch mit der sozialen Umwelt eine innere Struktur der äußeren erfahrbaren Umwelt u. der inneren eigenen Person, woraus die Erfahrung der Trennung zwischen eigenem Subjekt* u. fremdem Objekt* entsteht. Interaktionserfahrungen prägen die Art u. Weise, wie eigene Wünsche u. Bedürfnisse wahrgenommen u. ausgedrückt werden, sowie die Wahrnehmung u. Interpretation des Verhaltens von anderen Personen. **Hinweis:** Ungünstige Interaktionserfahrungen in der Kindheit stellen einen Risikofaktor* für die Entwicklung psychischer Störungen* (z. B. Regulationsstörung* im frühen Kindesalter, Persönlichkeitsstörungen*) dar. Vgl. Bindungserfahrung.

Inter|aktions|merkmal, person|gebundenes (Interaktion*): (engl.) *personal interaction symptom*; Formen der zwischenmenschlichen sozialen Interaktion*, die direkt mit intrapersonellen Eigenschaften des Individuums zusammenhängen.

Inter|aktions|modelle (Interaktion*) *n pl*: **1.** (engl.) *interaction models*; Sammelbez. für Theorien, die sich mit den Grundlagen u. Auswirkungen von Interaktion* befassen; stammen aus unterschiedlichen Richtungen, z. B. aus der Psychodynamik*, der Systemtheorie od. der humanistischen Philosophie. **2.** in der Informatik Bez. für Darstellung des Informationsaustausches zwischen Komponenten eines Systems bzw. zwischen einem System u. seinem Kontext (u. a. Mensch*-Maschine-Interaktion). **3.** in der Statistik Bez. für die Modellierung von latenten Interaktionsvariablen ohne manifesten Größen in Strukturgleichungsmodellen.

Inter|aktions|muster (Interaktion*): (engl.) *interaction pattern*; relativ überdauernde od. häufiger auftretende Kombination von Interaktionen* zwischen Individuen innerhalb eines Systems (z. B. Familie od. Schule) od. zwischen Gruppen. Wie ein Individuum mit seiner Umwelt interagiert, hängt von seinen bisherigen Interaktionserfahrungen* ab, die z. B. in einer Familie von deren Mitgliedern geprägt sein können. Durch wechselseitige Beeinflussung können sich so positive, aber auch dysfunktionale Interaktionsmuster innerhalb eines od. zwischen Systemen festigen (**reziproke** Interaktionsmuster). Diese zu analysieren (s. Interaktionsdiagnostik) u. ggf. zu modifizieren nimmt u. a. bei der Partnertherapie* u. Familientherapie* einen wichtigen Platz ein. Dabei werden u. a. **kognizierte** Interaktionsmuster (z. B. Beziehungsvorstellungen u. -erwartungen), **beobachtete** Interaktionsmuster u. Mischformen unterschieden.

Inter|aktions-Pro|zess-Ana|lyse (Interaktion*; Analyse*) *f*: (engl.) *ineraction-process-analysis*; syn. Interaktionsanalyse; ursprünglich von Bales (um 1950) entwickeltes Verfahren zur Verhaltensbeobachtung* in kleinen Gruppen mit Hilfe eines standardisierten Kategoriensystems; durch Einordnung der beobachteten Verhaltensweisen in 12 Kategorien u. deren Analyse über die Zeit hinweg konnte der Interaktionsprozess z. B. bei Entscheidungen in Gruppen analysiert werden. Bei Weiterentwicklungen im klinischen Bereich wird v. a. das Kommunikationsverhalten im zeitlichen Verlauf in partnerschaftlichen Dyaden od. therapeutischen Beziehungen* untersucht. Die Einteilung in Kategorien kann nach Zeit- od. Sinneinheiten erfolgen (z. B. alle 20 Sekunden, ganze Sätze, Sprecherwechsel). **Hinweis:** Mit Varianten dieser Methode wurde z. B. der Zwangsprozess bei gestörten Partnerschaften identifiziert, ein verbreitetes System ist das Kategoriensystem* für partnerschaftliche Interaktion.

Inter|aktions|qualität (Interaktion*) *f*: (engl.) *interaction quality*; positive od. negative Valenz* einer Interaktion*; bedeutsam u. a. bei therapeutischen Beziehungen*, Partnerschaften sowie i. R. von Familieninteraktionen*, insbesondere bei Eltern*-

Kind-Interaktionen für die kindliche Entwicklung. Vgl. Interaktion, entwicklungsbestimmende.

Inter|aktions|ritual (Interaktion*; lat. ritus religiöser Festbrauch) *n*: (engl.) *interaction ritual*; spezifische, festgelegte Verhaltensweise in der Interaktion* zwischen Personen innerhalb eines Systems; häufig stark kulturell geprägt (z. B. Begrüßungsritual). Innerhalb von Familien od. anderen Systemen können sehr individuelle Interaktionsrituale entstehen (z. B. zwischen Eltern u. Kind vor dem zu Bett gehen), die den Beteiligten im positiven Fall eine Orientierung für adäquates Verhalten u. Sicherheit bieten, im negativen Fall aber auch pathogen wirken können (z. B. Induktion od. Verfestigung von Schlafstörungen).

Inter|aktions|stil, persönlicher (Interaktion*): (engl.) *personal interaction style*; Bez. für relativ überdauernde od. häufig wiederkehrende u. situationsübergreifende Interaktionsmuster*, die ein Individuum auszeichnen (z. B. selbstunsicher, aggressiv, vermeidend, extravertiert).

Inter|aktions|störungen (Interaktion*): **1.** (engl.) *interaction disorders*; allgemeine Bez. für Schwierigkeiten im Umgang mit anderen Menschen i. R. der sozialen Interaktion*; bei Kindern u. Jugendlichen überdauernde Schwierigkeiten im zwischenmenschlichen Umgang, z. B. überangepasstes (immer alles Allen Recht machen), scheues/unsicheres (Schwierigkeiten bei der Kontaktaufnahme), sozial zurückgezogenes, mutistisches od. distanzgemindertes u. enthemmtes Verhalten; vgl. Sozialverhaltensstörung. **2.** weniger gebräuchliche Bez. für Persönlichkeitsstörung*.

Inter|aktions|struktur (Interaktion*; lat. structura Zusammenfügung, Ordnung, Aufbau) *f*: (engl.) *interaction structure*; Bez. für festes Muster in den zwischenmenschlichen Beziehungen u. den Aufbau u. die Beschaffenheit der Interaktionen* (z. B. Eltern*-Kind-Interaktion, Familieninteraktion*, innerhalb von Teams); Erfassung u. a. mit Verhaltensbeobachtung* (z. B. Interaktions*-Prozess-Analyse).

Inter|aktion, statistische (Interaktion*) *f*: (engl.) *statistical interaction*; statistische Wechselwirkung; 2 od. mehr Variablen* wirken nicht unabhängig voneinander auf eine Ergebnis- od. vorhergesagte Variable (z. B. kann die Wirkung von A auf B von C abhängen; s. Abb.); **Einteilung: 1.** Modell i. S. der Varianzanalyse (ANOVA*): Zusammenwirken von mindestens 2 unabhängigen Variablen (Faktoren) auf eine abhängige Variable, wobei gilt, dass der Einfluss der unabhängigen Variablen zwischen den Faktorstufen des einen Faktors unter den Stufen des anderen Faktors ungleich ausfällt. So ist die Wirkung des einen Faktors abhängig von den Stufen des anderen; z. B. kann sich eine psychotherapeutische Intervention zur Reduktion von Angst in Abhängigkeit vom Alter der Patienten unterschiedlich auswirken. Graphisch ist eine Wechselwirkung daran erkennbar, dass die Datenreihen nicht parallel verlaufen od. sich kreuzen. Ist eine signifikante Interaktion vorhanden, ist bei der Interpretation der Haupteffekte (z. B. Wirkung der Intervention) Vorsicht geboten. **2.** Modell i. S. der Regressionsanalyse*: es liegt Interaktion vor, wenn die Vorhersage des Wertes der Kriteriumsvariablen aufgrund der Werte eines Prädiktors* von denjenigen einer od. mehrerer anderer Prädiktorvariablen abhängt; das Produkt zweier (od. mehrerer) Faktoren hat einen Erklärungswert für das Ergebnis, der über die Summe der Erklärungswerte der einzelnen Faktoren hinausgeht. Eine statistische Interaktion ist hier keine Eigenschaft der Daten an sich, sondern eine Eigenschaft des Modells, das auf die Daten angewendet wird. Ob eine statistische Interaktion gefunden wird, hängt vom verwendeten Modell bzw. Assoziationsmaß* (z. B. bei logistischen Regressionen Odds*-Ratio versus relatives Risiko* od. Risikodifferenz*) ab. Statistische Interaktionen müssen nicht mit anderen Formen der Interaktion wie biologischer od. gesundheitsökonomischer Interaktion* übereinstimmen. Vgl. Moderator.

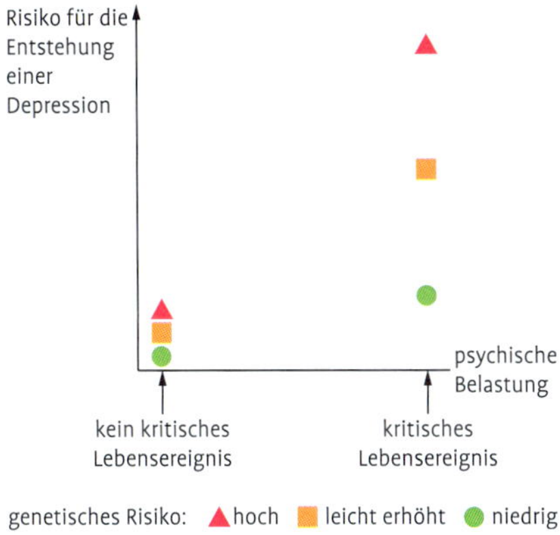

Interaktion, statistische: Beispiel für die Interaktion des genetischen Risikos u. kritischer Lebensereignisse bei der Entstehung der Depression

Inter|aktions|verhalten (Interaktion*): (engl.) *interaction behavior*; Ausschnitt des individuellen Verhaltens, der sich in zwischenmenschlichen Beziehungen* zeigt; vgl. Interaktionsstil, persönlicher; Interaktionsmuster.

Inter|aktion, themen|zentrierte (Interaktion*) *f*: (engl.) *theme-focused interaction*; Abk. TZI; humanistisch-psychologisch begründetes Modell u. Vorgehen nach R. Cohn, das therapeutische u. pädagogische Elemente zu einer speziellen Gruppenpsychotherapie* verbindet, bei der anhand von vorgegebenen od. selbstgewählten Themen u. unter Berücksichtigung von Gruppeninteressen mitmenschliche Erfahrungen angestrebt werden, die sich unmittelbar verhaltensbeeinflussend (i. S. sozialen Lernens) auswirken sollen; die Faktoren der

Gruppeninteraktion werden durch das Dreieck Persönlichkeit, Thema (z. B. meine Wünsche in Vergangenheit u. Gegenwart) u. Gruppe bestimmt. Die Gruppenatmosphäre soll akzeptierend sein u. die Themen mit positiver Ausrichtung gewählt werden, z. B. zur Überwindung von Störungen. **Anw.:** v. a. in Gruppen (z. B. Selbsterfahrungsgruppen*), i. R. von Supervision*, Erwachsenenbildung u. Community* Care; **Wirksamkeit:** Es liegen keine evidenzbasierten Nachweise vor. Vgl. Individualtherapie.

Inter|aktion, triadische (Interaktion*) *f*: (engl.) *triadic interaction*; soziale Interaktion* zwischen 3 Personen; in der Bez. **Drei-Personen-Beziehung** meist bezogen auf die Triaden von Vater-Mutter-Kind od. Geschwister-Mutter-Kind; s. Eltern-Kind-Interaktion.

Inter|beobachter|übereinstimmung (Inter-*): (engl.) *interrater reliability*; s. Beobachterübereinstimmung.

Inter|de|pendenz|ana|lyse (Inter-*; lat. dependere herabhängen; Analyse*) *f*: (engl.) *interdependency analysis*; s. Korrelationsforschung.

Interesse (lat. interesse dazwischen sein, teilnehmen) *n*: (engl.) *interest*; Bez. für Haltung bezüglich eines Gegenstands od. Sachverhalts, dem eine subjektive Wertigkeit zugeschrieben wird u. der i. d. R. eine Relevanz für die Bedürfnisbefriedigung besitzt (z. B. geistiges, materielles, wissenschaftliches od. künstlerisches Interesse); beim Vorliegen von Interesse richten sich Wahrnehmung, Aufmerksamkeit, Emotion, Kognition u. Handlungsabsicht auf den präferierten Gegenstand od. Sachverhalt, wobei in Abgrenzung zur Motivation* (v. a. Handlung energetisierende Aspekte) die kognitiven Komponenten im Mittelpunkt stehen; beim Säugling auch als noch undifferenzierte Form emotionaler Aktivität (s. Erregung; s. Emotionsregulation, Tab. dort); Interesse kann aus der Prozess-orientierten (Entstehungsbedingungen u. Aufrechterhaltung) od. der Struktur-orientierten Perspektive (individuell überdauernde Interessen) untersucht werden. In der Persönlichkeitspsychologie werden Interessen als z. T. angeborene, z. T. erlernte Persönlichkeitsmerkmale* konzeptualisiert; individuelles Interesse kann mit Interessentests erfasst werden.

Interesse, ein|geschränktes (Interesse*) *n*: (engl.) *constricted interest*; Bez. für die Beschränkung der Zuwendung zum aktuellen Geschehen, das zu Problemen im Sozialverhalten* u. der sozialen Anpassung u. zu Einschränkungen der Alltagskompetenz* führt; **Vork.:** bei versch. Störungen, z. B. Depression (s. Interessenverlust) u. (persistierend u. z. T. als spezielles Interesse) bei tief greifenden Entwicklungsstörungen*.

Interessen|verlust (Interesse*): (engl.) *loss of interest*; Bez. für Verminderung od. Verlust der aufmerksamen Zuwendung zum Geschehen; **Vork.:** Leitsymptom des depressiven Syndroms*. Vgl. Antriebsarmut.

Inter|ferenz (Inter-*; lat. ferre tragen, bringen) *f*: (engl.) *interference*; Erschwerung od. Verzögerung der Erinnerung u. der willentlichen Abrufbarkeit von Lerninhalten durch Einschub eines anderen Lerninhalts während des Lernprozesses (Überlagerung); **Formen: 1. affektive** Interferenz: aus der Verhaltenstherapie stammendes Paradigma, das beschreibt, dass Angst* in best. Situationen zu Vermeidung bzw. Verhaltensbeeinträchtigungen führt, d. h. eine Angstreaktion durch Erfahrung konditioniert wird; **2. kognitive** Interferenz: Störung des Informationsverarbeitungsprozesses kontextabhängig durch konkurrierende kognitive Repräsentationen von Inhalten. Gedächtnispsychologisch wird Interferenz hauptsächlich auf die Gedächtnisformierung hemmenden kognitiven Faktoren bezogen, am bekanntesten sind retroaktive Interferenz (neu gelernte Inhalte vermindern Erinnerung an vorher Gelerntes) versus proaktive Interferenz (vorher gelernte Inhalte vermindern Erinnerung bei neu Gelerntem); s. Gedächtnishemmung. Je größer die Ähnlichkeit zwischen neuem u. altem Gedächtnismaterial ist, umso größer ist die Interferenz.

Inter|feron gamma *n*: (engl.) *interferon gamma*; zu den Zytokinen zählendes, von eukaryontischen Zellen gebildetes, niedermolekulares Protein; Hemmstoff gegen die intrazelluläre Virusreplikation; **Wirkung:** antiproliferativ, antiviral u. immunmodulatorisch; Verstärkung der Zytotoxizität der Makrophagen durch vermehrte Bildung von Sauerstoffradikalen; **Ind.:** Tumorerkrankungen, Osteoporose*; **UAW:** aufgrund des induzierten Tryptophanabbaus ggf. Depressionen*.

inter|individuell (Inter-*; lat. individuum Person): (engl.) *interindividual*; s. interpersonell.

Inter|leukine *n pl*: (engl.) *interleukins*; Abk. IL; zu den Zytokinen* gehörende, von Leukozyten sezernierte Kommunikationsproteine der Immunregulation; viele Interleukine sind als rekombinante Arzneimittel zur therapeutischen Anwendung als Immuntherapie u. Tumortherapie verfügbar, z. B. zur Behandlung maligner Tumoren, rheumatoider Arthritis*, Psoriasis* u. Enteritis* regionalis Crohn.

Internalisierung (Inter-*): (engl.) *interiorisation, internalisation*; (psychoanalyt.) Bez. für die entwicklungspsychologisch verankerte Verinnerlichung von Bildern primärer Bezugspersonen (Introjekte*) u. deren stabile Verankerung; i. w. S. Übernehmen u. Sich-zu-Eigen-Machen von Werten, Normen, Verhaltensweisen od. Einstellungen Anderer (Introzeption), aber auch Übernahme äußerer Konflikte in das eigene Innere.

Internal, Powerful Others and Chance: s. IPC.

Internal State Scale: Abk. ISS; Selbstbeurteilungsverfahren zur Erfassung manischer u. depressiver Symptome u. Stimmungen; umfasst 4 Subskalen (Aktivierung, Wohlbefinden, wahrgenommener Konflikt u. Depressions-Index); **Anw.:** bei bipolaren affektiven Störungen*; **Testdauer:** ca. 5–10 Minuten.

International Affective Picture System: s. IAPS.

International Classification of Diseases: s. ICD.

International Classification of Functioning, Disability and Health: s. ICF.

International Classification of Sleep Disorders: s. ICSD.

Inter|nationale Dia|gnose|check|listen für Persönlichkeits|störungen (gr. διάγνωσις Entscheidung, Urteil): Abk. IDCL-P; Fremdbeurteilungsverfahren zur Erfassung der Persönlichkeitsstörungen nach ICD-10 u. DSM-IV; erfasst die wichtigsten u. häufigsten psychischen Störungen, z. B. Psychosen*, affektive Störungen*, somatoforme Störungen*, Substanzstörungen*, Essstörungen* u. organisch bedingte Störungen; als Informationsquellen dienen Angaben des Patienten, Verhaltensbeobachtungen u. Angaben dritter Personen; diagnostische Kriterien* (z. B. Symptome, Zeit- u. Verlaufsmerkmale, Schweregrad, Ausschlusskriterien*) sind in möglichst kurzer, übersichtlicher Form angeordnet, der Wortlaut entspricht dem des Klassifikationssystems; exakte Diagnosenstellung z. T. sofort während od. nach der diagnostischen Untersuchung (Exploration) möglich; **1.** IDCL für ICD-10: 32 Checklisten nach ICD-10-Klassifikation (aufbauend auf der Symptom-Checkliste; s. SCL-90-R); **2.** IDCL für DSM-IV: 31 Checklisten nach DSM-IV; **Anw.:** psychiatrische u. klinisch-psychologische Diagnostik nach ICD-10 u. DSM-IV; auch Ausbildung u. Forschung; kann mit anderen Internationalen Diagnosechecklisten zur Einordnung der wichtigsten klinischen Syndrome u. dem SIDAM (Strukturiertes* Interview für die Diagnose von Demenzen) kombiniert werden. **Testdauer:** abhängig vom Vorgehen, da integriert in psychiatrische od. psychologische Untersuchung, Exploration.

International Index of Erectile Function: s. IIEF.

International Personality Disorder Examination: s. IPDE.

International Statistical Classification of Diseases, Injuries and Causes of Death: s. ICD.

Internet|abhängigkeit: (engl.) *web addiction disorder*; Internetsucht*.

Internet|sucht: (engl.) *web addiction*; syn. Internetabhängigkeit; übermäßige Nutzung des Internets mit psychischer Abhängigkeit*, Entwicklung von Toleranz* u. Kontrollverlust*; **Hinweis:** aktuell wird diskutiert, ob das Symptombild ein eigenständiges Krankheitsbild rechtfertigt od. im Rahmen anderer Syndrome (Impulskontrollstörungen, Depression, soziale Phobie) einzuordnen ist; aktuell nicht in ICD-10 enthalten.

Internet|therapie *f*: (engl.) *web therapy*; Form der Online*-Intervention, i. e. S. therapeutisches Angebot für Patienten im Internet, bei dem die Rolle des Psychotherapeuten von einem Computerprogramm u./od. einer Person übernommen wird; durch Interaktion u. Mechanismen wie Lernprozesse, emotionale Verarbeitung od. Verhaltensänderungen sollen Behandlungserfolge erreicht werden; häufig werden internetbasierte Kommunikationsmittel wie E-Mails od. Chatrooms eingesetzt. **Formen: 1.** vollständig internetbasierte Therapie; **2.** internetgestützte Verfahren, bei denen einzelne Therapiekomponenten mit Online-Modulen durchgeführt werden. **Vorteil:** gute Verfügbarkeit, **Nachteil:** u. a. problematische Datensicherheit, bei Anonymität mangelnde Möglichkeit zur Krisenintervention (z. B. bei Suizidalität*), erschwerte (Differential-)Diagnostik, mangelnde Interventionsmöglichkeit bei psychotischen u. dissoziativen Störungen u. Borderline-Persönlichkeitsstörungen. **Wirksamkeit:** Empirisch validierte Internettherapien liegen u. a. für Angststörungen u. Depression vor (z. B. FearFighter, Interapy, MoodGYM, MasteringMyLife). **Hinweis:** Von besonderem theoretischen Interesse ist die Tatsache, dass Internettherapie ohne direkte therapeutische Beziehung* wirkt.

Inter|neurone *n pl*: (engl.) *interneurons*; Nervenzellen* im ZNS, deren kurzes Axon die Substantia* grisea nicht verlässt; **Funktion:** dienen der Erregungssteuerung u. Informationsverarbeitung, indem sie Leitungsbahnen* exzitatorisch od. inhibitorisch miteinander verschalten; können auch i. S. einer Rückkopplung* auf eine Nervenzelle wirken. Als Transmitter an den Synapsen der Interneurone dienen GABA*, Glycin* u. möglicherweise andere Aminosäuren sowie Katecholamine*. Vgl. Neurotransmitter.

Intero|zeption (lat. internus innerlich; capere, captus nehmen, fassen) *f*: (engl.) *interoception*; Wahrnehmung eigener körperlicher Vorgänge (z. B. Herzschlag, Atemtätigkeit); gesteigert bei Hypochondrie*, somatoformer Störung*; vermindert bei Ablenkung, unter Drogen- od. Arzneimitteleinfluss. Vgl. Konditionierung, interozeptive; Introspektion.

inter|personell (Inter-*): (engl.) *interpersonal*; interindividuell; zwischen 2 od. mehreren Personen (Individuen) ablaufend, mehrere Personen (Individuen) betreffend; z. B. interpersonelle Variation der Intelligenz: Auspägung der Intelligenz bei verschiedenen Personen.

inter|personelle Psycho|therapie (Inter-*; Psychotherapie*) *f*: (engl.) *interpersonal psychotherapy*; s. Psychotherapie, interpersonelle.

Inter|polation (lat. interpolatio Veränderung, Umgestaltung) *f*: (engl.) *interpolation*; Prozess, bei dem unbekannte Daten innerhalb eines Bereichs von bekannten Daten geschätzt werden; dazu müssen Annahmen getroffen werden, nach welchem Modell sich die Daten im verfügbaren Datenbereich verändern; Beispiel: lineare Interpolation zwischen 2 Datenpunkten.

Inter|quantil|abstand (Inter-*; lat. quantus so viel): (engl.) *interquantile distance*; (statist.) Streuungsmaß bei Häufigkeitsverteilungen; Abstand zwischen 2 Quantilen (s. Lokalisationsmaß); z. B. liegen im Interquantilabstand zwischen dem 25 %-Quantil u. dem 75 %-Quantil einer Verteilungsfunktion 50 % aller Werte.

Inter|rater-Re|liabilität (Inter-*; Reliabilität*) *f*: (engl.) *interrater reliability*; s. Beobachterübereinstimmung.

Inter|sexualität (Inter-*; Sexual-*) *f*: (engl.) *intersexuality*; Sammelbez. für Störungen der vorgeburtlichen sexuellen Differenzierung, bei der sich die inneren u. äußeren Geschlechtsorgane in unterschiedlich starker Ausprägung im Widerspruch zum chromosomalen Geschlecht entwickeln (s. Hermaphroditismus); **Häufigkeit:** 1:500. Das in den ersten Lebensjahren sog. anerzogene Geschlecht u. entsprechende operative Anpassungen sind umstritten, abwartendes Vorgehen wird bevorzugt. Vgl. Transsexualität; Syndrom, adrenogenitales.

Inter|vall|skala (lat. intervallum Zwischenraum; Skala*) *f*: (engl.) *interval scale*; s. Skalenniveau.

I

Inter|vall, sym|ptom|freies (lat. intervallum Zwischenraum) *n*: (engl.) *symptom-free interval*; Zeitraum zwischen 2 Episoden einer Störung (z. B. Depression, Manie), in dem keine (klinisch relevante) Symptomatik vorliegt.

Inter|vention (lat. interventio Dazwischenkommen, Eingreifen, Vermittlung) *f*: **1.** (engl.) *intervention*; syn. Treatment; Bez. für Maßnahme, die zur Prävention*, Gesundheitsförderung*, Heilung, Rehabilitation* od. Linderung von Krankheiten i. S. eines Einschreitens eingesetzt wird. **2.** in Interventionsstudien Bez. für die Maßnahme, deren Wirksamkeit untersucht werden soll; weit gefasster Begriff, der u. a. Arzneimittel, Prozeduren u. Verfahren, Programme, Gesetzesänderungen umfasst; vgl. Interventionsforschung.

Inter|vention, familien|gesteuerte (Intervention*) *f*: (engl.) *family guided intervention*; Bez. für Maßnahme zur Lösung od. Prävention von Problemen od. Behandlung psychischer Störungen, an der Familienangehörige systematisch beteiligt werden, um co-therapeutische Effekte zu erzielen od. möglichen negativen Einflüssen vorzubeugen; z. B. systematische Verstärkung erwünschten Verhaltens, Erprobung alternativer Verhaltensweisen mit Rollenspielen, gemeinsame Zubereitung u. Einnahme von Mahlzeiten bei Essstörungen; wichtiger Behandlungsbaustein aller Störungen im Bereich der Kinder- u. Jugendlichenpsychotherapie, insbes. bei Störungen, bei denen die Familien unmittelbar ursächlich beteiligt sind (z. B. externalisierende Verhaltensstörungen).

Inter|vention, klinische (Intervention*) *f*: (engl.) *clinical intervention*; Bez. für geregelte Maßnahme (z. B. Psychotherapie entspr. Psychotherapie-Richtlinie), die auf allgemeinen Veränderungsprinzipien (z. B. Ressourcenaktivierung, Problemaktualisierung, aktive Hilfe zur Problembewältigung, therapeutische Klärung) beruht u. insbes. zur Behandlung von psychischen Störungen eingesetzt wird.

Inter|vention, kognitive (Intervention*) *f*: (engl.) *cognitive intervention*; Maßnahme, die kognitive Merkmale (d. h. Informationsverarbeitung*) des Patienten ändern soll od. die auf der kognitiven Ebene ansetzt, um Verhaltens- u. Befindensänderungen zu erreichen; umfasst u. a. Selbstinstruktionstraining*, Problemlösungstraining*, Modifikation dysfunktionaler Kognitionen*, Reattribution*, Analyse fehlerhafter Logik, Entkatastrophisierung*; **Anw.:** als Teil der als weitgehend eigenständig konzipierten kognitiven Therapie*, i. R. anderer therapeutischer (z. B. Verhaltenstherapie*, Gesprächspsychotherapie*) od. diagnostischer Verfahren (z. B. Interview*, Verhaltensbeobachtung*); eingesetzt v. a. bei Angststörung*, Depression*, Persönlichkeitsstörung*, somatoformer Störung* u. Verhaltensmedizin*.

Inter|vention, paradoxe (Intervention*) *f*: (engl.) *paradoxical intervention*; syn. paradoxe Intention; vom Konzept der paradoxen Intention (s. Existenzanalyse) abgeleitetes Vorgehen, insbes. der systemischen Familientherapie*, mit dem Ziel, durch sich widersprechende Handlungs- od. Gedankenmuster bestehende Routinen u. Widerstände zu ändern od. zu durchbrechen (z. B. durch Symptomverschreibung* od. Selbstbeobachtung); **Wirksamkeit:** es liegen keine evidenzbasierten Wirksamkeitsnachweise vor; negative Effekte auf therapeutische Beziehung* nachgewiesen.

Inter|vention, psycho|logische (Intervention*) *f*: (engl.) *psychological intervention*; Bez. für Maßnahme, die auf Theorien od. Konzepten der Psychologie* beruht, u. für Maßnahme, die ausschließlich psychol. Merkmale od. solche zu beeinflussen sucht, die für das Erleben u. Verhalten von Bedeutung sind; z. B. im Bereich der Prävention die Vermeidung von kindlichen Verhaltensstörungen durch Erziehungstraining, das auf Prinzipien der operanten Konditionierung* beruht; im Bereich der Behandlung von Ängsten der Einsatz des Stress-Inokulationstrainings, das u. a. vermittlungstheoretisch begründet ist u. auf Lurias Denk- u. Sprachtheorie beruht; im Bereich der Rückfallprophylaxe von schizophren Erkrankten der Einsatz von Problemlösungstrainings*, die auf Dunkers Problemlösungstheorie beruhen.

Inter|vention, psycho|soziale (Intervention*) *f*: (engl.) *psychosocial intervention*; psychosoziale Therapie; Sammelbez. für Interventionen mit dem Ziel der Erhaltung, Förderung u. Wiederherstellung alltagspraktischer, kognitiver, behavioraler u. sozialer Fertigkeiten sowie der Unterstützung einer psychisch u./od. körperlich belasteten od. beeinträchtigten Person; umfasst unterschiedliche Verfahren u. Vorgehensweisen: z. B. Förderung sozialer Netzwerke, Sozialtherapie*, Soziotherapie*, Vermittlung an u./od. Einbezug medizinischer Fachdienste, Angehörigenarbeit*, Beratung*, Krisenintervention*, Psychoedukation*, Psychotherapie*, Assertive* Community Treatment u. Case* Management.

Inter|vention, schema|gesteuerte (Intervention*) *f*: (engl.) *intervention directed by schemata*; Bez. für Maßnahme, die sich an allgemeinen Konzepten orientiert (z. B. Vorstellungen zu best. Problemlagen) od. die abstrakte kognitive Muster von Patienten nutzt, um Problembewältigungen zu fördern (z. B. Zuversicht in die eigene Person zur Bewältigung tief greifender Misserfolgserlebnisse). Vgl. Schema; Schematheorie.

Interventions|forschung (Intervention*): (engl.) *intervention research*; Forschungsrichtung, welche die durch best. Maßnahmen bewirkten Veränderungen, z. B. bei Prävention, Therapie u. Rehabilitation psychischer Störungen, untersucht; meist wird bei der Interventionsforschung eine Kontrollgruppe* (z. B. Placebomedikation od. alternative Intervention) verwendet. Eine **Interventionsstudie** ist die konkrete Realisierung der Interventionsforschung für eine Fragestellung.

Inter|vention, somatische (Intervention*) *f*: (engl.) *somatic intervention*; Bez. für Maßnahme, die Prozesse einleitet, um bestimmte körperliche Zustände zu erreichen (z. B. Pharmakotherapie des Serotoninmangels bei Depression durch Serotonin-Wiederaufnahme-Hemmer), od. die körperlich induzierte Zustände benutzt, um best. psychische Zustände herzustellen od. zu bewahren (z. B. Elektrokrampftherapie* zur Behandlung der Depression).

Inter|ventions|programm (Intervention*) *n*: (engl.) *intervention program*; strukturierte Vorgabe zur Umsetzung definierter Regeln zur Veränderung von Programmzielen (z. B. Programm zur Reduktion von Übergewicht bei Kindern u. Jugendlichen mit Hilfe bestimmter Ernährungs- u. Verhaltensregeln); bes. objektiviert sind dabei Manuale (s. Selbsthilfemanual; Therapeutenmanual; Therapiemanual) mit genauen Beschreibungen des Vorgehens; weniger objektiv sind individuelle Therapieprogramme, die auf spezifischen Therapeut-Patient-Vereinbarungen u. Zielabsprachen beruhen.

Interventions|studie (Intervention*) *f*: (engl.) *intervention study*; s. Interventionsforschung.

Inter|vention, verhaltens|therapeutische (Intervention*) *f*: (engl.) *cognitive-behavioral intervention*; Bez. für Maßnahme, die auf Theorien u. Konzepten der Verhaltenstherapie* beruht u. allgemein Ziele von Interventionen verfolgt (Prävention*, Behandlung*, Rehabilitation*); z. B. Konfrontationstherapie*, systematische Desensibilisierung*, Mehr*-Spalten-Technik, Selbstmanagement*.

Inter|view *n*: (engl.) *interview*; mündliche gezielte Befragung (gestellte Fragen verfolgen ein definiertes Ziel); **Formen:** v. a. **1. standardisiertes** Interview: Befragung anhand eines festgelegten, vorstrukturierten Katalogs von Fragen bzw. eines Leitfadens, wobei die Antwortmöglichkeiten bereits festgelegt sind od. vorgegebenen Kategorien zugeordnet werden; der Leitfaden enthält Wortlaut u. Reihenfolge der Fragen, Sprungregeln u. Antwortkategorien. Es erfolgt keine klinische Einschätzung durch den Interviewer; vollständige Standardisierung der Informationserfassung u. Auswertung; durch Standardisierung wird Objektivität u. Reliabilität gewährleistet; z. B.: Diagnostisches* Expertensystem für psychische Störungen, Composite* International Diagnostic Interview; **2. strukturiertes** (syn. halbstandardisiertes) Interview: Befragung anhand vorgebener Fragen od. eines vorstrukturierten Leitfadens, der Wortlaut u. Reihenfolge der Fragen, Sprungregeln u. Antwortkategorien vorgibt. Der Interviewer hat an einzelnen Stellen die Möglichkeit zur freien Exploration (Übergang in eine offene Interviewtechnik); die klinische Beurteilung des Interviewers fließt explizit mit ein; z. B.: DIPS*, Mannheimer* Elterninterview; **3. offenes** (qualitatives, narratives) Interview (auch Leitfadeninterview): Befragung anhand eines Leitfadens anzusprechender Themen (vorher festgelegte Fragen), die offen beantwortet werden sollen, es wird frei berichtet, kommentiert u. erklärt; keine vorgegebenen Antwortmöglichkeiten; entscheidend ist, die Äußerungen der Befragten so wenig wie möglich zu beeinflussen, z. B. durch suggestive Formulierungen. Vgl. Fragebogen.

Inter|view, dia|gnostisches *n*: (engl.) *diagnostic interview*; s. Interview; DIPS; Kinder-DIPS; Diagnostisches Expertensystem für psychische Störungen; Composite International Diagnostic Interview.

Interview Schedule for Social Inter|action: Abk. ISSI; Selbstbeurteilungsverfahren zur retrospektiven Erfassung der Verfügbarkeit u. der subjektiv wahrgenommenen emotionalen u. instrumentellen Unterstützung; umfasst 30 Items zu 4 Subskalen: Möglichkeiten zu sozialer Integration, empfundene Verfügbarkeit sozialer Integration, Verfügbarkeit emotionaler Unterstützung, empfundene Verfügbarkeit emotionaler Unterstützung; **Testdauer:** Kurzform 15 Minuten, Langform 45 Minuten.

Interview und Frage|bogen zum sozialen Netzwerk und sozialen Unter|stützung: s. SONET.

Inter|vision (Inter-*; lat. visio Sehen, Blicken, Ansicht) *f*: (engl.) *intervision*; s. Supervision.

Intim|sphäre (lat. intimus der innerste) *f*: (engl.) *privacy*; Bereich des Menschen, der des besonderen Schutzes vor dem Eindringen Anderer bedarf; auf die Verletzung der Intimsphäre wird mit Scham* reagiert.

In|toxikation (In-*; gr. τοξικόν φάρμακον Pfeilgift) *f*: **1.** (engl.) *intoxication*; Vergiftung; schädliche Wirkung von Stoffen, die in ihrem Ausmaß v. a. von der Art der chemischen Substanz, ihrer Toxizität u. Dosis, der Einwirkungshäufigkeit u. -dauer sowie von Merkmalen des Betroffenen (Alter, Vorerkrankungen u. a.) bestimmt wird, sowie das daraus resultierende Krankheitsbild (auch Toxikose); **Formen: a) akute** Intoxikation: v. a. durch akzidentelle od. beabsichtigte (z. B. suizidale) Aufnahme von u. a. Arzneimitteln (z. B. Digitalisintoxikation*, Lithiumintoxikation*, Paracetamolintoxikation*), Haushalts- u. Arbeitsstoffen (z. B. Methanolintoxikation*, Thalliumintoxikation*), Nahrungs- u. Genussmitteln, Pflanzen, tierischen Giften; b) **chronische** Intoxikation: entsteht i. d. R. durch langdauernde Exposition gegenüber Umweltchemikalien (z. B. Arsenintoxikation*, Bleiintoxikation*, Kohlenmonoxidintoxika-

Intoxikation
Giftinformationszentren

Berliner Betrieb für Zentrale Gesundheitliche Aufgaben (BBGes)
Institut für Toxikologie – Giftnotruf Berlin
Oranienburger Str. 285
13437 Berlin
Tel.: 030 19240, 030 30686711
Fax: 030 30686799
E-Mail: mail@giftnotruf.de
Homepage: http://www.giftnotruf.de

Informationszentrale gegen Vergiftungen des Landes Nordrhein-Westfalen
Zentrum für Kinderheilkunde der Universität Bonn
Adenauerallee 119
53113 Bonn
Tel.: 0228 19240, 0228 28733211
Fax: 0228 28733314
E-Mail: gizbn@ukb.uni-bonn.de
Homepage: http://www.giftzentrale-bonn.de

Gemeinsames Giftinformationszentrum der Länder Mecklenburg-Vorpommern, Sachsen, Sachsen-Anhalt und Thüringen
Nordhäuser Str. 74
99089 Erfurt
Tel.: 0361 730730
Fax: 0361 7307317
E-Mail: ggiz@ggiz-erfurt.de
Homepage: http://www.ggiz-erfurt.de

Vergiftungs-Informations-Zentrale Freiburg
Mathildenstr. 1
79106 Freiburg
Tel.: 0761 19240
Fax: 0761 2704457
E-Mail: giftinfo@uniklinik-freiburg.de
Homepage: http://www.giftberatung.de

GIZ-Nord
Giftinformationszentrum-Nord der Länder Bremen, Hamburg, Niedersachsen und Schleswig-Holstein
Zentrum Pharmakologie und Toxikologie
Universitätsmedizin Göttingen
Robert-Koch-Str. 40
37075 Göttingen
Tel.: 0551 19240, 0551 383180 (für medizinisches Fachpersonal)
Fax: 0551 3831881
E-Mail: anfragen@giz-nord.de
Homepage: http://www.giz-nord.de

Informations- und Behandlungszentrum für Vergiftungen des Saarlandes
Klinik für Allgemeine Pädiatrie und Neonatologie
Universitätsklinikum des Saarlandes
Kirrberger Straße
Gebäude 9
66421 Homburg/Saar
Tel.: 06841 19240, 06841 1628436
Fax: 06841 1621109
E-Mail: giftberatung@uniklinikum-saarland.de
Homepage: http://www.uniklinikum-saarland.de/giftzentrale

Giftinfo Mainz
Giftinformationszentrum der Länder Rheinland-Pfalz und Hessen
Klinische Toxikologie der II. Medizinischen Klinik der Johannes Gutenberg Universität Mainz
Langenbeckstr. 1
55131 Mainz
Tel.: 06131 19240, 06131 232466
Fax: 06131 232468
E-Mail: mail@giftinfo.uni-mainz.de
Homepage: http://www.giftinfo.uni-mainz.de

Giftnotruf München
Toxikologische Abteilung
II. Med. Klinik der Technischen Universität München
Ismaninger Str. 22
81675 München
Tel.: 089 19240, 089 41402466
E-Mail: tox@lrz.tum.de
Homepage: http://www.toxinfo.org

Giftinformationszentrale Nürnberg
Medizinische Klinik 1 des Klinikums Nürnberg
Prof.-Ernst-Nathan-Str. 1
90340 Nürnberg
Tel.: 0911 3982451
E-Mail: giftnotruf@klinikum-nuernberg.de

Vergiftungsinformationszentrale Wien
Gesundheit Österreich GmbH
Stubenring 6
A-1010 Wien
Tel.: +43 1 4064343 (Notruf), +431 4066898 11 (allgemeine Anfragen)
E-Mail: viz@meduniwien.ac.at
Homepage: http://www.meduniwien.ac.at/viz/

Schweizerisches Toxikologisches Informationszentrum
Freiestrasse 16
CH-8032 Zürich
Tel.: +41 44 2515151 (Notruf), +41 44 2516666 (allg. Beratung), 145 (24-Stunden-Notfallnummer für die Schweiz)
Fax: +41 44 2528833
E-Mail: info@toxi.ch
Homepage: http://www.toxi.ch

tion*) od. Nahrungsgiften bzw. durch chronische Überdosierung von Arzneimitteln; **Ther.:** Der Rat eines Giftinformationszentrums (s. Tab.) sollte eingeholt werden. Allgemein gilt: **a)** bei akuter Intoxikation Aufrechterhaltung der Vitalfunktionen, ggf. Reanimation (cave: Selbstschutzmaßnahmen u. U. erforderlich, z. B. bei Kontaktgiften: Handschuhe, Beatmung über Hilfsmittel); **b)** unspezif. Giftentfernung durch ausgiebiges Spülen mit Wasser (Augen, Haut), in Ausnahmefällen durch Verdünnung oral aufgenommener Substanzen mit Wasser u. anschließend induziertem Erbrechen mit Ipecacuanha od. Kochsalzlösungen (cave: nicht bei Intoxikation mit ätzenden od. oberflächenaktiven Substanzen, organische Lösungsmitteln, Krampfgiften od. antiemetisch wirksamen Substanzen sowie bei Bewusstlosigkeit, Kreislaufinsuffizienz od. Schwangerschaft) od. durch Magenspülung u. nachfolgende Verabreichung von Aktivkohle, ggf. von Laxanzien* u. lokal wirksamen Antidoten*; **c)** soweit möglich, spezif. Pharmakotherapie; s. Antidot (Tab. dort); **d)** Beschleunigung der Giftelimination mit forcierter Diurese, Blutreinigungsverfahren (Hämodialyse, Hämoperfusion, Plasmapherese); ggf. Unterbrechung des enterohepatischen Kreislaufs (z. B. durch Colestyramin). **2.** Form einer Substanzstörung* durch den Konsum psychotroper Substanzen* (ICD-10); **Kriterien:** (diagn.) **a)** Nachweis des Konsums einer od. mehrerer Substanzen in einer für die vorliegende Intoxikation ausreichenden Dosis; **b)** Symptome einer Intoxikation, die dem Wirkungsprofil der jeweiligen Substanz entsprechen, mit einem klin. relevanten Schweregrad von Störungen im Bereich des Bewusstseins, der Kognition, der Wahrnehmung, der Affekte od. des Verhaltens; **c)** Symptome sind nicht erklärbar durch eine vom Substanzgebrauch unabhängige körperliche od. psychische Störung. **Formen:** Alkoholintoxikation*, Amphetaminintoxikation*, Morphinintoxikation* od. andere Opioidintoxikationen*, Schlafmittelintoxikation*, Stimulanzienintoxikation*.

intra|individuell (lat. intra innerhalb, in-hinein; individuum Person): (engl.) *intraindividual*; s. intrapersonell.

Intra|klassen-Korrelations|ko|ef|fizient (lat. intra innerhalb, in-hinein; Korrelation*) *m*: (engl.) *intraclasses correlation coefficient*; Maßzahl für die Stärke eines Klumpeneffektes; nimmt Werte zwischen 0 (keine Klumpung) u. 1 (keine Variation innerhalb der Klumpen) an; u. a. auch Maß für die Reliabilität*; im Gegensatz zur klassischen Korrelation*, bei der 2 Merkmale bei demselben Individuum korreliert werden, wird bei der Intraklassen-Korrelation dasselbe Merkmal bei versch. Individuen zur Überprüfung einer Übereinstimmung korreliert (z. B. bei Geschwistern, Ausbilder-Auszubildende, Messung derselben Proben in versch. Labors); vgl. Beobachterübereinstimmung.

intra|personell (lat. intra innerhalb, in-hinein): (engl.) *intrapersonal*; intrapsychisch, intraindividuell; innerhalb einer Person ablaufend, nur eine Person betreffend; z. B. Erfassung der intrapersonellen Variation der Stimmung bei der gleichen Person zu verschiedenen Zeitpunkten.

INTREX: Fragebogen zur transitiven und intransitiven Selbst- und Partnerbeschreibung; Selbstbeurteilungsverfahren zur Erfassung von Beziehungs- u. Selbstbeschreibungen auf Grundlage des Modells der Strukturalen Analyse Sozialen Verhaltens (Structural Analysis of Social Behavior, Abk. SASB) mit den Interaktionsebenen transitiv, intransitiv u. introjektiv; es existieren eine Lang- u. eine Kurzform in jeweils mehreren Versionen (108–176 Items); Standardserie erfasst Beziehungen zwischen dem Probanden u. der wichtigsten Bezugsperson/Mutter/Vater sowie die Beziehung zwischen Mutter u. Vater; Abwandlungen möglich, z. B. Erfassung der Beziehung zum Therapeuten, zum Partner, zu den Kindern, Erfassung von Idealbildern, von zeitlichen Veränderungen; erfasst werden 5 Formen aktueller Beziehungsverhältnisse: **1.** Selbstbild, intrapsychisches Verhalten (Introjekt; „Wie ich mit mir selbst umgehe"); **2.** interpersonelles transitives Verhalten einer Bezugsperson („Wie sie/er mit mir umgeht"); **3.** interpersonelles intransitives Verhalten einer Bezugsperson, die ihr eigenes Selbst fokussiert („Wie sie/er sich mir gegenüber gibt"); **4.** interpersonelles transitives Verhalten gegenüber der Bezugsperson („Wie ich mit ihr/ihm umgehe"); **5.** interpersonelles intransitives Verhalten im Fokus auf das Selbst im Verhältnis zur Bezugsperson („Wie ich mich ihr/ihm gegenüber gebe"); Beurteilung der Beziehungen auf einer 11-stufigen Skala; **Anw.:** Persönlichkeitstest*; **Testdauer:** mind. 1 Stunde.

Intro|jekt (lat. intro hinein; iacere werfen) *n*: (engl.) *introject*; in der psychoanalytischen Theorie Bez. für das internalisierte Bild einer vorzugsweise primären Bezugsperson*; kann in ganzheitlicher Form das Ergebnis der Internalisierung* darstellen od. bei primär gestörter Internalisierung auch in gute u. böse Introjekte gespalten vorliegen, insbes. wenn die primären Objekteigenschaften unvereinbar sind. Vgl. Introjektion.

Intro|jektion (Introjekt*) *f*: (engl.) *introjection*; in der Psychoanalyse Bez. für die frühe Verinnerlichung äußerer Objekte od. Objekteigenschaften über den Weg der Inkorporation (Einverleibung) in die eigene Persönlichkeit; ganzheitliche u. positive Introjekte* stellen die Voraussetzung für ein kohärentes Selbstbild* dar, gespaltene od. negative Introjekte verzerren das Selbstbild u. die spätere Objektwahrnehmung.

Intro|spektion (lat. introspectare hineinsehen) *f*: (engl.) *introspection*; (psychol.) Selbstbeobachtung* der eigenen Erlebnis- u. Verhaltensweisen; als alltagspsychisches Phänomen der gleichzeitigen Beobachtung eigener Erlebnis- u. Verhaltensweisen, derer wir gewahr sind; ist nur bei wenigen u. rela-

I

tiv einfachen Zuständen möglich. Bei der **retrospektiven** Introspektion werden die Erlebnisse aus dem Gedächtnis abgerufen, die Aufmerksamkeit auf erinnerte Details gerichtet. Vgl. Methode, introspektive.

Intro|spektions|fähigkeit (Introspektion*): (engl.) *capacity for introspection*; Fähigkeit, Emotionen, Phantasien u. Handlungsmotive wahrzunehmen; **Bedeutung:** Voraussetzung für einsichtsorientierte Psychotherapien.

Intro|version (lat. intro hinein; vertere, versus wenden) *f*: **1.** (engl.) *introversion*; Bez. für eine gegenüber der Außenwelt zurückhaltende, zögernde Einstellung (nach C. G. Jung); **2.** i. e. S. Bez. für eine Dimension der Persönlichkeit (C. G. Jung, H. J. Eysenck); in der Faktorentheorie von Eysenck in Kombination mit Extraversion* neben Neurotizismus* u. Psychotizismus* eine der 3 Grundpersönlichkeitsdimensionen (s. Eysenck-Persönlichkeitstheorie), die sich v. a. auf die Konditionierbarkeit bezieht; **Kennzeichen:** Introvertierte Persönlichkeiten erlernen konditionierte Reaktionen* schneller u. verlernen sie langsamer wieder als extravertierte Personen.

Intro|zeption (lat. intro hinein; capere fassen, erfassen) *f*: (engl.) *introception*; s. Internalisierung.

In|trusion (lat. intrusio Einschließung, Eindrängung) *f*: (engl.) *intrusion*; syn. intrusives Wiedererleben; Bez. für eine ungewollt wiederkehrende Erinnerung an belastende Erlebnisse od. Traumata*; wird typischerweise wahrgenommen als wenig kontrollierbar, in den normalen Gedankenstrom eindringend od. „einschießend" u. von dessen anderen Inhalten deutlich abgegrenzt; tritt ausgelöst durch einen Schlüsselreiz* od. spontan während des Wachzustands, aber auch in Träumen* auf; Intensität reicht von Einzelerinnerungen bis zu Flashbacks*; **Vork.:** bei akuter Belastungsstörung* u. posttraumatischer Belastungsstörung*, auch bei Panikanfall* od. Zwangsstörung*.

In|tuition (lat. intueri in sich hineinschauen) *f*: (engl.) *intuition*; plötzliche Idee*; Erkennen eines Zusammenhangs ohne verstandesmäßige Überlegung. Vgl. Instinkt.

Inventar sozial unterstützenden Verhaltens: s. Inventory of Socially Supportive Behaviors.

Inventar zur Erfassung der Lebens|qualität bei Kindern und Jugendlichen *n*: Abk. ILK; Selbst- u. Fremdbeurteilungsverfahren zur Erfassung der Lebensqualität* bei gesunden Kindern u. Jugendlichen sowie bei Kindern u. Jugendlichen mit einer psychischen Störung od. körperlichen Erkrankung; erfasst Informationen des Patienten u. von Eltern, Ärzten od. Therapeuten: **1.** Bereiche der Lebensqualität: Schule, Familie, soziale Kontakte zu Gleichaltrigen, Interessen u. Freizeitgestaltung; **2.** gesundheitsbezogene Bereiche: körperliche u. psychische Gesundheit; **3.** Gesamtbeurteilung der Lebensqualität; **4.** zusätzlich für erkrankte Personen: Belastung durch die aktuelle Erkrankung sowie durch die diagn. u. therapeutischen Maßnahmen; **5.** in der Therapeutenversion: Angaben zu Funktionsniveau, Behandlungsnotwendigkeit u. objektive Daten zur Untersuchung u. Therapie; **Anw.:** Kinder u. Jugendliche von 6–18 Jahren; Screening-Verfahren; Indikationsstellung, Planung, Zielbestimmung u. Evaluation der Therapie; Psychotherapie u. Schulpsychologie; **Testdauer:** 5–15 Minuten.

Inventar zur Erfassung Inter|personaler Probleme: (engl.) *Inventory of Interpersonal Problems*; Abk. IIP; Selbstbeurteilungsverfahren zur Erfassung subjektiv empfundener Probleme im Umgang mit anderen Menschen; die deutsche Version IIP-D umfasst 127 Items; 78 Items zu Verhaltensweisen, die dem Probanden schwer fallen u. 49 Items zu Verhaltensweisen, die der Proband im Übermaß zeigt; es existiert eine Kurzform mit 64 Items (IIP-C); **Anw.:** bei Erwachsenen; differenzierte klin. Diagnostik interpersonaler Probleme; **Testdauer:** Kurzform ca. 10 Minuten, Langform ca. 20 Minuten.

Inventory of Marital Conflict: Abk. IMC; Verfahren zur Erfassung des partnerschaftlichen Konfliktverhaltens mit Konfliktlösungsaufgaben; umfasst 18 Szenen zu Konflikten eines fiktiven Paares (die Partner erhalten 6-mal identische, 12-mal abweichende Schilderungen des Konflikts); zuerst individuelle (Fragebogen) u. anschließende gemeinsame Diskussion zur Problemlösung; **Anw.:** Partnerschaftsdiagnostik*, Familiendiagnostik*.

Inventory of Small Life Events: Abk. ISLE; Selbstbeurteilungsverfahren zur Erfassung von irritierenden, frustrierenden u. stressreichen Alltagsbelastungen (s. Lebensereignis, kritisches) der letzten Wochen u. Monate; umfasst 178 Items (98 unerwünschte, 80 erwünschte) aus den Bereichen Familie, Arbeit, Freizeit, Haushalt, Finanzen, Gesundheit, außerfamiliäre Beziehungen, Kriminalität, Erziehung, Religion, Schule, Verkehr, Sexualität u. Partnerschaft; es existiert eine Version für ältere Menschen mit 199 Items (Older Adults Version of the Inventory of Small Life Events, OA-ISLE).

Inventory of Socially Supportive Behaviors: Abk. ISSB; Inventar sozial unterstützenden Verhaltens; Selbstbeurteilungsverfahren zur Erfassung des Ausmaßes der alltagsbezogenen erhaltenen sozialen Unterstützung*; umfasst 40 Items (zu emotionaler, instrumenteller, materieller u. informatieller Unterstützung); Beantwortung auf 5-stufiger Skala; **Anw.:** bei Erwachsenen; z. B. bei schweren Erkrankungen zur Beurteilung der psychischen Gesundheit u. des Wohlbefindens.

Inventory to Diagnose Depression: s. Fragebogen zur Depressionsdiagnostik nach DSM-IV.

in vivo (lat. am Lebendigen): (engl.) *in vivo*; in einem lebenden Organismus od. an einem lebenden Organismus durchgeführt; (psychotherap.) Bez. für das reale Aufsuchen der (z. B. Angst auslösenden) Situation; s. Konfrontation.

In|volution (lat. involvere, involutus einhüllen) *f*: **1.** (engl.) *involution, catagenesis*; Rückbildung; normale Rückbildung eines Organs (z. B. der Gebärmutter nach Entbindung) od. des ganzen Organismus (als Alterungsvorgang); **2.** (psychol.) Veränderung der psychischen Funktionen u. der Gesamtpersönlichkeit im Verlauf des Alterns*; **Superinvolution** (syn. Hyperinvolution): im Vergleich zur physiol. Involution übermäßige Zurückbildung eines Organs, z. B. Superinvolutio uteri. **Hinweis:** Früher wurden spezifische psychische Störungen im sog. **Involutionsalter** (auch Rückbildungsalter; Zeitraum zwischen 50. u. 70. Lebensjahr) angenommen, die aktuell nicht mehr als eigene Störungsbilder gesehen werden; vgl. Involutionsdepression; Involutionspsychose.

In|volutions|de|pression (Involution*; Depression*) *f*: (engl.) *involutional depression*; syn. Involutionsmelancholie; veraltete Bez. für eine Depression* mit Erstmanifestation zwischen dem 45. u. 65. Lebensjahr; **Urs.:** häufig somatische Erkr. od. psychogene Faktoren, z. B. Ausscheiden aus dem Berufsleben, Trennung vom Partner od. negative Lebensbilanz. Vgl. Involutionspsychose.

In|volutions|melancholie (Involution*; Melancholie*) *f*: (engl.) *involutional melancholy*; Involutionsdepression*.

In|volutions|psychose (Involution*; Psych-*; -osis*) *f*: (engl.) *involutional psychosis*; Bez. für psychotisches Syndrom mit ängstlichem Getriebensein, Agitiertheit* u. Wahn* mit Beginn nach dem 60. Lebensjahr; vgl. Involutionsdepression.

Involvement (engl. involvement Beteiligung): (engl.) *involvement*; (psychotherap.) partnerschaftliches Einbeziehung des Patienten durch den Therapeuten in grundlegende Prozesse u. Entscheidungen der therap. Intervention, z. B. Diagnosestellung u. Behandlungsplanung.

Inzest (lat. incestus unrein) *m*: (engl.) *incest*; Inzucht; Koitus zwischen Verwandten in auf- od. absteigender Linie u. Geschwistern; Hintergrund: i. d. R. dysfunktionale Familienstrukturen*, bei Eltern-Kind-Inzest eigenes früheres Trauma des Täters (in ≥95 % Männer), bei Geschwister-Inzest emotional vernachlässigende Erziehungsmethoden (s. Erziehungsstil); **Häufigkeit:** in nordamerikanischen Studien Prävalenz des Geschwister-Inzests 2–5 %, das Verhältnis zwischen Anzeigen u. Dunkelziffer wird auf 1 : 18 bis 1 : 20 geschätzt, Bruder-Schwester-Inzest ist ca. 5-mal häufiger als Vater-Tochter-Inzest, in ca. zwei Drittel der Fälle einmalige Übergriffe; **klin. Bedeutung:** bei Nachkommen inzestuöser Beziehungen erhöhtes Risiko für genetische Krankheiten* im Vergleich zu Kindern aus nichtinzestuösen Beziehungen belegt, je enger das Verwandtschaftsverhältnis zwischen Sexualpartnern, um so höher die Wahrscheinlichkeit genetisch bedingter Anomalien bei Nachkommen. Psychische Folgen v. a. bei Eltern-Kind-Inzest gut belegt, bei einvernehmlichem Geschwister-Inzest kontrovers diskutiert (ungenügende Studienlage), Gefahr von Dominanz*, Zusammenhang mit sexuellem Missbrauch* u. anderen Formen der Gewalt*. **Recht:** Nach § 173 StGB ist mit Strafe bedroht, wer mit einem leiblichen Abkömmling, mit einem leiblichen Verwandten in aufsteigender Linie sowie unter leiblichen Geschwistern den Beischlaf vollzieht; für Abkömmlinge u. Geschwister unter 18 Jahren ist die Tat nach § 173 Absatz 3 StGB straffrei. Vgl. Westermarck-Hypothese; Vergewaltigung.

Inzest, latenter (Inzest*) *m*: (engl.) *latent incest*; sexuell gefärbte Beziehung zwischen Verwandten (insbes. zwischen Kindern u. dem gegengeschlechtlichen Elternteil), die keine sexuellen Handlungen umfasst, in der aber seitens des Erwachsenen sexuelle Phantasien u. Bedürfnisse eine Rolle spielen; vgl. Inzest.

Inzest|tabu (Inzest*) *n*: (engl.) *incest taboo*; in zahlreichen Gesellschaften bestehendes, nicht immer schriftlich festgelegtes Verbot von Sexualkontakten zwischen engen Blutsverwandten (i. d. R. Geschwister, Eltern, Großeltern); s. Inzest.

Inzest|wunsch (Inzest*): (engl.) *incestuous wish*; in der psychoanalytischen Theorie als universell postuliertes Verlangen nach geschlechtlicher Vereinigung mit Verwandten 1. Grades (Inzest*), insbes. mit dem gegengeschlechtlichen Elternteil, das i. R. der psychosexuellen Entwicklung* auftreten soll; durch neuere Forschung nicht bestätigt. Vgl. Kastrationsangst; Ödipus-Komplex; Elektra-Komplex.

In|zidenz (lat. incidere vorkommen, sich ereignen) *f*: (engl.) *incidence*; syn. Erstmanifestation; (statist.) Anzahl der Neuerkrankungsfälle einer best. Krankheit/Störung innerhalb eines best. Zeitraums (absolute Inzidenz); epidemiol. Maß zur Charakterisierung des Krankheitsgeschehens in einer best. Population; **Inzidenzrate** (relative Inzidenz): Quotient aus Anzahl der Personen mit Neuerkrankung an einer best. Krankheit/Störung u. der gemittelten Risikopopulation im Beobachtungszeitraum, häufig geschätzt durch die Risikopopulation zur Mitte des Beobachtungszeitraums. Vgl. Prävalenz.

In|zidenz|rate (Inzidenz*): (engl.) *incidence rate*; s. Inzidenz.

Inzucht: (engl.) *endogamy*; s. Inzest.

Ionen|kanal: (engl.) *ionic channel*; auch Membrankanal; Bez. für ein integrales Membranprotein, das einen ionenspezifischen Kanal durch die Zellmembran bildet; Regulierung der Permeabilität z. B. durch Änderungen des Membranpotentials, Hormone od. Neurotransmitter (evtl. mit second messenger); beeinflusst über die zytoplasmatische Konzentration des entsprechenden Ions z. B. die Kontraktion von Myofibrillen od. Sekretionsvorgänge; Ansatzpunkt für Pharmakotherapie mit öffnenden od. blockierenden (sog. Kanal-Blocker) Substanzen, z. B. Calcium*-Antagonisten.

Iowa Gambling Task: Bechara Gambling Task; Testverfahren zur Prüfung der Entscheidungsfindung unter Unsicherheit mit systematisch variierenden Gewinn- u. Verlustchancen; wurde entwi-

I

ckelt, um die beeinträchtigte Fähigkeit zur Abwägung zwischen Chancen u. Risiken unter Alltagsbedingungen bei Schädigung des ventromedialen Präfrontalkortex* abzubilden; besteht aus 4 Stapeln von verdeckten Karten: **1.** 2 Stapel mit vorteilhaften Karten mit kleineren fiktiven Gewinnen u. Verlusten (insgesamt ausgeglichenes Verhältnis); **2.** 2 Stapel mit nachteiligen Karten mit hohen fiktiven Gewinnen, aber noch höheren fiktiven Verlusten (insgesamt resultiert Verlust); Proband kann sich jeweils zwischen den 4 Stapeln verdeckter Karten entscheiden u. bei jedem Zug den gewählten Stapel wechseln, Rückmeldung erfolgt nach jedem Zug; Ziel: Erreichen möglichst hoher fiktiver Gewinne; Spiel wird vom Versuchsleiter in nicht vorhersehbarer Weise beendet. **Anw.:** alle psychischen Störungen (v. a. Substanzstörungen), Neigung zu unvorteilhaftem Verhalten bei Personen mit Abhängigkeitssyndrom (v. a. Drogenabhängigkeit, Spielsucht); als Persönlichkeitstest; **Testdauer:** ca. 10 Minuten.

IP_3: Abk. für **I**nositoltris**p**hosphat*.

IPC: Abk. für **I**nternal, **P**owerful Others and **C**hance; erweitertes Konzept (Levenson) der Kontrollüberzeugung*; umfasst 3 **Dimensionen: 1.** Internal: Überzeugung, dass die Kontrolle über das eigene Leben u. die Lebensumwelt bei einem selbst liegt; **2.** Powerful Others: Überzeugung, dass die Welt u. damit das eigene Leben geordnet ist, aber von mächtigen anderen Personen kontrolliert wird (subjektiv erlebte Machtlosigkeit); **3.** Chance: Überzeugung, dass die Welt ungeordnet ist u. damit Schicksal, Glück, Pech u. Zufall Kontrolle über das eigene Leben haben (Fatalismus). IPC erweitert Rotters unidimensionale Konzeption der Kontrollüberzeugung (Internal u. External) u. differenziert die externalen Kontrollüberzeugungen in Powerful Others u. Chance.

IPC-Dia|betes-Frage|bogen (gr. διαβαίνειν hindurchgehen): Abk. IPC-D1; Selbstbeurteilungsverfahren zur Erfassung krankheitsspezif. Kontrollüberzeugungen* bei Diabetes* mellitus Typ 1; umfasst 29 Merkmale, z. B. „Damit meine Therapie Aussicht auf Erfolg hat, verlasse ich mich völlig auf die Therapiepläne der Experten", „Eine gute Blutzuckereinstellung ist oft Glückssache"; **Anw.:** ab 14 Jahren; **Testdauer:** 10–20 Minuten. Vgl. IPC; IPC-Fragebogen zu Kontrollüberzeugungen.

IPC-Frage|bogen zu Kon|troll|überzeugungen: (engl.) *Internal Powerful Others and Chance Scale (Kurzbez. IPC-Scale)*; Selbstbeurteilungsverfahren zur Erfassung des Persönlichkeitsmerkmals* generalisierte Kontrollüberzeugung*; umfasst 24 Merkmale, z. B. „Weil ich immer bisher mit Problemen gut zurecht gekommen bin, blicke ich künftigen Problemen optimistisch entgegen", „Ob ich ein Problem löse od. nicht, hängt häufig von anderen Leuten ab"; **Anw.:** bei Erwachsenen ab 18 Jahren i. R. der Persönlichkeitsdiagnostik*; **Testdauer:** 10 Minuten. Vgl. IPC; IPC-Diabetes-Fragebogen.

IPDE: Abk. für (engl.) *International Personality Disorder Examination*; strukturiertes Interview u. Screening-Fragebogen zur Diagnostik von Persönlichkeitsstörungen* nach ICD-10 u. DSM-IV; das Interview umfasst freien Einleitungsteil (Hintergrund der Lebens- u. Krankheitsgeschichte) u. strukturierte Fragen z. B. zu Verhalten bei der Arbeit, zu Sexualität, zu strafbarem Verhalten; Beurteilung der Antworten durch Interviewer; Screening umfasst 77 Items für DSM-IV u. 59-ICD-10-Items; Interview umfasst 68 Fragen für ICD-10 u. 99 Fragen für DSM-IV; dichotome Beantwortung; **Anw.:** bei Erwachsenen ab 18 Jahren zur Erfassung von Persönlichkeitsstörungen durch Psychiater od. Psychologen; **Testdauer:** Screening: ca. 15 Minuten; Interview: 1,5–4 Stunden, abhängig vom Umfang der vorliegenden Störungen.

Ipron|azid *n*: (engl.) *iproniazid*; erster zur Behandlung von Depressionen eingeführter Monoaminoxidase*-Hemmer (ursprünglich gegen Tuberkulose eingesetzt); wegen leberschädigender UAW vom Markt genommen.

Ipsation (lat. ipse selbst) *f*: (engl.) *ipsation*; s. Masturbation.

IPSP: Abk. für **i**nhibitorisches **p**ost**s**ynaptisches **P**otential; Hyperpolarisation der Nervenzellmembran inf. Transmitterwirkung mit Permeabilitätserhöhung für Kalium- bzw. Chloridionen, z. B. durch ein hemmendes Interneuron. Vgl. Aktionspotential.

IPT: **1.** Abk. für **i**nterpersonelle **P**sycho**t**herapie*; **2.** Abk. für **i**ntegriertes **p**sychologisches **T**herapieprogramm*.

IQ: Abk. für **I**ntelligenz**q**uotient*.

IQ CODE: Abk. für (engl.) *Informed Questionnaire on Cognitive Decline in the Elderly;* Fremdbeurteilungsverfahren zum Screening* auf Demenz; erfasst 26 Items zu Gedächtnis u. Alltagsfunktionen, wobei die Veränderung des kognitiven Leistungsvermögens über die Einschätzung einer Bezugsperson (z. B. Angehörige, Pflegende) erfasst wird, nicht das aktuelle Leistungsvermögen über eine direkte Messung (wie beim Mini*-Mental-Status-Test); Vorteil: geringe Abhängigkeit von Einflussfaktoren wie Bildung, Intelligenz, sozialer, kultureller od. sprachlicher Hintergrund; **Anw.:** V. a. Demenz; Demenzdiagnose erfordert zusätzlich medizinische Untersuchung.

IQWiG: Abk. für **I**nstitut* für **Q**ualität und **Wi**rtschaftlichkeit im **G**esundheitswesen.

Irren|haus: (engl.) *madhouse*; veraltete u. heute nicht mehr verwendete Bezeichnung für ein psychiatrisches Krankenhaus; **Geschichte:** Das „Haus der Narren" in Valencia (1409) gilt als ältestes Irrenhaus.

Ir|ritation (lat. irritatio Erregtsein) *f*: **1.** (engl.) *irritation*; (allg.) in der sozialen Interaktion* meist mit negativer Konnotation versehene Bez. für Reizung od. Anregung, die in Verärgerung, vorübergehender Missstimmung resultiert; vgl. Reizbarkeit; **2.** (psychiatr.) Bedeutung im Konzept der Basissymptome* der Schizophrenie*, aus denen Übergangsreihen als Prodromalstadium* postuliert wurden; Irritation gilt als 3. Stadium (z. B. als Depersonalisation* od. Störung der Unterscheidung von Vorstellungen u. Wahrnehmungen).

Ir|ritierbarkeit (Irritation*): (engl.) *irritability*; s. Reizbarkeit.

Irrtums|wahrscheinlichkeit: (engl.) *level of significance*; syn. Signifikanzniveau; (statist.) Bez. für obere Grenze der akzeptierten Wahrscheinlichkeit* für falsch positive Ergebnisse eines statistischen Tests* (Symbol α); wird vor dem Test je nach Fragestellung festgelegt (meist 5 %, 1 % od. 0,1 %); wenn die Wahrscheinlichkeit p für die Richtigkeit der Nullhypothese (s. Hypothese) kleiner als die vorher festgelegte Irrtumswahrscheinlichkeit ist, so wird das Ergebnis als signifikant bezeichnet (d. h. die Nullhypothese wird verworfen u. die Alternativhypothese akzeptiert); vgl. Signifikanz, statistische.

Isch|ämie, zerebrale (gr. ἴσχειν zurückhalten, hindern; -ämie*) *f*: (engl.) *cerebral ischemia*; zerebrale Durchblutungsstörung*.

Ischo|phonie (gr. ἴσχειν zurückhalten, hindern; φωνή Ton, Laut) *f*: (engl.) *psellism*; veraltete Bez. für Stimmverhaltung, Stottern*, Dyslalie*.

Ischurie (gr. ἴσχειν zurückhalten, hindern; lat. urina bzw. gr. οὖρον Harn, Harnausscheidung) *f*: (engl.) *ischuria*; s. Harnverhalt.

ISLE: Abk. für (engl.) ***I****nventory* of* ***S****mall* ***L****ife* ***E****vents*.

Iso-: auch Is-; Wortteil mit der Bedeutung gleich, ähnlich; von gr. ἴσος.

Iso|carb|ox|azid *n*: (engl.) *isocarboxazid*; nichtselektiver Monoaminoxidase*-Hemmer zur Behandlung therapieresistenter Depressionen*; in der Schweiz u. in Deutschland nicht im Handel.

Iso|cortex (Iso-*; Cortex*) *m*: (engl.) *isocortex*; Areale der Großhirnrinde* mit weitgehend einheitlichem 6-schichtigen zytoarchitektonischen Grundplan; **Aufbau:** von außen nach innen werden die Schichten (Laminae, Strata isocorticis) I–VI unterschieden, die sich in ihrer Zyto- u. Myeloarchitektonik unterscheiden: Lamina molecularis, Lamina granularis externa, Lamina pyramidalis externa, Lamina granularis interna, Lamina pyramidalis interna, Lamina multiformis. Funktionell können 4 Gruppen unterschieden werden: primärer somatosensorischer Kortex* mit Projektionen vom Nucleus ventralis posterior thalami, sog. höherer unimodaler sensorischer Kortex, multimodaler Assoziationskortex u. motorischer Kortex. Vgl. Allocortex; Neocortex.

Isolation, soziale (lat. insula Insel) *f*: (engl.) *social isolation*; Zustand, bei dem Ausmaß, Intensität od. Qualität der zwischenmenschlichen Beziehungen* (gegenüber dem auf die soziale Referenzgruppe bezogenen Durchschnitt) stark reduziert sind; kann im subjektiven Erleben Einsamkeit u. fehlende soziale Unterstützung* bedeuten; **Urs.:** externale Bedingungen (z. B. chronische Krankheit, Stigmatisierung* psychisch kranker Menschen, Armut, hohes Alter), internale Bedingungen (z. B. soziale Ängstlichkeit, paranoide Persönlichkeitsstörung, Depressivität) od. deren Kombination; **Hinweis:** Risikofaktor* für Vielzahl psychischer Störungen; ätiologisch bedeutsam z. B. bei Depression* u. Angststörung*, verlaufsbestimmende Wirkung z. B. bezüglich suizidaler Handlungen bei Schizophrenie* od. Depression u. ineffektiver Krankheitsverarbeitung* versch. psychischer Störungen.

Isolierung (lat. insula Insel): **1.** (engl.) *isolation*; (psychol.) s. Isolation, soziale; **2.** Bez. in der Psychoanalyse für eine best. Form eines Abwehrmechanismus*, bei dem ein Impuls aus seinem natürlichen psychischen Kontext entfernt wird; **3.** räumliche Absonderung von Patienten, von denen eine besondere Infektionsgefahr ausgeht, die besonders infektionsgefährdet sind od. von denen die Gefahr auto- od. fremdaggressiver Handlungen (z. B. gegenüber Mitpatienten od. Personal) ausgeht; vgl. Autoaggression; Fremdaggression.

Iso|luminanz (gr. ἴσος gleich, ähnlich; lat. lumen Licht) *f*: (engl.) *isoluminance*; Bez. für Flächen gleicher Helligkeit bei möglicher Farbdiversität; das menschliche visuelle System kann die Grenzen dieser Flächen (Kontraste, Figur-Grund-Organisation) nur schwer wahrnehmen; vgl. Farbenwahrnehmung; Kontrastwahrnehmung.

ISS: Abk. für (engl.) ***I****nternal** ***S****tate* ***S****cale*.

ISSB: Abk. für (engl.) ***I****nventory* of* ***S****ocially* ***S****upportive* ***B****ehaviors*.

ISSI: Abk. für (engl.) ***I****nterview** ***S****chedule for* ***S****ocial* ***I****nteraction*.

IST: Abk. für **I**ntelligenz**s**truktur**t**est*.

Item (engl. item Bestandteil, Aufgabe) *n*: (engl.) *item*; einzelne Aufgabe innerhalb eines Tests; z. B. kleinste Einheit in einem psychologischen Test*, die eine Antwort bzw. Reaktion bei den Probanden hervorruft.

Item|ana|lyse (Item*; Analyse*) *f*: (engl.) *item analysis*; Gewinnung von Kennwerten zu den Items* u. Skalen* eines psychologischen Tests* (Testkennwerte) i. R. der Testkonstruktion*; **Ziel:** Beschreibung u. ggf. Modifikationen der Items u. Skalen zur Optimierung der Kriterien des Tests; z. T. wird die Faktorenanalyse* zur Bestimmung der Zahl der Dimensionen u. für die Itemauswahl herangezogen. Zur Beschreibung der Items sind v. a. Itemschwierigkeit (Zahl der Personen mit Item richtig, bezogen auf Gesamtzahl bzw. Zahl der Personen mit Antwort im Skalensinn bezogen auf Gesamtzahl; bei mehrstufigen Items: Mittelwert od. Median), Trennschärfe (Korrelation Item mit Gesamtwert), Validitätskoeffizient (Korrelation Item mit Kriterium) wichtig. Zur Charakterisierung der Skalen sind v. a. die Testgütekriterien* Objektivität*, Reliabilität*, Validität* zentral.

Item Group Check|list: Abk. IGC; Verzeichnis der Anzeichen u. Symptome psychischer Störungen; Teil der Schedules* for Clinical Assessment in Neuropsychiatry.

Iteration (lat. iteratio Wiederholung) *f*: (engl.) *iteration, iterance*; stereotype Wiederholung (s. Stereotypie) von Lauten, Silben, Wörtern, Satzteilen od. Sätzen od. rhythmischen Bewegungen ohne konkreten Bezug; vgl. Verbigeration.

Iterativ|bewegungen (Iteration*): (engl.) *iterative behavior*; Bewegungsstereotypie (s. Stereotypie) mit häufig od. anhaltend wiederholten Bewegungsmustern, die nicht notwendigerweise einem nachvollziehbaren Ziel dienen od. in erkennbaren Kontext eingebunden sind; **Vork.:** bei katatoner Schizophrenie, neurodegenerativen, zerebrovaskulären, toxischen od. zentral-infektiösen Erkrankungen mit kognitiven Defiziten (z. B. Demenz*, Neurosyphilis*).

-itis: aus dem Griechischen übernommene Endung mit der Bedeutung Entzündung.

IUWR: Abk. für **i**ntra**u**terine **W**achstums**r**etardierung*.

J

Jackson-Anfall (John H. J., Neurologe, London, 1834–1911): (engl.) *jacksonian seizure*; motorischer einfach-fokaler Anfall; **Kennzeichen:** tonische Verkrampfungen od. Myoklonien*, Beginn meist an einem distalen Extremitätenabschnitt u. Ausbreitung auf der betroffenen Körperhälfte (sog. march of convulsion); auch Beginn im Gesicht möglich; **Vork.:** Jackson*-Epilepsie.

Jackson-Epi|lepsie (John H. J., Neurologe, London, 1834–1911; Epilepsie*) *f*: (engl.) *jacksonian epilepsy*; Form der Epilepsie* mit Jackson*-Anfällen.

Jacobson-Entspannungs|training (Edmund J., Psychol., Physiologe, Boston, Chicago, 1885–1976) *n*: (engl.) *Jacobson's relaxation training*; s. Muskelrelaxation, progressive.

Jactatio capitis nocturna (lat. iactatio Werfen, Schütteln) *f*: (engl.) *jactatio capitis nocturna*; nächtliches Kopfschlagen; Form der schlafbezogenen Bewegungsstörungen* mit stereotypem rhythmischem Kopfanschlagen gegen Wand od. Unterlage v. a. im Einschlafstadium; wird als beruhigende Bewegung od. Selbststimulation bei sensorischer Deprivation* interpretiert, resultiert in Schlafstörungen*; cave: Verletzungsgefahr; **Vork.:** v. a. bei Kleinkindern (kann in der normalen Säuglings- u. Kleinkindentwicklung zwischen 6. u. 12. Lebensmonat auftreten u. nimmt meist nach dem 2. Lebensjahr wieder ab; auch tagsüber, wenn sich das Kind langweilt od. müde ist), evtl. in Zusammenhang mit frühkindlichem Hirnschaden*, Intelligenzminderung*, Hospitalismus*; kann im Erwachsenenalter fortbestehen od. erstmals auftreten; **Ther.:** vorwiegend Pharmakotherapie: Benzodiazepine*, Antiparkinsonmittel*, Narkotika*; **DD:** Tic*, fokaler epilept. Anfall mit Einschränkung von Bewusstsein od. Aufmerksamkeit.

Jactatio corporis nocturna (lat. iactatio Werfen, Schütteln) *f*: (engl.) *jactatio corporis nocturna*; Form der schlafbezogenen Bewegungsstörungen* mit v. a. im Einschlafstadium auftretenden stereotypen rhythmischen Bewegungen des gesamten Körpers; **Vork.:** bei Kleinkindern sehr häufig, nach dem 5. Lebensjahr selten; **Ther.:** vorwiegend Pharmakotherapie: Benzodiazepine*, Antiparkinsonmittel*, Narkotika*; **DD:** Restless*-Legs-Syndrom. Vgl. Jactatio capitis nocturna.

Jaktation (lat. iactatio Werfen, Schütteln) *f*: (engl.) *jactatio*; s. Jactatio capitis nocturna; Jactatio corporis nocturna.

Jamais-vu-Erlebnis (franz. jamais vu nie gesehen): (engl.) *jamais vu experience*; Form der Paramnesie* mit Entfremdungserlebnis gegenüber der vertrauten Umwelt; eine real erinnerte Situation wird mit dem Gefühl der Neuartigkeit, Unvertrautheit assoziiert. **Vork.:** z. B. als Aura bei fokalen epileptischen Anfällen*. Vgl. Déjà-vu-Erlebnis.

James-Lange-Theorie (William J., Psychologe, Harvard, 1842–1910; Carl L., dänischer Physiologe, 1834–1900) *f*: (engl.) *James-Lange theory*; s. Emotionstheorien.

Jammern: (engl.) *moaning, to complain, to lament over*; veralteter, heute wegen des abwertenden Charakters nicht mehr verwendeter Begriff für ausdrucksstark klagende Schilderung von Beschwerden; früher vor allem benutzt i. R. der sog. Jammerdepression (schwere agitierte Depression* mit anhaltenden Klagen über das Leiden).

Ja-Sage-Tendenz (lat. tendere strecken) *f*: (engl.) *yes-saying tendency*; s. Antworttendenz.

Jet|lag-Syn|drom (engl. jetlag Dysrhythmie, Störung des physiol. Rhythmus) *n*: (engl.) *jetlag syndrome*; Form der extern bedingten zirkadianen Schlafrhythmusstörungen* nach raschem Zeitzonenwechsel mit Schlafstörungen*, Veränderung gastrointestinaler Funktionen u. Störung des Allgemeinbefindens; tritt zeitlich befristet auf, abhängig von der Anzahl der übersprungenen Zeitzonen; **Urs.:** transiente Desynchronisation des endogenen zirkadianen Rhythmus* u. exogener Zeitgeber.

JGG: Abk. für Jugendgerichtsgesetz*.

Jiryan: Dhat*-Syndrom.

Johannis|kraut: (engl.) *St. John's wort*; Hypericum perforatum; Pflanze aus der Familie der Johanniskrautgewächse, deren oberirdische Pflanzenteile (Hyperici herba) Naphtodianthrone (z. B. Hypericin*), Phloroglucinderivate (z. B. Hyperforin*), ätherisches Öl, Flavonoide* u. Xanthone enthalten; **Verw.:** **1.** innerlich bei leichten (u. mittelschweren) depressiven Episoden (s. Johanniskraut-Extrakt). Psychovegetative Störungen, Angst u./od. nervöse Unruhe können nur i. R. der antidepressiven Gesamtwirkung beeinflusst werden.

2. äußerlich als Johanniskrautöl bei Verletzungen, Verbrennungen 1. Grades, Myalgien; **NW:** Photosensibilisierung; mögl. Interaktion mit anderen Arzneimitteln, z. B. Ciclosporin, Kontrazeptiva.

Johannis|kraut-Ex|trakt (lat. extrahere, extractum herausziehen) *m*: (engl.) *St. John's wort extractum*; aus Echtem Johanniskraut* gewonnene Wirkstoffe (v. a. Hyperforin* u. Hypericin*) zur antidepressiven Behandlung; **Wirkung:** hemmt Wiederaufnahme von Serotonin u. fördert Up-Regulation von 5-HT_2-Rezeptoren (Wirksamkeitsnachweis als Antidepressivum strittig); **Ind.:** gedrückte Stimmung, leichte depressive Episode*, Stimmungslabilität, Spannungszustände, Ein*- u. Durchschlafstörungen*; **Kontraind.:** Kombination mit antiretroviralen Substanzen aus der Gruppe der nichtnukleosidischen Reverse-Transkriptase-Hemmer u. Proteinase-Hemmern, Immunsuppressiva, Zytostatika u. oralen Antikoagulanzien vom Cumarintyp; bekannte Lichtüberempfindlichkeit; **Wechselwirkungen:** u. a. Hemmung der Wirkung von Ciclosporin, Digoxin, oralen Kontrazeptiva (wahrscheinlich durch Induktion von CYP3A4); Wirkungsverminderung von Levo-Methadon; **UAW:** gastrointestinale Beschwerden, Müdigkeit, Unruhe, allergische Reaktionen der Haut, selten phototoxische Reaktionen.

Joining (engl. joining verbindend): (engl.) *joining*; Bez. für die Einstimmung od. Einfühlung des Therapeuten auf die Lebenswelt des Patienten u. dessen Familie i. R. der Familientherapie*; vgl. Beziehung, therapeutische.

Joubert-Syn|drom (Marie J., Neurologe, Montreal) *n*: (engl.) *Joubert syndrome*; autosomal-rezessiv erbliche Erkrankung mit Hypo- bzw. Aplasie des Vermis cerebelli (s. Vermis-cerebelli-Hypoplasie), Backenzahnzeichen im MRT, Dandy-Walker-Fehlbildung, Corpus-callosum-Hypoplasie, okzipitaler Meningoenzephalozele, retrobulbären zystischen Gewebemassen, retinaler Dystrophie, chorioretinalem Nervus opticus u. Nierenzysten; **Sympt.:** Ataxie, Tachydyspnoe, schwere Entwicklungsverzögerung sowie z. T. unerwartete Todesfälle im Kleinkindesalter. Vgl. Kindstod, plötzlicher.

Juck|reiz: (engl.) *itching*; s. Pruritus.

Jugend|gerichts|gesetz: (engl.) *Juvenile Court Law*; Abk. JGG; Jugendgerichtsgesetz in der Fassung der Bekanntmachung vom 11.12.1974, zuletzt geändert am 22.12.2010; regelt das Jugendstrafrecht; gilt für Täter, die zum Zeitpunkt der Tat das 21. Lebensjahr noch nicht beendet haben: danach werden Jugendliche (14–17 Jahre) u. Heranwachsende (18–20 Jahre), sofern sie ihrem Entwicklungsstand nach Jugendlichen gleichkommen, bestraft. Der Erziehungsgedanke steht im Vordergrund, die Strafen sind vergleichsweise gering, die Höchststrafe ist auf 10 Jahre Haft begrenzt. Psychiater müssen häufig die Reife Heranwachsender beurteilen (s. Gutachten, jugendpsychiatrisches), die bei psychischen Störungen, Entwicklungsdefiziten u. mentalen Beeinträchtigungen verzögert sein kann.

Jugend|psychiatrie (Psych-*; -iatr*) *f*: (engl.) *juvenile psychiatrie*; s. Kinder- und Jugendpsychiatrie.

Jugend|psycho|logie (Psych-*; -log*) *f*: (engl.) *juvenile psychology*; s. Kinder- und Jugendpsychologie.

Jugend|psycho|therapie (Psychotherapie*): (engl.) *juvenile psychotherapy*; s. Kinder- und Jugendpsychotherapie.

Jugend|schutz|gesetz: (engl.) *Youth Protection Act*; Abk. JuSchG; Jugendschutzgesetz vom 23.7.2002, zuletzt geändert am 31.10.2008; geregelt sind: **1.** Aufenthalt von Kindern u. Jugendlichen an jugendgefährdenden Orten; **2.** Aufenthalt in Gaststätten; **3.** Verzehr u. Abgabe alkoholischer Getränke; **4.** Anwesenheit bei öffentlichen Tanzveranstaltungen, öffentlichen Filmveranstaltungen; **5.** Verbreitung jugendgefährdender Schriften u. sonstiger Medien (z. B. Filme, Computerspiele).

JuSchG: Abk. für **Ju**gend**sch**utz**g**esetz*.

Juvenilismus (lat. iuvenilis jugendlich): **1.** (engl.) *juvenilism*; Entwicklungsstadium des Jugendalters; vgl. Kinder- und Jugendpsychologie. **2.** Stillstand der psychischen Entwicklung auf der Stufe des Jugendlichen; vgl. Dorian-Gray-Syndrom.

K

K-ABC: Abk. für (engl.) *Kaufman*-Assessment Battery of Children.*

Kach|exie (gr. καχεξία schlechter Zustand) *f*: (engl.) *cachexia*; sog. Auszehrung; schwere Form der Abmagerung mit generalisierter Muskelatrophie; **Vork.:** bei körperl. Erkrankungen u. versch. Formen der Unterernährung einschließlich der Anorexia* nervosa.

Kälte|schauer: (engl.) *cold flash, shiver*; Bez. für Gefühl der unangenehmen Kälte des ganzen Körpers od. einzelner Körperpartien; **Vork.:** geringere periphere Durchblutung bei Panikanfall* u. Angstreaktion; somatisch z. B. bei Fieber, Schilddrüsenfunktionsstörung, hormonaler Umstellung, Karzinoidsyndrom; als UAW bei Einnahme psychotroper Substanzen, z. B. bei Cocainintoxikation, Entzugssyndromen. Vgl. Hitzegefühl.

Kainat-Re|zeptoren (Rezeptoren*) *m pl*: (engl.) *Kainate receptors*; ionotrope Rezeptoren mit pentamerer Struktur (NON*-NMDA-Rezeptoren), welche die erregenden Effekte des Neurotransmitters L-Glutamat* im ZNS vermitteln u. nach ihrem spezifischen Agonisten benannt sind; ligandengesteuerte Rezeptorkanäle, die ähnliche Eigenschaften wie AMPA*-Rezeptoren aufweisen u. prä- u. postsynaptisch vorkommen; permeabel für Natrium- u. Kalium-Ionen; Stimulation der AMPA- od. Kainat-Rezeptoren führt zu einer raschen Depolarisation der Zelle; **klin. Bedeutung:** Wirkung auf Kurz- u. Langzeitpotenzierung (Einfluss auf die neuronale Plastizität, modulierende Wirkung auf das Gleichgewicht zwischen neuronaler Erregung u. Hemmung; bedeutsam für Gedächtnisprozesse; s. LTP); potentielle klinische Wirkung: Reduzierung von durch Migräne* bedingten Schmerzen durch AMPA/Kainat-Rezeptor-Inhibitoren.

Kako|geusie (gr. κακός schlecht; γεῦσις Geschmack) *f*: (engl.) *cacogeusia*; s. Schmeckstörung.

Kak|osmie (gr. κακός schlecht; ὀσμή Geruch) *f*: (engl.) *cacosmia*; s. Parosmie.

Kalzitonin *n*: (engl.) *calcitonin*; s. Calcitonin.

Kampfer|therapie *f*: (engl.) *camphor therapy*; Behandlung mit Kampfer, einem Terpenketon aus dem Harz des Kampferbaums (Cinnamomum camphora); **Wirkung:** Durchblutung fördernd; **Ind.:** v. a. als Salbe zur Rheuma- u. Muskelschmerzbehandlung; **Hinweis: 1.** Hohe Dosen p. o. können Panik u. Depersonalisationsempfinden auslösen. **2.** Gelegentlich wird Kampfer trotz schwerer pulmonaler UAW inhaliert, da es zu anhaltenden Lachanfällen führt.

Kampf-Flucht-Re|aktion (Reaktion*) *f*: (engl.) *fight-flight reaction*; physiologische Reaktion des Körpers u. Verhalten bei Gefahr od. Bedrohung; durch Ausschüttung von Adrenalin* erfolgt Erregung des Sympathikus* (führt u. a. zu Blutdruckanstieg, Tachykardie, Hyperhidrose, Herabsetzung der Motilität des Magen-Darm-Trakts) u. damit die Bereitschaft für Flucht* u./od. Kampf. Vgl. Stressreaktion; Abwehr.

Kampf-Flucht-Theorie *f*: (engl.) *fight-flight theory*; s. Emotionstheorien.

Kandidaten|gene (-gen*) *n pl*: (engl.) *candidate genes*; krankheitsassoziierte Gene, Risikogene; Bez. für Gene*, die pathophysiol. mit hoher Wahrscheinlichkeit von zentraler Relevanz für eine Krankheit od. ein Merkmal sind; biologische Plausibilität für den Einfluss auf die Entstehung einer Krankheit od. eines Merkmals: Genprodukt ist in die Pathogenese involviert. Polymorphe Kandidatengene (bei Vorliegen von DNA-Sequenzvarianten) sind erfolgversprechende Kandidaten für eine genetische Assoziation mit der/dem betreffenden Krankheit/Merkmal. Untersuchung von Kandidatengenen stellte bevorzugte Strategie zur Genortsuche vor der Verfügbarkeit von GWAS* dar.

Kanner-Syn|drom (Leo K., Kinderpsychiater, Baltimore, 1896–1981) *n*: (engl.) *Kanner's syndrome*; s. Autismus, frühkindlicher.

Kanzero|genese (lat. cancer Krebs; -genese*) *f*: (engl.) *cancerogenesis*; Entstehung maligner Tumoren unter Beteiligung versch. Faktoren (z. B. Kanzerogene, Hormone, onkogene Viren, genetisch bedingte Defekte der Reparatursysteme der DNA, erworbene od. angeborene Immundefekte), die nach der sog. Mehrstufenhypothese die Mutation mehrerer Protoonkogene (Zellgene, die durch Mutation im Regulationsbereich zu Onkogenen mutieren) od. Tumorsuppressorgene benötigt; **Verlauf: 1. Initiation:** Auslösung einer Mutation in einer Zelle u. ihre irreversible molekulare Transformation, z. B. durch eine kanzerogene Substanz (sog. Initiator); **2. Promotion:** Proliferation der initiierten Zelle, weitere Mutationen u. Bildung von Tumorzellen, die der Vernichtung durch das Immunsystem entgehen; **3. Progression:** irreversibler Übergang der präneoplastischen in neoplastische Zellen; der Zeitraum zwischen der Transformation einer Zelle u. der Tumormanifestation kann 15–20 Jahre umfassen (Latenzperiode). Im weiteren Verlauf erfolgt bei malignen Tumoren infiltrierendes Wachstum u. Metastasierung. Ein **Einfluss psychischer Faktoren** (z. B. Depression*) auf die Funktionsfähigkeit des Immunsystems ist wahrscheinlich bzw. teilweise nachgewiesen u. sollte in Bezug auf die Kanzerogenese berücksichtigt werden. Gesicherte Zusammenhänge zwischen chronischen psychischen Störungen wie Schizophrenie od. bipolarer affektiver Störung u. erhöhtem Risiko, an Krebs zu erkranken, existieren bisher nicht.

Kaposi-Sarkom (Moritz K. K., Dermatologe, Wien, 1837–1902; gr. σάρξ, σαρκός Fleisch) *n*: (engl.) *Kaposi's sarcoma*; meist symmetrische, anfangs v. a. an den unteren Extremitäten auftretende, bräunlich livide, noduläre bis plaque- od. walzenartige Effloreszenzen im Bereich der Haut u. des subkutanen Bindegewebes; später Beteiligung von Schleimhäuten u. inneren Organen (Leber, Milz, Knochen, Gehirn u. a.); **Ätiol.:** unklar (früher humanes Herpesvirus Typ 8, Abk. HHV-8, gilt heute als nicht spezifisch); **Formen: 1.** chronisches Kaposi-Sarkom: v. a. bei Männern aus Osteuropa u. Italien nach dem 50. Lebensjahr auftretende sog. klassische Form; bleibt mit zentripetaler Ausbreitung meist auf die Extremitäten beschränkt, selten kutane Dissemination sowie viszerale Beteiligung, erhöhte Inzidenz von Lymphomen; **2.** Lymphadenopathie-assoziiertes Kaposi-Sarkom: in Afrika südlich der Sahara gehäuft vorkommende, gutartig verlaufende od. aggressive, lymphadenopathische Formen (bes. bei Kindern); **3.** Transplantation-assoziiertes Kaposi-Sarkom: Vork. bei Patienten unter Immunsuppression (z. B. nach Nierentransplantation), ggf. Rückbildung nach Absetzen der Therapie; **4.** Kaposi-Sarkom bei Patienten mit HIV*-Erkrankung (s. AIDS): deutlich aggressivere, disseminiert-kutane bzw. viszerale (multilokulare) Form in fortgeschrittenen Stadien, häufig mit Erstlokalisation der Effloreszenzen im Bereich des Gesichts, der Mundhöhle u. der Schleimhäute des Magen-Darm-Trakts; häufig Lymphknoten- u. Organbefall; **Ther.:** Anthrazykline in liposomaler Zubereitung, bei fortgeschrittenem Kaposi-Sarkom Doxorubicin, bei multifokalem Befall Versuch mit Radio-Chemotherapie; bei HIV-Erkrankung Kombination von antiretroviraler Therapie u. Interferon-α; Therapie der Grunderkrankung; symptomatische Therapie, insbes. bei pulmonalem Befall; lokale Camouflage; **klin. Bedeutung:** schwere psychische Belastung durch häufige Lokalisation im Gesicht u. pathognomonisches Stigma der HIV-Erkrankung.

Kappa|ko|ef|fizient (Co-*; Effizienz*) *m*: (engl.) *kappa coefficient*; syn. Cohen's Kappa; (statist.) Maß für die Beobachterübereinstimmung* von 2 od. mehr Beobachtern, das Werte zwischen 0 (keine Übereinstimmung) u. 1 (perfekte Übereinstimmung) annehmen kann; kann auch als gewichteter Kappakoeffizient berechnet werden, wenn einzelne Bewertungen unterschiedl. Gewicht haben; werden mehr als 2 Beobachter auf ihre Übereinstimmung verglichen, kann eine Verallgemeinerung (Fleiss' Kappa) angewendet werden.

Kappazismus *m*: (engl.) *kappacism*; s. Dyslalie.

Kard-: auch Kardio-, Kardia-, Cardio-, Cardia-; Wortteil mit der Bedeutung Herz, Magenmund; von gr. καρδία.

Kardinal|skala (Skala*) *f*: (engl.) *cardinal scale*; Oberbegriff für Intervallskala u. Ratioskala (s. Skalenniveau)

Kardinal|sym|ptome (Symptom*) *n pl*: (engl.) *cardinal symptoms*; Leitsymptome*.

Kardio|myo|pathie (Kard-*; My-*; -pathie*) *f*: (engl.) *cardiomyopathy (Abk. CM)*; syn. Myokardiopathie; Sammelbez. ätiologisch heterogener (häufig genetische) Erkrankungen des Myokards mit mechananischer u./od. elektrischer Dysfunktion, i. d. R. mit klin. Herzinsuffizienz bei Herzhypertrophie od. Herzdilatation; nicht durch Erkrankung des Perikards, arterieller Hypertonie od. pulmonaler Hypertonie*, Herzklappenfehler, angeborenen Herzfehler od. Koronarsklerose (myokardischämisch bedingte ventrikuläre Herzdilatation wird klin. häufig als ischämische Kardiomyopathie bezeichnet) bedingt; **Einteilung: 1. primäre** Kardiomyopathie: primär auf das Herz beschränkte Erkrankung; Ätiol.: **a)** angeboren: z. B. hypertrophe Kardiomyopathie (s. u.); **b)** erworben: z. B. entzündlich (Myokarditis), stressinduziert (Tako-Tsubo-Kardiomyopathie), tachykardiebedingt (Posttachykardiesyndrom); **c)** Mischform: z. B. dilatative od. restriktive Kardiomyopathie (s. u.); frühere Definition: angeborene od. idiopathische Ätiol. (Ausschlussdiagnose); **2. sekundäre** Kardiomyopathie: i. R. einer systemischen Grundkrankheit, z. B. entzündlich (v. a. Kollagenose*, Sarkoidose), nutritiv-toxisch (Alkohol, als UAW durch Zytostatika u. a. kardiotoxische Arzneimitteln), metabolisch-endokrinologisch (Myokardose, Hyper- od. Hypothyreose, Amyloidose, Hämochromatose u. a. Speicherkrankheiten), neuromuskulär (z. B. Friedreich*-Ataxie, progressive Muskeldystrophie), infiltrativ (u. a. Leukämie, kardiale Metastasen), physikalisch (Trauma, ionisierende Strahlen); frühere Definition: inf. spezieller Urs.; **klin. Bedeutung:** häufig starke psychische Belastung bei schwerer Herzinsuffizienz (insbes. bei jungen Patienten) sowie vor u. nach herzchirurgischen Eingriffen (v. a. Herztransplantation, Wartezeit auf Spenderherz); stützende Verfahren: s. Coping.

Kardio|palmus (Kard-*; lat. palma Handfläche): (engl.) *cardiopalmus*; Palpitation*.

Kardio|phobie (Kard-*; Phobie*) *f*: (engl.) *cardiac neurosis*; Herzneurose*.

Karotis|stenose (gr. καρωτίς Hauptschlagader; στενός eng, schmal; -osis*) *f*: (engl.) *carotid stenosis*; s. Schlaganfall.

Karpal|tunnel|syn|drom (gr. καρπός Frucht, Handwurzel) *n*: (engl.) *carpal-tunnel syndrome*; Form des Medianuskompressionssyndroms; **Urs.**: Druckschädigung durch chronische Kompression des Nervus medianus im Karpaltunnel; **Vork.**: bes. bei Frauen zwischen 40. u. 50. Lebensjahr (m : w = 1 : 10); i. R. einer rheumatoiden Arthritis*, Amyloidose; **Klin.**: Abductor-opponens-Atrophie, Sensibilitätsstörung* an Hohlhand u. Fingern I–III einschließlich der radialen Seite von Finger IV; in ca. 50 % der Fälle Erwachen aus dem Nachtschlaf mit diffusem Schwellungsgefühl u. Parästhesien* der Hand (evtl. ausstrahlend in den gesamten Arm) sowie Steifigkeit der Finger (Ausschütteln der Hand verschafft Erleichterung); **Diagn.**: EMG*, ENG*; **Ther.**: konservativ (nächtl. Handgelenkschiene, evtl. einmalige Glukokortikoid-Infiltration), bei anhaltender Sympt. operative Dekompression; **DD:** Durchblutungsstörungen, vertebragene Schmerzen.

Karzinoid (gr. καρκίνος Krebs; -id*) *n*: (engl.) *carcinoid*; veraltete, klin. jedoch gängige Bez. für ursprünglich im Darm beschriebene u. später auch in anderen Lokalisationen entdeckte Karzinomähnliche (langsameres Wachstum u. weniger maligner Verlauf als andere Karzinome) Tumoren, die von den enterochromaffinen Zellen des disseminierten neuroendokrinen Systems ausgehen und z. T. Hormone, Neurotransmitter u. a. Substanzen sezernieren; s. Tumor, neuroendokriner.

Karzinoid|syn|drom (Karzinoid*) *n*: (engl.) *carcinoid syndrome*; syn. Flush-Syndrom, Hyperserotonismus, Angiomatosis miliaris, Hedinger-Syndrom, Scholte-Syndrom, Steiner-Voerner-Syndrom; durch Ausschwemmung vasoaktiver Substanzen bei neuroendokrinem Tumor* (Abk. NET) verursachtes Krankheitsbild; **Vork.**: v. a. Tumor des oberen Dünndarms nach Lebermetastasierung; ausgelöst z. B. durch Nahrungsaufnahme, körperl. Anstrengung u. Palpation der Leber; **Klin.**: **1. typisches** Karzinoidsyndrom (verursacht durch Serotonin*): anfallartig (Dauer wenige Sek. bis 30 Min.) auftretende rotblaue Verfärbung des Oberkörpers u. der Extremitäten, verbunden mit Hitzewallungen (s. Flush), Diarrhö inf. verstärkter Flüssigkeitssekretion u. Motilitätssteigerung, Asthma-ähnl. Bronchokonstriktion, Endokardfibrose sowie Pellagraartige Hautveränderungen; **2. atypisches** Karzinoidsyndrom (engl. carcinoid variant syndrome), verursacht durch Histamin*: **a)** gastraler NET: fleckige kirschrote, stark juckende Effloreszenzen, erhöhte Prävalenz peptischer Ulzera; **b)** bronchialer NET: lang (häufig mehrere Tage) anhaltende Flushsymptomatik, auch Desorientierung, Angst, Tremor, periorbitale Ödeme, Tränenfluss, Salivation, Hypotension, Tachykardie, Diarrhö, Dyspnoe, Asthma u. Oligurie.

Karzino|phobie (gr. καρκίνος Krebs; Phobie*) *f*: (engl.) *cancer phobia*; übertriebene u. anhaltende Furcht vor Krebserkrankungen, i. d. R. gekoppelt mit Vermeidungsverhalten (z. B. von vermeintlich Krebs auslösenden Reizen od. von Informationen zu den Themen Krebs, Krankheit, Tod); **Vork.**: als Teil einer hypochondrischen Störung*, einer Zwangsstörung* od. als spezifische Phobie*.

KASI: Abk. für **K**inder-**A**ngst**s**ensitivitäts**i**ndex; s. Angstsensitivitätsindex.

Kaspar-Hauser-Syn|drom *n*: (engl.) *Kaspar-Hauser syndrome*; in der aktuellen Psychopathologie nicht mehr verwendete Bez. für Folgen schwerer Vernachlässigung* bei völliger sensorischer Deprivation* u. Misshandlung im frühen Kindesalter; **Geschichte:** Kaspar Hauser tauchte vermutlich 1828 im Alter von 16 Jahren als kleinwüchsiges Findelkind unbekannter Herkunft in Nürnberg auf. Er behauptete, er sei von der Welt abgeschieden in einem dunklen Raum aufgewachsen. Er wurde mit 21 Jahren ermordet. Er blieb zeitlebens in seiner sozialen Kompetenz eingeschränkt. Die Vermutung, dass es sich bei Kaspar Hauser um den im Verborgenen aufgewachsenen Erbprinz von Baden gehandelt habe, ließ sich bis heute nicht bestätigen. Vgl. Entwicklungsstörungen; Bindungsstörung; Kindesmisshandlung.

KASSL: Abk. für **K**ieler* Änderung**s**sensitive **S**ymptom**l**iste.

Kastration (lat. castrare entmannen) *f*: (engl.) *castration*; operative Entfernung der Keimdrüsen (Hoden bzw. Eierstöcke); **Folgen: 1.** im Kindesalter sog. Kastratenstimme, Fehlen der sekundären Geschlechtsmerkmale, verspätete Epiphysenverknöcherung u. hierdurch verlängerte Extremitäten verbunden mit einer psychosexuellen Reifungshemmung; **2.** im Erwachsenenalter Aufhebung der Zeugungs- bzw. Empfängnisfähigkeit; neben den körperlichen Ausfallerscheinungen erhebliche psychische Alteration, häufig depressive Zustandsbilder; Verminderung der Libido, keine Veränderung der sexuellen Objektwahl (wichtig in Zusammenhang mit der Kastration von Sexualstraftätern). **Recht:** In Deutschland ist die **zwangsweise** Kastration verboten. Die **freiwillige** Kastration darf nur bei Vorliegen best. im „Gesetz über die freiwillige Kastration und andere Behandlungsmethoden" (Abk. KastrG) vom 15.8.1969, zuletzt geändert am 17.12.2008, definierten Voraussetzungen, nach vorheriger Konsultation einer Gutachterstelle u. nur mit Einwilligung* des (mind. 25 Jahre alten) Betroffenen erfolgen. In best. Fällen sind die Einwilligung des Betreuers (s. Betreuung) u. die Genehmigung des Betreuungsgerichts erforderlich. Das KastrG gilt nicht für Heilbehandlungen u. körperliche Eingriffe anderer Art, z. B. Entfernung der Keimdrüsen wegen eines malignen Tumors. Wird eine Kastration zwar mit Einwilligung des Betroffenen, aber ohne Vorliegen der Voraussetzungen des KastrG bzw. einer medizinischen Indikation i. e. S. vorgenommen, z. B.

zur Geschlechtsangleichung* bei Transsexualität*, so kann sie dennoch strafbar sein, wenn die Einwilligung sittenwidrig ist (§ 228 StGB). Soweit Verfahren zur Dämpfung des Sexualtriebs nicht die Funktion od. Funktionstüchtigkeit der Keimdrüse berühren, liegen sie außerhalb des Verbotsbereichs des KastrG; es gilt § 228 StGB. Das KastrG findet dementsprechend nur selten Anwendung, da weniger eingreifende Verfahren, z. B. pharmakologisch durch Antiandrogene*, häufig ausreichend erscheinen. Vgl. Transsexuellengesetz.

Kastrationsangst (Kastration*): (engl.) *castration anxiety*; in der psychoanalytischen Theorie als universell postulierte Angst, die bei Jungen u. Mädchen i. R. der sog. psychosexuellen Entwicklung* als Antwort auf die Frage nach den anatomischen Unterschieden der primären Geschlechtsmerkmale* auftreten soll; Jungen sollen im Zusammenhang mit angenommenen od. realen sexuellen Aktivitäten Angst vor dem Verlust ihres Penis entwickeln, Mädchen das Fehlen eines Penis als zu kompensierenden od. zu leugnenden Mangel empfinden; enge Verbindung mit der Theorie des Ödipus*- u. Elektra*-Komplexes u. der Annahme universell auftretender Inzestwünsche*; **Hinweis:** durch neuere Forschung nicht bestätigt.

Kasuistik (lat. casus Fall) *f*: (engl.) *casuistics*; s. Einzelfalldarstellung.

Kat: (engl.) *khat*; auch Khat, Qat; Bestandteile (Blätter, Rinde) des in Nord- u. Ostafrika sowie auf der südlichen arabischen Halbinsel (Jemen) vorkommenden Katstrauchs (Catha edulis), die in frischem Zustand gekaut od. als Tee bzw. mit Honig vergoren getrunken werden; enthält Cathin*, ein Alkaloid vom Phenylalkylamin-Typ; Konsum verbreitet v. a. im Jemen (männliche Bevölkerung), i. R. der Migration zunehmend auch in USA u. Europa; **Wirkung:** zentral anregend, ähnlich Amphetamin*; Kat führt ähnlich wie Cocablätter* zu Aktivitätssteigerung u. Unterdrückung des Hunger- u. Durstgefühls; cave: Austrocknung der Mundschleimhaut, Palpitation u. a. vegetative Störungen, Gedächtnisstörungen, Reduktion der kognitiven Flexibilität, Entwicklung von Abhängigkeit (Einstufung der WHO), allerdings in geringerem Maß als bei Alkohol.

KAT: Abk. für **K**inder*-**A**ngst-**T**est.

Katalepsie (gr. κατάληψις Besitznahme) *f*: (engl.) *catalepsy*; Haltungsstereotypie (s. Stereotypie) mit anhaltendem Verharren in einer best. (evtl. passiv erzeugten) Körperhaltung bei meist erhöhtem Muskeltonus*; kombiniert mit Unfähigkeit, sich trotz intakter Körperfunktionen spontan zu bewegen; passiven Bewegungen wird sog. wächserner Widerstand entgegengesetzt; **Vork.:** z. B. als extrapyramidal-motorische Störung bei postenzephalitischem Syndrom*, katatoner Schizophrenie*, Konversionsstörung* i. S. des dissoziativen Stupors od. nach Schädelhirntrauma*. Vgl. Flexibilitas cerea.

Katamnese (gr. κατά von-herab, gegen, gänzlich; -mnese*) *f*: (engl.) *follow-up history*; Nachuntersuchung nach Abschluss einer Intervention*; Voraussetzung für Interventionsforschung*; Katamnesedauer ergibt sich aufgrund von ätiologischen Theorien (Monate bis mehrere Jahre).

Kataplexie (gr. κατά von-herab, gegen, gänzlich; πλῆξις Schlag, Treffen) *f*: (engl.) *cataplexy*; syn. affektiver (Muskel-)Tonusverlust, Lachschlag, Geloplexie; Bez. für plötzlichen, i. d. R. bilateralen u. kurzen (max. 2 Min.) partiellen od. kompletten Tonusverlust der Willkürmuskulatur durch starken Affekt* (z. B. Freude, Ärger od. Erschrecken); **Vork.:** meist i. R. einer Narkolepsie*, selten isoliert; **Klin.:** plötzl. Lähmung* sehr variablen Ausmaßes (von kurzer Sprechstörung* bis Lähmung der gesamten Haltemuskulatur mit Sturz); Bewusstsein* u. Wahrnehmung* kaum gestört (DD zur Synkope*); **Diagn.:** erloschene Muskeleigenreflexe, erhaltene Augenmotilität; wird als dissoziierte Manifestation der Muskelhemmung des REM-Schlafs aufgefasst; **Ther.:** Clomipramin*, Natriumoxybat*, andere nicht sedierende Antidepressiva*; **DD:** Synkope. Vgl. Lachinkontinenz.

Katastrophisierung (gr. καταστρέπηειν umkehren, umwenden): (engl.) *catastrophizing thought*; Bez. in der kognitiven Therapie* für verzerrte Kognitionen*, i. e. S. starke gedankliche Übertreibung; logischer Denkfehler, bei dem die Denkprozesse u. Interpretationen auf verschiedenen Abstraktionsebenen gestört sein können: primäre Grundannahmen (sehr globale Annahmen, die große Bereiche der Welt od. des Selbst betreffen), sekundäre Grundannahmen (spezifischere Annahmen über einzelne Teilbereiche) u. automatische Gedanken*. **Kennzeichen:** anhaltendes Grübeln* über die Symptomatik, Überschätzung der bedrohlichen Aspekte von Beschwerden, systematische Überbewertung der Wahrscheinlichkeit od. Bedeutung des Eintreffens negativer Ereignisse u. Unterschätzung der eigenen Fähigkeiten zur erfolgreichen Bewältigung. Betroffene malen sich eine subjektive „Katastrophe“ als unrealistische u./od. sehr unwahrscheinliche Befürchtung verbal u. evtl. auch bildlich aus (s. Phantasien, katastrophisierende), verbunden mit Gefühlen von Angst, Panik u. Niedergeschlagenheit. **Vork.:** häufige Form der dysfunktionalen Kognitionen*, typisch u. a. bei bestimmten Angststörung* (v. a. Panikstörung), Depression*, Essstörung*, somatoformer Störung*, stressbedingten Zuständen; wesentlicher Prädiktor beim Übergang von akuten zu chronischen Schmerzen* sowie für das Ausmaß von mit Beschwerden verbundenen Einschränkungen; **Hinweis:** Katastrophisierung ist keine Bewältigungsstrategie*, sondern eine sekundäre Bewertung i. S. der Stresstheorie von Lazarus u. Folkmann. Vgl. Entkatastrophisierung; Umstrukturierung, kognitive.

Katathymie (gr. κατά von-herab, gegen, gänzlich; θυμός Gemüt, Leidenschaft) *f*: **1.** (engl.) *catathy-*

mia; Beeinflussung von Wahrnehmung, Denken u. Erinnerung durch Einwirken eines affektbetonten, bildhaften Erlebnisses; s. Psychotherapie, katathym-imaginative; **2.** plötzlich einsetzender Stimmungswechsel.

Kata|tonie (gr. κατά von-herab, gegen, gänzlich; Ton-*) *f*: (engl.) *catatonia*; Bez. für psychische Erkrankung, bei der Störungen der Psychomotorik* im Vordergrund stehen; **Vork.:** v.a. bei katatoner Schizophrenie*, i.R. organischer Erkrankungen (z.B. Infektionskrankheit, Hirntumor*) od. bei schwerer Depression*; **Formen: 1.** katatoner Sperrungszustand mit Hemmung der Motorik, Stupor*, Negativität, Rigidität der Muskulatur; **2.** katatoner Erregungszustand mit psychomotorischer Erregung; **Klin.:** Symptomatik kann Tage bis Monate persistieren, manchmal mit schnellem Wechsel von Sperrungs- u. Erregungszustand; weitere Sympt.: Stereotypie*, Manieriertheit*, Katalepsie*, Flexibilitas* cerea u. Mutismus*; selten: extreme (lebensbedrohliche) Steigerung der Katatonie (febrile od. perniziöse Katatonie) mit Tachykardie* u. stark erhöhter Körpertemperatur; **Ther.:** intensive Überwachung, Neuroleptika*, Elektrokrampftherapie*; **Progn.:** kann Tage bis Monate persistieren, manchmal mit schnellem Wechsel von Sperrungs- u. Erregungszustand; **DD:** malignes neuroleptisches Syndrom*, akinetische Krise bei Parkinson*-Syndrom, Entzug von Levodopa*.

Kat|echol|amine (gr. κατέχειν aufhalten, zügeln) *n pl*: (engl.) *catecholamines*; Bez. für biogene Amine, Neurotransmitter* u. Hormone (z.B. Dopamin*, Adrenalin* u. Noradrenalin*) einschließlich synthet Derivate (z.B. Isoprenalin) mit Brenzkatechin als Grundgerüst; adrenerge Transmitter, die im ZNS, in den Kerngebieten der motorischen Basalganglien u. im Hypothalamus wirken. Vgl. Sympathomimetika.

Katechol|amin-Re|zeptoren (Rezeptoren*) *m pl*: (engl.) *catecholamine receptors*; s. Rezeptoren, adrenerge; Dopamin-Rezeptoren.

Kategorien|system für partnerschaftliche Interaktion (Interaktion*) *n*: (engl.) *Interaction Coding System*; Abk. KPI; Fremdbeurteilungsverfahren zur Erfassung des verbalen u. nonverbalen Kommunikationsverhaltens von Paaren; die Verhaltensbeobachtung umfasst 12 Verbalkategorien (27 Subkategorien; positiv u. negativ, z.B. Sprecherqualitäten, Zuhörerqualitäten) u. 6 Kategorien für nonverbales Verhalten (je positives u. negatives Verhalten zum Bereich Gesicht, Tonfall, Körper; z.B. Lächeln, aufmerksamer Ausdruck versus gelangweilt, demonstrativ wegschauen); **Anw.:** bei Erwachsenen.

Kategorisierung: (engl.) *categorisation*; Einteilung von quantitativen Merkmalausprägungen in diskrete Kategorien; vgl. DSM; Datenerfassung, multimodale; Diagnostik, psychologische.

Katharsis (gr. κάθαρσις seelische Reinigung, Läuterung) *f*: (engl.) *catharsis*; historisches Konzept der Psychoanalyse* zur Behandlung neurotischer Erkrankungen (Breuer u. Freud, 1889), bei dem in Hypnose* od. im eingehenden Gespräch die Erinnerung an Vorgänge (verdrängte Affekterlebnisse; s. Affekt) geweckt wird, die durch ihren Eingriff in das Seelenleben das Leiden verursacht haben; Aufhebung der Verdrängung* führt zur Abreaktion* u. bewirkt eine therapeutische Katharsis.

Kat|hexis (gr. κάθεξις Festhalten) *f*: (engl.) *kathexis*; Bez. aus der Psychoanalyse* für intensive Konzentration der psychischen Energie in eine bestimmte Richtung od. auf ein bestimmtes Objekt (Person, Sache, Idee).

Katzen|schrei-Syn|drom *n*: (engl.) *cat's cry syndrome*; Cri*-du-chat-Syndrom.

Kaufen, patho|logisches: (engl.) *pathological desire to buy*; s. Oniomanie.

Kaufman-Assessment Battery of Children: Abk. K-ABC; Test zur Erfassung von Intelligenz u. Fertigkeiten bei Kindern; umfasst die Subskalen einzelheitliches Denken, ganzheitliches Denken, Fertigkeiten u. sprachfreie Skala; getrennte Erhebung von intellektuellen Fähigkeiten u. dem Stand erworbener Fertigkeiten (Lernen* u. Wissen); **Anw.:** im Alter zwischen 2,5 u. 12,5 Jahren; zur Intelligenzdiagnostik*; **Testdauer:** abhängig von altersspezifischen Aufgabenreihen: ca. 30 (2–6 Jahre) bis ca. 90 Minuten (ab 7 Jahre).

K

Kaufman-Test zur Intel|ligenz|messung für Jugendliche und Erwachsene (Intelligenz*) *m*: Abk. K-TIM; deutschsprachige, adaptierte Version des Kaufman Adolescent and Adult Intelligence Test (Abk. KAIT) zur Erfassung der fluiden u. kristallinen Intelligenz bei Jugendlichen u. Erwachsenen; ähnelt der Kaufman*-Assessment Battery of Children; umfasst Kernbatterie mit 6 z.T. sprachfreien Untertests (fluide Intelligenz: Symbole lernen, Zeichen entschlüsseln, logische Denkschritte; kristalline Intelligenz: Worträtsel, auditives Verständnis, doppelte Bedeutungen); zusätzlich erweiterte Batterie mit 4 weiteren Untertests (fluide Intelligenz: figurales Gedächtnis, kristalline Intelligenz: Persönlichkeiten, sowie verzögerte Erinnerung nach Symbole lernen u. auditivem Verständnis); **Anw.:** im Alter von 11–85 Jahren; zur Intelligenzdiagnostik*; **Testdauer:** Kernbatterie ca. 70 Minuten, erweiterte Batterie ca. 90 Minuten.

Kauf|sucht: (engl.) *mania for buying*; s. Oniomanie.

kausal (lat. causa Ursache): (engl.) *causal*; ursächlich.

Kausal|attribution (kausal*; Attribution*) *f*: (engl.) *causal attribution*; Ursachenzuschreibung; s. Attribution.

Kausal|beziehung (kausal*): (engl.) *causal correlation*; Beziehung zwischen 2 Variablen, wobei die eine die andere verursacht; abzugrenzen von Scheinassoziation u. konfundierenden Einflüssen. Vgl. Kausalität.

Kausal|forschung (kausal*): (engl.) *causal research*; Bez. für methodischen Zugang der Forschung, bei dem Kausalbeziehungen* zwischen interessierenden Variablen untersucht werden; z.B. ist das Aufmerksamkeitsdefizit Ursache der veränderten Reaktionszeiten bei Schizophrenie. Zur Analyse von Kausalbeziehungen werden v. a. experimentelle u. quasi-experimentelle Designs verwendet (s. Experiment; Quasi-Experiment).

Kausalität (kausal*) *f*: (engl.) *causality*; Form des Wirkungszusammenhangs zwischen Variablen (u. a. Prozessen, Systemen), bei dem die Ursache unter best. Bedingungen die Wirkung hervorruft; führt die Veränderung eines Faktors bei einem Individuum zu einer Veränderung der Zielgröße (Outcome), wird dieser Faktor als **kausaler Faktor** bezeichnet. Bei binären Outcomes (Ereignis aufgetreten od. nicht; z. B. Depression) ist ein kausaler Faktor ein **notwendiger Faktor**, ohne den das Outcome-Ereignis nicht eingetreten wäre. Kausale Faktoren sind nicht unbedingt **hinreichende Faktoren** für das Ereignis, was der multifaktoriellen Ätiologie fast aller Krankheiten u. psychischen Störungen entspricht. Kausalität lässt sich ohne Bias* i. d. R. nur in randomisierten Studien (s. Randomisierung) mit perfekter Compliance*, ohne Messfehler im Outcome u. Selektionsbias untersuchen. I. d. R. sind nur Bevölkerungsdurchschnittseffekte in einer Zielpopulation u. keine individuellen Effekte empirisch untersuchbar. Vgl. Beobachtungsstudie; Fehler; Studie, klinische.

K

Kausalität, umgekehrte (kausal*) *f*: (engl.) *reversed causality*; Wirkungszusammenhang zwischen Variablen A u. B, bei dem bei Korrelation nicht allein A zu B, sondern umgekehrt auch B zu A führen kann; **Beispiel:** Mangel an Neurotransmittern kann Ursache für Depression sein; umgekehrt ist es möglich, dass Depression zur Verringerung von Neurotransmittern führt.

Kausalität, zirkuläre (Kausalität*) *f*: (engl.) *circular causality*; zeitlich gerichteter, nicht symmetrischer Rückkopplungsprozess, bei dem die Wirkung einer Variablen A auf eine Variable B sich von derjenigen von B auf A unterscheidet, aber beide zeitlich vorwärts laufen; z. B. Fertigkeitserwerb durch Üben: Handlungen verbessern, stabilisieren u. automatisieren die Fertigkeit, so dass die folgenden Handlungen ohne Bewusstseinsbeteiligung ausgeführt werden können; weitere Übung hält die Fertigkeit aufrecht.

Kavain *n*: (engl.) *kavain*; auch Kawain; nicht mehr im Handel befindl., aus dem Kava-Strauch gewonnenes pflanzl. Präparat; früher angewendet bei Angst- u. Spannungszuständen, chron. Müdigkeitssyndrom, Dysphorie; seit 2002 wegen auftretender Leberschäden obsolet; **UAW:** Leberschädigung bis zum akuten Leberversagen, Parästhesien im Mundbereich, vermindertes Sehvermögen, allergische Reaktionen.

Kava-Kava *n*: (engl.) *kava kava*; Piperis methystici rhizoma; Wurzelstock von Piper methysticum (Rauschpfeffer), der Kavalactone (Kavain*, Methysticin) mit anxiolytischer Wirkung enthält; früher angewendet bei nervösen Angst- u. Spannungszuständen, Dysphorie; seit 2002 wegen auftretender Leberschäden obsolet.

Kavernosus|thrombose (lat. caverna Höhle; Thrombose*) *f*: (engl.) *cavernous thrombosis*; s. Sinusthrombose.

KAZ-35: Abk. für **K**urzfragebogen* zur **A**bstinenz**z**uversicht.

KBT: Abk. für **k**onzentrative **B**ewegungs**t**herapie*.

KDS: Abk. für **k**örper**d**ysmorphe **S**törung*.

Kenn|werte, statistische: (engl.) *statistical characteristic values*; (statist.) Bez. der deskriptiven Statistik für Lokalisationsmaße* u. Dispersionsmaße* bei Häufigkeitsverteilungen*.

Keph-: auch Kephalo-, Ceph-, Cephalo-, Zephalo-; Wortteil mit der Bedeutung Kopf, Haupt; von gr. κεφαλή.

Kern|bedürfnis: (engl.) *core need*; in der Schematherapie* Bez. für menschlichen Zustand, dessen adäquate Beantwortung zu Zufriedenheit, Glück u. Erfüllung führt u. dessen chronische Nichtbeachtung die Entstehung hinderlicher Schemata* begünstigt; therap. Beziehung u. Änderungskonzeption der Schematherapie sind auf die bestmögliche Beantwortung der Kernbedürfnisse ausgerichtet.

Kern|geschlechts|identität (Identität*) *f*: (engl.) *core gender identity*; genuine Überzeugung bezüglich des biol. Geschlechts, männlich od. weiblich zu sein; bei Transsexualität* gestört.

Kernig-Zeichen (Vladimir M. K., Arzt, St. Petersburg, 1840–1917): (engl.) *Kernig's sign*; Dehnungsphänomen; Unmöglichkeit der aktiven Streckung des Beins im Kniegelenk bei sitzendem od. mit im Hüftgelenk gebeugtem Bein liegendem Patienten; bei passiver Hebung des im Kniegelenk gestreckten Beins wird das Knie zur Entdehnung des Nervus ischiadicus gebeugt; Vork. bei Meningismus*. Vgl. Brudzinski-Nackenzeichen.

Kern|neurose (Neur-*; -osis*) *f*: (engl.) *character neurosis, characterogenic neurosis*; historische Bez. (J. H. Schulz, 1919) für eine Form der Neurose*, bei der tiefere Schichten der Persönlichkeit betroffen sein sollen u. die zu einer Veränderung der gesamten Persönlichkeit (anstatt der Ausbildung neurotischer Symptome) führen soll; löste den syn. Begriff der Charakterneurose* ab; Vorläuferkonzept der Persönlichkeitsstörung*.

Kern|schlaf: (engl.) *core sleep*; die ersten 3 Schlafzyklen (ca. 4 Stunden; s. Schlafstadien, Abb. dort) umfassender Abschnitt des Schlafes*; soll (im Gegensatz zum Optionalschlaf*) die essentielle Funktion der zerebralen Regeneration erfüllen; diese Annahme wird durch Forschungsbefunde aus der Schlafdeprivation gestützt: Nach komplettem Schlafentzug* wird in der Erholungsnacht nur ca. ein Drittel länger geschlafen, der verlorene Delta*-Schlaf aber zu ca. 80 % u. der verlorene REM*-Schlaf zu ca. 50 % nachgeholt. Extreme Kurzschläfer mit einem Schlafbedürfnis von 4–5 Stunden scheinen aufgrund ihrer genetischen Ausstattung nach Absolvierung des Kernschlafs ausgeschlafen u. voll leistungsfähig zu sein. **Klin. Bedeutung:**

Die Annahme eines Kernschlafs kann erklären, warum die von Patienten mit Insomnie* befürchtete gesundheitliche Beeinträchtigung durch zu wenig Schlaf i. d. R. ausbleibt.

Kern|spin|re|sonanz|spektro|skopie (engl. spin Drall; Resonanz*; lat. spectrum Erscheinung, Bild; gr. σκοπεῖν betrachten, untersuchen) *f*: (engl.) *nuclear spin resonance spectroscopy*; Abk. KRS; s. MRS.

Kern|spin|tomo|graphie (engl. spin Drall; -tom*; -graphie*) *f*: (engl.) *nuclear spin tomography*; Abk. KST; s. MRT.

Kern|sym|ptome (Symptom*) *n pl*: (engl.) *primary symptoms*; Primärsymptome*.

Ket|amin (INN) *n*: (engl.) *ketamine hydrochloride*; Cyclohexanon; Injektionsnarkotikum; **Wirkung:** u. a. stereoselektive (stärker durch rechtsdrehendes S (+)-Ketamin, syn. Esketamin) Hemmung von NMDA*-Rezeptoren; Analgesie; dissoziative Anästhesie mit oberflächlicher Bewusstlosigkeit (Katalepsie*) bei Spontanatmung u. erhaltenen Schutzreflexen (Aspiration möglich); Bronchodilatation; **Ind.:** 1. Analgesie bzw. Narkose im Notfall (z. B. Verbrennung od. Polytrauma; cave: nicht bei Schädelhirntrauma); 2. Analgosedierung; 3. Narkose: Ileuseinleitung (mit Benzodiazepin*, s. u.) u. Fortführung; z. B. Kurznarkose für kleine operative Eingriffe; als Mononarkose od. meist in Kombination mit Benzodiazepin; **UAW:** sympathomimetisch (Anstieg von arteriellem Blutdruck u. Herzfrequenz); Hypersalivation; Hirndrucksteigerung; in der Aufwachphase Alpträume*, Halluzinationen* u. Dysphorie* bei bestehender Amnesie für das Realgeschehen (dissoziative Wahrnehmung; Prophylaxe durch Kombination mit Benzodiazepin); **Hinweis:** 1. Auslösung von Negativsymptomatik, kognitiven Beeinträchtigungen u. Wahrnehmungsverzerrungen wie bei Schizophrenie durch langdauernde Einnahme auch bei Gesunden möglich; Verstärkung der Symptomatik bei Patienten mit Schizophrenie; pharmakologisches Modell für Schizophrenie (vermittelt vermutl. durch NMDA-Rezeptor-Antagonismus); 2. positive Studienergebnisse zu kurzfristiger antidepressiver Wirkung bereits wenige Stunden nach Applikation.

Ketazolam (INN) *n*: (engl.) *ketazolam*; nicht mehr im Handel befindliches Benzodiazepin* mit langer Halbwertzeit; früher angewendet als Tranquilizer*.

Kette|nmodell, graphisches *n*: (engl.) *graphical chain model*; statistisches Verfahren zur explorativen Analyse mehrerer zeitlich geordneter Variablen; Variablen werden in Blöcke ihres zeitlichen Auftretens eingeteilt u. Assoziationen zwischen Paaren von Variablen untersucht. Diese werden nach zeitlich vorausgehenden od. parallel auftretenden Variablen kontrolliert. Die Ergebnisse werden in einem sog. block-rekursiven Graphen zusammengefasst, der formal bedingte Unabhängigkeiten zwischen den Variablen darstellt, aber Assoziationsketten zwischen den Variablen über die Zeit aufzeigen soll; z. B. konnte nachgewiesen werden, dass psychischer Stress* während der Schwangerschaft nur indirekt über frühkindliche Störungen mit der Entwicklung affektiver Störungen* assoziiert ist.

KFA: Abk. für **K**urzfragebogen* **f**ür **A**lkoholgefährdete.

Khat: (engl.) *khat*; s. Kat.

KHG: Abk. für **K**ranken**h**ausfinanzierungs**g**esetz*.

KHK: Abk. für **k**oronare **H**erz**k**rankheit; Erkrankung uneinheitlicher Ätiologie, die pathophysiologisch durch eine primäre Koronarinsuffizienz gekennzeichnet ist (unzureichende Koronardurchblutung aufgrund koronarer Veränderungen, meist stenosierender Prozesse an den Koronararterien, u. konsekutives Missverhältnis zwischen dem Bedarf des Herzmuskels an Energie liefernden Substraten u. Sauerstoff u. dem tatsächl. Angebot); häufigste Todesursache in Deutschland; **Klin.:** asymptomatische (latente) KHK (stumme Ischämie; Vork.: v. a. Diabetes* mellitus), symptomatische (manifeste) KHK: Angina* pectoris u. Akutes Koronarsyndrom (z. B. Herzinfarkt), Herzinsuffizienz*, Herzrhythmusstörung* (z. B. Schenkelblock), plötzlicher Herztod; klinische DD zwischen Thoraxschmerz bei Angina pectoris, Herzinfarkt u. psychovegetativem Herzsyndrom. Vgl. Kardiomyopathie.

KHRG: Abk. für **K**ranken**h**ausfinanzierungs**r**eform**g**esetz*.

KIBRA-Protein *n*: Kurzbez. für **Ki**dney-**Bra**in-Protein; synaptisches Protein in Nervenzellen, das Zytoskelett u. Zellmembran verbindet; von Relevanz für den Stützapparat von Zellen u. den synaptischen Kontakt zwischen Nervenzellen u. bedeutsam für Gehirnentwicklung, Lern- u. Gedächtnisprozesse; **klin. Bedeutung:** Allel* des KIBRA-Gens assoziiert mit geringerer Leistungsfähigkeit der Exekutivfunktionen* u. verschiedenen Gedächtnisleistungen, v. a. kognitive Flexibilität betreffend (bei gesunden Personen mittleren u. höheren Lebensalters; mehrere bestätigende Studien).

Kiddie-SADS: Kurzbez. für (engl.) ***S****chedule for* ***A****ffective* ***D****isorders and* ***S****chizophrenia for School Aged Children;* halbstrukturiertes diagn. Interview zur Erfassung psychischer Störungen bei Kinder u. Jugendlichen nach DSM*-IV, DSM-III-R u. ICD*-10; erfasst werden u. a. affektive Störungen*, Angststörungen*, Psychosen*, Essstörungen*, Substanzstörungen; Informanden sind sowohl die Kinder/Jugendlichen als auch die Eltern, bei der zusammenfassenden Beurteilung werden alle Informationsquellen (z. B. auch Schule) berücksichtigt. **Anw.:** im Alter von 6–18 Jahren.

Kiddo-KINDL: s. Münchner Lebensqualitätsfragebogen für Kinder.

Kiddy-KINDL: s. Münchner Lebensqualitätsfragebogen für Kinder.

Kid-KINDL: s. Münchner Lebensqualitätsfragebogen für Kinder.

KIDSCREEN: Fragebogen zur Erfassung der gesundheitsbezogenen Lebensqualität von Kindern und Jugendlichen; Beurteilungsverfahren zur Erfassung der subjektiven Gesundheit u. des Wohlbefindens von Kindern u. Jugendlichen; 3 Versionen existieren jeweils als Selbstbeurteilungsfragebogen für Kinder- u. Jugendliche sowie als Elternfragebogen: **1.** KIDSCREEN-52: Langform erfasst 10 Dimensionen: körperliches Wohlbefinden, psychisches Wohlbefinden, Stimmungen u. Emotionen, Selbstwahrnehmung, Autonomie, Beziehungen zu Eltern u. Zuhause, finanzielle Möglichkeiten, Beziehungen zu Gleichaltrigen u. soziale Unterstützung, schulisches Umfeld, soziale Akzeptanz; **2.** KIDSCREEN-27: Kurzform erfasst 5 Dimensionen: körperliches Wohlbefinden, psychisches Wohlbefinden, Beziehungen zu Eltern u. Autonomie, soziale Unterstützung u. Gleichaltrige, schulisches Umfeld; **3.** KIDSCREEN-10 Index: misst die generelle gesundheitsbezogene Lebensqualität (Globalmaß); kann auch zusammen mit KIDSCREEN-52 od. KIDSCREEN-27 eingesetzt werden. **Anw.:** Erfassung der gesundheitsbezogenen Lebensqualität* von Kindern u. Jugendlichen im Alter von 8–18 Jahren unabhängig vom aktuellen Gesundheitszustand (gesunde u. kranke Kindern); Screening-, Monitoring- u. Evaluation in Gesundheitssurveys; **Testdauer:** KIDSCREEN-52: 15–20 Minuten, KIDSCREEN-27: 10–15 Minuten, KIDSCREEN-10 Index: ca. 5 Minuten.

Kieler Änderungs|sensitive Sym|ptom|liste (sensitiv*): Abk. KASSL; Fremdbeurteilungsverfahren zur differentiellen, prognostisch validen Erfassung aktueller psychischer Symptome; umfasst 50 Items; Skalen: Soziale Kontaktstörungen, Verstimmungsstörungen, Berufsschwierigkeiten, Konzentrations- u. Leistungsstörungen, Symptombelastung u. Änderungssensitivität; **Anw.:** ab 16 Jahren; prospektive Psychotherapiepatienten; Indikationsstellung u. Therapiezielevaluation; **Testdauer:** 10 Minuten.

Kiemen|rück|zug|re|flex (Reflekt-*) *m*: (engl.) *branchial disengagement reflexe*; Abwehrreaktion auf schmerzhaften, aversiven Reiz bei der Seeschnecke (Aplysia); untersucht von E. Kandel als Tiermodell für Abwehrreaktionen u. Lernen* (Sensitivierung) beim Menschen u. für Entwicklung von Angst*; **klin. Bedeutung:** Aufdeckung des zugrunde liegenden Schaltreizes hat die biologischen u. chemischen Grundlagen des Lernens begründet; von historischer Bedeutung für die systemischen u. molekularen Neurowissenschaften.

Kin-: -kinese; Wortteil mit der Bedeutung bewegen, Bewegung; von gr. κινεῖν.

Kin|ästhesie (Kin-*; -ästhesie*) *f*: (engl.) *kinesthesia*; Empfindung der Bewegung des Körpers durch Wahrnehmung der Stellung u. Bewegung des Körpers im Raum (Propriozeption*) durch Propriozeptoren; zentripetale Erregungsleitung erfolgt von Sehnen u. Muskelspindeln über die Hinterstrangbahnen zur Hirnrinde; Störungen führen zu Ataxie*.

Kindchen|schema (Schema*) *n*: (engl.) *childlikeness*; kindliche Verhaltens- u. Körpermerkmale (Physiognomie, Mimik u. Gestik), die als Reizmuster für angeborene Auslösemechanismen* eine positive Gesamteinstellung (z. B. Pflegeverhalten) bewirken.

Kinder-Angst|sensitivitäts|in|dex (sensitiv*; Index*) *m*: (engl.) *Children Anxiety Sensitivity Index*; s. Angstsensitivitätsindex.

Kinder-Angst-Test: (engl.) *child anxiety test*; Abk. KAT; Fragebogen zur Erfassung der dispositionellen Ängstlichkeit bei Kindern u. Jugendlichen (s. Angst); umfasst 20 Items (Trait-Skala, s. Trait-Angst; Skala A); die Version KAT-II enthält zusätzlich 2 Angstzustandsskalen (State-Skalen, s. State-Angst; jeweils 12 Items) zur Erfassung von Erwartungsangst (Skala P) u. erinnerter Angst (Skala R), die Skalen P u. R beziehen sich auf dieselben Ereignisse (Gegenwart bzw. Vergangenheit); Beantwortung erfolgt dichotom (Ja/Nein); **Anw.:** bei Angststörungen im Alter von 9–15 Jahre; **Testdauer:** ca. 10 Minuten pro Skala.

Kinder-Ap|perzeptions-Test (Apperzeption*) *m*: (engl.) *Children's Apperception Test (Abk. CAT)*; Fremdbeurteilungsverfahren in Form eines projektiven Tests* zur Erfassung von Persönlichkeitsdynamik u. -struktur bei Kindern; besteht aus 10 mehrdeutigen Bildtafeln; zu den in versch. Situationen dargestellen Tieren (bevorzugte Identifikationsobjekte) erzählt das Kind eine Geschichte; dient zur Beurteilung des Verhältnisses zu den Bezugspersonen sowie wichtigen Themen u. Erlebnisweisen des Kindes; Kinderversion des thematischen Apperzeptionstests*; **Anw.:** bei Kindern im Alter von 3–10 Jahren, z. B. in der psychodynamischen Erziehungsberatung*, Persönlichkeitsdiagnostik*; auch als Spieltechnik.

Kinder-Aufmerksamkeits-Test|batterie: (engl.) *Children Test for Attentional Performance*; s. Aufmerksamkeits-Testbatterie.

Kinder-Bezugs|person-Passung: (engl.) *children attachment figure fit*; Bez. für optimale interaktive Verhältnisse zwischen Kindern mit ihren Bedürfnissen, Verhaltensstilen u. ihrem Entwicklungsstand einerseits u. den Erziehungs- od. therap. Maßnahmen (in der Familie, Heimeinrichtung, im teil-, vollstationären od. ambulanten Setting) andererseits; Auswahl der Bezugspersonen gestaltet sich komplementär zu den Charakteristika der Kinder in Erziehungs- od. Therapiesituationen (z. B. Einbeziehung des Vaters/männlichen Erziehers in die Therapie eines Jungen).

Kinder-DIPS: Kurzbez. für **D**iagnostisches **I**nterview bei **p**sychischen **S**törungen im Kindes- und Jugendalter; strukturiertes Interview zur Diagnostik von psychischen Störungen bei Kindern u. Jugendlichen nach DSM-IV u. ICD-10; umfasst eine Kinderversion zur direkten Befragung des Kindes od. Jugendlichen u. eine parallele Elternversion zur Befragung eines Elternteils; Beispiel-Item zur Erfassung von ADHS (Kind-Version): „Fällt es Dir oft schwer, aufmerksam zu sein, lässt Du Dich z.B. gegen Deinen Willen von Dingen um Dich herum ablenken?"; erfasst u.a. expansive Verhaltensstörungen (z.B. ADHS*), affektive Störungen*, Angststörungen*; strukturierter Leitfaden, Vorgabe der Auswertungsalgorithmen; die klinische Beurteilung des Interviewers fließt explizit mit ein; **Anw.:** im Alter von ca. 6–18 Jahre; **Testdauer:** beide Versionen ca. 60–120 Minuten. Vgl. DIPS.

Kinder|sexualität (Sexual-*) *f*: (engl.) *child sexuality*; früheste Phase der psychosexuellen Entwicklung* mit sexuellen Reaktionen; aus ethischen u. methodischen Gründen wissenschaftlich sehr schwer zu untersuchender Bereich; als weitestgehend gesichert kann gelten: **1.** Erregbarkeit der Sexualorgane (Erektion, Lubrikation) bereits im Säuglingsalter beobachtbar; **2.** Verstärkung der Erregung mit Masturbation* (u. Orgasmus-ähnlichen Reaktionen) ab 2. Lebensjahr als absichtliches genitales Spiel bei ca. 50 % der Kinder (Jungen mehr als Mädchen); **3.** sexuelle Spiele (sog. Doktorspiele) bei ca. 50 % der Kinder, v.a. zwischen 3. u. 5. Lebensjahr; sexuelles Interesse ab ca. 2. Lebensjahr durchgängig in alterstypischer Abfolge vorhanden; kein Hinweis auf psychoanalytisch angenommene sexuelle Latenzphase, Inzestwünsche* od. Kastrationsangst*.

Kinder- und Jugend|hilfe: (engl.) *children and youth welfare services*; Bez. für die staatlichen u. sonstigen öffentlichen Maßnahmen zur sozialen Förderung von Kindern, Jugendlichen u. jungen Erwachsenen; **Ziel:** Kinder u. Jugendliche in ihrer Entwicklung umfassend fördern u. jungen Erwachsenen bei der Stärkung von Eigenverantwortung u. Selbständigkeit helfen; die Jugendhilfe soll insbes. junge Menschen in ihrer individuellen u. sozialen Entwicklung fördern u. dazu beitragen, Benachteiligungen zu vermeiden od. abzubauen, Eltern u.a. Erziehungsberechtigte bei der Erziehung zu beraten (s. Erziehungsberatung) u. zu unterstützen, Kinder u. Jugendliche vor Gefahren für ihr Wohl zu schützen, ferner dazu beizutragen, positive Lebensbedingungen für junge Menschen u. ihre Familien sowie eine kinder- u. familienfreundliche Umwelt zu erhalten od. zu schaffen.

Kinder- und Jugend|hilfe|gesetz: (engl.) *Child and Youth Welfare Act*; Abk. KJHG; „Kinder- und Jugendhilfegesetz" vom 26.6.1990; Gesetz zur Neuordnung des Kinder- u. Jugendhilferechts, zuletzt geändert am 15.12.1995; verbindet Jugendhilfe u. Sozialrecht; enthält Maßnahmen u.a. der Jugendsozialarbeit, der Förderung der Erziehung u. des Jugendschutzes, der Erziehungsberatung*, der sozialpädagogischen Familienhilfe u. Einzelbetreuung; wurde in SGB VIII integriert. Vgl. Kinder- und Jugendhilfe.

Kinder- und Jugendlichen|psycho|therapeut (Psychotherapeut*) *m*: (engl.) *paediatric psychotherapist*; s. Psychotherapeut.

Kinder- und Jugend|psych|iatrie (Psych-*; -iatr*) *f*: (engl.) *paediatric psychiatry*; Fachgebiet der Medizin, das sich mit psychischen Störungen im Kindes- u. Jugendalter befasst; umfasst i.d.R. noch die Adoleszenz* bis 16 od. meist 18 Jahre, in forensischen Fragen bis 21 Jahre; Nachbarfächer sind u.a. Psychiatrie*, Pädiatrie, Pädagogik, Sozialpädagogik*, Entwicklungspsychologie*, klinische Psychologie*, Psychotherapie*, Kinder*- und Jugendpsychotherapie; zunehmende Bedeutung der Entwicklungspsychopathologie* u. Herausbildung eigener, von der (Erwachsenen-)Psychiatrie z.T. unabhängiger Ätiologie- u. Interventionsmodelle. Das Facharztgebiet heißt in Deutschland aktuell „Kinder- u. Jugendpsychiatrie u. -psychotherapie". **Geschichte:** Als erste spezielle Kinder- und Jugendpsychiatrie-Abteilung gilt die von H. Hoffmann (deutscher Psychiater, 1809–1894) gegründete Einrichtung der Nervenheilanstalt in Frankfurt am Main. Der erste Lehrstuhl für Kinder- und Jugendpsychiatrie wurde in der Bundesrepublik Deutschland 1954 eingerichtet, die erste selbständige Universitätsklinik 1958. Vgl. Kinder- und Jugendpsychotherapie.

Kinder- und Jugend|psycho|logie (Psych-*; -log*) *f*: (engl.) *paediatric and juvenile psychology*; Teilgebiet der Psychologie*, das sich mit dem Erleben u. Verhalten von Kindern u. Jugendlichen, insbes. unter Entwicklungsaspekten befasst. **Klinische Kinder- u. Jugendpsychologie:** junge Teildisziplin der Psychologie; befasst sich mit den spezifischen Verhaltensproblemen, psychischen Störungen u. psychologischen Aspekten körperlicher Erkrankungen des Kindes- u. Jugendalters von der Geburt an bis zum Erwachsenenalter. Im Unterschied zur klassischen Klinischen Psychologie* sind Methodologie u. theoretisches Verständnis durch eine sog. entwicklungspsychopathologische Sichtweise geprägt; betont den temporären Aspekt fehlangepassten Verhaltens bzw. die Veränderung fehlangepassten Verhaltens über den Entwicklungsprozess hinweg; bezieht sich dabei auf Studien zu normalem u. abweichendem Verhalten unter Einbezug der Entwicklungsperspektive* u. baut insbes. auf Erkenntnissen der Entwicklungspsychologie* u.a. psychologischer, biologischer u. soziologischer Disziplinen auf, um dadurch ein besseres Verständnis der Ursachen, Verläufe u. Behandlung von Verhaltensproblemen, psychischen Krisen u. Störungen des Kindes- u. Jugendalters zu erhalten. Vgl. Entwicklungspsychopathologie; Kinder- und Jugendpsychotherapie.

Kinder- und Jugend|psycho|therapie (Psychotherapie*) *f*: (engl.) *paediatric and juvenile psychotherapy*; Sammelbez. für Psychotherapie* mit Kindern u. Jugendlichen; **Ind.:** Entwicklungsstörungen* (z.B. Lese*-Rechtschreib Störung), Prävention u. Therapie von Verhaltensstörungen* u. emotionalen Störungen* (z. B. Angst, affektive Störungen, Enuresis u. Enkopresis, Impulskontrollstörungen); **Meth.:** Die Meth. leiten sich i. d. R. von denselben Grundprinzipien ab wie die psychotherapeutischen Verfahren, die bei Erwachsenen zum Einsatz kommen; neben dem Gespräch häufig auch Einbezug von Spiel (s. Spieltherapie), Gestalten (Malen u. Modellieren; s. Gestaltungstherapie) u. Musik (s. Musiktherapie); therapeutische Maßnahmen müssen dem aktuellen Entwicklungsstand des Kindes angepasst werden (kontinuierliche Diagnostik des Entwicklungsstandes u. der Entwicklungsaufgaben erforderlich); dadurch entstehen ggf. bestimmte Einschränkungen im Hinblick auf kognitive Faktoren (z. B. Einsicht) u. Selbstkontrolle des therapeutischen Fortschritts. Da die soziale Umwelt, insbes. die Familie, wichtige Einflüsse auf Kinder u. Jugendliche vordefiniert (z. B. Tagesstruktur, emotionale Geborgenheit), muss die (soziale) Umwelt in besonderem Maße berücksichtigt werden. **Wirksamkeit:** Evidenzbasierte Verfahren: Die höchste Evidenzbasierung zeigen kognitiv-verhaltenstherapeutische Interventionen, schwache Hinweise für psychodynamische, systemische u. klientenzentrierte Psychotherapie; keine Evidenzbasierung für Kinderanalyse. **Hinweis:** Bei Psychotherapie mit Kindern u. Minderjährigen sind aus rechtlichen u. ethischen Gründen die Erziehungsberechtigten in alle Aspekte der Psychotherapie miteinzubeziehen, insbes. ist dies relevant mit Blick auf die Behandlungsbereitschaft*. Vgl. Kinder- und Jugendpsychologie; Kinder- und Jugendpsychiatrie.

Kindes|miss|brauch: (engl.) *sexual abuse of children*; Bez. für alle sexuellen Handlungen mit Kindern unter 14 Jahren, mit od. ohne Körperkontakt; **Häufigkeit:** ca. 12 000 angezeigte Fälle pro Jahr (Deutschland, 2010; polizeiliche Kriminalstatistik); hohe Dunkelziffer; geschätzte Häufigkeit in Deutschland: bis zum 16. Lebensjahr erleben ca. 9 % der Mädchen u. 3 % der Jungen sexuelle Handlungen mit Erwachsenen mit direktem Körperkontakt, ca. 18 % der Mädchen u. 7 % der Jungen sexuelle Handlungen mit u. ohne Körperkontakt (geschätzte jährliche Häufigkeit: ca. 70 000–100 000 Fälle). Etwa ein Drittel der Täter stammt aus dem familiären Umfeld der Opfer (meist besonders lange Dauer u. intensive Formen des Missbrauchs), 75–90 % der Täter sind den Kindern bekannt, nur ausnahmsweise Fremde (häufig pädophil; s. Pädophilie). **Diagn.:** häufig sehr schwierig; außer typischen Genitalverletzungen u. Spermanachweis keine spezif. Symptome; unspezif., unerklärliche körperliche Symptome u. Verhaltensstörungen sind hinweisender als nicht altersentsprechendes sexualisiertes Verhalten des Kindes; bei Verdacht Ganzkörperuntersuchung, auch wegen Komorbidität mit anderen Misshandlungsformen; Untersuchung nur bei ausreichender Qualifikation vornehmen, um Mehrfachuntersuchungen zu vermeiden (Vermeidung sekundärer Viktimisierung); Spurensicherungsmaßnahmen nur in Ausnahmefällen sinnvoll; keine Meldepflicht, aber nach Rechtsgüterabwägung Brechung der Schweigepflicht zum Schutz des Kindes möglich; **Folgen: 1.** Frühfolgen: Folgen des erlebten sexuellen Traumas (z. B. starke Ängste vor Erwachsenen, psychosomatische Beschwerden wie gastrointestinale Symptome) u. der Reaktionen des sozialen Umfeldes, insbes. der Eltern (z. B. direkte od. indirekte Vorwürfe gegenüber dem Opfer, am Zustandekommen des Missbrauchs nicht unbeteiligt zu sein). Das Ausmaß der Folgen ist umso größer, je näher sich Täter u. Opfer stehen, je früher der Missbrauch beginnt u. je länger er anhält, je massiver die Übergriffe sind u. je weniger das Opfer sich ihnen entziehen kann. **2.** Spätfolgen: Schwerer sexueller Missbrauch führt fast immer zu erheblichen Beeinträchtigungen von Körpererleben u. Erlebnisfähigkeit. **Ther.: 1.** des Opfers: (akut) Trennung von Täter u. Opfer, Bearbeitung des psychischen Traumas; bei Langzeitfolgen Psychotherapie; **2.** des Täters: s. Sexualstraftat. Vgl. Kindesmisshandlung.

Kindes|miss|handlung: (engl.) *maltreatment of a child*; Anwendung körperlicher u. psychischer Gewalt gegenüber Kindern durch Erwachsene; **Häufigkeit:** wegen fehlender Meldepflicht bzw. Register keine verlässlichen Zahlen; ca. 3000 angezeigte Kindesmisshandlungen pro Jahr (Deutschland, polizeiliche Kriminalstatistik); die Dunkelziffer wird auf ein Vielfaches höher geschätzt (Aufklärungsrate ca. 1 : 15–20); **Einteilung: 1.** nach der Deutschen Gesellschaft für Sozialpädiatrie u. Jugendmedizin sowie der Deutschen Gesellschaft für Kinder- u. Jugendpsychiatrie, Psychosomatik u. Psychotherapie in: **a)** körperliche u. emotionale Vernachlässigung*; **b)** körperliche u. emotionale Kindesmisshandlung (einschließlich des Münchhausen*-by-proxy-Syndroms); **c)** sexueller Kindesmissbrauch*; **2.** nach Urs./Ort: **a)** extrafamiliär: Kinder u. Jugendliche als Kriegsteilnehmer, Kinderhandel (einschließlich Adoption), Kinderprostitution, Kinderpornographie, Missbrauch durch Pädophile (s. Pädophilie), sexuelle Belästigung, Exhibitionismus*, Vergewaltigung* u. Tötung, Kindesentführung, Gewalt gegen Kinder in Institutionen, Vorenthalten von Erziehung, Bildung u. gesundheitlicher Fürsorge; **b)** intrafamiliär: körperliche Misshandlung (direkte Gewalteinwirkung auf das Kind durch Schlagen, Verbrennen, Verätzen, Schütteln, Schädigung durch Intoxikation), spezifische Syndrome (battered child syndrome, shaking infant syndrome, Münchhausen*-by-proxy-Syndrom), nichtakzidentelle Vergiftungen, seelische Misshandlung, körperliche u. emotionale Vernachlässigung*, sexueller Kindesmissbrauch; **Sympt.:** multiple, v. a. unterschiedlich alte Verletzungen, z. B. Frakturen u. Hämatome (typische Lokalisation: s. Abb.), Weichteilschwellungen, Verbrühungen, evtl. subdurales Hämatom (bei Schütteltrauma; Befundkombination mit

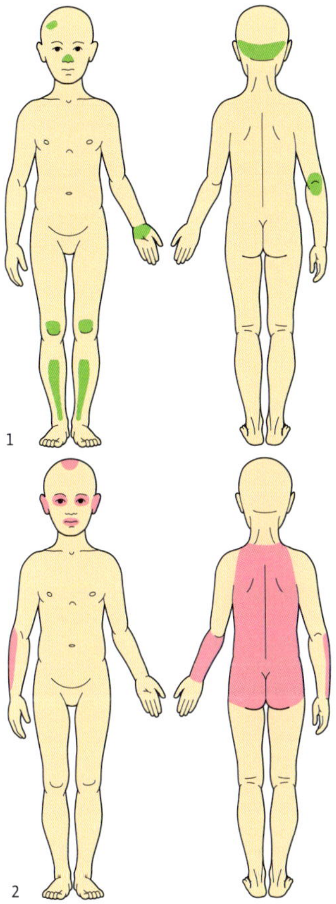

Kindesmisshandlung: Lokalisationen von Verletzungen; 1: kindertypische Sturzverletzungen; 2: Misshandlungen

Netzhauteinblutungen u. schwerem Hirnschaden); psychische Folgen sind altersabhängig: bei Säuglingen u. Kleinkindern Irritabilität, Affektverflachung, Regulationsstörungen, Entwicklungsstörungen*; bei älteren Kindern u. Jugendlichen hyperkinetische Störungen (ADHS*), emotionale Störungen*, Störungen des Sozialverhaltens, Automutilation* u. Suizidalität*; **Diagn.:** Physische Misshandlungsfolgen offenbaren sich bei ärztlichen (i. d. R. pädiatrischen) Untersuchungen (keine typischen Symptomkombinationen); Einordnung der objektiv vorhandenen Verletzungen u. Schädigungen im Gespräch mit Eltern, Angehörigen u. dem betroffenen Kind; bei plausiblen Erklärungen, die mit dem Entwicklungsstand des Kindes korrelieren u. durch „neutrale Dritte" bestätigt werden, Ausräumen ggf. noch bestehender Zweifel/Verdachtsmomente nach sorgfältiger Dokumentation (einschließlich Fotografien) im weiteren Verlauf durch engmaschige Kontrollen; ggf. Mitteilung an zuständiges Jugendamt (die Berechtigung zur Offenbarung des Arztgeheimnisses ergibt sich unter Berufung auf § 34 StGB: rechtfertigender Notstand nach entspr. Rechtsgüterabwägung: Schweigepflicht versus Schutz des Kindes; den Jugendämtern obliegt eine Wächter- u. Schutzfunktion bei vorliegender Kindeswohlgefährdung); **Ther.:** bei körperlicher Verletzung stationäre Aufnahme, um weitere Gefahren zu vermeiden; je jünger das Kind, desto höher das Risiko weiterer Schädigung, umso rascher muss reagiert werden (Unterbringung außerhalb der Familie durch Inobhutnahme durch Jugendamt od. auf einstweilige Anordnung des Familiengerichts), Aufklärung der Umstände u. Entscheidung über weiteres Vorgehen; **Recht:** Kindesmisshandlung ist im Regelfall als Misshandlung von Schutzbefohlenen strafbar (§ 225 StGB), daneben als Körperverletzung (§§ 223 ff. StGB), bei Vernachlässigung mit konkreter Gefährdung als Aussetzung (§ 221 StGB), bei tödlichem Ausgang als Körperverletzung mit Todesfolge (§ 227 StGB) od. als Tötungsdelikt (§§ 211–213, 222 StGB), auch als Verletzung der Fürsorge- od. Erziehungspflicht (§ 171 StGB). Generell haben Kinder seit 2000 ein Recht auf eine gewaltfreie Erziehung.

Kind, hyper|aktives: (engl.) *hyperactive child*; s. ADHS.

KINDL: s. Münchner Lebensqualitätsfragebogen für Kinder.

Kind, langsam auftauendes: (engl.) *slow melting child*; auf der Grundlage einer Längsschnittstudie definiertes Temperament* (Thomas u. Chess, 1980; von den Autoren als synonym mit Verhaltensstil betrachtet) von Kindern als Kombination von Ausprägungen, gekennzeichnet durch die vermeidende Reaktion auf neue Situationen od. Menschen u. nur allmähliche Anpassung; im Gegensatz zum schwierigen Kind* sollen die Reaktionen gemäßigter, das Aktivitätsniveau niedrig u. die Tendenz zu unregelmäßigen Ess- u. Schlafgewohnheiten weniger ausgeprägt sein; erfasst wurden 9 Dimensionen (u. a. Annäherung-Vermeidung, Aktivität, Ausdauer). Vgl. Kind, pflegeleichtes.

Kindliche Unbehagen- u. Schmerz|skala (Skala*) *f*: Abk. KUSS; Fremdbeurteilungsverfahren (Büttner et al., 1998) zur Erfassung von Unbehagen* u. Schmerzen bei Kleinkindern bis 3 Jahre innerhalb von 15 Sekunden; beurteilt werden Weinen, Gesichtsausdruck, Rumpfhaltung, Beinhaltung u. motorische Unruhe; Einschätzung durch Betreuungsperson (je 0–2 Punkte); ab einem Gesamtwert von 4 (von maximal 10 erreichbaren Punkten) sind Schmerz stillende Maßnahmen angezeigt.

Kindling (engl. kindling Anmachholz, Kleinholz): (engl.) *kindling*; (neurol.) Bez. für Ausbreitung neuronaler Reaktionen auf einen ursprünglich geringen Reiz, z. B. bei Entwicklung eines epileptischen

K

Anfalls; **Hinweis:** Das Phänomen wird auch zur Entstehung von affektiven Störungen* diskutiert.

Kind, pflege|leichtes: (engl.) *easy-care child*; auf der Grundlage einer Längsschnittstudie definiertes Temperament* (Thomas u. Chess, 1980; von den Autoren als synonym mit Verhaltensstil betrachtet) von Kindern als Kombination von Ausprägungen, gekennzeichnet durch Regelmäßigkeit biologischer Funktionen, Annäherungsreaktionen gegenüber unbekannten Menschen u. Situationen, gutes Anpassungsvermögen an Veränderungen u. eine gemäßigte u. vorwiegend positive Stimmungslage; erfasst wurden 9 Dimensionen (u. a. Annäherung-Vermeidung, Aktivität, Ausdauer). Vgl. Kind, langsam auftauendes; Kind, schwieriges.

Kind, schwieriges: (engl.) *complicated child*; auf der Grundlage einer Längsschnittstudie definiertes Temperament* (Thomas u. Chess, 1980; von den Autoren als synonym mit Verhaltensstil betrachtet) von Kindern als Kombination von Ausprägungen, gekennzeichnet durch Unregelmäßigkeit biologischer Funktionen, Vermeidungsreaktionen angesichts neuer Menschen u. Situationen, langsames Anpassungsvermögen an Veränderungen, hohe Intensität von Reaktionen u. eine vorwiegend negative Stimmungslage; im Gegensatz zum langsam auftauenden Kind* sollen die Reaktionen heftiger, das Aktivitätsniveau höher u. die Tendenz zu unregelmäßigen Ess- u. Schlafgewohnheiten ausgeprägter sein. Vgl. Kind, pflegeleichtes.

K

Kinds|tod, plötzlicher: (engl.) *sudden infant death syndrome (Abk. SIDS)*; syn. plötzlicher Säuglingstod; plötzlicher Tod im Kindesalter ohne ursächlich hinreichende Erklärung trotz sorgfältiger Untersuchung (komplette Autopsie, Untersuchung der Todesumstände, Nachbewertung der klin. Vorgeschichte); **Häufigkeit:** 1 : 1000 Lebendgeborene, m : w = 2 : 1; häufigste Todesursache des Säuglings; **Vork.:** v. a. nach 1. Lebenswoche mit Gipfel zwischen 1. u. 5. Lebensmonat (jenseits des 1. Lebensjahres sehr selten); Häufung im Winter; in ca. 60 % der Fälle während des Nachtschlafs (meist in frühen Morgenstunden); **Risikofaktoren: 1.** mütterl.: Alter <20 od. >40 Jahre, urol. od. venerische Infektionen, hohe Anzahl von Geburten, Nicotin-, Drogenkonsum, niedriger Sozial- u. Ausbildungsstand; **2.** kindl.: Schlafen in Bauchlage (80 % der Fälle in Bauchlage), kein Stillen, Schlafen im elterl. Bett, Überwärmung, prä- u. postnatale Tabakrauch-Exposition, Frühgeburtlichkeit; **Prävention: 1.** tabakrauchfreie Schwangerschaft u. Umgebung postnatal; **2.** Schlafen des Kindes: im eigenen Bett in Rückenlage auf fester Unterlage im Schlafsack (ohne Kissen, Decke, Fell, sog. Himmel od. Kuscheltier) im selben Zimmer wie die Eltern bei Umgebungstemperatur von 16–18 °C; **3.** 6 Monate voll Stillen; **4.** Schnuller, wenn das Kind daran gewöhnt ist; **klin. Bedeutung:** schwere psychische Belastung der Eltern; häufig gelingt die Verarbeitung des Ereignisses nicht vollständig (lebenslanges Trauma). **DD:** Kindesmisshandlung*.

Kinesio|logie, angewandte (Kin-*; -log*) *f*: (engl.) *applied kinesiology*; diagnostisches u. therapeutisches Verfahren (nach G. Goodheart), basierend auf Erkenntnissen aus Bewegungslehre u. a. wissenschaftlichen Konzepten u. der Entdeckung, dass ein als schwach getesteter Muskel (s. Muskeltest) mit speziellen Behandlungstechniken wieder zu stärken sei, **Ziel:** Erkennen von u. Umgang mit Einflüssen auf das körperliche, geistige u. seelische Gleichgewicht im Menschen.

Kinesio|therapie (Kin-*) *f*: (engl.) *kinesiotherapy*; Bewegungstherapie*.

KIP: Abk. für **k**atathym-**i**maginative **P**sychotherapie*.

KITAP: Kurzbez. für (engl.) ***(Ki**nder) **T**est for **A**ttentional **P**erformance for Children*; s. Aufmerksamkeits-Testbatterie.

KJHG: Abk. für **K**inder-* und **J**ugend**h**ilfe**g**esetz.

KJP: Abk. für **K**inder- und **J**ugendlichen**p**sychotherapeut; s. Psychotherapeut.

KKG: Abk. für Fragebogen* zur Erhebung von **K**ontrollüberzeugungen zu **K**rankheit und **G**esundheit.

KK-Skala (Skala*) *f*: Kurzbez. für **K**rankheits**k**onzeptskala*.

Klärung: (engl.) *clarification*; syn. Klarifizierung; Bez. für verbale Interventionen, die auf die Klärung eines Sachverhalts zielen; kann auf Konfrontation* folgen u. eine Deutung* vorbereiten; **Anw.:** u. a. bei klärungsorientierter Psychotherapie (s. Gesprächspsychotherapie, zielorientierte). Vgl. Klärungsorientierung; Klärungsperspektive.

Klärungs|orientierung (Orientierung*): (engl.) *clarification orientation*; nach K. Grawe einer der allgemeinen Wirkfaktoren* von Psychotherapie; klärungsorientierte Elemente kommen in verschiedenen Therapieformen vor, z. B. bei der zielorientierten Gesprächspsychotherapie*. Vgl. Problemorientierung.

Klärungs|per|spektive (Perspektivität*) *f*: (engl.) *clearing perspective*; von K. Grawe als einer der zentralen Wirkfaktoren* der Psychotherapie* postuliert; bezieht sich auf Therapieprozesse, bei denen durch zielgerichtete u. modellgesteuerte Interventionen dysfunktionale Schemata* des Patienten herausgearbeitet u. dann in weiteren Therapieschritten modifiziert werden können.

Klang|assoziation (Assoziation*) *f*: (engl.) *clang association*; Form der Sprachstörung*, bei der gedankliche u. sprachliche Assoziationen* nach Wortklang u. nicht nach Inhalt gebildet werden (z. B. Kopf – Topf); Wortwahl wird häufig von Alliterationen* u. Endreimen geprägt; gehört zur Gruppe der formalen Denkstörungen*; **Vork.:** bei Schizophrenie* u. Manie*.

Klang|therapie *f*: (engl.) *clang therapy*; auditives Integrationstraining*.

Klarifizierung (lat. clarus hell; facere machen): (engl.) *clarification*; Klärung*.

Klassifikation *f*: (engl.) *classification*; Methode zur Einordnung von Objekten bzw. Begriffen in ein Klassifikationssystem* auf Basis von gemeinsamen Klassen bildenden Merkmalen; Einordnung erfolgt nach semantischen Achsen (Dimensionen, Facetten); **Formen: 1.** beschreibende Klassifikation: anhand äußerlicher, beobachtbarer Merkmale; i. R. der Klassifikation psychischer Störungen werden Phänomene nach gemeinsamen od. ähnlichen Merkmalen in Gruppen eingeteilt; z. B. ICD*-10, DSM*-IV; **2.** dimensionale Klassifikation: anhand der Ausprägung von Merkmalen; **3.** kategoriale Klassifikation: anhand einer Zuordnung von bestimmten Merkmalen zu diskreten Kategorien (s. Kategorisierung); z. B. Diagnostik nach DSM-IV od. ICD-10 mit expliziten Kategorien zur Klassifikation psychischer Störungen; **4.** multiaxiale Klassifikation: Berücksichtigung versch. Aspekte; in der Diagn. psychischer Störungen Besonderheit des DSM-IV, dessen multiaxiale Struktur 5 Achsen umfasst; s. DSM (Tab. dort); **5.** nosologische Klassifikation: auf Basis der Einheitlichkeit von Symptomen u. Syndromen, Ätiologie, Pathogenese u. Differentialdiagnose; Idealziel der klin. Klassifikation.

Klassifikation der International Associaton for the Study of Pain *f*: Kurzbez. IASP-System; standardisiertes Klassifikationssystem chronischer Schmerzen* u. Schmerzsyndrome*; umfasst die Beschreibung der Schmerzsyndrome nach Kriterien (z. B. Definition, betroffenes System, Begleitsymptome) u. ein Codierungssystem nach 5 Achsen (Körperregion, System, zeitliches Auftreten der Schmerzen, Dauer u. Intensität, Ätiologie); erfasst kaum psychische Aspekte.

Klassifikation 0–3, dia|gnostische *f*: s. Klassifikationssystem 0–3.

Klassifikations|system *n*. (engl.) *classification system*; Ordnungssystem; System (Ordnung), auf dessen Basis eine Klassifikation* vorgenommen wird; zur Klassifikation psychischer Störungen wurden standardisierte Diagnosesysteme entwickelt; derzeit gültige Systeme sind ICD*-10 u. DSM*-IV. Wichtige Elemente von Ordnungssystemen sind Klasse, Kategorie u. Relation, wichtige Strukturen sind Monohierarchie (z. B. ICD), Polyhierarchie u. verwendete Anzahl semantischer Achsen (monoaxial, multiaxial). Bezeichnungen für Ordnungssysteme sind z. B. Nomenklatur, Thesaurus, Terminologie u. Wissensbasis. Definition u. Sprachgebrauch sind nicht einheitlich.

Klassifikations|system 0–3 *n*: (engl.) *Diagnostic Classification 0-3 (Abk. DC: 0-3)*; diagnostische Klassifikation 0–3; diagnostische Klassifikation psychischer Gesundheitsprobleme u. Entwicklungsstörungen bei Kleinkindern im Alter von 0–3 Jahren; aktuelle revidierte Fassung DC: 0–3R; **1.** Achse I: klinische Störungen (z. B. Bindungsstörung*, Regulations*-, Schlaf-, Fütterstörungen* im frühen Kindesalter); **2.** Achse II: Beziehung zur primären Bezugsperson; **3.** Achse III: medizinische Konditionen u. umschriebene Entwicklungsstörungen; **4.** Achse IV: psychosoziale Belastungsfaktoren; **5.** Achse V: emotionales Entwicklungs- u. Funktionsniveau; ergänzt die Klassifikationen DSM* u. ICD* für die Kleinkinddiagnostik.

Klaustro|philie (lat. claustrum Verschluss, Käfig; -phil*) *f*: (engl.) *claustrophilia*; übertriebene Neigung, die Wohnung nicht zu verlassen od. sich einzuschließen; **Vork.:** z. B. bei Verfolgungswahn* od. Agoraphobie*.

Klaustro|phobie (lat. claustrum Verschluss, Käfig; Phobie*) *f*: (engl.) *claustrophobia*; übertriebene u. anhaltende Furcht vor Aufenthalt in engen od. geschlossenen Räumen, i. d. R. gekoppelt mit Vermeidungsverhalten; **Vork.:** als spezifische Phobie* od. im Rahmen der Agoraphobie* (dann v. a. Angst* vor der Angst bzw. vor den vermuteten katastrophalen Konsequenzen der Angstsymptome, z. B. Herzinfarkt, Ersticken); **Ther.:** Verhaltenstherapie* mit Verfahren der Konfrontation* mit den Angst auslösenden Reizen, den eigenen Reaktionen u. aufrechterhaltenden Verhaltensweisen; bei Misserfolg andere psychotherap. Interventionen od. selektive Serotonin*-Wiederaufnahme-Hemmer. Vgl. Angststörung; Panikstörung.

Klebrigkeit: (engl.) *stickiness*; umstrittene Bez. für Verhaltens- u. Persönlichkeitsmerkmale* mit Tendenz zum Haftenbleiben, erschwerter Umstellungsfähigkeit, Verlangsamung u. Schwerfälligkeit; wurde als Teil einer sog. epileptischen Persönlichkeitsveränderung verstanden (umfasst auch Umständlichkeit, Neigung zu Eigensinn, Monotonie, Pedanterie, Perseveration, Brutalität, Reizbarkeit, Egozentrizität, Hyposexualität, devot-pathetische Überschwänglichkeit u. frömmelnde Religiosität); ein Zusammenhang zu Anfallshäufigkeit, Erkrankungsdauer, Behandlung, prämorbider Persönlichkeitsstruktur, Anfallstyp u. -ätiologie, individueller Bewältigungsmöglichkeit der Erkrankung u. sozialen Reaktionen wird vermutet. **Vork.:** bei Epilepsie*, organisch bedingter Psychose* u. organischer Persönlichkeitsveränderung.

Kleine-Levin-Syn|drom (Willi K., deutscher Psychiater; Max L., amerikanischer Neurologe, geb. 1901) *n*: (engl.) *Kleine-Levin syndrome*; syn. periodische Schlafsucht; androtrope Erkrankung mit Episoden von imperativen Schlafattacken*, Heißhunger (s. Hyperphagie), psychischen (z. B. Verwirrtheit, Verstimmung, Verlangsamung) u. vegetativen Störungen (schwankende Bradykardie u. Blutzuckerwerte) sowie teilweise Erschlaffung des Muskeltonus u. sexueller Enthemmung (z. B. öffentliche Masturbation); Vollbild der periodischen Hypersomnie*; Beginn meist in der Adoleszenz, i. d. R. spontanes Sistieren der Episoden nach einigen Jahren; Episoden dauern mehrere Tage bis wenige Wochen an u. enden spontan ohne erkennbare Folgen. **Ther.:** Versuch der Phasenprophylaxe mit Lithium*.

K

Kleiner Albert: wissenschaftliches Experiment zur klassischen Angstkonditionierung* bei einem Kleinkind (Albert, 11 Monate) durch John B. Watson (1878–1958), dem Begründer der psychologischen Schule des Behaviorismus*; das Experiment sollte der Beweisführung dienen, dass jedes menschliche Verhalten auf Reiz-Reaktions-Verknüpfungen zurückgeführt werden könne. Watson präsentierte dem Kleinen Albert eine weiße Ratte in Verbindung mit einem lauten, sehr störenden Geräusch u. machte eine Reihe weiterer Reaktionstests mit einem Kaninchen, einem Hund, einem Pelzmantel u. Haaren. Watson zog die Schlussfolgerung aus seinen Experimenten, dass Furchtreaktionen auf konditionierte Auslöser zurückgeführt werden können; vgl. Konditionierung. **Hinweis:** Das Experiment galt als ethisch bedenklich u. wies erhebliche methodische Mängel auf (u. a. fehlende Operationalisierung der Variablen, mangelnde Kontrolle der Variablen, Selektion i. S. der Versuchshypothese).

Kleiner Hans: Fallgeschichte im Werk S. Freuds, in der die erste Psychoanalyse eines 5-jährigen Jungen (1909) geschildert wird, welcher in der Verschiebung seiner Angst vor dem Vater (Kastrationsangst) eine ausgeprägte Pferdephobie entwickelte u. aus Angst, von Pferden gebissen zu werden, das Haus nicht mehr zu verlassen wagte. Freud untersuchte anhand der Ängste dieses Jungen die Bedeutung kindlicher Sexualtheorien u. -phantasien, indem er zum einen auf die Tatsache einer infantilen Sexualität hinweist, sie zum anderen von der auf das Genitale fixierten Sexualität der Erwachsenen unterscheidet.

Kleinheits|wahn: (engl.) *micromania*; Verkleinerungswahn*.

Klein|hirn: (engl.) *cerebellum*; Cerebellum*.

Klein|hirn|syn|drom *n*: (engl.) *cerebellar syndrome*; Erkrankung als Folge umschriebener Läsionen im Bereich des Cerebellums*; **Formen: 1.** kongenitales Kleinhirnsyndrom: im Säuglingsalter klin. manifestes Kleinhirnsyndrom mit Hypotonie* best. Muskelgruppen, Hyperkinesen*, Unfähigkeit, den Kopf zu halten, Gangstörungen*, Abasie, Astasie, Ataxie, dysarthrischen Sprechstörungen*, häufig zusammen mit geistigem Entwicklungsrückstand; Urs.: angeb. Agenesie, Dysplasie od. Hypoplasie des Kleinhirns; **2.** erworbenes Kleinhirnsyndrom (veraltet Goldstein-Reichmann-Syndrom): nach entzündl., toxischer, traumat., vaskulärer, paraneoplast. od. durch Tumor bedingter Schädigung des Kleinhirns; **3.** hereditäre od. idiopath. zerebellare Systemdegeneration; **Klin.:** zerebellare Symptome*.

Klein|wuchs, psycho|sozialer: (engl.) *psychosocial hyposomia*; schwere psychische Störung mit hochgradig abnormem Essverhalten, Störungen des Schlaf-Wach-Rhythmus, herabgesetzter Schmerzempfindlichkeit u. ausgeprägter Entwicklungsverzögerung* zusammen mit ausgeprägter Wachstumsverzögerung (Körpergröße unterhalb der 3. Perzentile) u. verzögerter Epiphysenreifung; Hinweis auf eine deprivierende Umwelt, meist in Form einer schweren Beziehungsstörung zwischen Mutter u. Kind (s. Deprivation, soziale); Reversibilität sowohl der körperlichen wie auch der psychischen Störungen durch Aufhebung der deprivierenden Bedingungen. Vgl. Deprivationssyndrom.

Klepto|manie (gr. κλέπτειν stehlen; -manie*) *f*: (engl.) *cleptomania*; syn. pathologisches Stehlen, Stehlsucht; Bez. für Impulskontrollstörung*, die durch wiederholtes Stehlen ohne materielles Interesse gekennzeichnet ist u. bei der Betroffene das Stehlen als sinnlos u. selbstzerstörerisch erleben; steigender innerer Drang* vor der Handlung, Erleichterung nach der Tat; **Vork.:** Prävalenzrate ca. 0,6 %, häufiger bei Frauen, meist in Kombination mit anderen psychischen Störungen, z. B. Depression*, Angststörung*; **Ther.:** Verhaltenstherapie*, evtl. begleitend selektiver Serotonin*-Wiederaufnahme-Hemmer; **DD:** Diebstahl in Zus. mit anderen psychiatrischen Störungen, z. B. Schizophrenie*, Manie* od. Demenz*.

Klient (lat. cliens, clientis der Hörige) *m*: (engl.) *client*; im medizinischen od. psychologischen Kontext Person, welche die Leistung eines Therapeuten* (im psychologischen Kontext die eines Psychologen*) in Anspruch nimmt; häufig in Abgrenzung zum Begriff Patient* gebrauchte Bez. für Personen ohne (psychische) Störung mit Krankheitswert, die therap. Angebote nutzen. **Hinweis:** Klient wurde auch als Alternative für Patient verwendet, da die Bez. Patient als zu eng mit dem sog. medizinischen Modell verquickt u. ein Abhängigkeitsverhältnis suggerierend kritisiert wurde; in diesem Kontext soll Klient das Ideal des aufgeklärten, mündigen Partners in der therapeutischen Beziehung bezeichnen. Die Bez. Klient mit der (etymologischen) Betonung der Abhängigkeit steht jedoch im Widerspruch zu diesen Zielen; heute zunehmend weniger gebräuchlich, da eine bloße terminologische Verschleierung des teilweise realen sog. Machtgefälles zwischen Behandelnden u. Behandelten wenig sinnvoll ist u. die alternative Bez. Patient das Leiden hilfesuchender Menschen adäquat beschreibt.

Klimakterium (gr. κλιμακτήρ breite oberste Stufe der Bockleiter) *n*: (engl.) *climacteric*; Klimax; sog. Wechseljahre der Frau; durch das Erlöschen der zyklischen Ovarialfunktion bedingte Übergangsphase von der vollen Geschlechtsreife bis zum Senium; zentrales Ereignis ist die Menopause*; **Einteilung:** s. Abb.; **1.** Prämenopause: Abschnitt des Klimakteriums vor der Menopause mit unregelmäßiger Menstruation u. leichten klimakterischen Beschwerden; Dauer ca. 2–7 Jahre; **2.** Menopause; **3.** Perimenopause: Zeitraum von ca. 2 bis max. 4 Jahren, der mit Einsetzen endokriner, biol. u. klinischer Zeichen einer nahenden Menopause beginnt u. ca. 1–2 Jahre nach der Menopause endet; **4.** Postmenopause: Abschnitt des Klimakteriums,

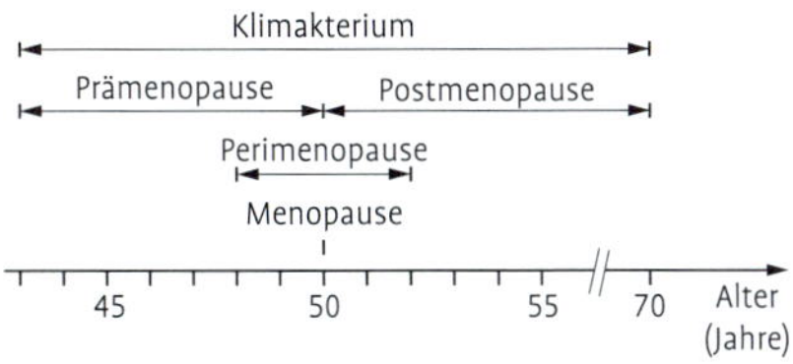

Klimakterium: Zeittafel des Klimakteriums

der nach der Menopause beginnt u. mit dem Eintritt in das Senium (ca. im 70. Lebensjahr) endet; **Sympt.:** etwa ein Drittel aller Frauen im Klimakterium ist subjektiv symptomfrei; ein Drittel gibt subjektiv vegetative Beschwerden an, bei einem weiteren Drittel erreichen die Beschwerden Krankheitswert i. S. eines klimakterischen Syndroms; typische Trias aus Hitzewallungen, Schwindel u. Schweißausbrüchen; daneben auch psychonervöse (Reizbarkeit, Lustlosigkeit, Leistungsabfall, Schlafstörungen) u. somatische (Atrophie der Genitalorgane u. Mammae, Adipositas, Osteoporose) Störungen. **Hinweis:** Die psychischen Beschwerden sind nicht sicher von altersassoziierten Symptomen od. anderweitigen Faktoren abgrenzbar. Es gibt Hinweise auf einen 2. Inzidenzgipfel für Schizophrenie* im Klimakterium.

Klimax (gr. κλῖμαξ Treppe, Leiter) *f*: (engl.) *climax*; s. Klimakterium

Klinefelter-Syn|drom (Harry Fitch K. Junior, Endokrinologe, Baltimore, geb. 1912) *n*: (engl.) *Klinefelter's syndrome*; besondere Form des männlichen primären hypergonadotropen Hypogonadismus mit gonosomaler Aneuploidie (meist Trisomie 47,XXY, sehr selten auch 48,XXXY, 49,XXXXY od. XXXYY); Trisomiesyndrom*; **Häufigkeit:** ca. 1 : 590 lebendgeborene Jungen; **Ätiol.:** Die gonosomale Trisomie beruht auf Non-disjunction u. wird nicht vererbt, da die Patienten i. d. R. infertil sind. **Sympt.:** phänotypisch männliche, Geschlechtschromatin-positive Personen mit normal angelegtem männlichem Genitale; in der Kindheit evtl. verzögerte motorische Entwicklung u. Sprachentwicklung; mit Einsetzen der Pubertät Hodenhypoplasie (Tubulussklerose; mangelhafte od. fehlende Spermiogenese mit Azoo- u. Oligozoospermie, Infertilität), Nebenhoden- u. Skrotumhypoplasie, häufig Gynäkomastie, Pubertas tarda, weiblicher Behaarungstyp, verzögerter Epiphysenschluss u. retardiertes Knochenalter; fakultativ eunuchoidaler Hochwuchs. Mit zunehmender Abnahme der Testosteronproduktion treten Zeichen des Hypogonadismus in unterschiedlicher Ausprägung auf: Müdigkeit, Konzentrationsschwäche, verminderte körperliche Leistungsfähigkeit, Abnahme von Libido u. Potenz, evtl. erektile Dysfunktion; als Späterscheinung Entwicklung einer allgemeinen Osteoporose; Intelligenz meist im Normalbereich, aber ca. 10 Punkte niedriger als bei Geschwistern; Probleme im Lese- u. Schreiberwerb u. Aufmerksamkeitsstörung*; häufig sozial-emotionale Anpassungsprobleme; im Alter gehäuft Ulcera cruris u. thromboembolische Erkrankungen; mit zunehmender Anzahl der X-Chromosomen (XXXY od. XXXXY usw.) Verringerung der Intelligenz u. Auftreten von skelettären Veränderungen wie radioulnare Synostose u. Skoliose; **Diagn.:** Karyogramm; postpubertär erhöhter Gonadotropin- (FSH u. LH) u. erniedrigter Testosteronspiegel im Serum; phänotypisch kleine Hoden; **Ther.:** Testosteronsubstitution (erhöhtes sexuelles Interesse, verstärkte Pubertätszeichen, Peniswachstum u. Vorbeugung gegen Osteoporose). Bei Vorhandensein von Spermien ist Vaterschaft durch ICSI möglich (Aberrationen von Geschlechtschromosomen bei den Nachkommen sehr selten).

Klingel|hose: (engl.) *wearable alarm unit*; s. Verhaltenstherapie, apparative.

Klingel|matte: (engl.) *bell and pad alarm*; s. Verhaltenstherapie, apparative.

Klinik (gr. κλίνη Bett) *f*: **1.** (engl.) *clinic, hospital*; Bez. für die gesamte Erscheinung u. den Verlauf einer Erkrankung; **2.** Krankenhaus (häufig spez. Universitätsklinik).

Klinik für Psych|iatrie und Psycho|therapie (Klinik*; Psych-*; -iatr*; Psychotherapie*) *f*: (engl.) *mental clinic*; Krankenhaus zur Behandlung psychischer Störungen, das sich in einem Funktionsverbund zu einem differenzierten psychiatrischen Behandlungszentrum mit differenziertem stationärem u. teilstationärem Angebot u. Angeboten medizinischer u. beruflicher Rehabilitation entwickelt hat; bei der aktuellen Entwicklungsmöglichkeit zu differenzierten Behandlungszentren mit allen Möglichkeiten psychiatrischer Diagnostik, Behandlung u. Pflege müssen eine bedarfsgerechte Größenordnung, Wohnortnähe u. eine Verbundlösung zwischen ambulanten, teilstationären u. komplementären Diensten u. Einrichtungen vorgehalten werden. Allgemeine Psychiatrie, Gerontopsychiatrie, Suchttherapie u. psychotherapeutische Spezialangebote (z. B. bei Borderline*-Persönlichkeitsstörung, Essstörungen*) sind erforderlich. Vgl. Tagesklinik, psychiatrische; Nachtklinik, psychiatrische; Institutsambulanz. Vgl. Psychiatrisch-psychotherapeutische Praxis.

Klinik für Psycho|somatik und Psycho|therapeutische Medizin (Klinik*; Psychosomatik*; lat. ars medicina ärztliche Kunst) *f*: (engl.) *psychosomatic and psychotherapeutic clinic*; Krankenhaus bzw. Abteilung zur Behandlung psychosomatischer Erkrankungen u. somatopsychischer Störungen; psychosomatisches Behandlungszentrum mit differenzierten stationären Angeboten u. Angeboten medizinischer u. beruflicher Rehabilitation.

klinisch (Klinik*): (engl.) *clinical*; auf den konkreten Krankheitsfall bezogen; durch ärztliche Untersuchung feststellbar od. festgestellt.

Klonus (gr. κλόνος heftige Bewegung) *m*: **1.** (engl.) *clonus*; (neurol.) sich schnell wiederholende reflektorische Muskelkontraktionen als Antwort auf einen Dehnungsreiz; als unerschöpflicher Klonus Symptom bei Läsion des 1. motorischen Neurons (Pyramidenbahnzeichen*); **2.** s. Logoklonie.

Kloß|gefühl: (engl.) *globus sensation*; s. Globussymptom.

KLT: Abk. für **K**onzentrations*-**L**eistungs-**T**est.

Klüver-Bucy-Syn|drom (Heinrich K., Neurologe, Psychologe, Chicago, 1897–1979; Paul C. B., Neurologe, Chicago, 1904–1992) *n*: (engl.) *Klüver-Bucy syndrome*; Symptomenkomplex mit ausgeprägten oralen Tendenzen (z. B. wahllose, wiederholte orale Exploration aller beweglichen Objekte der Umgebung, häufig Gefräßigkeit), Hypersexualität*, Verlangsamung motorischer Abläufe u. Gedächtnisstörungen*; **Vork.:** bei beidseitiger Schädigung der Temporallappen mit Einbeziehung der Amygdala inf. Traumen, zerebraler Durchblutungsstörung*, Hirnatrophie*, Enzephalitis*.

KMP: Abk. für **k**onsistenztheoretische **M**ikro**p**rozessanalyse*.

Kodein (gr. κώδεια Mohnkopf) *n*: (engl.) *codeine*; s. Codein.

Körper|bild: (engl.) *body image*; (psychol.) Bez. (P. Schilder, 1935) für das aufgrund der Wahrnehmung des eigenen Körpers u. der Grenze zwischen eigenem Körper u. Umwelt entstehende Bild; umfasst z. T. auch die Einstellungen zum eigenen Körper; z. T. wird neuronale Repräsentation des Körperbilds als Körperschema* bezeichnet; Störungen des Körperbilds mit Störung des Körpererlebens: s. Körperschemastörung.

K

Körper|dys|morpho|phobie (Dysmorphophobie*) *f*: (engl.) *dysmorphophobia*; Dysmorphophobie*.

Körper|gewicht: (engl.) *body weight*; von Alter, Ernährung, endokrinen Faktoren u. Bewegungsverhalten abhängiges Gewicht; Beurteilung erfolgt mit dem Body*-mass-Index (Tab. dort); durchschnittl. Körpergewicht während der Wachstumsperioden: s. Perzentil (Abb. dort). Pathol. **Abweichungen** vom Normalgewicht (z. B. Untergewicht*, Übergewicht*, Adipositas*) kommen auch bei versch. psychischen Störungen vor, z. B. extremes Untergewicht bei Anorexia* nervosa. Vgl. Setpoint-Theorie.

Körper|halluzination (Halluzination*) *f*: (engl.) *body hallucination*; zönästhische Halluzination*.

Körper|haltung: (engl.) *posture*; physiol. aufrechte Haltung des menschlichen Körpers in Abhängigkeit von der Schwerkraft mit normaler Wirbelsäulenkrümmung u. der Fähigkeit zum Haltungswechsel bei freier Beweglichkeit aller Wirbelsäulensegmente; **Haltungsstörungen** kommen als Abweichungen von der physiol. Körperhaltung vor u. können zu chronischem Schmerz* (meist Rückenschmerz) führen, wobei keine eindeutige Beziehung zwischen dem Ausmaß der Beschwerden u. der Art der Haltungsstörung besteht. **1.** Haltungsschwäche (funktionelle muskuläre Insuffizienz des Bewegungssystems) bei normaler aktiver u. passiver Beweglichkeit (sog. Haltungsfehler), z. B. Flachrücken, Rundrücken, Hohlrundrücken; durch aktives Muskeltraining (ggf. Physiotherapie) voll ausgleichbar; **2.** Haltungsfehlformen: angeboren od. (meist) erworben (sog. Haltungsschäden) inf. funktioneller Fehlhaltung od. erworbener Wirbelsäulendeformitäten, z. B. bei Beinlängendifferenz, Skoliose, Kyphose, spastischer u. schlaffer Lähmung*, als ischiatische Fehlhaltung bei Bandscheibenvorfall (Schonhaltung), Schiefhals bei Zervikalsyndrom sowie i. R. der Scheuermann-Krankheit.

Körper|ko|ordinations|test für Kinder (Koordination*) *m*: Abk. KTK; motorischer Leistungstest zur Feststellung des Entwicklungsstandes der Gesamtkörperbeherrschung u. -kontrolle von Kindern mit u. ohne Behinderungen im Alter von 5–14 Jahren; Untertests: Balancieren rückwärts, monopedales Überhüpfen, seitliches Hin- u. Herspringen u. seitliches Umsetzen; **Anw.:** Entwicklungsdiagnostik; bei älteren behinderten Personen; zur Diagnostik hirngeschädigter Kinder; **Testdauer:** 20 Minuten; **Hinweis:** eingeschränkte Durchführungsobjektivität aufgrund von Versuchsleiter-Erwartungseffekten.

Körper|länge: (engl.) *body length*; Länge des gesamten Körpers; Männer sind durchschnittl. 10–12 cm länger als Frauen; s. Perzentil (Abb. dort); die Durchschnittswerte der Körperlänge zeigen in den letzten Jahrzehnten eine Zunahme (Akzeleration); pathol. **Abweichungen:** Kleinwuchs, Hochwuchs*; auch bei psychischen Störungen möglich, z. B. kann das Körperlängenwachstum bei Anorexia* nervosa gestört sein, wenn bei präpubertärem Beginn der mit der Pubertät einsetzende Wachstumsschub ausbleibt u. infolge einer verminderten Aktivität des Wachstumshormonsystems Kleinwuchs resultiert; auch durch Umweltfaktoren bedingt kann Kleinwuchs auftreten (Mangelernährung, psychosozialer Kleinwuchs*).

Körper|psycho|therapie (Psychotherapie*) *f*: (engl.) *body psychotherapy*; Abk. KPT; s. Körpertherapie.

Körper|schema (Schema*) *n*: (engl.) *body image*; Repräsentation des eigenen Körpers u. der Körperbewegung, die durch kinästhetische, taktile u. optische Reize vermittelt ist; z. T. als neuronale Repräsentation des Körperbildes* bezeichnet; Störungen des Körperschemas: s. Körperschemastörung.

Körper|schema|störung (Schema*): (engl.) *disturbance of body image*; unrealistische Wahrnehmung des eigenen Körpers, der an bestimmten Stellen als deformiert erlebt wird; **Vork.:** v. a. bei Anorexia* nervosa als überwertige Idee, selbst bei objektiv hochgradiger Kachexie; bei Bulimia* nervosa; bei hypochondrischer Störung*, Psychose* od. Depersonalisation*, hirnlokalem Syndrom* mit Autotopagnosie (s. Agnosie) u. Rechts*-Links-Störung; auch im Zusammenhang mit dem Gebrauch psychotroper Substanzen (z. B. bei LSD-Konsum). **Hinweis:** Auf der Symptomebene handelt es sich um eine körperdysmorphe Störung*, wenngleich deren diagnostische Kriterien die Anorexia nervosa (künstlich) ausschließen. Vgl. Gewichtsphobie.

Körper|sensation (Sensation*) *f*: (engl.) *body sensation*; unspezifische, nicht pathologische Form der Körperempfindung, die sich vom normalen, nicht im Aufmerksamkeitsfokus befindlichen Körpererleben abhebt u. mit verschiedenen Emotionen assoziiert sein kann; **Vork.:** z. B. bei epileptischer Aura, Panik- u. Angststörung, posttraumatischer Belastungsstörung.

Körper|sprache: (engl.) *body language*; dem bewussten Erleben u. U. nicht zugänglicher, szenisch-spontaner Ausdruck psychischer Befindlichkeit u. innerer Haltung durch Mimik*, Blickverhalten, Gestik, Körperhaltung u. Körperbewegungen; oft als Ausdruck nonverbaler Symptomatik interpretiert, z. B. zusammengesunkene Körperhaltung bei Depression; in körperbezogenen Therapieverfahren (z. B. Tanztherapie*, konzentrative Bewegungstherapie) Gegenstand von Wahrnehmungs- u. Veränderungsprozessen. Vgl. Ausdrucksverhalten.

Körper|therapie *f*: (engl.) *body therapy*; Sammelbez. für versch. psychotherapeutische bzw. alternative Heilverfahren, die davon ausgehen, dass körperliche u. psychische Aspekte auch in Störungen eng verwoben sind, u. deren gemeinsames Merkmal es ist, durch intensive Beschäftigung mit körperlichen Funktionen (Berührungen, Bewegung, Körperhaltung, Atmung u. a.), u. U. verbunden mit meditativen Übungen (Achtsamkeit*), Selbstheilungstendenzen des Körpers zu fördern, Lebensenergien freizusetzen u. so Gesundungsprozesse zu stützen; entwickelt u. a. aus der bioenergetischen Analyse*; beinhaltet auch Elemente der Physiotherapie (übende Verfahren), der Bewegungs-* u. Entspannungstherapie* u. des Biofeedbacks*. Im Vordergrund steht das aktuelle körperliche Erleben, je nach Schwerpunkt mehr od. weniger intensiv begleitet von klärenden Gesprächen auch i. S. eines Zugangs zum Unbewussten*. Die **körperzentrierte Psychotherapie** (syn. Körperpsychotherapie, Abk. KPT) umfasst alle Verfahren, welche die Behandlung über die seelisch-körperliche Einheit der Person mit Dominanz auf den psychischen Prozessen organisieren (z. B. Gestalttherapie* kombiniert mit Atemübungen). **Wirksamkeit:** bisher nur wenige unkontrollierte Studien (Koemeda-Lutz et al., 2006; Maurer-Groeli et al., 2005), keine randomisierten kontrollierten Studien.

Körper|übung: **1.** (engl.) *physical exercise, physical gymnastic*; syn. Bewegungsübung; gymnastische Übungen, die in der Physiotherapie unter Anleitung eines Physiotherapeuten durchgeführt werden; **2.** spezifische Übungen aus verschiedenen Ansätzen der Bewegungstherapie*, z. B. „Fruchtwassertanz" in der Tanztherapie*.

Körper|verletzung: (engl.) *bodily injury*; jeder (u. damit auch jeder zu diagnostischen u./od. therapeutischen Zwecken erfolgende) Eingriff in die körperliche Integrität des lebenden Menschen; nach §§ 223 ff. StGB strafbar; nach § 228 StGB handelt indes nicht rechtswidrig, wer eine Körperverletzung mit Einwilligung* des Betroffenen vornimmt (sofern die Tat trotz Vorliegens einer Einwilligung nicht gegen die guten Sitten verstößt). Grundsätzlich ist somit jeder operative, pharmakotherapeutische u. radiologische Eingriff zu diagnostischen u./od. therapeutischen Zwecken einwilligungspflichtig. Der ärztliche Eingriff ohne Einwilligung kann jedoch gemäß § 34 StGB wegen rechtfertigenden Notstands* gestattet sein, etwa wenn bei einem Notfall die Einwilligung wegen Bewusstlosigkeit des Patienten nicht eingeholt werden kann od. wenn eine missbräuchliche Behandlungsverweigerung durch die gesetzlichen Vertreter Schaden für das Kind besorgen lässt u. auch das Betreuungsgericht nicht rechtzeitig angerufen werden kann.

Körper|wahrnehmung: (engl.) *body awareness*; Somatognosie; Bez. für die Wahrnehmung, Verarbeitung u. Repräsentation der Informationen über den eigenen Körper, über seine Stellung u. Bewegung im Raum (Propriozeption*), die Spannungsverteilung in seiner Muskulatur u. seine Lage im Raum, sowie viszerale Reize (Viszerozeption) aus dem Körperinneren. Die Repräsentation von Körpersignalen trägt zum Aufbau des Körperbewusstseins bei, bei dem die einzelnen Körperzonen u. -teile differenziert werden können. Die Körperzonen sind im somatosensorischen Kortex unterschiedlich repräsentiert (s. Homunkulus), weshalb die Verarbeitung von Afferenzen u. Efferenzen mit unterschiedlicher Geschwindigkeit u. Intensität erfolgt. Körperteile mit einer hohen Dichte an sensorischen Rezeptoren (z. B. Fingerkuppen, Zunge) sind größer repräsentiert als solche mit einer geringeren Rezeptorendichte (z. B. Arme, Beine). Die Rezeptorendichte u. -verteilung ist dabei übungsbzw. aktivitätsabhängig, wie u. a. Untersuchungen an Musikern belegen (s. Plastizität, neuronale). Läsionen im Bereich des primären somatosensorischen Kortex führen zu Störungen der sensorischen Diskriminationsfähigkeit u. Einschränkungen bei der Kontrolle von Präzisionsbewegungen, od. zu Ausfällen der eigenen Körperwahrnehmung wie z. B. bei Neglect* od. Asomatognosie*. Störungen der Körperwahrnehmung spielen ferner bei somatoformen Störungen* (z. B. körperdysmorphe Störung*) od. Essstörungen* eine besondere Rolle, bei denen die Betroffenen häufig eine verzerrte Wahrnehmung der eigenen Figur u. des Körpergewichts haben (s. Körperschemastörung). Bei psychotischen Zuständen können Derealisation*, körperbezogene Wahninhalte (z. B. Zönästhesie*, Somatoparaphrenie*) auftreten. Auch Amputationen von Körperteilen können zu Missempfindungen u. gestörter Körperwahrnehmung führen.

Koffein *n*: (engl.) *caffeine*; Coffein*.

Kognition (lat. cognitio Erkennen) *f*: (engl.) *cognition*; Sammelbez. für alle Prozesse, die mit dem Erkennen zusammenhängen, z. B. Wahrnehmung*, Gedächtnis*, Lernen*, Erwartungen*, Bewertung*;

es werden kognitive Strukturen angenommen (z. B. Langzeitgedächtnis, semantische Netzwerke, Schemata), auf deren Grundlage die kognitiven Prozesse ablaufen u. die spezifischen kognitiven Produkte zustandekommen. Werden unter Kognition i. w. S. alle Prozesse der internen Informationsverarbeitung verstanden, so handelt es sich um ein unspezifisches u. uneinheitlich verwendetes Konstrukt, da alle Prozesse einschließlich Emotion* u. Motivation* letztlich auf Informationsverarbeitung beruhen. Kognition ist das auch Thema einer psychologischen Forschungsrichtung (vgl. Psychologie, kognitive; Kognitionswissenschaft), welche bestimmte Methoden der Datengewinnung u. -analyse bevorzugt (systemtheoretische Analysen, Simulation von Informationsverarbeitungsprozessen, Modellbildung, künstliche Netzwerke u. a.), andere dagegen vernachlässigt. **Klin. Bedeutung:** (formale, klin.) Klassifikation: **1.** kognitive Kompetenzen: relevante, förderliche bzw. funktionale Kognitionen sind vorhanden u. können produziert werden; **2.** Kognitionsdefizite: hilfreiche Kognitionen sind nicht od. unzureichend vorhanden; **3.** Kognitionshemmung: funktionale Kognitionen sind vorhanden, werden aber nicht angemessen eingesetzt, z. B. aus Angst; **4.** dysfunktionale Kognition*. Vgl. Emotionstheorien.

Kognition, de|pressions|typische (Kognition*) *f*: (engl.) *depressive cognition*; Form der dysfunktionalen Kognition* mit gestörten Bewertungsprozessen i. R. depressiver Syndrome*; z. B. depressionstypische, resignative Bewertung, deren emotionale Konsequenz in Gefühlen der Hoffnungslosigkeit besteht, u. selbstabwertende Kognition (negative Bewertung der eigenen Person; s. Abb.). Die sog. negative **kognitive Triade** (A. Beck) ist gekennzeichnet durch negative Einstellung in Bezug auf die eigene Person, die Zukunft u. interpersonelle Beziehungen. A. Ellis hat verschiedene Formen von depressionstypischen Schlussfolgerungsprozessen herausgearbeitet (sog. arbiträre Inferenz, z. B. willkürlich von einer einzelnen Erfahrung auf eine ganze Klasse von Erfahrungen zu schließen). Depressionstypische Kognitionen können in der kognitiven Therapie* als dysfunktionale metakognitive Prozesse über Selbstbeobachtung bewusst gemacht werden u. sind Ausgangspunkt der therapieveränderten Selbstregulation des Patienten. **Diagn.:** z. B. Beck*-Depressionsinventar, Dysfunctional Attitude Inventory (Abk. DAI), Fragebogen* irrationaler Einstellungen.

Kognition, dys|funktionale (Kognition*) *f*: (engl.) *dysfunctional cognition*; Kognition*, die situationsangepasstem u. an eigenem Verhaltensziel orientiertem Verhalten entgegensteht; dysfunktionale Kognitionen laufen häufig automatisch u. daher unbewusst ab, d. h. ohne Zuwendung bewusster Aufmerksamkeit. Ihr Vorteil besteht in der Entlastung von Verarbeitungskapazität, nachteilig ist die Dysfunktionalität (z. B. aufgrund von Verzer-

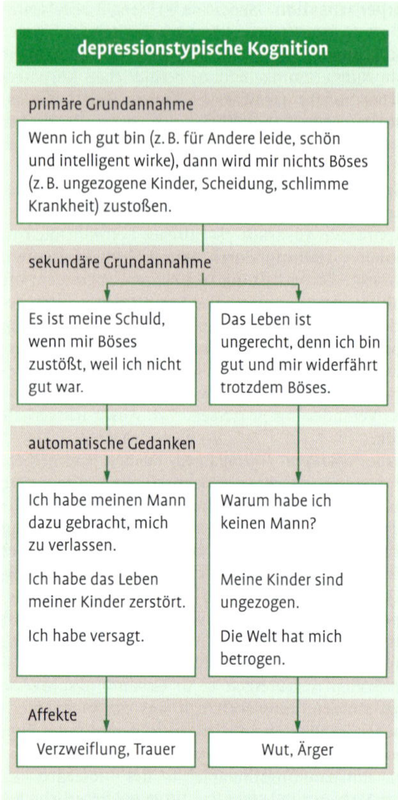

Kognition, depressionstypische: hierarchische Struktur

rungen). Sie basieren häufig auf kognitiven Schemata* od. Grundannahmen, die häufig bereits in der Kindheit erworben wurden u. stabil sind; Aktivierung häufig erst durch Belastungen od. lebensverändernde Ereignisse (z. B. Verlust des Partners od. der Arbeit). **Systematik dysfunktionaler Kognitionen** nach Beck: **1.** willkürliche Schlussfolgerungen, ohne dass diese durch Ereignisse gestützt werden (z. B. „Er mag mich nicht mehr", wenn ein Freund ein geplantes Treffen aus Zeitgründen absagt); **2.** selektive Abstraktion: Fixieren auf ein Detail u. Ignorieren anderer wichtiger Merkmale (z. B. einige Versprecher in einem insgesamt guten Vortrag als katastrophal bewerten); **3.** Übergeneralisierung: Ziehen allg. Schlussfolgerungen aufgrund eines singulären Ereignisses (z. B. „Ich bin dumm" bei nicht bestandener Prüfung); **4.** Personifizieren: Ereignisse ohne hinreichende Grundlage auf sich selbst beziehen (z. B. „Chef hat schlechte Laune, weil er mit mir unzufrieden ist"); **5.** Minimieren u. Maximieren: Wichtigkeit von Ereignissen überbewerten (z. B. Kritik) od. unterbewerten (z. B. Lob, Kompliment); **6.** verabsolutierendes, dichotomes Denken: ein Ereignis od. eine Person ist ohne Abstufungen entweder schlecht od. gut. Die Kategorien können sich überschneiden, ggf. mit sog. internaler stabiler Attribution* auftreten (z. B. ein Fehlverhalten stabil mit eigener Unzulänglichkeit erklären). **Diagn.:** Beck* Angstinventar, i. R. von Leistungsmotivation Erfassung der Attribution von Erfolg u. Misserfolg (Fragebogen* zu Kompetenz und Kontrollüberzeugungen), bei Depression depressionstypische Kognition*; **klin. Bedeutung:** kognitive Therapien u. kognitive Verhaltenstherapien behandeln psychische Störungen basierend auf einer direkten Beeinflussung dysfunktionaler Kognitionen.

Kognition, selbst|abwertende (Kognition*) *f*: (engl.) *self-devaluative cognitions*; s. Kognition, depressionstypische.

Kognition, soziale (Kognition*) *f*: (engl.) *social cognition*; Oberbegriff für die mentalen Prozesse, die grundlegend für das soziale Verhalten des Individuums sind, insbesondere die Fähigkeit des Individuums, Repräsentationen seiner Beziehungen zu Anderen zu konstruieren u. diese flexibel zur Anleitung sozialen Verhaltens zu gebrauchen; soziale Kognition u. deren Einfluss auf das Verhalten sind ein dualer Prozess, dem einerseits automatische Denkprozesse u. Urteile (z. B. Schemata, Stereotype), die weniger kognitive Ressourcen benötigen, andererseits kontrollierte Denkprozesse (motiviertes, zielgerichtetes Verhalten), die mit der Aktivierung zusätzlicher kognitiver Ressourcen verbunden sind, zugrunde liegen. **Klin. Bedeutung:** Zahlreiche psychische Störungen (z. B. Autismus, Schizophrenie, dissoziale Persönlichkeitsstörung) gehen mit Störungen der sozialen Kognition u. der Aktivierungsmuster der an ihr beteiligten neuronalen Strukturen einher.

Kognitions|psycho|logie (Kognition*; Psych-*; -log*) *f*: (engl.) *cognition psychology*; Bereich der Psychologie, der sich auf kognitive Prozesse wie u. a. Wahrnehmung*, Denken*, Gedächtnis*, Intelligenz*, Sprache* bezieht.

Kognitions|wissenschaft (Kognition*): (engl.) *cognitive science*; interdisziplinärer Ansatz aus Informatik, Neurowissenschaft, Philosophie u. Psychologie zur Untersuchung kognitiver Leistungen sowie der zugrunde liegenden Vorgänge u. Voraussetzungen bei Menschen, biol. Organismen u. technischen Systemen; kognitive Prozesse werden als Berechnungsvorgänge aufgefasst. Grundlegende Fragen der Kognitionswissenschaft beziehen sich auf die Art u. Struktur des Wissens, das der Kognition* zugrunde liegt, auf die Details der Informationsverarbeitung u. auf die rechnerische Modellierung dieser Prozesse. Der erste umfassende Entwurf der Kognitionswissenschaft stammt von Newell u. Simon (1976).

Kognition, verzerrte (Kognition*) *f*: (engl.) *cognitive bias*; durch bestimmte Affekte* od. Motivationen* hervorgerufener realitätsabweichender Wahrnehmungs- u. Bewertungsprozess; z. B. den Selbstwert stärkende Attribution* von Erfolg auf eigenes Handeln od. die eigene Person u. von Misserfolg auf äußere Umstände u. Zufall od. Einschätzung einer Situation als durch eignes Handeln stärker beeinflussbar als tatsächlich realistisch (Illusion der Kontrolle). **Vork.:** typisch i. R. von Affektstörungen* u. Persönlichkeitsstörungen*. Vgl. Attributionsfehler; Kognition, dysfunktionale.

kognitiv (Kognition*): (engl.) *cognitive*; Prozesse u. Strukturen des Gewahrwerdens, des Erkennens u. der Informationsverarbeitung betreffend, z. B. Erinnerung, Wahrnehmung, Gedanken, Erwartung, Bewertung. Vgl. Kognition.

Ko|härenz|gefühl (lat. cohaerentia Zusammenhang): (engl.) *sense of coherence*; Kohärenzsinn; im Konzept der Salutogenese* umfassende subjektive Orientierung zur Lebensbewältigung; wird v. a. im Kindes- u. Jugendalter erworben u. gründet auf einem Urvertrauen*, das die Lebenseinstellung dauerhaft prägt; hilft dem Individuum, Zusammenhänge des Lebens zu verstehen, Schwierigkeiten als sinnvolle Herausforderungen zu bewerten, zu bewältigen u. als Kraftquelle zu erfahren; **Kennzeichen: 1.** Gefühl von Verstehbarkeit: Fähigkeit, auch unvorhersehbare Reize u. Ereignisse des Lebens einzuschätzen u. einzuordnen; **2.** Gefühl von Handhabbarkeit: optimistische Erwartung, Widerstandskräfte aktivieren zu können u. Anforderungen erfolgreich zu begegnen; **3.** Gefühl von Bedeutsamkeit: emotionale Bereitschaft, sich Anforderungen zu stellen, weil Sinn u. Bedeutung im Kontext des Lebens erkannt sind.

Ko|häsion (Co-*; lat. haerere haften) *f*: (engl.) *cohesion*; (sozialpsychol.) Zusammenhalt einer Gruppe; beschreibt die Summe der Kräfte, die eine Person dazu bewegen, Mitglied einer Gruppe zu bleiben; diese Kräfte sind u. a. Attraktivität der Gruppe, Attraktivität einzelner Gruppenmitglieder, Attraktivität von Gruppenaufgaben u. -zielen. Zwischen Kohäsion u. Gruppenleistung besteht ein meist positiver Zusammenhang. Als **familiäre** Kohäsion: wird der Zusammenhalt der Kernfamilie (i. d. R. Verwandte 1. Grades: Eltern, Geschwister) als in sich geschlossene u. nach außen abgegrenzte spezif. Gruppe bezeichnet; zwischen den Mitgliedern der Familie entsteht durch die verbindenden Emotionen (Zuneigung, Sympathie) die emotionale Kohäsion. Verminderte (emotionale) Kohäsion in der Familie kann dazu führen, dass ein verminderter Rückhalt (emotionale und soziale Unterstützung*) durch die Familien in Krisensituationen resultiert.

Kohlen|mon|oxid|in|toxikation (Intoxikation*) *f*: (engl.) *carbon monoxide poisoning*; nach Inhalation von Kohlenmonoxid (CO) erfolgende Sauerstoffverarmung des Organismus durch Bildung von Carboxyhämoglobin (Abk. CO-Hb; entsteht durch die im Vergleich zu Sauerstoff 250-mal festere Bindung von CO an Hämoglobin); Grad der Intoxika-

K

Kohlenmonoxidintoxikation
Symptome entsprechend der CO-Konzentration der Atemluft

CO-Konzentration (%)	Symptome
0,003	MAK-Wert: keine Gesundheitsgefährdung zu erwarten
0,01	nach mehreren Stunden leichte Kopfschmerzen
0,05	nach mehreren Stunden heftige Kopfschmerzen, Schwindel, Ohnmachtsneigung
0,1 - 0,2	Tod nach 30 Minuten
0,3 - 0,5	in wenigen Minuten Tod durch Atemlähmung und Herzversagen

tion ist abhängig von Sauerstoff-Bedarf, Hämoglobin-Konzentration, CO-Konzentration u. CO-Einwirkungszeit; **Pathol./Anat.:** bei akuter CO-Vergiftung bilaterale Pallidumnekrosen bereits nach 2 Tagen; bei chron. Verlauf umschriebene Entmarkungen (sog. Grinker-Myelinopathie); **Sympt.:** s. Tab.; **Ther.:** Frischluft, Beatmung mit Sauerstoff bis CO-Hb <5 %, Stabilisierung der Vitalfunktionen, Intensivüberwachung.

Kohorten|studie (lat. cohors, cohortis Hundertschaft) *f*: (engl.) *cohort study*; Form der epidemiologischen Längsschnittstudie*, bei welcher der zeitliche Verlauf in mehreren Erhebungen untersucht wird u. sich die untersuchten Gruppen (Kohorten) in einem Merkmal (z. B. Alter, Dauer der Arbeitslosigkeit) unterscheiden u. die einzelnen Kohorten bezüglich dieses Merkmals homogen sind; mit Kohortenstudien können z. B. fiktive Längsschnittstudien kosten- u. zeitgünstig realisiert werden, z. B. Untersuchung des Einflusses der Arbeitslosigkeitsdauer auf die psychische Gesundheit; Kohorten können sich auch durch zusätzliche Merkmale (z. B. unterschiedliche Berufsgruppen) unterscheiden, so dass Verlaufsaussagen durch Kohorteneffekte überlagert werden können.

Ko|itus (lat. coitus Zusammentreffen, Vereinigung) *m*: (engl.) *coitus*; i. e. S. heterosexueller Geschlechtsverkehr* mit Einführen des Penis in die Vagina; i. w. S. alle Formen penetrierender Sexualkontakte.

Koitus|verbot (Koitus*): (engl.) *coitus prohibition*; früher angewandtes Gebot i. R. der Psychotherapie sexueller Funktionsstörungen* (z. B. V. Frankl) i. S. einer paradoxen Intervention; in der heutigen Sexualpsychotherapie* (nach Masters u. Johnson) indirekt enthalten: Es besteht kein Koitusverbot, sondern das Gebot, bei stufenweise zunehmend engeren körperl. Kontakten bis zum Koitus nur jeweils so weit zu gehen, wie diese Kontakte angst- u. bedenkenfrei erlebt werden können. Vgl. Sensate-Focus-Übungen.

Kokain *n*: (engl.) *cocaine*; s. Cocain.

Kol-: auch Koli-, Kolo-, Kolon-, Coli-, Colo-, Colon-; Wortteil mit der Bedeutung Darm; von gr. κῶλον.

Kolla|genosen *fpl*: (engl.) *connective tissue diseases*; systemische entzündliche Autoimmunkrankheiten* des Bindegewebes bzw. interstitieller Fasern; häufig Nachweis von Autoantikörpern (antinukleäre Antikörper zu 99 %); i. e. S. zählen zu den Kollagenosen: systemischer u. chron. diskoider Lupus* erythematodes, Sjögren-Syndrom, progressive systemische Sklerodermie, Dermatomyositis, Polymyositis, Panarteriitis* nodosa, Mischkollagenosen u. Überlappungssyndrome.

Kollaps (lat. collabi zusammensinken, -fallen) *m*: (engl.) *collapse*; Bez. für plötzlich auftretende (passagere) Kreislaufinsuffizienz mit Pulsus filiformis u. kurzzeitiger Bewusstseinstrübung* od. Bewusstlosigkeit* (vaskuläre Synkope) inf. akuter Verminderung des venösen Blutrückstroms zum Herzen bei funktioneller Kreislaufstörung od. Vena-cava-inferior-Syndrom.

Kol|loid|zyste (lat. collum Hals; gr. κύστις Blase) *f*: (engl.) *colloid cyst*; mit Fett (besonders Cholesterol) gefüllte Zyste in einem Hirnventrikel*; **Lok.:** meist im 3. Hirnventrikel am Foramen interventriculare Monroi; **Sympt.:** typ. Erkrankungsalter 20.–30. Lebensjahr; Hydrozephalus* (gestörter Liquorabfluss aus den Seitenventrikeln), Übelkeit, Schwindel*, Kopfschmerzen*, epileptische Anfälle, Gangstörungen*, motorische Störungen, Hirndruckzeichen, langsam progrediente Demenz*; **Diagn.:** bildgebende Verfahren (CT, MRT) mit u. ohne Kontrastmittel; **Ther.:** neurochirurgische Resektion, mikrochirurgisch od. endoskopisch (je nach Zysteninhalt).

Kollusions|kon|zept (lat. colludere zusammen spielen; concipere, conceptus aufnehmen) *n*: (engl.) *collusion concept*; (psychol.) Mechanismus bei der Partnerwahl u. der Gestaltung der Partnerbeziehung (nach Willi, 1975), der auf einem Beziehungsmuster basiert, bei dem sich die Beteiligten nach dem sog. Schlüssel-Schloss-Prinzip emotional ergänzen (z. B. besteht auf der Seite eines Partners der Wunsch bewundert zu werden, der andere Partner bringt seine Bewunderung ständig zum Ausdruck); die Partnerschaft als soziale Gemeinschaft wird dabei zunächst davon getragen, dass ein Partner zu dem anderen Partner komplementäre Eigenschaften aufweist, dies macht die gegenseitige Attraktion aus. Diese Art der Ergänzung kann bei Aufrechterhaltung zunächst beziehungsfördernd sein, sich mit fortschreitender Zeit aber als problematisch od. konfliktträchtig erweisen, weil die Gestaltung der Partnerschaft nicht genügend Raum für individuelle Veränderungen u. Entwicklungen der einzelnen Partner bietet.

Kolon, ir|ritables (Kol-*) *n*: (engl.) *irritable colon*; s. Reizdarmsyndrom.

Koma (gr. κῶμα tiefer, fester Schlaf) *n*: (engl.) *coma*; schwerste Form der quantitativen Bewusstseinsstörung*, bei welcher der Betroffene tiefe (länger andauernde) Bewusstlosigkeit* u. keine spontanen Aktivitäten zeigt, durch äußere Reize nicht mehr zu wecken ist u. auf starke Schmerzreize nicht reagiert.

Kombinations|kopf|schmerz (lat. combinare vereinigen): (engl.) *mixed pain in the head*; s. Spannungskopfschmerz.

Kombinations|therapie (lat. combinare vereinigen) *f*: (engl.) *mixed therapy*; Anw. verschiedener (psychotherapeutischer, pharmakologischer u. a.) Verfahren i. R. einer individuellen Therapie; Kombination kann additiv, integrativ od. eklektisch erfolgen.

Kom|missur, vordere (lat. commissura Verbindung) *f*: (engl.) *anterior commissure*; s. Commissura anterior.

Kom|munikation (lat. communicare gemeinsam tun, besprechen) *f*: (engl.) *communication*; Prozess der Informationsübertragung zwischen Individuen, wobei neben der Sachinformation i. e. S. auch Beziehungen definiert u. komplexe soziale Mitteilungen ausgetauscht werden (s. Metakommunikation); neben **verbalen** Ausdrucksmitteln (Sprache) werden auch unbewusste od. bewusste **nonverbale** optische (z. B. Gestik, Mimik), akustische (z. B. Lachen, Seufzen, Schreien), olfaktorische (z. B. Körpergeruch, Pheromone) u. taktil-haptische (Berührung) Ausdrucksmittel eingesetzt. 5 Axiome der Kommunikation: s. Kommunikationstheorie. Vgl. Kommunikationsstörungen.

Kom|munikation, gestörte (Kommunikation*) *f*: (engl.) *dysfunctional communication*; inadäquate Kommunikation*.

Kom|munikation, gestützte (Kommunikation*) *f*: (engl.) *facilated communication* (Abk. FC); Form der unterstützten Kommunikation*, bei der die Kommunikation durch körperliche Berührung (R. Crossely, 1970) initiiert wird; **Ziel:** der Gestützte soll die neuromotorischen u. physischen Probleme, die ein unabhängiges Zeigen zum Kommunikationszweck od. den Erwerb alternativer Kommunikationssysteme verhindern, allmählich überwinden u. selbständige funktionelle Bewegungsmuster entwickeln. **Anw.:** bei neuromotorischen Störungen u. Beeinträchtigung der Kommunikation (z. B. bei Autismus*, Down*-Syndrom, Zerebralparese); **Durchführung:** durch körperliche Hilfestellungen (z. B. Stützung an Hand, Handgelenk, Ellenbogen od. Schulter) sowie emotionale u./od. verbale Unterstützung durch eine andere Person kann der Gestützte seine Bewegungen besser kontrollieren u. gezielt auf Wörter, Sätze od. Buchstaben, Objekte, Photos od. Symbole reagieren u. sich dadurch mitteilen. Die stützende Person soll lediglich den Impulsen des zu Stützenden nachgeben (Minimalstützung). **Hinweis:** Empirische Studien haben gezeigt, dass der Stützer den Gestützen durch Muskelimpulse unbeabsichtigt beeinflussen kann.

Kom|munikation, in|adäquate (Kommunikation*) *f*: (engl.) *inadequate communication*; syn. gestörte Kommunikation; Störungen u. Missverständnisse in der Kommunikation* (z. B. bei Vermeiden der Kommunikation), wenn Inhalts- u. Beziehungsebene (s. Kommunikationsebene; Kommunikation, inkongruente) nicht übereinstimmen od. Inhalte nicht durch verbale, sondern nonverbale Signale kommuniziert werden; mögliche **Folgen:** Verhaltensunsicherheiten u. -mehrdeutigkeiten in sozialen Systemen. Ursprünglich wurde die Diskrepanz zwischen nonverbaler u. verbaler Kommunikation bei Müttern schizophrener Patienten für die Entwicklung der Störung mitverantwortlich gemacht (s. Doublebind-Hypothese). Inadäquater familiärer Kommunikation wird weiterhin eine entscheidende Rolle im Hinblick auf psychotische Rezidive (s. Psychose) zugewiesen. **Vork.:** i. R. von psychischen Störungen, z. B. expressive Sprachentwicklungsstörung*, Mutismus*, Sprachstörung* bei Schizophrenie*, Wortarmut bei Autismus*, exzessiver Rededrang i. R. einer bipolaren affektiven Störung*, Sprechverweigerungen bei dissoziativen Störungen*; **Ther.:** Kommunikationstraining i. R. psychoedukativer Familientherapie als effektive Intervention zur Reduktion von Rückfallraten.

K

Kom|munikation, in|kon|gruente (Kommunikation*) *f*: (engl.) *incongruent communication*; Kommunikation*, bei der verschiedene Kommunikationsebenen* (z. B. verbal u. nonverbal) nicht zueinander passen od. im Widerspruch zueinander stehen; z. B. wenn der Kommunizierende versucht, die inneren Gefühle zu verbergen (Inkongruenz erster Art) od. sich dieser nicht bewusst ist (Inkongruenz zweiter Art); Gegenteil: kongruente Kommunikation, bei der alle gegebenen Signale der Kommunikation in die gleiche Richtung weisen.

Kom|munikations|ebene (Kommunikation*): (engl.) *level of communication*; Art der Botschaft, die in der Kommunikation* durch verbale u. nonverbale Signale vom Sender zum Empfänger übermittelt wird; **1.** Unterscheidung nach Watzlawik (1969): **a) Inhaltsebene:** Übermittlung von Sachinhalten v. a. durch verbale Signale (Lautsprache); **b) Beziehungsebene:** Übermittlung von Gefühlen, v. a. durch nonverbale Signale (Körpersprache); **2.** Unterscheidung nach Schulz von Thun (1985): **a) Apellebene:** eine mehr od. weniger offene (verbale od. nonverbale) Aufforderung, Bitte, ein Befehl od. eine Überredung, die an einen od. mehrere Empfänger gerichtet ist u. bei diesen eine Einstellungs- od. Verhaltensänderungen bewirken soll; **b) Offenbarungsebene:** eine offene od. versteckte Information über den Sender, die sowohl die gewollte Selbstdarstellung als auch die unfreiwillige Selbstenthüllung einschließt; **3.** ebenfalls beschrieben sind die linguistische Ebene, hörbar-paralinguistische Ebene (Lautstärke, Sprechtempo usw.), nichthörbar-paralinguistische Ebene u. Kontextebene.

Kom|munikations|störungen (Kommunikation*): **1.** (engl.) *communication disorders*; Bez. für die Unfähigkeit od. Beeinträchtigung, mit anderen Menschen zu sprechen, i. w. S. die Unfähigkeit zum Aufbau sozialer Kontakte; **Vork.:** z. B. bei Demenz, Intelligenzminderung, Autismus, Depression; s. Kommunikation, inadäquate; Kommunikation, inkongruente; **2.** Bez. für Störungen des Sprechens u. der Sprache; **Formen:** (nach DSM-IV) expressive Sprachstörung*, kombinierte rezeptiv-expressive Sprachstörung, Artikulationsstörung*, Stottern*; **DD:** Mutismus, Angststörung, soziale Phobie.

Kom|munikations|theorie (Kommunikation*) *f*: (engl.) *communication therapy*; Kommunikationsmodell; Erklärungsmodell zur Beschreibung von Informationsübermittlungen (Kommunikation*) unter Heranziehung sprachwissenschaftlicher, kybernetischer u. sozialwissenschaftlicher Erkenntnisse; psychopathologisch von Interesse in Bezug auf Indoktrination durch gelenkte, suggestive Information sowie Desinformation durch inkongruente Kommunikation* aufgrund von Divergenz zwischen (verbalem) Inhalt u. (nonverbalem) Kontext (Doublebind*-Kommunikation). Theorie nach **P. Watzlawick** (1969) mit 5 Anxiomen: **1.** Es ist dem Menschen in der Interaktion unmöglich, nicht zu kommunizieren. **2.** Kommunikation hat eine Inhaltsebene u. eine Beziehungsebene (s. Kommunikationsebene). **3.** Die Interpunktion (subjektiv empfundene Startpunkte innerhalb eines ununterbrochenen Austausches von Mitteilungen während einer interpersonellen Kommunikation) definiert die Beziehung der Teilnehmer zueinander. **4.** Kommunikation verläuft digital (Inhalt, z. B. Worte u. Sätze) u. analog (Begleitphänomene der Kommunikation, z. B. Tonfall, Gestik, Mimik). **5.** Kommunikation ist komplementär od. symmetrisch: In komplementären Kommunikationsabläufen ergänzen sich die verschiedenen Verhaltensweisen, z. B. ein dominanter u. ein zurückhaltender Gesprächspartner. In einer symmetrischen Beziehungsform sind die Gesprächspartner bemüht, Ungleichheiten untereinander zu minimieren.

Kom|munikations|training (Kommunikation*) *n*: (engl.) *communication training*; didaktisches Verfahren der kognitiven Therapie* u. Verhaltenstherapie* mit dem Ziel, Sozialpartner durch Einübung relevanter Sprecher- u. Zuhörerfertigkeiten u. unter Berücksichtigung verbaler u. nonverbaler Kommunikationsebenen* in die Lage zu versetzen, sich kompetent u. in Kongruenz mit ihren Gefühlen u. Absichten auszutauschen; **Ind.:** in der Verhaltenstherapie, Familientherapie u. Paarpsychotherapie*, bei Depressionen*, sozialer Phobie*, psychosomatischen Störungen* u. zur Rückfallprophylaxe bei Schizophrenie*. Vgl. Training sozialer Kompetenz.

Kom|munikation, unter|stützte (Kommunikation*) *f*: (engl.) *augmentative and alternative communication (Abk. AAC)*; Sammelbez. für ergänzende u. ersetzende Kommunikationsformen, die bei eingeschränkter od. fehlender Lautsprache der Erweiterung der Kommunikation* dienen; z. B. Bildsymbolkarten, Sprachausgabegerät, Lautsprache unterstützende Gebärden; Sonderform: gestützte Kommunikation*.

Ko|morbidität (Co-*; lat. morbus Krankheit) *f*: (engl.) *comorbidity*; Vorkommen von 2 od. mehr diagnostisch unterscheidbaren Erkrankungen bei einem Patienten; **1. Querschnittskomorbidität:** zeitgleiches Auftreten von 2 od. mehreren Störungen; **2. Längsschnittkomorbidität:** zeitlich versetztes Auftreten von 2 od. mehreren Störungen; **3. epidemiologische** Komorbidität: überzufällig häufiges gemeinsames Auftreten von 2 od. mehreren Störungen in einer definierten Population; **4. klinische** Komorbidität: zusätzliches Vorliegen einer Störung zu einer anderen Störung, wodurch sich die Prognose ändert; **5. familiäre** Komorbidität: erhöhte Wahrscheinlichkeit für das Auftreten einer Störung unter den Angehörigen von Personen mit einer anderen Störung (im Vergleich zu Angehörigen von Personen ohne eine dieser beiden Störungen); **6. zufällige** Komorbidität: ge-

Komorbidität
Mögliche Ursachen von Komorbidität

Ursachen (Auswahl)	klinisches Beispiel
Überlappung der diagnostischen Kriterien	Störung A und Störung B sind durch vergleichbare Symptome gekennzeichnet; z. B. generalisierte Angststörung und Depression in DSM-III.
Reporting Bias	Personen mit Störung A berichten eher auch Symptome einer anderen Störung B; z. B. berichten Alkoholabhängige eher über weitere Suchtprobleme als Nichtalkoholabhängige.
Auftreten sekundärer Störungen	Störung A verursacht Störung B; z. B. bewirkt die schwere Beeinträchtigung der Lebensqualität bei Agoraphobie eine sekundäre Depression.
gemeinsame Risikofaktoren	Risikofaktoren der Störung A erhöhen die Anfälligkeit für Störung B; z. B. erhöhen traumatische Erfahrungen die Wahrscheinlichkeit von posttraumatischer Belastungsstörung und Depression.

K

meinsames Auftreten zweier Störungen, ohne dass eine der oben beschriebenen od. eine andere Art der Beziehung besteht. Mögliche Ursachen: s. Tabelle.

Ko|morbiditäts|prinzip (Komorbidität*) *n*: (engl.) *comobidity principle*; parallele Zuordnung aller Diagnosen*, die zur Beschreibung einer gesamten (psychischen) Symptomatik notwendig sind; Abkehr von der diagnostischen Hierarchie*.

Kom|partimentalisation (italienisch compartimento Abteilung) *f*: (engl.) *compartimentalisation*; Bez. für die Isolation von überwältigenden Emotionen* u. Erinnerungen, v. a. bei Traumata*; kann u. a. durch für Tauma relevante Reize durchbrochen werden, wobei schmerzhafte Erinnerungen, Intrusion* od. Flashbacks* auftreten können (empirisch nachgewiesen bei posttraumatischer Belastungsstörung*).

Kom|patibilität (Co-*; lat. patibilis erträglich) *f*: (engl.) *compatibility*; Ausmaß der Vereinbarkeit verschiedener Informationen, Überzeugungen*, Erwartungen*; z. B. Reiz*-Reaktions-Kompatibilität.

Kom|pensation (lat. compensatio Ausgleich) *f*: **1.** (engl.) *compensation*; in der Individualpsychologie A. Adlers Abwehrmechanismus, durch den angeborene reale od. imaginierte Mängel durch besondere Leistungen im persönlichen, beruflichen od. sozialen Feld kompensiert werden; bei einer Übersteuerung der Kompensation entstehen inadäquate narzisstische Mechanismen (s. Narzissmus). **2.** Ausgleich einer angeborenen od. erworbenen Einschränkung od. eines mangelhaften Zustands; z. B. bei körperlicher Behinderung.

Kom|pensations|theorie (Kompensation*) *f*: **1.** (engl.) *compensation theory*; Theorie (Wolff u. Wagner, 1983) zur neuronalen Plastizität* des Gehirns*, nach der jedes neuronale Netzwerk* homöostatisch nach einem Gleichgewicht von Erregung u. Hemmung strebt; endogene u. Umwelteinflüsse führen allerdings ständig zu transienten Zuständen des Ungleichgewichts, die über Anpassung struktureller Zustände (synaptische Verbindungen, Membraneigenschaften) kompensiert werden können. Der an die strukturellen Einflüssen gekoppelte funktionelle Zustand verändert sich dabei ebenfalls (d. h. das Netz hat „gelernt"). Neue Funktionalitäten werden anschließend wieder mit veränderten Gegebenheiten konfrontiert, so dass sich das Nervensystem in einem fortlaufenden Prozess neu organisiert. **Klin. Bedeutung:** Kompensationen spielen insbesondere bei der Entwicklung von Toleranz*, Entzugsyndromen* (Craving*) od. Rehabilitationsprozessen, bei denen die Funktionen eines verletzten Gehirnareals von einem anderen übernommen werden, eine Rolle. **2.** Bez. der Tiefenpsychologie*, die beschreibt, dass psychische Mängel (z. B. Minderwertigkeitsgefühl*) durch das Anstreben der Vollwertigkeit od. Überwertigkeit kompensiert bzw. überkompensiert werden können; vgl. Individualpsychologie.

Kom|pensation|stherapie (Kompensation*) *f*: (engl.) *compensation therapy*; Sammelbez. für neuropsychologisches Behandlungsverfahren zur Verbesserung individueller Bewältigungsstrategien* bei beeinträchtigten Funktionen in den Bereichen Aufmerksamkeit, Gedächtnis, Wahrnehmung u. Denken, wenn eine Funktionsrestitution nicht mehr möglich ist; z. B. Realitätsanpassung u. -überprüfung, kognitive Bewältigung, Erwerb von Kompensationsstrategien wie Gedächtnisstrategien od. das Erlernen der Braille-Schrift.

Kom|petenz (lat. competentia Zusammentreffen) *f*: (engl.) *competence*; Fähigkeit u. Wissen od. Zuständigkeit eines Menschen in einem bestimmten Bereich; **1.** Selbstkompetenz: Umgang mit Krisensituationen, insbes. Krankheiten, od. biographischen u. familiären Veränderungen; vgl. Selbstmanagement; **2.** Beziehungskompetenz: Fähigkeit zu Empathie u. Kooperation im partnerschaftlichen Umgang mit anderen Personen; **3.** soziale Kompetenz*; **4.** interkulturelle Kompetenz*; **5.** Alltagskompetenz*; **6.** Problemlösungskompetenz; s. Problemlösungsfähigkeit; **7.** Handlungskompetenz*. Vgl. Kompetenzansatz.

Kom|petenz|ansatz (Kompetenz*): (engl.) *base competence*; Konzept, das die Fähigkeiten einer Person, die zur Bewältigung einer bestimmten Situation, Erkrankung od. psychischen Störung beitragen können (s. Ressourcen), fokussiert; umfasst u. a. kognitive, soziale, motivationale u. volitionale Kompetenzen; Ursachen u. mögliche Einschränkungen durch die Erkrankung (i. S. des Defizitansatzes) sind in diesem Kontext nicht relevant.

Kom|petenz|erwartung (Kompetenz*): (engl.) *competence expectation*; s. Selbstwirksamkeit.

Kom|petenz, inter|kulturelle (Kompetenz*) *f*: (engl.) *intercultural competence*; Fähigkeit zu sensibler, adäquater Kommunikation u. entsprechendem Verhalten im Kontakt mit Personen aus fremden, v. a. nichteuropäischen Kulturkreisen; umfasst Beachtung der Unterschiede in den Bereichen Wahrnehmung, Denken, Gefühlswelt u. Verhalten; in der Psychotherapie in Bezug auf die therapeutische Beziehung* von großer Bedeutung; zur Etablierung eines erfolgreichen Arbeitsbündnisses mit dem Patienten ist meist die Kenntnis der Hauptmerkmale einer Kultur ausreichend. **Dimensionen von Kulturanalyse** für die Psychotherapie könnten sein: **1.** Auffassung der Gestaltung von interpersonellen Beziehungen, gleich- u. andersgeschlechtlich (z. B. im Islam); **2.** Bedeutung von Gesten u. Mimik (in Asien sehr verschieden zu Westeuropa); **3.** Empfinden von sozialen Hierarchien u. Machtverhältnissen im Alltag (z. B. Arzt*-Patient-Beziehung); **4.** Ausmaß der familiären Bindung u. Kontrolle; **5.** religiöses Empfinden u. wichtige Wertvorstellungen.

Kom|petenz|netze, medizinische (Kompetenz*): (engl.) *medical networks*; überregionaler Zusammenschluss von Forschungseinrichtungen, Wissenschaftlern, klinisch tätigen u. niedergelassenen

Ärzten, Patientenorganisationen u. Institutionen zu definierten Krankheitsbildern (z. B. Depression, Demenz, Schizophrenie, Schlaganfall, Parkinson-Syndrom), die durch eine hohe Morbidität od. Mortalität gekennzeichnet sind; basieren auf der Forschungsförderung durch das deutsche Bundesministerium für Bildung, Wissenschaft u. Forschung; **Ziel:** innovative, multidisziplinäre Gesundheitsforschung mit deutlichem Mehrwert für Qualität u. Ergebnisorientierung von Forschung, ärztlicher Aus- u. Weiterbildung u. Gesundheitsversorgung; Aufbau effizienter Kommunikationsstrukturen u. einer interdisziplinären Arbeitskultur von Ärzten, Wissenschaftlern, Patientenorganisationen u. Regulierungsbehörden zur bundesweiten Wahrnehmung u. Umsetzung der Ergebnisse der Kompetenznetze.

Kom|petẹnz, sozia̲le (Kompetenz*) *f*: (engl.) *social competence*; Bereitschaft u. Fähigkeit, soziale Beziehungen zu leben u. zu gestalten, Zuwendungen u. Spannungen zu erfassen, zu verstehen sowie sich mit Anderen rational u. verantwortungsbewusst auseinanderzusetzen u. zu verständigen; soziale Kompetenz umfasst: **1.** Selbstbild* (korrektes Wahrnehmen u. Akzeptieren eigener sozialer Bedürfnisse); **2.** (kognitive) Pläne u. Strategien zur Befriedigung der eigenen Bedürfnisse unter Berücksichtigung der Bedürfnisse Anderer; **3.** soziale Fertigkeiten: **a)** soziale Kontakte beginnen, aufrechterhalten u. beenden können; **b)** positive u. negative Gefühle erkennen, ausdrücken u. annehmen; **c)** berechtigte Forderungen äußern u. durchsetzen; unberechtigte Forderungen ablehnen; **4.** erfolgreiches Ausführen des Verhaltens (soziale Motivation, keine unangemessenen Ängste u. Hemmungen). Sozialkompetentes Verhalten bewegt sich dabei zwischen den Extremen ängstlich/unsicheres u. aggressives Verhalten u. umfasst verbale u. nonverbale Komponenten wie Stimme, Sprachstil, Körperhaltung, Gestik, Mimik u. räumliche Distanz. Defizite sozialer Kompetenz sind meist mit geringer Selbstsicherheit* verknüpft u. treten häufig in Konfliktsituationen auf. Soziale Kompetenz beeinflusst u. a. Empathie*, Kommunikationsfähigkeit, Kontaktfähigkeit, Konfliktfähigkeit, Konsensbereitschaft u. Teamfähigkeit. Förderung od. Entwicklung von sozialer Kompetenz ist Ziel von verhaltenstherapeutischen Selbstsicherheitstrainings durch den Abbau von sozialen Ängsten u. den Aufbau sozialer Fähigkeiten (s. Training sozialer Kompetenz).

Kom|petẹnz|training, emotiona̲les (Kompetenz*): (engl.) *emotional skills training*; s. Emotionsregulationstraining.

Kompetẹnz|training, sozia̲les (Kompetenz*): (engl.) *assertiveness training*; Training* sozialer Kompetenz.

Kom|plementä̲r|medizin (lat. complemẹntum Ergänzung; ạrs medici̲na ärztliche Kunst) *f*: (engl.) *complementary medicine*; Bez. für eine medizinische Richtung, die bestimmte diagnostische u. therapeutische Verfahren, die z. T. außerhalb der klassischen Schulmedizin stehen (u. daher auch als alternative Heilverfahren bezeichnet werden), ergänzend zur Schulmedizin (u. nicht anstatt dieser) einsetzt; Grundlagen bilden verschiedene Gesichtspunkte von Selbstheilungsvorgängen, deren Anregung u. Förderung, Adaptation, Förderung der Widerstandskräfte u. Autonomie, Empowerment, Reiz-Reaktions-Prinzipien od. Normalisierung. Verfahren sind z. B. Anthroposophische Medizin, TCM* (einschließlich Akupunktur* u. Akupressur*), Ayurveda, Naturheilkunde, vielfältige Verwendung von Arznei- u. Heilpflanzen (Phytotherapie, Aromatherapie, Spagyrik od. Bachblütentherapie), Ernährungstherapien, körperorientierte Therapieverfahren (z. B. Entspannungsmethoden*, Relaxation u. Visualisierung) od. auch Formen des medialen Heilens*.

Kom|plemẹnt-Re|zẹptor 1 (lat. complemẹntum Ergänzung; Rezeptoren*) *m*: (engl.) *complement receptor 1*; s. CR1.

Kom|plẹx (lat. complẹxus Umfassen) *m*: (engl.) *complex*; (psychoanalyt.) Bez. (C. G. Jung) für Vereinigung mehrerer gefühlsbetonter Vorstellungen u. Erinnerungen, die aufgrund konflikthafter zwischenmenschlicher Beziehungserfahrungen mit ähnlichem Grundthema in der Kindheit entstehen u. wegen ihrer negativen Gefühlsqualität häufig aus dem Bewusstsein verdrängt sind; der Komplex wirkt auf versch. psychologischen Ebenen (Emotionen, Erinnerungen, Erwartungen, Verhaltensformen) strukturierend; z. B. Mutterkomplex*, Vaterkomplex*, Elektra*-Komplex, Ödipus*-Komplex; **klin. Bedeutung:** Komplexe können als Fehlleistung*, Neurose* od. Zwangsvorstellung* zum Ausdruck kommen.

Kom|plexitä̲ts|re|duktion (Komplex*; lat. redụctio Zurückführung) *f*: (engl.) *reduction of complexity*; Oberbegriff für Maßnahmen zur Vereinfachung od. Gewichtung von Problemlagen zur Herstellung von Überschaubarkeit u. Ökonomisierung bei der Suche nach Lösungen; in der Psychotherapie* eine notwendige allgemwine, auch diagnostische Strategie, die v. a. in sozialen Systemen, z. B. im Rahmen von familientherapeutischen Maßnahmen, zur Anw. kommt (z. B. Familienaufstellung, um durch Körperhaltungen u. Aufstellung zueinander Problem erhaltende Kommunikationsmuster nonverbal sichtbar zu machen).

Kom|plikatio̲ns|modell (lat. complica̲re, complica̲tus verwickeln) *n*: (engl.) *complication model*; Erklärungsmodell zur Komorbidität* von Persönlichkeitsstörungen*, das davon ausgeht, dass diese sich als Ergebnis einer andauernden od. latenten Störung auf der Achse I des DSM* entwickeln; vgl. Kontinuitätsmodell.

Kom|pulsio̲n (lat. compulsio das Zusammenschlagen) *f*: (engl.) *compulsion*; s. Zwangshandlung.

Ko|natio̲n (lat. conatio das Bemühtsein, Anstrengung) *f*: (engl.) *conation*; Bemühtsein, Wollen, Streben; entscheidungsbezogene Intention, aus eigenem Antrieb heraus z. B. eine Handlung vorzunehmen.

ko|nativ (Konation*): (engl.) *conative*; auf den Willen bezogen, strebend, antriebhaft.

Kon|ditionierung (lat. conditio Bedingung, Beschaffenheit): (engl.) *conditioning*; (physiol./psychol.) Erzeugen einer konditionierten Reaktion* durch Lernen*; **Grundformen** sind: **1.** klassische Konditionierung*; **2.** operante Konditionierung*. Der Lerninhalt der Konditionierung kann durch Extinktion* gelöscht (d. h. verlernt) werden.

Kon|ditionierung, instrumentelle (Konditionierung*): (engl.) *instrumental conditioning*; operante Konditionierung*.

Kon|ditionierung, intero|zeptive (Konditionierung*): (engl.) *interoceptive conditioning*; Bez. für eine Form der klassischen Konditionierung*, bei welcher der konditionierte od. unkonditionierte Reiz aus einem der folgenden Systeme stammt: endokrinologisches, kardiovaskuläres, respiratorisches, gastrointestinales, elektrodermales od. muskuläres System; **klin. Bedeutung:** insbesondere bei Panikstörung* bedeutsam, da Panikanfälle durch interozeptive Konditionierungsprozesse ausgelöst werden können.

Kon|ditionierung, klassische (Konditionierung*): (engl.) *classical conditioning*; zuerst von I. Pawlow beschriebene Form der Konditionierung* als Lernprozess, bei der ein ursprünglich neutraler Reiz mit einem unkonditionierten Reiz* wiederholt kombiniert wird u. in deren Verlauf der konditionierte Reiz* ohne Kopplung an den unkonditionierten Reiz eine (spezifische) konditionierte Reaktion* auslöst (s. Abb.); Konditionierung beruht nicht auf der gemeinsamen Darbietung, sondern findet nur statt, wenn der konditionierte Reiz einen validen Prädiktor für den unkonditionierten Reiz darstellt. **Klin. Bedeutung:** Klinische Störungen, insbes. Angststörungen*, beginnen häufig mit einer aversiven klassischen Konditionierungserfahrung (traumatische Erlebnisse wie z. B. Kriegserfahrung, Unfall, unerwarteter Angstanfall, Schmerzen), bei denen eigentlich harmlose Reize mit dem aversiven Ereignis gekoppelt werden u. dann später eigenständig starke Angstreaktionen hervorrufen.

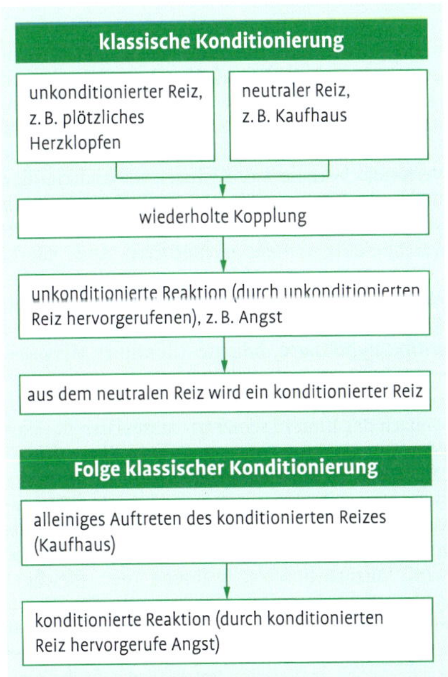

Konditionierung, klassische

Kon|ditionierung, operante (Konditionierung*): (engl.) *operant conditioning*; syn. instrumentelle Konditionierung; sog. Lernen am Erfolg, instrumentelles Lernen, operantes Lernen; Form der Konditionierung*, bei der die Auftretenswahrscheinlichkeit von Verhalten durch seine Konsequenzen erhöht od. erniedrigt wird; Verknüpfung einer (auch zufällig ausgeführten) Handlung od. Verhaltensweise mit verstärkenden Reizen (s. Verstärker) hat eine Verhaltensänderung i. S. einer Wiederholungs- (bei positiver Verstärkung*) bzw. Vermeidungstendenz (bei negativer Verstärkung u. Bestrafung*) zur Folge (s. Abb.). **Vertreter:** z. B. Thorndike, Skinner, Guthrie, Horton; **klin. Bedeutung:** kurzfristige Konsequenzen sind verhaltenswirksamer als langfristige. Deswegen finden die unmittelbaren Konsequenzen besondere Beachtung bei der Erklärung u. Modifikation der Störung. So wissen z. B. Patienten mit einer Phobie, dass ihr Vermeidungsverhalten übertrieben ist u. sie in ihrer Lebensqualität einschränkt (langfristige negative Konsequenzen). Doch die unmittelbare Reduktion ihrer (Erwartungs-)Angst, wenn sie die gefürchtete Situation vermeiden, bestimmt ihr Verhalten. Für den Verlauf der Therapie selbst ist es wichtig, erwünschtes Verhalten (z. B. die Einhaltung von Abmachungen, Erreichen von Zwischenzielen) zu verstärken u. die Patienten zur Selbstverstärkung anzuhalten. So werden z. B. bei Programmen zur Raucherentwöhnung od. zur Reduktion von Übergewicht Belohnungen (z. B. Theaterbesuch) systematisch geplant, mit denen die Teilnehmer das Erreichen von Zwischenzielen in der Verhaltenskontrolle selbst verstärken. Insgesamt geht es in der Therapie Erwachsener v. a. darum, ihnen die Prinzipien des operanten Konditionierens zu erläutern u. sie zur systematischen Anwendung dieser Prinzipien i. S. von Selbstbeobachtung*, Selbstbewertung u. Selbstverstärkung anzuleiten. Vgl. Lernen durch Versuch und Irrtum.

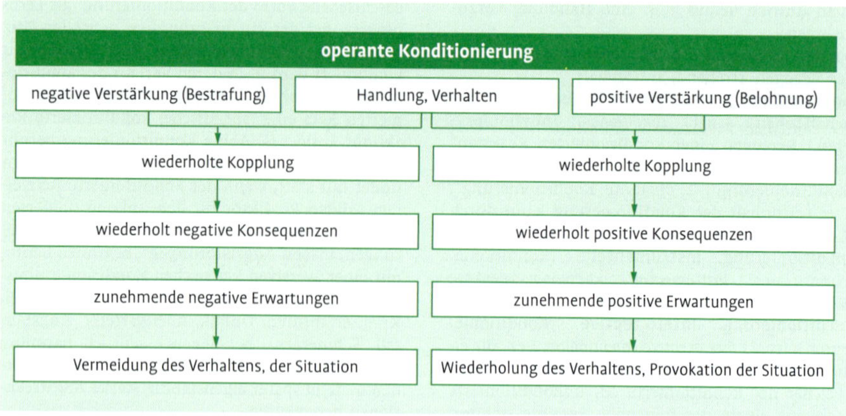

Konditionierung, operante

Kon|ditionierungs|defizit (Konditionierung*; Defizienz*) *n*: (engl.) *conditioning deficit*; Unfähigkeit od. Beeinträchtigung, Reaktionen auf Konditionierungsreize zu hemmen, die mit Strafe od. fehlender Verstärkung* assoziiert sind (Gray); **Vork.:** u. a. bei Schizophrenie u. ADHS*. Vgl. Konditionierung, operante.

Kon|fabulation (lat. confabulari vertraulich plaudern) *f*: (engl.) *confabulation*; Überspielen von Gedächtnislücken durch Erzählen meist zufälliger Einfälle, die der Betroffene selbst für Erinnerungen hält; im Gespräch auffällig durch variierende Schilderungen zurückliegender Geschehnisse od. voneinander abweichende Antworten auf dieselbe Frage; **Vork.:** z. B. bei Hirnatrophie*, organisch bedingter Psychose* u. bei kognitiven Beeinträchtigungen durch chron. Alkoholabhängigkeit* (hier v. a. beim Korsakow*-Syndrom). Vgl. Gedächtnisstörung; Pseudologia phantastica.

Kon|fabulose (Konfabulation*; -osis*) *f*: (engl.) *confabulosis*; Form der organisch bedingten Psychose*, bei der Konfabulationen* im Vordergrund stehen; **Vork.:** bei degenerativer, traumatischer od. toxischer Hirnläsion, Infektion (Fleckfieber, Typhus) od. Alkoholdelir*.

Kon|fidenz|inter|vall (lat. confidere vertrauen) *n*: (engl.) *confidence interval*; statistischer Vertrauensbereich, der die Unsicherheit einer Schätzung berücksichtigt; ein 95 %-Konfidenzintervall gibt den Bereich an, in dem mit 95 %iger Wahrscheinlichkeit das wahre Ergebnis liegt; das Konfidenzintervall verengt sich mit dem Umfang der Stichprobe.

Konflikt (lat. confligere zusammenschlagen, -stoßen) *m*: (engl.) *conflict*; (psychol.) Zusammentreffen von gegensätzlichen u. nicht zu vereinbarenden Motiven u. Interessen od. gegenläufigen Verhaltenstendenzen; ggf. mit der Folge psychischer Störungen (z. B. Belastungsstörung, Anpassungsstörung, Stressreaktion); **Formen: 1.** intrapsychischer Konflikt*; **2.** interpersoneller Konflikt*; **3.** motivationaler Konflikt*.

Konflikt|gespräch (Konflikt*): (engl.) *conflict-oriented discourse*; Gespräch, das der Lösung intrapsychischer od. interpersoneller Orientierungs- od. Bedürfnisgegensätze od. dem Aufbau von Fähigkeiten dient, solche generell bewältigen zu können; gefolgt von Maßnahmen, die der Lösung des Konflikts durch eine Vorgabe des weiteren Vorgehens u. die Entwicklung von zufriedenstellenden Kompromissen mit Hilfe von Entscheidungsanalysen (Abwägen von Prioritäten u. Vor- u. Nachteilen) dienen; i. d. R. unterstützt durch einen Moderator bzw. Mediator; kann durch Laien (z. B. kirchliche Vertreter, Vorgesetzte, Richter) od. fachkundige Berater (z. B. in psychosozialen Einrichtungen, in selbständiger Praxis auch von Rechtsanwälten) durchgeführt werden; psychotherap. Anw. häufig in systemischen u. verhaltenstherapeutischen Therapieansätzen. Vgl. Partner-Konflikt-Gespräch; Konfliktmanagement.

Konflikt|hypo|these, ödipale (Konflikt*; Hypothese*) *f*: (engl.) *oedipal conflict hypothesis*; zentrale Hypothese der psychoanalytischen Theorie S. Freuds, wonach das Kind in seiner psychosozialen u. sexuellen Entwicklung eine sog. ödipale Phase durchlaufen soll (s. Entwicklungsphasen), für die angenommen wird, dass im triangulären Beziehungsverhältnis von Kind u. Eltern der gegengeschlechtliche Elternteil zum Objekt libidinöser Wünsche wird (Inzestwunsch*), während der gleichgeschlechtliche Elternteil Objekt rivalisierender u. aggressiver Strebungen wird (Todeswünsche): Der Knabe soll seine Mutter begehren u. fürchtet die Rache seines rivalisierten Vaters (Konzept der Kastrationsangst*). Die positive Auflösung dieses Konflikts soll über die Identifikation mit dem Vater führen, die zur Grundlage der Über*-Ich-Entwicklung im Kind werden soll. Empirisch nicht adäquat bestätigt. Vgl. Ödipus-Komplex.

Konflikt|inszenierung (Konflikt*): **1.** (engl.) *conflict enactment*; bewusste Planung u. Gestaltung konflikthafter Situationen i. R. der therap. Intervention, um dem Patienten in Kooperation mit dem Therapeuten Perspektiven für die Lösung bestehender Konflikte* zu eröffnen (z. B. im Psychodrama*); vgl. Konfliktlösung. **2.** (psychoanalyt.) meist unbewusste Gestaltung von Situationen, das „In-Szene-Setzen" von Konflikten, um auf Verletzungen, Traumata u. bestehende intrapsychische Konflikte* hinzuweisen; **klin. Bedeutung:** Unbewältigte Konflikte werden v. a. in der Psychoanalyse als Ursache für die Entwicklung einer Neurose, Persönlichkeitsstörung od. Verhaltensstörung angesehen.

Konflikt, inter|personeller (Konflikt*) *m*: (engl.) *interpersonal conflict*; Konflikt* zwischen 2 od. mehreren Personen od. Gruppen, bei dem die Akteure versuchen, den eigenen Willen gegen den Widerstand Anderer durchzusetzen; z. B. sind familiäre Konflikte (interpersoneller Konflikt, der sich auf die Kernfamilie beschränkt) häufig Gegenstand der Paar- u. Familientherapie.

Konflikt, intra|psychischer (Konflikt*) *m*: (engl.) *intrapsychic conflict*; Konflikt*, der durch den Widerstreit gegensätzlicher Interessen innerhalb einer Person zustande kommt; **Formen:** (nach K. Lewin) **1. Appetenzkonflikt** (syn. Appetenz-Appetenz-Konflikt, Annäherungs-Annäherungs-Konflikt): Entscheidung zwischen 2 od. mehr positiven Alternativen; **2. Aversionskonflikt** (syn. Aversions-Aversions-Konflikt, Vermeidungs-Vermeidungs-Konflikt): Entscheidung zwischen 2 od. mehr negativen Alternativen; **3. Appetenz-Aversions-Konflikt** (syn. Annäherungs-Vermeidungs-Konflikt, Ambivalenzkonflikt): Das Objekt od. die gewählte Entscheidung/Verhaltensweise hat gleichzeitig positive u. negative Konsequenzen u. löst sowohl Tendenzen der Annäherung als auch der Vermeidung aus. **Vork.:** Intrapsychische Konflikte treten z. B. bezüglich der sozialen Rollen* einer Person auf: s. Rollenkonflikt. **Klin. Bedeutung:** I. R. psychodynamischer Theorien wurden unbewusste, latente u. damit unbewältigte intrapsychische Konflikte als Ursache für die Entwicklung einer Neurose, Persönlichkeitsstörung od. Verhaltensstörung angesehen. Aus dieser Theorie wurde die inzwischen empirisch widerlegte Vorhersage der Symptomverschiebung* bei Symptomreduktion* ohne Konfliktbewältigung abgeleitet. Aktuell kommt intrapsychischen Konflikten eine wichtige, aber nicht exklusive Rolle als mögliche auslösende od. aufrechterhaltende Faktoren innerhalb des Kausalgefüges der Ätiologie psychischer Störungen zu. Zudem können intrapsychische Konflikte auch als Folge von Störungen wie z. B. Depression, Angststörung, Abhängigkeit entstehen.

Konflikt|lösung (Konflikt*): (engl.) *conflict solution*; in mehreren Schritten verlaufender Prozess zur Lösung von Konflikten*; i. R. der therap. Intervention (z. B. kognitiver Verhaltenstherapie, Gesprächspsychotherapie) gezielt gestaltete u. therapeutisch begleitete Ausführung einzelner Lösungsschritte bis zur vollständigen Lösung bestehender u. diagnostizierter Konflikte (z. B. interpersonelle Konflikte* im persönlichen Umfeld, z. B. mit Familie, Freunden od. anderen persönlich bedeutsamen Personen); **Schritte: 1.** Identifizierung des Konflikts; **2.** Beschreibung des Konflikts (Konfliktanalyse); **3.** Verstehen der Ziele u. Absichten der Konfliktbeteiligten; **4.** Fokussierung möglicher Lösungen u. Lösungswege. Die erfolgreiche Konfliktlösung hat salutogene Wirkung, eine nicht erfolgreiche Konfliktlösung wird als problemhaft u. belastend erlebt. Vgl. Problemlösung; Mediation.

Konflikt|management (Konflikt*) *n*: (engl.) *conflict management*; Maßnahmen zum Abbau, zum Handling od. zur Vermeidung eskalierender zwischenmenschlicher Orientierungs- od. Bedürfnisgegensätze zwischen verschiedenen Parteien durch Konfliktberatung, Konfliktgespräche* od. Mediation* durch geschulte Laien od. Fachpersonal; dazu gehören Kommunikationsverbesserung, Machtausgleich in hierarchischen Strukturen durch vorübergehende Parteinahme (z. B. für einen kommunikativ schwachen Partner), Abbau vergangener Kränkungen, Perspektivenwechsel, Suche nach dem kleinsten gemeinsamen Nenner, Konflikttransformation (Reframing*), Vermeidung von Gesichtsverlust, Berücksichtigung intrapsychischer Anteile; **Anw.:** insbes. in Paarpsychotherapie* u. Gruppenpsychotherapie*.

K

Konflikt|modell, objekt|beziehungs|theoretisches (Konflikt*) *n*: (engl.) *theoretic object relationship conflict model*; psychodynamisches Modell* zur Entstehung u. Aufrechterhaltung psychischer Störungen; Bedeutung aus psychoanalyt. Sicht insbes. bei Entwicklung von Suchterkrankungen u. Persönlichkeitsstörungen* als sog. frühe Störungen; Ergänzung des strukturellen Konfliktmodells* um Überlegungen, die insbes. für die frühe Kindheit (bis zum 3. Lebensjahr) relevant sind: die postulierten psychischen Instanzen sind in dieser Phase noch nicht ausgereift, eine Unterscheidung zwischen dem Selbst (die eigene Person) u. dem Objekt (die andere Person) erfolgt nur unvollständig, konflikthafte od. traumatische Beziehungserfahrungen (insbes. zu den primären Bezugspersonen in der Familie) werden nachfolgend in pathogener Weise in das Selbst einer Person integriert; relevante Abwehrmechanismen, die in der Folge zur Symptombildung beitragen, sind Projektion* u. Verdrängung*. **Hinweis:** wissenschaftliche Belege fehlen weitgehend.

Konflikt|modell, psycho|dynamisches (Konflikt*) *n*: (engl.) *psychodynamic conflict model*; s. Modell, psychodynamisches.

Konflikt|modell, strukturelles (Konflikt*) *n*: (engl.) *structural conflict model*; psychodynamisches Konfliktmodell zur Entstehung u. Aufrechterhaltung psychischer Störungen, das unzureichend gelöste innere (unbewusste) Konflikte als strukturelle Ursache für die (neurotische) Symptombildung betrachtet; Hintergrund ist das Strukturmodell* psychischer Instanzen (S. Freud); Störungen der Psychodynamik zwischen den Instanzen Es*, Ich* u. Über*-Ich führen zur Symptombildung: die unzureichend gelösten intrapsychischen Konflikte* bestehen zwischen dem Es (als Instanz für die Triebwünsche) u. dem Ich (als vermittelnder Instanz zwischen den Triebwünschen des Es u. der Lebenswelt des Ich); bestehende Werte u. Normen verhindern die unmittelbare Erfüllung der Triebwünsche u. das Ich sucht nach einer angemessenen Art der Realisierung; misslingt dies, kommt es zur Symptombildung (z. B. durch Verdrängung*). Das strukturelle Konfliktmodell soll im Gegensatz zum objektbeziehungstheoretischen Konfliktmodell* v. a. für die Ätiologie psychischer Störungen relevant sein, da der psychoanalyt. Entwicklungstheorie zufolge dann die psychischen Instanzen ausreichend ausgereift sind. **Hinweis:** Weder für das Instanzenmodell, noch für den hier beschriebenen Mechanismus der Symptombildung als ätiologisch bedeutsame Prozesse liegen ausreichend empirische Evidenzen vor.

K

Konflikt, motivationaler (Konflikt*) *m*: (engl.) *motivational conflict*; Konflikt*, der zustande kommt, wenn die Verfolgung eines bestimmten Ziels od. ein bestimmter Wunsch gleichzeitig die Verfolgung eines anderen Ziels od. die Erfüllung eines anderen Wunsches unmöglich macht; entsteht, weil mind. 2 Handlungsalternativen existieren, aber keine der Alternativen realisiert werden kann (konfligierende Verhaltenstendenzen). Vgl. Konflikt, intrapsychischer.

Konflikt|per|spektive (Konflikt*; Perspektivität*) *f*: (engl.) *conflict perspective*; Bez. (K. Grawe) für die Betonung bestehender motivationaler Konflikte* des Patienten i. R. der therapeutischen Arbeit; unter der Konfliktperspektive ist es das Ziel, bestehende Konflikte unter Herausarbeitung u. Berücksichtigung der Wünsche, Hoffnungen u. Ziele des Patienten zu lösen.

Konflikt|verarbeitung, neurotische (Konflikt*): (engl.) *neurotic conflict processing*; zentraler Begriff der psychoanalyt. Neurosenlehre, nach der Neurosen* durch gescheiterte Versuche, innere Konflikte zu verarbeiten u. zu lösen, entstehen; **Kennzeichen:** zentrale Bedeutung hat die Angst, von der sich eine Person bedroht fühlt (z. B. negative Bewertung durch Andere), welche die Person hindert, eigene Ziele zu verfolgen u. dazu führt, dass sich die Person eigene Wünsche versagt, da sich deren Erleben als konfliktträchtig u. nicht erfüllbar erweist; führt in der Folge zu pathogenen intrapsychischen Konflikten* u. zur neurotischen Symptombildung.

Konformismus (Konformität*) *m*: (engl.) *conformism*; s. Konformität.

Konformität (lat. conformis gleichförmig, ähnlich) *f*: (engl.) *conformity*; Konformismus; Angepasstheit von Individuen an Merkmale der Referenzgruppe (z. B. Normen, Einstellungen, Ziele, Kleidung), verstärkt durch Gruppendruck* und Groupthink*; z. T. auch als Persönlichkeitsmerkmal* aufgefasst, das konformes Verhalten in Gruppensituationen begünstigt, wobei ständig den Gruppenerwartungen zuwiderlaufendes Verhalten als Subtyp der Konformität gilt. Vgl. Asch-Experiment.

Kon|frontation (lat. confrontare gegenüberstellen) *f*: **1.** (engl.) *confrontation*; syn. Exposition; (psychotherap.) Annäherung an Angst auslösende, vermiedene Situationen, Bilder od. Gedanken, meist unter psychotherap. Schutz; **Ziel:** die in der Situation auftretende gelernte Angstreaktion durch Habituation* löschen; **Formen: I.** nach Art der präsentierten Situation: **a)** Konfrontation in vivo: tatsächliches Aufsuchen od. Herstellen der Angst auslösenden Situation; **b)** Konfrontation in sensu: Kontakt mit vermiedenen Situationen od. Bildern in der Phantasie od. durch Imagination*; v. a. dann indiziert, wenn eine Angst auslösende Situation in der Realität schwierig herzustellen ist (z. B. Gewitter) od. eine Konfrontation in vivo mit erheblichen Risiken verbunden wäre; cave: Retraumatisierung durch Überflutung mit sich aufdrängenden Bildern; **II.** nach Art der Präsentation: **a)** graduelle Konfrontation; **b)** massierte Konfrontation; **Anw.:** (klin.) Konfrontationstherapie*; **2.** (psychoanalyt.) Intervention, welche die Aufmerksamkeit des Patienten auf Handlungs- od. Erlebnisinhalte bzw. Bezüge od. Widersprüche zwischen diesen lenkt; geht der Klärung* u. Deutung* voraus.

Kon|frontation in sensu (Konfrontation*) *f*: (engl.) *confrontation in sensu*; s. Konfrontation.

Kon|frontation in vivo (Konfrontation*) *f*: (engl.) *confrontation in vivo*; s. Konfrontation.

Kon|frontations|therapie (Konfrontation*) *f*: (engl.) *confrontation therapy*; Sammelbez. für verhaltenstherap. Interventionstechniken unter Anw. von Konfrontation*; **Formen:** passive Densibilisierung*, Habituationstraining*, Implosion*, Flooding*; Unterscheidung anhand des Vorgehens u. der Situation: s. Tab.; **Ind.:** z. B. Angst- u. Zwangsstörungen; **Wirksamkeit:** Alle Formen der Konfrontationstherapie sind sehr wirksam (s. Abb.), insbes. auch bei langen Katamnesen.

Konfrontationstherapie
Formen in Abhängigkeit von präsentierter Situation und Vorgehen

Konfrontation	in sensu	in vivo
graduell	passive Desensibilisierung	Habituationstraining
massiert	Implosion	Flooding

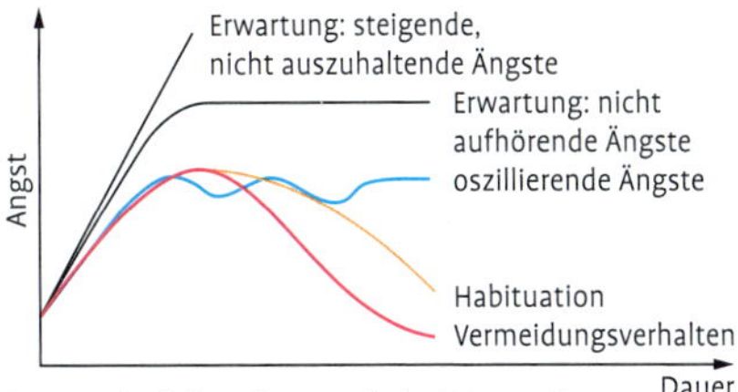

Angstverlauf ohne therapeutische Intervention

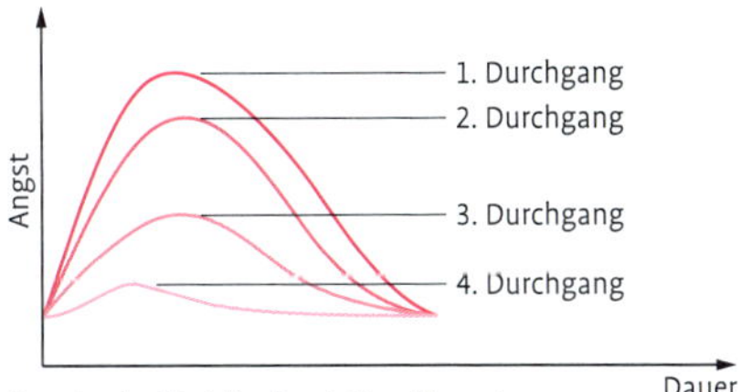

Angstverlauf bei Konfrontationstherapie

Konfrontationstherapie: Angstverläufe bei generalisierter Angststörung ohne u. mit therapeutischer Intervention

Kon|fundierung (lat. confundere zusammengießen, vermischen): (engl.) *confounding*; Bez. für die Tatsache, dass ein Outcome* od. das untersuchte Phänomen von 2 od. mehr Variablen* beeinflusst wird; wird zur Untersuchung des Einflusses eines Faktors auf einen Outcome nach einer dritten Variablen kontrolliert u. wird der Bias* dadurch geringer, wird diese dritte Variable als **konfundierende Variable** bezeichnet; s. Störvariable.

kon|genital (Co-*; lat. genitus geboren, entstanden): (engl.) *congenital*; s. angeboren.

Kon|gruenz (lat. congruentia Übereinstimmung) *f*: (engl.) *congruence*; Echtheit, Authentizität; (psychol.) Therapeutenvariable* in der Gesprächspsychotherapie*, nach welcher der Therapeut dem Patienten gegenüber als authentische, echte u. kongruente Person auftritt; **Voraussetzungen: 1.** Therapeut hat Zugang zu seinem eigenen Erleben in der Therapie u. kann alle Erfahrungen, die der Patient bei ihm auslöst, auch bewusst erleben u. ggf. mitteilen, wenn es ihm zweckmäßig erscheint, z. B. um das eigene Erleben od. die Therapeut-Patient-Beziehung (s. Arzt-Patient-Beziehung) zu verdeutlichen. **2.** Übereinstimmung von innerem Erleben des Therapeuten mit dem gezeigten Verhalten (Mimik, Gestik, Worte). **Ziel:** Förderung der therapeutischen Beziehung* u. der Selbstexploration des Patienten. Das Ausmaß der Kongruenz ist abhängig von Persönlichkeit u. Störung des Patienten sowie der Therapiephase u. sollte dem therapeutischen Prozess dienen. Vgl. Selbstkongruenz; Stimmungskongruenz; Inkongruenz.

Kon|klusivität (lat. concludere abschließen) *f*: (engl.) *conclusiveness*; Schlüssigkeit; Ausmaß, in dem die Variation der abhängigen Variable* auf die Variation der unabhängigen Variable zurückgeführt werden kann; wie Generalisierbarkeit* wesentliches Kriterium der Beurteilung der Aussagekraft experimenteller Untersuchungen; vgl. Validität.

Kon|kordanz (lat. concordantia Übereinstimmung) *f*: (engl.) *concordance*; Übereinstimmung von Merkmalen; z. B. phänomenologische Übereinstimmung bei Zwillingen bezüglich Merkmal X (z. B. Haarfarbe), Konkordanz im Bereich der Datenerfassung: Übereinstimmung von unterschiedlichen Datengebern (z. B. Lehrer u. Eltern sind sich bezüglich Leistungsbeurteilung von X einig).

kon|natal (Co-*; lat. natalis Geburts-): (engl.) *connatal*; s. angeboren.

Kon|nektionismus (Konnektivität*) *m*: (engl.) *connectionism*; Theorie, die in der Verbindung von Reiz* u. Reaktion* die Grundlage des Verhaltens* sieht; vgl. Behaviorismus.

Kon|nektivität (lat. connexio Verbindung) *f*: (engl.) *connectivity*; synchronisierte Nervenzellaktivität (s. Synchronie) in ggf. weit über das Gehirn verteilten neuronalen Netzwerken*; tritt auf in Ruhe, bei der Bearbeitung von Aufgaben bzw. beim Befolgen von Instruktionen; weit verzweigte Interaktion belegt, dass Hirnzustände u. -leistungen auf weit verzweigten Netzwerken, nicht auf lokal begrenzten neuronalen Aktivitäten beruhen; setzt Verbindungen zwischen den Komponenten eines Netzwerks u. zwischen den Netzwerken voraus (u. a. lange Faserverbindungen; makroskopisch: weiße Substanz). Funktionell werden diese Netzwerke aufgabenabhängig aktiviert u. bilden so abhängig vom jeweiligen Zustand des Gehirns zeitlich kohärente Netwerke (engl. temporally coherent networks, Abk. TCN); z. B. **1.** Aktivierung der gleichen Areale beider Hemisphären bei akustischer Wahrnehmung (s. Heschl-Querwindung); **2.** simultative Aktivierung des Default* Mode Networks in Zuständen der Ruhe; **3.** Arbeitsgedächtnis: synchronisierte Aktivierung verschiedener Netzwerke in dorsolateralem Präfrontalkortex, inferiorem Parietalkortex u. Cerebellum; Nachweis: fMRT, PET (früher EEG); Analyse der Synchronizität in den Aktivitätsmustern durch faktorenanalytische (Independent Component Analysis, Abk. ICA) u./od. korrelationsstatistische Verfahren; **klin. Bedeutung:** (Beispiele) **1.** Für Schizophrenie* sind zahlreiche Muster reduzierter u. (evtl. kompensationsinduzierter) gesteigerter Konnektivität beschrieben (z. B. Arbeitsgedächtnis, Default Mode Network). **2.** Akustische Halluzinationen* gehen mit reduzierter funktioneller Konnektivität (Diskonnektivität) zwischen Frontal- u. Temporalhirn einher. **3.** Alzheimer-Krankheit: veränderte Konnektivität im Ruhezustand (Default-Mode-Network); **4.** Reduktion der funktionellen Konnektivität im Alter; erfolgreiche Kompensation (Leistungserhalt) durch simultane Aktivierung des gleichen Areals in der anderen Hemisphäre des

Gehirns. Vgl. Diskonnektivitäts-Hypothese; Bindungsproblem.

Kon|nektivitäts-De|fizit-Hypo|these (Konnektivität*; Defizienz*; Hypothese*) *f*: (engl.) *connectivity deficit hypothesis*; Annahme, dass bei bestimmten psychischen Störungen (z. B. Schizophrenie) od. der Entstehung chronischer Schmerzen neuronale Veränderungen bzw. reduzierte Verbindungen zwischen Gehirnstrukturen eine grundlegende Rolle spielen; empirisch konnte mit bildgebenden Verfahren gezeigt werden, dass bei zahlreichen Störungen eine veränderte neuronale Konnektivität u. gestörte synaptische Erregungsübertragung auftreten. Vgl. Konnektivitäts-Hypothese.

Kon|nektivitäts-Hypo|these (Konnektivität*; Hypothese*) *f*: (engl.) *connectivity hypothesis*; Annahme, dass bei (menschlichem) Verhalten u. dessen Steuerung verschiedene Gehirnareale (s. Rindenfelder) beteiligt sind, die durch neuronale Fasern miteinander in Verbindung stehen; Störung der neuronalen Konnektivität wird als Ursache psychischer Störung vermutet (s. Konnektivitäts-Defizit-Hypothese).

Kon|sensus (lat. consensus Übereinstimmung) *m*: (engl.) *consensus, consent*; auch Konsens; Übereinstimmung von Meinungen, Werten, Zielen od. Normen zwischen Individuen bzw. Gruppen, die nicht explizit als solche festgestellt od. vereinbart sein muss; in der Wissenschaftstheorie wird damit die in einem rationalen Diskurs konsensuell ermittelte (Wahrheits-)Aussage bezeichnet. Expertengruppen werden auch als Konsensusgruppen od. Konsensuskonferenz (s. Konsensustechniken) bezeichnet, wenn der Stand der Wissenschaft auf einem Fachgebiet festgestellt werden soll (z. B. in der Leitlinienentwicklung für therapeutische Standards). **Konsensusprinzip** bezeichnet Entscheidungen durch Übereinstimmung (im Unterschied zum Mehrheitsprinzip).

Kon|sensus|techniken (Konsensus*) *fpl*: (engl.) *consensus techniques*; Verfahren mit dem Ziel, innerhalb einer Gruppe ein einverständliches Ergebnis herbeizuführen; **Einteilung: 1. nominelle Gruppentechnik** (syn. nominaler Gruppenprozess): iterative Konsensustechnik, bei der die anwesenden Gruppenmitglieder (15–20 Experten) schriftlich Antworten auf eine definierte Frage/Problematik formulieren; die Antworten werden gesammelt, anonym der Gruppe zur Verfügung gestellt u. diskutiert. Abschließend werden die besten Antworten zusammengestellt u. hierarchisiert. **2. Delphi-Methode**: iterative, möglichst anonyme u. meist schriftliche systematische Befragung von 50–100 Experten mit dem Ziel, einen konsensfähigen Entwurf (z. B. eine Leitlinie) zu erhalten; die Aussagen werden zusammengefasst u. zur Kommentierung erneut an die Experten verschickt, bis ein Konsens erreicht ist. Die Kontrolle durch ein Leitungsgremium ist hierbei stärker als bei anderen Arten der Konsensbildung, gruppendynamische Effekte sind gering. **3. Konsensuskonferenz**: Konferenz von Experten mit dem Ziel, durch vorformulierte Fragen an alle Konferenzteilnehmer mit nachfolgender Beratung in der Konferenz durch ein Panel u. Expertensprecher Übereinstimmung in der Bewertung von Erkenntnissen zu Behandlungsverfahren zu erreichen. **Hinweis:** Die Wertigkeit der Ergebnisse steigt von 1. zu 3.; durch Einsatz von Konsensustechniken erarbeitete Leitlinien entsprechen der Stufe 2 der Leitlinienentwicklung.

Kon|sequenz|kon|trolle (lat. consequentia Folge; Kontrolle*) *f*: (engl.) *consequence control*; Sammelbez. für verschiedene operante Verfahren, die auf Lernen durch Konsequenz beruhen; z. B. Verstärkung*, Selbstbelohnung u. Selbstbestrafung (z. B. durch Belohnungsentzug), Kontingenzkontrolle*, Token* Economy, operante Bestrafung*, Time*-out.

Kon|siliarius (lat. consiliarius Ratgeber) *m*: (engl.) *consultant*; beratender Arzt; erstellt eine klinische Beurteilung aus seinem Fachgebiet u. empfiehlt spezielle diagnostische u. therapeutische Maßnahmen; in der Psychiatrie ist der Konsilarius i. R. der Liaisonpsychiatrie* u. Konsiliarpsychiatrie* in der Behandlung von Patienten eines Allgemeinkrankenhauses mit psychischen Störungen tätig.

Kon|siliar|psych|iatrie (Konsiliarius*; Psych-*; -iatr*) *f*: (engl.) *consultation psychiatry*; Teilgebiet der Psychiatrie*, das die Beratung nicht psychiatrisch tätiger medizinischer Fachgruppen hinsichtlich Diagnostik u. Therapie komorbider psychischer Störungen bei körperlich kranken Menschen im Allgemeinkrankenhaus umfasst, ggf. mit pharmako- od. (kurz-)psychotherapeutischer Intervention; häufigste Gründe für konsiliarpsychiatrische Beratungen: Suizidalität, Alkoholabhängigkeit*, Delir*, organisch bedingte Störung, somatoforme Störung*, forensische Fragestellungen (Betreuungsindikation, Einwilligungsfähigkeit*).

Kon|sistenz (lat. consistere sich aufstellen, feststehen) *f*: (engl.) *consistency*; Widerspruchslosigkeit, bei psychologischen Tests* Kennwert für die Reliabilität*, d. h. Ausmaß der Homogenität, inwieweit die Items eines Tests insgesamt zur Messung der Eigenschaft beitragen.

Kon|sistenz|ana|lyse (Konsistenz*; Analyse*) *f*: (engl.) *consistency analysis*; s. Reliabilität.

Kon|sistenz|ef|fekt (Konsistenz*; Effektivität*) *m*: (engl.) *consistency effect*; Effekt, der entsteht, wenn eine od. mehrere befragte Personen ihre Antworten innerhalb eines Fragebogens bzw. miteinander in Einklang bringen wollen; bedeutsam bei der Fragebogenkonstruktion, wird bei der Sukzession von Fragen diskutiert (Reihenfolgeeffekte u. a.); auch in der sozialpsychologischen Stereotypenforschung relevant (z. B. stereotypgeleitetes Antwortverhalten).

Kon|sistenz|paradox (Konsistenz*; gr. παράδοχοσ widersinnig) *n*: (engl.) *consistency paradox*; Begriff aus der Sozialpsychologie* für die geringe Konsistenz* von menschlichem Verhalten, die bei der empirischen Überprüfung desselben gefunden wird; intuitive Beobachter sind dagegen überzeugt, dass sie selbst u. andere Personen sich in hohem Maße konsistent verhalten.

Kon|sistenz|theorien (Konsistenz*) *fpl*: (engl.) *theories of consistency, cognitive consistency theories*; syn. Modelle der affektiv-kognitiven Konsistenz; als Kern dieser Theorien wird die Tendenz von Menschen beschrieben, Kognitionen, Gefühle u. Verhalten in Bezug auf einen Gegenstand, die eigene Person od. auch andere Menschen in größtmöglicher Übereinstimmung (konsistent) zu halten; alle Konsistenztheorien gehen davon aus, dass Menschen nach Konsistenz streben; sog. Konsistenzmotiv; Vertreter sind z. B. Heiders Balancetheorie* od. Festingers Theorie der kognitiven Dissonanz*. Einstellungsänderungen können demnach dann eintreten, wenn kognitive Dissonanz, ein als unangenehm erlebter Mangel an Übereinstimmung, vorliegt. Diese kann aber ebenso durch andere Mechanismen vermindert werden, was z. B. in Fehleinschätzungen resultieren kann (z. B. Halo*-Effekt); **klin. Bedeutung:** s. Modell, konsistenztheoretisches.

Kon|solidierung (Co-*; lat. solidare fest machen, zusammenfügen): **1.** (engl.) *consolidation*; Verfestigung i. S. einer nicht weiter fortschreitenden bzw. abheilenden Erkrankung; **2.** Einbettung von encodierten Inhalten in neuronale Netzwerke*, die langfristiges Speichern ermöglicht (s. Encodierung); Mechanismus: Konsolidierung folgt der Hebb*-Lernregel: Abspeicherung erfolgt über Verstärkung/Verdichtung synaptischer Verbindungen (LTP*) u. durch Schwächung/Abbau irrelevanter Verbindungen (LTD*); Voraussetzung: Proteinsynthese, die auch zur Bildung neuer Spines* an den Dendriten führen kann; Ergebnis der Konsolidierung: Engramm*; Lok.: eingeleitet wird Konsolidierung im Hippocampus (Pyramidenzellen CA3, CA1) u. bei emotionalem Inhalt in der Amygdala; Abspeicherung v. a. im Kortex (für episodisches u. semantisches Gedächtnis v. a. Assoziationskortex, z. T. auch limbisches System); Dauer: variabel, vermutlich modalitätsabhängig (Minuten bis Monate); Funktion: langfristige Speicherung für erfahrungsgemäßes Handeln; Speicherung verschiedener Inhalte simultan auf verschiedene, miteinander überlappende, kortikale Netzwerke, was Modifikation u. Assoziation* erlaubt; Abruf* konsolidierter Gedächtnisinhalte möglich; anschließend Rekonsolidierung* nötig, wobei Gedächtnisinhalte (v. a. Assoziationen) modifiziert werden können; **klin. Bedeutung: 1.** Angststörungen gehen auf Konsolidierung des gelernten Zusammenhangs von Angst u. auslösendem Ereignis zurück. Wird ein mit dem ursprünglich angstinduzierenden Reiz verbundener Hinweisreiz wahrgenommen, kann über eine konditionierte Reaktion Angst erlebt werden. **2.** Konsolidierung schafft Neugedächtnis: Ist der Hippocampus z. B. durch Untergang von Zellen bei neurodegenerativen Erkrankungen beeinträchtigt, kann kein Neugedächtnis mehr aufgebaut werden (infolge Störung von Encodierung u. Konsolidierung v. a. Ereignisse aus jüngster Zeit betreffend). **3.** Beeinträchtigung des Hippocampus bei Schizophrenie verursacht reduzierte Fähigkeit zur Konsolidierung, daraus resultieren Lern- u. Gedächtnisstörungen, v. a. reduziertes verbales Gedächtnis. Vgl. Gedächtnis.

Kon|stellation, lebens|geschichtliche (lat. constellatio Stellung der Gestirne) *f*: (engl.) *life history constellation*; biographisch bedingte Zusammensetzung, Gruppierung u. Anordnung von Bedingungen u. Faktoren, die das Erleben u. Verhalten einer Person beeinflussen; das aktuelle Erleben u. Verhalten (z. B. Motivation, Emotion, Lernen, Denken) wird vor dem Hintergrund der individuellen Lebensgeschichte* u. Entwicklung betrachtet. Lebensgeschichtliche Konstellationen können je nach Grad der Ausprägung u. Bewältigungsmöglichkeiten des Einzelnen pathogene Auswirkungen haben (z. B. im Zusammenhang mit lang andauernder Arbeitslosigkeit u. resultierenden Veränderungen im sozialen Umfeld).

Kon|stipation (Co-*; lat. stipare stopfen) *f*: (engl.) *constipation*; Obstipation*.

Kon|stitution (lat. constitutio Verfassung, Zustand) *f*: (engl.) *constitution*; Gesamtheit der körperlichen u. geistigen Zustands- u. Leistungseigenschaften eines Menschen; besonders relevant hinsichtlich Beanspruchbarkeit, Widerstandskraft (Krankheitsbereitschaft), Regenerationsfähigkeit des Organismus; kausale Annahmen zu ererbten od. erworbenen Ursachen sind damit nicht verbunden. **Hinweis:** Das Konstrukt der Konstitution war Grundlage historisch einflussreicher Einteilungen in sog. Konstitutionstypen (z. B. pyknischer, athletischer, leptosomer u. dysplastischer Konstitutionstyp nach Kretschmer u. Sheldon; vgl. Konstitutionslehre). Die beobachteten Beziehungen zwischen Konstitutionstyp u. psychischen Störungen waren im Wesentlichen durch methodische Artefakte bedingt.

Kon|stitutions|lehre (Konstitution*): (engl.) *constitutional typology*; Einteilung der Konstitution* in sog. Konstitutionstypen nach E. Kretschmer (1888–1964), bei dem Abweichungen von durchschnittlichen Körperwachstumsformen beschrieben u. Beziehungen zwischen Körperbau u. Charakter postuliert werden; **Konstitutionstypen: 1.** athletischer Konstitutionstyp, auch Athletiker: breitschultrig, muskulös, kräftig; psychomotorisch meist ruhig, langsam u. bedächtig; Kretschmer betonte das „Zähflüssige" des athletischen Temperamentes als wesentliche Grundzüge in Bewegungsform, Denkweise u. Gemütsart („viscöses Temperament": „Ausgeglichenheit des Gemütslebens, Torpidität u. geringe Affizierbarkeit"). **2.** pyknischer Konstitutionstyp, auch Pykniker: gedrungener Körperbau, Neigung zu Fettansatz, gemütliches, gutherziges, gesellig-heiteres, auch stilles, weiches Temperament; **3.** leptosomer (asthenischer) Konstitutionstyp, auch Leptosom (Astheniker): mager, großgewachsen, engbrüstig, körperlich u. geistig empfindlich, sprunghaft; s. Schizothymie; **4.** dysplastischer Konstitutionstyp, auch Dysplastiker (unter sich unähnliche Gruppen): eunuchoider Hochwuchs, Hochwüchsigkeit mit Turmschädel, Maskulinismen, endokrine Fettwuchsformen, Gruppe der Infantilen u. Hypoplastischen. **Hinweis:** Die Konstitutionstypologie konnte empirisch wissenschaftlich nicht belegt werden u. gilt heute als überholt. Vgl. Temperament.

Kon|strukt (lat. construere zusammenschichten, erbauen) *n*: (engl.) *construct*; Bez., die sich auf nicht direkt beobachtbare od. erschließbare Entitäten, Instanzen od. Eigenschaften bezieht (z. B. Konstrukt Intelligenz*, Neurotizismus*, Depressivität*); wird durch möglichst breite Klassen von Indikatoren sowie zusätzl. Annahmen über deren Zusammenhang u. Wirkweisen erschlossen; kann durch Operationalisierungsvorschriften nicht exakt definiert werden (das Konstrukt Intelligenz ist z. B. nicht nur durch einen Intelligenztest definiert); Konstrukte, die vorwiegend auf Annahmen über Gegebenheiten u. ihre Beziehungen untereinander beruhen, werden häufig als hypothetische od. theoretische Konstrukte bezeichnet.

K

Kon|strukt|validität (Konstrukt*; Validität*) *f*: (engl.) *construct validity*; s. Validität.

Kon|takt|störung (lat. contactus Berührung, Ansteckung): (engl.) *contact disorder*; (psych.) Einschränkung der Fähigkeit, Nähe u. Distanz zu anderen Personen sozial adäquat u. den eigenen Wünschen gemäß zu gestalten (s. Nähe-Distanz-Problematik) bzw. Affekte* in einer persönlichen Beziehung adäquat zu erleben u. zu äußern; **Vork.:** unspezif. Symptom bei einer Vielzahl psychischer Störungen, z. B. bei Angststörung* (besonders bei sozialer Phobie), Schizophrenie*, affektiver Störung*, Persönlichkeitsstörung*; als überschießendes, distanzloses Verhalten v. a. bei maniformen Krankheitsbildern (s. Distanzlosigkeit); bei Kindern als distanzgestörtes Verhalten bei ADHS* od. in Form einer affektarmen Zurückgezogenheit z. B. bei frühkindlichem Autismus* od. als Symptom einer Bindungsstörung* bei Kindern mit sozialer Deprivation. Häufig bestehen zusätzlich zur Kontaktstörung andere Probleme, z. B. abweichendes Sexualverhalten*, Abhängigkeit*, intellektuelle Leistungsschwäche.

Kon|tamination (lat. contaminare besudeln) *f*: (engl.) *contamination*; (psychiatr.) Wortneubildung durch Verbindung (Verschmelzung) mehrerer formal od. inhaltlich verwandter Wörter od. Silben; **Vork.:** z. B. bei Schizophrenie*. Vgl. Neologismus.

Kon|taminations|angst (Kontamination*): (engl.) *contamination compulsions*; auch Verschmutzungsgedanken; Zwangsgedanken*, die um eine befürchtete Verschmutzung od. Kontamination, z. B. der Kleidung od. Hände, kreisen; z. T. können die Ängste konkretisiert werden, z. B. Angst vor Viren, Bakterien od. Giftstoffen, häufiger besteht ein diffuses Angstgefühl, sich verschmutzt haben zu können. Um die häufig diffusen u. ungerichteten Ekel- u. Angstgefühle zu beseitigen, werden Wasch- od. Putzrituale durchgeführt. **Vork.:** bei Zwangsstörung*. Vgl. Waschzwang; Putzzwang.

Kon|templation (lat. contemplatio Betrachtung, das Anschauen) *f*: (engl.) *contemplation*; s. Veränderungsmodell, transtheoretisches.

Kon|text|variable (lat. contextus enge Verknüpfung) *f*: (engl.) *context variable*; s. Variable.

Kon|tiguität (lat. contiguus berührend, benachbart) *f*: (engl.) *contiguity*; (psychol.) Bedingung der räumlich-zeitlichen Nähe von Reiz u. Reaktion beim Lernen*.

Kon|tinenz (lat. continere zusammenhalten, zurückhalten) *f*: (engl.) *continence*; Fähigkeit, den Inhalt eines Hohlorgans (i. e. S. von Harnblase u. Rektum) durch willkürl. Kontrolle zurückzuhalten; vgl. Harninkontinenz; Stuhlinkontinenz.

Kon|tinenz|entwicklung (Kontinenz*): (engl.) *developmental continence*; Entwicklung der Kontinenz* während des Kindesalters; typischer zeitlicher Verlauf: zunächst Darmkontrolle, dann Harnblasenkontrolle tagsüber u. zuletzt nächtliche Trockenheit; über 90 % der 2-jährigen Kleinkinder koten noch ein (vor dem Definitionsalter der Enkopresis*), bei 4-Jährigen sind es noch 2,8 %, bei 13-Jährigen 1,4 %, ab 14 Jahren kaum noch auffindbar; das Einnässen tagsüber nimmt von 93–98 % bei 2-Jährigen auf 12 % bei 4-Jährigen u. 3 % bei 10-Jährigen ab, bei Jugendlichen sind weniger als 1 % betroffen; das nächtliche Einnässen findet sich bei 92 % der 2-Jährigen, 20 % der 4-Jährigen u. 2,5 % der 10-Jährigen, bei Jugendlichen sind 1–2 % betroffen; vgl. Enuresis nocturna.

Kon|tingenz (lat. contingentia Möglichkeit) *f*: **1.** (engl.) *contingency*; Bez. für das gemeinsame Auftreten zweiter Merkmale, Ereignisse; **2.** in der Lernpsychologie die statistische Wahrscheinlichkeit, mit der ein unkonditionierter Reiz* u. ein konditionierter Reiz* gemeinsam auftreten (klassische Kondtionierung*) bzw. die Beziehung zwischen Reaktion u. Konsequenz (operante Konditionierung*).

Kon|tingenz|kontrolle (Kontingenz*; Kontrolle*) *f*: (engl.) *control of contingency*; Kontingenzmanagement; Maßnahmen, welche die Beziehung zwischen Reaktion u. Konsequenz beeinflussen, indem Einfluss auf Reiz, Konsequenz od. Kontingenz* genommen wird; können von der betroffenen Person selbst od. von anderen Personen bzw. Institutionen vorgenommen werden, z. B. wird ein systematisches Programm aufgestellt, wie die Eltern auf das gewünschte Verhalten eines Kindes (z. B. Spielen) reagieren sollten. Im **Kontingenzmanagement** werden Verstärker* (z. B. Token* Economy) od. z. B. ein Kontingenzvertrag* eingesetzt.

Kon|tingenz|management (Kontingenz*) *n*: (engl.) *contingency management*; s. Kontingenzkontrolle.

Kon|tingenz|tafel (Kontingenz*): (engl.) *contingency table*; (statist.) tabellarische Darstellung der gemeinsamen Häufigkeiten zweier kategorialer Merkmale mit k Zeilen u. m Spalten; für k = 2, m = 2: Vierfeldertafel*; Auswertung z. B. mit Hilfe von Chi-Quadrat-Tests, loglinearen Modellen od. Fisher's exaktem Test.

Kon|tingenz|vertrag (Kontingenz*): (engl.) *contingency contract*; auf operanten Methoden bzw. der Selbstkontrolle* beruhendes Verfahren, bei dem Konsequenzen für ein unerwünschtes od. erwünschtes Verhalten zwischen Therapeut u. Patient in einer Vereinbarung festgehalten werden u. zukünftiges Verhalten entsprechend dem Vertrag mit Belohnung* od. Bestrafung* verbunden ist; **Beispiel:** Aufschiebeverhalten: Patient sammelt sog. Punkte für jede geleistete Arbeitsstunde; wenn eine bestimmte Zahl von Punkten erreicht ist, darf der Patient diese für Freizeitaktivitäten eintauschen. Vgl. Kontingenzkontrolle.

Kon|tinuitäts|hypo|these (lat. continuus zusammenhängend, fortdauernd; Hypothese*) *f*: (engl.) *hypothesis of continuity*; Annahme, dass ein grundlegendes menschliches Bedürfnis nach Kontinuität u. Stabilität in inneren (s. Homöostase) u. äußeren Strukturen besteht; bei Lebens- od. Sinnkrisen sind Kontinuität u. Stabilität häufig aufgehoben, was zu verminderter Lebensqualität* führen kann, bis die Krise überwunden ist (ggf. mit Beratung, Psychotherapie).

Kon|tinuitäts|modell (lat. continuus zusammenhängend, fortdauernd) *n*: (engl.) *continuity model*; Erklärungsmodell zur Komorbidität* von Persönlichkeitsstörungen*, das davon ausgeht, dass diese subklinische Manifestationen einer sich langsam (kontinuierlich) entwickelnden Störung auf der Achse I des DSM* sind; dimensionaler Ansatz (z. B. Fünf*-Faktoren Modell), der Störungen als Extremausprägungen menschlicher Verhaltensdimensionen auffasst, die in weniger extremer Ausprägung auch normales Verhalten bestimmen. Vgl. Komplikationsmodell.

Kon|tinuum, kognitives (lat. continuus zusammenhängend, fortdauernd) *n*: (engl.) *cognitive continuum*; Technik der kognitiven Therapie* (J. Beck), bei der mit dem Patienten auf einer visuellen Analogskala* von 0–100 die Extreme einer Dimension erarbeitet werden, z. B. die schlechteste u. die perfekte Mutter; nach diesen Extrembeschreibungen schätzen sich Patienten, die zu polarisiertem Denken neigen, meist realistisch bei 60–70 % ein; **Anw.:** dichotomes Denken*. Vgl. Torten-Technik.

Kontra|in|dikation (lat. contra gegen; Indikation*) *f*: (engl.) *contraindication*; Gegenanzeige; Umstand, der die Anw. eines diagnostischen od. therap. Verfahrens bei an sich gegebener Indikation in jedem Fall verbietet (**absolute** Kontraindikation) bzw. nur unter strenger Abwägung sich dadurch ergebender Risiken (**relative** Kontraindikation) zulässt.

kontra|phobisch (lat. contra gegen; Phobie*): **1.** (engl.) *contraphobic*; allgemeine Bez. für aktiv einer phobischen Angst* entgegensteuerndes Verhalten, z. B. Maßnahme zur aktiven Bewältigung od. zur Selbstkonfrontation; **2.** in der Psychoanalyse Bez. für einen Modus der Konfliktverarbeitung bei allen Formen von Konflikten*, aus dem ein aktiver Umgang mit dem Konflikt resultiert, im Gegensatz zu einem passiven od. regressiven Modus; Konfliktinhalte u. die dazugehörigen Affekte (z. B. die Angst vor zu großer interpersoneller Nähe beim Autonomie*-Abhängigkeits-Konflikt) sollen durch als „pseudoautonom" aufgefasstes Beziehungsverhalten abgewehrt werden.

Kon|trast|ef|fekt (lat. contrastare entgegenstehen; Effektivität*) *m*: (engl.) *contrast effect*; Veränderung der Wahrnehmung* in Abhängigkeit von Umgebungsreizen; **Formen: 1. psychophysikalischer** Kontrasteffekt: Verstärkung des Kontrasts von Inhalten durch die Wahrnehmung versch. Inhalte des gleichen Sinnesgebiets (z. B. Verstärkung des Farbeindrucks od. Helligkeitsempfinden bei visuellen Kontrasteffekten, s. Abb.); Urs.: durch die gleichzeitige, jedoch verschiedenartige Erregung sensorischer Zellen kommt es zu einer über neuronale Verschaltungen vermittelten wechselseitigen Beeinflussung z. B. laterale Hemmung (s. Mach-Bänder, Abb. dort). Nach der Adaptionsniveau Theorie (Helson, 1947, 1964) ist der Kontrasteffekt umso größer, je größer die Differenz zwischen Kontext- u. Zielreiz (Reiz, der im Zentrum der Wahrnehmung steht) ist; im Bereich extremer Kontextbedingungen (Umgebungsreize, die sich extrem stark vom Zielreiz unterscheiden) scheinen Kontrasteffekte jedoch wieder graduell abzuneh-

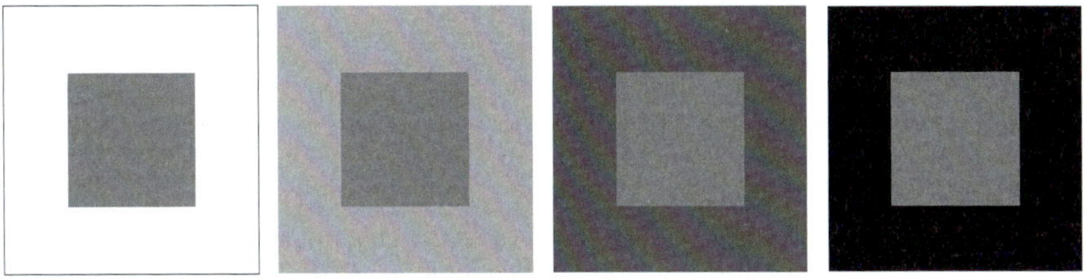

Kontrasteffekt: visueller Kontrasteffekt; 4 objektiv gleich graue Quadrate erscheinen in Abhängigkeit vom Hintergrund unterschiedlich dunkel (Helligkeitskontrast)

K

men; **2. sozialpsychologischer** Kontrasteffekt: Beeinflussung der sozialen Urteilsbildung u. Bewertung bestimmter Eigenschaften von Personen durch Eigenschaften anderer Personen, die in diesen Beurteilungsprozess eingebunden sind (z. B. Reihenfolge-Effekt); **3. diagnostischer** Kontrasteffekt: Bez. für klinische Urteilsrelativität i. R. medizinischer od. psychologischer Diagnostik; z. B. werden leichter ausgeprägte Sympt. von Diagnostikern, die v. a. mit schwer gestörten Patienten arbeiten, eher bagatellisiert.

Kontrast, per|zeptueller (lat. contrastare entgegenstehen) *m*: (engl.) *perceptual contrast*; Kontrastwahrnehmung*.

Kontrast|verschärfung (lat. contrastare entgegenstehen): (engl.) *contrast enhancement*; syn. Kontrastverstärkung; Bez. für eine durch spezifische neuronale Verschaltungsmuster erzielte Verstärkung eines Kontrasts (s. Kontrasteffekt) zwischen sensorischen Informationen desselben Sinneskanals (s. Kontrastwahrnehmung); Kontrastverschärfung führt dazu, dass Unterschiedswerte zwischen verschiedenen Intensitäten verstärkt werden. Kontrastverschärfung lässt sich im visuellen, akustischen, olfaktorischen u. taktilen System nachweisen. Im visuellen System wird Kontrastverschärfung erzielt, indem bei Aktivierung eines Rezeptors benachbarte Rezeptoren ebenfalls aktiviert, weiter entfernt liegende jedoch gehemmt werden (Prinzip der lateralen Hemmung).

Kontrast|verstärkung (lat. contrastare entgegenstehen): (engl.) *contrast reinforcement*; Kontrastverschärfung*.

Kontrast|wahrnehmung (lat. contrastare entgegenstehen): (engl.) *contrast perception*; syn. perzeptueller Kontrast; Bez. für den Entstehungsprozess des subjektiven Eindrucks des Unterschieds zwischen sensorischen Informationen desselben Sinneskanals, der durch zentralnervöse Verarbeitungsprozesse (z. B. laterale Hemmung, Top*-down-Verarbeitung) erfolgt u. von Lernerfahrungen, sowie vom physikalischen Kontext, der das Ausmaß des Unterschieds der physikalischen Größenordnungen quantifiziert, beeinflusst wird; besondere Phänomene der Kontrastwahrnehmung wurden beim visuellen System untersucht. So erscheint durch laterale Hemmung z. B. bei Mach*-Bändern die Grenze eines dunklen Balkens am Übergang zu einem helleren Balken dunkler als innerhalb des dunklen Balkens. Durch die Neuronenverschaltung wird an dieser Stelle die Farbe schwarz stärker wahrgenommen als im gesamten Streifen. Diese Kontrastverschärfung* führt dazu, dass Konturen von Objekten schärfer erscheinen; vgl. Kontrasteffekt; **klin. Bedeutung:** wichtiges Leistungskriterium des visuellen Systems (neben der Sehschärfe*); bei zu starker Helligkeit ist die Kontrastwahrnehmung u. somit das Sehvermögen des menschlichen Auges trotz ansonsten guter Sehschärfe eingeschränkt. Veränderte Kontrastwahrnehmung wird durch verschiedene Erkrankungen (z. B. Linsen- od. Hornhauttrübung, Netzhauterkrankung) od. durch zunehmendes Alter verursacht.

Kon|troll|attribution (Kontrolle*; Attribution*) *f*: (engl.) *locus of control*; s. Kontrollüberzeugung.

Kon|trolle (franz. contre-rôle, Gegen- od. Zweitregister) *f*: (engl.) *control*; Bez. für Aufsicht, Beherrschung, Prüfung, Steuerung od. Überwachung von Phänomenen od. Prozessen; in der experimentellen Psychologie v. a. die Kontrolle der Planung u. Durchführung eines Experiments, um irrelevante Faktoren (Fehler*) auszuschließen (u. a. durch Randomisierung*, Parallelisierung*); in der Therapieforschung die Verwendung von Kontrollgruppen*; in der Sozialpsychologie Maßnahmen zur Unterbindung unerwünschter Verhaltensweisen bzw. Hervorbringung erwünschten Verhaltens in Gruppen.

Kon|trolle, willentliche (Kontrolle*): (engl.) *voluntary control*; Auswahl u. Steuerung von Wahrnehmungsprozessen durch mentale Prozesse od. Konzepte (Gedanken, Pläne, Überlegungen); ermöglicht Auswahl einzelner Reize (Objekte) aus einer Vielzahl von parallel wahrgenommenen Reizen (Objekten) durch selektive Aufmerksamkeit*; Mechanismus: In der Retina wahrgenommene Objekte aktivieren modalitätsunabhängig objektspezifische Neuronen (s. Repräsentation, neuronale; Neuronenkoalition) im medialen Temporallappen (Abk. MTL); Feedback-Mechanismus der Einzelzellaktivität in objektivspezifischen Neuronen des MTL steigert Wahrnehmung des ausgewählten Objekts. **Hinweis:** aktuell untersucht bei Patienten mit Temporallappenepilepsie (Einzelzellableitungen in vivo mit intrakraniellen Elektroden).

Kon|troll|gruppe (Kontrolle*): (engl.) *control group*; Bez. für Gruppe von Probanden in einem Experiment* od. anderen Studien, bei der die unabhängige Variable* nicht manipuliert wird bzw. die in einem Quasi*-Experiment nicht das interessierende Merkmal aufweist; ermöglicht die Untersuchung von Effekten der unabhängigen Variablen im Vergleich zwischen Experimentalgruppe* u. Kontrollgruppe; z. B. Experimentalgruppe: Leistung unter Lärm; Kontrollgruppe: Leistung ohne Lärm; Voraussetzung für schlüssigen Vergleich ist die zufällige Zuordnung von Probanden zu den Gruppen. Bei nicht zufälliger Zuteilung (Quasi-Experiment) sind schlüssige Aussagen nur bedingt möglich. Bei Interventionsstudien versteht man unter der Kontrollgruppe den Anteil an der Studienpopulation, der die zu untersuchende Behandlung bzw. Intervention nicht erhält, aber ggf. einer Placebointervention od. einer Standardbehandlung unterzogen wird. Die Ergebnisse werden mit denen der Behandlungsgruppe verglichen, um eine Aussage über die Größe u. Richtung des Interventionserfolgs zu erhalten.

Kon|trollieren, zwang|haftes (Kontrolle*): (engl.) *compulsive control*; Kontrollzwang*.

K

Kon|trọll|überzeugung (Kontrolle*): (engl.) *control belief, locus of control*; syn. Kontrollattribution; Bez. (Rotter) für generalisierte Erwartung*, Kontrolle über das eigene Leben u. bestimmende Faktoren zu haben; erworben durch Erfahrungen u. entsprechende Attribution*; **Dimensionen: 1.** Internalität: internale Kontrollüberzeugung; Ereignisse werden als kontrolliert durch Verhalten u. Eigenschaften der eigenen Person interpretiert; **2.** Externalität: externale Kontrollüberzeugung: **a)** sozial bedingte Externalität: Ereignisse werden als kontrolliert durch andere Personen interpretiert; **b)** fatalistische Externalität: Ereignisse werden als kontrolliert durch Schicksal, Glück od. Zufall interpretiert; **klin. Bedeutung:** Hohe internale bzw. niedrige externale Kontrollüberzeugungen sollen mit psychischer u. physischer Gesundheit einhergehen (z. B. höhere Lebenszufriedenheit, geringere Depressivität u. Ängstlichkeit, besseres Gesundheitsverhalten, bessere Genesung von körperlichen Krankheiten). Von Kontrollüberzeugungen abzugrenzen sind Selbstwirksamkeits- bzw. Kompetenzerwartung (s. Selbstwirksamkeit) u. Optimismus. Vgl. IPC; Attributionstheorie; Überzeugungen.

Kon|trọll|verlust (Kontrolle*): **1.** (engl.) *loss of control*; Verlust der Selbstkontrolle* beim Konsum einer Substanz (z. B. bei Alkoholabhängigkeit*) od. Ausführen einer Handlung (z. B. pathologisches Spielen*) im Hinblick auf Ort, Zeit u. Menge sowie Unfähigkeit, den Konsum einzuschränken; zentrales diagn. Kriterium für ein Abhängigkeitssyndrom* nach ICD-10 innerhalb der Substanzstörungen*; **2.** Verlust der Kontrolle über Körperfunktionen; z. B. Kontrollverlust über die Ausscheidung bei Stuhl*- u. Harninkontinenz*.

Kon|trọll|zwang (Kontrolle*): (engl.) *checking, controlling behavior*; syn. zwanghaftes Kontrollieren; Bez. für Kontrollverhalten, das sich auf alle Tätigkeiten u. Handlungen beziehen kann u. zur Abwehr befürchteter negativer Ereignisse durchgeführt wird, wobei dem Betroffenen die Widersinnigkeit der Handlungen i. d. R. bewusst ist; häufig werden Elektrogeräte, Kerzen, Türen, Fenster, Briefe od. einzelne Arbeitsschritte immer wieder kontrolliert; **Urs.:** pathologischer Zweifel*, Angst* vor Schuld od. unangemessene Risikoeinschätzung; **Vork.:** z. B. bei Zwangsstörung*, Asperger*-Syndrom, zwanghafter Persönlichkeitsstörung*.

Kon|tusi̱ons|psychose (lat. contundere, contusus zerquetschen; Psych-*; -osis*) *f*: (engl.) *acute organic traumatic psychosis*; nach Schädelhirntrauma* mit substanzieller Gewebeschädigung (Hirnprellung, -quetschung) akut auftretende, reversible organisch bedingte Psychose*; **Sympt.:** im Anschluss an Bewusstseinsstörungen* od. Bewusstlosigkeit* mit Amnesie evtl. Tage bis Wochen anhaltendes Durchgangssyndrom*; **Ther.:** neurol. Intensivtherapie mit Rundumüberwachung u. Sicherung der Vitalfunktionen; bei psychotischen Sympt. evtl. Neuroleptika*, bei starker motorischer Unruhe u. Erregtheit Sedativa*.

Kon|valeszẹnz (lat. convalẹscere kräftig werden, erstarken) *f*: (engl.) *convalescence*; Recovery*.

Kon|vergẹnz|re|aktion (lat. convẹrgere sich zusammenneigen; Reaktion*) *f*: (engl.) *convergence reaction*; syn. Akkommodationstrias; Reaktion der Augen bei Naheinstellung; besteht aus 3 Komponenten einer synergistischen Kopplung des Konvergenzzentrums: **1.** dosierte motorische Einwärtsbewegung beider Augen bei Fixation eines Objekts im Nahbereich (Konvergenz der Augenachsen); **2.** nahpunktbezogene Adaptation*; **3.** über Konvergenzzentrum u. Sphinkterkern gesteuerte Verengung der Pupillen. Konvergenz ist die Voraussetzung für räumliches Sehen u. dient der Vermeidung von Doppelbildern*. Vgl. Blickbewegungen.

Kon|versi̱on (lat. convẹrsio Wendung, Veränderung) *f*: (engl.) *conversion*; Bez. für Abwehrmechanismus*, durch den ein unverarbeiteter Konflikt* unbewusst gemacht, d. h. eine unerträgliche Vorstellung verdrängt wird; assoziierte Affekte* werden in körperlicher Symptomatik ausgedrückt (Somatisierung*); **Vork.:** v. a. bei histrionischer Persönlichkeitsstörung*; **Geschichte:** ursprüngliche Annahme (S. Freud): Konversionssymptom stellt den Konflikt (Wunsch-Abwehr) symbolisch dar. Vgl. Konversionsstörung.

K

Kon|versi̱ons|hysterie (Konversion*; Hysterie*) *f*: (engl.) *conversion hysteria*; s. Konversionsstörung; Störung, dissoziative.

Kon|versi̱ons|neurose (Konversion*; Neur-*; -osis*) *f*: (engl.) *conversion neurosis*; s. Konversionsstörung; Störung, dissoziative.

Kon|versions|störung (Konversion*): **1.** (engl.) *conversion disorder*; veraltet Konversionshysterie, Konversionsneurose; (ICD-10) syn. dissoziative Störung*; **2.** (DSM-IV) den somatoformen Störungen* zugeordnete Störung mit Verlust od. deutlicher Beeinträchtigung einer neurol. (motorischen od. sensorischen) Funktion bei objektiv nicht nachweisbarer körperlicher Erkrankung, die in zeitlichem Zusammenhang zu psychosozialer Belạstung, Traumaexposition, intrapsychischer Konfliktlage auftritt (vgl. Konversion); **Epidemiol.:** in neurol. Behandlungskontexten sehr häufig; **Sympt.: a)** motorisch: häufig Lähmungen (s. Parese, dissoziative), Stand- u. Gangstörungen*, häufig mit zeichenhafter Ausdrucksgestik, Aphonie*, Dysphonie*, Harnverhalt*; selten Tremor*, Dystonie*, Dyskinesie*, Parkinsonoid*; **b)** sensorisch: Hyp- u. Anästhesie, Ganzkörperanalgesie, auffällige Gesichtsfeldausfälle (z. B. Tunnelblick*), Blindheit, Taubheit; **c)** nichtepileptische psychogene Anfälle (in ICD-10 dissoziativer Anfall*); **Diagn.:** psychodynamische, psychopathologische, traumatologische, neurologische, internistische Untersuchung; **Ther.:** kognitiv-behaviorale Therapie, psychodynamische Psychotherapie*, Rehabilition*, unspezifische Suggestion*, symptomorientierte Pharmakotherapie; **Progn.:** akute u. chronische Verlaufsformen, häufig ausgeprägte psychiatrische Komorbidität; günstige Prognose bei akutem Beginn

Kopfschmerz
Differentialdiagnose häufiger Kopfschmerzsyndrome

Form	Lokalisation	Alter, Geschlecht	Zeitpunkt
Migräne ohne Aura	unilateral, temporal	Pubertät, Frauen > Männer	morgens
Migräne mit Aura	unilateral, temporal, frontal	Pubertät, Frauen > Männer	morgens
Cluster-Kopfschmerz	unilateral, retroorbital	>30 Jahre, 80 % Männer	meist nachts
Spannungskopfschmerz	diffus, frontal, parietal	Frauen > Männer	tagsüber
arzneimittelinduzierter Dauerkopfschmerz	diffus	Erwachsene, Frauen > Männer (10 : 1)	morgens
Arteriitis temporalis	bitemporal, frontal	>60 Jahre	tagsüber und nachts
Trigeminusneuralgie	unilateral, $V_2 > V_3$	höheres Alter, Frauen > Männer	tagsüber
atypische Gesichtsneuralgie	unilateral, Wange	30–40 Jahre, Frauen > Männer	tagsüber

K

unter definierbarer Belastung u. rascher spezifischer Behandlung; **DD:** Somatisierungsstörung*, organische Erkrankung.

Kon|versions|sym|ptomatik, akute (Konversion*): (engl.) *acute conversion symptoms*; s. Konversionsstörung.

Kon|vulsion (lat. convellere, convulsus erschüttern) *f*: (engl.) *convulsion*; Schüttelkrampf; s. Krämpfe.

Kon|zentration (Co-*; Centr-*) *f*: (engl.) *concentration*; (psychol.) bewusst herbeigeführte Ausrichtung der Aufmerksamkeit* auf eine best. Tätigkeit od. einen best. Gegenstand bzw. Erlebnisinhalt.

Kon|zentrations-Leistungs-Test (Konzentration*) *m*: (engl.) *Concentration Achievement Test*; Abk. KLT; allgemeiner Leistungstest in Form eines Dauer-Rechenversuchs (Lösung komplexer Rechenaufgaben über einen längeren Zeitraum) zur Erfassung der Langzeitanspannung; aktualisierte u. neunormierte Fassung (Abk. KLT-R); umfasst 9 Aufgabengruppen mit jeweils 20 Rechenaufgaben, die eine verlaufsorientierte Auswertung (Zu- od. Abnahme der Konzentrationsleistung) ermöglichen; es liegen 2 Schwierigkeitsstufen (KLT-R 4–6, KLT-R 6–13) mit jeweils 2 Parallelformen vor. **Anw.:** zur Leistungsdiagnostik*; KLT-R 4–6: Schüler (Grund-, Haupt-, Realschule) der 4.–6. Klasse; KLT-R 6–13: Schüler (Haupt-, Real-, Berufsschule, Gymnasium) der 6.–13. Klasse u. Erwachsene; **Testdauer:** ca. 20 Minuten. Vgl. d2-Aufmerksamkeits- und Belastungstest; Konzentration.

Kon|zentrations|störung (Konzentration*): (engl.) *impaired concentration*; Bez. für Störung der Fähigkeit zur Konzentration*, u. a. mit der Folge erhöhter Ablenkbarkeit*; Einschränkung der Fähigkeit, durch willentliche Anstrengung eine Weiterverarbeitung ausgewählter Reize u. eine Koordination von Handlungsschemata zur Auswahl der Reaktion u. dem Erreichen einer kognitiven Leistung herbeizuführen; **Vork.:** z. B. bei Ermüdung*, Demenz* od. anderweitig bedingter (z. B. degenerativer, posttraumatischer od. alkoholtoxischer) Hirnleistungsstörung* u. ADHS*; auch bei depressiogener Pseudodemenz.

Kon|zentrations-Verlaufs-Test (Konzentration*) *m*: Abk. KVT; Fremdbeurteilungsverfahren zur Analyse des Arbeitsverhaltens unter Daueraufmerksamkeitsbedingungen; ein Kartenstoß soll nach 4 Kriterien durchgesehen u. dahingehend sortiert werden, ob die Karten eine, beide od. keine von 2 vorgegebenen Zahlen enthalten; erfasst Geschwindigkeit u. Genauigkeit (Fehler: falsch positiv u. falsch negativ) als Hauptparameter der Aufmerksamkeit; es existiert eine computergestützte Version; **Anw.:** im Alter von 14–60 Jahren; Einzel- u. Gruppenversuch; z. B. in Schulen, Berufsberatung; **Testdauer:** ca. 15 Minuten.

Ko|ordination (Co-*; lat. ordinare ordnen, regeln) *f*: **1.** (engl.) *coordination*; (physiol.) Abstimmung u. Zusammenwirken von Funktionen, neurologisch insbes. als Synergie der Muskulatur bei Bewegungsabläufen; vgl. Koordinationsstörungen; **2.** (psychol.) Teilfunktion der Handlungsplanung u. -steuerung, v. a. bei komplexem Handlungsablauf; z. B. visuomotorische Koordination: Fähigkeit, Bewegung des Körpers od. Bewegungen von Körperteilen mit dem Sehen in Übereinstimmung zu bringen; zentrale Koordination (exekutive Koordination): übergeordnete Koordination zwischen den Subsystemen, v. a. zur Fokussierung der Aufmerksamkeit, Ausblendung irrelevanter Infor-

Dauer	Charakteristik	Provokation	Begleitsymptome (Auswahl)
12–72 Std.	pulsierend, pochend	Alkohol, Stress, Wochenende	Übelkeit, Erbrechen, Photophobie
12–36 Std.	pulsierend, pochend	Alkohol, Stress, Wochenende	Photophobie, Dysästhesien, Schwindel, Übelkeit, Erbrechen
30–120 Min.	unerträglich, stechend, bohrend	Alkohol, Nitrate	Ptosis, Miosis, Lakrimation, Rhinorrhö, motorische Unruhe
12–16 Std.	dumpf, drückend	Alkohol	Schlafstörungen, diffuser Schwindel
ganztags	dumpf, drückend, stechend	Analgetikaentzug	graue Gesichtsfarbe, Ergotismus, Nierenschäden
Wochen, Monate	dumpf, stechend	Kauen	Fieber, Gelenkschmerzen, Erblindung
Sekunden	heftigst stechend, brennend	Essen, Kauen, Berührung, Schlucken	Gewichtsverlust, Sprechunfähigkeit
ganztags, täglich	dumpf, drückend	keine	Angst, Tumorphobie, Schlafstörungen

mationen, Aktualisierung von Gedächtnisinhalten für Planungs- u. Steuerungsprozesse.

Ko|ordinatio̲ns|störungen (Koordination*): (engl.) *coordination disorders*; Störung der Koordination* infolge Schädigung des Gehirns (Cerebellum), Rückenmarks od. peripheren Nervensystems, z. B. Ataxie*, Gangstörungen*, Dysmetrie*; cave: Lähmungen* können Koordinationsstörungen vortäuschen.

Ko|ordinatio̲ns|störungen, entwicklungs|bezogene (Koordination*): (engl.) *developmental coordination disorders*; motorische Entwicklungsstörungen*.

Kopf|druck: (engl.) *head pressure*; Bez. für meist diffus verteiltes, eher fluktuierendes Druckgefühl im Kopfbereich; **Urs.:** **1.** organisch: intrakranielle Erkrankung (z. B. Tumor, entzündliche Veränderungen, vaskuläre Schädigung); **2.** nichtorganisch: häufig bei somatoformer Störung*, Somatisierungsstörung*, Angststörung* u. Depression*, auch bei multipler chemischer Sensibilität u. chronischem Müdigkeitssyndrom*; **Hinweis:** Abgrenzbarkeit zu Kopfschmerz* schwierig.

Kopf|schlagen, nächtliches: (engl.) *nocturnal headbanging*; s. Jactatio capitis nocturna.

Kopf|schmerz: (engl.) *headache*; Cephalgia; akuter od. chronischer Schmerz* im Bereich von Gesicht, Schädel u. oberer Halswirbelsäule; **Einteilung:** nach IHS-Klassifikation ICHD-II: **1. primäre** Kopfschmerzerkrankungen: z. B. **a)** Migräne*; **b)** Kopfschmerz vom Spannungstyp; s. Spannungskopfschmerz; **c)** Cluster-Kopfschmerz u. a. trigemino-autonome Kopfschmerzen; **d)** sonstige primäre Kopfschmerzformen; **2. sekundäre** Kopfschmerzerkrankungen durch Kopf- u./od. Halswirbelsäulentrauma, vaskuläre u./od. nichtvaskuläre intrakraniale Störungen, Substanzgebrauch (z. B. arzneimittelinduzierter Dauerkopfschmerz*) od. deren Entzug, Infektion, Homöostasestörung od. psychiatrische Erkrankungen u. Kopf- od. Gesichtsschmerz inf. Erkrankungen des Schädels sowie von Hals, Augen, Ohren, Nase, Nebenhöhlen, Zähnen, Mund o. a. Gesichts- od. Schädelstrukturen; **3.** kraniale Neuralgien, zentraler u. primärer Gesichtsschmerz u. a. Kopfschmerzen: z. B. Trigeminusneuralgie*. **DD:** s. Tab. Vgl. Kopfschmerz, somatoformer.

Kopf|schmerz, somato|fo̲rmer: (engl.) *somatoform headache*; klinische Bez. für Kopfschmerz*, der nicht od. nicht vollständig einem bekannten allgemeinmedizinischen Krankheitsfaktor zugeordnet werden kann (z. B. Spannungskopfschmerz*); **DD:** s. Kopfschmerz (Tab. dort). Vgl. Schmerzstörung, anhaltende somatoforme.

Kopf|umfang, kindlicher: (engl.) *infantile head circumference*; horizontaler, über Protuberantia occipitalis ext. u. Stirn gemessener Umfang des kindl. Kopfs; bei der Geburt größer als der Brustumfang (in Höhe der Mamillen) u. der Bauchumfang (in Nabelhöhe); die 3 Größen sind bis zum 2. Lebensjahr etwa gleich groß, während danach der Brustumfang am stärksten u. der Kopfumfang am wenigsten zunimmt.

Kopplung, gene̲tische: (engl.) *(genetic) linkage*; Genkopplung; gemeinsame Übertragung von auf demselben Chromosom bzw. chromosomalen Segment liegenden Genen* an die Nachkommen; je nach Abstand der beiden Genloci voneinander ist die genetische Kopplung verschieden eng (sog. Kopplungsungleichgewicht). Je enger 2 od. mehrere Gene bzw. genetische Marker beieinander liegen, desto geringer ist die Wahrscheinlichkeit einer Trennung durch Rekombination in der Meiose.

Kopplungs|ana|lyse (Analyse*) *f*: (engl.) *linkage analysis*; Verfahren zur Suche nach Krankheitsgenen für monogene Krankheiten (s. Monogenie); in mit mehrfachen Krankheitsfällen belasteten Familien wird die gemeinsame Übertragung von Krankheit u. genetischem Marker (i. e. S. DNA-Sequenzvarianten, die in unterschiedlicher Ausprägung vorliegen) gesucht. Werden beide Merkmale (Marker u. Krankheit) gekoppelt übertragen, zeigt die Lage des genetischen Markers auf dem Genom den Genort der Krankheit an. Kopplungsanalysen können auch ohne Vorwissen über das Krankheitsgen genomweit durchgeführt werden, Voraussetzung: ein das gesamte Genom abdeckendes Markersystem. Vgl. GWAS; Genetik, psychiatrische.

Kopr-: auch Kopro-, Copro-; Wortteil mit der Bedeutung Mist, Schmutz, Kot; von gr. κόπρος.

Kopro|lalie (Kopr-*; gr. λαλεῖν sprechen) *f*: (engl.) *copralalia*; Bez. für impulshaften Gebrauch vulgärer Ausdrücke (häufig aus dem Bereich der Fäkalsprache) meist ohne Bezug zur sozialen Situation; kann vom Betroffenen nur kurzzeitig unterdrückt werden; vokales Sympt. einer Tic-Störung*; häufig kommt es zu unwillkürlichen Häufungen sozial unpassender u. stigmatisierender Entäußerungen; **Vork.:** z. B. bei Tourette*-Syndrom mit Übergang zur Zwangsstörung*.

K

Kopro|philie (Kopr-*; -phil*) *f*: (engl.) *coprophilia*; Form der Paraphilie* mit sexuell erregenden Phantasien, sexuell dranghaften Bedürfnissen u./od. sexuellen Verhaltensweisen, die sich mit Stuhl od. Stuhlentleerung beschäftigen; **Häufigkeit:** selten (v. a. isoliert selten); wahrscheinlich nur bei Männern; gelegentlich i. R. einer Psychose beobachtbar; **Kriterien:** (diagn.) Koprophile Phantasien, Bedürfnisse u. Verhaltensweisen müssen überwiegend od. ausschließlich Inhalt sexuellen Interesses sein u. seit mind. 6 Monaten bestehen. **Ther.:** bei Leidensdruck; v. a. kognitive Verhaltenstherapie* mit dem Ziel ausreichender Selbstkontrolle.

Kopro|praxie (Kopr-*; gr. πρᾶξις Tun) *f*: (engl.) *copropraxia*; Bez. für zwanghaftes Ausführen obszöner Gesten; **Vork.:** z. B. bei Tourette*-Syndrom mit Übergang zur Zwangsstörung*.

Korneal|re|flex (lat. cornea cutis Hornhaut; Reflekt-*) *m*: (engl.) *corneal reflex*; s. Reflexe.

Koro *n*: (engl.) *koro, genital-retraction anxiety disorder*; zuerst bei malaiischen Männern beschriebene, besonders in Südostasien, z. T. auch in Europa u. Amerika beobachtete Kultur gebundene Form der Angststörung* mit überdauernder Furcht, der Penis schrumpfe od. ziehe sich in den Leib zurück; tritt gelegentlich epidemisch auf (z. B. Singapur 1967, Thailand 1976, Indien 1982, Nigeria 1990, Sudan 2003, Kongo 2008); analoge Fälle von Furcht vor Schrumpfung der externen Genitalien od. der Brustwarzen sind in seltenen Fällen auch bei Frauen beschrieben worden; **Sympt.:** Betroffene reagieren mit massiver Panik u. fürchten, sterben zu müssen; Abwehrmaßnahmen: Festhalten od. Festbinden des Penis od. anderweitige Sicherung mit mechanischen Hilfsmitteln; **Ther.:** Tranquilizer*, Antidepressiva*; **Hinweis:** **1.** Medizinische Untersuchungen erbringen keinen Hinweis auf Penisschrumpfung, alle beobachteten Verletzungen sind auf die Versuche zur Verhinderung der Penisretraktion zurückzuführen. **2.** Untersuchungen zur Wirksamkeit von Psychotherapie fehlen bisher.

Kor|relation (Co-*; lat. relatio Verhältnis, Beziehung) *f*: **1.** (engl.) *correlation*; Wechselbeziehung, Zusammenhang. **2.** (statist.) Verfahren, das die Kovariation (s. Kovarianz) zweier Zufallsvariablen untersucht; das Ergebnis dieser Analyse ist der Korrelationskoeffizient*. **Formen:** je nach Skalenniveau* sind versch. Korrelationen zu verwenden: **a)** bei Ordinaldaten: meist Rangkorrelation nach Spearman; **b)** bei Nominaldaten: Verfahren, die Kontingenztafeln* analysieren; **c)** bei normalverteilten Intervalldaten: Produkt-Moment-Korrelation (Maß-, Bravais-Pearson-, Pearson-Korrelation); beschreibt die Stärke des linearen Zusammenhangs zweier metrischer Zufallsvariablen; ist unempfindlich gegen Maßstabs- u. Varianzunterschiede der beiden Zufallsvariablen. Eine Scheinkorrelation liegt vor, wenn eine Korrelation zwischen 2 Zufallsvariablen A u. B vorgetäuscht wird, indem eine 3. Zufallsvariable C sowohl mit Variable A als auch mit Variable B korreliert ist (s. Konfundierung).

Kor|relations|forschung (Korrelation*): (engl.) *correlation research*; Interdependenzanalyse, korrelative Forschung, Zusammenhangsforschung; Forschungsrichtung, die Zusammenhänge zwischen Merkmalen analysiert (s. Korrelation); Ableitbarkeit von Kausalität* ist nicht möglich; dennoch sind korrelative Studien häufig sinnvoll, wenn anderweitige Zugänge zur Thematik nicht od. nur mit großem Aufwand möglich sind; z. B. Ausmaß psychischer Störungen nach einer Naturkatastrophe.

Kor|relations|ko|ef|fizient (Korrelation*; Co-*; Effizienz*) *m*: (engl.) *coefficient of correlation*; (statist.) Maßzahl für Stärke u. Richtung des Zusammenhangs zwischen 2 Variablen* (r); Ergebnis der Korrelation*; kann Werte zwischen −1 u. +1 annehmen (s. Abb.). Bei $r = 0$ liegt kein linearer Zusammenhang vor; je mehr sich r an +1 (bzw. −1) annähert, desto größer ist der gleichsinnige (bzw. gegensinnige) lineare Zusammenhang u. desto genauer kann er durch eine Regressionsgerade beschrieben werden. **Formen:** In Abhängigkeit vom Skalenniveau der betrachteten Variablen werden verschiedene Korrelationskoeffizienten verwendet: Pearson-Korrelationskoeffizient, Rangkorrelationskoeffizient, Intraklassen*-Korrelationskoeffizient, multipler Korrelationskoeffizient.

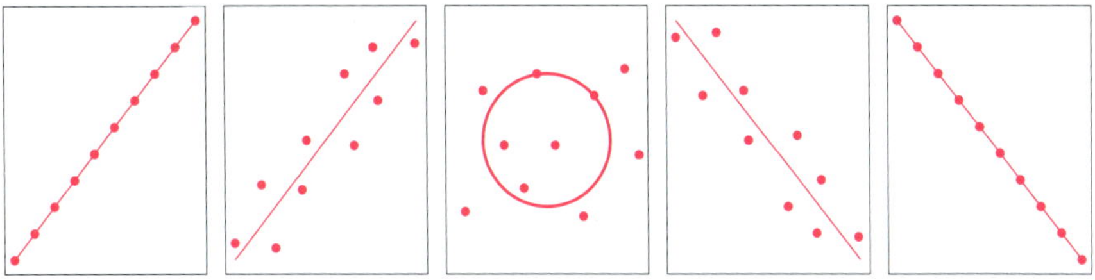

Korrelationskoeffizient

Korsakow-Syn|drom (Sergei S. K., Psychiater, Neurologe, Moskau, 1854–1900) *n*: (engl.) *Korsakoff's syndrome, Korsakoff's psychosis*; syn. amnestisches Psychosyndrom; auch Korsakow-Psychose, psychoorganisches Syndrom; Syndrom aus Desorientierung, Gedächtnisstörungen* (anterograder Amnesie*, Pseudomnesie*) u. Konfabulationen*; **Urs.:** Zerstörung von Nervenzellen im Mamillarkörper*; **Vork.:** reversibel od. irreversibel i. R. einer organisch bedingten Psychose*, besonders bei Alkoholabhängigkeit* (meist in Kombination mit Polyneuropathie* u. Wernicke*-Enzephalopathie; vgl. Syndrom, amnestisches), auch bei Hypovitaminose, zerebraler Hypoxie, Schädelhirntrauma*, Intoxikationen, schweren Infektionen od. Hirnatrophie*; **Ther.:** Behandlung der Grunderkrankung; ansonsten wie bei Demenz*. Vgl. Alkoholpsychose; Durchgangssyndrom.

Kortex (lat. cortex Rinde) *m*: (engl.) *cortex*; Rinde; i. e. S. zerebraler Kortex (Großhirnrinde, Cortex cerebri); **Anatomie:** Entspr. der Lokalisation werden unterschieden: Frontalkortex*, Orbitofrontalkortex*, Parietalkortex*, Präfrontalkortex*, Temporalkortex*; entspricht dem zytoarchitektonischen Aufbau: Brodmann*-Areale (Abb. dort). Die Nervenzellkörper sind regional u. laminär unterschiedlich angeordnet, wobei sich die einzelnen Schichten hinsichtlich der Nervenzellpackungsdichte u. der Nervenzelltypen unterscheiden. Die Großhirnrinde besteht aus Isocortex* u. Allocortex*; 2–3 mm dick, den einzelnen Windungen (Gyri) folgend; meist Sechs-Zellschichten-Aufbau (granuläre Rinde, z. B. Gyrus postcentralis); Abweichungen davon (heterotypische Rinde) sind z. B. Fünf-Schichten-Aufbau (agranuläre Rinde, z. B. Gyrus precentralis) od. Schichtenteilung (Area striata). **Physiologie:** Entspr. der physiologischen Bedeutung wird die Großhirnrinde in Rindenfelder* (Abb. dort) eingeteilt, unterschieden werden: **1.** motorischer Kortex (sog. Motorkortex); wird in eine primäre u. eine nicht primäre Region eingeteilt. Der primäre motorische Kortex ist nach seinen Funktionen (Somatotopie) definiert u. entspricht dem Brodmann*-Areal 4; Charakteristika: sehr breite Hirnrinde, geringe Zellpackungsdichte, unauffällige Schichtengliederung u. Riesenpyramidenzellen in Lamina V. Er wird von zahlreichen Afferenzen aus subkortikalen u. kortikalen

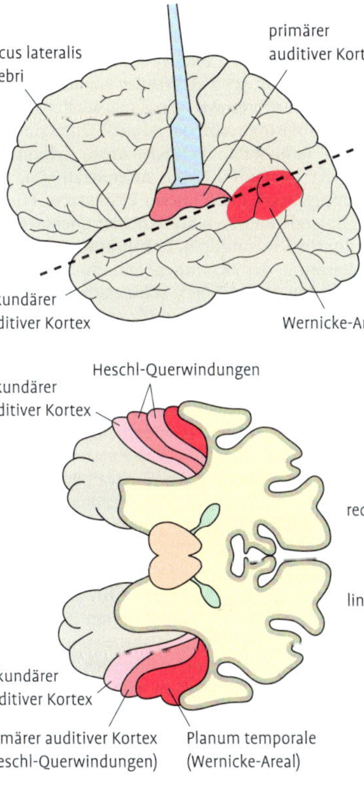

Kortex: auditiver Kortex

Arealen versorgt, die wichtigste Efferenz bildet die Pyramidenbahn*. Die Repräsentation der Körperperipherie erfolgt topografisch (s. Homunkulus, Abb. dort). Der nicht primäre motorische Kortex wird in eine prämotorische u. eine supplementär motorische Region eingeteilt. Funktion: u. a. Einstellung der Haltung des Körpers auf willentliche Bewegungen sowie eine somatosensorische Kontrolle von Arm- u. Beinbewegungen; **2.** supplementär motorischer Kortex; bildet mit dem prä-supplementär motorischen Kortex die supplementär motorische Region, letzterer ist mit dem dorsolateralen Präfrontalkortex sowie dem vorderen cingulären Kortex u. Teilen des unteren Parietallappens verbunden; Funktion: Kontrolle sensomotorischer Prozesse u. der Körperhaltung; **3.** somatosensorischer Kortex; **4.** sensibler Kortex; **5.** sensomotorischer Kortex: Postzentralregion u. vordere Parietalregion, angrenzend an motorischen Kortex; besteht aus primärem (S I) u. sekundärem Feld (S II); Projektionen v. a. zum motorischen u. auditiven Kortex, Afferenzen v. a. vom Thalamus (u. a. von Schmerz- u. Temperaturafferenz); Funktion: sensomotorische Wahrnehmung (S I), Verarbeitung u. Reaktion (S II); vgl. Sensomotorik; Teil der Schmerzmatrix*, aktiviert bei Phantomschmerzen, ggf. Lok. fokaler epileptischer Anfälle; **6.** visueller Kortex: s. Sehrinde; **7.** auditiver Kortex: Hirnoberfläche des Gyrus temporalis superior (Temporalkortex); umfasst Heschl-Querwindung, Planum temporale, Wernicke-Areal, sekundären auditiven Kortex (s. Abb.); Afferenzen u. a. vom Thalamus, stark distribuierte Efferenzen; Funktion: bilaterale Repräsentation beider Cochleae, notwendig für Erkennung u. Lokalisation von auditiven Reizen u. deren Synthese (einschließlich komplexer Laute u. Sprache); stark vernetzt: Verbindungen zum Parietallappen für mit Bewegung assoziierten Geräuschsignalen, zum Sulcus temporalis superior für Geräuscherkennung u. komplexe Töne; Voraussetzung für Sprach- u. Musikverständnis, die aber noch zusätzliche Assoziationsfelder benötigen; vgl. Hörzentrum; **8.** gustatorischer Kortex; **9.** bewusstseinsgenerierender Kortex; **10.** entorhinaler Kortex: Area* entorhinalis; **11.** Assoziationskortex: s. Assoziationsfelder.

Kortex, insulärer (lat. cortex Rinde, Schale) *m*: (engl.) *insular cortex*; zwischen temporalem u. frontalem Kortex tief in der Einfaltung des Sulcus lateralis gelegener Teil des Kortex*; **klin. Bedeutung:** Emotionen, soziale Wahrnehmung, Selbstwahrnehmung (einschließlich Wahrnehmung interozeptiver Reize), Wahrnehmung der Intentionen Anderer i. S. von Theory* of Mind u. Mentalisierung*, Komponente der Schmerzmatrix*; klinisch relevant für Schizophrenie, soziale Phobie, somatoforme Schmerzstörung.

K

Kortikoide (Kortex*; -id*) *n pl*: **1.** (engl.) *(adreno)corticoids, corticosteroids, adrenocortical steroids, (adreno)cortical hormones*; syn. Kortikosteroide; in der Nebennierenrinde aus Cholesterol* gebildete Steroidhormone*; **a)** Mineralokortikoide* (Zona glomerulosa); Hauptvertreter: Aldosteron*; **b)** Glukokortikoide* (Zona fasciculata); Hauptvertreter: Cortisol*; **c)** Sexualhormone (Zona reticularis); Hauptvertreter: Dehydroepiandrosteron*, Östrogene*; **2.** i. w. S. synthetische Kortikoide mit z. T. im Vergleich zu natürlichen Kortikoiden stark veränderter Gluko- u. Mineralokortikoidaktivität (z. B. Betamethason, Dexamethason, Fludrocortison, Methylprednisolon, Triamcinolon, Prednison, Prednisolon); **Anw.:** zur topischen u. systemischen Therapie u. a. bei obstruktiven Lungenerkrankungen, rheumatologischen u. dermatologischen Erkrankungen, Autoimmunkrankheiten u. bei Chemotherapien.

Kortiko|steroide (Kortex*; gr. στέαρ, στέατος festes Fett, Talg; -id*) *n pl*: (engl.) *corticosteroids*; Kortikoide*.

Kortiko|tropin (Kortex*;) *n*: (engl.) *corticotropine*; ACTH*.

Kortisol *n*: (engl.) *cortisol*; s. Cortisol.

Kortison *n*: (engl.) *cortisone*; s. Cortison.

Koryphäen-Killer-Syn|drom *n*: Münchhausen*-Syndrom.

Kosten: (engl.) *cost(s)*; mit Preisen bewerteter mengenmäßiger Verbrauch von Gütern u. Dienstleistungen, der einer Unternehmung (z. B. Arztpraxis, Krankenhaus, Rehabilitations-/Pflege-Einrichtung) aufgrund ihres betrieblichen Zwecks (z. B. Sicherstellung der Gesundheitsversorgung der Bevölkerung) u. der i. d. R. verbundenen Leistungserbringung sowie durch Ineffizienzen entsteht; **Einteilung: 1.** direkte Kosten, die direkt einem Produkt od. einer Leistung zurechenbar sind (z. B. Arzneimittelkosten, Kosten für zuzuordnende therap. Leistungen, z. B. Einzelpsychotherapie); **2.** indirekte Kosten, nicht einem bestimmten Patienten zuzuordnende Kosten, z. B. Kosten für Gebäudeerhalt, Leitungspersonal; **3.** intangible Kosten: Aufwendungen, die keiner direkten Beobachtung zugänglich sind, z. B. Verminderung der Lebensqualität; **4.** Gemeinkosten, die mehreren Produkten od. Leistungen gleichzeitig zugerechnet werden (z. B. Stromkosten); **5.** Fixkosten, die unabhängig von der Menge der erbrachten Leistungen in bestimmter Höhe u. auf einen Zeitraum bezogen entstehen (z. B. Versicherungsbeiträge pro Jahr); **6.** variable Kosten, die abhängig von der Menge der erbrachten Leistungen entstehen u. sich degressiv, progressiv od. proportional zur Leistungsmenge verändern können ; i. d. R. handelt es sich um Einzelkosten (z. B. Arzneimittel, Lebensmittel); **7.** Instandhaltungskosten: finanzieller Aufwand, der entsteht, um Abnutzung u. Verschleiß von Betriebsmitteln (z. B. Gebäude) vorzubeugen (Wartung), deren Schäden zu beseitigen (Reparatur) sowie die Funktionsfähigkeit zu erhalten bzw. wieder herzustellen (Instandsetzung); **8.** Folgekosten: finanzieller Aufwand, der infolge der Anschaffung u. Inanspruchnahme eines Gutes bzw. einer Dienstleistung zusätzlich zu den Anschaffungskosten entsteht (z. B. Betriebs-, Wartungs- u. Reparaturkosten); **9.** Grenzkosten: Produktionskosten für die Erstellung einer zusätzlichen Produkteinheit; **10.** Opportunitätskosten: entgangener Nutzen, der dadurch entsteht, dass aus mehreren Handlungsmöglichkeiten aufgrund knapper Ressourcen eine ausgewählt werden muss.

Kosten|ana|lyse (Analyse*) *f*: (engl.) *cost analysis*; isolierte Bewertung der Kosten* einer Leistungserbringung od. eines Produkts (z. B. psychotherap.

Behandlung eines Patienten, Erstellung eines Gutachtens) ohne Bezugnahme auf Effekte, die durch die Leistung od. durch die Erstellung des Produkts erzielt werden; vgl. Kosten-Effektivitäts-Analyse; Kosten-Nutzen-Analyse.

Kosten-Ef|fektivitäts-Ana|lyse (Effektivität*; Analyse*) *f*: (engl.) *cost effectiveness analysis (Abk. CEA)*; syn. Kosten-Wirksamkeits-Analyse; Effizienzbewertung z. B. im Bereich der öffentl. Haushalte od. der Gesundheitsökonomie, bei der die Nützlichkeit einer Maßnahme mit ihren Kosten in Relation gesetzt wird; verglichen werden med. Produkte u. Verfahren im Hinblick auf die inkrementellen Kosten (d. h. Kosten, die um einen kleinen, festen Betrag erhöht werden) u. den daraus gewonnenen Nutzen (z. B. Effekte auf klinische Parameter, Lebenserwartung u. Lebensqualität); z. B. Pharmakotherapie der Depression mit preisgünstigen u. teuren Antidepressiva; vereinigt Elemente der Nutzwertanalyse u. der Kosten*-Nutzen-Analyse: Die positiven, nicht in Geld bewertbaren Wirkungen (z. B. Gewinn an Lebensqualität) u. die externen Effekte eines Projekts werden mit Hilfe einer Punkteskala zu einem Nutzwert zusammengefasst, während die unmittelbaren Kosten in Geld bewertet werden. Zur Evaluation u. Priorisierung von med. Produkten u. Verfahren wird das inkrementelle Kosten-Effektivitäts-Verhältnis eingesetzt: je geringer die inkrementellen Kosten im Vergleich zu den inkrementellen Effekten, umso vorteilhafter ist eine medizinische Intervention.

Kosten|erstattung: (engl.) *reimbursement*; Finanzierungsprinzip im Gesundheitswesen, nach dem ein Patient die Kosten einer ärztlichen Behandlung, eines Arznei-, Heil- od. Hilfsmittels zunächst selbst trägt u. nachträglich die erstattungsfähigen Kosten von der Krankenversicherung ersetzt bekommt; kennzeichnend ist das Kostenerstattungsprinzip für die Private Krankenversicherung; in der Gesetzlichen Krankenversicherung bildet Kostenerstattung die Ausnahme. **Teilkostenerstattung:** Erstattung eines Teils der selbst finanzierten Gesundheitsleistungen durch die GKV bei Vorliegen weiterer Ansprüche (z. B. Beihilfeberechtigung).

Kosten-Nutzen-Anal|yse (Analyse*) *f*: (engl.) *cost benefit analysis (Abk. CBA)*; gesundheitsökonomisches Verfahren zur vergleichenden Bewertung von med. Produkten u. Verfahren bei dem nicht nur die Kosten*, sondern auch die Effekte in Geldeinheiten gemessen u. zueinander in Relation gesetzt werden; die Gegenüberstellung der gesamtwirtschaftlichen Vorteile (z. B. durch Verhinderung von Arbeits- u. Erwerbsunfähigkeit) u. Kosten (Behandlungskosten) soll eine Vergleichbarkeit versch. Projekte ermöglichen, zur systemat. Abschätzung der Auswirkungen beitragen u. Entscheidungen für die Öffentlichkeit nachvollziehbar machen. Kosten-Nutzen-Analysen basieren auf dem so genannten Opportunitätskostenprinzip, wobei die Opportunitätskosten als entgangener Nutzen für eine alternative Verwendung der Ressourcen definiert werden.
Kosten-Nutzen-Analyse von Psychotherapie: In versch. Studien konnte nachgewiesen werden, dass durch Psychotherapie Kosten im Gesundheitswesen eingespart werden (z. B. Metaanalyse von 80 000 Behandlungsfällen versch. psychischer Störungen; Baltensberger, Grawe, 2001). Eine detaillierte Auswertung aller Originalarbeiten der Jahre 1995–2004 zu Kosten u. Nutzen ambulanter Psychotherapie identifizierte weitere 54 Studien mit über 13 000 Patienten aus allen wichtigen Indikationsfeldern (Margraf, 2009). Dabei wurde in 95 % der einschlägigen Studien eine bedeutsame Kostenreduktion durch Psychotherapie festgestellt, in 86 % der entspr. Studien zeigte sich zudem eine Netto-Einsparung (positives Kosten-Nutzen-Verhältnis nach Abzug der Psychotherapiekosten). Dieser Effekt wird i. d. R. bereits nach 1–2 Jahren erreicht u. beruht v. a. auf zeitlich stabiler Kostenreduktion bei den Kosten für stationäre Behandlung u. den Arbeitsunfähigkeitskosten. In 76 % der diesbezüglichen Studien war Psychotherapie gegenüber pharmakologischen Strategien überlegen od. erbrachte einen signifikanten Zusatznutzen. Aufgrund des hohen Anteils an Studien unter Praxisbedingungen können die Forschungsergebnisse gut auf die klinische Routinepraxis übertragen werden, Kontrollanalysen schließen zudem Publikationsbias als wahrscheinliche Ursache der Effekte aus. Psychotherapie ist somit nicht nur wirksamer, sondern auch kostengünstiger als keine Therapie bzw. eine Vielzahl von Vergleichbedingungen, wobei die positiven Befunde v. a. aus kognitiv-behavioralen Therapien, in geringerem Umfang aber auch aus anderen störungsspezifischen Kurzinterventionen u. psychodynamischen Kurztherapien stammen.

Kosten|träger: **1.** (engl.) *payer, purchaser*; derjenige, der Kosten für eine Leistung od. ein Produkt übernimmt; im Gesundheitswesen z. B. Krankenkasse, Sozialversicherungsträger, Patient; **2.** Begriff aus der Kosten- u. Leistungsrechnung: Leistung/Produkt od. Leistungsgruppe/Produktgruppe eines Unternehmens, der/dem die zur Erfüllung des Betriebszwecks entstandenen Kosten direkt od. indirekt zugerechnet werden können (z. B. Leistung = stationäre Behandlung eines Patienten; Leistungsgruppe = diagnose- od. therapiebezogen ähnliche Patienten).

Kosten-Wirksamkeits-Ana|lyse (Analyse*) *f*: (engl.) *cost effectiveness analysis*; Kosten*-Effektivitäts-Analyse.

Ko|varianz (Varianz*) *f*: (engl.) *covariance*; (statist.) Maßzahl für den linearen Zusammenhang zwischen 2 Variablen*, Zähler des Korrelationskoeffizienten* r; im Gegensatz zur Korrelation* hängen die Werte der Kovarianz von den Einheiten der Messgrößen ab. Die Kovarianz ist deshalb schwerer zu interpretieren als die Korrelation*, aber mathematisch einfacher zu behandeln. Bei der **Kova-**

rianzanalyse handelt es sich um eine um stetige Einflussgrößen (sog. Kovariate) erweiterte Varianzanalyse; s. ANCOVA. Kovarianzanalysen sind spezielle lineare Modelle.

KPI: Abk. für **K**ategoriensystem* für **p**artnerschaftliche **I**nteraktion.

KPT: Abk. für **K**örper**p**sycho**t**herapie; s. Körpertherapie.

Krabbe-Krankheit (Knud K., Neurologe, Kopenhagen, 1885–1965) *n*: (engl.) *Krabbe's disease*; Globoidzellen*-Leukodystrophie.

Krämpfe: (engl.) *convulsions, seizures*; Spasmen; unwillkürliche Muskelkontraktionen; **Formen:** (nach Ausdehnung u. Ablauf) **1.** klonische Krämpfe: rasch aufeinanderfolgende, kurzdauernde, rhythm. Zuckungen antagonist. Muskeln; **2.** tonische Krämpfe: Kontraktionen von starker Intensität u. langer Dauer, z. B. bei Tetanie* u. Tetanus*; **3.** tonisch-klonische Krämpfe: als generalisierte Krämpfe (Konvulsionen) bei epileptischem Anfall* u. als dissoziativer Anfall*; **4.** lokalisierte Krämpfe einzelner Muskeln od. Muskelgruppen, z. B. Trismus (tonischer Krampf der Kaumuskeln mit Kieferklemme); Hals-, Nacken- u. Schultermuskelkrampf, Wadenkrampf; **5.** Beschäftigungskrämpfe (z. B. Schreibkrampf) entstehen als Folge einer fokalen Dystonie*, ggf. mit psychogener Komponente.

Kränkung: **1.** (engl.) *mortification*; (allgemeinpsychol.) Verletzung der Ehre od. des Selbstwertgefühls* eines Menschen durch eine andere Person; **2.** (psychoanalyt.) narzisstische Krise; interpersonelle Vorgänge od. Ereignisse, durch welche die Diskrepanz zwischen dem eigenen Bild u. dem Bild anderer Personen verstärkt wird; zentraler resultierender Affekt ist Scham*.

Kraft|fahrer|eignung: (engl.) *driving aptitude*; syn. Fahrtauglichkeit; verwaltungsrechtliche Bez. für die Eignung zum sicheren Führen eines Kraftfahrzeugs auf öffentlichen Straßen; **Voraussetzung:** stabiles Leistungsniveau zur Beherrschung der Anforderungen im Kraftverkehr u. der von dort anfallenden Belastungssituationen; **Gutachterliche Beurteilung:** „Begutachtungsleitlinien zur Kraftfahrereignung" des Gemeinsamen Beirats für Verkehrsmedizin behandeln körperliche, psychische od. charakterliche Mängel, die häufig u. für längere Zeit die Leistungsfähigkeit des Kraftfahrers beeinträchtigen od. aufheben. Die Kraftfahrereignung eines Kraftfahrers muss als nicht gegeben angesehen werden, wenn aufgrund einer dauerhaften Beeinträchtigung des individuellen körperlichen u. psychischen Zustands beim Führen eines Kraftfahrzeugs die Gefahr des plötzlichen Versagens der körperlichen od. psychischen Leistungsfähigkeit mit der Folge einer Verkehrsgefährdung zu erwarten ist od. wegen einer sicherheitswidrigen Einstellung, mangelnder Einsicht od. Persönlichkeitsmängeln nicht die Gewähr dafür gegeben ist, dass er sich regelkonform u. sicherheitsgerecht verhält. Der Eintritt eines Schädigungsereignisses muss dabei zeitnah zu erwarten u. die Wahrscheinlichkeit des Eintretens durch Tatsachen begründet sein. Die Kraftfahrereignung ist z. B. dauerhaft bei ausgeprägter Demenz, chronisch paranoid-halluzinatorischer Schizophrenie od. schwerer Abhängigkeit von psychotropen Substanzen nicht gegeben. Sie kann (temporär) eingeschränkt sein, wenn zentralwirksame Arzneimittel, z. B. Psychopharmaka, u. a. die Vigilanz, Kommunikationsfähigkeit, emotionale Anteilnahme an der Umwelt, Reaktionsgeschwindigkeit od. Handlungskompetenz beeinträchtigen. Vgl. Fahrtüchtigkeit.

Kramer-Pollnow-Syn|drom (Franz K., Psychiater, Neurologe, Berlin, 1878–1967; Hans P., Psychiater, Neurologe, Berlin, 1902–1943) *n*: (engl.) *Kramer-Pollnow syndrome, hyperkinetic syndrome*; syn. erethisch-hyperkinetisches Syndrom; veraltete Bez. für Syndrom aus gesteigerter Erregbarkeit*, psychomotorischer Unruhe*, evtl. Intelligenzminderung u. fokalen epileptischen Anfällen*; Manifestation v. a. im Kindesalter; heute als frühe Beschreibung der ADHS* angesehen. Vgl. Antriebsstörung; Erethismus.

Krampf|anfall: (engl.) *seizure*; s. Anfall, epileptischer; Krämpfe.

Krampf|schwelle, gesenkte: (engl.) *countersunk seizure threshold*; Bez. für durch bestimmte Agenzien od. Substrate (z. B. Alkohol, Amitriptylin, Clozapin, Sauerstoff) herabgesetzte Reizschwelle*, die zur erhöhten Auftretenswahrscheinlichkeit eines epileptischen Anfalls* führt.

Kranio|logie (gr. κρανίον Schädel; -log*) *f*: **1.** (engl.) *craniology*; Teilgebiet der Biologie, das sich mit der Beschreibung u. Vermessung von tierischen u. menschlichen Schädeln befasst; z. B. zur Bestimmung von Lebensalter u. Geschlecht, Einordnung von Skelettfunden; **2.** historische Lehre des Anatomen Franz Joseph Gall (1758–1828), der unter der Bez. Kraniologie (später Phrenologie*) durch Betasten u. Vermessen des Schädels auf die Charakterzüge eines Menschen schloss; empirisch nicht haltbar.

Kranio|pharyngeom (gr. κρανίον Schädel; φάρυγξ Kehle, Schlund; -om*) *n*: (engl.) *craniopharyngioma*; syn. Erdheim-Tumor; dysontogenetischer Tumor aus Resten des embryonalen Ductus craniopharyngicus (Rathke-Tasche); langsam wachsend mit Zystenbildung u. (häufig) Verkalkungen sowie Kompression der Hypophyse*; **Epidemiol.:** 1–4 % aller Hirntumoren*; typ. Erkrankungsalter 5.–10. u. 50.–75. Lebensjahr; häufigster nichtglialer intrakranieller Tumor im Kindesalter; **Sympt.:** Sehstörungen*, Hypophysenvorderlappen-Insuffizienz (ggf. mit Kleinwuchs u. verzögerter Geschlechtsreife), Diabetes* insipidus centralis; Spätsymptome (durch Beeinträchtigung der Mittelhirnfunktion) sind Essstörungen*, Vigilanzstörungen* sowie Störung der Temperaturregulation; **Ther.:** neurochir. Eingriff, Bestrahlung. Vgl. Hirntumoren.

Kranken|geschichte: (engl.) *case history*; **1.** s. Anamnese; **2.** patientenbezogene Aufzeichnungen des behandelnden Arztes u./od. Psychotherapeuten i. R. seiner Dokumentationspflicht*. Vgl. Einsichtsrecht; Auskunftsanspruch.

Kranken|haus|entgelt|gesetz: (engl.) *Hospital Remuneration Act*; Abk. KHEntgG; „Gesetz über die Entgelte für voll- u. teilstationäre Krankenhausleistungen" vom 23.4.2002, zuletzt geändert am 28.7.2011; regelt die Höhe der Fallpauschalen* für voll- u. teilstationäre Krankenhausleistungen nach Umstellung auf DRG*. Vgl. Krankenhausfinanzierungsgesetz; Krankenhausfinanzierungsreformgesetz.

Kranken|haus|finanzierungs|gesetz: (engl.) *Hospital Financing Act*; Abk. KHG; „Gesetz zur wirtschaftlichen Sicherung der Krankenhäuser u. zur Regelung der Krankenhauspflegesätze" vom 10.4.1991, zuletzt geändert am 17.3.2009; regelt die duale Finanzierung von Krankenhäusern durch die Länder u. die gesetzliche Krankenversicherung; findet keine Anwendung auf Krankenhäuser des Bundes, Krankenhäuser im Straf- od. Maßregelvollzug, Polizeikrankenhäuser u. Krankenhäuser der gesetzlichen Renten- u. Unfallversicherung. Vgl. Krankenhausfinanzierungsreformgesetz.

Kranken|haus|finanzierungs|reform|gesetz: Abk. KHRG; „Gesetz zum ordnungspolitischen Rahmen der Krankenhausfinanzierung ab dem Jahr 2009" vom 17.3.2009; regelt u. a. die Investitionsfinanzierung u. Vergütung von Krankenhausleistungen in psychiatrischen u. psychosomatischen Abteilungen; verändert hierfür entsprechende frühere Regelungen u. a. der Bundespflegesatzverordnung* u. des Krankenhausfinanzierungs*- bzw. -entgeltgesetzes; schreibt die (gegenüber der bisherigen finanziellen Ausstattung) kostenneutrale Einführung eines durchgängigen, leistungsorientierten u. pauschalierenden Entgeltsystems auf Grundlage von tagesbezogenen Entgelten vor; Ausgangspunkt: Umsetzung der Psychiatrie*-Personalverordnung zu mindestens 90 %.

Kranken|pfleger: (engl.) *male nurse*; s. Gesundheits- und Krankenpfleger für Psychiatrie.

Kranken|rolle: (engl.) *sick role*; soziale Rolle* des an einer Krankheit Leidenden; umfasst nach T. Parsons (1967) folgende Eigenschaften: **1.** Der Kranke wird von seinen sozialen Verpflichtungen (z. B. Arbeit) freigestellt. **2.** Der Kranke wird für seinen Zustand nicht selbst verantwortlich gemacht. **3.** Von dem Kranken wird erwartet, dass er alles tut, um möglichst rasch zu gesunden. **4.** Der Kranke soll fachkundige Hilfe annehmen u. kooperieren. **Hinweis:** Diese Definition setzt bei Kranken ein Krankheitsgefühl u. Krankheitseinsicht* voraus. Bei versch. psychischen Störungen (z. B. bipolare affektive Störung*, Schizophrenie*) sind Krankheitsgefühl u. Krankheitseinsicht jedoch deutlich beeinträchtigt od. nicht vorhanden. Vgl. Patientenrolle; Krankheitsverarbeitung; Krankheitsverhalten.

Krankheit: **1.** (engl.) *disease, illness*; Störung der Lebensvorgänge in Organen od. im gesamten Organismus mit der Folge von subjektiv empfundenen bzw. objektiv feststellbaren körperlichen, geistigen bzw. seelischen Veränderungen; **2.** Bez. für eine definierbare Einheit typischer ätiologischer, morphologischer, symptomatischer, nosologisch beschreibbarer Erscheinungen, die als eine best. Erkrankung verstanden wird; im Bereich psychischer Beschwerden wird in der Fachsprache auch die Bez. psychische Störung* verwendet; **3.** i. S. der sozialversicherungs- u. arbeitsrechtlichen Gesetze der regelwidrige Körper- od. Geisteszustand, der in der Notwendigkeit einer Heilbehandlung (wobei bereits die Erforderlichkeit einer Diagnosestellung genügt) od. der Arbeitsunfähigkeit wahrnehmbar zutage tritt. Vgl. Gesundheit.

Krankheiten, genetische: (engl.) *genetic diseases*; sog. Erbkrankheiten; erbliche Krankheiten, die familiär gehäuft od. durch spontane Neumutation in einer durch genetische Krankheiten bisher unbelasteten Familie auftreten können; **Formen:** **1.** chromosomal bedingte genetische Krankheiten mit numerischen od. strukturellen Abweichungen (Chromosomopathien, z. B. Trisomie 21, Trisomiesyndrome*), die z. T. mit dem Alter der Mutter zunehmen; **2.** einfach (monogen) vererbte genetische Krankheiten, die theoretisch den Mendel-Gesetzen entsprechend vererbt werden u. einen geschlechtsgebundenen od. autosomal-dominanten (Heterozygote erkranken, z. B. Chorea* Huntington) bzw. autosomal-rezessiven (nur Homozygote erkranken, z. B. Wilson*-Krankheit, Phenylketonurie*) Erbgang aufweisen können; die klin. Manifestation wird jedoch zusätzlich durch die Penetranz u. Expressivität des jeweiligen Gens bestimmt. **3.** multifaktoriell ausgelöste genetische Krankheiten (polygene Vererbung, z. B. Schizophrenie*, bipolare affektive Störungen*), die durch abnorme Gene u. Umweltfaktoren verursacht werden; häufig mit fließenden Übergängen zu pathol. Veränderungen (Schwellenwerteffekt); die Abgrenzung eines monogenen von einem polygenen Vererbungsmodus ist daher nicht immer einfach. **4.** mitochondriale Vererbung; z. B. Kearns-Sayre-Syndrom; **Sympt.:** manifestieren sich (sehr früh od. auch erst in fortgeschrittenem Lebensalter) als körperliche, geistige od. kombinierte Anomalien, die phänomenologisch nicht immer von intrauterin erworbenen Defekten unterschieden werden können. Potentielle Veränderungen, die nicht unbedingt zu Krankheiten führen, sind wahrscheinlich sehr viel häufiger; sie können u. U. erst durch hinzutretende äußere Einflüsse (z. B. Arzneimittel, Infektionen, alimentäre Faktoren) induziert u. klinisch manifest werden (z. B. als hämolytische Krise bei Glukose-6-phosphat-Dehydrogenasemangel). **Diagn.:** Frühdiagnose, z. B. durch sog. Heterozygotentests, während der Schwangerschaft evtl. durch Amniozentese od. Chorionzottenbiopsie (Pränataldiagnostik). Bei monogen vererbten genetischen Krankheiten sind häufig die zugrunde liegenden biochem. Defekte (veränderte Proteinsynthese) nachweisbar.

Krankheits|angst: (engl.) *fear of illness, health anxiety*; Bez. für Angst u. Sorge, an einer schwerwiegenden körperlichen Erkrankung zu leiden od. eine solche entwickeln zu können; kann trotz unauffälliger med. Untersuchungsbefunde persistieren; erhöhte Werte auf Krankheitsangst-Skalen (z. B. Whiteley-Index, Illness Attitude Scales) bei ca. 7 % der Allgemeinbevölkerung u. bei etwa 25 % in klin. Stichproben in verschiedenen medizinischen Settings (z. B. Hausarztpraxen); **Vork.:** Leitsymptom der hypochondrischen Störung*, auch bei Panikstörung*, Zwangsstörung* u. hypochondrischem Wahn*.

Krankheits|bewältigung: (engl.) *sickness coping*; s. Krankheitsverarbeitung.

Krankheits|chronifizierung, iatrogene (chronisch*): (engl.) *iatrogenic chronic disease*; durch falsche od. inadäquate Behandlung bedingte Verlängerung bzw. Verfestigung einer Erkrankung (z. B. abhängigkeitsfördernde, nicht zeitig beendete Psychotherapie).

K

Krankheits|einsicht: (engl.) *illness insight*; Bez. für das Verstehen u. Akzeptieren der Tatsache, krank zu sein; basiert auf dem Wahrnehmen best. Symptome u. dem Verstehen, dass es sich um Abweichungen gegenüber der persönl. Norm u./od. der allg. Norm handelt; Voraussetzung für adäquates Krankheitsverhalten* u. ungestörte Krankheitsverarbeitung*.

Krankheits|erleben: (engl.) *disease experience*; Teilbereich der Krankheitsverarbeitung*, der sich auf die Bewältigungskompetenz auswirkt u. von den Verarbeitungsmechanismen des Betroffenen bestimmt wird; umfasst emotionale u. kognitive Prozesse im Kontext der Erkrankung, die u. a. durch Art u. Schwere der Störung, gesellschaftliches u. soziales Umfeld (Stigmatisierung) u. Behandlungsmotivation bestimmt werden.

Krankheits|folgen|modell: (engl.) *model of disease consequences*; Modell, das davon ausgeht, dass Behinderungen* linear aus Krankheiten* hervorgehen; liegt der Internationalen Klassifikation der Schädigungen, Fähigkeitsstörungen u. Beeinträchtigungen (ICIDH) der WHO zugrunde; Kritikpunkte dieses Modells (u. der ICIDH): Linearität der Krankheitsentwicklung u. mangelnde Berücksichtigung der Wechselwirkungen zwischen Behinderungen u. Krankheitsprozess, Defizitorientierung u. Vernachlässigung der umwelt- u. personenbezogenen Faktoren (Kontextfaktoren). 2001 wurde von der WHO als Nachfolge der ICIDH die ICF* verabschiedet, die Krankheit dimensional versteht u. zudem Umwelteinflüsse berücksichtigt. Vgl. Modell, biopsychosoziales.

Krankheits|gewinn: (engl.) *morbid gain*; Bez. für die objektiven od. subjektiven Vorteile, die sich aus der (u. U. unfreiwilligen) Übernahme der Patientenrolle* ergeben; **Formen:** (nach S. Freud) **1. primärer** Krankheitsgewinn: Entlastung vom Konfliktdruck u. Bindung von Angst durch Symptombildung, z. B. durch (neurotische) Flucht in die Krankheit od. als vorteilhafte Neubeziehung zur Umwelt durch die Krankheit; **2. sekundärer** Krankheitsgewinn: äußere Vorteile (z. B. Rente, Zuwendung, Anteilnahme u. a. soziale Konsequenzen) können die Krankenrolle* bzw. die Symptomatik stabilisieren. Vgl. Krankheitsverhalten.

Krankheits|kon|zept (lat. concipere, conceptus aufnehmen) *n*: (engl.) *theory of disease*; Krankheitsmodell*.

Krankheits|kon|zept|skala (lat. concipere, conceptus aufnehmen; Skala*) *f*: (engl.) *theory of disease scale*; Kurzbez. KK-Skala; Selbstbeurteilungsverfahren zur Messung von Aspekten des Krankheitsverständnisses bei Schizophrenie*; umfasst 29 Items zu subjektiven Einstellungen des Patienten zu Krankheit u. Therapie auf den Dimensionen Arzneimittelvertrauen, Arztvertrauen, Negativerwartungen, Schuld, Zufallskontrolle, Anfälligkeit, idiosynkratische Annahmen; **Testdauer:** 10–15 Minuten. Vgl. Krankheitsmodell.

Krankheits|modell *n*: (engl.) *theory of disease*; syn. Krankheitskonzept; Bez. für die Summe der Vorstellungen u. Erklärungsansätze in Bezug auf eine Erkrankung od. auf das Kranksein insgesamt, z. B. biopsychosoziales Modell*, biomedizinisches Krankheitsmodell*; kulturell u. gesellschaftlich geprägt; beeinflusst Art der eingeleiteten therap. Maßnahmen u. individuelles Krankheitsverhalten*. Unterschiedliche Krankheitsmodelle sind keine grundsätzlich konkurrierenden Theorien u. schließen sich nicht gegenseitig aus, sondern betrachten das Phänomen Krankheit* aus verschiedenen Perspektiven. **Hinweis:** Bei psychischen Störungen wird in Abgrenzung zum Krankheitsmodell die Bez. Störungsmodell* verwendet, da Krankheit i. Allg. eine körperliche Verursachung nahe legt. Vgl. Gesundheitsmodell.

Krankheits|modell, bio|medizinisches *n*: (engl.) *biomedical theory of disease*; biomedizinisches Modell; Krankheitsmodell, das auf der Annahme eines einfachen Ursache-Wirkungs-Modells auf rein körperlicher Ebene basiert; **Grundannahme:** eine feststellbare Ursache führt zu einer Schädigung von Zellen od. Gewebe od. einer Dysregulation von biochemischen u./od. Stoffwechselprozessen; aufgrund der Symptomatik wird die Diagnose erstellt u. eine Behandlungsstrategie abgeleitet. **Hinweis:** Für die Erklärung psychiatrischer Erkrankungen ist das Modell nicht geeignet, wird allerdings häufig von Patienten übernommen, die Existenz psychischer Faktoren als Krankheitsverursacher wird negiert. Insbes. bei Somatisierungsstörungen* führt dies zu einer Chronifizierung der Störung, da die Anwendung des Modells verhindert, dass psychische u. situative Einflüsse auf die Beschwerden des Patienten u. ggf. affektive Störungen* aufgedeckt, krankheitsbezogene Ängste u. Krankheitsverhalten* abgebaut u. ggf. gezielte psychotherap. Maßnahmen eingeleitet werden.

Krankheits|modell, psycho|physio|logisches *n*: (engl.) *psychophysiologic theory of disease*; Modell der Entstehung psychischer Störungen, bei dem symptombezogene Ängste* u. Kognitionen* als gleichwertig mit den körperlichen Symptomen betrachtet werden; erfordert die Analyse auslösender Faktoren* u. individueller Belastungsfaktoren*, die Beurteilung der persönlichen Ressourcen* u. weitere Diagnostik begleitender psychischer Störungen. Vgl. Modell der Panikstörung, psychophysiologisches; Krankheitsmodell, biomedizinisches.

Krankheits|überzeugung: (engl.) *illness belief, illness conviction*; Bez. für die erhebliche subjektive Gewissheit über das Vorliegen einer (objektiv nicht nachweisbaren) körperl. Erkrankung; **Vork.:** charakteristisch bei hypochondrischer Störung*, kann in wahnhafter Form ausgeprägt sein (hypochondrischer Wahn*).

Krankheits|verarbeitung: (engl.) *coping with disease*; Gesamtheit aller unbewussten u. bewussten Krankheitsbewältigungsprozesse (Denken, Fühlen, Handeln) eines Patienten hinsichtlich der im Verlauf einer Erkrankung auftretenden inneren u./od. äußeren Belastungen u. Anforderungen; **Beispiel: 1.** gestörtes emotionales Gleichgewicht u. gestörte körperliche Integrität; **2.** verändertes Selbst*- u. Körperbild*; **3.** Verunsicherung u. Veränderungen im sozialen Umfeld (Arbeit, Familie); **4.** notwendige Anpassung an die neue Situation (besonders bei chronischen Krankheiten); **5.** ggf. Lebensbedrohung. Mit jedem Abschnitt der medizinischen Behandlung u. jeder Veränderung des Gesundheitszustands stellen sich neue Anpassungsaufgaben an die Psyche, die auf der emotionalen, kognitiven u. Verhaltensebene beschrieben werden können. **Formen** der Krankheitsverarbeitung nach Lazarus (1966, Lazarus u. Folkman 1984): **1.** primäre Bewertung: erste Situationseinschätzung, z. B. auch Bewertung als ungefährlich, Verleugnung; **2.** sekundäre Bewertung: Einschätzung von Handlungsmöglichkeiten; **3.** Neubewertung: Bewertung des Handlungsresultats; **4.** Bewältigungsverhalten (s. Coping).

Krankheits|verhalten: (engl.) *illness behavior*; Bez. für alle offenen (beobachtbaren) Verhaltensweisen, die durch das Vorhandensein u./od. den Kontext einer Erkrankung motiviert sind; **Einteilung:** in einzelne Phasen od. Verhaltensbestandteile: **1.** Symptombewusstwerdung; **2.** Handlungsentscheidung (z. B. den Arzt, ein Laiensystem od. niemanden aufzusuchen); **3.** Compliance*; **4.** Krankheitsverarbeitung* (Bewältigungshandeln). **Formen:** u. a. **1. adäquates** Krankheitsverhalten: den subjektiven Beschwerden u. dem objektivierbaren Befund angemessenes Verhalten; **2. inadäquates** Krankheitsverhalten: trotz des Fehlens einer Erkrankung wird Krankheitsverhalten gezeigt, z. B. Doktor*-Shopping, Checking*-Verhalten, Arzneimittelkonsum, Schonung, Rückzug, Klagen über geringe Belastbarkeit; Vork.: typisch bei somatoformen Störungen*; **3. demonstratives** Krankheitsverhalten: übermäßiger Ausdruck von Krankheitsbeschwerden, z. B. bei Schmerzbeschwerden häufiges Klagen, schmerzbezogene Mimik u. Gestik; Vork.: typisch bei anhaltender somatoformer Schmerzstörung*. Neben den individuellen Eigenschaften beeinflussen auch gesellschaftliche Muster das Krankheitsverhalten. Z. B. hat die Möglichkeit, in Phasen der Krankheit von bestimmten Pflichten befreit zu sein u. von Anderen umsorgt zu werden, Einfluss auf das Verhalten (s. Krankheitsgewinn); die gesellschaftliche Ächtung von Schmerzäußerung führt zum Verbergen von Symptomen.

Krankheits|verlauf: (engl.) *course*; Entwicklung einer Krankheit od. psychischen Störung vom Beginn bis zu einem Endzustand, z. B. Ausheilung, Heilung mit Hinterlassung eines Defektzustands, periodischem Wiederauftreten, Chronizität od. Tod; unterschieden werden: **1.** klinischer Verlauf: Entwicklung der Krankheit od. psychischen Störung unter medizinischer u./od. psychotherapeutischer Behandlung; **2.** Spontanverlauf: Entwicklung ohne medizinische u./od. psychotherapeutische Versorgung. **Beispiel:** Die Schizophrenie* kann nach einem evtl. Prodromalstadium* akut od. schleichend beginnen u. in einen chronischen Endzustand (schizophrenes Residuum*) übergehen od. nach einer od. mehreren psychotischen Episoden ausheilen (s. Abb.).

Krankheits|verständnis: (engl.) *illness conception*; Verständnis einer wissenschaftlich (medizinisch-fachlich, objektiv begründbar), kulturell (gesellschaftlich-historisch geprägt) od. individuell (Patient, Angehörige, Ärzte) subjektiv empfundenen bzw. objektiv feststellbaren Störung im Ablauf der Lebensvorgänge, die mit der Minderung der Leistungsfähigkeit, Rollenverlust, Isolation u. häufig Unterstützungsbedarf einhergeht u. meist mit wahrnehmbaren körperlichen, geistigen bzw. seelischen Veränderungen verbunden ist; einheitlicher Krankheitsbegriff existiert nicht, da dieser von den jeweiligen Rahmenbedingungen, sozioökonomischen u. kulturellen Einflüssen geprägt wird. Vgl. Krankheit; Krankheitsmodell.

Krankheits|verständnis, psycho|ana|lytisches: (engl.) *psycho-analytic illness conception*; Einsatz einer neurotischen Krankheitsentwicklung, wenn aufgrund eines aktuellen Ereignisses frühere infantile Konflikte, zu denen das Ereignis in einer inneren Beziehung steht, reaktiviert werden; **Grundannahme:** Die Psychoanalyse geht davon aus, dass die psychischen Prozesse zu einem wesentlichen Teil unbewusst ablaufen, d. h. frühe biographische Beziehungserfahrungen u. Ereignisse dem Bewusstsein* durch Verdrängung* u. a. Abwehrmechanismen zwar entzogen, deswegen aber nicht minder für das aktuelle seelische Erle-

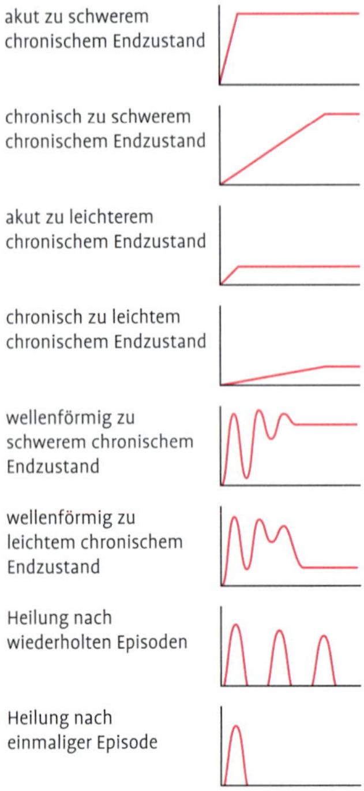

Krankheitsverlauf: Verlaufsfomen der Schizophrenie

ben u. das individuelle Handeln prägend sind. Als Konflikt wird dabei das Vorliegen sich widerstrebender Tendenzen u. Wünsche im Subjekt bezeichnet, die sowohl zwischen den verschiedenen psychischen Instanzen Es*, Ich* u. Über*-Ich (Instanzenkonflikt*) entstehen können od. zwischen einer Instanz (meist das Ich), dem die Vermittlung zwischen Wünschen u. Strebungen einerseits u. Anforderungen der Realität andererseits obliegt. Nach psychoanalytischem Krankheitsverständnis setzt das Entstehen einer psychischen Störung eine Libidofixierung* in einer Entwicklungsphase (oral, anal, phallisch), die konflikthaft durchlaufen wurde, voraus. Wird ein Individuum mit einem für sich nicht lösbaren, aktuellen belastenden Ereignis konfrontiert, sieht es sich auf einen solchen unbewussten Konflikt zurückgeworfen (Regression*), als dessen Lösung die entstehende Symptom- od. Charakterneurose* verstanden wird. In der objektbeziehungstheoretischen Weiterentwicklung des psychoanalytischen Krankheitsverständnisses werden im Konzept der Persönlichkeitsstörungen* psychische Repräsentationen früher defizitärer kindlicher Objektbeziehungen als Grundlage für Fehlentwicklungen in der Persönlichkeit verstanden. Hier bilden sich dysfunktionale Vorstellungen über das Selbst u. seine Beziehungen zu Anderen aufgrund ungenügender Abtrennung von Subjekt- u. Objektrepräsentanzen od. desintegrierter Partialobjekt- u. Partialsubjektrepräsentanzen aus, woraus Störungen in der Identitätsbildung, Affektregulation*, Beziehungsfähigkeit u. Abwehr resultieren.

Krankheits|wahn: (engl.) *hypochondric delusion*; s. Wahn, hypochondrischer.

Krankheits|wert: (engl.) *disease quality*; subjektive Beschwerden u./od. Symptome in für die Diagnose relevantem Ausmaß.

Kreati̱v|therapie *f*: (engl.) *creative art therapy, expressive therapy*; Kunsttherapie; Sammelbez. für psychotherapeutisch orientierte Behandlungsformen, die kreativitätsfördernde Medien verschiedener künstlerischer Tätigkeitsformen in der Behandlung insbes. psychisch kranker Menschen einsetzen; **Therapieziel:** Handlungsfähigkeiten durch bildnerisches Gestalten (s. Gestaltungstherapie), musikalische Ausdrucksformen (s. Musiktherapie; Tanztherapie) od. intensive Beschäftigung mit körperlichen Funktionen (Bewegung, Körperhaltung, Atmung u. a.) aufbauen; **Ind.:** v. a. psychische u. psychosomatische Störungen (z. B. Demenz, Anorexia nervosa, Autismus, Schizophrenie, chronische Schmerzen) einschließlich Abhängigkeitserkrankungen, auch neurologische Erkrankungen (rehabilitative Aufgabenstellungen). **Wirksamkeit:** hinreichende empirische Wirksamkeitsnachweise fehlen.

Kreis|lauf|störungen, funktione̥lle: (engl.) *functional circulatory disorders*; passagere od. prolongierte, u. U. anfallartig auftretende Funktionsstörungen des Herz-Kreislauf-Systems ohne nachweisbare organische Erkrankung; **Urs.:** häufig psychosomatisch u. durch Umwelteinflüsse bedingt; **Einteilung:** **1.** hyperdyname funktionelle Kreislaufstörungen (s. Herzsyndrom, hyperkinetisches); Übergang in hypodyname funktionelle Kreislaufstörungen möglich; **2.** hypodyname funktionelle Kreislaufstörungen: hypotone Kreislaufregulationsstörungen; **a)** konstitutionelle u. asympathikotone Form der orthostatischen arteriellen Hypotonie mit arterieller Hypotonie durch verminderte Aktivität des Sympathikus mit Kollapsneigung ohne vorausgehende Tachykardie u. ohne periphere Vasokonstriktion; **b)** vasovagale Synkope: plötzlicher Blutdruck- u. Pulsfrequenzabfall inf. vegetativ od. reflektorisch ausgelöster peripherer Vasodilatation; **Ther.:** vorwiegend verhaltenstherapeutischer Ansatz, z. B. Angstbewältigungstraining, kognitive Therapie (kognitive Reattribution), Bewegungstherapie; bei hypodynamer funktioneller Kreislaufstörung: Flachlagerung zur Autotransfusion, ggf. Sympathomimetika (i. d. R. nicht erforderlich). Vgl. Somatisierungsstörung.

Kretini̥smus (franz. crétin): (engl.) *cretinism*; kindliche Entwicklungsstörung durch Mangel an Schilddrüsenhormonen*; **Formen:** **1. endemischer** Kretinismus: Schädigung im Mutterleib durch Iodmangel bzw. Hypothyreose* der Mutter; überdurchschnittlich häufig in Iodmangelgebieten (z. B. Alpen); Schilddrüsenanlage des Kindes einschließlich Enzymausstattung sind normal; postnatal gelegentlich Euthyreose im unteren Referenzbereich, meist aber hypothyreote Stoffwechsellage des kindlichen Organismus (Struma neonatorum nicht obligat) mit der Folge irreparabler intrauteriner Schädigung u. Entwicklungsverzögerung besonders von ZNS (Intelligenzminderung* unterschiedlichen Grades), Skelett (röntgenologisch zurückgebliebenes Knochenalter, kurze Finger, offene Fontanellen) u. a. Organen (u. a. trockene Haut, flache Nase, dicke Zunge, Innenohrschwerhörigkeit od. Taubheit); **2. sporadischer** Kretinismus: angeborene (irreversible) od. intrauterin erworbene (teil)reversible Neugeborenenhypothyreose; Ursache: zu 80 % inf. Schilddrüsendysgenesie, selten defekte Schilddrüsenhormonbiosynthese, transient durch iodhaltige Arzneimittel od. Thyreostatika der Mutter; führt in Abhängigkeit von der Versorgung des Fetus mit mütterlichen Schilddrüsenhormonen u. U. zu ähnlichen (meist aber weniger ausgeprägten) intrauterinen Entwicklungsstörungen wie bei endemischem Kretinismus; **Proph.:** iodiertes Speisesalz (bzw. Trinkwasser) in Iodmangelgebieten.

Kriegs|amnesie (A-*; -mnese*) *f*: (engl.) *shell shock*; veraltete Bez. für eine Form der dissoziativen Amnesie* nach traumatischer Kampferfahrung mit Störung des episodischen u./od. autobiographischen Gedächtnisses. Vgl. Belastungsstörung, posttraumatische.

Kriegs|neurose (Neur-*; -osis*) *f*: (engl.) *traumatic neurosis of war*; Auftreten psychischer Störungen, insbes. von Tremor u. „psychogenen" Lähmungen, aber auch von Stummheit, Hör- u. Sehstörungen, Sprechstörungen, dissoziativen Anfällen* u. neurasthenischen Symptomen bei Frontsoldaten im Ersten Weltkrieg (1914–1918), häufig im Zusammenhang mit Granatexplosionen u. Stellungskriegen. **Ätiol.:** ursächlich wurde eine multifaktorielle Syndromgenese angenommen, insbes. wurde eine Konversionsreaktion (s. Konversion) diskutiert. Im zweiten Weltkrieg dominierten funktionelle Organbeschwerden das klinische Bild. **Ther.:** neben vorübergehender Schonung wurden v. a. suggestive Verfahren angewandt; **Hinweis.:** diagnostisch werden die Störungen heute den posttraumatischen Belastungsstörungen* zugeordnet.

Kriminal|psycho|logie (lat. criminalis ein Verbrechen betreffend; Psych-*; -log*) *f*: (engl.) *criminal psychology*; Teilgebiet der Rechtspsychologie* u. der Kriminologie, das sich mit der Entstehung, Prognose u. Prävention von kriminellem Verhalten befasst; untersucht v. a. den psychischen Zustand eines Täters (u. Opfers) vor, während u. unmittelbar nach einer (Straf-)Tat. Vgl. Psychiatrie, forensische.

-krin: Wortteil mit der Bedeutung abscheidend, absondernd; von gr. κρίνειν.

Krise (gr. κρίσις Entscheidung, Trennung) *f*: (engl.) *crisis*; Entscheidungssituation, Wende- od. Höhepunkt einer (gefährlichen) Entwicklung; oft Chance zur Neuorientierung; **Formen:** z. B. psychische Krise*, suizidale Krise*, narzisstische Krise (s. Kränkung), Adoleszentenkrise*, Identitätskrise*. Vgl. Krisenmodell; Krisenintervention.

Krise, hyper|thyreote (Krise*) *f*: (engl.) *thyrotoxic crisis*; thyreotoxische Krise*.

Krise, narzisstische (Krise*) *f*: (engl.) *narcissistic crisis*; s. Kränkung.

Krisen|intervention (Krise*; Intervention*) *f*: (engl.) *crisis intervention*; Bez. für kurzfristige ambulante od. stationäre, i. d. R. psychotherapeutische Hilfe als Unterstützung in psychischen Krisen* (z. B. bei Suizidalität* od. Katastrophenfall), zur Verhinderung von ungünstigen Krisenfolgen (Sekundärprävention) od. als Einleitung einer längerfristigen, über die Krise hinausgehenden Psychotherapie*; auch als Basiskrisenintervention i. S. einer „Ersten Hilfe" vor Ort in psychischen Ausnahmesituationen, z. B. durch geschulte Rettungsdienstmitarbeiter (räuml. u. emotionale Distanzierung vom traumatischen Reiz). Vgl. Notfallpsychologie; Critical Incident Stress Debriefing.

Krisen|modell (Krise*) *n*: (engl.) *crisis model*; Stufenmodell mit 4 typischen Phasen einer Krise* (Caplan, 1964); **1.** angepasste, routinierte Reaktion; **2.** Unsicherheit u. Überforderung; **3.** Abwehr unter Einsatz aller verfügbaren Mittel; **4.** Phase der Erschöpfung, Rat- u. Hilfslosigkeit. Die **Krisentheorie** geht davon aus, dass bei der psychisch unauffälligen Persönlichkeit* ein stabiles Gleichgewicht zwischen den aktuellen Anforderungen der Umwelt u. den vorhandenen Bewältigungsstrategien* besteht. In einer Krise mit einem potentiell nicht lösbaren Problem kommt es zu einer Destabilisierung dieses Systems mit der Möglichkeit der Veränderung zum Besseren od. Schlechteren. Psychotherapeutische Interventionen sind nach den Annahmen der Krisentheorie in dieser Phase möglicherweise besonders effektiv.

Krisen|team, mobiles (Krise*) *n*: (engl.) *home treatment team, crisis intervention team*; multiprofessionelles Behandlungsteam (Pflegepersonal, Ergotherapeuten, Psychologen, Ärzte), das psychiatrische Akutbehandlung (z. B. Krisenintervention* bei akuter Psychose) am Wohnort, im häuslichen Umfeld anbietet u. mit anderen ambulanten u. ggf. stationären psychiatrischen Einrichtungen kooperiert; das Angebot ist i. d. R. auf die Zeit der akuten psychischen Störung beschränkt.

Krise, okulo|gyre (Krise*) *f*: (engl.) *oculogyric crisis*; Blickkrampf; nicht willkürliche, krampfartige Aufwärts- od. Seitbewegung der Augen; **Vork.:** z. B. bei Erkrankungen der Basalganglien od. als UAW best. Neuroleptika.

Krise, psychische (Krise*) *f*: (engl.) *psychic crisis, psychosoziale Krise*; Bez. für eine Situation, in der Stressoren* die Bewältigungsmöglichkeiten der Person in hohem Maße übersteigen, so dass eine adäquate Bewältigung der Situation auch kurzfristig nicht möglich ist; latente od. durch Symptom-

K

bildung manifeste Überforderung der individuellen od. sozialen Ressourcen* eines Menschen; **Kennzeichen:** z. B. Unruhe, Verzweiflung, Entscheidungsunfähigkeit; kann Selbstgefährdung* od. Fremdgefährdung* sowie Suizid* zur Folge haben; **Maßnahmen:** Krisenintervention* u. Psychotherapie* nach Abklingen der akuten psychischen Krise.

Krise, sui|zidale (Krise*) *f*: (engl.) *suicidal crisis*; Situation, in welcher der Betroffene glaubt, einzelne Ereignisse od. auch seine gesamte Lebenssituation nicht mehr adäquat bewältigen zu können u. ihm der Suizid* als einziger Ausweg erscheint; vgl. Syndrom, präsuizidales.

Krise, thyreo|toxische (Krise*) *f*: (engl.) *thyrotoxic crisis*; syn. hyperthyreote Krise; akute lebensbedrohliche Exazerbation einer Hyperthyreose*; **Vork.:** nach schwerer Erkrankung, Operation, Anwendung von iodhaltigen Röntgenkontrastmitteln, Radioiodtherapie od. Iodzufuhr bei nicht od. unzureichend behandelter Hyperthyreose; **Klin.:** Einteilung in 3 Stadien: **1.** hohes Fieber (bis 41 °C), Tachykardie bei Vorhofflimmern, Hautrötung, Schweißausbrüche, Diarrhö, Erbrechen, Exsikkose, Muskelschwäche, Adynamie, psychomotor. Unruhe bis zum Delir*; **2.** zusätzl. Bewusstseinsstörung* u. Somnolenz*; **3.** Koma*, Kreislaufversagen (ggf. mit Nebenniereninsuffizienz); **Ther.:** Flüssigkeits- u. Elektrolytsubstitution, Verabreichung von Cortisol*, Thyreostatika u. ggf. Lithium, frühestmögl. Schilddrüsenoperation (sonst hohe Letalität).

K

Kriterien, diagnostische *n pl*: (engl.) *diagnostic criteria*; Merkmale einer Störung, die i. d. R. in Klassifikationssystemen* od. Taxonomien beschrieben sind u. deren Überprüfung die Grundlage einer klassifikatorischen Diagnostik (s. Diagnostik, psychologische) darstellt; **Formen: 1.** Symptome (z. B. Insomnie, vermehrter Schlaf); **2.** Zeit- u. Verlaufsmerkmale (z. B. Beschwerden treten für mind. 2 Wochen an fast allen Tagen auf); **3.** Kriterien zum Schweregrad u. zur klin. Bedeutsamkeit (z. B. Beschwerden führen zu Beeinträchtigungen in sozialen, beruflichen od. anderen wichtigen Funktionsbereichen); **4.** Ausschlusskriterien* u. Hinweise auf Differentialdiagnosen* (z. B. Beschwerden gehen nicht auf die direkte körperliche Wirkung einer Substanz zurück).

Kriteriums|validität (Validität*) *f*: s. Validität.

Kritik|fähigkeit: (engl.) *critical faculty*; zum Konstrukt der allg. Intelligenz* gehörende Fähigkeit, komplexe Sachverhalte abwägend zu prüfen u. daraus angemessene Urteile u. Handlungsvorlagen zu erschließen; beeinträchtigt bei Intelligenzstörung* u. hirnorganischen Störungen.

Kritik|schwäche: (engl.) *impaired judgement*; Urteilsschwäche; Mangel an Kritikfähigkeit* sich selbst u. der Umwelt gegenüber, sowie verminderte Fähigkeit, den gedanklichen Prozess der Urteilsbildung zielgerichtet durchzuführen od. zu vollenden; daraus können Fehlinterpretationen der Realität u. unangemessene Handlungen resultieren (Selbstüberschätzung). Je nach Ausprägung der Kritikschwäche kann die Unterstützung durch einen Betreuer* notwendig werden od. eine Aufhebung der Geschäftsfähigkeit* erfolgen. **Vork.:** bei Demenz* od. Intelligenzminderung*; auch bei psychischen Störungen, z. B. Persönlichkeitsstörungen*, Schizophrenie*, affektiver Psychose*.

Kropf: (engl.) *goiter*; s. Struma.

Kruskal-Wallis-Test *m*: (engl.) *Kruskal Wallis test*; zur Varianzanalyse analoger Test, der keine Normalverteilung der Zufallsvariable voraussetzt (nichtparametrisches Verfahren*); Verallgemeinerung des Mann*-Whitney-U-Tests auf mehr als 2 Stichproben. Vgl. ANOVA.

Krypt-: Wortteil mit der Bedeutung verbergen, verborgen; von gr. κρύπτειν.

Krypto|kokkose (Krypt-*; gr. κόκκος Kern, Beere; -osis*) *f*: (engl.) *cryptococcosis*; syn. Cryptococcus-Mykose; veraltet Busse-Buschke-Krankheit; Pilzinfektion durch Cryptococcus neoformans; primär meist asymptomat. Befall der Lungen durch Inhalation sporenhaltiger Stäube, dann hämatogene Streuung mit Befall der Meningen* u. evtl. des Hirnparenchyms, selten intrazerebrale Granulome; andere Organe meist asymptomat. befallen (besonders Prostata); **Vork.:** v. a. bei Immundefekt (s. AIDS); **Klin.:** Fieber, Kopfschmerz, Bewusstseinstrübung*; selten Meningismus*; **Diagn.:** Nachweis des Erregers im Liquor; **Ther.:** Antimykotika.

Krypto|mnesie (Krypt-*; -mnese*) *f*: (engl.) *cryptomnesia*; Form der Paramnesie*, bei der Erinnerungen fälschlicherweise als neu erlebt aufgefasst bzw. als vom Erinnernden selbst erzeugt/erfahren erlebt werden; Betroffene erleben sich fälschlicherweise (u. nicht in bewusst plagiatorischer Absicht) z. B. als Urheber eines Gedankens. Vgl. Gedächtnisstörung.

K-TIM: Abk. für **K**aufman*-**T**est zur **I**ntelligenz**m**essung für Jugendliche und Erwachsene.

KTK: Abk. für **K**örperkoordinations**t**est* für **K**inder.

KTQ: Abk. für **K**ooperation für **T**ransparenz und **Q**ualität im Gesundheitswesen; (engl.) *Cooperation for Transparency and Quality in Health Care*; deutsche Organisation zur Zertifizierung des Qualitätsmanagements* von Krankenhäusern, Praxen u. medizinischen Versorgungszentren, Rehabilitations- u. Pflegeeinrichtungen u. bestimmten Formen Betreuten Wohnens.

Kufs-Syn|drom (Hugo K., Neurologe, Leipzig, 1871–1955) *n*: (engl.) *Kufs syndrome*; s. Zeroidlipofuszinose.

Kultur|psycho|patho|logie (lat. cultura Züchtung; Psych-*; Path-*; -log*) *f*: (engl.) *cultural psychopathology*; Teilgebiet der Psychopathologie*, das sich mit dem Zusammenhang zwischen kulturellen Einflüssen u. psychischen Störungen* befasst.

Kunst|therapie *f*: (engl.) *creative art therapy*; s. Gestaltungstherapie; Kreativtherapie.

Kuru *m*: (engl.) *kuru*; im östl. Hochland Papua-Neuguineas auftretende Prionkrankheit; **Epidemiol.:** endem. Charakter der Erkrankung (früher bis zu 1 % der Bevölkerung betroffen) ist auf Ingestion infektiösen Materials (Hirngewebe) u. parenterale Übertragung über kontaminierte Hände i. R. der Zubereitung kannibalischer Mahlzeiten zurückzuführen; seit Verbot des Kannibalismus 1957 deutl. Rückgang (zurzeit ≤1 Neuerkrankung pro Jahr); **Inkub.:** 2–60 Jahre; **Klin.:** Gangunsicherheit, Dysarthrie*, schüttelfrostartiger Tremor* (lokale Bez. Kuru), zerebellare Ataxie*, Strabismus*, Wesensänderung, terminal Demenz*; Tod bei Kindern ca. 6–9 Monate, bei Erwachsenen 12 Monate nach Erkrankungsbeginn. Vgl. Creutzfeldt-Jakob-Krankheit.

Kurz|frage|bogen für Alkohol|gefährdete: Abk. KFA; Selbstbeurteilungsverfahren zur Diagn. von Alkoholabhängigkeit*, v. a. bei unklarer Ausprägung u. Frühdiagnose; umfasst 22 Items zu 4 Bereichen (einschließlich Items zu somatischen Schäden durch Alkoholmissbrauch): somatischer Bereich/physische Abhängigkeit, psychischer Bereich, sozialer Bereich, abhängiges Trinkverhalten; **Anw.:** bei Jugendlichen u. Erwachsenen; Screening-Test zur Unterscheidung von Alkoholabhängigen u. Nichtalkoholabhängigen; **Testdauer:** ca. 5 Minuten.

Kurz|frage|bogen zur Ab|stinenz|zuversicht (Abstinenz*): Abk. KAZ-35; Selbstbeurteilungsverfahren zur prospektiven Erfassung der Zuversicht Alkoholabhängiger Rückfallsituationen abstinent bewältigen zu können (s. Selbstwirksamkeit); umfasst 35 Items (Beschreibung rückfallgefährlicher Situationen; Beurteilung der Abstinenzzuversicht auf 6-stufiger Skala) zu 4 Skalen: unangenehme Gefühle, Austesten eigener Kontrollmöglichkeiten, sozialer Druck, angenehme Gefühle; **Anw.:** zur Verlaufskontrolle bei Erwachsenen mit Alkoholabhängigkeit* u. Behandlungsziel Abstinenz*; **Testdauer:** ca. 10 Minuten.

Kurz|schluss|handlung: (engl.) *impulsive act*; s. Affekthandlung.

Kurz|therapie *f*: **1.** (engl.) *short-term therapy*; Einzel*- od. Gruppenpsychotherapie* mit klarer Zeitbegrenzung in Abgrenzung zur traditionellen psychoanalytischen Praxis einer mehrjährigen Behandlung; möglich i. R. der kognitiven Verhaltenstherapie* aufgrund der klaren Zielsetzung u. strukturierten Planung anhand der Verhaltensanalyse*. Der Grundgedanke der lösungsorientierten Kurztherapie (mit der systemischen Psychotherapie* verwandt) ist, dass Patienten bereits über wesentliche Ressourcen* verfügen, die zur Lösung ihrer Probleme benötigt werden. Möglichkeiten zur Verkürzung der Therapie bestehen v. a. in der Reduktion der Sitzungsanzahl, der Vergrößerung der Intervalle zwischen den Sitzungen od. der Zusammenfassung zu Blöcken. Ermöglicht wird dies i. d. R. durch eine Begrenzung der Behandlungsthematik (Strukturierung aufgrund eines klar festgelegten therap. Auftrags). Neben ökonomischen Vorteilen wird der Gefahr einer Überbehandlung, d. h. einer überflüssigen Weiterbehandlung nach Symptombeseitigung, sowie einer Abhängigkeit vom Therapeuten vorgebeugt. **2.** s. Kurztherapie, psychodynamische; **3.** (sozialrechtl.) s. Kurzzeittherapie.

Kurz|therapie, psycho|dynamische *f*: (engl.) *psychodynamic short-term therapy*; tiefenpsychologisch fundierte Kurztherapie zur Bearbeitung von häufig nur einem aktuellen Hauptkonflikt (sog. Fokus, daher auch als psychoanalytische Fokaltherapie bezeichnet), insbes. von Bindungstraumata; im Mittelpunkt steht v. a. die Therapeut-Patient-Beziehung als Mittel für Widerstandsanalysen (s. Widerstand), aber auch der Druck des Therapeuten, sich durch innere Bilder u. durch direkte Übertragung* auf verdrängte Erfahrungen u. Gefühle einzulassen. Der Stellenwert der Analyse von Träumen tritt gegenüber der psychodynamischen Psychotherapie* in den Hintergrund. **Wirksamkeit:** Keine Hinweise auf Unterlegenheit gegenüber psychodynamischer Langzeittherapie (Bhar et al., 2010); nach Studien bei spezifischen Störungen wahrscheinlich wirksam bei Panikstörung, Borderline-Persönlichkeitsstörung u. Opioidabhängigkeit u. wirksam in Kombination mit Pharmakotherapie bei Major Depression (Gibbons et al., 2008).

Kurz|zeit|gedächtnis: (engl.) *short-term memory*; informationstheoretische Modellvorstellung für Teilbereich des Gedächtnisses*, in dem Informationen unter Zuwendung von Aufmerksamkeit* kurzzeitig (einige Sekunden) aufrechterhalten werden können; die Speicherkapazität ist nach Miller (1956) mit 7 ± 2 Informationseinheiten (nach neueren Theorien nur 3–4) sehr begrenzt (s. Chunking). Ebbinghaus (1885) untersuchte die Speicherfähigkeit des Kurzzeitgedächtnisses (s. Gedächtnisgesetze). Atkinson u. Shiffrin (1968) beschrieben in ihrem Mehrspeicher-Modell das Kurzzeitgedächtnis (s. Abb.), sie versuchten, Kurzzeit- u. Langzeitspeicher in einem Modell zu integrieren. Demnach gelangen Wahrnehmungsinhalte aus dem sensorischen Gedächtnis* in das Kurzzeitgedächtnis, wo die Informationen kurz zwischengespeichert werden, bis sie in den permanenten Langzeitspeicher überführt werden. Das Mehrspeicher-Modell geht von einer eher passiven Speicherung der Gedächtnisinhalte aus u. unterscheidet sich dadurch vom später entwickelten Modell zum Arbeitsgedächtnis* (Abb. 1 dort) von Baddeley u. Hitch (1974), Baddeley (1986, 1990), nach dem für sensorische Reize getrennte Subsysteme die kurzzeitig gespeicherten Informationen aktiv verarbeiten (z. B. Problemlösung). Der Verlust von Informationen aus dem Kurzzeitgedächtnis erfolgt nicht durch Zerfall von Engrammen*, sondern durch die Aufnahme neuer Gedächtnisinhalte, welche die älteren verdrängen. Die kurzzeitige Informationsspeicherung bewirkt eine Akti-

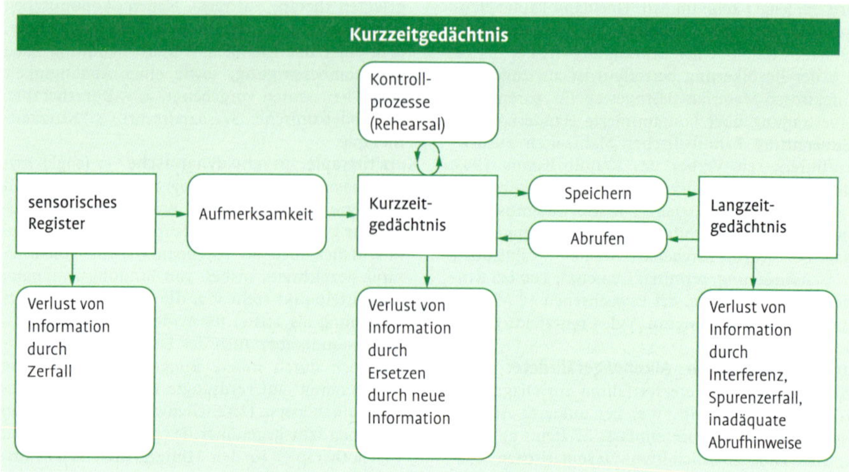

Kurzzeitgedächtnis: Mehrspeicher-Modell: Einordnung des Kurzzeitgedächtnisses in den Kontext der Gedächtnisspeicher nach Atkinson u. Shiffrin (1968)

K

vierung des ventromedialen Präfrontalkortex u. (aufgabenspezifisch) der Kortexareale, die der jeweiligen Sinnesmodalität des Reizmaterials zugeordnet sind, u. geht auf zellulärer Ebene mit einer Änderung der Neurotransmitterausschüttung an den beteiligten Synapsen einher. Die Kapazität des Kurzzeitgedächtnisses ist frühzeitig stabil ausgeprägt u. bleibt bis in das Alter konstant; erst im hohen Alter (ab 8. Lebensjahrzehnt) lässt sie nach.

Kurz|zeit|intervention (Intervention*) *f*: (engl.) *short-term intervention*; Bez. für Maßnahme, die präventive od. therapeutische Erfolge innerhalb einer sehr kurzen Zeitspanne anstrebt; die Vorgabe kurzer Zeitspannen ist dabei nicht allein ökonomisch begründet, sondern soll die Therapiemotivation zu schnellen Veränderungsprozessen stärken. **Formen:** u. a. **1.** präventiv nach Trauma*: v. a. Krisenintervention* u. spezifische Verfahren wie Debriefing* mit dem Ziel, Folgen zu vermeiden; **2.** therap.: s. Kurzzeittherapie.

Kurz|zeit-Psycho|ana|lyse (Psych-*; Analyse*) *f*: (engl.) *short-term dynamic psychotherapy*; alle Formen der auf 10–50 Stunden begrenzten psychoanalytischen Behandlungsverfahren; z. B. psychodynamische Fokaltherapie*; zeitbegrenzte dynamische Kurztherapie nach Strupp u. Binder, zeitlimitierte Therapie nach Mann, intensive dynamische Kurzzeittherapie von Davanloo; **Wirksamkeit:** Für die Kurzzeit-Psychoanalyse liegen die umfassendsten Wirksamkeitsbelege unter allen psychodynamischen Behandlungen vor.

Kurz|zeit|stress (Stress*) *m*: (engl.) *short-term stress*; s. Stress.

Kurz|zeit|therapie *f*: (engl.) *short-term therapy*; in der Psychotherapie*-Richtlinie verwendete Bez. für psychotherap. Behandlung mit tiefenpsychologisch fundierter Psychotherapie* od. Verhaltenstherapie* mit einer maximalen Dauer von 25 Stunden; s. Behandlungsumfang (Tab. dort); vgl. Langzeittherapie.

KUSS: Abk. für **K**indliche* **U**nbehagen- u. **S**chmerz**s**kala.

Kussmaul-Maier-Syn|drom (Adolf Kußmaul, Internist, Heidelberg, Straßburg, 1822–1902; Rudolf M., Pathologe, Freiburg, 1824–1888) *n*: (engl.) *Kussmaul Maier syndrome*; Panarteriitis* nodosa.

KVT: **1.** Abk. für **k**ognitive **V**erhaltens**t**herapie*; **2.** Abk. für **K**onzentrations*-**V**erlaufs-**T**est.

Kybernetik (gr. κυβερνητική τέχνη Steuermannskunst) *f*: (engl.) *cybernetics*; Theorie der Funktionsmöglichkeiten informationeller Systeme unter Abstraktion von deren physikalischen, physiologischen od. psychologischen Besonderheiten; auch Konkretisierung der abstrakten Theorie auf vorgegebene physikalische, physiologische od. psychologische zu kennzeichnende Systeme u. schließlich die planmäßige Verwirklichung entsprechender Systeme zur Erreichung vorgegebener Ziele. **Klin. Bedeutung:** u. a. theoretische Grundlage v. a. systemischer Psychotherapie. Vgl. Regelkreis.

KZ-Syn|drom *n*: Kurzbez. für **K**onzentrationslager-syndrom; (engl.) *concentration camp syndrome*; Form der posttraumatischen Belastungsstörung* bei überlebenden KZ-Häftlingen (auch nach längerem Aufenthalt in Ghetto od. illegalem Versteck); u. U. noch mit einer Latenz von 10–20 Jahren auftretend; **Klin.:** psychophysische Erschöpfung, Schlafstörungen*, Zwangsgedanken*, hypochondrische, depressive u. schizophreniforme Störungen; hohe Suizidrate; **Ther.:** spez. Therapiemöglichkeiten sind umstritten. Vgl. Asthenie; Erlebnisreaktion, abnorme; Survivor-Syndrom.

L

LAAM: Abk. für **L***-**a**lpha-**a**cetyl**m**ethadol.

Labeling-Theorie *f*: (engl.) *social reaction theory, labeling theory*; auch Etikettierungstheorie; von H. Becker (1963) entwickelte Theorie zur Erklärung von Devianz*, u. a. in der Kriminologie sowie zur Erklärung psychischer Störungen (z. B. Schizophrenie, Depressionen, Angststörungen); erklärt die Entstehung einer psychischen Störung damit, dass ein abweichendes Verhalten von der Umwelt besondere Aufmerksamkeit erhält (Etikettierung*), was dazu führt, dass die betreffende Person danach die Rolle der Devianz* übernimmt, d. h. sie realisiert das von der Umwelt erwartete abweichende Verhalten. **Hinweis:** als Ätiologietheorie nicht bestätigt. Vgl. Stigmatisierung.

La belle in|différence (franz. belle geschickt; indifférence Gleichgültigkeit): Bez. für gleichgültiges Verhalten u. fehlende Betroffenheit gegenüber Krankheitssymptomen; **Vork.:** z. B. bei Psychose*, Konversionsstörung*.

Labilität (lat. labilis schwankend, unsicher, unbeständig) *f*: (engl.) *instability*; allgemeine Bez. für eine gesteigerte körperliche, psychische od. psychophysiologische Störbarkeit; geringe Regulationsfähigkeit für psychische od. körperliche Beanspruchung* soll eine erhöhte Ausprägung u. ein längeres Auslenken (Rückstellphase) individueller körperlicher u./od. emotionaler Reaktionen zur Folge haben (Affektlabilität* bei Personen mit psychischen Störungen od. körperlichen Krankheiten). Eine Disposition zur emotionalen Labilität wird als Emotionalität* bezeichnet u. schließt Aspekte der Ängstlichkeit, Depressivität*, Unzufriedenheit, übermäßige Besorgnis, Schuldgefühle, geringe Selbstachtung u. Anspannung ein. Personen mit erhöhter vegetativer od. psychophysiologischer Labilität sollen in erhöhtem Maße zu psychophysiologischen Störungen (z. B. Hypertonie, Herz-Kreislauf-Erkrankungen) neigen. Vgl. Neurotizismus.

Labor|experiment (Experiment*) *n*: (engl.) *laboratory experiment*; s. Experiment.

Labyrinth|test (gr. λαβύρινθος Irrgang) *m*: **1.** (engl.) *Porteus maze test*; Abk. LT; Leistungstest zur Erfassung der psychomotorischen Leistungsfähigkeit (s. Psychomotorik); als Papier- u. Bleistifttests od. computergestützt soll die Mittellinie eine Labyrinths nachgezeichnet werden; **Anw.:** Feststellen der Händigkeit*; **2.** veralteter Test zur Erfassung der praktischen Intelligenz (z. B. visuelle Orientierung, räumlich-zeitliche Antizipation, Planung u. wahrnehmungsabhängige Umorganisation, visuell-motorische Koordination); umfasst je 3 quadratische u. kreisförmige Labyrinthe mit ansteigendem Schwierigkeitsgrad, bei denen der kürzeste Weg vom Labyrinth-Zentrum zum Ausgang bzw. in die andere Richtung ohne Absetzen des Bleistifts zu finden ist. **Anw.:** von 16–30 Jahren; nur in Kombination mit anderen Testverfahren z. B. zur Berufsberatung.

Lachen, patho|logisches: (engl.) *pathological laughing*; s. Zwangsaffekt.

Lach|gas: (engl.) *nitrous oxide*; Distickstoffoxid; Stickoxidul; N_2O; süßlich riechendes, inexplosibles, nicht brennbares u. nahezu untoxisches Gas (Inhalationsanästhetikum) mit analgetischer u. schwacher hypnotischer Wirkung; **Anw.:** **1.** (v. a. analgetische) Supplementierung einer Narkose; **2.** missbräuchlich v. a. von Jugendlichen als Droge aus Luftballons inhaliert (s. Inhalanzien) aufgrund der Entspannung, Euphorie, optischer u. akustischer Wahrnehmungsveränderungen sowie Verlust des Zeitgefühls; **Hinweis:** kann psychische Abhängigkeit* verursachen.

Lach|In|kontinenz (In-*; lat. continentia das Zurückhalten, Unterdrücken) *f*: (engl.) *giggle incontinence*; seltene Form der Harninkontinenz* mit reflektorisch durch Lachen ausgelöster kompletter Entleerung der Harnblase; häufig mit Kataplexie* assoziiert; betroffene Kinder haben hohen Leidensdruck; **Urs.:** genetisch bedingt; **Ther.:** Verhaltenstherapie*, ggf. hochdosiert Methylphenidat*; **DD:** Stressinkontinenz.

Lach|schlag: (engl.) *geloplegia*; Kataplexie*.

Lach|therapie *f*: (engl.) *laughter therapy*; s. Gelotherapie.

Lach|zwang: (engl.) *laughter compulsion*; s. Zwangsaffekt.

Lächeln, erstes: **1.** (engl.) *first smile*; Vorläufer des sozialen Lächelns beim schlafenden Neugeborenen in den ersten Lebenswochen (sog. Engelslächeln); **2.** erstes soziales Wiederlächeln (sog. Duchenne-Lächeln) ca. 6–8 Lebenswochen nach dem erwarteten Geburtstermin, gekennzeichnet durch strahlende Augen, leicht geöffneten Mund u. hochgezogene Mundwinkel; erfolgt zuerst als Reaktion auf die menschliche Stimme, dann als Reaktion auf das Erblicken eines menschlichen Gesichts; später werden eher bekannte menschliche Gesichter angelächelt; ab ca. einem halben Jahr erfolgt Reaktion nur bei freundlichen Gesichtsausdrücken; dient der Beeinflussung des Verhaltens der Bezugspersonen; je mehr ein Kind lächelt, desto häufiger sind Interaktionspartner bemüht, weitere positive Reaktionen auszulösen (gleichzeitig Rückmeldung über die Befindlichkeit des Säuglings); **klin. Bedeutung:** fehlende Lächelreaktion: Ausbleiben der mimischen Reaktion des Lächelns beim Säugling; kann Frühsymptom (Warnzeichen beim Ausbleiben nach dem 1. Lebensmonat) eines frühkindlichen Autismus* mit od. ohne Intelligenzminderung* sein. Vgl. Auslösemechanismus, angeborener.

Lächel|re|aktion, fehlende (Reaktion*) *f*: (engl.) *absence of smiling reaction*; s. Lächeln, erstes.

Lähmung: (engl.) *paralysis, palsy*; Oberbegriff für die Minderung (Parese: unvollständige Lähmung) bzw. den Ausfall (Paralyse bzw. Plegie: vollständige Lähmung) der Funktionen eines Körperteils od. Organsystems; i. e. S. (neurol.) Minderung der motor. Funktionen eines Nervs mit Bewegungseinschränkung od. -unfähigkeit (motorische Lähmung, z. B. als Hemiparese* od. Hemiplegie*); **Einteilung:** in zentrale u. periphere Lähmung: s. Tab.; **Hinweis:** Eine Lähmung kann (unbewusst) psychogen entstehen, z. B. als somatoforme Störung*, bei Konversionsstörung* (Pseudolähmung); vgl. Parese, dissoziative.

Längs|schnitt|ko|morbidität (Komorbidität*) *f*: (engl.) *longitudinal study comorbidity*; s. Komorbidität.

Längs|schnitt|studie *f*: (engl.) *longitudinal study*; syn. Longitudinalstudie; Langzeitbeobachtung; Studie, bei der dieselben Individuen im Zeitverlauf über mind. 2 Zeitpunkte untersucht werden; **Ziel:** u. a. Erfassung von Entwicklungs- u. Veränderungsverläufen, Vorhersage von Störungen od. Therapieergebnissen, Identifikation von Risikofaktoren, Evaluation von Präventivmaßnahmen; **Formen: 1.** prospektive Längsschnittstudien: Probanden werden über einen best. Zeitraum beobachtet (z. B. vor Beginn der Störung bis zum Störungsbeginn, vor Beginn der Therapie bis zur Nachuntersuchung); Probleme: u. a. hoher Aufwand, sinkende Probandenzahl; **2.** fiktive Längsschnittstudien durch Kohortenstudien*, wobei sich die einzelnen Kohorten in der Zeitdauer des Merkmals X unterscheiden; Probleme: u. a. Kohorteneffekte; **3.** retrospektive Längsschnittstudien: Probanden berichten über best. Aspekte der Vergangenheit; Probleme: u. a. Verzerrungen z. B. durch Recall-Bias (s. Bias). Je länger der Beobachtungszeitraum (z. B. prospektive Längsschnittstudie über 30 Jahre, um ätiologische Aussagen zu gewinnen), umso schwieriger ist eine methodisch befriedigende Realisation. Vgl. Querschnittstudie.

Lärm: (engl.) *noise*; unerwünschter, belästigender u. ggf. schädigender Schall; **Folgen:** kann ab ca. 85 dB(A) zu Hörschäden u. ab ca. 120 dB(A) zu Schmerzreaktionen führen u. wirkt auch über zentralnervöse Impulse als Stressor* auf den Gesamtorganismus; es kommt zu Stressreaktionen* des zentralen u. vegetativen Nervensystems (Blutdruckanstieg, Pupillenerweiterung, Ausschüttung von Katecholaminen, verminderte Magensaft- u. Speichelproduktion, Anstieg der Atem- u. Herzfrequenz, Veränderungen des Hirnstrombildes, der Muskelaktivität u. des elektr. Hautwiderstands, Störung des psychischen Wohlbefindens, Schlafstörungen*, Leistungs- u. Konzentrationsstörungen*) od. ggf. zu Tinnitus* aurium. Behinderungen der Sprachverständlichkeit u. der akustischen Orientierung durch Lärm treten ab ca. 70 dB(A) auf. Nach der Arbeitsstättenverordnung gelten 55 dB(A) als Höchstbelastung bei überwiegend geistiger, 70 dB(A) bei überwiegend mecha-

Lähmung

Kriterium	zentrale („spastische") Lähmung	periphere („schlaffe") Lähmung
Lokalisation der Schädigung	1. motorisches Neuron (von Hirnrinde über Pyramidenbahn bis zu motorischen Hirnnervenkernen bzw. Vorderhorn des Rückenmarks)	2. motorisches Neuron (Vorderhornzellen des Rückenmarks, vordere Wurzeln, peripherer Nerv bis motorische Endplatte)
Ruhetonus der Muskulatur	hyperton	hypoton
Muskeleigenreflexe	gesteigert	abgeschwächt oder erloschen
Muskelatrophie	keine	ja
Mitbewegungszeichen	ja	keine
Pyramidenbahnzeichen	ja	keine
Denervierung	keine	ja

nisierter u. 85 dB(A) als Obergrenze für alle sonstigen Tätigkeiten. Von diesem Bereich an kann es bei regelhafter berufl. Exposition zu Lärmschwerhörigkeit kommen. Ca. 30 % aller Verdachtsanzeigen auf Berufskrankheiten* betreffen Hörschäden; bes. betroffen sind Berufstätige in der Metall- u. Textilindustrie u. im Tiefbau. **Lärmschutz** kann durch Emissions- (Reduzieren der Schallerzeugung u. -abstrahlung) u. Immissionsschutz (Schutz gegen Einwirken von vorhandenem Schall, v. a. persönl. Gehörschutz) erreicht werden.

Laevo|me|promazin *n*: (engl.) *laevomepromazine*; s. Levomepromazin.

Lage|empfindung: (engl.) *posture sense*; Qualität der Propriozeption*; bei geschlossenen Augen vorhandene Wahrnehmung der Lage der Extremitäten im Raum; vgl. Sensibilität.

Lage|maß: (engl.) *measure of central tendency*; Lokalisationsmaß*.

Lage|orientierung: (engl.) *position orientation*; s. Handlungsorientierung.

Lager|neurose (Neur-*; -osis*) *f*: (engl.) *camp neurosis*; früher Entwurzelungsneurose, Entwurzelungsreaktion; historische Bez. für psychische Veränderungen inf. depravierender u. traumatischer Lebensbedingungen eines Lagers (i. e. S. Haft od. Internierung); **Sympt.:** depressive u. Angstsymptome. Vgl. Belastungsstörung, posttraumatische; Depravation; Trauma.

Laien|hilfe: (engl.) *first aid*; syn. Bürgerhilfe; Gemeinschaft von sich ehrenamtlich engagierenden Laien, die dazu beiträgt, dass psychisch kranke u. psychisch behinderte Menschen am Leben der Gesellschaft teilhaben können; geht auf die Tradition des bürgerschaftlichen Wohlfahrtsgedankens des 19. Jahrhunderts zurück u. übernimmt im sog. 3. Sozialraum (neben dem privaten u. öffentlichen) heute vielfältige Aufgaben im gemeindepsychiatrischen Hilfesystem, z. B. durch Nachbarschaftshilfe od. Organisation von Bürgertreffs. **Hinweis:** Bei entsprechendem therapeutischem Ziel kann Laienhilfe in Laientherapie* übergehen. Vgl. Gemeindepsychiatrie.

Laien|theorien *fpl*: (engl.) *layman's theories*; Bez. für Vorstellungen medizinischer Laien über die Entstehung u. den Verlauf von Erkrankungen sowie die adäquate Form des Umgangs mit ihnen; z. B. die Idee, dass jemand eine Depression entwickelt hat, weil er seine Kinder zu Hause halten möchte, od. dass es eine Frage des Willens sei, ob Ängste auftreten. Vgl. Krankheitsverhalten; Gesundheitsverhalten; Krankheitsmodell; Gesundheitsmodell.

Laien|therapeut *m*: (engl.) *non professional therapist*; s. Therapeut.

Laien|therapie *f*: (engl.) *paraprofessional therapy*; Bez. für Therapieangebot bei psychischen Beeinträchtigungen durch ausgebildete od. nicht ausgebildete Laientherapeuten (s. Therapeut) od. auch Co*-Therapeuten; oft als sozialpsychiatrisch konzipierte, flankierende Maßnahme i. S. von alltäglichen Hilfen (s. Laienhilfe); geschulte Laien bieten auch therapeutische Gespräche i. S. der Gesprächspsychotherapie an. **Wirksamkeit:** Metaanalysen empirischer Studien zeigen keine bedeutsamen Unterschiede zur professionellen Psychotherapie (Durlak, 1979; Hattie et al., 1984; Berman u. Norton, 1985; Montgomery et al., 2010).

Laissez-faire-Prinzip (franz. laisser lassen; faire machen) *n*: s. Erziehungsstil.

Lakto|tropin *n*: (engl.) *lactotropine*; Prolaktin*.

Lall|phase (Phase*) *f*: (engl.) *lallation phase*; Phase der Sprachentwicklung* im ersten Lebensjahr mit Lallen u. Imitation gehörter Sprachlaute sowie einer Vielzahl vom Säugling geäußerter Laute, Geräusche u. Töne; **1. Lallphase:** ca. 3.–6. Monat, Vorsilbenalter; der Säugling experimentiert mit seinen Artikulations- u. Stimmorganen (Zunge, Gaumen, Lippen); bei allen (auch bei hörgeschädigten) Säuglingen angeborener Bestandteil der Sprachentwicklung; unabhängig von der Muttersprache, es werden auch Laute geäußert, die in der Muttersprache nicht vorkommen; über Satzmelodie u. Stimmklang erfassen die Säuglinge die Bedeutungen der sprachlichen Inhalte ihrer Umgebung. **2. Lallphase:** 7.–12. Monat, Silbenalter, Ausdifferenzierung der muttersprachlichen Laute mit Reduplikationen von Lauten u. Silben, Nachahmung von Lauten aus der Umgebung, der Säugling ist in der Lage, erste, sich alltäglich wiederholende Wörter mit Inhalten zu verbinden u. im Kontext zu verstehen, Bildung erster Wörter. Bei angeborener Taubheit* verschwindet die Lautproduktion in der 2. Lallphase wieder.

L-alpha-acetyl|methadol *n*: (engl.) *L-alpha-acetylmethadol*; Abk. LAAM; syn. Levomethadylacetat; Methadonderivat; nicht mehr im Handel befindliches vollsynthetisches Opioid* mit My-Rezeptor-Agonismus (s. Opioid-Rezeptoren); im Vergleich zu Methadon* verlängerte Wirkdauer (72–96 Std.) u. verzögerter Wirkungseintritt durch Umwandlung in aktive Metaboliten (Noracetylmethadol, Dinoracetylmethadol, Methadol); wurde in der Substitution* der Heroinabhängigkeit* angewendet, wegen der möglichen kardiotoxischen Wirkung mit Verlängerung der QT-Zeit im EKG u. potentiell lebensbedrohlichen ventrikulären Arrhythmien (Torsade-de-pointes-Arrhythmien) 2001 vom europäischen Markt genommen.

Lamotrigin: (engl.) *lamotrigin*; Antiepileptikum*; **Ind.:** fokale u. generalisierte epileptische Anfälle; Therapie u. Prävention vorwiegend depressiver Episoden i. R. einer bipolaren affektiven Störung* (Stimmungsstabilisator*); **UAW:** Schwindel, Kopfschmerz, Diplopie, Übelkeit, Erbrechen, Depression, psychot. Episoden, Anämie, Purpura, Exanthem, Stevens-Johnson-Syndrom, Lyell-Syndrom; cave: zur Vermeidung schwerwiegender Hautreaktionen langsam titrieren.

Lampen|fieber: (engl.) *stage fright*; s. Prüfungsangst.

Lancashire Quality of Life Profile: s. Berliner Lebensqualitätsprofil.

Landau-Kleffner-Syn|drom *n*: (engl.) *Landau-Kleffner syndrome, syndrome of acquired aphasia with convulsive disorder*; Abk. LKS; erworbene Aphasie* mit Epilepsie* im Kindesalter; Störung der bisher altersentsprechenden Sprachentwicklung mit Verlust rezeptiver u. expressiver Sprachfertigkeiten, wobei die allg. Intelligenz erhalten bleibt; **Ätiol.:** unbekannt; **Klin.:** Der Beginn der Störung ist begleitet von paroxysmalen Auffälligkeiten im EEG u. in der Mehrzahl der Fälle von epilept. Anfällen; häufig zuerst Schwierigkeiten, Gehörtes zu verstehen; die Kinder erscheinen schwerhörig od. taub, sprechen im Telegrammstil od. werden stumm; z. T. Beschränkung auf jargonähnliche Laute od. Defizite in Wortflüssigkeit u. Sprechmenge, häufig mit Artikulationsfehlern, seltener Beeinträchtigung der Stimmqualität; Verhaltens- u. emotionale Störungen, v. a. Aufmerksamkeits- u. hyperkinet. Störungen (s. ADHS); Kinder werden trotzig, aggressiv, weinen leicht, haben Wutausbrüche, nehmen weniger Kontakt auf od. werden überlebhaft. **Verlauf:** Beginn im 4.–9. Lebensjahr; ca. bei einem Drittel der Kinder vollständige Rückbildung, zwei Drittel behalten mehr od. weniger schweren rezeptiven Sprachdefekt; **Ther.:** Pharmakotherapie, Sprach-* u. Verhaltenstherapie*.

L

Landry-Para|lyse (Jean B. L., Arzt, Paris, 1826–1865; gr. παραλύειν auf einer Seite lähmen, schwächen) *f*: (engl.) *Landry paralysis*; s. Guillain-Barré-Syndrom.

Lang|zeit|beobachtung: (engl.) *long-term follow-up*; s. Längsschnittstudie.

Lang|zeit|betreuung: (engl.) *long-term care*; über einen längeren Zeitraum als die akutmedizinische Therapie hinausgehende kontinuierliche Betreuung u. Versorgung von vorwiegend chronisch u. psychisch kranken od. hochbetagten u. multimorbiden Patienten; **Ziel: 1.** Aufrechterhaltung des gewohnten Lebensumfelds (Wohnung, Pflegeheim); **2.** Erhaltung eines möglichst hohen Umfangs an Selbständigkeit; **3.** Koordinierung von Gesundheitsleistungen; **4.** kosteneffektiver Umgang durch Hausarztprinzip; **Durchführung:** Langzeitbetreuung findet ambulant (z. B. in Form von Hausbesuchen) od. in spezialisierten Betreuungseinrichtungen (z. B. Betreutes* Wohnen) od. Zentren statt. Vgl. Sozialtherapie; Nachsorge; Erhaltungstherapie.

Lang|zeit|de|pression (Depression*) *f*: (engl.) *long-term depression*; s. LTD.

Lang|zeit|gedächtnis: (engl.) *long-term memory*; informationtheoretische Modellvorstellung des zentralen u. umfangreichsten Gedächtnisspeichers, der Informationen aus dem Arbeitsgedächtnis* langfristig speichert, die bei Bedarf wieder abgerufen werden können; Langzeitgedächtnis kann Gedächtnisinhalte (Sinneswahrnehmungen, Bewusstseinsinhalte, Kenntnisse u. Fertigkeiten) von unbegrenzter Kapazität u. Behaltensdauer speichern, die nicht bewusst im Gedächtnis* gehalten werden müssen. Die Speicherung der Gedächtnisinhalte findet zunächst auf bioelektrischer Ebene statt, wobei neuronale Netzwerke aktiviert werden, die bei häufiger interner od. externer Wiederholung derselben Wahrnehmungs- u. Verarbeitungsinhalte durch Proteinbiosynthese strukturell verändert werden können. So können aus elektrochemischen dauerhafte biochemische Verbindungen, sog. Engramme*, an den Synapsen der beteiligten Neurone entstehen, die zur Konsolidierung der Gedächtnisinhalte beitragen. Da sich die Gedächtnisinhalte aus Informationen verschiedener Sinnesmodalitäten zusammensetzen u. untereinander verknüpft sind, reicht es mitunter aus, einzelne Schemata* zu aktivieren, um sie wieder abzurufen. Je mehr Beziehungen der Informationen untereinander hergestellt werden, umso reichhaltiger ist das Engramm u. umso wahrscheinlicher der Abruf, insbes., wenn ein individueller Bezug zu der aufgenommenen Information vorhanden ist, z. B. persönliches Interesse od. eine Verbindung zu bereits erworbenem Wissen. Die Wiedergabe der Gedächtnisinhalte basiert auf einem Muster-Vervollständigungsprozess, wobei Teile der ursprünglich eingeprägten Reizsituation als Hinweisreise dienen können. So ist Wiedererkennen z. B. leichter als freies Replizieren von Informationen, weil bei der Wiedergabe mehr Hinweisreize vorhanden sind. Die im Langzeitgedächtnis befindlichen Gedächtnisinhalte können wieder ins Arbeitsgedächtnis transferiert u. miteinander kombiniert werden, wodurch ein aufgabenbezogendes u. der Umwelt angepasstes Verhalten möglich ist. **Einteilung: 1.** deklaratives bzw. explizites Gedächtnis: speichert durch explizites Lernen erworbene, bewusste, verbalisierbare Erinnerungen an Fakten u. Kenntnisse; wird in sematisches (kontextunabhängiges Sach-u. Faktenwissen, Bildung) u. episodisches Gedächtnis (Erinnerung an Ereignisse des persönlichen u. öffentlichen Lebens in Verbindung mit dem zeitlichen u. räumlichen Kontext ihrer Aufnahmesituation) unterteilt; **2.** nichtdeklaratives bzw. implizites Gedächtnis: speichert durch implizites Lernen erworbene, meist unbewusste u. nicht od. unvollständig verbalisierbare motorische Fertigkeiten u. Handlungsroutinen, die im prozeduralen Gedächtnis (motorische Fertigkeiten, Wahrnehmungs-, Denk- u. Handlungsroutinen, konditionierte Abläufe, Priming*, Erwartungen) abgelegt sind. Durch das Einspeichern neuer Gedächtnisinhalte können sich im Laufe des Lebens die Verknüpfungen zu schon gespeicherten Informationen verändern. Die Inhalte des Langzeitgedächtnisses sind theoretisch unbegrenzt, dennoch kommt es vor, dass durch Zerfall von Spuren, mangelhafte Abrufhinweise od. Interferenz verschiedener Informationen u. durch Störungen der Gedächtnisfunktion aufgrund von Erkrankungen gespeicherte Informationen nicht erinnert werden können.

Lang|zeit|pflege: (engl.) *long-term care*; dauerhafte Betreuung u. Versorgung von pflegebedürftigen od. behinderten Menschen in einer Einrichtung des Gesundheitswesens (Langzeitpflegeeinrichtung) od. durch einen ambulanten Pflegedienst; **Hinweis:** im Sprachgebrauch auch mit Langzeitbetreuung* gleichgesetzt.

Lang|zeit|potentierung (lat. potentia Fähigkeit): (engl.) *long-term potentiation*; s. LTP.

Lang|zeit|stress (Stress*) *m*: (engl.) *long-term stress*; s. Stress.

Lang|zeit|therapie *f*: **1.** (engl.) *long-term therapy*; Pharmakotherapie: langfristige Behandlung meist nach erfolgreicher Behandlung bzw. Abklingen (Remission) einer akuten Krankheitsphase; Ziel: Aufrechterhaltung der Remission (Erhaltungstherapie) u. Vorbeugung neuer Krankheitsphasen (Phasenprophylaxe; vgl. Stimmungsstabilisatoren); **Ind.:** v.a. Schizophrenie u. affektive Störungen; **2.** Psychotherapie: in der Psychotherapie*-Richtlinie verwendete Bez. für psychotherap. Behandlung mit Verhaltenstherapie (45–80 Stunden), tiefenpsychologisch fundierter Psychotherapie (40–180 Stunden, variiert entspr. dem Alter u. bei Einzel- u. Gruppentherapie) od. analytischer Psychotherapie (40–300 Stunden, variiert entspr. dem Alter u. bei Einzel- u. Gruppentherapie); s. Behandlungsumfang (Tab. dort); **Hinweis:** Der Nachweis eines größeren Therapieeffektes bei längerer Therapie (>60 Therapiesitzungen) fehlt bisher; s. Therapiedauer (Abb. dort). Vgl. Kurzzeittherapie.

Lanugo|behaarung (lat. lanugo Behaarung) *f*: **1.** (engl.) *lanugo hair*; Behaarung des Fetus; wird vor der Geburt überwiegend durch Vellushaar (Wollhaar) ersetzt, das bis zur Pubertät die Körperbehaarung bildet, u. ist bei Reifgeborenen nur noch im Bereich der oberen Schulterpartie zu finden (Reifezeichen des Neugeborenen). **2.** feine Flaumbehaarung der Haut, die im Zusammenhang mit psychiatrischen Erkrankungen, die mit starkem Gewichtsverlust einhergehen (z.B. Anorexia* nervosa) auftreten kann; dient vermutlich als Wärmeschutz bei untergewichtigen Patienten mit gestörter Temperaturregulation.

LAS: Abk. für **L**übecker* **A**lkoholabhängigkeits-**s**kala.

LAST: Abk. für **L**übecker* **A**lkoholismus-**S**creening-**T**est.

Last, allo|statische: (engl.) *allostatic load*; s. Allostase.

Latenz (lat. latens verborgen, ohne Symptome verlaufend) *f*: (engl.) *latency*; Versteckheit; zeitweiliges Verborgensein z.B. von psychischen Störungen i.S. einer symptomfreien Zeit.

Latenz|phase (Latenz*; Phase*) *f*: (engl.) *latency period*; s. Entwicklungsphasen.

Latenz|zeit (Latenz*): **1.** (engl.) *latency time*; (klin.) symptomfreie Phase zwischen dem Einwirken einer Noxe (Toxin, Kanzerogen, ionisierende Strahlung, psychische Belastungsfaktoren*) auf einen Organismus u. dem Auftreten erkennbarer Sympt. bzw. klinisch fassbarer Manifestationen (Intoxikation, maligne Tumoren, Strahlenschäden, Schlafstörungen, Depression); **2.** (neurol.) von der Nervenleitungsgeschwindigkeit peripherer Nerven (s. Nervenfaser) abhängiges Zeitintervall zwischen Reiz u. Reizantwort (z.B. Muskelkontraktion) bzw. Empfindung (z.B. Schmerz); Bestimmung durch ENG*.

Lateralisierung (Lateralität*) *f*: **1.** (engl.) *lateralisation*; (physiol.) funktionelle Hemisphärenlateralisierung*; **2.** (akust.) Zuordnung eines Hörereignisses (Lokalisation des Schalls) zu einer Kopfseite beim Richtungshören*; z.B. bei Hörversuchen mit Hilfe einer Lateralisationsskala.

Lateralität (lat. lateralis seitlich) *f*: (engl.) *lateralisation*; Seitigkeit; Bevorzugung einer Körperseite, z.B. bei der Händigkeit*, Wahrnehmung von Sinnesreizen u. der ggf. dadurch ausgelösten Muskelreaktion (sensomotorische Lateralität), Manifestation einer Erkrankung; vgl. Hirnhemisphärenlateralisierung, funktionelle.

Lateralitäts|test (Lateralität*) *m*: (engl.) *lateralisation test*; psychomotorischer Test zur Erfassung der Lateralität* (s. Psychomotorik); z.B. Händigkeit*, Augendominanz-Test, Dichotic Listening.

Lateral|sklerose, a|myo|trophische (Lateralität*; Skler-*; -osis*): (engl.) *amyotrophic lateral sclerosis*; Abk. ALS; syn. Charcot-Krankheit; amyotrophe Lateralsklerose; progressive degenerative Erkrankung des 1. u. 2. motorischen Neurons; **Ätiol.:** in den meisten Fällen unklar; in >90 % sporadisch auftretend, in ca. 5–10 % familiär gehäuft od. endemisch; leichte Androtropie; **Klin.:** Manifestation meist zwischen 40. u. 65. Lebensjahr; asymmetrische Lähmungen der proximalen od. distalen Muskulatur, Muskelatrophie*, Spastik, Krämpfe*, Faszikulationen; im weiteren Verlauf Lähmung* der Atemmuskulatur u. Bulbärparalyse; **Diagn.:** EMG* mit Nachweis von Faszikulationen u. Fibrillationspotentialen; Muskelbiopsie zum Nachweis einer neurogenen Muskelatrophie; **Progn.:** schlecht; Fünf-Jahres-Überlebensrate 20 %; **DD:** Systemerkrankungen des Rückenmarks, chronisch inflammatorische, demyelinisierende Polyneuropathie*, Lues cerebrospinalis.

Latero|pulsion (lat. pulsare heftig schlagen, bewegen) *f*: (engl.) *lateropulsion*; s. Parkinson-Syndrom.

Laudanum *n*: (engl.) *laudanum*; Opiumtinktur; in Alkohol u. Wasser gelöstes Opium*; in seltenen Fällen bei anderweitig nicht beherrschbarer Diarrhö Anwendung als Tinctura opii normata (Antidiarrhoikum).

Laut|bildungs|störung: (engl.) *phonation disorder*; Artikulationsstörung*.

Laut|produktion *f*: (engl.) *sound generation*; Erzeugen von Lauten unter Einsatz der Stimme u. der Artikulationsorgane (s. Artikulation); erste Phase der Sprachentwicklung* im Laufe der frühkindlichen Entwicklung*: Neugeborene u. Säuglinge erzeugen verschiedene Arten des Schreiens u. unterschiedliche Laute (z.B. Gurrlaute, Unmutslaute, Kontaktlaute); im Alter von 3–5 Monaten bilden

Säuglinge auch Vokale, Blas-, u. Reiblaute (spielerisches Ausprobieren der artikulatorischen Motorik); ab 6 Monaten steigt die Verwendung von Konsonanten; später werden 2 u. mehr Silben aneinander gehängt u. erste Silben-Lautfolgen wie ga-ga-ga, bah-bah-bah gebildet (1. Lallphase); mit 7–12 Monaten ahmt der Säugling Laute nach (erst vertraute, dann unvertraute Silbenfolgen), die, wenn sie tatsächlichen Wortbedeutungen entsprechen (z. B. Mama, Papa), aufgrund der positiven elterlichen Verstärkung* häufiger verwendet werden (2. Lallphase). Mit 11–12 Monaten können Kinder sich durch die emotionale Klangfarbe ihrer Laute immer besser verständlich zu machen, längere Verbindungen von Silben entstehen, die Feinmotorik der Zungenspitze entwickelt sich, wodurch sich die Lautproduktion vom Kehlkopf immer weiter in den vorderen Rachen-Mund-Raum verlagert; nach dem 12. Lebensmonat versteht das Kleinkind einige Wortbedeutungen seiner Muttersprache u. geht von der Lautproduktion zum Sprechen* einfacher Wörter über. Der Lauterwerb verläuft nach 3 Prinzipien: 1. Prinzip des maximalen Kontrasts der Laute: maximal offene Laute (z.B. a) und maximal geschlossene Laute (z. B. p, b, m) wechseln einander ab, so dass Kombinationen aus Konsonanten und Vokalen entstehen (z. B. ba, pa); 2. Prinzip der Reduplikation: Wiederholungen von Lauten u. Silben als Zeichen für Absichtlichkeit der Lautbildung (z. B. baba, mama); 3. Prinzip der einseitigen Fundierung: Reihenfolge des Lauterwerbs ist gerichtet, bei Konsonanten entwickeln sich Explosivlaute (z. B. b, p, t, d) vor Frikativlauten (z. B. f, v, s, z) u. labiale sowie dentale Laute (z. B. b, p, m) werden früher erworben als velare u. palatale Laute (z. B. k, g), bei Vokalen entwickeln sich Vokale mit maximalem Öffnungsgrad des Mundes, die weniger stark artikuliert werden müssen, zuerst a, gefolgt von Vokalen, die eine weniger große Mundöffnung u. stärkere Artikulation erfordern, wobei zuerst ungerundete Vokale (i, e) sich vor gerundeten Vokalen (u, o) entwickeln. **Klin. Bedeutung:** gestörte Lautproduktion (insbes. der 2. Lallphase) u. Sprachentwicklungsstörung, z. B. bei Autismus, Hörschädigungen, Artikulationsstörung*, Lautstummheit*. Vgl. Sprachentwicklung.

Laut|stummheit: (engl.) *sound mutism*; Unvermögen zu lautsprachlichen Äußerungen aufgrund der Unfähigkeit, einzelne Laute zu unterscheiden, zu verstehen u. zuzuordnen (partielle akustische Agnosie*), bei intakter Funktionsfähigkeit der Hörorgane; **Vork.:** bei Hirnschädigungen, auditiven Verarbeitungs- u. Wahrnehmungsstörungen. Vgl. Lautprduktion.

Laut|symbolik (Symbol*) *f*: (engl.) *sound imagery*; syn. Lautmetaphorik; Teilgebiet der Psychophonetik, das sich mit dem affektiv beeinflussten phonetisch-semantischen Merkmalzusammenhang zwischen Lautqualität u. Wortbedeutung i. S. symbolischer phonetischer Repräsentationen für bestimmte Emotionen befasst; nach der onomatopoetischen Theorie des Sprachursprungs entstand Sprache* über die Nachahmung von Naturlauten (Lautmalerei, Klangmalerei); darüber hinausgehend bildet die Lautsymbolik nicht nur direkt die bezeichneten Sachverhalte ab, zusätzlich wird dem Laut an sich (der sog. Klangfarbe) eine Eigenschaft zugeordnet, die sich in der Wortbedeutung wiederfindet (z. B. „i“ als strahlender Laut in „Licht“ im Gegensatz zu „u“ als dumpfer Laut in „Dunkelheit“); Lautsymbolik tritt in allen Sprachen auf.

Lavendel|öl: (engl.) *lavender oil*; pflanzliches Arzneimittel (orale Anw.), das >150 verschiedene Wirkstoffe enthält; Halbwertzeit: 4–9 Stunden; **Ind.:** Unruhezustände bei ängstlicher Verstimmung; **UAW:** gastrointestinal; **Hinweis:** In kontrollierten Studien (z. T. auch placebokontrolliert) bei generalisierter Angststörung u. subdiagnostischen Angstsymptomen (z. B. Ängstlichkeit) keine Unterlegenheit gegenüber Lorazepam; Hinweise auf Überlegenheit gegenüber Placebo; Wirksamkeitsnachweis noch unzureichend.

Laxanzien (lat. laxare lockern) *n pl*: (engl.) *laxatives*; syn. Abführmittel; Mittel zur Förderung u. Erleichterung der Darmentleerung, v. a. durch Steigerung der Peristaltik inf. Vermehrung des intraluminalen Volumens; **Einteilung: 1.** Gleitmittel (z. B. Paraffinöl); **2.** Füll- u. Quellstoffe (z. B. Agar, Leinsamen); **3.** Osmolaxanzien (z. B. Karlsbader Salz, Lactulose); **4.** antiresorptiv u. hydragog wirkende Laxanzien (z. B. Anthrachinonderivate, Bisacodyl, Natriumpicosulfat); **5.** Laxanzien mit Stimulation der Prostaglandinsynthese im Dünndarm (Rizinusöl); **Ind.:** einmalige od. kurzfristige Darmentleerung vor diagn. Untersuchungen, bei schmerzhaften Analleiden, nach operativen Eingriffen, bei Obstipation (z. B. bei Anorexia nervosa, v. a. Füll- u. Quellstoffe, Voraussetzung: ausreichende Flüssigkeitszufuhr), ggf. zur Entfernung oral aufgenommener Gifte; **UAW:** bei längerer od. hochdosierter Anw.: Elektrolytverlust (v. a. Kaliumverlust mit resultierender Hypokaliämie*, dadurch Verstärkung der Obstipation), Melanosis coli (Anthrachinonderivate), Fremdkörpergranulome (Paraffinöl), hämorrhag. Enteritiden u. lebensbedrohl. Überempfindlichkeitsreaktionen (Phenolphthalein); akut: Blähungen (Quellstoffe) od. Bauchschmerzen (Anthrachinonderivate). Laxanzien werden bei Essstörungen* häufig missbräuchlich verwendet: s. Laxanzienmissbrauch.

Laxanzien|miss|brauch (Laxanzien*) *m*: (engl.) *laxative abuse*; missbräuchliche Einnahme von Laxanzien*; **Vork.:** bei Anorexia* nervosa (bulimischer Typ) u. Bulimia* nervosa (Purging-Typ) um einer gefürchteten Gewichtszunahme nach Essattacken* entgegenzuwirken; extreme Überdosierungen (bis zum mehrhundertfachen der empfohlenen Einzeldosen) möglich; **Folgen:** starke Elektrolytverluste, v. a. von Kalium, resultierende Hypokaliämie*; bei chronischem Laxanzienmissbrauch u. a. sekundärer Hyperaldosteronismus*, Entwicklung eines

L

Megakolons, nach jahrelanger Einnahme hochdosierter Laxanzien selten Ausbildung einer hypertrophen Osteoarthropathie.

LBCL: Abk. für (engl.) *Louisville* Behavior Checklist*.

LCF: Abk. für Lübecker* Craving-Risiko-Rückfall-Fragebogen.

LCM: Abk. für Life*-Chart-Methode.

LCU: Abk. für (engl.) *Life*-Change-Units*.

L-Daten: s. Faktorentheorie.

L-Dopa *n*: (engl.) *L-dopa*; Kurzbez. für Levodopa*.

LE: Abk. für Lupus* erythematodes.

Lebens|abschnitte: (engl.) *stages of life*; Phasen der nachgeburtlichen Entwicklung u. des Lebenslaufs, die unter Berücksichtigung körperlicher, sexueller u. psychosozialer Entwicklungsphasen* in bestimmten Altersstufen (s. Tab.) eingeteilt werden; vgl. Altern.

Lebensabschnitte

Alter	Bezeichnung
Geburt – 28. Tag	Neugeborenes
29. Tag – 12. Monat	Säugling
2.–3. Lebensjahr	Kleinkind
4.–6. Lebensjahr	Vorschulkind
7.–16. Lebensjahr	Schulkind
17.–18. Lebensjahr	Jugendlicher
19.–25. Lebensjahr	junger Erwachsener
>26. Lebensjahr	Erwachsener
26.–50. Lebensjahr	Leistungsphase
51.–65. Lebensjahr	Rückbildungsphase
>66. Lebensjahr	Alterung, Senium

Lebens|bewältigung: (engl.) *coping with life task*; Fähigkeit u. Strategien zur Überwindung von Aufgaben, die sich im Lauf des Lebens als normative (z. B. Schulübergang) od. nicht normative Ereignisse (z. B. Scheidung*, kritische Lebensereignisse*), aber auch als alltägliche Ärgernisse (Daily* Hassles) dem Einzelnen stellen; vgl. Bewältigungsstrategie; Problemlösungsfähigkeit; Life-Skills-Programm.

Lebens|ereignis, kritisches: (engl.) *stressful life event*; Life Event, lebensgeschichtliche Belastung; i. w. S. wichtiges negatives od. positives biographisches Ereignis (z. B. Verlust des Lebenspartners, Tod von Angehörigen, Heirat od. Geburt eines Kindes, berufliche Veränderung) od. traumatisches Ereignis (z. B. Unfall, Katastrophe, sexueller Missbrauch*); i. e. S. belastendes (erwünschtes od. unerwünschtes) lebensveränderndes Ereignis, das zu einer Gefährdung der psychischen Stabilität u. einer psychischen Krise* führen kann u. eine Anpassungsleistung (z. B. Trauer*, Coping*) erfordert. Die Anpassung* beinhaltet körperliche (z. B. Mobilisierung von Energie; s. Stressreaktion) u. psychische Prozesse (z. B. Trauer ausdrücken, Ziele modifizieren, soziale Unterstützung* aktivieren, religiöse Aktivitäten). Kritische Lebensereignisse sind v. a. bezüglich der Entstehung psychischer Störungen als prädisponierende od. auslösende Faktoren bedeutsam.

Lebens|ereignis, un|bewältigtes: (engl.) *unresolved life event*; kritisches Lebensereignis*, an das sich der Betroffene nicht in ausreichendem Maß angepasst hat (s. Anpassung) u. dessen Bewältigung (Coping*) bisher nicht ausreichend gelungen ist; kann zu verschiedenen psychischen Störungen führen; typisch sind posttraumatische Belastungsstörung*, Anpassungsstörung* u. komplizierte Trauer*; therap. Interventionen beinhalteten Auseinandersetzung u. Konfrontation mit dem Ereignis, Hilfe zum Emotionsausdruck, Veränderung von Vermeidungsverhalten u. hinderlichem Denken, Ressourcenaktivierung, Entspannungsmethoden, ggf. Pharmakotherapie (Antidepressiva, Sedativa).

Lebens|geschichte: (engl.) *life history*; Biographie; Bez. für objektive biographische Daten* (Lebensumstände u. Lebensereignisse; äußere Lebensgeschichte) u. motivationale u. dynamische Zusammenhänge (innere Lebensgeschichte), die den Lebenslauf prägen; nach C. Bühler werden Verhalten (objektive Daten), Erleben (subjektive Daten) u. Werk (Leistung) unterteilt. Besondere Bedeutung hat die Lebensgeschichte in der **Life History Theory** der Soziobiologie; Grundannahme: psychologische Merkmale u. Verhaltensweisen können am besten verstanden werden, wenn die zentralen Reifungs- u. Fortpflanzungscharakteristika des Individuums betrachtet werden (z. B. Alter bei Entwöhnung, sexueller Reife od. Pubertät, bei erstem sexuellen Kontakt u. Reproduktion, Körpergröße, Fruchtbarkeit, Abstand zwischen Geburten). In der Psychotherapie wird (v. a. bei tiefenpsychologischen Ansätzen) der Einfluss der Lebensgeschichte auf das aktuelle Erleben u. Verhalten bzw. deren Störungen für relevant erachtet, allgemein gehört eine biographische Anamnese* zu den meisten Psychotherapien u. kann auch in gegenwartsorientierten Therapieformen das Verstehen der Genese problematischer Verhaltensmuster verbessern. Zur Untersuchung der Lebensgeschichte kann die sog. biographische Methode verwendet werden, die sich auf die historisch-einmaligen, idiographischen Aspekte der Lebensgeschichte konzentriert, sowie Fragebogen- u. Interviewverfahren (z. B. Biographisches* Inventar zur Diagnose von Verhaltensstörungen, Fragebogen* zur Lebensgeschichte und Partnerschaft*, Life*-Chart-Methode. Eine Erhebung von zentralen Punkten der Lebensgeschichte ist Bestandteil der (allgemeinen) Anamnese** (z. B. Entwicklungs-, Familien- u. Sozialanamnese).

Lebens|phasen (Phase*) *fpl*: (engl.) *phases of life*; s. Entwicklungsphasen; Lebensabschnitte.

Lebens|plan: (engl.) *life plan*; auch Lebensentwurf; zielgerichteter Entwurf des eigenen Lebens i. S. eines bewusst herbeigeführten u. freiwillig verfolgten Handlung steuernden Konzepts für die angestrebten Lebensziele; **klin. Bedeutung: 1.** In der Individualpsychologie A. Adlers entstehen bei Durchsetzung des Lebensplans Selbstbestätigung, bei Durchsetzungsschwierigkeiten Minderwertigkeitsgefühle*, Scheitern des Lebensplans kann als Auslöser von Lebenskrisen, Depression u. somatischen Beschwerden fungieren. **2.** I. R. der Verhaltenstherapie dient die Analyse des Lebensplans zum Verständnis u. zur graphischen Veranschaulichung des Zusammenhangs von Lebensplan u. Lebensidealen sowie damit zusammenhängenden Handlungsmustern, Konflikten u. Problemen; darauf aufbauend werden Methoden zur Verhaltensmodifikation u. ggf. kognitiven Therapie eingesetzt; vgl. Problemanalyse, funktionale. Vgl. Fragebogen zu Lebenszielen und zur Lebenszufriedenheit.

Lebens|qualität *f*: (engl.) *quality of life*; mehrdimensionales (Global-)Konstrukt, mit dem die Lebenssituation, meist aus der Sicht der betroffenen Person, bewertet wird; Elemente sind u. a. physische (z. B. Schmerz) u. psychische (z. B. Wohlbefinden) Aspekte, soziale Beziehungen, ökologisches Umfeld (z. B. Wohnen) u. Werte (z. B. Religion). Lebensqualität ist nicht direkt mess- od. beobachtbar, sondern muss indirekt über Indikatoren u. standardisierte Instrumente erfasst werden: Zur **ökonomischen Bewertung** von Lebensqualität wird QALY (Abk. für engl. quality adjusted life year) als epidemiologische u. gesundheitsökonomische Messgröße für qualitätsadjustierte Lebensjahre eingesetzt. Zur Messung **gesundheitsbezogener Lebensqualität** existieren versch. krankheitsspezifische u. krankheitsübergreifende Instrumente u. Verfahren (z. B. SF*-36-Fragebogen). Die gesundheitsbezogene Lebensqualität wird u. a. in folgenden Anwendungsbereichen erhoben: **1.** epidemiologische Untersuchungen (z. B. Beschreibung der Gesundheit bzw. der gesundheitsbezogenen Lebensqualität der Bevölkerung u. von Subpopulationen); **2.** Wirksamkeit gesundheitsbezogener Interventionen (z. B. von Präventions- u. Rehabilitationsmaßnahmen, Medikation, Operationen, Disease-Management-Programmen); **3.** Qualitätsmanagement; **4.** Therapiemonitoring u. -entscheidungen im individuellen Behandlungsfall.

Lebens|trieb: (engl.) *animalism*; s. Eros.

Lebens|weise: (engl.) *way of living, lifestyle*; kulturell codierte u. sozial sowie individuell differenzierte Praktiken u. symbolische Formen, die charakteristisch für die Lebensführung einer bestimmten Person od. der Mitglieder einer Gruppe sind (z. B. soziale, ethnische Gruppierung u./od. Altersgruppe); umfasst u. a. Formen sozialer Kontaktgestaltung, Erziehungsstile*, Arten der Familienorganisation, Konsumgewohnheiten, kulturelle Vorlieben, Ernährung, Gesundheits- u. Altersvorsorge, Inanspruchnahme medizinischer Dienste u. die Eigenverantwortung für die eigene Gesundheit. Zur Lebensweise gehört darüber hinaus die Orientierung an kurzfristigen gesellschaftlichen Entwicklungen (z. B. Mode, Musikstile, Drogen in jugendlichen Subkulturen). Vermeidung od. Abbau gesundheitsschädlichen Verhaltens (z. B. schädlicher Substanzgebrauch*) gehört zu den Zielen präventiver (s. Prävention), psychoedukativer (s. Psychoedukation) u. psychotherapeutischer (s. Psychotherapie) Maßnahmen.

Lebens|zeit|dia|gnose (gr. διάγνωσις Entscheidung, Urteil) *f*: (engl.) *lifetime diagnosis*; Diagnose*, bei der die zugrundeliegenden diagnostischen Kriterien von einer Person mindestens zu einem Zeitpunkt in ihrem Leben erfüllt werden.

Lebens|zeit|morbidität (Morbidität*) *f*: (engl.) *lifetime morbidity*; s. Morbidität.

Lebens|zeit|prävalenz (Prävalenz*) *f*: (engl.) *lifetime prevalence*; Anzahl der Fälle, die ein best. Merkmal (z. B. Krankheit, psychische Störung) jemals in ihrem Leben (bis zum Beobachtungszeitpunkt) erfüllt haben; vgl. Daten; Inzidenz; Survivalanalyse.

Lebens|ziel: (engl.) *life ambition*; s. Lebensplan.

Lebens|zufriedenheit: (engl.) *life contentment*; in der psychologischen u. ökonomischen Forschung häufig zur Operationalisierung von Glück i. S. einer überdauernden Dimension zur Beschreibung eines Individuums verwendete Bez.; Parameter zur Erfassung der Lebensqualität*; Facetten der Lebenszufriedenheit sind u. a. Zufriedenheit mit Familie, Beziehungen, Arbeit u. Beruf, Einkommen, Wohnung, Umwelt. **Erfassung:** Ratings der für relevant erachteten Aspekte der Lebenszufriedenheit, alternativ psychometrische Fragebögen, z. B. Fragebogen* zur Lebenszufriedenheit, Fragebogen* zu Lebenszielen und zur Lebenszufriedenheit.

Lebens|zyklus|modell (Zykl-*) *n*: (engl.) *life cycle model*; s. Entwicklungsphasen.

Leber|krankheit, alkoholische: (engl.) *alcoholic liver disease*; Alkohollebersyndrom; zusammenfassende Bez. für die durch chron. Alkoholkonsum mögl. Schädigungen der Leber (Zellverfettung, akute u. chron. Fettleberhepatitis*, gestörter Abfluss der Galle, Leberversagen); es besteht eine enge Korrelation zwischen konsumierter Gesamtalkoholmenge u. Leberschaden: Ca. 40 g (Frauen) bis 60 g (Männer) Alkohol* pro Tag über 25 Jahre gilt als zirrhogene Dosis (s. Leberzirrhose). **Diagn.:** erhöhte Leberenzymwerte. Vgl. Alkoholabhängigkeit.

Leber|zirrhose (gr. σκίρρος harte Schwellung, Tumor; -osis*) *f*: (engl.) *liver cirrhosis*; Cirrhosis hepatis; auch Schrumpfleber; diffuse chronische Lebererkrankung; **Path.:** Parenchymdestruktion u. Veränderung der extrazellulären Matrix (Bindegewebebildung) durch chron. entzündlichen Prozess mit Aktivierung der Fettspeicherzellen; **Ätiol.:** **1.** alkoholische Fettleberhepatitis (s. Alkoholabhängigkeit); **2.** nichtalkoholische Fettleberhepatitis; **3.** chronische Hepatitis B od. C; **4.** autoimmune Hepatitis; **5.** Leberzirrhose aus unbekannter Ursache (sog. kryptogene Zirrhose); **6.** Leberzirrhose bei Stoffwechselerkrankungen (z. B. Hämochromatose*, Wilson*-Krankheit); **7.** zystische Fibrose; **8.** biliäre Zirrhose; **9.** kardiovaskulär bedingte Leberzirrhose: **Klin.:** bei sog. kompensierter Leberzirrhose (ohne Aszites) anfangs Symptome wie bei chronischer Hepatitis*, u. a. Müdigkeit, Übelkeit, Obstipation, Flatulenz, Fettintoleranz, Druck unter dem rechten Rippenbogen; Leberhautzeichen, palpatorisch vergrößerte u. verhärtete Leber u. Milz, inf. der fortschreitenden narbig-bindegewebigen Umwandlung der Leber zunehmende Einengung der Pfortaderstrombahn, dadurch portale Hypertension* u. Pfortaderstauung mit Aszites (bis zu 15 l u. mehr), häufig bereits vorher starker Meteorismus; Ausbildung von Kollateralen u. Anastomosen zwischen Pfortader- u. Vena-cava-System: Ösophagusvarizen (über Vena coronaria ventriculi), Fundusvarizen, äußere Hämorrhoiden (über Plexus haemorrhoidalis), Caput medusae (longitudinal verlaufende Kollateralen unter der Bauchhaut); **Kompl.:** bakterielle Infektion, Mangelernährung, Blutung aus Ösophagus- od. Fundusvarizen, hepatische Enzephalopathie*, primäres Leberzellkarzinom.

LEDS: Abk. für (engl.) ***L**ife*-**E**vents and **D**ifficulties **S**chedule.*

LEE: Abk. für (engl.) ***L**evels* of **E**xpressed **E**motion Scale.*

Leere|gefühl: (engl.) *vacuum feeling*; Bez. für Gefühl der inneren Leere u. Gefühlsverarmung*; **Vork.:** v. a. bei Depression*.

Leer|lauf|handlung: (engl.) *vacuum activity*; Bez. (K. Lorenz) i. R. der Instinkttheorie* für Instinktverhalten, das aufgrund eines angeborenen Auslösemechanismus* auch nach längerfristigem Ausbleiben einer auslösenden Reizsituation ohne erkennbaren Schlüsselreiz* auftritt (d. h. im sog. Leerlauf), wobei die Reizschwelle* für das als Leerlaufhandlung auftretende Verhalten erniedrigt u. die Verhaltensbereitschaft für die Leerlaufhandlung im Vergleich zu anderen Verhaltensweisen erhöht ist. Vgl. Übersprungshandlung.

Legal Highs (engl. legal rechtmäßig; high Zustand der Hochstimmung): Bez. für legal erhältliche, meist synthetische psychotrope Substanzen* in z. B. sog. Badesalzen, Lufterfrischern u. Kräutermischungen, die häufig Betäubungsmittel* enthalten; werden (v. a. von Jugendlichen) als Stimulanzien* verwendet; Bedeutung: Intoxikationsgefahr, Einschränkung der Verkehrssicherheit, alle Formen einer Substanzstörung*.

Leg|a|sthenie (lat. legere lesen; Asthenie*) *f*: (engl.) *legasthenia*; s. Lese-Rechtschreib-Störung.

Lehr|ana|lyse (Analyse*) *f*: (engl.) *training analysis*; spezifische Form der therapeutischen Selbsterfahrung*.

Leib|halluzination (Halluzination*) *f*: (engl.) *coenaesthetic hallucination*; zönästhische Halluzination*.

Leib-Seele-Dualismus (lat. dualis zwei enthaltend) *m*: (engl.) *body and soul dualism*; auf R. Descartes zurückgehende Auffassung von der (unterschiedlichen) selbständigen Existenz einer (immateriellen) Seele* u. eines (materiellen) Körpers.

Leib-Seele-Problem *n*: (engl.) *body and soul problem*; bislang wissenschaftlich nicht erklärbares Hervorgehen geistig-seelischer, immaterieller Eigenschaften* u. Leistungen* aus körperlichen Funktionen; verschiedene Lösungsansätze u. a. in Dualismus*, Monismus*, Idealismus, Materialismus, Funktionalismus. In der aktuellen Psychologie ist das Programm eines schwachen Reduktionismus (z. B. biologische Psychologie*) von Bedeutung, bei dem psychische Phänomene als emergente Eigenschaften (J. Fodor, J. Searle) komplexer physischer Systeme aufgefasst; der starke Reduktionismus (Postulat: vollständige Reduzierbarkeit psychischer auf physische Phänomene, grundsätzliche Anerkennung der Möglichkeit einer Einheitswissenschaft) ist dagegen eine Minderheitsposition. Nach Fodor lassen sich Einzelwissenschaften wie Ökonomie od. Psychologie prinzipiell nicht vollständig auf die Physik (od. eine andere sog. Grundlagen- bzw. Einheitswissenschaft) reduzieren, da ihre Gesetze u. Konzepte nicht durch die Gesetze u. Konzepte der Physik wiedergeben lassen. Als Beleg dient u. a. das Argument der multiplen Realisierung: physikalisch sehr unterschiedliche Objekte können psychologisch od. ökonomisch eine einheitliche Qualität haben, die sie von allen anderen Objekten unterscheidet (z. B. Gold, Muscheln u. Papierstücke als Geld), es ist zumindest extrem unwahrscheinlich, dass Gold, Muscheln u. Papier eine gemeinsame physikalische Eigenschaft haben, die sie von allen anderen Objekten abgrenzt. Damit kann die psychologische od. ökonomische Eigenschaft nicht auf eine physikalische Eigenschaft reduziert werden. Als ähnlich nicht reduzierbare psychologische Merkmale werden u. a. Bewusstsein, Moral od. psychische Störungen diskutiert. In analoger Weise kann argumentiert werden, dass sich auch psychologische Gesetzmäßigkeiten nicht vollständig auf physikalische Gesetze zurückführen lassen. Vgl. Emergenz.

Leidens|druck: (engl.) *degree of suffering*; Bez. für das subjektive Erleben einer Störung od. Erkrankung als Leiden; hoher Leidensdruck motiviert den Betroffenen zum Hilfeersuchen u. zur Mitarbeit in Diagnostik u. Therapie (s. Therapiemotivation; Veränderungsmotivation). Vgl. Krankheitsverhalten.

Leipziger Kurz|skala (Skala*) *f*: Kurzbez. SOC-L9; Selbstbeurteilungsverfahren zur Erfassung der

Ausprägung des Kohärenzgefühls* als Faktor der Salutogenese*; umfasst 9 Items zu den Skalen Verstehbarkeit (2 Items), Handhabbarkeit (3 Items) u. Sinnhaftigkeit (4 Items); beruht auf der Sense of Coherence Scale (Kurzbez. SOC-29) mit 29 Items (Kurzform mit 13 Items); Anw. ab 18 Jahren; **Testdauer:** ca. 5 Minuten.

Leistung: (engl.) *performance, achievement*; psychomentale u. körperliche Leistung; abhängig von z. B. Lebensalter, Geschlecht, Konstitution (anatomische, physiologische, biochemische, physische Struktur), erworbenen Fähigkeiten (z. B. Kondition, Anpassung), Lebenseinstellung (Antriebsstruktur); umfasst psychologisch sowohl den Einsatz der Fähigkeiten eines Individuums od. einer Gruppe wie auch deren Ergebnis; **1. psychomentale** Leistung: umfasst kognitive u. affektive Aspekte (s. Intelligenz); **2. körperliche** Leistung: z. B. motorische Leistung: Handgeschicklichkeit, Muskelkraft, Koordinationsfähigkeit, Bewegungsgeschwindigkeit u. Körperbeherrschung sowie rasches Aufnehmen von Signalen u. deren Umsetzung. Als Antrieb für die Leistung dient das Leistungsmotiv (s. Motiv), wodurch Leistungsmotivation* entsteht; Leistungsstörungen können mit Hilfe der Leistungsdiagnostik* bzw. Leistungstests* erfasst werden. Das bei einem bestimmten Niveau der Leistung durchschnittlich vorliegende Alter wird als Leistungsalter bezeichnet u. kommt bei der Berechnung des Leistungsquotienten (engl. achievement quotient, Verhältnis der realisierten Leistung zum durchschnittlichen Leistungsalter). Vgl. Leistungsprüfsystem.

L

Leistungs|angst, sexuelle: (engl.) *sexual performance anxiety*; aus lerntheoret. Sicht einer der wesentlichen aufrechterhaltenden Faktoren* sexueller Funktionsstörungen*, insbes. der Erektionsstörungen*; **Urs.:** ursprünglich auslösende Faktoren, z. B. passagerer Partnerkonflikt, berufliche od. finanzielle Sorgen, übermäßiger Alkoholkonsum, Schmerzhaftigkeit wegen akuter Entzündung des Genitales, Persönlichkeitscharakteristika (z. B. Selbstwertproblematik, hohe Leistungsorientierung) scheinen dafür zu prädestinieren, einen Selbstverstärkungsmechanismus der Versagens- bzw. Leistungsangst zu entwickeln, über den sexuelle Funktionsstörungen bestehen bleiben können, auch wenn die ursprünglichen Ursachen nicht mehr existieren; **Vork.:** bei Männern mit sexuellen Funktionsstörungen fast immer nachweisbar, auch bei körperl. Verursachung der Funktionsstörung; **Maßnahme:** Sexualpsychotherapie*.

Leistungs|dia|gnostik (gr. διαγνωστικός fähig zu unterscheiden) *f*: (engl.) *performance diagnostics*; leistungsbezogene Diagnostik zur Beurteilung der physischen u./od. psychomentalen Leistung*; vgl. Leistungstest; Funktionsdiagnostik.

Leistungs|einbruch: (engl.) *performance deficit*; s. Leistungsversagen.

Leistungs|faktoren *m pl*: **1.** (engl.) *performance factors*; Bez. in der Psychologie für die subjektiven Faktoren Leistungsmotivation* u. Bewertung* der zu erbringenden Anstrengung, der damit zu erreichenden Ziele sowie der relevanten Rahmenbedingungen; **2.** Bez. in der Biologie für diejenigen Voraussetzungen, die konkrete Leistungen* (z. B. physische Aktivität) bestimmen; z. B. Kondition, Raktionsgeschwindigkeit.

Leistungs|motivation (Mot-*) *f*: (engl.) *achievement motivation*; Motivation*, die durch ein aktiviertes Leistungsmotiv (s. Motiv) zustande kommt u. eine Bereitschaft zum Erbringen von Leistung* fördert; als Leistungsmotiv wird ein wiederkehrendes unspezifisches Bestreben bezeichnet, sich mit selbst gewählten od. durch Dritte vorgegebenen Gütestandards auseinanderzusetzen, diese zu erreichen od. zu übertreffen, was mit positiven Emotionen assoziiert ist u. eine Bewertung der eigenen Leistung nach sich zieht; überdauernde Ausrichtungen der Leistungsmotivation (sog. Motivationslagen) nach H. Heckhausen: **1.** Furcht vor Misserfolg: wirkt sich mindernd auf die Leistungsmotivation aus, da auf Vermeidung od. Bewältigung von Misserfolg ausgerichtetes Verhalten gefördert wird, was wiederum den Lern- od. Leistungserfolg senken kann; **2.** Hoffnung auf Erfolg: wirkt sich aktivierend u. leistungssteigernd auf die Leistungsmotivation aus. Eine Person mit stark ausgeprägtem Leistungsmotiv gewichtet natürlicherweise Erfolge stärker als Misserfolge u. wird als erfolgsmotiviert bezeichnet. **Hinweis:** Insbes. in der Behandlung von Depression* von Bedeutung, da bei Betroffenen häufig eine leicht aktivierbare Leistungsmotivation bei gleichzeitiger Misserfolgsorientierung (s. Misserfolgserwartung) besteht.

Leistungs|niveau, prä|morbides *n*: (engl.) *premorbid achievement level*; Gesamtheit der Fähigkeiten u. Fertigkeiten einer Person vor der Manifestation einer körperlichen Erkrankung od. psychischen Störungen; vgl. Anpassung, prämorbide; Persönlichkeit, prämorbide.

Leistungs|prüf|system *n*: Abk. LPS; Fremdbeurteilungsverfahren zur Erfassung der wichtigsten Primärfaktoren der Intelligenz (nach Thurstone; s. Intelligenzmodelle) bzw. Erhebung des kognitiven Status; umfasst für jeden Begabungsfaktor 2 Untertests (A, B) mit je mindestens 40 Aufgaben zur Erstellung des Begabungsprofils (s. Tab.); beurteilt werden Gesamtleistung u. Arbeitskurve; es existiert eine angepasste Version für ältere Erwachsene (LPS 50+) ohne U8 u. Arbeitskurve, bei der die Items in doppelter Größe dargestellt u. nach Schwierigkeitsgrad gruppiert sind, um leistungsschwachen Probanden die Lösung der ersten Aufgaben jeder Serie zu ermöglichen; Kurzform (LPS 50+K) mit 3 sprachgebundenen u. 3 nonverbalen Untertests; **Anw.:** Individual- u. Gruppentest; LPS: 9–50 Jahre; Intelligenz*- u. Leistungstest*, Schuleignungstest u. Berufsberatung, Forschung, Diagn. von Hirnschäden; LPS 50+: 50–90 Jahre: zur Erhebung des kognitiven Status, Früh-

Leistungsprüfsystem
Untertests

Untertest	erfasste Begabungsfaktoren	
U1	Allgemeinbildung	
U2		
U3	Denkfähigkeit	Erkennen von Gesetzmäßigkeiten
U4		logisches Denken, Regelerkennen
U5	Worteinfall	Worteinfall
U6		Wortflüssigkeit
U7	technische Begabung	räumliches Rotieren
U8		räumliches Vorstellen und Formen mit Symbolvergleich
U9		räumliches Vorstellungsvermögen
U10		Form- und Gestalterfassung
U11	Ratefähigkeit	Formerfassung und Benennung
U12		Erkennen unvollständiger Wörter
U13	Wahrnehmungstempo	Arbeitssorgfalt, Auffassungstempo (einschließlich Fehler)
U14		Wahrnehmungstempo

erkennung neurodegenerativer Erkrankungen* u. Erfassung unerwünschter Arzneimittelwirkungen; **Testdauer:** LPS: 90–120 Minuten; LPS50+: Langform ca. 80 Minuten, Kurzform ca. 35 Minuten.

Leistungs|test *m*: (engl.) *achievement test*; Verfahren, das die Lösung von Aufgaben od. Problemen verlangt; kann von den Befragten willentlich nur in eine Richtung verfälscht werden; **Formen:** **a)** Intelligenztest* (z. B. Hamburg*-Wechsler-Intelligenztest für Erwachsene); **b)** allgemeiner Leistungstest, z. B. zur Beurteilung der allgemeinen Fähigkeit, sich unter Ausblendung irrelevanter Reize ununterbrochen aufgabenrelevanten Merkmalen zuzuwenden (z. B. d2*-Aufmerksamkeits- und Belastungstest); **c)** spezieller Leistungstest, z. B. der sensomotorischen Fähigkeiten (Auge*-Hand-Koordination); **d)** Entwicklungstest*; **e)** Schulleistungstest (z. B. Mehrfächertest, Rechentest, Rechtschreibtest, Lesetest).

Leistungs|umfang: (engl.) *scope of benefits*; s. Behandlungsumfang.

Leistungsversagen: (engl.) *performance deficit*; Abnahme der körperlichen, psychischen u./od. mentalen Leistungen*, meist als plötzliche u. umfassende Veränderung des ursprünglichen Leistungsniveaus (Leistungseinbruch, Leistungsknick).

Leistung, visuo|motorische: (engl.) *visuomotor performance*; Koordination visueller Wahrnehmungen mit entsprechenden motorischen Reaktionen, z. B. Fangen eines Balls; Teil der kognitiven Entwicklung; Voraussetzung sind die intakte visuelle Wahrnehmungsfähigkeit u. Auge*-Hand-Koordination; **klin. Bedeutung:** visuomotorische Störungen fallen häufig nach dem Schuleintritt auf, häufigste Ursache von Lernstörungen* (z. B. Lese*-Rechtschreib-Störung, Aufmerksamkeitsstörungen*). Vgl. Feinmotorik.

Leit|faden|interview *n*: (engl.) *manual interview*; s. Interview.

Leit|linie: (engl.) *guideline*; Empfehlung der wissenschaftlichen medizinischen Fachgesellschaften für ärztliches Handeln in charakteristischen Situationen bei Diagnose u. Therapie, die weder haftungsbegründende noch -befreiende Wirkung hat; Rahmenbedingen legt die AWMF* in Verbindung mit der Bundesärztekammer* fest; Qualitätskriterien bei der Erstellung sind z. B. Validität, Reliabilität, Reproduzierbarkeit, klin. Anwendbarkeit u. Flexibilität. Eine Leitlinie wird in 3 **Stufen** entwickelt: **1. S1-Leitlinie** (Expertengruppe): Eine repräsentativ zusammengesetzte Expertengruppe erarbeitet im informellen Konsens (Übereinstimmung) eine Leitlinie, die vom Vorstand einer Fachgesellschaft od. einer anderen Organisation verabschiedet wird. **2. S2-Leitlinie** (formale Konsensfindung): Vorhandene S1-Leitlinie wird in einer der bewährten formalen Konsensustechniken (Verfahren zur Herbeiführung eines einverständlichen Ergebnisses) in Fachkreisen beraten u. als S2-Leitlinie verabschiedet. **3. S3-Leitlinie:** Der formale Konsensusprozess wird ergänzt um alle Elemente systematischer Entwicklung; die Leitlinie wird erstellt mit Logikanalyse, Entscheidungsanalyse u. Bewertung vorliegender Studienergebnisse hinsichtlich ihrer klinischen Relevanz (s. Medizin, evidenzbasierte). **Hinweis: 1.** Die Deutsche Gesellschaft für Psychiatrie, Psychotherapie u. Nervenheilkunde (Abk. DGPPN) hat einige S2-Leitlinien, z. B. zu Angststörungen, Abhängigkeitserkrankungen, psychosozialer Therapie, Essstörungen, Psychopharmakotherapie, Persönlichkeitsstörungen, u. drei S3-Leitlinien (zu Schizophrenie, unipolarer Depression u. Demenz) entwickelt. **2.** Die Stufen müssen vom Evidenzgrad* für eine Leitlinie unterschieden werden, der aus der Qualität der zugrundeliegenden Studien hergeleitet wird.

Leit|sym|ptome (Symptom*) *n pl*: (engl.) *direct symptoms*; syn. Hauptsymptome, Kardinalsymptome; für eine bestimmte Störung klinisch besonders relevante u. häufigste Symptome, die als Orientierung bei der Diagnosefindung dienen, z. B. gedrückte Stimmung u. Interessenverlust bei Depression.

Leitungs|a|graphie (A-*; -graphie*) *f*: (engl.) *conducting agraphia*; s. Dysgraphie.

Leitungs|a|phasie (Aphasie*) *f*: (engl.) *conduction aphasia*; s. Aphasie.

Leitungs|bahnen: (engl.) *pathways*; Tractus; Nervenbahnen; Lage u. Verlauf der durch Synapsen* hintereinandergeschalteten Neuronen (s. Nervenzelle), d. h. der Ganglienzellen mit den von ihnen ausgehenden Nervenfasern*; **Einteilung: I. motorische** Leitungsbahnen (absteigende, efferente Leitungsbahnen): **1.** zentrales (1.) Neuron: **a)** Pyramidenbahn*; **b)** extrapyramidale (subkortikale) Bahnen; dienen unwillkürlichen Bewegungen, Dämpfung od. Förderung willkürlicher Bewegungen, Einleitung grober willkürlicher Bewegungskomplexe, Verteilung des Muskeltonus; verlaufen von Großhirn u. Medulla oblongata zur Vorderhornzelle des Rückenmarks; s. System, extrapyramidales; **2.** peripheres (2.) Neuron: gemeinsame Endstrecke des motorischen Apparats, entspringt in den Vorderhornzellen, zieht als motorische Nervenfaser des peripheren Nervs zum Muskel u. besitzt dort als Endorgan die motorische Endplatte*, an welcher sich die Nervenfasern verzweigen, um die Muskelfasern der quer gestreiften Muskulatur zu versorgen; **II. sensible** Leitungsbahnen (aufsteigende, afferente Leitungsbahnen): Bahnen sämtlicher Empfindungsqualitäten (Berührungs-, Druck-, Schmerz-, Temperaturempfindung, Tiefensensibilität, Lokalisationsempfindung), liegen im Bereich der hinteren Wurzeln des Rückenmarks, bestehen aus 3 Neuronen; **1.** peripheres 1. Neuron: Nerv, der von den versch. sensiblen Endapparaten in Haut, Schleimhäuten, Faszien, Bändern, Sehnen, Muskeln usw. zum Spinalganglion zieht u. am 2. Neuron endet; **2.** das 2. Neuron liegt entweder im Hinterhorn (dann findet eine Kreuzung noch im Rückenmark statt) od. in der Medulla oblongata (Kerne des Goll- u. Burdach-Strangs; Kreuzung dann im Lemniscus medialis); zieht zum Thalamus bzw. Kleinhirn; **3.** das 3. Neuron überträgt die Erregung vom Thalamus auf best. Gebiete der Großhirnrinde. Lage im Rückenmark: s. Abb.; **klin. Bedeutung:** Pyramidenbahn: bei Unterbrechung des zentralen Neurons resultierte eine spastische, bei Unterbrechung des peripheren Neurons eine schlaffe Muskellähmung (s. Lähmung); extrapyramidale Bahnen: s. Symptome, extrapyramidale.

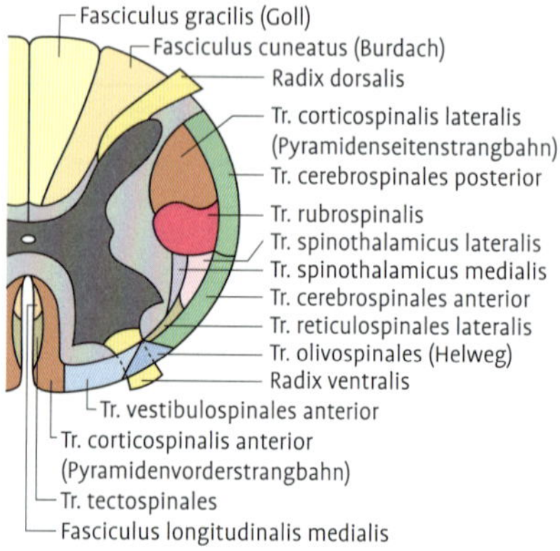

Leitungsbahnen: Querschnitt des Rückenmarks mit ab- u. aufsteigenden Bahnen; Tr.: Tractus

Leitungs|störung: (engl.) *conduction disturbance*; (neurol.) s. ENG.

Leptin *n*: (engl.) *leptin*; Hormon mit zentraler u. peripherer Wirkung auf den Stoffwechsel, das ausschließl. von Fettzellen gebildet wird; die labordiagnostisch im Serum nachweisbare Leptin-Konzentration korreliert beim Menschen direkt mit der Masse des Fettgewebes. **Funktion:** Appetit u. Gewicht regulierende Wirkung über die Bindung an einen membranständigen Rezeptor im Hypothalamus*; auch Wirkung auf das angeborene u. erworbene Immunsystem; evtl. Mediator der Immunsuppression im Hungerzustand; bei Adipositas* liegt vermutlich ein Fehler bei der Signaltransduktion bzw. eine Leptin-Resistenz vor. Vgl. Ghrelin.

Leptosome (gr. λεπτόσσὀμοσ mit dünnem Leib) *m*: (engl.) *leptosomic*; s. Konstitutionslehre.

Lern|behinderung: **1.** (engl.) *learning disability*; umfassendes, langandauerndes u. schwerwiegendes Schulversagen* mit Beeinträchtigung des Lehr- u. Lerngeschehens; nicht als separate Störungskategorie der ICD-10 geführt; als lernbehindert gelten im Allg. Schüler, die den Leistungsanforderungen der sog. Regelschulen nicht gerecht werden u. in eine Sonderschule für lernbehinderte Kinder verwiesen werden; kein individuelles Merkmal eines Kindes, sondern mangelnde Passung von individuellem Lernbedarf u. schulischen Lernanforderungen; entwickelt sich in einem dynam. Prozess; **Ätiol.:** Diskutiert werden biol. Faktoren, Umweltfaktoren u. ungünstige schulische Lehr- bzw. Lernbedingungen. **DD:** umschriebene Entwicklungsstörungen, Schulangst, Trennungsangst, Intelligenzminderung; **2.** umgangssprachlicher Oberbegriff für umschriebene Entwicklungsstörungen*.

Lern|de|fizit (Defizienz*) *n*: (engl.) *learning deficit*; Fehlen von od. Mangel an Lernvermögen bzw. Lernfortschritt; s. Lernstörung.

Lernen: (engl.) *learning*; auf Erfahrung basierender Prozess, der zu Vermehrung individuellen Wissens u. zu anhaltender positiver od. negativer Verhaltensänderung führt; **Formen: 1. assoziatives** Lernen: Lernvorgang, bei dem das Individuum aus dem zeitlich od. räumlich nahen Auftreten von Reizbedingungen Beziehungen zwischen Ereignissen u. seiner Umwelt erkennt: z. B. die Assoziation zwischen unkonditioniertem Reiz* u. konditioniertem Reiz* bei klassischer Konditionierung* od. die Verknüpfung von erwünschtem Verhalten u. Belohnung bei operanter Konditionierung*. Da der unkonditionierte Reiz durch neue Erfahrungen veränderbar ist, wird er in der Verhaltenstherapie zu einem zentralen Anknüpfungspunkt des therapeutischen Veränderungsprozesses. **2. nicht-assoziatives** Lernen: Grundlage für die Anpassung eines Organismus an neue Umweltgegebenheiten; umfasst Orientierung* (Vorbereitung des Organismus auf die Aufnahme neuer Information), Habituation* (Gewöhnung des Organismus an bekannte u. wiederholte Information), Sensitivierung* (Erhöhung der Reaktionsbereitschaft); **Anw.:** (therap.) i. R. der Verhaltenstherapie*, z. B. Extinktion* von Vermeidungsverhalten* u. Fluchtreaktionen bei der Konfrontationstherapie*, Aversionstherapie* u. Stimuluskontrolle* bei Abhängigkeitssyndrom, Modelllernen* in Gruppentherapien, Einsicht in negative Lernprozesse u. dysfunktionale Kognitionen* bei kognitiver Therapie*. **Hinweis:** Dauerhafte Veränderungen im Verhaltenspotential, die durch Reifung, Substanzmissbrauch, Müdigkeit, Krankheit od. Verletzung verursacht sind, stellen kein Lernen dar.

Lernen am Erfolg: (engl.) *outcome learning*; s. Konditionierung, operante.

Lernen am Modell: (engl.) *vicarious learning*; s. Modelllernen.

Lernen, a|versives: (engl.) *aversive learning*; Lernen* durch Bestrafung*; i. R. von operanter Konditionierung* sinkt die Auftretenshäufigkeit eines Verhaltens, wenn ein gezeigtes Verhalten bestraft wird.

Lernen durch Einsicht: (engl.) *insight learning*; s. Lernen, kognitives.

Lernen durch Versuch und Irrtum: (engl.) *trial-and-error learning*; Form der operanten Konditionierung* als Lernen*, bei dem in unbekannten Situationen verschiedene, scheinbar zufällige Verhaltensmuster ausprobiert werden, bis eines dieser Muster Erfolg hat u. verstärkt wird, um in ähnlichen Situationen wieder eingesetzt zu werden; **Beispiel:** Eine ängstliche Person bemerkt zufällig, dass Pfeifen hilft, sich von Angst abzulenken; die Person wird in späteren Angstsituationen wieder pfeifen, um ihre Angst zu reduzieren.

Lernen, entdeckendes: (engl.) *learning by discovery, discovery learning*; exploratives Lernen; Form des Lernens* bzw. pädagogisch-didaktische Methode zur Wissensaneignung, basierend auf eigenständigem Suchen, Finden, Kombinieren u. Anwenden von Fakten, Regeln u. Prinzipien; **klin. Anw.:** psychotherapeutisch i. R. des geleiteten Entdeckens (s. Sokratischer Dialog); vgl. Lernen durch Versuch und Irrtum.

Lernen, exploratives: (engl.) *discovery learning*; s. Lernen, entdeckendes.

Lernen, fehler|freies: (engl.) *errorless learning*; Form des Diskriminationslernens*, bei der die Wahrscheinlichkeit für falsch positive Reaktionen (Reaktion auf den zu ignorierenden Reiz) minimiert u. die Wahrscheinlichkeit für korrekte Reaktionen maximiert wird; Vorteil der Minimierung der Reaktion auf den zu ignorierenden Reiz: Minimierung von Misserfolgs- bzw. Frustrationserfahrungen; Patienten mit Störungen des episodischen Gedächtnisses können getroffene Fehlbenennungen auch nach externer Rückmeldung im Gedächtnis häufig nicht korrigieren. Sie lernen dabei Fehlbenennungen, auch nach externer Korrektur, analog den zutreffenden Benennungen. **Anw.:** i. R. neuropsychologischer Therapie u. kognitiver Rehabilitation bei Patienten mit Gedächtnisstörungen, v. a. bei Alzheimer-Krankheit; ggf. auch bei schwerer kognitiver Beeinträchtigung bei Alkoholabhängigkeit (einzelne positive Studien).

Lernen, in|krementelles: (engl.) *incremental learning*; kontinuierliches Lernen*, bei dem die assoziative Verbindung zwischen Reiz u. Reaktion in Schüben mit messbaren Zuwachsraten der Lernkurve* erfolgt; mit wiederholten Versuchsdurchgängen wird die Verhaltensbereitschaft bzw. Verhaltenswahrscheinlichkeit graduell bzw. inkrementell aufgebaut.

Lernen, instrumentelles: (engl.) *instrumental learning*; s. Konditionierung, operante.

Lernen, intentionales: (engl.) *intentional learning*; absichtliches Lernen*, das gemäß einer Instruktion erfolgt u. auf ein bestimmtes Lernziel ausgerichtet ist, welches sich der Lernende selbst setzt od. das von außen gesetzt wird; beinhaltet 5 Attribute des Lernens: Fragen, Organisieren, Verbinden, Reflektieren, Adaptieren; bedient sich einer Reihe von Strategien (z. B. Mnemotechnik*), um die eigenen, erlangten Fähigkeiten zu verbessern u. Wissen anzuwenden. Vgl. Lernen, inzidentielles.

Lernen, in|zidentelles: (engl.) *incidental learning*; beiläufiges Lernen* ohne Lernabsicht; während des intentionalen Lernens* (z. B. in einem Gedächtnistest) werden neben denjenigen Inhalten, die eingeprägt werden sollen, auch andere Informationen aufgefasst, kognitiv verarbeitet u. behalten, die nicht explizit zu lernen waren.

Lernen, kognitives: (engl.) *cognitive learning*; auch Lernen durch Einsicht; Form des Lernens* durch Aneignung od. Umstrukturierung von Wissen, die auf Nutzung kognitiver Fähigkeiten u. Entdeckung neuer Regeln durch Kombination früher gelernter Regeln beruht; Einsicht bezieht sich hierbei auf das Erkennen u. Verstehen eines Sachverhalts, das Erfassen der Zusammenhänge von Ursache u. Wirkung, des Sinns u. der Bedeutung einer Situation. **Klin. Bedeutung:** Diese Form des Lernens wird im therapeutischen Prozess v. a. bei der Psychoedukation* u. bei kognitiven Interventionen (z. B. Sokratischer* Dialog) eingesetzt.

Lernen, lebens|langes: (engl.) *lifelong learning*; Bez. für den kontinuierlichen Prozess u. die Herausforderung induzierter Verhaltensänderungen über die gesamte Lebensspanne; traditionelle, institutionalisierte Bildungsformen stehen gleichberechtigt neben informellen u. individuellen Lernprozessen. Dem Gewinn bestimmter Verhaltensbereitschaften stehen Verluste gegenüber, z. B. nehmen im Allg. Potentiale der kristallinen Intelligenz* (z. B. Sprachverständnis) zu, während sich Potentiale der fluiden Intelligenz* (z. B. figurales Denken) verringern. Vgl. Altersvergesslichkeit.

Lernen, operantes: (engl.) *operant learning*; s. Konditionierung, operante.

Lernen, sequentielles: (engl.) *sequential learning*; s. Lernen, serielles.

Lernen, serielles: (engl.) *serial learning*; sequentielles Lernen; Lernen* von Einzelheiten bzw. Reizen in einer dargebotenen Reihenfolge; die Wiedergabe erfolgt in der Reihenfolge der ursprünglichen Darbietung. Eine häufig in der Gedächtnisforschung angewendete Form des seriellen Lernens ist das sog. Paarassoziationslernen: Wortpaare von Substantiven semantisch verwandter Wörtern (z. B. Uhr-Kirche) werden dargeboten. Nach der Präsentation bzw. nach einem Zeitintervall werden in randomisierter Reihenfolge die Reizwörter präsentiert; das passende Assoziationswort soll genannt werden.

Lernen, soziales: (engl.) *social learning*; Sammelbez. für Modelllernen* u. für das Lernen sozial bedeutsamer Verhaltensweisen (Erwerb sozialer u. emotionaler Kompetenz, Training* sozialer Kompetenz).

Lernen, vor|bereitetes: (engl.) *preparedness learning*; evolutionär beeinflusste Form des Lernens*; entgegen der Äquipotenzannahme (s. Äquipotentialität) ist nicht jeder Reiz in gleichem Maß als konditionierter Reiz* geeignet. Konditionierungsstudien zeigen, dass manche Reize eine schnellere Konditionierung zur Folge haben. Es wird angenommen, dass diese Reize eine evolutionsbiologisch hervorgehobene Bedeutung haben (z. B. Angstkonditionierung* bei Dunkelheit, Höhe, Gewitter, vor Tieren), im Gegensatz zu anderen, nicht evolutionär beeinflussten Reizen (z. B. Steckdosen); vgl. Preparedness.

Lern|erfolg: (engl.) *outcome learning*; Bez. für das Ausmaß einer unter bestimmten Bedingungen zustande gekommenen Erlebens- u./od. Verhaltensänderung durch Lernen*; gekennzeichnet durch die Zunahme einer best. Verhaltensbereitschaft inf. Darbietung od. Üben; abhängig von situativen (z. B. Lernmotivation*, Form der Aufgabendarbietung) u. a. Faktoren (z. B. Lernbiographie, Persönlichkeitsstruktur*). Lernerfolg kann z. B. durch die Reaktionszeit*, Reaktionshäufigkeit u. Stärke (Amplitude) der Reaktion gemessen werden. In der empirischen Psychologie ist Lernerfolg die Differenz zwischen Nach- u. Vortest nach zwischenzeitlich erfolgtem Lernen, dabei können sich die beiden Testdurchführungen auf denselben Inhalt beziehen.

Lern|fähigkeit: (engl.) *learning ability*; Fähigkeit eines Systems od. Organismus, exogene od. endogene Informationen zu selegieren, zu decodieren u. zu encodieren u. diese zu nutzen; nicht von Intelligenz* od. Geschlecht, aber von Alter, Lerninhalt u. Gedächtnisform (z. B. episodisches Gedächtnis, prozedurales Gedächtnis*) abhängige Voraussetzung für einen Lernprozess; während der Lernerfolg* von weiteren, häufig situativen Faktoren abhängt, wird die Lernfähigkeit grundsätzlich als überdauerndes, im Wesentlichen alternsbezogenes Konstrukt verstanden. Nur wenige vergleichende Studien umfassen die gesamte Lebensspanne, wahrscheinlich scheint die Lernfähigkeit im deklarativen Gedächtnisbereich bis zum frühen Erwachsenenalter zuzunehmen, dann bis ins hohe Lebensalter nur langsam abzufallen, hingegen bei Höchstbetagten im letzten Lebensabschnitt rascher nachzulassen, wenngleich Lernfähigkeit (in reduziertem Ausmaß) bis ins höchste Lebensalter nachgewiesen u. unter optimierten Lernbedingungen (z. B. Cues; s. Cueing; Mnemotechnik*) verbessert werden kann. Ursachen dieser Veränderungen werden in ZNS-Reifungsprozessen einerseits (s. Gehirnreifung) u. Alternsprozessen des ZNS, insbesondere der mesiotemporalen Strukturen andererseits gesehen. Vgl. Lernen.

Lern|forschung: (engl.) *learning research*; Forschungsbereich der empirischen Bildungsforschung u. pädagogischen Psychologie; beschäftigt sich mit der Beschreibung, Erklärung u. Optimierung von Lernprozessen; unterscheidet entsprechend der Lernaktivitäten u. ihrer adäquaten pädagogischen Anregung, Begleitung od. Bewertung formales Lernen (z. B. in der Schule), nichtformales Lernen (z. B. bei einem Kurs der Erwachsenenbildung), selbstgesteuertes Lernen (z. B. anhand einer elektronischen Lernplattform) u. informelles Lernen (z. B. beiläufiges Erwerben von Routinen im Alltag). Vgl. Lernen.

Lern|kurve: (engl.) *learning curve*; graphische Darstellung des Lernerfolgs* als Funktion der einzelnen Lerndurchgänge (trails); z. B. konkave Lernkurve: Ansteigen der Verhaltenstärke mit der Zahl der Lerndurchgänge, wobei sich die Kurve einem asymptotischen Wert nährt, die Größe des Zuwachses ist dabei umso kleiner, je mehr Lerndurchgänge stattgefunden haben (s. Abb.).

Lern|motivation (Mot-*) *f*: (engl.) *learning motivation*; Einflussvariable auf den Lernprozess, die sich positiv sowie negativ auf den Lernerfolg* auswir-

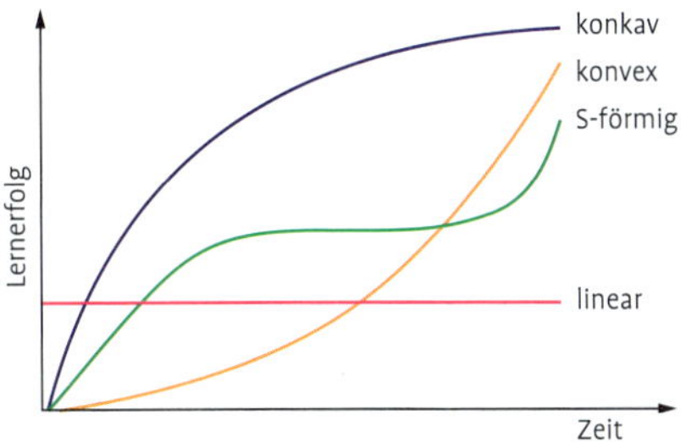

Lernkurve: Darstellung verschiedener Lernkurven über den ermittelten Zeitraum; lineare Lernkurve: kein Lernerfolg; konkave Lernkurve: zunächst steiler Anstieg mit deutlichem Lernerfolg, im Verlauf Abflachung der Kurve mit verlangsamtem Lernerfolg; konvexe Lernkurve: zunächst langsamer Lernerfolg, der sich jedoch im weiteren Verlauf beschleunigt; S-förmige Lernkurve: zunächst schneller Lernerfolg, der sich verlangsamt u. zeitweise auf einem stabilen Niveau (Lernplateau) ohne weiteren Zuwachs verbleibt, es folgt eine erneute Beschleunigung des Lernerfolges mit raschem Lernzuwachs, bis sich schließlich eine endgültige Sättigungsphase einstellt (typisch für komplexe Lernprozesse, wie sie in der Realität am häufigsten vorkommen).

ken kann u. mit verschiedenen Faktoren verknüpft ist (z.B. Hingabe, Engagement); hohe Lernmotivation ist mit hohem Lernerfolg assoziiert; **1. intrinsische** Lernmotivation: vordergründig Erwerben von Kompetenzen (Lernzielorientierung); **2. extrinsische** Lernmotivation: vordergründig Demonstrieren von Kompetenzen (Performanzzielorientierung) od. hauptsächliche Initiierung durch Dritte. **Klin. Bedeutung:** Beide Formen der Lernmotivation spielen eine bedeutende Rolle im therapeutischen Prozess: eine Person kann z.B. aufgrund einer forensischen Verordnung od. wegen der dringlichen Aufforderung durch Angehörige eine Therapie beginnen, wobei das Demonstrieren der neu erlernten Kompetenzen zu Belohnung* führen kann u. die neuen Verhaltensweisen verstärkt werden (s. Verstärkung). Durch gezielte Förderung der Therapiemotivation* kann eine Verschiebung hin zur Lernzielorientierung stattfinden u. die Freude am Lernen neuer Kompetenzen geweckt werden, wodurch das Lernen intrinsisch motiviert wird.

Lern|psycho|logie (Psych-*; -log*) *f*: (engl.) *psychology of learning*; Teilbereich der Psychologie*, der das Lernen* erforscht.

Lern|störung: (engl.) *learning disorder*; syn. Schulleistungsstörung; umschriebene Entwicklungsstörung* schulischer Fertigkeiten; Bez. für Störungen des Lernens od. von Lernprozessen sowie dabei auftretende Schwierigkeiten, Verzögerungen, Mängel od. Fehler des Lernenden mit Ausbleiben des zu erwartenden Lernerfolgs* (z.B. falsche Lernstrategien); Lernstörungen sind relative Minderleistungen in Bezug auf andere Leistungen wie z.B. die individuelle intellektuelle Leistungsfähigkeit des Lernenden (individuelle Bezugsnorm), das durchschnittliche Lerntempo u. den durchschnittlichen Lernumfang der ganzen Lerngruppe, welcher der betroffene Lerner angehört (Sozialgruppen-Bezugsnorm), u. in Bezug auf das Alter i.S. von nicht altersgemäßer Leistung (Populations-Bezugsnorm). **Ätiol.:** individuelle Faktoren u. situative Bedingungen (z.B. nicht förderliches häusliches Umfeld); **Formen:** **1.** häufigste Lernstörungen: Dyslexie*, Lese*-Rechtschreib-Störung, Dyskalkulie* u. Dysgraphie*. **2.** Lernstörungen können inhaltlich begrenzt od. allgemein vorübergehend od. überdauernd sein; die inhaltl. Einteilung kann nach versch. Kriterien wie z.B. Ursache, situative Bedingungen od. Strukturen (Aufmerksamkeit, Konzentrationsfähigkeit, Gedächtnis, Sprache, Abstraktionsfähigkeit, Motivation) erfolgen. **3.** nach DSM-IV: Lesestörung, Rechenstörung, Störung des schriftl. Ausdrucks, nicht näher bezeichnete Lernstörung. Vgl. Lernstörung, nonverbale.

Lern|störung, non|verbale: (engl.) *nonverbal learning disorder, nonverbal learning disability syndrome (Abk. NLD)*; neurophysiol. Störung mit Ursprung in der rechten Hirnhemisphäre, die durch spezif. Fähigkeiten u. Defizite gekennzeichnet ist; **Sympt.:** **1.** neuropsychol. Defizite: Beeinträchtigung der taktilen u. visuellen Wahrnehmung, der psychomotorischen Koordination, der taktilen u. visuellen Aufmerksamkeit, des nonverbalen Gedächtnisses, des logischen Denkens, der Exekutivfunktionen sowie best. Aspekte des Sprechens u. der Sprache (Prosodie); **2.** akadem. Defizite: Beeinträchtigung mathemat. Berechnungen u. Schlussfolgerungen u. des verstehenden Lesens; **3.** soziale Defizite: Probleme mit sozialer Wahrnehmung u. sozialer Interaktion; **4.** häufig emotionale Störungen; **5.** z.T. spezif. Defizite motorischer Fertigkeiten, Prosopagnosie (s. Agnosie), sehr schlechte Handschrift, Schwierigkeiten mit Zeit-, Geld- u. Maßeinheiten; **6.** Fähigkeiten: gutes auditives Gedächtnis, frühe Sprach- u. Leseentwicklung, Wortgewandtheit, gute rezeptive u. expressive Sprachfähigkeiten; **Diagn.:** v.a. umfassende neuropsychol. Diagnostik der Stärken u. Schwächen; **Ther.:** symptomatisch (Ergotherapie*, Körpertherapie*), Psychotherapie* (Training* sozialer Kompetenz, Gesprächstherapie*). Vgl. Lernstörung.

Lern|strategie *f*: (engl.) *learning strategy*; Verhaltenweise, die zur Bewältigung von Lernaufgaben dient; **Einteilung:** **1. kognitive** Lernstrategie: Strategie, die unmittelbar mit der Informationsaufnahme in Verbindung steht u. zum Einprägen von neuen Informationen anwendet wird, z.B. Anfertigen von Skizzen, Ausdenken von konkreten Beispielen, mehrmaliges Lesen; **2. metakognitive** Lernstrategie: Strategie, die sich v.a. auf die Kontrolle des eigenen Lernerfolgs u. weniger auf den eigentlichen Lernvorgang bezieht, z.B. Sortieren revanter u. irrelevanter Informationen, Durcharbeiten von Beispielaufgaben, Wiederholen von Lernvorgängen; **3. ressourcenbezogene** Lernstrategie: Strategie, welche die Organisation der Rahmenbedingungen beim Lernen beinhaltet, z.B. Festlegen von Lerngruppen, Lernplatzgestaltung, Lernzeiten. Vgl. Lernen.

Lern|test, auditi̲v-verba̲ler *m*: (engl.) *Auditory Verbal Learning Test*; s. Auditiv-verbaler Lerntest.

Lern|test, verba̲ler und non|verba̲ler *m*: s. Verbaler und nonverbaler Lerntest.

Lern|theorie *f*: (engl.) *learning theory*; lerntheoretisches Paradigma; Modelle u. Hypothesen von den Bedingungen, Gesetzmäßigkeiten u. Nutzungsmöglichkeiten von Verhaltensänderungen, Integration u. Erfahrung, die versuchen, paradigmatisch Lernen* zu beschreiben u. zu erklären; an den unterschiedlichen psychologisch-psychotherapeutischen Schulen orientierte Lerntheorien gehen allgemein davon aus, dass Erfahrungen die persönlichen Lernstrategien* prägen u. somit auch verändern können. Die meisten Lerntheorien konzentrieren sich auf einzelne Formen des Lernens, z.B. klassische Konditionierung*, operante Konditionierung*, Modelllernen*, kognitives Lernen*, Instruktionslernen*. **Richtungen: 1.** psychodynamische Lerntheorie: aus der Psychoanalyse (S. Freud) abgeleitet; **2.** humanistische Lerntheorie (C. Rogers, R. Tausch): untersucht vorrangig die Persönlichkeitsbildung (Lernen in Freiheit); **3.** Gestaltpsychologie (W. Köhler, K. Koffka): untersucht die Organisation seelisch-geistiger Prozesse während des Lernens; **4.** Verhaltenspsychologie (I. Pawlow, E. Thorndike, B. F. Skinner, C. L. Hull, E. C. Tolman): Lerntheorien beruhen insbes. auf den Forschungen zur Konditionierung*; **5.** soziale Lerntheorie (A. Bandura).

Lern- und Gedächtnis|test *m*: (engl.) *Learning and Memory Test*; Abk. LGT; Leistungstest* u. Intelligenztest* zur Erfassung der Merkfähigkeit u. Feststellung eines allg. Gedächtnisquotienten; aktuelle Version LGT 3 umfasst 6 Untertests zum Erlernen u. Behalten von figuralem, verbalem u. numerischem Material, das in elementhaft-isolierter, paarweise assoziativer od. ganzheitlich-struktureller Form präsentiert wird; gegliedert in eine Lernphase u. Reproduktionsphase (freie Reproduktion od. Wiedererkennen); es existieren 2 Parallelformen; **Anw.:** ab ca. 14 Jahren; Einzel- u. Gruppentest; Diagnose, Prognose u. Selektion z.B. zur Schul-, Ausbildungs-, Umschulungs-, Berufsberatung; klin. Funktionsdiagnostik; **Testdauer:** ca. 30 Minuten. Vgl. Gedächtnis; Lernen.

Lern|verhalten, de|fizitä̲res: (engl.) *indeficit learning and study habits*; ein durch einen deutlichen Qualitätsmangel gekennzeichnetes Lernverhalten; **Urs.:** z.B. mangelnde Lernkompetenz, falsches Verständnis der Lernaufgabe, dysfunktionale Lerngewohnheiten (z.B. beim Lernen Radio hören) od. Motivationsprobleme im Lernkontext; **Hinweis:** Defizitäres Lernverhalten kann Ursache von Prüfungsangst* sein. Bei Lern-Leistungsstörung ist zu prüfen, ob diese ausschließlich durch eine psychische Störung (z.B. Depression) verursacht ist od. ob Patienten zusätzlich durch defizitäres Lernverhalten beeinträchtigt sind. Vgl. Lernen.

Lern|ziel: (engl.) *learning goal*; vom Lernenden intendierte od. vom Lehrenden auferlegte Verhaltensänderung, z.B. Zuwachs an Wissen, Fähigkeiten, Fertigkeiten od. Einstellungen nach Abschluss des Lernens*.

LES: Abk. für (engl.) ***L**ife* **E**xperience **S**urvey*.

Lesch-Nyhan-Syn|dro̲m (Michael L., Arzt, Baltimore, geb. 1939; William L. N., Pädiater, Miami, San Diego, geb. 1926) *n*: (engl.) *Lesch-Nyhan syndrome*; syn. Hyperurikämiesyndrom; X-chromosomal-rezessiv erbliche Störung des Harnsäurestoffwechsels inf. Mangels an Hypoxanthin-Guanin-Phosphoribosyl-Transferase mit Dysfunktion des ZNS (LNS-Gen, Genlocus Xq26-27.2, mit mehr als 50 Mutationen); Pränataldiagnostik (Chorionbiopsie) möglich; **Sympt.:** Muskelhypotonie, Choreoathetose*, Intelligenzminderung*, Autoaggression* mit Beschädigung der Lippen u. Finger, gelegentlich Hyperkinese- u. Hyperpyrexieanfälle (progredienter Verlauf), Nephrolithiasis u. Arthritis (Gicht).

Lese|fähigkeit: (engl.) *reading capability*; Ausmaß der Beherrschung des Lesens; **Erfassung:** mit standardisierten Tests möglich, wobei ggf. Geschlechterunterschiede je nach Alter berücksichtigt werden müssen (Mädchen lesen durchschnittlich etwas besser als Jungen); **Beeinträchtigungen** der Lesefähigkeit bei intakter Sensorik u. normalem allgemeinem Leistungsniveau u.a. bei Lese*-Rechtschreib-Schwäche, Lese*-Rechtschreib-Störung, Lesestörung*. Vgl. Rechenfähigkeit.

Lese-Recht|schreib-Schwäche: (engl.) *legasthenia*; Bez. für schwache Lese-Rechtschreib-Leistungen (T-Werte: 36–39; s. Normskalen), die nicht so schwach sind, dass eine Lese*-Rechtschreib-Störung vorliegt; es gelten auch solche Kinder als lese-rechtschreib-schwach, die sehr schlechte Leistungen erbringen (T ≤35), jedoch das Diskrepanzkriterium (s. Diskrepanzannahme) von 15 T-Wert-Punkten bzw. 1,5 Standardabweichungen zur Intelligenz nicht erfüllen; **Diagn.:** s. Lese-Rechtschreib-Tests, standardisierte; **Ther.:** s. Lese-Rechtschreib-Störung.

Lese-Recht|schreib-Störung *f*: (engl.) *developmental (phonological) dyslexia*; Abk. LRS; syn. Entwicklungsdyslexie/-dysgraphie; veraltet Legasthenie; Störung von Lesen u. Rechtschreibung bei normaler Gesamtintelligenz (Teilleistungsschwäche) inf. eingeschränkter Fähigkeit, Wörter aus Buchstaben zusammenzusetzen od. in Buchstaben zu zerlegen; Manifestation meist im 2. Schuljahr; **Vork.:** v.a. bei Jungen (bei ca. 6 %); **Ätiol.:** wahrscheinl. multifaktoriell; mögl. Risikofaktoren: Sprachentwicklungsstörung*, zentrale Hörschädigung (s. Dysakusis), familiäre Belastung mit der selben Störung, Suszeptibilitätsgen-Varianten (z.B. DCDC2), fehlende Asymmetrie des Planum* temporale,

Lernbehinderung*; **Klin.:** Verwechslung von graphischen Symbolen der Schriftsprache, fehlerhafte Orthographie, Störung des Leseverständnisses, evtl. Sprach- od. Sprechstörungen. Der Umgang mit Zahlen ist i. d. R. nicht betroffen. Als Folge der Lese-Rechtschreib-Störung können psychosoziale Störungen auftreten. **Diagn.:** Die mit standardisierten Lese*-Rechtschreib-Tests gemessenen Lese- bzw. Rechtschreibleistungen müssen unter dem Niveau liegen, das aufgrund des Alters, der allg. Intelligenz u. der Beschulung zu erwarten wäre; Diskrepanz*- u. Normalitätsannahme* müssen erfüllt sein. **Ther.:** direkte (z. B. sequentielle Analyse u. Synthese von Lautsegmenten) u. kompensatorische (Morphem-Methode) Therapieansätze; logopädische Therapie zur Förderung der phonologischen Lese- u. Schreibstrategie. Vgl. Lese-Rechtschreib-Schwäche; Dyslexie; Dyskalkulie; Phonem-Graphem-Zuordnungsproblem.

Lese-Rechtschreib-Tests, standardisierte *m pl*: Testverfahren zur Erfassung von Lese*-Rechtschreib-Schwäche od. Lese*-Rechtschreib-Störung; vollstrukturiert mit standardisierten Instruktionen, d. h. wörtlichen Vorgaben u. einer exakten Anleitung; **Beispiel: 1.** standardisierte Lesetests: Zürcher Lesetest (Abk. ZLT), Würzburger Leise Leseprobe (Abk. WLLP), Hamburger Lesetest für 3. u. 4. Klassen (Abk. HAMLET 3–4); **2.** standardisierte Rechtschreibtests: Hamburger Schreibprobe (Abk. HSP), Diagnostischer* Rechtschreibtest, Weingartener Grundwortschatz Rechtschreibtest (Abk. WRT 1+, 2+, 3+); **3.** kombinierter Test: Salzburger Lese-Rechtschreibtest (Abk. SLRT).

Lese-Schreib-Zentrum *n*: (engl.) *read-write centre*; Hirnareale, die für die Lesefähigkeit* u. Schreibfähigkeit (s. Rechtschreibfähigkeit) durch die Integration von Reizen aus dem Seh- u. Sprachzentrum u. die motorische Koordinierung verantwortlich sind; umfasst Anteile der Umgebung des Gyrus angularis des Parietallappens*, des Corpus* striatum u. des Globus* pallidum. Vgl. Angularissyndrom.

Lese|störung: (engl.) *developmental reading disorder, developmental dyslexia*; Störung schulischer Fertigkeiten, die durch ein eindeutiges Unvermögen, Lesefertigkeiten zu entwickeln, gekennzeichnet ist; **Diagn.:** Mit standardisierten Lese*-Rechtschreib-Tests gemessene Leseleistungen des Kindes liegen signifikant unter der Alters- bzw. Klassennorm u. den Erwartungen aufgrund seiner Intelligenz u. der Beschulung; die Beeinträchtigung lässt sich nicht durch Visusprobleme, unangemessene Beschulung, fehlende Förderung od. neurol. Erkrankung erklären. **Sympt.:** Auslassen, Ersetzen, Verdrehen od. Hinzufügen von Wörtern od. Wortteilen, niedrige Lesegeschwindigkeit, Startschwierigkeiten beim Vorlesen, langes Zögern od. Verlieren der Zeile im Text, ungenaues Phrasieren, Vertauschen von Wörtern im Satz (semantische Paralexie) od. von Buchstaben in den Wörtern; Defizite im Leseverständnis (Leseverständnisschwäche): Unfähigkeit, Gelesenes wiederzugeben, aus Gelesenem Schlüsse zu ziehen od. Zusammenhänge zu sehen, Verwendung allgemeinen Wissens als Hintergrundinformation anstelle von Information aus einer gelesenen Geschichte, wenn zu dieser Fragen zu beantworten sind. Bei schwerer Lesestörung kann das Kind auch nach einem Hinweis auf einen Lesefehler diesen nicht erkennen u. korrigieren. Lesestörungen sind häufig mit Rechtschreibstörungen verknüpft. **Ther.:** s. Lese-Rechtschreib-Störung.

Lese|tests, standardisierte *m pl*: s. Lese-Rechtschreib-Tests, standardisierte.

Lese|test zur Früh|dia|gnose, dia|gnostischer (gr. διάγνωσις Entscheidung, Urteil) *m*: s. Diagnostischer Lesetest zur Frühdiagnose.

Lese|verständnis|schwäche: (engl.) *developmental reading disorder*; s. Lesestörung.

Letalität (lat. letalis tödlich) *f*: (engl.) *lethality*; Tödlichkeit einer best. Erkrankung; die **Letalitätsrate** ist das Verhältnis der Anzahl der an einer bestimmten Krankheit Verstorbenen zur Anzahl neuer Fälle (nur bei akuten Erkrankungen sinnvoll zu berechnen). Vgl. Mortalität.

Leth|argie (gr. ληθαργία Schlafsucht) *f*: (engl.) *lethargy*; Form der Bewusstseinsstörung* mit Schläfrigkeit, erhöhter Reizschwelle* u. Verlangsamung der psychischen Aktivität; **Vork.:** u. a. bei posttraumatischer Hirnleistungsstörung (affektive Verstimmung, Antriebsstörung, Reizbarkeit, Affektlabilität u. Frustrationsintoleranz), Hirndrucksteigerung u. Encephalitis* lethargica.

Leucinose (Leuk-*; -osis*) *f*: (engl.) *leucinosis*; Ahornsirupkrankheit*.

Leuk-: Leuc-, Leuz-; Wortteil mit der Bedeutung weiß, hell, glänzend; von gr. λευκός.

Leuk|en|zephalo|pathie, pro|gressive multi|fokale (Leuk-*; Enkephal-*; -pathie*) *f*: (engl.) *progressive multifocal leukoencephalopathy*; Abk. PML; syn. subakute demyelinisierende Enzephalomyelitis; Erkrankung mit pathol. Veränderungen der Substantia* alba des ZNS v. a. bei Patienten mit gestörter Immunabwehr (immunsuppressive Therapie, maligne Tumoren, AIDS* u. a.); **Pathol./Anat.:** multiple, konfluierende demyelinisierte Plaques, nukleäre Viruseinschlusskörperchen in Oligodendrogliazellen nachweisbar; **Urs.:** Infektion mit Polyomaviren (Typen JC, BK u. SV40); in Einzelfällen auch Auslösung durch Arzneimittel (z. B. Rituximab); **Klin.:** Wesensänderung*, motor. Störungen, Gesichtsfeldausfälle; seltener Inkontinenz, Ataxie*, bulbäre Symptome; **Progn.:** Tod durchschnittlich 3–6 Monate nach Erkrankungsbeginn.

Leuko|araiosis (Leuk-*; -osis*): (engl.) *leucoaraiosis*; diffuse Degeneration der Substantia* alba durch flächige Demyelinisierung; vgl. Leukodystrophie; Erkrankungen, demyelisierende.

Leuko|dys|trophie (Leuk-*; Dys-*; Troph-*) *f*: (engl.) *leukodystrophy*; progrediente Degeneration der Substantia* alba des ZNS inf. erblicher Enzymopathien; häufig pathol. Speicherung von lysosomalen Lipiden. Vgl. Globoidzellen-Leukodystrophie; Leukoaraiosis; Erkrankungen, demyeliniserende.

Leuko|penie (Leuk-*; gr. πενία Mangel, Not) *f*: (engl.) *leukopenia*; auch Leukozytopenie; Verminderung der Gesamtleukozytenzahl unter 4000/mm^3, i. d. R. Verminderung insbes. der neutrophilen Granulozyten (Granulozytopenie); **Urs.:** u. a. Bildungsstörung im Knochenmark, vorzeitiger Leukozytenuntergang od. Verteilungsstörung; **Vork.:** bei toxischer u. physikalischer Knochenmarkschädigung (z. B. durch Zytostatika, ionisierende Strahlung, dauerhafte Pharmakotherapie mit Neuroleptika, v. a. Clozapin*), Erkrankung des blutbildenden Systems (z. B. perniziöse Anämie, myelodysplast. Syndrom, Hämoblastosen), Hypersplenismus, reaktiv bei Virusinfektionen, selten bei bakteriellen Infektionskrankheiten (z. B. Typhus, Brucellose); **DD:** Agranulozytose*.

Leuko|tomie (Leuk-*; -tom*) *f*: (engl.) *leukotomy*; syn. Lobotomie, Frontotomie; chirurgische Durchtrennung frontothalamischer Faserverbindungen, früher i. R. der Psychochirurgie* u. zur Schmerztherapie; heute ersetzt durch stereotaktische Operation, z. B. Tiefenhirnstimulation*. Vgl. Splitbrain-Operation.

Leuko|zyto|penie (Leuk-*; Zyt-*; gr. πενία Mangel, Not) *f*: (engl.) *leucocytopenia*; s. Leukopenie.

Levels of Expressed Emotion Scale: Abk. LEE; Fragebogen zur Beurteilung der Expressed-Emotions (s. Expressed-Emotion-Konzept); umfasst 60 Items, z. B. zu Zudringlichkeit, Einstellung zu Krankheiten, Toleranz.

Levitation (lat. levitas, levitatis Leichtigkeit) *f*: (engl.) *levitation*; Gefühl der ungewöhnlichen Leichtigkeit des Körpers bis hin zum Gefühl des Schwebens; **Vork.:** im Traum; auch bei suggestiven u. meditativen Verfahren (z. B. Autogenes* Training, Hypnose*).

Levo|dopa (INN) *n*: (engl.) *levodopa*; Kurzbez. L-Dopa; Vorstufe in der Synthese von Dopamin*; **Wirkung:** durchdringt im Gegensatz zu Dopamin die Blut*-Hirn-Schranke, wird in den Neuronen zu Dopamin umgewandelt u. beeinflusst v. a. Akinese* u. Rigor*; **Ind.:** als Dopaminergikum* bei Parkinson*-Syndrom; aufgrund der nach 2–3 Jahren nachlassenden Wirkungsdauer müssen die Dosierungsintervalle dann meist verkürzt u. die Gesamtdosis erhöht werden; ggf. Kombination mit anderen Dopaminergika zur Vermeidung von Dosisfluktuation u. Dyskinesie; nur in fixer Kombination mit Decarboxylase-Hemmern (Benserazid*, Carbidopa*) erhältlich, da diese die Blut-Hirn-Schranke nicht penetrieren u. die Biotransformation des L-Dopa in der Peripherie verhindern (deutliche Verbesserung der Bioverfügbarkeit im ZNS); **Kontraind.:** nichtselektive Monoaminoxidase-Hemmer, Engwinkelglaukom, Melanom-Anamnese, pharmak. bedingte extrapyramidale Symptome; **Wechselwirkungen:** Eisen, Dopamin-D-Rezeptor-Antagonisten (z. B. Neuroleptika*), Selegilin*, Phenytoin; **UAW:** u. a. Hyperkinese, psychische Symptome (Agitiertheit, Halluzinationen, Insomnie, Unruhe), orthostat. Regulationsstörungen, Arrhythmie, gastrointestinale Störungen.

Levo|me|promazin (INN) *n*: (engl.) *levomepromazin*; Neuroleptikum* aus der Gruppe der Phenothiazine* mit ähnlicher Wirkung wie Chlorpromazin* u. Promethazin*; **Wirkung:** schwache Blockade von Dopamin-D_2-Rezeptoren, daher nur schwach antipsychotisch wirkend; stark sedierende Komponente mit anticholinerger u. adrenolytischer Wirkung; Blockade von 5-HT_2- u. Histamin-H_1-Rezeptoren; **Ind.:** zur Sedierung bei psychomotorischen Erregungszuständen; akute Erregungszustände bei manischen Episoden; **UAW:** initial Müdigkeit, orthostatische Dysregulation, Tachykardie*, EKG-Veränderungen (Erregungsleitungsstörungen), extrapyramidale Symptome*, Akkommodationsstörungen, Mundtrockenheit, Erhöhung des Augeninnendrucks, Miktionsstörungen, gastrointestinale Beschwerden; **Hinweis:** wegen des ungünstigeren UAW-Profils den Benzodiazepinen* i. d. R. unterlegen.

Levo|methadon *n*: (engl.) *levomethadone*; s. Methadon.

Levo|methadyl|acetat *n*: (engl.) *levomethadylacetate*; L*-alpha-acetylmethadol.

Lewy-Körperchen-De|menz (Friedrich H. L., Neurologe, Berlin, Philadelphia, 1885–1950; Demenz*) *f*: (engl.) *diffuse Lewy body disease*; klin. mildes Parkinson*-Syndrom mit frühzeitiger Entwicklung einer Demenz*, akustischen Halluzinationen* u. optischen Halluzinationen* u. fluktuierenden Vigilanzstörungen; außerdem Gangunsicherheit u. Stürze; **Ätiol.:** unklar; **Pathol.:** Spongiose im Gehirn; Amyloidplaques* u. Neurofibrillen* wie bei Alzheimer*-Krankheit; histol. zahlreiche Alpha*-Synuklein enthaltende neuronale Zytoplasmaeinschlüsse (Lewy-Körperchen; s. Abb.) in den Neuronen der Hirnrinde u. den Basalganglien; **Ther.:** wie bei Alzheimer-Krankheit.

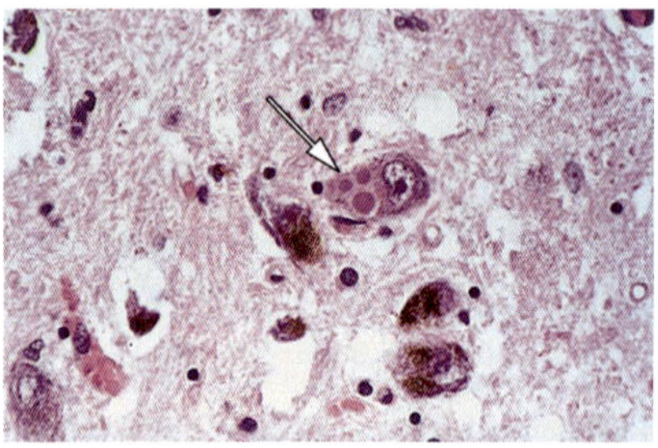

Lewy-Körperchen-Demenz: Lewy-Körperchen [5]

Lexikon, mentales (gr. λεχικον Wörterbuch) *n*: (engl.) *mental dictionary*; Bez. für die Organisation von Wörtern u. ihren Bedeutungen im Gehirn, wobei das mentale Lexikon für Sach- bzw. Weltwissen u. das Lexikon der mentalen Grammatik unterschieden werden; der durchschnittliche

Wortschatz liegt bei Erwachsenen bei ca. 50 000 Wörtern, die durchschnittliche Sprech- od. Lesegeschwindigkeit bei 3 Wörtern pro Sekunde. Die Erforschung es mentalen Lexikons ist der zentrale Gegenstand der Psycholinguistik*, wobei zur Untersuchung der neuronalen Grundlagen auch Personen mit Hirnschädigungen (z. B. mit selektiven Defiziten bei bestimmten Aphasien u. Demenzen) dienen. Vgl. Wortschatzdefizit.

Leyton-Inventar *n*: s. Leyton Obsessional Inventory.

Leyton Obsessional Inventory: Abk. LOI; Leyton-Inventar; Selbstbeurteilungsverfahren zur Erfassung von Zwangssymptomen bei Kindern (Leyton Obsessional Inventory-Child Version); **Anw.:** DD von Zwangsstörung* u. zwanghafter Persönlichkeitsstörung*.

LGT: Abk. für **L**ern*- und **G**edächtnis**t**est.

LH: Abk. für **l**uteinisierendes **H**ormon; (engl.) *luteinizing hormone*; in basophilen Zellen des Hypophysenvorderlappens gebildetes Gonadotropin* (Glykoprotein), dessen Ausschüttung durch LHRH (syn. GnRH*) sowie Estradiol u. Progesteron kontrolliert wird; entspricht dem Gonadotropin ICSH (Abk. für engl. interstitial cell stimulating hormone) beim Mann; **Aufbau:** besteht aus einer unspezif. α-Untereinheit, identisch zu der von humanem Choriongonadotropin, FSH* u. TSH*, u. einer spezif. β-Untereinheit, die immunogen wirkt u. (nur in Kombination mit der α-Untereinheit) für die biologische Wirkung verantwortlich ist; **Wirkung:** löst über Hormon-Rezeptoren an den Interstitialzellen der Keimdrüsen Follikelreifung u. Ovulation aus; bewirkt außerdem Entwicklung u. Funktion des Corpus luteum (Synthese von Östrogenen* u. Progesteron*); beim Mann Anregung des Wachstums der Leydig-Zwischenzellen des Hodens u. der Synthese der Androgene*; erhöhte Prolaktinspiegel hemmen FSH- u. LH-Ausschüttung.

LHRH: Abk. für **l**uteinisierendes **H**ormon-**R**eleasing-**H**ormon; GnRH*.

Liaison|psych|iatrie (lat. ligare verbinden; Psych-*; -iatr*) *f*: (engl.) *liaison psychiatry*; Teilgebiet der Psychiatrie*, das eine interdisziplinäre Zusammenarbeit von Psychiater, Arzt u. Pflegepersonal in somatischen Krankenhausstationen (z. B. Onkologie, Brandverletztenstation, Transplantationsstation, geriatrische Station, Schmerzambulanz) umfasst; der Psychiater nimmt z. B. an Visiten u. Stationskonferenzen teil, übernimmt eigenständige Betreuungsverantwortung (z. B. Supervision* für Pflegepersonal u. Ärzte) u. Ausbildungsaufgaben (z. B. Fortbildungsveranstaltungen für Pflegepersonal u. Ärzte) mit dem Ziel einer verbesserten psychiatrischen Grundversorgung.

Libet-Ef|fekt (Benjamin L., Neurobiologe, Chicago, San Francisco, 1916–2007; Effektivität*) *m*: (engl.) *Libet's effect*; Bez. für ein Bereitschaftspotential* im motorischen Kortex*, das bereits 200–500 ms vor der bewussten Entscheidung zu einer bestimmten Handlung ableitbar ist; wird als Beleg für Determiniertheit des menschlichen Verhaltens angesehen.

Libido (lat. libido Lust) *f*: **1.** (engl.) *libido*; Bez. für den Sexualtrieb*; **2.** Bez. (Freud) für die psychische Energie, die nach der psychoanalytischen Theorie bestimmte Triebmanifestationen begleiten soll; vgl. Trieb.

Libido|fixierung (Libido*; Fixierung*): (engl.) *libido fixation*; in der psychoanalytischen Theorie Bez. für die Festlegung der Libido* auf infantile Triebobjekte od. Befriedigungsformen u. Verbleiben der Libidoprogression auf einer bestimmten (prägenitalen) Entwicklungsphase*. Die Fixierung auf oraler, analer od. phallischer Organisationsstufe soll einen strukturellen Zusammenhang zu bestimmten psychischen Störungen (s. Neurose; Charakter) haben.

Libido|störung (Libido*): (engl.) *libido disorder*; s. Appetenzstörungen, sexuelle.

Licht|scheu: (engl.) *photophobia*; s. Photophobie.

Licht|therapie *f*: (engl.) *phototherapy*; syn. Phototherapie; auch Lichtbehandlung; therapeutische Anwendung des Lichts; **Formen:** u. a. Lichtbad, Sonnenbad (Heliotherapie) od. Anwendung künstlichen Lichts mit Höhensonne (Quarzlampe), Solluxlampe, Glühlicht (Lichtbügel), Infrarotlicht; Sonderform: PUVA, selektive Ultraviolettphototherapie, Schmalband-UV-Therapie (311 nm); **Ind.:** **1.** Depression*, v. a. saisonale affektive Störung*; die stimmungsverbessernde antidepressive Lichtwirkung beruht auf nichtvisuellen Effekten auf bestimmten Hirnregionen (z. B. suprachiasmatische Kerne im vorderen Hypothalamus, mesolimbische Systeme), welche für die Steuerung des zirkadianen Rhythmus*, des Schlaf*-Wach-Rhythmus u. die Modulation von Kognitionen u. Emotionen verantwortlich sind, der genaue Wirkungsmechanismus ist weitgehend unbekannt; Anw.: täglich nach dem Erwachen Exposition von 10 000 Lux für eine halbe Stunde od. 2500 Lux für 2 Stunden; das Licht muss auf die Netzhaut fallen, der Patient muss aber nicht direkt in die Lichtquelle sehen; **2.** andere psychische Störungen, sofern saisonale Verläufe vorliegen: Bulimia* nervosa, bestimmte Zwangsstörungen* u. Panikstörungen*, prämenstruelle Dysphorie*, prä- u. postpartale Depression, ADHS* bei Erwachsenen; Anw. v. a. als adjuvante Behandlung, z. T. auch als Monotherapie bei Patienten, die Arzneimittel nicht tolerieren od. akzeptieren (z. B. bei Depression während Schwangerschaft u. Stillzeit), Schlafstörungen, die auf einer Fehlsynchronisation des Schlaf-Wach-Rhythmus mit dem Hell-Dunkel-Zyklus der Umwelt beruhen; **3.** u. a. chron. Hautkrankheiten, Hyperbilirubinämie des Neugeborenen, zur Steigerung der Infektabwehr u. Vorbeugung des Calciferolmangels insbes. älterer Menschen; **Hinweis:** Da die Lichttherapie mit hellem Licht arbeitet, müssen Augenschädigungen ausgeschlossen werden. Langzeitstudien ergaben bisher keine ophthalmologischen Veränderungen nach

Lichttherapie. Regelmäßige ophthalmologische Kontrolluntersuchungen sind empfehlenswert bei vorbestehender Netzhautschädigung, bei Erkrankungen, welche die Netzhaut beeinflussen (z. B. bei älteren Patienten, die ein höheres Risiko für eine asymptomatische Makuladegeneration* haben), bei Patienten, die photosensibilisierende Arzneimittel, z. B. Melatonin, Phenothiazin-Neuroleptika, best. Antidepressiva (z. B. Johanniskraut-Extrakt, Imipramin), Lithium, einnehmen. **Wirksamkeit: 1.** Eine morgendliche halbstündige Behandlung mit polychromatischem Licht (Licht im sichtbaren Bereich: 420–600 nm) einer Stärke von 10 000 Lux führt bei ca. 60–75 % der Patienten mit saisonaler Depression zu einer Remission. **2.** Basierend auf einer umfassenden Metaanalyse randomisierter kontrollierter Studien ist die Effektstärke der Lichttherapie für die saisonale u. die nichtsaisonale Depression sehr ähnlich wie jene für die meisten Antidepressiva.

Lid|krampf: (engl.) *blepharospasm*; s. Blepharospasmus.

Lid|schluss|re|flex (Reflekt-*) *m*: (engl.) *eyelid closure reflex*; s. Orbicularis-oculi-Reflex.

Liebe: (engl.) *love*; Bez. für intensive, meist stark emotional geprägte Zuneigung zu einer Person, einer Sache od. einem Ideal; kann spirituell-religiös als rein geistige Empfindung erlebt werden, z. B. als christliche Nächstenliebe od. sog. platonische Liebe (s. Eros); in Bezug auf die menschlich-geschlechtliche Liebe meist mit einer erotisch-sexuellen Komponente (s. Sexualverhalten) verbunden. Dimensionen von Liebe sind Leidenschaft (sexuelles Verlangen), Intimität (Ehrlichkeit u. Verständnis), Verbindlichkeit (Hingabe u. Opferbereitschaft). In der Psychologie wird Liebe häufig nach bestimmten Schwerpunkten untersucht, unterschieden werden Teilaspekte wie z. B. Sympathie, Zärtlichkeit, Bindung (s. Bindungstheorie) u. Trieb*. Vgl. Erotomanie.

L

Liebes|wahn: (engl.) *erotomania*; Erotomanie*.

Liebowitz-Skala zur Messung der sozialen Phobie (Skala*; Phobie*) *f*: s. Liebowitz Social Anxiety Scale; Liebowitz Social Anxiety Scale for Children and Adolescents.

Liebowitz Social Anxiety Scale: Abk. LSAS; Liebowitz-Skala zur Messung der sozialen Phobie; Fremdbeurteilungsverfahren zur Erfassung von sozialer Angst; umfasst 24 Items (11 Items zu sozialer Interaktion, z. B. Telefonieren in der Öffentlichkeit, auf eine Party gehen; 13 Items zu Leistungssituationen); jedes Item wird getrennt in Bezug auf Angst* u. Vermeidungsverhalten* auf einer 4-stufigen Likert*-Skala eingeschätzt; es existiert eine Version zur Selbsteinschätzung (Liebowitz Social Anxiety Scale-Self-Report, Abk. LSAS-SR); **Anw.:** soziale Phobie* bei Erwachsenen; **Testdauer:** 15–20 Minuten. Vgl. Liebowitz Social Anxiety Scale for Children and Adolescents.

Liebowitz Social Anxiety Scale for Children and Adolescents: Abk. LSAS-CA; Liebowitz-Skala zur Messung der sozialen Phobie bei Kindern und Jugendlichen; Selbst- u./od. Fremdbeurteilungsverfahren (Eltern, Lehrer) zur Erfassung von sozialer Angst bei Kindern u. Jugendlichen, insbes. in Schulsituationen; umfasst 24 Items (allgemeine Angst* u. Vermeidungsverhalten* sowie in Bezug auf soziale Interaktions- u. Leistungssituationen); **Anw.:** soziale Ängstlichkeit, soziale Phobie*; ab 7. Lebensjahr; **Testdauer:** 10–20 Minuten. Vgl. Liebowitz Social Anxiety Scale.

LIFE: Abk. für (engl.) ***L**ongitudinal* **I**nterval **F**ollow-up **E**valuation.*

Life-Change-Units (engl. life Leben; change Änderung; unit Einheit): Abk. LCU; Bewertungseinheit für Ereignisse od. Änderungen im Leben, die potentiell Stress* auslösen können; anhand einer Auswahlliste (Life Change Units Rating Scale) mit zugeordneten LCU wird der LCU-Wert berechnet, z. B. Verlust des Ehepartners 100 LCU, Verlust der Arbeitsstelle 47 LCU. **Hinweis:** LCU-Werte ≥300 gelten als Risikofaktor* für stressbedingte Erkrankungen innerhalb der folgenden 2 Jahre. Vgl. Lebensereignis, kritisches.

Life-Chart-Methode (engl. life Leben; chart Aufstellung) *f*: (engl.) *Life Chart Methodology*; Abk. LCM; in den 80er Jahren des 20. Jahrhunderts für bipolare affektive Störungen* entwickelte Methode mit Aufzeichnung von Stimmung, funktionaler Beeinträchtigung, persönlicher Symptomchecklisten u. weiteren störungsrelevanten Parametern; **Formen: 1. retrospektive** Life-Chart-Methode: Betroffene skizzieren rückblickend die letzten Monate od. Jahre (z. B. im Hinblick auf die bipolare affektive Störung mit monatlicher Erfassung von Arzneimitteleinnahme, Ausmaß der von Manie u. Depression verursachten Beeinträchtigungen, Lebensereignissen); **2. prospektive** Life-Chart-Methode: tägliche detaillierte Erfassung der Arzneimitteleinnahme, Stimmung, Ausmaß der von Manie u. Depression verursachten Beeinträchtigungen, Stimmungsumschwünge, Schlaf, Menstruationszyklus bei Frauen, Lebensereignisse u. Begleiterkrankungen; ermöglicht u. a. die Erkennung individueller Muster der Störung, von Frühwarnzeichen u. relevanten psychosozialen Faktoren sowie die Auseinandersetzung mit der Störung u. die Förderung der Eigenverantwortung der Betroffenen. Es entsteht eine sog. tragbare Krankengeschichte mit ggf. lückenloser Dokumentation u. Kontrolle des Behandlungsverlaufs; gilt als Standard für Langzeitverlaufsbeobachtungen bei bipolaren Störungen; Weiterentwicklung: Palm-LCM, bei der die Daten direkt vom Patienten in ein hierfür entwickeltes Programm auf einem Handcomputer übertragen u. dann an einen zentralen Server übermittel werden. **Geschichte:** Bereits Ende des 19. Jahrhunderts von J. J.-V. Magnan u. E. Kraepelin als sog. Zählkarten verwendete graphische Darstellung der bisherigen Lebensgeschichte* od. wichtiger Teilabschnitte; später häufig unter Verwendung von wichtigen Lebensereignissen zur sichereren zeitlichen Verankerung; heute zunehmend mit Hilfe von Kleincomputern anstelle der bisherigen Papier-und-Bleistift-Verfahren (s. Experience-Sampling-Methode; Feldforschung).

Life Event (engl. life Leben; event Ereignis): s. Lebensereignis, kritisches.

Life-Event-Forschung (engl. life Leben; event Ereignis): (engl.) *research of life event*; Erforschung von kritischen Lebensereignissen*; zentral für die Ätiologieforschung* u. für die Erforschung von Bedingungen, die Krankheiten aufrecht erhalten (s. Faktoren, aufrechterhaltende) bzw. einen Rückfall (mit-)verursachen; insbes. bei Depression (Verlusterlebnisse als Auslöser für Depression), aber auch zur Erforschung von Vulnerabilität*.

Life Events and Difficulties Schedule: Abk. LEDS; interviewbasiertes Fremdbeurteilungsverfahren zur Erfassung u. detaillierten Bewertung kritischer Lebensereignisse* od. belastender Lebensereignisse; umfasst die Bereiche Gesundheit, Rollenveränderung, Freizeit, Kontaktfreudigkeit, Beruf, Wohnsituation, finanzielle Lage, Zukunftspläne, Ehe, soziale Unterstützung u. finanzielle Unterstützung; Bewertung anhand 4-stufiger Skala; **Anw.:** z. B. Depressionsdiagnostik.

Life Experience Survey: Abk. LES; Selbstbeurteilungsverfahren zur Erfassung belastender Ereignisse; umfasst 47 allgemeine Items (z. B. Tod eines Familienangehörigen, Zunahme ehelicher Konflikte) u. 10 Zusatz-Items für Studenten; Beurteilung auf 7-stufiger Likert-Skala. Vgl. Lebensereignis, kritisches.

Life-Skills-Programm (engl. life Leben, Lebenskraft; Skills*): (engl.) *life skills program*; Programm zur Stärkung von Lebensfertigkeiten u. Lebenskompetenzen, das insbes. in der Drogenprävention eingesetzt wird, umfasst z. T. auch Training zur Stressbewältigung, zu Entscheidungs- u. Problemlösungsfähigkeiten u. zu Pflege u. Aufbau sozialer Kontakte; angeboten u. a. von Moderatoren, Lehrern, auch von professionellen Helfern z. B. im psychiatrischen Bereich; **Ziel:** neben Aufklärung v. a. Training der Widerstandsfähigkeit gegenüber Drogennutzung in Versuchungssituationen; **Wirksamkeit:** randomisierte kontrollierte Studien zur Wirksamkeit (Spaeth et al., 2010) sowie Wirksamkeitsnachweise mit geringen Effektstärken in Metaanalysen zur Prävention von Drogenmissbrauch (z. B. Tobler u. Stratton, 1997).

Life-table-Ana|lyse (engl. life table Sterblichkeitstabelle; Analyse*) *f*: (engl.) *life table analysis*; s. Survivalanalyse.

Likeli|hood-Ratio (engl. likelihood Wahrscheinlichkeit; ratio Verhältnis): (engl.) *likelihood ratio*; Abk. LR; (statist.) Verhältnis der Wahrscheinlichkeiten ein u. desselben Ereignisses unter 2 verschiedenen Wahrscheinlichkeitsmodellen; so gibt ein Likelihood-Ratio z. B. an, um wievielmal häufiger ein bestimmtes Testresultat bei Personen mit Erkrankung im Vergleich zu Personen ohne Erkrankung vorkommt. Vgl. Odds-Ratio.

Likert-Skala (Skala*) *f*: (engl.) *Likert's scale*; Skalierungsverfahren zur Erfassung persönlicher Einstellungen zu einem Sachverhalt (z. B. Aussage, Verhaltensweise) mit Hilfe vorgebener Items; Formulierung der Items erfolgt als strikt positive od. negative Aussage; Bewertung erfolgt anhand mehrstufiger Skala (s. Abb.); je weiter die persönliche Einstellung von der Formulierung des Items abweicht, desto mehr wird eine Aussage abgelehnt. **Anw.:** psychologische Tests*, Fragebögen*, Interviews*.

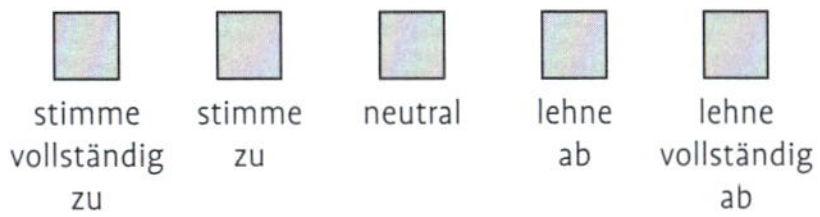
stimme vollständig zu
stimme zu
neutral
lehne ab
lehne vollständig ab

Likert-Skala

Links-Rechts-Störung: (engl.) *left-right disorientation*; s. Rechts-Links-Störung.

Lio|thyronin *n*: (engl.) *liothyronine*; s. Schilddrüsenhormone.

Lip-: auch Lipo-; Wortteil mit der Bedeutung Fett; von gr. λίπος.

Lipo|dys|trophie, intestinale (Lip-*; Dys-*; Troph-*) *f*: (engl.) *intestinal lipodystrophy*; Whipple*-Krankheit.

Lipon|säure: (engl.) *lipoic acid*; syn. Alpha-Liponsäure, Thioctsäure; schwefelhaltige Fettsäure; Coenzym bei oxidativer Decarboxylierung von Alphaketosäuren; **Vork.:** natürlich in Leber, in geringen Mengen auch in Spinat u. Kartoffeln; **Wirkung:** u. a. Antioxidans*, Co-Faktor für Energiegewinnung in Mitochondrien; **Ind.:** diabetische Polyneuropathie*; **Hinweis:** positive Studienergebnisse zur Anw. bei Demenz (Off-Label-Use) in kleineren Studien.

Lippen-Kiefer-Gaumen|spalte: (engl.) *cleft lip-alveolus-palate, cheilognathopalatoschisis*; angeborene Spalte im gesamten Gaumen (primärer u. sekundärer Gaumen einschließlich Velum palatinum); häufigste angeborene Fehlbildung (1:500); zu spät durchgeführte Korrekturen führen zu Sprachentwicklungs*- u. Artikulationsstörungen*, näselnder Aussprache; resultierende Kommunikationsschwierigkeiten u. kosmetische Beeinträchtigungen führen häufig bereits im Kleinkindesalter zu Verspottung u. sozialer Ausgrenzung* u. können depressive Störungen, Selbstunsicherheit*, ängstliches Vermeidungsverhalten* auslösen.

Liquid Ecstasy (engl. liquid flüssig; Ecstasy*): s. Gammahydroxybutyrat.

Liquor cerebro|spinalis (lat. liquor Flüssigkeit) *m*: (engl.) *liquor cerebrospinalis, cerebrospinal fluid (Abk. CSF)*; Gehirn-Rückenmark-Flüssigkeit; in den 4 Hirnventrikeln* u. im Subarachnoidalraum enthaltene Flüssigkeit; Bildung v. a. in den Plexus choroidei der Seitenventrikel; Resorption: v. a. in

Foveolae granulares u. wahrscheinlich an perineuralen lymphatischen Abgängen der Spinalnerven; **Funktion:** Schutz des ZNS gegen Stoß u. Druck von außen; **klin. Bedeutung: 1.** lumbosakrales Liquorvolumen beeinflusst sensorische Blockadehöhe bei Spinalanästhesie; **2.** s. Hydrozephalus; Liquordiagnostik; Lumbalpunktion.

Liquor|dia|gnostik (lat. liquor Flüssigkeit; gr. διαγνωστικός fähig zu unterscheiden) *f*: (engl.) *cerebrospinal fluid diagnostics*; Untersuchung des Liquor* cerebrospinalis, evtl. mit Messung des Liquordrucks bei der Entnahme (s. Lumbalpunktion); **1.** Beurteilung des Aspekts: Blutbeimengung, Xanthochromie, Eiter, Gerinnsel; **2.** Zellzählung in der Fuchs-Rosenthal-Kammer (Drittelzellen); **3.** Liquorzytologie: mikroskop. Untersuchung der Liquorzellen u. Differenzierung der Zellen nach Pappenheim-Färbung; **4.** Proteinbestimmung: quantitative Messung mit der modifizierten Biuretreaktion; Bestimmung der Proteinfraktionen mit Nephelometrie; quantitative Bestimmung von Einzelproteinen als Marker (z. B. Albumin, IgG), spezif. Proteine des ZNS: β-Trace (zerebrale Prostaglandin-D-Synthase), Tau-Protein, Beta-Amyloid-Fragmente, NSE; Liquorelektrophorese: Bestimmung oligoklonaler IgG-Banden; **5.** Bestimmung von Glukose u. Laktat; **6.** Nachweis von Antikörpern, z. B. in der Diagn. bakterieller od. viraler Erkrankungen; **7.** bakteriol. Untersuchung zur Diagn. entzündlicher Erkrankungen; Referenzwerte variieren in Abhängigkeit vom Entnahmeort des Liquors, Alter des Patienten u. von Labormethoden, z. T. auch von der Konzentration der Stoffe im Serum. **Klin. Bedeutung:** Diagn. u. Ausschlussdiagnostik von Entzündungs- (s. Neuroinflammation) u. Tumorerkrankungen (s. Hirntumoren) des Gehirns; Diagn. u. DD bei Demenz* (v. a. charakterist. Muster von Beta-Amyloid-Fragmenten u. Tau-Protein bei Alzheimer-Krankheit).

Lispeln: (engl.) *lisp*; s. Sigmatismus.

Listeriose (-osis*) *f*: (engl.) *listeriosis*; Zoonose (Rind, Schaf, Ziege, Schwein, Hühner, Nager), selten auf Menschen übertragen; **Erreger:** Listeria monocytogenes; **Klin.: 1.** bei Erwachsenen häufig als stumme Infektion; **2.** viel häufiger u. gefährlicher ist der diaplazentare Übertritt der Erreger von infizierten Schwangeren auf das Kind während der letzten Schwangerschaftswochen mit Folge einer Fetopathie; hämatogene Streuung der Erreger im gesamten kindl. Organismus (Sepsis) führt nicht selten zu Tot- od. Frühgeburt. Neugeborene zeigen inf. der Überschwemmung des Körpers mit Erregern u. granulomatöser Gewebereaktion in Haut u. inneren Organen (Bakterienembolien; sog. Granulomatosis infantiseptica) papulöse Effloreszenzen der Haut, Meningoenzephalitis* mit meningitischen Zeichen (Krämpfe, Erbrechen, Benommenheit, Atemstörung bis Atemstillstand) u. Hepatosplenomegalie evtl. mit Ikterus. **Diagn.:** Bakteriennachweis; **Ther.:** Amoxycillin, Penicillin G, Cotrimoxazol; **Progn.:** Letalität ca. 50 %, häufig Spätschäden (geistige Entwicklungsstörungen*).

Listing-Gesetz (Johann Benedict L., Physiker, Göttingen, 1808–1882): (engl.) *Listing's principle*; Gesetzmäßigkeit, welche die Torsion des Auges bei verschiedenen Augenstellungen im Wachzustand beschreibt; Drehbewegungen des Auges liegen auf einer Achse, die senkrecht zu den Blicklinien in der Primär- u. Endstellung der Augäpfel liegt (Listing-Ebene); für horizontale Augenbewegungen* ist die Achse vertikal, für vertikale Augenbewegungen horizontal u. für schräge in einem bestimmte Winkel zur Vertikalen bzw. Horizontalen. Das Listing-Gesetz gilt nicht im Schlaf u. nicht für alle Augenbewegungen.

Lisurid (INN) *n*: (engl.) *lisurid*; Prolaktin-Hemmer (Dopamin-Agonist; s. Dopaminergika) mit zusätzl. hoher Affinität zu Serotonin-Rezeptoren; **Ind.:** Parkinson*-Syndrom (Kombination mit Levodopa*), Abstillen, Prolaktinom, Galaktorrhö, Amenorrhö*, Akromegalie*; **Kontraind.:** Koronarinsuffizienz, orthostat. Hypotonie, Leber- u. Niereninsuffizienz, Psychosen; **Wechselwirkungen:** ZNS-dämpfende Arzneimittel verstärken Sedation; Wirkungsabschwächung durch Neuroleptika*; **UAW:** Übelkeit, Schwindel, selten Schlafstörungen*, Muskelschwäche.

Lithium *n*: (engl.) *lithium*; chem. Element, Symbol Li; 1-wertiges Alkalimetall; **Wirkung:** genauer molekularer Wirkungsmechanismus unbekannt; diskutiert werden Einfluss auf zelluläre Signaltransduktion (über Phosphomonoesterasen u. die Glykogensynthasekinase* GSK-3B) u. eine sekundäre Modulation der intrazellulären Calciumhomöostase; außerdem Hinweise, dass Lithium bei Patienten mit bipolarer affektiver Störung durch Neurogenese* eine Zunahme der grauen Substanz bewirkt; **Ind.:** Lithiumsalze (z. B. Lithiumacetat, -aspartat, -carbonat, -sulfat) als Rückfallprophylaxe bei uni- u. bipolarer affektiver Störung* u. zur Augmentation bei therapieresistenter Depression* (kein od. ungenügendes Ansprechen auf Mono- u. Kombinationstherapie versch. Antidepressiva*; therap. Effekt bereits bei Lithiumserumspiegel von 0,4 mmol/l nachgewiesen); **Kontraind.:** Nieren-, Herz-Kreislauf-Erkrankungen, gestörter Natriumhaushalt, Addison*-Krankheit, Stillzeit, Kinder <1 Jahr; **Wechselwirkungen:** Erhöhung des Plasmaspiegels durch Metronidazol, nichtsteroidale Antiphlogistika*, ACE-Hemmer, kaliumsparende, Schleifen- u. Thiazid-Diuretika; Verringerung des Plasmaspiegels durch Harnstoff, Xanthin, osmotisch wirkende Diuretika, Carboanhydrase-Hemmer; potentielle neurotoxische Kombination mit Antiepileptika, Methyldopa*, Serotonin-Antagonisten, tricyclischen Antidepressiva*; **UAW: 1.** initial: feinschlägiger Tremor*, Polyurie*, Polydipsie*, gastrointestinale Beschwerden, Muskelschwäche, Müdigkeit; UAW treten häufig initial auf, können spontan verschwinden; **2.** später: feinschlägiger Tremor, Gewichtszunahme, euthyreote Struma (5–10 % der Patienten); **Hinweis:** **1.** erhöhte Lithium-Plasmaspiegel bei salzarmer Kost (erhöhte Rückresorption), geringer Flüssigkeitsaufnahme od. Wechselwirkungen mit z. B. Thiaziddiuretika; Gefahr der Überdosierung (Erstsymptome: Erbrechen, feinschlägiger Tremor, Zittern, epileptische Anfälle); **2.** empfohlene Routineuntersuchungen während der Lithiumtherapie: **a)** Bestimmung des Lithiumspiegels im Serum (vor u. 12 Std. nach Einnahme; zu Behandlungsbeginn in den ersten 4 Wochen wöchentlich, im 1. Halbjahr monatlich, dann im Abstand von ca. 3 Monaten); enge therap. Breite (0,6–1,2 mmol/l Serum); **b)** parallel Kreatininbestimmung im Serum; **c)** Messung von Körpergewicht u. Halsumfang vierteljährlich; **d)** T_3-, T_4-, TSH-Bestimmung jährlich; **e)** Natrium-, Kalium- u. Calciumbestimmung jährlich; **f)** Kontrolle der Nierenfunktion möglichst jährlich; **g)** EKG möglichst jährlich; **h)** EEG-Kontrolle (z. B. bei Einnahme zusätzlicher Arzneimittel wie Neuroleptika); **3.** bei langjähriger Lithiumgabe keine Hinweise auf veränderte Toleranz, Wirkungsabschwächung od. Sensibilisierung bzw. Abstinenzsymptomatik nach Absetzen; Auftreten einer Lithiumnephropathie wurde beschrieben.

Lithium|in|toxikation (Intoxikation*) *f*: (engl.) *lithium poisoning*; Vergiftung bei Überdosierung von Lithium* (therap. Plasmaspiegel: 0,6–1,2 mmol/l); bes. bei älteren Menschen aufgrund ungenügender Flüssigkeitszufuhr u./od. nachlassender Nierenfunktion; **Sympt.:** u. a. Übelkeit, Erbrechen, Verwirrtheit, verwaschene Sprache, starkes Zittern, Koordinationsstörungen, Kreislaufkollaps, Bewusstseinsstörung; Todesfälle möglich; **Ther.:** Lithium absetzen, ggf. intensivmedizinische Therapie.

Living-will-Erklärung (engl. living will Wille zu Lebenszeiten): (engl.) *living will*; Patientenverfügung*.

LKB: Abk. für **l**eichte **k**ognitive **B**eeinträchtigung*.

LKS: Abk. für **L**andau*-**K**leffner-**S**yndrom.

L-Methadon: s. Methadon.

LNNB: Abk. für (engl.) ***L**uria*-**N**ebraska **N**europsychological **B**attery*.

LOAD: Abk. für (engl.) ***l**ate **o**nset **A**lzheimer's **d**isease*; s. Alzheimer-Krankheit.

Lob: (engl.) *praise, approval*; freundliche Anerkennung insbes. von Autoritäts- od. Bezugspersonen, die meist für eine best. Leistung od. ein best. Verhalten erteilt wird; kann den Leistungs- od. Lernprozess unterstützen, wobei es als Verstärkung* im Prozess der operanten Konditionierung* wirkt; vgl. Verstärkung, soziale.

Lobo|tomie (gr. λοβός Lappen; -tom*) *f*: (engl.) *lobotomy*; Leukotomie*.

Locked-in-Syn|drom (engl. locked in eingesperrt) *n*: (engl.) *locked-in syndrome*; Bez. für die Unfähigkeit, sich bei erhaltenem Bewusstsein* sprachlich od. durch Bewegungen spontan verständlich zu machen; Verständigung durch Augenbewegungen möglich; **Urs.:** beidseitige Querschnittläsion des Tractus corticobulbaris u. Tractus corticospinalis im Bereich des Pons, z. B. bei Basilaristhrombose*.

Locus caeruleus (lat. locus Ort) *m*: (engl.) *locus coeruleus*; bläulich graues Feld am seitlichen Rand des vorderen Abschnitts der Rautengrube mit zahlreichen pigmentierten noradrenergen Ganglienzellen; besteht aus einem zentralen u. einem anterioren Nucleus, einem Nucleus subcaeruleus u. einem posterioren Subnucleus; befindet sich in der Formatio reticularis im Rhombencephalon* u. ist über extensive kortikale Projektionsfasern verbunden mit dem Vorderhirn, dem limbischen System, den thalamischen Kerngebieten, Hippocampus, Hypothalamus, Amygdala, Cerebellum, Arealen des Sub- u. Neocortex u. dem Rückenmark. Hauptproduktionsort von Noradrenalin* im Gehirn, steuert die Wechselwirkungen zwischen serotonergem u. noradrenergem System u. spielt bei verschiedenen physiologischen, behavioralen u. emotionalen Prozessen eine Rolle (z. B. Beeinflussung von Arousal*, Orientierungsreaktion* u. Aufmerksamkeitskontrolle*, Regulation der Schlafstadien*, emotionale Gestimmtheit, Sexualverhalten*). **Klin. Bedeutung:** Überaktivität des Locus caeruleus wird in Zusammenhang mit Angststörungen gebracht: Locus caeruleus u. der dorsale Raphe-Kern sind mit dem septohippocampalen Regelkreis verbunden, der über Areale des limbischen Systems die Empfindung von Angst steuert; Beeinträchtigungen des Locus caeruleus auch bei Parkinson-Syndrom, Alzheimer-Krankheit u. Down-Syndrom.

Löfgren-Syn|drom (Sven H. L., Kliniker, Stockholm, 1910–1978) *n*: (engl.) *Löfgren syndrome*; s. Sarkoidose.

Löschung: (engl.) *extinction*; s. Extinktion.

Löschungs|bedingung: (engl.) *extinction condition*; Situation, in der keine Verstärkung* stattfindet u. es deshalb zu einer Extinktion* des bisher erlernten Verhaltens kommt.

Lösungs|mittel, flüchtige: (engl.) *volatile solvent agent*; s. Inhalanzien.

Lofe|pramin (INN) *n*: (engl.) *lofepramine*; nicht mehr im Handel befindliches tricyclisches Antidepressivum* mit geringeren sedierenden Eigenschaften als Imipramin* u. Desipramin*.

-log: auch -logie; Wortteil mit der Bedeutung Wort, Lehre; von gr. λόγος.

Logogen-Modell *n*: Bez. (J. Morton) für ein multimodales serielles Modell der Sprachverarbeitung; beschreibt hypothetische Prozesseinheiten bei der lexikalischen Verarbeitung aus einem Morphem* bestehender Wörter (nicht weiter analysierbar, z. B. Vater, Mutter, Kind, grün, sauer); geht davon aus, dass es für jedes Wort im mentalen Lexikon* ein korrespondierendes Logogen gibt, das als Merkmalzähler fungiert. Ohne perzeptuelle Information ist der Zählerstand aller Logogene Null, stimmt ein wahrgenommenes Merkmal mit dem eines Logogens überein, steigt der Zählerstand. Jedes Logogen hat einen spezifischen Schwellenwert, wird dieser überschritten, wird das Logogen aktiviert u. der Input wird mit dem korrespondierendem Wort identifiziert, wobei alle Merkmalzähler in den Ausgangszustand zurückgehen; berücksichtigt nicht Syntax u. Semantik von Sätzen sowie weitere Formen der Textverarbeitung. Vgl. Psycholinguistik; Sprachwahrnehmung.

Logo|klonie (-log*; gr. κλόνος heftige Bewegung) *f*: (engl.) *logoclonia*; selten verwendete Bez. für die Wiederholung von (kurzen) Wörtern, (letzten) Wortsilben od. Lauten in monotonem Rhythmus; **Vork.**: bei Erkrankung des extrapyramidalen Systems, Alzheimer*-Krankheit. Vgl. Stottern.

Logo|päde (-log*; gr. παιδεία Unterricht, Erziehung) *m*: (engl.) *speech and language therapist, speech and language pathologist*; Gesundheitsfachberuf, der Prävention, Diagnostik, Therapie u. Beratung bei Sprach-, Sprech-, Stimm-, Hör- u. Schluckstörungen durchführt u. bei wissenschaftl. Qualifikation auch wissenschaftl. Kommunikations-Schluckstörungen erforscht; **Ausbildung:** 3-jährige Ausbildung an einer staatl. anerkannten Lehranstalt für Logopädie; danach kann die akademische Qualifikation in versch. Studiengängen (Therapiemanagement, Lehr- u. Forschungslogopädie) erworben werden. Der Logopäde arbeitet mit versch. Fachrichtungen zusammen, z. B. HNO, Neurologie, Pädiatrie, Pädagogik, Phoniatrie u. Psychologie.

Logo|pädie (Logopäde*) *f*: (engl.) *logopedics, speech and language therapy*, Prävention, Diagnostik, Therapie u. Beratung von Patienten mit Sprach-, Sprech-, Stimm-, Hör- u. Schluckstörungen durch einen Logopäden*.

Logo|phobie (-log*; Phobie*) *f*: (engl.) *logophobia*; syn. Sprechangst; Angst vor dem öffentlichen Sprechen mit dauerhafter u. übersteigerter Angstreaktion* in Sprechsituationen; **Vork.**: v. a. bei sozialer Phobie*, auch bei spezifischer Phobie* od. im Rahmen der Agoraphobie*.

Logor|rhö (-log*; -rhö*) *f*: (engl.) *logorrhea*; syn. beschleunigtes Reden; starker, häufig unstillbarer Rededrang mit Verlust der Selbstkontrolle über die eigene Sprachproduktion; **Vork.**: z. B. bei sensorischer Aphasie* od. Manie*. Vgl. Denken, beschleunigtes.

Logo|therapie (-log*; gr. θεραπεία Pflege, Heilung) *f*: (engl.) *logotherapy*; syn. Frankl-Psychotherapie; existenzanalytishe orientierte Form der Psychotherapie* (V. E. Frankl), die dem Patienten ein Identitäts- u. Zugehörigkeitsgefühl u. einen Sinn des Daseins vermitteln will; abgeleitet aus Sartres existentieller Psychoanalyse, welche die Verantwortung der Daseinsgestaltung betont u. auf versch. sinnstiftende Formen der Psychotherapie Einfluss nehmend; als therap. Verfahren wird u. a. die sog. **paradoxe Intention** angewendet: der Patient wird aufgefordert, das zu tun bzw. zu wünschen, was bei ihm i. d. R. eine exzessive Angstreaktion auslöst. **Therapieziel:** Distanzierung von neurotischen Angstzuständen im schützenden therapeutischen Rahmen; **Wirksamkeit:** eigenständige Wirksamkeitsnachweise fehlen. Vgl. Flooding; Desensibilisierung, systematische; Existenzanalyse.

LOI: Abk. für (engl.) *Leyton* **O**bsessional **I**nventory.*

Lokalisations|gedächtnis (lat. locus Ort, Stelle): (engl.) *local memory*; Ortsgedächtnis; Gedächtnis* für das Wiederauffinden von Orten; einmal wahrgenommene Orte können durch Ziel- u. Richtungsvorstellungen aus dem Gedächtnis wiedererkannt werden; schon bei der Geburt gegebene Fähigkeit, die sich in den folgenden Lebensmonaten beträchtlich verbessert u. im Alter von 6–12 Monaten gut ausgebildet ist. Die frühkindlichen Reproduktionsleistungen können zunächst dem impliziten, prozeduralen Gedächtnis, später auch dem expliziten, deklarativen Gedächtnis zugerechnet werden. **Untersuchung:** durch Objektpermanenzaufgaben (Objekte werden an best. Orten versteckt u. müssen vom Kleinkind wieder aufgefunden werden) u. Erfassung der Zeitspanne zwischen Verstecken u. Wiederauffinden des Objekts; je ausgebildeter das Lokalisationsgedächtnis, umso gezielter wird nach dem versteckten Objekt am richtigen Ort gesucht u. umso größer kann der zeitliche Abstand zwischen Verstecken u. Lokalisation des Gegenstandes sein. Vgl. Bewegungsgedächtnis.

Lokalisations|lehre (lat. locus Ort, Stelle): (engl.) *localization theory*; Hirnlokalisationslehre; im ZNS die topographische Zuordnung von psychischen Funktionen zu anat. Strukturen von Gehirn (best. Hirnareale) u. Rückenmark; **Geschichte:** die von F. J. Gall (1758–1828) u. J. Ch. Spurzheim begründete Phrenologie* war der erste Versuch, eine Hirnlokalisationslehre zu entwickeln. Der Wiener Nervenarzt Th. Meynert (1833–1892) führte umfassende histopathologische Arbeiten am Gehirn durch u. stellte diese in Beziehung zu psychischen Störungen; so betrachtete er z. B. Geisteskrankheiten als Störungen des Frontalhirns. **Hinweis:** Die Hirnlokalisationslehre erlebt heute mit den neuen Methoden der strukturellen u. funktionellen Bildgebung eine Renaissance.

Lokalisations|maß (lat. locus Ort, Stelle): syn. Lagemaß; statistischer Kennwert* zur Beschreibung einer Verteilung; **1.** Mittelwert*; **2.** Modalwert (s. Modus); **3.** Parameter, die eine nach der Größe geordnete Reihe von Beobachtungs- od. Messwerten in gleichgroße Teile (n) teilen (Quantile): **a)** Median* (n = 2) teilt in Hälften; **b)** Quartile (n = 4) teilen in Viertel; **c)** Quintile (n = 5) teilen in Fünftel; **d)** Dezile (n = 10) teilen in Zehntel; **e)** Perzentile* (n = 100) in Hundertstel.

Longitudinal Interval Follow-up Evaluation: Abk. LIFE; strukturiertes Interview zur regelmäßigen (z. B. wöchentlichen) Erfassung des Schweregrads der Psychopathologie nach DSM-IV u. die Inanspruchnahme von Psychotherapie u. Pharmakotherapie nach abgeschlossener Primärtherapie (z. B. stationäre Behandlung) über einen definierten Zeitraum (mehrere Monate, Jahre).

Longitudinal|studie (lat. longitudo Länge) *f*: (engl.) *longitudinal study*; Längsschnittstudie*.

Loper|amid (INN) *n*: (engl.) *loperamide*; Opioid* mit Hemmwirkung auf die Darmperistaltik (Antidiarrhoikum); einer missbräuchl. Anw. steht die geringe system. Verfügbarkeit (hoher First-pass-Effekt) entgegen; **Ind.**: Diarrhö; **Kontraind.**: schwere Leberfunktionsstörungen, erhöhtes Risiko eines Ileus, Diarrhö mit hohem Fieber u. blutigem Stuhl, akuter Schub einer Colitis ulcerosa, pseudomembranöse Colitis; **Wechselwirkungen:** Erhöhung des Loperamid-Plasmaspiegels durch Chinidin, Ritonavir; **UAW:** Kopfschmerz, selten Müdigkeit, Bauchkrämpfe, u. U. Ileus.

Lopra|zolam (INN) *n*: (engl.) *loprazolam*; nicht mehr im Handel befindl. Benzodiazepin* mit kurzer bis mittlerer Halbwertzeit (6–8 Std.); früher angewendet als Schlafmittel*; **Wirkung:** steigert die Hemmwirkung von GABA; **Hinweis:** wirksames Hypnotikum, aber Gefahr der Kumulation.

Lorazepam *n*: (engl.) *lorazepam*; Benzodiazepin* mit Stupor u. Mutismus lösender Wirkung; **Wirkung:** steigert die Hemmwirkung von GABA; Halbwertzeit 8–24 Std.; **Ind.**: Angstzustände, manische Störungen, für Notfälle als i. v. od. i. m. Präparat; **Kontraind.**: s. Benzodiazepine. **Wechselwirkungen:** gleichzeitige Gabe von Lorazepam u. Valproinsäure* kann zu erhöhtem Plasmaspiegel u. verminderter Clearance von Lorazepam führen; Probencid vermindert die Clearance von Lorazepam; **UAW:** u. a. Kopfschmerz, Müdigkeit, Abhängigkeit, Libidoverlust, Depression, paradoxe Reaktionen, Thrombozytopenie.

Lor|meta|zepam (INN) *n*: (engl.) *lormetazepam*; injizierbares Benzodiazepin*; **Wirkung:** steigert die Hemmwirkung von GABA; Halbwertzeit 8–15 Std.; **Ind.**: als Schlafmittel*; **Hinweis:** wirksames Hypnotikum ohne Kumulationsneigung.

Los|lösungs|phase (Phase*) *f*: **1.** (engl.) *phase of disengagement*; Lebensabschnitt*, während dessen die Ablösung von den Eltern konkret umgesetzt wird; **Bedeutung:** Die Loslösung von den Eltern ist eine wesentliche Entwicklungsaufgabe* des Menschen. **2.** erste Phase der Lockerung von engen Bindungen an Eltern u. ggf. Geschwister, die bei Kindern typischerweise um das beginnende Schulalter herum stattfindet; vgl. Eltern-Kind-Beziehung.

Louisville Behavior Checklist: Abk. LBCL; Fremdbeurteilungsverfahren zur Erfassung der Psychopathologie bei Kindern u. Jugendlichen; erfasst die Einschätzung u. Bedenken der Eltern od. Bezugspersonen u. erlaubt eine Beurteilung des kindlichen Verhaltens; es existieren 3 altersabhängige Versionen mit je 164 Items z. B. zu Aggression, Hyperaktivität, unsozialem Verhalten, Angst, Lernstörungen, psychotischen u. neurotischen Verhaltensweisen; dichotome Beantwortung; **Anw.**: Screening-Verfahren für psychische Störungen* bei Kindern; **Testdauer:** 20 Minuten.

low dose dependency: s. Niedrig-Dosis-Abhängigkeit.

LPS: Abk. für **L**eistungs**p**rüf**s**ystem*.

LQOP: Abk. für **L**ancashire **Q**uality of **L**ife **P**rofile; s. Berliner Lebensqualitätsprofil.

LR: Abk. für **L**ikelihood*-**R**atio.

LRS: Abk. für **L**ese*-**R**echtschreib-**S**törung.

LSAS: Abk. für (engl.) *Liebowitz* Social Anxiety Scale*.

LSAS-CA: Abk. für (engl.) *Liebowitz* Social Anxiety Scale for Children and Adolescents*.

LSD: Abk. für D-**Lys**ergsäure**d**iethylamid; umgangssprachl. Acid; zu den Psychedelika* gehörendes, stark psychotropes Halluzinogen*; nicht verkehrsfähiges Betäubungsmittel* (Betäubungsmittelgesetz, Anlage I); meist halbsynthet. Gewinnung aus Mutterkorn (Lysergsäure-Alkaloide der Ergotamingruppe); Einnahme p. o. auf Trägersubstanzen (Löschpapier) od. in Tablettenform; wirksame Dosis 0,02–0,05 mg, nach Gewöhnung auch doppelte bis 10-fache Menge; starke Toleranzbildung; **Epidemiol.**: (Anteil der 18–64-Jährigen in Deutschland, 12-Monats-Prävalenz) 0,1 % (50 000); **Wirkung:** Halluzinogen mit der stärksten Wirkung; Wirkungseintritt nach 20–60 Minuten, Dauer 10–12 Stunden u. länger; psychomotorische Ruhe, starke Veränderung aller Sinneswahrnehmungen, Verlust von Raum- u. Zeitkontrolle, subjektives Verlassen des Körpers (sog. Reisen), Depersonalisation* u. Körperschemastörung*, starke Introversion; wegen schwieriger Affektkontrolle auch Angst- u. Panikreaktionen (sog. Horrortrip*); Risiko des (negativen) Nachrausches über mehrere Monate; **Folgen:** keine körperliche, aber psychische Abhängigkeit* (s. Substanzstörungen), bei Jugendlichen Realitätsverlust u. soziale Isolation; **Nachweis:** Harntest; **Ther.**: bei Angst- u. Panikreaktionen Injektion von Diazepam*.

LT: Abk. für **L**abyrinth**t**est*.

LTD: Abk. für (engl.) *long-term depression*; Langzeitdepression; molekularer Vorgang, der eine Abschwächung der Signalübertragung in aktivierten neuronalen Netzwerken* bedingt u. dadurch wesentliche Funktion für die Regulation des neuronalen Signal*-Rausch-Verhältnisses hat; **Prinzip:** wiederholte niedrigfrequente elektrische Stimulation der selben Nervenfasern im Hippocampus verursacht langfristig Reduzierung der postsynaptischen Rezeptordichte u. damit stabile Reduzierung des Informationstransfers an den beteiligten Synapsen; v. a. postsynaptische Reduzierung der Sensitivität der Rezeptoren auf Glutamat (v. a. NMDA*-Rezeptoren) durch Hemmung der Proteinsynthese; bewirkt Aktivierungen von GSK*-3B u. Abbau von nicht funktionellen Synapsen; **klin. Bedeutung: 1.** wesentlicher Beitrag zu zellulären Mechanismen des Lernens im Hippocampus (komplementär zu LTP*), u. a. durch Entaktualisierung gespeicherter Information; relevant auch für Lernprozesse im Präfrontalkortex (z. B. bei substanzbezogener Abhängigkeit), in Kleinhirn (Bewegungslernen) u. visuellem Kortex; **2.** Steigerung der LTD u. durch akuten Stress bewirkte nachfolgend redu-

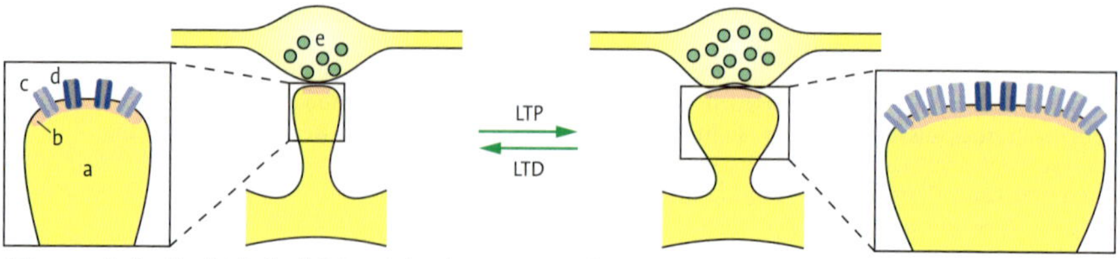

LTP: synaptische Plastizität durch LTP; a: Spine; b: postsynaptische Densität; c: AMPA-Rezeptoren; d: NMDA-Rezeptoren; e: synaptische Vesikel

zierte Lernleistung v. a. bei neurodegenerativen Erkrankungen. Vgl. Plastizität, neuronale.

LTH: Abk. für **l**ak**t**otropes **H**ormon; s. Prolaktin.

LTP: Abk. für (engl.) ***l**ong-**t**erm **p**otentiation*; Langzeitpotentierung; durch afferente Einflüsse getriggerte Aktivierung bestimmter neuronaler Verbindungen u. damit verbunden langanhaltende Verstärkung der Informationsübertragung in dem stimulierten neuronalen Netzwerk*; zellulärer Mechanismus, der langfristig nachwirkenden Gedächtnis- u. Lernleistungen zugrunde liegt; **Prinzip:** Wiederholte moderate bis hochfrequente elektrische Stimulation der selben Nervenfasern verursacht andauernde u. stabile Steigerung von Informationsübertragung an den beteiligten Synapsen; findet v. a. in glutamatergen Synapsen (NMDA*-Rezeptoren) statt. Voraussetzung: Hochfrequente wiederholte Stimulation u. Depolarisation mit anschließendem Ca^{2+}-Einstrom in die Zelle, gleichzeitige Depolarisation mehrerer Synapsen u. präsynaptische Verstärkung (verstärkte Glutamat-Ausschüttung) führen über LTP zur Vermehrung postsynaptischer NMDA-Rezeptoren u. morphologischen Veränderungen, Proteinsynthese in Dendriten u. ihren Fortsätzen (Spines), zur Schaffung neuer u. Stärkung vorhandener Synapsen u. damit von neuronalen Netzwerken (s. Abb.; Beginn der Veränderungen innerhalb von Minuten); morphologisches u. funktionelles Ergebnis: Bildung von Engrammen*; **klin. Bedeutung:** **1.** Informationsspeicherung für episodisches u. sematisches Gedächtnis; auch in anderen Hirnregionen belegt (z. B. Amygdala, Cerebellum); Grundlage für die Entwicklung synaptischer neuronaler Plastizität*; **2.** NMDA-Rezeptoren: pharmak. Zielstruktur für Wirkstoffentwicklung zur Kognitionsverbesserung u. Psychosetherapie; **Geschichte:** Ca. 1970 durch die Neurophysiologen O. Lomo u. T. Bliss entdeckt; experimentelle Bestätigung der 20 Jahre vorher postulierten Modelle für die mentale Lern- u. Gedächtnisforschung (s. Hebb-Lernregel).

Lubrikation (lat. lubricare schlüpfrig, glatt machen) *f*: (engl.) *lubrication*; Transsudation einer mukoiden Substanz (sog. Gleitsubstanz) durch das Vaginalepithel während der sexuellen Erregungsphase (s. Reaktionszyklus, sexueller); neben der Sekretion der Bartholin-Drüsen für die Gleitfähigkeit im Introitus vaginae verantwortlich u. damit für den Vollzug des Koitus* von Bedeutung. **Störungen:** Verminderte Lubrikation kommt u. a. vor als Symptom psychogener sexueller Funktionsstörungen* (z. B. bei Aversion gegen den Partner, fehlender Einstimmung); vgl. Lubrikationsstörung.

Lubrikations|störung (Lubrikation*): (engl.) *disorder of lubrication*; Störung der Lubrikation*, meist i. S. einer Verminderung od. eines Ausbleibens; verursacht der Frau Schmerzen beim Koitus; **Urs.:** meist sexuelle Appetenz*- od. sexuelle Erregungsstörung*, auch diabetische Neuropathie u./od. Angiopathie u. Östrogenmangelsyndrom (z. B. postklimakterisch); **Ther.:** Behandlung der Appetenz- bzw. Erregungsstörung; Behandlung der diabetischen Neuro- bzw. Angiopathie; ggf. Östrogensubstitution, Ersatzgleitmittel.

Lübecker Alkohol|abhängigkeits|skala (Skala*) *f*: Abk. LAS; Selbstbeurteilungsverfahren zur Erfassung des Schweregrads einer Alkoholabhängigkeit*; erfasst z. B. Einengung des Trinkverhaltens (Alkoholkonsum nach körperlichem u. psychischem Bedarf), körperliche Entzugssyndrome, psychische Entzugssymptome (unwiderstehliches Verlangen, Ängste), Toleranzentwicklung, Alkoholkonsum nach Entzugssymptomen, Entzugserscheinungen bei erneutem Trinken nach Abstinenz.

Lübecker Alkoholismus Screening Test (Screening*) *m*: Abk. LAST; Lübecker Alkoholabhängigkeits- u. -missbrauchs-Screening-Test; Selbstbeurteilungsverfahren zur Screening-Diagnostik von Alkoholabhängigkeit*, Alkoholmissbrauch* u. riskantem Alkoholkonsum* in der Primärversorgung; umfasst 7 Items (z. B. „Sind Sie immer in der Lage, Ihren Alkoholkonsum zu beenden, wenn Sie das wollen?"); dichotome Beantwortung; **Anw.:** im Alter von 18–64 Jahren; **Testdauer:** 1 Minute.

Lübecker Craving-Risiko-Rückfall-Frage|bogen: Abk. LCF; Selbstbeurteilungsverfahren zur Erfassung von Stärke u. Häufigkeit des Alkoholverlangens; Beurteilung des Cravings* anhand visueller Analogskala* von 0–100 (0: starke Abneigung gegen Alkohol, 50: Gleichgültigkeit gegenüber Alkohol, 100: großes Verlangen nach Alkohol) u. der Häufigkeit des Cravings mit 10-stufiger Skala (nie bis fast durchgängig); ebenfalls erfasst wird das tatsächliche Trinkverhalten; **Anw.:** zur Beurteilung des Rückfallrisikos bei entzugsbehandelten Patienten mit Alkoholabhängigkeit*.

Lügen|de|tektor (lat. detegere entdecken) *m*: (engl.) *lie detector*; Bez. für Gerät, das zur Differenzierung zwischen falschen u. wahrheitstreuen Aussagen u. ggf. zur Täteridentifikation eingesetzt wird u. kontinuierlich versch. körperliche Parameter während der Befragung zu relevanten Ereignissen erfasst; u. a. **1.** klassisch: Erfassung peripher-physiologischer Variablen durch kontinuierliche Aufzeichnung von z. B. elektrodermaler Aktivität*, Herz- u. Atemfrequenz durch Polygraph; Interpretation beruht auf der Annahme, dass Lügen od. Konfrontation mit nur dem Täter bekanntem Wissen (im Vergleich zu wahrheitstreuen Aussagen od. Konfrontation mit allgemein bekannten Fakten) ein verändertes Antwortmuster des vegetativen Nervensystems zeigen (z. B. flachere Atmung, verstärkte Hautleitfähigkeitsreaktion); Befragung i. d. R. durch Tatwissenstest (Guilty Knowledge Test; Lykken, 1981); als Beweismittel vom deutschen Bundesgerichtshof in einem Urteil von 1998 abgelehnt; **2.** Neuentwicklung: Erfassung neurophysiologischer Variablen, z. B. Nachweis von Aktivierungen im fMRT: bei Täuschung u. Lügen Aktivierung im linken medialen Frontalhirn (gut gesichert) u. in linkem inferiorem Frontalhirn, anteriorem Cingulum u. linkem Okzipitalhirn; bei Wahrheitstreue Aktivierung im linken Temporallappen (bisher unzureichend bestätigt). Einzelne experimentelle Studien zeigen hohe Spezifität u. Sensitivität, dabei handelt es sich jeweils um Gruppenvergleiche, keine Einzelfallvergleiche, daher diagn. Anw. im Einzelfall (z. B. Gerichtsverhandlung) sehr strittig (vgl. Mind Reading).

Lues (lat. lues Seuche, Pest) *f*: (engl.) *lues*; Syphilis*.

Luft|schlucken: (engl.) *swallowing*; s. Aerophagie.

Lumbal|punktion (lat. lumbus Lende; punctio Einstich) *f*: (engl.) *lumbar puncture*; Punktion des spinalen Subarachnoidalraums zwischen 3. u. 4. od. 4. u. 5. Lendenwirbeldornfortsatz mit langer Hohlnadel mit Mandrin (s. Abb.); **Ind.:** **1.** (diagn.) z. B. Gewinnung von Liquor* cerebrospinalis für die Liquordiagnostik*; **2.** (therap.) intrathekale Applikation von Arzneimitteln (z. B. Spinalanästhesie) od. therap. Liquorentnahme (z. B. bei Normaldruckhydrozephalus*); **Kontraind.:** Hirndrucksteigerung* (insbes. bei Hirntumoren der hinteren Schädelgrube), Gerinnungsstörung; **Kompl.:** u. a. Liquorunterdrucksyndrom mit Kopfschmerz, evtl. Übelkeit u. Erbrechen, Schwindel u. Meningismus.

Lungen|dehnungs|re|flex (Reflekt-*) *m*: (engl.) *lung stretch reflex*; Hering*-Breuer-Reflex.

Lungen|em|bolie (Embol-*) *f*: (engl.) *pulmonary embolism*; Lungenarterienembolie (Abk. LAE); thromboembol. Verschluss od. partielle Verlegung der arteriellen Lungenstrombahn durch Einschwemmung eines Thrombus (selten von Luft, Gewebeteilen, Fett) aus der Peripherie, meist aus (Unter-)Schenkel- bzw. Beckenvenen (od. Plexus venosus prostaticus), seltener aus dem Einzugsbereich der Vena cava superior; **Vork.:** v. a. Phlebothrombose, Entbindung (Thromboembolie, Fruchtwasserembolie), Operation (häufigste perioperative Todesursache), Immobilisierung, Hyperkoagulabilität z. B. bei maligner Erkrankung; **Klin.:** abhängig vom Ausmaß der Lungenembolie (Größe des Embolus), häufig mehrzeitig durch rezidivierende Lungenembolie; typische Sympt. (fehlen in 30–50 % der Fälle): Bedrohungsgefühl, plötzliche Dyspnoe, Tachykardie, Tachypnoe, atemabhängiger thorakaler (präkardialer) Schmerz, zentrale Zyanose, Hämoptyse, Synkope, arterielle Hypotonie bis Schock bzw. Herz-Kreislauf-Stillstand; modifiziert durch pulmonale u. kardiale Vorerkrankung (z. B. Lungenödem bei Linksherzinsuffizienz); **DD:** Herzinfarkt*, Pneumothorax.

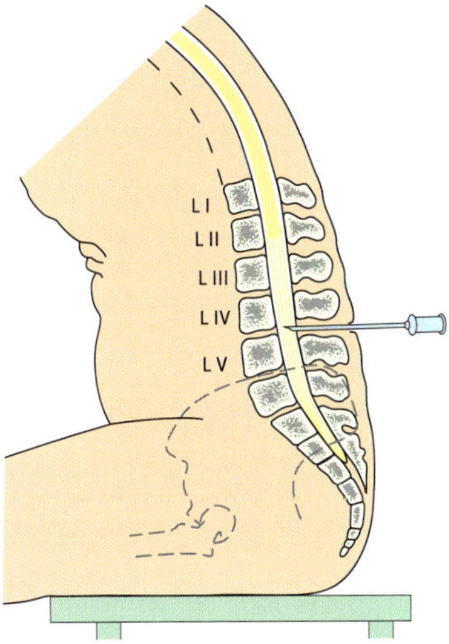

Lumbalpunktion

Lupus erythematodes (lat. lupus Wolf) *m*: (engl.) *lupus erythematosus*; Abk. LE; Sammelbez. für ein Spektrum von Autoimmunkrankheiten der Haut u. innerer Organe sowie für diaplazentar übertragbare Syndrome; **Formen:** **1.** Hautmanifestation: chronischer diskoider Lupus erythematodes sowie subakuter u. akuter kutaner Lupus erythematodes; **2.** systemische Beteiligung: **a)** systemischer Lupus erythematodes: unterschiedliche Muster im Organbefall (Häufigkeit): u. a. Arthritiden (85 %), Hauterscheinungen (50–60 %), Blutbildveränderungen (60 %), Nierenbeteiligung (51 %), Pleuritis u. Perikarditis (56 %), Endokarditis, neurologische u. psychische Störungen (23–30 %); UV-Licht, Arzneimittel, Infektion, psychischer Stress*, Schwangerschaft u. a. Faktoren können einen Schub auslösen; **b)** arzneimittelinduzierter Lupus erythematodes: dem systemischen Lupus erythematodes ähnlich, jedoch meist keine Nieren- u. ZNS-Beteiligung; **3.** neonatale Lupus-erythematodes-Syndrome mit kardialer, kutaner, hämatologischer u. Leberbeteiligung; **Ätiol.:** vermutlich genetische HLA-Prädisposition, Viren, Umwelt- u. hormonale Faktoren.

Lupus pernio (lat. lupus Wolf) *m*: (engl.) *lupus pernio*; Sarkoidose*.

Luria-Nebraska Neuro|psycho|logical Battery: Abk. LNNB; Testbatterie zur differentiellen Symptombeschreibung u. quantitativen Bewertung von Hirnfunktionsstörungen*; erfasst werden z. B. die Bereiche motorische Funktion, Sprachverständnis, Expressivsprache, arithmetische Fähigkeiten, Denkprozesse, Schreiben, Lesen, Gedächtnis; es existiert eine Version für Kinder (deutschsprachige Version: s. Berliner Luria-Neuropsychologisches Verfahren für Kinder); **Anw.:** bei Hirnfunktionsstörungen, ab 15 Jahren; **Testdauer:** 90–150 Minuten.

Lust|prinzip: (engl.) *pleasure principle*; Bez. (Freud) für Funktionsprinzip des Es* mit dem Leitmotiv des Lustgewinns; nach der psychoanalytischen Theorie verlangen instinkthafte Triebe* u. Bedürfnisse* nach umgehender Befriedigung.

Luteo|hormon (lat. luteus gelb; Horm-*) *n*: (engl.) *luteal hormone*; Progesteron*.

L

Luys-Körper (Jules B. L., Neurologe, Paris, 1828–1897) *m*: (engl.) *Luys' body*; s. Nucleus subthalamicus.

Luzidität (lat. lucidus leuchtend, hell) *f*: (engl.) *lucidity*; Bez. für Bewusstseinsklarheit (s. Bewusstsein); vgl. Bewusstseinsstörung.

Lyme-Borreliose (Amédée Borrel, Bakteriologe, Strasbourg, 1867–1936; -osis*) *f*: (engl.) *Lyme disease*; syn. Neuroborreliose; erstmals 1976 in Lyme (Connecticut, USA) beobachtete, durch Biss einer Zecke (Ixodes ricinus, Holzbock) übertragene entzündliche Erkrankung des ZNS durch Borrelia burgdorferi (Bakterien); **Klin.: 1. Stadium I:** unspezif. Allgemeinsymptome, Erythema migrans; **2. Stadium II** (bis Monate nach Infektion): Lymphadenosis cutis benigna (Borrelia-Lymphozytom); Karditis, lymphozytäre Liquorpleozytose; **3. Stadium III** (Monate bis Jahre nach Infektion): häufig ohne vorausgehende Frühsymptome; **a)** Mono- od. Oligoarthritis, die in ein rheumat. Krankheitsbild mit chron.-erosiver Arthritis übergehen kann (Lyme-Arthritis); **b)** Akrodermatitis chronica atrophicans; **c)** chron. Enzephalomyelitis; Hirnnervenausfälle, Ataxie*, Myelitis, Pseudotumor cerebri; **d)** blande Enzephalitis* mit Bewusstseinsstörungen, epileptischen Anfällen, Lähmungen, Sprechstörungen*, Depressionen*; **Diagn.:** Nachweis spezif. IgM- u. IgG-Antikörper gegen Borrelia burgdorferi; hohe Quote klinisch stummer Infektionen; **Ther.:** Stadium I: orale Antibiotikatherapie; Stadien II u. III: intravenöse Antibiotikatherapie.

Lys-: auch Lyso-, -lyse, lyt-; Wortteil mit der Bedeutung Lösung, Auflösung, Beendigung; von gr. λύσις.

Lys|erg|säure|di|ethyl|amid *n*: (engl.) *lysergic acid diethylamide*; s. LSD.

Lyssa (gr. λύσσα Wut, Hundswut) *f*: (engl.) *lyssa*; Tollwut*.

M

M.: Abk. für Morbus*.

Mach-Ef|fẹkt (Ernst M., Physiker, Graz, Wien, 1838–1916; Effektivität*): (engl.) *Mach's phenomenon*; syn. Mach-Bänder; visuelle Täuschung* mit Wahrnehmung von Streifen an Hell-Dunkel Übergängen; trotz gleichbleibender Intensitätsverteilung des Lichts auf einer Fläche kommt es beim Übergang zu einer anderen Lichtintensität zu einer wahrgenommenen Helligkeitsänderung (s. Kontrasteffekt) beiderseits direkt am Rand der Kontur (s. Abb.). Das Auftreten von Mach-Effekten lässt sich durch retinale Verschaltungsprinzipien der lateralen Hemmung erklären. Vgl. Craik-Cornsweet-Illusion; Simultankontrast.

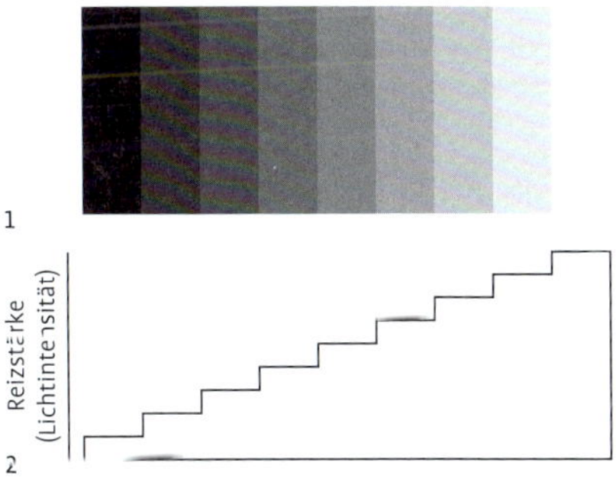

Mach-Effekt: Der linke Rand jedes Streifens (1) erscheint (bei gleicher physikalischer Reizintensität (2) heller als der restliche Streifen, da die Ränder stärker der Kontrastbildung unterworfen sind als der restliche Streifen u. eine stärkere Akzentuierung der Konturen erfolgt.

Macht: (engl.) *power*; durch äußere od. in einem Menschen liegende Umstände gegebene Möglichkeit, auf einen od. mehrere andere Menschen innerhalb gemeinsamer sozialer Zusammenhänge Einfluss auszuüben u. ihm bzw. ihnen gegenüber den eigenen Willen durchzusetzen (nach M. Weber); Umstände, die es einem Menschen ermöglichen, auf andere Macht auszuüben, sind z. B. sozialer Status* sowie physische, psychische od. soziale Überlegenheit. Als „Wille zur Macht" Teil der Philosophie Nietzsches, in der Individualpsychologie A. Adlers als Machtstreben mit derselben Funktion wie die Libido* in der psychoanalytischen Theorie, jedoch aus Kompensation von Minderwertigkeitsgefühlen* resultierend; in der sozialpsychologischen Gruppenforschung definiert als interpersonale Beziehungen, in der eine od. mehrere Personen Verhalten u. Erleben anderer Menschen bestimmen (z. T. synonym mit Autorität, Kontrolle, Dominanz; s. Milgram-Experiment); Gegensatz zu Unterordnung, Submission, von K. Lewin über räumliche Beziehungen definiert; **klin. Bedeutung:** Zusammenhang mit (fehlgeschlagenem) Dominanzstreben wird bei der sozialen Phobie diskutiert; im Bereich der Psychotherapie u. psychiatrischen Behandlung wird v. a. das Machtgefälle zwischen Behandelndem u. Behandelten u. das Potential des Machtmissbrauchs problematisiert; so ist das Risiko sexuellen Missbrauchs von Patienten od. Ausbildungskandidaten umso größer, je höher die Macht od. der Status des Behandelnden bzw. Ausbildenden ist.

MACROD2: Protein mit bisher unbekannter Funktion; **klin. Bedeutung: 1.** DNA-Sequenzvariante in einem nicht exprimierten Bereich (Intron) des MACROD2-Gens ist assoziiert mit Autismus* (Suszeptibilitätsgen für Autismus; geringe Risikoerhöhung in GWAS). **2.** Diese im MACROD2-Gen gelegene DNA-Sequenzvariante modifiziert Genexpression u. Proteinmenge von Phospholipiden (s. Phospholipidtheorie*), die funktionell das Nervenzellwachstum (v. a. Axone, Zellmembran, metabotrope Glutamat-Rezeptoren) beeinflussen (vgl. Cadherine).

Mạcula lụtea (lat. mạcula Fleck) *f*: (engl.) *macula lutea*; gelber Fleck; gelblicher Fleck auf der Netzhaut des Auges, ca. 4 mm temporal von der Papille, der die Fovea centralis (Ort des schärfsten Sehens) enthält; vgl. Makuladegeneration.

MADRS: Abk. für (engl.) ***M**ontgomery-**Å**sberg **D**epression **R**ating **S**cale*; s. Montgomery-Åsberg-Depressionsskala.

Magen|band: (engl.) *gastric banding*; Magenzügelung; operatives Verfahren zur Verkleinerung des Magenreservoirs auf 20–25 ml durch Einengung des Magendurchmessers mit einem Silikonband, das um den Magenfundus geschlungen wird (s. Abb.); resultiert in raschem Sättigungs- od. Völ-

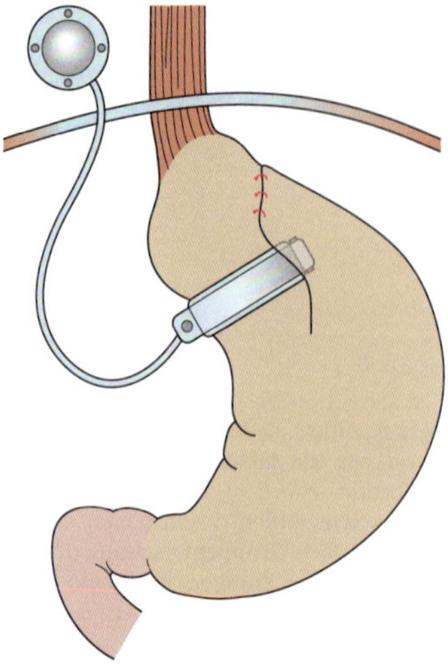

Magenband: Platzierung eines dilatierbaren Silikonbands, das kurz unterhalb der Kardia um den Magen geschlungen u. verschlossen wird; Steuerung der Dilatation u. damit der Magenpassage über einen subkutan gelegten Port [6]

M

legefühl; **Ind.:** krankhafte Adipositas* bei Versagen konservativer Therapiemethoden zur Gewichtsreduktion; **Progn.:** Gewichtsreduktion von 30–70 kg bei diätetischer Beratung u. psychologischer Therapie möglich; ohne umfangreiche diätetische Behandlung meist nicht erfolgreich, da Nahrung in flüssiger od. breiiger Form zugeführt werden kann.

Magen-Darm-Syn|drom, funktionelles *n*: (engl.) *functional gastro-intestinal dyndrome*; s. Abdominalbeschwerden, funktionelle.

Magen|neurose (Neur-*; -osis*) *f*: (engl.) *gastric neurosis*; s. Dyspepsie, funktionelle.

Magen|zügelung: s. Magenband.

Mager|sucht: (engl.) *emaciation*; s. Anorexia nervosa.

Magnet|en|zephalo|graphie (Enkephal-*; -graphie*): (engl.) *magneto-encephalography*; s. MEG.

Magnet|krampf|therapie *f*: (engl.) *magnetic convulsive therapy*; Abk. MKT; Einsatz der repetitiven transkraniellen Magnetstimulation* zur Auslösung von epileptischen Anfällen* in Kurznarkose u. Muskelrelaxation; wirkt analog u. mit gleichem Wirkerfolg wie Elektrokrampftherapie* mit weniger Nebenwirkungen (kognitive bzw. Gedächtnisstörungen); **Hinweis:** aktuell noch experimentelle Therapie zur Behandlung der therapieresistenten Depression.

Magnet|re|sonanz (Resonanz*) *f*: (engl.) *magnetic resonance*; Abk. MR; physikalischer Vorgang, der mit der Ausrichtung u. Messung von Elektronen (Elektronenspinresonanz) od. geeigneten Atomkernen (Kernspinresonanz) verbunden ist; Atomkerne mit ungerader Protonen- u./od. Neutronenzahl (im medizinischen Bereich bes. die Protonen als Kerne des Wasserstoffs) verfügen über einen Drehimpuls (sog. Spin) u. damit über ein magnetisches Moment, das in einer Substanz ohne äußere Einwirkung statistisch verteilt ist (daher keine resultierende magnetische Wirkung). Durch Anlegen eines konstanten äußeren Magnetfelds an wasserstoffhaltiges Material (organische Substanzen, Körpergewebe) werden die magnetischen Momente der Protonen ausgerichtet u. führen eine rotierende Bewegung mit einer bestimmten Frequenz (sog. Larmor-Frequenz) aus, die proportional zur Stärke des äußeren Magnetfeldes ist. Werden von außen elektromagnetische Wellen mit der gleichen Frequenz (Resonanz) eingestrahlt, wird die Ausrichtung der Protonen zum äußeren Magnetfeld gestört. Nach Abschalten der Störung kehren die Protonen unter Aussendung von elektromagnet. Wellen in ihre Ausgangsverteilung zurück. Die Geschwindigkeit, mit der Kerne durch das Magnetfeld in ihren Ruhestand zurückkehren, heißt Relaxation; diese ist von der Art der Anregung (spezifische Echogradienten-Applikation) abhängig, wobei 2 Typen (T1 u. T2) unterschieden werden; entsprechend können auch verschiedene Gewebezusammensetzungen im ZNS durch unterschiedliche Kontraststärken abgebildet werden (z. B. T2 zur Darstellung der Microbleeds*). Die ausgesandten Wellen können mit Detektorspulen aufgefangen werden u. geben Auskunft über Protonendichte u. chemische Umgebung der Protonen in der zu untersuchenden Substanz. **Anw.:** **1.** In der MRT* können unterschiedliche Gewebe (v. a. Weichteilgewebe) differenziert werden, die für dünne Schnitte durch den Körper (Tomographie) in (meist) Grautonbildern sichtbar gemacht werden können. **2.** In der MRS* lassen sich so molekulare Strukturen von Stoffen ohne deren Zerstörung analysieren.

Magnet|re|sonanz|spektro|skopie (Magnetresonanz*; lat. spectrum Erscheinung, Bild; gr. σκοπεῖν betrachten, untersuchen) *f*: (engl.) *magnetic resonance spectroscopy*; s. MRS.

Magnet|re|sonanz|tomo|graphie (Magnetresonanz*; -tom*; -graphie*) *f*: (engl.) *magnetic resonance tomography*; s. MRT.

Magnet|re|sonanz|tomo|graphie, funktionelle (Magnetresonanz*; -tom*; -graphie*) *f*: (engl.) *functional magnetic resonance imaging (Abk. fMRI)*; s. fMRT.

Magnet|stimulation (Stimulation*) *f*: (engl.) *magnetic stimulation*; schmerzfreies Reizverfahren, bei dem magnetisch induzierte elektrische Ströme zur Depolarisation von Nervenfasern führen; **Anw.:** **1.** diagnostisch (z. B. bei Multipler Sklerose): transkraniell zur Feststellung der kortikal-motorischen Leitzeit bzw. transkutan zur Ermittlung der peripher-motorischen Leitzeit (die Differenz zur kortikal-motorischen Leitzeit ergibt die zentralmotorische Leitzeit im Tractus corticospinalis) od. der Leitfähigkeit von Nervus facialis u. peripheren Nerven; **2.** therapeutisch: in Reizserien (repetitive transkranielle Magnetstimulation, Abk. rTMS) mit unterschiedlichen Frequenzen u. Intensitäten; in spezialisierten Zentren zur Behandlung der Depression* als ergänzendes Verfahren zu Antidepressiva eingesetzt; Wirkung schwächer als Antidepressiva od. Elektrokrampftherapie*; Nebenwirkungen: selten, z. B. epilept. Anfälle <1 %. Vgl. Magnetkrampftherapie.

Magnifizierung (lat. magnus groß): (engl.) *magnification*; syn. Maximieren; Form der dysfunktionalen Kognition*, bei der Ereignisse überbewertet werden; **Vork.:** bei Depression* systematisch in der Form, dass negative Ereignisse (z. B. Kritik) regelmäßig über- u. positive Ereignisse (z. B. Lob) unterbewertet werden. Gegensatz: Minimieren (Unterbewertung). Vgl. Kognition, depressionstypische; Kognition, verzerrte.

Mailänder Modell *n*: Form der systemischen Familientherapie* (M. S. Palazzoli, L. Boscolo, G. Cecchin, G. Prata, 70er Jahre des 20. Jahrhunderts) zur Therapie u. Beratung, bei der die Familie als regelgeleitetes System gesehen wird, das wie jede andere Gruppe im Laufe der Zeit Regeln entwickelt (s. Gruppennorm), welche die Verhaltensspielräume der einzelnen Mitglieder beschreiben u. begrenzen; bei Familien mit klinischen Problemen (z. B. innerfamiliärer Beziehungskonflikt*) soll ein System entstanden sein, das sich über Transaktionen reguliert, die genau auf die jeweilige störende Symptomatik zugeschnitten sind. Jede Veränderung wird vom Familiensystem, unabhängig vom Leidensdruck, verhindert, da das gewohnte System aufrechterhalten werden soll u. jede Veränderung als bedrohlich empfunden wird. **Meth.:** Mit z. B. zirkulären Fragen* werden die Mitglieder mit Paradoxon (Leidensdruck-Aufrechterhalten des Familiensystems) konfrontiert; das System wird „verstört“, damit andere Verhaltensspielräume möglich werden u. sich neue Spielregeln u. Rollenverteilungen (s. Rolle) manifestieren können. **Durchführung:** Umfasst wenige (i. d. R. unter 10) Therapiesitzungen. Kennzeichnend ist das ursprüngliche Setting*: 2 Therapeuten arbeiten mit der Familie, während sich 2 weitere hinter einer Einwegscheibe befinden u. die Sitzung beobachten; diese können die Sitzung unterbrechen (z. B. mit einem Telefonanruf), wenn sie den Eindruck haben, dass die Therapeuten etwas Wichtiges übersehen haben od. von der Systemdynamik beeinflusst werden. **Wirksamkeit:** eigenständige Wirksamkeitsstudien fehlen.

Maintenance-Programm (engl. maintenance Erhaltung) *n*: (engl.) *maintenance program*; syn. Aufrechterhaltungsprogramm; Bez. für Maßnahmen zur Stabilisierung therap. Vorgehensweisen über Situationen u. Zeit, meist im Kontext von Anreizsystemen (Belohnung, Strafandrohung), um Compliance* zu ermöglichen; **Anw.:** v. a. im Bereich der Drogensubstitutionstherapie bei Substanzstörungen durch speziell ermächtigte Ärzte (s. Methadon-Substitution), auch bei anderen psychischen Störungen v. a. durch Psychotherapeuten (Zwangsstörung*, Depression*).

Maintenance-Studie (engl. maintenance Erhaltung) *f*: (engl.) *maintenance study*; Studie, welche die Aufrechterhaltung des Interventionseffekts prüft; erforscht, wie Patienten in der Zeit nach erfolgter Intervention das in der Intervention Erreichte beibehalten u. routinisieren; **Meth.:** z. B. psychologische Tests*, Interviews*, Fragebögen*.

Major De|pression (lat. major größer, der Größere; Depression*): (engl.) *major depression*; Abk. MD; Bez. (DSM-IV) für best. Verlaufsform der Depression* (i. e. S. Major Depressive Episode) mit einer Dauer von mind. 2 Wochen; **Vork.:** bei unipolarer Depression u. bipolarer affektiver Störung mögl.; **Kriterien:** mind. eines der Symptome depressive Verstimmung od. Interessenverlust/Anhedonie sowie mind. 4 weitere Symptome (z. B. Gewichtsverlust, Schlafstörung, psychomotorische Störungen, Wertlosigkeits- u. Schuldgefühle, Konzentrationsstörung, Suizidalität) müssen bestehen u. sind nicht durch einen medizinischen Krankheitsfaktor, Substanzwirkung, stimmungsinkongruenten Wahn od. Halluzinationen bedingt od. können durch einfache Trauer erklärt werden. Vgl. Episode, depressive.

M

Makro-: auch Macro-; Wortteil mit der Bedeutung lang, groß, weit; von gr. μακρός.

Makro|ana|lyse (Makro-*; Analyse*) *f*: (engl.) *macroanalysis*; s. Verhaltensanalyse.

Makro|angio|pathie (Makro-*; Angio-*; -pathie*) *f*: (engl.) *macroangiopathy*; Erkrankung der großen u. größeren Gefäße (Extremitäten-, Abdominal-, Koronar-, extra- u. intrakranielle hirnversorgende Gefäße); meist durch Arteriosklerose* bedingt, auch infolge Diabetes* mellitus (diabetische Makroangiopathie) od. Hypertonie*; begünstigt die Entstehung des Schlaganfalls*. Vgl. Mikroangiopathie.

Makro|glia (Makro-*; gr. γλία Leim) *f*: (engl.) *macroglia*; Sammelbez. für einige Zellen der Neuroglia* des ZNS (protoplasmat. u. faserige Astrozyten, Oligodendrozyten).

Makro|glossie (Makro-*; Gloss-*) *f*: (engl.) *macroglossia*; abnorme Größe der Zunge; **Vork.:** z. B. bei Hypothyreose*, Down*-Syndrom, Mukopolysaccharid*-Speicherkrankheit Typ I u. II, Akromegalie*, Amyloidose*, Hämangiom; akut auftretend inf. Wespenstichs, Infektion (z. B. Erysipel), bei Angioödem.

Makr|opsie (Makro-*; Op-*) *f*: (engl.) *macropia*; s. Metamorphopsie.

Makro|somie (Makr-*; gr. σῶμα Körper) *f*: (engl.) *macrosomia*; s. Hochwuchs.

Makro|zephalie (Makro-*; Keph-*) *f*: (engl.) *macrocephaly*; Megalozephalie; Form der Dyszephalie (pathol. Konfiguration des Gehirnschädels) mit Vergrößerung des Schädelumfangs; **Vork.:** als physiol. Überproportionierung des Schädels über dem 90. Perzentil in den ersten 3 Lebensjahren (s. Kopfumfang, kindlicher), familiäre Form, i. R. von versch. Stoffwechsel- u. Ossifikationsstörungen, bei Neurofibromatose u. als Folgezustand bei Hydrozephalus* od. Megalenzephalie (dann Makrozephalie i. e. S. mit Schädelumfang oberhalb des 97. Perzentils). Vgl. Mikrozephalie.

Makula|de|generation (lat. macula Fleck; Degeneration*) *f*: (engl.) *macular degeneration*; degenerative Erkrankung der Macula* lutea meist beider Augen im Alter mit fortschreitendem Sehschärfeverlust bei Erhalt des peripheren Gesichtsfeldes*; **Einteilung: 1.** juvenile Makuladegeneration (Stargardt-Krankheit); Pathol.: vom retinalen Pigmentepithel ausgehende erbl. Makuladystrophie mit starker, in der Adoleszenz beginnender Sehschärfeminderung; **2.** altersabhängige Makuladegeneration (Abk. AMD); Pathol.: Ablagerung von hyalinem Material (Drusen) im retinalen Pigmentepithel, zwischen Pigmentepithel u. Basalmembran sowie in der Bruch-Membran; Neovaskularisation; häufigste Erblindungsursache bei Patienten >65 Jahre; **Klin.:** mäßiger Sehschärfeverlust bei Atrophie des retinalen Pigmentepithels (sog. trockene senile Makuladegeneration), starker Sehschärfeverlust bei seröser Abhebung von Netzhaut u. Pigmentepithel inf. subretinaler Neovaskularisation (sog. feuchte senile Makuladegeneration) mit zentraler, prominenter Narbe als Endstadium (Junius-Kuhnt-Makuladegeneration).

Mal|adaptation (lat. malus schlecht, schädlich; Adaptation*) *f*: (engl.) *maladaptation*; Fehlanpassung*.

Mallory-Weiss-Syn|drom (G. Kenneth M., Pathologe, Boston, 1900–1986; Soma W., Arzt, Boston, 1898–1942) *n*: (engl.) *Mallory-Weiss syndrome*; durch Druckerhöhung bei Würgen u. Erbrechen hervorgerufene längsgestellte Schleimhauteinrisse im Bereich des ösophagogastralen Übergangs als häufige Langzeitfolge bei Alkoholabhängigkeit*, auch bei schwerer Hyperemesis* gravidarum.

MALT: Abk. für Münchner* **Al**koholismus**t**est.

Mal|therapie *f*: (engl.) *painting therapy*; Form der Gestaltungstherapie*; im psychoanalyt. Sinne werden durch den Akt des Malens (auch Fotografieren u. Drucken) unbewusste innere Zustände, Konflikte*, Abwehrmechanismen* freigesetzt; auch kathartische Prozesse werden vermutet. I. d. R. folgt dem kreativen Akt eine Phase des Gesprächs, der Deutungen u. inneren Verarbeitungen. Häufig ist der Akt des Malens auch eine Form der nonverbalen Kontaktaufnahme, insbes. bei kollektiven Formen des Malens u. Gestaltens (auch mit Einbezug des Therapeuten). **Anw.:** ohne genaue Indikation; v. a. als Zusatztechnik therapeutischen Handelns i. S. einer erlebnisaktivierenden Methode, z. T. auch als Methode zur Stärkung des emotionalen Ausdrucksverhaltens (z. B. den eigenen Zorn darstellen) eingesetzt; **Wirksamkeit:** Es liegen einfache Wirksamkeitsnachweise (Fallberichte, Vorher-Nachher-Vergleiche) bei psychogen bedingten Störungen u. a. im onkologischen Bereich mit Wirkung auf die Befindlichkeit u. Depressivität vor.

Mamillar|körper (lat. mamillaris zur Brustwarze gehörend): (engl.) *mamillary body*; Corpus mamillare; paarige Erhebung am Boden des Diencephalons*; Schaltstelle des limbischen Systems*; Komponente des für Gedächtnisleistungen (Speicherung, Encodierung) relevanten Papez*-Kreises; **klin. Bedeutung:** Korsakow*-Syndrom durch Zerstörung von Nervenzellen im Mamillarkörper.

MANCOVA: Abk. für (engl.) ***m****ultiple* ***an****alysis of* ***cova****riance*, multiple Kovarianzanalyse; Verallgemeinerung der ANCOVA* auf den Fall mehrerer abhängiger Zufallsvariablen.

Mandel|kern: (engl.) *amygdaloid body, amygdaloid complex*; s. Amygdala.

-manie: Wortteil mit der Bedeutung Besessenheit, Sucht; von gr. μανία.

Manie (gr. μανία Besessenheit, Sucht) *f*: (engl.) *mania*; affektive Störung*, die insbes. durch gehobene Stimmung u. eine Steigerung des allgemeinen Aktivitätsniveaus gekennzeichnet ist; **Vork.:** häufig

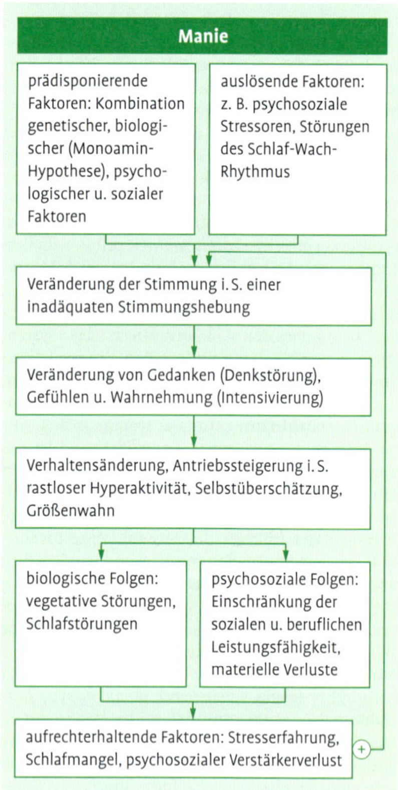

Manie: Störungsmodell

i. R. einer bipolaren affektiven Störung*, einer schizoaffektiven Psychose* od. als einzelne manische Episode*; **Ätiol.:** Störungsmodell: s. Abb.; **Klin.:** inadäquat gehobene (heitere od. gereizte) Stimmung, Antriebssteigerung*, Steigerung der Wahrnehmungsintensität, Denkstörungen* (Ideenflucht*, Assoziationsreichtum, Logorrhö*), Störungen vegetativer Funktionen (Blutdruckanstieg, Tachykardie, herabgesetztes od. gesteigertes Hungergefühl, Schlafstörungen*), materielles Verschwendungsverhalten u. häufig erhebliche Einschränkung der sozialen bzw. beruflichen Leistungsfähigkeit; evtl. zusätzl. Halluzinationen* u. Wahnideen* (v. a. Größenwahn*); **Ther.:** Schutz vor sozialer bzw. materieller (Selbst-)Schädigung, Neuroleptika*, evtl. kombiniert mit Lithium* od. Antiepileptika*, z. B. Valproinsäure*; **Proph.:** ggf. Stimmungsstabilisatoren, z. B. Lithium, Carbamazepin*, Valproinsäure od. neue Antiepileptika (z. B. Lamotrigin*); Psychotherapie*, Soziotherapie*; **DD:** Schizophrenie*, organisch bedingte Psychose*, z. B. i. R. eines Durchgangssyndroms*, arzneimittelinduziert (z. B. Glukokortikoide*) od. nach Drogenkonsum (bes. Cannabis*, Mescalin*, Cocain*), neurol. od. internistische Erkrankung (z. B. Epilepsie*, Multiple* Sklerose, Hyperthyreose*, Urämie*). Vgl. Depression.

Manieriertheit (franz. maniere Art, Betragen) *f*: (engl.) *mannerism*; syn. Manierismus; verschrobene, verschnörkelte, posenhafte Bewegungen, Handlungen, Gestik, Mimik od. Sprache; **Vork.:** insbes. bei hebephrener Schizophrenie*, auch bei histrionischer Persönlichkeitsstörung, Intelligenzstörung*.

Manierismus (franz. maniere Art, Betragen) *m*: (engl.) *mannerism*; Manieriertheit*.

Manie-Selbst|beurteilungs|skala (Manie*; Skala*) *f*: Abk. MSS; Selbstbeurteilungsverfahren zur Erfassung hypomanischer u. manischer Symptome; umfasst 48 Items; deutsche Version des Self-Rating Mania Inventory (Abk. SRMI); **Anw.:** bei Manie*; Diagn. u. im Therapieverlauf; ab 15 Jahre; **Testdauer:** 3–6 Minuten. Vgl. Altman Self-Rating Mania Scale; Internal State Scale; Young Mania Rating Scale.

Mani|festation (lat. manifestare offenbaren, sichtbar machen) *f*: (engl.) *manifestation*; Äußerung, Erscheinung; Erkennbarwerden z. B. einer Erkrankung od. einer Erbanlage; vgl. Latenzzeit; Prodromalstadium.

Manipulation (lat. manipulus eine Handvoll) *f*: **1.** (engl.) *manipulation*; mentale od. soziale Manipulation: nachteilige soziale Einflussnahme auf das Verhalten von Einzelnen od. Gruppen durch selektive Informationsvermittlung, Überredung od. Gruppendruck (pejorativ); **2.** (therap.) Einsatz von gezielten Handgriffen u. Bewegungstechniken i. R. der Physiotherapie u. Medizin (z. B. manuelle Therapie, Osteopathie).

manisch (-manie*): (engl.) *manic*; erregt; an einem manischen Syndrom* leidend.

Mannheimer Eltern|interview *n*: Abk. MEI; strukturiertes Interview der Eltern, das Hinweise auf das Vorliegen einer behandlungsbedürftigen psychischen Störung bei deren Kindern (bzw. Jugendlichen) liefert sowie deren Art u. Ausmaß ermittelt; erhoben werden: **1.** Demographie; **2.** kinder- u. jugendpsychiatrische Diagnostik; **3.** familiäre Bedingungen u. Lebensereignisse; **Anw.:** Eltern von Kindern u. Jugendlichen (6–16 Jahre); **Testdauer:** 60–75 Minuten, gekürzt (nur kinderpsychiatrischer Teil) 40–50 Minuten.

Mannheimer Intel|ligenz|test (Intelligenz*) *m*: (engl.) *Mannheim Intelligence Test*; Abk. MIT; Testbatterie zur Erfassung der intellektuellen Leistungsfähigkeit u. Ermittlung der allgemeinen Intelligenz*; 2 Parallelformen (S u. T), die jeweils 10 Untertests zu sprachfreien u. sprachgebundenen Aspekten der Intelligenz umfassen; computergestützte Fassung; es existiert eine Version für Kinder u. Jugendliche von 9–15 Jahren: Mannheimer Intelligenztest für Kinder und Jugendliche (Abk. MIT-KJ) mit 2 Parallelformen u. je 6 Untertests; **Anw.:** Intelligenztest* für Jugendliche u. Erwachsene von 12–45 Jahren; **Testdauer:** ca. 60 Minuten, reine Bearbeitungszeit 34 Minuten.

Mannheimer Interview zur Sozialen Unterstützung: (engl.) *Mannheimer Interview of Social Support*; Abk. MISU; strukturiertes Interview zur Erfassung des sozialen Netzwerks* u. potentiell unterstützender Strukturen bei Jugendlichen u. Erwachsenen; umfasst 3 Teile: **1.** Befragung aller Netzwerkmitglieder zu funktionalen Unterstützungsdimensionen (instrumentell/psychologisch, krisenbezogen/alltäglich); **2.** detaillierte Befragung von 2 unterstützungsrelevanten Personen zu versch. Unterstützungsbereichen (Alter, Häufigkeit des Kontakts, Entfernung zum Wohnort, Einstellung); **3.** erfasst die Bereitschaft des Probanden zur Inanspruchnahme sozialer Unterstützung*; **Testdauer:** ca. 40 Minuten.

Mannheimer Skala zur Einschätzung sozialer Behinderungen (Skala*) *f*: (engl.) *Disability Assessment Schedule*; Kurzbez. DAS-M; strukturiertes Interview zur Erfassung des Ausmaßes sozialer Behinderung* im außerklinischen sozialen Umfeld unabhängig von psychiatrischer Symptomatik u. psychologischen Funktionseinschränkungen; erfasst werden Allgemeinverhalten, rollenspezifische Lebensbereiche des Patienten, Gesamteinschätzung sozialer Behinderung, biografische u. soziodemografische Informationen auf 10 Skalen u. 1 Globalskala; Eigenfürsorge, Freizeitgestaltung, Verlangsamung, soziale Kompetenz, Mitarbeit im Haushalt, sexuelle Aktivität, Beziehung zu Freunden, Interesse an Berufstätigkeit, allgemeine Interessen, Verhalten in Krisensituationen; **Anw.:** v. a. bei Schizophrenie* i. R. der Erwachsenenrehabilitation, in psychosozialen u. sozialpsychiatrischen Diensten; Verlaufsforschung.

Mann-Whitney-U-Test *m*: (engl.) *Mann-Whitney U-test*; auch U-Test; nichtparametrisches Verfahren* zum Vergleich zweier unabhängiger Stichproben; Analogon zum Zwei-Stichproben-t-Test bei nicht normalverteilten Zufallsvariablen; ergebnisäquivalent zum Wilcoxon*-Test; **Voraussetzung:** Ordinalskalenniveau.

Mann-zu-Frau-Trans|sexuelle (Trans-*; Sexual-*) *m pl*: (engl.) *man-to-woman transsexual*; s. Transsexualität.

MANOVA: Abk. für (engl.) ***m****ultiple* ***an****alysis* ***o****f* ***va****riance*, multiple Varianzanalyse; Verallgemeinerung der ANOVA* auf den Fall mehrerer abhängiger Zufallsvariablen.

Mantra *n*: (engl.) *mantra*; klangvolle Silben- od. Wortfolge, die autosuggestiv monoton wiederholt wird (z. B. im Rahmen einer Meditation*); vgl. Suggestion.

MAO: Abk. für **M**ono**a**min**o**xidase*.

MAO-Hemmer: (engl.) *MAO inhibitors*; Kurzbez. für Monoaminoxidase*-Hemmer.

Mapro|tilin (INN) *n*: (engl.) *maprotiline*; tetracyclisches Antidepressivum* mit ähnlichen Eigenschaften wie Amitriptylin*.

Marasmus (gr. μαρασμός Schwachwerden) *m*: (engl.) *marasmus*; Protein-Energie-Mangelsyndrom mit schwerer Kachexie*; **Vork.:** inf. Mangelernährung, u. a. bei Anorexia* nervosa.

Marburger Angst-Tage|buch: störungsspezifisches, standardisiertes Symptomtagebuch (Margraf, Schneider, 1990) zur kontinuierlichen u. detaillierten Erfassung u. Analyse von Angstanfällen*; der Patient notiert täglich das Auftreten von Angstanfällen od. -zuständen, die Angstintensität, codiert die körperlichen Symptome, Erstanzeichen, die zeitlichen u. situativen Umstände sowie Kognitionen* (s. Angststörung); **Anw.:** Diagnostik, Therapieplanung u. Förderung der Selbstkontrolle bei z. B. Panikstörung* u. Agoraphobie*. Vgl. Angstfragebogen; Tagebuchverfahren.

Marburger Angst|zeichen|liste: Beobachtungsverfahren zur Erfassung der Ängstlichkeit im Vorschulalter; umfasst 24 Verhaltenskategorien zu Motorik, Mimik, Gestik u. Körperhaltung, Automanipulationen u. Sozialverhalten; Beurteilung aufgrund mindestens 3-tägiger Beobachtung der Kinder beim morgendlichen Freispiel im Kindergarten mit Hilfe eines standardisierten Beobachtungsbogens; Stärke der Ängstlichkeit wird mit einem Summenwert über alle beobachteten Verhaltenskategorien ermittelt.

Marburger Einstellungs|inventar zu Liebes|stilen *n*: Abk. MEIL; Selbstbeurteilungsverfahren zur differenzierten Erfassung des Liebesstils (z. B. Liebe, Zuneigung, wechselseitige Einstellungen u. Erwartungen) in heterosexuellen Paarbeziehungen; getrennte Versionen für Frauen u. Männer umfassen je 67 Items zu 6 Dimensionen: romantische, spielerische, freundschaftliche, pragmatische, leidenschaftliche u. altruistische Liebe*; Beurteilung anhand 9-stufiger Skala; computergestützte Fassung liegt vor; **Anw.:** Erwachsene von 20–40 Jahren; Einzel- u. Paardiagnostik; Beratung u. Therapie bei Partnerschaftskonflikten (s. Partner-Konflikt-Gespräch; Partnertherapie); **Testdauer:** 10–15 Minuten.

Marburger Eltern-Kind-Recht|schreib|training: (engl.) *Marburg parent-child spelling training*; Trainingsprogramm für Kinder in der 2.–5. Klasse zur Behandlung von Rechtschreibschwächen (weiter gefasst als isolierte Rechtschreibstörung*, Lese*-Rechtschreib-Störung), bei dem Regeln u. Lösungsstrategien im Umgang mit schriftlichem Material angeboten werden; u. a. Übungen zum Erkennen von Lauten, zu verschiedenen Wortarten (Substantiv, Verb, Adjektiv), Wortstämmen, Groß- u. Kleinschreibung; durch Eltern od. Fachkräfte durchgeführt; **Wirksamkeit:** Es liegen Wirksamkeitsnachweise vor in Form von Verlaufs- u. randomisierten Gruppenvergleichsuntersuchungen über 2 Jahre (Schulte-Körne et al., 1997, 1998, 2001).

Marburger Verhaltens|liste: Abk. MVL; Elternfragebogen zur qualitativen u. quantitativen Erfassung von kindlichen Verhaltensauffälligkeiten* im Grundschulalter; umfasst 80 Items (aktuelle Erfahrungen, Häufigkeit) zu 5 Verhaltenskategorien: emotionale Labilität*, Kontaktangst, unrealistisches Selbstbild, unangepasstes Sozialverhalten* u. instabiles Leistungsverhalten; erfasst insbes. Verhaltensschwierigkeiten, die durch kindzentrierte Spieltherapie* vermindert werden können; es existiert eine computergestützte Version; **Anw.:** Kinder von 6–12 Jahren; Diagn. u. Verlaufskontrolle; gleichzeitig Beobachtungsschulung der Eltern; **Testdauer:** ca. 20 Minuten.

Marginalisierung (lat. margo, marginis Rand): (engl.) *marginalisation*; Prozess der Bildung gesellschaftlicher Randgruppen, meist durch Abwertung sämtlicher od. einiger der Merkmale, die eine Gruppe auszeichnen; nachweisbare negative Auswirkungen auf die psychische u. körperliche Gesundheit; es besteht ein Zusammenhang mit Ausübung von Gewalt; vgl. Ausgrenzung, soziale; Etikettierung.

Marihuana *n*: (engl.) *marijuana*; s. Hanf, Indischer.

Marker (engl. marker Marker) *m*: **1.** (engl.) *marker*; nichtkausaler Risikofaktor*; markiert ein erhöhtes Risiko für z. B. eine Erkrankung, ist aber nicht direkt an der Ätiologie beteiligt; **Einteilung: a)** fester Marker: unveränderlicher Risikofaktor, z. B. Geschlecht od. Ethnizität; **b)** variabler Marker: veränderlicher Risikofaktor, z. B. Stress, dessen Veränderung nachweislich keine Veränderung im Outcome bewirkt; **2.** s. Biomarker.

Marker, somatische (Marker*) *m pl*: in der Vergangenheit aufgetretene, eingeprägte u. erneut aktivierbare ereignisbezogene emotionale u. vegetative Reaktionsmuster aufgrund von Spuren im ventromedialen Präfrontalkortex*; bilden Rückmeldungen über mögliche positive u. negative Konsequenzen einer antizipierten Handlung aufgrund früherer Erfahrungen ab; Konzept (A. Damasio) zum Ablauf von Entscheidungsprozessen; hirnphysiologische Grundlage für sog. Bauchentscheidungen.

Marker-X-Syn|drom (Marker*) *n*: (engl.) *marker X syndrome*; Fragiles*-X-Syndrom.

Mark|lager|erkrankung: (engl.) *medullary layer illness*; Sammelbez. für Erkrankungen des ZNS im Bereich der Substantia* alba; **Formen:** z. B. degenerative, neoplastische, ischämische, metabolische, neurovaskuläre Marklagererkrankungen; häufigste erworbene Marklagererkrankung: Multiple* Sklerose; angeborene Marklagererkrankung: z. B. lysosomale Speicherkrankheiten. Vgl. Erkrankungen, demyelinisierende.

Mark|scheide: (engl.) *medullary sheath*; s. Myelinscheide.

Mark|sub|stanz (lat. substantia Wesen, Beschaffenheit, Stoff) *f*: (engl.) *medullary substance*; s. Substantia alba.

Maroteaux-Lamy-Syn|drom (Pierre M., Genetiker, Paris, geb. 1926; Maurice E. J. L., Pädiater, Humangenetiker, Paris, 1895–1975) *n*: (engl.) *Maroteaux-Lamy syndrome*; s. Mukopolysaccharid-Speicherkrankheiten (Tab. dort).

Martin-Bell-Syn|drom *n*: (engl.) *Martin Bell's syndrome*; Fragiles*-X-Syndrom.

MASK: Abk. für **M**ultiaxiale* **S**chmerz**k**lassifikation.

Masken|gesicht: (engl.) *mask(-like) face*; s. Amimie.

Maslach Burn|out Inventory (Christina M., Psychologe, Berkeley): Abk. MBI; Selbstbeurteilungsverfahren zur Feststellung eines Burnout*-Syndroms; erfasst 22 Items; 3 Subskalen: emotionale Erschöpfung, Erleben von Mitmenschen als Objekte u. nicht als fühlende Menschen, Einschätzung eigener früherer od. aktueller Leistungen u. Leistungsfähigkeit.

Maslow-Bedürfnis|pyramide *f*: (engl.) *Maslow's hierarchy of needs*; s. Bedürfnishierarchie.

Masochismus (Leopold von Sacher-Masoch, österreichischer Schriftsteller, 1836–1895) *m*: (engl.) *masochism*; s. Masochismus, sexueller.

Masochismus, sexueller (Leopold von Sacher-Masoch, österreichischer Schriftsteller, 1836–1895) *m*: (engl.) *sexual masochism*; Form der Paraphilie* mit sexuell erregenden Phantasien, sexuell dranghaften Bedürfnissen u./od. sexuellen Verhaltensweisen, bei denen die sexuelle Erregung u. Befriedigung durch das Erleben von psychischer Demütigung, Unterwerfung od. körperlicher Misshandlung u. Züchtigung erreicht wird; **Häufigkeit:** hohe Dunkelziffer; häufig ausgeführt in gegenseitigem Einvernehmen in sadomasochistischen Zirkeln; **Vork.:** v. a. bei Männern, seltener bei Frauen; **Kriterien:** (diagn.) Die Phantasien, Bedürfnisse u./od. Verhaltensweisen müssen überwiegender od. ausschließlicher Inhalt des sexuellen Interesses sein u. seit mind. 6 Monaten bestehen. **Ther.:** nur bei Leidensdruck od. Gefährdung Anderer; v. a. kognitive Verhaltenstherapie* mit dem Ziel ausreichender Selbstkontrolle. Vgl. Sadomasochismus.

Massage *f*: (engl.) *massage*; physikalisch-therap. Behandlung von Gewebe u. Muskeln durch Druck- u. Zugreize z. B. im Rahmen der somatischen Schmerztherapie*; **Formen: 1.** klassische manuelle Massage durch Streichung, Reibung, Knetung od. Walkung, Klopfung u. Erschütterung (Vibration); **2.** Reflexzonenmassage: Nervenpunktmassage, Bindegewebemassage, Periostmassage u. a.; **3.** apparative Massage mit Vibrationsgeräten, Ultraschall (Mikromassage), Unterwassermassage, Elektromassage (vibrierende Effekte unter Reizstromimpulsen); **Wirkung:** Tonusänderungen der Muskeln, Hyperämie, neuroreflektorische Fernwirkungen.

Massa inter|thalamica (lat. massa Teig, Klumpen, Masse) *f*: (engl.) *intermediate massa*; s. Adhesio interthalamica.

Massen|blutung: (engl.) *intracerebral haemorrhage*; ausgedehnte intrazerebrale Blutung (supratentoriell >50 ml) mit Verdrängung des Hirngewebes u. evtl. Ventrikelblutung; **Urs.:** zerebralarterielle Rhexis, Vorkommen v. a. bei arterieller Hypertonie*, vaskulärer Malformation, Gerinnungsstörung, Schädelhirntrauma*; **Sympt.:** akuter Beginn mit intensiven Kopfschmerzen, Übelkeit, Erbrechen; inf. der schweren Hirnschädigung tiefe Bewusstlosigkeit* bzw. Koma*; **Ther.:** neurol. Intensivbehandlung.

Massen|hysterie (Hysterie*) *f*: (engl.) *mass hysteria, epidemic hysteria*; Massenwahn*.

Massen|neurose (Neur-*; -osis*) *f*: (engl.) *psychogenic epidemics*; Massenwahn*.

Massen|psycho|logie (Psych-*; -log*) *f*: (engl.) *crowd psychology*; aus gruppen- od. soziodynamischen Gesetzmäßigkeiten ableitbare, gleichsinnige Erlebens- u. Verhaltensweisen bei Menschenansammlungen (z. B. Panik*, Ekstase*). Vgl. Massenwahn.

Massen|suizid (Suizid*) *m*: (engl.) *collective suicide*; Suizid*, der in (meist Sekten-ähnlichen) Kollektiven begangen wird; vgl. Suizidepidemie.

Massen|wahn: (engl.) *mass sociogenic illness, psychogenic epidemics*; syn. Massenhysterie, Massenneurose; Bez. für sozialpsychologisch u. systemtheoretisch erklärbares Kollektivphänomen, bei dem größere Gruppen von Menschen z. B. infolge suggestiver, ideologischer Manipulationen od. anderer extremer Emotionalisierung durch interpersonale Induktion deindividuierte Verhaltensweisen entwickeln; i. R. des Massenwahns treten individuelle Wertvorstellungen u. Erfahrungen in den Hintergrund; es können irrationale od. primitiv barbarische (z. B. Schreien) od. destruktive (aggressive) Verhaltensweisen auftreten, die mit Wertvorstellungen Einzelner inkompatibel sind.

Maßnahmen, verhaltens|therapeutische störungs|übergreifende: (engl.) *cognitive-behavioral disorder-expanded measures*; Bez. für verhaltenstherapeutische Verfahren, die bei einer Vielzahl von psychischen Störungen angewendet werden können; z. B. Verhaltensanalyse*, Verhaltensbeobachtung*, Entspannungsmethoden*, Rollenspiel*, Training* sozialer Kompetenz.

Maß|regeln: (engl.) *measures*; i. e. S. Maßregeln der Besserung u. Sicherung; vom Strafrichter verhängte Rechtsfolge bei der Verurteilung von Straftätern; können neben od. anstelle einer Strafe verhängt werden (sog. Zweispurigkeit des Strafrechts). Rein präventive Maßnahmen, dienen dem Schutz der Allgemeinheit vor dem gefährlichen Täter, während die Strafe durch das Schuldprinzip begrenzt wird u. die Verfolgung präventiver Zwecke nur in begrenztem Umfang zulässt. Aufgrund des ausschließlich präventiven Zweckes u. U. auch bei Schuldunfähigen (s. Schuldunfähigkeit) möglich. Maßregeln der Besserung u. Sicherung i. S. des § 61 StGB sind: **1.** Unterbringung* in einem psychiatrischen Krankenhaus (§ 63 StGB, Dauer: unbegrenzt); **2.** Unterbringung in einer Entziehungsanstalt (§ 64 StGB, Dauer: 2 Jahre); **3.** Sicherungsverwahrung* (§ 66ff. StGB); **4.** Führungsaufsicht* (§ 68 StGB, Dauer: 5 Jahre); **5.** Entziehung der Fahrerlaubnis (§ 69 StGB); **6.** Berufsverbot (§ 70 StGB). Die Dauer der Maßregel kann unter besonderen Umständen verlängert werden. Bei Verurteilten sollte diejenige Maßnahme angeordnet werden, die sowohl der Rehabilitation am ehesten dient (Besserung) als auch die Allgemeinheit am besten vor einem kriminellen Rückfall schützt; dies ergibt sich z. T. aus dem jeweils verwirklichten Tatbestand, z. B. Entziehung der Fahrerlaubnis bei Trunkenheit im Verkehr (§ 316 StGB) gemäß § 69 StGB.

Maß|regel|vollzug: (engl.) *hospital order treatment*; Teil der im Strafgesetzbuch vorgesehenen Maßregeln*, der die Unterbringung* in einem psychiatrischen Krankenhaus (§ 63 StGB) u. die Unterbringung in einer Entziehungsanstalt (§ 64 StGB) umfasst; das Ziel des psychiatrischen Maßregelvollzugs wird mit den Begriffen Besserung u. Sicherung umrissen. Ein Gericht muss eine Unterbringung in einem psychiatrischen Krankenhaus anordnen, wenn: **1.** die Voraussetzungen für die Anwendung der §§ 20 od. 21 StGB positiv vorliegen; **2.** die Störung, die zur Annahme der §§ 20/21 StGB führt, nicht nur vorübergehend bestand u. **3.** es davon ausgeht, dass die bisherigen u. die für die Zukunft befürchteten Straftaten **a)** in einem engen Zusammenhang mit der Störung stehen (nicht erforderlich ist jedoch, dass Anlasstat u. zu erwartende Taten vergleichbar sein müssen) u. **b)** erheblich sind. Für die Entlassung aus dem Maßregelvollzug ist nahezu ausschließlich die Beurteilung des zu erwartenden Delinquenzrisikos entscheidend. Die Anordnung einer Entwöhnungsbehandlung* (§ 64 StGB) ist nicht von der aufgehobenen od. verminderten Schuldfähigkeit* (§§ 20 u. 21 StGB) des Täters abhängig u. ist auf 2 Jahre begrenzt. Sie erfolgt, wenn die Tat auf einen sog. Hang zum Konsum berauschender Substanzen (s. Substanzen, psychotrope; Substanzstörungen) zurückgeht u. erwartet werden kann, dass eine Entwöhnungsbehandlung den Hang bessert u. damit auch die Rückfallgefahr in Delinquenz* vermindert. Sie kann nicht angeordnet werden, wenn die Behandlung aussichtslos erscheint. Die Unterbringung im psychiatrischen Maßregelvollzug findet i. d. R. in forensisch-psychiatrischen Kliniken u. Abteilungen statt, die unter der Aufsicht der für die Gesundheitsbelange zuständigen Behörden stehen. Im Vollzug gelten die Maßregelvollzugsgesetze; z. T. sind dies eigene Landesgesetze, z. T. Abschnitte in den Psychischkrankengesetzen* der anderen Bundesländer.

Maß|zahlen: (engl.) *scores*; s. Kennwerte, statistische.

MAST: Abk. für (engl.) ***M**ichigan* **A**lcoholism **S**creening **T**est.*

Masturbation (lat. masturbare sich selbst befriedigen) *f*: (engl.) *masturbation*; auch Onanie, veraltet Ipsation; sexuelle Selbstbefriedigung; biographisch frühe u. häufig zum Orgasmus* führende (meist manuelle) Stimulation der Genitalien, begleitet von (u. U. sexualpsychologisch aufschlussreichen) Masturbationsphantasien.

Masturbations|training (Masturbation*) *n*: (engl.) *masturbatory training*; therapeutische Intervention bei sexuellen Funktionsstörungen* (v. a. Erregungs- u. Orgasmusstörungen bei Frauen u. Männern) durch Information über die eigene Anatomie, Erforschung des eigenen Körpers, manuelle Stimulation der Geschlechtsorgane (Masturbation*), Verwendung von Phantasien u. Einbeziehung des Partners; vgl. Sensate-focus-Übungen; Sexualtherapie; Teasing-Methode.

Masturbation, zwanghafte (Masturbation*) *f*: (engl.) *compulsive masturbation*; Zwangshandlung mit unüberwindlichem Drang zur Masturbation*; **Vork.:** i. R. einer sexuellen Sucht* od. einer Zwangsstörung*.

MATE: Abk. für (engl.) ***M**easurements in **A**ddictions for **T**riage and **E**valuation*; umfassendes Dokumentationssystem (mit Interviews u. Fragebögen) für die Zuordnung von Patienten mit (Alkohol-)Abhängigkeit zu spezifischen Interventionen; wurde in den Niederlanden entwickelt, seit 2009 liegen deutsche Übersetzung u. Validierung vor; Basis für die Zuordnung u. Auswahl von Items stellen bis 2007 verfügbare Effektivitätsstudien dar; umfasst ICD-10- (einschließlich Persönlichkeit) u. ICF-Klassifikation der WHO, komorbide somatische u. psychische Störungen, Beeinträchtigungen der Lebensführung, standardisierte Erfassung der Behandlungsgeschichte; **Anw.:** Forschung u. Versorgung aller stoffgebundenen Suchterkrankungen (Substanzstörungen); **Testdauer:** ca. 1 Stunde (Interview).

Mathematik-Test für 2. Klassen *m*: Abk. MT 2; Leistungstest zur Erfassung der Rechenfertigkeit u. umfassender mathematischer Leistungen bei Kindern; umfasst 6 Untertests: **1.** Gegenstände klassifizieren u. ordnen; **2.** Zahlen: Zahlen ordnen, Zahlenraum, Zahlenverständnis; **3.** Grundlegung der Zahlenoperationen; **4.** Addition; **5.** Subtraktion; **6.** Multiplikation; **Anw.:** Einzel- u. Gruppentest für Grundschüler am Ende der 2. Klasse od. Beginn der 3. Klasse; Früherkennung von partiellen od. erheblichen Defiziten in den mathematischen Grundkenntnissen u. -fertigkeiten.

Matrics: vom amerikanischen National Institute of Mental Health (i. R. der sog. Matrics-Initiative) initiierte Sammlung von Testverfahren zur Prüfung kognitiver Funktionen, die spezifische Testverfahren für bei Schizophrenie* beeinträchtigte kognitive Funktionen enthält; z. B. zur Prüfung von Arbeitsgedächtnis, Aufmerksamkeit/Vigilanz, verbaler Gedächtnisleistung u. Lernen, visuellem Gedächtnis u. Lernen, Problemlösen, sozialer Kognition, kognitiver Verarbeitungsgeschwindigkeit; Ziel: Standardisierung u. Definition von relevanten Endpunkten für Entwicklung von u. für klinische Studien bei kognitiven Störungen bei Schizophrenie; Entwicklung von Strategien zur Behandlung kognitiver Störungen bei Schizophrenie.

Matrix, entwicklungs|psycho|logische (lat. matrix Mutter, Muttertier) *f*: (engl.) *developmental psychological matrix*; Bez. für die Kombination von Entwicklungsthemen u. Entwicklungsaufgaben* (Matrix als zweidimensionale Anordnung zugehöriger Werte), aus der die Entstehung von Entwicklungsrisiken erklärt werden soll, die das Anpassungspotential des Individuums überfordern u. zur Ausbildung psychopathologischer Symptome führen können.

Matrizen|test *m*: (engl.) *progressive matrice*; Untertest des Hamburg*-Wechsler-Intelligenztests für Kinder, bei dem aus 5 möglichen Teilen das Fehlende in einer unvollständigen Matrize ergänzt werden muss; **Anw.:** erfasst schlussfolgerndes Denken, wahrnehmungsgebundenes logisches Denken.

Matrizen|tests, pro|gressive *m pl*: (engl.) *progressive matrices*; s. Raven-Matrizen-Tests.

Maturitas prae|cox (lat. maturare zur Reife bringen) *f*: (engl.) *precocious maturity*; Frühreife, insbes. der Geschlechtsorgane (s. Pubertas praecox); betroffene Kinder wirken erwachsenenähnlich: getragen-langsame Bewegungen, untypischer sprachl. Ausdruck, Beschäftigung mit religiösen od. philosoph. Themen.

Maximieren (lat. maximum das Größte): (engl.) *maximize*; Magnifizierung*.

Mayer-Salovey-Caruso Emotional Intelligence Test: Abk. MSCEIT; Selbstbeurteilungsverfahren zur Erfassung der emotionalen Intelligenz*; umfasst 141 Items in 4 Bereichen: **1.** Wahrnehmung von Emotionen* (z. B. Affekte auf fotografierter Gesichtsmimik erkennen); **2.** Verwendung von Emotionen zur Unterstützung des Denkens; **3.** Verstehen von Emotionen; **4.** Umgang mit Emotionen; die Auswertung erlaubt z. B. Rückschlüsse auf die Fähigkeit, emotionale Informationen zu verstehen u. diese strategisch i. R. von Handlungsplanung u. Selbststeuerung systematisch einzusetzen; **Anw.:** ab 17 Jahren; **Testdauer:** 30–45 Minuten.

MBI: **1.** Abk. für (engl.) ***M**indfullness **B**ased **I**ntervention;* Sammelbez. für verschiedene ganzheitliche, komplementär- u. alternativmedizinische Behandlungsstrategien; z. B. CAM*, Yoga*, Mindfulness*-Therapie, Autogenes* Training, Hypnotherapie*, progressive Muskelrelaxation*; Ziel: Modifizierung negativen, dysfunktionalen Denkens bezogen auf Angst, Veränderung der Wahrnehmung von stressinduzierten Ereignissen, Verbesserung von Anpassung u. Coping; **2.** Abk. für **M**aslach* **B**urnout **I**nventory.

MBO: Abk. für **M**uster-**B**erufs**o**rdnung; s. Berufsordnung, ärztliche; Berufsordnung, psychotherapeutische.

MBO-Ä: Abk. für **M**uster-**B**erufs**o**rdnung für die deutschen Ärztinnen u. Ärzte; s. Berufsordnung, ärztliche.

MBO-PP/KJP: Abk. für **M**uster-**B**erufs**o**rdnung der **P**sychologischen **P**sychotherapeutinnen u. Psychotherapeuten u. **K**inder- u. **J**ugendlichen**p**sychotherapeutinnen u. Kinder- und Jugendlichenpsychotherapeuten; s. Berufsordnung, psychotherapeutische.

MBT: Abk. für **m**entalisierungs**b**asierte **T**herapie*.

MCD: Abk. für (engl.) ***m**inimal **c**erebral **d**ysfunction*; s. Dysfunktion, minimale zerebrale.

McGill Pain Questionnaire: Abk. MPQ; Beurteilungsskala zur klinischen Algesimetrie, die Lokalisation, Qualität, Variabilität u. Intensität von Schmerzen* erfasst; die Qualität wird anhand von 79 Adjektiven (z. B. quälend, pochend, kribbelnd, beißend) bestimmt, die in 20 Untergruppen u. 4 Kategorien (sensorisch, affektiv, evaluierend, verschiedene) aufgeteilt sind. **Anw.:** bei Erwachsenen, in Forschung u. Klinik; **Testdauer:** 5–20 Minuten. Vgl. Schmerzcharakterisierung; Multiaxiale Schmerzklassifikation.

MCI: Abk. für (engl.) ***m**ild **c**ognitive **i**mpairment (in the elderly)*; Bez. (Petersen) für leichte kognitive Beeinträchtigung* im Alter ohne ursächliche organische Erkrankung; **Kriterien:** subjektiv empfundene (s. SMI) u. objektivierbare Gedächtnisstörungen* (Leistung weniger als 1,0, z. T. auch bis 1,5 Standardabweichungen unterhalb der alters- u. bildungsbezogenen Leistungsnorm), normale kognitive Funktionsfähigkeit, intakte Alltagsfunktion, keine Demenz; **Formen:** rein amnestischer Typ; nichtamnestischer Typ (v. a. Auffassungs-, Konzentrations- u. Aufmerksamkeitsstörungen).

McLeod-Syn|drom *n*: (engl.) *McLeod' syndrome*; s. Neuroakanthozytose.

MCMI: Abk. für (engl.) ***M**illon* **C**linical **M**ultiaxial **I**nventory.*

MCST: Abk. für (engl.) ***M**odified* **C**ard **S**orting **T**est.*

MD: Abk. für **M**ajor* **D**epression.

MDA: Abk. für 3,4-**M**ethylen**d**ioxy**a**mphetamin; s. Ecstasy.

M

MDBF: Abk. für **M**ehr**d**imensionaler* **B**efindlichkeits**f**ragebogen.

MdE: Abk. für **M**inderung* **d**er **E**rwerbsfähigkeit.

MDE: Abk. für 3,4-**M**ethylen**d**ioxy-N-**e**thylamphetamin; s. Ecstasy.

MDMA: Abk. für 3,4-**M**ethylen**d**ioxy-N-**m**ethyl**am**phetamin; s. Ecstasy.

Measurements in Addictions for Triage and Evaluation: s. MATE.

Mechano|sensoren (gr. μηχανᾶν bewirken; Sensoren*) *m pl*: (engl.) *mechanosensors*; Sensoren* in Haut, Muskeln, Sehnen, Gefäßen, Herz, Lunge, Intestinaltrakt u. Harnblase, die auf mechan. Reize (z. B. Druck, Dehnung) ansprechen; z. B. Drucksensoren: Mechanosensoren der Haut, die auf Druckstärke (Merkel-Zellen, Tastscheiben), Druckveränderung bei Berührung (Meissner-Tastkörperchen, Sensoren in der Haarwurzel) u. Vibrationen (Vater-Pacini-Lamellenkörperchen) reagieren. Vgl. Pressosensoren.

Meclo|fenoxat (INN) *n*: (engl.) *meclofenoxat*; obsoletes, nicht mehr im Handel befindl. Nootropikum*; früher bei Hirnleistungsstörungen angewendet; **UAW:** Einschlafstörungen, Verwirrtheit.

Meda|zepam (INN) *n*: (engl.) *medazepam*; Benzodiazepin* mit langer Halbwertzeit; **Wirkung:** steigert die Hemmwirkung von GABA; **Ind.:** als Tranquilizer*; **Hinweis:** sicheres Anxiolytikum mit Kumulationsneigung.

M

Median (lat. medianus der Mittlere) *m*: (engl.) *median*; Zentralwert; Lokalisationsmaß*, das bei aufsteigender Sortierung der Messwerte die Messreihe halbiert; jeweils 50 % der Messwerte liegen ober- u. unterhalb des Medians, dieser ist somit das 50. Perzentil bzw. 50 %-Quantil. Bei gerader Anzahl von Messwerten wird der Median als arithmetisches Mittel zwischen den beiden mittleren Werten bestimmt. Bei kontinuierlichen Daten entspricht der Median dem Punkt auf der Werte-Achse, dessen senkrechte Gerade die Fläche der Dichtefunktion halbiert. **Voraussetzung:** mindestens ordinalskalierte Verteilung.

Mediation (lat. mediatio Vermittlung) *f*: (engl.) *mediation*; außergerichtliches Verfahren, bei dem eine allparteiliche dritte Partei (Mediator*, Konfliktvermittler) 2 od. mehrere Konfliktparteien unterstützt, eigenverantwortlich u. freiwillig eine (rechts-)verbindliche u. einvernehmliche Lösung zu finden; theoretische Einflüsse stammen aus Konflikttheorie, Verhandlungsführung u. Problemlösungsansatz; Konfliktparteien können Personen, Gruppen, Institutionen od. Staaten sein, dementsprechend können Gegenstand von Mediation Konflikte* u. a. in Familien, zwischen Nachbarn, in Schulen, Wirtschaft, Gesellschaft (z. B. zwischen Gewerkschaften u. Arbeitgebern, Befürwortern u. Gegnern von Verkehrs- od. Umweltprojekten) bis hin zu bewaffneten Auseinandersetzungen sein. Bei komplexen Problemen od. mehreren Konfliktparteien werden meist mehrere Mediatoren eingesetzt, bei Scheidung* z. B. ein Psychologe u. ein Jurist; idealerweise sind bei den Mediatoren beide Geschlechter vertreten. **Ziel:** eine einvernehmliche, konkrete, möglichst auch nachhaltige Lösung; Familienmediation bezieht sich insbes. auf Trennung u. Scheidung (u. a. Verantwortung für gemeinsame Kinder, derzeitiger Besitzstand, künftige finanzielle Regelungen), aber auch auf Erbschaft od. Versorgung von Angehörigen; **Voraussetzung: 1.** Mediant: Jeder Konfliktbeteiligte muss seine eigenen Bedürfnisse u. Interessen kennen, verstehen u. mitzuteilen lernen (verdeutlicht die Unterschiede zwischen den Medianten). **2.** Mediator: **a)** muss von beiden Konfliktparteien akzeptiert werden u. im Verlauf der Mediation gleiche Distanz halten; **b)** soll Wertschätzung u. Akzeptanz* vermitteln, in emotional belastenden Situationen den Betroffenen Sicherheit u. Unterstützung geben; **c)** ist für die Struktur u. den Prozess verantwortlich; dazu benötigt er inhaltliche (detaillierte Informationen über den Konflikt u. die Parteien) u. prozessuale Kompetenzen (z. B. über zwischenmenschliche Kommunikation, Konfliktanalyse u. -austragung); **d)** soll den Konflikt bei den Parteien belassen (also nicht selbst lösen, sondern höchstens Anregungen geben), eine produktive Kommunikation* fördern u. die Parteien bei der Definition der zentralen Probleme, beim Klären gemeinsamer Interessen u. der Problemlösung* unterstützen. **Anw.:** wenn eine (zumindest rudimentäre) Gesprächs- u. Verhandlungsbereitschaft sowie Interesse an einer fairen Lösung vorhanden sind u. wenn Konfliktparteien ohne Hilfe nicht zu einer Konfliktregelung in der Lage od. bereit sind; problematisch ist Mediation bei sehr intensiven u. verfestigten Konflikten, wenn sehr starke negative Emotionen* (Wut, Verletztsein, Angst, Schuld) vorherrschen od. wenn der Kontakt zu den eigenen Bedürfnissen sehr erschwert ist. Diese Probleme können ggf. mit vor- od. dazwischen geschalteten Einzelgesprächen überwunden werden. **Durchführung:** Das praktische Vorgehen ist stark von Psychotherapie u. Beratung beeinflusst; strukturierter Prozess, der unterteilt werden kann (R. Bastine, 1999) in: **1.** Eingangsphase: u. a. über Mediation informieren, relevante Informationen von den Parteien einholen, Indikation klären; **2.** Verhandlungsphase: zentrale Phase mit den Elementen: **a)** Themen auswählen u. Reihenfolge festlegen; **b)** unterschiedliche Positionen klären; **c)** die zugrunde liegenden unterschiedlichen Interessen u. Bedürfnisse erarbeiten u. verstehen; **d)** eine gemeinsame Problemdefinition erarbeiten; **e)** Lösungsmöglichkeiten entwickeln u. bewerten (Problemlösungstraining*); **f)** eine gemeinsame Vereinbarung aushandeln; **g)** Ergebnisse der Vereinbarung schriftlich festhalten (Memorandum, Vertrag); **3.** Abschlussphase: u. a. Realisierbarkeit überprüfen, Korrekturen u. eventuelle spätere Anpassungen besprechen. **Wirksamkeit:** empirisch gut fundiertes Verfahren mit zeitlich stabilen positiven Ergebnissen (gerichtlichen Verfahren überlegen); gesetzliche Regelung in Österreich, bislang nicht in Deutschland; Qualitätssicherung u. a. durch Bundesarbeitsgemeinschaft für Familienmediation, Bundesverband Mediation in Wirtschaft u. Arbeitswelt, Bundesverband Mediation u. den Europäischen Verhaltenskodex für Mediatoren.

Mediator (lat. mediator Mittelsperson) *m*: **1.** (engl.) *mediator*; Person, die als allparteiliche dritte Partei zwischen Konfliktträgern mit Techniken der Mediation* zum Abbau od. zur Bewältigung von Interessengegensätzen vermittelt; im Kontext von Psychotherapie* v. a. Psychologen u. Juristen mit einer speziellen Weiterbildung zum Mediator, die sich insbes. mit Konflikten in Trennungssituationen befassen; **2.** (statist.) Variable*, die vom Faktor beeinflusst wird u. ihrerseits den Outcome beeinflusst; z. B. werden frühkindliche Störungen (Variable) von Genen (Faktor) beeinflusst u. beeinflussen wiederum spätere Angststörungen (Outcome), sind also Mediator des Effekts von Genen auf Angststörungen. Vgl. Moderator; Konfundierung. **3.** (physiol.) Biomoleküle der interzellulären Kommunikation mit para- u. autokriner Wirkung; z. B. Histamin*, Serotonin* u. Zytokine*.

Medien|sucht: (engl.) *media addiction*; s. Internetsucht; Spielen, pathologisches.

Medikamenten|abhängigkeit: (engl.) *drug dependency*; s. Arzneimittelabhängigkeit.

Meditation (lat. meditatio das Nachdenken) *f*: (engl.) *meditation*; Bez. für gezielte, selbst herbeigeführte Veränderung der Bewusstseinslage zur inneren Sammlung u./od. Fokussierung u. Entspannung*; es sind mehrere Meditationstechniken etabliert, die mit od. ohne Bezugsobjekt (Licht, Form, Körper u. a.) arbeiten. Die resultierende Bewusstseinslage reicht von schläfrigen Entspannungszuständen (s. Entspannung) über Trance-ähnliche Zustände (s. Trance) bis zu einer klaren, wachen Form der Konzentration (Versenkung). **Anw.:** zur Stressbewältigung u. Erholung v. a. im gesundheitsfördernden Bereich; unterstützende Wirksamkeit bei der Behandlung psychosomatischer Erkrankungen, Angst, Schmerzen; **Formen:** Die wesentlichen Grundformen sind konzentrative, aktive bzw. rezeptive, körperzentrierte od. passive Formen; s. Achtsamkeit. (Psycho-)Therapeutische Anwendung finden z. B. Methoden der **Zen-Meditation** i. R. der dialektisch-behavioralen Therapie*. Die aus dem japanischen Zen-Buddhismus stammende Form verfolgt die Ziele Entwicklung u. Ausschöpfung der konzentrierten Lebenskraft, Durchdringung des alltäglichen Lebens mit dieser Kraft, Erkennen u. Schauen des Selbst u. wird im Sitzen (Zazen für sog. Sitz-Meditation) in einer best. aufrechten Haltung durchgeführt. Während der Meditation soll ein sog. Leermachen der Gedanken eingeübt u. ein sog. absichtsloses Sitzen vollzogen werden. **Zazen** ist eine Meditation ohne Gegenstand od. Thema; das eigentliche, tiefste Selbst soll dadurch bewusst u. Selbstverwirklichung* erreicht werden. **Kontraind.:** Psychose, schwere Depression, best. Formen der Epilepsie; **Wirksamkeit:** Wirksamkeitsnachweise für die Heilbehandlung für psychische Störungen fehlen.

Medizin, evidenz|basierte (lat. ars medicina ärztliche Kunst; evidentia Veranschaulichung) *f*: (engl.) *evidence-based medicine*; Abk. EbM; nach Sackett der gewissenhafte, ausdrückliche u. vernünftige Gebrauch der gegenwärtig besten externen, wissenschaftlichen Evidenz* für Entscheidungen in der medizinischen Versorgung individueller Patienten; Integration individueller klinischer Expertise mit der bestmöglichen externen Evidenz aus systemat. Forschung mit dem Ziel der Identifizierung sicherer, präziser u. wirksamer Therapien u. Untersuchungsverfahren; **Vorgehen: 1.** „Übersetzung" des klinischen Falls in eine wissenschaftlich beantwortbare Frage; **2.** systemat. Identifikation der besten verfügbaren wissenschaftlichen Daten aus klinischer u. Versorgungsforschung (Literaturrecherche) für das Problem; **3.** kritische Bewertung der verfügbaren Evidenz in Bezug auf Validität u. Brauchbarkeit; **4.** Integration der ausgewählten u. bewerteten Evidenz mit klinischer Expertise u. Patientenpräferenzen; **5.** Evaluierung der eigenen Leistung. Die Aussagekraft von Evidenz wird entsprechend einer hierarchischen Abstufung bewertet (s. Evidenzgrad, Tab. dort). Untersuchungsergebnisse des höchsten Evidenzgrads* werden z. B. durch die Cochrane Collaboration veröffentlicht; diese werden zunehmend in Leitlinien* berücksichtigt, um qualitativ bestmögliche diagnostische u. therap. Maßnahmen zu erreichen. Einzelstudien können in Literaturdatenbanken identifiziert werden.

Medizin, personalisierte (lat. ars medicina ärztliche Kunst) *f*: (engl.) *personalized medicine*; s. Therapie, personalisierte.

Medizin, traditionelle chinesische (lat. ars medicina ärztliche Kunst) *f*: (engl.) *traditional chinese medicine*; s. TCM.

Medizin, trans|kulturelle (lat. ars medicina ärztliche Kunst) *f*: (engl.) *transcultural medicine*; Ethnomedizin*.

Medulla ob|longata (lat. medulla Mark) *f*: (engl.) *medulla oblongata, myelencephalon*; Myelencephalon, verlängertes Mark, Nachhirn, Bulbus; zum Hirnstamm* (Abb. dort) gehörender Teil des Gehirns (Teil des Rhombencephalons), der auf- u. absteigende Projektionssysteme der Groß- u. Kleinhirnrinde, Kerne der Hirnnerven u. lebenswichtige Zentren (Formatio* reticularis) enthält; **Anatomie:** geht in Höhe des 1. Spinalnervs ohne scharfe Grenze aus dem Rückenmark* hervor u. reicht ventral bis zum kaudalen Rand des Pons*, dorsal bis zur Mitte der Fossa rhomboidea (in Höhe der Striae medullares ventriculi quarti).

Medulla spinalis (lat. medulla Mark): (engl.) *medulla spinalis*; s. Rückenmark.

Mefenorex (INN) *n*: (engl.) *mefenorex*; wegen negativen Nutzen-Risiko-Verhältnisses (u. a. mangelnde therap. Wirksamkeit, Abhängigkeitspotential) nicht mehr im Handel befindl. indirekt wirkendes Sympathomimetikum*; früher für kurze Zeit (3–4 Wochen) als Appetitzügler* angewendet; **UAW:** häufig Nervosität, Schlafstörungen, Palpitation, Schwindel, Kopfschmerz.

MEG: Abk. für **M**agnet**e**nzephalo**g**raphie; Meth. zur Aufzeichnung von Magnetfeldänderungen des Gehirns, die durch Potentialschwankungen zerebraler Neuronenverbände verursacht werden; die Hirnaktivität wird von kontaktlosen Sensoren erfasst, digitalisiert u. computergestützt analysiert, wodurch die Lokalisation von Erregungsmustern (z. B. epilepsietypische spikes) möglich ist u. die sensorische, motorische u. kognitive Hirnfunktion nach wiederholten Reizen dargestellt werden kann. **Anw.:** in Kombination mit MRT* zur Lokalisation u. funktionellen Charakterisierung z. B. in der prächirurgischen Diagnostik bei Epilepsie*. Vgl. EEG.

Mega-: Megalo-; Wortteil mit der Bedeutung groß, lang; von gr. μεγας, μεγαλη, μεγα.

Megalo|manie (Mega-*; -manie*) *f*: (engl.) *megalomania*; Größenwahn*.

Megal|opsie (Mega-*; Op-*) *f*: (engl.) *megalopsia*; s. Metamorphopsie.

Megalo|zephalie (Mega-*; Keph-*) *f*: (engl.) *megalocephaly*; s. Makrozephalie.

M

Mehr|dimensionale körperliche Sym|ptom|liste: (engl.) *Multidimensional Physical Symptom Checklist*; Abk. MKSL; Selbstbeurteilungsverfahren zur Erfassung der aktuellen subjektiven körperlichen Befindlichkeit*; umfasst 21 somatische Befindlichkeitsaspekte zu den Dimensionen positive (6 Items) u. negative (15 Items) körperliche Befindlichkeit; **Anw.:** Verlaufs- u. Erfolgskontrolle von Therapien; Beurteilung der Lebensqualität*.

Mehr|dimensionaler Befindlichkeits|frage|bogen: (engl.) *multidimensional subjective experience inventory*; Abk. MDBF; Fragebogen zur Erfassung der aktuellen psychischen Befindlichkeit*; umfasst die Dimensionen: gute/schlechte Stimmung, Wachheit/Müdigkeit u. Ruhe/Unruhe; für jede Skala wird für jeweils 24 Items (Adjektive) das Ausmaß des Zutreffens auf 5-stufiger Antwortskala angegeben; Aufteilung in parallele Kurzformen möglich; **Anw.:** bei Jugendlichen u. Erwachsenen; **Testdauer:** Langform 24, Kurzformen 12 Minuten. Vgl. Befindlichkeits-Skala.

Mehr-Ebenen-Modell *n*: (engl.) *multi-levels model*; biopsychologische Betrachtungsweise des Verhaltens, die davon ausgeht, dass Verhalten sich simultan auf unterschiedlichen (z. B. somatischen, psychischen, sozialen) Datenebenen äußert; z. B. kann eine Verhaltensstörung durch somatische Begleiterscheinungen (z. B. Hormonausschüttung), motorische Komponenten (z. B. Verspannung), emotionale Beeinträchtigungen (z. B. Angst), begleitende Gedanken (z. B. selbstabwertendes Einreden), interaktionelle Charakteristika (z. B. Schüchternheit) bis hin zu lebensphilosophischen Aspekten (z. B. Sinnkrise) gekennzeichnet sein. Vgl. Datenerfassung, multimodale; Drei-Ebenen-Ansatz.

Mehr|fach|wahl-Wort|schatz-Intel|ligenz|test (Intelligenz*) *m*: Abk. MWT; Leistungstest zur Erfassung des allg. Intelligenzniveaus; umfasst 37 Items mit ansteigendem Schwierigkeitsgrad; in Zeilen mit 5 Wörtern soll ein bekanntes Wort unter 4 fiktiven Neukonstruktionen markiert werden, z. B. Oher-Ohr-Ehr-Ereh-Hor; es liegen 2 Parallelversionen A u. B vor; **Anw.:** 20–65 Jahre; Einzel- od. Gruppentest; Intelligenztest; z. B. geeignet zur Abschätzung des prämorbiden Intelligenzniveaus bei Befindlichkeitsstörung, Depression u. Demenz aufgrund geringer Beeinflussung durch leichte bis mittelschwere psychische Störung (geringe Anforderungen an die aktuell verfügbare Leistungsfähigkeit); **Testdauer:** ca. 5 Minuten.

Mehr-Faktoren-Theorie *f*: (engl.) *multi-factors theory*; Theorie, die davon ausgeht, dass Konstrukte* nicht eindimensional, sondern mehrdimensional, d. h. mit mehreren Teilkonstrukten zu konzipieren sind; demnach kann z. B. globale Intelligenz* in unterschiedl. Teilaspekte (z. B. Gedächtnis*, induktives Denken*) aufgegliedert werden.

Mehr|generationen|per|spektive (Perspektivität*) *f*: (engl.) *multigeneration perspective*; Begriff der (v. a. systemischen) Familientherapie*, der den Einbezug von mehr als 2 Generationen einer Familie bezeichnet; soll durch schrittweise Erweiterung des Blickfelds auf Herkunft der Vorfahren u. deren Lebensverhältnisse ein tieferes gegenseitiges Verstehen der Familienmitglieder ermöglichen. Vgl. Psychotherapie, systemische.

Mehr-Spalten-Technik *f*: (engl.) *multi-columns technique*; Aufzeichnung von Therapieablauf, -fortschritt od. -zielen in Form einer Tabelle, z. B. in kognitiver Therapie* u. rational-emotiver Therapie*; **Formen: 1. Zwei-Spalten-Technik:** Auf einem Protokollbogen werden zu einem best. Ereignis die zu ändernden irrationalen, negativen, automatischen Gedanken* u. möglichst viele Gegenargumente erfasst. Meist als therapeutische Hausaufgabe* in der Verhaltenstherapie angewendet (s. Tab.); **2. Drei-Spalten-Technik:** Zusätzlich zu automatischen Gedanken u. Alternativerklärungen werden die mit dem Ereignis verbundenen Gefühle u. Affekte erfasst. **Ziel:** diagnostisch-therapeutische Methode zur Verdeutlichung u. Übersichtlichkeit des Problemverlaufs u. der therap. Teilschritte für den Patienten. Vgl. Tagesprotokoll.

MEI: Abk. für **M**annheimer* **E**ltern**i**nterview.

MEIL: Abk. für **M**arburger* **E**instellungs**i**nventar zu **L**iebesstilen.

MEL: Abk. für **M**ünchner* **E**reignis-**L**iste.

Melan|cholie (gr. μελαγχολία Schwarzgalligkeit, Tiefsinn) *f*: (engl.) *melancholia*; Bez. für Zustand der Schwermut u. Traurigkeit, als Krankheitsbild im 20. Jahrhundert weitgehend durch den Begriff der Depression* ersetzt; **Geschichte:** aus der Humoralpathologie* stammend u. von Hippokrates

Mehr-Spalten-Technik
Zwei-Spalten-Technik: Klinische Beispiele automatischer Gedanken und möglicher alternativer Erklärungen

Ereignis	automatischer Gedanke	alternative Erklärung
knappes Verpassen des Busses	Typisch, dass mir das passiert, ich bin ein Versager.	Busfahrplan hängt nicht von der Person ab.
direktes Einsteigen in den gerade ankommenden Bus möglich	Typisch, dass mir das passiert, ich bin der Größte.	
Ausbleiben der Begrüßung durch den Vorgesetzten	Ich habe versagt, er ist unzufrieden mit mir.	Die Stimmungslage des Vorgesetzten ist unabhängig von der konkreten Arbeitssituation positiv oder negativ verändert.
freundliche Begrüßung durch den Vorgesetzten	Ich bin der Größte, er bewundert mich.	
Eintreffen führt zur Beendigung des Gesprächs unter Kollegen	Sie haben über mich gelästert.	Die Mittagspause ist vorbei.
Eintreffen führt zur Beendigung des Gesprächs unter Kollegen	Alle haben nur auf mich gewartet.	

von Kos als Überschuss von schwarzer Galle im Blut beschrieben; in Abgrenzung zu Trauer*, die sich durch Trauerarbeit* auflöst, beschreibt S. Freud die Melancholie als tief schmerzliche Verstimmung, in der das Interesse für die Außenwelt durch den Verlust der Liebesfähigkeit u. die Herabsetzung des Selbstgefühls bis hin zur wahnhaften Erwartung einer Strafe aufgehoben ist (ähnlich einer psychotischen Depression*). Vgl. Episode, depressive.

Melan|choliker (Melancholie*) *m*: (engl.) *melancholiac*; s. Temperament.

Melan|opsin *n*: (engl.) *melanopsin*; Protein aus der Netzhaut, das u. a. die Produktion von Melatonin* in der Epiphyse* unterdrückt; vgl. Rhythmus, zirkadianer; Biorhytmus.

Mela|tonin *n*: (engl.) *melatonin*; 5-Methoxy-N-acetyltryptamin; neurosekretorisches Hormon, das fast ausschließlich in den Pinealozyten der Epiphyse in Abhängigkeit vom Hell-Dunkel-Rhythmus (nachts 10–100 mal mehr) sezerniert wird u. über multisynaptische neuronale Verknüpfungen mit zentralen Schrittmachern im hypothalamischen Nucleus* suprachiasmaticus (Abk. SCN) an der Steuerung des zirkadianen Rhythmus*, speziell des Schlaf*-Wach-Rhythmus (bei affektiven Störungen* beeinträchtigt), beteiligt ist; exogenes Melatonin bindet an hochaffine Melatonin-Rezeptoren im SCN u. wirkt dadurch stabilisierend auf zirkadiane Funktionen. Nachweis weiterer spezifischer Melatonin-Rezeptoren im Hirnstamm (Wärmezentren, Regulation der Körpertemperatur), in Blutgefäßen des Gehirns u. in peripheren Zellen (z. B. Immunzellen, Fibroblasten; wirksam gegen oxidativen Stress, stimulierende Effekte auf das Immunsystem); **Ind.: 1.** primäre Insomnie* bei Patienten >55 Jahre; **2.** Off-Label-Use: **a)** Chronobiotikum bei sekundären Schlafstörungen* (z. B. bei Jetlag*-Syndrom, durch Schichtarbeit) sowie REM-Schlaf-assoziierten Parasomnien*; **b)** Regulation des Biorhythmus bei saisonal-affektiver Störung*; **Kontraind.:** Autoimmunerkrankungen; hereditäre Galaktose-Intoleranz, Laktasemangel od. Glukose-Galaktose-Malabsorption; **Wechselwirkungen:** Cimetidin, Nicotin*, Fluvoxamin*, Carbamazepin*, Rifampicin, Östrogene*; **UAW:** gelegentlich: Bauchkrämpfe, Müdigkeit, Reizbarkeit, Nervosität, Rastlosigkeit, Migräne, Hyperhidrose, Gewichtszunahme. Vgl. Agomelatin.

Melisse: (engl.) *balm*; Melissa officinalis; Zitronenmelisse; Staude aus der Familie der Lippenblütler, deren Laubblätter ätherisches Öl, Gerbstoffe, Bitterstoffe u. Flavonoide enthalten; **Wirkung:** spasmolytisch, karminativ u. sedierend; **Verw.:** bei Einschlafstörungen* u. funktionellen Abdominalbeschwerden*.

Melperon (INN) *n*: (engl.) *melperon*; Neuroleptikum* aus der Gruppe der Butyrophenone*; **Wirkung:** Blockade der Serotonin-Rezeptoren (5-HT_2-Rezeptoren), der Noradrenalin-Rezeptoren (Alpha-1-Rezeptoren), deutlich weniger der Dopamin-D_2-Rezeptoren; kaum nachweisbare Wirkung u. a. auf Histamin-H_1-Rezeptoren u. muscarinerge Acetylcholin-Rezeptoren; affektive Entspannung, in höherer Dosierung antipsychotische Wirkung; **Ind.:** Schlafstörungen*, Verwirrtheit im Alter, psychomotorische Unruhe, Erregungszustände bei Psychose, organisch bedingte Demenz*; **Kontraind.:** Leberinsuffizienz, Fruktose-Intoleranz; **UAW:** Müdigkeit, orthostatische Dysregulation, Tachykardie, Erhöhung der Leberenzyme, selten Arrhythmien, selten EPS, evtl. Spätdyskinesien, sehr selten Leukopenie, Thrombozytopenie, Panzytopenie, Agranulozytose u. malignes neuroleptisches Syndrom*.

Memantin (INN) *n*: (engl.) *memantine*; Antidementivum*; als nichtkompetitiver NMDA*-Rezeptor-Antagonist wirkendes Amantadinderivat; **Ind.:** moderate bis schwere Demenz bei Alzheimer*-Krankheit; **Kontraind.:** Epilepsie*, schwere Nierenfunktionsstörung; **Wechselwirkungen:** Levodopa*, Dopamin-Agonisten, Neuroleptika*, Barbiturate*, Baclofen*, Ketamin*, Dextromethorphan, Amantadin*, Warfarin; **UAW:** Schwindel, Unruhe.

Memory-Klinik (engl. memory Gedächtnis, Erinnerungsvermögen) *f*: (engl.) *memory clinic*; Gedächtnisambulanz*.

Men|arche (gr. μήν, μηνός Monat; ἀρχή Anfang) *f*: (engl.) *menarche*; erstes Auftreten der Menstruation in der Pubertät*; in den westlichen Industriestaaten etwa zwischen 9. u. 16. Lebensjahr, durchschnittlich mit 12,8 Jahren (aufgrund der Akzeleration 4 Jahre früher als vor 100 Jahren); Zeitpunkt wird u. a. beeinflusst von ethnischen, klimatischen u. konstitutionellen Faktoren (bei Inuit etwa im 23. Lebensjahr, in Südeuropa zwischen 10. u. 12. Lebensjahr). **Klin. Bedeutung:** Die Menarche kennzeichnet den Übergang vom Mädchen zur Frau u. kann ambivalente Gefühle auslösen; daher ist die emotionale Vorbereitung auf die Menstruation, Wissensvermittlung u. Information von großer Relevanz, um der Tabuisierung natürlicher körperlicher Vorgänge entgegenzuwirken u. eine positive Verarbeitung der Menarche zu fördern. Wesentliche Voraussetzung für eine stabile weibliche Identität ist das Kennenlernen des eigenen Körpers u. der bewusste Umgang mit sexuellen Bedürfnissen. Ursachen des primären Ausbleibens der Menarche (keine Menstruation vor dem 16. Lebensjahr) od. sekundärer Amenorrhö*: z. B. familiär bedingte Verzögerung der Menarche, Begleitsymptom von Krankheiten, hormonale Störungen, hypothalamisch-hypophysär bedingte Ursachen (z. B. Stress, emotionale Belastung, Prolaktinom), Chromosomenstörungen, adrenogenitales Syndrom, testikuläre Feminisierung, Ernährungsstörungen. Auch psychische Störungen, die mit verringerter Nahrungsaufnahme einhergehen, z. B. Anorexia* nervosa od. Bulimia* nervosa, können aufgrund einer Beeinträchtigung in der Geschlechtsentwicklung das Ausbleiben bzw. verspätete Eintreten der Menarche zur Folge haben.

Menière-Krankheit (Prosper M., Arzt, Paris, 1799–1862): (engl.) *Menière's disease*; syn. Morbus Menière; Symptomenkomplex mit Trias aus Anfällen von Schwindel* (mit Übelkeit u. Erbrechen), Tinnitus* aurium u. fluktuierender Schwerhörigkeit* inf. endolymphatischen Hydrops des Labyrinths; **Ätiol.:** gestörter Regelkreis zwischen Produktion (Stria vascularis) u. Rückresorption (Saccus endolymphaticus) der Endolymphe, vaskuläre u. immun. Faktoren werden diskutiert; gestörtes Kaliumgleichgewicht in der Cochlea; **Ther.:** **1.** konservativ.: im Anfall symptomatisch; im Intervall Anfallsprophylaxe hochdosiert mit Histamin-Antagonist Betahistin; im fortgeschrittenen Stadium Applikation ototoxischer Arzneimittel (Gentamicin) in das Mittelohr; **2.** operativ: Versuch der Entlastung der Endolymphräume durch Saccotomie; evtl. Neurektomie der Nervi vestibulares.

Mening-: Wortteil mit der Bedeutung Haut, Hirnhaut; von gr. μῆνιγξ, μήνιγγος.

Meningeom (Mening-*; -om*) *n*: (engl.) *meningioma*; langsam wachsender, i. d. R. benigner Tumor, von den Meningen* des Gehirns (Deckzellen der Arachnoidea* mater) u. Rückenmarks (hier von den Ligamenta denticulata) ausgehend; maligne Entartung möglich; **Epidemiol.:** ca. 25 % aller intrakraniellen Tumoren; m : w = 1 : 2; Prädilektionsalter 35.–50. Lebensjahr; **Diagn.:** bildgebende Verfahren; **Ther.:** neurochirurgisch, ggf. Bestrahlung; **Progn.:** gut, abhängig vom histologischen Grad, maligne Varianten selten. Vgl. Hirntumoren.

Meninges (Mening-*) *fpl*: (engl.) *meninges*; Hirn- u. Rückenmarkhäute; **1.** Pachymeninx: Dura* mater; **2.** Leptomeninx: Arachnoidea* mater u. Pia* mater.

Meningismus (Mening-*) *m*: (engl.) *meningism*; meningeales Syndrom; Bez. für Kombination von Symptomen, die durch eine Erkrankung der Meningen (s. Meninges) verursacht werden; **Klin.:** insbes. Kopfschmerz*, Lichtempfindlichkeit, Nackensteifigkeit* mit Opisthotonus* u. Brudzinski*-Nackenzeichen, Kernig*-Zeichen, vegetative Störungen, Hirndrucksymptome (z. B. Bradykardie, Erbrechen; s. Hirndrucksteigerung), Sensibilitätsstörungen*, evtl. psychische Veränderungen; **Formen: 1. akuter** Meningismus bei Meningitis* od. Meningoenzephalitis*, i. R. einer Subarachnoidalblutung*, als aseptische entzündl. Begleitreaktion bei akuter Allgemeininfektion, bei Entzündung in der Nachbarschaft der Meningen (sympathische Meningitis), nach Lumbalpunktion*, starker Sonneneinstrahlung (Insolation); **2. chronischer** Meningismus u. a. bei chron. Meningitiden, Lues cerebrospinalis (bei Syphilis* auftretende Form der Neurosyphilis), Meningeosis carcinomatosa (diffuse Metastasierung eines Karzinoms in die Meningen, insbes. in den Subarachnoidalraum).

Meningitis (Mening-*; -itis*) *f*: (engl.) *meningitis*; Entzündung der Meninges*; Entzündung der harten (Pachymeningitis) od. weichen Hirnhaut (Leptomeningitis) bzw. der Rückenmarkhäute (Meningitis spinalis), meist kombiniert (Meningitis cerebrospinalis); meldepflichtige Erkrankung; **Formen: 1. bakterielle** Meningitis: **a)** eitrige (purulente) Meningitis mit Eiteransammlung v. a. über den Großhirnhemisphären (Hauben- bzw. Konvexitätsmeningitis); Erreger: u. a. Meningokokken, Pneumokokken, Staphylokokken, Haemophilus influenzae; Kompl.: septisch-toxischer Schock, Waterhouse*-Friderichsen-Syndrom; **b)** nichteitrige Meningitis (basale Meningitis), meist als sog. Begleitmeningitis i. R. von infektiösen Allgemeinerkrankungen, z. B. Lyme*-Borreliose, Tuberkulose*; eine nichteitrige Meningitis tritt auch in der Frühphase einer eitrigen Meningitis bzw. nach deren antibiotischer Anbehandlung auf. **2. abakterielle** Meningitis: **a)** virale Meningitis: sog. lymphozytäre Meningitis, Übergang in Meningoenzephalitis* möglich; Erreger: v. a. Flaviviren (FSME),

Coxsackie-Viren, Echo-Viren, Masern- u. Mumps-Viren; **b)** Meningitis durch Protozoen, z. B. bei Toxoplasmose*; **c)** Meningitis durch Pilze, z. B. Cryptococcus neoformans; **d)** Meningitis durch physikalische Einwirkung, z. B. nach Strahlenexposition od. Sonnenbestrahlung; **Klin.:** allgemeine Sympt., z. B. Meningismus*, Fieber, evtl. Bewusstseinsstörung*, epileptische Anfälle*, Stauungspapille; beim Neugeborenen häufig nur unspezif. Sympt., evtl. vorgewölbte Fontanelle u. epileptische Anfälle; **Kompl.:** v. a. Hirnödem, Hirnabszess, Sepsis, als Spätkomplikation Hydrozephalus*; **Diagn.:** Lumbalpunktion*, Erregernachweis im Liquor (s. Liquordiagnostik); **Ther.:** intensivmedizinische Überwachung; bei Erregernachweis spezif. Chemotherapie, bei viraler Meningitis symptomatische Behandlung; u. U. prophylaktische antibiotische Behandlung von Kontaktpersonen.

Meningo|en|zephalitis (Mening-*; Enkephal-*; -itis*) *f*: (engl.) *meningoencephalitis*; syn. Enzephalomeningitis; auf das Gehirn übergreifende Meningitis* bzw. auf die Meninges* übergreifende Enzephalitis* mit entsprechenden klinischen Symptomen.

Meno|pause (gr. παῦσις Ende): (engl.) *menopause*; Zeitpunkt der letzten spontanen Menstruation, der retrospektiv 1 Jahr lang keine weitere ovariell gesteuerte uterine Blutung folgt; meist zwischen 50. u. 52. Lebensjahr; ob depressive Störungen häufiger auftreten, wird kontrovers diskutiert; s. Midlife-Crisis. Vgl. Klimakterium (Abb. dort).

Mensch-Computer-Inter|aktion (Interaktion*) *f*: (engl.) *Human-Computer-Interaction (Abk. HCI)*; s. Mensch-Maschine-Interaktion.

Menschen|behandlung: (engl.) *psychognostics*; s. Psychognostik.

Menschen|kenntnis: (engl.) *knowledge of human nature*; s. Psychognostik.

Menschen|rechts|übereinkommen zur Bio|medizin (Bio-*; lat. ars medicina ärztliche Kunst): (engl.) *Bioethics Convention*; s. Bioethik-Konvention.

Mensch-Maschine-Inter|aktion (Interaktion*) *f*: (engl.) *Human-Machine-Interaction (Abk. HMI)*; interdisziplinäres Forschungsgebiet, das sich u. a. mit der Analyse, Gestaltung u. Bewertung sowie der Gebrauchstauglichkeit der Interaktionen von Menschen u. Maschinen im Allg. (z. B. interaktive Informatiksysteme, Fahrzeuge; s. Mensch-Maschine-System) beschäftigt; Ziel ist es, diese Systeme passend zum Nutzungskontext zu realisieren; **Mensch-Computer-Interaktion** (Abk. MCI) beschäftigt sich als Teilgebiet der Informatik mit Design, Auswertung u. Umsetzung von interaktiven Informatiksystemen in Bezug auf eine benutzergerechte Gestaltung. **Software-Ergonomie** (Abk. SE) soll Benutzbarkeit u. Gebrauchstauglichkeit von Computerprogrammen erhöhen u. Mensch-Maschine-Schnittstelle optimieren (z. B. Barrierefreiheit, Standardisierung nach DIN u. ISO).

Mensch-Maschine-System *n*: (engl.) *Human-Machine-System*; interaktive Zusammenarbeit, bei der Mensch u. Maschine als Einheit jeweils typische Leistungen zur Verfolgung eines Ziels erbringen; die Maschine übernimmt Aufgaben, die durch Algorithmen beschreibbar sind, der Menschen die nicht objektivierbaren Aufgaben des Wahrnehmens, Denkens u. Handelns. **Beispiel:** Fahrzeug mit Fahrer; fremdsprachliche Übersetzung mit Hilfe eines elektronischen Wörterbuchs. Vgl. Mensch-Maschine-Interaktion.

Menstruations|störungen (lat. menstruus allmonatlich): (engl.) *abnormal menses*; s. Zyklusstörungen.

mental (lat. mens, mentis Verstand, Geist): (engl.) *mental*; das Denken, den Geist betreffend, z. B. Mentaltraining*; auch i. w. S. von Bewusstsein* gebraucht.

Mental|coaching (mental*; Coaching*): (engl.) *mental coaching*; Mentaltraining*.

Mentalisierung (mental*): (engl.) *mentalisation*; Fähigkeit, eigenes Verhalten od. Verhalten anderer Menschen durch Zuschreibung mentaler Zustände zu interpretieren u. aus dem Verhalten zugrunde liegende Intentionen u. leitende Vorstellungen zu erkennen; Konzept in Anlehnung an Theory* of Mind; Entwicklung ab den ersten Lebensmonaten, Voraussetzung: Aufbau von sicherer Bindung zu Bezugspersonen, wobei die referentielle Verankerung*, einschließlich der Fähigkeit, sich selbst als Urheber von Gedanken u. Handlungen zu begreifen, bedeutsam ist; **klin. Bedeutung:** Grundlage für mentalisierungsbasierte Therapie*.

Mental|training (mental*) *n*: (engl.) *mental training*; syn. Mentalcoaching, mentales Training; Bez. für verhaltenstherapeutische, imaginative, suggestive, hypnotherapeutische od. körperorientierte Verfahren, i. e. S. Erzeugung einer positiven inneren Grundeinstellung (sog. positives Denken) durch Affirmationen u. Visualisierungen; **Anw.:** u. a. als Einzelverfahren in der klinischen Psychologie bei psychotischen Störungen zum Verhaltensaufbau*; in der Gerontopsychiatrie zum Erhalt kognitiver Fähigkeiten; in der Psychosomatik zur Krankheitsverarbeitung*, z. B. bei chronischem Schmerz; bei psychiatrischen Störungen zur Optimierung gesunder Handlungsabläufe (Konfrontationstherapie) od. zur Ressourcenaktivierung*; **Therapieziel:** durch aktive Einbeziehung des Patienten Erhöhung der Selbstwirksamkeitserwartung, positive Beeinflussung kognitiver Prozesse; **Hinweis:** kein empirischer Nachweis für ausschließliche Verw. des mentalen Trainings bei Störungen mit Krankheitswert. Vgl. Denken, positives; Suggestion; Selbstinstruktionstraining; Monolog, innerer; Shaping; Fading.

Mentoring (engl. mentoring beratend): (engl.) *mentoring*; Bez. für die geschützte Partnerschaft von 2 Personen, bei der die erfahrene Person (Mentor) ihr fachliches od. Erfahrungswissen* an eine unerfahrenere Person (Mentee, Protegé) weitergibt;

Formen: informelles u. formelles Mentoring, internes u. externes Mentoring; **Anw.:** z. B. im Rahmen der psychotherapeutischen Ausbildung* od. als Personalentwicklungsinstrument in Unternehmen (Mentoring-Programm; insbes. zur Förderung von Nachwuchskräften u. Erhöhung des Frauenanteils in Führungspositionen).

MEOS: Abk. für **m**ikrosomales **E**thanol **o**xidierendes **S**ystem; s. Alkohol.

MEP: Abk. für **m**otorisch **e**vozierte **P**otentiale; s. Potentiale, evozierte.

Meperidin *n*: (engl.) *meperidine*; s. Pethidin.

Mepro|bamat (INN) *n*: (engl.) *meprobamat*; nicht mehr im Handel befindlicher Tranquilizer* vom Typ der Dicarbamate (Carbaminsäurederivate*) mit anxiolytischen, sedierenden u. antikonvulsiven Eigenschaften; unterliegt dem Betäubungsmittelgesetz (Anlage II); früher angewendet bei Angst- u. Spannungszuständen nicht psychot. Art, Schlafstörungen, in der Gynäkologie bei Dysmenorrhö; **UAW:** allerg. Hautreaktionen, Agranulozytose, Schläfrigkeit, Schwindel, Diarrhö, Ataxie; cave: Abhängigkeitspotential, Toleranzentwicklung.

Merk|fähigkeit: (engl.) *retentiveness*; Vermögen, aktuelle Sachverhalte, Wahrnehmungen u. Erfahrungen über kurze Zeiträume im Neugedächtnis* zu speichern; Leistung des Arbeitsgedächtnisses*; Merkfähigkeit ist bei anterograder Amnesie* gestört.

M

Merk|fähigkeits|störung: (engl.) *memory deficit*; s. Amnesie, anterograde.

Merkmal: **1.** (engl.) *characteristic, trait*; bestimmbare Eigenschaft einer Beobachtungseinheit (Person od. Objekt), die auf einer Skala* gemessen werden kann; **Einteilung:** **a)** qualitatives Merkmal: Merkmal mit begrifflichen Kategorien od. Zahlencodes als Ausprägungen (z. B. Farbe, Wirksamkeit, Richtigkeit); wird auf einer Nominalskala (s. Skalenniveau) bestimmt; **b)** quantitatives Merkmal: Merkmal mit Zahlen als Ausprägungen, die sinnvolles Rechnen od. Vergleichen ermöglichen; wird auf einer Ordinal-, Intervall- od. Ratioskala gemessen; **c)** metrisches Merkmal: quantitatives Merkmal, das auf einer Kardinalskala gemessen wird, d. h. einer Skala mit sinnvoll definierten Abständen; das Abstandsmaß wird Metrik genannt. Abstrahiert man von dem konkreten Merkmal, spricht man von Variablen*. **2.** ein Merkmal z. B. eines Produkts, Prozesses od. Systems kann inhärent od. zugeordnet, qualitativer od. quantitativer Natur sein; Qualitätsmerkmale sind stets inhärent; Merkmalsklassen: physisch (z. B. mechanisch), sensorisch (z. B. Berührung), verhaltensbezogen (z. B. Höflichkeit), zeitbezogen (z. B. Verfügbarkeit), ergonomisch (z. B. auf die Sicherheit von Menschen bezogen) u. funktional (z. B. auf die Höchstgeschwindigkeit eines Fahrzeugs bezogen).

Merkmal|bindung: (engl.) *characteristic fixation*; Bindung von Merkmalen* an das jeweils wahrgenommene Objekt; Merkmale (z. B. Farbe, Form, Größe, Orientierung bei visuellen Reizen) werden neuronal verteilt verarbeitet, beim späteren Gedächtnisabruf jedoch reaktiviert u. integriert (Bindungsproblem), wobei Intra- u. Inter-Item-Bindungen (Merkmale innerhalb der Objekte u. zwischen verschiedenen Objekten) eine Rolle spielen. Dadurch können unterschiedliche im Gesichtsfeld liegende Objekte voneinander abgegrenzt u. unterschieden werden. Intraindividuelle Merkmale eines Objekts werden als zeitlich synchrone Neuronenaktivität durch Oszillationen im EEG abgebildet. Vgl. Merkmalintegration.

Merkmal|integration (Integration*) *f*: (engl.) *characteristic integration*; Zusammenfassung unterschiedlicher Merkmale* wahrgenommener Objekte, wodurch einzelne Objekte voneinander unterschieden werden können; Merkmalintegration u. Merkmalbindung* sind Voraussetzung für eine einheitliche, kohärente Wahrnehmung* eines komplexen Abbilds der Realität. Vgl. Merkmalintegrationstheorie.

Merkmal|integration|theorie (Integration*) *f*: (engl.) *characteristic integration theory*; Abk. MIT; in der Wahrnehmungspsychologie postulierter Ansatz zur Objekterkennung (A. Treisman, 1980); **Grundannahme:** präattentive Verarbeitung (ohne bewusste Aufmerksamkeitszuwendung ablaufende Wahrnehmung* von Umgebungsreizen mit bevorzugter Wahrnehmung auffälliger, d. h. salienter Elementarmerkmale) wird von gerichteter Aufmerksamkeit* (bewusstes Richten der Aufmerksamkeit auf Wahrnehmungsobjekte, Zusammenfassen der Elementarmerkmale der Wahrnehmungsobjekte u. Abgleich mit internen Repräsentationen zur Objektidentifikation) unterschieden.

Mescalin *n*: (engl.) *mescaline*; Halluzinogen*; Hauptalkaloid versch. mittel- u. südamerikanischer Kakteenarten (z. B. Peyotl); traditionelle psychotrope Substanz* (orale Aufnahme, v. a. als sog. Mescal-buttons, Pflanzenscheiben von Lophophora williamsii); erzeugt bes. Farbhalluzinationen (s. Halluzination, optische).

Mes|en|cephalon (gr. μέσος mittleres, mitten, zwischen; Enkephal-*) *n*: (engl.) *mesencephalon, midbrain*; Mittelhirn; zum Hirnstamm* (Abb. dort) gehörender zwischen Diencephalon u. Metencephalon gelegener u. vom Aqueductus cerebri durchzogener Teil des Gehirns*; **Anatomie:** dorsal reicht es vom Unterrand der Vierhügelplatte (Lamina tecti mit Colliculus superior u. Colliculus inferior) bis zum Epiphysenstiel, ventral vom Oberrand der Pons bis zum Unterrand der Mammillarkörper; enthält Tectum mesencephali u. Pedunculus cerebri (Tegmentum* mesencephali u. Crus cerebri; s. Abb.).

Mesmerismus (Franz Anton Mesmer, Paris, 1734–1815) *m*: (engl.) *mesmerism*; umstrittene Lehre vom sog. animalischen Magnetismus, nach der Krankheiten eine Folge der ungleichen Verteilung eines physikalisch erfassbaren allgegenwärtigen sog. Fluidums seien, welches das Universum erfülle u.

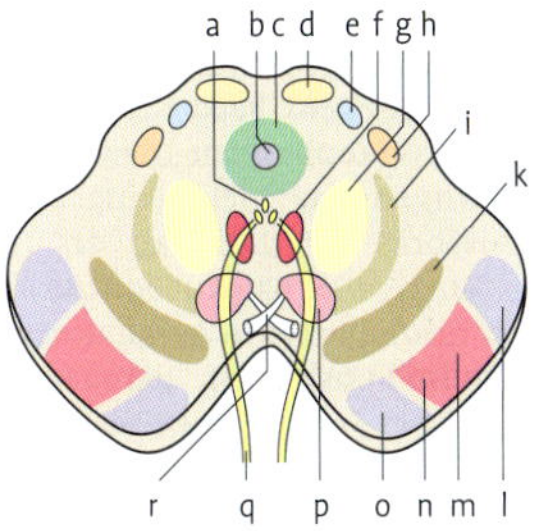

Mesencephalon: Horizontalschnitt im rostralen Bereich; a: Nuclei nervi oculomotorii; b: Aqueductus mesencephali; c: Substantia grisea centralis; d: Colliculus superior; e: Brachium colliculi superioris; f: Fasciculus longitudinalis medialis; g: Formatio reticularis; h: Corpus geniculatum mediale (diencephaler Hirnteil); i: Lemniscus medialis; k: Substantia nigra; l: Fibrae parieto- et temporopontinae; m: Fibrae corticospinales; n: Fibrae corticonucleares; o: Fibrae frontopontinae; p: Nucleus ruber; q: Nervus oculomotorius; r: Decussatio tegmentalis anterior

eine Verbindung zwischen den Menschen u. Gestirnen herstelle; mit Hilfe des Magnetisierens würden die heilenden Kräfte der Natur verstärkt.

Mesoridazin *n*: (engl.) *mesoridazine*; wegen kardialer UAW (v. a. Herzrhythmusstörungen) nicht mehr im Handel befindliches Neuroleptikum* aus der Gruppe der Phenothiazine*; früher zur Behandlung schizophrenieähnlicher Krankheitsbilder angewendet.

Messenger, retro|grader (engl. messenger Bote): (engl.) *retrograde messenger*; postsynaptisch freigesetzter u. nach Diffusion durch den synaptischen Spalt (mit Hilfe einer Aktivierung präsynaptischer Transmittervesikel) präsynaptisch wirksamer Botenstoff, der die Ausschüttung der Neurotransmitter* u. damit die Übertragungsstärke an der Synapse* beeinflusst; z. B. Stickstoffmonoxid* (von Relevanz für die Langzeitpotenzierung, da es eine dauerhaft erhöhte Transmitterausschüttung in den synaptischen Spalt bewirken u. die Bildung von Engrammen* fördern kann; s. Gedächtnis; LTP), Kohlenmonoxid, Arachidonsäure.

Messenger-RNA (engl. messenger Bote): s. mRNA.

Mess|fehler: (engl.) *measurement error*; Bez. für das allgemeine Phänomen, dass eine Messung nicht mit dem übereinstimmt, was gemessen werden soll; bei kategorialen Variablen (z. B. psychische Störungen) spricht man von Fehlklassifikation (s. Klassifikation). Entscheidend für die Quantifizierung von Messfehlern u. die Untersuchung ihrer Auswirkungen sind Sensitivität* u. Spezifität*. In der Praxis sind Subjektvarianz* u. Messfehler häufig schwer zu trennen.

Messie-Syn|drom *n*: (engl.) *messie syndrome*; s. Vermüllungssyndrom; Zwangsstörung.

Messung, kriteriums|orientierte: (engl.) *criterion-orientated measurement*; Vergleich der Leistung einer Person mit einem inhaltlich definierten Ziel; mit Hilfe eines Verfahrens soll die Fähigkeit einer Person zur Lösung bestimmter Aufgaben geschätzt u./od. die Person gemäß dieser Fähigkeit einer Klasse von Personen zugeordnet werden. Bei der normorientierten Messung werden die Personen im Hinblick auf die Gesamtverteilung beurteilt (z. B. Intelligenzquotient); bei der kriteriumsorientierten Messung wird geprüft, ob das Kriterium (z. B. Fremdsprachenkenntisse mit Niveau A) erreicht wurde od. nicht.

Messung, physio|logische: (engl.) *physiological measurement*; Ermittlung eines Wertes durch quantitativen Vergleich einer physiologischen Messgröße mit einem Referenzwert; physiologische Messgrößen sind z. B. physikalische, biochemische od. informationsverarbeitende Funktionen wie Blutdruck, Körpertemperatur, zerebrale Durchblutung u. Gehirnfunktionen (z. B. Hirnströme u. kortikales Gleichspannungspotential).

Mess|verfahren, neuro|physio|logische: (engl.) *neurophysiological measurement methods*; Messmethoden für die Untersuchung der Funktionsweise des Nervensystems (dynamische Prozesse in der einzelnen Nervenzelle bis zur Funktionsweise neuronaler Netzwerke); v. a. elektrophysiologische Methoden (z. B. EEG*, EKG* od. evozierte Potentiale*) u. bildgebende Verfahren (z. B. fMRT*).

Met-: auch Meta-; Wortteil mit der Bedeutung nach, hinter; von gr. μετά.

Meta|ana|lyse (Met-*; Analyse*) *f*: (engl.) *meta-analysis*; systematische Auswertung der vorhandenen Literatur unter Anwendung statistischer Verfahren, um zu einer Gesamtschätzung der untersuchten Effekte zu gelangen; während sich Primäranalysen (Originalauswertung) auf eine einzige Studie beziehen, integrieren Metaanalysen (Sekundäranalysen) die Befunde mehrerer Studien; Metaanalysen können unterschiedlich erfolgen u. stellen keine einheitliche Methode dar. Gemeinsamer allgemeiner **Ablauf: 1.** Formulierung der Forschungsfragen, die mit der Metaanalyse zu beantworten sind; **2.** systematische Literatursuche; **3.** Erstellen eines Codiersystems für Beschreibung u. Bewertung der einzelnen Studien; Wahl eines einheitl. Maßstabes zur Quantifizierung der Studienergebnisse (Effektstärken, Odds-Ratio usw.); **4.** Überprüfung der Beobachterübereinstimmung* bezüglich des Beschreibungssystems; **5.** Auswertung der einzelnen Studien mit Codiersystem; **6.** Aufbereitung der Daten: u. a. mittlere Effektstärken* (ungewichtet, gewichtet nach Stichprobengrößen, Bewertungsparametern u. a.); Zusammenhang von Effektstärken u. Struktur- bzw. Bewertungsdaten; **7.** Dokumentation: insbes. Literaturverzeichnis der verwendeten Studien; **Kritikpunkte: 1.** Studien mit unterschiedl. methodischer Dignität sollten nicht zusammengefasst werden. **2.** Daten innerhalb der einzelnen Studien sind voneinander abhängig, so dass pro Studie nur eine mittlere Effektstärke berechnet werden darf. **3.** Studien unterscheiden sich in Anzahl u. Auswahl der Untersuchungsverfahren, was zu Vergleichsproblemen führt. **4.** Metaanalysen von Interventionsstudien berücksichtigen keine Prozessdaten u. keine Einzelfallstudien. **Klin. Bedeutung:** wichtige Form der Literaturaufbereitung, wird häufig beim Vergleich unterschiedl. Interventionsformen angewendet, sollte aber durch andere methodische Konzepte ergänzt werden. Bei der evidenzbasierten Medizin* repräsentiert sie den Evidenzgrad* 1, sofern sie sich auf randomisierte kontrollierte Studien bezieht.

Meta|clazepam (INN) *n*: (engl.) *metaclazepam*; nicht mehr im Handel befindliches Benzodiazepin*; früher als Tranquilizer* angewendet.

Meta|gedächtnis (Met-*): (engl.) *meta-memory*; Wissen einer Person über das eigene Gedächtnis*, d. h. über die Effizienz von Eincodierungs- u. Abrufstrategien (s. Gedächtnisstrategie) sowie über Begrenzungen u. die Schwierigkeiten von Gedächtnisanforderungen; kann mehr od. weniger bewusst u. reflektiert sein. Indikatoren für das Metagedächtnis sind die Genauigkeit der prognostischen Einschätzung der eigenen erreichbaren Leistung (Prädiktionsverfahren) u. die Beurteilungsfähigkeit des Lern- u. Reproduktionsprozesses. **Einteilung: 1. deklaratives** Metagedächtnis: umfasst verbalisierbares Wissen über die Kompetenzen des eigenen Gedächtnisses, über die Schwierigkeit von Gedächtnisaufgaben u. die Funktion u. Bedeutung von Gedächtnisstrategien. Die Entwicklung des deklarativen Metagedächtnisses erfolgt ab dem Grundschulalter u. erreicht ihre maximale Ausprägung im frühen Erwachsenenalter. **2. prozedurales** Metagedächtnis: beinhaltet Aspekte der Gedächtnisüberwachung* bzw. die Fähigkeit zur Regulation u. Kontrolle gedächtnisbezogener Aktivitäten. Während die Fähigkeit zur Gedächtnisüberwachung schon bei jüngeren Kindern ausgeprägt ist u. sich dann nicht mehr wesentlich verbessert, gibt es bei Prozessen der Selbstregulation u. Selbstkontrolle deutliche Altersveränderungen; ältere Schulkinder können aus korrekten Überwachungsaktivitäten auch handlungssteuernde Maßnahmen ableiten.

M

Meta|kognition (Met-*; Kognition*) *f*: (engl.) *metacognition*; Bez. für den Prozess des Nachdenkens über die eigenen Gedanken; vgl. Problemlösungstraining; Therapie, kognitive.

Meta|kom|munikation (Met-*; Kommunikation*) *f*: (engl.) *metacommunication*; Kommunikation*, welche die gemeinsame Kommunikation selbst in ihrem Verlauf u. ihren Eigenheiten zum Thema hat; in Gruppen sinnvoll, wenn Interaktionsprozesse auf der Sachebene ins Stocken geraten u. zu vermuten ist, dass Kommunikationsstörungen* ursächlich sind. Vgl. Gruppenpsychotherapie.

Meta|mizol (INN) *n*: (engl.) *metamizol*; syn. Noramidopyrin, Novaminsulfon; Pyrazolonderivat*; Analgetikum* mit starken analgetischen, antipyretischen u. spasmolytischen Eigenschaften; **Ind.:** u. a. Koliken der Gallen- u. ableitenden Harnwege, Tumorschmerz, hohes Fieber; **Kontraind.:** eingeschränkte Knochenmarkfunktion od. Blutbildungsstörungen, hepatische Porphyrie*, Mangel an Glukose-6-phosphat-Dehydrogenase; **Wechselwirkungen:** bei gleichzeitiger Behandlung mit Ciclosporin ggf. Senkung des Ciclosporin-Spiegels; **UAW:** u. a. hämatologische Reaktionen; cave: metamizolinduzierte Agranulozytose*.

Meta|morph|opsie (gr. μεταμόρφωσις Umgestaltung; Op-*) *f*: (engl.) *metamorphopsia*; Sehstörung* mit Wahrnehmung von Gegenständen als vergrößert (Makropsie, Megalopsie), verkleinert (Mikropsie), weiter entfernt (Teleopsie, Porropsie) od. näher gerückt (Pelopsie), verzerrt od. deformiert, räumlich verstellt (z. B. auf dem Kopf, Dysmorphopsie) od. farblich verändert; **Vork.: 1.** als konstante Störung bei Erkrankung der lichtbrechenden Medien od. Veränderungen im Bereich der zentralen Netzhaut (Makulopathie); **2.** als kurzzeitige, wiederholt auftretende visuelle Illusion*, die nicht durch eine zerebrale Amblyopie* verursacht wird; bei Erkrankung des ZNS (v. a. des Okzipitalhirns u. der temporo-okzipitalen Regionen), auch i. R. einer epileptischen Aura*, bes. im Dreamy* State (s. Epilepsie).

Meta|per|spektive (Met-*; Perspektivität*) *f*: (engl.) *metaperspective*; durch bewusstes Wahrnehmen psychischer Prozesse ermöglichte Analyse u. Beurteilung dieser psychischer Prozesse auf einer höheren Ebene; z. B. Einbeziehen von Selbst- u. Fremdperspektive zur objektiven Beurteilung unterschiedlicher Wahrnehmungen u. Auffassungen. Die Fähigkeit zum Einnehmen der Metaperspektive ist wesentliche Voraussetzung für eine psychotherapeutische Behandlung, um unterschiedliche Anliegen, z. B. des Patienten u. seiner Angehörigen, zu integrieren u. darauf angemessen reagieren zu können. Die Bildung einer Metaperspektive ist auch im sozialen Kontext für gegenseitiges Verstehen u. Verständigung, Antizipation* der Reaktion Anderer u. die Bildung der eigenen Identität* von Bedeutung.

Meta|plastizität (Met-*; Plast-*) *f*: (engl.) *metaplasticity*; Bez. für die Plastizität der neuronalen Plastizität* i. S. der Fähigkeit von Neuronen u. zerebralen Synapsen, das Gleichgewicht zwischen LTP* u. LTD* zu regulieren; **Formen: 1.** homosynaptische Metaplastizität: Synapsen, die ursprünglich eine plastische Antwort entwickeln, werden durch den metaplastischen Reiz (z. B. Stimulation mit gleicher od. entgegengesetzter Polarität) moduliert; **2.** heterosynaptische Metaplastizität: benachbarte (andere als die initial stimulierten) Synapsen werden durch den metaplastischen Reiz moduliert. Vgl. BCM-Theorie; ABS-Regel.

Met|en|cephalon (Met-*; Enkephal-*) *n*: (engl.) *metencephalon*; Hinterhirn; Teil des Rhombencephalons, besteht aus Cerebellum* u. Pons*; vgl. Gehirn (Abb. dort).

Met-Enkephalin (Met-*; Enkephal-*) *n*: (engl.) *metenkephalin*; s. Enkephaline; Endorphine.

Met|formin *n*: (engl.) *metformin*; orales Antidiabetikum; **Ind.:** Diabetes mellitus Typ 2; **Hinweis:** positive Studienergebnisse zur Kontrolle der Gewichtszunahme (analog Topiramat*) bei Anw. atypischer Neuroleptika (v. a. bei Olanzapin*).

Meth: s. Methamphetamin.

Methadon: (engl.) *methadone*; vollsynthet. Opioid*; My-Rezeptor-Agonist (s. Opioid-Rezeptoren) mit pharmakologisch qualitativ gleichwertigen Eigenschaften wie Morphin*; die pharmakologische Wirksamkeit des **Methadonracemats** (Kombination von linksdrehendem L- u. rechtsdrehendem D-Methadon; in Deutschland verfügbar) beruht fast ausschließl. auf seinem Gehalt an linksdrehendem **Levomethadon** (syn. L-Methadon), das 8–50-mal so potent ist wie das D-Isomer; die regelmäßige Einnahme hoher Dosen führt zur Entwicklung von Toleranz*. Bei oraler Verabreichung Bioverfügbarkeit ca. 80 %, Plasmaproteinbindung 90 %, Plasmapeak nach 3–4 Std., Plasmahalbwertzeit 20–45 Std.; Methadon kumuliert bei täglicher Einnahme im Organismus, Steady State nach ca. einer Woche (5–6 Halbwertzeiten); **Ind.:** als Analgetikum* bei starken Schmerzzuständen; zur Substitution* bei Heroinabhängigkeit*, als Adjuvans bei Heroinentzugsbehandlung; **Wechselwirkungen:** Methadon wird extensiv hepatisch metabolisiert u. ist anfällig für CYP3A4-Induktoren u. -Hemmer (z. B. erhebliche Plasmaspiegelsenkungen mit Auslösen von Entzugserscheinungen unter Rifampicin möglich); hemmt CYP2D6 u. (schwächer) CYP3A4; **UAW:** häufig Schwitzen, verlangsamte Magen-Darm-Passage u. als Folge Obstipation u. chron. Übelkeit, dosisabhängige Atemdepression (cave: Mischintoxikation* mit anderen sedierenden Arzneimitteln), bei längerer Zufuhr Abhängigkeit; in seltenen Fällen wurde v. a. höher dosiertes Methadon (> 100 mg/d) mit einer Herzerregungsleitungsstörung (QTc-Zeit-Verlängerung im EKG, Torsades de Pointes) in Verbindung gebracht; Risiko für neonatales Entzugssyndrom*, Reduzierung von Geburtsgewicht u. -größe des Säuglings bei Substitution während der Schwangerschaft (auch im Vergleich zu Buprenorphin); **Hinweis: 1.** unterliegt dem Betäubungsmittelgesetz* (Anlage III); **2.** bei Umstellung von Methadonrazemat auf linksdrehendes Methadon (Levomethadon) od. umgekehrt z. T. Gefahr von Über- od. Unterdosierung, ggf. Dosisanpassung nötig.

Methadon-Sub|stitution (Substitution*) *f*: (engl.) *methadone maintenance (treatment) (Abk. MMT)*; pharmakologisch gestützte Methode zur Behandlung einer Heroinabhängigkeit* durch Substitution* von Methadon*; in Deutschland Regelbehandlung bei Vorliegen von Abstinenzwilligkeit; **Ind.:** Kriterien sind international u. national nicht einheitlich festgelegt, verlangen immer das Vorliegen einer Heroin- bzw. Opioidabhängigkeit über eine gewisse Zeit (meist 1–2 Jahre) u. schließen i. d. R. Personen unter 18 Jahren von der Behandlung aus; Voraussetzungen nach Richtlinien der Kassenärztlichen Vereinigungen: z. B. erfolglose Vorbehandlung, schwere Erkrankung (z. B. AIDS), Schwangerschaft, Abstinenz gegenüber anderen Drogen (sog. Beigebrauch). Der substituierende Arzt muss die Zusatzqualifikation „suchtmedizinische Grundversorgung" besitzen. **Durchführung:** Bei fehlender Opioidtoleranz Beginn mit niedrigen Dosen (i. d. R. ≤30 mg/d) mit langsamer Aufdosierung; bei zu hoher erster Substitutionsdosis tritt eine lebensgefährliche Intoxikation aufgrund der Kumulation des Methadons i. d. R. erst nach weiteren verabreichten Dosen am 2. od. 3. Tag ein. Substitution aufgrund der vergleichsweise langen Halbwertzeit von Methadon im Gegensatz zu Heroin* nur 1-mal täglich notwendig; bei adäquater Dosierung (durchschnittlich 70–120 mg/d) Beseitigung von Heroinentzugserscheinungen u. Verminderung des Cravings nach Heroin; wird i. d. R. ambulant durchgeführt; Substitution als Langzeitbehandlung ohne begrenzte Dauer wegen des chronischen Verlaufs der Heroinabhängigkeit; Behandlungserfolge können durch Kombination mit meist zusätzlich notwendigen Behandlungselementen (somatisch, psychiatrisch/psychotherapeutisch) u. mit sozialpädagogischer Unterstützung verbessert werden (sog. methadongestützte bzw. substitutionsgestützte Behandlung). Gefahren liegen v. a. in der inadäquaten Behandlung od. der missbräuchl. Anw. von Methadon, häufig auch in Kombination mit anderen psychotropen Substanzen. Cave: Bei Beendigung einer Methadon-Substitution (z. B. durch Entzugsbehandlung) besteht bei Konsumrückfällen wegen der verlorenen Opioidtoleranz erhebliche Gefahr für Intoxikationen bis hin zu letalem Ausgang. **Wirksamkeit:** Der klinische Nutzen der adäquat durchgeführten Methadon-Substitution ist empirisch gut fundiert: Rückgang von illegalem Heroinkonsum, Mortalität, Morbidität u. kriminellem Verhalten; hohe Therapie-Haltequote u. verbesserte soziale Integration.

Meth|amphet|amin (INN) *n*: (engl.) *methamphetamine*; syn. Methylamphetamin; umgangssprachl. Meth; synthet. Amphetaminderivat; Psychostimulans*; verkehrs-, aber nicht verschreibungsfähiges Betäubungsmittel* (Betäubungsmittelgesetz, Anlage II); v. a. illegaler Gebrauch als Aufputschmittel (sog. Crystal Speed; rauchfähige, kristalline Form); **Wirkung:** ähnlich Amphetamin*, jedoch rascherer Wirkungseintritt wegen hoher Lipophilie; Steigerung von Wachheit, Konzentration u. Energie, Pupillenerweiterung; in hoher Dosierung: Euphorie, Selbstüberschätzung, Libidosteigerung; starkes Abhängigkeitspotential (stärker als Amphetamine); **Wirkungsmechanismus:** Aktivierung des Belohnungssystems, präsynaptische Ausschüttung von Dopamin u. Noradrenalin; Halbwertzeit: 3 Stunden; **UAW:** Schlafstörungen, Hyperthermie, Dysästhesien, Hypertonie, Tachykardie, Angina pectoris, Kopfschmerz, paranoides Erleben, Auto-

M

aggression, Psychose bei längerem Gebrauch, fortbestehend nach Absetzen; **Folgen:** alle Formen einer Substanzstörung*; **Hinweis:** in USA zugelassen für Ind. ADHS u. Adipositas.

Methanol|in|toxikation (Intoxikation*) *f*: (engl.) *methanol poisoning*; Vergiftung mit Methanol; **Formen: 1. akute** Methanolintoxikation: nach oraler Aufnahme von Methanol auftretende Sympt. mit Schwindel, Rauschzuständen, Kopfschmerz, Erbrechen, Sehstörungen bis zu Erblindung (Neuritis nervi optici), Krämpfen u. Atemlähmung; u. U. Tod durch toxische Metaboliten (Formaldehyd, Ameisensäure); tödliche Dosis 30–50 ml; **2. chronische** Methanolintoxikation: durch Resorption über die Haut u. Einatmen verursachte Sympt. mit Reizung der Augenbindehäute u. der Atemwege, Kopfschmerz, Ohrensausen, Sehstörungen, zentralem Skotom, Neuritiden u. Leberschaden.

Meth|aqualon (INN) *n*: (engl.) *methaqualone*; Chinazolinderivat, Schlafmittel*; wird wegen Missbrauchs (hohes Abhängigkeitspotential) u. erheblicher neurol. UAW nicht mehr verwendet; **Hinweis:** unterliegt dem Betäubungsmittelgesetz; in Deutschland nicht verschreibungsfähig; in der Schweiz nicht mehr im Handel.

Methedron *n*: (engl.) *methedron*; 4-Methylmethcathinon; sog. Meow Meow; Psychostimulans* mit chemischer u. funktioneller Ähnlichkeit mit Cathin, MDMA u. Amphetamin; wurde bereits 1929 synthetisiert; gehört zu den Legal* Highs; **Wirkung:** Steigerung der Wachheit, Euphorie, Gefühle der Nähe, Intensivierung von Sinneswahrnehmungen u. sexueller Erregung; Logorrhö, Appetitverlust, Agitation; **UAW:** Angst, Tremor, Übelkeit, Halluzinationen, Wahnvorstellungen, Alpträume, Reizbarkeit, Aggressivität, Konzentrations- u. kognitive Störungen, Tachykardie, Blutdrucksteigerung, Brustschmerz, (ggf. tödliche) Herz-Kreislauf-Störungen.

M

Methode, intro|spektive *f*: (engl.) *introspective method*; in der Bewusstseinspsychologie zur Datengewinnung entwickelte, gezielte Beachtung der eigenen bewussten Zustände; erzeugt in experimentell kontrollierten Bedingungen bewusste Zustände, welche die Probanden entweder direkt od. in best. Zeitabständen zu berichten haben; die Berichte werden analysiert u. miteinander verglichen. **Anw.:** bei den meisten psychischen Störungen; **Nachteil:** beschränkt einsetzbar; Verzerrung durch die Beachtung, durch die Verbalisation u. durch die beschränkten Gedächtniskapazitäten. In der modernen Psychologie u. Psychotherapie sind diese Nachteile z. T. durch Selbstbeurteilungsverfahren* u./od. durch computerunterstützte Selbstregistrierung beseitigt. Vgl. Introspektion.

Methode, operante *f*: (engl.) *operant method*; planmäßige Trainingsmethode, welche die operante Konditionierung* benutzt, um das Verhalten (den Operanten) durch Konsequenzen (Verstärker, Strafreize) gemäß festgelegter Ziele zu modellieren, d. h. die Auftretenswahrscheinlichkeit (Verstärkung) von Verhalten zu verändern; dazu werden versch. Verstärkerpläne verwendet, z. B. Quotenverstärkung (verstärkerbezogen auf Verhaltenshäufigkeit) od. Intervallverstärkung (Verstärker pro Zeitintervall). **Anw.:** z. B. bei Phobien*.

3-Meth|oxy-4-Hydr|oxy|phenyl|glykol *n*: (engl.) *3-methoxy-4-hydroxyphenylglycol*; Abk. MHPG; wichtigster Metabolit des Noradrenalins* im Gehirn; Nachweis in Blut, Liquor cerebrospinalis, Speichel od. Harn kann Aufschluss über sympathische neuronale Aktivität geben; allerdings auch periphere Einflüsse (Interpretation schwierig); veränderte MHPG-Aktivität wurde u. a. bei Depression beschrieben.

Methyl|amphetamin *n*: (engl.) *methylamphetamine*; Methamphetamin*.

Methyl|benzol *n*: (engl.) *methylbenzene*; s. Toluol.

Methyl|dopa (INN) *n*: (engl.) *methyldopa*; Antisympathotonikum*; **Wirkung:** blutdrucksenkend, v. a. über eine Stimulierung zentralnervöser adrenerger Alpha-Rezeptoren (nach Metabolisierung zu Alpha-Methylnoradrenalin, das den physiol. Transmitter Noradrenalin* in zentralen Neuronen verdrängt); **Ind.:** arterielle Hypertonie* (Mittel der 1. Wahl bei Schwangerschaft); **UAW:** u. a. starke Sedierung, orthostat. Hypotonie; selten psychische Veränderungen u. Unverträglichkeitsreaktionen.

Methylen|di|oxy|amphet|amine *n pl*: (engl.) *methylenedioxyamphetamine*; s. Ecstasy.

Methyl|morphin *n*: (engl.) *methylmorphine*; Codein*.

Methyl|phenidat (INN) *n*: (engl.) *methylphenidat*; Psychostimulans* mit stärkeren Effekten auf die mentale als auf die motorische Aktivität; Biperidenderivat, strukturell mit Amphetaminen* verwandt; pharmakologische Eigenschaften sind den Amphetaminen ähnlich (Wiederaufnahme-Hemmung von Noradrenalin, Serotonin, Dopamin); **Ind.:** ADHS* u. Narkolepsie* mit Hypersomnie; Augmentation von Antidepressiva* bei therapieresistenter Depression* (Off-Label-Use); **Kontraind.:** u. a. Angst- u. Spannungszustände, Agitiertheit*, Glaukom*, Hyperthyreose*, Herzrhythmusstörungen*, schwere Angina* pectoris; relative Kontraind. bei Psychose*; **Wechselwirkungen:** Beeinträchtigung der Wirksamkeit von Antihypertonika, Wirkungsverstärkung durch Monoaminoxidase-Hemmer, Wirkungseinschränkung von Neuroleptika, Wirkungsverringerung durch Carbamazepin, in Kombination mit Antihypotonika Gefahr von adrenergen Krisen; **UAW:** häufig Nervosität*, Schlafstörungen*, Appetitminderung, selten Wachstumsverzögerung bei Kindern; **Hinweis:** unterliegt wegen Missbrauchsgefahr dem Betäubungsmittelgesetz*.

Methyl|testosteron *n*: (engl.) *methyltestosterone*; nicht mehr im Handel befindliches synthetisches Androgen*, Anabolikum*; früher angewendet v. a. bei Frauen mit Androgenmangel zur Behandlung sexueller Beschwerden (kein überzeugender Wirksamkeitsnachweis); **UAW:** Akne, Virilisierung, Leberfunktionsstörung.

Methyl|xanthine *n pl*: (engl.) *methylxanthines*; Analeptika*; Gruppe von Purinalkaloiden*; **Vertreter:** Xanthin, Theophyllin, Coffein*, Theobromin; z. T. in Kaffee, Tee u. Kakao enthalten; **Wirkung:** u. a. Relaxation der glatten Muskulatur, Stimulation des ZNS, Stimulation der Herzmuskulatur, diuretisch an der Niere; Theophyllin wird zur Pharmakotherapie von Asthma* bronchiale u. chronisch obstruktiver Lungenerkrankung (Abk. COPD) eingesetzt.

Metixen *n*: (engl.) *metixen*; Antiparkinsonmittel* (mit anticholinerger Wirkung), insbes. gegen Tremor*; **Ind.:** Parkinson*-Syndrom; **Kontraind.:** Intoxikation mit Alkohol, Schlafmitteln, Analgetika, tricycl. Antidepressiva, Spasmolytika, Antihistaminika, Psychopharmaka; unbehandeltes Engwinkelglaukom, Darmatonie, mechan. Stenosen im Bereich des Magen-Darm-Kanals, Megakolon; **Wechselwirkungen:** Schmerzmittel, Schlafmittel, Neuroleptika, Psychopharmaka, Antihistaminika, Antiparkinsonmittel, Spasmolytika: Verstärkung der zentralen u. peripheren UAW; Amantadin, Chinidin, MAO-Hemmer, tricycl. Antidepressiva, Neuroleptika: Verstärkung der anticholinergen Wirkung von Metixen; Metoclopramid u. ähnliche: Abschwächung der Wirkung auf den Magen-Darm-Trakt; Effekt von Alkohol verstärkt; **UAW:** dosisabhängig; Müdigkeit, Schwindel, Benommenheit, Mundtrockenheit, Akkommodationsstörungen, gastrointestinale Störungen. Vgl. Anticholinergika.

Metr-: auch -metrie, -meter; Wortteil mit der Bedeutung Maß, -prüfung, -messung; von gr. μέτρον.

Metyrapon *n*: (engl.) *metyrapon*; Substanz, welche die 11-β-Hydroxylase u. damit die Cortisol- u. Aldosteronbiosynthese in der Nebennierenrinde blockiert; **Ind.:** diagn. (selten) im Rahmen des Metyrapontests zur Prüfung der regulator. Funktion zwischen Hypothalamus, Hypophyse u. Nebennierenrinde, z. B. bei V. a. hypothalamische od. hypophysäre Nebennierenrindeninsuffizienz; therap. bei Cushing-Syndrom; **Hinweis:** Vorliegen positiver Studienergebnisse zu antidepressiver Wirkung u. günstiger Wirkung bei Jetlag*-Syndrom (Off-Label-Use).

Meynert-Kern (Theodor H. M., Neurologe, Psychiater, Wien, 1833–1892): (engl.) *Meynert's nucleus*; Nucleus basalis des Telencephalons*; Kerngebiet im temporo-parieto-okzipitalen Übergangsbereich; Projektionsgebiet von Nervenfasern aus dem basalen Vorderhirn mit Neurotransmitter Acetylcholin* (sog. letzte Wiese cholinerger Vorderhirnneurone); **klin. Bedeutung: 1.** verminderte Aktivierung bei optischen Halluzinationen*; **2.** cholinerges Defizit u. Neurodegeneration im Meynert-Kern bei Alzheimer*-Krankheit u. a. Demenzen (v. a. Lewy*-Körperchen-Demenz).

MFED: Abk. für **M**ünchner* **f**unktionelle **E**ntwicklungs**d**iagnostik.

MHC: Abk. für (engl.) ***m**ajor **h**istocompatibility **c**omplex*; s. HLA-System.

MI: **1.** Abk. für **M**obilitäts*-**I**nventar; **2.** Abk. für (engl.) ***M**otivational* **I**nterviewing*.

Mian|serin (INN) *n*: (engl.) *mianserine*; tetracyclisches Antidepressivum* mit starker sedierender Wirkung.

Michael-Kohlhaas-Syn|drom *n*: (engl.) *querulous paranoia, litigious paranoia*; auch Querulantenwahn; Bez. für querulatorisches Verhalten, meist verursacht durch eine Kränkung, die zu einem alles beherrschenden sog. Kampf um das Recht führt; Betroffene sind überzeugt, dass sich öffentliche Instanzen u. andere Beteiligte gegen sie verschworen haben; meist einhergehend mit anhaltenden gerichtlichen Auseinandersetzungen; i. d. R. überwertige Ideen* (keine echten Wahnideen, die Kriterien des Wahns sind gewöhnlich nicht erfüllt). Primärpersönlichkeit wie bei paranoider Persönlichkeitsstörung* meist sensitiv, vermehrt kränkbar u. rechthaberisch u. mit der unkorrigierbaren Überzeugung, im Recht zu sein.

Michigan Alcoholism Screening Test (engl. alcoholism Alkoholabhängigkeit; Screening*): Abk. MAST; Selbstbeurteilungsverfahren zur Erfassung von Trinkverhalten u. Alkoholmissbrauch; umfasst 22 Items (z. B. „Fühlen Sie sich schuldig nach dem Trinken von Alkohol? Waren Sie schon einmal in klin. oder psychol. Behandlung wegen Ihres Trinkverhaltens?"); es existieren mehrere Kurzversionen (Short Michigan Alcohol Screening Test, Abk. SMAST, 15 Items; Brief Michigan Alcohol Screening Test, Abk. BMAST, 10 Items) sowie eine geriatrische Version (Michigan Alcohol Screening Test-Geriatric, Abk. MAST-G, 24 Items); dichotome Beantwortung; **Anw.:** Screening-Verfahren für Alkoholabhängigkeit*; **Testdauer:** ca. 5 Minuten.

Micro|bleeds (engl. Mikr-*; to bleed bluten): Mikrohämorrhagien; zerebrale perivaskuläre Ablagerungen von Hämosiderin (Protein mit Eisenspeicherfunktion aus dem Blut), die als punktförmige Läsionen im MRT (spezifische Echo-Gradienten-Applikation T2) darstellbar sind; **Vork.:** bei Schlaganfall u. Alzheimer-Krankheit aufgrund von Gefäßschäden, Neurodegeneration, Beta-Amyloidablagerung.

MID: Abk. für **M**ulti**i**nfarkt**d**emenz*.

Midlife-Crisis (engl. midlife crisis Krise der Lebensmitte): (engl.) *midlife crisis*; wissenschaftlich nicht fundierte Bez. für konflikthafte Lebensphase, die in der Lebensmitte (i. d. R. in der 5. Lebensdekade) auftritt; **Sympt.:** ggf. **1.** körperlich: verminderte Leistungsfähigkeit, Erleben körperlicher Abbauerscheinungen, bei Frauen Menopause*; **2.** psychisch: Bilanzierung der erreichten u. nicht erreichten Lebenspläne, Partnerschaftsprobleme*, Angst vor Einsamkeit, Unzufriedenheit, Auseinandersetzung mit der Endlichkeit des Lebens, nicht beantwortete Sinnfragen; **3.** sozial: Überforderung im Beruf, Konfrontation mit jüngeren, erfolgreicheren Kollegen, Arbeitslosigkeit, Auszug der Kinder mit entsprechenden Auswirkungen auf die Partnerschaft. **Hinweis:** Umfangreiche empirische Untersuchungen, in denen Lebensläufe ausgewertet wurden, konnten die Annahme, die Lebensmitte wäre eine besonders krisengefährdete Phase, nicht bestätigen, so dass es sich um ein subjektives Störungskonzept handelt. Vgl. Lebensereignis, kritisches.

Mienen|spiel: (engl.) *mimosis*; s. Mimik.

Mife|priston (INN) *n*: (engl.) *mifepristone*; RU 486; Progesteron- u. Glukokortikoid-Rezeptor-Antagonist; **Ind.:** Schwangerschaftsabbruch (Induktion eines Frühaborts), nicht als Nidations-Hemmer zugelassen; **UAW:** Uteruskontraktionen od. -krämpfe, genitale Blutungen; **Hinweis: 1.** Besitz u. Anw. ist in Deutschland nur in Krankenhäusern u. dazu berechtigten Arztpraxen erlaubt; Sondervertriebsweg nach § 47 a Arzneimittelgesetz; **2.** Vorliegen einzelner positiver Studienergebnisse zu antidepressiver Wirkung.

Migräne (franz. migraine Kopfschmerzen) *f*: (engl.) *migraine*; primärer Kopfschmerz* mit anfallartigen, häufig pulsierende Schmerzen, die wiederholt u. meist einseitig auftreten (Hemikranie), in den frühen Morgenstunden beginnen u. Stunden bis Tage andauern können; Migräne wird häufig von vegetativen Sympt. (z. B. Übelkeit, Erbrechen), Photophobie* u. Lärmscheu, visuellen Sympt. od. neurol. Ausfällen (Aura*) begleitet; **Ätiol.:** v. a. endogene genet. Disposition; mögliche auslösende Faktoren: hormonale Änderungen (z. B. Menstruationszyklus), Umwelt- u. Klimaeinflüsse, Nahrungs- u. Genussmittel (z. B. Rotwein, Käse), Arzneimittel (z. B. organische Nitrate), psychische Belastungen; **Diagn.:** unauffällige neurol. Untersuchung bei unkomplizierter Migräne, evtl. unspezif. EEG-Veränderungen; **Ther.:** im akuten Anfall Pharmakotherapie: nichtsteroidale Antiphlogistika* (z. B. Acetylsalicylsäure), Metoclopramid, Ergotalkaloide*, Triptane, Coffein; prophylaktisch v. a. Ausschalten anfallfördernder Faktoren, Beta*-Rezeptoren-Blocker, Antiepileptika* wie Topiramat* u. Valproinsäure*; begleitend sind psychotherapeutische Verfahren indiziert u. effektiv (Reduktion von Belastungen, Biofeedback*, Entspannungsmethoden*); **DD:** s. Kopfschmerz (Tab. dort).

Migration, neuronale (lat. migratio Auswanderung) *f*: (engl.) *neural migration*; Wanderung der Nervenzellen* vom Ort ihrer Entstehung zum Ort ihrer Bestimmung während der Gehirnentwicklung* im ersten Drittel der Schwangerschaft; vgl. Reifung, neuronale; Gehirnreifung.

Migrations|forschung (lat. migratio Auswanderung): (engl.) *migration research*; interdisziplinäres Forschungsgebiet, das sich mit Themen der Wanderung von Personen zwischen Populationen über administrative Grenzen hinweg u. für einen längeren Zeitraum befasst; Forschungsfelder sind u. a. die Ausgliederungsbedingungen in der Ursprungsgesellschaft, strukturelle Merkmale u. Begleiterscheinungen von Wanderbewegungen, Status von Migranten in der Aufnahmegesellschaft. **Klin. Bedeutung:** u. a. durch Probleme in der Versorgung (z. B. Sprache) u. spezifische Störungsbilder (z. B. multiple Traumata) von Migranten.

Migrations|störungs|theorie (lat. migratio Auswanderung) *f*: (engl.) *theory of migration disorder*; (neurophysiol.) Bez. für die Annahme, dass verzögerte od. ausbleibende neuronale Migration* an den Bestimmungsort im Großhirn während der Fetalzeit zu Retardierung* des Kindes führt.

Mikr-: auch Mikro-; Wortteil mit der Bedeutung klein, gering, niedrig; von gr. μικρός.

Mikro|ana|lyse (Mikr-*; Analyse*) *f*: (engl.) *microanalysis*; s. Verhaltensanalyse.

Mikro|angio|pathie (Mikr-*; Angio-*; -pathie*) *f*: (engl.) *microangiopathy*; durch Stenosierung (u. Thrombosierung) kleiner u. kleinster arterieller Gefäße bedingtes Krankheitsbild; **Formen:** u. a. **1. zerebrale** Mikroangiopathie: s. Enzephalopathie, subkortikale arteriosklerotische; **2. diabetische** Mikroangiopathie: typisches Spätsyndrom des Diabetes* mellitus; generalisierter Prozess insbes. der Netzhaut, der Nieren (diabetische Glomerulosklerose) u. der kleinen peripheren Gefäße (z. B. Arteria tibialis u. fibularis) mit akralen Durchblutungsstörungen u. Nekrosen (z. B. diabetische Gangrän am Fuß); **3.** Mikroangiopathie **bei Sklerodermie:** Kapillaropathie u. arterielle Verschlüsse im Finger- u. Hand-, seltener Fußbereich mit akralen Durchblutungsstörungen (sekundäres Raynaud*-Syndrom).

Mikro|glia (Mikr-*; gr. γλία Leim) *f*: (engl.) *microglia*; Hortega-Glia; Bez. für kleine spindelförmige Zellformen der Neuroglia* des ZNS mit kurzen Fortsätzen; Fähigkeit zu Antigenpräsentation, Phagozytose u. Elimination apoptotischer Nerven- u. Gliazellen; Komponente des Monozyten-Makrophagen-Systems; ggf. Umwandlung in Makrophagen; **klin. Bedeutung:** bedeutsam v. a. bei neurodegenerativen Erkrankungen*; deutliche Anreicherung um Amyloidaggregate (Oligomere u. Plaque) bei Alzheimer*-Krankheit.

Mikro|graphie (Mikr-*; -graphie*) *f*: (engl.) *micrographia*; Bez. für das Kleinerwerden der Handschrift (am Zeilenende); **Vork.:** bei Erkrankung od. Funktionsstörung (z. B. infolge neurodegenerativer Erkrankungen) der Basalganglien*, z. B. Parkinson*-Syndrom, extrapyramidal-motorische Störungen (s. Symptome, extrapyramidale).

Mikro|hämorrhagien (Mikr-*; Häm-*; gr. ῥαγῆναι reißen, brechen) *fpl*: (engl.) *microhemorrhages*; s. Microbleeds.

Mikro|in|farkt (Mikr-*; lat. infarcire hineinstopfen) *m*: (engl.) *microinfarction*; kleiner, eng umschriebener Infarkt mit Sauerstoffunterversorgung durch Verstopfung kleiner Blutgefäße, z. B. in Herz (nicht transmural), Netzhaut od. Gehirn; vgl. Schlaganfall.

Mikro|manie (Mikr-*; -manie*) *f*: (engl.) *micromania*; Verkleinerungswahn*.

Mikro|pro|zess|ana|lyse, kon|sistenz|theoretische (Mikr-*; lat. processus Fortschreiten, Fortgang; Analyse*) *f*: (engl.) *consistency-theoretical microprocess analysis*; Abk. KMP; Methode der Prozessforschung* in der Psychotherapieforschung*; wurde entwickelt, um Vorhersagen des konsistenztheoretischen Modells* (Grawe) empirisch zu untersuchen; als Mikroprozesse werden kurze Interaktionen (typische Analyseeinheit: 1 Minute) bezeichnet, die mit Hilfe von Filmaufzeichnungen post hoc ausgewertet werden; als Ergebnis haben sich z. B. klinisch plausible Wechselwirkungen zwischen psychotherapeutischen Wirkfaktoren* gezeigt; eine verwandte Methode ist die Wirkfaktorenanalyse (typische Analyseeinheit: 10 Minuten).

Mikr|opsie (Mikr-*; Op-*) *f*: (engl.) *micropia*; s. Metamorphopsie.

Mikro|sakkade (Mikr-*; franz. saccade Ruck, Stoß) *f*: (engl.) *microsaccade*; s. Blickbewegungen.

Mikro|zephalie (Mikr-*; Keph-*) *f*: (engl.) *microcephaly*; Form der Dyszephalie (pathol. Konfiguration des Gehirnschädels) mit Verkleinerung des Schädelumfangs (unterhalb des 3. Perzentils; s. Kopfumfang, kindlicher); **Einteilung: 1. primäre** Mikrozephalie ohne erkennbare Urs. als familiäre (einfache) Mikrozephalie od. bei versch. Formen der Dysostosis (Störung der Knochenbildung od. des Knochenwachstums inf. einer pränatal bedingten Entwicklungsstörung*); **2. sekundäre** Mikrozephalie inf. pränataler Erkrankungen (Rötelnembryopathie inf. intrauteriner Rötelninfektion bei Erkrankung der Mutter, Toxoplasmose*), die häufig auch zu Hydrozephalus* führen (Hydromikrozephalie). Vgl. Makrozephalie.

Miktion, inter|mittierende (lat. mictio Wasserlassen) *f*: (engl.) *intermittent miction*; s. Harnstottern.

Miktions|störung (lat. mictio Wasserlassen): (engl.) *dysuria*; Sammelbez. für mechanische, funktionelle, neuro- od. psychogene Störungen der Harnblasenentleerung, die ggf. mit erschwerter, schmerzhafter Miktion (Dysurie*), Harnverhalt* od. Harninkontinenz* einhergehen; vgl. Harnblasendysfunktion.

Milch|ausscheidungs|re|flex (Reflekt-*) *m*: (engl.) *milk ejection reflex*; Milchspendereflex; durch den Saugreiz des Säuglings an der Mutterbrust ausgelöste Freisetzung des Hormons Oxytocin* aus dem Hypophysenhinterlappen, was eine Kontraktion der feinen Muskelfasern um die Milchgänge (u. Alveolen) bewirkt, wodurch die Muttermilch aus der Brustdrüse nach außen gepresst wird; eine stärkere Saugkraft des Kindes bewirkt die Ausschüttung der besonders fettreichen Hintermilch. Vgl. Milchbildungsreflex.

Milch|bildungs|re|flex (Reflekt-*) *m*: (engl.) *galactopoiesis reflex*; durch den Saugreiz des Säuglings an der Mutterbrust ausgelöste Freisetzung des Hormons Prolaktin* aus dem Hypophysenhinterlappen, das die Milchdrüsen zur Milchbildung anregt; je stärker die Saugkraft des Kindes, umso mehr Prolaktin wird ausgeschüttet u. umso stärker wird die Milchbildung angeregt. Eine möglichst frühe Stimulation der Mutterbrust nach der Geburt ist wichtig für die optimale Anregung der Milchproduktion. Vgl. Milchausscheidungsreflex.

mild cognitive impairment (engl. leichte kognitive Beeinträchtigung): s. MCI.

Milgram-Experiment (Stanley M., Psychologe, Yale, Harvard, New York, 1933–1984; Experiment*) *n*: (engl.) *Milgram's experiment*; klassische experimentelle Studie zum Gehorsam gegenüber Autoritäten, die zeigte, dass die Mehrheit der Menschen sich durch Autoritätspersonen zu äußerst negativen Handlungen an Dritten bewegen lässt; im Originalaufbau nahmen jeweils ein Versuchsleiter (legitimierte Autoritätsfigur), ein echter Proband u. ein angeblicher Proband (Verbündeter des Versuchleiters) teil; der (echte) Proband erhielt die Erklärung, es handele sich um ein bedeutendes Lernexperiment zum Einfluss von Bestrafung auf das Gedächtnis. Der Verbündete wurde durch manipulierte Losziehung zum sog. Schüler, der Proband zum sog. Lehrer, der dem Schüler bei Fehlern angebliche elektrische Schläge verabreichen sollte (beiläufig äußerte der Schüler, ein leichtes Herzleiden zu haben, aber dennoch am Versuch teilnehmen wolle). Der Schüler war als unauffällig-sympathisch ausgesucht, der Versuchsleiter trug unauffällig neutrale Kleidung u. trat bestimmt, aber freundlich auf. Vor dem Versuch wurde das bewusst an einen elektrischen Stuhl erinnernde Versuchsinventar gezeigt (Versuchsapparat mit 30 Schaltern von 15–450 V mit Hinweisen wie leichter Schock, schmerzhaft bis Lebensgefahr) u. die Bestrafung durch einen elektrischen Schlag von 45 V demonstriert. Kein Proband stellte die Versuchsanordnung in Frage. **Durchführung:** Der Lehrer sollte dem Schüler bei Fehlern in der Zusammensetzung von Wortpaaren jeweils einen elektrischen Schlag verabreichen, wobei die Spannung nach jedem Fehler um 15 V erhöht wurde; in Wirklichkeit erhielt der Schüler keine elektrischen Schläge, sondern reagierte nach einem vorher bestimmten Schema (u. a. bei 120 V Schmerzensschreie vom Tonband, bei 150 V Verlangen nach Abbruch, bei 200 V extreme Schreie, bei 300 V Ablehnung von Antworten, ab 330 V Stille), bei Einwänden des Lehrers forderte der Versuchsleiter in 4 standardisierten Sätzen mit festgelegter Reihenfolge zum Weitermachen auf (vorher eingeübt, ohne drohenden Unterton): Satz 1: „Bitte, fahren Sie fort!“ od. „Bitte machen Sie weiter!“; Satz 2: „Das Experiment erfordert, dass Sie weitermachen!“; Satz 3: „Sie müssen unbedingt weitermachen!“; Satz 4: „Sie haben keine Wahl, Sie müssen weitermachen!“; weitere Standardsätze betrafen antizipierte Verlaufssituationen wie die Fragen nach dauerhaftem Schaden: „kein dauerhafter Gewebeschaden“, od. der Verantwortung: „Versuchsleiter übernimmt Verantwortung für al-

M

les". Nach dem 4. Satz wurde das Experiment durch den Versuchsleiter abgebrochen. **Ergebnis:** Obwohl alle Probanden die Situation als sehr unangenehm empfanden, protestierten od. den Schüler baten, doch richtig zu reagieren, weigerte sich nur ein Drittel, das Experiment zu Ende zu führen; kein Proband verweigerte den Gehorsam vor 200 V u. fast zwei Drittel der Teilnehmer verabreichten Schocks bis zur maximalen Höhe (markiert mit Lebensgefahr). Damit erwies sich die Prognose, dass die Mehrheit nicht weiter als bis 150 V u. nur ca. 0,1 % wirklich bis 450 V. gehen würde, als Fehleinschätzung. Die Bedeutung der Persönlichkeit* wurde erheblich überschätzt, diejenige der Situation unterschätzt. **Variationen u. Replikationen** des Experiments zeigten u. a., dass der Gehorsamseffekt stärker ist, wenn die körperliche Distanz zum Opfer größer ist, der Lehrer unter direkter Aufsicht der Autorität steht, andere Lehrer das Experiment befürworten u. der Proband nur als Mittelsperson handelt (anderen hilft, die vermeintlichen Schocks zu verabreichen); geringer ist der Gehorsam, wenn der Versuchsleiter abwesend ist, Schüler u. Lehrer im gleichen Raum sitzen od. Berührungsnähe vorliegt, andere vermeintliche Lehrer dem Versuch widersprechen, die Autorität des Versuchsleiters geringer ist (z. B. einfaches Bürogebäude, Normalperson); keinen nennenswerten Einfluss hatten u. a. Geschlecht u. Nationalität. **Bedeutung: 1.** Kritisiert wurde u. a., dass der Proband in eine sehr belastende Situation gebracht wurde, über die er zuvor nicht vollständig informiert worden war; Milgram wandte dagegen u. a. ein, dass alle Probanden nachher in für sie positiver Weise detailliert aufgeklärt wurden, nur 1 von 100 Probanden die Teilnahme bedauerte, 83 % der Probanden im Nachhinein froh über die Teilnahme waren u. künftig mehr Widerstand gegen Autoritätspersonen leisten wollten, eine Langzeit-Nachuntersuchung fand keine Schäden. **2.** Die Nachbefragung der Probanden zeigte, dass diese sich offensichtlich bewusst waren, was sie getan hatten u. trotzdem nicht den Gehorsam verweigerten. Dies belegt, dass prinzipiell die meisten Menschen unter passenden Umständen zu Taten bereit sind, die sie sich vorher nicht vorstellen können. Umfragen („Wieweit würden Sie in einer Milgram-Situation gehen?") ergeben völlig konträre Werte: kaum jemand glaubt von sich selbst, er würde sich in einer solchen Situation der Autorität zu beugen. **3.** Das Milgram-Experiment wurde konzipiert zur Untersuchung der nationalsozialistischen Verbrechen. Darüber hinaus belegen sie wie das Stanford*-Gefängnis-Experiment den großen Einfluss situativer Faktoren u. deren systematische Unterschätzung gegenüber Persönlichkeitsfaktoren; **Hinweis:** eine hinreichende theoretische Erklärung der Befunde steht noch aus.

Milieu|therapie (franz. milieu Umgebung) *f*: (engl.) *milieu therapy*; Bez. für alle gezielt therapeutisch eingesetzten Veränderungen von Umweltfaktoren* (z. B. bauliche Gegebenheiten u. Organisationsstrukturen) u. sozialen Umgangsformen; bewusste Gestaltung des sozialen Milieus der Patienten durch Schaffung klarer Normen, Klärung von Erwartungen u. Vorstellungen u. Übernahme von Aufgaben in der Gemeinschaft; **Therapieziel:** Schaffung einer günstigen Umgebung für einen optimalen Behandlungsverlauf u. gesellschaftl. Wiedereingliederung der Patienten; Betonung von Autonomie u. Motivierung der Patienten, Nähe zum gewohnten sozialen Umfeld, Wohnatmosphäre u. Selbstgestaltung von Behandlungsrichtungen, Beachtung der Behandlungswahrnehmung durch Patienten u. der Einstellung des Personals. **Geschichte:** Milieutherapie wurde u. a. entwickelt im Rahmen der Auseinandersetzung mit negativen Erfahrungen aus der früheren Anstaltspsychiatrie* u. dem resultierenden Hospitalismus*. Vgl. Soziotherapie.

Millon Clinical Multiaxial Inventory: Abk. MCMI; Selbstbeurteilungsverfahren zur Erfassung von Psychopathologie u. Persönlichkeitsstörungen* nach DSM-IV; umfasst 175 Items; 14 Skalen zu Persönlichkeitsstörungen (z. B. schizoid, histronisch), 10 Skalen zu klinischen Syndromen (z. B. Alkoholabhängigkeit, Depression), 4 Korrekturskalen (z. B. Erwünschtheit, Validität) u. 42 Grossman-Personality-Facet-Skalen (Interpretationsskalen für Persönlichkeitsmuster u. -störungen); dichotome Beantwortung; aktuelle Version MCMI-III; **Anw.:** ab 18 Jahren; **Testdauer:** 25–40 Minuten.

Milnacarpin *n*: (engl.) *milnacarpine*; selektiver Serotonin*- u. Noradrenalin*-Wiederaufnahme-Hemmer; Antidepressivum; Halbwertzeit: 8 Stunden; **Ind.:** Depression* (bisher in Österreich zugelassen); **Kontraind.:** u. a. Prostatahyperplasie, Niereninsuffizienz, Hypertonie; **Wechselwirkungen:** serotonerge Wirkstoffe (z. B. selektive Serotonin-Wiederaufnahme-Hemmer), Herzglykoside, MAO-Hemmer; **Hinweis:** kein Abbau über Cytochrom-P450-System.

Mimik (gr. μιμητικός nachbildend) *f*: (engl.) *facial expression*; Mienenspiel; Ausdrucksbewegungen* der Gesichtszüge durch komplexe Innervation der Gesichtsmuskulatur, die beim Gesunden aktuelles seelisches Geschehen (Emotionen, Stimmungen, Willensregungen) widerspiegeln u. meist unwillkürlich ablaufen; **Störungen** z. B. inf. Fazialislähmung, bei Parkinson*-Syndrom od. Pseudobulbärparalyse* (Zwangslachen, Zwangsweinen). Vgl. Amimie.

Mimikry-Syn|drom (engl. mimicry Nachahmung) *n*: (engl.) *mimicry syndrome*; Bez. für das Vortäuschen od. heimliche Verursachen körperlicher Symptome; geht häufig mit einer schweren Persönlichkeitsstörung* (z. B. Borderline*-Persönlichkeitsstörung) einher; vgl. Störung, artifizielle.

Minder|jährigkeit: (engl.) *nonage*; liegt vor bei Personen, die das 18. Lebensjahr noch nicht vollendet haben (§ 2 BGB); Minderjährige werden von ihren gesetzlichen Vertretern im Rechtsverkehr vertreten; bis zur Vollendung des 7. Lebensjahres besteht Geschäftsunfähigkeit*, bis zur Vollendung des 18. Lebensjahres sind sie in ihrer Geschäftsfähigkeit* beschränkt.

Minderung der Erwerbs|fähigkeit: (engl.) *diminution of fitness for work*; Abk. MdE; beschreibt, in welchem Maß die Erwerbsfähigkeit* durch Minderung des körperlichen u. geistigen Leistungsvermögens (ggf. unter individuell beruflichen Gesichtspunkten beurteilt) auf dem allgemeinen Arbeitsmarkt beeinträchtigt wird; die Feststellung der MdE ist Voraussetzung für die Gewährung von Leistungen i. R. des Entschädigungsrechts (z. B. nach SGB VII) od. des Schwerbehindertenrechts (SGB IX). Der Grad der MdE wird in Prozent angegeben. MdE beschreibt eine kausale Schädigungsfolge i. S. des Entschädigungsrechts. Die Begutachtung* von MdE u. Grad* der Behinderung erfolgt einheitlich. Im Sozialen* Entschädigungsrecht seit 2008 ersetzt durch Grad* der Schädigungsfolgen (Abk. GdS). Vgl. Behinderung.

Minder|wertig|keits|gefühl: (engl.) *feeling of inferiority*; Bez. (A. Adler) aus der Individualpsychologie* für beeinträchtigtes Selbstwertgefühl*, bei dem das eigene Selbst als mangelhaft, unzureichend u. unzulänglich, ggf. auch als wertlos empfunden wird; kann sich auf körperliche, geistige od. seelische Mängel beziehen. **Vork.:** v. a. bei Depression. Vgl. Insuffizienzgefühl.

Mind|fulness-Therapie (engl. mindfulness Achtsamkeit) *f*: (engl.) *mindfulness-based cognitive therapy (Abk. MBCT)*; Sammelbez. für Verfahren, die Achtsamkeit* als zentrales Behandlungsprinzip einsetzen; **Formen:** u. a. achtsamkeitsbasierte Stressreduktion*, achtsamkeitsbasierte kognitive Therapie*. Vgl. Achtsamkeitsübungen.

Mind Reading (engl. mind-reading Gedankenlesen): Brain Reading, experimentelles Gedankenlesen*; Erkennen von subjektiven Denkinhalten eines Probanden aus den Mustern abgeleiteter Hirnaktivität (meist mit fMRT* u. MVPA*); **Prinzip:** Erfassung von Mustern von Aktivitätsprofilen für spezifisch bekannte Denkinhalte mit fMRT; anschließend Erkennen bekannter Muster neuronaler Aktivität (die an vorher bekannten Denkinhalten trainiert wurden) in den durch unbekannte Denkinhalte erzeugten Aktivitätsprofilen; Treffsicherheit für Entdeckung spezifischer Denkinhalte: deutlich überzufällig, aber <100 %; potentiell nutzbar für Begutachtung in Strafrechtsverfahren (s. Lügendetektor).

Mineralo|kortikoide *n pl*: (engl.) *mineralocorticoids*; Steroidhormone, die neben Glukokortikoiden u. Sexualhormonen aus Cholesterol in der Nebennierenrinde* gebildet werden; die wichtigsten natürlichen Mineralokortikoide sind Aldosteron* u. Desoxycorticosteron; **Wirkung:** Steigerung der Rückresorption von Na^+ insbes. im distalen Tubulus, vermehrte tubuläre K^+-Sekretion (keine Kopplung mit Na^+-Rückresorption); bei primärem Hyperaldosteronismus* od. Dauermedikation (mit hoher Dosis) verminderte Na^+-Rückresorption vermutl. im proximalen Tubulus (Escape-Phänomen); **Regulation:** durch das Renin-Angiotensin-Aldosteron-System, in geringem Maß auch durch ACTH; Erhöhung der Angiotensinproduktion bei Hyperkaliämie; **Ind.:** Addison*-Krankheit, adrenogenitales Syndrom*; **Kontraind.:** arterielle Hypertonie, Ödeme, zerebrale Durchblutungsstörung; **UAW:** Kopfschmerz, Ödeme, arterielle Hypertonie, Hypokaliämie.

Mineralo|kortikoid-Re|zeptoren (Rezeptoren*) *m pl*: (engl.) *mineralocorticoid receptors*; Steroid*-Rezeptoren, die durch Mineralokortikoide* (z. B. Aldosteron*) aktiviert werden; liegen im Zytoplasma als Komplex mit Hitze-Schock-Proteinen vor; nach Aktivierung wandert der Hormon-Rezeptor-Komplex in den Zellkern u. beeinflusst als Transkriptionsfaktor die Genexpression. Die Gewebeverteilung der Rezeptoren ist unterschiedlich, ihre Aktivität wird über die Steroidhormonkonzentration gesteuert. Mineralokortikoid-Rezeptoren finden sich in vielen Gewebestrukturen, z. B. Nieren, ZNS, Kolon, Herz, Schweißdrüsen.

Mini-Dia|gnostisches Interview bei psychischen Störungen (gr. διαγνωστικός fähig zu unterscheiden) *n*: s. Mini-DIPS.

Mini-DIPS: Kurzbez. für Mini-**D**iagnostisches **I**nterview bei **p**sychischen **S**törungen; Kurzversion des DIPS* in Form eines strukturierten Interviewleitfadens zur raschen, überblickartigen Erfassung der wichtigsten psychischen Störungen nach DSM-IV u. ICD-10; erfasst die Problembereiche: Angst*, Zwang*, affektive Störungen*, somatoforme Störungen*, Essstörungen*, Substanzstörungen*, Psychose*; **Anw.:** bei Jugendlichen ab 16 Jahren u. Erwachsenen; **Durchführung:** nicht alle Diagnosekriterien sind explizit ausformuliert vorgegeben; Diagnosen werden zu Problembereichen mit sog. Vor-Screening-Fragen für die Einzelstörungen zusammengefasst; **Testdauer:** ca. 30 Minuten, starke Abweichungen je nach Art u. Umfang vorhandener Diagnosen möglich.

Mini-Mental-Status-Test (mental*; Status*) *m*: (engl.) *Mini Mental State Examination (Abk. MMSE)*; Abk. MMST; Interview mit Handlungsaufgaben (praxisnahe Fragen) zur Erfassung kognitiver Störungen bzw. Defizite bei Demenz*; umfasst 11 bzw. 12 Aufgaben (1 Aufgabe in 2 Alternativversionen) zu den Bereichen Orientierung, Merkfähigkeit, Aufmerksamkeit, Sprache, Visuokonstruktion (s. Tab.); **Anw.:** diagnostisches Screening-Verfahren für ältere Erwachsene mit V. a. Demenz; Messwiederholung möglich; **Testdauer:** 5–10 Minuten.

Minnesota Multiphasic Personality Inventory: Abk. MMPI; Persönlichkeitsinventar zur umfassenden Erfassung von Persönlichkeitsmerkmalen* u. Beschwerden einer Person; aktuelle englischsprachige Version: MMPI-2 RF; die aktuelle deutschsprachige Version MMPI-2 besteht aus 567

M

Mini-Mental-Status-Test
Fragen und Auswertung

Bereich	Aufgabe	maximale Punktzahl
zeitliche Orientierung	Benennen von Jahr, Jahreszeit, Datum, Wochentag, Monat	5
räumliche Orientierung	Benennen von Bundesland, Land, Stadt, Klinik oder Praxis, Stockwerk	5
Merkfähigkeit (Lernen)	3 Worte lernen, z. B. Auto, Blume, Kerze	3
Aufmerksamkeit	serielles Subtrahieren (z. B. 100 – 7 – 7 – 7 – 7 – 7) oder Rückwärtsbuchstabieren (z. B. Stuhl)	5
Merkfähigkeit (Erinnern)	Abruf der gelernten Wörter, z. B. Auto, Blume, Kerze	3
Sprache	2 Gegenstände benennen, z. B. Armbanduhr, Bleistift	2
	Nachsprechen eines Satzes, z. B. „Sie leiht ihm kein Geld mehr“	1
	Kommandos befolgen (3-Stufen-Kommando), z. B. Blatt Papier in die rechte Hand nehmen, in der Mitte falten, auf den Boden legen	3
	Anweisung vorlesen und befolgen, z. B. „Bitte schließen Sie die Augen“	1
	Schreiben eines vollständigen Satzes	1
Visuokonstruktion	Abzeichnen einer geometrischen Figur, z. B. 2 ineinander verschränkte Fünfecke	1

Auswertung: 1 Punkt pro richtiger Antwort; orientierende Beurteilung: 30–27 Punkte: keine Demenz; 26–18 Punkte: leichte Demenz; 17–10 Punkte: mittelschwere Demenz; ≤9 Punkte: schwere Demenz

Merkmalen u. umfasst 4 Gültigkeitsskalen (Weiß-nicht-Skala, Lügenskala, Seltenheitsskala, Korrekturskala), 10 klinische Basisskalen (z. B. Depression, Paranoia), 15 faktorenanalytisch konstruierte Inhaltsskalen (z. B. Angst, Depression, Ärger, Zynismus) u. 27 Inhaltskomponentenskalen (z. B. Reizbarkeit, Ungeduld, Wetteifer); MMPI-A: Version für Jugendliche im Alter von 14–18 Jahren. **Anw.:** bei Erwachsenen; z. B. Beratung, psychiatrische u. psychol. Untersuchungen, Arbeitspsychologie (hauptsächlich in USA); im deutschsprachigen Raum Anw. im betrieblichen Kontext, z. B. zur Personalauswahl; teils heftig kritisiert; **Testdauer:** 60–90 Minuten. Vgl. Persönlichkeitsdiagnostik.

Minor De|pression (lat. minor kleiner, der Kleinere; Depression*) *f*: (engl.) *minor depression*; Bez. für Depression*, die nicht die Kriterien einer Major* Depression nach DSM-IV erfüllt. Vgl. Dysthymie.

Miosis (gr. μείωσις Verkleinerung) *f*: (engl.) *miosis*; Stenokorie; Pupillenverengung (∅ <2 mm) durch Erregung des Musculus sphincter pupillae od. Lähmung des Musculus dilatator pupillae; **Vork.:** als physiol. Reaktion auf Lichteinfall, als Reaktion auf Pharmaka, Erkrankungen od. Eingriffe, die mit einer Parasympathikus-Reizung od. Sympathikus-Lähmung einhergehen (z. B. cholinerges Syndrom*). Vgl. Mydriasis.

Mirtazapin (INN) *n*: (engl.) *mirtazapine*; tetracyclisches Antidepressivum*; Serotonin*-Noradrenalin-Wiederaufnahme-Hemmer; **Wirkung:** noradrenerg: Freisetzung von Noradrenalin* durch Blockade der präsynaptischen Alpha-2-(Auto-)Rezeptoren zentraler noradrenerger Neurone; serotonerg: durch Blockade der präsynaptischen Alpha-2-(Hetero-)Rezeptoren an serotonergen Neuronen Erhöhung der serotonergen Transmission (5-HT_{1A}-Transmission, da gleichzeitig 5-HT_{2A}- u. 5-HT_3-Rezeptoren blockiert sind); s. Serotonin; **Ind.:** Akutbehandlung der unipolaren depressiven Episode*, Erhaltungstherapie im Falle einer Remission; **Kontraind.:** relativ: Epilepsie, gleichzeitige Einnahme von Monoaminoxidase-Hemmern, erhöhter intraokularer Druck; **Wechselwirkungen:** Lithiumsalze, Verstärkung von Alkohol- u. Benzodiazepinwirkung; **UAW:** Müdigkeit (deswegen Gabe am Abend), Gewichtszunahme; Verstärkung von Suizidgedanken u. paranoiden Wahnvorstellungen möglich, Knochenmarkdepression, Syndrom der inadäquaten ADH-Sekretion; kaum anticholinerge Effekte u. in therap. Dosis kaum Einfluss auf das kardiovaskuläre System.

Mis|anthropie (gr. μισαντηρπία Menschenhass) *f*: (engl.) *misanthropy*; Bez. für Missachtung von Menschen u. Abneigung gegenüber dem Kontakt zu Menschen. Vgl. Kontaktstörung.

Misch|in|toxikation (Intoxikation*) *f*: (engl.) *mixed intoxication*; Form der Substanzstörungen* (ICD-10); akute Intoxikation* durch häufig hochriskante Einnahme mehrerer verschriebener u./od. meist illegal konsumierter psychotroper Substanzen* (Substanzmischkonsum*).

Misch|psychose (Psych-*; -osis*) *f*: (engl.) *mixed psychosis*; schizoaffektive Psychose*.

Mismatch Negativity (engl. mismatch Fehlanpassung; negativity Negativität): Abk. MMN; Komponente ereigniskorrelierter Potentiale*, die nach ca. 200 ms dann auftritt, wenn in einer sonst gleichförmigen Folge akustischer Standardreize ein Reiz erscheint, der sich in mind. einem Reizattribut (z. B. Tonhöhe, Lautstärke) vom Standardreiz unterscheidet (s. Abb.); maximale Ausprägung im frontozentralen Kortex, wird im auditiven Kortex generiert; tritt unabhängig von Aufmerksamkeit auf; eignet sich wegen ihrer Stabilität sehr gut für die objektive Untersuchung gestörter Hörwahrnehmung; vgl. Dysakusis. **Klin. Bedeutung:** Veränderung bei Schizophrenie (auch im Prodromalstadium sowie bei Angehörigen), ggf. infolge Störung der glutamatergen Signalübertragung.

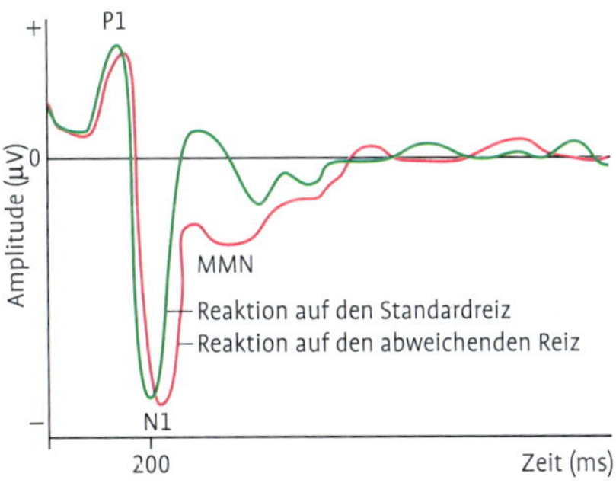

Mismatch Negativity

Miso|plegie (gr. μῖσος Hass; πληγή Schlag) *f*: (engl.) *misoplegia*; sehr seltenes Syndrom bei Hemiparese* od. Hemiplegie*, bei dem die Betroffenen die gelähmte Körperhälfte hassen; der Hass* reicht von verbaler Aggression* gegenüber der gelähmten Körperhälfte od. Gliedmaße bis zu körperlicher Aggression, z. B. wird die gelähmte Gliedmaße mit der gesunden geschlagen od. die gelähmte Gliedmaße gegen Gegenstände mit Verletzungsgefahr geschleudert.

Miss|brauch: **1.** (engl.) *abuse*; s. Substanzgebrauch, schädlicher; **2.** s. Kindesmissbrauch; Missbrauch, sexueller.

Miss|brauch, sexueller: (engl.) *sexual abuse*; Sammelbez. für sexuelle Handlungen mit nicht od. nur eingeschränkt einwilligungsfähigen Personen, wobei für den Täter zum Nachteil des Opfers ein Vorteil entsteht (sog. Übergriffigkeit); **Folge:** ggf. posttraumatische Belastungsstörung*; s. Trauma, sexuelles; **Ther.:** **1.** des Opfers: s. Kindesmissbrauch; **2.** des Täters: s. Sexualstraftat; **Recht:** In Deutschland werden Personen, denen die Fähigkeit zur sexuellen Selbstbestimmung fehlt, durch die §§ 174–176 StGB geschützt; s. Sexualstraftat.

Miss|empfindung: (engl.) *dysesthesia*; s. Parästhesie; Dysästhesie.

Miss|erfolgs|erwartung: (engl.) *failure expectation*; Erwartung des Nichterreichens eines selbst gesetzten Zieles; Misserfolg ist im konkreten Einzelfall u. in Zusammenhang mit individuellem Anspruchsniveau u. individueller Leistungsmotivation* zu sehen. Nach dem Risikowahl-Modell (Atkinson) werden die motivationalen Tendenzen des Vermeidens von Misserfolg u. des Suchens von Erfolg mit Situationsparametern multipliziert, wobei sich die Tendenz des Leistungsverhaltens ergibt. **Misserfolgsorientierung** bezeichnet eine überdauernde Eigenschaft i. S. eines erworbenen Persönlichkeitsmerkmals*.

Miss|handlung: (engl.) *abuse*; s. Kindesmisshandlung.

Missing Data (engl. missing data fehlende Werte): (engl.) *missing data*; zufällig (z. B. vergessener Messwert, Fehler des Messgerätes) od. nichtzufällig (z. B. Abbruch der Studienteilnahme durch Probanden) fehlende Werte; Strategien zum **Umgang** mit Missing Data (müssen deklariert werden): **1.** Proband wird von der Analyse ausgeschlossen; **2.** letzter Messpunkt des Probanden wird für alle weiteren Messpunkte fortgeschrieben; **3.** nicht gemessene Messpunkte werden unter Zuhilfenahme eines theoretischen Modells modelliert (z. B. inter- od. extrapoliert) u. geschätzt u. in die Analyse einbezogen (s. Interpolation); **4.** Proband wird ersetzt u. Messungen werden wiederholt.

Miss|trauen: (engl.) *suspiciousness*; Grundgestimmtheit, bei welcher der Betroffene sich in einem Zustand der ungewissen Erwartung von etwas Unangenehmem befindet u. davon ausgeht, dass seine Umwelt ihm schaden will od. feindselig gesinnt ist (s. Feindseligkeit); **Vork.:** bei Schizophrenie* od. wahnhaften Störungen*, bei Persönlichkeitsstörungen* u. als allgemeines psychol. Phänomen.

MISU: Abk. für **M**annheimer* **I**nterview zur **S**ozialen **U**nterstützung.

MIT: **1.** Abk. für **M**annheimer* **I**ntelligenztest; **2.** Abk. für **M**erkmal**i**ntegrations**t**heorie*.

Mit|gefühl: (engl.) *compassion*; s. Empathie.

Mitnahme|suizid (Suizid*) *m*: (engl.) *collective suicide*; s. Suizid.

Mito|chondrio|pathien (gr. μίτος Faden; χόνδρος Knorpel, Knoten; -pathie*) *fpl*: (engl.) *mitochondriopathies*; Erkrankung inf. Mutation* im mitochondrialen Genom, charakterisiert durch verminderte intrazelluläre ATP-Bildung od. Neigung zu vorzeitigem Zelltod; **Formen:** **1.** erbliche Mitochondriopathien: Vererbung ausschließlich maternal; z. B. Leber-Optikusatrophie, mitochondriale Enzephalomyopathien; **2.** erworbene Mitochondriopathien sind inf. der relativ hohen spontanen Mutationsrate* der mitochondrialen DNA an der Pathogenese von Alterserkrankungen beteiligt; vgl. Altern.

Mittel: (engl.) *mean*; **1.** geometrisches Mittel: n-te Wurzel aus dem Produkt aller n Messwerte, vorausgesetzt jeder Einzelwert ist größer als Null; **2.** harmonisches Mittel: Anzahl der Stichprobenelemente, geteilt durch die Summe der reziproken Stichprobenelemente; der Kehrwert des harmonischen Mittels ist das arithmethische Mittel der Kehrwerte. **3.** N%-getrimmtes Mittel: Berechnung des arithmetischen Mittels (Mittelwert*) ohne Berücksichtigung der N% größten u. N% kleinsten Werte einer Stichprobe; **4.** N%-winsorisiertes Mittel: Berechnung des arithmetischen Mittels mit Ersatz N% der kleinsten durch das nächst größere Element der Stichprobe u. N% der größten Elemente durch das nächst kleinere Element der Stichprobe.

Mittel|hirn: (engl.) *midbrain*; s. Mesencephalon.

Mittel|hirn|haube: (engl.) *tegmentum*; s. Tegmentum mesencephali.

Mittel|meer|kost: (engl.) *mediterranean food*; s. Ernährung, mediterrane.

Mittel|wert: (engl.) *mean*; (statist.) arithmetisches Mittel; Kenngröße für die Lage einer Messreihe (Lokalisationsmaß*).

MKSL: Abk. für **M**ehrdimensionale* **k**örperliche **S**ymptom**l**iste.

M

MKT: Abk. für **M**agnet**k**rampf**t**herapie*.

MLDL: Abk. für **M**ünchner* **L**ebensqualität-**D**imensionen-**L**iste.

MMN: Abk. für (engl.) ***M**is**m**atch** **N**egativity*.

MMPI: Abk. für (engl.) ***M**innesota** **M**ultiphasic **P**ersonality **I**nventory*.

MMSE: Abk. für (engl.) ***M**ini** **M**ental **S**tate **E**xamination*; s. Mini-Mental-Status-Test.

MMST: Abk. für **M**ini*-**M**ental-**S**tatus-**T**est.

Mnemo|technik (-mnese*) *f*: (engl.) *mnemotechnics*; Bez. für Gedächtnisstrategien*, die das Erinnern u. Behalten (insbes. von Einzelheiten) fördern, v. a. durch schematisierte Nutzung von Assoziationen* u. inneren Bildern; von Bedeutung i. R. der Gedächtnistherapie*, Schulpsychologie u. Behandlung von Arbeits- u. Leistungsstörungen sowie Prüfungsangst; **Beispiel:** Bildergeschichten: jede Ziffer von 0 bis 9 u. jeder Buchstabe wird mit einem Bild verknüpft, z. B. Buchstabe A mit Affe, B mit Buch usw.; Zahlen- u. Buchstabenfolgen bzw. auch Reihenfolgen von Tätigkeiten können dann mit den entsprechenden memorierten Bildern zu Bildergeschichten verbunden u. so besser u. in der richtigen Reihenfolge erinnert werden. Vgl. Gedächtnis.

-mnese: auch -mnesia, -mnesie; Wortteil mit der Bedeutung Erinnerung; von gr. μνήμη.

MNS: Abk. für **m**alignes **n**euroleptisches **S**yndrom*.

Mobbing (engl. to mob angreifen): (engl.) *bullying at work*; konfliktbeladene Kommunikation* am Arbeitsplatz unter Kollegen u./od. zwischen Vorgesetzten u. Mitarbeitern, bei der eine unterlegene Person von einer od. mehreren Personen systematisch, regelmäßig u. über einen längeren Zeitraum direkt od. indirekt angegriffen wird; **Urs.:** z. B. Spannungen u. Konflikte* am Arbeitsplatz, starre Hierarchie, Arbeitsorganisation, Zeitdruck, geringe Bewertung u. Anerkennung der Tätigkeit, hohe Verantwortung bei gleichzeitig geringem Handlungs- u. Entscheidungsspielraum, Diskriminierung*; **Formen:** Mobbing-Handlungen führen dazu, dass sich die Betroffenen in ihren Möglichkeiten eingeschränkt fühlen od. es tatsächlich sind. Sie finden auf unterschiedlichen Ebenen statt: **1.** Angriff auf die Möglichkeit, sich mitzuteilen, z. B. durch Kontaktverweigerung, Drohungen, Unterbrechungen, Anschreien; **2.** Angriff auf die sozialen Beziehungen, z. B. durch Ignoranz, räumliche u. soziale Isolation; **3.** Auswirkungen auf das soziale Ansehen, z. B. durch Verleumdung, Gerüchte, Unterstellung psychischer Störungen, Nutzen von Behinderungen als Schwachpunkt, Verletzung od. Verspottung individueller Eigenarten, der Nationalität od. der Einstellungen; **4.** Angriff auf die Qualität der Berufs- u. Lebenssituation, z. B. durch Übertragung von Aufgaben, die deutlich über od. unter der Qualifikation des Betroffenen liegen od. in der vorgegebenen Zeit nicht zu bewältigen sind, od. es wird keine Arbeit zugewiesen; **5.** Angriff auf die Gesundheit (Androhung bis Andeutung von körperlicher Gewalt, Übertragung von gesundheitsschädigenden Arbeiten, sexuelle Übergriffe). **Klin. Bedeutung:** psychosomatische Störungen* bis zu Arbeitsunfähigkeit* (z. B. Stressreaktionen*, Herz- u. Kreislaufbeschwerden, depressive Verstimmung) u. Suizidalität*; am Arbeitsplatz reduzierte Produktivität u. gehäufte Fehlzeiten; im Privatleben z. B. Misstrauen*, Verunsicherung u. sozialer Rückzug*. **Recht:** Mobbing ist in Deutschland arbeitsrechtlich verboten u. grundsätzlich strafbar. Mobbinghemmende Faktoren können Betriebsvereinbarungen über partnerschaftliches Verhalten am Arbeitsplatz od. die Berufung von Mobbing-Beauftragten im Betrieb sein. Vgl. Arbeitspsychologie; Lebensereignis, kritisches; Krise, psychische.

Mobilitäts-Inventar *n*: (engl.) *Mobility Inventory*; Abk. MI; Selbstbeurteilungsverfahren zur Erfassung von Vermeidungsverhalten* in den häufigsten agoraphobischen Situationen; Teil des Fragebogens* zu körperbezogenen Ängsten, Kognitionen und Vermeidung; umfasst 27 Merkmale (z. B. „Wie oft vermeiden Sie Fahren mit Bussen, Säle od. Stadien"); **Anw.:** bei Erwachsenen mit Panikstörung* u. Agoraphobie*; **Testdauer:** ca. 5 Minuten.

MoCA: Abk. für (engl.) ***Mo**ntreal** **C**ognitive **A**ssessment*.

Moclo|bemid (INN) *n*: (engl.) *moclobemide*; selektiver reversibler Monoaminoxidase*-Hemmer (v. a. Hemmung der MAO-A); Antidepressivum*; **Ind.:** v. a. soziale Phobie*, Depression (v. a. gehemmte

Depression*, nicht agitierte senile Depression*, Therapieresistenz bei Anw. tricyclischer Antidepressiva*); **Kontraind.:** Kombination u. a. mit selektiven Serotonin*-Wiederaufnahme-Hemmern, tricyclischen Antidepressiva*, Dextromethorphan, Selegilin*; hyperthyreote Stoffwechsellage; **Wechselwirkungen:** Potenzierung der Wirkung von Opiaten*, bei Kombination mit anderen Antidepressiva Serotoninsyndrom*; **UAW:** Unruhe, Schlafstörungen, Übelkeit, Mundtrockenheit.

Modafinil (INN) *n*: (engl.) *modafinile*; Psychostimulans*, Sympathomimetikum*, strukturell nicht mit Amphetaminen* verwandt; **Wirkung:** Wachheit während des Tages ohne Beeinflussung des Nachtschlafs; Halbwertzeit: 10–12 Stunden; **Ind.:** exzessive Schläfrigkeit bei Narkolepsie* mit od. ohne Kataplexie*; **Kontraind.:** Kinder, Jugendliche, Schwangerschaft, Stillzeit; Überempfindlichkeit gegenüber Modafinil; unzureichend therapierte arterielle Hypertonie od. Herzrhythmusstörung; anamnest. linksventrikuläre Herzhypertrophie od. Cor pulmonale; anamnest. Abhängigkeit (Arzneimittel, psychotrope Substanzen) od. Psychose; **UAW:** häufig Kopfschmerz, gelegentl. Nervosität, Hautreaktionen, Hypertonie; **Hinweis:** **1.** Anw. im Rahmen des Neuroenhancements*; **2.** Vorliegen positiver Studienergebnisse zu Wirkung bei ADHS, Depression u. primärer Hypersomnie (Off-Label-Use).

Modal|wert: (engl.) *modal value*; s. Modus.

Modeling (engl. modeling Modellierung): (engl.) *modeling*; Bez. für das Vorführen eines erwünschten Verhaltens durch den Therapeuten i. R. der Verhaltenstherapie*; ermöglicht dem Patienten das Lernen am Modell; s. Modelllernen.

Modell (lat. modulus Modell): **1.** (engl.) *model*; (allg.) physische, mathematische od. logische Repräsentation eines Systems von Einheiten, Phänomenen od. Prozessen; Modelle können unterschiedliche Funktionen erfüllen, z. B. Ersatz für direkte Messungen, Veranschaulichung bzw. vereinfachte Darstellung einer komplexeren Realität, Überprüfung von Vorhersagen in simulierter Realität; **2.** (wissenschaftstheoret.) Paradigma*; z. B. Krankheitsmodell*; **3.** (psychol.) meist exakt formulierte Theorien od. Hypothesen zu Erklärung von Zusammenhängen unterschiedlichen Geltungsbereichs, z. B. Ätiologiemodell*, Instanzenmodell*; mathematische Modelle in der Psychologie beinhalten neben exakter Formulierung konkrete Umrechnungsregeln; **4.** (psychol.) Mensch od. Verhaltensweise als Muster dafür, wie Menschen sich in bestimmten Situationen verhalten können od. sollten; z. B. Modelllernen*, Modellessen*; vgl. Lernen.

Modell, behavioristisches *n*: (engl.) *behavioral model*; Modell der Entstehung psychischer Störungen* (Pawlow, Watson, Skinner, Bandura u. a.); Grundannahme: Psychische Störungen entstehen aufgrund von erlernten Fehlverhaltensweisen u. sind prinzipiell auch wieder verlernbar; dabei erfolgt der Erwerb der dysfunktionalen u. der funktionalen Verhaltensweisen nach denselben Prinzipien (klassische Konditionierung*, operante Konditionierung*, Modelllernen*); dies impliziert ein Kontinuum von normalem zu abnormalem Verhalten. Im klassischen Behaviorismus* wurde der Mensch ursprünglich als vollständig formbar u. von seiner Umwelt geprägt gesehen; kognitive Prozesse wurden ausgeklammert (sog. black box). In dieser klassischen Form ist das Modell empirisch im Wesentlichen nicht bestätigt. Moderne behavioristische Modellvorstellungen betonen die Bedeutung des Lernens*, wurden aber um biologische u. kognitive Komponenten ergänzt u. werden ständig empirisch überprüft u. verfeinert.

Modell, bio|medizinisches *n*: (engl.) *biomedical model*; biomedizinisches Krankheitsmodell*.

Modell, bio|psycho|soziales *n*: (engl.) *biopsychosocial model*; mehrdimensionales Erklärungsmodell zur Entstehung von Gesundheit* u. Krankheit*, welches annimmt, dass Verbindungen zwischen Nervensystem, Immunsystem, Verhaltensweisen, kognitiver Verarbeitung u. Umweltfaktoren das Risiko für die Entwicklung einer Krankheit erhöhen können; um psychosoziale Faktoren ergänztes Konzept des biomedizinischen Krankheitsmodells*; die einzelnen Komponenten stehen in wechselseitiger Beziehung zueinander. Neben den biomedizinischen Aspekten wird der Mensch als

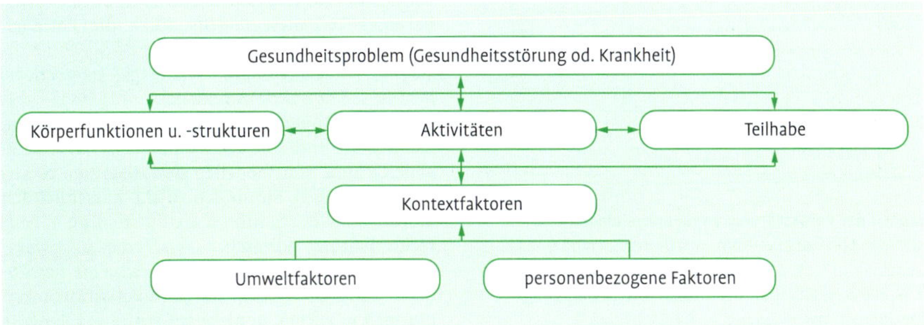

Modell, biopsychosoziales

M

handelndes Subjekt sowie als Mitglied von Gesellschaft u. Umwelt (mit Teilhabe daran) unter Berücksichtigung des Lebenshintergrunds (umwelt- u. personenbezogene Kontextfaktoren) betrachtet (s. Abb.). Krankheit u. Gesundheit variieren in Abhängigkeit vom Ausmaß der Schädigungen u. Beeinträchtigungen der einzelnen Faktoren, der verbliebenen Integrität der Komponenten unter Berücksichtigung von Kontextfaktoren.

Modell der Panik|störung, psycho|physiologisches *n*: (engl.) *psycho-physiological model of panic*; Modell zur Entstehung der Panikstörung* mit der zentralen Annahme, dass Panikanfälle* durch positive Rückkopplung zwischen körperlichen Symptomen, deren Assoziation mit Gefahr u. der daraus resultierenden Angstreaktion* entstehen (s. Abb.); betont die Rolle interner Angstauslöser (s. Stressoren), insbes. körperlicher Veränderungen (z. B. wird eine Veränderung der Herzfrequenz wahrgenommen u. als gefährlich, z. B. im Sinne eines Herzinfarkts, interpretiert); diese lösen eine Angstreaktion aus, somit steigert sich die Herzfrequenz, der Blutdruck steigt, die Atmung verändert sich; dies wird als Bestätigung gesehen, dass eine akute Gefahr droht, die Angst steigert sich zur Panik*, der Teufelskreis der Angst beginnt. Positiven Rückkopplungen* wird durch negative Rückkopplungsprozesse, die zur Angstreduktion* führen, entgegengewirkt; da negative Rückkopplung (z. B. Habituation*) langsamer stattfindet, kann ein Angstanfall* sehr schnell entstehen, benötigt jedoch eine gewisse Zeit, um abzuklingen.

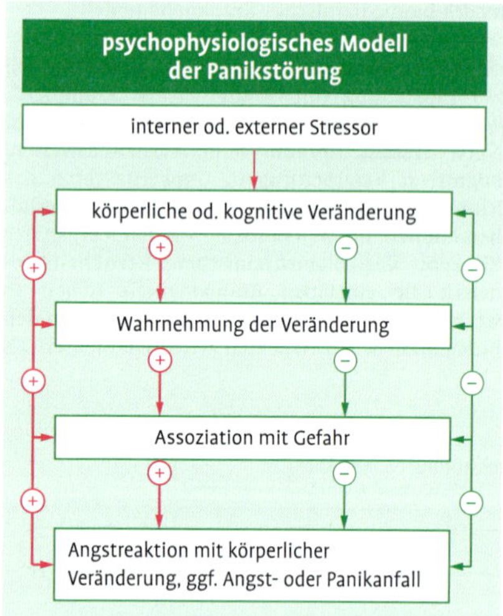

Modell der Panikstörung, psychophysiologisches: schnelle positive (die Symptomatik verstärkende) Rückkopplung u. langsame negative Rückkopplung z. B. durch Habituation od. erfolgreiche Bewältigung (beeinflusst von individueller Prädisposition u. situativen Faktoren)

Modelle der affektiv-kognitiven Kon|sistenz (Konsistenz*) *n pl*: (engl.) *theories of affective-cognitive consistency*; Konsistenztheorien*.

Modelle, lineare *n pl*: (engl.) *linear models*; statistische Modelle, mit deren Hilfe quantitative Aussagen über einen Zusammenhang zwischen Ursachen bzw. experimentell variierbaren Bedingungen (unabhängige Variablen x) u. deren Wirkung bzw. den beobachteten Daten (abhängige Variablen y) möglich sind; lineare Modelle verknüpfen mit einer mathematischen Gleichung eine abhängige Variable y mit einer od. mehreren unabhängigen Variablen x, wobei das interessierende Merkmal y durch eine lineare Kombination anderer Merkmale x erklärt werden kann. Der postulierte Zusammenhang zwischen y u. x muss dabei nicht zwingend durch eine Gerade dargestellt werden; das Wort linear bezieht sich auf die Parameter, nicht auf die unabhängigen Variablen. Neben direkten Effekten (Haupteffekten) von x auf y können durch lineare Modelle auch Wechselwirkungen zwischen Einflussgrößen x (Interaktionen) in ihrer Auswirkung auf y beschrieben werden. In der wissenschaftlichen Forschung hauptsächlich angewandte lineare Modelle sind z. B. Mittelwertsvergleiche, Korrelations- u. Regressionsanalyse*, ANOVA* u. ANCOVA*.

Modell|entwicklung: (engl.) *model development*; methodischer Zugang der Forschung in der Klinischen Psychologie, welcher der Erforschung pathogenetischer u. therapeutischer Prozesse mit der Entwicklung möglichst zutreffender Modelle dient; früher wurden v. a. Tiermodelle (z. B. Pawlows sog. experimentelle Neurose) entwickelt, aktuell in zunehmendem Ausmaß Modelle pathologischer Zustände od. ihrer Veränderung im Humanbereich. Bei der Entwicklung aussagekräftiger Modelle ist insbes. die ökologische Validität von Bedeutung, welche die Gültigkeit in der Praxis, unter natürlichen Umgebungsbedingungen umfasst (z. T. sind Ergebnisse, die durch Experimente im Labor gewonnen wurden, unter Alltagsbedingungen nicht replizierbar).

Modell|essen: (engl.) *model eating*; Hilfestellung beim Essen für essgestörte Patienten durch Vorgabe eines Verhaltensmodells durch die Betreuer; vgl. Essstörungen.

Modelle, trans|aktionale *n pl*: (engl.) *transactional models*; s. Transaktionsmodelle.

Modell, humanistisch-existentielles *n*: (engl.) *humanistic-existential model*; Sammelbez. für heterogene Gruppe von Modellen des Menschen u. seiner psychischen Störungen (nicht ausschließlich Störungsmodelle*); führen die Entstehung u. Aufrechterhaltung klinischer Syndrome u. psychischer Störungen auf Barrieren, welche die persönliche Selbstentfaltung u. Selbstverwirklichung* blockieren, zurück u. nicht auf einzelne Elemente des menschlichen Erlebens u. Verhaltens; stark weltanschaulich, weniger wissenschaftlich geprägt; abgeleitete Therapien (z. B. Gesprächspsychotherapie*, Gestalttherapie*, Logotherapie*) betonen die Rolle der Selbsterkenntnis* u. fokussieren persönliche Erfahrung u. Entscheidungsfreiheit sowie damit einhergehende Verantwortung für die persönliche Lebensgestaltung. Aufgrund der heterogenen Auffassungen ist das Modell als Ganzes kaum empirisch testbar, einzelne Teilaussagen wurden jedoch empirisch bestätigt bzw. widerlegt.

Modell, kognitives *n*: (engl.) *cognitive model*; Störungsmodell, das Entstehung u. Aufrechterhaltung klinischer Syndrome u. psychischer Störungen auf dysfunktionale Kognitionen* u. Bewertungen* u. sie bedingende Schemata* zurückführt; Grundlagen sind u. a. kognitive Wende*, Attributionstheorie* u. kognitive Dissonanz*; abgeleitete Therapien (z. B. rational-emotive Therapie*, kognitive Verhaltenstherapie*) haben die Veränderung problematischer Schemata zum Ziel (kognitive Umstrukturierung*).

Modell, konsistenz|theoretisches *n*: (engl.) *consistency-theoretical model*; Bez. für Störungsmodell (Grawe), wonach menschliche Grundbedürfnisse (z. B. nach Kontrolle, Bindung, Selbstwert u. Lustgewinn sowie Vermeidung von Unlust) einem übergeordneten Konsistenzprinzip folgend integriert werden müssen u. Inkonsistenz* psychische Störungen verursacht u. aufrechterhält; d. h. Kongruenz* (Grundbedürfnisse des Individuums sind miteinander vereinbar) u. Konkordanz* (Grundbedürfnisse lassen sich in der Außenwelt realisieren) müssen gegeben sein; Inkongruenz* (Grundbedürfnisse widersprechen einander, sog. Innen-innen-Konflikt; z. B. Bedürfnis nach Kontrolle widerspricht Bedürfnis nach Bindung, da erstes durch Eifersucht zur Trennung führt) u. Diskordanz (Grundbedürfnisse lassen sich nicht realisieren, sog. Innen-außen-Konflikt; z. B. Bedürfnis nach Kontrolle in traumatischen Situationen) führen zu Inkonsistenz; Verminderung von Inkonsistenz ist nach Grawe neben Coping* u. Symptomreduktion Hauptwirkungsmechanismus der Psychotherapie* (s. Wirkfaktoren). Eine umfassende empirische Testung des Modells steht noch aus.

Modell|lernen: (engl.) *observational learning, modeling*; Beobachtungslernen, Imitationslernen, Nachahmungslernen, sog. Lernen am Modell, auch soziales Lernen; Form des Lernens*, bei der ein Verhalten durch Beobachtung dieses Verhaltens bei einer anderen Person (Modellverhalten) erworben od. ausgelöst wird (klassische Konditionierung*). beim sozialen Modelllernen durch Beobachtung werden Reaktionen, Verhaltensweisen, Handlungen od. Erscheinungsformen von Vorbildern absichtlich od. unabsichtlich imitiert (Nachahmung), die zu einer positiven Konsequenz od. Vermeidung einer negativen Konsequenz führen (operante Konditionierung*). **Formen:** unmittelbare Nachahmung: Imitation von Verhaltensweisen, die kurz zuvor wahrgenommen wurden; aufgeschobene Nachahmung: Imitation von Verhaltensweisen, die bereits vor längerer Zeit beobachtet wurden; Modellernen spielt eine wichtige Rolle in der Sprachentwicklung (wobei verbale Ausdrücke durch Nachahmung noch ungeformter Vokalisationen durch Verstärkung gelernt werden), sowie für die normale Entwicklung perzeptiv-motorischer u. auditiver Funktionen (als alleiniges Erklärungsprinzip für den Spracherwerb nicht ausreichend). Die Hypothese, dass Personen Angstreaktionen* erwerben können, indem sie beobachten, wie andere Personen ängstlich auf einen Reiz reagieren, geht auf Bandura (1969) u. Rachman (1968) zurück. Besonders einflussreiche Studien zu Modelllernen wurden von Mineka u. Cook (1986) durchgeführt. **Beispiel: 1.** Ein Kind beobachtet, dass seine Mutter mit starker Angst auf Spinnen reagiert u. reagiert im Anschluss ebenfalls mit Angst auf den Anblick von Spinnen; s. Spinnenphobie. **2.** Bei der Psychotherapie von Angststörungen z. B. fungiert der Therapeut als Modell, um den Patienten zur Durchführung der Konfrontation* mit Angst auslösenden Situationen zu motivieren u. damit die Therapie zu beschleunigen (teilnehmendes Modelllernen); z. B. demonstriert der Therapeut in Programmen zur Behandlung von Tierphobien den Umgang mit dem Tier (z. B. Spinne über die Hand laufen lassen) bevor er den Patienten dazu auffordert.

Modell, mentales *n*: (engl.) *mental model*; Repräsentation bzw. vereinfachtes, auf das Wesentliche reduziertes Abbild der Realität (z. B. eines Objekts od. Prozesses) im Bewusstsein*, welches das persönliche, individuelle Verständnis eines Sachverhalts widerspiegelt u. das sprachliche, bildhafte sowie handlungsbezogene Wissen integriert; mit Hilfe mentaler Modelle können zukünftige Handlungsabläufe simuliert (z. B. Vorstellung einer Präsentationssituation i. R. eines Vorstellungsgesprächs) u. subjektiv wahrgenommene Informationen in einen Kontext eingeordnet u. beurteilt werden (z. B. Zuordnung eines Fliegenpilzes zu Giftpilzen, nicht essbar).

Modell|programm Psychiatrie der Bundes|republik (Psychiatrie*) *n*: an die Psychiatrie*-Enquête anschließendes Programm der deutschen Bundesregierung zur Förderung von Modellprojekten der Psychiatrie-Reform (1988); **1.** Fördermaßnahmen im stationären u. teilstationären Bereich: Verbesserung des therap. Angebots (insbes. im Bereich der Arbeits- u. Beschäftigungstherapie), Errichtung u. Erprobung von Institutsambulanzen* u. Tageskliniken, Differenzierung u. Alltags- u. Gemeindeorientierung des therap. Programms; **2.** Fördermaßnahmen i. R. der beruflichen Rehabilitation. Das Modellprogramm Psychiatrie der Bundesrepublik wurde in den „Empfehlungen der Expertenkommission der Bundesregierung zur Reform der Versorgung im psychiatrischen u. psychotherapeutisch/psychosomatischen Bereich“ mit folgendem **Ergebnis** ausgewertet: Fortentwicklung der Versorgung, verbleibende Aufgaben der Integration von Psychiatrie u. Psychotherapie in andere medizinische Fächer, Integration psychisch erkrankter Menschen in die Gesellschaft.

Modell, psycho|dynamisches *n*: (engl.) *psychodynamic model*; Modell der Entstehung u. Aufrechterhaltung psychischer Störungen*; **Grundannahme:** Störung wird als Ausdruck eines unbewussten intrapsychischen Konflikts* (z. B. aus einander widerstrebenden Motivationen od. Strebungen) u. daraus folgender Abwehrmechanismen* aufgefasst; s. Konfliktmodell, strukturelles. Eine Störung entsteht nach diesem Modell, wenn das Kind subjektiv belastende Ereignisse erlebt (Traumatisierung), welche die Bewältigung überfordern. In der klassischen Psychoanalyse* (S. Freud) wird die folgende Neurose als Störung der Abwehrarbeit des Ichs gegen sexuell nicht akzeptable Impulse gesehen, die auftretenden Symptome als (neurotische) Lösungsversuche. Während Freud unbewusste intrapsychische Konflikte* als Ursache „neurotischer" Störungen postulierte, kommt ihnen aus heutiger Sicht lediglich eine Rolle als möglichen kausalen Teilfaktoren bei entsprechender Anfälligkeit zu. Kernannahme des klassischen psychodynamischen Modells wie psychosexuelle Entwicklungsphasen*, Ödipus*-Komplex u. Symptomverschiebung* gelten als empirisch widerlegt.

M

Modell|psychose (Psych-*; -osis*) *f*: (engl.) *experimental psychosis*; experimentelle Psychose*.

Modell, sozio|kulturelles *n*: (engl.) *sociocultural model*; Ätiologiemodell zur multikausalen Erklärung der Entstehung psychischer Störungen u. zur Ableitung entsprechender Behandlungsformen u. Interventionen; **Grundannahme:** psychische Störungen sind nur unter Berücksichtigung der sozialen u. kulturellen Rahmenbedingungen, unter denen eine Person lebt, zu verstehen; soziales Umfeld, soziale Beziehungen u. kulturellen Faktoren sind von zentraler Bedeutung für Entwicklung, Aufrechterhaltung u. Veränderung eines Störungsbilds; abgeleitet werden Konsequenzen für die Intervention: durch Veränderung der sozialen u. kulturellen Rahmenbedingungen (z. B. im Rahmen sozialtherapeutischer Maßnahmen od. Wohnungswechsel, Wechsel der Bezugsgruppe) soll der Behandlungserfolg gesichert od. zumindest die weitere Entwicklung des Störungsbilds positiv beeinflusst werden.

Modell, trans|theoretisches *n*: (engl.) *transtheoretical model*; transtheoretisches Veränderungsmodell*.

Modell|verhalten: (engl.) *model behavior*; s. Modelllernen.

Moderator (lat. moderator Leiter) *m*: (engl.) *moderator*; Variable*, die den Effekt eines Faktors auf einen Outcome verändert; z. B. können Antidepressiva (Faktor) den Verlauf von Depressionen (Outcome) unterschiedlich beeinflussen, je nachdem, welche genetische Konstellation (Variable=Moderator) ein Patient besitzt. Es hängt von der Wahl des Assoziationsmaßes* ab, welche Variablen als Moderatoren gelten. Vgl. Interaktion, statistische; Mediator.

Modified Card Sorting Test: Abk. MCST; vereinfachte Version des Wisconsin* Card Sorting Test zur Erfassung von abstraktem Denken (Schlussfolgern) u. Perseveration*; umfasst 2 Sets mit je 24 Karten; **Anw.:** Untersuchung kognitiver u. neuropsychologischer Funktionen; vgl. Diagnostik, neuropsychologische.

Modus (lat. modus Maß) *m*: (engl.) *mode*; **1.** (allg.) lokales Maximum einer Verteilung; je nach Anzahl der identifizierbaren Modi Unterscheidung in unimodale (eingipflige), bimodale (zweigipflige) od. multimodale (mehrgipflige) Verteilungen; **2.** (statist.) globales Maximum, Modalwert; im diskreten Fall der häufigste Wert einer Wahrscheinlichkeits-Dichtefunktion, im kontinuierlichen Fall der Wert, bei dem die Dichtefunktion den höchsten Wert annimmt.

Mohn: (engl.) *papaver*; s. Schlafmohn.

Monismus (gr. μόνος allein, einzig) *m*: (engl.) *monism*; philosophische Position, wonach Phänomene u. Prozesse der Welt (im Gegensatz zum Dualismus*) auf ein Grundprinzip rückführbar sind, d. h. wissenschaftlich so erklärt bzw. verstanden werden, dass sie aus einem Prinizip hervorgegangen bzw. ableitbar sind. In der Philosophie lassen sich 3 monistische Denkrichtungen identifizieren: **1.** der Materialismus, der alle Erscheinungen (auch psychische) auf Materie zurückführt u. nach Gesetzen der Physik erklärt; **2.** der Idealismus od. Phänomenalismus, der alle Erscheinungen auf ein geistiges Prinzip zurückführt; **3.** der neutrale Monismus, der geistige Entitäten weder auf materielle, noch umgekehrt materielle auf geistige reduziert, sondern auf ein unabhängiges Drittes (z. B. Substanzialismus Spinozas od. anomaler Monismus D. Davidsons). In der Philosophie des Geistes* werden verschiedene monistische Theorien zur Lösung des Leib*-Seele-Problems formuliert: **1.** Im Behaviorismus* werden zugunsten wissenschaftlicher Überprüfbarkeit mentale Ereignisse u. introspektive Erkenntnisse auf beobachtbares Verhalten reduziert. **2.** In der Identitätstheorie werden mentale Zustände mit bestimmten neurophysiologischen Gehirnzuständen identisch gesetzt (z. B. Angst als ein bestimmtes Aktivitätsmuster der Amygdala). **3.** Im Funktionalismus werden mentale Zustände nicht mit bestimmten neuronalen Zuständen identisch gesetzt, sondern funktional beschrieben als Zustände, die durch verschiedene neurophysiologische Prozesse hervorgebracht werden können. **4.** Im nichtreduktiven Materialismus müssen mentale Zustände neuronale Korrelate haben, lassen sich aber weder auf Verhalten, noch auf einzelne Gehirn- od. funktionale Zustände reduzieren; d. h. einzelne mentale Ereignisse sind mit einzelnen neuronalen Ereignissen identisch (Monismus als Token-Identität), allerdings ist keine

Klasse mentaler Ereignisse (z. B. Empfindung von Angst od. Ekel) mit einer Klasse neuronaler Zustände identisch (z. B. bestimmte Amygdala-Aktivitätsmuster); entsprechend gibt es keine psychophysische Gesetzmäßigkeit (Anomie). **5.** Im eliminativen Materialismus gibt es keine mentalen Ereignisse, diese sind eine Fiktion der Alltagspsychologie. Eine neurowissenschaftliche Beschreibung des Menschen muss solche Fiktionen eliminieren durch materialistische u. kausalgesetzliche Beschreibungen.

Monitor (lat. monere mahnen) *m*: (engl.) *monitor*; klin. Bez. für eine Person, die generell versucht, auf Stress u. Emotionen zu achten u. diese direkt zu lösen, d. h. sich durch aktive Bewältigungsstrategien* auszeichnet.

Mono|amine *n pl*: (engl.) *monoamines*; niedermolekulare Transmitter, die aus einer einzigen Aminosäure synthetisiert werden; **Einteilung:** aufgrund der Struktur: **1.** Katecholamine* (Dopamin, Noradrenalin, Adrenalin), aus Tyrosin synthetisiert; **2.** Indolamine* (Serotonin), aus Tryptophan synthetisiert; **Vork.:** in Nervenbahnen, deren Zellkörper sich v. a. im Hirnstamm befinden; **Wirkung:** stimulierend od. inhibierend; Abbau durch Monoaminoxidasen*.

Mono|amin-Hypo|these (Hypothese*) *f*: (engl.) *monamine hypothesis*; basierend auf Befunden zur Arzneimittelwirksamkeit (von tricyclischen Antidepressiva, Monoaminoxidase-Hemmern, selektiven Serotonin-Wiederaufnahme-Hemmern) entwickelte Hypothese, die einen Mangel von Monoaminen* (v. a. niedrige Spiegel von Serotonin* u. Noradrenalin*) als wichtigen Faktor bei der Entstehung der Depression* annimmt u. höhere Konzentrationen für manische Symptome (s. Manie) verantwortlich macht; bisher konnten jedoch weder die exakte Wirkung der Arzneimittel noch die genaue Art der Monoamindysregulation dokumentiert werden. Neuere Beobachtungen legen jedoch nahe, dass die Symptome nicht an die absoluten Monoaminspiegel, sondern u. a. an synaptische Veränderungen (Sensitivitätsveränderungen, wahrscheinlich durch second* messenger) gekoppelt sind.

Mono|amin|oxidase *f*: (engl.) *monoamine oxidase, amine oxidase (flavin-containing)*; Abk. MAO; FAD-abhängige kupferhaltige Oxidoreduktase (2 Isoenzyme: MAO-A, MAO-B), die einige biogene Amine* (z. B. Serotonin, Dopamin, Noradrenalin, Adrenalin, Tyramin; s. Monoamine) desaminiert u. damit inaktiviert. Vgl. Monoaminoxidase-Hemmer.

Mono|amin|oxidase-Hemmer: (engl.) *MAO inhibitors*; Kurzbez. MAO-Hemmer; Substanzen, die das Enzym Monoaminoxidase* u. dadurch den Abbau der Monoaminneurotransmitter, u. a. Noradrenalin*, Dopamin* u. Serotonin*, hemmen; **Einteilung: 1.** selektive reversible MAO-Hemmer: Wirkung durch Inaktivierung spez. Isoenzyme der Monoaminoxidase; z. B. **a)** Moclobemid*: Hemmung v. a. von MAO-A; **b)** Rasagilin*, Selegilin*: Hemmung v. a. von MAO-B; **2.** nichtselektive irreversible MAO-Hemmer, z. B. Tranylcypromin*; **Ind.:** gehemmte Depression* u. soziale Phobie* (Moclobemid, Tranylcypromin), Parkinson*-Syndrom (Rasagilin, Selegilin); **Kontraind.:** (Gruppeneigenschaft aller Vertreter) Phäochromozytom, arterielle Hypertonie, Zustand nach Schlaganfall, Kombination u. a. mit selektiven Serotonin*-Wiederaufnahme-Hemmern, tricyclischen Antidepressiva*, Dextromethorphan, Alpha-Sympathomimetika; hyperthyreote Stoffwechsellage; **UAW:** (Gruppeneigenschaft aller Vertreter) Schlafstörung, Unruhe, Verwirrtheit, epileptische Anfälle, Kopfschmerz, orthostatische Hypotonie, Anstieg der Leberenzyme, sensomotorische Neuropathien. Vgl. Serotoninsyndrom; Antidepressiva.

Mono|genie (gr. μόνος allein, einzig; Gen*) *f*: (engl.) *monogenia*; Auftreten eines Merkmals od. einer Krankheit aufgrund einer Mutation in einem einzelnen Gen*; Gendefekt ist hinreichend u. notwendig für die Krankheitsentstehung; Beispiele: monogenes Merkmal: AB0-System der Blutgruppen; monogene Erkrankung: u. a. früh beginnende Alzheimer-Krankheit aufgrund von Mutationen im APP-Gen, Präsenilin-1- od. -2-Gen. Vgl. Polygenie.

Monolog, innerer *m*: (engl.) *internal monologue*; syn. Selbstverbalisation; in der kognitiven Verhaltenstherapie* Bez. für ein ständig ablaufendes Selbstgespräch, dem eine Steuerungsfunktion für das Handeln zugesprochen wird (z. B. D. Meichenbaum); **Bestimmung:** durch Exploration im Einzel- u. Gruppengespräch, u. a. durch Rollenspiel*, Hausaufgaben od. Fragebögen; bei Kindern durch projektive Verfahren (s. Test, projektiver); **klin. Bedeutung:** Bei psychischen Störungen ist der innere Monolog häufig negativ, entmutigend, selbst abwertend u. trägt so zur Exazerbation u. Chronifizierung der Grundstörung bei (z. B. bei Depression, Angststörung, selbstunsicherer Persönlichkeit); realistische u. hilfreiche Gedanken, die in kognitiver Umstrukturierung* entwickelt werden, sollen zur Stärkung der Selbststeuerung des Patienten i. S. der Hilfe* zur Selbsthilfe führen. **Anw.:** geeignet für Kinder u. Erwachsene bei fast allen Störungsbereichen (wenn ausreichend kognitive Kontrolle vorhanden ist). Vgl. Selbstinstruktion; Selbstinstruktionstraining; Denken, positives.

Mono|manie (gr. μόνος allein, einzig; -manie*) *f*: (engl.) *monomania*; veraltete Bez. für auf einen einzelnen Bereich beschränkte dranghafte psychopathol. Verhaltensweise bei sonst unbeeinträchtigtem psychischem Zustand (z. B. Kleptomanie*, Pyromanie*, Poriomanie*). Vgl. Impulskontrollstörungen.

Mono|phobie (gr. μόνος allein, einzig; Phobie*) *f*: **1.** (engl.) *monophobia*; übertriebene u. anhaltende Furcht vor dem Alleinsein, i. d. R. gekoppelt mit Vermeidungsverhalten; **Vork.:** als spezifische Phobie* od. im Rahmen der Agoraphobie* (dann v. a.

M

Angst vor der Angst bzw. vor den vermuteten katastrophalen Konsequenzen der Angstsymptome, z. B. Herzinfarkt, Ersticken), die ohne Anwesenheit Anderer besonders gefährlich wären; **Ther.:** Verhaltenstherapie* mit Verfahren der Konfrontation; bei Misserfolg andere psychotherap. Interventionen od. selektive Serotonin*-Wiederaufnahme-Hemmer. **2.** als Gegensatz zur Polyphobie* das alleinige Auftreten einer isolierten Phobie (syn. spezifische Phobie*); vgl. Angststörung.

mono|polar (gr. μόνος allein, einzig; πόλος Achsenende): (engl.) *monopolar*; unipolar*.

Mono|therapie (gr. μνος allein, einzig) *f*: (engl.) *monotherapy*; Behandlung mit einem einzigen Arzneimittel (einer Wirksubstanz) bzw. mit einem definierten psychotherapeutischen Verfahren als alleinige Intervention. Vgl. Kombinationstherapie.

Montgomery-Åsberg-De|pressions|skala (Depression*; Skala*) *f*: (engl.) *Montgomery-Åsberg Depression Rating Scale (Abk. MADRS)*; Fremdbeurteilungsverfahren* zur Quantifizierung des Schweregrads eines depressiven Syndroms*; umfasst 10 Merkmale (z. B. sichtbare Traurigkeit, Gefühllosigkeit, pessimistische Gedanken); Einschätzug erfolgt auf 4-stufiger Skala; **Anw.:** v. a. bei Depression*; **Testdauer:** ca. 15 Minuten.

Montreal Cognitive Assessment: Abk. MoCA; Fremdbeurteilungsverfahren zur Identifikation u. Schweregradbeurteilung von leichter kognitiver Störung (MCI*) u. beginnender Demenz*; untersucht v. a. Exekutivfunktionen*, besonders geeignet zur Diagnostik von vaskulärer Demenz, Demenz bei Parkinson-Syndrom u. anderen Formen von Demenz; erfasst 30 Items zu Kurzzeitgedächtnis, visuell-räumlichen Fähigkeiten, Exekutivfunktionen, Wortflüssigkeit, sprachlichen Fähigkeiten, Arbeitsgedächtnis, Aufmerksamkeit; **Testdauer:** ca. 10 Minuten.

M

Mood Stabilizer (engl. Stimmungsstabilisatoren): s. Stimmungsstabilisatoren.

Moos|fasern: (engl.) *mossy fibres*; zur Körnerschicht der Kleinhirnrinde ziehende exzitatorische, glutamaterge Nervenfasern* aus den Brückenkernen*; Axone der Körnerzellen des Gyrus dentatus; synapt. Kontakte mit den Pyramidenzellen im Cornu ammonis.

Moral (lat. moralis die Sitten betreffend) *f*: (engl.) *moral*; Gesamtheit sittlicher Normen* u. Wertvorstellungen; im Unterschied zur Ethik* als der (philosophischen) Lehre von der Begründung „richtigen“ sittlichen Verhaltens umfasst die Moral die Summe der subjektiven Annahmen, Gewissensurteile (s. Gewissen) u. individuell als wertvoll erachteten Tugenden; z. T. stehen auch subjektive Gefühle der Scham* im Vordergrund einer bewertenden Entscheidung (s. Bewertung); als herrschende Moral werden Annahmen bezeichnet, die in Bezug auf bestimmte Fragen (mutmaßlich) von einer Mehrheit geteilt werden.

Morbidität (lat. morbidus krank) *f*: (engl.) *morbidity*; Krankheitshäufigkeit innerhalb einer Population, die in bestimmten Größen (z. B. Inzidenz*, Prävalenz*) ausgedrückt wird; Lebenszeitmorbidität: Anteil der Personen einer Population, die im Laufe ihres Lebens eine bestimmte Störung zeigen. Vgl. Mortalität.

Morbus (lat. morbus Krankheit) *m*: (engl.) *disease*; Abk. M.; allg. Bez. für eine singuläre Krankheit od. als fachsprachl. Fügung in Verbindung mit Eigennamen Bez. von Krankheiten (s. Tab.).

Morbus
Auswahl von Krankheitsbezeichnungen und Fundstelle

Krankheitsbezeichnung	Fundstelle
Morbus Addison	Addison-Krankheit
Morbus Alzheimer	Alzheimer-Krankheit
Morbus Basedow	Thyroiditis
Morbus Biermer	perniziöse Anämie
Morbus Boeck	Sarkoidose
Morbus Crohn	Enteritis regionalis Crohn
Morbus Fahr	Fahr-Krankheit
Morbus Gaucher	Gaucher-Krankheit
Morbus Menière	Menière-Krankheit
Morbus Parkinson	Parkinson-Syndrom
Morbus Pick	Pick-Krankheit
Morbus sacer	Epilepsie
Morbus Whipple	Whipple-Krankheit
Morbus Wilson	Wilson-Krankheit

Morbus sacer (Morbus*) *m*: (engl.) *morbus sacer*; in der Antike Bez. für Epilepsie*; nach Bachhofen nicht heilige (sanctus), sondern „dämonische“ (sacer, Attribut der Erdgötter bzw. Dämonen) Krankheit.

Morgen|tief: (engl.) *circadian disturbances, worse in the morning*; Bez. für zirkadiane Schwankung der Befindlichkeit* (i. e. S. der Stimmung*) mit morgendlichem Tief u. regelhafter Besserung am Nachmittag od. Abend; **Vork.:** v. a. bei schwerer Depression*; Vork. bei Gesunden nicht als starres Muster u. nicht so ausgeprägt. Vgl. Abendtief; Rhythmus, zirkadianer.

Moria (gr. μωρία Narrheit) *f*: (engl.) *moria*; sog. Witzelsucht; Bez. für auffallende Geschwätzigkeit mit Neigung zu Witzeleien, Verballhornungen u. inadäquatem, läppischem Verhalten; **Vork.:** z. B. bei umschriebener Frontalhirnläsion (evtl. mit leichter Bewusstseinsstörung; s. Frontalhirnsyndrom). Vgl. Euphorie.

Morphem (gr. μορπηε̃) *n*: (engl.) *morpheme*; (sprachwissenschaftl.) kleinste Bedeutung tragende Spracheinheit; **Formen:** referentielles Morphem: auch lexikalisches od. Inhaltsmorphem, bezeichnet Personen, Dinge, Sachverhalte (z. B. -Hund- in „Hunde"); konnexielles Morphem: auch grammatisches od. Funktionsmorphem, verändert Wörter nach grammatischen Regeln (z. B. -e- in „Hunde", weitere Beispiele: -un-, -lich-). Vgl. Phoneme.

Morphin (nach dem griechischen Gott des Schlafes Μορφεύς) *n*: (engl.) *morphine*; syn. Morphium; Hauptalkaloid des Opiums*; analgetische Wirkung durch Bindung an Opioid*-Rezeptoren; **Ind.:** als narkotisches Analgetikum; mittelstarke bis starke prolongierte Schmerzen* bzw. bei ungenügender Wirksamkeit von Nichtopioid-Analgetika u./od. schwacher Opioide. In Österreich zur Substitution* bei Opioidabhängigkeit* (retardiertes Morphin); **Kontraind.:** akute Lebererkrankungen, Atemdepression, obstruktive Erkrankungen der Atemwege, paralytischer Ileus, akutes Abdomen, verzögerte Magenentleerung, Schädelhirntrauma u. Hirndrucksteigerung, Kinder im 1. Lebensjahr, Kombination mit Monoaminoxidase*-Hemmern; **Wechselwirkungen:** Potenzierung der Wirkung von zentraldämpfenden Pharmaka u. Alkohol, Hemmung des Abbaus in der Leber durch Cimetidin, Verstärkung der toxischen Wirkung von Monoaminoxidase-Hemmern; **UAW:** Sedierung, Verwirrung, Kopfschmerz, Muskelspasmen, Miosis*, Bradykardie, Hypotonie, allergische Reaktionen, Obstipation, Übelkeit, Erbrechen, Störungen bei der Harnblasenentleerung, Spasmen der Harnwege, Amenorrhö, Abnahme der Libido, Impotenz. Vgl. Opiate; Morphinintoxikation.

Morphin-Ant|agonisten (Antagonist*) *m pl*: (engl.) *morphine antagonists*; s. Opioid-Antagonisten.

Morphine, endo|gene *f pl*: (engl.) *endogenous morphines*; s. Endorphine.

Morphin|in|toxikation (Intoxikation*) *f*: (engl.) *morphine intoxication*; Form der Substanzstörungen* (ICD-10); akute Intoxikation* durch den Gebrauch von Morphin* (s. Opioide); tödl. Dosis oral 0,3–1,5 g, parenteral niedriger; **Sympt.:** Koma, stecknadelkopfgroße Miosis, starke Atemdepression mit einer Atemfrequenz von 2–4 Atemzügen pro Minute od. Atemstillstand, Zyanose, erniedrigte Körpertemperatur, Hypotonie der Muskulatur, Spasmus des Harnblasensphinkters, Areflexie; **Ther.:** Beatmung, Opioid*-Antagonisten, Magenspülung (auch nach parenteraler Aufnahme, da Ausscheidung in den Magen).

Morphin-Re|zeptoren (Rezeptoren*) *m pl*: (engl.) *morphine receptors*; s. Opioid-Rezeptoren.

Morphium *n*: (engl.) *morphine*; Morphin*.

Morpho|metrie, Voxel-basierte (gr. μορφή Gestalt, Form; Metr-*) *f*: (engl.) *voxel-based morphometry*; Abk. VBM; Verfahren zur Analyse regionaler struktureller Volumen- u. Dichteunterschiede im menschlichen Gehirn; **Prinzip:** Segmentierung des gesamten dreidimensionalen Hirnvolumens auf der Voxel-(Bildpunkt-)Ebene in Anteile von Substantia* grisea, Substantia* alba u. Liquor* cerebrospinalis; dabei werden MRT*-Bilder in einen einheitlichen Standardraum transformiert (normalisiert), um die Daten z. B. in Gruppenvergleichen auszuwerten. Ausrichtung bzw. Größe der Gehirne werden durch Verschiebung u. Drehung bzw. Skalierung u. Scherung korrigiert u. damit regionale strukturelle Differenzen erkennbar. Die anschließende Unterteilung in Abschnitte ergibt parametrische od. nichtparametrische Karten mit korrespondierenden Anteilen für graue od. weiße Substanz u. Liquor cerebrospinalis.

Morquio-Brailsford-Syn|drom (Louis M., Pädiater, Montevideo, 1867–1935; James F. B., Radiologe, Birmingham, 1888–1961) *n*: (engl.) *Morquio's syndrome*; syn. Morquio-Krankheit; s. Mukopolysaccharid-Speicherkrankheiten (Tab. dort).

Mortalität (lat. mortalitas die Sterblichkeit) *f*: (engl.) *mortality*; Anzahl der Todesfälle in einer Population in einem Beobachtungszeitraum; **Mortalitätsziffer:** Verhältnis der Anzahl der Sterbefälle zum Durchschnittsbestand der Population.

Mosaik-Test *m*: Untertest des Hamburg*-Wechsler-Intelligenztests für Erwachsene u. Hamburg*-Wechsler-Intelligenztests für Kinder, bei dem aus 9 mehrfarbigen Würfeln vorgegebene Muster nachgebaut werden sollen; **Anw.:** zur Prüfung von Wahrnehmung u. Analyse abstrakter visueller Reize, der nonverbalen Konzeptbildung u. Organisation u. der visuomotorischen Koordination.

Mot-: auch Mob-; Wortteil mit der Bedeutung bewegen, in Bewegung setzen; von lat. movere, motus.

MOT 4–6: Kurzbez. für Motoriktest* für vier- bis sechsjährige Kinder.

Motilitäts|psychose (Mot-*; Psych-*; -osis*) *f*: (engl.) *motility psychosis*; s. Psychose, zykloide.

Motiv *n*: (engl.) *motive*; situationsübergreifende Disposition in der Bewertung bestimmter Klassen von Zielzuständen od. Ereignissen, die über Zeit u. Situationen hinweg stabil, mit Persönlichkeitsmerkmalen* assoziiert u. individuell unterschiedlich stark ausgeprägt sind; werden Motive durch innere od. äußere Reize aktiviert, regen sie spezifische Affekte* an, wirken energetisierend u. richtungsgebend auf darauf folgende od. vermiedene Handlungen zur Erreichung bzw. Vermeidung eines Zielzustands u. bestimmen Intensität u. Ausdauer des Verhaltens. Es wird angenommen, dass die individuellen Motivausprägungen von Lernprozessen abhängig u. von ihnen beeinflussbar sind, dass sich aber psychobiologische Mechanismen, die den Motiven zugrunde liegen, evolutionär entwickelt haben u. adaptive Anforderungen für sozial organisierte Lebewesen darstellen. Über die Zahl der **Hauptmotive** gibt es unterschiedliche wissenschaftliche Auffassungen. **Einteilung:** 1. Leistungsmotiv: wiederkehrendes unspezifisches Streben nach Kompetenz*; **2.** Anschlussmotiv: Streben nach od. Vermeiden von positiven od. negativen Beziehungen; **3.** Machtmotiv: s. Macht; **4.** implizite Motive: unbewusst u. vorsprachlich bzw. sehr früh erworben, besitzen eine starke genetische Disposition u. werden häufig durch spontane Gedanken angeregt. **5.** explizite Motive: sozial beeinflusste Lernerfahrungen, die später erworben sind, eine kognitive Grundlage besitzen, also bewusst, sowie auf einem Selbstwertkonzept basiert sind u. durch soziale Appelle aktiviert werden können. Als **biogene/primäre** Motive wurden ursprünglich solche bezeichnet, die eine ungelernte emotionale Qualität u. eine starke genetische Basis besitzen, womit sie dem Überleben u. Schutz des Organismus dienen (z. B. Hunger, Durst u. Sexualität); s. Trieb. Heute spricht man auch den biogenen/primären Motiven Lern- u. Sozialisationseinflüsse zu u. betrachtet sie unter dem Aspekt der Homöostase*. Unter **soziogenen/sekundären** Motiven werden solche bezeichnet, die hauptsächlich durch Lern- u. Sozialisationsprozesse geformt sind. **Hinweis:** Motiv lässt sich von Bedürfnis* abgrenzen, da sich Bedürfnis als eine Diskrepanz zwischen einem situativen Ist-Wert u. einem angestrebten Soll-Wert definieren lässt u. eher einen spezifischen Mangel- od. Störungszustand beschreibt (z. B. Schmerz u. das Bedürfnis schmerzfrei zu sein).

M

Motivation (Mot-*) *f*: (engl.) *motivation*; (psychol.) Zustand einer regulierenden Interaktion zwischen Motiven* u. den situativen Gegebenheiten, die für die Auswahl von Verhaltenstendenzen, deren Richtung, Intensität u. Dauer zur Erreichung eines Ziels bestimmend ist; Motivation u. die folgende Handlungsbereitschaft* kann in Abhängigkeit von inneren od. äußeren Umständen, sowie vom Ausprägungsgrad u. der Anregungsstärke der Motive schwanken, weshalb die Motivation einen aktuellen Zustand eines Organismus beschreibt u. kein überdauerndes Persönlichkeitsmerkmal* darstellt. Im Handlungsphasen*-Modell dominieren motivationale Prozesse in der prädezisionalen u. in der postaktionalen Handlungsphase. **Einteilung: 1.** intrinsisch: entspringt aus der Person selbst (s. Eigenmotivation); **2.** extrinsisch: wird durch Anreize außerhalb der Person gesteuert (s. Fremdmotivation). Problematisch ist bei dieser Unterscheidung, dass ursprünglich äußere Anreize durch die Person verinnerlicht sein können. **Hinweis:** Heckhausen unterscheidet zwischen Motivation, Volition* u. Handlung. In der lösungsorientierten Psychotherapie wird angenommen, dass Motivation i. S. von Wünschen bereits bekannt ist, aber noch in konkrete Volition i. S. der Handlungsorientierung umgesetzt werden muss (s. Therapiemotivation). In tiefenpsychologisch orientierten Therapien wird davon ausgegangen, dass die Motivation erst herausgearbeitet werden muss. Eine Psychotherapie zu beginnen kann implizit od. explizit motiviert sein u. je nach Psychotherapieform u. Störungsbild kann die Therapiemotivation auf unterschiedliche Weise gezielt gefördert werden. Vgl. Erwartung-mal-Wert-Theorie.

Motivational Interviewing: Abk. MI; motivationale Gesprächsführung; patientenzentrierte, direktive Behandlungsform (W. R. Miller u. S. Rollnick, 1993) mit dem Ziel, Veränderungsambivalenzen zu überwinden (Phase 1) u. konkrete Veränderungsziele u. -wege zu erarbeiten (Phase 2); umfasst die 4 Behandlungsprinzipien Empathie*, Entwicklung von Diskrepanzen, geschmeidiger Umgang mit Widerstand u. Stärkung der Änderungszuversicht, die jeweils in Form von konkretem Therapeutenverhalten operationalisiert sind. **Wirksamkeit:** Studien zur Wirksamkeit liegen v. a. zur Behandlung von Substanzabhängigkeit vor (Evidenzgrad 1). Vgl. FRAMES.

Motivation, ex|trinsische (Mot-*) *f*: (engl.) *extrinsic motivation*; Fremdmotivation*.

Motivation, in|trinsische (Mot-*) *f*: (engl.) *intrinsic motivation*; Eigenmotivation*.

Motivations|psycho|logie (Mot-*; Psych-*; -log*) *f*: (engl.) *motivational psychology*; Grundlagenfach der Psychologie, das sich insbes. mit der Analyse von zielgerichtetem Verhalten* beschäftigt, wobei versucht wird, Richtung, Intensität u. Dauer von Verhalten anhand angestrebter Zielzustände u. deren Attraktivität (Motivanregung) zu erklären; lerntheoretische Konzepte der Motivation* sind in die motivationspsychologische Theorienbildung ebenso eingeflossen wie aktivationstheoretische Konzepte u. Ansätze aus der Persönlichkeitspsychologie* od. Kognitionspsychologie*. Der Begriff des Triebs* wurde im deutschen Sprachraum von S. Freud (1915) popularisiert, wo er das Konzept des Instinkts* weitgehend ablöste. C. Hull revidierte 1952 seine Triebtheorie, die mit der Bez. Habit* bereits lerntheoretische Reiz-Reaktions-Verbindungen beinhaltete u. integrierte zusätzlich den Anreiz in seine Verhaltensformel. Bis heute gilt der Anreiz als ein wichtiger Parameter u. zeigt, dass nicht nur Kräfte innerhalb des Organismus das Verhalten beeinflussen können, sondern auch situative Gegebenheiten, z. B. die Qualität der Belohnung. Die Motivationsforschung ebenfalls nachhaltig geprägt haben kognitive Theorien wie die Feldtheorie von K. Lewin (1936) mit dem Begriff der Valenz* u. das Risikowahl-Modell von J. W. Atkinson (1957) sowie das Handlungsphasen*-Modell von H. Heckhausen (1989) u. P. M. Gollwitzer (1990) mit dem Begriff der Volition*. Vgl. Anreizmotivation.

Motivations|struktur (Mot-*; lat. structura Zusammenfügung, Ordnung, Aufbau) *f*: (engl.) *motivation structure*; Bez. für die komplexe Konstellation u. Heterogenität von verschiedenen Anreizen (s. Anreizmotivation) einer Situation (z. B. im Alltag od. während eines Experiments); je nach Ausprägung der verschiedenen Motive* (sog. Motivstruktur) einer Person entsteht eine Interaktion zwischen den Anreizen, den Motiven u. den situativen Gegebenheiten, was inter- u. intraindividuelle Erwartungen u. Reaktionsunterschiede von Personen in ähnlichen Situationen erklären kann. **Hinweis:** Motivationsstrukur lässt sich gezielt formen, z. B. kann ein Arbeitsumfeld so gestaltet werden, dass es insbes. das Leistungsmotiv anregt.

Motivierung (Mot-*): (engl.) *motivation*; umgangssprachliche Bez. für alle therapeutischen Maßnahmen, welche die Therapiemotivation* u./od. Veränderungsmotivation* von Patienten erhöhen.

Moton|eurone (Mot-*; Neur-*) *n pl*: **1.** (engl.) *alpha motor neurons*; Ganglienzellen motorischer Kerne von Hirnnerven u. (i. e. S.) motorischer Nervenzellen in den Vorderhörnern des Rückenmarks (motorische Vorderhornzellen), die mit ihren Axonen extrafusale Muskelfasern innervieren (efferente Alphafasern); s. Endplatte, motorische. **2.** (engl.) *γ-neurons*; Gamma-Zellen in den Vorderhörnern des Rückenmarks, die zusammen mit Agamma-Fasern efferent intrafusale Muskelfasern der Muskelspindel innervieren.

Motorik (Mot-*) *f*: (engl.) *motoricity, motor functions*; Gesamtheit der vom ZNS kontrollierten Bewegungsvorgänge als bewusste, willkürliche Bewegungen* (Willkürmotorik) u. unbewusste, unwillkürliche Bewegungen*; Willkürmotorik ist einteilbar in Grobmotorik (allgemeine Körper- u. Bewegungskoordination, Reaktionsschnelligkeit, Reaktionsvermögen) u. Feinmotorik*. Vgl. Psychomotorik; Sensomotorik; Ideomotorik.

Motorik|test für vier- bis sechsjährige Kinder *m*: Abk. MOT 4–6; Leistungstest zur Erfassung des Entwicklungsstands der Motorik* von 4- bis 6-jährigen Kindern (s. Psychomotorik); umfasst 18 Items zu 7 Dimensionen der Motorik: gesamtkörperliche Gewandtheit u. Beweglichkeit, feinmotorische Geschicklichkeit, Gleichgewichtsvermögen, Reaktionsfähigkeit, Sprungkraft u. Schnelligkeit, Bewegungsgenauigkeit, Koordinationsfähigkeit; **Anw.**: Einzeltest bei Kindern von 4–6 Jahren; bei Kindern mit Behinderung bis zum Alter von 7 od. 8 Jahren möglich, bis die motorischen Leistungen mit normalentwickelten 6-Jährigen vergleichbar sind; **Testdauer:** 15–20 Minuten.

Moto|therapie (Mot-*) *f*: (engl.) *mototherapy, exercise therapy*; therap. Verfahren zur Korrektur u. Kompensation psychomotor. Fehlverhaltens, zur Förderung nicht ausgebildeten motor. Verhaltens u. zur Regulation psychischer Dysfunktionen; unter Anleitung von Motopäden od. Mototherapeuten in Klein- bzw. Kleinstgruppe, selten auch als Einzelbehandlung durchgeführt; **Ind.**: insbes. Intelligenzminderung*, frühkindlicher Hirnschaden*, organisches Psychosyndrom*, Seh-* u. Hörstörungen (s. Dysakusis), Sprachstörungen*, chronische Schmerzen*, Fibromyalgiesyndrom*, chronisches Müdigkeitssyndrom*, Rehabilitation nach Herz-Kreislauf-, Krebs- u. psychiatrischen Erkrankungen, Hyperaktivität*, Angststörung*, Depression* u. Stress*.

MPQ: Abk. für (engl.) *McGill* Pain Questionnaire.*

MPS: **1.** Abk. für **M**uko**p**olysaccharid*-**S**peicherkrankheiten; **2.** Abk. für **m**ultiple **P**ersönlichkeits**s**törung; s. Identitätsstörung, dissoziative.

MPT: Abk. für **M**ünchner* **P**ersönlichkeits**t**est.

MR: Abk. für **M**agnet**r**esonanz*.

mRNA: Abk. für **M**essenger-**RNA**; durch Transkription (Übertragung der in der DNA gespeicherten genet. Information in RNA) eines DNA-Abschnitts gebildete, einzelsträngige RNA*, die als sog. Matrizen-RNA in der Proteinbiosynthese als Informationsvorlage für die Synthese einer spezif. Polypeptidkette dient.

MRS: Abk. für **M**agnet**r**esonanz**s**pektroskopie; Kernspinresonanzspektroskopie; Verfahren zur selektiven Messung von Kernspin-Signalen, die in Biomolekülen lokalisiert sind; erlaubt die Beobachtung von biochemischen Prozessen in vivo. Unterschiedliche Metabolite (z. B. Tetramethylsilan) können aufgrund ihrer chemischen Verschiebung (Chemical-Shift-Effekt) identifiziert u. quantifiziert werden. Grundlage sind die unterschiedlichen Frequenzspektren von Atomkernen in versch. Molekülen, die ihrerseits von der individuellen Ladungsträgerumgebung abhängen. Die am häufigsten gemessenen Kerne sind aufgrund ihrer hohen Konzentration in biol. Geweben das Proton (1H) u. Phosphor (31P); außerdem sind niedermolekulare, frei bewegliche zelluläre Metabolite od. applizierte Pharmaka über die Kernresonanzsignale von Kohlenstoff (13C), Lithium (7Li), Fluor (19F) u. Natrium (23Na) nachweisbar. **Anw.:** u. a. in der Forschung zur Schizophrenie*, zur Quantifizierung zerebraler Metaboliten bei Depression* u. Demenz* sowie zur Differenzierung von Hirntumoren*.

MRT: Abk. für **M**agnet**r**esonanz**t**omographie; (engl.) *magnetic resonanz imaging (Abk. MRI)*; syn. Kernspintomographie; computergestütztes bildgebendes Verfahren der Tomographie, das auf dem Prinzip der Magnetresonanz* beruht; **Prinzip:** Im Gegensatz zur konventionellen Röntgendiagnostik u. CT wird keine ionisierende Strahlung verwendet, sondern die Energie gemessen, die unter Einfluss eines von außen angelegten starken Magnetfelds bei Relaxation des durch einen kurzen Hochfrequenzimpuls angeregten Kernspins aus dem Körper in Form von elektromagnet. Wellen austritt. Die bes. Bedeutung dieses Verfahrens liegt u. a. darin, dass damit unterschiedl. Gewebe dargestellt werden können, die sich nicht in ihrer Dichte bzw. ihren Absorptionseigenschaften gegenüber ionisierender Strahlung (z. B. Knochen/Weichteilgewebe), sondern in ihrer Protonendichte u. in deren chem. Bindung unterscheiden (z. B. Weichteilgewebe ähnlicher Dichte). **Ind.:** **1.** Ausschluss von Erkrankungen des Nervengewebes (Gehirn u. Rückenmark; z. B. bei Multipler Sklerose od. Tumor), Bandscheibendiagnostik, Gelenk-

u. Muskeldarstellung; auch z. B. Ausschluss somatischer Ursachen best. psychischer Veränderungen (Beispiel: Bei einem Patienten mit psychoseverdächtigen Prodromalsymptomen konnte mit Hilfe der MRT ein chronisches subdurales Hämatom festgestellt u. damit eine Erstmanifestation einer Schizophrenie ausgeschlossen werden.); **2.** in der klinischen Psychiatrie u. Forschung zur Erforschung der biol. Mechanismen, die Funktionsstörungen des Gehirns zugrunde liegen.

MS: Abk. für **M**ultiple* **S**klerose.

MSCEIT: Abk. für (engl.) *Mayer*-Salovey-Caruso Emotional Intelligence Test.*

MSLT: Abk. für (engl.) *multiple sleep latency test*, Multipler Schlaflatenztest; diagn. Verfahren bei Schlafstörungen*; **Prinzip:** Im Verlauf des Tages soll der Proband 4–5-mal (im Abstand von 2 Stunden) versuchen, innerhalb von 20 Minuten unter polysomnographischer Registrierung (s. Polysomnographie) einzuschlafen. **Ergebnis:** Auftreten von mind. 2 REM-Schlaf-Episoden in Verbindung mit einer mittleren Schlaflatenz von <8 Min. gilt als typisch für Narkolepsie*; für intraindividuelle Vergleiche geeignet, wobei die Schläfrigkeit umso größer ist, je kürzer die Zeit bis zum Einschlafen ist; aufgrund sehr hoher interindividueller Streuung der mittleren Schlaflatenz ist der Test entgegen früheren Annahmen nicht zur generellen Diagn. von Tagesschläfrigkeit* geeignet.

M

MSS: Abk. für **M**anie*-**S**elbstbeurteilungs**s**kala.

MST: Abk. für **m**ulti**s**ystemische **T**herapie*.

MT 2: Abk. für **M**athematik*-**T**est für **2.** Klassen.

MTL: Abk. für **m**edialer **T**emporal**l**appen*.

Müdigkeit: (engl.) *tiredness*; Leistungsminderung infolge starker körperlicher u./od. psychischer Belastung; gekennzeichnet durch Schlafbedürfnis, Reizbarkeit u. Abnahme von Konzentrationsfähigkeit, Aufmerksamkeit u. Denkvermögen; **Vork.:** physiol. in Abhängigkeit vom zirkadianen Rhythmus*; pathol. i. R. von Erkrankungen als unspezifisches Symptom, z. B. bei Anämie, Hypothyreose od. als UAW bei Pharmakotherapie (s. Tagesmüdigkeit). Vgl. Müdigkeitssyndrom, chronisches.

Müdigkeits|syn|drom, chronisches *n*: (engl.) *chronic fatigue syndrome (Abk. CFS)*; syn. chronisches Erschöpfungssyndrom, Fatigue-Syndrom; fraglich eigenständiges, meist sehr plötzlich u. z. T. epidemisch auftretendes Krankheitsbild des mittleren Lebensalters (bei Frauen häufiger) unklarer Ätiol. u. Pathogenese; **Ätiol.:** diskutiert werden Infektionen, Immundefekte, postinfektionelle hormonale Dysregulation, psychosomatische od. psychosoziale Störungen; **Sympt.:** nach umschriebenem Beginn mind. 6 Monate andauernde deutliche Leistungsminderung durch geistige u. körperliche Erschöpfung, kaum Erholung durch Schlaf; Seh*-, Denk*- od. Konzentrationsstörungen*, Hals-, Muskel-, Kopf*- od. Gelenkschmerzen, subfebrile Temperatur, Lymphknotenschwellungen an Armen u. im Nacken, depressive Verstimmung u. a.; keine Veränderungen von Laborparametern; **Diagn.:** Anamnese, hohe Komorbidität mit anderen psychischen Störungen (v. a. Fibromyalgiesyndrom*, Depression, Angststörungen); **Ther.:** symptomatisch, physikalische Therapie, Verhaltenstherapie*; **Progn.:** meist mehrjähriger Verlauf, selten Spontanheilung.

Müller-Lyer-Täuschung: (engl.) *Müller-Lyer's illusion*; Form der visuellen Täuschung* i. S. einer geometrisch-optischen Größentäuschung (s. Abb.).

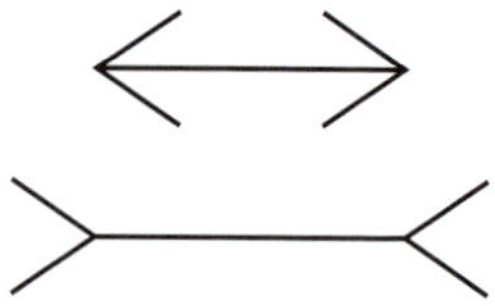

Müller-Lyer-Täuschung: beide horizontalen Linien sind längengleich, trotzdem wird die untere als länger wahrgenommen.

Münchhausen-by-adult-proxy-Syn|drom (Karl F. H. Freiherr von, Münchhausen, Gut Bodenwerder, 1720–1779) *n*: (engl.) *Münchhausen-by-adult-proxy syndrome*; s. Münchhausen-by-proxy-Syndrom.

Münchhausen-by-proxy-Syn|drom (Karl F. H. Freiherr von, Münchhausen, Gut Bodenwerder, 1720–1779; engl. by proxy im Auftrag) *n*: (engl.) *Münchhausen-by-proxy syndrome*; syn. Münchhausen-Stellvertreter-Syndrom; Form der artifiziellen Störung* (Meadow, 1977), bei der nahe Angehörige (meist Mütter) bei ihren Kindern Krankheitssymptome induzieren (z. B. durch Blut- od. Zuckerbeimengung zum Harn, Gabe von Laxanzien u. a. Arzneimitteln), mit denen sie diese, häufig unter Notfallbedingungen, Ärzten od. Aufnahmestationen vorstellen; Form der Kindesmisshandlung*, z. T. mit Todesfolge; in Einzelfällen auch Erwachsene in der Rolle induzierter Patienten (sog. Münchhausen-by-adult-proxy-Syndrom); **Häufigkeit:** 2,8 auf 100 000 Kinder <1 Jahr. Vgl. Münchhausen-Syndrom.

Münchhausen-Stell|vertreter-Syn|drom (Karl F. H. Freiherr von, Münchhausen, Gut Bodenwerder, 1720–1779) *n*: (engl.) *Münchhausen-by-proxy syndrome*; Münchhausen*-by-proxy-Syndrom.

Münchhausen-Syn|drom (Karl F. H. Freiherr von, Münchhausen, Gut Bodenwerder, 1720–1779) *n*: (engl.) *Münchhausen syndrome, traumatophilia*; syn. Koryphäen-Killer-Syndrom; meist Männer betreffende chronische Form der artifiziellen Störung*; **Ätiol.:** frühes Trauma, soziale Entwurzelung; neuropsychol. Defizite; schwere histrionische Persönlichkeitsstörung*, dissoziale Persönlichkeitsstörung* od. narzisstische Persönlichkeitsstörung*; **Sympt.:** heimliche Selbstverletzung* mit häufig bizarrer Körpersymptomatik, ggf. chronische somatische Erkrankung (als Basis der Selbstmanipulation), Pseudologia* phantastica, zahlreiche Beziehungsabbrüche (biographische Alias, z. B. tauchen Personen in verschiedenen Krankenhäusern mit unterschiedlichen Namen u. auch z. T. völlig widersprüchlichen, neuartigen Erzählungen ihrer Lebensgeschichte u. ihrer soziodemographischen Daten auf; häufige Arzt- u. Krankenhauswechsel, Selbstentlassungen), häufig dissoziale Entwicklungen mit Delinquenz*, Drogenabhängigkeit*, sozialer Pathologie, Straftaten; **Ther.:** abmildernde sozialpsychiatrische Maßnahmen; **Progn.:** ungünstig, ausgeprägte Dissozialität (ggf. Haft). Vgl. Münchhausen-by-proxy-Syndrom.

Münchner Alkoholismus|test *m*: Abk. MALT; Fremd- u. Selbstbeurteilungsverfahren zur Diagnose u. Identifikation von Alkoholabhängigkeit* u. riskantem Alkoholkonsum*; 2 Teile: Fremdbeurteilungsteil (MALT-F) mit 24 Items für Arzt/Psychologe u. Selbstbeurteilungsteil (MALT-S) mit 7 Items; computergestützte Fassung; **Anw.:** bei Erwachsenen; klin. Praxis (Medizin, Psychiatrie, klin. Psychologie) u. Sozialarbeit (auch Screening-Verfahren); **Testdauer:** ca. 15 Minuten.

Münchner Ereignis-Liste: Abk. MEL; multidimensionales Verfahren zur Erfassung bedeutsamer u. kritischer Lebensereignisse* u. deren Grad der Belastung (positiv-negativ); erfasst neben negativen auch positive Ereignisse (z. B. Heirat, Genesung) u. überdauernde Zustände (z. B. Phasen gesundheitlicher Stabilität, chronische Belastungen); 2 Teile: **1.** Fragebogen zur Selbstbeurteilung mit 85 spezifischen, aktuellen u. chron. Lebensereignissen, deren Auftreten u. Anzahl des Auftretens im letzten Jahr; **2.** strukturiertes Interview zu Ereignisparametern; unterscheidet objektive Ereignisparameter (z. B. Zeitpunkt, Häufigkeit, Dauer), subjektive Ereignisparameter (individuelle Bewertungen eines Ereignisses u. Ausmaß der Belastung) u. objektivierte Ereignisparameter (durch Experten od. theoretische Gleichsetzung zugeordnete Merkmale von Ereignissen).

Münchner funktionelle Entwicklungs|dia|gnostik (gr. διαγνωστικός fähig zu unterscheiden) *f*: Abk. MFED; Entwicklungstest zur differenzierten Erfassung des kindlichen Entwicklungsstands in verschiedenen Funktionsbereichen; bestimmt das jeweilige Entwicklungsalter* für versch. Verhaltensbereiche (kein globales Entwicklungsalter od. Entwicklungsquotient*): 1. Lebensjahr: Krabbeln, Sitzen, Laufen, Greifen, Wahrnehmung, Sprechen, Sprachverständnis, Sozialverhalten; 2. u. 3. Lebensjahr: Statomotorik, Handmotorik, Wahrnehmungsverarbeitung, Sprechen, Sprachverständnis, Selbständigkeit, Sozialverhalten; **Anw.:** Entwicklungstest 1.–3. Lebensjahr; zur behandlungsorientierten Frühdiagnose angeborener od. früherworbener Störungen (s. Entwicklungsstörungen); **Testdauer:** 2.–3. Lebensjahr: ca. 50 Minuten.

Münchner Lebens|qualität-Dimensionen-Liste: (engl.) *Munich Quality of Life Questionnaire*; Abk. MLDL; Selbstbeurteilungsverfahren zur krankheitsübergreifenden dimensionalen Erfassung der Zufriedenheit in einzelnen Bereichen der Lebensqualität*; umfasst 19 Items zu den Dimensionen: Physis (Gesundheit, körperliche u. geistige Leistungsfähigkeit, medizinische Behandlung, Krankheitsverarbeitung*), Psyche (Wohlbefinden, Selbstwertgefühl, Anerkennung, Entspannung), Alltagsleben (Beruf, Finanzen, Wohnung, Freizeit, Selbständigkeit), Sozialleben (Ehe/Partnerschaft, Sexualleben, Familie, Freunde, soziale Unterstützung); Bewertung auf 10-stufiger Skala; erfasst auch die Wichtigkeit des Veränderungswunsches u. Veränderungsüberzeugungen; **Anw.:** von 18–99 Jahren; subjektive Erfassung der Lebensqualität hinsichtlich biopsychosozialer Aspekte bei Erwachsenen (z. B. bei Diabetes mellitus, Epilepsie, Hypertonie, Brustkrebs u. bei psychiatrischen Patienten); in Querschnitt- u. Längsschnittstudien; **Testdauer:** 5 Minuten.

Münchner Lebens|qualitäts|frage|bogen für Kinder: Abk. KINDL; Beurteilungsverfahren zur Erfassung verschiedener Bereiche der gesundheitsbezogenen Lebensqualität* bei Kindern; aktuelle revidierte Version umfasst 24 Items zu 6 Skalen: Körper, Psyche, Selbstwert, Familie, Freunde u. Wohlbefinden in Kindergarten bzw. Schule; zusätzliches Krankheitsmodul mit 6 Items; Beurteilung erfolgt mit 5-stufiger Likert-Skala; es existieren eine Selbstbeurteilungsform für Kinder u. eine Fremdbeurteilungsform für Eltern sowie 3 altersspezif. Modifikationen: Kiddy-KINDL für Kinder von 4–7 Jahren, Kid-KINDL für Kinder von 8–12 Jahren u. Kiddo-KINDL für Jugendliche von 13–16 Jahren; **Anw.:** epidemiologische Studien; klin. Studien zur Erfassung der Auswirkung von Behandlungsmaßnahmen auf die Lebensqualität von akut u. chronisch erkrankten Kindern; Beurteilung der Effektivität von Rehabilitationsprogrammen.

Münchner Persönlichkeits|test *m*: (engl.) *Munich Personality Test*; Abk. MPT; Persönlichkeitstest* zur Einschätzung von Persönlichkeitsänderungen (s. Persönlichkeitsänderung, andauernde nach psychischer Krankheit); erfasst die Persönlichkeitsmerkmale* Extraversion*, Neurotizismus*, Frustrationstoleranz*, Rigidität, Schizoidie; es existiert je eine Version zur Fremd- u. Selbstbeurteilung.

Münchner Verbaler Gedächtnis|test *m*: Abk. MVG; Fremdbeurteilungsverfahren zur Erfassung des verbalen Gedächtnisses* unter Lern- u. Interferenzbedingungen; deutsche Adaptation des California Verbal Learning Tests; umfasst Wortlisten mit semantisch gruppierten Items u. erfasst Gedächtniseinbußen in frühen Krankheitsstadien; **Anw.:** Früherkennung von Demenz*, z. B. bei Alzheimer*-Krankheit.

Münz|entzugs-System *n*: s. Token Economy.

Münz|verstärkungs-System *n*: s. Token Economy.

Muko|poly|saccharid-Speicher|krankheiten (lat. mucus Schleim, Schleimhaut; Poly-*; gr. σάκχαρ Zucker; -id*): (engl.) *mucopolysaccharidoses*; Abk. MPS; syn. Mukopolysaccharidosen; meist autosomal-rezessiv (nur MPS Typ II X-chromosomal rezessiv) erbliche Stoffwechselstörungen mit intrazellulärer, lysosomaler Speicherung von Glykos-

M

Mukopolysaccharid-Speicherkrankheiten

Typ	Variante	klinische Merkmale	Enzymdefekt	Erbgang (Genlocus, Gen)
I-H	Hurler-Pfaundler-Krankheit	Dysmorphie (Gargoylismus), geistige Retardierung, Skelettdeformierung (Dysostose), Hornhauttrübung, Kleinwuchs, Hernien, Hepatomegalie	Alpha-L-Iduronidase	autosomal-rezessiv (4p16.3, IDUA-Gen)
I-S (früher Typ V)	Ullrich-Scheie-Syndrom	geistig normal, Skelettdeformierung, Hornhauttrübung, Herzklappenfehler	Alpha-L-Iduronidase	
I-H/S	Hurler-Scheie-Variante	zwischen I-H und I-S, Intelligenz leicht eingeschränkt	Alpha-L-Iduronidase	
II	Hunter-Krankheit	mäßige geistige Retardierung, Skelettdeformierung, erhebliche somatische Veränderungen, frühe Schwerhörigkeit, klare Hornhaut	Iduronatsulfatsulfatase	X-chromosomal-rezessiv (Xq28, IDS-Gen)
III	Sanfilippo-Syndrom			
	Typ A	geistige Retardierung, Dysmorphie, Hornhauttrübung kann fehlen, häufig Schwerhörigkeit, rasche Progredienz	Heparansulfatsulfamidase	autosomal-rezessiv (17q25.3, SGSH-Gen)
	Typ B		Alpha-N-Acetylglukose-aminidase	autosomal-rezessiv (17q21.1, NAGLU-Gen)
	Typ C		Acetyl-CoA: Alphaglukosaminid-N-Acetyltransferase	autosomal-rezessiv (Chromosom 14, MPS3C-Gen)
	Typ D		N-Acetylglukosamin-6-sulfatsulfatase	autosomal-rezessiv (12q14, GNS-Gen)
IV	Morquio-Brailsford-Syndrom			
	Typ A	geistig normal, Skelettdeformierung sehr ausgeprägt, Hornhauttrübung diskret	N-Acetylgalaktosamin-6-sulfatsulfatase	autosomal-rezessiv (16q24.3, GALNS-Gen)
	Typ B	milde Verlaufsform von Typ A	Betagalaktosidase	autosomal-rezessiv (3p21-pter, GLB1-Gen)
VI	Maroteaux-Lamy-Syndrom	geistig normal, schwere Skelettdeformierung, Hornhauttrübung, somatische Veränderungen (Kleinwuchs); viele klinisch differente Verlaufstypen	N-Acetylgalaktosamin-4-sulfatsulfatase	autosomal-rezessiv (5q11-q13, ARSB-Gen)
	Typ A	Phänotyp wie Hurler-Pfaundler-Krankheit		
	Typ B	zusätzlich Gelenkversteifungen		
VII	Sly-Syndrom	mäßige Dysmorphie und Skelettdeformierung, Hornhauttrübung, normale bis eingeschränkte Intelligenz	Betaglukuronidase	autosomal-rezessiv (7q21.11, GUSB-Gen)

Mukopolysaccharid-Speicherkrankheiten				
Typ	Variante	klinische Merkmale	Enzymdefekt	Erbgang (Genlocus, Gen)
IX		geistig normal, Kleinwuchs, periartikuläre Weichteiltumoren	Hyaluronidase	autosomal-rezessiv (3p21.3-p21.2, HYAL1-Gen)

aminoglykanen (früher als saure Mukopolysaccharide bezeichnet) in versch. Organen (v. a. ZNS, Skelett, Leber, Milz) inf. von Enzymdefekten im Glykosaminoglykanabbau; **Einteilung:** Typen u. klinische Merkmale: s. Tab.; **Häufigkeit:** ethnisch u. regional unterschiedlich; Typ I: 1:90 000, Typ II: 1:150 000–320 000, Typ III: 1:58 000–320 000 u. Typ VI: 1:320 000 Lebendgeborene.

Multi|axiale Schmerz|klassifikation (lat. multum viel; axis Achse) *f*: Abk. MASK; Klassifikationssystem der Deutschen Gesellschaft zum Studium des Schmerzes (Abk. DGSS) für chronische Schmerzen* zur interdisziplinären Diagnostik u. Beschreibung der psychosozialen u. somatischen Anteile des Schmerzbildes; umfasst 2 Teile: **1. MASK-P** (psychosoziale Dimension): verhaltensbasierte Erfassung psychosozialer Faktoren, die zur Aufrechterhaltung von Schmerzen beitragen können, in Abgrenzung zu psychopathologischen Störungen; 10 Achsen: motorisch-verhaltensmäßige Schmerzverarbeitung, emotionale Schmerzverarbeitung, kognitive Schmerzverarbeitung, krankheitsbezogene Metakognitionen, aktuelle Stressoren, Traumata bzw. Belastungen in der Lebensgeschichte, habituelle Personenmerkmale, maladaptive Stressverarbeitung, psychophysiol. Dysregulation, Konfliktverarbeitungsstil; zusätzlich Vergabe der MASK-P-Diagnosen (Achse 11; funktionale Zusammenhänge); **2. MASK-S** (somatische Dimension): phänomenologisch-deskriptive Erfassung; Diagnosekatalog für Schmerzsyndrome u. Achsensystem zur Verschlüsselung somatischer Faktoren; Diagnose umfasst Fünf-Ziffern-Code entsprechend den 5 hierarchischen Ebenen zur Differenzierung des Schmerzbildes (Schmerzgruppe, differenzierte Diagnose, spezielle Diagnostik, Ätiologie, Anatomie); zusätzlich 6 Beschreibungsachsen: Schmerzlokalisation, Topographie (Ausbreitungsmuster), zeitliche Charakteristika, allgemeine Genese, Schmerzqualität, neurol. Zusatzbefunde.

Multi|in|farkt|de|menz (lat. multum viel; infarcire hineinstopfen; Demenz*) *f*: (engl.) *multi-infarct dementia*; Abk. MID; Form der vaskulären Demenz* durch multiple Territorialinfarkte (s. Schlaganfall); **Sympt.:** schrittweise progrediente Demenz in Kombination mit (der Infarktlokalisation entsprechendem) fokal-neurologischem Defizit; vaskuläre u. kardiologische Grunderkrankungen; **Diagn.:** s. Demenz; zusätzl. radiologischer Nachweis multipler ischämischer Schlaganfälle. Vgl. Enzephalopathie, subkortikale arteriosklerotische.

Multi|kausalität (lat. multum viel; kausal*) *f*: (engl.) *multicausality*; Annahme multifaktorieller Entstehung von Störungen u. Erkrankungen i. S. eines Ursachenbündels od. einer Ursachenkette; ursächliche Faktoren können sowohl aus der gleichen, als auch aus unterschiedl. Datenebenen stammen (s. Datenerfassung, multimodale); daher sind vielfach multikausale, multimodale Modelle anzunehmen; z. B. bei Schizophrenie: genetische Disposition, psychosoziale Belastungsfaktoren.

multi|modal (lat. multum viel; Modus*): **1.** (engl.) *multimodal*; s. Modus; **2.** s. Datenerfassung, multimodale; Verhaltenstherapie, multimodale.

Multipler Schlaf|latenz|test (lat. multiplex vielfach; Latenz*) *m*: s. MSLT.

Multiples Base|line Design (lat. multiplex vielfach; Baseline*; engl. design Anordnung, Aufbau): (engl.) *multiple baseline design*; Versuchsplan*, bei dem entweder: **1.** bei einem Probanden 2 Verhaltensweisen ausgewählt werden u. eine davon einer therap. Intervention unterzogen wird od. **2.** bei mindestens 2 Probanden nach unterschiedlich langen Baselines* eine (identische) experimentelle Manipulation od. therap. Intervention erfolgt. Das nicht behandelte Verhalten (bei einem Probanden) dient als Vergleichswert, gegen den die Interventionseffekte bestimmt werden können (s. Einzelfalldarstellung). Ändert sich das interessierende Zielverhalten (bei mindestens 2 Probanden) trotz der unterschiedlichen Zeitpunkte jeweils erst nach Einführung der Intervention, so kann dies als Hinweis auf einen kausalen Zusammenhang gedeutet werden.

Multiple Sklerose (lat. multiplex vielfach; Skler-*; -osis*) *f*: (engl.) *multiple sclerosis*; Abk. MS; syn. Encephalomyelitis disseminata, Polysklerose; chronisch-entzündliche demyelinisierende Erkrankung mit herdförmiger Demyelinisierung u. (weniger ausgeprägt) axonaler Schädigung; **Häufigkeit:** Prävalenz in Deutschland ca. 149:100 000, jährliche Inzidenz ca. 5:100 000; **Vork.:** Manifestationsalter meist 20.–40. Lebensjahr (m : w = 1:1,2–1,7); in ca. 15 % familiäre Häufung; **Ätiol./Path.:** wahrscheinlich T-Lymphozyten vermittelte autoimmune Entzündungsreaktion gegen Myelinscheidenantigene mit multifaktorieller Disposition sowie Triggerfaktoren (genetische Faktoren, Viren u. a. Erreger sowie Umweltfaktoren); **Klin.:** spastische Lähmungen (Spastik*), (umschriebene) Sensibilitätsstörungen* u. zerebellare Ataxie* (sog. Charcot-Trias: Nystagmus*, Intentionstremor* u. skandierende Sprache); Beginn mit Lähmungen*

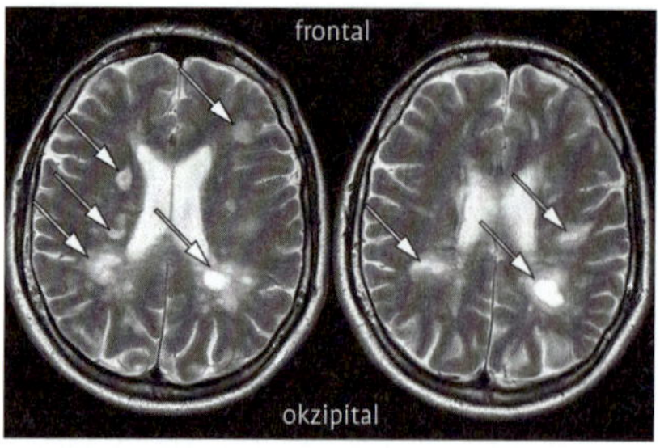

Multiple Sklerose: beidseits zahlreiche Läsionen erhöhter Signalintensität; MRT mit T2-Wichtung [2]

(ca. 45 % der Fälle), Sensibilitätsstörungen (ca. 40 %) u./od. Retrobulbärneuritis* (ca. 30 %). Hirnstammsymptome (z. B. Augenmuskellähmungen*, Dysarthrie*, Dysphagie*) u. spinale Symptome (Querschnittlähmung, Miktionsstörung* od. Rektumstörung) führen häufig zu ernsten Komplikationen (Pneumonie, Dekubitus, Thrombose*, Harnwegsinfektion*). Psychische Symptome treten v. a. in späten Krankheitsstadien auf u. umfassen z. B. hirnorganisches Psychosyndrom, depressives Syndrom*, Euphorie*, Anpassungsstörung*, Stimmungslabilität, Dysphorie*, Hypomanie*, kognitive Defizite (MCI*) u. Antriebsstörungen*, Fatigue, Gedächtnisstörungen*; selten paranoide Psychose*. **Verlauf:** **1.** (ca. 80 %) primär **schubförmig-remittierend** mit (kompletter od. inkompletter) Rückbildung der Symptome meist innerhalb von 6–8 Wochen; **2.** (v. a. in höherem Lebensalter) **chronisch-progredient**: kontinuierliche Zunahme der Symptome über mind. 6 Monate; **a)** (meist) sekundär progredient nach jahrelangem schubförmigem Verlauf; **b)** (selten) primär progredient; **Diagn.:** **1.** labordiagn. einschließlich CRP, Cobalamin, Autoantikörpern (Rheumafaktor, antinukleäre Antikörper, Antiphospholipid-Antikörper, Lupusantikoagulans, ANCA u. a.), Infektionsserologie (Borrelien, Treponema pallidum, evtl. Mykoplasmen; HIV, HTLV-1 u. a. neurotrope Viren), Harnstatus u. metabolische Diagn. (Stoffwechselanomalie); **2.** Liquordiagnostik*; **3.** apparativ: MRT (Nachweis von Läsionen in T2-Wichtung bereits einen Monat nach dem ersten Schub; s. Abb.); neurophysiol.: v. a. visuell evozierte Potentiale*; revidierte McDonald-Kriterien (McDonald, 2005) bei erster Klin. mit Verdachtsdiagnose MS (engl. clinically isolated syndrome, Abk. CIS); **Ther.:** **1.** Pharmakologische Immunmodulation: **a)** im akuten Schub zur Verkürzung der Schubdauer (Förderung der Remission) v. a. Methylprednisolon hochdosiert in Kombination mit (je nach Sympt.) Physiotherapie, Ergotherapie* od. Logopädie*; bei therapieresistentem Schub u. U. Plasmapherese* (individueller Heilversuch); **b)** Verlaufsmodifikation (Reduktion der Schubfrequenz u. -schwere) mit Basistherapie (Interferon beta-1 od. Glatiramer; ggf. Reserve: Immunglobuline i. R. eines individuellen Heilversuchs, Azathioprin) u. therapeutischer Eskalation (bei Resistenz gegenüber Basistherapie bzw. schwerem Schub mit hochgradiger funktioneller Beeinträchtigung: Natalizumab od. Mitoxantron); **2.** symptomatische Therapie: Pharmakotherapie (z. B. Donepezil* bei kognitiver Dysfunktion), Schmerztherapie*, physikalische Therapie (einschließlich Rehabilitation u. Hilfsmittel), neuropsychologische Therapie*, psychosoziale Unterstützung (z. B. Selbsthilfegruppe); **Progn.:** häufigste im jungen Erwachsenenalter zu bleibender Behinderung führende neurol. Erkrankung; abhängig von Verlauf u. Kompl.; in ca. 15 % sog. benigne Formen (Diagn. meist zufällig), in ca. 5–10 % sog. maligne Form mit tödl. Verlauf in Monaten bis wenigen Jahren; bei ca. 30 % auch nach längerem Verlauf keine wesentl. Behinderungen; **DD:** ZNS-Beteiligung bei anderen Autoimmunerkrankungen (z. B. Kollagenose*, Vaskulitis*, paraneoplastisches Syndrom) od. chron. Infektionserkrankung (z. B. Syphilis*, Lyme*-Borreliose, HIV*-Erkrankung) od. andere demyelinisierende Erkrankungen (z. B. akute disseminierte Enzephalomyelitis).

Multiplikationssatz der Wahrscheinlichkeitsrechnung: mathematischer Lehrsatz zur Berechnung der (unbedingten) Wahrscheinlichkeit des gemeinsamen Auftretens von 2 Ereignissen A u. B, d. h. des sog. Durchschnittsereignisses, aus der bedingten Wahrscheinlichkeit des Ereignisses A unter der Bedingung B u. der Wahrscheinlichkeit der Bedingung B; Berechnungsformel:

$$P(A \cap B) = P(A|B) \times P(B)$$

P von A geschnitten B gleich P von A gegeben B mal P von B. Sind A u. B stochastisch unabhängig, so vereinfacht sich die Formel:

$$P(A \cap B) = P(A) \times P(B)$$

Rechenbeispiel: Die Wahrscheinlichkeit, dass ein Kind im Winter an Grippe erkrankt (Ereignis B), sei 20 %. Die Wahrscheinlichkeit, dass sich der Bruder ansteckt, wenn das Kind bereits eine Grippe hat (Ereignis A|B), sei 60 %. Die Wahrscheinlichkeit, dass beide Kinder erkranken, ist dann nach dem Multiplikationssatz $0{,}2 \times 0{,}6 = 12\,\%$. Würde fälschlich stochastische Unabhängigkeit unterstellt werden, so würde nach der unteren Formel $0{,}2 \times 0{,}2 = 4\,\%$, also ein zu niedriger Wert resultieren. Diese Rechnung wäre hingegen korrekt, wenn die Grippe eine nicht ansteckende Krankheit wäre.

Multi|trait-Multi|method-Ana|lyse (lat. multum viel; engl. trait Zug, Eigenheit; Analyse*) *f*: Verfahren zur Untersuchung der Konstruktvalidität von Tests u. Fragebögen durch Kombination verschiedener Merkmale mit verschiedenen Messmethoden; Ziel: Kontrolle unerwünschter Methodeneffekte; beruht auf der Annahme, dass zur validen

M

Erfassung von Messdaten hohe konvergente Validität* (hohe Korrelation von Messungen eines mit verschiedenen Methoden erfassten Konstrukts) u. hohe diskriminante Validität (niedrige Korrelation von Messungen verschiedener Konstrukte mit derselben Methode) vorliegen müssen. Empfehlung: Wahl von mindestens 2–3 Merkmalen u. 2–3 Methoden, anhand derer eine systematische Korrelationsmatrix konstruiert wird, mit deren Hilfe die Methodenanteile von Merkmalsanteilen separiert werden können.

Mund|trockenheit: (engl.) *hypoptyalism*; Xerostomie; Trockenheit der Mundhöhle; **Urs.:** z. B. Oligo- od. Asialie als UAW von Anticholinergika* (s. Syndrom, anticholinerges), Antidepressiva*, bei Sicca*-Syndrom, nach Strahlentherapie, i. R. fieberhafter Allgemeinerkrankungen, bei Diabetes* mellitus u. Diabetes* insipidus.

Muscarin *n*: (engl.) *muscarine*; quartäre Ammoniumbase, Alkaloid aus Amanita muscaria (Fliegenpilz) u. a. Giftpilzen, regt die postganglionären cholinergen Muscarin-Rezeptoren (s. Acetylcholin-Rezeptoren) an (Parasympathomimetikum); wird gelegentlich missbräuchlich angewendet (psychotrope Substanz); Sympt. der **Muscarinintoxikation:** u. a. Tobsuchtsanfälle, Tonus- u. Peristaltikerhöhung des Magen-Darm-Trakts, Gefäßdilatation, Bronchospasmen, Miosis, Akkommodationsstörung, Speichel- u. Tränenfluss; Ther.: Antidot Atropin.

Musik|therapie *f*: (engl.) *music therapy*; Form der Psychotherapie*, bei der insbes. die Selbstwahrnehmung durch Anhören von Musik (sog. rezeptive Musiktherapie) od. Musizieren (sog. aktive Musiktherapie) verbessert werden soll; Form der Kreativtherapie*; in Zus. mit anderen Formen von Psychotherapie als verhaltenszentrierte, schöpferische od. integrative Musiktherapie; **Ind.:** Psychose*, Borderline*-Persönlichkeitsstörung, Abhängigkeit*, Essstörung*, Angststörung*, Somatisierungsstörung*, Depression*, Entwicklungsstörung*, Sozialverhaltensstörung*, ADHS*, neurol. Erkrankung; **Wirksamkeit:** Es liegen Wirksamkeitsnachweise vor (Metaanalysen: z. B. Argstatter et al., 2007), jedoch nur i. R. multimodaler Therapieprogramme.

Muskel|a|trophie (lat. musculus Mäuschen; A-*; Troph-*) *f*: (engl.) *muscular atrophy*; Amyotrophie, Muskelschwund; Abnahme der Muskelmasse inf. Verkleinerung des Durchmessers (einfache Muskelatrophie) od. der Zahl (numerische Muskelatrophie) von Muskelfasern. **Vork.:** u. a. bei Polyneuropathie* u. amyotrophischer Lateralsklerose*.

Muskel|eigen|re|flex (lat. musculus Mäuschen; Reflekt-*) *m*: (engl.) *muscular idioreflex*; s. Reflexe; Reflexbogen.

Muskel|entspannung, pro|gressive (lat. musculus Mäuschen): (engl.) *progressive muscle relaxation*; progressive Muskelrelaxation*.

Muskel|krampf (lat. musculus Mäuschen): (engl.) *muscle cramp*; schmerzhafte unwillkürliche Kontraktionen einzelner Muskeln od. Muskelgruppen (lokalisiert); **Vork.:** bei Hypomagnesiämie, Opioidentzug; **Maßnahme:** Gabe von Magnesium, ggf. Baclofen* bei ausgeprägtem Opioidentzugssyndrom.

Muskel|re|laxanzien (lat. musculus Mäuschen; relaxare entspannen) *n pl*: (engl.) *muscle relaxants*; den Tonus der Skelettmuskulatur herabsetzende Substanzen; **Einteilung: I. zentrale** Muskelrelaxanzien: Wirkort im ZNS; Ind.: zerebrale od. spinale Spastik* (z. B. Baclofen*), lokale schmerzhafte Muskelkrämpfe* (z. B. Benzodiazepine*, Tizanidin); Wechselwirkung: gegenseitige Wirkungsverstärkung mit zentral dämpfenden Arzneimitteln u. Alkohol; UAW: u. a. häufig Müdigkeit, Schwindel, selten Übelkeit, zentralnervöse Störungen; **II. periphere** Muskelrelaxanzien: Wirkort am Skelettmuskel; **1.** myotrope Muskelrelaxanzien: Hemmung der elektromechanischen Kopplung durch Hemmung der intrazellulären Freisetzung von Calcium aus dem sarkoplasmatischen Retikulum, z. B. Dantrolen; Ind.: maligne Hyperthermie, malignes neuroleptisches Syndrom*, zerebrale od. spinale Spastik*; **2.** neuromuskulär blockierende Muskelrelaxanzien (quarternäre Stickstoffverbindungen) mit Wirkung am Nicotin-Rezeptor der motorischen Endplatte; **a)** nichtdepolarisierende Muskelrelaxanzien: kompetitive Antagonisten des Acetylcholins am Nicotin-Rezeptor (s. Acetylcholin-Rezeptoren), abgeleitet von Curare; **b)** depolarisierende Muskelrelaxanzien: Acetylcholin-ähnliche Agonisten des nicotinartigen Acetylcholin-Rezeptors (Lähmung durch Dauerdepolarisation); Ind.: u. a. intraoperativ i. R. der Narkose zur Intubation.

Muskel|re|laxation, pro|gressive (lat. musculus Mäuschen; relaxare entspannen) *f*: (engl.) *progressive muscle relaxation*; Abk. PMR; syn. progressive Relaxation, progressive Muskelentspannung (Abk. PME); von E. Jacobsen (1885–1976) entwickeltes psychologisches Verfahren zur Beeinflussung von psychophysiol. Anspannungszuständen; **Ziel:** frühzeitige Wahrnehmung von muskulären Spannungszuständen u. deren aktive Reduktion; **Wirkung: 1.** körperlich: Abnahme der sympath. u. evtl. Steigerung der parasympath. Aktivitäten des Nervensystems, in der Folge Senkung von Muskeltonus, Herzfrequenz, Atemfrequenz, Blutdruck u. Hautleitfähigkeit sowie Steigerung der Durchblutung der Hautgefäße in den Extremitäten; **2.** emotional: angenehm erlebte Zustände der Ausgeglichenheit u. Harmonie; **3.** kognitiv: Ruhe, Konzentration u. Erholung. Entspannung* wird interindividuell unterschiedlich u. nicht gleich intensiv auf allen Reaktionsebenen erlebt. **Ind.: 1.** v. a. als einer von mehreren Therapiebausteinen in Verhaltenstherapie u. therapiebegleitend bei Störungen, die durch übermäßige Anspannungs- u. Angstreaktionen gekennzeichnet sind (Angststörungen*, Schlafstörungen*, Migräne* u. Spannungskopfschmerz, Hypertonie, Schluckbeschwerden, Verspannungen der Muskulatur, gastrointestinale Störungen); auch als Gruppentherapie; zentral für die Entspannungsinduktion i. R. der systematischen Desensibilisierung*; **2.** in Geburtsvorbereitung u. Zahnheilkunde; **3.** präventiv zur Gesundheitsförderung* (Stressbewältigung) u. zur Nachsorge u. Rehabilitation (Linderung von sekundären Beschwerden, Krankheitsverarbeitung); **Kontraind.:** **1.** absolut: z. B. akut psychotische u. schwere depressive Erkrankungen sowie best. organische Erkrankungen (z. B. Komplikationen bei Atemwegserkrankungen od. extremer Hypotonie); **2.** relativ: Patienten, die auf intensive körperl. Selbstwahrnehmung initial mit verstärkter Angst reagieren können, z. B. bei Panikstörungen*, hypochondrischer Störung* u. Derealisation*; Patienten mit zwanghafter Persönlichkeit u. hohem Kontrollbedürfnis können sich häufig nur schwer auf das Verfahren einlassen. **Durchführung:** systematisch, in mehreren Phasen: **1. Vorbereitungsphase:** nach Indikationsstellung sorgfältige psychol. Vorbereitung des Patienten mit Beschreibung u. Begründung des Vorgehens; Klärung möglicher Bedenken od. Ängste des Patienten; Abbau von Leistungdruck; neben positiven Effekten auch Grenzen (keine schnellen Effekte, selten allein ausreichend) u. Voraussetzungen (v. a. regelmäßiges Üben) der PMR aufzeigen. Günstige Rahmenbedingungen (ruhiger, störungsarmer Raum, keine zu enge Kleidung, entspannungsfördernde Sitz- od. Liegehaltung) u. ausreichende Zeit (mind. 30 Min. pro Sitzung) sind erforderlich. **2. Anleitung zur Entspannungsreaktion:** auf Instruktion des Therapeuten Anspannung einer Muskelgruppe (z. B. Ballen der Hand zur Faust), Anhalten für 5–7 Sek. u. sofortiges Lockern auf ein Signal hin; der Patient soll für 30–40 Sek. die Veränderungen bewusst wahrnehmen; in der Anfangsphase der PMR 2 Übungsdurchgänge pro Muskelgruppe; Übungsfolge mit üblicherweise 16 Schritten (bei gut herausgebildeter physiologischer Entspannungsreaktion* Verringerung auf bis zu 4 größere Muskelgruppen): dominante (Abk. d.) Hand u. Unterarm, d. Oberarm, nichtdominante Hand u. Unterarm, nichtdominanter Oberarm, Stirn, Nasen- u. Augenregion, Mund- u. Kieferbereich, Nacken u. Hals, Schultern, Brust, oberer Rücken, Bauchmuskulatur, d. Oberschenkel, nichtdominanter Fuß. Nach vollständigem Durchgehen der einzelnen Muskelgruppen Patient für einige Zeit der bewussten Wahrnehmung des Entspannungszustands überlassen u. danach langsam aus dem Zustand der Tiefenentspannung zurückführen. **3. Nachexplorationsphase:** offenes Besprechen der positiven u. ggf. negativen Wahrnehmungen während der Übung u. des Ausmaßes der erlebten Entspannung; Notwendigkeit der regelmäßigen u. wiederholten Übung des Vorgehens zu Hause (evtl. mit Hilfe einer Tonbandaufnahme der Instruktionen) betonen. Die PMR wird in ca. 12 Sitzungen (nebst Hausaufgaben) vermittelt. **Abwandlungen:** **1.** PMR mit Hinweisreiz (engl. cue-controlled relaxation), bei dem z. B. eine zuvor verabredete verbale Aufforderung od. ein Vorstellungsbild herangezogen wird; **2.** PMR ohne vorherige Anspannung (engl. relaxation only), sondern nur mit dem Entspannungsteil (i. d. R. erst nach viel Erfahrung mit der regulären PMR); **3.** PMR in Kombination mit Konfrontationsübungen (engl. applied relaxation), die v. a. in der Angstbehandlung eingesetzt wird. Dabei setzt sich der Patient den realen Angst auslösenden Situationen aus, soll aufkommende Ängste möglichst frühzeitig wahrnehmen u. dann sofort ein zuvor vermitteltes, bes. kurzes Entspannungsvorgehen anwenden. **Hinweis:** **1.** Der überdauernde therap. Effekt hängt entscheidend von der regelmäßigen Anw. im relevanten Alltagskontext ab. Jüngere u. leichter gestörte Patienten erzielen stärkere Veränderungen. Psychol. Effekte, z. B. die positive Erwartung, mit Hilfe der PMR Einfluss auf Ängste u. Anspannung gewinnen zu können, spielen neben der spezif. Wirkung einer verbesserten Tonuskontrolle der Muskulatur eine wichtige Rolle. **2.** Eine Kombination mit Autogenem* Training ist im fortgeschrittenen Stadium ebenso möglich wie mit entspannungsfördernden bildlichen Vorstellungen u. Imagination*. **Wirksamkeit:** Es liegen umfangreiche Wirksamkeitsnachweise (Evidenzgrad 1) vor.

M

Muskel|steifigkeit (lat. musculus Mäuschen): (engl.) *muscle rigidity*; Erhöhung des Muskeltonus* mit gleichzeitiger Aktivierung von Muskeln (Agonisten) u. Gegenspielern (Antagonisten); **Vork.:** Leitsymptom bei Parkinson*-Syndrom, idiopathisch durch Arzneimittel (s. Parkinsonoid), z. B. Opioide, klassische Neuroleptika (z. B. Butyrophenone); **Maßnahme:** bei Parkinson-Syndrom z. B. Amantadinsulfat, Levodopa, COMT-Hemmer; bei idiopatischer Muskelsteifigkeit Anticholinergika (z. B. Biperiden). Vgl. Rigor.

Muskel|test (lat. musculus Mäuschen) *m*: (engl.) *muscle testing*; Veränderungen des Muskeltonus* in Bezug auf bestimmte Bewegungsabläufe u. Gedanken (z. B. medizinische, psychologische, alltagsweltliche Fragen an den Patienten) als Kommunikationsanzeige (Kommunikation mit dem Unbewussten) in der angewandten Kinesiologie*; **Bedeutung:** Feststellen von Resonanzen zu emotionalen Lebensthemen (die Muskelspannung schwankt in Relation zur emotionalen Bedeutung einer Fragestellung für den Patienten).

Muskel|tonus (lat. musculus Mäuschen; Ton-*) *m*: (engl.) *muscle tone*; der durch Einfluss der Gammamotoneurone bedingte Spannungszustand der Muskeln (Reflextonus).

Muskel|tonus|verlust, affektiver (Muskeltonus*): (engl.) *affective loss of muscle tone*; Kataplexie*.

Muster|erkennung, auditive: (engl.) *auditory pattern detection*; Eigenschaft höherer (spezialisierter) Neuronen der Hörbahn, nicht nur auf Töne, sondern auf Eigenschaften eines Schallmusters (z. B. Sprache, Musik) zu reagieren u. diese aus einem

Störschall (Umgebungslärm) zu filtern; Reaktion erfolgt z. B. auf bestimmte Schallfrequenzen, Amplitudenveränderungen, Modulationen, Beginn, Ende od. Wiederholung eines Schallreizes; **klin. Bedeutung:** selektive Sprachverständnisstörung* trotz intakten Unterscheidungsvermögens für Tonfrequenzen z. B. nach Schlaganfall*.

Muta|genese (Mutation*; -genese*) *f*: (engl.) *mutagenesis*; spontane u. zufällige (konventionelle Mutagenese) od. gezielte (ortsspezifische Mutagenese) Bildung von Mutationen im Erbgut eines Organismus; durch Mutagenese wird die Funktion mutierter Gene untersucht od. gezielt gewünschte genetische Eigenschaften in einem Organismus erzeugt. Bei der **konventionellen** Mutagenese werden die Organismen verschiedenen mutagenen Wirkungen (z. B. UV-Strahlung) ausgesetzt; bei der **ortsspezifischen** Mutagenese wird unter Einsatz von genetischen Techniken eine spezifische Veränderung der DNA ermöglicht. Die ortsspezifische Mutagenese findet u. a. bei der Generierung von genetisch modifizierten Mausmodellen Anwendung. **Konditionale** Mutagenese: i. e. S. konditionales Knockout; spezielle Technik der ortsspezifischen Mutagenese, bei der das Ein- u. Auschalten eines Gens zeitlich gesteuert u. wiederholt durchgeführt werden kann.

Mutation (lat. mutare verändern) *f*: (engl.) *mutation*; (genet.) spontane od. durch Mutagene angeregte Veränderung des genetischen Materials (DNA od. RNA) der Chromosomen; je nach Ausmaß der Veränderung werden numerische u. strukturelle Chromosomenaberrationen*, Punkt- u. Blockmutationen unterschieden. **1.** nach betroffenen Zellen: **a)** somatische Mutation: betreffen Körperzellen, sind nicht vererbbar, werden zur Erklärung z. B. der Tumorentstehung (s. Kanzerogenese) u. des Alterungsprozesses (s. Altern) herangezogen; **b)** Keimbahnmutation: betreffen Keimzellen, was zu einer erbl. Schädigung des daraus resultierenden Genträgers führt; **2.** nach Mutationstyp: u. a. **a)** Translokation: Verlagerung eines Chromosomenstücks (intra- od. interchromosomal); **b)** Deletion: Verlust von Abschnitten eines Chromosoms; **c)** Insertion: Einbau eines DNA-Stücks in ein Chromosom; **d)** Inversion: Verdrehung eines Chromosomenabschnitts.

Mutations|rate (Mutation*): (engl.) *mutation rate*; syn. Mutationswahrscheinlichkeit; Anzahl der spontanen od. induzierten Mutationen, die sich in einer Stichprobe von Zellen od. Organismen in einer best. Zeitspanne ereignen.

Mutismus (lat. mutus stumm) *m*: (engl.) *mutism*; Sprechunfähigkeit (Stummheit bzw. Nicht-Sprechen) bei intaktem Sprachvermögen u. intakten Sprechorganen; **Formen: 1.** elektiver Mutismus* (ggf. totaler Mutismus*) im Kindesalter; **2.** akinetischer Mutismus*; **3.** symptomatischer Mutismus*. Vgl. Sprechstörung; Autismus.

Mutismus, a|kinetischer (Mutismus*) *m*: (engl.) *akinetic mutism*; Mutismus* inf. Hemmung aller Sprechfunktionen (Aphonie* u. Anarthrie); **Vork.:** z. B. bei bifrontaler Hirnläsion, apallischem Syndrom* od. Psychosen*.

Mutismus, e|lektiver (Mutismus*) *m*: (engl.) *elective mutism*; syn. selektiver Mutismus; neurotischer Mutismus, psychogener Mutismus; Form des Mutismus* mit deutlicher, emotional bedingter Selektivität des Sprechens; **Häufigkeit:** 0,1–1,9 % der Kinder (4–15 Jahre) in verschiedenen internationalen Untersuchungen mit ungenügend repräsentativen Stichproben; **Ätiol.:** Sprachentwicklungsverzögerung (s. Sprachentwicklungsstörung), ängstlich scheue Primärpersönlichkeit*, familiäre Sprechhemmung, kulturelle Belastung (Bilingualität u. Migration), familiäre Belastung u. Beziehungsstörungen*, selten Traumatisierung*; **Klin.:** Beginn meist im Vorschulalter, selten nach 9. Lebensjahr, selektives Sprechverhalten mit meist normalem Sprechen in der Familie, vereinzelt selektiv gegenüber einzelnen Familienmitgliedern, Sprechunfähigkeit in bestimmten sozialen Situationen (z. B. Schule) bei normalem Sprachausdruck u. Sprachverständnis; scheues, ängstlich u. depressiv wirkendes Verhalten; **Diagn.:** Exploration der Bezugspersonen einschließlich Familie u. anderen sozialen Bereichen, Verhaltensbeobachtung*; **Ther.:** Verhaltenstherapie*; **Progn.:** Besserung meist im Jugendalter, gehäufter Übergang in soziale Phobien* im jungen Erwachsenenalter; **DD:** Aphasien*, Hörstummheit, Autismus*, dissoziative Störungen*, Trennungsangststörung*, soziale Phobie*, depressive Episode*, totaler Mutismus*, symptomatischer Mutismus*. Vgl. Redeflussstörung.

Mutismus, sym|ptomatischer (Mutismus*) *m*: (engl.) *symptomatic mutism*; Form des Mutismus* mit selektiver Sprechhemmung bei übergeordneter psychischer Störung*; **Vork.:** bei Schizophrenie* u. Depression*.

Mutismus, totaler (Mutismus*) *m*: (engl.) *total mutism*; seltene Form des elektiven Mutismus* im Kindesalter, bei dem die verbale Kommunikation vollständig (auch gegenüber vertrauten Bezugspersonen) eingestellt wird.

Mutter|attrappe *f*: (engl.) *mother dummy*; in der Ethologie der Tiermutter ähnlich sehende Nachbildung (z. B. mit Fell od. Federn überzogenes Gestell); wird in tierexperimentellen Versuchen zur Untersuchung des Einflusses von körperlicher Zuwendung u. sozialer Interaktion auf die kindliche Entwicklung eingesetzt.

Mutter-Kind-Beziehung: (engl.) *child-mother relationship*; s. Eltern-Kind-Beziehung.

Mutter-Kind-Inter|aktion (Interaktion*) *f*: (engl.) *mother-child interaction*; s. Eltern-Kind-Interaktion.

Mutter|kom|plex (Komplex*) *m*: (engl.) *mother complex*; Form eines Komplexes*, wonach konflikthafte Wahrnehmungen, Emotionen, Gedanken, Erinnerungen, die direkt od. indirekt mit der Mutter zu tun haben, zu einem Zusammenhang verdichtet werden, der den Kern des Komplexes ausmacht

M

u. in der Folge als unbewusste Vorstellungsmuster (auch als Mutterarchetypus nach C. G. Jung) auf kognitive, emotionale u. Verhaltensprozesse zurückwirken; vgl. Vaterkomplex.

Mutter|korn|alkaloide *n pl*: (engl.) *ergot alkaloids*; Ergotalkaloide*.

MVG: Abk. für **M**ünchner* **V**erbaler **G**edächtnistest.

MVL: Abk. für **M**arburger* **V**erhaltens**l**iste.

MVPA: Abk. für (engl.) ***m**ultivariate **p**attern **a**nalysis*; nichtlineares statistisches Verfahren zur Erkennung komplexer Muster der Aktivität von Nervenzellen; Anw. in Kombination mit hochauflösender funktionaler Bildgebung (fMRT*) v. a. zur Aufdeckung von Prinzipien u. Strukturen der neuronalen Repräsentation* komplexer Information in verschiedenen Hirnregionen (vgl. Mind Reading; Neuromarketing); **klin. Bedeutung:** erlaubt Mustererkennung von weit distribuierten neuronalen Netzwerken; Methode der Computational* Neuroscience.

MWT: Abk. für **M**ehrfachwahl*-**W**ortschatz-Intelligenz**t**est.

My-: auch Myo-; Wortteil mit der Bedeutung Muskel, Maus; von gr. μῦς, μυός.

My|algie (My-*; -algie*) *f*: (engl.) *myalgia*; diffuser od. lokalisierter Muskelschmerz, häufig in Kombination mit Muskelhartspann; **Lok.:** s. Abb.; **Urs.:** meist Überanstrengung (sog. Muskelkater) od. Überbeanspruchung bei Haltungsschäden, selten Infektionskrankheiten, Autoimmunkrankheiten, Stoffwechselkrankheiten; **Ther.:** Behandlung der Grundkrankheit bzw. symptomatisch, v. a. mit physikalischer Therapie.

M

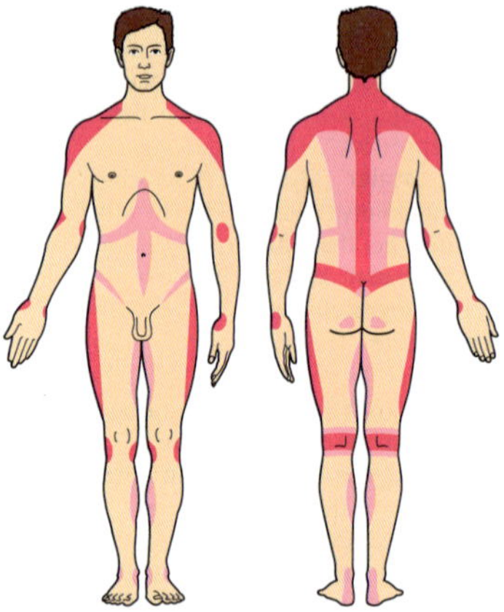

Myalgie: häufige Lokalisationen

My|a|sthenia gravis pseudo|para|lytica (My-*; Asthenie*) *f*: (engl.) *Myasthenia gravis*, syn. Erb-Goldflam-Krankheit, Goldflam-Krankheit, Hoppe-Goldflam-Syndrom; Autoimmunkrankheit* mit Störung der neuromuskulären Signalvermittlung inf. (reversibler) Blockade von Acetylcholin*-Rezeptoren der motor. Endplatte durch (im Serum zirkulierende) Autoantikörper gegen den Acetylcholin-Rezeptor; gelegentlich verbunden mit anderen Autoimmunkrankheiten; **Formen: 1.** zwischen 20. u. 40. Lebensjahr auftretende gynäkotrope (2–3 : 1) Form, häufig verbunden mit Thymushyperplasie (in ca. 70 % der Fälle) od. Thymom (ca. 10 % der Fälle) u. assoziiert mit HLA-B8 u. HLA-DR3; **2.** nach dem 40. Lebensjahr auftretende androtrope Form; **Sympt.:** belastungsabhängige Ermüdung der quergestreiften Muskulatur, insbes. der okulo-fazio-pharyngealen Muskeln; **Kompl.:** v. a. Schluck- u. Atemlähmung.

Mydriasis (gr. μυδρίασις Pupillenerweiterung) *f*: (engl.) *mydriasis*; Pupillenerweiterung (∅ >5 mm) durch Sympathikusreizung (s. Sympathikus) od. Okulomotoriuslähmung; **Vork.:** bei allen stärkeren sensiblen, sensorischen u. psychischen Reizen od. Erregungszuständen (z. B. Angstreaktion*, Angst*, Schmerz*); herdgleichseitig bei extra- u. subduralen Blutungen, im Koma*, bei Hypothyreose* als sog. Halsdruckzeichen, nach Anwendung von Mydriatika od. Zufuhr von Toxinen (z. B. Cannabis, Botulinumtoxin, Tetanus, Kohlenmonoxid).

Myel-: auch Myelo-; Wortteil mit der Bedeutung Mark, Rückenmark; von gr. μυελός.

Myel|en|cephalon (Myel-*; Enkephal-*) *n*: (engl.) *myelencephalon*; s. Medulla oblongata.

Myelin|scheide (Myel-*): (engl.) *myelin sheath*; Markscheide; die aus Myelin bestehende Umhüllung der Axone* einer Nervenzelle*, wird in Abständen von ca. 1 mm durch Ranvier-Schnürringe unterbrochen; im peripheren Nervensystem durch Schwann-Zellen gebildet u. als Schwann*-Scheide bezeichnet, im ZNS durch Oligodendrozyten gebildet; **Funktion:** elektrische Isolierung, der Gehalt an Myelin bestimmt dabei die Einteilung in markhaltige u. marklose Nervenfasern* u. damit die entspr. Nervenleitungsgeschwindigkeit; **klin. Bedeutung:** Zerstörung der Myelinscheiden führt zu demyelinisierenden Erkrankungen* des ZNS (z. B. Multiple* Sklerose, subakute sklerosierende Panenzephalitis*) od. des peripheren Nervensystems (z. B. Guillain*-Barré-Syndrom, primär demyelinisierende Polyneuropathien*).

Myelo|genese (Myel-*; -genese*) *f*: **1.** (engl.) *myelogenesis*; Entwicklung des Rückenmarks; **2.** syn. Myelinisation; Bildung der Myelinscheiden um die Axone der markhaltigen Nervenfasern des ZNS u. der peripheren Nerven; erfolgt zwischen dem 3. Embryonalmonat u. dem 4. Lebensjahr. Vgl. Neurogenese; Synaptogenese.

Myelose, funikuläre (Myel-*; -osis*) *f*: (engl.) *funicular myelosis*; syn. funikuläre Spinalerkrankung, Dana-Lichtheim-Krankheit; Rückenmarkschädigung bei Mangel an Cobalamin durch unsystemische Entmarkung markhaltiger Nervenfasern v. a. im Bereich der Seiten- u. Hinterstränge inf. Störung der Myelinsynthese; kann zu irreversiblen neurologischen Ausfällen führen; **Ätiol.:** meist gestörte

Resorption, evtl. ungenügende Zufuhr od. erhöhter Verbrauch von Cobalamin (s. Hypovitaminose); **Klin.:** unabhängig von hämatologischen Veränderungen u. Allgemeinsymptomen (perniziöse Anämie) können Sensibilitätsstörungen* (insbes. Störungen der Propriozeption), Parästhesien*, Ataxie*, Abschwächung von Reflexen, motor. Lähmungen, Pyramidenbahnzeichen* u. Polyneuropathie* auftreten; (psychopathol.) depressive, paranoide, delirante u./od. dementielle Sympt. bei Cobalaminmangel*-Psychose; **Diagn.:** verminderte Cobalaminkonzentration im Blut, makrozytäre Anämie, Thrombozytopenie; **Ther.:** parenterale Substitution von Cobalamin (u. Folsäure).

Myo|kard|in|suffizienz (My-*; Kard-*; In-*; lat. sufficiens hinreichend, genügend) *f*: (engl.) *myocardial insufficiency*; Herzinsuffizienz*.

Myo|kardio|pathie (My-*; Kard-*; -pathie*) *f*: (engl.) *cardiomyopathy*; Kardiomyopathie*.

Myo|klonien (My-*; gr. κλόνος heftige Bewegung) *fpl*: (engl.) *muscle cloni*; kurze ruckartige Zuckungen (<100 ms) einzelner Muskeln ohne od. mit nur geringem Bewegungseffekt; **Vork.:** u. a. **1.** physiol. bei vielen Menschen als nächtliche Myoklonien in der Einschlaf- od. Aufwachphase; **2.** als gemeinsames Hauptsymptom versch. Erkrankungen (z. B. bei Multipler* Sklerose, zerebraler Hypoxie, Encephalitis epidemica); u. a. auch bei Serotoninsyndrom*, Jackson*-Epilepsie, West*-Syndrom, Wilson*-Syndrom; **3.** als UAW best. Arzneimittel, z. B. Clomipramin*, Etomidat*.

Mystizismus (lat. mysticus zur Geheimlehre gehörend, geheimnisvoll) *m*: (engl.) *mysticism*; Bez. für den Hang zu Geheimwissenschaft, Geheimniskrämerei, Glaube an übersinnliches Geschehen; vgl. Heilen, mediales.

Mytho|manie (gr. μθος Wort, Rede, Fabel; -manie*) *f*: (engl.) *legend mania*; s. Fabulieren.

Mythos (gr. μζτηοσ Wort, Rede) *m*: (engl.) *myth, legend*; Darstellung von religiösen, sog. übermenschlichen vergangenen Begebenheiten, in deren Mittelpunkt Götter u. Helden als herausragende, göttliche od. metaphysische Kräfte stehen u. die als symbolische Darstellung von menschlichen Urerfahrungen verstanden werden können; **Einteilung:** (in der Philosophie) **1.** theogenetischer Mythos: Geburt u. Entstehung der Götter; **2.** kosmogenetischer Mythos: Entstehung der Welt; **3.** anthropologischer Mythos: Schöpfung, Schicksal u. Erlösung der Menschen; Götter der griechischen Mythologie dienen als Basis für moderne Bezeichnungen klinischer Phänomene, z. B. Pan für Panikstörung, Phobos für Phobien, Narcissos für Narzismus. Vgl. Uniformitätsmythos.

N

N400: nach ca. 400 ms auftretendes ereigniskorreliertes evoziertes Potential*, das bei unerwarteten, den semantischen Kontext verletzenden sprachlichen Informationen auftritt (M. Kutas u. S. Hillyard, 1980); im EEG* in einer Negativierung ca. 300–500 ms nach der Darbietung des Reizes nachweisbar (s. Abb.); spielt eine wichtige Rolle bei der Sprachverarbeitung u. stellt die kognitive Leistung dar, die zum Verständnis bzw. zur Integration der sprachlichen Information in den semantischen Kontext benötigt wird; je schwieriger die Integration ist, um so größer ist die Amplitude des N400.

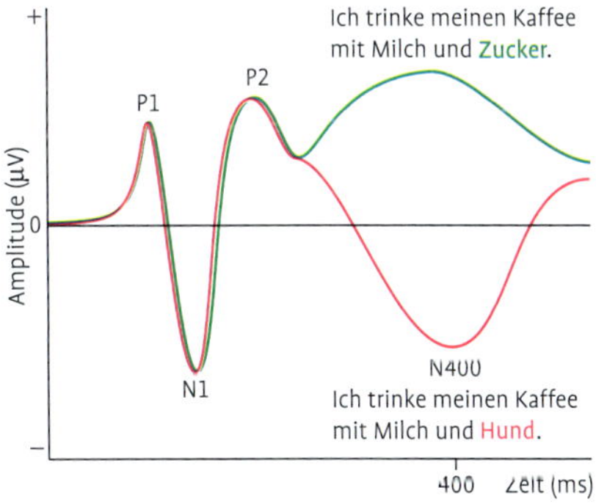

N400

Nach|ahmung: (engl.) *imitation*; s. Modelllernen.

Nach|ahmungs|lernen: (engl.) *imitation learning*; s. Modelllernen.

Nach|bild: (engl.) *afterimage*; Bez. für nach dem Ende eines (konstanten) optischen Reizes entstehenden visuellen Sinneseindruck ohne entsprechendes Objekt inf. Lokaladaption der Netzhaut (visueller Nacheffekt*); **Formen: 1.** negatives Nachbild als komplementäres Bild, z. B. dunkel bei hellem Objekt od. in Komplementärfarbe (s. Abb.); **2.** positives Nachbild als period. Folge heller Bilder nach Wahrnehmung einer Serie von Lichtblitzen; **Vork.:** pathol. persistierende Nachbilder bei Uveitis, Choroiditis u. Papillenerkrankung.

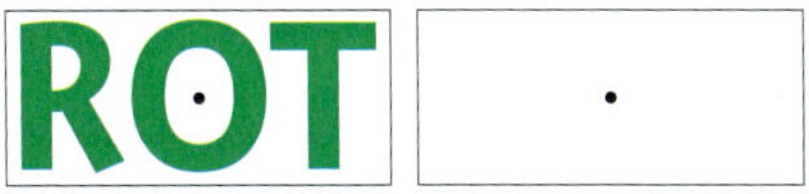

Nachbild: Wird der Mittelpunkt der farbigen Figur für ca. 30 Sek. und anschließend der Mittelpunkt des weißen Umrisses fixiert, entsteht ein negatives Nachbild in der Komplementärfarbe.

Nach|ef|fekt (Effektivität*) *m*: (engl.) *after effect*; syn. Nachwirkung; Bez. für nach Beendigung eines sensorischen Reizes fortbestehende Wirkung auf den angesprochenen Sinneskanal; **Formen: 1. visueller** Nacheffekt: z. B. wird nach Wahrnehmung von statischen od. bewegten Streifenmustern eine entgegengesetzte Scheinbewegung wahrgenommen; betrachtet man z. B. einen Wasserfall, der nicht das gesamte Gesichtsfeld einnimmt, u. danach eine andere Szene, so entsteht der Eindruck, dass sich diese in die entgegengesetzte Richtung bewegt (Urs.: Anpassung der Bewegungsdetektoren); auch nach der Verwendung von Prismenbrillen (z. B. in der Neglect-Therapie) kann es in Folge einer Adaption des Sehsystems zu Nacheffekten kommen; vgl. Nachbild; **2. akustischer** Nacheffekt: **a)** I. R. des echoischen Gedächtnisses treten auditive Nacheffekte auf, bei denen z. B. sprachliche Informationen über eine kurze Zeitspanne abrufbar sind. **b)** Die vorherige Präsentation eines akustischen Reizes kann zu systematischen Verzerrungen bei der Lokalisation eines nachfolgenden Reizes führen.

Nach|hall|psych|ose (Psych-*; -osis*) *f*: (engl.) *reverberation psychosis*; s. Echopsychose.

Nach|reifung: (engl.) *ego-maturation*; in der Psychoanalyse mit der Erweiterung der Krankheitstheorie um Defizitmodelle verbundene Vorstellung, dass die Entwicklung neuer psychischer Strukturen (Nachreifung) ein wichtiger Bestandteil in der psychoanalalytischen Behandlung ist; während bei der Neurosenbehandlung die Arbeit an der Abwehr* intrapsychischer Konflikte* wesentlich sein soll, gehen Vorstellungen zur Bedeutung von Nachreifung davon aus, dass bei sich sog. frühen Störungen (narzisstische Persönlichkeitsstörung*, Borderline*-Persönlicheitsstörung) die psychische Struktur nicht voll entwickeln konnte, weshalb die Entwicklung neuer psychischer Strukturen

(Ich-Fähigkeiten wie Frustrationstoleranz, Sublimierung) durch supportive Techniken u. Halten (Holding*) zu fördern sei.

Nach|sorge: (engl.) *aftercare*; Bez. für alle medizinischen bzw. psychotherap. Maßnahmen u. sonstigen Hilfsangebote, die im Anschluss an einen stationären Aufenthalt, nach Beendigung einer Primärtherapie (z. B. Operation, Psychotherapie, Entgiftungsbehandlung) erfolgen; Teil der tertiären Prävention*; **Ziel: 1.** kontinuierliche Begleitung; **2.** Kontrolle des Behandlungsverlaufs; **3.** Erprobung u. Sicherung des Therapieergebnisses, Verhinderung von Rezidiven; **4.** Beobachtung u. Diagnostik von Veränderungen u. evtl. Komplikationen mit der Möglichkeit zur frühzeitigen Intervention; **Durchführung:** wird von niedergelassenen Ärzten u. Therapeuten, Zentren der ambulanten medizinischen Versorgung, Rehabilitationszentren, Sozialstationen, Beratungseinrichtungen, Drogenberatungsstellen u. Selbsthilfegruppen übernommen; kann als ambulante Psychotherapie, störungsspezifische ambulante Gruppenangebote, Selbsthilfegruppenbesuche u. Betreutes* Wohnen od. therapeutische Wohngemeinschaft* stattfinden. Vgl. Erhaltungstherapie; Rehabilitation.

Nacht|angst: (engl.) *night terror*; s. Pavor nocturnus.

Nach|tat|verhalten: i. e. S. das unmittelbare Erleben u. Verhalten des Täters nach einer (Straf-)Tat; kann u. U. Hinweise auf die Tatzeitverfassung geben. Die Beurteilung des Nachtatverhaltens ist i. R. forensisch-psychiatrischer Begutachtung* von Relevanz.

N

Nacht|blindheit: (engl.) *night blindness*; s. Nyktalopie.

Nach|test|wahrscheinlichkeit: (engl.) *posttest probability*; s. Test, diagnostischer.

Nacht|klinik, psych|iatrische: (engl.) *psychiatric night clinic*; Einrichtung zur teilstationären Therapie von psychisch kranken Menschen, die tagsüber ihrer Beschäftigung nachgehen, aber nachts den schützenden Rahmen einer Klinik benötigen; **Hinweis:** heterogene Konzeptionen, heute kaum mehr gebräuchlich; vgl. Tagesklinik, psychiatrische.

Nach|wirkung: (engl.) *after-effect*; Nacheffekt*.

Nacken|steifigkeit: (engl.) *neck stiffness*; tonische Fixierung der Nackenmuskulatur mit Steilstellung der Halswirbelsäule, leichter Reklination des Kopfes u. Einschränkung der Nackenbeweglichkeit mit Auslösung heftiger Schmerzen u. Widerstand (Opisthotonus) bei passivem Vorbeugen des Kopfes; **Vork.:** z. B. bei Meningismus*, Tetanus*, Hirntumoren*, Einklemmung*, Krämpfen* od. Myalgie* der Halsmuskulatur, Wirbelsäulenveränderungen u. -erkrankungen.

Nacken|zeichen: (engl.) *sign*; Brudzinski*-Nackenzeichen.

Nägel|kauen: (engl.) *nail biting*; syn. Onychophagie; Bez. für gleichförmig sich wiederholendes Verhalten, an den Nägeln zu knabbern; meist Spontanremission (s. Remission); **Vork.:** v. a. im Kindes- u. Jugendalter in Stress-, Konflikt- u. Angstsituationen; bei innerer Anspannung u. Langeweile; **Ther.:** bei längerfristigem Auftreten Verhaltenstherapie*, Habit* Reversal Training.

Nähe-Distanz-Problematik (lat. distantia Abstand) *f*: **1.** (engl.) *proximity distance problem*; in der interpersonellen Psychologie* Unterschreitung (z. B. bei sexuellen Übergriffen od. invasiven Erziehungsstrategien) od. Überschreitung (z. B. bei zu häufiger Abwesenheit von Erziehungspersonen) der sozial akzeptierten Nähe zwischen Individuen; **2.** (psychoanalyt.) Bez. für einen zentralen Regulationsmechanismus des Autonomie*-Abhängigkeits-Konflikts, bei dem zu große Nähe od. zu große Distanz zu zentralen Beziehungspersonen zur Induktion existentieller Angst führt.

Nahrungs|verweigerung: (engl.) *hunger strike*; Verweigerung der Nahrungsaufnahme aus freiwilliger Entscheidung od. bei verschiedenen Erkrankungen, z. B. Essstörung*, Depression* u. Vergiftungswahn; vgl. Zwangsernährung; Nahrungsverweigerung im frühen Kindesalter.

Nahrungs|verweigerung im frühen Kindes|alter: (engl.) *food refusal in infancy or childhood*; anteilige (best. Nahrung, best. Nahrungskonsistenz, z. B. feste Nahrung) od. vollkommene Verweigerung der Nahrungsaufnahme mit od. ohne Gewichtsabnahme (s. Fütterstörung im frühen Kindesalter; Gedeihstörung); **Häufigkeit:** Prävalenz: anteilige Nahrungsverweigerung 3–5 %; vollkommene Nahrungsverweigerung 1–2 % im Alter von 6 Monaten bis 3 Jahre; **Ätiol.:** kindl. Temperament (Neophobie); soziale Interaktions- u. Lernerfahrungen bei der Einführung von Nahrung fester Konsistenz; seltener aversive orale Konditionierung* bei Kindern, die Sondenernährung benötigten (z. B. Frühgeborene), od. nach Magen-Darm-Erkrankungen od. Infektionen; **Diagn.: 1.** Ernährungsanamnese; **2.** Beobachtung der Eltern-Kind-Interaktion beim Füttern; **3.** Verhaltenstagebuch u. Eltern-Interview; **4.** med. Untersuchung, falls indiziert; **Ther.: 1.** interaktionsorientierte Verhaltensmodifikation: Füttern wird per Video aufgezeichnet u. Feedback zu kritischen Situationen (z. B. Verweigerung) gegeben, Eltern machen Vorschläge für alternative Verhaltensmaßnahmen; **2.** Ernährungsberatung (z. B. schrittweises Eindicken der Konsistenz der Nahrung); **3.** tägl. Darbietung unterschiedlicher Geschmäcker (ohne zu essen durch Bestreichen der Lippen); **4.** Schaffung der geeigneten Essumgebung (Licht, Geräusche, Sitzposition, richtige Löffel); **Progn.:** Verbesserung nach Ther. innerhalb von Monaten; eingeschränktes Essverhalten (z. B. geringer Appetit) häufig bis zum Jugendalter.

Nah|tod-Erfahrung: (engl.) *near death experience (Abk. NDE)*; Sammelbez. für besondere Erfahrungen von Menschen in Todesnähe; umfasst u. a. das Verlassen des Körpers (s. Out-of-Body-Erfahrung), Levitation*, extreme Angst- od. Glücksmomente, Gefühle von Frieden, Geborgenheit, Auflösung, Entgrenzung, ungewöhnliche sensorische Eindrücke, z. B. Lichtwahrnehmungen, Tunnelphänomen (Erleben des sog. nichtlokalen Hinübergleitens in eine andere Erlebenssphäre); **Vork.:** u. a. 10–18 % der Patienten mit Herzstillstand, die klin. tot waren u. reanimiert werden konnten (Zusammenhang zur Dauer des Herzstillstandes, der Bewusstlosigkeit, bestimmten Pharmaka u. a. nicht nachgewiesen, Assoziation von NDE mit der Disposition zu dissoziativer Erlebnisweise* kann bestehen); Auftreten auch bei der bloßen Überzeugung, zu sterben; Phänomenologie dieser Erlebensweisen auch bei anderen Out*-of-Body-Erfahrungen anteilig nachweisbar; **Hinweis:** Die pathophysiologische od. psychologische Grundlage ist unklar: **1.** neurobiologische Theorien betonen die Einflüsse ZNS-schädigender Faktoren (z. B. Anoxie, Hyperkapnie, maximale Endorphinausschüttung, Minderperfusion des Augenhintergrunds) als Entstehungsgrundlage für Halluzinationen; **2.** psychologische Theorien betrachten NDE als Dissoziation; vgl. Abspaltung, dissoziative; **3.** spirituelle Theorien vermuten den Beginn eines Lebens nach dem Tod.

NAI: Abk. für **N**ürnberger* **A**lters-**I**nventar.

Nalbuphin (INN) *n*: (engl.) *nalbuphin*; synthet. atypisches Opioid* (partieller Agonismus an My-Rezeptor bei zusätzl. Antagonismus an Kappa-Rezeptor; s. Opioid-Rezeptoren) zur intravenösen, subkutanen od. intramuskulären Injektion; **Ind.:** mittel- bis starke Schmerzen* (Kurzzeittherapie; einschließlich prä- u. postoperativ); **Kontraind.:** Leber- od. Niereninsuffizienz, Kombination mit reinem My-Rezeptor-Agonist u. a.; **UAW:** meist Sedierung, Übelkeit, Erbrechen; im Gegensatz zu anderen Opioiden keine Miktionsstörung, minimal verminderte gastrointestinale Motilität u. geringes Abhängigkeitpotential.

Nal|orphin *n*: (engl.) *nalorphine*; syn. Allylnormorphin; nicht mehr im Handel befindliches Allyl-Analogon von Morphin*; ältester Opioid*-Antagonist, der auch Morphin-agonistische Eigenschaften hat; **UAW:** Hemmung von Kreislauf u. Atmung, Sedierung, Miosis*.

Naloxon (INN) *n*: (engl.) *naloxone*; Opioid*-Antagonist mit einer höheren Affinität zu Opioid*-Rezeptoren als Morphin* selbst u. ohne Morphin-agonistische Eigenschaften; **Ind.:** völlige od. teilweise Aufhebung opioidinduzierter zentralnervöser Dämpfungszustände, Diagn. u. Therapie bei V. a. akute Opioid-Überdosierung; **Kontraind.:** Überempfindlichkeit gegenüber Naloxon; **Wechselwirkungen:** verminderte Wirkung von opioidhaltigen Antitussiva, Antidiarrhoika, Analgetika; **UAW:** Schwindel, Übelkeit, Erbrechen, Schwitzen, Tachykardie, erhöhten Blutdruck, Tremor, Hyperventilation, epileptische Anfälle, Herzstillstand bei zu rascher Antagonisierung, allergische Reaktionen; **Hinweis:** Wirkungsdauer einiger Opioide übertrifft Naloxon, d. h. Beobachtung und u. U. Wiederholung der Gabe erforderlich.

Nal|trexon (INN) *n*: (engl.) *naltrexone*; Opioid*-Antagonist mit einer höheren Affinität zu Opioid*-Rezeptoren als Morphin* selbst u. ohne Morphinagonistische Eigenschaften; Anticraving*-Substanz; **Ind.:** Alkoholabhängigkeit* (i. R. eines therap. Gesamtkonzepts, zur Reduktion des Verlangens nach Alkohol v. a. bei nicht zur Einhaltung von Abstinenz motivierten Patienten u. als pharmak. Unterstützung bei Abstinenz zur Minderung des Rückfallrisikos), pharmak. Unterstützung der Entwöhnungsbehandlung* bei Opioidabhängigkeit* (nach Entzugsbehandlung); **Kontraind.:** akute Opioid-Entzugssymptome; bekannte Überempfindlichkeit gegen Naltrexon; schwere Leberinsuffizienz; akute Hepatitis; Patienten, die Opioid-Analgetika erhalten; **Wechselwirkungen:** verminderte Wirkung von opioidhaltigen Antitussiva, Antidiarrhoika, Analgetika; **UAW:** Kopfschmerzen, Schlafstörungen, Unruhe, Blutdruckanstieg, Bauchschmerzen, Bauchkrämpfe, Übelkeit, Erbrechen, Stimmungsschwankungen, Depression. **Hinweis:** Augmentation durch Gabapentin* kann Wirksamkeit bei Alkoholabhängigkeit verstärken.

Narcissm Trait Scale: Abk. NTS; Selbstbeurteilungsverfahren zur Erfassung von narzisstischen Persönlichkeitsstörungen*; vgl. Narzissmus.

Narcotics Anonymous (engl. narcotic narkotisierend; anonymous anonym): s. Anonyme Gruppen.

Narcotin *n*: (engl.) *narcotine*; Noscapin*.

NARI: Abk. für **N**or**a**drenalin**r**ückaufnahme-**I**nhibitoren; s. Noradrenalin-Wiederaufnahme-Hemmer.

Narko|lepsie (gr. νάρκη Erstarrung, Lähmung; λῆψις Empfangen, Anfall) *f*: (engl.) *narcolepsy*; syn. Schlummersucht, Gélineau-Syndrom; Form der primären Hypersomnie* mit den Leitsymptomen anhaltende Tagesschläfrigkeit* u. imperative Schlafattacken*; **Formen:** nach ICSD-2; Narkolepsie mit Kataplexien* (50–90 % aller Fälle), Narkolepsie ohne Kataplexien, symptomat. Narkolepsie (sehr selten); **Epidemiol.:** 2–5 : 10 000 (Europa, Amerika); Erkrankungsgipfel 15.–25. Lebensjahr, m : w = 1–1,5 : 1; **Ätiol.:** **1.** autosomal-dominant erbl. (90 %); u. a. Typ 1: Genloci 17q21 u. 21q22.3 mit den Genen HCRT (HCRT: Abk. für engl. Hypocretin; s. Orexin) u. NLC1A; **2.** immunologisch (HLA-assoziiert) bedingt, in Kombination mit Multipler Sklerose; **3.** erworben: symptomat. nach Hirnschädigung, z. B. nach Enzephalitis (kann dabei über Jahre einziges Sympt. darstellen); **Pathophysiologie:** **1.** bei Narkolepsie mit Kataplexien in >90 %, bei Narkolepsie ohne Kataplexien in ca. 10–20 % Neurotransmitter Orexin im Liquor cerebrospinalis nicht nachweisbar (evtl. Verlust der Orexin produzierenden Zellen im Hypothalamus durch Autoimmunreaktion); **2.** symptomat. Narkolepsie nach Hirnschädigung, z. B. durch Trauma, Ischämie, Tumor, Enzephalitis* (evtl. mit Verlust der Hypocretin produzierenden Zellen); **Klin.:** neben den Leitsymptomen häufig (insbes. nach längerer Krankheitsdauer) Kataplexie*,

Schlaflähmung*, hypnagoge Halluzinationen* u. hypnopompe Halluzinationen*, Durchschlafstörungen*; tägl. (Gesamt-)Schlafdauer meist nicht erhöht; Beginn meist schleichend, i. d. R. lebenslanger Verlauf; häufig mit anderen schlafbezogenen Störungen (zentrales u. obstruktives Schlafapnoesyndrom*, Restless*-Legs-Syndrom, periodische Beinbewegungen*, REM*-Schlaf-Verhaltensstörung) assoziiert; **Diagn.:** klin. Bild; im MSLT* mittlere Einschlaflatenz <8 Min. u. Nachweis von mind. 2 Perioden REM*-Schlaf unmittelbar nach dem Einschlafen (sog. Sleep-onset-REM, Abk. SOREM) in 5 Testdurchgängen; Ausschluss anderer Urs. in der Polysomnographie*; **Ther.:** kurze Schlafepisoden tagsüber können Leistungsfähigkeit für mehrere Std. verbessern; symptomat. Pharmakotherapie: **1.** bei Tagesschläfrigkeit: Stimulanzien (z. B. Modafinil*, Methylphenidat*) od. Natriumoxybat* (auch wirksam gegen Durchschlafstörungen); **2.** bei Kataplexie: Antidepressiva (z. B. Clomipramin*) od. Natriumoxybat; **Progn.:** sehr unterschiedl. Verlauf: geringe Beeinträchtigung im Alltag bis zur Erwerbsunfähigkeit; **DD:** Tagesschläfrigkeit: idiopath. Hypersomnie*, obstruktives Schlafapnoesyndrom*, atyp. Depression*; Kataplexie: Synkopen*, Epilepsie*, Konversionsstörung*; hypnagoge Halluzinationen: Psychosen*.

Narkotika (gr. νάρκη Erstarrung, Lähmung) *n pl*: (engl.) *anaesthetics*; Allgemeinanästhetika mit sedierender bzw. sedativ-hypnotischer (z. T. auch analgetischer) Wirkung zur Erzeugung einer Narkose; **Formen:** Inhalationsanästhetika (z. B. Lachgas*), Injektionsnarkotika (z. B. Etomidat*, Ketamin*). Vgl. Anästhetika; Anästhesie.

N

Narren|turm: (engl.) *fools tower*; im Mittelalter bis ins 19. Jahrhundert Gebäude zur Unterbringung von Geisteskranken, in dem diese weder behandelt, noch mit anderen, in ihrem Verhalten gesellschaftlich abweichenden Personen eingesperrt wurden; zur Abschreckung u. Befriedigung der Schaulust wurden die Kranken durch die Gitterfenster auch zur Schau gestellt. Der unter Kaiser Franz Joseph II. neben dem Allgemeinen Krankenhaus der Stadt Wien 1782 durch Isidore Canevale erbaute Narrenturm gilt als erste sog. Irrenanstalt für ca. 200–250 Personen, in der Geisteskranke als Patienten wahrgenommen, d. h. mit einem eigenen Rechtsanspruch auf ärztliche Hilfe anerkannt wurden.

Narzissmus (nach dem Jüngling Νάρκισσος der griechischen Sage) *m*: **1.** (engl.) *narcissism*; ursprünglich Bez. für eine Form der Autoerotik* mit Zuwendung der gesamten Libido zum Ich; **2.** zentraler Begriff der Psychoanalyse, der neben seiner gesunden (physiol.) Ausprägung (z. B. als primärer oder infantiler Narzissmus bei Kleinkindern) in seiner pathol. Form die Störung der Beziehungsfähigkeit durch übermäßige Selbstliebe, Schwierigkeiten der Selbstwertregulation in kränkenden Situationen sowie einen Mangel an Einfühlungsvermögen bezeichnet; in seiner destruktiven Form weitet sich die Beziehungsunfähigkeit aus zu intensiven Aggressionen*, z. T. auch paranoiden Neigungen u. antisozialen Verhaltensweisen, bei denen sich ein grandioses Selbstwertgefühl* bis hin zu Hass u. Sadismus entwickeln kann; **3.** Merkmal der narzisstischen Persönlichkeitsstörung* mit grandiosem Gefühl eigener Wichtigkeit, Egozentrik u. Wunsch nach Bewunderung.

Narzissmus|inventar (Narzissmus*) *n*: (engl.) *narcissism inventory*; Abk. NI; Selbstbeurteilungsverfahren zur Erfassung verschiedener Aspekte von Organisation u. Regulation narzisstischer Persönlichkeitsstörungen*; 163 Items zu 18 Skalen (4 faktorenanalytische Bereiche: Bedrohtes Selbst, Narzisstisches Selbst, Ideal-Selbst, Hypochondrisches Selbst); **Anw.:** Jugendliche ab 15 Jahren u. Erwachsene; Diagnose, Basis- od. Verlaufsdokumentation u. zu Forschungszwecken; **Testdauer:** 30–45 Minuten.

National Institute of Mental Health: Abk. NIMH; 1949 in den USA gegründete Forschungseinrichtung für seelische Gesundheit u. psychische Störungen; eines der 27 Institute des National Institutes of Health (Abk. NIH); Forschungsspektrum reicht von Grundlagen- bis Versorgungsforschung; umfasst intramurales Programm (Forschungsabteilungen zu spezifischen Fragestellungen u. Forschungsstationen für Patienten in Bethesda, Maryland) u. extramurales Programm (Forschungsförderung von wissenschaftlichen Projekten meist an externen Universitäten). Suchterkrankungen werden auch im National Institute of Alcohol abuse and Alkoholism (Abk. NIAAA) erforscht; für sog. Alterskrankheiten wie Demenz ist das National Institute of Aging (Abk. NIA) zuständig.

National Institute of Neurological and Communicative Disorders and Stroke: s. NINCDS; NINCDS-ADRA-Kriterien; NINCDS-AIREN-Kriterien.

Natrium|oxybat (INN) *n*: (engl.) *sodium oxybate*; Natriumsalz der Gammahydroxybuttersäure (s. Gammahydroxybutyrat) zur peroralen Anw.; Narkotikum, verlängert Schlaflatenz u. einzelne Schlafstadien; Halbwertzeit: ca. 1 Stunde; unterliegt dem Betäubungsmittelgesetz* (Anlage III); **Wirkungsmechanismus:** über endogene Metaboliten von GABA mit zentral dämpfenden Eigenschaften, ggf. über agonistische Wirkung am $GABA_B$-Rezeptor; **Ind.:** Kataplexie* bei Narkolepsie* (Erwachsene); **Kontraind.:** Herzinsuffizienz, Hypotonie, Nierenfunktionsstörung; **Wechselwirkungen:** opioidhaltige Arzneimittel (Kombination vermeiden), Valproinsäure, Phenytoin; **UAW:** Hypernatriämie (Natriumreduktionskost nötig), eingeschränkte Koordinationsfähigkeit, teratogene Wirkung, Schlafstörung, Schwindel, Kopfschmerz, Übelkeit; **Hinweis:** positive Studienergebnisse zu Anw. bei Schmerz, Müdigkeit u. Schlafstörung bei Fibromyalgiesyndrom (randomisierte kontrollierte Studie).

Natrium|pento|barbital *n*: (engl.) *sodium pentobarbital*; Natriumsalz des Pentobarbitals; in Deutschland nicht mehr im Handel befindliches, mittellangwirksames Barbiturat*; in der **Schweiz** erhältlich, findet dort Anw. in der Beihilfe zum Suizid (s. Sterbehilfe); 15 g Natriumpentobarbital führen zum vollständigen Koma, zur Lähmung des Atemzentrums u. somit schließlich zum Tod. Natriumpentobarbital unterliegt dem Betäubungsmittelgesetz*.

Nausea (gr. ναυσία Seekrankheit) *f*: (engl.) *nausea*; s. Übelkeit.

N-Back-Para|digma (Paradigma*) *n*: Testverfahren zur Prüfung des Arbeitsgedächtnisses*; in einer experimentellen Anordnung wird sukzessiv eine Serie verschiedener Reize präsentiert; Aufgabe: Reaktion (z. B. Tastendruck), wenn ein Reiz mit einem N Schritte zurückliegenden Reiz identisch ist (Voraussetzung: Reizfolge muss in einem begrenzten Zeitintervall präsent gehalten werden; Leistung des Arbeitsgedächtnisses); Mechanismus: Aktivierungen im Frontal- u. Parietalhirn (Nachweis im fMRT möglich); **klin. Bedeutung:** bedeutsame experimentelle Technik in der Schizophrenieforschung; eingeschränkte Leistung bei Schizophrenie*.

N-CAM: Abk. für (engl.) ***n****euro****c****ell* ***a****dhesion* ***m****olecules*; s. Zelladhäsionsmoleküle.

NCAN: Abk. für **N**euro**can***.

NCC: Abk. für (engl.) ***n****euronal* ***c****orrelates of* ***c****onscientiousness*; s. Bewusstseinskorrelate, neuronale.

Neben|nieren|diabetes (gr. διαβαίνειν hindurchgehen) *m*: (engl.) *suprarenal glands diabetes*; s. Cushing-Syndrom.

Neben|nieren|mark: (engl.) *adrenal medulla*; Abk. NNM; aus ektodermaler Sympathikusanlage hervorgehendes Mark der Glandula suprarenalis (paarige endokrine Drüse, die von Fettgewebe umgeben dem oberen Pol der Niere aufliegt); Stränge u. Nester bildende fein granulierte chromaffine Zellen (leiten sich von der Neuralleiste ab), die in ein Netz weitlumiger Kapillaren u. Venen eingelagert sind; Ganglienzellen u. marklose sympathische Nervenfasern enthaltend; Bildungsort der Katecholamine* Adrenalin*, Noradrenalin* u. Dopamin*; bei Ausfall durch andere chromaffine Zellen zu ersetzen; Überfunktion durch vermehrte Ausschüttung von Katecholaminen beim Phäochromozytom*. Vgl. Nebennierenrinde.

Neben|nieren|rinde: (engl.) *adrenal cortex*; Abk. NNR; Cortex glandulae suprarenalis; Rinde der Glandula suprarenalis (paarige endokrine Drüse, die von Fettgewebe umgeben dem oberen Pol der Niere aufliegt); aus 3 charakteristischen, fließend ineinander übergehenden Zonen bestehendes Gewebe mesodermaler Herkunft; die 3 verschiedenen **Zonen** sind jeweils Produktionsstätte verschiedener Kortikoide*: **1.** Zona fasciculata: Glukokortikoide*, z. B. Cortisol*; **2.** Zona glomerulosa: Mineralokortikoide*, wichtigster Vertreter Aldosteron*; **3.** Zona reticularis: Sexualhormone*, z. B. Östrogene*, Androgene*. Vgl. Hypothalamus-Hypophysen-Nebennierenrinden-Achse; Hypothalamus-Hypophysen-System; Nebennierenmark.

Neben|wirkung: (engl.) *side effect, secondary effect*; neben der intendierten Hauptwirkung auftretende Wirkung einer therapeutischen od. diagnostischen Maßnahme; in Bezug auf Arzneimittel synonym verwendet mit unerwünschte Arzneimittelwirkung*; Forschung zu Nebenwirkungen von Psychotherapie ist bisher kaum erfolgt.

Necker-Würfel: (engl.) *Necker's cube*; s. Ambiguität (Abb. 1 dort).

Nefazodon (INN) *n*: (engl.) *nefazodon*; nicht mehr im Handel befindliches Antidepressivum* mit noradrenerger u. serotonerger Wirkung; **UAW:** häufig Asthenie, Mundtrockenheit, Übelkeit.

Negativismus (lat. negativus verneinend) *m*: (engl.) *negativism*; Sperrung gegen alle von außen herbeigeführte Bewegung durch Verweigern od. aktives Entgegenhalten basierend auf einem inneren Widerstand*. **Vork.:** bei Schizophrenie*.

Negativity Bias (engl. negativity Negativierung; Bias*) *n*: s. Bias.

Negativ|sym|ptomatik (lat. negativus verneinend; Symptom*) *f*: (engl.) *negative symptoms*; negative Symptome, veraltet Minussymptomatik; Bez. (J. Hughlings-Jackson) für Störungsmuster aus Affektverflachung, Interessenverlust*, kognitiven Dysfunktionen* u. Antriebsarmut*, Inaktivität u. sozialem Rückzugsverhalten; **Vork.:** bei Psychose*, z. B. Schizophrenie*; **Ther.:** v. a. atypische Neuroleptika*, evtl. in Kombination mit Antidepressiva mit SNRI-Typ; Aktivität aufbauende u. stimulierende Verhaltenstherapie; computergestütztes kognitives Training; Bewegungs- u. Kreativtherapie*; **DD:** Depression*, UAW bei Einnahme von Neuroleptika*. Vgl. Positivsymptomatik.

Neglect (engl. to neglect vernachlässigen): Bez. für häufig halbseitige Vernachlässigung des eigenen Körpers od. der Umgebung; **Formen:** visueller, motorischer, sensibler, auditiver, olfaktorischer, somatosensorischer od. auch supramodaler (mehrere Modalitäten betreffender) Neglect, in abgeschwächter Form als Extinktion*; repräsentionaler Neglect (Vorstellungsneglect): der Betroffene kann Bilder od. Räume in seiner Vorstellung (z. B. sein Wohnzimmer od. seinen Stadtteil) nur auf der nicht betroffenen Seite beschreiben; **Vork.:** v. a. bei Schädigung der nichtdominanten Hemisphäre des Parietallappens*, z. B. durch Schlaganfall, Schädelhirntrauma (s. Parietallappensyndrom); **Ther.:** neuropsychol. Therapie, gezielte Hinwendung zur vernachlässigten Körper- od. Raumhälfte, Stimulationstherapie. Vgl. Agnosie.

Neglect-Test (Neglect*) *m*: (engl.) *neglect test*; Verfahren zur Diagnostik u. Quantifizierung visueller Neglect*-Phänomene; umfasst 17 Aufgaben; erfasst Hinweise auf visuelle Neglectphänomene bei alltagsrelevanten Tätigkeiten (z. B. Lesen einer Uhr, Essen, Lesen, Schreiben) als Ansatz für eine gezielte therapeutische Intervention; **Anw.:** als

N

Einzeltest bei Erwachsenen nach Hirnschädigungen; neuropsychologische Diagnostik; **Testdauer:** 15–35 Minuten.

Neid: (engl.) *enviousness*; durch einen sozialen Vergleich mit der vermeintlich glücklicheren Situation anderer Menschen entstehende Emotion* der Unzufriedenheit u. des Ärgers*; kann gegenüber der (in der subjektiven Wahrnehmung) bevorteilten Person zu Missgunst u. Aggression* führen; als gerichtete Emotion Untersuchungsgegenstand in der Emotionspsychologie*. Vgl. Eifersucht.

Nekro|philie (gr. νεκρός abgestorben, tot; -phil*) *f*: (engl.) *necrophilia*; Form der Paraphilie* mit sexuell erregenden Phantasien, sexuell dranghaften Bedürfnissen u./od. sexuellen Verhaltensweisen, die den Koitus mit Toten zum Inhalt haben (sexuelle Leichenschändung), häufiger (verschleiert) mit Schlafenden (sog. Somnophilie); **Häufigkeit:** selten; **Vork.:** wahrscheinlich nur bei Männern; **Kriterien:** (diagn.) Die Phantasien, Bedürfnisse u./od. Verhaltensweisen müssen der überwiegende od. ausschließl. Inhalt des sexuellen Interesses sein u. seit mind. 6 Monaten bestehen. **Ther.:** bei Leidensdruck od. Gefährdung Anderer; kognitive Verhaltenstherapie* mit dem Ziel ausreichender Selbstkontrolle.

Neo-: auch Ne-; Wortteil mit der Bedeutung neu, jung; von gr. νέος.

Neo-Behaviorismus (Neo-*; Behaviorismus*) *m*: (engl.) *neobehaviorism*; Ende der 20er Jahre des 20. Jahrhunderts begründete psychologische Theorie, die den klassischen, ausschließlich auf einfachen Reiz*-Reaktions-Mustern beruhenden Behaviorismus* durch komplexere, allerdings auch noch als passive Abfolge konzeptualisierte Reiz-Reaktions-Ketten ablöst, die ihrerseits nach dem Modell der klassischen Konditionierung* erklärt werden; diese sog. S-R-Psychologie wird aufgrund der systematischen Konzeption von Clark L. Hull auch systematische Verhaltenstheorie genannt. Ein anderer neo-behavioristischer Ansatz (Edward C. Tolman) versteht Verhalten nicht nur passiv als Folge konditionierter Reiz-Reaktions-Verbindungen, sondern in Abhängigkeit von organismusinternen Faktoren, die auf Ziele ausgerichtet sind, wie u. a. Bedürfnisse, Überzeugungen*, Werte, so dass mentale Vorgänge als intermittierende Variablen zwischen Umweltreizen u. Organismusverhalten stehen. Lerntheoretisch von Bedeutung sind instrumentelle Reiz-Reiz-Verbindungen, die insbes. in der räumlichen Orientierung situationsspezifische Erwartungen über das Erreichen eines Wegziels darstellen u. in sog. kognitiven Landkarten zusammengefasst werden (sog. kognitiver Behaviorismus).

Neo|cerebellum (Neo-*; Cerebellum*) *n*: (engl.) *neocerebellum*; stammesgeschichtlich junger Teil des Cerebellums* (Kleinhirnhemisphären).

Neo|cortex (Neo-*; Cortex*) *m*: (engl.) *neocortex*; stammesgeschichtlich jüngster Teil der Großhirnrinde*; histologisch i. d. R. 6-schichtiger Aufbau (Isocortex*).

Neo|cortex-Plastizität, früh|kindliche (Neo-*; Cortex*; Plast-*) *f*: (engl.) *early-infantile neocortex plasticity*; durch postnatale Erfahrungen des Kindes beeinflusste differenzierte Ausreifung des Neocortex* u. dessen fortschreitende Segmentierung; umfasst vermehrtes Wachstum u. vermehrte Neubildung von Nervenzellen, Nerven u. Synapsen sowie das Absterben überzähliger Nervenzellen u. synaptischer Verbindungen sowie Verknüpfung u. Bahnung von neuen neuronalen Schaltkreisen (Engrammen*). Vgl. Gehirnreifung; Plastizität, neuronale; Reifung, neuronale.

NEO-FFI: Abk. für NEO*-**F**ünf-**F**aktoren-**I**nventar.

NEO-Fünf-Faktoren-Inventar *n*: Kurzbez. für **N**eurotizismus, **E**xtraversion, **O**ffenheit für Erfahrungen-Fünf-Faktoren-Inventar; Abk. NEO-FFI; Selbstbeurteilungsverfahren zur multidimensionalen Erfassung von individuellen Unterschieden auf 5 Skalen (Neurotizismus*, Extraversion*, Offenheit* für Erfahrungen, soziale Verträglichkeit*, Gewissenhaftigkeit*); umfasst 60 Merkmale, z. B. „Ich habe gern viele Leute um mich herum", „Ich fühle mich oft angespannt und nervös"; **Anw.:** bei Jugendlichen u. Erwachsenen, in der Klinischen Psychologie, Schullaufbahn- u. Studienberatung, Berufsberatung, Organisationspsychologie; **Testdauer:** 10 Minuten. Vgl. 16-Persönlichkeitsfaktoren-Test.

Neo|logismus (gr. λογισμός Gedanke) *m*: (engl.) *neologism*; Wortneubildung; Bildung eines Wortes, das im normalen Wortschatz einer Sprache nicht vorkommt; **Vork.:** **1.** physiologisch während der normalen Sprachentwicklung od. im Traum; **2.** pathologisch z. B. bei Aphasie* od. Schizophrenie* od. als formale Denkstörung*. Vgl. Kontamination.

NEO-Persönlichkeits|inventar *n*: s. Revised NEO Personality Inventory.

NEO-PI-R: Abk. für (engl.) ***R**evised* **NEO** **P**ersonality **I**nventory*.

Neo-Psycho|ana|lyse (Neo-*; Psych-*; Analyse*) *f*: (engl.) *neopsychoanalysis*; Form der Psychoanalyse*, die in den 20er Jahren des 20. Jahrhunderts insbes. Einflüsse von Umwelt, Gesellschaft u. Kultur auf die Entwicklung der Persönlichkeit betont u. untersucht hat (u. a. K. Horney, H. S. Sullivan, E. Fromm); gekennzeichnet durch Annäherungen an die Individualpsychologie* A. Adlers, später auch an Stufenmodelle psychosozialer Entwicklung (Erik H. Eriksons). Zur Neo-Psychoanalyse zählt die Berliner Schule von Schultz-Hencke (1940).

Neo|stigmin *n*: (engl.) *neostigmine*; reversibler Cholinesterase*-Hemmer; **Ind.:** atonische Obstipation, Meteorismus (z. B. vor Röntgenaufnahmen); postoperative Darmatonie*u. Harnretention; Myasthenia* gravis pseudoparalytica; Curare-Antagonist; **Kontraind.:** mechanische Verlegung des Darm- od. Harntrakts, Peritonitis, bei bekannter Überempfindlichkeit; Kombination mit depolarisierenden Muskelrelaxanzien wie Suxamethonium; **Wechselwirkungen:** antagonisiert die Wirkung Curare-ähnlicher, nichtdepolarisierender Muskelrelaxanzien; **UAW:** Übelkeit, Erbrechen, Diarrhö, Magenkrämpfen, vermehrte Peristaltik u. Bronchialsekretion, Speichel- u. Tränenfluss, Bradykardie Miosis; Muskelspasmen, -zuckungen u. -schwäche; Schwindel, Anaphylaxie, Arrythmie.

Neo|striatum (lat. stria Vertiefung, Rille) *n*: (engl.) *striatum, neostriatum*; s. Corpus striatum.

Nerven (lat. Sehne, Muskel, Band) *f pl*: (engl.) *nerves*; i. e. S. der aus parallel verlaufenden Nervenfasern* mit bindegewebiger Umhüllung bestehende Anteil des peripheren Nervensystems*; die Nervenzellen* peripherer Nerven sind im ZNS od. in einem peripheren Ganglion lokalisiert; **Einteilung:** nach Funktion: **1.** somatomotorische od. efferente Nerven, die Impulse aus dem ZNS für die Körpermotorik an die quergestreifte Muskulatur übermitteln; **2.** somatosensible od. afferente Nerven, die exterozeptive od. propriozeptive Reize aufnehmen u. an das ZNS weiterleiten; vermitteln Reize von Sinnesorganen an das ZNS (s. Sensibilität); **3.** viszeromotorische Nerven, die Impulse des ZNS an die glatte Muskulatur od., als sekretomotorische Nerven, an Drüsen weiterleiten; **4.** viszerosensible Nerven, die enterorezeptorische Impulse innerer Organe an das ZNS weiterleiten. Periphere Nerven enthalten im Allg. mehrere versch. Faserarten u. werden daher als gemischte Nerven bezeichnet. Vgl. Nerven, cholinerge; Nerven, noradrenerge.

Nerven, cholin|erge (Nerven*) *m pl*: (engl.) *cholinergic nerves*; Nervenfasern*, an deren Synapsen die Erregungsübertragung durch Acetylcholin* erfolgt; dazu gehören: **1.** fast alle Fasern des Parasympathikus*; **2.** präganglionäre u. einige postganglionäre Fasern des Sympathikus*; **3.** markhaltige motorische Fasern. Vgl. Nerven, noradrenerge.

Nerven|faser (Nerven*): (engl.) *nerve fibre*; aus Axon* u. Schwann*-Scheide (s. Myelinscheide) bestehender, bis zu 1 m langer Fortsatz der Nervenzelle*; dient der Erregungsleitung; **Anat.:** Nervenfasern sind in das bindegewebige Endoneurium eingelagert, werden im Perineurium zu Faszikeln zusammengefasst u. vom Epineurium (Fortsetzung der Dura, führt größere Blutgefäße) umhüllt. Nervenfasern u. bindegewebige Umhüllung bilden die Nerven*. **Einteilung: 1.** nach dem Aufbau der Schwann-Scheide unterscheidet man markhaltige (s. Abb.) u. marklose Nervenfasern; **2.** abhängig von Durchmesser u. Nervenleitungsgeschwindigkeit werden Nervenfasern in Typ A (sog. A-Fasern: dick, schnell), B u. C (sog. B- u. C-Fasern: dünn, langsam) unterteilt (s. Tab.).

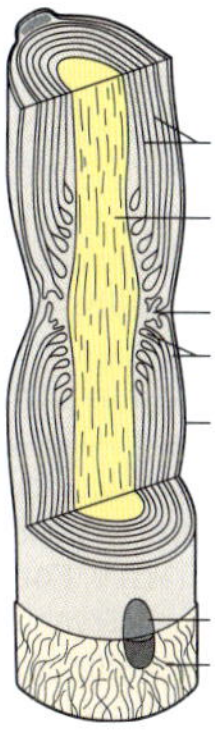

Nervenfaser: Schema einer markhaltigen Nervenfaser bei elektronenmikroskopischer Auflösung

Nervenfaser
Nervenleitungsgeschwindigkeit

Nerventyp		Durchmesser (μm)	Myelinscheide	Leitungsgeschwindigkeit (m/s)
Typ Aα	Muskelspindel- und Sehnenorganafferenz, Skelettmuskelefferenz	ca. 15	ja	ca. 70–120
Typ Aβ	Hautafferenz (Tastsinn)	ca. 8	ja	ca. 30–70
Typ Aγ	Muskelspindelefferenz (Tastsinn)	ca. 5	ja	ca. 15–30
Typ Aδ	Hautafferenz (Temperatursinn, schnell leitende Schmerzafferenz)	ca. 3	ja	ca. 12–30
Typ B	präganglionäre Nervenfasern des Sympathikus	ca. 3	ja	ca. 3–15
Typ C	Hautafferenz (langsam leitende Schmerzafferenz)	ca. 1	nein	ca. 0,5–2

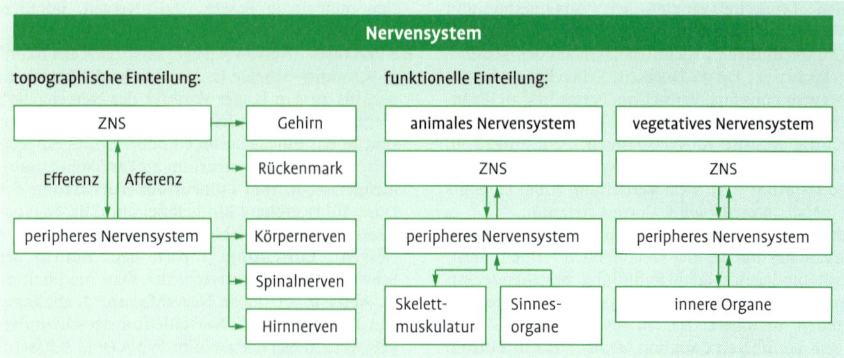

Nervensystem: topographische u. funktionelle Einteilung

Nerven|krankheit (Nerven*): (engl.) *nervous disease*; Sammelbez. für Störungen des zentralen u. peripheren Nervensystems* einschließlich psychischer Störungen wie Psychose* u. Neurose*. Vgl. Neuropathie.

Nerven, norad|ren|ẹrge (Nerven*) *m pl*: (engl.) *noradrenergic nerves, sympathetic nerves*; Nervenfasern*, an deren Synapsen die Erregungsübertragung durch Noradrenalin* erfolgt; kommen (in der Peripherie) nur als postganglionäre Fasern des Sympathikus* vor. Vgl. Nerven, cholinerge.

Nerven|schädigung (Nerven*): (engl.) *neurotrauma*; Sammelbez. für die Wirkung schädigender Einflüsse unterschiedl. Urs. auf Nerven*; **Formen:** **1.** akute Nervenschädigung: z. B. Nervendurchtrennung; **2.** chronische Nervenschädigung: allmählich u. langsam inf. permanenter Reizung entstehende Form, z. B. durch Bandscheibenvorfall, Tumorerkrankung, Intoxikation, Entzündung; vgl. Radikuloneuropathie; Polyneuropathie; Neuropathie.

Nerven|schwäche (Nerven*): (engl.) *nervous exhaustion*; s. Neurasthenie.

Nerven|stimulation, trans|kutane elẹktrische (Nerven*; Stimulation*) *n*: (engl.) *transcutaneous electrical nerve stimulation*; Abk. TENS; mit Elektroden über die intakte Haut verabreichter Reizstrom; die Kathode wird im Schmerzgebiet bzw. in Head-Zonen platziert; **Anw.:** in der Schmerztherapie*, zur Muskelstimulation.

Nerven|system (Nerven*) *n*: (engl.) *nervous system*; Gesamtheit des Nervengewebes als morphologische u. funktionelle Einheit mit der Befähigung zur Reizaufnahme in den Endapparaten (Rezeptoren*, Sensoren*), der spezif. Erregungsbildung in den Rezeptoren*, der Weiterleitung der Erregung, deren Verarbeitung im ZNS u. der Reizbeantwortung zu den peripheren Empfängern (Effektoren*); **Einteilung:** s. Abb.; **1.** topographisch: **a)** zentrales Nervensystem (Abk. ZNS): Gehirn* u. Rückenmark*; **b)** peripheres Nervensystem: Hirnnerven*, Spinalnerven u. periphere Ganglien; vgl. Nerven; **2.** funktionell: **a)** animales Nervensystem*; **b)** vegetatives Nervensystem*.

Nerven|system, anim<u>a</u>les (Nerven*) *n*: (engl.) *voluntary nervous system, somatic nervous system*; syn. somatisches Nervensystem; Bez. für den Anteil des ZNS u. des peripheren Nervensystems*, der die **willkürlichen** Funktionen des Organismus regelt u. vor allem der Wahrnehmung u. Integration von Reizen u. zur Steuerung der Motorik dient; vgl. Nervensystem, vegetatives.

Nerven|system, auto|n<u>o</u>mes (Nerven*) *n*: (engl.) *autonomic nervous system*; vegetatives Nervensystem*.

Nerven|system, som<u>a</u>tisches (Nerven*) *n*: (engl.) *somatic nervous system*; animales Nervensystem*.

Nerven|system, vegetat<u>i</u>ves (Nerven*) *n*: (engl.) *autonomous nervous system*; syn. autonomes Nervensystem; Gesamtheit der dem Einfluss des Willens u. dem Bewusstsein primär nicht untergeordneten Nerven u. Ganglienzellen, die der Regelung der Vitalfunktionen (Atmung, Verdauung, Stoffwechsel, Sekretion, Wasserhaushalt u. a.) dienen u. das Zusammenwirken der einzelnen Teile des Körpers gewährleisten (s. Abb.); bildet mit dem System der endokrinen Drüsen u. den Körperflüssigkeiten eine funktionelle Einheit; darüberhinaus bestehen enge Wechselbeziehungen zwischen dem vegetativen u. zentralen Nervensystem, aber auch zwischen vegetativen u. seelischen Vorgängen. Die übergeordneten vegetativen Zentren liegen im Rhombencephalon, Diencephalon und z. T. auch in der Großhirnrinde. **Einteilung:** **1.** Sympathikus*; **2.** Parasympathikus*; **3.** intramurales Nervensystem: vegetative Nervenfasern u. Ganglien in der Wand von Hohlorganen (Herz, Magen, Darm, Harnblase, Uterus), die in ihrer Funktion eine gewisse Selbständigkeit aufweisen. **Physiologie:** Während der Sympathikus in seiner Funktion vorwiegend in Richtung auf Energieentladung u. abbauende Stoffwechselprozesse wirksam wird (ergotrope Wirkung), hat die parasympath. Innervation Beziehungen zur Energiespeicherung, Erho-

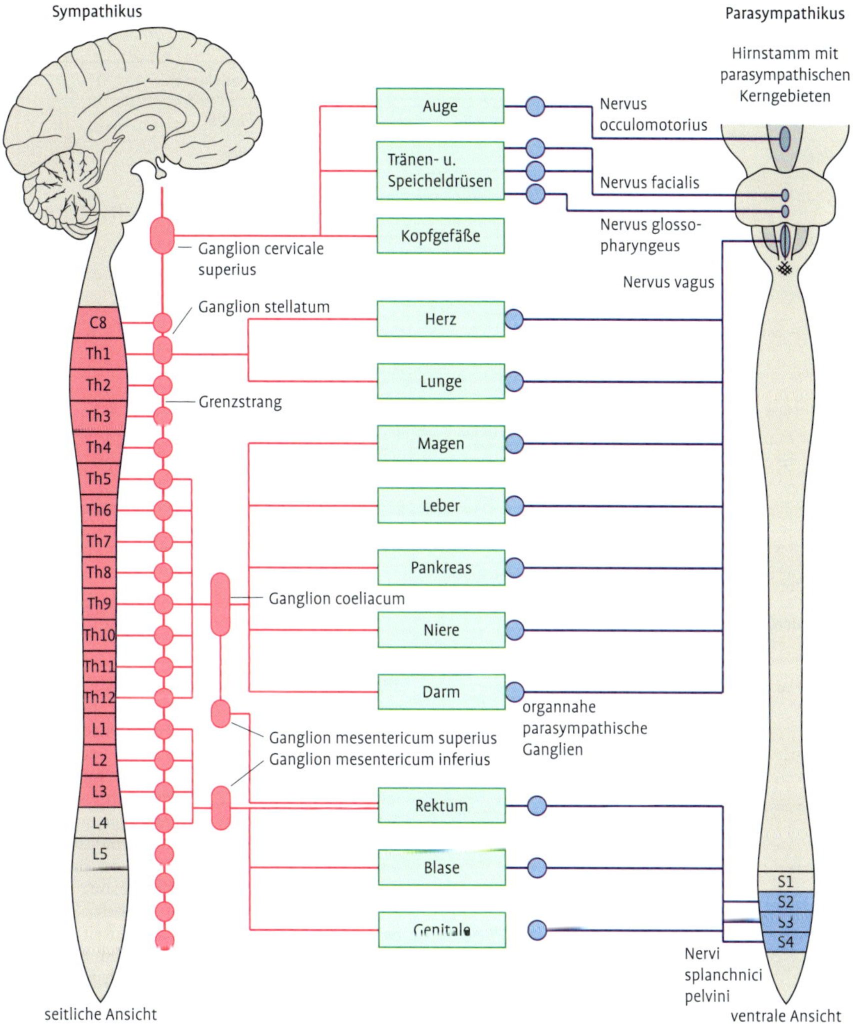

Nervensystem, vegetatives: Sympathikus, Parasympathikus u. Zielorgane

lung u. Aufbau (trophotrope Wirkung). Daraus ergibt sich in mancher Hinsicht ein antagonist. Verhalten dieser beiden Systeme (s. Tab.). Durch die stets gleichzeitige Wirksamkeit beider Systeme entsteht unter normalen Verhältnissen keine dauernde einseitige Funktionsänderung, sondern im Gegenteil eine synergistisch Wirkung.

Nerven|system, zentrales (Nerven*) *n*: (engl.) *central nervous system*; s. ZNS.

Nerven|wachstums|faktor (Nerven*) *m*: (engl.) *nerve growth factor (Abk. NGF)*; molekular heterogenes Protein, das von den Zielzellen (adrenerge Neurone sympathischer Ganglien, sensorische Neurone der dorsalen Wurzelganglien, auch einige neoplastische Zellen neuralen Ursprungs) selbst produziert wird u. für deren Wachstum u. Überleben notwendig ist.

Nerven|zelle (Nerven*): (engl.) *neuron*; Zelle des Nervengewebes, deren Zellkörper (Perikaryon) einen Nucleus u. chromatinreichen Nucleolus u. deren Zytoplasma Neurofibrillen, Mitochondrien, Nissl-Schollen u. einen Golgi-Apparat enthält; besitzt einen od. mehrere (Dornen-)Fortsätze (Dendriten*) u. ein Axon*, das von einer Myelinscheide* umgeben ist, Kollateralen abgibt, sich verzweigt (Telo-

Nervensystem, vegetatives
Antagonistisches Verhalten des sympathischen und parasympathischen Systems

Organ/Funktion	Sympathikusreiz	Parasympathikusreiz
Herzfrequenz	Erhöhung	Verminderung
Pupillen	Dilatation	Konstriktion
Bronchien	Dilatation	Konstriktion
Ösophagus	Erschlaffung	Kontraktion
Magenperistaltik und -drüsentätigkeit	Hemmung	Anregung
Dünn- und Dickdarmperistaltik	Hemmung	Anregung
Leber	Förderung des Glykogenabbaus	—
Harnblase	Harnretention, Hemmung des Detrusors, Erregung des Sphinkters	Harnentleerung, Anregung des Detrusors, Erschlaffung des Sphinkters
Genitalien	Vasokonstriktion	Vasodilatation und Erektion
Nebennieren	Anregung der Adrenalinsekretion	Hemmung der Adrenalinsekretion
Stoffwechsel	Steigerung der Dissimilation	Steigerung der Assimilation
Insulinsekretion	Hemmung	Anregung
Schilddrüsensekretion	Anregung	Hemmung

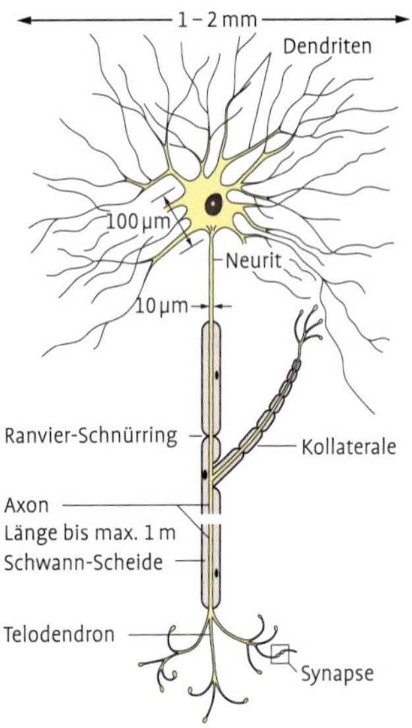

Nervenzelle

dendron) u. mit Boutons terminaux an einer Synapse endet (s. Abb.). Von den Dendriten zweigen Dornen (Spines*) ab, die sich plastisch verhalten (s. Plastizität, neuronale; LTP). Eine Nervenzelle mit allen ihren Fortsätzen wird auch als **Neuron** bezeichnet; dieses bildet nach der Neuronenlehre eine genetische, morphologische, funktionelle, trophische u. regenerative Einheit. Die Verknüpfung der Nervenzellen untereinander u. mit den Erfolgsorganen erfolgt über Synapsen*, wobei die neuronale Erregung über kurzzeitige, vorübergehende Veränderungen der Neuronenaktivität weitergeleitet wird od. längerfristige bis dauerhafte neuronale Veränderungen, die Bildung von Engrammen* bewirken kann. So können z. B. reverberierende elektrophysiologische Aktivitäten, d. h. in miteinander stärker verbundenen Neuronenkreisen zirkulierende neuronale Erregungen, die Übertragungswahrscheinlichkeit von Neuronen erhöhen, da häufige Aktivierung den Wirkungsgrad von Synapsen verstärkt, während Nichtgebrauch angeborene Neuronenschaltungen aktionsunfähig werden lässt. Gesamtanzahl von Nervenzellen im Gehirn: ca. 10^{11}, jedes Neuron hat ca. 1000 Verbindungen zu anderen Nervenzellen über Synapsen; Gesamtzahl der Verbindungen zwischen Nervenzellen über Synapsen: ca. 10^{14} (Erwachsenenalter); Kortex: 40 000 Nervenzellen/mm^3, jede Nervenzelle ist mit 4000–10 000 anderen Nervenzellen über Synapsen verbunden. **Einteilung:** Nach der Anzahl der Fortsätze werden uni-, bi-, pseudouni- u. multipolare Nervenzellen unterschieden; die meisten Nervenzellen sind multipolar, als Sonderform kommen v. a. in Spinalganglien pseudounipolare Nervenzellen vor, deren ursprünglich bipolarer Fortsatz sich zu einem Stamm vereinigt hat u. sich erst im weiteren Verlauf wieder gabelt; unipolare Nervenzellen mit einem Axon, aber ohne Dendriten kommen u. a. als modifizierte Nervenzellen in der Netzhaut des Auges vor. Neurone mit einer großen Zeitkonstante (langzeitkonstante Neurone) haben länger anhaltende erregende Potentiale u. eine größere Fähigkeit zur räumlichen od. zeitlichen Summation von Eingangssignalen als kurzzeitkonstante Neurone. Je größer die Zeitkonstante, umso wahrscheinlicher können sich aufeinander folgende erregende Potentiale aufsummieren u. ein Aktionspotential auslösen. Zirkulierende Erregungen in Nervenzellgruppen werden reverberierende Neuronenkreise genannt u. spielen bei Langzeitpotenzierung (LTP*), Lernen* u. Gedächtnis* eine Rolle. Vgl. Ganglion.

Nerven|zusammenbruch (Nerven*): (engl.) *nervous breakdown*; umgangssprachl. Sammelbez. für akute psychische Störung mit plötzlicher generalisierter psychischer Desorganisiertheit (z. B. Verwirrtheit, Erregung, Weinkrämpfe, Stupor, Tremor u. a. vegetativen Funktionsstörungen); z. B. akute psychische Krise*, akute Belastungsstörung*, abnorme Erlebnisreaktion*, akute Psychose*.

Nervosität (Nerven*) *f*: (engl.) *nervousness*; alltagssprachliche Bez. für Anspannung* u. Unruhe*.

Nervus vagus (Nerven*) *m*: (engl.) *nervus vagus*; s. Vagus.

Nervus-vagus-Stimulation (Nerven*; Stimulation*) *f*: (engl.) *vagus nerve stimulation*; Vagusstimulation*.

NET: Abk. für **N**eglect*-**T**est.

Netz|werk|karten, ego|zentrierte: (engl.) *egocentric network cards*; s. EGONET.

Netz|werk, neuronales: (engl.) *neuronal network*; Netzwerk aus einer Menge von Neuronen (s. Nervenzellen), die über Nervenfasern* durch Synapsen* miteinander (mit bis 10 000 anderen Neuronen) verschaltet sind u. Informationen mit Hilfe elektrochemischer Signale über lokale Potentiale u. Aktionspotentiale weiterleiten; Informationen aus der Außenwelt werden vom neuronalen Netzwerk aufgenommen u. Informationen aus dem Körperinneren innerhalb des neuronalen Netzwerks u. an die Außenwelt weitergegeben. Je intensiver ein Reiz ist, umso mehr Neuronen werden vom Ruhepotential ausgehend depolarisiert u. umso mehr Nervenimpulse werden ausgelöst. In theoretischen Grundmodellen bestehen neuronale Netzwerke aus einer Eingabeschicht, die Informationen aufnimmt, einer Vermittlungsschicht, welche die Informationen weiterleitet u. einer Ausgabeschicht, welche die Reaktionen auf die aufgenommenen Informationen vermittelt. 4 synaptische **Verbindungstypen:** **1.** vorwärts gerichtete Verbindung: Reize von Nervenzellen niederer Schichten werden zu Nervenzellen auf höheren Schichten weitergeleitet, wobei auch Ebenen übersprungen werden können; **2.** rückwärts gerichtete Verbindung (rückgekoppelte Verbindung): Reize von Nervenzellen höherer Schichten werden zurück zu Nervenzellen niederer Schichten übertragen, wobei nachfolgende Neurone indirekt gehemmt od. verstärkt werden; durch direkte Rückkopplung kann sich das Neuron auch selbst hemmen od. verstärken; **3.** laterale Verbindung: über ein laterales Netzwerk interagierende Nervenzellen, die ein topologisches Ordnungsverhältnis aufrechterhalten; **4.** vollständige Verbindung: vorwärts, rückwärts u. lateral gekoppelte Neuronen. Neuronale Netzwerke werden in der kognitiven Psychologie u. in den Neurowissenschaften zunehmend zur Erklärung komplexer Formen der Informationsverarbeitung des Gehirns herangezogen. Ihre Aktivität wird in der Forschung häufig durch künstliche neuronale Netzwerke simuliert, die versuchen, Gehirnkomplexe in Struktur u. Funktionsweise nachzubilden u. dadurch eine Simulation menschlicher Denkvorgänge zu erreichen.

Netz|werk, soziales: (engl.) *social network*; soziale Unterstützung; Beziehungen zwischen definierten Elementen eines sozialen Systems (i. d. R. Personen) als Gestalt (z. B. mit Merkmalen wie Größe od. Dichte der Verbindungen), als Summe relationaler Eigenschaften (z. B. intime Beziehungen) od. als Träger funktionaler Merkmale (Kontrolle u. Unterstützung); i. R. der Psychotherapie* können diese Merkmale (insbes. soziale Unterstützung*) den therap. Prozess, die therapeutische Beziehung* u. auch das Therapieergebnis sowohl günstig als auch ungünstig beeinflussen. Auf diesem Konzept gründen sog. Netzwerkinterventionen u. -therapien, die familientherap. Vorgehensweisen sehr nahe sind (s. Familientherapie), bei negativen Netzwerkorientierungen aber auch Methoden der sozialen Fallarbeit u. der kognitiven Umstrukturierung* nutzen. **Wirksamkeit:** Sowohl für den Einfluss sozialer Netzwerke auf die Psychotherapie als auch für Netzwerkinterventionen liegen evidenzbasierte Wirksamkeitsnachweise (Metaanalysen, z. B. Röhrle, 1998) vor.

Neu|benennen, kognitives: (engl.) *cognitive reframing*; Verfahren in der kognitiven Therapie*, in dem dysfunktionale Kognitionen* wie z. B. negative Benennungen, die meist implizit eine Negativbewertung darstellen, im Therapiegespräch konstruktiv verändert werden; auch Sammelbez. für verschiedene Einzelstrategien; wird im Sokratischen* Dialog u. durch kognitive Umstrukturierung* im Therapiegespräch erarbeitet u. führt zu kognitiven u. emotionalen Neubewertungen von Ereignissen u. der eigenen Rolle; kann sich auf vergangene, aber auch zukünftige Ereignisse u. Bewertungen beziehen; **Meth.:** Einzelverfahren zur Entwicklung der Neubenennung sind **1.** Realitätsprüfung; **2.** ggf. Reattribution* (wenn der Patient übermäßige Verantwortung für Ereignisse u. deren Ursachen übernimmt); **3.** Suchen von alternativen Erklärungen; **4.** Entkatastrophisierung*. Als konkret formuliertes Ergebnis kann sich der Patient einen Satz einprägen, um die Umsetzung im Alltag zu fördern, z. B. „Ich darf Fehler machen, ich muss nicht perfekt sein".

Neu|bewertung: (engl.) *reappraisal*; s. Reattribution.

Neu|gedächtnis: (engl.) *recent memory*; informationstheoretische Modellvorstellung für einen Teilbereich des Gedächtnisses*, in dem neue Informationen u. Bewusstseinsinhalte durch anterograde Prozesse kurz- u. mittelfristig gespeichert werden, bis sie langfristig im Langzeitgedächtnis* abgelegt werden; Störungen des Neugedächtnisses gehen mit der Unfähigkeit, neue Gedächtnisinhalte zu speichern, einher (anterograde Amnesie*), während Erinnerungen des Altgedächtnisses* meist nicht betroffen sind.

Neu|gedächtnis|störung: (engl.) *recent memory disorder*; anterograde Amnesie*.

Neur-: auch Neuro-; Wortteil mit der Bedeutung Nerv, Sehne, Muskelband; von gr. νεῦρον.

Neur|algie (Neur-*; -algie*) *f*: (engl.) *neuralgia*; allg. Bez. für Schmerzen, die auf das Ausbreitungsgebiet eines Nervs beschränkt sind.

Neural|rohr|de|fekt (Neur-*; Defekt*) *m*: (engl.) *neural tube defect*; s. Dysrhaphiesyndrome.

Neur|aminidase|mangel: (engl.) *neuraminidase deficiency*; Sialidose*.

Neur|a|sthenie (Neur-*; Asthenie*) *f*: (engl.) *neurasthenia*; syn. neurasthenisches Syndrom; umgangssprachl. Nervenschwäche; Bez. (ICD-10) für anhaltende quälende Klagen über mangelnde Belastbarkeit u. gesteigerte Ermüdbarkeit od. körperliche Schwäche u. Erschöpfung*, begleitet von Kopfschmerz*, Gliederschmerzen, Benommenheit, Schlafstörung*, Unfähigkeit zu entspannen, Reizbarkeit*; **Formen: 1.** vermehrte geistige Ermüdbarkeit; **2.** Erschöpfung nach geringer körperlicher Anstrengung; Neurasthenie stellt ein erhöhtes Risiko für depressive Erkrankungen dar, kann auch als Folge einer depressiven Erkrankung auftreten; **Ther.:** v. a. kognitive Verhaltenstherapie*, auch an Leistungsfähigkeit orientierte Trainingsprogramme; **DD:** Angststörung*, Depression*, anhaltende somatoforme Schmerzstörung*, Somatisierungsstörung*, Burnout*-Syndrom, chronischer schädlicher Substanzgebrauch*; chronisches Müdigkeitssyndrom*, Fibromyalgiesyndrom*; **Hinweis: 1.** in DSM-III u. DSM-IV nicht definiert, sondern als atypische Form von Depression verstanden; **2.** starke kulturelle Unterschiede in der Symptomgestaltung u. gesellschaftlichen Konzeptualisierung (z. B. 4 distinkte Neurasthenie-Syndrome in der chinesischen Psychiatrie).

N

Neu|regulin *n*: (engl.) *neuregulin*; Abk. NRG; Familie von Transmembranproteinen mit verschiedenen Isoformen (NRG 1–4); bedeutsam für Gehirnentwicklung, Zell-Zell-Interaktion u. Signalübertragung, reguliert Myelinisierung der Myelinscheiden der Nervenzellen*, beeinflusst entscheidend die Entwicklung von Neuroglia*, neuronaler Plastizität, Sensomotorik u. neuromuskulärem System; Spaltung durch Beta- u. Gamma*-Sekretase; **klin. Bedeutung:** Mutationen im NRG-1-Gen auf Chromosom 8p21 sind assoziiert mit Schizophrenie*, bipolarer affektiver Störung*, Depression*, Defiziten in Gedächtnis, Lernen u. Verhalten. Vgl. Dysbindin.

Neuri|lemmom (Neur-*; -om*) *n*: (engl.) *neurilemmoma*; Neurinom*.

Neur|inom (Neur-*; -om*) *n*: (engl.) *neurinoma*; syn. Schwannom; klinische Bez. für benignen Tumor, der von Zellen der Schwann*-Scheide ausgeht; histopathol. genauer als Schwannom bezeichnet; **Lok.:** periphere Nerven, Wurzeln der Rückenmarknerven, Hirnnerven (v. a. Vestibularisschwannom), vegetative Nerven; **Einteilung:** (histol.) **1.** Antoni A (fibrillärer Typ) mit fischzug- od. palisadenartig angeordneten Zellkernen; **2.** Antoni B (retikulärer Typ) mit Ausbildung von Schaumzellnestern; **Klin.:** Schmerzen u. sensorische Störungen; **Ther.:** vollständige Exstirpation. Vgl. Hirntumoren.

Neurit (Neur-*) *m*: (engl.) *neuraxon*; Axon*.

Neuritis (Neur-*; -itis*) *f*: (engl.) *neuritis*; Nervenentzündung; Neuropathie* mit entzündlich-degenerativen Veränderungen von Hirnnerven* od. peripheren Nerven*; vgl. Polyneuritis; Polyneuropathie.

Neuro|adaptation (Neur-*; Adaptation*) *f*: (engl.) *neuroadaptation*; Anpassung der Neurorezeptoren (s. Rezeptoren) an lang anhaltende Veränderungen im Haushalt der Neurotransmitter* mit Änderung der Rezeptor-Sensitivität; relevant insbes. bei chronischem Substanzgebrauch (s. Substanzstörungen); kann zu einer verringerten (Desensitisierung) oder z. T. auch überschießenden Rezeptor-Reaktion (Hypersensitisierung) auf die Substanz führen; die neurophysiologischen Veränderungen können sich nach Entzug zurückbilden.

Neuro|akantho|zytose (Neur-*; gr. ἄκανθα Dorn, Stachel; Zyt-*; -osis*) *f*: (engl.) *neuroacanthocytosis*; syn. Choreakanthozytose; Sammelbez. für eine Gruppe progressiv verlaufender u. mehrere Systeme betreffender erblicher neurologischer Erkrankungen mit choreatischen Bewegungsstörungen, die mit einer Akanthozytose (spitze Deformation der Erythrozyten) des peripheren Bluts assoziiert sind; **Ätiol.:** Membrandefekt aufgrund einer Mutation im VPS 13A-Gen auf Chromosom 9q21 (autosomal-rezessive Krankheitsvariante) od. Mutation im Gen des XK-Transportproteins auf Chromosom Xp21.1 (X-chromosomal-rezessive Krankheitsvariante, Mc-Leod-Syndrom) od. Trinukleotid-Repeatexpansion auf Chromosom 16q24.3 (autosomal-dominante Krankheitsvariante, Chorea Huntington ähnliches Syndrom); **Pathol.:** Atrophie des Nucleus caudatus; **Klin.:** Beginn vor dem 40. Lebensjahr (bei X-chromosomaler Form vor dem 30. Lebensjahr) mit Chorea*, orofazial betonten Hyperkinesen* und z. T. Tics*, häufig psychische Auffälligkeiten; ggf. zusätzlich Polyneuropathie* (autosomal-dominante Form) od. Myopathie

(X-chromosomale Form); **DD:** Chorea anderer Genese.

Neuro|anatomie (Neur-*; gr. ἀνατέμνειν zerschneiden) *f*: (engl.) *neuroanatomy*; Lehre vom mikroskopischen u. makroskopischen Aufbau der Bestandteile des ZNS*, insbesondere des Gehirns (Neuronen, Nervenfasern, Neuroglia) u. deren umgebenden Hüllen (Hirnhaut, Knochen, Liquor); **Entwicklungsneuroanatomie** befasst sich mit pränatalen, postnatalen, frühkindlichen u. kindlichen Reifungsprozessen sowie endogenen u. exogenen Determinanten der Entwicklung; vgl. Gehirnreifung.

Neuro|bio|logie (Neur-*; Bio-*; -log*) *f*: (engl.) *neurobiology*; Teilgebiet der Neurowissenschaften, das sich u. a. mit den zugrunde liegenden biologischen Mechanismen (Architektonik u. funktionelle Neuroanatomie, Neurophysiologie* u. Neurochemie*) z. B. von Wahrnehmung, Denken u. Lernen, Erleben u. Verhalten, Emotionalität, Bewusstsein, Intentionalität u. energetischem Potential befasst; untersucht u. a. molekulare Grundlagen neuronaler Plastizität u. deren Bedeutung für Lern- u. Gedächtnisvorgänge sowie neuronale Organisationsprozesse u. neuronale Grundlagen für die Entstehung psychischer Störungen.

Neuro|borreliose (Neur-*; Amédée Borrel, Bakteriologe, Strasbourg, 1867–1936; -osis*) *f*: (engl.) *neuroborreliosis*; Lyme*-Borreliose.

Neuro-CAM: Abk. für (engl.) *Neuro-cell adhesion molecules*; s. Zelladhäsionsmoleküle.

Neuro|can *n*: (engl.) *neurocan*; Abk. NCAN; extrazelluläres Glykoprotein im zentralen u. peripheren Nervensystem, v. a. in Hippocampus u. Frontalhirn; bedeutsam u. a. für Migration u. Adhäsion von Nervenzellen während der Gehirnentwicklung*; **klin. Bedeutung:** DNA-Sequenzvarianten im NeuroCAN-Gen (Genlocus 19p13) sind assoziiert mit bipolarer affektiver Störung* (geringe Risikoerhöhung in GWAS).

Neuro|chemie (Neur-*) *f*: (engl.) *neurochemistry*; Teilgebiet der Neurowissenschaften, das sich mit der Biochemie des Nervensystems*, v. a. mit den Mechanismen der Informationsübertragung (z. B. Bildung u. Freisetzung von Neurotransmittern*, deren Interaktion mit postsynaptischen Rezeptoren u. intrazellulären Informationsübertragungsprozessen) befasst.

Neuro|chirurgie (Neur-*; gr. χειρουργία Handtätigkeit, Wundarzneikunst) *f*: (engl.) *neurosurgery*; Teilgebiet der Chirurgie, das Diagnostik, Behandlung u. Rehabilitation von Erkrankungen, Verletzungen u. Fehlbildungen des Gehirns*, des Rückenmarks* sowie des peripheren u. vegetativen Nervensystems* umfasst; vgl. Psychochirurgie.

Neuro|de|generation (Neur-*; Degeneration*) *f*: (engl.) *neurodegeneration*; s. Erkrankungen, neurodegenerative.

Neuro|dermitis a|topica (Neur-*; Derm-*; -itis*) *f*: (engl.) *atopic neurodermatitis*; atopisches Ekzem*.

Neuro|endo|krino|logie (Neur-*; End-*; -krin*; -log*) *f*: (engl.) *neuroendocrinology*; Teilgebiet der Endokrinologie*, das sich mit den Zusammenhängen zwischen Nervensystem* u. endokrinen Drüsen, Hormonen* sowie deren Regelungs- u. Wirkungsmechanismen befasst; untersucht z. B. Struktur, Bildung, Ausschüttung u. Funktion von Neurohormonen*, z. B. Bedeutung der Neurosteroide* i. R. der Stressregulation. Neuroendokrinologische Untersuchungen ermöglichen eine Aussage über die Funktion bestimmter Neurotransmittersysteme in vivo, vorrangig werden Stimulationsversuche von sog. Indikatorhormonen durchgeführt. Beispiele: **1.** Überprüfung zentraler dopaminerger Systeme mit dem Apomorphin-Test; Anw. in der Diagn. des Parkinson*-Syndroms; dem Betroffenen wird Apomorphin subkutan injiziert u. die Verbesserung der motorischen Symptomatik nach ca. 30 Minuten gemessen; eine Verbesserung von 20 % wird als prädiktiv für den therapeutischen Erfolg von lang anhaltender Levodopa-Therapie gewertet; **2.** Überprüfung zentraler noradrenerger Systeme mit dem Clonidin-Test; Anw. in der DD der arteriellen Hypertonie u. des Phäochromozytoms; Clonidin stimuliert die zentralen präsynaptischen Alpha-2-Rezeptoren u. hemmt als Alpha-adrenerger Agonist die Freisetzung von Katecholaminen; bei Phäochromozytom sind die Katecholamin-Konzentrationen weiterhin hoch, während sie bei Gesunden auf ca. 50 % des Basalwerts fallen. **Entwicklungsneuroendokrinologie** befasst sich mit den Wechselwirkung von Nerven- u. Hormonsystem unter den Gesichtspunkten der individuellen Onogenese u. dem Einfluss physischer u. psychischer Stressoren auf die neuronale u. psychische kindliche Entwicklung.

N

Neuro|enhancement (Neur-*; engl. enhancement Erhöhung, Steigerung) *n*: sog. Hirndoping; Steigerung der kognitiven Leistungsfähigkeit (z. B. Wachheit, Aufmerksamkeit, Lern- u. Gedächtnisleistungen) bei Gesunden über das physiologische Maß hinaus; **Prinzip:** Anw. von Arzneimitteln (z. B. Modafinil*, Amphetamin*, Methylphenidat*), Nahrungs- u. Genussmitteln (z. B. Vitamine, Coffein, Kakao), Drogen (z. B. Cocain) od. körpereigenen Substanzen (z. B. Testosteron, Insulin) od. bestimmter Neurotechnologien (z. B. Tiefenhirnstimulation*); **Vork.:** häufig bei Studenten (USA: bis zu 25 %); **Hinweis: 1.** Leistungssteigerung durch Neuroenhancement wird überschätzt; **2.** Nutzung von Neuroenhancement ist aus ethischer Sicht strittig u. aus suchtmedizinischer Sicht kritisch. Vgl. Neuroethik.

Neuro|ethik (Neur-*) *f*: **1.** (engl.) *neuroethics*; Ethik der Neurowissenschaften, Ethical Neuroscience; Teilgebiet der Ethik*, das sich mit der moralischen Bewertung von neurowissenschaftlichen Technologien, z. B. in Bezug auf Behandlung des menschlichen Gehirns u. neurotechnologisch induzierte Leistungssteigerung (s. Neuroenhancement) beschäftigt; Grenzen zwischen therapeutischen (z. B.

Anw. von Neuroleptika als direkter Eingriff in die neuronale Aktivität im Krankheitsfall) u. nichttherapeutischen Eingriffen (z. B. Einsatz von Neuroenhancement beim gesunden Menschen zur Konzentrationssteigerung) häufig fließend; **2.** neurowissenschaftliche Erkenntnisse zu moralisch bzw. ethisch relevanten Konzepten (z. B. Verantwortung, Vertrauen, Liebe, Bindung, Subjektivität, Personalität) u. neue Bewertung dieser Konzepte auf neurowissenschaftlicher Grundlage.

Neuro|feed|back (Neur-*; Feedback*): (engl.) *neurofeedback*; syn. EEG-Biofeedback; Form des Biofeedback*, mit dem elektrische Hirnaktivität mit computergestützten EEG-Geräten kontinuierlich erfasst u. in versch. Frequenzanteile zerlegt in audiovisueller Form rückgemeldet wird; **Ziel:** bewusste Kontrolle von Gehirnwellenaktivität durch Veränderung best. EEG-Frequenzbereiche od. ereigniskorrelierter Potentiale, z. B. Training von SMR-Band (Abk. für engl. sensorimotor rhythm band, 12–15 Hz), Theta-, Beta-, Alpha-Aktivität, langsamen kortikalen Potentialen od. Kohärenz; **Anw.:** v. a. bei ADHS* u. bei Epilepsie*; experimentelle Anw. auch bei u. a. Schlafstörungen*, Depressionen*, Angststörungen*, Migräne*, Kopfschmerz*, Mentaltraining im Sport. Wirkprinzip ist die operante Konditionierung*; durch positives Feedback in Form von animierten Bildern, Musik od. Spielen wird die gewünschte EEG-Aktivität verstärkt. **Wirksamkeit:** erste Befunde für Wirksamkeit bei Epilepsie u. ADHS, für die anderen Anwendungsbereiche liegen noch keine ausreichenden empirischen Nachweise vor.

N

Neuro|fibrillen (Neur-*; lat. fibra Faser) *f*: (engl.) *Alzheimer's neurofibrillary tangles*; veraltet Alzheimer-Degenerationsfibrillen; (pathol.) intrazelluläre helixartig umschlungene Protofilamente, bestehend v. a. aus hyperphosphoryliertem Tau*-Protein (s. Abb.); **Vork.:** abhängig von den betroffenen Protein-Isoformen in Struktur u. Färbeverhalten unterschiedl. Formen; u. a. bei Alzheimer*-Krankheit, Down*-Syndrom u. seltener im Altersgehirn*; Kennzeichnen der Neurodegeneration; geht mit Erhöhung von Phospho-Tau im Liquor cerebrospinalis einher.

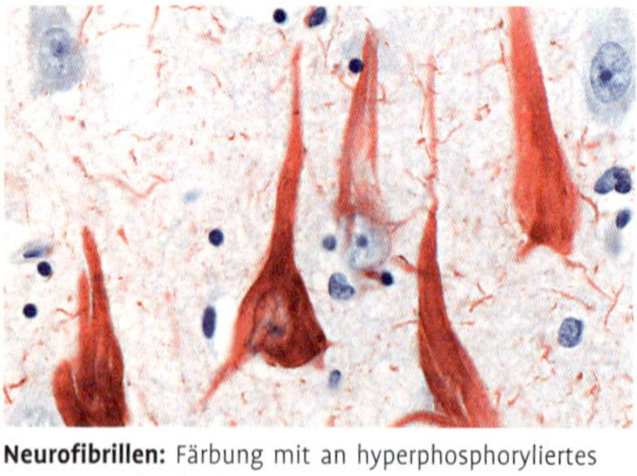

Neurofibrillen: Färbung mit an hyperphosphoryliertes Tau-Protein bindendem Antikörper AT8 [15]

Neuro|genese (Neur-*; -genese*) *f*: (engl.) *neurogenesis*; Neubildung von Neuronen (s. Nervenzelle) aus Stamm- od. Vorläuferzellen v. a. während der Embryonalentwicklung bis zur Pubertät, auch im Erwachsenenalter (s. Neurogenese, adulte); nimmt mit dem Alter überproportional ab. Neben neurotrophen Faktoren (z. B. BDNF*) spielt der Neurotransmitter Serotonin* eine zentrale Rolle, eine Aktivierung, z. B. durch Applikation von Antidepressiva, führt zu einer vermehrten Bildung von Granularzellvorstufen. Verschiedene Umweltfaktoren u. Reize können positiv auf die Neurogenese wirken (z. B. Spielverhalten/Berührung bei Kindern; im Gegensatz zu Deprivation), z. B. durch chronischen Stress ausgelöster Hyperkortisolismus od. Glukokortikoidapplikation führen zu einer Verminderung der hippocampalen Neurogenese (s. Neurogenesestörung). Vgl. Synaptogenese.

Neuro|genese, adulte (Neurogenese*) *f*: (engl.) *adulte neurogenesis*; adulte Neuroneogenese; Neurogenese* im Gehirn im Erwachsenenalter; Lok.: ausschließlich in Hippocampus* (neue Granulatzellen werden in Körnerzellschicht des Gyrus dentatus gebildet) u. Bulbus olfactorius/Riechhirn (neue Interneuronen werden in der Granulatzellschicht gebildet); Entwicklung neuer Nervenzellen (die nur überleben, wenn sie in neuronale Netzwerke* integriert werden) über Proliferation u. Teilung neuronaler Stammzellen; Gliazellen (s. Neuroglia) können sich aus den selben neuronalen Vorläuferzellen entwickeln (Glianeogenese). **Klin. Bedeutung: 1.** Stimulation: durch Aktivität (im Tiermodell für körperliche Aktivität für Hippocampus belegt, Folge: verbesserte Lernleistung), epileptische Anfälle, Elektrokrampftherapie, Sauerstoffmangel (Hypoxämie u. Schlaganfall); ggf. durch selektive Serotonin-Wiederaufnahme-Hemmer; **2.** Reduzierung: reversible Reduzierung im Hippocampus durch akuten u. chronischen Stress; Blockierung durch radioaktive Strahlung; **Geschichte:** erstmals 1965 von J. Altmann für Hippocampus von Säugetieren beschrieben, 1972 von M. Kaplan erstmals für Bulbus olfactorius berichtet; seit ca. 20 Jahren belegt.

Neuro|genese|störung (Neurogenese*): (engl.) *neurogenesis disorder*; Störung der Neurogenese*; kann während der Embryonalentwicklung (z. B. aufgrund von Umweltnoxen) letal enden od. schwerste Entwicklungsstörungen* zur Folge haben. Bei adulter Neurogenese* im Erwachsenenalter ist insbes. die Bildung von Körnerzellen im Hippocampus* beeinträchtigt; Urs.: u. a. physischer u./od. psychischer Stress*, erhöhte Cortisol-Konzentration im Hippocampus. Es wird angenommen, dass die durch stressinduzierte Down-Regulation der Körnerzellen u. die Atrophie der Pyramidenzellen zur Reduktion des Hippocampusvolumens führt, die klinisch z. B. bei Depression beobachtet wird.

Neuro|glia (Neur-*; gr. γλία Leim) *f*: (engl.) *neuroglia*, Gliazellen; vom Ektoderm abgeleitetes Hüll- u.

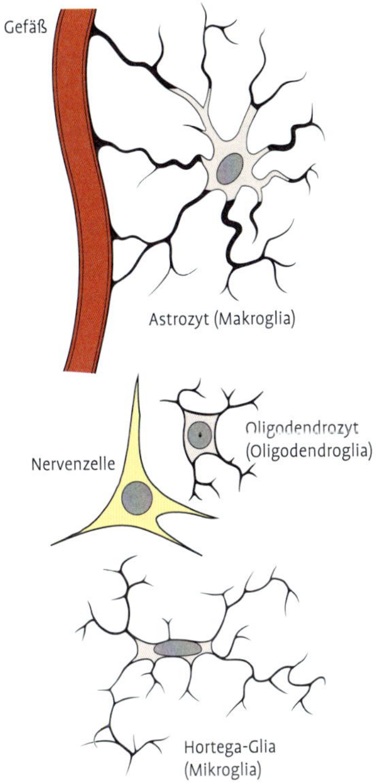

Neuroglia: Zellformen [16]

Stützgewebe des Nervensystems; im Gegensatz zu den Nervenzellen* auch nach der Pränatalperiode noch vermehrungsfähig; **Einteilung: 1.** im ZNS werden folgende Zellformen (s. Abb.) unterschieden, die ein dreidimensionales Netzwerk (Gliaarchitektonik) bilden: **a) Astrozyten:** große, zur Phagozytose befähigte, sternförmige Zellen mit zahlreichen Zellfortsätzen (als sog. protoplasmatische Kurzstrahler bzw. fortsatzreiche Langstrahler), die mit Nervenzellen u. Blutgefäßen in Verbindung stehen (Stoffaustausch); bilden die sog. Gliagrenzmembran, die das Hirngewebe an der Oberfläche gegen die Hirnhäute u. um die Blutgefäße geweblich abgrenzt (Blut*-Hirn-Schranke). Nach Hirngewebezerstörung bildet sich durch Wucherung der Makroglia eine sog. Glianarbe aus. **b) Oligodendrozyten:** große Zellen mit vielen Fortsätzen, die im ZNS die Axone umwickeln u. die Myelinscheide* bilden; bedeutsam für die Ausbildung langer Faserbahnen u. damit strukturelle Grundlage für Konnektivität*; **c) Hortega-Glia:** s. Mikroglia; **d)** i. w. S. auch das **Ependym:** epithelähnliche, einschichtige Zellauskleidung der Hirnventrikel u. des Zentralkanals des Rückenmarks; **2.** im peripheren Nervensystem: **a) Mantelzellen** peripherer Ganglien; **b) Schwann-Zellen** der peripheren Nervenfasern (Schwann*-Scheide).

Neuro|granin *n*: (engl.) *neurogranine*; postsynaptisches, v. a. in Dendriten u. Pyramidenzellen des Hippocampus lokalisiertes Protein; bedeutsam als Regulator der Calmodulin*-Aktivität u. für die embryonale Entwicklung von Dendriten u. Synapsen; **klin. Bedeutung:** allelische Variante eines Polymorphismus* in der Nähe des Neurogranin-Gens ist assoziiert mit Schizophrenie*.

Neuro|hormone (Neur-*; Horm-*) *n pl*: (engl.) *neurohormones*; Hormone aus Hypophyse*, Hypothalamus* u. disseminiertem neuroendokrinem System sowie Neurotransmitter*.

Neuro|hypo|physe (Neur-*; Hypophyse*): (engl.) *neurohypophysis*; s. Hypophyse.

Neuro|im|muno|logie (Neur-*; lat. immunis frei, verschont; -log*) *f*: (engl.) *neuro-immunology*; s. Psychoneuroimmunologie.

Neuro|in|flammation (Neur-*; lat. inflammatio Entzündung) *f*: (engl.) *neuroinflammation*; Entzündungsreaktion neuronaler Strukturen; akute od. chronische Immunantwort des Gehirns u. des peripheren Nervensystems auf pathogene körperfremde (u. a. ZNS-Infektion mit Bakterien, Viren) od. körpereigene Agenzien (z. B. nekrotische Zellen bei Schädelhirntrauma, Neurodegeneration); besteht aus angeborener Komponente (vermittelt über Mikrophagen, Mikroglia, Komplementsystem, Chemokine, Zytokine) u. erworbener Komponente (vermittelt über T- u. B-Lymphozyten u. Antikörper); **klin. Bedeutung: 1.** s. Psychoneuroimmunologie. **2.** Alle neurodegenerativen Erkrankungen* lösen (z. B. über nekrotische Zellen) chronische Neuroinflammation u. angeborene (aktivierte Mikroglia*) u./od. erworbene (z. B. Antikörperbildung gegen spezifische Amyloidfragmente) Immunantworten aus. Klin. Beispiele: Antikörperbildung gegen Beta*-Amyloid als therap. Ansatz bei Beta*-Amyloid-Immuntherapie der Alzheimer*-Krankheit; nichtsteroidale Antiphlogistika wirken im Gehirn antiinflammatorisch.

Neuro|kinine (Neur-*) *n pl*: (engl.) *neurokinins*; früher Tachykinine; kleine Neuropeptide*, die als Ligand an G-Protein-gekoppelte Rezeptoren binden u. als Neuromodulatoren* wirken; **Formen:** z. B. Substanz* P (bindet an NK1-Rezeptoren), Neurokinin A (bindet an NK2-Rezeptoren) u. Neurokinin B (Dekapeptid, bindet an NK3-Rezeptoren); **Wirkung: 1.** über NK1-Rezeptoren: s. Substanz P; **2.** über NK2-Rezeptoren: u. a. Kontraktion der glatten Muskulatur von Harnblase u. Darm; Beteiligung an Auslösung des Flushs*; **3.** über NK3-Rezeptoren: Kontraktion der glatten Muskulatur von Darm u. Blutgefäßen; **klin. Bedeutung: 1.** NK1- u. NK2-Rezeptoren: pharmak. Zielstrukturen für Wirkstoffentwicklung bei Alkoholabhängigkeit, Angst, Depression, Schizophrenie; **2.** NK1-Rezeptor-Antagonist: in klinischer Prüfung bei Craving nach Alkohol (erfolgreiche placebokontrollierte

Studie); **3.** ggf. Wirkstoffentwicklung als Antidepressivum.

Neuro|lemma (Neur-*; gr. λέμμα Schale, Rinde) *n*: (engl.) *neurilemma*; s. Schwann-Scheide.

Neuro|lepsie (Neur-*; gr. λῆψις Empfangen, Anfall) *f*: (engl.) *neurolepsy*; Nachlassen der psychotischen Symptomatik unter Therapie mit Neuroleptika*; Abnahme der Halluzinationen, der Wahnsymptomatik u. Dämpfung der emotionalen u. psychomotorischen Erregbarkeit.

Neuro|lept|anxio|lyse (Neur-*; gr. λῆψις Empfangen, Anfall; Anxiolyse*) *f*: (engl.) *neuroleptic anxiolysis*; Einsatz eines Neuroleptikums* i. S. eines Tranquilizers* zur Anxiolyse; **Ind.:** Kontraind. von Benzodiazepinen* als Tranquilizer (z. B. bei Alkoholabhängigkeit* od. Abhängigkeit von anderen psychotropen Substanzen), agitierte ängstliche Verwirrtheit im Alter bei mögl. paradoxer Wirkung der Benzodiazepine.

Neuro|leptika (Neur-*; gr. λῆψις Empfangen, Anfall) *n pl*: (engl.) *neuroleptic drugs, major tranquilizers*; syn. Antipsychotika; chemisch heterogene Gruppe von Psychopharmaka mit antipsychotischer Wirkung; niedrigdosiert auch sedierende, antiemetische u. anxiolytische Effekte; im Gegensatz zu Benzodiazepinen* mit geringem Missbrauchs- u. Abhängigkeitspotential; **Einteilung: 1.** traditionell: **a)** nach chemischer Struktur: z. B. tricyclische Neuroleptika (Phenothiazine*, Thioxanthene*), Butyrophenone*, Diphenylbutylpiperidine*, Benzamide*; **b)** nach neuroleptischer Potenz in hoch- (z. B. Haloperidol*), mittel- u. niedrigpotent (z. B. Perazin*, Chlorprothixen*, Pipamperon*); **2.** aktuell: **a)** typische (klassisch-konventionelle) Neuroleptika: z. B. tricyclische Neuroleptika (Phenothiazine* u. Thioxanthene*), Butyrophenone*, Diphenylbutylpiperidine*; in aufsteigender neuroleptischer Potenz: niedrigpotent: Pipamperon*, Melperon*, Levomepromazin*, Chlorprothixen*; hochpotent: Perazin*, Haloperidol*, Fluphenazin*, Flupentixol*; extrapyramidale Symptome* nehmen mit steigender neurolept. Potenz zu, die Effekte auf das vegetative Nervensystem u. die sedierende Wirkung ab. **b)** atypische Neuroleptika (auch Atypika) mit im Vergleich zu den typischen Neuroleptika geringerem Nebenwirkungspotential (keine bis nur wenige extrapyramidale Symptome, kaum Hyperprolaktinämie*) u. höherer Effektivität in der Behandlung der Negativsymptomatik* u. therapieresistenter Schizophrenien; wesentliches Wirkprinzip für die deutlich geringere Inzidenz der extrapyramidalen Symptome scheint die präferentielle Beeinflussung von mesolimbischen u. ggf. mesokortikalen dopaminergen im Vergleich zu nigrostriatalen Strukturen zu sein (Konzept der selektiven Bindung), in Kombination mit dem Konzept des sog. loose binding u. der Fast-off-D_2-Theorie (relativ geringe Affinität am D_2-Rezeptor u. relativ hohe Dissoziationsgeschwindigkeit, d. h. leichte Verdrängung durch Dopamin* v. a. in Strukturen wie dem Striatum, in denen hohe Dopaminkonzentrationen vorkommen); Vertreter: Amisulprid*, Clozapin*, Olanzapin*, Quetiapin*, Risperidon*, Sertindol*; **c)** Depotneuroleptika*: Flupentixol*, Fluphenazin*, Fluspirilen*, Haloperidol, Perphenazin*, Risperidon; **3.** nach Generation: **a)** 1. Generation: z. B. Haloperidol, Chlorpromazin*, Fluphenazin, Thioridazin*, Flupentixol; **b)** 2. Generation: z. B. Clozapin, Olanzapin, Risperidon, Quetiapin, Amisulprid; **c)** 3. Generation: z. B. Aripiprazol*; **Wirkung: 1.** typische Neuroleptika: Blockade von Dopamin-D_2- (u. -D_3-)Rezeptoren; **2.** atypische Neuroleptika: Blockade von Dopamin-D_2-Rezeptoren sowie von Serotonin-, Histamin-, Muscarin- u. Adrenalin-Rezeptoren.

Neuro|ligin *n*: (engl.) *neuroligin*; postsynaptisches Zelladhäsionsmolekül*, das die Entwicklung u. Plastizität (aktivitätsgetriebene Entwicklung) von Synapsen* unterstützt u. in mehreren Isoformen vorliegt; interagiert mit Neurorexin*, um prä- u. postsynaptische Endigungen von Synapsen funktionell zu verbinden; **klin. Bedeutung:** strukturverändernde Mutationen in Neuroligin-Genen (CNV*) sind assoziiert mit Autismus* (deutliche Risikoerhöhung).

Neuro|linguistisches Programmieren (Neur-*; lat. lingua Sprache): (engl.) *neuro-linguistic programming*; s. NLP.

Neuro|logie (Neur-*; -log*) *f*: (engl.) *neurology*; Fachgebiet der Medizin, das sich mit der Erforschung, Diagnostik u. Behandlung der Erkrankungen des Nervensystems u. der Muskulatur befasst; umfasst Erkrankungen des ZNS* u. des peripheren Nervensystems; **Schwerpunkte** der Neurologie: ischämische Ereignisse (z. B. ischämischer Schlaganfall*), intrazerebrale Blutung*, Schädelhirntrauma*, entzündliche Erkrankungen des ZNS (z. B. Multiple* Sklerose), gut- u. bösartige Neubildungen, neurodegenerative Erkrankungen* (z. B. Parkinson*-Syndrom, Demenz*), Epilepsien*, Neuropathien*, Engpasssyndrome peripherer Nerven (z. B. Karpaltunnelsyndrom*), Schmerzsyndrome (z. B. Migräne*, Lumbalgien); interdisziplinäre Zusammenarbeit mit Psychosomatik*/Psychiatrie* bei speziellen neurologischen Symptomen wie Tinnitus* aurium, Schwindel*, Schlafstörungen*; auch bei organisch bedingten Persönlichkeitsveränderungen, organisch bedingten affektiven Störungen* u. Psychosen*.

Neuro|lues (Neur-*; lat. lues Seuche, Pest) *f*: (engl.) *neurosyphilis*; Neurosyphilis*.

Neuro|marketing (Neur-*): (engl.) *neuromarketing*; Forschungsrichtung, die sich mit der Registrierung (fMRT*, MVPA*) u. Beeinflussung der Reaktion der Gehirnaktivität eines Probanden auf ein Warenprodukt beschäftigt; Mechanismus: (Beispiel) **1.** Bereitschaft, in ein Produkt zu investieren entwickelt sich proportional mit Aktivierungen im orbitofrontalen Kortex u. Präfrontalkortex; Antizipation eines verlockenden Produktes aktiviert orbitofrontalen Kortex analog. **2.** Aktivierung des

N

ventralen Corpus striatum bei Glücksgefühlen angesichts eines Produkts, weshalb diese regionale Aktivierung als Präferenz für ein Produkt gewertet wird; Vorliegen analoger Schlussfolgerungen für Nucleus accumbens.

Neuro|modulation (Neur-*; lat. modulari rhythmisch abmessen) *f*: **1.** (engl.) *neuromodulation*; (physiol.) Wirkung von Neuromodulatoren* auf Neurotransmitter*; vgl. Neurotransmission. **2.** (therap.) Elektrostimulationsverfahren, z. B. spinale Stimulation (Platzierung einer Elektrode in den Epiduralraum bei chronischen Schmerzen u. Spastizität) od. Hirnstimulation (Elektrodenimplantation z. B. in den Nucleus subthalamicus; s. Tiefenhirnstimulation).

Neuro|modulatoren (Neur-*; lat. modulari rhythmisch abmessen) *m pl*: (engl.) *neuromodulators*; Substanzen, welche die Arbeitsweise des Nervensystems beeinflussen, die Wirkung von Neurotransmittern* verstärken od. verringern u. die ähnlich wie Co*-Transmitter wirken; **1.** körpereigene neuroaktive Peptide: wirken langsam ausgleichend u. nachhaltig an Synapsen; modulieren die Wirkung der Neurotransmitter; können das Signal*-Rausch-Verhältnis modulieren (z. B. Endocannabinoide*, Stickstoffmonoxid*, Neurosteroide*); **2.** körperfremde Substanzen: bestimmte psychotrope Substanzen* u. versch. synthet. Wirkstoffe, die synaptische Transmission ausgleichend regulieren. **Hinweis:** Abgrenzung zu langsamen Neurotransmittern u. Co-Transmittern unscharf, z. T. Zuordnung zu allen Gruppen, z. B. bei Dopamin. Vgl. Neurotransmission.

Neuron (Neur-*) *n*: (engl.) *neuron*; s. Nervenzelle.

Neuro|navigation (Neur-*; lat. navigatio Schifffahrt) *f*: (engl.) *neuronavigation*; syn. rahmenlose Stereotaxie; Operationsplanung u. -kontrolle anhand dreidimensionaler, prä- od. intraoperativ gewonnener Bilddaten (MRT, CT, Sonographie) v. a. von Schädel, Gehirn u. Wirbelsäule i. R. der minimal-invasiven Neurochirurgie*; nach Orientierung u. Referenzierung der Bilddaten an der Lagerung des Patienten wird der Zugang geplant. Die intraoperative Orientierung erfolgt computerkontrolliert mit mechan. Verbindung, Infrarot-Ortung od. magnet. Positionsbestimmung. Neuronavigation ersetzt z. T. Verfahren der stereotaktischen Operation*.

Neuronen|koalition (Neur-*) *f*: (engl.) *neuronal coalition*; temporär miteinander verknüpfte Gruppen von Nervenzellen im Prosencephalon, die für eine Wahrnehmung od. ein Ereignis codieren (bzw. dieses repräsentieren); für diese Repräsentation verstärken sich Mitglieder durch Synchronie* u. verdrängen damit konkurrierende Neuronenkoalitionen zu anderen Perzepten (s. Kontrolle, willentliche); wesentlich für aufmerksamkeitsgetriebene kognitive Prozesse.

Neuro|neo|genese, adulte (Neur-*; -genese*) *f*: (engl.) *adulte neuroneogenesis*; s. Neurogenese, adulte.

Neuro|pathie (Neur-*; -pathie*) *f*: (engl.) *neuropathy*; umgangssprachl. Nervenleiden; Erkrankung peripherer Nerven, z. B. motorische od. sensible periphere Ausfälle; s. Polyneuropathie; Neuritis; vgl. Nervenkrankheit.

Neuro|patho|logie (Neur-*; -pathie*; -log*) *f*: (engl.) *neuropathology*; Lehre von den abnormen u. krankhaften Veränderungen im (menschlichen) zentralen u. peripheren Nervensystem*, einschließlich der Muskeln.

Neuro|peptide (Neur-*) *n pl*: (engl.) *neuropeptides*; Neurotransmitter* mit Peptidstruktur, die im ZNS u. auch in Zellen anderer Organsysteme gebildet werden; z. B. Endorphine*, Neuropeptid* Y, Cholecystokinin*, Bradykinin*, TSH*, Hypothalamushormone*, Somatostatin*.

Neuro|peptid Y (Neur-*) *n*: (engl.) *agouti related protein (Abk. AGRP)*; Abk. NPY; zu den Neurotransmittern* gehöriges Neuropeptid*; bindet an NPY-Rezeptoren; **Wirkung:** beteiligt an der Regulation des zirkadianen Rhythmus* u. des peripheren Gefäßwiderstandes; stimuliert im Hypothalamus* die Nahrungsaufnahme.

Neuro|pharmaka (Neur-*; gr. φάρμακον Heilmittel) *n pl*: (engl.) *neuronal drugs*; Bez. für Psychopharmaka* mit Betonung der Wirkung der Arzneimittel auf die Transmittersysteme des Nervensystems u. nicht primär auf die Psyche des Patienten.

Neuro|physio|logie (Neur-*; gr. φύσις Natur; -log*) *f*: (engl.) *neurophysiology*; Teilgebiet der Physiologie, das sich mit der Funktionsweise des zentralen u. peripheren Nervensystems befasst, v. a. Entstehung von Aktionspotentialen* u. Signalübertragung zwischen Nervenzellen* sowie in neuronalen Netzwerken*; Untersuchungsmethoden der neurophysiologischen Funktionsdiagnostik sind elektrophysiologische u. bildgebende Verfahren, z. B. EEG*, Brainmapping*.

Neuro|plastizität (Neur-*; Plast-*) *f*: (engl.) *neuronal plasticity*; s. Plastizität, neuronale; ABS-Regel; BCM-Theorie; Metaplastizität; LTD; LTP; Hebb-Zellverband.

Neuro|protektion (Neur-*; lat. protegere bedecken, beschützen) *f*: (engl.) *neuroprotection*; therapeutische Intervention zum Schutz von Nervenzellen* u. Nervenfasern* vor Degeneration u. Absterben mit pharmakologischen od./u. molekulargenetischen Methoden; vgl. Protektionshypothese.

Neuro|pro|these (Neur-*; gr. προτιθέναι vorsetzen, an eine Stelle setzen) *f*: (engl.) *neural prosthesis*; elektron. Bauteil zur Wiederherstellung od. Linderung ausgefallener (motorischer, sensorischer, kognitiver) Nervenfunktionen (z. B. Cochlear Implant).

Neuro|psychiatric Inventory: Abk. NPI; strukturiertes Interview mit einer Pflege-/Bezugsperson zur Erfassung der Psychopathologie bei organischen (z. B. Demenz*) u. nicht organischen psychischen Störungen; Vorkommen u. Frequenz von Verhaltensänderungen in 10 Bereichen werden erfasst: Wahnvorstellungen, Halluzinationen, Dys-

N

phorie, Angst, Agitiertheit/Aggression, Euphorie, Ungehemmtheit, Reizbarkeit/Labilität, Apathie, gesteigerte motorische Unruhe, gestörtes Schlafverhalten.

Neuro|psych|iatrie (Neur-*; Psych-*; -iatr*) *f*: (engl.) *neuropsychiatry*; interdisziplinäre Fachrichtung, die psychiatrische u. neurologische Aspekte umfasst; Schwerpunkte sind Neuroanatomie*, Neurophysiologie* sowie strukturelle u. metabolische Grundlagen kognitiver u. emotionaler Prozesse. Vgl. Psychiatrie; Neurologie; Emotion.

Neuro|psycho|ana|lyse (Neur-*; Psych-*; Analyse*) *f*: (engl.) *neuropsychology*; Bez. für die Untersuchung neuronaler Korrelate psychoanalytischer Grundkonzepte (z. B. neuronale Prozesse im Kontext von Abwehrmechanismen* od. neuronale Abbildung des psychoanalytischen Strukturmodells* mit der Aufteilung in Es, Ich u. Über-Ich); **Hinweis:** Die abstrakten Konzepte der Psychoanalyse* auf neuronale Prozesse abzubilden wird z. T. kritisch betrachtet, da entsprechende Studien i. d. R. primär der Konzeptbestätigung dienen u. die Falsifizierung von Hypothesen nicht erlauben. Vgl. Neuropsychotherapie.

Neuro|psycho|logical Battery: s. CERAD Neuropsychological Battery.

Neuro|psycho|logie (Neur-*; Psych-*; -log*) *f*: (engl.) *neuropsychology*; Teilgebiet der Psychologie*, das sich mit den Wechselwirkungen zwischen Gehirn* u. Verhalten* i. w. S. befasst; untersucht u. a. Auswirkungen von biologischen Prozessen auf die Psyche u. umfasst Diagnostik u. Therapie von Störungen u. Ausfällen der Hirntätigkeit. Die neuropsychologische Diagnostik* ist von zentraler Bedeutung für die Planung u. Evaluation rehabilitativer Maßnahmen bei Hirnläsionen (s. Therapie, neuropsychologische). **Geschichte:** Die Neuropsychologie entstand in der 2. Hälfte des 19. Jahrhunderts (Vertreter: z. B. Broca 1824–1880, Wernicke 1848–1905, Brodmann 1868–1918) u. wurde v. a. im 20. Jahrhundert weiterentwickelt (z. B. Papez 1883–1958, Lashley 1890–1958, Klüver 1897–1979, Luria 1902–1977, Bucy 1904–1993, Hebb 1904–1985).

N

Neuro|psycho|logische Test|batterie für Zahlenverarbeitung und Rechnen bei Kindern: Abk. ZAREKI; Verfahren zur qualitativen u. quantitativen Erfassung wesentlicher Aspekte der Zahlenverarbeitung u. des Rechnens bei Grundschulkindern; basiert auf der für Erwachsene entwickelten Akalkuliebatterie EC 301-R; umfasst 11 Untertests: Abzählen, Zählen rückwärts mündlich, Zahlenschreiben, Kopfrechnen, Zahlenlesen, Anordnen von Zahlen auf einem Zahlenstrahl, Zahlenvergleich (Worte), perzeptive Mengenbeurteilung, kognitive (kontextuelle) Mengenbeurteilung, Textaufgaben, Zahlenvergleich (Ziffern); **Anw.:** bei Kindern von 7–12 Jahren; Einzeltestverfahren zur Früherkennung u. Diagnose von Dyskalkulie* bzw. spezifischen Entwicklungsstörungen numerischer Fertigkeiten im Kindesalter; **Testdauer:** ca. 15–30 Minuten.

Neuro|psycho|therapie (Neur-*; Psychotherapie*) *f*: (engl.) *neuropsychotherapy*; Bez. für Denkansatz in der Planung psychotherapeutischer Interventionen, bei dem in Therapieplanung u. -umsetzung nicht nur psychotherapeutische, sondern auch neurowissenschaftliche Erkenntnisse (z. B. zur neuronalen Emotionsregulation*, neuronal vermittelten kognitiven Kontrollprozessen, neuronalen Plastizität* des Gehirns) einbezogen werden; vgl. Neuropsychoanalyse.

Neuro|rexin *n*: (engl.) *neurorexine*; in der postsynaptischen Membran lokalisiertes Zelladhäsionsmolekül* mit mehreren Isoformen; stellt in Interaktion mit Neuroligin* Verbindung zwischen prä- u. postsynaptischen Nervenzellendigungen her; trägt zur Bildung u. Differenzierung von v. a. glutamatergen Synapsen* bei; **klin. Bedeutung:** Strukturverändernde Mutationen im Neurorexin-Gen (CNV*) sind assoziiert mit Autismus* u. Schizophrenie* (deutliche Risikoerhöhung).

Neurose (Neur-*; -osis*) *f*: **1.** (engl.) *neurosis*; neurotische Störung; veralteter Oberbegriff für psychische od. psychosoziale Störungen ohne nachweisbare organische Grundlage u. ohne den für Psychose kennzeichnenden Verlust des Realitätskontakts; in ICD-10 u. DSM-IV nicht mehr verwendet, da als diskriminierend empfunden u. auf unbewiesenen ätiologischen Annahmen beruhend; neurotisch wird in der ICD-10 z. T. für Oberklassen (z. B. Neurotische, Belastungs- u. somatoforme Störungen) benutzt; **Geschichte:** Die Bez. wurde vom schottischen Arzt W. Cullen (1769) eingeführt für alle Erkrankungen des Nervensystems (auch der peripheren Nerven) ohne anatomisch-pathologischen Befund. Im 19. Jahrhundert Bez. für Organstörungen ohne Läsionen der Organstruktur, die nach einem Organsitz bezeichnet u. als Nervenkrankheit* aufgefasst wurden, z. B. Hysterie* (Gebärmutter), Hypochondrie* (Verdauungskanal); Neurosen in diesem Sinne entsprechen den psychosomatischen Erkrankungen des 20. Jahrhunderts (Ausnahmen: Epilepsie, Parkinson-Syndrom). Im 20. Jahrhundert sehr uneinheitlich verwendete Bez. für (meist) lebensgeschichtlich (mit-)bedingte psychische Störungen ohne nachweisbare organische Grundlage (z. B. die sog. Reaktionen, Persönlichkeitsstörung*, Abhängigkeit*, Paraphilie*, psychosomatische Störungen*). Im Gegensatz zur Psychose galt der Realitätskontakt als weniger bzw. nicht gestört. I. e. S. werden chronische Störungsbilder mit spezieller psychischer u./od. körperlicher Symptomatik als Neurosen bezeichnet (z. B. Angstneurose*, depressive Neurose, Herzneurose*). **2.** auch Bez. als Ausdruck einer theoretischen Auffassung über die Entstehung der als Neurose bezeichneten Störung; **a)** v. a. in der Psychoanalyse* werden Neurosen als psychische Störungen verstanden, die durch ungelöste, unbewusste, auf Kindheitstraumata beruhende Konflikte erzeugt u. aufrechterhalten werden. Zur engeren psychoanalytischen Konzeption gehört ferner, dass die jeweilige Symptomatik aus einem Kompromiss zwischen Triebwünschen u. einer ihre Realisierung verhindernden Abwehr entsteht u. die Konflikte u. ggf. Entwicklungsdefizite* symbolisch zum Ausdruck bringen soll. Je nach Symptomatik u. Entstehungsart wurden z. B. unterschieden: Angstneurose*, Charakterneurose*, Psychoneurose*, Abwehr- od. Übertragungsneurose (vermutete Ursache in Abwehr ungelöster frühkindlicher Triebkonflikte), Aktualneurose (im Gegensatz zur Psychoneurose vermutete Ursache in organischen Bedingungen wie Masturbation od. Coitus interruptus); Einbeziehung der Schizophrenie als sog. narzisstische Neurose wurde noch von Freud selbst wieder aufgegeben. **b)** Verhaltenstherapeutisch wurden die sog. neurotischen Symptome auf Lerndefizite od. erlerntes Fehlverhalten zurückgeführt, die Neurose wird i. d. R. als identisch mit den Symptomen gesehen, wobei diese häufig durch Vermeidungsverhalten* aufrechterhalten werden.

Neurose, ek|klesio|gene (Neurose*) *f*: (engl.) *ecclesiogenic neurosis*; Bez. für durch ekklesiogene (kirchenverursachte) Einflüsse (z. B. Verbot der Masturbation, Induktion von Schuldgefühlen, Angst vor Verdammnis) entstandene psychische Störung; heute meist metaphorisch u. nicht mehr als med. Fachbezeichnung verwendet, besonders für Beschwerdebilder, die mit einer religiösen Erziehung u. sexualfeindlichen sittlichen Normen im Zusammenhang stehen (E. Schaetzing, 1955).

Neuro|sekretion (Neur-*; lat. secretio Absonderung) *f*: (engl.) *neurosecretion*; Produktion u. Sekretion von Neurohormonen* durch Nervenzellen; i. e. S. Sekretion von Hypothalamushormonen*.

Neuro|steroide (Neur-*) *n pl.* (engl.) *neurosteroids*; neuroaktive Steroide; Bez. für neuroaktive Steroide*, welche die neuronale Erregbarkeit durch Interaktion mit bestimmten Neurotransmitter-Rezeptoren modulieren; die Synthese erfolgt z. T. direkt im Gehirn. **Beispiele:** Allotetrahydroprogesteron u. Allotetrahydrodeoxykortikosteron beeinflussen die neuronale Erregbarkeit über eine Modulation des $GABA_A$-Rezeptors. Klinisch wurden Effekte der Neurosteroide auf die Entwicklung von Angst u. Depressionen nachgewiesen.

Neuro|syphilis (Neur-*; Syphilis*) *f*: (engl.) *neurosyphilis*; syn. Neurolues; Manifestationen der Syphilis* im zentralen u. peripheren Nervensystem; **Formen: 1.** asymptomatische Neurosyphilis: positive Syphilis-Serologie, lymphozytäre Pleozytose, Liquorproteinerhöhung u./od. positiver VDRL-Test im Liquor cerebrospinalis ohne klinische Symptome; **2.** syphilitische Meningitis: Meningismus*, Kopfschmerz* u. Hirnnervenläsionen; tritt in den Frühstadien der Syphilis auf; **3.** meningovaskuläre Syphilis: neurol. Herdsymptome bedingt durch Endarteriitis; Prodromalzeichen: Kopfschmerz u. Persönlichkeitsveränderungen; chron. meningeale Reaktion kann auch zu Hirnnervenausfällen führen; entwickelt sich über 5–7 Jahre nach der Primärinfektion; **4.** Tabes dorsalis (heute selten): entsprechend einer chronischen progredienten dorsalen Radikuloganglionitis mit pathognomonischer Syndromatik (Reflexverlust an den unteren Extremitäten, Pallanästhesie, Pupillenstörungen, Dysarthrie*, Gangataxie, Überstreckbarkeit der Knie- u. Hüftgelenke, Miktionsstörungen*, Optikusschädigung); Patienten klagen v. a. über einschießende Schmerzen; **5.** progressive Paralyse*; **6.** syphilitische Gummen: umschriebene Raum fordernde Granulome im Nervensystem, je nach Lokalisation klinisch stumm od. Verursacher einer Herdsymptomatik; **Diagn.:** basiert auf klinischen Befunden, serologischen Testergebnissen u. Liquoranalyse; kann mit einiger Wahrscheinlichkeit gestellt werden, wenn mind. 2 der nachfolgenden Punkte 1. bis 3. u. immer Punkt 4 zutreffen: **1.** chronisch-progredienter Verlauf einer neurol.-psychiatrischen Symptomatik mit Phasen von Verschlechterung u. Teilremission; **2.** pathol. Liquorbefunde mit gemischtzelliger od. mononukleärer Pleozytose (>4 c/µl), Blut-Liquor-Schrankenstörung (Gesamtprotein >0,5 g/l od. Albumin-Quotient >7,8) u./od. IgG-dominanter Immunreaktion im ZNS; **3.** günstige Beeinflussung von Krankheitsverlauf u./od. pathol. Liquorbefunden (v. a. Pleozytose u. Schrankenstörung) durch Antibiotikatherapie; **4.** positiver Ausfall des TPHA- od. TPPA-Tests u. des FTA-Abs-Tests im Serum. Sicheres Vorliegen eines syphilitischen ZNS-Befalls bei lokaler treponemenspezif. Antikörperproduktion (messbar über spezif. Antikörper-Index); **Ther.:** Antibiotikatherapie (Penicillin; alternativ Cephalosporine, Tetracycline od. Erythromycin); serologische Kontrolle des Therapieerfolgs (VDRL-Test).

Neuro|tensin (Neur-*; lat. tendere spannen, ausdehnen) *n*: (engl.) *neurotensin*; hauptsächlich in den Neurotensinzellen (N-Zellen) von Ileum u. Jejunum gebildetes gastrointestinales Hormon, das z. T. auch von Tumorzellen (bei Hepatom) synthetisiert werden kann; **Wirkung:** beim Menschen vermindert Neurotensin u. a. die Salzsäureproduktion im Magen sowie die gastrointestinale Motilität u. stimuliert die Pankreassekretion (v. a. PP-Zellen); Sekretion z. B. bei Nahrungsaufnahme (Fette).

Neuro|theo|logie (Neur-*; gr. θεός Gott; -log*) *f*: (engl.) *neurotheology*; Religiositätsneurobiologie; Erforschung von: **1.** Zusammenhängen zwischen Religiosität (spirituelle, religiöse Erfahrungen u. Handlungen) u. Funktion u. Struktur des Gehirns; **2.** neurologischen Ursachen von abnormen religiösen Visionen u. psychischen Zuständen (z. B. mystische Ekstase); z. B. werden Visionen von Hildegard von Bingen (Stern mit flammenden Augen) als Aura* bei Migräne u. das Damaskus-Erlebnisses des Apostels Paulus als Temporallappenepilepsie* gedeutet; **3.** Bewusstseinszuständen wie Meditation*, die durch verstärkte Konnektivität* (Nachweis über Gamma-Frequenz-Band im EEG) sphärische bzw. transmontane Gefühle induzieren können.

Neurotizismus (Neur-*) *m*: **1.** (engl.) *neuroticism*; faktorenanalytisch ermitteltes Persönlichkeitsmerkmal* (s. Persönlichkeitsfaktor) aus dem Fünf*-Faktoren-Modell der Persönlichkeitspsychologie*, das interindividuelle Unterschiede in der emotionalen Stabilität* versus emotionalen Labilität* (emotionale Dysregulation*) erfasst; **Kennzeichen:** Personen mit starker Ausprägung haben häufig negative Gefühlszustände, viele Sorgen, sind ängstlich, gehemmt, unsicher u. eingeschränkt stresstolerant; prädisponiert zu Depression* u. somatoformen Störungen* sowie Angststörungen*; **Diagn.:** NEO*-Fünf-Faktoren-Inventar; **2.** in der Faktorentheorie von H. J. Eysenck neben Introversion* versus Extraversion* u. Psychotizismus* eine der 3 Grundpersönlichkeitsdimensionen (s. Eysenck-Persönlichkeitstheorie).

Neuro|toxizität (Neur-*; Tox-*) *f*: (engl.) *neurotoxicity*; Eigenschaft eines chemischen od. biologischen Agens, das bei Exposition eine schädliche Veränderung der Struktur od. Funktion des Nervensystems* hervorruft, d.h. Nervenzellen abtötet od. funktionslos werden lässt; **Urs.:** **1.** Anoxie auslösende Substanzen: Kohlenstoffmonoxid, Cyanid; **2.** Myelin schädigende Substanzen: Triethylzinn, Methylquecksilber, Thallium; **3.** Axonopathien verursachende Substanzen: Ethanol, n-Hexan, Organophosphate; **4.** Neuropathie* verursachende Substanzen: Methylphenyltetrahydropyridin (Abk. MPTP) als Verunreinigung von sog. synthet. Heroin (Meperidinderivat); **5.** synapt. Impulsübertragung durch Botulinumtoxin; **6.** Angriff an GABA*-Rezeptoren: Veränderung der Chloridionen-Permeabilität, z.B. durch Krampfgifte, Insektizide; **7.** Angriff an NMDA*-Rezeptoren: über Calcium-Ionen-Einstrom vermittelt, führt wahrscheinlich zu Nervenverlust bei Ischämie, Hypoglykämie nach Traumata; **Hinweis:** Kombinationen von best. Psychopharmaka können das Risiko für Neurotoxizität erhöhen, z.B. Kombination von Lithium* mit Neuroleptika*.

Neuro|trans|mission (Neur-*; lat. transmissio Übersendung) *f*: (engl.) *neurotransmission*; Kommunikation zwischen Nervenzellen* über Synapsen*, die elektrisch über die Auslösung eines Aktionspotentials od. biochemisch über die Aufnahme von Neurotransmittern* in Nervenzellen u. neuroendokrine Zellen u. ihre Konzentrierung in sekretorischen Vesikeln erfolgt; Aktionspotentiale u. biochemische Reizleitung bilden die Grundlage für die Informationsverarbeitung im ZNS. Vgl. Neuromodulation.

Neuro|trans|mitter (Neur-*; Transmitter*) *m pl*: (engl.) *neurotransmitters*; kleine Moleküle, die in Vesikeln des präsynaptischen Nervenendes gespeichert sind, durch ein Aktionspotential* in den synaptischen Spalt (s. Synapse) freigesetzt werden u. im ZNS sowie peripheren Nervensystem die Erregungsweiterleitung bewirken; nach Bindung an spezifische Rezeptoren der postsynaptischen Membran kommt es inf. Permeabilitäts- u. Potentialänderung zur De- od. Hyperpolarisation; funktionelle Eigenschaften: s. Tab.; **Inaktivierung:** enzymatisch (z.B. Acetylcholinesterase*, Monoaminoxidase*) od. durch Wiederaufnahme in das präsynaptische Nervenende (s. Abb.); **Einteilung:** **1.** nach chemischer Struktur: **a)** Amine (Acetylcholin*, Adrenalin*, Noradrenalin*, Dopamin*, Serotonin*, Histamin*); **b)** Aminosäuren (Aspartat*,

Neurotransmitter
Funktionelle Eigenschaften wichtiger Neurotransmitter

Neurotransmitter	postsynaptischer Effekt	Synthese kontrollierende Enzyme	Vorläufer
Acetycholin	erregend	Cholin-Acetyltransferase	Cholin, Acetyl-CoA
ATP	erregend	Mitochondrien-Enzyme (oxidative Phosphorylierung, Glykolyse)	ADP
Glutamat	erregend	Glutamin	Glutaminase
GABA	hemmend	Glutamat	Glutaminsäure-decarboxylase
Glycin	hemmend	Phosphoserin	Serin
Histamin	erregend	Histidincarboxylase	Histidin
Katecholamine (z.B. Dopamin, Epinephrin)	erregend	Tyrosinhydroxylase	Tyrosin
Serotonin	erregend	Tryptophanhydroxylase	Tryptophan

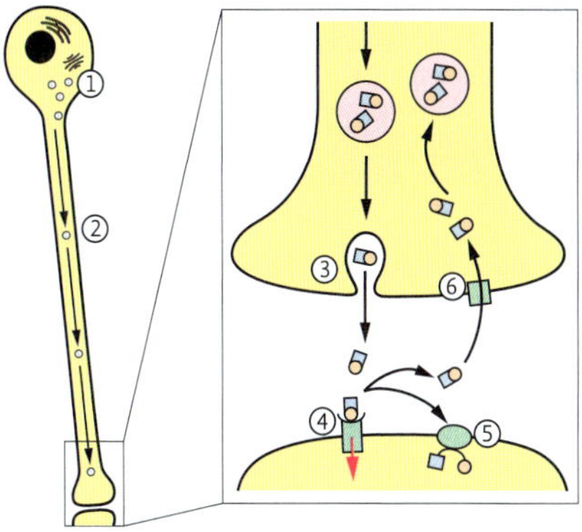

Neurotransmitter: 1: Synthese u. Speicherung in Vesikeln; 2: Transport der Vesikel entlang des Axons; 3: Freisetzung in den synapt. Spalt; 4: Interaktion mit dem Rezeptor mit nachfolger De- od. Hyperpolarisation der postsynaptischen Zelle; nach Separation vom Rezeptor enzymatischer Abbau (5) od. Wiederaufnahme in das präsynaptische Nervenende (6)

Glutamat*, Glycin*, GABA*); **c)** Nukleotide (ATP*); **d)** Peptide (z. B. Substanz* P, Opioide*); **2.** nach Geschwindigkeit: sehr schnell: z. B. Glutamat; langsam: z. B. Dopamin (daher ggf. auch als Neuromodulator* wirksam). Vgl. Serotonin-Wiederaufnahme-Hemmer; Monoaminoxidase-Hemmer.

neuro|trop (Neur-*; gr. τρέπειν auf etwas gerichtet, auf etwas wirkend, bevorzugt auftretend): (engl.) *neurotropic*; auf Nerven* einwirkend (z. B. Reize, Farbstoffe, Substanzen, Viren).

Neuro|trophine (Neur-*; Troph-*) *n pl*: (engl.) *neurotrophins*; Proteine zur Verknüpfung von Nervenzellen* u. neuronalen Netzwerken* (z. B. zum Aufbau von Engrammen*; s. Gedächtnis).

Neuro|wissenschaft, kognitive (Neur-*): (engl.) *cognitive neuroscience*; Wissenschaft von den neuronalen Mechanismen, die kognitiven Leistungen zugrunde liegen; die Einteilung der kognitiven Funktionen stützt sich dabei auf experimentell belegte Konzepte der kognitiven Psychologie (z. B. Arbeitsgedächtnis, episodisches Gedächtnis, Entscheidung, Exekutivfunktionen). Zentrale Methode ist das fMRT* mit neuropsychologischen Stimulationsstrategien: Die bei Bearbeitung von Aufgaben beobachtete BOLD-Aktivierung im fMRT gilt als Entsprechung der Aktivierung von Nervenzellen am selben Ort im Gehirn. Wichtigste allgemeine Erkenntnis: Jede kognitive Leistung basiert auf neuronalen Netzwerken, die im gesamten Gehirn verteilt sind u. die aufgabenspezifisch aktiviert werden (frühere Vorstellung der Lokalisierung in einem einzigen Hirnareal ist abgelöst). **Klin. Bedeutung:** zentrale Forschungsstrategie bei allen psychischen Störungen.

Neutralität (lat. neuter keiner von beiden) *f*: (engl.) *neutrality*; (psychoanalyt.) Enthaltsamkeit von Bewertungen, Lob u. Kritik, Trost od. Aufforderungen zur Beruhigung u. von Ratschlägen als wesentliches Element der psychoanalytischen Haltung* des Therapeuten; Neutralität schließt Parteinahme u. das Verfolgen von Eigeninteressen (s. Abstinenzregel) aus. Sie wird gefördert durch gleichschwebende Aufmerksamkeit* u. begrenzt nur durch die Vereinbarung gemeinsamer Therapieziele sowie den Schutz von Leib u. Leben Dritter. Neutralität erfordert eine Äquidistanz des Therapeuten zu den Parteien intrapsychischer Konflikte*. Vgl. Therapeutenvariablen.

NGF: Abk. für (engl.) ***n**erve **g**rowth **f**actor*; s. Nervenwachstumsfaktor.

NHP: Abk. für (engl.) ***N**ottingham* **H**ealth **P**rofile*.

NI: Abk. für **N**arzissmus**i**nventar*.

Niacin *n*: (engl.) *niacin*; Gruppe von Verbindungen (Nicotinsäure, Nicotinsäureamid u. Pyridinnukleotid-Coenzyme) des Vitamin-B-Komplexes; **Vork.:** in pflanzl. u. tier. Nahrungsmitteln, bes. in Vollkorngetreideprodukten u. Fisch; **Mangelerscheinungen:** Pellagra; s. Hypovitaminose (Tab. dort); **klin. Bedeutung: 1.** (therap.) Nicotinsäure bei Pellagra, als Lipidsenker, bei rheumat. u. a. Schmerzen (zur lokalen Hyperämisierung); **2.** (diagn.) Niacin*-Flush-Test.

Niacin-Flush-Test (Flush*) *m*: (engl.) *Niacin flush test*; Applikation von Niacin*; verursacht Prostaglandinausschüttung mit lokaler Hautrötung; **klin. Bedeutung:** reduzierte Reaktion bei Schizophrenie* als Hinweis auf Phospholipidmangel; klinischer diagn. Einsatz sehr selten.

Niacin|mangel: (engl.) *niacin deficiency*; s. Hypovitaminose (Tab. dort).

Nic|ergolin (INN) *n*: (engl.) *nicergolin*; Alpha*-Rezeptoren-Blocker (halbsynthet. Ergotalkaloid*); Nootropikum*; **Wirkung:** Modulation des dopaminergen, cholinergen u. noradrenergen Transmittersystems; **Ind.:** unterstützende Ther. bei chron. Hirnleistungsstörungen bei vaskulärer Demenz; **Kontraind.:** frischer Herzinfarkt, akute Blutungen, orthostat. Dysregulation, schwere Bradykardie; **Wechselwirkungen:** Antihypertensiva, Antikoagulanzien; **UAW:** Agitation, Hyperurikämie, Hypotonie.

Niceth|amid *n*: Abk. für **Nic**otinsäuredi**ethylamid**; (engl.) *nicethamid*; nicht mehr im Handel befindliches Psychostimulans*; früher angewendet als Tonikum bei Herz-Kreislaufschwäche u. Durchblutungsstörungen; im Sport als Dopingmittel verwendet.

Nicht-Falsifizierbarkeit: (engl.) *non-falsifiability*; wissenschaftstheoretische Bez. dafür, dass bestimmte Annahmen (z. B. „es gibt mind. 1 Individuum mit dem Merkmal X auf dieser Welt") durch empirische Beobachtung nicht widerlegt werden können; **klin. Bedeutung:** im therap. Kontext relevant im Zusammenhang mit dem erarbeiteten Störungs- u. Veränderungsmodell, welches so konzipiert sein muss, das einzelne Gegenbeispiele u. erwartungskonträre Einzelerfahrung des Patienten nicht zur Falsifikation* u. Infragestellung führen.

Nicht|opioid-An|algetika (Opioide*; Analgetika*) *n pl*: (engl.) *non-opioid analgetics*; s. Analgetika.

Nicht|raucher|training *n*: (engl.) *non-smoking training*; s. Raucherentwöhnung.

Nicotin *n*: (engl.) *nicotine*; Nikotin; Alkaloid in der Tabakpflanze (Nicotiana tabacum); psychotrope Substanz*; **Wirkung:** an der muskulären Endplatte u. der postsynapt. Membran der vegetativen Ganglien in geringen Konzentrationen erregend, in größeren Konzentrationen auch lähmend (Ganglien-Blocker); tödl. Dosis bei oraler Aufnahme ca. 1 mg/kg Körpergewicht (in 3–5 Zigaretten enthalten); vom Nicotin gelangen ca. 30 % in den Rauch, davon werden ca. 5 % beim Mundrauchen von Zigaretten, 70 % bei mäßigem Inhalieren, 95 % bei kräftigem Inhalieren sowie 60 % beim Mundrauchen von Zigarren resorbiert; schneller Abbau im Organismus (Halbwertzeit 2 Stunden); **Folgen:** kanzerogene Wirkung, Herz-Kreislauf-Erkrankungen, Verkürzung der Lebenserwartung, alle Formen einer Substanzstörung* (z. B. Nicotinabhängigkeit*); **cave:** Schädigung des Kindes durch Nicotinkonsum in der Schwangerschaft u. beim Stillen; generell auch durch Passivrauchen; **Nachweis:** Blut-, Haar- u. Harntests; CO-Gehalt in der Atemluft.

Nicotin|abhängigkeit: (engl.) *nicotine dependence syndrome*; syn. Tabakabhängigkeit; Form einer Substanzstörung* (ICD-10); Abhängigkeitssyndrom* durch den Gebrauch von Nicotin* (Zigaretten, Zigarren, Schnupftabak, Nicotinersatzpräparate); **Epidemiol.:** (in Deutschland) 31 % der 18–64-Jährigen konsumieren Nicotin, davon 53 % täglich ≥20 Zigaretten; **Ther.:** Verhaltenstherapie*; bei schwerer Abhängigkeit Unterstützung durch Nicotinersatzpräparate (s. Nicotinersatztherapie); vgl. Raucherentwöhnung.

Nicotin|entzugs|syn|drom *n*: (engl.) *nicotine withdrawal syndrome*; Symptomgruppe von physischen u. psychischen Störungen, die nach Beendigung od. Reduzierung eines schweren u. anhaltenden Konsums von Nicotin* auftritt; zu den Substanzstörungen* gehörendes Störungsbild (ICD-10); vgl. Entzugssyndrom.

Nicotin|ersatz|therapie *f*: (engl.) *nicotine replacement therapy*; pharmak. Verwendung Nicotin* enthaltender Präparate (Pflaster, Kaugummi, Lutschtabletten, Nasenspray, Inhalator) i. R. einer Raucherentwöhnung*; durch die kontrollierte, befristete Zuführung von Nicotin werden Entzugssymptome verringert u. die Erfolgswahrscheinlichkeit erhöht.

Nicotin|miss|brauch *m*: (engl.) *nicotine abuse*; Form der Substanzstörungen* (DSM-IV); nach ICD-10 schädlicher Substanzgebrauch* von Nicotin*. Vgl. Nicotinabhängigkeit.

Nicotin-Re|zeptor (Rezeptoren*) *m*: (engl.) *nicotine receptor*; s. Acetylcholin-Rezeptoren.

Nicotin|säure|di|ethyl|amid *n*: (engl.) *nicotinic acid diethylamide*; s. Nicethamid.

Nicotin|säure|mangel: (engl.) *nicotinic acid deficiency*; s. Hypovitaminose (Tab. dort).

Nieder|geschlagenheit: (engl.) *dejection, depressiveness*; Bez. für häufig als beeinträchtigend, z. T. auch als lähmend empfundene gedämpfte od. traurige Stimmung*, z. B. im Rahmen einer depressiven Verstimmung; vgl. Depression.

Niedrig-Dosis-Abhängigkeit: (engl.) *low dose dependency*; Bez. für eine Abhängigkeit* bei (ärztlich inkorrekter) jahrelanger Verschreibung der üblichen therap. Dosierungen (empfohlen: 2–4 Wochen) von Analgetika*, Antitussiva, Schlafmitteln*, Sedativa*, Stimulanzien* u. Tranquilizern* ohne bzw. mit langfristiger Dosissteigerung; **Folgen:** bei Absetzen der Substanz schweres Entzugssyndrom*; alle Formen einer Substanzstörung*.

Niemann-Pick-Krankheit (Albert N., Pädiater, Berlin, 1880–1921; Ludwig P., Pathologe, Berlin, 1868–1944): (engl.) *Niemann-Pick disease*; syn. Sphingomyelinose, Sphingomyelinlipidose, lipoidzellige Hepatosplenomegalie; autosomal-rezessiv erbliche degenerative Lipidstoffwechselstörung mit Ablagerung von Sphingomyelinen besonders in Knochenmark, Leber, Milz, Lunge u. Lymphknoten in sog. Schaumzellen (Niemann-Pick-Zellen); **Einteilung:** 7 Typen (A, B, C1, C2, D–F); Typ A, B, E u. F: Enzymdefekt der lysosomalen Sphingomyelinase* (versch. Mutationen im SMPD1-Gen; Genlocus 11p15.4-p15.1); Typ C1, D: Genlocus 18q11-q12 (NPC1-Gen); Typ C2: Genlocus 14q24 (NPC2-Gen); **Klin.: 1.** Typ A: akute infantile Form, Beginn ab 1. Lebensmonat mit epileptischen Anfällen, Hepatosplenomegalie, neurodegenerativen Sympt., statomotorischer Entwicklungsrückstand, Ataxie*, Tetraspastik; Sphingomyelinaseaktivität <5 %; Progn.: Tod meist vor dem 3. Lebensjahr; **2.** Typ B: spätinfantile Form mit Organvergrößerung (Hepatosplenomegalie) ohne Gehirnbeteiligung (viszerale Form); Vork.: häufig bei Ashkenasi-Juden; Sphingomyelinaseaktivität vermindert; **3.** Typ C1: ähnlich Typ A, aber langsamerer Verlauf, schwere Leberinsuffizienz; Sphingomyelinaseaktivität normal bis leicht reduziert; Progn.: Tod meist vor dem 20. Lebensjahr; **4.** Typ C2: klinisch wie Typ C1, z. T. bereits in der Kindheit symptomatisch; Progn.: Todesursache häufig respiratorische Insuffizienz; **5.** Typ D: ähnlich Typ C1 u. C2; wird nur in einer bestimmten Region Kanadas gefunden (engl. Nova Scotian type); **6.** Typ E: Erwachsenenform ähnlich Typ B mit leichter Hepatosplenomegalie bei leicht erhöhter Einlagerung von Sphingomyelin in Leber, Milz u. Knochenmark; **7.** Typ F: Splenomegalie ab Kleinkindesalter; reduzierte Aktivität der Sphingomyelinase. Psychiatrisch relevante Symptome bei den Typen mit höherer Lebenserwartung u. zerebraler Beteiligung: Dysarthrie*, Lernschwierigkeiten, fortschreitender intellektueller Abbau, epileptische Anfälle, depressive Verstimmung, Schlafstörungen; **Diagn.:** Pränataldiagnostik bei der Mehrzahl der Typen möglich; **Ther.:** nicht bekannt.

Nieren|in|suf|fizienz (In-*; lat. sufficiens hinreichend, genügend) *f*: (engl.) *renal failure*; eingeschränkte Fähigkeit der Nieren, harnpflichtige Substanzen (v.a. die stickstoffhaltigen Endprodukte des Proteinstoffwechsels) auszuscheiden; in fortgeschrittenen Stadien geht auch die Anpassungsbreite an den Elektrolyt-, Wasser- u. Säure-Basen-Haushalt verloren. Niereninsuffizienz ist eine funktionelle klin. Bez., die keine Aussage über die Urs. beinhaltet; **Formen: 1.** akute Niereninsuffizienz (akutes Nierenversagen): plötzl. partieller od. totaler Verlust der exkretor. Nierenfunktion als Folge eines meist reversiblen Nierenschaden; **2.** i.e.S. chronische Niereninsuffizienz; Urs.: vaskuläre, glomeruläre u. tubulointerstitielle Nierenerkrankungen, Infektion, angeborene u. erworbene Strukturdefekte; Parenchymschwund durch obstruktive Uropathie, Zystenbildung; **Klin.:** Leistungsschwäche, Polyurie* (Zwangspolyurie bei verminderter Anzahl intakter Nephrone), Nykturie (inf. Isosthenurie), später Schlafstörungen*, Kopfschmerz*, typisches schmutzig-gelbes Hautkolorit, Pruritus u. zunehmende renale Anämie; im Spätstadium Dehydratation mit Exsikkose u. Hypotension inf. renalen Salzverlusts od. Ödemneigung (peripher u. Lungenödem) inf. Natriumretention, daneben neurol. Symptome (zerebrale Ausfälle, Polyneuropathie* u.a.), gastrointestinale Störungen (Singultus, Übelkeit, Erbrechen, Appetitlosigkeit u.a.) u. renale Osteopathie. Im Vordergrund des klin. Bildes kann auch eine Hypertonie mit kardiovaskulären Sympt. (z.B. Angina* pectoris, Linksherzinsuffizienz, Herzinfarkt*) stehen. Die chronische Niereninsuffizienz geht terminal in die Urämie* über.

Night-Eating-Syn|drom (engl. night Nacht; to eat essen) *n*: (engl.) *night-eating syndrome*; nicht mit dem physiol. zirkadianen Rhythmus übereinstimmendes Muster der Nahrungsaufnahme, z.B. übermäßiges Essen am Abend, abendliche od. nächtliche Essattacke; **Hinweis:** unklare Abgrenzung zu anderen Essstörungen*, insbes. Binge*-Eating-Störung u. Bulimia* nervosa.

Nihilismus (lat. nihil nichts) *m*: (engl.) *nihilism*; ausgeprägtes Gefühl von Sinnlosigkeit u. Hoffnungslosigkeit mit äußerst negativer Sicht der Welt u. der eigenen Person; kann sich bis zum nihilistischen Wahn steigern (Cotard*-Syndrom); **Vork.:** bei schwerer Depression*, Demenz* od. Schizophrenie*.

Nikotin *n*: (engl.) *nicotine*; s. Nicotin.

Nimo|dipin (INN) *n*: (engl.) *nimodipin*; Calcium-Antagonist vom Dihydropyridintyp; Nootropikum*; durchdringt die Blut-Hirn-Schranke; **Wirkung:** Hemmung des für die Gefäßmuskelkontraktion erforderlichen transmembranären Calcium-Ionen-Einstroms; **Ind.:** Prophylaxe u. Therapie ischämischer neurol. Defizite inf. zerebraler Vasospasmen nach Subarachnoidalblutung aus Aneurysmen; günstige Wirkung bisher nur bei operierten Patienten nachgewiesen, welchen das Arzneimittel prophylaktisch verabreicht wurde; **UAW:** Kopfschmerz, Hypotonie, Herzrhythmusstörungen, Anstieg der Leberenzyme.

NINCDS: Abk. für (engl.) *National Institute of Neurological and Communicative Disorders and Stroke*; 1950 gegründetes Institut des National Institutes of Health (Abk. NIH) des US-Departments of Health and Human Services mit Sitz in Bethesda/Maryland; **Ziel:** initial Etablierung der Neurologie als eigenständige Disziplin, jetzt Koordination von Forschung u. Lehre in den USA; Forschungsschwerpunkte sind Epilepsie, Parkinson-Syndrom, Myasthenia gravis, Chorea Huntington u. Alzheimer-Krankheit; weltweites Engagement mit dem Ziel, die Auswirkungen neurologischer Erkrankungen in allen Altersgruppen u. Gesellschaftsschichten zu reduzieren; i.R. von Mulicenter-Studien u.a. in Europa, Israel, Australien; Zusammenarbeit mit der WHO* u. internationalen Forschungsorganisationen. Mitherausgeber der NINCDS*-ADRDA-Kriterien.

NINCDS-ADRDA-Kriterien: von einer Arbeitsgruppe der NINCDS* u. ADRDA* zu Beginn der 80er Jahre des 20. Jahrhunderts erarbeitete, detaillierte klinische Kriterien für die Diagnosestellung einer Alzheimer*-Krankheit; die Kriterien sollten zu einer möglichst zuverlässigen Diagnose u.a. für wissenschaftliche Untersuchungen (z.B. Beobachtung des natürlichen Krankheitsverlaufs, Evaluation von Therapiestudien, Prüfung neuer diagnostischer Verfahren) führen; umfassen u.a.: **1.** klinische Diagnosekriterien für eine **wahrscheinliche** Alzheimer-Krankheit; **2.** Kriterien (klinische Befunde), welche die Diagnose einer wahrscheinlichen Alzheimer-Krankheit stützen; **3.** zusätzliche Kriterien (klinische Befunde), welche die Diagnose unterstützen, wenn andere Ursachen der Demenz* ausgeschlossen sind; **4.** Kriterien, welche die Diagnose einer Alzheimer-Krankheit unsicher od. unwahrscheinlich machen; **5.** Kriterien für die klinische Diagnose einer **möglichen** Alzheimer-Krankheit; **6.** Kriterien für die Diagnose einer **gesicherten** Alzheimer-Krankheit.

NINCDS-AIREN-Kriterien: von NINCDS* u. AIREN* erarbeitete, 1993 veröffentlichte Forschungskriterien zur operationalisierten Diagnostik der vaskulären Demenz*; werden v.a. für wissenschaftliche Zwecke verwendet; umfassen u.a.: **1.** Kriterien für die klinische Diagnose einer **wahrscheinlichen** vaskulären Demenz; **2.** klinische Befunde, die mit der Diagnose einer wahrscheinlichen vaskulären Demenz zu vereinbaren sind; **3.** Befunde, welche die Diagnose einer vaskulären Demenz unsicher od. unwahrscheinlich machen; **4.** Kriterien für die klinische Diagnose einer **möglichen** vaskulären Demenz; **5.** Kriterien für die Diagnose einer **gesicherten** vaskulären Demenz.

Nitra|zepam (INN) *n*: (engl.) *nitrazepam*; Benzodiazepin* mit langer Halbwertzeit; **Wirkung:** stei-

N

gert die Hemmwirkung von GABA; Halbwertzeit 15–30 Std.; **Ind.:** als Schlafmittel*; **Wechselwirkungen:** zentral dämpfende Psychopharmaka, Alkohol, Cimetidin, zentral wirksame Antihypertensiva*, Beta*-Rezeptoren-Blocker, Antikoagulanzien; **Hinweis:** wirksames Schlafmittel; in höherer Dosierung Gefahr von Hangover*.

Nitren|dipin *n*: (engl.) *nitrendipin*; Calcium*-Antagonist vom Dihydropyridintyp; Antihypertensivum; **Hinweis:** deutliche Senkung der Inzidenz von Demenz bei älteren Menschen mit Hypertonie in einer multizentrischen Langzeitstudie (2 Jahre).

Nitrit|in|halanzien (Inhalanzien*) *fpl*: (engl.) *nitrite inhalants, poppers*; zur Steigerung des sexuellen Lustempfindens verwendetes Inhalans* (sog. Schnüffeldroge) auf Nitritbasis (Amylnitrit, Butylnitrit, Isobutylnitrit) mit Muskel relaxierender Wirkung; sehr rascher Wirkungseintritt, Wirkungsdauer wenige Minuten; **UAW:** möglich sind Blutdruckabfall, Schwindel, Tachykardien, Hautveränderungen, Sinusitis, allergische Reaktionen, Kopfschmerz, Methämoglobinämie, Erhöhung des Augeninnendrucks.

NLD: Abk. für (engl.) ***N****onverbal* ***L****earning* ***D****isability Syndrome;* s. Lernstörung, nonverbale.

NLP: Abk. für **N**eurolinguistisches **P**rogrammieren; von Richard Bandler u. John Grindler durch Beobachtung der Psychotherapeuten Carl Rogers, Virgnia Satir, Fritz Perls u. Milton Erickson in den 70er Jahren des 20. Jahrhunderts entwickelte Methode zur positiven u. effektiven Beeinflussung der inneren Einstellung u. des Verhaltens unter Einbeziehung wesentlicher Elemente aus der Gestalt-* u. Familientherapie* sowie der Hypnose*; NLP versteht sich als ressourcenorientiertes therapeutisch u. nicht therapeutisch nutzbares Kommunikations- u. Veränderungsmodell, das unter Einbeziehung des Unbewussten* die Muster untersucht, die aus der Interaktion von Gehirn, Sprache u. Körper entstehen u. auf denen sowohl effektives als auch ineffektives Verhalten basiert. Beispiele für **Vorannahmen** sind: **1.** „Verhalten beruht immer auf einer dahinter liegenden positiven Absicht für das Individuum"; **2.** „es gibt keine Widerstände, nur Feedback". Charakteristisch für NLP ist die Operationalisierung der Herstellung von Rapport* durch „pacing" u. „leading" (folgen u. führen) sowie die Typisierung von Repräsentationssystemen im Individuum durch Analyse der Verbalisierungen (VAKOG: visuell, auditiv, kinästhetisch, olfaktorisch, gustatorisch); **Meth.:** Beispiele für Einzelstrategien im therap. Kontakt: **1.** Beachtung der Augenbewegungen u. Körpersprache beim Patienten (nonverbal); **2.** hypnotische Sprachformen; **3.** Verwendung von symbolischen Handlungen; **4.** Reframing*; **5.** Ankern (Kopplung von Sinneseindrücken mit Erfahrung; s. Konditionierung, klassische); **6.** imaginative Strategien (s. Hypnotherapie); Beispiel für eine komplexe NLP-Methode ist „Time-Line": emotionsaufdeckend wirkende verhaltenstherapeutische u. imaginative Strategie, bei der sich der Patient seinen Lebensverlauf individuell als Linie im Raum vorstellt, auf der er sich entlang in beide Richtungen gedanklich bewegt od. die er von einer Metaposition aus betrachtet, um sich mit einer Fragestellung im Hintergrund individuell wichtigen Lebensstationen zu widmen. **Anw.:** NLP ist geeignet als Selbsterfahrungsstrategie für Gesunde u. postuliert Wirksamkeit bei leichteren psychischen Störungen; einzelne Strategien aus dem NLP sind auch bei schweren psychiatrischen Erkrankungen i. R. einer kognitiven Verhaltenstherapie* einsetzbar; Anw. möglichst nur durch ausgebildete Therapeuten; **Hinweis: 1.** bei Psychose od. schweren Depressionen kontraindiziert; **2.** missbräuchliche, manipulative Verwendung der Techniken durch angelernte Laien ist möglich; Vorurteil der „Manipulation" bei NLP durch starke Operationalisierung, inhärenten Pragmatismus u. aufgrund der Bez. „Programmieren" im Namen dieser therap. Modellbildung; einzelne imaginative Techniken (z. B. Time-Line) haben ohne Rückbezug auf NLP als Ursprung Eingang in die moderne Verhaltenstherapie gefunden. **Wirksamkeit:** Wirksamkeitsnachweise als Heilbehandlung bei psychischen Störungen fehlen, einzelne Annahmen der Theorie (z. B. zu den Augenbewegungen) gelten als falsifiziert.

NMDA-Ant|agonisten (Antagonist*) *m pl*: Kurzbez. für **N**-**M**ethyl-**D**-**A**spartat-Antagonisten; (engl.) *NMDA antagonists*; NMDA*-Rezeptor-Antagonisten.

NMDA-Re|zeptor-Ant|agonisten (Rezeptoren*; Antagonist*) *m pl*: Kurzbez. für **N**-**M**ethyl-**D**-**A**spartat-Rezeptor-Antagonisten; (engl.) *NMDA receptor antagonists*; syn. NMDA-Antagonisten; Substanzen, die aufgrund der Hemmung des NMDA*-Rezeptors als Antiepileptika*, Antiparkinsonmittel*, Antidementiva* u. Analgetika* eingesetzt werden können bzw. entwickelt werden; **Wirkung:** nichtkompetitiver Antagonismus am N-Methyl-D-Aspartat-Rezeptor (Glutamat*-Rezeptor-Subtyp); **Vertreter:** z. B. Memantin* als Antidementivum: Verringerung des intrazellulären Calciumanstiegs u. Schutz vor Exzitotoxizität; Amantadin-Derivate (s. Amantadin) als Antiparkinsonmittel: Verringerung der krankheitsbedingten Störung des Gleichgewichts zwischen dopaminerger Hemmung u. glutamaterger Stimulation cholinerger Neurone; Ketamin*, Acamprosat*.

NMDA-Re|zeptoren (Rezeptoren*): Kurzbez. für **N**-**M**ethyl-**D**-**A**spartat-Rezeptoren; ionotrope, tetramere Rezeptoren, welche die erregenden Effekte des Neurotransmitters L-Glutamat* im ZNS vermitteln u. nach ihrem spezifischen Liganden benannt sind; bestehen aus mehreren, funktionell differenten Untereinheiten, die in jeweils unterschiedlichen Anteilen vorliegen können (NMDAR1, NMDAR1A, NMDAR2B); multipel sensitive Rezeptoren (neben Glutamat für elektrische Spannung; durchlässig für Natrium, Kalium, Cal-

N

cium) mit besonders hoher Rezeptordichte im Hippocampus; **klin. Bedeutung: 1.** relevanter Faktor bei der Langzeitpotenzierung (s. LTP) u. der Entwicklung neuronaler Plastizität*; **2.** Auslösung psychotischer Symptome durch NMDA*-Rezeptor-Antagonisten (z. B. Phencyclidin*) möglich; **3.** Auslösung von Negativsymptomatik durch NMDA*-Rezeptor-Antagonist Ketamin; **4.** reduzierte Aktivität des NMDA-Rezeptors: pharmakologisches Modell für Schizophrenie (s. Glutamat-Hypothese).

NNH: Abk. für (engl.) *Number* **N**eeded to **H**arm.*

NNT: Abk. für (engl.) *Number* **N**eeded to **T**reat.*

Nocebo-Ef|fekt (lat. nocebo ich werde schaden; Effektivität*) *m*: (engl.) *nocebo effect*; sog. negativer Placebo-Effekt; Wahrnehmung eines der Gesundheit abträglichen, unerwünschten Effekts einer Behandlungsmaßnahme ohne fassbaren Kausalzusammenhang; **Vork.:** u. a. pharmakologisch (z. B. Auftreten von unerwünschten Arzneimittelwirkungen im Placebo-Arm einer Arzneimittelstudie, auch im medizinischen Alltag, z. B. nach Lektüre der Packungsbeilage), toxikologisch, umweltmedizinisch (z. B. bei entsprechenden Medienberichten), anästhesiologisch (Hyperalgesie) u. bei falscher Diagnosestellung. Die Wirkungsmechanismen (u. a. Konditionierung, Suggestion, Erwartungs- u. Lerneffekte, kontextuelle Effekte, Messfehler) entsprechen prinzipiell denen des Placebo*-Effekts, sind jedoch, u. a. aus ethischen Gründen, kaum untersucht. **Hinweis:** Aktuelle Forschungsaktivitäten konzentrieren sich auf neurophysiologische u. hormonale Aspekte bei der Entstehung des Nocebo-Effekts.

Nötigung, sexuelle: (engl.) *sexual harassment*; Bez. für alle erzwungenen sexuellen Handlungen ausgenommen Vergewaltigung*; med. Diagnostik u. Dokumentation wie bei Vergewaltigung. Vgl. Sexualstraftat.

Nokt|ambulismus (lat. nox, noctis Nacht; ambulare wandern) *m*: (engl.) *noctambulation*; Somnambulismus*.

Nominal|skala (lat. nominalis namentlich; Skala*) *f*: (engl.) *nominal scale*; s. Skalenniveau.

nomo|thetisch (gr. νομοτηετικοσ das Gesetzgeben betreffend): (engl.) *nomothetic*; Bez. (W. Windelband) zur Charakterisierung v. a. der Naturwissenschaften; eine Wissenschaft ist nomothetisch, wenn **1.** eines ihrer Hauptziele darin besteht, möglichst allgemein gültige Gesetzesaussagen zu finden; **2.** ihr Satzsystem allgemeine Gesetzeshypothesen, bezogen auf einen Gegenstandsbereich, zur Erklärung von Tatsachen u. (Basis-)Aussagen enthält. Psychologie u. Psychiatrie sind nomothetische (nomologische) Wissenschaften, da es eines ihrer Hauptziele ist, möglichst allgemeine u. statistische Gesetzesaussagen zu formulieren. Vgl. idiographisch.

Non-Compliance (Compliance*) *f*: (engl.) *non-compliance*; Nichtbefolgen von medizinischen Empfehlungen od. mangelhafte Durchführung empfohlener Therapie; **1.** intentional: generelle Ablehnung, verdeckte Verweigerung; **2.** nonintentional: unsachgemäße Verwendung od. Einnahme ohne Indikation. **Urs.:** gestörte Arzt*-Patient-Beziehung, mangelnde kognitive Fertigkeiten, unzureichende Selbststeuerung, ungünstiger Lebenskontext, ungünstige psychobiologische Voraussetzungen für das erwartete Verhalten, psychische Störungen bzw. Einschränkungen. Vgl. Compliance; Empowerment.

non-drug factors (engl. non-drug substanzunabhängig; factor Faktor): substanzunabhängige Wirkfaktoren; Faktoren, die unabhängig von der pharmakologischen Eigenwirkung eines Arzneimittels od. einer Droge die Wirkung dieser Substanz modifizieren, z. B. psychologische Faktoren, Umgebungseffekte (Vigilanz*, emotionale Akzeptanz des Arzneimittels, individuelles Krankheitsmodell*, Einstellung des sozialen Umfeldes gegenüber dem Arzneimittel, Lebensalter, kognitive Leistungsfähigkeit).

NON-NMDA-Re|zeptoren (Rezeptoren*) *m pl*: Kurzbez. für **NON-N-M**ethyl-**D-A**spartat-Rezeptoren; ionotrope (Glutamat*-)Rezeptoren, die nicht zu der Gruppe der NMDA*-Rezeptoren gehören; unterschieden werden AMPA*-Rezeptoren u. Kainat*-Rezeptoren; verantwortlich für die schnellen erregenden postsynaptischen Potentiale nach Glutamat-Ausschüttung.

Non-REM-Schlaf: Kurzbez. für **Non-R**apid-**E**ye-**M**ovements-Schlaf; (engl.) *Non-REM sleep*; NREM-Schlaf, orthodoxer Schlaf; die Schlafstadien* I–IV umfassender Abschnitt des Schlafs*; charakterisch sind Vertiefung des Schlafs u. insbes. langsame Delta-Wellen im EEG* (s. Delta-Schlaf); auch im Non-REM-Schlaf findet wie im REM*-Schlaf durchgängig psychische Aktivität statt. Non-REM-Traumberichte zeigen einen deutlichen Bezug zu Erlebnissen des vergangenen Tages, wobei es sich um eigenständige Erlebnisse handelt, die nicht aus dem REM-Schlaf übernommen werden. Sie sind i. d. R. kürzer u. weniger bizarr als Traumerlebnisse im REM-Schlaf. **Klin. Bedeutung:** Somnambulismus*, Pavor* nocturnus, Bruxismus*; i. R. einer posttraumatischen Belastungsstörung* können im NREM-Schlaf Erinnerungen an das Trauma (Flashbacks*, Alpträume*) auftreten.

Non-Responder: s. Responder.

Non-restraint-System *n*: von John Conolly (1974–1866) in der Mitte des 19. Jahrhunderts erstmals in Hanwell (England) begründetes u. umgesetztes sozialpsychiatrisches Behandlungskonzept, das auf die Anw. körperlichen Zwangs verzichtet, Patienten in kleinen, überschaubaren, nach dem Prinzip der offenen Tür gestalteten Institutionen behandelt u. dazu spezifisch ausgebildetes Personal einsetzt. Vgl. Bicêtre.

Non-Sui|zid-Vertrag (Suizid*): (engl.) *non-suicide contract*; Antisuizid*-Vertrag.

Nonverbal Learning Disability Syndrome: Abk. NLD; s. Lernstörung, nonverbale

N

Noo|psyche (gr. νόος, νοῦς Verstand, Intellekt, Vernunft; Psych-*) *f*: (engl.) *noopsyche*; Bez. (E. Stransky) für den Verstand, die Gesamt der Kognitionen*; Gegensatz: Thymopsyche als Sammelbez. für Bereich der Emotionen*.

Noo|tropika (gr. νόος, νοῦς Verstand, Intellekt, Vernunft) *n pl*: (engl.) *nootropics*; zu den Antidementiva* gehörende Pharmaka, welche die Hirnleistung (i. S. einer Aktivierung gestörter Adaptationsleistungen) v. a. im Alter u. bei Leistungsstörungen verbessern sollen; **Ind.**: unterstützende Therapie chron. hirnorganischer Leistungsstörungen; keine Zulassung zur symptomat. Behandlung der Demenz; **Vertreter:** Piracetam*, Nicergolin*, Dihydroergotoxin*.

Nor|ad|renalin *n*: (engl.) *noradrenaline*; die L-Form von Noradrenalin ist ein in Nebennierenmark u. sympathischem Nervensystem gebildetes hormonal aktives Katecholamin*, das als Neurotransmitter* noradrenerger Nerven an adrenerge Rezeptoren* bindet; **Wirkung:** Sympathomimetikum*; bindet überwiegend an Alpha-1- u. Beta-1-Rezeptoren am Herzen, nur schwache Beta-2-Wirkung auf glatte Muskulatur; dadurch erhöht Noradrenalin den diastolischen u. systolischen Blutdruck sowie die peripheren Gefäßwiderstände, senkt die Herzfrequenz, kontrahiert den Uterus; Noradrenalin wirkt schwächer als Adrenalin auf die glatte Muskulatur von Darm u. Bronchien sowie auf den Stoffwechsel. Noradrenalin steht im Zusammenhang mit dem Essverhalten u. spielt eine Rolle bei Aufmerksamkeitskontrolle, Arousal* u. Vigilanz*, wodurch es für die sensorische Reaktivität, Lernen u. Gedächtnisfunktionen von Bedeutung ist. **Klin. Bedeutung:** Ein Mangel an Noradrenalin im ZNS, z. B. Arzneimittel bedingt durch Speicherentleerung (Reserpin*) od. Hemmung der Noradrenalinsynthese (Alpha*-Methylparathyrosin) ist pathogenetisch relevant für die Entstehung von affektiven Störungen, insbes. Depression (s. Monoamin-Hypothese) u. von Angst. Vgl. Adrenalin.

N

Nor|adrenalin|mangel-Hypo|these (Hypothese*) *f*: (engl.) *noradrenaline deficiency hypothesis*; s. Monoamin-Hypothese.

Nor|ad|renalin-Re|zeptoren (Rezeptoren*): (engl.) *noradrenaline receptors*; s. Rezeptoren, adrenerge.

Nor|adrenalin-Wieder|aufnahme-Hemmer: (engl.) *selective norepinephrin reuptake inhibitors (Abk. SN(E)RI)*; auch (selektive) Noradrenalin-Rückaufnahme-Inhibitoren (Abk. (S)NARI); Arzneimittel, welche die Wiederaufnahme von Noradrenalin* aus dem synaptischen Spalt in die präsynaptischen Nervenzellen hemmen; **Vertreter:** u. a. indirekt wirkende Sympathomimetika, z. B. Atomoxetin*; Tapentadol*; bestimmte Antidepressiva*: z. B. Reboxetin*.

nor|adren|erg (Erg-*): (engl.) *noradrenergic*; die Wirkung des Noradrenalins* betreffend.

Nor|amido|pyrin *n*: (engl.) *noramidopyrine*; Metamizol*.

Norbeck Social Support Questionnaire: Abk. NSSQ; Selbstbeurteilungsverfahren zur Erfassung der sozialen Unterstützung*; erfasst soziale Netzwerke* u. zusätzliche Informationen über strukturelle interaktionale Netzwerkaspekte; alle im Lebensumfeld bedeutenden Menschen werden gelistet u. auf einer 5-stufigen Skala bewertet, inwieweit diese Person das Gefühl gibt, gemocht od. geliebt zu werden; zusätzlich 9 Fragen zur Qualität der Beziehungen; **Anw.:** bei Erwachsenen; **Testdauer:** ca. 10–20 Minuten.

Nor|dazepam *n*: (engl.) *nordazepam*; syn. Desmethyldiazepam; Benzodiazepin*; aktiver Metabolit von Diazepam*; **Wirkung:** steigert die Hemmwirkung von GABA*; Halbwertzeit: 1–2 Stunden.

Norm (lat. norma Richtschnur, Regel) *f*: **1.** (engl.) *norm, standard*; **statistische** Norm: anhand einer repräsentativen Stichprobe ermittelter Referenzbereich bzw. -wert; (psychische) Störung u. Krankheit kann als Abweichung von der statistischen Norm gesehen werden: krank ist, was in der Häufigkeitsverteilung abweicht u. selten ist; dazu sind Häufigkeitsverteilungen mit Durchschnittswerten u. Cut*-off-Score für die Grenze gesund/krank notwendig; **2. subjektive** Norm: individueller Maßstab aufgrund der eigenen Befindlichkeit für erwartete Verhaltensweisen od. Vorstellungen; Befindlichkeitsstörungen werden ggf. als Kranksein wahrgenommen; meist entscheidender Aspekt für das Krankheitsverhalten*, Betroffene nehmen nur dann eine Behandlung wahr, wenn sie sich unwohl fühlen (Leidensdruck), Selbst- u. Fremddefinition von Krankheit können dabei übereinstimmen, aber auch divergieren; **3. funktionale** Norm: Maßstab für die Fähigkeit einer Person, die durch ihre sozialen Rollen* gegebenen Aufgaben zu erfüllen; Abweichung im Bereich der funktionalen Norm werden Funktionsbeeinträchtigung ersichtlich u. als Krankheit interpretiert; bei verschiedenen somatischen Merkmalen ist der funktionale Normbegriff für eine Krankheitsdefinition sinnvoll (z. B. Funktion der Hand: Greifen; Schmerzen beim Biegen der Finger: Greifen nicht möglich = Krankheit); bei psychischen Funktionen ist eine Funktionsnorm häufig schwierig festzulegen, z. B. Sexualität; **4.** (soziol.) **soziale** (auch gesellschaftliche od. kulturelle) Norm: als verbindlich geltende Regeln für das Zusammenleben von Menschen; innerhalb eines sozialen Wertesystems vorhandene Verhaltensregeln, bei deren Verletzung u. U. negative Sanktionen drohen; Verhaltensweisen, die nicht mit geltenden Normen od. Werten übereinstimmen, werden auch als Devianz* bezeichnet. Störung u. Krankheit können als Abweichung von sozialen Normen (Normverletzung, Normverstoß) gesehen werden; besonders detailliert im sog. **Labeling-Ansatz** nach Scheff formuliert, in dem der Verstoß gegen soziale Normen als wesentlich für die Krankheitsdefinition (insbes. bei Schizophrenie) gesehen wurde (s. Labeling-Theorie). **Hinweis:** Vielfach werden Störungen u. Krankheiten mit Abweichungen von verschiedenen Normen definiert, da die einzelnen Normen allein zur Definition von Krankheit/Gesundheit nicht ausreichen. Vgl. Normalität. **5.** im **Qualitätsmanagement** i. w. S. normative Vorgabe qualitativer od. quantitativer Art bezüglich der Erfüllung vorausgesetzter od. festgelegter Anforderungen an die Qualität; i. e. S. das Regelwerk von Anforderungen der ISO-9000-Familie. Vgl. Normen, testpsychologische.

Normal|druck|hydro|zephalus (Norm*; Hydrozephalus*) *m*: (engl.) *normal pressure hydrocephalus (Abk. NPH)*; syn. normotoner Hydrozephalus; Erweiterung der Hirnventrikel mit (meist) normalem Liquordruck u. charaktistischer klin. Trias; chron. Hydrocephalus internus mit frei kommunizierenden Liquorräumen (Hydrocephalus communicans; s. Hydrozephalus); **Pathophysiol.:** Hirndruck basal normal u. intermittierend erhöht, vermutlich inf. Liquorresorptionsstörung; **Einteilung: 1.** idiopath. NPH (v. a. ab 60. Lebensjahr); **2.** sekundärer NPH (u. a. nach Subarachnoidalblutung*, Schädelhirntrauma*, Meningitis*); **Klin.: 1.** Gangstörung* mit kleinschrittigem, klebendem Gangbild bei guter Beweglichkeit der Beine; **2.** kognitives Defizit bis Demenz*; **3.** Harninkontinenz; **Diagn.: 1.** CT: Seitenventrikelvergrößerung bei i. d. R. fehlender kortikaler Atrophie; frontal betonte, periventrikuläre Hypodensität; **2.** Spinal-tap-Test; ggf. Liquorinfusionstest (kontinuierl. Volumenbelastung des Liquorraums unter Hirndruckmessung zur Berechnung des bei NPH erhöhten Liquorabflusswiderstands) od. kontinuierl. Hirndruckmessung (Nachweis der intermittierenden ICP-Erhöhung mit typ. Oszillation); **Ther.: 1.** konservativ: wiederholte therap. Lumbalpunktion; **2.** operativ: Ventrikeldrainage (v. a. ventrikuloperitonealer Shunt; s. Abb.).

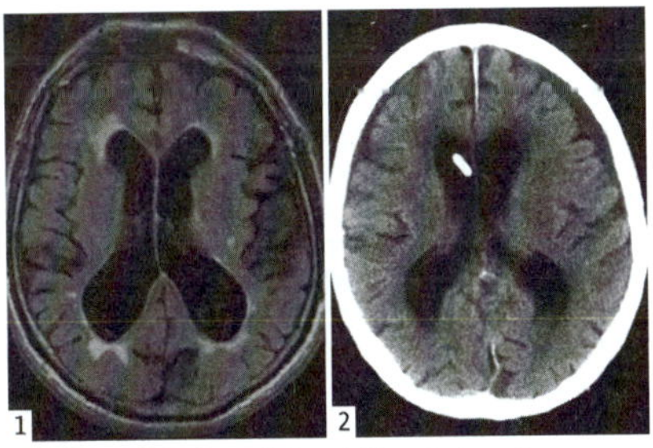

Normaldruckhydrozephalus: 1: Ventrikelerweiterung u. periventrikuläre Signalintensitätssteigerung (MRT, T2 gewichtet); 2: Ventrikelgrößenabnahme nach ventrikuloperitonealer Shuntanlage (CT; Ventrikelkatheter im Vorderhorn sichtbar) [7]

Normalisierungs|psychose (Norm*; Psych-*; -osis*) *f*: (engl.) *alternative psychosis*; s. Alternativpsychose.

Normalität (Norm*) *f*: (engl.) *normality*; liegt vor, wenn sich Eigenschaften eines Individuums, einer Gruppe, einer Verhaltensweise od. des Verlaufs von Prozessen (z. B. von Krankheiten) i. S. des Durchschnittlichen, Üblichen od. des Gesunden bewegen (Gegensatz: Abnormität); umgangssprachlich wird Normalität auch gleichgesetzt mit der Qualität sozialer Anpassung, d. h. wertend i. S. der Erfüllung sozialer Normen*.

Normalitäts|annahme (Norm*): (engl.) *normality presumption*; diagnostisches Instrument mit dem Ziel, Kinder mit einer umschriebenen Entwicklungsstörung* von behinderten od. deprivierten Kindern abzugrenzen; verlangt normale Intelligenz, fehlende Sinnesschädigung, fehlende neurol. Erkrankungen (z. B. Epilepsie* od. Zerebralparese) sowie angemessene Förderung; neben der Diskrepanzannahme* Voraussetzung für die Diagn. einer umschriebenen Entwicklungsstörung.

Normal|plot (Norm*): (engl.) *normal plot*; Quantilendiagramm zur Überprüfung der Normalverteilungsannahme; kann zur graphischen Darstellung der Abweichung einer Stichprobe von der Normalverteilung (s. Wahrscheinlichkeitsverteilung) verwendet werden; die beobachteten Werte werden gegen die erwarteten Normalwerte od. gegen die Residuen dargestellt. Die Signifikanz der Abweichung von der Normalverteilung kann statistisch getestet werden.

Normal|verteilung (Norm*): (engl.) *normal distribution*; s. Wahrscheinlichkeitsverteilung.

Norm|bewusstsein (Norm*): (engl.) *norm awareness*; Kenntnis (u. Akzeptanz*) der geltenden Normen*.

Normen, test|psychologische (Norm*) *fpl*: (engl.) *psychological test norms*; Vergleichswerte in Form von Kennzahlen, die es erlauben, das Verhältnis eines individuellen Testwerts zu den Ergebnissen einer Stichprobe abzubilden; werden angegeben als **1.** Rohwerte; **2.** transformierte Werte: **a)** Äquivalentnorm: Zuordnung einer Testleistung zu einem Zeitäquivalent, z. B. Zuordnung des Ergebnisses eines Entwicklungstests zu einem Entwicklungsalter*, das dann mit dem realen Alter verglichen werden kann; **b)** Variabilitäts- od. Abweichungsnorm: Zuordnung eines Standardwerts zu einem Rohwert, der angibt, wie weit dieser Testwert vom mittleren Standardwert der Eichstichprobe entfernt ist; **c)** Prozentränge: Angabe zum relativen Anteil von Probanden in der Normstichprobe, deren Werte unterhalb bzw. oberhalb eines Testwerts liegen. Vgl. Normskalen.

Normierung (Norm*): (engl.) *standardization*; Bez. für Verfahren, welche die Vergleichbarkeit od. Interpretation erleichtern sollen; z. B. kann die Altersverteilung versch. Stichproben normiert werden, um die Stichproben vergleichbarer zu machen; gilt als Nebengütekriterium psychol. Tests (s. Testgütekriterien).

Norm|skalen (Norm*; Skala*) *fpl*: (engl.) *norm scales*; Skalensysteme, in denen Variabilitäts- od. Abweichungsnormen (s. Normen, testpsychologische) ausgedrückt werden; gängige Normskalen: s. Tab.; durch Normskalen ermittelte Werte sind auch

Normskalen
Auswahl

Skala	Mittelwert	Standardabweichung	üblicher Wertebereich[1]
T-Werte	50	10	20–80
Z-Werte/Standardwerte	100	10	70–130
z-Werte	0	1	–3 bis 3
IQ	100	15	55–145
Zentile	5	2	–1 bis 11
Stanine	5	2	1–9

[1] Mittelwert ± 3 Standardabweichungen

über einen spezifischen Test hinaus aussagekräftig u. vergleichbar; der Einsatzbereich versch. Normskalen ist häufig historisch bedingt, z. B. verwenden viele klinisch-psychologische Tests T-Werte; Stanine-Werte sind im Bereich Schulleistungstests verbreitet; z-Werte werden in der Psychologie u. anderen Wissenschaftsbereichen verwendet.

Nor|pseudo|ephedrin *n*: (engl.) *norpseudoephedrine*; s. Cathin.

Nor|triptylin (INN) *n*: (engl.) *nortriptyline*; tricyclisches Antidepressivum* mit geringer sedierender Wirkung.

N

Noscapin *n*: (engl.) *noscapine*; syn. Narcotin; Alkaloid des Schlafmohns*, v. a. am Sigma-Rezeptor (s. Opioid-Rezeptoren) wirksam; **Ind.:** Antitussivum bei akutem od. chronischem Husten unterschiedl. Ursache; **Kontraind.:** Infektion der Atemwege mit starker Sekretbildung; **Wechselwirkungen:** Sekretstau bei gleichzeitiger Gabe eines Sekretolytikums, Verschlechterung der Vigilanz bei Kombination mit zentral dämpfenden Substanzen; **UAW:** Kopfschmerz, Schwindelgefühl, Übelkeit, Exanthem; **Hinweis:** kein Abhängigkeitsrisiko.

NOSGER: Abk. für (engl.) ***N****urses** ***O****bservation* ***S****cale for* ***Ger****iatric Patients*.

NOSIE: Abk. für (engl.) ***N****urses** ***O****bservation* ***S****cale for* ***I****npatient* ***E****valuation*.

Noso-: Wortteil mit der Bedeutung Krankheit; von gr. νόσος.

Noso|logie (Noso-*; -log*) *f*: (engl.) *nosology*; Krankheitslehre; systematische Einordnung u. Beschreibung der Krankheiten.

Noso|phobie (Noso-*; Phobie*) *f*: (engl.) *nosophobia*; syn. Pathophobie; alte Bez. für übermäßige od. irrationale Angst, eine körperl. Krankheit zu haben od. eine solche zu bekommen; vgl. Störung, hypochondrische.

Notfall|psycho|logie (Psych-*; -log*) *f*: (engl.) *psychological emergency interventions*; salutogenetische psychosoziale Interventionsmaßnahmen nach Großschadensereignissen (z. B. Flugzeugabsturz, Verkehrs- od. Arbeitsunfall, Industriekatastrophe), die sich an Betroffene (Primäropfer) u. Helferpersonen (Primär- od. Sekundäropfer) richten u. individuelle Reaktionsweisen (z. B. Erinnerungsvermeidungswunsch) berücksichtigen, z. B. Beruhigung der psychischen u. physiologischen Erregung, Behandlung der akuten Belastungsstörung* u. evtl. psychotherap. Frühintervention; umfasst i. w. S. auch Maßnahmen zur Vorbereitung auf kritische Ereignisse durch Simulation derselben u. Vermittlung genauer Verhaltensregeln; **Ziel:** Vermeidung von psychischer Dekompensation (akute Belastungsstörung) u. Prävention sowie Bewältigung von posttraumatischen Belastungsstörungen*, traumabedingten Anpassungsstörungen* u. a. nach Erleben einer Extremsituation; **Maßnahmen:** nicht pathologisierende Beratung der Betroffenen zeitnah (24–72 Std. nach dem Ereignis) zur Vermeidung eine späteren Fehlverarbeitung des Ereignisses; stufenweise: **1.** Zuweisung eines persönl. Ansprechpartners (sog. 1-zu-1-Betreuung) sofort nach dem Ereignis; **2.** psychol. Krisenmanagement mit Erhebung von Lebenssituation u. Risikofaktoren (z. B. frühere Traumatisierung) beim Betroffenen sowie mit psychol. Defusing (Entschärfung der Erstreaktion) u. (Psychological) Debriefing* (gezieltes Gespräch über die Extremerfahrung); **3.** ambulantes od. stationäres Trauma-Bewältigungsprogramm (s. Traumatherapie); **4.** Weiterbetreuung (optional); **Hinweis:** Bei Auftreten eines Traumas* findet ein Übergang vom salutogenetischen Ansatz zum psychotherap. Verfahren statt; Gefahr der Retraumatisierung v. a. im Rahmen des Gesprächs über das Trauma; Notfallpsychologie mit dem zentralen Verfahren des Debriefing* ist umstritten, da randomisierte Studien an Erwachsenen positive, keine od. negative Effekte durch Sekundärtraumatisierung zeigen. Vgl. Krisenintervention; Critical Incident Stress Debriefing.

Not|stand, recht|fertigender: (engl.) *necessity as justification*; liegt vor, wenn ein Täter eine Tat begeht, indem er ein Rechtsgut (z. B. Leben, Leib,

Freiheit, Ehre, Eigentum) zugunsten eines höherwertigen Interesses verletzt, um dadurch eine gegenwärtige Gefahr von sich od. einem Anderen abzuwenden (§ 34 StGB); der rechtfertigende Notstand ist ein Rechtfertigungsgrund. Wer aufgrund eines rechtfertigenden Notstands handelt, bleibt straffrei. Es muss eine Interessenabwägung stattfinden mit dem Ergebnis, dass das geschützte Interesse das beeinträchtigte Interesse wesentlich überwiegt. Anerkannte Fälle des rechtfertigenden Notstands sind u. a. das zeitweilige Einschließen eines Menschen mit geistiger Behinderung in familiärer Selbsthilfe, Überschreitung der Höchstgeschwindigkeit bei einem dringenden Krankentransport, Informationen über die Krankheit eines weggelaufenen Heimbewohners an die Polizei, Information über die Suizidalität eines aus der psychiatrischen Klinik weggelaufenen Patienten an die Polizei, zeitweilige Fixierung eines verwirrten Patienten zur Abwendung von Selbst- u. Fremdgefährdung od. indirekte aktive Sterbehilfe* zur Schmerzlinderung mit lebensverkürzender Nebenwirkung.

Nottingham Health Profile: Abk. NHP; standardisiertes Selbstbeurteilungsverfahren zur Erfassung des subjektiven Gesundheitszustands, insbes. von Patienten mit körperlichen od. funktionellen Erkrankungen; umfasst 38 Items (Selbstaussagen) zu physischen, sozialen u. emotionalen Gesundheitsproblemen bezogen auf 6 Dimensionen: physische Mobilität, Schmerz, Schlafstörungen, soziale Isolation, emotionale Beeinträchtigung u. Energieverlust; es existiert eine deutsche Version; auch Erhebung durch Interviewer; **Anw.:** ab 16 Jahren; zur Messung von Dimensionen der Lebensqualität*; **Testdauer:** ca. 10 Minuten.

Novamin|sulfon *n*: (engl.) *novaminsulphone*; Metamizol*.

Noxe (lat. noxa Schaden) *f*: (engl.) *noxa*; Schadstoff, schädigendes Agens, krankheitserregende Ursache; **Noxenunspezifität** im Kontext psychischer Störungen u. psychiatrischer Erkrankungen: Psychische Störungen können unabhängig von der Ursache zu gleichen Symptomen u. Syndromen führen; dieselbe Ursache kann versch. psychiatrische Erkrankungen hervorrufen. Unterschiedliche Noxen wie z. B. Alkohol, LSD, Amphetamine können akute Psychosen auslösen, die trotz der unterschiedlichen Ursachen phänomenologisch identisch sein können.

Noxip|tilin (INN) *n*: (engl.) *noxiptiline*; nicht mehr im Handel befindliches tricyclisches Antidepressivum*.

Nozi|zeption (lat. nocere schaden; capere, captus nehmen, fassen) *f*: (engl.) *nociception*; Wahrnehmung eines Schmerzreizes; s. Schmerz-Sensoren.

Nozi|zeptoren (lat. nocere schaden; cipere, ceptus nehmen, empfangen) *m pl*: (engl.) *noziceptors*; Schmerz*-Sensoren.

NPI: Abk. für (engl.) ***N**euro**p**sychiatric* **I**nventory*.

NPY: Abk. für **N**euro**p**eptid* **Y**.

NREM-Schlaf: s. Non-REM-Schlaf.

NRG: Abk. für **N**eu**r**e**g**ulin*.

NSAID: Abk. für (engl.) ***n**on**s**teroidal **a**nt**i**inflammatory **d**rugs*; s. Antiphlogistika, nichtsteroidale.

NSAR: Abk. für **n**icht**s**teroidale **A**nti**r**heumatika; nichtsteroidale Antiphlogistika*.

NSE: Abk. für **N**euronen **s**pezifische **E**nolase*.

NSMRI: Abk. für (engl.) ***n**on **s**elective **m**onoamine **r**euptake **i**nhibitors*; nichtselektive Monoamin-Wiederaufnahme-Hemmer; s. Antidepressiva.

NSSQ: Abk. für (engl.) ***N**orbeck* **S**ocial **S**upport **Q**uestionnaire*.

NSSV: Abk. für **n**icht**s**uizidales **s**elbstverletzendes **V**erhalten; s. Selbstverletzung.

NTS: Abk. für (engl.) ***N**arcissm* **T**rait **S**cale*.

Nucl-: auch Nukl-; Wortteil mit der Bedeutung Kern, Zellkern; von lat. nucleus.

Nuclei raphae (Nucl-*) *m pl*: (engl.) *nuclei raphae*; s. Raphekerne.

Nuclei thalami (Nucl-*) *m pl*: (engl.) *nuclei of thalamus*; Kerne des Thalamus*; unterschieden werden: **1.** Nuclei anteriores thalami: wichtige Relaisstationen des limbischen Systems*; projizieren triebhafte u. affektive Impulse zum Gyrus cinguli; **2.** Nuclei dorsales thalami: Assoziationskerne der subkortikalen Sehrinde*; haben Verbindungen zum Frontal-, Parietal- u. Okzipitallappen, zum Nucleus reticularis thalami u. zum Putamen; **3.** Nuclei intralaminares thalami; **4.** Nuclei ventrales thalami: hintere u. mittlere Kerngruppen: Schaltstationen für sensible u. sensorische Bahnen aus der Peripherie, die als Tractus thalamocorticalis zum Gyrus postcentralis fortgesetzt werden; vordere Kerngruppen: erhalten Erregungen vom Pallidum, Kleinhirn, Nucleus interstitialis, die an den motorischen Kortex weitergegeben werden; **5.** Nucleus centromedianus thalami: Verbindungen zum Corpus striatum, den umgebenden Thalamuskernen u. zum Globus pallidus; **6.** Nucleus reticularis thalami; s. Thalamus (Abb. 2 dort).

Nucleus (lat. nucleus Nervenkern) *m*: **1.** (engl.) *nucleus*; (anat.) Ansammlung von Nervenzellen* im ZNS in Nervenzellverbünden mit einer gemeinsamen biochemischen (z. B. gleicher Neurotransmitter, u. a. bei Raphekernen) od. anatomischen Eigenschaft (z. B. Projektion auf den selben Zielort, u. a. bei Nucleus suprachiasmaticus). **2.** (engl.) *karyon*; (histol.) Zellkern.

Nucleus ac|cumbens (Nucl-*) *m*: (engl.) *nucleus accumbens*; im rostralen ventromedialen Teil des Corpus* striatum gelegene Struktur des Belohnungssystems* (Abb. dort); bildet zusammen mit dem ventralen Corpus striatum u. dem ventralen Globus* pallidus das limbisch-motivationale System als Teil der ventralen Schleife zwischen Basalganglien, Kortex u. Thalamus; spielt eine Schlüsselrolle im Belohnungssystem u. bei der Entstehung von Abhängigkeit* (s. Abhängigkeitspotential), v. a. bezüglich des Erkennens des Belohnungswertes eines Objektes od. einer Handlung. Der Nucleus accumbens ist u. a. dopaminerg innerviert, die Stimulation dieses Systems wird für die Entwicklung von euphorisierenden Gefühlen (s. Euphorie) verantwortlich gemacht.

Nucleus caudatus (Nucl-*) *m*: (engl.) *caudate nucleus*; dem Telencephalon* angehörender langgestreckter Kern, der zu den Basalganglien* gehört, Kerngebiet des extrapyramidalen Systems*; **Anat.:** der Kopfteil (Caput) bildet die Seitenwand des Vorderhorns des Seitenventrikels, der mittlere Abschnitt (Corpus) liegt dem Thalamus an, der Schweif (Cauda) biegt nach unten u. vorn um u. begleitet das Unterhorn des Seitenventrikels; bildet zusammen mit dem Putamen* das Corpus* striatum; s. Globus pallidus (Abb. dort). **Klin. Bedeutung:** Bei Schädigungen des dorsolateralen Nucleus caudatus treten z. T. hemiballistische od. choreatische Bewegungsstörungen* der kontralateralen Seite auf. Vgl. Caudatumkopfatrophie.

Nucleus geniculatus (Nucl-*) *m*: (engl.) *nucleus geniculatus*; Kerngebiet des Thalamus* (s. Nuclei thalami), welches in Nucleus geniculatus lateralis u. medialis eingeteilt wird; Nucleus geniculatus lateralis leitet visuelle Reize (Form- u. Bewegungssehen) an die Sehrinde* (Brodmann-Areal 17) weiter. Die Pars ventralis des Nucleus geniculatus medialis ordnet u. leitet akustische Reize in die primäre Hörrinde der Heschl-Querwindung weiter (s. Hörzentrum), die Pars dorsalis leitet nicht tonographisch geordnete akustische Reize in die akustischen Assoziationsfelder (Brodmann-Areal 52) weiter. Sensible Afferenzen aus dem Lemniscus medialis u. dem Tractus spino-thalamicus ziehen zur multimodalen Rinde um das akustische Rindenfeld (Brodmann-Areal 22).

N

Nucleus para|ventricularis (Nucl-*) *m*: (engl.) *paraventricular nucleus*; vegetatives Kerngebiet im Diencephalon*.

Nucleus ruber (Nucl-*) *m*: (engl.) *red nucleus*; Kern im Tegmentum* mesencephali; Teil des extrapyramidalen Systems*.

Nucleus sub|thalamicus (Nucl-*) *m*: (engl.) *nucleus subthalamicus*; Luys-Körper; zum extrapyramidalen System* gehörender Kern im Diencephalon*; **klin. Bedeutung: 1.** bei Schädigung kommt es zum Ballismus*; **2.** Zielregion bei der therapeutischen Tiefenhirnstimulation* bei Parkinson-Syndrom.

Nucleus supra|chiasmaticus (Nucl-*) *m*: (engl.) *suprachiasmatic nucleus (Abk. SCN)*; Kerngebiet im ventralen Hypothalamus* unter dem 3. Ventrikel über dem Chiasma* opticum; enthält 2 photische Eingänge, eine direkte Projektion von der Netzhaut über den retinohypothalamischen Trakt (Abk. RHT), eine indirekte Projektion vom Corpus geniculatum laterale über den geniculohypothalamischen Trakt (Abk. GHT) sowie eine serotonerge Projektion vom Nucleus raphe; **Einteilung: 1.** ventrolateraler Bereich: Neurotransmitter u. a. Neuropeptid* Y; hier enden viele Axone anderer Gehirnareale sowie die direkte photische Projektion von der Netzhaut; **2.** dorsomedialer Bereich: große Anzahl von Vasopressin-Neuronen; von hier ziehen Axone zu versch. anderen Arealen des Hypothalamus; **Funktion:** steuert Vielzahl von Körperfunktionen, z. B. Schlaf*-Wach-Rhythmus, Körpertemperatur, Sekretion von Melatonin* u. Aktivität; maßgeblich für zirkadianen Rhythmus* von Säugetieren.

Nürnberger Alters-Inventar *n*: Abk. NAI; Testbatterie zur Beurteilung der individuellen psychischen Alterung u. deren Auswirkung in den Bereichen kognitive Leistungsfähigkeit, Verhalten, Befindlichkeit u. Selbstbild im hohen Lebensalter; **Testbestandteile: 1.** Fremdbeurteilung durch Einschätzung Angehöriger u. Pflegender zum Grad der Pflegebedürftigkeit sowie Persönlichkeitsrating durch den Testleiter; Tests: Nürnberger Altersrating, Nürnberger Alters-Beobachtungsskala; **2.** Selbstbeurteilung der allgemeinen Befindlichkeit u. Erfassung des Aktivitätsradius; Tests: Nürnberger Alters-Selbstbeurteilungsskala, Nürnberger Selbsteinschätzungsliste, Nürnberger Alters-Aktivitäten-Skala, Nürnberger Alters-Fragebogen, Nürnberger Lebensqualitäts-Fragebogen; **3.** Erfassung kognitiver Leistungen (Leistungstempo, Aufmerksamkeit, Informationsorganisation, visuell-motorische Koordination, optisch-verbale Informationsverarbeitung, Gedächtnistests); Tests: Zahlen*-Verbindungs-Test, Labyrinthtest*, Zahlen-Symbol-Test, Farb-Wort-Test, Zahlen nachsprechen, Satz nachsprechen, Wortliste, Bildertest, Wortpaare, Figurentest, Latentes Lernen; vgl. Hamburg-Wechsler-Intelligenztest für Erwachsene; Hamburg-Wechsler-Intelligenztest für Kinder; **Anw.:** bei älteren Menschen zur Status- u. Verlaufsdiagnostik, DD (unauffälliger/pathol. Altersverlauf), Evaluation von Therapiemaßnahmen, prognostische Fragestellungen, Grundlagenstudien; **Testdauer:** ca. 45 Minuten.

Nukleosid|analoga *n pl*: (engl.) *nucleoside analogues*; strukturähnliche Verbindungen der Nukleoside, welche die DNA-Synthese kompetitiv hemmen; **Einteilung: 1.** Virostatika*; **2.** Zytostatika*.

Nukleo|som *n*: (engl.) *nucleosome*; sich wiederholende morphol. Grundeinheit des Chromatins aus ca. 146 DNA-Basenpaaren, die sich in etwa 1,8 Windungen um ein Oktamer aus Histonen* wickeln.

Null-Hypo|these (Hypothese*) *f*: (engl.) *null hypothesis*; s. Hypothese.

Number Needed to Harm: Abk. NNH; Anzahl der Behandlungsvorgänge, die statistisch notwendig sind, um bei einem Patienten einen (Nebenwirkungs-, Komplikations-)Schaden zu verursachen; vgl. Number Needed to Treat.

Number Needed to Treat: Abk. NNT; Anzahl der Personen, die über einen zu bestimmenden Zeitraum behandelt werden müssen, um ein Ereignis zu verhindern, das mit der Kontrollbehandlung (meist Placebo*) eintritt; verhindert die Behandlung im besten Fall bei jedem Patienten das Ereignis, ist NNT 1; kann als Kehrwert der Risikodifferenz* berechnet werden; wichtiger Indikator für medizinische Studien, z. B. zur Wirksamkeit von Arzneimitteln. **Hinweis:** setzt kategoriale Definition des Therapieergebnisses (z. B. Responder/Non-Responder) voraus.

Numbing (engl. numbing betäubend): (engl.) *numbing*; Bez. für emotionale Taubheit mit eingeschränkter Empfindungs- u. Ausdrucksfähigkeit bis hin zur Empfindungslosigkeit mit Entfremdungsgefühlen gegenüber anderen Menschen u. Interessenlosigkeit; **Vork.:** bei akuter Belastungsstörung* u. posttraumatischer Belastungsstörung*. Vgl. Alexithymie.

Nurses Observation Scale for Geriatric Patients: Abk. NOSGER; Fremdbeurteilungsverfahren zur ersten Erfassung von Demenz* durch Beobachtungen des Pflegepersonals bei geriatrischen Patienten; umfasst 30 Items aus 6 Bereichen: Gedächtnis, Aktivitäten* des täglichen Lebens (Instrumental Activities of Daily Life, Abk. IADL), Körperpflege (Activities of Daily Life, Abk. ADL), Stimmung, soziales Verhalten, störendes Verhalten. **Anw.:** Screeningverfahren für Demenz; **Testdauer:** ca. 10 Minuten.

Nurses Observation Scale for Inpatient Evaluation: Abk. NOSIE; Fremdbeurteilungsverfahren zur Erfassung des Verhaltens hospitalisierter Patienten; Einschätzung durch Pflegepersonal möglich; umfasst 30 Items zu den Bereichen Anpassungsfähigkeit, soziales Interesse, Sauberkeit, Reizbarkeit, manifeste Psychose, Retardierung, Depression; beurteilt die Auftretenshäufigkeit einzelner Verhaltensweisen während der letzten 3 Tage anhand 5-stufiger Skala; **Anw.:** Verlaufsuntersuchungen u. Therapieerfolgsmessung bei hospitalisierten Erwachsenen u. geriatrischen Patienten; **Testdauer:** 15 Minuten.

Nutzen: (engl.) *utility*; Maß für die Fähigkeit eines Produktes od. einer Leistung (z. B. Beratung, Psychotherapie), die Bedürfnisse eines Akteurs (z. B. Patient, Krankenkasse, Arbeitgeber) zu befriedigen; Vergrößerung eines Wertevorrats od. Verkleinerung eines Werteverlustes; **Nutzenberechnung:** Quantifizierung des Nutzens eines Produktes od. einer Leistung.

NVLT: Abk. für Verbaler* und **n**onverbaler **L**ern**t**est.

NW: Abk. für **N**eben**w**irkung*; vgl. Arzneimittelwirkung, unerwünschte.

Nykt|al|opie (gr. νύξ, νυκτός Nacht; ἀλαός blind) *f*: (engl.) *nyctalopia, Nachtblindheit*; eingeschränkte Sehfähigkeit in der Dämmerung u. im Dunkeln; **Urs.:** meist vererbter teilweiser od. völliger Ausfall des Stäbchensehens; **Vork.:** als stationäre (Oguchi-Syndrom: autosomal-rezessiv erbl. mit weiß-grauer Verfärbung des Augenhintergrunds u. goldgelbem Fundusreflex; nach langer Dunkeladaptation bilden sich die Netzhautveränderungen zurück) u. progressive (z. B. Retinopathia* pigmentosa) Form; auch bei tapetoretinaler Degeneration der Netzhaut, Vitamin-A-Mangel, ausgedehnten Narben in der Netzhautperipherie. Vgl. Hemeralopie.

Nykto|phobie (gr. νύξ, νυκτός Nacht; Phobie*) *f*: (engl.) *nyctophobia*; übertriebene Furcht vor Dunkelheit od. Nacht; **Vork.:** als Entwicklungsangst* bei Kindern (Dunkelangst), spezifische Phobie* od. im Rahmen anderer Angststörungen*.

Nystagmus (gr. νυστάζειν schläfrig blinzeln) *m*: (engl.) *nystagmus*; sog. Augenzittern; unwillkürliche, rhythmische, okuläre Oszillationen; als Rucknystagmus mit langsamer u. die Richtung des Nystagmus bezeichnender schneller Phase od. als Pendelnystagmus mit gleich schnellen Augenbewegungen in beiden Richtungen (s. Abb.); **Formen: 1. physiologischer** od. experimentell ausgelöster Nystagmus: u. a. **a)** optokinet. Nystagmus: durch Bewegung großflächiger opt. Reize ausgelöster Rucknystagmus, z. B. als sog. Eisenbahnnystagmus; **b)** vestibulärer Nystagmus: Drehnystagmus: Rucknystagmus inf. mechan. Reizung des Labyrinths durch Drehbeschleunigung od. thermischer (kalor.) Nystagmus nach therm. Reizung des Labyrinths; **2. pathologischer** Nystagmus: u. a. **a)** Blickrichtungsnystagmus: Rucknystagmus, der bei Blick in eine best. Richtung auftritt u. Ausdruck einer toxischen od. läsionalen Störung der willkürl. Blickhaltung in Hirnstamm bzw. Cerebellum ist; Sonderform: u. a. blickparetischer Nystagmus bei (konjugierter) Blicklähmung*; **b)** vestibulärer Spontannystagmus: horizontaler Rucknystagmus (mit rotatorischer Komponente) zur Gegenseite des peripher-vestibulären Ausfalls in Primärposition inf. einer Imbalance des Vestibulartonus; **c)** Lagenystagmus: Nystagmus in Abhängigkeit von der Kopflage; Vork. v. a. bei zentral-vestibulären Läsionen im Hirnstamm od. Cerebellum, Intoxikationen, Menière*-Krankheit, Labyrinthfistel; **d)** Lagerungsnystagmus: durch Lagerungsmanöver (Hallpike-Test) ausgelöster, mit wenigen Sekunden Latenz einsetzender u. innerhalb einer Minute abklingender Nystagmus, als Begleiterscheinung des gutartigen paroxysmalen Lagerungsschwindels (s. Schwindel); **e)** erworbener Pendelnystagmus mit horizontaler, vertikaler u. rotator. Komponente, häufig als elliptischer

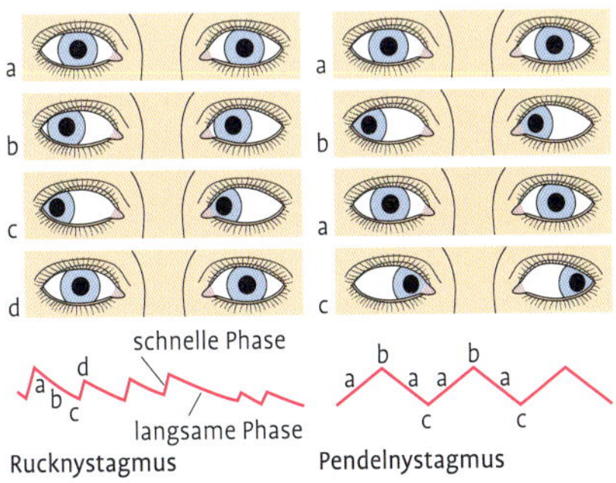

Nystagmus: Ruck- u. Pendelnystagmus

Nystagmus (mit elliptischen Bewegungen der Bulbi); z. T. monokular; Vork. z. B. bei zerebraler Amblyopie*, Multipler* Sklerose, Hirnstammschädigung, Whipple*-Krankheit; **Nystagmusprüfung:** Frenzel-Brille, Elektronystagmographie, Gleichgewichtsprüfungen. Vgl. Blickbewegungen.

O

Obdach|losigkeit: (engl.) *homelessness*; Wohnungslosigkeit eines Menschen; Betroffene verfügen über keinen festen Wohnsitz, übernachten im Freien, im öffentlichen Raum od. in Nounterkünften; häufig verbunden mit Arbeitslosigkeit, sozialer Ausgrenzung*, mangelhafter Ernährung u. medizinischer Versorgung, mangelhaften hygienischen Bedingungen, reduzierter Möglichkeit zur Selbstpflege (s. Verwahrlosung), meist reduzierter Lebenserwartung u. erhöhtem Risiko von psychischen Störungen (v. a. Abhängigkeit*, z. B. Nicotinabhängigkeit, Alkoholabhängigkeit, Cannabisabhängigkeit, u. a. Substanzstörungen*).

Objekt (lat. obicere entgegenwerfen, voraussetzen) *n*: **1.** (engl.) *object*; in der Philosophie etwas, worauf ein Subjekt* seine Aktivität richtet (z. B. Aufmerksamkeit; bei Descartes Subjekt-Objekt-Gegensatz); **2.** in der Wahrnehmungspsychologie* ein Gegenstand der Wahrnehmung*; **3.** in der psychoanalytischen Theorie Person od. Gegenstand als Ziel der Triebbefriedigung*.

Objekt|abwertung (Objekt*): (engl.) *object devaluation*; (psychoanalyt.) Zuwendung u. Besetzung einer Person (od. eines Gegenstandes) mit Libido*.

Objekt|a|gnosie, visuelle (Objekt*; A-*; -gnos*) *f*: (engl.) *visual object agnosia*; s. Agnosie.

Objekt|beziehung (Objekt*): (engl.) *object relationship*; (psychoanalyt.) Bez. aus der Objektbeziehungstheorie* für die Gesamtheit der Interaktionen u. Beziehungen eines Menschen (Subjekt*) mit den Objekten* seiner (triebrelevanten) Umwelt (v. a. anderen Personen), die v. a. durch die frühe Eltern*-Kind-Beziehung geprägt sein sollen.

Objekt|beziehungs|theorie (Objekt*) *f*: (engl.) *object relationship theory*; von M. Klein (1882–1960) weiterentwickelte psychoanalytische Theorie, welche die zentrale Bedeutung der Mutter-Kind-Beziehung od. Eltern*-Kind-Beziehung für die spätere Beziehungsgestaltung u. Persönlichkeitsentwicklung eines Kindes postuliert; betont den Einfluss der frühkindlichen Erfahrungen u. Beziehungen zu wichtigen Bezugspersonen auf die Art u. Weise, wie ein Mensch seine Umwelt wahrnimmt u. welche Erwartungen er an sie hat. Vgl. Eltern-Repräsentanz.

Objektivität (Objekt*) *f*: (engl.) *objectivity*; (statist.) Testgütekriterium*, das beschreibt, in welchem Ausmaß das Testergebnis unabhängig von jeglichen Einflüssen außerhalb der getesteten Person ist; unterschieden werden u. a. Durchführungs-, Auswertungs- u. Interpretationsobjektivität. Vgl. Reliabilität; Validität.

Objekt|verlust (Objekt*): **1.** (engl.) *object loss*; (psychoanalyt.) Verlust einer (libidobesetzten) Beziehungsperson; **2.** s. Verlusterlebnis.

Objekt|vorstellungen, primitive (Objekt*): (engl.) *primitive object imagination*; (psychoanalyt.) unreife, infantile Phantasien vom Triebobjekt; vgl. Trieb; Objekt.

Objekt|wahl (Objekt*): (engl.) *object choice*; (psychoanalyt.) (bewusste od. unbewusste) Entscheidung für ein Triebobjekt; vgl. Trieb; Objekt.

O'Brian-Cornsweet-Il|lusion (Illusion*) *f*: (engl.) *O'Brian-Cornsweet illusion*; Craik*-Cornsweet-Illusion.

Ob|session (lat. obsessio Besetztsein) *f*: (engl.) *obsession*; s. Zwangsgedanken.

Obsessive Compulsive Drinking Scale: Abk. OCDS; Selbstbeurteilungsverfahren zur Erfassung subjektiv empfundenen Alkoholverlangens (s. Craving); umfasst 14 Items; es existiert eine deutsche Version (OCDS-G); **Anw.:** bei Erwachsenen zur Einschätzung der Rückfallgefährdung u. Überprüfung von Maßnahmen zur Rückfallprophylaxe; auch Diagn. von Alkoholabhängigkeit*; **Testdauer:** 5–10 Minuten.

Ob|stipation (lat. ob dagegen; stipare stopfen) *f*: (engl.) *constipation*; syn. Konstipation; sog. Verstopfung; subjektiv inadäquate Stuhlentleerungen mit erniedrigter Stuhlfrequenz (<3 pro Woche), veränderter Stuhlkonsistenz, Stuhlretention, Bauchschmerzen, schmerzhafter Defäkation u. ggf. Stuhlinkontinenz*; **Urs.:** zu 95 % funktionell bedingt, bei 5 % organische Ursachen (strukturell, metabolisch, endokrin, neurogen, pharmak.); **Einteilung: 1.** nach klin. Verlauf: akute Obstipation (im Kindesalter häufig), chron. Obstipation: Dauer >3 Monate; **2.** pathophysiol.: **a)** Transportstörung im Dickdarm (Darmträgheit); **b)** Entleerungsstörung des Enddarms aufgrund einer gestörten Defäkationsdynamik, Urs.: organisch (innerer Rektumprolaps, Rektozele) od. funktionell (paradoxe Kontraktion der Beckenbodenmuskulator, häufigste Ursache der Obstipation u. Enkopresis* bei

Kindern); **Sympt.:** seltener Stuhlgang, harte Stuhlkonsistenz, Notwendigkeit starken Pressens, Schmerzen während der Defäkation, Gefühl unvollständiger Darmentleerung nach Stuhlgang; selten (bei Kindern häufig) Stuhlinkontinenz als Überlaufinkontinenz; **Diagn.:** Skybala (tastbare Kotballen), Messung der Defäkationsdynamik mit Röntgen (Defäkographie) od. dynamischer MRT, Messung der Kolontransit-Zeit; bei V. a. Entleerungsstörung ggf. anorektale Manometrie od. EMG; **Ther.:** initiale Entleerung (Desimpaktion) mit Klistieren, Erhaltungsphase mit oralen Laxanzien* u. Toilettentraining, positive Verstärkung; bei Transportstörung Ernährungsumstellung (Ballaststoffe), Prokinetika, sehr selten chir. Intervention (subtotale od. totale Kolektomie); bei organischer Entleerungsstörung ggf. chir. Therapie, bei funktioneller Entleerungsstörung Biofeedback* des Beckenbodens; Behandlung komorbider Störungen (internalisierende u. externalisierende psychische Störungen).

OCDS: Abk. für (engl.) *Obsessive* Compulsive Drinking Scale*.

Odd|ball-Para|digma (engl. oddball Sonderling; gr. παραδεικνῦαι vorzeigen) *n*: (engl.) *oddball paradigm*; Versuchsanordnung aus der experimentellen Psychologie mit Darbietung einer Serie von 2 verschiedenen Tönen auf beiden Ohren (häufig: Standardton mit z. B. 1000 Hz, selten: abweichender Ton mit z. B. 1200 Hz) u. der Aufgabe, das Hören des abweichenden Tons durch einen Tastendruck anzuzeigen, während ein Kreuz im Gesichtsfeld mit den Augen zu fixieren ist; beim Entdecken des abweichenden Tones wird im EEG ein ereigniskorreliertes Potential (P300*) ausgelöst, generiert durch Netzwerke von Nervenzellen in Präfrontalkortex, Parietalhirn u. temporo-parietalem Übergangsbereich; P300-Reduktion als Folge reduzierter Konnektivität* in den bzw. zwischen den weit im Gehirn verteilten zugrunde liegenden Netzwerken von Nervenzellen; häufig untersucht bei Schizophrenie bei Erkrankten u. gesunden Angehörigen: in beiden Gruppen P300-Reduktion (bei Erkrankten stärker ausgeprägt; P300 gilt daher als Vulnerabilitätsmarker bei Schizophrenie).

Odds-Ratio (engl. odds Wettchance; lat. ratio Rechnung) *f*: (engl.) *odds ratio*; Abk. OR; Quotient zweier Odds (Verhältnis zwischen der Wahrscheinlichkeit des Auftretens u. des Nichtauftretens eines Ereignisses); z. B. Odds bei Frauen 0.16, Odds bei Männern 0.08, Odds-Ratio Frauen versus Männer = 0.16/0.08 = 2; das Risiko ist unter einer Bedingung im Vergleich zu einer anderen Bedingung bei OR >1 erhöht, bei OR = 1 gleich hoch u. bei OR <1 verringert. Die Odds-Ratio bleibt unverändert, wenn die Rollen beider Variablen (als Faktor u. Outcome) vertauscht werden (z. B. Odds-Ratio für den Zusammenhang zwischen Geschlecht u. Depression entspricht Odds-Ratio für den Zusammenhang zwischen Depression u. Geschlecht). Odds-Ratios werden daher in Querschnittstudien* verwendet, in denen die Variablen gleichzeitig gemessen werden; in der Epidemiologie traditionell als Standard-Assoziationsmaß* in Vierfeldertafeln* (Abb. dort) verwendet. Odds-Ratios besitzen Interpretationsnachteile (z. B. nicht als Bevölkerungsdurchschnittseffekt od. als Maß kausaler Interaktionen interpretierbar) im Vergleich zu anderen Maßen wie v. a. der Risikodifferenz*. Vgl. Risiko, relatives; Likelihood-Ratio.

-odynie: Wortteil mit der Bedeutung Schmerz, Qual; von gr. ὀδύνη.

Ödipus-Kom|plex (gr. Οἰδίπους mythologischer König, der unwissentlich seinen Vater erschlägt u. seine Mutter heiratet; Komplex*) *m*: (engl.) *Oedipus complex*; (psychoanalyt.) von S. Freud in der Entwicklung der Psychoanalyse erstmals 1897 als These formuliertes Phänomen unbewusster libidinöser Bindung zur eigenen Mutter mit gleichzeitig sich entwickelndem Rivalitätsverhältnis zum Vater, das den Ursprung psychischer u. psychosomatischer Störungen bildet; wurde von Freud als universell auftretende u. notwendige Krise auf dem Weg zur Entwicklung von Unabhängigkeit u. Autonomie u. zur Bildung des Über*-Ichs durch allmähliche Identifikation mit den elterlichen Normen postuliert; beinhaltet die Annahme eines regelhaft im Alter von 3–4 Jahren auftretenden u. mit 7 Jahren normalerweise beendeten Komplexes* aus Verliebtsein u. Inzestwünschen (insbes. des männlichen Kindes) bezüglich dem gegengeschlechtlichen Elternteil sowie Hass- u. Eifersuchtsgefühlen gegenüber dem gleichgeschlechtlichen Elternteil als übermächtigem Konkurrenten (verbunden mit Kastrationsangst*); zunächst nur für männliche Entwicklung definiert, später wurde als weiblicher Ödipus-Komplex der Elektra*-Komplex von Jung ergänzt. **Bedeutung:** gilt als zentraler Bestandteil der psychoanalytischen Entwicklungs- u. Neurosentheorien („Kernkomplex"), wobei unzureichende Bewältigung dieser Entwicklungsphase* zu vielfältigen psychischen Störungen in Form von Fehlleistungen*, Neurosen* od. Zwangsvorstellungen führen soll. Die Annahme des universellen (od. auch nur mehrheitlichen) Auftretens konnte in systematischen empirischen Studien (z. B. Greve, Roos) nicht bestätigt werden. **Hinweis:** häufig im Widerspruch zu Freud u. Jung missverstanden als zweiseitige Beziehung (d. h. Erwiderung des angenommenen kindlichen sexuellen Begehrens durch den gegengeschlechtlichen Elternteil). Vgl. Konflikthypothese, ödipale.

OEG: Abk. für **O**pfer**e**ntschädigungs**g**esetz*.

Öso|phagus|varizen|blutung (gr. οἰσοφάγος Speiseröhre; lat. varix Krampfader): (engl.) *bleeding of the esophageal varices*; Blutung aus Ösophagusvarizen (Erweiterung der Speiseröhrenvenen, meist inf. portaler Hypertension* bei am häufigsten alkoholtoxisch bedingter Leberzirrhose*); **Sympt.:** meist akuter lebensbedrohlicher Notfall mit Hämatemesis; Teer- u. Blutstuhl; Schock; Letalität bei Erstblutung korrelliert mit dem Grad der Leberzirrhose* nach Child-Pugh-Klassifikation von <10–50 %; **Ther.:** **1.** im Notfall sofortige Endoskopie mit Sklerotherapie, Obliteration durch Gewebekleber od. Gummibandligatur der blutenden Varize, ggf. vorübergehende Ballonsondentamponade; pharmak. Druck- u. Flusssenkung u. Stabilisierung der Blutgerinnung; evtl. Anlage eines portosystemischen Shunts; Maßnahmen zur Prophylaxe einer hepatischen Enzephalopathie*; **2.** im blutungsfreien Intervall zur Verhinderung eines Blutungsrezidivs Varizeneradikation, Beta-Rezeptoren-Blocker, portosystemischer Shunt, evtl. Lebertransplantation; **Progn.:** Blutstillungsrate ca. 95 %; **DD:** andere Blutungsursachen (z. B. peptisches Ulkus, hämorrhagische Gastritis, Mallory-Weiss-Syndrom).

Östro|gene *n pl*: (engl.) *estrogens*; auch Follikelhormone; weibliche Sexualhormone (Steroidhormone*) mit Sterangerüst aus 18 C-Atomen u. aromatischem A-Ring (s. Steroide); **Biosynthese:** bei Frauen v. a. in Graaf-Follikel, Corpus luteum u. Plazenta, in geringer Menge (auch bei Männern) in der Nebennierenrinde; bei Männern im Hoden; in peripheren Geweben (v. a. Fettgewebe, Leber, Haarfollikel, Gehirn) bei Männern u. Frauen durch enzymatische Umwandlung von Androstendion (bedeutendster Syntheseweg bei Ovarialinsuffizienz u. in Postmenopause); Halbwertzeit natürlicher Östrogene ca. 60–90 Minuten; wichtige physiologische Östrogene sind Estradiol, Estron u. Estriol. **Wirkung:** Die weibliche Reproduktion wird durch Östrogene u. Gestagene* gesteuert, im Allg. zunächst durch Östrogene (Östrogen-Priming), z. B. Follikelreifung, Auslösung der ovulatorischen Ausschüttung von LH* (positive Rückkopplung, sog. Hohlweg-Effekt), Eitransport, Proliferation des Endometriums in der ersten Zyklushälfte, Zusammensetzung der Uterus- u. Zervixsekrete u. Beschaffenheit des Vaginalepithels. Bei Männern Wachstumsförderung von Prostata u. Samenleitern; Östrogene wirken auch extragenital. **Klin. Bedeutung:** Fluktuationen des Östrogenspiegels stehen in Zusammenhang mit depressiver Verstimmung, emotionaler Labilität u. Irritabilität u. der 2- bis 3-fach erhöhten Prävalenz der Depression* beim weiblichen Geschlecht. 30(–70) % aller Frauen leiden am prämenstruellen Syndrom*, ca. 40 % der Wöchnerinnen an postpartalen depressiven Verstimmungen. In der Zeit der Perimenopause u. nach der Menopause steigen Inzidenz u. Prävalenz der Depression in Korrelation mit hormonellen Schwankungen an. **Ind.:** nach Hysterektomie zur Substitutionstherapie, in der Postmenopause in Kombination mit Gestagenen zur Behandlung depressiver Verstimmungen; Kolpitis in der Postmenopause (lokal); Sterilität; hormonsensitives Prostata- od. Mammakarzinom; hormonale Kontrazeption; **Kontraind.:** z. B. östrogenabhängiger Tumor, akute u. chronische Lebererkrankung, Thromboembolie, vaginale Blutung unklarer Genese, arterielle Hypertonie; **UAW:** z. B. Hautreaktionen, Pruritus, Schwindel, Depression*, gastrointestinale Störungen, cholestatischer Ikterus, Ödeme, Gewichtszunahme. Vgl. Protektionshypothese.

Offenbarungs|pflicht: (engl.) *duty of disclosure*; in gesetzlich bes. bestimmten Fällen bestehende Verpflichtung des Arztes od. Psychotherapeuten, geheimnisgeschützte Patientendaten (unter Einhaltung der Grenzen des jeweils unbedingt Erforderlichen) Dritten zu offenbaren; **1.** aus gesundheitspolit. Gründen zur Bekämpfung übertragbarer Krankheiten erlassene Meldepflicht nach Infektionsschutzgesetz*, Meldepflicht nach u. a. Transplantationsgesetz, Schwangerschaftskonfliktgesetz, Personenstandsgesetz; **2.** Auskunfts- u. Mitteilungspflichten i. R. der Sozialversicherung zur Übermittlung u. Aufbereitung von Leistungsdaten (§§ 294, 294 a, 295, 298, 301 SGB V, 202, 203 SGB VII, 100 SGB X, 62 Bundesmantelvertrag-Ärzte, Abk. BMV-Ä); **3.** zur Verbrechensverhinderung statuierte Anzeigepflicht (§§ 138, 139 StGB); wenn der Therapeut z. B. erfährt, dass sein Patient, z. B. bei Fremdaggression* i. R. einer chronischen Wahnstörung, schwere Straftaten plant, muss er dies der Polizei bzw. der Staatsanwaltschaft mitteilen. **Hinweis:** Es besteht die Möglichkeit, dass sich der Therapeut od. Arzt schadensersatzpflichtig od. auch gemäß §§ 138 StGB strafbar macht, sofern er die geplante Straftat des Patienten nicht anzeigt. Straflos verbleibt ein Arzt od. Psychotherapeut bei vorhandener Anzeigepflicht dagegen gemäß § 139 Absatz 3 StGB dann, wenn er sich bemüht hat, seinen Patienten von der Tat abzuhalten od. deren Erfolg abzuwenden, es sei denn, es handelt sich um eine der genannten Straftaten (z. B. Mord, Todschlag, Völkermord, erpresserischer Menschenraub). Straffrei verbleibt außerdem gemäß § 139 Absatz 4 StGB, wer die Ausführung od. den Erfolg der Tat anders als durch Anzeige tatsächlich abwendet od. – bei Ausbleiben der Ausführung der Tat ohne Zutun des Anzeigepflichtigen – wer sich ernsthaft bemüht hat, den Erfolg abzuwenden. Kommt der Therapeut seiner Offenbarungspflicht nach, so macht er sich nicht wegen Verletzung der Schweigepflicht* strafbar. Die Offenbarungspflicht gilt nur für drohende Straftaten, nicht für bereits begangene (§ 138 Absatz 1 StGB).

offene Abteilung: (engl.) *open ward*; s. Abteilung, offene.

Offenheit für Erfahrungen: (engl.) *openness to experience*; faktorenanalytisch ermitteltes Persönlichkeitsmerkmal* (s. Persönlichkeitsfaktor) aus dem Fünf*-Faktoren-Modell der Persönlichkeitspsychologie*, welches das Interesse u. das Ausmaß der Beschäftigung mit neuen Erfahrungen, Erlebnisweisen u. Eindrücken erfasst; **Kennzeichen:** Personen mit starker Ausprägung sind wissbegierig, phantasievoll, tolerant, experimentierfreudig u. können eigene Gefühle differenziert wahrnehmen

u. beschreiben. **Diagn.:** NEO*-Fünf-Faktoren-Inventar.

Offen|lassen, abwartendes: (engl.) *expectant leaving open*; zeitweiliger Verzicht auf eine weitergehende Diagnostik, um durch Verlaufsbeobachtung eine diagnostische Klärung herbeizuführen; unter der in der Psychotherapie verwendeten Bez. **Watchful Waiting** versteht man das beobachtende Zuwarten. Ist ein Therapeut unsicher, in welche Richtung sich die Symptomatik seines Patienten entwickeln wird (z. B. bei Anpassungsstörung*), kann diese durch Watchful Waiting zunächst, vor ggf. weiteren Interventionen, beobachtet werden.

Off-Label-Use (engl.): Anw. von zugelassenen Arzneimitteln für nach dem Arzneimittelgesetz* nicht zugelassene Indikationen; Beispiel: verschiedene Neuroleptika zur Sedierung von Unruhezuständen im Alter, selektive Serotonin-Wiederaufnahme-Hemmer bei Borderline-Persönlichkeitsstörung. Vgl. Heilversuch, individueller.

Off-Zentrum-Neurone (engl. off abgeschaltet; Centr-*; Neur-*) *n pl*: (engl.) *off-center neurons*; Nervenzellen (sog. On-off-Zellen), die ihre Aktivität vermindern, wenn ein Lichtreiz auf das Zentrum ihres rezeptiven Feldes (Verschaltung von vielen Photorezeptoren mit wenigen Ganglienzellen, untergliedert in Zentrum u. Umfeld) in der Netzhaut trifft; dieser Verschaltungsmechanismus (hemmendes Zentrum, erregendes Umfeld) führt zu einer höheren Kontrastwahrnehmung* des Auges. Vgl. On-Zentrum-Neurone.

Ohnmacht: (engl.) *fainting*; s. Synkope.

Ohnmachts|gefühl: **1.** (engl.) *feeling of helplessness*; Gefühl, einer Synkope* nahe zu sein; **Vork.:** bei Panikanfall* u. im Rahmen einer anderen starken Angstreaktion*, ohne dass i. d. R. ein Bewusstseinsverlust tatsächlich eintritt; bei Blutphobie* mit (nachfolgender) tatsächlicher Bewusstlosigkeit* aufgrund einer vasovagalen Synkope; **2.** Gefühl der Machtlosigkeit od. Hilflosigkeit*.

Ohr|geräusche: **1.** (engl.) *tinnitus*; (neurol./psychiatr.) akustische Sympt. in der Aura* eines epileptischen Anfalls* od. bei akustischer Sinnestäuschung*; **2.** (otol.) s. Tinnitus aurium.

Okkultismus (lat. occultus heimlich, geheim) *m*: (engl.) *occultism*; sog. Geheimwissenschaft, die sich mit Lehren, Praktiken u. Dingen befasst, die als verborgen, geheim, übersinnnlich gelten; vgl. Heilen, mediales.

OKR: Abk. für **o**pto**k**inetischer **R**eflex*.

Okulo|motorik (lat. oculus Auge; motor Beweger) *f*: (engl.) *oculomotor*; s. Augenbewegungen.

okzipital (lat. occiput Hinterkopf): (engl.) *occipital*; occipitalis; zum Hinterhaupt gehörend.

Okzipital|lappen (okzipital*): (engl.) *occipital lobe*; Hinterhauptlappen; Lobus occipitalis des Großhirns (s. Abb.); wird durch den Sulcus calcarinus unterteilt; enthält den visuellen Kortex (s. Sehrinde) mit den Brodmann*-Arealen 17, 18, 19; **klin. Bedeutung:** s. Sehrinde; Okzipitallappensyndrom.

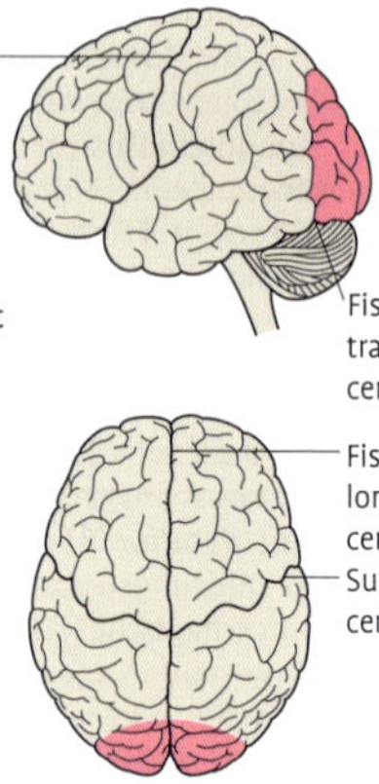

Okzipitallappen

Okzipital|lappen|syn|drom (okzipital*) *n*: (engl.) *occipital lobe syndrome*; Symptomenkomplex, der aus einer umschriebenen Schädigung des Okzipitallappens* resultiert; **Urs.:** z. B. zerebrale Durchblutungsstörung*, intrazerebrale Blutung, Hirnatrophie*, Hirntumor*, Hirnabszess; **Klin.:** kontralaterale homonyme Hemianopsie*, z. T. mit Photopsie* u. a. optischen Halluzinationen* od. Illusionen* (z. B. Palinopsie*); bei Läsion der dominanten Hemisphäre u. Beteiligung von Corpus-callosum-Fasern Farbbenennungsstörung u. Dyslexie* ohne Agraphie (hinteres Balkendiskonnektionssyndrom*), selten epileptische Anfälle.

Olanzapin (INN) *n*: (engl.) *olanzapine*; atypisches Neuroleptikum*; Dopamin-Antagonist; **Wirkung:** Blockade von muscarinergen Acetylcholin-, Serotonin-5-HT_2-, Dopamin-D_1–D_5-, Alpha-1- u. Histamin-H_1-Rezeptoren; **Ind.:** Schizophrenie*, Manie*, Rezidivprophylaxe bipolarer affektiver Störungen*, substanzinduzierte Psychose*; psychotische Depression*; Hinweise auf Wirksamkeit bei Borderline*-Persönlichkeitsstörung; **Kontraind.:** Engwinkelglaukom; relative Kontraind. bei Patienten mit Diabetes mellitus, Prostatahypertrophie, Parkinson-Syndrom, Leberfunktionsstörungen; Leukopenie, epileptische Anfälle u. kardiale Vorschädigung; **Wechselwirkungen:** verstärkter Metabolismus (CYP1A2) bei gleichzeitiger Einnahme von Carbamazepin* u. Nicotinkonsum, verlangsamter Abbau von Olanzapin durch Einnahme von Fluvoxamin*; **UAW:** häufig Gewichtszunahme u. Müdigkeit; gelegentl. Ödeme, orthostat. Hypotonie.

Olanzapin|pamoat *n*: (engl.) *olanzapinepamoat*; Depotinjektionssuspension von Olanzapin* zur i. m. Anwendung; **Ind.:** entspricht Olanzapin, zusätzl. Erhaltungstherapie bei Erwachsenen mit Schizophrenie, die während akuter Behandlung hinreichend mit oralem Olanzapin stabilisiert wurden; **UAW:** entspricht Olanzapin, zusätzl. Postinjektionssyndrom mit Zeichen der Olanzapinüberdosierung (Verwirrtheit, Desorientierung, Angst, Delir), daher medizin. Überwachung nach Injektion (mindestens 3 Stunden); **Hinweis:** Vorliegen positiver Studienergebnisse zu Wirksamkeit bei Borderline-Persönlichkeitsstörung, substanzinduzierter Psychose, wahnhafter Depression, therapieresistenter Zwangsstörung (Off-Label-Use).

Oligo|dendro|zyten (gr. ὀλίγος wenig, klein; δένδρον Baum; Zyt-*) *fpl*: (engl.) *oligodendrocytes*; s. Neuroglia.

Oligo|phrenie (gr. ὀλίγος wenig, klein; φρήν Verstand, Zwerchfell) *f*: (engl.) *oligophrenia*; s. Intelligenzminderung.

Ololiuqui: (engl.) *ololiuqui*; Samen der mexikan. Zauberwinde (Turbina corymbosa) aus der Familie der Windengewächse; Hauptalkaloid ist das D-Lysergsäureamid (s. LSD) aus der Gruppe der Halluzinogene*; **Wirkung:** nach peroraler Aufnahme der zerstoßenen u. fermentierten Samen Auftreten von Rauschzuständen, Sedierung, Apathie, Antriebslosigkeit, kaum Halluzinationen, Dauer: einige Stunden; **Folgen:** z. T. schwere Angstzustände; unterliegt nicht dem Betäubungsmittelgesetz*; in Deutschland epidemiol. nicht von Bedeutung.

-om: auch -oma, -omat; Wortteil mit der Bedeutung Geschwulst; bei Flüssigkeiten: Erguss; von gr. -ωμα.

Omega-3-Fett|säuren: (engl.) *omega fatty acids*; ω-3-Fettsäuren; mehrfach ungesättigte Fettsäuren*, bei denen die erste Doppelbindung am dritten C-Atom liegt; **Vork.:** v. a. in Fischölen (Öle fettreicher Kaltwasser-Meeresfische, z. B. Hering, Lachs) u. best. Pflanzenölen (Raps-, Leinsamen- u. Traubenkernöl); **klin. Bedeutung: 1.** wirken als Lipidsenker; **2.** Hinweise auf präventive Wirkung bei Demenz (v. a. Alzheimer-Krankheit) u. kardiovaskulären Erkrankungen; **3.** Hinweise auf antidepressive u. stimmungsstabilisierende Wirkung; **4.** Hinweise auf Verstärkung der Wirksamkeit von Cholinesterase-Hemmern bei Alzheimer-Krankheit; **5.** Hinweise auf Prävention bzw. Verzögerung der Manifestation psychischer Störungen (z. B. Schizophrenie, ADHS) bei Personen mit Prodromalsymptomen.

Omega-Re|zeptor (Rezeptoren*) *m*: (engl.) *omega receptor*; Benzodiazepin*-Rezeptor.

Omni|potenz (lat. omnipotentia göttliche Allmacht) *f*: (engl.) *omnipotency*; Allmacht, absolute Machtstellung; **Vork.: 1.** psychoanalytisch infantiles, magisches Allmachtserleben als Relikt der frühen Kindheit (S. Ferenczi, M. Mahler); **2.** (wahnhafte) Größenideen* u. Allmachtsphantasien bei Manie* od. Schizophrenie*.

Onanie *f*: (engl.) *onania*; s. Masturbation.

Ondan|setron (INN) *n*: (engl.) *ondansetron*; Serotonin-5-HT_3-Antagonist; **Ind.:** Antiemetikum u. a. bei Zytostatika- u. Strahlentherapie, postoperativer Übelkeit u. Erbrechen; **UAW:** u. a. Kopfschmerz, Flush, Obstipation; **Hinweis: 1.** einzelne positive Studien zur Verbesserung von Negativsymptomatik u. Kognition bei Schizophrenie in Kombination mit atypischem Neuroleptikum (unzureichender Wirksamkeitsbeleg; vgl. Ritanserin); **2.** klin. Anw. aktuell in Entwicklung, ggf. bei Alkoholabhängigkeit (Vorliegen positiver Studienergebnisse in mehreren klinischen Studien) u. Bulimia nervosa.

Oneirismus (gr. ὄνειρος Traum) *m*: (engl.) *oneirism*; Oneiroid; traumähnliche, im Wachzustand auftretende psychotische Erlebnisweise mit lebhaften szenischen Halluzinationen*; **Vork.:** bei Delir (z. B. Alkoholentzug), Intoxikation, schwerer Infektionskrankheit, Epilepsie (Aura, postiktal), stark affektiv getönter akuter Psychose, dissoziativen Zuständen (auch nach psychischem Trauma).

Oneiro|logie (gr. ὄνειρος Traum; -log*) *f*: (engl.) *oneirology*; s. Traumdeutung.

One-trial-Lernen (one trial ein Versuch): (engl.) *one-trial learning*; Ein-Versuch-Lernen; Lernen* in einem Durchgang; erfolgreiche Konditionierung kann bereits nach einer einzigen Kopplung eines konditionierten Reizes* mit einem unkonditionierten Reiz* gezeigt werden, wenn der verwendete unkonditionierte Reiz aversiv ist. Dies erklärt, warum z. B. ein (einziges) traumatisches Ereignis ausreicht, um eine konditionierte Reaktion* (z. B. Angst) zu erwerben.

Onio|manie (gr. ὀνεῖσθαι kaufen; -manie*) *f*: (engl.) *oniomania, shopaholism*; sog. Kaufsucht; zwanghaftes, episodisches Kaufen von Waren u. Dienstleistungen, die keinen adäquaten Sinnzusammenhang aufweisen; **Vork.:** als gelegentliches pathologisches Kaufen bis hin zu sich ständig wiederholendem Kaufzwang bei Zwangsstörung* od./u. Impulskontrollstörungen*.

Online-Inter|vention (engl. online im Dialog; Intervention*) *f*: (engl.) *online intervention*; beratende u. therapeutische Angebote im Internet, die über Informations- u. Kommunikationsangebote hinausgehen; der Patient interagiert über das Internet mit einem Computerprogramm u./od. einer Person, welche die Therapeuten- od. Beraterrolle einnimmt. Vgl. Internettherapie.

On-off-Phänomen (engl. on eingeschaltet; off ausgeschaltet; gr. φαίνεσθαι sich zeigen, erscheinen) *n*: (engl.) *on-off phenomenon*; abrupte Fluktuationen der Beweglichkeit bei fortgeschrittenem Parkinson*-Syndrom mit Hyperkinese („on“) u. Akinese („off“) nach meist mehrjähriger Therapie mit Levodopa*.

On-off-Zellen (engl. on eingeschaltet; off ausgeschaltet): (engl.) *on-off cells*; s. On-Zentrum-Neurone; vgl. Off-Zentrum-Neurone.

Onto|genese (gr. ὄν, ὄντος das Seiende; -genese*) *f*: (engl.) *ontogenesis*; Entwicklung eines Individuums von der Zygote zum differenzierten Organismus, i. w. S. bis zum Tod; Gegensatz Involution*. Vgl. Involutionsdepression; Involutionspsychose; Evolution.

Onycho|phagie (gr. ὄνυξ, ὄνυχος Nagel, Kralle; Phag-*) *f*: (engl.) *onychophagy*; Nägelkauen*.

On-Zentrum-Neurone (engl. on eingeschaltet; Centr-*; Neur-*) *n pl*: (engl.) *on-center neurons*; Nervenzellen (sog. On-off-Zellen), die ihre Aktivität verstärken, wenn ein Lichtreiz auf das Zentrum ihres rezeptiven Feldes (Verschaltung von vielen Photorezeptoren mit wenigen Ganglienzellen, untergliedert in Zentrum u. Umfeld) in der Netzhaut trifft; Stimulation des Zentrums ihres rezeptiven Feldes durch einen Lichtreiz führt zur Aktivierung, Stimulation des Randgebietes ihres rezeptiven Feldes zur Hemmung (erregendes Zentrum, hemmendes Umfeld). Vgl. Off-Zentrum-Neurone.

Op-: auch Opt-, -opsie, -opie, Ops-; Wortteil mit der Bedeutung Auge, Angesicht; auch Sehen, Betrachtung; von gr. ὄψις.

OPD: Abk. für **o**perationalisierte **p**sychodynamische **D**iagnostik*.

OPEN: Abk. für **O**rganisierte **P**ersonalbetreuung bei **E**xtremeinsätzen und **N**achsorge; s. Critical Incident Stress Debriefing.

operant (lat. operans unter Einfluss): (engl.) *operant*; eine bestimmte Wirkungsweise in sich habend, z. B. operante Konditionierung*.

Operationalisierung: (engl.) *operationalisation*; Formulierung einer wissenschaftlichen Untersuchungsaufgabe mit dem Ziel der Erfassbarkeit des Gegenstands u. seiner Messbarkeit durch die Festlegung von Herstellungsregeln, Messvorschriften od. Prozeduren.

Operationen- und Prozeduren|schlüssel: s. OPS.

Operation, stereo|taktische *f*: (engl.) *stereotactic surgery*; neurochirurgischer Eingriff am Gehirn, bei dem nach Anlegen eines Bohrlochs bestimmte Hirnstrukturen durch Punktion mit einer Zielsonde erreicht werden; **Prinzip:** Zielpunkte werden durch CT, MRT u. a. röntgenologische Verfahren, evtl. Ventrikulographie, bestimmt bzw. anhand hirntopographischer Daten berechnet u. an einem spez. Gerät (Stereoenzephalotom) eingestellt, das am Kopf des Patienten (Rahmen) fixiert ist. Intraoperativ können bei Verwendung von Nadelelektroden Stereoelektroenzephalographie u. elektrische Stimulation durchgeführt werden. **Ind.:** u. a. Gehirnbiopsie, Implantation von Radionukliden zur Strahlentherapie von Hirntumoren; neurologisch z. B. zur Tremorbehandlung; **Hinweis:** in der Psychiatrie obsolet. Vgl. Neuronavigation; Psychochirurgie; Elektrokoagulationstherapie, stereotaktische; Tiefenhirnstimulation.

O

Opfer|entschädigungs|gesetz: (engl.) *Victim Compensation Act*; Abk. OEG; „Gesetz über die Entschädigung für Opfer von Gewalttaten" vom 7.1.1985, zuletzt geändert am 25.6.2009; Gesetz des Sozialen* Entschädigungsrechts zur Regelung der Entschädigung von wirtschaftlichen u. gesundheitlichen Schäden, die durch die Folgen eines vorsätzlichen, rechtswidrigen, tätlichen Angriffs entstanden sind (z. B. Gewalttaten, sexueller Missbrauch); zuständig für Entschädigungen sind die Behörden, die auch das Bundesversorgungsgesetz (Abk. BVG) ausführen. Auch psychische Folgeschäden, meist posttraumatische Belastungsstörung* od. andauernde Persönlichkeitsänderung* nach Extrembelastung, werden (als Folge von Gewalttaten) entspr. OEG entschädigt.

Opfer|identität (Identität*) *f*: (engl.) *victim identification*; Selbstdeklaration zum Opfer, z. B. bei Geltungssucht (s. Geltungstrieb), um Aufmerksamkeit zu erlangen.

Ophidio|phobie (Phobie*) *f*: (engl.) *ophidiophobia*; s. Schlangenphobie.

Opiate (Opium*) *n pl*: (engl.) *opiates*; natürlich vorkommende Alkaloide des Opiums* (s. Opioide); **Hinweis:** Opiate unterliegen dem Betäubungsmittelgesetz*.

Opiat-Rezeptoren (Opium*; Rezeptoren*) *m pl*: (engl.) *opiate receptors*; Opioid*-Rezeptoren.

Opioid|abhängigkeit (Opium*): (engl.) *opioid dependence syndrome*; Form der Substanzstörungen* (ICD-10) als Abhängigkeitssyndrom* durch den Gebrauch von Opioiden*; klinisch bedeutsamste Opioidabhängigkeit: Heroinabhängigkeit*.

Opioid-Agonisten (Opium*; Agonist*) *m pl*: (engl.) *opioid agonists*; Opioid-Rezeptor-Agonisten; synthetische Substanzen, die an Opioid*-Rezeptoren binden u. gleichartige Wirkungen wie Opiate* hervorrufen; **Einteilung: 1.** reine Opioid-Agonisten, z. B. Morphin*, Pethidin*, Fentanyl*; **2.** partielle Opioid-Agonisten, z. B. Tramadol*; **3.** gemischte Opioid-Agonisten-Antagonisten, z. B. Buprenorphin*.

Opioid-An|algetika (Opium*; A-*; -algie*) *n pl*: (engl.) *opioid analgetics*; s. Analgetika.

Opioid-Ant|agonisten (Opium*; Antagonist*) *m pl*: (engl.) *opioid antagonists*; Opioid-Rezeptor-Antagonisten, auch Morphin-Antagonisten; synthetische Substanzen, die sich als kompetitive Antagonisten an Opioid*-Rezeptoren binden u. damit die Wirkungen (z. B. Atemdepression) von Morphin* u. morphinartigen Analgetika aufheben; z. B. Naloxon* (i. v.), Naltrexon* (p. o.) od. Buprenorphin* (p. o.; Partial-Antagonist, auch agonistische Wirkung); **Ind.:** (akute) Opiat- od. Opioidintoxikation*; Naloxon u. Naltrexon bei motivierten Patienten i. R. einer an Abstinenz orientierten Behandlung zur Rückfallprophylaxe*, Buprenorphin als Alternative zu Methadon* bei einer Substitution* bei Heroinabhängigkeit*.

Opioide (Opium*) *n pl*: (engl.) *opioids*; Sammelbegriff für natürliche (Opiate*, z. B. Morphin*), halbsynthetische (z. B. Heroin*) u. vollsynthetische (z. B. Methadon* od. Fentanyl*) psychotrope Substanzen mit morphinartiger Wirkung durch Interaktion mit Opioid*-Rezeptoren; natürliche Opioide können körpereigen sein (s. Endorphine) od. extern zugeführt werden. Opioide unterliegen dem Betäubungsmittelgesetz* (z. T. Anlage I, medizinische Zubereitung Anlage III). **Einteilung:** Substanzen unterscheiden sich nach Rauschintensität, Abhängigkeitspotential, Wirkungsdauer u. analgetischer bzw. euphorischer Potenz sowie der aktivierenden bzw. hemmenden Wirkung bei der

Bindung an die verschiedenen Opioid-Rezeptoren (My-, Kappa- u. Delta-Rezeptoren): **1.** reine Agonisten, z. B. Codein*, Morphin*, Fentanyl*, Pethidin*, Piritramid*, Propoxyphen*, Loperamid*, Dihydrocodein*, Hydromorphon* u. Methadon*; **2.** partielle Agonisten, z. B. Buprenorphin*; **3.** gemischte Agonisten-Antagonisten, z. B. Nalbuphin*, Pentazocin*; **4.** reine Antagonisten, z. B. Naloxon* u. Naltrexon*; **Wirkung:** u. a. durch reversible Bindung an Opioid*-Rezeptoren; in unterschiedlichem Ausmaß zentral meist euphorisierend, sedativ-hypnotisch, anxiolytisch, atemdepressiv, analgetisch, antitussiv, Erbrechen auslösend (Früheffekt), antiemetisch (Späteffekt); peripher u. a. verminderte Darmmotilität (Gefahr des Ileus), Kontraktion von Pylorus u. Harnblasenmuskulatur; **Anw.:** **1.** als Analgetika* (z. B. Morphin, Fentanyl), Antitussiva (z. B. Codein); zur Substitution* bei Heroinabhängigkeit* bzw. im Rahmen der Entzugsbehandlung (s. Methadon-Substitution) u. als Antidot bei substanzbedingten Intoxikationen (Naloxon, Naltrexon; s. Morphinintoxikation, Opioidintoxikation); **2.** illegaler Gebrauch aller Opioide mit agonistischer Wirkung bei Heroinabhängigkeit (s. Opioidmissbrauch); **UAW:** Abhängigkeit; bei wiederholter Einnahme Toleranz u. alle Formen einer Substanzstörung*; cave: bei hoher Dosierung Intoxikation mit dem Risiko eines Atemstillstands.

Opioid|entzugs|syn|drom (Opium*) *n*: (engl.) *opioid withdrawal syndrome*; Symptomgruppe von physischen u. psychischen Störungen, die nach Beendigung od. Reduzierung eines schweren u. anhaltenden Konsums von Opioiden* auftritt; zu den Substanzstörungen* gehörendes Störungsbild (ICD-10); vgl. Entzugssyndrom.

Opioid|in|toxikation (Opium*; Intoxikation*) *f*: (engl.) *acute intoxication due to opioids*; Form der Substanzstörungen* (ICD-10) als akute Intoxikation* durch den Konsum von Opioiden*; **Ther.:** bei Atemdepression Naloxon* als Antidot. Vgl. Morphinintoxikation.

Opioid|miss|brauch (Opium*): (engl.) *opioid abuse*; Form der Substanzstörungen* (DSM-IV); nach ICD-10 schädlicher Substanzgebrauch* von Opioiden*. Vgl. Opioidabhängigkeit.

Opioid|peptide (Opium*) *n pl*: (engl.) *opioid peptids*; s. Endorphine.

Opioid-Re|zeptor-A|gonisten (Opium*; Rezeptoren*; Agonist*) *m pl*: (engl.) *opioid receptor agonists*; s. Opioid-Agonisten.

Opioid-Re|zeptor-Ant|agonisten (Opium*; Rezeptoren*; Antagonist*) *m pl*: (engl.) *opioid receptor antagonists*; s. Opioid-Antagonisten.

Opioid-Re|zeptoren (Opium*; Rezeptoren*) *m pl*: (engl.) *opioid receptors*; syn. Opiat-Rezeptoren; vorwiegend im ZNS, aber auch in der Peripherie verteilte, in verschiedenen Formen auftretende spezifische Bindungsstellen, welche die Wirkung von Opiaten*, Opioiden* u. Endorphinen* vermitteln; **Formen:** **1. My-Rezeptor:** Morphin-Rezeptor, unterschieden werden μ_1- (präsynaptisch lokalisiert) u. μ_2-Rezeptoren (postsynaptisch lokalisiert); vermittelt die Wirkung von Morphin* u. Morphinähnlichen Stoffen, hohe Affinität für (β-)Endorphin*, verantwortlich für supraspinale Analgesie, Atemdepression, Euphorie, Abhängigkeit; **2. Kappa-Rezeptor:** unterschieden werden κ_1- u. κ_2-Rezeptoren, vermitteln spinale Analgesie, Miosis, Sedation u. Toleranz; hohe Affinität für Endorphin u. Bremazocine, Agonisten sind z. B. Dynorphine* u. Benzomorphanderivate; **3. Delta-Rezeptor:** unterschieden werden δ_1- u. δ_2-Rezeptoren, v. a. Angriffspunkt von Enkephalinen u. Endorphinen, antinozizeptive Wirkung; beteiligt bei durch stressinduzierter u. spinaler Analgesie sowie bei Toleranz, Atemdepression u. Hypotonie. Der Sigma-Rezeptor wird korrekterweise nicht den Opioid-Rezeptoren zugeordnet, da mit ihm auch andere Substanzen wie z. B. Ketamin* interagieren; Wechselwirkungen am σ-Rezeptor vermitteln psychomimetische Effekte der Opiate (wie Dysphorie, Halluzinationen, Atem- u. Kreislaufstimulation, Abstinenzsymptome). Die Rolle weiterer Opioid-Rezeptor-Subtypen, z. B. ε-Rezeptor od. Nociceptin bzw. Orphanin-FQ-Rezeptor, ist noch nicht eindeutig geklärt. Hemmung od. Aufhebung der an den Opioid-Rezeptoren vermittelten Wirkung erfolgt durch Opioid*-Antagonisten. Eine Dysfunktionalität des endogenen Opiatsystems ist ein mögliches neurobiologisches Ätiologiemodell der Borderline*-Persönlichkeitsstörung.

Opi|pramol (INN) *n*: (engl.) *opipramol*; tricyclischer Tranquilizer* mit antihistaminerger Wirkung; **Ind.:** generalisierte Angststörung*, somatoforme Störung*; **Kontraind.:** Monoaminoxidase*-Hemmer, Delir, Engwinkelglaukom, Prostatahypertrophie mit Restharn, höhergradiger AV-Block, Erregungsleitungsstörungen; **Wechselwirkungen:** zentral dämpfende Substanzen, Barbiturate*, Antiepileptika*, Digitalisglykoside, Clonidin*, Neuroleptika*; **UAW:** Ödeme, Urtikaria, Haarausfall, paralyt. Ileus.

Opistho|tonus (gr. οπιστηεν hinten, von - nach; Ton-*) *m*: (engl.) *opisthotonos*; krampfartige Reklination des Kopfs u. Überstreckung von Rumpf u. Extremitäten; **Vork.:** v. a. bei eitriger Meningitis, Tetanus, Läsion des Mesencephalon; als Arc* de cercle bei dissoziativem Anfall*.

Opium (gr. ὄπιον Mohnsaft) *n*: (engl.) *opium*, Produkt des Schlafmohns* (Papaver somniferum); von med. Bedeutung sind unter den ca. 40 bekannten, im Opium enthaltenen Alkaloiden die Phenanthrenderivate Morphin* u. Codein* sowie die Isochinolinderivate Papaverin* u. Noscapin*, die unterschiedl. od. keine Affinität zu Opioid*-Rezeptoren besitzen. Vgl. Morphinintoxikation; Opiate; Opioide.

Opportunitäts|kosten|prinzip (lat. opportunus angebracht) *n*: (engl.) *opportunity costs principle*; s. Kosten-Nutzen-Analyse.

OPS: Abk. für **O**perationen- u. **P**rozedurenschlüssel; von DIMDI (Abk. für Deutsches Institut für medizinische Dokumentation u. Information) herausgegebene einachsige, monohierarchische Klassifikation medizinischer Eingriffe; gegliedert in Kapitel, Bereiche u. 3–6-stellige Prozedurenklassen; auf der Basis der ICPM (Abk. für engl. International Classification of Procedures in Medicine) zur Umsetzung der Fallpauschalen* u. Sonderentgelte stationärer Leistungen entwickelt, zur Einführung der DRG überarbeitet u. erweitert; beinhaltet seit 2005 auch ambulante Operationen; löst ab 2013 auch im Bereich der stationären psychiatrischen u. psychosomatischen Behandlung bisherige auf den Tagessatz bezogene Vergütungsstrukturen ab.

Optikus|a|trophie (gr. ὀπτικός das Sehen betreffend; A-*; Troph-*) *f*: (engl.) *optic nerve atrophy*; Schwund des Sehnervs (Nervus opticus) als Folge- od. Endzustand von Krankheitsprozessen; **Formen: 1.** einfache Optikusatrophie mit scharfer Begrenzung, i. d. R. nichtentzündl. Genese; als Sonderfall glaukomatöse Optikusatrophie mit Exkavation; **2.** postneuritische (sekundäre) Optikusatrophie mit unscharfen Grenzen, v. a. nach Entzündung des Sehnervs; **3.** partielle Optikusatrophie mit temporaler Abblassung (z. B. nach retrobulbärer Neuritis*); **Klin.:** zentraler Visusverfall, Abblassung u. grau- od. porzellanweiße Verfärbung des Discus nervi optici.

Optimismus, angelegter (lat. optimus Bester): (engl.) *dispositional optimism*; anlagebedingtes Persönlichkeitsmerkmal*, das Menschen eher davon ausgehen lässt, dass ein positiver Ausgang erreicht werden kann; Menschen mit angelegtem Optimismus bilden weniger stabile u. internale Attributionen* bei negativen Ereignissen u. gehen effektiver mit Stress um; wichtiger protektiver Faktor vor psychischen Störungen. Vgl. Pessimismus, angelegter.

O

Optional|schlaf (lat. optio freier Wille): (engl.) *optional sleep*; auf den Kernschlaf* folgender u. die letzten Schlafzyklen (ca. 3–5 Stunden; s. Schlafstadien, Abb. dort) umfassender Abschnitt des Schlafes*. **Klin. Bedeutung:** Während der Kernschlaf für die Erhaltung der physischen u. psychischen Gesundheit unerlässlich scheint, steigert der Optionalschlaf das subjektive Empfinden des Erholtseins nach dem Schlaf (s. Erholung).

OR: Abk. für **O**dds*-**R**atio.

Oral|phase (lat. os, oris Mund, Gesicht; Phase*) *f*: (engl.) *oral phase*; orale Phase; s. Entwicklungsphasen.

Orbicularis-oculi-Re|flex (lat. orbicularis kreisförmig; oculus Auge; Reflekt-*) *m*: (engl.) *blink reflex, supraorbital reflex*; auch Augenschutzreflex, Blinkreflex, Blinzelreflex, Lidschlussreflex; Fremdreflex mit Kontraktion der Musculi orbiculares oculi; ausgelöst durch drohende Augenverletzung u. Erschrecken (s. Schreckreflex), verschiedene Afferenzen (z. B. Stimulation sensorischer Fasern des 5. Hirnnervs, Nervus trigeminus, bei Hornhautreizung, Luftstoß od. Beklopfen der Glabellagegend zwischen den Augenbrauen) od. durch intensive akustische od. visuelle Reize; häufig Habituation*; **vermindert** bei Störung der afferenten (Nervus ophthalmicus) u./od. der efferenten (Nervus facialis) Reizleitung zwischen Peripherie (Hornhaut u. nähere Augenumgebung) u. Hirnstamm od. gestörter Hirnstammfunktion, z. B. bei Multipler Sklerose u. Erkrankung der Basalganglien; **verstärkt** (fehlende Habituation) bei Läsion kortikopontiner Bahnen u. Erkrankung des extrapyramidalen Systems*. Vgl. Reflexe.

Orbital|hirn|syn|drom (lat. orbita Kreislauf, Kreisbahn) *n*: (engl.) *fronto-orbital brain syndrome*; psychische Veränderungen inf. von Schädigungen des (basalen) Frontalhirns (Form des Frontalhirnsyndroms*); **Sympt.:** v. a. Störungen des Sozialverhaltens; Gleichgültigkeit, Distanzlosigkeit bis zur Enthemmung, Verlust an Takt u. Feingefühl bis hin zu dissozialen Verhaltensweisen; **Ther.:** symptomatische Pharmakotherapie (z. B. Dämpfung mit leichteren Sedativa*); bei Tumor neurochirurgischer Eingriff.

Orbito|frontal|kortex (lat. orbita Kreislauf, Kreisbahn; frontal*; Kortex*) *m*: (engl.) *orbitofrontal cortex*; orbitofrontaler Kortex; dem Orbitadach aufliegender Anteil des Präfrontalkortex*; bei Verletzung od. Störung (orbitofrontale Läsion) resultieren Störungen von Lernen* u. Motivation*, Veränderungen der Persönlichkeitsmerkmale* u. Beeinträchtigung des Sozialverhaltens; vgl. Orbitalhirnsyndrom.

Ordinal|skala (lat. ordinatio An-, Ordnung; Skala*) *f*: (engl.) *ordinal scale*; s. Skalenniveau.

Ordnungs|zwang: (engl.) *compulsive orderliness*; Bez. für zwanghaftes Ordnen, bei dem viel Zeit u. Energie auf den Erhalt eines hohen individuellen Ordnungszustands verwendet wird; die Symptomatik wird vom Betroffenen häufig als sinnlos u. übertrieben erlebt, wird gegen inneren Widerstand ausgeführt u. führt zu relevanter psychosozialer Beeinträchtigung u./od. zu Leidensdruck*; häufig werden zwanghafte Ordnungsrituale durchgeführt, um die innere Anspannung abzumildern u. den erwünschten Zustand zu erreichen. **Vork.:** häufig bei Zwangsstörung* u. Zwangssyndrom*. Der Ordnungszwang wird als ich-dyston erlebt im Unterschied zur übertriebenen Ordnungsliebe, die für die zwanghafte Persönlichkeitsstörung* typisch ist u. als ich-synton erlebt wird.

orexigen (lat. os, oris Mund, Gesicht, Augen; -gen*): (engl.) *orexigenous*; den Appetit steigernd; Gegensatz: anorexigen*.

Orexin *n*: (engl.) *orexine*; syn. Hypokretin; im Hypothalamus gebildetes exzitatorisches Neuropeptid-Hormon (Orexin A u. B); Hemmung der Ausschüttung durch Leptin*; **Wirkung:** orexigen; erhöhte Vigilanz u. Aufmerksamkeit, katabol (Erhöhung der Körpertemperatur, Gewichtsverlust); **klin. Be-**

deutung: 1. Orexinmangel bei autosomal-dominant erblicher Narkolepsie* 1 inf. Genmutation (Transversion); **2.** Orexin-Antagonisten u. -Modulatoren: neue Wirkungsmechanismen zur Behandlung von Schlafstörungen, potentielle Wirkstoffe aktuell in klin. Entwicklung.

organisch (gr. ὄργανον Werkzeug): (engl.) *organic*; bei der Bezeichnung von Beschwerden meist i. S. von rein körperlich verursacht als Gegensatz zu psychogen* verwendet.

Organ|neurose (gr. ὄργανον Werkzeug; Neur-*; -osis*) *f*: (engl.) *organ neurosis*; s. Störung, somatoforme.

Organum spirale (gr. ὄργανον Werkzeug) *n*: (engl.) *spiral organ of Corti*; Corti*-Organ.

Orgasmic Reconditioning (engl. orgasmic orgastisch; reconditioning Wiederaufbereitung): masturbatory reconditioning, orgasmische Rekonditionierung; v. a. bei Paraphilie* genutzter therap. Ansatz zur Verstärkung sexuell funktionaler Wünsche durch Kopplung akzeptierter sexueller Interessen u. Phantasien an Erregung; **Therapieziel:** durch Rekonditionierung (s. Konditionierung) soll der Patient lernen, Erregung nur bei funktionalen Gedanken u. Phantasien zu erleben; **Durchführung:** die wünschenswerten Gedanken, Phantasien u. Wünsche werden erarbeitet; anschließend bekommt der Patient die Aufgabe, zunächst zu seinen aktuellen dysfunktionalen Phantasien zu masturbieren, um dann, unmittelbar vor dem Orgasmus, zu funktionalen Gedanken u. Phantasien zu wechseln. Der folgende Orgasmus soll für diese als Verstärker fungieren. **Wirksamkeit:** nicht systematisch evaluiert.

Orgasmus (gr. ὀργή Leidenschaft, Trieb) *m*: (engl.) *orgasm*; Höhepunkt u. (meist) Befriedigung sexueller Erregung, i. d. R. beim Geschlechtsverkehr od. bei der Masturbation; **physiol. Reaktionen:** unwillkürliche Muskelkontraktionen insbes. im Genitalbereich, aber auch im übrigen Körper; daneben Steigerung der Herzfrequenz, Blutdruckanstieg, Zunahme von Atemfrequenz u. -tiefe sowie versch. ausgeprägte Bewusstseinsveränderungen, bei Männern gefolgt von einer Refraktärperiode mit geringer sexueller Erregungsempfindlichkeit (s. Reaktionszyklus, sexueller). Bei Männern sind Orgasmen mit Eintritt der Geschlechtsreife generell von einer Ejakulation begleitet; bei Frauen wird z. T. eine Sekretion paraurethraler Drüsen beobachtet (Gräfenberg-Zone). Mögliche **Störungen:** s. Orgasmusstörungen; Funktionsstörung, sexuelle.

Orgasmus|phase (Orgasmus*; Phase*) *f*: (engl.) *orgasm phase*; s. Reaktionszyklus, sexueller.

Orgasmus|störungen (Orgasmus*): (engl.) *orgasmic disorders*; Bez. für sexuelle Funktionsstörungen*, welche die Orgasmusphase des sexuellen Reaktionszyklus* betreffen; **Einteilung: 1.** unzureichende Kontrolle über den Zeitpunkt des Orgasmus: bei Männern v. a. als sog. verfrühter Orgasmus (Ejaculatio* praecox); bei Frauen v. a. als sog. verzögerter od. ausbleibender Orgasmus (Anorgasmie*); **2.** primäre (schon immer bestehende) u. sekundäre (später entstandene) Orgasmusstörungen; **3.** vollständige (bei jeder sexuellen Aktivität auftretende) u. situative Orgasmusstörungen (nur bei best. Partnern od. best. Formen sexueller Aktivität auftretend, z. B. koitale Anorgasmie); **Häufigkeit:** (verzögerter od. ausbleibender Orgasmus) ca. 7–10 % Lebenszeitprävalenz bei Frauen, 0–3 % bei Männern; **Urs.:** Sexualangst, sexuelle Leistungsangst*, Partnerschaftsprobleme, Arzneimitteleinwirkungen; **Ther.:** Sexualpsychotherapie*, Paarpsychotherapie*, ggf. Arzneimittelumstellung. Vgl. Ejakulationsstörungen.

Orgasmus, trockener (Orgasmus*) *m*: (engl.) *dry orgasm*; s. Ejakulation, retrograde.

Orientierung (lat. oriens aufgehende Sonne): (engl.) *orientation*; Fähigkeit, sich im Hinblick auf die eigene Person (autopsychische Orientierung), die aktuelle kalendarische Zeit (zeitliche Orientierung), den aktuellen Aufenthaltsort (örtliche Orientierung) u. die gegebene Situation (situative Orientierung) einzuordnen; erlaubt es, die erlebte Realität in einen Bezugsrahmen zu setzen, der sinnvolles u. adaptiertes Verhalten ermöglicht; **Voraussetzung:** u. a. Intaktheit von Bewusstsein, Wahrnehmung, Aufmerksamkeit, Zeitsinn u. Gedächtnis. Vgl. Orientierungsstörung.

Orientierung, sexuelle (Orientierung*): (engl.) *sexual orientation*; sexuelle Partnerorientierung; Bez. für die (mehr od. weniger eindeutige) Ausrichtung des sexuellen Interesses (Phantasien, Wünsche) auf bestimmte Sexualobjekte u. deren Bevorzugung bei sexuellen Aktivitäten gemäß sexueller Determiniertheit; vgl. Homosexualität; Heterosexualität; Bisexualität; Geschlechtsidentitätsentwicklung.

Orientierungs|re|aktion (Orientierung*; Reaktion*) *f*: (engl.) *orienting response*; Fähigkeit des Organismus, auf Umwelteinwirkungen zu reagieren, z. B. durch Hinwendung zu einer Reizquelle (u. a. akustisches Signal od. Licht); unkonditionierte, relativ unspezifische Reaktion; bewirkt eine optimierte Bereitschaft des Organismus zur Aufnahme u. Verarbeitung wichtiger Reize; tritt auf, wenn der Vergleichsprozess zwischen Reizcharakteristika u. Gedächtnisrepräsentationen keine Übereinstimmung feststellt (sog. mismatch). **Kennzeichen:** Veränderungen der Skelettmuskulatur (z. B. Kopfwendung hin zum Reiz) u. des allgemeinen Muskeltonus, der zentralnervösen Aktivität (z. B. Desynchronisation des EEG), des vegetativen Nervensystems (z. B. Pupillenerweiterung, Verengung der Blutgefäße an den Extremitäten, Erweiterung der kranialen Gefäße, Fluktuationen der elektrodermalen Aktivität); **klin. Bedeutung:** Schizophrenie: ca. 45 % der Patienten zeigen keine elektrodermale Orientierungsreaktion auf neue Reize (sog. Non-Responder, bei Gesunden ca. 9 %), gleichzeitig bei Respondern erhöhte Rate an Hyper-Respondern (keine Habituation bei Serie von

15–20 Reizen); wird als Ausdruck eines misslungenen biopsychischen Reaktionsversuches einer primären Überreaktion auf aversive Reize gedeutet, wobei Non-Response mit stärkerer Negativsymptomatik u. Hyper-Response eher mit Positivsymptomatik u. Ansprechen auf Neuroleptika einhergeht. Vgl. Orientierung.

Orientierungs|störung (Orientierung*): (engl.) *disorder of orientation*; Bez. für Störung der Orientierung* zu Zeit, Ort, Situation u./od. Person; meist als inkonstante Orientierung, die **Desorientierung** mit fehlender Orientierung stellt die Maximalausprägung dar. Häufig folgen Orientierungsstörungen einem Muster, das die Intensität der Störung wiedergibt, können aber in jeder Dimension unabhängig von den anderen auftreten. Typische Reihenfolge der Beeinträchtigung: **1.** zeitliche Orientierung; **2.** situative Orientierung; **3.** örtliche Orientierung; **4.** personale (autopsychische) Orientierung. **Vork.:** bei Bewusstseinsstörung*, Delir*, Gedächtnisstörung*, Psychose*, Demenz* u. Wahrnehmungsstörung*.

Orphenadrin *n*: (engl.) *orphenadrin*; Muskelrelaxans* mit anticholinerger Wirkung; s. Anticholinergika.

Ortho|rexia nervosa (gr. ὄρεξις Verlangen): (engl.) *orthorexia nervosa*; Orthorexie; gestörtes Essverhalten, bei dem die angenommene Qualität des Essens (Furcht vor Fett, Chemikalien od. anderen Stoffen, die in Lebensmitteln enthalten sind) im Vordergrund steht; werden die Essregeln gebrochen, treten Schuldgefühle* auf u. die Betroffenen bestrafen sich mit Abstinenz* od. strikteren Essregeln. Vgl. Essstörungen.

Orts|gedächtnis: (engl.) *local memory*; s. Lokalisationsgedächtnis.

O

Ort, sicherer: (engl.) *safe place*; s. Sicherer Ort.

-osis: auch -ose; Wortteil mit der Bedeutung Krankheit, krankhafter Zustand.

Osteo|penie (gr. ὀστέον Knochen; πενία Mangel, Not) *f*: (engl.) *osteopenia*; Abnahme an Knochensubstanz; kann Vorstadium der Osteoporose* sein; **Vork.:** u. a. als physiol. senile Skelettatrophie od. bei körperlichen Erkrankungen, z. B. Niereninsuffizienz; im Kontext psychischer Störungen: regelmäßige körperliche Folge der Anorexia* nervosa, begünstigt durch niedriges Körpergewicht, Östrogenmangel, niedrige Konzentration von STH*, hohe Konzentration von Cortisol*, mangelnde Calciumzufuhr u. allgemeine Mangelernährung; bei frühem Erkrankungsalter wird nur eine geringe Knochenmasse erreicht; mit der Dauer der Erkrankung nimmt die Knochenmasse (weiter) ab, das Risiko, eine (manifeste) Osteoporose zu entwickeln, steigt; **Ther.:** adäquate Ernährung u. Gewichtszunahme; Zufuhr von Calcium u. Calciferol; cave: Östrogen-Gestagen-Substitution ohne Gewichtszunahme bei Anorexia nervosa verhindert weder die Entwicklung noch führt sie zu einer Besserung der Osteopenie.

Osteo|porose (gr. ὀστέον Knochen; πόρος Öffnung, Loch; -osis*) *f*: (engl.) *osteoporosis*; Skeletterkrankung mit Verminderung der Knochenmasse u. -mikroarchitektur u. erhöhter Frakturanfälligkeit; **Ätiol.:** **1. primäre** Osteoporose: bisher weitgehend ungeklärt, als Teilfaktoren bei der postmenopausalen u. senilen Osteoporose sind Östrogenmangel u. Immobilisation bekannt; **2. sekundäre** Osteoporose: bei versch., z. T. auch psychischen (z. B. Anorexia* nervosa, s. Osteopenie) Grunderkrankungen; **Sympt.:** **1. klinische** Osteoporose: keine Frakturen od. Wirbelverformungen; signifikante Verminderung der Knochenmasse gegenüber alters- u. geschlechtsentsprechender Norm; **2. manifeste** Osteoporose: mindestens eine Wirbelfraktur bei inadäquatem od. fehlendem Trauma u. evtl. extravertebrale Frakturen; in ausgeprägten Fällen Rumpfverkürzung, Rundrücken, quere Hautfalten in der Flankenregion; chronischer Schmerz* bes. im Rumpfbereich; **Proph.:** körperliche Aktivität (Gymnastik), calciumreiche Ernährung, evtl. Östrogen-Gestagen-Substitution in der Postmenopause.

Othello-Syn|drom *n*: (engl.) *Othello syndrome*; Eifersuchtswahn*.

Out|come (engl. outcome Resultat): (engl.) *outcome*; Ergebnis; abhängige, zu erklärende Variable einer Untersuchung, z. B. Auftreten psychischer Störungen, Auswirkung von Expositionen bzw. von therapeutischen od. präventiven Interventionen.

Out|come Research (engl. outcome Resultat; research Forschung): s. Ergebnisforschung.

Out-of-Body-Erfahrung (engl. out-of-body Trennung des Geistes von dem eigenen Körper): (engl.) *out of body experience*; visuelle Illusion*, die den gesamten Körper, nicht nur Körperteile, betrifft; Erleben des Gefühls, dass das Selbst bzw. Bewusstsein nicht im realen, sondern in einem davon getrennten illusionären Körper lokalisiert ist, der sich meist oberhalb des realen Körpers befindet, so dass der Blick auf diesen u. in die Außenwelt erlebt wird; **Vork.:** Nahtod*-Erfahrung, organische Hirnerkrankung, niedrigdosierte Ketamin*-Narkose, extreme sportliche Aktivität; **Ätiol.:** multisensorische Desintegration (einschließlich propriozeptive, kinästhetische, vestibuläre Mechanismen), Minderperfusion des Gehirns, Schädigung des temporoparietalen Kortex rechts (z. B. bei Enzephalitis, Migräne, Epilepsie, Hirntrauma od. -tumor); **Hinweis:** gilt auch als kulturübergreifender Erfahrungshintergrund für Konzepte der Seele*.

Over|eaters Anonymous (engl. overeater Fresser; anonymous anonym): s. Anonyme Gruppen.

over|general memory (engl. overgeneral übergenerell; memory Gedächtnis): Gedächtnisauffälligkeit, bei der die Erinnerungen sehr global sind u. sich nicht auf bestimmte, in Ort u. Zeit festgelegte, Situationen beziehen; **Vork.:** bei Depression*.

Over|protection (engl. overprotection übermäßiger Schutz): überbesorgte (überbehütende, überfürsorgliche) Grundhaltung der Erziehungsperson gegenüber dem Kind, die dessen Entwicklung u.

Verselbständigung hemmen sowie Unsicherheit, Ängstlichkeit u. a. psychische Symptomherausbildung zur Folge haben kann; vgl. Eltern-Kind-Beziehung.

Oxa|zepam (INN) *n*: (engl.) *oxazepame*; 1,4-Benzodiazepin* mit mittellanger Halbwertzeit; **Wirkung:** verstärkt den inhibitorischen Effekt von GABA im Gehirn; Halbwertzeit 1–3 Std.; **Ind.:** als Tranquilizer*; **UAW:** s. Benzodiazepine; u. a. hohes Abhängigkeitspotential, Müdigkeit, Atemdepression; **Hinweis:** sicheres Anxiolytikum.

Oxa|zolam (INN) *n*: (engl.) *oxazolame*; nicht mehr im Handel befindliches Benzodiazepin* mit langer Halbwertzeit; früher als Tranquilizer* angewendet.

Oxy|butynin *n*: (engl.) *oxybutynin*; Anticholinergikum*; **Wirkung:** Hemmung der Kontraktionsfähigkeit der glatten Muskulatur; **Ind.:** überaktive Blase* bei Harninkontinenz*; gilt als ineffektiv bei Enuresis* nocturna; **Kontraind.:** Engwinkelglaukom, toxisches Megakolon, Myasthenia gravis; **Wechselwirkungen:** durch gleichzeitige Verabreichung mit anderen Anticholinergika od. anticholinerg wirkenden Substanzen ggf. Häufung od. Verstärkung der parasympatholytischen Wirkung; **UAW:** häufig Mundtrockenheit, Müdigkeit, Konzentrationsstörungen, Tachykardie, Herzrhythmusstörungen, Magenbeschwerden, Obstipation, Anstieg des Augeninnendrucks, Beeinträchtigung des Nahsehens.

Oxy|pertin (INN) *n*: (engl.) *oxypertine*; nicht mehr im Handel befindliches Neuroleptikum*; Indolderivat, das in niedriger Dosierung Agitiertheit u. Hyperaktivität bewirkt, in hoher Dosierung jedoch sedierend wirkt.

Oxy|tocin (INN) *n*: (engl.) *oxytocin*; Ocytocin, Oxytozin; cyclisches Nonapeptidhormon, das im Nucleus supraopticus u. Nucleus paraventricularis des Hypothalamus gebildet, im Hypophysenhinterlappen gespeichert u. durch Reizung der Genitalorgane, durch deren Dehnung bei der Geburt, durch den Saugakt beim Stillen sowie durch visuelle u. olfaktorische Reize ausgeschüttet wird; dem ADH* strukturell ähnlich; **Wirkung:** Kontraktion der glatten Muskulatur von Uterus (Anw. z. B. zur künstlichen Auslösung der Wehen bei fehlendem Geburtsfortschritt) u. Milchdrüse (Milchejektion); Östrogene* erhöhen die Uterusempfindlichkeit gegenüber Oxytocin, Gestagene* senken sie; in der Schwangerschaft ist die Uterusempfindlichkeit gegenüber Oxytocin sehr gering, kurz vor, während u. nach der Geburt sehr hoch; erste Hinweise auf eine bes. Bedeutung von Oxytocin in der Vermittlung sozialer Wahrnehmung, i. R. von Beziehungen u. bei Aggression*. Oxytocin bewirkt eine Konzentrationsminderung von Cortisol, verstärkt das Vertrauen anderen Personen gegenüber u. begünstigt sozial positives Verhalten (z. B. Blickkontakt, Zustimmung). Nach der Geburt verstärkt Oxytocin mütterliches Verhalten u. die Bindung an das Neugeborene, zugleich erhöht es die mütterliche Aggressivität gegenüber Fremden zum Schutz ihres Neugeborenen.

P

P300: nach ca. 300 ms auftretendes spätes ereigniskorreliertes evoziertes Potential* (S. Sutton, 1965); wird in Zusammenhang mit der Lösung bestimmter kognitiver Aufgaben (z. B. Unterscheidung verschiedener Reize) abgeleitet u. reflektiert die psychische Weiterverarbeitung der Reize (Aufmerksamkeitsmaß). P300 ist somit ein Maß für die Latenzzeit* von Evaluationsprozessen; sie spiegelt die Zeitdauer wider, die gebraucht wird, um einen Reiz wahrzunehmen u. zu kategorisieren. Je bedeutsamer u. überraschender ein Reiz ist, umso größer ist die Amplitude der P300 (s. Abb. 1). Sie ist v. a. über den mittleren parietalen Elektroden lokalisiert (vgl. EEG-Mapping). **Klin. Bedeutung:** in der psychophysiologischen Grundlagenforschung; kann zur Diagnose psychopathologischer Störungen verwendet werden, z. B. Amplitudenverringerung u. a. bei Schizophrenie* u. Zwangsstörung* (s. Abb. 2).

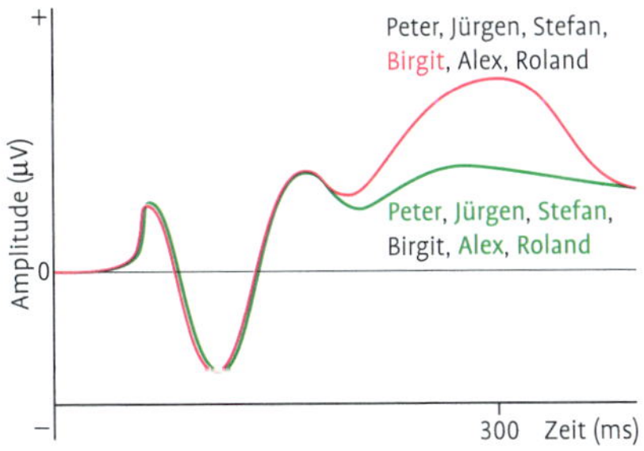

P300 Abb. 1: Kurvenveränderung mit Vergrößerung der Amplitude bei nicht passender Kategorisierung (z. B. weiblicher Vorname in einer Reihe männlicher Vornamen); Kurve entsteht bei jeder Namensnennung

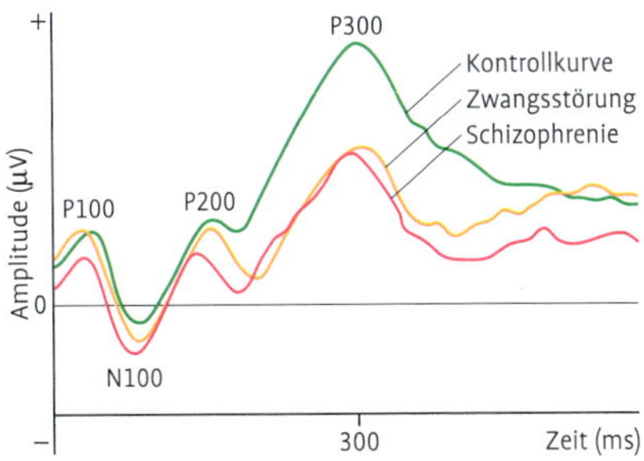

P300 Abb. 2: Verringerung der P300 bei Personen mit Schizophrenie od. Zwangsstörung im Vergleich zu gesunden Kontrollpersonen

Paar|beratung: (engl.) *relationship counselling*; Beratung* von verheirateten u. nicht verheirateten (auch homosexuellen) Paaren bei Beziehungs- u. individuellen Problemen (soziale, rechtliche, ökonomische, medizinische), die Einfluss auf die Partnerschaft od. deren Auflösung haben; i. d. R. werden die Beratungen über einen Zeitraum von 5–10 Sitzungen den beteiligten Partnern zugleich angeboten. Die Arbeitsweise hängt von der Art der theoretischen Orientierung ab: psychoanalytisch geprägte Paarberatung legt Wert auf die Rekonstruktion der Entwicklungsgeschichte der Partnerschaft, verhaltenstherapeutische Paarberatung versucht, negative Reziprozität zu verhindern (negative Aufschaukelungsprozesse in der Kommunikation) u. positiven Austausch zu fördern. **Aufgaben:** Vorbereitung auf eine Partnerschaft, Bewältigung von Krisen u. Informationsdefiziten, auch Hilfen zur Trennung (s. Mediation), ggf. unter Einbezug von Kindern; fließender Übergang zu paar- u. sexualtherap. Maßnahmen (s. Paarpsychotherapie; Paarsexualtherapie; Unterscheidung v. a. durch die geringere zeitliche Intensität), v. a. zur Kommunikationsverbesserung u. Klärung der Geschichte u. der Erwartungen an eine Beziehung; Anbieter sind v. a. Psychologen, Sozialpädagogen u. Seelsorger mit einer mehrjährigen speziellen Ausbildung für den Aufgabenbereich in Ehe- u. Lebensberatungsstellen. **Wirksamkeit:** Es liegen zahlreiche evidenzbasierte Nachweise zur Wirksamkeit der psychotherap. fundierten Formen der Paarberatung (Metaanalysen, z. B. Röhrle, 1999), v. a. der Paarpsychotherapie*, vor. Vgl. Beratungspsychologie.

Paar|dia|gnostik (gr. διαγνωστικός fähig zu unterscheiden) *f*: (engl.) *pair diagnostic*; Partnerschaftsdiagnostik*.

Paar|psycho|therapie (Psychotherapie*) *f*: (engl.) *couple therapy, marital therapy*; syn. Partnerschaftstherapie; Psychotherapie von verheirateten u. nicht verheirateten Paaren, bei der beide Partner gemeinsam die Therapie wahrnehmen; **Formen:** **1.** analytische Paarpsychotherapie: Versprachlichung u. Förderung des Verstehens somatisierter Affekte u. unbewusster Konflikte; **2.** systemische Paarpsychotherapie: s. Psychotherapie, systemische; **3.** psychodramatische Paarpsychotherapie: s. Psychodrama; **4.** verhaltentherapeutische Paartherapie*: Einüben neuer Verhaltensweisen i. R. eines von beiden Partnern vereinbarten Therapievertrags zur Behebung von Beziehungsstörungen; **5.** emotionsfokussierte Paartherapie*; zu unterscheiden von co-therapeutischen Vorgehensweisen, bei denen Partner als Moderatoren zur Umsetzung von Therapieplänen eingesetzt werden (z. B. bei Behandlung von Abhängigkeit u. Depression); Durchführung i. d. R. mit beiden Partnern zugleich. Vgl. Sexualtherapie.

Paar|sexual|therapie (Sexual-*) *f*: (engl.) *partnership sex therapy;* Sexualtherapie* in Form einer Paartherapie.

Paar|therapie *f*: (engl.) *couple therapy, marital therapy;* s. Paarpsychotherapie.

Paar|therapie, emotions|fokussierte (Emotion*; lat. focus Herd) *f*: (engl.) *emotionally focused couple therapy (Abk. EFCT),* Paarpsychotherapie* mit erlebniszentriertem (s. Experiencing) Ansatz, bei der das Identifizieren u. Erleben negativer Paar-Interaktionen u. der zugrunde liegenden, häufig unbewussten od. vorbewussten Gefühle im Mittelpunkt steht (Greenberg u. Johnson, 1986); **Prinzip:** folgende Annahmen liegen zugrunde: **1.** das Selbst* ist durch emotionale Erfahrungen organisiert; **2.** bestimmte, häufig nicht bewusste Grundüberzeugungen des Selbst beeinflussen kontinuierlich das Verhalten; **3.** die Wahrnehmung des Partners dient dazu, die eigenen Selbst- u. Interaktionspositionen u. damit auch das Problem aufrecht zu erhalten. Es wird angenommen, dass die Emotionen* mit stabilen problematischen bzw. destruktiven Interaktionsmustern in der Partnerschaft verbunden sind. Durch Erleben u. Akzeptieren dieser Basisemotionen kann die Emotionalität in der Partnerschaft neu strukturiert werden. Emotion, Wahrnehmung, Kognitionen u. konkrete Interaktion sind Aspekte des Problems, die eng miteinander verschränkt u. somit Ansatz der Therapie sein können. Problematische Verhaltensweisen u. Interaktionsmuster werden so umdefiniert, dass sie den zugrunde liegenden Emotionen entsprechen (ein beschämend-verletzendes Verhalten des Partners kann z. B. umdefiniert werden als tiefliegende Furcht vor Verlassenwerden). **Ind.:** Eheprobleme, partnerschaftliche Unzufriedenheit; **Durchführung:** **1.** Konfliktthemen identifizieren (besonders das Verhältnis von Nähe u. Distanz bzw. Intimität u. Autonomie); **2.** Anteile der Partner am negativen Interaktionszyklus bestimmen; **3.** die zugrunde liegenden (vorbewussten, nicht bewussten) Gefühle herausarbeiten (engl. awareness); **4.** das bisherige Problem umdeuten im Sinne der bewusst gewordenen Gefühle; **5.** die bislang entfremdeten eigenen Bedürfnisse u. Gefühle akzeptieren; **6.** Erfahrungen des Partners akzeptieren; **7.** echte Bedürfnisse äußern (engl. felt-needs); **8.** aufgrund der neu strukturierten Emotionen neue Interaktionspositionen erkunden; **9.** Veränderungen festigen; **Therapieziel:** negative Paarinteraktionen u. die zugrunde liegenden, häufig nicht bewussten Gefühle u. Bedürfnisse identifizieren u. konstruktiv in Interaktionen umsetzen; **Wirksamkeit:** Erste Untersuchungen zeigen positive Therapieergebnisse bezüglich ehelicher Zufriedenheit, vergleichbar mit der kognitiv-behavioralen Paartherapie (s. Paartherapie, verhaltentherapeutische); über differentielle Wirksamkeit (insbes. bei starken Beziehungsstörungen) u. Dauer der Effekte ist bislang wenig bekannt.

Paar|therapie, verhaltens|therapeutische *f*: (engl.) *behavioral marital therapy (Abk. BMT);* Paarpsychotherapie* mit verhaltenstherapeutichem Ansatz (s. Verhaltenstherapie*) zur Behebung von Beziehungsstörungen (s. Beziehungskonflikte, innerfamiliäre; Partnerschaftsprobleme); **Prinzip:** Ausgangspunkt des kognitiv-behavioralen Ansatzes sind Kenntnisse über gestörte Paarbeziehung, z. B. **1.** idealisierte Erwartungen: nie ärgerlich auf den Anderen sein dürfen; der Andere muss spüren, was ich fühle u. brauche; unsere Interessen u. Werte müssen immer übereinstimmen u. a.; **2.** problematische Kommunikation: viel Negatives, kaum Positives, Schuldzuschreibung, Verweigerung durch Rückzug u. a.; **3.** problematisches Problemlösungsverhalten: Konfliktvermeidung od. -eskalation, mangelnde Kompromissbereitschaft u. a.; **Therapieziel:** Verbesserung unbefriedigender Paarbeziehung; zentrale Themen der Paartherapie sind i. d. R. realistische Erwartungen, Selbstöffnung, Kommunikations- u. Problemlösungsfähigkeit*, Stressbewältigung, Stärkung von Akzeptanz u. Wir-Gefühl, Regulation von Nähe u. Distanz sowie Führung u. Macht. **Durchführung:** Struktur der verhaltenstherapeutischen Paartherapie nach G. Bodenmann (2004), die vorhandene Ansätze integriert: **1.** Beziehungsgeschichte des Paares, evtl. auch der Herkunftsfamilien (P. Kaiser, 2000) rekonstruieren, Erarbeiten positiver Möglichkeiten u. der Therapiemotivation*; **2.** Grundpositivität wieder herstellen mit dem Ziel positiver u. zärtlicher Interaktion; **3.** das im Zentrum der Therapie stehende Kommunikationstraining*, bei dem die Patienten u. a. die sog. Sprecherrolle („Ich" statt „man"; konkretes Verhalten in konkreten Situationen ansprechen statt „Du machst immer..."; beim Thema bleiben; sich öffnen) u. die sog. Zuhörerrolle (u. a. offen zuhören, das Verstandene zusammenfassen, Rückmelden der ausgelösten Gefühle) erlernen u. einüben; **4.** kognitive Methoden, um z. B. unrealistische Erwartungen u. ungünstige Attributionen abzubauen u. positive Szenarien zu schaffen; **5.** Problemlösungstraining* u. a. mit dem Ziel, das Wir-Gefühl

P

u. die Überzeugung, relevante Probleme bewältigen zu können zu erhöhen; **6.** das damit verbundene dyadische (Paar- bzw. zweisames) Coping*, bei dem die Partner lernen sollen, Probleme gemeinsam zu bewältigen, den Partner bei der Stressbewältigung sozial zu unterstützen od. ihm Belastungen direkt abzunehmen; die Partnerschaft soll wieder als wertvoll erlebt u. die negativen Konsequenzen von Stress reduziert werden; **7.** Abwägen von Akzeptanz u. Veränderung: anhand einer aufzustellenden Liste mit störenden Aspekten des Partners wird erarbeitet, was geändert werden kann u. was akzeptiert werden muss; **8.** Revitalisierung der Partnerschaft: das Wissen übereinander erhöhen, positive Rituale erarbeiten (z. B. fest eingeplante gemeinsame Unternehmungen), Zärtlichkeit u. Erotik erhöhen (z. B. Streichelübungen, Sensate*-focus-Übungen, Sexualpsychotherapie*); **9.** Schlusssitzung mit Überprüfung der erreichten Veränderungen u. Motivierung zur Weiterarbeit. **Wirksamkeit:** Es liegen umfangreiche Wirksamkeitsnachweise auch mit langen Katamnesen vor, empirische Ergebnisse zeigen u. a. verbesserte Kommunikation u. höhere Partnerschaftszufriedenheit (Evidenzgrad 1). Nachuntersuchungen ergeben nur z. T. zufriedenstellende Ergebnisse: ca. ein Drittel der Paartherapien endet mit Trennung, d. h. Paartherapie trägt zur Klärung der Beziehung bei, nicht notwendigerweise zu Stabilisierung u. Aufrechterhaltung. Bei Scheidung* wird Mediation* zunehmend bedeutsam. **Hinweis:** Ansätze zur Prävention von Partnerschaftsproblemen mit den Zielen Wohlbefinden u. Lebenszufriedenheit erfolgen in den Programmen „Ehevorbereitung – ein partnerschaftliches Lernprogramm“ (Thurmaier, Eckert u. Hahlweg, 1992) u. „Freiburger Stresspräventionstraining für Paare“ (Bodenmann, 1999). Bei sexuellen Funktionsstörungen in der Partnerschaft ist i. d. R. Sexualpsychotherapie* für das Paar indiziert. Bei psychischen Störungen eines Partners sind spezifische Therapien erforderlich, in deren Rahmen der gesunde Partner eine wichtige Rolle spielen kann.

Paar|wohnen, betreutes: (engl.) *assisted living*; s. Betreutes Wohnen.

PAC: Abk. für (engl.) ***P**rogress* **A**ssessment **C**hart.*

Paced Auditory Serial Addition Test (progressiver auditiver serieller Additions-Test): Abk. PASAT; Progressiver Auditiver Serieller Additions-Test; Leistungstest zur Erfassung der Informationsverarbeitungskapazität u. -geschwindigkeit sowie Aufmerksamkeit u. Konzentration mit einem Rechentest; per Tonband od. computergestützt werden 60 einstellige Zahlen präsentiert; die 2. genannte Zahl soll zu der 1. addiert werden, fortlaufend die jeweils nächste Zahl zu der vorherigen (nicht zum Ergebnis); Test umfasst 2 Durchgänge mit 3 bzw. 2 Sekunden Abstand zwischen den Zahlen; gemessen wird die Anzahl korrekter Ergebnisse; es existieren 2 Kurzformen u. 1 Kinderversion; **Anw.:** z. B. Screening neurologischer Erkrankungen; sensitiver Test für zerebrale Dysfunktionen; **Testdauer:** 30 Minuten; Kurzformen 20 Minuten.

Pachy|meninx (gr. παχύς dick, fest, hart; Mening-*) *f*: (engl.) *pachymeninx*; Dura* mater.

Pacing and Leading (engl. pacing folgen; leading führen): s. NLP.

PACT: Abk. für (engl.) ***P**sychosocial* **A**ssessment of **C**andidates for **T**ransplantation.*

PADAM: Abk. für (engl.) ***p**artial **a**ndrogen **d**eficiency in the **a**ging **m**ale*; s. Altershypogonadismus des Mannes.

Pädagogische Ana|lyse und Curriculum der sozialen und persönlichen Entwicklung (Analyse*): s. Progress Assessment Chart.

Päd|erastie (gr. παιδεραστέσ jemand der Knaben liebt) *f*: (engl.) *paederasty*; veraltete Bez. für homosexuelle Pädophilie* bei Männern.

Pädo|philie (gr. παῖς Kind; -phil*) *f*: (engl.) *paedophilia*; Form der Paraphilie* mit sexuell erregenden Phantasien, sexuell dranghaften Bedürfnissen u./od. sexuellen Verhaltensweisen, die auf vorpubertäre Kinder gerichtet sind (s. Kindesmissbrauch); nach juristischer Definition sexuelle Handlungen mit Kindern unter 14 Jahre, wenn der Täter mind. 16 Jahre alt ist u. den Kontakt mit einer mind. 5 Jahre jüngeren Person sucht; **Häufigkeit:** hohe Dunkelziffer; geschätzte Häufigkeit <5 % der Gesamtbevölkerung; **Vork.:** fast ausschließlich bei Männern; **Einteilung:** heterosexuell od. homosexuell orientierte Pädophilie; z. T. auch Ausrichtung auf beide Geschlechter; **Kriterien:** (diagn.) Die pädophilen Bedürfnisse, Phantasien u./od. sexuellen Verhaltensweisen müssen der vorwiegende od. ausschließl. Inhalt sexuellen Interesses sein u. seit mind. 6 Monaten bestehen. **Ther.:** v. a. kognitive Verhaltenstherapie* mit dem Ziel ausreichender Selbstkontrolle; ggf. Anaphrodisiaka. Vgl. Missbrauch, sexueller.

Palaeo|striatum (gr. παλαιος alt; lat. striatus gestreift) *n*: (engl.) *palaeostriatum*; s. Globus pallidus.

Pali|lalie (gr. πάλιν wieder; λαλεῖν reden) *f*: (engl.) *palilalia*; Bez. für mehrfache unwillkürl. Wiederholung von Silben, Wörtern od. Satzteilen; Form der Sprachstereotypie (s. Stereotypie); **Vork.:** z. B. bei postenzephalitischem Syndrom*, Parkinson*-Syndrom od. Demenz*; **DD:** Stottern*; **Ther.:** Behandlung der Grunderkrankung.

Pali|mnese (gr. πάλιν wieder; -mnese*) *f*: (engl.) *palimnesia*; Bez. für Wiedererinnern bzw. erneutes Erinnern von Vergessenem; als falsche Erinnerung bei False*-memory-Syndrom.

Palin|opsie (gr. πάλιν wieder; Op-*) *f*: (engl.) *palinopsia*; syn. visuelle Perseveration; Form der visuellen Illusion* mit Bestehenbleiben od. wiederholtem Auftreten der Wahrnehmung eines visuellen Reizes nach dessen Entfernung; **Vork.:** in amblyopen od. ausgefallenen Gesichtsfeldbereichen nach Okzipitalhirnschädigung (s. Okzipitallappensyndrom).

P

Pali|peridon *n*: (engl.) *paliperidone*; atypisches Neuroleptikum* (9-Hydroxy-Risperidon-Racemat); aktiver Hauptmetabolit von Risperidon* mit im Vergleich geringeren UAW (v. a. weniger Schlafstörungen, extrapyramidal-motorische Störungen, geringere hepatische UAW u. Wechselwirkungen); **Ind.:** Schizophrenie* (auch Langzeitbehandlung), psychot. od. manische Symptome bei schizoaffektiver Psychose*; psychot. Symptome bei Demenz* (Off-Label-Use).

Palliativ|medizin (lat. palliare mit einem Mantel bedecken; ars medicina ärztliche Kunst) *f*: (engl.) *palliative medicine*; aktive, ganzheitliche Behandlung einer progredienten, weit fortgeschrittenen Erkrankung, die auf kurative Behandlung nicht anspricht; die Linderung von Schmerzen, anderen Krankheitsbeschwerden sowie psychologischen, sozialen u. spirituellen Problemen besitzt in der Palliativmedizin höchste Priorität. **Ziel:** Erhalt bestmöglicher Lebensqualität* durch optimale Schmerztherapie* u. Symptomkontrolle. Die Autonomie des Patienten soll respektiert, die Bedürfnisse von Angehörigen sollen berücksichtigt werden. Voraussetzung ist die offene, einfühlsame Kommunikation zwischen Patient, Angehörigen u. Fachpersonal. In einem interdisziplinären Team (Palliativmediziner, Pflegende, Sozialarbeiter, Geistliche u. Angehörige) wird in enger Zusammenarbeit mit dem Patienten ein therapeutisches Konzept erarbeitet, das die Linderung der Leiden u. die Begleitung des Patienten bis zum Tod in den Vordergrund stellt. Palliativmedizin wurde mit der Reform des Medizinstudiums in Deutschland (2003) in die Approbationsordnung aufgenommen; Palliativmedizin ist nach der neuen (Muster-)Weiterbildungsordnung für Ärzte als Zusatzweiterbildung in Ergänzung zu einer Facharztkompetenz möglich. Der Sterbeprozess wird weder aktiv beschleunigt noch künstlich verzögert. Vgl. Hospiz; Sterbehilfe; Sterbebegleitung.

Pallidum (lat. pallidus blass) *n*: (engl.) *pallidum*; Globus* pallidus.

Pallidum|a|trophie, pro|gressive (lat. pallidus blass; A-*; Troph-*) *f*: (engl.) *juvenile paralysis agitans of Hunt*; syn. Hunt-Syndrom; juvenile Form der Paralysis agitans (s. Parkinson-Syndrom) inf. sporadisch auftretender od. autosomal-dominant erblicher Degeneration des Globus* pallidus, die sich meist zwischen 5. u. 15. Lebensjahr manifestiert; kann auf das Pallidum beschränkt bleiben od. im Verlauf auf den Nucleus* subthalamicus (Pallidum-Luys-Atrophie) od. andere Basalganglien* übergreifen; **Sympt.:** zu Beginn häufig choreoathetotische u. dystone Bewegungsstörungen (oft einseitig; s. Chorea; Dystonie), nach Jahren auch Rigor*, Tremor* u. Hypokinese*; **Progn.:** Tod meist im 3. od. 4. Lebensjahrzehnt.

Pallium (lat. pallium Mantel) *n*: (engl.) *pallium*; (Hirn-)Mantel; die Basalganglien* u. das Diencephalon* umhüllende Anteile der Großhirnhemisphären (Rinde u. Mark); morphologische Einteilung in Palaeo-, Archi- u. Neopallium.

Palmo|mental|re|flex (lat. palma Handfläche; mentum Kinn; Reflekt-*) *m*: (engl.) *palmomental reflex*, pathol. Fremdreflex, der durch Bestreichen der Handinnenfläche mit spitzem Gegenstand Kontraktion der ipsilateralen Kinnmuskulatur auslöst; unerschöpfliche Auslösbarkeit; **Urs.:** diffuse Hirnschädigung, Erkrankung des extrapyramidalen Systems*.

Palpitation (lat. palpitatio Zucken) *f*: (engl.) *(heart) palpitation*; syn. Kardiopalmus; Herzklopfen, Herzrasen; Bez. für die subjektive, oft unangenehme Empfindung verstärkter, meist beschleunigter, z. T. auch verlangsamter u. unregelmäßiger Herzaktionen; meist mit selbstlimitierendem Verlauf; Symptomatik wird häufig als bedrohlich erlebt; **Vork.:** u. a. bei funktionellen u. vegetativen Störungen, z. B. bei hyperkinetischem Herzsyndrom*, als Bestandteil der vegetativen Komponente von Angstreaktionen bei Angststörungen* (meist Panikstörung* od. Phobie*), seltener bei Depressionen* od. akuten Belastungen; auch bei Herzrhythmusstörungen* u. Erkrankungen mit erhöhtem Herzminutenvolumen (z. B. Aortenklappeninsuffizienz, Hyperthyreose) od. pharmak. induziert (z. B. Koffeinintoxikation); **DD:** kardiale Urs. (z. B. Herzrhythmusstörung, Herzinsuffizienz, Herzinfarkt) u. extrakardiale Faktoren (z. B. Hyperthyreose, drogen- od. arzneimittelinduziert).

Pan-: auch Panto-; Wortteil mit der Bedeutung ganz, vollständig; von gr. πᾶς, πᾶσα, πᾶν.

PAN: Abk. für **P**an**a**rteriitis* **n**odosa.

Pan|algesie (Pan-*; -algie*) *f*: (engl.) *panalgesia, pain-all-over*; Empfindung u. Ausbreitung von chronischen Schmerzen* über den gesamten Körper; **Vork.:** bei einigen systemischen Erkrankungen, meist ohne klare Ursache; **Diagn.:** Anamnese, Kennzeichnung der Schmerzlokalisationen im Körperschema (sog. Schmerzzeichnung); **Ther.:** interdisziplinäre multimodale Schmerztherapie*; **DD:** multilokuläre Schmerzen (unabhängige Lokalisation mit eigenen zeitlichen u. anatomischen Mustern), Fibromyalgie (definierte Schmerzpunkte), zentrale Schmerzen (nach Schlaganfall*, die physiologische Verteilung ist nicht nachvollziehbar).

Pan|arteriitis nodosa (Pan-*; gr. ἀρτηρία Schlagader; -itis*) *f*: (engl.) *panarteriitis nodosa*; Abk. PAN; syn. Periarteriitis nodosa, Polyarteriitis nodosa, Kussmaul-Maier-Syndrom; nekrotisierende Entzündung der mittelgroßen u. kleinen Arterien ohne Glomerulonephritis od. Vaskulitis der Arteriolen, Kapillaren u. Venolen; **Vork.:** jährl. Inzidenzrate 1 : 100 000; Altersgipfel zwischen 30. u. 50. Lebensjahr; **Ätiol.:** ätiologisch unklare Vaskulitis mit Komplementverbrauch; vermutl. Assoziation mit HBV-Infektion, Streptokokken, Auto- u. Tumorantigenen; **Sympt.:** anfangs reduziertes Allgemeinbefinden, Fieber, Gewichtsverlust, Kopfschmerz*, abdominale Beschwerden (50 %) u. Nie-

P

renbefall in Form von Glomerulonephrose, Hyperreninämie, Hypertonie (70 %); später Magenulzera, Darmblutungen, Darmperforationen, ischäm. Kolitis; zahlreiche neurol. Sympt.: Mononeuritis multiplex od. Polyneuropathie*, epileptische Anfälle*; psychopathol.: gelegentl. auch psychotisches u./od. dementielles Syndrom; Hautbefall: palpable Purpura, Livedo reticularis; ferner Hodenschmerz u. -schwellung, Myalgie; selten Herz- (Perikarditis, Infarkt) u. Augenbefall (Vaskulitis, Aneurysma der Arteria centralis retinae); **Kompl.:** Beteiligung der Koronar- u. Mesenterialgefäße, Schlaganfall*; **Progn.:** Fünf-Jahres-Überlebensrate mit Behandlung >50 %.

PANAS: Abk. für **P**ositive **a**nd **N**egative **A**ffect **S**chedule; PANAS-Skala; Selbstbeurteilungsverfahren zur Erfassung positiver u. negativer Affektivität* der letzten 12 Monate; umfasst 20 Items zur Beschreibung des Gefühlszustands (je 10 Adjektive zu positiven u. negativen erlebten Stimmungslagen, z. B. schuldig, begeistert, erschrocken, aufmerksam) in Bezug auf die Dimensionen Negative Affect (Abk. NA, z. B. Furcht, Verachtung, Wertlosigkeit, Feindseligkeit) u. Positve Affect (Abk. PA, z. B. Enthusiasmus, Antriebsstärke, Selbstgestimmtheit, Freude); Bewertung der Stimmungen auf 5-stufiger Skala; **Anw.:** bei Erwachsenen zur Persönlichkeitsdiagnostik*, z. B. Health Status Messungen; Studien zur Arbeitsplatzzufriedenheit u. Stress; **Testdauer:** 5–10 Minuten.

PANDAS: Abk. für (engl.) *__p__ediatric __a__utoimmune __n__europsychiatric __d__isorders __a__ssociated with __s__treptococcal infections;* neuropsychiatrische Autoimmunkrankheiten des Kindesalters nach Streptokokkeninfektion aufgrund der Kreuzreaktion von gegen Streptokokken gerichteten Antikörpern mit eigenen Hirnstrukturen; **Klin.:** erste Symptome zeigen sich zwischen 3. Lebensjahr u. Pubertätsbeginn; klin. Erscheinungsbilder v. a. Tic*, Tourette*-Syndrom, Zwangsstörung*; **Diagn.:** Antikörper können mit Hilfe eines B-Lymphozyten-Antigens bei Kindern mit PANDAS nachgewiesen werden. Anamnestisch sollte ein Zusammenhang zwischen einer typischen Streptokokkenerkrankung (z. B. Pharyngitis, Scharlach) od. einer positiven Antistreptolysintiter vorliegen.

Pan|dys|auto|nomie (Pan-*; Dys-*; Autonomie*) *f*: (engl.) *idiopathic panautonomic neuropathy*; s. Guillain-Barré-Syndrom.

Pan|en|zephalitis, sub|akute sklerosierende (Pan-*; Enkephal-*; -itis*) *f*: (engl.) *subacute sclerosing panencephalitis*; Abk. SSPE; syn. Bogaert-Enzephalitis, einheimische Panenzephalitis, Einschlusskörperchenenzephalitis Dawson, Panenzephalitis Pette-Döhring; seltene Form der chron. Enzephalitis; chron. progrediente Slow-virus-Infektion des ZNS; **Erreger:** Masern-Virus; **Verbreitung:** durch Masern-Impfung heute sehr selten (1–5 Fälle pro 1 Mio. Einwohner); betroffen v. a. Kinder u. Jugendliche, besonders in ländl. Umfeld; **Inkub.:** 1–30 (durchschnittl. 12) Jahre nach akuter Masern-Infektion; **Klin.:** allmähl. fortschreitende Verhaltensauffälligkeiten u. psychische Veränderungen in Richtung einer Demenz*; neurol. Ausfallsymptome, Myoklonien, epilept. Anfälle; apallisches Syndrom* bzw. zunehmende Dezerebrationsstarre; Tod nach ca. 1–3 Jahren; auch akute Verlaufsformen (einige Monate) od. monatelange Remissionen mit langsamer Progredienz sind beschrieben. **Pathol./Anat.:** in befallenen Hirnregionen Entzündungsherde mit diffusen u. perivaskulären plasma- u. lymphozellulären Infiltrationen; intranukleäre Einschlusskörperchen v. a. in Glia- u. Ganglienzellen, aus denen Masern-Virus-Nukleokapsid isoliert werden kann; **Diagn.:** im EEG* evtl. periodisch hochvoltige Slow-sharp-wave-Komplexe (als sog. Radermecker-Komplexe synchron zu myoklon. Krämpfen); in der CT od. MRT kortikale Atrophie, Ventrikelerweiterungen u. (im fortgeschrittenen Stadium) multifokale Läsionen in der Substantia alba; in Serum u. Liquor exzessiv erhöhtes Masern spezif. IgG u. IgM bei fehlenden Antikörpern gegen das Matrixprotein des Masern-Virus.

Panik (gr. Πάν Hirten- u. Waldgott in der griechischen Mythologie) *f*: (engl.) *panic*; unerwartet auftretendes, intensives Angstgefühl bei einzelnen Personen od. bei Gruppen bzw. Menschenmassen; in Gruppen häufig rasche Ausbreitung durch sog. Ansteckung u. häufig chaotische Fluchtreaktionen. Vgl. Panikanfall; Panikstörung.

Panik|anfall (Panik*) *f*: (engl.) *panic attack*; plötzlich auftretender Zustand intensiver Furcht od. Unbehagens, der sich nicht auf eine spezif. Situation od. besondere Umstände beschränkt u. der mit einer Vielzahl körperlicher u. psychischer Symptome u. dem Gefühl drohender Gefahr einhergeht; die Sympt. tritt plötzlich und z. T. unerwartet (spontan) auf u. kann nicht hinreichend durch reale Gefahren erklärt werden; die Betroffenen bringen die einsetzenden Symptome nicht mit externalen Reizen (z. B. Höhe, Kaufhaus) in Verbindung; dauert im Durchschnitt ca. 30 Minuten, kann aber auch erheblich kürzer sein; **Kennzeichen:** vordergründig v. a. körperliche Symptome (z. B. Palpitationen*, Atemnot*, Schwindel*, Benommenheit, Schwitzen*, Brustschmerzen, Druck od. Engegefühl in der Brust), zusätzlich üblicherweise kognitive Symptome, welche die mögliche Bedeutung dieser somatischen Empfindungen betreffen (z. B. Angst zu sterben, verrückt zu werden od. die Kontrolle zu verlieren; häufige Fehlinterpretationen: s. Tab.) sowie Depersonalisation* u. Derealisation*; während des Panikanfalls häufig ausgeprägt Hilfe suchendes Verhalten: Betroffenene rufen den Notarzt, bitten Angehörige um Hilfe od. nehmen Beruhigungsmittel ein; bei Panikanfällen an öffentlichen Orten (z. B. Supermarkt) werden diese möglichst schnell verlassen u. Betroffene flüchten an einen sicheren Platz; **Vork.:** Kernsymptom bei Panikstörung* u. Agoraphobie*, auch bei anderen Angststörungen* u. gelegentl.

Panikanfall
Häufige Fehlinterpretationen typischer Symptome

Symptomatik	Fehlinterpretation
Palpitation Brustschmerz Schwitzen Atembeschwerden	Ich bekomme einen Herzinfarkt.
Schwindel Benommenheit Schwächegefühl Sehstörungen	Ich werde in Ohnmacht fallen./Ich bekomme einen Schlaganfall./Ich habe einen Hirntumor.
Atemnot Globussymptom	Ich ersticke./Ich höre auf zu atmen und sterbe.
Kribbelparästhesien in den Extremitäten	Ich werde gelähmt.
Depersonalisation, Derealisation	Ich werde verrückt./Ich verliere den Verstand.

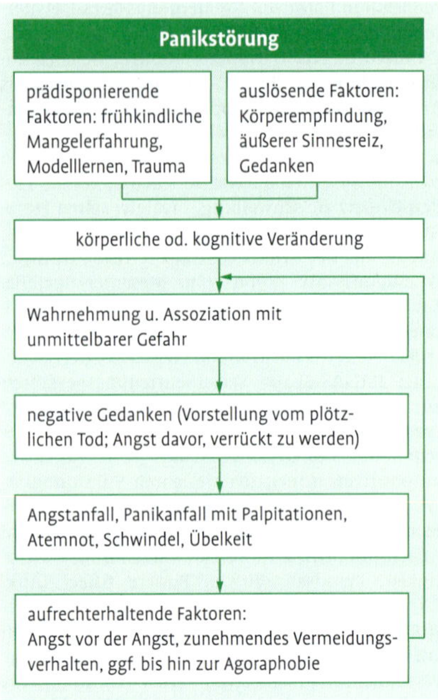

Panikstörung: Störungsmodell

außerhalb dieser; zur Abgrenzung ist die zentrale Befürchtung hilfreich (bei Panikstörung u. Agoraphobie: i. d. R. die Furcht vor einer unmittelbar drohenden körperlichen od. geistigen Katastrophe; bei sozialer Phobie*: Peinlichkeit u. Blamage; bei spezifischer Phobie*: direkt vom phobischen Objekt ausgehende Gefahr; bei Zwangsstörungen*: v. a. Kontaminationsangst* u. mangelnde Verantwortlichkeit).

Panik|störung (Panik*): (engl.) *panic disorder (Abk. PD)*; syn. episodisch-paroxysmale Angst; auch phobisches Depersonalisationssyndrom, früher Paniksyndrom, veraltet Angstneurose; Form der Angststörung* mit wiederkehrenden Panikanfällen* u. anhaltender Sorge vor solchen Anfällen u./od. ihren Konsequenzen; **Epidemiol.:** Lebenszeitprävalenz ca. 2 % (Erwachsene), einschließlich Agoraphobie ca. 5 %, wobei mit steigendem Vermeidungsverhalten* ein immer größerer Frauenüberhang besteht. Erstauftretensgipfel im jungen Erwachsenenalter, Verlauf meist chronisch fluktuierend mit ausgeprägter Komorbidität bei Angststörungen, Depressionen* u. Arzneimittelabhängigkeit* (v. a. Frauen) bzw. Alkoholabhängigkeit* (v. a. Männer). **Ätiol.:** nicht vollständig geklärt, familiäre Häufung u. multifaktorielle Störung der Balance zwischen pathogenen (prädisponierenden, auslösenden, aufrechterhaltenden) u. salutogenen (protektiven, gesundheitsfördernden) Faktoren; Störungsmodell: s. Abbildung. Von zentraler Bedeutung für sog. spontane Panikanfälle ist die positive Rückkopplung zwischen Symptomen u. ängstlich katastrophisierender Bewertung (s. Modell der Panikstörung, psychophysiologisches; Teufelskreismodelle). Für das Vermeidungsverhalten ist die operante Verstärkung* durch Angstreduktion (negative Verstärkung) belegt. **Sympt.:** rezidivierende Panikanfälle u. sog. Angst* vor der Angst bzw. Angst vor den befürchteten katastrophalen Konsequenzen der Angstsymptome, die i. d. R. als Zeichen einer unmittelbar drohenden körperlichen od. psychischen Katastrophe (v. a. Tod) gedeutet werden; nachfolgend häufig anhaltende Furcht vor einem erneuten Anfall (antizipatorische Angst*) u. Vermeidungsverhalten* (vgl. Agoraphobie): i. d. R. starke Umstellung u. Einschränkung des Lebensstils (kein Besuch von Orten, wo Panikanfälle befürchtet werden od. wo die Konsequenzen eines Anfalls besonders unangenehm wären, Hilfe suchendes Verhalten, Schonung). Wenn zumindest ein Teil der Anfälle situativ ausgelöst wird u. ausgeprägtes Vermeidungsverhalten besteht, liegt eine Panikstörung mit Agoraphobie* (nach DSM-IV) bzw. eine Agoraphobie mit Panikstörung (ICD-10) vor. **Diagn.:** Kriterien: wiederkehrende unerwartete Anfälle (Spontanitätskriterium) mit mindestens 4 Symptomen (Symptomkriterium), die wenigstens manchmal innerhalb von 10 Minuten nach Anfallsbeginn vorhanden sein müssen (Zeitverlaufskriterium). Die Anfälle müssen entweder von einer bedeutsamen Verhaltensänderung begleitet sein od. mindestens 1 Monat lang anhaltende Sorge über mögliche neue Anfälle bzw. über deren Bedeutung auslösen (Intensitätskriterium); Feststellung mit strukturierten klinischen Interviews (z. B. DIPS*, Strukturiertes* Klinisches Interview für DSM-IV), Beschreibung relevanter klinischer Aspekte mit Fragebögen, z. B. Fragebogen* zu körperbezogenen Ängsten, Kognitionen und Vermeidung; **Ther.:** **1.** bei vorherrschenden Panikanfällen: v. a. kognitive Verhaltenstherapie*, daneben auch psychodynamische Psychotherapie*, Antidepressiva* u. Benzodiazepine* kurzfristig wirksam; langfristig anhaltende Wirksamkeit (über das Therapieende hinaus) ist für kognitive Verhaltenstherapie belegt; **2.** bei vorherrschendem agoraphobischem Vermeidungsverhalten: Methode der Wahl: Konfrontationstherapie*, v. a. mit den Angst auslösenden externen Situationen (Reizkonfrontation), aber auch mit den internen Angstreaktionen (Reaktionskonfrontation); **DD:** Treten die Anfälle nur bei Konfrontation mit einem umschriebenen Reiz (z. B. Höhe) auf, liegt eine spezifische Phobie* (z. B. Akrophobie) vor. Im Gegensatz zu hypochondrischer Störung* u. Somatisierungsstörung* stehen v. a. kardiovaskuläre u. respiratorische Symptome im Zentrum der Beschwerden, die typischerweise als Anzeichen einer unmittelbaren Todesgefahr (nicht einfach einer unangenehmen od. mittelfristig bedrohlichen Krankheit) angesehen werden.

Panik|syn|drom (Panik*) *n*: (engl.) *panic syndrome*; s. Panikstörung.

Panik- und Agora|phobie-Skala (Panik*; gr. ἀγορά Marktplatz; Phobie*; Skala*) *f*: Abk. PAS; Fremd- u. Selbstbeurteilungsverfahren zur Bestimmung des Schweregrads einer Panikstörung* u./od. Agoraphobie* nach ICD*-10 od. DSM*-IV; umfasst 13 Items zusammengefasst zu 5 Subscores (Zusatz-Item: unerwartete versus erwartete Panikanfälle) der Bereiche Panikanfälle*, agoraphobe Vermeidung, antizipatorische Angst, Einschränkungen im täglichen Leben u. Gesundheitssorgen (Befürchtung körperlicher Schäden bzw. Befürchtung einer organischen Ursache); **Anw.:** 15–65 Jahre; Diagnostik; Effizienzkontrolle bei Psychotherapie od. Psychopharmakotherapie; **Testdauer:** 10 Minuten.

Pan|kreatitis (gr. πάγκρεας Bauchspeicheldrüse; -itis*) *f*: (engl.) *pancreatitis*; primär nichtinfektiöse Entzündung des Pankreas; **Urs.:** >90 % aller Pankreatitiden verursacht durch schädlichen Konsum von Alkohol* od. durch Gallensteine; **Formen:** **1. akute** Pankreatitis: Urs.: v. a. Cholelithiasis; meist akuter heftiger, häufig gürtelförmiger Oberbauchschmerz, Übelkeit u. Erbrechen, Meteorismus, paralytischer Ileus, Aszites, Sympt. des akuten Abdomens; **2. chronische** Pankreatitis: Urs.: v. a. Alkoholabhängigkeit*; Ausbildung fokaler Nekrosen, entzündlicher Infiltrate, Organfibrose, Gangstenosen u. Steinbildung, konsekutive Entwicklung einer exo- u. endokrinen Pankreasinsuffizienz, bei fortbestehender Noxe rezidivierend verlaufend mit gürtelförmigen Oberbauchschmerzen, Gewichtsverlust, Diarrhö, Mangelernährung.

PANSS: Abk. für (engl.) ***P**ositive* **a**nd **N**egative **S**yndrome **S**cale*.

Panto|mimik (Pan-*; Mimik*) *f*: (engl.) *pantomimic*; Gestik; Gesamtheit der Ausdrucksbewegungen*.

Papa|verin *n*: (engl.) *papaverine*; Opiumalkaloid (ohne Wirkung auf Opioid*-Rezeptoren); myotropes Spasmolytikum; **Ind.:** intraluminal (intraarteriell): koronar i. R. der Gewinnung arterieller Grafts für den aortokoronaren Bypass u. zerebral bei Vasospasmen; Schwellkörper-Autoinjektionstherapie* bei Erektionsstörung*.

Papaver somni|ferum (lat. papaver Mohn) *n*: (engl.) *papaver somniferum*; s. Schlafmohn.

Papez-Kreis (James W. P., Neuroanatom, Atlanta, New York, 1883–1958); (engl.) *Papez circle*; Bez. für einen geschlossenen Neuronenkreis, der ursprünglich als anatomische Basis für emotionale Reaktionen (v. a. die Emotionen* Ärger, Wut) angenommen wurde; Erregungen werden im Papez-Kreis vom Subiculum des Hippocampus* zum Fornix* cerebri, zum Mamillarkörper*, von diesem über den Tractus mamillothalamicus (Vicq-d'Azyr-Bündel) zu den Nuclei anteriores thalami (s. Nuclei thalami), über den Tractus thalamocingularis zum Gyrus cinguli u. über Faserbündel des Cingulums wieder zurück zum Hippocampus weitergeleitet. Vom Gyrus cinguli aus werden Signale des Papez-Kreises auch in andere Kortexregionen übertragen u. kognitive Prozesse emotional getönt. Der Papez-Kreis spielt auch eine Rolle bei der Speicherung von rezenten Gedächtnisinhalten; **Störungen** im Bereich des Papez-Kreises führen zu anterograder Amnesie* bei erhaltenem Langzeitgedächtnis. **Hinweis:** Die Theorie des Papez-Kreises wurde von Paul Mac Lean (1949) modifiziert, der den Begriff des limbischen Systems* einführte.

Par-: auch Para-; Wortteil mit der Bedeutung neben, abweichend, teilweise, wechselseitig; von gr. παρά.

Para|ballismus (Par-*; Ballismus*) *m*: (engl.) *paraballism*; s. Ballismus.

Para|bulie (Par-*; gr. βουλή Wille) *f*: (engl.) *parabulia*; Störung der Volition* mit gegenläufigen Willens- u. Antriebsimpulsen bis hin zur Handlungsunfähigkeit; **Vork.:** bei Schizophrenie*, v. a. mit katatoner Prägung; bei schweren Zwangsstörungen*. Vgl. Ambitendenz; Katalepsie.

Par|acetamol|in|toxikation (Intoxikation*) *f*: (engl.) *paracetamol poisoning*; akute Vergiftung inf. Überdosierung von Paracetamol, die in der Leber zur übermäßigen Bildung reaktiver Radikale führt u. unbehandelt eine schwere Leberschädigung bis hin zu Leberversagen hervorrufen kann; **Sympt.:** Übelkeit, Erbrechen, Schweißausbrüche; **Ther.:** Verabreichung des Antidots* N-Acetylcystein; **Hinweis:** Die Anzahl der Selbstvergiftungen u.

P

Suizide* durch überhöhte Paracetamoleinnahme ist in den letzten Jahren gestiegen.

Para|digma (gr. παραδεικνύαι vorzeigen) *n*: (engl.) *paradigm*; in die (deskriptive) Wissenschaftstheorie von Th. S. Kuhn (1967) eingeführte Sammelbezeichnung für allgemeine theoretische Annahmen u. Gesetze; **1.** Paradigma i. S. eines umfassenden Forschungsprogramms; Merkmale (nach Stegmüller): **a)** gemeinsame intuitive (heuristische) Grundeinstellung einer ausreichend umfangreichen Forschergemeinschaft gegenüber einem Bereich von Phänomenen u. Problemen; **b)** Theorie, die bestimmt, als was etwas wahrgenommen od. beobachtet wird: die Beobachtung ist theoriebeladen, d. h. es gibt nach dieser Sicht keine theorieneutrale Beobachtung; problematische Konsequenz: die Paradigma-Theorie ist immun gegen Widerlegungen: widerstreitende sog. Anomalien diskreditieren (nach Kuhn) den Anwender der Theorie, nicht die Theorie selbst; geschickte Anwender erzeugen Ad-hoc-Hypothesen zur möglichen Erklärung der Anomalien u. zum Schutz des Theorie-Kerns; **c)** verschiedene Problemlösungsmethoden, die von der Forschergemeinschaft als zulässig akzeptiert werden; **d)** ausreichend große Erfolge des Paradigmas, um eine (steigende) Anhängerschaft zu gewährleisten; **e)** ausreichend große Anzahl erfolgreich gelöster Probleme, damit sich ein Paradigma gegen konkurrierende Sichtweisen durchsetzen kann; **f)** Erfolgserwartung bei der Forschergruppe für die Lösung neuer Probleme; **g)** Inkommensurabilität von Paradigmen untereinander (s. Inkommensurabilitätsproblem). Häufen sich Beobachtungen, die sich mit Hilfe des geltenden Paradigmas nicht erklären lassen, (v. a. Punkte b–f), so kommt es (oft mit erheblicher Verzögerung) zur Schaffung eines neuen Paradigmas (zu einem Paradigmenwechsel). Ob es z. B. in der Psychologie Paradigmata im Kuhn'schen Sinne gibt, ist strittig, da meist verschiedene konkurrierende Forschungsprogramme nebeneinander bestanden u. diese nicht alle genannten Merkmale erfüllen. I. w. S. stellen die Forschungsprogramme der Gestaltpsychologie, der klassischen Lernpsychologie u. der modernen Kognitionspsychologie Paradigmen dar. **2.** Paradigma im methodologischen Sinne: alle Forschungsmethoden u. (Spezial)Geräte, die von der Paradigma-Anhängerschaft akzeptiert werden; in der Psychologie z. B. haben sich einheitliche methodische Standards fast allgemein durchgesetzt, Beobachtung u. Experiment müssen diesen entsprechen. **3.** Paradigma i. S. erfolgreicher Anwendungsbeispiele: Beobachtungs- u. experimentelle Ergebnisse, welche die Theorie des Paradigma stützen.

Para|digma, humanistisches (Paradigma*) *n*: (engl.) *human paradigm*; s. Modell, humanistisch-existentielles.

Para|digma, kognitives (Paradigma*) *n*: (engl.) *cognitive paradigm*; s. Modell, kognitives.

Para|digma, lern|theoretisches (Paradigma*) *n*: (engl.) *learninng theory paradigm*; s. Lerntheorie.

Par|ästhesie (Par-*; -ästhesie*) *f*: (engl.) *paresthesia*; Missempfindung, z. B. Kribbeln, Brennen, unangenehme Temperaturempfindung od. taubes Gefühl, bei Erkrankungen des peripheren Nervensystems (z. B. Karpaltunnelsyndrom*, beginnende Polyneuropathie*); vgl. Sensibilitätsstörungen.

Para|geusie (Par-*; gr. γεῦσις Geschmack) *f*: (engl.) *parageusia*; s. Schmeckstörung.

Para|gnosie (Par-*; A-*; -gnos*) *f*: (engl.) *paragnosis*; Bez. für nicht über die Sinne vermittelte Wahrnehmung*, z. B. Hellsehen.

Para|grammatismus (Par-*; gr. γραμματική Wort- u. Satzlehre) *m*: (engl.) *paragrammatism*; Störung des Satzbaus in Form von Satzverschränkungen, Satzabbrüchen, Verdoppelung von Satzteilen od. fehlerhaften Flexionsformen u. Funktionswörtern; Ausdruck einer schweren Form der Paralogik*; **Vork.:** z. B. bei Aphasie*.

Para|graphie (Par-*; -graphie*) *f*: (engl.) *paragraphia*; Form der Dysgraphie* mit Störung der Schreibfähigkeit; **Formen: 1.** verbale Paragraphie: Verwechslung von Wörtern; **2.** literale Paragraphie: Verwechslung von Buchstaben; **Vork.:** bei Aphasie*.

Para|kinese (Par-*; Kin-*) *f*: (engl.) *parakinesia*; Bez. für ein qualitativ von der Norm abweichendes, meist komplexes Bewegungsmuster, das häufig Gestik, Mimik od. die Sprache betrifft, z. B. Automatismus*, Stereotypie* od. Katalepsie*; vgl. Psychomotorik.

Par|akusis (Par-*; gr. ἀκούειν hören) *f*: (engl.) *paracusis*; falsche akustische Wahrnehmung; **Formen: 1.** Paracusis loci: Störung des räumlichen Hörens u. falsche Lokalisierung der Schallquelle; **2.** Paracusis Willisii bei Otosklerose: scheinbar besseres Sprachverständnis bei gleichzeitigem Lärm, weil der Patient störenden, überwiegend tieffrequenten Lärm ohnehin nicht hört u. der hörgesunde Gesprächspartner im Lärm unwillkürlich lauter spricht; **3.** Paracusis duplicata: s. Diplakusis. Vgl. Dysakusis.

Para|lalie (Par-*; gr. λαλεῖν reden) *f*: (engl.) *paralalia*; Bez. für das Ersetzen einer kleinsten Lauteinheit (Phonem*) durch eine andere (z. B. Beffel statt Löffel); Artikulationsstörung*, Form der Dyslalie*; **Vork.:** bei Kleinkindern in der normalen Sprachentwicklung*; auch bei Intelligenzminderung; **Ther.:** logopädische Übungsbehandlung.

Para|lexie (Par-*; gr. λέγειν lesen) *f*: (engl.) *paralexia*; semantische Paralexie; Bez. für Lesestörung* mit Wort- od. Buchstabenverwechslung beim Lesen; z. B. semantische Fehler (Verwechslung mit Wörtern mit ähnlicher Bedeutung, z. B. Prinz – König, Beil – Hammer), visuelle Fehler (Verwechslung ähnlich aussehender Wörter, z. B. Giraffe u. Gitarre) od. deren sequentielle Kombination (Band – Brand – Feuer) sowie morphologische Fehler (Ersetzen durch eine verwandte Form, z. B. geraten – raten); **Urs.:** s. Aphasie. Vgl. Dyslexie.

P

Parallelisierung (Par-*; gr. ἀλλἒλον einander): (engl.) *parallelisation*; Aufteilung einer Population* auf Gruppen, die sich hinsichtlich wichtiger Merkmale (z. B. Alter) entsprechen; so können 2 od. mehrere Stichproben erstellt werden, die einen ähnlichen Ausprägungsgrad eines Kontrollmerkmals zeigen; Vorgehen wird insbes. bei Quasi*-Experimenten gewählt, um Vergleichbarkeit der Gruppen herzustellen; Alternative: Randomisierung*.

Parallel|stich|probe (Par-*; gr. ἀλλἒλον einander): s. Stichprobe.

Parallel|test-Re|liabilität (Par-*; gr. ἀλλἒλον einander; Reliabilität*) *f*: s. Reliabilität.

Para|logie (Par-*; -log*) *f*: (engl.) *paralogia*; Bez. für formale Denkstörung*, bei der entweder heterogene Sachverhalte ohne logischen Zusammenhang miteinander verbunden u. bestimmte Begriffe durch andere ersetzt werden, od. falsche Begriffe verwendet werden (s. Danebenreden); **Vork.:** bei Schizophrenie* od. Demenz*.

Para|logik (Par-*; -log*) *f*: (engl.) *paralogic*; Bez. für formale Denkstörung*, bei der heterogene Sachverhalte ohne logischen Zus. miteinander verbunden u. bestimmte Begriffe durch andere ersetzt werden; bei leichteren Formen ist der Satzbau intakt, der Sinn des Gedankenganges kann noch verständlich sein; schwere Formen führen u. a. zu Paragrammatismus*. **Vork.:** bei Schizophrenie* od. Demenz*.

Para|lyse (gr. παραλύειν auf einer Seite lähmen, schwächen) *f*: (engl.) *paralysis*; vollständige Lähmung*.

Para|lyse, in|fantile (gr. παραλύειν auf einer Seite lähmen, schwächen) *f*: (engl.) *juvenile paralysis*; Form der progressiven Paralyse* inf. konnataler Syphilis*, die sich meist um das 6. Lebensjahr, gelegentlich erst um das 20. Lebensjahr (juvenile Paralyse) manifestiert; psychopathologisch meist als antriebsarm-demente Form mit ungünstiger Prognose.

Para|lyse, pro|gressive (gr. παραλύειν auf einer Seite lähmen, schwächen) *f*: (engl.) *general paralysis of the insane*; Abk. PP; syn. Dementia paralytica; parenchymatöse Form der Neurosyphilis* im Spätstadium der Syphilis*, die in ca. 8–10 % der Fälle mit einer Latenzzeit von ca. 10 Jahren auftritt; **Pathol./Anat.:** chron. progrediente Meningoenzephalitis* des Großhirns, v. a. des Frontalhirns, mit Untergang von Nervenzellen u. charakterist. histol. Veränderungen an den Gefäßen u. perivaskulärer Ablagerung von Eisenpigment (Paralyseeisen); Hirnatrophie*; **Klin.:** Leitsymptomatik: Kopfschmerz, Erschöpfungsgefühl, Reizbarkeit, Angstgefühl, Verstimmungen, Schlafstörungen*, Unruhe wie auch Apathie, Konzentrations- u. Gedächtnisstörungen, z. T. auch Halluzinationen* u. Wahnsymptome mit allmähl. Übergang in MCI* unter dem Bild einer Demenz* einschließlich Persönlichkeitsabbau; neurol.: Pupillenanomalien, Sprechstörungen*, Tremor von Zunge u. Hand, Inkontinenz u. epileptische Anfälle; typ. Sympt.: einschießende Schmerzen in den Beinen, progredienter Verlust der propriozeptiven Afferenzen (abgeschwächtes Vibrationsempfinden, Gangunsicherheit bei Lidschluss) u. Pupillenstörungen (v. a. meist einseitige reflektorische Pupillenstarre); selten Manifestation als sog. **Lissauer-Paralyse**, bei der neuropsychol. Herdsymptome wie Aphasie*, Apraxie*, evtl. Agraphie od. Amnesie* im Vordergrund stehen.

Para|lysis agitans (gr. παραλύειν auf einer Seite lähmen, schwächen) *f*: (engl.) *paralysis agitans*; s. Parkinson-Syndrom; Pallidumatrophie, progressive.

Para|meter (Par-*; Metr-*) *m*: **1.** (engl.) *parameter*; (allg.) Messgröße; **2.** (statist.) in Untersuchungen bzw. Studien von mehreren, voneinander abhängigen Merkmalen diejenige Größe, die zu Messzwecken verwendet wird u. zur Beurteilung des Gesamtgeschehens (z. B. Vorliegen einer Erkrankung, Erfolg einer Therapiemethode) herangezogen wird.

Para|meter|schätzung (Parameter*): (engl.) *parameter estimate*; (statist.) existiert ein mathematisches Modell, das die Daten einer od. mehrerer Stichproben adäquat beschreiben könnte, so können (je nach den konkreten Daten) die Parameter* dieses Modells mit Hilfe von (linearen od. nichtlinearen) Regressionsverfahren geschätzt werden. Eine optimale Parameterschätzung liegt vor, wenn die von dem Modell geschätzten Werte sehr nahe bei den beobachteten Werten liegen. Dieses Optimum dieser Anpassung ist erreicht, wenn die Summe der Quadrate der Differenz zwischen geschätzten u. beobachteten Werten minimal wird.

Par|a|mimie (Par-*; Amimie*) *f*: (engl.) *paramimia*; Bez. für mangelnde qualitative Übereinstimmung zwischen Affekt* u. Mimik* (z. B. Lächeln bei Angst); **Vork.:** Ausdruck der Parathymie bei Schizophrenie*; auch bei hirnorganischen Erkrankungen, z. B. Grimmassieren bei Parkinson*-Syndrom. Vgl. Parathymie.

Para|mnesie (Par-*; A-*; -mnese*) *f*: (engl.) *paramnesia*; syn. Allomnesie, Erinnerungsverfälschung; Erinnerungstäuschung; Sammelbez. für qualitative Gedächtnisstörungen* mit meist unbewusstem od. unbeabsichtigtem Verfälschen von Gedächtnisinhalten od. dem Erlebnis von Erinnerung an Ereignisse, die in der Realität nicht stattgefunden haben; **Formen:** z. B. Gedächtnistäuschung*, Pseudomnesie*, Kryptomnesie*; **Vork.:** evtl. in Zusammenhang mit Konfabulation*, Pseudologia* phantastica od. i. R. eines Korsakow*-Syndroms; i. S. einer wahnhaften Umdeutung früherer Erlebnisse insbes. bei Schizophrenie*, False-memory-Syndrom*, z. T. auch bei Gesunden.

Para|noia (gr. παράνοια Wahnsinn) *f*: (engl.) *paranoia*; s. Störung, wahnhafte.

Para|noia erotica (gr. παράνοια Wahnsinn) *f*: (engl.) *paranoia erotica*; Erotomanie*.

Para|noia-Skala (gr. παράνοια Wahnsinn; Skala*) *f*: (engl.) *paranoia scale*; Psychopathologieskala (Selbst- od. Fremdbeurteilungsskala) zur Erfassung paranoiden Erlebens, z. B. Paranoid*-Depressivitäts-Skala; paranoid-halluzinatorische Syndromskala des AMDP*-Systems.

para|noid (gr. παράνοια Wahnsinn): **1.** (engl.) *paranoid*; Bez. für wahnhafte Beeinträchtigung; z. B. bei paranoid-halluzinatorischem Syndrom*; **2.** unter Verfolgungswahn leidend; z. B. wahnhafte Störung* mit Verfolgungsideen.

Para|noid-De|pressivitäts-Skala (gr. παράνοια Wahnsinn; Depression*; Skala*) *f*: (engl.) *paranoid depression scale*; Abk. PD-S; mehrdimensionales Selbstbeurteilungsverfahren zur Erfassung paranoid-depressiver Symptomatik als paranoid-depressive, ängstliche od. reizbare Verstimmung bei Erwachsenen; umfasst Paranoid-Skala (16 Items), Depressivitäts*-Skala (16 Items) u. eine zusätzlichen Skala mit Items zur Krankheitsverleugnung u. Motivation (11 Items); eine Parallelform liegt vor; **Anw.:** bei Depression*, Psychose*; Erwachsene von 20–64 Jahren; **Testdauer:** Gesunde 2–10 Minuten, Patienten bis 20 Minuten.

Para|parese (Par-*; gr. πάρεσις Erschlaffung) *f*: (engl.) *paraparesis*; unvollständige Lähmung* zweier symmetrischer Extremitäten.

Par|a|phasie (gr. παρά neben, abweichend; φάσις Sprechen) *f*: (engl.) *paraphasia*; Bez. für fehlerhafte Wortbildung; **Formen: 1.** phonematische (formale) Paraphasie: Ersetzen, Auslassen, Hinzufügen od. Umstellen einzelner Laute in einem Wort; **2.** semantische (verbale) Paraphasie: Verwechslung von in ihrer Bedeutung u. U. ähnlichen Wörtern; **Vork.:** z. B. bei Aphasie*. Vgl. Sprachstörung.

P

Para|philie (-phil) *f*: (engl.) *paraphilia*; syn. sexuelle Deviation; Sexualpräferenzstörung; nach DSM-IV sexuelle Phantasien, sexuelle dranghafte Bedürfnisse u./od. sexuelle Verhaltensweisen, die sich auf nichtmenschliche Objekte, auf Leiden od. Demütigung der eigenen Person od. Anderer, auf Kinder od. andere nicht einwilligende od. nicht einwilligungsfähige Personen beziehen, den überwiegenden od. ausschließl. Inhalt des sexuellen Interesses ausmachen, zu klin. bedeutsamem Leiden od. zu sozialen od. beruflichen Einschränkungen führen u. seit mind. 6 Monaten bestehen; **Häufigkeit:** wegen hoher Dunkelziffer keine verlässlichen Angaben möglich; **Vork.:** weit überwiegend Männer; **Path.:** unklar; **Formen: 1.** nach Präferenz: Exhibitionismus*, Fetischismus*, Pädophilie*, Transvestismus*, Voyeurismus*, Frotteurismus*, sexueller Sadomasochismus (s. Sadismus, sexueller; Masochismus, sexueller), Zoophilie*, Erotophonie*; **2.** nach Verlauf: **a)** sporadisch: nur unter best. Lebensbedingungen auftretend, z. B. während berufl. od. partnerschaftlicher Krise od. Schwangerschaft der Partnerin mit seltenen sexuellen Kontakten; **b)** fixiert: ritualisiertes, weitestgehend stereotyp ablaufendes Sexualverhalten; der Partner wird i. d. R. zum Objekt, er soll eine vom Paraphilen bestimmte (festgelegte) Rolle spielen; orgast. Befriedigung wird nur über das Ritual voll erreicht, üblicher heterosexueller Koitus nur als Ersatz angesehen; **c)** progredient zwanghaft-süchtig: ausgeprägteste Verlaufsform mit Krankheitscharakter; forensisch relevant (ggf. erheblich verminderte Schuldfähigkeit*); **Verlauf:** i. d. R. in der Pubertät/Adoleszenz beginnend u. lebenslang fortbestehend; **Ther.:** Beratung; bei Leidensdruck, Gefährdung Anderer od. (drohender) gerichtl. Auflage v. a. kognitive Verhaltenstherapie* mit dem Ziel ausreichender Selbstkontrolle, ggf. additiv Anaphrodisiaka; **Progn.:** Rückfallhäufigkeit bei unbehandelten, straffällig gewordenen Paraphilen ca. 70 %, nach Therapie ca. 35 %. Vgl. Sexualstraftat.

Para|phrenie (gr. φρήν Zwerchfell, Verstand) *f*: **1.** (engl.) *paraphrenia*; veraltete Bez. für meist im späteren Lebensalter auftretende, sich schleichend entwickelnde Psychose* mit Wahn* u. Halluzinationen* bei insgesamt gut erhaltener Affektivität u. Persönlichkeit; aktuelle Bez. (ICD-10) wahnhafte Störung*; **2.** veraltete Bez. für chron. Verlaufsform der Schizophrenie* (paranoid-halluzinatorische Schizophrenie).

Para|praxie (Par-*; gr. πρᾶξις Tun, Handeln) *f*: (engl.) *parapraxia*; s. Apraxie.

Parasito|phobie (gr. παράσιτος Mitesser, Schmarotzer; Phobie*) *f*: (engl.) *parasitophobia*; Dermatozoenwahn*.

Para|somnie (Par-*; lat. somnus Schlaf) *f*: (engl.) *parasomnia*; Form der Schlafstörungen*, die durch eine schlafabhängige Aktivierung der Motorik od. des vegetativen Nervensystems bedingt ist; gekennzeichnet durch Episoden abnormen Erlebens od. Verhaltens im Zus. mit best. Schlafstadien* (komplexe, zielgerichtet wirkende Verhaltensweisen sind möglich, unterliegen jedoch nicht einer willentl. Steuerung) sowie Störungen der Aufwachphase od. des Übergangs zwischen versch. Schlafstadien; **Formen:** nach ICSD-2; **1.** Non-REM-Schlaf-assoziierte Parasomnien, z. B. Somnambulismus*, Pavor* nocturnus, Beeinträchtigung der Erektion im Schlaf (z. B. schmerzhafte nächtliche Erektion); vgl. Non-REM-Schlaf; **2.** REM-Schlaf-assoziierte Parasomnien, z. B. REM*-Schlaf-Verhaltensstörung, Alptraum*, isolierte Schlaflähmung*; vgl. REM-Schlaf; **3.** andere Parasomnien, z. B. Enuresis* nocturna, schlafbezogene Halluzinationen (hypnagoge Halluzinationen* u. hypnopompe Halluzinationen*), Essen im Schlaf; **DD:** Anfälle im Schlaf (insbes. Frontallappen- u. Temporallappen-Anfälle), dissoziative Zustände.

Para|sui|zid (Par-*; Suizid*) *m*: (engl.) *parasuicide*; unterschiedlich u. nur noch selten verwendete Bez. **1.** v. a. in Europa: Oberbegriff für suizidale Handlungen; Suizidversuch* wird als spezifische Form des Parasuizids betrachtet, die durch eine stark ausgeprägte Intention zu sterben charakterisiert ist; **2.** v. a. in USA: Form des Suizidversuchs*, die durch eine niedrig ausgeprägte Intention zu sterben charakterisiert ist; **3.** Bez. für suizidale Handlung mit geringer suizidaler Intention (im Gegensatz zu Suizidversuch*; sich gegenseitig ausschließende Kategorien); **4.** synonyme Bez. für Suizidversuch* aufgrund der inhärenten Schwierigkeiten, die Intention zu bestimmen.

Para|sym|pathikus (Par-*; Sympathikus*) *m*: (engl.) *parasympathetic nervous system*; physiologisch u. pharmakologisch vom Sympathikus* abgrenzbarer Teil des vegetativen Nervensystems* (Abb. dort); nach den Ursprungszentren in Mesencephalon*, Tegmentum pontis, verlängertem Mark u. Sakralbereich des Rückenmarks auch als kraniosakrales System dem thorakolumbalen (Sympathikus) System gegenübergestellt; im Gegensatz zum Sympathikus keine morphol. Einheit, da sich die parasympathischen Fasern mit wenigen Ausnahmen stets anderen Nervenstämmen anlagern (parasympathisches System). Die synaptische Umschaltung der präganglionären auf die postganglionären Neuronen erfolgt außerhalb des ZNS in den peripheren Ganglien od. in den Ganglien der intramuralen Geflechte. **Anatomie u. Physiologie: 1. kranialer Teil:** Ursprung im kleinzelligen Kerngebiet des Nervus oculomotorius, im Nucleus salivatorius superior et inferior u. im Nucleus dorsalis nervi vagi; Verlauf mit dem Nervus oculomotorius (Umschaltung im Ganglion ciliare), im Nervus facialis (Umschaltung im Ganglion pterygopalatinum u. Ganglion submandibulare), im Nervus glossopharyngeus (Umschaltung im Ganglion oticum), im Nervus vagus (Umschaltung größtenteils in den intramuralen Geflechten); Versorgung: Musculus sphincter pupillae, Musculus ciliaris, Tränendrüse, Speicheldrüsen, Schweißdrüsen, Rachen, Kehlkopf, Herz, Lungen, Magen-Darm-Trakt vom Ösophagus bis zum Cannon-Böhm-Punkt des Colon transversum, Leber, Pankreas, Niere; Physiologie: Verengung der Pupille, Akkommodation, Sekretion dünnflüssigen Speichels u. Schweißes, Bradykardie, Bronchokonstriktion, Anregung der Peristaltik u. Drüsentätigkeit im Magen-Darm-Trakt u. a.; **2. sakraler Teil:** Ursprung im (1.) 2.–4. (5.) Sakralsegment des Rückenmarks; Verlauf: Vorderwurzeln, 2.–4. Sakralnerv, Nervi splanchnici pelvici; Umschaltung in den Ganglien des Plexus pelvicus; Versorgung: Colon descendens, Rektum, Anus, Harnblase, Harnröhre, innere u. äußere Geschlechtsorgane; Physiologie: Entleerung der Harnblase u. des Mastdarms, Erektion u. a.; **3. spinaler Teil:** im Bereich des gesamten Rückenmarks entspringen dünne markhaltige Fasern, die durch die hinteren und z. T. auch die vorderen Wurzeln austreten. Physiologie: wahrscheinlich Gefäß erweiternde, Schweiß hemmende u. pilomotorische Funktion.

Para|sym|patho|lytika (Par-*; Sympath-*; Lys-*) *n pl*: (engl.) *parasympatholytics*; Substanzen, welche die Erregungsübertragung an den parasympathischen Nervenendigungen hemmen, indem sie die Wirkung des Acetylcholins* kompetitiv aufheben (s. Anticholinergika); z. B. natürliche Alkaloide (Atropin*, Scopolamin*), synthetische Parasympatholytika mit geringerer Wirkungsdauer als Atropin (z. B. Tropicamid), quartäre Ammoniumverbindungen mit Ganglien blockierender Wirkungskomponente (z. B. Butylscopolaminbromid, Ipratropiumbromid, Methantheliniumbromid), Parasympatholytika mit ausgeprägten zentralen anticholinergen Eigenschaften (z. B. Orphenadrin, Procyclidin) u. Pirenzepin (M_1-selektiver Antagonist); die meisten nichtquartären Parasympatholytika passieren im Gegensatz zu den quartären Derivaten die Blut-Hirn-Schranke. **Ind.:** als Mydriatika, Bronchospasmolytika, bei Parkinson*-Syndrom, Reisekrankheit, zur Prämedikation, bei bradykarden Herzrhythmusstörungen, Spasmen des Magen-Darm-Trakts u. der Gallen- u. Harnwege, als Antidot* bei Vergiftungen mit Phosphorsäureestern; **Kontraind.:** u. a. Engwinkelglaukom, Harnblasenentleerungsstörungen, Tachyarrhythmie; **UAW:** (system.) u. a. Miktions- u. Akkommodationsstörungen, intraokularer Druckanstieg (v. a. bei engem Kammerwinkel), Mundtrockenheit, verminderte Schweißsekretion, Tachykardie, zentralnervöse Störungen.

Para|sym|patho|mimetika (Par-*; Sympath-*; gr. μιμητικός nachbildend) *n pl*: (engl.) *parasympathomimetics*; syn. Cholinergika; Substanzen, die im vegetativen Nervensystem das cholinerge System entsprechend Acetylcholin* durch Bindung an den Muscarin-Rezeptoren aktivieren (direkt wirkende Parasympathomimetika, z. B. Carbachol*) od. den Abbau von Acetylcholin hemmen u. dessen Wirkung verstärken (indirekt wirkende Parasympathomimetika: reversible u. irreversible Cholinesterase*-Hemmer, z. B. Neostigmin*, Physostigmin*, Pyridostigminbromid, Distigminbromid); **Wirkung:** Abnahme der Herzfrequenz u. des Blutdrucks, Zunahme der Motilität des Magen-Darm-Trakts, Tonuserhöhung der Muskulatur der Harnblasenwand, Kontraktion der Bronchialmuskulatur u. Steigerung der Bronchialsekretion, Miosis u. Senkung des Augeninnendrucks; **Ind.:** Darmatonie*, Harnverhalt*, Myasthenia* gravis pseudoparalytica, Glaukom*, zentrales anticholinerges Syndrom* (nur Physostigmin ist hirngängig); **Kontraind.:** u. a. Asthma bronchiale, Hyperthyreose, Parkinson-Syndrom; **Wechselwirkungen:** antagonisieren die Wirkung Curare-ähnlicher, nichtdepolarisierender Muskelrelaxanzien; **UAW:** Bradykardie, Blutdruckabfall, Broncho- u. Muskelspasmen, Diarrhö, erhöhter Speichelfluss, Sehstörungen; bei indirekt wirkenden Parasympathomimetika Muskelfaszikulationen, Lähmungen (Depolarisationsblock); Antidot: Atropin*.

Para|syntax (Par-*; gr. σζντασσειν zusammenstellen, anordnen) *f*: (engl.) *parasyntactic*; Störung der Sprachproduktion; Verlust des grammatikalischen u. logischen Zusammenhangs der Sprache, die durch Aufhebung des Satzbaus u. der Syntax unverständlich wird; **Vork.:** z. B. bei inkohärentem Denken*, Schizophrenie, Demenz od. Manie.

Par|ataxie (Par-*; Ataxie*) *f*: (engl.) *parataxia*; Bez. für deformierte, verzerrte wechselseitige Beziehungen* aufgrund neurotischer Fehleinschätzung; vgl. Beziehungsstörung.

Parat|hormon (Horm-*) *n*: (engl.) *parathormone, parathyroid hormone*; zum Calcitonin* antagonistisch wirkendes Proteohormon der Nebenschilddrüse; **Regulation:** Steuerung von Produktion u. Freisetzung über Ca^{2+}-Konzentration im Serum durch negative Rückkopplung; **Wirkung: 1.** Steigerung des Knochenabbaus; **2.** Niere: **a)** Steigerung der Phosphatsekretion im distalen u. Hemmung der Phosphatresorption im proximalen Tubulus mit Phosphaturie u. Absinken der Phosphat-Serumkonzentration in der Folge; Erhöhung der Calciumrückresorption; **b)** begünstigt Umsetzung von 25-Hydroxycolecalciferol zu Calcitriol; **klin. Bedeutung:** s. Hyperparathyroidismus, Hypoparathyroidismus.

Para|thymie (Par-*; gr. θυμός Gemüt) *f*: (engl.) *parathymia*; Affektstörung*, bei der Affekte* auftreten, die dem gegenwärtigen Denk- u. Erlebensinhalt nicht entsprechen od. entgegengesetzt sind; Affekte werden an der falschen, unpassenden Stelle eingesetzt, z. B. Lachen bei Berichten über Todesfälle (deutlich stärker abweichend als inadäquate Affekte); **Vork.:** z. B. bei Schizophrenie*. Vgl. Paramimie.

Par|eidolie (Par-*; gr. εἴδωλον Bild) *f*: (engl.) *pareidolia*; Bez. für Sinnestäuschung* ohne Realitätsurteil, bei der vorhandene Gegenstände zu neuen, phantastischen Erscheinungen umgeformt werden; z. B. wird in einem Tapetenmuster eine Tiergestalt gesehen, in einem Geräusch ein Wort gehört. Pareidolie wird im Gegensatz zur Illusion* nicht vom Affekt* bestimmt u. verschwindet auch bei erhöhter Konzentration nicht, dem Betroffenen ist der Trugcharakter bewusst; **Vork.:** bei organisch bedingten Psychosen*; kann bewusst von Gesunden hervorgerufen werden.

Parental Investment (engl. Elternaufwand): i. w. S. Elternaufwand; jeglicher Aufwand von Eltern (z. B. Zeit, körperliche Aktivität, Nahrung, Finanzen), der einem Kind zugute kommt; i. e. S. von Trivers (1972) geprägter Begriff der Evolutionsbiologie für Elternaufwand, der einem Kind zugute kommt u. von den Eltern nun nicht mehr in andere Bestandteile der evolutionären Leistungsfähigkeit (wie z. B. Gesundheit andere Kinder, künftige Reproduktion) investiert werden kann. Nach diesen Konzept wählen Sexualpartner, die größeren elterlichen Aufwand betreiben, ihre Fortpflanzungspartner stärker aus, während Sexualpartner, die geringeren Elternaufwand betreiben, stärker mit ihren Geschlechtsgenossen um Fortpflanzungspartner konkurrieren. Mit Hilfe des Parental Investment können die Geschlechterrollen u. die Intensität des Paarungswettbewerbs vorhergesagt werden. Da bei den meisten Lebewesen die Weibchen höheren Aufwand betreiben, findet man Konkurrenz der Männchen u. Wahl der Weibchen am häufigsten.

Parese (gr. πάρεσις Erschlaffung) *f*: (engl.) *paresis*; unvollständige Lähmung*.

Parese, dis|soziative (gr. πάρεσις Erschlaffung) *f*: (engl.) *dissociative paresis*; hysterische Parese; dissoziative Bewegungsstörung* mit Lähmung* od. Taubheit eines Körperteils aufgrund einer Desintegration zusammengehöriger psychischer u. körperlicher Funktionsabläufe; vgl. Dissoziation; Konversion.

Parese, hysterische (gr. πάρεσις Erschlaffung) *f*: (engl.) *hysteric paresis*; s. Parese, dissoziative.

parietal (Par-*): (engl.) *parietal*; parietalis; zum Scheitelbein (Os parietale) gehörig.

Parietal|hirn|syn|drom (Par-*) *n*: (engl.) *parietal cerebral syndrome*; s. Parietallappensyndrom.

Parietal|kortex (Par-*; Kortex*) *m*: (engl.) *parietal cortex*; parietaler Kortex; hinter dem Sulcus centralis liegender Anteil der Großhirnrinde, dem Parietallappen* zugehörig (s. Abb.); unterschieden werden eine postzentrale Region (Gyrus postcentralis, medialer Lobulus paracentralus u. ventrolateraler Teil des Operculum Rolandi) u. eine parietale Region (Lobulus parietalis superior u. Lobulus parietalis inferior). Der Gyrus postcentralis weist als sensibles Rindenfeld* eine topographisch strukturierte kortikale Repräsentation u. somatotope Gliederung der Sensibilität* auf (s. Homunkulus, Abb. dort) u. spielt eine Rolle bei der Integration somatosensorischer Informationen. Der Gyrus supramarginalis befindet sich am hinteren Ende der Fissura sylvii u. ist für das Sprachverständnis wesentlich. Der Gyrus angularis befindet sich am hinteren Ende der Sulcus temporalis superior. Er gehört zu den höheren Assoziationsfeldern* u. spielt eine Rolle bei der Vernetzung der Seh- u.

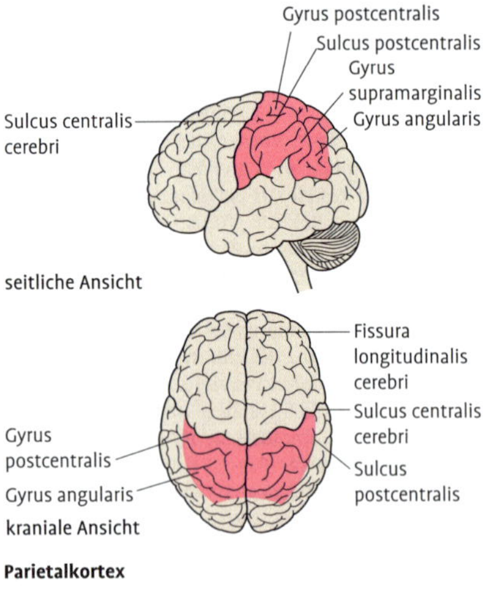

Parietalkortex

Hörzentren mit sensorischen u. motorischen Hirnarealen (z. B. kognitive Leistungen wie Schreiben, Lesen, Rechnen, Abstraktionsfähigkeit). **Klin. Bedeutung:** Folgen von Läsionen des hinteren parietalen Kortex: Neglect* (rechte Hemisphäre), Apraxie* (linke Hemisphäre); Läsionen des Gyrus angularis der dominanten Hemisphäre: u. a. Dysgraphie*, Dyskalkulie* u. Verlust der Unterscheidung von rechts u. links (Rechts*-Links-Störung); vgl. Gerstmann-Syndrom; Parietallappensyndrom.

Parietal|lappen (lat. Par-*): (engl.) *parietal lobe*; Scheitellappen; Lobus parietalis des Großhirns; enthält Parietalkortex*, Sulcus postcentralis (Begrenzung des vorderen Parietallappens) u. Sulcus intraparietalis (teilt den hinteren Parietallappen in einen oberen u. unteren hinteren Parietallappen) sowie Brodmann*-Areale 1,2,3,5,7, 39, 40, 43; **Funktion:** Im vorderen Bereich des Parietallappens befindet sich der (primäre) somatosensorische Kortex, während der hintere obere Bereich des Parietallappens für die Bewegungssteuerung u. die Steuerung der Aufmerksamkeit zur räumlichen Wahrnehmung zuständig ist. Der hintere untere Bereich ist an Prozessen des räumlichen Denkens, Rechnens u. Lesens beteiligt. **Klin. Bedeutung:** s. Parietallappensyndrom; Gerstmann-Syndrom; Balint-Syndrom.

Parietal|lappen|syn|drom (Par-*) *n*: (engl.) *parietal lobe syndrome*; Parietalhirnsyndrom; Symptomenkomplex, der aus einer umschriebenen Schädigung des Parietallappens* resultiert; **Urs.:** z. B. zerebrale Durchblutungsstörung*, intrazerebrale Blutung, Hirnatrophie*, Hirntumor*, Hirnabszess; **Klin.:** sensible u. motorische kontralaterale Ausfälle, Apraxie*, Raumorientierungsstörung* (bei Lok. in der nicht dominanten Hemisphäre), Neglect*, homonyme Hemianopsie zur Gegenseite, epileptische Anfälle (Jackson*-Anfälle).

Pariser Schule: (engl.) *École de Paris*; Bez. für die von J.-M. Charcot (französischer Neurologe, 1825–1893, weltweit erster Lehrstuhl für Krankheiten des Nervensystems an der Pariser Salpêtrière*) u. P. Janet (französischer Psychiater, Psychotherapeut, 1859–1947, Forschungslabor für Experimentalpsychologie an der Salpêtrière) geprägte nervenärztlich-psychologische Forschungsrichtung, die sich u. a. mit der Hysterie*, Dissoziation*, Hypnose* u. Psychotherapie* befasste; Janet prägte den Begriff „unterbewusst", ab 1925 mit seiner Psychologie des Verhaltens auch Vorläufer der modernen kognitiven Verhaltenstherapie*; u. a. starker Einfluss auf Piaget, Jung u. Freud, aber auch deutliche Kritik an der Psychoanalyse durch Janet.

Parkinsonismus (James Parkinson, Chirurg, Paläontologe, Arzt, London, Hoxton, 1755–1824) *m*: (engl.) *parkinsonism*; Oberbegriff für Sympt. bei Parkinson*-Syndrom.

Parkinsonoid (James Parkinson, Chirurg, Paläontologe, Arzt, London, Hoxton, 1755–1824; -id*) *n*: (engl.) *parkinsonoid*; Bez. für Symptomenkomplex aus Rigor*, Tremor* u. Akinese* als UAW von (klassischen) Neuroleptika*; durch antidopaminerge Wirkung auf die motorischen Basalganglien hervorgerufen. Vgl. Parkinson-Syndrom.

Parkinson-Syn|drom (James P., Chirurg, Paläontologe, Arzt, London, Hoxton, 1755–1824) *n*: (engl.) *Parkinson's disease*; syn. Morbus Parkinson; extrapyramidales Syndrom inf. Degeneration dopaminerger Neurone in der Substantia nigra; über eine erhöhte Aktivität der striatopallidalen Schleife kommt es zu einer vermehrten Hemmung der thalamofrontalen Bahnen u. thalam. Kerne; häufigste neurol. Erkrankung des fortgeschrittenen Lebensalters; **Häufigkeit:** ca. 1 % der >60-Jährigen; **Sympt.:** Trias (nicht obligat) aus: **1.** Akinese*: leise u. monotone Sprache (Hypophonie), Verlangsamung (Bradykinese) od. Amplitudenminderung (Hypokinese) der Willkürbewegungen, verminderte Mimik u. seltener Lidschlag (Hypomimie), kleinschrittiger Gang (marche à petits pas) mit fehlender physiol. Mitbewegung der Arme, während des Schreibens kleiner werdende Schrift (Mikrographie) u. unwillkürl., nicht beeinflussbare Bewegungsstörungen mit Fallneigung nach vorn (Propulsion), zur Seite (Lateropulsion) od. nach hinten (Retropulsion); **2.** Rigor* (gleichzeitige Aktivierung von Agonisten u. Antagonisten); wird durch aktive Bewegung der kontralateralen Seite induziert od. verstärkt; **3.** Tremor*: initial einseitiger, kleinamplitudiger Ruhetremor mit einer Frequenz von 4–6/s mit zunehmender Intensität bei mentaler u. emotionaler Belastung (Pillendrehertremor). Weitere häufige Sympt. sind vegetative (z. B. Seborrhö, orthostat. Hypotonie, Obstipation) u. psychopathol. Störungen wie Antriebsminderung, Apathie, Denkverlangsamung (Bradyphrenie), Stimmungslabilität, Depression*, Verwirrtheit, bisweilen dementielles Syndrom (s. Demenz), selten paranoid-halluzinatorische Symptome. **Formen: 1. familiäres** Parkinson-Syndrom: unterschiedl. Genmutationen bekannt, z. B. Mutation im SNCA-Gen (codiert für Alpha*-Synuklein) mit Genlocus 4q21 bei familiärem Parkinson-Syndrom Typ 1 (Abk. PARK1); **2. idiopath. (primäres)** Parkinson-Syndrom (syn. Morbus Parkinson, Paralysis agitans, Parkinson-Syndrom i. e. S.): häufigste Form (80 % der Fälle); Ätiol. noch weitgehend ungeklärt, diskutiert werden Interaktionen von genet. u. Umweltfaktoren (mit oxidativem Stress); (histol.) Auftreten von Lewy-Körperchen in der Substantia nigra; **3. symptomat. (sekundäres)** Parkinson-Syndrom: **a)** pharmak. bedingt: z. B. durch Neuroleptika*, Antiemetika, Calcium*-Antagonisten vom Flunarizin-Typ; **b)** tox. bedingt: z. B. durch Mangan, Kohlenmonoxid, Methylalkohol, Cobalt od. Cyanid; **c)** metabol. bedingt: z. B. bei Hypoparathyreoidismus*, Wilson*-Krankheit; **d)** infektiös bedingt: postenzephalitisch, bes. nach Encephalitis* lethargica; bei Creutzfeldt*-Jakob-Krankheit; **e)** Parkinson-Syndrom inf. von Basalganglieninfarkt od. -blutung;

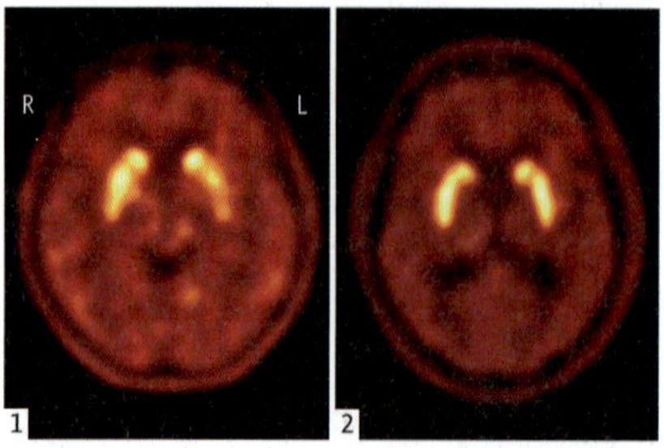

Parkinson-Syndrom: F-18-DOPA-PET; 1: Patient mit idiopath. Parkinson-Syndrom; Nucleus caudatus beidseits gut abgrenzbar, in den Putamina Abnahme der Anreicherung nach dorsal (sog. rostrokaudaler Gradient als typ. Zeichen für ein Parkinson-Syndrom) mit sehr deutlicher Asymmetrie zuungunsten der linken Seite bei entsprechendem rechtsbetontem klin. Befund; 2: physiol. Befund [12]

f) Parkinson-Syndrom inf. zerebraler Raumforderung (Hirntumoren*); **g)** traumat. bedingt: Boxerenzephalopathie*; **4.** Parkinson-Syndrom **i. R. anderer neurodegenerativer Erkrankungen:** z. B. bei Lewy*-Körperchen-Demenz, Multisystematrophie, Steele*-Richardson-Olszewski-Syndrom, kortikobasalganglionärer Degeneration*, Alzheimer*-Krankheit, Parkinson-Demenz-ALS-Komplex auf der Insel Guam, Chorea* Huntington (Westphal-Variante), Neuroakanthozytose*; **Diagn.:** Anamnese, klin. Untersuchung, radiol. Verfahren: PET* (s. Abb.) u. Dopamintransporter-SPECT zeigen striatale Minderbelegung, CT u. MRT: Ausschluss anderer Urs.; **Ther.: 1.** Dopaminsubstitution mit Levodopa* in Kombination mit Decarboxylase-Hemmern (z. B. Benserazid*), Dopamin-Agonisten (z. B. Bromocriptin*, Cabergolin*), Monoaminoxidase*-Hemmer (Selegilin*); Amantadin*; bei starkem Ruhetremor evtl. Anticholinergika* (z. B. Biperiden*), Beta*-Rezeptoren-Blocker, bei schmerzhaften Off-Dystonien Apomorphin* (Off-Label-Use), bei Demenz Cholinesterase*-Hemmer (z. B. Rivastigmin*); **2.** Physiotherapie u. psychosoziale Betreuung; **3.** als Ultima Ratio stereotaktische Operation* (Tiefenhirnstimulation*: reversible Implantation von tiefen Hirnelektroden im Nucleus subthalamicus, ggf. auch im Globus pallidus internus od. spezif. Thalamuskernen; selten irreversible Thermokoagulation); **Kompl.: 1.** sog. End-of-dose-Akinese od. Wearing-off: vorhersagbare Wirkungsschwankung bei kurzer Levodopa-Wirkung; **2.** paroxysmale On-Off-Phasen: nicht vorhersagbare Wirkungsschwankungen unabhängig von Levodopa-Einnahme.

Parkinson-Therapeutika (James P., Chirurg, Paläontologe, Arzt, London, Hoxton, 1755–1824) *n pl*: (engl.) *Parkinson therapeutics*; Antiparkinsonmittel*.

Par|osmie (Par-*; gr. ὀσμή Geruch) *f*: (engl.) *parosmia*; Form der Riechstörung* mit veränderter Wahrnehmung* von Gerüchen, häufig mit unangenehmen Geruchsempfindungen (Kakosmie); **Vork.:** z. B. bei Hirntumor*, in der Schwangerschaft, als olfaktorische Aura* bei epileptischem Anfall*. Vgl. Sinnestäuschung.

Par|oxetin (INN) *n*: (engl.) *paroxetine*; selektiver Serotonin*-Wiederaufnahme-Hemmer; Antidepressivum* **Ind.:** Depression* in der akuten Phase u. als Erhaltungstherapie bei Patienten mit Rezidiven (s. Major Depression), Angst*-, Zwangs*- u. posttraumatische Belastungsstörung*; **Kontraind.:** Kombination mit Monoaminoxidase*-Hemmern, Kindesalter; **Wechselwirkungen:** durch Hemmung von CYP2D6 Verstärkung der Wirkungen u. UAW von Arzneimitteln, die ebenfalls über dieses Enzymsystem abgebaut werden (z. B. tricyclische Antidepressiva*, Flecainid). **UAW:** initial evtl. Verschlechterung der psychischen Symptomatik u. gesteigerte Suizidalität bei jungen Erwachsenen mit einer schweren depressiven Erkrankung (Major Depression), Akathisie*, Agitiertheit*, sexuelle Funktionsstörungen*, Übelkeit, Hypercholesterolämie, Syndrom der inadäquaten ADH-Sekretion, Schwindel, EKG-Veränderungen, Blutdruckschwankungen, Serotoninsyndrom* (v. a. bei gleichzeitiger Verabreichung anderer serotonerger Substanzen, z. B. Monoaminoxidase*-Hemmer, sowie Lithiumsalzen); cave: Absetzsymptome bei zu abruptem Absetzen; **Hinweis:** Vorliegen positiver Berichte zu Wirksamkeit bei Ejaculatio praecox (Off-Label-Use).

par|oxysmal (gr. παροξυσμός Anfall, Krampf): (engl.) *paroxysmal*; anfallartig.

Partheno|philie (gr. παρθένος jungfräulich; -genese*) *f*: (engl.) *parthenophilia*; Bez. (M. Hirschfeld) für sexuelle Orientierung* auf sexuell unerfahrene Mädchen u. Frauen; z. T. auch als Form des Fetischismus* (sog. Virginitätsfetischismus) bezeichnet.

partial (lat. pars, partes Teil): (engl.) *partial*; partialis; anteilig, nicht überall auftretend, teilweise.

Partial|objekt|beziehung (partial*; Objekt*): (engl.) *partial object relationship*; (psychoanalyt.) Konzept aus der Objektbeziehungstheorie* für die reale od. phantasierte Beziehung zu eigenen od. fremde Körperteilen (sog. Partialobjekte).

Partial|re|mission (partial*; Remission*) *f*: (engl.) *partial remission*; s. Remission.

Partial|trieb (partial*): (engl.) *partial drive*; nach psychoanalytischer Auffassung während der kindlichen Entwicklung vorübergehend in Erscheinung tretender Einzeltrieb (z. B. oraler, phallischer, voyeuristischer Trieb*); Bestandteil des integrativen Sexualtriebs*.

Partizipation (lat. participatio Teilhabe) *f*: **1.** (engl.) *participation*; syn. Teilhabe; nach ICF* das Einbezogensein in eine Lebenssituation od. einen Lebensbereich (z. B. Selbstversorgung, Ausbildung, Erwerbsleben); **2.** Zurechnung einer Person zu einem

P

sozialen Gebilde (z. B. einer bestimmten Organisation od. Rolle*), mit der auch Rechte u. Pflichten verbunden sein können; vgl. Rollenkonflikt. **3.** Begriff des SGB IX für die Teilnahme behinderter od. von Behinderung bedrohter Menschen am Leben in der Gemeinschaft u. insbes. am Arbeitsleben.

Partner|inter|aktion (Interaktion*) *f*: (engl.) *partner interaction*; Bez. für den wechselseitigen Umgang miteinander innerhalb von Partnerbeziehungen, ggf. Paarbeziehungen; bedeutend für die Paarpsychotherapie*.

Partner-Konflikt-Gespräch (Konflikt*): (engl.) *conflict resolution dialogue*; Abk. PKG; Streitgespräch eines Paares über ein individuelles, paarspezifisches, meist von Therapeuten ausgewähltes u. häufig auch zur Nachahmung vorgeführtes Thema; wird i. d. R. aufgezeichnet od. durch den Therapeuten protokolliert u. anschließend gemeinsam mit dem Therapeuten bezüglich versch. Aspekte (z. B. emotionale Nähe, Lösungsorientierung) analysiert. **Ziel:** Einbindung eines Konflikts in einen Prozess der Problemlösung, der zu Kompromissen führt u. dabei eigene Emotionen u. Bedürfnisse zu explizieren hilft, ohne gegenseitigen Respekt u. Wertschätzung zu verlieren; Partner-Konflikt-Gespräche werden auch genutzt, um den Entwicklungsstand der Paarpsychotherapie* mit Hilfe von Verhaltensbeobachtungen u. auch auf physiol. Ebene (z. B. Herzfrequenz, Cortisolkonzentration) zu kontrollieren, da der enge Zusammenhang zwischen negativen Interaktionen u. psychophysiologischen Reaktionsmustern bekannt ist. Vgl. Konfliktgespräch.

Partner|orientierung: (engl.) *partner-based approach*; in der Psychotherapie Bez. für eine Haltung, welche die am therapeutischen Prozess beteiligten Personen (z. B. Paare) befähigt, die Wahrnehmung u. das Handeln am Bezugssystem (frame of reference) des jeweiligen Gegenübers zu gestalten (erfasste Sicht des Anderen von sich u. seiner Welt); Voraussetzungen sind Empathie*, Rollenübernahme u. Wertschätzung*. Auf dieser Grundlage lassen sich Konsens od. Kompromiss sowie Positionsbestimmungen zwischen konfligierenden Parteien schaffen. Andere Formen der Partnerorientierung sind durch intrapsychische Faktoren bestimmt. Dazu gehören individuelle Neigungen, den Anderen in bestimmter Weise sehen od. behandeln zu wollen (z. B. als Bewunderer, als manipulierbar aus narzistischen Strebungen heraus) od. Neigungen der beteiligten Partner nach dem Prinzip der Passung od. Kollusion (s. Kollusionskonzept).

Partner|orientierung, sexuelle: (engl.) *sexual orientation*; s. Orientierung, sexuelle.

Partnerschafts|dia|gnostik (gr. διαγνωστικός fähig zu unterscheiden) *f*: (engl.) *partnership diagnostics*; syn. Paardiagnostik; Sammelbez. für diagnostische Verfahren zur Erfassung von Merkmalen, Qualität u. Problemen einer hetero- od. homosexuellen Paarbeziehung; erfasst werden z. B. Vorstellungen über die Beziehung, Zufriedenheit, Kommunikation, Konfliktbewältigung, Stressbewältigung, Liebe, Vertrauen, Einstellungen, Selbst- u. Partnerbild (z. B. Gießen*-Test für Paare), Sexualität, Bindung in der Partnerschaft, strukturelle Merkmale (z. B. Genogramme) u. interpersonelle Eigenschaften (Persönlichkeitsmerkmale*, Interaktionsmuster*, z. B. Inventory* of Marital Conflict). **Anw.:** z. B. zur Bestimmung des Funktionsniveaus von Partnerschaften; Vergleich von verschiedenen Paarbeziehungen; Verlaufsbeobachtung in der Paarpsychotherapie*. Vgl. Fragebogen zur Partnerschaftsdiagnostik; Couples Interaction Scoring System.

Partnerschafts|frage|bogen: (engl.) *partnership inventory*; Abk. PFB; Selbstbeurteilungsverfahren zur Erfassung von Verhalten u. Interaktionen in der Partnerschaft, überwiegend mit Fremdbeurteilung des Partners; Teil des Fragebogens* zur Partnerschaftsdiagnostik; umfasst 30 Merkmale (z. B. „Er wirft mir Fehler vor, die ich in der Vergangenheit gemacht habe“; „Ich merke, dass er mich körperlich attraktiv findet“) zu 3 Skalen (Streitverhalten, Zärtlichkeit, Gemeinsamkeiten/Kommunikation); **Anw.:** bei Erwachsenen von 18–65 Jahren; **Testdauer:** 5–10 Minuten.

Partnerschafts|probleme: (engl.) *partnership problems*; Eheprobleme; Vorliegen von Spannungen, interpersonellem Konflikt* od. ungünstigem Interaktionsmuster* in einer von Erwachsenen geführten intimen partnerschaftlichen (ehelichen) Beziehung, welche die Partnerschaftsqualität u. Zufriedenheit der Partner negativ beeinflussen (s. innerfamiliärer Beziehungskonflikt); nach DSM-IV Zustandsbild unterhalb der Störungsschwelle, das ggf. klinischer Aufmerksamkeit bedarf; professionelle Unterstützung bei der Bewältigung von Partnerschaftsproblemen: Paarberatung*, emotionsfokussierte Paartherapie*, verhaltentherapeutische Paartherapie*.

Partnerschafts|therapie *f*: (engl.) *partner therapy, marital therapy*; Paarpsychotherapie*.

Partner|therapie *f*: **1.** (engl.) *partner therapy*; i. e. S. Paarpsychotherapie*; **2.** i. w. S. Einbeziehung od. gleichzeitige Behandlung des Partners, um eine gemeinsame Problematik od. Ursachen psychischer Störungen des Index-Patienten zu behandeln; **Ind.:** v. a. Behandlung von Abhängigkeiten* (z. B. Co*-Abhängigkeit von Partnern von Suchtpatienten); Sexualtherapie*; affektive Störungen* (kognitiv-verhaltenstherapeutische, an Modellen der kollektiven Stressbewältigung orientierte od. interpersonelle Behandlung); Schizophrenie* (verhaltenstherapeutisch-psychoedukative Methoden nach Remission der akuten Symptomatik). Vgl. Paarberatung.

Partner|verlust: (engl.) *loss of partner*; s. Verlusterlebnis.

PAS: **1.** Abk. für **P**anik*- und **A**goraphobie-**S**kala; **2.** Abk. für (engl.) ***P**remorbid* **A**djustment **S**cale*.

PASAT: Abk. für (engl.) ***P**aced* **A**uditory **S**erial **A**ddition **T**est*.

P

Passivität (lat. passivus duldend, empfindsam) *f*: (engl.) *passivity*; Untätigkeit, Teilnahmslosigkeit u. Inaktivität; **Vork.:** psychopathol. Symptom versch. psychischer Störungen, z. B. als Symptom hirnorganischer Schädigung (Frontalhirnsyndrom*, Thalamuserkrankung), bei chronischem Drogen- od. Tranquilizerkonsum, Alkoholabhängigkeit*, bei Dysthymie* bzw. im Kontext erlernter Hilflosigkeit* bei chronischer Depression*, bei Neurasthenie, nach psychotischen Schüben (z. B. als postremissives Erschöpfungssyndrom), auch als andauernde Persönlichkeitsänderung* nach psychischer Krankheit; ätiologisch bedeutsam u. a. in der Entstehung chronischer Schmerzen (s. Angst-Vermeidungs-Modell).

-pathie: auch -pathia; Wortteil mit der Bedeutung Schmerz, Krankheit; von gr. πάθος.

Patho-: auch Path-; Wortteil mit der Bedeutung Schmerz, Krankheit; von gr. πάθος.

Patho|genese (Patho-*; -genese*) *f*: (engl.) *pathogenesis*; Entstehung u. Entwicklung von Krankheiten. Vgl. Salutogenese.

patho|gnomonisch (Patho-*; gr. γνωμικός maßgebend, normativ): (engl.) *pathognomonic*; für eine Krankheit od. psychische Störung kennzeichnend; z. B. Antriebsarmut bei Depression.

Patho|phobie (Patho-*; Phobie*) *f*: (engl.) *pathophobia*; Nosophobie*.

Patho|psycho|logie (Patho-*; Psych-*; -log*) *f*: (engl.) *pathopsychology*; s. Psychopathologie.

Patient (lat. patiens leidend) *m*: (engl.) *patient*; allgemeine Bez. für einen Kranken; **1.** i. e. S. ein an einer Erkrankung od. an Krankheitssymptomen Leidender, der (somato-)medizinisch od. psychotherapeutisch behandelt wird; **2.** i. w. S. ein Gesunder, der Einrichtungen des Gesundheitswesens zu Diagnostik od. Therapie in Anspruch nimmt. Vgl. Klient.

P

Patienten|aufklärung (Patient*): (engl.) *patient information*; s. Aufklärung; Aufklärungspflicht.

Patienten|orientierung (Patient*; Orientierung*): (engl.) *patient orientation*; Ausrichten einer Maßnahme an den Bedürfnissen u. Erfahrungen des Patienten als aktiver Partner im diagnostischen u. therapeutischen Prozess; beinhaltet umfassende u. verständliche Informationen als Grundlage einer partizipativen Entscheidungsfindung*; Patientenbedürfnisse u. -erwartungen müssen mit dem diagnostisch, therapeutisch, rechtlich u. wirtschaftlich Machbaren, sowie mit den organisatorischen Abläufen abgestimmt werden. Unter medizinsoziologischen Aspekten stellt die Patientenorientierung eine Abkehr von traditionellen, paternalistisch geprägten Rollenmustern dar.

Patienten|rat|geber (Patient*): (engl.) *patient counsel*; für Laien verständliche Informationen über Krankheiten u. entsprechende Behandlungsverfahren, häufig mit praktischen Hinweisen (u. a. Möglichkeiten zur Selbsthilfe, Kontaktadressen); **Hinweis:** Bisher liegen keine ausreichenden Daten zu Wirksamkeit bzw. Grenzen ihres Einsatzes in der Psychiatrie vor. Missverständliche Darstellungen können zu ungünstigen Fehleinschätzungen bei Patienten führen (s. Compliance). Vgl. Patientenschulung; Psychoedukation.

Patienten|rechte (Patient*): (engl.) *patient rights*; Rechte des Patienten gegenüber Ärzten u. a. mit der medizinischen u. psychologischen Versorgung der Bevölkerung betrauten Personen (z. B. Psychologischer Psychotherapeut) u. Institutionen; in Deutschland nicht in einem eigenen Gesetz geregelt, sondern v. a. in der Rechtsprechung der obersten Gerichte als Ableitungen aus dem GG (z. B. Selbstbestimmung, körperliche Unversehrtheit), dem BGB (Vertragsrecht, Schadensersatzrecht), dem SGB sowie verschiedenen Spezialgesetzen (z. B. Versicherungsvertragsgesetz).
Die Patientenrechte wurden in der 2003 veröffentlichten, von Vertretern der Patienten, von Ärzten u. Krankenhäusern, von Bundesländern u. Krankenkassen zusammengestellten Charta „Patientenrechte in Deutschland" zusammengefasst, die von den meisten Organisationen im Gesundheitswesen mitgetragen wird. Die Charta schreibt den Patienten folgende Rechte zu: **1.** Recht auf medizinische Versorgung (Diskriminierungsverbot); **2.** Recht auf Qualität (Beachtung der Regeln der ärztlichen Kunst); **3.** Recht auf Autonomie (Bestimmungsrecht über Art u. Umfang der medizinischen Versorgung); **4.** Recht auf Vorausverfügung (Vorsorgevollmacht); **5.** Recht auf Aufklärung* u. Beratung; **6.** Recht auf Vertraulichkeit (s. Schweigepflicht); **7.** Recht auf freie Arztwahl; **8.** Recht auf Dokumentation (s. Dokumentationspflicht); **9.** Recht auf Einsichtnahme (s. Einsichtsrecht); **10.** Recht auf Schadensersatz. **Hinweis:** Patientenrechte haben im Kontext Psychiatrie, Psychologie u. Psychotherapie eine besondere Bedeutung, da psychisch erkrankte Menschen aufgrund ihrer Beeinträchtigungen ihre Interessen häufig unzureichend od. nicht vertreten können.

Patienten|rolle (Patient*): (engl.) *patient role*; soziale Rolle* des Patienten mit kulturspezifischen Verhaltenserwartungen seitens des sozialen Umfeldes (z. B. Familie, Arbeitgeber) an einen in Behandlung befindlichen kranken Menschen; geht aus der Krankenrolle* hervor. Sobald sich der Kranke in Behandlung begibt, übernimmt er zur Kranken- auch die Patientenrolle, welche u. U. im Widerspruch zum tatsächlich gezeigten Krankheitsverhalten* u. zu anerkannten Patientenrechten* (z. B. der Verweigerung einer belastenden Untersuchung) steht. **Hinweis:** Der Widerspruch zum tatsächlich gezeigten Krankheitsverhalten ist bei bestimmten psychischen Störungen (z. B. Manie, akute paranoid-halluzinatorische Schizophrenie) besonders ausgeprägt. Vgl. Krankheitseinsicht; Krankheitsgewinn; Münchhausen-Syndrom; Compliance; Selbstbestimmungsrecht; Exaggeration; Simulation; Dissimulation.

Patienten|schulung (Patient*): (engl.) *patient education*; Bez. für ein häufig curricular strukturiertes

(Gruppen-)Programm für Patienten (u. ggf. Bezugspersonen) zur Vermittlung von krankheits- u. behandlungsrelevanten Informationen u. Fertigkeiten; **Ziel:** funktionaler Umgang mit der Erkrankung u. Förderung/Entwicklung von z. B. Compliance*, Bewältigungsstrategien* u. Selbstwirksamkeit*. Zielgruppen sind v. a. Patienten mit somatischen od. psychischen chronischen Erkrankungen bzw. in Rehabilitationsprogrammen. Patientenschulungen werden i. d. R. von Fachleuten aus den jeweils relevanten Gesundheitsberufen durchgeführt; konzeptuell sind u. a. eine patientengerechte Aufarbeitung des Themas sowie geeignete Methodenauswahl (z. B. Anwendung didaktischer Prinzipien, Integration theoretischer u. praktischer Elemente) von Bedeutung. In der Psychiatrie werden Patientenschulungen i. d. R. als Psychoedukation* bezeichnet. Vgl. Empowerment; Patientenratgeber.

Patienten|selektion (Patient*; Selektion*) *f*: (engl.) *patient selection*; s. Selektion.

Patienten|testament (Patient*) *n*: (engl.) *living will*; Patientenverfügung*.

Patienten|verfügung (Patient*): (engl.) *advance directive, living will*; syn. Patiententestament, Living-will-Erklärung; schriftliche Festlegung einer einwilligungsfähigen volljährigen Person (s. Einwilligungsfähigkeit) für den Fall ihrer Einwilligungsunfähigkeit, ob sie in bestimmte, zum Zeitpunkt der Festlegung noch nicht unmittelbar bevorstehende Untersuchungen ihres Gesundheitszustandes, Heilbehandlungen od. ärztl. Eingriffe einwilligt od. diese untersagt; gilt unabhängig von Art u. Stadium der Erkrankung, auch außerhalb der Sterbephase (z. B. in Bezug auf Behandlung wegen psychischen Störungen); kann jederzeit formlos widerrufen werden; sollte Angaben zu Art u. Umfang der medizinischen Behandlung in bestimmten Situationen enthalten, ggf. Benennung einer Vertrauensperson, mit der die Patientenverfügung besprochen wurde u. mit der im Fall der Entscheidungsunfähigkeit die erforderlichen medizinischen Maßnahmen besprochen werden. Der in der Patientenverfügung geäußerte Wille muss beachtet werden, solange Erklärung wirksam ist (nicht in einwilligungsfähigem Zustand widerrufen worden ist) u. soweit nicht rechtlich Verbotenes (z. B. aktive Sterbehilfe*) verlangt wird. Anhaltspunkte für eine Veränderung des Willens des Patienten dürfen nicht vorhanden sein. **Recht: 1. Deutschland:** durch „Drittes Gesetz zur Änderung des Betreuungsrechts" vom 29.7.2009 (sog. Patientenverfügungsgesetz; u. a. Änderung von § 1901, 1904 BGB) neu geregelt: Patientenverfügung bedarf der Schriftform, der Patientenwille ist in einem Gespräch festzustellen; Notwendigkeit einer Genehmigung durch das Betreuungsgericht bei Dissenz zwischen Arzt u. Patientenvertreter bezüglich des Patientenwillens u. bei der Gefahr des Todes od. möglicher schwerer gesundheitlicher Schäden bei geplanten ärztlichen Maßnahmen; Kombination mit Vorsorgevollmacht u./od. Betreuungsverfügung möglich u. vorteilhaft; im Bedarfsfall prüft der Betreuer (s. Betreuungsverfügung) bzw. Bevollmächtigte (s. Vorsorgevollmacht), ob die Patientenverfügung auf die aktuelle Lebens- od. Behandlungssituation zutrifft. Bei fehlender Patientenverfügung ergründet der Betreuer den mutmaßlichen Willen* des Patienten, der dann umzusetzen ist. **2. Österreich:** durch das Bundesgesetzes zur Patientenverfügung 2009 (Abk. PatVG) neu geregelt. **Hinweis:** Patientenverfügung steht Behandlungsvertrag* nahe; Unterschiede: Patientenverfügung richtet sich an jeden zukünftigen Behandelnden, muss diesen nicht benennen u. auch keine zweiseitige Vereinbarung treffen. Vgl. Selbstbestimmungsrecht.

Patienten|voll|macht (Patient*): (engl.) *patient will*; schriftliche Erklärung, die Möglichkeit der Vorsorge für ein selbstbestimmtes Leben nach Unfall od. bei schwerer Krankheit zu erklären; **Formen: 1.** Vorsorgevollmacht*; **2.** Betreuungsverfügung*; **3.** Patientenverfügung*.

Patient Health Questionnaire (engl. Gesundheitsfragebogen für Patienten): Abk. PHQ; Selbstbeurteilungsverfahren zur Erkennung u. Diagnostik der häufigsten psychischen Störungen in der Primärmedizin; umfasst Items zu somatoformen Störungen*, Depression*, Angststörungen*, Essstörungen* u. Alkoholmissbrauch sowie zur psychosozialen Funktionsfähigkeit, zu Stressoren*, kritischen Lebensereignissen u. (für Frauen) zu Menstruation, Schwangerschaft u. Geburt; ergänzend zur kategorialen Diagnostik der psychischen Störungen wird der Schweregrad für die Bereiche Depressivität, somatische Symptome u. Stress erfasst; es existieren eine Kurzform (Brief* Patient Health Questionnaire), eine Version mit 9 Items, die nur Depression erfasst (PHQ-9) sowie eine deutsche Version (PHQ-D); **Anw.:** bei Erwachsenen; 8 Diagn.: somatische Störungen, Major* Depression, geringgradige depressive Störung, Panikstörung*, Angststörung, Bulimia* nervosa, Binge*-Eating-Störung, Alkoholmissbrauch; auch zur Verlaufsbeobachtung; **Testdauer:** 10 Minuten.

Patient Rejection Scale (engl. patient Patient; rejection Ablehnung, Zurückweisung; scale Skala): Abk. PRS; Selbstbeurteilungsverfahren zur Erfassung ablehnender Haltungen u. Gefühle bei Verwandten von psychiatrischen Patienten; Kurzverfahren zur Erfassung von Expressed Emotions (s. Expressed-Emotion-Konzept) mit 11 Items; **Anw.:** v. a. bei Verwandten von Patienten mit Schizophrenie; **Testdauer:** ca. 5 Minuten.

Patient-Therapeut-Generations|unterschied (Patient*; Therapeut*): (engl.) *patient-therapist generational difference*; syn. Therapeut-Patient-Generationsunterschied; Altersunterschied zwischen Patient u. Therapeut, der einher geht mit Variablen (z. B. Ausmaß an Erfahrung), die Einfluss auf das Ergebnis u. den Prozess von Psychotherapie haben sollen; nach neueren Studien gibt es keinen systematischen Effekt des Altersunterschieds auf das Ergebnis von Psychotherapien; in einigen älteren Arbeiten wird berichtet, dass Therapeuten, die mindestens 10 Jahre jünger waren als ihre Patienten, schlechtere Ergebnisse produzierten. In der klinischen Literatur, speziell zur Psychotherapie mit älteren Menschen, wird auf durch Generationsunterschied bedingte spezifische Konstellation von Übertragung* u. Gegenübertragung* hingewiesen, z. B. Patienten nehmen jüngere Therapeuten nicht ernst; Therapeuten werden mit eigenen (Groß-)Elternfiguren, dem eigenem Altern u. der Endlichkeit konfrontiert.

Pauken|saite: (engl.) *chorda tympani*; s. Chorda tympani.

Pause, para|suizidale: (engl.) *parasuicidal pause*; s. Verhaltensweisen, parasuizidale.

Pause|verfahren: (engl.) *pause method*; s. Stopp-Start-Therapie.

Pavor nocturnus (lat. pavor Angst) *m*: (engl.) *night terror, sleep terror*; sog. Nachtangst, Schlafangst; Form der Parasomnie* mit Hochschrecken aus dem Delta*-Schlaf, panikartigem Schrei, starker vegetativer Erregung u. Nichtansprechbarkeit (Dauer bis 15 Min.); anschließend Desorientierung, weitgehende Amnesie für das Schreckereignis u. die Trauminhalte (im Gegensatz zum Alptraum*); Auftreten v. a. in der 1. Nachthälfte als Tiefschlaf assoziierte Störung; in der Polysomnographie* Beginn der Episode im Schlafstadium III od. IV); **Vork.:** v. a. bei Klein- u. Schulkindern (1–6,5 % der 4- bis 12-Jährigen), selten bei Erwachsenen (2,3–2,6 %; bei Männern u. Frauen gleich häufig); **Urs.:** genet. Faktoren beteiligt (familiäre Häufung), oft assoziiert mit Somnambulismus*; **Ther.:** bei Erwachsenen indiziert, wenn auto- od. fremdaggressive Handlungen stattfinden: Benzodiazepine* (z. B. Clonazepam*) od. Tiefschlaf-supprimierende Antidepressiva* (z. B. Amitriptylin*), Entspannungsmethoden*; Behandlung von Störungen mit vermehrten Schlafunterbrechungen (z. B. zentrales u. obstruktives Schlafapnoesyndrom*, Periodic* Limb Movement Disorder); **Prävention:** gefährl. Gegenstände aus dem Raum entfernen, Tiefschlaf fördernde Aktivitäten, z. B. Schlafentzug, vermeiden. Vgl. Schlafstörungen.

Pawlow-Re|flex (Iwan P., Physiologe, Psychologe, St. Petersburg, 1849–1936; Reflekt-*) *m*: (engl.) *Pawlow's reflexe*; bedingter bzw. erworbener Reflex bei klassischer Konditionierung*, den Pawlow bei Versuchen zum Speichelreflex des Hundes entdeckte; Pawlow bemerkte, dass die Speichelsekretion eines Hundes nicht erst mit dem Fressvorgang selbst beginnt (unbedingter od. unkonditionierter Reflex*), sondern bereits beim Anblick der Nahrung bzw. beim Anblick der Futtergebers. In Experimenten zeigte er, dass ein Klingelton die Sekretion von Speichel auslösen kann, wenn er regelmäßig der Fütterung vorausgeht. Der vormals neutrale Reiz reicht dann aus, um die Speichelsekretion auszulösen, auch wenn kein Futter gegeben wird. Pawlow bezeichnete dies als bedingten od. konditionierten Reflex. Vgl. Abwehrreflex, konditionierter.

PCL: Abk. für (engl.) *Psychopathy* Checklist*.

PCLO: Abk. für **Picoolo**; im Präfrontalkortex exprimiertes Protein; **klin. Bedeutung: 1.** DNA-Sequenzvarianten im PLCO-Gen sind assoziiert mit bipolarer affektiver Störung* u. unipolarer Depression* (geringe Risikoerhöhung in GWAS); **2.** reduzierte Expression bei bipolarer affektiver Störung (histopathol. Befund post mortem).

PCP: Abk. für **P**henyl**c**yclohexyl**p**iperidin; s. Phencyclidin.

PD: 1. Abk. für (engl.) *Psychological Debriefing*; s. Debriefing; **2.** Abk. für (engl.) *panic disorder*; s. Panikstörung.

PDE-Hemmer: Kurzbez. für **P**hospho**d**i**e**sterase*-Hemmer.

PDQ: Abk. für (engl.) *Personality* Diagnostic Questionnaire*.

PD-S: Abk. für **P**aranoid*-**D**epressivitäts-**S**kala.

PDS: Abk. für (engl.) *Posttraumatic* Diagnostic Scale*.

Peace Pills (engl. peace Friede; pill Pille): umgangssprachliche Bez. für bestimmte halluzinogene Drogen (v. a. Phencyclidin*, Ecstasy*).

Pedanterie (franz. pédanterie übertriebene Genauigkeit) *f*: (engl.) *pedantry*; Bez. für ein übertrieben gewissenhaftes, gründliches, genaues u. rigides Verhalten; bei dem die eigene Angst* vor Fehlern, Schuld u. Strafe zu übertriebener, häufig als aggressiv erlebten Kontrolle der Mitmenschen führt; dimensionale Persönlichkeitsvariante, die erst bei zunehmender Beeinträchtigung des eigenen Arbeitsablaufs od. übertriebener Reglementierung anderer Krankheitswert* erhält; **Vork.:** bei zwanghafter Persönlichkeitsstörung* od. Zwangsstörung*.

Peer De|briefing (engl. peer ebenbürtig; Debriefing*): s. Debriefing.

Peer|group (engl. peer group Alterskohorte): (engl.) *peer group*; Bez. für eine Gruppe von Gleichaltrigen od. Gleichgestellten; dient oft (insbes. im Jugendalter) als Bezugsgruppe* für Einstellungen*, Überzeugungen*, Verhalten* u. Erleben* des Einzelnen u. kann somit einen indirekten Einfluss auf den Therapieverlauf haben. Vgl. Netzwerk, soziales.

Peer Re|view (engl. peer review wissenschaftliche Begutachtung): Verfahren der Qualitätssicherung von **1.** Arztbriefen, Studienberichten u. sozialmedizinischen Beurteilungen; **2.** Publikationen, Studienberichten u. a. schriftlichen Arbeitsberichten durch unabhängige Experten des betreffenden Fachgebiets, die vor Veröffentlichung einer Arbeit diese unverblindet od. verblindet kritisch begutachten; die Ergebnisse dieser Begutachtung werden an den Autor zur Stellungnahme od. Korrektur zurückgemeldet; erfolgt i. d. R. bei Fachzeitschriften. Kritik an Peer Review betrifft u. a. mangelnde Objektivität u. Reliabilität sowie Missbrauch vertraulicher Informationen.

PEF: Abk. für **p**artizipative **E**ntscheidungs**f**indung*.

PEGASUS: Abk. für **p**sychoedukative **G**ruppenarbeit mit **s**chizophrenen **u**nd **s**chizoaffektiv erkrankten Menschen; Manual (Wienberg et al.) zur Psychoedukation* bei Schizophrenie* u. schizoaffektiver Psychose*.

Pell|agra (gr. ἄγρα Falle, in Zusammensetzungen: Gicht) *f*: (engl.) *pellagra*; durch Mangel an Niacin* u. meist multiplen Vitamin-B-Mangel ausgelöste Erkrankung; **Urs.:** Malnutrition bei einseitiger Ernährung (z. B. mit Mais), Malabsorption; **Sympt.:** (manifest bei zusätzl. Mangel an Tryptophan* bzw. Tryptophan-Stoffwechselstörung) Dermatitis mit Hyperpigmentierung im Bereich sonnenexponierter Haut, sog. Casal-Halsband (ringförmiges, bräunl.-rotes Erythem um den Hals); Diarrhö; evtl. Polyneuropathie*; (psychopathol.) Stimmungslabilität, Depression*, Angstgefühl, kognitive Leistungseinbußen, Halluzinationen*, Entwicklung eines dementiellen Syndroms (s. Demenz); **Ther.:** Nicotinamid, Nicotinsäure. Vgl. Hypovitaminose (Tab. dort).

Pemolin (INN) *n*: (engl.) *pemoline*; wegen Lebertoxizität nicht mehr im Handel befindliches Psychostimulans*, racemisches Oxazolinderivat, indirekt wirkendes Sympathomimetikum*; früher angewendet bei ADHS*; **UAW:** häufig Schlafstörungen* u. Appetitlosigkeit; selten Schwindel, Alpträume, Angst u. Lethargie.

Pendel|versuch: (engl.) *pendular test*; Methode zur Demonstration unbemerkter Bewegungen als Begleiterscheinungen von Vorstellungen (s. Ideoplasie) mit Hilfe eines siderischen Pendels (Hängelot); in der Esoterik* Verwendung zur angeblichen Entdeckung unbewusster Inhalte; vgl. Ideomotorik.

Penis|neid (lat. penis Phallus): (engl.) *penis envy*; Bez. (S. Freud) in der klassischen Psychoanalyse* für grundlegendes Element der weiblichen Sexualität; der anatomische Geschlechtsunterschied führt dazu, dass Mädchen sich als unvollständig erleben u. sich wünschen, einen Penis zu besitzen. S. Freud implizierte eine nur historisch nachvollziehbare Benachteiligung des weiblichen Geschlechts.

Penis|plethysmo|graphie (lat. penis Phallus; gr. πληθυσμός Vermehrung; -graphie*) *m*: (engl.) *penile plethysmography*; syn. Phallographie; Aufzeichnung von Volumenänderungen der Penisschwellkörper, meist mit Dehnungsmessstreifen, die um Wurzel u. Penisspitze gelegt sind u. deren Dehnung aufgezeichnet wird; **Anw.:** in der Diagn. von Erektionsstörungen*, zum Nachweis nächtl. Spontanerektionen (meist in Verbindung mit einer Vorrichtung zur Messung der Penisrigidität u. einer EEG-Aufzeichnung der Schlafphasen). Vgl. Penistumeszenz, nächtliche.

Penis|tumeszenz, nächtliche (lat. penis Phallus; tumescere anschwellen) *f*: (engl.) *nocturnal penile tumescence*; bei jedem Mann mehrmals nächtlich auftretende, zeitlich an REM-Phasen des Schlafes* gekoppelte physiologische Spontanerektionen; dokumentiert die prinzipielle Intaktheit der Erektionsfähigkeit u. spricht damit gegen eine körperlich bedingte Erektionsstörung*. Vgl. Penisplethysmographie.

Penrose-Drei|eck (Roger P., Mathematiker, Physiker, Cambridge, Oxford, geb. 1931): (engl.) *Penrose's triangle*; s. Ambiguität (Abb. 2 dort).

Penta|zocin (INN) *n*: (engl.) *pentazocine*; nicht mehr im Handel befindliches gemischt agonistisch/antagonistisches Opioid-Analgetikum (s. Analgetika); früher angewendet bei starken Schmerzzuständen; **UAW:** Sedation, Schwitzen, Benommenheit, Schwindel, erhöhter Tonus der glatten Muskulatur des Magen-Darm-Trakts mit Neigung zu Obstipation, Übelkeit, Muskelkrämpfe, Spasmus der Harnblase, Sehstörungen, Halluzinationen, Alpträume, Atemdepression, Tachykardie, Appetitlosigkeit, Geschmacksveränderungen, verminderter Sexualtrieb.

Pente|trazol *n*: (engl.) *pentetrazol*; Analeptikum*; **Wirkung:** stimuliert Atem- u. Vasomotorenzentrum in der Medulla oblongata, in höheren Dosen ein Krampfgift; **Ind.:** früher bei Schlafmittelintoxikation*, zentralem Kreislaufversagen, Atemdepression; wird heute kaum noch verwendet.

Pep: s. Amphetamin.

Peptid YY *n*: (engl.) *peptide yy*; s. PYY.

Perazin *n*: (engl.) *perazine*; mittelpotentes Neuroleptikum* aus der Gruppe der Phenothiazine*; **Wirkung:** sedierend u. ausgeprägt anticholinerg; **Ind.:** akute psychot. Syndrome, maniforme Symptomatik, Erregungszustände; **Kontraind.:** schwere Blutzell- od. Knochenmarkschädigung; **Wechselwirkungen:** verstärkte Sedierung u. anticholinerge UAW mit Diphenhydramin, Doxylamin u. Promethazin*; **UAW:** häufig Dosis abhängige extrapyramidale Symptome*, Sedierung, passagere Leberenzymerhöhung, orthostat. Dysregulation, Tachykardie, EKG-Veränderungen.

Perceived Social Support from Family and Friends: Abk. PSS-Fa, PSS-Fr; Selbstbeurteilungsverfahren zur Erfassung der persönlich wahrgenommenen sozialen Unterstützung* durch Familie u. Freunde; beide Versionen (PPS-Fa: Familie; PSS-Fr: Freunde) umfassen je 20 Items zu den Gefühlen u. Erfahrungen in Bezug auf soziale Unterstützung (z. B. „meine Familie möchte gerne hören was ich denke"); Bewertung anhand 3-stufiger Skala; **Anw.:** z. B. bei psychischen Störungen, körperlichen Erkrankungen; auch bei gesunden Menschen; soziales Netzwerk* gibt Hinweise auf Gesundheitszustand, Psychopathologie; **Testdauer:** ca. 10 Minuten.

Perceived Support Network Inventory: Abk. PSNI; Selbstbeurteilungsverfahren zur Erfassung der Qualität u. Quantität der wahrgenommene sozialen Unterstützung*; vgl. Netzwerk, soziales.

Perfektionismus (lat. perficere vollenden) *m*: (engl.) *perfectionism*; sehr genaue Durchführung von sorgfältig geplanten Handlungen mit dem Ziel, hohe Leistungen zu erreichen od. zu übertreffen u. Zufälle od. Fehler weitestgehend auszuschließen;

erst bei zunehmender Beeinträchtigung des eigenen Arbeitsablaufs entsteht eine Störung von Krankheitswert*; **Vork.:** bei Zwangsstörung*, zwanghafter Persönlichkeitsstörung* od. Anorexia* nervosa.

Pergolid *n*: (engl.) *pergolide*; von Ergotalkaloiden* abgeleitetes Dopaminergikum*; **Wirkung:** Agonist an den Dopamin*-Rezeptoren D_1 u. D_2 sowie ihren Subtypen; **Ind.:** Parkinson*-Syndrom; **Kontraind.:** hereditäre Galaktose-Intoleranz, Laktasemangel od. Glukose-Galaktose-Malabsorption, Veränderung an Herzklappen; **Wechselwirkungen:** Dopamin-Antagonisten wie z. B. Neuroleptika* (Phenothiazine, Butyrophenone, Thioxanthene) od. Metoclopramid; Wirkstoffe mit hoher Plasmaeiweißbindung, z. B. Antikoagulanzien, Digitoxin; Antihypertensiva*; **UAW:** v. a. Dyskinesien*, Halluzinationen*, Schlafstörungen*, Appetitlosigkeit, Übelkeit, Hypotonie* u. Tachykardie*; fibrotische u. seröse entzündl. Prozesse, z. B. Pleuritis, Herzklappenveränderungen.

Peri|arteriitis nodosa (gr. περί um ... herum; ἀρτηρία Schlagader; -itis*) *f*: (engl.) *periarteriitis nodosa*; Panarteriitis* nodosa.

Peri|ciazin (INN) *n*: (engl.) *periciazine*; nicht mehr im Handel befindliches Phenothiazin*; früher als Neuroleptikum* angewendet.

PERI-LES: Abk. für (engl.) ***P**sychiatric* **E**pidemiology **R**esearch **I**nterview **L**ife **E**vents **S**cale.*

Peri|oden|prä|valenz (gr. περίοδος Rundreise; Prävalenz*) *f*: (engl.) *period prevalence*; s. Prävalenz.

Periodic Limb Movement Disorder (engl. Syndrom der periodischen Gliedmaßenbewegung): Abk. PLMD; syn. Syndrom der periodischen Gliedmaßenbewegung; Störung der Schlafkontinuität durch Serien von periodischen Beinbewegungen* im Schlaf*; führt zu Tagesschläfrigkeit (Hypersomnie*) sowie nicht erholsamem Schlaf; **Diagn.:** Polysomnographie*, Aktographie*; **Ther.:** s. Restless-Legs-Syndrom. Vgl. Schlafstörungen.

Per|meabilität (lat. permeare durchwandern) *f*: (engl.) *permeability*; Durchlässigkeit einer Membran für bestimmte Stoffe; abhängig von der chem. Struktur der Substanz u. den Eigenschaften der Membran, insbes. dem Vorhandensein von Kanälen (s. Ionenkanal) u. Carriern (Transporterproteinen) in der Membran; bedeutsam auch für Blut*-Hirn-Schranke bezüglich Arzneimitteln u. ggf. schädigenden Agenzien.

Perniziosa (lat. perniciosus verderblich) *f*: (engl.) *pernicious*; perniziöse Anämie*.

Per|phenazin (INN) *n*: (engl.) *perphenazine*; Neuroleptikum* aus der Gruppe der Phenothiazine*; **Wirkung:** Blockade von Dopamin-D_2-Rezeptoren, geringere Affinität zu Serotonin-5-HT_2-, Histamin-H_1- u. Alpha-1-Rezeptoren; **Ind.:** Psychosen, psychomotorische Erregungszustände; **Kontraind.:** Parkinson*-Syndrom; relative Kontraind.: Leber- u. Nierenerkrankungen, kardiale Vorschädigung, schwere organische Hirnerkrankungen, prolaktinabhängige Tumoren; **UAW:** häufig dosisabhängige extrapyramidale Symptome*, Spätdyskinesie*, Senkung der Krampfschwelle, Epilepsie, Müdigkeit, Akkommodationsstörungen, Erhöhung des Augeninnendruckes, Mundtrockenheit, Obstipation, Miktionsstörungen, Menstruationsstörungen, sexuelle Funktionsstörungen, Erregungsleitungsstörungen am Herzen, Tachykardie, Herzrhythmusstörungen, QTc-Zeit-Verlängerung, selten malignes neuroleptisches Syndrom*, Gefahr der Blutzellschädigung bei Langzeitbehandlung.

Per|severation (lat. perseverare beharrlich bei etwas bleiben) *f*: (engl.) *perseveration*; sog. Haftenbleiben an Vorstellungen bei best. psychischen Störungen od. beharrliches Wiederholen von Bewegungen od. Lauten, Silben, Wörtern od. Phrasen, z. B. beim Nachsprechen, Benennen; **Vork.:** z. B. bei katatoner Schizophrenie*, hirnorganischen Erkrankungen, Epilepsie*. Vgl. Aphasie; Apraxie; Stereotypie.

Per|severation, visuelle (Perseveration*) *f*: (engl.) *visual perseveration*; Palinopsie*.

Persönlichkeit: (engl.) *personality*; Summe der psychophysischen Eigenschaften einer Person, die ihr individuelles Denken*, Verhalten* u. Erleben* bestimmen; vgl. Charakter; Ich; Selbst; Persönlichkeitspsychologie.

Persönlichkeit, ab|norme: (engl.) *abnormal personality*; Bez. (K. Schneider) für die Abweichungen von einer dem Menschen vorschwebenden, aber nicht näher bestimmbaren Durchschnittsbreite von Persönlichkeiten*; tritt Leiden für den Betroffenen od. die Gesellschaft hinzu, wird nach K. Schneider aus einer abnormen eine psychopathische Persönlichkeit.

Persönlichkeit, ex|pansive: (engl.) *expansive personality*; s. Persönlichkeitsstörung, paranoide.

Persönlichkeit, fanatische: (engl.) *fanatic personality*; s. Persönlichkeitsstörung, paranoide.

Persönlichkeit, multiple: (engl.) *multiple personality*; s. Identitätsstörung, dissoziative.

Persönlichkeit, post|morbide: (engl.) *postmorbid personality*; Persönlichkeitsmerkmale*, die nach dem Auftreten einer körperlicher Krankheit od. psychischen Störung auftreten; z. B. andauernde Persönlichkeitsveränderung bei Alkoholabhängigkeit od. Demenz. Vgl. Persönlichkeitsänderung, andauernde nach Extrembelastung; Persönlichkeitsänderung, andauernde nach psychischer Krankheit.

Persönlichkeit, prä|morbide: (engl.) *premorbid personality*; syn. Primärpersönlichkeit; Persönlichkeitsmerkmale*, die vor dem erstmaligen Auftreten einer psychischen Störung bestanden; i. e. S. Vulnerabilitäts- od. Risikofaktoren bzw. Schutzfaktoren, die Entstehung u. Verlauf bestimmter psychischer Störungen od. Krankheiten beeinflussen; z. B. Typ-A-Persönlichkeit (s. Typologie), Typus* melancholicus.

Persönlichkeit, psycho|pathische: (engl.) *psychopathic personality*; s. Persönlichkeit, abnorme.

P

Persönlichkeits|abbau: **1.** (engl.) *personality disorganization*; in der klassischen Psychopathologie Bez. für eine Hirnleistungsschwäche mit durch diffuse Hirnschädigung bedingter Veränderung intellektueller Funktionen u. der Affektivität; Vork.: u. a. bei Hirntrauma, im Vorstadium der alkoholbedingten Demenz u. bei posttraumat. Persönlichkeitsveränderungen; **2.** i. w. S. Bez. für Persönlichkeitsveränderungen in der Folge schizophrener od. anderer psychot. Erkrankungen.

Persönlichkeits|abweichung: (engl.) *personality deviation*; s. Persönlichkeit, abnorme.

Persönlichkeits|änderung, andauernde nach Extrem|belastung: (engl.) *enduring personality change after catastrophic experience*; syn. posttraumatische Persönlichkeitsstörung, erlebnisbedingter Persönlichkeitswandel; mindestens über 2 Jahre bestehende Veränderung der Persönlichkeit inf. einer posttraumatischen psychischen Stressreaktion (nach extremen psychischen Belastungen wie z. B. erlebte Todesgefahr, Folter, Katastrophen), die sich in unflexiblem u. unangepasstem Verhalten äußert; geht mit tief greifenden, existentiellen u. irreversiblen Veränderungen des Selbst- u. Weltbildes der betroffenen Person einher, mit einem „unheilbaren Bruch der Daseinsordnung". **Sympt.:** sozialer Rückzug, feindliche u. misstrauische Haltung gegenüber der Welt, Gefühle der Leere u. Hoffnungslosigkeit, ständige Anspannung, Gefühl des Bedrohtseins, Entfremdungsgefühl, Beeinträchtigung von zweckorientiertem Handeln, dissoziative Störungen; **Ther.:** Psychotherapie mit nicht beurteilender Anerkennung des Traumas u. Förderung der Distanzierung vom Trauma; **DD:** posttraumatische Belastungsstörung*; die Persönlichkeitsänderung kann auch inf. einer posttraumatischen Belastungsstörung entstehen.

Persönlichkeits|änderung, andauernde nach psychischer Krankheit: (engl.) *enduring personality change after psychiatric illness*; auf der traumat. Erfahrung einer schweren psychiatrischen Erkrankung beruhende Veränderung der Persönlichkeit, gekennzeichnet durch die Überzeugung, durch die vorangegangene Erkrankung verändert od. stigmatisiert zu sein; basiert nicht auf Residualsymptomen der vorausgegangenen psychiatrischen Erkrankung; **Sympt.:** sozialer Rückzug, hypochondrische Besorgnis, Passivität*, Wunsch nach Versorgtwerden. Vgl. Persönlichkeitsstörung.

Persönlichkeits|dia|gnostik (gr. διαγνωστικός fähig zu unterscheiden) *f*: (engl.) *personality assessment*; Sammelbez. für die diagnostische Erfassung von Persönlichkeitsmerkmalen* bzw. Persönlichkeitsfaktoren*; z. B. die sog. Big Five (s. Fünf-Faktoren-Modell), die als generelle Persönlichkeitsdimensionen gelten: Neurotizismus*, Extraversion*, Offenheit* für Erfahrungen, soziale Verträglichkeit*, Gewissenhaftigkeit*; Persönlichkeitsdiagnostik bezieht sich auch auf die Diagnostik von Teilbereichen der Persönlichkeit (z. B. Ängstlichkeit, Selbstbild*, Motivation*) mit Hilfe psychologischer Tests*, Explorations- u. Interviewtechniken sowie Verhaltensbeobachtungen*.

Persönlichkeits|dimensionen (lat. dimensio Ausmessung, Ausdehnung) *fpl*: (engl.) *personality dimensions*; s. Persönlichkeitsfaktoren.

Persönlichkeits|eigenschaften: (engl.) *traits*; s. Persönlichkeitsmerkmale.

Persönlichkeits|entwicklung: (engl.) *personality development*; Entwicklung der Persönlichkeit* über die gesamte Lebensspanne in der Auseinandersetzung mit Umweltbedingungen; neben Phasen beschleunigter Veränderung (v. a. in den ersten Lebensjahren) auch Phasen der Stabilisierung (im späteren Lebensalter zunehmend). Trotz normativer Entwicklungsübergänge, kritischer Lebensereignisse u. persönlicher Krisen zeigt sich eine hohe Kontinuität der Persönlichkeit.

Persönlichkeits|faktoren *m pl*: (engl.) *personality factors*; Persönlichkeitsdimensionen; psychologisches Konstrukt für statistisch durch Faktorenanalyse* ermittelte Persönlichkeitsmerkmale*; interindividuelle Unterschiede werden als axial gedachte Faktoren (Dimensionen) aufgefasst (z. B. Denkstil, Kontaktfähigkeit, Grundstimmung), wobei ein kontinuierlicher Übergang zwischen der gesunden u. der gestörten Persönlichkeit angenommen wird. Gängige Modelle (z. B. Fünf*-Faktoren-Modell, NEO*-Fünf-Faktoren-Inventar, Temperament-Charakter-Modell) nehmen zwischen 2 u. 15 Dimensionen an, welche die Persönlichkeit hinreichend beschreiben können. Der 16-Persönlichkeitsfaktoren*-Test erfasst z. B. aus 16 Primärfaktoren die 5 Globaldimensionen (Sekundärfaktoren) Extraversion*, Unabhängigkeit, Ängstlichkeit, Selbstkontrolle*, Unnachgiebigkeit. Vgl. Persönlichkeitstest; Persönlichkeitsmodell; Persönlichkeitspsychologie.

16-Persönlichkeits|faktoren-Test *m*: (engl.) *16 personality factors test*; Abk. 16-PF-Test; psychol. Selbstbeurteilungsverfahren zur mehrdimensionalen Persönlichkeitsdiagnostik* im Erwachsenenalter; **Anw.:** bei Erwachsenen ab 18 Jahren i. R. der Arbeits-, Betriebs- u. Berufspsychologie, in der Klinischen Psychologie zur Abklärung unterschiedlicher psychischer Störungen, in der Pädagogischen Psychologie zur Erfassung von Lern- u. Leistungsverhalten sowie in der Forschung; aktuelle deutschsprachige Version: 16-Persönlichkeitsfaktoren-Test, revidierte Fassung (Abk. 16-PF-R), basierend auf der 5. englischsprachigen Edition, mit 184 Merkmalen, zugeordnet zu: **1.** 16 Primärdimensionen: Wärme, Logisches Schlussfolgern, Emotionale Stabilität, Dominanz, Lebhaftigkeit, Regelbewusstsein, Soziale Kompetenz, Empfindsamkeit, Wachsamkeit, Abgehobenheit, Privatheit, Besorgtheit, Offenheit für Veränderung, Selbstgenügsamkeit, Perfektionismus, Anspannung; **2.** 3 Antwortstilskalen: Impression Management Skala, Akquieszenz, Infrequenz; **3.** 5 Globaldimensionen: Extraversion, Unabhängigkeit, Ängstlichkeit, Selbstkontrolle, Unnachgiebigkeit; **Testdauer:** ca.

30–45 Minuten. Vgl. High-School Personality Questionnaire; NEO-Fünf-Faktoren-Inventar.

Persönlichkeits|frage|bogen für Kinder zwischen 9 und 14 Jahren: Abk. PFK 9–14; Selbstbeurteilungsverfahren zur möglichst umfassenden u. zugleich differenzierten Erfassung der Persönlichkeit von Kindern in den Bereichen Verhaltensstile, Motive u. Selbstbild*; umfasst 15 Skalen (z. B. emotionale Erregbarkeit, fehlende Willenskontrolle, extravertierte Aktivität), aus denen sich 4 übergeordnete Sekundärfaktoren bestimmen lassen: **1.** derb-draufgängerische Ich-Durchsetzung; **2.** Emotionalität* (Angst); **3.** selbstgenügsame soziale Isolierung; **4.** aktives Engagement; i. d. R. sind die Items dichotom zu beantworten (stimmt–stimmt nicht); **Anw.:** zur Persönlichkeitsdiagnostik* bei Kindern zwischen 9 u. 14 Jahren; **Testdauer:** ca. 45 Minuten.

Persönlichkeits|inventar *n*: (engl.) *personality inventory*; s. Persönlichkeitstest.

Persönlichkeits|merkmale: (engl.) *traits*; Persönlichkeitseigenschaften, Trait, veraltet Charakterzug, Wesenszug; Bez. für weitgehend stabile Eigenschaften (z. B. Einstellungen*, Verhaltensweisen, Gewohnheiten, Temperament*, Anregbarkeit, Eidetik*, Reaktionsgeschwindigkeit) einer Person, die ihr individuelles Verhalten u. Erleben bestimmen u. die Person überdauernd kennzeichnen (Grundeigenschaft*); unterschieden werden sog. Source Traits (stabile, konstante Persönlichkeitsmerkmale, anlagebedingt od. nach Erwerb verfestigt) u. sog. Surface Traits (aus mehreren Persönlichkeitsfaktoren zusammengesetzt); in der empirischen Persönlichkeitsforschung wird der Begriff Persönlichkeitsfaktor* für faktorenanalytisch ermittelte Einheiten der Persönlichkeit verwendet. Im Gegensatz zu States* geht man bei Persönlichkeitsmerkmalen von relativ stabilen Strukturen aus. Vgl. Persönlichkeitspsychologie; Persönlichkeitstest; Persönlichkeitsmodell; Charakter; Therapeutenvariablen; Typologie.

P

Persönlichkeits|modell *n*: (engl.) *personality pattern*; Konstrukt einer strukturierten Ordnung von Eigenschaften einer Person (s. Persönlichkeitsmerkmale), dem eine bestimmte Persönlichkeitstheorie* zugrunde liegt; faktorenanalytische Modelle beziehen verschiedene voneinander unabhängige Faktoren (s. Persönlichkeitsfaktoren) menschlichen Verhaltes zur Beschreibung der Persönlichkeit ein; das strukturpsychologische Modell geht davon aus, dass Suchtmittel unbewusst od. bewusst eingesetzt werden, um einen sog. Defekt in der Struktur der Persönlichkeit zu kompensieren. Vgl. Fünf-Faktoren-Modell; Eysenck-Persönlichkeitstheorie.

Persönlichkeits|psycho|logie (Psych-*; -log*) *f*: (engl.) *personality psychology*; Teilgebiet der allgemeinen Psychologie*, das überdauernde, nicht pathologische, verhaltensrelevante menschliche Charakteristika u. diejenigen Eigenschaften, die zu einem konsistenten Muster von Gefühlswahrnehmung, Denken u. Verhalten beitragen u. der Person die Gewissheit von Einzigartigkeit u. Ganzheit geben, untersucht; vgl. Psychologie, differentielle.

Persönlichkeits|spaltung: (engl.) *splitting of the personality*; s. Identitätsstörung, dissoziative.

Persönlichkeits-Stil- und Störungs-Inventar *n*: Abk. PSSI; Selbstbeurteilungsverfahren zur Erfassung der relativen Ausprägung von Persönlichkeitsstilen als nichtpathologische Entsprechungen der Persönlichkeitsstörungen* nach DSM-IV u. ICD-10; umfasst 140 Items zu 14 Skalen (z. B. selbstbestimmt-antisozial, zurückhaltend-schizoid, optimistisch-rhapsodisch, loyal-abhängig); Beantwortung auf 4-stufiger Ratingskala; Akzeptanz u. Erweiterung des individuellen Persönlichkeitsstils kann die Wirksamkeit psychologischer u. pädagogischer Intervention verbessern (z. B. bei Essstörungen, Angststörungen, Zwangsstörungen, Depression) u. zur Symptomreduktion beitragen; **Anw.:** Jugendliche ab 14 Jahren u. Erwachsene; klin. Psychologie, Arbeits- u. Organisationspsychologie, pädagogische Psychologie, Forschung; **Testdauer:** 20 Minuten.

Persönlichkeits|störung: (engl.) *personality disorder*; veraltet Kernneurose, Charakterneurose; andauerndes Verhaltens- u. Erlebnismuster, das deutlich, tief greifend u. inflexibel von den Erwartungen der soziokulturellen Umgebung abweicht; Beginn in der Adoleszenz od. im frühen Erwachsenenalter; subjektives Leiden u. U. erst im späteren Verlauf u. nicht durchgehend; Risikofaktor für psychiatr. Erkrankungen; **Häufigkeit:** Prävalenz (weltweit): 10 % in der Allgemeinbevölkerung, bis zu 40 % unter psychiatr. Patienten; **Ätiol.:** **1.** genet. Erklärungsansatz; **2.** lerntheoret. Erklärungsansatz: spezif. gelernte Problemlösungsstrategie; **3.** psychodynam. Erklärungsansatz: Ausbildung einer strukturellen Störung, weil wesentl. Bedürfnisse des Kindes durch die Eltern nicht befriedigt wurden u. unbewusst diejenigen Beziehungsmuster wiederholt werden, die aus der frühen Lebensgeschichte vertraut sind; **Formen:** nach ICD-10 u. DSM-IV: abhängige Persönlichkeitsstörung* (ICD-10; nach DSM-IV dependente Persönlichkeitsstörung), ängstlich-vermeidende Persönlichkeitsstörung* (ICD-10; nach DSM-IV vermeidend-selbstunsichere Persönlichkeitsstörung), dissoziale Persönlichkeitsstörung* (ICD-10; nach DSM-IV antisoziale Persönlichkeitsstörung), emotional instabile Persönlichkeitsstörung* (ICD-10; nach DSM-IV Borderline*-Persönlichkeitsstörung), histrionische Persönlichkeitsstörung* (ICD-10, DSM-IV), narzisstische Persönlichkeitsstörung* (DSM-IV), paranoide Persönlichkeitsstörung* (ICD-10, DSM-IV), schizoide Persönlichkeitsstörung* (ICD-10, DSM-IV), schizotypische Persönlichkeitsstörung* (DSM-IV), zwanghafte Persönlichkeitsstörung* (ICD-10, DSM-IV); **Diagn.:** strukturiertes Interview, z. B. IPDE*, Strukturiertes* Klinisches Interview für DSM-IV (SKID-II); **Kriterien:** (diagn.) nach ICD-

Persönlichkeitsstörung
Typische über- und unterentwickelte Strategien

Persönlichkeitsstörung	überentwickelte Strategie	unterentwickelte Strategie
abhängig	hilfesuchendes Verhalten, Anhänglichkeit	Selbständigkeit, Mobilität
ängstlich-vermeidend	soziale Verletzbarkeit, Vermeidung, Hemmung	Selbstbehauptung, Geselligkeit
passiv-aggressiv	Autonomie, Widerstand, Passivität, Sabotage	Intimität, Selbstsicherheit, Aktivität, Bereitschaft zur Zusammenarbeit
paranoid	Wachsamkeit, Misstrauen, Argwohn	Gelassenheit, Vertrauen, Anerkennung
narzisstisch	Selbstverherrlichung, Konkurrenzverhalten	Teilen, Gruppenidentifizierung
histrionisch	exhibitionistisches Verhalten, Expressivität, impressionistisches Denken	Reflexion, Kontrolle, Systematisierung
zwanghaft	Kontrolle, Verantwortung, Systematisierung	Spontaneität, Ausgelassenheit
dissozial	Kampflust, ausbeuterisches Verhalten, Raubverhalten	Empathie, Gegenseitigkeit, soziale Sensibilität
schizoid	Autonomie, Isolation	Intimität, Gegenseitigkeit

10: **1.** Charakteristische u. dauerhafte innere Erfahrungs- u. Verhaltensmuster weichen insgesamt deutlich von kulturell erwarteten u. akzeptierten Vorgaben (Normen*) in mehr als einem der folgenden Bereiche ab: **a)** Kognition: Wahrnehmung u. Interpretation von Dingen, Menschen u. Ereignissen; Einstellungen u. Vorstellungen von sich u. Anderen; **b)** Affektivität: Variationsbreite, Intensität u. Angemessenheit der emotionalen Ansprechbarkeit u. Reaktion; **c)** Impulskontrolle u. Bedürfnisbefriedigung; **d)** Art des Umgangs mit Anderen u. Handhabung zwischenmenschl. Beziehungen; **2.** Aus der Abweichung resultierendes Verhalten ist in vielen persönlichen u. sozialen Situationen unflexibel, unangepasst od. auch auf andere Weise unzweckmäßig (nicht begrenzt auf einen speziellen triggernden Reiz od. eine bestimmte Situation). **3.** Persönlicher Leidensdruck u./od. nachteiliger Einfluss auf die soziale Umwelt sind deutlich dem unter 2. beschriebenen Verhalten zuzuschreiben. **4.** Nachweis, dass die Abweichung stabil, von langer Dauer ist u. im späten Kindesalter od. der Adoleszenz begonnen hat. **5.** Abweichung kann nicht durch das Vorliegen od. die Folge einer anderen psychischen Störung des Erwachsenenalters erklärt werden, es können aber andere episodische od. chron. Zustandsbilder neben dieser Störung existieren od. sie überlagern. **6.** Ausschluss einer organischen Erkrankung, Verletzung od. deutlichen Funktionsstörung des Gehirns als mögliche Ursache für die Abweichung; über- u. unterentwickelte Strategien: s. Tab.; **Ther.:** störungsspezifische Psychotherapie*, kognitive Verhaltenstherapie*, tiefenpsychologische Psychotherapie*; allen Therapieformen gemeinsam ist die Beachtung der störungsspezif. Verhaltens- u. Erlebensmuster, der individuellen Ausprägung dieser Muster, der komorbiden psychiatrischen u. somatischen Erkrankungen sowie der sozialen Variablen; **DD:** Hirnschädigung, andere psychiatrische Störung.

Persönlichkeits|störung, abhängige: (engl.) *dependent personality disorder*; syn. dependente Persönlichkeitsstörung (DSM-IV); Form der spezifischen Persönlichkeitsstörung* (ICD-10) mit mangelnder Bereitschaft, (Alltags-)Entscheidungen ohne die Bestätigung anderer zu treffen u. angemessene Ansprüche zu äußern; **Häufigkeit:** Prävalenz (weltweit): 1–2 % in der Allgemeinbevölkerung, 4,6 % unter psychiatr. Patienten; **Vork.:** gehäuft bei Depression* u. generalisierter Angststörung*; **Ätiol.:** biologische (Zwillingsstudien) u. psychosoziale (psychodynamische u. behaviorale) Erklärungsansätze; **Sympt.:** Betroffene neigen zu Trennungsängsten u. fühlen sich hilflos aus Angst, nicht für sich selbst sorgen zu können; typisch sind die Unterordnung eigener Bedürfnisse unter die anderer Personen, anklammerndes Verhalten u. ein übermäßiges Bedürfnis, umsorgt zu werden. **Diagn.:** halbstrukturiertes Interview (IPDE*); **Ther.:** kognitive Verhaltenstherapie* mit psychoedukativer Aufklärung über typische Denk- u. Verhaltensmuster, Aufbau von selbständigerem u. entscheidungsfreudigerem Verhalten mit alltagsbezogenen Übungen, interpersonelle Psychotherapie* mit Aufbau von Veränderungsmotivation; psychodynamische Psychotherapien* fokussieren auf Prozesse der Internalisierung*, Identifikation* u. Introjektion* aus frühen Beziehungserfahrungen, die zu Bestandteilen der Persönlichkeit geworden sind; keine hinreichenden Wirksamkeitsstudien bekannt; **DD:** depressive Episode* mit Insuffizienzerleben, ängstlich-vermeidende Persönlichkeitsstörung* u. Borderline*-Persönlichkeitsstörung (häufig auch komorbide Bedingungen).

Persönlichkeits|störung, ängstlich-vermeidende: (engl.) *avoidant personality disorder*; syn. vermeidend-selbstunsichere Persönlichkeitsstörung (DSM-IV); Form der spezifischen Persönlichkeitsstörung* (ICD-10), gekennzeichnet durch andauernde Gefühle von Anspannung u. Besorgtheit mit der Überzeugung, unbeholfen, unattraktiv u. minderwertig zu sein, sowie der übertriebenen Sorge, in sozialen Situationen kritisiert od. abgelehnt zu werden sowie entsprechender Vermeidung sozialer Aktivitäten, die zwischenmenschl. Kontakte voraussetzen; **Häufigkeit:** Prävalenz (weltweit): 0,9 % in der Allgemeinbevölkerung, 15,2 % unter psychiatr. Patienten; **Vork.:** gehäuft gemeinsam mit Depression* u. Angststörungen*; **Ätiol.:** entsprechend der biosozialen Lerntheorie Zusammenwirken von biol. prädisponierter erhöhter Ängstlichkeit, mangelhafter Fähigkeit zur Angstregulation u. ungenügender sozialer Unterstützung; **Einteilung:** in Subtypen **1.** kühl-distanziert u. sozial-vermeidend (engl. cold-avoidant): unfähig zum Ausdruck warmer Gefühle, misstrauisch; **2.** nachgiebig-ausnutzbar (engl. exploitable-avoidant): Gefühl des Ausgenutztseins, wenig abgrenzungsfähig; **Diagn.:** halbstrukturiertes Interview (IPDE*, Strukturiertes* Klinisches Interview für DSM-IV II); **Ther.:** In klin. Studien nachgewiesen wirksam ist kognitive Verhaltenstherapie* mit Entspannungsmethoden*, Konfrontationstherapie*, z. B. systematischer Desensibilisierung*, kognitiver Umstrukturierung*, Rollenspielen* zum Aufbau sozialer Fertigkeiten u. zur Stärkung des Selbstwerts im Einzel- u. Gruppensetting; **DD:** Angststörungen, generalisierte soziale Phobie*, schizoide Persönlichkeitsstörung* u. abhängige Persönlichkeitsstörung*.

P

Persönlichkeits|störung, anankastische: (engl.) *obsessive-compulsive personality disorder*; zwanghafte Persönlichkeitsstörung*.

Persönlichkeits|störung, anti|soziale: (engl.) *antisocial personality disorder*; dissoziale Persönlichkeitsstörung*.

Persönlichkeits|störung, a|sthenische: (engl.) *asthenic personality disorder*; veraltet asthenische Störung; in den aktuellen Klassifikationssystemen nicht mehr enthaltene, klin. z. T. noch verwendete, auf K. Schneider zurückgehende Bez. für eine Form der Persönlichkeitsstörung* mit erhöhter Erschöpfbarkeit u. Schwäche, Neigung zu vielfältigen körperlichen, auch hypochondrischen Beschwerden, schwacher Vitalität u. Konzentration, erhöhter Beobachtung eigener psychophysischen Befindlichkeit, ängstl. Grundhaltung u. erhöhter Stressreagibilität („reizbare Schwäche"); die Störung ist verwandt, aber nicht syn. mit der abhängigen Persönlichkeitsstörung* nach ICD-10, welche die asthenischen Merkmale wenig herausarbeitet. Vgl. Syndrom, pseudoneurasthenisches.

Persönlichkeits|störung, de|pendente: (engl.) *dependent personality disorder*; abhängige Persönlichkeitsstörung*.

Persönlichkeits|störung, de|pressive: (engl.) *depressive personality disorder*; Bez. (K. Schneider) für eine Form der Persönlichkeitsstörung*, gekennzeichnet durch andauernde gedrückte, mutlose, auch moros-dysphorische (missmutig-gereizte) Verstimmung, Genussunfähigkeit, Anhedonie, Pessimismus, Neigung zu Besorgtheit, Grübeln, sozialem Rückzug u. Minderwertigkeitsgefühlen; **Vork.:** häufig gemeinsam mit abhängiger Persönlichkeitsstörung*, ängstlich-vermeidender Persönlichkeitsstörung* od. zwanghafter Persönlichkeitsstörung*; **Hinweis:** Forschungskategorie im DSM-IV.

Persönlichkeits|störung, dis|soziale: (engl.) *dissocial personality disorder*; syn. antisoziale Persönlichkeitsstörung (DSM-IV); auch dissoziale Störung, veraltet soziopathische Persönlichkeitsstörung, Soziopathie; Form der spezifischen Persönlichkeitsstörung* (ICD-10) mit deutl. Diskrepanz zwischen dem gezeigten Verhalten u. den geltenden sozialen Normen u. weiteren Charakteristika; **Häufigkeit:** 3 % der Männer, 1 % der Frauen, 70 % unter Gefängnisinsassen, 1,8 % unter psychiatr. Patienten; **Ätiol.:** genetische, lerntheoretische u. psychodynamische Erklärungsansätze; Risikofaktoren: u. a. Gewaltausübung u. Alkoholabhängigkeit der Eltern (v. a. Vater), familiäre genetische Disposition; zahlreiche strukturelle u. funktionelle Normabweichungen im Gehirn: reduziertes Volumen grauer Substanz u. reduzierte Metabolisierung (Glukoseutilisation) in Präfrontalkortex u. Amygdala; flaches u. langes Corpus callosum mit vermehrter weißer Substanz; Reduzierung des vegetativen Arousals (Herzfrequenz, Hautleitwiderstand); erschwerte Verhaltensmodifikation durch klassisches u. operantes Konditionieren; **Sympt.:** wiederholte Verletzung gesellschaftlicher Normen, Impulsivität u. Versagen, vorausschauend zu planen, geringe Frustrationstoleranz, dysphorische Stimmung mit ausgeprägter Reizbarkeit, Empathiemangel, fehlende Reue u. Verantwortungslosigkeit, Unfähigkeit zu Schuldgefühlen u. zum Lernen aus Erfahrung, Neigung zu Delinquenz u. Aggression, Egozentrik; **Verlauf:** Die Kombination einer dissozialen Persönlichkeitsstörung mit anderen psychiatr. Erkrankungen (insbes. Abhängigkeitssyndrom*) birgt das Risiko von Komplikationen u. ungünstigen Krankheitsverläufen. **Diagn.:** strukturiertes Interview, z. B. IPDE*, Strukturiertes* Klinisches Interview für DSM-IV (SKID-II); die Störung soll bei Jugendlichen nicht diagnostiziert werden; Diagnosekriterium ist jedoch, dass vor Vollendung des 15. Lebensjahres eine Störung des Sozialverhaltens mit aggressivem Verhalten, Zerstörung von Eigentum, Betrug od. Diebstahl od. anderen schweren Regelverstößen vorhanden war. Betroffene suchen selten therap. Hilfe, sondern werden v.a. durch wiederholte Normverstöße i.R. von Begutachtungen auffällig. **Ther.:** hochstrukturierte Verhaltenstherapie* od. kognitive Verhaltenstherapie* mit Fokus auf Verbesserung der Verhaltenskontrolle, Veränderung kriminogener Denkstile u. Training* sozialer Kompetenz; **DD:** Abhängigkeitssyndrom* mit sekundärer Delinquenz u. antisozialem Lebensstil.

Persönlichkeits|störung, emotional in|stabile: (engl.) *emotionally unstable personality disorder*; Form der spezifischen Persönlichkeitsstörung* (ICD-10) mit deutl. Tendenz, impulsiv zu handeln ohne Berücksichtigung von Konsequenzen, sowie mit wechselnder, instabiler Stimmung; **Formen:** **1.** impulsiver Typ (veraltet explosible Persönlichkeitsstörung): wesentl. Charakterzüge sind emotionale Instabilität (Emotivität*, Affektausbruch*), hohe Ärgerbereitschaft u. mangelnde Impulskontrolle; Häufigkeit unter psychiatr. Patienten (weltweit): 4,5 %; **2.** Borderline-Typ: einige Kennzeichen emotionaler Instabilität, zusätzl. instabiles Selbstbild*, Ziele u. Präferenzen sind unklar, Selbstverletzungsverhalten (s. Borderline-Persönlichkeitsstörung); andere Selbst schädigende Verhaltensweisen wie Essattacken*, schädlicher Substanzgebrauch* u.a.; Häufigkeit unter psychiatr. Patienten (weltweit): 14,9 %; **Sympt.:** z.B. Wutausbrüche, explosives, gewalttätiges Verhalten, geringe Fähigkeit vorauszuplanen; **Diagn.:** halbstrukturiertes Interview, z.B. IPDE* u. Strukturiertes* Klinisches Interview für DSM-IV (SKID-II) in der ICD-10-Version; **Ther.:** störungsspezifische Psychotherapie* (z.B. dialektisch-behaviorale Therapie*, Schematherapie*), psychodynamische übertragungsfokussierte Psychotherapie* u. mentalisierungsbasierte Therapie*; **DD:** adultes ADHS*.

Persönlichkeits|störung, ex|plosible: (engl.) *explosive personality disorder*, s. Persönlichkeitsstörung, emotional instabile.

Persönlichkeits|störung, histrionische: (engl.) *histrionic personality disorder*; veraltet hysterische Persönlichkeitsstörung; Form der spezifischen Persönlichkeitsstörung* (ICD-10, DSM-IV), gekennzeichnet durch dramatische Selbstdarstellung, theatralisches Verhalten, situationsabhängige Affektivität* u. übertriebenen Gefühlsausdruck, leichte Beeinflussbarkeit u. Sprunghaftigkeit in Einstellungen, Affektlabilität*, impressionistischen (übertriebenen, eindimensionalen u. blumenhaften) Denkstil, andauerndes Verlangen nach aufregenden Erlebnissen, bei denen die betroffene Person im Mittelpunkt steht, flirtendes Verhalten, Suche nach Aufmerksamkeit u. Beachtung, die mit Mangel an Authentizität u. Gefühl der inneren Leere einhergeht, u. Schwierigkeiten, tiefergehende u. dauerhafte Beziehungen zu gestalten (aber Meister des sog. ersten Eindrucks); **Häufigkeit:** Prävalenz (weltweit): 2–3 % der Allgemeinbevölkerung, 4,3 % unter psychiatr. Patienten; keine eindeutige weibl. Geschlechtsdominanz, aber diagn. Geschlechtsbias; **Ätiol.:** genet. u. psychosoziale Faktoren, v.a. Störung des frühen psychosozialen Umfelds, Verstärkung von Aufmerksamkeit suchendem Verhalten u. Geschlechtsstereotyp, elterliche Lernmodelle; psychoanalyt.: klass. insuffiziente Bewältigung der ödipalen Problematik (s. Ödipus-Komplex), Fehlen einer stabilen Selbstrepräsentanz bei früher mütterl. Deprivation; Komorbidität mit Angststörungen*, somatoformen Störungen* u. Konversionsstörungen*; **Diagn.:** halbstrukturiertes Interview (IPDE*, Strukturiertes* Klinisches Interview für DSM-IV II); **Ther.:** Psychotherapie; **1.** kognitiv-verhaltenstherap. Ansätze (s. Verhaltenstherapie; Verhaltenstherapie, kognitive) fokussieren globalen, impressionist. Denkstil u. daraus resultierende Problemfelder sowie das Verlangen nach Aufmerksamkeit u. kurzfristig wirksamen angenehmen Reizen als Verstärker*; Selbstinstruktionstraining* zur Kontrolle emotionsgesteuerter, impulsiver sprunghafter Handlungen erfolgt stufenweise; **2.** psychoanalyt. Ansätze (s. Psychoanalyse): Aktualisierung der Selbstwertproblematik, der Angst vor der eigenen Nichtigkeit bei fehlender Anerkennung durch Andere mit Verarbeitung bedeutsamer biograph. Erfahrungen u. Beziehungskonstellationen, welche die Ausbildung einer reifen Selbstidentität verhindert haben. Es existieren keine Wirksamkeitsstudien. **DD:** depressive Episode* mit Insuffizienzerleben, Borderline*-Persönlichkeitsstörung (häufig auch komorbide Bedingungen).

Persönlichkeits|störung, hysterische: (engl.) *hysteric personality disorder*; s. Persönlichkeitsstörung, histrionische.

Persönlichkeits|störung, multiple: (engl.) *multiple personality disorder*; dissoziative Identitätsstörung*.

Persönlichkeits|störung, narzisstische: (engl.) *narcissistic personality disorder*; Form der spezifischen Persönlichkeitsstörung* (DSM-IV) mit Gefühl der Großartigkeit u. der eigenen Wichtigkeit, Bedürfnis nach Bewunderung, Arroganz u. Anspruchsdenken, hoher Kränkbarkeit, ausbeuterischem Beziehungsstil u. Mangel an Einfühlungsvermögen u. Empathie; nach psychoanalyt. Konzept von O. Kernberg Form der Borderline*-Persönlichkeitsorganisation; **Häufigkeit:** Prävalenz (weltweit): 1 % in der Allgemeinbevölkerung; **Ätiol.:** genetische u. psychosoziale Faktoren, Erziehungsstil, der Persistenz kindlicher Großartigkeitsgefühle unterstützt; **Verlauf:** kann nach Kränkungssituationen bei brüchigem Selbstwertgefühl mit schweren depressiven Episoden* u. gravierender Suizidalität* einhergehen; höchste Suizidrate (14 %) unter den Persönlichkeitsstörungen; **Diagn.:** halbstrukturiertes Interview (IPDE*, Strukturiertes* Klinisches Interview für DSM-IV); **Ther.:** Psychotherapie unter besonderer Beachtung der therap. Beziehung, kognitiv-verhaltenstherapeutische Behandlung mit Identifikation u. Modifikation dysfunktionaler Schemata sowie interpersoneller Teufelskreise; psychoanalyt. Behandlung, z.B. übertragungsfokussierte Psychotherapie*; bei zusätzlich bestehender depressiver Symptomatik Pharmakotherapie mit Antidepressiva*; bisher keine Wirksamkeitsstudien; **DD:** manisches Syndrom*, paranoide Persönlichkeitsstörung* (ICD-10-Konzept enthält deutliche Überlappung).

Persönlichkeits|störung, negativistische: (engl.) *negative personality disorder*; passiv-aggressive Persönlichkeitsstörung*.

Persönlichkeits|störung, organisch bedingte: (engl.) *personality change due to a general medical condition*; veraltet Pseudopsychopathie; Bez. (ICD-10) für pathol. Veränderung von zuvor vorhandenen Persönlichkeitsmerkmalen* u. charakteristischem Verhalten inf. einer umschriebenen Hirnerkrankung, -schädigung od. -funktionsstörung; **Einteilung:** je nach vorherrschendem klin. Erscheinungsbild u. a. labil, enthemmt, aggressiv, apathisch, paranoid sowie kombiniert od. unspezifisch; **Sympt.:** zusätzlich zu Hinweisen auf Hirnerkrankung Reduktion von Ausdauer u. Fähigkeit zum Befriedigungsaufschub, Apathie, veränderte Emotionalität, mangelhafte Impulskontrolle u. unangemessene Bedürfnisäußerung, Misstrauen u. paranoides Denken, Perseverationen*, Veränderung der Sprachproduktion u. des Redeflusses, verändertes Sexualverhalten, Aggressionsausbrüche; **Ther.:** symptomat.; wenn möglich, spezifische Therapie der Hirnerkrankung.

Persönlichkeits|störung, para|noide: (engl.) *paranoid personality disorder*; veraltet expansive Persönlichkeit, fanatische Persönlichkeit; Form der spezifischen Persönlichkeitsstörung* (ICD-10, DSM-IV) mit tief greifendem Misstrauen u. Argwohn gegenüber anderen Personen; **Häufigkeit:** Prävalenz (weltweit): 0,5–2,5 % in der Allgemeinbevölkerung, 2,4 % unter psychiatr. Patienten; **Ätiol.:** genet. u. psychosoziale Faktoren; **Sympt.:** Interpretation des Verhaltens Anderer als bedrohlich, feindselig u. zurückweisend, Verdrehung der Motive Anderer, häufige Konflikte mit dem sozialen Umfeld aufgrund übertriebener Empfindlichkeit, leichter Kränkbarkeit u. Selbstbezogenheit der Gedanken, Neigung zu andauerndem Groll, Rechthaberei od. querulatorischen Tendenzen; **Diagn.:** halbstrukturiertes Interview (IPDE*, Strukturiertes* Klinisches Interview für DSM-IV II); **Ther.:** Psychotherapie mit Förderung von Bindungskompetenzen, Steigerung der Eigeneffizienz in der Lösung zwischenmenschl. Konflikte; bisher keine Wirksamkeitsstudien; **DD:** wahnhafte Störung*, paranoide Form der Schizophrenie*, narzisstische Persönlichkeitsstörung*.

P

Persönlichkeits|störung, passiv-ag|gressive: (engl.) *passive-aggressive personality disorder*; syn. negativistische Persönlichkeitsstörung; spezif. Form der Persönlichkeitsstörung*, gekennzeichnet durch negativistische Einstellungen u. passiven Widerstand gegenüber Anregungen u. Leistungsanforderungen durch andere Menschen, häufige Kritik an Autoritätspersonen sowie Trotz u. Streitlust; in DSM-IV u. ICD-10 weiter zu beforschende Restkategorie. **Ätiol.:** psychosoziale Faktoren (psychodynamischer u. behavioraler Erklärungsansatz); Komorbidität mit Major* Depression; **Diagn.:** halbstrukturiertes Interview (IPDE*, Strukturiertes* Klinisches Interview für DSM-IV II); **Ther.:** Aufbau der sozialen Kompetenzen, Umgang mit abgewehrten aggressiven Impulsen, Selbstwertregulation; **DD:** abhängige Persönlichkeitsstörung*, ängstlich-vermeidende Persönlichkeitsstörung*.

Persönlichkeits|störung, post|traumatische: (engl.) *post-traumatic personality disorder*; andauernde Persönlichkeitsänderung* nach Extrembelastung.

Persönlichkeits|störung, psycho|pathische: (engl.) *psychopathic personality disorder*; veraltete Bez. für eine Form der Persönlichkeitsstörung*, bei der Anpassungsschwierigkeiten an die Umwelt im Vordergrund stehen u. der Betroffene bzw. die Gesellschaft an der Abweichung leiden; in der internationalen Literatur Bez. für eine Untergruppe dissozialer Persönlichkeitsstörungen* mit besonders hoher Gewalt- u. Delinquenzbereitschaft; Betroffene zeichnen sich durch manipulative Interaktionsstile, Empathieverlust, Impulsivität u. hartnäckige antisoziale Verhaltensbereitschaft aus. **Diagn.:** s. Psychopathy Checklist.

Persönlichkeits|störung, schizoide: (engl.) *schizoid personality disorder*; Schizoidie; Form der spezifischen Persönlichkeitsstörung* (ICD-10, DSM-IV) mit auffallender emotionaler Gleichgültigkeit bzw. Distanz, Unfähigkeit zu Gefühlsäußerungen, Gleichgültigkeit gegenüber sozialer Bewertung, starker Introvertiertheit, mangelnder Freude an den meisten Tätigkeiten, Kontaktstörungen, Mangel an tragfähigen Beziehungen, mangelnder Sensibilität gegenüber sozialen Regeln u. reduzierter Fähigkeit, warme, zärtliche Gefühle für Andere auszudrücken; **Häufigkeit:** Prävalenz (weltweit): 0,5–1,5 % in der Allgemeinbevölkerung, 1,8 % unter psychiatr. Patienten; **Ätiol.:** genet. u. psychosoziale Faktoren; **Vork.:** gehäuft gemeinsam mit depressiven Störungen; **Diagn.:** halbstrukturiertes Interview (IPDE*, Strukturiertes* Klinisches Interview für DSM-IV II); **Ther.:** Psychotherapie zur Stärkung der sozialen Fähigkeiten u. der Nähe-Distanz-Regulierung; keine Wirksamkeitsnachweise; **DD:** leichtere Form des Asperger*-Syndroms, schizotypische Persönlichkeitsstörung* u. ängstlich-vermeidende Persönlichkeitsstörung*.

Persönlichkeits|störung, schizo|typische: (engl.) *schizotypic personality disorder*; syn. schizotypische Störung, schizotype Störung; Schizotypie; Form der spezifischen Persönlichkeitsstörung* (DSM-IV) mit auffällig eigenartigem Verhalten, Misstrauen, hoher sozialer Ängstlichkeit, vagem Denkstil, bizarren Gedanken, inadäquaten Gefühlsäußerungen, Kontaktstörungen u. Tendenz zu sozialem Rückzug ohne eindeutige Sympt. einer Schizophrenie*; u. U. psychotische Episoden, autistisches

Versunkensein u. Sinnestäuschungen; **Häufigkeit:** Prävalenz: 0,5–3 % in der Allgemeinbevölkerung; **Ätiol.:** schizophrene Spektrumstörung* mit erhöhtem Vork. schizophrener Erkrankungen bei erstgradigen Verwandten; auch psychosoziale Faktoren; **Verlauf:** i. d. R. chronisch, Übergang in Schizophrenie möglich; **Diagn.:** halbstrukturiertes Interview (IPDE*, Strukturiertes* Klinisches Interview für DSM-IV II); **Ther.:** psychoedukativ orientierte Psychotherapie, ggf. gering dosiert Neuroleptika*; **DD:** Schizophrenie. Vgl. Persönlichkeitsstörung, schizoide; Persönlichkeitsstörung, paranoide.

Persönlichkeits|störung, sozio|pathische: (engl.) *sociopathic personality disorder*; s. Persönlichkeitsstörung, dissoziale.

Persönlichkeits|störung, spezifische: (engl.) *specific personality disorder*; Bez. für eine Persönlichkeitsstörung*, die neben den allg. Kriterien einer Persönlichkeitsstörung auch spezifische (bei den einzelnen Formen aufgeführt) erfüllt; **Formen:** **1.** nach ICD-10: u. a. paranoide Persönlichkeitsstörung*, schizoide Persönlichkeitsstörung*, dissoziale Persönlichkeitsstörung*, emotional instabile Persönlichkeitsstörung*, histrionische Persönlichkeitsstörung*, zwanghafte Persönlichkeitsstörung*, ängstlich-vermeidende Persönlichkeitsstörung*, abhängige Persönlichkeitsstörung*; **2.** nach DSM-IV: Einteilung nach Leitsymptomatik: **a)** Cluster A (exzentrisch, sonderbar): paranoide Persönlichkeitsstörung, schizoide Persönlichkeitsstörung, schizotype Persönlichkeitsstörung*; **b)** Cluster B (Störung der Affektregulation*, dramatisch, emotional): antisoziale Persönlichkeitsstörung, Borderline*-Persönlichkeitsstörung, histrionische Persönlichkeitsstörung, narzisstische Persönlichkeitsstörung*; **c)** Cluster C (ängstlich, furchtsam): vermeidend-selbstunsichere Persönlichkeitsstörung, dependente Persönlichkeitsstörung, zwanghafte Persönlichkeitsstörung.

Persönlichkeits|störung, sub|affektive: (engl.) *subaffective personality disorder*; Bez. (E. Kraepelin, E. Kretschmer, K. Schneider) für eine überdauernde, unterschwellige Abweichung von Stimmung u. Antrieb mit Beginn in Adoleszenz od. jungem Erwachsenenalter ohne episodenhaften Verlauf; umfasst depressive Persönlichkeitsstörung, hyperthyme Persönlichkeitsstörung (andauernde leicht gehobene Stimmung u. hoher Antrieb, Optimismus u. Kritiklosigkeit), Zyklothymie*, asthenische Persönlichkeitsstörung*.

Persönlichkeits|störung, vermeidend-selbst|unsichere: (engl.) *insecure personality disorder*; ängstlich-vermeidende Persönlichkeitsstörung*.

Persönlichkeits|störung, zwanghafte: (engl.) *obsessive-compulsive personality disorder*; syn. anankastische Persönlichkeitsstörung; Zwangscharakter; Form der spezifischen Persönlichkeitsstörung* (ICD-10, DSM-IV) mit übermäßiger Vorsicht u. Zweifel, ständiger Beschäftigung mit Ordnung, Details, Regeln od. Plänen, Perfektionismus*, übermäßiger Gewissenhaftigkeit, Rigidität u. Eigensinn sowie unbegründetem Bestehen auf die Unterordnung Anderer unter eigene Gewohnheiten, übertriebener Leistungsorientierung u. Unfähigkeit zum Genuss; **Häufigkeit:** Prävalenz (weltweit): 2 % in der Bevölkerung, 1,8 % unter psychiatr. Patienten; **Vork.:** gehäuft gemeinsam mit Angst*- u. depressiven Störungen sowie Anorexia* nervosa; **Ätiol.:** biol. (Zwillingsstudien) u. psychosoziale Faktoren (psychodynam., interpersoneller od. kognitiv-behavioraler Erklärungsansatz); **Diagn.:** halbstrukturiertes Interview (IPDE*); **Ther.:** Psychotherapie; empirische Hinweise auf Wirksamkeit der kognitiven Therapie* u. der supportiv-expressiven psychodynamischen Psychotherapie*; **DD:** schizoide Persönlichkeitsstörung*, Zwangsstörung* (kein eindeutig erhöhtes gemeinsames Vorkommen).

Persönlichkeits|störung, zyklo|thyme: (engl.) *cyclothymic personality disorder*; Zyklothymie*.

Persönlichkeits|struktur (lat. structura Zusammenfügung, Ordnung, Aufbau) *f*: (engl.) *personality structure*; Organisation u. Zusammenspiel der versch. geistig-seelischen Funktionsbereiche des Menschen, die diesem seine besondere individuelle Kennzeichnung verleihen; Konstrukt einer Zuordnung u. gegenseitigen Beeinflussung von Persönlichkeitsmerkmalen* im Gesamt einer Person unter Berücksichtigung ihrer jeweiligen Bedeutung u. ihres Gewichts (z. B. Vorlieben, besondere Eigenschaften, Leistungsstärken, Begabungen, Befähigungen). Soll in Psychoanalyse* u. Tiefenpsychologie* verändert werden i. S. einer Anhebung des Reifegrades der habituell eingesetzten Abwehrmechanismen*, der Fähigkeit zu Empathie* u. Gegenseitigkeit bei Gestaltung persönlicher Beziehungen, um langfristig ein Wiederauftreten von psychischen Symptomen unwahrscheinlicher zu machen. Pathologische Persönlichkeitsstrukturen sind Anlage bedingte bzw. tiefreichende, verfestigte Dispositionen zu neurotischen bzw. Persönlichkeitsstörungen*. Vgl. 16-Persönlichkeitsfaktoren-Test; Persönlichkeitsdiagnostik.

Persönlichkeits|test *m*: (engl.) *personality test*; Persönlichkeitsinventar; Bez. für psychometrische Testverfahren (s. Test, psychologischer) zur Erfassung versch. Persönlichkeitsmerkmale* durch Selbstauskunft (z. B. Freiburger* Persönlichkeitsinventar, Gießen*-Test) od. situationsbezogene Verhaltensbeobachtung; **Formen:** **1.** nach Art der Erfassung: **a) subjektiver** Persönlichkeitstest: Erfassung mit Fragebogen, Auskunft der Probanden über ihre alltäglichen Verhaltensweisen, Erfahrungen, psychischen Zustände, Selbsteinschätzungen; standardisierter Test; Messintention erkennbar; kann aufgrund seiner Durchschaubarkeit verfälscht werden; zur Kontrolle von Effekten sozialer Erwünschtheit* stehen spezifische, psychometrisch begründete Korrekturverfahren zur Verfügung; **b) objektiver** Persönlichkeitstest: unmittelbare situationsbezogene Erfassung des Verhaltens

P

(keine Selbstauskünfte); soll verfälschungssicher sein; Verfahren soll für Probanden keine Augenscheinvalidität haben; **2.** nach erfassten Merkmalen bzw. Items: **a) Einstellungstest:** erfragt Zustimmung od. Ablehnung hinsichtlich eines bestimmten Themas; **b) Situationsfragebogen:** erfasst potentiell beobachtbares Verhalten, indem der Befragte in eine hypothetische Situation versetzt wird; **c) Motivations- u. Interessensfragebogen:** verlangt eine u. U. zukunftsbezogene Selbstauskunft über innere Zustände od. Vorgänge; **d) Verhaltensfragebogen:** erfragt tatsächliches Verhalten in der Vergangenheit. Vgl. Test, projektiver.

Persönlichkeits|theorie *f*: (engl.) *personality theory*; Beschreibung u. Erklärung der Besonderheiten einer Person auf der Grundlage einer bestimmten Hypothese, z. B. nach psychoanalytischer Auffassung, behavioristischer Betrachtung, biologischem Konzept; bekannt sind ca. 10 verschiedene Persönlichkeitstheorien, die ihre Hypothesen in Form von Persönlichkeitsmodellen präsentieren; dies sind z. B. philosophisch-phänomenologisch bzw. metaphysisch ausgerichtete Theorien (z. B. Dreigliederung seit Platon u. Aristoteles in die vegetative, animalische u. Vernunftseele) od. auch das faktorenanalytische Konstrukt des Fünf*-Faktoren-Modells). Vgl. Eysenck-Persönlichkeitstheorie; Faktorentheorie.

Persönlichkeits|typ *m*: (engl.) *personality type*; Zusammenfassung u. Klassifikation einer Gruppe von (vermeintlich) zusammenhängenden Persönlichkeitsmerkmalen* zu (hypothetischen) Einheiten (s. Typologie; Konstitutionslehre); **Beispiele:** Typus* manicus; Typus* melancholicus.

Persönlichkeits|wandel: (engl.) *change of the personality*; s. Persönlichkeitsänderung, andauernde nach Extrembelastung; Persönlichkeitsänderung, andauernde nach psychischer Krankheit.

P

Personality Diagnostic Questionnaire: Abk. PDQ; Selbstbeurteilungsverfahren zur Erfassung von Persönlichkeitsstörungen* nach Achse II des DSM-IV; umfasst 99 Items; dichotome Beantwortung; computergestützte Fassung vorhanden; **Anw.:** Erwachsene; Screening-Verfahren für Persönlichkeitsstörungen; **Testdauer:** 10–15 Minuten. Vgl. Persönlichkeitsdiagnostik.

Personality Inventory: s. Revised NEO Personality Inventory.

Personality Research Form: Abk. PRF; Persönlichkeitstest* zur umfassenden Charakterisierung der Persönlichkeit von Jugendlichen u. Erwachsenen; multivariater Fragebogen mit 234 Items u. 14 Inhaltsskalen: Leistungsstreben, Geselligkeit, Aggressivität, Dominanzstreben, Ausdauer, Bedürfnis nach Beachtung, Risikomeidung, Impulsivität, Hilfsbereitschaft, Ordnungsstreben, Spielerische Grundhaltung, Soziales Anerkennungsbedürfnis, Anlehnungsbedürfnis, allgemeine Interessiertheit; die deutsche PRF ist eine gekürzte Übersetzung der Originalversion; dichotome Beantwortung; **Anw.:** ab 17 Jahren; in der Forschung; klinisch als allg. Instrument für die Anamnese, Grundlage zur Beratung, Entscheidungshilfe, Verlaufs- u. Erfolgskontrolle von Therapien; Bildungs- u. Berufsberatung; **Testdauer:** 25–50 Minuten.

Personal Resource Questionnaire: Abk. PRQ; standardisiertes Selbstbeurteilungsverfahren zur Erfassung von sozialer Unterstützung* bei der Bewältigung belastender Lebensereignisse (s. Coping); erfasste Parameter: Anzahl der unterstützenden Personen, Art der Beziehung, soziale Unterstützung, Zufriedenheit mit der Unterstützung u. Ausmaß der verfügbaren Unterstützung; umfasst 2 Teile; Teil 1: zu 8 vorgegebenen potentiell belastenden Lebenssituationen wird die soziale Unterstützung anhand der 5 Parameter erfragt; Teil 2: 25 Items zur Wahrnehmung der Unterstützung u. 5 Zusatz-Items zu Coping; computergestützte Fassung; **Anw.:** für Erwachsene, klin. u. nichtklinische Gruppen; **Testdauer:** 10–15 Minuten.

Personifizierung: **1.** (engl.) *personification*; Vermenschlichung, Zuschreibung lebendiger Eigenschaften an unbelebte Gegenstände; vgl. Anthropozentrismus. **2.** typischer logischer Fehler bei Depression* (Tab. dort).

Per|spektiven|wechsel (Perspektivität*): (engl.) *change of perspective*; Fähigkeit zur Betrachtung eines Sachverhalts od. Gegenstands aus einer anderen Sichtweise, z. B. zum besseren Verständnis des Verhaltens anderer Personen, in der Paartherapie od. Konfliktberatung (s. Konfliktmanagement) bzw. zur Problemlösung* in der Psychotherapie. Vgl. Frage, zirkuläre.

Per|spektivität (lat. perspectivus durchblickend) *f*: (engl.) *perspectivity*; umfasst Erwartungen u. Schlussfolgerungen, die sich aus einer Information, einem Erklärungsmodell, einer Absicht od. aus best. Verhaltensweisen ergeben; vgl. Systemimmanenz.

Per|spektiv|losigkeit (Perspektivität*): (engl.) *lack of prospects*; s. Hoffnungslosigkeit.

Per|suabilität (lat. persuasio Überredung) *f*: (engl.) *persuability*; Empfänglichkeit für verbale Einwirkungen (z. B. Erklären, Überzeugen) u. Ratschläge; Voraussetzung für eine erfolgreiche Persuasionstherapie.

Per|version (lat. perversus verdreht, widersinnig, falsch) *f*: (engl.) *perversion*; Ende des 19. Jahrhunderts entstandene Bez. für alle Formen „verkehrten“ Gebrauchs der Sexualität, Anfang des 20. Jahrhunderts von der Psychoanalyse* übernommen; von Giese Mitte des 20. Jahrhunderts eingeführte Bez. für die progrediente zwanghaft-süchtige Verlaufsform von Paraphilien*; heute wegen der abwertenden Konnotation nur noch zur Bez. eines spezifischen psychoanalyt. Prozesses benutzt. Vgl. Sexualverhalten, abweichendes.

Per|zentil (ital. per auf, von, Pro-; lat. centum hundert) *n*: **1.** (engl.) *percentile*; (klin.) sog. Perzentilen geben die durchschnittlichen Messwerte einer

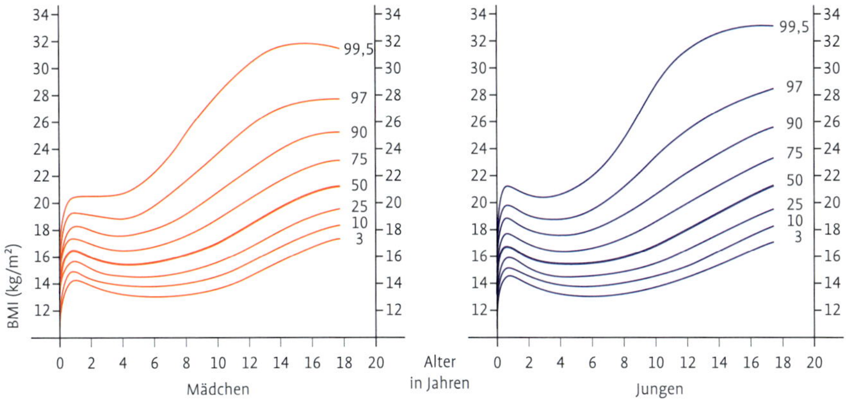

Perzentil

best. Größe abhängig von anderen Faktoren an, z. B. Angabe der durchschnittlichen Körperlänge od. des durchschnittlichen Körpergewichts in Abhängigkeit vom Lebensalter (s. Abb.); dabei besagt z. B. die 50. Längenperzentile, dass von 100 Menschen eines bestimmten Alters 50 unter u. 50 über der genannten Größe liegen. **2.** (statist.) s. Lokalisationsmaß.

Per|zept (lat. percipere wahrnehmen) *n*: (engl.) *percept*; Ergebnis einer Wahrnehmung*, Empfindung*. Vgl. Bindungsproblem; Repräsentation, neuronale.

Per|zeption (Perzept*) *f*: (engl.) *perception*; s. Wahrnehmung.

Per|zeptions|störung (Perzept*): (engl.) *perception disorder*; Wahrnehmungsstörung*.

Per|zept|re|präsentation, neuronale (Perzept*; Re-*; lat. praesentare gegenwärtig machen, zeigen) *f*: (engl.) *neuronal perceptive representation*; neuronale Aktivität als Korrelat eines Wahrnehmungsreizes; vgl. Wahrnehmung.

Pessim|ismus, angelegter (lat. pessimismus sehr schlecht) *m*: (engl.) *dispositional pessimism*; anlagebedingtes Persönlichkeitsmerkmal*, das Menschen von negativen Erwartungen ausgehen lässt; geht mit Verleugnung* u. vermeidendem Coping* einher; Risikofaktor für psychische Störungen. Vgl. Optimismus, angelegter.

PET: 1. Abk. für **P**ositronen**e**missions**t**omographie; Form der ECT*; nuklearmed. Verfahren, bei dem durch Positronenzerfall (Beta-plus-Strahlung, Einsatz positronenstrahlender Radionuklide) gleichzeitig ein Paar Gamma-Quanten zueinander diametral ausgesendet wird, das vom Detektorring des PET-Scanners, der mit einem Rechnersystem gekoppelt ist, durch Koinzidenzmessung registriert wird; aus diesen Informationen werden Schnittbilder rekonstruiert; qualitative u. quantitative Bestimmung von Stoffwechselprozessen, Rezeptor-Aktivität u. regionalen Blutflüssen in vivo; die versch. Positronenstrahler (z. B. C-11, F-18) markieren Biomoleküle, ohne deren biochem. Charakteristika zu beeinflussen; Durchführung in Kombination mit CT* (PET-CT) od. MRT*; **Anw.:** in der psychologischen, neurologischen u. neurowissenschaftlichen Forschung; u. a. Tumordiagnostik, v. a. F-18-FDG-PET (Fluor-18-Desoxyglukose) od. Methionin-PET (Grading von Gliomen), Parkinson*-Syndrom (Abb. dort), Alzheimer*-Krankheit, kardiale Diagnostik. **2.** Abk. für **P**sycholinguistischer* **E**ntwicklungs**t**est.

Pethidin (INN) *n*: (engl.) *pethidine*; Meperidin; Opioid-Analgetikum (s. Analgetika); **Ind.:** mittelschwere bis starke akute u. prolongierte Schmerzen bzw. bei ungenügender Wirksamkeit Nichtopioid-Analgetika u./od. schwacher Opioide, z. B. bei schweren posttraumatischen od. postoperativen Schmerzzuständen, früh postoperativ auftretendem unwillkürl. Muskelzittern (lokal od. generalisiert) nach Narkose od. Regionalanästhesie (sog. Shivering), bei chronischen Schmerzen, Herzinfarkt, schmerzhaften Spasmen der glatten Muskulatur; **Kontraind.:** u. a. chronische Ateminsuffizienz, Atemdepression, erhöhter Hirndruck, akutes Bronchialasthma, supraventrikuläre Tachykardie, Phaeochromozytom, Status epilepticus; **Wechselwirkungen:** Wirkungsverstärkung zentral dämpfender Substanzen, Gefahr von Delirium, Hyperthermie, Konvulsionen, Atemdepression bei Kombination mit Monoaminoxidase*-Hemmern (Kontraind.); **UAW:** Hyperglykämie, Übelkeit, Erbrechen, Sedierung, Schwindel, Verwirrtheit, Kopfschmerzen, Atemdepression; **Hinweis:** Gefahr von Abhängigkeit.

Petit mal (franz. kleines Übel): (engl.) *petit mal*; nicht mehr gebräuchl. Bez. für verschiedene Formen epileptischer Anfälle* (z. B. Absence*, Myoklonien*, fokale Anfälle).

Petre|fakt (gr. πέτρος Stein; lat. facere machen) *m*: (engl.) *petrefact*; Bez. für Erstarrtsein bzw. erstarrte Wesenszüge bezüglich Wahrnehmung*, Emotion*, Denken*; der Vorgang wird als Petrefizierung bezeichnet. **Vork.:** bei Depression (z. B. als Hypomimie*), Schizoprenie, Demenz.

Petro|phaga-lorioti-Phobie (gr. πέτρος Stein; Phag-*; Phobie*) *f*: (engl.) *stone louse phobia*; Steinlausphobie*.

Peyotl *n*: (engl.) *peyote*; s. Mescalin.

Pfad|ana|lyse (Analyse*) *f*: (engl.) *path analysis*; Methode zur graphischen Darstellung der (kausalen od. statistischen) Beziehungen zwischen Variablen* (dargestellt als Knoten in einem Baumdiagramm) mit Hilfe von Pfeilen; kann mit quantitativen Analysen u. bedingten Verzweigungen (sog. Entscheidungsbaum*) verknüpft werden.

PFB: Abk. für **P**artnerschafts**f**rage**b**ogen*.

PFK 9–14: Abk. für **P**ersönlichkeits**f**ragebogen* für **K**inder zwischen 9 und 14 Jahren.

Pflege|bedürftigkeit: (engl.) *care dependency*; i. S. der sozialen Pflegeversicherung ein auf körperlicher, geistiger od. seelischer Krankheit od. Behinderung beruhender Gesundheitszustand, aufgrund dessen die betroffene Person für die gewöhnlichen u. regelmäßig wiederkehrenden Verrichtungen im Verlauf des täglichen Lebens (Aktivitäten* des täglichen Lebens) auf Dauer, voraussichtlich für mindestens 6 Monate, in erheblichem od. höherem Maße der Hilfe bedarf (§§ 14 u. 15 SGB XI); Feststellung durch Medizinischen Dienst der Krankenkassen (Abk. MDK); Einteilung in 3 Pflegestufen (Pflegestufe I: erheblich pflegebedürftig, II: schwer pflegebedürftig, III: schwerstpflegebedürftig).

Pflege, personen|zentrierte: (engl.) *person-centered care*; handlungsorientiertes biopsychosoziales Behandlungs- u. Pflegekonzept (T. Kitwood, 1987), das primär auf Menschen mit Demenz* ausgerichtet ist u. (im Gegensatz zum defizitorientierten medizinischen Demenzkonzept) subjektives Demenzerleben des Patienten u. wertschätzende Haltung des Behandelnden/Pflegenden in den Mittelpunkt stellt. Vgl. Dementia-Care-Mapping; VIPS.

Pflege, psych|iatrische: (engl.) *psychiatric care*; auf die Bedürfnisse psychisch kranker Menschen abgestimmte Pflege auf der Grundlage einer zwischenmenschlichen Beziehung mit dem Ziel der Förderung der psychischen Gesundheit; die psychiatrische Pflege hat sich in den letzten Jahrzehnten von einer kustodialen zu einer patientenorientierten u. behandlungsorientierten Haltung verändert. Erst durch die Psychiatrie*-Personalverordnung 1990 wurde eine individuelle, patientenorientierte u. partnerschaftliche Beziehungspflege in der Psychiatrie möglich. Vgl. Gesundheits- und Krankenpfleger für Psychiatrie.

Pfötchen|stellung: (engl.) *Trousseau phenomenon*; s. Trousseau-Zeichen (Abb. dort).

Pfort|ader|hoch|druck: (engl.) *portal hypertension*; portale Hypertension*.

16-PF-R: Abk. für **16-P**ersönlichkeits-**F**aktoren-Test, **r**evidierte Fassung; s. 16-Persönlichkeits-Faktoren-Test.

PFT: Abk. für **P**icture*-**F**rustration-**T**est.

16-PF-Test: Kurzbez. für 16-**P**ersönlichkeits*-**F**aktoren-Test.

PG: Abk. für **P**rosta**g**landine*.

Phänomeno|logie (gr. φαίνεσθαι sich zeigen, erscheinen; -log*) *f*: (engl.) *phenomenology*; nicht einheitlich verwendete Bez. für die wissenschaftliche Erfassung dessen, was für den Menschen erkennbar ist, zum Phänomen wird (sog. Erscheinungslehre); (medizinisch) Lehre von den Krankheitszeichen; im Kontext der aktuellen operationalisierten psychiatrischen Diagnosemanuale ICD-10 u. DSM-IV-TR wird phänomenologisch i. S. der streng deskriptiven Psycho(patho)logie verwendet mit starker Fokussierung auf den objektiven, von außen beobachtbaren u. quantifizierbaren Bereich im Verhalten des Patienten.

Phäno|typus (gr. φαίνεσθαι sich zeigen, erscheinen; τύπος Gepräge, Bild) *m*: (engl.) *phenotype*; Summe aller an einem Einzelwesen vorhandenen Merkmale, seine äußere Erscheinungsform u. seine funktionellen Eigenschaften; intermediärer Phänotypus (Endophänotypus*) u. behavioraler Phänotypus werden geprägt durch erbliche (idiopath.)

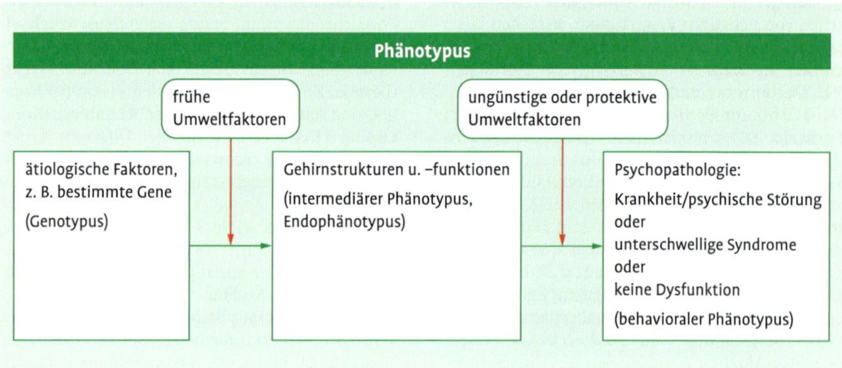

Phänotypus: Zusammenwirken von Genotypus, Umweltfaktoren, intermediärem u. behavioralem Phänotypus

Merkmale (Genotypus*) im Zusammenwirken mit nichterblichen Merkmalen wie Umweltfaktoren* versch. Art (s. Abb.). Das Konzept des Phänotypus wird v. a. in der Genetik verwendet, in der psychiatrischen Genetik* v. a. Diagnosen als Phänotypen. Zusammenhang von Endophänotypen* mit Ursachenfaktoren (z. B. genetische Polymorphismen, v. a. strukturelle Eigenschaften, z. B. Größe von Hirnarealen) od. funktionellen Eigenschaften (z. B. Reaktionsmuster wie Präpuls*-Inhibition) wird als enger angenommen als mit dem diagn. definierten Phänotypus.

Phäo|chromo|zytom (gr. φαιός grau; χρῶμα, χρώματος Farbe, Haut; Zyt-*; -om*) *n*: (engl.) *pheochromocytoma*; seltener, Katecholamin* produzierender, in ca. 10 % maligner Tumor des chromaffinen Gewebes; sezerniert Adrenalin* u. Noradrenalin*; vermehrte Sekretion von Dopamin* v. a. bei malignem Phäochromozytom; **Vork.**: familiär gehäuft (oft bilateral) u. überdurchschnittl. häufig bei MEN-Syndromen (autosomal-dominant erbl. Krankheitsbilder mit multiplen endokrinen Neoplasien in versch. Organen), Neurofibromatose, von-Hippel-Lindau-Syndrom; **Lok.**: v. a. im Nebennierenmark (85 %) od. im Bereich des abdominalen u. thorakalen Truncus sympathicus (meist paraaortal, sog. Paragangliome); **Klin.**: Hypertonie (anfallartig od. persistierend), Tachykardie, Kopfschmerz*, Schweißausbrüche, Zittern, u. U. Hyperglykämie; auch symptomarmer Verlauf mögl.; **Hinweis:** möglicher Auslöser von Angstanfällen, die zu Panikanfällen* führen können bzw. DD zu diesen.

Phag-: Phago-, -phagus-, -phagie; Wortteil mit der Bedeutung verzehren; in Zusammensetzungen auch Speise-; von gr. φαγεῖν.

Phallo|graphie (gr. φαλλός Penis; -graphie*): (engl.) *phallography*; Penisplethysmographie*.

Phantasien (lat. phantasia Sichtbarmachen, Erscheinen) *fpl*: (engl.) *fantasies*; durch Einbildungs- u. Vorstellungsvermögen produziertes inneres Erleben, z. T. bildhaft u. anschaulich, z. T. unscharf u. unbestimmt; z. B. sexuelle Phantasien*, katastrophisierende Phantasien*; Gedächtnisinhalte werden zu neuen Vorstellungen verknüpft od. neue Gedankengebilde geschaffen. Vgl. Eidetik.

Phantasien, katastrophisierende (Phantasien*) *fpl*: (engl.) *catastrophizing fantasies*; Phantasien*, deren zentraler Inhalt in der Umsetzung katastrophisierender Interpretationen (s. Katastrophisierung) besteht; häufig verbunden mit bildhaften Vorstellungen; **Vork.**: häufig im Zusammenhang mit Grübeln* z. B. bei Depression*, generalisierter Angststörung*, Agoraphobie* u. Panikstörung* (katastrophisierende Bewertung körperlicher Alarmreaktionen als zentraler Faktor bei der Entstehung). **Erfassung:** für Diagnostik, Therapieplanung u. Therapie-Evaluation durch Fragebogen, Tagebuch od. Interview (u. a. Agoraphobic* Cognitions Questionnaire). Vgl. Entkatastrophisierung.

Phantasien, sexuelle (Phantasien*) *fpl*: (engl.) *sexual fantasies*; Phantasien* sexuellen Inhalts, die sich auf frühere Erlebnisse od. (wahrscheinlich häufiger) auf sexuelle Wunschvorstellungen beziehen u. zu sexueller Erregung führen können, entweder ohne direkte Verbindung mit sexueller Handlung (sexuelle Tagträume) od. begleitend, besonders bei Masturbation* (Masturbationsphantasien) u. Koitus; **Häufigkeit:** in der Jugend u. im frühen Erwachsenenalter besonders häufig (dienen wahrscheinlich auch dem Erlernen u. Erproben späteren sexuellen Verhaltens); Häufigkeit nimmt im Alter im Zus. mit der allg. Reduktion sexuellen Interesses langsam ab; **Vork.**: bei Männern u. Frauen sehr verbreitet, insgesamt häufiger bei der Masturbation als beim Koitus; **Inhalt:** bei Männern u. Frauen etwa gleich häufig sehr explizit sexuell; i. d. R. deutlich weitergehend als in der Realität; bei Männern tendenziell aggressiver, aktiver, dabei auf anonyme Partner od. weibl. Körper gerichtet; bei Frauen eher passiv, romantisch, auf sich selbst od. eigene, bekannte od. phantasierte Partner ausgerichtet; **Hinweis:** sexuelle Phantasien werden heute v. a. positiv gesehen: als Ersatz, wenn kein Partner vorhanden ist, od. zur zusätzlichen sexuellen Stimulation; Inhalt von Masturbationsphantasien ist häufig gutes Diagnostikum, um die Ausrichtung der sexuellen Präferenz od. der sexuellen Orientierung* zu erkennen (Paraphilie*, Homosexualität*, Bisexualität*).

Phantasma (gr. φάντασμα Sinnestäuschung, Trugbild) *n*: (engl.) *phantasm*; veraltete Bez. für Wahrnehmung einer nicht vorhandenen Szene in Form von Halluzination*, Illusion* od. Pseudohalluzination*.

Phantastika (Phantasien*) *n pl*: (engl.) *psychedelics*; Psychedelika*.

Phanto|geusie (Phantasma*; gr. γεῦσις Geschmack) *f*: (engl.) *phantogeusia*; s. Schmeckstörung.

Phantom|empfinden (franz. fantôme Trugbild, Sinnestäuschung): (engl.) *phantom feeling*; Projektion von Empfindungen in ein nach Amputation nicht mehr vorhandenes od. z. B. durch Plexusschädigung od. Querschnittläsion denerviertes Körperteil (Extremität, Mamma, Rektum, Penis, Zahn u. a.); dieses wird als vorhanden erlebt, nach Extremitätenamputation auch als direkt am Stumpf aufsitzende geschwollene Hand bzw. Fuß (sog. Teleskop-Phänomen) empfunden; Phantomempfinden kann durch Berührungsreiz od. Stumpfschmerz (insbes. bei Amputationsneurom) ausgelöst werden od. spontan v. a. als **Phantomschmerz** (evtl. begleitet von Stumpfschlagen), Juckreiz od. Bewegungsempfindung auftreten; die Schmerzqualität kann der Qualität der ursprüngl. Verletzung (z. B. brennend) od. muskulären Dysfunktionen entsprechen (krampfend); Häufigkeit: 10–80 % (Schätzung nach Amputation); ein Zus. mit kortikaler Reorganisation ist gesichert, d. h. neurobiol. Veränderungen in den zuständigen Gehirnarealen konnten durch bildgebende Verfahren nachgewiesen werden. **Ther.:** (pharmak.) Baclofen, Memantine, Antikonvulsiva, tricyclische Antidepressiva, Analgetika; Physiotherapie auf neurophysiol. Basis, spez. physiotherap. Stumpftraining, Biofeedback, transkutane elektrische Nervenstimulation*, Spiegeltherapie (Phantomglied wird durch ein Spiegelbild des vorhandenen Körperteiles simuliert u. damit die „vernachlässigte" Repräsentation im Gehirn stimuliert); Psychotherapie, Entspannungsmethoden; **Prävention:** (bei chir. Amputation) perioperative Leitungsanästhesie, kontinuierliche Gabe von Ketamin.

Phantom|schmerz (franz. fantôme Trugbild, Sinnestäuschung): (engl.) *phantom limb pain*; s. Phantomempfinden.

Phant|osmie (Phantasma*; gr. ὀσμή Geruch) *f*: (engl.) *phantosmia*; s. Riechstörung.

Pharmako|logie (gr. φάρμακον Heilmittel; -log*) *f*: (engl.) *pharmacology*; Wissenschaft von den Wechselwirkungen zwischen Arzneistoffen u. Organismus; Unterteilung in Pharmakodynamik (Untersuchung von Dosis/Wirkungsbeziehungen, Wirkungsmechanismen, Nebenwirkungen bzw. unerwünschte Arzneimittelwirkungen u. Toxikologie) u. Pharmakokinetik (Resorption, Verteilung, Metabolisierung u. Ausscheidung von Substanzen). Vgl. Psychopharmakologie.

Pharmako|psych|iatrie (gr. φάρμακον Heilmittel; Psych-*; -iatr*) *f*: (engl.) *psychopharmacology*; Teilgebiet der Psychiatrie*, das sich mit den theoretischen u. therap. Aspekten der Psychopharmakotherapie befasst; z. B. Nutzen u. Risiken, ethische Aspekte, Placebo*-Effekte, Effizienz-Kontrolle, Durchführung klin. Studien, Forschung zu Compliance* sowie Grundlagen der Pharmakologie. Vgl. Psychopharmakologie.

P

Pharmako|psycho|logie (gr. φάρμακον Heilmittel; Psych-*; -log*) *f*: (engl.) *pharmacopsychology*; Teilbereich der Psychologie*, der die Auswirkungen von Arzneimitteln auf Erleben u. Verhalten u. auf allgemeine psychische Prozesse erforscht; vgl. Psychopharmakologie.

Phase (gr. φάσις Erscheinung) *f*: **1.** (engl.) *phase*; (entwicklungspsychol.) Abschnitt, Reihe, Wandlung, vorübergehender Zustand; z. B. sensomotorische, präoperationale, konkret-operationale, formal-operationale Phase (der kognitiven Entwicklung) u. orale, anale, phallische, Latenz- u. genitale Phase (der psychosexuellen Entwicklung); s. Entwicklungsphasen; **2.** (klin.) abgrenzbarer u. eindeutig identifizierbarer Zeitraum, in dem eine psychische Störung besteht (z. B. depressive Phase i. R. einer rezidivierenden Depression); der Zeitraum zwischen 2 Phasen wird als symptomfreies Intervall bezeichnet. Vgl. Episode.

Phasen|modell, psycho|ana|lytisches (Phase*) *n*: (engl.) *phase model of psycho-analytic development*; theoretisches Entwicklungsmodell von S. Freud, wonach Lustbefriedigung als sexueller Trieb* (Eros*) verstanden wird, der bereits von Geburt an vorhanden ist u. verschiedene Phasen der psychosexuellen Entwicklung* durchlaufen soll (s. Entwicklungsphasen). Übermäßige Befriedigung u. übermäßige Frustration in den frühen Phasen der psychosexuellen Entwicklung führen nach Freud zur Libidofixierung* auf der jeweiligen Entwicklungsphase, die einen Einfluss auf die Persönlichkeitsentwicklung hat u. sich in Form bestimmter Eigenschaften, problematischer Verhaltensweisen u. psychischer Störungen im Erwachsenenalter äußern kann: z. B. werden der oralen Phase Rauchen, Besitzstreben, Neid, aber auch Aggressionen u. schizoide Persönlichkeitsstörung* zugeordnet; der analen Phase Sammeltrieb, Geiz, Pedanterie, Geldgier u. Zwangsstörung*. Die empirische Entwicklungs-, Persönlichkeits- u. Klinische Psychologie stützt das psychoanalytische Phasenmodell nicht (in wesentlichen Teilen empirisch nicht bestätigt, s. Ödipus-Komplex) sondern erarbeitete eine Vielzahl von Befunden, die im Gegensatz zu dessen Annahmen stehen.

Phasen|modell, psycho|bio|logisches (Phase*) *n*: (engl.) *phase model of psychobiological development*; theoretisches Modell zur Erklärung der Depressionsentstehung durch Integration neurobiologischer u. entwicklungspsychologischer Ergebnisse; demnach wirken frühe Traumata (biologisch od. psychologisch) u. biologisches Priming* (u. a. Veränderung in neuronaler Erregungsübertragung, Rezeptor-Strukturen, Second-Messenger-Kaskaden) als Prädisposition*, deren Reaktivierung (z. B. durch psychologische Verlust- od. Misserfolgserlebnisse od. primär biologische Ereignisse wie Operationen, Unfälle) nach einer ersten, ggf. Jahre dauernden Latenzphase subsyndromale depressive od. hypomanische Reaktionen auslöst, deren Wirkung durch inadäquate Bewältigung u. Verarbeitung verschlimmert wird, was nach einer zweiten Latenzphase über ausgeprägte psychobiologische Stressreaktionen (u. a. chronische CRH-Hypersekretion*, Hypersekretion von Cortisol*, Zunahme der adrenergen Rezeptoren*) zu klinischer Depression* u./od. Manie* führt. Vgl. Psychobiologie.

Phasen|pro|phylaktika (Phase*; Prophylaxe*) *n pl*: (engl.) *mood stabilizer*; Stimmungsstabilisatoren*.

Phasen|syn|chronizität (Phase*; Syn-*; gr. χρόνος Zeit) *f*: (engl.) *synchronicity of phases*; Gleichzeitigkeit od. parallele Verläufe der Aktivität von Neuronen; **Bedeutung: 1.** In der Neurobiologie u. a. für das Verständnis von Gedächtnis*- u. Bewusstseinsprozessen. Die Synchronisation neuronaler Entladungen ist wichtig für die Bildung von Engrammen* durch die aktivitätsabhängige Veränderung der Effizienz synaptischer Übertragung. Verbindungen zwischen synchron aktiven Nervenzellen werden bevorzugt verstärkt u. solche zwischen asynchron aktiven abgeschwächt; z. B. haben Musiker phasensynchronere EEG-Aktivität beim Hören von Musik als Nicht-Musiker. Neuere Befunde stützen die Hypothese, dass präzise Phasensynchronisation oszillatorischer Aktivität in weit verzweigten Netzwerken der Hirnrinde notwendige

Voraussetzung für die Bewusstwerdung von Wahrnehmungsinhalten ist. **2.** Klinisch bedeutsam u. a. in der Forschung zur Schizophrenie*: Bei Gesunden führen Gesichtserkennungsaufgaben zu Episoden präziser Phasensynchronisation zwischen verschiedenen Hirnrindenarealen, bei schizophrenen Patienten fehlen diese Episode präziser Phasensynchronisation. Die Ursache wird darin gesehen, dass oszillatorische Erregungsmuster, die lokal auftreten u. normal ausgebildet sind, nicht od. nur unpräzise über größere Entfernung synchronisiert werden können. Wenn Synchronisation der Koordination von zeitlich parallelen, räumlich verteilten neuronalen Operationen dient, könnte dies zumindest teilweise die dissoziativen Symptome bei Schizophrenien erklären.

Phasen|vor|verlegung (Phase*): (engl.) *phase advance*; syn. Phasenvorverschiebung; Begriff aus der Chronobiologie* für die Vorverschiebung der inneren Uhr bzw. des konsekutiven zirkadianen Rhythmus*, z. B. durch Lichtreize od. Melatonin* entsprechend der phase response curve; angewendet z. B. bei sekundären Schlafstörungen*, z. B. bei Jetlag*-Syndrom od. Schichtarbeit, wenn Störungen des Biorhythmus* auftreten.

Phasen|vor|verschiebung (Phase*): (engl.) *phase preadvance*; Phasenvorverlegung*.

Phen|cyclidin *n*: Kurzbez. für **Phen**yl**cycl**ohexylpiper**idin**; Abk. PCP; (engl.) *phencyclidine*; synthet. Halluzinogen* (Designerdroge*); nicht verkehrsfähiges Betäubungsmittel* (Betäubungsmittelgesetz, Anlage I); Einnahme: nasal, oral, intravenös; zum Rauchen verwendet als sog. Angel's Dust; **Wirkung:** Psychostimulans: Euphorie, Enthemmung, Antriebssteigerung; ggf. auch Dämpfung, Sedierung, Vigilanzminderung; qualitative Bewusstseinsstörungen bereits bei üblichen Dosen; bei höherer Dosierung Analgesie, Halluzinationen*, psychot. Schübe mit Hyperaktivität u. Zuständen hochgradiger Erregung, Provokation von Schizophrenie-ähnlicher negativer u. kognitiver Symptomatik (pharmak. Modell für Schizophrenie analog Ketamin, Wirkungsmechanismus: NMDA-Rezeptor-Antagonismus); hohes Abhängigkeitspotential; **Folgen:** bei längerer Anw. Schädigung des Nervensystems, schizophrene Zustandsbilder u. alle Formen einer Substanzstörung*; **cave:** Selbst- u. Fremdgefährdung; Echoeffekte noch mehrere Monate nach Einnahmebeendigung; **Nachweis:** Blut-, Haar-, Harnuntersuchung; **Ther.:** Es existiert kein Antidot; Sedierung u. Neuroleptika* zur Dämpfung der Wahnvorstellungen.

Phenelzin *n*: (engl.) *phenelzine*; Hydrazinderivat; nicht mehr im Handel befindliches Antidepressivum* (Monoaminoxidase*-Hemmer).

Phen|ethyl|amin *n*: (engl.) *phenethylamine*; biogenes Amin* mit chemischer Ähnlichkeit mit Amphetamin u. Katecholaminen; **Vork.:** u. a. Pflanzen, Bittermandelöl, Kakaobohnen, menschl. Gehirn u. Harn; wirkt als Halluzinogen* u. wird mit dem Entstehen von Lust- u. Glücksempfindungen in Verbindung gebracht.

Phen|metrazin *m*: (engl.) *phenmetrazine*; nicht mehr im Handel befindliches Psychostimulans* wegen Amphetamin-ähnlicher UAW sowie Sucht- u. Missbrauchsgefahr; wurde u. a. als Appetitzügler* verwendet.

Pheno|barbital (INN) *n*: (engl.) *phenobarbital*; Barbiturat* mit langer Wirkungsdauer; **Wirkung:** hemmt Freisetzung erregender Transmitter u. steigert die Hemmwirkung von GABA*; **Ind.:** Epilepsie*; früher auch bei Erregungszuständen, Fieberkrämpfen, als Adjuvans bei Entzugsbehandlung u. als Schlafmittel; **Kontraind.:** akute Intoxikation mit zentral dämpfenden Arzneimitteln, Porphyrie, Herzmuskelschäden; **Wechselwirkungen:** Stimulation des Metabolismus u. daraus resultierender Wirkungsverlust von u. a. oralen Antikoagulanzien, Antiepileptika*, Griseofulvin u. Steroidhormonen wie Androgenen*, Gestagenen*, Östrogenen* (cave: orale Kontrazeptiva) u. Glukokortikoiden* sowie Digitoxin u. Doxycyclin; **UAW:** Müdigkeit, Vigilanzstörung, Atemdepression, Bradykardie, arterielle Hypotonie, Anämie/Panzytopenie, beeinträchtigte Fahrtauglichkeit, bei Kindern u. älteren Patienten paradoxe Wirkung möglich; bei chron. Anw. Enzyminduktion.

Pheno|thiazine *n pl*: (engl.) *phenothiazines*; von Phenothiazin abgeleitete Verbindungen, die als Neuroleptika* od. Antihistaminika* (Histamin*-H_1-Rezeptoren-Blocker) angewendet werden; **Einteilung: 1.** Phenothiazine mit aliphatischer Seitenkette: stark sedierende Wirkung, starke vegetative Begleitsymptomatik; z. B. Chlorpromazin*, Levomepromazin*, Promazin*, Promethazin*; **2.** Phenothiazine mit Piperidylseitenkette: mittelgradig sedierende Wirkung; z. B. Thioridazin*; **3.** Phenothiazine mit Piperazinylseitenkette: gering sedierende Wirkung, stärkste antipsychot. Wirkung, ausgeprägte extrapyramidale Symptome*; z. B. Fluphenazin*, Perazin*, Perphenazin*; **UAW:** (Gruppeneigenschaft aller Vertreter) Müdigkeit, Schwindel, Frühdyskinesie*, Parkinson*-Syndrom, Akathisie*, Spätdyskinesie*, Störungen der Speichel- u. Schweißsekretion, Herzrhythmusstörungen* bis zum Kammerflimmern, Leukopenie*, Agranulozytose* u. Panzytopenie, passagere Erhöhung der Leberwerte, Hyperprolaktinämie* sowie photodynam. Reaktionen (bräunl. Pigmentierung der Haut); selten malignes neuroleptisches Syndrom*; Sympt. bei **Überdosierung:** vorübergehendes Delir*, Blutdruckabfall, Tachykardie*, Atemdepression, epileptische Anfälle, Koma; Ther.: symptomat. mit Anticholinergika* (z. B. Biperiden*), Dopamin-Agonisten (z. B. Bromocriptin*) u. Antiepileptika*.

Phen|oxy|benz|amin (INN) *n*: (engl.) *phenoxybenzamin*; nichtselektiver Alpha*-Rezeptoren-Blocker; **Ind.:** Phäochromozytom* (Blutdrucksenkung), neurogene Harnblasenentleerungsstörungen (Verminderung des Harnblasenauslasswiderstands);

P

UAW: ausgeprägte orthostat. Regulationsstörungen (daher keine Verw. als Antihypertensivum), kanzerogenes Risiko (daher keine langfristige Anw.); **Hinweis:** Vorliegen positiver Berichte zu Wirksamkeit bei Ejaculatio praecox (Off-Label-Use).

Phenyl|alanin *n*: (engl.) *phenylalanine*; Abk. Phe, F; L-α-Amino-β-phenylpropionsäure; essentielle, proteinogene, aromatische Aminosäure; Abbau über Tyrosin u. Fumarsäure zu Acetessigsäure; vgl. Phenylketonurie.

Phenyl|alkyl|amine *n pl*: (engl.) *phenylalkylamines*; s. Calcium-Antagonisten.

Phenyl|brenz|trauben|säure-Oligo|phrenie (gr. ὀλίγος wenig, klein; φρήν Verstand, Zwerchfell) *f*: (engl.) *phenylpyruvic acid oligophrenia*; Phenylketonurie*.

Phenyl|keton|urie (Ur-*) *f*: (engl.) *phenylketonuria*; Abk. PKU; syn. Fölling-Krankheit, Phenylbrenztraubensäure-Oligophrenie; autosomal-rezessiv erbliche Stoffwechselstörung (Genlocus 12q24.1 mit mehr als 400 Mutationen); **Häufigkeit:** in Deutschland 1:10 000; **Pathol.:** Mangel an Phenylalanin-4-Monooxygenase (syn. Phenylalaninhydroxylase) führt zu vermehrter Bildung von Phenylbrenztraubensäure u. a. Metaboliten, die im Harn ausgeschieden werden (Geruch nach Mäusekot). **Klin.:** ohne Behandlung schwere psychomotorische Retardierung mit Krampfneigung u. Mikrozephalie, Pigmentarmut (blonde Haare, blaue Skleren), Neigung zu Ekzemen; milde Varianten mit Restaktivität des Enzyms kommen vor. **Diagn.:** Neugeborenen-Screening am 3. Lebenstag mit Tandem-Massenspektrometrie (früher mit Guthrie-Test, Fölling-Probe); Erfassung von Heterozygoten u. Pränataldiagnostik ist i. d. R. möglich; **Ther.:** phenylalaninarme Diät u. Aminosäurensubstitution mit Kontrolle der Phenylalaninkonzentration im Blut (<243 μmol/l bzw. <4 mg/dl) mind. in den ersten 10 Lebensjahren (evtl. Lockerung der Diät nach 10. Lebensjahr), Behandlung lebenslang; Frauen mit PKU müssen besonders im gebärfähigen Alter die Diät einhalten mit einer präkonzeptionellen Einstellung der Phenylalaninkonzentration <243 μmol/l (4 mg/dl), um eine Phenylalanin-Embryopathie (Dystrophie, Fehlbildungen, Mikrozephalie, Retardierung) zu verhindern.

Phero|mone (gr. φέρειν tragen, bringen; lat. monere erinnern) *n pl*: (engl.) *pheromones*; Moleküle (natürliche Steroide*) der chemischen Biokommunikation zwischen Individuen einer Species, z. B. Sexuallockstoffe; Ausdrucksmittel der nonverbalen Kommunikation*; **Vork.:** gesichert in tierischen Sekreten; Androstendion im Achselschweiß des Mannes wird eine sexuelle Signalwirkung auf Frauen zugeschrieben.

-phil: 1. auch -philie, -philia; Wortteil mit der Bedeutung lieben; von gr. φιλεῖν; **2.** Wortteil mit der Bedeutung Freundschaft, Zuneigung; von gr. φιλία.

Phineas Gage: Patient, der Mitte des 19. Jahrhunderts lebte, dessen Unfall (schwere isolierte Schädigung des ventromedialen Präfrontalkortex* durch eine penetrierende Verletzung mit einer Eisenstange) u. nachfolgende Wesens- u. Verhaltensänderung entscheidend zum Verständnis der Frontalhirnfunktionen beitrug (Rekonstruktion der Fallgeschichte u. Publikation der Einzelfalldarstellung durch H. Damasio, 1994); Eigenschaften vor dem Unfall: Phineas Gage war sozial sehr umgänglich, gut integriert, zielstrebig, persönlichkeitsstabil, angepasst u. normorientiert; Wesens- u. Verhaltensänderung nach äußerlicher Genesung (bei voll erhaltener Intelligenz): Phineas Gage wurde streitsüchtig, respektlos, ungeduldig, unkontrolliert, emotional labil, wechselhaft in Einstellung u. Urteil, sprunghaft, ziellos. **Klin. Bedeutung:** Erstbeschreibung einer neuronalen Basis für antisoziale u. emotional instabile, dissoziale Persönlichkeitszüge u. -akzentuierungen; Identifizierung des ventromedialen Präfrontalkortex als neuronale Grundlage von Sozialverhalten u. Abwägung*.

Phi-Phänomen (gr. φαίνεσθαι sich zeigen, erscheinen) *n*: (engl.) *phi phenomenon*; Wahrnehmung einer scheinbaren (d. h. nicht existenten Bewegung), die (aufgrund des Auftretens von Nachbildern* u. des Stroposkopeffekts, wonach in rascher Folge wahrgenommene Einzelbilder als zusammengehörig wahrgenommen werden) entstehen kann, wenn 2 stationäre Lichtpunkte kurz ein- u. wieder ausgeschaltet werden (z. B. Laufschriftanzeige, Fernsehen, Film); ob die Scheinbewegung wahrgenommen wird, ist abhängig vom räumlichen Abstand der Lichtpunkte, von der Zeitdifferenz ihres Aufleuchtens u. von ihrer Lichtintensität. Vgl. Bewegungswahrnehmung.

Phlegmatiker (gr. φλεγμασία zähflüssiger Körperschleim) *m*: (engl.) *phlegmatic type*; s. Temperament.

Phobie (gr. φόβος Furcht, Flucht) *f*: (engl.) *phobia*; syn. phobische Störung (ICD-10); Angststörung*, die durch best. Gegenstände od. Situationen (z. B. Orte, Personen) ausgelöst wird u. meist mit ausgeprägtem Vermeidungsverhalten* bei gleichzeitiger Einsicht in die Unbegründetheit verbunden ist; als Folge einer Phobie können u. a. zunehmende Einengung des Handlungsspielraums, u. U. Suizidalität* auftreten. **Formen: 1.** nach ICD-10 (neurotische, Belastungs- u. somatoforme Störungen) u. DSM-IV (Kapitel Angststörungen) 3 Hauptgruppen: Agoraphobie*, soziale Phobie*, spezifische Phobie*; **2.** auch versch. Bez. für einzelne phobische Ängste, die nicht (mehr) als eigenständige Störungsbilder verstanden, sondern unter die genannten Hauptgruppen subsumiert werden (z. B. Erythrophobie*, AIDS*-Phobie); **DD:** im Gegensatz zur Schizophrenie* besteht Einsicht in die Unangemessenheit des Verhaltens u. Erlebens (so dass etwa eine schizophrene Furcht vor Außerirdischen nicht als sog. Marsmenschenphobie gewertet werden könnte). **Hinweis: 1.** Der Begriff ist abgeleitet von dem griechischen Gott Phobos, der mit seinem furchterregenden Äußeren die besondere Fähigkeit hatte, Feinde zu erschrecken. Daher soll sein Abbild auf Rüstungen gemalt worden sein, um Gegner einzuschüchtern u. sein Name wurde zum Inbegriff für Angst, Schrecken, Flucht. **2.** Mehrere früher zu den Phobien gerechnete Störungsbilder werden aktuell abweichend klassifiziert, z. B. Dysmorphophobie* u. Nosophobie* als somatoforme Störungen. Umstritten ist u. a. auch die Eigenständigkeit der Blut-, Spritzen- u. Verletzungsphobie (s. Blutphobie) sowie die Einordnung der Hypochondrie* (Gesundheitsangst, Krankheitsphobie od. somatoforme Störung). Vgl. Three Pathway Theory; Phobie im Kindesalter.

Phobie im Kindes|alter (Phobie*) *f*: (engl.) *childhood phobia*; syn. phobische Störung im Kindesalter (ICD-10); dauerhafte, intensive Furcht u. Vermeidung spezifischer Objekte od. Situationen im Kindesalter; Form der emotionalen Störung*; Einsicht, dass Angst übermäßig u. unbegründet ist, wächst mit dem Lebensalter an u. ist für die Diagnose bei Kindern nicht zwingend erforderlich; häufigste Phobie-Inhalte sind Dunkelheit, laute Geräusche, Phantasiefiguren, Tiere (z. B. Spinnen, Schlangen, Hunde), Spritzen, Blut od. Verletzungen; **Epidemiol.:** ab dem 3. Lebensjahr; ca. 3 % der Schulkinder sind betroffen; konstitutionelle u. psychosoziale Faktoren sind für Entstehung u. Aufrechterhaltung verantwortlich; **Ther.:** Verhaltenstherapie, insbes. Modelllernen*, operante Methoden*, Konfrontation*; **Progn.:** unbehandelt z. T. chronischer Verlauf, Risikofaktor für psychische Störungen im Erwachsenenalter. Vgl. Three Pathway Theory.

Phobie, isolierte (Phobie*) *f*: (engl.) *isolated phobia, focal phobia*; s. Phobie, spezifische.

Phobie, soziale (Phobie*) *f*: (engl.) *social phobia*; syn. Sozialphobie; veraltet Anthropophobie; Phobie* mit dauerhafter u. unangemessener Furcht vor u. Vermeidung von Situationen, in denen die Betroffenen mit anderen Menschen zu tun haben; die zentralen Befürchtungen betreffen Blamage bzw. negative Bewertung* durch Andere; **Formen:** DSM-IV definiert einen generalisierten Subtyp, bei dem nahezu alle sozialen Interaktionen vermieden werden. Die Diagnose soziale Phobie schließt auch die kindliche Vermeidungsstörung ein. **Epidemiol.:** zweithäufigste Angststörung*, Lebenszeitprävalenz abhängig vom Schwellenwert für Leiden/ Beeinträchtigung stark schwankend, zwischen 8–10 %; hohe Komorbidität mit anderen Angststörungen*, affektiven Störungen*, schädlichem Substanzgebrauch* u. Abhängigkeitssyndrom* (v. a. Alkohol). Erstauftreten meist in Adoleszenz, z. T. in Kindheit, selten nach dem 25. Lebensjahr, chronischer Verlauf mit starker beruflicher u. privater Beeinträchtigung bis zur totalen sozialen Isolation; im Gegensatz zu anderen Angststörungen nur leichtes Frauenübergewicht in epidemiologischen Studien, in klinischen Stichproben dagegen erhöhter Männeranteil (vermutl. aufgrund der Interferenz mit berufl. Entwicklung, die Männer zur Behandlung veranlasst); **Ätiol.:** multifaktoriell mit pathogenen (prädisponierenden, auslösenden, aufrechterhaltenden) u. salutogenen (protektiven) Faktoren (Störungsmodell: s. Abb.); meist keine traumatischen Auslöser; familiäre Häufung insbes. beim generalisierten Typ sowie bezüglich Persönlichkeitsmerkmal* Schüchternheit, bei extremer Form Verhaltenshemmung (sog. behavioral inhibition) mit erhöhter Erregbarkeit der Amygdala. Bei Betroffenen lösen soziale Situationen spezifische Kognitionen, körperliche Symptome, Vermeidungsverhalten* u. Sicherheitsverhalten aus, die sich wechselseitig ungünstig beeinflussen i. S. der positiven Rückkopplung (Teufelskreismodelle*). Ein wichtiger kontraproduktiver Faktor der Aufrechterhaltung ist erhöhte Selbstaufmerksamkeit*, die u. a. adäquate Rückmeldungen von Anderen verhindert u. damit verunsichert. Auch Sicherheitsverhalten ist eine Strategie, um befürchtete Katastrophen nicht eintreten zu lassen. Gut belegt ist operante Verstärkung* des Vermei-

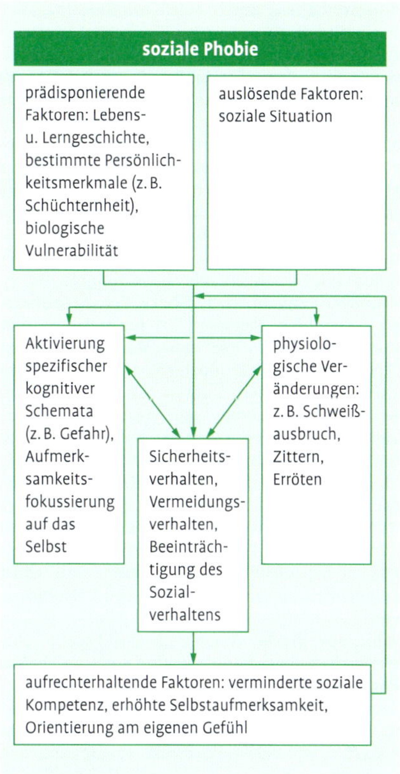

Phobie, soziale: Störungsmodell

dungsverhaltens durch Angstreduktion (negative Verstärkung). **Sympt.:** unangemessene Ängste u. typischerweise ausgeprägte körperliche Reaktionen (z. B. Erröten, Zittern, Schwitzen, Palpitation) in einer od. mehreren sozialen Situationen trotz vorhandener Fähigkeiten, um soziale Situationen erfolgreich zu bewältigen (meist kein Defizit sozialer Kompetenz*); Spektrum reicht von Angst vor öffentl. Sprechen (Logophobie*) bis Aufgabe fast aller zwischenmenschl. Aktivitäten; typischerweise löst die Konfrontation mit einer sozialen Situation fast immer sofort Angst aus u. die Betroffenen zeigen ausgeprägte Erwartungsängste (s. Angst, antizipatorische). **Ther.:** Verhaltenstherapie*, kognitive Therapie*; bei fehlender sozialer Kompetenz muss diese zuerst aufgebaut werden (Training* sozialer Kompetenz), erst später Abbau aufrechterhaltender Faktoren, z. B. Sicherheits- u. Vermeidungsverhalten; ggf. Serotonin*-Wiederaufnahme-Hemmer, selektiver Serotonin*-Noradrenalin-Wiederaufnahme-Hemmer od. reversible Monoaminoxidase*-Hemmer. **DD:** Agoraphobie, spezifische Phobie, (isoliertes) Defizit sozialer Kompetenz; **Hinweis:** in ostasiatischen Kulturen kommt dagegen häufig Angst, andere bloßzustellen, zu beleidigen od. zu verletzen, statt selbst Peinlichkeit zu erfahren (z. B. Taijin* Kyofusho), vor.

Phobie, spezifische (Phobie*) *f*: (engl.) *specific phobia*; auch isolierte Phobie, früher einfache Phobie; Phobie* mit dauerhafter, unangemessener u. exzessiver Furcht u. Vermeidung spezifischer Objekte od. Situationen; die zentralen Befürchtungen betreffen typischerweise direkt vom phobischen Objekt/der Situation ausgehende Gefahren (z. B. Hundebiss, Flugzeugabsturz). **Formen:** Tier-Typ (s. Tierphobie), Naturgewalten-Typ (z. B. Gewitter, Wasser), Blut-, Spritzen-, Verletzungstyp (Blutphobie*), situativer Typ (z. B. Flugphobie*, Fahrstuhlphobie, Prüfungsangst*, Schulangst*, Akrophobie*, Photophobie*) u. a.; **Epidemiol.:** häufigste psychische Störung, häufigste Angststörung*, Häufigkeitsangaben schwanken in Abhängigkeit der Schwellendefinition für Leiden/Beeinträchtigung stark: 7–12 %, z. T. bis 25 % Lebenszeitprävalenz; Frauen meist doppelt so häufig betroffen (Ausnahme: Blutphobie); Erstauftreten (insbes. bei Tierphobie) meist in der frühen Kindheit (s. Angststörung im Kindesalter), Verlauf meist chronisch fluktuierend mit starker Persistenz von Kindheit zum Erwachsenenalter, geringere Prävalenz im Alter; **Ätiol.:** nicht vollständig geklärt; multifaktorielle Balance zwischen pathogenen (prädisponierenden, auslösenden, aufrechterhaltenden) u. salutogenen (protektiven, gesundheitsfördernden) Faktoren angenommen; familiäre Häufung belegt, relativer Anteil von genetischen, epigenetischen u. Umweltfaktoren noch ungeklärt. Von Bedeutung für den Angsterwerb (s. Three Pathway Theory) sind klassische Konditionierung*, Informationsvermittlung (v. a. durch Eltern) u. Modelllernen* auf der Basis genetisch vorbereiteter Reiz-Reaktions-Verbindungen (s. Preparedness) sowie die operante Verstärkung* des Vermeidungsverhaltens* durch Angstreduktion (negative Verstärkung). Für die biologische Vorbereitung der Konditionierung spielen Strukturen der Amygdala eine besondere Rolle. Alternative nichtassoziative Ansätze weisen darauf hin, dass die Bewältigung biologisch angelegter Ängste von evolutionärer Bedeutung erlernt werden muss. Phobien entstehen nach dieser Sichtweise nicht durch Konfrontation mit Angst auslösenden Reizen, sondern durch einen Mangel an Konfrontation* bzw. Habituation*. **Sympt.:** antizipatorische Angst, Vermeidungsverhalten, Ausweichen, Rituale, körperliche Sympt. (z. B. Zittern, Schwitzen, Übelkeit, Palpitation); die Ängste sind so stark, dass sie die Lebensführung beeinträchtigen u. ausgeprägtes Leiden verursachen. Konfrontation mit den phobischen Ängsten löst fast immer sofort Angst aus. Z. T. liegt keine vollständige Vermeidung vor u. die phobischen Situationen können unter extremer Angst ertragen werden. **Ther.:** kognitive Verhaltenstherapie* als Methode der Wahl, u. a. Informationsvermittlung, Entspannungsmethoden, Konfrontation, kognitive Umstrukturierung, systematische Desensibilisierung, Hypnose; ggf. selektive Serotonin*-Wiederaufnahme-Hemmer, tricyclische Antidepressiva*, Monoaminoxidase*-Hemmer, wegen Abhängigkeitspotential seltener Benzodiazepine.

Phobo|phobie (Phobie*) *f*: (engl.) *phobophobia*; s. Angst vor der Angst.

Phon|a|sthenie (gr. φωνή Ton, Laut; Asthenie*) *f*: (engl.) *phonasthenia*; funktionelle Dysphonie* mit schnell ermüdbarer, schwacher Stimme (Stimmschwäche) ohne organischen Befund, jedoch anamnestisch häufig Kehlkopferkrankungen; **Urs.:** nach stimmlicher Überbelastung (insbes. bei sog. Sprechberufen); psychogene, konstitutionelle u. funktionelle Faktoren werden diskutiert; **Ther.:** logopädische Übungbehandlung.

Phoneme (gr. φωνή Ton, Laut) *n pl*: **1.** (engl.) *phonemes*; syn. Stimmenhören; (psychiatr.) akustische Halluzination*, bei der Wörter u. ganze Sätze gehört werden; **2.** (sprachwissenschaftl.) kleinste Bedeutung unterscheidende, selbst aber nicht Bedeutung tragende Einheiten von Sprache (z. B. **G**uss – **K**uss); s. Sprachwahrnehmung.

Phonem-Graphem-Zuordnungs|problem (Phoneme*; -graphie*) *n*: (engl.) *phoneme grapheme-grouping problem*; Bez. für Schwierigkeiten mit der Buchstaben-Laut-Zuordnung (Graphem-Phonem-Korrespondenz); lese- u. rechtschreibschwache Kinder zeigen beim Schreiben Probleme in der Zuordnung von Buchstaben zu Lauten bzw. beim Lesen Schwierigkeiten beim Zuordnen von Lauten zu Buchstaben; ein Phonem-Graphem-Zuordnungsproblem kann somit ein Hinweis auf eine Lese*-Rechtschreib-Schwäche od. Lese*-Rechtschreib-Störung sein; es bestehen v. a. Probleme in der phonologischen Informationsverarbeitung. Vgl. Bewusstheit, phonologische

Phospho|di|esterase-Hemmer: (engl.) *phosphodiesterase inhibitors*; Kurzbez. PDE-Hemmer; Hemmstoffe der (cAMP- od. cGMP-spaltenden) Phosphodiesterasen; **Wirkung:** u. a. Vasodilatation u. positive Inotropie durch Erhöhung der intrazellulären cAMP- bzw. cGMP-Konzentration; **Einteilung: 1. unspezifische** Phosphodiesterase-Hemmer: z. B. Theophyllin; Indikation: z. B. chronisch obstruktive Pneumopathie (Theophyllin); sekundäre Prävention von Schlaganfall* u. transienter ischämischer Attacke (Dipyridamol/Acetylsalicylsäure, Kombinationspräparat); Kontraindikation: u. a. Herzinfarkt, Arrythmien (Theophyllin); aktive Magen- od. Duodenalulzera (Dipyridamol/Acetylsalicylsäure; Wechselwirkungen: z. B. Beta-Sympathikomimetika (Theophyllin); gerinnungshemmende Arzneimittel (Dypyridamol, Acetylsalicylsäure); UAW: Tachykardien, Arrythmien (Theophyllin); Eisenmangelanämie, gastrointestinale Störungen (Dipyridamol/Acetylsalicylsäure); **2. selektive** Phosphodiesterase-Hemmer: spezifische Inhibitoren für die >100 Isoformen der Phosphodiesterase wurden als Wirkstoffe in unterschiedlichen Indikationen entwickelt; **a)** Phosphodiesterase-3-Hemmer (Kurzbez. PDE-3-Hemmer): z. B. Cilostazol, Enoximon; **b)** Phosphodiesterase-5-Hemmer (Kurzbez. PDE-5-Hemmer): verminderter Abbau von cGMP, z. B. Sildenafil, Tadalafil, Vardenafil; Indikation: Erektionsstörung* (Sildenafil, Tadalafil, Vardenafil), pulmonale arterielle Hypertonie (Abk. PAH); Kontraindikation: gleichzeitige Einnahme organischer Nitrate od. anderer NO-Donatoren (Sildenafil, Tadalafil, Vardenafil), schwere Herz-Kreislauf-Erkrankung (z. B. instabile Angina pectoris, schwere Herzinsuffizienz, kürzlich erlittener Herzinfarkt od. Schlaganfall), schwere Leberinsuffizienz, arterielle Hypotonie, bekannte erblich bedingte degenerative Retinopathie; Wechselwirkungen: Erhöhung des blutdrucksenkenden Effekts von Antihypertensiva möglich (Sildenafil, Tadalafil, Vardenafil); bei Kombination mit CYP3A4-Hemmern wie Ketoconazol, Erytromycin, Cimetidin, Ritonavir od. Grapefruitsaft erhöhte Plasmaspiegel; UAW: Kopfschmerz, Dyspepsie, gastrointestinale Störungen, Schwindel, Flush, verstopfte Nase, Farbsehstörungen (selten u. reversibel); **Hinweis:** klin. Anw. aktuell in Entwicklung: **1.** Phosphodiesterase-1-Hemmer (Kurzbez. PDE-1-Hemmer): Rezeptorbindung v. a. in Frontalhirn, Kortex u. Corpus striatum; pharmak. Zielstruktur für die Behandlung kognitiver Störungen bei Schizophrenie (ggf. weniger UAW als andere PDE-Hemmer wegen differenter Wirkung auf Calciumkanäle); **2.** Phosphodiesterase-10A-Hemmer (Kurzbez. PDE-10A-Hemmer): z. B. Fluorbetaprint, pharmak. Zielstruktur in Entwicklung zur Behandlung der Schizophrenie.

Phospho|lipid|theorie *f*: (engl.) *phospholipid theory*; Annahme, dass verstärkte Phospholipase-A-Aktivität zu verstärktem Abbau der für die Membranstabilität wichtigen Phospholipide u. damit zu mangelnder Nervenzellmembranstabilität bei Schizophrenie* führt; Nachweis: bei Schizophrenie reduzierter Nachweis der Phospholipidvorläufer, Konzentration der Abbauprodukte erhöht; klin. Anwendung: diagn.: Niacin*-Flush-Test; therap.: Reduzierung der Phospholipase-A-Aktivität ist Wirkungsmechanismus vieler Neuroleptika.

Phospho|pyruvat-Hydratase *f*: (engl.) *phosphopyruvate hydratase*; s. Enolase, Neuronen spezifische.

Phot-: auch Photo-, Foto-; Wortteil mit der Bedeutung Licht, Helligkeit; von gr. φῶς, φωτός.

Photismen (Phot-*) *m pl*: (engl.) *photisms*; optische Synästhesie* in Form unstrukturierter Licht- od. Farbwahrnehmung.

Photo|phobie (Phot-*; Phobie*) *f*: **1.** (engl.) *photophobia*; Lichtscheu; unangenehme Augenempfindungen bei Lichteinfall, so dass die Betroffenen sich bevorzugt in abgedunkelten Räumen aufhalten; **Urs.:** u. a. entzündliche u. degenerative Augenveränderungen, Schlafmangel, übermäßiger Alkohol- u. Nicotinkonsum, Migräne*, Meningitis*; **2.** selten verwendete Bez. für Form der spezifischen Phobie*, die durch Furcht vor hellem Licht bzw. dem „im Scheinwerferlicht stehen“ gekennzeichnet ist.

Phot|opsie (Phot-*; Op-*) *f*: (engl.) *photopsia*; elementare optische Halluzination*, bei der Licht, Farben, Blitze od. Funken wahrgenommen werden; **Vork.:** bei Läsion bzw. Stimulation der Sehbahn*, des Okzipitallappens (s. Okzipitallappensyndrom) od. Temporallappens, Neuritis nervi optici, organisch bedingter Psychose* od. als visuelle Aura* bei Migräne* u. Epilepsie*.

Photo|stimulation (Phot-*; Stimulation*) *f*: (engl.) *photic stimulation*; Methode zur Provokation von pathol. Veränderungen (insbes. generalisierte für Epilepsie typische Potentiale) im EEG* durch Serien von Lichtblitzen unterschiedlicher Frequenz.

Photo|therapie (Phot-*) *f*: (engl.) *phototherapy*; Lichttherapie*.

PHQ: Abk. für (engl.) ***P**atient* **H**ealth **Q**uestionnaire*.

Phreno|logie (gr. φρήν Zwerchfell; -log*) *f*: (engl.) *phrenology*; phrenologische Theorie; Form der Lokalisationslehre*, die von den Anatomen F. J. Gall (1758–1828) u. J. Ch. Spurzheim (1776–1832) entwickelt wurde; sie setzten die äußere Schädelkonfiguration als Ausdruck der Verformung durch die Größe bestimmter Hirnareale in Beziehung zu gewissen seelischen Funktionen u. Persönlichkeitsmerkmalen*, die sie „Vermögen“ nannten, z. B. Fortpflanzungsinstinkt, Kunstsinn od. Habgier. **Hinweis:** Die phrenologische Theorie erwies sich als falsch.

Physikalismus-Subjektivismus-Dilemma (gr. φυσικός die Natur, -wissenschaft betreffend; Subjekt*; δίλεμμα Fangschuss) *n*: (engl.) *physicalism subjectivism dilemma*; methodologisches Dilemma od. Bedeutsamkeitsproblem bei der indirekten Messung von Veränderungen, das sich aus der

Schwierigkeit exakt quantifizierbarer Merkmalsbereiche ergibt, die zugleich psychologisch sinnvoll zu interpretieren sind u. sich in der Frage darstellt, ob dem Kontinuum auf der physikalischen Messwertebene ein Kontinuum auf der subjektiv-psychologischen Ebene entspricht u. gleiche Differenzwerte zwischen verschiedenen Punkten auf der objektiven Skala auch die entsprechende subjektive Bedeutung für den Befragten hat.

Physo|stigmin *n*: (engl.) *physostigmine*; syn. Eserin; als Salicylat od. Sulfat in Wasser lösl. Alkaloid der Kalabar-Bohne; reversibler Cholinesterase*-Hemmer; **Ind.:** Myasthenia* gravis pseudoparalytika, Glaukom*, ungenügende Darmperistaltik, Überdosis von Atropin*, Scopolamin od. anderen anticholinergen Substanzen; **Kontraind.:** Asthma bronchiale, schwere periphere Durchblutungsstörungen, koronare Herzerkrankung, mechanische Obstipation od. Harnsperre; **Wechselwirkungen:** Potenzierung der cholinergen Wirkung bei gleichzeitiger Gabe anderer Cholinesterase-Hemmer; **UAW:** Bradykardie, Hypersalivation, Erbrechen, epileptischer Anfall, Miosis; **Hinweis:** in der Schweiz nicht mehr im Handel.

Phyto|pharmaka (gr. φυτόν Gewächs, Pflanze; φάρμακον Heilmittel) *n pl*: (engl.) *phytopharmaca*; Wirkstoffe, die aus Pflanzen (z. B. Kräuter), Pflanzenteilen (z. B. Blätter, Wurzeln, Blüten) u./od. bestimmten Pflanzenzubereitungen (z. B. Ausguss, Auskochung, Extrakt) gewonnen werden; bilden als Mehr- u. Vielstoffgemische mit z. T. synergistischen Effekten der versch. Inhaltstoffe eine wirksame Einheit u. müssen die Anforderungen des Arzneimittelgesetzes hinsichtlich Qualität, Wirksamkeit u. Unbedenklichkeit erfüllen; besitzen ein breites therap. u. pharmakologisches Wirkprofil, haben meist eine große therapeutische Breite u. weniger UAW als synthet. hergestellte Arzneimittel. Als Psychopharmaka* finden standardisierter Johanniskraut*-Extrakt (Antidepressivum*) u. standardisierter Ginkgo*-biloba-Extrakt (Antidementivum*) Verwendung. **Hinweis:** Eine aus einer Pflanze isolierte Monosubstanz stellt kein Phytopharmakon dar.

Phyto|therapie (gr. φυτόν Gewächs, Pflanze; θεραπεία Pflege) *f*: (engl.) *phytotherapy*; Behandlung u. Vorbeugung von Krankheiten u. Befindensstörungen durch Pflanzen, Pflanzenteile u. deren Zubereitungen (s. Phytopharmaka).

Pia mater (lat. fromme Mutter) *f*: (engl.) *pia mater*; Gefäß führender Teil der weichen Hirnhaut (innerer Teil der Leptomeninx), die als Pia mater cranialis der Hirnoberfläche u. als Pia mater spinalis der Rückenmarkoberfläche dicht anliegt u. in alle Furchen hineinreicht; vgl. Arachnoidea mater; Dura mater.

PIB: Abk. für (engl.) ***P****ittsburgh Compound* ***B***; C-11-markierter Ligand für Amyloidplaques* i. R. der PET* (sog. Amyloid-PET mit Tracer, einer radioaktiven Substanz od. Substanz mit radioaktiver Markierung); Quantifizierung des sog. Amyloid-Load durch Bindung an die Amyloidplaques im Gehirn (sog. PIB-Retention: PIB-positiv mit erhöhter PIB-Retention, PIB-negativ mit physiol. PIB-Retention); Nachteil: C-11-Markierung mit sehr kurzer Halbwertzeit, Entwicklung von F-18-markierten Tracern (z. B. Flutemetamol*); **klin. Bedeutung:** sehr gute Differenzierung zwischen Patienten mit Alzheimer-Krankheit (PIB-positiv: 90 %) u. gesunden Kontrollen (PIB-positiv: ca. 20–30 %). Bei älteren Kontrollen ist PIB-Positivität ggf. Marker für Früherkennung einer klinisch noch stummen Alzheimer-Krankheit. Amyloid-PET ergänzt Bestimmung der Beta*-Amyloid-Fragmente im Liquor cerebrospinalis in der In-vivo-Feststellung einer Amyloidpathologie.

Pica im frühen Kindes|alter (lat. pica Elster) *n*: (engl.) *pica pica of infancy and childhood*; qualitativ anomales Appetitverhalten; Essen ungenießbarer Stoffe u. Gegenstände (z. B. Mörtel, Abfall, Kot, Sand, Farbe, Steine); hinsichtl. der Entwicklungsstufe unangemessenes Verhalten, evtl. zusammen mit Jaktation (s. Jactatio capitis nocturna, Jactatio corporis nocturna) u. auffälligem Sozialverhalten; im Allg. Dauer von einigen Monaten, gelegentlich auch chron. Verlauf bis zum Jugend- u. Erwachsenenalter möglich; **Vork.:** meist bei tief greifenden Entwicklungsstörungen* (z. B. frühkindlicher Autismus*), Intelligenzminderung* od. extremer Verwahrlosung*; **Ther.:** evtl. Verhaltenstherapie zur Formung positiver Assoziationen mit dem Essen von genießbarer Nahrung.

Pick-Körper (Arnold P., Neurologe, Psychiater, Prag, 1851–1924): (engl.) *Pick's bodies*; s. Pick-Krankheit.

Pick-Krankheit (Arnold P., Neurologe, Psychiater, Prag, 1851–1924): (engl.) *Pick's disease*; syn. Morbus Pick, Frontallappendemenz; Form der frontotemporalen Demenz* mit Tauopathie (durch die Ablagerung von Tau*-Protein in Nerven- u. Gliazellen gekennzeichnete heterogene Gruppe neurodegenerativer Erkrankungen*); **Vork.:** 2–5 % der progressiven Demenzen*; sporadisch u. selten familiär gehäuft (autosomale Dominanz); **Ätiol.:** unklar; ggf. gestörte Bildung von Mikrotubuli in den Ganglienzellen durch Störungen im Metabolismus des Tau*-Proteins; **Pathol.:** Hirnatrophie* im Bereich des Frontalhirns u. der vorderen Anteile des Temporallappens* (frontotemporale Lobärdegeneration), evtl. im Bereich von Nucleus* caudatus, Putamen* u. Thalamus*; betroffene Nervenzellen sind gekennzeichnet durch Zytoplasmaschwellung, Tigrolyse (chromat. Zellschwellung) u. exzentr. Verlagerung des Kerns an den Zellrand (**Pick-Zellen**) sowie Silber imprägnierbare (argentophile) kugelförmige, intrazytoplasmat. Einschlüsse aus hyperphosphoryliertem Tau-Protein (**Pick-Körper**, syn. argentophile Einschlusskörperchen); **Sympt.: 1.** (psychopathol.) affektive Störungen* u. Antriebsstörungen* (Reizbarkeit*, Getriebenheit, Indolenz, Enthemmung* bzw. Antriebsarmut bis zu Apathie*), Auffassungs- u. Konzentrationsdefizite, Erschöpfungsgefühl, im weiteren Verlauf progrediente Demenz, Veränderungen des Charakters u. der Persönlichkeit; **2.** (neurol.) Pyramidenbahnzeichen*, motorische Stereotypie*, evtl. Sprachstörungen* u. Aphasie*; **Diagn.:** in der kranialen CT kortikale, frontal betonte Atrophie, Erweiterung des Ventrikelsystems; **Ther.:** (sympt.) Cholinesterase*-Hemmer, bei stärkerer Unruhe dämpfende Neuroleptika*; **Progn.:** durchschnittl. Krankheitsdauer ca. 7 Jahre; **DD:** Demenz anderer Ätiologie.

Pickwick-Syn|drom (nach der Romanfigur Little Joe in Charles Dickens „Die Pickwickier") *n*: (engl.) *pickwickian syndrome*; Erkrankung mit hochgradiger Adipositas*, arterieller Hypoxämie, Hyperkapnie u. respiratorischer Azidose durch alveoläre Hypoventilation, z. T. Schlafapnoesyndrom, sekundär Entwicklung einer Polyzythämie, pulmonalen Hypertonie u. Cor pulmonale; inf. Hyperkapnie (sog. Sauerstoff-Autonarkose) kommt es zu Somnolenz u. anfallartig auftretenden Schlafzuständen. **Ther.:** Gewichtsreduktion; nBIPAP (Abk. für engl. nasal biphasic positive airway pressure; Form der assistierten Beatmung); **DD:** Narkolepsie*.

Pick-Zellen (Arnold P., Neurologe, Psychiater, Prag, 1851–1924): (engl.) *Pick cells*; s. Pick-Krankheit.

Picture-Frustration-Test (engl. picture Bild; frustration Enttäuschung) *m*: (engl.) *picture frustration test*; Abk. PFT, Rosenzweig-PFT; projektiver Test* zur Erfassung der Frustrationstoleranz (Belastbarkeit einer Persönlichkeit in sozialen Konfliktsituationen); umfasst 24 skizzenartig gezeichnete Situationen, in denen eine Person frustrierende Äußerungen an eine zweite richtet, deren Antwort der Proband assoziativ ergänzen soll; 2 Testformen für Erwachsene u. Kinder (andere Skizzen); erfasst: **1.** Aggressionsrichtungen: extrapunitiv (Aggression gegen die frustrierende Umwelt), intropunitiv (Selbstverurteilung, Schuldgefühle), impunitiv (beschämt u. beunruhigt, bemüht, der Schuldfrage völlig auszuweichen); **2.** Reaktionstypen: Obstacle-Dominance (O-D: frustrierende Situation belastet so sehr, dass es unmöglich ist, das Ich zu verteidigen, das ursprüngliche Ziel weiter zu verfolgen), Ego-Defence (E-D: Gefahr die dem Ich durch Frustration droht wird abgewehrt, Ichbezogene Reaktion), Need Persistance (N-P: Bedürfnisziel wird weiterhin verfolgt); Darstellung der Ergebnisse auf einem Profilblatt; **Anw.:** Einzel- u. Gruppentest; für Kinder von 6–14 Jahren, Erwachsenenform ab 14 Jahren; z. B. psychiatrische u. psychoanalytische Exploration bei psychiatrischen u. somatischen Erkrankungen; forensische Psychologie u. Psychiatrie, Schul- Erziehungs- u. Berufsberatung, verkehrspsychol. Untersuchungen, pharmak. Forschung (v. a. Hypertonieforschung); **Testdauer:** ca. 20–30 Minuten (Erwachsene), 15–20 Minuten (Kinder).

Pimozid (INN) *n*: (engl.) *pimozid*; klassisches Neuroleptikum* aus der Gruppe der Diphenylbutylpiperidine* mit langer Wirkungsdauer; **Wirkung:** antriebsfördernd, nicht sedierend; daher nur noch selten eingesetzt; **Ind.:** chron. Psychosen* (Erhaltungstherapie); **Wechselwirkungen:** Arzneimittel, welche die Krampfschwelle senken; Inhibitoren des CYP 3A-Systems (Makrolid-Antibiotika, Azolantimykotika), antivirale Protease-Inhibitoren, Nefazodon*, Chinidin, Antiarrhythmika; **Kontraind.:** Koma, kongenitales QT-Syndrom, langes QT-Intervall, Hypokaliämie; **UAW:** extrapyramidale Symptome*, Hyperprolaktinämie*, verlängertes QT-Intervall; **Hinweis:** Wegen vorhandener risikoärmeren Alternativen in der Erhaltungstherapie bei chronischen Schizophrenien nicht zu empfehlen.

Pin|dolol *n*: (engl.) *pindolol*; nichtselektiver Beta*-Rezeptoren-Blocker u. präsynaptischer Serotonin*-Rezeptoren-Blocker (5-HT_{1a}) zur p. o. od. i. v. Anwendung; **Hinweis:** **1.** Vorliegen inkonsistenter Studienergebnisse bei Anw. zur Verkürzung der Wirkungslatenz von selektiven Serotonin-Wiederaufnahme-Hemmern (Off-Label-Use); **2.** Vorliegen positiver Berichte zu Wirksamkeit bei Ejaculatio praecox (Off-Label-Use).

Pinzetten|griff: (engl.) *forcipate grap*; s. Greifverhalten.

Pipamperon (INN) *n*: (engl.) *pipamperon*; niedrigpotentes klassisches Neuroleptikum* aus der Gruppe der Butyrophenone*; **Wirkung:** Blockade der Dopamin-D_2-Rezeptoren, der Noradrenalin-Rezeptoren (Alpha-1-Rezeptoren) u. der Serotonin-Rezeptoren (5-HT_2-Rezeptoren); v. a. sedierend, nur wenig anticholinerge Wirkungen; **Ind.:** psychomotorischer Erregungszustand* u. Aggressivität*, Schlafstörungen*, Verwirrtheit*; **Kontraind.:** akute Intoxikation, zentral dämpfende Arzneimittel u. Alkohol, hereditäre Fruktoseintoleranz; relative Kontraind. bei Parkinson*-Syndrom, kardialer Hirnschädigung, verlängerter QTc-Zeit, schweren Leberfunktionsstörungen, prolaktinabhängigen Tumoren; **Wechselwirkungen:** Opiate*, Barbiturate*, Arzneimittel, welche die Krampfschwelle senken od. die das QT-Intervall verlängern; **UAW:** Sedierung (meist gewünscht), Kopfschmerz, Grand* mal, Tachykardie, Hypotonie; selten dosisabhängig EPS, Spätdyskinesie*, Übelkeit, Erbrechen, Arrhythmie, Hyperprolaktinämie*, Harnretention, sehr selten malignes neuroleptisches Syndrom*.

Pir|acetam (INN) *n*: (engl.) *piracetam*; Nootropikum*; **Wirkung:** genauer Wirkungsmechanismus nicht geklärt; u. a. wurden eine Verbesserung der Glukoseaufnahme u. -utilisation beschrieben sowie eine Zunahme der Membranfluidität; Hauptwirkungen: **1.** Schutz vor zerebraler Schädigung durch Hypoxie/Intoxikation; **2.** günstiger Einfluss auf Lern- u. Gedächtnisvorgänge; **3.** hämorheologische Effekte, die mit einer Verbesserung der Mikrozirkulation durch Reduktion der Plättchenaggregation u. der Plasmaviskosität einhergehen; **Ind.:** kognitive Störungen (Nachlassen des Gedächtnisses, Verminderung der Aufmerksamkeit) bei älteren Menschen, kortikale Myoklonien (in Kombination mit Antiepileptika*), Dyslexie* bei Kindern (in Verbindung mit geeigneten Maßnahmen wie Logopädie*); **Kontraind.:** große operative Eingriffe, schwere Blutungen, psychomotorische Unruhe, Niereninsuffizienz; **Wechselwirkungen:** Cumarinderivate; **UAW:** psychomotorische Unruhe, Übelkeit, Palpitationen*, Hypersalivation*.

Piritr|amid *n*: (engl.) *piritramide*; hochpotentes, mit Morphin* struktur- u. wirkungsverwandtes Opioid-Analgetikum; **Ind.:** starker u. sehr starker Schmerz*; **Kontraind.:** Abhängigkeit von Opioiden, Koma u. Bewusstseinsstörungen, Störungen des Atemzentrums u. der Atemfunktion, Zustände mit erhöhtem Hirndruck, Hypotension bei Hypovolämie, Prostatahypertrophie mit Restharnbildung, Gallenwegerkrankungen, obstruktive u. entzündliche Darmerkrankungen, Phäochromozytom, Pankreatitis, Hypothyreose, Nebennierenrindeninsuffizienz; **Wechselwirkungen:** Verstärkung der UAW, insbes. der Atemdepression durch zentral dämpfende Substanzen od. Alkohol; lebensbedrohlich mit Monoaminoxidase*-Hemmern; **UAW:** Sedierung, Schwindel, Atemdepression, Übelkeit, Erbrechen, Obstipation, Urtikaria, Miktionsstörungen.

Piston-Ef|fekt (Effektivität*) *m*: (engl.) *Piston's effect*; Tunnelphänomen; Wahrnehmung einer Scheinbewegung, wenn in kurzem Abstand 2 voneinander unabhängige Lichtpunkte dargeboten werden, zwischen denen sich ein Schirm befindet, so dass der Eindruck entsteht, der zuerst dargebotene Lichtpunkt bewege sich hinter dem Schirm an den Ort des zweiten Lichtpunkts; Effekt tritt auch dann auf, wenn der Schirm unbemerkt entfernt wird, jedoch nicht, wenn der Betrachter bemerkt, dass 2 verschiedene, in unterschiedlicher Entfernung befindliche Lichtquellen nacheinander aufleuchten.

Pitt-Hopkins-Syn|drom *n*: (engl.) *Pitt-Hopkins syndrome*; s. Transkriptionsfaktoren.

Pittsburgh Schlaf|qualitäts|in|dex (lat. qualitas Beschaffenheit; Index*): (engl.) *Pittsburgh Sleep Quality Index*; Abk. PSQI; Fragebogen mit insgesamt 24 Items zur Erfassung der Schlafqualität (s. Schlaf); 19 Fragen zur Selbstbeurteilung, in 7 Komponenten zusammengefasst (subjektive Schlafqualität, Schlaflatenz, Schlafdauer*, Schlafeffizienz*, Schlafstörungen*, Schlafmittelkonsum, Tagesmüdigkeit*) u. 5 Fragen zur Fremdbeurteilung durch Partner od. Mitbewohner; **Anw.:** bei Jugendlichen u. Erwachsenen mit Schlafstörungen; Screening auf Schlafstörungen in epidemiologischen Studien; **Testdauer:** ca. 10 Minuten. Vgl. Epworth Schläfrigkeitstest.

PKG: Abk. für **P**artner*-**K**onflikt-**G**espräch.

PKU: Abk. für **P**henyl**k**eton**u**rie*.

PL: Abk. für **P**roblem**l**iste*.

Placebo (lat. placebo ich werde gefallen) *n*: **1.** (engl.) *placebo*; pharmakologisch unwirksame, indifferente Substanz in Arzneimittelform (Scheinarzneimittel); **Formen:** aktives Placebo (ahmt UAW des geprüften Arzneimittels nach, ohne die Arzneimittel(haupt)wirkung zu haben), Pseudoplacebo (Arzneimittel mit Wirkung in anderem als dem aktuellen Einsatzbereich); **Anw.:** i.R. der klinischen Erprobung neuer Arzneimittel (s. Blindversuch), um die für das Arzneimittel spezifischen von den unspezifischen Wirkungen der Behandlung (Placebo*-Effekt) zu trennen; placebokontrollierte klin. Studien stellen Grundlage der evidenzbasierten Medizin* dar u. werden dem höchsten Evidenzgrad* zugeordnet; **2.** i.w.S. (unspezifische) Scheinintervention in der instrumentellen Therapie, z.B. Scheinoperation, Scheinakupunktur; **3.** sog. Psychotherapie-Placebo; in der Psychotherapieforschung in Studien mit sog. Psychotherapie-Placebo-Kontrollgruppen sehr unterschiedlich realisierte sog. Scheinpsychotherapie (z.B. als Diskussionsgruppe, Lektüre von Therapiebüchern für Laien); z.T. werden auch andere Kontrollstrategien für Placebo-Effekte der Behandlung (z.B. Wartelistenkontrollgruppe) eingesetzt; die Übertragung des pharmakologischen (und z.T. instrumentellen) Placebo-Begriffs auf die klinisch-psychologische (Schein-)Intervention ist nicht (exakt) möglich: **a)** Rahmenbedingungen (Placebo u. Verumsubstanz äußerlich u. in der Applikation identisch, kein Glaubwürdigkeitsunterschied) sind für Psychotherapie kaum realisierbar. **b)** Placebo u. Verumsubstanz unterscheiden sich bezüglich der pharmakologischen, nicht der psychologischen Mechanismen; Psychotherapie-Placebo u. Psychotherapie ermöglichen keine vergleichbare Differenzierung, da beide im Erleben u. Verhalten ansetzen. **c)** In der Pharmakotherapie sind die applizierte Substanz (Technik) u. die damit verbundene psychologische Prozedur (repräsentiert durch Arzt od. Ärztin) trennbar, nicht dagegen in der Psychotherapie (Technik wird durch das Therapeutenverhalten realisiert). Eine unwirksame Technik mit einer wirksamen Therapeutenhaltung (dem pharmakologischen Placebo entsprechend) zu koppeln, ist nicht möglich. **Hinweis:** **a)** Placebo-Einsatz ist zur Evidenzsicherung von Therapien unerlässlich, wird aber trotzdem als ethisch problematisch bewertet, insbes. wenn bereits eine wirksame Therapie zur Verfügung steht u. diese dem Patienten vorenthalten wird. **b)** Es gibt Hinweise, wonach Placebo-Einsatz, z.B. in der Schmerztherapie, der Intervention mit einem Verum vergleichbare neurobiologische Veränderungen in den für die Schmerzwahrnehmung relevanten Strukturen auslösen kann. **c)** Der Begriff Placebo wird z.T. mit dem Begriff der allgemeinen, gemeinsamen, nicht spezifischen Faktoren von Psychotherapie gleichgesetzt, die vielfach in der Psychotherapieforschung für nicht vorhandene differentielle Effekte zwischen verschiedenen Interventionsformen verantwortlich gemacht werden; diese Gleichsetzung ist problematisch, da diese Faktoren durchaus echte Wirkfaktoren* darstellen, die für eine Therapie wesentlich sind.

Placebo-Ef|fekt (Placebo*; Effektivität*) *m*: (engl.) *placebo effect, placebo response*; physiologische u./od. psychologische Veränderung des Organismus od. einer Person nach Einnahme eines Placebos* (z. B. im Rahmen einer Arzneimittelprüfung) bzw. nach einer (unspezif.) Scheinintervention; **Mechanismen: 1.** fehlerhafte Bestimmung der Symptome u. ihrer Änderung durch den Arzt od. Patienten (Regression zum Mittelwert), insbes. bei Symptomen mit niedriger Intensität, starken spontanen Schwankungen u. Spontanremission; **2.** konditionierte Wirkung med. Heilungsrituale, die in der Kindheit u./od. der Krankengeschichte des Patienten gelernt worden ist; **3.** Suggestion der Ärzte u./od. Erwartungen der Patienten an eine Besserung der Symptome i. R. der Behandlung. Der Placebo-Effekt in Arzneimittelprüfungen bei psychischen Störungen u. psychosomat. Erkrankungen ist z. T. beachtlich u. unterscheidet sich deutlich nach Art der Störung (z. B. Panikstörung: ca. 45 %, Depression: ca. 30 %, Zwangsstörung: ca. 10 %, Psychose: ca. 1 %); Vergleiche aktiver Behandlungen gegenüber Bona*-Fide-Therapie zeigen i. d. R. geringere Effektstärken als gegenüber Placebo. **Hinweis:** In jeder med. Behandlung sind alle Elemente wirksam, so dass sich der (Gesamt-)Behandlungseffekt oft nicht vom Placebo-Effekt trennen lässt. I. R. der Psychotherapie sind unspezif. Effekte (z. B. durch Zuwendung, Aufmerksamkeit) teilweise nur schwierig von spezif. Effekten der Intervention zu trennen, da sie Teil der Therapeut-Patient-Beziehung (s. Beziehung, therapeutische) sind, u. werden daher auch nicht als Placebo-Effekte bezeichnet. Vgl. Nocebo-Effekt.

Placebo-Ef|fekt, negativer (Placebo*; Effektivität*) *m*: (engl.) *negative placebo effect*; s. Nocebo-Effekt.

Plan: (engl.) *plane*; von G. A. Miller, E. U. Galanter u. K. H. Pribram i. R. der TOTE*-Einheit eingeführtes kognitives Konzept zur Erklärung der Organisation von zielgerichtetem Verhalten; wird (analog zu Computerprogrammen) als hierarchisch aufgebaute Sequenz von Operationsanweisungen aufgefasst. Vgl. Theorie des geplanten Verhaltens; Handlungsplanung.

Plan|ana|lyse (Analyse*) *f*: (engl.) *plan analysis*; Teil der funktionalen Problemanalyse* mit dem Ziel, problematische Verhaltensmuster* in ihrer instrumentellen Funktion für wichtige übergeordnete Ziele der Person umfassend zu verstehen u. ggf. graphisch darzustellen; grundlegende Bedürfnisse*, Ziele u. daraus abgeleitete weitere u. engere Pläne, sog. Oberpläne u. Unterpläne u. das resultierende typische u. ggf. problematische Verhaltensmuster werden dargestellt (s. Abb.). Die Pläne einer Person werden durch die Normen, die in

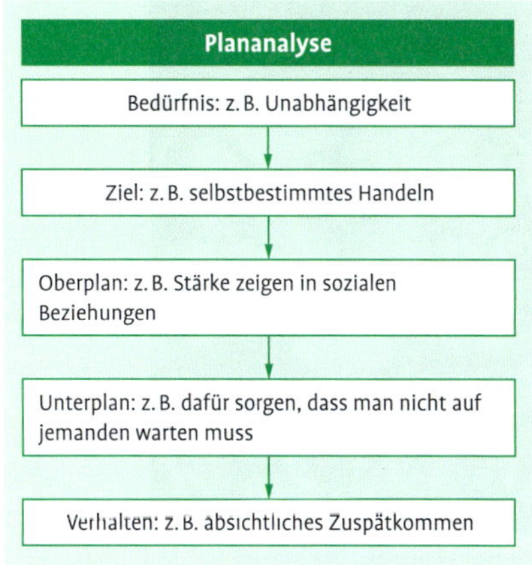

Plananalyse

subjektiv relevanten Gruppen herrschen u. durch Rollen der Person in diesen Gruppen (z. B. Familie, Peergroup) mitbestimmt. Kriterien zur Beurteilung von Regeln u. Plänen sind u. a. Bewusstheit u. Transparenz, Rationalität, Widerspruchsfreiheit, Sinnhaftigkeit der Ableitung, Effizienz u. Verhaltenskompetenz. Zum Erschließen von Regeln u. Plänen werden Fragen verwendet (z. B. „Was ist der gemeinsame Nenner des konkreten Verhaltens in (problematischen) Situationen? Welche Gefühle u. Vorstellungen löst der Betrofene bei mir u. Anderen aus? Was möchte der Betroffene bei mir od. Anderen erreichen od. vermeiden?“). Die erschlossenen Pläne werden anhand konkreter Situationsschilderungen überprüft. Plananalyse kann als therapeutisches Verfahren u. a. zur Selbstveränderung genutzt werden. Vgl. Verhaltensanalyse.

Planum temporale (lat. planus flach) *n*: (engl.) *temporale plane*; im Temporallappen* u. innerhalb des Sulcus lateralis cerebri gelegenes dreieckiges kortikales Areal (s. Abb.); unmittelbar benachbart der Heschl-Querwindung; bedeutsame Rechts-Links-Asymmetrie (s. Hemisphärenlateralisierung, funktionelle; Ausbildung bereits vor Spracherwerb), v. a. bei Männern in dominanter Hemisphäre größer als in nichtdominanter Hemisphäre; Funktion: Planum temporale in sprachdominanter Hemisphäre (meist links) ist Voraussetzung für Sprachverständnis (sensorische Sprachregion, Wernicke*-Areal), v. a. bei Frauen Vermittlung des Sprachverständnisses auch über nichtdominante Hemisphäre; **klin. Bedeutung: 1.** sensorische Aphasie* bei Läsion der Arteria temporalis posterior (z. B. durch Schlaganfall); **2.** Schizophrenie: Volumenreduktion u. reduzierte Seitenasymmetrie (ggf. Urs. der kognitiven Störungen u. Denkstörungen); **3.** Lese-Rechtschreib-Störung: aufgehobene Seitenasymmetrie.

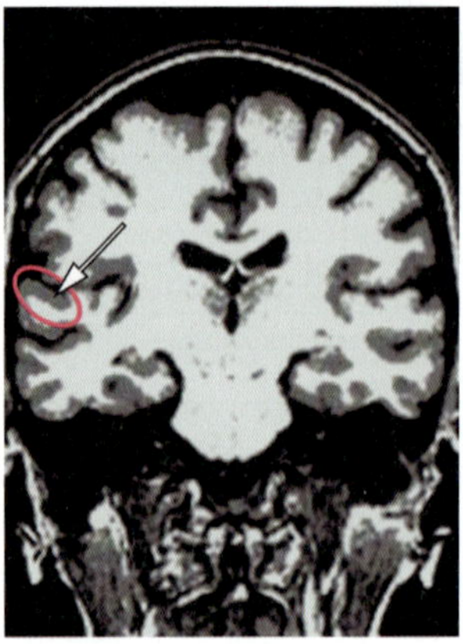

Planum temporale: bearbeitetes MRT-Bild [17]

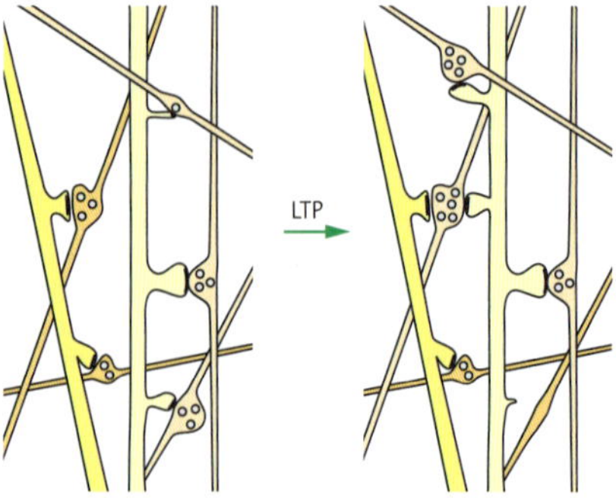

Plastizität, neuronale: Vermittelung synaptischer Plastizität durch dendritische Spines u. LTP

Plaques (franz. plaque Fleck, Platte): **1.** (engl.) *plaques*; s. Entmarkungsherde; **2.** s. Amyloidplaques.

Plaques, senile (franz. plaque Fleck, Platte) *fpl*: (engl.) *senile plaques*; s. Amyloidplaques.

-plasie: auch -plasia; Wortteil mit der Bedeutung das Bilden, Formen; von gr. πλάσις.

Plasma|pherese (gr. πλάσμα Gebilde; φέρεσθαι sich fortbewegen, hingetragen werden) *f*: (engl.) *plasmapheresis*; nach Blutentnahme erfolgende apparative Trennung von korpuskulären Elementen u. Plasmabestandteilen vom Plasma durch Plasmaseparation, Substitution des entfernten Plasmas durch Humanalbumin od. einen anderen Plasmaersatzstoff u. Reinfusion des Blutes; **Anw.: 1. präparative** Plasmapherese zur Gewinnung von Spenderplasma (als Plasmakonserve, zur Isolierung versch. Plasmafraktionen) u. best. Blutzellen (Zytapherese); **2. therapeutische** Plasmapherese z. B. als Apherese mit Entfernung spez. Plasmabestandteile (z. B. LDL-Apherese bei familiärer Hypercholesterolämie, Lipidapherese, Immunapherese zur Entfernung von Autoantikörpern bei therapieresistenter rheumatoider Arthritis, Zytapherese zur Abtrennung von Erythro- od. Leukozyten), auch bei Myasthenia* gravis pseudoparalytika u. Multipler* Sklerose (individueller Heilversuch).

Plast-: auch -plast; Wortteil mit der Bedeutung gebildet, geformt; von gr. πλαστός.

Plastizität (Plast-*) *f*: (engl.) *plasticity*; s. Metaplastizität; Neocortex-Plastizität, frühkindliche; Plastizität, neuronale; Verhaltensplastizität.

Plastizität, neuronale (Plast-*) *f*: (engl.) *neuronal plasticity*; Neuroplastizität; Bez. (D. Hebb) für die dynamische Fähigkeit des Gehirns*, auf Herausforderungen der Umwelt mit einer Veränderung der Zellarchitektur, -struktur u. -funktion zu reagieren; **1. kortikale** Plastizität: Fähigkeit zur kortikalen Reorganisation nach Läsion einschließlich dem Vermögen zur Verbesserung der Hirnfunktionen u. Kompensation von Defiziten aufgrund einer Aktivierung u. funktionellen Erweiterung der (übrigen) Hirnareale; gezielt förderbar durch Trainingsmaßnahmen; vgl. Therapie, neuropsychologische; **2. synaptische** Plastizität: dynamische Vernetzung neuronaler Zellen, die sich aus der Modulierbarkeit von Prozessen im prä- u. postsynaptischen Teil der Synapse* ergibt; abhängig von der vorangegangenen Aktivität der Synapse (s. Hebb-Zellverband); dabei werden interzelluläre Kontakte aufgebaut, verfestigt od. gelöst (s. Hebb-Lernregel). Neue Vernetzungen der Nervenzellen u. Synapsen basieren auf dem Mechanismus der Langzeitpotenzierung (s. LTP). Lernvorgänge führen zu einer Veränderung der zellulären u. molekularen Struktur der Nervenzellen, Dendriten u. Synapsen (s. Abb.). Synaptogenese* u. synaptische Plastizität sind erfahrungsgesteuert u. können kurz- u. langfristig z. B. über Aktionspotentiale u. Änderungen des Calcium-Einstroms in die Nervenzelle beeinflusst werden, dies führt zu ständigen synaptischen Umbauprozessen in Struktur u. Funktion (s. Spines). **Bedeutung:** Die synaptische Plastizität wird als biologisches Substrat für die versch. Prozesse des Lernens* u. des Gedächtnisses* angesehen u. ist Grundlage der Informationsverarbeitung im Gehirn. Die erfahrungsgesteuerte Veränderung des neuronalen Netzwerks* findet über die gesamte Lebensspanne statt. Vgl. Neurogenese.

Plateau|phase (franz. plateau Ebene, Fläche; Phase*) *f*: (engl.) *plateau phase*; s. Reaktionszyklus, sexueller.

Platz|angst: s. Agoraphobie.

Plausibilität (lat. plaudere klatschen) *f*: (engl.) *plausibility*; Schlüssigkeit; in sich bestehende Widerspruchsfreiheit; z. B. sollten Störungs*- u. Veränderungsmodelle, die den Patienten in der Vorbereitung auf die Therapie vermittelt werden, so konstruiert sein, dass die gegenwärtigen, vergangenen u. zukünftigen Erfahrungen mit dem Modell vereinbart werden können (plausibles Störungsmodell).

P

Plazebo (Placebo*) *n*: (engl.) *placebo*; Placebo*.
Plegie (gr. πληγή Schlag) *f*: (engl.) *plegia*; vollständige Lähmung*.
PLISSIT-Methode *f*: Kurzbez. für **P**ermission, **Li**mited **I**nformation, **S**pecific **S**uggestions, **I**ntensive **T**herapy Methode; therapeutische Methode v. a. aus der Sexualtherapie* mit gestuftem Vorgehen; es wird jeweils nur so viel Intervention angeboten, wie aktuell notwendig erscheint (am Anfang z. B. nur Rückversicherung über die Normalität von bestimmten Bedürfnissen u. Vorlieben im Bereich der Sexualität*; falls dies nicht ausreicht: weiterführende Informationen; falls auch dies nicht ausreicht: spezifische Behandlungsvorschläge).
PLMD: Abk. für (engl.) *Periodic* **L**imb **M**ovement **D**isorder*.
PME: Abk. für **p**rogressive **M**uskel**e**ntspannung; s. Muskelrelaxation, progressive.
PML: Abk. für **p**rogressive **m**ultifokale **L**eukenzephalopathie*.
PMR: Abk. für **p**rogressive **M**uskel**r**elaxation*.
PMS: Abk. für **p**rä**m**enstruelles **S**yndrom*.
PNF: Abk. für **p**ropriozeptive **n**euromuskuläre **F**azilitation; von Kabat u. Knott in den 40er Jahren des 20. Jahrhunderts entwickelte physiotherap. Behandlung mit Bahnung zentralnervöser Aktivitäten unter Nutzung der afferenten Zuströme aus den Muskeln (Propriozeptivität, s. Propriozeption) u. der efferenten Impulse aus den Motoneuronen in die motorische Endstrecke (neuromuskuläre Fazilitation); **Anw.**: bei versch. neurologischen Erkrankungen (z. B. Lähmungen* durch Schlaganfall*, imperative Schlafattacke*).
PNFA: Abk. für **p**rogrediente **n**icht**f**lüssige **A**phasie*.
Polio|en|cephalo|pathia haemor|rhagica superior (gr. πολιός grau; Enkephal-*; -pathie*) *f*: (engl.) *polioencephalopathia haemorrhagica superior*; s. Wernicke-Enzephalopathie.
Poltern: (engl.) *cluttering, battarism*; veraltet Battarismus; kombinierte Sprach*- u. Sprechstörung* mit gehäuftem Auftreten phonet. Auffälligkeiten u. hoher u./od. irregulärer Artikulationsrate, die häufig zur Unverständlichkeit von Äußerungen führen; **Ätiol.**: ungeklärt, vermutl. genet. Disposition; bei Syndrom des fragilen X-Chromosoms häufig; **Klin.**: schnelles, überstürztes Sprechtempo, Auslassungen u. Verschmelzungen von Lauten u. Silbenfolgen, Lautersetzungen u. -veränderungen, häufig kombiniert mit Unflüssigkeiten in Form von Silben-, Wort-, Laut- od. Satzteilwiederholungen, Dyskoordination der Artikulationsmotorik mit Ausatmungs- u. Phonationsbewegungen; beim Patienten besteht i. d. R. kein Störungsbewusstsein od. Leidensdruck; Kombination mit Stottern* od. Lese*-Rechtschreib-Störung mögl.; Manifestation im 3.–4. Lebensjahr, Schwankungen im Verlauf mögl., keine symptomfreien Phasen; **Diagn.:** Spontansprachanalyse, Prüfung der oralen Diadochokinese, Selbstwahrnehmung, auditiven Merkfähigkeit, Variation von Sprechtempo u. Artikulationsgenauigkeit, sprachl. Strukturierung anhand von Nacherzählen, ggf. Schriftsprache u. Lesen; **Ther.:** frühzeitige logopädische Ther., Elternberatung zur Vermittlung von Sprechkontrolltechniken; **Progn.:** keine Spontanremissionen; als Therapieerfolg gilt die Verbesserung der Verständlichkeit u. Kommunikationsfähigkeit, Heilung ist selten. **DD:** Stottern* (bei Poltern tritt im Gegensatz zum Stottern bei Konzentration eine Verbesserung des Sprechablaufs ein), verbale Entwicklungsdyspraxie, Dysarthrie*, Tachyphasie*.
Poly-: Wortteil mit der Bedeutung viel, zahlreich; von πολύς.
Poly|arteriitis nodosa (Poly-*; gr. ἀρτηρία Schlagader; -itis*) *f*: (engl.) *polyarteritis nodosa*; Panarteriitis* nodosa.
Poly|arthritis, chronische (Poly-*; Arthr-*; itis*) *f*: (engl.) *chronic polyarthritis*; rheumatoide Arthritis*.
Poly|dipsie (Poly-*; gr. δίψα Durst) *f*: (engl.) *polydipsia*; gesteigertes Durstempfinden u. vermehrte Flüssigkeitsaufnahme; **Vork.: 1.** psychogen, ohne vorausgehenden Anstieg der Plasmaosmolarität; **2.** reaktiv, als Folge erhöhter Plasmaosmolarität v. a. bei Diabetes* mellitus, Diabetes* insipidus, hyperosmolarem Koma, Hyperkalzämiesyndrom, Burnett-Syndrom, Anorexie, übermäßigem Alkoholkonsum.
Poly|genie (Poly-*; Gen*) *f*: (engl.) *polygenia*; Abhängigkeit eines Erbmerkmals von mehreren Genen*; genetischer Einfluss beruht auf Mutationen in vielen Genen, wobei keine hinreichend od. notwendig ist; meist zusätzlich deutlicher Einfluss von Umweltfaktoren; effiziente Suchstrategien nach beitragenden Genen: GWAS*; Beispiel: polygenes Merkmal: Körpergröße; polygene Erkrankung: u. a. alle häufigen psychischen Störungen (v. a. Schizophrenie, affektive Störung, spät beginnende Alzheimer-Krankheit). Vgl. Monogenie.
Poly|graph (Poly-*; -graphie*) *m*: (engl.) *polygraph*; s. Lügendetektor.
Poly|morphismus (Poly-*; gr. μορφή Gestalt, Form) *m*: (engl.) *polymorphism*; Vielgestaltigkeit, DNA-Sequenzvariation; (genet.) Auftreten mehrerer Varianten in der DNA-Sequenz innerhalb einer Population; Auftretenshäufigkeit des Allels* eines Gens mit einer Häufigkeit von 1 % in der Population; **Formen: 1.** Einzelnukleotidpolymorphismus (engl. single nucleotide polymorphism, Abk. SNP): häufigste Sequenzvariationen; Austausch eines Nukleotids (Einzelbaustein der DNA; Nukleotidpaar in einer Position der DNA bildet Basenpaar in der DNA-Sequenz); ca. 1 SNP auf 200–1000 Basenpaare, insges. ca. 2–3 Mio. SNP im menschlichen Genom; **2.** Insertions- u. Deletionspolymorphismus (auch INDELs): meist <50 Nukleotide; Bruchstücke des Chromosoms gehen bei einer Deletion verloren, können aber an anderer Stelle wieder eingebaut werden (Insertion). **3.** Strukturvarianten (Kopienzahlvarianten): CNV*; **klin. Bedeutung: 1.** Polymorphismen können in codierenden

P

Bereichen, d. h. in Bereichen liegen, die in Proteine übersetzt werden; diese können in verschiedenen Aminosäuresequenzen des Proteins resultieren. Polymorphismen in nicht codierenden Bereichen können die Stärke der Genexpression benachbarter Gene beeinflussen u. damit zu Unterschieden in der vorhandenen Proteinmenge beitragen. **2.** Die Polymorphismen der gesamten DNA-Sequenz beinhalten die gesamte Information für genetisch verursachte monogene Krankheiten u. für die genetisch begründeten Einflüsse auf genetisch beeinflusste Krankheiten u. Merkmale (s. Monogenie; Polygenie).

Poly|my|algia rheumatica (Poly-*; My-*; -algie*) *f*: (engl.) *polymyalgia arteritica*, ätiologisch unklare, entzündliche Multiorganerkrankung mit enger Beziehung zur Arteriitis* temporalis; Manifestationsalter meist >65 Jahre; **Sympt.:** besonders nächtliche u. morgendliche symmetrische Schulterschmerzen, proximal betonte Myalgien* (Beckengürtel, Extremitäten), Morgensteifigkeit bis zur Gehunfähigkeit, Müdigkeit* u. Depressivität (s. Depression), chronisches Schmerzsyndrom; **DD:** Polymyositis, paraneoplastisches Syndrom.

Poly|neuritis (Poly-*; Neur-*; -itis*) *f*: (engl.) *polyneuritis*; Polyneuropathie* inf. entzündlich-degenerativer Veränderungen peripherer Nerven od. Hirnnerven.

Poly|neuro|pathie (Poly-*; Neur-*; -pathie*) *f*: (engl.) *polyneuropathy*; Erkrankung peripherer Nerven aus nichttraumatischer Ursache; **Sympt.:** distal betonte, strumpfförmige sensible Reiz- bzw. Ausfallerscheinungen, z. B. als Parästhesien* od. (ziehende) Schmerzen bzw. Hypästhesie* u. Pallhypästhesie (herabgesetzte Vibrationsempfindung); Beginn meist an der unteren Extremität (Abschwächung des Triceps-surae-Reflexes), im weiteren Verlauf periphere Lähmung*, Areflexie*, Muskelatrophie* u. Störungen des vegetativen Nervensystems (Herz-Kreislauf-System, Harnblase, Mastdarm, Sexualfunktion, Haut). Typisch ist ein symmetrisches Verteilungsmuster der Sympt.; asymmetrischer Befall (Mononeuropathia multiplex, Schwerpunktpolyneuropathie) v. a. bei Diabetes* mellitus u. Vaskulitis*; **Einteilung:** (ätiologisch) **1.** genetisch bedingte Polyneuropathie: hereditäre sensible Neuropathie bzw. hereditäre motorisch-sensible Neuropathie, Refsum-Syndrom, bei primärer Amyloidose, Porphyrie* u. a.; **2.** bei Stoffwechselstörungen, z. B. Diabetes mellitus, Urämie; **3.** bei Malabsorption u. Malnutrition (Beriberi, Pellagra*, Zöliakie u. a.); **4.** bei Infektionskrankheiten (Lepra, Borreliose*, HIV*-Erkrankung); **5.** bei endokrinen Erkrankungen, z. B. Hypothyreose*, Akromegalie*; **6.** exogen-toxisch bedingte Polyneuropathie (u. a. bei Bleivergiftung, Thalliumvergiftung, durch Alkohol u. Arzneimittel, z. B. Isoniazid, Vinblastin, Nitrofurantoin); **7.** als Polyneuritis bei Kollagenosen* u. immunologischen Erkrankungen, z. B. Sarkoidose*, Panarteriitis* nodosa u. a. Vaskulitiden, rheumatoide Arthritis*; **8.** bei paraneoplast. Syndrom; **9.** inf. Ischämie; **10.** bei Paraproteinämie; **11.** idiopath. Polyradikuloneuritis (Guillain*-Barré-Syndrom). Häufigste Formen sind die diabet. u. die alkohol. Polyneuropathie. **Diagn.:** EMG* (Denervierungsaktivität inf. Axonschädigung), ENG* (Verlangsamung der Nervenleitungsgeschwindigkeit, verminderte Amplitude), Biopsie peripherer Nerven (Suralisbiopsie); **Ther.:** Behandlung der Grunderkrankung bzw. Ausschaltung von Noxen, Physiotherapie.

Poly|phagie (Poly-*; Phag-*) *f*: (engl.) *polyphagia*; Hyperphagie*.

Poly|pharmazie (Poly-*; gr. φαρμακεία Gebrauch u. Herstellung von Arzneimitteln) *f*: (engl.) *polypharmacy*; Bez. für den Einsatz mehrerer Arzneimittel bei einem Patienten; ist unter spezifischen Umständen indiziert trotz erhöhtem Risiko für UAW (cave: kritisch insbes. bei älteren Patienten); **Ind.:** **1.** Vorliegen verschiedener Diagnosen, z. B. bei Kombination körperlicher u. psychischer Störung; **2.** Vorliegen mehrerer Syndrome bei einer Diagnose, z. B. syndromorientierte Pharmakotherapie (Kombinationstherapie* mit Neuroleptikum u. Antidepressivum) bei schizoaffektiver Störung, die aus psychotischem u. affektivem Syndrom zusammengesetzt ist; **3.** Vorliegen nur einer Diagnose bzw. eines Syndroms: **a)** Augmentation* bei unzureichendem Ansprechen auf Monotherapie; **b)** Linderung von UAW: z. B. Anticholinergika bei Dystonien bei Therapie mit Neuroleptika, Aripiprazol bei Gewichtszunahme unter Olanzapin od. Clozapin; **Hinweis:** Randomisierte Vergleichsstudien zwischen zwei u. nur einem Arzneimittel derselben Wirkstoffklasse (z. B. Antidepressiva) zeigen keine Vorteile für Polypharmazie, nur den Nachteil gehäufter UAW. Empirisch gesichert ist jedoch, dass bei Vorbehandlung mit mehreren Arzneimitteln aus derselben Wirkstoffklasse (z. B. Neuroleptika) nur bei einem Teil der Patienten eine Umsetzung auf Monotherapie möglich ist.

Poly|phenole (Poly-*) *n pl*: (engl.) *polyphenols*; Bez. für eine Gruppe von Inhaltsstoffe von Früchten (v. a. Granatapfel, Mango), Gemüse, Wein, Tee u. Kakao; wirken als Antioxidans*; Vertreter: Resveratrol*, Catechine, z. B. Epigallocatechingallat*.

Poly|phobie (Poly-*; Phobie*) *f*: **1.** (engl.) *polyphobia*; Bez. für das gemeinsame Auftreten mehrerer (ggf. vieler) Phobien*; Gegensatz: Monophobie*; **2.** z. T. auch Bez. für bestimmte Formen der Agoraphobie*, bei denen i. d. R. aus Angst vor Panikanfällen (u. deren befürchteten Konsequenzen) eine Vielzahl von Situationen vermieden werden (auch multiple Situationsphobie).

Poly|sklerose (Poly-*; Skler-*; -osis*) *f*: (engl.) *polysclerosis*; Multiple* Sklerose.

Poly|somno|graphie (Poly-*; lat. somnus Schlaf; -graphie*) *f*: (engl.) *polysomnography*; simultane Aufzeichnung verschiedener elektrophysiologischer Parameter während des Schlafs* zur Registrierung von Schlafstadien* u. Augenbewegungen sowie zur Erfassung abnormer Bewegungsmuster; **Prinzip: 1.** simultane Ableitung von EEG*, EMG*, EOG*, EKG*; als Basissignale zur Schlafstadienauswertung werden das EEG von den Positionen C3/C4 mit dem Mastoid als Referenz, das submentale EMG u. das horizontale EOG erfasst; **2.** Aufzeichnung des Atemflusses an Mund u. Nase bzw. der Thoraxbewegungen sowie ggf. Messung der Sauerstoff-Sättigung bzw. Sauerstoff-Konzentration in der ausgeatmeten Luft; **3.** ggf. Erfassung zusätzlicher Parameter, z. B. hormonale Variablen (z. B. Cortisol) od. Körpertemperatur, od. Durchführung einer Penisplethysmographie*; **4.** zusätzliche audiovisuelle Aufzeichnung des Probandenverhaltens durch Videoregistrierung. Die Schlafstadienauswertung basiert auf den Regeln von Rechtschaffen u. Kales. Aus der visuellen Auswertung wird eine graphische Darstellung, das Hypnogramm (sog. Schlafprofil), erstellt. **Anw.:** bei Schlafstörung*, zentralem u. obstruktivem Schlafapnoesyndrom*, i. R. der Schlafforschung*; **Aussage:** gibt u. a. Aufschluss über Schlafkontinuität (Gesamtrelation zwischen Schlaf u. Wachheit), Schlaflatenz (bis zum Einschlafen benötigte Zeitdauer; s. MSLT), Schlafeffizienz*, Schlafarchitektur* sowie die Atmungssituation während des Schlafs.

Poly|toxiko|manie (Poly-*; Tox-*; -manie*) *f*: **1.** (engl.) *mental and behavioral disorder due to multiple drug use*; Form der Substanzstörungen* (ICD-10); Bez. für Störungen durch multiplen Substanzgebrauch; **2.** (engl.) *polysubstance disorder*; Bez. (DSM-IV) für Störungen durch multiplen Substanzgebrauch.

Poly|urie (Poly-*; Ur-*) *f*: (engl.) *polyuria*; pathol. erhöhtes Harnvolumen (>2 ml/min, >2800 ml/24 h); **Vork.:** z. B. bei habitueller Polydipsie*, Diabetes* insipidus, Diabetes* mellitus, nach Beseitigung einer Harnleiterobstruktion, z. B. bei Prostatahyperplasie.

Pondero|stat (lat. ponderosus gewichtig) *n*: (engl.) *ponderostat*; im Hypothalamus* postulierte Regulationsstelle für das Körpergewicht*, die das Sättigungsgefühl reguliert; wirkt bei übergewichtigen Personen verzögert od. vermindert. Vgl. Sättigungszentrum; Setpoint-Theorie.

Pons (lat. pons Brücke, Gehirnbrücke) *m*: (engl.) *pons*; syn. Brückenhirn; Brücke; zum Hirnstamm* (Abb. dort) gehörender Teil des Gehirns (Teil des Metencephalons*) oberhalb der Medulla* oblongata; **Anatomie:** ventraler Teil (Pars basilaris): aufgebaut aus kreuzenden Fasern (Fibrae pontis transversae), den Brückenkernen (Nuclei pontis: Umschaltstationen), der Großhirn-Brücken-Kleinhirn-Bahn, dem Brückenabschnitt der Pyramidenbahn*; dorsaler Teil (Tegmentum pontis, Brückenhaube): vorderer Abschnitt der Rautengrube, enthält neben Hirnnervenkernen versch. Bahnen: z. B. Schleifenbahnen, Fasciculus longitudinalis medialis u. Fasciculus longitudinalis dorsalis (Schütz-Bündel) u. den Brückenteil der Formatio reticularis.

Ponzo-Il|lusion (Mario P., italienischer Psychologe, 1882–1960; Illusion*) *f*: (engl.) *Ponzo illusion*; auch Ponzo-Täuschung; Bez. für visuelle Täuschung*, bei der von 2 in einen Winkel eingezeichneten gleichlangen Strecken die scheitelnahe Strecke länger erscheint (s. Abb.).

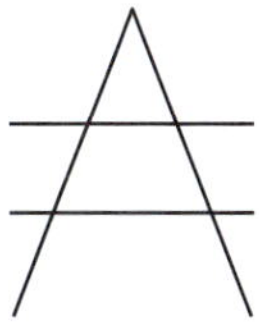

Ponzo-Illusion: Trotz identischer Länge erscheint dem Betrachter die obere Linie länger als die untere.

Ponzo-Täuschung (Mario P., italienischer Psychologe, 1882–1960): (engl.); s. Ponzo-Illusion.

Population (lat. populus Volk) *f*: **1.** (engl.) *population*; (statist.) Bez. für die Gesamtheit von Individuen, die sich hinsichtl. bestimmter Kriterien gleichen; **2.** Zielpopulation (syn. Grundgesamtheit): Gesamtheit der Individuen od. Objekte, über die in einer Studie Aussagen getroffen werden sollen; z. B. alle Einwohner Deutschlands im Alter von 18–75 Jahren; Zielpopulationen sind meist so groß, dass anstelle einer Vollerhebung eine Stichprobenerhebung (s. Stichprobe) durchgeführt wird. **3.** Studienpopulation: Gesamtheit aller für eine Studie gezogenen Stichproben*. Vgl. Bias; Inferenz, statistische.

Porio|manie (gr. πορεία Reise; -manie*) *f*: (engl.) *poriomania*; syn. Dromomanie, Wanderdrang, Wandertrieb; Bez. für impulsives, unvermittelt auftretendes Weglaufen od. Umherirren; häufig ist nicht klar abzugrenzen, ob es sich um einen Drang nach motorischer Bewegung od. allgemein nach Ortsveränderung handelt. **Vork.:** häufig bei fortgeschrittener Demenz* mit körperl. Mobilität, dissoziativer Fugue*, bei Kindern in Konfliktsituationen, bei Depression*, bei Schizophrenie*, im postiktalen Dämmerzustand*, bei Epilepsie* od. als Zwangshandlung*. Vgl. Akathisie; Ganser-Syndrom.

Porphyrie (gr. πορφύρα Purpur) *f*: (engl.) *porphyria*; angeborene od. erworbene Störung der Biosynthese von Häm mit Überproduktion, Akkumulation od. vermehrter Exkretion von Porphyrinen od. deren Vorstufen; **Formen:** s. Tab.; i. R. einer (v. a. akuten intermittierenden) Porphyrie können neurol. Sympt., Bewusstseinsstörungen, vielfältige psychot. Symptome u. epileptische Anfälle auftreten (sog. Porphyrie-Psychose).

POS: Abk. für **p**sycho**o**rganisches **S**yndrom*.

Positions|ef|fekt (lat. positio Stellung, Lage; Effektivität*) *m*: (engl.) *(serial) position effect*; (lernpsychol.) Auswirkung der zeitlichen od. räumli-

Porphyrie Angeborene Formen		
Typ	Klinik	Manifestationsalter
erythropoetische Porphyrie	schwere Lichtdermatose, Rotverfärbung der Zähne (Erythrodontie), hämolytische Anämie, Splenomegalie, Hypertrichose	frühe Kindheit
erythropoetische Protoporphyrie	leichte Lichtdermatose, selten hämolytische Anämie	Kindheit
hepatische Porphyrie		
akute intermittierende Porphyrie	akute Abdominalkoliken, neurologische und psychiatrische Symptome, Hypertonie	meist nach Pubertät
hereditäre Koproporphyrie	Lichtdermatose, neurologische und psychiatrische Symptome	Kindheit und später
Porphyria variegata (gemischte Porphyrie)	leichte Lichtdermatose, evtl. Abdominalkoliken, neurologische und psychiatrische Symptome	frühes Erwachsenenalter
Porphyria cutanea tarda (chronische hepatische Porphyrie)	Lichtdermatose	höheres Erwachsenenalter

chen Anordnung von Lernmaterial auf die Behaltensleistung (vgl. Lernkurve); Lern-Items am Anfang (Primacy-Effekt, Primäreffekt) u. am Ende einer Lernliste (Recency-Effekt) werden besser behalten. Grund für den Primacy-Effekt ist vermutlich, dass Items am Anfang einer Lernliste mehr Aufmerksamkeit erfahren u. daher besser ins Langzeitgedächtnis* eingespeichert werden; Grund für den Recency-Effekt ist vermutlich, dass sich Items am Ende einer Lernliste mit größerer Wahrscheinlichkeit noch im Arbeitsgedächtnis* befinden. Vgl. Chunking; Lernen.

Positive and Negative Affect Schedule: s. PANAS.

Positive and Negative Syndrome Scale: Abk. PANSS; Fremdbeurteilungsverfahren (halbstrukturiertes Interview) zur Erfassung des Vorhandenseins u. des Schweregrads unterschiedlicher psychopathologischer Syndrome u. Merkmalsbereiche; umfasst insgesamt 30 Items: Positivsymptomatik* (7 Items: Wahnvorstellung, formale Denkstörung, Halluzinationen, Erregung, Größenwahn, Feindseligkeit u. Misstrauen/Verfolgungswahn), Negativsymptomatik* (7 Items: z. B. Affektverarmung, emotionale Isolation, mangelnde Spontaneität u. Gesprächsfähigkeit), allgemeine Psychopathologie (16 Items: z. B. Angst, Schuldgefühle, verlangsamte Motorik, Desorientierung, Störung der Willensbildung); erfasst wird die Befindlichkeit der letzten 7 Tage; Beantwortung auf 7-stufiger Skala; **Anw.:** bei Schizophrenie* u. a. psychotischen Störungen; **Testdauer:** 30–40 Minuten.

Positive Symptom Distress Index: s. SCL-90-R.

Positive Symptom Total: s. SCL-90-R.

Positivity Bias (engl. positivity positive Einstellung; Bias*) *n*: s. Bias.

Positiv|sym|ptomatik (Symptom*) *f*: (engl.) *positive symptoms*; syn. Produktivsymptomatik; positive Symptome, produktive Symptome, veraltet Plussymptomatik; Bez. für das Auftreten psychotischer, qualitativ neuartiger Denk-, Erlebens- u. Verhaltensweisen, z. B. Wahn*, Halluzinationen*, psychot. Ich*-Störung (z. B. Gedankenübertragung*) od. formale Denkstörungen* i. S. von zerfahrenem Denken; **Vork.:** primär i. R. von Psychosen*, auch drogen- od. arzneimittelinduziert, symptomatisch als Ausdruck einer körperl. Grunderkrankung.

Positronen|e|missions|tomo|graphie (lat. emittere, emissus aus-, entsenden; -tom*; -graphie*) *f*: (engl.) *positron emission tomography*; s. PET.

Post-: Wortteil mit der Bedeutung nach, hinter, später; von lat. post.

Post|dormitium (Post-*; lat. dormire schlafen) *n*: (engl.) *postdormitum*; Bez. für Zustand reduzierten Wachbewusstseins* in der Phase des Aufwachens; in dieser Phase können hypnopompe Halluzinationen* auftreten. Vgl. Schlaf.

Posterior|thrombose (lat. posterior der hintere; Thrombose*) *f*: (engl.) *posterior thrombosis*; syn. Arteria-cerebri-posterior-Thrombose; Thrombose* (bzw. embolischer Verschluss) der hinteren Hirnschlagader; **Sympt.:** Gesichtsfeldausfälle (s. Skotom, Hemianopsie), Sehstörungen*, Sensibilitätsstörungen*, Gedächtnisstörungen*.

post|natal (lat. natalis die Geburt betreffend): (engl.) *postnatal*; nach der Geburt.

Post-partum-Psychose (lat. post partum nach der Niederkunft, Geburt; Psychose*) *f*: (engl.) *puerperal psychosis*; postpartale Psychose*.

Post|syn|apse (Post-*; Synapse*) *f*: (engl.) *postsynapse*; postynaptisches Element; s. Synapse.

Post|test|wahrscheinlichkeit (Post-*): (engl.) *posttest probability*; s. Test, diagnostischer.

Post|traumatic Diagnostic Scale (engl. posttraumatic posttraumatisch; diagnostic diagnostisch; scale Skala): Abk. PDS; Posttraumatic Stress Diagnostic Scale; Selbstbeurteilungsverfahren zur Erfassung der posttraumatischen Belastungsstörung*, der direkten Reaktion auf das belastende Ereignis sowie Beeinträchtigungen im sozialen u. beruflichen Bereich nach DSM-IV; umfasst insgesamt 49 Items u. 4 Teile: Trauma-Checkliste; Beschreibung des traumatischen Erlebnisses; 17 DSM-Symptome der posttraumatischen Belastungsstörung (Symptomschwere, Symptomhäufigkeit, entspricht der modifizierten PTSD* Symptom Scale); gegenseitige Beeinflussung von Symptomen; Beurteilung auf 4-stufiger Skala; **Anw.:** Erwachsene von 18–65 Jahren; Screening-Verfahren u. Beurteilung der Symptomschwere; **Testdauer:** 10–15 Minuten.

Potenti|ale, akustisch e|vozierte *n pl*: (engl.) *acoustic evoked potentials*; s. Potentiale, evozierte.

Potenti|ale, ereignis|kor|relierte *n pl*: (engl.) *event-related potentials*; Abk. EP, EKP; charakteristische Wellenformen evozierter Potentiale* im EEG*, die mit Reizwahrnehmung, kognitiven Prozessen u. Verhaltensreaktionen korreliert sind; **Einteilung:** Benennung häufig nach Polarität u. Latenz; z. B. N100: negativ bei 100 ms, P300 (od. P3): positiv bei 300 ms (s. P300); Latenz u. Ausprägung variieren individuell u. in Abhängigkeit von den verwendeten Untersuchungsparadigma; Latenz kann Hinweise geben auf **1.** involvierte Gehirnbereiche: **a)** 0–10 ms: Hirnstamm; **b)** bis 100 ms: Thalamus; **c)** 100–1000 ms: Kortex; **2.** Art der Verarbeitungsprozesse: **a)** exogene (sensorische) EKP: von Reizeigenschaften abhängig, z. B. frühe akustisch evozierte Potentiale; geringe Latenz; **b)** endogene EKP: von psychol. Faktoren wie z. B. selektiver Aufmerksamkeit, Reizdiskrimination, Gedächtnis-Encodierung u. Erwartungshaltung abhängig; oft mittlere bis lange Latenz; **c)** reizbezogene (engl. stimulus-locked; z. B. P300) EKP; **d)** reaktionsbezogene (engl. response-locked; z. B. motorische EKP); motorische EKP gehen einer Muskelreaktion voraus u. sind am stärksten über kontralateral zur aktivierten Muskelgruppe liegendem motorischem Kortexareal. Häufig gemessene EKP sind z. B. Mismatch* Negativity, Bereitschaftspotential*.

Potenti|ale, e|vozierte *n pl*: (engl.) *evoked potentials*; Abk. EP; i. e. S. sensorisch ausgelöste frühe Potentiale, die v. a. in der Funktionsdiagnostik bei neurologischen Störungen verwendet werden; **Prinzip:** zur neurologischen Untersuchung der Leitfähigkeit u. damit der Funktionsfähigkeit von Nervenbahnen erfolgt die Reizung eines Sinnesorgans od. peripheren Nervs u. die Beobachtung (EEG*) des dadurch ausgelösten elektrischen Potentials in

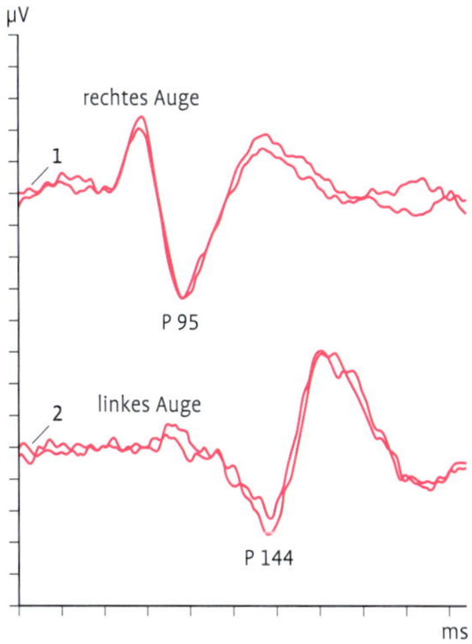

Potentiale, evozierte Abb. 1: visuell evozierte Potentiale; 1: normale Konfiguration u. Latenz des VEP nach Musterumkehrstimulation des rechten Auges; 2: ausgeprägte Latenzverzögerung des linken Auges bei Neuritis nervi optici (Eichung 25 ms/div; 2,5 V/div)

verarbeitenden Regionen des ZNS. Die evozierten Potentiale umfassen wesentlich kleinere Amplituden als das spontan ablaufende EEG-Signal u. sind daher nur durch Mittelwertbildung aus vielen (40–2000) stimulus- od. reaktionssynchronen EEG-Abschnitten berechenbar; graphisch als Amplitude über die Zeit dargestellt; berechnete Kennwerte sind Wellenform, Wellenhöhe (Amplitude) u. Laufzeit (Latenz); Ausprägung u. Darstellbarkeit sind abhängig vom Ableitort. **Einteilung: 1. visuell** evozierte Potentiale (Abk. VEP): Beurteilung der Sehnerven u. der Sehbahn v. a. in der Verlaufsdiagnostik der Optikusneuritis bei Multipler* Sklerose; s. Abb. 1; **2. akustisch** evozierte Potentiale (Abk. AEP): Einteilung: frühe AEP (Abk. FAEP, bis 10 ms; entstehen im Verlauf der Hörbahn, weisen bei deren Beeinträchtigung od. Schädigung (z. B. durch Vestibularisschwannom, Hirnstammläsion, Multiple Sklerose) eine erniedrigte Amplitude auf od. sind verzögert; bei primär supratentorieller, kraniokaudal fortschreitender Hirnschädigung (z. B. Einklemmung) kann es zu einem schrittweisen Ausfall der Wellen V bis III kommen (Überwachung komatöser Patienten); bei Hirntod treten nur noch die Wellen I u. II bzw. keine Wellen mehr auf. AEP-Wellen mit einer Latenz von mehr als 100–150 ms (Potentiale mittlerer Latenz, Abk. MAEP, 10–50 ms u. späte AEP, Abk. SAEP, 50–300 ms) reflektieren zunehmend die endogene, psychische Weiterverarbeitung der Reize, insbes. die P300* (s. Abb. 2); **3. somatosensibel** (somatosensorisch) evozierte Potentiale (ABK. SEP): objektiver Nachweis u. Lok. von Sensi-

P

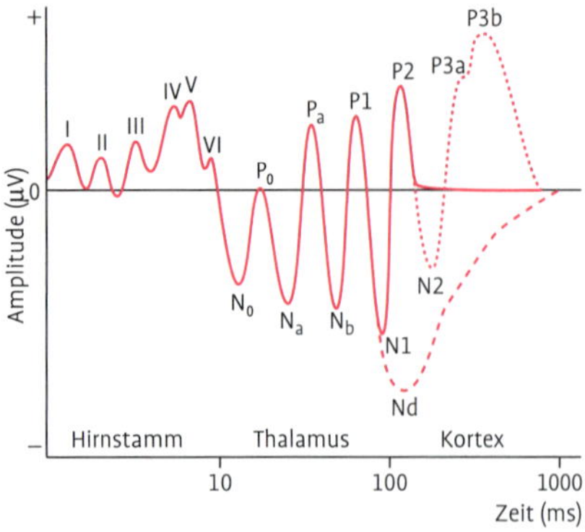

Potentiale, evozierte Abb. 2: akustisch evozierte Potentiale; I–VI: frühe akustisch evozierte Potentiale; logarithmische Skalierung der Zeitachse

bilitätsstörungen bei proximal lokalisierten peripheren Nervenschädigungen u. pathol. Prozessen in Hirnstamm, Thalamus u. Großhirn mit Einbeziehung sensibler Leitungsbahnen u. Kerngebiete, DD von Erkrankungen des Rückenmarks mit primär axonaler (z. B. inf. Rückenmarktumoren) od. demyelinisierender Schädigung (z. B. bei Multipler* Sklerose), Beurteilung der zerebralen Schädigung, z. B. nach schwerem Schädelhirntrauma*, Prüfung der Funktion der spinalen Hinterstränge nach Rückenmark- u. Wirbeloperationen; **4. motorisch** evozierte Potentiale (ABK. MEP): v. a. Bestimmung des Funktionszustands des cortikospinalen Trakts, d. h. der bei der Ausführung von Willkürbewegungen benutzten Bahn von der primär motorischen Hirnrinde bis zu den Motoneuronen im Spinalmark u. die peripher motorischen Nerven zum Muskel; z. B. Diagnostik von amyotrophischer Lateralsklerose*, Multipler Sklerose; **5. ereigniskorrelierte** Potentiale*. **Hinweis:** Begriff z. T. auch synonym verwendet zu ereigniskorrelierte Potentiale.

Potentiale, motorisch e|vozierte *n pl*: (engl.) *motoric evoked potentials*; s. Potentiale, evozierte.

Potentiale, somato|sensibel e|vozierte *n pl*: (engl.) *somatosensory evoked potentials*; Abk. SEP; s. Potentiale, evozierte.

Potentiale, visuell e|vozierte *n pl*: (engl.) *visual evoked potentials*; Abk. VEP; s. Potentiale, evozierte.

Potential, ex|zitatorisches post|synaptisches *n*: (engl.) *excitatory postsynaptic potential*; s. EPSP.

Potential, in|hibitorisches post|synaptisches *n*: (engl.) *inhibitory postsynaptic potential*; s. IPSP.

Potential, latentes *n*: (engl.) *latent potential*; s. Entwicklungskapazität.

Potenz, neuro|leptische (lat. potentia Fähigkeit) *f*: (engl.) *neuroleptic potency*; Maß für neuroleptische Wirkungsstärke, bezogen auf Chlorpromazin (Chlorpromazin-Index: 1; Abk. CPZi); Unterteilung in schwach, mittelstark, stark u. sehr stark; individuelles Ansprechen auf eine Dosis kann stark variieren; s. Neuroleptika.

Potenz|störung (lat. potentia Fähigkeit): (engl.) *potency disorder*; Sammelbez. für sexuelle Funktions-* u. Fertilitätsstörungen (Störungen der Zeugungsfähigkeit) des Mannes.

Power (engl. power Kraft, Stärke): Teststärke; Wahrscheinlichkeit, die Nullhypothese (s. Hypothese) eines statistischen Tests* richtigerweise (wenn die Alternativhypothese zutrifft) abzulehnen (J. Cohen 1962); hat den Wert $1-\beta$ (β: Wahrscheinlichkeit, einen Fehler* zweiter Art zu begehen); steigt mit der Stichprobengröße N u. steigender Effektstärke*, sinkt mit abnehmender Irrtumswahrscheinlichkeit u. mit steigender Variabilität der Stichprobe; weitere Einflüsse: Signifikanzniveau u. Freiheitsgrade; häufig wird in Anw. eine Power von 80 % gefordert, um 20 % Unterschiede erkennen zu können.

PP: **1.** Abk. für **p**rogressive **P**aralyse*; **2.** Abk. für **P**sychologischer **P**sychotherapeut*.

PPI: Abk. für **P**rä**p**uls*-**I**nhibition.

Prader-Willi-Syn|drom (Andrea P., Pädiater, Endokrinologe, Zürich, 1919–2001; Heinrich W., Pädiater, Zürich, 1900–1971) *n*: (engl.) *Prader-Willi syndrome*; Intelligenzstörung* mit leichten Dysmorphien, Hypotonie u. Neigung zu ungehemmtem Essverhalten (Adipositas*); **Häufigkeit:** 1 : 15 000; **Ätiol.:** ätiologisch heterogenes Fehlbildungssyndrom mit minimaler Deletion (Contiguous-gene-Syndrom) im proxialen Abschnitt des langen Arms eines väterlichen Chromosoms 15 (65 %) u. maternaler Disomie (30 %), in 1 % Imprinting-Mutationen; **Klin.:** im Säuglingsalter Gedeihstörung*, im weiteren Verlauf Neigung zur Adipositas*; meist auch Hypogenitalismus* u. Maldescensus testis; hypopigmentierte Haut; verzögerte motorische u. sprachliche Entwicklung; Intelligenz variabel (meist leichte od. mittelgradige Intelligenzminderung*), spezif. Verhaltensphänotyp mit impulsiven u. zwanghaften Verhaltensweisen; Skoliose u. Herz-Kreislauf-Probleme in Abhängigkeit von der Gewichtsentwicklung; **Diagn.:** molekulargenetischer Nachweis; **Ther.:** Frühförderung, frühe Regulation des Essverhaltens, Verhaltenstherapie; ggf. Wachstumshormonbehandlung zur Beeinflussung des Körperwachstums u. der Gewichtsentwicklung.

Prä-: auch Prae-, engl. pre-; Wortteil mit der Bedeutung davor liegend, einen Vorzug (vor Anderen) habend, vorzeitig; von lat. prae.

Prä|adipositas (Prä-*; Adipositas*) *f*: (engl.) *pre-obesity*; Körpergewicht mit einem Body*-mass-Index von 25–<30 kg/m^2; klin. Bedeutung als evtl. Gesundheitsrisiko ist unklar, z. T. gibt es auch Hinweise darauf, dass Menschen mit Präadipositas eine besonders lange Lebenserwartung haben. Vgl. Adipositas.

Prae|cox|gefühl (lat. praecox vorzeitig, zu früh): (engl.) *precox emotion*; Bez. für nicht näher begründbaren Eindruck des Untersuchers, dass bei einem Patienten mit zunächst unklarer Diagnose eine Schizophrenie* vorliegt.

Prä|delir (Prä-*; Delir*) *n*: **1.** (engl.) *predelirium*; Zustand nach vollständigem od. partiellem Entzug einer psychotropen Substanz* (am häufigsten Alkohol*), in dem vegetative Symptome dominieren u. innere Unruhe, Insomnie, Angst, Aufmerksamkeits- u. Konzentrationsstörungen u. Stimmungsveränderungen auftreten u. evtl. Suizidgefahr besteht; Dauer: einige Stunden bis einige Tage, gelegentlich Wochen; ohne Behandlung geht ein Prädelir üblicherweise in ein Delir* über (z. T. epileptische Anfälle als Prädiktor), leichtere Formen können auch spontan remittieren. **2.** Form der Substanzstörungen* (ICD-10); Anfangsphase eines Entzugssyndroms* mit Delir.

Prä|diktion (Prädiktor*) *f*: **1.** (engl.) *prediction*; Vorhersage; s. Prädiktor; **2.** v. a. im Bereich der Forschung verwendete Bez. für Früherkennung*; vgl. Ätiologieforschung; Längsschnittstudie.

Prä|diktor (lat. praedicare vorhersagen) *m*: (engl.) *predictor*; Zustand, Merkmal od. Ereignis, dessen Vorhandensein od. Ausprägung die Vorhersage erlaubt, dass ein best. Zustand od. ein bestimmtes Zielereignis eintreten wird; z. B. Vorhersage des Therapieerfolgs* durch Patientenmerkmale, die bereits bei Therapiebeginn vorliegen; Prädiktoren werden häufig mit Regressionsanalysen* ermittelt; wichtig ist die Kreuzvalidierung, d. h. die Bestätigung in einer weiteren, von der ersten Studie unabhängigen Studie.

Prä|dis|position (Prä-*; Disposition*) *f*: (engl.) *predisposition*; syn. Veranlagung; Zustand, der eine Krankheit* od. psychische Störung* begünstigt; **1. genetische** Prädisposition: Genvariante, die mit einer best. Veranlagung assoziiert ist; das Vorhandensein allein determiniert i. d. R. nicht die Ausprägung eines abweichenden Phänotyps. Erst das Zusammentreffen mit einzelnen od. versch. Varianten anderer Gene bzw. die Wechselwirkung der Allele mit best. Umweltfaktoren* bewirkt eine phänotyp. Manifestation (s. Anlage-Umwelt-Interaktion); **2. erworbene** Prädisposition: z. B. in Form von Schemata* über die Welt. Vgl. Vulnerabilität; Diathese.

Prä|dormitium (Prä-*; lat. dormire schlafen) *n*: (engl.) *predormitum*; Bez. für Zustand reduzierten Wachbewusstseins* in der Phase des Einschlafens; in dieser Phase können hypnopompe Halluzinationen* auftreten. Vgl. Schlaf.

Prä|frontal|kortex (Prä-*; lat. frons Stirn; Cortex*) *m*: (engl.) *prefrontal cortex*; präfrontaler Kortex; vor dem Sulcus precentralis gelegene Anteile des Frontalkortex* des Frontallappens*; umfasst dorsolateral u. a. Gyrus frontalis superior, medius u. inferior (das Broca*-Areal befindet sich in der Pars opercularis des Gyrus frontalis inferior), orbitofrontal Gyrus rectus u. Gyri orbitales (Orbitofrontalkortex*) sowie den medialen Gyrus cinguli. Im Präfrontalkortex sind auch rostral des Sulcus centralis der ventrale/dorsale prämotorische Kortex u. das supplementär-motorische Areal* lokalisiert. Die präfrontale Hirnrinde ergibt bei Reizungen keine motorischen Antworten, aber es gibt extensive intrakortikale Verbindungen zwischem dem Präfrontalkortex u. dem motorischen Kortex. Weiterhin steht der Präfrontalkortex in doppelläufiger Verbindung mit dem Nucleus medialis des Thalamus u. erhält Zuflüsse von allen anderen Rindengebieten (frontales Assoziationsfeld). **Klin. Bedeutung:** gilt als anatomisches Substrat verschiedener kognitiver Funktionen u. höherer psychischer Leistungen i. S. der Initiative u. Planung, des Sozialverhaltens, bestimmter Gedächtnisfunktionen u. der Emotionalität. Die rostralen u. ventrolateralen Anteile sind v. a. beim Erinnern episodischer Gedächtnisinhalte, der mediale Anteil v. a. an der Emotionsregulation* beteiligt; dorsolateraler präfrontaler Kortex: s. Präfrontalkortex, dorsolateraler. Darüber hinaus belegen Neuroimaging-Studien eine Beteiligung des orbitopräfrontalen Kortex am Belohnungssystem*. Unterfunktion des Präfrontalkortex führt zu Hypofrontalität*, bei Störungen im Bereich des Broca-Areals kommt es zu einer motorischen Aphasie*. Vgl. Frontalhirnsyndrom; Orbitalhirnsyndrom.

Prä|frontal|kortex, dorso|lateraler (Prä-*; lat. frons Stirn; Cortex*) *m*: (engl.) *dorsolateral prefrontal cortex (Abk. DLPFC)*; Teil des Präfrontalkortex*, der die Brodmann*-Areale 9 u. 46 umfasst; ist mit anderen Arealen des Präfrontalkortex (wie prämotorischer Kortex, supplementär-motorisches Areal*), Cerebellum* u. Basalganglien* verbunden, hat keine direkte Verbindung zum primären motorischen Kortex; **klin. Bedeutung:** zentrale integrative Funktion, von Bedeutung v. a. bei Prozessen des Arbeitsgedächtnisses* u. beim expliziten Lernen (bewusster Wissenserwerb), Exekutivfunktionen u. Kontrolle motorischer Funktionen.

Prägung: (engl.) *imprinting, conditioning*; Lernen* während lernsensibler Phasen, welches das Verhalten anhaltend (oft irreversibel) bestimmt; i. w. S. Auswirkungen psychosozialer Einflüsse durch Bezugspersonen* während der Entwicklung; z. B. spätere Ängstlichkeit infolge entmutigender, übervorsichtiger u. überprotektiver Erziehung, Entwicklung einer dissozialen Persönlichkeit durch negative Vorbilder in sog. Broken-home-Verhältnissen. Vgl. Ethologie.

Prä|kontemplation (Prä-*; lat. contemplatio Betrachtung, das Anschauen) *f*: (engl.) *precontemplation*; s. Veränderungsmodell, transtheoretisches.

Prä|kordial|angst (Prä-*; lat. cor Herz): (engl.) *precordial pressure*; (psychol.) Angstgefühl, das in der Herzgegend verspürt wird; vgl. Herz-Angstsyndrom; Herzneurose; Panikstörung.

Prä|morbide Anpassungs|skala (Prä-*; lat. morbidus krank; Skala*) *f*: s. Premorbid Adjustment Scale.

prä|natal (Prä-*; lat. natalis die Geburt betreffend): (engl.) *prenatal*; vor der Geburt.

Prä|puls-In|hibition (Prä-*; lat. pulsus Stoß; inhibitio Hemmung) *f*: (engl.) *prepulse inhibition*; Abk. PPI; neurol. Phänomen, bei dem ein schwaches sensorisches Ereignis (der sog. Präpuls) ca. 30–500 ms vor einem starken, eine Angstreaktion* (beginnend mit dem Schreckreflex*) auslösenden Reiz, die Stärke der Angstreaktion reduziert; hohe PPI des Schreckreflexes ist ein Indikator von effizientem sensomotorischem Gating (engl. sensorimotor gating), einem wichtigen präattentiven Filterungsprozess bei der Informationsverarbeitung, welcher durch mesolimbische dopaminerge Strukturen vermittelt wird. **Klin. Bedeutung:** v. a. in der psychol. u. psychiatrischen Forschung zu Schizophrenie*, Alzheimer*-Krankheit, Abhängigkeit* sowie den zentralnervösen Wirkungen von Psychopharmaka*.

Prä|senilin *n*: (engl.) *presenilin*; Transmembranprotein, Teil des Gamma*-Sekretase-Komplexes, welches das Amyloid*-Precursor-Protein u. a. in das Beta*-Amyloid spaltet; **klin. Bedeutung:** Mutationen in den Präsenilin-Genen (Präsenilin-1-Gen auf Chromosom 14, Präsenilin-2-Gen auf Chromosom 1) führen zu einer schweren, autosomal-dominanten Form der Alzheimer*-Krankheit meist mit frühem Beginn.

Prä|syn|apse (Prä-*; Synapse*) *f*: (engl.) *presynapse*; präsynaptisches Element; s. Synapse.

Prä|test|wahrscheinlichkeit: (engl.) *pretest probability*; s. Test, diagnostischer.

Prä|valenz (lat. praevalere Übergewicht, Vorrang haben) *f*: (engl.) *prevalence*; Häufigkeit des Vorliegens eines Ereignisses (z. B. Merkmal, Krankheit/psychische Störung) in einer best. Population innerhalb eines best. Zeitraums; epidemiol. Maß zur Charakterisierung des Krankheitsgeschehens in einer best. Population; beinhaltet im Gegensatz zur Inzidenz* nicht nur neu aufgetretene, sondern auch bestehende Fälle; **Einteilung: 1.** Punktprävalenz: Prävalenz zu einem best. Zeitpunkt; **2.** Periodenprävalenz: Prävalenz innerhalb eines Zeitabschnitts, z. B. Lebenszeitprävalenz*; **Prävalenzrate:** Anzahl der Erkrankten bzw. Häufigkeit des Merkmals zu einem best. Zeitpunkt od. in einem best. Zeitraum im Verhältnis zur Anzahl der untersuchten Risikopersonen.

Prä|valenz|rate (Prävalenz*): (engl.) *prevalence rate*; s. Prävalenz.

Prä|valenz|studie (Prävalenz*) *f*: (engl.) *prevalence study*; s. Querschnittstudie.

Prä|vention (lat. praevenire zuvorkommen) *f*: (engl.) *prevention*; Gesamtheit aller Maßnahmen, die eine gesundheitliche Schädigung gezielt verhindern, weniger wahrscheinlich machen od. ihren Eintritt verzögern; präventive Maßnahmen sollen die Rate des Neuauftretens von Krankheiten u. psychischen Störungen*, Behinderungen od. eines vorzeitigen Todes senken, zugleich zu einem möglichst umfassenden Erhalt von Selbständigkeit im fortschreitenden Alter beitragen; **Formen: 1.** primäre Prävention: Vermeidung von Erkrankungen durch Ausschaltung von als Gesundheit schädigend geltenden Faktoren (Risikofaktoren*) od. durch Maßnahmen zum Erhalt der Gesundheit (Stärkung von Kompetenzen, Ressourcen, gesundheitsförderl. Verhalten); **2.** sekundäre Prävention: Maßnahmen zur Vorbeugung von Erkrankungen bei Personen, deren Gleichgewicht zwischen Gesundheit u. Krankheit gestört ist (i. d. R. Risikopersonen od. Personen mit subsyndromalen Krankheitszuständen), v. a. Screening* u. Frühintervention; **3.** tertiäre Prävention: Begrenzung bzw. Ausgleich von Krankheitsfolgen, Vermeidung erneuter Krankheitsepisoden, Rehabilitation*; **4.** universelle Prävention richtet sich an die gesamte Bevölkerung; **5.** selektive Prävention richtet sich an Risikogruppen; **6.** indizierte Prävention: Sonderform der frühen Sekundärprävention; behandelt Personen mit definierten Sympt. einer zu vermeidenden Erkrankung; Anw. z. B. bei Personen mit Prodromalsymptomen von Psychosen; vgl. Früherkennung; **7.** Person- od. Verhältnis orientierte Prävention: Merkmale einzelner Personen (z. B. soziale Kompetenzen) od. der Umwelt (z. B. Erziehungsklima) werden modifiziert od. i. S. des Erhalts salutogener Bedingungen gepflegt. **Maßnahmen: 1.** zur Vermeidung psychischer Störungen: **a)** Stärkung von Kompetenzen (Problemlösungsfähigkeit*, soziale Fertigkeiten, allg. Lebensfertigkeiten, Stressbewältigungsfähigkeit) durch Interventionen, die in unterschiedl. Lebensphasen als Entwicklungsinterventionen bezeichnet werden (von besonderer Bedeutung in früher Kindheit, Jugend u. im höheren Alter); v. a. Trainingsverfahren zur Förderung kognitiver Fertigkeiten (z. B. Kreativität, Entscheidungen treffen, Rollenübernahme, positives od. realistisches Denken), aber auch sozial-emotionaler Kompetenzen (z. B. Ausdruck, Kontrolle u. Erkennen von Gefühlen, Selbstsicherheit, Entspannung, Genussfähigkeit); außerdem kontextuelle Interventionen zur Verbesserung des Erziehungsmilieus, der kollektiven Bewältigungsmöglichkeiten (z. B. in Partnerschaften) u. des Anregungsgehalts der jeweiligen Umgebung; **b)** Bekämpfung spezif. Risikofaktoren durch Abbau od. Vermeidung von Stressoren in unterschiedl. Lebensfeldern (z. B. Verbesserung intimer Beziehungen zur Vermeidung von Scheidungen) od. Unterstützung von Personen bei der Bewältigung von nicht od. nicht mehr vermeidbaren Stressoren (z. B. Arbeitslosigkeit, soziale Verluste auch durch Tod, Misshandlung, Missbrauch, Einsamkeit, Stress durch Angehörigenarbeit*, psychisch erkrankte Eltern); v. a. aufklärende, Kontrollgefühle stärkende Maßnahmen zur Bedeutung des jeweiligen Stressors u. zu typischen Reaktionen, Einüben stressorspezif. Fertigkeiten (z. B. Frustrationen ertragen können, sich neu orientieren, Abschied nehmen, kompensatorische Tätigkeiten ausüben, neue Lebensfertigkeiten erwerben); außerdem Milieu verbessernde Interventionen wie Elterntraining*, Netzwerkpflege, materi-

P

elle u. sonstige psychosoziale Entlastungen; **c)** Hilfen zur Vermeidung psychischer Störungen (v. a. Angststörungen, Depression, Suizid, Essstörungen, Abhängigkeit, Delinquenz u. dissoziales Verhalten, Schizophrenie); v. a. Maßnahmen, die bei der Ther. dieser Störungen eingesetzt werden (überwiegend aus dem Bereich der Verhaltenstherapie*); **2.** zur Vermeidung körperl. Beeinträchtigungen (z. B. Herz-Kreislauf-Erkrankung, Krebs, AIDS) v. a. Maßnahmen zum Abbau von Risikoverhaltensweisen u. zur Beschränkung des Zugangs zu krankheitsförderl. Substanzen; dazu gehören Aufklärung, gesetzl. Maßnahmen, Belohnungssysteme u. der Einsatz von Vorbildern bzw. Meinungsführern in sozialen Netzwerken*, auch für alternative Verhaltensweisen u. Einstellungen gegenüber dem Risikofaktor. **Wirksamkeit:** Es liegen zahlreiche Evidenz basierte Nachweise (Metaanalysen, z. B. Beelmann, 2006; Röhrle, 1999) zur Wirksamkeit präventiver Maßnahmen vor, die aus method. Gründen selten das Ausmaß therap. Vorgehensweisen erreichen. Entsprechende Belege für positive präventive Wirkungen existieren auch für sog. Lifestyle-Interventionen (z. B. Steigerung der körperlichen Aktivität, Reduktion von bestimmten Nahrungsmitteln) in der Prävention körperlicher Erkrankungen wie Diabetes mellitus od. Hypertonie.

Präventions|programm (Prävention*): (engl.) *prevention program*; Bez. für die Gesamtheit der Vorgehensweisen zur Vermeidung einer definierten Erkrankung od. Störung bzw. von Risikofaktoren* od. zur Förderung von Gesundheit u. die dafür notwendigen Kompetenzen u. Ressourcen; vgl. Prävention.

Praktikabilität (franz. practicabilité Brauchbarkeit) *f*: (engl.) *practicability*; Verwendbarkeit u. Durchführbarkeit; z. B. beim Transfer von Forschungsergebnissen in die Praxis wichtiges Kriterium dafür, ob Therapeuten die Ergebnisse in ihrem Praxisalltag anwenden. So werden Konfrontationen* in der Realität bei phobischen Patienten häufig nicht durchgeführt, weil die Begleitung durch die Therapeuten als schwer praktikabel angesehen wird. Die meisten Interventionsforschungsergebnisse sind jedoch praktikabel, d. h. in der Praxis durchführbar.

Pramipexol *n*: (engl.) *pramipexol*; nicht ergolines Dopaminergikum* (Dopamin-Agonist) mit hoher Selektivität u. Spezifität an Dopamin*-Rezeptoren der D_2-Subfamilie, v. a. an D_3-Rezeptoren; **Ind.:** idiopathisches Parkinson*-Syndrom, symptomatische Behandlung des idiopathischen Restless*-Legs-Syndroms; **Kontraind.:** Hämodialyse; **Wechselwirkungen:** Cimetidin, Diltiazem, Chinidin, Chinin, Ranitidin, Triamteren, Verapamil, Digoxin, Procainamid u. Trimethoprim reduzieren die renale Clearance von Pramipexol, so dass es zur Dopaminüberstimulation kommen kann; **UAW:** Schwindel, Dyskinesie, Somnolenz, Übelkeit, Insomnie, Halluzinationen, Verwirrung, ungewöhnliche Träume; **Hinweis:** positive Studienergebnisse (kleinere u. unkontrollierte Studien) zu Augmentation bei therapieresistenter Depression.

Praxis|leit|linie: (engl.) *practical guideline*; Kurzfassung einer medizinische Leitlinie* zur vereinfachten Anwendung in der ärztlichen Praxis.

Pra|zepam (INN) *n*: (engl.) *prazepame*; Benzodiazepin* mit langer Halbwertzeit; **Wirkung:** verstärkt den inhibitorischen Effekt von GABA* im Gehirn; wird als Prodrug langsam in die Wirksubstanz Nordazepam* und Oxazepam* umgewandelt; **Ind.:** akute u. chronische Spannungs-, Erregungs- u. Angstzustände (Tranquilizer*); **Wechselwirkungen:** ggf. Wirkungsverstärkung u. erhöhte Toxizität bei Kombination mit CYP2C19- u. CYP3A4-Hemmern, z. B. Fluvoxamin; **Hinweis:** sicheres Anxiolytikum mit Kumulationsgefahr.

Prazosin *n*: (engl.) *prazosin*; alpha-1-selektiver Alpha*-Rezeptoren-Blocker; nichtsedierendes Antihypertensivum, das auch an zentralen adrenergen Rezeptoren (Alpha-1-Rezeptoren für Noradrenalin) antagonistisch wirkt; **Ind.:** arterielle Hypertonie; **Hinweis:** positive Studienergebnisse bei der Behandlung von Agitation u. a. Verhaltensstörungen bei Alzheimer-Krankheit (Off-Label-Use) bei guter Verträglichkeit.

Pre|cuneus (Prä*-; lat. cuneus Keil) *m*: (engl.) *precuneus*; vor dem Cuneus (Feld an der medialen Fläche der Großhirnhemisphären zwischen Sulcus calcarinus u. Sulcus parietooccipitalis) liegender Teil der Gehirnoberfläche.

PREDI: Abk. für **P**sychosoziales* **R**essourcenorientiertes **Di**agnosesystem.

Pre|gabalin (INN) *n*: (engl.) *pregabaline*; GABA-Analogon, das wie Gabapentin* an eine Untereinheit spannungsabhängiger Calciumkanäle bindet u. hemmend auf Neurone im ZNS wirkt; **Ind.:** **1.** zentrale u. periphere neuropathische Schmerzen*; **2.** Zusatztherapie bei Epilepsie* mit fokalen epileptischen Anfällen mit od. ohne sekundäre Generalisierung; **3.** generalisierte Angststörung*; **UAW:** Benommenheit, Somnolenz, Ataxie, Schwindel od. verschwommenes Sehen, Mundtrockenheit u. gastrointestinale UAW, Erektionsstörung, periphere Ödeme; cave: Arzneimittelabhängigkeit. **Hinweis:** positive Berichte zu Wirksamkeit bei sozialer Phobie (Off-Label-Use).

Pre-MCI: Kurzbez. für (engl.) *Pre-mild cognitive impairment (in the elderly)*; Vorstadium von MCI*, das durch SMI* od. SCI* u. objektivierbare neuropsychologische Beeinträchtigung (Leistung im Bereich von ca. 1–1,5 Standardabweichungen unterhalb der Altersnorm) charakterisiert ist; **Hinweis:** bisher nicht allgemein akzeptierte Definition; Anw. in multizentrischer Beobachtungsstudie in den USA bei Patienten in Frühstadien einer wahrscheinlichen Alzheimer-Krankheit.

Pre|morbid Adjustment Scale (engl. prämorbide Anpassungsskala): Abk. PAS; Fremdbeurteilungsverfahren zur Erfassung der sozialen Anpassung u. Funktionsfähigkeit vor dem Auftreten einer

Schizophrenie*; erfasst werden z. B. soziale Isolation, Beziehung zu Altergenossen, soziosexuelle Aspekte; besteht aus 4 Subskalen (entsprechend den erfassten Alterszeiträumen: bis 11 Jahre, 12–15 Jahre, 16–18 Jahre, 19 +), eine weitere Subskale erfasst allg. Aspekte; Beantwortung erfolgt auf 7-stufiger Skala; **Anw.**: bei Schizophrenie; im klinischen Bereich, zu Forschungszwecken.

Premorbid Asocial Adjustment Scale: syn. Premorbid Asocial Scale; Skala zur Erfassung des Funktionsniveaus vor Auftreten einer Schizophrenie* in Bezug auf Ungeselligkeit, schizoide Persönlichkeitsmerkmale*; umfasst 7 Items; erfasst werden Zurückgezogenheit, Beziehungen zu Gleichaltrigen, Interessen u. soziosexuelle Anpassung für Präadoleszenz u. Adoleszenz; befragt werden Patient, Eltern, Ärzte; **Anw.**: nur noch in der Forschung, weitgehend ersetzt durch Premorbid* Adjustment Scale.

Preparedness (engl. preparedness Bereitschaft): Bez. (Seligmann, 1971) für leichteres Erlernen best. Reiz-Reaktions-Verbindungen bei der klassischen Konditionierung* durch evolutionsbiologische Prägung*; Annahme basiert auf Laborexperimenten u. der klinischen Verteilung von Phobien*: Mineka zeigte in Experimenten mit Affen, dass Angstreaktionen* vor Plastik-Schlangen sehr viel schneller gelernt werden als vor anderen Reizen (z. B. Plastik-Blumen). Auch Menschen lernen bestimmte Reiz-Reaktions-Verbindungen (Schlangenbilder od. Spinnenbilder mit Schmerzreiz) sehr viel schneller als andere (Pilze od. Waffen u. Schmerzreiz); dies spiegelt sich in der Häufigkeit von Phobien wieder. Es gibt häufig Schlangen-, Spinnen-, Höhenphobien, aber kaum Autophobien, Messerphobien u. a., obwohl die Chance, von einem Auto erschreckt od. von einem Messer verletzt zu werden, viel größer ist. Die Bez. Preparedness beinhaltet, dass eine biologische Veranlagung besteht, diese Reize schneller mit Gefahr zu assoziieren. **Hinweis:** Die Befundlage ist jedoch nicht eindeutig, da z. B. nicht alle Individuen diese Verbindungen schneller lernen. Vgl. Äquipotentialitätsproblem; Zwei-Faktoren-Theorie.

P

Presby|akusis (gr. πρέσβυς alt; ἄκουσις das Hören) *f*: (engl.) *presbycusis*; Altersschwerhörigkeit; symmetr. Beeinträchtigung des Hörvermögens zunächst bei hohen, im weiteren Verlauf auch bei mittleren Frequenzen, die meist jenseits des 60. Lebensjahres klinisch relevant wird; **Sympt.:** Kommunikationsprobleme v. a. bei Umgebungslärm u. bei mehreren am Gespräch beteiligten Personen (Gesellschaftstaubheit, sog. Cocktailparty-Effekt); häufig sozialer Rückzug, wodurch sich das Risiko für das Auftreten paranoider Syndrome im Alter erhöht; **Urs.:** degenerative Prozesse im Corti-Organ (Haarzellen), überlagert durch die lebenslange Einwirkung anderer schädigender Einflüsse (Lärm, arteriosklerot. Mangeldurchblutung, ototoxische Arzneimittel, Stoffwechselerkrankungen) u. genetische Faktoren; der alterungsbedingte Funktionsverlust im ZNS führt zu stärkerem Sprachgehör-(Diskriminations-)verlust als bei jungen Menschen mit gleicher Hörschwelle, verstärkter Verdeckbarkeit von Nutzschall (Sprache) durch Störschall, vermindertem Richtungs- u. Frequenzunterscheidungsvermögen, verlängerter Reaktions- u. Identifizierungszeit sowie geringerer Integrationsleistung (Kombination aus Bruchstücken). Vgl. Schwerhörigkeit; Taubheit.

Presby|opie (gr. πρέσβυς alt; Op-*) *f*: (engl.) *presbyopia*; s. Akkommodationsstörungen.

Present State Examination: Abk. PSE; strukturiertes Interview zur Erhebung des psychopathologischen Befunds; umfasst 140 Symptome; Interview ist gegliedert in 2 Teile: **1.** nichtpsychotische Symptome, z. B. physische Gesundheit, Anspannung, Panik, Angst u. Phobien, Zwangssymptome, depressive Stimmung, Beeinträchtigungen des Denkvermögens, der Konzentration; **2.** psychotische Symptome, z. B. kognitive Einschränkungen, Auffälligkeiten von Verhalten, Sprache u. Affektivität; Bewertung auf 3- od. 4-teiliger Skala; **Anw.:** Grundlage der Schedules* for Clinical Assessment in Neuropsychiatry; **Testdauer:** ca. 10 Minuten.

Presso|sensoren (lat. pressus Druck; Sensoren*) *m pl*: (engl.) *pressosensors*; syn. Barosensoren; in der Wand der Aorta u. im Karotissinus (sog. Hochdruck-Pressosensoren) bzw. in Lunge u. rechter Herzhälfte (sog. Niederdruck-Pressosensoren) lokalisierte Dehnungssensoren; eine Blutdruckerhöhung führt zur Dehnung der Gefäßwände u. zur Aktivierung der Hochdruck-Pressosensoren, deren Afferenzen über den Vagus* vermittelt Vasodilatation, Erniedrigung der Herzfrequenz (u. des Herzminutenvolumens) u. damit ein Absinken des Blutdrucks bewirken; bei pathol. Reaktionen der Pressosensoren kann es z. B. zum Karotissinus-Syndrom kommen.

PRF: Abk. für (engl.) ***P****ersonality** ***R****esearch* ***F****orm*.

Priapismus (nach Priapos, dem Sohn der Aphrodite u. des Dionysos) *m*: (engl.) *priapism*; schmerzhafte Dauererektion des Penis ohne sexuelle Erregung mit anhaltender Blutfüllung der Corpora cavernosa, die unbehandelt zu Fibrose u. Erektionsstörungen führt (urol. Notfall); **Urs.:** u. a. idiopathische, lymphatische Leukämie, Sichelzellenanämie, Psychopharmaka, Schwellkörper-Autoinjektionstherapie; **Ther.:** gestuftes Vorgehen (möglichst innerhalb 4–5 Std.): zunächst Punktion; wenn nicht ausreichend, intrakavernöse Injektion von Alphasympathomimetika; evtl. Anlegen eines Shunts.

Primacy-Ef|fekt (engl. primacy Vorrang, Vorrangstellung; Effektivität*) *m*: (engl.) *primacy effect*; s. Positionseffekt.

Primär|angst (lat. primarius einer der ersten): **1.** (engl.); i. e. S. Bez. für Angststörung*; sekundäre Angst dagegen als Folge anderer Störungen (z. B. Depression, Schizophrenie; vgl. Angstsyndrom); **2.** in der psychoanalyt. Theorie die beim Geburtsvorgang entstehende Angst*.

Primär|ef|fekt (lat. primarius einer der ersten; Effektivität*) *m*: (engl.) *primary effect*; s. Positionseffekt.

Primär|faktoren (lat. primarius einer der ersten) *m pl*: (engl.) *primary factors*; s. Faktorenanalyse.

Primär|lernen (lat. primarius einer der ersten): (engl.) *initial learning*; Strukturierung der Wahrnehmung* im Kindesalter als Basis für alle weiteren Lernprozesse im Erwachsenenalter; vgl. Lernen; Hebb-Lernregel.

Primär|persönlichkeit (lat. primarius einer der ersten): (engl.) *premorbid personality*; **1.** in der klinischen Psychiatrie syn. prämorbide Persönlichkeit*; **2.** in der Psychoanalyse* Bez. für das sog. wahre, instinktive Selbst* mit primitiven u. animalischen Bedürfnissen, das seine Lebensenergie frei fließen lässt; **klin. Bedeutung:** Betrachtung einer akzentuierten od. gestörten Primärpersönlichkeit als Basis für die Beantwortung zentraler Fragestellungen im forensisch-psychiatrischen Bereich (z. B. Schuldfähigkeit*, Prognose*).

Primär|prävention (lat. primarius einer der ersten; Prävention*) *f*: (engl.) *primary prevention*; s. Prävention.

Primär|sym|ptome (lat. primarius einer der ersten; Symptom*) *n pl*: (engl.) *primary symptoms*; syn. Kernsymptome; Symptome, die eine direkte Folge des Erkrankungsprozesses darstellen u. bei Manifestation einer bestimmten Störung regelhaft auftreten; die Art der Primärsymptome richtet sich immer nach dem Krankheitsbild, z. B. ist Halluzination ein Primärsymptom von Schizophrenie. Vgl. Sekundärsymptome.

Primär|therapie (lat. primarius einer der ersten) *f*: (engl.) *primal therapy*; auch Urschreitherapie; von A. Janov entwickelte Therapie, die frühkindlichen, auch Geburts- u. vorgeburtlichen körperl. Schmerzen u. psychischen Traumatisierungen die entscheidende Bedeutung für psychische Störungen zuschreibt, welche als unbewusste Abwehr starker Gefühlszustände verstanden werden (s. Psychoanalyse); in der Primärtherapie sollen entsprechende Erlebnisse kathartisch wiederholt werden (s. Katharsis). **Wirksamkeit:** Annahmen u. Wirksamkeit sind wissenschaftlich unzureichend belegt.

Priming (engl. priming Bahnung): **1.** (engl.) *priming*; Bahnung; (physiol.) durch wiederholte Erregung best. Leitungsbahnen* wird der Wirkungsgrad von Reizen* gleicher Stärke erhöht bzw. die Reizschwelle* gesenkt; Informationen sind im Gedächtnis in Form assoziativer Netzwerke organisiert, bei Aktivierung von Netzwerkknoten z. B. durch Wahrnehmungsreize breitet sich die Erregung innerhalb des Netzwerks aus u. aktiviert assoziierte Knoten; im psychol. Kontext erhöht z. B. das Auftreten eines Ereignisses die Wahrscheinlichkeit eines anderen, mit dem ersten assoziierten Ereignisses (assoziative Aktivierung); **Formen:** a) **semantisches** Priming: Verarbeitung eines Wortes beeinflusst Verarbeitung des nachfolgenden Wortes, wenn eine semantische Beziehung zwischen den Wörtern vorliegt; Erfassung erfolgt mit Hilfe von Reaktionszeitmessungen, u. a. bei lexikalischen Entscheidungsaufgaben; abhängig von der individuellen Informationsverarbeitung, ggf. klinisch relevant; z. B. reagieren Personen schneller auf das Wort „Krankenschwester“, wenn kurz vorher das Wort „Arzt“ präsentiert wurde u. langsamer, wenn vorher das Wort „Haus“ präsentiert wurde (Aktivierungsausbreitung über die assoziative Verbindung von „Krankenschwester“ u. „Arzt“); b) **affektives** (auch emotionales) Priming: Priming-Effekte im Zusammenhang mit Emotionen; Fazio et al. (1986) zeigten, dass Personen bei Kategorisierungsaufgaben schneller reagieren, wenn zuvor ein Wort mit gleicher Valenz (affektiver Wert, z. B. positiv versus negativ) präsentiert wurde; zur Erklärung dienen assoziative Netzwerkmodelle des Gedächtnisses, in denen sich die Aktivierung eines Wortes über die jeweils mit abgespeicherten Zusammenhänge (Verbindungen) mit anderen Worten ausbreitet. Einzelne Wörter stellen Knoten (z. B. „Schlange, Herzklopfen, glatt, Gefahr“) innerhalb eines assoziativen Netzwerks dar, nach Aktivierung des Knotens breitet sich die Aktivierung gleichzeitig in alle verfügbaren Richtungen auf weitere damit assoziierte Knoten aus, wobei die Stärke der Aktivierung von der Assoziationsstärke abhängt. Dieser Effekt gilt als Beleg für automatische Bewertung von Einstellungsobjekten (z. B. impliziter Assoziationstest*). Klin. Bedeutung: Bei Angststörung* konnten störungsspezifische Priming-Effekte nachgewiesen werden, die z. T. durch Verhaltenstherapie* normalisiert werden konnten. Vgl. Repetition-Priming-Effekt. **2.** (biol.) Veränderungen von u. a. Neurotransmission*, Rezeptorstruktur, Second-Messenger-Kaskaden (biologisches Priming); wird klinisch in Verbindung mit der Entstehung von Depression gebracht, wobei von Überempfindlichkeit für erregende Neurotransmitter u. veränderter Reagibilität des Hypothalamus*-Hypophysen-Systems ausgegangen wird.

Primitiv|re|aktion (lat. primitivus der erste in seiner Art; Reaktion*) *f*: (engl.) *primitive reaction*; Bez. (Kretschmer, 1971) für übertriebene affektive (entwicklungsgeschichtlich frühe) Reaktion ohne adäquate kognitive Kontrolle wie z. B. plötzl. Wutanfälle; **Formen:** u. a. Explosivreaktion*, Toben, Stupor, emotionaler Dämmerzustand.

4-Prinzipien-Modell nach Beauchamp und Childress: (engl.) *four principles model by Beauchamp and Childress*; von den Medizinethikern T. L. Beauchamp u. J. F. Childress vorgeschlagene Prinzipien (1979–2001), nach denen ethische Urteile gefällt werden sollen; umfassen: **1.** Autonomie (Selbstbestimmung); **2.** Wohltätigkeit („Duties of Charity“); **3.** Schadenvermeidung, Fürsorge („Primum nil nocere“); **4.** Gerechtigkeit („Duties of Justice“); Konsensfähigkeit u. Vereinbarkeit mit versch. bestehenden Ethikkonzepten gelten als Gründe für die Auswahl dieser Wertvorgaben. **Hinweis:** Die Auswahl dieser 4 Prinzipien wurde kritisiert, da sie unterschiedlich interpretierbar sind u. untereinander in Konflikt geraten können.

Privat|sphäre (lat. privatus gesondert) *f*: (engl.) *privacy*; kulturell unterschiedlich geprägte Vorstellung, bei der sich Menschen einen eigenen, zu schützenden Raum definieren u. schaffen, der sich zum öffentlichen Bereich abgrenzt; Eindringen in diese Privatsphäre, Intimitäten u. Vertraulichkeiten werden nur von bestimmten Menschen geduldet. Die unsichtbare Grenze wird individuell sehr unterschiedlich gezogen, eine Überschreitung jedoch häufig als fehlendes Taktgefühl, Belästigung, sogar Nötigung empfunden. Besonders in Institutionen wie z. B. Krankenhaus od. Pflegeheim kommt es häufig zu Konflikten zwischen dem Bedürfnis der Patienten/Bewohner nach Privatsphäre u. den institutionellen Rahmenbedingungen (z. B. Mehrbettzimmer) sowie Arbeitsabläufen (z. B. vor Anderen durchgeführte Visite). **Hinweis:** In Kliniken für Psychiatrie u. Psychotherapie ist Privatsphäre aufgrund der relativ langen Aufenthaltsdauer der Patienten von außerordentlicher Bedeutung.

Pro-: Wortteil mit der Bedeutung vor(stehend), vorn, stellvertretend, vorzeitig; von lat. pro bzw. gr. πρό.

pro|babilistisch (lat. probabilis wahrscheinlich): (engl.) *probabilistic*; (statist.) Bez. für Theorien od. Modelle, für deren Realitätsgehalt nicht Beweise, sondern Wahrscheinlichkeitsangaben stehen; vgl. Testtheorie.

Proband (lat. probandus einer, der untersucht werden muss) *m*: (engl.) *test person, proband*; syn. Versuchsperson; Teilnehmer an einem Experiment*, einer epidemiologischen od. klinischen Studie*; in klinischen Studien sind Probanden gesunde Personen, die in der Prüfphase I eine Prüfsubstanz einnehmen, bevor diese in Phase II–IV an Patienten* (erkrankte Personen) getestet wird.

Probanden|versuch (Proband*): (engl.) *test person experiment*; in der Medizin Bez. für eine Studie mit Probanden* (nicht notwendigerweise Patienten*).

Pro|batorik (lat. probatus erprobt, bewährt) *f*: (engl.) *probatroic*; probatorische Sitzungen; Bez. für die ersten (in der Verhaltenstherapie* u. der tiefenpsychologisch fundierten Psychotherapie* bis zu 5, in der analytischen Psychotherapie* bis zu 8) Behandlungsstunden, die der diagnostischen Abklärung u. Indikationsstellung für eine Psychotherapie dienen; schafft wichtige Voraussetzungen für eine erfolgreiche Psychotherapie: Diagnostik, Verhaltensanalyse, Abklärung u. Aufbau von Behandlungsbereitschaft*, Therapie*- u. Veränderungsmotivation*, Prognosestellung u. Information des Patienten über indizierte od. alternative Behandlungsmethoden; ermöglicht die Bewertung der Passung zwischen Patient u. Therapeut; wird nicht auf die für die Therapie genehmigten Behandlungsstunden angerechnet. Probatorische Sitzungen können nur als Einzelbehandlung durchgeführt werden. Vgl. Therapiephasen.

P

pro|batorisch (Probatorik*): (engl.) *probationary*; zur Klärung einer Diagnose versuchsweise durchgeführt od. angewandt; s. Probatorik.

Problem|aktivierung, pro|zessuale: (engl.) *procedural problem activation*; Problemaktualisierung*.

Problem|aktualisierung: (engl.) *problem actualization*; syn. prozessuale Problemaktivierung; therapeutisches Verfahren, die problematischen Erlebens- u. Verhaltensweisen hervorzurufen, um sie einer Veränderung zugänglich zu machen (z. B. Konfrontationstherapie* bei Angststörungen); nach der Psychotherapie-Theorie von K. Grawe einer der wesentlichen Wirkfaktoren* einer Therapie.

Problem|ana|lyse, funktionale (Analyse*) *f*: (engl.) *functional problem analysis*; Bez. für den Prozess in der Psychotherapie*, in dem zusammen mit dem Patienten die vorliegenden Schwierigkeiten od. psychischen Störungen beschrieben, klassifiziert u. jene Faktoren bzw. Mechanismen identifiziert werden, welche die Entstehung u. Aufrechterhaltung der Probleme erklären können; **Prinzip:** Es existieren versch. Konzepte zur Durchführung einer Problemanalyse, die je nach therap. Ansatz verschiedene Schwerpunkte haben können, z. B. Analyse von Familienstrukturen in der systemischen Psychotherapie* od. Analyse von Konflikten in der Psychoanalyse*; in der Verhaltenstherapie* z. B. Untersuchung der Entstehungs- u. Aufrechterhaltungsbedingungen eines Verhaltens auf der Mikro- u. Makroebene (Bartling, 1998); **Ziel:** Erarbeitung eines weit reichenden Problemverständnisses als Grundlage für Fallkonzeption*, Therapieplanung* u. Intervention; **Durchführung:** am Beispiel von Bartling, 1998: **1.** Problemstellung; **2.** Problemanalyse: Das Problem wird bezüglich des Verhaltens in Situationen, der Regeln u. Pläne sowie der Systemregeln (Regeln u. Normen, die aus den sozialen Systemen des Patienten resultieren) betrachtet; **3.** Zielanalyse: vorläufige Ziele werden formuliert; **4.** Mittelanalyse: Lösungsalternativen werden generiert u. der Behandlungsplan erstellt; **5.** Erprobung u. Bewertung von Lösungsschritten. Vgl. Verhaltensanalyse.

Problem|bewältigung: **1.** (engl.) *problem solving*; erfolgreiche Auseinandersetzung u. Beseitigung eines unbefriedigenden Zustands; **2.** (psychotherap.) aktive Hilfe zur Problembewältigung ist zentraler Wirkfaktor* in der Psychotherapie* (Grawe, 1994), d. h. der Therapeut unterstützt den Patienten mit geeigneten Maßnahmen aktiv darin, mit bestimmten Problemen besser fertig zu werden; Wirkprinzip in verschiedenen störungsspezifischen Therapieprogrammen u. Techniken, z. B. Konfrontationstherapie*, Training* sozialer Kompetenz, Stressbewältigungstraining*, Entspannungsmethoden* od. Biofeedback*. Vgl. Problemlösungstraining.

Problem|bewusstsein, ein|geschränktes: (engl.) *restricted awareness*; Bez. für die fehlende Wahrnehmung eines Problems bzw. die geringe Absicht, ein erkanntes Problem zu verändern; Begriff stammt aus dem transtheoretischen Veränderungsmodell* (Prochaska et al.), vor dessen Hintergrund das Konzept der motivationalen Gesprächsführung (s. Motivational Interviewing) entwickelt wurde; **Vork.:** z. B. bei Alkoholabhängigkeit*.

Problem|definition *f*: (engl.) *problem definition*; Identifikation u. Beschreibung eines konkreten Problems u./od. Auswahl von Teilbereichen als Ansatzpunkt für die Problembearbeitung mit dem Ziel der Problembewältigung*; **klin. Bedeutung:** wichtiger Aspekt für funktionale Problemanalyse* od. Verhaltensanalyse*; wichtiges Lernziel bei der Vermittlung von Problemlösungstechniken im therap. Setting (s. Problemlösungstraining*); versch. Untersuchungen konnten zeigen, dass eine verbesserte Fähigkeit zur Problemdefinition zu einer Verbesserung der Problemlösung* führt (D'Zurilla u. Nezu, 1999).

Problem|liste: Abk. PL; Selbstbeurteilungsverfahren zur Erfassung der wesentlichen Konfliktbereiche in der Partnerschaft; Teil des Fragebogens* zur Partnerschaftsdiagnostik; umfasst 23 Bereiche des Zusammenlebens (z. B. Zuwendung des Partners, Forderungen des Partners, Vorstellungen über Kindererziehung), für die jeweils das Konfliktpotential u. der Umgangsstil eingeschätzt werden; **Anw.:** bei Erwachsenen zwischen 18 u. 65 Jahren; **Testdauer:** 5–10 Minuten.

Problem|lösung: (engl.) *problem solving*; Prozess zur Lösung von Problemen; **Phasen:** **1.** Identifikation u. Definition des Problems; **2.** Definition von Zielen zur Problemlösung; **3.** Brainstorming zur möglichst umfassenden Erarbeitung von Vorschlägen der Problemlösung ohne deren Bewertung; **4.** Bewertung (z. B. hinsichtlich der Realisierungsmöglichkeit, hinsichtlich der Folgen) aller Lösungsvorschläge; **5.** Auswahl der besten Poblemlösungsalternative; **6.** Planung der konkreten Umsetzung der Lösung; **7.** Umsetzung der Lösung. Problemlösungsprozesse werden psychotherapeutisch z. B. in der Familientherapie, Psychosomatik, Rückfallprophylaxe* bei Schizophrenien angewandt. Vgl. Problemlösungsansatz; Problemlösungstraining; Konfliktlösung.

Problem|lösungs|ansatz: (engl.) *problem solving*; aus der Denkpsychologie stammendes Konzept zur Problemlösung*, bestehend aus den grundlegenden 3 Elementen Ist-Zustand (Ausgangslage, Problem), Soll-Zustand (Ziel) u. geeignete Intervention (Strategie, Prozedur); kann in der Psychotherapie* auf versch. Ebenen relevant sein: **1.** als Rahmenmodell für jegliche Psychotherapie, bei dem der Patient od. die psychische Störung des Patienten als zu bearbeitendes Problem konzeptualisiert wird; **2.** in der Verhaltenstherapie* zur Strukturierung des diagnostisch-therapeutischen Prozesses; **3.** als eigenständige kognitive Intervention (s. Problemlösungstraining); **4.** als Teilschritt innerhalb anderer Interventionen.

Problem|lösungs|fähigkeit: (engl.) *problem solving capability*; Problemlösungskompetenz; Befähigung zu ökonomischer u. pragmatischer Problemlösung* als Merkmal von Intelligenz*.

Problem|lösungs|modell *n*: (engl.) *problem solving model*; Modell zur Lösung schlecht strukturierter Probleme, bei dem verschiedene konzeptionelle Ansätze (je nach Modell; s. Problemlösungsansatz) unterschiedliche Problemlösungsstrategien u. -techniken beschreiben, um zu anwendungsreifen Lösungsansätzen zu gelangen.

Problem|lösungs|therapie *f*: (engl.) *problem solving therapy*; s. Problemlösungstraining.

Problem|lösungs|training *n*: (engl.) *problem solving training*; Problemlösungstherapie; didaktisch stark strukturiertes Verfahren der kognitiven Therapie* u. Verhaltenstherapie* zur Steigerung der allg. Problemlösungsfähigkeit* (Goldfried, D'Zurilla, 1970); **Anw.:** in der Verhaltens- u. Familientherapie*, zur Rückfallprophylaxe bei Schizophrenie*, bei psychosomat. Erkrankung; das Problemlösungstraining kann eigenständig durchgeführt werden od. kombiniert mit anderen verhaltenstherapeutischen Techniken, z. B. Rollenspiele*, Entspannungsmethoden*, innerer Monolog*. Von besonderer Bedeutung ist Problemlösungstraining bei Patienten, die in problematischen Situationen passiv od. impulsiv reagieren u. für die primäre Prävention*. **Therapieziel:** erfolgreiches Bearbeiten der aktuellen Lebensprobleme mit Hilfe des Problemlösungsansatzes* u. gleichzeitig Erwerb einer Metakognition* (allg. Strategie, Problemlösungsfähigkeit); **Durchführung:** **1.** allgemeine Orientierung: Probleme sind üblich u. lösbar, persönliche Kontrolle sollte wahrgenommen u. die Person aktiv werden; **2.** Problemdefinition u. -formulierung: die vorhandene Situation als Problem wahrnehmen, benennen, analysieren (u. a. Konfliktanalyse) u. verstehen (Ablauf u. Gründe von Handlungen); Fakten von Annahmen bzw. Interpretationen unterscheiden; Ziele möglichst konkret benennen; **3.** Alternativen erarbeiten für Schritte od. Maßnahmen zur Erreichung des Ziels; entscheidend ist die große Variabilität (Technik des brain storming), Bewertungen sollen unterbleiben; **4.** Entscheiden für bestimmte Schritte: die versch. Alternativen werden bewertet u. a. anhand der wahrscheinl. Folgen u. der Kompetenz, sie auszuführen; **5.** Ausführen der Strategie, für die sich der Patient entschieden hat; **6.** Bewertung der konkreten Durchführung u. der erlebten Ergebnisse (entsprechen sie den Erwartungen?). Üblicherweise werden einzelne Schritte od. der gesamte Prozess wiederholt durchlaufen, bis ein zufriedenstellendes Ergebnis erreicht wird. Emotionen* sind von großer Relevanz beim Problemlösen u. werden daher therapeutisch genutzt: Insbesondere negative Emotionen verweisen auf vorhandene Probleme; sie motivieren den Patienten, aktiv zu werden; das Erleben negativer bzw. positiver Emotionen ist ein wichtiges Kriterium für die Bewertung der erreichten Therapieziele; **Wirksamkeit:** bei versch. psychischen Störungen gut belegt, u. a. bei Depressionen, Alkoholabhängigkeit, Agoraphobie u. Schizophrenie sowie bei Paarproblemen.

Problem|orientierung: (engl.) *problem-based approach*; Bez. für eine allgemeine Strategie therap. Handelns im psychotherap. Prozess, die sich je nach therapeutischer Schule unterschiedlich gestaltet (Suche nach kausalen Zusammenhängen der jeweiligen Störung od. nach der Lösung einer gegebenen Problemlage); z. B. wird in der Verhaltenstherapie* nach den aufrechterhaltenden Faktoren* eines problematischen Verhaltens gesucht, in der psychodynamischen Psychotherapie* nach zentralen Konflikten, in manchen Formen der Familientherapie* nach tragbaren Lösungsschritten. Problemorientierung wird z. T. auch als Gegenpol zur Lösungsorientierung gesehen (z. B. bei einigen familientherapeutischen Ansätzen). Vgl. Problemlösungstraining; Psychotherapie, problemorientierte.

Problem|verhalten: (engl.) *problem behavior*; Verhaltensauffälligkeit*.

Proct|algia fugax (Prokt-; -algie) *f*: (engl.) *proctalgia fugax*; starke, anfallartige Schmerzen im Rektum od. Analkanal, die einige Min. bis zu 30 Min. andauern; **Urs.:** unbekannt, evtl. Spasmus des Musculus levator ani; **Ther.:** heiße Sitzbäder, Spasmolytika od. Nitrate in Einzelfällen wirksam; **Hinweis:** Aufgrund der kurzen Dauer u. des häufig nächtlichen Auftretens ist die Objektivierung schwierig; die Erkrankung wird daher häufig u. fälschlicherweise als psychogen betrachtet.

P

Pro|dromal|stadium (gr. πρόδρομος Vorläufer) *n*: (engl.) *prodromal period*; Vorläuferstadium; z. B. bei Schizophrenie* in Form unspezifischer Symptome (z. B. Konzentrationsstörungen, Schlafstörungen); können dem eigentlichen Erkrankungsbeginn bis zu Jahren vorausgehen (s. Abb.).

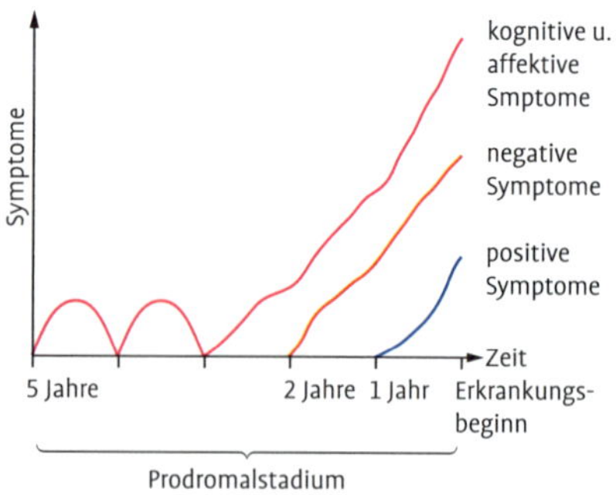

Prodromalstadium: Entwicklung der schizophrenen Symptomatik im Prodromalstadium

Pro|dromal|sym|ptomatik (gr. πρόδρομος Vorläufer; Symptom*) *f*: (engl.) *prodromal symptoms*; syn. Vorbotensymptome; Bez. für Symptome, die einer psychischen Störung vorausgehen können, jedoch nicht zu den diagnostischen Kriterien der Störung gehören; z. B. formale Denkstörungen, Interessenverlust, ungewöhnliche Aktivitäten od. sozialer Rückzug, Änderung der Lebensgewohnheiten im Vorfeld einer Schizophrenie*. Vgl. Prodromalstadium (Abb. dort).

Pro|duktiv|sym|ptomatik (lat. producere hervorbringen; Symptom*) *f*: (engl.) *productive symptoms*; Positivsymptomatik*.

Pro|geria adultorum (Pro-*; gr. γεραιός alt) *f*: (engl.) *adult progeria*; Werner*-Syndrom.

Pro|geria infantilis (Pro-*; gr. γεραιός alt) *f*: (engl.) *childhood progeria*; Hutchinson*-Gilford-Syndrom.

Pro|geroid (Pro-*; gr. γεραιός alt; -id*) *n*: (engl.) *progeroid*; vorgealterter (bis greisenhafter) Aspekt eines Kindes ohne Vorliegen des Hutchinson*-Gilford-Syndroms; z. B. bei Cockayne-Syndrom, Geroderma osteodysplastica, Hallermann-Streiff-Syndrom, neonatalem Progeriesyndrom.

Pro|gesteron (INN) *n*: (engl.) *progesterone*; syn. Luteohormon, Corpus-luteum-Hormon; Pregnen-3,20-dion; physiologisches Gelbkörperhormon; wichtigstes natürliches Gestagen*; **Biosynthese:** aus Cholesterol* über Pregnenolon v. a. in Corpus luteum, Plazenta u. Nebennierenrinde (auch beim Mann); nach Umsetzung zu 17α-Hydroxyprogesteron Vorläufer der Androgene* u. Nebennierenrindenhormone (Glukokortikoide*, Mineralokortikoide*); biologische Halbwertzeit ca. 20 Minuten; **Abbau:** durch Biotransformation in Leber u. Niere zu hydroxylierten Pregnanen; Pregnandiol (wichtigster Metabolit) wird renal als Glukuronid ausgeschieden. **Wirkung:** antagonistisch zu Östrogenen* u. Aldosteron*, funktionell antagonistisch zu Cortisol*, katabole Wirkung; zusammen mit Östrogenen reguliert Progesteron den Menstruationszyklus. Progesteron wirkt thermogenetisch (Erhöhung der Körpertemperatur um ca. 0,6 °C), fördert die Proliferation der Uterusschleimhaut, Implantation u. Weiterentwicklung der Zygote; in der Schwangerschaft verhindert es die Reifung weiterer Follikel u. stimuliert die Entwicklung der Milchdrüsen. Mangelhafte Bildung von Progesteron führt zum Abort. Beim Mann fördert Progesteron die Motilität u. Akrosomenreaktion von Spermatozoen.

Pro|gnose (gr. πρόγνωσις Vorherwissen) *f*: (engl.) *prognosis*; Vorhersage; Voraussicht auf den Krankheitsverlauf, Heilungsaussicht; die Prognose kann gut (bona), schlecht (mala), sehr schlecht (pessima), verzweifelt (infausta), zweifelhaft (dubia), ungewiss (incerta) sein; man spricht von prognosis quoad vitam, valetudinem, restitutionem (Aussicht in Bezug auf Leben, Gesundung, Wiederherstellung).

Pro|granulin-Gen (-gen*) *n*: (engl.) *progranulin gene*; s. TDP-43.

pro|gredient (lat. progredi, progressus voranschreiten): (engl.) *progredient*; fortschreitend, progressiv.

Progress Assessment Chart (engl. to progress fortschreiten; Assessment*; to chart ein Krankenblatt führen): Abk. PAC; Progress Assessment Chart of Social and Personal Development, Pädagogische Analyse und Curriculum der sozialen und persönlichen Entwicklung; Fremdbeurteilungsverfahren zur systematischen Erfassung des Sozialverhaltens geistig behinderter Kinder u. Erwachsener; umfasst 4 Skalen: Selbsthilfe, Verständigungsvermögen, Sozialanpassung, Beschäftigung; Beurteilung der Lebensfertigkeiten unabhängig vom Behinderungsgrad; entspricht der Münchner* funktionellen Entwicklungsdiagnostik; Variante für Schwerstbehinderte (S-PAC); computergestützte Fassung; **Anw.:** Kinder, Jugendliche u. Erwachsene mit Intelligenzminderung*.

pro|gressive Matrizen-Tests *m pl*: (engl.) *progressive matrices*; s. Raven-Matrizen-Tests.

pro|gressive Muskel|re|laxation (lat. musculus Mäuschen; relaxare entspannen) *f*: (engl.) *progressive muscle relaxation*; s. Muskelrelaxation, progressive.

Pro|gressiver Auditiver Serieller Additions-Test *m*: s. Paced Auditory Serial Addition Test.

Pro|jektion (lat. proicere hinauswerfen, voransetzen) *f*: **1.** (engl.) *projection*; (psychoanalyt.) Abwehrmechanismus*, durch den unangenehme od. verbotene eigene Wünsche u. Gefühle in andere Personen verlagert werden; innerseel. Erleben wird als zwischenmenschl. Interaktion wahrgenommen; Vork.: bei Persönlichkeitsstörungen mit strukturell mäßigem Integrationsniveau (z. B. narzisstische Persönlichkeitsstörung*) u. Borderline*-Persönlichkeitsstörung, auch bei Psychosen*; **2.** (neurophysiol.) Fortleitung eines Nervenimpulses; **3.** (physiol.) Lokalisation einer Wahrnehmung; s. Sensibilität.

Pro|jektions|felder (Projektion*): (engl.) *projection center*; Projektionsareale; Rindenfelder*, zu denen die sensorischen Informationen aus der Peripherie geleitet werden (s. Sensibilität); **Einteilung:** **1. primäre** Projektionsfelder: werden direkt durch die Axone der sensorischen bzw. motorischen Neurone innerviert u. verarbeiten spiegelbildliche Repräsentationen sensorischer bzw. somatosensibler Efferenzen (Area 1,2,3), visueller (Area 17) u. auditiver (Area 41, 42) Efferenzen sowie motorischer Afferenzen (Area 4); **2. sekundäre** Projektionsfelder: mit den primären Projektionsfeldern verbundene Hirnbereiche, die jedoch nicht direkt durch motorische od. sensorische Axone innerviert werden (motorisch: Area 6, 8, 44; sensorisch: Area 5, 7a, 40; visuell: Area 18; auditiv: Area 42); übernehmen die übergeordnete Koordination u. Verarbeitung von Informationen; **3. tertiäre** Projektionsfelder: verarbeiten komplexe Funktionen wie z. B. die Einordnung sensorischer Informationen in räumliche Bezüge, Bewegungsinitiation, Kognition, Gedächtnis, Sprache u. Emotionen (motorisch: Area 9, 10, 11; sensorisch: Area 7b, 39; visuell: Area 19, 20, 21; auditiv: Area 22); entsprechen den Assoziationsfeldern*.

Pro|krastination (Pro-*; lat. cras morgen) *f*: (engl.) *procrastination*; pathologisches Aufschiebeverhalten, gekennzeichnet durch Probleme mit Zeitplanung u. Arbeitsorganisation, die Leidensdruck u./od. Funktionsbeeinträchtigungen verursachen; kann private Alltagsaktivitäten ebenso wie schulische, berufliche u. a. Tätigkeiten betreffen; **Vork.:** Leitsymptom bei Arbeitsstörung*, ggf. auch bei Depression, ADHS; Prokrastination fördernde Faktoren: u. a. Probleme mit Prioritätensetzung, Zeitmanagement, Konzentrationsfähigkeit, Handlungsplanung, Abgrenzung gegen alternative Handlungstendenzen, Versagens- od. Kritikangst; Maßnahmen: kognitive Verhaltenstherapie (Behandlungskomponenten: Strukturierung des Arbeitsverhaltens, Setzen realistischer Ziele, Training von Arbeitstechniken, Zeitplanung, Umgang mit Ablenkungsquellen u. negativen Gefühlen, systematische Veränderung der Arbeitsgewohnheiten, Üben des alternativen Arbeitsverhaltens), ggf. Behandlung der Grundstörung.

Pro|laktin (Pro-*; lat. lac, lactis Milch) *n*: (engl.) *prolactin*; syn. laktotropes Hormon (Abk. LTH), Laktotropin; monomeres Gonadotropin*; höhermolekulare Formen (sog. big prolactin bzw. big big prolactin) in der Hypophyse* u. im Serum mit noch unbekannter physiol. Bedeutung; **Biosynthese:** unter Kontrolle der Releasing-Hormone PRH u. PIH in den azidophilen Zellen des Hypophysenvorderlappens; verstärkte Bildung ab der 8. SSW u. in der Stillzeit; die Ausschüttung von Prolaktin wird durch TRH, mechanische Brustwarzenreizung (Saugreiz), Stress*, operative Eingriff u. Hunger gefördert. **Wirkung:** Über die Adenylatcyclase der Zielzellen fördert Prolaktin Wachstum (z. B. der Brustdrüse) u. Stoffwechsel, beeinflusst Osmoregulation, Pigmentbildung u. Elternverhalten (s. Eltern-Kind-Beziehung); post partum unterdrückt Prolaktin das Wiedereinsetzen des Menstruationszyklus u. setzt (zusammen mit Cortisol*) die Milchproduktion in Gang. Vgl. Hyperprolaktinämie.

Pro|lintan *n*: (engl.) *prolintane*; nicht mehr im Handel befindliches Kreislauf- u. Psychotonikum; wirkt stimulierend; früher häufig missbräuchlich verwendet; steht auf der Liste verbotener Wirkstoffe u. verbotener Methoden der World Anti-Doping Agency.

Prolonged Exposure (engl. prolonged prolongiert; exposure Exposition): Manual für die Konfrontationstherapie* zur Behandlung der posttraumatischen Belastungsstörung* (Edna Foa, 2007); **Durchführung:** in 9–12 für 90 Minuten andauernden Sitzungen: **1.** Psychoedukation*; **2.** Konfrontation* in sensu mit Trauma relevanten Erinnerungen; **3.** Konfrontation in vivo mit Reizen (Situationen od. Objekten), welche aufgrund der traumatischen Erfahrung vermieden wurden.

P

Pro|mazin (INN) *n*: (engl.) *promazine*; Phenothiazin* mit schwacher antipsychot. Wirkung (Neuroleptikum*) sowie antiemetischen u. sedierenden Eigenschaften; **Ind.:** Unruhe, Angst- u. Erregungszustände, Schlafstörungen, prä- u. postoperative Sedierung, kindl. Neuropathie, Erbrechen, Pruritus; **Hinweis:** älteres Neuroleptikum, weitgehend durch besser verträgliche Präparate abgelöst.

Pro|methazin (INN) *n*: (engl.) *promethazin*; Histamin*-H_1-Rezeptoren-Blocker aus der Gruppe der Phenothiazine* mit ausgeprägter sedativ-hypnotischer Wirkung; **Ind.:** als Antihistaminikum* u. Sedativum* bei allergischen Erkrankungen, Angst-, Erregungs- u. Spannungszuständen, Schlafstörungen*; **Kontraind.:** akute Intoxikation mit Alkohol, Schlafmitteln, Analgetika u. Psychopharmaka; relative Kontraind. bei Prostatahyperplasie, Leber- u. Nierenerkrankungen, Leukopenie, epileptischen Anfällen; **Wechselwirkungen:** Verstärkung dämpfender Effekte in Kombination mit anderen Sedativa, Verstärkung der Wirkung Blutdruck senkender Arzneimittel möglich. **UAW:** Mundtrockenheit, orthostatische Dysregulation, Müdigkeit, gelegentlich Akkommodationsstörungen, Erhöhung des Augeninnendrucks, Hautreaktionen, Störungen der Hämatopoese, sexuelle Funktionsstörungen, erhöhte Neigung zu epileptischen Anfällen.

Pro|miskuität (lat. promiscuus gemischt, ohne Unterschied) *f*: (engl.) *promiscuity*; durch häufigen Partnerwechsel gekennzeichnetes Sexualverhalten; vgl. Hypersexualität.

Prompting (engl. prompting Antrieb): Nachhaken; verbale od. tätige Hilfestellung bei der Umsetzung eines Verhaltens, z. B. im Rahmen von Rollenspielen*; **Ziel:** Aufmerksamkeit auf gewünschtes Verhalten lenken.

P

Pro|nomen|umkehr (Pro-*; lat. nomen, nominis Substantiv): (engl.) *pronoun change*; Sprachauffälligkeit, bei der die persönlichen Fürworter ich, mir, mich u. du, dir, dich vertauscht u. die eigene Person mit „er" u. „du" bezeichnet u. „ich" od. „mich" zur Bezeichnung Anderer verwendet wird; z. T. auch Verwenden des eigenen Namens statt „ich"; **Vork.:** bei ca. einem Viertel aller autistischen Kinder, die Sprache verwenden, ist Pronomenumkehr eine Phase in der Sprachentwicklung.

Pro|pädeutik (gr. προπαιδεθειν vorher unterrichten) *f*: (engl.) *propaedeutics*; in der Psychologie Bez. für die Einführung eines Patienten in die Grundelemente u. -prinzipien der jeweiligen Psychotherapie u. ihrer Verfahren; dazu gehört v. a. die Erläuterung der Symptomatik u. der Ursachen einer psychischen Störung, der Voraussetzungen für eine Psychotherapie u. der üblichen od. erwartbaren Vorgehensweise.

Propandiole *n pl*: (engl.) *propandiols*; historisch bedeutsame Klasse von Psychopharmaka, die 1955 als erste Tranquilizer* eingesetzt wurden (z. B. Meprobamat*); chemische Verbindung auf Basis des um Hydroxylgruppen erweiterten Propans; **Wirkung:** anxioloytisch, Muskel relaxierend u. antikonvulsiv; deutlich schwächer als Benzodiazepine*; cave: bei hohen Dosierungen komatöse Vergiftungsgefahr u. großes Gewöhnungsrisiko.

Prophezeiung, selbst|erfüllende: (engl.) *selffulfilling prophecy*; Erwartungen in Bezug auf zukünftige Ereignisse, die um so eher eintreten, je mehr sie der persönlichen Einstellung* eines Menschen entsprechen, da dieser (unbewusst) die Bedingungen dafür schafft; klinisch relevant z. B. im Kontext katastrophisierender Bewertungen* u. des Self*-reference-Effekts z. B. bei sozialer Phobie* u. Depression sowie i. R. des Versuchsleiter*-Erwartungseffekts.

Pro|phylaxe (Pro-*; gr. φυλάττειν behüten, beschützen) *f*: (engl.) *prophylaxis*; Maßnahmen zur Verhütung u. Vorbeugung von Krankheiten u. deren Folgeschäden (bzw. Erhaltung von Gesundheit); im psychiatrischen Kontext z. B. durch pharmakologische od. psychotherapeutische Rückfallprophylaxe* od. Anti*-Suizid-Vertrag. Vgl. Prävention; Rehabilitation.

Pro|poxyphen *n*: (engl.) *propoxyphen*; schwach wirksames Opioid*; **Ind.:** Entzug u. Behandlung bei Heroinabhängigkeit*; leicht- bis mittelgradiger Schmerz*; **Kontraind.:** absolut: Asthma bronchiale, Ateminsuffizienz, Koma, chronische u. akute Pankreatitis, Schwangerschaft, Stillzeit; relativ: Opioidabhängigkeit, Hypothyreose, Niereninsuffizienz, Leber- u. Gallenwegerkrankungen; **Wechselwirkungen:** Spiegelerhöhung von Alprazolam*, Phenazon, Doxepin*, Metoprolol u. Propranolol*; Wirkungsverstärkung von oralen Antikoagulanzien, Verstärkung der Atem depressiven u. dämpfenden Wirkung bei Kombination mit zentral dämpfenden Substanzen; **UAW:** Übelkeit, Appetitlosigkeit, Gewichtsverlust, Obstipation, Schwindel, Bauchschmerzen; **Hinweis:** In der Behandlung chronischer Schmerzen ist Propoxyphen den nichtsteroidalen Antiphlogistika* u. tricyclischen Antidepressiva* nicht überlegen.

Pro|pranolol *n*: (engl.) *propranolol*; nichtselektiver Beta*-Rezeptoren-Blocker; **Wirkung:** Bindung an Beta-1- u. Beta-2-Rezeptoren; **Ind.:** u. a. arterielle Hypertonie*; **Kontraind.:** schwere körperliche Belastung, AV-Block I. Grades; **Wechselwirkungen:** Monoaminoxidase*-Hemmer, Muskelrelaxanzien*, Indometacin, Nifedipin, Narkotika*, Adrenalin*, Noradrenalin*, Diazepam*, Theophyllin; **UAW:** häufig Müdigkeit, Schwindel, Benommenheit, Kopfschmerz, Übelkeit, Abdominalbeschwerden; **Hinweis:** Aufgrund eines ausgeprägten First-Pass-Effekts beträgt die Bioverfügbarkeit nur ca. 30 %.

Proprio|zeption (lat. proprius eigen; capere, captus nehmen, fassen) *f*: (engl.) *proprioceptive sensibility*; syn. Tiefensensibilität; propriozeptive Sensibilität*; Wahrnehmung der Stellung u. Bewegung des Körpers im Raum; durch spezif. Sensoren* (Propriosensoren) registrierte Informationen über Muskelspannung, Muskellänge u. Gelenkstellung bzw. -bewegung werden z. T. auf Rückenmarkebene (monosynapt.) verschaltet (propriozeptive Reflexe), v. a. aber unter Einbeziehung der Afferenzen von Vestibularapparat u. Mechanosensoren der Haut zentral (in Kleinhirn od. Gyrus postcentralis) verarbeitet.

Pro|pulsion (lat. propulsare Gefährliches abwenden, zurückschlagen) *f*: (engl.) *propulsion*; s. Parkinson-Syndrom.

Pro|pulsiv-petit-mal (lat. propulsare Gefährliches abwenden, zurückschlagen; franz. petit mal kleines Übel) *m*: (engl.) *propulsive petit mal*; West*-Syndrom.

Pros|en|cephalon (lat. πρός vor, neben, bei; Enkephal-*) *n*: (engl.) *prosencephalon*; Vorderhirn; aus Telencephalon* u. Diencephalon* bestehender Teil des Gehirns; Gesamtheit der Hirnareale, die Kortex, Basalganglien, Amydala, Bulbus olfactorius, Septum, Nucleus basilis u. Thalamus umfassen; beteiligte Neurotransmitter: Actylcholin u. Glutamat; wesentlich für bewusste Wahrnehmung, Gedächtnis u. Bewusstseinsbildung.

Prosop|a|gnosie (A-*; -gnos*) *f*: (engl.) *prosopagnosia*; s. Agnosie.

pro|spektiv (Pro-*; lat. spectare schauen): (engl.) *prospective*; vorausschauend; **1.** kann sich auf kognitive Vorgänge beziehen, die eine auf die Zukunft gerichtete Einstellung bzw. ein Vorausblicken erschließen lassen; **2.** methodisch v. a. bei prospektiven Längsschnittstudien* verwendete Bez. für Untersuchungsansatz, bei dem Stichproben über einen längeren Zeitraum hinweg untersucht werden, wobei die Planung sich bei Studienbeginn auf den gesamten Zeitraum bezieht. Vgl. retrospektiv.

Prosta|glandine (gr. προστάτης Vorsteher; lat. glandula Drüse) *n pl*: (engl.) *prostaglandins*; Abk. PG; Sammelbez. für natürl. (od. teilsynthet.) Derivate der Prostansäure; Unterklasse der Eikosanoide (strukturell ähnl. den Leukotrienen u. Thromboxanen); **Vork.:** in Samenflüssigkeit, Keimdrüsen u. fast allen anderen Organen; **Einteilung:** u. a. in PGA (α,β-ungesättigte Ketone), PGE (β-Hydroxyketone), PGF (1,4-Diole); am biol. aktivsten sind PGE_2, $PGF_{2\alpha}$, PGD_2, PGG_2, PGH_2, PGI_2 (syn. Prostacyclin); **Wirkung:** vielfältig und z. T. gegensätzlich; u. a. auf Katecholamine*, Tonus der glatten Muskulatur u. kardiovaskuläres System (Blutdruck senkende bzw. steigernde Effekte), Hemmung der Thrombozytenaggregation u. Lipolyse, Drosselung der Magensaftsekretion, Steigerung der Synthese u. Freisetzung von Gewebehormonen u. Hormonen endokriner Organe (Schilddrüse, Nebenschilddrüse, Nebennierenrinde, Ovarium), zytoprotektive Effekte. PG spielen eine Rolle bei der Entstehung von Fieber, Schmerzen u. Entzündungen. Die Prostaglandinsynthese wird z. B. durch Gewebehormone gefördert. Zu den PG-Antagonisten gehören z. B. nichtsteroidale Antiphlogistika* u. Glukokortikoide*. **Ind.:** u. a. PGE_1 (Alprostadil): zur Schwellkörper*-Autoinjektionstherapie, zur zeitweiligen Aufrechterhaltung der Durchgängigkeit des Ductus arteriosus Botalli bei Neugeborenen mit best. angeborenen Herzfehlern, chron. PAVK Stadium III–IV; PGE_2 (Dinoproston, Sulproston): Geburtseinleitung, Abortinduktion, aton. Nachblutungen; $PGF_{2\alpha}$ (Latanoprost): Offenwinkelglaukom; **UAW:** je nach PG z. B. Übelkeit, kolikartige Schmerzen, Diarrhö, Kopfschmerz, Flush, Tachykardie.

Pro|statitis|syn|drom (gr. προστάτης Vorsteher; -itis*) *n*: (engl.) *prostatitis syndrome*; Symptomkomplex aus Schmerzen* u./od. Missempfindungen im Genital- u. Anorektalbereich, sexueller Appetenzstörung*, Erektionsstörung* u. Ejakulationsstörung*, Störung der Miktion (obstruktive Symptome) u. myalgiformen Beschwerden; **Vork.:** bei Entzündung der Prostata u./od. entzündlichen Veränderungen des umgebenden Gewebes bzw. der Nachbarorgane. Vgl. Prostatodynie.

Pro|stato|dynie (gr. προστάτης Vorsteher; -odynie*) *f*: (engl.) *prostatodynia*; sog. vegetatives Urogenitalsyndrom; nichtentzündliches chronisches abakterielles Schmerzsyndrom* des Beckens mit von der Prostata ausgehenden Beschwerden ohne nachweisbare organische Ursache; **Sympt.:** Schmerzen im Dammbereich u. Ausstrahlung in Hoden bzw. Leistenregion, Brennen u. Juckreiz in der Harnröhre u. perianal; **DD:** Prostatitis; s. Prostatitissyndrom; **Ther.:** Psychotherapie (psychodynamische u. verhaltenstherapeutische Ansätze); Entspannungsmethoden* (z. B. Autogenes Training).

Pro|tektions|hypo|these (lat. protegere bedecken, beschützen; Hypothese*) *f*: **1.** (engl.) *protection hypothesis*; allg. Annahme, dass neben pathogenen Faktoren auch protektive Faktoren* die Entstehung u. den Verlauf von Störungen od. Krankheiten beeinflussen; Gesundheit* wird nicht als Abwesenheit von Krankheit od. Normalzustand verstanden, sondern als Größe, die i. S. einer Homöostase der ständigen, aktiven (Wieder-)Herstellung u. Aufrechterhaltung bedarf. Vgl. Salutogenese. **2.** Annahme, dass verheiratete (od. in fester Partnerschaft lebende) Personen insgesamt einen besseren Gesundheitszustand als ledige (bzw. partnerlose) Personen aufweisen, da sie u. a. durch gemeinsame Wirtschaftsführung u. Spezialisierungsvorteile ökonomisch besser gestellt sind, einen gesünderen Lebensstil pflegen (z. B. Regelmäßigkeiten in Ernährung, Schlaf), sozial stärker integriert, emotional ausgeglichener sind u. weniger Stress haben; empirisch besser für verheiratete Männer als für verheiratete Frauen bestätigt. **3.** Annahme, dass Dissoziation* bei der Bewältigung von Situationen mit unkontrollierbarem schwerem Stress* hilft; dient als Erklärung für das Auftreten dissoziativer Symptome z. B. bei posttraumatischer Belastungsstörung*. Vgl. Störung, dissoziative. **4.** Annahme schützender Wirkung von Hormonen bzw. von damit zusammenhängenden Phänomenen auf neuronale Prozesse (s. Neuroprotektion); empirisch gut belegt sind z. B. protektive Effekte von Östrogen* für eine Vielzahl von Krankheiten u. psychischen Störungen (z. B. vaskuläre ZNS-Erkrankungen, Schizophrenie*, Parkinson*-Syndrom, Migräne*; auch Erkrankungen von Herz-Kreislauf-System u. Knochen-Stoffwechsel). Östrogene wirken als neuroprotektive Antioxidanzien (aufgrund ihrer chemischen Struktur; Reduktion von oxidativem Stress, freien Radikalen), auf die Transkription neuroprotektiver Gene u. haben indirekt genmodulierende Funktion durch Einfluss auf die intrazelluläre Signaltransduktion (beeinflussen z. B. die Weiterverarbeitung von Amyloid-Precursor-Proteinen in Nervenzellen u. reduzieren die Bildung von Beta-Amyloidaggregaten; über Amyloidplaques* von Bedeutung für die Alzheimer*-Krankheit). Im unreifen Gehirn ist eine proapoptotische Wirkung von Östrogen beschrieben. Nichtphenolische Antioxidanzien u. das Corticotropin-Releasing-Hormon verfügen ebenfalls über protektive Wirkungen auf zellulärer (neuroprotektiv) u. Verhaltensebene (psychoprotektiv). Die beteiligten Effektormechanismen sind noch nicht völlig geklärt (relevante Stoffwechselvorgänge in präklinischen Ansätzen bereits beschrieben).

Pro|tektiv|faktoren (lat. protegere bedecken, beschützen) *m pl*: (engl.) *protective factors*; s. Faktoren, protektive.

Pro|thipendyl (INN) *n*: (engl.) *prothipendyl*; Azaphenothiazin; Neuroleptikum*; **Ind.:** Schlafstörungen, Erregungszustände; **Hinweis:** wegen schwacher antipsychot. Wirkung als Basis-Neuroleptikum nicht geeignet; auch als Schlafmittel* nur bei Versagen anderer Alternativen einzusetzen.

Proto|sozial|spiel (gr. πρῶτος erster, wichtigster; Sozialisation*): erste kindliche Spielform, die das interaktionelle Geschehen zwischen Kind u. Bezugspersonen, ihre Abstimmung bezüglich Zeit, Struktur u. Intensität des Spiels u. gemeinsames emotionales Erleben zum Inhalt hat u. sich in der zweiten Hälfte des 1. Lebensjahrs des Kleinkindes entwickelt; durch die Lust auf Wiederholung der Interaktionen entwickelt sich bereits ein rudimentäres Regelbewusstsein; aus dem Protosozialspiel entwickelt sich das kindliches Symbolspiel* als Grundlage für Rollen*- u. Regelspiel*.

Prozent|rang: (statist.) in Prozent umgerechneter Wert einer (kumulierten) Verteilungsfunktion; z. B. bedeutet der Prozentrang von 40 % bei einem Merkmalswert von 25, dass 40 % aller Merkmalswerte ≤25 sind.

Pro|zess|dia|gnostik (lat. processus Fortschreiten, Fortgang; gr. διαγνωστικός fähig zu unterscheiden) *f*: (engl.) *process diagnostics*; Form der direkten Veränderungsdiagnostik* zur Abbildung der psychodiagnostischen Ergebnisse zu unterschiedlichen Zeitpunkten bzw. Erfassung von zeitgebundenen Prozessen im Gegensatz zu mehr od. weniger stabilen Zuständen (Statusdiagnostik); die zu unterschiedlichen Zeitpunkten erhoben Ergebnisse werden miteinander in Beziehung gesetzt, z. B. Veränderung des Verhaltens vor u. nach Therapie; **Hinweis:** auch synonym mit Verlaufsdiagnostik* verwendet. Vgl. Prozessforschung.

Pro|zesse, nicht|stochastische (lat. processus Fortschreiten, Fortgang) *m pl*: (engl.) *non-stochastic processes*; Vorgänge, die im Gegensatz zu stochastischen Prozessen* den mit der Wahrscheinlichkeitstheorie beschreibbaren Gesetzmäßigkeiten nicht unterliegen.

Pro|zesse, stochastische (lat. processus Fortschreiten, Fortgang) *m pl*: (engl.) *stochastic processes*; zeitlich geordnete zufällige Vorgänge, deren Häufigkeit anhand der Beobachtung einer Vielzahl von Fällen (d. h. mit Hilfe der Wahrscheinlichkeitstheorie) beurteilt werden kann; hinsichtlich einer Dosis/Wirkungsbeziehung ist z. B. die Häufigkeit des Eintretens einer best. Wirkung (nicht aber das Ausmaß der Wirkung) der einwirkenden Dosis proportional.

Pro|zess|forschung (lat. processus Fortschreiten, Fortgang): (engl.) *process research*; Forschungsrichtung der Psychotherapieforschung*, welche die während einer Behandlung ablaufenden Prozesse untersucht; der Prozessforschung steht die Ergebnisforschung* gegenüber, bei der Anfang u. Ende der Behandlung bezüglich des Erfolgs analysiert wird. Terminologisch wird bei der Prozessforschung z. T. zwischen dem Therapieprozess* u. dem Veränderungsprozess* unterschieden; Prozessforschung beruht auf der Annahme, dass Therapieerfolg* im Zusammenhang mit dem Therapieprozess steht; kann auch unter Einbeziehung des Ergebnisses mit der Erfolgsforschung kombiniert werden (Prozess-Erfolgsforschung, Prozess-Outcome-Forschung); **Ziel:** Überprüfung, welche Mechanismen i. R. eines Prozesses zu Veränderungen führen; **Meth.: 1.** Bewertung der Prozesse innerhalb einer Therapiesitzung: Prozessdauer Sekunden bis max. Dauer einer Therapiesitzung; Elemente der Therapiesitzung werden im Verlauf einer Sitzung beobachtet u. in gegenseitige Relation gesetzt, z. B. Interaktionssequenzen zwischen Therapeut u. Patient; **2.** Bewertung der Prozesse, die zwischen einzelnen Therapiesitzungen ablaufen: Prozessdauer Tage bis Wochen; Veränderungen außerhalb der Therapiesitzungen werden im Zus. mit einzelnen Therapiesitzungen analysiert, z. B. Veränderungen in der Gestaltung der Partnerschaft, Bewältigung von beruflichem Stress; **3.** Bewertung einzelner Therapiesitzungen im Verlauf: Prozessdauer Wochen bis Monate; durch Patient od. Therapeut werden Beurteilungen zu den einzelnen Sitzungen abgegeben u. die Verlaufsstruktur über mehrere Sitzungen bis hin zum gesamten Therapieverlauf analysiert. Die beiden ersten Varianten können jeweils auf einzelne Therapiesitzungen bezogen werden, sie können aber auch mehrere Therapiesitzungen bis hin zum gesamten Therapieverlauf mit einbeziehen. So können Interaktionsmuster in mehreren Therapiesitzungen erhoben u. miteinander verglichen werden, womit sich eine Verlaufsanalyse (über mehrere Sitzungen) von Verlaufsmustern (jeweils pro Sitzung) ergibt. Bei der Prozess-Erfolgsforschung sind die jeweiligen Prozesse bzw. Veränderungsaspekte mit dem Erfolg in Verbindung zu setzen, ggf. auch über den Zeitraum des Therapieverlaufes hinaus, z. B. bestimmte Prozessparameter als Prädiktor für Erfolg am Nachuntersuchungszeitpunkt. In der Prozessforschung sind zur genauen Erforschung von Interaktionen auch experimentelle Vorgehensweisen möglich, bei denen vom Therapeuten bestimmte Handlungsaspekte systematisch variiert werden, um deren Effekte zu beobachten. Für die Prozessforschung werden versch. Untersuchungsverfahren u. (häufig multivariate) statistische Verfahren eingesetzt. Wie auch bei der Ergebnisforschung* ist das Postulat der multimodalen Datenerfassung* zu berücksichtigen.

Pro|zess|psych|ose (lat. processus Fortschreiten, Fortgang; Psych-*; -osis*) *f*: (engl.) *process psychosis*; selten verwendete Bez. für eine chronisch progredient verlaufende Schizophrenie*; vgl. Entwicklung.

Pro|zess|qualität (lat. processus Fortschreiten, Fortgang; Qualität*) *m*: s. Qualität.

PRP: Abk. für **p**sychologische **R**efraktär**p**hase*.

PRQ: Abk. für (engl.) ***P**ersonal* **R**esource **Q**uestionnaire*.

PRS: Abk. für (engl.) ***P**atient* **R**ejection **S**cale*.

Prüf|größe: s. Test, statistischer.

Prüf|system für Schul- und Bildungs|beratung *n*: Abk. PSB; Leistungstest zur Erfassung der Intelligenz* nach der multiplen Faktorentheorie von Thurstone; liegt in 2 altersabhängigen Versionen vor: **1.** Prüfsystem für Schul- u. Bildungsberatung für 4. bis 6. Klassen-revidierte Fassung (Abk. PSB-R 4–6); umfasst 10 Untertests: Allgemeinwissen, Zahlenreihen, Buchstabenreihen, Figurale Reihen, Wortflüssigkeit, Gliederungsfähigkeit, Raumvorstellung, Gemeinsamkeiten finden, Zahlenaddition, Zahlenvergleich; Beurteilung schulbezogener Wissensbereiche; Berücksichtigung der Konzentrationsfähigkeit durch Untertest 9 u. 10; **2.** Prüfsystem für Schul- u. Bildungsberatung für 6. bis 13. Klassen-revidierte Fassung (Abk. PSB-R 6–13); umfasst 9 Untertests: Allgemeinwissen, Zahlenreihen, Buchstabenreihen, Figurale Reihen, Wortflüssigkeit, Raumvorstellung, Gemeinsamkeiten finden, Zahlenaddition, Zahlenvergleich; Beurteilung schulbezogener Wissensbereiche; Berücksichtigung der Konzentrationsfähigkeit durch Untertest 8 u. 9; es existieren computergestützte Fassungen; **Anw.:** Intelligenztest* für Schüler; PSB-R 6–13 auch für Erwachsene; **Testdauer:** je ca. 45 Minuten.

Prüfungs|angst: (engl.) *exame nerves*; Examensangst; Form der sozialen Bewertungsangst* mit Angst* vor negativer Bewertung des Leistungsverhaltens in Prüfungssituationen; Stärke der Angstreaktion ist abhängig von Prüfungssituation (z. B. Wichtigkeit der Prüfung), Persönlichkeitsmerkmalen* des Prüfers (z. B. autoritäres Verhalten) u. des Prüflings (z. B. Kontrollüberzeugungen*); wiederholte Misserfolge steigern die Angst; **Formen: 1. leichte** Prüfungsangst (sog. Lampenfieber): normale Reaktion in Antizipation eines Auftritts (z. B. Präsentation, Vortrag, Bewerbungsgespräch, Interview, Theaterstück), besonders kurz vor dem Auftritt u. evtl. währenddessen; bis zu einem gewissen Grad physiol. Form der Erwartungsangst (s. Angst, antizipatorische), kann jedoch so stark werden, dass ein Auftreten unmöglich wird. **2. übersteigerte** Prüfungsangst: schwere Ausprägung mit Panikanfällen* u. starken, anhaltenden Angstreaktionen; beeinträchtigt stark die Prüfungsleistung od. -vorbereitung, ist behandlungsbedürftig u. wird als spezifische Phobie* od. im Rahmen einer anderen Angststörung (z. B. soziale Phobie*) diagnostiziert. **Ätiol.:** konstitutionelle u. psychosoziale Faktoren; **Ther.:** kognitive Verhaltenstherapie* mit Rollenspielen u. Konfrontation; **Hinweis:** Zusammenhang zwischen Erregungsniveau u. Leistung: erhöhte Erregung verbessert, insbes. bei einfachen Aufgaben die Leistung, während extreme Erregungszustände beeinträchtigend wirken.

Pruning (engl. to prune abschneiden): Rückbildung synaptischer Kontaktstellen; Prozess, der sich an die Synaptogenese* im Säuglingsalter anschließt u. beim Menschen im 3. Lebensjahr weitgehend abgeschlossen ist; **klin. Bedeutung: 1.** geringere Effizienz des Prunings (d. h. Persistenz von mehr identischen Verknüpfungen mit geringerer Effizienz der Informationsübertragung) bei ungünstigen Bedingungen (Entfernung von der Mutter im Tiermodell); **2.** defizitäres Pruning ggf. Bedingungsfaktor für Schizophrenie. Vgl. Gehirnentwicklung; Reifung, neuronale.

Pruritus (lat. prurire jucken) *m*: (engl.) *pruritus*; Hautjucken mit zwanghaftem Kratzen, an dessen Zustandekommen u. Verarbeitung spezielle marklose Typ C-Nervenfasern u. Chemosensoren, das vegetative Nervensystem, die Hirnrinde u. Psyche, bestimmte Mediatoren (z. B. Histamin, Trypsin, Kallikrein, Endorphin), das Gefäßsystem der Haut u. die inneren Organe beteiligt sind; **Klin.:** durch Kratzen verursachte Hautveränderungen u. a. strichförmige Rötungen, Krusten, Hyperpigmentierung, Vergröberung der Hautfelderung. **Formen: 1.** sekundärer Pruritus: Juckreiz als Begleiterscheinung von Hauterkrankungen (z. B. atopisches Ekzem*); **2.** Juckreiz ohne primäre sichtbare Hautveränderungen; Vork. bei Erkrankungen innerer Organe (z. B. Niereninsuffizienz*, Urämie, Diabetes mellitus, Leukämie, Lymphome), als UAW bei Einnahme von z. B. Opiaten, Codein, ACE-Hemmern, Acetylsalicylsäure, **3. psychogener** Pruritus **a)** bei Psychosen od. Alkoholentzugsdelir (Alkoholabhängigkeit*) in Form von taktilen Halluzinationen; isoliert als Dermatozoenwahn (i. R. der Grunderkrankung aufgrund zerebraler metabolischer Störungen); **b)** bei prämenstruellem

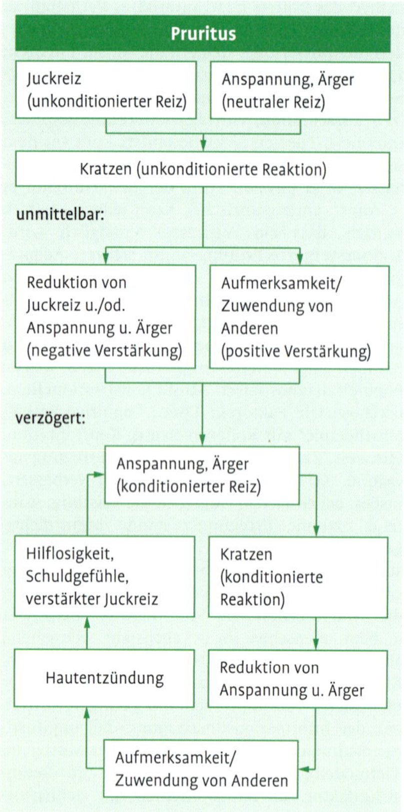

Pruritus: Juckreiz-Kratz-Zirkel

Syndrom*, Stress*, in Schwangerschaft u. hohem Alter od. psychopathologisch unter Stress bzw. als Übersprungshandlung*; **c)** i. R. somatoformer Störung* (s. Abb.); **d)** ohne nachweisbare auslösende Faktoren (ca. 50 %). **Ther.:** pharmakologisch mit Gabapentin, Serotonin-Wiederaufnahme-Hemmern, tri- bzw. tetracyclischen Antidepressiva; psychosomatische Begleittherapie: v. a. verhaltenstherapeutischer Ansatz zur Vermeidung des Kratzens (engl. habit reversal).

PSAG: Abk. für **P**sychosoziale* **A**rbeitsgemeinschaft.

PSB: Abk. für **P**rüfsystem* für **S**chul- und **B**ildungsberatung.

PSDI: Abk. für (engl.) *__P__ositive __S__ymptom __D__istress __In__dex*; s. SCL-90-R.

PSE: Abk. für (engl.) *__P__resent* __S__tate __E__xamination*.

Pseud-: auch Pseudo-; Wortteil mit der Bedeutung falsch, Lügen-, Schein-; von ψευδής, ψεῦδος.

Pseudo|autonomie (Pseud-*; Autonomie*) *f*: (engl.) *pseudoautonomy*; scheinbare (keine echte) Selbständigkeit infolge Fehlerziehung (z. B. mangelhafte Ablösung vom Elternhaus); vgl. Autonomie; Autonomiekonflikt.

Pseudo|bulbär|para|lyse (Pseud-*; Bulbärparalyse*) *f*: (engl.) *pseudobulbar paralysis*; neurologische Erkrankung durch umschriebene bilaterale Schädigung der supranukleären Bahnen im Hirnstamm*, welche die Hirnnervenkerne mit Telencephalon u. Basalganglien verbinden (Tractus corticonuclearis); **Ätiol.:** meist Arteriosklerose der Arteria basilaris; auch bei ischäm. Schlaganfall, Multipler Sklerose, Syphilis; **Sympt.:** Lähmung der Gesichts-, Zungen-, Mund- u. Rachenmuskulatur, evtl. Pyramidenbahnzeichen*, Dysarthrie*, Affektlabilität* mit Zwangslachen od. Zwangsweinen; im Unterschied zur Bulbärparalyse* gesteigerter Masseterreflex u. Orbicularis-oris-Reflex, aber keine Atrophie od. faszikuläre Zuckungen der Zungenmuskulatur.

Pseudo|debilität (Pseud-*; lat. debilitas Schwäche) *f*: (engl.) *pseudodebility*; früher Pseudoschwachsinn; s. Ganser-Syndrom.

Pseudo|de|menz (Pseud-*; Demenz*) *f*: **1.** (engl.) *pseudodementia*; Bez. für scheinbare od. vorgetäuschte Sympt. einer Demenz* mit scheinbarem Versagen selbst bei einfachsten Aufgaben bei normaler Intelligenz*; **Vork.:** bei Ganser*-Syndrom od. Rentenbegehren*; auch (nichtpathol.) bei situativer od. allg. Überforderung. Vgl. Hysteroid, organisches. **2.** Erscheinungsform der Depression*, bei der Sympt. kognitiver Leistungseinbuße im Vordergrund stehen; **DD:** schwierige Abgrenzung zur Demenz, insbes. bei Patienten über 60 Jahre.

Pseudo|en|cephalitis haemor|rhagica superior (Pseud-*; Enkephal-*; -itis*) *f*: (engl.) *pseudo-encephalitis haemorrhagica superior*; s. Wernicke-Enzephalopathie.

Pseudo|epi|lepsie (Pseud-*; Epilepsie*) *f*: (engl.) *pseudo-epilepsy*; Form der Konversionsstörung* mit (nicht organisch bedingten) dissoziativen Anfällen*.

Pseudo|erinnerung (Pseud-*): (engl.) *false memory*; Erinnerung an ein (z. B. traumatisches) Ereignis, das real nicht vorgefallen ist, sondern auf Suggestion* (Auto- od. Fremdsuggestion) beruht; falsche Erinnerungen können z. B. im Rahmen einer Psychotherapie generiert werden. Vgl. Pseudomnesie.

Pseudo|gravidität (Pseud-*; lat. graviditas Schwangerschaft) *f*: (engl.) *pseudocyesis*; s. Scheinschwangerschaft.

Pseudo|halluzination (Pseud-*; Halluzination*) *f*: (engl.) *pseudohallucination*; Bez. für Form der Sinnestäuschung* mit einer Sinneswahrnehmung ohne gegenständliche Reizquelle, bei welcher der Trugcharakter bei der Wahrnehmung od. kurz danach erkannt wird; **Formen:** z. B. hypnagoge Halluzinationen* u. hypnopompe Halluzinationen*; vgl. Halluzination.

Pseudo|herm|aphroditismus (Pseud-*; Hermaphroditismus*) *m*: (engl.) *pseudohermaphroditism*; s. Hermaphroditismus.

Pseudo|in|somnie (Pseud-*; Insomnie*) *f*: (engl.) *sleep state misperception*; syn. paradoxe Insomnie; sog. Fehlwahrnehmung des Schlafzustands; Form der Insomnie* mit subjektiv wahrgenommenen insomnischen Beschwerden (Einschlaf-* u. Durchschlafstörungen*, Früherwachen*) ohne entsprechende objektive Befunde u. häufig nur geringen Einschränkungen der Leistungsfähigkeit, kaum Tagesmüdigkeit.

Pseudo|kyesis (Pseud-*; gr. κύησις Schwangerschaft) *f*: (engl.) *pseudocyesis*; s. Scheinschwangerschaft.

Pseudo|logia phantastica (Pseud-*; -log*) *f*: (engl.) *pseudologia fantastica*; Erzählen ausgedachter Erlebnisse als wahre Begebenheiten, wobei der unwahre Gehalt vom Erzählenden i. d. R. nicht mehr realisiert wird (im Gegensatz zur beabsichtigten Lüge); **Vork.:** v. a. infolge Abwehr bzw. Kompensation eines Selbstwertmangels, seltener aus übertriebener Phantasie u. starkem Geltungsbedürfnis, z. B. bei Münchhausen*-Syndrom; auch bei neuropsychiatrischen Störungen wie dem Korsakow*-Syndrom als chronischer Folgezustand einer nicht erfolgreich behandelten Wernicke*-Enzephalopathie.

Pseudo|mnesie (Pseud-*; -mnese*) *f*: (engl.) *pseudomnesia*; Form der Paramnesie*, bei der Ereignisse, die nicht stattgefunden haben, vermeintlich erinnert werden. Vgl. Gedächtnisstörung.

Pseudo|neur|a|sthenie (Pseud-*; Neur-*; Asthenie*) *f*: (engl.) *pseudoneurasthenia*; s. Syndrom, pseudoneurasthenisches.

Pseudo|psycho|pathie (Pseud-*; Psych-*; -pathie*) *f*: (engl.) *pseudopsychopathy*; s. Persönlichkeitsstörung, organisch bedingte.

Pseudo|sklerose Westphal-Strümpell (Pseud-*; Skler-*; -osis*; Carl F. O. W., Neurologe, Psychiater, Berlin, 1833–1890; Ernst Adolf G. G. v. S., Internist, Wien, Leipzig, 1853–1925) *f*: (engl.) *Westphal-Strümpell pseudosclerosis*; Wilson*-Krankheit.

Pseud|osmie (Pseud-*; gr. ὀσμή Geruch) *f*: (engl.) *pseudosmia*; s. Riechstörung.

Psilo|cybin *n*: (engl.) *psilocybin*; Alkaloid aus der Gruppe der Tryptamine; neben Psilocin Hauptwirkstoff zahlreicher Pilze aus Mittel- u. Südamerika (Psilocybe) u. teilweise aus Europa; strukturell mit LSD* verwandt, aber wesentlich schwächer wirksam; nicht verkehrsfähiges Betäubungsmittel* (Betäubungsmittelgesetz, Anlage I). Einnahme: oral (Pulver od. Tee) od. vollsynthet. Version als wasserlösliche Kristalle; **Wirkung:** etwa 15 Min. nach Einnahme LSD-ähnliches Wirkungsspektrum: Antriebsverminderung, Entspannung, optische u. akust. Halluzinationen*; bei höherer Dosierung Orientierungsstörungen u. Gefühl der Persönlichkeitsspaltung; cave: Risiko von Panikreaktionen, Wahnvorstellungen, Suizidrisiko, Entwicklung von Substanzstörungen*; **Ther.:** bei Intoxikation Tranquilizer* od. Neuroleptika*.

PSNI: Abk. für (engl.) ***P**erceived* **S**upport **N**etwork **I**nventory.*

Psoriasis (gr. ψώρα Krätze, Räude) *f*: (engl.) *psoriasis*; syn. Psoriasis vulgaris; sog. Schuppenflechte; bei hellhäutigen Menschen häufige Hauterkrankung (Morbidität in Europa ca. 2–3 %) mit polygener Vererbung; HLA-Cw6: 10-fach erhöhtes Risiko, auch HLA-B13, -B17, -Bw57; Beginn in 50 % vor dem 25. Lebensjahr; **Path.:** beschleunigte Epidermisbildung; histol. Hyperparakeratose, Akanthose, Papillomatose; fokale intraepidermale Neutrophileninfiltrate: Munro-Mikroabszesse; **Klin.:** chron., schubweiser, bisweilen fulminanter Verlauf mit differentem klin. Bild; klass. u. diagnostisch beweisend: scharf begrenzte, erythematöse, mit silberweißen Schuppen bedeckte, zuweilen juckende Herde versch. Größe u. Gestalt, an mechan. beanspruchten Arealen: Ellenbogen, Knie, Kreuzbeingegend u. behaartem Kopf (40 %); **extreme Formen:** Psoriasis pustulosa, Psoriasis erythrodermica; die Schuppen treten beim Kratzen deutl. hervor (sog. Kerzenfleckphänomen); darunter liegt eine dünne Epidermis (sog. letztes Häutchen), nach deren Entfernung eine punktförmige Blutung auftritt (sog. blutiger Tau, Auspitz-Phänomen).; häufig Nagelveränderungen; beim psoriat. Krümelnagel ist die Nagelplatte völlig zerstört. **Ther.:** **1.** nach Entfernung der Schuppen mit Salicylsäure lokal Dithranol (Cignolin) in aufsteigenden Konzentrationen; selektive Ultraviolettphototherapie, PUVA; evtl. lokal Glukokortikoide od. Calciferolanaloga; system. Methotrexat, Retinoide, Ciclosporin A, Fumarsäureester; Biologika wie TNF-Blocker (Etanercept, Infliximab, Adalimumab), Efalizumab; **2.** psychologisch/psychiatrisch ist das Ziel, das Selbstwertgefühl*, die Lebensqualität*, den Umgang mit der Erkrankung u. die Compliance* der Patienten zu verbessern, sowohl durch Verhaltenstherapie*, analytische u. tiefenpsychologisch fundierte Psychotherapie, bei Angst* u. Depression* ggf. zusätzlich mit Antidepressiva*. **Hinweis:** Zusammenhänge zwischen Psoriasisschüben u. Stresssituationen sind nachgewiesen; Betroffene meiden Kontakt, haben häufigere Absenzen vom Arbeitsplatz, leiden häufig unter Angst, Depression u. Suizidgedanken (s. Suizidalität).

PSQI: Abk. für **P**ittsburgh* **S**chlaf**q**ualitäts**i**ndex.

PSS: **1.** Abk. für (engl.) ***P**sychiatric* **S**tatus **S**chedule*; **2.** Abk. für (engl.) *PTSD* **S**ymptom **S**cale.*

PSS-Fa: Abk. für (engl.) ***P**erceived* **S**ocial **S**upport from **Fa**mily and Friends.*

PSS-Fr: Abk. für (engl.) ***P**erceived* **S**ocial **S**upport from Family and **Fr**iends.*

PSSI: Abk. für **P**ersönlichkeits*-**S**til- und **S**törungs-**I**nventar.

PSST: Abk. für **Ps**ycholinguistischer* **S**prachverständnis- und Entwicklungs**t**est.

PST: Abk. für (engl.) ***P**ositive **S**ymptom **T**otal*; s. SCL-90-R.

Psy-BADO: Abk. für **Psy**chotherapie-**Ba**sis**do**kumentation; Basisdokumentation in der Psychotherapie; Instrument zur Qualitätssicherung* in der

Psychotherapie*; **Hinweis:** wird angesichts heterogener Items u. kontroverser Diskussion über Realibilität u. Validität sehr unterschiedlich eingesetzt. Vgl. BADO.

Psych-: auch Psycho-; Wortteil mit der Bedeutung Seele, Gemüt; von gr. ψυχή.

Psycha|gogik (Psych-*; gr. ἀγωγός leitend, veranlassend) *f*: (engl.) *psychagogy*; Sammelbez. für z. T. sehr unterschiedliche Interventionen, die auf tiefenpsychologischem u. pädagogischem Wissen gründen u. soziale Anpassungsprozesse bei Kindern u. Jugendlichen fördern; Vorläufer der Kinder*- und Jugendpsychotherapie; **Therapieziel:** Vorbeugung u. Behandlung von Verhaltensstörungen, Überwindung von seel. Konflikten u. Erleichterung von Übergängen in best. Lebensphasen; **Maßnahmen:** Beratungsgespräche, Entspannungsübungen, Atemgymnastik, Logotherapie*, Autogenes* Training, Meditation*, auch Spiel*- u. Bewegungstherapie*; **Wirksamkeit:** wissenschaftliche Evidenz: unklar.

Psych|algie (Psych-*; -algie*) *f*: (engl.) *psychalgia*; s. Schmerz.

Psych|a|sthenie (Psych-*; Asthenie*) *f*: (engl.) *psychasthenia*; veraltete Bez. (P. Janet, 1850–1947) für geringe körperliche u. psychische Belastbarkeit als Form der Neurose*; vgl. Störung, somatoforme.

Psyche (gr. πσζψηἕ Atem; Gestalt der griechischen Mythologie von vollendeter Schönheit) *f*: **1.** (engl.) *psyche*; Seele*, Geist* od. Verstand im Gegensatz zum Körper; **2.** pilosophisch-theologisch Bez. für den Inbegriff des Lebensprinzips (Hauch- od. Schattenseele) als Gegensatz zur Körperseele; **3.** umgangssprachliche Bez. für Störungen des Geistes als Geisteskrankheit*, der Seele als Gemütskrankheit*.

Psyche|delika (Psych-*; gr. δῆλος offenbar, deutlich): (engl.) *psychedelics*; syn. Phantastika; veraltet Psycholytika; Sammelbez. für psychotrope Substanzen*, die eine sog. Bewusstsein erweiternde Wirkung haben, insbes. Halluzinogene*, gelegentlich auch Cannabis*; lösen ein schizophrenieartiges Zustandsbild (sog. Modellpsychose, s. Psychose, experimentelle) aus; historisch wurde damit die Hoffnung verbunden, Zugang zu verdrängten od. vergessenen seel. Inhalten zu erlangen. **Cave:** akute Intoxikation* u. chronische Substanzstörungen* möglich. **Hinweis:** Die veraltete Bez. Psycholytika wurde insbes. im Zusammenhang mit der Nutzung von LSD bei der katathym-imaginativen Psychotherapie* therapeutisch geprägt.

psyche|delisch (Psychedelika*): (engl.) *psychodelic*; Bez. für einen tranceartigen Zustand, häufig begleitet von euphorischen, aber auch depressiven Stimmungen u. charakterisiert durch eigentüml. Wahrnehmung, häufig Sinnestäuschungen, z. B. Halluzinationen*; meist verursacht durch die Einnahme von Psychedelika*, z. B. Halluzinogene*. Vgl. Trance.

Psych|iater (Psych-*; -iatr*): (engl.) *psychiatrist*; s. Facharzt für Psychiatrie und Psychotherapie.

Psychiatric Epidemiology Research Interview Life Events Scale: Abk. PERI-LES; Selbstbeurteilungsverfahren u. Interview zur Erfassung von belastenden Lebensereignissen u. Situationen (z. B. Tod eines Verwandten, Ehekonflikte); umfasst 110 Items (Bewertung anhand 7-stufiger Skala), zu denen im Anschluss Fragen gestellt werden; **Anw.:** bei Erwachsenen; i. R. von Studien.

Psychiatric Status Schedule: Abk. PSS; strukturiertes psychiatrisches Interview zur allg. Erfassung der Psychopathologie; umfasst 321 Items; dichotome Beantwortung.

Psych|iatrie (Psych-*; -iatr*) *f*: (engl.) *psychiatry*; Seelenheilkunde; Fachgebiet der Medizin, das sich mit Prävention, Diagnostik, Therapie u. Rehabilitation psychischer Störungen* befasst; umfasst auch Zusammenhänge mit körperlichen Erkrankungen (s. Komorbidität; Psychosomatik), durch psychotrope Substanzen bzw. toxisch vermittelte Verhaltensstörungen, soziale Bedingungen u. Folgen psychischer Störungen sowie Untersuchung von Störungsursachen, Krankheitsverbreitung u. Therapieentwicklung bzw. -evaluation bei psychischen Störungen; **Teilgebiete:** u. a. Psychopathologie*, Psychopharmakologie*, biologische Psychiatrie*, forensische Psychiatrie*, Sozialpsychiatrie*, Gemeindepsychiatrie*, Konsiliarpsychiatrie* u. Liaisonpsychiatrie*, Gerontopsychiatrie*, Suchtmedizin*, psychiatrische Genetik*. **Hinweis:** Kinder*- und Jugendpsychiatrie ist kein Teilgebiet der Psychiatrie (mehr), sondern eine eigenständige Gebietsbezeichnung nach der ärztlichen Weiterbildungsordnung. **Geschichte:** Seit den Zeiten Homers (etwa 7. Jahrhundert vor Christus) werden Störungen der Seele u. des Geistes als medizinische Zustände u. als Gegenstand ärztlicher Heilkunde behandelt. Der Begriff Psychiatrie bzw. Psychiaterie wurde, auch international, erstmals durch den Medizinprofessor Johann Christian Reil (Universität Halle) eingeführt (in der Schrift: „Beyträge zur Beförderung einer Kurmethode auf psychischem Wege. I. Über den Begriff der Medizin und ihre Verzweigungen besonders in Beziehung auf die Berichtigung der Topik der Psychiaterie.") Psychiatrie wurde dabei als ganzheitliches Konzept verstanden; Krankheiten umfassen danach die „psychische, physikalisch-chemische u. mechanische Rezeptivität des Menschen u. stellen unterschiedliche Profilierungen in einen Lebensprozess dar"; „es gibt niemals reine psychische, oder reine chemische und mechanische Krankheiten". Die erste Professur für Psychiatrie („psychische Heilkunde") wurde 1811 an der Medizinischen Fakultät der Universität Leipzig eingerichtet, erster Professor war Johann Christian August Heinroth. Seit 1995 heißt das Facharztgebiet in Deutschland „Psychiatrie und Psychotherapie".

Psych|iatrie, bio|logische (Psych-*; -iatr*) *f*: (engl.) *biological psychiatry*; Teilgebiet der Psychiatrie*, das sich mit den somatischen Entstehungsbedingungen psychischer Störungen (z. B. hirnorganische, funktionell-neuroanatomische Veränderungen, genetische, biochemische, neuroendokrinologische, hormonale, vegetative u. Stoffwechselstörungen) u. den u. U. daraus resultierenden therap. Konsequenzen (z. B. in der Psychopharmakologie*) befasst; angewendet werden u. a. bildgebene (funktionelle) Verfahren, z. B. fMRT*, SPECT*, PET*, neurophysiologische u. molekularbiologische Methoden. Es konnten strukturelle u. funktionelle Anomalien bei psychiatrisch Erkrankten und z. T. auch deren Angehörigen nachgewiesen werden (vermutlich infolge der gemeinsamen Erbanlagen u. daraus resultierenden neurobiologischen Veränderungen), z. B. sind bei den degenerativen Hirnerkrankungen Parkinson- od. Alzheimer-Krankheit nahezu regelmäßig neuropathologisch Veränderungen feststellbar. Familien-, Zwillings- u. Adoptionsstudien bestätigen die Relevanz genetischer Faktoren für die Genese psychischer Störungen, z. B. wird das Lebenszeitrisiko für eine Erkrankung an Schizophrenie (bei bereits erkranktem Zwilling) für eineiige Zwillinge auf über 40 %, für zweieiige Zwillinge auf ca. 12 % geschätzt.

Psychi|atrie-Enquete (Psych-*; -iatr*) *f*: (engl.) *enquiry on the state of mental health care*; Bericht über die Lage der Psychiatrie in der Bundesrepublik Deutschland (1975) durch eine Kommission von ca. 200 Sachverständigen, der sich insbes. mit der damaligen psychiatrischen Versorgung beschäftigte u. gravierende Mängel zu Tage führte, mit sofortigen Maßnahmen gegen Menschen unwürdige Behandlung von psychisch kranken Menschen u. zur Befriedigung humaner Grundbedürfnisse; **Forderungen: 1.** Auf- u. Ausbau eines bedarfsgerechten, gemeindenahen Versorgungssystems mit ambulanten u. komplementären Diensten; **2.** Koordination u. Zusammenarbeit innerhalb der Versorgungssysteme u. Standardversorgungsgebiete; **3.** Aus- u. Aufbau ambulanter Dienste u. psychiatrischer Abteilungen an Allgemeinkrankenhäusern; **4.** Förderung der Aus-, Weiter- u. Fortbildung; **5.** vorrangige Verbesserung der Versorgung psychisch kranker Kinder u. Jugendlicher u. Alkohol- u. Suchtkranker; **6.** Gleichstellung körperlich u. seelisch kranker Menschen in rechtlicher, finanzieller u. sozialer Hinsicht; **7.** gemeindenahe Versorgung (verbunden mit Integration der Psychiatrie* in Allgemeinkrankenhäuser; konkurriert mit der Tendenz zur Spezialisierung u. inhaltlicher Differenzierung): Verkleinerung der Einzugsgebiete, Verringerung der Bettenzahlen, Bildung von Außenstellen u. innere Sektorisierung; **8.** Einstufigkeit der stationären Versorgung, d. h. dass alle Patienten aus einem bestimmten Versorgungsgebiet in der dafür zuständigen Klinik für Psychiatrie u. Psychotherapie behandelt werden können. **Bedeutung:** I. R. der Psychiatrie-Enquete wurde die Aktion psychisch Kranke gegründet u. das Modellprogramm* Psychiatrie der Bundesregierung entwickelt, das die Weiterentwicklung der psychiatrischen Versorgung* u. Gemeindepsychiatrie* in Deutschland beeinflusste.

Psych|iatrie, forensische (Psych-*; -iatr*) *f*: (engl.) *forensic psychiatry*; Gerichtspsychiatrie; Teilgebiet der Psychiatrie*, das sich mit Rechtsfragen befasst, die psychisch kranke Menschen betreffen; umfasst i. w. S. den Bereich zwischen Recht u. Psychiatrie, der sich **1.** mit den rechtlichen Problemen im Umgang mit psychisch kranken u. gestörten Menschen für Ärzte, Gerichte u. Behörden u. **2.** mit den Auswirkungen der medizinischen u. psychologischen Probleme dieser Menschen auf ihre Fähigkeit zu rechtsrelevantem Handeln befasst. **Aufgabe: 1.** Strafrecht: Beurteilung der Voraussetzungen für aufgehobene od. verminderte Schuldfähigkeit* (s. Exkulpierung), der Rückfallprognose bei Verurteilten, der Verhandlungsfähigkeit, Haftfähigkeit* u. Aussagetüchtigkeit von Zeugen sowie Behandlung psychisch kranker Verurteilter im Maßregelvollzug*; **2.** Zivilrecht: Klärung der Voraussetzungen für Geschäftsunfähigkeit*, Testierunfähigkeit u. Prozessunfähigkeit, für Betreuung* u. zivilrechtliche Unterbringung*; gutachterl. Stellungnahme zu zivilrechtlichen Haftungsfragen, zur Zurechnungsunfähigkeit bei psychisch kranken Menschen od. zu psychischen Folgen im Falle eines Schadensersatzverfahrens; **3.** Sozialrecht: Beurteilung der Voraussetzungen für Arbeitsunfähigkeit, Minderung der Erwerbsfähigkeit, Berufsunfähigkeit od. Unfallfolgen bei psychischen Störungen; **4.** Resozialisierung*. Vgl. Gutachten, psychiatrisches.

Psych|iatrie, kom|munale (Psych-*; -iatr*) *f*: (engl.) *municipal psychiatry*; Gemeindepsychiatrie*

Psych|iatrie-Personal|verordnung (Psych-*; -iatr*): (engl.) *Psychiatric Personnel Regulation*; Abk. Psych-PV; „Verordnung über Maßstäbe u. Grundsätze für den Personalbedarf in der stationären Psychiatrie" vom 18.12.1990, geändert am 26.9.1994; bundesweit gültige Rechtsgrundlage für die Personalausstattung in psychiatrisch-psychotherapeutischen Krankenhäusern u. Abteilungen, die Versorgungsverpflichtung haben; orientiert sich am Ziel der wohnortnahen psychiatrischen Versorgung* für alle psychisch kranken Menschen durch Integration der klinisch (teil-)stationären Psychiatrie in ein gemeindepsychiatrisches Versorgungsnetz; bildet die Grundlage für einen individuellen Behandlungsplan des Patienten u. für die Vergütung der psychiatrisch-psychotherapeutischen u. psychosomatisch-psychotherapeutischen Krankenhausbehandlung (Vereinbarung von Leistungsentgelten zwischen Krankenkassen u. Krankenhaus, Ausnahme bei der Umstellung der Finanzierung auf Fallpauschalen*). In der Psych-PV wird unterschieden in **1. Erwachsenenpsychiatrie** mit klinisch-psychiatrischer Behandlung unter Einbeziehung der medizinischen Grundversorgung, der Gestaltung des therapeutischen Milieus u. der Wiedereingliederung; 3 Teil- u. 6 Behandlungsbereiche: A: Allgemeine Psychiatrie, S: Abhängigkeits-/

Suchtkranke, G: Gerontopsychiatrie; 1: Regelbehandlung, 2: Intensivbehandlung, 3: rehabilitative Behandlung, 4: langdauernde Behandlung Schwer- u. Mehrfachkranker, 5: Psychotherapie, 6: tagesklinische Behandlung; **2. stationäre Kinder- u. Jugendpsychiatrie:** hier wird das grundsätzliche Miteinander von Therapie u. Erziehung hervorgehoben; 7 Behandlungsbereiche: KJ1: kinderpsychiatrische Regelbehandlung u. Intensivbehandlung; KJ2: jugendpsychiatrische Regelbehandlung, KJ3: jugendpsychiatrische Intensivbehandlung, KJ4: rehabilitative Behandlung, KJ5: langdauernde Behandlung Schwer- u. Mehrfachkranker, KJ6: Eltern-Kind-Behandlung, KJ7: tagesklinische Behandlung. Die **Psychiatriepersonalbemessung** legt die Tätigkeitsprofile der verschiedenen Berufsgruppen fest (Ärzte, Krankenpflegepersonal, Diplom-Psychologen, Ergotherapeuten, Bewegungstherapeuten, Physiotherapeuten u. Sozialarbeiter, in der Kinder- u. Jugendpsychiatrie außerdem Sozialpädagogen, Erziehungsdienst, Heilpädagogen, Sprachtherapeuten u. Logopäden). Die Regelaufgaben sind als inhaltliche Begründung für Minutenwerte nach therapeutischen Berufsgruppen getrennt dargestellt. **Hinweis:** Die Psych-PV hat maßgeblich zur Enthospitalisierung psychisch kranker Menschen sowie zur Transparenz u. Qualitätsverbesserung ihrer stationären Versorgung beigetragen.

Psych|iatrie, trans|kulturelle (Psych-*; -iatr*) *f*: (engl.) *transcultural psychiatry*; Ethnopsychiatrie*.

Psych|iatrisch-psycho|therapeutische Praxis (Psych-*; -iatr*) *f*: (engl.) *psychiatric psychotherapeutic practice*; Einrichtungen (z. B. Tageskliniken u. Tagesstätten, freipraktizierende Allgemein- u. Fachärzte, Sozialarbeiter, Pflegefachpersonen, Psychotherapeuten, Angehörigenvertretungen u. Selbsthilfegruppen) zur ambulanten u. teilstationären Behandlung psychischer Störungen; gewährleisten als Teil integrierter Versorgungsmodelle (s. Modellprogramm Psychiatrie der Bundesrepublik) individuelle Bedürfnisortientierung u. Behandlungskontinuität; Hauptaufgaben sind Krisenmanagement (ggf. mit aufsuchender Hilfe), Erlernen von Konfliktbewältigungsstrategien u. sozialer Kompetenz, Rückfallprophylaxe sowie rehabilitative Massnahmen, z. B. Unterstützung am Arbeitsplatz. Vgl. Klinik für Psychiatrie und Psychotherapie.

Psychiker (Psych-*) *m*: (engl.) *psychic*; historische Bez. für Vertreter der Auffassung, dass Geisteskrankheiten eine Erkrankung der körperlosen Seele seien, die als Folge von Sünden verstanden werden; in der um 1830 einsetzenden Debatte zwischen sog. Somatikern* u. Psychikern setzten sich die Vertreter der Psychiker im Gegensatz zu den Entmoralisierungsbestrebungen der Somatiker in ihrem Verständnis psychischer Störungen für brachiale körperliche Zwangsmethoden in der Behandlung psychisch kranker Menschen ein, die den Zweck einer Erschütterung der Seele haben sollten. Die Behandlungen bestanden neben Schlägen mit Gegenständen (Rute, Stock, Peitsche) aus Foltermethoden wie u. a. Drehstuhl (Drehen der festgebundenen Patienten bis zum Bewusstseinsverlust), Schockkuren (Schneebad mit Eintauchen in eiskaltes Wasser), Erzeugung körperlicher Erschöpfung.

psychisch (Psych-*): (engl.) *psychic*; seelisch, geistig, von der Psyche* ausgehend.

Psychisch|kranken|gesetz: **1.** Abk. PsychKG; **Deutschland:** Bez. für Landesgesetz zur Gefahrenabwehr mit variierendem Titel (z. B. Bremen: „Gesetz über Hilfen und Schutzmaßnahmen bei psychischen Krankheiten"; Bayern, Baden-Württemberg: Unterbringungsgesetz*; Hessen: Freiheitsentziehungsgesetz*); enthält Katalog öffentlich-rechtlicher Maßnahmen, u. a. auch psychisch kranke Menschen notfalls zur Therapie zu zwingen: **a)** vorsorgende Hilfe zur Vermeidung einer Unterbringung u. rechtzeitige ärztliche Behandlung einer beginnenden Störung od. Krankheit; **b)** nachsorgende Hilfe nach Abschluss stationärer Behandlung in Form individueller Beratung u. Betreuung*, Auflagen u. Weisungen des Gesundheitsamts; **c)** zwangsweise Unterbringung* (Voraussetzungen u. Zweck; Einleitung des Verfahrens; Voraussetzungen u. Durchführung der vorläufigen behördlichen Unterbringung; Aufnahme u. Betreuung während der Unterbringung; Beendigung der Unterbringung). **2. Österreich:** Unterbringungsgesetz (Abk. UbG), das detailliert Voraussetzungen u. Prozedere einer stationären psychiatrischen Behandlung gegen den Willen des Betroffenen regelt. **3. Schweiz:** analoge Bestimmungen im Artikel 397 ZGB: sog. Fürsorgerische Freiheitsentziehung*. Vgl. Unterbringungsrecht.

Psychismus (Psych-*): **1.** (engl.) *psychism*; verfestigte (Fehl-)Gewohnheit od. abweichende Reaktionsweise häufig mit Signalfunktion, z. B. (hysterischer) psychogener Dämmerzustand*; **2.** idealistische Auffassung, nach der das Psychische das Zentrum alles Wirklichen ist.

PsychKG: Abk. für **Psych**isch**k**ranken**g**esetz*.

Psycho|ana|leptika (Psych-*; Analeptika*) *n pl*: (engl.) *psycho-analeptics*; Psychostimulanzien*.

Psycho|ana|lyse (Psych-*; Analyse*) *f*: (engl.) *psychoanalysis*; psychologische Theorie u. Methode zur Untersuchung seelischer Vorgänge u. Therapie psychischer Störungen (S. Freud, 1856–1939); Theorie unverarbeiteter, unbewusster intrapsychischer Konflikte*, deren nichtbewusste Bewältigung mit u. a. Abwehrmechanismen* zu Symptombildung, Persönlichkeitsstörungen*, Neurosen* u. Psychosen* führen soll, die als eine das Leben einengende Kompromisslösung des Konflikts aufgefasst werden; nach dem topographischen Modell umfasst die Psyche die Bewusstseinsschichten bewusst (s. Bewusstsein), unbewusst (dem Bewusstsein unzugänglich, s. Unbewusstes) u. vorbewusst (dem Bewusstsein durch Reflexion zugänglich, s. Vorbewusstes); nach dem Instanzenmodell* besteht die Psyche aus den Konfliktinstanzen Ich*, Es* u. Über*-Ich. Typische Konfiktkonstellationen wurzeln in ungelösten Konflikten (s. Instanzenkonflikt) u. unverarbeiteten traumatischen Erfahrungen der Kindheit. Als Form der Psychotherapie* werden in der Psychoanalyse psychische Vorgänge anhand der freien Assoziation* des Patienten od. durch Traumdeutung* analysiert. Auch unangenehme, scheinbar sinnlose od. unwichtige Bereiche sollen thematisiert werden (sog. psychoanalytische Grundregel). **Formen:** **1.** Die **klassische Psychoanalyse** wird langfristig, v. a. bei Neurosen, von Therapeuten mit spez. Ausbildung (Selbsterfahrung*) durchgeführt; sie findet zu Zwecken der Regressionsförderung i. d. R. über mehrere Jahre hinweg mehrmals wöchentlich statt, der Patient liegt auf einer Couch, so dass der Analytiker außer Sichtweite ist. Sie soll eine Veränderung der charakterlich verankerten typischen Konflikte ermöglichen. Voraussetzungen: Leidensdruck, Fähigkeit zu Introspektion* u. Verbalisierung; Ind.: charakterlich verankerte Symptome u. Persönlichkeitsstörungen auf neurotischem Niveau od. bei Borderline*-Persönlichkeitsstörung; Kontraind.: starke Regressionsneigung u. unsichere Realitätsprüfung, Schizophrenie, schwerste Depression, Substanzabhängigkeit, bei generalisierter Angststörung überproportionale Rückfallraten. Veränderungen des Analysanden sollen u. a. durch Wiederbeleben u. Bewusstmachen des Verdrängten u. Bearbeiten der Übertragung* erreicht werden; **2. modifizierte Formen:** z. B. psychodynamische Fokaltherapie* als auf ein Thema zentrierte Kurzzeittherapie*; analytische Gruppenpsychotherapie*; tiefenpsychologisch fundierte Psychotherapie* als in Deutschland entwickelte kürzere u. niederfrequentere Behandlung; psychodynamische Psychotherapie* als neue Sammelbez. für das ganze Spektrum psychoanalytischer Therapien; Neo*-Psychoanalyse (Sammelbez. für Theoretiker), die ähnlich der Individualpsychologie* die Phasen der psychosexuellen Entwicklung ablehnt od. weniger stark gewichtet, dafür die Rolle der Umwelt in Form interpersonaler Beziehungen u. soziokultureller Einflüsse stärker betont. **Wirksamkeit:** Vom Wissenschaftlichen Beirat Psychotherapie ist die Wirksamkeit psychodynamischer Behandlungen für fast alle Indikationsbereiche bei Erwachsenen anerkannt; dabei erfolgt jedoch keine Aussage zu Langzeitanalysen, da Studien v. a. für die kürzeren Therapieformen vorliegen. Die Wirksamkeit der längeren Behandlungsformen ist nach wie vor umstritten, ein zusätzlicher Therapieerfolg gegenüber den kürzeren Formen ist fragwürdig. **Hinweis:** neben tiefenpsychologisch fundierter Psychotherapie* u. Verhaltenstherapie* in der Psychotherapie*-Richtlinie aufgeführtes Verfahren (sog. Richtlinienverfahren). Die Wissenschaftlichkeit der von Freud ursprünglich als Naturwissenschaft betrachteten Psychoanalyse ist umstritten, Grundannahmen zur frühkindlichen Entwicklung stehen im Widerspruch zur Säuglingsforschung u. zentrale Teile des Theoriengebäudes wie Ödipus*-Komplex od. Symptomverschiebung* sind falsifiziert. Im Laufe der Zeit kam es zur sog. hermeneutischen Wende: je mehr empirische Fakten gegen die Annahmen der Psychoanalyse sprachen, desto stärker wandelte sich diese zur sog. Verstehenskunst. Neuere Entwicklungen wie Objektbeziehungstheorie*, die besser mit den Ergebnissen der empirischen Forschung vereinbar sein sollen, versuchen einen Paradigmenwechsel innerhalb der psychoanalyt. Theorienbildung einzuleiten.

Psycho|bio|logie (Psych-*; Bio-*; -log*) *f*: **1.** (engl.) *psychobiology*; ursprünglich von A. Meyer als psychodynamischer Gegenentwurf zum deskriptiven Ansatz von E. Kraepelin in die Psychiatrie eingeführte Bez. für die Untrennbarkeit physischer u. psychischer Funktionen, wonach multiple psychologische, biologische u. soziologische Faktoren Einfluss auf den sog. psychobiologischen Gesamtorganismus eines Menschen nehmen; Grundlage des biopsychosozialen Modells*; **2.** Bez. für Themengebiet der Psychologie, ursprünglich v. a. zur Kennzeichnung der psychologischen Verhaltensforschung, heute v. a. als interdisziplinäres Fachgebiet, dessen hauptsächlicher Forschungsgegenstand das Zusammenspiel von Gehirn u. Verhalten ist; **Hinweis:** Bez. wird häufig auch synonym mit biologischer Psychologie* od. physiologischer Psychologie verwendet. Vgl. Leib-Seele-Problem; Leib-Seele-Dualismus; Phasenmodell, psychobiologisches.

Psycho|chirurgie (Psych-*; gr. χειρουργία Handtätigkeit, Wundarzneikunst) *f*: (engl.) *psychosurgery*; Teilgebiet der Neurochirurgie*, das (heute nur noch) zerebral nichtdestruierende, reversible therap. Verfahren zur Veränderung der Erlebnis- u. Verhaltensweise des Patienten umfasst; **Meth.:** z. B. Tiefenhirnstimulation*, Vagusstimulation*; **Geschichte:** Die früher am morphol. unauffälligen Gehirn durchgeführten (destruierenden) Operationen (z. B. stereotaktische Koagulation, Leukotomie*, Cingulotomie*) sind heute obsolet (unsicherer Therapieerfolg, schwerwiegende Komplikationen).

Psycho|dia|gnostik (Psych-*; gr. διαγνωστικός fähig zu unterscheiden) *f*: (engl.) *psychodiagnostics*; psychologische Diagnostik*.

Psycho|drama (Psych-*; gr. δρᾶμα Handlung, Geschehen) *n*: (engl.) *psychodrama*; von J. L. Moreno in den 20er Jahren des 20. Jahrhunderts aus Rollenspiel* u. Stegreiftheater entwickelte Gruppenpsychotherapie*, in der intrapsychische u. interpersonelle Konflikte szenisch dargestellt u. bearbeitet werden; **Therapieziel:** Durch das Spiel sollen Erlebnisse intensiviert, Einsichten in z. T. unbewusste intrapsychische u. gruppendynamische Prozesse ermöglicht u. allg. Spontanität u. Kreativität gefördert werden, um krank machende, festgefahrene u. einengende Rollen zu überwinden u. neues

P

u. angemesseneres Verhalten zu finden. **Durchführung:** Eine Sitzung besteht aus 3 Phasen: **1.** Aufwärmphase: Aktivierung wichtiger Themen durch Inszenierungen wie z. B. Aufstellung von Familienskulpturen anhand aktueller od. biografisch bedeutsamer Ereignisse; **2.** Spiel- bzw. Aktionsphase: Der Patient (Protagonist) spielt eine Szene od. Phantasie mit Hilfe anderer Gruppenmitglieder. Beim sog. Doppeln flüstert ein Teilnehmer seine Gefühle, Gedanken od. Phantasien dem Protagonisten zu, die dieser bei Zutreffen auch i. S. eines sog. Hilfs-Ichs in seine Handlung aufnehmen kann. Klärungsprozesse werden insbes. in dieser Phase durch die Inszenierung versch. Selbstaspekte u. Wertorientierungen* unterstützt. Weitere Techniken sind Spiegeln (Mitspieler spielt den Protagonisten) u. Rollentausch*. **3.** Integrationsphase: Verarbeitung des Erlebten, u. a. mit Sharing, bei dem die anderen Teilnehmer ihre Gefühle u. Gedanken mitteilen u. dem Protagonisten direkte Rückmeldung geben. Die Rolle des Therapeuten ist strukturierend u. unterstützend, die Selbstheilungskräfte fördernd. **Anw.:** überwiegend als eigenständige Therapieform, z. T. auch als Teiltechnik, z. B. im Rahmen einer Verhaltenstherapie*; Anw. auch für Selbsterfahrung u. Persönlichkeitsentwicklung; Einsatz bei Einzelpersonen, Paaren od. in Schulen; Modifikationen u. a. als Behaviordrama (verhaltenstherapeutisch geprägte Form zur Einübung konkreten Verhaltens u. zum Aufbau von Affektregulationsfähigkeit), als analytisches Psychodrama (Deutung u. Übertragungsanalyse stehen im Vordergrund) od. transpersonales Psychodrama (konfrontative u. systemisch orientierte Form) sowie insbes. bei der Bearbeitung von Problemen in Gruppen u. Kollektiven u. zur Organisationsentwicklung (Soziodrama; die beteiligte Gruppe wählt ein Thema, behandelt es spielerisch u. wertet es gemeinsam aus). **Wirksamkeit:** erhebliche methodische Mängel in bisherigen Studien, so dass Wirksamkeit unklar bleibt (Wissenschaftlicher Beirat Psychotherapie, 2001).

Psycho|dynamik (Psych-*; gr. δύναμις Kraft) *f*: (engl.) *psychodynamic*; psychoanalytischer Erklärungsansatz intrapersoneller psychischer Wechselwirkungen; vgl. Modell, psychodynamisches; Psychotherapie, psychodynamische.

Psycho|dys|leptika (Psych-*; Dys-*; gr. ληπτικός anpassend) *n pl*: (engl.) *psychodysleptics*; s. Halluzinogene.

Psycho|edukation (Psych-*; lat. educare aufziehen, erziehen) *f*: (engl.) *psychoeducation, patient education*; vorwiegend in der Psychiatrie* verwendete Bez. für verhaltenstherapeutisch ausgerichtete Schulung von Patienten im aktiven Umgang mit einer psychischen od. physischen Krankheit; **Durchführung:** Gruppen- od. Einzelgespräche durch Psychotherapeuten, Ärzte od. Sozialpädagogen, z. T. unterstützt durch Pflegepersonal u. andere Berufsgruppen; Information über Klinik, Ätiologie u. Aufrechterhaltung der Störung sowie Aufklärung über Therapie u. Rückfallprävention; häufig interaktive Didaktik, bei der subjektive Erfahrungen mit wissenschaftlichen Erkenntnissen verknüpft werden; **Ziel:** besseres Verständnis der Erkrankung od. psychischen Störung, Förderung der Compliance*, Förderung eines bewältigungsorientierten Umgangs mit der Störung od. Krankheit, Entlastung durch Austausch mit anderen Betroffenen; **Ind.:** v. a. bei Schizophrenie* (umfangreiche Studien; standardisierte Manuale, z. B. PEGASUS), affektiven Störungen*, neurologischen Störungen, Angststörungen*, Substanzstörungen*, Essstörungen*, Persönlichkeitsstörungen*; **Kontraind.:** ggf. bei Patienten, die z. B. aufgrund einer akut schizophrenen Symptomatik unter ausgeprägten Konzentrations- od. Aufmerksamkeitsstörungen leiden u. durch die Teilnahme an einer psychoedukativen Gruppe überfordert sind; standardisierte Programme bergen zudem die Gefahr, dass die vermittelten Inhalte nicht hinreichend mit der Erlebensweise des Einzelnen in Einklang zu bringen sind; dies gilt besonders für Patienten mit geringer Krankheitseinsicht*, für die ein individualisiertes Vorgehen vorteilhaft sein kann. Vgl. Patientenschulung.

Psycho|endo|krino|logie (Psych-*; End-*; -krin*; -log*) *f*: (engl.) *psychoendocrinology*; Lehre von den Zusammenhängen zwischen psychischen Funktionen u. endokrinen Drüsen, Hormonen* sowie deren Regelungs- u. Wirkungsmechanismen.

Psycho|energizer (Psych-*; Energizer*): (engl.) *psycho-energizer*; Bez. für Substanzen, die direkt den Stoffwechsel im Gehirn (i. e. S. Sauerstoffaufnahme, Sauerstoffverarbeitung, Glukoseverwertung) beeinflussen; **Wirkung:** können zu Leistungsverbesserung, Steigerung des Lernvermögens u. des Gedächtnisses sowie z. T. zur Erhöhung der Vigilanz, Aufmerksamkeit u. Konzentration führen; **Vertreter:** z. B. Meclofenoxat, Piracetam, Pyritinol. Vgl. Nootropika; Psychostimulanzien.

psycho|gen (Psych-*; -gen*): (engl.) *psychogenic*; syn. psychoreaktiv; Bez. für Zustände, die v. a. auf psychische Bedingungen (Art u. Weise der Erlebnisverarbeitung) zurückzuführen sind; z. B. psychogener Schmerz, bei dem keine körperliche Ursache angenommen wird. **Hinweis:** Bez. wird nicht mehr häufig verwendet, da die Dichitomisierung zwischen biologisch u. psychisch, Körper u. Geist nicht haltbar ist.

Psycho|gnostik (Psych-*; gr. διαγνωστικός fähig zu unterscheiden) *f*: (engl.) *psychognostics*; Bez. für die wissenschaftliche psychologische Beurteilung von Menschen (sog. Menschenkenntnis), die gemeinsam mit der Psychotechnik (sog. Menschenbehandlung) W. Sterns Konzept von der angewandten Psychologie bildete; Vorläufer der heutigen psychologischen Diagnostik*.

Psycho|graphie (Psych-*; -graphie*) *f*: (engl.) *psychography*; Bez. (Gordon W. Allport) in der Persönlichkeitspsychologie, die auf der Überlegung ba-

P

siert, dass die psychischen Funktionen eines Individuums, z. B. Intelligenz u. Temperament, in einem Psychogramm quantitativ in Form von Maßzahlen erfasst werden können. **Bedeutung:** Das psychographische Persönlichkeitsmodell* nach D. Friedmann (1990) schließt die Lebensbereiche Beziehung, Erkennen u. Handeln ein. Anwendungsgebiete sind u. a. psychologische Beratung u. Kommunikationstraining*.

Psycho|hygiene (Psych-*; gr. ὑγιεινός gesund, heilsam) *f*: (engl.) *psychohygiene*; die psychische Gesundheit* fördernde u. erhaltende Lebensgewohnheiten u. Verhaltensweisen; z. B. Vermeiden von Reizüberflutung, einseitiger Erziehung, Indoktrination, Schutz vor mentaler Überforderung, emotionaler Ausbeutung, inadäquatem psychosozialen Stress. Vgl. Prävention.

Psycho|im|muno|logie (Psych-*; lat. immunis frei, verschont; -log*) *f*: (engl.) *psychoimmunology*; s. Psychoneuroimmunologie.

Psycho|leptika (Psych-*; gr. λῆψις Empfangen, Anfall) *n pl*: (engl.) *psycholeptics*; zentral dämpfende Psychopharmaka (Neuroleptika* u. Tranquilizer*); Gegenbegriff zu den Psychoanaleptika (Psychostimulanzien*).

Psycho|linguistik (Psych-*; lat. lingua Sprache) *f*: (engl.) *psychoilinguistics*; Teilgebiet der Linguistik, das sich mit der Erforschung der psychologischen Bedingungen von Sprache* u. verbaler Kommunikation* befasst; Psycholinguistischer* Entwicklungstest; Psycholinguistischer* Sprachverständnis- und Entwicklungstest.

Psycho|linguistischer Entwicklungs|test (Psycholinguistik*) *m*: (engl.) *psycholinguistic developmental test*; Abk. PET; Testbatterie zur Ermittlung sprachbezogener kognitiver Fertigkeiten u. Störungen von normalen u. lernbehinderten Kindern; umfasst 12 Untertests: **1.** Wortverständnis (60 Fragen, z. B. „Können Tempel einstürzen?"; Beantwortung mit ja/nein); **2.** Bilder deuten (40 Aufgaben; zu einem Bild soll aus 4 Motiven das inhaltlich od. funktional passende ausgesucht werden); **3.** Sätze ergänzen (35 Fragen, z. B. „Eis ist fest, Wasser ist..."); **4.** Bilder zuordnen (Teil 1: 19 Bildtafeln; zu einem Reizobjekt soll aus 4 Auswahlobjekten das mit dem engsten funktionalen Zusammenhang gezeigt werden; Teil 2: 25 Bildtafeln; zu Beispielanalogien aus 2 Bildern soll mit einem weiteren Reizobjekt aus 4 Auswahlobjekten eine ähnliche Analogie ausgewählt werden); **5.** Gegenstände beschreiben (4 Gegenstände sollen möglichst umfassend verbal beschrieben werden); **6.** Gegenstände handhaben (durch Gesten sollen die Verwendungsmöglichkeiten von 15 Gegenstände gezeigt werden); **7.** Grammatik-Test (zu vorgelegten Bildern sollen 32 Sätze vollendet werden); **8.** Wörter ergänzen (36 Aufgaben, fehlende Buchstaben sollen ergänzt werden); **9.** Laute verbinden (isoliert gesprochene Laute von 33 Worten sollen verbunden nachgesprochen werden); **10.** Objekte finden (auf Detail reichen Bildern sollen präsentierte Einzelobjekte gefunden werden, die z. T. versteckt, größenverändert od. rotiert wurden); **11.** Zahlenfolgen-Gedächtnis (Zahlenreihen sollen nachgesprochen werden); **12.** Symbolfolgen-Gedächtnis (Symbolfolgen von 2–8 Zeichen sollen aus dem Gedächtnis mit Plättchen nachgelegt werden); deutsche Bearbeitung des Illinois Test of Psycholinguistic Abilities; **Anw.:** bei Kindern von 3–10 Jahren; Diagn. von Lese*-Rechtschreib-Störung; zur Gestaltung eines individuellen Trainingsprogrammes (psycholinguistisches Sprachförderungsprogramm) bei Lernschwierigkeiten (s. Lernbehinderung); **Testdauer:** 60–120 Minuten.

Psycho|linguistischer Sprach|verständnis- und Entwicklungs|test (Psycholinguistik*) *m*: Abk. PSST; Fremdbeurteilungsverfahren zur Erfassung des Sprachverständnisses bei Kindern; umfasst 4 Teile (vorgegebene Figuren, Material, z. B. Haus, Baum, Garten, Turm, Decke): **1.** Teil A: Verstehen, Handeln (Sprachverständnis): vorgesprochene Sätze nachspielen; **2.** Teil B: Nachsprechen (auditive Kurzzeitspeicherung, Reproduktionsfähigkeit): vorgesprochene Sätze nachsprechen; **3.** Teil C: Verstehen, Beurteilen (kognitiv-sprachl. Verarbeitung, Kritikfähigkeit): entscheiden, ob vorgegebene Sätze in Bezug auf die dargestellte Situation der Figuren richtig od. falsch sind; **4.** Teil D: Kommentieren (Sprachproduktion): vorgespielte Handlungen kommentieren; **5.** Teil E (bei grammatischen Auffälligkeiten; Spontansprachanalyse): grammatische Analyse der frei erfundenen Geschichte mit Benutzung der Figuren; **Anw.:** Kinder von 4–8 Jahren; Einzeltest; differenzierte Beurteilung der sprachlichen Verarbeitung bei Spracherwerbsverzögerungen u. -störungen; **Testdauer:** 35–45 Minuten.

Psycho|loge (Psych-*; -log*) *m*: (engl.) *psychologist*; Berufsbez. für Person, die sich auf wissenschaftlicher Grundlage mit dem Erleben u. Verhalten des Menschen in Bezug auf sich selbst sowie auf Personen, Ereignisse u. Objekte seiner Umwelt befasst; **Ausbildung:** Hochschulstudium der Psychologie*; **Aufgabe:** u. a. **1.** Gesundheit: z. B. psychologische Beratung bei psychischen u. sozialen Problemen, Gesundheitsförderung, Psychotherapie* zur Linderung u. Behebung psychischer Störungen*, Prävention* u. Rehabilitation* bei chronischen Erkrankungen, Beratung u. Supervision für Gesundheits- u. Sozialorganisationen; die Tätigkeit als Psychologischer Psychotherapeut od. Kinder- u. Jugendlichenpsychotherapeut setzt eine psychotherapeutische Ausbildung* in einem der wissenschaftlich anerkannten Psychotherapie-Verfahren u. eine gesetzlich geregelte Approbation* voraus (s. Psychotherapeut). **2.** Erziehung u. Bildung: Erziehungsberatung*, schulpsychologische Beratung, allgemeine Erwachsenenbildung, Aus-, Fort- u. Weiterbildung für verschiedene Berufe; **3.** Arbeits*- u. Organisationspsychologie: Entwicklung psychisch günstiger Arbeitsbedingungen u.

-prozesse, Personalauswahl, Coaching, Schulungen.

Psycho|logen|gesetz (Psych-*; -log*): in Österreich geltendes „Bundesgesetz vom 7.6.1990 über die Führung der Berufsbezeichnung Psychologe oder Psychologin und über die Ausübung des psychologischen Berufes im Bereich des Gesundheitswesens" (BGBl. Nr. 360/1990), das Ausbildung, Zugangsbestimmungen, Berufsbezeichnung u. -ausübung sowie Strafbestimmungen u. Übergangsbestimmungen für die Berufsgruppe der Psychologen geregelt. Vgl. Psychotherapeutengesetz; Psychologieberufegesetz.

Psychological De|briefing (engl. psychological psychologisch; Debriefing*): s. Debriefing.

Psycho|logie (Psych-*; -log*) *f*: (engl.) *psychology*; Wissenschaft vom Erleben u. Verhalten des Menschen in Gesundheit u. Krankheit, seiner Entwicklung über die Lebensspanne u. seiner sozialen Interaktionen sowohl im Hinblick auf allgemein gültige wie auch individuell spezifische Aspekte; die den psychologischen Phänomenen zugrundeliegenden Ursachen u. Prozesse werden dabei auf der gesamten Strecke vom Verhalten bis zum Molekül untersucht, wobei basierend auf Beobachtung u. Experiment häufig mehrdimensionale Untersuchungs- u. Forschungsmethoden verwendet werden (statist. Deskription u. Überprüfung, Berücksichtigung kognitiv-verbaler, motorisch-behavioraler u. physiologisch-humoraler Verhaltensebenen); praktische Arbeitsgebiete v. a. im Bereich des Gesundheits-, Bildungs- u. Sozialwesens sowie in der Wirtschaft, zudem bedeutendes Querschnittsfach zahlreicher anderer Disziplinen; **Hauptgebiete:** **1.** allgemeine Psychologie: versucht, allgemeine psychologische Gesetze zu beschreiben, untersucht kognitive u. motivationale Prozesse; **2.** Persönlichkeitspsychologie*; **3.** Entwicklungspsychologie*; **4.** Sozialpsychologie*; **5.** differentielle Psychologie*; **6.** klinische Psychologie*; **7.** medizinische Psychologie*; **8.** angewandte Psychologie (z. B. Verkehrspsychologie, Werbung, Rechtspsychologie); **9.** Arbeits*-, Betriebs- u. Organisationspsychologie; **Geschichte:** früher Teil der Philosophie, seit ca. 130 Jahren eigenständige Wissenschaft mit Entwicklung in sozial- bzw. naturwissenschaftliche Richtung u. deutliche Differenzierung in Teilfächer; heute verbindet das Fach theoretische Aussagen mit naturwissenschaftlich ausgerichteten empirisch-experimentellen Methoden in Grundlagenforschung, Lehre u. Anwendung. Vgl. Individualpsychologie; Psychoanalyse; Verhaltenstherapie; Psychologie, analytische.

P

Psycho|logie, ana|lytische (Psych-*; -log*) *f*: (engl.) *analytic psychology*; syn. komplexe Psychologie; von der Psychoanalyse* ausgehende Richtung der Psychologie (C. G. Jung, 1875–1961), Teil der psychodynamischen Psychotherapie* (Neopsychoanalyse); **Grundlagen:** Neben den Wurzeln in der Psychoanalyse Freuds, von welcher sie sich deutlich abhebt, ist die analytische Psychologie auch durch fernöstliche religiöse u. philosophische Vorstellungen geprägt (z. T. als fehlende Wissenschaftlichkeit ausgelegt); geht von einem sog. kollektiven Unbewussten aus, das sich in mythologischen Bildern u. Motiven, Träumen u. Märchen symbolisiert. Während die Inhalte des persönlichen Unbewussten* das vom Bewusstsein* Verdrängte, Vergessene, unterschwellig Wahrgenommene repräsentieren, das potentiell zu Bewusstsein geführt werden kann, bleiben die Inhalte des kollektiven Unbewussten dem Bewusstsein unzugänglich u. werden als aus der Phylogenese entstammende Komplexe mit autonomem Charakter aufgefasst (sog. Archetypen). Der Mensch wird in seiner psychischen Verfassung als in sich polar strukturierte Ganzheit aufgefasst, die sich in einem lebenslangen Individuationsprozess durch Differenzierung u. Individualisierung bildet. Neben den in der individuellen Lebensgeschichte begründeten u. durch gesellschaftliche od. kulturelle Situation mitbedingte Konflikte, sind auch Lebenskonflikte zu bewältigen, die archetypischen Charakter haben (z. B. Geburt u. Tod, Hass u. Liebe, Übermacht u. Unterlegenheit). Bewältigung od. Heilung erfolgt in der Individuation durch Integration von unbewusst polaren Persönlichkeitsanteilen (z. B. Schatten als negativer Anteil od. Animus bzw. Anima als gegengeschlechtlicher Anteil). Für das psychische System bestimmend ist die Libido als allgemeine, nicht allein an Sexualität* gebundene psychische Energie. Das allg. Organisationsprinzip ist bipolar (Entantiodromia), ebenso wie die Orientierung mit den Teilprozessen Ektopsyche (nach außen; Empfinden, Denken, Fühlen, Intuition) u. Endopsyche (nach innen hin zum Unbewussten*; Gedächtnis, Emotion, subjektive Neigungen). Das Selbst* erscheint als Zentrum des Bewusstseins* zwischen Individuum u. Gesellschaft bzw. Kultur. Es wird zwischen wahrnehmbarem (Persona: soziale Maske) u. nicht wahrnehmbarem Teil der Person unterschieden. Zentrale Charakteristika der Person werden mit dem Gegensatzpaar Introversion* versus Extraversion* beschrieben, d. h. der nach innen od. außen gerichteten Neigung einer Person, psychische Energien zu nutzen. Die Psyche schafft durch Kompensationen einen Ausgleich von Bewusstsein u. Unbewusstem; eine Störung dieser Selbstregulation kann zur Ausbildung eines Komplexes* führen, der den zentralen Gehalt eines Archetyps zum Gegenstand neurotischen Leidens machen kann (z. B. Ödipus- od. Elektra-Komplex). Es werden verschiedene Teilschulen der analytischen Psychologie unterschieden: die entwicklungspsychologische Schule konzentriert sich auf den Werdegang der Persönlichkeit insbes. vor dem Hintergrund von Prozessen der Übertragung* u. Gegenübertragung*. Die klassische Schule hebt auf die symbolische Erfahrung des Selbst ab. Die Archetypenschule beschäftigt sich mit bildlichen Vorstellungen. **Therapie-**

ziel: Wachstum durch Einsicht, nicht symptombezogene Heilung; **Durchführung:** i. d. R. in 4 Phasen: **1.** Konfession: kathartischer Zugang (s. Katharsis) zur eigenen Geschichte; **2.** Aufdecken: Zugang zu Affekt* u. Intellekt durch Übertragung* u. Träume; **3.** Edukation: Ermutigung zum gesunden Alltagsleben; **4.** Transformation: Selbstaktualisierung durch Aufdecken archetypischer Bilder des Selbst (auch in Träumen). Die Rolle des Therapeuten ist eine verstehende u. vorurteilsfreie in einem kollektiv getragenen, stark dialogisch geprägten Prozess. Das Setting ist durch ein Gegenübersitzen bestimmt, bei Kindern auch gemeinsames Spiel. In der Übertragung wird zwischen persönlichem u. kollektivem Unbewussten unterschieden u. so die Bedeutung transpersonaler od. kulturell geprägter Anteile hervorgehoben, wie sie in Märchen etwa in sexuellen Symbolen od. Bindungsverlustgeschichten deutlich werden. Genutzt werden Assoziationstechniken wie die Vorgabe von Wortlisten, Traumarbeit u. aktive Imaginationen*. **Wirksamkeit:** außer Fallberichten keine evidenzbasierten Wirksamkeitsnachweise.

Psycho|logie|berufe|gesetz (Psych-*; -log*): (engl.) *psychology occupation rule*; Abk. PsyG; am 18.3.2011 durch den Nationalrat der Schweiz verabschiedetes erstes Schweizer Psychologieberufegesetz, tritt voraussichtl. 2013 in Kraft; Inhalt: Bezeichnung Psychologe/Psychologin darf nur getragen werden, wenn anerkannter Hochschulabschluss in Psychologie auf Master-Stufe nachgewiesen wird; Berufsgruppen Psychotherapeut/Psychotherapeutin müssen Master-Abschluss in Psychologie als Grundausbildung u. Weiterbildung in eidgenössisch akkreditiertem Studiengang aufweisen; zukünftig Voraussetzung für kantonale Berufsausübungsbewilligung. Vgl. Psychotherapeutengesetz; Psychotherapiegesetz.

Psycho|logie, bio|logische (Psych-*; -log*) *f*: (engl.) *biological psychology*; syn. Biopsychologie; Teilgebiet der Psychologie*, das den Einfluss von biologischen Strukturen u. Vorgängen auf das Verhalten u. Erleben des Menschen u. die Auswirkungen versch. psychischer Zustände u. Vorgänge auf biologische Strukturen u./od. Funktionen untersucht; z. B. Neuropsychologie*, Psychoneuroimmunologie*. **Hinweis:** Bez. wird häufig auch synonym mit biologischer Psychologie* verwendet.

Psycho|logie, differentielle (Psych-*; -log*) *f*: (engl.) *differential psychology*; Teilgebiet der Psychologie*, das psychische Eigenarten u. Unterschiede hinsichtlich Typ, Alter, Gruppe u. Geschlecht untersucht; vgl. Persönlichkeitspsychologie

Psycho|logie, inter|personelle (Psych-*; -log*) *f*: (engl.) *interpersonal psychology*; Teilgebiet der Sozialpsychologie*, das sich mit den Gesetzmäßigkeiten von zwischenmenschlicher Kommunikation*, Interaktion u. Gruppendynamik befasst; vgl. Psychotherapie, interpersonelle.

Psycho|logie, klinische (Psych-*; -log*) *f*: (engl.) *clinical psychology, abnormal psychology*; Teilgebiet der Psychologie*, das sich mit außergewöhnlichen psychischen Zuständen, Störungen u. Krankheiten unabhängig von deren Ursache beschäftigt; aktuelle Bez. im deutschsprachigen Raum: klinische Psychologie und Psychotherapie; um Phänomene wie psychische Störungen, psychische Faktoren somatischer Erkrankungen u. die an ihnen beteiligten Prozesse systematisch zu beschreiben, zu erklären u. zu behandeln werden v. a. die Erkenntnisse, Methoden u. Theorien der Psychologie, aber auch der Nachbardisziplinen wie Soziologie, Neurowissenschaften, Psychopharmakologie, Psychiatrie, Kinder- und Jugendpsychiatrie sowie anderer medizinischer Disziplinen herangezogen. **Aufgaben** der klinischen Psychologie in Forschung, Lehre u. klinischer Anwendung sind Deskription, Klassifikation, Diagnostik, Epidemiologie, Ätiologie, Prävention, Therapie, Rehabilitation, Versorgung u. Evaluation; charakteristisch für die klinische Psychologie ist die Betonung des Kontinuums von normalen, ungestörten zu abnormen, pathologischen Prozessen u. Erscheinungsformen; **Verfahren:** z. B. Verhaltensanalyse*, psychologisches Gespräch, psychologische Diagnostik*, psychologische Tests* sowie als Methoden der Psychotherapie* v. a. Verhaltenstherapie* u. Gesprächspsychotherapie*; **Geschichte:** Der Begriff geht auf Lightner Widmer (Psychologe, University of Pennsylvania, 1867–1956, Schüler von W. Wundt) zurück („The Psychological Clinic" mit Leitartikel zu „Clinical Psychology", 1908).

Psycho|logie, kognitive (Psych-*; -log*) *f*: (engl.) *cognitive psychology*; Teilgebiet der akademischen Psychologie*, das die psychischen Strukturen u. Prozesse untersucht, die für Aufnahme, Verarbeitung, Bewertung, Produktion u. Speicherung von Information u. das resultierende Verhalten von Relevanz sind; umfasst die Bereiche Wahrnehmung*, Aufmerksamkeit*, Bewusstsein*, Lernen*, Gedächtnis* u. Wissen, Denken* u. Problemlösen, Sprache*, sowie die Bereiche Emotion* u. Motivation*.

Psycho|logie, komplexe (Psych-*; -log*) *f*: (engl.) *complex psychology*; analytische Psychologie*.

Psycho|logie, medizinische (Psych-*; -log*) *f*: (engl.) *medical psychology*; Teilgebiet der Psychologie*, das die sich an medizinischen Aufgaben orientierenden psychol. Methoden u. Erkenntnisse umfasst; Arbeitsgebiete sind u. a. Leib*-Seele-Problem (s. Psychosomatik), Interaktion zwischen Arzt u. Patient (s. Arzt-Patient-Beziehung).

Psycho|logie, peri|natale (Psych-*; -log*) *f*: (engl.) *perinatal psychology*; Teilgebiet der Entwicklungspsychologie*, das sich mit der Psyche von Kind u. Eltern um den Zeitraum der Geburt befasst. Vgl. Psychologie, pränatale.

Psycho|logie, positive (Psych-*; -log*) *f*: (engl.) *positive psychology*; Forschungsrichtung der Psychologie (M. Seligman u. M. Csikszentmihalyi, 2000), die Stärken u. lebenswerte Aspekte menschlichen Verhaltens u. Erlebens als komplementäre Ergänzung der sog. traditionellen Ansätze (Wahrnehmung der Psychologie als übermäßig auf Konflikte, negative Aspekte u. Störungen ausgerichtet) erforscht; Zusammenhänge zu Ressourcenaktivierung u. humanistischen Verfahren; Ziel: Stärkung von Individuen in ihrem Alltagsleben; untersucht werden u. a. Themen wie Glück, Werte, Weisheit, Tugenden, Talente, Vertrauen, Geborgenheit, Optimismus, Solidarität, positive Emotionen u. Gesundheit; **klin. Bedeutung: 1.** theoret. bedeutsam v. a. Broaden*-and-Build-Theorie positiver Emotionen; **2.** Anwendung bisher v. a. im Bereich des Coaching*, zunehmend auch in Gesundheitsförderung u. Prävention, erste Versuche im Bereich der Psychotherapie (positive Psychotherapie) mit noch unzulänglichem Wirksamkeitsnachweis; **Hinweis:** Kritisiert wird, dass Vertreter dieses Ansatzes ein unangemessenes Zerrbild der sog. traditionelle Ansätze postulieren, dass die Begrifflichkeiten der positiven Psychologie häufig unbestimmt bleiben u. z. T. klassisch-psychologische Theorien u. Forschungen umetikettiert werden.

Psycho|logie, prä|natale (Psych-*; -log*) *f*: (engl.) *prenatal psychology*; Teilgebiet der Entwicklungspsychologie*, das sich mit den psychol. Einflüssen der schwangeren Frau u. der Umwelt auf das ungeborene Kind beschäftigt; Hinweise auf dauerhaften Einfluss der pränatalen Umgebung auf die spätere Stressempfindlichkeit bei Tieren u. Menschen liegen vor (u. a. bei Ratten Nachweis der epigenetischen Beeinflussungen der Glukokortikoidrezeptoren; vgl. Tiermodell). Vgl. DNA-Methylierung; Epigenetik; Genexpression.

Psycho|logie, trans|kulturelle (Psych-*; -log*) *f*: (engl.) *transcultural psychology*; Ethnopsychologie*.

Psycho|logischer Psycho|therapeut (Psych-*; -log*) *m*: (engl.) *psychological psychotherapist*; s. Psychotherapeut.

Psycho|lyse (Psych-*; Lys-*) *f*: (engl.) *psycholysis*; in den 60er Jahren des 20. Jahrhunderts eingesetztes Verfahren, bei dem der Einsatz von Halluzinogenen* mit psychoanalytischen Verfahren kombiniert wurde.

Psycho|lytika (Psych-*; Lys-*) *n pl*: (engl.) *psycholytics*; s. Psychedelika.

Psychom (Psych-*; -om*) *n*: (engl.) *psychoma*; syn. somatopsychische Störung; veraltete Bez. (W. Hellpach, 1946) für psychische Veränderung inf. einer organischen Erkrankung; s. Störung, somatoforme.

Psycho|metrie (Psych-*; Metr-*) *f*: (engl.) *psychometry*; Erfassung u. Messung psychischer Funktionen mit psychol. Verfahren mit dem Ziel, individuelle Merkmalsausprägungen zu quantifizieren; bestimmt wird die funktionale Beziehung: **1.** zwischen Reizen* u. den dadurch hervorgerufenen Erlebnissen; **2.** zwischen physiol. Vorgängen u. ihren psychol. Korrelaten (z. B. zwischen einer physischen Veränderung u. einer emotionalen Reaktion, s. Emotion); **3.** der psychometrischen Variablen untereinander, z. B. zwischen der Verlaufszeit eines psychischen Vorgangs u. dem Grad der Motivation*. Beispiele: Minnesota* Multiphasic Personality Inventory; Intelligenzstrukturtest*.

Psycho|mimetika (Psych-*; gr. μιμητικός nachbildend) *n pl*: (engl.) *psychomimetics*; s. Halluzinogene.

Psycho|motorik (Psych-*; lat. motor Beweger) *f*: (engl.) *psychomotility*; Gesamtheit des durch psychische Vorgänge beeinflussten physischen Bewegungs- u. Ausdrucksverhaltens* als Resultat einer Integration von psychischen u. motorischen Funktionen; Ausdruck psychischer Vorgänge im individuellen Bewegungsverhalten, das auch innerhalb einer Person in gewissem Rahmen die psychische Verfassung widerspiegeln kann; **Störung** der Psychomotorik z. B. bei Hirnschädigungen als Hypokinese*, Hyperkinese* bzw. Parakinese*, Stereotypie* od. Automatismus*; Veränderung der Psychomotorik auch bei psychischen Erkrankungen, z. B. Beschleunigung bei manischen Zuständen, Verlangsamung bei Depression od. Bewusstseinstrübung, bei Schizophrenie u. a. in Form von Bewegungsstereotypien, Manieriertheit od. Katatonie.

Psycho|neuro|im|muno|logie (Psych-*; Neur-*; lat. immunis frei, verschont, unberührt, rein; -log*) *f*: (engl.) *psychoneuro-immunology*; Fachgebiet der Medizin (i. e. S. der Immunologie), das die Zusammenhänge zwischen Psyche*, Nervensystem* u. Immunsystem untersucht; Forschungsgebiete sind z. B. Auswirkungen psychischer Faktoren (z. B. Stress) auf das subjektive Wohlbefinden u. die Funktionsweise der Immunabwehr (Anfälligkeit für Infektionen, Schweregrad von Allergien); diagnostische Verfahren: Fragebögen u. a. zur Erfassung der subjektiven Auswirkungen von Stress; Erfassung physiologischer Parameter (z. B. Blutdruck, Hautleitwert, Hautleitreaktion); therapeutische Verfahren (v. a. zur Stressbewältigung): Imaginationsübungen*, progressive Muskelrelaxation*, Autogenes* Training, Hypnotherapie*, Atemtherapie* u. Bewegungstherapie*.

Psycho|neur|ose (Psych-*; Neur-*; -osis*) *f*: (engl.) *psychoneurosis*; Teilbegriff des psychoanalytischen Konzepts der Neurose*, wonach psychische Störungen, deren Symptomatik ggf. Entwicklungsdefizite symbolisch zum Ausdruck bringen soll, durch ungelöste, frühkindliche Triebkonflikte (Übertragungs- od. Abwehrneurose) od. durch zuviel od. zuwenig Zuwendung (narzisstische Neurose) entstehen sollen. Vgl. Modell, psychodynamisches.

Psycho|onko|logie (Psych-*; gr. ὄγκος Geschwulst; -log*) *f*: (engl.) *psychooncology*; Teilgebiet der Psychosomatik*, das sich mit verschiedenen psychosozialen Aspekten in Entstehung, Verlauf u. Therapie von Tumorerkrankungen beschäftigt (z. B. Lebensweise, Lebenszufriedenheit, Risiken, Prävention).

Psycho|pathie (Psych-*; -pathie*) *f*: **1.** (engl.) *psychopathy*; Konzept (Cleckley, 1941 u. Hare, 1970) zu spezifischer Form der dissozialen Persönlichkeitsstörung*; Symptomatik umfasst neben dissozialen Verhaltensweisen auch Persönlichkeitszüge wie aggressiven Narzissmus, Impulsivität, geringe od. fehlende Empathie u. Promiskuität sowie Gefühlsarmut u. Unfähigkeit, aus Bestrafung zu lernen (als Risikofaktor für anhaltende Kriminalität bereits im Kleinkindesalter erkennbar); umfasst ggf. auch arrogant-betrügerischen Interaktionsstil, defizitäre affektive Erlebnisweise u. impulsiv-unverantwortliches Verhalten; Bestimmung: Hare Psychopathy Checklist; **klin. Bedeutung:** **a)** forensische Diagnostik u. Begutachtung: bessere prädiktive Aussagekraft für künftige Kriminalität als die breitere diagn. Kategorie dissoziale Persönlichkeitsstörung; **b)** vorgeschlagen als eigene Subkategorie für DSM-V; **2.** historische Bez. für einen Zustand negativer charakterlicher Abweichungen in Affekt u. Willensbildung, der erstmals von Koch (1888) als sog. psychopathische Minderwertigkeit beschrieben wurde; **Geschichte:** An Psychopathie leidende Menschen (sog. Psychopathen) wurden als Menschen mit einer angeborenen od. aufgrund einer abnormen Anlage lebensgeschichtlich entstandenen, in besonderer Weise negativ von der Norm abweichenden Persönlichkeit* verstanden. Die Abweichungen wirken sich störend auf das Sozialleben aus. In der Definition der Heidelberger* Schule nach K. Schneider haben Psychopathen abnorme Persönlichkeiten, unter denen sie selbst od. die Gesellschaft leiden. In der Folge wurde eine Vielzahl von Formen der Psychopathie unterschieden, die z. T. in gewissem Umfang modernen Störungsbildern entsprachen (z. B. anankastische, depressive, dysthyme, paranoide, schizoide, zyklothyme Psychopathien), z. T. eher pejorativen Gehalt hatten (z. B. fanatische, geltungssüchtige, haltlose, kriminelle, querulatorische, triebanomale Psychopathien). Zusammen mit der schlechten Abgrenzbarkeit gegenüber den besser akzeptierten Formen der Psychosen* u. Neurosen* führten Überlappungen u. zunehmend pejorativer Wortgebrauch zur weitgehenden Aufgabe des Konzepts. **Hinweis:** In der französischen u. in der älteren angelsächsischen Psychiatrie wurde Psychopathie zunächst als Oberbegriff für alle psychischen Störungen benutzt, wobei die Verwendung später v. a. in den USA eingeengt wurde auf die Persönlichkeitsstörungen. Heute wird der Begriff gelegentlich noch zur Bez. dissozialer Persönlichkeitsstörung* verwendet. In der ICD-10 finden sich noch die autistische Psychopathie des Kindesalters (F84.5) u. die gefühlsarme Psychopathie des Kindesalters (F94.2) als sog. zugehörige Begriffe zu den aktuellen Bez. Asperger*-Syndrom bzw. Bindungsstörung* mit Enthemmmung. Vgl. Persönlichkeitsstörung, psychopathische.

Psycho|patho|linguistik (Psych-*; Patho-*; lat. lingua Sprache) *f*: (engl.) *psychopatholinguistics*; Teil der Linguistik, der sich sowohl mit Besonderheiten der Sprache* psychisch kranker Menschen befasst, als auch mit der Semantik deskriptiver Begriffe der Psychopathologie*.

Psycho|patho|logie (Psych-*; Patho-*; -log*) *f*: (engl.) *psychopathology*; Pathopsychologie; Lehre vom Leiden der Seele, i. e. S. wissenschaftliche Methodik zur Erfassung, Beschreibung u. diagnostischen Einordnung von der Norm* abweichender Erlebens-, Denk- u. Verhaltensweisen eines als psychisch krank geltenden Menschen; umfasst Beschreibung (deskriptive Psychopathologie), nosologische Klassifikation u. z. T. Erklärung der Störungen (mehrdimensionale u. kennzeichnende Beschreibung psychischer Störungen* als Krankheitseinheiten: s. ICD); zu den direkt beobachtbaren od. mit psychometrischen Testuntersuchungen objektivierbaren psychischen Phänomenen gehören u. a. Bewusstsein*, Denken*, Konzentration*, Gedächtnis*, Orientierung*, Affekt*, Ich*-Erleben, Wahrnehmung*, Antrieb*, Psychomotorik*, Persönlichkeit* u. Verhalten* unter Berücksichtigung des somatischen Befunds u. der sozialen, interaktionellen u. kulturellen Aspekte. Andere psychische Qualitäten können nur von dem Betroffenen erfragt (s. Selbstbeurteilung) u. daher auch nur indirekt erschlossen werden (z. B. Halluzinationen*, Zwangsgedanken*, Suizidgedanken). Die Erhebung eines vollständigen psychopathologischen Befundes erfordert i. d. R. ein weitaus größeres Ausmaß an Kooperation des Patienten, als die meisten organmedizinischen Untersuchungen. Die Erfassung erfolgt u. a. mit Psychopathologieskalen* (z. B. AMDP*-System) u. dem Psychopathologischen* Befund-System für Kinder und Jugendliche. Die Psychopathologie ist Ausgangspunkt für therapeutisches (funktionale Psychopathologie) u. diagnostisches Vorgehen u. sowie psychologische u. psychiatrische Forschung. Vgl. Psychiatrie.

Psycho|patho|logie|skala (Psych-*; Patho-*; -log*; Skala*) *f*: (engl.) *psychopathological rating scale*; Verfahren zur Erfassung psychopathologischer Syndrome mit Ratingskalen*, z. B. AMDP*-System, Inpatient* Multidimensional Psychiatric Scale. Vgl. Psychopathologie.

Psycho|patho|logisches Befund-System für Kinder und Jugendliche (Psych-*; Patho-*; -log*) *n*: (engl.) *Clinical Assessment Scale for Child and Adolescent Psychopathology (Abk. CASCAP)*; Fremdbeurteilungsverfahren zur Erfassung der wichtigsten Sympt. psychischer Störungen im Kindes- u. Jugendalter; umfasst 98 psychopathologische Merkmale (s. Psychopathologie), die in 13 Merkmalsbereichen zusammengefasst sind: Interaktion*, regelbezogenes Verhalten, Entwicklungsstörungen*, Aktivität u. Aufmerksamkeit*, Psychomotorik*, Angst*, Zwang*, Stimmung* u. Affekt*, Essverhalten, somatische Beschwerden, Denken* u. Wahrnehmung*, Gedächtnis*, Orientierung* u. Bewusstsein*, Andere; basierend auf dem AMDP*-System, Diagnosekriterien nach ICD*-10 u. DSM*-III-R/DSM-IV, einer klinischen Exploration des Patienten u. der begleitenden Bezugsperson sowie aufgrund von Beobachtungen in der Untersuchungssituation; deutsche Version CASCAP-D.

Psycho|pathy Check|list (engl. psychopathy Psychopathie; checklist Prüfliste): Abk. PCL; Fremdbeurteilungsverfahren zur Erfassung von schweren antisozialen (DSM*-IV) bzw. dissozialen Persönlichkeitsstörungen* (ICD-10) mit narzisstischen, histrionischen u. Borderline-Persönlichkeitsmerkmalen (s. Borderline-Persönlichkeitsorganisation) anhand des forensischen Psychopathie*-Konzepts von Hare; 2-teiliges Verfahren mit standardisiertem Interview (20 Items, z. B. pathologisches Lügen, Mangel an Reue u. Schuldbewusstsein) u. einer Zusammenfassung der bisherigen Krankengeschichte; aktuelle revidierte Fassung: Hare Psychopathy Checklist-Revised (Abk. PCL-R); es existiert eine gekürzte Screening-Version (Abk. PCL:SV); **Anw.:** ab 15 Jahren; zur klinischen Diagnostik u. Feststellung des Schweregrads der Störung; gerichtliche Begutachtung* (ca. 15–20 % aller wegen eines Verbrechens verurteilten Menschen erreichen den Cut-off-Score von mind. 30 für die Psychopathie-Diagnose, Durchschnitt für überführte Straftäter: 22, für Nichtkriminelle: 5); auch zu Forschungszwecken; **Testdauer:** 3 Stunden.

Psycho|pharmaka (Psych-*; gr. φάρμακον Heilmittel) *n pl*: (engl.) *psychotropic drugs*; Arzneimittel, die v. a. die Aktivität des ZNS beeinflussen u. eine Wirkung auf psychische u. oft auch somat. Funktionen haben; beeinflussen Stimmung*, Antrieb*, Affektivität*, Emotionalität*, Aufmerksamkeit* u. die integrative Funktion des ZNS; z. B. Antidepressiva*, Neuroleptika*, Tranquilizer*, Psychostimulanzien*, Schlafmittel*, Antidementiva*, Stimmungsstabilisatoren*.

Psycho|pharmako|logie (Psych-*; gr. φάρμακον Heilmittel; -log*) *f*: (engl.) *psychopharmacology*; Teilbereich der Pharmakologie*; Lehre von der zweckgerichteten Beeinflussung psychischer Funktionen durch psychotrope Substanzen* mit Erforschung erwünschter u. unerwünschter Wirkungen von Psychopharmaka*.

P

Psycho|physik (Psych-*; gr. φυσικός die Natur, -wissenschaft betreffend) *f*: (engl.) *psychophysics*; Teilgebiet der Psychologie*, das sich mit den quantitativen Beziehungen zwischen physischen Reizen* u. subjektiven Empfindungen* befasst; untersucht werden z. B. Reizschwellen* u. Unterschiedsschwellen für Sinneswahrnehmungen (s. Weber-Fechner-Gesetz; Wahrnehmungsschwelle), die Transformation von Reizen in physiologische Sinneserregung u. subjektive Wahrnehmung sowie deren Einflussfaktoren.

Psycho|physiologie (Psych-*; gr. φύσις Natur; -log*) *f*: (engl.) *physiological psychology*; interdisziplinäres Fachgebiet, das die Zusammenhänge zwischen psychischen Prozessen u. Funktionen (z. B. Verhalten*, Befindlichkeit*, Wahrnehmung*, Emotionen*, Motivation*) u. physiologischen Prozessen (z. B. die Auswirkung von Angst auf Blutdruck u. Herzfrequenz) untersucht; klinisch-therapeutisch relevant v. a. im Kontext von Ätiologiemodellen psychischer Störungen (z. B. psychophysiologisches Krankheitsmodell*, psychophysiologisches Modell* der Panikstörung) sowie im Bereich der Therapie im Zus. mit den verschiedenen Verfahren des Biofeedbacks* (z. B. Herzfrequenz*-Biofeedback, EMG*-Biofeedback, EDA*-Biofeedback), auch im Zus. mit Lügendetektor* u. Nystagmographie.

psycho|re|aktiv (Psych-*; Re-*; lat. agere tun, vollbringen): (engl.) *psychoreactively*; psychogen*.

Psychose (Psych-*; -osis*) *f*: (engl.) *psychosis*; syn. psychotische Störung; komplexe psychische Störung mit gestörtem Selbst- u. Realitätsbezug, die durch Denk-, Wahrnehmungs- u. motorische Störungen, abnorme Erlebnisse u. Erfahrungen eines gesteigerten subjektiven Bedeutungsbewusstseins gekennzeichnet ist; **Ätiol.:** früher unterteilt in exogene (z. B. infolge Intoxikation, Entzündung) u. endogene (angeborene) Psychose; mit zunehmendem Kenntnisstand über mögl. Ursachen erfolgte eine Modellbildung nach dem Vulnerabilitätsprinzip: angeborene (genetisch od. intrauterin bedingte) Psychosebereitschaft führt später durch exogene od. psychosoziale Auslöser zum Auftreten der Symptomatik; **Einteilung: 1.** organisch begründbare Psychose: s. Psychose, organisch bedingte; **2.** nichtorganisch begründbare Psychose: **a)** schizophrene Psychose: Schizophrenie*; **b)** affektive Psychose*; **c)** schizoaffektive Psychose*; klassifikatorische Einordnung: s. Abb. **Sympt.:** Betroffene nehmen Beurteilungen vor u. halten Ansichten für wirklich, die von anderen Menschen nicht mehr nachvollzogen werden können, typische Positivsymptomatik* (z. B. Wahn* u. Halluzinationen*), Ich-Erlebensstörungen; Defizite in versch. Bereichen: Wahrnehmungs*-, Auffassungs-, Bewusstseins*-, Orientierungs*-, Gedächtnis*- u. Denkstörungen* sowie Einbußen in der affektiven Ausdrucksfähigkeit (Negativsymptomatik*); **Verlauf: 1. akute** (floride) Psychose: klinische Episode mit behandlungsbedürftiger Symptomatik u. dem Vollbild der Psychose, wobei die Positivsymptomatik im Vordergrund steht u. eine starke Beeinträchtigung der Anpassung u. Lebensqualität des Betroffenen bewirkt; **2. chronische** Psychose: häufig über Jahre (mind. 1 Jahr) andauernde psychotische Symptomatik mit vorwiegender Negativsymptomatik u. einzelnen Positivsymptomen, wobei eine erhebliche psychosoziale Einschränkung gegeben ist; unscharfe Trennung vom Begriff des schizophrenen Residuums*; **Ther:** Psychopharmaka (z. B. Neuroleptika*, Lithium*, Antidepressiva*), Psychotherapie*, Soziotherapie*; **Progn.:** Früherkennung besonders wichtig, da DUP* mit ungünstiger Prognose assoziiert ist.

Psychose, affektive (Psych-*; -osis*) *f*: (engl.) *affective psychosis*; veraltet Affektpsychose, Gemütskrankheit; Form der Psychose*, bei der die Veränderung der Stimmung dominiert, wobei das vorwiegende Betroffensein affektiver Bereiche der Persönlichkeit aufgrund einer psychotischen Er-

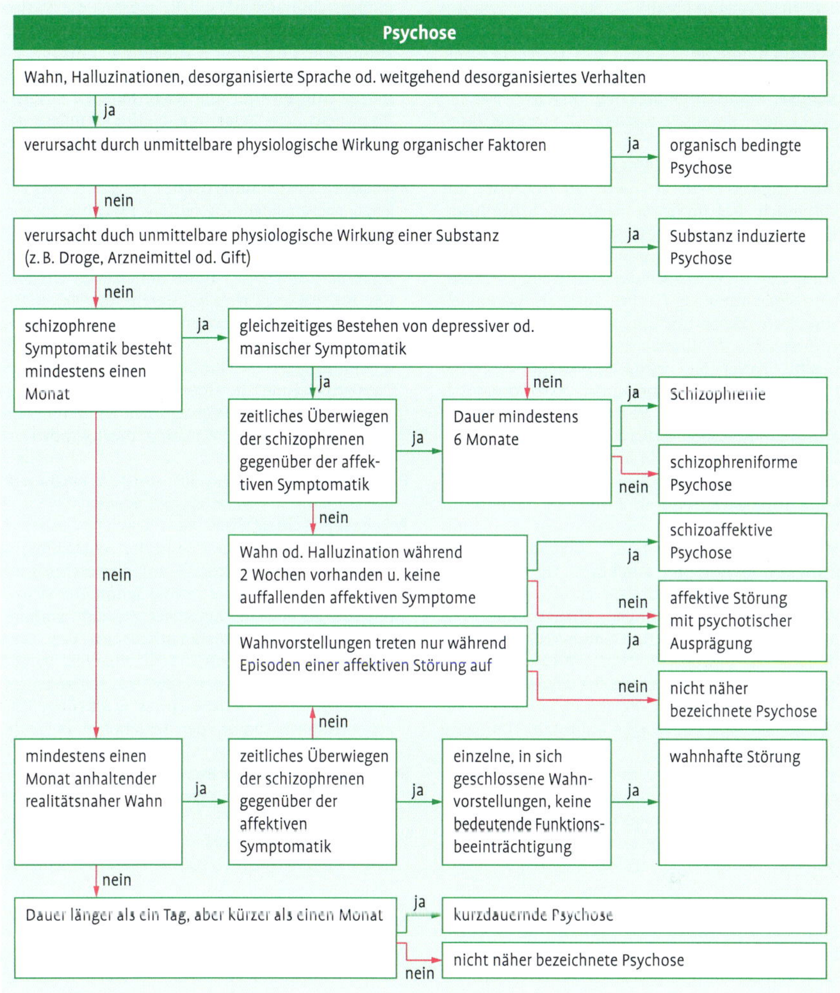

Psychose: klassifikatorische Einordnung

krankung betont wird; häufig synonym für affektive Störung* (mit psychotischer Komponente) verwendet; **Häufigkeit:** 0,6–2 %, Erkrankungsalter 15–30 Jahre; **Klin:** synthyme Wahnphänomene (s. Stimmungskongruenz), z. B. Verarmungswahn, Schuldwahn od. hypochondrischer Wahn bei Depression*, Größenwahn bei Manie*.

Psychose, des|integrative im Kindes|alter (Psych-*; -osis*) *f*: (engl.) *childhood disintegrative psychosis*; s. Heller-Syndrom.

Psychose, drogen|in|duzierte (Psych-*; -osis*) *f*: (engl.) *drug induced psychosis*; substanzinduzierte Psychose*.

Psychose, experimentelle (Psych-*; -osis*) *f*: (engl.) *experimental psychosis*; syn. Modellpsychose; psychotische Symptomatik, die zu wissenschaftl. Zwecken durch Psychedelika*, z. B. Halluzinogene*, bei gesunden Probanden induziert wird u. i. d. R. reversibel ist; v. a. in den 60er Jahren des 20. Jahrhunderts herbeigeführt, aktuell nicht gebräuchlich; meist Induktion paranoider u. halluzinatorischer Symptome (z. B. durch LSD). Durch Gebrauch von Ketamin u. Phencyclidin induzierte Symptomatik mit größter klinischer Ähnlichkeit zur Symptomatik der Schizophrenie (einschließlich Negativsymptomatik u. kognitiver Symptome). Vgl. Psychose.

Psychose, kindliche (Psych-*; -osis*) *f*: (engl.) *puerile psychosis*; s. Very-early-onset-Psychose.

Psychose, manisch-de|pressive (Psych-*; -osis*) *f*: (engl.) *manic-depressive psychosis*; s. Störung, bipolare affektive.

Psychose, organisch bedingte (Psych-*; -osis*) *f*: (engl.) *organic psychosis*; Form der Psychose* mit körperlich begründbarer Ursache; **Einteilung: 1. akute** (reversible) organisch bedingte Psychose: **a)** Delir*; **b)** Dämmerzustand*; **c)** Durchgangssyndrom*; häufig wird auch die postpartale Psychose* hier eingeordnet, z. T. aber auch als hormonell ausgelöste akute (nichtorganische) Psychose bei vorbestehender Vulnerabilität betrachtet; **2. chronische** (irreversible) organisch bedingte Psychose; Urs.: strukturelle pathol.-anat. bzw. organisch ausgelöste irreversible Veränderungen des ZNS: **a)** frühkindl. exogenes Psychosyndrom (frühkindlicher Hirnschaden*); **b)** hirndiffuses Psychosyndrom (s. Syndrom, psychoorganisches); **c)** hirnlokales Psychosyndrom* u. hirnlokales Syndrom*; **Urs.:** Hirntumor*, Schädelhirntrauma*, frühkindl. Hirnschaden, Intoxikation* (Alkoholpsychose*, Korsakow*-Syndrom), Infektion (Enzephalitis*, Meningitis*, s. Infektionspsychose), Epilepsie*, vaskuläre Hirnerkrankungen, Hirnatrophie*, endokrine Störungen, z. B. Hypothyreose*, Hyperthyreose* (s. Basedow-Psychose), Addison*-Krankheit; auch bei best. Formen der Hypovitaminose (z. B. Cobalaminmangel*-Psychose); Einnahme von Psychopharmaka* u. Drogen* (substanzinduzierte Psychose*).

Psychose, para|noide (Psych-*; -osis*) *f*: (engl.) *paranoic psychosis*; Bez. für klinische Episode einer Psychose*, bei der Verfolgungswahn* u. Beeinträchtigungswahn* im Vordergrund stehen.

P

Psychose, post|partale (Psych-*; -osis*) *f*: (engl.) *postpartum psychosis*; syn. Puerperalpsychose, Postpartum-Psychose, Wochenbettpsychose; schwerste Form der psychischen Störungen, die im Wochenbett auftreten; wird im DSM-IV als kurze psychotische Störung mit post-partum Beginn eingeordnet; **Epidemiol.:** ca. 1–2 Fälle auf 1000 Geburten; Wiederholungsrisiko bei nachfolgenden Schwangerschaften ca. 20–30 %; **Ätiol.:** wahrscheinlich Kombination aus Disposition*, hormonaler Umstellung u. psychischen Belastungen durch Geburt u. Mutterwerden (z. B. Überforderung); angenommen wird eine durch Östrogen vermittelte Modulation dopaminerger u. serotonerger Transmission; **Klin.:** Beginn i. d. R. bis 4 Wochen (meist innerhalb der ersten 2 Wochen) nach der Geburt; mindestens eines der folgenden Symptome: Wahn*, Halluzinationen*, desorganisierte Sprache, stark desorganisierte od. katatonische Bewegungen; häufig rascher Wechsel der Symptomatik; cave: Risiko für Suizid u. Kindstötung im Wahn (selten); **Ther.:** entsprechend dem klinischen Bild Neuroleptika* (evtl. Antidepressiva*) od. Stimmungsstabilisatoren*; i. d. R. müssen die Patientinnen abstillen; stützende Psychotherapie*, Soziotherapie*, Beratung u. Anleitung zum Umgang mit dem Kind; Behandlung möglichst in spezialisierten Mutter-Kind-Einheiten; **Progn.:** kurzfristig gut (schnelle Besserung, häufig komplette Remissionen), aber evtl. unabhängig vom Wochenbett auftretende Rückfälle.

Psychose, post|traumatische (Psych-*; -osis*) *f*: (engl.) *post-traumatic psychosis*; s. Psychose, psychogene.

Psychose, psycho|gene (Psych-*; -osis*) *f*: (engl.) *psychogenic psychosis*; posttraumatische Psychose; Bez. für reaktive Psychose*, deren Auftreten in Zusammenhang mit einem massiven seelischen Trauma u. schwerem psychosozialen Stress (Erschöpfungspsychose) gebracht wird; i. d. R. wirken Traumatisierung* u. Überforderung als Auslöser der klinischen Symptomatik bei vorbestehender Vulnerabilität*. Vgl. Belastungsstörung, posttraumatische.

Psychose, re|aktive (Psych-*; -osis*) *f*: (engl.) *reactive psychosis*; s. Psychose, psychogene.

Psychose, schizo|affektive (Psych-*; -osis*) *f*: (engl.) *schizo-affective psychosis*; syn. schizoaffektive Störung, Mischpsychose; Form der nichtorganischen Psychose*, bei der sowohl Sympt. der Schizophrenie* als auch der affektiven Störung* vorkommen; **Formen: 1.** schizomanische Psychose (syn. schizomanische Störung, Schizomanie): Sympt. der Schizophrenie u. der Manie*; **2.** schizodepressive Psychose (syn. schizodepressive Störung, Schizodepression): Sympt. der Schizophrenie u. der Depression*.

Psychose, schizo|de|pressive (Psych-*; -osis*) *f*: (engl.) *schizodepressive psychosis*; s. Psychose, schizoaffektive.

Psychose, schizo|manische (Psych-*; -osis*) *f*: (engl.) *schizomanic psychosis*; s. Psychose, schizoaffektive.

Psychose, schizo|phrene (Psych-*; -osis*) *f*: (engl.) *schizophrenic psychosis*; s. Schizophrenie.

Psychose, schizo|phreni|forme (Psych-*; -osis*) *f*: (engl.) *schizophreniform psychosis*; Bez. (ICD-10) für akute Psychose*, die alle Kriterien der Schizophrenie* erfüllt, aber nicht länger als 1 Monat andauert.

Psychose, sub|stanz|in|duzierte (Psych-*; -osis*; lat. substantia Wesen, Beschaffenheit, Stoff) *f*: (engl.) *agent induced psychosis*; syn. drogeninduzierte Psychose; akute organisch bedingte Psychose*, die bei vorbestehender Vulnerabilität durch Substanzeinwirkung (z. B. Alkohol*, Cannabis*, Cocain*, Amphetamine*, LSD*) ausgelöst wird; von unterschiedlicher Ausprägung (schizophrenieform, wahnhaft, halluzinatorisch, polymorph, depressiv od. manisch); **Kriterien:** (diagn.) nach ICD-10: **1.** Beginn während des schädlichen Substanzgebrauchs* od. innerhalb von 2 Wochen danach; **2.** Dauer der Sympt. >48 Stunden; **3.** Dauer ≤6 Monate; **4.** nicht bedingt durch Intoxikation od. Entzug (s. Entzugssyndrom); bei späterem Auftreten mit eindeutigem Bezug zum Substanzgebrauch, z. B. Flashbacks* u. Demenz; **DD:** akute toxische Wirkungen der psychotropen Substanzen*, die je nach Substanz Symptomen der Psychose ähnlich sein können, aber nach Absetzen sofort abklingen.

Psychose, sym|ptomatische (Psych-*; -osis*) *f*: (engl.) *symptomatic psychosis*; organisch bedingte Psychose*.

Psychose, zykloide (Psych-*; -osis*) *f*: (engl.) *cycloid psychoses*; Bez. (K. Kleist, K. Leonhard,) für nicht allgemein anerkannte Untergruppe der nichtorganischen Psychosen*, deren Sympt. der Schizophrenie* entspricht; z. T. als Form der schizoaffektiven Störung betrachtet; Ähnlichkeit mit Emotionspsychose*; **Formen: 1.** Angst-Glück-Psychose mit phasenhaftem Wechsel zwischen paranoid gefärbter Angst* u. ekstatischer Stimmung mit altruistisch geprägten Glücks- u. Erlösungsideen; **2.** Verwirrtheitspsychose mit formalen Denkstörungen*, Verkennungen von Personen od. Situationen u. phasenhaftem Wechsel zwischen Denkhemmung* u. beschleunigtem Denken*; **3.** Motilitätspsychose mit häufigem Wechsel zwischen Akinese* u. Hyperkinese*; **Progn.:** phasenhafter (zykloider) Verlauf mit symptomfreien Intervallen.

Psychosocial Assessment of Candidates for Transplantation: Abk. PACT; Fremdbeurteilungsverfahren zur Beurteilung der psychosozialen Situation von Transplantationspatienten; umfasst Items z. B. zum Ausmaß spzialer Unterstützung, Psychopathologie, Lebensgewohnheiten; **Anw.:** im Anschluss an Exploration zur Strukturierung des klin. Urteilsprozesses im Vorfeld einer Transplantation; **Testdauer:** 5–10 Minuten.

Psycho|somatik (Psych-*; gr. σῶμα Körper) *f*: (engl.) *psychosomatics*; Bez. für die Wechselwirkung von Körper u. Seele (Heinroth, 1818); im klin. Sprachgebrauch Bez. für eine Krankheitslehre, die psychische Einflüsse auf somatische Vorgänge u. die Auswirkungen somatischer Erkrankungen auf psychische Prozesse berücksichtigt. Eine Weiterentwicklung der Psychosomatik erfolgte durch G. Groddeck. Demnach könne psychische Erregung, die nicht angemessen verarbeitet wird, sich in körperlichen Symptomen äußern. In den analytischen Schulen überwiegt die Vorstellung, dass ein unbewusster Konflikt* sich in körperlichen Beschwerden ausdrücken kann. Vertreter dieser Vorstellungen sind u. a. O. Fenichel, H. Schultz-Hencke, F. Alexander u. A. Mitscherlich. Die **psychosomatische Medizin** umfasst Prävention, Diagnostik, Behandlung u. Rehabilitation von psychosomatischen Störungen*; Gegenstand ist die bio-psychosoziale Ätiologie u. Behandlung seelischer u. körperlicher Erkrankungen u. Verhaltensstörungen. Ein wichtiger Vertreter ist H. E. Richter, der an der Universität Gießen 1962 den neu eingerichteten Lehrstuhl für Psychosomatik übernommen hatte. Der deutsche Ärztetag führte 1992 den Facharzt für psychotherapeutische Medizin ein (jetzt Facharzt* für Psychosomatische Medizin und Psychotherapie). Vgl. Psychoonkologie.

Psycho|somatiker (Psychosomatik*) *m*: (engl.) *psychosomatic*; s. Facharzt für Psychosomatische Medizin und Psychotherapie.

Psycho|somatose (Psychosomatik*; -osis*) *f*: (engl.) *psychosomatic disorder*; psychosomatische Störung*.

psycho|sozial (Psych-*; lat. socialis die Gemeinschaft betreffend): (engl.) *psychosocial*; die psychischen u. sozialen Bedingungen betreffend; z. B. die sozialen Ursachen od. Folgen psychischer Störungen (bezüglich Partnerschaft, Familie, Beruf u. a.) aus psychol. Sicht.

Psycho|soziale Arbeits|gemeinschaft (psychosozial*): (engl.) *psychosocial committee*; entsprechend den Empfehlungen der Psychiatrie*-Enquête gegründete Arbeitsgemeinschaften, die in einer Region die an der Versorgung psychisch kranker u. behinderter Menschen beteiligten Betreuungs-, Beratungs- u. Behandlungsdienste zusammenführten; vgl. Gemeindepsychiatrischer Verbund.

Psycho|soziales Ressourcen|orientiertes Dia|gnose|system (psychosozial*; gr. διάγνωσις Entscheidung, Urteil) *n*: Abk. PREDI; Klassifikationssystem psychischer Störungen, das neben Störungen u. Problemen (s. ICD; DSM) auch personale Ressourcen* (Stärken, gesunde Anteile eines Patienten u. seines Umfelds) sowie Aspekte der Veränderungsmotivation* erfasst; beurteilt wird die psychosoziale Situation des Patienten in 9 Lebensbereichen (Alltagssituation, Wohnsituation, finanzielle Situation, rechtliche Situation, Arbeitssituation, körperliche Situation, psychische Situation, Beziehungssituation, soziokulturelle Situation) aus 4 Beurteilungsperspektiven (Deskription, Problembelastung, Ressourcenpotential, Veränderungsmotivation); **Aufbau:** besteht aus 4 Teilen: Erstkontaktbogen (9 Items, z. B. rechtliche Situation, Erwartungen an die Therapie), PREDI-Kurzdiagnose (strukturiertes Interview od. auf Grundlage vorliegender Informationen), PREDI-Feindiagnose, Inventar Personaler Ressourcen (Selbstbeurteilung des Patienten hinsichtlich vorhandener Ressourcen); es existieren versch. Varianten u. Module, die unabhängig voneinander od. sequentiell eingesetzt werden; **Anw.:** bei Erwachsenen, ab 16 Jahren möglich; Ziel ist ein Gesamtüberblick über die psychosoziale u. gesundheitliche Situation; in Beratungsstellen u. ambulanten sowie (teil-)stationären Einrichtungen zur Strukturierung von Patienteninformationen; zur Hilfe- u. Therapieplanung; **Testdauer:** abhängig vom gewählten Vorgehen: PREDI-Kurzdiagnose ca 50–60 Minuten (bei vorhandenen Informationen ca. 5–10 Minuten); Ressourcenteil u. Veränderungsziele ca. 25–30 Minuten; Dauer der Feindiagnose abhängig von Anzahl u. Art der durchgeführten Module.

Psycho|status (Psych-*; Status*) *m*: (engl.) *psychostatus*; psychopathologischer Status; s. Befund, psychopathologischer.

Psycho|stimulanzien (Psych-*; Stimulation*) *n pl*: (engl.) *psychostimulants*; syn. Exzitanzien, Psychotonika, Psychoanaleptika; psychotrope Substanzen*, die v. a. den Antrieb steigern u. psychisch anregend wirken; **Vertreter: 1.** (allg.) z. B. Cocain*, indirekt wirkende Sympathomimetika* vom Amphetamintyp (sog. Weckamine), Coffein* (wirkt nicht euphorisierend); **2.** (therap.) Deanol*, Modafinil*, Methylphenidat*; **UAW:** u. a. Tachykardie, Blutdruckanstieg, Schlaflosigkeit, Tremor, Kopfschmerz, bei Daueranwendung Psychosen, Gefahr der Abhängigkeit.

Psycho|syn|drom, algo|genes (Psych-*) *n*: (engl.) *algogenic psychosyndrome*; Algopathie; veraltete Bez. für einen Symptomenkomplex aus negativen kognitiv-emotionalen (dysphorische Stimmung), sozialen (Rückzug, reduzierte Arbeitsfähigkeit) u. Verhaltensänderungen (Inaktivität); **Vork.:** Konsequenz chronischer Schmerzen*.

Psycho|syn|drom, amnestisches (Psych-*) *n*: (engl.) *amnestic psychosyndrome*; Korsakow*-Syndrom.

Psycho|syn|drom, endo|krines (Psych-*) *n*: (engl.) *endocrine psychosyndrome*; Form der organisch bedingten Psychose* als Folge hormonaler Störungen; **Vork.:** z. B. bei Hypophyseninsuffizienz*, Hypothyreose*, Hyperthyreose*; **Sympt.:** s. Tab. Vgl. Persönlichkeitsstörung, organisch bedingte; Psychose, organisch bedingte.

Psychosyndrom, endokrines
Durch verschiedene hormonale Störungen verursachte Symptome

hormonale Störung	Symptome
Unterfunktion	
Hypophyse	Antriebsverarmung, Gleichgültigkeit
Schilddrüse	Apathie, Müdigkeit, Depressivität
Nebennierenrinde	Müdigkeit, Schwächegefühl
Ovarien	Unruhe, Stimmungslabilität, Depressivität
Hoden	Libidoverlust, Müdigkeit, Depressivität
Überfunktion	
Hypophyse	Stimmungslabilität, Aktivismus
Schilddrüse	Unruhe, Angst, Schlafstörungen
Hoden	Gespanntheit, Aggressivität, Libidosteigerung

Psycho|syn|drom, hirn|diffuses (Psych-*) *n*: (engl.) *psycho-organic syndrome*; s. Syndrom, psychoorganisches; Korsakow-Syndrom.

Psycho|syn|drom, hirn|lokales (Psych-*) *n*: (engl.) *organic brain syndrome*; Bez. (M. Bleuler, 1948) für Form der chronischen organisch bedingten Psychose* mit unabhängig vom (lokal begrenzten) Ort der Schädigung ähnlichen Symptomatik aus Leistungs-, Verhaltens- od. Antriebsstörungen, erhaltener Intelligenz u. erhaltenem Gedächtnis; **Vork.:** bei umschriebener Hirnläsion. Vgl. Syndrom, hirnlokales; Syndrom, psychoorganisches; Korsakow-Syndrom.

Psycho|syn|drom, hirn|organisches (Psych-*) *n*: (engl.) *psycho-organic syndrome*; Abk. HOPS; Sammelbez. für alle psychischen Veränderungen inf. Hirnschaden*; vgl. Psychosyndrom, organisches; Persönlichkeitsstörung, organisch bedingte.

Psycho|syn|drom, organisches (Psych-*) *n*: (engl.) *psycho-organic syndrome*; Sammelbez. (E. Bleuler, 1916) für psychische Störungen inf. körperlich begründbarer Ursachen; **Sympt.:** v. a. sowohl kognitive Leistungseinbußen (s. MCI) als auch Veränderung der Gesamtpersönlichkeit (s. Persönlichkeitsstörung, organisch bedingte). Vgl. Psychosyndrom, hirnorganisches.

Psycho|technik (Psych-*) *f*: (engl.) *psychotechnics*; s. Psychognostik.

Psycho|therapeut (Psych-*; gr. θεραπεία Behandlung) *m*: **1.** (engl.) *psychotherapist*; **Deutschland:** gesetzlich geschützte Berufsbez. (seit 1.1.1999) zur Ausübung der Psychotherapie* als Heilkunde; **Aufgabe:** Feststellung, Heilung od. Linderung von psychischen Störungen* mit Krankheitswert, bei denen Psychotherapie indiziert ist, mit wissenschaftlich anerkannten psychotherap. Verfahren; **Ausbildung: a) Ärztlicher Psychotherapeut:** Abk. ÄP; Studium der Humanmedizin, Weiterbildung zum Facharzt u. psychotherapeutische Zusatz-Weiterbildung od. Facharztweiterbildung im Gebiet Psychiatrie u. Psychotherapie od. Psychosomatische Medizin u. Psychotherapie (s. Facharzt für Psychiatrie und Psychotherapie; Facharzt für Psychosomatische Medizin und Psychotherapie); **b) Psychologischer Psychotherapeut:** Abk. PP; bestandene Abschlussprüfung im Studiengang Psychologie, die das Fach Klinische Psychologie einschließt, mehrjährige berufsbegleitende psychotherapeutische Ausbildung* u. staatliche Approbation*; **c) Kinder- u. Jugendlichenpsychotherapeut:** Abk. KJP; Studium der Psychologie, der Pädagogik od. Sozialpädagogik, mehrjährige berufsbegleitende psychotherapeutische Ausbildung* u. staatliche Approbation. Die psychotherap. Qualifikationen mit dem Ziel der Kassenzulassung werden i. d. R. in einem der 3 i. R. der Psychotherapie*-Richtlinie anerkannten Psychotherapieverfahren erworben. Das Psychotherapeutengesetz* regelt Ausbildung u. Zulassungskriterien der Heilberufe Psychologischer Psychotherapeut sowie Kinder- u. Jugendlichenpsychotherapeut. **Hinweis:** Die Bez. Psychotherapeut darf von anderen Personen als Ärzten, Psychologischen Psychotherapeuten od. Kinder- u. Jugendlichenpsychotherapeuten nicht geführt werden. Psychotherapeutische Leistungen können dagegen auch von Pädagogen u. Sozialpädagogen sowie von Heilpraktikern* nach dem Heilpraktikergesetz* angeboten werden, da die Bez. Psychotherapie nicht dem gesetzlichen Schutz unterliegt. **2. Österreich:** keine Beschränkung auf die Berufe Arzt od. Psychologe; zur Ausbildung zugelassen sind u. a Krankenpfleger, Soziologen, Publizisten, Ehe- u. Familienberater, Pädagogen, Philosophen, Theologen u. Sozialarbeiter, auch andere Berufsgruppen können „auf Grund besonderer Eignung" Antrag auf Zulassung beim Bundesministerium für Gesundheit stellen. Eintragung als „Psychotherapeut" nach 2-stufiger, mind. 5-jähriger Ausbildung mit allgemeinem Teil (Psychotherapeutisches Propädeutikum) u. Fachspezifikum (PthG, BGBL 361/1990). **3. Schweiz:** Berufsbezeichnung aktuell nicht geschützt; zugelassen sind alle psychotherapeutisch ausgebildeten Ärzte mit kantonaler Praxisbewilligung (unterliegt Zuständigkeit der Kantone), die nichtärztliche Psychotherapeuten aus Bereichen der Psychologie od. der Human- u. Sozialwissenschaft anstellen können; ab 2013 mit Inkrafttreten des Psychologieberufegesetzes* Definition u. Schutz der Berufsbezeichnung Psychotherapeut.

Psycho|therapeuten-Ausbildung (Psychotherapeut*): (engl.) *psychotherapist education*; s. Ausbildung, psychotherapeutische.

Psycho|therapeuten|gesetz (Psychotherapeut*): (engl.) *Psychotherapist Law*; Abk. PsychThG; in Deutschland geltendes „Gesetz über die Berufe des Psychologischen Psychotherapeuten und des Kinder- u. Jugendlichenpsychotherapeuten" vom 16.6.1998, zuletzt geändert durch Gesetz vom 2.12.2007; regelt die Berufsausübung, Approbation*, Ausbildung (s. Ausbildung, psychotherapeutische; Ausbildungsstätte), wissenschaftliche Anerkennung u. Übergangsvorschriften in Deutschland. Die rechtlich geschützte Berufsbezeichnung Psychologischer Psychotherapeut od. Kinder- und Jugendlichenpsychotherapeut (s. Psychotherapeut) darf nur von Personen geführt werden, welche die Voraussetzungen (Approbation) hierfür erfüllen (§ 1 PsychThG).

Psycho|therapeuten|kammer (Psychotherapeut*): (engl.) *Psychotherapeutic Council*; Abk. PtK; Berufsorganisation, der jeder Psychologische Psychotherapeut* u. Kinder- u. Jugendlichenpsychotherapeut als Pflichtmitglied angehört; die Berufskammern (Landespsychotherapeutenkammern in jedem Bundesland) unterliegen als Körperschaften des öffentl. Rechts staatl. Rechtsaufsicht; sie sind in der Bundespsychotherapeutenkammer* zusammengeschlossen. Die Berufskammern regeln aufgrund der ihnen durch die Kammer- u. Heilberufsgesetze der Länder eingeräumten Satzungsgewalt in den Berufsordnungen u. weiterem Standesrecht die Berufsausübung u. überwachen die Einhaltung der Berufspflichten. Verstöße werden auf Antrag durch Berufsgerichte geahndet. **Hinweis:** Ärztliche Psychotherapeuten gehören den Ärztekammern* an u. unterliegen den diesbezüglichen ärztlichen Berufsordnungen*.

Psycho|therapeuten-Weiter|bildung (Psychotherapeut*): (engl.) *psychotherapist training*; s. Weiterbildung.

Psycho|therapie (Psych-*; gr. θεραπεία Behandlung) *f*: (engl.) *psychotherapy*; Oberbegriff für alle Formen der Behandlung von Störungen, Krankheiten u. Leidenszuständen mit psychologischen Mitteln (ohne pharmakotherapeutische od. chirurgische Methoden); begründet auf unterschiedlichen theoretischen Vorstellungen (z. B. Lernpsychologie, Kognitivismus, humanistische Psychologie od. Psychoanalyse*) sowie dem Kenntnisstand zur Entstehung u. Aufrechterhaltung der zu behandelnden klinischen Phänomene u. darauf aufbauenden Interventionsrationalen. Methodisch genutzt werden dabei u. a. Beziehungsaufbau, versch. Arten der Kommunikation* (verbal u. nonverbal, direktiv versus nondirektiv, emotions- versus kognitionszentriert) u. der körpertherapeutischen Einflussnahme (mehr od. weniger person- od. umwelt-/systembezogen) sowie zahlreiche Methoden zur Veränderung von Verhalten (u. a. Übung, Konfrontation, Unterstützung, Erlebnisse aktivieren). Die Vielzahl psychotherapeutischer Verfahren lässt sich u. a. nach ihren übergeordneten theoretischen Hintergrundannahmen in sog. Grundorientierungen (Theoriesysteme mit einer spezifischen Krankheits-, Störungs- u. Gesundheitslehre, i. d. R. mit einer ätiologisch orientierten Behandlungstheorie, Menschenbildern), nach dem Ausmaß der empirischen Fundierung (z. B. empirisch validierte, unterstützte od. nicht unterstützte Verfahren) u. zum Teil nach spezifischen favorisierten Erkenntnismethoden (z. B. empirisch, hermeneutisch od. phänomenologisch ausgerichtete Verfahren) einteilen; zum Teil werden die Verfahren für best. Störungen angepasst (störungsspezifische Psychotherapie*). **Einteilung:** **1.** nach Grundorientierung: **a)** psychoanalytisch orientierte Psychotherapie: z. B. tiefenpsychologisch fundierte Psychotherapie* (z. B. katathym-imaginative Psychotherapie*), psychodynamische Fokaltherapie*, psychodynamische Psychotherapie*, analytische Psychotherapie (Psychoanalyse* nach Freud, analytische Psychologie* nach Jung, Individualpsychologie* nach Adler), Transaktionsanalyse*; **b)** humanistisch-existentialistische Psychotherapie: z. B. Gesprächspsychotherapie*, Gestalttherapie*, Logotherapie*, Psychodrama*; **c)** expressive Therapieformen: z. B. Tanztherapie*, Musiktherapie*; **d)** körperorientierte Psychotherapie: z. B. bioenergetische Analyse*, Körpertherapie*; **e)** systemische Psychotherapie*: z. B. systemische Familientherapie*; **f)** Verhaltenstherapie* mit unterschiedlichen Unterformen: z. B. kognitive Verhaltenstherapie*, dialektisch-behaviorale Therapie*, Acceptance* and Commitment Therapy, mentalisierungsbasierte Schematherapie*; auch im

Übergang zu integrativen Therapieformen; **g)** Hypnotherapie* (nicht immer als eigenständiges Therapieverfahren anerkannt); **h)** integrative Therapie* (eklektisch od. über gemeinsame Wirkfaktoren definiert); **2.** nach dem Behandlungssetting: z. B. Einzel- od. Gruppenpsychotherapie*, Kurz-* od. Langzeittherapie*, nieder- od. hochfrequente Psychotherapie; **3.** nach spezif. Indikationen: z. B. Sexualtherapie*, Krisenintervention*, Autogenes* Training, Biofeedback*, Ergotherapie*, Mototherapie*, Soziotherapie*; **4.** gruppenspezifische Formen: z. B. für Kinder, untere soziale Schichten, Ethnien; **5.** andere (oft adjunktive) Verfahren: z. B. Sozialtherapie*. **Wirksamkeit:** Die aufgeführten Verfahren wurden mehr od. weniger streng Prüfungen zur Effektivität unterzogen u. sind unterschiedlichen Stufen der Evidenz zuzuordnen, insbesondere bezüglich einzelner Indikationsgebiete. Insgesamt gilt Psychotherapie als wirksam, da sie bessere Erfolge als Spontanremission erbringt u. von Kontrollbedingungen u. Wartebedingungen abhebt. Der Uniformitätsmythos* gilt als nicht mehr zeitgemäß, da bei unterschiedlichen Störungsbildern durchaus unterschiedliche Effektivität vorliegt. Die Wirkung von Psychotherapie hängt von einer Reihe extratherap. Wirkfaktoren* ab, u. a. therapeutische Beziehung*, soziales Netzwerk*, Klima der Behandlungseinrichtung, Prozessmerkmale (Vorbereitung auf das Therapieende, Therapiedauer), Patientenvariablen (Alter, soziale Schicht, Schweregrad der Störung), Therapeutenvariablen* (Alter bzw. Erfahrung, Ausbildungsgrad, Umgangs- bzw. Arbeitsstil). **Geschichte:** Der eigentliche Beginn der Psychotherapie wird mit dem Aufkommen der Psychoanalyse* Ende des 19. Jahrhunderts gleichgesetzt, die, zunächst auf hypnotische Methoden aufbauend, später von vielen tiefenpsychologischen Schulen gefolgt wurde. Parallel dazu entwickelten sich ab 1920 der Behaviorismus* u. die darauf in den 50er Jahren aufbauende Verhaltenstherapie*, gefolgt von kognitiv-behavioralen Methoden. In den 50er Jahren entwickelte sich außerdem die Tradition der sinnstiftenden (u. a. Logotherapie*) u. der humanistisch orientierten Psychotherapieformen (u. a. Gesprächspsychotherapie*, Gestalttherapie*). Schon in der Psychoanalyse angelegt ist auch der Blick auf die Umwelt des Patienten (soziale Objekte, Kultur), der im Gefolge der Beschäftigung mit der Pathologie menschlicher Kommunikation ebenfalls in den 50er Jahren die Entwicklung der systemisch orientierten (Familien-)Therapien (s. Psychotherapie, systemische; Familientherapie) möglich machte. **Hinweis:** Psychotherapeutische Leistungen können neben Ärztlichen u. Psychologischen Psychotherapeuten* auch Heilpraktiker*, sowie Kinder- u. Jugendpsychiater, Kinder- u. Jugendlichenpsychotherapeuten, Pädagogen u. Sozialpädagogen anbieten.

Psycho|therapie, ambulante (Psychotherapie*) *f*: (engl.) *ambulant psychotherapy*; Psychotherapie* in ambulanten Einrichtungen (z. B. Einzel- od. Gruppenpraxen, Hochschul- od. Ausbildungsambulanzen) bei Patienten, die gleichzeitig i. R. ihrer Möglichkeiten an üblichen Alltagsaktivitäten teilhaben; vgl. Psychotherapie, stationäre.

Psycho|therapie, ana|lytische (Psychotherapie*) *f*: (engl.) *analytic psychotherapy*; Form der Psychotherapie*, die z. T. mit der psychoanalytischen Psychotherapie gleichgesetzt wird, z. T. auch Bez. für eigenständige, auf der analytischen Psychologie* basierende Therapieform; starke Ähnlichkeit mit (klassischer) Psychoanalyse*; will zu einer Umstrukturierung der Persönlichkeit mit Hilfe einer Übertragungsneurose (s. Neurose) im klassischen Setting (Couch, hohe Intensität) beitragen. Vgl. Psychotherapie, tiefenpsychologisch fundierte; Psychotherapie, psychodynamische.

Psycho|therapie, auf|deckende (Psychotherapie*) *f*: (engl.) *exploratory psychotherapy, expressive psychotherapy*; syn. konfliktorientierte Psychotherapie; psychodynamische Psychotherapie*, die den stützenden Psychotherapien* gegenübergestellt wird; ähnelt der klassischen Psychoanalyse* in Bezug auf die Neutralität* des Therapeuten, die Deutung* unbewusster Wünsche u. der Übertragung*, unterscheidet sich von ihr durch höhere Deutungsaktivität des Therapeuten, ggf. aktives Setzen von Grenzen u. a. durch Verträge, geringere Sitzungsfrequenz, Position im Sitzen. **Ind.:** Persönlichkeitsstörungen*; **Kontraind.:** Psychosen*, antisoziale Tendenzen. Vgl. Psychotherapie, übertragungsfokussierte.

Psycho|therapie|ausbildung (Psychotherapie*): (engl.) *psychotherapeutical education*; s. Ausbildung, psychotherapeutische; Psychotherapeut.

Psycho|therapie-Basis|dokumentation (Psychotherapie*) *f*: s. Psy-BADO.

Psycho|therapie|beirat (Psychotherapie*): (engl.) *Psychotherapy Advisory Committee*; österreichisches Expertengremium, das gemäß § 20 Psychotherapiegesetz* (Abk. PThG) das Recht hat, in allen die Psychotherapeuten betreffenden wesentlichen Fragen gehört zu werden; **Organisation:** besteht aus Bundeskanzler, der den Vorsitz führt u. sich durch Beamte des Bundeskanzleramts vertreten lassen kann, einem Vertreter des Bundesministeriums für Wissenschaft u. Forschung, einem Vertreter einer anerkannten psychotherapeutischen Ausbildungsstätte, universitären Vertretern u. a.; **Aufgabe:** u. a. Beratung des Bundeskanzlers in sämtlichen Angelegenheiten des PThG bzw. in grundsätzlichen Fragen der Psychotherapie, daneben gemäß § 21 PThG u. a. die gutachterliche Beratung von Behörden zur Frage der wissenschaftlichen Anerkennung von einzelnen psychotherapeutischen Verfahren u. daraus resultierend bei der staatlichen Anerkennung von Ausbildungseinrichtungen, Erstattung von Gutachten in Angelegenheiten der Prüfungsgestaltung, Eintragungen in die Psychotherapeutenliste.

Psycho|therapie|forschung (Psychotherapie*): (engl.) *psychotherapy research*; Forschung, die beschreibend u. erklärend Psychotherapie* zum Gegenstand hat; die wichtigsten Bereiche sind: **1.** Wahl der Mittel: psychologische Mittel, die im Erleben u. Verhalten ihren Ansatzpunkt haben u. sich in der sozialen Interaktion zwischen Helfern u. Hilfesuchenden vollziehen; **2.** Funktion: Behandlung v. a. psychischer Störungen, auch somat. Erkrankungen; **3.** Intervention als zielorientierter Prozess; **4.** theoretische Fundierung; **5.** evaluierte Verfahrensweise (insbes. Wirksamkeit); **6.** professionelles Handeln. **Formen:** Forschungsstrategien u. Ziele (Beispiele: s. Tab.) sind geprägt von verschiedenen Leitbildern, die für die Psychotherapieforschung von Bedeutung sind u. indirekt die Geschichte der Psychotherapieforschung (einzelne Zeitabschnitte) repräsentieren: **1. Wirksamkeitsüberprüfung** durch Ergebnisforschung*: Psychotherapie bedarf einer systematischen Wirksamkeitsüberprüfung, wobei die Wirkung nicht nur im Vergleich von Therapiebeginn u. -ende zu überprüfen ist, sondern über das Therapieende hinaus (s. Katamnese). Die Wirksamkeitsprüfung muss differentiell realisiert werden: welche Art von Behandlung erzielt durch welche Therapeuten unter welchen Bedingungen bei welchen Störungen welche Wirkungen (Indikationsfrage)? Um Spontanremission als Alternativerklärung für den Therapieerfolg auszuschließen, sind Versuchspläne mit Kontrollgruppen notwendig. **2. Prozessforschung*:** Ergänzung zur Wirksamkeitsüberprüfung, welche die während der Behandlung ablaufenden Prozesse untersucht; kann mit der Erfolgsforschung kombiniert werden, wenn Prozesse u. Erfolg in Bezug gesetzt werden (Prozess-Erfolgs-Forschung). **3. Makroperspektive:** Betrachtung von Psychotherapie als Versorgungsangebot für definierte Populationen, die Intervention wird in das gesellschaftliche Geschehen eingebettet u. dadurch auch beeinflusst. **4. Phasenmodell/Forschungsprozess:** Forschung, insbes. Interventionsforschung*, ist als komplexer Prozess zu sehen, der sich über verschiedene Phasen erstreckt: Umsetzung eines neuen Konzeptes in die Realität, erste globale Überprüfung, systemat. Evaluation, Implementierung in die Praxis, Überprüfung der Praxis. In diesem Phasenkonzept ergeben sich (je nach Entwicklungsstand) unterschiedliche method. Forderungen u. Bewertungen: z. B. Einzelfalldarstellungen bei Entwicklungsbeginn einer Methode, die zur systemat. Evaluation nicht verwendbar sind. Das für die Arzneimittelforschung etablierte Ablaufschema ist trotz verschiedener Ansätze bisher nicht für die Psychotherapieforschung übernommen worden, u. a. aufgrund der grundsätzlichen Unterschiede zwischen den beiden Forschungsfeldern. **5. Synopsis der Forschung:** Bilanzierung der Forschung durch unterschiedliche Konzepte: Metaanalysen*, Leitlinien* u. Richtlinien* für Interventionen, Konzept der empirisch validierten Verfahren, evidenzbasierte Medizin*. **6. Qualitätssicherung*:** zur Optimierung des Praxisfeldes wird auch für die Psychotherapie das Konzept Qualitätsmanagement* realisiert. Psychotherapieforschung versucht heute die unterschiedlichen Leitbilder zu realisieren. Sie ist in verschiedenen Organisationsformen u. Institutionen angesiedelt u. oft interdisziplinär organisiert. Psychotherapieforschung erfordert eine komplexe inhaltliche u. methodische Kompetenz u. schließt gleichzeitig auch die Reflexion der damit verknüpften ethischen Probleme mit ein (z. B. Ausmaß an Informed* Consent; Konflikt zwischen Erfolg beim Patienten u. Gefährdung der Partnerschaft; Intimität zwischen Patient u. Therapeut; s. Beziehung, therapeutische). Psychotherapieforschung hat hinlänglich gezeigt, dass spezifizierte Psychotherapie in verschiedensten Bereichen erfolgreich ist. Psychotherapie- u. Arzneimittelforschung haben methodisch viele Gemeinsamkeiten (u. a. Versuchsplanung, Erfolgsforschung), aber auch Unterschiede (z. B. pharmakologisches u. psychotherapeutisches Placebo*); Psychotherapiestudien dauern häufig deutlich länger als pharmakologische Studien.

Psychotherapieforschung
Forschungstrategien und Ziele (Auswahl)

Strategien	Ziel
Metaanalyse	Analyse der Wirksamkeit (Makroebene) durch Vergleich verschiedener therapeutischer Ansätze bzw. Therapieverfahren
Kosten-Nutzen-Analyse	Untersuchung des Verhältnisses von Kosten einer Behandlung zum Nutzen (z. B. Kosten bei Nichtbehandlung)
Effektivitätsstudie	Untersuchung der Wirksamkeit von Therapieverfahren und Therapeuten
parametrische Studien	Untersuchung der differentiellen Indikation und therapeutischer Wirkfaktoren durch Vergleich statistischer Kennwerte
Einzelfallstudie, Kleingruppenstudie	Prozessanalyse, Analyse des Mikroprozesses der Veränderung

Psycho|therapie, funktional-ana|lytische (Psychotherapie*) *f*: (engl.) *functional analytic psychotherapy*; Abk. FAP; ursprünglich auf behavioristische (Steuerung des Verhaltens durch Konsequenzen) u. psychodynamische Ansätze (z. B. Objektbeziehungen*) zurückgehende integrative Therapieform, die darauf aufbauend auch kognitive Methoden nutzt, um psychische Störungen als interpersonelle Konflikte* i. R. der therapeutischen Beziehung* zwischen Therapeut u. Patient (z. B. durch differentielle Verstärkung in Abhängigkeit der dominanten Motive des Patienten) zu behandeln; psychotherap. funktionelles Verfahren*.

Psycho|therapie|gesetz (Psychotherapie*): Abk. PThG, PsThG; in Österreich seit dem 1.1.1991 geltendes, 2001 zuletzt geändertes „Bundesgesetz über die Ausübung der Psychotherapie", das alle für die Psychotherapie relevanten Belange unabhängig vom Grundberuf u. der Art der Berufsausübung (stationärer, ambulanter, niedergelassener Bereich) regelt; gibt Auskunft über Zugangsbestimmungen u. Richtlinien zur psychotherapeutischen Ausbildung*, Berufsausübung, Berufsbezeichnung, Berufspflichten, Aufsichtsbehörden u. Strafbestimmungen. Zur Beratung in allen Angelegenheiten der Psychotherapie wurde der Psychotherapiebeirat* einberufen. Vgl. Psychotherapeutengesetz; Psychologieberufegesetz; Psychologengesetz.

Psycho|therapie, gesprächs|orientierte (Psychotherapie*) *f*: (engl.) *verbal psychotherapy*; Sammelbegriff für alle Formen der Psychotherapie*, die besonderen Wert auf die Nutzung von Sprache u. die damit verbundenen Prozesse (auch nonverbale als vorbegriffliche emotionale Zustände) legen; z. B. Gesprächspsychotherapie*, Gesprächstherapie*, psychoanalytische Verfahren, kognitive Verhaltenstherapie*; auch nonverbale Psychotherapien (z. B. körperorientierte Psychotherapie) sind letztlich verbal, weil sie die entsprechenden Prozesse sprachlich zu fassen suchen.

P

Psycho|therapie, handlungs|orientierte (Psychotherapie*) *f*: (engl.) *action oriented psychotherapy*; Form der Psychotherapie* (z. B. der Schule von K. Grawe), bei der die Veränderung des Verhaltens (s. Verhaltensänderung) bzw. von Tätigkeiten od. des Handelns im Mittelpunkt steht; bei therap. Vorgehensweisen, die sich explizit auf die Handlungstheorie beziehen, steht zudem die Veränderung von operativen kognitiven Strukturen (Handlungsplänen zum Erreichen von Anerkennung) im Mittelpunkt; zählt zu den Methoden der integrativen Therapie*, da mit der Rekonstruktion von Plänen, definiert als Mittel-Ziel-Kombinationen (z. B. „erreiche Anerkennung durch auffallendes Verhalten im Leistungsbereich"), die an best. situative Merkmale (sog. Frames) geknüpft sein können, sowohl der Zugang zu basalen menschl. Bedürfnissen als auch intrapsychisch konfligierende Muster erkannt u. modifiziert werden; die dabei genutzten therap. Techniken werden aus unterschiedlichen therap. Schulen, insbes. aus verhaltenstheoretisch u. humanistisch-psychologisch fundierten Therapieformen, entlehnt. Auf der Grundlage der Handlungstheorie wird das allg. therap. Vorgehen als ein rekursiver Problemlösungsprozess dargestellt, bei dem versch. Stadien der Problembewältigung* (Wahrnehmung des Problems, Zieldefinition, Generieren, Auswahl u. Erprobung von Lösungsalternativen) unterschieden werden können.

Psycho|therapie, humanistische (Psychotherapie*) *f*: (engl.) *humanistic psychotherapy*; humanistische Therapie*.

Psycho|therapie, individual|psycho|logische (Psychotherapie*) *f*: (engl.) *individual-psychological psychotherapy*; Individualtherapie*.

Psycho|therapie, inter|aktionelle (Psychotherapie*) *f*: (engl.) *interactional psychotherapy*; Variante der psychodynamischen Psychotherapie* von Heigl-Evers u. Heigl; ursprünglich in den 60er Jahren gruppenanalytische Technik; betont wird das „Prinzip Antwort", Spiegelung u. Konfrontation* mit eigenen Handlungsweisen u. ihrer Wirkung auf Andere. **Ziel:** Stärkung der Ich-Funktionen u. reifer Umgang mit Objekten; **Ind.:** Ich-schwache Patienten mit stärkeren Persönlichkeitsstörungen*. **Hinweis:** In den letzten Jahrzehnten stärkerer Bezug auf Ich-psychologische Theorien der Ich-strukturellen Defizite (s. Nachreifung), mit denen der Nichteinsatz von Deutungen begründet wird, u. a. von Rudolf (2004) in seiner Fortentwicklung „strukturbezogene Psychotherapie" als Einzeltherapie im Sitzen.

Psycho|therapie, inter|personale (Psychotherapie*) *f*: (engl.) *interpersonal psychotherapy*; interpersonelle Psychotherapie*.

Psycho|therapie, inter|personelle (Psychotherapie*) *f*: (engl.) *interpersonal psychotherapy*; Abk. IPT; syn. interpersonale Psychotherapie; Form der zur Kurzzeitbehandlung entwickelten Psychotherapie* unipolarer Depression* (G. L. Klerman, M. M. Weissman, 1984); **Prinzip:** eklektisches, theoretisch (Interpersonelle Schule) u. empirisch (Risikofaktorenforschung) begründetes Therapiekonzept; Therapie einer psychischen Störung durch die Behandlung der interpersonellen Konflikte*, in deren Kontext die Störung aktuell auftritt; 4 Kernbereiche interpersoneller Konflikte u. Probleme werden unterschieden: Trauer*, interpersonelle Rollenkonflikte, Rollenwechsel, interpersonelle Defizite; **Ind.:** Major* Depression im Jugendalter (Adaptation: engl. Interpersonal Psychotherapy for Depressed Adolescents; Abk. IPT-A), rezidivierende depressive Störungen im höheren Lebensalter (Adaptation: engl. Maintenance Interpersonal Psychotherapy for Late-Life Depression; Abk. IPT-LLM), bipolare affektive Störungen* (Adaptation: engl. Interpersonal and Social Rhythm Therapy; Abk. IPSRT), Schwangerschafts-* u. postpartale Depression*, Bulimia* nervosa, Binge*-Eating-Störung, Schlafstörungen* (Adaptation: Interpersonelle Psychotherapie zur Behandlung der Insomnie; Abk. IPT-I); **Kontraind.:** psychotische Symptome; **Durchführung:** therap. Techniken umfassen Exploration*, Klärungstechniken, Förderung von Affektausdruck, Kommunikationsanalyse, Entscheidungsanalyse u. Verhaltensmodifikation*;

Kurzzeittherapie (unter 20 Sitzungen) als Einzel-, Paar- (Adaptation: engl. Interpersonal Psychotherapy for Depressed Patients – Conjoint Marital Treatment; Abk. IPT-CM) od. Gruppentherapie (engl. Interpersonal Psychotherapy for Group; Abk. IPT-G), als Akut- od. Erhaltungstherapie (engl. Maintenance Interpersonal Psychotherapy for Major Depression; Abk. IPT-M), ambulant od. stationär; **Wirksamkeit:** in randomisierten kontrollierten Studien überprüft; in evidenzbasierten Leitlinien* ist IPT bei Major Depression, Depressionen im Jugendalter, Bulimia nervosa u. Binge-Eating-Störung die einzige empirisch gestützte psychotherapeutische Alternativbehandlung zur kognitiven Verhaltenstherapie*; Kombinationstherapie mit Pharmakotherapie bei schweren Depressionen, bipolaren affektiven Störungen u. als Erhaltungstherapie bei Depressionen; bei sozialer Phobie existieren Hinweise darauf, dass IPT weniger wirksam ist als kognitive Verhaltenstherapie; keine Wirksamkeitsnachweise der IPT bei Dysthymie*, schädlichem Substanzgebrauch* bzw. Drogenabhängigkeit*. **Hinweis:** bisher in Deutschland kein Verfahren der Richtlinien-Psychotherapie.

Psycho|therapie, kata|thym-imaginative (Psychotherapie*) *f*: (engl.) *catathymic imaginative psychotherapy, guided imagery psychotherapy*; Abk. KIP; veraltet katathymes Bilderleben, Symboldrama; tiefenpsychol. orientierte Form der Psychotherapie* (H. Leuner, 1954), bei welcher der Patient durch den Therapeuten ermuntert wird, innere symbolträchtige Bilder entstehen zu lassen (Imagination*), die durch Beschreibungen des Patienten u. gezielte therap. Impulse gemeinsam weiterentwickelt werden, z. B. als Tagtraumtechnik; diese werden mit Hilfe tiefenpsychologischer Richtlinien u. Methoden (Verknüpfung zu Entwicklungsaspekten, Konfliktanalyse u. -bearbeitung, Assoziation, Berücksichtigung von Übertragung*, Widerstand*) auf 3 verschiedenen Komplexitätsstufen behandelt. Im Vordergrund stehen die in Standardbildern aufgeworfenen Probleme, Wunscherfüllungen u. mögliche Problemlösungen. Diese Vorstellungen sollen aus dem Gefühl heraus produziert werden (katathym). **Ziel:** symbol. Aufarbeitung von traumat. Erlebnissen, (unbewussten) Konflikten*, Fehlhaltungen od. neurotischen Reaktionsweisen; **Ind.:** neurotische Störungen u. a. psychogene Erkrankungen, z. B. strukturelle Ich*-Störungen, posttraumatische Belastungsstörungen*; **Hinweis:** Es liegen kaum wissenschaftlich belastbare Wirksamkeitsstudien vor.

Psycho|therapie, klärungs|orientierte (Psychotherapie*) *f*: **1.** (engl.) *clarification-oriented psychotherapy*; s. Gesprächspsychotherapie, zielorientierte; **2.** s. Klärungsorientierung.

Psycho|therapie, klienten|zentrierte (Psychotherapie*) *f*: (engl.) *client-centered psychotherapy*; Gesprächspsychotherapie*.

Psycho|therapie, körper|zentrierte (Psychotherapie*) *f*: (engl.) *body-centered psychotherapy*; s. Körpertherapie.

Psycho|therapie, kognitiv-behaviorale (Psychotherapie*) *f*: (engl.) *cognitive-behavioral psychotherapy*; Verhaltenstherapie*.

Psycho|therapie, kognitive (Psychotherapie*) *f*: (engl.) *cognitive psychotherapy*; kognitive Therapie*.

Psycho|therapie, konflikt|orientierte (Psychotherapie*) *f*: (engl.) *conflict-orientated psychotherapy*; aufdeckende Psychotherapie*.

Psycho|therapie, nicht|direktive (Psychotherapie*) *f*: (engl.) *non-directive psychotherapy*; ursprüngliche Bez. (Rogers) für eine Form u. Entwicklungsphase der Gesprächspsychotherapie*, in der das Wachstum des Patienten durch eine nicht lenkende Gestaltung der therap. Situation, die dem Patienten Möglichkeit zur Initiative u. Selbstexploration lässt, befördert wird; im Mittelpunkt steht das Reflektieren von Gefühlen des Patienten (s. Empathie).

Psycho|therapie, problem|orientierte (Psychotherapie*) *f*: (engl.) *problem-oriented psychotherapy*; Bez. für Form der Psychotherapie, die entweder weniger an der Stärkung von Ressourcen od. mehr an der Lösung eines Problems als an seiner ursächl. Bearbeitung interessiert ist; in vielen verhaltenstherapeutischen Programmen integriert, isoliert als Problemlösungstraining*, z. B. bei der Behandlung von Depression, erprobt. Vgl. Psychotherapie, handlungsorientierte.

Psycho|therapie, psycho|ana|lytische (Psychotherapie*) *f*: (engl.) *psycho-analytic psychotherapy*; s. Psychoanalyse.

Psycho|therapie, psycho|dynamische (Psychotherapie*) *f*: (engl.) *psychodynamic psychotherapy*; Sammelbez. für alle psychoanalytisch orientierten Psychotherapien* (z. B. tiefenpsychologisch fundierte Psychotherapie*), die kürzer u. mit geringerer Sitzungsfrequenz als die klassische Psychoanalyse* und i. d. R. einander gegenüber sitzend (nicht auf der Couch) stattfinden; **Prinzip:** lebensgeschichtl. begründete unbewusste Konflikte u. krankheitswertige psychische Störungen werden in einer therapeutischen Beziehung* unter besonderer Berücksichtigung von Übertragung*, Gegenübertragung* u. Widerstand* entweder aufdeckend (Einsicht u. Durcharbeiten) od. zudeckend (Stärkung von bestehenden Abwehrmechanismen*) bearbeitet; **Ind.:** gesamtes Spektrum psychischer u. psychosomat. Störungen; Anw. als Einzel-, Gruppen-, Familien- u. Paartherapie; **Wirksamkeit:** insbes. für psychodynamisch geprägte Kurzzeittherapien* (s. Kurztherapie, psychodynamische) liegen evidenzbasierte positive Befunde vor (randomisierte kontrollierte Studien u. Metaanalysen*).

Psycho|therapie-Richt|linie (Psychotherapie*): (engl.) *psychotherapy guideline*; Richtlinie des Gemeinsamen Bundesausschusses der Ärzte u. Krankenkassen über die Durchführung der Psychotherapie* in der vertragsärztlichen Versorgung zur

Gewährleistung einer ausreichenden, zweckmäßigen u. wirtschaftlichen Versorgung der Versicherten u. ihrer Angehörigen mit Psychotherapie (Psychotherapie-Richtlinie vom 19.2.2009, zuletzt geändert am 14.4.2011) gemäß § 92 Absatz 6 a SGB V; dient als Grundlage für Vereinbarungen, die zur Durchführung von Psychotherapie in der vertragsärztlichen Versorgung zwischen den Vertragspartnern abzuschließen sind u. enthalten u. a.: **1.** Definition von i. S. der Richtlinie behandlungsbedürftiger seelischer bzw. psychischer Störung; **2.** Beschreibung der Psychotherapieverfahren (sog. Richtlinienverfahren), Methoden u. Techniken sowie ihrer Anwendungsformen: **a)** psychoanalytisch begründete Verfahren: tiefenpsychologisch fundierte Psychotherapie*, analytische Psychotherapie (Psychoanalyse*); **b)** Verhaltenstherapie*; **3.** Anwendungsbereiche; **4.** Ziele u. Inhalte der psychosomatischen Grundversorgung*; **5.** Behandlungsumfang*; **6.** Angaben zum Antrags-, Konsiliar- u. Gutachterverfahren sowie zur Qualifikation der Gutachter. Das Antrags- u. Gutachterverfahren regelt das Vorgehen bei der Gesetzlichen Krankenversicherung. **Hinweis:** In der Privatkrankenversicherung sind ähnliche Verfahrensweisen für die Beantragung einer Psychotherapie etabliert. Die Anforderungen an die Qualifikation von Psychotherapeuten u. psychosomatische Grundversorgung durchführenden Ärzten sind in den Psychotherapie-Vereinbarungen der Kassenärztlichen Bundesvereinigung u. der Spitzenverbände der Krankenkassen geregelt.

Psycho|therapie, schulen|gebundene (Psychotherapie*) *f*: (engl.) *school-linked psychotherapy*; i. d. R. auf der Grundlage einer das Menschenbild prägenden weltanschaulichen, philosophischen u. wissenschaftstheoretischen Orientierung entwickelte Form der Psychotherapie* mit eigenem Krankheits- u. methodischem Konzept, die zum Fortbestand u. zur Verbreitung auch curriculare Festlegungen für die Ausbildung getroffen hat; als grundlegende Orientierungen u. Schulen gelten die psychoanalytisch (s. Psychoanalyse), humanistisch (s. Therapie, humanistische) u. verhaltenstheoretisch (s. Verhaltenstherapie) orientierten Psychotherapieformen, die sich in weitere Teilfomen od. auch Schulen gliedern. Umstritten ist der häufig beobachtete Versuch von Psychotherapieschulen, sich vom allgemeinen Kontext der wissenschaftlichen Weiterentwicklung zu lösen od. schulenspezifische Formen der Wahrheitssuche zu fordern, was zu Stagnation od. zunehmender Entfernung vom wissenschaftlichen Fortschritt u. zur Verselbständigung als Glaubenssysteme mit z. T. ausgeprägten Immunisierungsstrategien führt; als Gegenbewegung Aufruf zur Überwindung des sog. Schulendenkens u. der ekklesialen Organisation (Petzold) der Psychotherapie mit stärkerer Berücksichtigung der Ergebnisse der empirischen Psychotherapieforschung u. der Grundlagenfächer bzw. Nachbardisziplinen der Psychologie (Grawe). Vgl. Psychotherapie, schulenübergreifende.

P

Psycho|therapie, schulen|übergreifende (Psychotherapie*) *f*: (engl.) *school-expanded psychotherapy*; auf der Grundlage gemeinsamer Wirkfaktoren u. meta-theoretischer Überlegungen zur Entstehung u. Behandlung psychischer Störungen entwickelte Formen der integrativen Therapie*; auch unter gemeinsamen philosophischen, weltanschaulichen od. wissenschaftstheoretischen Orientierungen lassen sich Teilschulen zusammenfassen, z. B. Gestalttherapie* u. Gesprächspsychotherapie* als Formen der humanistisch orientierten Psychotherapie (s. Therapie, humanistische). Schulenübergreifende Psychotherapien wurden z. T. infolge der Kritik an den schulengebundenen Psychotherapien* entwickelt.

Psycho|therapie, stationäre (Psychotherapie*) *f*: (engl.) *stationary psychotherapy*; Psychotherapie* in stationären Einrichtungen (Krankenhäusern), teilstationären Einrichtungen (Tageskliniken) od. stationären Einrichtungen der Rehabilitation, bei der die Aktivitäten der Patienten überwiegend durch den Tagesablauf der jeweiligen Einrichtung strukturiert werden; vgl. Psychotherapie, ambulante.

Psycho|therapie, störungs|spezifische (Psychotherapie*) *f*: (engl.) *disorder specified psychotherapy*; Bez. für Psychotherapie*, die allg. theoret. Grundlagen u. Vorgehensweisen der jeweiligen therap. Orientierung an die spezif. Bedingungen der jeweiligen Störungsform anpasst; kann z. T. zu diametral unterschiedl. Vorgehensweisen führen; z. B. sind bei einigen Angststörungen Entspannungsmethoden vorteilhaft, bei Blutphobie jedoch eher gegenteilige motorische Reaktionen notwendig; gilt auch für die Ausgestaltung der therapeutischen Beziehung*, z. B. wenn sich bei einer abhängigen Persönlichkeitsstörung ein dependenter Interaktionsstil etabliert. **Hinweis:** Die Ausgestaltung von Psychotherapien anhand der Klassifikationssysteme für psychische Störungen ist umstritten, da die jeweiligen therap. Schulen z. T. völlig eigene Störungskonzepte vertreten u. ihre Interventionsformen darauf ausrichten. Dennoch gibt es aufgrund von Wirksamkeitsanalysen Empfehlungen für die Auswahl von schulengebundenen Therapiemethoden; z. B. gilt die Verhaltenstherapie bei Schizophrenie als wirksamer als psychoanalytisch orientierte Verfahren.

Psycho|therapie, stützende (Psychotherapie*) *f*: **1.** (engl.) *supportive psychotherapy*; syn. supportive Psychotherapie, supportive Therapie; allgemeine Bez. für einfühlsame, problemorientierte Gesprächsführung* in wohlwollender Atmosphäre als Maßnahme der Psychotherapie*; **Therapieziel:** Unterstützung des Patienten, Verringerung der Sympt., Wiederherstellung des seelischen Gleichgewichts, bessere Bewältigung psychischer Belastungen; **Prinzip:** Der Patient wird validiert u. beraten, seine Bewältigungsstrategien* bzw. Abwehrmechanismen zur Bewältigung seiner aktuellen Problematik gestärkt u. Ressourcen aktiviert (ziel- od. lösungsorientierte Psychotherapie). Grundlegende Änderungen des Patienten in Hinsicht auf die Ursachen seiner Störung werden nicht angestrebt. **Ind.:** akute psychische Krise*, Patienten mit psychischen Störungen, die für tiefer gehende Verfahren nicht geeignet sind; Anw. i. d. R. als Kurzzeittherapie* über 3–4 Monate, z. T. auch längerfristig, mit einer niedrigeren Sitzungsfrequenz. **2.** psychodynamische Psychotherapie*, die den aufdeckenden Psychotherapien* gegenübergestellt wird; charakterisiert durch Interventionen wie Klärung*, Konfrontation*, kognitiv-supportive Techniken (Rat, Überzeugen) u. emotional-supportive Interventionen (Ermutigung, Versicherung, Lob); keine Deutung unbewusster Wünsche od. Übertragung*. **Ind.:** Persönlichkeitsstörungen* mit Dekompensationsneigung.

Psycho|therapie, supportive (Psychotherapie*) *f*: (engl.) *supportive psychotherapy*; stützende Psychotherapie*.

Psycho|therapie, systemische (Psychotherapie*) *f*: (engl.) *systemic psychotherapy*; syn. systemische Therapie; in der Einzelpsychotherapie*, Paarpsychotherapie*, Familientherapie* u. Gruppenpsychotherapie* angewandte Behandlungsmethode, bei der die Index*-Person als Teil eines Systems (z. B. Familie) aufgefasst u. die Behandlung dieser Person über Veränderungen des Systems angestrebt wird; dabei interagieren Systeme mit anderen, ohne eigene immanente Regeln aufzugeben (z. B. mit Freundschafts- od. Verwandtschaftssystemen mit der Regel, keine Interna der primären Familie kund zu tun). Systemische Einzeltherapie u. Paarpsychotherapie sind ein Derivat der systemischen Familientherapie*. Sie werden angewendet, wenn der Einbezug von Familienmitgliedern nicht möglich od. opportun ist, aber die soziale Kontextualisierung der Problematik des Patienten sich als notwendig erweist. Im Wesentlichen bleiben dabei die Grundorientierungen der systemischen Familientherapie wirksam. **Meth.:** Allen Orientierungen gemeinsam sind Ressourcenaktivierung u. Problemlösen. Orientierungsspezifisch sind strukturelle u. strategische, symbolisch-metaphorische, zirkuläre, lösungsorientierte u. narrative Methoden zu unterscheiden (s. Familientherapie, systemische). **Wirksamkeit:** Wirksamkeitsnachweise liegen vor für affektive, Belastungs-, Ess-, Persönlichkeits- u. Verhaltensstörungen, Impulskontrollstörungen, Geschlechtsidentitätsstörungen u. Sexualstörungen, Abhängigkeit u. Missbrauch, Schizophrenie u. wahnhafte Störungen, andere Verhaltensauffälligkeiten mit körperlichen Störungen sowie Tic-Störungen u. Verhaltensstörungen mit Beginn in der Kindheit u. Jugend (Wissenschaftlicher Beirat Psychotherapie, 2008).

Psycho|therapie, tiefen|psycho|logisch fundierte (Psychotherapie*) *f*: (engl.) *psychodynamic therapy*; Form der psychodynamischen Psychotherapie*, bei der (in Abgrenzung zu Psychoanalyse u. psychoanalyt. begründeter Psychotherapie) während der vergleichsweise kürzeren u. niederfrequenten Behandlung der psychischen Störungen der aktuell wirksame Konflikt im Vordergrund steht; regressive Tendenzen des Patienten werden unterbunden u. die vordergründige Problembearbeitung wird betont. **Meth.:** Psychodynamische Interventionsformen (insbes. Deutungen) werden mit eklektischen Techniken (v. a. expressiven, stabilisierenden u. stützenden) verbunden; Therapie kann sich ggf. auch auf Hilfen zur Stärkung der Abwehrmechanismen* beschränken. Im Vordergrund steht die Übertragung* zum Therapeuten (weniger die zu Personen im sozialen Netzwerk des Patienten). **Hinweis:** neben Psychoanalyse* u. Verhaltenstherapie* in der Psychotherapie*-Richtlinie aufgeführtes Verfahren (sog. Richtlinienverfahren).

Psycho|therapie, übertragungs|fokussierte (Psychotherapie*) *m*: (engl.) *transference focused psychotherapy (Abk. TFP)*; von O. F. Kernberg begründete u. manualisierte Form der aufdeckenden Psychotherapie*, die ihren Schwerpunkt auf die Bearbeitung der therapeutischen Beziehung* legt, um grundlegende Konflikte* u. Abwehrmechanismen* zu analysieren u. zu bearbeiten; ursprünglich entwickelt zur Behandlung von Patienten mit Borderline*-Persönlichkeitsstörung, in der Annahme, dass diese Patienten mit ihren schwankenden Beziehungsgestaltungen u. selbstdestruktivem Verhalten internalisierte pathogene Beziehungen reinszenieren. **Prinzip:** charakterisiert durch aktive Konfrontation*, schnelle Deutung von Abwehrmechanismen u. Übertragungsverzerrungen, Konzentration auf das Hier u. Jetzt, temporäre Abweichung von der Neutralität zur Rahmensetzung. Die bedeutsamsten Objektbeziehungen* in der Übertragungs-Gegenübertragungsbeziehung zwischen Patient u. Therapeut werden analysiert, um ausgeglichene Verhältnissen in Hinsicht auf akzeptable u. ablehnenswerte Selbst- u. Objektanteile zu erreichen, um so gegen die mit der Störung einhergehende Identitätsdiffusion vorzugehen u. ein stabileres u. positives, weniger dichotomes Beziehungsleben wechselnder Nähe zu ermöglichen. **Ind.:** schwere Persönlichkeitsstörungen*; **Wirksamkeit:** es existieren mehrere randomisierte Studien (z. B. Levy et al., 2006).

Psychotizismus (Psych-*) *m*: (engl.) *psychoticism*; Bez. (H. J. Eysenck) für bei Gesunden beschreibbare Merkmalgruppe mit abgeschwächten Sympt. der Schizophrenie*; in der Faktorentheorie von Eysenck neben Introversion* versus Extraversion* u. Neurotizismus* eine der 3 Grundpersönlichkeitsdimensionen (s. Eysenck-Persönlichkeitstheorie); **Kennzeichen:** z. B. Irritabilität, Gefühlsverflachung, Egozentrik, Impulsivität, Kreativität u. Antisozialität; **Diagn.:** NEO*-Fünf-Faktoren-Inventar.

Psychoto|mimetika (Psych-*; gr. $\mu\iota\mu\eta\tau\iota\kappa\acute{o}\varsigma$ nachbildend) *n pl*: (engl.) *psychotomimetics*; s. Halluzinogene.

Psycho|tonika (Psych-*; Ton-*) *n pl*: (engl.) *psychotonics*; Psychostimulanzien*.

Psycho|toxiko|logie (Psych-*; Tox-*; -log*) *f*: (engl.) *psychotoxicology*; Lehre von der Wirkung chem. Substanzen auf das Erleben u. Verhalten des Menschen; Gegenstand der Forschung ist die Beeinflussung von psychischen Prozessen durch chem. Stoffe; z. B. berufliche Exposition gegenüber chem. Arbeitsstoffen, Einfluss von Lösungsmitteln auf die psychomentale Leistung (Reaktionszeit, Zahlengedächtnis u. a.).

Psycho|traumato|logie (Psych-*; Trauma*; -log*) *f*: (engl.) *psychotraumatology*; Teilgebiet der psychologischen Medizin u. Psychologie, das sich u. a. mit der Entwicklung von Risiko-, Ereignis- u. Schutzfaktorenmodellen zur Entstehung posttraumatischer Belastungsstörungen* u. komplexerer Traumastörungen u. der Entwicklung spezifischer therapeutischer Verfahren beschäftigt; vgl. Entwicklungspsychotraumatologie.

psycho|trop (Psych-*; gr. τρέπειν auf etwas gerichtet, auf etwas wirkend): (engl.) *psychotropic*; auf die Psyche wirkend, z. B. psychotrope Substanzen*.

Psycho|tropika (psychotrop*) *n pl*: (engl.) *psychotropics*; s. Substanzen, psychotrope.

psycho|vegetativ (Psych-*; lat. vegetare beleben, anreizen): (engl.) *psychovegetative*; Psyche* u. vegetatives Nervensystem* zugleich betreffend bzw. deren Zusammenhang bezeichnend; psychovegetative Vorgänge treten bei Zuständen auf, bei denen die psychische u. vegetative Komponente Teil einer gemeinsamen Reaktion des Organismus darstellen, z. B. Panikgefühl u. Schweißausbruch als Teil einer Angstreaktion*; beide Komponenten können einander in unterschiedl. Reihenfolge verursachen.

Psych-PV: Abk. für **Psych**iatrie-**P**ersonal**v**erordnung*.

PsychThG: Abk. für **Psych**o**th**erapeuten**g**esetz*

PsyG: Abk. für **Psy**chologieberufe**g**esetz*.

PTA: Abk. für **p**ost**t**raumatische **A**mnesie*.

PTBS: Abk. für **p**ost**t**raumatische **B**elastungs**s**törung*.

PThG: Abk. für **P**sycho**th**erapie**g**esetz*.

PtK: Abk. für **P**sycho**t**herapeuten**k**ammer*.

Ptosis (gr. πτῶσις Fall) *f*: (engl.) *ptosis*; (ophthalmologisch) Herabhängen des Oberlids; **Urs.:** z. B. Okulomotoriuslähmung, Myasthenia* gravis pseudoparalytica, Horner-Syndrom.

PTSD: Abk. für (engl.) ***p**ost-**t**raumatic **s**tress **d**isorder*; s. Belastungsstörung, posttraumatische.

PTSD Symptom Scale: Kurzbez. für (engl.) ***P**ost-Traumatic **S**tress **D**isorder Symptom Scale*; Abk. PSS; Selbstbeurteilungsverfahren zur Erfassung von posttraumatischen Belastungsstörungen* unabhängig von Art u. Anzahl der traumatischen Erlebnisse; umfasst 17 Items (Symptome nach DSM-IV); Beurteilung erfolgt auf 4-stufiger Häufigkeitsskala; modifizierte Fassung enthält zusätzlich 5-stufige Schweregradskala; es existiert eine deutsche Version; **Anw.:** Screening-Verfahren für Erwachsene; **Testdauer:** 5–10 Minuten. Vgl. Posttraumatic Diagnostic Scale.

PTSS-10: Abk. für (engl.) ***P**ost**t**raumatic **S**tress **S**yndrome **10**-Questions Inventory*; vgl. Belastungsstörung, posttraumatische.

Ptyalismus (gr. πτύαλον Speichel) *m*: (engl.) *ptyalism*; Hypersalivation*.

Pub|arche (lat. pubes Schamhaare, Schamgegend; gr. ἀρχή Anfang, Beginn) *f*: (engl.) *pubarche*; Beginn des Wachstums der Schamhaare (Androgenwirkung) i. R. der Pubertät*. Vgl. Thelarche; Menarche; Tanner-Stadien.

Pubertät (lat. pubertas Geschlechtsreife) *f*: (engl.) *puberty*; Entwicklungsperiode des Menschen vom Beginn der Ausbildung der sekundären Geschlechtsmerkmale* bis zum Erwerb der Geschlechtsreife, die mit tief greifenden Veränderungen im körperlichen, seelischen u. sozialen Bereich einhergeht; Auftreten (in Europa) bei Mädchen zwischen 9 u. 13 Jahren, bei Jungen zwischen 11 u. 15 Jahren. Die körperliche Entwicklung ist neben Menarche* bzw. Beginn der Produktion von Sperma u. der Herausbildung der sekundären Geschlechtsmerkmale durch einen Wachstumsschub charakterisiert. Die seelische Entwicklung dauert länger als die körperliche u. wird begleitet von typischen Pubertätskrisen unterschiedlicher Ausprägung (Selbstunsicherheit, Aggressivität, selbstschädigendes Verhalten, evtl. Anorexia* nervosa u. a.). Vgl. Lebensabschnitte.

Pubertäts|fett|sucht (Pubertät*): (engl.) *pubertal obesity*; veraltete Bez. für Adipositas* im Kindes- u. Jugendalter; **DD:** endokrine Erkrankung (z. B. Fröhlich*-Syndrom), hereditäre Erkrankung (z. B. Prader*-Willi-Syndrom).

Pubertäts|krise (Pubertät*; Krise*) *f*: (engl.) *adolescent crisis*; Adoleszentenkrise*.

Pubertäts|mager|sucht (Pubertät*): (engl.) *pubertal anorexia nervosa*; alte ungenaue Bez. für Anorexia* nervosa, denn die Erkrankung beginnt häufig, jedoch nicht immer in der Adoleszenz u. kann weit ins Erwachsenenalter persistieren.

Pubertäts|neurose (Pubertät*; Neur-*; -osis*) *f*: (engl.) *puberty neurosis*; veraltete Sammelbezeichnung für unterschiedliche, früher als Neurosen* bezeichnete psychische Störungen*, die sich erstmalig in der Pubertät* manifestierten (z. B. Anorexia* nervosa).

Pubertas prae|cox (lat. pubertas Geschlechtsreife) *f*: (engl.) *pubertas praecox, precocious puberty*; vorzeitige Geschlechtsentwicklung mit Zeichen der sexuellen Reife durch Auftreten von sekundären Geschlechtsmerkmalen (in Mitteleuropa bei Mädchen vor dem 8. Lebensjahr, bei Jungen vor dem 10. Lebensjahr); **Formen: 1.** zentrale Pubertas praecox (Pubertas praecox vera hypothalamica): isosexuelle Frühentwicklung bei Raum forderndem Prozess im Diencephalon (z. B. Pinealom) od.

idiopathisch (hypothalam. Fehlsteuerung); Konzeption möglich; **2.** periphere Pubertas praecox: Pseudopubertas praecox; iso- od. heterosexuelle Frühentwicklung bei Hormonproduktion (ohne Beteiligung der Hypophyse) in Keimdrüsen u./od. Nebennierenrinde; keine Ovulation od. Spermatogenese; **Ther.:** GnRH*-Agonisten.

Pubertas tarda (lat. pubertas Geschlechtsreife) *f*: (engl.) *delayed puberty*; verspätetes Eintreten der Pubertät* (in Mitteleuropa bei Jungen u. Mädchen nach dem 16. Lebensjahr) mit fraglichem Krankheitswert; **Urs.:** **1.** idiopathische (häufig familiäre) Reifungsverzögerung; **2.** Mangelernährung, Anorexia* nervosa, Allgemeinerkrankung, Leistungssport; **3.** primärer (z. B. Gonadendysgenesie, Turner*-Syndrom) od. sekundärer (zentrale Urs., z. B. Hypothalamustumor) Hypogonadismus*; Knochenalter weist inf. fehlender Sexualhormone Rückstand um 2 u. mehr Jahre auf als entsprechender Altersdurchschnitt.

Public Health (engl. public öffentlich; health Gesundheit): Gesundheitswissenschaften; nach der WHO (1975) die „Wissenschaft u. Praxis von Krankheitsverhütung, Lebensverlängerung u. Förderung physischen u. psychischen Wohlbefindens durch bevölkerungsbezogene Maßnahmen"; im multidisziplinären Forschungsverbund bezieht sich Public Health auf die Erforschung des gesundheitl. Versorgungssystems (einschließlich dessen Steuerungs- u. Finanzierungselemente) u. der Lebens- u. Umweltbedingungen, unter denen Gesundheit* u. Krankheit* entstehen. Im Gegensatz zur klinischen (individuellen) u. biomedizinischen (subindividuellen) Sichtweise fokussiert Public Health auf das bevölkerungs- bzw. systembezogene Management von Gesundheitsproblemen u. integriert Demographie, Genetik, Gerontoepidemiologie, Gesundheitsökonomie, Informatik, Managementwissenschaft, Medizinsoziologie, Politikwissenschaften, Qualitätsforschung, Sozialmedizin, Statistik, Umweltmedizin. Public Health ist, soweit möglich, vorausschauend u. befasst sich mit Entwicklung u. angemessenem Management gruppen- od. systembezogener Gesundheitsprobleme, ohne individuelle Präferenzen u. Bedürfnisse zu negieren. Public Health bezieht sich auf das Gesamtgebiet der Gesundheitsversorgung mit allen präventiven, kurativen u. rehabilitativen Anteilen, wobei zugleich der klassisch-präventive Ansatz um das umfassendere, emanzipatorische Verständnis von Gesundheitsförderung* erweitert wurde.

Publikations|bias (Bias*) *n*: (engl.) *publication-bias*; s. Bias.

Puerperal|psychose (lat. puerpera Wöchnerin, Gebärende; Psych-*; -osis*) *f*: (engl.) *puerperal psychosis*; postpartale Psychose*.

Punkt|prä|valenz (Prävalenz*) *f*: (engl.) *point prevalence*; s. Prävalenz.

Pupillar|re|flexe (lat. pupilla Pupille; Reflekt-*) *m pl*: (engl.) *pupillary reflexes*; Pupillenreaktionen*.

Pupillen|re|aktionen (lat. pupilla Pupille; Reaktion*) *f pl*: (engl.) *pupillary reflexes*; syn. Pupillarreflexe; physiol. Veränderungen der Pupillenweite (Pupillomotorik); **Formen:** **1.** Lichtreaktion (Pupillenreaktionen bei Lichteinfall): **a)** direkte Lichtreaktion: Pupillenverengung bei Belichtung der gleichseitigen Netzhaut (Helladaptation); **b)** indirekte (konsensuelle) Lichtreaktion: Pupillenverengung bei Belichtung der gegenseitigen Netzhaut; fehlt bei zentralem Reflexbahnausfall u. bei Verwachsungen der Regenbogenhaut mit der Linsenvorderfläche; **2.** synergische Pupillenreaktion (Naheinstellungsreaktion): Pupillenverengung bei Adaptation* u. Konvergenzreaktion*; **3.** Orbicularis*-oculi-Reflex; **4.** psychisch ausgelöste Pupillenreaktion: Pupillenerweiterung bei Sympathikotonie*, Pupillenverengung bei Vagotonie*; Aufmerksamkeitsreflex*; **5.** ideomotorische Pupillenreaktion: Pupillenverengung bei imaginärer Wahrnehmung von Licht; **anatomische Leitungsbahn:** afferent: Photosensoren der Netzhaut, Nervus u. Tractus opticus, Corpus geniculatum laterale, Prätektum des Mesencephalons, parasympath. Okulomotoriuskerne der gleichen u. der Gegenseite; efferent: parasympath. präganglionäre Fasern des Nervus oculomotorius, Umschaltung im Ganglion ciliare, in Nervi ciliares breves zum Musculus sphincter pupillae. Die konsensuelle Reaktion kann durch die partielle Kreuzung der Optikusfasern im Chiasma opticum u. die Verbindung mit beiden Okulomotoriuskernen erklärt werden.

Pupillen|störung (lat. pupilla Pupille): (engl.) *pupillary dysfunction*; Störung der ständigen Anpassung der Pupillenweite an die jeweiligen Lichtverhältnisse; **Formen:** **1.** afferente Pupillenstörung durch Störung im Licht wahrnehmenden u. weiterleitenden Schenkel des Regelkreises (Netzhaut, Nervus opticus, Tractus opticus); Diagn. durch Pupillen-Wechselbelichtungstest; **2.** efferente Pupillenstörung durch Störung der Anpassung der Weite des parasympath. innervierten Musculus sphincter pupillae an die wahrgenommene Lichtmenge; **3.** Störung des sympath. innervierten Musculus dilatator pupillae (Horner-Syndrom); **4.** morphol. Störung im Bereich der Pupillenmuskulatur, z. B. durch Trauma od. Glaukom.

Purging (engl. purging Durchspülung): (engl.) *purging*; im Zusammenhang mit Essstörungen* verwendete Bez. für aktive Maßnahmen, die einer Gewichtszunahme entgegenwirken u./od. eine Gewichtsabnahme herbeiführen; z. B. Laxanzienmissbrauch*, Verwendung von Klistieren, selbst induziertes Erbrechen, Ausspucken des Essens, Einnahme anderer Arzneimittel (z. B. Schilddrüsenhormone, Diuretika, Appetitzügler); **Vork.:** Anorexia* nervosa (bulimischer Typ), Bulimia* nervosa (Purging-Typ); **Hinweis:** übermäßige körperliche Betätigung als einer Gewichtszunahme entgegensteuernde Maßnahme gilt nicht als Purging.

Purin|alkaloide *n pl*: (engl.) *purine alkaloids*; Produkte des pflanzl. Sekundärstoffwechsels, die durch N-Methylierung des Puringrundgerüsts entstehen; z. B. die Methylxanthine* Coffein* (1,3,7-Trimethylxanthin), Theophyllin (1,3-Dimethylxanthin), Theobromin (3,7-Dimethylxanthin).

Purkinje-Zellen (Johannes E. von P., Physiologe, Breslau, Prag, 1787–1869): (engl.) *Purkinje's cells*; große, pyramiden- od. birnenförmige multipolare Ganglienzellen in der mittleren Schicht (Stratum ganglionare) der Kleinhirnrinde, deren Dendriten im Stratum moleculare enden u. deren Axone als einzige efferente Fasern die Kleinhirnrinde verlassen; **Funktion:** erhalten Impulse von Kletterfasern (afferente Fasern aus den Neuronen der kontralateralen unteren Olive in der Medulla oblongata) u. Korbzellen (multipolare Nervenzellen in der Rinde des Cerebellums mit parallel zur Oberfläche verlaufenden Neuriten) u. wirken inhibitorisch auf Nervenkerne des Cerebellums*.

Pusher-Sym|ptomatik (Symptom*) *f*: (engl.) *pusher syndrome*; Störung der posturalen Orientierung bei Patienten mit ischämischem Schlaganfall*; bei Hemiplegie* wird das Körpergewicht in jeder Körperhaltung auf die gelähmte Seite (auch nach passiver Korrektur) verlagert.

Putamen (lat. putamen Schale, Hülse) *n*: (engl.) *putamen*; Kern des Telencephalons*, äußere Schicht des Nucleus lentiformis, bildet zusammen mit Nucleus* caudatus das Corpus* striatum; ist ein Teil des extrapyramidalen Systems* u. spielt eine Rolle bei der Kontrolle der Willkürmotorik; **klin. Bedeutung:** Putamenatrophie geht mit motorischen Störungen einher (z. B. bei Chorea Huntington, degenerativer Demenz wie Alzheimer-Krankheit, Parkinson-Syndrom). Vgl. Globus pallidus (Abb. dort).

P

Putz|zwang: (engl.) *cleaning complusions*; Bez. für zwanghaftes Putzen u. Reinigen, um befürchtete Verschmutzung od. Kontamination zu beseitigen; es können erhebliche Ängste vor Viren, Bakterien od. Giftstoffen bestehen (s. Kontaminationsangst), häufig werden Rituale jedoch ausgeführt, um ungerichtete Ekelgefühle zu beseitigen od. Zustand der Reinlichkeit herzustellen; meist erhebliches Vermeidungsverhalten* in Situationen potentieller Verschmutzung; **Vork.:** bei Zwangsstörung*.

p-Wert: (engl.) *p-value*; syn. statistisches Signifikanzniveau; Angabe über die Wahrscheinlichkeit, bei der Durchführung eines statistischen Tests* den tatsächlich beobachteten od. einen extremeren Wert zu erhalten, wenn in Wirklichkeit die Nullhypothese zutrifft; z. B. besagt ein p-Wert von 0,015, dass die Wahrscheinlichkeit 1,5 % beträgt, zufällig ein solches Stichprobenergebnis wie das beobachtete oder ein noch extremeres zu erhalten, wenn in Wirklichkeit kein Effekt vorliegt. Ist der p-Wert kleiner als die Irrtumswahrscheinlichkeit*, wird ein Test als signifikant bezeichnet (s. Signifikanz, statistische). Der p-Wert ist ein Maß für die statistische Sicherheit einer Aussage, nicht jedoch für die Effektstärke, da er vom Stichprobenumfang abhängt. Aussagen über die klinische Relevanz des Ergebnisses sind anhand des p-Wertes nicht möglich (s. Signifikanz, klinische).

Pygmalion-Ef|fekt (Effektivität*) *m*: (engl.) *Pygmalion's effect*; Versuchsleiter*-Erwartungseffekt.

Pykniker (gr. πυκνός zusammengedrängt, dicht, fest) *m*: (engl.) *pyknic type*; s. Konstitutionslehre.

Pykno|lepsie (gr. πυκνός zusammengedrängt, dicht, fest; λῆψις Empfangen, Anfall) *f*: (engl.) *pyknolepsy*; veraltete Bez. für die im Schulkindesalter auftretende idiopathische Absence-Epilepsie; s. Absence; Epilepsie.

Pyramiden|bahn: (engl.) *pyramidal tract*; Tractus pyramidalis, Tractus corticospinalis; Großhirnbrückenbahn; Gesamtheit der absteigenden Leitungsbahnen* des ZNS, die in der Großhirnrinde* (Brodmann-Areale 4 u. 6) entspringen (s. Abb.) u. bis zu den motorischen Kernen der Hirnnerven* od. zu den Vorderhornzellen des Rückenmarks* ziehen; **Verlauf:** nach ihrem Ursprung (Pyramidenzellen*, Betz*-Zellen) v. a. im Gyrus precentralis ziehen die Pyramidenfasern durch Corona radiata, Capsula interna, Crus cerebri u. Pons zur Medulla oblongata. Dort kreuzen (Decussatio pyramidum: Pyramidenkreuzung) ca. 80–90 % aller Fasern auf die andere Seite u. bilden hier die Pyramidenseitenstrangbahn (Tractus corticospinalis lateralis). Die ungekreuzt bleibenden Fasern bilden die Pyramidenvorderstrangbahn (Tractus corticospinalis anterior, Türck-Säule) u. kreuzen erst im jeweiligen Segment zur Gegenseite. Beide enden in den versch. Höhen des Rückenmarks an den Vorderhornzellen, direkt od. indirekt (über Interneurone, integrieren hemmende u. aktivierende Impulse des extrapyramidalen Systems) an den Alphamotoneuronen. **Physiologie:** Die Pyramidenbahn ist eine der wichtigsten Leitungsbahnen, sie leitet die willkürl. Bewegungsimpulse für die Körpermuskulatur u. wirkt hemmend auf die Regulation des Muskeltonus u. auf das Zustandekommen der Muskeleigenreflexe. **Klin. Bedeutung:** Sympt. bei Schädigung der Pyramidenbahn

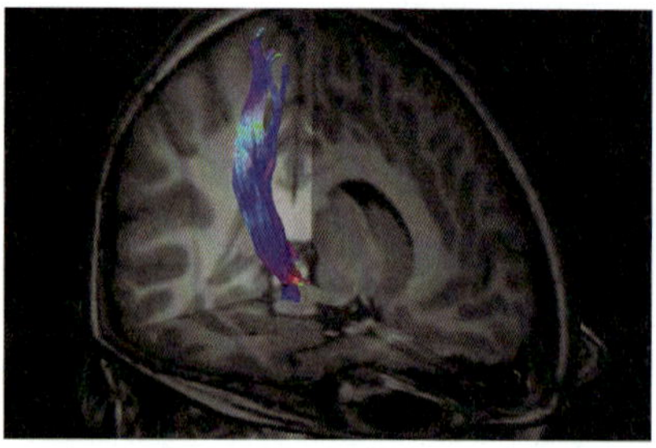

Pyramidenbahn: Die Pyramidenbahn, berechnet aus einer diffusionsgewichteten MRT-Aufnahme, ist einem T1-gewichteten MRT-Datensatz überlagert. [13]

(Pyramidenbahnläsion): spast. Lähmung*, Hyperreflexie* u. Pyramidenbahnzeichen*.

Pyramiden|bahn|zeichen: (engl.) *pyramidal sign*; Symptome, die bei einer Schädigung des 1. motorischen Neurons (Pyramidenbahn*) auftreten: zentrale Lähmung* mit pathol. Mitbewegungen (s. Tab.), pathol. od. erloschenen physiol. Fremdreflexen (z. B. Bauchhautreflex) sowie Hyperreflexie* u. unerschöpflichem Klonus*; wichtigstes Zeichen ist das Babinski*-Zeichen.

Pyramiden|zellen: (engl.) *pyramidal neurons*; pyramidenförmige, große multipolare Nervenzellen in der Pyramidenzellschicht der Großhirnrinde*, deren Axone die Pyramidenbahn* bilden; vgl. Rindenfelder; Betz-Zellen.

Pyrazolon|derivate *n pl*: (engl.) *pyrazolone derivatives*; Arzneimittel mit analgetischen, antipyretischen u. teils antiphlogistischen Eigenschaften; **Vertreter:** wichtigster Vertreter ist Metamizol*; außerdem Phenylbutazon, Oxyphenbutazon, Phenazon, Propyphenazon; **UAW:** v. a. Agranulozytose*, Magen-Darm-Störungen. Vgl. Antiphlogistika, nichtsteroidale.

Pyrido|stigmin|bromid (INN) *n*: (engl.) *pyridostigminbromid*; peripher wirksamer, reversibler Cholinesterase*-Hemmer; **Ind.:** Myasthenia* gravis pseudoparalytika; stark ausgeprägte UAW (z. B. Harnverhalt, Darmatonie) von Anticholinergika (z. B. tricyclische Antidepressiva), z. B. bei Antidepressivaintoxikation.

Pyri|doxin|mangel: (engl.) *pyridoxine deficiency*; auch Vitamin-B_6-Mangel; s. Hypovitaminose (Tab. dort).

Pyritinol *n*: (engl.) *pyritinol*; nootrop wirkende Substanz mit vielfältigen pharmakologischen Wirkungsmechanismen (u. a. antioxidative Effekte, Verbesserung des Hirnstoffwechsels, Stärkung des Immunsystems; Vitamin-B_6-Abkömmling); **Ind.:** symptomatische Behandlung von chronisch hirnorganisch bedingten Leistungsstörungen i. R. eines Gesamtkonzeptes bei Demenz*; unterstützend bei Folgezuständen nach Schädelhirntrauma* (u. a. Störung der Hirnleistung); gilt heute nicht mehr als Antidementivum der ersten Wahl; **Kontraind.:** vorgeschädigte Niere, Autoimmunerkrankungen, schwere Leberfunktionsstörungen; **UAW:** gastrointestinale Störungen, Hautveränderungen, Schlafstörungen, erhöhte Erregbarkeit, Kopfschmerz, Leberfunktionsstörungen, Proteinurie.

Pyro|manie (gr. πῦρ Feuer, Fieber; -manie*) *f*: (engl.) *pyromania*; syn. pathologische Brandstiftung; Bez. für Impulskontrollstörung* mit zwanghaftem Impuls, Feuer zu legen ohne Motive wie materieller Gewinn, Rache od. Extremismus u. oh-

Pyramidenbahnzeichen
Pathologische Mitbewegungen

Bezeichnung	Auslösung	Wirkung
Léri-Vorderarmzeichen	passive Beugung der Finger und des Handgelenks	(physiologisch) Mitbewegung des Ellenbogens; einseitige Abschwächung pathologisch
Wartenberg-Zeichen	aktive Beugung des 2.–4. Fingers gegen Widerstand	Beugung des Daumens
Babinski-Zeichen I	Bestreichen des lateralen Fußrands	Dorsalextension der Großzehe, Plantarflexion und Spreizung der 2.–5. Zehe
Gordon-Zeichen I	„Kneten" der Wade	wie Babinski-Zeichen I
Oppenheim-Zeichen	Bestreichen der Tibiakante	wie Babinski-Zeichen I
Chaddock-Zeichen	Druck auf den Malleolus externus	wie Babinski-Zeichen I
Strümpell-Zeichen (Tibialisphänomen)	Beugung des Knies gegen Widerstand	Supination des Fußes
Bing-Reflex	Beklopfen des Fußrückens am Fußgelenk	Plantarflexion des Fußes
Mendel-Bechterew-Zeichen (Fußrückenzeichen)	Perkussion des lateralen Fußrands	Plantarflexion und Spreizung der Zehen
Marie-Foix-Zeichen	passive Plantarflexion der Zehen	Beugung von Knie und Hüfte
Monakow-Zeichen	Bestreichen des lateralen Fußrands	Hebung des lateralen Fußrands
Clauß-Zeichen	Beugung des Knies gegen Widerstand	wie Babinski-Zeichen I

P

ne begleitende Störung des Sozialverhaltens*; Betroffene zeigen starkes Interesse an Bränden u. Gegenständen zur Brandbekämpfung; **Epidemiol.:** insgesamt selten, häufiger bei Männern; **Ther.:** Verhaltenstherapie, graphische Interviewtechnik (graphische Aufarbeitung des Ereignisses), psychosoziale Programme (z. B. Psychoedukation, Beteiligung an Feuerwehrarbeiten).

PYY: Abk. für **P**eptid **YY**; (engl.) *peptide YY*; gastrointestinales Hormon mit Ähnlichkeit zu Neuropeptid* Y, das nach der Nahrungsaufnahme sezerniert wird; **Wirkung:** löst an Zellen des hypothalamischen Nucleus arcuatus durch Hemmung Ghrelin-aktivierter Nervenzellen eine Verringerung des Appetits u. Hemmung der Magenmotilität aus. Vgl. Leptin.

Q

QALY: Abk. für (engl.) *Quality Adjusted Life Year;* epidemiologisch/gesundheitsökonomische Messgröße für qualitätsadjustierte Lebensjahre; werden ermittelt durch Multiplikation der (erwarteten) Lebensjahre mit dem Nutzengewicht des Gesundheitszustands, d. h. der durchschnittlichen Lebensqualität, mit der die jeweiligen Jahre verbracht werden; Lebensqualität reicht dabei von 0 = tot bis 1 = vollständig gesund. Die Bewertung erfolgt u. a. über eine visuelle Analogskala u. orientiert sich an den Präferenzen der Befragten. QALY gewichten Lebensjahre entsprechend der Lebensqualität* u. dienen z. B. als Messgröße zum Vergleich der Ergebnisse verschiedener Therapien (bzw. zwischen Verlauf ohne u. mit Behandlung: s. Abb.) od. der gesellschaftlichen Lasten verschiedener Krankheiten; von gesundheitsökonom. Bedeutung (v. a. in England): sog. Cost per QALY-Verhältnis definiert Kosten-Nutzen-Verhältnis für Therapiemaßnahmen, welches die Entscheidungsgrundlage für Erstattungen von Gesundheitskosten darstellt.

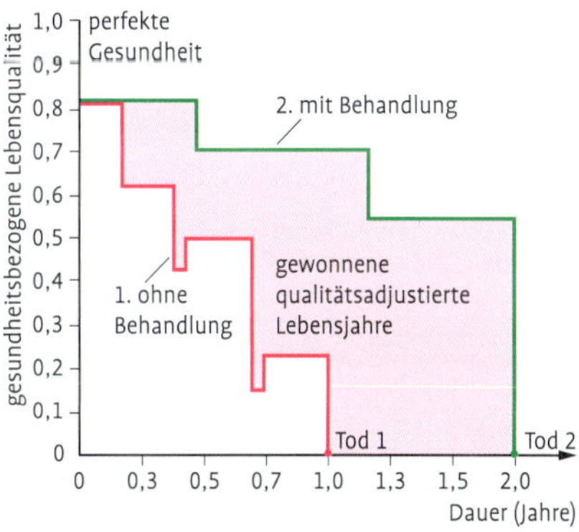

QALY: ohne Behandlung: gesundheitsbezogene Lebensqualität des Individuums nimmt entsprechend der unteren Kurve ab, der Tod tritt zum Zeitpunkt 1 (Tod 1) ein; mit Behandlung: Verschlechterung der Lebensqualität wird verzögert, das Leben verlängert, der Tod tritt zum Zeitpunkt 2 (Tod 2) ein; Fläche zwischen den Kurven (Magenta): Anzahl der qualitätsadjustierten Lebensjahre, die durch diese Behandlung gewonnen werden

Q-Daten: (engl.) *q data;* s. Faktorentheorie.

QEP: Abk. für **Q**ualität u. **E**ntwicklung in **P**raxen; modulares, branchenspezifisches Qualitätsmanagement*-System der Kassenärztlichen Vereinigung für Vertragsärzte u. -psychotherapeuten.

Q-LES-Q: Abk. für (engl.) *Quality* of Life Enjoyment and Satisfaction Questionnaire.*

QLS: Abk. für (engl.) *Quality* of Life Scale.*

QM: Abk. für **Q**ualitäts**m**angement*.

QOLI: Abk. für (engl.) *Quality* of Life Interview.*

QOLIS: Abk. für (engl.) *Quality* of Life Interview Schedule.*

Q-Sort-Technik *f*: Selbstbeurteilungstechnik zur Erfassung subjektiver Einstellungen* u. Meinungen (z. B. des subjektiven Selbstbildes u. des erstrebten Idealbildes); variables Rangordnungsverfahren mit mehreren Testformen; i. d. R. sollen Karten, auf denen Statements, einzelne Wörter od. Bilder gedruckt sind, entlang einer Skala geordnet werden (z. B. zutreffend bis nicht zutreffend); Q bezieht sich auf die statistische Auswertung mit Hilfe der Q-Korrelation, bei der Merkmale u. Probanden z. B. zur Prüfung der Übereinstimmung von Profilen, korreliert werden. **Anw.:** Erfassung von Meinungs-, Einstellungs- u. Wertestrukturen; Diagnostik (psychische Anpassung/Fehlanpassung); Verlaufskontrolle; Einstellungsmessung (moralische Einstellung).

Quadranten|an|opsie (lat. quadrare viereckig sein, machen; An-; Op-*) *f*: (engl.) *quadrantanopsia;* Ausfall eines vom vertikalen u. horizontalen Meridian begrenzten Quadranten des Gesichtsfelds*; homonym auf beiden Augen; je nach Lok. der Schädigung komplett od. inkomplett bzw. kongruent od. inkongruent; **Vork.:** bei Läsion der Sehbahn* (Abb. dort) hinter dem Chiasma opticum; obere Quadrantenanopsie besonders bei hinterer Temporallappenläsion. Vgl. Anopsie; Hemianopsie.

Qualität (lat. qualitas Beschaffenheit) *f*: (engl.) *quality;* Maß für die Übereinstimmung einer Versorgung mit vorgegebenen Anforderungen bei einem Minimum an unnötigen Ausgaben; **Einteilung:** (Qualitätsdimensionen nach Donabedian) **1. Strukturqualität:** betrachtet die Qualität der Strukturen, die einer (medizinischen) Leistung zugrunde liegen, d. h. die Qualität der personellen u. materiellen Ressourcen sowie räumlichen u. organisatorischen Voraussetzungen (z. B. Qualifikation von Mitarbeitern, technische und bauliche Infrastruktur, apparative Ausstattung, Organisationsstruktur, Zusammenarbeitsformen); der Krankenhausträger hat die Verpflichtung zur Bereitstellung der entsprechenden Behandlungsvoraussetzungen mit Überwachungs- u. Organisationspflicht. 2. **Prozessqualität:** Qualität aller medizinisch, pflegerisch u. therapeutisch notwendigen Tätigkeiten im Behandlungsprozess (z. B. Untersuchungen, therapeutische Maßnahmen, Pflege) sowie von Wirksamkeit u. Sicherheit (z. B. Behandlung nach Leitlinien, Erfüllung gesetzlicher Sicherheitsstandards); 3. **Ergebnisqualität:** Veränderungen des Gesundheitszustands des Betroffenen. zusammen mit der von diesen Veränderungen ausgehenden Wirkung, die dem medizinischen, pflegerischen u. therapeutischen Handeln zuzuschreiben sind, z. B. Komplikationsrate, Heilungserfolg.

Qualitäts|in|dikator (Qualität*; Indikator*) *m*: (engl.) *quality indicator*; messbare Größe in Bezug auf qualitative Prozesse bzw. Resultate; indirektes Maß für ein bestimmtes Merkmal eines komplexen Sachverhalts, der in messbare Einzelkriterien bzw. Merkmale zerlegt wurde; dient der Überwachung u. Bewertung von Prozessen; **medizinische Qualitätsindikatoren** (klinische Messgrößen) messen Eigenschaften der medizinischen Versorgung (z. B. von Strukturen, Prozessen, Ergebnissen), die im Rahmen des Qualitätsmanagements* bewertet werden; können krankheitsübergreifend od. krankheitsspezifisch formuliert werden; bauen idealerweise auf krankheitsspezifischen Behandlungsleitlinien auf. In Deutschland u. der Schweiz existieren aktuell umfangreiche Programme zur Qualitätsbewertung der medizinischen Versorgung anhand von Qualitätsindikatoren bzw. zur Entwicklung solcher Indikatoren (z. B. AQUA-Institut, Göttingen u. Outcome-Verein, Kanton Zürich).

Q

Qualitäts|management (Qualität*) *n*: (engl.) *quality management*; Abk. QM; gezieltes Ergreifen effizienter u. effektiver Maßnahmen zur Verbesserung der Patientenversorgung: zielgerichtete Verbesserung der Struktur-, Prozess- u. Ergebnisqualität (s. Qualität) eines Produkts bzw. einer Dienstleistung (immaterielles Produkt) durch definierte u. geplante Maßnahmen wie Einhaltung fachlicher Standards; nach DIN EN ISO 9000:2005-12 ist Qualitätsmanagement aufeinander abgestimmte Tätigkeiten zur Leitung u. Lenkung einer Organisation bezüglich Qualität; verantwortlich für Qualitätsmanagement ist die Leitung der Organisation (nach ISO die oberste Leitung). Vgl. Qualitätssicherung; Zertifizierung.

Qualitäts|sicherung (Qualität*): (engl.) *quality assurance*; Bez. für Verfahren i. R. des Qualitätsmanagements*, mit denen sich die Einhaltung fachlicher Standards erreichen lässt; unterschieden werden Maßnahmen zur Verbesserung der Strukturqualität (Qualifikation der Ärzte u. Ausstattung von Kliniken u. Praxen), der Prozessqualität (Organisation u. Beschaffenheit der diagn. u. therap. Abläufe) u. der Ergebnisqualität (Prüfung med. Ergebnisse insbes. durch Vergleich mit definierten Maßstäben; Qualitätskontrolle); vgl. Qualität. **Formen: 1. interne** Qualitätssicherung: Einhaltung von Qualitätsanforderungen u. -vorgaben wird gegenüber der Leitung dargelegt; **2. externe** Qualitätssicherung: Einhaltung von Qualitätsanforderungen u. -vorgaben wird gegenüber Kunden od. Partnern dargelegt; **Recht:** Richtlinien zur Qualitätssicherung sind von der Kassenärztlichen Bundesvereinigung, den med. Fachverbänden u. von der Bundesärztekammer erlassen worden. Der Arzt ist berufsrechtl. verpflichtet, die von der Ärztekammer eingeführten Maßnahmen zur Qualitätssicherung durchzuführen (§ 8 der Muster-Berufsordnung für die deutsche Ärzte); in der Gesetzlichen Krankenversicherung trifft u. a. die zugelassenen Krankenhäuser die Pflicht, sich an Maßnahmen zur Qualitätssicherung zu beteiligen (§ 137 SGB V). Spezielle gesetzliche Vorgaben beziehen sich auf definierte Erkrankungen od. Diagnosen im Bereich Chirurgie, Orthopädie, Geburtshilfe, Kardiologie, Herzchirurgie u. Pflege. Gesetzliche Vorgaben durch die Bundesgeschäftsstelle Qualitätssicherung (Abk. BQS) betreffen (noch) nicht psychiatrische Diagnosen und Prozeduren. Gesetzlich vorgeschriebene Formen der externen Qualitätssicherung in Hinsicht auf Strukturqualität sind in der stationären Psychiatrie* die dreimonatige Erhebung, der Vergleich sowie die Veröffentlichung der Patientenstruktur mit entspr. Anforderungen von Personal (Abk. Psych-PV). **Maßnahmen:** (freiwillige) **1. interne** Qualitätssicherung: **a)** in der Psychiatrie die v. a. von der DGPPN entwickelte psychiatrische Basisdokumentation (s. BADO) sowie die Ermittlung von Komplikationsrate (z. B. Suizide, Suizidversuche), Entweichungsrate, Unterbringungsrate u. Fixierungsrate; **b)** Projekt gebundene Maßnahmen der internen Qualitätssicherung sind Einweiser-, Patienten- u. Mitarbeiterzufriedenheitsbefragungen. **c)** Im betriebswirtschaftlichen Bereich sind Soll-/Ist-Vergleiche von vereinbarten u. erzielten Berechnungstagen, Verweildauer sowie Arzneimittel- u. Sachkostenverbrauch pro Berechnungstag Aufgabe der internen Qualitätssicherung. **2. externe** Qualitätssicherung: **a)** Arzneimittelüberwachung mit systematischer Erfassung absetzrelevanter UAW auf Bundes- od. Länderebene; **b)** Zertifizierung* der Qualitätsmanagementsysteme durch Visitation (KTQ*) od. Audits (ISO 9001); **c)** in den Praxen von Vertragsärzten od. -psychotherapeuten u. medizinischen Versorgungszentren nach dem QEP*-System sowie nach der praxisspezifischen Variante des KTQ (KTQ-Prax).

Qualitäts|zirkel (Qualität*): (engl.) *quality circle*; institutionalisierte Gruppe mit festem Teilnehmerkreis, meist von Vertragsärzten u./od. -psychotherapeuten, auch einrichtungsintern in Organisationen des Gesundheitswesens (berufsgruppen- od. abteilungsübergreifend); Verfahren der Qualitätssicherung* u. -entwicklung in der vertragsärztlichen u. -psychotherap. Versorgung; **Ziel:** erfahrungsbezogener, kollegialer Diskurs unter Anleitung eines Moderators, um durch kritische Überprüfung der eigenen Tätigkeit u. eines auf den Erfahrungen der Teilnehmenden aufbauenden Lernprozesses zur Qualitätsentwicklung nach dem Best-practice-Prinzip beizutragen; **Recht:** bundesweit einheitliches Vorgehen gemäß Richtlinien der Kassenärztlichen Bundesvereinigung für Verfahren zur Qualitätssicherung (§ 75 SGB V; sog. Qualitätssicherungsrichtlinien).

Quality Adjusted Life Year: s. QALY.

Quality of Life Enjoyment and Satisfaction Questionnaire: Abk. Q-LES-Q; Selbstbeurteilungsverfahren zur Erfassung der Lebensqualität* (Lebensfreude u. -zufriedenheit); umfasst 13 Items (zur Zufriedenheit mit z. B. Arbeit, Laune, Beziehung zu Verwandten); Beurteilung auf 5-stufiger Skala; es existieren eine Kurzform mit 5 Items (engl. Quality of Life Enjoyment and Satisfaction Questionnaire-Short Form, Abk. Q-LES-Q-SF) u. eine Version für Kinder (engl. Pediatric Quality of Life Enjoyment and Satisfaction Questionnaire, Abk. PQ-LES-Q); **Anw.:** z. B. Therapie begleitend bei psychischen Störungen u. körperlichen Erkrankungen; auch in Studien zur Arzneimittelverträglichkeit; **Testdauer:** ca. 5 Minuten.

Quality of Life Index: s. Spitzer Quality of Life Index.

Quality of Life Interview: Abk. QOLI; Interview zur Erfassung u. Bewertung der Lebensqualität* bei schweren u. insbes. chronischen psychischen Störungen; vgl. Berliner Lebensqualitätsprofil.

Quality of Life Interview Schedule: Abk. QOLIS; standardisiertes Interview zur Erfassung der Lebensqualität* psychiatrischer Patienten.

Quality of Life Scale: Abk. QLS; Selbstbeurteilungsverfahren (Flanagan) zur Erfassung der Lebensqualität* bei chronischen Erkrankungen; umfasst 15 Items (bzw. 16 Items in überarbeiteter Version; z. B. Zufriedenheit mit Arbeit, Beziehung zu Freunden); Beurteilung auf 7-stufiger Likert-Skala; **Anw.:** bei Erwachsenen; Therapie begleitend (z. B. bei Fibromyalgie, Arthritis); **Testdauer:** ca. 5 Minuten.

Quality-of-Well-Being-Skala (engl. quality Qualität; well-being Wohlbefinden; Skala*) *f*: Abk. QWB; strukturiertes Interview zur Erfassung der gesundheitsbezogenen Lebenqualität*, insbes. des Wohlbefindens, bezogen auf die lezten 6 Tage; umfasst 27 Items (Symptome, Befinden); zusätzlich erfolgt die Beurteilung des Untersuchers bezüglich der Bereiche Mobilität, körperl. Aktivität, soziale Aktivität, Symptome u. Probleme; **Anw.:** bei Erwachsenen; Bewertung von Therapieeffizienz u. -nutzen. **Testdauer:** 20 Minuten.

Quantifizierung (lat. quantus wie groß, wie viel): (engl.) *quantification*; Zuordnung von Zahlen zu Merkmalen*; bei quantitativen Merkmalen (z. B. Zahl der Telefonate) werden die Auftretungshäufigkeiten gezählt; bei qualitativen Merkmalen (z. B. Schweregrad der Symptomatik: leicht, mittel, schwer) erfolgt eine Zuordnung der Zahlen zu den Ausprägungsgraden.

Quantil (lat. quantus wie groß, wie viel) *n*: (engl.) *quantile*; s. Lokalisationsmaß.

Quartil *n*: (engl.) *quartile*; s. Lokalisationsmaß.

Quasi-Experiment (Experiment*) *n*: (engl.) *quasi experiment*; Versuchsanordnung mit nichtzufälliger Zuordnung von Probanden zu Untersuchungsbedingungen; z. B. Wahrnehmungsexperiment, bei dem Patienten versch. Diagnosegruppen miteinander verglichen werden; erfüllt nicht alle Voraussetzungen des Experiments*.

Querschnitts|befund: (engl.) *cross-sectional signs*; psychopathologischer Befund* bezogen auf einen bestimmten Zeitpunkt od. Zeitabschnitt (z. B. letzte Woche).

Quer|schnitts|ko|morbidität (Komorbidität*) *f*: (engl.) *cross-sectional comorbidity*; s. Komorbidität.

Quer|schnitt|studie *f*: (engl.) *cross-sectional study*; auch Survey; Datenerhebung bei einer Stichprobe zu einem gegebenen Zeitpunkt; **Ziel:** Häufigkeitserhebung bestimmter Merkmale (z. B. Prävalenzen*, sog. Prävalenzstudie), Analyse von Zusammenhängen (z. B. Korrelation zwischen Alter u. Lebensqualität), Gruppenvergleiche (Lernexperiment bei depressiven Patienen im Vergleich mit gesunder Kontrollgruppe). Querschnittsstudien dienen der Beschreibung von Tatbeständen, streben oft auch kausale Aussagen an. Querschnittstudien werden auch verwendet, um retrospektiv z. B. Verläufe von Störungen zu untersuchen (Gefahr des Retrieval-Bias*). I. d. R. sind keine schlüssigen kausalen Aussagen möglich, da es sich um korrelative Tatbestände u./od. um quasiexperimentelle Studien handelt. Bei Gruppenvergleichen können sich daher die untersuchten Gruppen nicht nur bezüglich der Zielvariablen (z. B. Diagnose), sondern auch bezüglich anderer Merkmale (z. B. Alter, Beruf) unterscheiden. Bei Querschnittsstudien, die kausale Aussagen ermöglichen sollen, treten häufig Interpretationsprobleme bezüglich Ursache u. Wirkung auf, z. B. kann das bei einer Gruppe von Patienten mit Depression beobachtete Phänomen Kontaktdefizit unterschiedlich interpretiert werden: als Symptom der depressiven Störung, als aufrechterhaltende od. ursächliche Bedingung, i. S. der erhöhten Vulnerabilität. Vgl. Längsschnittstudie; Bias.

Querulanten|wahn (Querulanz*): (engl.) *litigious paranoia*; s. Michael-Kohlhaas-Syndrom.

Querulanz (lat. querulare klagen, sich beschweren) *f*: (engl.) *querulance*; übernachhaltiger Verhaltensstil von vermeintlich ins Unrecht gesetzten Menschen, die sich durch Klageerhebung ins Recht setzen wollen bzw. Institutionen od. Behörden bedrängen, um zu ihrem Recht zu kommen; **Vork.:** bei versch. psychiatrischen Störungsbildern, wahnhaften Störungen*, Michael*-Kohlhaas-Syndrom, paranoider Persönlichkeitsstörung* od. Persönlichkeitsakzentuierung; nicht immer Ausdruck einer psychischen Störung. Vgl. Wesensart, übernachhaltige.

Quetelet-Index (Lambert A. J. Q., Mathematiker, Gent, Brüssel, 1796–1874; Index*) *m*: (engl.) *Quetelet's index*; Body*-mass-Index.

Quetiapin (INN) *n*: (engl.) *quetiapin*; atypisches Neuroleptikum*; **Wirkung:** Blockade von Serotonin-5-HT_2-, Dopamin-D_2- u. Alpha-1-Rezeptoren, außerdem Blockade von Serotonin-5-HT_1-, Dopamin-D_1-, D_3,- Alpha-2- u. Hisatamin-H_1-Rezeptoren; keine Affinität zu D_4- u. muscarinergen Acetylcholin-Rezeptoren; **Ind.:** Schizophrenie*, Manie*, bipolare affektive Störung*; Hinweis auf Wirksamkeit bei therapieresistenten Zwangsstörungen*, bei Aggressivität u. Impulskontrollstörungen, bei Persönlichkeitsstörungen*; zur Anxiolyse bei Borderline*-Persönlichkeitsstörung; **Kontraind.:** relativ bei schweren Leber- u. Nierenerkankungen, anamnest. epileptischen Anfällen; **Wechselwirkungen:** geringfügiger Anstieg des Lithiumplasmaspiegels; Senkung des Plasmaspiegels bei gleichzeitiger Gabe von Carbamazepin*; Anstieg des Plasmaspiegels bei gleichzeitiger Gabe von CYP3A4-Hemmern, wie Ritonavir, Ketoconazol, Lovastatin od. Simvastin; **UAW:** Sedierung (häufig in den ersten Behandlungswochen), orthostatische Hypotonie, Kopfschmerzen, Senkung des Schilddrüsenhormonspiegels, Leukopenie, Rhinitis, Mundtrockenheit, Obstipation, periphere Ödeme, Gewichtszunahme, Erhöhung der Leberenzyme.

Quetsch-Technik *f*: (engl.) *squeeze technique*; s. Squeeze-Technik.

Quintil *n*: (engl.) *quintile*; s. Lokalisationsmaß.

QWB: Abk. für (engl.) ***Q**uality*-of-**W**ell-**B**eing-Skala*.

Q

R

RA: Abk. für rheumatoide Arthritis*.

Rabbit-Syn|drom (engl. rabbit Kaninchen) *n*: (engl.) *rabbit syndrome*; Mümmelbewegungen bzw. Tremor der Lippen u. Kaumuskulatur unter der Einnahme von (klassischen) Neuroleptika*.

Rabies (lat. rabies Tollwut, Wut) *f*: (engl.) *rabies*; Tollwut*.

Rache|gefühl: (engl.) *feeling of revenge*; Emotion*, der ein Verlangen nach Ausgleich von (vermeintlich) erlittenem Unrecht zugrunde liegt, z. B. Wiederherstellung des beschädigten Selbstwertgefühls*; kann zur Ausübung von Gewalt* führen.

Raclo|prid *n*: (engl.) *raclopride*; Dopamin*-Antagonist; vorwiegend als radioaktiv markiertes Racloprid verwendetes Radiopharmakon* zur Darstellung von Dopamin*-Rezeptoren i. R. der PET*.

Radikulo|neuro|pathie (lat. radicula kleine Wurzel; Neur-*; -pathie*) *f*: (engl.) *radiculoneuropathy*; Schädigung der Nervenwurzeln u. peripheren Nerven, einhergehend mit chronischen Schmerzen*; **Vork.:** insbes. bei Lyme*-Borreliose im frühen Stadium II. Vgl. Neuropathie.

Radio|pharmaka (lat. radius Strahl, Stab, Speiche; gr. φάρμακον Heilmittel) *n pl*: (engl.) *radiopharmaceuticals*; Arzneimittel, die Radionuklide enthalten u. deren Strahlungsaktivität diagnostisch od. therapeutisch genutzt wird; **Verw.:** **1.** nuklearmedizinische Diagnostik: v. a. Radionuklide mit kurzer Halbwertzeit, die Gammastrahlung od. Positronen emittieren (gute extrakorporale Messbarkeit der Strahlung); z. B. in PET* u. SPECT*; **2.** Therapie: v. a. Beta-Strahler (lokal begrenzte Strahlungswirkung; z. B. bei Skelettmetastasen).

Rätsel-Test *m*: Untertest des Hamburg*-Wechsler-Intelligenztests für Kinder, bei dem ein mit Sätzen/Satzteilen umschriebener Begriff erkannt werden soll; **Anw.:** erfasst u. a. verbales Schlussfolgern, sprachliches Verständnis, verbale Abstraktion, logisches Denken.

Ramelteon *n*: (engl.) *ramelteon*; in Deutschland nicht im Handel befindlicher Agonist an Melatonin*-Rezeptoren MT_1 u. MT_2; bisher keine Abhängigkeitsentwicklung beobachtet; **Hinweis:** in USA zugelassen für Ind. primäre Insomnie. Vgl. Agomelatin.

Randomisierung (engl. random Zufall): (engl.) *randomisation*; Zufallszuteilung; (statist.) Verfahren zur Ausschaltung von systemat. Fehlern od. Einflüssen (Bias* durch Konfundierung*) für die statist. Auswertung; erfolgt bei der Durchführung von Therapiestudien durch strikte Zufallszuteilung von Patienten auf Behandlungs- u. Kontrollgruppen; Konfundierung u. dadurch bedingter Bias können dann nur zufällig entstehen. **Bedeutung:** wichtigstes Kontrollprinzip in der Versuchsplanung; einzige Methode, die bekannte u. unbekannte Störfaktoren kontrollieren kann; Ziel ist die Vergleichbarkeit der Personen in experimentellen Gruppen hinsichtlich aller Personenvariablen u. untersuchungsirrelevanter Einflüsse. Die Effizienz der Randomisierung hängt von der Homogenität der Probanden u. der Gruppengröße ab.

Rand|sym|ptome (Symptom*) *n pl*: (engl.) *secondary symptoms*; akzessorische Symptome*.

Rang: (engl.) *rank*; (statist.) Platz eines Stichprobenelements in einer nach festgelegten Kriterien sortierten Stichprobe*.

Rang|skala (Skala*) *f*: (engl.) *rank scale*; s. Skalenniveau.

Ranitidin *n*: (engl.) *ranitidine*; s. Histamin-H_2-Rezeptoren-Blocker.

Raphe|kerne (gr. ῥαφή Naht): (engl.) *raphe karyons*; Nuclei raphae; serotoninerge Kerne des Rombencephalon u. der medianen Zone der Formatio* reticularis; **Funktion:** **1.** Regulation der Bewusstseinslage (v. a. Nucleus raphe dorsalis); **2.** Beteiligung an der Schmerzregulation (v. a. Nucleus raphe magnus); **3.** Beteiligung an der Kontrolle des kardiovaskulären Systems; **klin. Bedeutung:** Schädigung der Raphe-Kerne führt zu Insomnie*; Therapie mit Serotonin*.

Rapid Couples Interaction Scoring System: s. Couples Interaction Scoring System.

rapid cycling (engl. schnelles Sich-Drehen): besondere Verlaufsform einer bipolaren affektiven Störung* od. einer ausschließlich depressiven (s. Depression) od. manischen (s. Manie) Störung, bei der die einzelnen Phasen sehr schnell nacheinander folgen (>4 depressive u./od. manische Phasen pro Jahr); Sonderformen: **ultra-rapid cycling** mit Phasen von 24–48 Stunden u. **ultradian cycling** (syn. ultra-ultra rapid cycling) mit innerhalb von Stunden auftretenden Affektumschwüngen.

Rapp̣ort (franz. rapport das Wiederbringen) *m*: **1.** (engl.) *rapport*; in der Hypnotherapie* Bez. für den affektiven u./od. verbalen Kontakt zwischen Hypnotherapeut u. Hypnotisiertem, der auch in den tiefsten Hypnosestadien erhalten bleibt; **2.** i. w. S. jeder affektive u./od. verbale Kontakt, den ein Patient mit seinem Therapeuten herzustellen imstande ist; vgl. NLP.

Rạptus (lat. rạptus Zerreißen) *m*: (engl.) *raptus*; plötzl. einsetzender Erregungszustand mit psychomotorischen Symptomen (z. B. Aufspringen, Schreien, Umherlaufen, Auto- od. Fremdaggression); **Vork.:** z. B. bei schwerer Depression* od. Schizophrenie*, im Rausch*, beim Amok*.

Rasagil̲in *n*: (engl.) *rasagiline*; starker, irreversibler Monoaminoxidase*-Hemmer (selektiv MAO-B), der nicht einschleichend dosiert werden muss; **Ind.:** idiopath. Parkinson*-Syndrom, bei End-of-dose-Fluktuation (sog. Off-Phasen) als Zusatztherapie mit Levodopa*; **Kontraind.:** gleichzeitige od. kürzlich (<14 Tage) beendete Ther. mit anderen MAO-Hemmern (einschließlich nicht verschreibungspflichtiger Arznei- u. Naturheilmittel, z. B. Johanniskraut) od. Pethidin, stark eingeschränkte Leberfunktion; **Wechselwirkungen:** andere MAO-Hemmer: Risiko einer nichtselektiven MAO-Hemmung mit hypertonen Krisen; selektive Serotonin-Wiederaufnahme-Hemmer, tricycl. bzw. tetracycl. Antidepressiva u. MAO-Hemmer (auch andere selektive MAO-B-Hemmer): schwere unerwünschte Wirkung; starke CYP1A2-Hemmer (z. B. Ciprofloxacin): erhöhter Plasmaspiegel von Rasagilin; bei Nicotinkonsum Risiko eines verminderten Plasmaspiegels; Entacapon: Clearance von Rasagilin um 28 % erhöht; **UAW:** gastrointestinale Störungen, Gewichtsverlust, Kopfschmerzen, grippeähnl. Syndrom, Arthralgie, Depression; bei Kombination mit Levodopa Dyskinesien, Unfallverletzung (v. a. Stürze).

Rastlosigkeit: (engl.) *restlessness*; Bez. für verstärkte Aktivität, die meist ziellos u. unproduktiv ist (motor. Unruhe*), z. T. auch ergebnisorientiert i. S. einer Antriebssteigerung* mit höherem Energieeinsatz; ausreichende Erholungsphasen werden vernachlässigt, nachfolgende Erschöpfung* ist zu erwarten. **Vork.:** u. a. bei Manie* u. Missbrauch von Stimulanzien.

RAT: Abk. für (engl.) ***R****emote** ***A****ssociates* ***T****est*.

Rater-Training (engl. to rate beurteilen) *n*: (engl.) *rater training*; Maßnahme, bei der Beurteiler (sog. Rater) mit den anzuwendenden Erhebungsverfahren vertraut gemacht werden; **Ziel: 1.** Erhöhung der Übereinstimmung versch. Beurteiler untereinander, um eine ausreichende Beobachterübereinstimmung* herzustellen; **2.** Erhöhung der Übereinstimmung in Bezug auf eine definierte Referenz.

Rating (engl. rating Bewertungsverfahren): Bewertung einer Person, eines Objekts, eines Zustands od. eines Merkmals* anhand einer Ratingskala*; **Formen: 1.** Selbst-Rating: Einstufung durch die betroffene Person selbst (s. Selbstbeurteilung); **2.** Fremd-Rating: Einstufung durch Andere (s. Fremdbeurteilung).

Rating|skala (Rating*; Skala*) *f*: (engl.) *rating scale*; syn. Beurteilungsskala, Schätzskala; gebundenes, item-unspezifische Antwortformat für mehrere od. alle Items eines psychologischen Tests* bzw. eines Fragebogens zur Selbstbeurteilung* od. Fremdbeurteilung*; vorgegeben werden 2 od. mehr abgestufte Antwortkategorien. Die Befragten sollen diejenige Stufe markieren, die nach ihrem subjektiven Empfinden der Merkmalsausprägung (z. B. Intensität, Häufigkeit) am besten entspricht. Ratingskalen unterscheiden sich v. a. hinsichtlich: **1.** Polarität (unipolar versus bipolar); **2.** Anzahl der Kategorien u. Vorgabe einer neutralen mittleren Kategorie (ungerade versus gerade Stufenanzahl); **3.** Benennung der Kategorien (numerisch versus verbal versus symbolisch); s. Abb.; Anzahl der Stufen sollte zwischen 3 u. 10 liegen u. sich am vermuteten kognitiven Differenziertheitsgrad der Befragten orientieren; i. d. R. sollte eine gerade Stufenanzahl bevorzugt werden, weil eine mittlere Kategorie häufig auch dann markiert wird, wenn das Item für unpassend gehalten wird. In der Praxis wird meist angenommen, dass eine Ratingskala nicht nur ordinal-, sondern auch intervallskaliert ist (s. Skalenniveau); streng genommen muss dies aber eigens nachgewiesen werden. Beim Einsatz

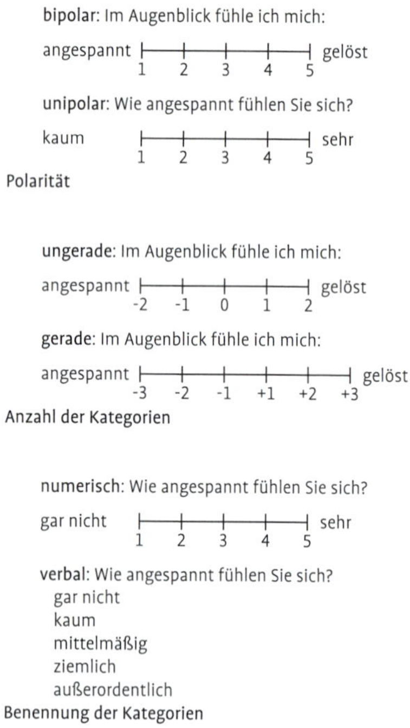

Ratingskala: Unterscheidungskriterien

von Ratingskalen können Beurteilungsfehler* u. Antworttendenzen* (z. B. soziale Erwünschtheit, Ja-Sage-Tendenz) auftreten, die bei der Konstruktion u. Interpretation zu berücksichtigen sind.

Rating|skala, mehr|dimensionale (Rating*; Skala*) *f*: (engl.) *multidimensional rating scale*; (psychopathologische) Ratingskala* (z. B. AMDP-System, SCL-90-R), mit der mehrere Dimensionen od. Syndrome gleichzeitig erfasst werden können; **Anw.:** zur Schweregradbestimmung von Syndromen od. Dimensionen bei versch. Störungen.

Rating|skala, psycho|patholo|gische (Rating*; Skala*) *f*: (engl.) *psychopathological rating scale*; Ratingskala* zur Quantifizierung der Ausprägung psychopathologischer Phänomene, z. B. AMDP*-System u. Bech*-Rafaelsen-Melancholie-Skala.

Rating|skala, störungs|spezifische (Rating*; Skala*) *f*: (engl.) *disorder-specific rating scale*; Ratingskala*, deren Indikationsbereich (meist) auf eine best. Störungsgruppe eingegrenzt ist, z. B. Depression, Schizophrenie. Vgl. Brief Psychiatric Rating Scale; Behavior Rating Scale for Dementia; Childhood Autism Rating Scale; Delirium Rating Scale; Young Mania Rating Scale.

Rational (lat. ratio Rechnung) *n*: (engl.) *rational*; alltagsnahes Erklärungsmodell für ein Problem od. eine Störung, das dazu dient, die Entstehung u. therapeutische Veränderung psychischer Störungen verständlich zu machen (kognitive Vorbereitung); wenn aus dem Erklärungsmodell Interventionsmaßnahmen abgeleitet werden können, wird die Bez. Therapierational* verwendet.

Rationalisierung (Rational*): (engl.) *rationalisation*; ursprünglich aus der Psychoanalyse stammende Bez. für einen Abwehrmechanismus*, durch den die nichtrationale, affektive u. tatsächl. Motivation einer Handlung durch eine rationale, logische Begründung ersetzt wird.

Ratio|skala (lat. ratio Rechnung; Skala*) *f*: (engl.) *ratio scale*; s. Skalenniveau.

Raucher|entwöhnung: (engl.) *smoking cessation training*; Unterstützung für Raucher mit dem Ziel der Nicotinkarenz; **Meth.:** **1.** Selbsthilfe; **2.** Pharmakotherapie (s. Nicotinersatztherapie); **3.** Verhaltenstherapie* i. R. eines **Nichtrauchertrainings,** verbunden mit einem Angebot von Information zu Risiken des Nicotinkonsums, Stabilisierung der Motivation zur Raucherentwöhnung u. alternativer Methoden der Bedürfnisbefriedigung in anderen Lebensbereichen; vgl. Chaining. Vgl. Nicotinabhängigkeit.

Raum|a|gnosie (A-*; -gnos*) *f*: (engl.) *spatial agnosia*; s. Agnosie; Raumorientierungsstörung.

Raum|orientierungs|störung: **1.** (engl.) *spatial orientation disorder*; Form der gestörten visuellen, visuell-propriozeptiven, visuell-vestibulären, haptischen u./od auditiven Wahrnehmung der eigenen Lage, Position u. Bewegung im umgebenden Raum; **Vork.:** z. B. nach fokalen zerebralen Läsionen od. Funktionsstörungen, meist im Bereich des rechten Brodmann-Areals 7 (posteriorer Parietal- u. angrenzender Okzipitalkortex); vgl. Apraxie. **2.** gestörte topographische Raumorientierung; Beeinträchtigung der Orientierung innerhalb der topographischen Umgebungsstruktur; **Einteilung:** **a)** topographische Amnesie: Raumkoordinaten werden als vertraut erlebt, können aber topographisch nicht zugeordnet werden; **b)** topographische Agnosie: vertraute Umgebungselemente werden nicht erkannt; **Urs.:** Beeinträchtigung von Aufmerksamkeit od. Gedächtnis, unilaterale räumliche Neglect*-Syndrome, elementare visuoperzeptive Störungen; **Vork.:** bei Entwicklungsstörungen*, Demenz*, ZNS-Traumata, zerebrovaskulärer Schädigung, neurochirurgischen Interventionen, Epilepsie*. **DD:** abzugrenzen von der örtlichen Orientierungsstörung, bei der es sich um ein Nicht-Wissen um den gegenwärtigen Ort handelt, die Topographie der Umgebungsstruktur aber durchaus repräsentiert sein kann.

Raum|re|präsentation (lat. repraesentatio Darstellung) *f*: (engl.) *spatial representation*; sensomotorische Codierung umgebender räumlicher Strukturen im Gehirn (prämotorischer u. motorischer Kortex*, Hippocampus). Vgl. Raumwahrnehmung.

Raum|schwelle: (engl.) *spatial barrier*; kleinste Distanz, bei der 2 Tastwahrnehmungen voneinander getrennt wahrgenommen werden können; **Formen:** **1. simultane** Raumschwelle: Reize werden gleichzeitig gesetzt; Werte: 1–2 mm (Zungen- u. Fingerspitze) bis zu 68 mm (Rücken, Oberarm, Oberschenkel); **2. sukzessive** Raumschwelle: Reize werden nacheinander gesetzt; besseres Auflösungsvermögen (ca. ein Viertel der simultanen Raumschwelle).

Raum|wahrnehmung: (engl.) *raspatial perception*; integrativer, über verschiedene Sinnesmodalitäten vermittelbarer Wahrnehmungsprozess, aufgrund dessen die dreidimensionale Natur der Umwelt u. die darin enthaltenen Objekte hinsichtlich ihrer Stellung, Richtung, Entfernung, Größe u. Ausdehnung, sowie die räumliche Relation des eigenen Körpers innerhalb dieser Umwelt u. zu den Objekten erkannt werden kann; Raumwahrnehmung beim Menschen bevorzugt über visuelle, auditive u. haptische Reize; der Vestibularapparat* ist für den Gleichgewicht- u. Lagesinn im Raum von besonderer Bedeutung. **1.** Das visuelle System ist zur Winkel-, Abstands- u. Positionseinschätzung befähigt. Je komplexer z. B. die Winkelschätzungsaufgabe ist, umso mehr ist die linke Gehirnhälte in die Informationsverarbeitung einbezogen, bei einfachen Aufgaben, z. B. der Winkelschätzung, ist überwiegend die rechte Gehirnhälfte aktiviert. Zum **räumlichen Sehen** (Wahrnehmung der sog. Tiefe) tragen verschiedene Aspekte bei, um aus auf der Netzhaut zweidimensional abgebildeten Reizen räumliche Dimensionen entstehen zu lassen. Monokulär (mit einem Auge, Monoskopie) kann Tiefe durch folgende Merkmale interpretiert werden: **a)** Perspektive: parallel verlaufende gerade

Objekte (z. B. Eisenbahnschiene) scheinen mit zunehmender Entfernung zusammenzulaufen; **b**) unterschiedliche Farbtöne: Objekte, die sich in der Ferne befinden (insbes. Landschaften) sind bedingt durch Dunst meist blasser als nahegelegene; **c**) relative Größe: relativ kleinere Objekte erscheinen weiter entfernt; **d**) Verdeckungen: ein verdeckendes Objekt erscheint näher als ein verdecktes; **e**) Licht-Schatten-Verteilung: Kreise, die oben hell sind u. unten dunkel, erscheinen als Ausbuchtungen, umgekehrt als Einbuchtungen, da der Einfluss der Licht-Schatten-Verteilung auf die erlebte Tiefe eine Beleuchtung von oben impliziert; **f**) relative Höhe im Gesichtsfeld*: höhere Objekte erscheinen weiter entfernt als niedrigere, sofern sie unterhalb des Horizonts liegen; **g**) Bewegungsparallaxe: bewegen wir uns durch eine Szenerie (z. B. im Zug), ziehen nahe Objekte schneller am Auge vorbei, als weiter entfernte. Das monokuläre Sehen kann nicht direkt Auskunft über die Distanz zwischen den Objekten, sondern nur über deren Position im Raum geben. Beim binokulären Sehen (mit beiden Augen, Stereoskopie) wird ein zusätzlicher Mechanismus zur Tiefenwahrnehmung genutzt, welcher den wichtigsten Prozess des räumlichen Sehens darstellt u. insbesondere bei der Betrachtung von nahen Objekten von Bedeutung ist. Durch den Abstand beider Augen zueinander entstehen im linken u. rechten Auge perspektivisch leicht unterschiedliche Bilder, die in der Sehrinde* verrechnet u. zu einer einzigen plastischen Wahrnehmung des Raumes verschmolzen werden. Beim stereoskopischen Tiefensehen (syn. Stereopsis) werden dreidimensionale Bilder erfasst mit unterschiedlichen perspektivischen Abbildungen in beiden Augen (Querdisparation). Ein Punkt wird fixiert u. die relative Tiefe, respektive Entfernung anderer Punkte im Raum aus der Abweichung vom Abbild des Fixationspunktes nach nasal od. temporal auf der jeweiligen Netzhaut wird erschlossen. Liegt ein Objekt näher als etwa 6 m, werden auf beiden Netzhäuten Punkte getroffen, die deutlich voneinander abweichen. Liegt ein Fixierpunkt weit entfernt, fallen dessen Reize auf die sich entsprechenden Gebieten auf den beiden Netzhäuten u. die korrespondierenden Rezeptoren werden aktiviert, um Tiefenwahrnehmung herzustellen. Raumwahrnehmung kann auch künstlich durch zweidimensionale Bilder hervorgerufen werden. Stereoskopische Teilbilder können den Augen getrennt dargeboten werden, so dass das linke Auge nur das linke u. das rechte Auge nur das rechte Bild zu sehen bekommt. Auch andere zweidimensionale Konfigurationen können den Eindruck eines dreidimensionalen Raumes zustande bringen. **2.** Die **auditive Raumwahrnehmung** beruht auf der Hörleistung des auditiven Systems, das sich hauptsächlich zweier Mechanismen bedient, um eine Schallquelle örtlich einordnen zu können. Beiden Prinzipien liegt die Tatsache zugrunde, dass das eine Ohr i. d. R. eine andere Position relativ zur Schallquelle hat als das andere (s. Richtungshören). Nur wenn sich die Schallquelle genau mittig vor od. hinter dem Kopf befindet, ergeben sich für beide Ohren identische Verhältnisse. Einerseits ist die Schallintensität bei demjenigen Ohr, das sich im „Schatten" des Kopfes befindet, geringer, wodurch eine örtliche Orientierung* möglich wird. Andererseits sind die Wegstrecken der Schallwellen unterschiedlich lang für die beiden Ohren, wodurch bereits kleinste Laufzeitdifferenzen zur Lokalisation der Schallquelle ausreichen. Raumorientierung erfordert die Integration multimodaler Sinneswahrnehmungen, welche die Bildung einer sog. kognitiven Landkarte (integrierte kognitive Repräsentation des Raumes aus einer übergeordneten Perspektive) ermöglichen. **Störungen der Raumwahrnehmung** können einerseits durch kortikale Läsionen (z. B. Balint*-Syndrom) od. durch Beeinträchtigung des visuellen- od. des Vestibularapparates verursacht sein. Bei angeborenem Strabismus* wird i. d. R. der Seheindruck des schielenden Auges unterdrückt. Bei der Raumagnosie (s. Agnosie) ist die Fähigkeit zur Einschätzung der Größe u. Tiefe eines Raumes beeinträchtigt od. Teile des Raumes werden nicht mehr wahrgenommen (Neglect*). Die Entfernung zwischen verschiedenen Raumpunkten wird nicht korrekt od. nur unvollständig erkannt u. nach Vorstellung erfasst. Die Betroffenen finden sich daher örtlich nur unzulänglich zurecht, obgleich keine allgemeine Verwirrtheit vorliegt, sondern eine Raumorientierungsstörung*. Ebenfalls unter Störungen der Raumwahrnehmung fallen die See-, Flug-, Zug- od. Autokrankheit, bei der durch Schwingen, Drehen, Schütteln od. Auf-und-Niederbewegungen Symptome wie Übelkeit, Schwindel, Blässe u. Erbrechen ausgelöst werden können. Diese entstehen durch die Nicht-Übereinstimmung der körperinternen u. der Informationen aus der Außenwelt. Meist klingen die Symptome von selbst wieder ab. Das Vermeiden von ungünstigen Bewegungsabläufen od. Drehbewegungen, sowie den Blick auf weit entfernte Objekte zu richten, kann dabei helfen; ebenso können präventiv od. mildernd Antiemetika (Histamin-H_1-Rezeptoren-Blocker, Scopolamin) eingenommen werden. Die Raumwahrnehmung kann auch i. R. von Illusionen* od. Halluzinationen* gestört sein.

Rausch: **1.** (engl.) *drunkenness*; i. e. S. Bezeichnung für Symptome bei akuter Alkoholintoxikation*; **2.** (engl.) *intoxication*; i. w. S. Zustand mit Veränderung von Erleben u. Gefühlen (z. B. Ekstase*, Euphorie*) nach Konsum von psychotropen Substanzen* o. a. Reizen (z. B. Musik); ggf. Form der Substanzstörungen* (ICD-10); **3.** (engl.) *pathologic intoxication*; s. Rausch, pathologischer.

Rausch|mittel: (engl.) *narcotic agent*; s. Substanzen, psychotrope.

Rausch, patho|logischer: (engl.) *pathologic intoxication*; komplizierter Rausch; organisch bedingte

Psychose* nach Zufuhr relativ geringer Menge Alkohol; **Vork.:** v. a. nach Schädelhirntrauma, bei Epilepsie, zerebrovaskulärer Insuffizienz, Mangel an Aldehyddehydrogenase*; **Klin.:** kurze Zeitspanne (wenige Minuten) zwischen Konsum u. Auftreten der Sympt., z. B. Dämmerzustand*, Angst*, Unruhe*, Verhaltensstörungen (v. a. aggressive Ausbrüche, die für die Person in nüchternem Zustand untypisch sind), Orientierungsstörungen*, Bewusstseinsstörungen*, Gedächtnisstörungen*, Illusionen*, Halluzinationen*; Dauer zwischen wenigen Minuten u. einer Viertelstunde, endet häufig mit Terminalschlaf; **Ther.:** aufgrund der kurzen Dauer häufig keine Ther., ggf. Haloperidol* od. Diazepam*. Vgl. Alkoholintoxikation.

Rausch|trinken: (engl.) *binge drinking*; s. Alkoholexzess.

Rauten|hirn: (engl.) *rhombencephalon*; s. Rhombencephalon.

Rauwolfia-Alkaloide (Leonhard Rauwolf, Arzt, Augsburg, 1540–1596; arabisch al-kalij kalzinierte Asche; -id*) *f pl*: (engl.) *Rauwolfia alkaloids*; Bez. für ca. 60 verschiedene Alkaloide (Monoterpen-Indolalkaloide) des Yohimban-, Heteroyohimban-, Sarpagan- u. Ajmalantyps aus der Wurzel der Rauwolfia serpentina (indische Schlangenwurzel; wächst v. a. in tropischen Gebieten, gehört zu den enzianartigen Pflanzen); **Wirkung:** dem Alkaloidgemisch wird eine sedierende, abführende, Blutdruck senkende, Krampf lösende u. Stimmung aufhellende Wirkung nachgesagt; Hauptwirkstoffe sind Reserpin* u. Rescinnamin.

Raven-Matrizen-Tests *m pl*: (engl.) *Raven's progressive matrices*; Fremdbeurteilungsverfahren zur Erfassung der kognitiven Fähigkeiten (generelle u. fluide Intelligenz*); nonverbaler Multiple-Choice-Test, bei dem Symmetrie, Asymmetrie, Differenz, Ähnlichkeit u. Gestaltbildung von Mustern erkannt u. zugeordnet werden sollen; es exitieren deutschsprachige Versionen; als Gruppentest durchführbar; **Formen: 1. Standard Progressive Matrices** (Abk. SPM): Originalform; besteht aus 5 Sets (A bis E) mit je 12 Items (schwarz auf weißem Papier) ansteigender Schwierigkeit; für Kinder ab 6 Jahren u. Erwachsene; Testdauer: ca. 45 Min.; **2. Coloured Progressive Matrices** (Abk. CPM): enthält Set A u. B. der SPM sowie ein weiteres Set (Ab) mit 12 Items (die meisten schwarz auf farbigem Papier, zur visuellen Stimulation); für Kinder im Alter von 4–12 Jahren; bei körperlichen od. geistigen Behinderungen, Aphasie*, Gehörlosigkeit, Lernbehinderungen*, unzureichenden Sprachkenntnissen; Testdauer: ca. 20–30 Min.; **3. Advanced Progressive Matrices** (Abk. APM): Version mit 48 Items, Set I mit 12 u. Set II mit 36 Items (schwarz auf weißem Papier), ansteigender Schwierigkeitsgrad; für Jugendliche ab 15 Jahren u. Erwachsene mit überdurchschnittlicher Intelligenz; Testdauer: Set I u. II ca. 1 Std., Set II ca. 40 Minuten; **Anw.:** Intelligenzdiagnostik*; in vergleichenden Studien, v. a. in der klinischen Psychologie, Schulpsychologie.

Raynaud-Syn|drom (Maurice R., Internist, Paris, 1834–1881) *n*: (engl.) *Raynaud's syndrome*; durch arterielle Vasokonstriktion (Gefäßkrämpfe) bedingte, anfallartig auftretende Ischämiezustände meist an den Fingern (2.–5.); Auslösung durch Kälte od. emotionalen Stress*; **Formen: 1. primäres** Raynaud-Syndrom (syn. Raynaud-Krankheit): Auftreten der Sympt. ohne erkennbare Grunderkrankung; m : w = 1 : 4; Auslösung durch endo- u. exogene Noxen sowie psychische Belastung möglich; **2. sekundäres** Raynaud-Syndrom (syn. Raynaud-Phänomen): Auftreten z. B. bei Thrombangiitis obliterans, progressiver Sklerodermie, Kryoglobulinämie, Kälteagglutininkrankheit, nach versch. Traumen, insbes. Vibrationstraumen (sog. Weißfingerkrankheit), u. Intoxikationen (z. B. durch Schwermetalle, Vinylchlorid); **Klin.:** Ischämie (Blässe), dann Zyanose u. schmerzhafte reaktive Hyperämie; bei längerem Bestehen sekundäre Schädigung der Gefäßwände (Intimaverdickung, Kapillaraneurysmen) mit nachfolgender Nekrose u. Gangrän.

RBANS: Abk. für (engl.) ***R**epeatable **B**attery for **A**ssessment of **N**europsychological **S**tatus*; in den USA entwickeltes neuropsychologisches Testverfahren (sog. Paper/Pencil-Test) zur Prüfung der kognitiven Leistungsfähigkeit; Inhalt: verbales u. nichtverbales Lernen, Aufmerksamkeits-, Arbeits- u. episodisches Gedächtnis (verbal, nichtverbal), Wortflüssigkeit, Zahlenspannen-Test, räumliche Fähigkeiten, Figuren-Test, Benennen; modulare Anw. der Einzelkomponenten möglich; übertragen in >20 Sprachen; deutsche, validierte Version liegt vor; nach Alter u. Geschlecht gewichtete Normen für Allgemeinbevölkerung (USA) sowie Parallelversionen (für wiederholte Anw. ohne störende Lerneffekte, damit Eignung als Endpunkt in klinischen Studien) liegen vor; **Anw.:** z. B. in klinischen Studien, u. a. zu Schizophrenie, Parkinson-Syndrom, Alzheimer-Krankheit u. Chorea Huntington; **Testdauer:** ca. 25 Minuten.

RCMAS: Abk. für (engl.) ***R**evised* **C**hildren's **M**anifest-**A**nxiety-**S**cale*.

RCT: Abk. für (engl.) ***r**andomised **c**ontrolled **t**rial*; s. Studie, randomisierte kontrollierte.

RD: Abk. für **R**isiko**d**ifferenz*.

Re-: auch Red-; Wortteil mit der Bedeutung zurück, Rück-, in den früheren Zustand, an die richtige Stelle, Wieder-; von lat. re-.

Reading the Mind in the Eyes: Test zur Erkennung des emotionalen Ausdrucks in Gesichtern auf Fotografien; bildet Fähigkeit zur Mentalisierung* ab; liegt als Erwachsenen- (36 Items) u. Kinderversion (28 Items) vor; **klin. Bedeutung:** eingeschränkte Leistung bei Autismus*, Autismus*-Spektrum-Störung, frontotemporaler Demenz* u. a. Frontalhirnschädigungen (vgl. Sally-Anne-Test).

Re|agibilität (Re-*; lat. agere tun, vollbringen) *f*: (engl.) *responsiveness*; Reaktionsfähigkeit*.

Re|aktanz (Re-*; lat. agere tun, vollbringen) *f*: (engl.) *reactance*; Widerspruch; (psychol.) Zustand der psychischen Erregung u. Ablehnung nach tatsächlicher, subjektiv wahrgenommener od. antizipierter Einengung des Verhaltensspielraums, der sich gegen jede weitere Beschränkung richtet u. auf Wiedererlangen der (real od. vermeintlich) verlorenen Handlungsfreiheit abzielt; vgl. Widerstand.

Re|aktion (Re-*; lat. agere tun, vollbringen) *f*: **1.** (engl.) *reaction*; (physiol.) Antwort eines Erfolgsorgans (z. B. Muskelzellen od. Drüsen; s. Effektor) auf einen überschwelligen Reiz*; **2.** (psychol.) Antwort eines Organismus auf einen Reiz, erkennbar als Verhalten*, das ein Reflex* od. eine komplexe Verhaltensweise bzw. zielgerichtete Handlung sein kann; **3.** (psychoanalyt.) s. Reaktionsbildung.

Re|aktion, akute epi|leptische (Reaktion*) *f*: (engl.) *acute epileptic reaction*; s. Anfall, epileptischer.

Re|aktion, elektro|dermale (Reaktion*) *f*: (engl.) *electrodermal reaction*; s. Aktivität, elektrodermale.

Re|aktion, idio|syn|kratische (Reaktion*) *f*: **1.** (engl.) *idiosyncratic reaction*; syn. Idiosynkrasie; angeborene Überempfindlichkeit gegenüber Substanzen, die bereits beim Erstkontakt u. ohne vorherige Sensibilisierung auftritt; **2.** idiosyncrasy wird in der englischen Sprache verwendet als allgemeine Bez. für Merkmale, durch die sich eine Person od. eine Gruppe deutlich von anderen Menschen abhebt; das davon abgeleitete Adjektiv idiosyncratic (idiosynkratisch) wird zunehmend im deutschen Sprachgebrauch eingesetzt.

Re|aktion, konditionierte (Reaktion*) *f*: (engl.) *conditioned response (CR)*; i. R. der klassischen Konditionierung* durch einen konditionierten Reiz*hervorgerufene Reaktion; kann sowohl der unkonditionierten Reaktion* (engl. unconditioned response, Abk. UCR) entsprechen (z. B. bei Angstreaktion*), als auch von dieser verschieden sein od. ihr Gegenteil (auch kompensatorische CR genannt) darstellen. **Beispiel: 1.** Die CR der Herzfrequenz auf einen Elektroschock ist z. B. eine erniedrigte Herzfrequenz, da die UCR biphasisch ist (die Herzfrequenz steigt zunächst an, um dann unter die ursprüngliche Rate abzusinken). **2.** Manchmal tritt emotionale Taubheit statt Furcht als CR auf, wenn jemand mit einem furchtrelevanten konditionierten Reiz konfrontiert wurde, denn oftmals folgt ein Gefühl der inneren Leere auf starke Furcht. Vgl. Reaktion, unkonditionierte.

Re|aktions|bereitschaft (Reaktion*): (engl.) *reaction potential*; zielgerichtete Aufmerksamkeit* bzw. Gestimmtheit in Erwartung eines Reizes*.

Re|aktions|bildung (Reaktion*): (engl.) *reaction formation*; in der Psychoanalyse Bez. für einen Abwehrmechanismus*, der zur Ausbildung von dauerhaften Verhaltensweisen führt, die einem verdrängten Wunsch entgegengesetzt sind; Wünsche sind hier Triebimpulse des Es*, die durch das Gewissen (Über*-Ich) so stark abgelehnt werden, dass der Impuls in sein Gegenteil umgekehrt wird (Schutz des Ich* vor den Angst besetzten Trieben). Beispiel: Der Hass gegen einen Elternteil wird durch übermäßige Liebe ersetzt.

Re|aktions|fähigkeit (Reaktion*): (engl.) *responsiveness*; syn. Reagibilität; Ausmaß, in dem eine Person in der Lage ist, auf Reize* angemessen zu antworten, wobei sensorische Reaktionsfähigkeit, zentrale Verarbeitung u. effektorisches Verhalten unterschieden werden; wichtiges Untersuchungsmittel ist die Erfassung der Reaktionszeit*. Unter **emotionaler** Reaktionsfähigkeit wird die sog. emotionale Schwingungsfähigkeit verstanden, d. h. die Kapazität des Individuums zu angemessenen emotionalen Reaktionen auf Interaktionen od. andere Umweltreize. **Hinweis:** Reaktionsfähigkeit wird z. T. auch als Bez. für das Ausmaß der Reaktion auf externe Reize, z. B. bei der Stressreaktion verwendet u. eine verstärkte Reaktionsfähigkeit ist in diesem Sinne mit einer negativen Konnotation verknüpft.

Re|aktions|hemmung (Reaktion*): (engl.) *response inhibition*; Fähigkeit, automatische Reaktionen u. aufgabenirrelevante bzw. interferierende Handlungsimpulse zu hemmen u. eine laufende Handlung zu unterbrechen (s. Hemmung); gehört zu den am frühesten erworbenen supervidierenden Exekutivfunktionen*; kann durch emotionale Aktivierung vermindert werden; **klin. Bedeutung:** Einige Modelle der ADHS führen die beobachteten Defizite auf einen Mangel an Hemmungskontrolle zurück. Mangelnde Reaktionshemmung kommt u. a. auch vor bei Schädigung des Präfrontalkortex, Schizophrenie* u. Impulskontrollstörungen*.

Re|aktion, situations|spezifische (Reaktion*) *f*: (engl.) *specific reaction*; an bestimmte äußere Bedingungen geknüpfte Reaktion; s. Auslösemechanismus, angeborener.

Re|aktions|ketten|hypo|these (Reaktion*; Hypothese*) *f*: (engl.) *cascade of reaction hypothesis*; Annahme (W. James), wonach Bewegungen als Verkettung von Reaktionen* zu verstehen sind, die nur mit Hilfe von Feedback* ausgeführt werden können; dabei löst die Rückmeldung jeder einzelnen Komponente einer Bewegungssequenz die jeweils nächste Komponente aus. Dies weist auf die Bedeutung der taktilen, vestibulären, auditiven, kinästhetischen, organischen, interozeptiven, visuellen Körpersignale für die Bewegungswahrnehmung u. -steuerung hin. **Hinweis:** Die Annahme in ihrer ursprünglichen Form hat sich als falsch erwiesen, da Bewegungen z. B. auch nach chirurgischer Entfernung od. verletzungsbedingter Beeinträchtigung von Feedbacksystemen möglich sind. Einige Bewegungen können auch ohne propriozeptive Rückmeldung ausgeführt werden (erhöhter kognitiver Aufwand; Bewegung schwerfälliger u. ungenauer).

Re|aktions|kon|troll|strategie (Reaktion*; Kontrolle*) *f*: (engl.) *reaction control strategy*; Strategien zur

R

Veränderung bzw. Kontrolle von produktiven Verhaltensweisen (d. h. beobachtbares Verhalten im Gegensatz zu nicht gezeigtem Verhalten), z. B. unkontrollierte Impulsausbrüche; **Beispiel:** Patient lernt, vor jeder Reaktion zuerst kurz einzuatmen u. die Konsequenzen seines Verhaltens zu bedenken.

Re|aktions|management (Reaktion*) *n*: **1.** (engl.) *reaction management*; Bez. für die Bewältigung der (Angst-)Reaktion i. R. der Konfrontationstherapie*, v. a. im Kontext der Konfrontation* bei Zwangsstörung* u. der dabei notwendigen Verhinderung von Zwangshandlungen*; **Durchführung:** Der Patient wird angeleitet, seine Symptomatik genau zu beobachten u. zu beschreiben, ohne sie gezielt zu beeinflussen. Durch Habituation* reduziert sich die Symptomatik; **2.** i. w. S. auch Bez. für Selbstkontrollstrategie bezüglich verschiedener situativ ausgelöster problematischer Verhaltensweisen; vgl. Reaktionskontrollstrategie; Selbstkontrollverfahren.

Re|aktions|typ, exo|gener (Reaktion*) *m*: (engl.) *exogenous reaction type*; Bez. (K. Bonhoeffer) für eine durch (qualitative) Bewusstseinsstörungen*, Wahnsymptome u. Halluzinationen* gekennzeichnete Symptomatik bei organisch bedingter Psychose*; auch gekennzeichnet durch Disposition des Betroffenen für die Erkrankung u. Auslösung durch eine hirnorganische Erkrankung, Intoxikation od. Infektion; **1. akuter** exogener Reaktionstyp: Durchgangssyndrom*, Dämmerzustand*, Delir*; **2. chronischer** exogener Reaktionstyp: hirndiffuses Psychosyndrom, hirnlokales Psychosyndrom*.

Re|aktions|verhinderung (Reaktion*): (engl.) *response prevention*; Methode der Verhaltenstherapie*, bei der während u. nach der Konfrontation* mit dem auslösenden Reiz die entspr. Reaktion (Vermeidungsverhalten* bzw. Zwangshandlung*) verhindert wird, indem die Konfrontationssituation so lange aufrechterhalten wird, bis bei dem Betroffenen die zugehörige Angst ausreichend nachgelassen hat; **Anw.:** bei Angststörung* u. Zwangsstörung*.

Re|aktions|zeit (Reaktion*): (engl.) *reaction time, response time*; Zeit, die zwischen dem Beginn einer Reizpräsentation u. dem Beginn einer Reaktion verstreicht; setzt sich aus den Zeiten für die einzelnen Teilprozesse, z. B. Wahrnehmung, Handlungsauswahl (wenn es mehrere Möglichkeiten gibt, auf einen Reiz zu reagieren) u. motorische Ausführung, zusammen; **klin. Bedeutung: 1. verlängert** bei monotonen Reizen, Müdigkeit od. infolge Konsums hemmender psychotroper Substanzen (Alkohol- od. Drogeneinfluss), auch bei versch. Krankheiten, schlechten Wahrnehmungsbedingungen od. wenn Reize schwer vorhersagbar sind; **2. verkürzt** durch interessante od. neue Reize, bei intensiven Reizen, wenn Reiz u. Reaktion kompatibel sind, wenn bewusste od. unbewusste Erwartungen vorliegen od. infolge Konsums stimulierender psychotroper Substanzen. Vgl. Reaktionsfähigkeit.

Reaktions|zeit|aufgabe, serielle (Reaktion*): (engl.) *serial reaction time task (Abk. SRTT)*; visuell-motorische Aufgabe zur Prüfung des implizierten Gedächtnisses bzw. Lernens; Regelmäßigkeit in der Abfolge der Reizdarbietung verkürzt Reaktionszeit*; **klin. Bedeutung:** eingeschränkte Leistung bei Schizophrenie* als Indikator für Beeinträchtigung beim Erlernen von Fertigkeiten (Komponente des nichtdeklarativen Gedächtnisses).

Re|aktions|zeit|forschung (Reaktion*): (engl.) *reaction time research*; Forschungsrichtung, die Reaktionszeitaufgaben (Messung der Reaktionszeit*) verwendet, um Struktur u. zeitlichen Verlauf mentaler Vorgänge aufzuklären.

Re|aktions|zyklus, sexueller (Reaktion*) *m*: (engl.) *sexual response cycle*; von W. Masters u. V. Johnson beschriebene physiol. Veränderungen bei Geschlechtsverkehr u. Masturbation, v. a. aus didakt. Gründen als Abfolge von Phasen eines Zyklus dargestellt (s. Abb.); Erlebnisqualität u. erreichte Befriedigung variieren trotz relativer Konstanz des physiol. Prozesses in Abhängigkeit von psychischen, situativen u. körperl. Faktoren (z. B. Alter) intra- u. interindividuell u. U. erheblich (insbes. bei Frauen). **Einteilung: 1. Erregungsphase:** **a)** bei der Frau: Anschwellen der Glans clitoridis, vaginale Lubrikation, Erweiterung der Vagina, partielle Elevation des Uterus, Auseinanderweichen der Labia majora, Vergrößerung der Labia minora; extragenital: Mamillenerektion, Vergrößerung der Brust, Zeichen willkürlicher u. unwillkürlicher Muskelspannung, Zunahme der Herzfrequenz, Blutdruckanstieg; **b)** beim Mann: Erektion, Elevation des Skrotums, Verdickung der Skrotalhaut, partielle Elevation beider Hoden; extragenital: evtl. Mamillenerektion, willkürliche u. unwillkürliche Muskelspannung, Zunahme der Herzfrequenz, Blutdruckanstieg; mögl. Störungen: s. Erregungsstörung, sexuelle; **2. Plateauphase: a)** bei der Frau: Klitoris wird in Richtung Symphyse gezogen, Ausbildung der orgast. Manschette (Vaginalmuskelanspannung) im äußeren Drittel der Vagina, volle Elevation des Uterus, Auseinanderweichen u. Abflachen der Labia majora, leichte Sekretion der Bartholin-Drüsen; extragenital: prall gefüllte Mamillen, sog. sex flush (Hautrötung) an der Brust, der sich über den Gesamtkörper ausbreiten kann, Muskelspannung, beginnende Hyperventilation, Herzfrequenz: 100–175/min, Blutdruckanstieg systolisch (20–60 mmHg) u. diastolisch (10–20 mmHg); **b)** beim Mann: Erektion, volle Elevation u. Vergrößerung der Hoden; extragenital: evtl. Mamillenerektion, beginnender sex flush (v. a. an Brust, Hals, Gesicht), Muskelspannung, beginnende Hyperventilation, Herzfrequenz: 100–175/min, Blutdruckanstieg systolisch (20–80 mmHg) u. diastolisch (10–40 mmHg); mögl. Störungen: Dyspareunie*, besonders bei Frauen; auch Vaginismus*; **3. Orgas-**

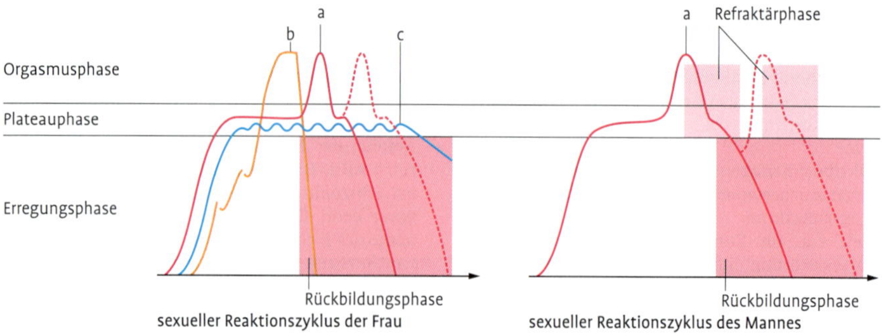

Reaktionszyklus, sexueller: a: Ablauf mit Erreichen des Orgasmus bzw. multipler Orgasmen; b: mehrere kurze Abfälle während der Erregungsphase u. sehr rasche Rückbildung; c: Erregung erreicht (nur) die Plateauphase, sehr langsame Rückbildung

musphase: a) bei der Frau: Kontraktionen der orgast. Manschette u. des Uterus; extragenital: sex flush bei ca. 75 % der Frauen, Muskelkontraktionen am ganzen Körper möglich, Hyperventilation, Tachykardie (110 bis >180/min), Blutdruckanstieg systolisch (30–80 mmHg) u. diastolisch (20–40 mmHg); **b**) beim Mann: austreibende Kontraktionen des Penis; extragenital: gut ausgebildeter sex flush bei ca. 25 % der Männer, Muskelkontraktionen am ganzen Körper möglich, Hyperventilation, Tachykardie (110–180/min), Blutdruckanstieg systolisch (40–100 mmHg) u. diastolisch (20–50 mmHg); mögl. Störungen: s. Orgasmusstörungen; **4. Rückbildungsphase:** a) bei der Frau: Rückkehr der Klitoris zur Normallage, Abschwellen der orgast. Manschette der Vagina, Öffnung des äußeren Muttermundes, Rückkehr des Uterus zur Ausgangslage, Rückbildung der Veränderungen an den Labia majora u. minora; extragenital: Rückbildung der Mamillenerektion, der Brustvergrößerung sowie des sex flushs, Nachlassen der Muskelspannung am Körper, Rückbildung der Hyperventilation, der Tachykardie u. des erhöhten Blutdrucks, Transpiration unabhängig von der körperl. Aktivität; **b**) beim Mann: Rückgang der Erektion, Rückgang der Elevation von Hoden u. Skrotum sowie der Größenzunahme der Hoden; extragenital: Rückbildung des sex flushs, Nachlassen der Muskelspannung am Körper, Rückbildung der Hyperventilation, der Tachykardie u. des erhöhten Blutdrucks, ggf. Auftreten einer Transpiration (meist auf Fußsohlen u. Handflächen beschränkt); mögl. Störungen: unvollständige od. ausbleibende sexuelle Befriedigung. Diesen Phasen vorgeschaltet ist die von Masters u. Johnson noch nicht beschriebene Appetenzphase, in der sexuelle Appetenzstörungen* auftreten können. Vgl. Funktionsstörung, sexuelle.

Re|aktion, un|konditionierte (Reaktion*) *f*: (engl.) *unconditioned response (UCR)*; i. R. der klassischen Konditionierung* die Reaktion, die durch einen unkonditionierten Reiz* hervorgerufen wird, ohne dass zuvor geübt wurde od. Lernprozesse stattgefunden haben; unkonditionierte Reaktionen auf bedrohliche Ereignisse sind z. B. Angstreaktionen*. Zu den als positiv wahrgenommenen unkonditionierten Reaktionen auf Nicotin gehören die positiven Gefühle beim Rauchen sowie die kurzfristige Verbesserung von Aufmerksamkeit, Gedächtnis u. Lernen. Vgl. Reaktion, konditionierte.

Re|aktivität (Re-*; Aktivität*) *f*: **1.** (engl.) *reactivity*; (statist.) Beeinträchtigung der externen Validität* einer Messung; umfasst Beeinflussung des zu messenden Sachverhalts durch die Messung selbst (z. B. Ermüdung u. Motivationsverlust bei aufwendiger Befragung), Tendenz zur positiven Selbstdarstellung, Habituation od. Sensibilisierung; **2.** (psychophysiol.) Ausmaß, in dem bestimmte Kennwerte physiol. Prozesse bei Belastung od. Stimulation ansteigen; z. B. kardiovaskuläre Reaktivität: Personen mit Hypertonie in der Familiengeschichte haben stärkere Blutdruckreaktivität auf verschiedene Stressoren.

Real|angst (Realität*): (engl.) *realistic anxiety*; s. Angst.

Real|definition (Realität*) *f*: (engl.) *real definition*; Definition eines Gegenstands durch genauere Beschreibung seiner Merkmale u. Eigenschaften; z. B. im diagnostischen Prozess, um anhand der genauen Beschreibung einzelner Symptome eine bestimmte Diagnose abzuleiten, die Voraussetzung für Therapieplanung* u. Forschung ist.

Realität (lat. realis sachlich, wesentlich) *f*: (engl.) *reality*; Bez. für das Tatsächliche, die Wirklichkeit, die Struktur der sozialen u. natürlichen Welt; **Einteilung: 1.** objektive Realität: vom Bewusstsein des Wahrnehmenden unabhängige Gegebenheiten; **2.** subjektive Realität: die Welt, die das Individuum wahrnimmt u. erlebt. Vgl. Realitätswahrnehmung; Realitätsprüfung; Realität, virtuelle.

Realitäts|leugnung (Realität*): (engl.) *scotomization*; s. Realitätswahrnehmung.

R

Realitäts|orientierungs|training (Realität*) *n*: (engl.) *reality orientation training*; auf lerntheoretischen Grundlagen basierender Ansatz zum Umgang insbes. mit dementiell erkrankten Patienten; **Ziel:** gezielte Förderung der zeitlichen, örtlichen u. persönlichen Orientierung* bei Demenz*.

Realitäts|prüfung (Realität*): (engl.) *reality check*; Bez. für die Unterscheidung von Wahrnehmung der äußeren, sozial geteilten Realität u. Phantasie od. Halluzination*, erweiterbar auf den Unterschied von plausibler Überzeugung u. Wahn*.

Realitäts|verlust (Realität*): (engl.) *derealization*; s. Realitätswahrnehmung.

Realitäts|wahrnehmung (Realität*): (engl.) *perception of reality*; Wahrnehmung* dessen, was in einem allgemeinen sozialen Konsens als das Tatsächliche, die Wirklichkeit, die Struktur der sozialen u. natürlichen Welt betreffend gilt, wobei u. a. die Wahrnehmung der Außenwelt mit den inneren Vorstellungen, Annahmen u. Hypothesen einer Person abgeglichen wird. Dadurch können die Bedeutungen, die eine Person ihren Wahrnehmungen u. Erlebnissen zumisst, einer anderen Person in gleicher Weise zugänglich gemacht werden. **Klin. Bedeutung:** Z. B. beim psychotischen Erleben (Wahn*, Halluzination*) können durch veränderte Interpretation der wahrgenommenen inneren u. äußeren Welt Realitätsverzerrungen (ebenfalls z. B. im Alkohol- od. Drogenrausch) bis hin zum Realitätsverlust auftreten (z. B. bei chronischer Schizophrenie*). Realitätsleugnung kann auch im Sinne eines Abwehrmechanismus* mehr od. minder bewusst eingesetzt werden, um relevante (meist unangenehme) Fakten, Vorgänge od. eigenes Erleben zu negieren od. zu unterdrücken, z. B. Ignorieren der Tatsache, dass man von nahestehenden Personen angelogen wird.

Realität, virtuelle (Realität*) *f*: (engl.) *virtual reality*, Abk. VR; Form der Mensch-Computer-Interaktion, bei welcher der Anwender nicht nur Beobachter von Bildschirmpräsentationen ist, sondern aktiver Teilnehmer in einer computergenerierten dreidimensionalen Umgebung; der Nutzer einer virtuellen Realität soll sich in dieser möglichst natürlich bewegen können, Feedback über seine Aktivitäten bekommen u. ggf. mit der dargebotenen Umwelt od. anderen Nutzern interagieren. Das Ziel ist, eine möglichst hohe Immersion (Abdeckung der Sinne mit virtuellen Sinneseindrücken) zu erreichen u. damit das Gefühl von Präsenz zu ermöglichen. Die beiden wichtigsten Präsentationssysteme sind das am Kopf befestigte Display (engl. head mounted display, Abk. HMD) u. das begehbare VR-Interface (engl. cave automated virtual environment, Abk. CAVE). Aktuelle Systeme arbeiten meist mit visuellen u. akustischen Simulationen (wichtigste sensorische Informationen, relativ einfach zu realisieren), z. T. auch mit haptischen od. vestibulären Simulationen. Anspruchsvolle VR-Systeme ermöglichen eine Interaktion des Probanden mit der virtuellen Realität (Mensch*-Maschine-Interaktion). **Anw.:** im psychotherap. Bereich zur virtuellen Darstellung Angst auslösender Situationen (z. B. bei Flugphobie*, Höhenangst); außerdem für Verhaltenstests im Rahmen der Diagnostik (z. B. welche Facetten einer Angstsituation lösen Angst aus); **Vorteil:** ermöglicht Herstellung schwierig zu kontrollierender Reizbedingungen u. ist im Gegensatz zur Imagination* weniger auf die Vorstellungskraft des jeweiligen Probanden angewiesen. **Nachteil:** Es ist bislang umstritten, ob die Behandlungserfolge denen in der Standard-kognitiven Verhaltenstherapie gleichkommen. Es muss eine Übertragbarkeit des Erlernten auf Alltagssituationen in der realen Lebensumwelt des Patienten gewährleistet sein. Trotz stetigem technischem Fortschritt erfordert VR finanzielle Aufwendungen für Technik (Hardware) u. deren jeweilige Anpassung der Software auf die spezifischen Anforderungen der Behandlung.

Re|attribution (Re-*; Attribution*) *f*: (engl.) *reattribution*; Neubewertung, z. B. vergangener Erfahrungen, bestehender Krankheiten, vermuteter Krankheitsursachen, Neubewertung von Motiven; in der kognitiven Verhaltenstherapie* Veränderung von negativen kausalen Attributionen* (z. B. „ich bin schuld, dass mein Kind die Krankheit X hat“), um daraus folgende negative Handlungs- u. Erlebnismuster positiv zu beeinflussen; Sonderform des kognitiven Neubenennens*. Es kann ein sog. **Reattributionstraining** durchgeführt werden: Einzelverfahren sind kognitive Umstrukturierung*, übende Verfahren u. Verhaltensexperimente.

Re|birthing (engl. rebirthing Wiedergeburt): (engl.) *rebirthing*; Form der Behandlung (L. Orr) mit speziellen Atemtechniken (z. B. Anregung zur Hyperventilation*), Körperarbeit u. Meditation*; durch das Wiedererleben von prä- u. perinatalen Störungen sollen körperliche u. spirituelle Erfahrungen gemacht werden; Ziel ist die Verarbeitung von Schmerzen, die durch das angenommene Geburtstrauma früh erlitten worden sein sollen. **Wirksamkeit:** Das Rebirthing zeigt einen Mangel an eigener Theorie u. klinischer Prüfung sowie eine pauschale Pathologisierung des Geburtsvorgangs. Vgl. Atemtherapie.

Rebound-In|somnie (engl. rebound Rückstoß; lat. insomnia Schlaflosigkeit) *f*: (engl.) *sediment insomnia*; syn. Absetz-Insomnie; reaktive Insomnie* nach abruptem Absetzen von sedierend wirkenden Arzneimitteln od. Substanzen mit Abhängigkeitspotential*; **Vork.:** typischerweise nach Absetzen von Benzodiazepinen* (z. B. Flurazepam), aber auch von Nicht-Benzodiazepinhypnotika (z. B. Zolpidem*, Zopiclon*) mit Störung der Regulation des REM*-Schlafs; nach längerfristiger Therapie sollten diese Substanzen langsam abgesetzt werden; i. d. R. klingt eine Rebound-Insomnie auch ohne spezielle pharmakologische Intervention ab, sofern keine schwere Symptomatik vorliegt. Vgl. Rebound-Phänomen.

R

Rebound-Phänomen (engl. rebound Rückstoß; gr. φαίνεσθαι sich zeigen, erscheinen) *n*: **1.** (engl.) *rebound phenomenon*; Absetzphänomen; (neurol.) promptes Abbremsen u. kurze Rückstoßbewegung durch reflektorische Innervation der Muskel-Antagonisten, wenn der gegen den Widerstand des Untersuchers im Ellenbogengelenk rechtwinklig gebeugte Arm des Patienten plötzlich losgelassen wird; beim **pathol.** Rebound-Phänomen kommt es zu einer ausfahrenden Bewegung des Arms; z. B. bei Erkrankungen des Kleinhirns u. Koordinationsstörungen; vgl. Symptome, zerebellare. **2.** (pharmak.) überschießende, der Wirkung entgegengesetzte Reaktion nach plötzlichem Absetzen von Arzneimitteln nach länger dauernder Therapie, z. B. Angstzustände od. Schlafstörungen, Schmerzen nach Absetzen von Sedativa*, Schlafmitteln* u. Analgetika*, Tachykardie u. Blutdruckanstieg nach abruptem Absetzen von Beta*-Rezeptoren-Blockern.

Reb|oxetin (INN) *n*: (engl.) *reboxetine*; Noradrenalin*-Wiederaufnahme-Hemmer; Antrieb steigerndes Antidepressivum*; **Ind.:** Depression*, Dysthymie*; **Kontraind.:** Kombination mit Monoaminoxidase-Hemmern, Delir, Stillzeit; **Wechselwirkungen:** durch Metabolismus über Cytochrom P450 CYP3A4 Wechselwirkungen mit anderen Substraten dieses Enzyms möglich; **UAW:** Mundtrockenheit, Obstipation, Insomnie, Hyperhidrosis, Harnverzögerung; **Hinweis:** unzureichender Beleg für antidepressive Wirksamkeit u. geringere Wirksamkeit bzw. schlechtere Verträglichkeit im Vergleich zu selektiven Serotonin-Wiederaufnahme-Hemmern (Nutzenbewertung des IQWiG, 2009).

Receiver-Operating-Characteristics-Ana|lyse (engl. receiver Adressat; to operate anwenden; characteristics Besonderheiten; Analyse*) *f*: s. ROC-Analyse.

Recency-Ef|fekt (engl. recency Neuheit; Effektivität*) *m*: (engl.) *recency effect*; s. Positionseffekt.

R

Rechen|fähigkeit: (engl.) *calculating capacity*; Funktion, die für das Erbringen von Intelligenzleistungen essentiell ist; vgl. Rechenstörung.

Rechen|störung: (engl.) *dyscalculia*; Beeinträchtigung grundlegender Rechenfertigkeiten (Umgang mit Zahlen) bei normaler Gesamtintelligenz; **Häufigkeit:** ca. 1 %; es existieren nur ungenaue Angaben, da häufig nicht zwischen den umschriebenen Entwicklungsstörungen* schulischer Fertigkeiten unterschieden wird; **Ätiol.:** unklar (psychologische u. biologische Ansätze werden diskutiert); **Sympt.:** Defizite bei Addition, Subtraktion, Multiplikation u. Division, Schwierigkeiten bei der Erfassung von Größen u. Mengen, Verwechseln von Ziffern u. der Ziffernreihenfolge, Nichtwiedererkennen numerischer Symbole; **Diagn.:** mit standardisierten Testverfahren (z. B. Heidelberger Rechentest, Deutscher Mathematiktest) gemessene Rechenleistung liegt 2 Standardabweichung unterhalb des Niveaus, das aufgrund des Alters, der allgemeinen Intelligenz u. der Schulklasse zu erwarten wäre; Ausschluss mangelnder Förderung, geistiger Retardierung, neurologischer Erkrankungen u. emotionaler Störungen (Normalitätsannahme*); **Ther.:** spezifische Förderprogramme u. Übungsbehandlung (Lerntherapie), Beratung der Eltern; **DD:** Lese-Rechtschreibschwierigkeiten u. Rechenschwierigkeiten inf. eines unangemessenen Unterrichts, erworbene Rechenstörung (s. Akalkulie); Komorbidität mit sprachlichen Entwicklungsdefiziten u./od. visuell-räumlichen u. optischen Verarbeitungsstörungen; **Hinweis:** z. T. synonym als Dyskalkulie* bezeichnet.

Recht|schreib|fähigkeit: (engl.) *capability of spelling*; Orthographie; Fähigkeit zur korrekten Anwendung aller Regeln, welche die richtige Schreibung der Wörter einer Sprache u. die Zeichensetzung amtlich festlegen; Tests zur Untersuchung der Rechtschreibfähigkeit sind z. B. Deutscher* Rechtschreibtest, Diagnostischer* Rechtschreibtest (vgl. Lese-Rechtschreib-Tests, standardisierte); ein Trainingsprogramm für Kinder der 2–5. Klassen ist z. B. das Marburger* Eltern-Kind-Rechtschreibtraining. **Störung** der Rechtschreibfähigkeit: Lese*-Rechtschreib-Schwäche, Lese*-Rechtschreib-Störung u. isolierte Rechtschreibstörung*.

Recht|schreib-Lese-Störung: (engl.) *developmental (phonological) dyslexia*; s. Lese-Rechtschreib-Störung.

Recht|schreib|störung, isolierte: (engl.) *disorder of written expression*; umschriebene Entwicklungsstörung* der Rechtschreibfertigkeit, ohne dass eine umschriebene Lesestörung in der Vorgeschichte nachzuweisen ist; **Sympt.:** Rechtschreibfehler (abhängig vom schulischen Entwicklungsstand des Kindes), Probleme beim Buchstabieren u. mit korrektem Schreiben von Wörtern (phonetisch meist akkurat); ggf. Handschriftprobleme; es gibt keine diagnosespezifische Fehlertypologie, allerdings lassen sich immer wieder folgende Fehler finden: Reversionen (b–d, p–q, u–n), Reihenfolge od. Sukzessionsfehler, Auslassen von Buchstaben (auch–ach), Einfügungen falscher Buchstaben, Regelfehler (Dehnung, Groß- u. Kleinschreibung), Wahrnehmungsfehler (Verwechslung d–t, g–k) sowie Fehlerinkonstanz; **Diagn.:** Normalitäts-* u. Diskrepanzannahme* müssen erfüllt sein, d. h., die mit standardisiertem Rechtschreibtest erfasste Rechtschreibleistung muss unter dem Niveau liegen, das aufgrund des Alters, der allgemeinen Intelligenz u. der Schulklasse zu erwarten wäre; die Leseleistung darf nicht beeinträchtigt sein. Die Rechtschreibstörung darf nicht auf unangemessene Beschulung, neurologische Störungen, Sinnesschädigungen od. Intelligenzminderung zurückzuführen sein. **Ther.:** s. Entwicklungsstörungen, umschriebene; Lese-Rechtschreib-Störung; **Hinweis:** Eine Rechtschreibstörung ist häufig mit einer Lesestörung gekoppelt (Lese-Rechtschreib-Störung), kann aber auch ohne Vorgeschichte einer umschriebenen Lesestörung auftreten (isolierte Rechtschreibstörung).

Rechts|fähigkeit: (engl.) *legal capacity*; mit Vollendung der Geburt (§ 1 BGB) beginnende Fähigkeit jedes Menschen, Träger von Rechten u. Pflichten zu sein; endet mit dem Tod. Vgl. Geschäftsfähigkeit.

Rechts-Links-Störung: (engl.) *right-left disorientation*; Form der Agnosie* mit der Unfähigkeit, rechts u. links räumlich unterscheiden zu können; **Vork.:** z. B. bei Gerstmann*-Syndrom; häufig in Kombination mit ADHS*, Lese*-Rechtschreib-Störung (Symmetrieverwechslungen, z. B. E–3, S–?, p–q, b–d); s. Lernstörung; **Ätiol.:** Läsion des Gyrus angularis, gestörte Koordination von linker u. rechter Hirnhälfte (Fasern des Corpus* callosum); beidseitige Fehlfunktion des Parietallappens*.

Rechts|medizin (lat. ars medicina ärztliche Kunst) *f*: (engl.) *forensic medicine, legal medicine*; medizinisches Fachgebiet mit der Aufgabe, in Forschung, Lehre u. Praxis medizinische Kenntnisse u. Methoden zur Klärung rechtserheblicher Tatbestände zu erschließen u. für die ärztliche Berufsausübung Rechts- u. Standeskunde zu lehren; **Aufgaben:** forensische Thanatologie, naturwissenschaftl.-biol. Spurenkunde, Vaterschaftsbegutachtung, Untersuchung u. Begutachtung von Lebenden, forensische Anthropologie, Arztrecht, forensische Psychopathologie*, Grundlagen der Versicherungsmedizin, forensische Toxikologie u. postmortale Biochemie. Vgl. Psychiatrie, forensische.

Rechts|psycho|logie (Psych-*; -log*) *f*: (engl.) *legal psychology, psychology and law*; Teilgebiet der Psychologie*, welches sich mit der Anwendung psychologischer Theorien, Methoden u. Erkenntnisse auf rechtliche Fragestellungen befasst; umfasst auch die Kriminalpsychologie*; **Aufgaben:** **1.** Strafrecht: u. a. Begutachtung* der Zuverlässigkeit u. Glaubhaftigkeit von Zeugenaussagen u. der Schuldfähigkeit* von Straftätern; Fragen der Zeugenvernehmung u. des Wiedererkennens von Tatverdächtigen durch Augen- u. Ohrenzeugen; **2.** Zivilrecht: v. a. Gutachten zum Sorge- u. Umgangsrecht bei Scheidungen.

Re|codieren, phonetisches (Recodierung*): (engl.) *phonetic recode*; Bez. für einen im Arbeitsgedächtnis stattfindenden Prozess, bei dem ein Wort Buchstabe für Buchstabe erlesen u. dann zu einem vollständigen Wort verbunden wird; gehört wie phonologisches Recodieren* zur phonolog. Informationsverarbeitung u. ist ein reliabler Prädiktor für Lese- u. Rechtschreibfähigkeiten (s. Lese-Rechtschreib-Störung).

Re|codieren, phono|logisches (Recodierung*): (engl.) *phonological recode*; Bez. für den Prozess des Übertragens schriftlicher Sprache (Wörter, Bilder) in eine lautsprachliche Struktur, um die Bedeutung aus dem Langzeitgedächtnis abzurufen; erfolgt beim Zugriff auf das semantische Gedächtnis; gehört wie phonetisches Recodieren* zur phonologischen Informationsverarbeitung u. ist ein reliabler Prädiktor für die Lese- u. Rechtschreibfähigkeiten (s. Lese-Rechtschreib-Störung).

Re|codierung (Re-*; engl. code Chiffrierung, Verschlüsselung): (engl.) *recoding*; erneute Encodierung* eines erinnerten Gedächtnisinhalts nach dessen Abruf*; assoziierte Information kann (z. B. im Kontext des Abrufs od. der Erinnerung) erweitert werden (sog. Update-Mechanismus); nachfolgend erfolgt Rekonsolidierung*. Vgl. Ribot-Gesetz.

Recovery (engl. recovery Rekonvaleszenz, Genesung): (engl.) *recovery*; syn. Konvaleszenz, Genesung; auch Rekonvaleszenz; letzte Phase einer Erkrankung (nach Response* u. Remission*) mit abklingenden Krankheitserscheinungen bis zur Wiederherstellung der Gesundheit (restitutio ad integrum); bei psychischen Störungen Prozess der Überwindung der persönlichen, sozialen u. gesellschaftlichen Folgen der Störung, der Rückkehr in ein befriedigendes Alltagsleben, der Wiedergewinnung der Fähigkeit zur Teilhabe an sozialen, beruflichen u. freizeitbezogenen Möglichkeiten in der Gesellschaft; Komponenten: Kontrolle der bzw. Umgang mit der Störung u. soziale Inklusion (Teilhabe am sozialen Leben), Selbstbestimmung, Lebensqualität, Selbstbefähigung (Empowerment*), Bewältigung von Stigmatisierung* durch die Störung, Hoffnung; **Recovery-Orientierung:** zunehmend bedeutsam im Umgang mit u. in der Behandlung von schweren psychischen Störungen: **1.** Erkennen u. Akzeptieren des Problems/der Störung; **2.** Festlegen von Prioritäten; **3.** Bemühen um Veränderungen; **4.** Konzentration auf eigene Stärken (statt auf Schwächen); Glauben an sich selbst; **5.** Üben von Optimismus u. in die Zukunft gerichteter Sichtweise; **6.** Feiern kleiner Fortschritte.

Rede|drang: (engl.) *overtalkativeness*; s. Logorrhö.

Rede|fluss|störung: (engl.) *disorder of speech fluency*; Form der Sprechstörung*, die durch Wiederholungen, Pausen, Einschübe sowie Unterbrechungen u. Auslassungen gekennzeichnet ist; **Sympt.:** **1.** Sprechunflüssigkeit durch Verspannungen mit anhaltenden Verkrampfungen der Sprechmuskulatur, stummen Pressversuchen od. hörbaren Glottisschlägen; **2.** Wiederholungen (teils klonischer Art) od. Dehnungen von Lauten (tonische Lautverlängerungen), Silben u. Wörtern; meist begleitet von Atemunregelmäßigkeiten, primären u. sekundären Mitbewegungen u. vegetativen Symptomen; i. d. R. entwickelt sich Störungsbewusstsein; das Ausmaß der Sprechstörung ist vom Grad der emotionalen Belastung durch die Sprechsituation abhängig; **Einteilung:** **1.** Stottern*; **2.** Poltern*; **3.** z. T. werden auch elektiver Mutismus* u. Logophobie* zu den Redeflussstörungen gezählt, wobei hier nicht der Sprechvorgang gestört ist, sondern die Sprechsituation beeinträchtigend wirkt; **DD:** Abgrenzung von zentralen Störungen der Sprechmotorik (z. B. Dysarthrie*, Dyslalie*).

Reden, beschleunigtes: (engl.) *accelerated speech*; Logorrhö*.

Reelin *n*: (engl.) *reelin*; Glykoprotein im Gehirn, das von Cajal*-Retzius-Zellen im Kortex u. Hippocampus u. von Granula-Zellen im Cerebellum gebildet wird; Vork. in versch. Isoformen v. a. in GABA-ergen Nervenzellen; Zelladhäsionsmolekül*; **Funktion:** Gehirnentwicklung (Migration von Nervenzellen im Embryonalstadium; Maus mit fehlendem Reelin, sog. reeler mouse, zeigt invertierte Schichtung der Hirnrinde), bedeutsam für synaptische Plastizität in GABA-ergen Zellen, Lernen u. Gedächtnis, soziale Interaktion u. basale Prozesse der Informationsverarbeitung (z. B. Präpuls*-Inhibition); **klin. Bedeutung: 1.** verminderte Konzentration von Reelin v. a. im Frontalkortex bei Schizophrenie* u. Autismus*; **2.** genetische Assoziation von seltenen CNV im Reelin-Gen mit Autismus (bei Mutationsträgern deutlich erhöhtes Autismusrisiko).

Re|exazerbation (Re-*; lat. exacerbare aufbringen, aufstacheln) *f*: (engl.) *reexacerbation*; s. Exazerbation.

Reflekt-: auch Reflect-, Reflex-; Wortteil mit der Bedeutung zurückbiegen; von lat. reflectere, reflexus.

Re|flex|abschwächung (Reflekt-*): (engl.) *hyporeflexia*; s. Hyporeflexie.

Re|flex|bogen (Reflekt-*): (engl.) *reflex arc*; neuronale Verschaltung des reflektor. Erregungsablaufs der Reflexe*, der von den Reiz aufnehmenden Sensoren (z. B. Muskelspindeln, Haut-Rezeptoren) im Endorgan ausgeht, über den afferenten Schenkel das (spinale) Reflexzentrum im ZNS erreicht u. über den efferenten Schenkel zum Erfolgsorgan (z. B. Muskel) verläuft; **Formen:** s. Abb.; **1. monosynaptischer** Reflexbogen (Eigenreflex): schnell ablaufender, unwillkürlicher Rückenmarkreflex (nach Muskeldehnung erfolgt Kontraktion), Zwischenschaltung einer Synapse zwischen Afferenz u. Efferenz; Rezeptor u. Effektor liegen im selben Organ, z. B. Patellarsehnenreflex; **2. polysynaptischer** Reflexbogen (Fremdreflex): langsamer ablaufender Reflex, Zwischenschaltung mehrerer zentraler Neurone zwischen Afferenz u. Effferenz; Rezeptor u. Effektor liegen in versch. Organen (z. B. Hustenreflex, Kornealreflex).

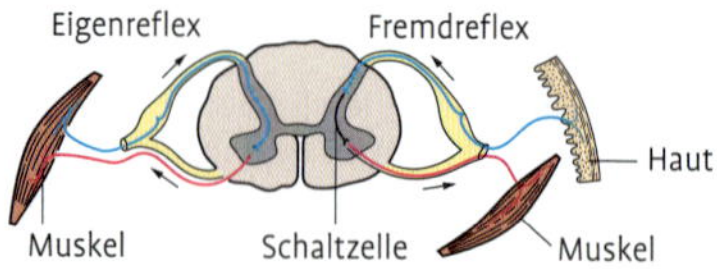

Reflexbogen [16]

Re|flexe (Reflekt-*) *m pl*: (engl.) *reflexes*; unwillkürlich u. regelhaft ablaufende Vorgänge als physiologische Reaktion eines Erfolgsorgans auf einen adäquaten Reiz*; **Einteilung: 1. monosynaptische** Reflexe od. **Muskeleigenreflexe** (Abk. MER): Reizort u. Erfolgsorgan sind identisch; adäquater Reiz ist die Dehnung der Muskelspindel bzw. des Golgi-Sehnenorgans, deren Aktivierung über direkte Erregung von Alpha-Motoneuronen im monosynaptischen Reflexbogen* die Kontraktion des-

Reflexe Tab. 1
Physiologische Fremdreflexe

Bezeichnung	segmentale Zuordnung	Auslösung (A) Effekt (E)
Pupillenreflex	Nervus opticus	A: Belichtung des Auges E: Verengung der Pupille
Kornealreflex	A: Nervus trigeminus, E: Nervus facialis	A: Betupfen der Hornhaut mit Wattebausch E: Lidschluss
Würgreflex (Gaumenreflex)	Nervus glossopharyngeus, Nervus vagus	A: Berühren der Rachenhinterwand mit Spatel E: Hochziehen des Gaumens, Kontraktion der Pharynxmuskulatur
Bauchhautreflex (Abk. BHR; kutaner Bauchdeckenreflex, Abk. BDR)	Th 6–Th 12	A: kurzes Bestreichen der Bauchdecke mit spitzem Gegenstand E: Kontraktion der ipsilateralen Bauchmuskulatur
Kremasterreflex	L 2–L 3	A: Bestreichen der Oberschenkelinnenseite E: Hochziehen des ipsilateralen Hodens
Analreflex	S 3–S 5	A: Bestreichen der Dammhaut E: Kontraktion des Musculus sphincter ani externus

Th: thorakale Spinalnervenwurzel; L: lumbale Spinalnervenwurzel; S: sakrale Spinalnervenwurzel

Reflexe
Pathologische Fremdreflexe

Tab. 2

Bezeichnung	Bedeutung	Auslösung (A) Effekt (E)
Orbicularis-oculi-Reflex (Glabella-, Nasopalpebralreflex)	Läsion kortikopontiner Bahnen, Erkrankung des extrapyramidalen Systems	A: Schlag auf die Glabella (unerschöpfliche Auslösbarkeit) E: Kontraktion des Musculus orbicularis oculi
Orbicularis-oris-Reflex (Schnauzreflex)	wie Orbicularis-oculi-Reflex	A: Perkussion der perioralen Muskulatur E: Kontraktion des Musculus orbicularis oris
Bulldog-Reflex	wie Orbicularis-oculi-Reflex	A: Einführen eines Spatels in den Mund E: Zubeißen (um Spatel festzuhalten)
Saugreflex	diffuse Hirnschädigung	A: Bestreichen des Mundbereichs E: Saug- und Schluckbewegungen
Palmomentalreflex	diffuse Hirnschädigung, Erkrankung des extrapyramidalen Systems	A: Bestreichen der Handinnenfläche mit spitzem Gegenstand (unerschöpfliche Auslösbarkeit) E: Kontraktion der ipsilateralen Kinnmuskulatur

selben Muskels bewirkt (sog. Dehnungs- od. Sehnenreflex). Klinisch wichtige MER: z. B. Bizepssehnenreflex, Patellarsehnenreflex, Achillessehnenreflex; klin. Bedeutung: Abschwächung (s. Hyporeflexie), Asymmetrie, Aufhebung (s. Areflexie), Steigerung (s. Hyperreflexie) von MER; Verlangsamung der Reflexantwort z. B. bei Hypothyreose. **2. polysynaptische** Reflexe od. **Fremdreflexe:** Reizort u. Erfolgsorgan sind verschieden; der Reiz wird über einen polysynaptischen Reflexbogen vermittelt; unterschieden werden (z. T. altersabhängig) physiologische u. pathologische Fremdreflexe. Klinisch wichtige Fremdreflexe: (physiol.) z. B. Kornealreflex, Bauchhautreflex (s. Tab. 1); (pathol.) je nach Alter z. B. Palmomentalreflex*, Orbicularis*-oculi-Reflex (s. Tab. 2); klin. Bedeutung: seitendifferente Auslösbarkeit physiologischer Eigen- od. Fremdreflexe spricht für Schädigungen zentraler od. peripherer Neurone. Pathologische Fremdreflexe sind v. a. bei Schädigungen der Pyramidenbahn od. diffusen Störungen des Gehirns auslösbar. Vgl. Reflexe, frühkindliche. **3. bedingte (konditionierte)** Reflexe: Reflexe, die nicht durch einen präformierten Reflexbogen vermittelt werden, sondern auf Konditionierung* beruhen.

Re|flexe, früh|kindliche (Reflekt-*) *m pl*: (engl.) *neonatal reflexes*; syn. primitive Reflexe; in den ersten Lebenswochen u. -monaten physiologisch auftretende Vielzahl von Reflexen* u. Bewegungsautomatismen, die mit zunehmender Ausreifung stammesgeschichtlich jüngerer ZNS-Strukturen (Neostriatum, Großhirnrinde u. Pyramidenbahn; s. Gehirnreifung) allmählich verschwinden; **Kennzeichen:** weite reflexogene Zonen, undifferenzierte Reizbeantwortung durch Bewegungskomplexe; Reize werden v. a. von Haut-Sensoren u. Labyrinth aufgenommen; der Reflexbogen läuft über Thalamus u. Pallidum ohne Beteiligung des Telencephalons*. **Einteilung: 1.** frühkindliche Reflexe der Nahrungsaufnahme sind u. a. **a) Suchreflex:** Bestreichen der Wange führt zum Verziehen des Mundes u. zur Kopfbewegung in Richtung auf den Reiz (etwa bis zum 4. Lebensmonat); **b) Saugreflex:** Berühren der Lippen führt zum Spitzen des Mundes (Mundphänomen) u. zu kräftigen Saugbewegungen (etwa bis zum 4. Lebensmonat); **c) Schluckreflex:** durch mechanische Reizung der Rachenschleimhaut u. des Zungengrunds ausgelöste reflektorische Kontraktion der Pharynxmuskulatur mit gleichzeitigem Verschluss des Nasen-Rachen-Raums u. Kehlkopfs; beim Füttern zu beobachten; **2.** frühkindliche Reflexe des Lage- u. Bewegungssinns sowie Halte- bzw. Stellreflexe sind u. a. **a) palmarer Greifreflex:** Bestreichen der Handinnenflächen führt im ersten Lebenshalbjahr zu Fingerbeugung u. (unter Zug verstärktem) Faustschluss; **b) plantarer Greifreflex:** Bestreichen der Fußsohle führt analog zur Zehenbeugung (etwa bis zum 11. Lebensmonat); **c) Schreitphänomen:** beim Berühren der Fußsohlen des aufrecht gehaltenen Kindes mit der Unterlage führt das Neugeborene (erster Lebensmonat) Schreitbewegungen aus (analog Kriechbewegungen in Bauchlage); **d) Moro-Reflex:** bei Zurückneigung des Neugeborenen in Rückenlage Öffnen von Armen, Händen, Mund; Bedeutung in Schrecksituation u. bei drohendem Ersticken. **Klin. Bedeutung:** Fehlen der frühkindlichen Reflexe bzw. Seitenasymmetrie u. verlängertes Bestehenbleiben weisen auf eine zerebrale Störung (frühkindlicher Hirnschaden*) hin.

Re|flexion (Reflekt-*) *f*: (engl.) *reflection*; kognitive Introspektion*, Lenkung der Aufmerksamkeit* nach innen, Nachdenken über eigenen Gedanken; vgl. Selbstreflexion; Hyperreflexion; Dereflexion.

Re|flexion, verbale (Reflekt-*) *f*: (engl.) *verbal reflection*; sprachliche Fassung von therapiebezogenen Erlebnissen, Introspektionen u. Selbstexplorationen als mündliche Nachbearbeitung therapiebezogener Aktivitäten nach einer Einzel- od. Gruppentherapie i. S. von Metakommunikationen* u. Erlebnis orientierten Bewertungen; gibt dem Patienten die Möglichkeit, seine Erlebnisse u. Gefühle rückblickend zu verbalisieren u. somit stärker zu verinnerlichen. Längerfristig wird auch die Kommunikationsfähigkeit trainiert. **Anw.:** v. a. Bestandteil versch. Kreativtherapien* wie Tanz-* u. Ausdruckstherapie.

Re|flexivität (Reflekt-*): (engl.) *reflexivity*; Grad, mit dem ein Individuum die Güte seiner Lösungshypothesen angesichts von Problemen mit Antwortungewissheit reflektiert; beschreibt Verhaltensmuster*, das durch Anhalten u. Überlegung vor der Handlungsausführung sowie die Fähigkeit zu Widerstand u. Bedürfnisaufschub bei Impulsen* od. bestimmten motivationalen Zuständen gekennzeichnet ist. Vgl. Impulsivität.

Re|flex, opto|kinetischer (Reflekt-*) *m*: (engl.) *optokinetic reflex*; Abk. OKR; kompensatorische Augenbewegungen* zur Stabilisierung des Netzhautbilds bei bewegter Umwelt; wird ausgelöst, wenn sich große Anteile des Gesichtsfelds* mit identischer Geschwindigkeit in die gleiche Richtung bewegen.

Re|flex|umkehr (Reflekt-*): (engl.) *assisting of reflex*; Umwandlung od. Umkehr eines polysynaptischen Reflexes* in einen gegensätzlichen Endeffekt (gegensätzliche Reaktion des Effektors); **Vork.:** häufig bei Hemiparese* nach Schlaganfall* in der paretischen, ggf. auch spastischen Extremität; **Urs.:** vermutlich gleichzeitige zentrale Erregung u. Hemmung.

Re|flex, vestibulo|okularer (Reflekt-*) *m*: (engl.) *vestibulo-ocular reflex*; Abk. VOR; von den Bogengängen des Innenohrs gesteuerter Stellreflex zur Stabilisierung des Netzhautbildes mit kompensator. Gegenbewegung der Augen bei Kopfdrehung (s. Nystagmus); **klin. Bedeutung:** (physiol.) Suppression des VOR durch Fixation; (pathol.) s. Symptome, zerebellare.

R

Re|flux|öso|phagitis (lat. refluere, refluxus zurückfließen, überfließen; gr. οἰσοφάγος Speiseröhre; -itis*) *f*: (engl.) *reflux esophagitis*; ösophageale Manifestation der Refluxkrankheit mit Entzündung der Speiseröhre durch in die Speiseröhre gelangenden Magensaft; **Ätiol.:** häufig chronisch überhöhter Alkoholkonsum (s. Alkoholabhängigkeit), Übergewicht, Insuffizienz der Kardia u. Reflux von Magensäure, häufig gleichzeitig bestehende Hiatushernie; **Klin.:** v. a. Sodbrennen, Aerophagie*, Dysphagie*, Regurgitation von Mageninhalt, epigastrische Schmerzen; **DD:** Dysphagie* anderer Urs., Ulkuskrankheit, Pankreatitis*, KHK.

Refraktär|phase, psycho|logische (lat. refractarius widerspenstig; Phase*) *f*: (engl.) *psychological refractory period*; Abk. PRP; Bez. für die Zeitspanne, während der nach einer Reaktion auf einen Reiz ein neuer Reiz* nur mit Verzögerung beantwortet wird, d. h. das Zeitintervall, in der nur ein Reiz verarbeitet werden kann; u. a. abhängig von der Art u. Intensität des Reizes; Dauer: 100–500 ms.

Reframing (engl. to reframe umdeuten, umbenennen, neubenennen): (engl.) *reframing*; Verfahren in der kognitiven Verhaltenstherapie* zur Bearbeitung dysfunktionaler Kognitionen*; Erstellung eines neuen, positiven kognitiven sog. Rahmens od. Kontextes für die Interpretation u. Bewertung von Ereignissen; **Ziel:** Reframing erzeugt neue subjektive Bedeutungen, die sich positiv auf die zugrunde liegende Störung auswirken sollen. Vgl. Neubenennen, kognitives; Umstrukturierung, kognitive; Reattribution.

Regel|kreis: (engl.) *control system, feedback mechanism*; Vorgang, bei dem ein vorgegebener (Soll-Wert) mit dem tatsächlich (gemessenen) Wert (Ist-Wert) einer konstant zu haltenden Größe (Regelgröße) verglichen u. an ein regulierendes Zentrum (Regler) gemeldet wird; **Prinzip:** bei Differenz (Regelabweichung) zwischen Soll-Wert u. Ist-Wert der Regelgröße erfolgen Steuersignale an einen Korrekturmechanismus, die meist das umgekehrte Vorzeichen der Regelabweichung (negative Rückkopplung*) haben; **Funktion:** u. a. Homöostase* von mittlerem Blutdruck, Blutzuckerspiegel u. Körperkerntemperatur sowie Regelung von Atmung u. endokrinen Funktionen.

Regel|spiel: (engl.) *rule play*; Spielform mit Einhaltung genau vorgegebener Regeln, wobei Spielgegenstände (z. B. Ball, Karten, Figuren) ihre spezifische Funktion durch Regeln erhalten; ermöglicht meist einen Wettkampf zwischen Spielpartnern u. dient dem sozialen Vergleich nach objektivierbaren Kriterien, der durch die Möglichkeit der Selbstbewertung eine eigene Motivation zum Spiel darstellt; **Formen:** z. B. Strategiespiel, kombiniertes Strategie-Glückspiel, Glücksspiel, sportliches Regelspiel; Regelspiel tritt z. T. bereits bei Kindern im Vorschulalter, insbes. aber im Grundschulalter auf, u. ist die häufigste Spielform im Erwachsenenalter. Vgl. Protosozialspiel; Rollenspiel.

Re|generation (lat. regenerare von neuem hervorbringen) *f*: **1.** (engl.) *regeneration*; Wiederherstellung, Ersatz od. Erneuerung (z. B. von Zellgewebe); **a)** physiologisch: normale zyklische Erneuerung proliferierender Gewebe (z. B. Schleimhäute, Haut); **b)** pathologisch: Erneuerung nach vorangegangener Gewebeschädigung. Gegenteil: Degeneration*. **2.** auch Erholung u. Auffrischung körperlicher u. geistiger Fähigkeiten (vgl. Leistung), z. B. nach erhöhter Anstrengung, schwerer Belastung u. Krankheit; vgl. Heilung.

Re|gression (lat. regressio Rückkehr) *f*: **1.** (engl.) *regression*; (psychoanalyt.) Abwehrmechanismus* mit Zurücknehmen reifer u. differenzierter psychischer Verhaltensweisen auf frühkindliche od. entwicklungsgeschichtlich ältere Stufen zur Entlastung von einer als unerträglich empfundenen Situation; für den psychoanalytischen Prozess wesentliches Sich-Einlassen auf archaisches Erleben u. Funktionsweisen; **2.** (psychol.) im gesunden Erleben die Fähigkeit, bei reifen, erwachsenen Beziehungen auch Geborgenheits- u. Verschmelzungswünsche zu erleben.

Re|gressions|ana|lyse (Regression*; Analyse*) *f*: (engl.) *regression analysis*; (statist.) Verfahren zur Analyse u. Spezifikation der funktionalen Abhängigkeit einer Kriteriumsvariablen (abhängige Variable, y) von einer od. mehreren Prädiktorvariablen (unabhängige Variable, x) durch Anpassung einer Funktion an eine Punktwolke; bei der **linearen** Regressionsanalyse werden die Daten an eine Gerade angepasst, bei der **nichtlinearen** Regressionsanalyse an eine geeignete nichtlineare Funktion. Die Anpassung erfolgt meist durch die Methode der kleinsten Quadrate der Abweichungen der durch die Regressionsfunktion geschätzten von den beobachteten Werten. **Bedeutung: a)** Vorhersage von Merkmalsausprägungen einer od. mehrerer Kriteriumsvariablen auf der Grundlage von Prädiktorvariablen; **b)** logistische Regression: s. Modelle, lineare; **c)** Regression zur Mitte: statistischer Trugschluss bei Wiederholungsmessungen; Extremwerte kehren scheinbar in den Normalbereich zurück u. werden z. B. als Heilungseffekte fehlinterpretiert. Der Trugschluss ist darauf zurückzuführen, dass sich unter den auffälligen Patienten ein überproportional hoher Anteil von Patienten befindet, bei denen die vor Versuchseinschluss durchgeführten Basismessungen aufgrund der Spontanvariation gerade zufällig über ihrem langfristigen Mittel liegen (z. B. wiederholte Blutdruckmessungen). Das einzige sichere Mittel zum Schutz vor diesem Trugschluss ist die Durchführung wiederholter Basismessungen vor Versuchseinschluss.

Regulations|störung im frühen Kindes|alter (lat. regula Richtschnur, Norm): (engl.) *regulatory disorder in infancy*; Bez. für eine für das Alter od. den Entwicklungsstand des Säuglings bzw. Kleinkindes außergewöhnliche Schwierigkeit, sein Verhalten in mehreren Kontexten (Selbstberuhigung, Schreien, Schlafen, Füttern, Aufmerksamkeit) angemessen zu regulieren; geht häufig mit Belastungen od. Störungen der frühen Eltern*-Kind-Beziehung einher; **Häufigkeit:** Prävalenz: bis zu 50 % in den ersten 3 Lebensjahren; multiple Regulationsprobleme bei 2–5 % im Alter von 4–36 Monaten; **Ätiol.:** u. a. kindliches Temperament (leichte Erregbarkeit, Schwierigkeiten sich zu beruhigen) u. unangepasstes elterliches Verhalten (schlechte Passung von Temperament u. Erziehungspraktiken); pränatale Belastung (Rauchen, Alkohol, mütterlicher Stress), postnatale Psychopathologie der Eltern (z. B. Depression); **Sympt.:** Eine Regulationsstörung äußert sich im ersten Lebensjahr in erster Linie durch exzessives Schreien (>3 Std. am Tag an 3 od. mehr Tagen/Woche), Schlaf- (s. Einschlafstörung im frühen Kindesalter) u./od. Fütterstörungen (s. Fütterstörung im frühen Kindesalter, Nahrungsverweigerung im frühen Kindesalter), wobei mind. 2 der genannten Sympt. bei Kindern (>3 Monate alt) für die Diagnose einer multiplen Regulationsstörung bestehen müssen; exzessives Schreien über >3 Monate meist Kernsymptom; **Diagn.: 1.** Verhaltenstagebuch (Schreien, Schlafen, Füttern, Elternverhalten); **2.** Eltern- u. Kindanamnese (ggf. Videobeobachtung); **3.** med. Anamnese (ggf. Untersuchung); **Ther.:** umfassende Verhaltensmodifikation mit Komponenten der Ther. für Fütter- u. Schlafstörungen; vorhersagbaren Tagesablauf einrichten, Unter- od. Überstimulierung vermeiden, nicht angebrachte Erziehungstechniken vermeiden (z. B. Schlafen auf dem Sofa, nächtl. Autofahren zur Beruhigung, Zwangsfüttern); selten Diätbehandlung od. Pharmakotherapie; **Progn.:** signifikante Symptomverminderung unter Ther., häufiger Störungen der Regulation, insbesondere von Essproblemen u. ADHS* in späterer Kindheit; **DD:** Kolikenschreien in den ersten 3 Monaten.

Re|habilitation (Re-*; lat. habilis passend, tauglich) *f*: **1.** (engl.) *rehabilitation, restoration*; (allg.) Wiederherstellung, Eingliederung; **2.** (psychotherap.) Rehabilitationsphase; dritte Phase im Phasenmodell psychotherapeutischer Veränderung (s. Veränderungsprozess); **3.** Maßnahmen zur Abwendung, Beseitigung od. Minderung von Behinderung* u. daraus resultierender Einschränkung der Erwerbsfähigkeit* bzw. Pflegebedürftigkeit sowie zur Sicherung der Teilhabe am Arbeits- u. Gesellschaftsleben (nach Sozialgesetzbuch IX); i. e. S. die medizinische, berufliche u. soziale Integration behinderter od. von Behinderung bedrohter Menschen gemäß medizinisch-sozialen Voraussetzungen u. besonderen rehabilitationsrechtlich typisierten Anspruchsgrundlagen durch Rehabilitationsträger. Unterschieden werden Leistungen zur medizinischen Rehabilitation, Teilhabe am Arbeitsleben (berufliche Rehabilitation) u. Teilhabe am Leben in der Gemeinschaft (soziale Rehabilitation). Rehabilitation basiert auf einem umfassenden, multidisziplinären Behandlungskonzept, u. a. mit ärztlicher u. psychologischer Betreuung. Vgl. Ergotherapie; Logopädie; Prävention; Prophylaxe.

Re|habilitation, kognitive (Rehabilitation*) *f*: (engl.) *cognitive rehabilitation*; individualisierte u. strukturierte Maßnahmen zur Verbesserung des Funktionsniveaus im Alltagskontext; beinhaltet Maßnahmen zu Wiederherstellung gestörter u. Verbesserung erhaltener Funktionen, Vermittlung von Kompensationsstrategien, Einsatz externer Kompensationsmittel (z. B. Gedächtnishilfen) u. Stärkung der Selbstwahrnehmung; häufig in Kombination mit computergestützten Interventionen als Teil der neuropsychologischen Rehabilitation eingesetzt; **Prinzip:** Nach Feststellung der individuellen Defizite werden Störungen in den Bereichen Aufmerksamkeit, Wahrnehmung, Lernen, Gedächtnis, Exekutivfunktionen, Sprache u. zielgerichtetes Handeln trainiert. **Wirksamkeit:** Effektivität v.a. für Verbesserung kognitiver Leistungsfähigkeit nach Hirnverletzung belegt (Wissenschaftlicher Beirat Psychotherapie, 2000). Vgl. Remediation, kognitive; Therapie, neuropsychologische,

Re|habilitations|einrichtung für psychisch kranke und behinderte Menschen (Rehabilitation*): (engl.) *rehabilitation centre for people with psychological diseases and disabilities*; Abk. RPK; Rehabilitationsangebot in möglichst wohnortnahen Einrichtungen für Menschen mit psychischen Störungen u. Behinderungen; die Leistungen zur medizinischen Rehabilitation u. die Leistungen zur Teilhabe am Arbeitsleben werden i. R. einer integrierten Komplexleistung durch ein multiprofessionelles Rehabilitationsteam unter ärztlicher Leitung u. Verantwortung ambulant u./od. stationär erbracht. Indikationsstellung, Zuständigkeit der Rehabilitationsträger u. strukturelle Anforderungen sind in der RPK-Empfehlungsvereinbarung (Neufassung 2006) der Bundesarbeitsgemeinschaft für Rehabilitation festgelegt.

Re|habilitations|forschung (Rehabilitation*): (engl.) *rehabilitation research*; multidisziplinäres Fachgebiet, das sich mit der Rehabilitation* i. S. von Beheben, Mindern u. Kompensieren von Folgen der Behinderung* bei chron. Krankheiten, angeborenen Störungen od. Unfällen u. deren Bewältigung sowie der sozialen Integration der betroffenen Personen in Familie, Gesellschaft u. Berufsleben beschäftigt, entsprechende Maßnahmen evaluiert u. das System Rehabilitation analysiert u. weiterentwickelt; bezieht sich häufig auf Theorien u. Methoden anderer beteiligter Disziplinen (u. a. Medizin, Psychologie, Pädagogik, Sozialwissenschaften, Gesundheitsökonomie u. Sozialrecht).

Reife: (engl.) *maturity*; Zustand der Vollendung u. Festigung der körperlichen u. psychischen Differenzierung u. Integrierung der Lebensanforderungen; Abschluss der Reifung*. Die **körperliche** Reife als Abschluss der körperlichen Entwicklung (s. Pubertät) wird in Mitteleuropa von Frauen im Durchschnitt mit dem 17. Lebensjahr, von Männern mit dem 21. Lebensjahr erreicht. Das Erreichen der **psychischen** (Abschluss der seelisch-geistigen Entwicklung) u. **sozialen** Reife (Vermögen zu Integration in die Gesellschaft nach Internalisierung der sozialen Normen*) ist demgegenüber ein zeitl. nicht eingrenzbarer, i. d. R. wesentlich länger andauernder, individueller Entwicklungsprozess. Vgl. Entwicklungsphasen; Lebensabschnitte.

Reifung: (engl.) *maturation*; autonomer Vorgang der körperlichen u. psychosozialen Differenzierung, der nicht durch Erfahrung, Übung, Erziehung, Sozialisation u. Erkenntnisgewinn zu erklären ist u. zu körperlicher, psychischer u. sozialer Reife* führt. Vgl. Gehirnreifung; Nachreifung.

Reifung, neuronale: (engl.) *neuronal maturation*; adaptive Reifung neuronaler Netzwerke*, die durch sukzessive Zunahme, Umbau u. Reorganisation neuronaler Verbindungen gekennzeichnet ist; z. B. Veränderung der Anzahl synaptischer Kontakte, Verstärkung, Verringerung od. völlige Beseitigung (s. Pruning) synaptischer Verknüpfungen u. der prä- u. postsynaptischen Rezeptor-Dichte; durch ihre morphogene Wirkung sind Neurotransmitter* entscheidend an diesen Prozessen beteiligt. Kritische Reifungsphasen* sind Zeitabschnitte, in denen in besonderem Umfang plastische Umbauprozesse neuronaler Verbindungen in einzelnen Funktionssystemen u. Hirnarealen stattfinden (s. Plastizität, neuronale). Relativ stabile neuronale Netze liegen i. d. R. erst am Ende dieser Phasen vor, während der Phasen sind die neuronalen Verbindungen sehr instabil u. können maßgeblich u. nachhaltig durch Umweltfaktoren beeinflusst werden. Negative Erfahrungen können daher Spuren im Gehirn hinterlassen, so dass z. B. traumatische Erlebnisse (v. a. im Kindesalter) zu dysfunktionalen Hirnreifungsprozessen führen können. Störungen im limbo-präfrontalen System werden mit psychischen Störungen wie Schizophrenie in Verbindung gebracht (Hypoaktivierung des Präfrontalkortex, Hyperaktivierung limbischer Areale). Tiermodelle zeigen, dass sowohl chronische (z. B. Deprivation*) wie auch akute Schädigungen (z. B. frühe Intoxikation) die Reifung dopaminerger u. serotonerger Strukturen im Präfrontalkortex*, im Nucleus* accumbens u. im Hippocampus* beeinträchtigen. Vgl. Gehirnreifung.

Reifungs|phase, kritische (Phase*) *f*: **1.** (engl.) *critically phase of maturation*; während der Reifung* als Ausformung keimhaft angelegter Merkmale auftretende Zeitabschnitte, in denen in besonderem Ausmaß Veränderungen stattfinden, wobei vorübergehend instabile Zustände herrschen u. externe Einflüsse besonders ausgeprägte Wirkungen hervorrufen können; **2.** Zeitfenster, während dessen wichtige Reifungsprozesse stattfinden, die bei Ausbleiben zu keiner od. nur noch beeinträchtigten weiteren Entwicklung führen; z. B. Sprachentwicklung*, emotionale Bindungsfähigkeit; **3.** s. Reifung, neuronale.

Re|inforcement (engl. to reinforce verstärken, kräftigen): s. Verstärkung.

Re|inszenierung (Re-*): (engl.) *reenactment*; unbewusste Wiederholung traumatischer Erlebnisse od. unbewältigter Konfliktkonstellation in der Psychotherapie od. im Erstinterview*; bietet durch Gegenübertragung* diagn. Zugang zu unbewussten Konflikten bzw. traumatischen Erlebnissen des Patienten; vgl. Agieren; Wiederholungszwang; Enactment.

Reisberg-Skalen (Skala*) *fpl*: (engl.) *Reisberg scales*; Sammlung von Fremdbeurteilungsverfahren auf

Basis eines Interviews zur Erfassung des Schweregrads einer Demenz*, insbes. Alzheimer*-Krankheit; zu den Reisberg-Skalen gehören: **1.** Global* Deterioration Scale; **2.** Brief* Cognitive Rating Scale; **3.** Functional* Assessment Staging; **Anw.:** bei älteren Menschen; zur Schweregradbeurteilung bei Alzheimer-Krankheit, als Grundlage therapeutischer Entscheidungen; **Testdauer:** pro Skala ca. 15 Minuten.

Reiten, therapeutisches: (engl.) *therapeutic riding*; Sammelbez. für therap. Verfahren, bei denen spez. ausgebildete Pferde zum Einsatz kommen; **Formen: 1. Hippotherapie:** Reiten als physiotherap. Behandlungsmethode von bewegungsgestörten Kindern (z. B. bei infantiler Zerebralparese) u. Erwachsenen (nach Unfall od. Schlaganfall, bei Multipler Sklerose); therap. Prinzip ist die Unterdrückung von pathol. Reflexen u. die Nutzung physiol. Gleichgewichtsreaktionen durch Sitz-, Halte- u. Bewegungsübungen unter Anleitung; die Ausbildung zum Hippotherapeuten erfordert eine mind. 2-jährige Berufserfahrung als Physiotherapeut; **2. heilpädagogisches Reiten u. Voltigieren:** Fördermaßnahme für Personen mit psychischen Störungen, Lernstörungen, Behinderungen, Verhaltensauffälligkeiten u. Entwicklungsstörungen; **3. Behindertenreiten:** Reiten, Fahren u. Voltigieren als Sport für Menschen mit Behinderungen als präventive, integrative u. rehabilitative Maßnahme mit positiven Auswirkungen auf Motorik u. Kondition. Ein wichtiger Aspekt beim therapeutischen Reiten ist der Umgang mit den Tieren in einer Gruppe. **Wirksamkeit:** Es liegen bislang keine evidenzbasierten Studien zur Wirksamkeit der Hippotherapie u. des heilpädagogischen Reitens vor.

Reiz: (engl.) *stimulus*; syn. Stimulus; (physiol./psychol.) Bez. für jede Bedingung od. Änderung in der physikalischen bzw. chemischen Umgebung od. im Innern eines Organismus, die bei Überschreiten der Reizschwelle* eine Antwort i. S. einer Empfindung* od. einer Reaktion* hervorruft; Reize können die Initiierung einer Verhaltensweise bedingen od. unterdrücken. In den klassischen Lern- u. Konditionierungstheorien ist der Reiz Auslöser* für Verhalten (motorische, physiologische u. kognitive Reaktionen). Bei der klassischen Konditionierung* werden unkonditionierter Reiz* u. konditionierter Reiz* unterschieden; bei der operanten Konditionierung* ist der diskriminative Reiz* bedeutsam. Vgl. Sinnesreiz; Konditionierung.

Reiz, a|versiver: (engl.) *aversive stimulus*; unangenehmer Reiz*, dem ein Individuum durch Flucht od. Vermeidung entgehen will; kann z. B. bei der operanten Konditionierung* eingesetzt werden.

Reizbarkeit: (engl.) *fractiousness, excitability*; Irritierbarkeit; Zustand der gesteigerten Ansprechbarkeit auf externe u./od. interne Reize mit erhöhter Reaktionsbereitschaft zu aggressiv-dysphorischen Affektantworten (z. B. Ärger, Wut); **Vork.: 1.** im Erwachsenenalter: unspezifisches Symptom fast aller psychiatrischen Störungen, v. a. bei Manifestation einer Psychose*, Entzugssyndrom* u. Delir*, auch bei Angststörung, posttraumatischer Belastungsstörung, im Klimakterium u. als psychophysischer Belastungszustand ohne Krankheitswert; **2.** im Kindes- u. Jugendalter: Teil des normalen Verhaltensrepertoires der Entwicklung, auch als psychopathol. Symptom v. a. im Zusammenhang mit ADHS* (chronische Reizbarkeit) u. manischen od. phobischen Syndromen (episodische Reizbarkeit). Vgl. Ablenkbarkeit.

Reiz|blase: (engl.) *irritable bladder*; s. Blase, überaktive.

Reiz|darm|syn|drom *n*: (engl.) *irritable bowel syndrome*; veraltet Colon irritabile, irritables Kolon, Reizkolon; chronische funktionelle Darmstörung ohne nachweisbare biochem. od. strukturelle Normabweichung; Vork. v. a. zwischen 20. u. 30. Lebensjahr; Häufigkeit weltweit ca. 5–12 %; **Sympt.:** intermittierende abdominale Schmerzen wechselnder Intensität u. Lok. (meist Unterbauch), Obstipation* od. Diarrhö* od. Wechsel zwischen beiden Sympt., Gefühl der inkompletten Darmentleerung u. Blähung; häufig Kombination mit anderen organischen (z. B. Migräne*, Dysmenorrhö, Palpitationen*, Fibromyalgiesyndrom*) od. psychischen (z. B. Angst*, Depression*) Beschwerden; **Diagn.:** klinische Kriterien: **1.** chronische, länger als 3 Monate anhaltende Beschwerden, die von Arzt u. Patient auf den Darm bezogen werden u. i. d. R. mit Stuhlveränderungen einhergehen; **2.** Beschwerden begründen, dass der Patient sich sorgt, Beeinträchtigungen der Lebensqualität; **3.** Fehlen von für andere Krankheitsbilder charakteristischen Veränderungen; **Ther.:** bei Schmerzen Spasmolytika, evtl. zusammen mit Antidepressiva*; bei Obstipation Prokinetika u. Quellmittel (z. B. Cisaprid, Flohsamenschalen, Weizenkleie); bei Diarrhö kurzzeitig Loperamid*; Psychotherapie* (z. B. kognitive Verhaltenstherapie*, Hypnose*, psychodynamische Psychotherapie*); die Kombination von Psychotherapie u. Pharmakotherapie hat sich unabhängig von der Art der Psychotherapie als wirksamer erwiesen als reine Pharmakotherapie; **DD:** maligne od. entzündl. Darmerkrankungen. Vgl. Somatisierungsstörung; Dyspepsie, funktionelle.

Reiz|de|privation (Deprivation*) *f*: (engl.) *stimulus deprivation*; sensorische Deprivation*.

Reiz|dif|ferenzierung (lat. differentia Verschiedenheit): (engl.) *stimulus specialization*; Diskrimination*.

Reiz, dis|kriminativer: (engl.) *discriminatory stimulus*; syn. diskriminativer Stimulus; Reiz*, der bei der operanten Konditionierung* mit der Verstärkung eines Verhaltens assoziiert ist; differenziert, wann u. auf welche Reaktion eine Verstärkung erfolgt od. nicht erfolgt; z. B. signalisiert die Anwesenheit einer Vertrauensperson Sicherheit für einen Patienten mit Agoraphobie*; mit dieser kann er Zug fahren, ohne sie nicht.

Reiz|entzug: (engl.) *stimulus withdrawal*; s. Deprivation, sensorische.

Reiz|generalisation (Generalisierung*) *f*: **1.** (engl.) *stimulus generalization*; in der klassischen Konditionierung* Auslösen der unkonditionierten Reaktion durch einen dem konditionierten Signal ähnlichen Reiz; **2.** Generalisierung von Symptom auslösenden Reizen, z. B. bei Angststörungen* u. dissoziativen Störungen*; d. h. die Symptomauslösung generalisiert von zunächst spezifischen auf zunehmend unspezifische Auslöser.

Reiz|kolon (gr. κῶλον Darm) *n*: (engl.) *irritable colon*; s. Reizdarmsyndrom.

Reiz, konditionierter: (engl.) *conditioned stimulus* (*Abk. CS*); syn. konditionierter Stimulus; ursprünglich verhaltensneutraler Reiz*, der inf. einer klassischen Konditionierung* zum Auslöser einer konditionierten Reaktion* wird; z. B. der Geruch einer Zahnarztpraxis, der eine Angstreaktion* auslöst, od. der Geruch eines Rasierwassers, das ein Vergewaltiger getragen hat, kann eine massive Angstreaktion od. Flashbacks* auslösen.

Reiz|kon|frontation (Konfrontation*) *f*: (engl.) *stimulus confrontation*; s. Konfrontation.

Reiz|kon|trolle (Kontrolle*) *f*: (engl.) *stimulus control*; s. Stimuluskontrolle.

Reiz|magen: s. Dyspepsie, funktionelle.

Reiz, neutraler: (engl.) *neutral stimulus*; Reiz*, dessen Auftreten nicht mit einer spezifischen u. systematischen Reaktion (od. einem Reflex*) assoziiert ist.

Reiz-Re|aktions-Kom|patibilität (Reaktion*; Kompatibilität*) *f*: (engl.) *stimulus reaction compatibility*; reaktionserleichternde Beziehungen zwischen Reiz* u. Reaktion*, ggf. mit z. B. schnellerem Erlernen von Bewegungsabläufen.

Reiz-Re|aktions-Muster (Reaktion*): (engl.) *stimulus reaction pattern*; erkennbare Regelhaftigkeit in einem Reiz-Reaktion-System, z. B. durch angeborenen Auslösemechanismus*; bei operanter Konditionierung* (z. B. beim Lernen u. bei der Entwicklung psychischer Störungen) löst ein bestimmter Reiz immer in gleicher Weise eine Reaktion aus (z. B. Sehen einer Spinne löst bei Spinnenphobie* immer eine Angstrektion aus).

R

Reiz|schwelle: (engl.) *stimulus threshold*; auch Absolutschwelle; kleinster Reiz*, der gerade noch eine Empfindung* od. Reaktion* auslöst; Reize unterhalb der Reizschwelle werden als unterschwellig bezeichnet; überschwellige Reize lösen entweder eine Reaktion nach dem Alles-oder-Nichts-Gesetz aus od. rufen (insbes. im Bereich der Sinnesorgane) in best. Teilbeträgen steigende Reizwahrnehmungen hervor. Die sog. Unterschiedsschwelle gibt den Betrag an, um den die Reizintensität zunehmen muss, damit die Reizantwort gerade als stärker wahrgenommen wird (Fechner-Gesetz). Im Bereich mittlerer Reizstärken ist der Betrag der Unterschiedsschwelle ein konstanter Bruchteil der jeweiligen Vergleichsreizintensität (sog. Weber-Gesetz). Vgl. Weber-Fechner-Gesetz.

Reiz|über|flutung: (engl.) *stimulus flooding*; s. Flooding.

Reiz, un|konditionierter: (engl.) *unconditioned stimulus* (*Abk. UCS*); syn. unkonditionierter Stimulus; Reiz*, der eine angeborene unkonditionierte Reaktion* auslöst; z. B. Schmerz bei einer Zahnarztbehandlung. Vgl. Konditionierung, klassische.

Reiz|wahrnehmung, selektive: (engl.) *selective stimulus perception*; die über die selektive Aufmerksamkeit* vermittelte Wahrnehmung* von Information über einen od. mehrere Sinneskanäle; bei der konzeptgesteuerten Wahrnehmung (Top*-down-Verarbeitung) haben die mentalen Modelle, Kategorien u. das Vorwissen einer Person im Hinblick auf die Reizwahrnehmung eine selektive Wirkung, was den Wahrnehmungsprozess zwar erleichtern u. beschleunigen kann, aber auch die Gefahr der Wahrnehmungsverzerrung u. inadäquaten Informationsaufnahme mit sich bringt. Ist die selektive Reizwahrnehmung selbst gestört, kann es zu einer Reizüberflutung kommen, wie es bei Konzentrationsstörung* od. in Stresssituationen der Fall sein kann. **Beispiele: 1.** Bei der Panikstörung kann die selektive Wahrnehmung von Körperfunktionen (z. B. beschleunigter Herzschlag) u. deren Interpretation als bedrohlich zur Auslösung eines Panikanfalls beitragen. **2.** Selektive Reizwahrnehmung kann z. B. zu falschen Zeugenaussagen führen, wenn Personen beim Beschreiben eines Überfalls konzeptuell von einem männlichen Täter ausgehen u. deshalb auch die wahrgenommen Informationen der gesehenen Person selektiv u. konzeptgeleitet als männliche Attribute einordnen.

Re|konditionierung, orgasmische (Re-*; Konditionierung*): s. Orgasmic Reconditioning.

Re|konsolidierung (Re-*; Konsolidierung*): (engl.) *reconsolidation*; erneute Encodierung* u. Konsolidierung* eines erinnerten Gedächtnisinhalts nach dessen Abruf*; nach jedem Abruf wird neuerliche Konsolidierung* erforderlich, wodurch das episodische Gedächtnis dynamischer wird (Update-Mechanismus mit Einspeisung neuer Gedächtnisinhalte bzw. Modifikation bestehender Inhalte); **klin. Bedeutung:** verändert bisherige Modellvorstellungen von dauerhaften u. stabilen Engrammen*: mit Angst u. Trauma assoziierte Hinweisreize können bei Wiedererinnerung modifiziert werden; therapeutische Nutzung bei der Löschung von angstbesetzten Gedächtnisinhalten (z. B. bei posttraumatischer Belastungsstörung) in der Verhaltenstherapie möglich. Vgl. Recodierung; Ribot-Gesetz.

Re|kon|valeszenz (Re-*; lat. convalescere kräftig werden, erstarken): (engl.) *convalescence*; s. Recovery.

Re|laps (lat. relabi, relapsus zurückfallen) *m*: (engl.) *relapse*; s. Rückfall.

Relapse Prevention (engl. relapse Rezidiv; prevention Prävention): s. Rückfallprophylaxe.

Re|laxation, pro|gressive (lat. relaxare entspannen) *f*: (engl.) *progressive relaxation*; progressive Muskelrelaxation*.

Releasing-Hormone (engl. releasing Freisetzung; Horm-*) *n pl*: (engl.) *releasing hormones*; Abk. RH; im Hypothalamus* gebildete Peptidhormone, die auf Produktion u. Sekretion von Hypophysenvorderlappen-Hormonen stimulierend (Releasing-Faktoren, Liberine) od. hemmend (Release-inhibiting-Faktoren, Statine) wirken; z. B. SRH*, GnRH*, CRH*; Releasing-Hormone werden in versch. hypothalamischen Kernen (Nucleus ventromedialis, Nucleus premamillaris, Nucleus supraopticus, Area preoptica) synthetisiert, im Hypophysenstiel ist ihre Konzentration am höchsten. Über die neurovaskuläre Kette gelangen Releasing-Hormone in die Pfortadergefäße der Hypophyse*. Ihre Wirkungen auf den Vorderlappen werden über Hormon-Rezeptoren vermittelt. Vgl. Hypothalamus-Hypophysen-System.

Re|liabilität (engl. reliable zuverlässig) *f*: (engl.) *reliability*; Zuverlässigkeit; formale Messgenauigkeit; Testgütekriterium* eines psychologischen Tests*; ein Test kann formal genau (reliabel) sein, ohne dass er valide (d. h. inhaltlich genau, das zu messende Merkmal erfassend) ist; beträgt bei maximaler Messgenauigkeit 1, bei minimaler 0; theoret. Größe, die mit versch. Methoden durch ein- od. zweimalige Anwendung des Verfahrens geschätzt werden kann: **1.** Retest-Reliabilität (Retest-Methode): Testwiederholung (Stabilitätsprüfung) innerhalb eines Zeitraums; **2.** Split-Half-Methode (Halbierungsmethode): Untersuchungsverfahren, das nur einmal vorgegeben wird; Teilung in 2 äquivalente Hälften u. Berechnung der Korrelation zwischen den Testhälften; **3.** Paralleltest-Reliabilität: Maß für Wiederholbarkeit mit anderen Instrumenten; es wird die Korrelation zwischen 2 äquivalenten (parallelen) Testformen berechnet, wobei die beiden Testformen gleichzeitig od. mit Zeitabständen vorgegeben werden; Herstellung von exakt parallelen Formen ist selten möglich; **4.** innere Konsistenz: Konsistenz einer randomisiert in 2 Hälften geteilten Studiengruppe bei Vergleich beider Hälften; Konsistenzanalyse: Verallgemeinerung der Halbierungsreliabilität. Die (innere) Konsistenz wird meist mit Cronbach's* Alpha berechnet. **5.** Interrater-Reliabilität: s. Beobachterübereinstimmung. Die Reliabilitätsschätzung ermöglicht die Abschätzung der Genauigkeit der Messung bei diagnostischen Untersuchungen, da diese in versch. Kennwerte einfließt: **1.** Schätzung des Vertrauensintervalls eines Testwertes; **2.** Überprüfung der Signifikanz von Testwertdifferenzen bei Testwiederholung (gleiche Person) od. bei Testvergleich (gleicher Test) zwischen 2 Personen; **3.** klinische Signifikanz von Veränderungen, erfasst mit dem Reliable Change Index. Die Reliabilität eines Verfahrens kann z. B. durch Elimination von Items mit schlechter Trennschärfe od. Testverlängerung verbessert werden. Vgl. Validität; Objektivität.

Re|manenz (lat. remanere zurückbleiben) *f*: (engl.) *remanence*; Bez. (Tellenbach) zur Beschreibung des Typus* melancholicus für das Gehemmtsein u. Zurückbleiben hinter eigenen Ansprüchen, bei dem Pflichten im Selbsterleben vernachlässigt werden u. das rigide Gefühl der Pflichtvernachlässigung bereits bei geringsten Unterlassungen entsteht; **Hinweis:** nach Tellenbach ein Persönlichkeitstyp, der zu Depression* prädisponiert. Vgl. Inkludenz.

Re|mediation, kognitive (Re-*; Mediation*) *f*: (engl.) *cognitive remediation*; Sammelbez. für verschiedene Verfahren der kognitiven Stimulation, des kognitiven Trainings u. kognitiver Rehabilitation; **klin. Bedeutung: 1.** wirksamstes Behandlungsverfahren für kognitive Störungen bei Schizophrenie (randomisierte kontrollierte Studien); **2.** weniger überzeugender Wirkungsnachweis für Anw. bei Demenz; einzelne Verfahren des kognitiven Trainings wirksam (s. Therapie, neuropsychologische; Rehabilitation, kognitive).

Re|mediations|phase (Re-*; Mediation*; Phase*) *f*: (engl.) *remediation phase*; s. Veränderungsprozess.

Re|miniszenz|therapie (lat. reminisci sich erinnern) *f*: (engl.) *reminiscence therapy*; Erinnerungstherapie*.

Re|mission (lat. remissio Nachlassen) *f*: (engl.) *remission*; (vorübergehendes) Zurückgehen von Krankheitserscheinungen; kann spontan (syn. Spontanremission; s. Selbstheilung) od. unter Ther. erfolgen; Rückgang meist unter einen definierten, symptomatischen Schwellenwert, der mit keiner bzw. geringer Beeinträchtigung einhergeht (z. B. bei Depression: 4 Punkte auf der Hamilton*-Depressionsskala); **Einteilung: 1. komplette** Remission (syn. Vollremission): Zustand, der eine Krankheitsfeststellung mit den üblichen Mitteln nicht mehr ermöglicht, der Patient fühlt sich vollkommen gesund (scheinbare Heilung); **2. partielle** Remission (syn. Partialremission, Teilremission, unvollständige Remission): deutliche Besserung (jedoch nicht vollständige Normalisierung) von Befunden u. Allgemeinzustand; einige Sympt. der Störung sind weiter vorhanden (z. B. schizophrenes Residuum*, das nicht immer reversibel ist). Vgl. Recovery; Response.

Re|missions|phasen (Remission*; Phase*) *f pl*: (engl.) *remission phases*; Phasen, in denen die Symptomatik einer best. Störung abklingt bzw. bereits abgeklungen ist; vgl. Remission.

Re|moralisierungs|phase (Re-*; Moral*; Phase*) *f*: (engl.) *remoralisation phase*; s. Veränderungsprozess.

Remote Associates Test: Abk. RAT; Test (Mednick u. Mednick, 1962) zur Erfassung von Kreativität u. unkonventionellem Denken, bei dem entfernte Assoziationen* gesucht werden müssen; Anw. in Studien liefert Bestätigung einer zentralen Aussage der Broaden*-and-Build-Theorie positiver Emotionen (Erweiterung des Denkens auf globale Aspekte).

REM-Schlaf: Kurzbez. für **R**apid-**E**ye-**M**ovements-Schlaf; (engl.) *REM sleep*; paradoxer Schlaf, auch Traumschlaf; das Schlafstadium* V umfassender Abschnitt des Schlafes*; **Kennzeichen:** rasche phasische Augenbewegungen (engl. rapid eye movements) bei geschlossenen Augen (häufig in Serien, sog. Bursts), erhöhte Herz- u. Atemfrequenz, verminderte Muskelaktivität (acetylcholinerge Neuronen im Pons senden Signale ans Rückenmark, die Bewegungen verhindern) u. erniedrigte Aufwachschwelle, Erregung der Genitalien (Erektion, klitorale Erregung); intensive Traumphasen mit visuellen, motorischen u. emotional geprägten Erlebensprozessen, die auch bizarren Charakter annehmen können. Die psychische Aktivität im REM-Schlaf ist die intensivste während des Schlafzyklus. Die aus dem Wachbewusstsein bekannten Fähigkeiten zu logischem Denken, Urteilen u. Handeln fehlen. Bei der Erinnerung der Träume* finden sich große interindividuelle Unterschiede, wobei die Traumerinnerung bei direkter Weckung aus dem REM-Schlaf am höchsten ist. Da der REM-Schlaf meist mit einer Arousal-Reaktion (s. Arousal-Effekt) endet, kommt es häufig zu einem Kurzerwachen, das morgens nicht erinnert wird, wenn es unter 3 Minuten Dauer bleibt. Das EEG* ähnelt demjenigen von (Non-REM-)Schlafstadium I (Mischung aus Alpha-, Beta u. Theta-Wellen), charakteristisch sind zudem sog. Sägezahnwellen (Gruppen von regelmäßigen Theta-Wellen mit steiler positiver Komponente). Regionen im okzipitalen Kortex u. im Hirnstamm sind aktiver als im Wachzustand. Während der Schlafphase tritt REM-Schlaf periodisch in einem Zyklus von 60–100 Minuten auf, die Dauer der REM-Schlafepisoden nimmt im Laufe des Nachtschlafs zu. Im Gegensatz zum Non-REM-Schlaf zeigt der REM-Schlaf eine starke Beeinflussung durch die zirkadiane Phase. Morgendliches Aufwachen erfolgt i. d. R. aus dem REM-Schlaf. **Klin. Bedeutung:** **1.** Dem REM-Schlaf wird eine wichtige Rolle für die Gedächtnisbildung zugeschrieben: Nach intensivem Lernen nimmt der REM-Schlaf zu. Dabei stehen insbes. das prozedurale u. das emotionale Gedächtnissystem mit dem REM-Schlaf in Verbindung. REM*-Schlaf-Entzug verschlechtert den Abruf zuvor gelernter Informationen. **2.** Veränderungen i. R. einer Depression: s. REM-Schlaf-Disinhibition; **3.** Parasomnien im REM-Schlaf: Alpträume*, Schlaflähmung*, REM*-Schlaf-Verhaltensstörung; **4.** Durch die Kombination der EEG-Aufzeichnung der Schlafstadien mit der Penisplethysmographie* werden wichtige Informationen zur Differentialdiagnose zwischen organisch u. psychisch bedingter Erektionsstörung* gewonnen. **Geschichte:** Der REM-Schlaf wurde 1953 von Aserinsky u. Kleitmann entdeckt. Die Entdeckung des REM-Schlafes (sowie der Schlafzyklen) hat das Verständnis der Funktion des Schlafes revolutioniert: Schlaf wird nicht mehr als passiver, sondern als dynamischer Prozess verstanden.

REM-Schlaf-Dis|inhibition (Disinhibition*) *f*: Kurzbez. für **R**apid-**E**ye-**M**ovements-Schlaf-Disinhibition; (engl.) *REM sleep disinhibition*; Verkürzung der REM*-Schlaf-Latenz u. Intensivierung des REM*-Schlafs, v. a. zu Beginn der Nacht, mit Erhöhung der REM-Dichte (Augenbewegungsdichte); **Vork.:** typische Schlafveränderung bei Depression*.

REM-Schlaf-Entzug: Kurzbez. für **R**apid-**E**ye-**M**ovements-Schlaf-Entzug; (engl.) *REM sleep deprivation*; Form des therapeutischen Schlafentzugs* mit selektivem Entzug des REM*-Schlafs unter kontrollierten Bedingungen eines Schlaflabors; wird in der Ther. der Depression* nicht mehr angewendet.

REM-Schlaf-Latenz (Latenz*) *f*: Kurzbez. für **R**apid-**E**ye-**M**ovements-Schlaf-Latenz; (engl.) *REM sleep latency*; Zeitraum zwischen dem Beginn des Schlafes* u. dem Auftreten der ersten Periode des REM*-Schlafes; verkürzt z. B. bei Narkolepsie* od. affektiven Störungen* (z. B. Depression*) mit Sleep-onset-REM (Abk. SOREM). Vgl. REM-Schlaf-Disinhibition.

REM-Schlaf-Verhaltens|störung: Kurzbez. für **R**apid-**E**ye-**M**ovements-Schlaf-Verhaltensstörung; (engl.) *REM sleep behavior disorder (Abk. RBD)*; syn. Verhaltensstörung im REM-Schlaf, Schenck-Syndrom; Form der Parasomnie* mit Verlust der Atonie der Haltemuskulatur im REM-Schlaf (s. Schlaf) u. damit verbunden komplexen, z. T. heftigen motorischen Aktivitäten im Zus. mit erlebtem Traumgeschehen (sog. Ausagieren der Träume); **Vork.:** meist Männer in höherem Lebensalter betroffen; gehäuft bei Narkolepsie*, auch als Frühsymptom eines Parkinson*-Syndroms, selten nach Einnahme tox. Substanzen od. Arzneimittel; cave: Selbst- u. Fremdverletzungen.

Ren-: auch Reno-; Wortteil mit der Bedeutung Wortteil mit der Bedeutung Niere; von lat. ren.

Renten|begehren *n*: (engl.) *pension neurosis*; veraltet Rentenneurose, sog. Unfallneurose, Begehrungsneurose; neurotische Reaktion auf Unfall- bzw. Kriegsverletzungen, die sich in vielgestaltigen psychischen od. körperlichen Beschwerden (z. B. Depression*, Gedächtnis-* u. Antriebsstörungen*, Insomnie*) manifestiert; Wunsch nach einer Entschädigung (Rente) als Bestandteil der Traumaverarbeitung; evtl. Aufrechterhaltung der Symptome durch Erwartung einer Rente (i. S. einer operanten Konditionierung*); bei mit sekundärem Krankheitsgewinn* verbundenem Rentenbegehren sind psychotherap. Maßnahmen im Allg. erst nach Entscheidung des Rentenverfahrens sinnvoll. **Hinweis:** vielfach nicht korrekt mit Simulation gleichgesetzt. Vgl. Belastungsstörung, posttraumatische; Neurose.

Renten|neurose (Neur-*; -osis*) *f*: (engl.) *compensation neurosis*; s. Rentenbegehren.

Re|organisaton, kortikale (Re-*; franz. organiser einrichten, ordnen) *f*: (engl.) *cortical reorganisation*; Neuorganisation von Teilen des Kortex nach Untergang von Nervengewebe, z. B. nach Deafferenzierung (Ausschaltung der afferenten Nerven, z. B. durch Durchtrennung von Nervenfasern durch Amputation von Extremitäten, Operation u. a.); **Phasen: 1.** Verstärkung bereits bestehender neuronaler Verbindungen durch Aufheben hemmender Einflüsse; **2.** Invasion benachbarter kortikaler Repräsentationsbereiche u. Etablierung neuer Verbindungen durch Aussprossung von Nervenzellen; z. B. Übernahme der Armrepräsentation durch Lippenrepräsentation nach Amputation. Kortikale Reorganisaton wird auch als Ursache von Phantomempfinden* u. best. Schmerzsyndrome* vermutet. Vgl. Plastizität, neuronale.

Repeatable Battery for Assessment of Neuro|psychological Status: s. RBANS.

Repeat and Point Task (engl. repeat Wiederholung; point Punkt; task Anwendung, Aufgabe): neuropsychologischer Test (S. Baron-Cohen) zur Differenzierung zwischen Störung des Benennens u. des Wortverständnisses; umfasst 10 Items; mit Gegenständen bebilderte Karten werden vom Untersucher vorgelegt u. zugehörige Bezeichnungen vorgelesen; Proband muss nachsprechen (repeat) u. zugehöriges Objekt zeigen (point); **Anw.:** zur DD zwischen semantischer Demenz* (Wortverständnisstörung: Zeigen eines falschen Objekts), sensorischer Aphasie* u. progredienter nichtflüssiger Aphasie* (Benennungsstörung: reduzierte Nachsprechleistung); **Testdauer:** ca. 5–10 Minuten.

Repetition-Priming-Ef|fekt (engl. repetition Wiedergabe, Wiederholung; Priming*; Effektivität*) *m*: (engl.) *repetition priming effect*; experimentelle Methode, mit der die kognitive Verarbeitungsgeschwindigkeit erhöht werden kann, wobei dem Zielreiz ein nicht wahrnehmbarer Kontextreiz vorausgeht, der entweder der gleiche wie der Zielreiz od. ein anderer Reiz ist; bei Übereinstimmung des Kontext- u. des Zielreizes ist die kognitive Verarbeitungsgeschwindigkeit erhöht; dies zeigt sich in einer kürzeren Reaktionszeit auf den Zielreiz. **Klin. Bedeutung:** Der Repetition-Priming-Effekt ist bei einigen psychischen Störungen beeinträchtigt; z. B. ist er bei Schizophrenie vermindert, was sich in einer Verringerung der N400-Amplitude im EEG äußert. Vgl. Priming.

Re|plikation (lat. replicare wieder auseinander falten) *f*: (engl.) *replication*; Wiederholung einer Beobachtung od. eines Experiments* unter möglichst identischen Bedingungen (wie im ursprünglichen Experiment); Replikationsstudien sind nötig, wenn nur wenige Ergebnisse vorliegen od. wenn Befunde auftreten, welche die bisherigen Kenntnisse problematisieren. Replikation kann das Vertrauen in die bisherigen Befunde stärken od. schwächen u. den Bewährungsgrad von Hypothesen entweder erhöhen od. senken.

Re|präsentation, neuronale (lat. repraesentatio Darstellung) *f*: (engl.) *neuronal representation*; Konzept zur Codierung von Bedeutung durch Aktionspotentiale (sog. Feuerung) von Nervenzellen bzw. Gruppen miteinander verknüpfter Nervenzellen; betrachtet die Fragestellung, wie ein Perzept bzw. die zugrunde liegenden Aktionspotentiale von Nervenzellen Bedeutung bzw. den Bewusstseinsinhalt tragen (codieren) bzw. vermitteln können (z. B. die Bedeutung „tanzende Großmutter"); Hypothese von F. Crick u. Ch. Koch lokalisiert die Realisierung von Bedeutung auf neuronaler Ebene in die postsynaptischen Verbindungen von neuronalen Netzwerken, v. a. der breit vernetzten Pyramidenzellen; **Einteilung:** (Stufen) **1.** explizite neuronale Repräsentation: Aktionspotentiale in einer Gruppe (Netzwerk) von miteinander verkoppelten Neuronen codieren Perzept eines Merkmals bzw. Objekts; ist gegenüber allen Aspekten, die keine spezifische Information über das codierte Merkmal tragen, invariant (z. B. Helligkeit, Ausrichtung); **2.** implizite neuronale Repräsentation: Aktivitätsmuster, das alleine keine Bedeutung trägt, sondern nur in Kombination mit anderen Neuronen ein Merkmal/Objekt repräsentiert; **Prinzip:** Codierung einer spezifischen Bedeutung möglich über **1.** Aktionspotentiale eines einzelnen bedeutungstragenden Neurons (sog. Großmutterzelle, gnostic neurons) od. synchronisierte Aktionspotentiale einer kleineren Anzahl von Neuronen (sog. karge neuronale Repräsentation); cave: Existenz u. Relevanz von Großmutterzellen unklar, ggf. handelt es sich dabei auch um sog. Merkmalsbündel, die nur auf wenige, nicht aber nur auf eine spezifische Person zutreffen; **2.** synchronisierte Aktionspotentiale einer miteinander verschalteten größeren Anzahl von Nervenzellen (Populationscodierung der verteilten Repräsentation); vgl. Bindungsproblem.

Re|präsentation, szenische (lat. repraesentatio Darstellung) *f*: (engl.) *representation of scenes*; neuronale Repräsentation* von wahrgenommenen Szenen; Lok.: mittlerer Temporallappen, v. a. im Hippocampus mit besonderer Genauigkeit; **klin. Bedeutung:** Hippocampusschäden (z. B. bei Alzheimer-Krankheit) führen zu szenischen Wahrnehmungsdefiziten.

Re|präsentativität (franz. représentatif repräsentativ) *f*: (engl.) *representativity*; Übereinstimmung einer Stichprobe* mit der Grundgesamtheit hinsichtlich möglichst vieler Merkmale, welche die Verteilung der zu messenden Variablen beeinflussen könnten; zur Bildung repräsentativer Stichproben werden versch. Zufallsverfahren verwendet, bei denen jedes Element der Population die gleiche Wahrscheinlichkeit haben sollte, in die Stichprobe aufgenommen zu werden (s. Randomisierung). Dies ist eine Voraussetzung dafür, dass sich Stichprobenfehler errechnen lassen u. dass von der Stichprobe auf die Grundgesamtheit geschlossen werden darf.

Re|produktion, spontane (Re-*; lat. producere, productus hervorbringen) *f*: (engl.) *spontaneous reproduction*; (psychol.) unmittelbare, spontane, nicht intendierte Erinnerung aufgrund von Erlebnissen, Gefühlen od. Vorstellungen, die mit der Erinnerung assoziativ verknüpft sind (s. Engramm, Priming). Vgl. Déjà-vu-Erlebnis.

Re|scripting (engl. rescripting wieder ausarbeiten): (engl.) *rescripting*; kognitive Traumaneubearbeitung; i. R. einer Traumatherapie* psychotherapeutisches Verfahren des visuellen sog. Umschreibens von traumatischen Situationen, ggf. in zuvor induzierter leichter Trance od. geführter Entspannung; **Therapieziel:** Auffinden eigener Ressourcen, ggf. Überwindung von Scham u. Schuld (z. B. bei sexuellem Missbrauch*), Aufheben von Intrusionen* mit immer gleichem Trauma-Inhalt u. den zugehörigen Emotionen; **Hinweis: 1.** Im Anschluss an das Rescripting sollten die neuen Einsichten der betroffenen Person i. R. einer gezielten kognitiven Umstrukturierung* auch verbal fixiert werden. **2.** Rescripting ist nicht für alle Formen der Traumatisierung geeignet.

Reserpin (INN) *n*: (engl.) *reserpin*; Hauptalkaloid aus Rauwolfia serpentina (s. Rauwolfia-Alkaloide) mit Blutdruck senkender Wirkung (über Entspeicherung der Vesikel für Noradrenalin* in noradrenergen Neuronen); Antisympathotonikum*; **Ind.:** Hypertonie*; in niedriger Dosierung nur noch in Kombination mit anderen Antihypertensiva* eingesetzt; **Hinweis:** früher als Neuroleptikum angewendet; heute obsolet wegen notwendiger hoher Dosierung (mehrere mg/d) u. Verarmung der Speichervesikel an Monoaminen; Mechanismus nur noch für experimentelle Psychopharmakologie relevant.

Reserve|kapazität (lat. capacitas Raum, Fähigkeit) *f*: (engl.) *reserve capacity*; s. Entwicklungskapazität.

Reserve|kapazität, kognitive (lat. capacitas Raum, Fähigkeit) *f*: (engl.) *cognitive reserve*; kognitive Reserve; Reserve des Gehirns mit dem Ergebnis möglichst langfristigen Funktionserhalts; Konzept (Katzmann, 1993) zur Erklärung der Diskrepanz zwischen fortgeschrittenen (postmortal verifizierten) Hirnveränderungen bei Alzheimer-Krankheit u. dem Ausbleiben entsprechender kognitiver Einbußen bei einer Teilgruppe der untersuchten Personen; ausgeprägte Bildung von Amyloidplaques, Neurofibrillen u. Neurodegeneration auch bei fehlenden kognitiven Defiziten v. a. bei körperlich gesunden älteren Menschen mit überdurchschnittlicher, überdauernder geistiger u. körperlicher Aktivität; Grundlage: **1.** Das Gehirn kann den Untergang vieler Nervenzellen tolerieren, ohne dass sich dies im kognitiven Leistungsprofil niederschlägt (z. B. Untergang von 70 % der Zellen im Hippocampus bei Alzheimer-Krankheit bis erste Gedächtnisprobleme auftreten). **2.** Fähigkeit zur strukturellen Neubildung bzw. Plastizität (Bildung neuer dendrischer u. synaptischer Verbindungen; s. Spines) auch bei fortgeschrittenem Alter; **3.** Ausgleich struktureller u. funktioneller Schädigungen des ZNS im Bezug auf kognitive Leistungen durch Kompensation (s. HERA-Modell; HAROLD-Modell; Entwicklungskapazität); **klin. Bedeutung:** (Alzheimer-Krankheit u. frontotemporale Demenz): **1.** Bei gleichem Umfang von neuropathologischen Veränderungen tritt Krankheitssymptomatik umso später auf, je höher die kognitive Reservekapazität ist; nachfolgend schneller Funktionsverlust möglich. **2.** Kognitive Reservekapazität ist durch geistige, soziale u. körperliche Aktivität positiv beeinflussbar: Grundlage für Prävention von kognitivem Abbau u. Demenz durch Änderung des Lebensstils.

Re|sidual|syn|drom (lat. residuus zurückbleibend) *n*: (engl.) *deficit syndrom*; s. Residuum, schizophrenes.

Re|sidual|wahn (lat. residuus zurückbleibend): (engl.) *residual delusion*; Form des Wahns*, der nach Rückbildung der zugrunde liegenden Psychose* (u. anderer wahnhafter Anteile) persistiert; **Vork.:** z. B. im Rahmen eines sog. gemischten Residuums; gegenüber Neuroleptika meist therapieresistent, Beeinflussung ggf. milieutherapeutisch (z. B. durch soziotherap. u./od. beschäftigungstherapeutische Maßnahmen; s. Soziotherapie) möglich.

Re|sidual|zustand, schizo|phrener (lat. residuus zurückbleibend): (engl.) *schizophrenic residual state*; schizophrenes Residuum*.

Residuum, schizo|phrenes (lat. residuus zurückbleibend) *n*: (engl.) *schizophrenic residual state*; syn. schizophrener Residualzustand, persistierende Alteration; Residualsyndrom; Bez. (ICD-10) für chron. Stadium einer Schizophrenie*; **Kriterien: 1.** anamnestischer Nachweis mind. einer früheren psychotischen Episode i. S. einer Schizophrenie; **2.** aktuell Vorherrschen einer Negativsymptomatik* ohne wesentl. psychotische Sympt. (einfaches Residuum) od. mit verbliebener Positivsymptomatik (gemischtes Residuum); **3.** deutl. Verschlechterung des persönl. u. sozialen Leistungsvermögens im Vergleich zur prämorbiden Leistungsfähigkeit; Affektarmut, Denkstörungen, Manieriertheit, ggf. Persönlichkeitsnivellierung. **DD:** organische Hirnschädigung, z. B. Demenz*.

Re|silienz (lat. resilire, resilio zurückspringen) *f*: (engl.) *resilience*; Ausmaß der Widerstandskraft einer Person, die es ihr ermöglicht, negativen Einflüssen standzuhalten, ohne z. B. eine psychische Störung zu entwickeln; basiert auf der Beobachtung, dass auch bei starker Belastung meist nur eine Minderheit der Betroffenen eine Störung entwickelt. Widerstandsfähigkeit gegenüber psychosozialem Stress: s. Hardiness; Gegensatz: Vulnerabilität*.

Re|sonanz (lat. resonare widerhallen) *f*: (engl.) *resonance*; Bez. für das Mitschwingen eines schwingungsfähigen Systems, angeregt durch die Grundschwingung eines anderen Systems; z. B. bei periodischer Energiezufuhr mit einer Frequenz, die der Eigenfrequenz des Systems entspricht (Resonanzfrequenz); **affektive** Resonanz: emotionales Mitschwingen; verarmt od. verzerrt z. B. bei Psychose*, hirnorganischer Erkrankung, Autismus*.

Re|sozialisierung (Re-*; lat. socialis die Gemeinschaft, Gesellschaft betreffend): (engl.) *reintegration into society*; Wiedereingliederung von Menschen in die soziale Gemeinschaft, z. B. nach der Verbüßung von Freiheitsstrafen aufgrund begangener Straftaten; die Resozialisierung u. a. durch sozialtherapeutische Maßnahmen ist eine maßgebliche Aufgabe u. a. der forensischen Psychiatrie* im Strafvollzug. **Hinweis:** In Deutschland besteht nach der Rechtsprechung des Bundesverfassungsgerichts ein Anspruch des verurteilten Straftäters auf Resozialisierung.

Responder (engl. responder der Antwortende): (engl.) *responder*; **1.** Person einer Studienpopulation bei epidemiologischen Studien*, die sich aktiv an der Studie beteiligt (z. B. durch Rücksenden eines ausgefüllten Fragebogens); s. Responder-Rate; **2.** Person, die auf eine spezifische Behandlung in der erwünschten Weise reagiert; für viele Krankheiten durch spezifische Kriterien (z. B. auf Schweregradskalen) definiert; **3.** klin. Bez. für Patienten, der im Gegensatz zum Non-Responder auf eine bestimmte Therapie anspricht; vgl. Therapieversagen.

Responder-Ana|lyse (Responder*; Analyse*) *f*: (engl.) *response analysis*; Auswertungsstrategie von randomisierten kontrollierten Studien* bei der Beurteilung der Wirksamkeit der Prüfmedikation; Voraussetzung: Definition der Response*, i. d. R. durch Schwellenwerte im primären Outcome* (bzw. dessen definierenden Skalen); Vorteil: Response ist klinisch bedeutsameres Kriterium als quantitative Skalenwerte.

Response (engl. response Reaktion, Reizantwort): Therapieansprechen; z. B. Rückgang der Ausgangssymptomatik um 50 %; vgl. Remission.

Response-Rate (Response*): (engl.) *response rate*; Anteil der Studienpopulation, der sich aktiv an der Studie beteiligt; Kriterium für bevölkerungsweite Studien (idealer Wert: >80 %); beinhaltet keine Aussage zur Gültigkeit der Antworten (z. B. korrekt ausgefüllter Fragebogen).

Ressourcen (lat. resurgere wieder erstehen) *fpl*: (engl.) *resources*; i. S. von **Gesundheitsressourcen** Gesamtheit aller gesundheitsförderlichen bzw. protektiven persönlichen u. sozialen, körperlichen u. psychischen Reserven, Fähigkeiten u. Grundhaltungen (s. Faktoren, protektive), welche die Bewältigung von Belastungen erleichtern, negative Auswirkungen von Risikofaktoren* abmildern u./od. die Wahrscheinlichkeit von Gesundheitsgewinn steigern sowie zur Gesundung bzw. Gesunderhaltung beitragen; **Einteilung: 1. externe** Ressourcen: **a)** auf makrosozialer Ebene: Sicherung von Grundbedingungen wie Zugang zu Bildung u. Arbeit, Wohnraumqualität, angemessene Ernährung, gesundheitliche Grundversorgung u. Zugang zu Gesundheitsdiensten, Krisenhilfe- u. Beratungseinrichtungen in der Gemeinde, sozialer Rückhalt, soziale Integration u. soziale Unterstützung, gesundheitsförderliches soziales Klima; **b)** auf mikrosozialer Ebene: z. B. soziales Netzwerk*, familiärer Zusammenhalt, klar definierte u. verbindliche Strukturen, Regeln u. Rollenbeziehungen in der Familie, Strukturierung von Schule, Arbeit, Interaktions- u. Freizeitkultur; **2. interne** (personale) Ressourcen: gute körperliche u. psychische Gesundheit, psychosoziales Wohlbefinden, gesundheitsförderlicher Lebensstil, Kompetenz (Kommunikations- u. Konfliktlösungskompetenzen, Problemlösungskompetenzen, allgemeine Kompetenzen zur Lebensbewältigung u. Selbstbehauptung), Selbstwirksamkeitserwartung (s. Selbstwirksamkeit), Hardiness*, Zuversicht, positives Selbstwertgefühl, Kohärenzgefühl, Entwicklung eigener Interessen, Fertigkeiten zur Mobilisierung sozialer Unterstützung sowie positive Bildungs- u. Arbeitserfahrungen. Im Konzept der Salutogenese* werden 5 sog. generalisierte **Widerstandsressourcen** unterschieden: körperliche/konstitutionelle, personale u. psychische, interpersonale, soziokulturelle, materielle Ressourcen.

Ressourcen|aktivierung (Ressourcen*): (engl.) *vitalisation of resources*; primäres allgemeines Wirkprinzip der Psychotherapie*, das entweder vorhandene Ressourcen* zur Problembewältigung nutzt od. zum Aufbau fehlender Ressourcen beiträgt; **Wirksamkeit:** Es liegen evidenzbasierte Hinweise in Form randomisierter Studien sowohl in Hinsicht auf die Wirkung entsprechender Strategien vor (z. B. Willutzki et al., 2004) als auch Hinweise auf den Einfluss von Ressourcen auf den Therapieprozess.

Resting-State-fMRT: fMRT* zur Darstellung der unstimulierten (d. h. aufgabenfreien) Aktivität des Gehirns; bildet Default*-Mode-Network ab.

Rest|less-Legs-Syn|drom (engl. restless legs unruhige Beine): (engl.) *restless legs syndrome*; Abk. RLS; syn. Syndrom der unruhigen Beine, Ekbom-Syndrom; schlafbezogene Bewegungsstörung* mit ausschließlich in Ruhe u. vor allem abends u. nachts auftretendem Bewegungsdrang der Beine (seltener auch der Arme), der mit Missempfindungen (z. B. Kribbeln, Brennen, Hitze- od. Kältegefühl, Ziehen, Reißen, Schmerzen) assoziiert ist u. durch Bewegung gebessert wird od. sistiert; **Epidemiol.:** Prävalenz ca. 8 %, mit dem Alter zunehmend, davon ca. ein Drittel behandlungsbedürftig; m : w = 1 : 1,5–2; **Formen: 1.** primär: idiopathisch od. autosomal-dominant erblich; **2.** sekundär: symptomat. Form bei Eisenmangel, Anämie, Urämie (bei Dialysepatienten Prävalenz >50 %), Schwangerschaft, Polyneuropathie*, pharmak. induziert; **Klin.:** Bewegungsdrang u. schwer charakterisierbare Missempfindungen (DD zur Periodic* Limb Movement Disorder) in der Tiefe der Waden, selten in Oberschenkeln od. oberen Extremitäten (Leitsymptom); außerdem Schlafstörungen*, nach dem Einschlafen häufig mit periodischen Beinbewegungen*; schleichender Beginn, anfangs oft über Jahre fluktuierend; **Diagn.:** promptes Ansprechen auf Levodopa; bei >90 % Nachweis von periodischen Beinbewegungen im Schlaflabor; **Ther.:** bei idiopath. Form od. nicht ausreichend behandelbarer Grunderkrankung symptomat. Ther. mit dopaminergen Substanzen (Levodopa*, Pramipexol*, Ropinirol*, Rotigotin); ggf. Off-Label-Use: andere Dopamin-Agonisten (s. Dopaminergika), Opiate* od. GABA-Agonisten (Gabapentin*, Pregabalin*); cave: Verstärkung der Symptomatik mit rascher Dosissteigerung (Augmentation) aufgrund dopaminerger Überstimulation möglich; **DD:** Polyneuropathie, neuroleptikainduzierte Akathisie*, venöse Insuffizienz, Insomnie*.

Rest|varianz (Varianz*) *f*: (engl.) *rest variance*; s. Varianz.

Resveratrol *n*: (engl.) *resveratrol*; Polyphenol*, das v. a. in roten Weinbeeren (auch in Rotwein), Himbeeren, Pflaumen, Maulbeeren u. Erdnüssen vorkommt; **Wirkung:** Antioxidans* mit neuroprotektiver u. antikanzerogener Wirkung; fördert Expression von Sirtuinen*, hemmt NF-κB (nukleärer Faktor κB) u. entzündungsfördernde Zytokine; präventive Wirkung hinsichtlich Alzheimer-Krankheit, Glaukom, Multipler Sklerose u. anderer Autoimmunkranheiten empirisch belegt.

RET: Abk. für **r**ational-**e**motive **T**herapie*.

Re|tardierung (lat. retardare verzögern): (engl.) *retardation*; Bez. für umfassende Verzögerung der körperlichen, intellektuellen od. psychomotorischen Entwicklung (sog. psychomotorische Retardation, Reifungsverzögerung; s. Entwicklungsverzögerung) im Vergleich zum jeweiligen Lebensalter, die häufig auch von emotionaler u. sozialer Reifungsverzögerung begleitet wird; **Urs.:** genetische, intrauterine, peri- u. postnatale sowie die kindliche Entwicklung betreffende Faktoren. Vgl. Infantilismus; Intelligenzminderung.

Re|tentio urinae (lat. retentio) *f*: (engl.) *retentio urinae*; s. Harnverhalt.

Re|test-Re|liabilität (engl. retest Wiederholungsprüfung; Reliabilität*) *f*: (engl.) *retest reliability*; s. Reliabilität.

Retino|pathia pigmentosa (lat. rete Netz; -pathie*) *f*: (engl.) *pigmentary retinopathy*; meist erblich (evtl. in Kombination mit Fehlbildungen vorkommend), selten erworbener (sog. Pseudoretinopathia pigmentosa, z. B. nach Masern) degenerativer Prozess mit Engstellung der Netzhautgefäße, Optikusatrophie, Untergang der nervalen Elemente der Netzhaut u. Ablagerung von Pigment (knochenkörperchenartige Pigmentation), die von der Peripherie her bis zum Zentrum fortschreitet; Erbgang autosomal-rezessiv (50 %), autosomal-dominant (25 %) od. X-chromosomal (15 %); bisher 16 Genloci bekannt; **Sympt.:** progressive Nyktalopie*, erhebliche Einengung des Gesichtsfelds*, Erblindung.

Retrieval-Bias (engl. retrieval Abruf; Bias*) *n*: (engl.) *retrieval bias*; s. Bias.

Retro-: Wortteil mit der Bedeutung zurück, hinter; von retro.

Retro|bulbär|neuritis (Retro-*; gr. βολβός Zwiebel; Neur-*; -itis*) *f*: (engl.) *retrobulbar neuritis*; Entzündung des retrobulbären Anteils des Sehnervs; **Vork.:** v. a. bei Multipler* Sklerose; seltener bei Devic-Krankheit, Infektionskrankheiten (Syphilis*, Borreliose*, Tuberkulose*, Virusinfektionen) od. parainfektiös, bei Sarkoidose*, Kollagenosen* (insbes. system. Lupus* erythematodes), Panarteriitis* nodosa od. Impfungen; **Path.:** Demyelinisierung des Sehnervs; **Klin.:** Visusminderung* innerhalb von Stunden bis Tagen, Bewegungsschmerz des Auges, bei Kindern häufig beidseitig, sonst meist einseitig; **Diagn.:** fundoskop. unauffälliger Befund; in der Perimetrie zentrale od. parazentrale Skotome*; afferente Pupillenstörung; verlängerte Latenz visuell evozierter Potentiale; Lumbalpunktion u. zerebrale MRT zur Diagn. einer Multiplen Sklerose; **Ther.:** hochdosiert Glukokortikoide*; **Progn.:** meist komplette Heilung; Risiko für die Entwicklung einer Multiplen Sklerose innerhalb von 5 Jahren 20–30 % (mit zusätzl. pathol. Befund in der MRT >50 %).

retro|grad (Retro-*; lat. gradi laufen, schreiten): (engl.) *retrograde*; rückläufig, zeitlich (z. B. retrograde Amnesie) od. örtlich zurückliegend, von hinten her (z. B. retrograde Koloskopie).

Retro|pulsion (Retro-*; lat. pulsare heftig schlagen) *f*: (engl.) *retropulsion*; s. Parkinson-Syndrom.

retro|spektiv (Retro-*; lat. spectare schauen): (engl.) *retrospective*; rückblickend; **1.** kann sich z. B. auf kognitive Vorgänge beziehen, die eine auf die Vergangenheit gerichtete Einstellung bzw. ein Rückblicken erschließen lassen; **2.** methodisch v. a. bei retrospektiven Längsschnittstudien* verwendete Bez. für Untersuchungsansatz, bei dem die Probanden rückblickend über die Vergangenheit befragt werden; cave: retrospektiv erhobene Informationen bergen das Problem der möglicherweise i. R. späterer Erfahrungen od. des gegenwärtigen Befindens verzerrten Erinnerung. Vgl. prospektiv.

Rett-Syn|drom (Andreas R., Neuropädiater, Wien, 1924–1997) *n*: (engl.) *Rett syndrome, cerebroatrophic hyperammonemia*; X-chromosomal-dominant erbl. Erkrankung mit Hirnatrophie, verringerter Dendritenzahl kortikaler Neuronen u. Hypopigmentierung der Substantia nigra sowie Hyperammonämie; mit sehr seltenen Ausnahmen (z. B. bei genetischen Mosaikformen) fast ausschließl. bei Mädchen (Häufigkeit 1 : 15 000); **Ätiol.:** in 80 % der Fälle Mutation im MECP2-Gen (Genlocus Xq28), das für das Methyl-CpG-Bindungsprotein codiert; Folge: Methylierungsstörungen bei Genen (s. Epigenetik) mit veränderter Genexpression; **Klin.:** Manifestation zwischen 6. Monat u. 4. Lebensjahr; Abnahme des Schädelwachstums, Verhaltensstörungen* i. S. einer sozialen u. psychomotor. Regression mit Verlust bereits erworbener Fähigkeiten, Stereotypie* (waschende, knetende Handbewegungen), Demenz*, Gangstörungen*,

Apraxie* u. Rumpfataxie, häufig tonisch-klonische epileptische Anfälle; evtl. Herzrhythmusstörungen od. progrediente Skoliose. Kann während langsamer Verläufe autistiforme Symptome zeigen (nach ICD-10 Form der tief greifenden Entwicklungsstörungen*). **Geschichte:** Die Störung wurde erstmals 1966 beschrieben („Über ein eigenartiges hirnatrophisches Syndrom bei Hyperammonämie im Kindesalter").

Revised Children's Manifest-Anxiety-Scale: Abk. RCMAS; Selbstbeurteilungsverfahren zur Erfassung von Angst u. deren Schweregrad bei Kindern u. Jugendlichen; umfasst 49 Items zu den Subskalen: physische Angst, soziale Angst, Abwehrhaltung, Unruhe, unstimmige Beantwortung; aktuelle 2. Version RCMAS-2; Kurzform mit 10 Items; **Anw.:** am Alter von 6–19 Jahren; z. B. zur Erfassung von Schulstress, Familienkonflikten; **Testdauer:** 10–15 Minuten, Kurzform 5 Minuten.

Revised NEO Personality Inventory: Kurzbez. für (engl.) *Revised **N**euroticism, **E**xtraversion, **O**penness Personality Inventory*; Abk. NEO-PI-R; NEO-Persönlichkeitsinventar; mehrdimensionales Selbstbeurteilungsverfahren zur differenzierten Erfassung der Merkmalsbereiche des Fünf*-Faktoren-Modells; umfasst insgesamt 240 Items auf 5 Hauptskalen mit je 6 Subskalen (s. Tab.) zu je 8 Items (hierarchisches Persönlichkeitssystem) zu Verhaltensorientierungen im zwischenmenschlichen Bereich u. individuelle Unterschiede im Einstellungs-, Erlebens- u. Motivationsbereich; zusätzlich zur Selbstbeurteilung (Form S) existiert eine Bekanntenbeurteilungsform zur Fremdbeurteilung (Form F); **Anw.:** ab 16 Jahren; als Einzel- od. Gruppentest zur Persönlichkeitsdiagnostik* in den Bereichen Klinische Psychologie, Psychiatrie, Verhaltensmedizin, Gesundheitspsychologie, Berufsberatung, Arbeits-, Betriebs- u. Organisationspsychologie, Forschung; **Testdauer:** 30–40 Minuten, keine Zeitbeschränkung.

REVT: Abk. für **r**ational-**e**motive **V**erhaltens**t**herapie, s. Therapie, rational-emotive.

Reward-System (engl. reward Belohnung, Entgelt) *n*: (engl.) *reward system*; s. Belohnungssystem.

Re|zeptoren (lat. recipere, receptus aufnehmen, empfangen) *m pl*: (engl.) *receptors*; membranständige u. intrazelluläre Fühler molekularer Größenordnung (Proteine) für Signale, die durch spezifische Liganden (z. B. Neurotransmitter*, Hormone*, Mediatoren* od. ihre als Arzneimittel genutzten Analoga u. Hemmstoffe) vermittelt werden; z. B. Acetylcholin*-Rezeptoren, adrenerge Rezeptoren*, Dopamin*-Rezeptoren, GABA*-Rezeptoren, spezifische Rezeptoren auf Immunzellen (B- u. T-Lymphozyten); Rezeptor vermittelt ist ferner die Wirkung vieler Toxine, Opiate u. endogener Opioide (s. Opioid-Rezeptoren); **Funktion:** interzelluläre Koordination zur Aufrechterhaltung od./u. Anpassung der Homöostase an wechselnde Bedingungen; Induktion u. Regulation der spezifischen Immunantwort, Zelldifferenzierung; **Beispiele:** **1.** Autorezeptoren: auf der präsynaptischem Membran lokalisiert, kontrollieren (meist in Form einer Hemmung) an der Präsynapse die Synthese u. Freisetzung von Neurotransmittern (z. B. Noradrenalin, Dopamin, Serotonin, GABA). **2.** Dehnungs-Rezeptoren: in der Muskelspindel, spielen bei der Auslösung von Eigenreflexen eine Rolle, indem sie den Dehnungsreiz aufnehmen, der zum Rückenmark u. ZNS weitergeleitet wird. **3.** Berührungs-Rezeptoren: Mechanosensoren*; können schwache, niederfrequente Schwingungen der Oberhautzellen (10–30 Hz) erfassen u. differenziert unterscheiden; sie adaptieren schnell u. vermitteln u. a. Beginn u. Ende eines Reizes. Vgl. Sensoren.

Re|zeptoren, adrenerge (Rezeptoren*) *m pl*: (engl.) *adrenergic receptors*; syn. Adrenozeptoren; mit Adrenalin* u. Noradrenalin* interagierende transmembranäre G-Protein-gekoppelte Rezeptoren; **Formen:** **1. Alpha-Rezeptoren:** Vork. z. B. in der Muskulatur von Arterien u. Venen (Vasokonstriktion), Auge (Mydriasis), Harnblase (Kontraktion) u. Magen-Darm-Trakt (Abnahme der Motilität, Kon-

R

Revised NEO Personality Inventory
Skalen zur Erfassung der Merkmalsbereiche des Fünf-Faktoren-Modells

Hauptskala	Subskala
Neurotizismus (N)	Ängstlichkeit, Reizbarkeit, Depression, soziale Befangenheit, Impulsivität, Verletzlichkeit
Extraversion (E)	Herzlichkeit, Geselligkeit, Durchsetzungsfähigkeit, Aktivität, Erlebnishunger, Frohsinn
Offenheit für Erfahrungen (O)	Phantasie, Ästhetik, Gefühle, Handlungen, Ideen, Werte
Verträglichkeit (A)	Vertrauen, Freimütigkeit, Altruismus, Entgegenkommen, Bescheidenheit, Gutherzigkeit
Gewissenhaftigkeit (C)	Kompetenz, Ordnungsliebe, Pflichtbewusstsein, Leistungsstreben, Selbstdisziplin, Besonnenheit

traktion der Sphinkteren); Einteilung: **a)** Alpha-1-Rezeptoren: postsynaptisch, v. a. in glatter Muskulatur (Gefäße, Harnblase, Prostata u. a.); üben einen kontraktilen Effekt in glatten Muskelzellen aus; **b)** Alpha-2-Rezeptoren: auch an präsynapt. Membranen sympathische u. parasympathische Nervenfaserenden; kontrollieren die präsynaptische Freisetzung von Noradrenalin, ATP* u. Acetylcholin*; **2. Beta-Rezeptoren:** Hormon-Rezeptoren, die Signale des sympathischen Nervensystems übertragen; Vork. z. B. in der Muskulatur von Gefäßen, Herz, Bronchien u. Magen-Darm-Trakt; Typen (entsprechend ihrer Wirkungsspezifität): **a)** Beta-1-Rezeptoren vermitteln den stimulatorischen Effekt von Noradrenalin u. zirkulierendem Adrenalin auf das Herz; **b)** Beta-2-Rezeptoren vermitteln eine relaxierende Wirkung des Noradrenalins auf die glatte Muskulatur im Magen-Darm-Trakt, im Urogenitalsystem u. in den Atemwegen; **c)** Beta-3-Rezeptoren stimulieren die Freisetzung von Fettsäuren aus Fettgewebe. Das gleichzeitige Vork. von Alpha- u. Beta-Rezeptoren an einem Erfolgsorgan führt meist zu funktionellem Antagonismus. **Klin. Bedeutung:** Adrenerge Rezeptoren vermitteln die Wirkung von Katecholaminen* im ZNS u. über eine Aktivierung der Amygdala-Hippocampus-Achse die Konsolidierung u. den Abruf emotional relevanter Information („emotionales Gedächtnis“) u. spielen somit eine Rolle bei Angststörungen (z. B. posttraumatische Belastungsstörung). Sie sind wichtige pharmakologische Zielstrukturen (s. Alpha-Rezeptoren-Blocker), auch im ZNS. Neue Pharmakotherapien der posttraumatischen Belastungsstörung orientieren sich an einer Modulation zentraler adrenerger Rezeptoren.

Re|zeptoren-Blocker (Rezeptoren*): (engl.) *receptors blockers*; s. Sympatholytika; Alpha-Rezeptoren-Blocker; Beta-Rezeptoren-Blocker; Histamin-H_1-Rezeptoren-Blocker; Histamin-H_2-Rezeptoren-Blocker; Dopamin-Antagonisten; NMDA-Rezeptor-Antagonisten; Opioid-Antagonisten.

R

Re|zeptoren, cholinerge (Rezeptoren*) *m pl*: (engl.) *choline receptors*; Acetylcholin*-Rezeptoren.

Re|zeptoren, histamin|erge (Rezeptoren*) *m pl*: (engl.) *histaminergic receptors*; Histamin-Rezeptoren (H_1–H_4); G-Protein-gekoppelte Rezeptoren; **Formen: 1. H_1-Rezeptoren:** wirken über $G_{q/11}$-Proteine, aktivieren Phospholipase C mit konsekutiver Erhöhung des intrazellulären Calciums; vermitteln allergische Reaktionen, Vasodilatation, Erhöhung der Gefäßpermeabilität u. Juckreiz; im ZNS an Induktion des zentralen Erbrechens beteiligt; **2. H_2-Rezeptoren:** wirken über G_S-Proteine u. Stimulation der Adenylatcyclase; Vork. v. a. im Magen, Beteiligung an Magensäureproduktion; ggf. Wirkung auf Gefäßtonus u. Herzfrequenz; **3. H_3-Rezeptoren:** $G_{i/o}$-gekoppelt; Vork. nur im zentralen u. peripheren Nervensystem; regulieren Freisetzung von Histamin* u. a. Neurotransmittern; **4. H_4-Rezeptoren:** $G_{i/o}$-gekoppelt; bewirken zielgerichtete Immunantwort.

Re|zidiv (lat. recidere zurückfallen) *n*: (engl.) *relapse*; s. Rückfall.

Re|zidiv|pro|phylaxe (lat. recidere zurückfallen; Prophylaxe*) *f*: (engl.) *prevention of recurrency*; s. Rückfallprophylaxe.

reziprok (lat. reciprocus auf demselben Weg zurückkehrend): (engl.) *reciproc*; wechselseitig, gegenseitig, aufeinander bezüglich; reziproke Interaktionsmuster innerhalb einer Dyade od. einer größeren Gruppe von Menschen sind durch Austausch gleichwertiger Reaktionen gekennzeichnet; z. B. auf ein negatives Verhalten des einen Partners reagiert der andere ebenfalls in negativer Weise; beschenkte Menschen, sind motiviert, eine Gegenleistung zu erbringen. Vgl. Hemmung, reziproke.

RFFT: Abk. für (engl.) ***R**uff* **F**igural **F**luency **T**est*.

RH: Abk. für **R**eleasing*-**H**ormone.

Rhabdo|myo|lyse (gr. ῥάβδος Stab; My-*; Lys-*) *f*: (engl.) *rhabdomyolysis*; Myolyse der quergestreiften (Skelett- u. Herz-)Muskulatur mit Muskelschwäche u. -schmerzen, abgeschwächten Muskeleigenreflexen u. Myoglobinurie; **Urs.:** toxisch bedingt (v. a. durch Alkohol, versch. Arzneimittel u. Narkotika, auch Heroin), familiäre Disposition (autosomal-dominanter Defekt bekannt); Vork. auch i. R. einer malignen Hyperthermie, des malignen neuroleptischen Syndroms*, der McArdle-Krankheit (Glykogenose) od. einer akuten nekrotisierenden Myositis, bei Hypokaliämie*, Hypophosphatämie; nicht selten als idiopathische atraumatische Rhabdomyolyse; **Histologie:** u. a. Amyloidplaques*, Neurofibrillen*; **Progn.:** unterschiedlich hohe Letalität, abhängig von der Ursache (z. B. bei alkoholinduzierter Rhabdomyolyse ca. 20 %, bei inhalationsnarkotikainduzierter Rhabdomyolyse ca. 60-70 %). Die Rhabdomyolyse ist eine mögliche Ursache von akutem Nierenversagen.

-rhö: auch -rhoe, -rhoea, -rhe; Wortteil mit der Bedeutung das Fließen, Strömung, Flut; von gr. ῥοή.

Rhomb|en|cephalon (gr. ῥόμβος Raute; Enkephal-*) *n*: (engl.) *rhombencephalon*; Rautenhirn; aus Metencephalon* u. Medulla* oblongata (Myelencephalon) bestehender Teil des Gehirns*.

Rhythmus|störung, zirka|diane (gr. ῥυθμός Gleichmaß, Takt): zirkadiane Schlafrhythmusstörung*.

Rhythmus, zirka|dianer (gr. ῥυθμός Gleichmaß, Takt) *m*: (engl.) *circadian rhythm*; tagesrhythmische Veränderungen biologischer Funktionen (z. B. Vigilanz, Schlaf, endokrinologische u. Nierenfunktion) u. ihrer Parameter (z. B. Pulsfrequenz, Blutdruck, Cortisol-Ausschüttung;) unter dem Einfluss besonders des Hell-Dunkel-Wechsels u. sozialer Faktoren (exogener Zeitgeber), s. Abb.; der zirkadiane Rhythmus beruht auf einer angeborenen Komponente: endogene biologische Periodik interagiert mit periodischen Umweltfaktoren (den Zeitgebern), dadurch Synchronisation auf eine 24-Stunden-Periodik; wird vermittelt durch das zir-

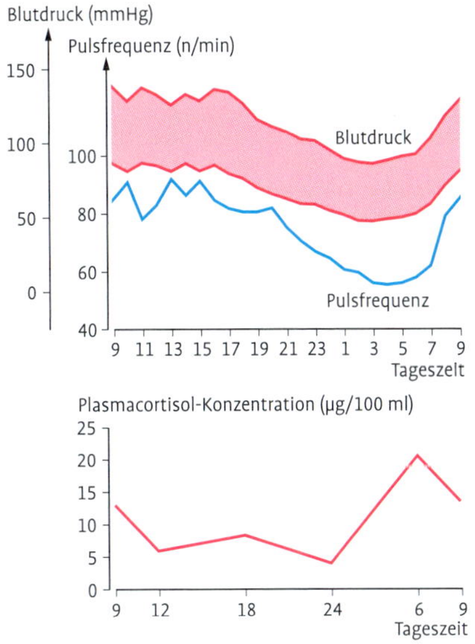

Rhythmus, zirkadianer: Pulsfrequenz u. Blutdruck sowie tageszeitabhängige Cortisol-Sekretion

kadiane System (engl. circadian timing system, Abk. CTS) über nichtvisuelle Photosensoren der sog. zentralen Uhr im Nucleus suprachiasmaticus, Epiphyse u. Melatonin* u. wird auch bei Isolierung von der Außenwelt beibehalten (endogener Zeitgeber); Störungen im zirkadianen Rhythmus, wenn endogener Zirkadian-Rhythmikgeber u. exogene Zeitgeber nicht synchronisiert sind (z. B. Schichtarbeiten, Zeitzonenüberquerungen): s. Schlafrhythmusstörung, zirkadiane. Vgl. Biorhythmus.

Riboflavin|mangel: (engl.) *riboflavin deficiency*; auch Vitamin-B_2-Mangel; s. Hypovitaminose (Tab. dort).

Ribot-Gesetz (Théodule R., Psychologe, Philosoph, Paris, 1939–1916): im späten 19. Jahrhundert aufgestellte Regel, dass lebensgeschichtlich früh gelernte Gedächtnisinhalte länger erhalten bleiben als später erworbene; mögliche Mechanismen: **1.** Jüngeres Gehirn kann wegen besserer Integrität u. Vernetzung der Nervenzellen Informationen u. assoziierte Inhalte nachhaltiger speichern (s. Encodierung; Konsolidierung). **2.** Früher abgespeicherte Information wurde bereits häufiger wieder abgerufen (erinnert), wobei über Recodierung* u. Rekonsolidierung* Engramme verstärkt wurden. **Klin. Bedeutung:** Grundlage der Erinnerungstherapie*, die auf länger zurückliegende Lebensabschnitte fokussiert.

Richt|linie: (engl.) *directive, guideline*; Handlungsregelung einer gesetzlichen, standes- od. satzungsrechtlich legitimierten Institution, die für den Rechtsraum dieser Institution verbindlich ist u. bei Nichtbeachtung Sanktionen zur Folge haben kann, z. B. Psychotherapie*-Richtlinie. Vgl. Leitlinie.

Richt|linien|verfahren: s. Psychotherapie-Richtlinie.

Richtungs|hören: (engl.) *directional hearing*; Fähigkeit zur Lokalisation einer Schallquelle beim Hören mit beiden Ohren (binaural); aus der Laufzeitdifferenz des Schalls zu den Ohren kann die Richtung der Schallquelle abgeleitet werden; **Störungen** bei auditiver Wahrnehmungs- od. Verarbeitungsstörung, bei einer Schädigung des Ohres, des Hörnervs od. von akustischen Zentren im Gehirn*. Vgl. Lateralisierung; Raumwahrnehmung.

Riech|störung: (engl.) *olfactory dysfunction*; Dysosmie; Störung des Riechempfindens, häufig kombiniert mit Schmeckstörung*; **Formen: 1. quantitative** Riechstörungen: **a)** Anosmie*; **b)** Hyposmie*; **c)** selten Hyperosmie*; **2. qualitative** Riechstörungen: **a)** Parosmie*; **b)** Phantosmie: Wahrnehmung von Riechempfindungen in Abwesenheit eines Reizes; **c)** Pseudosmie (syn. Geruchsillusion): affektiv beeinflusste Umdeutung eines Reizes; klinische Bedeutung in Zusammenhang mit psychischen Störungen; **d)** olfaktorische Intoleranz: gesteigerte subjektive Empfindlichkeit gegenüber Riechempfindungen bei normaler olfaktorischer Sensitivität; **Vork.: 1.** sinunasale Ursachen: entzündlich (infektiös bzw. nichtinfektiös bedingt) u. nichtentzündlich (anatomisch: z. B. Septumdeviation, bzw. nichtanatomisch bedingt: z. B. nasale Hyperreaktivität, UAW); **2.** nichtsinunasale Ursachen: angeboren, postviral, posttraumatisch, toxisch, auch z. B. bei Depression, Schizophrenie, Alzheimer-Krankheit. Vgl. Schmeckstörung.

Riech|test *m*: (engl.) *olfactorial test*; Test zur Erkennung u. Differenzierung verschiedener Gerüche (z. B. Apfel, natürliches Gras, Rosen) mit Graduierung der Geruchsintensität; Einschränkungen im Riechtest geben Hinweis auf Neurodegeneration von Riechhirn (Bulbus olfactorius) u. Riechschleimhaut (tritt aufgrund der exponierten Lage im Kortex frühzeitig, z. B. bei Alzheimer-Krankheit auf); **Anw.:** Diagnostik von Riechstörungen*; auch zur Früherkennung neurodegenerativer Erkrankungen* (v. a. Alzheimer-Krankheit, Parkinson-Syndrom), aber auch von spezifischen Hirntumoren; **Hinweis: 1.** Beeinflussung durch Entzündung, Infektion, Schädigungen des oberen Mund-Rachen-Raums, Asthma bronchiale, Schädelhirntrauma, Polypen; **2.** eingeschränkte Leistungen korrelieren mit eingeschränkter kognitiver Leistungsfähigkeit bei älteren Personen.

Riesen|zell|arteriitis (gr. ἀρτηρία Schlagader; -itis*) *f*: (engl.) *giant cell arteritis*; ätiologisch unklares, gegen elastisches (Arterien-)Gewebe gerichtetes, wahrscheinlich autoimmunologisches Geschehen, das zu einer systemischen Vaskulitis mit typischer Histologie führt; **Formen:** nach Lokalisation u. Verlaufsform: **1.** Polymyalgia* rheumatica; **2.** Arteriitis* temporalis; z. T. ineinander übergehend, meist im höheren Lebensalter (ab 50. Lebensjahr allmählicher Anstieg des Erkrankungsrisikos) vorkommend; **3.** Takayasu*-Arteriitis: (mit Manifestation im jüngeren Alter u. Befall der supraaortalen Arterien).

Rifaximin *n*: (engl.) *rifaximine*; Breitband-Antibiotikum zur p. o. Anw. mit fast ausschließlich lokaler Wirkung; halbsynthetisches Derivat von Rifamycin SV; **Pharmakokinetik:** nur minimal (<1 %) gastrointestinal resorbiert; **Wirkungsspektrum:** gegen die meisten grampositiven u. -negativen, aeroben u. anaeroben Bakterien, die Darminfektionen verursachen; **Ind.: 1.** Reisediarrhö bei Erwachsenen; **2.** Off-Label-Use: Clostridium-difficile-assoziierte Diarrhö, fortgeschrittene Leberzirrhose* z. B. bei chronischer Alkoholabhängigkeit (Prävention hepatischer Enzephalopathie); **Kontraind.:** (V. a.) invasive Enteritis, chron.-entzündl. Darmerkrankung; Schwangerschaft, Stillzeit; **Wechselwirkungen:** evtl. eingeschränkte Wirksamkeit hormonaler Kontrazeptiva (Einfluss auf enterohepatischen Kreislauf von Östrogen durch veränderte Darmflora); **UAW:** meist gastrointestinal (z. B. Flatulenz, Bauchschmerz, Übelkeit), Müdigkeit, Kopfschmerz, Fieber; evtl. rötliche Färbung des Harns; **Hinweis:** Grundlage für Wirksamkeitsabschätzung bei Leberzirrhose ist größere, placebokontrollierte, randomisierte kontrollierte Studie.

Rigor (lat. rigor Steifheit, Starre) *m*: (engl.) *rigor, rigidity*; Steifigkeit der Muskulatur inf. Erhöhung des Muskeltonus, die bei passiver Bewegung im Gegensatz zur Spastik* während des gesamten Bewegungsablaufs bestehen bleibt; dabei oft ruckartiges Nachlassen des Widerstands (sog. Zahnradphänomen) inf. einer Störung der reziproken Innervation; der Rigor der einen Seite wird durch aktive Mitbewegung der anderen Seite verstärkt; **Vork.:** bei Erkrankungen des extrapyramidalen Systems*, v. a. Parkinson*-Syndrom.

Riluzol (INN) *n*: (engl.) *riluzol*; Glutamat*-Modulator; **Wirkungsmechanismus:** Dämpfung exzessiver Transmission von Glutamat* an der Synapse; **Ind.:** amyotrophische Lateralsklerose* (Verlängerung der Lebenserwartung bzw. Hinauszögern des Einsatzes mechanischer Beatmung); **Kontraind.:** Lebererkrankungen, Schwangerschaft u. Stillzeit; **UAW:** Asthenie, Übelkeit; **Hinweis:** positive Studienergebnisse bei therapieresistenter Depression (Off-Label-Use).

RIMA: Abk. für (engl.) ***r**eversible **i**nhibitor of **m**onoamine oxidasis **A***; s. Monoaminoxidase-Hemmer.

Rimonabant (INN): (engl.) *rimonabant*; nicht mehr im Handel befindlicher selektiver Antagonist des Cannabinoid*-Rezeptors Typ 1 (CB1-Blocker); wegen UAW vom Markt genommen; früher (zusätzlich zu Diät u. körperlicher Bewegung) bei Adipositas angewendet u. auch als Wirkstoff gegen Suchterkrankungen entwickelt, Dämpfung v. a. euphorisierender Cannabiseffekte möglich; **Kontraind.:** u. a. (anamnestische) Depression, Alter <18 Jahre; **UAW:** Infektion der oberen Atemwege, Übelkeit, Diarrhö, Erbrechen, psychiatr. Symptome (Depression, Angst), Schwindel; cave: Neurotoxizität, langfristige Anwendung.

Rinden|felder: (engl.) *cortical areas*; Bereiche der Großhirnrinde* mit jeweils spezifischer physiol. Bedeutung; **Lokalisation:** s. Abb.; **1. motorische** Rindenfelder: v. a. im Gyrus precentralis (s. Frontallappen); andere motorische Felder liegen in den angrenzenden Teilen der oberen Gyri frontales u. im Lobulus paracentralis, aber auch im Gyrus postcentralis (s. Parietallappen) u. im Lobulus parietalis superior; das motorische Sprachzentrum (s. Broca-Areal) liegt bei Rechtshändern im hinteren Teil des linken Gyrus frontalis inferior. **2. sensible** Rindenfelder: die Vertretung der gesamten (Oberflächen-)Sensibilität* u. Propriozeption* liegt im Gyrus postcentralis u. im Lobulus parietalis superior (Parietallappen), als sensible Nebenfelder können die Gyri precentrales u. die Fußregionen der beiden oberen Gyri frontales angesehen werden (Körperfühlsphäre, Frontallappen). **3. optische** Rindenfelder: liegen im Okzipitallappen*: s. Sehrinde; **4. akustische** Rindenfelder: liegen im Temporallappen*: s. Hörzentrum; **5. gustatorische** Rindenfelder: Teil der Großhirnrinde, der von den umgebenden Teilen des Frontal-, Parietal- u. Temporallappens verdeckt wird; enthält die Gyri insulae (Gyrus longus u. Gyri breves insulae) u. den Sulcus centralis sowie Sulcus circularis insulae. Entsprechend dem zytoarchitektonischen Aufbau der Großhirnrinde werden die Brodmann*-Areale (Abb. dort) unterschieden.

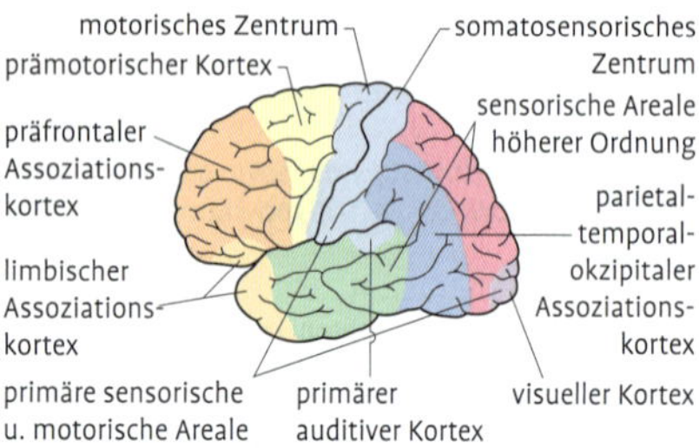

Rindenfelder

Ring|versuch: (engl.) *ring trial*, i. R. der externen Qualitätssicherung* durchgeführter Versuch zur objektiven Ermittlung der Qualität medizinischer Prozeduren (z. B. Laboruntersuchungen) durch Prüfung, ob Abweichungen von einem Referenzwert bestehen.

Risiko *n*: **1.** (engl.) *risk*; (soziol.) mögliche zukünftige Folge einer Handlungsoption, grundsätzlich beeinflussbar; **2.** (epidemiol.) spezifische Risikobegriffe im Gesundheitswesen: u. a. relatives, absolutes, attributables, populationsattributables Risiko; **3.** (jurist.) im Gegensatz zur Gefahr, die bei ungehindertem Ablauf mit hinreichender Wahrscheinlichkeit zu einem Schaden führt u. die daher abgewehrt werden muss, bezeichnet Risiko die Möglichkeit eines Schadeneintritts mit nicht hinreichend hoher Wahrscheinlichkeit für die zwingende Erfordernis der unmittelbaren Schadensabwehr; Restrisiko: verbleibende Gefahr trotz vorhandener adäquater Sicherungs- od. Abwehrmassnahmen.

Risiko, absolutes *n*: (engl.) *(absolute) risk*; Wahrscheinlichkeit für das Auftreten eines unerwünschten Ereignisses, z. B. Auftreten einer Krankheit od. einer psychischen Störung. Vgl. Risiko, relatives.

Risiko, attributables *n*: (engl.) *attributable risk*; Abk. AR; attribuierbares Risiko; der durch ein Ereignis (Risikofaktor) erklärbare Anteil (in Prozent) an der Inzidenz*, z. B. dem Auftreten einer Krankheit; **Einteilung: 1. absolutes** attributables Risiko: die Zahl der Ereignisse unter den Exponierten durch die Exposition; **2. expositionsbezogenes** attributables Risiko: gibt die Prozentzahl der Inzidenz unter den Exponierten an, die tatsächlich auf die Wirkung der Exposition zurückzuführen ist; **3. bevölkerungsbezogenes** attributables Risiko (Abk. PAR): der Anteil der Inzidenz einer Erkrankung in der gesamten Population (exponiert u. nichtexponiert), die auf die Exposition zurückzuführen ist, d. h. die Inzidenz der Erkrankung, die durch die Eliminierung der Exposition eliminiert werden kann; **klin. Bedeutung:** Konsequenzen für die Anwendung prädiktiver Tests in einer Bevölkerung, mit deren Hilfe zum Beispiel auf Krankheitsdispositionen untersucht werden soll, für die Präventionsmaßnahmen existieren (z. B. prädisponierende Genotypen i. R. der personalisierten Therapie*): Da das attributable Risiko mit der Höhe des relativen Risikos* u. der Häufigkeit des prädisponierenden Genotypus in der Population wächst, ist es nicht sinnvoll, nach seltenen Genotypen mit geringfügig erhöhtem relativem Erkrankungsrisiko zu suchen. Es kann jedoch von großem präventiven Nutzen sein, Genotypen zu identifizieren, die mit mäßig erhöhtem relativen Risiko für Erkrankungen einhergehen, die in der Bevölkerung häufig sind u. für die es Präventionsmöglichkeiten gibt. **Hinweis:** Die Summe der AR für einzelne Risikofaktoren einer Störung ist nicht normiert u. kann 100 % übersteigen.

Risiko, bevölkerungs|bezogenes attributables: (engl.) *population attributable risk*; Risiko*, populationsattributables.

Risiko|dif|ferenz (lat. differentia Verschiedenheit) *f*: (engl.) *risk differential*; Abk. RD; Differenz im Risiko zwischen 2 Bedingungen; besitzt gegenüber dem relativen Risiko* (Abk. RR) u. vor allem der Odds*-Ratio (Abk. OR) Interpretationsvorteile, da immer als geschätzter Bevölkerungsdurchschnittseffekt interpretierbar: Der Durchschnitt der individuellen Risikodifferenzen (Bevölkerungsdurchschnittseffekt) ist die Risikodifferenz, die man aus der Vierfeldertafel* berechnen kann; Odds-Ratios aus Vierfeldertafeln sind dagegen allg. nicht der Durchschnitt der individuellen Odds-Ratios; das individuelle Risiko (zur Berechnung invidiueller RDs, RRs u. ORs) ist dabei nicht beobachtbar, sondern nur das Auftreten versus Nichtauftreten eines Ereignisses. Die Risikodifferenz steht als einziges Maß in logischem Zusammenhang mit dem kausalen Zusammenwirken mehrerer Faktoren auf einen Outcome*. Wenn das Risiko für den Outcome bei Vorliegen beider betrachteter Faktoren stärker erhöht ist als in der Summe durch beide Faktoren u. keinerlei Bias vorliegt, kann man zeigen, dass es einige Individuen geben muss, für die beide Faktoren kausal zusammenwirken. Außerdem ist die Risikodifferenz als einziges Maß direkt proportional zur Inzidenzverringerung, die man durch Vermeidung eines Faktors erreichen könnte; Beispiel: Nimmt man an, eine Intervention führt dazu, dass das Risiko für einen Outcome von 20 % (100 000 betroffene Fälle) auf 15 % (75 000 betroffene Fälle; Risikodifferenz = 0;05) sinkt, u., dass man die Effizienz der Intervention soweit verbessern kann, dass sich das Risiko von 20 % auf 10 % verringert, verdoppelt sich die Risikodifferenz auf 0;10. Damit ginge auch eine Verdoppelung der verhinderten Inzidenzfälle (von 100 000 auf 50 000) einher. Diese Eigenschaft besitzen weder Odds-Ration noch relatives Risiko. Vgl. Interaktion, statistische; Number needed to treat.

Risiko|faktoren *m pl*: (engl.) *risk factors*; Merkmal, das zeitlich vor dem Auftreten od. Nichtauftreten des untersuchbaren Outcomes* (z. B. Depression, Angststörung) liegt u. für das nachgewiesen werden kann, dass bei dessen Vorliegen im Vergleich zu dessen Nicht-Vorliegen das Risiko für den späteren Outcome nachweislich statistisch erhöht ist; werden in Bevölkerungsstudien bei der Untersuchung der Pathogenese bestimmter Erkrankungen als krankheitsfördernde Umstände statistisch gesichert; **Einteilung: 1. variabler** Risikofaktor: Risikofaktor, der sich verändert (z. B. Alter) bzw. beeinflussbar ist (z. B. Gewicht, Drogengebrauch); **2. nicht variabler** Risikofaktor (sog. Fester Marker, engl. fixed marker): nicht veränderlicher Risikofaktor (z. B. Geschlecht, Geburtsjahr); **3. kausaler** Risikofaktor: variabler Risikofaktor, der veränderbar ist und für welchen nachweisbar ist, dass die Veränderung die Wahrscheinlichkeit für den nachfolgenden Outcome verändert; z. B. ist Stress ein kausaler Risikofaktor für Depression, da Stress veränderbar ist (variabler Risikofaktor), u. Intervention gegen Stress das Depressionsrisiko senkt; **Hinweis:** Je nach Untersuchungsfrage können Risikofaktoren genetische, biologische, psychologische od. soziologische Merkmale umfassen. Da Risikofaktoren häufig interagieren bzw. voneinander abhängen können, ist die Frage nach ihrem jeweiligen Einzelbeitrag zur Entstehung chronischer Erkrankungen nicht endgültig geklärt. Vgl. Kausalität; Marker.

Risiko|gene (-gen*) *n pl*: (engl.) *candidate genes*; s. Kandidatengene.

Risiko|gruppe: 1. (engl.) *vulnerable population*; Menge aller Personen unter Beobachtung, bei denen während des Beobachtungszeitraums das untersuchte Ereignis (z. B. Verwitwung, Erstdiagnose Depression, Arbeitsplatzverlust) tatsächlich eintreten kann, aber zum Beobachtungsbeginn noch nicht eingetreten ist (z. B. alle Verheirateten, alle Personen ohne bekannte Depression, alle Arbeitenden); **2.** (engl.) *population at risk*; Gruppe von Personen, die einen spezifischen Risikofaktor* aufweisen; bedeutsam u. a. für Ätiologieforschung*, z. B. Risikostudien*.

Risiko, populations|attributables *n*: (engl.) *population attributable fraction (Abk. PAF)*; bevölkerungsbezogenes attributables Risiko; Anteil tatsächlicher inzidenter Fälle (s. Inzidenz), die verhindert werden könnten, wenn ein Faktor bei keinem einzigen Individuum (im Vergleich zur tatsächlich beobachteten Häufigkeit) aufträte; kann aus dem kausalen relativen Risiko* u. der relativen Häufigkeit des Faktors berechnet werden; quantifiziert die Bedeutung des Risikofaktors für die Population; ein PAF von 0,2 bedeutet jedoch nicht, dass in der Praxis tatsächlich 20 % der inzidenten Fälle verhindert werden könnten (abhängig von der Methode zur Verhinderung u. den evtl. verhinderten Nebenrisiken; z. B. niemals im Leben rauchen versus nach 20 Jahren mit dem Rauchen aufhören u. damit ein dauerhaft erhöhtes Risiko für viele Krankheiten haben).

Risiko|re|duktion (lat. reductio Zurückführung) *f*: (engl.) *risk reduction*; Abk. RR; Verringerung eines Risikos; **Einteilung: 1. absolute** Risikoreduktion (Abk. ARR): Anzahl der Ereignisse, die unter Exposition od. nach Intervention im Vergleich zur Kontrollgruppe nicht stattfinden, bezogen auf die gesamte Risikopopulation; geht z. B. unter Exposition od. nach Intervention die Anzahl der Ereignisse von 8 auf 5 pro 1000 zurück, ist die ARR 3 von 1000, also 0,3 %. **2. relative** Risikoreduktion (Abk. RRR): absolute Risikoreduktion bezogen auf die Gesamtanzahl der Ereignisse, die ohne Exposition od. nach Intervention stattfinden; geht unter Exposition od. nach Intervention die Anzahl der Ereignisse von 6 auf 3 pro 1000 zurück, ist die RRR 3 von 6, also 50 %. Vgl. Risikodifferenz; Risiko, relatives; Vierfeldertafel.

R

Risiko, relatives *n*: (engl.) *relative risk*; Abk. RR; syn. Risk-Ratio; Quotient des Risikos unter 2 Bedingungen, z. B. Risiko für Angststörung bei Frauen 0.3, bei Männern 0.2, RR = 0.3/0.2 = 1.5; RR > 1: höheres Risiko einer Bedingung im Vergleich zur anderen betrachteten Bedingung, RR = 1: gleiches Risiko, RR < 1: geringeres Risiko. Vgl. Odds-Ratio; Risikodifferenz; Vierfeldertafel.

Risiko|studie *f*: (engl.) *risk study*; Forschungsstrategie, bei der Personen mit einem empirisch od. theoretisch begründeten erhöhten Risiko für die Entwicklung einer best. Störung (z. B. Kinder von erkrankten Eltern) od. eines anderen interessierenden Merkmals mit Personen ohne erhöhtes Risiko verglichen werden; häufig als Längsschnittstudie*, in der die Risikofaktoren vor dem ersten Auftreten untersucht werden können. **Ziel:** Identifikation von Risikofaktoren* u. frühen Manifestationsformen von Störungen.

Risiko|verhalten: (engl.) *risk behavior*; Bez. für (nicht unbedingt riskantes) Entscheidungsverhalten in ungewissen Situationen, in denen z. B. fraglich ist, ob das angestrebte Ziel erreicht wird od. eine gegenüber der Ausgangslage ungünstigere Situation entstehen kann; umfasst z. B. Verhalten im täglichen Leben (Unfallentstehung) u. gesundheitsgefährdendes Verhalten (s. Gesundheitsverhalten), auch im Zusammenhang mit Sexualität (z. B. sexuell übertragbare Infektionen); **Urs.:** persönliche, gruppenbezogene u. situative Einflüsse; typische Risikopersönlichkeiten sind nach bisherigen Untersuchungen nicht erkennbar; eine Beziehung zwischen depressiver Stimmung u. riskantem Verhalten scheint vorzuliegen. **Klin. Bedeutung:** Eine erhöhte Risikobereitschaft ist auch bei maniformen Zuständen, sowie bei Dissozialität* u. Affektinstabilität* zu verzeichnen. Therapiebedürftigkeit liegt vor, wenn der betroffene Mensch selbst od. die Gesellschaft darunter leidet. Vgl. Dissonanz, kognitive; Selbstverletzung.

Risiko|wahrnehmung: Wahrnehmung von Risiken mit 2 faktoriellen Dimensionen; Dimensionen: **1.** Risiken, die als unsichtbar, neu od. verzögert wahrgenommen werden; **2.** Risiken, die als unkontrollierbar, katastrophal od. unfreiwillig wahrgenommen werden. Grundsätzlich wird das Gefahrenpotential alltäglicher, bekannter od. freiwilliger Risiken unterschätzt, das Gefahrenpotential außergewöhnlicher, unbekannter od. unfreiwilliger Risiken deutlich überschätzt.

Risk-Ratio (engl. risk Risiko; ratio Rate): **r**elatives Risiko*.

Risperidon (INN) *n*: (engl.) *risperidone*; atypisches Neuroleptikum*; aktiver Hauptmetabolit ist Paliperidon; **Wirkung:** potenter Serotonin-5-HT_2-Antagonist mit gleichzeitiger Affinität zu Dopamin-D_2-, Histamin-H_1- u. Alpha-1-Rezeptoren; **Ind.:** u. a. Schizophrenie* (auch Langzeitbehandlung), psychot. Symptome bei Demenz*; **Kontraind.:** relativ: schwere Leber- u. Niereninsuffizienz (ggf. Dosisanpassung), Parkinson*-Syndrom, Epilepsie*, prolaktinabhängige Tumoren, kardiale Vorschädigung; **Wechselwirkungen:** Steigerung des Plasmaspiegels von Clozapin* (Anpassung der Clozapindosis durch Kontrolle des Plasmaspiegels) u. Wirkungsverstärkung von Antihypertensiva* (v. a. Alpha-1-Blocker) möglich; in Kombination mit Carbamazepin* u. anderen Enzyminduktoren Verringerung des Plasmaspiegels von Risperidon um ca. 50 %; **UAW:** Insomnie, Unruhe, Angstzustände, Kopfschmerz; **Hinweis: 1.** Risperidon ist das einzige atypische Neuroleptikum, das für Patienten mit Demenz zur Behandlung von Verhaltensstörungen zugelassen ist. **2.** Studienergebnisse zeigen eine erhöhte Mortalität bei älteren Patienten mit Demenz unter Risperidon gegenüber Placebo.

Ritanserin *n*: (engl.) *ritanserin*; Serotonin-5-$HT_{1A/2C}$-Antagonist; **Hinweis:** Vorliegen einzelner positiver Studienergebnisse zur Verbesserung der Negativsymptomatik bei Schizophrenie (unzureichender Wirksamkeitsbeleg).

Ritual, neutralisierendes (lat. ritus religiöser Festbrauch) *n*: (engl.) *neutralizing ritual*; Vorgehen nach festgelegter Ordnung zur Aufhebung sich zwanghaft aufdrängender, fast immer als quälend u. sinnlos erlebter Gedanken od. Impulse*; **Formen: 1. motorisches** neutralisierendes Ritual als Zwangshandlung*; **2. mentales** neutralisierendes Ritual: ist nicht beobachtbar, muss erfragt werden: beinhaltet z. B. nachträgliches sog. kontrollierendes Durchspielen der angstbesetzten Situation, Zählrituale, magische mentale Rituale, gebetsartige Stereotypien, positive Gegengedanken od. Bilder, die der Spannungsreduktion u. dem Angstabbau dienen; **Vork.:** bei Zwangsstörung*, zwanghafter Persönlichkeitsstörung*, Depression* u. Schizophrenie*.

Riva|stigmin (INN) *n*: (engl.) *rivastigmine*; reversibler Cholinesterase*-Hemmer vom Carbamat-Typ, der auch Butyrylcholinesterase hemmt; Antidementivum*; **Anw.:** peroral od. transdermal (Pflaster); **Ind.:** leichte bis mittelschwere Demenz bei Alzheimer*-Krankheit od. assoziiert mit Parkinson*-Syndrom; **Kontraind.:** schwere Leberinsuffizienz; **Wechselwirkungen:** kann während einer Anästhesie die Wirkung von Muskelrelaxanzien vom Succinylcholintyp verstärken; direkte Parasympathomimetika*, Anticholinergika*; **UAW:** Agitiertheit*, Schwindel, Übelkeit, Erbrechen, Diarrhö, Somnolenz*, Depression*, vermehrtes Schwitzen, Hypertonie, Halluzinationen.

RLS: Abk. für **R**estless*-**L**egs-**S**yndrom.

RM: Abk. für **R**ücken**m**ark*.

RNA: Abk. für (engl.) *ribonucleic acid*; syn. Ribonukleinsäure (Abk. RNS); Biopolymer aus Ribonukleotideinheiten, das in allen Organismen u. in Viren vorkommt; RNA-Monomere bestehen aus Ribonukleotiden mit den Basen Adenin, Cytosin, Guanin u. Uracil; Im Gegensatz zu DNA* ist RNA meist einzelsträngig, bildet jedoch 3-dimensionale Strukturen aus, in denen komplementäre Abschnitte durch Basenpaarung kurzer Bereiche doppelsträngig sind.

ROC-Ana|lyse (Analyse*) *f*: Kurzbez. für **R**eceiver **O**perating **C**haracteristics Analyse; (engl.) *ROC-analysis*; graphische Darstellung der Güte eines diagnostischen Tests* anhand der Fläche unter einer ROC-Kurve (sog. ROC-AUC; AUC: Abk. für engl. area under curve), bei der die Sensitivität über (1 – Spezifität) aufgetragen wird, die beide in Abhängigkeit von einem diagn. Standardtest (Gold-Standard) ermittelt werden (s. Abb.); kann zur Festlegung der Cut*-off-Scores für den diagnostischen Test genutzt werden; ein hinsichtlich Sensitivität* u. Spezifität* optimaler Test hätte einen deckungsgleichen Kurvenverlauf mit der Y- u. oberen X-Achse (AUC = 1) od. mit der unteren X- u. der rechten Y-Achse (AUC = 0).

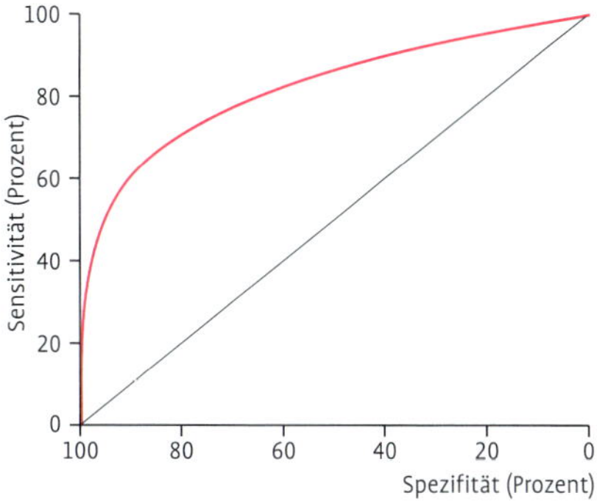

ROC-Analyse: Trendkurve einer ROC-Kurve (rot) unter der Annahme einer Normalverteilung. Ein Test ist trennscharf, wenn die Trendkurve signifikant von der Diagonale abweicht.

Röteln: (engl.) *rubella, German measles*; syn. Rubella, Rubeola; i. d. R. harmlose Virusinfektion (Röteln-Virus) mit Ausnahme der hohen Gefährdung des Embryos/Fetus in utero insbes. während der ersten 3 Schwangerschaftsmonate bei Erkrankung der Mutter (Rötelnembryopathie); **Übertragung:** Tröpfcheninfektion, diaplazentar; **Verbreitung:** Erkrankungsgipfel bei Kindern zwischen 3. u. 10. Lebensjahr; der Kontagionsindex ist relativ gering. **Inkub.:** 14–21 Tage; die Kontagiosität beginnt bereits 2–4 Tage vor Ausbruch des typ. Exanthems u. dauert max. bis zum Ende des Exanthemstadiums. **Klin.:** nach kurzem fieberhaftem Prodromalstadium (ca. 2 Tage) mit leichten katarrhalischen Sympt. im Bereich der oberen Atemwege oft schmerzlose Lymphknotenschwellungen (erbsen- bis bohnengroß, zunächst v. a. nuchal u. retroaurikulär, später generalisiert); gleichzeitig od. kurz darauf Auftreten eines Exanthems (zuerst im Gesicht, dann auf den Rumpf übergehend) in Form etwa linsengroßer, wenig erhabener u. nicht konfluierender rosaroter Flecken, das nach 2–3 Tagen abblasst. Im Rachen besteht währenddessen ein mittelfleckiges Enanthem. Fieber meist nur um 38 °C über wenige Tage, in der Hälfte der Fälle Splenomegalie; keine bes. Beeinträchtigung des Allgemeinbefindens. Der Verlauf ist bei Kindern fast immer komplikationslos; vereinzelt kommen thrombozytopenische Purpura, Enzephalitis* u. Arthralgien mehrerer Gelenke (v. a. bei Jugendlichen u. Erwachsenen) vor. Spätschäden u. Todesfälle sind sehr selten. In Einzelfällen wurde mit einer Latenz von mehreren Jahrzehnten eine sog. **progressive Rötelnenzephalitis** mit Myoklonien, Krämpfen, zerebellarer Ataxie* u. schlechter Progn. beobachtet, die vermutl. als Form der Slow-virus-Infektionen zu interpretieren ist. Eine primäre Röteln-Virusinfektion einer Schwangeren in den ersten 4 Monaten der Schwangerschaft kann zu Abort, Frühgeburt u. konnatalen Röteln führen (Risiko bei Erkrankung der Schwangeren zwischen 1. u. 11. SSW am größten; bis zu 65–85 % Fehlbildungen). Eine Röteln-Virusinfektion nach dem 4. Schwangerschaftsmonat kann den Fetus schädigen (Schwerhörigkeit* u./od. Mikrozephalus). **Proph.:** zweimalige **aktive Immunisierung** aller Kinder unabhängig vom Geschlecht gemeinsam mit der Masern-Mumps-Schutzimpfung. Vor einer geplanten Schwangerschaft sollte bei Frauen in jedem Fall eine Kontrolle des Antikörpertiters (im Hämagglutinationstest 1:32 od. mehr) erfolgen.

Rolipram *n*: (engl.) *rolipram*; Phosphodiesterase*-Hemmer (PDE-4-Hemmer); **Wirkungsmechanismus:** Hemmung des Abbaus von cAMP*, Aktivierung von CREB* u. BDNF*; **Hinweis:** klin. Anw. in Entwicklung; Vorliegen positiver Studienergebnisse zu antidepressiver Wirkung.

Rolle: (engl.) *role*; Bez. aus der Soziologie u. Sozialpsychologie für definierte Verhaltensweisen, die von einem Individuum in einer sozialen Situation od. Funktion von seiner Bezugsgruppe od. einem sozialen System erwartet werden; die Verhaltensweisen sind dabei nicht an ein bestimmtes Individuum (den Rollenträger) geknüpft, sondern von ihm unabhängig, d. h. von jedem, der diese Rolle übernimmt u. ausfüllt, werden bestimmte Verhaltensweisen erwartet; **Formen: 1. soziale** Rolle: Summe sozial definierter Verhaltensweisen, die von einem Mitglied einer Gruppe od. Gemeinschaft in einer bestimmten Funktion erwartet werden, z. B. Arztrolle*, Krankenrolle*, Patientenrolle*, Geschlechtsrolle*; **2. individuelle** Rolle: individuell unterschiedliche Ausgestaltung einer definierten Rolle; da der Rollenträger ein Individuum mit bestimmten Charakterzügen, Merkmalen, Eigenschaften u. Besonderheiten ist, kann er, auch wenn bestimmte Verhaltensweisen erwartet werden, die Rolle doch individuell ausgestalten (Rollenflexibilität); **3. aufgabenbezogene** Rolle: spezifisches Verhalten, das bei der Ausübung einer bestimmten Tätigkeit erwartet wird. Vgl. Rollenkonflikt.

R

Rollen|konflikt (Konflikt*) *m*: (engl.) *role conflict*; Konflikt beim Ausüben od. Annehmen einer od. mehrerer sozialer Rollen*; kann zu Nichterfüllung od. Verletzung der Rollenerwartung führen, die i. d. R. Sanktionen durch andere Sozialpartner unterliegt od. selbst als Spannung bzw. unangenehm erlebt wird. **Formen: 1. Intra-Rollenkonflikt:** Konflikt, in dem sich ein Rollenträger befindet, wenn widersprüchliche od. unvereinbare Erwartungen in versch. Sektoren einer bestimmten Rolle durch versch. Interaktionspartner bestehen; z. B. der Betriebsarzt, der gleichzeitig Arzt für die Beschäftigten u. Angestellter des Unternehmens ist u. damit die Interessen beider Seiten vertreten muss; od. der forensische Psychiater, der einen gesetzlich untergebrachten Patienten sowohl behandeln wie auch sichern muss; **2. Inter-Rollenkonflikt:** Konflikt, in dem sich ein Rollenträger befindet, wenn zwischen 2 od. mehreren wahrzunehmenden Rollen Inkompatibilität besteht (widersprüchliche Rollenerwartungen); z. B. der Arzt, der durch eine dringende Behandlung eines Patienten seinen Sohn nicht rechtzeitig aus dem Sportverein abholen kann u. damit in seiner Vaterrolle beeinträchtigt ist; Inter-Rollen-Konflikte können Hinweise auf Überlastungen geben. Vgl. Rollenkonflikt, interpersoneller.

Rollen|konflikt, inter|personeller (Konflikt*) *m*: (engl.) *interpersonal role conflict*; in der interpersonellen Psychotherapie* einer der 4 Kernbereiche interpersoneller Probleme, d. h. Konflikt* zwischen Personen, der aus nichtreziproken (unterschiedlichen) Erwartungen über ihre Beziehung resultiert. Vgl. Rollenkonflikt.

Rollen|spiel: 1. (engl.) *role-playing*; übendes, erlebnisorientiertes, sehr flexibles verhaltenstherapeutisches (u. pädagogisches) Verfahren, bei dem durch szenische Darstellung verschiedener Rollen unter eigener Identifikation des Darstellenden mit den zur Rolle gehörenden Erlebens- u. Verhaltensweisen therapeutische Prozesse in Gang gesetzt werden; in der Gruppenpsychotherapie* agieren mehrere Darsteller, die beteiligte Personen, den Protagonisten selbst od. auch innere Anteile des Protagonisten darstellen (z. B. Rollenspiel mit dem sog. inneren Antreiber); in der sog. **Stuhlübung** (vorwiegend für die Einzeltherapie geeignet) kann ein Mitspieler, z. B. der Vater des Patienten od. der sog. innere Kritiker, imaginativ auf einem leeren Stuhl „sitzen“, der Patient spricht zum leeren Stuhl u. nimmt ggf. einen Rollentausch* vor; **Meth.: I.** i. R. der Verhaltenstherapie konkrete Vorgabe von Übungssituationen, die nachgespielt werden; die Person erhält nach dem Rollenspiel primär positive Rückmeldung sowie 1–2 Veränderungsvorschläge; daraufhin kann das Rollenspiel wiederholt werden; ggf. auch Einsatz von Modelllernen, in dem andere Personen das Rollenspiel vormachen; häufiger Einsatz z. B. i. R. des Trainings* sozialer Kompetenz u. bei Kommunikationstraining*; **II.** i. R. des Psychodramas: **a)** Doppeln: eine Person hinter dem Protagonisten spricht aus, was der Protagonist denken könnte (in der sog. Stuhlübung stellt sich der Protagonist selbst hinter seinen Stuhl u. doppelt sich selbst); **b)** Spiegeln: Prozess des Nachmachens, z. B. konfrontatives Spiegeln zur Demonstration unpassender Verhaltensweisen beim Protagonisten (Imitation mit leichter Überzeichnung), integratives Spiegeln zur Förderung der Selbstreflexion (Protagonist wird von anderer Person gespielt); **Anw.:**

u. a. im Psychodrama*, in Verhaltenstherapie*, Gruppenpsychotherapie* u. Gestalttherapie*; **Therapieziel:** **a)** Verhaltenstraining (Probehandeln mit Rückmeldung durch Therapeuten, Zuschauer), z. B. Einüben selbstsicheren Verhaltens; **b)** Diagnostik von Interaktionsproblemen mit Generieren von Lösungsansätzen; **c)** Förderung emotionaler Prozesse, z. B. bei Verlusterlebnissen den Abschied gestalten; Erlebnis- u. Emotionsaktivierung vermeidet Intellektualisierungen; Rollenspiel bringt Lebendigkeit u. Bewegung in Einzel- u. Gruppengespräche; **Hinweis:** bei Psychose, schwerer Depression u. ausgeprägter Persönlichkeitsstörung sollten die Übungssituationen stark vorstrukturiert sein; psychodramatisches Vorgehen kann hier zu emotionsfördernd sein (Gefahr der Dekompensation). **2.** Form des kindlichen Spiels mit Zusammenspiel mehrerer Personen in fiktiven Rollen; **Voraussetzung:** höhere soziale u. kognitive Kompetenz der Kinder u. Fähigkeit zu gemeinsamem Handeln (ab 4 Jahre). Vgl. Symbolspiel, kindliches.

Rollen|tausch: (engl.) *role switching*; Übernahme der Rolle des Gegenspielers i. R. eines Rollenspiels*; **Ziel:** Der Protagonist kann im Rollentausch Eigenheiten des Gegenübers demonstrieren (z. B einen cholerischen Chef nachspielen) od. ein imaginäres Gegenüber personifizieren (z. B. die Aussagen des sog. inneren Kritikers formulieren), er kann Empathie für eine andere Person im Rollenspiel entwickeln (z. B. für eine überforderte Mutter, für einen verärgerten Partner) u. sich gleichzeitig selbst aus einem anderen Blickwinkel betrachten; das Verfahren intensiviert das psychische Erleben. Der Therapeut erhält beim Perspektivenwechsel* des Rollentauschs wertvolle Information über den interaktionellen Kontext der Problematik. **Sonderfall:** Patient u. Therapeut tauschen die Rollen in der Einzelpsychotherapie, z. B. wenn der Patient sich in „Ja, aber"-Kommunikation verfängt u. der Veränderungsprozess stagniert od. wenn der Patient zu viel Verantwortung für seinen Veränderungsprozess an den Therapeuten abgeben will. **Hinweis:** Rollentausch nur mit Einverständnis des Patienten durchführen; keinen Rollentausch mit sehr negativ besetzten Personen vorschlagen; Rollentausch setzt gute emotionale u. kognitive Flexibilität voraus; nicht anwendbar z. B. bei schwerer Depression u. ausgeprägter Persönlichkeitsstörung (Narzissmus, zwanghafter, schizotyper, schizoider, paranoider Persönlichkeit). Vgl. Psychodrama

Rollen|therapie *f*: (engl.) *role therapy, personal construction therapy*; Fixed-role-Therapie (Abk. FRT); auf G. A. Kelly zurückgehendes Verfahren, das dessen komplexe Persönlichkeitstheorie nutzt, um nach einer ausführlichen Diagnostik ein Drehbuch für lang anhaltende Rollenspiele* (z. B. über Wochen im klinischen Setting) zu erstellen; **Grundlagen:** Kellys Persönlichkeitstheorie geht davon aus, dass Personen mit Hilfe dichotomer Konstrukte die Welt u. die eigene Person kategorisieren. Diese personalen Konstrukte sind in einer Struktur nach Prinzipien wie Hierarchie, Zentralität, Permeabilität u. Peripherität organisiert u. bestimmen so die Veränderbarkeit u. Konstanz einer Person. Zentrale Konstrukte, z. B. wichtige Aspekte des Selbst* sind schwer veränderbar. Permeable Konstrukte, z. B. die Wahrnehmung der eigenen Person in sozialen Interaktionen od. im Straßenverkehr, lassen Veränderungen der bei sich wahrgenommenen sozialen Kompetenz zu. In der Rollentherapie werden insbes. permeable u. periphere Konstrukte für Veränderungen genutzt. **Wirksamkeit:** Es liegen außer Kasuistiken keine Wirksamkeitsnachweise vor.

Rollen|wechsel: (engl.) *role transitions*; in der interpersonellen Psychotherapie* einer der 4 Kernbereiche interpersoneller Probleme; mit Rollenwechel verbundene interpersonelle Probleme resultieren aus Schwierigkeiten mit der Übernahme neuer sozialer Rollen* (z. B. im Lebenszyklus).

Rooming-in (engl.) *n*: **1.** Unterbringung eines Neugeborenen im Krankenzimmer der Mutter zur Erhaltung u. Förderung der Mutter-Kind-Beziehung u. der Entwicklung eines angemessenen Pflege- u. Stillverhaltens; oft ist auch die längere Anwesenheit des Vaters möglich; **2.** Unterbringung eines Elternteils im Krankenzimmer des stationär behandelten Kindes; Rooming-in gilt als förderlich für die Erhaltung der psychischen Gesundheit bei erkrankten Kindern.

Ropinirol *n*: (engl.) *ropinirol*; nicht ergoliner D_2/D_3-Rezeptor-Dopamin-Agonist (s. Dopaminergika); **Ind.:** idiopathisches Restless*-Legs-Syndrom; **Kontraind.:** Überempfindlichkeit gegenüber Ropinirol, schwere Leber- od. Niereninsuffizienz, Schwangerschaft u. Stillzeit; **Wechselwirkungen:** Dopamin*-Antagonisten (z. B. Neuroleptika) vermindern Wirkung von Ropinirol; Abbau von Ropinirol durch CYP1A2-Hemmer (z. B. Ciprofloxacin, Enoxacin od. Fluvoxamin*) verlangsamt; **UAW:** Kopfschmerzen, Übelkeit, Erbrechen, Müdigkeit, Nervosität, Bauchschmerzen, Halluzinationen, Verwirrtheit.

Rorschach-Test (Hermann R., Psychiater, Herisau, 1884–1922) *m*: (engl.) *Rorschach test*; Abk. RT; projektiver Test*, bei dem die Deutung von Tintenklecksfiguren Auskunft über Persönlichkeitsstruktur u. -dynamik geben soll; umstritten hinsichtlich Objektivität, Reliabilität u. Validität. Vgl. Formdeuteverfahren; Holtzman-Inkblot-Test.

Rosenhan-Experiment (David L. R., Psychologe, Stanford; Experiment*) *f*: (engl.) *Rosenhan experiment*; Experiment (1973) zur Validität von Diagnosen psychischer Störungen; gesunde Personen ließen sich in eine psychiatr. Klinik einweisen u. berichteten im Aufnahmegespräch, eine Stimme zu hören, welche die Worte „leer", „hohl", „dumpf" sagen würde. Ansonsten verhielten sie sich völlig normal. Alle bekamen die Diagnose einer Schizophrenie*. Nach Demaskierung des Experiments

R

wurden den Ärzten für die nächste Zeit weitere Pseudopatienten angekündigt. Daraufhin wurden mehrere tatsächlich Kranke als Simulanten eingestuft. **Ergebnis:** Dieses Experiment belegte die (damalige) Unsicherheit psychiatrischer Diagnosen.

Rosenthal-Ef|fẹkt (Robert R., Psychologe, Los Angeles, geb. 1933; Effektivität*) *m*: (engl.) *Rosenthal effect*; Versuchsleiter*-Erwartungseffekt.

Rosenzweig-PFT: s. Picture-Frustration-Test.

ROT: Abk. für **R**ealitäts**o**rientierungs**t**raining*.

Rotigotin (INN) *n*: (engl.) *rotigotine*; Dopamin*-Rezeptor-Agonist mit Aktivität v. a. an den D_3-Rezeptoren; **Anw.:** gekühlt transdermal (Pflaster); **Ind.:** idiopathisches Parkinson*-Syndrom im Frühstadium (Monotherapie) od. in späteren Stadien in Kombination mit Levodopa* bei unzureichender Wirksamkeit von Levodopa; mittelschweres bis schweres Restless*-Legs-Syndrom; **UAW:** Somnolenz, Schwindel, Übelkeit, Erbrechen, Reaktionen an der Applikationsstelle; **Hinweis:** einzelne positive Studien zur Verbesserung von kognitiven Störungen bei Schizophrenie (Off-Label-Use).

RPK: Abk. für **R**ehabilitationseinrichtung* für **p**sychisch **k**ranke und behinderte Menschen.

RR: **1.** Abk. für **R**isiko**r**eduktion*; **2.** Abk. für **r**elatives **R**isiko*.

RT: **1.** Abk. für **R**orschach*-**T**est; **2.** Abk. für Wiener* **R**eaktions**t**est.

rTMS: Abk. für **r**epetitive **t**ranskranielle **M**agnet**s**timulation*.

RU 486: s. Mifepriston.

Rubẹlla (lat. rubẹllus rötlich) *f*: (engl.) *rubella*; Röteln*.

Rubeola (lat. ruber rot) *f*: (engl.) *rubeola*; Röteln*.

Rubikon-Modẹll (benannt nach Cäsars Schritt über den Grenzfluss Rubikon) *n*: (engl.) *rubikon model*; Handlungsphasen*-Modell.

Rudimẹnt (lat. rudimẹntum erster Anfang, erster Versuch) *n*: (engl.) *rudiment*; (evolutionspsychol.) verkümmertes Überbleibsel; Rudimenttheorie (Carpenter; W. James): rudimentäre Mitbewegungen bilden die Basis des Ausdrucksverstehens (ausgelöst von wahrgenommenen od. vorgestellten Bewegungen).

Rück|bildungs|phase (Phase*) *f*: (engl.) *resolution phase*; s. Reaktionszyklus, sexueller.

Rücken|mark: (engl.) *spinal cord*; Abk. RM; (lat.) Medulla spinalis; der im Wirbelkanal der Wirbelsäule eingeschlossene Teil des ZNS*; **Anat.:** reicht vom Abgang des 1. Halsnerven bis zum Conus medullaris (unteres Ende des RM beim Erwachsenen in Höhe des 1. od. 2. Lendenwirbels); setzt sich nach kaudal in das nervenzellfreie Filum terminale fort; **Querschnitt:** s. Abb. 1; **1.** Die zentrale, im Querschnitt schmetterlingsförmige **graue Substanz** des RM (Substantia* grisea) enthält die Nervenzellen mit ihren Verzweigungen u. gliedert sich in Hintersäule (Columna grisea posterior medullae spinalis), Vordersäule (Columna grisea anterior

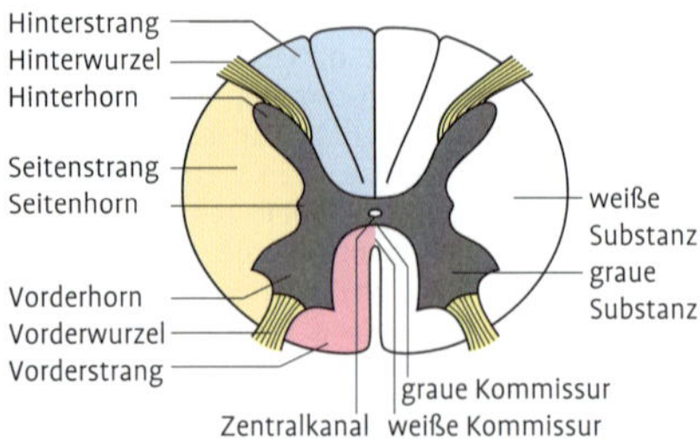

Rückenmark Abb. 1: Querschnitt

medullae spinalis) u. Seitensäule (Columna grisea intermedia medullae spinalis, nur im Bereich von C 8–L 1/2) u. ein zentrales Verbindungsstück, die graue Kommissur, mit dem Zentralkanal. **2.** Die **weiße Substanz** (Substantia* alba) umgibt mantelartig die graue Substanz u. besteht im Wesentl. aus markhaltigen Nervenfasern. Sie wird durch die vorderen u. hinteren Wurzeln der Spinalnerven unterteilt in Hinterstrang (Funiculus posterior medullae spinalis), Seitenstrang (Funiculus lateralis medullae spinalis) u. Vorderstrang (Funiculus anterior medullae spinalis). Innerhalb der Funiculi sind die Fasern zu Bündeln (Tractus) zusammengefasst. Vom RM gehen 31 Nervenpaare (Spinalnerven) ab, die den Wirbelkanal durch das Foramen intervertebrale verlassen (s. Abb. 2). **Physiologie:** **1.** als selbständiger nervöser Zentralapparat dient es dem Zustandekommen der Reflexe* (sog. Reflexorgan); s. Reflexbogen; **2.** als Leitungsapparat verbindet es die höher gelegenen Teile des ZNS (verlängertes Mark u. Gehirn) mit dem peripheren Nervensystem (sog. Leitungsorgan). **Klin. Bedeutung:** Rückenmarkschädigung (z. B. funikuläre Myelose*), Systemerkrankung des Rückenmarks.

Rück|fall: (engl.) *relapse, recurrence*; Rezidiv; Relaps, Wiedererkrankung; Wiederauftreten einer Krankheit nach klinisch vermuteter Heilung; z. B. Rezidiv einer depressiven Episode.

Rück|fall|modell, sozial-kognitives *n*: (engl.) *social-cognitive relapse model*; Modell (G. A. Marlatt u. J. R. Gordon, 1985) zur Erklärung eines Rückfalls* bei Abhängigkeitssyndrom* u. des Abstinenzverletzungseffekts*; im Gegensatz zu Erklärungsansätzen i. S. der klassischen Konditionierung* geht das Modell davon aus, dass Rückfälle nur selten plötzliche Ereignisse sind, sondern sich über längere Zeit in zahlreichen Einzelschritten auf der kognitiven u. der Verhaltensebene* entwickeln. Unterschieden werden der erstmalige Substanzkonsum (engl. lapse) u. das völlige Zurückfallen in das alte Abhängigkeitsverhalten (engl. relapse). Die Wahrscheinlichkeit des erneuten Konsums nach Abstinenz* wird beeinflusst von 3 **Faktoren:** **1.** allgemein kritische Lebenssituation, Konfrontation mit Risikosituation (s. Abb.): Bedrohung der individuellen Kontrollfähigkeit durch nicht all-

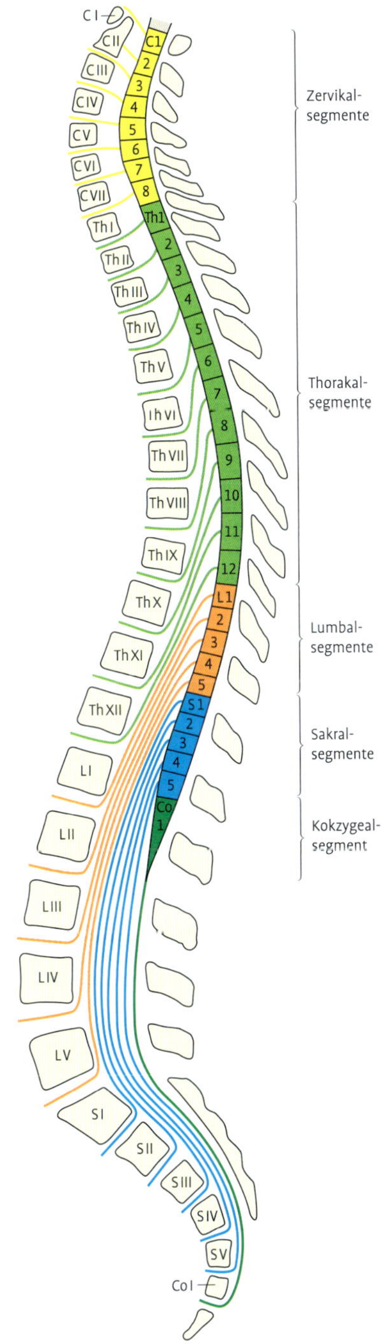

Rückenmark Abb. 2: Austrittshöhen der Spinalnerven

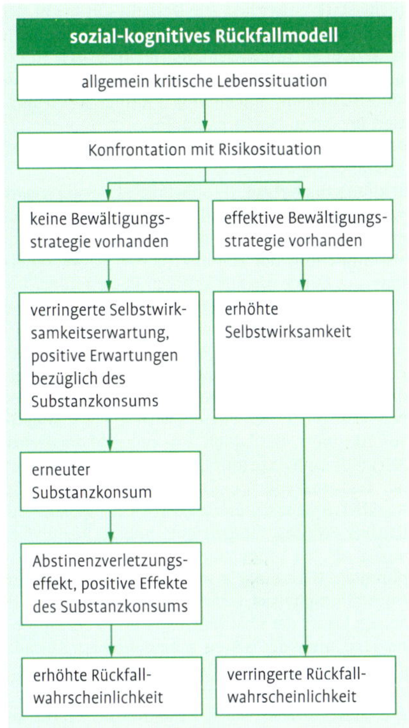

Rückfallmodell, sozial-kognitives

tägliche Situationen, welche die Rückfallwahrscheinlichkeit erhöhen (z. B. soziale Konflikte, soziale Verführung); **2.** positive Erwartungen bezüglich des Substanzkonsums u. (subjektiv empfundenes) Ausmaß an Bewältigungsstrategien* für den Umgang mit Risikosituationen: Die Rückfallwahrscheinlichkeit hängt ab von der Verfügbarkeit u. dem Einsatz von Handlungsalternativen zum Substanzgebrauch. **3.** Abstinenzzuversicht: Interne Überzeugung eines Abhängigen, in Rückfallrisikosituationen über Handlungsalternativen zum Substanzgebrauch zu verfügen, wobei Personen mit hoher Abstinenzzuversicht weniger rückfallgefährdet sind als Personen mit geringerer. Führt dies zu einem erstmaligen Substanzkonsum, beeinflussen kognitive Faktoren, z. B. Grad der Einschätzung der eigenen Fähigkeit zur Bewältigung der Situation (s. Selbstwirksamkeit) u. Grad der negativen od. positiven Erwartungen an eine fortgesetzte Substanzaufnahme das weitere Verhalten (relapse; Abstinenzverletzungseffekt*). **Hinweis:** Marlatt u. Gordon gehen davon aus, dass sich die meisten Rückfälle innerhalb des ersten Jahres nach dem Suchtmittelentzug ereignen, da die Betroffenen über wenige Bewältigungsstrategien verfügen u. ihre Abstinenzzuversicht noch nicht stark entwickelt ist. Deshalb gilt es, in der Rückfallprophylaxe* insbes. die kritische Zeit nach dem Suchtmittelentzug therapeutisch zu begleiten (z. B. durch Identifikation persönlicher Risikosituationen, Ablehnungstraining, Konfrontation in vivo u. Notfallplanung).

Rück|fall|prävention (Prävention*): (engl.) *relapse prevention*; Rückfallprophylaxe*.

Rück|fall|pro|phylaxe (Prophylaxe*) *f*: (engl.) *relapse prevention*; syn. Rückfallprävention; Rezidivprophylaxe; Verringerung des Rückfallrisikos (d. h. Verminderung der Häufigkeit, des Schweregrads bzw. der Dauer von zukünftigen Phasen u./od. Rezidiven) durch pharmakologischen u./od. andere (z. B. kognitive Verhaltenstherapie) Therapieformen im Anschluss an eine Erhaltungstherapie* nach Abklingen der Akutsymptomatik; die Rezidivfrequenz steigt mit Anzahl und Frequenz der bereits abgelaufenen Phasen; wichtig bei **1.** affektive Störung*: Indikation zu pharmakologischer Rückfallprophylaxe (mit Lithium*, Antidepressiva* od. Carbamazepin*) ergibt sich, wenn eine hohe Rezidivfrequenz zu erwarten ist; bei bipolarer affektiver Störung* besteht eine höhere Rezidivfrequenz als bei unipolarer Depression*; **2.** Schizophrenie*: Wirksamkeit von Neuroleptika* in der Rückfallprophylaxe schizophrener Störungen ist belegt; Dauer der pharmakologischen Rückfallprophylaxe nach der ersten schizophrenen Episode sollte mindestens 1 Jahr betragen, nach mehrmaligen Episoden nach Abklingen der letzten Episode 2–5 Jahre, bei schweren Krankheitskomplikationen ggf. auch länger; intermittierende (Intervall-)Strategien werden nicht mehr empfohlen. Zur neuroleptischen Rückfallprophylaxe (Evidenzgrad A) sind atypische Neuroleptika vorzuziehen; günstig betreffend Compliance, Bioverfügbarkeit u. Stabilität der Plasmaspiegel sind Depotneuroleptika*; **3.** Abhängigkeitssyndrom*: von G. A. Marlatt (1985) als eigenständiger Schwerpunkt in der Behandlung von Suchtmittelabhängigkeit entwickelte Maßnahme, die das Einüben von Bewältigungsstrategien sowohl zur Vermeidung als auch zur Beendigung von Rückfällen umfasst; das zugrunde liegende sozial-kognitive Rückfallmodell* von Marlatt u. Gordon unterscheidet bei einem Rückfall zwischen dem erstmaligen Suchtmittelkonsum (lapse) u. dem völligen Zurückfallen in das alte Suchtverhalten (relapse; s. Abstinenzverletzungseffekt); Maßnahmen: u. a. kognitive u. übende Maßnahmen mit dem Ziel, die persönlichen rückfallkritischen Situationen (Empfindungen, Stimmungen, Personen u. Orte) zu erkennen u. damit umgehen zu können durch z. B. gedankliche Ablenkung, Alkoholablehnungstraining*, Imaginationsübungen (coverant control, coverant sentization), Expositionsübungen in vivo, Aufstellen von Notfallplänen zur Bewältigung von Rückfällen.

R

Rück|fall|therapie *f*: (engl.) *treatment of relapse*; i. e. S. Therapie der Abstinenzbeendigung i. R. von Substanzstörungen*; i. w. S. auch Behandlung erneut aufgetretener Symptome psychischer Störungen nach vorheriger Remission*.

Rück|kehr|situation *f*: (engl.) *reversion*; s. Fremde Situation.

Rück|kopplung: (engl.) *feedback*; aus der Regelungstechnik übernommener Begriff zur Beschreibung von Regulationsvorgängen, in denen ein verstärktes Signal (Ausgangsgröße) auf die Quelle des Signals (Eingangsgröße) rückwirkt; das Prinzip der Rückkopplung ist grundlegend zur Beschreibung von Regelkreisen sowie positiven u. negativen Wirkzusammenhängen von technischen, biologischen, chemischen, psychischen, ökologischen od. sozialen Vorgängen. **Formen: 1. negative** Rückkopplung (Gegenkopplung): Ausgangsgröße wirkt hemmend auf die Eingangsgröße (Hemmung, Selbstregelung); **2. positive** Rückkopplung (Mitkopplung, Feedback-Aktivierung): Ausgangsgröße verstärkt die Eingangsgröße (Selbstverstärkung, Circulus vitiosus). Vgl. Kybernetik; Regelkreis; Selbstregulation; Biofeedback.

Rück|kopplung, fasziale: s. Facial-feedback.

Rück|meldung: s. Feedback.

Rück|zug: (engl.) *disengagement*; Bez. für Verhaltensmuster*, das durch willentliche od. unwillentliche Reduktion der Kontakte u. des Bezugs zur Außenwelt, ggf. mit verstärkter Fokussierung auf die eigene Innenwelt, gekennzeichnet ist; häufig differieren subjektive Begründung für das Rückzugsverhalten u. Wahrnehmung von Bezugspersonen*; **Einteilung u. Vork.: 1. plötzlicher** Rückzug: Verhaltensmuster setzt akut ein; **a)** als bewusstes, intendiertes Verhalten, z. B. zur Neubesinnung u. Orientierung (sog. innere Einkehr); **b)** als Reaktion auf ein tief gehendes Erlebnis (z. B. tödliche Krankheit od. Verlust eines Angehörigen) mit dem Versuch, die Situation zu bewältigen; bei posttraumatischer Belastungsstörung*; **c)** als psychopathologisches Symptom bei Störungen, die mit der Reduktion von Antrieb u. Vitalgefühl einhergehen (z. B. Depression*, Burnout*-Syndrom, präsuizidales Syndrom*), auch bei Wahnstörung u. Abhängigkeitserkrankung mit exzessivem Konsummuster; **d)** als verstärkte Abkehr von der Außenwelt, um als aversiv erlebte Stimulation (Reizüberflutung) zu vermeiden (z. B. bei akuter Schizophrenie*); **2. schleichender** Rückzug: **a)** als Reaktion bei anhaltenden, tief greifenden kognitiven Defiziten auf das „Nicht-Verstanden-Werden" od. „Nicht-Verstehen-Können" der Außenwelt (z. B. bei Alzheimer*-Krankheit); **b)** als direkte Krankheitsfolge, z. B. bei neurodegenerativer od. vaskulärer Demenz*, Schizophrenie.

Ruff Figural Fluency Test: Abk. RFFT; Test zur Erfassung u. Quantifizierung von Handlungs- u. Planungskompetenz als Komponente der Exekutivfunktionen*; Weiterentwicklung des Design-Fluency-Tests; umfasst 5 Teile, in denen jeweils ein bestimmtes Reizmuster (verschiedene Punkte in einem Kreis) verwendet wird; Aufgabe: Erstellung möglichst vieler verschiedener Muster (Linienzüge zwischen Punkten) in einer Zeiteinheit (1 Minute); Kriterium: Minimierung von Wiederholung (Perseveranz), Maximierung neuer Muster; Testleistung ist bildungsabhängig; Maß für handlungsorientierte nonverbale exekutive Kontrollfunktionen, verbale Flüssigkeit, soziale u. kulturelle Komponenten der Exekutivfunktionen; **Anw.:** v. a. zur Demenzdiagnostik: frühzeitige Beeinträchtigung bei frontotemporaler Demenz* (zeigt funktionelle u. strukturelle Schädigungen des Präfrontalkortex*; Defizite in Testleistung gehen mit Reduktion der grauen Substanz des Präfrontalkortex einher); **Testdauer:** ca. 5 Minuten.

Rumination (lat. ruminatio Wiederkäuen) *f*: **1.** (engl.) *rumination*; klin. Bez. für repetetives Grübeln*; **Vork.:** z. B. bei Depression* od. generalisierter Angststörung*; **2.** bewusste Regurgitation, erneutes Kauen u. Schlucken von Mageninhalt; **Vork.:** v. a. bei Fütterstörung* im frühen Kindesalter.

S

SAB: Abk. für **S**ub**a**rachnoidal**b**lutung*.

Sach|verständigen|gutachten: (engl.) *expertise*; schriftliche od. mündliche Erarbeitung einer Beweisfrage, die ein Sachverständiger* aufgrund seines Fachwissens im Auftrag eines Gerichts, einer Behörde u. ggf. auch eines privaten Auftraggebers beantwortet; s. Gutachten, jugendpsychiatrisches; Gutachten, psychiatrisches; Gutachten, psychologisches.

Sach|verständiger: (engl.) *expert*; Person mit besonderer Sachkunde auf einem speziellen Gebiet, die zur fachlichen Feststellung u. Bewertung von Tatsachen zu sachbezogenen Fragen qualifiziert; erstellt z. B. als **ärztlicher** Sachverständiger in der Funktion eines medizinischen Beraters sachverständige Stellungnahmen u. Gutachten*; z. B. ein Facharzt^ für Psychiatrie und Psychotherapie, der im Auftrag des Gerichts Beobachtungen macht u. diese medizinisch bewertet; wird juristisch als Beweismittel angesehen; liefert aufgrund seines Fachwissens Erkenntnisse, die dem Entscheidungsträger nicht ohne Weiteres zugänglich sind; schafft durch seine fachlichen Schlussfolgerungen neue Tatsachen, die das Gericht in den Gesamtzusammenhang einbezieht; zieht Schlüsse, die ein Laie nicht von vornherein vollziehen kann. Die Fähigkeit u. Berechtigung zum medizinischen u. psychologischen Erkenntnisgewinn u. zur fachbezogenen Schlussfolgerung heben ihn von anderen Zeugen ab. Vgl. Zeuge, sachverständiger.

Sach|walterschaft: s. Betreuung.

SAD: Abk. für **s**aisonal **a**bhängige **D**epression; syn. saisonal-affektive Störung*.

Sadismus (Donatien A. F. Marquis de Sade, franz. Schriftsteller, 1740–1814) *m*: (engl.) *sadism*; s. Sadismus, sexueller.

Sadismus, sexueller (Donatien A. F. Marquis de Sade, franz. Schriftsteller, 1740–1814) *m*: (engl.) *sexual sadism*; Form der Paraphilie* mit sexuell erregenden Phantasien, sexuell dranghaften Bedürfnissen u./od. sexuellen Verhaltensweisen, die durch psychische Demütigung, Unterwerfung od. körperliche Misshandlung u. Züchtigung von Partnern gekennzeichnet sind; **Häufigkeit:** unbekannt; häufig ausgeführt in gegenseitigem Einvernehmen in sadomasochistischen Zirkeln; **Vork.:** häufiger bei Männern; **Kriterien:** (diagn.) Die Phantasien, Bedürfnisse u./od. Verhaltensweisen müssen überwiegender od. ausschließl. Inhalt des sexuellen Interesses sein u. seit mind. 6 Monaten bestehen. **Ther.:** nur bei Leidensdruck* od. Gefährdung Anderer; v. a. kognitive Verhaltenstherapie* mit dem Ziel ausreichender Selbstkontrolle*. Vgl. Sadomasochismus.

Sado|masochismus (Donatien A. F. Marquis de Sade, franz. Schriftsteller, 1740–1814; Leopold von Sacher-Masoch, österreichischer Schriftsteller, 1836–1895) *m*: (engl.) *sadomasochism*; sexueller Sadismus* mit masochistischen Phantasien, Bedürfnissen u./od. Verhaltensweisen (s. Masochismus, sexueller). Die Bez. verdeutlicht, dass beide Verhaltensweisen sich nicht gegenseitig ausschließen, sondern komplementär u. abwechselnd eingesetzt werden, einvernehmliche Sadomasochisten wechseln zwischen beiden Rollen.

SADQ: Abk. für (engl.) ***S**everity of **A**lcohol **D**ependence **Q**uestionnaire*; s. Göttinger Abhängigkeitsskala.

SADS: Abk. für (engl.) ***S**chedule* for **A**ffective **D**isorders and **S**chizophrenia*.

Sättigungs|ef|fekt (Effektivität*) *m*: (engl.) *saturation effect*; Ceiling*-Effekt.

Sättigungs|zentrum *n*: (engl.) *satiety centre*; komplexes neuronales Netzwerk*, durch das die Regulation der Nahrungsaufnahme (Hunger u. Sättigung) erfolgt u. In dessen Mittelpunkt der Nucleus ventromedialis hypothalami u. der laterale Hypothalamus* (Abb. dort) stehen mit engen Verknüpfungen zum Nucleus arcuatus, Nucleus dorsomedialis u. Nucleus paraventricularis hypothalami; verschiedene Neurotransmitter u. Neuropeptide (z. B. Neuropeptid* Y, Orexin* A u. B) sind an der Steuerung der Nahrungsaufnahme beteiligt. Eine Zerstörung des Nucleus ventromedialis hypothalami im Tiermodell löst eine Hyperphagie* aus. **Hinweis:** Die ursprüngliche Vorstellung eines ausschließlich im ventromedialen Hypothalamus gelegenen Sättigungszentrums ist nach neuen Forschungsergebnissen nicht mehr haltbar.

Sättigung, verbale: (engl.) *verbal saturation*; s. Arousal Reconditioning.

Säuglings|de|pression (Depression*) *f*: (engl.) *anaclitic depression*; anaklitische Depression*.

SAF: Abk. für **s**omatoforme **a**utonome **F**unktionsstörung*.

Sakkade (franz. saccade Ruck, Stoß) *f*: (engl.) *saccade*; s. Blickbewegungen.

Salicylate *n pl*: (engl.) *salicylates*; Salze der Salicylsäure mit therap. Anwendung als Analgetikum*, Thrombozytenaggregations-Hemmer, Antipyretikum* u. Keratolytikum.

Sally-Anne-Test *m*: (engl.) *Sally-Anne task*; auf Cartoons basierender Test (U. Frith), der die Fähigkeit zur Übernahme einer Fremdperspektive (Fremdbild*) prüft (s. Abb.); Beispiel: Bei fehlender Fähigkeit zur Übernahme einer Fremdperspektive lautet die Antwort fälschlicherweise: Sally sucht den Ball in der Box, weil er dort ist. **Anw.: 1.** diagnostisch bei Autismus (Asperger*-Syndrom); gehäuft falsche Antworten auch bei Patienten mit Schizophrenie; **2.** auch als Stimulationsparadigma zur Darstellung der Hirnaktivierung im fMRT bei Theory* of Mind-Aufgaben.

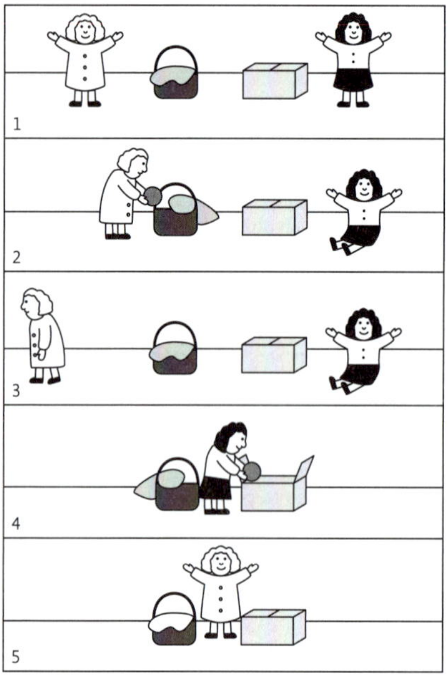

Sally-Anne-Test: 1: links Sally, rechts Anne; 2: Sally legt den Ball in den Korb. 3: Sally geht weg u. wendet sich ab. 4: Anne legt den Ball in ihre Schachtel. 5: Wo wird Sally nach ihrem Ball suchen?

Salpetrière *f*: bekannteste psychiatrische Nervenheilanstalt Europas im 19. Jahrhundert, die 1656 auf Veranlassung von Louis XIV. zusammen mit dem Hôpital des Invalides in Paris gebaut wurde; **Geschichte:** 1795 übernahm der Reformer der Psychiatrie, Philippe Pinel, die Leitung der Klinik. Viele berühmte Psychiater u. Ärzte arbeiteten hier, z. B. Jean-Martin Charcot (1825–1893), Jules Cotard (1840–1889), Sigmund Freud (1856–1939), Georges Gilles de la Tourette (1857–1904), Pierre Janet (1859–1947), Klaus Conrad (1905–1961). Die Salpetrière war Ende des 19. Jahrhunderts ein Zentrum für die sog. Frauenkrankheit Hysterie*. Vgl. Pariser Schule.

Saluto|genese *f*: (engl.) *salutogenesis*; Bez. (A. Antonovsky, Soziologe, 1923–1994) für den individuellen Entwicklungs- u. Erhaltungsprozess von Gesundheit*, die i. S. einer Homöostase hergestellt werden muss; berücksichtigt Lern-, Reifungs-, genetische, physiologische u. soziobiologische Faktoren; Gesundheit u. Krankheit* sind dabei nicht einander ausschließende Zustände, sondern bilden den Pole eines mehrdimensionalen Gesundheits-Krankheits-Kontinuums; demnach können Menschen trotz starker Beanspruchung* gesund bleiben, wenn sie über Kohärenzgefühl* verfügen. Vgl. Pathogenese.

Salz|verlust|syn|drom, adreno|genitales *n*: (engl.) *adrenogenital salt-losing syndrome*; adrenogenitales Syndrom*.

SAM: 1. Abk. für Fragebogen* zur Erfassung dispositionaler **S**elbstauf**m**erksamkeit; **2.** Abk. für (engl.) ***S**elf*-**A**ssessment **M**anikin*; **3.** Abk. für **S-A**denosyl**m**ethionin*.

Samen|erguss, ver|zögerter: (engl.) *prospermia*; s. Ejaculatio retardata.

Samen|erguss, vor|zeitiger: (engl.) *premature ejaculation*; s. Ejaculatio praecox.

Sammel|zwang: s. Vermüllungssyndrom.

Sanfilippo-Syn|drom (Sylvester J. S., Pädiater, Minneapolis) *n*: (engl.) *Sanfilippo's syndrome*, syn. Mukopolysaccharid-Speicherkrankheit Typ III; s. Mukopolysaccharid-Speicherkrankheiten (Tab. dort).

Sanguiniker (lat. sanguis Blut) *m*: (engl.) *sanguine type*; s. Temperament.

SANS: Abk. für (engl.) ***S**cale* for the **A**ssessment of **N**egative **S**ymptoms*.

SAPS: Abk. für (engl.) ***S**cale* for the **A**ssessment of **P**ositive **S**ymptoms*.

Sarkoidose (gr. σάρξ, σαρκός Fleisch; -osis*) *f*: (engl.) *sarcoidosis*; syn. Boeck-Krankheit, Besnier-Boeck-Schaumann-Krankheit, Lupus pernio; systemische granulomatöse Erkrankung unbekannter Ätiol. mit verstärkter zellulärer Immunaktivität in den betroffenen Organen; Manifestation immer in intrathorakalen Lymphknoten, zu über 90 % auch in der Lunge; extrathorakal v. a. in Leber, Milz, peripheren Lymphknoten, Augen, Herz, Haut, Nervensystem (z. B. Enzephalitis*), Knochen, Speichel- u. Tränendrüsen, Tonsillen, Darm u. Nieren; **Epidemiol.:** Prävalenz ca. 50 : 100 000, Frauen erkranken etwas häufiger als Männer. **Klin.:** akuter (als sog. Löfgren-Syndrom) od. chronischer, meist symptomarmer Verlauf (deutlich häufiger); in Abhängigkeit vom Lungenbefall evtl. Reizhusten u. Belastungsdyspnoe, im Fibrosestadium schwere Lungenfunktionsstörungen u. Cor pulmonale; **Progn.:** auch unbehandelt gut.

SAS: 1. Abk. für (engl.) ***S**elf*-Rating-**A**nxiety **S**cale*; **2.** Abk. für (engl.) ***S**upervisory* **A**ttentional **S**ystem*.

SASB: Abk. für **S**truktur**a**nalyse* **s**ozialer **B**eziehungen.

SASC: Abk. für (engl.) ***S**ocial* **A**nxiety **S**cale for **C**hildren.*

Satz von Bayes (Thomas B., Mathematiker, 1702–1761): (engl.) *Bayes theorem*; mathemat. Lehrsatz zur Berechnung der bedingten Wahrscheinlichkeit* eines Ereignisses B unter der Bedingung A, wenn die bedingte Wahrscheinlichkeit von A unter B u. die unbedingten Wahrscheinlichkeiten von A u. B bekannt sind; **Berechnungsformel:**

$$P(B|A) = \frac{P(A|B) \cdot P(B)}{P(A)}$$

Der Satz von Bayes ist von zentraler Bedeutung für die medizinische Diagnostik (s. Test, diagnostischer) u. ist Grundlage der Bayes'schen Inferenz.

Saug|re|flex (Reflekt-*) *m*: (engl.) *sucking reflex*; s. Reflexe, frühkindliche.

Savant-Syn|drom (franz. savant Wissender, Gelehrter) *n*: (engl.) *savant syndrome*; Bez. für das Phänomen einer außergewöhnlichen intellektuellen od. künstlerischen Fähigkeit (sog. Inselbegabung) in einem umschriebenen Bereich; **Häufigkeit:** Prävalenz 0,6 % bei Personen mit mentaler Retardierung*, ca. 10 % bei frühkindlichem Autismus*; bei ca. 50 % aller Personen mit Savant-Syndrom komorbider frühkindlicher Autismus. Die Annahme, dass Personen mit Savant-Fähigkeiten nur unter Personen mit Intelligenzstörung* vorkommen, gilt als veraltet, die intellektuellen Fähigkeiten der Betroffenen variieren mit einem Gipfel am Übergang grenzwertiger intellektueller Kapazität zur durchschnittlichen Begabung. Die Betroffenen scheinen sich in der sog. rote memory (automatische, eingelernte Gedächtnisleistung) zu unterscheiden; Personen mit Autismus sind meist schneller u. fehlerfreier im kalendarischen Rechnen (Vergangenheit, Gegenwart, nicht künftige Angaben) als Gesunde mit normaler Intelligenz mit Savant-Fähigkeiten.

Scale for the Assessment of Negative Symptoms: Abk. SANS; Fremdbeurteilungsverfahren (halbstrukturiertes Interview) zur Erfassung von Vorhandensein u. Schweregrad der Negativsymptomatik*; erfasst werden 5 Bereiche (z. B. Affektverflachung, Anhedonie, Interessenverlust) mit insgesamt 20 Items u. 5 Zusatz-Items zur Einschätzung des Schweregrads pro Bereich; Beantwortung erfolgt auf 6-stufiger Likert*-Skala; **Anw.:** v. a. bei Schizophrenie* u. a. psychotischen Störungen; **Testdauer:** 15–20 Minuten. Vgl. Scale for the Assessment of Positive Symptoms.

Scale for the Assessment of Positive Symptoms: Abk. SAPS; Fremdbeurteilungsverfahren (halbstrukturiertes Interview) zur Erfassung von Vorhandensein u. Schweregrad der Positivsymptomatik* sowie desorganisierten Verhaltens; erfasst werden 4 Bereiche (z. B. Halluzination, Wahnvorstellungen) mit 30 Items u. 4 Zusatz-Items zur Einschätzung des Schweregrads pro Bereich; Beantwortung erfolgt auf 6-stufiger Likert*-Skala; **Anw.:** v. a. bei Schizophrenie* u. a. psychotischen Störungen. Vgl. Scale for the Assessment of Negative Symptoms.

SCAN: Abk. für (engl.) ***S**chedules* for **C**linical **A**ssessment in **N**europsychiatry.*

Sceno-Test *m*: (engl.) *sceno test*; Staabs-Test; projektiver Test* zur Erfassung unbewusster Probleme bei Kindern u. Jugendlichen, bei dem mit standardisiertem Spielmaterial (bewegliche Puppen, Bäume, Tiere, Symbolfiguren u. Alltagsgegenstände) Szenen nachgestellt u. interpretiert werden; einzelnen Szenen können affektbetonte Themen zugrunde gelegt werden; Szenengestaltung soll Alltags- u. Beziehungserleben, Ängste, Wünsche, Bewältigungsstrategien erkennbar machen u. Hinweise auf bewusst verschwiegene Zusammenhänge geben sowie Rückschlüsse auf Einstellungen gegenüber Menschen u. Dingen ermöglichen; **Anw.:** bei Kindern u. Jugendlichen; auch bei Erwachsenen, i. R. von Familiensitzungen; i. R. der Psychoanalyse; v. a. im Bereich der Klinischen Psychologie (Diagnostik von Neurosen*), Erziehungsberatung, Schulpsychologie, Berufsberatung u. forensischen Psychologie; **Hinweis:** empirische Validierung unzureichend.

Schädel|hirn|trauma (Trauma*) *n*: (engl.) *head injury, brain trauma*; Abk. SHT; Sammelbez. für gedeckte u. offene Schädelverletzung (mit od. ohne Schädelfraktur) mit Beteiligung des Gehirns*; häufig i. R. des Polytraumas; **Einteilung:** klinisch in Schweregrade (korreliert mit Progn.); **1.** nach Glasgow* Coma Scale (Tab. dort): **a)** (meist) leichtes SHT: GCS initial 15–13; posttraumatische Bewusstseinsstörung* ≤15 Min., peritraumatische Amnesie* ≤24 Std., kein fokales neurol. Defizit u. meist kein pathol. Herdbefund im CCT; i. d. R. transiente Sympt.; entspr. Commotio cerebri u. SHT I (s. u.); **b)** mittelschweres SHT: GCS initial 12–9; **c)** schweres SHT: GCS initial 8–3; posttraumatische Bewusstseinsstörung >24 Std. u./od. Hirnstammzeichen (Dezerebration*: Ausfall der Großhirnfunktionen infolge Hirndrucksteigerung); **2.** nach Dauer der posttraumatischen Bewusstlosigkeit*: **a)** SHT I: ≤30 Min.; **b)** SHT II: ≤60 Min.; **c)** SHT III: >60 Min.; **Sympt.:** je nach Schweregrad; Kopfschmerz*, Nackenschmerz, Übelkeit, Bewusstseinsstörung* (evtl. Koma*) u. a.; **Kompl.:** **1.** Hirnödem, Hirndrucksteigerung*, Einklemmung*, Dezerebration, Compressio cerebri; **2.** intrakranielle Blutung; **3.** bei offenem SHT insbes. Infektion (v. a. Meningoenzephalitis* od. Hirnabszess), Liquorfistel, Pneumozephalus; **4.** posttraumatisch: Epilepsie*, posttraumatische Hirnleistungsstörung*, apallisches Syndrom*; **Diagn.:** klin. Untersuchung u. bildgebende Verfahren; **Ther.:** je nach Schweregrad u. Komplikationen; Erstversorgung mit Sicherung der Vitalfunktionen (ggf. Reanimation) u. Antibiotika (offenes SHT); bei offenem SHT Deckverband (ggf. Druckverband) u. innerhalb 8–18 Std. neurochir. Verschluss der Dura* mater (Abdichtung, Deckung).

Schätz|skala (Skala*) *f*: (engl.) *rating scale*; Ratingskala*.

Scham: (engl.) *shame*; Ausdruck von Unwohlsein od. Fremdheit in best. sozialen Situationen; Schamverhalten als Ausdruck dieser Emotion* kann sich beziehen auf sexuelle Aspekte, Missachtung der Privat- u. Intimsphäre, soziale Anforderungen (z. B. vor Gruppen zu sprechen); **Kennzeichen:** z. B. Erröten, Logophobie*, Fluchttendenz zur Beendigung der Situation. Vgl. Phobie, soziale.

Schatten|boxen: Tai*-Ji-Quan.

Schaudinn-Krankheit (Fritz R. Sch., Zoologe, Bakteriologe, Hamburg, Berlin, 1871–1906): s. Syphilis.

Schedule for Affective Disorders and Schizophrenia: Abk. SADS; strukturiertes Interview zur Erfassung u. Schweregradbestimmung affektiver Störungen* u. Schizophrenie* nach DSM-IV; erfasst aktuelle u. vergangene Episoden; Version für Kinder: s. Kiddie-SADS.

Schedule for Affective Disorders and Schizophrenia for School Aged Children: s. Kiddie-SADS.

Schedule for Interviewing Borderlines: Abk. SIB; strukturiertes Interview* zur Erfassung der Borderline*-Persönlichkeitsstörung.

Schedule for Nonadaptive and Adaptive Personality: Abk. SNAP; Selbstbeurteilungsverfahren zur Erfassung von Persönlichkeitsstörungen* nach Achse II des DSM-IV; umfasst 375 Items zu 15 Subskalen (Charaktereigenschaften, z. B. Misstrauen, Selbstverletzung, Exhibitionismus); dichotome Beantwortung; **Anw.:** ab 18 Jahren; Gruppen- od. Einzeltest.

Schedules for Clinical Assessment in Neuropsychiatry: Abk. SCAN; Verfahren zur Erfassung u. Beurteilung des aktuellen Schweregrads der grundlegenden Psychopathologie für die wichtigsten psychischen Störungen (z. B. Angststörungen, Depression, Psychosen, Essstörungen, Zwangsstörungen, Wahrnehmungsstörungen) des Erwachsenenalters nach ICD-10 u. DSM-IV; umfasst insgesamt 1872 Items zu 28 Bereichen; zur Standarderhebung gehören 4 Teile: **1.** strukturiertes klinisches Interview (Present* State Examination, aktuelle Version PSE10); **2.** Glossar zur differentiellen Klassifikation psychiatrischer Symptome; **3.** Item* Group Checklist; **4.** Clinical* History Schedule; optional sind weitere Erhebungen; es liegen Computerprogramme zur Erfassung sowie zur Verarbeitung der Daten vor (z. B. CATEGO*-Algorithmus); **Anw.:** bei Erwachsenen mit psychischen Störungen; auch Erfassung einer primär diagnoseunabhängigen Symptomatik; **Testdauer:** ca. 2 Stunden.

Scheiden|krampf: (engl.) *vaginism*; s. Vaginismus.

Scheidung: (engl.) *divorce*; rechtsgültige Auflösung einer Ehe, Teil eines Prozesses von Eheauflösung u. ggf. Reorganisation der Familie nach Trennung. Die Scheidungsrate beträgt ca. 45 % in den deutschsprachigen Ländern, davon ca. die Hälfte der Fälle mit minderjährigen Kindern. **Risikofaktoren:** u. a. frühes Heiratsalter, Schichtzugehörigkeit, Scheidung der eigenen Eltern, mangelnde Kommunikations- u. Beziehungsfertigkeiten; **Folge: 1.** Bei **Kindern** unmittelbar nach der Scheidung Krisenphase mit z. T. massiven Problemen, die nach 1–2 Jahren nachlassen, nur bei Minderheit überdauernd starke Probleme. Interindividuelle Variabilität der Reaktionen geht auf mit der Scheidung einhergehende Stressoren, dysfunktionale Familienprozesse u. personale Ressourcen* zurück. Altersabhängig stark variierende Reaktionen: **a)** 3 Monate bis 2 Jahre: häufig Bindungsangst*; **b)** 3–5 Jahre: Fortbleiben des Elternteils wird „egozentrisch" auf sich selbst bezogen; **c)** 6–8 Jahre: Wunsch nach Versöhnung trotz unüberbrückbarer Gegensätze; **d)** 9–12 Jahre: Scheidungsgründe nachvollziehbar, häufig starke Ambivalenz* gegenüber einem od. beiden Elternteilen, bei Wiederverheiratung häufig Loyalitätskonflikte, langfristig erhöhtes eigenes Scheidungsrisiko (sog. soziale Vererbung). Längsschnittstudien zeigen Verdopplung des Anteils von Kindern mit klinischer Auffälligkeit in den ersten 3 Jahren

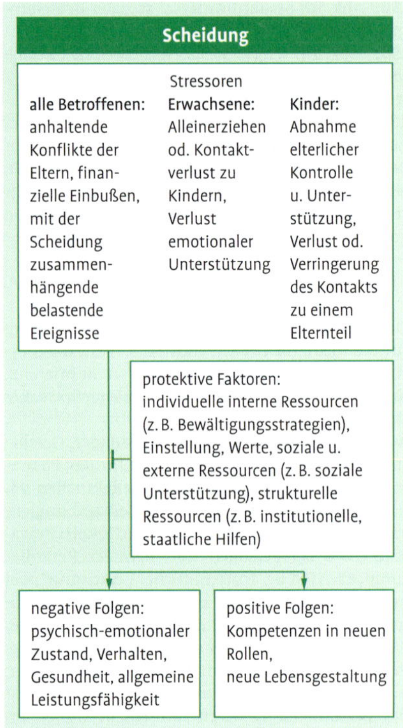

Scheidung: Stressoren, protektive Faktoren u. Folgen

nach der Scheidung (es treten jedoch auch Probleme bei anhaltenden Elternkonflikten in nicht geschiedenen Ehen auf). Beobachtet werden sowohl externalisierende Störungen* (Jungen, Mädchen) als auch internalisierende Störungen* (v. a. Mädchen) u. Beschwerden. Neben den negativen Folgen für die Entwicklung sind auch positive Entwicklungsaspekte wie z. B. Kompetenz in neuen Rollen möglich. **2.** Die Reaktion der geschiedenen **Erwachsenen** hängt von den Ursachen u. Rahmenbedingungen der Scheidung ab, es existiert kein einheitliches Reaktionsmuster, stattdessen die gesamte Breite von sehr positiven bis sehr negativen Reaktionen. Stressoren*, protektive Faktoren* u. Folgen: s. Abbildung. **Hinweis:** Gruppeninterventionsprogramme für sog. Scheidungskinder scheinen positive Wirkung zu haben, aber Mangel an empirisch überprüften Interventionen. Primäre Präventionsprogramme mit Fokus auf Kommunikations- u. Problemlösungsfertigkeiten reduzieren die Scheidungsrate langfristig um die Hälfte, bei bereits aufgetretenen Partnerschaftsstörungen ist Paarpsychotherapie* indiziert.

Schein|arznei|mittel: (engl.) *dummy*; s. Placebo.

Schein|intervention (Intervention*) *f*: (engl.) *pseudo-intervention*; s. Placebo.

Schein|ko|rrelation (Korrelation*) *f*: (engl.) *pseudocorrelation*; s. Korrelation.

Schein|schwangerschaft: (engl.) *pseudocyesis*; (franz.) grossesse nerveuse, Graviditas imaginata, Graviditas nervosa; Pseudogravidität, Pseudokyesis, eingebildete Schwangerschaft; kognitive Überzeugung, schwanger zu sein u. typische körperl. Zeichen der Schwangerschaft (u. a. Amenorrhö*, zunehmender Bauchumfang, Brustvergrößerung, Wehen); **Vork.:** i. R. einer Depression* od. somatoformen Störung* bei Schwangerschafts- bzw. Mutterschaftskonflikt, pathol. Trauer* nach Frühabort od. Kindstod; **Diagn.:** psychiatrischer, psychodynamischer, gynäkologischer, somatisch-medizinischer Status; **Ther.:** störungsorientierte Psycho- u. ggf. Pharmakotherapie; **DD:** Hirntumor, Chorionkarzinom. Vgl. Couvade-Syndrom.

Schein|werfer|ef|fekt (Effektivität*) *m*: (engl.) *headlight effect*; Bez. für Überschätzung der Aufmerksamkeitszuwendung durch die Umwelt mit der (Fehl-)Annahme, dass das eigene Verhalten durch Andere aufmerksam beobachtet wird, z. B. bei Missgeschicken an öffentlichen Orten (z. B. Glas umstoßen); **Vork.:** bei sozialer Phobie*.

Scheitel|lappen: (engl.) *parietal lobe*; s. Parietallappen.

Schema (gr. σχε̃μα, σχε̃μαος Haltung, Gestalt, Figur) *n*: (engl.) *scheme*; Bez. für kognitive Repräsentation sozialer Handlungssequenzen u. sozialer Regeln als sog. mentales Skript (z. B. über den Umgang mit Autoritäten); Schemata stellen aufgrund von (Vor-)Erfahrungen* mit als vergleichbar klassifizierten sozialen Situationen ausgebildete Erwartungen* dar, welche die Wahrnehmung organisieren, die Bedeutung von sozialen Situationen festlegen, soziales Handeln steuern u. zentrale Emotionen* aktivieren. Sie bilden die kognitive Voraussetzung dafür, dass Verhalten nach belohnenden od. bestrafenden Konsequenzen (s. Belohnung; Bestrafung) ausgerichtet werden kann, aufgrund von Vorwissen künftige Situationen mental durchgespielt werden können u. die Organisation sozialer Überlebensgemeinschaften möglich ist (evolutionär ein artbezogener Überlebensvorteil). Das Schema organisiert das gesamte soziale Wissen in Bezug auf soziale Interaktionen* u. Inhalte des autobiographischen Gedächtnisses*; als Elemente gelten Handlungsziele, Handlungssequenzen, die um Teilziele gruppiert sind, sowie charakteristische Emotionen, die das Verhalten motivieren. **Formen:** nach ihren funktionellen Eigenschaften: **1. motivationales** Schema: steuert Sozialverhalten in auf Handlungsziele u. Bedürfnisse ausgerichteter u. zeitlich geordneter Weise; **2. dysfunktionales** Schema: steht situations- u. bedürfnisangemessenem Verhalten entgegen (z. B. verminderte Einforderung der Befriedigung eigener Bedürfnisse; s. Schema, hinderliches); in der kognitiven Therapie* wird davon ausgegangen, dass dysfunktionale Schemata psychischen Problemen zugrunde liegen; solche Schemata werden in der Jugend erworben (z. B. bei Angst, Schemata über eine gefahrvolle Welt, od. auch über geringe eigenen Fähigkeiten, Probleme zu lösen). Durch Lebensumstände, Stressoren, Lebensereignisse werden dysfunktionale Schemata wieder aktiviert u. bestimmen die Weltsicht u. die Sicht der eigenen Person, sie führen zu dysfunktionalen Kognitionen* u. automatischen Gedanken*; vgl. Schematherapie; **3. rigides** Schema: Folge einer Störung des Anpassungsprozesses eines Schemas durch neue Erfahrungen nach missglücktem Versuch, vorbestehendes Schema auf neue Situationen anzuwenden; die neue Erfahrung wird nicht od. nur partiell integriert, was auf motivationale Faktoren, z. B. Meiden von Gefühlen von Kontrollverlust, Selbstwertbedrohung od. Angst, zurückgeführt wird; **4. widersprüchliches** Schema: zu dem gleichen situativen Sachverhalt werden unterschiedliche u. von ihrem Inhalt her als inkonsistent erlebte Schemata aktiviert; meist ist der sog. Aktivierungskonflikt solcher widersprüchlicher Schemata im Interpretationsprozess motivational od. emotional bedingt. Vgl. Schematheorie.

Schema-Ana|lyse (Schema*; Analyse*) *f*: (engl.) *scheme analysis*; s. Verhaltensanalyse.

Schema, hinderliches (Schema*) *n*: (engl.) *embarrassing scheme*; zentraler Begriff der Schematherapie* für Gedächtnisstruktur mit Hinweisen auf Frustration von zentralen Bedürfnissen u. den zum Zeitpunkt der Entstehung beteiligten körperlichen, emotionalen u. kognitiven Auswirkungen. Vgl. Schema.

Schema|theorie (Schema*) *f*: (engl.) *scheme theory*; Bez. für Theorie, die davon ausgeht, dass Lernerfahrungen in Schemata* organisiert sind, die

S

(durch Schlüsselreize aktiviert) Erleben u. Verhalten beeinflussen u. steuern, indem sie Wahrnehmung, Bewertungen u. Einstellungen prägen, dabei aber nicht bewusst sein müssen; von therap. Interesse sind insbes. Schemata über das Selbst (Selbstbild*), andere Personen u. bestimmte Situationen, die angemessenes Verhalten verhindern u. Störungen bedingen od. aufrechterhalten; z. B. öffentliche Rede aktiviert z. B. Schema „Wenn ich schwitze, halten mich die Zuhörer für inkompetent" bei sozialer Phobie. Die Veränderung dysfunktionaler Schemata ist primärer Wirkungsmechanismus kognitiver Therapie*. Vgl. Schematherapie.

Schema|therapie (Schema*) *f*: (engl.) *schema therapy*; schemafokussierte Therapie; von J. Young (1990, 1999) aus der kognitiven Verhaltenstherapie* entwickeltes integratives Verfahren der Psychotherapie, das Momente der Gestalttherapie* (insbes. Methoden der Erlebnisaktivierung) u. der Objektbeziehungstheorie* (introjizierte Beziehungsformen aus der Sozialisation) aufnimmt u. in dessen Mittelpunkt maladaptive, in der frühen Kindheit u. Adoleszenz erworbene Schemata* (hinderliche Schemata: schädigende emotionale u. kognitive Verhaltensmuster durch Versagen primärer Bedürfnisse wie Sicherheit u. Validierung) stehen; diese zurzeit insgesamt 19 Interpretations- u. Handlungsschemata (z. B. Abhängigkeit, geringe Attraktivität, unerbittliche Ansprüche) organisieren sich zu Domänen (z. B. Abgetrenntheit u. Ablehnung) u. werden als zentrale Urs. für dysfunktionale Konfliktbewältigungsstile (Schemaerdulden, Schemavermeiden, Schemaüberkompensation) bei vielen psychischen Störungen betrachtet. **Ind.**: Persönlichkeitsstörungen*, chronische Depression*, Essstörungen*, Kindheitstrauma, zur Rückfallprophylaxe* bei schädlichem Substanzgebrauch*; **Durchführung:** Die Schematherapie setzt in Abhängigkeit vom jeweiligen Modus der Schemaaktivierung (Kindheit, aktuelle Schemata, Elterneinfluss) mit versch. Techniken an: Die Person soll eine andere Art der Kontrolle über sich gewinnen, indem sie sich beobachtend von ihren Zuständen abspaltet (ähnlich wie in der Achtsamkeitstherapie sich aus der jeweiligen Gefangenheit des aktuellen Erlebens u. Handelns, z. B. Nähe-Distanz-Konflikt, befreit) u. ihr kindliches Ich bzw. ihr Über-Ich einer realistischen Kontrolle des Erwachsenen-Ichs zuführt. Dafür wird ein Rahmen geschaffen, in dem ausgleichende, korrigierende Erfahrungen* der Befriedigung früher u. in Gegenwart deprivierter Kernbedürfnisse* (z. B. nach Bindung od. Autonomie) möglich werden u. damit eine sichere Basis für neue Schemabewältigungsstile geschaffen wird. Dabei werden auch Techniken wie das Führen von Schematagebüchern, erlebnisaktivierende Rollenspiele*, imaginative Techniken, körperorientierte Verfahren u. insgesamt Verfahren der kognitiven Therapie* angewendet. **Wirksamkeit:** bisher v. a. Fallberichte, 4 bedeutsame kontrollierte Studien (Giesen-Bloo, 2006; Ball, 2007; Gude u. Hoffart, 2008; Farrell et al., 2009).

Schema, trauma|kompensatorisches (Schema*) *n*: (engl.) *trauma compensatory scheme*; Bez. aus der Psychotraumatologie* für Basisstrategie der Verarbeitung eines Traumas*, in der durch Dissoziation* der kognitiven, emotionalen u. sensomotorischen Traumaerinnerungsinhalte, Notfallreaktionen (z. B. Schock) u. weitere Bewältigungsstrategien* der initiale Kontroll- u. Regulationsverlust verarbeitet wird.

Schenck-Syn|drom *n*: (engl.) *Schenck syndrome*; REM*-Schlaf-Verhaltensstörung.

Scheren|griff: (engl.) *scissors grasp*; s. Greifverhalten.

Schicht|arbeiter|syn|drom *n*: (engl.) *shift worker syndrome*; s. Schlafrhythmusstörung, zirkadiane.

Schichten|lehre: Schichtenregel*.

Schichten|regel: syn. Schichtenlehre; Regel (Jaspers), nach der psychische Störungen in Schichten angeordnet sein sollen, die von organischen über affektive bis hin zu neurotischen Störungen reichen; im diagnostischen Prozess bedeutet dies, dass für die Diagnose die jeweils tiefste Schicht als die entscheidende angesehen wird; **Beispiel:** Wenn sich aus dem diagnostischen Prozess Hinweise darauf ergeben, dass eine Schizophrenie vorliegt, wird diese als alleinige Diagnose gestellt, auch wenn der Patient zusätzlich eine Depressions- od. Angstsymptomatik zeigt. Gilt nicht in den aktuellen Diagnosesystemen nach DSM-IV u. ICD-10.

Schiefe|maß: (engl.) *measure of skewness*; Maßzahl für die Asymmetrie einer Verteilung; **1.** positiv bei linkssteiler rechtsschiefer Verteilung; **2.** negativ bei rechtssteiler linksschiefer Verteilung; **3.** Null bei symmetr. Verteilung.

Schief|hals, spastischer: (engl.) *spastic torticollis*; s. Torticollis spasmodicus.

Schielen: (engl.) *squint*; s. Strabismus.

Schild|drüse: (engl.) *thyroid*; Glandula thyroidea; am Hals unterhalb des Kehlkopfs gelegene, die Luftröhre von ventral halbkreisförmig umfassende, schmetterlingsförmige, endokrine Drüse; **Funktion:** Synthese u. Sekretion von Schilddrüsenhormonen* u. Calcitonin*; darüber u. a. Einfluss auf Energiestoffwechsel sowie Calcium- u. Phosphathaushalt; **klin. Bedeutung:** Schilddrüsenerkrankungen: **1.** funktionell (Schilddrüsenfunktionsstörungen): Hypothyreose*, Hyperthyreose*; **2.** morphologisch: Struma*, Athyreose, Schilddrüsendystopie; **3.** entzündlich: Thyroiditis*; **4.** neoplastisch: Schilddrüsentumoren, Schilddrüsenknoten; **Hinweis:** schwere Hypothyreosen können das klin. Bild einer Depression* aufweisen, schwere Hyperthyreosen evtl. als akute Psychose* gedeutet werden.

Schild|drüsen|erkrankungen: (engl.) *thyroid diseases*; s. Hyperthyreose; Hypothyreose; Struma; Thyroiditis.

S

Schild|drüsen|hormone (Horm-*) *n pl*: (engl.) *thyroid hormones*; Sammelbez. für Thyroxin u. Triiodthyronin; Hormone der Schilddrüse*; Triiodthyronin entsteht zu ca. 80 % extrathyroidal (v. a. in Leber u. Niere) inf. Deiodierung von Thyroxin durch die Thyroxindehalogenase; Transport im Blut über 99,5 % (Thyroxin, Abk. T_4, 10-fach mehr als Triiodthyronin, Abk. T_3) proteingebunden, insbes. an Thyroxin-bindendes Globulin (Abk. TBG, ca. 70 %), Albumin (ca. 5–10 % des T_4, ca. 25–30 % des T_3) u. Präalbumin (ca. 15–20 % des T_4, T_3 in geringer Menge); biologisch aktiv (T_3 3–8-fach stärker als T_4): proteinungebundene (freie) Schilddrüsenhormone (FT_3, FT_4) im Blut; Speicherung im Thyreoglobulin der Schilddrüsenfollikel; **Regulation:** Die Schilddrüse produziert unter Einfluss von TSH* (Steigerung von Iodaufnahme, Iodeinbau in Thyreoglobulin u. Hormonsynthese) vermehrt Schilddrüsenhormone, was gleichzeitig zu einer Erhöhung der Konzentration von T_3 bzw. T_4 im Blut führt. In Abhängigkeit von der Blut-T_3-(T_4-)Konzentration, der eigentlichen Regelgröße für die hormonale Regulation der Schilddrüsenfunktion durch negative Rückkopplung, erfolgt im Hypothalamus* (bei niedrigem Hormonspiegel) die Bildung u. Sekretion von TRH (Abk. für engl. thyrotropin-releasing hormone) bzw. (bei hohem Hormonspiegel) die des mit STH* identischen Thyreotropin-release-inhibiting-Hormons (Abk. TRIH). Beide Releasing-Hormone erreichen die TSH-produzierenden Betazellen im Hypophysenvorderlappen (Abk. HVL) über den hypothalamo-hypophysären Kreislauf. TRH steigert dort die TSH-Sekretion, TRIH wirkt antagonistisch (Modulation der TRH-Sekretion). **Wirkung:** Thyroxin ist biologisch weniger wirksam als Triiodthyronin; **1.** kalorigen: Steigerung von Sauerstoffverbrauch in Geweben u. erhöhter Grundumsatz, v. a. durch gesteigerte Expression der Gene für die Na^+/K^+-ATPase u. Thermogenin; **2.** Verminderung der Glukosetoleranz; **3.** proteinanabol, in hohen Dosen proteinkatabol; **4.** lipolytisch bei gleichzeitiger Erniedrigung der Blutlipid- u. Cholesterolkonzentration; **5.** Wirkung auf Wachstum u. Differenzierung (Transkription verschiedener lysosomaler Enzyme, z. B. Hyaluronidase, unter T_3-Kontrolle); **6.** Regulation der adrenergen Rezeptoren* i. S. einer erhöhten Adrenalinempfindlichkeit (permissiver Effekt); **klin. Bedeutung:** erhöhte Konzentration bei Hyperthyreose*, erniedrigte bei Hypothyreose*; Bestimmung i. R. der funktionellen Schilddrüsendiagnostik v. a. freier Schilddrüsenhormone (erniedrigt z. B. bei Hypoproteinämie, chronischen Lebererkrankungen; erhöht z. B. bei akuter Hepatitis, akuter intermittierender Porphyrie, erhöhter Östrogenkonzentration); **Ind.:** (therap.) **1.** Hypothyreose* (meist Kombination von Thyroxin u. Triiodthyronin); **2.** Off-Label-Use: Augmentation in z. T. hoher Dosierung bei therapieresistenter Depression (Thyroxin od. Kombination von Thyroxin u. Triiodthyronin); Remissionsrate vergleichbar der Lithium*-Augmentation bei geringen UAW. Vgl. Calcitonin.

Schizo|de|pression (gr. σχίζειν spalten, trennen; Depression*) *f*: (engl.) *schizodepression*; s. Psychose, schizoaffektive.

schizoid (gr. σχίζειν spalten, trennen; -id*): (engl.) *schizoid*; s. Persönlichkeitsstörung, schizoide.

Schizoidie (gr. σχίζειν spalten, trennen; -id*) *f*: (engl.) *schizoidism*; Persönlichkeit mit den kennzeichnenden Merkmalen emotionale Kühle, Kontaktscheu u. Introvertiertheit; vgl. Persönlichkeitsstörung, schizoide.

Schizo|manie (gr. σχίζειν spalten, trennen; -manie*) *f*: (engl.) *schizomania*; s. Psychose, schizoaffektive.

Schizo|phasie (gr. σχίζειν spalten, trennen; φάσις Sprechen) *f*: (engl.) *schizophasia*; Bez. für schizophrene Sprachäußerung, die Merkmale der formalen Denkstörungen* bei Schizophrenie* erkennen lässt; z. B. Inkohärenz* des Gedankengangs, Zerfahrenheit, Gedankenentgleisen, Faseln, Wortsalat; **DD:** Paraphasie.

schizo|phren (gr. σχίζειν spalten, trennen; φρήν Verstand): (engl.) *schizophrenic*; an einer Schizophrenie* leidend.

Schizo|phrenia simplex (Schizophrenie*) *f*: (engl.) *simple schizophrenia*; langsam u. meist früh einsetzende Form der Schizophrenie* mit schleichendem Verlauf; **Sympt.:** Negativsymptomatik* mit sozialem Rückzug u. Adynamie*, Desinteresse, mangelnde Ambitionen, affektive Verflachung, später auch Bild einer verschrobenen Gesamtpersönlichkeit mit stereotypen Verhaltensweisen u. bizarren Gewohnheiten; Positivsymptomatik* (z. B. Halluzination, Wahn) fehlt weitgehend; schwer diagnostizierbar (große Ähnlichkeit in der Symptomatik bei anderen schizophrenen Spektrumstörungen*, z. B. schizotyper u. schizoider Persönlichkeitsstörung); **Progn.:** ungünstige soziale Prognose mit sozialem Abstieg.

Schizo|phrenie (gr. σχίζειν spalten, trennen; φρήν Verstand) *f*: (engl.) *schizophrenia*; syn. schizophrene Störung; schizophrene Psychose, veraltet Dementia praecox (Kraepelin); nach ICD u. DSM nichtorganische Psychose* mit charakterist., aber vielgestaltigen Störungen der Persönlichkeit* (des Ich- od. Selbst-Erlebens), des Denkens*, der Wahrnehmung*, der Realitätsprüfung*, der Affektivität* u. der Motorik; keine Beeinträchtigung der Vigilanz u. Orientierung, keine erkennbare hirnorganische Erkrankung u. Einwirkung von Psychedelika*; **Ätiol.:** diskutiert wird das Drei*-Faktoren-Modell; Störungsmodell: s. Abb. 1; genetische Faktoren: in GWAS u. Kopplungsanalysen bestätigte Suszeptibilitätsgene (MHC-1-Gen, Neurogranin-Gen, TCF-4-Gen, Neuroregulin-Gen, DISC1-Gen, Dybindin-Gen, CSMD1-Gen, CSMD2-Gen, CACNA1C-Gen, ZNF 804-A) u. seltene, aber assoziationsstarke CNV (Neurorexin-Gen); **Epidemiol.:** Prävalenz 1 %, Inzidenz 1 : 1000; Manifestation v. a. zwischen Pubertät u. 30. Lebensjahr; keine Geschlechtsprä-

S

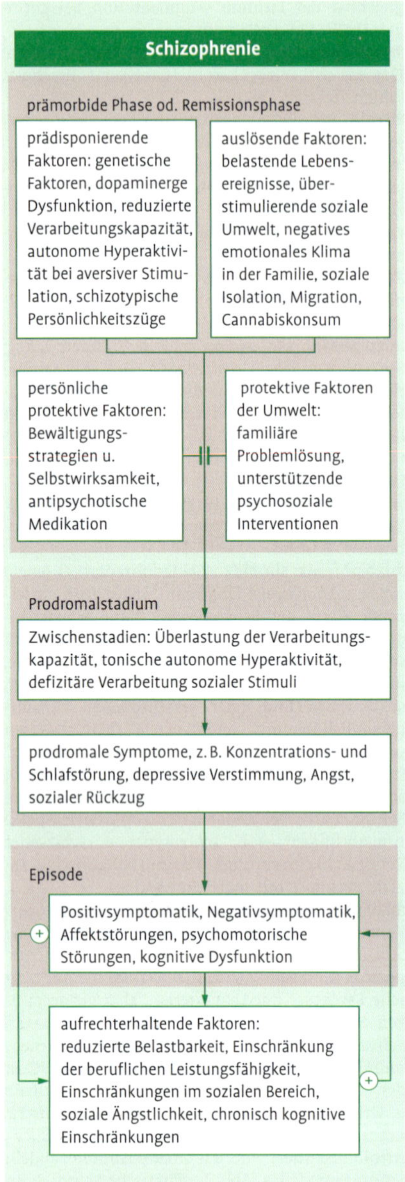

Schizophrenie Abb. 1: Störungsmodell u. Verlauf

ferenz; Erkrankungsbeginn bei Frauen ca. 5 Jahre später (Östrogene werden als protektive Faktoren diskutiert); Erkrankungsrisiko für Kinder 13 %, Geschwister 17 %, monozygote Zwillinge ca. 50 %; **Einteilung:** (nach ICD-10) paranoide Schizophrenie*, hebephrene Schizophrenie*, katatone Schizophrenie*, undifferenzierte Schizophrenie*, postschizophrene Depression*, schizophrenes Residuum*, Schizophrenia* simplex u. sonstige Schizophrenie, z. B. zönästhetische Schizophrenie*; **Klin.:** Positivsymptomatik* (v. a. bei Typ-I-Schizophrenie) u./od. Negativsymptomatik* (v. a. bei Typ-II-Schizophrenie), Ambivalenz*, Ambitendenz*, psychomotor. Störungen (evtl. auch als Stupor* od. Katatonie*); **Leitsymptome: 1.** Gedankenlautwerden*, -eingebung, -entzug, -ausbreitung (s. Gedankenübertragung); **2.** Kontroll- od. Beeinflussungswahn; Gefühl* des Gemachten bezüglich Körperbewegungen, Gedanken, Tätigkeiten od. Empfindungen; Wahnwahrnehmungen; **3.** kommentierende od. dialogische Stimmen (s. Phoneme); **4.** anhaltender, kulturell unangemessener od. völlig unrealistischer Wahn (bizarrer Wahn); **5.** anhaltende Halluzinationen* jeder Sinnesmodalität; **6.** Gedankenabreißen od. -einschiebungen in den Gedankenfluss; **7.** katatone Symptome wie Erregung, Haltungsstereotypie, Negativismus od. Stupor; **8.** Negativsymptomatik wie auffällige Apathie, Sprachverarmung, verflachter od. inadäquater Affekt; **Verlauf:** evtl. Prodromalstadium* (Abb. dort) mit unspezif. psychopathologischen Symptomen (Konzentrationsstörung, depressive Verstimmung, Schlafstörungen, Angst, sozialer Rückzug), Auftreten der Positivsymptomatik in Schüben, selten auch zeitlebens andauernd, häufig in schizophrenes Residuum* übergehend; nach einem akuten Schub häufig postpsychot. Depression od. Erschöpfungszustand; akute suizidale Krisen in jeder Phase mögl.; Suizid* ist häufigste Todesursache; **Diagn.:** kann nur aus Verlaufsbeobachtung u. bei Persistieren der entsprechenden Sympt. über mind. 1 Monat gestellt werden; **Ther.:** bei großer Erregung, Suizidalität* od. Wahn mit panischer Angst stationäre Aufnahme; Neuroleptika* (s. Abb. 2), Psychotherapie*, Ar-

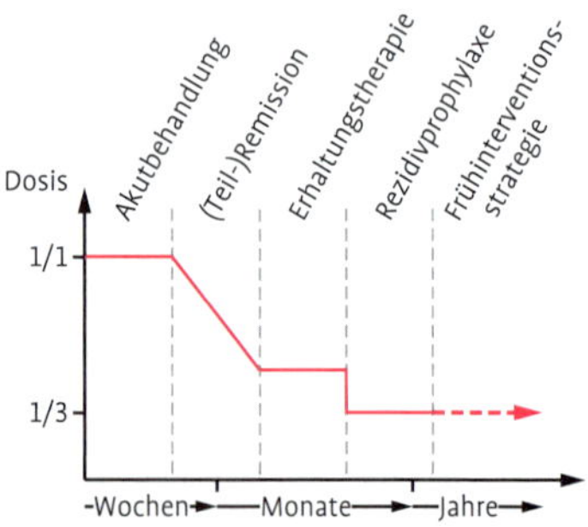

Schizophrenie Abb. 2: Dosierung der Neuroleptika unter gleichzeitiger Begleittherapie (Psychotherapie, Soziotherapie); nach eingetretener Besserung Dosisreduktion u. niedrigdosierte Langzeitmedikation zur Rückfallprophylaxe, ggf. Anwendung von Frühinterventionsstrategien bei Rückfall; Dauer der Langzeitmedikation abhängig von Art u. Verlauf der Psychose

beits- u. Ergotherapie*, Milieutherapie, Soziotherapie, Einbeziehen der Angehörigen (Angehörigengruppe*); Rückfallprophylaxe*; **Progn.:** abhängig von Krankheitsbeginn, Sympt. u. Qualität der therap. u. rehabilitativen Maßnahmen: Ein Drittel der Ersterkrankungen heilt aus, ein Drittel der Patienten kann eigenständig mit Beeinträchtigungen im privaten u. beruflichen Bereich leben, ein Drittel benötigt langfristige, u. U. dauerhafte Betreuung*. Prognostisch günstige Prädiktoren: emotional u. intellektuell gut entwickelte prämorbide Persönlichkeit*, akuter Krankheitsbeginn u. affektive Begleitsymptomatik, fehlende Affektverarmung, psychol. günstiges Lebensumfeld. **Geschichte:** Emil Kraepelin (1856–1926, Professor für Psychiatrie in Dorpat, Heidelberg u. München) teilte die sog. endogenen Psychosen in Dementia praecox u. das sog. manisch-depressive Irresein ein (dichotomes Modell). Der Begriff Dementia praecox wurde vermutlich von B. Morel (1809–1873) zur Beschreibung einer früh einsetzenden u. zur vorzeitigen „Verblödung" führenden psychischen Störung geprägt. E. Kraepelin fasste 1899 unter Dementia praecox Symptomgruppen mit ungünstiger Prognose wie die von Karl Kahlbaum beschriebene Katatonie (1869), die Hebephrenie (Ewald Hecker, 1871) u. die Dementia paranoides als eigenständige nosologische Einheit degenerativer Natur mit ungünstigem Krankheitsverlauf zusammen. Die Bez. Schizophrenie (sog. Spaltungs-Irresein) wurde von Eugen Bleuler (1857–1939, Professor für Psychiatrie u. Direktor der Psychiatrischen Universitätsklinik Burghölzli in Zürich) eingeführt (1911: „Dementia praecox oder Gruppe der Schizophrenien"). Bleuler diagnostizierte Schizophrenie nach sog. Grundsymptomen* (Assoziationsstörungen, Affektstörungen, Autismus u. Ambivalenz) sowie nach akzessorischen Symptomen* (Sinnestäuschungen, Wahnideen, katatone Symptome).

Schizo|phren̲ie, a|typische (Schizophrenie*) *f*: (engl.) *atypical schizophrenia*; undifferenzierte Schizophrenie*.

Schizo|phren̲ie, hebe|phren̲e (Schizophrenie*) *f*: (engl.) *hebephrenic schizophrenia*; syn. Hebephrenie; Bez. für im Jugendalter beginnende Form der Schizophrenie*; **Prävalenz:** <0,1 %; **Sympt.:** v. a. Antriebsstörungen* (Antriebsminderung), Stimmungsschwankungen*, inadäquater Affekt (s. Parathymie) u. Denkstörungen*; typischer Leistungsknick (z. B. Verschlechterung der Schulleistungen), Rückzug*, zunehmende emotionale Verflachung; Positivsymptomatik (z. B. Halluzinationen* u. Wahn*) fehlt häufig; **Diagn.:** wird anhand der Verlaufskriterien erstellt; **Progn.:** i. d. R. chronischer Verlauf mit ungünstiger Prognose (z. B. schwere soziale Defizite u. Persönlichkeitsveränderungen).

Schizo|phren̲ie, katat̲one (Schizophrenie*) *f*: (engl.) *catatonic schizophrenia*; Bez. (K. Kahlbaum) für Form der Schizophrenie* mit Symptomen der Katatonie*; **Sympt.:** zusätzlich zu den psychomotorischen Störungen können auch andere psychotische Symptome (Positiv- u. Negativsymptomatik) vorliegen, die durch motorische Beeinträchtigungen bzw. Mutismus* nicht erfassbar sind; **Ther.:** s. Schizophrenie; Anw. der Neuroleptika häufig parenteral; im Stupor* intensivmedizinische Überwachung der Vitalfunktionen u. Flüssigkeitsgabe; **Progn.:** günstig; meist rasche u. weitgehende Remission.

Schizo|phren̲ie, org̲anisch bedingte (Schizophrenie*) *f*: (engl.) *organic schizophrenia*; veraltete Bez. für Erkrankung mit Symptomen wie bei einer Schizophrenie*, die bei Vulnerabilität durch eine körperliche Grunderkrankung (z. B. Hirntumor) od. toxische Faktoren (z. B. Drogeneinfluss; s. Psychose, substanzinduzierte) mit Auswirkungen auf die Hirnfunktionen hervorgerufen wird; vgl. Psychose, organisch bedingte.

Schizo|phren̲ie, para|no̲ide (Schizophrenie*) *f*: (engl.) *paranoiac schizophrenia*; Form der Schizophrenie* mit vorherrschender Wahnsymptomatik.

Schizo|phren̲ie, pseudo|neur̲otische (Schizophrenie*) *f*: (engl.) *pseudoneurotic schizophrenia*; Form der Schizophrenie* mit subakuter Symptomatik, die v. a. im Prodromalstadium* als dissoziative od. somatoforme od. anderweitige (neurotische) Störung verkannt werden kann; **DD:** schizotypische Persönlichkeitsstörung*, Borderline*-Persönlichkeitsstörung.

Schizo|phren̲ie, un|differenzi̲erte (Schizophrenie*) *f*: (engl.) *undifferentiated schizophrenia*; syn. atypische Schizophrenie; Form der Schizophrenie*, bei der die Sympt. keine eindeutige Zuordnung zu den Formen paranoide Schizophrenie*, hebephrene Schizophrenie* od. katatone Schizophrenie* zulässt, da das klinische Bild innerhalb von Stunden bis Tagen wechselnd durch paranoide, halluzinatorische, affektive u. katatone Symptome bestimmt werden kann.

Schizo|phren̲ie, zön|ästh̲etische (Schizophrenie*) *f*: (engl.) *coenesthetic schizophrenia*; Form der Schizophrenie*, bei der körperliche Missempfindungen im Vordergrund stehen (z. B. Gefühl der Verdrehung, Verlagerung, Vergrößerung od. Verlängerung von Körperteilen, Gefühl eines Fremdkörpers in Kopf od. Eingeweiden, Empfinden von Hitze od. Kälte, Gefühl elektr. Sensationen); im Gegensatz zur hypochondrischen Störung* od. somatoformen Störung* findet keine Zuordnung der Missempfindungen zu einer körperlichen Krankheit statt. Die Missempfindungen sind Ausdruck einer umfassenden psychosebedingten Wahrnehmungs- u. Erlebensveränderung. Vgl. Zönästhesie.

Schizo|thym̲ie (gr. σχίζειν spalten, trennen; θύμος Brustdrüse) *f*: (engl.) *schizothymia*; Begriff der Konstitutionslehre* (Kretschmer), der dem leptosomen Körpertypus zugeordnet wird; **Kennzeichen:** weltfremd-abstraktes u. idealistisches Verhalten, Überempfindlichkeit, Gefühlskälte, Kontaktarmut u. Introvertiertheit; diese Eigenschaften sind noch normal, begünstigen aber unter best. (Krankheits-)Bedingungen die Entwicklung einer Schizophrenie*. **Hinweis:** mit den heute üblichen Begriffen (s. Spektrumstörung, schizophrene) nicht kompatibel; empirisch nicht bestätigt.

Schizo|typie (gr. σχίζειν spalten, trennen; τύπος Gepräge) *f*: (engl.) *schizotypia*; s. Persönlichkeitsstörung, schizotypische.

Schläfen|lappen: (engl.) *temporal lobe*; s. Temporallappen.

Schlaf: (engl.) *sleep*; v. a. nachts regelmäßig wiederkehrender physiol. Erholungszustand mit Veränderung von Bewusstseinslage (stark verminderte Spontanaktivität, herabgesetzte Reaktion auf äußere Reize, jedoch im Gegensatz zur Narkose jederzeitige Weckbarkeit) u. Körperfunktionen (Überwiegen des Parasympathikus); der Schlaf*-Wach-Rhythmus beruht auf endogenen Aktivitätsschwankungen mit Schrittmachern im ZNS sowie synchronisierenden exogenen Zeitgebern (z. B. Sonnenlicht, Mahlzeiten, soziale Aktivitäten). Schlafqualität lässt sich mit EEG, EMG u. EOG differenzieren (s. Polysomnographie). **Verlauf:** Der Wachzustand leitet über eine SEM-Phase (Abk. für engl. slow eye movements, langsame Augenbewegungen beim Einschlafen) in den Non*-REM-Schlaf über. Die Schlafstadien* (Abb. dort) vom Wachsein bis zum Tiefschlaf werden in durchschnittlich 35–40 Minuten durchlaufen, der Delta*-Schlaf variiert von 30–60 Minuten (im ersten Schlafzyklus) bis zu wenigen Minuten (im letzten Schlafzyklus). Der REM*-Schlaf zeigt vom ersten zum letzten Schlafzyklus eine Verlängerung der Traumdauer von 10–50 Minuten. Träume* treten bei Erwachsenen 3–6-mal pro Nacht auf u. entsprechen nahezu 25 % des Gesamtschlafs. Auch in den Non-REM-Schlafphasen ist kontinuierlich psychische Aktivität vorhanden. Einige Schlafforscher (z. B. Horne, 1988) postulieren eine Zweiteilung des Schlafes in Kernschlaf* u. Optionalschlaf*. Die individuelle Schlafdauer* kann sehr unterschiedlich sein, ohne dass eine Schlafstörung* vorliegt. **Funktion:** Restaurative Vorgänge (v. a. im Kernschlaf), Neurogenese, immunologische u. Lern- u. Gedächtnisaspekte werden diskutiert. Das Zwei-Prozess-Modell des Schlafs (Borbély, 1982) erklärt das Schlaf-Wach-Verhalten als Interaktion zwischen dem Prozess S, welcher mit zunehmender Wachheit ansteigt, u. zirkadianen Prozessen (C). Schlaf ist kein passiver Zustand, sondern wird aktiv durch versch. Hirnregionen (Hirnstamm, Hypothalamus) induziert, z. B. konnte mit PET gezeigt werden, dass im REM-Schlaf die Aktivität des Gehirns gegenüber dem Wachzustand erhöht ist.

S

Schlaf|ana|mnese (Anamnese*) *f*: (engl.) *sleep anamnesis*; Exploration* der Schlafgewohnheiten u. -besonderheiten sowie damit in Verbindung stehender Faktoren (z. B. abendliche Essgewohnheiten, Aktivitäten im Bett) einschließlich fremdanamnestisch zu erfassender periodischer Beinbewegungen*, Atempausen od. Schnarchen; **Inhalt: 1.** physikalische Faktoren: z. B. zu helle od. laute Schlafzimmer, Raumtemperatur, schnarchender Bettpartner; **2.** physiologische Faktoren: z. B. häufig wechselnde Schlafzeiten, Schichtarbeit, langer Tagschlaf (s. Tagesschläfrigkeit); **3.** psychologische Faktoren: z. B. aktuelle Belastungen, Stress*, Nicht-Abschalten-Können; **4.** psychiatrische Faktoren: z. B. Vorliegen von psychischen Störungen (Depression*, Angststörungen*); **5.** pharmakologische Faktoren: z. B. zur falschen Zeit od. zu spät eingenommene Genussmittel (Kaffee), Substanzkonsum, Arzneimitteleinnahme (Antihypertensiva*, Appetitzügler*, aktivierende Psychopharmaka*, Zytostatika* usw.); vgl. Schlafprotokoll; Anamnese.

Schlaf|anfall: (engl.) *sleep attack*; imperative Schlafattacke*.

Schlaf|angst: (engl.) *hypnophobia*; s. Pavor nocturnus.

Schlaf|a|pnoe|syn|drom, obstruktives (gr. ἄπνους atemlos) *n*: (engl.) *obstructive sleep apnoea syndrome*; Form der Schlafstörungen* mit schlafbezogener Atmungsstörung mit wiederholtem Sistieren des Atemgasflusses an Nase u. Mund durch Verschluss der oberen Atemwege; **Epidemiol.:** häufigste Urs. von Tagesschläfrigkeit*; Prävalenz ca. 2–4 %, m : w = 2–4 : 1; mit dem Alter (ab ca. 35. Lebensjahr) zunehmende Häufigkeit; gelegentlich auch bei Kindern u. Jugendlichen (z. B. bei Tonsillenhypertrophie); **Ätiol.:** übermäßige Erschlaffung der Rachenmuskulatur im Schlaf in Verbindung mit inspiratorischem Sog führt zu Kollaps u. Verschluss der oberen Atemwege; Wiedereröffnung der Atemwege mit lautem Schnarchgeräusch nach ca. 30–60 Sek. durch Anstieg des Muskeltonus i. R. eines Arousal*-Effektes wegen Dyspnoe; begünstigt durch Adipositas, Alkoholkonsum, Muskelrelaxanzien, anatomische Faktoren, Rückenlage; **Klin.:** Leitsymptome: abnorme Tagesmüdigkeit (sekundäre Hypersomnie* durch häufige Arousals) u. diskontinuierliches lautes Schnarchen; weitere Sympt.: Konzentrations*- u. Gedächtnisstörungen*, Depressivität*, Antriebsstörung*, Persönlichkeitsveränderungen, sexuelle Funktions*- u. Fertilitätsstörungen, Durchschlafstörungen*, nächtl. Panikanfälle mit Atemnot, nächtl. Miktionen, kardiale Arrhythmie, fehlender nächtlicher Blutdruckabfall; als Folgeerkrankungen arterielle Hypertonie*, erhöhtes Risiko für Herzinfarkt u. Schlaganfall; **Diagn.:** typ. (Fremd-)Anamnese, ambulante kardiorespiratorische Polygraphie (sog. Apnoe-Screening), Diagnosesicherung durch Polysomnographie*; Indikator für Ausmaß der Atmungsstörung: Apnoe-Hypopnoe-Index (Abk. AHI): Anzahl der Apnoen u. Hypopnoen pro Stunde Schlaf (pathol. >10/h Schlaf); **Ther.:** nasale kontinuierliche Überdruckbeatmung (engl. continuous positive airway pressure, Abk. CPAP); bei leichteren Fällen u. bei Schnarchen ohne Obstruktion Gewichtsreduktion, Vermeidung der Rücken-

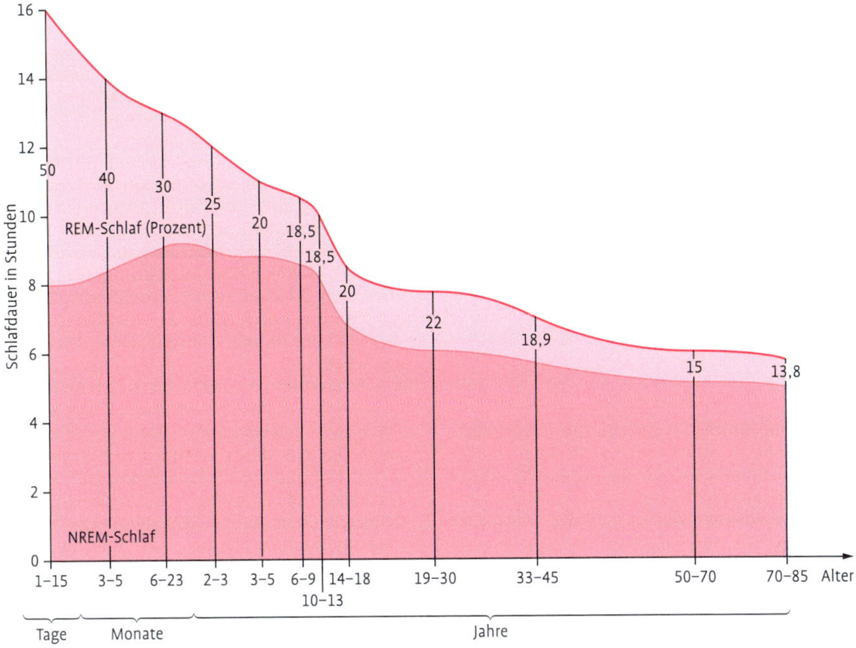

Schlafdauer Abb. 1: Schlafdauer u. Anteil des REM-Schlafes in verschiedenen Lebensphasen

lage durch mechan. Hilfsmittel (z. B. sog. Rückenrolle), Vorziehen des Unterkiefers im Schlaf durch Protrusionsschiene; bei leichter Schlafapnoe auch Straffung od. Kürzung des Gaumensegels durch operative Maßnahmen (Uvulo-Palato-Pharyngoplastik, Abk. UPPP).

Schlaf|architektur *f*: (engl.) *sleep structure*; zeitliche u. qualitative Verteilung der versch. Schlafstadien*; **klin. Bedeutung:** Eine gestörte Schlafarchitektur gilt als Indikator für das Vorliegen einer Schlafstörung*. Die Schlafarchitektur kann quantitativ (reduzierte Anzahl Schlafzyklen, z. B. bei Insomnie*) od. qualitativ gestört sein (z. B. reduzierter Delta*-Schlaf sowie erhöhter Arousal-Index u. vermehrte Schlafstadienübergänge z. B. bei Schlafapnoesyndrom u. Periodic* Limb Movement Disorder). Vgl. Schlafdauer.

Schlaf|attacke, imperative *f*: (engl.) *sleep attack*; syn. Einschlafattacke, Schlafanfall; Bez. für plötzlich auftretende Tagesschläfrigkeit* (in z. T. ungewöhnl. Situationen), die rasch in ungewolltes Einschlafen u. minutenlangen Schlaf (ggf. auch Tiefschlaf) mündet; Betroffene sind aus dem Schlaf weckbar, fühlen sich nach der Attacke erholt; **Vork.:** Hypersomnie* (v. a. bei Narkolepsie*), als UAW von Antiparkinsonmitteln*; cave: Selbst- u. Fremdgefährdung.

Schlaf|bedürfnis, gesteigertes: (engl.) *increased sleep requirement*; im Hinblick auf die physiol. (intraindividuell weitgehend konstante) Schlafdauer* erhöhter Bedarf an Schlaf; wird i. d. R. als nicht beeinträchtigend erlebt; **Vork.:** psychopathol. Symptom mit Übergang zu Hypersomnie* i. R. von somatischen Erkrankungen (z. B. Anämie).

Schlaf|bedürfnis, vermindertes: (engl.) *reduced sleep requirement*; im Hinblick auf die physiol. (intraindividuell weitgehend konstante) Schlafdauer* reduzierter Bedarf an Schlaf*; wird i. d. R. als nicht beeinträchtigend erlebt; **Vork.:** psychopathol. Symptom bei (hypo-)maniformen Zuständen (s. Manie).

Schlaf|dauer: (engl.) *sleep length*; auch Gesamtschlafdauer; Zeit vom Beginn des Schlafstadiums* II bis zum Erwachen; Summe der einzelnen Schlafzyklen in einer Nacht bis zum letzten Erwachen am Morgen; interindividuell sehr variabel, intraindividuell meist konstant, variiert altersabhängig (s. Abb. 1); **Durchschnittswerte:** Säuglinge ca. 16 Stunden, Kleinkinder 11–13 Stunden, Erwachsene 7–9 Stunden (auch extreme Schlafdauer zwischen 4 u. 12 Stunden möglich; s. Abb. 2); im Alter bleibt die Schlafdauer erhalten, der Schlaf wird jedoch z. T. umverteilt (verkürzter Nachtschlaf, ergänzt durch Mittagsschlaf, Einnicken u. Dösen). **Klin. Bedeutung:** Auf belastende Lebenssituationen, Krankheit, Schmerzen, Stress od. Aufregung reagieren Menschen individuell mit gesteigertem Schlafbedürfnis* od. verminder-

S

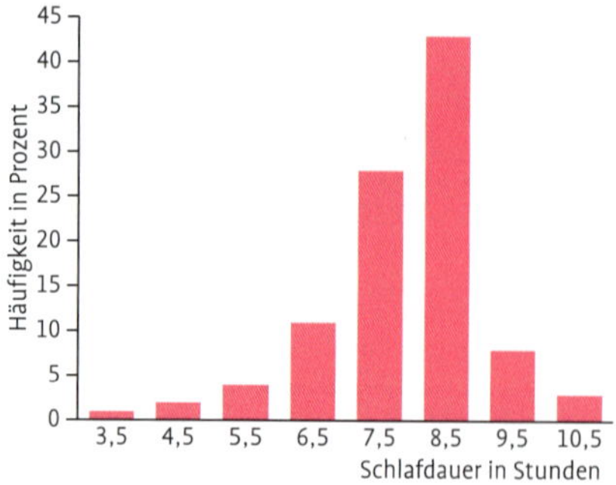

Schlafdauer Abb. 2: Häufigkeitsverteilung der Schlafdauer bei Erwachsenen

tem Schlafbedürfnis* u. verändertem Schlafverhalten*. Die Angst vor Insomnie u. die Sorge um die Nichteinhaltung einer durchschnittlichen, ausreichenden Schlafdauer können zu Schlafstörungen* führen. Anhaltende Veränderung der Schlafdauer kann Ausdruck einer Insomnie* od. Hypersomnie* sein.

Schlaf|dia|log, dys|funktionaler (gr. διάλογος Unterredung) *m*: (engl.) *dysfunctional sleep dialog*; Bez. für nächtliches, den Schlaf behinderndes Grübeln*, meist über Probleme od. das Nicht-Einschlafen-Können u. dessen Konsequenzen; **Vork.:** bei Insomnie*; **Maßnahme:** kognitive Verhaltenstherapie* mit Gedankenstopp* od. kognitiver Umstrukturierung*.

Schlaf|ef|fizienz (Effizienz*) *f*: (engl.) *sleep efficiency*; prozentuales Verhältnis von schlafend u. insgesamt im Bett verbrachter Zeit; als normal gilt eine Schlafeffizienz von 85–95 %; Patienten mit Insomnie* zeigen eine Schlafeffizienz unter 85 %. Vgl. Schlafdauer.

Schlaf|entzug: (engl.) *sleep deprivation*; beabsichtigtes od. unbeabsichtigtes Verhindern des Schlafens; **1.** als therapeutischer Schlafentzug* bei Behandlung der Depression*; **2.** als Folge unzureichender Schlafhygiene*; **3.** als Folter od. Strafe.

S

Schlaf|entzug, therapeutischer: (engl.) *therapeutic sleep deprivation*; auch Wachtherapie; Verhinderung des Schlafs* für die Dauer einer Nacht bzw. der zweiten Nachthälfte (sog. halber Schlafentzug); **Wirkung:** u. U. am darauffolgenden Tag (selten auch am 2. Tag) kurzfristige Stimmungsaufhellung u. Antriebssteigerung*; **Ind.:** v. a. bei schwerer Depression* zur Unterstützung einer antidepressiven Medikation.

Schlaf|forschung: (engl.) *sleep research*; wissenschaftliche Erforschung von Schlaf* u. Schlafstörungen* in einem meist interdisziplinären Team aus Ärzten, Psychologen, Biologen u. Physiologen; die Untersuchungen finden i. d. R. in einem Schlaflabor statt u. bedienen sich der Polysomnographie*, aus der u. a. das Schlafmuster* erstellt wird. Das subjektive Erleben des Schlafs wird durch den Einsatz von Schlaffragebögen u. Schlaftagebüchern* erfasst. Die **Schlafmedizin** als klinische Disziplin der Schlafforschung beschäftigt sich mit klinischer Diagnostik u. Therapie der Insomnien*, Hypersomnien*, Parasomnien* u. zirkadianen Schlafrhythmusstörungen*.

Schlaf|hygiene (gr. ὑγιεινός gesund, heilsam) *f*: (engl.) *sleep hygiene*; schlafförderndе wirkende Lebensgewohnheiten u. Verhaltensweisen, die Regeln zur Stimuluskontrolle*, zum Schlaf*-Wach-Rhythmus, zu Schlafumgebung u. -restriktion* umfassen (s. Tab.); **klin. Bedeutung:** inadäquate Schlafhygiene kann zu Schlafstörungen* führen; konsequente Schlafhygiene ist Voraussetzung für die Wirksamkeit jeder Therapie zur Verbesserung des Schlafs*.

Schlaf|in|duktion (lat. inductio Hineinführen) *f*: (engl.) *sleep induction*; Herbeiführen von Schlaf* durch physiol. Mechanismen (Training der sog. inneren Uhr z. B. durch Maßnahmen der Schlafhygiene*, Lichtexposition am Morgen u. Lichtkarenz am Abend) od. Einnahme von den Schlaf anstoßenden Substanzen, z. B. Schlafmittel*.

Schlaf|kon|tinuitäts|störung (lat. continuus zusammenhängend, fortdauernd): (engl.) *sleep continuity disorder*; Durchschlafstörung*.

Schlaf|krankheit: (engl.) *sleeping sickness*; syn. afrikanische Trypanosomiasis; Bez. für durch die Tsetse-Fliegen übertragene Infektion mit Trypanosomen mit in späten Stadien Befall des ZNS mit starker Schläfrigkeit od. Insomnie; **Hinweis:** umgangssprachl. fälschlich häufig für Hypersomnie* im Allg. verwendet.

Schlaf|lähmung: (engl.) *sleep paralysis*; syn. Schlafparalyse; Unfähigkeit zur Ausführung von Willkürbewegungen beim Einschlafen (hypnagoge Schlaflähmung) od. Aufwachen (hypnopompe Schlaflähmung, auch Aufwachkataplexie) ohne Bewusstseinseinschränkung, häufig in Verbindung mit halluzinatorischem Erleben (hypnagoge Halluzinationen* u. hypnopompe Halluzinationen*); die Sekunden bis Minuten anhaltende Atonie der Haltemuskulatur wird subjektiv als (unangenehme) Lähmung erlebt; kann durch Berührung od. Geräusche beendet werden; **Vork.:** bei Narkolepsie*, auch isoliert als Parasomnie* (rezidivierende isolierte Schlaflähmung) u. sporadisch ohne Krankheitswert. Vgl. Schlafstörungen.

Schlaf|latenz|test, multipler (Latenz*) *m*: (engl.) *multiple sleep latency test*; s. MSLT.

Schlaf|losigkeit: (engl.) *sleeplessness*; Insomnie*.

Schlaf|mangel|syn|drom *n*: (engl.) *behaviorally induced insufficient sleep syndrome*; syn. Syndrom des unzureichenden Schlafs; Bez. für nicht selbst wahrgenommenes Schlafdefizit mit übermäßiger Tagesschläfrigkeit*, Leistungsstörungen u. Reizbarkeit*; **Urs.:** meist stressbedingt bei einer durch Lebensstil bedingten reduzierten Nachtschlafdauer; rückläufig bei ausreichendem Schlaf. Vgl. Insomnie.

Schlafhygiene
12 Regeln der guten Schlafgewohnheit

Regeln zur Schlafenszeit

1. Jeden Morgen zur gleichen Zeit aufstehen, unabhängig von der Dauer und Güte des Nachtschlafs, auch im Urlaub und am Wochenende (wichtigste Regel!).
2. Den Tag ruhig ausklingen lassen und vor dem Schlafengehen keine anstrengenden körperlichen oder geistigen Tätigkeiten ausführen.
3. Das Licht beim Zubettgehen mit der Absicht ausschalten, nun einzuschlafen. Nicht nachts wach liegen bleiben, sondern aufstehen und in einem anderen Raum mit leichter Beschäftigung (kein Fernsehen) Ablenkung suchen, bis Schläfrigkeit eintritt. Dann zum Schlafen ins Bett zurückkehren und (falls nötig) den Vorgang wiederholen.
4. Tagsüber (v. a. nach 15 Uhr) kein Nickerchen machen. Sollte die Schläfrigkeit zu groß werden, im Bett höchstens 1 Stunde schlafen.

Regeln zur Schlafumgebung

5. Die Schlafumgebung so gestalten, dass sie den Schlaf fördert (angenehm kühles Raumklima, wenig Licht und Lärm). Schnarcht der Partner, getrennte Schlafzimmer bevorzugen.
6. Das Zubettgehen mit einem Ritual verbinden (z. B. Abendspaziergang, Musikhören, Entspannungstraining).
7. Schlafzimmer und Bett nur zum Schlafen nutzen (Ausnahme: sexuelle Aktivität). Keinesfalls im Bett lesen oder arbeiten.
8. Nur im eigenen Bett schlafen.
9. Nachts nicht auf die Uhr sehen (Wecker z. B. unter dem Bett verstecken).

Regeln zu Essen, Trinken und Rauchen

10. Weder mit vollem Magen, noch hungrig ins Bett gehen. Nie nachts essen.
11. Spätestens 4 Stunden vor dem Schlafengehen keine alkohol- oder coffeinhaltigen Getränke trinken (Kaffee, Tee, Cola).
12. Einige Stunden vor dem Schlafengehen nicht mehr rauchen.

Schlaf|mittel: (engl.) *hypnotics*; syn. Hypnotika; veraltet Hypnagoga, Somnifera; ZNS-wirksame Arzneimittel mit Schlaf* erzeugender od. Schlaf anstoßender Wirkung; **Einteilung: 1.** Benzodiazepine*; **2.** $GABA_A$/Benzodiazepin-Rezeptor-Agonisten, z. B. Zolpidem* u. Zopiclon*; **3.** sedierende Antidepressiva*; **4.** sedierende Neuroleptika*; **5.** sedierende Histamin*-H_1-Rezeptoren-Blocker (gelten als Schlafmittel ohne Abhängigkeitspotential), **6.** Chloralhydrat*; **7.** Cyclopyrrolone*; **8.** Phytopharmaka (Wirksamkeitsnachweis steht weitgehend aus); **9.** Clomethiazol* (kein etabliertes Schlafmittel, Reservetherapeutikum zur stationären Behandlung schwerer Unruhezustände bei Delir); **10.** Melatonin*; **11.** Tryptophan*; **Ind.:** nicht kausal behandelbare Schlafstörung*; unterstützend in der Behandlung der Insomnie*; längerfristiger Einsatz nur nach eingehender diagn. Abklärung im Schlaflabor u. i. R. eines Gesamtbehandlungsplans in Kombination mit nichtpharmakologischen Therapiemethoden; **UAW:** substanzabhängig u. a. Überhang, Verwirrtheit, Stürze; **cave:** bei chron. Gebrauch Entwicklung von Toleranz u. Substanzstörungen* (s. Schlafmittelmissbrauch, Schlafmittelintoxikation, Schlafmittelentzugssyndrom).

Schlaf|mittel|abhängigkeit: (engl.) *hypnotics dependence syndrome*; Form der Substanzstörungen* (ICD-10) als Abhängigkeitssyndrom* durch den Gebrauch von Schlafmitteln*; z. B. Benzodiazepinabhängigkeit*.

Schlaf|mittel|entzugs|syn|drom *n*: (engl.) *hypnotics withdrawal syndrome*; Symptomgruppe von physischen u. psychischen Störungen, die nach Beendigung od. Reduzierung eines schweren u. anhaltenden Konsums von Schlafmitteln* (insbes. Benzodiazepinen*) auftritt; zu den Substanzstörungen* gehörendes Störungsbild (ICD-10); **Sympt.:** v. a. Schlafstörungen*, Angst*, Stimmungsschwankungen, Muskelschmerzen/-zuckungen, Zittern, Kopfschmerz*, Übelkeit, Schwitzen*; cave: bei schweren Entzugserscheinungen ggf. Grand-mal-Anfälle u. Delir*; **Ther.:** langsames Abdosieren der regelmäßig eingenommenen Substanz, evtl. Umstellung auf einfach dosierbare sedierende Wirkstoffe mit vergleichsweise langer Halbwertzeit (z. B. Diazepam*). Vgl. Entzugssyndrom.

Schlaf|mittel|in|toxikation (Intoxikation*) *f*: (engl.) *hypnotics*; Vergiftung mit Schlafmitteln*, z. B. im Rahmen eines Suizidversuchs*; **Sympt.:** Dämpfung des ZNS mit Bewusstseinsstörung*, je nach Schweregrad mit Benommenheit bis hin zu komatösen Zuständen; bei peroraler Einnahme i. d. R. nicht lebensbedrohlich, außer in Kombination mit anderen zentral dämpfenden Substanzen (einschließlich Alkohol); **Ther.:** Basistherapie: s. Intoxikation, evtl. Aktivkohle; je nach Schweregrad intensivmedizinische Überwachung notwendig; spezif. Ther.: Behandlung mit Antidot* je nach Schlafmittel (z. B. Flumazenil* bei Benzodiazepinintoxikation); cave: Benzodiazepinentzugskrämpfe. Vgl. Schlafmittelentzugssyndrom.

Schlaf|mittel|miss|brauch: (engl.) *hypnotics abuse*; Form der Substanzstörungen* (DSM-IV); nach ICD-10 schädlicher Substanzgebrauch* von Schlafmitteln*, charakterisiert durch überhöhte Dosierung, übermäßig lange Verwendungsdauer u./od. Verwendung als Sedativum*. Vgl. Benzodiazepinabhängigkeit.

Schlaf|mohn: (engl.) *poppy*; Papaver somniferum; Staudengewächs aus der Familie der Mohngewächse; Samen werden u. a. verwendet für Nahrungsmittel u. Speiseöl; der Milchsaft in den unreifen Fruchtkapseln, der nach Anritzen austritt, bildet getrocknet das Rohopium (s. Opium); Grundlage für die halbsynthet. Herstellung der Morphin-Base u. von Heroin*.

Schlaf|muster: **1.** (engl.) *sleep pattern*; Wechsel u. individuelle Dauer der einzelnen Schlafstadien*; variiert v. a. altersbedingt: beim Neugeborenen mehrere Perioden über Tag u. Nacht verteilt (polyphasisch); Konsolidierung bis zum 2. Lebensjahr meist auf eine Periode während der Nacht (monophasisch) od. ggf. biphasisches Schlafmuster in südlichen Kulturen mit kürzerem Nachtschlaf u. Siesta am Tag; **klin. Bedeutung:** veränderte Schlafmuster werden sowohl bei Insomnien* als auch Hypersomnien* beobachtet. Vgl. Schlafdauer. **2.** individuelles Schlafprofil, das mit EEG, EOG u. EMG im Schlaflabor erstellt wird (s. Polysomnographie).

Schlaf, orthodoxer: (engl.) *orthodoxical sleep*; s. Non-REM-Schlaf.

Schlaf, paradoxer: (engl.) *paradoxical sleep*; s. REM-Schlaf.

Schlaf|paralyse (gr. παραλύειν auf einer Seite lähmen, schwächen) *f*: (engl.) *sleep paralysis*; Schlaflähmung*.

Schlaf|phase (Phase*) *f*: (engl.) *sleep phase*; Bez. für den Zeitpunkt des Schlafverhaltens*; bezieht sich ausschließlich auf die Periode(n) der Schlafepisoden; **klin. Bedeutung: 1.** zirkadiane Rhythmusstörungen: s. Schlafphase, vorverlagerte; Schlafphase, verzögerte. **2.** Bei Schichtarbeit u. bei Jetlag*-Syndrom kann es zu einer Dissoziation zwischen der individuellen u. der sozial vermittelten Schlafphase kommen.

Schlaf|phasen|vor|verlagerung (Phase*): (engl.) *sleep phase advance*; sukzessive Vorverlagerung der Einschlafzeiten im Anschluss an einen therapeutischen Schlafentzug*; der stimmungsaufhellende Effekt des Schlafentzugs kann länger erhalten werden.

Schlaf|phase, verzögerte (Phase*) *f*: (engl.) *delayed sleep phase syndrom (Abk. DSPS)*; syn. Syndrom der verzögerten Schlafphase; Form der zirkadianen Schlafrhythmusstörungen* mit verspätetem Auftreten der gewünschten Hauptschlafepisode u. verspätetem morgendlichem Aufwachen; spontaner Schlaf kann ungestört sein; bei erzwungenem früherem Schlaf Einschlafstörungen*, starke Müdigkeit u. Leistungseinbußen am Morgen; Extremform des Abendtyps mit bevorzugtem Aktivitätszeitpunkt am Abend u. deutlicher Müdigkeit am Vormittag; **Häufigkeit:** Prävalenz in der Allgemeinbevölkerung 0,5 %, gehäuft bei Jugendlichen; **Urs.:** transiente Verschiebung des zirkadianen Rhythmus* ab der Pubertät; ggf. genet. Faktoren, familiäre Häufung; **Ther.:** erforderlich bei deutlicher Beeinträchtigung des Tagesablaufs; abendliche Gabe von Schlafmitteln*, evtl. Melatonin*; morgens Lichttherapie*.

Schlaf|phase, vor|verlagerte (Phase*) *f*: (engl.) *advanced sleep phase syndrom (Abk. ASPS)*; syn. Syndrom der vorverlagerten Schlafphase; Form der zirkadianen Schlafrhythmusstörungen* mit verfrühtem Auftreten der gewünschten Hauptschlafepisode u. morgendlichem Früherwachen*; spontaner Schlaf kann ungestört sein; Extremform des Morgentyps mit bevorzugtem Aktivitätszeitpunkt am frühen Morgen u. Müdigkeit am frühen Abend; **Häufigkeit:** Prävalenz in der Allgemeinbevölkerung 1 %, gehäuft ab ca. 50 Jahren; **Urs.:** Veränderung des zirkadianen Rhythmus* (Abflachung, Vorverlagerung) im Alter; ggf. genet. Faktoren, familiäre Häufung; **Ther.:** selten erforderlich (nur bei Einschränkung des sozialen Lebens od. unerwünschtem frühmorgendlichem Erwachen); abendliche Lichttherapie*, evtl. Gabe von Schlafmitteln*.

Schlaf|profil *n*: (engl.) *sleep pattern*; s. Schlafmuster.

Schlaf|protokoll *n*: (engl.) *sleep protocol*; Selbstdokumentation von Bettgehzeit, Aufwachzeit, Schlafdauer*, Wachdauer, subjektiver Einschätzung der Schlafqualität, Müdigkeit*, Stimmung*, Leistungsfähigkeit, mit dem Schlaf verbundenen Ritualen u. ggf. den Schlaf beeinflussenden Faktoren (z. B. Genuss-, Arzneimittel); **Ziel:** Ermittlung von Schlafqualität, Art u. Ausmaß einer Schlafstörung* u. bedingenden Faktoren od. Überprüfung der Wirksamkeit schlaffördernder Maßnahmen. Vgl. Schlafanamnese.

Schlaf|re|striktion (lat. restringere, restrictus beschränken) *f*: (engl.) *sleep restriction therapy*; aus der kognitiven Verhaltenstherapie* abgeleitete Therapieform bei Schlafstörungen*, bei der durch gezielt verkürzte Bettliegezeit (z. B. eine halbe bis eine Stunde weniger als die sonst für das Ausschlafen benötigte Zeit) ein erhöhter Schlafdruck über den Tag aufgebaut wird; erleichtert nach einer Gewöhnungszeit das Einschlafen, begünstigt einen effizienteren Schlaf (s. Schlafeffizienz) u. korrigiert ungünstige Schlafgewohnheiten. Vgl. Schlafhygiene.

Schlaf|rhythmus|störung, zirka|diane (gr. ῥυθμός Gleichmaß, Takt): (engl.) *sleep-wake rhythm disorder*; syn. Schlaf-Wach-Rhythmus-Störung, zirkadiane Rhythmusstörung, zirkadiane Rhythmus-Schlaf-

Schlafstadien

Schlafstadium		klinische Kennzeichen	EEG-Befund
I	Einschlafstadium	langsam rollende Augen, leichte Abnahme des Muskeltonus, gelegentlich zufällige, zuckende Bewegungen (Bewegungsartefakte) und häufig kurze Aufwachepisoden	Verlangsamung, Theta-Wellen (4–7 Hz)
II	Leichtschlafstadium	keine Augenbewegungen, keine Bewegungsartefakte	Theta-Wellen, K-Komplexe (biphasische, initial negative Wellen im Delta-Frequenz-Bereich), Schlafspindeln (paroxysmal auftretende, regelmässige Aktivität um 11,5–14 Hz mit einer Dauer von mindestens 0,5 Sek.).
III	Tiefschlafstadium	beginnender Tiefschlaf (Delta-Schlaf), keine Augenbewegungen, Muskeltonus individuell verschieden	20–50 % Delta-Wellen (<3,5 Hz)
IV	Tiefschlafstadium	Tiefschlaf von ca. 30–60 Min. Dauer (im ersten Schlafzyklus) bis zu wenigen Minuten (im letzten Schlafzyklus), Rücklauf in Stadium III und II	>50 % Delta-Wellen
V	REM-Schlaf	konjugierte, rasche Augenbewegungen, erhöhter Herz- und Atemfrequenz, stark verminderter bis nicht vorhandener Muskeltonus, schwere Weckbarkeit, Traumphasen	Sägezahn-Wellen (Form erinnert an die Zacken eines Sägeblatts), meist im Theta-Frequenzbereich

störung; Form der Schlafstörungen* mit gestörter zeitlicher Verteilung von Schlafen u. Wachen innerhalb des 24-Stunden-Tages, die bei Abweichung des Schlafzeitraums von der chronobiologisch vorgegebenen Phase (s. Rhythmus, zirkadianer) zu Schlafstörungen u. Tagesbeeinträchtigungen führt; **Formen: 1. endogene** zirkadiane Schlafrhythmusstörung durch endogene Abweichung des zirkadianen Rhythmus bei unverändertem Tag-Nacht-Rhythmus, z. B. vorverlagerte Schlafphase*, verzögerte Schlafphase*, unregelmäßiges Schlaf-Wach-Muster mit Abweichung vom 24-Stunden-Rhythmus (sog. freilaufende Schlaf-Wach-Störung mit ca. 25-Stunden-Periodik); **2. extern bedingte** zirkadiane Schlafrhythmusstörung durch Desynchronisation der endogenen Zeitgeber u. des 24-Stunden-Tags, z. B. Jetlag*-Syndrom, Schichtarbeiter-Syndrom (Schlafstörungen u. beeinträchtigte Leistungsfähigkeit in Zus. mit Schichtarbeit); **3.** symptomatische zirkadiane Schlafrhythmusstörung bei psychischen Störungen, z. B. Demenz* od. Depression*.

Schlaf|rhythmus, zirka|dianer (gr. ῥυθμός Gleichmaß, Takt) *m*: (engl.) *circadian sleeprhythm*; s. Schlaf-Wach-Rhythmus.

Schlaf|stadien *n pl*: (engl.) *sleep stages*; voneinander abgrenzbare Abschnitte des Schlafes*, die in einem durch elektrographische Kriterien (s. EEG) festgelegten Schlafmuster* regulär auftreten; **Einteilung:** nach internationalen Kriterien (Rechtschaffen u. Kales): s. Tab.; die Stadien I–IV werden auch als Non*-REM-Schlaf (Abk. REM für engl. rapid eye movements) bezeichnet. Ablauf eines Non-REM/REM-Zyklus (Schlafzyklus): **1.** Schlafstadium I: instabil, Verlangsamung im EEG, Übergang vom Wachen zum Schlafen; **2.** Schlafstadium II: Dominieren der EEG-Aktivität im Theta-Frequenzbereich; **3.** Schlafstadium III u. IV: stabil, Auftreten von Tiefschlaf (s. Delta-Schlaf); **4.** i. d. R. nach 60–100 Min. abruptes Ende des Delta-Schlafs, danach einige Minuten Schlafstadium II od. I, gefolgt von der ersten Periode des REM-Schlafs; **5.** Schlafstadium V: REM*-Schlaf. Während der Nacht beim gesunden, erwachsenen Menschen Wiederholung von ca. 4–5 Schlafzyklen (s. Abb.). Intraindividuelle Entwicklung des Verhältnisses von Non-REM- zu REM-Schlaf (s. Schlafdauer, Abb. 1 dort): Im fetalen Schlaf dominiert REM-Schlaf mit informationsverarbeitender Funktion. Eine Differenzierung des fetalen Traumschlafs in Non-REM- u. REM-Schlaf ist ab der 36. Schwangerschaftswoche möglich; es wird angenommen, dass vor der 30. Schwangerschaftswoche der Anteil des REM-Schlafs bis zu 100 % beträgt. Beim Neugeborenen ca. 50 % REM-Schlaf, sukzessive Verringerung auf präpubertär ca. 18 %, danach bleibt der REM-Schlaf-Anteil bei ca. 20 % relativ stabil. Im Non-REM-Schlaf bleiben die ver-

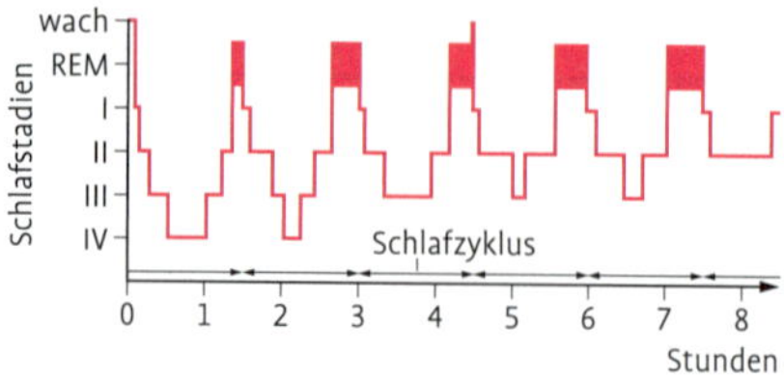

Schlafstadien: Schlafperiodik mit regelmäßig wiederkehrenden REM- u. Non-REM-Phasen (Schlafzyklus) beim gesunden, erwachsenen Menschen

schiedenen Schlafstadien in den ersten 20 Lebensjahren etwa konstant, ab der 4. Lebensdekade Abnahme des Delta-Schlafes. **Klin. Bedeutung:** i. R. von Schlafstörungen* Vork. spezifischer Schlafstadien-assoziierter Störungen (bei Parasomnien*); bei spezifischen Erkrankungen charakteristische Veränderungen der Schlafstadien: z. B. Depression: Abnahme des Delta-Schlafes; s. REM-Schlaf-Disinhibition; bei Narkolepsie*: Beginn des Nachtschlafes mit einer REM-Phase, sog. Sleep-onset-REM.

Schlaf|störungen: (engl.) *sleep disorders*; Bez. für subjektiv empfundene bzw. objektiv beobachtbare Abweichungen vom normalen Schlaf* in quantitativer od. qualitativer Hinsicht mit eingeschränkter Tagesbefindlichkeit; **Einteilung:** nach ICSD*-2; **1.** Insomnie*; **2.** schlafbezogene Atmungsstörungen (zentrales u. obstruktives Schlafapnoesyndrom*); **3.** Hypersomnie* mit Ursprung im ZNS; **4.** zirkadiane Schlafrhythmusstörungen*; **5.** Parasomnie*; **6.** schlafbezogene Bewegungsstörungen*. **Hinweis:** Häufig sind Schlafstörungen Symptom einer anderen psychischen od. physischen Störung (sekundäre Schlafstörung).

Schlaf|sucht, peri|odische: (engl.) *periodic hypersomnia*; Kleine*-Levin-Syndrom.

Schlaf|tage|buch: (engl.) *sleep diary*; Instrument zur Erfassung von Schlafgewohnheiten u. Störungsmustern als Ergänzung zur Schlafanamnese* in der Diagnostik chronischer Schlafstörungen* u. i. R. der Schlafforschung*; dokumentiert i. d. R. Schlafqualität, generelles Schlafverhalten*, spezifische Schlafparameter, z. B. Einschlafzeit, Anzahl nächtlicher Wachphasen, Schlafdauer*, schlafstörende Faktoren (z. B. Schmerzen) sowie den Erholungswert der Nacht über 1–2 Wochen. **Hinweis:** Bei Menschen mit Schlafstörung ist die Übereinstimmung zwischen subjektiven (im Schlaftagebuch erfassten) u. polysomnographisch erfassten Schlafparametern häufig nur gering.

Schlaf|verhalten: (engl.) *sleep behavior*; Bez. für den individuellen Umgang mit Schlaf, umfasst z. B. Zubettgehzeit, Einschlaflatenz, Anzahl u. Dauer nächtlicher Wachphasen, endgültiges Aufwachen am Morgen, Aufstehzeit, Tagesschlaf, Regelmäßigkeit der Schlafenszeiten; **klin. Bedeutung:** Die Erhebung des individuellen Schlafverhaltens nimmt in der Schlafanamnese* eine zentrale Rolle ein u. kann mit klinischen Interviews u. Schlaftagebuch* erfasst werden. Ungünstiges Schlafverhalten kann zu Schlafstörungen* führen.

Schlaf-Wach-Rhythmus (gr. ῥυθμός Gleichmaß, Takt) *m*: (engl.) *sleep-awake rhythm*; zirkadianer Schlafrhythmus; zeitliche Verteilung von Schlaf* u. Wachzustand innerhalb des 24-Stunden-Tages; variiert in Abhängigkeit vom Lebensalter (s. Abb.; s. Schlafdauer; Schlafmuster) u. ist abhängig von endogenen, exogenen, sozialen u. individuellen Faktoren. **Klin. Bedeutung:** Störungen des Schlaf-Wach-Rhythmus können zu Schlafstörungen führen; s. Schlafrhythmusstörung, zirkadiane.

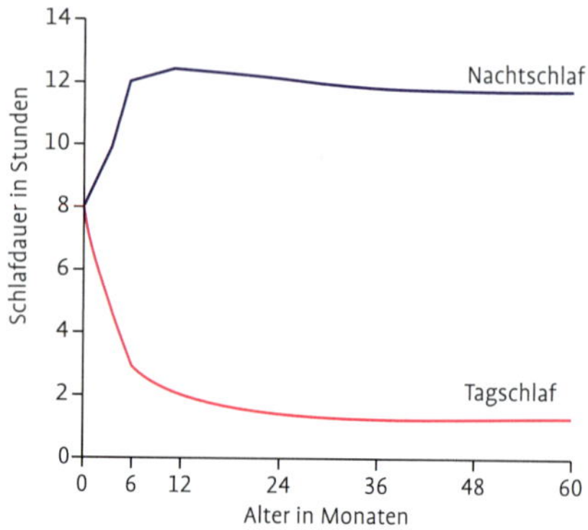

Schlaf-Wach-Rhythmus: Entwicklung des Schlaf-Wach-Rhythmus mit durchschnittlicher Dauer des Nacht- u. Tagschlafs während der ersten 5 Lebensjahre

Schlaf-Wach-Rhythmus-Störung (gr. ῥυθμός Gleichmaß, Takt): (engl.) *sleep-awake rhythm disorder*; zirkadiane Schlafrhythmusstörung*.

Schlaf|wahrnehmungs|störung: (engl.) *disorder of sleep perception*; s. Pseudoinsomnie.

Schlaf|wandeln: (engl.) *sleepwalking*; Somnambulismus*.

Schlaf|zentrum: (engl.) *sleep center*; schlafmedizinisches Zentrum; Einrichtung zur Diagnostik u. Therapie von Ein*- u. Durchschlafstörungen* u. a. schlafbezogenen Erkrankungen; beinhaltet meist eine **Schlafambulanz**, in der die ambulante Diagnostik erfolgt u. ein **Schlaflabor**, in dem die Schlaffunktionen während des (Nacht-)Schlafs untersucht u. physiologische Parameter (z. B. Herzfrequenz, Hirnströme, Körpertemperatur, Atmung, Sauerstoffsättigung des Bluts, Körper- u. Augenbewegungen) erfasst u. aufgezeichnet werden. Vgl. Schlafstörungen.

Schlag|anfall: (engl.) *stroke*; früher Apoplexie; akut einsetzendes fokal-neurologisches Defizit bei zerebraler Durchblutungsstörung* (ischämischer Schlaganfall) od. intrazerebraler Blutung* (hämorrhagischer Schlaganfall); **Häufigkeit:** jährl. Inzidenz in Deutschland ca. 200 000; **Formen: 1. ischämischer** Schlaganfall (ca. 85 %): Schlaganfall infolge fokaler zerebraler Ischämie (arterielle Ver-

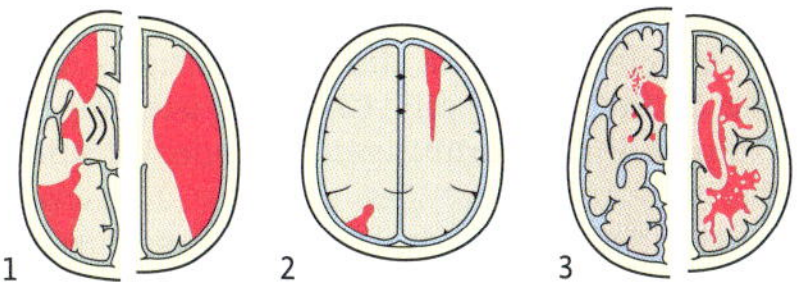

Schlaganfall Abb. 1: schematische Darstellung ischämischer Hirninfarkte im kranialen CT; 1: Territorialinfarkt (keilförmige Infarkte) im Versorgungsgebiet der Arteria cerebri media bei Embolie; 2: Grenzzoneninfarkt zwischen 2 Gefäßgebieten bei hämodynamisch wirksamer Stenose; 3: lakunärer Infarkt bei zerebraler Mikroangiopathie (Lakunen)

schlusskrankheit* des Gehirns); Pathol.: Enzephalomalazie* (ca. 1.–5. Tag) u. ischämischer Hirninfarkt (s. Abb. 1): **a**) Territorialinfarkt (umfasst gesamtes Versorgungsgebiet einer Arterie; i. d. R. thromboembolisch); **b**) Grenzzoneninfarkt (i. d. R. hämodynamisch); **c**) lakunärer Infarkt (i. d. R. mikroangiopathisch, z. B. bei subkortikaler arteriosklerotischer Enzephalopathie*); **2. hämorrhagischer** Schlaganfall (ca. 15 %): Schlaganfall infolge zerebralen Hämatoms; **Klin.:** abrupt einsetzendes fokal-neurologisches Defizit in Abhängigkeit von Lokalisation der zerebralen (ischämischen od. hämorrhagischen) Störung; Einteilung des ischämischen Schlaganfalls nach zeitlichem Verlauf der Symptomatik (cave: ohne diagn. u. therap. Konsequenz wegen identischer Progn. u. auch bei flüchtigen Symptomen nachweisbarer hirnmorphologischer Veränderung) in: **1.** transitorische ischämische Attacke (Abk. TIA): vollständig reversible Symptomatik (Rückbildung innerhalb 24 Std.), charakteristisch: Amaurosis fugax; **2.** progressive stroke (Abk. PS): zunehmende u. fluktuierende Symptomatik mit möglicher Remission; **3.** complete stroke (Abk. CS): dauerhafte (chronische) Symptomatik; **Kompl.:** je nach Klin.; Aspiration (meist infolge Dysphagie* bzw. Bewusstseinsstörung); infolge Immobilisierung Beinvenenthrombose, Lungenembolie* od. Dekubitalulzera; symptomatische epileptische Anfälle*; Hirnödem, Hirndrucksteigerung u. a.; **Diagn.:** neurologische Untersuchung (Pyramidenbahnzeichen*); (radiol.) kraniale Bildgebung (CCT, MRT) u. vaskuläre Diagnostik hirnversorgender Gefäße (Ultraschalldiagnostik: Stenose, Verschluss, Dissektion; Angiographie: Blutung) zur Differenzierung von hämorrhagischem (Nachweis einer intrazerebralen Blutung) u. ischämischem Schlaganfall (Hypodensität nach ca. 8–12 Stunden; s. Abb. 2); zusätzlich Diagnostik i. R. der ätiologischen Abklärung (z. B. Gerinnungsstatus, Vaskulitisdiagnostik, bei ischämischem Schlaganfall Echokardiographie, Langzeit-EKG); **Ther.:** **1.** Akuttherapie: **a**) konservativ intensivmed. Sicherung der Vitalfunktionen (möglichst auf Stroke Unit); bei ischämischem Schlaganfall initial leicht hypertensive Blutdruckeinstellung zur Aufrechterhaltung eines suffizienten zerebralen Perfusionsdrucks sowie ggf. Blutzuckernormalisierung u. Fiebersenkung; zusätzl. je nach Klin. u. Komplikationen (z. B. Hirndrucksteigerung); **b**) bei ischämischem Schlaganfall therap. Revaskularisation durch Thrombolyse (i. d. R. systemisch mit rt-PA innerhalb von 3 Std.; ggf. interventionell, z. B. bei Basilaristhrombose*); **c**) ggf. neurochirurgisch; **2.** Frühmobilisation; Physiotherapie, Ergotherapie*, Logopädie* zur Rehabilitation*; **Progn.:** bei ischämischem Schlaganfall günstiger (Letalität ca. 20 %) als bei hämorrhagischem; in Industrieländern häufigste Ursache einer dauerhaften Behinderung*; dritthäufigste Todesursache in Deutschland.

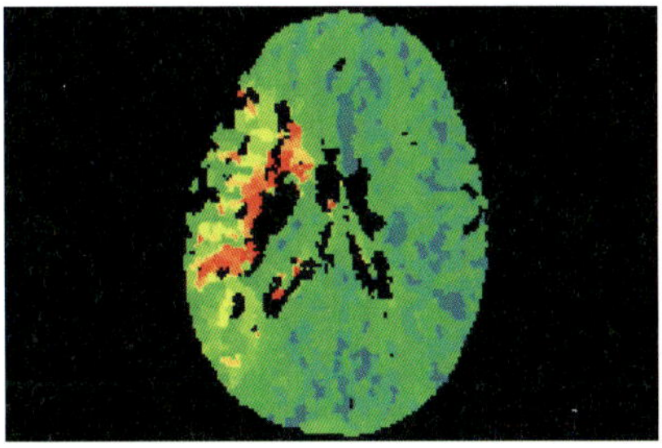

Schlaganfall Abb. 2: Perfusionsverzögerung im Stromgebiet der rechten Arteria cerebri media bei ischäm. Schlaganfall; Time-to-peak-Parameterbild eines zerebralen Perfusions-CT [2]

Schlangen|phobie (Phobie*) *f*: (engl.) *snake phobia*; Ophidiophobie; spezifische Phobie* vom Typ Tierphobie*, gekennzeichnet durch eine dauerhafte, unangemessene Furcht vor u. Vermeidung von Schlangen, z. T. auch von schlangenartigen Gegenständen; das zugehörige Gefühl kann neben Angst auch Ekel* sein; Schlangenphobien gehören zu den am weitesten verbreiteten Formen der spezifischen Phobien, an deren Beispiel speziell die Preparedness-Theorie zur biologischen Vorbereitung des Lernens evolutionär bedeutsamer Reiz-Reaktions-Verbindungen untersucht wurde (s. Preparedness). Vgl. Phobie; Konfrontationstherapie.

Schluck|re|flex (Reflekt-*) *m*: (engl.) *swallowing reflex*; s. Reflexe, frühkindliche.

Schluck|störung: (engl.) *dysphagia*; s. Dysphagie.

Schlüssel|reiz: (engl.) *key stimulus*; syn. Signalreiz; spezifischer Reiz* od. Kombination bestimmter Merkmale (Reizmuster), auf den/die eine instinktive Reaktion erfolgt; der Reizfilter, der das Erkennen des Schlüsselreiz ermöglicht u. die Instinktbewegung in Gang setzt, wird als angeborener Auslösemechanismus* bezeichnet; vgl. Instinkt; Instinkttheorien.

Schlüssigkeit: (engl.) *plausibility*; s. Konklusivität; Plausibilität.

Schlummer|sucht: (engl.) *paroxysmal sleep*; Narkolepsie*.

S

Schmeck|störung: (engl.) *distortion of taste perception*; Dysgeusie; Störung der Schmeckempfindung, häufig kombiniert mit Riechstörung*; **Formen: 1. quantitative** Schmeckstörungen: **a)** Ageusie*; **b)** Hypogeusie: herabgesetzte Schmeckempfindung, z. B. bei Schädigung der Geschmacksnerven durch Trauma, Hirntumor, Entzündung, toxische od. pharmakologische Schädigung; **c)** Hypergeusie: gesteigertes Schmeckempfinden, Überempfindlichkeit; **2. qualitative** Schmeckstörungen: **a)** Parageusie: verfälschte Schmeckempfindung durch Veränderung einer od. mehrerer Geschmacksqualitäten, z. B. nach Virusinfektion, endokrin od. pharmakologisch bedingt; häufig als Kakogeusie mit subjektiv als übel empfundenem Geschmack; **b)** Phantogeusie: Wahrnehmung von Schmeckempfindungen in Abwesenheit eines Reizes; **Vork.:** bei Schädigung der Schmeckknospen: z. B. postinfektiös, nach Chemo- od. Strahlentherapie, als UAW von Psychopharmaka (z. B. Neuroleptika, Muskelrelaxanzien, Hypnotika), bei Sjögren-Syndrom, auch bei Bulimia nervosa; bei Hirnnervenläsion (Hirnnerven VII, IX, X): z. B. nach operativen Eingriffen od. Traumata im Kopf-Hals-Bereich, bei Neuritis, Diabetes mellitus, demyelinisierenden Erkrankungen; zentrale Ursachen: z. B. Hirntumoren; indirekt über die Riechstörung* bei Depression, Schizophrenie, Alzheimer-Krankheit; **Diagn.:** Schmeckprüfung, Elektrogustometrie.

Schmerz: (engl.) *pain*; unangenehmes Sinnes- u. Gefühlserlebnis, das mit aktuellen od. potentiellen Gewebeschädigungen verknüpft ist od. mit Begriffen solcher Schädigungen beschrieben wird (Definition der International Association for the Study of Pain, Abk. IASP); komplexe Sinneswahrnehmung unterschiedl. Qualität (z. B. stechend, ziehend, brennend, drückend); kann als akuter od. chronischer Schmerz* auftreten u. in chronischer Form eigenständigen Krankheitswert erlangen (chronische Schmerzsyndrome*); **Formen u. Ätiol.:** Beschreibung erfolgt nach einheitl. Nomenklatur (IASP, International Headache Society) v. a. unter Angabe von Körperregion bzw. Organsystem (z. B. Kopfschmerz*, Schmerzen des Bewegungsapparats, viszeraler Schmerz, projizierter bzw. übertragener Schmerz), Zeitmuster des Auftretens, Schweregrad u. Dauer nach Angaben des Patienten sowie Angaben zur Ätiol.; **1. Nozizeptorenschmerz: a)** Entzündungsschmerz: beruht auf der Erregung spezialisierter Schmerz*-Sensoren u. Weiterleitung der Impulse an das ZNS, wobei chemische Entzündungs- bzw. Schmerzmediatoren stark erregungsfördernd mitwirken; z. B. Schmerz bei entzündl. Erkrankungen wie rheumatoider Arthritis, Polyarthritis, Myositis, Appendizitis, Pankreatitis, Zahnschmerzen, Wundschmerz; **b)** spastischer Schmerz: beruht auf der Erregung von Nozizeptoren durch übermäßige Kontraktion von glatter Muskulatur innerer Organe; dabei können eine Vielzahl von Auslösemechanismen mitwirken, z. B. mechanische Irritation eines Hohlorgans (Kolik durch Gallenstein), toxische Substanzen (chron. Gastritis), Ischämie (ischäm. Kolitis), Nahrungsmittelallergie, Infektion, übersteigerte Reflexe des enteralen Nervensystems (s. Reizdarmsyndrom); **2. neuropathischer Schmerz:** Nervenschmerz, auch Neuralgie: beruht auf Irritation od. Schädigung des peripheren od. zentralen Nervensystems ohne Beteiligung von Nozizeptoren; z. B. Amputationsschmerz (Phantomempfinden*), Trigeminusneuralgie*, Schmerz bei Engpasssyndromen wie Karpaltunnelsyndrom* od. Bandscheibenvorfall, Schmerz bei Polyneuropathien* (s. Diabetes mellitus), Schmerz nach Rückenmarkverletzungen; **3. Schmerz inf. funktioneller Störungen:** Fehlregulationsschmerz; beruht auf unangemessener Funktion eines physiologischen od. biochemischen Regulationssystems, z. B. unangepasste motorische Steuerung der Skelettmuskulatur (Hartspann, Schmerzen bei Fehlhaltung), Fehlfunktion des sympathischen Nervensystems (komplexe regionale Schmerzsyndrome, Ischämie durch Vasospasmus), Fehlregulation von Neurotransmitterwirkungen auf die Gehirngefäße (Migräne*); **4. somatoformer Schmerz** (veraltete Bez. Psychalgie): Schmerzerleben, für dessen Intensität u. Ausgestaltung psychische bzw. psychosoziale Faktoren die Hauptursache darstellen (z. B. Migräne nach psychischer Belastung); beim Somatisierungsprozess können Mechanismen der Fehlregulation (z. B. psychisch ausgelöste Muskelverspannung) mitwirken (vgl. Schmerzstörung, anhaltende somatoforme; Kopfschmerz, somatoformer). Psychosoziale Einflüsse können schmerzverstärkend od. chronifizierend wirken. Schmerzen können auch begünstigt werden, wenn durch die Schmerzäußerung soziale Vorteile zu erwarten sind (sekundärer Krankheitsgewinn i. S. einer operanten Konditionierung*); z. B. kindliche Bauchschmerzen zur Sicherung der mütterl. Aufmerksamkeit od. durch iatrogene Zuwendung gestützte Schmerzen. **Ther.:** Schmerztherapie*; **DD:** psychische Störungen, z. B. Depression*, Münchhausen*-Syndrom, Konversionsstörung*, Zönästhesie* bei Schizophrenie. Vgl. Schmerzcharakterisierung; Gate-control-Theorie.

Schmerz|ambulanz (lat. ambulare hin u. her gehen) *f*: (engl.) *pain clinic*; Einrichtung zur interdisziplinären Versorgung von Menschen mit chronischen Schmerzen* u. Tumorschmerzen* nach Abklärung u. Behandlung der Grunderkrankung durch die zuständige Fachdisziplin; meist Kliniken für Anästhesiologie u. Intensivmedizin angegliedert; die Behandlung erfolgt durch Spezialisten versch. Fachrichtungen, z. B. Anästhesiologie, Neurochirurgie, Orthopädie, Innerer Medizin, Radiologie, Psychosomatik u. Klinischer Psychologie unter Anwendung algesiologischer Standards. Neben der Optimierung der Pharmakotherapie kommen u. a. zum Einsatz: transkutane elektrische

Nervenstimulation*, Implantation von Arzneimittelpumpen u. rückenmarknahe Elektrostimulation* (engl. spinal cord stimulation, Abk. SCS), Nerven- u. Sympathikusblockade, Entspannungsmethoden* u. Verhaltenstherapie*.

Schmerz|a|symbolie (Asymbolie*) *f*: (engl.) *pain asymbolia*; Störung der Schmerzwahrnehmung, bei der Schmerzreiz empfunden wird u. vegetative Reaktionen auslöst, jedoch keine Abwehrreaktion erfolgt; **Ätiol.:** Läsionen des Gyrus supramarginalis u. des Parietalkortex. Vgl. Schmerz.

Schmerz|bewältigung: (engl.) *coping strategies for pain*; Vermögen, Schmerzerleben positiv zu beeinflussen u. der Chronifizierung von Schmerzen* durch konstruktiven Umgang (eigene Haltung u. Aktivität, z. B. Entspannung, Ablenkung, Betätigung) mit auftretenden Schmerzen bzw. Schmerzereignissen vorzubeugen; fördernde Faktoren sind z. B. primäre psychische Stabilität u. soziale Einbindung, ungünstig wirken sich soziale Isolation, negative Erwartungshaltung, Stress*, unkontrollierter Analgetikakonsum, Passivität u. die individuellen Belastungsgrenzen dauerhaft übersteigende Aktivität (s. Schmerzsyndrom) aus. **Strategien:** **1.** Vermittlung von Schmerzmodellen; **2.** individuelle Problemanalyse unter Berücksichtigung des biopsychosozialen Modells*; **3.** Aufrechterhaltung körperlicher u. sozialer Aktivitäten trotz Beschwerden; **4.** Erlernen von Entspannungsmethoden*; **5.** kognitiv-verhaltenstherapeutische Strategien zur Modifizierung von Schmerzwahrnehmung u. Stressregulation. Die individuelle Bereitschaft u. Fähigkeit zur Schmerzbewältigung zeigt häufig den im transtheoretischen Veränderungsmodell* beschriebenen phasenhaften Ablauf; s. Coping; Krankheitsverarbeitung.

Schmerz|bezogenes Inventar familiärer Ad|aptabilität und Ko|häsion (Adaptation*; Kohäsion*) *n*: Abk. SIFAK; standardisiertes Selbstbeurteilungsverfahren zur Erfassung von familiären u. schmerzbezogenen Merkmalen aus Sicht von Patienten mit chronischem Schmerz* u. deren Partnern; umfasst 29 Items u. 3 Skalen zum Zusammenhang von Familiensystem u. Schmerzsymptomatik: **1.** (geringe) Adaptabilität im Umgang mit chronischen Schmerzen (defizitäre familiäre Problemlösung); **2.** schmerzbezogene Verstrickung (individuelle Interessen von Familienmitgliedern werden aufgrund der Schmerzproblematik zurückgestellt); **3.** schmerzbezogene Loslösung u. Entfremdung (Besprechen von Problemen eher außerhalb der Familie); aktuelle revidierte Fassung SIFAK-R; **Anw.:** Familien mit chronischem Schmerzpatienten; in der Forschung; **Testdauer:** 10 Minuten.

Schmerz|charakterisierung: (engl.) *pain characterization*; Vorgehen zur Differenzierung von Schmerzsyndromen*; umfasst Definition u. Schmerzkomponenten; **1.** Definition: s. Schmerz; **2.** Dauer: akuter od. chronischer Schmerz*; **3.** Qualität: somatischer (Oberflächen-/Tiefenschmerz) od. viszeraler Schmerz (Eingeweideschmerz); **a)** Haut: Oberflächenschmerz; Nadelstich-/Quetschen; **b)** Bindegewebe, Muskeln, Knochen, Gelenke: Tiefenschmerz, z. B. Muskelkrampf; **c)** Eingeweide: Gallenkolik, Ulkusschmerz, Blinddarmentzündung; **4.** Schmerzkomponenten: sensorisch diskriminative, affektive (emotionale), vegetative (autonome) sowie motorische Komponenten.

Schmerz, chronischer: (engl.) *chronic pain*; Schmerz*, der länger als 6 Monate anhält od. rezidiviert (s. Multiaxiale Schmerzklassifikation); im Gegensatz zum akuten Schmerz, der dem Gehirn ein Warnsignal für körperl. Störungen meldet (s. Schmerz-Sensoren), ist chronischer Schmerz von der ursprüngl. Funktion abgelöst u. existiert selbständig; häufig ist kein Zus. von Schmerzauslöser (Schädigung bzw. Erkrankung) u. Schmerz mehr erkennbar; **Einteilung: 1.** in Stadien: **a)** Stadium 1: zeitweiliger, zeitlich begrenzter Schmerz; **b)** Stadium 2: lang anhaltender, fast kontinuierlicher Schmerz mit seltenem Intensitätswechsel; **c)** Stadium 3: Dauerschmerz ohne od. mit seltenem Intensitätswechsel; **2.** nach ICD-10 Differenzierung in **a)** anhaltende somatoforme Schmerzstörung*; **b)** chronische Schmerzstörung* mit somatischen und psychischen Faktoren; s. Multiaxiale Schmerzklassifikation; **Ätiol.:** komplex u. überwiegend unklar, meist Funktionsstörungen (z. B. muskuloskelettal bei Rückenschmerz; muskulär/vaskulär bei primärem Kopfschmerz); selten auf kausal therapierbare pathologische Veränderungen zurückzuführen (wie z. B. bei chron. Erkrankungen, malignen Tumoren, s. Tumorschmerz); psychischen Faktoren wird eine wichtige Rolle für Schweregrad, Exazerbation od. Aufrechterhaltung der Schmerzen beigemessen, jedoch nicht die ursächliche Rolle für deren Beginn, s. Gate-control-Theorie. **Epidemiol.:** ca. 6 Mio. Menschen in Deutschland leiden an chronischen Schmerzen (häufigste Formen: Rückenschmerz, Kopfschmerz); bei ca. 10 % liegt ein schwer therapierbares Schmerzsyndrom* vor. **Klin. Bedeutung:** psychische Komorbiditäten bzw. Verstärkerfunktion; v. a. Depression*, Angststörungen*, Persönlichkeitsstörung*, posttraumatische Belastungsstörung*; **Ther.:** multimodale Schmerztherapie*, Kombination von Pharmakotherapie, psychologischer, physio- u. ergotherapeutischer Behandlung; auch Akupunktur, transkutane elektrische Nervenstimulation*.

Schmerz|erfassung: (engl.) *pain assessment*; systematisches Erfassen von Schmerz* in Bezug auf Charakteristika, beeinflussende Faktoren, Auswirkungen u. Schmerzbewältigung* durch die Betroffenen zu Beginn u. im Verlauf einer Schmerztherapie*; Grundlage der gezielten Schmerztherapie. Die **Schmerzanamnese** erfolgt meist mit einem standardisierten Fragebogen, neben Lokalisation, Qualität u. Intensität werden erstmaliges Auftreten, mögliche Ursachen od. Zusammenhänge,

Auswirkungen, zeitlicher Verlauf des Schmerzes, verstärkende u. lindernde Faktoren, Erfolg früherer Behandlungen, Selbsthilfestrategien sowie Erwartungen an die Schmerzbehandlung erfragt. Im Verlauf der Schmerzbehandlung werden v. a. die Schmerzintensität in Ruhe u. bei Belastung u. eventuelle Nebenwirkungen der Schmerztherapie regelmäßig erhoben, um den Erfolg der Therapie zu kontrollieren u. die Therapie individuell anzupassen. Vgl. Fragebogen zur Erfassung der Schmerzverarbeitung; McGill Pain Questionnaire; Schmerztagebuch.

Schmerz|gedächtnis: (engl.) *pain memory*; physiologische Veränderung der an der Schmerzwahrnehmung u. -weiterleitung beteiligten Organe, die zu chronischem Schmerz* führen kann; Schmerzwahrnehmung erfolgt über sensible Nervenzellen (Schmerz*-Sensoren), die durch schmerzverursachende Reize aus der Umwelt od. dem Körperinneren aktiviert werden. Die Erregungsleitung verläuft über sensible Nerven u. das Rückenmark zum Gehirn, wo die subjektive Schmerzempfindung ausgelöst wird. Lang anhaltende od. besonders starke Schmerzen können die Empfindlichkeit u. Struktur der Schmerz-Sensoren verändern; es bilden sich vermehrt Ionenkanäle u. Rezeptoren, die schon bei schwachen Reizen (wie z. B. Berührung) Schmerzsignale detektieren. Den so entstehenden chronischen Schmerzen fehlt der eigentliche Auslöser, die betroffenen Nervenzellen werden hypersensitiv. In schweren Fällen werden Schmerzsignale auch aus benachbarten Regionen der ursprünglich betroffenen Körperstelle im Gehirn repräsentiert, was eine umso intensivere u. breitere Schmerzempfindung auslöst. Arzneimittel, wie z. B. Opioide, können die Weiterleitung von Schmerzen hemmen u. die Ausbildung eines Schmerzgedächtnisses verhindern helfen. In der Schmerztherapie* wird häufig die Gabe von Schmerzmitteln mit Bewegungs- u. Verhaltenstherapie u. Entspannungsmethoden* kombiniert.

Schmerz|klassifikation, multi|axiale *f*: s. Multiaxiale Schmerzklassifikation.

S

Schmerz|matrix (lat. matrix Mutter, Muttertier) *f*: (engl.) *pain matrix*; Netzwerk von Rindenfeldern, das die Hirnaktivität repräsentiert, die dem Erleben (Intensität, Gefühlsqualität) von Schmerz* zugrunde liegt; umfasst primären u. sekundären somatosensorischen Kortex*, Cingulum* u. insulären Kortex; unscharfe Grenzen (z. T. werden auch Amygdala* u. Präfrontalkortex* als Teile der Schmerzmatrix betrachtet); **Funktion:** multimodales System zum Schutz der körperlichen Integrität durch Entdeckung u. Bewertung bedeutsamer sensorischer Reize sowie durch Aufmerksamkeitsaktivierung u. Reaktion auf diese Reize; **klin. Bedeutung:** Schmerzmatrikonzept (1999) ergänzt ältere Gate*-control-Theorie zum Schmerzerleben; Ausgangspunkt: inkonsistenter Zusammenhang zwischen Schmerz auslösendem (nozizeptivem) Reiz u. Schmerzerleben, dagegen korrelieren Aktivitätsmuster in der Schmerzmatrix mit Schmerzerleben; Erklärungsmodell dafür, dass Schmerz situationsabhängig erlebt wird u. auch ohne unmittelbaren Schmerz auslösenden Reiz erlebt werden kann.

Schmerz|mittel: (engl.) *analgesic*; s. Analgetika.

Schmerz|mittel|abhängigkeit: (engl.) *drug-seeking behavior*; Abhängigkeit* von meist stark wirksamen, natürlichen od. synthetischen schmerzmittelhaltigen Fertigarzneimitteln (Analgetika*), z. B. Tilidin*, codein- u. dihydrocodeinhaltige Produkte, Hydrocodon*, Benzomorphane, Pethidin*, Fentanyl* sowie Buprenorphin* u. Methadon*; i. w. S. auch von illegal vertriebenen Vertretern der Opioide*; ein problematischer Gebrauch entwickelt sich bei **1.** Dauerverschreibung von Schmerzmitteln (häufig i. R. einer Niedrig*-Dosis-Abhängigkeit); **2.** illegaler Einnahme als Dopingmittel; **3.** illegaler Einnahme (Ausweichmittel) bei Heroinabhängigkeit*. Die Substanzen unterliegen meist dem Betäubungsmittelgesetz*. **Cave:** bei akuter Intoxikation* mit Schmerzmitteln Risiko von Atemdepression u. -stillstand, bei chron. Gebrauch Entwicklung von Substanzstörungen*.

Schmerz-Sensoren (Sensoren*) *m pl*: (engl.) *nociceptors*; syn. Nozizeptoren; früher Schmerz-Rezeptoren; freie Nervenendigungen, deren Reizung zur Empfindung von Schmerz* führt; durch eine (unimodale Schmerz-Sensoren) od. verschiedene (polymodale Schmerz-Sensoren) Qualitäten, z. B. thermische, mechanische bzw. chemische Reize erregbare Sensoren in Haut, Muskulatur, Bändern, Sehnen, Hohlorganen u. a., deren Aktivierung Signalcharakter i. S. des Einwirkens einer Noxe hat; die Reizschwelle* der Schmerz-Sensoren liegt deutlich höher als bei Sensoren, die durch vergleichbare Reizqualitäten erregt werden (z. B. Mechanosensoren), u. adaptiert bei anhaltendem Reiz nicht od. nur langsam. Wichtige Mittler bei der Erregung der Schmerz-Sensoren sind Mediatoren*, v. a. Prostaglandine, Bradykinin u. Serotonin, die wie lokale Hypoxie, Absinken des pH-Werts od. Änderungen der Elektrolytkonzentrationen auch sensibilisierend wirken. Vgl. Schmerzgedächtnis.

Schmerz, sozialer: (engl.) *social pain*; Bez. für dem Schmerz* analoge subjektive Empfindung beim Erleben des Ausschlusses aus Gruppen bzw. des Ausgeschlossenseins; neurowissenschaftliche Grundlage: Aktivierung der Schmerzmatrix* (v. a anteriores Cingulum*) durch sozialen Ausschluss (Nachweis durch fMRT*).

Schmerz|störung, anhaltende somato|forme: (engl.) *persistent somatoform pain disorder*; Bez. (ICD-10) für somatoforme Störung* mit nicht vorgetäuschten chronischen Schmerzen*, deren physiologische od. körperliche Ursachen nicht vollständig erklärbar sind; Schmerzlokalisation meist Kopf od. Rücken; psychische Faktoren spielen wichtige Rolle bei Entwicklung u. Aufrechterhaltung; **Diagn.:** strukturiertes Interview; **Ther.:** interdisziplinäre Schmerztherapie* (u. a. somatisch, pharmakologisch, psychotherapeutisch, körpertherapeutisch, Entspannungsmethoden); **DD:** organisch bedingte Schmerzerkrankung, Somatisierungsstörung* (wenn neben Schmerzsymptomen andere somatoforme Symptome bestehen), chronische Schmerzstörung* mit somatischen und psychischen Faktoren.

Schmerz|störung, chronische mit somatischen und psychischen Faktoren: (engl.) *chronic pain disorder with somatic and psychological factors*; Bez. (ICD-10) für chronische Schmerzen*, die seit mindestens 6 Monaten bestehen u. deren Ausgangspunkt ein physiologischer Prozess od. eine körperliche Krankheit ist, wobei psychischen Faktoren eine wichtige Rolle für Schweregrad, Exazerbation od. Aufrechterhaltung der Schmerzen beigemessen wird; **Diagn.:** interdisziplinäre somatische Befundung, psychologische Untersuchung; **Ther.:** interdisziplinäre Schmerztherapie* (u. a. somatisch, pharmakologisch, psychotherapeutisch, körpertherapeutisch, Entspannungsmethoden); **DD:** organisch bedingte Schmerzerkrankung, Somatisierungsstörung* (wenn neben Schmerzsymptomen andere somatoforme Symptome bestehen), anhaltende somatoforme Schmerzstörung*.

Schmerz|syn|drome *n pl*: (engl.) *pain syndromes*; Oberbegriff für Beschwerdebilder, die mit Schmerz* einhergehen; ursprünglich meist nach der Lokalisation (z. B. Lumbalsyndrom), zunehmend nach tatsächlichen od. vermuteten Mechanismen benannt (z. B. neuropathisches Schmerzsyndrom, Postdiskotomiesyndrom, komplexe regionale Schmerzsyndrome); **Einteilung: 1.** akute Schmerzsyndrome: Schmerzen, die nicht länger als 6 Monate bestehen (z. B. Verletzungen u. akute Erkrankungen); **2.** chronische Schmerzsyndrome: Beschwerdebilder, die mit chronischen Schmerzen* einhergehen (z. B. Polyneuropathie*, Polyarthritis; meist unklare Beschwerdebilder bei Rücken-, Kopf- u. Gesichtsschmerzen als häufigste chronische Schmerzsyndrome); vgl. Schmerzstörung, anhaltende somatoforme; Schmerzstörung, chronische mit somatischen und psychischen Faktoren.

Schmerz|tage|buch: (engl.) *pain diary*; Selbstbeurteilungsverfahren zur täglichen Erfassung u. Einschätzung der Schmerzintensität zu mehreren (meist 4) festgelegten Messzeitpunkten auf einer numerischen Skala von 0 (kein Schmerz) bis 10 (maximale Schmerzintensität) über einen Zeitraum von einer bis zu mehreren Wochen; z. B. Bonner* Schmerztagebuch; **Anw.:** Überprüfung der Wirksamkeit therapeutischer Maßnahmen u. Diagnose schmerzrelevanter Einflüsse (z. B. durch Belastungsfaktoren, Änderungen der Schmerzen im Tages- od. Wochenverlauf). Vgl. Schmerzerfassung.

Schmerz|therapie *f*: (engl.) *analgesic therapy*; Anw. verschiedener therap. Prinzipien zur Beeinflussung akuter u. chronischer Schmerzen*; **1.** kausale od. palliative Behandlung der Schmerzursache (Voraussetzung: exakte Diagn. des Schmerzes) mit dem Ziel der Schmerzaufhebung bzw. -reduktion; **2.** Beseitigung nervöser od. neurohumoraler Fehlregulationen, v. a. einer sympathischen Fehlsteuerung mit Selbstunterhaltung chronischer Schmerzen (z. B. bei komplexen regionalen Schmerzsyndromen); **3.** symptomatische Schmerztherapie durch: **a)** Verringerung der Erregung von Schmerz*-Sensoren; **b)** Blockade der Nervenleitung; **c)** Hemmung der zentralnervösen Verarbeitung der Schmerzinformation; **d)** Beeinflussung des Schmerzerlebnisses; zum (kombinierten) Einsatz kommen: Pharmakotherapie (v. a. Analgetika neben Spasmolytika, zentral wirksamen Muskelrelaxanzien, Calcium-Antagonisten, Beta-Rezeptoren-Blockern, Antikonvulsiva sowie Psychopharmaka, bes. Antidepressiva*), therap. Lokalanästhesie, rückenmarknahe Analgesie, Neurolyse, physikalische bzw. radiologische Therapie, Elektrostimulationsanalgesie, Akupunktur, neurochirurgische Schmerzoperationen (z. B. Chordotomie), psychol. Verfahren (z. B. Biofeedback*, Verhaltenstherapie*). Zur Dokumentation der subjektiven Wirksamkeit ist das Führen eines Schmerztagebuchs* durch den Patienten empfehlenswert. **Sonderformen: 1. interdisziplinäre** Schmerztherapie: Schmerzbehandlung als Kooperation somatischer, psychotherapeutischer u. physiotherapeutischer Disziplinen; Zusammenarbeit ist charakterisiert durch ständigen Austausch u. Rückkopplung (z. B. tägliche interdisziplinäre Teamsitzungen u. Visiten), Erarbeitung, Weiterentwicklung u. Überprüfung eines gemeinsamen Behandlungskonzeptes; **2. multidisziplinäre** Schmerztherapie: Schmerzbehandlung als parallele Aktivitäten meist mehrerer somatischer Fachrichtungen, evtl. mit psychotherapeutischer u./od. physiotherapeutischer Beteiligung. Im Unterschied zur interdisziplinären Schmerztherapie steht die Eigenständigkeit der jeweiligen Fachrichtung im Vordergrund, die Zusammenarbeit ist konsiliarisch organisiert, kein regelmäßiger Austausch im Team.

Schmerz|therapie, psycho|logische *f*: (engl.) *psychological analgesic therapy*; Anwendung psychologischer Verfahren zur Bewältigung von Schmerz, v. a. im Rahmen chronischer Schmerzsyndrome*; umfasst meist Psychoedukation* zur Entwicklung eines biopsychosozialen Krankheitsmodells chronischer Schmerzen, Entspannungsmethoden*, ggf. Biofeedback*, Abbau der Angstvermeidung (s. Angst-Vermeidungs-Modell, Abb. dort) u. Aktivitätsaufbau*, Reduktion von katastrophisierenden Bewertungen von Schmerzen u. Schmerzfolgen, Umgang mit Demoralisierung u. affektiven Problemen, Verbesserung der Kommunikationsfähigkeiten. **Wirksamkeit:** Bei chronischem Schmerz* gilt die psychologische Schmerztherapie als eines der wirkungsvollsten konservativen, wissenschaftlich evaluierten Behandlungsverfahren (Evidenzgrad 1; versch. Metaanalysen).

Schmerz|therapie, somatische *f*: (engl.) *somatic analgesic therapy*; i. e. S. Behandlung akuter od. chronischer Schmerzen* mit Verfahren, die unmittelbar auf den Körper einwirken, z. B. Massage*, Chirotherapie, Physiotherapie, Thermotherapie, Elektrotherapie* (z. B. transkutane elektrische Nervenstimulation*), Akupressur, Akupunktur*; i. w. S. auch einschließlich Pharmakotherapie u. operativer Verfahren.

Schnüffel|stoffe: (engl.) *sniffing agents*; s. Inhalanzien.

Schock: (engl.) *shock*; (psychol.) starke seelische Erschütterung durch ein plötzlich hereinbrechendes, bedrohliches Ereignis; s. Trauma.

Schock|therapie *f*: (engl.) *shock treatment*; umgangssprachliche Bez. für die Verabreichung eines massiven Reizes* zu heilsamen Zwecken; s. Elektrokrampftherapie.

Scholte-Syn|drom *n*: (engl.) *Scholte syndrome*; Karzinoidsyndrom*.

Schreck|re|flex (Reflekt-*) *m*: (engl.) *startle response*; Startle-Response; primitive Reaktion auf abrupte intensive akustische, visuelle od. taktile Reize; **Kennzeichen:** rasches Zusammenzucken (Beugung von Rumpf u. Extremitäten), Lidschluss (engl. reflexive startle eye blink; s. Orbicularis-oculi-Reflex), autonome Reaktionen (z. B. Pupillenerweiterung, Erhöhung von Herzfrequenz u. Hautleitfähigkeit); **Verstärkung** durch Furcht (engl. fear potentiated startle response); affektive Modulation der Schreckreaktion (engl. affect modulated startle) durch aversive bzw. appetitive Kontextinformationen; Modulierbarkeit durch Aufmerksamkeitsprozesse, z. B. durch andere, kurz zuvor präsentierte Reize (Präpuls*-Inhibition, Gating i. S. sensorischer Filterprozesse); vgl. Startle-Modulation.

Schrei|anfall: (engl.) *scream seizure*; schrilles, krampfartiges, exzessives Schreien des Säuglings, meist ohne ersichtlichen Grund, insbes. in den ersten 3 Lebensmonaten; Ursache können z. B. Bauchkrämpfe durch Anpassungsschwierigkeiten bei der Verdauung sein (Kolikenschreien); frühe Schreianfälle haben keine langfristigen nachteiligen Auswirkungen auf die Entwicklung des Kindes; konstitutionelles Schreien nach den ersten 3–4 Lebensmonaten kann auftreten, wenn das Kind keine eigene biologische Verhaltensregulation aufbauen kann, z. B. bei Fehlen eines regelmäßigen Tagesablaufs, Übermüdung durch sich dauernd ändernde Aktivitäten, Überstimulation (z. B. Cocktailshaker-Tragen), Unterstimulation aufgrund einer Überschätzung des kindlichen Schlafbedürfnisses; bei Fehlen von differenzierten elterlichen Reaktionen auf unterschiedliche Schreisignale kann das Kind nur schwer eigene Kompetenzen zur Selbstberuhigung erwerben; ab dem 6. Lebensmonat sind Schreianfälle durch Modelle klassischer* u. operanter Konditionierung* erklärbar (z. B. um bestimmte Ziele zu erreichen).

S

Schreib-Lese-Störung: (engl.) *developmental (phonological) dyslexia*; s. Lese-Rechtschreib-Störung.

Schreib|störung: s. Dysgraphie; Mikrographie; Paragraphie.

Schreien, ex|zessives: (engl.) *excessive scream*; s. Schreianfall.

Schrift|sprach|störung: (engl.) *literary language disorder*; Oberbegriff für Störungen der graphischen Umsetzung von Sprache*; z. B. zentrale Dyslexie* u. Dysgraphie* sowie Entwicklungsdyslexie u. -dysgraphie (s. Lese-Rechtschreib-Störung).

Schrumpf|leber: (engl.) *cirrhotic liver*; s. Leberzirrhose.

Schub: (engl.) *attack*; veraltete Bez. für den nicht gleichmäßigen, sondern stufenförmigen Verlauf einer Störung; im klinischen Alltag noch v. a. im Kontext der Schizophrenie bei zunehmendem Defektzustand (s. Residuum, schizophrenes) verwendet. Vgl. Episode.

Schüchternheit: (engl.) *shyness*; Persönlichkeitsmerkmal*, das sich in scheuem, sozial ängstlichem od. gehemmtem Verhalten sowie Annäherungs-Vermeidungs-Konflikt in Gegenwart Anderer zeigt; nach Buss (1980) können 3 Komponenten unterschieden werden: **1.** Verhalten (reduziertes Sozialverhalten, Rückzug, Vermeidung von Blickkontakt, wenig Mimik u. Gestik, räumliche Distanz bis hin zur Flucht); **2.** Emotion (Anspannung, Angst); **3.** Kognition (negative Gedanken, stark erhöhte Selbstaufmerksamkeit*); Ursache: genetische Veranlagung sowie andere familiäre u. soziokulturelle Faktoren werden diskutiert; Schüchternheit kann aufgefasst werden als Temperamentsmerkmal (Verhaltenshemmung: s. Behavioral Inhibition System; je stärker die Hemmung*, umso größer die Sensitivität gegenüber sozialer Ablehnung) u. als sozial-evaluative Schüchternheit (Gehemmtheit aus Angst vor Ablehnung). Stabile Korrelate der Schüchternheit sind u. a. Neurotizismus* u. Introversion*. Schüchternheit kann mit der Zeit abnehmen (häufig im Alter ab etwa 13 Jahre) od. lebenslang anhalten, eher situationsspezifisch od. global auftreten. **Klin. Bedeutung:** Entwicklung stärkerer sozialer Ängste, soziale Phobie*; Verzögerung bei der Bewältigung von Entwicklungsaufgaben*.

Schul|angst: (engl.) *school anxiety*; Angst vor Versagen u. Belastungen in der Schule, ggf. mit Vermeidung des Schulbesuchs; **Urs.:** z. B. Beziehungsstörungen zu Mitschülern (sog. Bullying*) od. Lehrern, Lernstörungen* od. Schulversagen*, überhöhte Ansprüche von Schülern od. Eltern; **Sympt.:** je jünger das Kind, desto mehr körperliche Symptomatik, z. B. Bauchschmerz, Kopfschmerz, Unwohlsein; ggf. Schulphobie*; **Ther.:** Klärung der Situation, Psychoedukation*, Verhaltenstherapie* (insbes. Konfrontation* u. operante Methoden*); **DD:** Trennungsangststörung*; soziale Phobie*, Schulverweigerung i. R. der Sozialverhaltensstörung*, umschriebene Entwicklungsstörung* schulischer Fertigkeiten. Vgl. Schulphobie.

Schul|bereitschaft: (engl.) *school readiness*; veraltet Schulfähigkeit, Schulreife; körperlicher, intellektueller, motivationaler u. psychosozialer Entwicklungszustand des Kindes im Hinblick auf eine bestimmte Schule; **Beurteilungskriterien:** körperliche Entwicklung u. physische Belastbarkeit, Entwicklung kognitiver u. intellektueller Fähigkeiten (z. B. Mengen- u. Formauffassung, Differenzierungsfähigkeit, Konzentrationsvermögen), Sprachentwicklung, Selbständigkeit u. Fähigkeit zur Einordnung in eine Gruppe; Ursachen für **fehlende Schulbereitschaft:** Entwicklungsverzögerung* od. Störungen im psychischen Bereich (ADHS*, emotionale Störung*, Störungen der Ausscheidungsfunktionen), im kognitiven Bereich (umschriebene Entwicklungsstörungen*, Minderbegabung, Konzentrationsstörung*), im somatischen Bereich (Seh- u. Hörstörungen, körperliche Erkrankungen, motorische Probleme) u. im psychosozialen Bereich (Fremdsprachigkeit, Deprivation*, familiäre Schwierigkeiten). Meist führt eine Kombination von verschiedenen der o. g. möglichen Ätiologien zu einer unzureichenden Schulbereitschaft u. ggf. zu einer Rückstellung vom Schulbesuch. Die Rückstellung vom Schulbesuch ist für ein Jahr möglich, wenn im schulärztlichen Gutachten erhebliche Bedenken geltend gemacht werden. Etwa 6,5 % der Schüler werden vom Schulbesuch zurückgestellt. Einschulung bei unzureichender Schulbereitschaft kann zu sekundären Anpassungsstörungen* führen mit Schwierigkeiten im emotionalen Bereich (regressives Verhalten, Schulangst*, Schulphobie*) u. im sozialen Bereich (aggressives Verhalten, Rückzug). Andererseits kann sich die Rückstellung vom Schulbesuch auch negativ auf das Selbstwertkonzept u. das Selbstwertgefühl* des betroffenen Kindes auswirken. **Bestimmung:** Die Untersuchung körperlicher Defizite bezüglich der Schulbereitschaft umfasst körperliche u. ggf. neurologische Untersuchung, Laboruntersuchung, ggf. EEG, Hörprüfung u. Visusprüfung. Die Untersuchung der kognitiven Defizite beinhaltet Intelligenzdiagnostik* sowie Teilleistungsdiagnostik (Lesen, Rechtschreiben, Rechnen, Sprache), Diagnostik der sozialen u. emotionalen Defizite, kinderpsychiatrische Diagnostik mit Schwerpunkt auf externalisierenden u. internalisierenden Störungen mit Beginn in der Kindheit sowie tief greifenden Entwicklungsstörungen sowie eine Exploration des Umfeldes.

Schuld: **1.** (engl.) *guilt*; Bez. in der Ethik für die Vorwerfbarkeit von Handlungen od. Nicht-Handlungen, die gegen Wertvorstellungen verstoßen; Voraussetzung: Vermeidbarkeit, Verantwortlichkeit u. Willensfreiheit*; kritische Diskussion in Zusammenhang mit der Lehre des Determinismus*; **2.** affektiver Zustand, der auftritt, wenn ein Individuum realisiert od. glaubt, einen ethisch-moralischen Standard verletzt zu haben u. dafür verantwortlich zu sein; s. Schuldgefühl. Der psychologische Schuldbegriff betrachtet die persönliche Beziehung des Individuums zu seiner ethisch negativ bewerteten Handlung mit Hilfe der Dimensionen Wollen versus Nicht-Wollen u. Kenntnis versus Unkenntnis, als urteilende Instanz wirkt das Gewissen*. Schuld als affektiver Zustand geht häufig mit Angst u. Depressivität einher. **3.** im Strafrecht normative Bez. für die Vorwerfbarkeit vorsätzlichen od. fahrlässigen Verhaltens, das unter Strafandrohung verboten ist; zusammen mit Unrecht (Verletzung der Rechtsordnung) Voraussetzung für Strafbarkeit von Verhaltensweisen; Voraussetzung: Willensfreiheit* in dem Sinne, dass der Täter hätte anders entscheiden können, Kenntnis der Verbotsnorm, potentielles Unrechtsbewusstsein, Fehlen von Entschuldigungsgründen u. Schuldfähigkeit*; im Deliktrecht wird die Bez. **Verschulden** verwendet, welche die Haftung des Tätervermögens für verbotene Handlungen ermöglicht u. analog zur Schuld Vorsatz od. Fahrlässigkeit voraussetzt.

Schuld|bewusstsein, mangelndes: (engl.) *lacking guiltiness*; fehlendes bzw. unzureichendes Bewusstsein für das Verbotene od. für problematische Aspekte des eigenen Handelns; kann im Kontext dissozialer Persönlichkeitsstörungen* psychiatrische bzw. psychotherapeutische Relevanz erlangen u. die Therapie erschweren.

Schuld|fähigkeit: (engl.) *criminal responsibility, culpability*; Schuldfähigkeit ist eine im Gesetz nicht definierte Bez.; wird unterstellt, wenn keine gesetzlichen Bestimmungen die Schuldfähigkeit ausschließen; Schuldfähigkeit setzt die Fähigkeit voraus, entweder das Unrecht der Tat einzusehen (Einsichtsfähigkeit*) od. nach dieser Einsicht zu handeln (Steuerungsfähigkeit); Gründe, welche die Schuldfähigkeit ausschließen, führen zur Schuldunfähigkeit*. Vgl. Schuldfähigkeit, verminderte.

Schuld|fähigkeit, verminderte: (engl.) *diminished responsibility*; Strafmilderungsgrund aufgrund einer psychischen Störung*; ist aufgrund einer der Störungen, die zu Schuldunfähigkeit* führen können, die Einsichtsfähigkeit* od. Steuerungsfähigkeit des Täters erheblich vermindert, kann dessen Strafe gemildert werden (§ 21 StGB).

Schuld|gefühl: (engl.) *feeling of guilt*; Bez. für das subjektive Gefühl von empfundener Schuld*, bei dem sich der Betroffene als für etwas verantwortlich erlebt, das seiner Ansicht nach moralisch, ethisch od. aus sonstigen übergeordneten Instanzen heraus beurteilt verwerflich ist; als verwerflich können verbotene Handlungen u. die Unterlassung gebotener Handlungen beurteilt werden; **Vork.:** häufig bei Depression*.

Schuld|phobie (Phobie*) *f*: (engl.) *guilt phobia*; selten verwendete Bez. für eine dauerhafte u. unangemessene Furcht vor schuldhaftem Verhalten; keine Phobie i. e. S.; **Vork.:** bei Zwangsstörung* u. Depression*.

Schuld|un|fähigkeit: (engl.) *inculpability, not guilty by reasons of insanity*; juristischer Schuldausschließungsgrund (s. Exkulpierung); ein Schuldunfähiger kann nicht bestraft werden; zur Schuldunfähigkeit führen: **1.** mangelnde Reife, die bei Jugendlichen <14 Jahren grundsätzlich (§ 19 StGB), bei bis zu 18-Jährigen in Ausnahmefällen (§ 3 JGG) angenommen wird; **2.** seelische Störungen (§ 20 StGB). Ein psychiatrischer Sachverständiger* muss zunächst feststellen, ob bei einem Täter **1.** eine krankhafte seelische Störung (laut Gesetz körperlich begründbare Störungen, exogene u. endogene Psychosen, degenerative Hirnerkrankungen, Durchgangssyndrome, auch alkohol- u. drogenbedingte Rauschzustände, zerebrale Anfallsleiden, körperliche Abhängigkeiten u. genetisch bedingte Erkrankungen); **2.** eine tief greifende Bewusstseinsstörung (psychische Veränderung, die beim Gesunden in extremen Belastungs- u. Bedrängnissituationen auftreten kann, z. B. Schlaftrunkenheit, schwere Übermüdung, Somnambulismus, hochgradiger Affektzustand); **3.** Schwachsinn (rechtliche Bez., die alle Intelligenzstörungen* umfasst, die nicht auf nachweisbaren organischen Grundlagen beruhen) od. **4.** eine schwere andere seelische Abartigkeit* vorliegen. Erst anschließend kann er sich dazu äußern, ob aufgrund eines dieser Eingangsmerkmale die Fähigkeit, das Unrecht einer Handlung zu erkennen, aufgehoben war (Einsichtsunfähigkeit*) od. ob der Täter trotz einer solchen Erkenntnis sich nicht entsprechend seiner Einsicht hat steuern können (s. Steuerungsunfähigkeit). Täter, bei denen Schuldunfähigkeit od. verminderte Schuldfähigkeit* festgestellt wurde, können im psychiatrischen Maßregelvollzug* untergebracht werden.

Schuld|wahn: (engl.) *delusion of guilt*; Form des Wahns* mit der Überzeugung, in meist religiösem od. moralischem Sinn Schuld auf sich geladen od. sich versündigt zu haben (Versündigungswahn) u. wegen der eigenen Verhaltensweise bestraft werden zu müssen; **Vork.:** z. B. als synthymer Wahn (s. Stimmungskongruenz) i. R. einer psychotischen Depression*.

Schul|fähigkeit: (engl.) *suitability for schooling*; s. Schulbereitschaft.

Schul|leistungs|störung: (engl.) *school performance disorder*; Lernstörung*.

Schul|phobie (Phobie*) *f*: (engl.) *school phobia*; intensive, anhaltende Angst vor spezifischen mit der Schule verbundenen Dingen, Situationen (bestimmte Unterrichtsstunden) od. Personen (Lehrer, Mitschüler), ggf. mit Vermeidung des Schulbesuchs; keine eigenständige ICD-Störung; kann als spezifische Phobie* od. phobische Störung (Phobie*) diagnostiziert werden. **Sympt.:** je jünger das Kind, desto mehr körperliche Symptomatik z. B. Bauchschmerz, Kopfschmerz, Unwohlsein; **Ther.:** Klärung der Situation, Psychoedukation*, Verhaltenstherapie* (insbes. Konfrontation* u. operante Methoden*); **DD:** Trennungsangststörung*, soziale Phobie*, Schulverweigerung i. R. der Sozialverhaltensstörung*, umschriebene Entwicklungsstörung* schulischer Fertigkeiten. Vgl. Schulangst.

Schul|psycho|logie (Psych-*; -log*) *f*: (engl.) *educational psychology*; Teilgebiet der Psychologie*, das sich mit Feststellung der Schulbereitschaft*, Ursachen von Schulversagen* u. Erfassen spezifischer Begabungen befasst u. Prognosen hinsichtlich der Schullaufbahn erstellt; eine der Schulaufsichtsbehörde zugeordnete Aufgabe, die von Psychologen od. Lehrern mit Zusatzqualifikation wahrgenommen wird; nicht in allen Bundesländern Pflichtaufgabe.

Schul|reife: (engl.) *suitability for schooling*; s. Schulbereitschaft.

Schulter|atmung: (engl.) *fear of suffocation*; ineffizienter Atmungstyp mit mangelnder Brustkorberweiterung u. ungenügender Lungenausdehnung, da sich in der Inspirationsphase die Schultern in Richtung der Ohren bewegen u. physiol. nicht zum Atmen gebrauchte Muskeln benutzt werden; **Vork.:** v. a. bei Schreckreflex* u. Panikstörung*.

Schul|versagen: (engl.) *academic failure*; Minderung der schulischen Leistung eines Kindes; **Urs.:** zu frühe Einschulung, Intelligenzstörung*, Lese*-Rechtschreib-Störung, Rechenstörung*, Apraxie*, Konzentrationsstörung*, geringe phys. Belastbarkeit, Schulangst*, Neurose*, ADHS*, Angststörung* im Kindesalter*; **Ther.:** Verbindung von pädagogischen u. verhaltenstherapeutischen Maßnahmen; **Hinweis:** häufiger Grund für Konsultation einer schulpsychologischen Einrichtung; s. Schulpsychologie.

Schul|verweigerung: (engl.) *school avoidance*; s. Schulphobie.

Schutz|re|flex (Reflekt-*) *m*: (engl.) *guarding reflex*; unwillkürliche, sehr schnelle Reaktion des Körpers (Muskelkontraktion) bei entsprechendem Reiz (z. B. Schmerz od. Erschrecken) mit Schutzfunktion für Körperteile od. -regionen; z. B. Orbicularis*-oculi-Reflex, Hustenreflex, Würgereflex, Schluckreflex, Abwehrbewegungen od. Beugereaktionen; **klin. Bedeutung:** beim Ausfall des Schutzreflexes (z. B. bei Hirnschaden durch Schädelhirntrauma, Hirnblutung, Schlaganfall) besteht Lebensgefahr, z. B. beim Ausfall des Schluck-, Würge- u./od. Hustenreflexes besteht die Gefahr der Aspiration von Mageninhalt. Vgl. Schreckreflex; Reflexe.

Schwäche: (engl.) *weakness*; Zustand der verminderten psychischen od. motorischen Handlungsfähigkeit* u. Reaktionsfähigkeit sowie reduzierter Belastbarkeit mit rascher Ermüdung*; **Vork.:** zentrales Symptom bei neurasthenischem u. psychasthenischem Syndrom (s. Neurasthenie; Psychasthenie; Müdigkeitssyndrom, chronisches); auch bei Depression*, Angststörung*, versch. somatischen Erkrankungen (z. B. AIDS*, Diabetes* mellitus, Autoimmunerkrankungen*, Myopathien od. Hypovitaminose).

Schwangerschaft, ein|gebildete: (engl.) *pseudopregnancy*; s. Scheinschwangerschaft.

Schwangerschafts|ab|bruch: (engl.) *induced abortion, termination of pregnancy*; Abruptio graviditatis; Abtreibung; absichtl. herbeigeführte Beendigung einer Schwangerschaft vor Erreichen der extrauterinen Lebensfähigkeit von Embryo od. Fetus; **Recht:** In Deutschland ist seit dem 1.10.1995 das Abtreibungsstrafrecht durch das „Schwangeren- und Familienhilfeänderungsgesetz" vom 21.8.1995 als Kombination aus Indikationslösung u. Fristenlösung mit Beratungspflicht neu geregelt. Der Schwangerschaftsabbruch ist danach (mit Ausnahme nidationshemmender Handlungen, welche die Einnistung der Blastozyste in die Uterusschleimhaut verhindern) grundsätzl. gemäß § 218 StGB strafbar; er kann jedoch nach § 218 a StGB durch einen Arzt rechtmäßig bzw. straffrei vorgenommen werden: **1.** bei **medizinischer Indikation** (§ 218 a Absatz 2 StGB), d. h., wenn eine Gefahr für das Leben od. die Gefahr einer schwerwiegenden Beeinträchtigung der körperlichen od. psychischen Gesundheit der Schwangeren gegeben ist u. deren Einwilligung* sowie eine schriftl. Indikationsstellung durch einen anderen Arzt vorliegen; eine zeitliche Einschränkung für die Zulässigkeit des Abbruchs besteht nicht. Die frühere embryopathische Indikation (schwere Fehlbildung od. ähnliche Erkrankung des Embryos) ist als solche entfallen; ihr bislang zuzuordnende Fälle können jedoch unter die medizinische Indikation fallen. **2.** Bei sexuellem Missbrauch* von Kindern (unter 14 Jahren), Vergewaltigung*, sexueller Nötigung u. sexuellem Missbrauch Widerstandsunfähiger kommt die **kriminologische Indikation** (als sog. Unterindikation der medizinischen Indikation) zur Anwendung (§ 218 a Absatz 3 StGB), für die eine Frist von 12 Wochen seit der Empfängnis gilt. **3.** Der sog. beratene Schwangerschaftsabbruch (§ 218 a Absatz 1 StGB) ist im Gegensatz zu den Indikationsfällen rechtswidrig, aber tatbestandslos u. straffrei, wenn die Leibesfrucht nicht älter als 12 Wochen ist, die Schwangere den Abbruch verlangt u. eine mind. 3 Tage zurückliegende Beratung gemäß § 219 StGB seitens einer anerkannten Beratungsstelle durch Vorlage einer Bescheinigung nachweisen kann. Die Teilnahme am Schwangerschaftsabbruch ist dem Arzt freigestellt; vor der Durchführung des Schwangerschaftsabbruchs treffen ihn nach § 218 c StGB best. strafbewehrte Pflichten (u. a. zur medizinischen Beratung u. Untersuchung der Schwangeren). Anders als in den Indikationsfällen besteht bei einem Schwangerschaftsabbruch nach § 218 a Absatz 1 StGB eine Leistungspflicht der GKV nur unter best. Voraussetzungen, die zudem weder die Abbruchsvornahme noch die Nachbehandlung umfasst (§ 24 b SGB V). Vgl. Abortpsychose; Ethik-Kommission.

Schwangerschafts|de|pression (Depression*) *f*: (engl.) *depression of pregnancy*; unipolare Depression*, die während der Schwangerschaft auftritt; meist als Anpassungsstörung*; aktuelle Befunde deuten darauf hin, dass Schwangerschaftsdepressionen häufig frühere depressive Episoden vorangegangen sind; **Häufigkeit:** ca. 10 % der schwangeren Frauen; **Ther.:** v. a. Psychotherapie*; bei schwerer Symptomatik Pharmakotherapie mit Antidepressiva* unter sorgfältiger Nutzen-Risiko-Abwägung für Mutter u. Kind. Vgl. Schwangerschaftspsychose.

Schwangerschafts|erbrechen, perniziöses: (engl.) *pernicious vomiting of pregnancy*; Hyperemesis* gravidarum.

Schwangerschafts|psychose (Psych-*; -osis*) *f*: (engl.) *psychosis of pregnancy*; syn. Gestationspsychose; Bez. für seltene Form der Psychose*, die während der Schwangerschaft auftritt; **Urs.:** evtl. hormonale Auslöserfunktion bei vorbestehender Vulnerabilität; **Sympt.:** neben Angst u. Unruhe können alle psychotischen Symptome vorkommen; **Ther.:** je nach Krankheitsbild Neuroleptika* bzw. Antidepressiva* unter Beachtung von Kontraindikationen (z. B. diaplazentare Passage), Psychotherapie; **Progn.:** u. U. langwieriger Verlauf (über das Ende der Schwangerschaft hinaus) u. zweifelhafte Prognose, z. T. Übergang in affektive Störung. Vgl. Schwangerschaftsdepression.

Schwangerschafts|wahn: (engl.) *pregnancy delusion*; Form des Wahns*, der durch die Überzeugung gekennzeichnet ist, schwanger zu sein; wird gelegentlich durch Neuroleptika*, die durch eine Plasmaspiegelerhöhung von Prolaktin* Brustspannungen erzeugen, verstärkt. Im Gegensatz zur Scheinschwangerschaft* finden sich keine entsprechenden somat. Veränderungen.

Schwannom (-om*) *n*: (engl.) *schwannoma*; Neurinom*.

Schwann-Scheide (Friedrich Th. Sch., Anatom, Physiologe, Berlin, Lüttich, 1810–1882): (engl.) *Schwann's sheath*; Neurolemma; Myelinscheide* der peripheren Nervenfaser*, die von peripheren Gliazellen (Schwann-Zellen, syn. Lemmozyten) gebildet wird u. das Axon* umhüllt (s. Abb.); in Abhängigkeit von der Ausbildung einer Myelinscheide unterscheidet man markreiche (jede Schwann-Zelle umschließt einen Teil nur eines einzigen Axons) u. markarme (mehrere Axone vom Zytoplasma einer Schwann-Zelle umschlossen) Nervenfasern.

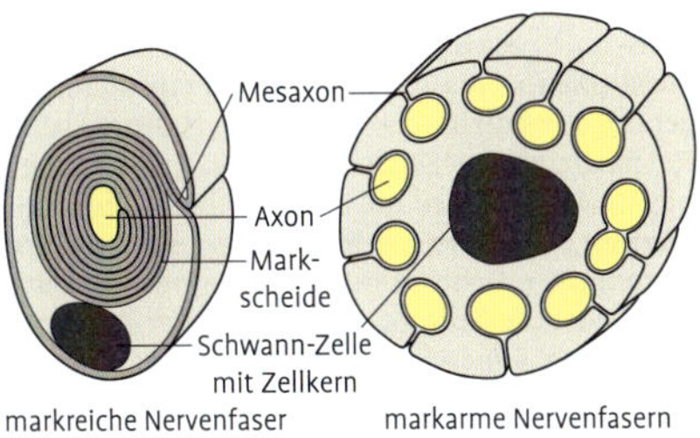

Schwann-Scheide

Schwartz-Bartter-Syn|drom (William Sch., Kardiologe, Boston, geb. 1922; Frederic B., Endokrinologe, Bethesda, 1914-1983) *n*: (engl.) *Schwartz-Bartter syndrome*; Syndrom* der inadäquaten ADH-Sekretion.

Schwarz-weiß-Denken: (engl.) *black-and-white thinking*; s. Denken, dichotomes.

SchwbG: Abk. für **Schw**er**b**ehindertengesetz*.

Schweige|pflicht: (engl.) *professional confidentiality*; ethische u. rechtliche Pflicht des Arztes (§ 9 MBO-Ä) od. Psychotherapeuten (§ 8 MBO-PP/KJP) od. Angehöriger anderer Heilberufe, Verschwiegenheit über alles (auch nicht medizinische Sachverhalte) zu wahren, was ihm bei der Ausübung seines Berufes anvertraut od. bekannt wird. Geschütztes Rechtsgut ist die Geheim- u. Individualsphäre des einzelnen Patienten, die in dem allgemeinen Persönlichkeitsrecht des Artikels 2 Absatz 1 GG in Vereinbarung mit Artikel 1 Absatz 1 GG begründet ist (Recht auf informationelle Selbstbestimmung; vgl. Selbstbestimmungsrecht). Bereits die Tatsache des Arztbesuches fällt unter die Schweigepflicht. Die Schweigepflicht ist die Grundlage des Vertrauens zwischen Patient u. Behandelndem; sie gilt auch gegenüber selbst Schweigepflichtigen u. nach dem Tod des Geheimnisträgers. Sie kann durchbrochen werden bei Vorliegen einer gesetzlichen Offenbarungspflicht*, eines gesetzlichen Anzeigerechts, eines rechtfertigenden Notstands* gemäß § 34 StGB, ferner bei Entbindung des Behandelndem von der Schweigepflicht durch den Patienten. Ist die Schweigepflicht aufgrund einer gesetzlichen Vorschrift eingeschränkt, so ist die betroffene Person darüber zu unterrichten. Gefährdet ein Patient sich selbst od. Andere od. wird er gefährdet, so muss zwischen Schweigepflicht, Schutz des Patienten, Schutz eines Dritten bzw. dem Allgemeinwohl abgewogen werden u. ggf. sind Maßnahmen zum Schutz des Patienten od. Dritter zu ergreifen. Nach § 203 StGB macht sich strafbar, wer als Angehöriger der vom Gesetz ausdrücklich bestimmten Berufsgruppen ein fremdes Geheimnis, das ihm anvertraut worden od. sonst bekannt geworden ist, unbefugt offenbart. Gemäß § 203 Absatz 1 Nr. 1 StGB gilt dies für den Arzt*, Psychotherapeuten*, Zahnarzt, Apotheker od. Angehörigen eines anderen Heilberufs, der eine staatl. geregelte Ausbildung erfordert, also z. B. auch für Psychologen*, Gesundheits- u. Krankenpfleger, Hebammen u. Entbindungspfleger, Masseure, Physiotherapeuten, Angehörige medizinisch-technischer Assistenzberufe, medizinische Dokumentare u. Informatiker; nicht erfasst werden die Heilpraktiker*. Eine **Verletzung** der Schweigepflicht u. die unbefugte Verwertung von Geheimnissen werden mit Freiheits- od. Geldstrafe bedroht. I. R. kollegialer Beratung, Intervision, Supervision* od. zum Zwecke der wissenschaftlichen Forschung u. Lehre dürfen Informationen über Patienten u. Dritte nur in anonymisierter Form i. S. des (Bundes-)Datenschutzgesetzes* verwendet werden. Kann diese Anonymisierung nicht gewährleistet werden, ist die Weitergabe von Informationen nur mit vorausgegangener ausdrücklicher Entbindung von der Schweigepflicht zulässig. Ton- u. Bildaufnahmen psychotherap. Tätigkeit bedürfen der Einwilligung* des Patienten, ihre Verwendung unterliegt der Schweigepflicht.

Schwelle, motorische: (engl.) *motoric threshold*; Reizschwelle* zur Erzeugung einer muskulären Reaktion; s. Aktionspotential.

Schwelle, neuro|leptische: (engl.) *neuroleptic threshold*; syn. neuroleptische Schwellendosis; niedrigste Dosis eines Neuroleptikums*, bei der eine feinmotorische extrapyramidale Symptomatik bei noch ungestörter Grobmotorik erkennbar ist; kann mit standardisierten Tests (z. B. Schriftbildeinengung im Handschrifttest nach Haase; cave: nicht anwendbar für moderne Neuroleptika) abgeschätzt u. zur Optimierung der therap. Dosis herangezogen werden.

Schwellen|wert: (engl.) *treshold value*; kleinster Wert einer physikalischen od. physiologischen Größe, dessen Überschreitung als Ursache für eine nachweisbare Veränderung ausreicht; vgl. Bewusstseinsschwelle; Reizschwelle; Wahrnehmungsschwelle.

Schwell|körper-Auto|in|jektions|therapie (Auto-*; lat. inicere, iniectus hineintun, einflößen) *f*: (engl.) *intracavernous auto-injection therapy*; Abk. SKAT; Einspritzung gefäßwirksamer Arzneimittel in den Penisschwellkörper zur Erektionsauslösung (s. Abb.); verwendet werden v. a. Prostaglandin E1 (Alprostadil, UAW: penile Schmerzen) u. (seltener) ein Papaverin*-Phentolamin-Gemisch (UAW: Priapismus*, Fibrosebildung). **Ind.:** vorwiegend od. ausschließlich körperlich bedingte Erektionsstörungen*, wenn Phosphodiesterase-Hemmer (z. B. Sildenafil) kontraindiziert sind (z. B. kardiologisch) od. nicht ausreichend wirken; auch kombinierte Behandlung möglich (SKAT plus z. B. Sildenafil).

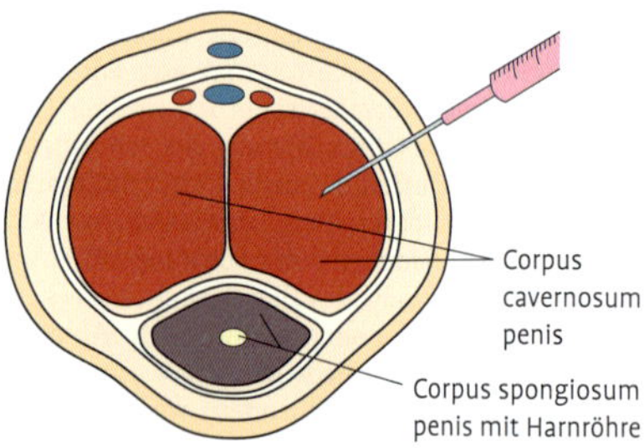

Schwellkörper-Autoinjektionstherapie

Schwer|behinderten|gesetz: (engl.) *Severely Handicapped Persons Act*; Abk. SchwbG; „Gesetz zur Sicherung der Eingliederung Schwerbehinderter in Arbeit, Beruf u. Gesellschaft“ in der Fassung vom

Schwindel
Einteilung nach der Dauer

Dauer	Hörstörung	peripher/zentral	Provokation	neurologische Symptome	Syndrom
Sekunden	nein	peripher	Lagerung	keine	benigner Lagerungsschwindel
Minuten bis Stunden	ja	peripher	evtl. Lagerung	keine	Menière-Krankheit
Dauerschwindel (Tage bis Wochen)	nein	peripher	evtl. Lagerung	keine	Neuritis vestibularis
Dauerschwindel (Tage bis Wochen)	ja	peripher	lageabhängig	möglich	Vestibularisschwannom
Dauerschwindel (Tage bis Wochen)	nein	zentral	nein	ja	Hirnstammprozesse, z. B. Hirnstamminfarkt

26.8.1986, zuletzt geändert am 19.12.1997 zum Ausgleich von (z. B. beruflichen) Nachteilen bei Behinderungen* unabhängig von der Ursache, in Kraft bis zum 30.6.2001, am 1.7.2001 aufgegangen in SGB IX Teil 2. Auf dem Schwerbehindertengesetz basieren zahlreiche Leistungen der sozialen Integration von Menschen mit psychischen Behinderungen*. Grundlage ist dabei i. d. R. die Feststellung eines Grades* der Behinderung von mindestens 50; vgl. Minderung der Erwerbsfähigkeit.

Schwer|hörigkeit: (engl.) *deafness*; veraltet Hebetudo auris; herabgesetztes Hörvermögen; **Formen:** 1. Schallleitungsschwerhörigkeit inf. einer gestörten Schallleitung im Gehörgang (z. B. durch Zerumen) od. Mittelohr (z. B. bei Otitis media); 2. Schallempfindungsschwerhörigkeit bei Störungen im Innenohr (z. B. Hörsturz*, Menière*-Krankheit, akustisches Trauma), Hörnerv (z. B. Vestibularisschwannom) od. ZNS; **Diagn.:** Hörprüfungen, insbes. Audiometrie*; **Ther.:** Hörgerät od. ggf. hörverbessernde Operation, z. B. Stapesplastik od. Tympanoplastik bei Schallleitungsstörungen, Cochlear implant bei Taubheit aufgrund von Ausfall des Haarzellorgans in der Schnecke. Vgl. Dysakusis; Presbyakusis.

Schwindel: (engl.) *vertigo, dizziness*; syn. Vertigo; Oberbegriff für subjektive Störungen der Orientierung des Körpers im Raum; **Einteilung: 1. nach subjektiver Wahrnehmung:** a) Drehschwindel mit scheinbarer Bewegung der Umwelt od. des eigenen Körpers; häufig bei Ängstlichkeit u. Depressivität* u. bei Vestibularisschädigung; b) Schwankschwindel mit dem Gefühl, als ob der Boden schwanke; c) Liftschwindel mit dem Gefühl zu sinken od. gehoben zu werden; d) Benommenheitsschwindel ohne Bewegungsillusion; häufig psychogen od. orthostatisch bedingt; **2. nach Auslösemechanismus:** a) Lagerungsschwindel; b) orthostatischer Schwindel bei raschem Aufrichten, häufig als Benommenheitsschwindel (mit Schwarzwerden vor den Augen) wahrgenommen; c) Reizschwindel durch physik. Reize (z. B. als Höhenschwindel od. i. R. von Reisekrankheiten); d) phobischer Schwankschwindel in best. Auslösesituationen (z. B. im Fahrstuhl od. bei psychischem Stress); e) (anderer) psychogener Schwindel; häufig als Benommenheitsschwindel wahrgenommen; **3. nach Dauer:** s. Tab.; a) Attackenschwindel (z. B. benigner paroxysmaler Lagerungsschwindel, orthostatischer Schwindel od. Schwindel i. R. der Menière*-Krankheit); b) Dauerschwindel; Urs.: Labyrinthausfall, Polyneuropathie* od. psychogen; **4. nach dem Ort der Störung:** a) vestibulärer Schwindel (auch Labyrinthschwindel) bei Vestibularisschädigung (einschließlich Menière-Krankheit); wird im Allg. als Drehschwindel mit Übelkeit u. Fallneigung wahrgenommen; b) okularer Schwindel bei Erkrankung des visuellen Systems (zerebrale Amblyopie*, Augenmuskellähmung); Schwindel bei Erkrankung somatosensibler Nervenbahnen (Polyneuropathie, Rückenmarkerkrankung); **Diagn.:** Anamnese; Gleichgewichtsprüfungen, ggf. bildgebende Verfahren (CT, MRT).

Schwitzen: (engl.) *perspiration, sweating*; syn. Transpiration; von cholinergen Fasern des Sympathikus* gesteuerte Absonderung von Schweiß aus exokrinen Drüsen; **Formen:** thermisches Schwitzen zur Wärmeregulation, emotionales Schwitzen bei psychischer Anspannung (z. B. bei Angstzuständen, Panikanfall, Entzugssyndrom); auch als UAW (z. B. bei Antidepressiva). Vgl. Hyperhidrose.

SCI: Abk. für (engl.) *subjective cognitive impairment*; erweiterte Form von SMI*, die auch andere als Gedächtnisbeeinträchtigungen einschließt (z. B. reduzierte Leistung der Exekutivfunktionen*).

Scientist-Practitioner-Model (engl. Wissenschaftler-Praktiker-Modell): Ausbildungskonzept mit Ausrichtung der berufspraktischen Tätigkeit am aktuellen Forschungsstand; die für die Berufszulassung im Gesundheitswesen notwendige Kompetenz kann postgradual (z. B. Facharztausbildung nach Medizinstudium, Ausbildung zum Psychotherapeuten nach dem Psychologiestudium) od. im Studium erworben werden. Letzteres wird z. B. für die Psychologie in USA realisiert, wo die Kompetenz in Klinischer Psychologie (einschließlich Psychotherapie) i. d. R. mit dem durch eine Promotion abgeschlossenen Graduierten-Studium erreicht wird. Vgl. Ausbildung, psychotherapeutische.

SCL-90-R: Abk. für (engl.) ***S****ymptom-****C****heck****l****ist-****90****-****R****evised*; Symptom-Checkliste; Selbstbeurteilungsverfahren zur Erfassung der subjektiv empfundenen Beeinträchtigung durch körperliche u. psychische Symptome in den vergangenen 7 Tagen; umfasst 90 Merkmale (z. B. „Wie sehr litten Sie in den letzten 7 Tagen unter Kopfschmerzen, Gedächtnisschwierigkeiten, Hören von Stimmen, die sonst keiner hört?"); Auswertung auf 9 Skalen: Somatisierung*, Zwanghaftigkeit, Unsicherheit im Sozialkontakt, Depressivität*, Ängstlichkeit (s. Angst), Aggressivität/Feindseligkeit* (s. Aggression), phobische Angst, paranoides Denken (s. Störung, wahnhafte), Psychotizismus*; zusätzlich 3 globale Kennwerte zur grundsätzlichen psychischen Belastung (Global Severity Index, Abk. GSI), der Intensität der Antworten (Positive Symptom Distress Index, Abk. PSDI) u. der Anzahl der Symptome, bei denen eine Belastung vorliegt (Positive Symptom Total, Abk. PST); verschiedene Kurzformen liegen vor, z. B. Brief* Symptom Inventory; **Anw.:** bei Jugendlichen ab 12 Jahren u. Erwachsenen; **Testdauer:** 10–15 Minuten.

Scopol|amin *n*: (engl.) *scopolamine*; in Nachtschattengewächsen vorkommendes Alkaloid mit parasympatholyt. Wirkung (s. Parasympatholytika); schneller Wirkungseintritt u. Überschreiten der Blut-Hirn-Schranke; **Ind.:** Mydriatikum; früher auch Anw. als Antiemetikum zur Prophylaxe der Reisekrankheit u. in der experimentellen Psychologie zum Studium kognitiver Effekte.

S

Score (engl. score Rechnung, Punktzahl) *m*: (engl.) *score*; Bewertungsziffer, Maßzahl, Wertpunkt, klin. Punktebewertungssystem; z. B. Beeinträchtigungsschwere*-Score.

Screening (engl. screen Sieb): (engl.) *screening*; syn. Vortest, Suchtest, Siebtest; epidemiol. Untersuchungsmethode zur Identifizierung von mögl. Störungen bei einer Person od. in einer Population, meist in Form von kurzen Selbstbeurteilungsverfahren*; **Ziel:** Identifizierung von: **1.** Risikopersonen vor Ausbruch einer Erkrankung; **2.** Personen, bei denen bereits erste Symptome einer Erkrankung (subsyndromal) aufgetreten sind, jedoch noch nicht das Vollbild; **3.** Personen, bei denen die Erkrankung akut od. chronisch bereits aufgetreten ist. Die psychometrische Güte des Screenings wird v. a. anhand der Kennwerte Sensitivität* u. Spezifität* beurteilt. Einem positiven Screening schließt sich häufig eine Untersuchung mit umfangreichen diagn. Instrumenten an (z. B. strukturierte u. standardisierte Interviews*).

Screening für somato|forme Störungen (Screening*): s. SOMS.

Screening-Test for Comorbid Personality Disorders (Screening*; engl. comorbid komorbid; personality Persönlichkeit; disorder Störung) *m*: Abk. STCPD; Selbstbeurteilungsverfahren zur Erfassung komorbider Persönlichkeitsstörungen* nach DSM-III-R; umfasst 51 Items; **Anw.:** Persönlichkeitstest; Screening für Borderline-Persönlichkeitsstörung sowie histrionische, ängstlich-vermeidende u. abhängige Persönlichkeitsstörung.

SD: Abk. für (engl.) ***s****tandard* ***d****eviation*; s. Standardabweichung.

SDE: Abk. für **S**kala **d**issoziativen **E**rlebens; s. Adolescent Dissociative Experiences Scale; Dissociative Experience Scale.

SDH: Abk. für **S**ub**d**ural**h**ämatom*.

SDS: **1.** Abk. für **S**elbstbeurteilungs*-**D**epressions-**S**kala; **2.** Abk. für (engl.) ***S****heehan** ***D****isability* ***S****cale*.

Sebor|rhö (lat. sebum Talg; -rhö*) *f*: (engl.) *seborrhea*; sog. Schmerfluss; gesteigerte Sebumproduktion der Talgdrüsen bes. am behaarten Kopf, im Gesicht u. im Bereich der vorderen u. hinteren Schweißrinne; **Vork.:** häufiger bei Männern; Beginn in der Pubertät, meist Rückbildung im 3. Lebensjahrzehnt; **Ätiol.:** idiopathisch od. erworben (z. B. bei Parkinson*-Syndrom, Akromegalie*, Hyperthyreose*, Phenylketonurie od. durch Arzneimittel wie Anabolika*, ACTH* u. Kortikosteroide); Auftreten auch i. R. von Acne vulgaris u. seborrhoischem Ekzem; **Sympt.:** ölige Beschaffenheit der Haut (Seborrhoea oleosa) bzw. kleieförmige, fettige Schuppung (Seborrhoea sicca); **Ther.:** Isotretinoin, Retinoide.

SEBV: Abk. für **S**kala zur **E**rfassung des **B**ewältigungs**v**erhaltens; s. Ways of Coping Checklist.

Secale|alkaloide (lat. secale Roggen) *n pl*: (engl.) *ergot alkaloids*; Ergotalkaloide*.

second messenger (engl. zweiter Bote): sog. zweiter Botenstoff der Hormonwirkung; Substanz, die als Glied in der Signalübertragung zwischen membranständigen Rezeptoren u. intrazellulären Effektorproteinen eine Signalverstärkung bewirkt; bisher sind cAMP, cGMP, Diacylglycerole, Inositoltrisphosphat, Ca^{2+} (im Komplex mit Calmodulin) u. Arachidonsäure bekannt.

Sedations|schwelle (Sedierung*): (engl.) *sedation threshold*; Bez. für den Punkt, an dem Probanden infolge Verabreichung sedierender Substanzen (z. B. Alkohol) nachweisbare motorische od. sprachliche Beeinträchtigungen zeigen; diese Schwelle ist bei extrovertierten Personen niedriger als bei introvertierten (H. J. Eysenck). Vgl. Sedierung.

Sedativa (Sedierung*) *n pl*: (engl.) *sedatives*; sog. Beruhigungsmittel; Substanzen, die relativ unspezif. eine dämpfende Wirkung auf die sensorischen, vegetativen u. bes. die motorischen Zentren haben; z. B. Tranquilizer* u. Schlafmittel*, die in niedriger Dosierung sedierend wirken, sowie opioidhaltige Arzneimittel; als pflanzliches Sedativum wird v. a. Baldrian* (hochdosiert) eingesetzt. **Ind.:** **1.** Behandlung von Unruhezuständen bei psychischen Störungen; **2.** Sedierung bei diagn. u. therap. Eingriffen; **cave:** bei Intoxikation Risiko von Atemdepression u. -stillstand; bei chronischem Gebrauch Entwicklung von Substanzstörungen* (Niedrig*-Dosis-Abhängigkeit).

Sedierung (lat. sedativus beruhigend): (engl.) *sedation*; pharmakologische Ruhigstellung des Patienten durch Sedativa*, z. B. Benzodiazepine*.

Seele: **1.** (engl.) *soul*; syn. Anima; Psyche; innere, trotz des Wechsels der Lebensvorgänge gleichbleibende Wesenseinheit des Menschen, die dem unmittelbaren Erleben u. der Gesamtheit der geistig-seelischen Funktionen (Fühlen, Denken, Wollen) zugrunde liegt; **2.** Leben spendende Kraft bei Menschen u. Tieren, im Animismus* auch bei Pflanzen od. unbelebten Dingen (sog. Beseeltheit aller Dinge); **3.** als Weltseele (lat. anima mundi) ubiquitäre Analogie zwischen dem Kosmos u. den einzelnen Lebewesen einschließlich der Menschen, deren individuelle Seele mit der Weltseele verbunden ist od. in sie eingehen kann; bei Platon Ursache aller Bewegung in der Natur u. das Verbindungsprinzip zwischen Vernunft u. Materie. **Hinweis:** **1.** In allen 3 Bedeutungen findet sich häufig die Annahme der Unsterblichkeit der Seele. Die etymologische Herkunft des Begriffs ist umstritten: z. T. wird der Begriff auf den Glauben altgermanischer Völker, die Seele befinde sich vor der Geburt u. nach dem Tod auf dem Grund großer Seen, z. T. auf die lappische Bez. „saivo“ für Totenreich zurückgeführt. **2.** Der Begriff Seele wurde im 20. Jahrhundert v. a. unter dem Einfluss der Psychologie zunehmend durch den Begriff Psyche* abgelöst, ältere Begriffe wie z. B. Seelenheilkunde (s. Psychiatrie) wurden zunehmend weniger verwendet. In der aktuellen Konnotation wird Psyche eher als nüchterner, stärker kognitiv ausgerichteter Begriff verstanden, Seele dagegen eher als gefühlsbetont (z. B. Seelenverwandtschaft, gefühlsseelig) u. letztlich nicht erklärbar. Vgl. Leib-Seele-Problem.

Seelen|heil|kunde: (engl.) *psychiatry*; s. Psychiatrie.

Seh|bahn: (engl.) *optic tract*; Gesamtheit der an visueller Wahrnehmung u. deren Verarbeitung beteiligten neuronalen Strukturen; **Verlauf:** **1.** optischer Anteil: Die Erregung wird in der Netzhaut von Stäbchen- u. Zapfenzellen über bipolare Zellen zu den Optikusganglienzellen weitergeleitet; deren Neuriten verlaufen über den Nervus opticus, das Chiasma* opticum als Tractus opticus zu den subkortikalen Sehzentren (Corpus geniculatum laterale, Colliculus superior des Tectum mesencephali, Pulvinar thalami). Vom Corpus geniculatum laterale zieht die Gratiolet-Sehstrahlung (Radiatio optica) zur Sehrinde* im Gebiet des Sulcus calcarinus im Okzipitallappen*. **2.** energetischer Anteil: Im Bereich des Chiasma opticum zweigen Nervenfasern ab u. vermitteln dem Hypo-

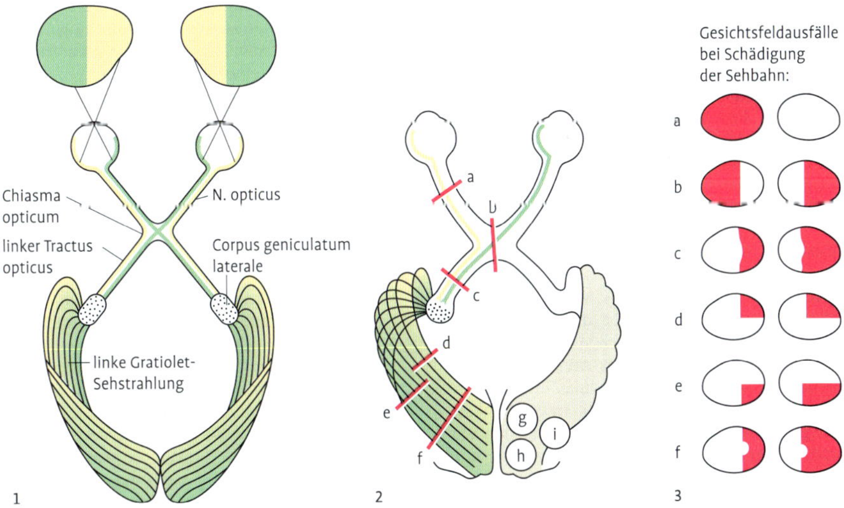

Sehbahn: 1: schematische Darstellung des Sehbahnverlaufs mit zugehörigen Gesichtsfeldern; 2: Schädigungen der Sehbahn mit 3: entsprechenden Gesichtsfeldausfällen; a: Blindheit eines Auges; b: bitemporale (heteronyme) Hemianopsie; c: bilaterale (homonyme) Hemianopsie; d: Schädigung der linken unteren Sehstrahlung mit Quadrantenanopsie oben rechts; e: Schädigung der linken oberen Sehstrahlung mit Quadrantenanopsie unten rechts; f: Schädigung des okzipitalen Kortex mit bilateraler Hemianopsie ohne Beteiligung der Makula; g: Area striata (Area 17, primäre Sehrinde); h: Area parastriata (sekundäre Sehrinde); i: Area peristriata (tertiäre Sehrinde)

thalamus-Hypophysen-System Lichtreize. Diese können über das vegetative Nervensystem nachweisbare Wirkungen auf Stoffwechsel, Hormonhaushalt, Blutbildung usw. entfalten (z. B. Tag-Nacht-Rhythmus). **Klin. Bedeutung:** Schädigungen der Sehbahn führen entspr. der Lokalisation zu spezif. Gesichtsfeldausfällen (s. Abb.) od. ggf. zur visuellen Agnosie*.

Seh|rinde: (engl.) *visual cortex*; visueller Kortex; zusammenfassende Bez. des optischen Kortex in der Nähe des Sulcus calcarinus im Okzipitallappen* des Gehirns, wo optische Wahrnehmungen zu bewussten Empfindungen werden; wurde ursprünglich von Brodmann (1909) in 3 Regionen eingeteilt (Brodmann*-Areale 17, 18, 19), aktuell wird ein deutlich komplexeres System mit wesentlich mehr visuellen Arealen angenommen. Retinotopie, Richtungs- u. Orientierungsselektivität u. Präferenzen für bewegte visuelle Reize unterscheiden sich in den Brodmann-Arealen 19 u. 37. Der primäre visuelle Kortex (Brodmann-Areal 17) ist in 6 Schichten aufgeteilt u. erhält retinale Afferenzen aus dem Corpus geniculatum laterale u. der Radiatio optica u. ist ein binokuläres Repräsentationsgebiet mit Afferenzen aus beiden Augen. Der primäre visuelle Kortex (Brodmann-Areal 17, V1) wird mit dem somatosensorischen Kortex (Brodmann-Areal 3b) u. dem primären auditiven Kortex (Brodmann-Areal 41) zum Koniokortex zusammengefasst. Der primäre visuelle Kortex ist modular organisiert. Im Bereich des extrastriatalen visuellen Kortex erfolgt die Einteilung heute meist nach funktionellen Kriterien (V1–V8, z. B. Wiedererkennen von Gesichtern im Bereich des Gyrus fusiformis) u. überschreitet die Grenzen des Okzipitallappens (weitere optische Hirnrindenareale im Temporallappen, im Parietallappen und im Frontallappen). Der sekundäre visuelle Kortex (Brodmann-Areal 18, V2) stellt sich als 6-schichtiger Isokortex dar. **Klin. Bedeutung:** einseitige Schädigung der primären Sehrinde führt zu bilateraler homonymer Hemianopsie* (s. Sehbahn, Abb. dort), beidseitige Schädigung resultiert in Rindenblindheit; Schädigung der sekundären Sehrinde führt zu visueller Agnosie*.

Seh|schärfe: (engl.) *visual acuity*; Visus; Auflösungs- od. Sehvermögen; beschreibt die Fähigkeit der Netzhaut, 2 Punkte eben noch als getrennt zu erkennen (Minimum separabile); am größten ist die Sehschärfe im Bereich der Macula* lutea, bereits kleine Schäden führen zu einer starken Herabsetzung der Sehschärfe; zur Bestimmung der Sehschärfe dienen für die Ferne (in 5 m Entfernung projizierte) Optotypen, für die Nähe Sehprobentafeln; normale Sehschärfe ist altersabhängig: 20 Jahre: Sehschärfe 1,0 (= 100 %, entspricht einer Auflösung von ca. 1,5 mm bei 5 m Abstand) bis 1,6 (= 160 %), 80 Jahre: 0,6 (= 60 %) bis 1,0 (= 100 %).

Seh|störung: (engl.) *disturbance of vision*; Sammelbez. für Störungen des Gesichtsfeldes*, der Farbenwahrnehmung*, der Sehschärfe* od. der Hell-Dunkel-Adaptation des Sehorgans; **Vork.:** u. a. bei Augenerkrankung, neurologischer Erkrankung (s. Herdstörung, zerebrale), internistischer Erkrankung, Intoxikation; selten als Symptom einer Konversionsstörung* (s. Blindheit, funktionelle).

Seitigkeit: (engl.) *laterality*; s. Lateralität.

Sekretase-In|hibitoren (lat. inhibitio Hemmung) *m pl*: (engl.) *secretase inhibitors*; Substanzen, die durch Hemmung der Beta- od. Gamma-Sekretase die Entstehung von Amyloidplaques bei der Alzheimer-Krankheit reduzieren können; s. Beta-Sekretase-Inhibitoren; Gamma-Sekretase-Inhibitoren.

Sekundär|ana|lyse (lat. secundarius von der zweiten Sorte, der zweite; Analyse*) *f*: **1.** (engl.) *secondary analysis*; Aggregation von Forschungsbefunden über versch. Studien hinweg durch intuitives Zusammenfassen, einfaches Abzählen signifikanter Effekte od. Berechnung u. Mittelung von Effektstärken (Metaanalyse*); **Ziel:** zusammenfassende Auswertung des Forschungsstands; Problem: Publikationsbias (s. Bias); **2.** nachträgliche, erweiterte Auswertung einer bereits ausgewerteten Einzelstudie.

Sekundär|faktoren (lat. secundarius von der zweiten Sorte, der zweite) *m pl*: (engl.) *secondary factors*; s. Faktorenanalyse.

Sekundär|prävention (lat. secundarius von der zweiten Sorte, der zweite; Prävention*) *f*: (engl.) *secondary prevention*; s. Prävention.

Sekundär|stottern (lat. secundarius von der zweiten Sorte, der zweite): (engl.) *secondary stuttering*; s. Stottern.

Sekundär|sym|ptome (lat. secundarius von der zweiten Sorte, der zweite; Symptom*) *n pl*: (engl.) *secondary symptoms*; Symptome, die nicht zu den Leitsymptomen* einer Störung gehören u. als (indirekte) Folge- od. Begleiterscheinung des Erkrankungsprozesses bei Manifestation einer bestimmten Störung fakultativ auftreten können, z. B. depressive Symptome in Folge einer Abhängigkeit od. Affektstörung, Automatismen u. Autismus bei Schizophrenie. Vgl. Primärsymptome.

SEL: Abk. für **S**kalen* zur **E**rfassung der **L**ebensqualität.

Selbst: 1. (engl.) *self*; (psychol.) Gesamt aller Eigenschaften u. Funktionen, die als dem Ich* zugehörig empfunden werden; reflexive psychische Struktur des Ich, das von sich ein von den innerseelischen Bildern anderer Personen versch. Bild entwirft (s. Selbstbild); **2.** (psychoanalyt.) Bez. für eine für die gesunde Entwicklung der Eigenliebe notwendige innerseelische Instanz, deren pathol. Entwicklung sich in Selbstwert- u. Beziehungsstörungen widerspiegelt; vgl. Selbstwertgefühl; **3.** in der analytischen Psychologie* zentraler steuernder Archetyp der seelischen Entwicklung; **4. falsches** Selbst: aus Größenphantasien u. Übernahme fremder Erwartungen bestehende Persönlichkeitsfassade, unter deren Schutz das psychische Überleben mögl. ist; z. B. bei psychischem Trauma.

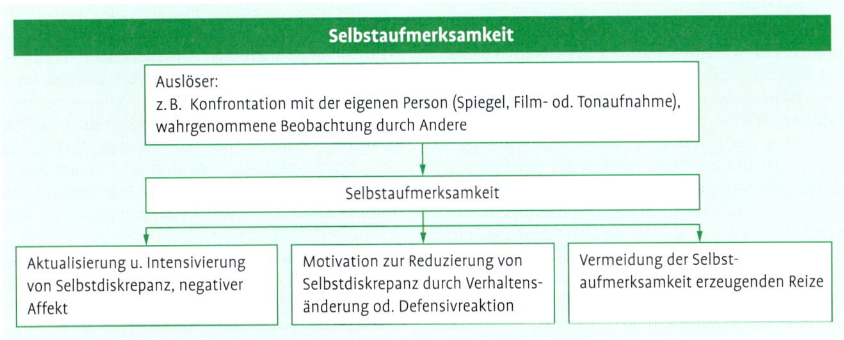

Selbstaufmerksamkeit: Auslöser u. Folgen

Selbst|achtung: (engl.) *self-esteem*; Respekt vor der eigenen Person, den eigenen Emotionen*, Kognitionen* u. Handlungen einschließlich des Wissens über starke u. schwache Seiten u. ihr Wechselspiel.

Selbst|attribution (Attribution*) *f*: (engl.) *self-attribution*; Bez. für Rückführung von Ereignissen od. Sachverhalten auf die eigene Person; basiert auf der Selbstwahrnehmungstheorie (Kelley), nach der Ereignisse entweder ursächlich auf externe situations-, personen- od. zufallsbezogene Faktoren od. aber auf interne selbstbezogene Urs. zurückgeführt werden. **Vork.:** normalpsychologisch z. B. im Bereich der Leistungsmotivation; i. R. bestimmter psychischer Störungen treten Verzerrungen der Attribution auf, z. B. wird bei Depressionen Erfolg vornehmlich an variable, nicht kontrollierbare externe Faktoren attribuiert (z. B. Glück, netter Vorgesetzter), nicht aber an stabile interne Faktoren (eigene Fähigkeiten, Stärken); Misserfolg hingegen wird an Persönlichkeitsmängel, Schwächen od. andere Aspekte des Selbst attribuiert (s. Misserfolgserwartung); bei manischen Episoden ist das Gegenteil der Fall (bis hin zum Größenwahn*). **Hinweis:** Attributionsverzerrungen können wichtige Hindernisse für Veränderungsprozesse bei verhaltenstherapeutischer Behandlung darstellen; werden durch kognitive Methoden bearbeitet. Vgl. Attribution.

Selbst|aufmerksamkeit: (engl.) *self-awareness*; Aufmerksamkeit* einer Person, die sich auf **1.** persönlich-interne Aspekte des Selbst*, z. B. Emotionen, Gedanken, Motive od. Stimmungen richtet (sog. private Selbstaufmerksamkeit) od. **2.** auf das Selbst als soziales Objekt gerichtet ist, z. B. Bewertung* durch Andere u. Selbstdarstellung in versch. Situationen (sog. öffentliche Selbstaufmerksamkeit); Auslöser u. Folgen: s. Abb.; **klin. Bedeutung: 1. erhöhte** Selbstaufmerksamkeit: nach Carver u. Scheier die Tendenz, die eigene Aufmerksamkeit dispositional od. situativ stärker auf die Umwelt als auf das eigene Selbst* zu richten; hierbei wird die Diskrepanz zwischen eigenen (idealen) Selbstbewertungsstandards u. dem eigenem Handeln stärker bewusst. Folge: Korrekturverhalten zum stärkeren Angleichen an die Standards (Konsistenz- od. Reaktanzerhöhung, Verminderung kognitiver Dissonanz*) od. Meidung der situativen Reize; Vork.: erhöhte private Selbstaufmerksamkeit z. B. bei Panikstörung*, Depression* od. hypochondrischer Störung*, erhöhte öffentliche Selbstaufmerksamkeit bei sozialer Phobie*; **2. verminderte** Selbstaufmerksamkeit: u. a. bei Schizophrenie*; **Bestimmung:** Messung der Selbstaufmerksamkeitstendenz z. B. durch den Fragebogen* zur Erfassung dispositionaler Selbstaufmerksamkeit von Filipp u. Freudenberg.

Selbst|beobachtung: **1.** (engl.) *self-monitoring*; bewusste Wahrnehmung eigener seelischer Vorgänge u. Zustände wie Emotionen*, Stimmungen*, Bedürfnisse*, Denken u. Motivation*; **2.** systematische Methode der Problemanalyse im therap. Kontakt mit dem Patienten; z. B. in Form von Selbstbeobachtungsbögen zur Protokollierung von Verhalten u. Erleben von Belastungen in bestimmten Situationen, eigenen Gedanken u. Gefühlen (Patient) od. Reflexion des eigenen Handelns z. B. in Supervision* (Therapeut); vgl. Gegenübertragung; **3.** wissenschaftl. Methode (W. Wundt, Bewusstseinspsychologie) zur gezielten Erforschung innerer geistiger Vorgänge; unterteilt werden 3 Dimensionen unterschiedl. Gefühlsqualitäten, die das Bewusstsein beeinflussen: gespannt/entspannt, angenehm/unangenehm, erregt/ruhig; „Assoziation“ setzt sich danach aus kombinierten Sinneseindrücken zusammen; dieses Zusammenwirken wird als Bewusstseinsstrom bezeichnet; umstrittene Methode wegen der hohen Gefahr der Selbsttäuschung durch blinde Flecke in der Selbstwahrnehmung*. Vgl. Selbstregulation.

Selbst|beschuldigung: (engl.) *self accusation*; Empfinden von (real häufig nicht bestehender) Schuld* aufgrund eigenen Verhaltens, häufig verbunden mit dem Wunsch nach Bestrafung; **Vork.:** häufig i. R. von Depression*. Vgl. Schuldgefühl.

Selbst|bestimmungs|fähigkeit: (engl.) *ability of self-determination*; auch Autonomiefähigkeit; Fähigkeit zur Selbstbestimmung des freien Willens, die sich im Denken u. Handeln ausdrückt u. Voraussetzung für die Ausübung des Selbstbestimmungsrechts* u. eine autonome (Patienten-)Entscheidung ist; Achtung der Selbstbestimmungsfähigkeit ist (neben Wohlergehen des Patienten u. Schadensvermeidung) Grundprinzip ärztlichen Handelns; im Zusammenhang mit psychisch kranken Menschen v. a. im Rahmen der wissenschaftlichen, ethischen u. politischen Debatten um Assistenz zum Suizid* od. Tötung* auf Verlangen relevant. In der philosophisch-ethischen Debatte ist das Selbstbestimmungsrecht* des Patienten Grundlage für den Respekt vor dem selbstbestimmten Willen, sich zu töten. Mit empirischen Tests zur Prüfung der Selbstbestimmungsfähigkeit werden insbes. kognitive Fähigkeiten überprüft. Die Selbstbestimmungsfähigkeit kann **eingeschränkt od. aufgehoben** sein: **1.** Wenn ein Patient sich so verhält, als könne er eine Wahlmöglichkeit nicht nutzen, also z. B. bei katatonem u. depressivem Stupor, bei psychotischer Ambivalenz, katatoner od. auch manischer Erregung, bei schweren Zwangszuständen od. bei dementiellem Antriebsverlust bzw. Mutismus od. agitierter Unruhe. **2.** Wenn der Patient die gegebene Information nicht wirklich versteht, also sie etwa nicht richtig wiedergeben kann, z. B. bei erheblicher geistiger Behinderung od. besonders i. R. von Demenz, bei Störungen der Orientierung, der Auffassung u. der Aufmerksamkeit, auch der Merkfähigkeit. **3.** Wenn der Patient verstandene Informationen für realitätsbezogene, vernünftige u. angemessene Entscheidungen nicht zu nutzen vermag, z. B. bei Wahn, Halluzinationen, schweren formalen Denkstörungen od. amnestischen Störungen, ausgeprägten Affektstörungen od. exzessiver Abhängigkeit. **4.** Wenn der Patient keine wirkliche Einsicht in die Natur seiner Situation u. seiner Krankheit hat, also in das Faktum seiner Erkrankung od. deren Schwere od. seiner Hilfs- bzw. Behandlungsbedürftigkeit, z. B. bei wahnhaften Realitätsverzerrungen i. R. psychotischer Erkrankungen od. bei einer die Demenz charakterisierenden Einschränkung abstrakten Denkens u. kritischen bzw. selbstkritischen Urteilsvermögens. **5.** Wenn der Patient sich nicht authentisch, also nicht mehr in Übereinstimmung mit seinen eigenen „charaktergebundenen" Werten, Zielen, Haltungen entscheidet, z. B. bei Manien, wahnhaften Depressionen od. Schizophrenien bzw. beginnender dementieller Wesensänderung. **Hinweis:** In der juristischen Literatur wird Selbstbestimmungsfähigkeit z. T. synonym mit Einwilligungsfähigkeit* verwendet.

Selbst|bestimmungs|recht: (engl.) *right of self-determination*; im Grundgesetz (Artikel 1 u. 2) fundiertes Recht, das im Arzt/Psychotherapeut-Patient-Verhältnis insbes. das Recht auf freie Arzt/Psychotherapeut- u. Therapiewahl u. das Recht, zu diagnostischen od. therapeutischen Eingriffen, zu Transplantatentnahmen (Organspender) u. ggf. zu einer nicht gesetzlich angeordneten Sektion seine Einwilligung* zu geben od. zu verweigern, umfasst. Das Selbstbestimmungsrecht bildet Rechtsgrund u. Maßstab der Aufklärungspflicht*; die Schweigepflicht*, das Einsichtsrecht* u. der datenschutzrechtliche Auskunftsanspruch* sichern das informationelle Selbstbestimmungsrecht. Vgl. Zwangsbehandlung.

Selbst|beurteilung: (engl.) *self-assessment*; Einschätzung u. Bewertung eines Sachverhalts od. des eigenen Verhaltens durch die untersuchte Person selbst; z. B. Beurteilung best. Emotionen, Stimmungen od. Beschwerden nach Selbstbeobachtung; **Anw.:** (klin.) Selbstbeurteilungsverfahren*.

Selbst|beurteilungs-De|pressions-Skala (Depression*; Skala*) *f*: (engl.) *Self-Rating Depression Scale*; Abk. SDS; Selbstbeurteilungsverfahren zur Erfassung u. Quantifizierung aktueller depressiver Symptomatik sowie pathologischer Persönlichkeitsmerkmale* (Zung, 1986); umfasst 20 Items (10 positiv u. 10 negativ formuliert, z. B. „Ich fühle mich bedrückt, traurig", „Morgens geht es mir am besten"); Beurteilung auf 4-stufiger Skala; **Anw.:** v. a. Depression* bei Erwachsenen; Diagn. u. Verlaufskontrolle; **Testdauer:** ca. 5 Minuten.

Selbst|beurteilungs|verfahren: (engl.) *self-rating scale*, psychologischer Test*, bei dem die untersuchte Person zu Aussagen od. Fragen zu best. Symptomen u. meist speziellen Aspekten gestörten subjektiven Erlebens auf einer meist mehrstufigen Skala eigene Bewertungen vornimmt (z. B. hinsichtlich Schweregrad, Häufigkeit); **Anw.:** am häufigsten eingesetzte Verfahrensgruppe in der klinischen psychologischen Diagnostik (z. B. Beck*-Depressionsinventar, Beck*-Angstinventar, SCL*-90-R); **Vorteil:** für den Untersucher sehr ökonomisch, kein Bias inf. fehlender Beobachterübereinstimmung (Untersucherbias); **Nachteil:** bewusste od. unbewusste Verfälschung (Exaggeration, Dissimulation, Antworttendenz) möglich, z. T. nur durch Kontrollskalen (sog. Lügenskalen) prüfbar. Vgl. Fremdbeurteilungsverfahren.

Selbst|bewusstsein: (engl.) *self-awareness*; **1.** Bewusstsein* seiner selbst, der eigenen Person; **2.** Erleben der geschlossenen, nach außen abgegrenzten Einheit des persönlichen Ichs*, das dennoch nach außen wirksam sein kann; **3.** Gefühl für die eigene Bedeutung aufgrund eines positiven Selbstbilds*. Vgl. Selbstwertgefühl.

Selbst|bild: (engl.) *self-perception*; syn. Ich-Konzept, Selbstkonzept; Gesamtheit der Auffassungen, Emotionen* u. Überzeugungen* bezüglich der eigenen Person u. deskriptive Komponente des Selbst*; dient dem Bewusstsein der eigenen Identität* in der Interaktion* mit äußeren Bedingungen; beeinflusst das Erleben u. Verhalten, wobei nur ein Teil der gegenseitig in Wechselwirkung stehenden Determinanten des Handelns u. Empfindens be-

S

wusstseinsfähig u. individuell steuerbar ist; Veränderung des Selbstbilds in Wechselwirkung mit dem individuellen Entwicklungsprozess, Umweltfaktoren* u. sozialen Interaktionen*. **Quellen:** Selbstbeobachtung*, soziale Vergleiche u. Rückmeldung; dabei generelles Streben nach Konsistenz*; im Selbstbild werden die persönlich erlebten Ereignisse auf die eigene Lebensgeschichte bezogen u. verdichtet, wobei i. R. des Ich-Netzwerkes Ereignisse u. Prozesse des Lebens- u. Erfahrungskontexts interdependenten Entitäten (z. B. andere Subjekte, Objekte od. Konstrukte) zugeordnet werden. **Aufbau:** Das Selbstbild ist in Schemata* (Selbstschema) organisiert, die übergreifend od. bereichspezifisch (intellektuelles, emotionales, soziales u. physisches Selbstbild od. nach Rollen, u. a. Beruf, Familie) sein können; wie andere Schemata nicht zwangsläufig bewusst, aber grundsätzlich bewusstseinsfähig. **Bestimmung:** durch Fragebogen (cave: Validität problematisch); die Dimensionen Wertigkeit (positiv, negativ, ambivalent), Stabilität (statisch, dynamisch) u. Kongruenz (mit Fremdbild* u. Idealbild*) können zur Operationalisierung* des Selbstbildes herangezogen werden. **Klin. Bedeutung:** Die Wirkung des Selbstbilds auf Wahrnehmung u. Verhalten kommt in verschiedenen, auch therapeutisch relevanten Phänomenen zum Ausdruck: s. Scheinwerfereffekt; Self-reference-Effekt. Störungen äußern sich z. B. in unrealistisch positiven od. negativen Selbstwertgefühlen* u. in inadäquater Einschätzung der eigenen Wirkung auf Andere. Vgl. Selbstwirksamkeit.

Selbst|bild, negatives: (engl.) *negative self-perception*; Bez. für eine abwertende u. ungünstige Vorstellung über sich selbst; ein Vergleich des Selbstbildes* mit der Vorstellung, wie die Person sein sollte, fällt ungünstig aus; begünstigt durch geringes Selbstwertgefühl*, Schuldgedanken, Gefühl der Unzulänglichkeit; **Vork.:** v. a. bei Depression*, Angststörung*, sozialer Phobie*, ängstlich-vermeidender Persönlichkeitsstörung*.

Selbst|bild, verzerrtes: (engl.) *distorted self-perception*; s. Selbstdiskrepanz.

Selbst|dis|krepanz (lat. discrepare auseinander, verschieden tönend) *f*: (engl.) *self-discrepancy*; veraltet verzerrtes Selbstbild; Vorstellung über die eigene Person, die nicht einem realistisch-angepassten Selbstbild* entspricht; **1.** unterschätztes Selbstbild: s. Selbstbild, negatives; **2.** überschätztes Selbstbild: Person hat die Vorstellung, außergewöhnliche Eigenschaften u. Fähigkeiten zu besitzen; z. B. im Rahmen narzistischer Persönlichkeitsstörung* od. in Episoden der Manie* u. Hypomanie*.

Selbst|ef|fizienz|erwartung (Effizienz*): (engl.) *self-efficacy expectation*; s. Selbstwirksamkeit.

Selbst|entwertung: (engl.) *self-devaluation*; Bez. für pathol. Prozess, bei dem das eigene Selbst* abgewertet wird; wird lerngeschichtlich als Versuch angesehen, Kontrollierbarkeit in hilflosen Situationen wiederherzustellen (Beispiel: Für ein Kind ist es weniger bedrohlich, wenn Strafreize als Folge eigenen sog. Böse-Seins auftreten als wenn es sich sagt, dass die Eltern, deren Verhalten es ja nicht kontrollieren kann, böse sind). **Vork.:** z. B. im Rahmen depressiver Episoden*. Vgl. Selbstwertgefühl; Selbstwerterhöhung.

Selbst|erfahrung: (engl.) *self-experience*; selbständige od. unter professioneller Anleitung stattfindende Wahrnehmung (eigener) psychischer Vorgänge durch Selbstbeobachtung*; **Ziel:** Erkennen der eigenen Antriebe, Motivationen, Emotionen u. Handlungen; Verstehen der Beziehungen im sozialen Umfeld, persönliche Weiterentwicklung i. S. einer größeren persönlichen Reife u. Kenntnis der eigenen psychischen Grenzen. Professionelle Selbsterfahrung findet meist in Gruppen statt (s. Selbsterfahrungsgruppe), verläuft in Phasen u. methodisch unterschiedlich; u. a. Bestandteil der psychotherapeutischen Ausbildung* zum Psychotherapeuten*. **Hinweis:** empirische Wirksamkeitsbelege fehlen weitgehend.

Selbst|erfahrungs|gruppe: **1.** (engl.) *T-group, encounter group*; auf K. Lewin zurückgehende Form der Gruppenpsychotherapie*, bei der unter Anleitung durch Konfrontation des einzelnen Teilnehmers mit den Reaktionen der Gruppe selbstreflexive Prozesse initiiert werden sollen; **Hinweis:** empirische Wirksamkeitsbelege fehlen weitgehend. Vgl. Encounter-Gruppe. **2.** Gruppe von psychotherapeutisch od. medizinisch tätigen Personen, die durch Erfahrungsaustausch Verständnis für Motivation u. evtl. unbewusste Mechanismen ihres eigenen Handelns (z. B. im Rahmen einer Psychotherapie) gewinnen, z. B. Balint*-Gruppe u. IFA*-Gruppe. **Hinweis:** bisher fehlen Hinweise auf Wirkungen von Selbsterfahrungsgruppen auf den Therapieerfolg der beteiligten Therapeuten.

Selbst|erhaltung: (engl.) *self-preservation*; Trieb* bzw. Streben zur Sicherung der eigenen Existenz.

Selbst|erhaltungs|therapie *f*: (engl.) *self-maintenance therapy*; Abk. SET; von Romero u. Eder (1992) entwickeltes Konzept zur Behandlung u. Betreuung Demenzkranker u. ihrer Angehöriger; **Prinzip:** Erhaltung u. Förderung des personalen Selbst, des Wissens um die eigene Person mit ihren Erfahrungen u. Bedürfnissen. Die Diskrepanz zwischen Erinnerungen u. Erfahrungen des Demenzkranken u. seinen aktuellen Möglichkeiten u. Erlebnissen soll durch bestätigende Kommunikationsstrategien u. Alltagsaktivitäten u. eine systematische Beschäftigung mit bedeutsamen Erinnerungen reduziert werden. Diese Strategien werden gezielt auch den Angehörigen vermittelt. **Ind.:** Bestandteil multimodaler stationärer od. ambulanter Rehabilitationsprogramme für Betroffene mit Demenz* (unterschiedlichen Alters u. in unterschiedlichen Stadien) u. ihre Angehörigen; die meisten Erfahrungen liegen für die Alzheimer*-Krankheit vor; **Therapieziel:** Stabilisierung des Selbst in seiner Kohärenz u. Funktionsfähigkeit trotz krankheitsbedingter Verluste von Fähigkeiten u. Fertigkeiten, dadurch längerer Erhalt der Eigenständigkeit der Betroffenen, Reduzierung störenden Verhaltens, Förderung des Wohlbefindens u. Verringerung des psychischen Leidens der Erkrankten u. Angehörigen; **Wirksamkeit:** Vorher-Nachher-Vergleiche zeigen gegenüber der Eingangsuntersuchung u. gegenüber Verbesserungen während eines unbehandelten Wartezeitraums eine Abnahme von Depressivität u. störenden Verhaltensweisen bei den Demenzkranken bei gleichzeitiger Zunahme alltagsrelevanter Kompetenzen u. eine signifikante Reduktion der Depressivität u. der Belastung der Angehörigen.

Selbst|erkenntnis: (engl.) *self-knowledge*; individuelle Fähigkeit, sich über ein stabiles Selbstwertgefühl*, Fähigkeiten zur Selbstreflexion* u. eine näherungsweise Objektivität des Selbstbildes* seiner eigenen Emotionen, Kognitionen u. Handlungen zu versichern u. ein stabiles Selbstbild aufrechtzuerhalten. Vgl. Persönlichkeitsstruktur.

Selbst|ex|ploration (Exploration*) *f*: (engl.) *self-exploration*; in der Gesprächspsychotherapie* nach Rogers grundlegendes Wirkprinzip u. Prozessmerkmal, welches das Ausmaß der Verbalisierung emotionaler Erlebnisinhalte durch den Patienten beschreibt. In der klassischen Gesprächspsychotherapie wird das Ziel verfolgt, das Ausmaß der Selbstexploration durch entspr. konkordante Verbalisierungen des Therapeuten systematisch zu steigern; von der empirischen Forschung als hilfreicher Faktor bestätigt.

Selbst|gefährdung: (engl.) *self-endangerment*; Eigengefährdung; Gefährdung des eigenen Lebens od. der eigenen Gesundheit durch Suizidalität* od. infolge von Verwirrtheit (z. B. mit erhöhter Gefährdung im Straßenverkehr, Nahrungsverweigerung od. Uneinsichtigkeit in die Erforderlichkeit einer medizinischen Behandlung); akute Selbstgefährdung kann Anlass für Freiheitsentziehung* sein u. gilt als hinreichende Voraussetzung für Unterbringung* in einer psychiatrischen Klinik.

S

Selbst|heilung: **1.** (engl.) *autotherapy*; Spontanheilung, Spontanremission; ohne medizinische od. therapeutische Intervention eintretende Symptomreduktion od. Überwindung einer Krankheit od. psychischen Störung mit i. d. R. nicht selbstlimitiertem Verlauf; Urs. meist unklar; z. B. 10 % Selbstheilung bei Depression; vgl. Remission; **2.** Bez. für Aktivierung von Kräften in der Person selbst, die nach Veränderungstheorien verschiedener Therapierichtungen durch eine Behandlung angeregt werden (im Gegensatz zu rein durch äußere therapeutische Maßnahmen verursachten Behandlungseffekten).

Selbst|hilfe: (engl.) *self-help*; Gesamtheit aller Aktivitäten, die Menschen zur Wiederherstellung ihrer Gesundheit od. Bewältigung von Krankheit u. Krankheitsfolgen (s. Krankheitsverarbeitung) mobilisieren; **Formen:** **1.** individuelle u. familiäre Selbsthilfe: umfasst Selbstdiagnose, Pflege, Selbstmedikation u. psychosoziale Unterstützung von Angehörigen; vgl. Angehörigengruppe; **2.** Selbsthilfegruppe*; **3.** Selbsthilfeinitiative*; **4.** intermediäre Strukturen dienen dem Informationsaustausch zwischen Selbsthilfegruppen, als Anlauf- od. Koordinierungsstelle für Interessierte bzw. Betroffene u. als Schnittstelle mit dem professionellen System. **Hinweis:** Während Selbsthilfe in der Versorgung von Abhängigen eine jahrzehntelange Tradition hat u. national u. international weit verbreitet ist, hat sich Selbsthilfe in der Psychiatrie erst viel später entwickelt. Unterschieden wird zwischen einer der professionellen Psychiatrie u. Psychotherapie nahestehenden Selbsthilfe psychisch kranker Menschen, u. der Selbsthilfe mit der konkreten Zielsetzung, sich allen psychiatrischen Einflüssen zu widersetzen.

Selbst|hilfe|gruppe: (engl.) *self-help group*; freiwilliger, meist loser Zusammenschluss von Menschen, die selbst od. als Angehörige von gleichen Erkrankungen od. psychischen od. sozialen Problemen betroffen sind; **Ziel:** Meinungs- u. Informationsaustausch, Stabilisierung u. (gemeinsame) Bewältigung der Lebenssituation u. ggf. Veränderung der persönlichen Lebensumstände, häufig auch Einwirkung auf das soziale u. politische Umfeld. Selbsthilfegruppen ermöglichen psychosoziale Unterstützung in Lebenskrisen, die Thematisierung von Tabuthemen u. Entlastung durch die Erfahrung, nicht mit der persönlichen Problematik allein zu sein. Selbsthilfegruppen existieren z. B. für Alkoholkranke (z. B. Anonyme* Alkoholiker) u. deren Angehörige (z. B. Al-Anon, Alateen), psychotisch erkrankte Menschen (z. B. Bundesverband Psychiatrie-Erfahrener), Drogenabhängige (z. B. Cocaine Anonymous), Menschen mit Essproblemen (z. B. Overeaters Anonymous), postpartale Depression u. Psychose (z. B. Licht und Schatten). Vgl. Selbsthilfeinitiative; vgl. Anonyme Gruppen (Tab. dort); Angehörigengruppe.

Selbst|hilfe|initiative *f*: (engl.) *self-help initiative*; Zusammenschluss verschiedener Selbsthilfegruppen* zur gemeinsamen Öffentlichkeits- u. Lobbyarbeit; z. B. Bundesverband Psychiatrie-Erfahrener (Abk. BPE) e.V. (Selbsthilfegruppe*) od. Landesverbände u. Bundesverband der Angehörigen psychisch kranker Menschen (z. B. Kinder psychisch kranker Eltern).

Selbst|hilfe|manual (lat. manus Hand) *n*: (engl.) *self-help manual*; schriftliche Anleitung für Patienten mit definierten psychischen Störungen od. Erkrankungen, die in strukturierter Form Hilfe zur Psychoedukation*, Selbstmanagement* u. Verhaltensübungen vermittelt; **Hinweis:** Anw. gilt für einige Störungen als evidenzbasiert (z. B. bei Nicotinabhängigkeit, Essstörungen) u. wirksam; die Effektstärke der Therapie mit Selbsthilfemanualen ist aber im Vergleich zur Therapie durch Experten häufig geringer. Vgl. Selbsthilfe; Patientenschulung.

Selbst|hypnose (Hypnose*) *f*: (engl.) *self-hypnosis*; syn. Autohypnose; autosuggestiv (d. h. ohne physische Präsenz des Therapeuten), z. B. gedanklich od. apparativ (mit Audio-, Videoaufnahme) herbeigeführter hypnotischer Zustand (s. Hypnose); **Anw.:** bei allen auch mit Heterohypnose behandelten Störungen, bei denen zu Beginn od. im Verlauf der Behandlung Autonomie, Verantwortung u. Selbstwirksamkeitsüberzeugung des Patienten gestärkt werden sollen (u. a. Angststörung, Schmerzsyndrom, Reizdarmsyndrom, Asthma bronchiale); kann flexibel u. kontingent vor od. in der zu behandelnden Situation eingesetzt werden u. gilt als günstig für Personen, die unangemessene Beeinflussung durch einen Hypnosetherapeuten befürchten; kann Heterohypnose unterstützen, aus ihr hervorgehen od. selbständig (nach einer Lernphase unter Anleitung eines Hypnosetherapeuten) angewendet werden. **Nachteil:** meist geringere Tiefe der Hypnose, da Heilphänomene wie z. B. Altersregression* od. positive Halluzinationen ohne Anleitung schwer zu erzielen sind; Risiko des häufigen Abschweifens bei rein gedanklicher Selbsthypnose; fehlende Impulse des Therapeuten zur Verstärkung positiver (Heilungs-)Prozesse u. zur Überwindung von Problemen u. Barrieren; Gefahr des therap. Stillstands mit Entmutigung bei ungeeigneten od. wenig disziplinierten Patienten. **Wirksamkeit:** empirisch bislang kaum erforscht; hinreichende Wirksamkeitsnachweise als Heilbehandlung stehen noch aus. Vgl. Aktivhypnose, gestufte; Suggestion.

Selbst|instruktion (lat. instructio Anleitung, Vorschrift) *f*: (engl.) *self-instruction*; Kognition in der Form eines Selbstgesprächs, die spontan auftritt, aber auch therapeutisch erzeugt u. genutzt werden kann (s. Selbstinstruktionstraining); nach D. Meichenbaum sind negative Selbstinstruktionen wesentlich an der Aufrechterhaltung von psychischen Störungen beteiligt, gelten evtl. sogar als Ursachenfaktor; **Anw.:** Entwicklung einer neuen Selbstinstruktion in der kognitiven Therapie* durch Gabe von lauten od. verdeckten (d. h. gedanklichen) positiven Anweisungen an das Selbst, um den inneren Monolog* konstruktiver zu gestalten; z. B. in Leistungs-, Angst- od. Konfliktsituationen, auch mit Kindern (s. Selbstinstruktionstraining); **Ziel:** positive Beeinflussung von Emotionen u. Verhalten, z. B. im Bereich soziale Kompetenz* durch verbale Konditionierung*; **Hinweis:** niedriger Abstraktionsgrad im Vergleich zur Arbeit mit bedingten Annahmen (Beck), da kein wirklicher Einsichtsprozess in Gang gesetzt wird.

Selbst|instruktions|training (lat. instructio Anleitung, Vorschrift) *n*: (engl.) *self-instruction training*; kognitives Verfahren (D. Meichenbaum u. J. Goodman) zur Verbesserung der Selbststeuerung v. a. für impulsive Kinder durch Einübung von Selbstinstruktion*; **Prinzip:** beruht praktisch auf der Vermittlung von konstruktiven gedanklichen Selbstanleitungen u. theoretisch auf der Zerlegung des Zielverhaltens in rational begründete u. nachvollziehbare Teilschritte, so dass Impulsivität* od. überwältigende Emotionen (u. a. Angst) nicht mehr handlungsbestimmend sein können. **Anw.:** i. R. der Arbeit mit Kindern (Lernstrategien, Ärgerbewältigung, bei klin. Störungen wie ADHS* u. Psychose); wird auch in anderen klin. Bereichen verwendet, z. B. bei Prüfungsangst*, zur Stressbewältigung, in der modernen kognitiven Verhaltenstherapie* als Technik zur Selbstkontrolle*; **Durchführung:** z. B. Modell führt Zielverhalten aus u. verbalisiert laut; Kind führt Zielverhalten aus, während Modell laut instruiert; Kind führt Zielverhalten aus, indem es selbst laut die Instruktionen verbalisiert; danach flüsternde, zuletzt rein gedankliche (sog. verdeckte) Selbstinstruktion beim Ausführen des Zielverhaltens. **Wirksamkeit:** Es liegen Wirksamkeitsnachweise aus randomisierten kontrollierten Therapiestudien vor. Vgl. Stressimpfungstraining; Monolog, innerer.

Selbst|kon|frontation (Konfrontation*) *f*: (engl.) *self-confrontation*; Konfrontation* ohne Begleitung eines Therapeuten mit Selbsthilfemanualen* od. als therapeutische Hausaufgabe* i. R. einer Verhaltenstherapie. **Wirksamkeit:** Hinreichende Wirksamkeitsbelege mit Evidenzgrad 1 liegen vor.

Selbst|kon|gruenz (Kongruenz*) *f*: (engl.) *self-congruence*; Bez. der humanistischen Psychologie für die Übereinstimmung der ausgedrückten Emotionen u. Meinungen (entspr. den Erfahrungen) mit dem inneren Erleben u. der Körpersprache (dem Selbst) i. S. von Selbstaufrichtigkeit (Stimmigkeit, Echtheit); setzt als innere Haltung eine reife Persönlichkeit voraus, die eigene Stärken u. Schwächen kennt; mangelnde Selbstkongruenz erzeugt kognitive Dissonanz*.

Selbst|kon|trolle (Kontrolle*) *f*: (engl.) *self-control*; Fähigkeit, das eigene Handeln zu hinterfragen u. entsprechend zu modifizieren; Mechanismus: geht mit Aktivierung des dorsolateralen Präfrontalkortex* einher; interindividuelle Unterschiede in der Selbstkontrolle können als einer der 5 Globalfaktoren der Persönlichkeit (s. Persönlichkeitsfaktoren) testdiagnostisch erfasst werden; **klin. Bedeutung: 1.** notwendige Voraussetzung für Belohnungsaufschub*; **2.** therap. Nutzung des gezielten Einflusses der Selbstkontrolle für Verhaltensmodifikationen bei Selbstkontrollverfahren*.

Selbst|kon|troll|verfahren (Kontrolle*) *f*: (engl.) *self-control methods*; Verfahren zur Erhöhung der Fähigkeit, das eigene Handeln zu hinterfragen u. entsprechend modifizieren zu können (s. Selbstkontrolle); die Selbstkontrolltherapie hat sich aus der operanten Konditionierung* entwickelt, die auf Prinzipien des instrumentellen od. operanten Lernens basiert. **Prinzip:** In jeder verhaltenstherapeutisch ausgerichteten Intervention sollte möglichst rasch von einer therap. Fremdkontrolle zu einer Selbstkontrolle* übergegangen werden. Zentral sind dabei Selbstbeobachtung* sowie Stimuluskontrolle* u. Kontingenzkontrolle*, die der Therapeut durch Verhaltensverträge mit dem Patienten beeinflussen kann. Weitere Meth. sind Selbstverstärkung* u. Selbstbestrafung. **Ind.:** **1.** als Teilkomponente verhaltenstherapeutischer Interventionen bei den meisten psychischen Störungen (v. a. Angststörungen, Essstörungen, affektive Störungen) insbesondere im Sinne der Generalisierung erlernten Verhaltens auf Alltagssituationen außerhalb der Therapie u. zur Rückfallprophylaxe*; **2.** als alleinstehende Intervention bei nervösen Verhaltensgewohnheiten (z. B. Nägelkauen); **3.** als Komponente beim Coaching*.

Selbst|kon|zept (lat. concipere, conceptus aufnehmen) *n*: (engl.) *self-concept*; Selbstbild*.

Selbst|kon|zept|skala (lat. concipere, conceptus aufnehmen; Skala*) *f*: (engl.) *self-concept scale*; s. Frankfurter Selbstkonzeptskalen.

Selbst|kritik, verminderte *f*: (engl.) *self-criticism*; s. Kritikschwäche.

Selbst|management: (engl.) *self-management*; Fähigkeit, persönliche Angelegenheiten überschauen, planen u. organisieren zu können; durch verhaltenstherapeutisch ausgerichtete Strategien können die für ein effektives Selbstmanagement erforderlichen Kompetenzen wie Selbstbeobachtung*, Selbstinstruktion*, Selbstverstärkung*, Selbstkontrolle* u. Selbstregulation* erworben werden, z. B. im Rahmen von Problembewältigung* od. Gesundheitstraining*. Die **Selbstmanagement-Therapie** (F. H. Kanfer) basiert darauf, dass es eine der wichtigsten Aufgaben des Therapeuten ist, Patienten zu Veränderungen zu motivieren (z. B. Förderung der Selbstwirksamkeit*), wobei die wichtigsten Veränderungen jedoch unter Selbstkontrolle des Patienten erfolgen.

Selbst|mord: (engl.) *suicide*; s. Suizid.

Selbst|mutilation (lat. mutilare verstümmeln) *f*: (engl.) *self-mutilation*; s. Automutilation.

Selbst-Rating: (engl.) *self-rating*; s. Rating.

Selbst|re|flexion (Reflekt-*) *f*: (engl.) *self-reflection*; Fähigkeit eines Menschen, Überlegungen über sich selbst, seine Emotionen, Motivation u. Verhalten anzustellen; die Fähigkeit zur Selbstreflexion ist Voraussetzung für den Erwerb sozialer Kompetenz*. Vgl. Reflexion.

Selbst|regulation (lat. regula Richtschnur, Norm) *f*: (engl.) *self-regulation*; Autoregulation; Fähigkeit des Organismus, mit Hilfe selbstregulativer Mechanismen auf äußere u. innere Einflüsse zu reagieren u. ein funktionelles Gleichgewicht aufrechtzuerhalten od. wiederherzustellen; betrifft körperliche u. seelische Funktionen u. spielt eine entscheidende Rolle bei der körpereigenen Krankheitsprävention u. Genesung. Das Ausmaß der Regulationsfähigkeit ist individuell unterschiedlich u. vom Gesamtzustand des Organismus u. der Stärke der Veränderungen abhängig. Modell der Selbstregulation nach F. H. Kanfer: s. Abbildung. Vgl. Selbstmanagement; Regelkreis; Feedback; Selbstbeobachtung.

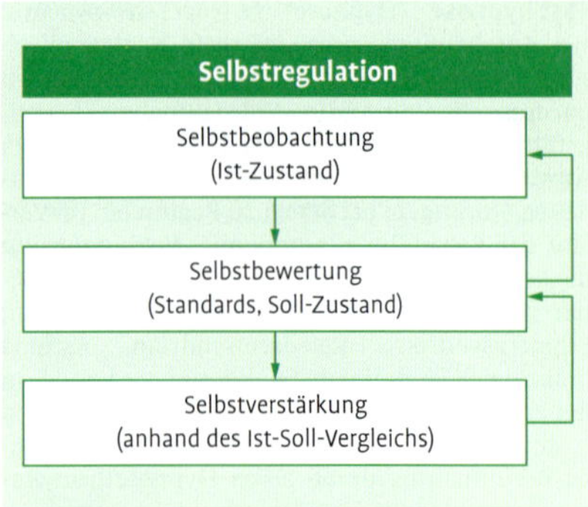

Selbstregulation: Modell nach F. H. Kanfer

Selbst|schädigung: (engl.) *self-harm*; Form der Autoaggression* mit direkten od. indirekten Körperschädigungen; umfasst u. a. Selbstverletzung* u. Suizidalität*.

Selbst|sicherheit: (engl.) *self-confidence*; Gewissheit des eigenen Wertes u. der eigenen Bedeutung als Ausdruck von Ich-Stärke u. Selbstbehauptung; Komponenten: selbstsichere Persönlichkeit, selbstsichere Verhaltensangewohnheiten, selbstsicheres Verhalten (s. Tab.) u. feste Überzeugungen*. Vgl. Selbstvertrauen.

Selbst|sicherheits|training *n*: (engl.) *self-assertive training*; Training* sozialer Kompetenz.

Selbst|suggestion (Suggestion*) *f*: (engl.) *self-suggestion*; s. Suggestion.

Selbst|tötung: (engl.) *suicide*; s. Suizid.

Selbst|trans|zendenz (Transzendenz*) *f*: (engl.) *self-transcendence*; Persönlichkeitseigenschaft, die dadurch charakterisiert ist, dass die Person starkes Gebundensein an Eigeninteressen u. ein individualisiertes Konzept des Selbst überwindet u. sich stattdessen als integraler Teil eines über das Ich Hinausgehenden erlebt; wichtiges Prinzip in der Logotherapie*, soll ein Leben in Sinnzusammenhängen ermöglichen; zunehmend bedeutsam auch im Bereich der Motivations- u. Persönlichkeitspsychologie.

Selbst|unsicherheit: (engl.) *self-consciousness*; in der Persönlichkeitspsychologie Bez. für Konstrukt aus fehlender Selbstakzeptanz, niedrigem Selbstwertgefühl*, sozialer Angst u. Hemmung* sowie defizitärer sozialer Fertigkeiten bzw. Einschränkung sozialer Fähigkeiten. Vgl. Phobie, soziale.

Selbst|verbalisation (lat. verbalis aus Wörtern bestehend, auf sprachlichem Weg) *f*: (engl.) *self-verbalization*; innerer Monolog*.

Selbst|verletzung: (engl.) *self-injury, delicate self-harm syndrome*; spezif. Form der Selbstschädigung* ohne suizidale Absicht (nichtsuizidales selbstverletzendes Verhalten, Abk. NSSV) mit wiederholt selbst zugefügter direkter körperl. Verletzung; **Einteilung:** **1.** nach Schweregrad: **a)** major: Augenenukleation, Kastration, Verstümmelung

Selbstsicherheit
Kriterien zur Abgrenzung von selbstsicherem, unsicherem und aggressivem Verhalten

Verhalten	Stimme	Formulierung	Inhalt	Gestik, Mimik
selbstsicher	laut, klar, deutlich	eindeutig, persönlich (ich)	präzise Begründungen; Ausdrücken eigener Bedürfnisse; Gefühle werden direkt ausgedrückt	unterstreichend, lebhaft; entspannte Körperhaltung, Blickkontakt
unsicher	leise, zaghaft	unklar, vage; unpersönlich (man)	überflüssige Erklärungen; Verleugnung eigener Bedürfnisse; Gefühle werden indirekt ausgedrückt	kaum vorhanden oder verkrampft; kein Blickkontakt
aggressiv	brüllend, schreiend	drohend, beleidigend	keine Erklärungen und Begründungen; Drohungen, Beleidigungen, Kompromisslosigkeit; Rechte Anderer werden ignoriert	unkontrolliert, drohend, wild gestikulierend; kein Blickkontakt oder Anstarren

der Brustwarzen, Amputation von Extremitäten u. Körperregionen mit möglicher symbol. Bedeutung (s. Automutilation); **b**) moderat: gewöhnlich repetitiv vorgenommene oberflächl. Schnittwunden, kleine Brandwunden, weitflächige Kratzspuren, tiefe Bisswunden, heftiges Schlagen des Kopfes u. der Extremitäten, Manipulation von Wunden; meist begrenzt auf frühe Adoleszenz bis zum 30. Lebensjahr; **2.** nach Offenheit der Verletzung: **a**) offene Selbstverletzung: die Verursachung der Verletzung wird vom Patienten mitgeteilt od. während der Behandlung aufgeklärt; **b**) heimliche Selbstverletzung; **Vork.:** meist im Zus. mit psychiatrischen Störungen wie Borderline*-Persönlichkeitsstörung (80 %) u. dissoziativer Störung*, aber auch bei histrionischer Persönlichkeitsstörung* u. dissozialer Persönlichkeitsstörung*; heimliche Selbstverletzung: bei artifizieller Störung* u. Münchhausen*-Syndrom; **Ätiol.:** meist i. R. anderer psychischer Störungen; daneben sind biol. u. psychosoziale Faktoren (serotonerge Dysregulation, ungenügende soziale Netze, erhöhte Stressreagibilität u. mangelhafte Emotionsregulation bei gleichzeitigem Fehlen eines angemessenen Bewältigungsrepertoires) in der individuellen Entwicklung von Bedeutung; lerntheoretisch wird selbstverletzendes Verhalten durch positive (z. B. Aufmerksamkeit, Spannungsreduktion) u. negative

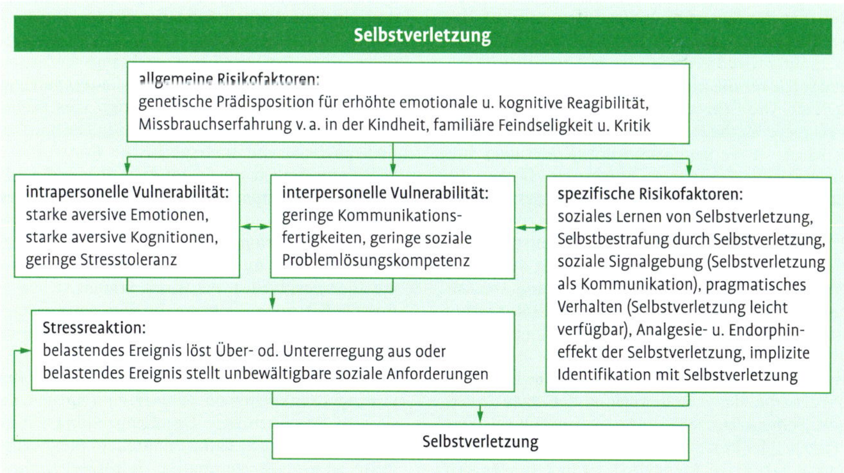

Selbstverletzung: beteiligte Prozesse; die Selbstverletzung kann auch ohne nachfolgende Stressreaktion Endpunkt des Prozesses sein.

(z. B. Vermeidung unangenehmer Ereignisse) Verstärkung aufrechterhalten, ggf. epidemisches Auftreten z. B. in Institutionen kann v. a. durch Modelllernen erklärt werden; psychodynamisch wird von unbewussten Konflikten ausgegangen; s. Abb.; häufigste Motivation für Selbstverletzung: Abbau quälender innerer Spannung, aber auch Selbststimulation, Selbstbestrafung od. interpersonell der Wunsch nach Zuwendung u. Aufmerksamkeit; **Ther.:** Psychotherapie (z. B. dialektisch-behaviorale Therapie* von Linehan). Vgl. Verhalten, selbstzerstörerisches.

Selbst|verstärkung: (engl.) *reinforcement*; positive od. negative Verstärkung* durch die Person selbst, deren Verhalten verstärkt werden soll; **Anw.:** v. a. im Rahmen von Selbstkontrollverfahren*.

Selbst|vertrauen: (engl.) *self-confidence*; Selbstsicherheit* mit Vertrauen in die eigenen Fähigkeiten u. Leistungen.

Selbst|verwirklichung: (engl.) *self-actualisation*; Bez. für das Streben nach der Entwicklung der eigenen Persönlichkeit u. nach Möglichkeiten zur Gestaltung des Lebens; wichtige Anteile sind Individualität, Talententfaltung, Altruismus, Güte, Kunst, Philosophie u. Glaube. Der Begriff wurde in der Psychologie v. a. durch die Bedürfnishierarchie* von A. Maslow geprägt, bei der das Bedürfnis nach Selbstverwirklichung (Wachstumsbedürfnis, Selbstaktualisierung) an zweitoberster Stelle steht (s. Bedürfnishierarchie, Abb. dort).

Selbst|wahrnehmung: (engl.) *self-awareness*; die durch Aufmerksamkeitslenkung entstehende Wahrnehmung der eigenen Person in ihrer Gesamtheit auf verschiedenen Ebenen, z. B. durch die gezielte Wahrnehmung* von Körperempfindungen, Gedanken, Emotionen od. Verhaltensweisen; Selbstwahrnehmung ermöglicht die Fähigkeit zur Selbstbeobachtung* u. Selbstreflexion* u. beinhaltet die Betrachtung von Wertungen u. Einstellungen der eigenen Person. Die Selbstwahrnehmung wird in verschiedenen Therapien als Datenquelle für die funktionale Problemanalyse* eingesetzt. Die Fähigkeit zur Introspektion* gilt als geeignete Methode zur Erforschung von eigenen Erlebens- u. Verhaltensmustern (s. Methode, introspektive). Besondere Beachtung findet die Selbstwahrnehmung in der Mindfulness*-Therapie od. bei verschiedenen Interventionen der Verhaltenstherapie, z. B. bei Konfrontationstherapie*. **Selbstwahrnehmungsstörungen** mit Störungen der Selbstreflexion, der Differenzierung von Affekten* u. der Identität* treten bei dissoziativen Störungen* gehäuft auf. Vgl. Dissonanz, kognitive.

Selbst|wert|erhöhung: (engl.) *increase of self-worth*; Prozess, bei dem die Bewertung der eigenen Person (Selbstwertgefühl*) positiver ausfällt, als vorhergehende Prozesse dieser Art es möglich gemacht haben; i. d. R. möglich, wenn Patienten sich mit Hilfe von Psychotherapie stärker so akzeptieren, wie sie sind; in der Verhaltenstherapie durch eine rationalere Wahrnehmung, das vermehrte Aufsuchen positiver, selbstwertrelevanter Situationen od. eine Erhöhung der Selbstverstärkungsrate (Selbstverabreichung positiver Reize od. Aktivitäten nach Erfüllung bestimmter Verhaltenskriterien).

Selbst|wert|gefühl: (engl.) *self-esteem*; Bez. für subjektive Einschätzung des Werts der eigenen Person; Bewertungskomponente des Selbstbildes* mit generellen u. bereichsspezif. Anteilen, je positiver dessen Bewertung, umso höher ist der Selbstwert; impliziert generelles Streben nach Selbstwerterhöhung* (v. a. bei hohem Selbstwert) od. Selbstwertschutz (v. a. bei niedrigem Selbstwert); stabiles, adäquates, positives Selbstwertgefühl ist wesentl. Bestandteil u. Grundlage psychischer Gesundheit; Stabilität des Selbstwertgefühls ist dabei wichtiger als hohe Ausprägung u. wird eher durch Selbstachtung*, weniger durch kontingente, positive Rückmeldung auf best. Verhalten erreicht. **Störungen** des Selbstwertgefühls kommen als pathol. **gesteigertes** Selbstwertgefühl z. B. bei Manien* od. psychotischen Störungen vor; hohes, instabiles Selbstwertgefühl wird mit aggressivem Verhalten in Verbindung gebracht (vgl. Narzissmus). Pathol. **vermindertes**, instabiles Selbstwertgefühl kann z. B. Folge eines dysfunktionalen Attributionstils* sein u. kommt z. B. bei Depression (s. Minderwertigkeitsgefühl) od. abhängigen Persönlichkeitsstörungen* vor. Einschätzung des Selbstwertgefühls möglich durch Fragebogen od. impliziten Assoziationstest.

Selbst|wirksamkeit: (engl.) *perceived self efficacy*; Bez. (A. Bandura, kanad. Psychologe, geb. 1925) für die Überzeugung einer Person, in einer bestimmten Situation ein Verhalten erfolgreich ausführen zu können; **Theorie:** das Verhalten einer Person wird bestimmt von **1.** der Einschätzung, dass ein best. Verhalten zu einem best. Ergebnis führen wird (Ergebniserwartung); **2.** der Überzeugung einer Person, dieses wirksame Verhalten auch ausführen zu können (Kompetenzerwartung od. **Selbstwirksamkeitserwartung**). Dies beeinflusst Motivation u. Leistungen einer Person. Das ursprüngliche situationsspezifische Konzept der Selbstwirksamkeit wurde um das Konzept der allgemeinen Selbstwirksamkeit erweitert, welches das allgemeine Vertrauen beschreibt, kritische Anforderungssituationen aus eigener Kraft erfolgreich bewältigen zu können. Es wird von der Summe aller positiven u. negativen Erlebnisse beeinflusst u. hat einen Effekt auf die Kompetenzerwartung einer Person in völlig neuen Situationen. **Klin. Bedeutung:** Menschen mit hoher Kompetenzerwartung können besser mit psychischer Belastung, Krankheiten od. Schmerzen umgehen, da sie eine optimistischere Grundeinstellung haben u. aktiver in ihre Situation eingreifen. Möglicherweise ist eine Steigerung der Selbstwirksamkeit daher ein prinzipieller Wirkfaktor* der Psychotherapie*. Die Förderung der Selbstwirksamkeit ist

z. B. in der Selbstmanagement*-Therapie (Kanfer et al., 2000) grundlegendes Therapieziel.

Selbst|wirksamkeits|erwartung: (engl.) *self efficacy expectation*; s. Selbstwirksamkeit.

Selbst|zweifel: (engl.) *self doubt*; Bez. für Unsicherheit bezüglich des eigenen Genügens bzw. der ausreichenden Fähigkeit zur Bewältigung von Anforderungen; häufig verbunden mit Minderwertigkeitsgefühl*; vgl. Selbstunsicherheit.

Sele|gilin (INN) *n*: (engl.) *selegiline*; selektiver Monoaminoxidase*-Hemmer; **Ind.:** Parkinson*-Syndrom (meist in Kombination mit Levodopa*); **Kontraind.:** fortgeschrittene Stadien des Parkinson-Syndroms mit Therapieresistenz; **Wechselwirkungen:** Levodopa, selektive Serotonin*-Wiederaufnahme-Hemmer, Pethidin*, Opiate*, Monoaminoxidase*-Hemmer, Amantadin*, Triptane; **UAW:** Mundtrockenheit, Schwindel, Schlafstörungen, Bradykardie, AV-Block, vorübergehende Erhöhung der Leberenzyme.

Se|lektion (lat. selectio Auswahl, Auslese) *f*: (engl.) *selection*; (statist.) Auswahl von Personen nach best. Kriterien; bei der **Patientenselektion** werden z. B. in einem Auswahlprozess Merkmale vorgegeben, welche die Patienten erfüllen müssen, z. B. Auswahl von Patienten mit best. Ersterkrankung für spezielle Studie; **Hinweis:** kann zu Verzerrungen des Untersuchungsergebnisses führen (Selektionsbias; s. Bias).

Selektions|bias (Selektion*; Bias*) *n*: (engl.) *selection bias*; s. Bias.

Self-Assessment Manikin (engl. self selbst; Assessment*; manikin Phantom, Körpermodell): Abk. SAM; Selbstbeurteilungsverfahren zur sprachfreien Beurteilung des subjektiven Empfindens; erfasst 3 Dimensionen der Emotion*: Valenz, Erregung (Arousal), Dominanz (ergibt 9-stufige Skala); der Proband stuft seinen Gefühlseindruck anhand graphischer Figuren auf einem Piktogramm ein (s. Abb.); **Testdauer:** 5 Minuten.

Self-Compassion (engl. self selbst; compassion Mitgefühl, Mitleid): s. Compassion.

Self-Rating Anxiety Scale (engl. self rating scale Selbstbestimmungsskala; anxiety Angst, Ängstlichkeit): Abk. SAS; Selbstbeurteilungsverfahren zur Erfassung von Dauer u. Häufigkeit von Angstsymptomen; umfasst 20 Items zu affektiven u. somatischen Angstsymptomen (z. B. „Ich fühle mich nervöser u. ängstlicher als sonst"); Beantwortung erfolgt auf 4-stufiger Skala; ergänzt durch die Anxiety* Status Inventory; **Anw.:** bei Erwachsenen mit psychosomatischen Störungen, v. a. Angst*- u. Zwangsstörungen*.

Self-Rating Depression Scale (engl. self rating scale Selbstbestimmungsskala; Depression*): s. Selbstbeurteilungs-Depressions-Skala.

Self-Rating Mania Inventory (engl. self rating Selbstbestimmung; -manie*; inventory Fragebogen): s. Manie-Selbstbeurteilungsskala.

Self-reference-Ef|fekt (engl. self reference Selbstbezüglichkeit; Effektivität*) *m*: (engl.) *self-reference effect*; Bez. für das Phänomen, dass Ereignisse, die in einem Bezug zum Selbstbild* stehen (z. B. Gespräche über sehr persönliche Dinge), generell besser erinnert werden; kann zu negativen selbsterfüllenden Prophezeihungen* beitragen, wenn das Selbstbild viele negative Aspekte aufweist (s. Selbstbild, negatives), z. B. bei sozialer Phobie* u. Depression*.

Sendungs|wahn: (engl.) *mission delusion*; Form des Wahns* mit der Überzeugung, die Welt od. die Menschheit erlösen zu müssen; vgl. Heilswahn.

Seneszenz (lat. senescere alt werden) *f*: (engl.) *senescence*; s. Altern.

Sensate-focus-Übungen (engl. sensate sinnlich wahrnehmend; focus Herd): (engl.) *sensate focus*; syn. Sensualitätstraining, sensorische Fokussierung; sog. Empfindungsfokussieren; von W. Masters u. V. Johnson eingeführte Übungen zur systematischen Desensibilisierung in vivo als praktischer Teil einer verhaltenstherapeutisch orientierten Behandlung sexueller Störungen (Sexualpsychotherapie*); **Prinzip:** Betonung der sensorischen Empfindung u. Förderung der Körperwahrnehmung, Training konstruktiver sexueller Kommunikation u. kooperative Haltung (anstelle der Identifikation eines Partners als Patient); **Therapieziel:** Unterbrechung bisheriger (häufig mit Sexualangst* verbundener) Interaktionsmuster von Paaren u. Neustrukturierung unter Anleitung; **Durchführung: 1. sensate focus I:** gegenseitige, zunächst nicht erotische, Massage-ähnliche, schrittweise zunehmende Körperkontakte mit bewusster Aussparung erogener Zonen (Brust- u. Genitalbereich), in denen die Partner abwechselnd aktiv streicheln u. passiv sich streicheln lassen; gegenseitige Mitteilung der eigenen Empfindungen; Weitergehen zum nächsten Schritt erst, wenn der bisherige Körperkontakt angstfrei u. angenehm erlebt wurde; **2. sensate focus II:** Einbeziehen des Brust- u. Genitalbereichs unter den gleichen Regeln wie sensate focus I; keine fordernden, erst später im Verlauf u. nur nach Zustimmung des Partners auf sexuelle Stimulation ausgerichtete Berührungen; Koitusverbot; erst nach angstfrei u. angenehm empfundenem Petting als nächste Stufe je nach Art der sexuellen Funktionsstörung spezielle Übungen, die zum Koitus hinführen, z. B. Squeeze*-Technik bei Ejaculatio* praecox, Hegar*-Stift-Training bei Vaginismus*. Die Übungen werden dem Paar als „Hausaufgaben" gegeben u. die Erfahrungen damit in der Therapiesitzung besprochen. **Wirksamkeit:** als Teil der Sexualpsychotherapie nach W. Masters u. V. Johnson nicht isoliert überprüfbar; sehr wahrscheinlich neben dem aktiven Einbeziehen des Partners in die Behandlung der effektivste Anteil der Sexualpsychotherapie.

Sensation (franz. sensation das Empfinden) *f*: **1.** (engl.) *sensation*; (allg.) subjektive körperliche Empfindung, starke Gefühlsempfindung; **2.** (neurol.) Sinneswahrnehmung ohne adäquaten Reiz

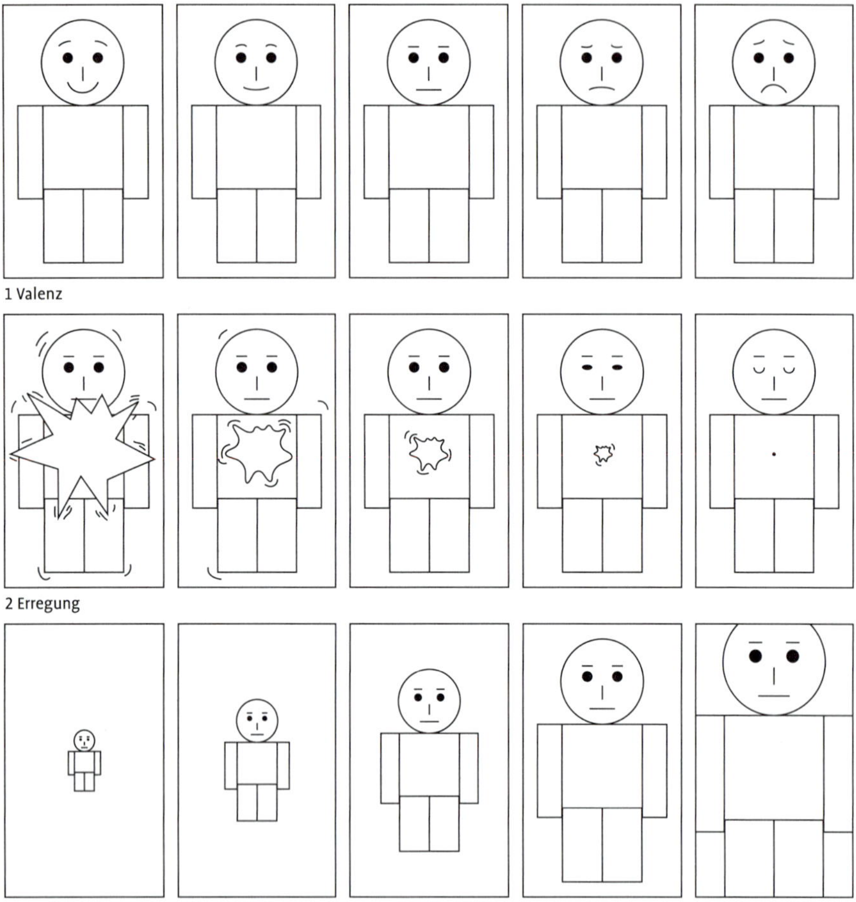

Self-Assessment Manikin: sprachfreie Beurteilung des emotionalen Befindens durch Ankreuzen: 1: Valenz (Gesichtsausdruck von Lächeln bis trübsinnig); 2: Erregung (Stärke der Erregung durch Zacken u. Punkte in der Bauchregion u. offene bzw. geschlossene Augen); 3: Dominanz (Größe der Figur)

(im Gegensatz zum Sinnesreiz*). Vgl. Körpersensation.

Sensation-Seeking (Sensation*; engl. seeking suchend): Bez. (Eysenck, Zuckerman) für die stabile u. situationsübergreifende Tendenz einer Person, neue, stimulierende Situationen aufzusuchen u. zu erkunden, um durch Regulation der wahrgenommenen Sinneseindrücke (Sensations) einen optimalen hedonischen Tonus (angenehmen Erlebniswert) herzustellen; **Kennzeichen:** Neigung, durch riskante Tätigkeiten (z. B. Risikosportarten, Verhalten im Straßenverkehr) Spannung u. Abenteuer zu suchen; Tendenz, neue Erfahrungen machen zu wollen (nonkonformistischer Lebensstil u. a.); Tendenz, sich durch soziale Aktivitäten Stimulation zu verschaffen; Abneigung gegenüber langweiligen u. monotonen Situationen. Durch das Aufsuchen von stimulierenden Situationen (sog. Reizhunger) wird (nach Eysenck) ein höheres kortikales Erregungsniveau erreicht, welches von extravertierten Personen als angenehmer erlebt wird. Personen mit hohem Sensation-Seeking weisen daher häufig höhere Werte in den Persönlichkeitsmerkmalen* Extraversion* od. Psychotizismus* auf; es besteht ein Zusammenhang mit z. B. antisozialer Persönlichkeitsstörung, Abhängigkeitserkrankungen, Gesundheitsverhalten. Sensation-Seeking soll eine genetische Komponente mit damit einhergehender Modulation psychophysiol. Hemmfunktionen aufweisen (Zuckerman).

Sense of Coherence Scale (engl. sense Sinn, Empfindungsfähigkeit; coherence Kohärenz; scale Skala): s. Leipziger Kurzskala.

Sensibilisierung (Sensibilität*): (engl.) *sensibilization*; Sensitivierung*.

Sensibilität (lat. sensibilis der Empfindung fähig) *f*: **1.** (engl.) *sensibility*; Fähigkeit zur Wahrnehmung versch. Reize, die durch Sensoren*, über afferente Nerven u. Rückenmarkbahnen zur sensiblen Hirnrinde (Sinneszentren) vermittelt u. auf dieser Strecke moduliert werden; **Einteilung:** **I.** nach H. Head: **a)** epikritische Sensibilität mit Wahrnehmung feiner Reize (Berührung); **b)** protopathische Sensibilität mit Wahrnehmung von Schmerz- u. Temperaturreizen; **c)** propriozeptive Sensibilität: Propriozeption* (Tiefensensibilität); **II.** klin. unterscheid- u. untersuchbare Qualitäten der Sensibilität; s. Tab.; die Prüfung der Sensibilität, bei der Intensität u. Qualität der Wahrnehmung eines adäquaten Reizes untersucht werden, ist abhängig von der Kooperation des Patienten u. schließt auch die orientierende Gesichtsfeld- u. Visusprüfung, Riechprüfung, Hörprüfungen u. Schmeckprüfung ein. Vgl. Sensibilitätsstörungen. **2.** (engl.) *sensitivity*; besondere Empfindlichkeit u. Empfänglichkeit im Umgang mit anderen Personen; vgl. Empathie.

Sensibilitäts|störung, dis|soziative (Sensibilität*): (engl.) *dissociative sensory loss*; auch dissoziative Empfindungsstörung; nicht somatisch objektivierbare Sensibilitätsstörung*, die keiner definierten neurol. Läsion zuzuordnen ist, sondern durch Konversion* u. inf. von Traumata od. anderen Formen der Dissoziation entsteht; z. B. psychogene Parästhesie, psychogene Anästhesie od. (selten) funktionelle Blindheit* od. psychogene Schwerhörigkeit; **Vork.:** meist Begleitsymptom bei komplexer dissoziativer Störung*, posttraumatischer Belastungsstörung* od. Borderline*-Persönlichkeitsstörung.

Sensibilitäts|störungen (Sensibilität*): (engl.) *sensory disturbances*; veränderte Wahrnehmung* von Sinnesreizen*; **Formen: 1. quantitative** Sensibilitätsstörungen: völliges Fehlen (Anästhesie*, Analgesie*), Herabsetzung (Hypästhesie*, Hypalgesie*) od. Steigerung (Hyperästhesie*, Hyperalgesie*, Hyperpathie) der Sensibilität; **2. qualitative** Sensibilitätsstörungen: s. Dysästhesie*, Parästhesie; **3. dissoziierte** Sensibilitätsstörungen: Störung der Schmerz- u. Temperaturempfindung bei erhaltener Propriozeption* u. Berührungsempfindung (Schädigung des Tractus spinothalamicus); **4. dissoziative** Sensibilitätsstörungen*.

sensitiv (lat. sensere empfinden, fühlen): (engl.) *sensitive*; empfindlich, selbstunsicher, leicht kränkbar; vgl. Beziehungswahn, sensitiver.

Sensitivierung (sensitiv*): (engl.) *sensitization*; syn. Sensibilisierung; Form des nichtassoziativen Lernens*, bei der nach einer bes. intensiven Konfrontation* mit einem auslösenden Reiz die Reaktion auf nachfolgende, auch unterschwellige Reize (verdeckte Sensitivierung) verstärkt wird; kann der Habituation* entgegenwirken (s. Dishabituation); **Hinweis: 1.** Sensitivierung wird z. T. durch neuronale Plastizität* vermittelt (z. B. bei chronischem Schmerz, Tinnitus aurium). **2.** Sensitivierung kann auch als Nebenwirkung bei ungünstig verlaufener Psychotherapie auftreten. **3.** Dopa-

Sensibilität
Prüfung der epikritischen und protopathischen Sensibilität

Empfindungsqualität	Untersuchungsmethode
Tastsinn	
Berührung	Bestreichen der Haut mit einem Wattebausch
Diskrimination (spitz-stumpf)	Applikation verschiedener Reize (z. B. mit dem spitzen und stumpfen Ende einer Sicherheitsnadel)
Zahlen erkennen	Schreiben von Zahlen auf die Haut
Zweipunktdiskrimination	Aufsetzen eines Zirkels oder Diskriminators auf die Haut
Lagesinn	
Positionswahrnehmung	passive Bewegung einer Extremität
Lokalisationsvermögen	seitenvergleichende Prüfung identischer Reize an verschiedenen Orten, simultan und sukzessiv
Stereognosie	Ertasten eines Gegenstands
Vibrationsempfindung (Pallästhesie)	Aufsetzen einer schwingenden graduierten Stimmgabel (nach Rydel-Seiffer) über oberflächlichen Knochen
Temperatursinn	Aufsetzen einer Peltier-Thermode, von Kunststoff- und Metallobjekten oder mit heißem Wasser bzw. Eiswasser gefüllten Reagenzgläsern auf die Haut
Schmerz	Berührung der Haut mit spitzem Gegenstand (z. B. Nadel) oder Kneifen

min-Sensitivierung: Hypothese zur Entstehung der Schizophrenie u. a. psychischer Störungen, die eine initiale dopaminerge Stimulation (durch dopaminerge Drogen od. Dopamin freisetzende Stresserfahrungen) u. anschließende dauerhafte Neigung zu hyperdopaminergen Zuständen im limbischen System annimmt; vgl. Dopaminhypothese.

Sensitivierung, verdeckte (sensitiv*): s. Arousal Reconditioning.

Sensitivität (sensitiv*) *f*: (engl.) *sensitivity*; (medizinstatist.) Gütekriterium eines diagnostischen Tests*; bezeichnet die Fähigkeit, bestimmte Merkmale (z. B. psychische Störung, Krankheit) zu erfassen; definiert als Quotient aus der Personenanzahl mit positivem Testergebnis unter der Gesamtanzahl aller als Fall definierter Personen; Sensitivität u. Spezifität* von Tests sind meist gegenläufig, d. h., je spezifischer ein Test ist, desto weniger sensitiv ist er, desto schlechter kann er die tatsächlich Kranken erkennen u. umgekehrt; vgl. Test, diagnostischer (Abb. 2 dort). Niedrige Sensitivität od. Spezifität können einen Bias* in der Schätzung von Prävalenz- u. Inzidenzraten sowie in geschätzten Assoziationen zur Folge haben. Vgl. Vierfeldertafel; Validität; Screening.

Senso|motorik (sensitiv*; Mot-*) *f*: (engl.) *sensorimotor function*; Bez. für das Zusammenspiel motorischer u. sensorischer Leistungen bzw. alle motorischen Prozesse, die von sensorischem Input abhängig sind, z. B. Auge*-Hand-Koordination; über Rückenmark u. Thalamus werden sensorische Reize zu den primären u. sekundären somatosensorischen Feldern des Kortex* geführt. Zum sog. sensomotorischen Kortex wird ferner der vor dem Sulcus centralis liegende motorische Kortex gerechnet. Beide sind somatotopisch gegliedert, wobei sensorisch besser versorgte Körperregionen wie Mund u. Finger größere Kortexareale belegen, weniger empfindlichere Körperteile wie Beine, Rumpf od. Arme dagegen in wesentlich kleineren Flächen repräsentiert sind (s. Homunkulus, Abb. dort). Sensomotorische Leistungen sind z. T. genetisch determiniert, zudem jedoch stark von Lernprozessen mit aktiver u. passiver Rückmeldung über Propriozeptoren abhängig (s. Plastizität, neuronale); ohne adäquate Stimulation kann die Entwicklung angemessener Koordination vollkommen ausbleiben (s. Anlage-Umwelt-Interaktion). Das sensomotorische Stadium gilt bei Piaget als 1. Stufe der kognitiven Entwicklung (Betonung der perzeptuell-motorischen Koordination; s. Entwicklungsphasen). **Bestimmung:** sensomotorische Tests, z. B. Bewegungswahrnehmungstest, Tappingtest, Laufstegtest, Einbeinstand mit geschlossenen Augen, lumbaler Repositionstest.

Sensoren (sensitiv*) *m pl*: (engl.) *sensors*; komplexe zelluläre od. vielzellige Strukturen des Organismus mit Fühlereigenschaften zur Aufnahme äußerer u. innerer Reize; z. B. Mechanosensoren* (Tastempfinden) u. Pressosensoren* (Blutdruck), Thermosensoren* (Wärme- u. Kälteempfinden), Chemosensoren* (Riechen, Schmecken, Regulation von Körperfunktionen, z. B. Atmung) u. Schmerz*-Sensoren; **Bedeutung:** Orientierung, Kommunikation zwischen Organismus u. Umwelt; Regulation des inneren Milieus. Vgl. Rezeptoren.

Sensorium (lat. sensorium Sitz der Empfindung) *n*: (engl.) *sensorium*; Gesamtheit aller Sinne; i. w. S. Bewusstsein*, i. e. S. Gesamtheit der Wahrnehmung*.

Sensualitäts|training (lat. sensualis sinnlich) *n*: (engl.) *sensualism training*; Sensate*-focus-Übungen.

SEP: Abk. für **s**omatosensibel **e**vozierte **P**otentiale; s. Potentiale, evozierte.

Septum pellucidum (lat. saeptum Zaun, Schranke) *n*: (engl.) *pellucid septum*; Scheidewand zwischen den Vorderhörnern der Seitenventrikel des Gehirns; umgeben von Regio periseptalis; Funktion: **1.** Steuerung des viszeralen Nervensystems (mit Amygdala u. Hypothalamus), Stimulation erzeugt Kauen, Speichelfluss, Erbrechen, Nahrungsaufnahme, Harndrang, Genitalreaktion (analog zu Hypothalamus- u. Amygdala-Stimulation); **2.** inhibitorische Kontrolle des limbischen Systems über GABAerge Projektion zu Hippocampus u. Area entorhinalis. **Septum-pellucidum-Zyste:** zystische Erweiterung des Septum pellucidum (sog. 5. Ventrikel), evtl. mit Fortsetzung nach dorsal als Cavum vergae; meist Zufallsbefund bei kranialer CT bzw. MRT od. Autopsie (Vork. bei ca. 20 %); DD: Hirntumor.

Serin *n*: (engl.) *serine*; proteinogene u. glukogene Aminosäure (als L-Serin natürlich vorkommend; vgl. D-Serin); Funktion: **1.** wird u. a. zur Biosynthese von Sphingosin, Colamin, Cholin u. der Kephaline benötigt; Abbau zu Pyruvat od. Umbau zu Glycin*; **2.** agonistischer NMDA*-Rezeptor-Modulator; **Hinweis:** klin. Anw. in Entwicklung bei Schizophrenie (Reduzierung der Negativsymptomatik) u. Parkinson-Syndrom. Vgl. D-Cycloserin.

D-Serin *n*: nicht natürlich vorkommende Aminosäure; D-Enantiomer von Serin*.

Sero-: auch Serum-; Wortteil mit der Bedeutung Molke, Blutwasser; von lat. serum.

Sero|tonin *n*: (engl.) *serotonin*; 5-Hydroxytryptamin (Abk. 5-HT); biogenes Amin (Indolamin), das als Neurotransmitter* wirkt u. Vorläufer von Melatonin ist; Biosynthese aus Tryptophan*; Abbau durch Monoaminoxidase* u. Aldehydoxidase zu 5-Hydroxyindolessigsäure*, die im Harn ausgeschieden wird; **Vork.:** große Teile des Gehirns werden von serotonergen Fasern innerviert, deren Ursprünge v. a. in den Raphekernen* liegen; auch in enterochromaffinen Zellen der Darmschleimhaut, Thrombozyten, Granula der basophilen Granulozyten; **Wirkung:** beeinflusst Gehirnentwicklung, Verhalten (v. a. Angst, Hilflosigkeit, Appetenz, Libido); bedeutsam v. a. im synaptischen Spalt für die Neurotransmission, Menge im synaptischen Spalt wird durch Serotonin-Transporter reguliert;

einer der wichtigsten Neurotransmitter* im ZNS; nimmt durch komplexe Projektionen Einfluss auf Stimmung, Schlaf-Wach-Rhythmus, Nahrungsaufnahme, Schmerzwahrnehmung u. Körpertemperatur, herausragende Rolle bei der Affektregulation* u. Impulskontrolle* u. der Entwicklung von Zwangsstörungen*; Serotoninmangel wird als pathogenet. Faktor bei der Entstehung von Depression diskutiert (Monoamin*-Hypothese); weitere Wirkungen: (pharmakologisch) Arteriolenkonstriktion (Lunge, Niere), Arteriolendilatation (Skelettmuskulatur), positiv inotrop u. chronotrop (Herz), tonisierend u. detonisierend an der glatten Muskulatur von Magen-Darm-Trakt, Bronchien, Uterus (gering). Bisher sind 7 verschiedene Serotonin-Rezeptor-Typen (5-HT$_{1-7}$-Rezeptoren) mit 14 verschiedenen Subtypen bekannt, z. B. Subtypen A, B, D, E, F des 5-HT$_1$-Rezeptors (z. B. 5-HT$_{1A}$) u. Subtypen A, B, C des 5-HT$_2$-Rezeptors (5-HT$_{2A-C}$), wobei die Nomenklatur mehrfach geändert wurde (z. B. wurde 5-HT$_{1C}$ in 5-HT$_{2C}$ umbenannt). Vgl. Serotonin-Wiederaufnahme-Hemmer; Serotonin-Agonisten; Serotonin-Antagonisten.

Sero|tonin-Agonisten (Agonist*) *m pl*: (engl.) *serotonin receptor agonists*; Substanzen, welche die Synthese od. die Wirkung von Serotonin* über eine Alpha-Rezeptor-Blockade erhöhen, z. B. Sumatriptan; **Ind.:** Erektionsstörung*, Migräne* (Prophylaxe); **UAW:** Zunahme nächtl. Erektionen.

Sero|tonin-Ant|agonisten (Antagonist*) *m pl*: (engl.) *serotonin antagonists*; Substanzen, welche die Synthese od. Ausschüttung von Serotonin* blockieren; **Ind.:** u. a. Antiemetika bei Übelkeit u. Erbrechen in der Strahlentherapie, Angststörungen*; **UAW:** Gewichtszunahme, Müdigkeit.

sero|tonin|erg (Sero-*; Erg-*): (engl.) *serotoninergic*; die Wirkung des Serotonins* betreffend.

Sero|tonin|mangel-Hypo|these (Hypothese*) *f*: (engl.) *serotonin deficiency hypthesis*; s. Monoamin-Hypothese.

Sero|tonin-Nor|adrenalin-Wieder|aufnahme-Hemmer: (engl.) *(selective) serotonin norepinephrine reuptake inhibitors (Abk. SNRI)*; auch (selektive) Serotonin-Noradrenalin-Rückaufnahme-Inhibitoren; Gruppe von antidepressiv wirkenden Substanzen (Antidepressiva*) mit aktivitätssteigernder Wirkung; **Vertreter:** Venlafaxin*, Duloxetin*; **Wirkung:** Die Wiederaufnahme der Neurotransmitter Serotonin* u. Noradrenalin* aus dem synaptischen Spalt der Nervenzellen im Gehirn wird durch die Blockade v. a. der präsynaptischen Transporter gehemmt, wodurch es zu einer Erhöhung der bei Depression* möglicherweise erniedrigten Konzentration dieser Neurotransmitter im synaptischen Spalt kommt. **Ind.:** Depression*, Angst*- u. Panikstörung*, soziale Phobie*; **Kontraind.:** gleichzeitige Einnahme von Monoaminoxidase*-Hemmern od. serotonergen Substanzen, z. B. Tryptophan u. Serotonin-Agonisten (Hemmung des Serotoninabbaus, Risiko eines Serotoninsyndroms*); **UAW:** insbes. gastrointestinale Störungen (u. a. Übelkeit, Diarrhö, Obstipation), Insomnie, Schwitzen, Erregungszustände, verminderter Appetit, verminderte Libido, Ejakulationsstörungen, Anorexie u. Gewichtsabnahme. Vgl. Sibutramin.

Sero|tonin|syn|drom *n*: (engl.) *serotonin syndrome*; syn. serotonerges Syndrom, serotoninerges Syndrom; selten auftretende, evtl. lebensgefährliche UAW serotonerg wirksamer Substanzen (selektiver Serotonin*-Wiederaufnahme-Hemmer u. Serotonin*-Noradrenalin-Wiederaufnahme-Hemmer, bes. in Kombination mit Monoaminoxidase*-Hemmern, u. tricyclische Antidepressiva*) aufgrund einer exzessiven Stimulation der Serotonin-Rezeptoren; **Klin.:** epileptische Anfälle, psychomotorische Unruhe, Bewusstseinsstörungen, Übelkeit, Erbrechen, Diarrhö, Schwitzen, Fieber, Tremor, Myoklonien, Angst, Kopfschmerz, Gewichtsverlust, sexuelle Funktionsstörungen; **Ther.:** symptomatisch; Absetzen der Medikation; Kühlen, ggf. Muskelrelaxanzien*, bei Persistenz Cyproheptadin* (Off-Label-Use).

Sero|tonin-Wieder|aufnahme-Hemmer: (engl.) *serotonin reuptake inhibitors*; Hemmstoffe der Wiederaufnahme von Serotonin*; **Einteilung: 1.** selektive Serotonin*-Wiederaufnahme-Hemmer; **2.** nichtselektiv: z. B. Serotonin*-Noradrenalin-Wiederaufnahme-Hemmer.

Sero|tonin-Wieder|aufnahme-Hemmer, selektive: (engl.) *selective serotonin reuptake inhibitors (Abk. SSRI)*; auch selektive Serotonin-Rückaufnahme-Inhibitoren; Antidepressiva* mit aktivitätssteigernder Wirkung durch selektive Hemmung der neuronalen Serotonin-Wiederaufnahme; **Vertreter: 1.** Citalopram*, Escitalopram*, Fluoxetin*, Fluvoxamin*, Paroxetin*, Sertralin*; Halbwertzeit von 15 Stunden (Fluvoxamin) bis zu 7 Tagen (aktiver Metabolit von Fluoxetin); Wirkungseintritt erst nach 1–3 Wochen; **2.** nur schwach antidepressiv wirksam: Dapoxetin*; **Wirkung:** Die Wiederaufnahme von Serotonin* aus dem synaptischen Spalt der Nervenzellen im Gehirn wird durch die Blockade des präsynaptischen Serotonin-Transporters gehemmt, wodurch es zu einer Erhöhung der bei Depression* erniedrigten Serotonin-Konzentration im synaptischen Spalt kommt. **Ind.: 1.** Depression* (Citalopram, Escitalopram, Fluoxetin, Fluvoxamin, Paroxetin, Sertralin); **2.** Angst*- u. Panikstörung* u. soziale Phobie* (Escitalopram, Paroxetin); **3.** Zwangsstörung* (Fluoxetin, Fluvoxamin, Paroxetin); **4.** Bulimia* nervosa (Fluoxetin); **5.** posttraumatische Belastungsstörung* (Paroxetin); **Kontraind.:** Alter <18 Jahre, gleichzeitige Einnahme von Monoaminoxidase*-Hemmern od. serotonergen Substanzen, z. B. Tryptophan u. Serotonin-Agonisten (Hemmung des Serotoninabbaus, Risiko eines Serotoninsyndroms*); **UAW:** insbes. gastrointestinale Störungen (u. a. Übelkeit, Diarrhö, Obstipation), Insomnie, Erregungszustände, verminderter Appetit, verminderte Libido, Ejakulationsstörungen, Anorexie u. Gewichtsabnahme (Fluoxetin, Sertralin); cave: teratogene Wirkung; **Hinweis:** Die Substanzen haben keinen sedierenden Effekt, die Wirkung setzt etwas eher ein als bei tricyclischen Antidepressiva* u. sie sind weniger toxisch. Die therapeutische Breite ist wesentlich größer als bei den tricyclischen Antidepressiva.

Sertindol (INN) *n*: (engl.) *sertindole*; Phenylindol(piperidin); atypisches Neuroleptikum*; **Ind.:** Schizophrenie* (bei Unverträglichkeit anderer Neuroleptika); **Kontraind.:** Herz-Kreislauf-Erkrankung u./od. Komedikation, die das QT-Intervall verlängern; **UAW:** Verlängerung des QT-Intervalls (EKG-Kontrollen erforderl.), gelegentl. Rhinitis, Benommenheit, Mundtrockenheit; **Hinweis:** bei möglicherweise höherem kardialem Risiko kein genereller Vorteil gegenüber anderen atypischen Neuroleptika, daher nur Reservemedikation.

Sertralin (INN) *n*: (engl.) *sertraline*; selektiver Serotonin*-Wiederaufnahme-Hemmer; Antidepressivum*; **Ind.:** leichte bis mittelschwere Depression*, Zwangsstörung*, Panikstörung* mit od. ohne Agoraphobie*, soziale Phobie*; **Kontraind.:** Kombination mit Monoaminoxidase*-Hemmern, instabile Epilepsie, erhebliche hepatische Dysfunktion; **Wechselwirkungen:** verlängerte Prothrombinzeit in Kombination mit Warfarin, Hemmung von CYP2D6; **UAW:** Störung der Sexualfunktion, Somnolenz, Insomnie, Nervosität, Tremor, Schwindel, Kopfschmerzen, starkes Schwitzen, Mundtrockenheit, Palpitationen, Diarrhö; **Hinweis:** Vorliegen positiver Berichte zu Wirksamkeit bei Ejaculatio praecox (Off-Label-Use).

SES: Abk. für **S**prach**e**ntwicklungs**s**törung*.

SESA: Abk. für **S**kala* zur **E**rfassung der **S**elbst**a**kzeptierung.

SET: Abk. für **S**elbst**e**rhaltungs**t**herapie*.

SETK: Abk. für **S**prach**e**ntwicklungs**t**est* (**K**inder).

Set|point-Theorie (engl. setpoint Sollwert) *f*: (engl.) *setpoint theory*; biopsychologische Theorie (Bennett u. Gurin, 1982) zu Körpergewicht* u. Übergewicht*. **Grundannahme:** Jeder Mensch hat ein im Wesentlichen genetisch determiniertes Körpergewicht, das mit einem Begriff aus der Kybernetik als set point (Sollwert) bezeichnet wird u. durch Stoffwechselprozesse unter normalen Bedingungen konstant gehalten wird. Abweichungen sind selbst durch starke Eingriffe (z. B. Nahrungsmangel) i. d. R. nur vorübergehend möglich, sobald der externe Eingriff aufhört, kehrt das Gewicht wieder zum Sollwert zurück (Gegenregulation), was sowohl für Abweichungen nach unten (z. B. Diät) wie auch nach oben (z. B. Mastkur) gilt. Der Sollwert steht unter der Kontrolle des Ponderostat*, das über mehr Informationen über Körperfett u. andere relevante Parameter verfügt als das Bewusstsein des Individuums u. der langfristig nicht wesentlich bzw. nicht ohne große gesundheitliche Probleme beeinflusst werden kann. Eine Erweiterung der Setpoint-Theorie (Keesey, 1995) postuliert jedoch, dass anhaltende hochkalorische Überernährung zu einer Verstellung des Sollwertes auf ein dauerhaft höheres Niveau führt (jedoch keine Tieferstellung des Sollwertes durch anhaltende unterkalorische Ernährung). **Empirische Belege u. Kritik:** Experimentelle Studien zeigen bereits seit den 50er Jahren des 20. Jahrhunderts mit der Theorie vereinbare Auswirkungen von Gewichtsreduktion od. hochkalorischer Ernährung, auch die im Detail bisher nicht verstandene Reduktion des Grundumsatzes bei unterkalorischer Ernährung (sog. Hungerstoffwechsel) wird als Beleg genannt; allerdings sind nicht alle Gewichtsveränderungsstudien mit den Vorhersagen der Theorie vereinbar u. es ist bis heute weder im Tier- noch im Humanversuch überzeugend gelungen, neuroanatomisch-physiologische Substrate für die angenommenen Mechanismen u. Bestandteile des Regulationssystems zu finden. Nach Beendigung der Überernährung werden die Ausgangswerte des Körpergewichts nicht wie von der Setpoint-Theorie postuliert durch spontanes Essen, sondern erst nach einer Periode der Nahrungseinschränkung erreicht. Weitere Befunde im Gegensatz zur Setpoint-Theorie: erhebliche Gewichtszunahme bei Nagetieren vor dem Winterschlaf, bei vielen Spezies Gewichtszunahme während der Schwangerschaft, Ratten werden bei schmackhafter Nahrung adipös; alternative Feedback-Modelle (z. B. Wirtshafter u. Davis, 1977) nehmen keinen Sollwert an. **Klin. Bedeutung:** Nach der Setpoint-Theorie sind Diäten keine dauerhaft wirksame Methode zur Gewichtsregulation, da der Sollwert mit spezifischen Stoffwechselmechanismen „verteidigt" wird, was zur Erklärung der geringen langfristigen Erfolgsraten der Therapie bei Adipositas* herangezogen wird. Gezügeltes Essverhalten* ebenso wie Fasten, Erbrechen, Essanfälle u. Laxanzien- u. Appetitzüglergebrauch sollten die normale Sättigungsregulation nachhaltig beeinträchtigen, so dass bei stark kalorienreduzierter Diät auch bei zuvor normalem Essverhalten anorektische od. bulimische Symptome auftreten können. Als einzige bisher identifizierte Methode zur langfristigen Reduktion des Sollwerts gilt regelmäßiger Sport in hinreichendem Umfang.

Setting (engl. setting Einstellung, Regulierung): (engl.) *setting*; syn. Behandlungssetting; Umstände u. Vereinbarungen zu Rahmenbedingungen für die therapeutische Interaktion z. B. im Rahmen einer Psychotherapie; **Einteilung: 1.** äußerer Rahmen: institutioneller Kontext (z. B. Krankenhaus, Praxis), finanzielle Vereinbarungen, personelle Konstellation (Einzel-, Paar- od. Gruppentherapie), räumlicher Kontext (fester Innenraum od. Außenräume, akustische u. optische Abgeschlossenheit, Einrichtung, Sitzarrangement) sowie zeitliches Arrangement (Dauer, Häufigkeit u. Regelmäßigkeit der Sitzungen, Dauer der Therapie, feststehende od. flexible Therapielänge); **2.** innerer Rahmen: Kommunikations- u. Interaktionsregeln u. -strategien der jeweiligen Psychotherapierichtung. Das klassische **psychoanalytische** Setting ist definiert über den äußeren Rahmen von hochfrequenten, d. h. mehrmals wöchentlich stattfindenden Sitzungen, bei denen der Patient auf der Couch liegt u. der Analytiker schräg dahinter sitzt, so dass es keinen Blickkontakt gibt. Zum inneren Rahmen gehören die Kommunikationsregeln der freien Assoziation*, der gleichschwebenden Aufmerksamkeit*, der Neutralität* u. die Abstinenzregel*. In einem **verhaltenstherapeutisch** ausgerichteten Setting wird sowohl den äußeren Rahmen betreffend (in od. außerhalb der Praxis), als auch bezüglich der Sitzungsfrequenz u. -dauer (ein- bis mehrstündig) indikations- u. verlaufsabhängig flexibel gearbeitet.

SEV: Abk. für **S**prach**e**ntwicklungs**v**erzögerung; s. Sprachentwicklungsstörung.

Severe Impairment Battery (engl. severe schwer; impairment Störung, Beeinträchtigung; battery Batterie): Abk. SIB; Fremdbeurteilungsverfahren zur Erfassung kognitiver u. verhaltensrelevanter Funktionen bei schwerer Demenz*; umfasst 40 Items (einfache, einschrittige Aufgaben) zu den Dimensionen Aufmerksamkeit, Orientierung, Sprache, Gedächtnis, visuokonstruktive Fähigkeiten u. Praxie; Beurteilung auf 3-stufiger Skala; Werte zwischen 0 u. 100; **Anw.:** ältere Erwachsene mit schwerer Demenz; auch zur Messung der Wirksamkeit von Antidementiva; **Testdauer:** ca. 20 Minuten.

Severity of Alcohol Dependence Questionnaire (engl. severity Schwere; alcohol Alkohol; dependence Sucht; questionnaire Fragebogen): s. Göttinger Abhängigkeitsskala.

Sex|sucht (Sexual-*): (engl.) *sexual addiction*; s. Sucht, sexuelle.

Sexual-: Wortteil mit der Bedeutung das Geschlecht betreffend; von lat. sexualis.

Sexual|angst (Sexual-*): (engl.) *sexual anxiety*; **1.** sexuelle Versagensangst als einer der wesentlichen aufrechterhaltenden Faktoren* sexueller Funktionsstörungen*, da sie die Angst auslösende Symptomatik verstärkt (Selbstverstärkungsmechanismus der Versagensangst); kann zu erheblicher Minderung der sexuellen Appetenz (s. Appetenzstörungen, sexuelle) führen; **2.** sexualbezogenes Angstsyndrom, das sich als sexuelle Aversion* äußert; die Vorstellung eines sexuellen Kontaktes ist mit so viel Furcht od. Angst verbunden, dass sexuelle Handlungen Ekel* erzeugen können u. vermieden werden; **Vork.:** als sexuelle Versagensangst v. a. bei Männern, als sexualbezogenes Angstsyndrom v. a. bei Frauen; **Urs.:** Partnerschaftsprobleme, negative sexuelle Erfahrungen in der Lebensgeschichte, andere sexuelle Funktionsstörungen; bei sexueller Versagensangst v. a. mehrmaliges sexuelles Versagen; **Ther.:** Paarpsychotherapie*, Psychotherapie*, Sexualpsychotherapie*.

Sexual|delinquenz (Sexual-*; Delinquenz*) *f*: (engl.) *sexual delinquency*; Sexualstraftat*.

Sexual|erziehung (Sexual-*): (engl.) *sexual education*; Bez. für die Teilaspekte der Erziehung von Kindern u. Jugendlichen, die sich auf sexuelle Fragen beziehen u. der Prägung von Geschlechtsidentität* u. Geschlechtsrolle* dienen; ist auf die sexualbiologische u. entwicklungspsychologische Entwicklung der Heranwachsenden abgestimmt; im schulischen Bereich liefert der Sexualunterricht (Aufklärung) einen wesentlichen Beitrag zur Sexualerziehung.

Sexual|hormone (Sexual-*; Horm-*) *n pl*: (engl.) *sex hormones*; syn. Geschlechtshormone; Steroidhormone*, welche die Fortpflanzung regulieren u. die Ausbildung männlicher u. weiblicher Geschlechtsmerkmale* bewirken; **Einteilung: 1.** weibliche Sexualhormone: Östrogene* u. Progesteron* (s. Gestagene) werden v. a. in Ovar u. Plazenta, in geringer Menge in der Nebennierenrinde*, im Hoden u. von der fetoplazentaren Einheit gebildet. **2.** männliche Sexualhormone: Androgene* (bes. Testosteron*) werden in den Leydig-Zwischenzellen im Hoden, in geringer Menge auch im Ovar u.

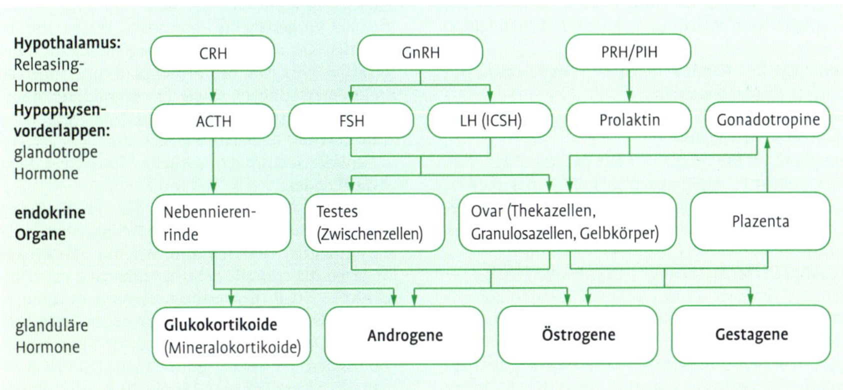

Sexualhormone: hormonale Steuerung ihrer Synthese [4]

in der Nebennierenrinde gebildet. **3.** Sexualhormone i. w. S.: Gonadotropine* u. Releasing*-Hormone; Biosynthese u. Ausschüttung von Sexualhormonen werden durch Rückkopplung im Hypothalamus*-Hypophysen-System gesteuert (s. Abb.).

Sexual Interaction Inventory (engl. Fragebogen zur sexuellen Interaktion): Abk. SII; Fragebogen zur sexuellen Interaktion; Partnerschaftsfragebogen zur Selbstbeurteilung, der Häufigkeit u. assoziierte Empfindungen von heterosexuellen Kontakten erfasst; umfasst die Skalen Unzufriedenheit, Selbstakzeptanz, Vergnügen, Wahrnehmungsgenauigkeit, Partnerakzeptanz u. gesamte Nichtübereinstimmung; **Anw.:** Erwachsene; z. B. im Rahmen einer Paarpsychotherapie*; Diagnostik sexueller Funktionsstörungen*.

Sexualität (Sexual-*) *f*: (engl.) *sexuality*; auch Geschlechtlichkeit; Bez. für eine sehr allgemeine u. grundlegende Äußerung des Lebens mit 3 Grundfunktionen: **1.** Fortpflanzung (reproduktiv): bei allen Lebewesen mit geschlechtl. Vermehrung; **2.** Beziehung u. Kommunikation (sozialisierend): bei Menschen, allen Primaten u. wohl der Mehrzahl der höheren Tierarten; **3.** Lustgewinn u. Befriedigung (rekreativ): bei Menschen, Menschenaffen u. anderen Primaten, bei den übrigen Tieren fraglich. Beim Menschen besteht zwischen diesen Grundfunktionen eine hohe Unabhängigkeit, sie werden individuell sehr verschieden gewünscht, gestaltet u. gelebt. Als wesentl. Kriterien zur Beschreibung versch. Ausprägungsformen gelten im Allgemeinen: Aspekte der Körperlichkeit (Geschlechtsorgane, Sexualreaktion u. a.), der Persönlichkeit u. des Erlebens (Befriedigung u. a.), der sexuellen Bedürfnisse (sexuelle Phantasien*, sexuelle Orientierung* u. a.), des sexuellen Handelns (Sexualverhalten*), der biograph. Integration (sexuelle Partnerwahl u. a.), der sozialen Integration (sexuelle Rituale, Feste u. a.), der kulturellen Integration (Sexualkultur, erotische Kunst u. a.); **Störungen:** können alle Funktionen betreffen (s. Erregungsstörung, sexuelle; Funktionsstörung, sexuelle; vgl. Fehlentwicklung, körperlich-sexuelle); werden durch Beratung u. Therapie behandelt (s. Sexualtherapie).

S

Sexualität des Kindes (Sexual-*): (engl.) *child sexuality*; s. Kindersexualität.

Sexual|kriminalität (Sexual-*) *f*: (engl.) *sexual delinquency*; Sexualstraftat*.

Sexual|prä|ferenz (Sexual-*; lat. praeferre den Vorzug geben) *f*: (engl.) *sexual preference*; das vorwiegende sexuelle Interesse eines Menschen; s. Heterosexualität; Homosexualität; Bisexualität; Paraphilie.

Sexual|prä|ferenz|störung (Sexualpräferenz*): (engl.) *disorder of sexual preference*; s. Paraphilie.

Sexual|psycho|logie (Sexual-*; Psych-*; -log*) *f*: (engl.) *sexual psychology*; Teilgebiet der Psychologie*, das sich mit dem Sexualverhalten*, dem sexuellen Erleben sowie dem Einfluss durch die Sexualerziehung* befasst.

Sexual|psycho|therapie (Sexual-*; Psychotherapie*) *f*: (engl.) *sex therapy*; Oberbegriff für Therapieformen, die sich auf W. Masters u. V. Johnson gründen u. für weitere symptomzentrierte u. erfahrungsorientierte psychotherapeutische Verfahren für Paare u. Einzelpatienten; **Ind.:** alle sexuellen Funktionsstörungen*, die bereits länger als 6 Monate andauern (soweit diese von Betroffenen od. Partnern als behandlungsbedürftig erlebt werden) sowie abweichendes Sexualverhalten* (sofern Leidensdruck*, Zeichen sexueller Sucht* od. eine Gefährdung von Beteiligten bestehen); **Kontraind.:** aktuelle Drogen- u./od. Alkoholabhängigkeit*, schwerwiegende psychische Störung wie ausgeprägte akute Depression od. akute Psychose; sexuelle Traumatisierung ist keine Kontraindikation. **Therapieziel:** Abbau von sexuellem Leistungsdruck sowie von Angst- u. Schamgefühlen, Verbesserung der Wahrnehmung des eigenen Körpers u. der eigenen sexuellen Bedürfnisse, Verbesserung der Partnerkommunikation im Bereich der Sexualität; **Voraussetzung:** Bereitschaft (beider Partner) zur Behandlung; **Meth.:** Bearbeitung des Körperselbstbildes, Sensate*-focus-Übungen, körperliche Selbstexploration, selbsterkundende Masturbation, systemat. Desensibilisierung, Kommunikationstraining, zeitweiliges Koitusverbot, Teasing*-Methode, Trennungshilfen; u. U. psychotherapeutische Bearbeitung zugrunde liegender Konflikte bzw. von Beziehungsstörungen; **Durchführung:** klassische Sexualpsychotherapie nach Masters u. Johnson: **1.** Diskussion der Ergebnisse der vorausgegangenen diagn. Gespräche u. Herausarbeitung der wesentlichen aufrechterhaltenden Störfaktoren; **2.** therapeutischer Einstieg mit Sensate*-focus-Übungen; **3.** psychotherapeutische Bearbeitung der Konfliktbereiche; das grundsätzliche Vorgehen kann lerntheoretisch als eine Desensibilisierung in vivo konzipiert werden. **Progn.:** Prognostisch wichtige Kriterien sind Qualität der Partnerbeziehung, Therapiemotivation, physische Attraktion, frühes Engagement im übenden Teil der Ther. (s. Compliance), psychiatrische Erkrankung in der Vorgeschichte (negativ); **Wirksamkeit:** nach den Kriterien der American Psychological Association wirksam bei primärer Anorgasmie* u. Erektionsstörungen* sowie bei sekundärer Anorgasmie, Vaginismus* u. Ejaculatio* praecox.

Sexual|störung (Sexual-*): (engl.) *sexual dysfunction*; s. Funktionsstörungen, sexuelle; Sexualverhalten, abweichendes.

Sexual|straf|tat (Sexual-*): **1.** (engl.) *sexual offence*; syn. Sexualdelinquenz, sexuelle Delinquenz, Sexualkriminalität; **Deutschland:** Bez. für alle Verstöße gegen die sexuelle Selbstbestimmung nach Abschnitt 13 StGB; **Einteilung: a)** Vergewaltigung*; **b)** sexuelle Nötigung* (Straftaten gegen Erwachsene, §§ 177, 178 StGB); **c)** sexueller Missbrauch* von Kindern (<14 Jahre, § 176 StGB; s. Kindesmissbrauch), Jugendlichen (§ 180 StGB) u. von Schutzbefohlenen (§ 174 StGB); **Recht:** Gesetzl. Regelungen schützen das Recht auf Freiheit vor sexueller Fremdbestimmung. Wegen Vergewaltigung od. sexueller Nötigung wird bestraft (§ 177 StGB), wer eine andere Person mit Gewalt, durch Drohung mit gegenwärtiger Gefahr für Leib od. Leben od. unter Ausnutzen einer Lage, in der das Opfer der Einwirkung des Täters schutzlos ausgeliefert ist, nötigt, sexuelle Handlungen des Täters od. eines Dritten an sich zu dulden od. an diesen vorzunehmen; § 177 erstreckt sich auch auf den ehelichen Verkehr. Bei **Personenkreisen**, die wegen ihres Alters od. anderer Umstände gefährdet erscheinen, greifen folgende Regelungen: a) Kinder (§§ 176, 176 a, 176 b StGB), d. h. Personen unter 14 Jahren, wobei hier auch Handlungen ohne direkten Körperkontakt sowie ein Einwirken auf das Opfer durch Anbieten pornograph. Schriften verboten sind; b) Jugendliche (§ 182 StGB), d. h. Personen unter 18 Jahren, wobei sexuelle Handlungen nur dann als missbräuchlich betrachtet werden, wenn sie unter Ausnutzung einer Zwangslage od. gegen Entgelt erreicht werden od. dadurch, dass eine Person über 21 Jahren eine fehlende Fähigkeit des Jugendlichen zur sexuellen Selbstbestimmung ausnutzt; c) Schutzbefohlene (§ 174 StGB), d. h. Kinder od. Adoptivkinder unter 18 Jahren od. Personen, die dem Täter zur Erziehung, Ausbildung od. Betreuung anvertraut sind; d) Gefangene, Verwahrte, Kranke od. Hilfsbedürftige in Einrichtungen (§ 174 a StGB), d. h. Personen jeden Alters, die sich in Vollzugs- od. Behandlungseinrichtungen (auch Tageskliniken, Werkstätten für Behinderte) befinden u. sich infolge eines Obhutsverhältnisses gegenüber dem Täter möglicherweise nicht ausreichend zur Wehr setzen können; e) widerstandsunfähige Personen (§ 179 StGB), d. h. Personen jeden Alters, die wegen Krankheit, Behinderung od. vorübergehender Beeinträchtigung des Bewusstseins nicht in der Lage sind, sich sexuellen Handlungen zu widersetzen. Außerdem können sexuelle Handlungen als Missbrauch strafbar sein, sofern sie unter Ausnutzung einer Amtsstellung (§ 174 b StGB) gegenüber Personen stattfinden, gegen die ein Verfahren eröffnet wurde, in dem der Täter eine Entscheidungsfunktion hat (Richter, Polizeibeamte, beteiligte Ärzte u. a.). Als Missbrauch strafbar sind sexuelle Handlungen immer, sofern sie unter Ausnutzung eines Beratungs-, Behandlungs- od. Betreuungsverhältnisses (§ 174 c StGB) stattfinden. **Ther. von Sexualstraftätern:** Einzel- u. Gruppentherapie, v. a. multimodal mit kognitiv-verhaltenstherap. Schwerpunkt; von bes. Bedeutung ist das Durcharbeiten des Deliktszenarios; ggf. additiv Anaphrodisiaka (Cyproteron*, LHRH-Agonisten), insbes. bei sog. Hands-on-Taten (Taten mit direktem körperlichem Kontakt); Hauptrisikofaktoren für Rückfall sind Paraphilie*, antisoziale Persönlichkeit; durch Psychotherapie kann die Rückfallquote um ca. 30 % gegenüber Nichtbehandelten gesenkt werden. **2. Österreich:** Obwohl sich § 182 des deutschen StGB u. § 207 b des österreichischen StGB sehr ähneln, bezeichnet § 182 Absatz 3 (sexuelle Handlungen von Erwachsenen ab 21 Jahren mit Jugendlichen unter 16 Jahren, wenn der Erwachsene dabei eine fehlende Fähigkeit des Opfers zur sexuellen Selbstbestimmung ausnutzt) ein Antragsdelikt (wird nur auf Antrag des Opfers bzw. seiner Erziehungsberechtigten verfolgt), § 207 b dagegen ein Offizialdelikt (von den Strafverfolgungsbehörden selbständig zu verfolgen). § 207 b des österreichischen StGB wird häufig kritisiert, da er sehr weit u. undeutlich gefasst sei. Begriffe wie „mangelnde Reife“, „Ausnutzen einer Zwangslage“ u. „gegen Entgelt“ lassen z. T. sehr große Interpretationsspielräume zu. **3. Schweiz:** Nach schweizerischem Strafrecht verjährt sexueller Missbrauch von Kindern unter 10 Jahren nicht.

Sexual|therapie (Sexual-*) *f*: (engl.) *sex therapy*; ungenaue Bez. für die Behandlung sexueller Funktionsstörungen*; kann Pharmakotherapie od. Paarpsychotherapie* umfassen u. Teil der Behandlung von Paraphilien* sein; meist i. S. von Sexualpsychotherapie* verwendet. Vgl. Sensate-focus-Übungen; Teasing-Methode.

Sexual|trieb (Sexual-*): (engl.) *sex drive*; Libido sexualis; auf die sexuelle Befriedigung gerichteter Trieb*; wegen der Unschärfe des Begriffs heute zunehmend als sexuelle Motivation* bezeichnet. Vgl. Libido.

Sexual|verhalten (Sexual-*): (engl.) *sexual behavior*; Bez. zur Beschreibung der sexuellen Aktivität; **Kriterien:** (früher häufig wertend, heute zunehmend deskriptiv) **1.** Ausrichtung am Objekt des sexuellen Interesses (z. B. als Heterosexualität*, Homosexualität*, Fetischismus*); **2.** Art der gewählten Aktivität (Geschlechtsverkehr*, Masturbation*, Exhibitionismus*, Voyeurismus*); **3.** Prozess der sexuellen Einzelhandlung (s. Reaktionszyklus, sexueller; Funktionsstörungen, sexuelle); **4.** Auftreten sexueller Aktivität (Frequenz; kumulatives Vork. in der sexuellen Biographie; Promiskuität*); **5.** Intensität sexueller Bedürfnisse (z. B. Hypersexualität*); **6.** Grad der erreichten sexuellen Befriedigung. Ausgehend von einer statistisch definierten Norm des Sexualverhaltens werden best. Abweichungen von dieser Norm als psychopathologisch relevant angesehen (s. Sexualverhalten, abweichendes).

Sexual|verhalten, ab|weichendes (Sexual-*): (engl.) *sexually deviant behavior*; sog. sexuelle Abnormität; Sammelbez. für alle Formen des Sexualverhaltens*, die von den in einer Gesellschaft (mehr od. weniger klar) definierten, sehr versch. u. stetem Wandel unterliegenden Normen hinsichtlich Art der Handlung, Partnerwahl u. Durchführung abweichen; stellt i. d. R. eine eingeengte spezialisierte Form sexuellen Handelns bei prinzipiell ungestörter Funktion dar; **Formen:** s. Paraphilie; **Urs.:** individuell sehr unterschiedlich, häufig nicht bestimmbar; **Folgen:** sozial (Diskriminierung, Strafverfolgung, soziale Isolation) u. individuell (Schuldgefühle, Selbstverletzung, Depression, Partnerschaftskonflikte u. a.); **Ther.:** ggf. Psychotherapie, v. a. kognitive Verhaltenstherapie* mit dem Ziel ausreichender Selbstkontrolle, evtl. additiv Anaphrodisiaka*.

Sexual|verhalten, gestörtes (Sexual-*): (engl.) *dysfunctional sexual behavior*; s. Funktionsstörung, sexuelle; Paraphilie.

Sexual|wissenschaft (Sexual-*): (engl.) *sexology*; Sexologie; Fachgebiet, das sich mit physiologischen, psychischen u. soziokulturellen Aspekten der Sexualität* sowie mit empirischer Forschung u. Entwicklung therapeutischer u. pädagogischer Angebote beschäftigt.

SF-36-Frage|bogen: Kurzbez. für (engl.) ***S**hort-**F**orm-36-Fragebogen*; (engl.) *SF-36-Questionnaire*; Instrument zur Erfassung der subjektiven gesundheitsbezogenen Lebensqualität*; umfasst 36 Merkmale (z. B. „Wie beurteilen Sie im allgemeinen Ihre Gesundheit?", „Wie schwer waren in den letzten 4 Wochen Ihre körperlichen Schmerzen?") in 8 Dimensionen (körperliche Funktionsfähigkeit, körperliche Rollenfunktion, körperliche Schmerzen, allgemeine Gesundheitswahrnehmung, Vitalität, soziale Funktionsfähigkeit, emotionale Rollenfunktion, psychisches Wohlbefinden); kann als Selbst- od. Fremdbeurteilungsverfahren sowie als Interview eingesetzt werden; Kurzform: SF-12; **Anw.:** ab 14 Jahre; **Testdauer:** 10 Minuten.

SFI: Abk. für **S**trukturiertes* **F**amilien**i**nterview.

Shadowing (engl. shadow Schatten): (engl.) *shadowing*; Versuchsanordnung in der Experimentalpsychologie beim dichotischen Hören; dabei soll eine der beiden dargebotenen akustischen Informationen aktiv verfolgt u. laut ausgesprochen („beschattet"), die andere ausgeblendet werden; ein schneller „Beschatter" weist dabei eine Verzögerung von ca. 250–300 ms auf, dabei werden sogar semantische Fehler korrigiert (nicht jedoch am Wortanfang), so dass die Leistung nicht nur auf der Lautebene erfolgen kann. Vgl. Aufmerksamkeit, selektive; Filtertheorie.

S

Shank-Proteine *n pl*: (engl.) *shank proteins*; Master scaffolding proteins (Meister-Stütz-/Faltungsproteine); Familie von Proteinen in Glutamat*-haltigen Nervenzellen; **Funktion: 1.** Verankerung von NMDA*- u. AMPA*-Rezeptoren in der postsynaptischen Zellmembran; **2.** Verbindung glutamaterger Rezeptoren an der Zellmembran mit der Signalübertragung innerhalb der Zelle (s. second messenger); **3.** Beteiligung an der Regulation des zellulären Calcium-Haushalts, der Bildung von Spines* an den Dendriten der Nervenzellen, an der Gehirnentwicklung; **klin. Bedeutung: 1.** verschiedene DNA-Sequenzvarianten in Genen von Mitgliedern der Shank-Familie (Shank 2, Shank 3) mit Autismus assoziiert; **2.** Hinweise auf genetische Assoziation bei Schizophrenie.

Shaping (engl. shaping formgebend): (engl.) *shaping*; Verhaltensausformung; Methode zur sukzessiven Approximation*; **Durchführung:** schrittweise positive Verstärkung* erster Ansätze od. Vorläufer des gewünschten Zielverhaltens u. anschließende diskriminative Verstärkung derjenigen Änderungen, die in Richtung des Zielverhaltens gehen.

Sheehan Disability Scale (engl. disability Arbeitsunfähigkeit; scale Skala): Abk. SDS; Selbstbeurteilungsverfahren zur Erfassung funktioneller Beeinträchtigungen in den Bereichen Arbeit bzw. Schule, soziale Kontake u. Familie durch psychische Störungen; Bewertung der 3 Items erfolgt auf 10-stufiger visueller Analogskala* entsprechend der Beeinträchtigung durch Symptome; **Anw.:** bei Erwachsenen; zur Einschätzung der Lebensqualität*, Verlaufskontrolle; z. B. bei Alkohol*- u. Drogenabhängigkeit*, Angst*- u. Panikstörungen*, Depression*, ADHS*; **Testdauer:** <5 Minuten.

Shen-Kúi: Dhat*-Syndrom.

Shprintzen-Syn|drom (Robert J. S., Genetiker, Syracuse, USA) *n*: (engl.) *Shprintzen syndrome*; DiGeorge*-Syndrom.

SHT: Abk. für **S**chädel**h**irn**t**rauma*.

SIAB: Abk. für **S**trukturiertes* **I**nventar für **a**norektische und **b**ulimische Essstörungen.

SIADH: Abk. für **S**yndrom* der **i**nadäquaten **ADH**-Sekretion.

Sial|adenose (gr. σίαλον Speichel; -osis*) *f*: (engl.) *sialadenopathy*; nichtentzündliche chronische Erkrankung der Speicheldrüsen mit schmerzloser, meist beidseitiger Schwellung der betroffenen Drüsen (meist Glandula parotidea, klinische Bez. Hamsterbäckchen) u. Sekretionsstörung; **Ätiol.:** endokrin (Diabetes* mellitus, Klimakterium, Dysfunktion der Nebennierenrinden), dystrophisch-metabolisch (z. B. Fehl- od. Mangelernährung, häufiges Erbrechen bei Bulimia* nervosa od. bei Anorexia* nervosa vom bulimischen Typ, Leberzirrhose), neurogen (Dysfunktion des vegetativen Nervensystems*); **Ther.:** Behandlung der jeweiligen Grunderkrankung; evtl. operative Drüsenverkleinerung od. -entfernung.

Sial|idose (gr. σίαλον Speichel; -osis*) *f*: (engl.) *sialidosis, neuraminidase deficiency*; syn. Neuraminidasemangel; autosomal-rezessiv erbliche Speicherkrankheit mit lysosomaler Anhäufung neuraminsäurehaltiger Oligosaccharide inf. defekter Neuraminidase; **Formen:** (nach Verlauf u. klin. Ausprägung) **1.** Typ I mit juveniler u. adulter Form; **2.** Typ II (syn. Mukolipidose Typ I, Lipomukopolysaccharidose) mit infantiler u. juveniler Form, manifestiert sich früher u. verläuft schwerer; **Klin.:** Hydrops fetalis (bei frühinfantiler Verlaufsform), Gesichtsveränderungen wie bei Mukopolysaccharid*-Speicherkrankheiten (nur bei spätinfantiler bzw. juveniler Verlaufsform), Hepatosplenomegalie, Dysostose, kirschroter Fleck am Augenhintergrund (Makuladegeneration* bei juveniler u. adulter Verlaufsform), unterschiedl. ausgeprägter Intelligenzabbau* (je nach Manifestationsalter), progressive Myoklonien.

Sialor|rhö̲ (gr. σίαλον Speichel; -rhö*) *f*: (engl.) *sialorrhoea*; Hypersalivation*.

SIB: **1.** Abk. für (engl.) ***S****chedule* for* ***I****nterviewing* ***B****orderlines*; **2.** Abk. für (engl.) ***S****evere** ***I****mpairment* ***B****attery*.

Sibutrami̲n (INN) *n*: (engl.) *sibutramine*; Appetitzügler* (ursprüngl. Antidepressivum*), dessen Zulassung in Deutschland ruht; **Wirkung:** Hemmung der Wiederaufnahme von Serotonin* u. Noradrenalin* (s. Serotonin-Noradrenalin-Wiederaufnahme-Hemmer); **Ind.:** **1.** Body*-mass-Index (Abk. BMI) ≥30 kg/m² (Adipositas*); **2.** Übergewicht mit BMI >27 kg/m² bei zusätzl. mind. einem kardiovaskulären Risikofaktor (z. B. Diabetes* mellitus Typ 2, Fettstoffwechselstörung); **Kontraind.:** KHK, arterielle Hypertonie, Schwangerschaft u. Stillzeit, zerebrovaskuläre Erkrankungen in der Vorgeschichte; Hyperthyreose, Phäochromozytom, Engwinkelglaukom, Prostatahyperplasie; **Wechselwirkungen:** Vorsicht bei gleichzeitiger Gabe eines Arzneimittels, das die QTc-Zeit verlängert; gegenseitige Plasmaspiegelerhöhung bei Gabe von CYP3A4-Hemmern (z. B. Ritonavir, Ketoconazol), gegenseitige Plasmaspiegelerniedrigung bei Gabe von CYP3A4-Induktoren (z. B. Carbamazepin, Phenytoin); **UAW:** Hypertonie*, Tachykardie*, Schlafstörungen*, Kopfschmerz, Schwindel, Obstipation, Mundtrockenheit*.

Si̲cca-Syn|dro̲m (lat. siccus trocken) *n*: (engl.) *sicca complex*; Bez. für Trockenheit der Mundhöhle u. Augen; **Vork.:** z. B. bei Depression*, Hypertriglyceridämie, Diabetes* mellitus, Sarkoidose*, Sjögren-Syndrom, nach Strahlentherapie, Virusinfektionen, Operation an Speichel- od. Tränendrüsen od. als UAW (z. B. Antidepressiva*, Antihypertensiva*); physiol. in der Menopause.

Sicherer Ort: (engl.) *safe place*; Bez. für einen vom Patienten mit Hilfe des Therapeuten gefundenen Ort, den er jederzeit u. schnell in seiner Vorstellung aufsuchen kann; dieser Ort kann bekannt u. real erlebt (z. B. Spielhütte im elterlichen Garten) od. konstruiert bzw. phantasiert sein (z. B. Haus mit Meerblick). Der Ort soll u. a. Sicherheit, Geborgenheit, Schutz, Ruhe, Wohlgefühl, Selbstakzeptanz symbolisieren in Abwesenheit von Bedrohlichem u. Negativem. Dies kann mit unterschiedlichen Sinnesempfindungen (was hört, sieht, riecht der Patient am Ort?) intensiviert werden. Der sichere Ort kann als Ressource therapeutisch unterschiedlich genutzt werden, z. B. in der EMDR* bei Depression, verschiedenen Angststörungen, z. B. posttraumatischer Belastungsstörung, u. Schlafstörungen.

Sicherungs|verwahrung: (engl.) *preventive detention*; Maßregel* der Besserung u. Sicherung gemäß § 66 StGB (Erwachsene), § 106 JGG (Heranwachsende) bzw. § 7 JGG (Jugendliche), die neben einer schuldbedingten Freiheitsstrafe, u. U. auch zusätzlich zu einer anderen Maßregel, angeordnet werden kann; kann unter best. juristischen Bedingungen verhängt werden, wenn beim Täter ein Hang zu erheblichen Straftaten festgestellt wird u. er deshalb für die Allgemeinheit (Schutz von Leben u. Unversehrtheit potentieller Opfer u. vor Schaden durch Betäubungsmittel-Handel) als gefährlich erachtet wird. Die Sicherungsverwahrung wird im Anschluss an eine Strafhaft in der Strafvollzugsanstalt verbüßt. Sie ist unbegrenzt, kann bei günstiger Prognose, die durch Gutachten zu belegen ist, beendet werden. Nach 10 Jahren Umkehr des Regel-Ausnahme-Verhältnisses: die Rückfallgefahr ist zu belegen, um eine Fortdauer der Sicherungsverwahrung zu rechtfertigen. Ein Sicherungsverwahrter kann im psychiatrischen Maßregelvollzug* untergebracht werden, wenn dadurch seine Rehabilitation besser gefördert wird (§ 67 a StGB). **Hinweis:** Das Bundesverfassungsgericht verkündete am 4.5.2011, dass alle Vorschriften des StGB u. des JGG über Anordnung u. Dauer der Sicherungsverwahrung mit dem Freiheitsgrundrecht der Untergebrachten nicht vereinbar sind. Bis zum Inkrafttreten einer gesetzlichen Neuregelung zum 31.5.2013 wurden die weitere Anwendbarkeit der Vorschriften angeordnet u. Übergangsregelungen getroffen. Vgl. Therapieunterbringungsgesetz.

Sicht|weise, syste̲mische: (engl.) *systemic perception*; Ansicht, nach der soziale Beziehungen (z. B. innerhalb der Familie od. Peergroup) das Verhalten einer Person bestimmen u. das Netz von sozialen Beziehungen u. der soziale Kontext auslösende u. aufrechterhaltende Faktoren einer psychischen Störung sind; betont die Bedeutung des Systems (Beziehungen, sozialer Kontext) u. steht im Gegensatz zu Sichtweisen, die auslösende u. aufrechterhaltende Faktoren als individualisiert, in der Person manifestiert betrachten. **Hinweis:** Eine einheitliche Systemtheorie u. breit angelegte empirische Studien zur Überprüfung der entspr. Annahmen fehlen bisher. Erkenntnisse aus Einzelfallstudien lassen vermuten, dass der Beziehungs- u. Netzwerkaspekt in therap. Interventionen mit einem entspr. Hintergrund (z. B. systemische Familientherapie*, Paartherapie) einen wichtigen Fokus darstellt; vgl. Netzwerk, soziales.

Sickness-Impact-Profile (engl. sickness Krankheit; impact Einwirkung, Einfluss; profile Profil): Abk. SIP; Selbstbeurteilungsverfahren zur Erfassung der aktuellen psychischen u. physischen Einschränkungen; umfasst 136 Items (krankheitsbedingte Einschränkungen, Behinderungen) zu 12 Dimensionen des täglichen Lebens: soziale Kontakte, Kommunikationsfähigkeit, Anteilnahme an der Umwelt, emotionales Verhalten, Unruhe, Körperpflege, Mobilität, Arbeitsplatz, Essverhalten, Schlaf, Hausarbeit, Freizeitaktivitäten; dichotome Beantwortung; **Anw.:** bei Erwachsenen; Messung der gesundheitsbezogenen Lebensqualität*; v. a. bei chron. Erkrankungen; **Testdauer:** 20–30 Minuten.

SIDAM: Kurzbez. für **S**trukturiertes* **I**nterview für die Diagnose einer **D**emenz vom **A**lzheimer Typ,

S

Multiinfarktdemenz und Demenzen anderer Ätiologie nach DSM-III-R und ICD-10.

SIDDS: Abk. für **S**trukturierter **I**nterviewleitfaden zur **D**iagnostik **D**issoziativer **S**törungen; s. Dissociative Disorders Interview Schedule.

Sidero|philie (gr. σίδηρος Eisen; -phil*) *f*: (engl.) *siderophilia*; s. Hämochromatose.

SIDS: Abk. für **s**udden **i**nfant **d**eath **s**yndrome; s. Kindstod, plötzlicher.

Sieben-Faktoren-Modell *n*: (engl.) *seven factors model*; von R. Cloninger vorgelegtes Persönlichkeitsmodell*, in dem 4 Temperamentsdimensionen u. 3 Charakterdimensionen postuliert werden; die Temperamentsdimensionen (Neugierverhalten, Schadensvermeidung, Belohnungsabhängigkeit, Beharrungsvermögen) sind v. a. genetisch determiniert u. spiegeln v. a. automatische emotionale Reaktionen (prozedurales Gedächtnis), die Charakterdimensionen (Selbstlenkungsfähigkeit, Kooperativiät, Selbsttranszendenz) werden v. a. von Umweltfaktoren* beeinflusst u. basieren v. a. auf kontextabhängigem Lernen u. Selbstbild (semantisches Gedächtnis). **Klin. Bedeutung:** Für Persönlichkeitsstörungen* wird postuliert: Die Konfiguration der Temperamentsdimensionen soll die Art der Persönlichkeitsstörung bestimmen, die sich insgesamt durch einen unreifen Charakter (geringe Ausprägung der Charakterdimensionen) auszeichnen soll. Vgl. Temperament; Charakter.

Sieben-Phasen-Modell (Phase*) *n*: (engl.) *seven factors model*; s. Therapiephasen.

Sieb|test: Screening*.

SIFAK: Abk. für **S**chmerzbezogenes* **I**nventar **fa**miliärer **A**daptabilität und **K**ohäsion.

Sigmatismus (gr. σῖγμα S) *m*: (engl.) *sigmatism*; sog. Lispeln; Form der Dyslalie* mit Fehlbildung des S-Lautes u. a. Zischlaute; **Formen:** in Abhängigkeit von der Position der Zunge: **1.** Sigmatismus addentalis (engl. dental lisp): Zunge drückt gegen die Zähne; **2.** Sigmatismus interdentalis (engl. frontal lisp): Zunge liegt zwischen den Frontzähnen; **3.** Sigmatismus lateralis (engl. lateral lisp): Austritt von Luft zwischen den Molaren.

S

Signal|angst|theorie (lat. signalis dazu bestimmt, ein Zeichen zu geben) *f*: (engl.) *signal anxiety theory*; historisch bedeutsame Theorie, die Angst* als Signal einer drohenden intrapsychischen Gefährdung (Freud), einer Ich-Schwäche inf. einer antizipierten situativen od. psychischen Belastung od. einer bedrohten Bindung (Bowlby) betrachtet. Vgl. Psychoanalyse.

Signal-Rausch-Verhältnis (lat. signalis dazu bestimmt, ein Zeichen zu geben): (engl.) *signal-to-noise ratio*; Abstand eines Signals von dem überlagerten Grundrauschen eines Systems; je höher das Signal-Rausch-Verhältnis ist, desto besser sind Signale vom Grundrauschen abzutrennen; wichtig bei der Messung physiologischer Signale.

Signal|reiz (lat. signalis dazu bestimmt, ein Zeichen zu geben): (engl.) *signal stimulus*; Schlüsselreiz*.

Signi|fikanz, klinische (lat. significantia Bedeutung, Anschaulichkeit) *f*: (engl.) *clinical significance*; liegt vor, wenn die Effekte einer Behandlung, z. B. einer Psychotherapie, klinische relevante Änderungen der Situation eines Patienten bewirken wie z. B. Arbeitsfähigkeit; die klinische Relevanz kann unterschiedlich erfasst werden, z. B. Normalisierung pathologischer Laborwerte. **Hinweis:** Die durch die Behandlung erzielte Verbesserung muss nicht von statistischer Signifikanz* sein. Andererseits kann eine Behandlung statistisch signifikante Veränderungen bewirken, ohne dass sie von klinischer Relevanz sind (wenn die Verbesserungen z. B. zu gering sind).

Signi|fikanz|niveau (lat. significantia Bedeutung, Anschaulichkeit) *n*: (engl.) *significance level*; Irrtumswahrscheinlichkeit*.

Signifikanz|niveau, statistisches (lat. significantia Bedeutung, Anschaulichkeit) *n*: (engl.) *statistical significance level*; p*-Wert.

Signi|fikanz, statistische (lat. significantia Bedeutung, Anschaulichkeit) *f*: (engl.) *statistical significance*; (statist.) Ablehnung der Nullhypothese (s. Hypothese) beim statistischen Test*; zur Feststellung der Signifikanz muss der p*-Wert des Tests mit der vorher festgelegten Irrtumswahrscheinlichkeit* verglichen werden. Ist der p-Wert kleiner als die Irrtumswahrscheinlichkeit, so kann auf statistische Signifikanz erkannt werden. Die statistische Signifikanz ist von der Größe der untersuchten Population abhängig: ist die Population genügend groß, erlangen bereits kleine Unterschiede zwischen 2 Gruppen statistische Signifikanz. Signifikanzgrenzen repräsentieren kritische Werte, d. h. Grenzen des kritischen Bereichs eines statistischen Tests.

Signi|fikanz|test (lat. significantia Bedeutung, Anschaulichkeit) *m*: (engl.) *significance test*; statistischer Test*, der die Gültigkeit der Nullhypothese überprüft, z. B. ANOVA*; vgl. Signifikanz, statistische.

SII: Abk. für (engl.) ***S****exual** ***I****nteraction* ***I****nventory*.

Sildenafil (INN) *n*: (engl.) *sildenafil*; s. Phosphodiesterase-Hemmer.

SIMFAM: Abk. für (engl.) ***Sim****ulated* ***F****amily* ***A****ctivity* ***M****easurement*; diagn. Verfahren zur Erfassung quantifizierbarer Familieninteraktionen* durch Beobachtung des Verhaltens von Paaren bzw. Familienmitgliedern in bestimmten Situationen; Dimensionen: Zusammenhalt, Anpassungsfähigkeit, Kommunikation, Interaktionsstruktur, Unterstützung, Kreativität, Aktivität u. Selbstsicherheit.

Simon-Binet-Test *m*: (engl.) *Simon Binet's test*; s. Binet-Simon-Test.

Simulated Family Activity Measurement: s. SIMFAM.

Simulation (lat. simulatio Verstellung, Täuschung) *f*: (engl.) *simulation*; Verstellung; bewusste, durch externe Anreize motivierte Vortäuschung von Krankheitszuständen; Sonderform: Hypokrisie*; **DD:** artifizielle Störung*, Münchhausen*-Syndrom, offene Selbstverletzung*. Vgl. Täuschungsphänomene, klinische; Dissimulation; Exaggeration.

Simulations|übung (Simulation*): (engl.) *simulation rehearsal*; Verhaltensübung, bei der problematisches od. alternatives adaptives Verhalten für diagn. Zwecke simuliert wird; z. B. im Rollenspiel*, als virtuelle Realität*, Imagination*. **Anw.:** z. B. zur Identifkation mangelnder sozialer Kompetenzen od. zur Erprobung alternativer Handlungsmöglichkeiten (z. B. zur Konfliktlösung).

Simultan|a|gnosie (lat. simul gleichzeitig; A-*; -gnos*) *f*: (engl.) *simultanagnosia*; s. Agnosie.

Simultan|kon|trast (lat. simul gleichzeitig; contrastare entgegenstehen) *m*: (engl.) *simultaneous contrast*; syn. Grenzkontrast; die bei optischer Wahrnehmung von Unterschieden der Leuchtdichte auftretende, subjektiv verstärkte Kontrastierung von Hell-Dunkel-Grenzen; vgl. Mach-Bänder.

Single-Photon-E|missions|computer|tomo|graphie (engl. single einzeln; Phot-*; lat. emittere aussenden, ausstoßen; -tom*; -graphie*) *f*: (engl.) *single photon emission computed tomography*; s. SPECT.

Sinnes|reiz: (engl.) *sensory stimulus*; adäquater Reiz* für ein Sinnesorgan; durch die Aktivierung von Sensoren* wird ein Sinnesreiz in eine Erregung umgewandelt. Die Integration von Sinnesreizen in Sinneszentren* ermöglicht deren Wahrnehmung*. Vgl. Sensibilität; Sensation.

Sinnes|täuschung: (engl.) *misperception*; allgemeine Bez. für Trugwahrnehmung, die eine Wahrnehmung ohne gegenständliche Reizquelle od. die Fehldeutung eines realen Sinnesreizes darstellt; **Formen: 1.** Halluzination* od. Pseudohalluzination*; **2.** Illusion* (z. B. Pareidolie*).

Sinnes|zentren *n pl*: (engl.) *sensory centres*; (neurophysiol.) Felder der Großhirnrinde zur Rezeption u. Integration spezifischer Sinnesreize* (kortikale Repräsentation eines Sinnes); z. B. Sehrinde*, Hörzentrum*, Endgebiete sensibler Bahnen. Vgl. Rindenfelder.

Sinus|thrombose (lat. sinus Krümmung, Ausbuchtung; Thrombose*) *f*: (engl.) *sinus thrombosis*; syn. Hirnvenenthrombose; Thrombose* eines Sinus durae matris, z. B. des Sinus cavernosus (Kavernosusthrombose); **Ätiol.: 1. aseptische** (blande) Sinusthrombose bei Hyperkoagulabilität des Bluts (Hormontherapie, Schwangerschaft, maligne Erkrankungen des blutbildenden Systems, Protein-S-Mangel, Protein-C-Mangel als prädisponierende Faktoren); **2. septische** Sinusthrombose meist infolge fortgeleiteter Infektion bei Osteomyelitis des Schädels, Furunkel im Gesichtsbereich, Thrombophlebitis u. a.; **Klin.:** Kopfschmerz*, Bewusstseinsstörung*, epileptische Anfälle*, zerebrale Herdstörungen*, evtl. Stauungspapille, Fieber, Meningismus* u. a.; **Diagn.:** zerebrale Angiographie, MRT; **Ther.:** Antikoagulation, bei septischer Sinusthrombose chir. Herdsanierung.

SIP: Abk. für (engl.) ***S****ickness*-****I****mpact-****P****rofile*.

SIRT: Abk. für **Sirt**uine*.

Sirtuine *n pl*: (engl.) *sirtuins*; Abk. SIRT; Sammelbez. für im Zellkern (SIRT1) od. im Zytoplasma (u. a. SIRT2) lokalisierte Proteine, die wesentlich zum Überleben von Zellen unter ungünstigen Bedingungen (z. B. oxidativer Stress*, Reduktion der Energiezufuhr) beitragen; **Wirkung: 1.** (Neuro-) Protektion: reduzieren Zellschäden, die durch oxidativen Stress entstanden sind, u. hemmen auch im Nervensystem Zelltod (Apoptose); **2.** Antagonisierung von Alterungsprozessen: biochemische Wirkung ähnlich der lebenszeitverlängernden kalorischen Restriktion im Tiermodell, u. a. vermutlich wegen Wirkung als Antioxidans*; **3.** Stimulation der Alpha-Sekretase für den physiol., unschädlichen Abbau von Amyloid*-Precursor-Protein: reduzierte Bildung von toxischen, aggregationsfördernden bzw. plaquebildenden APP-Fragmenten; **klin. Bedeutung: 1.** Stimulation durch Polyphenole wie Resveratrol*; **2.** Stimulation von SIRT1: pharmak. Zielstruktur für Wirkstoffentwicklung u. a. für metabolische Störungen, Alzheimer-Krankheit.

SIT: Abk. für **S**tress**i**mpfungs**t**raining*.

Situations|thema, traumatisches zentrales *n*: Bez. aus der Psychotraumatologie* für das Missverhältnis persönlicher Erwartungen u. (objektiver u. subjektiver) Situationserfahrungen angesichts eines Traumas* u. seiner Folgen; erfasst, was die zentrale Bedeutung für die betroffene Persönlichkeit annimmt, was die Person zutiefst getroffen u. verletzt hat. Die subjektive Gewichtung einzelner Merkmale der traumatischen Situation kann dabei deutlich von objektiven Schweregradbetrachtungen abweichen.

Situations|varianz (Varianz*) *f*: **1.** (engl.) *variance of setting*; in der Testpsychologie* die Variationsbreite situativer Versuchsbedingungen; **2.** Varianzquelle des diagnostischen Prozesses, die darauf zurückgeht, dass eine Person zu verschiedenen Zeitpunkten untersucht wird u. sich dabei z. B. in verschiedenen Phasen einer Störung befinden kann; beeinträchtigt die diagnostische Reliabilität*; **3.** Anteil der Varianz* des individuellen Verhaltens, der nicht auf Persönlichkeitsbedingungen, sondern auf situative Bedingungen zurückgeht.

Sitzungen, pro|batorische: s. Probatorik.

Sitzungs|vorbereitung: (engl.) *setting preparation*; Vorbereitung der einzelnen Sitzungenen auf die aktuelle Situation im therapeutischen Prozess auf Basis bereits erstellter Aufzeichnungen u. ggf. Klink- od. Arztberichte; u. U. mit Hilfe eines Sitzungsvorbereitungsbogens. Das eigene Vorgehen wird dadurch genauer geplant u. präzisiert.

Skala (lat. scalae Treppe, Stufen) *f*: (engl.) *scale*; Stufenleiter; Gradeinteilung; Dimension od. Wertebereich, in der/dem ein best. Phänomen (z. B. Grad von Ängstlichkeit od. Depressivität) gemessen

S

wird; vgl. Skalenniveau; Ratingskala; Likert-Skala; Analogskala, visuelle.

Skala dis|soziativen Erlebens (Skala*) *f*: s. Adolescent Dissociative Experiences Scale; Dissociative Experience Scale; vgl. Heidelberger Dissoziations-Inventar; Fragebogen zu dissoziativen Symptomen.

Skala dys|funktionaler Einstellungen (Skala*) *f*: (engl.) *scale of dysfunctional attitudes*; Selbstbeurteilungsverfahren, das dysfunktionale (Grund-)Einstellungen* erfasst, die u. a. mit Depression* u. Angststörungen* in Beziehung stehen; umfasst 40 Merkmale (z. B. „Wenn ich nicht so gut bin wie andere Leute, dann heißt das, dass ich ein Mensch von geringerem Wert bin"); basiert auf der englischsprachigen Dysfunctional Attitude Scale, die in der Ursprungsversion 100 Merkmale aufweist u. zu der 2 kürzere Parallelformen mit je 40 Merkmalen vorliegen. **Anw.**: bei Erwachsenen mit affektiven Störungen* im Alter von 18–80 Jahren; **Testdauer:** 10–15 Minuten.

Skala zur Erfassung der Selbst|akzeptierung (Skala*; Akzeptanz*) *f*: Abk. SESA; Selbstbeurteilungsverfahren zur Erfassung der Selbstakzeptierung als Teil des Selbstbildes*; basiert auf der Persönlichkeitstheorie* von Rogers; umfasst 29 Items (Feststellungen); Grad der Zustimmung bzw. Ablehnung wird auf 5-stufiger Skala erfasst; **Anw.:** Jugendliche ab 15 Jahren, Erwachsene; liefert v. a. Hinweise auf depressives Verhalten; Therapieverlaufs- u. Wirkungsforschung; Beratung, Grundlagenforschung; **Testdauer:** 10–15 Minuten.

Skala zur Erfassung des Bewältigungs|verhaltens (Skala*) *f*: s. Ways of Coping Checklist.

Skala zur Erfassung des sozialen und beruflichen Funktions|niveaus (Skala*) *f*: (engl.) *Social and Occupational Functioning Assessment Scale (Abk. SOFAS)*; Fremdbeurteilungsverfahren zur Erfassung des sozialen u. beruflichen Funktionsniveaus auf Achse V des DSM-IV als optionale Ergänzung zur Global* Assessment of Functioning Scale; **Anw.:** Beurteilung sozialer u. beruflicher Beeinträchtigungen unabhängig von dem Schweregrad der psychischen Symptome; zur Verlaufs- u. Erfolgskontrolle, z. B. bei Rehabilitation.

S

Skala zur Erfassung von Ereignis|belastungs|reaktionen (Skala*; Reaktion*) *f*: s. Impact of Event Scale.

Skala zur Erfassung von Hoffnungs|losigkeit (Skala*) *f*: Abk. H-Skala; Selbstbeurteilungsverfahren zur Erfassung von negativen Erwartungen einer Person über sich selbst, die Umwelt u. das künftige Leben (kognitive Triade der Depression*); Standardform umfasst 20 Items (v. a. psychische Symptome) mit dichotomer Beantwortung für klin. Gruppen; revidierte Form mit 6-stufiger Antwortskala für nichtklinische Gruppen; es existieren jeweils Parallelversionen mit 10 Items; deutschsprachige Bearbeitung u. Weiterentwicklungen der Hopelessness Scale; **Anw.:** ältere Jugendliche u. Erwachsene; Einzelfalldiagnostik, v. a. bei Depression; psychotherap. Erfolgskontrolle; Forschung; **Testdauer:** ca. 10 Minuten.

Skalen|niveau (Skala*) *n*: (engl.) *level of scale*; (statist.) Einteilung von Skalen* in geordnete Klassen (Skalentypen) anhand der mathematischen Operationen, die auf der Skala sinnvoll interpretiert werden können; **Bedeutung:** zu berücksichtigen bei der Berechnung statistischer Kennwerte* u. der Auswahl statistischer Tests*. **Einteilung: 1. Nominalskala** (Begriffskala): kann nur begriffliche Kategorien als Werte annehmen, die nicht in eine Reihenfolge hinsichtlich ihrer Größe gebracht werden können; nur zur Durchführung von Häufigkeitsvergleichen geeignet. Auch wenn die Kategorien durch Zahlen (sog. Codes) repräsentiert werden, sind Rechenoperationen nicht sinnvoll möglich (Beispiel: Addieren von Telefonnummern). Als Lokalisationsmaß ist der Modalwert (s. Modus) geeignet. Niedrigstes Skalenniveau. **2. Ordinalskala** (Stufenskala, Rangskala): Kategorien sind nach Rangpositionen angeordnet (z. B. Schweregrade), müssen aber nicht notwendig gleiche Abstände haben. Auf dieser Skala sind Vergleiche sinnvoll, aber nicht unbedingt Summen- u. Differenzenbildung (Beispiel: Durchschnittsnoten), daher ist der Median* das geeignete Lokalisationsmaß. **3. Intervallskala** (Abstandskala): Die Abstände der Messwerte sind auf einer diskreten od. stetigen Skala sinnvoll interpretierbar, so dass Differenzen u. Summen sowie arithmetische Mittel gebildet werden können, nicht aber Quotienten (Beispiel: Temperatur in °C). Es gibt keinen absoluten Nullpunkt. **4. Ratioskala** (Verhältnisskala, Absolutskala): Quotienten u. Prozentsätze können sinnvoll interpretiert werden (Beispiel: Inflationsrate). Ratioskalen haben meist einen natürlichen Nullpunkt u. umfassen häufig (aber nicht notwendig) nur positive Werte. Als Lokalisationsmaß ist das geometrische Mittel an Stelle des arithmetischen Mittels zu erwägen. Höchstes Skalenniveau.

Skalen zur Erfassung der Lebens|qualität (Skala*) *f pl*: Abk. SEL; Selbstbeurteilungsverfahren zur Erfassung der gesundheitsbezogenen Lebensqualität* basierend auf den Dimensionen Inhalt (körperlicher, sozialer u. kognitiv-emotionaler Bereich), subjektiver Relevanzgrad u. zeitlicher Bezugsrahmen (Momentaufnahme, mittelfristig, langfristig); umfasst 69 Items zu 7 Skalen: objektive körperliche Beschwerden, subjektive körperliche Verfassung, objektives soziales Umfeld, subjektives soziales Umfeld, Stimmung, Grundstimmung u. Lebensorientierung; Beurteilung auf 5-stufiger Skala; mehrere Kurzformen; **Anw.:** Einzel- od. Gruppentest; z. B. bei chron. Erkrankungen zur Status- u. Verlaufskontrolle; Diagnostik, Beratung, Intervention, Forschung; **Testdauer:** Kurzform 5–15 Minuten, Langform 20–30 Minuten.

Skalierung (Skala*): (engl.) *scaling*; quantitative Erfassung psychol. Merkmale i. S. einer Messung, die auf unterschiedlichem Skalenniveau* erfolgen kann, d. h. Zuordnung von Zahlen zu den möglichen Ausprägungen des Merkmals; ermöglicht, beobachtete Eigenschaften quantitativ abgestuft messbar zu machen unter Verwendung von Skalen* mit unterschiedl. Messgenauigkeit u. unterschiedl. Maßeinheiten. **Formen: 1. indirekte** Skalierung: aus den Häufigkeiten jeweiliger Vergleichsurteile zwischen 2 Merkmalausprägungen (z. B. größer, gleich, kleiner) wird auf die Stellung dieser Merkmalausprägungen zueinander geschlossen. Dabei liegen 2 Ausprägungen auf der zu erstellenden Skala der Merkmalausprägungen um so weiter auseinander, je häufiger sie als ungleich u. um so näher beieinander, je häufiger sie als gleich wahrgenommen wurden. **2. direkte** Skalierung: beruht auf direkten Vergleichsurteilen: die direkte Beurteilung der Beziehungen zwischen den Merkmalausprägungen (z. B. Linie A ist doppelt so lang wie Linie B) wird unmittelbar zur Skalenbildung verwertet.

SKAT: Abk. für **S**chwell**k**örper*-**A**utoinjektions**t**herapie.

SKID: Abk. für **S**trukturiertes* **K**linisches **I**nterview für **D**SM-IV.

SKID-D: Abk. für **S**trukturiertes **K**linisches **I**nterview für **D**SM-IV für **D**issoziative Störungen; s. **S**trukturiertes **K**linisches **I**nterview für **D**issoziative Störungen.

Skill-Defizit-Hypothese (engl. skill Fähigkeit, Fertigkeit; Defizienz*; Hypothese*) *f*: (engl.) *skill deficiency hypothesis*; Annahme (nach R. S. Lazarus, 1966), dass problematische soziale Interaktion* durch mangelnde Übung in entsprechenden Alltagssituationen zustande kommt; demnach sind mangelhaft entwickelte Fähigkeiten u. Fertigkeiten eine Folge fehlenden od. falschen Lernens* u. damit verbundener negativer Erwartungen (z. B. Phobien*, Logophobie*).

Skills (engl. skill Fähigkeit, Fertigkeit): (engl.) *skills*; v. a. in der Pädagogik u. Verhaltenstherapie verwendete Bez. für Fähigkeiten u. Fertigkeiten; v. a. sog. **Social Skills** (syn. Soft Skills) i. S. der sozialen Kompetenz*, die in Lehr-Lern-Situationen geschult od. in therapeutischen Verfahren trainiert wird. Vgl. Skill-Defizit-Hypothese; Life-Skills-Programm.

Skinner-Box (Burrhus Frederic S., Psychol., Harvard, 1904–1990): (engl.) *Skinner box*; standardisierte Käfig-Apparatur für Tierversuche, in der automatisiert neues Verhalten erlernt werden kann; von Skinner auf Basis des Versuchskäfigs von E. L. Thorndike entwickelt; enthält eine Vorrichtung, mit der bei Druck auf einen Hebel (bei Ratten) od. eine Pickvorrichtung (bei Tauben) ein Stück Futter in einen Behälter fällt; in dem möglichst reizarmen Käfig können zusätzlich Lichter od. Lautsprecher sowie ein elektrisch leitfähiger Bodenrost installiert sein, um konditionierte u. unkonditionierte Reize zu verabreichen. Während das Tier zunächst nur durch Zufall die richtige Bewegung ausführt („die Bewegung emittiert"), wird sein Verhalten mit der Zeit zielgerichtet. Der Lernerfolg wird durch operante Konditionierung* erklärt. In ähnlicher Weise kann klassische Konditionierung* untersucht werden, z. B. die Paarung von Signalreizen (konditionierter Reiz z. B. Licht, Ton) mit elektrischen Reizen (unkonditionierter Reiz). Über den ursprünglichen Einsatzbereich i. R. der Lernpsychologie hinaus sind Varianten der Skinner-Box heute für eine Vielzahl von Forschungszweigen, z. B. Verhaltenspharmakologie u. Arzneimittelentwicklung, von Bedeutung.

Skler-: auch Scler-; Wortteil mit der Bedeutung hart, trocken; von gr. σκληρός.

Skotom (gr. σκότος Dunkelheit; -om*) *n*: (engl.) *scotoma*; umschriebener Gesichtsfeldausfall mit Empfindlichkeitsherabsetzung an einer Stelle innerhalb des Gesichtsfeldes* bei erhaltenen Außengrenzen; **Lok.: 1.** Zentralskotom: Vork. z. B. bei Papillenveränderungen inf. Makuladegeneration* od. Retrobulbärneuritis*; **2.** peripheres Skotom: Vork. z. B. bei Glaukom*; **3.** halbmondförmiges Skotom; **Formen: 1.** relatives Skotom: Objekte im Bereich des Skotoms sind abgeschwächt; **2.** absolutes Skotom: Objekte werden nicht erkannt. Vgl. Hemianopsie; Tunnelblick.

SKT: **1.** Abk. für **s**oziales **K**ompetenz**t**raining; s. Training sozialer Kompetenz; **2.** **S**yndrom*-**K**urz**t**est.

Skulpturverfahren (lat. sculpere bildhauerisch gestalten): (engl.) *glyph method*; Bez. für Methode der systemischen Familientherapie*, bei der v. a. mit der **Familienskulptur** gearbeitet wird, welche die Beziehungen u. das Verhalten von Familienmitgliedern zueinander symbolisch darstellt, z. B. durch andere Patienten während einer Gruppentherapiesitzung.

Sleep-onset-REM: Kurzbez. für (engl.) *Sleep-onset-rapid eye movements*; s. REM-Schlaf-Latenz.

Sly-Syndrom (William S. S., amerikanischer Arzt, geb. 1932) *n*: (engl.) *Sly's syndrome*; syn. Mukopolysaccharid-Speicherkrankheit Typ VII; s. Mukopolysaccharid-Speicherkrankheiten (Tab. dort).

SMA: Abk. für **s**upplementär-**m**otorisches **A**real*.

SMI: Abk. für (engl.) ***s**ubjective **m**emory **i**mpairment*; subjektive Gedächtnisbeeinträchtigung im Alter; meist mit Beunruhigung des Betroffenen verbunden, auch bei Fehlen einer objektivierbaren Gedächtniseinschränkung (nach eingetretener Demenz dagegen abnehmende Wahrnehmung der Gedächtnisstörungen aufgrund des krankheitsbedingten Mangels an Selbstaufmerksamkeit); meist Indikator für empfundene Verschlechterung i. R. physiologischer Altersvergesslichkeit* od. MCI*; SMI ohne objektivierbare Beeinträchtigung entspricht Stadium der noch leistungserhaltenden Kompensation (Leistungserhalt durch Aktivierung zusätzlicher Hirnregionen, z. B. Mitbeteiligung des Präfrontalkortex bei Hippocampus-assoziiertem Lernen; s. HAROLD-Modell), Risikofaktor für spätere Demenz (v. a. Alzheimer-Krankheit, deren Biomarker, v. a. im Liquor cerebrospinalis, bereits gruppenstatistisch gehäuft vorhanden sind); **Häufigkeit:** nach dem 65. Lebensjahr: 25–50 %, nach dem 85. Lebensjahr: 80 %; **Hinweis:** Verwendung der Bez. SMI aktuell als gruppendefinierende Kennzeichnung in der klinischen Forschung, nicht als Krankheitsbezeichnung etabliert in der klinischen Versorgung.

SNAP: Abk. für (engl.) *Schedule* for Nonadaptive and Adaptive Personality.*

SNARI: Abk. für selektive Noradrenalin-Rückaufnahme-Inhibitoren; s. Noradrenalin-Wiederaufnahme-Hemmer.

SNERI: Abk. für (engl.) *selective norepinephrin reuptake inhibitors;* s. Noradrenalin-Wiederaufnahme-Hemmer.

Snoezelen (Neologismus aus den niederländischen Wörtern snuffelen: explorieren u. doezelen: dösen): positive (visuelle, auditive, taktile, olfaktorische od. gustatorische) Stimulation der Sinne in einem mit z. B. unterschiedlichen Lichtquellen, Spiegelkugeln, Duft-Vorrichtungen, Vibrationsquellen, Möbeln ausgestatteten multisensorischen Stimulationsraum; **Prinzip:** Steigerung des persönlichen Wohlbefindens durch balancierte Förderung von Aktivierung u. Entspannung; freie u. interessengeleitete Auseinandersetzung mit den verschiedenen Stimulationsquellen mit Unterstützung einer Begleitperson; **Ind.:** Autismus*, tief greifende Entwicklungsstörungen*, Demenz*, Hirnschaden*; **Wirksamkeit:** positive Effekte in einzelnen Studien; Gesamtbefundlage uneinheitlich bei vielfach schwacher Studiengüte (Lotan u. Gold, 2009).

SNP: Abk. für (engl.) *single nucleotide polymorphism;* Variation eines einzelnen Basenpaares (Punktmutation) in der Nukleotidsequenz der DNA einer Population. Vgl. Polymorphismus.

SNRI: Abk. für (engl.) *selective norepinephrin reuptake inhibitors*; s. Noradrenalin-Wiederaufnahme-Hemmer; vgl. Antidepressiva.

SOC: Abk. für (engl.) *Sense of Coherence;* s. Leipziger Kurzskala.

S

Social Anxiety Scale for Adolescents (engl. social sozial; anxiety Angst, Ängstlichkeit; scale Skala; adolescent Jugendliche): s. Social Anxiety Scale for Children.

Social Anxiety Scale for Children (engl. social sozial; anxiety Angst, Ängstlichkeit; scale Skala; children Kinder): Abk. SASC; Selbstbeurteilungsskala zur Erfassung von Gefühlen sozialer Angst bei Kindern in Situationen mit Altersgenossen; revidierte Version (Abk. SASC-R) umfasst 22 Items (z. B. „Ich mache mir Sorgen darüber, was andere Kinder über mich denken") auf den Dimensionen Angst vor negativer Bewertung, soziale Vermeidung u. Stress in Bezug auf neue Freunde u. neue Situationen, allgemeine soziale Vermeidung u. Stress; Beantworung erfolgt auf 5-stufiger Likert*-Skala. Es existiert eine Version für Jugendliche (Social Anxiety Scale for Adolescents, Abk. SAS-A) sowie jeweils eine Elternversion; **Anw.:** soziale Ängstlichkeit, soziale Phobie*.

Social-Drift-Hypo|these (engl. social sozial; drift langsame Abwanderung; Hypothese*) *f*: (engl.) *social drift hypothesis*; Annahme, nach der die mit einer psychischen Störung einhergehenden Verhaltens- u. Persönlichkeitsveränderungen als Ursache sozialer Abstiegsprozesse betrachtet werden; **Grundannahme:** der Gesundheitszustand beeinflusst den sozialen Status: die psychische Störung u. die damit verbundenen zusätzl. kognitiven u. emotionalen Störungen im Verlauf der Erkrankung führen zu sozialem Abwärtsdrift u. einer Verschlechterung der Lebensbedingungen. **Hinweis:** Die empirische Befundlage ist uneinheitlich. Vgl. Verursachungshypothese, soziale.

Social Phobia and Anxiety Inventory (engl. social sozial; phobia Phobie; anxiety Angst, Ängstlichkeit; inventory Fragebogen): Abk. SPAI; Selbstbeurteilungsverfahren zur Erfassung des Ausmaßes von sozialer Angst u. Furcht; umfasst 45 Items (z. B. „Ich habe Angst, wenn ich allein zu Hause bin") u. die Subskalen soziale Phobie* (32 Items) u. Agoraphobie* (13 Items); Beantwortung erfolgt auf 7-stufiger Likert-Skala; **Anw.:** ab 14 Jahren; **Testdauer:** 20–30 Minuten.

Social Phobia and Anxiety Inventory for Children (engl. social sozial; phobia Phobie; anxiety Angst, Ängstlichkeit; inventory Fragebogen; children Kinder): Abk. SPAI-C; Selbstbeurteilungsverfahren zur Erfassung von Häufigkeit u. Bereichen sozialer Ängste u. sozialer Phobie bei Kindern u. Jugendlichen; umfasst 26 Items zu körperlichen, kognitiven u. verhaltensbezogenen Angstsymptomen in Bezug auf kinderspezifische Situation (z. B. laut lesen, in der Schulkantine essen) Beantwortung erfolgt auf 3-stufiger Antwortskala; die deutsche Version Sozialphobie und -angstinventar für Kinder (Abk. SPAIK) für Kinder u. Jugendliche von 8–16 Jahren; **Anw.:** soziale Ängstlichkeit, soziale Phobien; im Alter von 8–16 Jahren; **Testdauer:** 20–30 Minuten.

Social Skills (engl. social sozial; Skills*): s. Skills.

Sodomie (nach der biblischen Stadt Sodom) *f*: (engl.) *sodomy*; Begriff mit historisch wechselnden Bedeutungen, heute i. S. von Zoophilie* verwendet.

SOFAS: Abk. für (engl.) *Social and Occupational Functioning Assessment Scale;* s. Skala zur Erfassung des sozialen und beruflichen Funktionsniveaus.

Soft Skills (engl. soft weich, nachgiebig; Skills*): s. Skills.

Sokratischer Dia|log (gr. διάλογος Unterredung) *m*: (engl.) *Socratic method*; Technik der Gesprächsführung, bei der mit offenen, nicht wertenden Fragen der therap. Einsichtsprozess beim Patienten u. dessen Autonomie* u. Selbstwirksamkeit* gefördert wird, indem ihm die Veränderbarkeit des Denkens („ich habe die Wahl, so od. anders zu denken") aufgezeigt wird; **Anw.:** in der Verhaltenstherapie (geleitetes Entdecken), in der kognitiven Therapie* nach Beck, A.T. u. J. S. od. Ellis, auch in der Tiefenpsychologie nach Adler; geeignet für alle Patientengruppen zur Formulierung der Bedeutung von Ereignissen für den Patienten, zum Hinterfragen u. Verändern dysfunktionaler Denk- u. Verhaltensmuster, indem der Patient selbst die Alternativen bewertet; nicht autoritäres Verfahren mit partnerschaftlicher Grundhaltung, führt ggf. zur Vereinbarung von Verhaltensexperimenten* (A.T. Beck: „collaborative empiricism“, kollaborativer Empirismus); **Hinweis:** wichtig zur Vorbeugung von Widerstand* u. zur Stärkung der Eigenverantwortung des Patienten; bei inkompetenter Anwendung Gefahr zu vieler aneinandergereihter Fragen vom Therapeuten an den Patienten, verbunden mit mangelndem Rapport mit dem Patienten.

Solenazumab *n*: (engl.) *solenazumab*; monoklonaler Antikörper, der an die mittlere Sektion des Beta*-Amyloid-Moleküls bindet; **Hinweis:** klin. Anw. in Entwicklung zur passiven Beta*-Amyloid-Immuntherapie bei Alzheimer*-Krankheit (leichter bis moderater Schweregrad). Vgl. Bapineuzumab.

Somatic Symptom Index (engl. somatic somatisch; symptom Symptom; index Verzeichnis): Abk. SSI; klinische Bez. (J.I. Escobar, 1989) für ein Somatisierungssyndrom* mit mind. 4 Symptomen bei Männern u. 6 Symptomen bei Frauen (sog. SSI-4,6 aufgrund der in DSM-III geschlechtsspezifisch unterschiedl. Symptomzahl für die Somatisierungsstörung); Bez. wurde aufgrund epidemiol. Studien zur Somatisierungsstörung* eingeführt; SSI4,6 ist weniger restriktiv definiert als die Somatisierungsstörung u. eine klinisch notwendige Ergänzungskategorie zu dieser Erkrankung; Klassifizierung als undifferenzierte somatoforme Störung*, wenn Verschlüsselung anhand eines Diagnosesystems nötig.

Somatiker (somatisch*) *m*: (engl.) *somatist*; historische Bez. für Vertreter einer um 1830 einsetzenden, gegen idealistische u. naturphilosophische Psychopathologien gerichteten Auffassung, die psychische Störungen als Folgeerscheinungen od. Begleitsymptome eines somatischen Defekts betrachten. In Abgrenzung zu den Psychikern* lehnten die Somatiker Nachforschungen über Schuld u. Unschuld der kranken Menschen ab u. strebten ihre Entlastung von moralischer Selbstverantwortlichkeit an. Entsprechend gingen auch von ihnen in der Praxis der sog. Irrenbehandlung Bestrebungen aus, unter moralisch-sittlichen Aspekten durchgeführte Zwangstherapien zu mildern, klinische Anstalten zu reformieren u. die Unzurechnungsfähigkeit psychisch kranker Täter in der Rechtssprechung zu fordern.

somatisch (gr. σῶμα Körper): (engl.) *somatic*; körperlich, auf körperlichen Vorgängen beruhend; Gegensatz: psychisch*.

Somatisierung (somatisch*) *f*: (engl.) *somatisation*; Wiederbelebung früher somatischer Reaktionsmuster durch eine psychosoziale Belastungssituation bzw. Auslösesituation; der mit der körperlichen Erregung verbundene Affekt* (z. B. Angst bei Tachykardie) wird nicht als Emotion, sondern als (bedrohliche) Organfunktionsstörung wahrgenommen. Vgl. Alexithymie; Konversion.

Somatisierungs|störung (somatisch*): (engl.) *somatisation disorder*; veraltet Briquet-Syndrom, vegetatives Syndrom, psychovegetatives Syndrom, vasoneurotisches Syndrom; Bez. (ICD-10) für Form der somatoformen Störung* mit multiplen, im Verlauf z. T. wechselnden körperlichen Symptomen von mindestens 2-jähriger Dauer; in 60–80 % Komorbidität mit depressiver Störung, in 20–30 % mit Angststörung*; **Häufigkeit:** selten: Prävalenz <0,5 %; m : w = 1 : 2; **Ätiol.:** multifaktoriell mit pathogenen (prädisponierenden, auslösenden, aufrechterhaltenden) u. salutogenen (protektiven) Faktoren; prädisponierende Risikofaktoren: weibliches Geschlecht, niedriger sozialer Status, lateinamerikanischer od. nahöstlicher Kulturkreis, familiäre Belastung mit Alkoholabhängigkeit, dissoziale Persönlichkeitsstörung*, affektiven u. somatoformen Störungen, familiäre Krankheitsmodelle während der Kindheit u. Jugend, sexuelle Übergriffe, einseitig organmedizinisch orientierter Gesundheitsbegriff, negatives Selbstkonzept, geringe subjektive Stresstoleranz; auslösende Faktoren: kritische Lebensereignisse, organische Erkrankungen, psychische Dauerbelastung (z. B. alkoholabhängiger Ehepartner) u. tägliche Belastungen (Daily Hassles); protektive Faktoren: soziale Unterstützung; aufrechterhaltende Faktoren: inadäquate Bewältigungsstrategien, ungünstige familiäre Interaktionen u. Verstärkung von Krankheitsverhalten, Aufmerksamkeitsfokussierung auf körperliche Beschwerden mit Scanning, Verstärkung des organmedizinischen Krankheitsverständnisses, Funktionalisierung von Symptomen, Schon- u. Vermeidungsverhalten, ggf. psychophysiologische Veränderungen, Ängste, depressive Verstimmung, katastrophisierende Bewertung von Körperempfindungen; **Klin.:** Beginn meist vor dem 30. Lebensjahr; alle Organsysteme u. Körperregionen können betroffen sein, meist Kopf- u. Rückenschmerz; chron. fluktuierender Verlauf mit häufig schwerwiegenden gesundheitlichen Beeinträchtigungen, z. B. Fehlindikationen für nicht notwendige Operation od. diagnostische Eingriffe; nach ICD-10 Weigerung, den Befund des Fehlens körperlicher Erklärungen zu akzeptieren; **Ther.:** Psychotherapie*, kognitive Verhaltenstherapie*; ggf. Antidepressiva*, Johanniskraut*; **DD:** erweiterte Störungsbilder mit multiplen somatoformen Symptomen: Somatisierungssyndrom*, undifferenzierte somatoforme Störung*, somatoforme autonome Funktionsstörung*, anhaltende somatoforme Schmerzstörung*, Konversionsstörung*, organische Erkrankung, vorgetäuschte Störung, Simulation*. Vgl. Verstärkung, somatosensorische.

Somatisierungs|störung, un|dif|ferenzierte (somatisch*): (engl.) *undifferentiated somatisation disorder*; s. Störung, undifferenzierte somatoforme.

Somatisierungs|syn|drom (somatisch*) *n*: (engl.) *somatization syndrome*; syn. multiples somatoformes Syndrom; klinische Bez. für gleichzeitiges Auftreten mehrerer körperlicher Symptome, die nicht od. nicht vollständig durch einen bekannten organischen Krankheitsfaktor erklärt werden können; z. B. vegetative (gastrointestinale od. kardiovaskuläre) Symptome, Schmerzen (DD: anhaltende somatoforme Schmerzstörung*), neurologische Symptome (DD: Konversionsstörung*); **Vork.:** bei Somatisierungsstörung*, undifferenzierter somatoformer Störung*, somatoformer autonomer Funktionsstörung*.

somato|gen (gr. σῶμα Körper; -gen*): (engl.) *somatogenic*; körperlich bedingt.

Somato|liberin *n*: (engl.) *somatoliberin*; s. SRH.

Somato|para|phrenie (somatisch*; Par-*; gr. φρήν Verstand, Zwerchfell) *f*: (engl.) *somatoparaphrenia*; Bez. für wahnhafte Überzeugung, dass die eigenen Gliedmaßen einer anderen Person gehören; Ich-Störung; **Vork.:** z. B. bei Schizophrenie.

Somato|statin (INN) *n*: (engl.) *somatostatin*; aus Hypothalamus u. D-Zellen der Langerhans-Inseln des Pankreas freigesetztes Releasing*-Hormon; **Wirkung:** Hemmung der Ausschüttung von STH, TSH, ACTH, Insulin, Glucagon, Gastrin u. Cholecystokinin; **Ind.:** u. a. als Hämostatikum bei schwerer ösophagogastraler Blutung (z. B. Ösophagusvarizenblutung*, Mallory-Weiss-Syndrom) bis zur Notfallendoskopie; **Somatostatin-Analoga** (Octreotid, Lanreotid): Akromegalie*, neuroendokrine Tumoren* des Magen-Darm-Trakts; **UAW:** initial passagerer Blutzuckerabfall, Blutzuckeranstieg nach 2–3 Std.; bei zu rascher Injektion Brechreiz u. Hitzegefühl.

Somato|status (somatisch*; Status*) *m*: (engl.) *somatostatus*; somatischer Status; s. Befund, somatischer.

Somato|therapie (somatisch*) *f*: (engl.) *somatotherapy*; körperliche Maßnahmen zur Behandlung psychischer Störungen (z. B. Gabe von Psychopharmaka*, Elektrokrampftherapie*, Psychochirurgie*, somatische Schmerztherapie*, Bewegungstherapie*).

S

Somato|tropin *n*: (engl.) *somatotropin*; STH*.

Somatropin (INN) *n*: (engl.) *somatropin*; STH*.

Somn|ambulenz (lat. somnus Schlaf; ambulare wandern) *f*: (engl.) *somnambulence*; Hypnosestufe (s. Hypnose), tiefe Trance*; Zustand vollkommener Entspannung; Suggestibilität besteht, auch für realitätsfremde Suggestionen* u. Halluzinationen*; es besteht partielle bis vollständige Amnesie*.

Somn|ambulismus (Somnambulenz*) *m*: (engl.) *somnambulism*; syn. Noktambulismus, Schlafwandeln; auch Lunatismus, umgangssprachl. Nachtwandeln, Mondsüchtigkeit; Form der Parasomnie* mit stereotypen od. komplexen Handlungen (z. B. Aufstehen, Herumgehen, Essen, Verlassen des Hauses) vorwiegend aus den Schlafstadien III u. IV (Delta*-Schlaf) inf. inkompletten Erwachens mit Aktivierung des motor. Systems ohne bewusste Kontrolle u. kompletter od. partieller Amnesie* beim Erwachen; tritt meist im ersten Drittel der Nacht auf; kann zu schweren Verletzungen führen; **Häufigkeit:** v. a. bei Kindern u. Jugendlichen vorkommend (bei 8- bis 12-Jährigen 17 %, bei Erwachsenen 1–4 %); **Ther.:** primär Sicherung gegen Verletzungen; bes. bei Erwachsenen Entspannungsmethoden*, auch Pharmakotherapie mit Clonazepam*, Antidepressiva*. Vgl. Pavor nocturnus.

Somni|fera (lat. somnus Schlaf; lat. ferre bringen) *n pl*: (engl.) *somnifacient*; Schlafmittel*.

Somno|lenz (lat. somnolentia Schläfrigkeit) *f*: (engl.) *somnolence*; Form der quantitativen Bewusstseinsstörung*; schläfriger Zustand, aus dem der Betroffene durch äußere Reize noch zu wecken ist.

SOMS: Abk. für Screening für **Som**atoforme **S**törungen; Selbstbeurteilungsverfahren zur Erfassung von Symptomen somatoformer Störungen* anhand von Kriterien des DSM-IV u. ICD-10; umfasst 2 Teile: **1. SOMS-2** mit 68 Merkmalen zur Statusmessung bezogen auf die vergangenen 2 Jahre; **2. SOMS-7** (unterschiedl. Versionen für Frauen u. Männer) mit 53 Merkmalen zur Statusmessung (Ist-Zustand der letzten 2 Jahre) od. Veränderungsmessung (z. B. Veränderungen der Symptomatik i. R. einer Therapie) bezogen auf die vergangenen 7 Tage; **Anw.:** im Alter ab 15 Jahre; **Testdauer:** 10 Minuten.

SONET: Abk. für Interview und Fragebogen zum **So**zialen **Net**zwerk und zur Sozialen Unterstützung; multidimensionales Verfahren zur Erfassung der verfügbaren u. wahrgenommenen sozialen Beziehungen; umfasst standardisiertes Interview u. Fragebogen mit 54 Items; erfasst 4 Ebenen: **1.** Mitglieder des sozialen Netzwerks* u. Mindestkontakthäufigkeit (z. B. aus den Bereichen Arbeit, Familie, Haushalt); emotionale Bedeutung u. Wichtigkeit; **2.** Parameter der Kontakte (z. B. Frequenz, Dauer, geographische Entfernung); **3.** emotionale u. instrumentelle soziale Unterstützung* (z. B. Anerkennung, Verlässlichkeit, praktische Unterstützung); **4.** Bewertung der Zufriedenheit mit der Unterstützung; es existiert eine Version für Kinder; **Anw.:** bei Erwachsenen.

Sopor (lat. sopor tiefer Schlaf) *m*: (engl.) *sopor*; Form der quantitativen Bewusstseinsstörung*; Schlafähnlicher Zustand, aus dem der Betroffene durch äußere Reize nicht mehr voll erweckbar ist; nur sehr starke Reize (z. B. Schmerzreize) lösen Reaktionen (z. B. gerichtete Abwehrbewegungen) aus; keine spontanen gezielten Handlungen.

SOREM: Abk. für (engl.) ***S**leep-**o**nset-**r**apid **e**ye **m**ovements*; s. REM-Schlaf-Latenz.

Sorgen|kette: (engl.) *anxiety chain*; s. Grübelreaktion (Abb. dort).

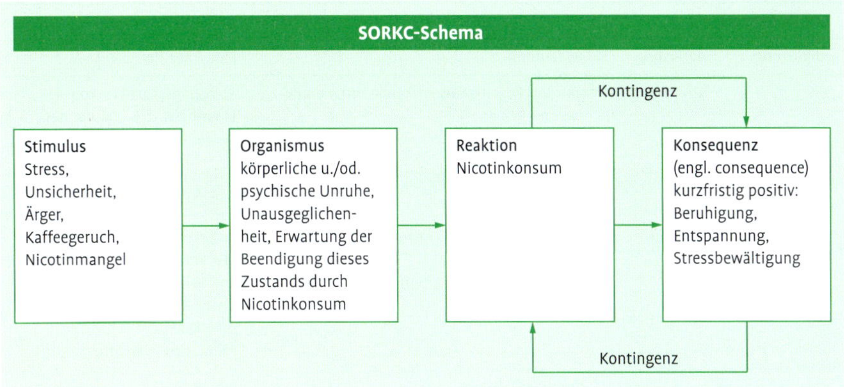

SORKC-Schema: Beispiel Nicotinkonsum

Sorgen|kon|frontation in sensu (Konfrontation*) *f*: (engl.) *anxiety confrontation in sensu*; Grübelkonfrontation*.

Sorgfalts|pflicht: (engl.) *duty of care, due diligence*; Pflicht des Arztes od. Psychotherapeuten gegenüber dem Patienten zu einer zum Behandlungszeitpunkt dem anerkannten u. gesicherten Stand der Wissenschaft entsprechenden, kunstgerechten u. für die Erreichung des Heilungserfolgs optimalen Behandlung; die erforderliche Sorgfalt bemisst sich anhand des bei gewissenhaften u. aufmerksamen Ärzten od. Psychotherapeuten objektiv vorausgesetzten Verhaltens einschließlich der vorausgesetzten allgemeinen Kenntnisse. Auf die subjektiv individuellen Fähigkeiten u. Kenntnisse des Einzelnen kommt es grundsätzlich nicht an. Die Verletzung dieser Sorgfaltspflicht ist Voraussetzung für einen Behandlungsfehler*. Zu den psychotherap. Sorgfaltspflichten zählen u. a. die diagnostische Abklärung vor Behandlungsbeginn, Indikationsstellung u. Erstellung eines Gesamtbehandlungsplans, die Berücksichtigung der erarbeiteten Behandlungsziele. Psychotherapeuten dürfen keine Behandlung durchführen, wenn sie feststellen, dass das notwendige Vertrauensverhältnis nicht herstellbar ist, sie für die konkrete Aufgabe nicht befähigt od. ausgebildet sind. Eine kontraindizierte Behandlung ist selbst bei ausdrücklichem Wunsch eines Patienten abzulehnen. Wird eine Behandlung bei fortbestehender Indikation beendet, ist der Psychotherapeut verpflichtet, dem Patienten ein Angebot zu machen, ihn bei der Suche nach Behandlungsalternativen zu unterstützen. Die Behandlung von Ehegatten, Partnern, Familienmitgliedern od. von in engen privaten u. beruflichen Beziehungen zu einem Patienten stehenden Personen ist mit besonderer Sorgfalt zu prüfen. Vgl. Aufklärungspflicht; Schweigepflicht.

SORKC-Schema (Schema*) *n*: Verhaltensmodell, das Verhalten u. Erwerb von Verhalten (Lernen*) als Abfolge von Reiz* (**S**timulus, Situation), **O**rganismus (interne Bedingungen einer Person), Reaktion* (**R**esponse, Verhalten*), **K**ontingenz* (Regelmäßigkeit des Verhaltens) u. Konsequenz (**C**onsequence, Einsetzen einer Verstärkung od. Bestrafung als Folge des Verhaltens) beschreibt; bezieht sich auf die Prinzipien der klassischen Konditionierung* u. operanten Konditionierung*; es werden die motorische (α), die kognitive (β), die psychophysiol. Ebene (γ) u. teilweise auch eine emotionale Ebene (φ) unterschieden, die das Verhalten des Patienten konstituieren u. anhand derer die zur Verhaltensauffälligkeit* führende SORKC-Kette (Verhaltensgleichung*) beschrieben werden kann (s. Abb., s. Tab.). **Anw.:** in der klinischen Psychologie*, Verhaltenstherapie* i. R. der horizontalen Verhaltensanalyse* u. Bedingungsanalyse*.

SOT: Abk. für **S**törung* mit **o**ppositionellem **T**rotzverhalten.

Sozial|ana|mnese (Sozialisation*; Anamnese*) *f*: (engl.) *social anamnesis*; s. Anamnese.

Sozial|arbeit (Sozialisation*): (engl.) *social work*; häufig mit Sozialpädagogik* synonym verwendete Bez., die pädagogische, therapeutische u. beraterische Dienstleistungen des Sozialwesens zusammenfasst, mit deren Hilfe gesellschaftlich benachteiligte od. persönlich beeinträchtigte Menschen zu möglichst eigenständiger Lebensbewältigung* befähigt u. zur Integration* in die Gesellschaft angeleitet werden sollen; der ganzheitliche Ansatz erfasst die Bedürfnisse Einzelner, von Gruppen u. dem Gemeinwesen in ihrer Gesamtheit.

Sozial|arbeiter (Sozialisation*): (engl.) *graduate social worker, graduate social pedagogue*; arbeitet als Bezugsperson* einzelner Menschen od. Gruppen aller sozialen Schichten u. Altersstufen, die in ihrer persönlichen Entwicklung einer Förderung od. Begleitung bedürfen od. von einer Notsituation bedroht bzw. betroffen sind; **Aufgabe:** Mitwirkung bei der Bewältigung u. Prävention von Krankheiten, Beratung u. Betreuung i. R. der Kinder- u. Jugendhilfe, im Strafvollzug, in Kranken-

SORKC-Schema

Abkürzung	Auflösung	Bedeutung	klinisches Beispiel
S	Stimulus	auf den Organismus wirkende interne und externe Reize	Ablösungssituation vom Elternhaus, z. B. Beginn des Studiums
O	Organismus	situationsunabhängige Merkmale der Person	selbstunsichere Persönlichkeit mit dependenten Zügen
R	Reaktion	kognitiv-emotionale, physiologische und behaviorale Reaktionen (Verhaltensauffälligkeiten)	im öffentlichen Raum Kognitionen wie „alle sehen zu mir her und belustigen sich"; Emotion: Unsicherheit, Angst; physiologische Reaktion: Schwitzen, Palpitation; Verhalten: Flucht
K	Kontingenz	Regelmäßigkeit des Verhaltens	regelmäßig
C	Konsequenz	Einsetzen einer Verstärkung oder Bestrafung als Folge des Verhaltens	kurzfristig: Angstreduktion nach der Flucht (negative Verstärkung), Zuwendung durch Eltern; langfristig: Unabhängigkeitsentwicklung wird blockiert

häusern, in der Seniorenbetreuung sowie in Firmen u. Betrieben; Reintegration von Menschen mit psychischer Störung in das soziale u. berufliche Umfeld. Arbeitsmethoden: Einzelfallhilfe, Familien-, Gruppen-, Netzwerk- od. Gemeinwesenarbeit, Sozialtherapie, Betreuung u. Langzeitbegleitung, sozialpädagogische Bildungsarbeit, Sozialplanung, Sozialmanagement u. Sozialmarketing; **Ausbildung:** 4 Jahre bzw. 8 Semester Fachhochschulstudium; der Studiengang Diplom-Sozialpädagogik wird derzeit an den meisten Fachhochschulen zum Bachelor-Studiengang umgewandelt (3 Jahre bzw. 6 Semester Fachhochschulstudium). **Hinweis:** Im Rahmen der sog. Sozialpsychiatrie-Vereinbarung (Vereinbarung über besondere Maßnahmen zur Verbesserung der sozialpsychiatrischen Versorgung von Kindern u. Jugendlichen im Ersatzkassenbereich) können Sozialarbeiter psychiatrischen Patienten im Auftrag eines Arztes bei der Bewältigung verschiedener Aufgaben behilflich sein.

Sozial|darwinismus (Sozialisation*; Charles R. Darwin, englischer Naturforscher, 1809–1882) *m*: (engl.) *social darwinism*; Gesellschaftstheorie, welche die biologische Evolutionstheorie* auf die Entwicklung menschlicher Gesellschaften anwendet u. diese nach den Prinzipien der Selektion im natürlichen Kampf ums Dasein erklärt; Grundthesen des Sozialdarwinismus, der ideell eher auf des Biologen Chevalier de Lamarcks Ideen zurückgeht, wonach die Evolution in der Vererbung erworbener Eigenschaften sich teleologisch entrollt, finden sich im Kern schon beim Sozialphilosophen H. Spencer (1820–1903). Er prägte den Begriff des „Survival of the Fittest" u. konzipierte eine Gesellschaftsentwicklung, die wie die angenommene biologische Evolution nach dem Erfolg u. Überleben des Stärksten einer Generation erfolgt, was zu einer permanenten Optimierung (auch im Sinn einer kulturellen Überlegenheit) der Gruppe führt. Spencers Argumentation basiert dabei weniger auf einer biologistisch-darwinistischen Vorstellung einer natürlichen Selektion, als auf einer nach Lamarck geprägten teleologischen Naturauffassung. Sowohl Darwin wie Spencer rekurrieren aber auf Gedanken des Nationalökonomen Th. R. Malthus, der einen Kampf ums Überleben angesichts eines potentiell exponentiellen Wachstums der Erdbevölkerung als unumgänglich sieht. In Deutschland verbreitete sich der Sozialdarwinismus zunächst über den Biologen Ernst Haeckel weiter u. wurde schließlich im eugentischen u. rassentheoretischen Diskurs des Nationalsozialismus zur Legitimation der Ermordung von Juden, Sinti u. Roma, von Menschen mit geistiger Behinderung u. Psychiatriepatienten u. vielen anderen missbraucht. **Hinweis:** Die teleologische Vorstellung einer Höherentwicklung des Menschen, die in der Evolution angelegt auch in der Entwicklung menschlicher Gesellschaften aktiv sei, wird heute kritisiert: nicht nur lassen sich die genetische Vielfalt in der Biologie u. beispielsweise soziale Phänomene des Altruismus* aus den evolutionistischen Prinzipien kaum erklären, philosophisch betrachtet liegt auch ein naturalistischer Sein-Sollens-Fehlschluss vor, wenn aus einem biologischen Ist-Befund ein gesellschaftlich-moralischer Sollens-Zustand abgeleitet wird.

Soziales Entschädigungs|recht (Sozialisation*): (engl.) *social compensation law*; Sammelbez. für mehrere Gesetze, deren gemeinsame Aufgabe die Entschädigung u. soziale Sicherung bei Folgen gesundheitlicher Schäden ist, für welche die staatliche Gemeinschaft in Abgeltung eines besonderen Opfers od. aus anderen Gründen nach versorgungsrechtlichen Grundsätzen einsteht (§ 5 SGB I); **Voraussetzung:** Die Schädigung ist als wesentliche Bedingung für den Gesundheitsschaden belegbar. Am häufigsten führen Folgen von Unfällen am Arbeitsplatz od. auf dem Arbeitsweg zu Entschädigungen, auch psychische Folgen (z. B. posttraumatische Belastungsstörung*, Anpassungsstörung*, Depression*, psychische Auswirkungen eines Schädelhirntraumas*) können zur Entschädigung berechtigen, wenn der Unfall wesentliche Bedingung für den Schaden war. Umfasst u. a. auch die Kriegsopferversorgung nach dem Bundesversorgungsgesetz, die Versorgung für die ehemaligen Soldaten der Bundeswehr u. ihre Hinterbliebenen nach dem Soldatenversorgungsgesetz, die Versorgung von Impfschäden nach dem Infektionsschutzgesetz*, die Entschädigung von Opfern von Gewalttaten nach dem Opferentschädigungsgesetz* u. die Folgen von Misshandlungen von Gefangenen nach dem Häftlingshilfegesetz*. Neben Rentenzahlungen können u. U. auch Kosten für u. a. Heilbehandlungen od. berufliche Förderung als Leistungen in Betracht kommen sowie unter bestimmten Voraussetzungen auch die Versorgung der Hinterbliebenen von Geschädigten.

Sozial|faktoren (Sozialisation*) *m pl*: (engl.) *social factors*; soziale Faktoren; Einflussfaktoren auf die Gesundheit*, die sich aus der Funktion od. Störung institutionalisierter menschlicher Beziehungen ergeben; institutionalisierte Formen sozialer Interaktion* (z. B. Familie, Ehe, Erziehung, Bildung, Arbeit, Status, Milieu, soziale Netzwerke*, Unterstützung, Integration) bilden die Grundlage der vergesellschafteten menschlichen Existenz, deren Funktionsfähigkeit ist zentrale Voraussetzung für psychische Gesundheit. Beeinträchtigungen der psychischen Gesundheit können aus dem Fehlen, der Störung od. der Dysfunktion institutionalisierter sozialer Interaktion (z. B. gestörte familiäre Beziehungen, Missbrauch u. Misshandlung, Erziehungs- bzw. Bildungsdefizite, Arbeitslosigkeit, Armut, Desintegration, Isolation, Migration) resultieren. Vgl. Umweltfaktoren.

Sozialisation (lat. socialis die Gemeinschaft, Gesellschaft betreffend) *f*: (engl.) *socialisation*; (soziol.-psychol.) Prozess der Eingliederung eines Individuums in die bestehende gesellschaftl. Ordnung; **Einteilung: 1. primäre** Sozialisation: dem Säugling u. Kleinkind werden die normativen Regelungen des umgebenden sozialen Milieus vermittelt. **2. sekundäre** Sozialisation: Sozialisationsprozesse in Schule u. durch Gleichaltrige (s. Peergroup) u. Familie; **3. tertiäre** Sozialisation: Sozialisationsprozesse im Erwachsenenalter, z. B. durch Beruf. Vgl. Status; Netzwerk, soziales.

Sozial|medizin (Sozialisation*; lat. ars medicina ärztliche Kunst) *f*: (engl.) *social medicine*; Teilgebiet der Medizin, das die Wechselwirkungen zwischen Krankheit, Gesundheit, Individuum u. Gesellschaft sowie die Organisationsstrukturen des Gesundheitswesens u. des medizinischen Versorgungssystems analysiert u. beschreibt (Prävention, Rehabilitation, Gesundheitsberatung). Vgl. Public Health.

Sozial|pädagogik (Sozialisation*; gr. παιδαγόγικέ Erziehungskunst) *f*: **1.** (engl.) *social pedagogic*; Wissenschaft, die sich mit Sozialisationshilfen für die Bewältigung der im Lauf der lebenslangen Sozialisation* auftretenden Konflikte befasst; sozialpädagogische Arbeit umfasst Hilfen, die sowohl auf eine Änderung des Individuums, eine Erweiterung seiner kognitiven, emotionalen u. psychomotorischen Komponenten, als auch auf die Beseitigung der den Konflikten zugrunde liegenden systemimmanenten Ursachen zielen. Schwerpunkte sind Einzelfallarbeit, soziale Gruppenarbeit, Gemeinwesenarbeit. **2.** auch Synonym für Sozialarbeit*.

Sozial|phobie (Sozialisation*; Phobie*) *f*: (engl.) *social phobia*; soziale Phobie*.

Sozial|phobie und -angst|inventar für Kinder (Sozialisation*; Phobie*) *f*: s. Social Phobia and Anxiety Inventory for Children.

Sozial|psych|iatrie (Sozialisation*; Psych-*; -iatr*) *f*: (engl.) *social psychiatry*; Arbeitsrichtung der Psychiatrie*, die in Zusammenarbeit mit Soziologie, Ökologie u. Sozialpsychologie den Einfluss von Sozialfaktoren* auf psychische Gesundheit sowie Entstehung u. Verlauf psychiatrischer Erkrankungen untersucht; Arbeitsgebiete sind Epidemiologie, Soziotherapie, Herstellen eines flächendeckenden Netzes von Versorgungs- u. Rehabilitationseinrichtungen für psychisch kranke Menschen, Einführung sozialpsychiatrischer Dienste (Instanz für die gemeindepsychiatrische Pflichtversorgung; vgl. Gemeindepsychiatrie).

Sozial|psycho|logie (Sozialisation*; Psych-*; -log*) *f*: (engl.) *social psychology*; Teilgebiet der Psychologie*, das die speziellen sozialen Determinanten (z. B. kulturelle u. gesellschaftliche Normen*, Interaktionsverhalten) psychischer Prozesse untersucht.

Sozial|recht (Sozialisation*): (engl.) *social law*; Recht der öffentlich-rechtlichen Leistungen u. Hilfen, die durch unmittelbare sozialpolitische Zielsetzung bestimmt sind; als Sozialrecht i. e. S. wird weitgehend das Recht des Sozialgesetzbuchs (Abk. SGB I–XII) verstanden; betrifft insbes. Materien der Sozialversicherung u. der Sozialhilfe, des Versorgungsrechts u. des übrigen Fürsorgerechts; traditionell gehört in Deutschland das Arbeitsrecht nicht zum Sozialrecht. In der Behandlung von Menschen mit psychischen Störungen sind soziale Hilfen u. die Finanzierung von Hilfen u. Versorgungsangeboten aus Leistungen des Sozialrechts traditionell wie auch aktuell bedeutend. **Beispiel:** Leistungen zur Eingliederung in Arbeit nach § 16

SGB II wie psychosoziale Betreuung u. Suchtberatung; Anspruch auf Krankenbehandlung nach § 27 SGB V sowie auf Soziotherapie gemäß § 37 a SGB V.

Sozi̲al|therapie (Sozialisation*) *f*: (engl.) *social therapy*; vielfältiges Spektrum von Interventionen u. Angeboten mit der therap. Zielsetzung, individuelle Entwicklungsprozesse bei Erwachsenen i. S. von Teilhabe am Arbeitsleben u. gesellschaftlichen Leben zu fördern; von bes. Bedeutung bei chron. Erkrankungen, um den Betroffenen trotz dauerhafter körperlicher od. psychischer Einschränkungen durch Stärkung ihrer sozialen Kompetenzen* od. durch Anpassung der konkreten Rahmenbedingungen größtmögliche Selbstbestimmungsfähigkeit* u. Lebensqualität* zu ermöglichen; umfasst sowohl soziale Trainingsprogramme u. Beratung als auch die Ausstattung mit Hilfsmitteln od. die Schaffung schützender Milieus. **Hinweis:** Dieses Konzept wird auch bei Kindern u. Jugendlichen, bei Suchtkranken u. in der Straffälligenhilfe angewendet. Vgl. Soziotherapie.

Sozi̲al|verhalten (Sozialisation*): (engl.) *social behavior*; Verhalten in Bezug auf die Gruppe bzw. Gemeinschaft; **Störungen** des Sozialverhaltens äußern sich in Verstößen gegen gesellschaftliche Normen u. Gesetze, z. B. bei dissozialer Persönlichkeitsstörung* od. Borderline*-Persönlichkeitsstörung; vorherrschende Merkmale: Egozentrik*, Haltlosigkeit*, Verantwortungslosigkeit, mangelndes Mitempfinden, Aggressivität*, Verwahrlosung*, Delinquenz; im Kindes- u. Jugendalter als Sozialverhaltensstörung*. Vgl. Persönlichkeitsstörung.

Sozi̲al|verhaltens|störung (Sozialisation*): (engl.) *social behavior disorder*; Form der expansiven Verhaltensstörung* als abnormes dissoziales, aggressives od. aufsässiges Verhalten (z. B. Schlagen, Betrügen, Stehlen, Zerstören) bei Kindern od. Jugendlichen (v. a. bei Jungen), das unterkontrolliert bzw. externalisierend (nach außen gerichtet; s. Störung, externalisierende) ist u. wiederholt u. anhaltend auftritt; **Ätiol.:** Kombination aus konstitutionellen u. sozialen Faktoren; geht häufig mit schwierigen familiären Bedingungen, dysfunktionalem Erziehungsstil* der Eltern, Lern- u. Leistungsschwierigkeiten in der Schule u. gestörten Beziehungen zu Gleichaltrigen einher; kann u. a. mit Symptomen des ADHS* od. einer emotionalen Störung* kombiniert sein; **Ther.:** kognitive Verhaltenstherapie*, pädagogische, sozialtherapeutische u. familienbezogene Intervention; **Progn.:** bei Beginn vor dem 10. Lebensjahr u. Vorliegen ungünstiger Umweltfaktoren hohes Risiko für Entwicklung einer dissozialen Persönlichkeitsstörung*; **DD:** ADHS*, affektive Störung*, Kombination mit emotionaler Störung*, Schizophrenie*, tief greifende Entwicklungsstörung*; schädlicher Substanzgebrauch*. Vgl. Störung mit oppositionellem Trotzverhalten.

Sozi̲al|wissenschaft (Sozialisation*): (engl.) *social science*; auch Gesellschaftswissenschaft; Sammelbez. für gesellschaftsbezogene Wissenschaften wie Soziologie, Psychologie*, Pflegewissenschaft, Public* Health, die Aspekte des gesellschaftlichen Zusammenlebens von Menschen theoretisch behandeln u. empirisch ermitteln; Struktur u. Funktion sozialer Systeme sowie die Wechselwirkungen dieser Systeme mit den Handlungs- u. Verhaltensprozessen der einzelnen Individuen werden analysiert.

Sozio-Bio|feed|back (Sozialisation*; Biofeedback*): s. Verankerung, referentielle.

Sozio|dra̲ma (Sozialisation*; gr. δρᾶμα Handlung, Geschehen) *n*: (engl.) *sociodrama*; s. Psychodrama.

Sozio|metri̲e (Sozialisation*; Metr-*) *f*: (engl.) *sociometry*; Bez. in der Sozialpsychologie* für ein von J. L. Moreno entwickeltes Verfahren der Erfassung u. systematischen Darstellung der sozialen Distanz zwischen den Mitgliedern einer Gruppe; das ursprünglich für Gruppenpsychotherapie* entwickelte Verfahren wurde auf andere Situationen, z. B. Arbeits- u. Weiterbildungsgruppen, übertra-

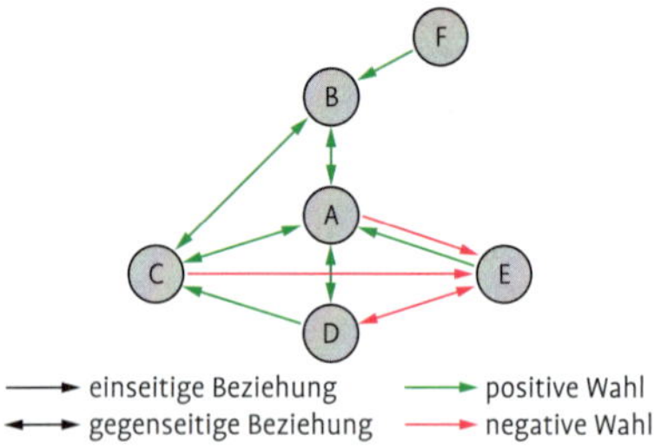

Soziometrie Abb. 1: Soziogramm; A–F: Gruppenmitglieder, davon A: Gruppenführer, E: abgelehntes Mitglied, F: Randperson

Gewählter

Wähler	A	B	C	D	E	F	Σ+	Σ-
A		+	+	+	–	0	3	1
B	+		+	0	0	0	2	0
C	+	+		0	–	0	2	1
D	+	0	+		–	0	2	1
E	+	0	0	–		0	1	1
F	0	+	0	0	0		1	0
Σ+	4	3	3	1	0	0		
Σ-	0	0	0	1	3	0		

Σ+ = Summe positiver Wahlen (Zeilen- od. Spaltensumme)
Σ+ = Summe negativer Wahlen (Zeilen- od. Spaltensumme)

Soziometrie Abb. 2: Soziomatrix

gen. **Meth.:** Die Teilnehmer werden befragt, welche der anderen Gruppenmitglieder sie mögen bzw. nicht mögen od. mit welchen sie bestimmte Aktivitäten durchführen möchten od. nicht. Die Ergebnisse werden in einem Soziogramm dargestellt; die Verbindungslinien zwischen den Personen spiegeln die positiven u. negativen Wahlen u. damit die Stellung des Einzelnen in der Gruppe (s. Abb. 1). Neuere Verfahren sind Matrixanalyse (Auswertung der Soziomatrix als tabellarische Darstellung der Antworten aller Befragten, z. B. mit Hilfe von Zeilen- od. Spaltensummen, s. Abb. 2) u. Indexkonstruktion (Zusammenfassung mehrerer Einzelindikatoren zu einem Index mit Hilfe additiver, multiplikativer od. gewichteter Algoritmen). Vgl. Gruppendynamik.

Sozio|pathie (Sozialisation*; -pathie*) *f*: (engl.) *sociopathy*; s. Persönlichkeitsstörung, dissoziale.

Sozio|therapie (Sozialisation*) *f*: (engl.) *sociotherapy*; Bez. für alle Verfahren, mit denen die Krankheitsverarbeitung* von Patienten mit psychischen Störungen durch gezielte Maßnahmen vor dem Hintergrund sozialarbeiterischer, soziol. u. klinisch-psychologischer Konzepte zur Gestaltung von Zeit u. (kulturellem) Milieu sowie durch Veränderung des sozialen u. lebensweltorientierten Kontexts (u. a. Familie, Arbeit) gefördert werden soll; **Maßnahmen:** u. a. **1.** Koordination aller Behandlungsmaßnahmen; **2.** Einbeziehung der Angehörigen in den therap. Prozess (Angehörigengruppe*); **3.** aufsuchende Hilfe im Lebensfeld: Analyse der häuslichen, sozialen u. beruflichen Situation des Patienten u. notwendige Interventionen unter Einbeziehung der Angehörigen, z. B. Wohnungs- u. Arbeitsplatzsicherung bzw. -beschaffung, Schaffung eines Netzes sozialer Beziehungen (s. Netzwerk, soziales), Sicherung der Kindererziehung, Familienhilfen, Schuldnerberatung; **4.** Heranführung an medizinische u. komplementäre Hilfen; **5.** Dokumentation der Leistungen u. des Behandlungsverlaufs; **6.** Bedarfsleistungen sind Forderung von Volition, Motivation u. Antrieb; **7.** Durchführung strukturierter Trainingsmaßnahmen; **8.** Einüben von Verhaltensänderungen; **9.** Verbesserung der Krankheitswahrnehmung u. Compliance*; **10.** Hilfe in Krisensituationen. **Wirksamkeit:** Es liegen wenige Wirksamkeitsnachweise vor. Vgl. Sozialtherapie; Milieutherapie; Assertive Community Treatment; Case Management.

Spaced-retrieval-Technik (engl. spaced in regelmäßigen Abständen; retrieval Abruf) *f*: (engl.) *spaced retrieval technique*; Lernmethode, bei der vorher Gelerntes in größer werdenden Zeitintervallen wiederholt wird; optimiert den sog. Spacing Effect, der die Auswirkungen der Abstände zwischen Lerneinheiten auf die Gedächtnisleistung beschreibt; Vorteil: verbesserte Lernleistungen im Vergleich zu anderen Mnemotechniken*, Einfachheit der Anwendung (für Durchführung werden geringe kognitive Ressourcen benötigt); **Anw.:** als Gedächtnistraining bei Demenz; **Wirksamkeit:** in einzelnen Studien belegt.

Spät|de|pression (Depression*) *f*: (engl.) *senile depression*; senile Depression*.

Spät|dys|kinesie (Dyskinesie*) *f*: (engl.) *tardive dyskinesia*; syn. tardive Dyskinesie; Dyskinesia tarda; extrapyramidales Symptom* mit choreatischen, ballistischen u. athetoiden Hyperkinesen* v. a. im Gesichtsbereich (z. B. als Schmatz- u. Kaubewegungen) sowie Bewegungen der distalen Muskelgruppen der Extremitäten u. anhaltende fixierte abnorme Körperhaltungen, v. a. Mund, Hals, Rücken (Dystonien); **Urs.:** meist Folge von v. a. hochdosierter Langzeitmedikation (mind. halb-, meist mehrjährig) mit Neuroleptika* v. a. aus der Gruppe der Butyrophenone* od. Phenothiazine*; Blockade der Dopamin-D_2-Rezeptoren in den Basalganglien; **Häufigkeit:** Behandlungsprävalenz 15–20 %, Jahresinzidenz ca. 4 %; Auftreten bevorzugt in höherem Lebensalter, bei Frauen, bei Patienten mit affektiver Begleitsymptomatik; **Formen:** **1.** klassisch orobuccolingual: kauende, grimassierende Bewegungen im Zungen-, Kiefer- u. Mundbereich, Zungenwälzen, evtl. gelegentliches Herausfahren der Zunge (engl. fly catchers tongue); **2.** tardive Dystonie*; **3.** tardive Akathisie*; **Ther.:** möglichst langsame Dosisreduktion des Neuroleptikums u. Umstellung auf atypisches Neuroleptikum, vorzugsweise Clozapin*, evtl. Versuch mit Tetrabenazin, Tiaprid*; zusätzlich Gabe von Benzodiazepinen*; **Progn.:** häufig irreversibel.

SPAI: Abk. für (engl.) *__S__ocial* __P__hobia and __A__nxiety __I__nventory*.

SPAI-C: Abk. für (engl.) *__S__ocial* __P__hobia and __A__nxiety __I__nventory for __C__hildren*.

SPAIK: Abk. für **S**ozial**p**hobie- und -**a**ngst**i**nventar für **K**inder; s. Social Phobia and Anxiety Inventory for Children.

Spalten-Technik *f*: s. Mehr-Spalten-Technik.

Spaltung: **1.** (engl.) *split*; (psychol.) Bez. für unvermittelt nebeneinander stehende u. die Einheit der Persönlichkeit bedrohende gegensätzliche Inhalte, Wünsche u. Erlebnisweisen; **Vork.:** bei Schizophrenie* u. dissoziativer Störung*; **2.** (psychoanalyt.) Abwehrmechanismus* bei geringem od. desintegriertem Ich-Strukturniveau (z. B. bei narzisstischer od. Borderline*-Persönlichkeitsstörung), wonach das Selbst u. die Anderen einseitig als nur gut od. nur böse erlebt werden; diese Zuordnung kann von Person zu Person od. auch bei der gleichen Person zeitlich rasch wechseln, entspr. werden auch die damit verknüpften Ich-Zustände mit entgegengesetzter Gefühlsqualität streng voneinander getrennt gehalten. Bei desintegriertem Ich-Strukturniveau kommt es in Form der psychotischen Spaltung inf. des ausgeprägten Realitätsverlusts zur Abspaltung ganzer Lebensbereiche, denen jegliche affektive Besetzung entzogen wird od. bei der Wahninhalte scheinbar beziehungslos neben realistischen Ich-Anteilen stehen. Vgl. Ich; Strukturniveau. **3.** Bez. (R. Lifton) für das Endergebnis eines längeren Prozesses der Abstumpfung u. Dissoziation* (sog. Dopplung) bei Ärzten, die an Verbrechen in Konzentrationslagern beteiligt waren; die Abstumpfung dient zunächst dem Schutz des Täters vor psychischer Überforderung, die damit einhergehende Dissoziation bewahrt davor u. verhindert zugleich, die Folgen des eigenen destruktiven Handelns zu realisieren; beim Zustand der Spaltung bildet sich schließlich ein funktionales zweites Selbst, das zwar dem ursprünglichen Selbst verbunden bleibt, aber mehr od. weniger eigenständig wirkt; Wissen, Handeln u. Empfinden, Moralität u. Rationalität treten auseinander.

Spannungs|kopf|schmerz: (engl.) *tension headache*; syn. Kopfschmerz vom Spannungstyp; häufiger, primärer Kopfschmerz*, der episodisch (30 Minuten bis 7 Tage) od. chronisch (>179 Tage pro Jahr) auftritt; **Vork.:** etwas häufiger bei Frauen, ggf. in Kombination mit Migräne* (sog. Kombinationskopfschmerz); **Ätiol.:** multifaktoriell; bes. Stress*, Verspannung der Nackenmuskulatur; **Klin.:** meist beidseitiger, vom Hinterkopf zur Stirn od. in die Schultern ausstrahlender, dumpf drückender Schmerz; ggf. vermehrte Anspannung der Kopf- u. Nackenmuskulatur; **Ther.:** multimodal mit Entspannungsmethoden, Verhaltenstherapie (Stressbewältigungstraining*), pharmakologische Prophylaxe durch tricyclische Antidepressiva* (z. B. Amitriptylin) od. duale Antidepressiva (Venlafaxin*, Mirtazapin*); **DD:** s. Kopfschmerz (Tab. dort).

Spann|weite: (engl.) *range*; Dispersionsmaß*, das die Differenz zwischen größtem u. kleinstem Wert einer Stichprobe angibt.

Spạsmus (Spastik*) *m*: (engl.) *spasm*; s. Krämpfe.

Spạsmus, epi|lẹptischer (Spastik*) *m*: (engl.) *epileptic spasm*; s. Anfall, epileptischer.

Spạstik (gr. σπασμός Krampf, Zuckung) *f*: (engl.) *spasticity*; krampfartig erhöhter Muskeltonus*, der proportional zur Geschwindigkeit einer passiven Dehnung des Muskels zunimmt od. bei fortgesetzter Dehnung plötzlich nachlassen kann (sog. Taschenmesserphänomen); meist gleichzeitig gesteigerte Muskeleigenreflexe, pathol. Mitbewegungen u. Pyramidenbahnzeichen*; **Vork.:** als Hemispastik (halbseitige Spastik), Paraspastik (Spastik zweier paariger Extremitäten) od. Tetraspastik (Spastik aller Extremitäten); **Ätiol.:** Schädigung des ersten motor. Neurons, z. B. durch frühkindlichen Hirnschaden, Trauma (Schädelhirntrauma, Querschnittläsion), Entzündung (Meningitis*, Enzephalitis*, Myelitis, Multiple* Sklerose), zerebrale Durchblutungsstörung (Infarkt, Blutung) od. Degeneration; **Ther.:** entspr. Schmerzstärke u. motor. Behinderung: **1.** Pharmakotherapie mit z. B. Baclofen, Tetrazepam, Diazepam, Tizanidin, Dantrolen od. Memantin; in schweren Fällen Injektion von Botulinumtoxin in die betroffenen Muskulatur; bei schwerster Spastik Baclofen als intrathekale Dauerapplikation; **2.** invasive neurochir. Verfahren (Durchtrennung der vorderen od. hinteren Wurzeln der Spinalnerven, Rhizotomie) nur in Ausnahmefällen; **3.** evtl. Phenolinjektion in Nervus tibialis posterior (Spitzfuß) bzw. Nervus obturatorius (Adduktorenspasmus); **4.** Physiotherapie, Ergotherapie, apparative Hilfsmittel. Vgl. Lähmung.

S

Spatial-Cueing-Para|dịgma (engl. spatial räumlich; Cueing*; Paradigma*) *n*: (engl.) *spatial cueing paradigm*; Versuchsanordnung von M. Posner (1936) zur Untersuchung willkürlicher u. unwillkürlicher Prozesse der selektiven Aufmerksamkeit* mit Hilfe visueller Reize; den Probanden werden ortsbezogene Hinweisreize* gegeben, die Informationen über den wahrscheinlichen späteren Auftretensort von zu erkennenden Zielreizen enthalten. Die Hinweisreize können die Aufmerksamkeit unwillkürlich (z. B. Lichtblitze) od. durch Interpretationsleistung (z. B. Deutung von Pfeilen od. Farbsignalen) beeinflussen. Valide Hinweisreize erlauben eine korrekte Vorhersage, invalide Hinweisreize sagen einen falschen Ort vorher. Abhängige Variable ist die Reaktionszeit* bei der Erkennung der Zielreize: valide räumliche Hinweisreize erhöhen die selektive Aufmerksamkeitsleistung u. verkürzen die Reaktionszeit, während invalide Hinweisreize das Gegenteil bewirken.

SPECT: Abk. für **S**ingle-**P**hoton-**E**missions**c**omputer**t**omographie; Form der ECT* zur Beurteilung der von der jeweiligen Funktion abhängigen räuml. Aktivitätsverteilung in Organen od. Körperabschnitten; **Prinzip:** nach Inkorporation gammastrahlender Radiopharmaka Aufzeichnung planarer Bilder aus versch. Winkelprojektionen mit einer Gammakamera mit 1–3 Detektorköpfen, die um den Patienten rotieren; rechnergestützte Rekonstruktion der Schnittbilder in 3 Ebenen; häufig als Kombinationsgerät mit CT* (SPECT-CT); **Anw.:** diagnostische u. wissenschaftliche Bedeutung für verschiedene neurologische (z. B. Epilepsie, Hirngefäßerkrankungen) u. psychiatrische Erkrankungen (z. B. Schizophrenie, Depression); Anw. auch zur Therapiekontrolle (therapeutisches Drugmonitoring).

Speed (engl. speed Geschwindigkeit): s. Amphetamin.

Speicher|krankheiten: (engl.) *storage diseases*; Thesaurismosen; durch Stoffwechselanomalien u. Anhäufung von Stoffwechselprodukten bedingte angeborene lysosomale Erkrankungen, die zu Veränderungen der Haut, des Skelettsystems, des ZNS, viszeraler Organe u./od. des Endokards führen; z. B. Mukopolysaccharid*-Speicherkrankheiten, Lipidosen, Glykogenosen, Amyloidose*, Hämochromatose*, Leukodystrophie*, Wilson*-Krankheit, Cystinose.

Speicherung von Gedächtnis|inhalten: s. Encodierung.

Spẹktrum, autịstisches (lat. spẹctrum Bild, Vorstellung) *n*: (engl.) *autism spectrum*; s. Autismus-Spektrum-Störung.

Spektrum|störung, schizo|phrene (lat. spectrum Bild, Vorstellung): (engl.) *schizophrenic spectrum disorder*; Bez. für Gruppe von psychischen Störungen, die einzelne od. mehrere Symptome der Schizophrenie* (bis auf katatone Symptome sind alle Symptome möglich) aufweisen; **Ätiol.:** Postuliert wird dieselbe genet. bedingte Vulnerabilität wie bei der Schizophrenie. **Formen: 1.** schizophreniforme Psychose*; **2.** schizoaffektive Psychose*; **3.** schizotypische Persönlichkeitsstörung*; **4.** schizoide Persönlichkeitsstörung*; **5.** paranoide Persönlichkeitsstörung*.

SPEM: Abk. für (engl.) ***s****mooth* ***p****ursuit* ***e****ye* ***m****ovements*; s. Augenbewegungen.

Sperrung: 1. (engl.) *blocking*; sog. Blockierung; Störung des Denkablaufs in emotional besonders belastenden Situationen (z. B. Examen; s. Prüfungsangst); **2.** s. Denksperrung; **3.** Störung der Psychomotorik mit Innehalten u. Erstarren von Bewegungsabläufen bei Katatonie*.

Spezifität *f*: (engl.) *specificity*; (medizinstatistisch) Gütekriterium eines diagnostischen Tests*; bezeichnet die Fähigkeit, tatsächliche Nichtfälle (z. B. Personen ohne best. Krankheit od. psychische Störung) zu erkennen; definiert als Quotient aus der Personenanzahl mit negativem Testergebnis unter der Gesamtanzahl der Nichtfälle. Vgl. Sensitivität; Vierfeldertafel; vgl. Test, diagnostischer (Abb. 2 dort).

Sphingo|myelinase (gr. σφίγγειν schnüren; Myel-*) *f*: (engl.) *sphingomyelinase*; Enzym des Sphingolipidstoffwechsels, das u. a. bei entzündlichen u. apoptotischen Vorgängen im ZNS von Bedeutung ist; z. B. als angeborener Sphingomyelinase-Defekt (s. Niemann-Pick-Krankheit).

Sphingo|myelin|lipidose (gr. σφίγγειν schnüren; Myel-*; Lip-*; -osis*) *f*: (engl.) *sphingomyelin lipidosis*; Niemann*-Pick-Krankheit.

Sphingo|myelinose (gr. σφίγγειν schnüren; Myel-*; -osis*) *f*: (engl.) *sphingomyelinosis*; Niemann*-Pick-Krankheit.

Spiegel|halluzination (Halluzination*) *f*: (engl.) *reflector hallucination*; s. Héautoskopie.

Spiegel|neurone (Neur-*) *n pl*: (engl.) *mirror neurons*; Nervenzellen*, die bei eigenen aktiv ausgeführten, aber auch bei passiv beobachteten zielgerichteten Bewegungen, sowie bei eigenen u. beobachteten Emotionen* reagieren; Spiegelneurone existieren in verschiedenen, anatomisch voneinander getrennten Gehirnarealen (ventraler prämotorischer Kortex: Pars opercularis des inferioren frontalen Gyrus; im rostralen inferioren Parietallappen) u. werden auch als Spiegelneuronensystem bezeichnet. Dieses erfasst auch die Entfernung von Bewegungsabläufen u. ist relevant für das Erlernen eigener u. das Verstehen fremder Bewegungsabläufe. Die Entdeckung der Spiegelneurone stützt die Hypothese, dass das Wiedererkennen von Emotionen bei anderen Personen die Rekonstruktion somatosensorischer Repräsentationen erfordert, durch die mental simuliert wird, wie sich die Emotion od. ausgeführte Bewegung anfühlen würde. Das gesamte Funktionsspektrum der Spiegelneuronen ist noch weitgehend unklar, ebenso, ob Informationen über Emotionen von anderen Personen schnell u. intuitiv durch mentale Simulation eigener Zustände od. hauptsächlich durch eine generelle kognitive Komponente (s. Theory of Mind) erhalten werden. **Klin. Bedeutung:** Spiegelneurone scheinen im Zusammenhang mit Empathie* u. der Interpretation von beobachtetem Verhalten eine Rolle zu spielen; Störungen ihrer Funktion werden im Zusammenhang mit Autismus* u. aggressivem Verhalten bis hin zu dissozialen Persönlichkeitsstörung* diskutiert.

Spiegel|test *m*: (engl.) *glass test*; Test zur Untersuchung des Selbstbewusstseins* (z. B. bei Primaten, auch bei Menschen); unter Beobachtung der Reaktion wird ein Spiegel in das Sichtfeld gehalten, als Variation ist der Videotest mit Videodarstellung möglich. Menschen bestehen den Spiegeltest i. d. R. ab dem 2. Lebensjahr (Videotest: ab dem 5. Lebensjahr), wobei bereits ab ca 1,5 Jahren Erkennen auftritt, vor Erreichen dieser Leistung wird das Spiegelbild ignoriert. **Klin. Bedeutung: 1.** gilt als notwendiges, möglicherweise aber nicht hinreichendes Kriterium für die Zuerkennung der Fähigkeit zum Selbstbewusstsein bei einer Spezies; **2.** klinische Relevanz u. a. bei dissoziativen Anfällen*, dabei wird das Spiegelbild unwillkürlich fixiert.

Spiel: s. Funktionsspiel; Protosozialspiel; Regelspiel; Rollenspiel; Symbolspiel, kindliches; Spieltherapie.

Spiel|abhängigkeit: (engl.) *gambling addiction*; pathologisches Spielen*.

Spielen, patho|logisches: (engl.) *pathological gambling*; syn. pathologisches Glückspiel, Spielabhängigkeit, Glücksspielsucht; Bez. für Impulskontrollstörung* mit Zustand einer psychischen Abhängigkeit* von kommerziellen Glücksspielen od. Wetten mit intensivem u. kaum kontrollierbarem Drang* zum Glücksspiel i. S. einer süchtigen Entwicklung, obwohl schwerwiegende psychosoziale Konsequenzen drohen od. bereits eingetreten sind; das wiederholte Glücksspielen beherrscht die Lebensführung der Betroffenen u. führt zum Verfall von sozialen, beruflichen, materiellen u. familiären Werten u. Verpflichtungen; **Ther.:** Verhaltenstherapie*, Geld- u. Schuldenmanagement, Spielabstinenz u. Spielsperre; Selbsthilfegruppen* (sog. Anonyme Spieler).

Spiel|feinfühligkeit, väterliche: (engl.) *paternal play sensitivity*; sensible, angepasste u. unterstützende Haltung des Vaters auf emotionale Reaktionen des Kindes im Spiel, bei gemeinsamen Erkundungen u. Lernsituationen als Ausdruck für die Qualität der Vater-Kind-Beziehung (s. Eltern-Kind-Beziehung) i. S. der Bindungstheorie*; steht im Zusammenhang mit dem Gesamtengagement des Vaters im Umgang mit dem Säugling (z. B. väterliche Anwesenheit bei der Geburt, Responsivität des Vaters in der Interaktion mit dem Säugling, Engagement u. Spielqualität im Spiel) u. weist eine hohe Stabilität im Alter von 2–6 des Kindes auf. Die Spielfeinfühligkeit des Vaters hat Einfluss auf die soziale u. emotionale Entwicklung des Kindes u. trägt zur Herausbildung sicherer Explorationsstrategien bei Herausforderungen u. von Selbstvertrauen* in die eigenen Fähigkeiten bei.

Spiel|gestaltung: (engl.) *play arrangement*; Einigung der Beteiligten auf Spielgegenstand, Spielrahmen u. Spielthema beim gemeinsamen Spielen zu zweit od. in einer Gruppe; **Formen: 1.** implizite Spielgestaltung: der Spielrahmen wird verbal näher bestimmt („Ich bin die Verkäuferin, Du kaufst ein...“), ohne dass der Spielcharakter der Interaktionen explizit vereinbart wird; **2.** explizite Spielgestaltung: der fiktive Charakter des Spiels wird explizit angesprochen („Wir spielen jetzt ...“, „Wir tun, als ob ...“).

Spiel|handlung, intentionale: (engl.) *intentional game's plot*; bewusstes, absichtsvolles Spiel (z. B. Bauen, Konstruieren) auf der Grundlage bereits erworbener, automatisierter Handlungen u. Fertigkeiten; besitzt das Kind die für das Ausführen einer intentionalen Spielhandlung notwendigen Fertigkeiten noch nicht (z. B. Autofahren), ist es z. T. mit Hilfe von Realitätstransformation dennoch in der Lage, die intendierte Spielhandlung durchzuführen (z. B. symbolisiertes Autofahren auf Spielzeugauto). Im **Tätigkeitskonzept** (Leontjew, 1977) werden 3 Handlungsebenen unterschieden: **1.** Ebene 1: Operationen, automatisierte Handlungen, Routinen u. Fertigkeiten; **2.** Ebene 2: intentionale, zielgerichtete Handlungen; **3.** Ebene 3: Tätigkeiten, die das Motiv, den Sinnbezug der Handlungen darstellen.

Spiel|objektivierung (Objekt*): (engl.) *play objectification*; s. Spielsubjektivierung.

Spiel|sachen|prä|ferenz (lat. praeferre den Vorzug geben): (engl.) *toys preference*; Bevorzugung bestimmter Spielsachen durch das Kind; nach Herausbildung der Geschlechtsidentität* mit ca. 2–3 Jahren werden eher geschlechtstypische Spielsachen (z. B. Bagger von Jungen, Puppen von Mädchen) sowie Kinder gleichen Geschlechts im Spiel bevorzugt; danach zeigt sich ein sukzessiver Anstieg in der Präferenz geschlechtskonformen Spielverhaltens. Die Identifikation mit der Geschlechtsrolle* wird von den Eltern u. anderen Erwachsenen vorgelebt, wobei das kulturell vorgegebene Rollenverhalten nicht nur durch soziales Lernen* erworben wird, sondern auch aktive Konstruktions- u. Selektionsleistungen des Kindes für die Identifikation mit dem eigenen Geschlecht ausschlaggebend sind. **Hinweis:** Permanent auftretende gegengeschlechtliche Spielsachenpräferenz u. ausschließliche Präferenz von Spielgefährten des anderen Geschlechts können in Zusammenhang mit der Überzeugung bzw. dem Wunsch, dem anderen Geschlecht anzugehören, eine Störung der Geschlechtsidentität bei Kindern anzeigen.

Spiel, senso|motorisches: (engl.) *sensorimotor play*; s. Funktionsspiel.

Spiel|subjektivierung (Subjekt*): Anpassung des Handlungsgeschehens im Spiel an die subjektiven Bedürfnisse u. Wissensstrukturen des Spielenden, Einbringen subjektiver Gestaltungselemente; zeigt sich in Spielvergegenständlichung* (z. B. als subjektiv gefärbtes Rollen*- od. Theaterspiel) u. in der Aneignung (z. B. im Anhören von Geschichten, Liedern, die eigene Wünsche ansprechen u. befriedigen); **Spielobjektivierung** umfasst die Berücksichtigung objektiver, z. B. physikalischer od. sozialer Gegebenheiten, z. B. beim Bauen, Benennen von Bildern.

Spiel|therapie *f*: (engl.) *play therapy*; Verfahren, das mit Hilfe des Mediums Spiel heilende Prozesse anregt; im Spiel sollen Ausdruck (Katharsis*) gestärkt, Wünsche u. Konflikte inszeniert, der Erwerb sozialer Rollen* ermöglicht u. das innere Wachstum (Selbstaktualisierung) des Kindes gefördert werden. **Formen: 1.** direktive Spieltherapie: von Therapeuten geleitete Spieltherapie, in welcher der Psychotherapeut die Prozesse steuert (z. B. sich mit angstbesetztem Material auseinander zu setzen); **2.** nondirektive Spieltherapie: Patient steuert Prozess; mit zentralen Merkmalen der Gesprächspsychotherapie*, z. B. nicht an Bedingungen geknüpfte Akzeptanz; **3.** patientenzentrierte Spieltherapie: passt die Prinzipien der Gesprächspsychotherapie auf Kinder an u. ist dabei überwiegend spielorientiert; **4.** psychoanalytische Spieltherapie: nutzt sprachl. Symbolisierungen des Gespielten, aufdeckend-symbolisch bedeutsames Mitagieren sowie pädagogisch begleitende Maßnahmen; **Durchführung:** von Therapeuten geleitete Einzel- od. Gruppentherapie (3–4 Kinder); **Wirksamkeit:** Es liegen kaum Wirksamkeitsstudien vor (keine zur psychoanalytischen Spieltherapie, eine zur nondirektiven Spieltherapie bei unspezifisch definierter Patientenpopulation), bei Indikationen wie ADHS* wird explizit von Spieltherapie abgeraten (Metaanalysen: Beelmann u. Schneider, 2003; Leblanc u. Ritchie, 2001).

Spiel|vergegenständlichung: (engl.) *game concretion*; Prozess des aktiven Einwirkens des Spielenden auf seine Umwelt unter Beteiligung kognitiver Prozesse wie Denken u. Planen, Nutzung von Grob- u. Feinmotorik beim Ausführen von Bewegungen sowie Einsatz der Stimme; zeigt sich im Konstruieren (z. B. Gestalten, Malen, Bauen, Improvisieren), Handeln im Spiel (z. B. Regelspiel, Rollenspiel, Darstellen eines Spielthemas), Erzählen u. Singen; Spielvergegenständlichung (Agieren in die Umwelt hinein) u. Aneignung (Aufnahme von Ereignissen aus der Umwelt) verdeutlichen die Auseinandersetzung einer Person mit ihrer Umwelt im Spiel.

spikes and waves: s. EEG.

Spina bi|fida (lat. spina Dorn, Stachel) *f*: (engl.) *spina bifida*; Sammelbegriff für alle angeborenen Spaltbildungen im hinteren (Spina bifida posterior) od. vorderen (Spina bifida anterior) Teil der Wirbelsäule, meist dorsal im Lumbal- od. Sakralbereich als Hemmungsfehlbildung mit unvollständigem Verschluss der Medullarrinne bzw. des Neuroporus caudalis; **Urs.**: mechanische, infektiöse, alimentäre od. toxische intrauterine Schädigung; **Formen: 1.** Spina bifida totalis: vollständige Spaltung der Wirbelsäule (Rhachischisis) einschließlich des Rückenmarks (Myeloschisis); nicht lebensfähig; **2.** Spina bifida partialis: Teilspaltung best. Abschnitte der knöchernen Wirbelsäule u. entspr. Rückenmarkanteile (Meningozele, Meningomyelozele); **a)** Spina bifida aperta: offene Form mit Freiliegen des Rückenmarks*; **b)** Spina bifida cystica: geschlossene Form mit intakter Haut über dem Defekt; **3.** Spina bifida occulta: äußerlich nicht sichtbare Spaltung der Neuralbögen der Wirbel, meist im lumbosakralen Bereich, mit weitgehend normaler Anlage u. Funktion des Rückenmarks u. der Weichteile über dem Knochendefekt; häufig mit abnormer Behaarung, Pigmentierung bzw. Grübchenbildung im betroffenen Bereich; **Klin.**: bei Spina bifida occulta häufig keine Symptome; bei Spina bifida partialis meist neurol. Symptome (z. B. Sensibilitätsstörung*, neurogene Harnblasenentleerungsstörung), Fußdeformitäten; **Diagn.**: Inspektion u. bildgebende Verfahren (Ultraschalldiagnostik, Röntgen, MRT, CT); **Ther.**: neurochirurgische Primärversorgung mit Verschluss des Defekts; orthopädische Ther. zur Korrektur von Fußdeformitäten, Proph. von Kontrakturen u. Fehlstellungen; **Proph.**: Folsäure während (mind.) 4 Wochen vor u. 8 Wochen nach Konzeption.

Spinal|erkrankung, funikuläre (lat. spinalis zum Rückgrat gehörig): (engl.) *funicular myelosis*; funikuläre Myelose*.

Spines (engl. spine Dornen): kurze Ausstülpungen von Dendriten*, Endigungen der exzitatorischen Synapsen von Pyramidenzellen* des zerebralen Kortex; Vork. auch in anderen spezifischen Nervenzellen in Cerebellum u. Basalganglien; Funktion: Träger der postsynaptischen Endigungen u. Rezeptoren, wesentlicher Träger der neuronalen Plastizität* (Spines können schnell gebildet u. rückgebildet werden), Grundlage für LTP* (Abb. dort), LTD, Lernen u. Gedächtnis; werden aktivitätsabhängig vergrößert od. vermehrt; zelluläre Entsprechung der Hebb*-Lernregel; **klin. Bedeutung: 1.** Schizophrenie: Dichte von dendritischen Spines reduziert bei Pyramidenzellen des v. a. dorsolateralen Präfrontalkortex (Reduzierung der Verbindungen zum Thalamus; vgl. Arbeitsgedächtnis) u. im auditiven Kortex (ggf. Urs. für akustische Wahrnehmungsdefizite u. Halluzinationen); **2.** Autismus: unphysiologische Vermehrung von Spines, resultierend in Dysfunktion in der synaptischen Übertragung; **3.** Intelligenzminderung (verschiedene Formen): Anomalien bei Spines führen zu Anomalien in der Informationsverarbeitung.

Spinnen|phobie (Phobie*) *f*: (engl.) *arachnophobia, spider phobia*; Arachnophobie; spezifische Phobie* vom Typ Tierphobie*, gekennzeichnet durch eine dauerhafte, unangemessene Furcht vor u. Vermeidung von Spinnen od. spinnenartigen Tieren (z. B. Skorpione); neben Angst kann das zugehörige Gefühl ähnlich wie bei Schlangen*- u. Blutphobie* auch Ekel sein. Spinnenphobien gehören zu den am weitesten verbreiteten Formen spezifischer Phobien, an deren Beispiel eine Vielzahl ätiologischer u. therapeutischer Ansätze untersucht wurde. Im Hinblick auf die biologische Vorbereitung (s. Preparedness) des Erlernens evolutionär bedeutsamer Reiz-Reaktions-Verbindungen ist bemerkenswert, dass noch heute pro Jahr mehrere Tausend Menschen an Skorpionstichen sterben.

Spinn|weben|haut: (engl.) *arachnoidea*; s. Arachnoidea mater.

Spitzer Quality of Life Index: Abk. SQLI; Spitzer-Index; Fremd- u. Selbstbeurteilungsverfahren zur Erfassung der Lebensqualität*; umfasst 5 Bereiche: Aktivität, Alltagsleben, Gesundheit, Unterstützung, Zukunftsperspektive; **Anw.**: bei Erwachsenen; therapiebegleitend (ursprünglich in der Onkologie).

Split-brain-Ef|fekt (engl. split Spaltung; brain Gehirn; Effektivität*) *m*: (engl.) *split brain effect*; zentrale Wahrnehmungsdefizite (z. B. agnostische Defizite; s. Agnosie) nach Durchtrennung der Verbindung zwischen den beiden Gehirnhälften (s. Split-brain-Operation) inf. einer Unterbrechung des gegenseitigen Informationsaustauschs.

Split-brain-Operation (engl. split Spaltung; brain Gehirn) *f*: (engl.) *split brain operation*; partielle Kallosotomie; neurochirurgische Durchtrennung des Corpus* callosum u. a. Kommissurenbahnen zur Unterbrechung der Erregungsausbreitung von einer auf die andere Großhirnhemisphäre; auch endoskopisch (minimal-invasiv) möglich; führt zu Split*-brain-Effekt; **Ind.**: v. a. Epilepsie* (bes. Sturzanfälle).

Split-half-Methode (engl. split Spaltung; half Hälfte) *f*: (engl.) *split half method*; s. Reliabilität.

Split-middle-Technik (engl. split Aufteilung; middle median) *f*: (engl.) *split middle technique*; Methode zur Gewinnung von Verlaufsabschätzungen im Einzelfall, um differenzierte Aussagen über die Ausprägung eines Merkmals im therap. Prozess zu erhalten (White, 1974); **Ziel:** Prüfung von Hypothesen, die direkte Relevanz für die Therapieplanung haben (Stabilität von Ergebnissen u. Progn.), auf Basis graphischer Darstellungen; **Durchführung:** Die Ausprägung einer best. Kriteriumsvariable wird auf einer Zeitachse abgetragen u. die Verlaufskurve in der Mitte der Zeitachse geteilt (s. Abb.). Daran kann ausgezählt u. statistisch ausgewertet werden, ob der Median der 2. Hälfte unter dem der 1. Hälfte liegt.

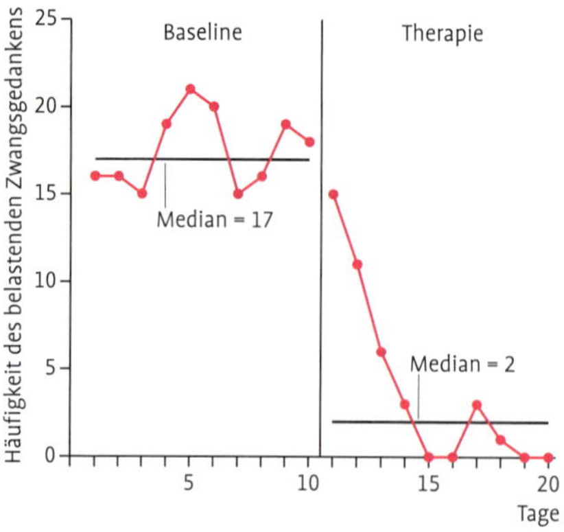

Split-middle-Technik: Häufigkeit eines belastenden Zwangsgedankens bei einem Patienten mit Zwangsstörung vor der Behandlung (Tage 1–10) u. während kognitiver Verhaltenstherapie mit Tonbandkonfrontation (Tage 11–20)

SPM: Abk. für (engl.) ***S****tandard* ***P****rogressive* ***M****atrices*; s. Raven-Matrizen-Tests.

spontan (lat. spontaneus freiwillig): (engl.) *spontaneous*; freiwillig, von selbst entstanden; **Spontaneität** gilt in der Klinischen Psychologie u. Psychiatrie z. B. als Merkmal best. Panikanfälle*, wenn die Betroffenen die typischerweise plötzlich einsetzenden Symptome nicht mit auslösenden Reizen (z. B. Höhe, Kaufhaus, auch Palpitationen) in Verbindung bringen bzw. diese nicht wahrnehmen.

Spontan|bewegungen (spontan*): (engl.) *spontaneous movements*; unwillkürliche Bewegungen*, z. B. bei Erkrankungen des extrapyramidalen Systems*; vgl. Symptome, extrapyramidale.

Spontan|fluktuationen (spontan*; lat. fluctuatio unruhige Bewegung) *f pl*: (engl.) *spontaneous fluctuations*; s. Aktivität, elektrodermale.

Spontan|re|mission (spontan*; Remission*) *f*: (engl.) *spontaneous regression*; s. Selbstheilung; Remission.

Spontan|sprache (spontan*): (engl.) *spontaneous speech*; freies, unvorbereitetes Sprechen*, z. B. Stegreifrede; vgl. Sprachverständnisstörung.

Sport|psycho|logie (Psych-*; -log*) *f*: (engl.) *sports psychology*; Teilgebiet der Psychologie*, das sich mit den psychischen Vorgängen u. deren Manifestationen vor, während u. nach sportlicher Tätigkeit befasst; untersucht werden Ursachen u. Wirkungen dieser Vorgänge, jedoch nicht der Sport selbst; im Mittelpunkt der Forschung stehen das psychische Geschehen u. das Kräftespiel im Grenzbereich der normalen Leistungsfähigkeit, d. h. die Leistungsfähigkeit (potentielle Leistung) u. die Leistungsbereitschaft (s. Leistungsmotivation) des Sportlers; weitere Aufgaben sind Betreuung u. Beratung.

Sprach|automatismus (Automatismus*) *m*: (engl.) *automatism of speech*; Bez. für mehrfach wiederkehrende, formstarre sprachliche Äußerungen (Worte, Phrasen od. auch Neologismen*), die nicht kontextadäquat sind; **Vork.:** bei Schizophrenie*; vgl. Automatismus.

Sprach|blockade *f*: (engl.) *speech blockage*; plötzlich im Gespräch auftretender Artikulationsverlust.

Sprache: (engl.) *speech, language*; allg. Bez. für verbale u. nonverbale Formen der Kommunikation* (z. B. sog. Zeichensprache); i. e. S. ein System von Wörtern, das best. Strukturregeln unterliegt u. auf einer Konvention von akustischen Bedeutungs- u. Ausdruckszeichen beruht; **Ebenen:** die Phonologie betrifft das Lautinventar einer Sprache in bedeutungsunterscheidender Funktion, die Semantik die Wortbedeutung, die Morphologie bzw. Syntax (Grammatik) die formale Struktur einer Sprache u. die Pragmatik ihren kommunikativen Aspekt. **Funktion:** Sprache ermöglicht verbale Kommunikation, Information u. Abstraktion als Schriftsprache od. gesprochene Sprache (s. Sprechen). Die Fähigkeit zum Erlernen der Sprache u. damit zum Sprachverständnis ist beim Menschen angeboren; s. Sprachentwicklung. **Störungen** der Sprache: s. Sprachstörung; Sprachentwicklungsstörung. Vgl. Körpersprache.

Sprach|entwicklung: (engl.) *speech development, language acquisition*; syn. Spracherwerb, Sprechentwicklung; nach best. Gesetzmäßigkeiten ablaufender Erwerb von Sprachstrukturen unterschiedlicher Komplexität im Kindesalter, der in engem Zus. mit psychischer, motorischer u. sensorischer Entwicklung steht; das Erlernen von Sprache* erfolgt u. a. durch Imitation des Sprachmodells, das dem Kind v. a. von Eltern u. a. Bezugspersonen* als sprachliches Vorbild angeboten wird. **Phasen:** **1.** im 1. Lebensjahr.: Neugeborene u. Säuglinge erzeugen verschiedene Arten des Schreiens u. unterschiedliche Laute (s. Lautproduktion; z. B. Gurrlaute, Unmutslaute, Kontaktlaute); im Alter von 3–5 Monaten auch Vokale, Blas- u. Reiblaute (spielerisches Ausprobieren der artikulatorischen Motorik); beginnendes Sprachverständnis u. präverbale Phase, Lallen u. Imitation gehörter Sprachlaute in der Lallphase: 1. Lallphase: bis ca 6. Monat, Vorsilbenalter, erste Bildung von Silben- u. Lautfolgen aller Sprachen wie ga-ga-ga, bah-bah-bah; 2. Lallphase: 7.–12. Monat, Silbenalter, verstärkte verwendung von Konsonanten, Ausdifferenzierung der muttersprachl. Laute mit Reduplikationen von Lauten u. Silben, erst vertraute, dann unvertraute Silbenfolgen, die aufgrund der positiven elterlichen Verstärkung* häufiger verwendet werden; erste Wörter; Kinder mit angeb. Taubheit verstummen im Silbenalter; **2.** ab 2. Lebensjahr: Verständnis kurzer Aufträge, Sprechen von 2-Wort-Sätzen, Wortschatzerweiterung; **3.** ab 3. Lebensjahr: Verständnis komplexerer Fragen u. Zusammenhänge, Sprechen von 5- bis 6-Wort-Sätzen; **4.** ab 4. Lebensjahr: schnelle Zunahme des Wortschatzes u. weitere Differenzierung der grammat. Kompetenz. **Störungen** der Sprachentwicklung: s. Sprachentwicklungsstörung.

Sprach|entwicklungs|störung: (engl.) *developmental language disorder*; Abk. SES; syn. verzögerte Sprachentwicklung; Störung der Sprachverarbeitung, die sich auf allen linguistischen Ebenen (phonologisch, morpho-syntaktisch, semantisch, pragmatisch; s. Sprache) zeigen kann u. zu einer Beeinträchtigung der normalen Sprachentwicklung* (als Rückstand gegenüber der Altersnorm) führt; der Spracherwerb kann ganz ausbleiben (Alalie), zeitlich verzögert (Sprachentwicklungsverzögerung, Abk. SEV) od. fehlerhaft sein. **Ätiol.:** i. d. R. multifaktoriell bedingt; **Formen:** **1.** primäre Sprachentwicklungsstörung (syn. spezifische Sprachentwicklungsstörung, Abk. SSES, engl. specific language impairment, Abk. SLI); keine tiefer greifenden Schädigungen; **2.** sekundäre Sprachentwicklungsstörung durch tiefer greifende Schädigungen, z. B. durch Hörstörungen, Anomalien des Sprechapparats, leichte frühkindliche Hirnschäden, hirnlokale Syndrome, auditive Differenzierungsschwäche, allgemeine Entwicklungsverzögerung, familiäre Bedingungen od. genet. Faktoren; **Manifestation** als expressive Sprachentwicklungsstörung: Dyslalie*, Dysgrammatismus*, Wortschatzdefizit od. rezeptive Störung: Sprachverständnisstörung*; **Diagn.:** logopädische Einschätzung des sprachlichen Entwicklungsstandes (Laut-, Wort- u. Grammatikerwerb) durch Screening- u. Testverfahren, Entwicklungsprofil (z. B. Zollinger) u. Elternfragebögen; **Ther.:** möglichst früh logopädische Ther., mögliche Verfahren: Modellierungstechniken, z. B. corrective feedback (pos. Sprachmodellverhalten, bei dem vom Kind fehlerhaft gesprochene Sätze od. Wörter fehlerfrei wiederholt werden, ohne die Fehler zu benennen), handlungsbegleitendes Sprechen; handlungsorientierte Therapie (Abk. HOT); Elternpartizipation.

Sprach|entwicklungs|test *m*: (engl.) *developmental language test*; Abk. SETK; Fremdbeurteilungsverfahren zur Diagnostik rezeptiver u. produktiver Sprachverarbeitungsfähigkeiten sowie auditiver Gedächtnisleistungen (SETK 3–5); 2 altersabhängige Versionen: **1. SETK-2:** Sprachentwicklungstest für 2-jährige Kinder; umfasst 4 Untertests zum Sprachniveau mit kindgerechtem Testmaterial; Kurzform als Screening-Verfahren für Risikokinder; **2. SETK 3–5:** Sprachentwicklungstest für 3- bis 5-jährige Kinder; umfasst 4 Untertests bei den 3-jährigen u. 5 Untertests bei den 4- bis 5-jährigen Kindern; erfasst im kritischen Altersbereich von 3–5 Jahren das erreichte Niveau der Sprachentwicklung* sowie den kausalen Erklärungszusammenhang mit auditiven Gedächtnisleistungen; **Anw.:** Einzeltest zur Untersuchung des sprachlichen Entwicklungsstands u. Abklärung von Entwicklungsstörungen* im sprachlichen Bereich; SETK-2: Kinder im Alter von 2 Jahren, ältere Kinder mit bekannter Entwicklungsschädigung (z. B. Hörschädigung, Intelligenzminderung*, Autismus*, sensorische Behinderung); SETK 3–5: Kinder im Alter von 3–5 Jahren, ältere Kinder mit bekannter Entwicklungsschädigung; **Testdauer:** SETK-2: max. 25 Minuten, SETK 3–5: 20–30 Minuten.

Sprach|entwicklungs|test, psycho|linguistischer *m*: s. Psycholinguistischer Entwicklungstest.

Sprach|entwicklungs|verzögerung: (engl.) *developmental language retardation*; Abk. SEV; s. Sprachentwicklungsstörung.

Sprach|erwerb: (engl.) *language acquisition*; Sprachentwicklung*.

Sprache, skandierende: (engl.) *scanning speech*; Sprechweise, bei der die Silben od. Wörter einzeln u. voneinander abgesetzt ausgesprochen werden; **Vork.:** z. B. in Zusammenhang mit zerebellaren Symptomen*, Dysarthrie*, Aphasie*.

Sprach|psycho|logie (Psych-^; -log^) *f*: (engl.) *speech psychology*; Sprechen als Gegenstand psychologischer Untersuchungen; Analyse der Sprachfunktion u. Sprachentwicklung* sowie der Korrelation von Sprache u. Sprecher in Abhängigkeit vom sprachlichen Niveau; s. Psycholinguistik.

Sprach|region (lat. regio Richtung, Gegend) *f*: (engl.) *speech area*; in der dominanten Hemisphäre des Gehirns lokalisiertes Sprachzentrum, dessen Schädigung zu einer zentralen Sprachstörung* führt; **Einteilung:** s. Abb.; **1.** vordere, motorische Sprachregion: Broca*-Areal; **2.** hintere, sensorische Sprachregion: Wernicke*-Areal. Die Sprachregion stellt die kortikale Repräsentation von Sprache* dar.

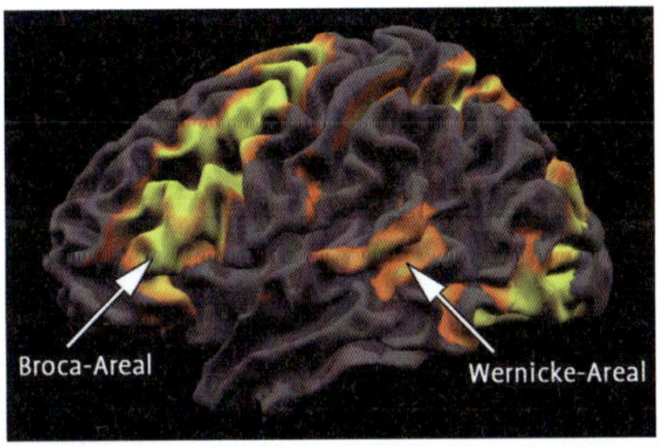

Sprachregion: 3-D-Rekonstruktion der Kortexoberfläche (dunkelgrau) auf der die aktivierten Sprachregionen (gelb) überlagert sind; Rekonstruktion aus MRT-Daten [13]

Sprach|stereo|typie (Stereo*-; gr. τύπος Gepräge) *f*: (engl.) *speech stereotypy*; s. Stereotypie.

Sprach|störung: (engl.) *language disorder*; Störung der kognitiven Vorgänge, die zu Sprache führen, i. e. S. Störung der Sprachbildung u./od. des Sprachverständnisses; **Einteilung:** **1. klinisch:** **a)** Sprachentwicklungsstörungen* als umschriebene Entwicklungsstörungen; **b)** Störungen des Erwerbs u. des Umgangs mit der Schriftsprache:

Dyslexie* u. Dysgraphie*; c) Sprachverlust- u. Sprachabbausyndrome: manifestieren sich nach erfolgreichem Spracherwerb, im Kindesalter z. B. bei Landau*-Kleffner-Syndrom u. Heller*-Syndrom; im Erwachsenenalter häufig als Aphasie*; **2. deskriptiv** entspr. der linguistischen Ebenen: phonologische, lexikalische, morpho-syntaktische u. semantische Sprachstörung. Vgl. Sprechstörung; Dysphonie.

Sprach|therapie *f*: (engl.) *speech therapy*; Verfahren zur Heilung sprachlicher Defizite (s. Sprachstörung; Sprechstörung) im Bereich lexikalischer, semantischer, morphologischer, syntaktischer, phonologischer u. pragmatischer Strukturen; **Therapieziel:** Anbahnung sprachlicher Äußerungen, Aufbau u. Wiederherstellung des Sprachverständnisses, des Wortschatzes, der Wortfindung, der Grammatik u. der Aussprache; Schaffung bzw. Wiederherstellung der Kommunikationsfähigkeit; Verbesserung u. Erhalt des Schluckvorgangs; **Ind.:** i. d. R. Aphasie*, Dysarthrie*, Parkinson*-Syndrom, Schlaganfall*, Stottern*; **Meth.: 1.** verhaltenstherapeutische Techniken (Belohnung, Feedback, auch Biofeedback*, Desensibilisierung*, Kommunikationstraining*, innerer Monolog*, Imitation*, Problemlösungstraining*, defizitspezifische Übungen) zum Aufbau neuer Sprachstile mit Hilfe von Atem- u. Stimmbildungstechniken od. neuer Bewältigungsformen im Umgang mit der Sprachstörung sowie Entspannung, Hypnose* u. paradoxe Intervention*; **2.** Behandlung von Aphasien: Reaktivierungsstrategien, defizitspezifische u. kompensative Strategien sowie Meth. zur Generalisierung des Erlernten im Alltag; sprachl. Rollenspiele* u. Dialogtraining mit Angehörigen; **3.** Behandlung von Dysarthrie: Training der taktilen od. auditiven Wahrnehmung für die Bewegungsvorgänge beim Sprechen; Erlernen der Kontrolle über normalerweise automatisiert ablaufende Vorgänge (z. B. durch Temporeduktion od. Aufmerksamkeitslenkung); Hemmung unerwünschter Haltungs- od. Bewegungsformen, Förderung motorischer Sprachfertigkeiten durch tonusregulierende Maßnahmen (Tonussteigerung od. -reduktion); Stabilisierung physiol. Bewegungsmuster durch wiederholtes Üben; adjunktiv Einbezug u. Beratung von Angehörigen, Stabilisierung der Betroffenen in Selbsthilfegruppen; **Wirksamkeit:** Für die Behandlung des Stotterns u. von Aphasien liegen evidenzbasierte Wirksamkeitsnachweise vor (Metaanalysen mit zum Teil sehr hohen Effektstärken; z. B. Andrews et al., 1980; Law et al., 2004; Whurr et al., 1992).

S

Sprach|verständnis|störung: (engl.) *disorder of language comprehension*; fehlende Fähigkeit, die Bedeutung gesprochener od. geschriebener Sprache zu verstehen, ohne dass dem ein sensorisches Defizit zugrunde liegt; **Formen: 1.** rezeptive Sprachstörung: umschriebene Sprachentwicklungsstörung* des Kindesalters, Prävalenz ca. 3 %, verzögerte od. abweichende Sprachverständnisentwicklung, meist assoziiert mit expressiver Sprach- u. Artikulationsstörung, wird häufig als Folge einer zentral bedingten auditiven Wahrnehmungs- u. Verarbeitungsstörung angesehen; **2.** charakteristisches Sympt. sensorischer u. globaler Aphasie*; bei semantischer Demenz* mit teils flüssiger, jedoch erheblich gestörter Spontansprache*.

Sprach|verständnis- und Entwicklungs|test, psycho|linguịstischer: s. Psycholinguistischer Sprachverständnis- und Entwicklungstest.

Sprach|wahrnehmung: (engl.) *language perception*; Vorgang der Wahrnehmung* von verbaler u. nonverbaler Sprache (z. B. Lesen); Gegenstand u. a. der Psycholinguistik*; **passive** Sprachwahrnehmung bezeichnet den rezeptiven Funktionsteil des Kommunikationsvorgangs, wobei die lautlichen, graphischen od. gestischen (z. B. Zeichensprache) Äußerungen vom auditiven od. visuellen System registriert u. als neuronale Reize zum primären auditiven bzw. visuellen Kortex weitergeleitet werden u. dort phonetisch-phonologisch bzw. bildlich weiter verarbeitet werden. Durch den **aktiven** Teil der Sprachwahrnehmung wird den Reizen syntaktisch, kontext- sowie vom Vorwissen u. von Lernerfahrungen abhängig Bedeutung zugemessen (Semantik). Hier spielen die Morpheme* eine zentrale Rolle. Von besonderer Bedeutung bei der auditiven Sprachwahrnehmung sind die Phoneme*. Sie dienen als akustische Sprachsignale, deren spezifische Frequenz- u. Intensitätsmuster durch die Bewegung der Zunge, Lippe, Zähne u. a. Artikulatoren des Stimmapparats erzeugt u. im Spektrogramm sichtbar gemacht, also nach ihren Schalleigenschaften beschrieben werden können. Noch nicht vollständig geklärt sind die Mechanismen, die es dem Menschen ermöglichen, im Sprachsignal- bzw. Schallfluss einzelne Wörter zu unterscheiden (kategoriale Sprachwahrnehmung) sowie diese trotz individueller Stimmlage, Dialekt od. Sprechgeschwindigkeit sinnhaft zu verstehen. Der phonemische Restaurationseffekt bezeichnet das Phänomen (s. Top-down-Verarbeitung), dass Menschen Wörter, die durch andere Geräusche überdeckt wurden, kontextabhängig korrekt ergänzen können. In einem Experiment von Liberman (1963) wurde gezeigt, dass bei gesprochenen Sätzen ohne Satzkontext nur etwa 50 % der Wörter identifiziert werden. Neben der häufig komplexen Syntax einer Sprache ist der Kontexteinfluss eines der Hauptprobleme beim Erstellen von computerbasierten Spracherkennungsprogrammen. **Störungen** der Sprachwahrnehmung können z. B. durch Schädigung des Wernicke*-Areals entstehen, wodurch gesprochene Sprache nicht mehr bedeutungsvoll verarbeitet werden kann (Wernicke-Aphasie; s. Aphasie). Eine gestörte Sprachwahrnehmung kann außerdem die Sprachentwicklung* od. das Sprachenlernen behindern.

Sprach|zentrum *n*: (engl.) *speech area*; s. Sprachregion.

Sprech|angst: (engl.) *lalophobia*; Logophobie*.

Sprech|a|praxie (Apraxie*) *f*: (engl.) *speech apraxia*; erworbene zentrale Sprechstörung mit Beeinträchtigung der sprechmotor. Programme od. des Zugriffs auf diese Programme ohne Beeinträchtigung von Sprachverständnis, Lesen u. Schreiben od. der sprechrelevanten Nerven u. Muskeln; häufig in Kombination mit Aphasie* od. Dysarthrie*; **Urs.:** Schädigung des Cortex cerebri anterior links, im od. um den Gyrus precentralis, evtl. auch subkortikaler Regionen; **Klin.:** Störungen der Lautbildung (phonematische u. phonetische Fehler), des Redeflusses (silbisches Sprechen) u. des Sprechverhaltens (Suchverhalten, Sprechanstrengung); **Ther.:** logopädische Übungsbehandlung, z. B. ganzheitlich stimulierende Verfahren, taktile Hilfen od. einzelheitliche Ansätze. Vgl. Apraxie.

Sprechen: (engl.) *speaking*; Artikulation von Sprache*, die durch eine koordinierte Leistung von motorischer u. sensorischer Sprachregion*, Sprechapparat u. Stimme ermöglicht wird; die normale Sprechgeschwindigkeit beträgt 90 Wörter pro Minute, bei normaler sog. Sprechflüssigkeit werden Sätze mit einer durchschnittlichen Länge von >5 Wörtern bei wenigen Unterbrechungen gebildet. **Störung** des Sprechens: s. Sprechstörung.

Sprech|entwicklung: (engl.) *speech development*; Sprachentwicklung*.

Sprech|entwicklungs|störung: (engl.) *speech retardation disorder*; syn. phonologische Störung; Störung des Lauterwerbs, bei der die Entwicklung der Lautbildung u. des Redeflusses gestört, die Aussprache nicht korrekt sowie die Wahrnehmung der eigenen Aussprache u. der Aussprache Anderer gestört ist; **Sympt.:** **1.** Auslassen unbetonter Silben (z. B. -mate statt Tomate, -putt statt kaputt); **2.** Assimilation bzw. Lautangleichung innerhalb einer Lautreihe (z. B. Babel statt Gabel, Gock statt Stock); **3.** Reduktion bzw. Vereinfachung von Mehrfachkonsonanten (Gocke statt Glocke, Bille statt Brille); **4.** Alveolarisierung (Vorverlagerung) hinterer Konsonanten (Dabel statt Gabel, Dind statt Kind); **5.** Velarisierung (Rückverlagerung) vorderer Konsonanten (Bekk statt Bett, Gakker statt Wasser); **6.** häufig auch Ersetzen der Wortanfänge durch einen Laut (h, d) bzw. Ersetzen von Lauten, die nicht ausgesprochen werden können, durch andere; **Ther.:** Logopädie.

Sprech|störung: (engl.) *speech disorder*; Störung des Sprechens* durch die Beeinträchtigung der motorischen Erzeugung von Lauten; **Formen:** **1.** Sprechstörung i. e. S.: Artikulationsstörung*, Redeflussstörung*, Sprechapraxie*; **2.** zerebrale Sprechstörung: hirnorganisch bedingte Sprechstörung, bei der durch eine erworbene Schädigung des zentralen Nervensystems Störungen der sprechmotorischen Funktionen auftreten; **3.** kombinierte Sprach-Sprech-Störung: Dyslalie*, Poltern*; **4.** kombinierte Sprech-Stimm-Störung: Rhinolalie (sog. Näseln) mit Störung von Stimmklang u. Sprachfärbung durch unphysiologische Luftstromführung bei oralen Lauten; nasaler Stimmklang durch unvollständigen Abschluss des Nasenraums vom Mund (z. B. bei Gaumenspalten, Gaumensegellähmung, nach Tonsillektomie, auch psychogen) od. dumpfer Stimmklang (z. B. infolge Verengung von Nasopharynx od. Nasennebenhöhlen, z. B. bei Rhinitis, Sinusitis); **5.** kombinierte Sprach-Sprech-Stimmstörung: Dysarthrie*; **Urs.:** meist unbekannt, allerdings können eine Vielzahl zentralnervöser u. peripherer somatischer Dysfunktionen (z. B. gestörtes Hören, neurologische Erkrankungen), aber auch Alkohol-, Drogen- u. Arzneimittelmissbrauch zu Sprechstörungen führen od. diese beeinflussen. Vgl. Sprachstörung; Dysphonie.

Spritzen|phobie (Phobie*) *f*: (engl.) *syringe phobia*; s. Blutphobie.

Sprung|haftigkeit: (engl.) *excursiveness*; s. Ideenflucht.

Spuren|kon|ditionierung (Konditionierung*): (engl.) *trace conditioning*; Konditionierung*, bei der die Präsentation des konditionierten Reizes vor der Präsentation des unkonditionierten Reizes endet; wird bewusst wahrgenommen (im Gegensatz zu klassischer Konditionierung*); Leistung des episodischen Gedächtnisses*; abhängig von Funktionsfähigkeit des Hippocampus.

SQLI: Abk. für (engl.) ***S**pitzer* **Q**uality of **L**ife **I**ndex*.

Squeeze-Tẹchnik (engl. to squeeze quetschen) *f*: (engl.) *squeeze method*; auch Quetsch-Technik; Methode zur Unterdrückung des Ejakulationsreflexes durch manuellen Druck auf den Penis am Übergang vom Schaft zur Glans penis; **Ind.:** als Teil der Sexualpsychotherapie* bei Ejaculatio* praecox; **Durchführung:** Während sexueller Aktivität drückt die Partnerin (evtl. der Patient selbst) zum Zeitpunkt des deutlichen Ansteigens des Ejakulationsdrangs mit Daumen, Zeige- u. Mittelfinger den Penis einige Sekunden zusammen, bis der Patient den Ejakulationsdrang verliert; nach einer Pause von ca. 30 Sekunden wird die Squeeze-Technik wiederholt, sobald durch die erneute sexuelle Stimulation der Ejakulationsdrang wieder deutlich ansteigt; mehrmalige Wiederholung der Squeeze-Technik möglich; entscheidend ist, diese Technik einzusetzen, bevor der Ejakulationsdrang unbeeinflussbar geworden ist. Vgl. Stopp-Start-Therapie; Reaktionszyklus, sexueller.

SRH: Abk. für (engl.) *somatotropin **r**eleasing **h**ormone*; syn. Somatoliberin; Peptidhormon des Hypothalamus, das Biosynthese u. Sekretion von STH* stimuliert.

SRMI: Abk. für (engl.) ***S**elf-**R**ating **M**ania **I**nventory*; s. Manie-Selbstbeurteilungsskala.

SRTT: Abk. für (engl.) ***s**erial **r**eaction **t**ime **t**ask*; s. Reaktionszeitaufgabe.

SSG: Abk. für Fragebogen zur Messung von Einstellungen zu **S**chwangerschaft, **S**exualität und **G**eburt; s. Geburtsangstskala.

SSI: Abk. für (engl.) ***S**omatic* **S**ymptom **I**ndex*.

SSNRI: Abk. für (engl.) *selective serotonin norepinephrin reuptake inhibitors;* s. Serotonin-Noradrenalin-Wiederaufnahme-Hemmer.

SSPE: Abk. für **s**ubakute **s**klerosierende **P**anenzephalitis*.

SSQ: Abk. für **S**tamm*-**S**creening **Q**uestionnaire.

SSRI: Abk. für (engl.) *selective serotonin reuptake inhibitors;* s. Serotonin-Wiederaufnahme-Hemmer, selektive.

SSS: **1.** Abk. für (engl.) *Standardized* Social Schedule*; **2.** Abk. für (engl.) *Short Screening Scale for DSM-IV Posttraumatic Stress Disorder*; vgl. Belastungsstörung, posttraumatische.

Staabs-Test *m*: (engl.) *Staabs test*; s. Sceno-Test.

Stabilisierung, selektive kortikale (Stabilität*): **1.** (engl.) *selective cortical stabilization*; Prozess der Auswahl u. Stärkung synaptischer Verbindungen durch neuronale Aktivität im Prozess der ZNS-Reifung; damit einhergehend Atrophie weniger genutzter Verbindungen; **2.** Prozess der Stärkung aktiver synaptischer Verbindungen sowie Elimination inaktiver synaptischer Kontakte (s. Hebb-Lernregel); neurobiologisches Korrelat von Lernvorgängen. Vgl. Lernen; Plastizität, neuronale.

Stabilität (lat. stabilitas Beständigkeit) *f*: (engl.) *steadiness*; Dauerhaftigkeit eines Zustandes sowie die Fähigkeit, Störungen zu widerstehen bzw. nach Abweichungen möglichst rasch u./od. vollständig wieder zum Ausgangszustand zurückzukehren; in der Persönlichkeitspsychologie **emotionale** (affektive) Ausgeglichenheit u. Gelassenheit mit robuster Widerstandsfähigkeit gegenüber psychosozialem Stress; die Dimension Stabilität versus Labilität dient zur Klassifizierung der Reaktionsbereitschaft des vegetativen Nervensystems*: stabile Individuen zeichnen sich durch geringe affektive Schwankungen (s. Affektlabilität*) u. hohe Regulationsfähigkeit bei Beanspruchung* aus, sie können auch große Belastung ohne die Entwicklung psychischer Störungen überstehen (s. Resilienz); labile Individuen sind diejenigen, bei denen eine große Vielfalt von Reizen zur autonomen Erregung führen kann. **Klin. Bedeutung:** Hohe Stabilität wirkt als protektiver Faktor* gegen die Entstehung psychischer Störungen wie affektive Störungen, Angststörungen, Impulskontrollstörungen. In der Testpsychologie ist Stabilität Ausdruck von hoher Reliabilität*, v. a. im Sinne der Retest-Reliabilität. Vgl. Labilität; Neurotizismus.

Stadien|lehre: (engl.) *phases theory*; Auffassung der psychopathologischen Syndrome als nicht voneinander unabhängige Einzelstörungen, sondern als verschiedene Stadien eines Krankheitsprozesses; auf dem Hintergrund der Kontroversen um nosologische u. ätiologische Konzepte psychischer Störungen zwischen Somatikern* u. Psychikern* Mitte des 19. Jahrhunderts erfolgten erste umfassende Ordnungsversuche psychischer Störungen u. a. durch W. Griesinger (1817–1868). Griesingers Ordnungsversuch wurde später in kritisch-distanzierender Absicht durch E. Kraepelin mit der Bez. Einheitspsychose* versehen. Griesinger sah das Wesen psychischer Störungen entschieden in den hirnanatomischen Veränderungen begründet, die allerdings nur bei wenigen Störungsbildern auch nachweisbar waren, so dass sie nicht als Ordnungsprinzipien fungieren konnten. Eine Einteilung musste Differenzierungen der physiologischen Psychologie beiziehen, die allerdings nach Griesinger keine wirklichen Grenzziehungen erlaubte. So konzipierte er in seiner Darstellung der 2 großen psychisch anomalen Grundzustände, der Störungen des Affekts (s. Affektstörung) u. jener des Denkens (s. Denkstörung), ein dimensionales Kontinuum, in welchem nicht nur Übergänge aus affektiven Störungen in Denkstörungen beschreibbar werden, sondern generell auch fließende Übergänge zur Normalität gegeben sind. **Hinweis:** Die Diskussion von solchen Kontinuitätshypothesen fand nicht nur das Interesse vieler psychiatrischer Grundsatzüberlegungen von Jaspers, Schneider, Janzarik u. a., sondern findet erneut Aktualität in empririschen Befunden u. in den Diskussionen um die Überarbeitung der kategorialen Klassifikationsinstrumente, in denen ein Einbezug dimensionaler Ansätze gefordert wird.

STAI: Abk. für **S**tate*-**T**rait-**A**ngst**i**nventar.

Stalking (engl. to stalk sich anpirschen) *n*: Nachstellung; Bez. für die anhaltende, vorsätzliche u. böswillige Verfolgung einer Person, die dadurch in ihrer Sicherheit bedroht wird; **Häufigkeit:** ca. 27 000 angezeigte Fälle pro Jahr (Deutschland; polizeiliche Kriminalstatistik); **Vork.:** meist in Zusammenhang mit Trennungskonflikt zur Durchsetzung von Kontakt- u. Dominanzstrebungen, bei fehlender sozialer Kompetenz, gestörter Selbstwahrnehmung u. Unfähigkeit zur Einordnung negativer sozialer Signale anderer Personen; auch im Kontext psychischer Störungen wie z. B. Schizophrenie* mit Erotomanie* od. narzisstischen Persönlichkeitsstörungen*; von therap. Relevanz v. a. durch mögliche psychische Symptome des Opfers (Angststörung*, Anpassungsstörung*, depressive Verstimmung); **Recht: 1. Deutschland:** seit 2007 Straftatbestand nach § 238 StGB (Nachstellung); Freiheitsstrafe bis zu 10 Jahren möglich; **2. Österreich:** seit 2006 Straftatbestand gemäß § 107 a StGB (beharrliche Verfolgung); Freiheitsstrafe bis zu 1 Jahr möglich; **3. Schweiz:** kein spezielles Antistalkinggesetz; typische Verhaltensweisen sind laut Bundesrat durch geltendes Strafrecht abgedeckt (Hausfriedensbruch, Artikel 186 StGB; Nötigung, Artikel 181 StGB); gemäß Artikel 28 b des revidierten Zivilgesetzbuchs (SR 201, Inkrafttreten 2007) kann die von einer Nachstellung betroffene Person das Verbot der Kontaktaufnahme, der Annäherung od. des Aufenthaltes in einem namentlich bestimmten Ort erwirken.

Stamm|baum: (engl.) *pedigree*; in der Humangenetik verwendete Sonderform des Genogramms*, bei der erkrankte Personen od. Träger spezifischer

(Erb-)Merkmale hervorgehoben werden; daraus können Informationen zum Erbgang der Erkrankung bzw. des Merkmals abgeleitet werden u. Angehörige mit einem Risiko für eigene Erkrankung od. Vererbung des Merkmals identifiziert werden.

Stammeln: (engl.) *stammer*; s. Dyslalie.

Stamm|ganglien (Gangl-*) *n pl*: (engl.) *basal ganglia*; Basalganglien*.

Stamm|hirn: (engl.) *brain stem*; s. Gehirn.

Stamm-Screening Questionnaire (Screening*; engl. questionnaire Fragebogen): Abk. SSQ; Selbstbeurteilungsverfahren zur allg. Erfassung psychischer Störungen; umfasst 17 Items: sog. Stammfragen des DIA-X Interviews (Diagnostisches* Expertensystem für psychische Störungen); Eingangskriterien der diagn. Sektionen (Störungen), dichtotome Beantwortung; bei Verneinung der Eingangsfrage kann eine entsprechende Störung nahezu sicher ausgeschlossen werden. **Testdauer:** ca. 2 Minuten.

Stamm|zellen: (engl.) *stem cells*; undifferenzierte u. unbegrenzt teilungsfähige Zellen, aus denen durch Teilung jeweils wiederum eine Stammzelle u. eine zur Differenzierung fähige Zelle entstehen; sind gewebespezifisch determiniert u. stellen das Ausgangsmaterial der embryonalen Organentwicklung u. aller regenerationsfähigen Gewebe des Erwachsenen dar. **Neuronale Stammzellen:** pluripotente Stammzellen, aus denen sich Nerven- u. Gliazellen bilden (Entwicklung über sog. neuronale Progenitorzellen, Vorläuferzellen, die sich in Neuroblasten u. Glioblasten differenzieren); Vork.: im Gehirn in Hippocampus u. Bulbus olfactorius (Riechhirn); klin. Bedeutung: **1.** einzige Quelle der adulten Neurogenese*; **2.** klin. Anw. in Entwicklung für Stammzellen-basierte Wirkstoffe für neurologische Erkrankungen (z. B. Parkinson-Syndrom, amyotrophische Lateralsklerose, Schlaganfall, Hirntumoren).

Standard|abweichung: (engl.) *standard deviation (Abk. SD)*; Abk. s; (statist.) Maß für die Abweichung der Einzelwerte einer Messreihe von ihrem arithmet. Mittelwert ($\bar{x}$); definiert als der positive Wert der Wurzel aus der Varianz*. Bei einer Normalverteilung liegen 68 % aller Werte zwischen $\bar{x}$–s u. $\bar{x}$+s u. 95 % aller Werte zwischen $\bar{x}$–2s u. $\bar{x}$+2s. Wenn keine Normalverteilung vorliegt, wird eine Verteilung besser durch Median u. geeignetes (z. B. 10. u. 90.) Perzentil beschrieben.

Standard|fehler: (engl.) *standard error of the mean (Abk. SEM)*; zufälliger Fehler* einer Zufallsvariablen bzw. einer Schätzfunktion; i. e. S. Standardfehler des arithmetischen Mittels (s. Mittelwert); **Bestimmung:** berechenbar aus der Standardabweichung* (Abk. STABW) einer Stichprobe u. dem Stichprobenumfang n durch die Formel $SEM = STABW/\sqrt{n}$. Je größer eine Stichprobe ist, desto kleiner wird der Standardfehler, desto genauer die Schätzung des Mittelwertes der Grundgesamtheit.

Standardisierung: (engl.) *standardization*; Festlegung von Untersuchungsbedingungen; insbes. bei Labormethoden u. psychologischen Tests* von Bedeutung, da nur durch Standardisierung Ergebnisse aus versch. Quellen vergleichbar sind; unterschieden werden Durchführungs-, Auswertungs- u. Interpretations-Standardisierung. Objektivität* beinhaltet die Güte der Standardisierung bezüglich dieser 3 Aspekte. Z. T. wird die Bez. Standardisierung auch für Normierung* verwendet.

Standardized Assessment of Personality: Abk. SAP; standardisiertes Interview mit einer Bezugsperson* des Patienten zur Erfassung von Persönlichkeitsstörungen* nach ICD-10; **Anw.:** zur Erfassung der prämorbiden Persönlichkeit bei Persönlichkeitsstörung; Screening-Verfahren; **Testdauer:** 10–15 Minuten.

Standardized Social Schedule: Abk. SSS; strukturiertes Interview zur Erfassung sozialer Fehlanpassung* u. dysfunktionalen Verhaltens bei psychischen Störungen (z. B. Schizophrenie); umfasst je nach Version 17–48 Items; **Anw.:** bei Erwachsenen; zur Erfassung der Lebensqualität*.

Standard Progressive Matrices (engl. standard Standard; progressive progressiv; matrix Matrix): s. Raven-Matrizen-Tests.

Stanford-Binet-Test *m*: (engl.) *Stanford-Binet IQ test, Stanford-Binet Intelligence Scales*; verbaler Intelligenztest* für Kinder u. Erwachsene; modifizierter Binet*-Simon-Test; enthält Untertests mit Aufgaben bzw. Fragen zum Sinngehalt von Sprichwörtern, Satzgedächtnis, Orientierung, Zahlengedächtnis, Gegensätzen u. prüft die Wiedergabe eines gehörten Textes; alterspezifische Testversionen bis zum Alter von 14 Jahren; insgesamt 4 Tests für Erwachsene (1 Test für durchschnittlich begabte, 3 Tests für überdurchschnittlich begabte Erwachsene); **Anw.:** zur Ermittlung des Intelligenzquotienten*, z. B. in der Schulberatung; ab 2 Jahren; **Testdauer:** pro Untertest ca. 5 Minuten.

Stanford-Gefängnis-Experiment (Experiment*) *n*: (engl.) *Stanford prison experiment*; klassische experimentelle Studie von P. Zimbardo (1933) zum Einfluss situativer Faktoren auf das menschliche Verhalten u. Erleben am Beispiel der Gefängnissituation; Versuchsaufbau: über eine Zeitungsanzeige wurden 24 emotional stabile, durchschnittliche Studenten aus der Mittelschicht ausgewählt, die für 15 Dollar pro Tag freiwillig an einem Experiment zur Psychologie der Gefangenschaft teilnahmen; nach Zufallszuweisung zur Rolle als Wärter u. Gefangene erfolgte eine Verhaftung der Gefangenen mit echten Polizeiwagen unter Vorwänden u. die Überführung in ein simuliertes Gefängnis im Keller der Stanford Universität, die Wärter wurden mit Uniform, Gummiknüppeln u. Sonnenbrillen ausgestattet; die Gefangenen mussten in einer erniedrigenden Prozedur ihre Kleider abgeben, Einheitskleider sowie Fußketten tragen u. durften sich nur noch mit den auf der Kleidung aufgedruckten Nummern anreden. **Ergebnis:** Das Experiment geriet sehr schnell außer Kontrolle, die Wärter entwickelten aggressive bis sadistische

Verhaltensweisen, die Gefangenen dagegen wurden (v. a. nach einer niedergeschlagenen Revolte) passiv u. depressiv, z. T. mussten die Experimentatoren einschreiten, um Misshandlungen zu verhindern. Nach 6 Tagen (statt geplanten 2 Wochen) musste das Experiment abgebrochen werden. Zu diesem Zeitpunkt hatten 4 Gefangene starke emotionale Reaktionen erlitten, die zur vorzeitigen Entlassung führten, eine Untersuchung nach einem Jahr fand jedoch keine psychischen Spätfolgen. **Bedeutung:** Das Stanford-Gefängnis-Experiment führte zu einer intensiven ethischen Diskussion u. konnte die massive Rolle situativer Faktoren im Vergleich zu Persönlichkeitsmerkmalen nachweisen. Die festgestellten Verhaltensweisen zeigen deutliche Ähnlichkeiten mit Beobachtungen in realen Gefängnissen.

Stargardt-Krankheit (Karl B. St., Ophthalmologe, Marburg, 1875–1927): (engl.) *Stargardt's disease*; s. Makuladegeneration.

Star, grüner: (engl.) *glaucoma*; s. Glaukom.

Starrheit: (engl.) *rigidity*; s. Attonität.

Startle-Modulation (engl. to startle aufschrecken, erschrecken; lat. modulari rhythmisch abmessen) *f*: (engl.) *startle modulation*; Veränderung der charakteristischen psychophysiologischen u. motorischen Reaktionen des Schreckreflexes* durch kurz vor dem Schreckreiz auftretende Reize; inhibitorische Startle-Modulation hemmt die Reaktionen des Schreckreflexes, faszilitatorische Startle-Modulation erleichtert sie. Die Untersuchung der Startle-Modulation i. R. eines standardisierten experimentellen Paradigmas (s. Präpuls-Inhibition) ist eine wichtige Methode in der Angstforschung.

Startle-Response (engl. to startle aufschrecken, erschrecken; Response*): s. Schreckreflex.

Start-Stopp-Therapie (engl. to start beginnen; stop Halt, Pause) *f*: (engl.) *start and stop therapy*; s. Stopp-Start-Therapie.

State (Status*): **1.** (engl.) *state*; Bez. für einen temporären Zustand (z. B. Aktivation, Entspannung); im Gegensatz zu Persönlichkeitsmerkmalen* (auch Trait) handelt es sich bei State um einen zeitlich fluktuierenden Zustand. Vgl. State-Angst. **2.** s. Status.

S

State-Angst (Status*): (engl.) *state anxiety*; syn. Zustandsangst, Angst als Zustand; in einer momentanen, speziellen Situation als unangenehm empfundener, eine Bedrohung od. Gefahr signalisierender Gefühlszustand, z. B. „ich bin aufgeregt"; vgl. Angst.

State-Trait-Angst|inventar (Status*; engl. trait Zug, Eigenheit) *n*: (engl.) *State-Trait Anxiety Inventory*; Abk. STAI; Selbstbeurteilungsverfahren zur Erfassung von State*-Angst u. Trait*-Angst; umfasst jeweils 20 Items; Beantwortung erfolgt auf 4-stufiger Skala; **Anw.:** v. a. bei Angststörungen*; ab 15 Jahren; **Testdauer:** 15 Minuten.

Statistik (Status*) *f*: (engl.) *statistics*; Aufbereitung u. Bearbeitung von mit Hilfe von Experimenten* od. in Studien gewonnenen Daten u. deren Analyse mit beschreibenden u. schließenden statist. Verfahren; durch die Statistik sind über die Beobachtung* von Einzelfällen hinausgehende Regelhaftigkeiten zu erkennen u. Verallgemeinerungen möglich. **Formen: 1. beschreibende** Statistik: tabellarische od. graphische Darstellung von Stichproben u./od. Daten ohne direkte Bezugnahme auf Wahrscheinlichkeitsmodelle, Schätz- od. Testverfahren; **2. schließende** Statistik: i. e. S. die Anwendung von statist. Schätz- u. Testverfahren auf Stichproben, i. w. S. die Anpassung von Wahrscheinlichkeitsmodellen an Daten; **3.** entspr. den betrachteten Merkmalen u. Dimensionen: **a) univariate** Statistik: statistische Testverfahren, die eindimensionale Probleme u. Kenngrößen einzelner Merkmale untersuchen (z. B. ANOVA*); **b) bivariate** Statistik: statistische Testverfahren für die gleichzeitige Betrachtung zweier Merkmale od. von Merkmalspaaren; **c) multivariate** Statistik: statistische Testverfahren, die mehrdimensionale Probleme untersuchen; untersucht werden Objekte, die durch mind. 3 Zufallsvariablen u. ihr Zusammenwirken bestimmt sind (z. B. MANOVA*); umfasst strukturprüfende Verfahren, die vermutete Zusammenhänge zwischen Zufallsvariablen überprüfen (z. B. multivariate Varianzanalyse, multivariate Regression, Diskriminanzanalyse*) u. strukturentdeckende Verfahren, bei denen primär keine Kenntnis des Zusammenhanges zwischen den Zufallsvariablen besteht (z. B. Faktorenanalyse*, Cluster*-Analyse, Entscheidungsbäume); **4.** entspr. der Wahrscheinlichkeitsverteilung*: **a) parametrische** Verfahren* : z. B. t*-Test; **b) nichtparametrische** Verfahren*: z. B. Kruskal*-Wallis-Test. Vgl. Test, statistischer.

Status (lat. status Zustand) *m*: **1.** (engl.) *status*; Bez. für die soziale Position, die eine Person im gesellschaftlichen Gefüge einnimmt; im Gegensatz zum zugeschriebenen Status (z. B. Adel in ständischen Gesellschaften) ist in modernen Industriegesellschaften der (z. B. durch Aus- u. Weiterbildung) erworbene Status vorherrschend. Häufig u. (sozial-)medizinisch relevant ist das Phänomen der **Statusinkonsistenz**, die Zugehörigkeit einer Person hinsichtlich verschiedener Statusmerkmale (z. B. Einkommen, Berufsprestige, Bildung) zu verschiedenen Ebenen (z. B. höhere Schulbildung, niedriges Einkommen), die ursächlich für psychische Konflikte sein kann. Liegen die Statusmerkmale auf einer Ebene, spricht man von **Statuskonsistenz** od. Statuskristallisation. Der Begriff sozioökonomischer Status fasst soziale u. wirtschaftliche Aspekte zusammen. **Statuswechsel** bezeichnet in der Biographie einer Person den Übergang od. Eintritt in eine neue Lebensphase (z. B. von der Grundschule zum Gymnasium, von der Schule in den Beruf od. von der Jugend in das Erwachsenenalter); häufig mit Unsicherheit verbunden. **Klin. Bedeutung:** Erkrankung, Verlauf u. Folgen einer Krankheit werden vom sozialen Status beeinflusst: z. B. Wohn- u. Arbeitsverhältnisse, persönliche

Ressourcen, schichtspezifisches Gesundheits- u. Krankheitsverhalten, medizinische Kenntnisse, Kommunikation zwischen Ärzten u. Patienten. Vgl. Sozialisation. **2.** (engl.) *state*; Aussage über den aktuellen Zustand eines Patienten bezüglich seiner Erkrankung (körperlich, seelisch, geistig); die Befunde einer körperlichen od. psychischen Exploration werden als körperlicher Status (Somatostatus, s. Befund, somatischer) bzw. psychischer Status (Psychostatus, s. Befund, psychopathologischer) dokumentiert. Vgl. Befunderhebung, standardisierte.

Status epi|lepticus (Status*) *m*: (engl.) *epileptic state*; andauernder epileptischer Anfall* (>5 Minuten bei generalisiertem tonisch-klonischem Anfall bzw. >20–30 Minuten bei Absence* od. fokalem Anfall) od. Wiederholungen epileptischer Anfälle über diesen Zeitraum (>5 Minuten bei generalisiertem tonisch-klonischem Anfall bzw. >20–30 Minuten bei Absence od. fokalem Anfall) ohne zwischenzeitlich vollständige Restitution.

Status lacunaris (Status*) *m*: (engl.) *status lacunaris*; Bez. für multiple lakunäre Infarkte im Gehirn bei Arteriosklerose* u. subkortikaler arteriosklerotischer Enzephalopathie*.

Stauungs|papille (Papilla) *f*: (engl.) *choked disk, papilledema*; Veränderung des Augenhintergrunds mit Schwellung, knopfförmiger Vorwölbung (Bestimmung der Prominenz in Dioptrien) u. glasiger Trübung der Sehnervenpapille mit Verlust ihrer scharfen Begrenzung, Erweiterung u. Schlängelung der Venen u. Verengung der Arterien; **Vork.**: bei Hirntumoren* (in ca. 60 % der Fälle), Hirnblutung, Hydrozephalus*, Pseudotumor cerebri u. maligner Hypertonie*; **Sympt.**: bei frischer Stauungspapille keine od. nur geringe Sehstörung* (Vergrößerung des blinden Flecks), nach monatelangem Bestehen allmähliche Optikusatrophie mit zunächst nur peripheren, später auch zentralen Gesichtsfeldausfällen; **Ther.**: rasche Druckentlastung durch Behandlung der Grunderkrankung.

STCPD: Abk. für (engl.) ***S**creening*-**T**est for **C**omorbid **P**ersonality **D**isorders*.

Steato|hepatitis (gr. στέαρ, στέατος festes Fett, Talg; Hepat-*; -itis*) *f*: (engl.) *steatohepatitis*; Fettleberhepatitis*.

Steatosis hepatis (gr. στέαρ, στέατος festes Fett, Talg; -osis*) *f*: (engl.) *fatty liver*; s. Fettleber.

Steele-Richardson-Olszewski-Syn|drom (John C. St., kanadischer Neurologe; John C. R., kanadischer Neurologe, geb. 1909; Jerzy O., polnisch-kanadischer Neurologe, 1913–1964) *n*: (engl.) *Steele-Richardson-Olszewski syndrome, progressive supranuclear palsy (Abk. PSP)*; syn. progressive supranukleäre Blicklähmung; Multisystemdegeneration des ZNS, die sich zwischen dem 40. u. 70. Lebensjahr manifestiert; **Pathol./Anat.**: Nervenzellverlust u. Gliose in Basalganglien, Substantia nigra, Substantia grisea centralis, Colliculus superior u. prätektalen Gebieten; die verbleibenden Neurone enthalten häufig Alzheimer-Degenerationsfibrillen; **Sympt.**: Parkinson*-Syndrom, zusätzl. supranukleäre vertikale Blicklähmung* nach unten (Leitsymptom) u. subkortikale Demenz*; frühe posturale Instabilität mit Fallneigung nach hinten; axiale Dystonie u. Rigidität; Pseudobulbärparalyse*; (psychopathol.) Frontalhirnsyndrom*, Wesensveränderung.

Stehlen, patho|logisches: (engl.) *cleptomania*; Kleptomanie*.

Stehl|sucht: (engl.) *cleptomania*; Kleptomanie*.

Steiner-Voerner-Syn|drom (Gabriel St., Psychiater, Heidelberg) *n*: (engl.) *Steiner Voerner syndrome*; Karzinoidsyndrom*.

Stein|laus|phobie (Phobie*): (engl.) *stone louse phobia*; syn. Petrophaga-lorioti-Phobie; auch Lapivorenphobie; seltene spezifische Phobie* vom Typ Tierphobie*, gekennzeichnet durch eine dauerhafte, unangemessene Furcht vor Steinläusen; Angst auslösende Reize sind v. a. Steinlaus-Bilder u. entsprechende Texte, z. T. auch die für Steinlausbefall typischen exhibitionistischen Verhaltensmuster bzw. Affektausbrüche (s. Zwangsaffekte); **Ätiol.:** multifaktoriell; familiäre Häufung mit noch unklarem Anteil von genet. Faktoren (Identifizierung risikomodulierender Gene durch GWAS* steht aus); belegter protektiver Faktor: angelegter Optimismus*; **Sympt.:** Angst*, Ekel*, Vermeidungsverhalten* (v. a. Bibliotheken); ggf. auch Prokrastination*, insbes. bei papierbezogener berufl. Tätigkeit; **Diagn.**: strukturierte klinische Interviews, standardisierte psychometrische Inventare; Biomarker* u. Endophänotypen* bisher nicht verfügbar; **Ther.**: personalisierte Therapie* (insbes. modifizierte Validationstherapie*); **Prävention:** Hinweise auf präventiven Effekt von Antioxidanzien u. Tanzen; Früherkennung* bei Prodromalsymptomen durch spez. Inventare möglich; **Hinweis:** cave: bei Betroffenen keine Anw. von Neuroenhancement*, Risiko des Petrefakts*.

Steno|korie (gr. στενός eng, schmal; κόρη Pupille) *f*: (engl.) *stenocoriasis*; s. Miosis.

STEP: Abk. für **St**undenbogen* für die Allgemeine und Differentielle **E**inzel**p**sychotherapie.

Sterbe|begleitung: (engl.) *attendance in death, end-of-life care*; medizinische, pflegerische u. psychosoziale Betreuung Sterbender u. ihrer Angehörigen in mitmenschlicher Zuwendung i. R. der Palliativmedizin*; Sterbebegleitung wird als eines der Wesensmerkmale der Hospizbewegung (s. Hospiz) beschrieben: psychosozial einfühlsames Begleiten eines Menschen u. seiner Angehörigen im letzten Lebensabschnitt durch geschulte (professionelle u. ehrenamtliche) Helfer. Aussagen zur ärztlichen Sterbebegleitung unter Beachtung der aktuellen gesetzlichen Regelungen zur Sterbehilfe* finden sich in den „Grundsätzen zur ärztlichen Sterbebegleitung“ der Bundesärztekammer vom 18.2.2011.

Sterbe|hilfe: (engl.) *euthanasia*; Bez. für ein Handeln, das bestimmt u. geeignet ist, den erleichterten u. schmerzgelinderten Tod eines unheilbar

S

schwerkranken Menschen zu ermöglichen; **Recht: 1. Deutschland:** bisher wurde zwischen **passiver** Sterbehilfe (Einstellen od. Nichtergreifen von lebenserhaltenden Maßnahmen bei einem sterbenden Menschen od. in aussichtsloser Krankheitssituation mit (mutmaßlicher) Einwilligung* des Pat.; das Sterben wird zugelassen), **indirekter** Sterbehilfe (nicht intendierte Lebensverkürzung als Nebenwirkung einer zur Leidenslinderung induzierten u. regelrecht durchgeführten Therapiemaßnahme; Behandlungsziel: Lindern von Leid) u. **aktiver** Sterbehilfe (von einer dritten Person auf Verlangen des kompetenten Pat. durchgeführte vorzeitige Lebensbeendigung, i. d. R. durch Verabreichung einer tödlichen Medikation; Ziel: sofortige Lebensbeendigung) unterschieden, um strafbare u. legitime Formen der Sterbehilfe zu unterscheiden; im Zuge des 3. Betreuungsrechtsänderungsgesetzes vom 29.7.2009 u. seit Entscheidung des Bundesgerichtshofs vom 25.6.2010 werden alle Formen unabhängig von der sog. Begehungsform (aktiv, passiv, indirekt) im normativ-wertenden Oberbegriff **Behandlungsabbruch** zusammengefasst. Von Sterbehilfe (durch Behandlungsabbruch, -unterlassung od. -begrenzung) ist hiernach zu sprechen, wenn die betroffene Person lebensbedrohlich erkrankt ist u. die betreffende Maßnahme medizinisch zur Erhaltung od. Verlängerung des Lebens geeignet ist. Im Unterschied zum bisherigen Verständnis kann somit auch aktive Sterbehilfe durch Einwilligung gerechtfertigt sein, soweit die hierdurch legitimierte Handlung unmittelbar auf die medizinische Behandlung im genannten Sinn bezogen ist u. auch der Intention nach bezogen sein soll. Die „Grundsätze zur ärztlichen Sterbebegleitung" der Bundesärztekammer vom 18.2.2011 berücksichtigen die gesetzlichen Änderungen u. erklären, dass Mitwirkung des Arztes bei der Selbsttötung (Beihilfe zum Suizid) keine ärztliche Aufgabe ist (bisher: Mitwirkung widerspricht ärztlichem Ethos). **2. Österreich:** Aktive Sterbehilfe u. Beihilfe zum Suizid sind strafbar. **3. Schweiz:** Aktive Sterbehilfe ist strafbar. Eine Besonderheit ist die Existenz von Vereinen, deren Mitarbeiter betroffenen Menschen Hilfe bei der Selbsttötung dadurch anbieten, dass (meist pharmak.) Mittel u. bei Bedarf auch Räumlichkeiten zur Selbsttötung zur Verfügung gestellt werden. Die ärztliche Mitwirkung beschränkt sich i. d. R. auf die Verordnung einer tödlich wirkenden pharmak. Substanz (Natriumpentobarbital*). Unter der Voraussetzung, dass keine „selbstsüchtigen Beweggründe" vorliegen (Artikel 115 StGB), ist die Hilfe zur Selbsttötung gestattet. Während in den Niederlanden zur aktiven Sterbehilfe u. zur Beihilfe bei der Selbsttötung nur niederländische Staatsbürger zugelassen sind, ist es in der Schweiz in den letzten Jahren zu einem als sog. Sterbetourismus beschriebenen Phänomen gekommen, da zunehmend auch Menschen aus dem Ausland die angebotene Hilfe zur Selbsttötung in Anspruch nehmen. **4.** In einigen Ländern, z. B. in Belgien, Luxemburg (Sterbehilfegesetz vom 17.03.2009) u. den Niederlanden, kann von der Strafbarkeit unter bestimmten Voraussetzungen abgesehen werden. In den Niederlanden, an deren Strafgesetzgebung sich schließlich auch die anderen Beneluxländer orientiert haben, wurden z. B. in dem am 1.4.2002 in Kraft getretenen „Gesetz über die Kontrolle der Lebensbeendigung auf Verlangen und der Hilfe bei der Selbsttötung" mehrere „Sorgfaltskriterien" beschrieben, die vom Arzt eingehalten werden müssen, um sich im Falle seiner Mitwirkung nicht strafbar zu machen. Der Arzt muss z. B. zu der Überzeugung gelangt sein, dass der Patient seine Bitte um Lebensbeendigung freiwillig u. nach reiflicher Überlegung gestellt hat, dass der Zustand des Patienten aussichtslos u. sein Leiden unerträglich ist, u. er muss den Patienten über dessen Situation u. über dessen Aussichten aufgeklärt haben. Er muss gemeinsam mit dem Patienten zu der Überzeugung gelangt sein, dass es für dessen Situation keine andere annehmbare Lösung gibt, mindestens einen anderen, unabhängigen Arzt zu Rate gezogen haben u. bei der Lebensbeendigung od. Hilfe bei der Selbsttötung mit medizinischer Sorgfalt vorgegangen sein. Der Arzt muss im Falle seiner Mitwirkung Meldung erstatten; regionale Kommissionen sind für die Kontrolle der Meldungen zuständig. **Geschichte:** Die Bez. Euthanasie wurde bereits in der Antike i. S. eines schnellen u. schmerzlosen Todes verwendet; Pervertierung der Euthanasie im Nationalsozialismus durch gezielte „Vernichtung lebensunwerten u. nutzlosen Lebens", von 1939–1945 zentral organisiertes Vernichtungsprogramm. Sog. wilde Euthanasie: Fortführung der Vernichtungsaktionen, vorwiegend auf Anstaltsebene, z. B. durch Hungerkost u. Todesspritzen. Im nationalsozialistischen Euthanasieprogramm wurden mindestens 150 000 Menschen aufgrund psychischer Störungen od. geistiger Behinderung getötet. Vgl. Sterbebegleitung; Tötung auf Verlangen; Patientenverfügung.

Sterbe|klinik *f*: (engl.) *hospice*; s. Hospiz.

Stereo-: 1. auch Stero-, -sterie; Wortteil mit der Bedeutung starr, fest, hart; 2. Wortteil mit der Bedeutung massiv, einen Raum ausfüllend; von gr. στερεός.

Stereo|a|gnosie (Stereo-*; A-*; -gnos*) *f*: (engl.) *stereo-agnosis*; s. Agnosie.

Stere|opsis (Stereo-*; Op-*) *f*: (engl.) *stereopsis*; syn. stereoskopisches Tiefensehen; s. Raumwahrnehmung.

Stereo|taxie (Stereo-*; gr. τάσσειν anordnen) *f*: (engl.) *stereotaxia*; (neurochir.) s. Operation, stereotaktische; Elektrokoagulationstherapie, stereotaktische; Neuronavigation.

Stereo|typ (Stereo-*; gr. τύπος Gepräge, Bild) *n*: (engl.) *stereotype*; Überzeugung* bezüglich der Eigenschaften od. Verhaltensweisen von Personen od. gesellschaftlichen Gruppen, die häufig vereinfachen u. verallgemeinern, Wertungen enthalten u. emotional gefärbt sind; als **Autostereotyp** wird das Stereotyp hinsichtl. der Beurteilung der eigenen Gruppe, als **Heterostereotyp** das Stereotyp hinsichtl. der Beurteilung anderer Gruppen bezeichnet. Heterostereotype stellen Extremformen sozialer Einstellungen* mit bereits vor der Informationswahrnehmung festgelegten, häufig verzerrten Sichtweisen dar, die schwer zu verändern sind u. zu bestimmten Erwartungen führen. Vgl. Vorurteil; Stigmatisierung.

Stereo|typie (Stereo*-; gr. τύπος Gepräge, Bild) *f*: (engl.) *stereotypy*; Bewegung, Haltung, Handlung od. verbale Äußerung, die häufig über lange Zeit u. in immer gleicher Weise ohne einen der Situation angemessenen Sinn wiederholt bzw. beibehalten wird; kann von Außenreizen abhängig sein u. als auf das eigene Empfinden bezogene Stimulation od. autoaggressives Verhalten auftreten. **Formen: 1.** Bewegungsstereotypie: unwillkürliche, meist unmotiviert u. mit gleichförmiger Wiederholung (Iteration*) ablaufende Bewegung u. Handlung; z. B. Wischen, Kratzen, Schaukeln, Reiben, Schlagen (z. B. Jactatio* capitis nocturna, Jactatio* corporis nocturna), z. T. auch komplizierte Bewegungsfolgen; **2.** Sprachstereotypie: z. B. Palilalie*, Verbigeration*, Logoklonie*; DD: Stottern*; **3.** Haltungsstereotypie: z. B. Flexibilitas* cerea, Katalepsie*; **4.** Befehlsstereotypie: Durchführen einfacher Handlung nach Aufforderung; **Vork.:** u. a. bei katatoner Schizophrenie*, hirnorganischer Störung, Demenz*, Intelligenzstörung*, Verhaltensstörung*, Aphasie*; Bewegungsstereotypien auch bei angeborener Blindheit. Vgl. Automatismus; Perseveration.

Sterilisation (lat. sterilis unfruchtbar) *f*: (engl.) *sterilisation*; (chir.) Herbeiführung der Unfruchtbarkeit eines Menschen (Sterilität) durch einen chirurgischen Eingriff, bei dem die Ei- bzw. Samenleiter unterbrochen od. funktionsunfähig gemacht werden; im Unterschied zur Kastration* bleiben die Gonaden u. damit Libido u. Fähigkeit zum Geschlechtsverkehr erhalten; die Zeugungsfähigkeit erlischt erst nach Wochen; **Meth.: 1.** Sterilisation der Frau: Tubensterilisation (operative Unterbrechung der Eileiter); **2.** Sterilisation des Mannes: Vasoresektion (Resektion eines 2–3 cm langen Stücks des Samenleiters). Der Eingriff beim Mann ist einfacher u. ungefährlicher als die Sterilisation der Frau. **Recht: 1. Deutschland:** Eine Zwangssterilisation ist nach Artikel 1 u. 2 GG unzulässig u. gilt nach § 226 StGB als beabsichtigte schwere Körperverletzung. Die freiwillige Sterilisation ist nach Ansicht des Bundesgerichtshofs in Deutschland durch keine Strafvorschrift bedroht. Die Muster-Berufsordnung für die deutschen Ärzte hält die Sterilisation für zulässig, wenn sie aus medizinischen, genet. od. sozialen Gründen indiziert ist. Das Betreuungsgesetz verbietet die Sterilisation Minderjähriger vollständig (§ 1631 c BGB) u. schließt für einwilligungsunfähige Betreute Zwangsmaßnahmen u. Gefälligkeitseingriffe aus (§ 1905 BGB; mit engen, den Erforderlichkeitsgrundsatz besonders betonenden Voraussetzungen zur Sterilisation u. strengen Verfahrensanforderungen); vgl. Betreuung; Einwilligungsfähigkeit; **2. Österreich:** geregelt über § 131 Außerstreitgesetz; Genehmigung zur Sterilisation: Das Gericht hat einen besonderen Sachwalter zu bestellen u. 2 unabhängige Sachverständige einzusetzen bei Personen, die infolge einer psychischen Störung od. geistigen Behinderung eines gesetzlichen Vertreters bedürfen. Bei einer einwilligungsfähigen Person nach Vollendung des 25. Lebensjahres kann eine Sterilisation vorgenommen werden (§ 90 Absatz 2 StGB). **3. Schweiz:** Voraussetzungen u. Anwendungen sind geregelt im „Bundesgesetz über Voraussetzung und Verfahren bei Sterilisation" (Sterilisationsgesetz) vom 1.7.2005. Es bedarf einer schriftlichen Zustimmung einer über 18-jährigen, urteilsfähigen Person. **Hinweis:** Psychische Beeinträchtigungen i. R. einer Sterilisation hängen im Wesentlichen von der Primärpersönlichkeit, der Qualität der sozialen Integration, den Umständen, die zur Sterilisation geführt haben, u. dem individuellen Lebenskonzept ab; z. B. Selbstwertproblematik, Depressionen, Schlafstörungen.

Steroide *n pl*: (engl.) *steroids*; organische Verbindungen aus 18–30 C-Atomen mit dem Grundgerüst des Cyclopentanoperhydrophenanthrens (Trivialname Gonan, früher Steran); mehr als 20 000 Steroide sind bekannt, ca. 2 % davon haben medizinische Bedeutung. Ihre sehr verschiedenen biologischen Eigenschaften beruhen auf Länge u. Art der Seitenketten, funktionellen Gruppen u./od. Doppelbindungen im Grundgerüst. **1. natürliche** Steroide sind Terpenoide, deren Biosynthese vom Isopren ausgeht: Sterole, Gallensäuren, Steroidhormone*, Calciferole, Digitalisglykoside, Pheromone*, Steroidalkaloide; **2. synthetische** Steroide: Anabolika* u. modifizierte Steroidhormone (z. B. zur hormonalen Kontrazeption); **Einteilung:** chemisch z. B. nach Anzahl der C-Atome: C_{17}-Steroide (Gonan: Grundkörper), C_{18}-Steroide (Estran; natürl. Östrogene*), C_{19}-Steroide (Androstan; alle natürl. Androgene*), C_{21}-Steroide (Pregnan; Glukokortikoide*, Mineralokortikoide*, Progesteron*), C_{24}-Steroide (Cholan; Gallensäuren), C_{27}-Steroide (Cholestan; viele Sterole).

Steroide, neuro|aktive *m pl*: (engl.) *neurosteroids*; s. Neurosteroide.

Steroid|hormone (Horm-*) *n pl*: (engl.) *steroid hormones*; Steroide*, die als Hormone* fungieren; zu den menschlichen Steroidhormonen gehören Sexualhormone*, Glukokortikoide*, Mineralokortikoide*. Die Biosynthese (in der Nebennierenrinde*) wird vom Hypothalamus*-Hypophysen-System durch positive u. negative Rückkopplung reguliert. Hormon-Rezeptoren der Zielzellen vermitteln die Wirkung. Steroidhormone werden in der Leber inaktiviert u. i. R. der Biotransformation in eine wasserlösliche Form überführt. Die Ausscheidung erfolgt zu 30–60 % über die Niere u. zu 10 % über den Darm. Der Rest durchläuft den enterohepatischen Kreislauf.

Steroid-Re|zeptoren (Rezeptoren*) *m pl*: (engl.) *steroid receptors*; nukleäre Rezeptoren*, die intrazellulär im Zytoplasma vorliegen u. deren Aktivierung über Steroidhormone* vermittelt wird; beeinflussen als Transkriptionsfaktoren verschiedene physiologische Prozesse (z. B. Wirkungen der Glukokortikoide* über ihre Rezeptoren auf Stoffwechsel, Immunsystem, Elektrolyte). Nach Bindung des Hormons an den Rezeptor im Zytosol wandert der Hormon-Rezeptor-Komplex in den Zellkern u. aktiviert od. deaktiviert zahlreiche Gene. Darüber hinaus steuern Steroid-Rezeptoren die Aktivität von Enzymen, Ionenkanälen u. Second-messenger-Prozessen u. spielen eine zentrale Rolle bei der Stressreaktion*. **Einteilung: 1.** Gruppe A: Estrogen-Rezeptoren (Zielhormon: Östrogene*); **2.** Gruppe B: Estrogen-ähnliche Rezeptoren; **3.** Gruppe C: 3-Ketosteroid-Rezeptoren: Glukokortikoid-Rezeptoren (Zielhormone Glukokortikoide*, z. B. Cortisol), Mineralokortikoid-Rezeptoren (Zielhormone Mineralokortikoide*, z. B. Aldosteron), Progesteron-Rezeptoren (Zielhormone z. B. Progesteron*), Androgen-Rezeptoren (Zielhormone Androgene*, z. B. Testosteron).

Steuerungs|un|fähigkeit: (engl.) *inability to control*; krankheitsbedingte Unfähigkeit eines Straftäters, sein Handeln entspr. seiner Einsicht in das Unrecht (Einsichtsfähigkeit*) einer Tathandlung zu steuern; führt zur Schuldunfähigkeit*. **Vork.:** z. B. bei Raptus* melancholicus od. katatonem Raptus, ausgeprägter Manie* od. inf. imparativer Stimmen (akustische Halluzination*). Vgl. Einsichtsunfähigkeit.

STH: Abk. für **s**omato**t**ropes **H**ormon; (engl.) *human growth hormone (Abk. hGH), growth hormone (Abk. GH)*; syn. Somatropin (INN), Somatotropin, Wachstumshormon; im Hypophysenvorderlappen gebildetes artspezifisches Peptidhormon, dessen Bildung u. Sekretion die Releasing-Hormone Somatoliberin u. Somatostatin* regulieren; **Regulation:** Steigerung der Freisetzung bei Hypoglykämie*, erhöhtem Aminosäure- u. Glucagonspiegel sowie im Schlaf*; Verminderung durch Glukose u. Cortisol*; **Wirkung:** u. a. **1.** Steigerung der hepatischen Synthese u. Sekretion von IGF-I (Abk. für engl. insulin-like growth factor binding protein-I) u. IGFBP-3 (Abk. für engl. insulin-like growth factor binding protein-3); **2.** Anregung der Proteinbiosynthese u. Hemmung der Lipidsynthese; **3.** Ausschüttung von Glucagon*, Erhöhung der Blutzuckerkonzentration durch insulinantagonistische Wirkung, Steigerung der Glukoneogenese in der Leber; **Pathol.:** STH-Mangel führt zu Kleinwuchs, pathol. erhöhte STH-Serumkonzentration (meist inf. Hypophysenadenom) zu Akromegalie*. **Ind.:** Kleinwuchs (Substitutionstherapie mit rekombinantem humanem STH; cave: erhöht evtl. das Malignomrisiko).

S

Stich|probe: (engl.) *sample*; (statist.) Auswahl von Individuen aus einer Population (Grundgesamtheit) od. von Elementen aus einer Menge mit dem Ziel, aus Messungen der Stichprobe Aussagen über die Grundgesamtheit od. die Menge zu treffen; **Voraussetzung:** Übereinstimmung der Stichprobe mit der Grundgesamtheit hinsichtlich möglichst vieler Merkmale, welche die Verteilung der zu messenden Variablen beeinflussen könnten (Repräsentativität). **Formen: 1.** Zufallsstichprobe: Stichprobe wird als zufällige Auswahl aus einer Grundgesamtheit zusammengestellt; **2.** geschichtete Stichprobe: Grundgesamtheit wird (nach vorher festgelegten Kriterien) statistisch verzerrt abgebildet, z. B. um seltene Untergruppen der Population in der Stichprobe in hinreichender Anzahl vorzufinden; **3.** Parallelstichprobe (verbundene, gepaarte Stichprobe): zu jedem Wert aus der einen Stichprobe (Testgruppe) wird genau ein Wert aus der anderen Stichprobe (Kontrollgruppe) zugeordnet. Durch die gepaarten Vergleiche werden die Varianz* u. Anzahl der Freiheitsgrade* verkleinert.

Stick|oxidul *n*: s. Lachgas.

Stick|stoff|mon|oxid *n*: (engl.) *nitric oxide*; Symbol NO; zu den Stickoxiden gehörendes farbloses, hoch reaktives Gas, das mit Sauerstoff NO_2 bildet; (biochem.) identisch mit EDRF (Abk. für engl. endothelium-derived relaxing factor); **Wirkung: 1.** bedeutendster retrograder Messenger* an Synapsen*: Die Erhöhung der intrazellulären Calciumkonzentration aktiviert die NO-Synthase, die aus Arginin NO bildet. Nach Diffusion durch die Zellmembran erreicht NO die glutamatergen Nervenendigungen u. erhöht dort die Freisetzungswahrscheinlichkeit von Glutamat* (NO als Vermittler zwischen Prä- u. Postsynapse). **2.** Steigerung des arteriellen Blutflusses durch dilatierende Wirkung z. B. auf Arterien (Aktivierung der Acetylcholin*-Rezeptoren der Endothelzellen, Diffusion in die benachbarte Muskelschicht, Relaxierung dieser durch Steigerung der cGMP-Synthese); **3.** antioxidative Wirkung.

Stigma (gr. στίγμα Stich, Punkt) *n*: (engl.) *stigma*; Merkmal od. Kennzeichen (für eine bestimmte Krankheit) od. bleibende krankhafte Veränderung (z. B. bei Berufskrankheiten); im sozialwissenschaftlichen Sinn die Verknüpfung eines bestimmten Merkmals („psychisch krank") einer Person mit einem negativen sozialen Stereotyp* od. Vorurteil* („ist grundsätzlich gefährlich"); gleichzeitig ist mit Stigma ein Statusverlust (s. Status) des Stigmatisierten verbunden, wodurch sich der Begriff des Stigmas von der (umfassenderen) Bez. Stereotyp* abgrenzt. Das Stigma bildet die Grundlage für Diskriminierung*, d. h. Betroffene werden aufgrund ihres Stigmas strukturell od. unmittelbar benachteiligt od. abgewertet.

Stigmatisierung (Stigma*): (engl.) *social stigmatisation*; Zuschreibung einer allgemein od. gruppenspezifisch negativ bewerteten Eigenschaft (Stigma*) durch die soziale Umgebung (public stigma); **Urs.:** Kategorienbildung u. sozialpsychologische Vergleichsprozesse, aber auch ökonomische u. evoultionstheoretische Prozesse spielen eine Rolle. Neben psychisch kranken Menschen sind auch andere Gruppen von Stigmatisierung betroffen, u. a. aufgrund des Geschlechts, Alters, der sexuellen Orientierung od. des ethnischen Hintergrunds. Stigmatisierende Kennzeichnungen (z. B. vorbestraft, Alkoholiker, Schizophrener) führen zu sozialer Diskreditierung u. Benachteiligung, können auch die therap. Interaktion belasten. Wird Stigmatisierung verinnerlicht, kann es zu Zweiterkrankungen kommen (self stigma) mit negativem Einfluss auf den weiteren Krankheitsverlauf.

Stil, kognitiver: (engl.) *cognitive style*; Typisierung von Formen der Informationsverarbeitung* als situationsübergreifendes, stabiles Persönlichkeitsmerkmal*, das unabhängig vom Intelligenzniveau bestimmt werden kann; **Einteilung: 1.** nach Polarisierung: reflexiver versus impulsiver Stil; feldabhängiger versus feldunabhängiger Stil; adaptiver versus innovativer Stil; **2.** basierend auf der sensorischen Präferenz: visueller, auditiver u. kinästhetischer Stil; **3.** nach Dimensionen der kognitiven Steuerung: Nivellierung versus Pointierung, hohes od. niedriges Ausmaß der Fokussierung; **4.** nach Dimensionen der Strukturiertheit: Differenziertheit (Aufgliederung), Diskriminiertheit (Unterscheidungskraft), Integriertheit (Ausmaß der Eingliederung in ein Ganzes); **Bestimmung:** anhand multipler Theorien u. psychometrischer Instrumente; **Hinweis:** Berücksichtigung des individuellen kognitiven Stils z. B. in der Schulpsychologie* zur Optimierung individualisierter Lehr- u. Lernmaterialien, in der Psychotherapie z. B. im Rahmen von NLP*. Vgl. Psychologie, kognitive.

Stimm|bruch: (engl.) *breaking of voice*; Stimmwechsel in der Pubertät mit Änderung des Stimmregisters, Stimmumfangs u. Absinken der mittleren Sprechstimmlage (bei Jungen ca. 1 Oktave, bei Mädchen 1 Terz); **Urs.:** hormonal gesteuerte Stimmlippenverlängerung (bei Jungen ca. 1 cm, bei Mädchen 3–4 mm) u. -verbreiterung. Ausbleiben des Stimmbruchs führt zur Mutationsfistelstimme (persistierende hohe Stimmlage). Vgl. Dysphonie.

Stimmen|hören: (engl.) *hearing of voices*; Phoneme*.

Stimm|störung: (engl.) *paraphonia*; Dysphonie*.

Stimmung: (engl.) *mood*; Bez. für das Erleben prägende, länger anhaltende Gemütsverfassung, deren Ursache dem Betroffenen meist selbst nicht erklärbar ist; z. B. Heiterkeit, Traurigkeit*, Fröhlichkeit, Gereiztheit*; Stimmungen haben stets positive od. negative Wertigkeit, im Gegensatz zu Emotionen* sind sie diffus u. eher schwach. Sie bleiben daher meist im Hintergrund des kognitiven Geschehens. Vgl. Affekt.

Stimmungs|in|duktion (lat. inductio Hineinführen) *f*: (engl.) *mood induction*; kontrolliertes Erzeugen von Stimmungen*, z. B. durch Vorstellungen, Aussagen über sich selbst, Filme, Musik, Feedback, soziale Interaktion, Gesichtsausdruck, Hypnose, Drogen; **Ziel:** Untersuchung der psychol. Effekte von Stimmungen; Stimmungsinduktion durch Musik wird z. B. in der Werbung, aber auch zu therapeutischen Zwecken (z. B. Behandlung von Alzheimer-Krankheit, Schmerztherapie, Reduktion präoperativer Angstzustände) genutzt.

Stimmungs|in|kon|gruenz (Inkongruenz*) *f*: (engl.) *mood incongruency*; Bez. für fehlende od. mangelnde Übereinstimmung von Erlebtem od. Wahrgenommenem u. der diese Wahrnehmung begleitenden Stimmung*; nach dem Stimmungsinkongruenz-Effekt (Bower, 1981) werden Wahrnehmungen besser erinnert, wenn sie thematisch kongruent zur vorliegenden Stimmung sind; i. e. S. im Zusammenhang mit Wahn* verwendete Bez. dafür, dass der Wahninhalt nicht zu dem für die zugrunde liegende Erkrankung charakteristischen Affekt* passt (sog. dysthymer Wahn), z. B. Verfolgungswahn bei Depression. Vgl. Stimmungskongruenz.

Stimmungs|in|stabilität (In-*; Stabilität*) *f*: (engl.) *mood lability*; Bez. für rasche Änderung der Stimmung* unabhängig von äußeren Reizen; vgl. Affektlabilität; Stimmungsschwankung.

Stimmungs|kon|gruenz (Kongruenz*) *f*: (engl.) *mood congruency*; Bez. für Übereinstimmung von Erlebtem od. Wahrgenommenem u. der diese Wahrnehmung begleitenden Stimmung*; i. e. S. im Zusammenhang mit Wahn* verwendete Bez. dafür, dass der Wahninhalt u. der für die zugrunde liegende Erkrankung charakteristische Affekt* zueinander passen (sog. synthymer Wahn), z. B. Schuldwahn bei Depression, ängstl. getönter Beziehungswahn bei Angststörung, Größenwahn bei Manie. Vgl. Stimmungsinkongruenz.

Stimmungs|schwankung: (engl.) *mood swing, variation of mood*; durch die Betroffenen subjektiv als Muster wahrgenommene, relativ regelmäßige u. von äußeren Reizen weitgehend unabhängige Änderung der Stimmung*; betrifft meist zirkadiane (z. B. Morgentief*, Abendtief*), seltener saisonale Stimmungswechsel; im Gegensatz zur Stimmungsinstabilität* u. Affektlabilität* sind die Stimmungswechsel musterhaft u. damit meist vorhersehbar; **Vork.:** z. B. als Morgentief bei Depression*.

Stimmungs|stabilisatoren (Stabilität*) *m pl*: (engl.) *mood stabilizer*; syn. Phasenprophylaktika; Arzneimittel zur Stabilisierung von affektiven Schwankungen, die das Wiederauftreten von Phasen affektiver Psychosen* verhindern od. Dauer u./od. Ausmaß der affektiven Sympt. während der Phasen reduzieren; **Vertreter:** z. B. Lithium*, Valproinsäure* u. a.Antiepileptika* (Carbamazepin*, Lamotrigin*), einige atypische Neuroleptika* (z. B. Olanzapin*); Off-Label-Stimmungsstabilisatoren: u. a. Gabapentin*, Oxcarbazepin, Topiramat*, Ziprasidon; **Wirkung:** Lithium u. Lamotrigin wirken antidepressiv u. antimanisch, Valproinsäure u. Carbamazepin v. a. antimanisch u. kaum antidepressiv. **Ind.:** bipolare affektive Störung*.

Stimulanzien (Stimulation*) *n pl*: (engl.) *stimulants*; anregende psychotrope Substanzen* illegaler (z. B. Amphetamine*, Cocain*, synthetische Halluzinogene*, die auch ein stimulierendes Wirkungsspektrum haben können, z. B. Ecstasy*) od. legaler Art (z. B. Arzneimittel mit Ephedrin, Coffein*); Anw. auch i. R. von Bodybuilding u. Doping*; **Folgen:** alle Formen einer Substanzstörung*.

Stimulanzien|abhängigkeit (Stimulation*): (engl.) *stimulants dependence*; Form der Substanzstörungen* (ICD-10) als Abhängigkeitssyndrom* durch den Gebrauch von Stimulanzien*.

Stimulanzien|in|toxikation (Stimulation*; Intoxikation*) *f*: (engl.) *stimulants intoxication*; Intoxikation* durch den Gebrauch von Stimulanzien* wie Cocain* od. Amphetaminen*.

Stimulanzien|miss|brauch (Stimulation*): (engl.) *stimulants abuse*; Form der Substanzstörungen* (DSM-IV); nach ICD-10 schädlicher Substanzgebrauch* von Stimulanzien*.

Stimulation (lat. stimulare anstacheln, antreiben) *f*: **1.** (engl.) *stimulation*; (physiol.) Anregung, Reizung, Erregung; s. Stimulationsniveau, optimales; **2.** (sexologisch) Reiz, der zu sexueller Erregung führt; vgl. Sexualverhalten; **3.** (therap.) s. Elektrostimulation; Gleichstromstimulation, transkranielle; Nervenstimulation, transkutane elektrische; Tiefenhirnstimulation; Vagusstimulation.

Stimulation, kognitive (Stimulation*) *f*: (engl.) *cognitive stimulation*; meist im Gruppensetting durchgeführte Aktivitäten u. Gespräche, die der allgemeinen Verbesserung des kognitiven u. sozialen Leistungsniveaus dienen; Programme zur kognitiven Stimulation (z. B. Cognitive Stimulation Therapy, Abk. CST) schließen meist multimodale Stimulation u. mentale Vorstellung mit Bezug zu alltäglichen Situationen ein, um möglichst breites Spektrum an kognitiven Funktionen anzuregen. **Wirksamkeit:** Alzheimer-Demenz: Wirksamkeit für Verbesserung selbstbeurteilter alltäglicher Kompetenz u. Reduzierung der Belastung Angehöriger sind belegt; Hinweise auf Vorteile allgemein stimulierender gegenüber spezifischen Programmen.

S

Stimulations|niveau, optimales (Stimulation*) *n*: (engl.) *optimal stimulation level*; Ausmaß der Erregung (Arousal*), bei dem sich Zunahme u. Abnahme der Stimulation* gleichermaßen negativ auf Emotion, Motivation, Kognition od. Verhalten auswirken; befindet sich ein Organismus oberhalb seines optimalen Stimulationsniveaus, erlebt er die Reduktion der Stimulation als positiv; befindet er sich unterhalb, dann erlebt er die Erhöhung der Stimulation als positiv. Das Stimulationsniveau kann sich auf physiologische Kategorien beziehen (z. B., Atmung, Herzfrequenz, Sympathikus u. Parasympathikus), auf die Wachheit (Koma, Schlaf, entspanntes bzw. aktiviertes Wachsein) u. auf das Erleben (von müde, schläfrig zu aktiviert, lebendig, bzw. von ruhig, entspannt zu angespannt, ängstlich).

Stimulus (lat. stimulus Stachel, Anreiz, Qual) *m*: (engl.) *stimulus*; Reiz*.

Stimulus, dis|kriminativer (lat. stimulus Stachel, Anreiz, Qual) *m*: (engl.) *discriminatory stimulus*; diskriminativer Reiz*.

Stimulus, konditionierter (lat. stimulus Stachel, Anreiz, Qual) *m*: (engl.) *conditioned stimulus (Abk. CS)*; konditionierter Reiz*.

Stimulus|kon|trolle (lat. stimulus Stachel, Anreiz, Qual; Kontrolle*) *f*: (engl.) *stimulus control*; Reizkontrolle; klinische Bez. für Analyse u. anschließende gezielte therapeutische Kontrolle von Reizen*, die als Verstärkung* od. Bestrafung* i. R. der operanten Konditionierung* wirken; hierzu gehört die Kontrolle externer Reize (z. B. durch detaillierte Planung eines Verhaltens od. durch Stimuluseingrenzung, d. h. ein Verhalten nur noch in bestimmten Situationen zu zeigen) sowie die Kontrolle interner Reize, die bisher das problematische Verhalten auslösen (z. B. durch Gedankenstopp*). **Anw.:** u. a. **1.** i. R. der Therapie von Arbeitsstörungen* wird die Arbeitssituation analysiert u. gegebenenfalls modifiziert, um das gewünschte Verhalten anschließend möglichst effektiv verstärken zu können. **2.** Behandlung primärer Insomnie* (s. Tab.).

Stimuluskontrolle
Beispiele für Instruktionen bei Insomnie (nach Bootzin, 1980)

Gehen Sie zu Bett, wenn Sie müde sind.
Benutzen Sie das Bett nur zum Schlafen, nicht zum Lesen, Trinken, Rauchen, Fernsehen (Ausnahme: sexuelle Aktivität).
Wenn Sie nach 10 Minuten noch wach sind, stehen Sie auf und gehen Sie in ein anderes Zimmer. Gehen Sie erst wieder ins Bett, wenn Sie sich müde fühlen.
Wenn Sie dann immer noch nicht einschlafen können, wiederholen Sie den vorhergehenden Schritt.
Stehen Sie jeden Morgen zur gleichen Zeit auf.
Schlafen Sie nicht tagsüber.

Stimulus, un|konditionierter (lat. stimulus Stachel, Anreiz, Qual) *m*: (engl.) *unconditioned stimulus*; unkonditionierter Reiz*.

Stirn|hirn|demenz (Demenz*) *f*: (engl.) *frontal brain dementia*; frontotemporale Demenz*.

Stirn|hirn|syn|drom *n*: (engl.) *frontal brain syndrome*; s. Frontalhirnsyndrom.

Stirn|lappen: (engl.) *frontal lobe*; s. Frontallappen.

Stochastik (gr. στοχαστικός im Vermuten geschickt, scharfsinnig) *f*: (engl.) *stochastics*; Lehre von der Häufigkeit u. Wahrscheinlichkeit, umfasst Kombinatorik, Wahrscheinlichkeitstheorie u. Statistik*; zufällige abhängige Ereignisse werden als **stochastisch** bezeichnet; s. Prozesse, stochastische.

Stör|faktor *m*: (engl.) *confound*; potentiell störende Einflussgröße, welche die direkte kausale Interpretation empirischer Ergebnisse hinsichtlich der zu überprüfenden empirischen Hypothese* einschränkt u. dadurch die Validität* des Versuchs mindert; tritt auf, wenn in einem Experiment zusätzlich zu den systematisch manipulierten Faktoren noch weitere (unerwünschte) Faktoren die Ergebnisse beeinflussen. Um eine eindeutige kausale Interpretierbarkeit des Einflusses der unabhängigen Variable auf die abhängige Variable zu gewährleisten, sollten alle Störfaktoren möglichst kontrolliert werden. Vgl. Konfundierung; Störvariable.

Störung: (engl.) *disorder*; Komplex von Symptomen u. Verhaltensweisen, der meist zu subjektivem Leid u. Beeinträchtigung in versch. Funktionsbereichen führt; hat den Begriff Krankheit* in den aktuellen Klassifikationssystemen wie ICD-10 (s. ICD) abgelöst.

Störung, affektive: (engl.) *affective disorder, mood disorder*; psychische Störung mit Veränderungen in Stimmung* u. Antrieb*; **Einteilung:** (ICD-10) manische Episode*, Hypomanie*, Manie*, bipolare affektive Störung*, Depression*, depressive Episode*, rezidivierende depressive Störung, anhaltende affektive Störung (z. B. Zyklothymie*, Dysthymie*). Affektive Störungen können auch mit psychotischen Symptomen auftreten (s. Psychose, affektive).

Störung, artifizielle: (engl.) *factitious disorder*; syn. vorgetäuschte Störung; Persönlichkeits- u. Verhaltensstörung mit Vortäuschung, Exaggeration* u./od. künstlicher Induktion von Krankheitssymptomen, die unmittelbar od. mittelbar zu einer objektivierbaren, klinisch relevanten Schädigung des Organismus führt; abnormes Krankheitsverhalten* (Wunsch, die Patientenrolle einzunehmen) ohne explizite äußere Motive; **Ätiol.:** komplexer traumatologischer Entwicklungskontext, evtl. neuropsychologische Defizite; Vorkommen häufig in Kombination mit dissoziativer Störung*, Borderline*-Persönlichkeitsstörung, Essstörungen*, Substanzstörungen, narzisstischen Störungen, histrionischer Persönlichkeitsstörung* od. dissozialer Persönlichkeitsstörung*; nach psychoanalytischer Auffassung Reinszenierung kumulativer realer Traumatisierungen; **Sympt.:** **1.** aktuell: psychische Symptome, z. B. Stimmenhören, Symptome der posttraumatischen Belastungsstörung (u. Bericht über ein schweres Trauma); verschiedene körperliche, z. T. komplexes medizinisches Detailwissen über Erkrankung u. Diagnostik erfordernde Symptome, Manipulation an Körperteilen u. -funktionen; auffällige Bereitschaft, sich fortgesetzt invasiven diagnostischen u. therapeutischen (stationären) Maßnahmen zu unterziehen; vor geplanter Entlassung bei weitgehend unauffälligen diagnostischen Befunden häufig Symptomverstärkung; bei Erkennung der Manipulation meist Selbstentlassung; **2.** anamnestisch: zahlreiche Krankenhausaufenthalte u. Operationen, widersprüchliche Angaben zu Untersuchungsergebnissen; häufig affektive Gleichgültigkeit gegenüber Krankheitsverlauf; konflikthafte Arzt*-Patient-Beziehung; **Sonderform:** Münchhausen*-Syndrom, Münchhausen*-by-proxy-Syndrom; **Diagn.:** zufälliges Aufdecken der Manipulationen, verdächtige persönliche Gegenstände (z. B. gebrauchte Blutabnahmebestecke bei einem Patienten, dessen unklare Anämie stationär diagnostisch abgeklärt wird), unglaubwürdige diagnostische Befunde; psychiatrische, psychodynamische, traumatologische, internistisch-neurologische Evaluation; **Ther.:** Aufbau stabiler Arzt-Patient-Beziehung, indirekte Konfrontationsarbeit u. Erarbeitung eines differenzierten Krankheitsbildes, evtl. Pharmakotherapie mit niedrigpotenten Neuroleptika zur Spannungsreduktion od. Antidepressiva bei depressiver Symptomatik; **Progn.:** nur Subgruppe ist therapeutischen Maßnahmen zugänglich; häufig rezidivierender od. chronischer ungünstiger Verlauf in Abhängigkeit von zugrunde liegender Pathologie, psychischer Störung u. ggf. iatrogener Schädigung; **DD:** Simulation*, Psychose*. Vgl. Täuschungsphänomene, klinische.

Störung, a|sthenische: (engl.) *asthenic disorder*; s. Persönlichkeitsstörung, asthenische.

Störung, autistische: (engl.) *autistic disorder*; s. Autismus, frühkindlicher.

Störung, bi|polare: (engl.) *bipolar disorder*; bipolare affektive Störung*.

Störung, bi|polare affektive: (engl.) *bipolar affective disorder*; syn. bipolare Störung; veraltet manisch-depressive Erkrankung, manisch-depressive Psychose; Form der affektiven Störung* mit wiederholten (mind. 2) Episoden, in denen das Niveau der Stimmung* u. des Antriebs* sowie das Aktivitätsniveau des Betroffenen durch das Auftreten von depressiven od. manischen Symptomen, aber auch von hypomanischen, subdepressiven od. Mischzuständen (bis zu 40 % der Patienten), deutlich verändert sind; **Einteilung:** nach Verlauf in **1.** Bipolar-I-Störung: Wechsel von ausgeprägten Depressionen* u. Manien*; **2.** Bipolar-II-Störung: Phasen von schweren Depressionen u. Hypomanien*; rasche Phasenwechsel (engl. rapid cycling); **Epidemiol.:** Lebenszeitprävalenz für Bipolar-I-Störung 0,5–1,5 %, für Bipolar-II-Störung 3–5 %; Männer u. Frauen im Gegensatz zu unipolarer Depression* gleich häufig betroffen; **Ätiol.:** multifaktorielle Entstehung; stärkere Gewichtung der ge-

S

net. Faktoren als bei unipolarer Erkrankung (höhere Erkrankungsraten bei Verwandten 1. Grades, Konkordanzrate bei monozygoten Zwillingen >70 %); Suszeptibilitätsgene: z. B. Neurocan, CACNA1C, Neuregulin; best. Persönlichkeitszüge (hyperthym, extrovertiert); depressive Episoden* od. manische Episoden* werden häufig durch psychisches Trauma* od. kritisches Lebensereignis* ausgelöst. **Klin. u. Verlauf:** Erkrankungsbeginn häufig um das 20. Lebensjahr; manische Phasen: i. d. R. abrupter Beginn, Dauer ca. 2 Wochen bis 4–5 Monate; depressive Phasen: Dauer im Mittel 6 Monate; zwischenzeitl. häufig komplette Remissionen; übergangslose Wechsel zwischen den polaren Zuständen der Depression u. Manie (sog. switching, zirkulär) mögl.; bis zum 70. Lebensjahr nahezu konstantes (hohes) Rezidivrisiko; Zyklusdauer (Abstand von Phasenbeginn zu Phasenbeginn) von 2–3 Jahren; hohe Komorbiditätsrate v. a. für Abhängigkeitserkrankungen u. Angststörungen, hohe Suizidrate; **Ther.:** Neuroleptika*, Antidepressiva*, Psychotherapie* (empathisch, nicht konfrontativ) u. Soziotherapie*; **Proph.:** durch Stimmungsstabilisatoren* z. T. erhebliche Verringerung der Episodenhäufigkeit u. -dauer; Rückfallprophylaxe*. Vgl. Zyklothymie.

Störung, des|integrative im Kindes|alter: (engl.) *childhood disintegrative disorder*; s. Heller-Syndrom.

Störung des Sozial|verhaltens (Sozialisation*): (engl.) *conduct disorder*; Abk. SSV; s. Sozialverhaltensstörung.

Störung, dis|soziale: (engl.) *dissocial disorder*; s. Persönlichkeitsstörung, dissoziale.

Störung, dis|soziative: (engl.) *dissociative disorder*; syn. Konversionsstörung (ICD-10); veraltet Konversionsreaktion, Konversionshysterie, Konversionsneurose; Oberbegriff für versch. Störungen der integrativen Funktionen von Bewusstsein, Gedächtnis u. Identität u./od. der Wahrnehmung der Umwelt u./od. der Kontrolle von Körperbewegungen inf. Dissoziation*; **Ätiol.:** multifaktoriell, häufig nach Trauma; **Formen:** **1.** dissoziative Amnesie*; **2.** dissoziative Fugue*; **3.** dissoziativer Stupor*; **4.** dissoziativer Trancezustand; s. Trance; **5.** dissoziative Bewegungsstörungen*; **6.** dissoziativer Anfall*; **7.** dissoziative Sensibilitätsstörung*; **8.** dissoziative Identitätsstörung*; **9.** Ganser*-Syndrom; **10.** ggf. Amok* (nicht regelhaft); **11.** in DSM-IV: Depersonalisationsstörung* (in ICD-10 eigenständig); **Progn.:** akute u. chronische Verlaufsformen, häufig ausgeprägte psychiatrische Komorbität; günstige Prognose bei akutem Beginn unter definierbarer Belastung, kurzer Zeit zwischen Symptombeginn u. spezifischer Behandlung; **DD:** diagnostische Abgrenzung zwischen Konversion* u. Dissoziation* unscharf bzw. überlappend; in DSM-IV wird die Konversionsstörung* zur Gruppe der somatoformen Störungen* gezählt u. die dazugehörigen Symptome auf körperliche Beschwerden begrenzt. **Geschichte:** (psychoanalyt.) Mechanismus der Symptombildung bei Hysterie*, wonach ein unbewusster psychischer Konflikt in somatische Symptome (motorisch z. B. in Form von Lähmung, sensibel z. B. in Form von Schmerzen) umgesetzt u. zu lösen versucht wird. Konversionssymptome galten somit als symbolischer Ausdruck verdrängter Vorstellungen durch den Körper. Vgl. Erlebnisweise, dissoziative.

S

Störung, dys|morphe: (engl.) *dysmorphic disorder*; s. Störung, körperdysmorphe.

Störung, emotionale: **1.** (engl.) *emotional disturbance*; in ICD-10 zurzeit nur für das Kindesalter aufgeführte Bez. für psychische Störungen, welche die emotionale Befindlichkeit betreffen; wird als Verstärkung normaler Entwicklungstrends u. nicht primär als eigenständiges pathol. Phänomen gesehen. Die spezifischen Störungsbilder dieser Oberkategorie überlappen z. T. erheblich mit den Störungsbildern des Erwachsenenalters. **Formen:** **a)** emotionale Störung mit Trennungsangst: Trennungsangststörung*; **b)** phobische Störung (Phobie*); **c)** emotionale Störung mit Geschwisterrivalität: innerhalb von 6 Monaten nach Geburt des Geschwisterkinds anhaltende intensive negative Gefühle gegenüber dem jüngeren Geschwisterkind mit Wutausbrüchen, Verstimmung, Regression, Schlafstörungen, Aufmerksamkeit suchendem od. oppositionellem Verhalten* gegenüber Eltern; Ther.: Psychoedukation*, Stärkung von elterlichen Erziehungskompetenzen; **d)** Störung mit sozialer Ängstlichkeit: ab dem 6. Lebensjahr persistente od. wiederkehrende Angst vor Kontakten zu Fremden (Erwachsene u. Gleichaltrige) mit Vermeidungsverhalten; Sympt.: Befangenheit, Verlegenheit od. übertriebene Sorge über Angemessenheit des Verhaltens Fremden gegenüber; in neuen od. erzwungenen Situationen reagiert das Kind mit Weinen, Schweigen od. Rückzug aus Situation; soziale Beziehungen sind beeinträchtigt od. reduziert (soziale Beziehungen zu Familienmitgliedern u. gut bekannten Gleichaltrigen sind zufriedenstellend); ca. 1–3 % Kinder sind betroffen, konstitutionelle u. psychosoziale Faktoren sind für Entstehung u. Aufrechterhaltung verantwortl.; Ther.: Psychoedukation*, kognitive Verhaltenstherapie* mit Rollenspielen u. Exposition. **2.** u. a. von Watson, MacLeod, Barlow sowie einer Reihe englischer u. australischer Autoren vorgeschlagener Oberbegriff für die gemeinsame Klassifikation von Angststörungen* u. affektiven Störungen*, da bei beiden Störungsklassen Kernsymptome die Emotionen* betreffen; zurzeit für Erwachsene nicht in ICD-10 od. DSM-IV aufgenommen.

Störungen, substanzbezogene: (engl.) *agent related disorders*; s. Substanzstörungen.

Störungen, sub|stanz|in|duzierte: (engl.) *agent induced disorders*; s. Substanzstörungen.

Störung, ex|pansive: (engl.) *disruptive disorder*; expansive Verhaltensstörung*.

Störung, externalisierende: (engl.) *externalising disorder*; auch unterkontrollierte Störung; Sammelbez. für Störungen des Sozialverhaltens*, ADHS*

u. Störungen mit oppositionellem Trotzverhalten im Kindes- u. Jugendalter (s. Verhaltensstörung, expansive); die Symptomatik ist im Gegensatz zur internalisierenden Störung* durch klinische Beobachtung leicht erfassbar.

Störung, extra|pyramidal-motorische: (engl.) *extrapyramidal-motor disorder*; Abk. EPMS; s. Symptome, extrapyramidale.

Störung, frühe: (engl.) *early stage of development disorder*; in der Psychoanalyse Bez. für eine psychische Störung, die in den ersten 3 Lebensjahren als Folge einer schweren Beeinträchtigung der Mutter-Kind-Beziehung (s. Eltern-Kind-Beziehung) mit einer daraus resultierenden Störung der Ich-Entwicklung entstehen soll; wird z. B. postuliert für Borderline*-Persönlichkeitsstörung, auch narzisstische Persönlichkeitsstörung*, histrionische Persönlichkeitsstörung* od. dissoziale Persönlichkeitsstörung*; **Sympt.:** gestörte Bildung eines eigenständigen stabilen Ich, d. h. die Vorstellung von anderen Personen, die Beziehung zu ihnen u. die Vorstellung von der eigenen Person sind undeutlich u. fragmentiert; häufige Verwendung primitiver Abwehrmechanismen* wie Spaltung* u. projektive Identifizierung*, Gut u. Böse werden nicht vereint, Auftreten von Schwierigkeiten mit der Nähe-Distanz-Regulation (s. Nähe-Distanz-Problematik).

Störung, funktionelle: (engl.) *functional disorder*; s. Störung, somatoforme.

Störung, hyper|kinetische: (engl.) *hyperkinetic disorder*; ADHS*.

Störung, hypo|chondrische: (engl.) *hypochondriasis, health anxiety disorder*; früher Hypochondrie, veraltet Nosophobie; Form der somatoformen Störung* mit starker u. über 6 Monate anhaltender Krankheitsangst* u. Krankheitsüberzeugung* sowie ständiger Beschäftigung mit der eigenen Gesundheit; wird zu den Zwangsspektrumstörungen* gezählt; wegen Ähnlichkeit mit Panikstörung* wird Zuordnung zu den Angststörungen* diskutiert; hohe Komorbidität mit anderen somatoformen Störungen, Angststörungen, Depression. **Epidemiol.:** Prävalenz des Vollbilds 0,5–1 %; z. T. auch höher (bis 5 %) bei Patienten somatisch-medizinischer Einrichtungen; **Ätiol.:** selektive Körperaufmerksamkeit, erhöhte Intensität der interozeptiven Wahrnehmung, Fehlinterpretation körperl. Missempfindungen od. Veränderungen als Krankheitszeichen, katastrophisierender Denkstil, ungünstige Modelle u. belastende Krankheitserfahrungen in der Kindheit; Störungsmodell: s. Abb.; eigene körperliche Krankheiten in der Vergangenheit od. bei Familienmitgliedern wirken als Risikofaktoren, psychische Belastungen als Auslöser. **Klin.:** zwanghaftes Gedankenkreisen* um die Themen Krankheit u. Gesundheit; unklare körperl. Symptome, die als Krankheitsindikatoren fehlinterpretiert werden; repetitive Selbstbeobachtung u. -überprüfung körperl. Funktionen (Checking*-Verhalten); häufige Arztbesuche u. anhaltende Infragestellung der negativen körperl. Befunde; kann sich bis zum hypochondrischen Wahn* steigern; Verlauf meist chronisch od. rezidivierend; **Diagn.:** Ausschluss einer somatischen Grunderkrankung; Diagnosestellung mit strukturierten Interviews, z. B. DIPS*; **Ther.:** Verhaltenstherapie* (v. a. kognitive Verfahren mit Fokus auf Fehlinterpretationen, Selbstbeobachtung u. Sicherheitsverhalten u. konfrontative Verfahren); ggf. selektiver Serotonin*-Wiederaufnahme-Hemmer; **DD:** symptombezogene organische Erkrankungen, wahnhafte Störung*, Psychose*, artifizielle Störung*, Panikstörung*, körperdysmorphe Störung*, Somatisierungsstörung*.

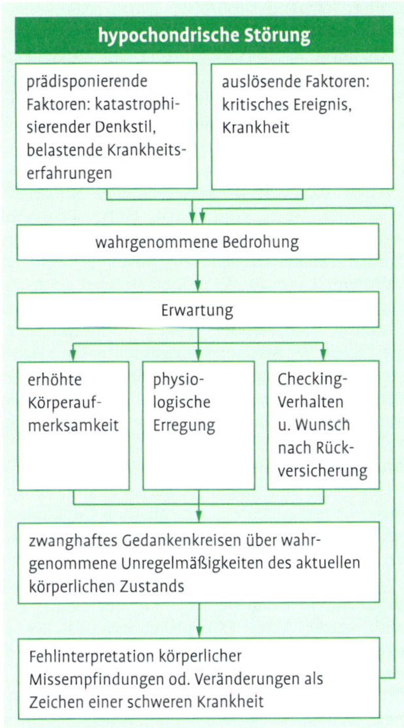

Störung, hypochondrische: kognitiv-behaviorales Störungsmodell

Störung, internalisierende: (engl.) *overcontrolled disorder*; syn. überkontrollierte Störung; Sammelbez. für Angststörung* u. Depression* im Kindes- u. Jugendalter mit überkontrollierten Verhaltensstrategien; **Sympt.:** passives, defensives u. vermeidendes Verhalten, Zurückhaltung u. Scheu im Sozialkontakt, z. T. auch psychosomat. Beschwerden; die Symptomatik ist im Gegensatz zur externalisierenden Störung* durch klinische Beobachtung nicht leicht erfassbar.

Störung, körper|dys|morphe: (engl.) *body dysmorphic disorder*; Abk. KDS; auch dysmorphe Störung; Form der somatoformen Störung*, die durch übermäßige Beschäftigung mit eingebildetem od. stark übertriebenem Mangel od. einer Entstellung im körperl. Aussehen gekennzeichnet ist; **Ätiol.:** unbekannt, eine starke soziokulturelle Komponente wird angenommen; **Sympt.:** zentral ist die überwertige Idee, einen missgestalteten Körperteil (v. a. Kopf, Nase, Kinn, Brust, Hüfte, Penis) zu besitzen, in dem häufig als Folge gesteigerter Aufmerksamkeitszuwendung Missempfindungen auftreten; kann an Wahnvorstellungen grenzen; Beginn meist im frühen Erwachsenenalter, Verlauf chronisch fluktuierend; **Ther.:** Verhaltenstherapie*, selektiver Serotonin*-Wiederaufnahme-Hemmer; **DD:** Anorexia nervosa, Störung der Geschlechtsidentität, Depression, soziale Phobie, wahnhafte Störung, beginnende Schizophrenie. Vgl. Körperschemastörung.

Störung, leichte kognitive: (engl.) *mild cognitive disorder*; reversible kognitive Beeinträchtigung* im Zus. mit zerebralen od. systemischen Infektionen od. anderen körperlichen Erkrankungen; **Sympt.:** Gedächtnis-, Lern- u. Konzentrationsstörungen; keines der Symptome ist so schwerwiegend, dass die Diagnose einer Demenz* od. des Delirs* gestellt werden kann; **DD:** postenzephalitisches u. postkontusionelles Syndrom, leichte kognitive Beeinträchtigung*.

Störung mit op|positionellem Trotz|verhalten: (engl.) *oppositional defiant disorder*; Abk. SOT; Form der expansiven Verhaltensstörung* mit aufsässigem, oppositionellem Verhalten*, i. d. R. bei jüngeren Kindern; charakteristisch sind ungehorsames, trotziges Verhalten, ohne delinquente Handlungen od. schwere Formen aggressiven od. dissozialen Verhaltens; beeinträchtigt deutlich die soziale, schulische od. berufliche Funktionsfähigkeit; **Ätiol.:** Kombination aus konstitutionellen u. sozialen Faktoren; **Ther.:** kognitive Verhaltenstherapie*, pädagogische, sozialtherapeutische u. familienbezogene Intervention; **Progn.:** bei Vorliegen ungünstiger Umweltfaktoren od. komorbider Störungen hohes Risiko für Entwicklung einer Sozialverhaltensstörung*; **DD:** ADHS*, Depression*, Phobie* u. a. Angststörungen.

Störung, motivationale: (engl.) *motivational disorder*; psychische Störung mit herabgesetzter Motivation* u. dadurch bedingter geringerer Handlungsbereitschaft; **klin. Bedeutung: 1.** als ätiologischer Faktor z. B. bei ADHS* (mangelnde Hemmung von Handlungsimpulsen inf. motivationaler Störung) diskutiert; **2.** Bestandteil anderer psychischer Störungen (z. B. Depression*); **3.** Folge von Erwartung der Unkontollierbarkeit (erlernte Hilflosigkeit*, Depression); in gesteigerter Form als amotivationales Syndrom* beschrieben (z. B. bei Cannabis- od. Alkoholmissbrauch). Vgl. Antriebsstörung.

Störung, neurotische: (engl.) *neurotic disorder*; s. Neurose.

Störung, organische emotional labile: (engl.) *organic emotional labile disorder*; s. Syndrom, pseudoneurasthenisches.

Störung, organische psychische: (engl.) *organic psychogenic disorder*; psychische Störung* mit körperlich begründbarer Ursache; z. B. Demenz* bei Alzheimer*-Krankheit od. andere Erkrankungen (z. B. Pick*-Krankheit, Creutzfeldt*-Jakob-Krankheit, Chorea*, Parkinson*-Syndrom, HIV*-Erkrankung), organisch bedingte Psychose*, organisch bedingte Persönlichkeitsstörung*.

Störung, phobische: (engl.) *phobic disorder*; Phobie*.

Störung, phono|logische: (engl.) *phonetic disorder*; Sprechentwicklungsstörung*.

Störung, post|psychotische de|pressive: (engl.) *postpsychotic depressive disorder*; postschizophrene Depression*.

Störung, psychische: (engl.) *psychic disorder*; Sammelbez. für psychische Veränderungen, die als krankhaft, krankheitswertig od. krankheitsähnlich angesehen werden; nach DSM-IV Bez. für klinisch auffallendes Verhalten od. psychisches Syndrom od. Merkmalsmuster, das in typischer Weise entweder mit als unangenehm erlebten Beschwerden (z. B. belastendes Symptom) od. mit einer Behinderung (in einem od. mehreren wichtigen Funktionsbereichen) einhergeht; das Merkmalsmuster kann auch mit einem stark erhöhten Risiko zu sterben, Schmerzen od. Behinderungen zu erleiden od. mit tief greifenden Verlust an Freiheit in Zusammenhang stehen. Dieses Syndrom od. Merkmalsmuster sollte darüber hinaus nicht ausschließlich eine verständliche Reaktion auf ein bestimmtes Ereignis wie etwa den Tod eines geliebten Menschen sein. Unabhängig von dem ursprünglichen Grund muss gegenwärtig eine sich auf das Verhalten auswirkende, psychische od. biologische Dysfunktion bei der betroffenen Person bestehen. **Einteilung:** in spezifische psychische Störungskategorien nach den Diagnosekriterien der ICD-10 od. (v. a. in der Forschung) des DSM-IV; **1.** in der **ICD-10** werden die folgenden Gruppen von psychischen u. Verhaltensstörungen unterschieden: **a)** F0: organische, einschließlich symptomatische psychische Störungen; s. Störung, organische psychische; **b)** F1: psychische u. Verhaltensstörungen durch psychotrope Substanzen; s. Substanzstörungen; **c)** F2: Schizophrenie*, schizotype u. wahnhafte Störungen; **d)** F3: affektive Störungen*; **e)** F4: neurotische, Belastungs- (akute Belastungsstörung*, posttraumatische Belastungsstörung*) u. somatoforme Störungen*; **f)** F5: Verhaltensauffälligkeiten mit körperlichen Störungen od. Faktoren; **g)** F6: Persönlichkeits*- u. Verhaltensstörungen*; **h)** F7: Intelligenzstörung*; **i)** F8: Entwicklungsstörungen*; **j)** F9: Verhaltens- u. emotionale Störungen* mit Beginn in der Kindheit u. Jugend; **k)** F99: nicht näher bezeichnete psychische Störung. **2. DSM-IV** verwendet 2 ver-

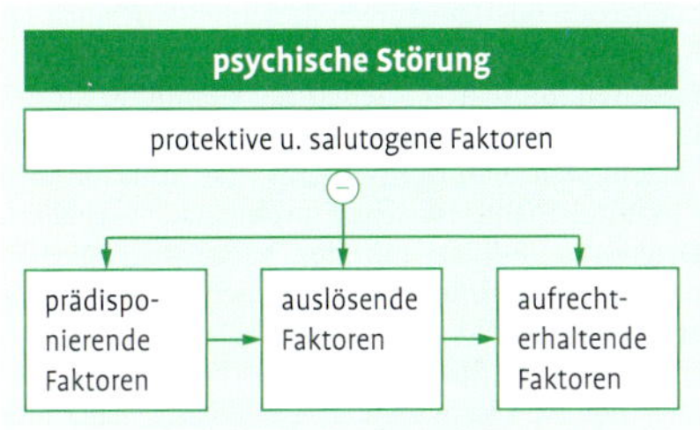

Störung, psychische: allgemeines Modell zur Verursachung psychischer Störungen durch das Zusammenwirken verschiedenener ätiologischer Faktoren

schiedene Begriffe, die als psychische Störung zu übersetzen sind: **a)** mental disorder: diagnostizierte Störung, diagnostische Einheit; **b)** mental disturbance: Beschwerdebild, Störungsbild, Symptomatik. Es wird nicht davon ausgegangen, dass jede psychische Störung eine umschriebene Einheit mit klaren Grenzen (Diskontinuitätsannahme) zwischen dieser u. anderen psychischen Störungen darstellt, ebenso wenig wie zwischen Vorliegen u. Nicht-Vorliegen einer psychischen Störung klare Grenzen bestehen müssen. Psychischen Störungen betreffen Störungen im Denken, Fühlen u. Handeln. **Vork.:** Das Lebenszeitrisiko, an einer psychischen Störung zu erkranken beträgt 50 %. Pro Jahr erkranken 27 % der Bevölkerung der Europäischen Union an mindestens einer psychischen Störung. **Ätiol.:** multifaktoriell bedingt (s. Abb.); abhängig vom spezifischen Störungsbild spielen genetische, biologische, psychologische od. soziale Faktoren eine unterschiedlich bedeutsame Rolle; vgl. Ätiologiemodell. **Ther.:** typischerweise störungsspezifische Psychotherapie* u./od. Psychopharmakotherapie; für die meisten Störungsbilder liegen evidenzbasierte Therapieempfehlungen vor. **Progn.:** Die Verlaufs- u. Behandlungsprognose ist abhängig vom spezifischen Störungsbild. Die besten Behandlungsprognosen bestehen für Angststörungen*, speziell Phobien*. Ungünstige Prognosen mit chronischen Verläufen bestehen insbesondere für tief greifende Entwicklungsstörungen* (frühkindlicher Autismus*) u. einzelne Formen schizophrener Erkrankungen (hebephrene Schizophrenie* u. Schizophrenia* simplex). **Prävention:** Aufgrund des frühen Beginns psychischer Störungen sind insbesondere evidenzbasierte Präventionsansätze in der Kindheit u. Jugend geboten. **DD:** Weder normabweichendes Verhalten, z. B. politischer, religiöser od. sexueller Art (s. Paraphilie), noch Konflikte, die primär zwischen dem Individuum u. der Gesellschaft (soziale Abweichung; s. Devianz) bestehen, sind psychische Störungen, solange die Abweichung od. der Konflikt kein Symptom einer oben beschriebenen Dysfunktion bei der betroffenen Person darstellt.

Störung, psycho|physio|logische: (engl.) *psychophysiologic disorder*; historische Bez. des DSM-II als Alternative zum psychosomatischen Störungsbegriff (s. Störung, psychosomatische); ursprünglich Oberkategorie für Störungen körperlicher Funktionssysteme bis hin zu Organschädigungen, deren Auftretensbedingungen u. Verlaufseigenschaften allein durch somatische Kategorien nicht ausreichend begründet werden konnten, sondern durch psychische Faktoren stark mitbestimmt wurden; zur Erklärung des Krankheitsgeschehens wurden neben physiologischen Vorgängen auch psychologische Faktoren (z. B. Lernen, Emotionen, Einstellungen, Bewältigungsstrategien, Risiko- u. Krankheitsverhalten) u. akute psychosoziale Belastungssituationen od. chronisch schlechte Lebensbedingungen herangezogen. **Hinweis:** Seit DSM-III wird die Bez. nicht mehr verwendet, da generell ein Zusammenspiel somatischer u. psychischer Faktoren angenommen wird u. die ursprünglich dualistische Sichtweise von somatischen Erkrankungen versus psychischen Störungen als überholt betrachtet wird. Vgl. Modell, biopsychosoziales.

Störung, psycho|sexuelle: (engl.) *psychosexual disorder*; s. Funktionsstörung, sexuelle.

Störung, psycho|somatische: (engl.) *psychosomatic disorder*; syn. Psychosomatose; Oberbegriff für Störungen, für die angenommen wird, dass Erscheinungsbild, Ätiologie, Aufrechterhaltung u. Therapie durch psychische u. somatische Faktoren geprägt werden u. für die i. d. R. multidisziplinäre Diagnostik u. Therapie als erforderlich angesehen werden; **Formen: 1.** Störungen mit Organ- od. Gewebeschädigung, z. B. chronisch-entzündliche Darmerkrankungen (Enteritis* regionalis Crohn, Colitis* ulcerosa), Asthma* bronchiale, Neurodermitis atopica; **2.** Störungen mit somatischer Dysfunktion ohne medizinischen Krankheitsbefund (somatoforme Störung*, chronisches Müdigkeitssyndrom*, Anorexia* u. Bulimia* nervosa). **Hinweis:** Alternativ zum klassischen, eher psychoanalytisch dominierten Verständnis wurde das Konzept der psychophysiologischen Störung* formuliert; im biopsychosozialen Modell* aufgegangen, das für alle Störungen ein Zusammenspiel von biologischen, psychologischen u. sozialen Faktoren annimmt, was eigene Kategorien für rein somatische, rein psychische u. schließlich psychosomatische Störungen überflüssig macht.

Störung, psychotische: (engl.) *psychotic disorder*; Psychose*.

Störung, räumlich-visuelle: (engl.) *visuo-spatial disorder*; s. Apraxie.

Störung, saisonal-affektive *f*: (engl.) *seasonal affective disorder*; syn. saisonal abhängige Depression (Abk. SAD); sog. Winterdepression; meist zwischen Herbst u. Frühjahr regelmäßig auftretende depressive Störung, die im Allgemeinen mit Vitalstörungen, gesteigertem Schlafbedürfnis u. Gewichtszunahme einhergeht; **Ther.:** Antidepressiva* (v. a. selektiver Serotonin*-Wiederaufnahme-Hemmer,

Monoaminoxidase*-Hemmer), zusätzlich Lichttherapie*.

Störung, schizo|affektive: (engl.) *schizo-affective disorder*; schizoaffektive Psychose*.

Störung, schizo|phrene: (engl.) *schizophrenic disorder*; Schizophrenie*.

Störung, schizo|phreni|forme: (engl.) *schizophreniform disorder*; schizophreniforme Psychose*.

Störung, schizo|type: (engl.) *schizotypa disorder*; schizotypische Persönlichkeitsstörung*.

Störung, schizo|typische: (engl.) *schizotypic disorder*; schizotypische Persönlichkeitsstörung*.

Störungs|dia|gnostik (gr. διαγνωστικός fähig zu unterscheiden) *f*: (engl.) *disorder diagnostics*; spezifische Form psychologischer Diagnostik* zur Erfassung von Merkmalen einer psychischen Störung u. damit verbundenen Aspekte, z. B. Beeinträchtigungen im Alltag.

Störungs|kontinuum *n*: (engl.) *dimensional view of disorders*; Bez. für die Annahme, dass psychische Gesundheit* u. psychische Störungen* Punkte auf einem Kontinuum sind; z. B. der Übergang von Unbehagen vor Spinnen, zu Angst, zu einer Spinnenphobie* ist fließend; dieser dimensionale Ansatz zur Entstehung psychischer Störungen geht damit nicht von einem qualitativen Wechsel aus. Bei der Schizophrenie kann z. B. diskutiert werden, ob nicht mit dem Auftreten von Wahn u. Halluzinationen ein qualitativer Wechsel vorliegt.

Störungs|modell *n*: (engl.) *model of a disorder*; Bez. für die Summe der kulturell u. gesellschaftlich geprägten Vorstellungen u. Erklärungsansätze in Bezug auf psychische Störungen*, z. B. Diathese*-Stress-Modell, psychodynamisches Modell*; beeinflusst Art der eingeleiteten therap. Maßnahmen. Unterschiedliche Störungsmodelle können sich ergänzen (behavioristisches Modell* u. kognitives Modell*), manchmal auch ausschließen (behavioristisches u. psychodynamisches Modell).

Störungs|modell der Verhaltens|therapie *n*: (engl.) *model of a disorder of behavioral therapy*; auch Ätiologiemodell der Verhaltenstherapie; Störungsmodell, das psychische Störungen* als Resultat mehrerer Klassen ätiologischer Faktoren sieht, die beeinflussbar u. veränderbar sind u. in Wechselwirkung miteinander stehen (s. Störung, psychische, Abb. dort); **Grundannahme:** Vor dem Hintergrund der individuellen Vulnerabilität (prädisponierende Faktoren*) lösen psychische, somatische od. soziale Bedingungen (Belastungen, Erfahrungen, Ereignisse; auslösende Faktoren*) das Erstauftreten einer Störung aus. Aufrechterhaltende Faktoren* (best. Reaktionen des Betroffenen od. der Umwelt, anhaltende Belastungen) verhindern das rasche Abklingen der Beschwerden, tragen zur Chronifizierung des Problems bei u. sind von hoher Relevanz für den weiteren Verlauf der Störung. Sowohl pathogene Faktoren (z. B. Modifikation der aufrechterhaltenden Faktoren, z. B. Abbau von Vermeidungsverhalten bei phobischen Patienten, Training sozialer Kompetenzen bei schizophrenen od. depressiven Patienten) wie auch salutogene Faktoren (s. Ansatz, salutogenetischer; Faktoren, protektive) stellen Ansatzpunkte für das therapeutische Vorgehen dar. Verhaltenstherapie* bezieht sich demnach v. a. auf den funktionellen Zusammenhang zwischen problemat. Verhalten, Denken u. Fühlen mit den vorausgehenden u. nachfolgenden internen u. externen Bedingungen. **Hinweis:** Die Verhaltenstherapie beruhte ursprünglich auf dem behavioristischen Modell*, inzwischen sind auch andere, z. B. kognitive od. biologische Ansätze integriert. Die Verhaltenstherapie geht damit nicht mehr auf ein einziges theoretisches Modell zurück, vielmehr spielen eine Vielzahl störungsspezifischer u. störungsunspezifischer Erklärungsansätze u. Veränderungsmodelle eine Rolle. Allen Modellen ist gemein, dass sie operationalisierbar u. empirisch überprüfbar sein müssen.

S

Störung, somato|forme: (engl.) *somatoforme disorder (Abk. SFD)*; veraltet Hysterie, Organneurose, funktionelle Störung; Oberbegriff für Gruppe von psychischen Störungen*, in deren Mittelpunkt körperl. Symptome stehen, die eine somatische Erkrankung nahelegen, für die sich jedoch keine organische Ursachen finden od. bei denen tatsächl. vorhandene somatische Störungen nicht Art u. Ausmaß der Symptomatik od. das Leiden des Patienten erklären; treten häufig zusammen mit anderen psychischen Störungen, z. B. Angststörung* od. Depression* auf; **Formen: 1.** Somatisierungsstörung*; **2.** undifferenzierte somatoforme Störung*; **3.** hypochondrische Störung* u. körperdysmorphe Störung*; **4.** somatoforme autonome Funktionsstörung*; **5.** anhaltende somatoforme Schmerzstörung*; **6.** nach DSM-IV: Konversionsstörung*; klassifikatorische Einordnung: s. Abb. 1; **Ätiol.:** unbekannt, vermutlich minimale organische Veränderungen, erhöhte Körperaufmerksamkeit, Fehlbewertung der Symptome als Zeichen tatsächl. Krankheit; biologisch od. durch Persönlichkeitsentwicklung erworbene Disposition; Aufrechterhaltung durch Krankheitsverhalten*; Störungsmodell: s. Abb. 2; **Klin.:** wiederholte Darbietung körperl. Symptome in Verbindung mit hartnäckiger Forderung nach medizinischen Untersuchungen trotz wiederholter negativer Ergebnisse, psychische Ursachen werden als Erklärung nicht akzeptiert; **Ther.:** Psychotherapie*, kognitive Verhaltenstherapie*, ggf. Antidepressiva*; **DD:** organische Erkrankung, vorgetäuschte Störung, Simulation. Vgl. Täuschungsphänomene, klinische; Verstärkung, somatosensorische.

Störung, somato|psychische: (engl.) *somatopsychic disorder*; Psychom*.

Störungs|profil *n*: (engl.) *disorder profile*; individuelle Symptomatik, Ausprägung u. Schweregrad einer psychischen Störung; **klin. Bedeutung:** genaue diagn. Erfassung des individuellen Störungsprofils eines Patienten beeinflusst die Therapieindikation u. -planung.

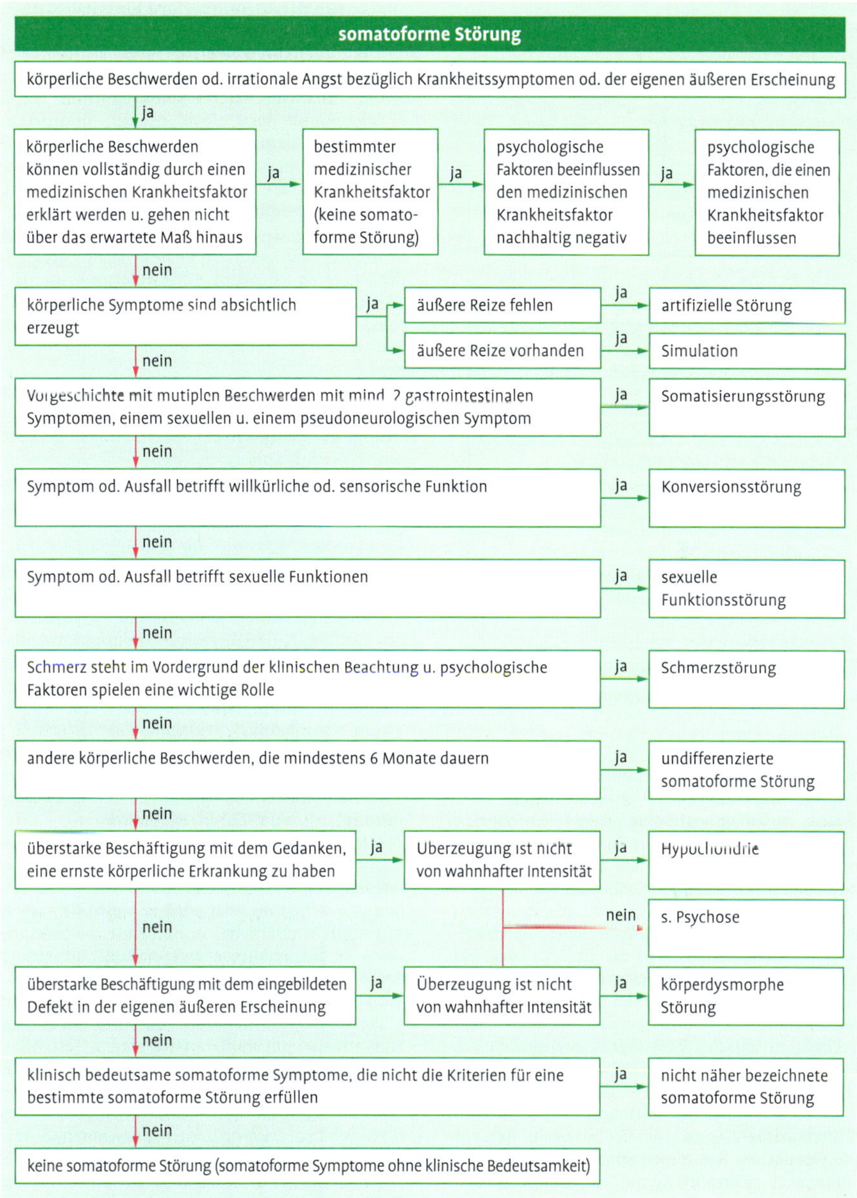

Störung, somatoforme Abb. 1: klassifikatorische Einordnung

Störungs|theorie *f*: (engl.) *theory of a disorder*; Theorie über Entstehung u. Aufrechterhaltung einer psychischen Störung*; häufig synonym zu Störungsmodell* verwendet, wobei aber eine Theorie mehr Kriterien genügen muss als ein Modell.

Störungs|theorie, subjektive: (engl.) *subjective theory of a disorder*; Theorie über Entstehung u. Aufrechterhaltung einer psychischen Störung, die nicht auf wissenschaftl. Erkenntnisse gestützt ist,

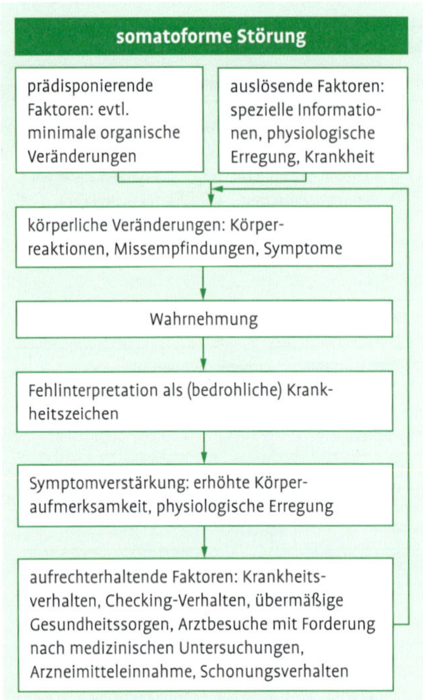

Störung, somatoforme Abb. 2: Störungsmodell

sondern auf das subjektive Erleben des Erkrankten; vgl. Erklärungsmodell, glaubwürdiges.

Störung, sub|diag|nostische: (engl.) *subdiagnostic disorder*; syn. subsyndromale Störung; Einzelsymptome od. Symptomcluster, die dem Erscheinungsbild einer psychischen Störung* nach ICD od. DSM gleichen, aber unterhalb der diagnostischen Schwelle spezifischer Störungen liegen, da einzelne Diagnosekriterien (z. B. die für die Diagnose notwendige individuelle Belastung od. Beeinträchtigung durch die Symptome) nicht erfüllt sind. Subdiagnostische Störungsbilder können dem Vollbild psychischer Störungen vorausgehen od. folgen.

S

Störung, sub|syn|dromale: (engl.) *subsyndromal disorder*; subdiagnostische Störung*.

Störungs|wissen: (engl.) *disorder knowledge*; Bez. für die Gesamtheit der Informationen zur Psychopathologie einer bestimmten Störung; Störungswissen ist vom Veränderungswissen* abzugrenzen, das sich auf die jeweils indizierten Interventionen u. ihre zu erwartenden Resultate bezieht. Aus Sicht der kognitiven Verhaltenstherapie ist die Berücksichtigung des Störungswissens bei der Erstellung einer individuellen Verhaltensanalyse* unumgänglich, da bestimmte Regelhaftigkeiten bei bestimmten Diagnosestellungen zu erwarten sind u. sich daraus auch für den Einzelfall statistische Erwartungswerte ableiten lassen.

Störung, über|kon|trollierte: (engl.) *overcontrolled disorder*; internalisierende Störung*.

Störung, un|differenzierte somato|forme: (engl.) *undifferentiated somatoform disorder*; undifferenzierte Somatisierungsstörung; Bez. für somatoforme Störung* mit meist mehreren körperl. Symptomen ohne (ausreichende) somatische Erklärung, wobei die Kriterien der Somatisierungsstörung* (nach ICD-10 u. DSM-IV) durch den geringeren Schweregrad der Störung nicht erreicht werden u. die Prognose günstiger ist; **Epidemiol.:** ca. 10–15 % (Bevölkerung westl. Industrienationen); Urs., Sympt., Ther., DD: s. Somatisierungsstörung. Vgl. Somatisierungssyndrom; Somatic Symptom Index.

Störung, unter|kon|trollierte: s. Störung, externalisierende.

Störung, vor|getäuschte: (engl.) *simulated disorder*; artifizielle Störung*.

Störung, wahnhafte: (engl.) *paranoid disorder*; syn. Wahnstörung; auch Paranoia; Bez. für psychische Störung, bei der persistierender Wahn* als Sympt. vorherrscht u. die nicht auf eine organische Ursache zurückzuführen ist; häufige Wahninhalte sind z. B. Verfolgungswahn*, hypochondrischer Wahn*, Größenwahn* od. Beziehungswahn*; **Sympt.:** neben Wahn ggf. olfaktorische od. taktile Halluzinationen*, andere Symptome der Schizophrenie* fehlen; Affektivität, Verhalten u. Antrieb sind i. d. R. ungestört; **Diagn.:** Exploration des Wahnsystems; **Ther.:** Neuroleptika*, stützende Psychotherapie*; **Progn.:** Die Störung beginnt i. d. R. im mittleren Alter u. kann z. T. lebenslang bestehen. **DD:** paranoide Schizophrenie, paranoide Persönlichkeitsstörung*, Michael*-Kohlhaas-Syndrom.

Stör|variable (Variable*) *f*: (engl.) *confounding variable*; stellt innerhalb eines Experiments die Operationalisierung eines Störfaktors* dar, wodurch dessen Einfluss messbar wird u. kontrolliert werden kann; Alternativen zur Kontrolle von Störvariablen in der Versuchsanlage: **1.** Konstanthaltung der Ausprägung einer Störvariablen; **2.** systemat. Variation über alle Zellen der Versuchsanlage; **3.** Post-hoc-Quantifizierung des Einflusses der Störvariablen mit multivariaten statist. Verfahren.

Stoff|wechsel|an|omalien (gr. ἀνωμαλία Ungleichheit) *fpl*: (engl.) *metabolic anomalies*; pathologische Abweichungen der Stoffwechselvorgänge, die häufig durch genetisch bedingten Enzymmangel verursacht sind (Enzymopathien) u. sich in jedem Alter (auch bereits in utero) als Stoffwechselstörung (Stoffwechselkrankheit) manifestieren können; **Formen: 1.** Stoffwechselstörungen: **a)** Erhöhung von Stoffwechselzwischenprodukten, z. B. Alkaptonurie, Phenylketonurie, Porphyrie*; **b)** Speicherung von Stoffwechselprodukten (s. Speicherkrankheiten), z. B. Wilson*-Krankheit; **c)** Produktion von ungewöhnlichen Metaboliten, z. B. Dicarbonsäuren bei Störung der Betaoxidation, Phenylbrenztraubensäure bei Phenylketonurie*; **d**) Defekte des Transports von Substanzen, z. B. Cystinurie, Hartnup-Krankheit; Ergothionin-Transporter-Defekt als Mitursache bei Enteritis* regionalis Crohn; **2.** Stoffwechselanomalien ohne klinische Relevanz (Stoffwechselanomalien i. e. S), z. B. hereditäre Form der Fruktosurie, Iminoglycinurie, Beta-Aminoisobuttersäure-Ausscheidung; **klin. Bedeutung:** aufgrund von Entwicklungsstörungen* u. zerebraler Beteiligung treten motorische Störungen, neuropsychologische Defizite* u. Intelligenzstörungen* auf. Die Produktion von Phenylbrenztraubensäure bei Phenylketonurie führt zu Intelligenzminderung*; bei Porphyrie können akute psychotische Symptome auftreten.

Stoff|wechsel|störungen: (engl.) *metabolic disorders*; s. Stoffwechselanomalien.

Stolz: (engl.) *pride*; Hochstimmung u. Zufriedenheit über Geschaffenes, Qualitäten u. Eigenschaften, die ein Gefühl von Wert u. Bedeutung verschaffen; bei pathologisch vermindertem Selbstwertgefühl* ggf. therapeutisch zu fördernde Emotion*, bei überzogenem Stolz arrogantes Verhalten od. übermäßige Verletzbarkeit; Verletzungen des Stolzes bzw. der Würde eines Menschen (z. B. durch Gesten, Gebärden, sprachliche Äußerungen u. a. Handlungen) haben unmittelbar negative Auswirkungen auf das Befinden u. mittelbar auf die psychische Gesundheit. Vgl. Empathie.

Stopp-Start-Therapie (engl. stop Halt, Pause; to start beginnen) *f*: (engl.) *stop and start therapy*; auch Pauseverfahren; Methode zur Beeinflussung des Ejakulationsreflexes durch abwechselndes Unterbrechen u. Wiederbeginnen sexueller Aktivität bei Sexualkontakt; **Ind.:** i. R. der Sexualpsychotherapie* bei leichten Formen von Ejaculatio* praecox. Vgl. Squeeze-Technik; Reaktionszyklus, sexueller.

Stopp-Technik *f*: (engl.) *stopping technique*; s. Gedankenstopp.

Stottern: (engl.) *stuttering*; syn. Balbuties; Tachyphemie; Sprechstörung* mit Störung des Redeflusses (Redeflussstörung*), bei der stottertypische Sprechunflüssigkeiten mit einer Häufigkeit von ≥3 % der geäußerten Silben auftreten; **Einteilung:** **1.** nach Ursachen: **a**) idiopathisches Stottern in der Kindheit: Häufigkeit: 5 % aller Kinder, initial m : w = 2 : 1, im Erwachsenenalter m : w = 4–5 : 1; Beginn zu 50 % vor dem 4. Lebensjahr, kaum nach dem 12. Lebensjahr; multifaktorielle Genese mit dispositionellen (z. B. genetische Veränderungen, Entwicklungsstörungen*), auslösenden (z. B. Belastungssituationen, inhomogener Entwicklungsstand in unterschiedlichen Bereichen) u. aufrechterhaltenden Faktoren (z. B. ungünstige Umgebungsreaktionen auf Stottern, Scham, Vermeidungsverhalten, verzögerte Sprachentwicklung); **b**) erworbenes Stottern: neurogenes u. psychogenes Stottern; **2.** nach klinischer Form: **a**) klonisches Stottern: Wiederholen eines Lautes; **b**) tonisches Stottern: Hängenbleiben an einem Laut; **Klin.:** schleichender od. plötzlicher Beginn, Stottern ist meist situationsabhängig (tritt bei mitteilendem Sprechen auf u. nimmt bei emotionaler Beteiligung zu) u. verläuft in Phasen mit unterschiedlicher Ausprägung; **1.** Kernsymptomatik: stottertypische Sprechunflüssigkeiten: unfreiwillige Wiederholungen kurzer Sprachelemente, Dehnungen von Lauten, Artikulations- u. Phonationsstopps (Blockierungen); **2.** Begleitsymptomatik: motorische (z. B. Anstrengungsverhalten, Mitbewegungen, Atemauffälligkeiten), kognitive (z. B. Tabuisierung, Antizipation von Symptomen, Selbstabwertung als Sprecher), emotionale (z. B. Scham, Sprechangst) u. verhaltensbezogene (z. B. Vermeidungsverhalten) Reaktionen auf die (evtl. dadurch zusätzlich verstärkte) Kernsymptomatik; **Diagn.:** bei idiopathischem Stottern Früherkennung wesentlich, z. B. Screening-Liste Stottern (Abk. SLS), logopädische Diagn.: Spontansprachanalyse, Verhaltensbeobachtung, Fragebögen; **Ther.:** bei idiopathischem Stottern im Kindesalter logopädische Frühtherapie zur Erhöhung der Remissionschancen od. zur Etablierung eines möglichst wenig behindernden Stotterns, Elternberatung; bei Jugendlichen u. Erwachsenen logopädische Therapie zur Reduktion von Stotterhäufigkeit u. Begleitsymptomatik (motorisch, kognitiv, emotional); **Progn.:** Remissionsrate (einschließlich Therapie) bei idiopathischem Stottern ca. 80 %, Remissionen fast ausschließlich vor der Pubertät; Heilung des Stotterns im Erwachsenenalter sehr selten; **DD:** Poltern*.

Strabismus (gr. στραβισμός) *m*: (engl.) *squint*; Schielen; Fehlstellung eines Auges; das fixierende Auge ist auf das Sehobjekt gerichtet, das nicht fixierende (schielende) Auge weicht ab; i. e. S. das nichtparetische Schielen (Strabismus concomitans, Begleitschielen, Heterotropie), wobei das abweichende Auge dem Führungsauge bei Augenbewegungen* in alle Richtungen folgt; als unilateraler Strabismus (Strabismus monocularis) bei Fixation mit immer dem gleichen Auge (im Kindesalter Gefahr der Ausbildung einer zerebralen Amblyopie*), als alternierender Strabismus bei abwechselnder Fixierung u. Schielstellung der Augen. **Klin. Bedeutung:** Nicht korrigierter Strabismus führt zur Verschlechterung des Sehvermögens u. kann aufgrund des abweichenden Aussehens (Augen als wichtiges Mittel der Köpersprache, Kommunikation) zu schwerer psychischer Belastung führen. Vgl. Augenmuskellähmung.

Straf|fälligkeit: (engl.) *delinquency*; s. Delinquenz.

Straf|mündigkeit: (engl.) *age of criminal responsibility*; Bez. für alters- u. entwicklungsbedingte Fähigkeit, für das Unrecht einer strafbaren Handlung einzustehen; **Strafunmündigkeit** wird unwiderleglich vermutet bei Tätern, die bei Begehung der Tat noch nicht 14 Jahre sind (s. Schuldunfähigkeit); hat ein Täter das 14., aber noch nicht das 18. Lebensjahr vollendet, ist er als Jugendlicher nach § 1 Absatz 2 u. § 3 Jugendgerichtsgesetz* **be-**

dingt strafmündig u. wird nach geistiger u. sittlicher Reife auf seine Schuldfähigkeit* hin beurteilt. Mit Vollendung des 18. Lebensjahres setzt die **volle** Strafmündigkeit ein. Bis zur Vollendung des 21. Lebensjahr kann das Jugendstrafrecht nach dem JGG unter best. Voraussetzungen angewendet werden. Ab dem 21. Lebensjahr gilt ohne Einschränkungen das Erwachsenenstrafrecht nach StGB. Psychische Störungen im Kindes- u. Jugendalter können zu Reifeverzögerungen beitragen u. die Strafmündigkeit innerhalb der gesetzlich vorgegebenen Grenzen verschieben.

Straf|tat: 1. (engl.) *criminal offence*; **Deutschland:** durch das deutsche Strafgesetzbuch (Abk. StGB) definierte rechtswidrige Handlung, die mit Strafe bedroht ist; die Definition einer Straftat obliegt dem Gesetzgeber. Bei psychisch kranken od. gestörten Straftätern kann eine verminderte od. aufgehobene Schuldfähigkeit* festgestellt werden. Vgl. Sexualstraftat. **2. Österreich:** Nach § 17 des österreichischen Strafgesetzbuches werden strafbare Handlungen in Verbrechen u. Vergehen unterteilt. Verbrechen sind strafbare Handlungen, die mit einer Freiheitsstrafe von mehr als 3 Jahren bedroht sind; alle anderen strafbaren Handlungen werden als Vergehen bezeichnet. Auch der Versuch eines Vergehens wird in Österreich als strafbar betrachtet. **3. Schweiz:** Es wird zwischen 3 verschiedenen strafbaren Handlungen unterschieden: Verbrechen, Vergehen u. Übertretungen. Vergehen werden mit einer Freiheitsstrafe bis zu 3 Jahren od. mit einer Geldstrafe geahndet. Verbrechen sind Taten, die mit einer Strafe von mehr als 3 Jahren bedroht sind.

Strangulation (lat. stringere gulam die Kehle zuschnüren) *f*: (engl.) *strangulation*; äußere Kompression des Halses mit Reduzierung der arteriellen Blutzufuhr zum Gehirn durch Abdrücken der Arteriae carotides u./od. Arteriae vertebrales; Folge: Sauerstoffmangel des Gehirns bis zum Hirntod; **Formen: 1.** Würgen: ein- od. beidhändige Fremdeinwirkung gegen den Hals; **2.** Drosseln: Verwendung eines Werkzeuges; gelegentlich auch bei Unfällen u. Suizid*; **3.** Erhängen: Werkzeug um den Hals zieht sich durch Körpergewicht zu, überwiegend Suizid, gelegentl. unfallbedingt, selten Fremdeinwirkung; bei Sturz in Schlinge auch tödl. HWS- u. Halsmarktrauma; **a)** typisches Erhängen: freie Suspension mit höchstem Knotenpunkt in Nackenmitte; **b)** atypisches Erhängen: andere Positionen, z. B. Sitzen od. Liegen.

Stress (engl. stress Druck, Belastung, Spannung) *m*: allgemeine Bez. für die Reaktionen des Organismus auf physische od. psychische Beanspruchung* durch Stressoren*; Bez. wurde von H. Selye (1936), ausgehend von den Arbeiten W. B. Cannons zu den physiologischen Korrelaten gesunder emotionaler Reaktionen, auf den Bereich von Belastungen übertragen; **Kennzeichen:** erhöhte Aktivität des Sympathikus*, vermehrte Ausschüttung von Katecholaminen*, Blutdrucksteigerung, Blutzuckererhöhung, gesteigertes emotionales Erregungsniveau u. a.; **Formen:** s. Tab.; **1.** nach Qualität (s. Abb.): **a) Eustress:** positiver Stress, sog. gesunder Stress; kurzdauernde physiol. Anpassung an Anforderungen, die (geistig u. körperlich) anregend u. leistungssteigernd wirkt; Energiebereitstellung durch Glukoneogenese; mobilisiert u. fördert die Nutzung der individuellen Ressourcen*; **b) Disstress:** negativer Stress, sog. ungesunder

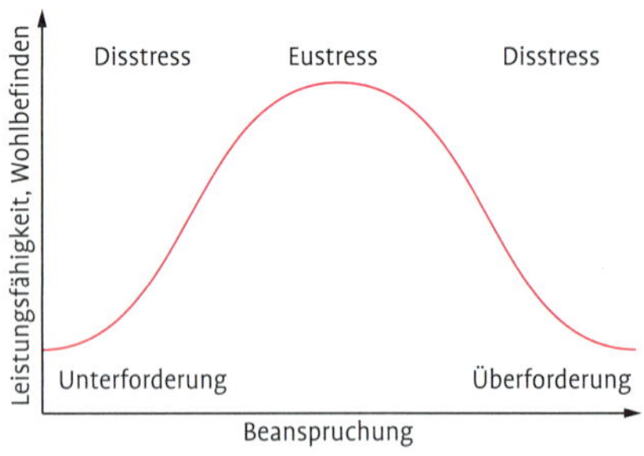

Stress: Zusammenhang zwischen Beanspruchung, Leistungsfähigkeit u. Stressqualität

Stress
Klassifikation nach Dimension und klinische Beispiele

Dimension	Form	klinisches Beispiel
Qualität	positiver Stress	Übernahme einer neuen, angestrebten Position
	negativer Stress	berufliche Überforderung
Intensität	Makrostress	Scheidung, Todesfall, Arbeitsplatzverlust
	Mikrostress	Partnerschaftskonflikt, hektisches Klima am Arbeitsplatz
zeitliche Ausdehnung	akuter Stress	einmalige Prüfungssituation
	chronischer Stress	anhaltende Lärmbelastung am Wohnort
Betroffenheit	individueller Stress	Gewalterleben im Rahmen eines Überfalls
	kollektiv erlebter Stress	Beinaheabsturz eines Flugzeugs

Stress; versetzt den Körper langfristig in Dauerbereitschaft zu Kampf od. Flucht; Entstehung durch ungenügende Anpassung* des Körpers an Belastungen od. inf. Diskrepanz zwischen Anforderungen u. subjektiven Bewältigungsstrategien*; kann zur Entstehung von Erkrankungen (besonders psychische Störungen) führen; **2.** nach zeitl. Aspekt: **a)** **Kurzzeitstress:** Bez. für vorübergehenden Erregungszustand* i. S. von akutem Stress mit klarem Anfangs- u. Endmuster; wird meist als positiv erlebt; **b)** **Langzeitstress:** Bez. für einen kontinuierl. Erregungszustand i. S. von chronischem Stress; kann zu funktionellen Entgleisungen (u. a. vegetative Störungen), Allgemeinreaktionen i. S. eines allgemeinen Anpassungssyndroms*, Verringerung der Abwehrkräfte bis hin zu Folgekrankheiten (u. a. Hypertonie*) führen; **3.** nach Intensität: Makrostress u. Mikrostress; **4.** nach Betroffenheit: individueller u. kollektiver Stress. **Hinweis:** Die Bez. Stress ist relativ unpräzise u. bezieht sich entweder auf einen Stressor* od. auf eine Stressreaktion*. Diese Dualität wird in interaktionistischen u. transaktionalen **Stresskonzeptionen** berücksichtigt, indem Stress als Störung des Gleichgewichts zwischen den Anforderungen der Umgebung u. den Reaktionsmöglichkeiten eines Individuums interpretiert wird. R. S. Lazarus, der bedeutendste Vertreter der kognitiven Stresskonzeption, weist zusätzlich auf die wechselseitige Veränderung von Umwelt u. aktiv handelnder Person hin (transaktionales Stressmodell*; vgl. Coping). Kognitive Modelle betonen zudem den Stellenwert der subjektiven Bewertung* von Stressoren.

Stress|bewältigungs|training (Stress*) *n*: (engl.) *stress management training*; Sammelbez. für alle Einzel- u. Gruppenverfahren zum Erlernen von Techniken zur Stressbewältigung (s. Coping); **Ziel:** konstruktiver Umgang mit Stressoren*, angemessene u. begrenzte Stressreaktion*; **Meth.:** **1.** Entspannungsmethoden* od. Meditation* zur Verringerung der (körperlichen) Anspannung; **2.** kognitive Therapie* zur Umbewertung von Stressoren*, **3.** i. R. des Selbstmanagements* Zeitmanagement, Prioritätensetzung u. Selbstreflexion*; **4.** unspezif. Maßnahmen, die eine gesunde Lebensführung fördern (Ernährung, Sport u. ggf. Nicotinentwöhnung). Vgl. Stressimpfungstraining.

Stress|faktoren (Stress*) *m pl*: (engl.) *stress factors*; Stressoren*.

Stress|forschung (Stress*): (engl.) *stress research*; Forschungsrichtung, welche die Ursachen u. Auswirkungen von Stress* untersucht; **Formen:** **1. psychologische** Stressforschung: untersucht psychologische Aspekte von Stressoren* (Abb. dort) u. deren Wahrnehmung, involvierte affektive Zustände, psychische Anpassungsmechanismen u. Folgen für das psychische u. physische Wohlbefinden; **2. physiologisch-biologische** Stressforschung: untersucht Mechanismen des peripheren vegetativen Nervensystems u. des ZNS u. endokrine Prozesse, z. B. Unterschiede der psychophysiol. Reaktivität od. best. Hormonparameter (z. B. Oxytocin), die das Stresserleben u. seine gesundheitlichen Folgen beeinflussen, Wirkung des Stresserlebens u. der funktionalen od. dysfunktionalen Verarbeitung auf die Hormonproduktion (z. B. Cortisol), das Immunsystem od. andere somatische Faktoren (s. Stressreaktion). **Meth.:** experimentelle Versuchspläne u. Feldforschungen erheben biologische u. psychologische Merkmale: z. B. endokrinolog. Variablen (z. B. Cortisolkonzentration), physiologische Reaktionen (z. B. Veränderung von Blutdruck, Herzfrequenz, Hautleitfähigkeit), direkte Beobachtung der zerebralen Aktivität durch bildgebende Verfahren (v. a. MRT*); psychologische Aspekte werden durch Interviews, Fragebogen, Selbst- u. Fremdbeurteilungsverfahren* erfasst; zunehmend (computerunterstützte) Erfassung des Stresserlebens in der natürl. Umgebung (z. B. Arbeitsplatz, Familie) durch ambulantes Assessment. Mit Hilfe von Mikrocomputern werden psychologische u. physiologische Variablen in der natürlichen Umgebung erfasst. Die zu untersuchenden Personen registrieren nach einem Zeitstichprobenplan mehrfach im Tag (z. B. während einer Woche) stressrelevante Merkmale ihres Befindens u. Verhaltens. Gleichzeitig können physiologische Messungen (z. B. Pulsfrequenz, Blutdruck) im Tagesablauf vorgenommen werden. **Ergebnis:** **1.** Belastende Einzelereignisse verursachen (mit Ausnahme von starken traumat. Ereignissen u. best. chronischen Stressoren) i. d. R. nicht allein, sondern im Zusammenspiel mit anderen Faktoren psychische u./od. somatische Störungen. **2.** Personen, die über eine hohe Kompetenz im funktionalen Umgang mit Stressoren verfügen (s. Bewältigungstrategie) u. die auf ein supportives soziales Netzwerk* zugreifen können, erbringen bessere Anpassungsleistungen u. sind in ihrer psychischen u. somatischen Gesundheit durch Stress weniger gefährdet als Personen mit dysfunktionalen Modalitäten (s. Coping). **3.** Chronische dysfunktionale Bewältigungsstrategien führen direkt (z. B. Stress-Essen, Drogenkonsum) od. indirekt (z. B. Neigung, kontrollierbare Stressoren in ihrer Kontrollierbarkeit zu unterschätzen, anstatt sich mit der belastenden Situation auseinanderzusetzen, v. a. bei Personen mit depressiven Störungen) zu psychischen od. somatischen Störungen.

Stress|hormone (Stress*; Horm-*) *n pl*: (engl.) *stress hormones*; durch Stress* vermehrt freigesetzte Hormone, u. a. Glukokortikoide*, Katecholamine*, Glucagon*; **Regulation:** s. Hypothalamus-Hypophysen-Nebennierenrinden-Achse.

Stress|impfungs|training *n*: (engl.) *stress inoculation training, stress immunization*; Abk. SIT; kognitiv-behavioral ausgerichtetes Stressbewältigungstraining* (D. Meichenbaum) der Prävention u. Bewältigung von Stress* in 3 überlappenden, flexibel zu gestaltenden Schritten; Ziel ist, die kognitive Bewertung von Stressoren* in zielführender Weise zu verändern. Neben den kognitiven Ansätzen

S

kommen hier auch Wirkprinzipien der Konfrontation* u. der Selbstverstärkung* zum Einsatz. Meichenbaum nimmt an, dass die bewältigungsorientierte Antizipation von Belastungen im Gegensatz zur Vermeidung eine immunisierende Wirkung auf das Stresserleben hat. **Anw.:** z. B. im Rahmen einer komplexen Therapie bei Angststörung*, zur Vorbereitung für Operationen, Bewältigung schwerer Krankheit, vor einem militärischen Einsatz, bei chron. Stressoren wie chron. Krankheiten, psychiatrischen Krankheiten, Problemen am Arbeitsplatz u. Bewältigung kritischer Lebensereignisse*; **Durchführung: 1.** Unterrichtsphase (engl. conceptualization phase): Psychoedukation* zu Stress u. individuelle Stressanalyse, z. B. zur Rolle von kognitiven Bewertungsprozessen u. interaktionellen Abläufen; **2.** Übungsphase (engl. skills acquisition): Erwerb u. Einübung von relevanten Fertigkeiten, z. B. kognitive Strategien, Entspannungsmethoden*, Kommunikationsfertigkeiten, Aufmerksamkeitsumlenkung, Selbstinstruktionstraining*; **3.** Anwendungsphase (engl. application and follow-through): Anw. der erlernten Fertigkeiten in der realen Situation, vorbereitet z. T. durch Imaginationsübungen*, Rollenspiele* od. graduierte Konfrontation, zusätzlich Rückfallprophylaxe durch Identifikation von Risikosituationen u. Warnzeichen sowie angemessene positive Attributionen*; Dauer meist 8–15 Sitzungen, dann Booster- od. Auffrischungssitzungen über 3–12 Monate; **Vorteil:** inhaltliche Flexibilität (moderne therap. Verfahren können subsumiert werden) u. vielfältige Anwendbarkeit des SIT; kein Nachteil bei sinnvoller Auswahl der Patienten u. adäquater Gestaltung des Programms; **Wirksamkeit:** empirisch gut fundiert; Wirksamkeitsbelege aus randomisierten kontrollierten Studien liegen vor. Vgl. Umstrukturierung, kognitive.

Stress|in|kontinenz (In-*; lat. continentia das Zurückhalten, Unterdrücken) *f*: (engl.) *stress incontinence*; auch Belastungsinkontinenz; Bez. für unwillkürl. Harn- bzw. Stuhlabgang bei intraabdominaler Druckerhöhung; **Häufigkeit: 1.** Harninkontinenz*: häufigste Form der weibl. Harninkontinenz, im Kindesalter extrem selten (kinderurol. Abklärung erforderlich); **2.** Stuhlinkontinenz*: sehr selten (<1 % der Bevölkerung); **Urs.: 1.** Harninkontinenz: Versagen des Verschlussmechanismus der Harnröhre inf. intrinsischer Muskelschwäche, Hormonmangels bzw. Insuffizienz der Beckenbodenmuskulatur; **2.** Stuhlinkontinenz: Versagen des Verschlussmechanismus des Musculus sphincter ani externus inf. Insuffizienz der Beckenbodenmuskulatur od. neurogen bedingt (periphere Neuropathie, spinale Läsion); **Einteilung: Grad I:** Harn- bzw. Stuhlverlust bei schwerer Belastung, z. B. Husten u. Niesen; **Grad II:** Harn- bzw. Stuhlverlust bei leichter Belastung, z. B. Aufstehen u. Gehen; **Grad III:** Harn- bzw. Stuhlverlust in Ruhe; **Sympt.:** Harninkontinenz: Einnässen kleiner Harnmengen (im Gegensatz zur Lachinkontinenz*); **Ther.:** Beckenbodentraining, Biofeedback*, evtl. operative Rekonstruktion des urethralen Verschlusses (Schlingenoperation, Kolposuspension) bzw. des Analsphinkters (prä- od. postanaler Repair); bei Harninkontinenz außerdem lokale od. system. Östrogentherapie, Alphasympathomimetika, Elektrostimulation*.

Stress|kon|zept, trans|aktionales (Stress*; lat. concipere, conceptus aufnehmen) *n*: (engl.) *transactional stress model*; Darstellung (R. Lazarus, 1974) der Verbindungen von Stressor*, subjektiver Bewertung* der Situation (primary appraisal) u. der eigenen Bewältigungsmöglichkeiten (secondary appraisal) bei der Stressreaktion*; nach Bewältigungsversuchen (s. Coping) erfolgt neue Bewertung durch das Individuum (reappraisal); verschiedene Komponenten des Prozesses beeinflussen sich gegenseitig (transaktionales Modell); **klin. Bedeutung:** s. Stressforschung; Emotionstheorien; Verhaltenstherapie.

Stress|management (Stress*) *n*: (engl.) *stress management*; Stressbewältigungstraining*.

Stressoren (Stress*) *m pl*: (engl.) *stressors*; syn. Stressfaktoren; psychische od. körperliche Belastungen, die Stress* auslösen können; i. e. S. alle Ereignisse, die vom Organismus eine schwierige od. aufwendige Anpassung* verlangen; meist Belastungsfaktoren, die von außen (von der physischen od. sozialen Umwelt) auf eine Person einwirken, eine deut-

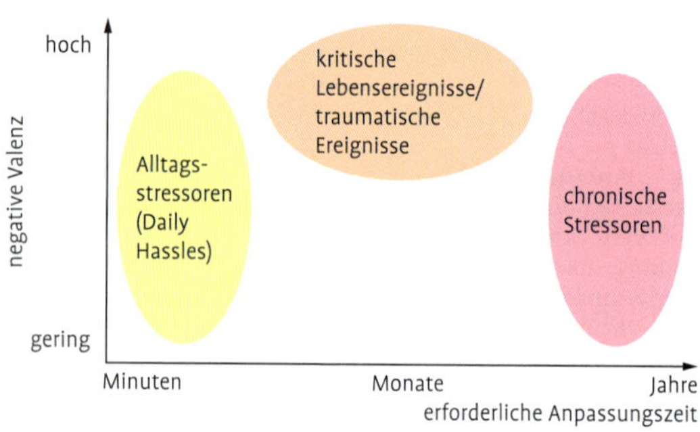

Stressoren: Systematisierung der Stressoren nach negativer Valenz und der erforderlichen Anpassungszeit

liche Beanspruchung* u. ggf. eine Stressreaktion* bedingen; dabei wird nach dem Ausmaß ihrer (negativen) Valenz u. nach der erforderlichen Anpassungszeit zwischen kritischen Lebensereignissen, traumatischen Ereignissen, Alltagsstressoren u. chronischen Stressoren unterschieden (s. Abb.). Abhängig von der individuellen Empfindlichkeit kann jede Situation od. Belastung Stress auslösen (s. Daily Hassles). Auch angenehme Reize können als belastend erlebt werden, wenn sie zu plötzlich, zu konzentriert od. zu häufig auftreten. Insbes. können chronisch vorliegende Stressoren (z. B. familiäre Belastungen) die Wirkung akut auftretender Stressoren (z. B. berufliche Anforderungen) verstärken. **Einteilung:** 1. äußere Stressoren: Überflutung mit Sinnesreizen u. Informationen (Lärm*, Licht, Vibration) od. deren Entzug (s. Deprivation), Schmerz* (chemisch od. mechanische Schmerzreize), reale od. befürchtete Gefahrensituationen (Unfälle, Operationen, Kampfsituationen); Entzug von Nahrung, Wasser, Schlaf, Bewegung, so dass primäre Bedürfnisse nicht mehr befriedigt werden können; 2. Leistungsstressfaktoren: z. B. Überforderung* (Zeitdruck, Mehrfachbelastung, Ablenkung, Mangel an ausreichender Erholung), Unterforderung (Monotonie), Prüfungssituation, Versagen, Kritik; 3. soziale Stressoren: z. B. übermäßige Kritik, Konflikte* od. soziale Isolation*; 4. psychische u. psychosoziale Stressoren: z. B. Unkontrollierbarkeit, Ungewissheit; 5. kritisches Lebensereignis*. Vgl. Stressbewältigungstraining.

Stress, oxidativer (Stress*) *m pl*: (engl.) *oxidative stress*; pathol. Bildung von Sauerstoff-Superoxidanionen (O_2^-) u. weiteren hochreaktiven Sauerstoffderivaten; Folge der nicht kompensierten Wirkung reaktiver Sauerstoffverbindungen, die Sauerstoffradikale (Freie* Radikale) in den Mitochondrien freisetzen; Entgiftung der Sauerstoffradikale durch zytoplasmat. Enzyme (z. B. Superoxiddismutase, erythrozytäre Glutathionperoxidase, Katalase) möglich; oxidativer Stress entsteht, wenn Neutralisierungsleistung nicht mehr ausreicht. **Folgen:** 1. Oxidation von Proteinen (Folge: Fehlfaltung u. Aggregation), Lipiden (Folge: Membranschädigung) u. Mitochondrien (besonders empfindlich, Schädigung u. Ausfall); 2. Schädigung der DNA im Zellkern mit veränderter bzw. ausfallender Expression spezifischer Gene. Extern zugeführte Antioxidanzien* (z. B. Tocopherole, Ascorbinsäure, Betacarotin; sekundäre Pflanzenstoffe, z. B. Flavonoide*, Polyphenole*) korrigieren bzw. verhüten anteilig die toxischen Effekte von oxidativem Stress. **Klin. Bedeutung:** 1. kumulierte Belastung mit oxidativem Stress ggf. verantwortlich für Zellalterung (v. a. auch im Gehirn; s. Gehirn, alterndes; Altersvergesslichkeit); Zellalterung u. oxidativer Stress ggf. assoziiert mit Begrenzung der Lebenserwartung bei Mensch u. Tier; 2. ggf. Teilursache mehrerer Krankheiten des ZNS (v. a. Alzheimer*-Krankheit u. a. neurodegenerative Erkrankungen*; Schizophrenie*).

Stress|proteine (Stress*) *n pl*: (engl.) *stress proteins*; syn. Hitzeschockproteine (Abk. Hsp), Chaperone; Sammelbez. für Proteine, die als zelluläre Stressreaktion auf plötzliche Milieuänderung (z. B. Temperaturerhöhung), oxidativen Stress u. a. Stressoren schnell u. koordiniert verstärkt exprimiert werden; **Wirkung:** bedeutsam u. a. für Beschleunigung der nativen Polypeptidfaltung (Hsp60), Stabilisierung der Proteinkonformation bei Stress (Hsp70); **klin. Bedeutung:** z. B. Mutation im FSKP5-Gen ermöglicht Voraussage des Ansprechens auf Antidepressiva.

Stress|re|aktion (Stress*; Reaktion*) *f*: (engl.) *stress reaction*; durch Stressoren* ausgelöste Prozesse u. deren Wirkungen (Stress*); finden auf physischer (z. B. Anstieg von Herz- u. Atemfrequenz, Blutdruck), kognitiver (z. B. gesteigerte Aufmerksamkeit), emotionaler (z. B. Ermüdung, Ärger, Angst) u. behavioraler (z. B. Aggression) Ebene statt. Akute Stressreaktionen sind häufig i. S. einer Alarmreaktion (s. Anpassungssyndrom, allgemeines) als Versuch einer Anpassung* interpretierbar. Koordinierte psychobiologische Reaktionen werden ausgelöst, um den Organismus für die geforderten Anpassungsleistungen vorzubereiten, die in autonomen, automatisierten Reaktionen (z. B. Flucht bei physischer Bedrohung) od. in bewusst intendierten Handlungen resultieren kann. Stressreaktionen, bei denen rasche Erholung eintritt, sind Kennzeichen einer angemessenen Stressbewältigung (s. Coping).

Stress|re|duktion, achtsamkeits|basierte (Stress*; lat. reductio Zurückführung) *f*: (engl.) *mindfulness-based stress reduction*; Verfahren (J. Kabat-Zinn) zur Belastungsbewältigung mit Hilfe von Achtsamkeit*; Form der Mindfulness*-Therapie; **Indikation:** bei versch. psychischen Störungen (z. B. Angststörungen*) bzw. adjuvant bei chron. körperlichen Erkrankungen (z. B. Schmerzsyndrome*, Bewältigung von Krebserkrankungen); **Durchführung:** systematische Achtsamkeitsübungen* in 8, mit wöchentlichem Abstand stattfindenden Sitzungen (je 2–2,5 Stunden) u. ausführlichen therapeutischen Hausaufgaben* (ca. 45 Minuten pro Tag); darüber hinaus werden Informationen zu Stress* u. dessen Bewältigung (s. Coping) gegeben. **Wirksamkeit:** Mehrere Metaanalysen (z. B. Baer, 2003; Grossman et al., 2004) zeigen bei einer Vielzahl von Störungen konsistente Effekte im mittleren Bereich, für Angststörungen u. Depressionen hohe Effektstärken (Hofmann et al., 2010).

Stress|re|sistenz (Stress*; lat. resistere widerstehen) *f*: (engl.) *stress resistance*; Widerstandskraft gegenüber Stress* (speziell Disstress) od. Fähigkeit zu angemessenem Coping* u. Erholung von Belastungen (sog. Stressresilienz); Stressresistenz gegenüber akute Belastungen (Stressoren*) kann bei chronischen Belastungen erniedrigt sein. Bestimmte Anlagen können zur verminderten Resistenz einer Person beitragen. Erhöhung der Stressresistenz ist das Ziel von Maßnahmen der Stressprävention u. -bewältigung, z. B. Stressbewältigungstrainung*, Stressimpfungstraining*; vgl. Resilienz.

Stress|syn|drom, post|traumatisches *n*: (engl.) *post-traumatic stress disorder*; s. Belastungsstörung, posttraumatische.

Stress|syn|drom, psycho|re|aktives *n*: (engl.) *psychoreactive stress disorder*; s. Belastungsstörung, posttraumatische.

Stress|verarbeitungs|frage|bogen: Abk. SVF; Selbstbeurteilungsverfahren zur Erfassung des Umgangs mit Belastungen (s. Stress); umfasst ursprünglich 114 Merkmale, die 19 Skalen (Bagatellisierung, Herunterspielen, Schuldabwehr, Ablenkung, Ersatzbefriedigung*, Selbstbestätigung, Situationskontrolle, Reaktionskontrolle, positive Selbstinstruktionen, soziales Unterstützungsbedürfnis, Vermeidungsverhalten*, Flucht*, soziale Abkapselung, gedankliche Weiterbeschäftigung, Resignation, Selbstmitleid, Selbstbeschuldigung*, Aggression, Arzneimitteleinnahme) zugeordnet sind; revidierte u. erweiterte Form SVF-120 mit zusätzlicher Skala Entspannung (6 Merkmale) u. den zu bestimmenden Sekundärwerten Positivstrategien u. Negativstrategien, die durch Mittelung von 10 bzw. 6 der Skalen errechnet werden können; Kurzform: SVF-78 mit 78 Merkmalen; **Anw.:** bei Erwachsenen im Alter von 20–79 Jahren i. R. der Stressforschung* u. der klinisch-psychologischen Forschung; **Testdauer:** 10–15 Minuten. Vgl. Coping Inventory for Stressful Situations.

Streuung: (engl.) *dispersion*; (statist.) Variabilität von Messwerten in einer Serie, z. B. ausgedrückt durch die Varianz*.

Striatum (lat. striatus gestreift, gefaltet) *n*: (engl.) *striatum, neostriatum*; Kurzbez. für Corpus* striatum.

Stroop-Ef|fekt (John Ridley St., Psychologe, Nashville, 1897–1973; Effektivität*) *m*: (engl.) *Stroop's effect*; Phänomen aus der experimentellen Psychologie, das die Interferenz von automatisierten Handlungen u. kontrollierten Handlungen beschreibt; automatisch aktivierte Handlungen (z. B. Lesen eines Wortes) können schwerer unterbrochen werden als ungewohnte Handlungen, die eine stärkere kognitive Verarbeitung voraussetzen. **Versuchsanordnung:** Druckfarbe eines visuell dargebotenen Wortes soll benannt werden, wobei der Inhalt des Wortes der Farbe widersprechen (Inkongruenz) od. übereinstimmen kann (Kongruenz); s. Abbildung. Bei Inkongruenz von Farbe u. Bedeutung kommt es im Vergleich zur neutralen Bedingung zu einer Verlängerung der Reaktionszeit*, bei Kongruenz zu einer Reaktionszeitbeschleunigung. Vgl. Farbe-Wort-Inferenztest.

Stroop-Test *m*: (engl.) *Stroop's test*; s. Farbe-Wort-Inferenztest.

Strukturalismus (lat. structura Zusammenfügung, Ordnung, Aufbau) *m*: (engl.) *structuralism*; statische

grün orange blau rot
gelb blau orange grün
rot grün gelb orange

Kongruenz

rot grün orange gelb
blau orange grün rot
gelb rot blau orange

Inkongruenz

Stroop-Effekt: Kongruenz u. Inkongruenz von Inhalt u. Farbe des dargestellten Wortes; Aufgabe ist die Benennung der Farbe, in der die Wörter gedruckt sind

Beschreibung psychischer Gegenstände ohne besondere Berücksichtigung ihrer Funktionen u. gegenseitiger Interaktion; Gegensatz: Funktionalismus.

Struktur|ana|lyse sozialer Beziehungen (Strukturalismus*; Analyse*) *f*: (engl.) *Structural Analysis of Social Behavior (Abk. SASB)*; Fremdbeurteilungsverfahren zur Erfassung von Persönlichkeitsmerkmalen* u. Interaktionsverhalten* bei Persönlichkeitsstörungen nach dem Circumplexmodell* (Abb. dort); erfasst 3 Ebenen zwischenmenschlichen Verhaltens: Fokus (transitiv, intransitiv, intrapsychisch), Affiliation (freundlich/liebevoll versus feindselig/hasserfüllt), Interdependenz (Unabhängigkeit versus Abhängigkeit/Kontrolle); Beurteilung auf einem rhombisch angeordneten Schema mit 36 Verhaltenqualitäten u. 108 Beurteilungsmöglichkeiten; deutsche Kurzform: Clusterversion mit 24 Beurteilungsmöglichkeiten; **Anw.:** Persönlichkeitsdiagnostik, z. B. bei Schizophrenie*, passiv-aggressiver Persönlichkeitsstörung* u. paranoider Persönlichkeitsstörung*. Vgl. Persönlichkeitsdiagnostik.

Strukturierter Interview|leit|faden zur Dia|gnostik Dis|soziativer Störungen (gr. διαγνωστικός fähig zu unterscheiden): s. Dissociative Disorders Interview Schedule.

Strukturiertes Familien|interview *n*: (engl.) *Structured Familiy Interview*; Abk. SFI; Fremdbeurteilungsverfahren zur Erfassung der Interaktionsmuster* innerhalb einer Familie. Vgl. Familieninteraktion; Eltern-Kind-Interaktion.

Strukturiertes Interview für die Dia|gnose einer Demenz vom Alzheimer Typ, Multi|infarkt|demenz und Demenzen anderer Ätio|logie nach DSM-III-R und ICD-10: Abk. SIDAM; Verfahren zur DD verschiedener Formen der Demenz* u. leichter kognitiver Beeinträchtigung* nach ICD-10

u. DSM-IV sowie Quantifizierung der Störungsbilder; umfasst 3 **Teile: 1.** klinischer Überblick u. Einleitungsgespräch; **2.** Leistungsteil: Testfragen zu Orientierung, Rechnen, Abzeichnen; Gedächtnis; intellektuelle/kognitive Fähigkeiten u. Persönlichkeit; **3.** klinische Beurteilung des Interviewers (Ausmaß der psychosozialen Beeinträchtigungen im alltäglichen Leben, Bewusstsein, Ätiologie, Verlauf, Schweregrad); Auswertung erfolgt mit integriertem Mini*-Mental-Status-Test, SIDAM-Score SISCO u. Hachinski-Score bzw. modifiziertem Ischemic-Score; umfasst außerdem versch. Skalen (Orientiertheit, unmittelbare Wiedergabe, Kurzzeitgedächtnis, Langzeitgedächtnis, Gedächtnis global, intellektuelle Leistungsfähigkeit, verbale u. rechnerische Fähigkeiten, optisch-räumliche Konstruktionsfähigkeiten, Aphasie bzw. Apraxie u. höhere kortikale Funktionen) zur Quantifizierung weiterer kognitiver Syndrome; **Anw.:** Diagn. von Demenz* bei Erwachsenen von 60–90 Jahren (Alzheimer*-Krankheit, Multiinfarktdemenz* od. vaskuläre Demenz, Demenzen anderer Ätiologie) nach DSM-III-R, DSM-IV u. ICD-10; im gerontopsychiatrischen bzw. gerontopsychologischen Bereich (ambulant, stationär); auch Screening-Verfahren u. zur basalen neuropsychologischen Einschätzung des kognitiven Funktionszustands; **Testdauer:** 15–45 Minuten.

Strukturiertes Inventar für ano|rektische und bulimische Ess|störungen *n*: Abk. SIAB; Verfahren zur Erfassung des gesamten Spektrums von Essstörungen* sowie häufig auftretenden Komorbiditäten (Depression*, Angststörung*, problematischer Alkohol- u. Drogenkonsum); erfragt auch Ausschlusskriterien* u. Arzneimittelgebrauch; umfasst 2 **Teile: 1. SIAB-EX:** Interview für Experten mit 87 Items; **2. SIAB-S:** Fragebogenversion zur Selbstauskunft (gleiche Dimensionen); kann als Screening vorgeschaltet werden; Symptome werden jeweils für 2 Zeiträume erfasst: letzte 3 Monate vor Interview u. Zeitraum Pubertät bis 3 Monate vor Untersuchung (Lebenszeit); **Anw.:** Jugendliche u. Erwachsene von 12–65 Jahren; Diagn. von Anorexia* nervosa, Bulimia* nervosa, nicht näher bezeichneten Essstörungen einschließlich Binge*-Eating-Störung nach DSM-IV sowie Anorexia nervosa u. Bulimia nervosa nach ICD-10; **Testdauer:** SIAB-EX ca. 50 Minuten, SIAB-S ca. 18 Minuten.

Strukturiertes Klinisches Interview für Dis|soziative Störungen: (engl.) *Structured Clinical Interview for DSM-IV Dissociative Disorders (SCID-D)*; Abk. SKID-D; strukturiertes Interview zur Erfassung der dissoziativen Hauptsymptome Amnesie*, Depersonalisation*, Derealisation*, Identitätskonfusion* u. Identitätswechsel nach den Diagnosekriterien des DSM-IV; erfasst u. beurteilt Hauptsymptome u. deren Schweregrad (Häufigkeit, Dauer, Beeinträchtigung); **Anw.:** DD der dissoziativen Störungen* nach Achse I des DSM-IV (Forschung u. klin. Diagnostik); **Testdauer:** Gesunde 30–90 Minuten; bei Patienten mit dissoziativen Störungen 40–150 Minuten. Vgl. Strukturiertes Klinisches Interview für DSM-IV.

Strukturiertes Klinisches Interview für DSM-IV *n*: (engl.) *structured clinical interview for DSM-IV*; Abk. SKID; strukturiertes klinisches Interview zur Erfassung psychischer Störungen; 2-stufiges Verfahren aus Screening-Fragebogen u. Interview; **Formen: 1. SKID-I:** Erfassung u. Diagnostik von ausgewählten Störungen des Erwachsenenalters nach Achse I des DSM-IV (Tab. dort), z. B. affektive Störungen, psychotische Störungen, Angststörungen, Substanzstörungen; zusätzliche Codierungen für die Beurteilung von Achse III (körperliche Störungen), Achse IV (psychosoziale Beeinträchtigung) u. Achse V (globale Beurteilung des Funktionsniveaus) möglich; Erfassung von Querschnitts- u. Längsschnittsdiagnosen sowie von Informationen über Beginn u. Verlauf möglich; **2. SKID-II:** Erfassung von 10 Persönlichkeitsstörungen nach Achse II sowie 2 im Anhang aufgeführten Persönlichkeitsstörungen des DSM-IV; **Anw.:** bei erwachsenen Patienten im psychiatrischen u. psychotherapeutischen Bereich; **Testdauer:** SKID-I ca. 60 Minuten, SKID-II ca. 30 Minuten. Vgl. Strukturiertes Klinisches Interview für Dissoziative Störungen.

Struktur|modell (lat. structura Zusammenfügung, Ordnung, Aufbau) *n*: (engl.) *structural model*; zentrales Element in der allgemeinen Theorie der Persönlichkeit von S. Freud, durch 3 Instanzen strukturiert: Ich*, Es* u. Über*-Ich (s. Instanzenmodell); hierbei spielt weniger die Vorstellung von ontologisch festgestellten Größen in der Seele des Menschen eine Rolle, als vielmehr die Dynamik des Zusammenspiels verschiedener Persönlichkeitsanteile in ihrer konflikthaften Ausprägung. Vgl. Persönlichkeitsmodell; Psychoanalyse.

Struktur|niveau (lat. structura Zusammenfügung, Ordnung, Aufbau) *n*: (engl.) *structural level*; psychoanalyt. Stufeneinteilung der Persönlichkeit*, die unter Belastung zu charakterist. Symptomenbildung neigt; **Einteilung:** (nach M. Ermann) **1. niederes** Strukturniveau, gekennzeichnet durch erschwerte, aber im Gegensatz zur Psychose* erhaltene Realitätsprüfung, Spaltungsabwehr, Instabilität von Erleben u. Bezügen sowie Impulsivität*; disponierend für die Borderline*-Persönlichkeitsstörung; **2. mittleres** Strukturniveau, gekennzeichnet durch Kränkbarkeit (s. Kränkung) bis hin zur schweren suizidalen Selbstwertkrise; disponierend für Narzissmus*; **3. höheres** Strukturniveau, bei dem vernetzte Mehrpersonenbeziehungen möglich sind; disponierend für eine reifere Neurose (z. B. Konversionsstörung*, Zwangsstörung*, Phobie*).

Struktur|qualität (Strukturalismus*) *f*: (engl.) *structure quality*; s. Qualität.

Struma (lat. struma Drüsenschwellung am Hals, Geschwulst) *f*: (engl.) *struma, goiter*; auch Kropf; Bez. für jede Vergrößerung der gesamten Schilddrüse* unabhängig von Pathogenese, Funktionslage u. Dignität; eine Struma kann sowohl mit euthyreoter Stoffwechsellage als auch mit Hypothyreose* bzw. Hyperthyreose* einhergehen, dabei histol. benigne sein od. von maligne entarteten Schilddrüsenzellen ausgehen (Struma maligna). **Klassifikation:** (nach der Sektion Schilddrüse der Deutschen Gesellschaft für Endokrinologie) **1. Befunddeskription** (Topographie u. Morphologie): **a)** eutope Lok. (im Halsbereich, suprasternal); diffus vergrößert (α), einknotig (β) od. mehrknotig (γ); **b)** dystope Lok. intrathorakal (α) od. als Zungengrundstruma (β); **2. Pathol.:** **a)** inf. Iodmangels; **b)** durch strumigene Substanzen; **c)** bei Autonomie des Schilddrüsengewebes; **d)** bei Zystenbildung (Struma cystica), z. B. inf. Blutung, posttraumat.; **e)** bei Immunthyreopathien (s. Thyroiditis); **f)** bei anderen Entzündungen; **g)** bei benignen od. malignen Schilddrüsentumoren; **h)** inf. Produktion von TSH* bzw. TSH-ähnl. Substanzen (bei Hypophysentumor, paraneoplast. z. B. bei Blasenmole); **i)** bei Akromegalie; **j)** bei Enzymdefekten (Iodfehlverwertung); **k)** bei peripherer Hormonresistenz; **l)** (sekundär) bei extrathyroidalen bzw. system. Erkr. (z. B. Karzinommetastasen, Sarkoidose, Befall mit Parasiten); Lymphomen; **m)** andere Ursachen; **Proph.:** um die Entstehung einer Iodmangelstruma, v. a. im Kindes- u. Jugendalter zu vermeiden, ist eine ausreichende Iodversorgung (z. B. Speisesalz mit Iodidzusatz) nötig.

Student-Verteilung: (engl.) *student's distribution*; s. Wahrscheinlichkeitsverteilung.

Studie, epi|demio|logische *f*: (engl.) *epidemiological study*; bevölkerungsbezogene Untersuchung der Epidemiologie; **Formen: 1.** Beobachtungsstudie*; **2.** Interventionsstudie; s. Interventionsforschung.

Studie, experimentelle *f*: (engl.) *experimental study*; Studie, die in Form eines Experiments* durchgeführt wird.

Studie, klinische *f*: (engl.) *clinical study*; Studie einer Patientenpopulation mit klinischem Hintergrund meist zur Wirksamkeit einer Intervention; häufige Outcome-Parameter sind Verlauf u. (Ko-)Morbidität. **Formen: 1.** kontrollierte Studie*; **2.** randomisierte kontrollierte Studie*; **3.** randomisierte doppelblinde Studie mit Placebokontrolle od. Goldstandard einer klin. Prüfung; **4.** Efficacy-Studie: Untersuchung einer eng ausgewählten Population unter möglichst optimalen wissenschaftlichen Bedingungen (z. B. Randomisierung*, Verblindung); vgl. Effektivität; **5.** Effectiveness-Studie: Untersuchung der Wirkung einer Therapie in der Praxis bei heterogenen Patientenkollektiven u. freier Wahl des Therapeuten (u. damit der Therapie) durch die Patienten; vgl. Effectiveness. Vgl. Allgemeinbevölkerungsstudie; Beobachtungsstudie; Therapiestudie.

Studie, kon|trollierte *f*: (engl.) *clinical trial*; Untersuchung, bei der dem zu prüfenden Gegenstand (z. B. Therapie, Verfahren) mindestens ein anderer gegenübergestellt wird; durch den Vergleich ist ein klinischer Wirksamkeitsnachweis möglich; kontrollierte Studien sollten möglichst randomisiert durchgeführt werden (s. Randomisierung), um die Aussagekraft der Ergebnisse zu erhöhen. Vgl. Studie, klinische; Studie, randomisierte kontrollierte.

Studie, randomisierte kon|trollierte *f*: (engl.) *randomised controlled trial (Abk. RCT)*; Untersuchung, bei der eine definierte Grundgesamtheit nach frei festzulegenden Zielgrößen (Messvariable, Einflussgrößen, Erfassungsmethoden) nach dem Zufallsprinzip (s. Randomisierung) in 2 od. mehr strukturgleiche Gruppen, die unterschiedliche Interventionen erhalten, aufgeteilt wird; Standard zum Nachweis der Wirksamkeit bzw. Wirkung einer experimentellen Therapie (Prüfmedikation) u. in der evidenzbasierten Medizin*; **Durchführung:** Die Behandlungsgruppe erhält ein Arzneimittel, eine best. Psychotherapie od. eine andere Intervention, die Kontrollgruppe(n) ein Placebo* od. den Behandlungsstandard (z. B. Warten auf Therapiebeginn); ansonsten sollten beide Gruppen möglichst gleich behandelt werden. Zwischen den Studienarmen wird die Wirksamkeit der jeweiligen Intervention verglichen. Unterscheiden sich die interessierenden Outcomes* der Gruppen, ist ein Rückschluss auf die Effektivität* der Therapie zu ziehen. Vgl. Studie, klinische; Studie, kontrollierte.

Stufen|skala (Skala*) *f*: (engl.) *step scale*; s. Skalenniveau.

Stuhl|in|kon|tinenz (In-*; lat. continentia das Zurückhalten, Unterdrücken) *f*: (engl.) *fecal incontinence*; Incontinentia alvi; anorektale Inkontinenz; Unvermögen, den Stuhl willkürlich bzw. reflektorisch zurückzuhalten; **Stadien: 1.** Teilinkontinenz 1. Grades: Stuhlschmieren bei Belastung u. Diarrhö*; **2.** Teilinkontinenz 2. Grades: Inkontinenz für Winde u. dünnen Stuhl; **3.** Totalinkontinenz: völliger Kontrollverlust; **Formen: 1. primäre** Stuhlinkontinenz (sog. neurogene Inkontinenz): **a)** angeboren bei Spina bifida, Myelomeningozele od. kongenitalem Megakolon; **b)** traumatisch bei Bandscheibenvorfall od. Wirbelkörperfraktur mit Querschnittläsion; **c)** zerebral z. B. bei Demenz* u. Hirntumor*; **d)** spinal durch Multiple* Sklerose, Diabetes* mellitus u. a.; **2. sensorische** Stuhlinkontinenz; Dysfunktion bzw. Verlust der Sensoren in Analkanal u. Rektum mit fehlendem Stuhldrang z. B. durch Hämorrhoiden, Analprolaps, Analatresie, nach gynäkologischer od. anorektaler Operation; **3. muskuläre** bzw. motorische Stuhlinkontinenz durch Schädigung des Sphinkters (Pfählungsverletzung, zahlreiche Geburten, Dammriss, Rektumprolaps, Tumor, Analfistel, gynäkologische od. proktologische Operation) od. Sphinkterschwäche im Alter; **4. reservoirbedingte** Stuhlinkontinenz bei Kurzdarmsyndrom, tiefer Rektumresektion, ileoanaler Anastomose, Strahlenschäden in Rektum u. Enddarm; **5.** (selten) **psychische** Stuhlinkontinenz inf. Kriegstrauma, Psychose*; **6. kindliche** Stuhlinkontinenz (Enkopresis*) meist inf. Obstipation* mit Überlaufsymptomatik; **Ther.:** Behebung od. Behandlung der Grunderkrankungen; ggf. rekonstruktive operative Verfahren zur Wiederherstellung der sensorischen bzw. motorischen Kontinenz (Sphinkterplastik) mit postoperativem ausgiebigem Sphinktertraining (u. a. Biofeedback*, Beckenbodentraining); evtl. Anus praeternaturalis; in ausgewählten schweren Fällen ggf. Implantation eines Schrittmachers (Sakralwurzelstimulation) od. autolog-transplantierte (Musculus gracilis) od. technische Sphinkterersatzplastik.

Stuhl|verhalt *f*: (engl.) *stool retention*; willentliches od. unwillentliches Unterdrücken der physiol. Defäkation; **1.** bei Kindern: meist funktionellen Ursprungs (angstbesetzte Defäkation erzeugt Vermeidungsverhalten), häufigste Urs. von Enkopresis*; **2.** bei Erwachsenen: Vork. gelegentlich i. R. von Demenz*. Vgl. Stuhlinkontinenz.

Stunden|bogen für die Allgemeine und Differentielle Einzel|psycho|therapie: Abk. STEP; Selbstbeurteilungsverfahren zur Erfassung von Wahrnehmungen bzw. das Erleben allgemeiner Wirkfaktoren* in psychotherapeutischen Einzelsitzungen; es existieren 2 Versionen mit je 12 Items: STEPP: Stundenbogen für Patienten; STEPT: Stundenbogen für Therapeuten; umfassen jeweils 3 Skalen zur in der Sitzung erlebten bzw. wahrgenommenen motivationalen Klärung beim Patienten (5 Items), zur aktiven Hilfe zur Problembewältigung* (4 Items) u. zur therapeutischen Beziehung* (3 Items); **Anw.:** ab 14 Jahren; i. R. ambulanter od. stationärer Psychotherapie zur Prozessevaluation u. adaptiven Indikationsstellung; Ergänzung der freien Dokumentation; **Testdauer:** keine Zeitbegrenzung, i. d. R. <5 Minuten.

Stupor (lat. stupor Erstarrung) *m*: (engl.) *stupor*; nosologisch unspezif. Zustand deutlich reduzierter od. aufgehobener psychomotorischer Aktivität, ohne dass Schlaf od. eine quantitative Bewusstseinsstörung* vorliegen; **Kennzeichen:** weitgehende Ausdrucksarmut bis hin zur Reglosigkeit, starre Mimik, Mutismus, ausbleibende Reaktion auf äußere Stimulation. Vigilanz u. Wahrnehmung der Umgebung sind i. d. R. nicht beeinträchtigt; u. U. extreme innerer Anspannung. **Vork.:** v. a. bei Katatonie* (sog. Sperrung), psychotischer Depression, Epilepsie* od. Intoxikation* od. als dissoziative Störung* (z. B. im Kontext einer akuten posttraumat. Reaktion), bei organischen Erkrankungen des ZNS (z. B. Enzephalitis), bei metabolischen Entgleisungen, drogeninduziert (z. B. Halluzinogene); **Ther.:** meist stationäre Aufnahme; Versuch der Kontaktaufnahme, Überwachung der Vitalparameter, Benzodiazepine, ggf. Neuroleptika od. Antidepressiva, u. U. Elektrokrampftherapie*. Vgl. Antriebsstörung; Emotionsstupor.

Stupor, dis|soziativer (Stupor*) *m*: (engl.) *dissociative stupor*; veraltet Eklipse; (psychiatr.) Bez. für kurzdauernde Bewusstseinsstörung*.

Sturz|attacke: s. drop attack.

Sub-: unter, unterhalb, nahe bei; lat. sub.

Sub|arachnoidal|blutung (Sub-*; gr. ἀράχνη Spinne; -id*): (engl.) *subarachnoid hemorrhage*; Abk. SAB; akute Blutung in den Subarachnoidalraum (i. d. R. intrakraniell); **Urs.:** **1.** in ca. 80 % der Fälle spontane (evtl. bei Blutdruckanstieg durch körperliche od. psychische Belastung) Ruptur eines arteriellen intrakraniellen Aneurysmas; **2.** seltener spontane Blutung aus Angiom od. anderer vaskulärer Veränderung, schweres Schädelhirntrauma*, hämorraghische Diathese od. iatrogen (z. B. durch Antikoagulanzien); **3.** in <10 % keine Blutungsquelle nachweisbar; **Einteilung:** klin. Schweregrade der aneurysmatischen SAB: s. Tab.; **Klin.:** akuter Meningismus* (ohne Fieber) mit Nackensteifigkeit* u. heftigem Kopfschmerz* (meist okzipital) sowie akuter Bewusstseinsstörung* u. Hirndrucksteigerung* (in ca. 50 % der aneurysmatischen SAB mit unmittelbar letaler arterieller Hypertonie); evtl. fokale neurol. Sympt.; **Diagn.:** CT, MRT, Angio-

Subarachnoidalblutung

Klinische Klassifikation der aneurysmatischen Subarachnoidalblutung nach der World Federation of Neurological Surgeons (Abk. WFNS) und nach Hunt und Hess (Abk. HH)

WFNS-Grad	Glasgow Coma Scale	Hemiparese/ Aphasie	HH-Kriterien
I	15	nein	asymptomatisch, leichte Kopfschmerzen, leichter Meningismus
II	14–13	nein	starke Kopfschmerzen, Meningismus, keine Fokalneurologie außer Hirnnervenstörungen
III	14–13	ja	Somnolenz, Verwirrtheit, leichte Fokalneurologie
IV	12–7	ja/nein	Sopor, mäßige bis schwere Hemiparese, vegetative Störungen
V	6–3	ja/nein	Koma, Einklemmungszeichen

graphie zum Nachweis der Blutungsquelle; **Ther.:** Sicherung der Vitalfunktionen, operative Ausschaltung der Blutungsquelle, Nimodipin zur Proph. zerebraler Vasospasmen, spez. Ther. der Komplikationen.

Sub|arachnoidal|zyste (Sub-*; gr. ἀράχνη Spinne; -id*; κύστις Blase) *f*: (engl.) *subarachnoid cyst*; s. Arachnoidalzyste.

Sub|dural|hämatom (Sub-*; lat. durus hart; Häm*; -tom*) *n*: (engl.) *subdural hematoma*; Abk. SDH; syn. subdurales Hämatom; intrakranielles Hämatom (sehr selten auch spinal möglich) durch arterielle od. venöse Blutung zwischen Dura* mater u. Arachnoidea* mater; **Formen: 1.** akut: symptomatisch innerhalb von Minuten bis Stunden nach Trauma (Schädelhirntrauma*, Geburtsschaden); **2.** subakut bis chronisch: asymptomatisches Intervall (Tage bis Monate) nach initialer Bewusstseinsstörung nach meist leichtem Trauma od. ohne anamnestisches Trauma; **Klin.:** Kopfschmerz*, Bewusstseinsstörung* bis Koma*, ipsi- od. kontralaterale Halbseitenparese, Mydriasis*, Hirndrucksteigerung*; **Diagn.:** radiol. Nachweis akut v.a. durch CCT (zerebralseitig konkave Form durch flächige Ausbreitung über der Hemisphäre, s. Abb.); **Ther.:** neurochirurgische Entlastung, ggf. Trepanation*.

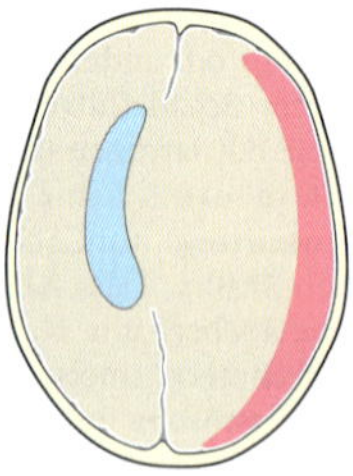

Subduralhämatom: konvex-konkave Form (zerebralseitig konkav)

S

Subjective Cognitive Impairment (engl. subjective subjektiv; cognitive wahrnehmend; impairment Störung, Beeinträchtigung): s. SCI.

Subjective Memory Impairment (engl. subjective subjektiv; memory Gedächtnis; impairment Störung, Beeinträchtigung): s. SMI.

Subjekt (lat. subiectum das Zugrundeliegende) *n*: (engl.) *subject*; das erkennende, mit Bewusstsein* ausgestattete, handelnde Ich*; vgl. Objekt.

Subjekt|varianz (Subjekt*; Varianz*) *f*: (engl.) *subject variance*; unterschiedliche Messergebnisse bei Untersuchung eines Probanden zu 2 Zeitpunkten; Unterschiede gehen auf verschiedene Zustände des Probanden bei verschiedenen Zeitpunkten der Messung zurück u. sind nicht auf Messfehler* zurückzuführen; in der Praxis sind Subjektvarianz u. Messfehler* häufig schwer zu trennen.

Sub|limation (lat. sublimis in der Luft befindlich, schwebend, erhaben) *f*: (engl.) *sublimation*; (psychoanalyt.) Sublimierung*.

Sub|limierung (lat. sublimis in der Luft befindlich, schwebend, erhaben): (engl.) *sublimation*; syn. Sublimation; (psychoanalyt.) Abwehrmechanismus* (Freud), durch den ein ursprünglich auf ein sexuelles Ziel gerichteter Trieb* auf ein „höheres“, nicht sexuelles Ziel (z. B. sozial od. kulturell anerkannte künstlerische od. intellektuelle Arbeit) umgelenkt wird. Vgl. Psychoanalyse.

Sub|stantia alba (lat. substantia Wesen, Beschaffenheit, Stoff) *f*: (engl.) *white matter*; Marksubstanz; die aus markhaltigen Nervenfasern* aufgebaute weiße Substanz des Gehirns* u. Rückenmarks*.

Sub|stantia grisea (lat. substantia Wesen, Beschaffenheit, Stoff) *f*: (engl.) *grey matter*; die aus Nervenzellen* aufgebaute graue Substanz des Gehirns* u. Rückenmarks*; **Substantia grisea centralis** (syn. periaquäduktales Grau, Abk. PAG): graue Substanz um den Aqueductus mesencephali, die Seitenwände u. den Boden des 3. Hirnventrikels; tritt in der Fossa interpeduncularis als Tuber cinereum an die freie Oberfläche des Gehirns u. enthält eine Reihe von Kernen, die vegetative Zentren repräsentieren (s. Nervensystem, vegetatives).

Sub|stantia nigra (lat. substantia Wesen, Beschaffenheit, Stoff) *f*: (engl.) *substantia nigra*; Soemmering-Substanz; Melanin-haltige Nervenzellen* enthaltender Kern zwischen Crus cerebri u. Tegmentum des Mesencephalons*; Teil des extrapyramidalen Systems*.

Sub|stanz|abhängigkeit (lat. substantia Wesen, Beschaffenheit, Stoff): s. Abhängigkeitssyndrom.

Sub|stanzen, psycho|aktive (lat. substantia Wesen, Beschaffenheit, Stoff) *fpl*: (engl.) *psychotropic substances*; psychotrope Substanzen*.

Sub|stanzen, psycho|trope (lat. substantia Wesen, Beschaffenheit, Stoff) *fpl*: (engl.) *psychotropic substances*; syn. psychoaktive Substanzen; auch Psychotropika, Suchtstoffe, veraltet Rauschmittel; alle pflanzlichen, halbsynthetischen od. synthetischen Substanzen, welche die Psyche* des Menschen über zentralnervöse Prozesse im Hinblick auf Wahrnehmungen, Denken, Fühlen u. Handeln beeinflussen u. insbesondere bei höherer Dosierung akute Intoxikationen* auslösen sowie teilweise lebensgefährl. Auswirkungen haben (z. B. Atemstillstand, Kreislaufversagen, Selbst- u. Fremdgefährdung); **Einteilung:** nach chem. Zusammensetzung od. nach den psychischen Auswirkungen, z. B. nach ICD-10: **1.** Alkohol*; **2.** Opioide*; **3.** Cannabinoide*; **4.** Sedativa* u. Schlafmittel*; **5.** Cocain*; **6.** andere Stimulanzien* einschließlich Coffein*, Halluzinogenen*, Tabak (s. Nicotin) u. flüchtigen Lösungsmitteln (Inhalanzien*); **Wirkung:** breites Wirkungsspektrum: Analgesie, Sedation, Stimulation, Euphorie, Verstärkung von Sinnesreizen, Sinnestäuschungen; bei chron. Konsum Entwicklung von Substanzstörungen*. Die Substanzen sind teilweise nicht verkehrsfähig (Betäubungsmittelgesetz*, Anlage I) u. werden illegal erworben, teilweise als Fertigarzneimittel entweder verschreibungspflichtig od. unterliegen den Bestimmungen des Betäubungsmittelgesetzes (Anlage III).

Sub|stạnz|entzugs|zeichen (lat. substantia Wesen, Beschaffenheit, Stoff): (engl.) *withdrawal syndrome*; s. Entzugssyndrom.

Sub|stạnz|erkrankungen (lat. substantia Wesen, Beschaffenheit, Stoff): s. Substanzstörungen.

Sub|stạnz-Form-Ent|elechie (lat. substantia Wesen, Beschaffenheit, Stoff; Ent-*; gr. ἔχειν -haltung, -zurückhaltung): (engl.) *substance form entelechy*; philosophische Hypothese (nach Aristoteles), derzufolge eine nichtmatrielle, universelle Kraft Physisches (Substanz) u. Psychisches (Funktion gleich Form) miteinander verbindet. Vgl. Transzendenz.

Sub|stạnz|gebrauch, riskạnter (lat. substantia Wesen, Beschaffenheit, Stoff): (engl.) *riskful use*; Konsummuster psychotroper Substanzen* ohne aktuell nachweisbare Gesundheitsschädigung, das mit hoher Wahrscheinlichkeit zu einer späteren körperlichen od. psychischen Störung führt, ohne dass die Kriterien für den schädlichen Substanzgebrauch* od. ein Abhängigkeitssyndrom* erfüllt werden. Vgl. Alkoholkonsum, riskanter.

Sub|stạnz|gebrauch, schädlicher (lat. substantia Wesen, Beschaffenheit, Stoff): (engl.) *harmful use*; Form der Substanzstörungen* (ICD-10); Konsummuster psychotroper Substanzen*, das zu einer körperlichen od. psychischen Störung führt, ohne dass die Kriterien für ein Abhängigkeitssyndrom* erfüllt werden; in DSM-IV als (Substanz-)Missbrauch bezeichnet; **Epidemiol.:** (Anteil der 18–64-Jährigen in Deutschland, 12-Monats-Prävalenz) Alkohol*: 3,8 % (2 Mio.), Cannabis*: 0,7 % (380 000); **Risikofaktoren:** zu hoher regelmäßiger Konsum sowie Verletzung des generellen (illegale Drogen) bzw. situativen Abstinenzgebots, z. B. bei **Alkohol: 1.** Überschreitung der risikoarmen tägl. Konsummenge (Männer: 25 g, Frauen: 15 g reiner Alkohol); **2.** Rauschtrinken (s. Alkoholexzess); **3.** Verletzung der Punktnüchternheit (z. B. Straßenverkehr, Schwangerschaft); **4.** regelmäßiger funktionaler Konsum in Problemsituationen (z. B. zur Beruhigung); **5.** frühzeitiger Konsumbeginn in der Adoleszenz; **6.** hohe Verträglichkeit der Substanzen; **Verlauf:** Übergänge vom risikoarmen zum riskanten Substanzgebrauch* zum schädlichen Substanzgebrauch fließend u. für Betroffene u. Dritte frühzeitig nur schwer erkennbar; **Diagn.:** klin. Interview (z. B. Composite* International Diagnostic Interview), körperliche Untersuchungen u. Labortests; **Ther.:** Motivational* Interviewing zur Änderung von Konsummuster u. -menge, Behandlung der Folgestörungen; bei schweren somatischen Erkrankungen (z. B. Leberschaden, Analgetika-Nephropathie) Abstinenz erforderlich; **Progn.:** sehr unterschiedlich; abhängig vom Ausmaß der Konsumänderung u. der Schwere der Folgestörungen; **Prävention:** Aufklärung, Gesundheitserziehung, Zugangskontrolle zu psychotropen Substanzen; **DD:** Ausschluss einer Abhängigkeit*.

Sub|stạnz, graue (lat. substantia Wesen, Beschaffenheit, Stoff) *f*: (engl.) *grey substance*; s. Substantia grisea.

Sub|stạnz|misch|konsum (lat. substantia Wesen, Beschaffenheit, Stoff) *m*: (engl.) *poly drug use*; gleichzeitiger Gebrauch mehrerer psychotroper Substanzen*; hochriskant durch Verstärkung der Wirkungen der versch. Substanzen (z. B. Opioide*, Schlafmittel* u. a. Sedativa* in Kombination mit Alkohol*). Vgl. Mischintoxikation.

Sub|stạnz|miss|brauch (lat. substantia Wesen, Beschaffenheit, Stoff): (engl.) *substance abuse*; s. Substanzgebrauch, schädlicher.

Sub|stạnz P (lat. substạntia Wesen, Beschaffenheit, Stoff) *f*: (engl.) *substance P*; zu den Neurotransmittern* gehörendes Peptid (11 Aminosäuren); Vork. z. T. gemeinsam mit Serotonin; bindet an Neurokinin*-Rezeptoren (vgl. Co-Transmitter); **Wirkung:** Stimulation der glatten Muskulatur des Darms, Blutdrucksenkung durch Vasodilatation, Erhöhung der Kapillarpermeabilität, Speichelfluss erregend; neben anderen Transmittern Botenstoff von afferenten Neuronen (v. a. der Schmerzleitung); **klin. Bedeutung: 1.** Gewebeschädigungen lösen inflammatorische Prozessen aus, u. a. Freisetzung von Substanz P, CGRP* u. Neurokinin* A, die zu einer Sensitivierung von Schmerz*-Sensoren führen. **2.** Substanz-P-Antagonisten, die im Tierversuch eine Verminderung der Plasmaextravasation bewirken, haben sich bei Migräne nicht bewährt, werden aber in der Schmerztherapie u. als Antidepressiva diskutiert.

Sub|stạnz|störungen (lat. substantia Wesen, Beschaffenheit, Stoff): **1.** (engl.) *mental and behavioral disorders due to psychoactive substance use (ICD-10)*; substanzbezogene Störungen, substanzinduzierte Störungen, veraltet Suchtstörungen; Oberbegriff für alle akuten u. chronischen Störungen im Zusammenhang mit einem Substanzkonsum; nach ICD-10 Kurzbez. für psychische u. Verhaltensstörungen durch psychotrope Substanzen*; **Einteilung: a)** akute Intoxikation* (Rausch*); **b)** schädlicher Substanzgebrauch*; **c)** Abhängigkeitssyndrom*; **d)** Entzugssyndrom*; **e)** Entzugssyndrom mit Delir*; **f)** psychotische Störung (s. Psychose, substanzinduzierte); **g)** amnestisches Syndrom*; **h)** Restzustand u. verzögert auftretende psychotische Störung; klassifikatorische Einordnung: s. Abbildung. Störungsrelevante Substanzklassen sind Alkohol*, Opioide*, Cannabinoide*, Sedativa* u. Schlafmittel*, Cocain*, andere Stimulanzien*/Coffein*, Halluzinogene*, Tabak (s. Nicotin), Lösungsmittel (s. Inhalanzien) u. multipler/sonstiger Konsum. **2.** (engl.) *substance related disorders*; nach DSM-IV Kurzbez. für Störungen im Zusammenhang mit psychotropen Substanzen; **Einteilung: a)** Störungen durch Substanzkonsum (engl. sub-

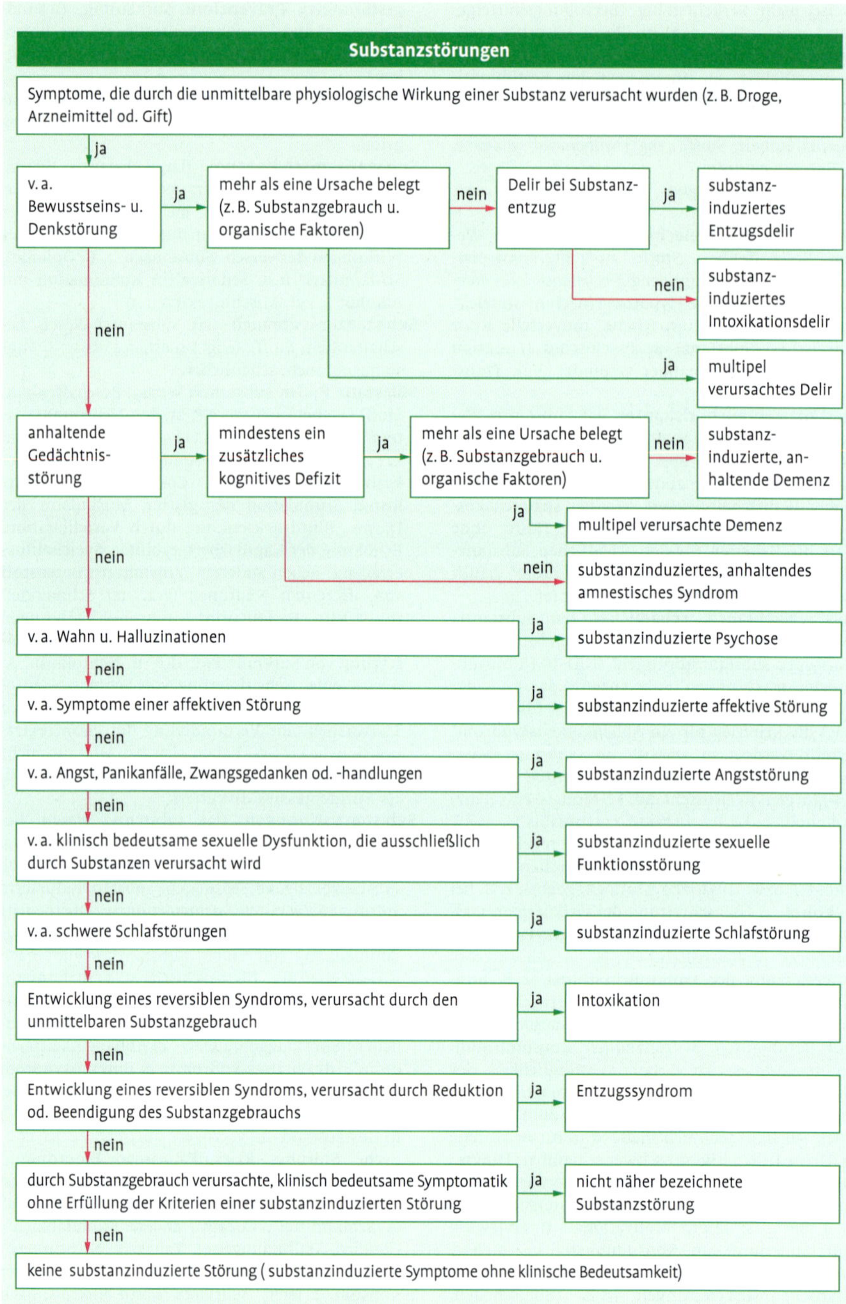

Substanzstörungen: klassifikatorische Einordnung

stance use disorders): Substanzmissbrauch u. Substanzabhängigkeit; **b)** substanzinduzierte Störungen (engl. substance induced disorders): z. B. Intoxikation u. Entzug*; **Hinweis:** ICD-10 u. DSM-IV stimmen in der Klassifikation der Substanzstörungen weitgehend überein mit wichtigen Ausnahmen: **1.** DSM-IV umfasst auch Störungen durch toxische Substanzen (z. B. Schwermetalle); **2.** DSM-IV bezieht beim Substanzmissbrauch (im Gegensatz zum schädlichen Substanzgebrauch nach ICD-10) neben den psychischen u. körperlichen Schädigungen auch soziale Folgen (z. B. Schulschwänzen, Arbeitsplatzverlust od. Strafen) sowie bereits den Substanzkonsum in riskanten Situationen ohne Schadenseintritt (z. B. Alkohol am Steuer) ein. **3.** Teilweise werden andere Begriffe verwendet, z. B. Abhängigkeitssyndrom (ICD-10) u. Substanzabhängigkeit (DSM-IV), bzw. bei einzelnen Substanzklassen unterschiedl. Störungen codiert; z. B. existiert für Coffein im DSM-IV nur die Intoxikation, in der ICD-10 auch die anderen Substanzstörungen. **4.** Die Zeitfenster unterscheiden sich: DSM-IV: irgendein Auftreten der Symptome innerhalb von 12 Monaten; ICD-10: gemeinsames Auftreten der Symptome über einen Monat od. wiederholtes Auftreten innerhalb von 12 Monaten.

Sub|stanz, weiße (lat. substantia Wesen, Beschaffenheit, Stoff) *f*: (engl.) *white substance*; s. Substantia alba.

Sub|stitution (lat. substituere ersetzen) *f*: (engl.) *maintenance (treatment)*; syn. Substitutionstherapie, Drogensubstitutionstherapie; veraltet Drogenersatztherapie; Ersatz eines illegal eingenommenen Betäubungsmittels* durch ein ärztl. verordnetes, legales Arzneimittel; **Ind.:** Abhängigkeitssyndrom*, v. a. etabliert bei Opioidabhängigkeit*; **Recht: 1. Deutschland** u. **Schweiz:** meist Substitution mit Levomethadon (Methadon*-Substitution), seit Revision des Betäubungsmittelgesetzes 2009 unter spez. Bedingungen bei schwerstabhängigen Heroinabhängigen auch Diamorphin (Diamorphin*-Substitution) od. Buprenorphin*; **2. Österreich:** überwiegend retardiertes Morphin*, andere Substitutionssubstanzen nur nach Ausnahmeregelung. Die Kombination einer Substitution mit meist zusätzlich notwendigen Behandlungselementen (somatisch, psychiatrisch, psychotherapeutisch) u. mit sozialarbeiterischer bzw. sozialpädagogischer Unterstützung wird als **substitutionsgestützte Behandlung** bezeichnet.

Such|re|flex (Reflekt-*) *m*: (engl.) *search reflex*; s. Reflexe, frühkindliche.

Sucht: 1. (engl.) *addiction*; veraltete Bez. für das Abhängigkeitssyndrom* innerhalb der Substanzstörungen*; **2.** veraltete Bez. für sog. nicht stoffgebundene Abhängigkeit*; s. Verhaltenssucht; **Hinweis:** Als **Suchterkrankung** wird die klinisch relevante u. behandlungsbedürftige Form der Sucht bezeichnet, verbunden mit Belastung u. Beeinträchtigung in wichtigen Lebensbereichen (z. B. Freizeit, Familie, Arbeit).

Sucht|erkrankung: (engl.) *addiction*; s. Sucht.

Such|test *m*: (engl.) *screening procedure*; Screening*.

Sucht|gedächtnis: (engl.) *addiction memory*; theoretisches Konzept einer bei häufiger, aktiver u. freiwilliger Zufuhr eines potentiellen Suchtmittels (s. Substanzen, psychotrope) entstehenden Verhaltensabhängigkeit, die durch suchttypisch konditioniertes Erleben u. Verhalten die Belohnungssysteme* des Gehirns aktiviert u. die sich auf molekularer, neuronaler u. psychischer Ebene fixiert, insbesondere, wenn während kritischer, sensibler Phasen von begrenzter Dauer die Substanz entzogen wird (Wolffgramm, 2000). Das Suchtgedächtnis ist die biologisch engrammierte Grundlage der Sucht* u. beeinflusst die Affinität gegenüber der Substanz über eine Abstinenzphase hinaus, was kontrolliertes Suchtverhalten erschwert bzw. unmöglich macht. Eine Stimulation des Suchtgedächtnisses geht mit einer frontalen u. hippocampalen Aktivierung des Gehirns einher u. ist ein besonders im episodischen Gedächtnis etablierter Bestandteil der Persönlichkeit. Wiederholte Zufuhr des Suchtmittels führt zu Toleranz*, Entzugserscheinungen u. dem Drang zur weiteren Suchtmittelzufuhr. Psychotrope Substanzen können als natürliche od. synthetische Stoffe bei häufigem Gebrauch zur Ausbildung eines Suchtgedächtnisses beitragen; z. B. Alkohol, Analgetika, Schlafmittel, Barbiturate, Psychostimulanzien, Rauschmittel. **Urs.:** Für das Entstehen eines Suchtgedächtnis i. R. einer Substanzstörung* sind mehrere Faktoren i. S. eines komplexen Bedingungsgeflechts verantwortlich: die spezifische Substanzwirkung, individuelle Präposition u. Umweltfaktoren. Biologische Prozesse haben einen engen Bezug zu den Substanzwirkungen einerseits u. zu den personalen Faktoren andererseits. So ist an der Entstehung der Sucht ein biologisches Belohnungssystem* beteiligt.

Sucht|klinik *f*: (engl.) *substance abuse treatment centre*; Rehabilitationsklinik, die Entwöhnungsbehandlungen* bei suchtkranken Menschen gemäß „Empfehlungsvereinbarung zwischen den Spitzenverbänden der Krankenkassen u. dem Verband Deutscher Rentenversicherungsträger vom 20.11.1978" durchführt; nach der Frühintervention (z. B. beim Hausarzt) u. der Akutbehandlung erfolgt die Postakutbehandlung in der Suchtklinik (i. d. R. finanziert durch die Rentenversicherung). Behandlungsziele sind die Besserung von psychischen Funktionsstörungen (z. B. Umgang mit Craving*), körperlichen Störungen u. die Aufarbeitung psychosozialer Probleme (z. B. Konflikte in der Partnerschaft od. Familie). Dabei sind die Therapieansätze in den meisten Suchtkliniken schulenübergreifend-pragmatisch. Die Vorbereitung weiterführender wohnortnaher ambulanter Hilfen ist in der Suchtklinik von großer Bedeutung.

Sucht|medizin (lat. ars medicina ärztliche Kunst) *f*: (engl.) *addiction medicine*; Prävention, Diagnostik u. Therapie von Substanzstörungen*; die Vielzahl der psychotropen Substanzen* mit ihren spezifischen Auswirkungen erfordert ein breites Wissen über die Substanzen sowie differenzierte Behandlungsstrategien. Auch die Komorbiditäten suchtkranker Patienten sind zu beachten.

Sucht|persönlichkeit: (engl.) *addiction personality*; Bez. für früher fälschlich als bedingend angesehenes Persönlichkeitsmerkmal* für die Entwicklung eines Abhängigkeitssyndroms*; diese Annahme wurde in neueren Studien (z. B. Collaborative Study on Genetics in Alcoholism, Abk. COGA) widerlegt. Persönlichkeitsstörungen* u. auffällige Persönlichkeitsmerkmale (z. B. Impulskontrollstörungen*) tragen jedoch zur Entwicklung eines Abhängigkeitssyndroms bei. Vgl. Alkoholikerpersönlichkeit, prädisponierende.

Sucht|prävention (Prävention*) *f*: (engl.) *prevention of addiction*; Bez. für gesetzliche, pädagogische u. psychotherap. Maßnahmen mit dem Ziel, die Häufigkeit u. Schwere von Suchtmittelproblemen in der Gesellschaft zu minimieren; **Einteilung: 1. primäre** Suchtprävention mit dem Ziel, die Entwicklung von Suchtmittelproblemen v. a. bei Jugendlichen zu verhindern; **2. sekundäre** Suchtprävention mit dem Ziel, Folgeschäden bzw. die Entstehung einer Suchtmittelabhängigkeit bei Risikokonsumenten abzuwenden; **Maßnahme:** Hochwirksame Präventionsstrategien sind Maßnahmen zur Einschränkungen der Verfügbarkeit u. die Besteuerung von Suchtmitteln. Auch die meisten Gegenmaßnahmen zu Suchtmitteln im Straßenverkehr (engmaschige Kontrollen, Führerscheinentzug, Alkoholverbot für Fahranfänger, niedrige Grenzwerte) weisen eine hohe Effektivität auf. Erziehungsprogramme u. Konsumempfehlungen zeigen dagegen nur geringe Effekte. Frühinterventionsstrategien (z. B. routinemäßiges Suchtscreening u. Kurzintervention durch niedergelassenen Arzt) haben mittlere Effekte, da von ihnen nur jene Personen profitieren, welche die entsprechenden Einrichtungen nutzen. Den größten Nutzen hat ein systemat. Mix verschiedener Suchtpräventionsstrategien.

Sucht|pro|phylaxe (Prophylaxe*) *f*: (engl.) *prevention of addiction*; Suchtprävention*.

Sucht, sexuelle: (engl.) *non-paraphilic sexual addiction (Abk. NPSA)*; auch Sexsucht; Sucht-ähnliches zwanghaftes sexuelles Handeln u. Erleben von Sexualität mit i. d. R. üblichen, d. h. nichtparaphilen Inhalten; psychopathol. Ähnlichkeit zu Sucht, Zwangsstörungen, Impulskontrollstörungen u. zur progredienten Verlaufsform der Paraphilie*; Komorbidität: Alkohol- u. Drogenabhängigkeit; **Vork.:** vorwiegend (vermutlich ausschließlich) bei Männern; **Urs.:** unklar; **Folgen: 1.** (psychisch) Abhängigkeitsgefühle; **2.** (sozial) Partnerschaftskonflikte, finanzielle Probleme, Vernachlässigung anderer wichtiger Lebensbereiche; **Ther.:** bei Leidensdruck; v. a. kognitive Verhaltenstherapie* mit dem Ziel wirksamer Eigenkontrolle, ggf. zusätzlich Psychopharmaka (selektiver Serotonin*-Wiederaufnahme-Hemmer, Anaphrodisiaka*).

Sucht|störungen: (engl.) *addiction disorders*; s. Substanzstörungen.

Sucht|stoffe: s. Substanzen, psychotrope.

Sucht|theorien *fpl*: (engl.) *addiction theories*; Sammelbez. für Theorien zur Entstehung u. Aufrechterhaltung körperlicher u. psychischer Abhängigkeit*; **1.** versch. Theorien zur körperlichen Abhängigkeit gehen davon aus, dass von Drogenabhängigkeit* Betroffene aufgrund der körperlichen Abhängigkeit in einem Teufelskreis aus Konsum der psychotropen Substanzen* u. Entzugssyndrom* gefangen sind; Grundannahme: Drogenkonsumenten, die aufgrund ihres hohen bisherigen Konsums körperlich abhängig geworden sind (s. Abhängigkeitssyndrom), werden bei dem Versuch der Einschränkung ihres Konsums durch die Entzugserscheinungen zur wiederholten Anwendung der Substanz gebracht. Diese Theorie kann jedoch nicht erklären, weshalb es nach erfolgtem Entzug häufig wieder zu Rückfällen* kommt, obwohl keine Entzugserscheinungen mehr vorliegen. **2.** Positive **Anreiztheorien** (s. Anreizmotivation; Anreizsystem) der Drogenabhängigkeit gehen davon aus, dass die psychische Abhängigkeit mit dem Verlangen (Craving*) nach den positiven Anreizeigenschaften der psychotropen Substanzen (das ausgelöste angenehme Gefühl) in den meisten Fällen der wichtigste Faktor der Abhängigkeit ist; Grundannahme: der positive Anreizwert abhängig machender Drogen (s. Aufmerksamkeits-Anreizwert) nimmt durch den Drogenkonsum zu (wird sensitiviert). Da es bei nicht stoffgebundener Abhängigkeit (z. B. pathologisches Spielen*) keine somatischen Entzugssymptome gibt, lassen sich die positiven Anreiztheorien hierauf besser übertragen. Nach der **Anreiz-Sensitivierungs-Theorie** ist die Grundlage der Abhängigkeit nicht das durch den Substanzkonsum hervorgerufene Wohlbefinden (Mögen od. engl. liking) an sich, sondern die Antizipation des Wohlbefindens (Wollen od. engl. wanting) des Substanzkonsums (der positive Anreizwert der Substanzen). Anfangs ist der positive Anreizwert eng mit der angenehmen Wirkung der Substanz verknüpft, später entwickelt sich eine Toleranz* gegenüber den angenehmen Wirkungen, während das Craving des Abhängigen nach der Substanz (das Wollen) sensitiviert wird. Vgl. Sucht; Suchtgedächtnis.

Sucht|therapie *f*: (engl.) *addiction therapy*; Oberbegriff für alle Behandlungsmaßnahmen bei Suchtmittelabhängigen mit Abhängigkeit* von psychotropen Substanzen*; umfasst medizinische, psychologische u. sozialtherapeutische Maßnahmen (i. R. von Entzugsbehandlung*, Entwöhnungsbehandlung*, Adaptionsbehandlung*, Nachsorge*, Selbsthilfegruppen*).

Sucht|verhalten: (engl.) *addictive behavior*; s. Abhängigkeitssyndrom.

Sug|gestibilität (Suggestion*) *f*: (engl.) *suggestibility*; Beeinflussbarkeit durch Suggestion*, d. h. unkritische Übernahme von Gedanken, Gefühlen, Meinungen od. Wahrnehmungen anderer Personen; gesteigert bei Delir*.

Sug|gestion (lat. suggestio Eingebung, Einflüsterung) *f*: (engl.) *suggestion*; Beeinflussung des Erlebens u. Verhaltens einer Person unter Umgehung des rationalen, bewussten Urteils dieser Person; **Formen: 1. Autosuggestion** (syn. Selbstsuggestion): Selbstbeeinflussung, Form der Kognition, meist eine internale Verbalisierung (Leitsätze, Formeln), aber auch inneres Bild; kann sowohl zu Wunschdenken u. Fehlverhalten als auch zu therap. erwünschten psychischen u. somatischen Veränderungen führen; therap. Ziel u. Form der Selbstbeeinflussung sollten vorher im therap. Gespräch festgelegt werden; Heterohypnose beruht zu einem Teil auf internal u. kooperativ ablaufender Autosuggestion. **2. Heterosuggestion** (syn. Fremdsuggestion): Beeinflussung durch andere Personen, z. B. in Form von Hypnose*. Vgl. Suggestibilität.

Sui|zid (lat. sui seiner, gegen sich) *m*: (engl.) *suicide*; sog. Selbstmord; absichtl. Selbsttötung als Reaktion auf eine Lebenskrise, als Ausdruck von Autoaggression* od. Sehnsucht nach Beendigung eines Leidenszustands; häufig aufgrund psychischer Störungen (v. a. depressive Störungen u. Schizophrenie*, Substanzabhängigkeit); multifaktorielle Genese; **Häufigkeit:** in Deutschland jährlich ca. 9000–10 000 (1,1 % aller Todesfälle); v. a. Männer (w : m = 1 : 3–4, im Gegensatz zum Suizidversuch*). Das Risiko für einen Suizid nimmt mit steigendem Alter (v. a. bei Männern) zu; bes. hoch ist es bei nichtorganischer Psychose, Depression*, Substanzabhängigkeit, bei verwitweten, geschiedenen bzw. sozial isolierten Menschen (Auslösesituation ist häufig ein Trennungs- od. Verlusterlebnis), arbeitslosen od. ethnisch, politisch od. religiös verfolgten Menschen. **Meth.:** s. Suizidmethoden; **Formen:** nach E. Durckheim (1879): **1. altruistischer** Suizid: leitet sich von der nicht geglückten Anpassung des Individuums an die Gesellschaft bei zu schwacher Individuierung ab; Individuum geht in der Masse der anderen Menschen auf, passt sich deren Normen komplett an; z. B. kollektiver Suizid i. R. von Sekten; **2. egoistischer** Suizid: leitet sich von der nicht geglückten Anpassung des Individuums an die Gesellschaft bei zu starker Individuierung ab; durch übermäßigen Individualismus (Egoismus) wird das Individuum von der Gesellschaft abgeschnitten u. gerät in die Isolation; z. B. Suizid in städtischen Gebieten i. R. der Industrialisierung u. des Wegzugs aus ländlichen Gebieten mit Verlust der familiären Bindungen; **3. anomischer** Suizid: begünstigt durch zu weite od. zu unbestimmte soziale Normen; in Ermangelung einer klaren Vorstellung, welche Zwecke od. Mittel gesellschaftlich erwünscht sind, verliert das Individuum seine Orientierung; z. B. Suizide in osteuropäischen Ländern nach weitgehender Auflösung der staatlich-kommunist. Strukturen, während sich eine neue staatliche Struktur noch nicht etabliert hatte; **4. fatalistischer** Suizid: begünstigt durch zu enge soziale Normen; z. B. Opfertod von Märtyrern od. Kamikazefliegern; **Sonderformen: 1. erweiterter** Suizid (syn. Mitnahmesuizid): Bez. für eine Selbsttötung, der die Tötung meist naher Familienangehöriger (z. B. Kinder, Ehepartner) vorausgeht; Voraussetzung ist, dass der Entschluss zur Selbsttötung vor der Tötung des/der Anderen gefasst wurde (ansonsten Tötung/Tötungsversuch mit anschließendem Suizid); **2. gemeinsamer** Suizid: unter 2 (Doppelsuizid) od. mehr Personen verabredete Selbsttötungshandlung; vgl. Massensuizid; **3. indirekter** (syn. protrahierter) Suizid bei schwer kranken od. alten Menschen, die bewusst gegen Arzneimittelpläne verstoßen od. Operationen verweigern; **4. latenter** Suizid: verborgene, nicht erkennbare Suizidneigung, die nicht objektiv festgestellt werden kann; **5. verzögerte Selbsttötung:** u. a. nach K. Menninger (1938) Alkoholabhängigkeit*, Arzneimittelabhängigkeit* u. Drogenabhängigkeit*, Anorexia* nervosa sowie riskante sportliche Aktivitäten mit einem hohen Risiko für Leib u. Leben des Betroffenen (z. B. riskante Formen von Bergsteigen, Drachenfliegen, Skifahren, Autofahren); angenommen wird ein dem Betroffenen nicht bewusster Todeswunsch; es fehlt jedoch die aktive, bewusste Intention zu sterben sowie die auf einen kurzen Zeitraum begrenzte absichtliche Selbstschädigung. Vgl. Bilanzsuizid; Parasuizid; Syndrom, präsuizidales.

Sui|zid|absicht (Suizid*): (engl.) *suicidal intention*; Suizididee*, die noch nicht zu einer Suizidhandlung geführt hat, aber handlungsrelevante Anteile, z. B. antizipatorische Pläne zur Wahl der Art des Suizids* u. der Suizidmethode*, umfasst.

Sui|zidalität (Suizid*) *f*: (engl.) *suicidal tendency*; Oberbegriff für sämtliche Formen suizidalen Erlebens u. Verhaltens; umfasst Suizididee*, Suizidversuch* u. Suizid* als Konsequenz der Suizidalität; **latente** Suizidalität bezeichnet eine verborgene, nicht erkennbare Suizidneigung, die nicht objektiv festgestellt werden kann. Vgl. Syndrom, präsuizidales.

Sui|zidant (Suizid*) *m*: (engl.) *suicide person*; Person, die einen Suizid* unternommen hat; vgl. Suizident.

Sui|zid|drohung (Suizid*): (engl.) *suicidal menace*; verbale u. mit indirekten u./od. andeutenden Hinweisen versehene Androhung eines Suizids*, die i. d. R. zu entspr. Suizid verhindernden Interventionen der sozialen Umgebung führt; vgl. Suizidprophylaxe.

Sui|zident (Suizid*) *m*: (engl.) *suicide person*; Person, die einen Suizidversuch* unternommen hat; vgl. Suizidant.

Sui|zid|epidemie (Suizid*; Epidemie*) *f*: (engl.) *suicide epidemia*; Bez. für die gehäuft auftretende Imitation des suizidalen Verhaltens eines Vorbildes; Grundlage ist eine suggestive Vorbildfunktion von realen Figuren (z. B. Popsänger Kurt Cobain), fiktiven Figuren (z. B. Goethes junger Werther) od. Berichten in den Medien über Suizide. Die Empfänglichkeit des Individuums für die Nachahmungstat kann durch seine (präsuizidale) Persönlichkeit, unzureichende soziale Ressourcen bei der Bewältigung von Lebenskrisen u. dauerhafte soziale Belastungen od. eine hohe soziale Beeinflussbarkeit, bes. bei Jugendlichen, bedingt sein.

Sui|zid|idee (Suizid*; Idee*) *f*: (engl.) *suicidal concept*; Bez. für ein Nachdenken über den Tod im Allgemeinen u. den eigenen Tod, Todeswünsche u. suizidale Ideen, i. e. S. mit direkten Vorstellungen von der Suizidhandlung; vgl. Suizidalität.

Sui|zid|methoden (Suizid*) *fpl*: (engl.) *suicidal methods*; Verfahren zur Durchführung eines Suizids*; **Formen: 1. harte** Suizidmethoden: Methoden mit hoher Wahrscheinlichkeit eines tödl. Ausgangs, z. B. Strangulation*, Erschießen, Sturz von großer Höhe, Sich-Überrollen-Lassen, Sich-Ertränken, Fön-in-die-Badewanne-Werfen; **2. weiche** Suizidmethoden: Methoden mit niedriger Wahrscheinlichkeit eines tödl. Ausgangs, z. B. Intoxikationen mit Substanzen od. oberflächl. Ritzen an den Armen (engl. wrist cutting); abhängig vom soziokulturellen Hintergrund; häufigste Suizidmethode in den meisten europäischen Ländern Erhängen, im nordamerikanischen Raum Erschießen, im asiatischen Raum Vergiftung mit Pestiziden u. Rodentiziden; weiche Suizidmethoden werden mehr von Frauen verwendet, harte Suizidmethoden von Männern; generell v. a. bei akuten Psychosen, teilweise auch bizarre Methoden wie z. B. Abhacken einer Extremität.

Sui|zid|prävention (Suizid*; Prävention*) *f*: (engl.) *suicide prevention*; Suizidprophylaxe*.

Sui|zid|pro|phylaxe (Suizid*; Prophylaxe*) *f*: (engl.) *suicide prevention*; syn. Suizidprävention; Maßnahmen zur Verhinderung eines Suizids*, insbes. umfassende Betreuung von Suizidgefährdeten, v. a. in Form möglichst ständig erreichbarer Ansprech- u. Anlaufstellen (z. B. Telefonseelsorge*, Beratungsstellen, Kriseninterventionsdienste); **Einteilung: 1.** primäre Suizidprophylaxe: Bekämpfung von Urs. späteren suizidalen Verhaltens; **2.** sekundäre Suizidprophylaxe: Maßnahmen um Suizidale vom Suizidversuch abzuhalten; **3.** tertiäre Suizidprophylaxe: Maßnahmen zur Verhinderung einer erneuten Suizidhandlung nach erfolgtem Suizidversuch*. Jede (unmittelbare) präventive Aktivität sollte nach H. Wedler (1994) folgende **Schritte** umfassen: **1.** alles zu unternehmen, um den Tod od. eine bleibende Schädigung (psychisch od. physisch) zu verhüten, notfalls mit Zwangsmaßnahmen; **2.** unmittelbare Behandlung für suizidgefährdete Menschen od. Menschen nach Suizidversuchen; **3.** Aktivierung aller mögl. Ressourcen für kurz- u. langfristige Unterstützung suizidaler Menschen. Die WHO hat 6 **Stufen** für die Suizidprophylaxe formuliert, die allgemeine Ansatzpunkte festschreiben: **1.** Behandlung psychischer Störungen; **2.** Kontrolle des Waffenbesitzes; **3.** Detoxifizierung von Haushaltsgasen; **4.** Detoxifizierung von Kraftfahrzeugabgasen; **5.** Kontrolle verfügbarer toxischer Substanzen; **6.** Beeinflussung von Medienberichten. Vgl. Syndrom, präsuizidales.

Sui|zid|versuch (Suizid*): (engl.) *suicide attempt*; Tentamen suicidii; nach WHO-Definition (1989) „eine Handlung mit nicht tödlichem Ausgang, bei der ein Individuum absichtlich ein nicht habituelles Verhalten beginnt, das ohne Intervention von dritter Seite eine Selbstschädigung bewirken würde, od. absichtlich eine Substanz in einer Dosis einnimmt, die über die verschriebene od. im Allgemeinen als therap. angesehene Dosis hinausgeht u. die zum Ziel hat, durch die aktuellen od. erwarteten Konsequenzen Veränderungen zu bewirken"; **Formen: 1.** Suizidversuch mit Suizidgesten (s. Verhaltensweisen, parasuizidale) ohne Selbsttötungsabsicht; **2.** Suizidversuch mit ausgeprägter Ambivalenz (sog. Nicht-Leben- u. Nicht-Sterben-Können); **3.** überlegter Suizidversuch, der auf Selbsttötung abzielt, jedoch nur zufällig nicht tödlich ausgeht; **Häufigkeit:** in Deutschland über 100 000 pro Jahr, v. a. bei Frauen (m : w = 1 : 2); ca. 10-mal so viele Suizidversuche wie Suizide*. Der Bundesgerichtshof sieht im Suizidversuch einen Unglücksfall i. S. des § 323 c StGB (unterlassene Hilfeleistung*) mit daraus abzuleitender allgemeiner Hilfspflicht (s. Behandlungspflicht; Zwangsbehandlung). Nach einem Suizidversuch ist eine vorübergehende Unterbringung des Suizidenten wegen Selbstgefährdung* indiziert. Auch der scheinbar demonstrative Suizidversuch ist ernstzunehmen. Vgl. Suizidversuch, abgebrochener; Syndrom, präsuizidales; Suizidprophylaxe.

Sui|zid|versuch, abgebrochener (Suizid*): (engl.) *aborted suicide attempt*; Ereignis, bei dem die Ausführung eines Suizids* od. Suizidversuchs* ausbleibt, da Betroffene selbst den Suizid(versuch) abbrechen od. eine Person von außen den Vollzug des Suizid(versuches) verhindert, so dass keine Verletzungen entstehen; **Vork.:** gehäuft bei psychiatrischen Patienten, v. a. Patienten mit Borderline*-Persönlichkeitsstörung; **klin. Bedeutung:** Die Intention zu sterben ist vergleichbar ausgeprägt wie bei Patienten mit Suizidversuchen in der Vorgeschichte. Prospektiv besteht bei Patienten mit abgebrochenem Suizidversuch ein doppelt so hohes Risiko, einen Suizid zu begehen, als bei Patienten ohne abgebrochenen Suizidversuch. Vgl. Syndrom, präsuizidales; Suizidprophylaxe.

Sulcus (lat. sulcus Furche) *m*: (engl.) *groove*; Furche, Rinne.

Sulcus temporalis superior (Sulcus*) *m*: (engl.) *superior temporal sulcus*; Abk. STS; spezifische neokortikale Region des Temporallappens; **klin. Bedeutung:** Volumenreduktion bei Schizophrenie, die mit Halluzinationen, Denk- u. kognitiven Störungen einhergeht.

Sulpirid (INN) *n*: (engl.) *sulpiride*; substituiertes Benzamid*; Neuroleptikum*; **Wirkung:** selektiver Dopamin-D_2-Rezeptor-Agonist/Antagonist; bei einer Dosis <600 mg/d dopaminomimetisch, >600 mg/d antidopaminerg; außerdem schwach sedativ; **Ind.:** Psychosen*, Depression* (Second-line-Antidepressivum, d. h. wenn Behandlung mit einem anderen Antidepressivum erfolglos), Schwindel*, z. B. Menière*-Krankheit; **Kontraind.:** junge Frauen mit Zyklusstörungen, Herzinsuffizienz, Angina pectoris, Niereninsuffizienz, Thrombosen; **Wechselwirkungen:** zentral dämpfende Arzneimittel, Appetitzügler*, Antiasthmatika, Antihypertensiva*, Alkohol; **UAW:** geringes Risiko für extrapyramidale Symptome*; deutliche Prolaktinerhöhung, die zu Galaktorrhö, Brustschmerzen, Dysmenorrhö führt (daher Einsatz bei Schizophrenie u. depressivem Syndrom kritisch), Abnahme der Libido u. Potenz, Müdigkeit, Gewichtszunahme, Senkung der Krampfschwelle, Verlängerung des QT-Intervalls; **Hinweis:** Seit Zulassung von Amisulprid* ist die Ind. für Schizophrenie fraglich; kann als Antidepressivum nicht generell empfohlen werden.

Sun|downing-Phänomen (engl. sundowning abendliche Verwirrtheit; gr. φαίνεσθαι sich zeigen, erscheinen) *n*: (engl.) *sundowning phenomenon*; Bez. für nächtliches Wandern (z. B. Verlassen des Hauses) u. Verwirrtheit; **Ätiol.:** vermutlich Dysregulation des zirkadianen Schlaf-Wach-Rhythmus; **Vork.:** bei dementiellen Erkrankungen, z. B. Alzheimer*-Krankheit od. vaskulärer Demenz*.

Super-: Wortteil mit der Bedeutung über (hinaus), oben; von lat. super.

Super|vision (Super-*; lat. visio Sehen, Blicken, Ansicht) *f*: (engl.) *supervision*; im psychotherapeutischen Kontext direkte Beobachtung* od. indirekte, auf Schilderung beruhende Analyse des Verhaltens eines Psychotherapeuten* u. der Interaktion* zwischen Patient u. Psychotherapeut durch einen Supervisor; auch als Verfahren zur Teamberatung z. B. in psychosozialen Arbeitsbereichen mit hoher psychischer Belastung (z. B. Hospizarbeit, Onkologie, Psychiatrie, Sozialarbeit, Betreuungs- od. Pflegeeinrichtungen) angewendet. Der **Supervisor** muss im psychotherapeutischen Setting über eine abgeschlossene psychotherapeutische Ausbildung* nach dem Psychotherapeutengesetz* u. eine mehrjährige Berufserfahrung verfügen; bei der beruflichen Begleitung medizinischer, sozialer u. pädagogischer Fachkräfte wird i. d. R. neben einem relevanten Ausbildungsabschluss u. mehrjähriger Berufspraxis eine entsprechende Weiterbildung auf dem Gebiet der Supervision erwartet. Als **Supervisand** wird die sich einer Supervision unterziehende Person bezeichnet. **Einteilung: 1. Einzelsupervision:** Einzelsetting bei der Supervision v. a. von Psychotherapeuten u. i. R. der psychotherapeutischen Ausbildung von psychologischen u. ärztlichen Psychotherapeuten (Verhaltenstherapie, tiefenpsychologisch fundierte Psychotherapie, analytische Psychotherapie); Vorteil: Intimität u. Vertrauensbildung zwischen Supervisor u. Supervisand; Aspekte der Selbsterfahrung* sind leicht integrierbar; **2. Gruppensupervision:** Supervisor mit meist 2–4 Supervisanden; Gruppensupervision ermöglicht eine höhere Methodenvielfalt, z. B. Einbeziehung von Rollenspielen, u. Rückmeldung durch mehrere Personen, damit eine größere Vielfalt an Ideen u. Sichtweisen; eine positive Gruppendynamik kann für die Mitglieder sehr unterstützend wirken. **3. Interaktionelle Fallarbeit:** Abk. IFA; der Schwerpunkt liegt auf den emotionalen Aspekten der therapeutischen Beziehung*, daraus evtl. entstehenden interaktionellen Problemen u. den Rückwirkungen auf den Therapeuten selbst (Selbsterfahrungsaspekt); i. d. R. durch einen Supervisor angeleitete Gruppenarbeit (s. IFA-Gruppe); **4. Intervision:** kollegiale Supervision od. Peergroup-Supervision; gekennzeichnet durch gleichrangige Mitglieder aus vergleichbaren Berufsfeldern, Freiwilligkeit, Honorarfreiheit, funktionale u. daher wechselnde Autorität, die auf den individuellen Kompetenzbereichen der Mitglieder beruht; **Ziel:** Beurteilung der Kompetenz des Supervisanden, Aufdeckung u. Korrektur von method. Fehlern u. Problemen z. B. in der therapeutischen Beziehung*; Förderung ethischen Verhaltens gegenüber Kollegen u. Patienten; Förderung verschiedener fachlicher Kompetenzen (z. B. beim Verfassen schriftlicher Berichte) u. der Professionalität in verschiedenen Settings (z. B. Klinik, ambulante Praxis), Unterstützung des Supervisanden bei persönlich bedingten Problemen im Beruf. Vgl. Berufsordnung, psychotherapeutische.

Supervisory Attentional System: Abk. SAS; Kontrollsystem zur Steuerung von Handlungen u. Emotionen* im Präfrontalkortex*.

Sur|rogat (lat. surrogatus an die Stelle eines anderen gewählt, ergänzt) *n*: (engl.) *surrogate*; s. Ersatzbildung.

Sur|rogat|marker (lat. surrogatus an die Stelle eines anderen gewählt, ergänzt) *m*: (engl.) *surrogate parameter*; Ersatzparameter; Messwert in Studien, der dann erfasst wird, wenn die interessierenden Zielvariablen nicht gut operationalisierbar sind, sich schlecht od. nur mit erheblichem Aufwand messen lassen bzw. erst nach langer Latenz auftreten; in klinischen Studien Messwert, dessen Beeinflussung die therapeutische Wirkung einer Intervention anzeigt; Voraussetzung: statistisch signifikanter Zusammenhang zwischen Surrogatmarker u. Response; Anw. wenn kurzfristige Veränderung des Surrogatmarkers eine langfristige therapeutische Wirkung anzeigt; z. B. Messung von Blutfettwerten als Outcome für Herzinfarktrisiko, Schlaganfallrisiko od. Lebenserwartung (potentiell auch Messung von Aβ-42- bzw. Aβ-42/Aβ-40-Konzentration im Liquor cerebrospinalis in der Therapie der Alzheimer-Krankheit; als Surrogatmarker noch nicht gesichert u. anerkannt). Vgl. Marker; Biomarker.

Survey (engl. survey überblicken, überschauen): s. Querschnittstudie.

Survival|ana|lyse (engl. survival Überleben, Weiterleben; Analyse*) *f*: (engl.) *survival analysis*; Oberbegriff für statistische Verfahren, mit denen Überlebensdaten (Auftreten von Tod od. Krankheiten u. Störungen über die Zeit) untersucht werden; Survivalanalysen berücksichtigen, dass manche Personen im Untersuchungszeitraum aus der Stichprobe ausscheiden (z. B. weil sie nicht mehr teilnehmen möchten), d. h., Daten zu einer Person sind nur bis zu einem best. Zeitpunkt vorhanden (Zensierung). Die Verfahren der Survivalanalyse nehmen an, dass ausgeschiedene Individuen sich genauso verhalten hätten wie die verbliebenen Individuen. **Formen: 1.** Kaplan-Meier-Methode: Schätzverfahren, um z. B. altersspezifische Lebenszeitinzidenzen (Wahrscheinlichkeit, ein Merkmal bis zu bestimmtem Alter zu entwickeln) zu schätzen; **2.** Lifetable-Analyse: Sonderform der statistischen Survivalanalyse besonders für große Datensätze; analysiert, welcher Prozentsatz von Personen nach sinnvollen, vorgegebenen u. gleichförmigen Zeitabschnitten, z. B. nach jeweils einem Kalenderjahr, noch „überleben", d. h. sich noch im Ursprungszustand zu Beginn der Studie befinden; wird zur Präzisierung von Prognosen verwendet. Einflussfaktoren können mit dem Cox*-Modell untersucht werden. Vgl. Inzidenz.

Survivor-Syn|drom (engl. to survive überleben, überstehen) *n*: (engl.) *survivor syndrome*; syn. Überlebenden-Syndrom; Bez. (W. Niederland) für psychische Verarbeitungsmechanismen bei Überlebenden des Holocaust angesichts der im Konzentrationslager erlittenen Traumata*; neben Merkmalen der posttraumatischen Belastungsstörung* ist die Überlebensschuld von zentraler Bedeutung. Vgl. KZ-Syndrom.

Sus|zeptibilität (lat. suscipere empfindlich, reizbar) *f*: (engl.) *susceptibility*; Aufnahmefähigkeit; besondere Disposition, Empfänglichkeit od. Empfindlichkeit gegenüber Fremdstoffen; **Suszeptibilitätsgen:** s. Genetik, psychiatrische. Vgl. Vulnerabilität.

S

SVF: Abk. für **S**tress**v**erarbeitungs**f**ragebogen*.

Sydenham-Chorea (Thomas S., Arzt, London, 1624–1689; Chorea*) *f*: (engl.) *Sydenham's chorea*; s. Chorea.

Symbol (gr. σύμβολον Zusammengefügtes) *n*: **1.** (engl.) *symbol*; (psychoanalyt.) Ausdruck des Unbewussten*, Verdrängten z. B. als Krankheitssymptom od. in Handlungen u. Träumen; vgl. Traumdeutung. **2.** (psychol.) Signal i. R. von Kommunikation; die Analyse von verwendeten Symbolen (z. B. in Assoziationen, Bildern, Körpersprache) in einer Gemeinschaft/Gesellschaft erlaubt Rückschlüsse auf innerpsychische Prozesse.

Symbol|drama (Symbol*; gr. δρᾶμα Handlung, Geschehen) *n*: (engl.) *symbolic drama*; s. Psychotherapie, katathym-imaginative.

Symbol|spiel, kindliches (Symbol*): (engl.) *infantile symbol play*; syn. Als-ob-Spiel, Fiktionsspiel, kindliches; kindliche Spielform auf der Basis einer geistigen Vorstellung (konstruierte Realität); frühes Symbolspiel bereits mit ca. 1 Jahr, z. B. wenn das Kind so tut, als wäre es ein Hund (krabbeln, bellen); später komplexere Spielhandlungen, bei denen Akteur, Handlung u. Objekt in eine konstruierte Realität eingebunden sind (z. B. Prinzessin od. Supermann; Autofahren, Fliegen; Holzklotz als Auto, Stock als Pferd). Vgl. Rollenspiel.

Symbol-Suche (Symbol*): Untertest des Hamburg*-Wechsler-Intelligenztests für Kinder, bei dem ein Zielsymbol in einer Gruppe von abstrakten Symbolen in einer bestimmten Zeit gefunden werden soll; **Anw.:** erfasst werden kognitive Verarbeitungsgeschwindigkeit, visuelles Kurzzeitgedächtnis, visuomotorische Koordination, kognitive Flexibilität, Konzentration.

Sympath-: Wortteil mit der Bedeutung mitempfinden, in Wechselwirkung stehen; von gr. συμπαθεῖν.

Sym|pathiko|tonie (Sympath-*; Ton-*) *f*: (engl.) *sympathicotonia*; klin. Bez. für das Überwiegen od. eine erhöhte Erregbarkeit des Sympathikus*, führt u. a. zu Tachykardie, Mydriasis, Hyperhidrose u. Verringerung der Peristaltik. Vgl. Vagotonie.

Sym|pathikus (gr. συμπαθεῖν mitleiden, mitempfinden) *m*: (engl.) *sympathetic nervous system*; Pars sympathica des vegetativen Nervensystems* (Abb. dort), die morphologisch aus dem Truncus sympathicus mit den zugehörigen sympathischen Nerven, Geflechten u. peripheren (prävertebralen) Ganglien besteht. **Verlauf:** Die Neurone des Sympathikus liegen in den Seitenhörnern (Nucleus intermediolateralis) der Rückenmarksegmente C8–L3 (thorakolumbales System des vegetativen Nervensystems). Die markhaltigen Neuriten verlaufen als präganglionäre Fasern über die ventralen Wurzeln u. weiter über die Rami communicantes albi zum Truncus sympathicus. In den Ganglien des Truncus sympathicus erfolgt Umschaltung eines Teils der Fasern. Die postganglionären Fasern erreichen über die Rami communicantes grisei u. die Spinalnerven das Erfolgsorgan, ein Teil wird weiter peripher in den prävertebralen Ganglien (Ganglion coeliacum, mesentericum superior et inferior) od. in den intramuralen Ganglien auf das postganglionäre Neuron umgeschaltet. **Physiologie:** Der Sympathikus enthält afferente viszerosensible Fasern für die Schmerzempfindung der Eingeweide. Die Erregung des Sympathikus führt zu Blutdruckanstieg, Tachykardie, Tachypnoe, Mydriasis, Piloarrektion, Hyperhidrose sowie zu einer Herabsetzung der Motilität des Magen-Darm-Trakts u. der Sekretion innerer Drüsen. Pharmakologische Wirkungen auf die postsynaptischen adrenergen Rezeptoren* des Sympathikus:

1. erregend: Adrenalin*, Noradrenalin*, Ephedrin u. a. Sympathomimetika*; 2. hemmend: Ergotoxin, Ergotamin*, Yohimbin* u. a. Sympatholytika*. Vgl. Parasympathikus.

Sym|patho|lytika (Sympath-*; Lys-*) *n pl*: (engl.) *sympatholytics*; syn. Adrenolytika, Adrenozeptor-Antagonisten, Adrenozeptor-Blocker; auch Sympathikolytika; Arzneimittel, welche die Erregungsübertragung von den sympath. Nervenendigungen auf die sympath. Effektorzellen durch Blockade adrenerger Rezeptoren* hemmen; dazu zählen Alpha*- u. Beta*-Rezeptoren-Blocker. Vgl. Antisympathotonika.

Sym|patho|mimetika (Sympath-*; gr. μιμητικός nachbildend): (engl.) *sympathomimetics*; auch Sympathikomimetika; Substanzen, welche die Wirkung des Sympathikus* nachahmen; **Einteilung: 1. direkt wirkende** Sympathomimetika (Adrenozeptor-Agonisten) erregen (wie Adrenalin* u. Noradrenalin*) postsynaptisch die adrenergen Rezeptoren*; a) **Alpha-Sympathomimetika** (syn. Alpha-Agonisten, Alpha-Adrenozeptor-Agonisten): überwiegende Wirkung auf Alpha-Rezeptoren; Ind.: topisch (aufgrund der vasokonstriktor. Wirkung) insbes. Imidazolinderivate (z. B. Naphazolin, Oxymetazolin, Xylometazolin) bei Rhinitis u. Konjunktivitis, als Mydriatika (Phenylephrin) u. Zusatz zu Lokalanästhetika (Noradrenalin u. Adrenalin) sowie systemisch (z. B. Norfenefrin) bei arterieller Hypotonie; **b) Beta-Sympathomimetika** (syn. Beta-Agonisten, Beta-Adrenozeptor-Agonisten): überwiegende Wirkung auf Beta-Rezeptoren; am Herzen (Beta-1-Rezeptoren) mit positiv chronotroper, dromotroper u. inotroper Wirkung durch Zunahme des Calciumeinstroms bei Steigerung des myokardialen Sauerstoffverbrauchs; führen an der glatten Muskulatur (Beta-2-Rezeptoren) zur Erschlaffung, damit zur Bronchodilatation u. Uterusrelaxation; Ind.: bradykarde Herzrhythmusstörungen* (z. B. Orciprenalin), beta-2-selektive Sympathomimetika (z. B. Fenoterol, Salbutamol, Terbutalin) als Bronchospasmolytika u. Wehen-Hemmer; **2. indirekt wirkende** Sympathomimetika führen zu einer Freisetzung von Noradrenalin aus den Vesikeln präsynaptischer adrenerger Neurone u./od. hemmen die Wiederaufnahme von Noradrenalin aus dem synapt. Spalt (Noradrenalin*-Wiederaufnahme-Hemmer); Amphetamine u. mit diesen verwandte Substanzen (syn. Weckamine), z. B. Fenetyllin*, Methylphenidat*, Amfepramon, Sibutramin* (zusätzl. Effekt auf Serotonin-Wiederaufnahme), Ephedrin u. ferner Cocain* (nur schwacher Effekt auf Noradrenalin-Freisetzung); Ind.: Appetitzügler* (Amfepramon, Sibutramin), ADHS* im Kindes- u. Jugendalter sowie Narkolepsie* (Methylphenidat); Hinweis: bei wiederholter Anw. Tachyphylaxie*; **Kontraind.:** (systemisch) Hypertonie, schwere Hyperthyreose, Phäochromozytom, Engwinkelglaukom, Harnblasenentleerungsstörungen, tachykarde Arrhythmien, schwere Nieren- u. Herzerkrankungen, Cor pulmonale, sklerot. Gefäßveränderungen; **UAW:** (system.) u. a. Hyperglykämie (bei alpha-adrenerger Stimulation), ventrikuläre Herzrhythmusstörungen (bei Stimulation von Beta-1-Rezeptoren), hypertone Reaktionen, z. T. mit Kopfschmerz u. Tremor, Schwitzen sowie zusätzl. bei indirekt wirkenden Sympathomimetika zentrale Erregung, Unruhe, psychot. Reaktionen.

Sym|ptom (gr. σύμπτωμα Begleiterscheinung) *n*: (engl.) *symptom*; Beschwerde, fassbares od. angegebenes Krankheitszeichen als kleinste Beschreibungseinheit einer Störung*; **Einteilung: 1.** psychopathologische Symptome: Antriebsstörung, Hoffnungslosigkeit, Wahn; **2.** somatische Symptome: Gewichtsabnahme, Herzrhythmusstörung, Hypertonie; **Hinweis:** im Englischen wird zwischen symptoms (vom Patienten subjektiv berichtete Beschwerden, z. B. Schwindelgefühl) u. signs (objektiv erfassbare bzw. vom Arzt i. R. einer körperlichen Untersuchung festgestellte Anzeichen einer Störung od. Krankheit, z. B. erhöhter Blutdruck) unterschieden.

Sym|ptomatik (Symptom*) *f*: (engl.) *symptomatic complex*; Gesamtheit der Symptome*, die zur Krankheit gehören.

Sym|ptom|atologie (Symptom*; -log*) *f*: (engl.) *symptomatology*; Lehre von den Krankheitszeichen; s. Symptom.

Sym|ptom|bild (Symptom*): (engl.) *symptom*; Beschwerdebild*.

Symptom-Check|liste (engl. Symptom-Checkliste): s. SCL-90-R.

Symptom-Check|list-90-Revised (engl. revidierte Symptom-Checkliste): s. SCL-90-R.

Sym|ptom-Cluster (Symptom*; engl. cluster Anhäufung, Häufungsstelle): (engl.) *symptom cluster*; zusammenhängendes Muster von Symptomen*; z. B. bei depressivem Syndrom u. a. deprimiert, antriebsarm, grübeln.

Sym|ptome, ak|zessorische (Symptom*) *n pl*: (engl.) *accessory symptoms*; syn. Randsymptome; histor. Bez. (E. Bleuler) für Symptome, die bei best. Erkrankungen nur gelegentlich u. auch bei anderen psychischen Störungen vorkommen; z. B. Sinnestäuschung, Wahn, Gedächtnisstörung, Stereotypie, Echopraxie, Automatismen; meist im Zusammenhang mit Schizophrenie* verwendet. Vgl. Grundsymptome.

Sym|ptom|ebene (Symptom*) *n*: (engl.) *symptom level*; Beschreibungseinheit psychischer Beeinträchtigungen, deren Elemente psychische u./od. somatische Symptome* darstellen.

Symp|tome ersten Ranges (Symptom*) *n pl*: (engl.) *first rank symptoms*; s. Erstrangsymptome.

Sym|ptome, extra|pyramidale (Symptom*) *n pl*: (engl.) *extrapyramidal symptoms*; Abk. EPS; auch extrapyramidal-motorische Störung (Abk. EPMS); Symptome, die bei Erkrankung des extrapyramidalen Systems* auftreten u. mit einer Störung automatischer Bewegungsabläufe u. der Regulation des Muskeltonus einhergehen; **Einteilung: 1. hy-**

S

perkinetisch-hypotone Form mit Hyperkinesen, Tremor, Spasmus mobilis, Hypotonie der Muskulatur; Vork.: z. B. als Athetose*, Chorea*, Akathisie*, Ballismus*, Torsionsdystonie*; **2. hypokinetisch-rigide Form** mit Hypokinesen, evtl. Akinese*, Verminderung der Spontanaktivität, Erhöhung des Muskeltonus bis zum Rigor*, unwillkürliche Bewegungen u. Dyskinesien*; Vork.: z. B. bei Parkinson*-Syndrom, neuroaxonaler Dystrophie, als dystones Syndrom; **Vork.:** degenerative Systemerkrankungen des ZNS, pathol. Ablagerung von Substanzen (z. B. bei Mukolipidosen, Zeroidlipofuszinose*, Wilson*-Krankheit), zerebrovaskuläre Insuffizienz, gestörter Metabolismus od. Fehlen von Neurotransmittern*, Intoxikationen (z. B. Mangan- od. Kohlenmonoxidintoxikation), als UAW von Arzneimitteln (z. B. Neuroleptika*) u. a.; häufigste neuroleptikainduzierte EPS: Frühdyskinesie* (Verkrampfung der Hals-, Kiefer-, Zungen-Schlund- u. äußeren Augenmuskulatur; s. Zungen-Schlund-Krampf), Akathisie* (Sitz- u. Stehunruhe), Parkinsonoid* (Rigor, kleinschrittiger Gang, Hypomimie, Tremor), Parkinson-Tremor (auch als monosymptomatischer Ruhetremor), tardiver Tremor (3–5 Hz, verstärkt v. a. bei Halteinnervation) u. Spätdyskinesie* (orofaziale Hyperkinesien, dystone u. choreatiforme Rumpf- u. Extremitätenbewegungen); Maßnahmen: abhängig von der Grunderkrankung; bei neuroleptikainduziertem EPS ggf. Umstellung auf Clozapin*.

Sym|ptome, negative (Symptom*) *n pl*: (engl.) *negativ symptoms*; s. Negativsymptomatik.

Sym|ptome, positive (Symptom*) *n pl*: (engl.) *positive symptoms*; s. Positivsymptomatik.

Symp|tome, produktive (Symptom*) *n pl*: (engl.) *productive symptoms*; s. Positivsymptomatik.

Sym|ptome, zerebellare (Symptom*) *n pl*: (engl.) *cerebellar symptoms*; bei Schädigungen des Cerebellums* od. dessen afferenten u. efferenten Leitungsbahnen (z. B. Tractus cerebellothalamicus, Tractus olivocerebellaris) auftretende Symptome; v. a. Koordinationsstörungen (s. Ataxie), bei akuter Kleinhirnschädigung pathol. Rebound*-Phänomen, Hypotonie* der Muskulatur mit Überstreckbarkeit der Gelenke, leichte Muskelschwäche, Reflexabschwächung; **Urs.:** hereditäre od. idiopath. Kleinhirnatrophie, ischäm. Kleinhirninfarkt, Kleinhirnblutung, Kleinhirntumoren, Kleinhirnbrückenwinkeltumoren, Intoxikationen (z. B. Alkohol, Hydantoine), Kleinhirnabszess u. a. Entzündungen im Bereich des Cerebellums (Cerebellitis) u. seiner Bahnen (z. B. Multiple* Sklerose), Phakomatosen (z. B. Ataxia teleangiectatica), paraneoplast. zerebellare Degeneration.

S

Sym|ptome zweiten Ranges (Symptom*) *n pl*: (engl.) *second rank symptoms*; s. Zweitrangssymptome.

Sym|ptom|in|duktions|methoden (Symptom*; lat. inductio Hineinführen) *f pl*: (engl.) *symptom induction methods*; Verfahren zur absichtlichen Erzeugung von Phänomenen, die als Symptom einer Störung od. eines klinischen Problems auftreten; **Vorgehen:** Symptome können je nach Art der Störung u. Ziel der Maßnahme durch gezielte Gabe von Informationen bzw. Instruktionen (z. B. Aufmerksamkeitslenkung) od. durch Konfrontation* mit externen (z. B. Höhe, Fahrstuhl) od. internen Reizen (z. B. Palpitation, Kurzatmigkeit, Schwindel, spezifische Gedanken) induziert werden (Voraussetzung: ausführliche Diagnostik u. ggf. somatische Differentialdiagnostik). Bei diagnostischer Zielsetzung werden v. a. Anfälligkeit für spezifische Symptome, ihr klinisches Erscheinungsbild u. mögliche Mechanismen ihrer Entstehung untersucht; bei therapeutischer Zielsetzung werden i. d. R. Belege für negative Erwartungen, Selbstbewertungen, Ängste des Patienten überprüft u. korrigiert sowie ggf. durch Konfrontation mit den Beschwerden übermäßige Reaktionen abgebaut. Durch korrigierende Erfahrung* können so pathologische Wahrnehmungs- u. Interpretationsmuster verändert werden. Zusätzlich kann Symptominduktion dazu dienen, die Fehlinterpretationen des Patienten u. die in der Therapie erarbeiteten Erklärungsalternativen im Hinblick auf ihren Wahrheitsgehalt zu überprüfen (in der Verhaltenstherapie: Verhaltensexperimente*, z. B. Kaufhausbesuch eines Patienten, der befürchtet, in einem Kaufhaus in Ohnmacht zu fallen). Weitere Methoden: z. B. körperliche Belastung (Fehlannahme: „Zu viel Symptome schaden meinem Herzen"), Hyperventilation (Fehlannahme: „Der Schwindel führt zur Ohnmacht"), Vorstellungsübungen (Fehlannahme: „Durch die Symptome werde ich verrückt"). Symptominduktionsmethoden erleichtern die Korrektur der Fehlinterpretationen, da die Patienten nicht nur im Sokratischen* Dialog das Pro u. Contra ihrer Befürchtungen diskutieren, sondern durch gezieltes Handeln erleben, dass ihre Befürchtungen unangemessen sind. **Kontraind.:** ggf. somatische Komorbidität (z. B. Epilepsie bei Hyperventilation, kardiovaskuläre Krankheit bei körperlicher Belastung); **Wirksamkeit:** häufig i. R. der kognitiven Verhaltenstherapie* eingesetzt, für deren therapeutische Wirksamkeit umfassende Belege vorliegen. Ihre Wirksamkeit zur Erzeugung der jeweiligen Zielsymptome ist in einer Vielzahl experimenteller u. klinischer Studien belegt worden.

Sym|ptom|liste, mehr|dimensionale körperliche (Symptom*): s. Mehrdimensionale körperliche Symptomliste.

Sym|ptom|reduktion (Symptom*; lat. reductio Zurückführung) *f*: (engl.) *symptom reduction*; Rückgang der Intensität od. Häufigkeit krankheitsbestimmender Symptome*; häufig in Abgrenzung zu Heilung* (i. S. von Ursachenbeseitigung) verwendet. Vgl. Symptomverschiebung.

Sym|ptom|verschiebung (Symptom*): (engl.) *shift of symptoms*; (psychoanalyt.) Bez. für die Annahme, dass zwingend neue Probleme auftreten müssen, wenn bisherige Beschwerden inf. einer Symptom reduzierenden Therapie ohne Lösung des zugrunde liegenden Konflikts gelindert werden; empirisch widerlegt, da Therapieerfolge z. B. von Verhaltenstherapie od. psychopharmakologischer Therapie ohne begleitende erhöhte Inzidenz anderer Probleme auftreten; im Gegensatz zur postulierten Symptomverschiebung kommt es dabei i. d. R. sogar zur Verbesserung anderer, nicht direkt behandelter Probleme (z. B. reduzierte Depressivität nach Angstbehandlung).

Sym|ptom|verschreibung (Symptom*): (engl.) *symptom prescription*; i. R. der systemischen Psychotherapie* entwickelte therap. Technik u. Interventionsform, bei der ein als problematisch od. kritisch betrachtetes Verhalten vom Therapeuten systematisch gefordert wird; soll bei den Betroffenen eine paradoxe Reaktion u. damit eine Verhaltensänderung hervorrufen; empirisch nicht hinreichend untersucht.

Syn-: auch Sym-; Wortteil mit der Bedeutung mit, zusammen, zugleich; von gr. σύν.

Syn|ästhesie (Syn-*; -ästhesie*) *f*: **1.** (engl.) *synesthesia*; (neurol.) Mitempfindung in einem Sinnesorgan bei Reizung eines anderen; z. B. Farbempfindung bei best. Hörempfindungen; **2.** (psychiatr.) trughafte Wahrnehmung* mit mehreren Sinnen zugleich (bei Halluzination*).

Syn|apse (gr. σύναψις Verbindung) *f*: (engl.) *synapse*; Verbindung zwischen dem Endknopf des Axons* einer Nervenzelle* u. der Membran einer angrenzenden Zelle, die der diskontinuierlichen Erregungsübertragung von einer Nervenzelle auf eine andere od. auf das Erfolgsorgan (z. B. Muskelzelle) dient; besteht aus präsynaptischem Element (sog. Präsynapse), synaptischem Spalt u. postsynaptischem Element (sog. Postsynapse); **Einteilung: 1.** nach Erregungsübertragung: **a) chemische** Synapse: häufigste Form; chemische Erregungsübertragung* mit Hilfe von Neurotransmittern*, die durch den Erregungsimpuls aus den Endigungen des präsynaptischen Axons freigesetzt werden, den synaptischen Spalt (ca. 20–50 nm) durchwandern, postsynaptische Rezeptoren besetzen u. die Permeabilität der postsynaptischen Membran durch Depolarisation bzw. Hyperpolarisation verändern, was zur Modulation der neuronalen bzw. zellulären Aktivität führt. Rückaufnahme der Neurotransmitter in die Präsynapse erfolgt durch Transportersysteme, z. B. Serotonin- od. Dopamintransporter. Die Signalübertragung erfolgt mit unterschiedlicher Geschwindigkeit (z. B. Glutamat: schnell, Dopamin: langsam) u. asymmetrisch (Informationsweiterleitung nur in eine Richtung). **b) elektrische** Synapse: elektrische Erregungsübertragung* über gap* junctions, deren Kanalproteine (Konnexone) es ermöglichen, dass Ionen von einer Zelle direkt in die andere diffundieren. Die Signalübertragung erfolgt sehr schnell u. symmetrisch. **2.** nach Erregungsimpuls: **a) inhibitorische** (hemmende) Synapse: Vork. nur bei chemischen Synapsen; Hemmung* tritt entweder durch verminderte Erregbarkeit von Nervenzellen als Folge vorausgegangener Erregung* od. durch aktive Prozesse wie prä- u. postsynaptische Hemmung auf. Dabei wird präsynaptisch die Freisetzung von Transmittern reduziert od. vollständig verhindert od. es wird postsynaptisch die Erregung der subsynaptischen Nervenzellmembran herabgesetzt (s. IPSP). **b) exibitorische** (erregende) Synapse: Vork.: alle elektrischen Synapsen, auch bei chemischen Synapsen. Die Aktivierung einer exibitorischen chemischen Synapse löst in der nachgeschalteten Zelle eine Depolarisation aus (s. EPSP), die das Ruhepotential näher an od. über die Schwelle für ein Aktionspotential* positiviert. **Klin. Bedeutung:** Wirkort vieler Pharmaka u. Hauptwirkort der meisten Psychopharmaka, die Rezeptor-Sensitivität für die Erregungsübertragung zwischen Synapsen kann sich durch schädlichen Substanzgebrauch* erhöhen od. reduzieren (s. Craving; Toleranz). Der Verlust von Synapsen tritt im adulten Nervensystem meist durch krankheits- od. unfallbedingte Läsionen auf, die sich teilweise regenerieren können (s. Synaptogenese). Im sich noch entwickelnden Gehirn werden Synapsen, deren Signalübertragungen zu wenig genutzt werden, abgebaut, es bleiben diejenigen bestehen, deren Funktion kontinuierlich beansprucht wird (s. Plastizität, neuronale). Elektrische Synapsen spielen eine wesentliche Rolle bei der epileptischen Erregungsausbreitung (s. Anfall, epileptischer).

Syn|apse, neuro|muskuläre (Synapse*) *f*: (engl.) *neuromuscular synapse*; s. Endplatte, motorische.

Synapto|genese (Synapse*; -genese*) *f*: (engl.) *synaptogenesis*; Entwicklung u. Neubildung von Synapsen* durch räumlich u. zeitlich koordinierte Spezialisierung der Plasmamembranen der beteiligten Zellen; auf Basis eines genetischen Programms entwickeln sich nach einem anfänglichen Kontakt von unreifer prä- u. postsynaptischer Membran zunächst Vesikel; es kommt zu einer Änderung der Membranstruktur, wobei Transmitterenzyme synthetisiert u. Rezeptorproteine an die postsynaptischen Membran verlagert werden. Synaptogenese ermöglicht fortbestehende Informationsweiterleitung trotz eines nekrotischen (abgestorbenen) Neurons, dabei führt das Absterben eines Neurons u. seiner Synapsen mit anderen Neuronen zu erhöhter postsynaptischer Sensitivität bei bestimmten benachbarten Neuronen, wodurch es für umliegende Neuronen möglich wird, neu gebildete Synapsen zu verschalten. Die Synaptogenese ist am besten anhand motorischer Endplatten* untersucht, bei interneuronalen Synapsen sind die Prozesse wesentlich komplexer. **Klin. Bedeutung:** bei neuronaler Regeneration des Gehirns, z. B. nach Nervenschädigung* bzw. Läsionen durch Unfall od. Schlaganfall; Regenerationsphänomene erklären das Wiedererlangen von spezifischen Fähigkeiten wie Motorik* od. Sprachproduktion. Vgl. Plastizität, neuronale; Neurogenese.

Syn|chronie (Synchronisation*) *f*: **1.** (engl.) *synchronicity*; gleichsinniger Verlauf bzw. hohe Korrelation verschiedener Ebenen des Verhaltens u. Erlebens (s. Drei-Ebenen-Ansatz); Gegensatz: Desynchronie*; **2.** Grad der Gleichzeitigkeit der Aktionspotentiale zweier Nervenzellen; synchrone Aktivität einer Gruppe von Nervenzellen (Neuronenkoalition*) kann stärkere synaptische Übertragung in die Zielzellen hervorrufen als desorganisierte Aktivität; bedeutsamer Mechanismus zur Signalselektion im Gehirn u. für aufmerksamkeitsgesteuerte Prozesse (Synchronisationshypothese, W. Singer). Vgl. Phasensynchronizität.

Syn|chronisation (gr. σύγχρονος gleichzeitig) *f*: (engl.) *synchronization*; Herstellen des Gleichlaufs zwischen 2 od. mehreren Vorgängen od. Geräte(teile)n; vgl. EEG-Synchronisation.

Syn|drom (gr. σύνδρομος mitlaufend, begleitend) *n*: (engl.) *syndrome*; Bez. für Gruppe von überzufällig häufig gemeinsam auftretenden Symptomen*, die für ein best. Krankheitsbild (Phänotypus) mit meist einheitl. Ätiologie*, aber unbekannter Pathogenese* charakteristisch sind; Muster kann durch statistische Methoden (z. B. mit Faktorenanalyse*) aus einer Grundgesamtheit von Merkmalen (item-pool) berechnet werden; Ausmaß eines Syndroms kann mit Ratingskalen* gemessen u. damit in der Verlaufsdokumentation* verwendet werden; aufgrund der syndromalen Ausrichtung der meisten Therapien haben Syndrome große (klinisch-therap.) Bedeutung. Vgl. Symptom-Cluster; Assoziation.

Syn|drom, ad|reno|genitales (Syndrom*) *n*: (engl.) *adrenogenital syndrome*; Abk. AGS; Debré-Fibiger-Syndrom; Oberbegriff für versch., meist autosomal-rezessiv erbl. Enzymopathien inf. gestörter Steroidbiosynthese mit vermehrter Bildung von Androgenen* in der Nebennierenrinde (Abk. NNR); mutierte Oxidoreduktasen sind meist die 21-, seltener die 11β- u. 17α-Monooxygenase od. die 3β-Steroiddehydrogenase; **Formen: 1. kongenitales AGS:** Häufigkeit ca. 1:10 000; klassische Form mit verminderter Cortisolbildung bei 21-Monooxygenasedefekt, vermehrter ACTH-Ausschüttung mit nachfolgender NNR-Hyperplasie u. vermehrter Bildung von Cortisolvorstufen u. Androgenen; Sympt.: bei Mädchen Pseudohermaphroditismus femininus (s. Hermaphroditismus), bei Jungen Pseudopubertas praecox (vorzeitige Geschlechtsentwicklung mit iso- od. heterosexueller Frühentwicklung); schnelles Wachstum mit verminderter Körperendlänge inf. beschleunigter Knochenreifung, stark ausgebildete Muskulatur; unbehandelt wird die Keimdrüsenentwicklung gehemmt (durch verminderte Gonadotropinbildung inf. hohen Androgenspiegels) u. führt zu primärer Amenorrhö* bzw. Hodenatrophie mit Azoospermie; im Harn hohe Konzentration von 17-Ketosteroiden, geringe Konzentration von 17-Hydroxysteroiden, im Serum erhöhte Konzentration von 17α-Hydroxyprogesteron. Bei nichtklassischer, gering ausgeprägter Form (spätmanifestes od. Late-onset-AGS) od. erworbenem AGS (z. B. postpuberal) kommt es zu prämaturer Pubarche, beschleunigtem Längenwachstum mit verfrühtem Epiphysenschluss, bei Frauen zu unterschiedl. Ausprägung von Hirsutismus u. Zyklusstörungen* (Amenorrhö, anovulator. Zyklen), bei Männern Oligo- bis Azoospermie; krypt. Form bei asymptomat. Genträgern. Diagn.: molekulargenet. Nachweis der Mutation; Ther.: Hydrocortison, bei Erwachsenen Prednison od. Dexamethason (zur Normalisierung der ACTH-Ausschüttung u. somit zur Reduzierung der Androgenüberproduktion der NNR); **2. erworbenes AGS:** fast immer verursacht durch androgenbildenden NNR- od. Gonadentumor; rasche Entwicklung der Sympt., keine ACTH-Erhöhung, keine od. geringe 17-Ketosteroiderniedrigung durch Kortikoide (Dexamethason-Hemmtest); Ther.: operativ; **3. adrenogenitales Salzverlustsyndrom:** kongenitales AGS mit gleichzeitiger Störung der Mineralokortikoidbiosynthese; Sympt.: Krisen, die an Addison*-Krankheit erinnern, bei Neugeborenen od. jungen Säuglingen mit renalem Natriumverlust u. Kaliumretention (Gefahr von Herzrhythmusstörungen); Ther.: noch vor Abschluss der Diagn. Cortisol- u. Aldosterongabe; **4. adrenogenitales Hypertoniesyndrom** bei 11β- u. 17α-Monooxygenasemangel mit Hypertonie u. Kaliumverlust; bei 11β-Monooxygenasemangel Virilisierung wie beim klassischen AGS, bei 17α-Monooxygenasemangel fehlende Virilisierung auch bei männl. Feten; **klin. Bedeutung:** Eine psychotherapeutische Begleittherapie (s. Psychotherapie) durch Kinder- u. Jugendlichenpsychotherapeuten ist bei Kindern mit häufigen Genitalkorrekturoperationen erforderlich, insbesondere wenn sich diese in den Bereich der Adoleszenz erstrecken.

Syn|drom, a|kinetisch-a|bulisches (Syndrom*) *n*: (engl.) *akinetic-abulic syndrome*; Symptomenkomplex aus Amimie*, Indolenz, Antriebsarmut*, Intentionslosigkeit, Hypokinese* u. evtl. Hyperkinese*; **Vork.:** bei frontotemporaler Demenz*; bei Läsionen im dorsomedialen präfrontalen Kortex; als UAW von Neuroleptika* nach langfristiger Einnahme (persistiert auch bei Besserung der psychot. Symptomatik, Bez. gilt in diesem Kontext als veraltet u. umstritten).

Syn|drom, a|mentielles (Syndrom*) *n*: (engl.) *amentia*; syn. Amentia; auch Verwirrtheitssyndrom; veraltete Bez. für Symptomenkomplex aus Bewusstseinstrübung*, Orientierungsstörung*, Denkstörung*, Wahn*, Halluzinationen*, Ratlosigkeit, Ängstlichkeit u. motorischer Unruhe* bis zu ausgeprägten Erregungszuständen* bei akuter, meist organisch bedingte Psychose*; **Vork.:** als akuter exogener Reaktionstyp z. B. bei vaskulärer ZNS-Erkrankung, Schädelhirntrauma*, gelegentlich bei Demenz*, akuter Schizophrenie*, postpartaler Psychose* u. Emotionspsychose*. **Hinweis:** heute

S

meist als hyperaktives Delir* od. akute schizophreniforme Psychose* diagnostiziert.

Syn|drom, amnestisches (Syndrom*) *n*: (engl.) *amnestic syndrome*; Form der Substanzstörungen* mit Gedächtnisstörungen* als Folge von Substanzkonsum (ICD-10); **Kennzeichen: 1.** Gedächtnisstörungen in Kurzzeit- u. Langzeitgedächtnis; **2.** kein Hinweis auf Störung des sensorischen Gedächtnisses*, Bewusstseinstrübung, Aufmerksamkeitsstörungen od. intellektuellen Verfall (Demenz); **3.** kein Nachweis einer anderen Erkrankung des Gehirns. **Verlauf:** substanzabhängig; bei Alkohol häufig lebenslange chronische Störung mit lebensbedrohlichem Verlauf, gelegentlich (ca. 20 %) auch geringe Symptombesserung; bei Sedativa auch vollständige Remission möglich; **Ther.:** Abstinenz, Hirnleistungstraining, ggf. betreute Wohnform; **DD:** organisch bedingtes amnestisches Syndrom ohne Substanzeinfluss, sonstige hirnorganische Syndrome, depressive Störungen.

Syn|drom, a|motivationales (Syndrom*) *n*: (engl.) *amotivational syndrome*; Bez. für Symptomenkomplex mit Apathie*, Adynamie*, Antriebsarmut* u. Mangel an Zielgerichtetheit im Verhalten; **Vork.:** bei depressiven Syndromen, im Anschluss an akute Psychose* als Negativsymptomatik* (schizophrenes Residuum) od. (häufiger) bei chron. Cannabismissbrauch* u. Lösungsmittelkonsum sowie Alkoholabhängigkeit* (mit Depravation).

Syn|drom, anti|cholinerges (Syndrom*) *n*: (engl.) *anticholinergic syndrome*; anticholinerges zentrales Syndrom; Bez. für Symptomenkomplex mit Demenz*-ähnlicher Symptomatik, der v. a. bei anticholinerg wirksamen Substanzen vorkommt; **Vork.: 1.** als postoperative kognitive Dysfunktion nach allgemeiner (mit verlängertem postnarkotischem Nachschlaf) od. regionaler Anästhesie*; häufig bei Patienten in hohem Lebensalter, best. Operation (v. a. Herzchirurgie u. Implantation in Knochen) u. Vorerkrankungen sowie postoperativen Schmerzen; vermutl. Urs.: u. a. Mikroembolie; **2.** als UAW u. a. bei Anticholinergika*, tricyclischen Antidepressiva*, Neuroleptika*, bestimmten Antihistaminika* (Phenothiazine*, z. B. Promethazin; Cimetidin), Benzodiazepinen*, Anästhetika*, Opioiden*, Beta*-Rezeptoren-Blockern; **3.** experimentell induziert durch Scopolamin* bei gesunden Probanden; **Klin.:** Bewusstseinsstörung*, kognitive Dysfunktion mit Gedächtnisstörung, Desorientierung u. Halluzinationen bis Delir*; Akkommodationsstörungen*, Glaukomprovokation, Mundtrockenheit*, Darmatonie mit Obstipation, Harnblasenatonie mit Harnverhalt, Sinustachykardie (s. Tachykardie), Hyperhidrose*, sexuelle Funktionsstörung*; **Ther.:** Physostigmin* als Antidot*; ggf. Überwachung auf Intensivstation.

Syn|drom, anti|histamin|erges (Syndrom*) *n*: (engl.) *antihistaminic syndrome*; Bez. für Symptomenkomplex, der durch Blockade der Histamin-H_1-Rezeptoren ausgelöst wird; **Klin.:** Sedierung, Benommenheit, Gewichtszunahme, Hypotonie, Potenzierung der Wirkung anderer zentral dämpfender Arzneimittel.

Syn|drom, apallisches (Syndrom*) *n*: (engl.) *apallic syndrome, persistent vegetative state*; sog. Coma vigile, Wachkoma; zu den Dezerebrationssyndromen zählendes Krankheitsbild mit Funktionsausfall der Großhirnrinde* u. Störung des aufsteigenden retikulären aktivierenden Systems bei erhaltener Hirnstammfunktion; im Anschluss an ein Koma* auftretendes Defektsyndrom mit Bewusstseinsstörung*; **Urs.:** entsteht bei Überleben schwerer Hirnschädigungen, meist inf. Anoxie* des Gehirns (z. B. nach Schädelhirntrauma*, Intoxikation, Schock, Reanimation); **Klin.:** Patient scheint wach zu sein, hat die Augen geöffnet, jedoch erfolgen keine Spontan- u. Reaktivbewegungen, keine Blickfixierung od. Spontanäußerungen u. keine andere Kontaktaufnahme zur Umwelt; vegetative Funktionen wie Spontanatmung u. Kreislaufregulation sind (im Kontrast zu verlorengegangenen kognitiven Fähigkeiten) intakt.

Syn|drom, cholin|erges (Syndrom*) *n*: (engl.) *cholinergic syndrome*; Bez. für Symptomenkomplex, der durch Blockade der muscarinergen Acetylcholin*-Rezeptoren u. a. durch Cholinesterase*-Hemmer, Überdosierung von Parasympathomimetika* od. Pilzvergiftungen ausgelöst wird; **Klin.:** Miosis*, Salivation, Rhinorrhö, gesteigerte Bronchialsekretion, Bradykardie, Diarrhö*, Harninkontinenz*; **Ther.:** ggf. Atropin* als Antidot*.

Syn|drom, delirantes (Syndrom*) *n*: (engl.) *delirious syndrome*; Delir*.

Syn|drom, dementielles (Syndrom*) *n*: (engl.) *demential syndrome*; Demenz*.

Syn|drom, de|pressives (Syndrom*) *n*: (engl.) *depressive syndrome*; Bez. für Symptomenkomplex, bei dem mehrere der folgenden Symptome gehäuft gemeinsam vorkommen: deprimierte Stimmung*, Antriebsarmut* u. Interessenverlust*, Verlust des Selbstvertrauens, Erschöpfung*, Schuldgefühle*, Denkstörungen*, Konzentrationsstörungen* u. Schlafstörungen*, Adynamie*, seltener psychomotorische Agitiertheit*; vgl. Syndrom, manisches.

S

Syn|drom der in|adäquaten ADH-Sekretion (Syndrom*; lat. secretio Absonderung) *n*: (engl.) *syndrome of inappropriate antidiuretic hormone secretion*; Abk. SIADH; syn. Schwartz-Bartter-Syndrom; erhöhte bzw. wirksamere Sekretion von ADH*, als es dem Hydratationszustand des Betroffenen entspricht; **Vork.:** Einnahme von Antidepressiva* (tricyclische Antidepressiva, selektive Serotonin-Wiederaufnahme-Hemmer, selektive Noradrenalin-Wiederaufnahme-Hemmer), Carbamazepin*, Neuroleptika*, thiazidhaltige Diuretika; häufigste Urs. für Hyponatriämie* u. verminderte Serum-Osmolalität;

Syn|drom der periodischen Glied|maßen|bewegung (Syndrom*) *n*: Periodic* Limb Movement Disorder.

Syn|drom der unruhigen Beine (Syndrom*) *n*: Restless*-Legs-Syndrom.

Syn|drom der verzögerten Schlaf|phase (Syndrom*; Phase*) *n*: (engl.) *delayed sleep phase syndrom*; verzögerte Schlafphase*.

Syn|drom der vor|verlagerten Schlaf|phase (Syndrom*; Phase*) *n*: (engl.) *advanced sleep phase syndrom*; vorverlagerte Schlafphase*.

Syn|drom des fragilen X-Chromo|soms (Syndrom*) *n*: (engl.) *fragile X syndrome*; Fragiles*-X-Chromosom.

Syn|drom des unzureichenden Schlafes (Syndrom*) *n*: (engl.) *insufficient sleep syndrome*; Schlafmangelsyndrom*.

Syn|drom|dia|gnose (Syndrom*; gr. διάγνωσις Entscheidung, Urteil) *f*: (engl.) *syndome diagnosis*; auf psychopathologischen Symptomen* u. Syndromen* basierende Diagnose; wird häufig anstelle einer Krankheitsdiagnose gestellt, da die Ursachen, d. h. die pathol. Mechanismen der Entstehung vieler psychiatrischer Störungen nicht od. nur ansatzweise bekannt sind. Den in den aktuellen Klassifikationssystemen ICD-10 u. DSM-IV enthaltenen Störungen wird daher meist der Status einer Syndromdiagnose zugesprochen.

Syn|drom, dys|exekutives (Syndrom*) *n*: (engl.) *dysexecutive syndrome*; s. Exekutivfunktionen.

Syn|drom, dys|kinetisch-dys|tones (Syndrom*) *n*: (engl.) *dyskinetic-dystonic syndrome*; Bez. für Symptomenkomplex mit Frühdyskinesie* u. Tortikollis-artigen (s. Torticollis spasmodicus), choreatischen (s. Chorea) u. athetoiden (s. Athetose) Bewegungen infolge Blockade von Dopamin*-Rezeptoren; **Vork.:** häufig UAW der typischen Neuroleptika* zu Therapiebeginn; **Maßnahme:** Antiparkinsonmittel* wie Biperiden*; Umstellung der Neuroleptikamedikation; **Progn.:** im Unterschied zu Spätdyskinesien* i. d. R. reversibel.

Syn|drom, dys|phorisches (Syndrom*) *n*: (engl.) *dysphoric syndrome, hostility*; Bez. für Symptomenkomplex, bei dem mehrere der folgenden Symptome gehäuft gemeinsam vorkommen: dysphorisch-gereizte Stimmung, Aggressivität*, misstrauische Haltung, Ablehnung von Hilfeleistungen.

S

Syn|drom|ebene (Syndrom*): (engl.) *syndrome level*; Beschreibungsebene psychischer Beeinträchtigung, deren Basis psychopathologische Syndrome* darstellen (z. B. depressives Syndrom, manisches Syndrom, paranoid-halluzinatorisches Syndrom); meist in Form von Ratingskalen* erfasst; vgl. Symptomebene.

Syn|drome, funktionelle (Syndrom*) *n pl*: (engl.) *functional syndromes, medically unexplained syndromes*; Bez. für Symptomkonstellationen, für die keine organpathologische od. pathophysiologische Urs. identifizierbar ist, obwohl Ähnlichkeit mit organischen, neurologischen u. psychologischen Sympt. besteht; **Beispiel:** funktionelle Abdominalbeschwerden*, funktionelle Blindheit*, funktionelle Dyspepsie*, funktionelle Herzbeschwerden*, funktionelle Kreislaufstörungen*, Reizdarmsyndrom*, Fibromyalgiesyndrom*, chronisches Müdigkeitssyndrom*, dissoziative Amnesie*, funktionelle Urogenitalbeschwerden, phobische Gangstörung. **Hinweis:** Es bestehen erhebliche symptomatische Überschneidungen mit der Neurasthenie* (Beard, 1869), die nosologische Zuordnung zu anderen medizinischen Bereichen (u. a. Rheumatologie, Gastroenterologie) bleibt unsicher; die deskriptive Klassifikation als somatoforme Störung* bzw. Somatisierungsstörung* ist üblich, jedoch umstritten.

Syn|drom, erethisch-hyper|kinetisches (Syndrom*) *n*: (engl.) *erethitic hyperkinetic syndrome*; Kramer*-Pollnow-Syndrom.

Syn|drom, ex|pansiv-kon|fabulatorisches (Syndrom*) *n*: (engl.) *expansion-confabulatory syndrome*; Bez. (Stam, 1965) für Symptomenkomplex aus Selbstüberschätzung, Euphorie*, enthemmtem Verhalten u. Konfabulation*; **Vork.:** bei organisch bedingten Psychosen*.

Syn|drom, extra|pyramidales (Syndrom*) *n*: (engl.) *extrapyramidal syndrome*; Sammelbez. für Erkrankungen des extrapyramidalen Systems*; s. Symptome, extrapyramidale.

Syn|drom, hirn|lokales (Syndrom*) *n*: (engl.) *organic brain syndrome*; Sammelbez. für verschiedene Kombinationen von Symptomen, die aus einer umschriebenen Schädigung des Gehirns resultieren; **Formen:** Frontalhirnsyndrom*, Temporalhirnsyndrom*, Parietallappensyndrom*, Okzipitallappensyndrom*. Vgl. Psychosyndrom, hirnlokales.

Syn|drom, hirn|organisches (Syndrom*) *n*: (engl.) *organic brain syndrome*; s. Psychosyndrom, hirnorganisches.

Syn|drom, hyper|kinetisches (Syndrom*) *n*: (engl.) *hyperkinetic syndrome*; s. ADHS.

Syn|drom, hypo|thalamisches (Syndrom*) *n*: (engl.) *adiposogenital dystrophy*; Fröhlich*-Syndrom.

Syn|drom-Kurz|test (Syndrom*) *m*: Abk. SKT; visuelles Fremdbeurteilungsverfahren zur Erfassung kognitiver Leistungsstörungen u. Demenz*; umfasst 9 Untertests mit Spielcharakter (hohe Akzeptanz), z. B. Sortieren von Spielsteinen, Gegenstände benennen u. wiedererkennen; existiert in 9 Parallelformen, um Lerneffekte auszuschließen; **Anw.:** Screening-Verfahren für Demenz; Verlaufskontrolle; **Testdauer:** ca. 15 Minuten.

Syn|drom, malignes neuro|leptisches (Syndrom*) *n*: (engl.) *malignant neuroleptic syndrome*; Abk. MNS; als schwere UAW von Neuroleptika* sehr selten vorkommender, u. U. lebensbedrohlicher Symptomenkomplex durch Blockade von Dopamin*-Rezeptoren; **Klin.:** Rigor* (u. mögl. Rhabdomyolyse* mit Gefahr des akuten Nierenversagens), Stupor*, Fieber, Kreislauf- u. Bewusstseinsstörungen*, mäßige Leukozytose u. Erhöhung der Kreatinkinase; Entwicklung des Syndroms innerhalb von 24–72 Std.; **Ther.:** sofortiges Absetzen der Neuroleptika u. intensivmed. Behandlung; Dantrolen* od. Bromocriptin* sowie Lorazepam; Stabilisierung der Vitalfunktionen (z. B. Atemtherapie, Thromboembolieprophylaxe, Flüssigkeitsbilanzierung), antipyret. Maßnahmen (v.a. nichtpharmak.); bei erhöhtem Rezidivrisiko vorsichtige Neuroleptikabehandlung; **DD:** Katatonie*.

Syn|drom, manisches (Syndrom*) *n*: (engl.) *manic syndrome*; Bez. für Symptomenkomplex, bei dem mehrere der folgenden Symptome gehäuft gemeinsam vorkommen: gehobene Stimmung*, Antriebssteigerung* mit vermehrten sozialen Kontakten, gesteigerte Gesprächigkeit u. Aktivität mit Ruhe- u. Distanzlosigkeit, erhöhte Ablenkbarkeit, vermindertes Schlafbedürfnis*, gesteigerte Libido, unkritische Planung von Vorhaben; vgl. Syndrom, depressives.

Syn|drom, meta|bolisches (Syndrom*) *n*: (engl.) *metabolic syndrome*; syn. Syndrom X; Koinzidenz kardiovaskulärer Risikofaktoren: **1.** abdominale Adipositas; **2.** pathol. oraler Glukosetoleranztest bzw. Diabetes mellitus Typ 2; **3.** Dyslipidämie i. e. S.; **4.** arterielle Hypertonie; bes. hohes Risiko für Arteriosklerose bei Kombination aller 4 Hauptsymptome (sog. tödliches Quartett); **klin. Bedeutung: 1.** schwerwiegende UAW von Neuroleptika, v. a. von Clozapin u. Olanzapin; **2.** Risikofaktor für psychische Störungen (v. a. Depression, Schizophrenie, Alzheimer-Krankheit).

Syn|drom, multiples somato|formes (Syndrom*) *n*: (engl.) *multiple somatoforme syndrome*; Somatisierungssyndrom*.

Syn|drom, neur|a|sthenisches (Syndrom*) *n*: (engl.) *neurasthenic syndrome*; s. Neurasthenie.

Syn|drom, para|noides (Syndrom*) *n*: (engl.) *paranoid syndrome*; Syndrom, bei dem Wahnphänomene im Vordergrund stehen; nosologisch keiner best. Erkrankung zuzuordnen; vgl. Wahn; Störung, wahnhafte.

Syn|drom, para|noid-halluzinatorisches (Syndrom*) *n*: (engl.) *paranoid-delusionary syndrome*; Bez. für syndromales Auftreten einer Positivsymptomatik*, wobei im Unterschied zum paranoiden Syndrom* zusätzlich zu Wahn* auch Halluzinationen* (z. B. Stimmenhören) vorhanden sind; **Vork.:** bei psychot. Erkrankungen (z. B. Schizophrenie*, schizoaffektive Psychose*), organischen od. substanzinduzierten Störungen.

Syn|drom, post|en|zephalitisches (Syndrom*) *n*: (engl.) *postencephalitic syndrome*; nach Enzephalitis* auftretendes neurologisch-psychiatrisches Syndrom mit körperl. Funktionsstörungen (z. B. Bewegungsstörungen wie Rigor, Tremor, Gangstörung od. epilept. Anfälle) u./od. organisch bedingter psychischer Störung bzw. organischem Psychosyndrom* (z. B. Reizbarkeit, Gedächtnisstörung, Affektstörung, Wesensveränderung); nach Encephalitis* lethargica auch als Parkinson*-Syndrom.

Syn|drom, post|kom|motionelles (Syndrom*) *n*: (engl.) *postconcussional syndrome*; Bez. für Allgemeinbeschwerden nach Commotio* cerebri, die einige Wochen anhalten können; **Sympt.:** diffuser Kopfschmerz, Schwindel, Übelkeit, rasche Ermüdbarkeit, vegetative Symptome, Reizbarkeit; Persistenz der Sympt. durch neurot. Fehlverarbeitung (sog. Kommotionsneurose) od. bewusste Ausgestaltung (sog. Rentenbegehren*).

Syn|drom, prä|menstruelles (Syndrom*) *n*: (engl.) *premenstrual syndrome*; Abk. PMS; charakteristisches, zyklisch wiederkehrendes, komplexes Beschwerdebild, das 4–14 Tage vor der Menstruation beginnt u. bis zum Einsetzen der Blutung andauert; **Vork.:** bei 30–70 % aller menstruierenden Frauen mit unterschiedlichem Ausprägungsgrad; **Sympt.: 1.** (gynäkologisch) u. a. schmerzhafte Spannungen u. Schwellungen der Brust, Völlegefühl, Kreuzschmerzen, Dyspareunie, Vulvaödem mit Pruritus; **2.** (vegetativ bzw. allgemein) u. a. Kopfschmerzen*, vegetative Labilität, Gewichtszunahme durch Flüssigkeitseinlagerung, Ödembildung; **3.** (psychisch) u. a. Stimmungslabilität, Ruhe- u. Antriebslosigkeit, Angst*; **Urs.:** multifaktoriell bedingte psychoendoneurokrine Dysfunktion, evtl. Sensitivitätssteigerung auf normale Hormonspiegel; **Ther.:** Entspannungs- u. Psychotherapie, Gestagen haltige orale hormonale Kontrazeptiva, Diuretika, Pyridoxin.

Syn|drom, prä|sui|zidales (Syndrom*) *n*: (engl.) *presuicidal syndrome*; Bez. (E. Ringel, 1953) für Symptomenkomplex, der einem Suizid* od. Suizidversuch* vorausgeht; **Sympt.: 1.** Einengung: **a)** situativ: Gefühle von Ohnmacht u. Hilflosigkeit, Gefühl des Ausgeliefertseins, durch das die Umwelt als überwältigend, übermächtig u. nicht veränderbar erlebt wird (Tunnelblick); subjektives Empfinden, das von Außenstehenden durch vermeintl. Objektivität od. durch Realismus nicht zu verändern ist; **b)** dynamisch: Veränderung der Dynamik von Denken u. Fühlen; das Denken wird vom Tod u. nicht vom Selbsterhaltungstrieb beherrscht (eingeengt). Die Empfindung ist bestimmt durch das Gefühl des Gedrängtwerdens, Getriebenwerdens in Richtung Sterben, häufig gegen den eigenen Willen. **c)** zwischenmenschlich: bes. im Alter Verminderung der Beziehungen; die Isolation ist verbunden mit Überbewertung der verbleibenden Beziehungen u. dem Gefühl von Verlassenheit. **d)** Einengung der Wertewelt; **2.** Aggressionshemmung u. Aggressionsumkehr: Die eigentlich gegen Andere gerichtete Aggression wird auf die eigene Person umgeleitet. **3.** Ankündigung des Suizids bzw. konkrete Suizid- od. Todesphantasien: Der Phantasie, wie es ist, tot zu sein (bes. bei Kindern), folgen konkrete Durchführungsphantasien, die sich zum Zwang entwickeln. **Hinweis:** Direkt vor dem Suizid fehlen die Symptome häufig. Vgl. Suizidprophylaxe.

Syn|drom|profil (Syndrom*) *n*: (engl.) *syndrome profile*; Bez. für die graphische Darstellung der in mehrdimensionalen Psychopathologieskalen* erfassten Syndrome* in Profilform, wobei die Werte der einzelnen Syndrome mit Linien verbunden werden.

Syn|drom, pseudo|neur|a|sthenisches (Syndrom*) *n*: (engl.) *pseudoneurasthenic syndrome*; Pseudoneurasthenie, organische emotional labile (asthenische) Störung (ICD-10); Symptomenkomplex mit im Verlauf fluktuierender, gesteigerter Erregbarkeit* u. Labilität*, häufig nur subjektiv erlebter Erschöpfung* u. Konzentrationsstörungen*, meist assoziiert mit vegetativen Störungen (z. B. Schlafstörung*) bei organischer Erkrankung; leichteste Ausprägung organisch bedingter Persönlichkeitsveränderungen; **Vork.:** bei vaskulären u. neurodegenerativen ZNS-Erkrankungen, insbes. im Prodromalstadium der Demenz*, bei posttraumatischer od. postenzephalitischer ZNS-Schädigung u. i. R. schwerer Allgemeinerkrankungen; **DD:** Abgrenzung zu funktionellen (neurotischen od. neurasthenischen) Entwicklungen (s. Neurasthenie) u. Somatisierungsstörungen* häufig problematisch. Vgl. Persönlichkeitsstörung, asthenische.

Syn|drom, psycho|organisches (Syndrom*) *n*: **1.** (engl.) *organic psychosyndrome*; Abk. POS; Bez. für minimale zerebrale Dysfunktion*, z. T. auch für ADHS*; **2.** Bez. (E. Bleuler, 1916) für Korsakow*-Syndrom; umfasst die Formen (M. Bleuler, 1948) hirndiffuses (entspricht der ursprünglichen Definition des psychoorganischen Syndroms) u. hirnlokales Psychosyndrom*.

Syn|drom, psycho|vegetatives (Syndrom*) *n*: (engl.) *psychovegetative syndrome*; s. Somatisierungsstörung.

Syn|drom, schizo|de|pressives (Syndrom*) *n*: (engl.) *schizodepressive syndrome*; Bez. für Symptomenkomplex aus Symptomen der Schizophrenie* u. depressivem Syndrom*.

Syn|drom, schizo|manisches (Syndrom*) *n*: (engl.) *schizomanic syndrome*; Bez. für Symptomenkomplex aus Symptomen der Schizophrenie* u. manischem Syndrom*.

Syn|drom, seroton|erges (Syndrom*) *n*: (engl.) *serotoninergic syndrome*; Serotoninsyndrom*.

Syn|drom|skala (Syndrom*; Skala*) *f*: (engl.) *syndrome scale*; meist mit mathematisch-statistischen Verfahren (z. B. Faktorenanalyse) aus psychopathologischen Symptomen abgeleitete Skala zur Erfassung des Schweregrads der Symptomatik im Querschnitt u. Verlauf (s. AMDP-System).

S

Syn|drom, vaso|neurotisches (Syndrom*) *n*: (engl.) *vasoneurotic syndrome*; s. Somatisierungsstörung.

Syn|drom, vegetatives (Syndrom*) *n*: (engl.) *vegetative syndrome*; Bez. für Symptomenkomplex aus Störungen des vegetativen Nervensystems*, insbes. des kardiovaskulären u. respiratorischen Systems (z. B. Schwindel, Palpitation, Hyperhidrose, thorakales Beklemmungsgefühl, hochfrequente, oberflächliche Atmung); **Vork.:** z. B. bei Somatisierungsstörung*, somatoformer Störung*, somatoformer autonomer Funktionsstörung*.

Syn|drom, velo|kardio|faziales (Syndrom*) *n*: (engl.) *velo-cardio-facial syndrome (Abk. VCFS)*; DiGeorge*-Syndrom.

Syn|drom|wandel (Syndrom*): (engl.) *syndrome change*; Syndromwechsel*.

Syn|drom|wechsel (Syndrom*): (engl.) *syndrome shift*; syn. Syndromwandel; Übergang von einer Erkrankung in eine andere; z. B. Übergang von einer somatischen Krankheit in eine psychische Störung od. umgekehrt, von einer psychischen od. psychosomatischen in eine andere psychische od. psychosomatische Störung bzw. Krankheit.

Syn|kope (gr. συγκοπή plötzlicher Kräfteverlust) *f*: (engl.) *syncope*; sog. Ohnmacht; plötzl. eintretende kurzzeitige Bewusstlosigkeit* (Sekunden bis Minuten) mit spontaner Erholung; evtl. mit Prodromi, z. B. Übelkeit u. Schweißausbruch; **Urs.:** kardial (z. B. Herzrhythmusstörung), reflektorisch (vegetatives Nervensystem), bei orthostatischer u. konstitutioneller Hypotonie, zerebrovaskulär: z. B. TIA (s. Schlaganfall), arterio-arterielle Mikroembolie, arterielle Stenosen u. Aneurysmen; **DD:** metabol. od. toxische Bewusstseinsstörung, Schock, dissoziativer Anfall, drop attack, Bewusstseinsstörung i. R. von Epilepsie, Narkolepsie od. Eklampsie. Vgl. Kollaps.

Syn|thymie (Syn-*; gr. θυμός Gemüt) *f*: **1.** (engl.) *synthymia*; Ausgeglichenheit der Stimmung*; **2.** einer Grundstimmung entsprechende Tönung eines Affekts*; **3.** ein der affektiven Grundstimmung entsprechender Wahninhalt (synthymer Wahn: s. Stimmungskongruenz). Vgl. Parathymie.

Syphilis *f*: (engl.) *syphilis*; syn. Lues (venerea); veraltet Schaudinn-Krankheit; durch Treponema pallidum hervorgerufene u. i. d. R. beim Geschlechtsverkehr (nur ausnahmsweise indirekt) übertragene meldepflichtige Geschlechtskrankheit; **Formen: I. Syphilis acquisita** (erworbene Syphilis): Einteilung in Früh- u. Spätsyphilis; typ. Symptome der unbehandelten Syphilis (inf. antibiotischer Vorbehandlung) selten vorhanden; **1. Frühsyphilis: a) Primärstadium:** schon wenige Stunden nach Infektion Erreger im Blut; nach Inkubation von ca. 3 Wochen an der Eintrittstelle Entwicklung des typischerweise etwa münzengroßen, derb indurierten (harter Schanker), meist schmerzlosen Primärulkus mit nichtunterminiertem Rand (syphilit. Primäraffekt, Abk. PA) aus einer schnell zerfallenden Papel; Ulzeration nicht obligat; DD: Trauma, Herpes genitalis, Aphthen, Ulcus molle, Lichen ruber, Karzinom; ca. 6 Wochen nach Infektion regionale Lymphadenopathie; **b) Sekundärstadium:** ab 8.–12. Woche nach Infektion Abheilung des PA; einsetzende Bakteriämie, Allgemeinsymptome u. vielfältige Haut- u. Schleimhautsymptome; spez. Formen: **Syphilis latens** (seropositiva): ca. 2 Jahre nach Infektion i. d. R. folgenloses Abklingen aller klin. Erscheinungen (Syphilis nur noch serologisch nachweisbar); Rückfall möglich (meist spärl. Hauterscheinungen, dabei aber große Einzelherde, Ringformen u. a.); nur bei einem Teil der Patienten Auftreten von Syphilis latens (ca. 30 %) u. Spätmanifestationen; **Syphilis decapitata** (syn. Syphilis d'emblée): z. B. durch Bluttransfusion übertragene Syphilis ohne PA; **2. Spätsyphilis:** per Definition nach ca. 1 Jahr bestehender Syphilis; bei ca. 25 % der Patienten rezidivierende Sympt. des Sekundärstadiums u. Meningoencephalitis syphilitica; **Tertiärstadium:** 12 Monate bis 10 Jahre nach Infektion; histol. nachweisbar durch spezif. Granulome mit Lymphozytenwällen, Epitheloidzellsäumen u. zentraler Nekrose; Effloreszenzen der Haut; im Vordergrund steht die Erkr. des ZNS: Tabes dorsalis (syphilit. Befall des Rückenmarks) mit Ataxie*, Areflexie*, Parästhesien*, Störungen der Harnblasen- u. Darmreflexe; Untergang grauer Substanz im Telencephalon führt zu progressiver Paralyse*; bei Beeinträchtigung der Hirngefäße zerebrale Ischämien (meningovaskuläre Neurosyphilis*); bei ca. 10 % der unbehandelten Patienten kardiovaskuläre Syphilis mit Aortitis (ggf. Aneurysma dissecans, meist der Aorta ascendens). **II. Syphilis connata** (angeborene Syphilis): intrauterin ab dem 5. Schwangerschaftsmonat erworbene, d. h. diaplazentar auf den Fetus durch die erkrankte od. unzureichend behandelte Mutter übertragene Syphilis (Fetopathia syphilitica); bei ausbleibender Therapie in 30–40 % der Fälle Abort, Totgeburt, Tod kurz nach Geburt od. Frühgeburt; Sympt. der Säuglingssyphilis: ca. 50–70 % der Säuglinge bei Geburt unauffällig; Einsetzen der Sympt. in den ersten 4–5 Lebensmonaten mit Fieber, Effloreszenzen, Petechien, Ikterus, Hepatosplenomegalie, Rhinitis, Pseudoparalyse, Lymphknotenschwellung; bei ZNS-Befall Sympt. einer Meningitis*, Hydrozephalus*, Hirnnervenausfälle (s. Hirnnerven, Tab. dort) od. epileptische Anfälle; in Einzelfällen klin. Sympt. erst im Kleinkindesalter (Syphilis connata tarda) mit Hutchinson-Trias (Keratitis parenchymatosa, Innenohrschwerhörigkeit, Tonnenform der oberen Schneidezähne) u. Sattelnase. **Diagn.: 1.** mikroskop. Direktnachweis von Treponema pallidum im Reizserum des Primäraffekts bzw. im Lymphknotenpunktat mit Dunkelfelduntersuchung; **2.** serologisch; cave: falsch negative Resultate bei gleichzeitiger HIV-Infektion u. entsprechender Immunsuppression; falsch positive Ergebnisse (ca. 0,1–0,2 %) u. a. bei Autoimmunkrankheiten (Lupus* erythematodes, rheumatoide Arthritis*), Mononucleosis infectiosa, Leberzirrhose*, Diabetes* mellitus u. in der Schwangerschaft; **Ther.:** Antibiotikum der Wahl ist Penicillin.

System|ana|amnese (Anamnese*) *f*: (engl.) *systemic anamnesis*; s. Anamnese.

System, aufsteigendes retikuläres aktivierendes *n*: (engl.) *ascending reticular activation system*; s. ARAS.

System|bio|logie (Bio-*; -log*) *f*: (engl.) *system biology*; Anfang des 21. Jahrhunderts etablierte Forschungsrichtung, die Mechanismen u. Voraussagbarkeit komplexer biologischer Prozesse (Ergebnis dynamischer Interaktionen in u. zwischen Zellen, Organen sowie gesamten Organismen) untersucht; Kombination experimenteller biologischer Methoden mit Technologien aus Mathematik, Informatik, Physik u. Ingenieurwissenschaften; iterativer Zyklus aus Laborversuch u. Modellierung (translationale Forschung*); Anwendungsfelder: **1.** biomedizinische Forschung zur Rekonstruktion molekularer u. zellulärer Mechanismen von Regulation u. Kontrolle biologischer Vorgänge; **2.** Aufklärung verschiedener Lebensprozesse u. Krankheitsmechanismen, die aufgrund der hohen Komplexität ohne Zuhilfenahme automatisierter Suchstrategien u. mathematischer Modelle nicht mehr möglich ist. Anwendung von Methoden der Systembiologie auf die Gesamheit der Befunde aus GWAS zu einer spezifischen Krankheit kann zugrunde liegende molekulare u. zellbiologische Schaltkreise aufdecken.

System, extra|pyramidales *n*: (engl.) *extrapyramidal system*; Bez. für alle motorischen Kerngebiete in kortikalen u. subkortikalen Bereichen des ZNS mit den zugehörigen Leitungsbahnen, die nicht der Pyramidenbahn* angehören; anatomische Kerngebiete: Basalganglien*. **Funktion:** Regulierung des Muskeltonus, der unwillkürlichen u. Koordinationsbewegungen, der Körperhaltung, der Ausdrucks- u. Abwehrbewegungen, des Gleichgewichts; **klin. Bedeutung:** bei Erkrankungen des extrapyramidalen Systems treten extrapyramidale Symptome* auf.

System|im|manenz (lat. immanere bei etwas bleiben, anhaften) *f*: (engl.) *systemic immanence*; philosophische u. soziologische Bez. für die einem System innewohnenden bzw. die enthaltenen Eigenschaften; i. R. der kognitiven Verhaltenstherapie werden z. T. systemimmanente Vorgehensweisen angewendet (systemimmanente kognitive Therapie); dabei versetzen sich in der Gesprächsführung Therapeuten gezielt in die Erlebniswelt der Patienten, um den Rapport* zu stärken u. Reaktanz* zu vermindern, sie verwenden geleitetes Entdecken (s. Sokratischer Dialog) u. verzichten auf argumentative od. konfrontative Überzeugungsarbeit; Strategien sind z. B. Aufzeigen von sog. kognitiven Fallen, Funktionsanalyse durch Aufzeigen der sog. Dilemmata des Problemverhaltens u. Verhaltensexperimente. **Einteilung** in 4 therapeutische **Strategien: 1.** Kompatibilität*: Therapeut argumentiert durch Aufgreifen der Werte u. Denkweisen des Patienten; **2.** Nicht*-Falsifizierbarkeit: Veränderungsmodell basiert auf Wahrscheinlichkeiten, nicht auf prognostischen Aussagen, die durch das Erleben des Patienten widerlegt werden könnten; **3.** Perspektivität*: Das gemeinsam erarbeitete Veränderungsmodell soll entpathologisieren, indem es Aspekte der Störung betont, die nachweislich der Veränderung (z. B. durch Reizkonfrontation) zugänglich sind; fördert positive Erwartungen an die Therapie beim Patienten; wenig veränderliche ätiologische Erklärungen wie z. B. ungünstige biographische Bedingungen werden nicht betont; **4.** Plausibilität*: ergibt sich aus 1. bis 3.; zusätzlich durch aktive Einbindung des

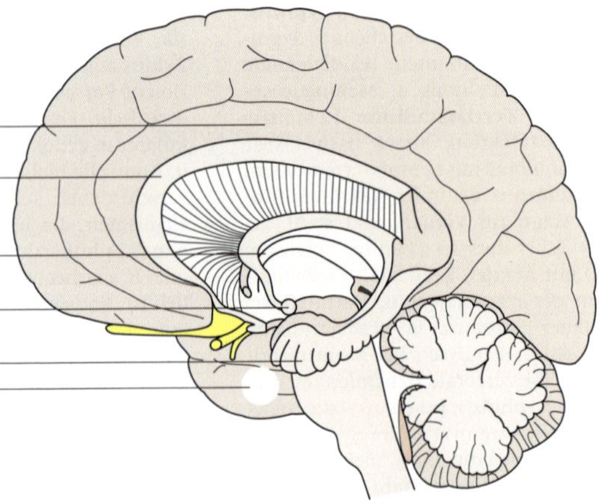

System, limbisches: anatomische Strukturen des limbischen Systems

Patienten in die Entwicklung des Veränderungsmodells u. das Sparsamkeitsprinzip, das der kognitiven Ökonomie dient, z. B. durch Verwendung von Erklärungen, die nur eine Hauptursache enthalten. **Hinweis:** Systemimmanente Verfahren sind empirisch bisher nicht gezielt validiert; sie berufen sich auf Prozesse u. Strategien, von denen angenommen wird, dass sie für erfahrene Psychotherapeuten typisch seien. Vgl. Therapie, kognitive; Vorbereitung, kognitive.

System, limbisches *n*: (engl.) *limbic system*; phylogenetisch altes funktionelles System des ZNS (Broca, 1878); umfasst kortikale (u. a. Hippocampus, Indusium griseum, Gyrus parahippocampalis u. Gyrus cinguli, Amygdala, septale Kerne) u. dienzephale Anteile (u. a. Mammillarkörper, Nucleus habenularis, Nuclei anteriores thalami), Hirnstammanteile u. die verbindenen Bahnsysteme (u. a. Fornix); empfängt Erregungen u. a. vom Thalamus*, von der Formatio reticularis, vom olfaktorischen System u. von der Großhirnrinde, die efferenten Bahnen bilden größtenteils Rückmeldekreise mit den zuführenden Fasern (s. Abb.). **Funktion:** Das limbische System ist die dem Hypothalamus* direkt übergeordnete Zentrale des endokrinen u. vegetativ-nervösen Regulationssystems (sog. visceral brain). Vom limbischen System können, zusammen mit anderen Gehirnbereichen, angeborene Trieb- u. Instinkthandlungen ausgelöst u. beeinflusst werden. Das gesamte limbische System ist wesentlich für die affektive Tönung des Gesamtverhaltens, für emotionale Reaktionen (Wut, Furcht, Zuneigung) u. spielt wahrscheinlich auch eine Rolle für die Gedächtnis- u. Lernfunktion des Gehirns*.

T

T₃: Abk. für **T**riiodthyronin; s. Schilddrüsenhormone.

T₄: Abk. für **T**hyroxin; s. Schilddrüsenhormone.

TA: Abk. für **T**ransaktions**a**nalyse*.

Tabak|abhängigkeit: Nicotinabhängigkeit*.

Tabu *n*: (engl.) *taboo*; allgemeingültige, kulturell oft sehr unterschiedliche Verbote von hoher moralischer Verbindlichkeit für umschriebene Verhaltensweisen u. Einstellungen, über die (im Gegensatz zu anderen Verboten) nicht diskutiert werden darf; **Tabuisierung** stellt eine negative Handlungsanweisung dar, ein Brechen des Tabus zieht gesellschaftliche Sanktionen u. häufig individuelle Scham* u. Schuldgefühl* nach sich. Das Tabu kann nur in bestimmten Situationen, z. B. im theoretischen, soziologischen Diskurs od. auch in der abgeschirmten Situation der Psychotherapie, gebrochen werden. Themenbereiche mit multiplen Tabus: Religion, Sexualität, Suizid u. Tod. Auch das Zugeben psychischer Probleme ist in vielen Bereichen unserer Gesellschaft heute noch nicht vollständig von der früher bestehenden durchgängigen Tabuisierung befreit. Der Psychotherapeut sollte in der Lage sein, Tabuthemen möglichst wertungsfrei mit dem Patienten besprechen zu können, um in einer Atmosphäre der Akzeptanz u. Entspannung mit dem Patienten an seinen Themen arbeiten zu können.

Tachy-: Wortteil mit der Bedeutung schnell, plötzlich; von gr. ταχύς.

Tachy|kardie (Tachy-*; Kard-*) *f*: (engl.) *tachycardia*; tachykarde Herzrhythmusstörung* mit einem Anstieg der Herzfrequenz auf über 100/min; **Einteilung: I.** nach **Entstehungsort; 1. supraventrikulär:** Erregungsbildungszentrum in atrialem Myokard od. Erregungsleitungssystem oberhalb der His-Bündel-Bifurkation; Herzfrequenz meist 130–220/min; EKG-Veränderungen betreffen v. a. P-Welle u. PQ-Zeit. Supraventrikuläre Tachykardie (Abk. SVT): **a)** Sinustachykardie; **b)** Vorhoftachykardie; **c)** Vorhofflattern; **d)** Vorhofflimmern (mit tachykarder Überleitung); **e)** atrioventrikuläre (Abk. AV) Knotentachykardie; **f)** AV-Reentry-Tachykardie (WPW-Syndrom); **g)** tachykarder AV-Rhythmus; **2. ventrikulär:** Erregungsbildungszentrum in ventrikulärem Myokard od. subjunktionalem Erregungsleitungssystem; EKG-Veränderungen betreffen v. a. den QRS-Komplex. **a)** Kammertachykardie (Abk. VT für ventrikuläre Tachykardie i. e. S.); **b)** Kammerflattern; **c)** Kammerflimmern; **d)** akzelerierter idioventrikulärer Rhythmus; **3.** Extrasystolen; **II. klinisch:** paroxysmale Tachykardien, chron.-persistierende (anhaltende; meist Vorhofflimmern) Tachykardie; warming up, cooling down; **Sympt.:** unterschiedl. je nach Form der Tachykardie, Herzfrequenz u. Vorerkrankung (z. B. evtl. Auslösen einer Angina pectoris); asymptomat. od. Palpitation, bei hämodynam. Wirksamkeit Schwindel, Dyspnoe, Schwäche, Synkope, kardiogener Schock bis Herz-Kreislauf-Stillstand. Vgl. EKG.

Tachy|phasie (Tachy-*; gr. φάσις Sprechen) *f*: (engl.) *tachyphasia*; Bez. für schnelles Reden; **Vork.:** bei formalen Denkstörungen*, z. B. im Rahmen von Schizophrenie* od. manischen Phasen bipolarer affektiver Störungen*, aber auch bei Parkinson-bedingter Dysarthrie* u. hirnorganischen Syndromen.

Tachy|phemie (Tachy-*; gr. βλασπηµεῖν) *f*: (engl.) *tachyphemia*; s. Stottern.

Tachy|phylaxie (gr. φύλαξις Bewachen, Beobachtung) *f*: (engl.) *tachyphylaxis*; (pharmak.) rasch einsetzende Wirkungsminderung eines Arzneimittels i. S. einer Toleranz bei mehrfacher Applikation in kurzen Zeitabständen.

Tacrin (INN) *n*: (engl.) *tacrine*; nicht mehr im Handel befindlicher reversibler Cholinesterase*-Hemmer mit hepatotoxischer Wirkung; frühere Ind.: Alzheimer*-Krankheit.

Tadalafil (INN) *n*: (engl.) *tadalafil*; s. Phosphodiesterase-Hemmer.

Täter|persönlichkeit: (engl.) *profiling*; Tätertypologie, sog. Täterprofil; durch Kriminologen, Soziologen u. Psychologen erarbeitete Vorstellung von der Persönlichkeit des Straftäters; dabei werden aus kriminellen Verhaltensweisen Rückschlüsse auf die Persönlichkeit* gezogen. Die Bedeutung für die Aufklärung von Straftaten ist nicht hinreichend validiert.

Tätigkeits|drang: (engl.) *compulsory activity*; erhöhtes u. gerichtetes Antriebspotential, das zu vermehrter Aktivität u. reduziertem Ruhe- u. Erholungsbedürfnis führt; **Vork.:** v. a. bei Hypomanie* u. Manie*, auch bei ADHS*, Anorexia u. Bulimia nervosa sowie als situativ bedingtes Verhaltensmerkmal ohne krankheitsrelevante Bedeutung. Vgl. Antriebssteigerung.

Tätigkeits|kon|zept (lat. concipere, conceptus aufnehmen) *n*: (engl.) *action concept*; s. Spielhandlung, intentionale.

Täuschung, optische: (engl.) *optic illusion*; visuelle Täuschung*.

Täuschungs|handlung: **1.** (engl.) *act of deception*; absichtliches Verhalten, das (ggf. zum eigenen Vorteil) darauf ausgerichtet ist, bei Anderen die Wahrnehmung falscher Sachverhalte zu induzieren; z. B. Vortäuschung von Symptomen; s. Täuschungsphänomene, klinische; **Vork.:** bei artifizieller Störung*, Münchhausen*-Syndrom; **Hinweis:** abzugrenzen von Rentenbegehren*, somatoformer Störung*; **2.** strafrechtlich relevante intellektuelle Einwirkung auf das Vorstellungsbild eines Anderen durch ausdrückliche od. schlüssige Behauptung unwahrer Tatsachen od. als Unterlassungstat durch garantenpflichtwidrige Nichtbeseitigung eines Irrtums; **3.** proteanes Verhalten; biol. Täuschungsverhalten, das darauf abzielt, einen Feind von seiner Beute abzulenken; z. B. Vögel, die Raubtiere von Nistplatz weglocken, indem sie sich flügellahm stellen.

Täuschungs|phänomene, klinische (gr. φαίνεσθαι sich zeigen, erscheinen) *n pl*: (engl.) *clinical deception phenomenon*; bewusste od. unbewusste irreführende Darstellung klinischer Symptome; **Formen:** **1.** Motivation* u. Symptombildung unbewusst: somatoforme Störung* i. w. S. bzw. dissoziative Störung*; **2.** Motivation u. Symptombildung bewusst: Simulation*, Exaggeration*; **3.** Motivation unbewusst, Symptombildung bewusst: artifizielle Störung*; **Abgrenzung:** Im Gegensatz zur Exaggeration sind die Beschwerden bei der Simulation nicht organisch begründet; hier kann z. B. ein Nachweis der erhaltenen Bewegungs- od. Wahrnehmungsfähigkeit in unerwarteten Kontexten od. die Feststellung höherer kognitiver Leistungsfähigkeit in speziellen Tests erfolgen. Derartige Prüfungen beweisen zwar, dass die Störung od. Einschränkung nicht organisch begründet ist, nicht jedoch, dass eine Simulation vorliegt. Abzugrenzen sind spezifische psychische Störungen, bei denen die Beschwerden erlebt werden, während sie bei der Simulation nur präsentiert werden. Vorgetäuschte Beschwerden i. S. einer artifiziellen Störung lassen sich von Simulation durch das Motiv abgrenzen: Bei artifiziellen Störungen geht es um die mit der Vortäuschung erzielte Aufmerksamkeit, bei Simulation um den damit erreichten Nutzen, z. B. den Erhalt einer Sozialleistung. Einen psychometrischen Test (Psychometrie*), der bei isolierter Auswertung Simulation beweisen kann, gibt es nicht. Zuverlässig lässt sich Simulation nur annehmen, wenn der Proband im Nachhinein die Täuschung offenbart od. wenn Beobachtungen unmissverständlich den Schluss erlauben, dass eine Störung vollständig vorgetäuscht war (z. B. völlige Abwesenheit einer zuvor stark behindernden Lähmung in einer scheinbar unbeobachteten Situation kurze Zeit später). In allen anderen Fällen kann Simulation nur mehr od. weniger begründet vermutet werden (nur unter Würdigung des Gesamtbilds, z. B. ausgeprägte Inkonsistenzen in der Beschwerdeschilderung u. -ausprägung).

Täuschung, visuelle: (engl.) *visual illusion*; syn. optische Täuschung; Form der Wahrnehmungstäuschung* mit Abweichung zwischen den physikalischen Eigenschaften eines visuellen Reizes u. der subjektiven Wahrnehmung*, insbes. hinsichtlich Größe, Farbe, Form, Richtung od. Lage im Raum; beruht häufig auf einer fehlangewandten Korrektur durch das visuelle System (erfahrungsbasierte Korrektur des visuellen Perzepts i. R. von Top*-down-Verarbeitung), welches auf z. T. erfahrungsbasierte Algorhythmen (z. B. Farb- od. Größenkonstanzmechanismus) zurückgreift; z. B. Müller*-Lyer-Täuschung, Craik*-Cornsweet-Illusion, Ponzo*-Illusion, Ebbinghaus*-Täuschung, Herman*-Hering-Gitter.

Tage|buch|methode *f*: (engl.) *diary method*; Tagebuchverfahren*.

Tage|buch|verfahren: (engl.) *diary method*; syn. Tagebuchmethode; Methode der systemat. Datengewinnung durch zeitgeber- od. ereignisbezogene Selbstaufzeichnungen spezifische Symptome sowie Erlebens- u. Verhaltensmuster (z. B. Körperreaktionen, Aktivitäten, Gedanken, Gefühle) im Tagebuch; **Ziel:** Schulung der Selbstbeobachtung u. -kontrolle, diagnostische Informationsgewinnung über die Symptomatik (z. B. Identifikation von Symptomauslösern u. -verstärkern) sowie zur Prozess- u. Verlaufsevaluation; **Anw.:** insbesondere i. R. der Verhaltenstherapie, klinischen Psychologie u. versch. Forschungsbereichen (z. B. Entwicklungspsychologie, qualitative Sozialforschung, empirische Pädagogik); **Formen:** Tagebuchverfahren werden meist quantitativ, seltener auch qualitativ eingesetzt; quantitative Tagebuchverfahren, in denen der Proband sein Erleben u. Verhalten anhand standardisierter Kategorien (z. B. Angaben zu Symptomfrequenz, -dauer, -intensität, Begleitsymptomen, Beeinträchtigungen, Stimmung) protokolliert, liegen für verschiedene klinische Bereiche vor, z. B. Schmerzen, Stimmung/Befindlichkeit, Aktivitäten, Essverhalten, Alkoholabhängigkeit, Schlaf, Stress/Coping. Vgl. Aktivitätstagebuch; Angsttagebuch; Schlaftagebuch; s. Schmerztagebuch.

Tages|klinik, psych|iatrische: (engl.) *psychiatric day hospital*; teilstationäre Behandlungseinrichtung, die als Teil eines psychiatrischen Krankenhauses od. einer psychiatrischen Abteilung od. organisatorisch eigenständig psychiatrisch-psychotherapeutische Hilfen i. R. der Krankenversorgung des SGB V (bzw. der Privaten Krankenversicherung) anbietet; i. d. R. ärztlich geleitetes multiprofessionelles Behandlungsteam u. Finanzierung durch

Krankenkassen. Die Patienten befinden sich tagsüber in der Klinik, wo sie medizinisch u. therapeutisch behandelt werden, u. kehren abends in ihr häusliches Umfeld zurück, wo sie die Nacht verbringen. Tagesklinische Therapie kann häufig stationäre Behandlung ersetzen. Psychiatrische Tageskliniken arbeiten notwendigerweise wohnortnah, bezüglich ihrer Organisation u. Konzeption existiert eine große Vielfalt; das Spektrum reicht von sozialpsychiatrischen Tageskliniken mit einem Schwerpunkt in der Behandlung chronisch psychotisch erkrankter Menschen über suchtmedizinische u. gerontopsychiatrische Tageskliniken bis hin zu rein psychotherapeutischen Tageskliniken. Vgl. Nachtklinik, psychiatrische.

Tages|müdigkeit: (engl.) *daytime tiredness*; vermehrte Müdigkeit* am Tag, die im Gegensatz zur Tagesschläfrigkeit* willentlich überwunden werden kann; erst in Ruhesituationen schlafen Patienten ein. **Vork.:** bei Verkürzung der Nachtschlafperioden; v. a. bei schlafassoziierten Atmungsstörungen (z. B. zentralem u. obstruktivem Schlafapnoesyndrom*), Narkolepsie* u. (v. a. atypischer) Depression*, auch aufgrund somatischer Urs. (z. B. Anämie); iatrogen bei sedierend wirkenden Arzneimitteln; **Diagn.:** mittlere Schlaflatenzen <5 Minuten im MSLT*.

Tages|protokoll *n*: (engl.) *behavioral record*; Dokumentation von situationsabhängiger Variation in Häufigkeit u. Intensität von Verhaltensauffälligkeiten* zum Training der Selbstwahrnehmung* u. Darstellung von Verhaltensänderungen* im Therapieverlauf als Bestandteil der Therapieplanung*; z. B. in Form eines Symptomtagebuchs (z. B. im Sieben-Tagesplan Eintrag von Auftrittszeitpunkt, Intensität durch Skala von 1–10, ggf. Stichwort zu Auslöser u. Folgen); **Anw.:** i. R. der kognitiven Verhaltenstherapie*. Vgl. Mehrspaltentechnik.

Tages|schläfrigkeit: (engl.) *daytime sleepiness*; verstärkte Einschlafneigung u. Auftreten von Schlaf am Tag, i. d. R. nicht willentlich steuerbar; **Formen: 1.** plötzlich auftretende Schlafepisoden, z. B. imparative Schlafattacken* bei Narkolepsie*; **2.** Dauerschläfrigkeit, z. B. bei unbehandeltem obstruktivem Schlafapnoesyndrom* od. idiopathischer Hypersomnie*. Vgl. Tagesmüdigkeit.

Tages|stätte: (engl.) *day centre*; teilstationäre Einrichtungen für seelisch behinderte u. psychisch kranke Menschen, die in Deutschland Leistungen der Eingliederungshilfe* erbringen; die tagesstrukturierenden, sozialpädagogischen u. ergotherapeutischen Angebote haben die soziale Teilhabe zum Ziel.

Tag|traum: (engl.) *revery*; s. Wachtraum.

Tag|traum|technik *f*: (engl.) *revery technique*; s. Psychotherapie, katathym-imaginative.

TAI: Abk. für **T**rierer* **A**lkoholismus**i**nventar.

Taijin Kyofusho (sprich Taidschin Kyoofuschoo): (engl.) *taijin kyofusho*; v. a. in Japan u. Korea auftretendes kulturgebundenes Syndrom mit der zentralen Befürchtung, andere Personen in Verlegenheit zu bringen, zu beleidigen od. zu verletzen; in der westlichen Kultur als soziale Phobie*, z. T. auch als Dysmorphophobie* klassifiziert (im Gegensatz zur westlichen sozialen Phobie wird jedoch nicht gefürchtet, selbst in Peinlichkeit zu geraten od. von Anderen negativ bewertet zu werden). In Japan werden als Unterformen die Furcht vor dem Erröten od. vor Augenkontakt sowie vor einem entstellten Körper od. eigenem schlechtem Körpergeruch unterschieden. **Hinweis: 1.** Das in der westlichen Kultur kaum verbreitete Taijin Kyōfushō ist in ICD-10 u. DSM-IV nicht als eigenständige Störung definiert, was jedoch umstritten ist, da das Symptom gelegentlich auch bei westlichen Patienten auftritt. **2.** Epidemiologische Studien in Ostasien od. kulturvergleichende Studien fehlen.

Tai-Ji-Quan *n*: Schattenboxen; alte chinesische Leibesubung; ursprünglich in der Kampfkunst (chinesisch Wu-Shu) verwurzelte höchste Form (Tai-Ji: oberster Firstbalken; Quan: Faust) der Beherrschung der Prinzipien der antiken Naturphilosophie (v. a. Ausgleich von Yin u. Yang) in der Selbstverteidigung; später auch in vereinfachter Form als Gesundheitsübung praktiziert. **Klin. Bedeutung: 1.** Anw. bei allen psychischen Störungen zur Verbesserung des Wohlbefindens, v. a. bei stationärer Behandlung (Wirksamkeitsnachweis mit randomisierten kontrollierten Studien fehlt bisher); **2.** günstiger Effekt von altersadaptierten Übungsprogrammen auf die Verzögerung des Abfalls gesundheitsbezogener Lebensqualität im Alter bei Heimbewohnern (kontrollierte Studien).

Takayasu-Arteriitis (Mikito T., japanischer Arzt, 1860–1939; gr. ἀρτηρία Schlagader; -itis*) *f*: (engl.) *Takayasu's arteritis*; granulomatöse Vaskulitis* mit Befall der Aorta u. ihrer abzweigenden Arterienstämme; **Vork.:** v. a. bei Frauen vor dem 40. Lebensjahr (m : w = 1 : 9); **Urs.:** Autoimmunprozess unklarer Genese mit zellulären Infiltraten in der Aortenwand; **Klin.:** Beteiligung der Arm- u./od. Beinarterien führt zu reduzierter Kraft, Belastungs- u. Ruheschmerz (Claudicatio); abgeschwächte od. fehlende periphere Pulse, Blutdruckdifferenz zwischen beiden Armen, Stenosegeräusche, zerebral ischämische Symptome (z. B. Kopfschmerz*, Schwindel*, Sehstörung*), unspezif. Symptome (Fieber, Nachtschweiß, verminderte Leistungsfähigkeit); **Kompl.:** Schlaganfall*, Herzinfarkt*, Nierenarterienstenose mit Hypertonie, Nierenversagen, Retinopathie, Blutung bei Gefäßruptur.

taktil (lat. tactus Berührung): (engl.) *tactile*; das Tasten, die Berührung, den Tastsinn* betreffend.

T4 Aktion (lat. actio Handlung; T4: Ort der Planung: Berlin, Tiergartenstraße 4) *f*: s. Aktion T4.

Tamsulosin (INN) *n*: (engl.) *tamsulosine*; alpha-1-selektiver Alpha*-Rezeptoren-Blocker; **Wirkung:** v. a. Relaxation der glatten Muskulatur von Harnblasenhals, Harnröhre u. Prostata durch hohe Alpha-1A-Rezeptor-Selektivität; **Ind.:** funktionelle

Sympt. (Harndrang, Harnblasenentleerungsstörung) bei benignem Prostatasyndrom (Mittel der 1. Wahl); **Kontraind.:** orthostatische Dysregulation, schwere Leberinsuffizienz; **UAW:** u. a. Schwindel, retrograde Ejakulation, Hypotonie; **Hinweis:** Vorliegen positiver Berichte zu Wirksamkeit bei Ejaculatio praecox (Off-Label-Use).

Tanner-Stadien *n pl*: (engl.) *Tanner's stages*; Stadieneinteilung der Brustentwicklung u. Schambehaarung des heranwachsenden Mädchens (s. Tab.). Vgl. Pubarche; Thelarche.

Tanner-Stadien
Stadien der Brustentwicklung und der Pubesbehaarung

Brustentwicklung	
B1	keine palpable Drüse
B2	Brustknospe; Warzenhof vergrößert, Drüse im Bereich des Warzenhofs vorgewölbt
B3	Drüse größer als Warzenhof
B4	Knospenbrust; Drüse im Warzenbereich hebt sich gesondert von der übrigen Drüse ab
B5	reife Brust; Zurückweichen der Warzenhofvorwölbung in die allgemeine Brustkontur (wird nicht immer erreicht)
Pubesbehaarung	
P1	keine Behaarung
P2	wenige Schamhaare an Labia majora
P3	kräftigere Behaarung von umschriebener Ausdehnung
P4	kräftige Haare wie beim Erwachsenen
P5	ausgedehnte kräftige Behaarung, nach oben horizontal begrenzt, seitlich auf Oberschenkel übergreifend
P6	dreieckige Ausweitung gegen den Nabel

Tanz|therapie *f*: (engl.) *dance therapy*; Form der Kreativ-* od. Gestaltungstherapie*, die neben der heilenden Wirkung von Musik (s. Musiktherapie) die Bewegung als Mittel des künstlerischen Ausdrucks für Diagnostik u. Therapie nutzt; auch als Tanz- u. Bewegungstherapie (engl. dance movement therapy, Abk. DMT; ressourcenorientierter Ansatz der Gestaltungstherapie u. Körperpsychotherapie, der Bewegung u. Ausdruck für Diagnostik, Interventionsplanung u. Therapie nutzt mit dem Ziel der Integration der psychischen, physischen, kommunikativen und kognitiven Prozesse); an tiefenpsychol., gestalt- u. körpertherapeutische Vorstellungen angelehnt wird angenommen, dass durch die tanztherapeutische Arbeit Körper- u. Emotionswahrnehmung geschult u. psychische Prozesse angestoßen werden, die den Zugang zu impliziten Anteilen, Katharsis u. eine Integration unterschiedlicher Anteile der Person vor einem angstfreien Hintergrund ermöglichen. In die Diagnostik werden neben koordinativen Fähigkeiten u. emotionalem Gehalt der Darstellungen (z. B. Bewegunsanalyse Skalen und Test, Abk. BAST) dynamische Aspekte des Ausdrucks u. seiner Kontrolle, Bewegungsrepertoire (z. B. Laban Movement Analysis, Abk. LMA), entwicklungspsychologische Aspekte, Aspekte der Persönlichkeitsreife u. psychopathologische Aspekte auf nonverbaler Ebene einbezogen (z. B. Kestenberg Movement Profile, Abk. KMP). **Meth.:** Spiegelungstechniken (Chace-Kreis; Führen u. Folgen; Herausarbeiten von Gruppenthemen durch Aufgreifen von Bewegungsqualitäten), Improvisation, Gestaltung, verbale Aufarbeitung; angeboten von sozialen, pädagogischen, tänzerischen u. therapeutischen Berufen; **Ind.:** u. a. Rehabilitation u. Therapie von Patienten mit Schizophrenie*, unipolarer Depression*, Demenz*, posttraumatischer Belastungsstörung*, sozialer Phobie*, Autismus, Essstörungen*; in der Onkologie u. Forensik; **Wirksamkeit:** Metaanalyse auf Basis einfacher Vorher-Nachher-Vergleiche mit hohen Effektstärken (z. B. Ritter u. Low, 1996); für Schizophrenie nach Cochrane-Analyse ungenügende Evidenz (randomisierte kontrollierte Studien fehlen). **Hinweis:** V. a. bei älteren Menschen stellt Tanzen in prospektiven Beobachtungsstudien einen protektiven Faktor gegen Demenz dar.

TAP: Abk. für (engl.) ***T****est for* ***A****ttentional* ***P****erformance*; s. Aufmerksamkeits-Testbatterie.

Tapentad<u>o</u>l *n*: (engl.) *tapentadol*; potentes Analgetikum* (Opioid*) zur p. o. Anw.; **Wirkungsmechanismus:** dual; **1.** Agonismus an My-Rezeptor (s. Opioid-Rezeptoren) mit 50-fach geringerer Affinität als Morphin*; **2.** Hemmung der Wiederaufnahme von Noradrenalin*; **Ind.:** starke chronische Schmerzen, die Opioide zur Schmerztherapie erfordern; **Kontraind.:** u. a. Überempfindlichkeit gegen Tapentadol; Atemdepression; paralytischer Ileus; Alkoholintoxikation.

TAR-DNA-binding-protein 43: s. TDP-43.

TAS: Abk. für **T**oronto*-**A**lexithymie-**S**kala.

Tast|blindheit: (engl.) *tactile agnosia*; Tastlähmung, taktile Agnosie; s. Agnosie.

Tast|halluzination (Halluzination*) *f*: (engl.) *tactile hallucination*; s. Halluzination, zönästhetische.

Tast|sinn: (engl.) *tactile sense*; durch Mechanosensoren* vermittelte Fähigkeit der Haut zur Wahrnehmung von Berührungen; vgl. Sensibilität.

TAT: Abk. für **T**hematischer* **A**pperzeptions**t**est.

Taubheit: **1.** (engl.) *deafness*; (neurol.) Sensibilitätsstörung* i. S. einer Hyp- od. Anästhesie; **2.** Kophosis, Surditas, Anakusis; (otologisch) fehlendes Hörvermögen (absolute Taubheit) od. Sprachverständnis bei Wahrnehmung einzelner Töne od. Geräusche (praktische Taubheit); **Urs.:** Ausfall der Sinneszellen im Corti-Organ der Schnecke od. Teilen der aufsteigenden Hörbahn; **Einteilung: A.** nach Ätiol.: **I. erworbene** Taubheit: **a)** pränatal (z. B.

durch Infektion der Mutter mit Röteln*, Arzneimittel mit Ototoxizität, Syphilis* connata, Toxoplasmose*); **b)** perinatal (z. B. durch Hypoxie, mechan. Geburtsschaden, Kernikterus); **c)** postnatal (z. B. durch Meningitis, in das Innenohr übergehende Infektion, Masern, Parotitis epidemica); **d)** bei Erwachsenen durch unsachgemäßen Gebrauch von Aminoglykosid-Antibiotika, Diuretika (Furosemid), Zytostatika (Bleomycin, Cisplatin), Schädelbasisfraktur od. vaskulären Schaden; **II. erbliche** Taubheit: sporadisch bei der Geburt od. dominant bei progredienter Schwerhörigkeit (Manifestation nach dem Kindesalter; häufig in Kombination mit anderen Fehlbildungen); **B.** nach Manifestationszeitpunkt: **I. prälinguale** Taubheit: vor der Sprachentwicklung*; **II. perilinguale** Taubheit: zur Zeit der Sprachentwicklung, jedoch vor dem 7. Lebensjahr; **III. postlinguale** Taubheit: Sprache voll ausgebildet, durch Schriftsprache fixiert; **Ther.:** Hörgerät, Cochlear Implant. Vgl. Presbyakusis; Dysakusis; Schwerhörigkeit; Taubheit, kortikale.

Taubheit, kortikale: (engl.) *cortical deafness*; Form der akustischen Agnosie* inf. beidseitiger Läsion des auditiven Kortex bzw. im Verlauf der Hörstrahlung; vgl. Taubheit.

Taubheits|gefühl: (engl.) *numbness sensation*; Sensibilitätsstörung* (Parästhesie) mit Gefühllosigkeit, häufig in Kombination mit Kribbeln, Pelzigkeit u. sog. Ameisenlaufen; **Urs.:** z. B. Polyneuropathie*, Nervenkompressionen, Durchblutungsstörungen, Schlaganfall*, Muskelverspannungen, Bandscheibenvorfall.

Taub-Training (Edward T., Psychologe, Birmingham, USA) *n*: (engl.) *Taub's training*; s. CI-Therapie.

Tau-Protein *n*: (engl.) *tau protein*; niedermolekulares Mikrotubulus-assoziiertes Protein (Abk. MAPT) zur Stabilisierung des Zytoskeletts mit 6 physiologischen Isoformen; **klin. Bedeutung:** Vorliegen in hyperphosphorylierter Form (d. h. Phosphor-Atome binden an verschiedenen spezifischen Bindungsstellen dieses Proteins, sog. Phospho-Tau) bei spezifischen neurodegenerativen Erkrankungen; sekundär Aggregation im Zytoplasma der Nervenzellen als Neurofibrillen* (bei Alzheimer*-Krankheit; Hyperphosphorylierung des Tau-Proteins sekundär i. R. der Amyloidkaskade*) od. als Einschlusskörperchen (z. B. bei frontotemporaler Demenz*, hier 30–40 % direkte Folge von Mutationen im Tau-Protein-(MAPT-)Gen, od. Pick*-Krankheit). Diese Aggregate beeinträchtigen die Informationsübertragung an Synapsen u. führen zum Zelltod; Folge: Atrophie.

Tay-Sachs-Syn|drom (Warren T., Ophthalmologe, London, 1843–1927; Bernard S., Neurologe, New York, 1858–1944) *n*: (engl.) *Tay-Sachs disease (Abk. TSD)*; s. Gangliosidosen.

Tbc: Abk. für Tuberkulose*.

TBGB: Abk. für **T**est**b**atterie* für **g**eistig **b**ehinderte Kinder.

TBS-TK: Abk. für **T**est**b**eurteilung**s**system des **T**est**k**uratoriums; s. Diagnostik- und Testkuratorium.

TCA: Abk. für **t**ri**c**yclische **A**ntidepressiva*.

TCF: Abk. für **T**ransk(**c**)riptions**f**aktoren*.

TCI: Abk. für (engl.) ***T**emperament* and **C**haracter **I**nventory.*

TCM: Abk. für **T**raditionelle **C**hinesische **M**edizin; weltweit gebräuchliche Bez. für die in der Volksrepublik China u. Taiwan seit den 50er Jahren des 20. Jahrhunderts praktizierte Form der chinesischen Heilkunst, die auf einem Gesundheits- u. Krankheitsverständnis beruht, in dem Wechselwirkungen zwischen Mensch u. Umwelt, Makro- u. Mikrokosmos sowie die Polarität zwischen Yin u. Yang eine zentrale Rolle spielen; **Wirksamkeit:** Vielzahl von randomisierten kontrollierten Studien bei körperlichen Erkrankungen; Analyse der bestehenden Cochrane Reviews (Wie et al., 2007): wegen geringer methodischer Qualität u. Heterogenität der Primärstudien aktuell keine eindeutigen Schlussfolgerungen möglich; für einzelne Patientengruppen (z. B. Patienten mit chronischen Schmerzen) vorläufige Hinweise für Wirksamkeit.

T-Daten: s. Faktorentheorie.

tDCS: Abk. für (engl.) ***t**ranscranial **d**irect-**c**urrent **s**timulation*; s. Gleichstromstimulation, transkranielle.

TDP-43: Abk. für (engl.) ***T**AR-**D**NA-binding-**p**rotein **43***; Protein, das in Nervenzellen zwischen Zytoplasma u. Zellkern zirkuliert u. an der Transkription der DNA (s. Genexpression) u. der Translation zur Proteinsynthese beteiligt ist; **klin. Bedeutung:** dysfunktionelles, an Ubiquitin od. Phosphor gebundenes od. verkürztes TDP-43 aggregiert u. bildet charakteristische Einschlusskörperchen im Zytoplasma von Nervenzellen bei frontotemporaler Demenz* (in Frontal- u. Temporalhirn, Hippocampus; s. FUS, Tau-Protein); Urs.: Mutationen im Progranulin- u. TDP-43-Gen; Nachweis: neuropathologisch durch spezifische immunhistochemische Färbemethoden post mortem.

Teacher Report Form: s. TRF.

Teasing-Methode (engl. to tease necken) *f*: (engl.) *teasing method*; therapeutische Intervention bei Erektionsstörungen* mit wiederholter Stimulation des Penis bis zur Erektion, anschließender Relaxation u. erneuter Stimulation; **Varianten:** Selbststimulation (s. Masturbationstraining), manuelle Stimulation durch die Partnerin, Teasing beim Koitus; **Ziel:** Wiedererlangen der Sicherheit, dass sich eine abgeklungene Erektion durch adäquate Stimulation wieder einstellen kann. Vgl. Sensate-focus-Übungen; Sexualpsychotherapie; Sexualtherapie.

Tegmentum mes|en|cephali (lat. tegmentum Decke) *n*: (engl.) *tegmentum of midbrain*; Mittelhirnhaube; mittlerer Teil des Mesencephalons*, im Querschnitt zwischen Substantia* nigra u. der Höhe des Aqueductus mesencephali; enthält u. a. Hirnnervenkerne (III, IV, z. T. V), Nucleus* ruber, Raphekerne*.

T

Tegmentum pontis (lat. tegmentum Decke) *n*: (engl.) *rhombencephalic tegmentum*; s. Pons.

Teil|habe: (engl.) *participation*; Partizipation*.

Teil|leistungs|störungen: (engl.) *minimal cerebral disorders*; umschriebene Entwicklungsstörungen*.

Tei|re|mission (Remission*) *f*: (engl.) *partial remission*; s. Remission.

Telefon|interview für den kognitiven Status (Status*) *n*: s. TICS.

Telefon|seelsorge: (engl.) *crisis line*; ehrenamtliche Hilfseinrichtung in christlicher Trägerschaft zur anonymen telefonischen Beratung von Menschen mit Sorgen, Nöten u. in Krisensituationen durch speziell ausgebildete Laien; i. R. der Beratung werden sowohl verschiedene Prinzipien der Krisenintervention* (u. a. Ventilation von Gefühlen, konkrete Hilfestellungen, Aktivierung von sozialen Netzwerken*, Überweisung an professionelle Dienste, Debriefing*) als auch gesprächspsychotherapeutische Ansätze (s. Gesprächspsychotherapie) angewendet. **Wirksamkeit:** Evidenzbasierte Wirksamkeitsnachweise liegen nicht vor u. sind methodisch auch kaum durchführbar. Zu vermuten sind Effekte, wie sie bei telefonisch abgehaltenen Psychotherapien auftreten (in einer Metaanalyse evaluiert mit hohen Effektstärken im Vorher-Nachher-Vergleich; Mohr et al., 2008). **Hinweis:** Zunehmend werden auch Angebote der Online*-Intervention (E-Mail od. Chat) genutzt.

Tel|en|cephalon (gr. τέλος Ende, Ziel; Enkephal-*) *n*: (engl.) *telencephalon*; syn. Cerebrum; Endhirn; größter u. am weitesten differenzierter Teil des Gehirns*Gehirns; **Anatomie:** besteht aus den beiden **Hemisphären** (Großhirn), deren Oberfläche von der Großhirnrinde* (Isocortex u. Allocortex) bedeckt u. durch Furchen (Sulci) u. Windungen (Gyri) geprägt u. vergrößert wird, die durch die Fissura longitudinalis cerebri getrennt werden u. jeweils aus dem Frontal*-, Parietal*-, Temporal*- u. Okzipitallappen* sowie der Insula (Inselrinde) u. dem Gyrus cinguli bestehen (s. Abb.). In der Tiefe (subkortikal) liegen die beiden Seitenventrikel (s. Hirnventrikel) sowie die **telenzephalen Kerne:** Amygdala*, Claustrum*, Nucleus* caudatus, Nucleus lentiformis (z. T. dienzephal), Corpus* striatum (Anteile der Basalganglien u. des limbischen Systems).

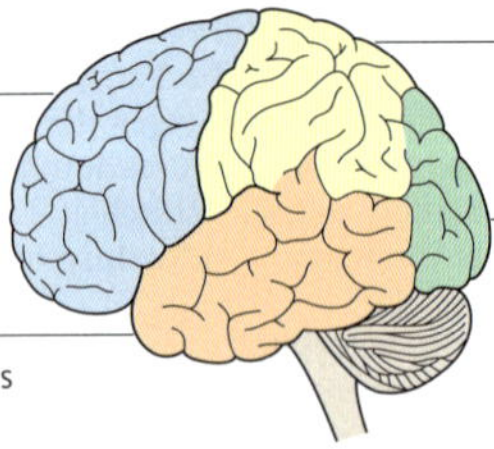

Telencephalon: Lappen (Lobi) des Telencephalons: Lobus frontalis: Frontallappen, Lobus parietalis: Parietallappen, Lobus temporalis: Temporallappen, Lobus occipitalis: Okzipitallappen

Tele|opsie (gr. τέλος Ende, Ziel; Op-*;) *f*: (engl.) *teleopsia*; s. Metamorphopsie.

Telo|mer (gr. τέλος Ende, Ziel) *n*: (engl.) *telomere*; Endstruktur der Chromosomen mit repetitiver DNA-Sequenz, die sich bei jeder Zellteilung verkürzt; schützt u. stabilisiert die Enden von Chromosomen; **klin. Bedeutung:** Verkürzung der Telomere ggf. Mechanismus der Alterung des Körpers; führt zu Alterung von Zellen u. deren Organen (v. a. Mitochondrien); Telomerlänge in Zellkernen korreliert positiv mit kognitiven Leistungen. Vgl. Telomerase.

Telo|merase (Telomer*) *f*: (engl.) *telomerase*; Ribonukleoprotein, das die De-novo-Addition von Nukleotiden an den Telomeren* katalysiert; in den meisten somatischen Zellen inaktiv u. in vivo nicht nachweisbar, in Keimbahn- u. Embryonalzellen dagegen aktiv; Nachweis auch bei malignen Tumorzellen (ermöglicht unbegrenzte Proliferation); **Hinweis: 1.** (experimentell) selektive Hemmung durch Telomerase-Hemmer als pharmak. antineoplast. Therapieansatz (sog. Telomertherapie); **2.** (experimentell) Wirkstoffentwicklung zur Aktivierung der Telomerase, mit dem Ziel, Zellen im Alter teilungsfähig u. aktiv zu erhalten (sog. Anti-Aging); cave: Risiko der malignen Transformation.

Tema|zepam (INN) *n*: (engl.) *temazepame*; 1,4-Benzodiazepin* mit mittellanger Halbwertzeit; **Wirkung:** steigert die Hemmwirkung von GABA*; Halbwertzeit 5–14 Std.; **Ind.:** als Schlafmittel*; **Hinweis:** wirksames Hypnotikum mit Kumulationsneigung.

Temperament (lat. temperamentum richtiges Maß, gute Mischung, Mäßigung) *n*: (engl.) *temperament*; Aspekt der Persönlichkeit*, der die emotionalen Anlagen u. Reaktionen sowie deren Geschwindigkeit u. Intensität umfasst; i. e. S. emotionale Reagibilität, Aktivität/Antrieb, spezifische vegetative Reaktionsmuster, Selbststeuerung (exekutive Funktionen der Aufmerksamkeit); in hohem Maße biologisch fundiert, aber auch beeinflusst durch Reifung u. Erfahrung. **Einteilung:** nach Hippokrates u. Galen wurden je nach Mischung der Körpersäfte (Säftelehre) 4 Temperamente unterschieden: **1.** der Choleriker (heftig, leicht aufbrausend, jähzornig); ist i. S. der Temperamentslehre der gelben Galle zugeordnet; **2.** der Melancholiker (trübsinnige Gemütsverfassung, schwermütig, Grübelneigung, Verstimmung, Gehemmtheit, verlässlich); ist i. S. der Temperamentslehre der schwarzen Galle zugeordnet; Hubertus Tellenbach (1914–1994) beschrieb den Typus: Menschen, die in ihrer Persönlichkeit auf Ordnungs- u. Harmoniestrukturen festgelegt sind u. deswegen unter bestimmten Voraussetzungen melancholische Depressionen entwickeln; **3.** der Phlegmatiker (langsam, schwerfällig, zäh); ist i. S. der Temperamentslehre dem Schleim zugeordnet; **4.** der Sanguiniker (gesteigerte Erregbarkeit, Heiterkeit, Gereiztheit, reaktionsschnell); ist i. S. der Temperamentslehre dem Blut zugeordnet. **Temperamentsforschung:** **1.** psychopathologisches Temperamentskonzept: nimmt die klassische Temperamentlehre von Galen auf, wurde zu Beginn des 20. Jahrhunderts von E. Kretschmer u. heute u. a. von H. S. Akiskal weiterentwickelt (z. B. depressives, hyperthymes od. zyklothymes Temperament). In dieser Tradition wird Temperament in den Kontext bestimmter psychischer Störungen (v. a. bipolare affektive Störungen) gestellt. **2.** neurobiologisches Temperamentskonzept (u. a. Pawlow, Eysenck, Gray): es wird ein neurobiologisches Temperamentskorrelat postuliert, das unterschiedliche Erregungs- u./od. Hemmungsprozesse bedingt. Diese Prozesse sind angeboren, dauerhaft u. individuell unterschiedlich („trait“). **3.** entwicklungspsychologisches Temperamentskonzept (u. a. Chess, Thomas, Zentner): ausgehend von der Beobachtung der Entwicklung von Neugeborenen wird angenommen, dass Kinder vom ersten Lebenstag an unterschiedliche Temperamentseigenschaften in Bereichen wie Aktivität, biologische Rhythmen (Schlaf, Nahrungsaufnahme) od. Stimmung zeigen, womit z. B. auch soziale Gehemmtheit u. Reaktivität erklärt werden. Vgl. Charakter; Konstitutionslehre; Typologie.

Temperament and Character Inventory (Temperament*; Charakter*; inventory Fragebogen): Abk. TCI; Selbstbeurteilungsverfahren zur Erfassung von Temperament* u. Charakter*; umfasst 238 Items zu 4 Dimensionen des Temperaments (Weltneugier, Leidvermeidung, Abhängigkeit von Belohnung, Beharrlichkeit) u. 3 Dimensionen des Charakters (Selbstbestimmtheit, Kooperativität, Selbsttranszendenz); **Anw.:** Persönlichkeitsdiagnostik*.

Temperatur-Bio|feed|back (lat. temperatura Wärme, Wärmemischung; Biofeedback*) *n*: (engl.) *temperature biofeedback*; syn. Handerwärmungstraining; Form des Biofeedbacks*, mit dem die Oberflächentemperatur der Haut mit einem Thermistor kontinuierlich erfasst u. in visueller od. akustischer Form rückgemeldet wird; **Kennwert** ist die Oberflächentemperatur der Haut. **Ziel:** gezielte Steigerung der peripheren Durchblutung bzw. der Fingertemperatur, die als Indikator für sympathikotone Aktivierung gilt; **Anw.:** v. a. zur Förderung der generellen Entspannungsfähigkeit, bei Migräne*, Störungen der peripheren Durchblutung (z. B. Raynaud-Syndrom) u. zur Demonstration psychophysiol. Zusammenhänge in der Verhaltenstherapie*; **Wirksamkeit:** hohe Effektivität bei Migräne, v. a. in Kombination mit anderen Entspannungsmethoden.

Temperatur|sinn (lat. temperatura Wärme, Wärmemischung): (engl.) *temperature sense*; durch Thermosensoren* vermittelte Fähigkeit der Haut zur Temperaturunterscheidung; vgl. Sensibilität.

temporal (lat. tempus, temporis Lebenszeit, Schläfe): (engl.) *temporal*; temporalis; Schläfen-, zur Schläfe gehörend; schläfenwärts.

Temporal|hirn|syn|drom (temporal*) *n*: (engl.) *temporal cerebral syndrome*; Temporallappensyndrom, Schläfenhirnsyndrom; Symptomenkomplex, der aus einer umschriebenen Schädigung des Temporallappens* resultiert; **Urs.:** z. B. zerebrale Durchblutungsstörung*, intrazerebrale Blutung, Hirnatrophie*, Hirntumor*, Hirnabszess; **Klin.:** Aphasie* (sofern die dominante Hemisphäre betroffen ist), epilept. Anfälle (insbes. psychomotor. Anfälle; s. Temporallappenepilepsie), homonyme Hemianopsie* zur kontralateralen Seite, Gedächtnisstörungen*, depressiv-hypochondrische Verstimmung (s. Störung, hypochondrische).

Temporal|kortex (temporal*; Kortex*) *m*: (engl.) *temporal cortex*; temporaler Kortex; dem Temporallappen* zugehöriger Anteil der Großhirnrinde; umfasst u. a. Gyrus* temporalis superior (enthält an der Innenfläche die Gyri temporales transversii: 2–4 Querwindungen, die vorderste wird als Heschl*-Querwindung bezeichnet), Gyrus temporalis medius u. Gyrus temporalis inferior (s. Abb.); unterschieden werden (nach Struktur u. Funktion): **1.** primärer u. sekundärer auditiver Kortex (Brodmann-Areal 41 u. 42, Gyri temporales medius u. inferior, Gyrus fusiformis, rostraler Teil des Gyrus lingualis), Zuordnung des primären auditiven Kortex zum Gyrus transversus, Wahrnehmung reiner Töne u. absoluter Tonhöhen; primäres Hörzentrum* (akutisches Rindenfeld*); **2.** Wernicke*-Areal (v. a. Planum temporale); **3.** inferiorer temporaler Kortex (Brodmann-Areale 20, 21 u. 36, Gyrus transversus, Gyrus temporalis superior): Repräsentation auditiver, sprachlicher u. visueller Funktionen. Medial vom inferiotemporalen Areal liegt ein allokortikales Gebiet, das den allokortikalen Hippocampus*, die periallokortikale Area* en-

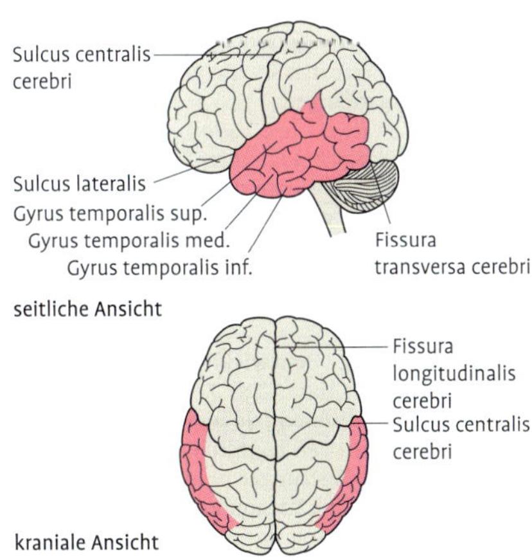

Temporalkortex

torhinalis sowie den kortikalen Teil der Amygdala* umfasst. **Klin. Bedeutung:** s. Temporallappen.

Temporal|lappen (temporal*): (engl.) *temporal lobe*; Schläfenlappen; Lobus temporalis des Großhirns; enthält u. a. Temporalkortex*; medialer Temporallappen (Abk. MTL): umfasst Hippocampus*, entorhinalen, perirhinalen u. parahippocampalen Kortex u. Amygdala*; wesentlich beteiligt an der Verarbeitung von Erfahrungen u. Emotionen, an Konsolidierung u. Abruf von Erinnerungen u. am Lernen; **klin. Bedeutung:** bei Schädigung treten Gedächtnisdefizite (s. Demenz, frontotemporale), Agnosie* u./od. Aphasie* auf (s. Temporallappensyndrom); bestimmte Formen der Epilepsie: s. Temporallappenepilepsie; medialer Temporallappen ist involviert bei fast allen psychischen Störungen (u. a. Alzheimer-Krankheit, Schizophrenie, affektive Störungen, Angststörungen).

Temporal|lappen|epi|lepsie (temporal*; Epilepsie*) *f*: (engl.) *temporal lobe epilepsy*; Form der Epilepsie* mit epileptogenem Fokus im Temporalhirn; **Vork.:** v. a. im Kindes- u. Jugendalter; **Klin.:** fokale epileptische Anfälle* (psychomotorische Anfälle od. Anfälle mit Einschränkung von Bewusstsein od. Aufmerksamkeit); häufig mit Lernbehinderung* u. Verhaltensstörungen* einhergehend; **Ther.:** bei schweren Formen Amygdalaläsion*.

Temporal|lappen|syn|drom (temporal*) *n*: (engl.) *temporal lobe syndrome*; s. Temporalhirnsyndrom.

Tenazität (lat. tenacitas Festhalten) *f*: (engl.) *tenacity*; heute wenig gebräuchliche Bez. für die Fähigkeit, die Aufmerksamkeit* kontinuierlich auf einen Gegenstand od. ein Ziel zu richten; auch die Fähigkeit, eine durchgehende Sprechintention zu verfolgen. Vgl. Konzentration; Vigilität.

TENS: Abk. für **t**ranskutane **e**lektrische **N**ervens**t**imulation*.

Tentamen sui|cidii (lat. tentamen Versuch) *n*: (engl.) *attempted suicide*; Selbsttötungsversuch; s. Suizidversuch.

Tertiär|prävention (lat. tertius der dritte; Prävention*) *f*: (engl.) *tertiary prevention*; s. Prävention.

TES: Abk. für **T**estbatterie* für **e**ntwicklungsrückständige **S**chulanfänger.

Test|batterie *f*: (engl.) *test battery*; Zusammenstellung einzelner psychologischer Tests*, die für die Beantwortung einer Gesamtfragestellung gemeinsam durchgeführt werden, jedoch auch unabhängig voneinander benutzt werden können; z. B. Testbatterie* für geistig behinderte Kinder, Testbatterie* für entwicklungsrückständige Schulanfänger.

Test|batterie für entwicklungs|rückständige Schul|anfänger: Abk. TES; Fremdbeurteilungsverfahren zur differentialdiagnostischen Erfassung der Ursachen von kognitiven u. motorischen Entwicklungsverzögerungen*; umfasst 11 Untertests: Peabody Picture Vocabulary Test (Abk. PPVT; amerikanischer Hörtest zur Sprachfähigkeit), Reihen fortsetzen, Perlen aufreihen rechte Hand, Perlen aufreihen linke Hand, Figur-Grund-Erfassung, Weitsprung aus dem Stand, Hüpfen seitwärts, Raumlage-Erfassung, Konzentrations-Handlungs-Verfahren, Tracing (Spuren nachfahren), Wahrnehmungsgenauigkeit; **Anw.:** Kinder von 5–7 Jahren; Entwicklungstest*; **Testdauer:** ca. 70 Minuten.

Test|batterie für geistig behinderte Kinder: Abk. TBGB; Zusammenstellung von Intelligenz*-, Leistungs*- u. Entwicklungstests* zur Beurteilung verschiedener Persönlichkeitsmerkmale* bei Kindern mit Intelligenzminderung*; umfasst 6 Tests in 4 Bereichen: **1.** Intelligenz* (Bunte und Progressive Matrizen; s. Matrizentest; Columbia* Mental Maturity Scale); **2.** Sprache (Peabody Picture Vocabulary Test: amerikanischer Hörtest zur Sprachfähigkeit); **3.** Merkfähigkeit (Befolgen von Anweisungen); **4.** Motorik (Lincoln-Oseretzky-Skala; Kreise punktieren, s. Hand-Dominanz-Test); Durchführung in variablen Kombinationen u. als Kurzform möglich; enthält zusätzlich einen Fragebogen zur Beurteilung der sozial-adaptiven Fähigkeiten (Vineland Social Maturity Scale; s. Vineland Adaptive Behavior Scale) durch Eltern od. andere Bezugspersonen; **Anw.:** zur gezielten Planung von Förderung u. Betreuung; 7–12-jährige geistig behinderte u. 9–12-jährige lernbehinderte Kinder; **Testdauer:** 2–2,5 Stunden.

Test|befund: (engl.) *test findings*; zusammenfassende, meist schriftl. Darstellung der Ergebnisse eines psychologischen Tests*, die auch für Nichtexperten verständlich sein muss.

Test d2: Kurzbez. für d2*-Aufmerksamkeits- und Belastungstest.

Test, dia|gnostischer *m*: (engl.) *diagnostical test*; Verfahren zur Diagnosestellung auf der Basis empirischer Daten mit dem Ziel, aufgrund des Testergebnisses den tatsächlichen Zustand eines Systems bzw. das Vorliegen einer bestimmten Störung bei einem Patienten durch Anwendung einer Vierfeldertafel* (s. Abb. 1) einzuschätzen; das System od. der Patient kann das zu diagnostizierende Merkmal haben od. nicht haben (d. h. positiv od. negativ sein; das nachzuweisende Merkmal wird immer als positiv bezeichnet, auch wenn die Diagnose negative Konsequenzen nach sich zieht). Der Test kann auf das Merkmal hinweisen od. nicht hinweisen, d. h. das System od. der Patient kann Test positiv od. Test negativ sein. Die Güte eines diagnostischen Tests (s. Testgütekriterien) lässt sich mit **Maßzahlen** (s. Tab.) beschreiben, die sich berechnen lassen, wenn die Einträge in der Vierfeldertafel bekannt sind. Diese Einträge (a, b, c, d) können auf das Gesamtkollektiv (n), in dem der diagnostische Test zum Einsatz kommen soll, bezogene bekannte Wahrscheinlichkeiten od. aus geeigneten Studien gewonnene relative od. absolute Häufigkeiten sein. Am verbreitetsten sind die Angabe von Sensitivität* (Anteil der Test positiven unter den positiven Patienten) u. Spezifität* (Anteil der Test negativen unter den negativen Patienten); s. Abb. 2. Diese Erkennungsraten sind weit-

	Person ist krank (Merkmal positiv)	Person ist gesund (Merkmal negativ)	Summe
Testergebnis positiv	richtig positiv a	falsch positiv b	alle positiven Testergebnisse a + b
Testergebnis negativ	falsch negativ c	richtig negativ d	alle negativen Testergebnisse c + d
Summe	alle Erkrankten a + c	alle Gesunden c + d	Gesamtkollektiv (n) n = a + b + c + d

Test, diagnostischer Abb. 1: Vierfeldertafel als diagnostische Entscheidungsmatrix; a, b, c, d: Fallzahlen

Test, diagnostischer
Berechnung der Maßzahlen aus der Vierfeldertafel

Maßzahl	Formel[1]
Sensitivität	a/a+c
Spezifität	d/b+d
(diagnostische) Genauigkeit	a+d/n
Anteil falsch positiver Testentscheidungen	b/n
Anteil falsch negativer Testentscheidungen	c/n
Vortestwahrscheinlichkeit (Prävalenz)	a+c/n
Nachtestwahrscheinlichkeit bei positivem Testergebnis	a/a+b
Nachtestwahrscheinlichkeit bei negativem Testergebnis	c/c+d
Likelihood-Ratio (Abk. LR) bei positivem Testergebnis	a/b
Likelihood-Ratio (Abk. LR) bei negativem Testergebnis	c/d
Anteil falsch positiver Testentscheidungen	b/a+b
Anteil falsch negativer Testentscheidungen	c/c+d
positiver prädiktiver Wert (positive Korrektheit; Abk. PPV)	a/a+b
negativer prädiktiver Wert (negative Korrektheit; Abk. PPV)	d/c+d

[1] a, b, c und d: s. Abb.; n = Gesamtkollektiv

gehend von der Prävalenz* im Zielkollektiv unabhängig u. damit zur allgemeinen Bewertung der Güte des Testverfahrens geeignet. Ein zusammenfassendes Maß ist die diagnostische Genauigkeit (engl. accuracy), die allerdings prävalenzabhängig ist. Die Prävalenz wird gleichzeitig als **Vortestwahrscheinlichkeit** (Prätestwahrscheinlichkeit) bezeichnet, weil sie die Wahrscheinlichkeit des Vorliegens der Krankheit vor Anwendung des Testes wiedergibt. Die **Nachtestwahrscheinlichkeit** (Posttestwahrscheinlichkeit) als nach Durchführung eines diagnostischen Tests bestehende Wahrscheinlichkeit für das Vorliegen einer Erkrankung errechnet sich aus dieser Wahrscheinlichkeit in Abhängigkeit vom Testergebnis. Der negative **prädiktive Wert** gibt die Wahrscheinlichkeit an, dass ein Proband, der bei einem Test als gesund getestet wurde, die Krankheit auch tatsächlich nicht hat, der positive prädiktive Wert die Wahrscheinlichkeit, dass ein Proband, der bei einem Test als krank getestet wurde, die betreffende Krankheit auch tatsächlich hat. Anders als bei Sensitivität u. Spezifität eines Tests sind positiver u. negativer prädiktiver Wert nicht nur von immanenten Eigenschaften des Testverfahrens, sondern auch von der Prävalenz der betreffenden Erkrankung in der Population abhängig. Der prädiktive Wert ist die bei Anwendung des Tests für den einzelnen Patienten maßgebliche Zahl, ist abhängig von der Vortestwahrscheinlichkeit u. misst damit eher die Nützlichkeit des diagnostischen Tests in einem speziellen Kollektiv als die allgemeine Testgüte. So kann z. B. ein Test mit sehr guter Sensitivität u. Spezifität in einer Screening-Population mit sehr kleiner Prävalenz unbrauchbar sein, da auch Test positive Patienten nur eine geringe Nachtestwahrscheinlichkeit haben. Die erforderlichen Berechnungen für Populationen mit anderer Prävalenz beruhen auf dem Satz* von Bayes bzw. der Likelihood*-Ratio. Die beschriebenen Maßzahlen sind sowohl für qualitative Testverfahren als auch für quantitative (z. B. auf Laborwerten beruhende) Testverfahren sinnvoll. Bei quantitativen Verfahren hängen Testgüte u. konkrete Testentscheidung jedoch von der Wahl eines Grenzwerts ab. Steht der Grenzwert zur Disposition, so ist es im Allg. sinnvoll, für sämtliche in Frage kommenden Grenzwerte Sensitivität u. Spezifität zu berechnen. Aus diesen Zahlen lassen sich sog. Receiver Operation Characteristics (ROC-Kurven) berechnen (s. ROC-Analyse). Vgl. Diagnostik, psychologische.

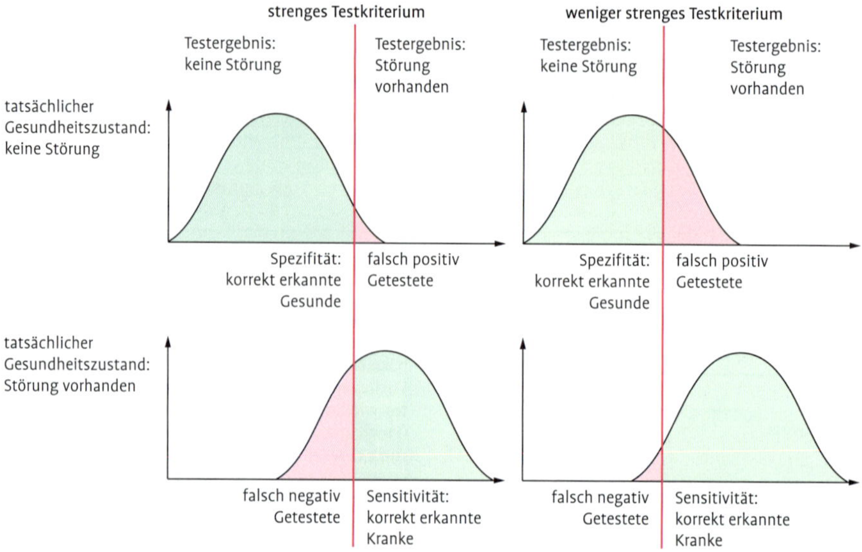

Test, diagnostischer Abb. 2: Verteilung von Sensitivität u. Spezifität bei Anlegen eines strengen u. eines weniger strengen Testkriteriums

Test|güte|kriterien *n pl*: (engl.) *test quality factors*; Kriterien zur Beurteilung der Güte eines Messverfahrens, insbes. eines psychologischen Tests*, ferner auch eines diagnostischen Urteils u. empirischer Forschungsdaten; **1. Hauptgütekriterien:** **a)** Objektivität*; **b)** Reliabilität*; **c)** Validität*; diese sind hierarchisch aufeinander bezogen: hohe Validität setzt hohe Reliabilität voraus, hohe Reliabilität wiederum erfordert hohe Objektivität. **2.** Beispiele für **Nebengütekriterien** für psychologische Tests: **a)** Normierung*; **b)** Testfairness gegenüber Personen versch. Statusgruppen; **c)** Ökonomie hinsichtlich Durchführung u. Auswertung; **d)** Nützlichkeit für die Erfassung bisher vernachlässigter Merkmalsbereiche; **e)** Vergleichbarkeit mit ähnlichen Testformen. **Hinweis:** Neben den genannten Kriterien werden auch Sensitivität* u. Spezifität* als Kennwerte für die Güte bzw. Aussagekraft von Tests verwendet.

Testier|fähigkeit (lat. testari versichern, bekunden): (engl.) *capacity to make a will*; Unterform der Geschäftsfähigkeit*, welche die freie, autonome Willensbestimmung des Erblassers voraussetzt; Testierfähigkeit erfordert, dass der Erblasser **1.** weiß, dass er ein Testament errichtet; **2.** den Inhalt der letztwilligen Verfügung kennt; **3.** bei der Erstellung nicht dem Einfluss Dritter erliegt; **4.** seinen letzten Willen formulieren kann; **5.** die Tragweite seiner Bestimmungen in wirtschaftlicher u. persönlicher Hinsicht erfassen kann; **6.** die sittliche Berechtigung seiner Verfügung beurteilen kann. Geschäftsunfähigkeit* bedingt auch Testierunfähigkeit. Eine Person ist i. d. R. testierfähig, wenn sie das 16. Lebensjahr vollendet hat (§ 2229 BGB); Ausnahme: bei mangelnder Einsichtsfähigkeit* über die Bedeutung der Willenserklärung als Folge krankhafter Störung der Geistestätigkeit, wegen Geistesschwäche od. Bewusstseinsstörung (§§ 104, 105 BGB). Ein Einwilligungsvorbehalt* eines Betreuten bedingt nicht automatisch Testierunfähigkeit. Die gleichen Störungen, die nach § 105 BGB zur Nichtigkeit einer Willenserklärung* führen, bedingen auch **Testierunfähigkeit**. Diese kann weder partiell (nur einen Bereich betreffend) noch relativ (von der Schwierigkeit des Testaments abhängig) sein. Sie bezieht sich immer auf den Zeitpunkt der Testamentserstellung u. bewirkt, dass das errichtete Testament unwirksam ist u. dies auch bleibt, also durch einen späteren Eintritt der Testierfähigkeit nicht wirksam wird. War ein Kranker somit zum Zeitpunkt der Testamentserstellung testierunfähig u. hat er es unterlassen, nach seiner Genesung ein weiteres Testament zu errichten, so gilt jene Erbfolge, die vor Errichtung des Testaments bestand. An den Beweis der Testierunfähigkeit werden genauso strenge Maßstäbe gelegt wie an den Beweis der Geschäftsunfähigkeit.

Test|kenn|wert: s. Itemanalyse.

Test, klinisch-psycho|logischer *m*: (engl.) *clinical psychological test*; allg. Bez. für nach psychometr. Kriterien entwickeltes psychol. Testverfahren zur Erfassung therapierelevanter Information (z. B. interpersonelle Beziehungen) u. Evaluation* von Therapieverläufen (z. B. Erfolgskontrolle); **Anw.:** bei fast allen psychischen Störungen, v. a. affektive

Störung*, somatoforme Störung*, Schizophrenie*, Angststörungen* u. akuten* sowie posttraumatischen Belastungsstörungen*.

Test|kon|struktion (Konstrukt*) *f*: (engl.) *test construction*; Prozess der Erstellung eines psychologischen Tests*, bei dem aus einer vorläufigen Version auf Basis empirischer Daten eine endgültige Version resultiert; verläuft je nach Testtheorie* unterschiedlich; bei der klassischen Testtheorie als der gängigen Theorie in folgenden **Schritten: 1.** Bestimmung des Gegenstandsbereichs, des Geltungsbereichs, der Operationalisierungsvarianten (quantitativ versus qualitativ, ein- versus mehrdimensional), Auswahl von Testtheorie* bzw. Testmodell; **2.** Itemkonstruktion: Gestaltung bzw. sprachliche Formulierung, Antwortformat (frei versus gebunden; s. Ratingskala), Zusammenstellung zu einer Testvorform (Beachtung von Abhängigkeiten, Positions- u. Reihenfolgeeffekten); **3.** Datenerhebung bei einer für den Geltungsbereich repräsentativen Stichprobe; **4.** Itemanalyse* aufgrund der empirischen Daten: Berechnung von Itemkennwerten, empirische Modellgeltungstests, Ermittlung von Testgütekriterien*; **5.** Testrevision bzw. -optimierung u. erneute Datenerhebung; **6.** Durchführung von Studien zu Validität u. Normierung mit der endgültigen Version; **7.** Durchführung der Testerprobung bei einer für den Geltungsbereich repräsentativen Stichprobe; **8.** Publikation. Zur Testkonstruktion liegen im Eignungsbereich DIN-Normen vor. Vgl. Testtheorie.

Test, neuro|psycho|logischer *m*: (engl.) *neuropsychological test*; Test zur Erfassung von psychologischen Funktionen, die i. d. R. einer spezifischen Gehirnstruktur zuzuordnen sind; z. B. Mini*-Mental-Status-Test; **Anw.:** in der Forschung od. bei Patienten mit neurologischen Erkrankungen od. Verletzungen, die neurokognitive Funktionen beeinträchtigen können.

Test-Operate-Test-Exit-Einheit (engl. to operate operieren; exit Ausgang): s. TOTE-Einheit.

Testo|steron (INN) *n*: (engl.) *testosterone*; stärkstes der natürlichen männlichen Sexualhormone*; die Produktion erfolgt in den Leydig-Zellen des Hodens sowie in der Nebennierenrinde. Testosteron-Mangel führt zu einer Verminderung des sexuellen Interesses (s. Appetenzsstörungen, sexuelle), Testosteron kann über eine Aktivierung der Hypothalamus-Hypophysen-Nebennieren-Achse eine verstärkte Stressreaktion bewirken. **Ind.:** Substitutionstherapie bei männlichem Hypogonadismus* (primär od. sekundär); Oligozoospermie, Pubertas tarda, aplastische Anämie; therap. Applikation systemisch od. topisch; Testosteron wird neben Erythropoetin u. a. Wachstumsfaktoren häufig zur Leistungssteigerung im Sport missbräuchl. eingesetzt. **Hinweis:** In verschiedenen Studien wurde ein Zusammenhang zwischen erhöhten Testosteronkonzentrationen u. aggressivem od./u. antisozialem Verhalten beschrieben. Allerdings ist die wissenschaftliche Datenlage nicht eindeutig. Vgl. Androgene.

Test, pro|jektiver *m*: (engl.) *projective test*; psychodiagnostisches Verfahren mit möglichst uneindeutig gestaltetem Reizmaterial zur Provokation von Gestaltungen des Probanden, die dessen unbewusste Projektionen, Stimmungen u. Konflikte verdeutlichen sollen; **Formen:** Formdeuteverfahren* (z. B. Rorschach*-Test), verbal-thematische Verfahren (z. B. Thematischer* Apperzeptionstest, Picture*-frustration-Test) u. zeichnerisch-gestalterische Verfahren (z. B. House*-Tree-Person-Test); Auswertung erfordert eine umfangreiche Interpretation durch Experten u. erfüllt nicht alle Gütekriterien; dient heute eher der Hypothesenbildung u. sollte zurückhaltend angewendet werden. Vgl. Test, psychologischer; Persönlichkeitstest.

Test|psycho|logie (Psych-*; -log*) *f*: (engl.) *test psychology*; Teilgebiet der differentiellen Psychologie*, das sich mit der Entwicklung u. Anwendung von Tests zur diagn. Erfassung von Unterschieden im Erleben u. Verhalten zwischen einzelnen Menschen od. zwischen Gruppen von Menschen beschäftigt; vgl. Diagnostik, psychologische; Psychometrie; Testtheorie.

Test, psycho|logischer *m*: (engl.) *psychological test*; psychologisches Untersuchungsverfahren zur wissenschaftlich fundierten Ermittlung von individuell variierenden Leistungen, Fähigkeiten od. Eigenschaften von Personen im Vergleich zu einer normierten Population mit bekannter Testleistung (sog. Eich- od. Normstichprobe); die Testkonstruktion* wird vor dem Hintergrund einer geeigneten Testtheorie* vorgenommen. Die meisten psychologischen Tests erfassen eine komplexe Eigenschaft durch Messung mehrerer beitragender Einzelleistungen mit Aufgaben od. Fragen (sog. Items od. Merkmale). Das Gesamttestergebnis (z. B. Intelligenz) ergibt sich aus der Gesamtheit der Ergebnisse der Einzelleistungen (z. B. Raumvorstellung, schlussfolgerndes Denken, Merkfähigkeit, Sprachflüssigkeit). Methodisch leistungsfähige psychologische Tests sind vorwiegend standardisiert u. erfüllen die Testgütekriterien* Objektivität*, Reliabilität* u. Validität*. **Einteilung:** In Abhängigkeit davon, welches Verhalten u. indirekt welches Erleben durch die Items erfasst wird: **1.** Leistungstest*; **2.** Persönlichkeitstest*. Psychologische Tests können auch computergestützt durchgeführt werden.

Test|stärke: s. Power.

Test, statistischer *m*: (engl.) *statistical test*; Verfahren zur Entscheidungsfindung auf der Basis empirischer Daten, bei der eine Entscheidung zwischen 2 vorher aufgestellten Hypothesen* (Null- u. Alternativhypothese) angestrebt wird; das Verfahren ist essentiell asymmetrisch, d. h. die Hypothesen werden unterschiedlich behandelt. Anhand der empirischen Daten wird eine Teststatistik (Prüfgröße) berechnet, z. B. z*-Wert. Die berechnete Zahl wird mit dem sog. kritischen Bereich (auch Ableh-

T

nungsbereich) verglichen, der alle Beobachtungen umfasst, die dazu führen, dass man sich für die Alternativhypothese entscheidet (d. h. die Nullhypothese ablehnt). Aufgrund dieses Vergleichs wird die Testentscheidung (Ablehnung od. Nichtablehnung der Nullhypothese) gefällt. Wird die Nullhypothese abgelehnt (od. nicht abgelehnt), spricht man von einem signifikanten (bzw. nicht signifikanten) Testergebnis (s. Signifikanz, statistische). Die Testentscheidung lässt sich durch die Angabe des p*-Werts quantifizieren. Alternativ kann das Testergebnis durch die Angabe eines Konfidenzintervalls* wiedergegeben werden. Bei der Durchführung eines statistischen Tests gibt es 2 Irrtumsmöglichkeiten: Fehler* erster u. zweiter Art. Der kritische Bereich wird so festgelegt, dass die Wahrscheinlichkeit des Fehlers erster Art (auch Konsumentenrisiko) eine bestimmte vorgegebene Irrtumswahrscheinlichkeit* α nicht überschreitet, daher wird der Fehler erster Art im statistischen Test streng kontrolliert. Die Wahrscheinlichkeit β des Fehlers zweiter Art (auch Produzentenrisiko) ergibt sich automatisch aus der Festlegung des kritischen Bereichs. Da dieser Fehler nicht kontrolliert wird, kann die Nullhypothese nie angenommen (bewiesen), sondern nur nicht abgelehnt werden. α u. β verhalten sich bei festem Stichprobenumfang gegenläufig. Die Gegenwahrscheinlichkeit $1-\beta$ wird als Power* des Tests bezeichnet. Die Wahl des statistischen Tests hängt von den zu prüfenden Hypothesen sowie vom Skalenniveau* der Stichproben u. der Verteilungsannahme (s. Wahrscheinlichkeitsverteilung) ab. **Hinweis:** Parametrische Verfahren* setzen die Normalverteilung der untersuchten Zufallsvariablen voraus, nichtparametrische Verfahren* stellen diese Anforderung nicht; s. Statistik.

Test|theorie *f*: (engl.) *test theory*; theoret. Grundlage für psychologische Tests* mit wissenschaftl. Basis; **Einteilung: 1. klassische** Testtheorie: zentrale Testtheorie, auf der die meisten Tests beruhen; beinhaltet Axiome (z. B. beobachteter Wert = wahrer Wert + Fehlerwert; wahrer Wert = Erwartungswert der beobachteten Werte), aus denen dann weitere Kennwerte, z. B. Reliabilität* u. Validität* abgeleitet werden; die zu untersuchenden Eigenschaften werden durch Addition der Itemwerte gemessen; zur Optimierung der Kennwerte sind bei der Testkonstruktion* verschiedene Regeln zu berücksichtigen; wird v. a. bezüglich fehlender Messtheorie u. der Stichprobenabhängigkeit der Kennwerte kritisiert (z. B. entspricht die Reliabilität homogener Teilstichproben nicht derjenigen der Gesamtstichprobe); **2. probabilistische** Testtheorie: wahrscheinlichkeitstheoretische Konzepte (z. B. Rasch-Modell, Item-Response-Modell, Latent-Trait-Modell); beobachtetes Verhalten ist mit Wahrscheinlichkeitsaussagen mit der latenten Eigenschaft verknüpft; trotz methodischer Strenge haben sich die probabilistischen Ansätze in der Testkonstruktion nicht durchgesetzt.

Test|verfahren, adaptive: (engl.) *adaptive tests*; Leistungstests*, die sich an im Test gezeigten Fähigkeiten des Probanden orientieren u. die Schwierigkeit der Aufgaben daran anpassen; basieren auf einem Itempool (Sammlung von Items unterschiedlichen Schweregrads) u. einem adaptiven Algorithmus, was die Vorgabe genau derjenigen Items*, die dem Fähigkeitsniveau des Probanden entsprechen, ermöglicht; z. B. Adaptives* Intelligenz-Diagnostikum, Frankfurter* Adaptiver Konzentrationsleistungstest.

Test|verfahren, psycho|logisches: (engl.) *psychological tests*; s. Test, psychologischer.

Test|verfahren, statistisches: s. Test, statistischer.

Tetanie (gr. τέτανος Spannung, Krampf) *f*: (engl.) *tetany*; anfallartige Störung der Motorik u. Sensibilität als Zeichen einer neuromuskulären Übererregbarkeit; **Einteilung:** pathogenetisch in normo- u. hypokalzämische Tetanie nach der Gesamtcalciumkonzentration im Blut; **Urs.:** s. Tab.; **Formen: 1. manifeste** Tetanie: schmerzhafte tonische Krämpfe* der Muskulatur, evtl. Trousseau-Zeichen der Hand, Karpopedalspasmen od. Equinovarusstellung der Füße, Kontraktion der mimischen Muskulatur (sog. Tetaniegesicht mit gespitzten Lippen), idiomuskuläre Kontraktion, Parästhesien* insbes. im Bereich der Arme, evtl. Sensibilitätsstörungen* (v. a. Anästhesie u. Hypalgesie); **2. latente** Tetanie: uncharakteristische psychische Störungen, Antriebsstörung* (Minderung), evtl. Parästhesien u. Sensibilitätsstörungen; **3. chronische** Tetanie: zusätzlich zu den Sympt. der manifesten Tetanie Linsentrübung, Migräne*, Binde-

Tetanie Pathogenetische Einteilung u. Ursachen
hypokalzämische Tetanie
Hypoparathyroidismus
Rachitis
Cystinose
chronische Niereninsuffizienz
Calciumresorptionsstörung
Malabsorptionssyndrom
Oxalatinjektion
Citratinjektion
Pankreatitis
normokalzämische Tetanie
Magnesium-Mangelsyndrom
Hyperventilationstetanie
idiopathische Tetanie
Hypochloridämie
Erbrechen
Schädelhirntrauma
Hirntumor

T

hautentzündung u. Photophobie*, Pilzinfektionen der Haut, evtl. intrakranielle Verkalkungen; **Diagn.:** u. a. Chvostek*-Zeichen, Peroneusphänomen, Pool-Schlesinger-Zeichen, Trousseau*-Zeichen (Abb. dort) nachweisbar; im EMG* evtl. repetitive Entladungen (Doubletten od. Tripletten); **Ther.:** im akuten Anfall bei Hypokalzämie* intravenöse Injektion einer Calciumlösung (cave: bei digitalisierten Patienten kontraindiziert); **DD:** Epilepsie*, Krämpfe, psychische Störungen.

Tẹtanus (Tetanie*) *m*: (engl.) *tetanus*; Wundstarrkrampf; akute schwere, meldepflichtige Infektionskrankheit, die durch das Toxin von Clostridium tetani verursacht wird, das meist mit verunreinigter Erde von Gärten u. Feldern in die Wunden u. damit in den Körper gelangt; **Inkub.:** 3–21 Tage, selten mehrere Monate; **Sympt.:** tonischer Krampf (s. Krämpfe) zunächst der Kiefer- u. Zungenmuskeln u. der Nacken-, dann auch der Rücken- (Opisthotonus) u. Bauchmuskeln; zwischendurch schmerzhafte klonische Muskelkrämpfe; seltener ist der Rumpf nach der Seite (Pleurothotonus), nach vorn (Emprosthotonus) od. gerade (Orthotonus) gestreckt. Die Extremitäten bleiben meist unbeteiligt (im Gegensatz zum Strychnintetanus nach Strychninintoxikation, bei dem zwischen den Anfällen auch Trismus u. Nackenstarre aufhören). **Ther.:** Impfprophylaxe bei Verletzung; chirurgische Sanierung der Eintrittspforte; Antibiotika zur Bekämpfung von Sekundärinfektion; **Proph.:** aktive Immunisierung mit Tetanus-Toxoid-Adsorbatimpfstoff schon im Kindesalter (Immunschutz für 5–10 Jahre).

Tetra|hydro|cannabinole *n pl*: (engl.) *tetrahydrocannabinols*; Abk. THC; farblose halluzinogene, zu den Cannabinoiden* gehörende Öle aus Indischem Hanf*; von Bedeutung ist v. a. das psychogen wirkende Delta-9-trans-Tetrahydrocannabinol. Vgl. Cannabis.

Tetra|iod|thyronin *n*: (engl.) *tetraiodothyronine*; s. Schilddrüsenhormone.

Tetra|parese (gr. τετράς vier; πάρεσις Erschlaffung) *f*: (engl.) *tetraparesis*; inkomplette Lähmung* aller 4 Extremitäten, z. B. bei Querschnittläsion.

Tetra|zepam (INN) *n*: (engl.) *tetrazepame*; Muskelrelaxans*; Benzodiazepin*; **Ind.:** vorwiegend als zentrales Muskelrelaxans bei schmerzreflektorischer Muskelverspannung (insbes. als Folge von Erkrankungen der Wirbelsäule u. der achsennahen Gelenke) u. bei spastischen Syndromen aufgrund krankhaft gesteigerter Muskelspannung; **UAW:** Müdigkeit, verlangsamte Reaktion, Gangunsicherheit.

Teufels|kreis|modelle *n pl*: (engl.) *vicious circle models*; (lat.) circulus vitiosus; Sammelbez. für Ätiologiemodelle*, die positive Rückkopplung* als zentral für die Erklärung verschiedener psychischer Störungen (z. B. Panikstörung* u. a. Angststörungen*, Essstörungen*) ansehen; Grundannahme: 2 od. mehr Faktoren verstärken sich durch positive Rückkopplung gegenseitig u. destabilisieren od. verschlechtern dadurch einen Zustand od. verhindern seine Verbesserung (zirkuläre Wechselwirkung); nach einer initial kleinen Störung des Gleichgewichts kommt es durch positive Rückkopplung (i. S. der Kybernetik auch als kumulative Verursachung bezeichnet) zur Verstärkung bis zur sog. explosiven Aufschaukelung. Im Allg. werden positive Rückkopplungsschleifen immer durch gegenläufige negative Rückkopplung kontrolliert, die zu einer Verlangsamung od. Beendigung der Prozesse führt, auch wenn dies nicht in allen Teufelskreismodellen explizit formuliert wird.

Text|gedächtnis: (engl.) *textual memory*; Gedächtnis* für schriftsprachliche Informationen; ist am Replizieren gelesener, schriftlicher Information beteiligt u. wirkt sich auf das Textverständnis aus. Das Textgedächtnis korreliert mit der verbalen Intelligenzleistungen.

TF: Abk. für **T**ranskriptions**f**aktoren*.

TFP: Abk. für (engl.) ***t**ransference **f**ocused **p**sychotherapy*; s. Psychotherapie, übertragungsfokussierte.

TGA: Abk. für **t**ransiente **g**lobale **A**mnesie*.

TGT-S: Abk. für **T**hematischer* **G**estaltungs**t**est (**S**alzburg).

Thạlamus (gr. θάλαμος Kammer) *m*: (engl.) *thalamus*; Sehhügel, früher Thalamus opticus; größte graue Kernmasse des Diencephalons*, durch Marklamellen in vordere, mediale u. laterale Kerngruppen unterteilbar; **Anatomie:** ventral Hypothalamus*, lateral Capsula interna (s. Abb. 1); die mediale Sehhügelfläche bildet den oberen Teil der Seitenwand des 3. Ventrikels, die dorsale Fläche (Pulvinar) liegt frei; hier schließt sich der Metathalamus mit den Corpora geniculata an. **Funktion:** steht mit anderen Teilen des ZNS, v. a. Großhirnrinde (s. Abb. 2), extrapyramidalem System*, Kleinhirn u. Rückenmark, in Verbindung; dient als Umschaltstation für Teile der Seh- u. Hörbahn; zentrale subkortikale Sammel- u. Umschaltstelle

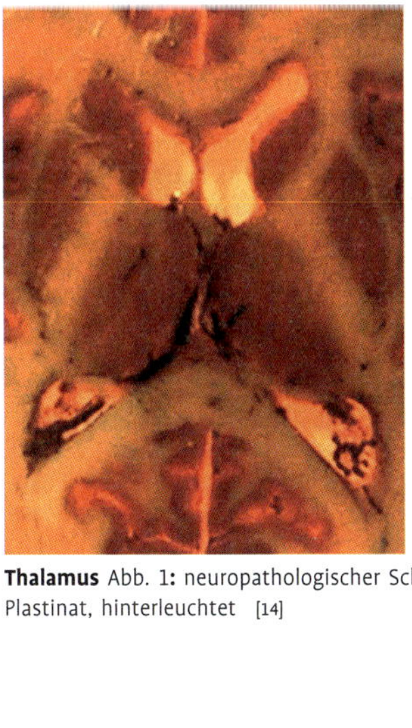

Thalamus Abb. 1: neuropathologischer Schnitt, Plastinat, hinterleuchtet [14]

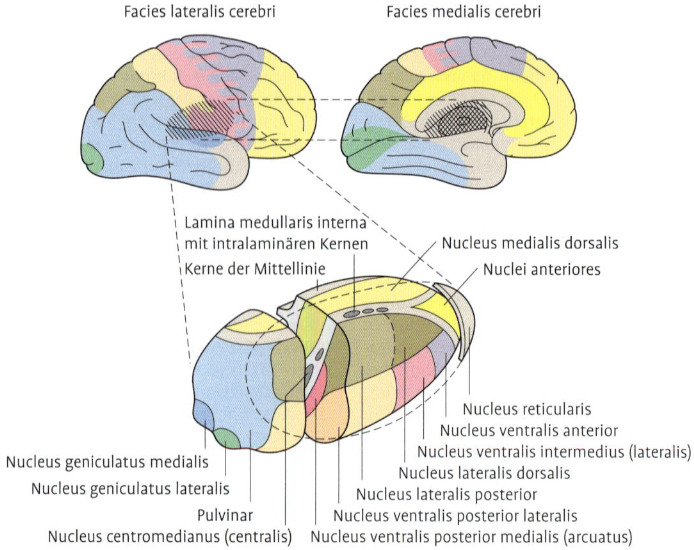

Thalamus Abb. 2: Schema der wichtigsten Kerne u. ihrer Projektion auf die Großhirnrinde; gestrichelt: Anteile des Nucleus reticularis. Nicht dargestellt sind die Projektionen des Nucleus centromedianus, der intralaminären Kerne u. des Nucleus reticularis.

für Wahrnehmungsprozesse u. resultierende Handlungen, für alle der Großhirnrinde zufließenden sensibel-sensorischen Erregungen aus Umwelt u. Innenwelt; Koordinationszentrum, in dem die exterozeptiven (Berührungs-, Schmerz-, Temperatur-)Empfindungen eine somatotopische Gliederung in spezif. Kernen aufweisen. Die propriozeptiven (Geschmacks-, Eingeweide-, Gleichgewichts-)Empfindungen werden in nichtspezif. Thalamuskernen miteinander verknüpft u. können so affektbetont erscheinen (Lust, Unlust). In Verbindung mit dem extrapyramidalen System ist der Thalamus am Zustandekommen von Ausdrucksbewegungen od. Psychoreflexen beteiligt, die als motorische Reaktionen (Abwehr-, Fluchtreflexe u. Schmerzäußerungen) bei schmerzhaften od. affektbetonten Impulsen auftreten. **Klin. Bedeutung: 1.** Schädigung führt zum Thalamussyndrom (z. B. emotionsloses, desinteressiertes Verhalten; s. Antriebsarmut). **2.** Volumenreduktion bei Schizophrenie (ggf. Urs. der Verhaltens- u. Wahrnehmungsstörungen; vgl. Basissymptome). Vgl. Adhesio interthalamica.

Thalamus|demenz (Thalamus*; Demenz*) *n*: (engl.) *thalamus dementia*; psychische Veränderungen inf. Thalamusschädigung (z. B. aufgrund eines Thalamusinfarkts) in Form unspezifischer emotionaler u. Antriebsdefizite (s. Antriebsarmut).

Thallium|in|toxikation (Intoxikation*): (engl.) *thallium poisoning*; Vergiftung durch meist perorale Aufnahme von thalliumhaltigem Staub (selten gewerbliche Thalliumintoxikation in der optischen u. pyrotechnischen Industrie) od. früher Rattengift (mit Thalliumsulfat); Thallium wirkt als Enzymgift durch Bindung an SH-Gruppen. **Sympt.:** akut Diarrhö, Erbrechen, Nierenschädigung, Blutdruckanstieg, aufsteigende Polyneuropathie*, Insomnie, Lähmungen, nach ca. 2 Wochen vollständiger Haarausfall, Mees-Streifen (Leukonychie); bei chronischer Exposition Inappetenz, Gewichtsabnahme, Stomatitis, Gastritis, Sehstörungen; **Diagn.:** Nachweis von Thallium in Harn, Haaren u. Nägeln mit Atomabsorptionsspektrometrie; **Ther.:** bei akuter Thalliumintoxikation Berliner Blau; im Frühstadium forcierte Diurese; Hämodialyse nach potentiell letalen Dosen.

Thanato|logie (gr. θάνατος Tod; -log*) *f*: (engl.) *thanatology*; Wissenschaft von den Ursachen u. Umständen des Todes; Schwerpunkte sind u. a. die Einstellung zum Tod, Todesvorstellungen, Vortoderfahrungen, Sterbeprozess (auch Suizid*) u. Sterbebeistand, Interaktion mit Sterbenden sowie Trauer*. Vgl. Todespsychologie.

Thanato|phobie (gr. θάνατος Tod; Phobie*): (engl.) *thanatophobia*; Form der Angststörung* mit exzessiver u. krankhafter Angst vor dem Tod, bes. vor plötzlichem Tod; **Vork.:** v. a. bei Panikstörung*. Vgl. Herzneurose.

Thanatos (gr. θάνατος Tod) *m*: (psychoanalyt.) s. Todestrieb.

THC: Abk. für **T**etra**h**ydro**c**annabinol*.

Theatralismus *m*: (engl.) *histrionism*; eigentümliches darstellerisches Ausdrucksverhalten eines Patienten (z. B. verhält sich übertrieben, scheint emotional beteiligt, wirkt fassadenhaft).

Thel|arche (gr. θηλή Brustwarze; ἀρχή Beginn) *f*: (engl.) *thelarche*; Entwicklung der weiblichen Brustknospen um das 11. Lebensjahr in der Pubertät* unter zunehmender Östrogeneinwirkung; vgl. Pubarche; Menarche; Tanner-Stadien.

Thematischer Ap|perzeptions|test (Apperzeption*) *m*: Abk. TAT; Fremdbeurteilungsverfahren in Form eines projektiven Tests* zur Erfassung von Bedürfnis-, Gefühls- u. Motivstruktur; geht von der Annahme aus, dass starke latente Bedürfnisse sich auf die Phantasien eines Menschen auswirken. Zu (auf Karten abgebildeten) Alltagssituationen sollen möglichst dramatische Geschichten zu Entstehung, aktuellem Geschehen u. Ausgang der Situation sowie zu den Gefühlen der gezeigten Personen erzählt werden. Erfasst werden das innere Erleben u. die persönliche Wahrnehmung des Probanden; es existiert eine Version für Kinder bis 10 Jahren (s. Kinder-Apperzeptions-Test); **Anw.:** Persönlichkeitsdiagnostik*, auch als Stimulusmaterial i. R. der Untersuchung pathologischer Kommunikationsmuster, ab 14 Jahren; **Testdauer:** ca. 50 Minuten.

Thematischer Gestaltungs|test *m*: Thematischer Gestaltungstest (Salzburg) (Abk. TGT-S); Fremdbeurteilungsverfahren in Form eines projektiven Tests* zur Erfassung von Bedürfnis-, Gefühls- u. Motivstruktur auf Basis des Thematischen* Apperzeptionstests; die Bildvorlagen können auf zuvor anamnestisch erfasste Indikatoren für durchlebte Konfliktsituationen bezogen werden; dazu liegt ein standardisierter anamnestischer Datenkatalog vor; es existiert eine computergestützte Fassung; **Anw.:** Persönlichkeitsdiagnostik*; ab 7 Jahre; **Testdauer:** insgesamt 2 Sitzungen; pro Geschichte werden 5–6 Minuten vorgegeben.

Theorie *f*: (engl.) *theory*; abstrakte Anschauungsweise, die systematisch u. nach bestimmten Prinzipien geordnet ist u. die Realität mit dem Ziel betrachtet, Erkenntnisse zu schaffen, die als Instrument zur Ordnung u. Bewältigung des Alltags eingesetzt werden können; sagt als wissenschaftliches Aussagensystem (z. B. aufgrund empirischer Befunde) das Eintreten von Ereignissen mit einer bestimmten Wahrscheinlichkeit vorher. Eine wissenschaftliche Theorie darf keine inneren Widersprüche aufweisen u. muss mit der Befundlage übereinstimmen. Sie muss falsifizierbar u. empirisch überprüfbar sein. Sie darf nicht auf subjektiven Anschauungen beruhen. Die Schlüsse dürfen nicht tautologisch sein (für den Beweis einer Aussage darf nicht die Aussage selbst vorausgesetzt werden). **Hinweis:** Die meisten psychologischen Theorien erfüllen diese Kriterien nicht; es ist das Ziel, solche Theorien zu formulieren. Häufig wird für die stärker formalisierten u. um exakte Sprache bemühten Theorien die Bez. Modell* verwendet. So wird die psychoanalytische Theorie kritisiert, weil sie nicht falsifizierbar ist u. somit keine überprüfbare Theorie darstellt. Die Zwei*-Faktoren-Theorie genügt eher den erforderlichen Kriterien (u. ist widerlegt worden).

Theorie des geplanten Verhaltens *f*: (engl.) *theory of planned behavior (TPB)*; theoretischer Ansatz (ursprünglich M. Fishbein u. I. Ajzen, 1975, weiterentwickelt von I. Ajzen u. T. Madden, 1986), der zu erklären versucht, warum sich der direkte Zusammenhang zwischen Einstellungen* u. Verhalten* in empirischen Untersuchungen als so schwach erweist; Erweiterung der Theorie* des überlegten Handelns um die wahrgenommene Verhaltenskontrolle (vgl. Selbstwirksamkeit) als weiteren Faktor mit Einfluss auf Intention u. Verhaltensausführung (s. Abb.); anwendbar auf bewusst abgewägtes, nicht der Gewohnheit unterliegendes Verhalten, z. B. Stimmabgabe bei Wahlen.

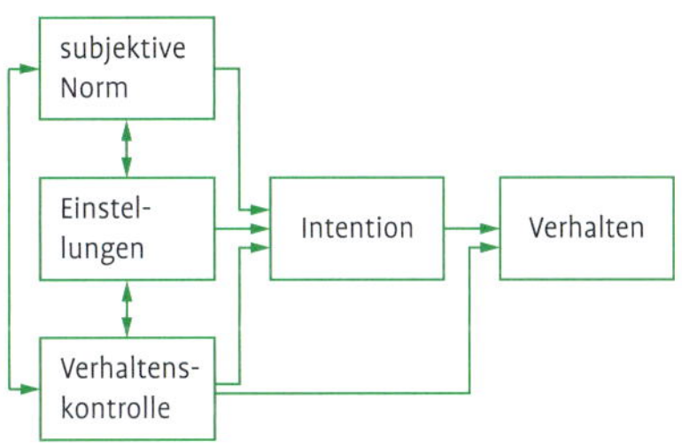

Theorie des geplanten Verhaltens

Theorie des überlegten Handelns *f*: (engl.) *theory of reasoned action (TRA)*; Fishbein-Ajzen-Theorie; Theorie (M. Fishbein, I. Ajzen, 1975), die Verhalten definiert als Folge einer Intention* u. Intention als Ergebnis von Einstellungen* u. subjektiven Normen*; weiterentwickelt zu Theorie* des geplanten Verhaltens; große Bedeutung u. a. in der Konsumentenpsychologie u. allgemein zur Erklärung des Zusammenhangs zwischen Einstellungen u. Verhalten.

Theory of Mind: Abk. ToM; Kultur übergreifende Fähigkeit, sich in Andere hineinzuversetzen, um deren Wahrnehmungen, Gedanken u. Absichten zu verstehen; entwickelt sich bei Kindern zwischen dem 4. u. 11. Lebensjahr. **Aspekte: 1.** Unterscheidung zwischen Belebtem u. Unbelebtem; **2.** Repräsentation zielgerichteter Aktionen (Anderer); **3.** Abruf* persönlicher Erfahrungen/Skripte; **4.** Entkopplung/Unterscheidung zwischen Selbst u. Anderen. Spindelzellen im Cortex cingularis anterior, eine besondere Art von Neuronen (s. Spiegelneurone), die es nur beim Menschen u. einigen höherer Primaten gibt, scheinen in besonderem Maße mit ToM in Verbindung zu stehen. Verschiedene Tests zu ToM führen im fMRT zu Aktivierungen in medialem Präfrontalkortex, posteriorem Cingulum (cingulärer Kortex), Precuneus u. bilateralen Übergangsregionen zwischen Temporal- u. Parietalkortex. Diese Areale sind stark miteinander vernetzt (sog. ToM-Netzwerk). Im wachen Zustand ist das ToM-Netzwerk dauerhaft aktiv (automatisiert, vorbewusste u. bewusste Interaktionswahrnehmung) u. beteiligt u. a. an Prozessen der Bewertung anderer Personen, der Mentalisierung* u. Bildung von sozialen u. zwischenmenschlichen Intentionen*. Bestimmung: Test durch standardisierte Cartoons od. schriftliche Vorlagen von Situationsbeschreibungen, in denen Handelnden Intentionen zugeschrieben werden müssen (z. B. Sally*-Anne-Test). **Klin. Bedeutung:** Defizite bei Autismus*, Schizophrenie*, frontotemporaler Demenz*, Depression*, bestimmten Persönlichkeitsstörungen.

Therapeut (gr. τηεραπεθτε̃σ) *m*: (engl.) *therapist*; Person, die bestimmte Verfahren zur Behandlung von Krankheiten einsetzt; **Einteilung:** im Kontext Psychotherapie: **1. professioneller** Therapeut: Ärztliche, Psychologische u. Kinder- u. Jugendlichenpsychotherapeuten (s. Psychotherapeut) nutzen spezielle Interventionen zur Behandlung von psychischen Störungen; **2. nonprofessioneller** Therapeut (syn. Laientherapeut): Person, die mit od. ohne spezifische Ausbildung durch professionelle Therapeuten Hilfe bei psychischen Störungen anbietet; Unterscheidungsmerkmal zu natürlichen Hilfeformen in sozialen Netzwerken*: Person übernimmt explizit diese Rolle od. bekommt sie zugewiesen (s. Laientherapie).

Therapeuten|manual (Therapeut*; lat. manus Hand) *n*: (engl.) *therapists manual*; Anleitung für Therapeuten zur Durchführung von Therapieprogrammen od. Testverfahren zu Therapieansätzen bei verschiedenen Störungsbildern; Beschreibung des therapeutischen Ansatzes u. Anleitung zur Durchführung der Interventionen erfolgt unterschiedlich detailliert; z. T. hoher Standardisierungsgrad; in der (experimentellen) Psychotherapieforschung von Bedeutung für die Überprüfung einer Methode unter vergleichbaren Bedingungen u. damit potentielle Replizierbarkeit von Ergebnissen aus Therapiestudien; **deutschsprachige Beispiele:** kognitiv-verhaltenstherapeutische Manuale bei Depression (Hauzinger, 2003), sozialer Phobie (Heidenreich, Peitz u. Stangier, 2003), Tinnitus aurium (Kröner-Herwig, 1997) u. Panikstörung (Margraf u. Schneider, 1989). Vgl. Therapiemanual.

Therapeuten|variablen (Therapeut*) *fpl*: (engl.) *therapists variables*; die Person des Therapeuten kennzeichnende Merkmale, die Einfluss auf den Therapieprozess* u. damit auch auf den Therapieerfolg* nehmen können; unterscheiden sich je nach Bezug zur Therapie u. Erfassbarkeit der Merkmale; z. B. personenbezogene Variablen (z. B. Alter, Geschlecht), Persönlichkeitsmerkmale*, Berufserfahrung u. persönl. Erfahrung, Form der Gestaltung der therapeutischen Beziehung*; Therapeutenvariablen nach Rogers (s. Gesprächspsychotherapie): Akzeptanz* u. Wertschätzung*, Empathie*, Kongruenz*; **klin. Bedeutung:** grundsätzlich wird der Einfluss dieser Variablen bejaht (vgl. Psychoanalyse), doch ist die Befundlage bezüglich der einzelnen Merkmale widersprüchlich; zur Optimierung der Therapeutenvariablen dient u. a. die Selbsterfahrung* der Therapeuten. Als wichtig haben sich erwiesen die Grundvariablen Wärme, Empathie u. Echtheit nach Rogers sowie die Erwartungshaltung; der Stellenwert der Erfahrung wird nicht einheitlich beurteilt.

Therapeuten|wahl (Therapeut*): (engl.) *choice of therapist*; Recht des Patienten, den Psychotherapeuten* seines Vertrauens frei zu wählen; die probatorischen Sitzungen (s. Probatorik) dienen u. a. dazu zu beurteilen, ob die therapeutische Beziehung* aus Sicht des Patienten geeignet ist, in vertrauensvoller Atmosphäre an seinen Problemen zu arbeiten.

Therapeut, non|professioneller (Therapeut*) *m*: (engl.) *non-professional therapist*; s. Therapeut.

Therapeut-Patient-Beziehung (Therapeut*): (engl.) *therapist-patient-relationship*; s. Beziehung, therapeutische; Arzt-Patient-Beziehung.

Therapeut-Patient-Generations|unterschied (Therapeut*): (engl.) *therapist-patient generational difference*; Patient*-Therapeut-Generationsunterschied

Therapie (gr. θεραπεία Pflege, Heilung) *f*: (engl.) *therapy*; Behandlung*.

Therapie|abbruch: (engl.) *premature therapy termination*; vorzeitige Beendigung einer Behandlung; **1.** durch den Patienten (meist ohne Einverständnis des Therapeuten), z. B. aufgrund fehlender Kooperation des Patienten, Unzufriedenheit mit dem Behandlungskonzept, gestörte Arzt*-Patient-Beziehung; **2.** durch den Arzt, z. B. aufgrund nicht tolerabler unerwünschter Arzneimittelwirkungen; führt i. d. R. zu unbefriedigendem Behandlungsergebnis.

Therapie, achtsamkeits|basierte kognitive *f*: (engl.) *mindfulness-based cognitive therapy*; von Z. Segal, M. Williams u. J. Teasdale entwickeltes Programm zur Rückfallprophylaxe bei rezidivierenden Depressionen*; Form der Mindfulness*-Therapie; **Durchführung:** in Gruppen bis max. 12 Personen zunächst gemeinsam durchgeführte Achtsamkeitsübungen*; in umfangreichen Hausaufgaben (ca. 45 Minuten pro Tag) erfolgen diese Übungen auch zwischen den Sitzungen. In Form von Psychoedukation* werden Informationen über Depression u. depressive Rückfallgefährdung vorgestellt. Dauer: 8, in wöchentlichem Abstand stattfindende Sitzungen (je ca. 2 Stunden); **Therapieziel:** Erlernen von Techniken zur Verhinderung bzw. Unterbrechung von kognitiv-affektiven Teufelskreisen, die zu einem erneuten Abgleiten in eine depressive Phase führen können; **Wirksamkeit:** Randomisierte kontrollierte Studien zeigen

Wirksamkeit bei Depression mit Überlegenheit gegenüber sog. treatment-as-usual (abhängig von jeweiliger Störung u. therap. Einrichtung; z.B. Teasdale et al., 2000; Godfrin u. van Heeringen, 2010) sowie mit Antidepressiva vergleichbare rückfallprophylaktische Wirkung (Kuyken et al., 2008; Segal et al., 2010).

Therapie|angebot: **1.** (engl.) *treatment offer*; Auswahl therapeutischer Programme bzw. spezifisches therapeutisches Programm einer Einrichtung bzw. Klinik; vgl. Behandlungskonzept; **2.** individuell für den Patienten erarbeiteter Therapieplan; wird i.d.R. zu Beginn der Therapie erstellt; **Ziel:** Transparenz sowie Stärkung der Compliance*.

Therapie|ansprechen: (engl.) *response*; Response*.

Therapie|ansprechen, frühes: (engl.) *early response*; s. Early Response.

Therapie|auflage: gerichtlich angeordnete Weisung zur Lebensführung, die in erster Linie der Verhütung künftiger Straftaten dient; wird entgegen dem individuellen Selbstbestimmungsrecht* u. somit ohne Einwilligung* des Betroffenen angeordnet. Therapieauflagen werden i.R. der forensischen Psychiatrie* v.a. stationär im Maßregelvollzug* sowie auch ambulant umgesetzt. **Beispiel:** während der Führungsaufsicht* das Verbot, alkoholische Getränke u.a. berauschende Mittel zu sich zu nehmen od. die Weisung bezüglich einer regelmäßigen Vorstellung bei einem Arzt, Psychotherapeuten od. in der forensischen Ambulanz; **Voraussetzung:** an die Lebensführung des Verurteilten dürfen keine unzumutbaren Anforderungen gestellt werden (§ 68b Absatz 3 StGB). Vgl. Zwangsbehandlung.

Therapie|ausbildung: (engl.) *therapeutical education*; s. Ausbildung, psychotherapeutische; Psychotherapeut.

Therapie|besprechung: (engl.) *therapy conference*; Besprechung der Therapieplanung*; **1.** mit dem Patienten; s. Therapiephasen; **2.** mit den beteiligten Ärzten, Therapeuten, Pflegepersonal (u. ggf. dem Patienten) zum Austausch ihrer individuellen Wahrnehmung des Patienten u. der Abstimmung der einzelnen Maßnahmen u. Interventionen im Therapieverlauf mit dem Ziel, unterschiedliche Beobachtungen zu einem möglichst umfassenden Patientenbild zusammenzufügen u. aktuelle Schwierigkeiten od. Veränderungen aufzugreifen, um die initiale Therapieplanung im Therapieverlauf zu modifizieren bzw. zu optimieren.

Therapie|dauer: (engl.) *treatment duration*; Umfang der Therapie, bei Psychotherapie meist als Anzahl der Therapiesitzungen, z.T. auch als Zeiteinheit (z.B. Minuten, Wochen, Monate) erfasst; weist bei Psychotherapie einen deutlichen Zusammenhang mit der Wirksamkeit auf, wobei bisher fast ausschließlich Post-hoc-Analysen vorliegen u. experimentelle Studien fehlen, was die kausale Interpretation der beobachteten Zusammenhänge begrenzt. Im Allg. werden signifikante positive Zusammenhänge beobachtet, die an eine Obergrenze stoßen (Ceiling-Effekt): zwischen Therapiedauer u. Therapieerfolg* besteht ein kurvilinearer Zusammenhang, der Therapieerfolg nimmt zu Beginn einer Behandlung am schnellsten zu, flacht dann rasch ab u. erreicht bei ca. 60 Sitzungen asymptotisch den durchschnittlichen maximalen Effekt, wobei je nach Störungsbild u. Therapieform deutliche Unterschiede auftreten (s. Abb.). Über verschiedene Therapieformen u. Patientenpopulationen hinweg erreichen durchschnittlich 50 % der Patienten nach ca. 8 Sitzungen, durchschnittlich 75 % der Patienten nach ca. 26 Sitzungen u. durchschnittlich 85 % der Patienten nach ca. 65 Sitzungen eine bedeutsame Verbesserung. Vgl. Behandlungsumfang.

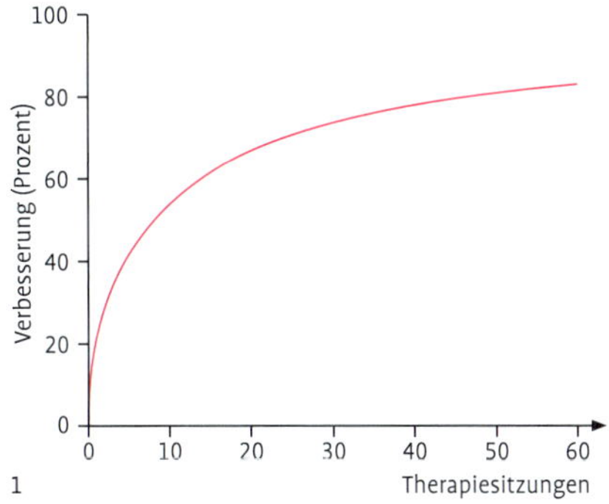

1

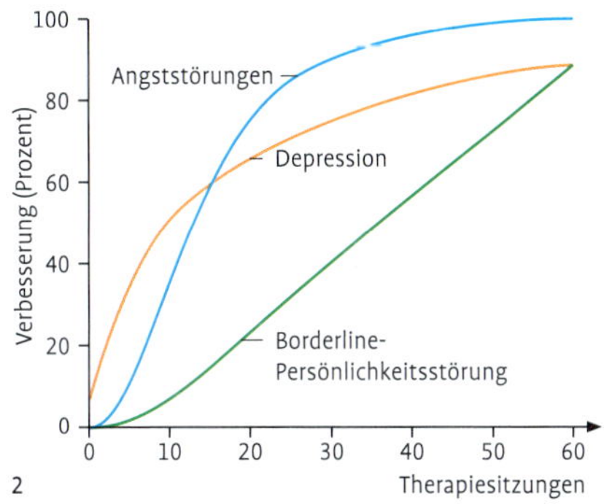

2

Therapiedauer: 1: Therapiedauer u. Anteil der Patienten mit Verbesserung (in Prozent) über alle untersuchten Störungen u. Therapieformen (Durchschnitt); 2: Therapiedauer u. Anteil der Patienten mit Verbesserung (in Prozent) in Abhängigkeit von der untersuchten Störung

Therapie, dialektisch-behaviorale *f*: (engl.) *dialectic-behavioral therapy*; Abk. DBT; von M.M. Linehan entwickeltes Verfahren, das Techniken aus dem Bereich der Verhaltenstherapie*, humanistisch (s. Therapie, humanistische) u. psychodynamisch orientierter Verfahren (s. Psychotherapie, psychodynamische) u. der Zen-Meditation (s. Meditation) integriert; **Ind.:** v. a. Borderline*-Persönlichkeitsstörungen, auch andere Störungen, z. B. Essstörungen*; **Durchführung:** v. a. Fertigkeitstraining in der Gruppe (Aufbau innerer Achtsamkeit* u. Akzeptanz*, soziale Kompetenz*, Problemlösungsfertigkeiten, Umgang mit Gefühlen u. Aufbau von Stresstoleranz, auch in sozialen Situationen), kognitive Methoden (z. B. rationaler Dialog), Maßnahmen zur Reduktion von Suizidalität, Bearbeitung möglicher Traumata; Umgang geprägt von flexiblem (dialektisch geprägtem) Wechsel zwischen Strukturierung der Therapie u. Akzeptanz von Abweichungen vom Therapieplan, zwischen Freiheit u. Kontrolle sowie zwischen Veränderung u. Konstanz, um eine für den Patienten validierende Atmosphäre zu schaffen. In der ersten therap. Phase stehen selbstgefährdende Verhaltensweisen im Mittelpunkt, nach Stabilisierungen werden mögliche Traumata u. andere negative Erfahrungen bearbeitet, zuletzt wird das Erlernte integriert. **Wirksamkeit:** Metaanalysen belegen mittlere Effektstärken (Kliem et al., 2010; Ost, 2008).

Therapie, emotionsfokussierte *f*: (engl.) *emotionally focused therapy*; Abk. EFT; emotionszentrierte Therapie; Weiterentwicklung von Gestalttherapie* u. Gesprächspsychotherapie* u. a. von Greenberg u. Elliott (2004) mit Fokus auf die Bearbeitung von Emotionen*, die als wesentlich angesehen werden u. a. für Handeln u. Selbstbild*; **Prinzip:** **1.** Bewusstmachen von Emotionen (engl. emotion awareness), u. a. primäre Emotionen wahrnehmen, verbalisieren, verstehen u. akzeptieren; **2.** Regulation von Emotionen, sekundäre u. dysfunktionale primäre Emotionen wahrnehmen, tolerieren, distanzieren, ggf. ablenken, positive Emotionen entgegensetzen u. primäre Emotionen identifizieren; **3.** Transformation einer Emotion in eine andere, z. B. depressive Person aktiviert als Reaktion auf Selbstkritik die positive Emotion Stolz; unterstützt u. a. durch positive Erinnerungen, kognitive Umstrukturierung*, Nutzen der therapeutischen Beziehung*; **4.** Emotionsreflexion (Sinngebung). **Therapieziel:** Veränderung von dysfunktionalem emotionalem Erleben; Fokussieren u. Abschließen von problematischen Erfahrungen sowie Förderung von Kompetenzen u. Selbstverantwortung; **Ind.:** Bearbeitung unerledigter Erfahrungen u. Konflikte, weniger orientiert an psychischen Störungen; **Wirksamkeit:** Hinweise zur Wirksamkeit bei Depressionen u. traumatischen Erfahrungen. Vgl. Paartherapie, emotionsfokussierte.

Therapie, emotive *f*: (engl.) *emotive therapy*; s. Therapie, rational-emotive.

Therapieerfolg: (engl.) *therapy success*; syn. Behandlungserfolg; Erreichen der in der Therapieplanung* angestrebten Therapieziele*, d. h. Verringerung od. Verschwinden der (physischen u./od. psychischen) Symptomatik od. Veränderung des Erlebens, Denkens u. Empfindens, z. B. in Form größerer Selbstannahme, Lebensfreude od. sozialer Kompetenz; wird je nach Therapieziel multimodal bemessen: **1.** störungsspezifisch, z. B. Grad der Depressivität, Anzahl der Panikanfälle (primärer Outcome*); **2.** störungsübergreifend, z. B. Lebensqualität, Erwerbstätigkeit (sekundärer Outcome); zusätzlich sind globale Patienten- u. Therapeutenurteile möglich (z. B. generelles Funktionsniveau od. gesamte Belastung durch psychische Beschwerden); Erfolgskriterien werden individuell festgelegt (z. B. definierte Mindestverbesserung, Anzahl der Rückfälle); möglich ist die Einordnung des Therapieerfolgs anhand der Effektstärke*.

Therapieerwartung: (engl.) *therapy expectation*; bedeutsame Patientenvariable der Psychotherapiemotivation, die von den bisherigen Erfahrungen u. dem subjektiven Krankheitsmodell* (Laienätiologie) des Patienten geprägt ist; beeinflusst unabhängig von der Behandlungsmethode Therapieverlauf u. -ergebnis; eine positive subjektive Therapieerwartung gilt als Prädiktor für den Therapieerfolg*. Vgl. Therapiemotivation.

Therapie, euthyme *f*: (engl.) *euthymic therapy*; syn. Genusstraining; verhaltenstherapeutischer Behandlungsansatz zur Förderung der Fähigkeit zum genussvollen Empfinden (Koppenhöfer u. Lutz, 1984); **Prinzip:** Gesundheit* ist nach diesem Konzept mehr als die Abwesenheit von Krankheit. Die Therapie bezieht sich im Gegensatz zu den meisten Therapien, bei denen Beschwerden u. Störungen im Vordergrund stehen, auf positive Aspekte des Erlebens u. Verhaltens wie Genuss, Freude u. Wohlbefinden. Durch wiedererlangte od. neu entdeckte Genussfähigkeit wird die Beschäftigung mit negativen Inhalten (z. B. Schmerzen, Grübelzwängen) eingeschränkt u. die Beschäftigung mit positiven Aspekten der eigenen Person u. der Umwelt gefördert (s. Salutogenese). **Therapieziel:** Primäres Ziel ist das Erlernen von (Selbst-)Fürsorglichkeit, d. h. für sich selbst positiv zu sorgen. Positive Gefühle wie Freude, Wohlbefinden od. Stolz sollen zugelassen u. bewusst erlebt werden. Verhaltensweisen sollen erlernt u. ausgeführt werden, die dem Patienten gut tun u. mit positiven Gefühlen verbunden sind (z. B. Entspannung, soziale Interaktionen, Sport, Schöpferisches, Kultur, Naturerleben). Viele Patienten mit psychischen Störungen müssen zunächst lernen u. akzeptieren, dass Selbstfürsorge u. Genuss erlaubt sind. Das beinhaltet, sich selbst als Person zu akzeptieren u. seine Biographie so zu verstehen, dass sie auch positive Seiten, förderliche Bedingungen u. zugewandte Menschen beinhaltet. **Ind.:** Anw. i. d. R. ergänzend zu problemorientierten, störungsspezifischen Interventionen; **Durchführung:** Dem Patienten werden die sog. Genussregeln erläutert: **1.** Genuss braucht Zeit; **2.** Genießen ist erlaubt; **3.** ohne Erfahrung kein Genuss; **4.** Genießen geht nicht nebenbei; **5.** Auswählen, was mir gut tut; **6.** Genießen ist alltäglich; **7.** weniger ist mehr. Anschließend werden in einzelnen

T

Therapiestunden Übungen zu den 5 Sinnen Riechen, Tasten, Schmecken, Hören u. Sehen durchgeführt. Die Patienten tauschen ihre Erfahrungen aus u. erhalten therapeutische Hausaufgaben*. Die Therapie wird in festen Gruppen durchgeführt, sie ist aber auch als Einzeltherapie möglich. **Wirksamkeit:** positive klin. Erfahrungen liegen für versch. psychische Störungen vor, u. a. Depressionen, psychosomatische Störungen, Schmerzen; kontrollierte Studien erst in Ansätzen.

Therapie|evaluation (Evaluation*) *f*: (engl.) *treatment evaluation*; Erfassen u. Beurteilen des zu erreichenden Therapieziels*, z. B. mit Hilfe von Fragebogen*, Interview*; **Voraussetzung:** Anw. definierter Therapierationale*; **Durchführung:** **1.** Konzeptentwicklung des Therapierationals; **2.** Exploration mit (nichtkontrollierten) Pilotstudien (z. B. Überprüfung, ob eine Veränderung der Symptomatik durch die Anwendung des neu entwickeltes Therapiekonzeptes eintritt, Prüfung, ob Nebenwirkungen durch die Therapie auftreten; neben Interventionsgruppe nur Wartelistenkontrollgruppe, keine Randomisierung); **3.** Wirksamkeitsprüfung anhand kontrolliert-randomisierter Therapiestudien, z. B. Vergleich von Therapieverfahren (kognitiv-behaviorale Therapie od. tiefenpsychologisch orientiertes Verfahren) mit einer Kontrollbedingung (z. B. Pharmakotherapie, Psychoedukation) od. einem anderen Therapieverfahren (z. B. Familientherapie); **4.** Anwendung unter Routinebedingungen (Einführung des überprüften Therapierationals als Richtlinie bzw. Standardtherapie). Die Gesamtevaluation einer Therapieform sollte eine Einordnung entsprechend der Evidenzgrade ermöglichen. Vgl. Interventionsforschung; Psychotherapieforschung; Therapiekontrolle.

Therapie|forschung: (engl.) *therapy research*; Bez. für die Beschreibung u. Anwendung empirischer Forschungsmethoden zur Bewertung der Wirkung von Interventionsmaßnahmen u. -programmen; **Meth.:** je nach Therapieverfahren werden manualisierte Programme (z. B. kognitive Verhaltenstherapie) zugrundegelegt u. deren Wirksamkeit u. Effektivität evaluiert (s. Therapieevaluation). Die Effekte von Behandlungsmerkmalen (z. B. Art des therapeutischen Verfahrens, Patienten- od. Therapeutenmerkmale, Strukturvariablen) auf Erfolgskriterien analysiert. Die Wahl der Zielvariablen kann therapiespezifische Effekte (z. B. Symptomreduktion) od. mit dem Therapieerfolg indirekt verbundene Merkmale (z. B. Reduktion der Krankheitstage) umfassen (s. Veränderungsdiagnostik). Die Effektivität einer Therapie kann neben der statistischen Signifikanz auch durch die klinische Signifikanz (s. Effektstärke) beschrieben werden. Die Versuchsplanung (z. B. randomisiertes versus nichtrandomisiertes Vorgehen, Kontrollgruppendesign) schließt mögliche Störfaktoren aus u. ermöglicht eindeutige Interpretationen. Ergebnisse der Therapieforschung gehen in die Leitlinien zur Behandlung psychischer Störungen ein. Therapieforschung ist eng mit Therapieevaluation* verbunden.

Therapie, humanistische *f*: (engl.) *humanistic therapy*; syn. humanistische Psychotherapie; psychotherapeutischer Ansatz, der sich explizit als sog. dritter Weg von Psychoanalyse* u. Verhaltenstherapie* abhebt, mit Einflüssen aus Humanismus u. Existenzphilosophie sowie fernöstlicher Philosophie; **Prinzip:** der einzelne Mensch wird als einzigartig verstanden, ausgestattet mit Wahlfreiheit, Fähigkeit zu Bindungen u. Beziehungen, Wertentscheidungen u. Sinnfindung. Wesentlich ist die subjektive, phänomenologische Welt, das bewusste Erleben im Hier-und-Jetzt. Menschen haben eine natürliche Tendenz zu Authentizität, Wachstum u. Selbstverwirklichung. Dabei können sich (insbes. soziale) Umweltfaktoren positiv (z. B. liebevolle, wertschätzende Eltern) od. negativ (z. B. abweisende, abwertende Eltern) auswirken. Die Therapie unterstützt die natürlichen Wachstumstendenzen u. betont das Gesunde u. Schöpferische. **Formen:** Wichtige Therapieformen sind die Gesprächspsychotherapie* u. Gestalttherapie*. **Wirksamkeit:** Angesichts der Heterogenität der Gruppe der humanistischen Therapien ist ein übergreifender Wirksamkeitsnachweis kaum zu erbringen. Für die Gesprächstherapie liegen die umfangreichsten Nachweise vor, für die Gestalttherapie od. andere Formen fehlen dagegen hinreichende Wirksamkeitsnachweise.

Therapie, individualisierte *f*: (engl.) *individual therapy*; s. Therapie, personalisierte.

Therapie, integrative *f*: (engl.) *integrative psychotherapy*; schulenübergreifende Therapieform, die aus verschiedenen therapeutischen, auch weltanschaulichen Orientierungen Konzepte u. Vorgehensweisen entnimmt u. entweder zu einer an der individuellen Problematik orientierten eklektischen Vorgehensweise zusammenfasst od. im Zuge einer meta-theoretischen Rekonstruktion eine übergreifende Therapieform begründet; **Geschichte:** Die Unüberschaubarkeit der therapeutischen Schulen, die Vergleichbarkeit vieler Vorgehensweisen u. die Annahme gemeinsamer Wirkfaktoren* (s. Uniformitätsmythos) sowie der Mangel an Vorhersagekraft einzelner Theorien führte zur Entwicklung integrativer Therapien. Ausgangspunkte waren insbes. humanistisch orientierte Psychotherapieformen (s. Therapie, humanistische), die z. B. eine Kombination mit Konzepten der Verhaltenstherapie* suchten (z. B. emotionsfokussierte Therapie*); auch psychoanalytische u. verhaltenstherapeutische Konzepte wurden verbunden; die Kognitivierung therapeutischer Schulen in ein allgemeines rekursives Problemlösungsmodell* spielte schon früh eine Rolle. Die Suche nach einer allgemeinen Psychotherapietheorie (R. Bastine, K. Grawe) führte zur Annahme allgemein wirksamer therapeutischer Strategien (z. B. Ressourcen aktivieren, Probleme lösen, üben, evozieren, anleiten). Die integrative Therapie von H. G. Petzold ist dagegen mehr an der Verknüpfung unterschiedlicher Ansatzpunkte wie Körper, Emotion u. Existenz interessiert. Der von J. W. Urban begründete gemeinsame Einsatz verschiedener Therapieverfahren zur Freisetzung natürlicher Energie u. Kreativität umfasst Theorie u. Techniken von Psychoanalyse, Gestalttherapie, Primärtherapie, Transaktionsanalyse, bioenergetischer Analyse u. anderen körperbezogenen Verfahren. Es liegen zahlreiche weitere Integrationsversuche vor (Bastine, Beutler, Prochaska u. DiClemente, Sponsel, Young). **Wirksamkeit:** Für einzelne Strategien u. Konzepte einer allgemeinen integrativen Therapie wurden empirisch bedeutsame Nachweise v. a. in Form von Fallberichten u. einfachen Vorher-Nachher-Vergleichen erbracht (z. B. Petzold et al., 2000). Untersuchungen zu Teilaspekten der allgemeinen integrativen Psychotherapie finden sich bei ressourcenorientierten Vorgehensweisen. Untersuchungen zu spezifischen therapeutischen Vorgehensweisen, die konzeptuell durch andere Schulen angereichert wurden (z. B. Schematherapie* als Verbindung von Verhaltenstherapie u. emotiver Therapie) liegen vor. Empirische Hinweise für die Indikation liegen nicht vor. Vgl. Psychotherapie, schulenübergreifende.

Therapie|integrität (lat. integritas, integritatis Makellosigkeit) *f*: (engl.) *therapy integrity*; strikte Einhaltung der Rahmenbedingungen einer Therapie u. des vorgegebenen Therapierationals*; i. R. der Therapieforschung* von Bedeutung, da nur bei vorhandener Therapieintegrität Schlüsse auf Unterschiede zwischen einzelnen Therapieformen gezogen werden können.

Therapie, inter|personelle *f*: (engl.) *interpersonal therapy*; s. Psychotherapie, interpersonelle.

Therapie, kognitive *f*: (engl.) *cognitive therapy*; syn. kognitive Psychotherapie; Sammelbez. für Verfahren, die den Einfluss der Kognitionen* auf das emotionale Befinden u. Verhalten betonen (in diesem Sinn synonym mit kognitiver Intervention*); ursprünglich wurde die Bez. von A. T. Beck eingeführt für eine für die Behandlung der Depression entwickelte Therapie (kognitive Therapie* nach Beck). **Prinzip:** Mit Hilfe von Kognitionen bilden Menschen ihre subjektive Realität ab. Für das psychische Befinden ist die kognitive Verarbeitung von Ereignissen ebenso bedeutend wie die Ereignisse selbst. Die kognitive Therapie muss daher berücksichtigen, ob **1.** funktionale, hilfreiche Kognitionen* fehlen bzw. dysfunktionale, hinderliche Kognitionen vorhanden sind; **2.** die Modifikation der relevanten Kognitionen therapeutisch gelingt; **3.** mit den veränderten Kognitionen auch die problematische Verhaltensmodalität (Verhalten, Emotionen, Imaginationen) modifiziert wird. Dabei wird versucht, kognitive Strukturen (Wissens- u. Gedächtnissysteme, Schemata, Annahmen, semantische Netzwerke, Planstrukturen, subjektive Theorien) u. kognitive Prozesse (Aufmerksamkeit, Interpretationen, Erwartungen, Handlungsplanungen, Entscheidungen u. Ergebnisverwertungen einschließlich Attributionen*, Metakognitionen*) zu ändern, da diese als Ursache od. wenigstens bedeutsames Korrelat für die behandelten psychischen Störungen gelten. Es wird angenommen, dass die kognitiven Anteile psychischer Störungen als irrational od. auch wenig funktional einzuschätzen sind u. typische Denkfehler, wie undifferenziertes dichotomes Denken*, selektive Wahrnehmungen, willkürliches Schlussfolgern, unangemessenes Generalisieren u. Abstrahieren, Personalisierungen mit sich bringten. Die Pathogenität von kognitiven Strukturen zeigt sich in einem Mangel an Differenziertheit od. einem Aufbau, der ein Übermaß an Negativität (od. auch Realismus) enthält (sog. negative Triade: Zukunft, Selbst u. Umwelt werden negativ gesehen), der unangemessene Emotionen in sich bindet od. im Sinne des Schachter-Paradigmas (Kognitionen bedingen Emotionen) interpretativ nahe legt. Diese führen dann zu belastenden Emotionen u. in der Folge zu entsprechend störenden Verhaltensweisen (i. d. R. Vermeidung u./od. verzerrte Kognition). Auch konfligierende Strukturen bei handlungsorientierten kognitiven Strukturen (Planstrukturen) können als Ursache psychischer Störungen angenommen werden. Obgleich vielfach ein ursächlicher Zusammenhang (mit Ausnahme von Attributionsmustern von Handlungsergebnissen) nicht nachgewiesen wurde (in manchen Fällen sogar ein realistischeres, weniger positiv verzerrtes Wahrnehmen der Umwelt bei psychisch gestörten Personen zu finden war), baut auf diesen Annahmen eine reichhaltige Auswahl therapeutischer Interventionen auf. **Therapieziel:** möglichst direkte Diagnostik u. Modifikation jener Kognitionen, die als relevant für psychische Störungen od. das psychische Befinden angesehen werden. Psychische Probleme begünstigende kognitive Prozesse u. Strukturen sollen verändert u. neue, der Realität angemessene Gedanken, Einstellungen u. Selbstverbalisationen erarbeitet werden; **Formen:** u. a. kognitive Therapie* nach Beck, kognitive Verhaltenstherapie*, rational-emotive Therapie*, Selbstinstruktionstraining*; **Vorgehen:** auf der Grundlage einer guten therapeutischen Beziehung* wird ein Rahmen geschaffen, dessen experimentelle Atmosphäre ermöglicht, alte Denkformen in Frage zu stellen u. neue auszuprobieren bzw. zu verfestigen (sog. kognitive Umstrukturierung*). Das wichtigste Änderungsprinzip ist die Identifikation logischer od. empirischer Widersprüchlichkeiten unter Berücksichtigung der damit einhergehenden emotionalen Korrekturprozesse. Zentral dabei sind der Sokratische* Dialog (sog. geleitetes Entdecken), bei dem Annahmen durch sehr unterschiedliche Techniken in Frage gestellt werden (u. a. systematisches Fragen nach Belegen od. Details, Hinweise auf Widersprüche, Rollenspiele mit wechselnden Perspektiven, Übertreibungen). Hinzu kommen Verhaltenstests i. S. von Überprüfungen der Annahmen in der Realität; hier ist der Unterschied zur kognitiv-behavioralen Psychotherapie (Verhaltenstherapie*) kaum noch auszumachen. Problemlösungstrainings* dienen der Flexibilisierung des Denkens u. Handelns für Problemsituationen u. der Einsatz von Selbstverbalisationen als handlungssteuernde Maßnahme für angemessenes Verhalten. **Ind.:** bei fast allen klassischen Störungen z. B. Angststörungen*, Depressionen*, Essstörungen*, sexuelle Funktionsstörungen*, Abhängigkeitssyndrom*, Schizophrenie*, Persönlichkeitsstörungen*, Partnerschaftsprobleme*; **Wirksamkeit:** therapeutische Wirkung von kognitiven Therapien ist bei einer Vielzahl von psychischen Störungen nachgewiesen, allerdings wurde selten überprüft, ob der Modifikation von Kognitionen eine entsprechende Modifikation der psychischen Störung folgt. **Hinweis:** Die ursprüngliche Annahme, dass (allein) Kognitionen ursächlich für psychische Störungen sind, ist problematisch; ursächlich sind Störungen der multifaktoriellen Balance zwischen pathogenen (prädisponierenden, auslösenden, aufrechterhaltende) u. salutogenen (protektiven u. gesundheitsfördernden) Faktoren. Kognitive Therapien werden meist mit Verhaltenstherapien verknüpft, z. B. Rollenspiel*, therapeutische Hausaufgaben* (vgl. Verhaltenstherapie, kognitive). **Geschichte:** Kognitive Therapien wurden insbes. von Beck u. Ellis entwickelt, dann innerhalb des Konzepts der Verhaltenstherapie* mit der sog. kognitiven Wende* seit den 70er Jahren des 20. Jahrhunderts weiterentwickelt. Dazu gehören insbes. Selbstkontrolle*, Problemlösungstraining* u. Stressbewältigungstraining*. Ursprünglich eigenständige Therapien wie die rational-emotive Therapie* od. die kognitive Therapie* nach Beck wurden in die Verhaltenstherapie integriert.

Therapie, kognitive nach Beck (Aron Temkin B., Psychiater, Psychotherapeut, geb. 1921) *f*: (engl.) *Beck's cognitive therapy*; auch Beck-Therapie, kognitive; ursprünglich zur Behandlung depressiver Störungen entwickelte Form der kognitiven Therapie* mit kognitiven u. behavioralen Interventionen (A. T. Beck, 1960); **Prinzip:** Zentral ist die Annahme, dass die Grundlage von Depressionen (u. a. psychische Störungen) in kognitiven Fehlern u. Störungen besteht (dysfunktionale Kognitionen*). Für Depressionen wird als Grundschema die sog. **kognitive Triade** (s. Kognition, depressionstypische) angenommen. Diese Schemata müssen nicht immer wirksam sein, sondern können erst durch Belastungen od. lebensverändernde Ereignisse (z. B. Verlust des Partners od. der Arbeit) aktiviert werden. **Therapieziel:** dysfunktionale Kognitionen* identifizieren u. verändern; kognitive Techniken zur langfristigen selbständigen Überprüfung u. Modifikation von Denkmustern erlernen; **Ind.:** Depression*, Phobie*, Panikstörung*, generalisierte Angststörung*, Substanzstörung*, Zwangsstörung*, Essstörungen* (Anorexia* nervosa, Bulimia* nervosa, Adipositas*), somatoforme Störungen*, sexuelle Funktionsstörungen*, Persönlichkeitsstörungen*; bei schwerer Depression mit psychotischer Symptomatik bzw. Suizidalität wird die Kombination mit einer antidepressiven bzw. antipsychotischen Pharmakotherapie empfohlen. **Durchführung:** Kennzeichnend ist eine strukturierte, zeitlich begrenzte problem- u. zielorientierte Arbeitsweise in 12–40 Einzel- od. Gruppensitzungen; für verschiedene psychische Störungen liegen z. T. detaillierte Handlungsanweisungen bzw. Leitlinien (Therapiemanuale*) für den Therapeuten vor; neben der beschriebenen Durchführung als Akuttherapie auch als Langzeittherapie* (psychologische Aufrechterhaltungstherapie) zur Rückfallprophylaxe mit Therapiedauer >1 Jahr angewendet. Allgemein sind 4 Therapieschritte vorhanden: **1.** Konzept u. Vorgehen der Therapie erklären, insbes. die Bedeutung, die den Kognitionen (verbal, bildlich u. imaginativ) bei Entstehung u. Veränderung problematischen Verhaltens zugeschrieben wird; **2.** problematische, dysfunktionale Kognitionen identifizieren u. definieren: Wenig bewusst ablaufende automatische Gedanken* können am Beispiel konkreter Erfahrungen des Patienten mit unterschiedlichen Methoden identifiziert werden, u. a. durch Fragen („Ihr Chef grüßt Sie nicht, was geht Ihnen durch den Kopf?"), durch therapeutische Hausaufgaben* mit gezielter Selbstbeobachtung od. mit konfrontativen Rollenspielen*, bei denen der Patient insbes. auf seine Kognitionen achten soll; **3.** dysfunktionale Kognitionen problematisieren mit Hilfe von 3 therapeutischen Strategien: **a)** logische Analyse: für dysfunktionale Kognitionen werden mögliche alternative Erklärungen gesucht; was spricht für bzw. gegen die Gültigkeit dieses Gedankens, welche alternativen Erklärungen könnte es geben, wie wahrscheinlich sind die befürchteten Folgen? Es wird z. B. unterschieden zwischen Beobachtungen, Annahmen u. Erwartungen; **b)** empirische Analyse: der Patient wird angeregt, seine Annahmen an den tatsächlichen Gegebenheiten zu überprüfen; **c)** pragmatische Analyse: negative Folgen der dysfunktionalen Annahmen u. Überzeugungen für das Handeln u. die Gefühle werden erarbeitet; vermutliche Wirkungen dieser Gedanke, Vor- u. Nachteile bei Beibehaltung des Gedankens; **4.** funktionale, d. h. realistische, ausgewogene u. hilfreiche Kognitionen erarbeiten u. einüben; erfolgreiche Änderungen kognitiver Muster dienen ihrerseits als Verstärker in Form eines angenehmen Reizes u. helfen, automat. Gedankenketten u. ihre Verhaltenskonsequenzen zu durchbrechen. Professionell angeleitet lernt der Patient, seine Kognitionen selbst zu kontrollieren, u. erhält ein Denk- u. Verhaltensrepertoire auch für zukünftige Krisen. Diese 4 Bausteine können in der Therapiestunde od. bei therapeutischen Hausaufgaben* zwischen den Therapiesitzungen mit Hilfe der

Mehr*-Spalten-Technik (ähnlich dem ABCDE-Schema in der rational-emotiven Therapie*) in 5 Spalten aufgezeichnet werden: (problematisches) Ereignis, (spontan erlebte) Emotion, (in der Situation erlebte) problematische Kognitionen, alternative (hilfreiche) Kognitionen, Ergebnis (der alternativen Kognitionen). Die Gesprächsführung der kognitiven Verhaltenstherapie ist geprägt durch den Sokratischen* Dialog od. das geleitete Entdecken: Der Therapeut leitet den Patienten durch gezielte Fragen an, über seine Probleme neu nachzudenken; die bisherigen selbstverständlichen Gedanken u. Überzeugungen werden als Hypothesen betrachtet u. überprüft. Begleitende Techniken sind Aktivierung u. Tagesstrukturierung, Kommunikationsübungen, Training* sozialer Kompetenz, Rollenspiele* u. Verhaltensübungen. **Wirksamkeit:** vielfach evaluiertes Verfahren; neben (v. a. leichten bis mittelschweren) Depressionen gilt die Wirksamkeit, z.T. modifizierter Formen, als wissenschaftlich gesichert bei sozialer Phobie u. Zwangsstörungen; Hinweise zur Wirksamkeit gibt es u. a. bei Persönlichkeitsstörungen, Essstörungen u. Sucht. Trotz umfangreicher empirischer Überprüfungen bleibt die theoretische Annahme, dass Emotionen die Folge von Kognitionen sind, problematisch. Es wurde nur selten überprüft, ob die Modifikation von Kognitionen ursächlich für die Besserung der psychischen Störung ist. Die kognitiven Therapiemaßnahmen werden selten allein durchgeführt: Das typische Vorgehen enthält einige verhaltenstherapeutische Elemente, u. a. Selbstbeobachtung, Hausaufgaben, Aktivitätenplan; fließende Übergänge zu anderen kognitiven Interventionen, z. B. rational-emotiver Therapie. Es ist nicht hinreichend geklärt, ob u. wann eine Kombination mit der Gabe von Psychopharmaka indiziert ist (vermutlich bei schwer depressiven sowie depressiven geriatrischen Patienten).

Therapie|kon|trolle (Kontrolle*) *f*: (engl.) *treatment control*; Überprüfen des individuellen Therapieverlaufs u. der zu erreichenden Therapieziele*; Zeitpunkt, Art u. Umfang der notwendigen Untersuchungen werden i. d. R. vorher festgelegt; **Ziel:** Feststellen der Wirkweise der spezifischen therapeutischen Interventionen; bei Therapieversagen* od. Komplikationen Veränderungen in der Therapieplanung möglich. Vgl. Erfolgskontrolle; Therapieevaluation.

T

Therapie|kon|zept (lat. concipere, conceptus aufnehmen) *n*: (engl.) *treatment conception*, Behandlungskonzept*.

Therapie|kon|zept, beziehungs|orientiertes *n*: (engl.) *relationship orientated treatment conception*; Therapieform mit Fokus auf verinnerlichte Repräsentanzen konflikthafter Beziehungsmuster bzw. Veränderung von interpersonellen Konflikten* od. Beziehungen; z. B. Paarpsychotherapie* u. Familientherapie*, systemische Ansätze (klinische Sozialarbeit*), interaktionelle Gruppenangebote.

Therapie|manual (lat. manus Hand) *n*: (engl.) *therapy manual*; Bez. für (schriftliche) Unterlagen, die ein Therapieprogramm detailliert beschreiben; stellt Therapierational* (Logik, theoretische Herleitung des therapeutischen Verfahrens) u. Struktur der Interventionen dar u. enthält die vollständigen Therapiematerialien (Unterlagen od. Hilfsmittel, die in der Therapie zum Einsatz kommen, z. B. Protokollbögen, Tagebücher u. Informationsschriften); häufig mit Materialien für Therapeut u. Patient u. wichtigen diagnostischen Verfahren verfügbar; kann für die Behandlung von Störungsgruppen angelegt sein (z. B. Angststörung) od. für spezifische Diagnosen (z. B. Panikstörung) od. Altersgruppen (s. Kinder- und Jugendpsychotherapie); Grundvoraussetzung für methodisch nachvollziehbare Therapieforschung, ermöglicht Standardisierung von Therapieprogrammen; entsprechend der Ergebnisse der Therapieforschung* sind Manuale stets durch die Autoren zu aktualisieren; für die Evaluation eines Manuals ist die Bestimmung der sog. Manualtreue (Übereinstimmung zwischen Vorgaben u. tatsächlichem Vorgehen) anhand von Fremdbeurteilungen unumgänglich.

Therapie, mentalisierungs|basierte *f*: (engl.) *mentalization-based treatment*; Abk. MBT; ursprünglich von den Psychoanalytikern A. Bateman u. P. Fonagy entwickelte Form der Psychotherapie* mit patientenzentrierter u. erfahrungsorientierter Vorgehensweise (s. Experiencing) zur Therapie der Borderline*-Persönlichkeitsstörung; **Therapieziel:** Herstellung (meta-)kognizierbarer Zustände (also auch das Wissen über die eigenen Denkprozesse mit fassend) in Bezug auf Andere, das eigene Selbst u. Beziehungen durch bewusstes Wahrnehmen (Achtsamkeit* als mögliches distanzierendes u. verstehendes Element); Förderung des Patientenverständnisses dafür, wie er sich u. Andere wahrnimmt, in typischer Weise reagiert, kognitiv verarbeitet u. unangemessene Gefühlszustände entstehen; **Wirksamkeit:** evidenzbasiert: es liegen randomisierte Studien bezüglich der Therapie von Borderline-Persönlichkeitsstörungen vor (Bateman u. Fonagy, 2004, 2008).

Therapie|miss|erfolg: (engl.) *therapy failure*; Therapieversagen*.

Therapie|motivation *f*: (engl.) *therapy motivation*; Bez. für die Bereitschaft eines Patienten, sich einer psychotherapeutischen Behandlung zu unterziehen (s. Behandlungsbereitschaft); Voraussetzung für eine erfolgreiche Behandlung, die in einem stetigen Interaktionsprozess zwischen Patient u. Therapeut (s. Beziehung, therapeutische) im Behandlungsverlauf (s. Therapiephasen) aufrechterhalten u. weiterentwickelt werden muss. Ein hoher Leidensdruck des Patienten führt häufig zu einer verstärkten Motivation, eine Psychotherapie zu beginnen; andererseits zeigen Patienten eine geringe Motivation, an Therapieprogrammen teilzunehmen, deren Nutzen sie nicht erkennen u. die einen großen Aufwand bedeuten. Führen

Symptome zu einem sekundären Krankheitsgewinn* (z. B. Aufmerksamkeit durch wichtige Bezugspersonen), muss die Therapiemotivation gezielt gefördert werden. Vgl. Veränderungsmotivation.

Therapie, multi|systemische *f*: (engl.) *multisystemic therapy*; Abk. MST; auf der Systemtheorie u. sozialökologischen Verhaltensmodellen gründendes Verfahren, das sich an der systemischen Familientherapie* orientiert u. den Zusammenhang verschiedener Teilsysteme bis hin zur Gemeinde berücksichtigt (insbes. Stärkung sozialer Netzwerke*); **Meth.:** strukturelle u. strategische Techniken (Joining*, Reframing*, Enactment*, paradoxe Intervention*, therapeutische Hausaufgaben*); aufsuchend (Familie, Schule, Betrieb) u. permanent (fortwährende Erreichbarkeit des Therapeuten); außerdem Maßnahmen zum Kompetenzaufbau (z. B. akademische, sozial-emotionale, moralische Fertigkeiten), sozialpädagogische Hilfen (z. B. bei der Arbeitsssuche) u. andere Therapieformen wie z. B. kognitiv-behaviorale (daher integrativ angelegte Therapieform; s. Therapie, integrative); Behandlungsdauer: 3–6 Monate; **Ind.:** v. a. dissoziale, an psychiatrischen Störungen u./od. Abhängigkeit leidende Jugendliche; **Wirksamkeit:** es liegen randomisierte Studien zur Wirksamkeit von MST vor (z. B. Sundell et al., 2008).

Therapie, narrative *f*: **1.** (engl.) *narrative therapy*; Therapieform, die Lebensgeschichten* als problemsteuernde Vorgaben für Familienmitglieder in den Mittelpunkt stellt u. dabei lösungsorientiert Neuinterpretationen, aber auch neue Vorgaben für das familiäre u. individuelle Leben zu entwickeln hilft; dabei spielen das Geschichtenerzählen, der Gebrauch metaphorischer Sprache, die Verwendung von Briefen, Dokumenten u. a. eine zentrale Rolle; **Wirksamkeit:** es liegen nur Fallstudien zur Wirksamkeit vor. **2.** (engl.) *narrative exposure therapy*; narrative Konfrontationstherapie zur Behandlung von posttraumatischer Belastungsstörung*, insbes. bei Flüchtlingen u. Kriegsopfern, bei der Betroffene mit dem Therapeuten ihre Lebensgeschichte erarbeiten; dabei werden unverarbeitete Erinnerungen reaktiviert u. in sinnvolle Erzählungen integriert. **Wirksamkeit:** evidenzbasiert auf der Grundlage randomisierter Studien (z. B. Neuner et al., 2008). Vgl. Traumatherapie; Konfrontationstherapie.

Therapie, neuro|psycho|logische *f*: (engl.) *cognitive remediation*; Sammelbez. für versch. kognitive Behandlungsverfahren zur Therapie u. Rehabilitation versch. Störungen; i. e. S. Form der Psychotherapie zur Behandlung organisch bedingter psychischer Störungen von Gedächtnis, Aufmerksamkeit, Wahrnehmung, Problemlösen u. Planen, Motivation, Antrieb, Affekt u. Stimmung; **Therapieziel:** Verbesserung des kognitiven Leistungsvermögens u. psychischer Funktionen, Bewältigung praktischer Alltagsanforderungen u. Rollenfunktionen durch Verbesserung od. Wiederherstellung der geschädigten psychischen Funktionen durch Vermittlung von Hilfsstrategien, Einsatz von Hilfsmitteln u. soziale Unterstützung; Aufbau/Stärkung des Störungsbewusstseins (s. Krankheitseinsicht) u. Anpassung an zeitweilige od. chronische Behinderung; **Ind.:** kognitive u. emotional-motivationale Störungen bei Demenz u. nach erworbener Hirnschädigung (z. B. Schlaganfall od. Schädelhirntrauma); kognitive Störungen bei Schizophrenie; **Voraussetzung:** neuropsychologische Diagnostik*, Erhebung der Funktionsfähigkeit im Alltag; **Durchführung:** abhängig u. a. von Ätiologie der Schädigung, betroffenem Funktionsbereich, zeitlichem Abstand zur Schädigung, Behandlungssetting u. individuellen Voraussetzungen u. Lebensbedingungen des Patienten; **Meth.: 1.** Therapiemethoden zur **Restitution** gestörter psychischer Funktionen gehen von der Annahme aus, dass durch gezielte sensorische, motorische u. kognitive Stimulation die synapt. Verbindungen des geschädigten neuronalen Netzwerks* neu geformt u. die verloren gegangenen Funktionen wiederhergestellt werden können (neuronale Plastizität*), insbes. in der Akutphase nach einer Hirnschädigung u. bei Kindern u. Jugendlichen ist eine erhöhte neuronale Plastizität gegeben. Unspezifische (Wachheit, Aufmerksamkeit u. Interesse fördernde) u. spezifische (bestimmte kognitive Funktionen fördernde) Stimulation durch Umgebungsbedingungen u. -anforderungen können die Reorganisationsprozesse im Gehirn (Spontanremission) unterstützen u. fördern. Durchführung: Einsatz möglichst früh nach der Schädigung in hoher Frequenz u. Intensität über einen längeren Zeitraum. Es existieren spezifische (meist computergestützte) Trainingsmaterialien u. -programme, die gezielt die Leistungsfähigkeit in bestimmten perzeptiven od. kognitiven Funktionsbereichen fördern sollen. Übungsbasierte Funktionstherapien (Hirnleistungstraining*) sollten immer in ein therapeutisches Gesamtkonzept eingebunden sein. Insbes. computergestützte Trainings sollten regelmäßig zur Vermittlung kompensatorischer Strategien u. deren Transfer in den Alltag genutzt werden. **2.** Therapiemethoden zur **Kompensation** von Defiziten werden eingesetzt, wenn sich defizitäre perzeptive od. kognitive Funktionen nicht vollständig wieder herstellen lassen. Möglichkeiten der Kompensation ergeben sich durch die Reduktion von Anforderungen u. Ansprüchen, Umgestaltungen der Umgebung, Einsatz von Hilfsstrategien u. Hilfsmitteln u. Einbeziehung von Angehörigen u. professionellen Hilfspersonen. Erwerb u. Anwendung von Kompensationsstrategien setzen voraus, dass der Patient Einsicht in vorhandene Störungen u. Kompetenzen hat. Durchführung: Die Suche nach Kompensationsmöglichkeiten für verlorengegangene Fähigkeiten erfolgt individuell u. pragmatisch für jeden Betroffenen i. S. eines Problemlösungsprozesses bzw. eines Trainings* sozialer Kompetenz. Neben der Vermittlung u. Einübung kompensatorischer Techniken (Auswahl in Abhängigkeit der wichtigsten Alltagsprobleme) ist es weitere Aufgabe der Therapie, den Transfer von Kompensationsstrategien in den Alltag zu begleiten. Insgesamt sollten auf internen u. selbstinitiierten Prozessen beruhende Strategien (z. B. Lern- u. Gedächtnistechnik, Selbstinstruktionstechnik) eher bei leichteren Störungen angewendet werden, bei schwereren Defiziten: Nutzung externer Hilfsmittel, Einbeziehung der Angehörigen, Umgestaltung der Umwelt. **3.** Weitere Therapiemethoden zur Förderung der kognitiven u. emotionalen **psychischen Anpassung** an anhaltende od. chronische Beeinträchtigungen sind vorrangig Techniken der kognitiven Verhaltenstherapie* zur Reduktion maladaptiver Verhaltens- u. Erlebnisweisen, welche die Kompensation von Defiziten behindern (Perfektionismus, sozialer Rückzug), Unterstützung bei der Klärung u. Neuadjustierung von Lebenszielen u. -interessen, Förderung eines neuen Selbstbildes*, das weniger von denjenigen Fertigkeiten u. Erlebensweisen abhängig ist, die durch die Hirnschädigung beeinträchtigt sind. **Wirksamkeit:** Vom Wissenschaftlichen Beirat Psychotherapie in Deutschland als störungsspezifische Psychotherapie anerkannt; zahlreiche kontrollierte klinische Studien u. Metaanalysen zu neuropsychologischer Therapie nach erworbenen Hirnschädigungen; dabei Verbessungen der kognitiven Leistungsfähigkeit u. der psychosozialen Funktionsfähigkeit im Alltag über Effekte der Spontanremission u. unspezifische Stimulationseffekte hinaus. Auf Restitution ausgerichtete, übungsbasierte Funktionstherapien scheinen nur bei einigen perzeptiven u. kognitiven Funktionen (z. B. Aufmerksamkeit, visuell-räumliche Wahrnehmung nach rechtshirnigen Schädigungen einschließlich Neglect) zu dauerhaften Verbesserungen zu führen, komplexe kognitive Funktionen (z. B. Gedächtnis, Exekutivfunktionen) profitieren dagegen von kompensatorisch angelegten Behandlungsmethoden.

Therapie, personalisierte *f*: **1.** (engl.) *personalized therapy*; individualisierte Therapie, personalisierte Medizin; interdisziplinäre Forschungsrichtung, die genetische, molekularbiologische u. a. Informationen des Patienten verwendet, um die Behandlung speziell auf diesen individuellen Patienten abzustimmen; Anw. im Rahmen des Screenings mit dem Ziel der Erkennung von Krankheitsdispositionen u. der individuellen Risikospezifizierung, der Krankheitsdiagnose, der Bewertung der Krankheitsprognose, der Auswahl geeigneter Therapieoptionen bis zur Therapieverlaufskontrolle u. Nachsorge; Voraussetzung: mit Hilfe geeigneter Marker* Stratifizierung von Patientenpopulationen im Hinblick auf jeweilige klinische Aufgabe, z. B. gezielte Abstimmung von Arzneimitteln auf Patientenpopulationen mit ähnlichen Merkmalen in ihrer genetischen Ausstattung od. in den molekularen Mechanismen ihrer Krankheit; **Ind.:** erste Verfahren in Anw. bei Mammakarzinom, rheumatoider Arthritis u. Hepatitis C; **Hinweis:** **a)** aktuell u. a. Untersuchungen zur Pharmakotherapie der Depression unter Berücksichtigung der Pharmakogenetik; **b)** Kritkpunkte: Bez. Personalisierung wird in diesem Zusammenhang kritisiert, da eine Person nicht auf biologische Voraussetzungen reduziert werden kann (vgl. Individualisierung); unklares Verhältnis zur evidenzbasierten Medizin. **2.** biographiebasierte Therapie, v. a. Psychotherapie.

Therapie|phasen (Phase*) *fpl*: (engl.) *therapy phases*; aufeinanderfolgende Abschnitte einer Psychotherapie*, die unterschiedliche thematische Schwerpunkte haben u. logisch aufeinander aufbauen; das **Sieben-Phasen-Modell** therapeutischer Veränderung (Kanfer u. a.) gliedert den charakteristischen Verlauf der kognitiven Verhaltenstherapie* in folgende Phasen: **1.** Eingangsphase: Schaffung günstiger Ausgangsbedingungen (z. B. therapeutische Beziehung*), ggf. Herstellung von Behandlungsbereitschaft*; **2.** Aufbau von Veränderungsmotivation* u. vorläufige Auswahl von Veränderungsbereichen (Diagnostik); **3.** Erarbeiten der Verhaltensanalyse*; **4.** Vereinbarung von Therapiezielen*; **5.** Planung, Auswahl u. Durchführung spezieller Methoden (s. Therapiemanual); **6.** Evaluation therap. Fortschritte (Verlaufsdiagnostik); **7.** Abschlussphase: Erfolgsoptimierung (s. Rückfallprophylaxe) u. Abschluss der Therapie. Diese Phasen lassen sich i. d. R. chronologisch nicht scharf voneinander trennen; iterative Rückbezüge auf frühere Phasen werden häufig zwischengeschaltet (z. B. Nachjustierung von Zielen). Nach Abschluss einer Psychotherapie können Auffrischungssitzungen vereinbart werden, die helfen sollen, den Transfer* in den Alltag zu gewährleisten. **Hinweis:** In anderen Systematiken werden die frühen Phasen (1–4) als Informationsphase (s. Probatorik) u. die späteren (4–6) als eigentliche Interventionsphase zusammengefasst.

Therapie|planung: (engl.) *therapy planning*; Erstellung eines auf die individuelle Problem- u. Symptomkonstellation des Patienten zugeschnittenen Behandlungsplans*; umfasst Auswahl der therapeutischen (Einzel-)Interventionen, zeitliche Abfolge der Interventionen, ggf. Einbeziehen anderer Personen (z. B. Angehörige, andere Behandelnde); die Besprechung der Therapieplanung mit dem Patienten schafft Transparenz* u. fördert die Therapiemotivation* durch Mitbeteiligung an der Therapieplanung. Vgl. Therapieangebot; Behandlungsplan.

Therapie|programm *n*: (engl.) *therapy plan*; s. Therapiemanual.

Therapie|programm, integriertes psycho|logisches *n*: Abk. IPT; von H. D. Brenner u. V. Roder in den 70er Jahren des 20. Jahrhunderts entwickeltes (Gruppen-)Trainingsprogramm zur Verbesserung kognitiver u. sozialer Fertigkeiten von Patienten mit Schizophrenie*; **Prinzip:** basiert auf der Annahme, dass die Vermittlung u. Anwendung komplexer sozialer Fertigkeiten auf der Bewältigung basaler kognitiver Informationsverarbeitungsschritte beruht (Pervasivitätshypothese); **Ind.:** Schizophrenie, bei der nicht (mehr) die akute Positivsymptomatik* im Vordergrund steht; bei chronifizierten Störungen ist eine Anpassung des Vorgehens bezüglich Geschwindigkeit u. Intensität des Trainingsablaufs (u. ggf. eine längere Motivationsphase, z. T. im einzeltherapeutischen Setting) erforderlich. IPT soll ausdrücklich in ein multimodales Behandlungskonzept eingebettet sein u. nicht isoliert erfolgen. **Durchführung:** hierarchisch aufgebautes Gruppenprogramm für 4–8 Teilnehmer mit 2 Sitzungen pro Woche; umfasst 5 mehrstufige Unterprogramme. Die Basis stellen Übungen zur kognitiven Differenzierung dar, auf die Aufgaben zur sozial-emotionalen Informationsverarbeitung u. zur sozialen Problemlösung aufbauen. Für jüngere u. leichter erkrankte Patienten mit gutem kognitivem Ausgangsniveau kann auf die Durchführung der kognitiven Übungen im 1. Teil verzichtet werden. **Wirksamkeit:** Die Wirksamkeit des IPT unter randomisierten, kontrollierten Bedingungen wurde in mehreren internationalen Primärstudien u. durch metaanalytische Auswertungen empirisch bestätigt. Insgesamt wurde ein signifikant höherer globaler Therapieeffekt des IPT im Vergleich zur Standardbehandlung od. unspezifischen Therapieangeboten (während der Therapie u. der Katamnesephase) bestätigt. Verbesserungen im kognitiven Bereich, im Sozialverhalten u. in Bezug auf die Psychopathologie wurden mit einem mittleren Behandlungseffekt festgestellt. **Hinweis:** Das Therapiekonzept des IPT wurde durch 2 Weiterentwicklungen zu Rehabilitationsthemen schizophren Erkrankter ergänzt: zusätzliche Module zur Bewältigung maladaptiver Emotionen (Abk. TBE) u. separater Materialen zu den Themen Wohnen-Arbeit-Freizeit (Abk. WAF).

Therapie|pro|zess (lat. procęssus Fortschreiten, Fortgang) *m*: (engl.) *psychotherapy process*; Bez. für die Summe aller aktiven Wirkprinzipien u. Veränderungsmechanismen in der Psychotherapie*, insbes. die am Veränderungsprozess beteiligten Wirkfaktoren; dem „generic model of psychotherapy" (Orlinsky u. Howard) zufolge konstituiert sich der Therapieprozess aus 5 Variablen: **1.** dem Therapievertrag (s. Vertrag, therapeutischer; Behandlungsvertrag); **2.** der Qualität der therapeutischen Beziehung*; **3.** der Kompetenz u. den Operationen des Therapeuten; **4.** der Kooperation bzw. Involviertheit des Patienten u. seiner Offenheit für Veränderungen (s. Compliance); **5.** den unmittelbaren Auswirkungen von Therapiesitzungen; **6.** sowie (später hinzugefügt) der zeitlichen Struktur der Therapie (d. h. Dauer, Phasen, Entwicklungen). Der Prozess wird zusätzlich durch Rahmenbedingungen u. Merkmale auf Seiten der Beteiligten beeinflusst (Selbst- u. Fremdsteuerung des Therapieprozesses). Prozesse werden i. d. R. bezüglich unterschiedlicher Einheiten analysiert (Segmente in Sitzungen, Prozesse zwischen den Sitzungen, sog. between session process, sowie innerhalb einzelner Sitzungen).

Therapie, psycho|sozia̱le *f*: (engl.) *psychosocial therapy*; s. Intervention, psychosoziale.

Therapie|rational (Rational*) *n*: (engl.) *therapy rational*; Bez. für die jeder psychotherapeutischen Intervention zugrundeliegende Begründung; beinhaltet die zentralen Therapieprinzipien u. Therapiemaßnahmen des allgemeinen Behandlungskonzepts* u. basiert v. a. auf Informationen über die zu behandelnde Störung (Störungswissen*) u. Informationen über die Wirkungsmechanismen u. Wirksamkeit von Interventionen (Veränderungswissen*). Das Therapierational wird dem Patienten i. d. R. in der Informationsphase der Therapie vermittelt (s. Therapiephasen); entscheidend ist die Nachvollziehbarkeit, um die Compliance* des Patienten zu maximieren.

Therapi̱e, rationa̱l-emoti̱ve *f*: (engl.) *rational emotive (behavior) therapy*; Abk. RET; rational-emotive Verhaltenstherapie (Abk. REVT); Form der kognitiven Therapie* (A. Ellis, 1950) mit der zentralen Annahme, dass sog. irrationale Ideen (Grundannahmen, Gedanken) Ursache für psychische Störungen sind; **Prinzip:** RET basiert auf der Annahme, dass nicht schwierige Ereignisse selbst (z. B. Verlust des Partners) zu negativen Folgen (z. B. Depression*) führen, sondern erst die auf das Ereignis od. die eigene Person bezogenen sog. irrationalen Gedanken, Einstellungen* u. Bewertungen (z. B. „Ich bin nicht liebenswert"); s. ABC-Modell. An die Stelle der irrationalen sollen schrittweise rationale Annahmen treten. Der Begriff irrational bezieht sich auf dysfunktionale, nicht hilfreiche Ideen; insbes. absolute Forderungen od. Annahmen (z. B. „Ich muss von allen geliebt u. anerkannt werden"; „Ich muss in jeder Hinsicht kompetent u. tüchtig sein"; „Es gibt für jedes Problem eine perfekte Lösung"), die sprachlich oft in der Form von „müssen", „sollen" u. „nicht dürfen" u. inhaltlich als „es ist furchtbar, schrecklich", „ich kann es nicht ertragen" od. „ich bin wertlos" erscheinen. **Durchführung:** 3 sich überlappende Therapiephasen werden unterschieden: **1.** rationale Analyse, um dysfunktionale (irrationale) Überzeugungen u. Bewertungen aufzudecken; **2.** Entwickeln neuer Bewertungsmuster; **3.** Anwenden der neuen Bewertungsmuster auf unterschiedliche problematische Situationen, um die neuen Kompetenzen zu üben u. zu festigen. Die Struktur der RET kann mit dem **ABCDE-Modell** verdeutlicht werden (s. Mehr-Spalten-Technik bei der kognitiven Verhaltenstherapie*): **1.** A = Aktivierendes Ereignis, Auslösesituation; **2.** B = Bewertungen (engl. belief system), d. h. dysfunktionale, irrationale Ideen erfassen; **3.** C = Konsequenzen (engl. consequences) der irrationalen Ideen auf emotionaler u. Verhaltens-Ebene; **4.** D =

Disputation: in dieser zentralen Phase werden verschiedene Techniken eingesetzt, um die dysfunktionalen Ideen zu verändern bzw. zu verarbeiten, u.a. Debattieren (z.B. funktionale u. dysfunktionale Ideen gegenüber stellen), Diskriminieren (z.B. Ereignisse, Gedanken u. Wünsche unterscheiden) u. Definieren (z.B. problematische Begriffe wie Taugenichts klären); zudem können imaginative (z.B. erwünschte bzw. unerwünschte Ereignisse vorstellen u. dabei auf Selbstgespräche u. Gefühle achten) u. behaviorale Techniken (z.B. Rollentausch zwischen Therapeut u. Patient; erwünschtes, aber bislang vermiedenes Verhalten in der Realität ausprobieren) eingesetzt werden; **5.** E = Effekte der veränderten Kognitionen auf Verhalten, Gefühle u. weitere Kognitionen überprüfen. Als therapeutisch entscheidend wird die emotionale Einsicht angesehen, eine oberflächl. Änderung der Kognitionen ist nicht ausreichend. Der Therapeut kann zur Provokation von Veränderungen neben dem Sokratischen* Dialog (sog. geleitetes Entdecken) auch z.B. Humor, Übertreibungen, Erzählen von Parabeln, Konfrontation u. direkte Instruktionen einsetzen. Dabei ist die unbedingte Wertschätzung des Patienten Voraussetzung. **Wirksamkeit:** Die empirische Fundierung der RET ist strittig; neben der positiven Bewertung in einigen Sammelreferaten u. Metaanalysen werden in anderen Arbeiten u.a. die folgenden Punkte problematisiert: Es sei unklar, bei welchen psychischen Störungen die RET wirksam ist; es gebe zu wenige Nachuntersuchungen; es sei unklar, was genau in der RET geschehe, da das Vorgehen nicht präzise genug beschrieben wurde u. da kognitive u. behaviorale Techniken oft vermengt wurden. Unabhängig von dieser Kritik werden Elemente der RET, insbes. Identifikation dysfunktionaler Grundannahmen u. deren therapeutische Bearbeitung, vielfach i.R. kognitiv-behavioraler Interventionen eingesetzt.

Therapie|re|sistenz (lat. resistere widerstehen) *f*: (engl.) *therapy resistance*; fehlende Reaktion einer Störung od. Erkrankung auf eine od. mehrere therapeutische Interventionen; z.B. fehlende Reaktion einer depressiven Störung auf mehrere Psychotherapieverfahren u. verschiedene Antidepressiva.

T

Therapie, schema|fokussierte *f*: (engl.) *schema-focused therapy*; s. Schematherapie.

Therapie|schulen: s. Psychotherapie, schulengebundene.

Therapie|sitzung: (engl.) *therapeutic session*; lokal u. zeitlich definiertes Zusammentreffen von Patienten (od. Therapiegruppe) u. Therapeut; Dauer der Therapiesitzung meist 50 Minuten (auch nach sozialrechtlichen Vergütungsregelungen); spezifische Verfahren (z.B. Formen der Konfrontationstherapie*) können längere Sitzungen auch außerhalb der Klinik od. Praxis erforderlich machen (s. Setting).

Therapie|studie *f*: (engl.) *treatment study*; Interventionsstudie (s. Interventionsforschung), die eine bestimmte Behandlung auf ihre Wirksamkeit u./od. Effizienz* überprüft; auch Prüfung von Arzneimitteln i.R. der Arzneimittelprüfung. Vgl. Studie, randomisierte kontrollierte.

Therapie, supportive *f*: (engl.) *supportive therapy*; stützende Psychotherapie*.

Therapie, system|im|manente kognitive *f*: (engl.) *systemimmanent communication*; s. Systemimmanenz.

Therapie, systemische *f*: (engl.) *systemic therapy*; systemische Psychotherapie*.

Therapie, übertragungs|fokussierte: (engl.) *transference-focused therapy*; s. Psychotherapie, übertragungsfokussierte.

Therapie|unterbringungs|gesetz: Abk. ThUG; in Deutschland geltendes „Gesetz zur Therapierung und Unterbringung psychisch gestörter Gewalttäter" vom 22.12.2010; regelt Unterbringung* von verurteilten Straftätern, die der Gruppe psychisch gestörter Straftäter zugeordnet werden. Nach dem Urteil des Europäischen Gerichtshofs für Menschenrechte 2009 dürfen oben genannte Straftäter nicht mehr nachträglich (bezogen auf Zeitpunkt der Verurteilung) in Sicherungsverwahrung* belassen werden, was bisher im Einzelfall zur Gefahrenabwehr angeordnet wurde. Unterbringung ist im Einzelfall zum Schutz der Allgemeinheit auch weiterhin als sog. rechtmäßige Freiheitsentziehung* möglich; Anordnung zur Therapieunterbringung erfolgt durch Zivilkammer des Landsgerichts; Voraussetzungen: hohe Wahrscheinlichkeit der erheblichen Gefährdung von Leben, körperlicher Unversehrtheit, persönlicher Freiheit u. sexueller Selbstbestimmung Anderer aufgrund psychischer Störung (meist dissoziale Persönlichkeitsstörung, Pädophilie, Sadomasochismus; muss durch 2 psychiatrische Gutachten belegt werden); Befristung der Maßnahme auf 18 Monate; vorherige Verlängerung ist möglich. Das Gesetz verlangt eine räumliche u. organisatorische Trennung der Unterbringung von Einrichtungen des Strafvollzugs. **Hinweis:** Der im Gesetz verwendet Begriff „psychische Störung" stimmt nicht mit dem klinischen Begriff überein u. wird stark kritisiert (cave: Gefahr der Stigmatisierung von Menschen mit psychischen Störungen).

Therapie|verfahren, alters|abhängige: (engl.) *age dependent psychotherapeutic methods*; psychotherapeutische Vorgehensweisen, die sich am Alter des Patienten als einem bedeutsamen Einflussfaktor auf die Effektivität von Psychotherapie* (im höheren Alter weniger effektiv) orientieren; passen das Vorgehen dem jeweiligen Entwicklungsstand der Person an (z.B. Spieltherapie* bei kleinen Kindern, kognitive Therapie* bei Erwachsenen); berücksichtigt werden der intellektuelle, sprachliche u. sozial-emotionale Entwicklungsstand sowie die mit den Entwicklungsphasen* spezifisch verbundenen Entwicklungsaufgaben* (Verluste, Übergänge); außerdem störungsspezifische Gestaltung der Therapie, da best. Störungen gehäufter od. phänomenologisch spezifisch in best. Altersabschnitten vorkommen (z. B. ADHS u. oppositionelles Verhalten v. a. im Kindesalter, Persönlichkeitsstörungen im Erwachsenenalter, Demenz im hohen Erwachsenenalter).

Therapie|verfahren, humanistische: (engl.) *humanistic therapy*; s. Therapie, humanistische.

Therapie|versagen: (engl.) *therapy failure*; syn. Therapiemisserfolg; Ausbleiben der gewünschten Effekte einer Therapie (s. Therapieziel) aus Sicht des Patienten u./od. Therapeuten; z. B. Verschlechterung, Verstärkung od. Ausweitung der Symptomatik od. Auftreten unerwünschter Effekte, die direkt auf die Behandlung zurückzuführen sind; **Urs.:** **1.** Patient: u. a. Schwere u. Grad der Chronifizierung der psychischen Störung, interpersonale Schwierigkeiten, unrealistische Therapieerwartung, nichtsupportives soziales Umfeld od. mangelnde Therapiemotivation (s. Compliance); **2.** Therapeut: u. a. mangelnde Empathie, negative Therapiebeziehung, mangelnde Beherrschung therapeutischer Techniken od. mangelnde Übereinstimmung mit dem Patienten über den Therapieprozess.

Therapie|vertrag: (engl.) *therapeutic compact*; therapeutischer Vertrag*.

Therapie|voraussetzungen: (engl.) *therapy conditions*; Voraussetzungen für eine erfolgreiche Psychotherapie*; dazu gehören die Qualifikation des Therapeuten, ein günstiges therap. Setting* sowie auf Seiten des Patienten v. a. Behandlungsbereitschaft*, Veränderungsmotivation*, kognitive, somatische u. soziale Ressourcen* u. ausreichend Zeit; klare Therapieziele* u. hohe Therapiemotivation* sind prognostisch günstig. **Hinweis:** Therapie- u. Veränderungsmotivation werden aktuell nicht mehr ausschließlich als Therapievoraussetzungen gesehen; die Motivation herzustellen ist eine der therapeutischen Aufgaben innerhalb der ersten therapeutischen Sitzung.

Therapie|vorbereitung: (engl.) *therapy prearrangement*; s. Vorbereitung, kognitive.

Therapie|vor|erfahrungen: (engl.) *previous knowledge of therapy*; frühere Erfahrungen, die der Patient mit anderen od. vergleichbaren therapeutischen Interventionen gesammelt hat; bei der Erfassung der Therapievorerfahrungen sollte v. a. versucht werden, die Gründe zu identifizieren, weshalb frühere Behandlungsversuche nicht zu einem zufriedenstellenden od. dauerhaften Therapieerfolg* geführt haben.

Therapie|ziel: (engl.) *therapeutic goal*; syn. Behandlungsziel; zwischen Patient u. Therapeut vereinbarte Zielsetzungen, die i. R. der Behandlung einer Erkrankung angestrebt werden; z. B. Beschwerdefreiheit od. Symptomreduktion, bei chronischen Störungen Verlangsamung des Krankheitsverlaufs, Wiederherstellung od. Erhalt des (sozialen) Funktionsniveaus, Rückfallprophylaxe, Verbesserung der Lebensqualität, Verhaltensänderung, Strukturänderung der Persönlichkeit; **Teilziele** des therap. Prozesses entsprechend den Therapiephasen*: **1.** adäquate Diagnosestellung u. Klassifikation der Störung; **2.** Ergründung der Ätiologie der Störung, um ein Störungsmodell* zu erarbeiten; **3.** Prognosestellung, d. h. Abschätzen des zu erwartenden Problemverlaufs mit u. ohne Behandlung; **4.** Planung u. Durchführung einer Intervention, um die störenden Symptome zu verringern od. zu beseitigen; **5.** Transfer in den Alltag. Je nach Zielsetzung werden verschiedene Behandlungspläne u. -strategien eingesetzt. Die Therapie wird i. d. R. durch Erreichen des Therapieziels (s. Therapieerfolg) beendet. **Hinweis:** Therapieziele sollten i. d. R. multidimensional sein u. in eine Zielhierarchie eingeordnet werden. In vielen Einrichtungen des Gesundheitswesens ist es bindend, dass Therapieziele während der Psychotherapie explizit dokumentiert werden (z. B. in der Krankenakte).

Therapie, ziel|orientierte *f*: (engl.) *goal-oriented therapy*; s. Gesprächspsychotherapie, zielorientierte.

Thermo|sensoren (gr. θερμός Wärme, Hitze; Sensoren*) *m pl*: (engl.) *thermosensors*; früher Thermorezeptoren; Sensoren*, welche die Temperatur bzw. Temperaturänderungen (Wärme, Kälte) registrieren, z. B. freie Nervenendigungen in der Haut sowie Nervenzellen im Hypothalamus* zur Überwachung der Bluttemperatur. Vgl. Temperatursinn; Temperatur-Biofeedback.

Thesaurismosen (gr. θησαύρισμα Vorrat, Schatz) *f pl*: (engl.) *thesaurismoses*; s. Speicherkrankheiten.

Theta-Wellen (gr. θῆτα Th): (engl.) *theta waves*; s. EEG.

Thi|amin (INN) *n*: (engl.) *thiamine*; syn. Aneurin, Vitamin B_1; Vitamin des Vitamin-B-Komplexes; **Vork.:** in fast allen tierischen u. pflanzlichen Lebensmitteln, bes. in Vollkorngetreide, Hefe, Hülsenfrüchten, Kartoffeln, Sonnenblumenkernen, Schweinefleisch, Innereien u. Fisch; **Mangelerscheinungen:** s. Hypovitaminose (Tab. dort).; **Hypervitaminosen:** (selten) bei lang andauernder therap. Anw. evtl. Magenbeschwerden, Kopfschmerz, Schweißausbruch, Tachykardie, Hautreaktion mit Juckreiz, Urtikaria; **Ind.:** (therap.) **1.** Mangel an Thiamin (s. Wernicke-Enzephalopathie); **2.** Stoffwechselanomalie (z. B. Pyruvatdehydrogenasedefekt).

Thiamin|mangel: (engl.) *thiamine deficiency*; s. Hypovitaminose (Tab. dort).

Thieno|diazepine *n pl*: (engl.) *thienodiazepines*; s. Benzodiazepine.

Thi|ethyl|perazin (INN) *n*: (engl.) *thiethylperazine*; nicht mehr im Handel befindliches Phenothiazin*; früher angewendet als Antiemetikum u. bei Schwindel.

Thi|oct|säure: (engl.) *thioctic acid*; Liponsäure*.

Thio|ridazin (INN) *n*: (engl.) *thioridazine*; Neuroleptikum* mit geringer antiemetischer Wirkung u. antimuscarinartigen Eigenschaften aus der Gruppe der Phenothiazine*; **Hinweis:** wegen vorhandener

T

risikoärmerer Alternativen ist die Gabe von Thioridazin nicht empfehlenswert.

Thio|xanthene *n pl*: (engl.) *thioxanthenes*; Phenothiazin-Analoga; Gruppe von Neuroleptika*, sehr ähnlich den Phenothiazinen*; **Vertreter:** Chlorprothixen*, Flupentixol*, Zuclopenthixol*.

Three Pathway Theory: Theorie (Rachman, 1977) nach der 3 Wege zum Erwerb von Ängsten u. Phobien führen können: klassische Konditionierung*, Modelllernen*, Instruktionslernen*; ausgehend von einer Kritik an dem klassischen Konditionierungsparadigma der Phobien* entwickelt.

Thrombose (gr. θρόμβος dicker Tropfen, Blutpfropf; -osis*) *f*: (engl.) *thrombosis*; vollständiger od. teilweiser Verschluss von Arterien od. Venen sowie der Herzhöhlen durch intravasale Blutgerinnung mit Bildung von Blutkoageln aus Thrombozytenaggregaten u. Fibrin; **Path.:** 3 wesentl. Faktoren (Virchow-Trias): **1.** Gefäßwandschaden (durch Entzündung, Arteriosklerose, Trauma); **2.** herabgesetzte Blutströmungsgeschwindigkeit (Stase u. verminderte Zirkulation z. B. bei Varizen, Operation, Herzinsuffizienz); **3.** veränderte Blutzusammensetzung (Hyperkoagulabilität, verstärkte Thrombozytenaggregation); **Lok.:** meist im Bereich der unteren Extremitäten; Thrombose der Armvenen; auch im Bereich des ZNS: Basilaristhrombose*, Posteriorthrombose*, Sinusthrombose*.

ThUG: Abk. für **Th**erapie**u**nterbringungs**g**esetz*.

Thym|eretika (gr. θυμός Gemüt; ἐρεθίζειν reizen, anreizen) *n pl*: (engl.) *thymeretics*; veraltete Bez. für eine Gruppe Antrieb steigernder Antidepressiva*.

Thymo|leptika (gr. θυμός Gemüt; ἀναλαμβάνειν wiederherstellen, sich erholen lassen) *n pl*: (engl.) *thymoleptics*; veraltete Bez. für Antidepressiva* mit vorwiegend Stimmung aufhellender Wirkung.

Thymo|psyche (gr. θυμός Gemüt; Psych-*) *f*: (engl.) *thymopsychis*; s. Noopsyche.

Thyreo-: Wortteil mit der Bedeutung Schild, Schilddrüse; von gr. θυρεός.

Thyreo|calcitonin *n*: (engl.) *thyrocalcitonin*; Calcitonin*.

Thyreo|toxikose (Thyreo-*; Tox-*; -osis*) *f*: (engl.) *thyrotoxicosis*; s. Hyperthyreose.

T

Thyreo|tropin (INN) *n*: (engl.) *thyrotropin*; TSH*.

Thyroiditis (Thyreo-*; -itis*) *m*: (engl.) *thyroiditis*; Entzündung der Schilddrüse*; **Formen:** Einteilung entspr. klin. Verlauf (Dauer) u. Path.; **I. akut** (Tage bis Wochen): nicht autoimmun bedingte eitrige od. nichteitrige Thyroiditis; Urs.: u. a. Infektion, Trauma, Strahlenexposition (auch iatrogen, z. B. nach Radioiodtherapie); **II. subakut** (Wochen bis Monate): **1.** (meist) **nicht autoimmun:** Thyroiditis de Quervain; wahrscheinl. viral bedingte Thyroiditis; Sympt.: Fieber, Halsschmerzen, Abgeschlagenheit, initial Zeichen der Hyperthyreose* (inf. Apoptose); nach Abklingen der Entzündung hypothyreote Phase, Spontanremission nach einigen Wochen; **2. Autoimmunthyroiditis: a)** Postpartum-Th. (syn. postpartale Thyroiditis); organspezif. Autoimmunkrankheit* mit lymphozytärer Infiltration der Schilddrüse (Autoimmunthyroiditis) bei Frauen im ersten Jahr nach Entbindung; Klin.: häufig passagere milde (subklin.) Hyper- u./od. Hypothyreose*; **b)** Silent-Thyroiditis (syn. subakute lymphozytäre Thyroiditis); passagere autoimmune Schilddrüsenfunktionsstörung wie bei postpartaler Thyroiditis aber ohne Assoziation zu einer Schwangerschaft; **c)** (iatrogen) pharmak. induzierte autoimmune Thyroiditis (z. B. Amiodaron, Lithium, Interferon); **III. chronisch** (Monate bis Jahre); **1. Autoimmunthyroiditis:** u. a. **a)** Struma lymphomatosa Hashimoto: häufigste Form der Autoimmunthyroiditis; Pathol.: mit den Jahren zunehmende fokale od. diffuse lymphozytäre u. plasmazelluläre Infiltration der Schilddrüse unter Ausbildung von Lymphfollikeln u. Keimzentren sowie zunehmende Fibrosierung u. Ausbildung einer derben Struma* ohne Knoten; Vork.: häufig in Kombination mit anderen Autoimmunkrankheiten (z. B. Myasthenie, perniziöse Anämie, atrophische Gastritis); Klin.: mehr od. minder ausgeprägte Hypothyreose, häufig nach (i. d. R. unerkannter) passagerer Hyperthyreose; **b)** Basedow-Hyperthyreose (syn. Basedow-Krankheit, Morbus Basedow, Immunhyperthyreose): Autoimmunthyroiditis mit klin. Zeichen der Hyperthyreose bei unterschiedl. ausgeprägter Struma diffusa parenchymatosa, häufig in Kombination mit endokriner Ophthalmopathie u. Tachykardie; bei chron. Verlauf Spontanremissionen u. häufig Rezidive (Langzeitremissionen bis zu 50 %); Vork.: häufig Assoziation mit anderen Autoimmunkrankheiten (z. B. Vitiligo, rheumatoide Arthritis, Enteritis regionalis Crohn, Diabetes mellitus Typ 1); **2. nicht autoimmun: a)** invasiv-sklerosierende Thyroiditis: über die Schilddrüse hinausgehende (schmerzlose) destruierende Fibrosierung einschließl. umliegender Muskeln u. a. Gewebe unklarer Ätiol.; Klin.: Euthyreose, progredient in Hypothyreose übergehend; u. U. Hypoparathyroidismus; **b)** spezifische Thyroiditis, z. B. bei Tuberkulose (Schilddrüsentuberkulose) od. Sarkoidose.

Thyroxin *n*: (engl.) *thyroxine*; syn. Tetraiodthyronin (Abk. T_4); s. Schilddrüsenhormone.

Tiagabin: (engl.) *tiagabin*; Antiepileptikum*; **Ind.:** resistente fokale epilept. Anfälle (als Zusatztherapie); **Kontraind.:** schwere Leberfunktionsstörungen; **Wechselwirkungen:** keine; **UAW:** Mattigkeit, Tremor, Schwindel, Konzentrationsstörungen, Insomnie, Schläfrigkeit, Depression, psychotische Episoden; **Hinweis: 1.** positive Studienergebnisse zur Anw. bei Alkoholentzugssyndrom, Cocainabhängigkeit u. Panikstörung (Off-Label-Use); Wirkungsmechanismus: Hemmung des GABA-Transporters; **2.** Anw. als Stimmungsstabilisator* wird wegen des ungünstigen UAW-Profils bei zweifelhafter Effektivität aktuell kaum noch untersucht.

Tianeptin *n*: (engl.) *tianeptine*; in Österreich zugelassenes Antidepressivum*; **Wirkungsmechanis-**

mus: atypisch: Verstärkung der Wiederaufnahme von Serotonin im synaptischen Spalt; Halbwertzeit: 2–4 Stunden; **Ind.:** Depression*; **UAW:** gering; Mundtrockenheit, Obstipation, orthostatische Hypotonie, Schlafstörungen. Vgl. Serotonin-Wiederaufnahme-Hemmer, selektive.

Tia|pri̱d (INN) *n*: (engl.) *tiapride*; Neuroleptikum* u. Antihyperkinetikum; Benzamidderivat; **Ind.:** Neuroleptika-induzierte Spätdyskinesie*, Chorea* Huntington.

Tic (franz. tic Gesichts-, Nervenzucken) *m*: (engl.) *tic*; Tick; Bez. für unwillkürliche, kurzdauernde, plötzlich einschießende, sich wiederholende, nicht rhythmische, stereotype Bewegung od. Lautäußerung mit weiter Spannbreite hinsichtlich Art, Intensität, Häufigkeit u. Lokalisation; häufig Verstärkung durch emotionale Erregung (Ärger, Freude), Abschwächung durch Konzentration, Entspannung, Schlaf; **Einteilung: 1.** nach Qualität: motorisch od. vokal; **2.** nach Komplexität: einfach (z. B. Blinzeln, Grimassieren, Schulterzucken bzw. Räuspern, Bellen) od. komplex (z. B. Springen, Hüpfen); seltene zwangartige Tics: Koprolalie*, Kopropraxie*, Echolalie*, Echopraxie*; **Urs.:** mangelnde neuronale Hemmung im motorischen Regelkreis, vor allem Corpus striatum, durch genetische u./od. Umweltfaktoren (z. B. Infektion); **Vork.:** v. a. bei Tic*-Störungen, z. B. im Rahmen des Tourette*-Syndroms; **DD:** plötzlich einschießende Bewegungen bei Chorea* (minor); Augenrollen bei Epilepsie*, Muskelzucken bei Myoklonus, Bewegungsstörung* durch Neuroleptika*, Imitation* der Tic-Bewegung.

Tick: (engl.) *tic*; s. Tic.

TICS: Abk. für **T**elefon**i**nterview für den (**c**)kognitiven **S**tatus; Untersuchungsinstrument zur Prüfung aller relevanten kognitiven Funktionen; in USA entwickelt; validierte deutsche Fassung liegt vor; Durchführung am Telefon, ggf. auch i. R. einer persönlichen Untersuchung; erfasst 21 Items; Inhalt orientiert sich am Mini*-Mental-Status-Test (Korrelationskoeffizient ca. 0,5; Ergebnisse sind ebenso alters- u. bildungsabhängig): zeitliche u. örtliche Orientierung, Gedächtnis, Konzentration, Aufmerksamkeit, Sprache, konzeptionelles Denken; Reliabilität: gut bis zufriedenstellend (Problem: Wiederholungs- u. Lerneffekte); **Anw.:** epidemiologische Studien bei älteren Menschen (Vorteil: Erreichbarkeit; persönliche Untersuchung nicht erforderlich); **Testdauer:** ca. 8 Minuten.

Tic-Störung (Tic*): (engl.) *tic disorder*; Bez. für psychische Störung mit dem Leitsymptom des motorischen od. vokalen Tics*; **Formen:** vorübergehende motorische od. vokale Tic-Störung des Kindesalters, chronische Tic-Störung, Tourette*-Syndrom (sowohl motorische als auch vokale Tics); **Epidemiol.:** im Grundschulalter zeigen etwa 8–10 % der Kinder Tics, im Erwachsenenalter etwa 1 % der Bevölkerung; **Ätiol.:** Störungsmodell: s. Abb.; **Ther.:** Aufklärung, Beratung u. begleitende Beobachtung; **Progn.:** gute Rückbildungsrate.

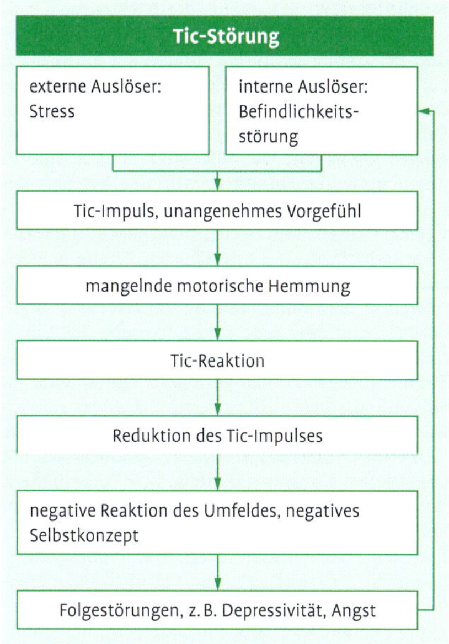

Tic-Störung: funktionales Störungsmodell

Tiefen|hirn|stimulation (Stimulation*) *f*: (engl.) *deep brain stimulation (Abk. DBS)*; syn. tiefe Hirnstimulation; therapeutisches (funktionelles neurochirurgisches) Verfahren mit zerebraler Elektrostimulation tiefer Kerngebiete des Gehirns (z. B. Nucleus subthalamicus, Thalamus, Globus pallidus) über stereotaktisch eingebrachte Elektroden (häufig beidseits), die mit einem unterhalb des Schlüsselbeins implantierten Stimulator verbunden sind; **Prinzip:** Hemmung (sog. blockierende Stimulation) durch niederfrequente Reizung; im Gegensatz zu destruierenden operativen Verfahren der Psychochirurgie* (z. B. Leukotomie*, Thalamotomie) reversibel, variabel (Reizparameter) u. mit geringerer Komplikationsrate; **Ind.:** Parkinson*-Syndrom mit pharmakologisch unzureichendem Therapieerfolg o. a. extrapyramidale Bewegungsstörungen (essentieller Tremor*, Dystonie*) zur symptomatischen Therapie (kein Einfluss auf Progredienz der Grunderkrankung); **Nebenwirkung:** in Abhängigkeit vom Stimulationsort: Blutungen, epileptische Anfälle, Parästhesie, Infektionen; **Hinweis:** bei verschiedenen Indikationsbereichen in Entwicklung (klinische Studien); **1.** bei therapieresistenter Depression* in Entwicklung (Stimulationsorte: Area* subgenualis, Nucleus* accumbens, ventrales Corpus* striatum, inferiorer thalamischer Pedunculus); **2.** Einzelfalldarstellungen bei therapieresistenter Zwangsstörung* (Stimulationsorte: vorderer Schenkel der Capsula interna, Nucleus* subthalamicus) u. bei Tourette*-Syndrom (Stimulationsort: Thalamus).

T

Tiefen|interview *n*: (engl.) *in-depth interview*; i. d. R. qualitativ ausgewertetes, ca. 1–3 Stunden dauerndes, persönlich geführtes Interview*; kann offen od. strukturiert mit Hilfe eines Interviewleitfadens od. einer Themenliste durchgeführt werden. Durch ausreichend Zeit u. vertrauensvolle Atmosphäre sowie eine nichtdirektive, angenehme u. wertneutrale Befragungssituation sollen tiefergehende Erkenntnisse gewonnen werden. Die Interviewer richten sich weitgehend nach dem Gesprächsrhythmus der interviewten Person u. üben eine gesprächsanimierende Funktion aus. Die Anw. erfordert zusammen mit der fehlenden Standardisierung eine gute psychologische Schulung; positive Aspekte sind Offenheit für unerwartete Themen, negativ sind geringere Objektivität u. Reliabilität sowie aufwendigere Erfassung u. Auswertung. **Anw.:** v. a. in der Wirtschaftspsychologie (Marktforschung) u. zur Analyse des aktuellen od. potentiellen Konsumverhaltens von Verbrauchern (Motivstrukturen, Einstellungen, Meinungen, Verhaltensweisen); seltener auch im klinischen Bereich (zu Forschungszwecken, v. a. hypothesengenerierend); **Hinweis:** häufig irrtümlich mit tiefenpsychologischen Befragungen i. R. psychodynamischer Therapiekonzepte gleichgesetzt; im Unterschied zur therapeutischen Einzelfallanalyse od. Persönlichkeitsforschung handelt es sich jedoch um eine einmalige Befragung od. Unterhaltung, die der Zielgruppenanalyse dient.

Tiefen|psycho|logie (Psych-*; -log*) *f*: (engl.) *psychodynamic approaches, depth psychology*; Sammelbez. für auf der Psychoanalyse* beruhende psychotherapeutische Verfahren, welche die Wirksamkeit des Unbewussten* untersuchen u. therapeutisch zu beeinflussen suchen; zielen darauf ab, das Verhältnis bewusster u. unbewusster Persönlichkeitsanteile so zu gestalten, dass eine Nachreifung der Gesamtpersönlichkeit möglich wird. Vgl. Psychotherapie, tiefenpsychologisch fundierte; Psychologie, analytische.

Tiefen|sehen, stereo|skopisches: (engl.) *stereopsis*; syn. Stereopsis; s. Raumwahrnehmung.

Tiefen|sensibilität (Sensibilität*) *f*: (engl.) *proprioceptive sensibility*; Propriozeption*.

T

Tief|schlaf: (engl.) *deep sleep*; s. Delta-Schlaf.

Tier|modell *n*: (engl.) *animal design*; Untersuchung von Spontanverlauf, Beeinflussung u. Behandlung verschiedener Krankheiten, Störungen od. Verhaltensweisen an Zuchttieren; z. B. Erzeugen eines bestimmten Verhaltens (insbes. psychische Störungen) bei Tieren, um das Verhalten von Menschen sowie Entstehung u./od. Therapie von Störungen erforschen zu können; Erstellung aufgrund bestimmter Hypothesen zur Krankheitsentstehung u. der Annahme, dass aus best. Verhaltensänderungen der Tiere auf menschliches Verhalten bei bestimmten Erkrankungen geschlossen werden kann; umfasst u. a. auch experimentelle Eingriffe in die Keimbahn von Mäusen, In-vivo-Modelle zur Genexpression u. -regulation, z. B. durch gezielte Manipulation von Genen (transgene Modelle) wie Inaktivierung (Knock-out-Modelle) od. durch das Einbringen eines einzelnen zusätzlichen fremden Gens; **Formen: 1.** Modell für Depression: erlernte Hilflosigkeit* (M. Seligman); durch unausweichliche aversive Reize* (sehr leichte Stromstöße) wird Hilflosigkeit bei z. B. Hunden u. Ratten erzeugt. Die Tiere verhalten sich nach einiger Zeit passiv verzagt, wie es häufig depressive Menschen tun. **2.** Modell für Sucht: Stimulation des Belohnungssystems; Abhängigkeitsentwicklung zu den meisten psychotropen Substanzen* ist bei Mäusen u. Ratten möglich. **3.** Modell für Schizophrenie: Dysbalance zentraler Transmittersysteme; **4.** Modell für Alzheimer-Krankheit: Implementierung menschlicher krankheitsverursachender Amyloid-Precursor-Protein-Genvarianten verursacht Amyloidkaskade*; **5.** Modell für Autismus: Ausschalten eines bestimmten Gens; **Hinweis:** Aufgrund der fehlenden Erlebensebene ist der Wert dieser Modelle begrenzt.

Tier|phobie (Phobie*) *f*: (engl.) *animal phobia*; häufige Form der spezifischen Phobie*, die durch dauerhafte, unangemessene Furcht vor u. Vermeidung von bestimmten Tieren (meist Schlangen u. Spinnen, auch Katzen, Hunde, Ratten od. Mäuse) gekennzeichnet ist; neben Angst* kann das zugehörige Gefühl v. a. bei Schlangen- u. Spinnenphobie auch Ekel* sein; Beginn meist in der Kindheit, Verlauf chronisch, deutlich mehr Frauen betroffen, familiäre Häufung; **Formen:** z. B. Schlangenphobie*, Spinnenphobie*; **Ther.:** Verhaltenstherapie* (Konfrontation). **Hinweis:** Tierphobien haben eine große theoretische Bedeutung als Modellstörung für die Untersuchung ätiologischer Ansätze (z. B. Preparedness-Theorie des Erlernens evolutionär bedeutsamer Reiz-Reaktions-Verbindungen; s. Preparedness) u. die Entwicklung neuer Therapien (z. B. Verhaltenstherapie).

Tilidin *n*: (engl.) *tilidine*; starkes Analgetikum*; in hohen Dosen auch Opioid-ähnliches Wirkungsspektrum mit Entspannung, Beruhigung u. Euphorie; als Fertigarzneimittel von Drogenabhängigen als Ersatz für Opioide* verwendet; daher nur in fixer Kombination mit dem Opioid*-Antagonisten Naloxon* im Handel; **cave:** bei hoher Dosis Atemdepression u. Herzstillstand; Entwicklung aller Störungsbilder einer Substanzstörung*.

Time-Line (engl. time Zeit; line Linie Strich): s. NLP.

Time-out (engl. time-out Auszeit): (engl.) *time-out*; Form der (indirekten) Bestrafung* i. R. der Erziehung von Kindern, bei der ein Kind aus der Umgebung, in der es ein unerwünschtes Verhalten gezeigt hat, herausgenommen wird u. sich für einen festgelegten Zeitraum (wenige Minuten) an einem festen (reizarmen, nicht ängstigenden) Ort aufhalten muss; die Zeitspanne des Time-out verlängert sich, wenn das Kind auch im Time-out unerwünschtes Verhalten (z. B. Schreien, Toben) zeigt. **Anw.:** z. B. bei expansiven Verhaltensstörungen*.

Time-Sampling-Methode (engl. time Zeit; sampling Probennahme) *f*: (engl.) *time sampling method*; Beobachtungsverfahren mit festen Zeitintervallen als Beobachtungseinheit (Zeitstichprobenverfahren), bei dem registriert wird, welches Verhalten pro Zeitintervall aufgetreten ist; Ergebnis: annähernde Informationen über Häufigkeit u. Dauer von Verhaltensweisen; ermöglicht Abschätzung der Gesamtverhaltensrate (z. B. pro Tag) sowie von Kategorien des Verhaltens (z. B. Schlaf, Schreien, Spielen bei Kindern); möglicher Nachteil: unzureichende Auswahl der Zeitstichproben, Verpassen seltener Ereignisse.

Timothy-Syn|drom (Katherine W. T., Utah) *n*: (engl.) *Timothy's syndrome*; s. CACNA1C.

Tinnitus aurium (lat. tinnitus Geklingel; aures Ohren) *m*: (engl.) *tinnitus aurium*; Bez. für konstant, intermittierend, anfallartig od. progredient auftretende Ohrgeräusche▵; **Einteilung: 1. a)** subjektiv: nur vom Patienten wahrgenommen; **b)** objektiv: messtechnisch nachweisbar; **2.** entsprechend dem Verlauf: **a)** akut: <3 Monate; **b)** subakut: 3–6 Monate; **c)** chronisch: >6 Monate; entweder chronisch-kompensiert (Patient registriert das Ohrgeräusch, keine zusätzl. Symptome, geringer Leidensdruck) od. chronisch-dekompensiert (Sekundärsymptomatik mit Angstzuständen, Schlaf*- u. Konzentrationsstörungen*, Depression*; hoher Leidensdruck); **3.** entsprechend dem Charakter der Ohrgeräusche: **a)** nonpulsatil: als Sausen, Brummen, Rauschen, Zischen, Pfeifen od. Klingen, z. B. bei Erkrankungen des Innen- od. Mittelohrs; **b)** pulsatil: pulssynchrone Ohrgeräusche, z. B. bei Durchblutungsstörungen, arterieller Hypertonie*; **4.** entsprechend dem Schweregrad u. der psychischen u. körperlichen Beeinträchtigung (s. Tab.); **Ther.: 1.** akuter Tinnitus aurium: rheologische Infusionstherapie (u. a. mit Hydroxyethylstärke, Pentoxifyllin, Prednisolon); **2.** chron. Tinnitus aurium: Beeinflussung der Wahrnehmung u. Verarbeitung (Counselling), bei Dekompensation kognitive Verhaltenstherapie*, ggf. Tinnitus*-Retraining-Therapie, ggf. unter stationären Bedingungen. Vgl. Autophonie.

Tinnitus aurium
Einteilung in Schweregrade nach Biesinger et al.

Grad	Symptome
1	kompensiertes Ohrgeräusch, kein Leidensdruck
2	Tinnitus tritt hauptsächlich in der Stille auf und wirkt störend bei Stress und psychophysischen Belastungen.
3	Tinnitus führt zu einer dauernden Beeinträchtigung im privaten und beruflichen Bereich. Es treten Störungen im emotionalen, kognitiven und körperlichen Bereich auf.
4	Tinnitus führt zur völligen Dekompensation mit erheblichen Beeinträchtigungen aller Lebensbereiche.

Tinnitus-Re|training-Therapie (lat. tinnitus Geklingel; engl. retraining Training) *f*: (engl.) *tinnitus retraining therapy*; Abk. TRT; auf Jastreboff u. Hazell zurückgehender Behandlungsansatz mit Kombination von intensivem Counselling (Beratung) u. Geräuschtherapie, z. B. vermehrte externe Geräuschstimulation, Versorgung mit einem Tinnitus-Noiser (Tongenerator); **Ind.:** chronischer Tinnitus* aurium, insbes. bei begleitender Hyperakusis; **Ziel:** Abbau falscher Annahmen über Bedeutung u. Prognose des Tinnitus aurium durch gezielte, interdisziplinäre Fachinformation u. Abbau von Ängsten; Erleichterung einer Habituation▵ an das Ohrgeräusch. **Wirksamkeit:** In kontrollierten Studien konnte die Wirksamkeit gezeigt werden, wobei unklar ist, ob der Tinnitus-Noiser eine notwendige Bedingung für den Therapieerfolg darstellt od. der Therapieerfolg ausschließlich auf die psychologische Beratung zurückzuführen ist.

TIPI: Abk. für **T**rierer* **i**ntegriertes **P**ersönlichkeits**i**nventar.

TLEI: Abk. für (engl.) ***T**raumatic* **L**ife **E**vents **I**nterview*.

TLEQ: Abk. für (engl.) ***T**raumatic* **L**ife **E**vents **Q**uestionnaire*.

TMS: Abk. für **t**ranskranielle **M**agnet**s**timulation*.

TMT: Abk. für **T**rail*-**M**aking-**T**est.

Toco|pherole *n pl*: (engl.) *tocopherols*; syn. Vitamin E; Gruppe von 8 natürlichen fettlöslichen Vitaminen: α-, β-, γ-, δ-Tocopherol bzw. -Tocotrienol; **Vork.:** in pflanzlichen u. tierischen Lebensmitteln; insbes. Pflanzenöle, Nüsse, Ei, Haferflocken, Leber, grünes Gemüse u. Salate, Milch, Butter; **Wirkung: 1.** als Antioxidanzien* (Hemmung der Lipidperoxidation mehrfach ungesättigter Fettsäuren in Zellmembran, Lipoproteinen u. Depotfett); **2.** antiinflammatorisch: Hemmung der Aktivität von Phospholipase A_2 u. Cyclooxygenase; **3.** α-Tocopherol: verminderte Proliferation glatter Gefäßmuskelzellen, Hemmung von Proteinkinase C; ggf. präventive Wirkung bei Demenz; **Mangelerscheinungen:** selten; s. Hypovitaminose (Tab. dort).

Toco|pherol|mangel: (engl.) *tocopherol deficiency*; s. Hypovitaminose (Tab. dort).

Todes|psycho|logie (Psych-*; -log*) *f*: (engl.) *death psychology*; Thanatopsychologie; Teilgebiet der Psychologie*, das sich mit der Entwicklungspsychologie des Todes u. seinen Auswirkungen auf das Verhalten* u. Erleben* von Menschen befasst; vgl. Thanatologie.

Todes|trieb: (engl.) *death instinct*; Thanatos; in der Psychoanalyse* als Gegenspieler zum Lebenstrieb (Eros*) formuliertes Konzept für einen aus dem Es* entstammenden Grundimpuls, der nach Zurückführung des Lebens in einen anorganischen

T

Zustand des Unbelebten, der Starre u. des Todes streben soll; in der von Freud gewählten Formulierung nicht wissenschaftlich überprüfbar.

Tötung auf Verlangen: (engl.) *homicide upon request*; liegt vor, wenn jemand durch das ausdrückliche u. ernstliche Verlangen (u. nicht nur die bloße Einwilligung) des Getöteten zur Tötung bestimmt worden ist (entscheidender Tatantrieb); **Recht: 1. Deutschland:** strafbare Handlung nach § 216 StGB; auch der Versuch ist strafbar. In der Diskussion um die Sterbehilfe* wird sog. aktive Euthanasie (Lebensverkürzung durch aktives Tun) als Tötung auf Verlangen u. somit als Straftat gewertet. Unterstützung beim Suizid* ist dagegen gemäß der aktuellen Rechtsprechung nicht notwendigerweise als Tötung auf Verlangen zu sehen. **2. Österreich:** Tötung auf Verlangen (§ 77 StGB) u. Beihilfe zum Suizid (heißt im Österreichischen Strafgesetzbuch „Mitwirkung am Selbstmord"; § 78 StGB) sind strafbar. **3. Schweiz:** Tötung auf Verlangen ist strafbar (Artikel 114 des Strafgesetzbuch), Beihilfe zum Suizid hingegen nur, wenn dies aus selbstsüchtigen Gründen geschieht (Artikel 115).

Tötungs|hemmung: (engl.) *inhibition to kill*; (biol.) während der Phylogenese entstandenes instinktives Verhalten, das bei Aggression* die Tötung der eigenen Species verhindert.

TOH: Abk. für (engl.) *Tower of Hanoi;* s. Turm-von-Hanoi-Test.

Token Economy (engl. token Gutschein, Bon; economy Wirtschaftlichkeit): Münzverstärkungssystem, Token-Ökonomie; Form der Verstärkung*, bei der sog. Token (z. B. Gutschein, Wertmarke, Punkte) als generalisierte Verstärker* eingesetzt werden, die ihren Belohnungswert dadurch erhalten, dass sie von der belohnten Person in individuell bestimmbare Güter od. andere Belohnungsarten (z. B. ein gemeinsamer Kinobesuch, Ausgang) eingetauscht werden können; der Vorteil der Token besteht darin, dass sie unmittelbar nach einem gezeigten Verhalten eingesetzt werden können u. ihr Belohnungswert individuell angepasst werden kann. **Münzentzugs-System:** i. R. einer Token Economy ist auch Bestrafung möglich; bei unerwünschtem Verhalten muss die betroffene Person ein od. mehrere Token abgeben.

Token-Ökonomie (engl. token Gutschein, Bon; lat. oeconomia gehörige Einteilung) *f*: s. Token Economy.

Token-Test (engl. token Gutschein, Bon) *m*: Abk. TT; Fremdbeurteilungsverfahren zur Erfassung des Sprachverständnisses; ermöglicht Aussagen über den Schweregrad einer (rezeptiven) Leistungsstörung bei Aphasie*; 20 Plättchen (Token), die sich unverwechselbar unterscheiden, sollen nach unterschiedlichen Kriterien angeordnet werden; Teil des Aachener* Aphasie-Tests.

TOL: Abk. für **T**ower*-**o**f-**L**ondon-Aufgabe.

Tol|capon (INN) *n*: (engl.) *tolcapone*; reversibler COMT*-Hemmer; Zimtsäurederivat; **Ind.:** (in Kombination mit Levodopa u. Carbidopa bzw. Levodopa u. Benserazid) gegenüber allen anderen Pharmakotherapien resistentes Parkinson*-Syndrom; **UAW:** Dyskinesien, Übelkeit, Schlafstörungen; cave: Hepatotoxizität; **Hinweis:** positive Studienergebnisse zur Reduzierung kognitiver Störungen bei Schizophrenie (Off-Label-Use).

Toleranz (lat. tolerantia Duldung) *f*: **1.** (engl.) *tolerance*; (pharmak.) vermindertes Ansprechen auf die Wirkung eines Arzneimittels, das eine Dosissteigerung erforderl. macht, um die gleiche Wirkung zu erzielen, od. unter Beibehaltung der Dosis eine abnehmende Wirkung zur Folge hat (s. Abb.); **Urs.:** beschleunigter metabolischer Abbau inf. Enzyminduktion (pharmakokinetische Toleranz; s. Alkohol, Abb. dort), herabgesetzte Ansprechbarkeit des Erfolgsorgans, z. B. durch Veränderung der Rezeptordichte od. -konformation (pharmakodynamische Toleranz), Entwicklung einer Resistenz. Eine bestehende Toleranz ist grundsätzl. reversibel, d. h. nach einem ausreichend langen einnahmefreien Intervall kehrt die ursprüngl. Empfindlichkeit zurück. **2.** diagn. Kriterium für ein Abhängigkeitssyndrom* nach ICD-10 innerhalb der Substanzstörungen*; die Konsummenge einer Sub-

T

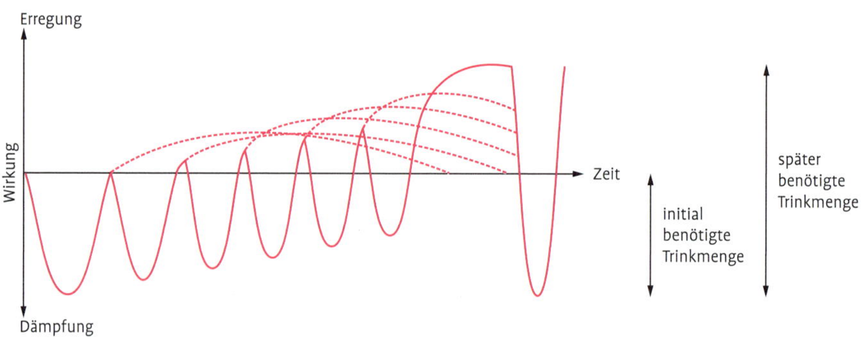

Toleranz: Alkoholwirkung u. Entwicklung von Toleranz (Beispiel: Trinkmenge)

stanz muss erhöht werden, um den bisherigen Effekt zu erreichen, bzw. bei gleicher Menge wird ein verminderter Effekt erreicht.

Toll|wut: (engl.) *rabies*; syn. Hundswut, Lyssa, Rabies, Hydrophobie; durch Hundebiss, selten durch Biss von u. a. Fuchs, Wolf od. Katze übertragene Infektionskrankheit; **Erreger:** Tollwut-Virus, gelangt von der Bisswunde auf dem Weg der endoneuralen Lymphbahnen in die Substantia grisea des ZNS; **Inkubationszeit:** 3–8 Wochen, selten bis zu 1 Jahr (abhängig von Inokulationsmenge u. -lokalisation); **Klin.:** Beginn mit Rötung der Bissnarbe (lokale Virusvermehrung), Kopfschmerz*; dann tonische Krämpfe* der Schlund-, Kehlkopf- u. Atemmuskulatur mit Erstickungsgefühl, Atemnot, starkem Speichelfluss bei qualvollem Durst, ohne schlucken zu können (Wasserscheu); Herzlähmung (im Gegensatz zu Tetanus* Fehlen von Trismus u. Fazialisparese); außer neurol. Ausfallerscheinungen Bewusstseinsstörungen* u./od. Unruhezustände möglich; **Diagn.:** **1.** Nachweis von Negri-Körperchen durch histol. Färbungen od. Immunfluoreszenztechnik; **2.** Virusnachweis aus Hirngewebe, Liquor, Speichel od. Tränenflüssigkeit im Tierversuch od. in Zellkulturen; **3.** spezif. Nukleinsäurenachweis mit PCR; meldepflichtige Krankheit bei Krankheitsverdacht, Erkrankung od. Tod; **Progn.:** infaust; zwischen Auftreten der ersten Sympt. u. Tod max. 7 Tage; **postexpositionelle Maßnahmen:** kontaminierte Wunde sofort mit Wasser u. Seifenlösung reinigen; tiefe Bisswunden mit Kathetern spülen; Simultanimpfung mit Tollwut-Impfstoff u. Tollwut-Immunglobulin, Tetanusprophylaxe.

Toluol *n*: (engl.) *toluene*; Methylbenzol; aromatischer Kohlenwasserstoff; Lösungsmittel für Farben, Lacke, Klebstoffe, Gummi u. Kunststoffe, Treibstoffzusatz; farblose, charakteristisch riechende, leicht verdampfende, giftige Substanz, die als Schnüffelstoff (s. Inhalanzien) missbraucht werden kann.

-tom: auch -tomie, Tomo-; Wortteil mit der Bedeutung Schnitt, Abschnitt; von gr. τομή.

ToM: Abk. für (engl.) *Theory* of mind*.

Ton-: auch Tono-; Wortteil mit der Bedeutung Spannung; von gr. τόνος.

Ton|band|kon|frontation (Konfrontation*) *f*: (engl.) *audiotape confrontation*; i. R. der Konfrontationstherapie* (v. a. der Implosion*) angewandte Technik, bei der ein Angst auslösender Reiz über einen Tonträger wiederholt dargeboten wird; dabei kann es sich um ein sog. Vorstellungsskript (vorformulierte Beschreibung einer Situation) i. R. einer Konfrontation* in sensu, aber auch z. B. um einen Angst auslösenden Gedanken (z. B. Zwangsgedanken*) handeln.

Tonus (Ton-*) *m*: (engl.) *tone*; Grad der Anspannung eines Organs od. Organteils, z. B. von Muskeln (s. Muskeltonus), Gefäßen od. Nerven.

Tonus|verlust, affektiver (Ton-*) *m*: (engl.) *affective loss of tonicity*; Kataplexie*.

Top-down-Aufmerksamkeit (engl. top-down verfeinernd): (engl.) *top-down attention*; s. Aufmerksamkeit; Aufmerksamkeitsverschiebung; Top-down-Verarbeitung.

Top-down-Verarbeitung (engl. top-down verfeinernd): (engl.) *top-down processing*; Prinzip, nach dem die Wahrnehmung eines Perzepts* durch kognitive Verarbeitungsschritte (z. B. Erfahrungswissen zu Vorkommen, Merkmalen od. Bedeutung des Perzepts) beeinflusst wird; Gegensatz: Bottom*-up-Verarbeitung; in der visuellen Wahrnehmung greifen Bottom-up- u. Top-down-Verarbeitung ineinander. Visuelle Täuschung* kommt häufig durch eine unzulässige Anwendung Top-down-gesteuerter Verarbeitungsprozesse zustande. Vgl. Aufmerksamkeit.

Topiramat: (engl.) *topiramate*; Antiepileptikum*; **Wirkungsmechanismus:** u. a. Hemmung spannungsabhängiger Natriumkanäle u. Aktivierung der GABA-Hemmwirkung; **Ind.:** **1.** Epilepsie*: Monotherapie, bei fokalen od. primär generalisierten tonisch-klonischen epilept. Anfällen od. Lennox-Gastaut-Syndrom i. R. einer Kombinationstherapie; **2.** Prophylaxe der Migräne* bei Therapieresistenz od. Kontraind. gegenüber Beta-Rezeptoren-Blockern; **3.** Off-Label-Use: bedingt effektiv als Stimmungsstabilisator* bei bipolarer affektiver Störung*, aber aufgrund der häufig erwünschten Gewichtsabnahme (UAW) mögliche Zusatzoption; **Kontraind.:** u. a. Schwangerschaft (relativ bei Epilepsie u. suffizienter Kontrazeption); **Wechselwirkungen:** Verringerung der Wirksamkeit oraler Kontrazeptiva; **UAW:** u. a. Müdigkeit, Schwindel, Ataxie, Kopfschmerz, Parästhesien, Verwirrtheit, Nervosität, Unruhe, Gewichtsabnahme, Diarrhö, Bauchschmerz, verlangsamtes Denken, Nierensteine bei 1–2 %; cave: erhöhtes Fehlbildungsrisiko (z. B. Lippen-Gaumen-Spalte) bei Anw. während Schwangerschaft; **Hinweis:** **1.** positive Studienergebnisse zu therapeutischer Wirkung bei Alkoholabhängigkeit (Off-Label-Use; mehrere randomisierte kontrollierte Studien; Langzeiteffekte nicht gezeigt); **2.** z. T. positive Studienergebnisse bei therapieresistenter Depression (Off-Label-Use).

Toronto-A|lexi|thymie-Skala (Alexithymie*; Skala*) *f*: Abk. TAS; international etablierte Skala mit 20 Items zur Erfassung alexithymer Persönlichkeits- u. Denkstile; Skala umfasst 3 Faktoren: Schwierigkeiten, Gefühle zu identifizieren, Schwierigkeiten, Gefühle auszudrücken, extern orientiertes Denken; **Anw.:** Diagn. der Alexithymie*.

Torpor (lat. torpere betäubt sein, starr sein) *m*: (engl.) *torpor*; Schlaf-ähnlicher Zustand od. starker Aktivitätsverlust, der einer Lethargie* vergleichbar ist; **Vork.:** **1.** bei Intelligenzminderung*; **2.** bei kleineren Säugetieren u. Vögeln; Stoffwechselrate u. alle Körperfunktionen sind auf ein Minimum gesenkt u. längere Zeiten des Nahrungsmangels können überstanden werden. Vgl. Schlaf.

T

Torsions|dys|tonie (lat. torsio Drehung; Dystonie*) *f*: (engl.) *torsion dystonia*; Form der Dystonie* mit rotierenden Bewegungen von Kopf u. Rumpf u. grotesker Verdrehung von einzelnen Gliedern (fokale Torsionsdystonie) bzw. des ganzen Körpers (generalisierte Torsionsdystonie); z. T. athetotische Fingerbewegungen mit Schreibkrampf, evtl. Torticollis* spasmodicus u. Gangstörungen*; oligosymptomat. bzw. fokale Verlaufsformen, bei denen nur Tremor*, Tic*, Blepharospasmus*, oromandibuläre Dystonie o. Ä. auftreten, kommen relativ häufig vor; **Ätiol.: 1.** primäre (idiopathische) generalisierte Torsionsdystonie (syn. Dystonia musculorum deformans), Beginn im Kindesalter, meist als fokale Torsionsdystonie; Mutation im DYT1-Gen (Genlocus 9q34); **2.** symptomatische Torsionsdystonie in Zus. mit anderen Erkrankungen (z. B. hepatolentikuläre Degeneration, Chorea* Huntington, bei Hirntumoren* od. postenzephalitischem Syndrom.

Torten-Technik *f*: Technik der kognitiven Therapie*, bei der nach Identifikation einer dysfunktionalen Bewertung (z. B. Hirntumor bei Kopfschmerz) mögliche rationale Erklärungen gesammelt u. deren realistische Wahrscheinlichkeiten in ein Torten-Diagramm eingetragen werden; Anw. ggf. in Kombination mit Bewältigungskarten, die hilfreiche Selbstinstruktionen als rationale Alternative für dysfunktionale automatische Gedanken enthalten. Vgl. Kontinuum, kognitives.

Torti|collis spasmodicus (lat. tortus gedreht, gekrümmt; collum Hals) *m*: (engl.) *spasmodic torticollis*; syn. zervikale Dystonie; auch spastischer Schiefhals; Form der fokalen Dystonie* i. S. eines extrapyramidalen Syndroms mit tonischen, klonischen, tremolierenden od. myokloniformen Innervationsstörungen der Hals- u. Nackenmuskulatur; typischerweise mit einem entspr. Hilfsgriff (sog. geste antagoniste) abzumildern; **Formen: 1.** rotatorischer Torticollis spasmodicus: Drehung des Kopfs zu einer Seite, Neigung zur Gegenseite sowie Hebung der gleichseitigen Schulter; **2.** Antecollis: Nackenbeugung; **3.** Retrocollis: Nackenstreckung; **4.** Laterocollis: Kopfneigung zu einer Seite; **Vork.: 1.** als hereditäre Erkrankung (z. B. autosomal-dominant, Genlocus 9q32–q34); **2.** idiopathisch; **3.** assoziiert mit anderen Torsionsdystonien, hereditärem essentiellem Tremor od. Schilddrüsenerkrankungen; **4.** symptomatisch bei hepatolentikulärer Degeneration u. anderen Basalganglienläsionen od. bei postenzephalitischem Syndrom*; **Ther.:** lokale Injektion von Botulinumtoxin; Anticholinergika, Haloperidol; Diazepam, Baclofen, Clonazepam, Diclofenac; **DD:** hereditärer essentieller Kopftremor, Trochlearislähmung (mit kompensatorischer Kopfhaltung), Tic*, Sandifer-Syndrom, Torticollis anderer Genese.

TOTE-Einheit: Kurzbez. für **T**est-**O**perate-**T**est-**E**xit-Einheit; von G. A. Miller, E. U. Galanter u. K. H. Pribram (1960) eingeführtes Modell für den Vorgang der begleitenden inneren Reflexion* bei

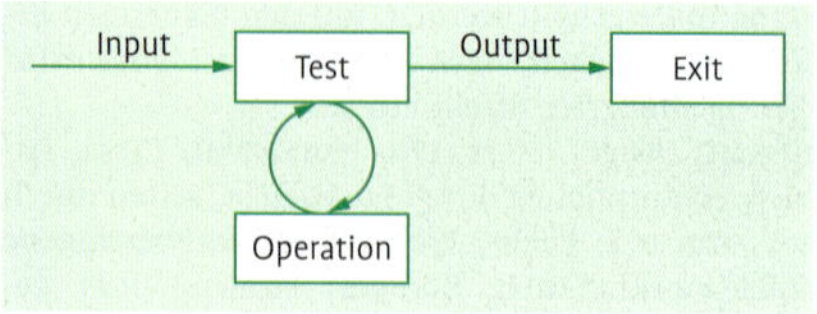

TOTE-Einheit: Es finden mehrere Durchläufe Test – Operation statt.

Entscheidungsprozessen; **Prinzip:** In der schematischen Darstellung des kybernetisch interpretierten Handlungsablaufs (s. Kybernetik) werden Informationen, d. h. Ist-Werte, mit Soll-Werten verglichen (Test). Aus dem Ergebnis werden Überlegungen für instrumentelle Handlungen abgeleitet (Operation). Deren wahrscheinliche Resultate werden wieder mit den Soll-Werten verglichen (Test), die Ergebnisse werden weitergegeben u. bei genügender Übereinstimmung ausgeführt (Exit, s. Abb.). **Bedeutung:** Unter Verwendung dieses Modells lässt sich der Ablauf subjektiver Entscheidungsprozesse als eine Kette von TOTE-Einheiten darstellen. Der Vergleich von Ausgangszustand, Zielvorstellung u. Rückkopplungen ermöglicht das Entwerfen von Handlungsprogrammen u. -mustern. Vgl. Regelkreis.

Tourette-Syn|drom (Georges Gilles de la T., Neurologe, Paris, 1857–1904) *n*: (engl.) *Tourette's syndrome*; syn. Brissaud-Syndrom; Gilles-de-la-Tourette-Syndrom; Bez. für schwerste Form der Tic*-Störung mit den Leitsymptomen der multiplen motorischen u. vokalen Tics*; unklare Ätiol.; familiäre Häufung in 10 % der Fälle (Risikogene noch nicht sicher bestimmt), Androtropie (3 : 1); Manifestation meist in der Kindheit od. Jugend; **Sympt.:** plötzliche ticartige Muskelzuckungen (sog. motorische Tics*) i. S. motorischer Automatismen, v. a. im Bereich von Gesicht (Augenzwinkern, Mundaufreißen, Grimassieren; s. Abb.), Hals (ruckartige Kopfdrehungen) u. Schultern, denen häufig einRanggefühl vorausgeht u. die kurzzeitig willkürl. unterdrückt werden können; ferner vokale Tics (z. B. Grunzen, Ausstoßen von Lauten), gelegentlich Echopraxie*, Koprolalie*; **Diagn.:** nur durch Beschreibung und Beobachtung; **Ther.:** Pharmakotherapie, bedingt auch Verhaltentraining, Selbsthilfegruppen*; **Progn.:** Erstmanifestation um das 7. Lebensjahr, Zuspitzung um das 12.–14. Lebensjahr, danach meist spontane Abnahme der Symptomatik; selten lebenslange Betroffenheit; häufig begleitend ADHS* u./od. Zwangsstörung*. Vgl. Chorea.

Tower-of-Hanoi-Test *m*: (engl.) *tower-of-Hanoi test*; s. Turm-von-Hanoi-Test.

Tower-of-London-Aufgabe: (engl.) *Tower-of-London task (Abk. TOL)*; spielerischer Test zur Erfassung der Problemlösungskompetenz u. von Defiziten beim Planen von Handlungssequenzen; auf einen Holzstab gesteckte farbige Kugeln sollen, entsprechend

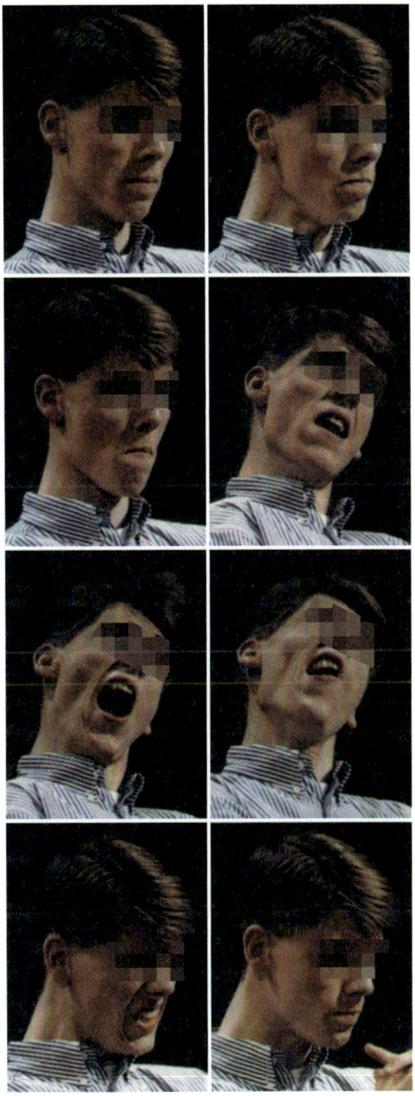

Tourette-Syndrom: Ablauf eines motorischen Tics

einem Zielmuster, in möglichst wenigen Zügen u. indem immer nur eine Kugel bewegt wird, auf 2 weitere, verschieden lange Holzstäbe umsortiert werden (s. Abb.); erfasst werden Zeit, Spielzüge u. Fehler; **Anw.:** ursprünglich für Patienten mit Frontalhirnläsionen. Vgl. Turm-von-Hanoi-Test.

Tox-: auch Toxo-, Toxiko-; Wortteil mit der Bedeutung Gift (eigentlich Pfeilgift); von gr. τοξικὸν φάρμακον.

Toxiko|manie (Tox-*; -manie*) *f*: (engl.) *toxicomania*; veraltete Bez. für Abhängigkeit* von psychotropen Substanzen*; keine Manie* in engerem Sinne.

toxisch (Tox-*): (engl.) *toxic*; giftig.

Toxo|plasmose (Tox-*; gr. πλάσμα Gebilde; -osis*) *f*: (engl.) *toxoplasmosis*; durch Infektion mit Toxoplasma gondii verursachte Zoonose; eine hochgradige Durchseuchung der Bevölkerung mit starken regionalen Schwankungen ist serologisch nachgewiesen; die angeborene Form ist meldepflichtig. **Pathol.:** intrazellulär lebender Erreger, neben Einzelparasiten auch Parasitenanhäufungen in parasitophoren Vakuolen (Pseudozysten), die umschriebene herdförmige Entzündungen u. Nekrosen verursachen. Es besteht eine Affinität zum ZNS (zerebrale Form), bes. in der Fetogenese u. im Kindesalter. Gehirnläsionen des Fetus können mit röntgenologisch nachweisbaren Verkalkungen ausheilen. **Klin.:** meist asymptomatischer Verlauf; bei akutem u. subakutem Verlauf Lymphknotenschwellung u. Lymphadenitis, bes. am Hals; uncharakteristisches Fieber, Tonsillitis, Grippe-ähnliche Symptome; bei schweren Fällen Kopfschmerz*, Meningismus* u. Meningoenzephalitis*; bei chron. Verlauf (sehr selten) Fieber (schubweise), evtl. mit Gelenkbeschwerden u. Kopfschmerz; psychische Alteration, Organmanifestation in Lymphknoten, Leber, Milz, Auge, ZNS. **Proph.:** Aufnahme von rohem od. ungenügend gekochtem Fleisch (Vorsicht auch bei der Zubereitung) u. Umgang mit Katzen, v. a. Katzenkot, vermeiden. **Toxoplasmose u. Schwangerschaft:** Nur bei Erstinfektion während der Schwangerschaft können die Erreger über Plazenta u. Nabelschnur in den kindlichen Organismus gelangen. Mit erstmaliger Infektion der Schwangeren ist zu rechnen, wenn während der Schwangerschaft eine Serokonversion auftritt od. spezifische IgM- od. IgG-Antikörper mit niedriger Avidität nachgewiesen werden. Der Erregerübertritt, der v. a. im 2. u. 3. Trimenon stattfindet, kann zu **Fetopathia toxoplasmotica** (mit Früh- od. Totgeburt) füh-

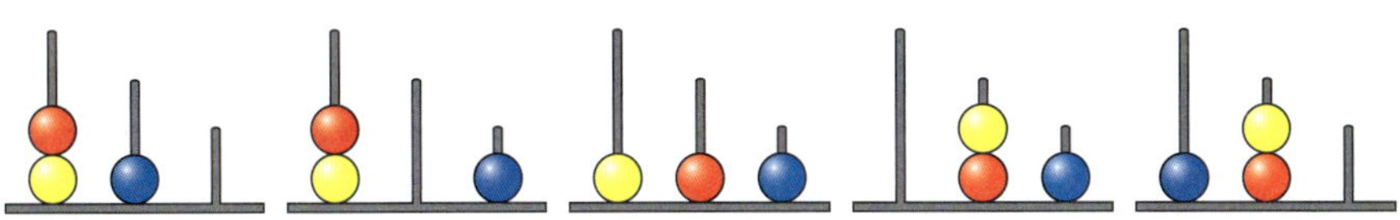

Tower-of-London-Aufgabe: Lösungsschritte zum vorgegebenen Zielzustand

ren; Sympt.: **1.** konnatale Toxoplasmose: Hydrozephalus*, Chororetinitis, Verkalkungen im Gehirn, Ikterus, Vergrößerung der Leber u. Milz; **2.** sog. latente konnatale Toxoplasmose: erst nach Wochen u. Monaten können typ. Erscheinungen auftreten: Chororetinitis, leichter Hydrozephalus, Krampfneigung, Nystagmus*, Rigidität der Extremitäten, Athetosen*, Trinkfaulheit u. retardierte geistige Entwicklung. **Toxoplasmose** u. **Immunsuppression:** Bei Immundefekten (z. B. HIV-Erkrankung, nach zytostatische Behandlung) kann es zur Reaktivierung einer latenten Toxoplasmose kommen, meist als Enzephalitis, seltener als generalisierte Toxoplasmose mit Erregernachweis in Leber, Lunge, Nebenniere u. a. Organen.

TPF: Abk. für **T**rierer* **P**ersönlichkeits**f**ragebogen.

TPQ: Abk. für (engl.) ***T**ridimensional* **P**ersonality **Q**uestionnaire.*

Tractus cortico|spinalis (lat. tractus Zug, Strang, Bahn) *m*: (engl.) *corticospinal tract*; s. Pyramidenbahn.

Tractus per|forans (lat. tractus Zug, Strang, Bahn) *m*: (engl.) *tractus perforans*; Afferenzen der Area entorhinalis zum Hippocampus, die in den Körnerzellen des Gyrus dentatus enden; Neurotransmitter: v. a. Glutamat; **klin. Bedeutung:** frühzeitige Schädigung bei Alzheimer-Krankheit.

Tractus pyramidalis (lat. tractus Zug, Strang, Bahn) *m*: (engl.) *pyramidal tract*; s. Pyramidenbahn.

Trail-Making-Test *m*: Abk. TMT; 2-teiliger Leistungstest zur Erfassung von kognitiver Verarbeitungsgeschwindigkeit (Teil A) u. geteilter Aufmerksamkeit* (Teil B); auf einem Blatt willkürlich angeordnete Zahlen bzw. Buchstaben sollen in vorgegebener Reihenfolge miteinander verbunden werden (s. Abb.); erfasst werden benötigte Zeit u. Fehler; **Anw.:** Kinder ab 9 Jahren u. Erwachsene; z. B. zur Diagnostik kognitiver Defizite, nach Hirnläsionen; **Testdauer:** 5–10 Minuten. Vgl. Zahlen-Verbindungs-Test.

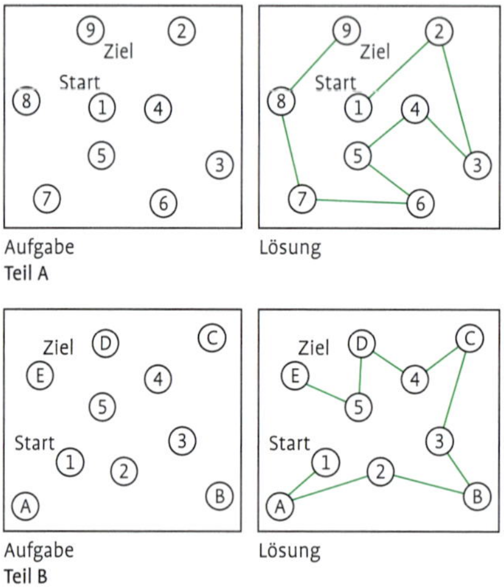

Trail-Making-Test: Teil A: Zahlen in numerischer Reihenfolge verbinden; Teil B: Zahlen u. Buchstaben abwechselnd in der richtigen Reihenfolge verbinden

Training *n*: (engl.) *training*; planmäßige Durchführung eines meist strukturierten Programms mit dem Ziel, Kenntnisse, Fähigkeiten u. Handlungskompetenzen einer Person zu verbessern u. Verhaltensweisen zu verändern; Bestandteil jeder Trainingsmaßnahme ist das aktive Üben durch wiederholtes Ausführen der zu erlernenden Fertigkeit. In der Psychotherapie existieren Trainingskonzepte für versch. Problem- u. Kompetenzbereiche, z. B. Training* sozialer Kompetenz, Problemlösungstraining*, Stressbewältigungstraining. Vgl. Übung.

Training emotionaler Kom|petenz (Kompetenz*) *n*: (engl.) *emotional skills training*; Emotionsregulationstraining*.

Training, kognitives *n*: (engl.) *cognitive training*; übungsbasierte Präventions-, Interventions-u. Förderprogramme mit dem Ziel, kognitive Funktionen u. Fähigkeiten wie Denken*, Gedächtnis* od. Aufmerksamkeit* zu verbessern od. zu erhalten; **Ind.:** Förderung kognitiver Fähigkeiten bei gesunden od. lernbehinderten Kindern u. Jugendlichen, Erhalt kognitiver Fähigkeiten bei gesunden u. demenzkranken Älteren, Restitution kognitiver Funktionen nach Hirnschädigungen (z. B. Schlaganfall od. Schädelhirntrauma) od. psychischen Störungen (z. B. Schizophrenie); **Durchführung:** Inhalt, Umfang u. Aufbau der Übungen orientieren sich am Trainingsziel. Erfolgreiche kognitive Trainingsprogramme vermitteln u. üben sowohl bereichsspezifische Strategien für den trainierten kognitiven Funktionsbereich als auch den selbständigen Einsatz dieser Strategien im Alltag (Transfer). Sie fördern zudem mit zusätzlichen Komponenten die individuelle Motivation der Teilnehmer, die vermittelten Strategien anzuwenden. **Wirksamkeit:** Es liegen empirische Wirksamkeitsnachweise für Trainingsprogramme in verschiedenen kognitiven Funktionsbereichen vor. Daraus kann nicht grundsätzlich auf die positive Wirkung kognitiver Trainingsprogramme geschlossen werden, da es auch unwirksame u. sogar leistungsmindernde Trainingsprogramme gibt. Die Wirksamkeit muss bei jedem neuen Trainingsprogramm für die anvisierte Zielgruppe erneut nachgewiesen werden. Trainingseffekte sind abhängig vom trainierten Funktionsbereich u. der Qualität des Trainingsprogramms, variieren bei gesunden Probanden aber auch in Abhängigkeit vom Alter u. Vorwissen, bei neurologischen Patienten mit Art u. Schwere der Hirnschädigung. Die größten Effekte werden i. d. R. für spezifische, trainingsnahe Aufgabentypen gezeigt. Schwieriger gestaltet sich bei allen Trainings der Nachweis, dass kognitive Trainings zu anhaltenden Verbesserungen in realen Lern- u. Problemlösungssituationen im Alltag führen (Transfereffekte). Vgl. Denktraining; Gedächtnistherapie; Hirnleistungstraining; Therapie, neuropsychologische.

Training, mentales *n*: (engl.) *mental training*; Mentaltraining*.

Training sozialer Kom|petenz (Kompetenz*) *n*: (engl.) *social skills training, assertiveness training*; syn. soziales Kompetenztraining (Abk. SKT), Selbstsicherheitstraining; soziales Fertigkeitstraining; Verfahren der kognitiven Therapie* u. Verhaltenstherapie* mit dem Ziel, Teilnehmer u. a. durch Kommunikationstraining* in die Lage zu versetzen, sich sozial kompetent über ihre Anliegen, Gefühle u. Absichten auszutauschen u. neue Erfahrungen mit eigenem Verhalten in schwierigen Situationen zu machen; **Prinzip:** Der Kompetenzansatz geht davon aus, dass sozial kompetentes Verhalten (s. Kompetenz, soziale) gelernt werden kann. Alternatives Kommunikationsverhalten wird i. d. R. in Gruppen durch Rollenspiele* u. Rückmeldung geübt: **1.** verbale Aspekte: z. B. Ich-Gebrauch, direkter Ausdruck eigener Bedürfnisse u. Gefühle, eindeutige u. konkrete Formulierungen, direkte Aufforderungen; **2.** nonverbale Aspekte: z. B. Körperhaltung, Gestik, Mimik, Blickkontakt u. Stimme, die der jeweiligen sozialen Situation angemessen sein sollen; **Durchführung:** Instruktionen zu konkreten Übungen; Hierarchisierung der zu übenden Situationen (beginnend mit leichteren); Modellvorgabe eines angemessenen Verhaltens, evtl. mit Selbstverbalisationen (s. Monolog, innerer); Rollenspiele, bei denen das gewünschte Verhalten üblicherweise wiederholt geübt wird; Reflexion u. Verarbeitung des Rollenspiels, u. a. mit Hilfe detaillierter (vorwiegend positiver) Rückmeldung (auch mit Video); Generalisierungs- bzw. Transferübungen, insbesondere therapeutische Hausaufgaben* mit Hinweisen zur Selbststeuerung. Das Training sozialer Kompetenz wird meist in Gruppen durchgeführt (Vorteile u .a. multiple Modelle u. Rückmeldung), kann aber auch als Einzeltherapie realisiert werden. Einzeltherapie wird insbesondere empfohlen bei Patienten mit sehr hoher Angst od. starken aggressiven Tendenzen. Gruppen werden bisweilen von 2 Therapeuten geleitet. Die Übungen können im therapeutischen Setting*, aber auch in der Realität durchgeführt werden (z. B. auf der Straße jemanden um Auskunft bitten). Die Trainingssituationen können stark standardisiert sein mit genauer Vorgabe der zu spielenden Situationen einschließlich des gewünschten Verhaltens. Wichtig ist das Üben von Situationen u. Verhaltensweisen, die für die einzelnen Teilnehmer besonders relevant sind; daher sind (zumindest als Ergänzung) individuell begründete Situationen u. Kompetenz-Komponenten zu üben. In Deutschland wird recht häufig das von Hinsch u. Pfingsten entwickelte Gruppentraining sozialer Kompetenz eingesetzt, bei dem die 3 Situationstypen Recht einfordern, Beziehungen klären u. Sympathie gewinnen bearbeitet werden. Neben den Rollenspielen werden kognitive Komponenten (u. a. Differenzierung der Wahrnehmung, Unterscheiden von Gefühlen u. Gedanken, Selbstlob, Bewusstmachen von Selbstverbalisationen) sowie Entspannung geübt. **Therapieziele:** **1.** Aufbau sozialer Fertigkeiten, Erlernen des gewünschten, selbstsicheren Verhaltens; **2.** Aufbau kognitiver Kompetenzen (Erkennen u. Ersetzen von negativen Selbstverbalisationen; Pläne u. Strategien ohne verzerrte Wahrnehmung; Wissen über soziale Regeln u. Rollen); **3.** Abbau sozialer Ängste u. Hemmungen; **Sonderformen:** Personal Effectiveness Training (Liberman u. a.), Assertiveness Training Programme (Abk. ATP, Ullrich de Muynck), Gruppentraining Sozialer Kompetenzen (Abk. GSK, Hinsch u. Pfingsten); **Ind.:** Störungen, die mit Defiziten der sozialen Kompetenz* einhergehen können (z. B. Depression*, soziale Phobie*, ängstlich-vermeidende Persönlichkeitsstörung*, Schizophrenie*, Borderline*-Persönlichkeitsstörung, Abhängigkeiten, psychosomatische Störungen*. **Wirksamkeit:** in randomisierten klinischen Studien gut belegt, v. a. bei Patienten mit sozialer Unsicherheit; Hinweise zur Wirksamkeit gibt es u. a. bei Depression, Alkoholabhängigkeit, Migräne u. sexuellen Funktionsstörungen. Bei sozialer Phobie kann Konfrontationstherapie* bzw. eine starke Betonung konfrontativer Elemente günstiger sein. Besonders wirksam ist die Kombination von Gruppen- u. Einzeltherapie. Dabei ist eine gute Beziehung zu den Therapeuten bzw. den Gruppenmitgliedern bedeutsam. Eine starke Berücksichtigung kognitiver Elemente verbessert die Ergebnisse. Je nach psychischer Störung ist es sinnvoll, das Training sozialer Kompetenz als ein Element einer komplexeren Intervention vorzusehen. Die in empirischen Untersuchungen übliche geringe Sitzungszahl (meist unter 15 Stunden) reicht für eine hinreichende Besserung der Symptomatik häufig nicht aus.

Trainings|verfahren sozialer Fertigkeiten: (engl.) *social skills training*; s. Training sozialer Kompetenz.

Trainings|zentrum, berufliches *n*: (engl.) *occupational training centre*; Abk. BTZ; regionale Einrichtung der beruflichen Rehabilitation, das v. a. für Menschen mit psychischen Behinderungen* konzipiert ist; bietet für Menschen mit einer psychischen Vorerkrankung spezielle Trainings (Dauer 3 u. 15 Monate) zum Wiedereinstieg in eine Beschäftigung auf dem allgemeinen Arbeitsmarkt an.

Trait (engl. trait Zug, Eigenheit): s. Persönlichkeitsmerkmale; Persönlichkeitsfaktoren.

Trait-Angst (engl. trait Zug, Eigenheit): (engl.) *trait anxiety*; syn. Eigenschaftsangst, Angst als Eigenschaft; Bez. für eine zeitlich stabile u. situationsübergreifende Disposition zu ängstlichem Verhalten, z. B. „ich mache mir zuviele Gedanken über unwichtige Dinge“; vgl. Angst.

Tramadol *n*: (engl.) *tramadole*; synthetisches Opioid* mit 10-fach schwächerer Wirkung als Morphin*;

partieller Opioid*-Agonist; **Ind.:** mittelstarke bis starke akute od. prolongierte Schmerzen bzw. bei ungenügender Wirksamkeit von Nichtopioid-Analgetika; **Kontraind.:** akute Intoxikationen mit Alkohol, Schlafmitteln, zentral wirksamen Analgetika, Opioiden od. Psychopharmaka, schwere Leberinsuffizienz, schwere Ateminsuffizienz, schwer einstellbarer Epilepsie, Kombination mit Monoaminoxidase*-Hemmern; **Wechselwirkungen:** Wirkungsverstärkung durch Alkohol, Monoaminoxidase-Hemmern u. Sedativa; Naloxon* wirkt als Opioid-Antidot. **UAW:** Übelkeit, Erbrechen (bes. bei intravenöser Gabe), Müdigkeit, Benommenheit, selten arterielle Hypotonie, Tachykardie, Schwitzen, Bronchospasmus; bei hohen Dosen zerebrale Krämpfe möglich; **Hinweis:** Wirkungsdauer 4–8 Std.; kaum spasmogene Effekte, Atemdepression u. Abhängigkeitspotential gering.

Trance (lat. transire hinübergehen): (engl.) *trance*; Bez. für einen durch Hypnose* od. ähnliche Methoden herbeigeführten Zustand; veränderte Bewusstseinslage mit eingeschränkter od. selektiv ausgerichteter Empfänglichkeit für Umweltreize; v. a. beim **dissoziativen Trancezustand** (engl. trance disorder) häufig in Kombination mit stereotypen Verhaltensweisen u. Bewegungsmustern; gilt als Form der dissoziativen Störung*, wenn der Zustand unfreiwillig u. ungewollt eintritt u. mit bedeutsamen Einbußen in persönlichen u. psychosozialen Funktionen verbunden ist. **Besessenheitszustand** impliziert darüber hinaus vorübergehende Suspendierung des normalen Identitätsgefühls u. Ersetzung durch eine neue Identität (z. B. einen Geist, eine göttlichen Kraft od. eine herausragende historische Persönlichkeit), die für die Zeit des Zustands Kontrolle über den Betroffenen übernimmt; nachfolgend besteht meist eine Amnesie*. **Hinweis:** als nichtpathologisches Phänomen in vielen Gesellschaften u. Ethnien zu finden, z. B. als kulturell sanktionierte u. ritualisierte Zustände von Trance u. Besessenheit innerhalb des für den jeweiligen Kulturkreis od. die religiöse Gemeinschaft üblichen Manifestationskontexts (sog. Kultur gebundene bzw. Kultur-spezifische Störungen; engl. culture-bound syndromes). **DD:** fokaler epilept. Anfall mit Einschränkung von Bewusstsein od. Aufmerksamkeit, Intoxikation, schizophrene od. schizoaffektive Psychose.

T

Trance|zustand, dis|soziativer (Trance*): (engl.) *dissociative trance*; s. Trance.

Tranquilizer (engl. to tranquilize beruhigen) *m pl*: (engl.) *tranquilizers, minor tranquilizers*; syn. Tranquillanzien, Anxiolytika; veraltet Ataraktika; chem. heterogene Gruppe von Substanzen, die je nach Wirkstoff od. Dosierung eine beruhigende, anxiolyt., Schlaf fördernde, zentral Muskel relaxierende od. antikonvulsive Wirkung haben; **Vertreter:** insbes. Benzodiazepine*, niedrigpotente bzw. niedrigdosierte Neuroleptika* (z. B. Chlorprothixen*, Melperon*, Promethazin* u. Fluspirilen*), Antidepressiva* (z. B. Opipramol*) u. Azapirone* (Buspiron*); seltener Carbaminsäurederivate* (Meprobamat*) od. Diphenylmethanderivate (z. B. Hydroxyzin*); bei objekt- u. situationsbezogener Angst (z. B. Prüfungsangst*) u. a. auch Beta*-Rezeptoren-Blocker; **Ind.:** Angst-, Erregungs- u. Spannungszustände (restriktiver Umgang u. zeitl. begrenzte Ther. möglichst unter begleitender Bearbeitung der zugrunde liegenden psychischen Störungen bzw. um die Grundlage für einen psychotherap. Zugang zum Patienten erst herzustellen); symptomat. Anxiolyse* u. Sedierung* in psychiatrischen od. internistischen Notfallsituationen (z. B. Herzinfarkt), Schlafstörungen*, Delir*; **UAW:** bei hoher Konsummenge bzw. chron. Gebrauch alle akuten u. chron. Formen einer Substanzstörung* (z. B. Tranquilizerentzugssyndrom*); Verstärkung der Wirkung von u. a. Alkohol*, Schlafmitteln*, Psychostimulanzien*, Analgetika*.

Tranquilizer|entzugssyndrom (Tranquilizer*): (engl.) *tranquilizer withdrawal*; innerhalb weniger Stunden bis weniger Tage nach Absetzen od. Reduktion eines Tranquilizers* bei Substanzabhängigkeit (z. B. Benzodiazepinabhängigkeit*) auftretender Symptomenkomplex; **Sympt.:** Schwitzen*, erhöhte Herzfrequenz, Tremor*, Insomnie, Übelkeit od. Erbrechen, optische, taktile od. akustische Halluzinationen*, psychomotorische Erregung, Angst*, epileptische Anfälle; **Ther.:** schrittweise Reduktion u. evtl. Absetzen der Tranquilizer, ggf. mit pharmak. Unterstützung durch Carbamazepin*, Beta*-Rezeptoren-Blocker, Clonidin* od. Antidepressiva*; **Hinweis:** Von der Entzugssymptomatik abzugrenzen sind Rebound*-Phänomene, die als Gegenregulationsmechanismen nach Absetzen einer Substanz zu einem verstärkten Auftreten der ursprüngl. Symptomatik führen u. sich nach einigen Tagen wieder zurückbilden. Vgl. Entzugssyndrom.

Tranquillanzien (Tranquilizer*) *f pl*: (engl.) *tranquilizers*; Tranquilizer*.

Trans-: Wortteil mit der Bedeutung hinüber, hindurch; von lat. trans.

Trans|aktion (Trans-*; lat. actio Handlung) *f*: **1.** (engl.) *transaction*; wechselseitige Beziehung; s. Transaktionsanalyse; **2.** gemeinsame, zielgerichtete Interaktion*. Vgl. Transaktionsmodelle.

Trans|aktions|ana|lyse (Transaktion*; Analyse*) *f*: (engl.) *transactional analysis*; Abk. TA; Form der Psychotherapie* (E. Berne), bei der das Selbsterleben des Patienten u. sein Verhalten gegenüber Anderen auf der Grundlage von Ich-Zuständen u. Interaktionsformen (Spiele) auch vor dem Hintergrund lebensgeschichtlich bedeutsamer, emotional unbewältigter Transaktionen* (engl. rackets) analysiert werden (s. Transaktionsmodelle); bedeutsame Ich-Zustände sind v. a. Eltern-Ich (sog. Exteropsyche; Denken, Fühlen, Handeln, wie von Autoritätspersonen bzw. Eltern übernommen), Erwachsenen-Ich (sog. Neopsyche; gegenwarts- u. realitätsbezogen, selbst bewusst entschieden),

Kind-Ich (sog. Archeopsyche; wie als Kind unbewusst od. bewusst in Lebenssituation entschieden); **Therapieziel:** Selbstakzeptanz u. Veränderung von Verhaltensgewohnheiten auf der Grundlage modifizierter Lebenspläne (engl. skripts); **Formen: 1.** tiefenpsychol. TA: vor dem Hintergrund von Übertragungs- (s. Übertragung) u. Objektbeziehungstheorien* v. a. Analyse der Ich-Zustände; **2.** verhaltensorientierte TA: v. a. Analyse des beobachtbaren Verhaltens u. der zugrunde liegenden Prozesse u. Rollenorientierungen; **Durchführung:** v. a. Methoden zur Stärkung des Erwachsenen-Ichs (auch in Abgrenzung zu anderen Ich-Zuständen) mit Hilfe von provozierenden Fragen, Klarstellungen, Konfrontationen; aus anderen therap. Schulen werden u. a. der sog. leere Stuhl (s. Gestalttherapie), Traum- u. Körperarbeit, Rollenspiele*, kognitive Umstrukturierung* u. therapeutische Verträge* genutzt. **Wirksamkeit:** keine hinreichenden Wirksamkeitsnachweise, bisher lediglich eine randomisierte Vergleichstudie an Personen mit Delinquenz*, die in psychologischen Maßen eine leichte Überlegenheit gegenüber Verhaltensmodifikation ausweist (Jeness, 1975; Novey, 2002).

Trans|aktions|modelle *n pl*: (engl.) *transactional models*; Modelle zur Definition eines i. d. R. wechselseitigen Verhältnisses zwischen Person u. Umwelt; z. B. Ätiologiemodelle* zur multikausalen Erklärung der Entstehung u. Aufrechterhaltung psychischer Störungen u. zur Ableitung entsprechender Behandlungsformen; **Grundannahme:** mehrere Faktoren sind ursächlich an Entstehung u. Aufrechterhaltung beteiligt; entscheidend ist, dass ein bedingender Faktor nicht nur auf die Person einwirkt, eine Störung auslöst u. das Störungsbild beeinflusst, sondern auch die Person durch ihr Handeln auf die Ausprägung dieses Faktors einwirkt u. seine Wirkung beeinflusst; die individuelle Bewertung des möglichen Einflusses eines Faktors verändert damit seine Wirkung auf das Individuum. Im psychotherap. Kontext **1.** Grundlage von Interventionen zur Bewältigung von Stress* (s. Coping); i. R. von Stressbewältigungstrainings wird gelernt, Stressoren dadurch anders zu bewerten u. mit ihnen umzugehen, indem verschiedene Strategien der Stressbewältigung eingeübt werden (z. B. Neubewertungen, aktive Problembewältigung); **2.** syn. Transaktionsmuster in der Transaktionsanalyse*: in Abhängigkeit unterschiedl. Ich-Zustände werden zahlreiche feste soziale Interaktionsmuster unterschieden, z. B. **a)** parallele Transaktion: beide Interaktanten reagieren auf den gleichen od. jeweils komplementären Ich-Zustand, z. B. Eltern-Ich (Beispiele: 2 Personen unterhalten sich über moralische Aspekte best. Verhaltens od. Person A zeigt sich hilflos, während Person B sich fürsorglich äußert); **b)** gekreuzte Transaktion: Wechsel der Ich-Zustände einer Person (Beispiel: Person A fängt plötzlich an zu weinen u. bittet Person B um Hilfe, Person B könnte komplementär auf Kind-Ich-Niveau mitweinen, fordert aber Person A auf Eltern-Ich-Niveau dazu auf, das Weinen zu beenden); **c)** verdeckte Transaktion: Botschaften haben mehrere Ebenen von Ich-Zuständen, z. B. verbal Erwachsenen-Ich, nonverbal Kind-Ich (Beispiel: Person A bittet Person B sachlich aber in jammrigem Tonfall um Mithilfe, Person B reagiert mit Verständnis, deutet aber an, dass sie nicht helfen kann u. will).

Trans|fer (lat. transferre hinübertragen) *m*: **1.** (engl.) *transfer*; Generalisierung; Übertragung der Therapieerfolge* auf andere Situationen u. ins tägliche Leben (v. a. in späteren Therapiephasen* der Psychotherapie); durch Transfer therap. Fortschritte können sowohl Problembereiche, die nicht explizit in der Therapie bearbeitet wurden, direkt verbessert als auch hilfreiche Bewältigungsstrategien* auf andere Problemstellungen übertragen werden. **2.** (lernpsychol.) Einfluss eines Lernvorgangs auf einen späteren Lernvorgang.

Trans|ference Focused Psycho|therapy (engl. übertragungsfokussierte Psychotherapie): s. Psychotherapie, übertragungsfokussierte.

Transitivismus (lat. transitivus auf ein Objekt übergehend) *m*: (engl.) *transitivism*; Form der Ich*-Störung mit wahnhafter Übertragung des eigenen Erlebenszustands (i. e. S. Krankheitszustands) auf andere Personen; **Vork.:** z. B. bei Schizophrenie*; **DD:** Projektion*.

Trans|kriptions|faktoren (lat. transcriptio Übertragung, Überschreibung) *m pl*: (engl.) *transcription factors*; Abk. TF, TCF; Proteine, die durch Interaktion mit Regulatorsequenzen der DNA die Transkription (Übertragung der in der DNA gespeicherten genet. Information in RNA) beeinflussen (aktivieren od. hemmen); z. B. **TCF-4** (Transkriptionsfaktor-4): beeinflusst u. a. Genexpression verschiedener für das ZNS bedeutsamer Gene; **klin. Bedeutung: 1.** TCF-4-Genvariante assoziiert mit Schizophrenie (Risikoerhöhung), beeinflusst auch Präpuls*-Inhibition (geringere PPI-Rate bei Variantenträgern mit u. ohne Schizophrenie) sowie LTP u. Gedächtnisbildung; **2.** (anteiliger) Ausfall von TCF-4 durch genetische Mutationen (sog. Stopp-Codon od. Missens-Mutation) verursacht Pitt-Hopkins-Syndrom mit Intelligenzminderung, epileptischen Anfällen, Dysmorphie.

Trans|lations|forschung (lat. translatio Übertragung, Versetzung, Verpflanzung): (engl.) *translation research*; s. Forschung, translationale.

Trans|mitter (lat. transmittere hinüberschicken) *m pl*: (engl.) *transmitter*; Überträgersubstanz, Botenstoff; i. e. S. Neurotransmitter*.

Trans|parenz (Trans-*; lat. parere erscheinen) *f*: (engl.) *transparency*; (psychol.) Durchschaubarkeit, Nachvollziehbarkeit u. Offenlegung therapeutischer Ziele u. Interventionen; vgl. Vorbereitung, kognitive.

Tran|spiration (Trans-*; lat. spirare atmen) *f*: (engl.) *transpiration*; Schwitzen*.

T

Trans|sexualität (Trans-*; Sexual-*) *f*: (engl.) *transsexualism, transgenderism*; auch Transidentität; ausgeprägteste Form der Geschlechtsidentitätsstörung*, bei der Menschen mit somatisch eindeutig männlichem bzw. weiblichem Geschlecht (keine Intersexualität*) sich psychisch in jeder Hinsicht dem anderen Geschlecht zugehörig fühlen u. ihr somatisches Geschlecht ablehnen; Transsexuelle empfinden i. d. R. (aus Sicht ihres eigenen Geschlechtserlebens) heterosexuell, deutlich seltener homosexuell od. asexuell; **Häufigkeit:** 1 : 40 000 Mann-zu-Frau-Transsexuelle (biol. Männer, die sich als Frau erleben), 1 : 100 000 Frau-zu-Mann-Transsexuelle (biol. Frauen, die sich als Mann erleben); **Urs.:** unklar; **Entwicklung:** wahrscheinlich 2 Entwicklungswege: **1.** (häufig) erste Anzeichen bereits in früher Kindheit (Interessen u. Verhalten entsprechend dem Gegengeschlecht), kontinuierl. Entwicklung zum Vollbild mit massiver Ablehnung der sich entwickelnden körperl. Geschlechtsmerkmale in der Pubertät (Brust, Stimmbruch, Bartwuchs); **2.** (selten) transvestitische sog. Zwischenstufe (s. Transvestismus) in der Adoleszenz u. Weiterentwicklung zur Transsexualität in den anschließenden Lebensjahren; **Kriterien:** (diagn.) **1.** konstante, lebenslang anhaltende u. vollständige Identifikation mit dem Gegengeschlecht; **2.** konstantes u. starkes Unbehagen gegenüber den eigenen geschlechtsspezif. biol. Merkmalen; **3.** drängender Wunsch nach Geschlechtswechsel; **4.** nicht sexuell motiviertes Tragen der Kleidung des anderen Geschlechts (engl. cross dressing); **Ther.:** Behandlungskette nach international akzeptierten Therapie-Leitlinien: **1.** einjährige Beobachtung; **2.** sog. Alltagstest: Auftreten in der angestrebten Geschlechtsrolle erproben (mind. 1 Jahr lang); **3.** gegengeschlechtl. Hormonbehandlung (mind. 6 Monate); **4.** Transformationsoperation; **5.** medizinische u. psychologische Nachbetreuung; Erfolgsrate 75 %, empirisch überprüft; durch das Transsexuellengesetz* Namens- u. Personenstandsänderung in Deutschland für deutsche Staatsbürger möglich. **DD:** Homosexualität* mit transvestitischen Zügen, Transvestismus*, transsexuelle Symptome (vorübergehend) bei Psychosen, Persönlichkeitsstörungen (v. a. Borderline-Persönlichkeitsstörung) u. in Adoleszenzkonflikten, Unbehagen mit der soziokulturell festgelegten Geschlechtsrolle*.

T

Trans|sexuellen|gesetz: (engl.) *Transsexual Law*; Abk. TSG; „Gesetz über die Änderung der Vornamen u. die Feststellung der Geschlechtszugehörigkeit in besonderen Fällen" vom 10.9.1980, zuletzt geändert am 17.7.2009; bei Vorliegen best. Voraussetzungen kann ein Transsexueller (s. Transsexualität), ohne dass bereits eine operative Geschlechtsangleichung* erfolgt ist u. trotz einer ggf. bestehenden Ehe, den Vornamen ändern (§ 1). Ausgesetzt ist mit Beschluss des Bundesverfassungsgerichts vom 11.1.2011 die Anwendung des § 8 Absatz 1 Nr. 3 u. 4. Demnach ist der verändernde operative Eingriff der äußeren Geschlechtsmerkmale nicht mehr Voraussetzung einer Beantragung der Personenstandsänderung u. damit einer Geschlechtsänderung im Geburtenbuch.

Trans|vestismus (Trans-*; lat. vestis Kleidungsstück) *m*: (engl.) *transvestism*; syn. Transvestitismus, transvestitischer Fetischismus (DSM-IV); Form der Paraphilie* mit sexuell erregenden Phantasien, sexuell dranghaften Bedürfnissen u./od. sexuellen Verhaltensweisen, die sich auf das Tragen von Kleidung des Gegengeschlechts beziehen; **Vork.:** wahrscheinlich nur bei Männern (i. d. R. heterosexuell orientiert); **Kriterien:** (diagn.) Phantasien, Bedürfnisse u./od. Verhaltensweisen müssen überwiegender od. ausschließlich Inhalt des sexuellen Interesses sein u. seit mindestens 6 Monaten bestehen. **Ther.:** nur bei Leidensdruck; v. a. kognitive Verhaltenstherapie* mit dem Ziel ausreichender Selbstkontrolle.

Trans|vestitismus (Transvestismus*) *m*: (engl.) *transvestitism*; s. Transvestismus.

Trans|zendenz (lat. transcendentia das Überschreiten) *f*: (engl.) *transcendence*; das jenseits der (sinnlichen) Erfahrung des Gegenständlichen Liegende; **1.** Überschreitung dessen, was mit Sinnen erfassbar u. erfahrbar ist; Überschreitung rationaler u. mentaler Betrachtungsweisen u. des materiellen Universums, d. h. transzendente Urbilder, die auch der Archetypenlehre in der analytischen Psychologie* (Archetyp) zugrunde liegen. **2.** syn. Transformation, Entelechie; Umwandlung, Umformung, Umgestaltung od. auch Übertragung von einer Entwicklungs- bzw. Erfahrungsstufe zur nächsten. Vgl. Vision.

Tranyl|cypromin (INN) *n*: (engl.) *tranylcypromine*; nichtselektiver irreversibler Monoaminoxidase*-Hemmer; Antidepressivum*; **Ind.:** therapieresistente Depression (kein Antidepressivum der 1. Wahl); **Kontraind.:** Kombination mit anderen Antidepressiva u. Sympathomimetika; cave: hypertensive Krisen, Serotoninsyndrom*, epileptische Anfälle; gleichzeitiger Verzehr tyraminhaltiger Nahrungsmittel (z. B. Rotwein u. best. Käsesorten); **Wechselwirkungen:** gefährliche Interaktion mit serotonergen Substanzen (selektiver Serotonin*-Wiederaufnahme-Hemmer, Clomipramin*); **UAW:** orthostatische Hypotonie, Schlafstörungen, Abdominalschmerzen, Angst, Appetitlosigkeit, Hypertonie, Diarrhö, Schwindel.

Trauer: (engl.) *grief, mourning*; Kultur übergreifend nachgewiesene primäre Emotion* (Grundemotion des Gesichtsausdrucks nach P. Ekman) mit schmerzhaftem Verlustgefühl u. Kummer als Reaktion auf aktuellen od. vorherzusehenden Verlust od. Tod; **Formen: 1. normale** Trauer; Sympt.: Depression*, Nervosität*, Schmerzen* (z. B. Kopfschmerz), Essstörungen*; bei Kindern Schlafstörungen*, schlechtere Schulleistungen, Trennungsangst, Wiederauftreten von z. B. Daumenlutschen, Bettnässen, ggf. große Angst um die lebenden Angehörigen, Übernahme der Aufgaben des Verstorbenen; kleinere Kinder äußern häufig keine Trauer, beim Verlust engster Bezugspersonen ggf. plötzlicher Verhaltenswechsel (z. B. zwischen Traurigkeit u. Spiel, Spaß); **2. komplizierte** Trauer (prolongierte, pathologische Trauer): nach Monaten u. Jahren nach belastendem Ereignis auftretende Trauer mit psychischer Fixierung auf Verlust u. Erinnerung, Fehlanpassung an die Realität u. Schuldgefühlen*; Maßnahmen: kognitive Verhaltenstherapie*, spez. Trauertherapie, Imaginationsübungen*, ggf. selektiver Serotonin*-Wiederaufnahme-Hemmer; vgl. Trauerarbeit.

Trauer|arbeit: (engl.) *work of mourning;* langdauernder psychischer Prozess mit Verlust-orientierten (z. B. psychischen Schmerz überstehen) u. Wiederherstellungs-orientierten (z. B. Lebensänderungen) Regulationsprozessen; vgl. Trauer.

Traum: **1.** (engl.) *dream*; (physiol.) lebhaftes, halluzinatorisches, meist visuelles Narrativ, das überwiegend während des REM*-Schlafs auftritt u. an das evtl. Erinnerung besteht; abzugrenzen von eher gedankenartiger, fragmentarischer mentaler Aktivität, die während des Non*-REM-Schlafs auftreten kann; psychobiologisch gekennzeichnet durch einen hohen Grad an Aktivierung in verschiedenen Hirnregionen (insbes. Hirnstamm, Amygdala, Hypothalamus, Thalamus u. basales Vorderhirn); einhergehend mit allgemein verstärkter mentaler (insbes. emotionaler) Aktivierung, Verarbeitung von Informationen internen Ursprungs sowie aminerger Demodulation, was mit einer Reduktion spezifischer mentaler Funktionen wie Logik, Stabilität in der Orientierung, selbstreflektives Bewusstsein u. Gedächtnis einhergeht. Etwa 85 % der Traumaktivität tritt während des REM-Schlafs auf, davon 50 % der Zeit in Stadium I u. ca. 10 % in Stadium II (s. Schlafstadien, Abb. dort). Zahlreiche empirische Studien verweisen auf salutogenetische Funktion (v. a. Auswirkung subliminal kurz vor dem Einschlafen dargebotener Reize, REM-Deprivation, Verarbeitung von Problemen im Traum). **Klin. Bedeutung: a)** Personen mit Schizophrenie berichten als Trauminhalte vermehrt akute Not- od. Stresssituationen, fehlende REM-Rebounds u. insgesamt eine deutlich geringere Dauer des REM*-Schlafs, die bei Remission der Symptome wieder ansteigt. **b)** Personen mit Depression haben kürzere Träume, es werden weniger Träume erinnert u. weniger Details, weniger Figuren, weniger Wut, zugleich aber mehr negative Ereignisse u. unangenehme Affekte berichtet. **2.** (psychoanalyt.) im Schlaf erlebter u. durch Traumarbeit umgeformter (symbolischer) Ausdruck der unbewussten Phantasie od. (infantilen) Triebregung; Psychoanalyse sucht durch Traumdeutung* u. Interpretation von Träumen den Zugang zum Unbewussten*. **3.** (analyt. Psychologie) Vorwegnahme einer zukünftigen Leistung u. kompensatorische psychische Funktion, durch die (unbewusste) Gegensätze zu bewussten Einstellungen* zum Ausdruck kommen.

Trauma (gr. τραῦμα Wunde) *n*: (engl.) *trauma*; umgangssprachl. seelische Erschütterung; Bez. für äußerst belastendes Ereignis, das durch Konfrontation mit drohendem od. tatsächlichem Tod, ernsthafter Verletzung od. Gefährdung der körperl. Unversehrtheit der eigenen Person od. anderer Personen gekennzeichnet ist; **Einteilung: 1.** entsprechend der Dauer: Typ-I- u. Typ-II-Trauma (s. Tab.); **2.** entsprechend der Ursache: akzidentelles u. intentionales (durch Menschen willentlich herbeigeführt, z. B. Kindesmisshandlung*, sexueller Missbrauch*, Mobbing*) Trauma; **3.** nach med. Status (Verletzungen, Schädigungen, Amputationen); **4.** nach mittelbarer od. unmittelbarer Betroffenheit; **5.** entsprechend dem Ausmaß der ggf. resultierenden psychischen Störung: un-

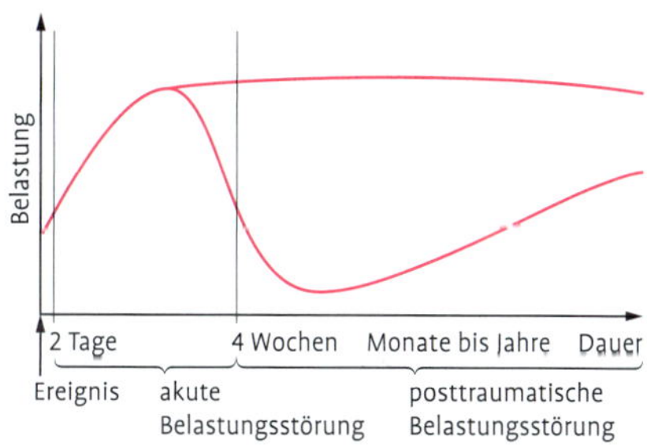

Trauma: Verlauf der Belastung nach akutem Trauma bei akuter u. posttraumatischer Belastungsstörung

Trauma
Einteilung nach Dauer und Ursache

Kriterium	Typ-I-Trauma	Typ-II-Trauma
Dauer	einmaliges, kurzdauerndes Ereignis	mehrmalige oder anhaltende Ereignisse
Ursache		
akzidentell	schwerer Verkehrsunfall, (Natur-)Katastrophe, z. B. Sturm, Brand	(Natur-)Katastrophe, z. B. Erdbeben, Überschwemmung oder technische Störung, z. B. Vergiftung der Umwelt durch Giftgas
intentional	Gewalteinwirkung i. R. einer Vergewaltigung, eines Überfalls	fortgesetzter Kindesmissbrauch, sexueller Missbrauch, Flucht, Krieg, Folter

vollständige od. vollständige, akute od. posttraumatische Belastungsstörung, Anpassungsstörung*; psychiatr. Komorbidität wie Depressionen, Angststörungen, Persönlichkeitsstörungen; **klin. Bedeutung:** Auslöser bzw. notwendiges aber nicht hinreichendes Kriterium einer nachfolgenden akuten Belastungsstörung* od. posttraumatischen Belastungsstörung*; als prädisponierender bzw. auslösender Faktor bei einer Vielzahl psychischer Störungen belegt; Verlauf der Belastung bei posttraumatischen Störungen: s. Abbildung.

Trauma|neu|bearbeitung, kognitive (Trauma*): s. Rescripting.

Traum|arbeit: (engl.) *dream-work*; s. Traumdeutung.

Trauma, sexuelles (Trauma*) *n*: (engl.) *sexual trauma*; durch eine aufgenötigte sexuelle Verhaltensweise (s. Missbrauch, sexueller) ausgelöste psychische Belastung; Folgen: u. a. fehlende Appetenz, Angst od. Ekel vor Sexualkontakten, Schuld- u. Schamgefühle, negatives Selbstbild, Partnerschaftskonflikte, ggf. akute Belastungsstörung* od. posttraumatische Belastungsstörung*, Depression; Assoziation von sexuellem Trauma mit Borderline-Persönlichkeitsstörungen, dissoziativen Störungen u. Abhängigkeitserkrankungen.

Trauma|therapie (Trauma*) *f*: (engl.) *trauma therapy*; Bez. für systematische Kombination speziell angepasster Therapiestrategien aus der Psychotherapie* zur Behandlung von akuten od. chron. Traumata*; **Therapieziel:** Linderung von unmittelbaren u. langfristigen, durch Trauma bedingten Sympt.; **Ind.:** u. a. akute Belastungsstörung*, posttraumatische Belastungsstörung*; **Meth.:** Anw. von Strategien zur psychischen Stabilisierung, Ressourcenaktivierung u. zum Umgang mit starken Emotionen* bevor ggf. eine direkte Konfrontation* mit dem Trauma in sensu od. in vivo eingeleitet wird; Einzel- u. Gruppentherapie können kombiniert werden; psychotherap. Verfahren sind kombinierbar: **1.** kognitive Therapie*; **2.** Psychoedukation* über den Trauma-Prozess; **3.** Training* sozialer Kompetenz; **4.** übende Verfahren, z. B. Rollenspiel*, Übungen mit dem sog. inneren Kind, Achtsamkeitsübungen*, Entspannungsmethoden*, Selbstinstruktionen*; **5.** Erlernen von Fertigkeiten zum Umgang mit Gefühlen, selbstverletzendem u. suizidalem Verhalten; **6.** Konfrontationstherapie*; **7.** EMDR*; **8.** Imaginationsübungen*; **9.** Kunst- u. Musiktherapie; **10.** Körper-, Sport- u. Bewegungstherapie; **11.** Stressbewältigungstraining*; **12.** sozialtherap. Unterstützung; **13.** Paar- u. Familientherapie*; **14.** pharmak. Interventionen, z. B. selektive Serotonin*-Wiederaufnahme-Hemmer; **Hinweis:** Traumatherapie sollte wegen Gefahr der Retraumatisierung u. des Suizids von erfahrenen Psychotherapeuten durchgeführt werden; stationäre Maßnahme mit multimodalem therap. Konzept häufig empfehlenswert. Vgl. Selbstverletzung; Suizid; Borderline-Persönlichkeitsstörung; Missbrauch, sexueller.

T

Traumatic Life Events Interview: Abk. TLEI; strukturiertes Interview zur Erfassung von traumatischen Erlebnissen; umfasst 132 Items.

Traumatic Life Events Questionnaire: Abk. TLEQ; Selbstbeurteilungsverfahren zur Erfassung potentiell traumatischer Ereignisse; umfasst 23 Items (22 Ereignisse, z. B. Missbrauch, Verkehrsunfall, Naturkatastrophen); erfasst wird die Häufigkeit des Auftretens u. damit verbundene Angst, Hilflosigkeit, Verletzungen; zusätzliches Item erfragt das traumatischste/anstrengenste Erlebnis; auch als Interview; **Anw.:** bei posttraumatischer Belastungsstörung*; klin. u. in der Forschung.

Traumatic Stress Schedule: Abk. TSS; strukturiertes Interview zur Erfassung der Details potentiell traumatischer Ereignisse; umfasst je 12 Items (offene u. geschlossene Fragen, z. B. zu Verlust, Verletzung, Angst) zu max. 10 traumatischen Ereignissen (z. B. Raubüberfall, Verkehrsunfall); **Anw.:** Screening-Verfahren bei V. a. posttraumatische Belastungsstörung*; klin. u. in der Forschung.

Traumatisierung (Trauma*): (engl.) *traumatisation*; umgangssprachliche Bez. für das Erlebnis eines Traumas*, eine akute Belastungsstörung* od. posttraumatische Belastungsstörung*.

Traumatisierungs|potential (Trauma*; lat. potentia Fähigkeit) *n*: (engl.) *traumatism potential*; einem Prozess (z. B. bestimmte Abhängigkeitsbeziehungen*) od. einer Situation (z. B. ärztliches Aufklärungsgespräch bei prognostisch kritischer Erkrankung) inhärentes Risiko zur Entwicklung eines psychischen od. körperlichen Traumas*.

Traum|deutung: (engl.) *dream interpretation*; Oneirologie; Interpretation von Traumbildern u. -inhalten; **1.** i. R. der Psychoanalyse* ist Traumdeutung ein angewandtes Behandlungsprinzip zum Verständnis unbewusster Konflikte u. Motive des Patienten. In der von S. Freud (1900) entwickelten Traumdeutung stand der verdrängte infantile Wunsch als Motor des Traumes im Mittelpunkt, der durch die Traumarbeit, insbes. durch die Abwehrmechanismen* Verschiebung u. Verdichtung möglichst unkenntlich gemacht wird. Assoziationen des Patienten zum manifesten (d. h. erinnerten) Traum* dienen dazu, den ursprünglichen, nunmehr latenten Trauminhalt u. -wunsch aufzudecken. Aktuell betrachtet Traumdeutung den Traum darüber hinaus als Lösungssuche für bisher ungelöste Konflikte, als Bewältigungsversuch für nicht verarbeitete (traumatische) Erfahrungen (Alpträume) sowie als Ausdruck der Affektregulierungskompetenzen des Patienten. Die psychoanalytische Traumdeutung enthält in großem Umfang unbewiesene, intuitiv gewonnene u. schwer beweisbare Hypothesen, für deren Untermauerung Freud sich auf seine klinische Erfahrung u. seine Selbstanalyse beruft, die nicht adäquat intersubjektiv nachprüfbar sind. Entgegen den Annahmen der psychoanalytischen Theorie zeigte sich empirisch kein Anstieg der Häufigkeit entsprechender Träume bei Aktivierung unbewusster

Konflikte (z. B. Tod od. Scheidung der Eltern). Aktuelle Kritik an psychoanalytischer Traumdeutung durch jüngere empirische Traumforschung, die zeigt, dass Trauminhalte meist alltäglicher, profaner Natur sind (z. B. Alltagssorgen zum Thema haben) und v. a. eine Funktion des Träumens i. R. von Emotionsverarbeitung, Lernen u. Gedächtnis feststellt. **2.** Gesprächspsychotherapie* betrachtet den manifesten Trauminhalt unter dem Aspekt der enteigneten Selbstanteile od. der Möglichkeiten der Selbstaktualisierung. **3.** Die Gestalttherapie* orientiert sich am latenten Trauminhalt.

Traum, sexuẹller: **1.** (engl.) *sexual dream*; Traum* mit erotischem Inhalt; geht nur z. T. einher mit stärkerer physiologischer Erregung in den Geschlechtsorganen, macht nur einen kleinen Anteil an der gesamten Traumaktivität aus, deutlich häufiger sind z. B. aggressive od. angstbezogene Trauminhalte; **2.** in der Psychoanalyse Bez. für einen Traum in der Rolle als Wunscherfüller in Form von latenten Traumgedanken, bei dem (im wachen Zustand vom Über*-Ich zensierte) libidinöse Wünsche in Trauminhalte umgesetzt werden; latente Traumgedanken werden als Wünsche gesehen, die mit Tagesereignissen verknüpft sind u. sich (durch Traumarbeit überarbeitet) als manifestes Traumgeschehen niederschlagen. Vgl. Traumdeutung.

Traurigkeit: (engl.) *sadness, blues*; Bez. für Niedergeschlagenheit* od. Melancholie*, verbunden mit einem Mangel an Energie; im Gegensatz zur Depression* i. d. R. eine den Umständen angemessene, meist auf ein Ereignis (Verlust) folgende Emotion*.

Trazodon (INN) *n*: (engl.) *trazodone*; nichttricyclisches Antidepressivum* mit sedierender Wirkkomponente; **Ind.:** Depression*, Schlafstörungen*; **Kontraind.:** wegen Laktosegehalt bei angeborener Galaktosämie, Glukose- u. Galaktose-Malabsorptionssyndrom od. Laktasemangel nicht geeignet; **Wechselwirkungen:** cave bei den CYP3A4-Hemmern Ketoconazol, Ritonavir u. Indinavir, da diese zu wesentlichen Erhöhungen der Plasma-Konzentration von Trazodon mit möglichen UAW führen können; **UAW:** Kopfschmerzen, Insomnie, Konzentrationsstörungen, Tremor, Bradykardie u. Tachykardie, orthostatische Hypotonie, Übelkeit, Erbrechen, Diarrhö.

Treatment (engl. treatment Behandlung): Intervention*.

Trema (gr. τρῆμα Loch, Öffnung, Lücke) *n*: (engl.) *trema*; historische Bez. (K. Conrad) für die subjektive Erlebensweise des Kranken in der Initialphase der akuten Schizophrenie* mit einem seltsamen, fremdartigen Gefühl einer unbestimmten Veränderung, Angst, Unruhe, evtl. Depersonalisation* od. Derealisation*. Vgl. Apophänie.

Trẹmor (lat. trẹmor Muskelzittern) *m*: (engl.) *tremor*; Zittern; unwillkürlich auftretende, weitgehend rhythmisch aufeinander folgende Kontraktionen antagonistisch wirkender Muskeln, die sich als Os-

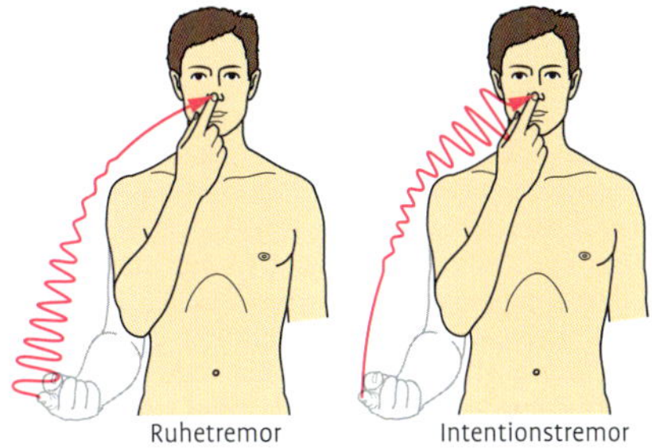

Tremor

zillation eines od. mehrerer Körperabschnitte äußern; **Einteilung:** u. a. entsprechend den Aktivierungsbedingungen (Ruhe, Aktion, Halten, ungerichtete Bewegung, Zielbewegung; z. B. Intentionstremor*) u. der Frequenz (niederfrequent: 2–4 Hz, mittelfrequent: 4–7 Hz, hochfrequent: >7 Hz); **Formen: 1. physiologischer** Tremor: normalerweise nicht sichtbar u. nur elektromyographisch nachweisbar, begleitet jede Willkürbewegung (Frequenz altersabhängig abnehmend, 5–15 Hz); **2. pathologischer** Tremor: **a)** verstärkter physiologischer Tremor: sichtbarer, feinschlägiger, hochfrequenter Haltetremor (6–12 Hz); fehlender Hinweis auf neurologische Grunderkrankung, i. R. von Erregungszuständen, Angst*, Hyperthyreose*, Phäochromozytom, Hypoglykämie*, Alkoholentzug*; Ther: möglichst kausal, unspezifisch mit Beta-Rezeptoren-Blockern; **b)** essentieller Tremor: feinschlägiger Haltetremor u. kinetischer Tremor mittlerer Frequenz (4–8 Hz); in ca. 60 % der Fälle familiär bedingt; Ther.: Pharmakotherapie, ggf. Tiefenhirnstimulation, Thalamotomie; **c)** Tremor bei Parkinson*-Syndrom (Typ I, II, III, monosymptomatischer Ruhetremor; s. Abb.): mittelschlägiger Ruhetremor mittlerer Frequenz (4–6 Hz), Agonisten-Antagonisten-Tremor (Pillendrehertremor), evtl. zusätzlich Haltetremor u. kinetischer Tremor; Ther.: dopaminerge Pharmakotherapie, ggf. Zusatzmedikation (z. B. Anticholinergika), Tiefenhirnstimulation; **d)** zerebellärer Tremor: grobschlägiger, niederfrequenter kinetischer Tremor (bes. Intentionstremor; <5 Hz), häufig bei Multipler* Sklerose, auch bei Schlaganfall*, degenerativer, paraneoplastischer Erkrankung, toxischer Hirnschädigung u. Wilson*-Krankheit; Ther.: keine etablierte Pharmakotherapie, Versuche z. B. mit Propranolol, Carbamazepin, ggf. funktionell-neurochirurgisch, Hochfrequenzstimulation; **e)** arzneimittelinduzierter Tremor (Lithium, Valproinsäure, Neuroleptika, tricyclische Antidepressiva, Theophyllin, Glukokortikoide, Bronchodilatatoren, Coffein) u. toxischer Tremor (Alkohol, Schwermetalle): je nach Arzneimittel u. Noxe unterschiedliche Phänomenologie, z. B. verstärkter physiologischer Tremor nach Sympathomimetika od. Antidepressiva, Parkinson-Tremor

T

nach Neuroleptika, tardiver Tremor nach Langzeitbehandlung mit Neuroleptika (3–5 Hz, verstärkt v. a. bei Halteinnervation), zerebelläre Tremorformen bei Lithiumintoxikation, verstärkter physiologischer Tremor bei Alkohol- u. Drogenentzug, zerebellärer Intentionstremor bei chronischem Alkoholmissbrauch; Ther.: je nach Auslöser bzw. Tremorcharakteristik, z. B. bei Haltetremor Behandlungsversuch mit Propranolol*; Parkinsonoid*: Neuroleptika-Dosisreduktion od. Umstellung, sonst Anticholinergika; bei tardivem Tremor Tetrabenazine; bei valproinsäureinduziertem Tremor Acetazolamid, Propranolol; **f**) orthostatischer Tremor: subjektive Standunsicherheit, selten auch beim Gehen; Nachweis eines 14–18 Hz-EMG-Musters der Beinmuskeln im Stehen, beidseits, synchron; Zittern der Beine, sonst nahezu unauffällig; Pathophysiol.: zentraler Tremor; Ther.: z. B. Gabapentin*, Levodopa*; **g**) dystoner Tremor: Tremor in einer Extremität od. einem Körperteil mit zumindest minimalen Dystoniezeichen (s. Dystonie), fokal beginnend, häufig irreguläre Amplituden od. variable Frequenz unter 7 Hz, i. d. R. Halte- od. Aktionstremor; Ther.: z. B. Propanolol, Lioresal; **h**) aufgaben- u. positionsspezifischer Tremor: Tremor nur bei hochspezialisierten übertrainierten Tätigkeiten, z. B. primärer Schreibkrampf od. isolierter Stimmtremor, besonders bei professionellen Musikern od. Sportlern; Pathophysiol.: dystoner Tremor od. fokale Form des essentiellen Tremors; Ther.: z. B. Propanolol, Primidon, Botulinumtoxin; Ruhigstellung, sensorisches od. motorisches Training; **i**) Holmes-Tremor: Ruhe- u. Intentionstremor, oft wenig rhythmisch, Frequenz meist unter 4,5 Hz, bei umschriebener Hirnläsion typischerweise Auftreten erst mit Latenz; Pathophysiol.: Störung des nigrostriatalen dopaminergen u. des zerebrothalamischen Systems; Ther.: z. B. Levodopa, je nach Schwere auch stereotaktischer Behandlungsversuch; **j**) Gaumensegeltremor: symptomatischer Gaumensegeltremor (Abk. SGT): rhythmische Gaumensegelbewegung u. häufig anderer Muskeln im Hirnnervenbereich, meist bei Läsion od. Degeneration in Hirnstamm od. Cerebellum; Ther.: nur begleitende Oszillopsien durch lok. Botulinumtoxin-Injektion; essentieller Gaumensegeltremor (Abk. EGT): rhythmische Gaumensegelbewegung, Hirnläsion nicht nachweisbar; Ther.: z. B. Phenytoin, Carbamazepin, evtl. Botulinumtoxin-Injektion in Musculus tensor veli palatini (NW: Dysphagie*); **k**) Tremor bei peripherer Neuropathie*; **l**) psychogener Tremor: u. a. plötzlicher Beginn od. Remission, unübliche Kombination von Ruhe-, Halte- u. Intentionselementen, Sistieren bei Ablenkung, Koaktivierungszeichen (bei Prüfung des Rigor während des Zitterns fällt bei der passiven Gelenkbewegung gleichzeitige Anspannung der kontralateralen Muskeln auf), anamnestisch Hinweise auf Somatisierungstendenz; Ther.: je nach psychiatrischer Grunderkrankung Psychopharmakotherapie od. Psychotherapie, symptomatisch evtl. Versuch mit Propranolol, Physiotherapie (motorischer Umlernprozess); **Diagn.:** Anamnese (v. a. neurologisch, psychiatrisch, arzneimittelinduziert), neurologischer Status, Laboruntersuchungen (Leber-, Nieren-, Schilddrüsenparameter), je nach Tremorform bzw. Indikation: erweiterte Laboruntersuchungen, EMG, ENG, Bildgebung, Lumbalpunktion, Nerven- bzw. Muskelbiopsie.

Trend: **1.** (engl.) *trend*; (statist.) langsame Änderung eines Kennwerts einer Messreihe; kann sich über einen Zeitverlauf od. über versch. Gruppen manifestieren u. verschiedene Komponenten wie z. B. lineare od. quadratische Abteile umfassen; **Bestimmung:** mit Trendtests kann geprüft werden, ob die beobachteten Variationen über die Zeit zufällig sind od. einen systematischen Trend repräsentieren; dazu versch. statistische Tests, z. B. Neumann-Test, Jonckheere-Terpstra-Test (Häufigkeiten, nach Kruskal*-Wallis-Test) u. Page-Test (Häufigkeiten, nach Friedman-Test). Vgl. Trendanalyse. **2.** auch nichtsignifikanter Trend; Bez. für einen empirisch beobachteten Effekt, der statistisch nicht auf dem konventionellen Signifikanzniveau abgesichert werden konnte, aber für bedeutsam od. wahrscheinlich genug gehalten wird, um berichtet zu werden (z. B. p*-Wert $p<0,1$, aber $>0,05$).

Trend|ana|lyse (Analyse*) *f*: (engl.) *analysis of trends*; Beschreibung u. Analyse von (langfristigen) Veränderungen bei Zeitreihen od. von deren Komponenten mit numerischen od. graphischen Mitteln; verschiedene Filtertechniken ermöglichen es insbes. bei Zeitreihenanalysen*, kurzfristige saisonale zyklische Schwankungen u. irreguläre Zufallsveränderungen zu erkennen u. von langfristigen Veränderungen (Trends*) zu unterscheiden; mit Hilfe statistischer Test können das Vorhandensein eines Trends ebenso wie Phänomene wie Trendumkehr (Änderung eines Trends in einem gegebenen Zeitraum) od. Trendbruch (plötzliche Veränderung eines Trendverlaufs) auf Signifikanz geprüft werden; multivariate Trendanalysen dienen der Identifikation u. statistischen Prüfung von Trendmustern in mehreren simultan erfassten Variablen.

Trenn|schärfe: **1.** (engl.) *discrimination*; in der Testkonstruktion* Kennwert für Item, Korrelation Item mit Gesamtwert; **2.** Power*.

Trennungs|angst|störung: (engl.) *separation anxiety disorder*; anhaltende u. übermäßige Angst des Kindes, von Eltern od. einer anderen Bezugsperson getrennt zu sein; Form der emotionalen Störung*; **Epidemiol.:** Beginn ab 3. Lebensjahr; ca. 3 % der Schulkinder sind betroffen, konstitutionelle u. psychosoziale Faktoren sind für Entstehung u. Aufrechterhaltung verantwortlich; **Sympt.:** unrealistische Sorgen vor einem Unheil (z. B. Unfall, Entführung); somat. Beschwerden (Übelkeit, Bauch-, Kopfschmerzen) vor u. während der Trennung, häufig Abneigung od. Verweigerung des

Schulbesuchs (DD: Schulphobie*, umschriebene Entwicklungsstörung* schulischer Fertigkeiten); **Ther.:** Verhaltenstherapie mit schrittweiser Annäherung an Trennungssituationen, Elternberatung u./od. Familientherapie, evtl. Pharmakotherapie; **Progn.:** ohne Intervention chron. Verlauf, Risikofaktor für Angststörungen, affektive u. substanzbezogene Störungen. Vgl. Verlassenheitsangst.

Trennungs|situation: (engl.) *separation situation*; Trennung von primären Bezugspersonen*, die in einer bestimmten Phase der normalen kindlichen Entwicklung (etwa zwischen 7 Monaten u. 3 Jahren) Trennungsangst auslösen kann; Trennungsangst tritt bei fast allen Kindern dieser Altersgruppe auf u. stellt eine vorübergehende entwicklungsphasentypische erste Angstreaktion dar, die von der Trennungsangststörung* abgegrenzt werden kann. Eine Trennungssituation wird in der Fremden* Situation (Ainsworth) zur Untersuchung des Bindungsverhaltens eines Kleinkindes herbeigeführt.

Trepanation (gr. τρζπανον Drillbohrer) *f*: (engl.) *trepanation*; (neurochir.) Verfahren zur Eröffnung des Schädels (mit Trepan); **Formen: 1.** osteoplast. Trepanation mit Replantation des ausgesägten Knochendeckels; **2.** osteoklast. Trepanation mit offen belassenem knöchernem Defekt (z. B. als dekompressive Trepanation) od. plastische Deckung (Schädelplastik aus Kunststoff od. Titan); **3.** sellare Trepanation mit Eröffnung des Bodens der Sella turcica von der Nase (Keilbeinhöhle) bzw. von der Augenhöhle (Siebbein) aus; **Anw.:** i. R. der neurochir. Operation als Zugang für intrakranielle Eingriffe; bei Hirndrucksteigerung als dekompressive (Entlastungs-)Trepanation, z. B. bei schwerem Hirnödem durch Schädelhirntrauma*.

TRF: Abk. für (engl.) ***T****eacher* ***R****eport* ***F****orm*; Lehrerfragebogen zur CBCL* 4–18 sowie Fragen zur Schulsituation u. Lehrer-Schüler-Verhältnis; umfasst 112 Problem- u. Zusatz-Items; für Kinder u. Jugendliche von 5–18 Jahren; **Testdauer:** 15 Minuten.

Tri-: Wortteil mit der Bedeutung drei; von gr. τρεῖς, τρία.

Triade, de|pressive (Tri-*) *f*: (engl.) *depressive triad*; s. Kognition, depressionstypische.

Triade, kognitive (Tri-*) *f*: (engl.) *cognitive triad*; s. Kognition, depressionstypische.

Tri|alog (Tri-*; -log*) *m*: (engl.) *trialogue*; Bez. für den Gedankenaustausch von Menschen mit psychischen Störungen u./od. Erfahrungen mit psychiatrischer Behandlung (sog. Psychiatrie-Erfahrene), Angehörigen psychisch kranker Menschen u. in der Psychiatrie tätigen Berufsgruppen (sog. Psychiatrie-Professionelle); in versch. Formen organisiert; seit den 90er Jahren des 20. Jahrhunderts wird dem Trialog v. a. in der Sozialpsychiatrie* zunehmend Bedeutung für die Gestaltung von Hilfen für Menschen mit psychischen Störungen beigemessen (z. B. Forderung nach Berücksichtigung der Patientenperspektive bei Forschungsprojekten, trialogische Gestaltung von Beratungsangeboten).

Tri|azolam (INN) *n*: (engl.) *triazolame*; Triazolo-Benzodiazepin*; **Wirkung:** steigert die Hemmwirkung von GABA; Halbwertzeit 1,5–5 Std.; **Ind.:** als Schlafmittel*; **Wechselwirkungen:** s. Benzodiazepine; bei Kombinationen mit CYP3A4-Hemmern ist mit einer Wirkungsverlängerung zu rechnen; bei Kombination mit Ritonavir od. Clarithromycin wird der Abbau von Triazolam stark verzögert; **UAW:** s. Benzodiazepine; zusätzlich Schwindel, Verwirrheit, Ataxie u. Doppelbilder; **Hinweis:** wirksames Einschlafmittel, als Durchschlafmittel nicht geeignet; aufgrund der gegenüber anderen Benzodiazepinen höheren UAW-Rate nur bedingt empfehlenswert.

Tri|azolo-Benzo|diazepine *n*: s. Benzodiazepine.

Tri|chlor|ethylen *n*: (engl.) *trichloroethylene*; Lösungs- u. Reinigungsmittel in der Industrie mit narkot. Wirkung bei Inhalation (s. Inhalanzien); früher auch als Inhalationsanästhetikum verwendet; psychotrope Substanz*, die wegen Auslösung rauschartiger Zustände missbräuchlich verwendet wird (sog. **Tri-Sucht**); bewirkt v. a. bleibende Hirn- (s. Enzephalopathie) u. Hirnnervenschädigungen (s. Neuropathie) sowie Nierenschäden; kanzerogen (verursacht in hohen Konzentrationen Nierenkarzinome).

Tricho|tillo|manie (gr. τίλλειν Haare zupfen, ausreißen; -manie*): (engl.) *hair pulling*; Haarausreißen; Bez. für Impulskontrollstörung* mit zwanghaftem Ausreißen von Haaren an umschriebenen Stellen (z. B. Kopf, Genitalien, Wimpern, Augenbrauen) od. am ganzen Körper; manchmal verbunden mit Verschlucken der Haare; **Vork.:** bei Kindern u. Erwachsenen, Häufigkeit bei Frauen ca. 3,5 %, bei Männern ca. 1,6 %; **Ther.:** Verhaltenstherapie*, Psychopharmaka*.

Tridimensional Personality Questionnaire: Abk. TPQ; Selbstbeurteilungsverfahren zur Erfassung von Temperament* u. Charakter*; umfasst 100 Items; dichotome Beantwortung; abgelöst durch Temperament* and Character Inventory.

Trieb: **1.** (engl.) *drive*; Bez. für Strebung, die der Befriedigung vitaler Bedürfnisse u. der Erhaltung sowie dem Schutz des Individuums dient (primäres Motiv*); z. B. Hunger, Durst, Brutpflege; z. T. auch Sexualität u. Bedürfnis nach Schlaf; in der Motivationspsychologie auch Streben nach Macht, Ansehen, Erfolg u. a. sozial erwünschten Zielen; **2.** in der psychoanalytischen Theorie konzipiert als energetisch besetzte Strebung, die eine Triebspannung erzeugen u. ihren Ausdruck in einer körperlichen Erregung finden soll; **Einteilung:** Lebenstrieb (Eros*) mit Tendenz zur Selbsterhaltung; Todestrieb* (Thanatos) mit Selbstzerstörungstendenz. Vgl. Frustration; Instinkttheorien; Motiv; Objekt; Partialtrieb.

Trieb|abwehr: (engl.) *drive defense*; in der psychoanalytischen Theorie Bez. für die Abwehr* von Impulsen od. Strebungen, die aus dem Es* stammen

T

sollen u. unter dem Einfluss des unbewussten autoritären Gewissens (Über*-Ich) unter Modulation des Ich* stehen sollen. Vgl. Trieb; Triebbefriedigung.

Trieb|befriedigung: (engl.) *drive satisfaction*; in der psychoanalytischen Theorie Bez. für eine als grundlegend postulierte Tendenz des Menschen, aus dem Es* stammende Impulse od. Strebungen einer Befriedigung zuzuführen; vgl. Objekt; Trieb; Triebabwehr.

Trieb|handlung: (engl.) *impulse act*; Handlung, die Folge eines triebhaften Impulses (s. Trieb; Instinkt) ist; meist nicht Resultat eines bewussten Prozesses; zeichnet sich durch die schnelle Aufeinanderfolge von Motiv* u. Handlung aus; speziell in der psychoanalytischen Theorie wird angenommen, dass Triebhandlungen dem Triebabbau dienen u. häufig auf ein sexuell definiertes Ziel od. Objekt bezogen sind. Vgl. Dranghandlung.

Trieb|impuls (Impuls*) *m*: (engl.) *drive impulse*; in der Psychoanalyse Bez. für einen aus dem Es* stammenden Impuls mit z. B. aggressiver od. ängstl. Tönung. Vgl. Trieb.

Trierer Alkoholismus|inventar *n*: Abk. TAI; Testverfahren zur Erfassung behandlungsrelevanter u. differentialdiagnostischer Informationen bei Alkoholabhängigkeit*; umfasst 90 Items zu spezifischen Erlebens- u. Verhaltensweisen zu 7 Skalen: Verlust der Verhaltenskontrolle u. negative Gefühle nach dem Trinken; Soziales Trinken; Süchtiges Trinken; Trinkmotive; Folgen, Schädigung u. Versuche der Selbstbehandlung von physiologischen Begleiterscheinungen; Partnerschaftsprobleme wegen des Trinkens; Trinken wegen Partnerschaftsproblemen; **Anw.:** Erwachsene ab 18 Jahren; Einzel- u. Gruppenverfahren; **Testdauer:** ca. 30 Minuten.

Trierer integriertes Persönlichkeits|inventar *n*: Abk. TIPI; Selbstbeurteilungsverfahren zur Erfassung von Dimensionen u. Facetten der normalen u. gestörten Persönlichkeit*; basiert auf dem Vier-Plus-X-Faktorenmodell der Persönlichkeit (Verallgemeinerung des Fünf*-Faktoren-Modells); umfasst 254 Items zu 4 Globalskalen (sog. Big Four): Neurotizismus/geringe psychische Gesundheit; Extraversion/Offenheit; Unverträglichkeit/Verträglichkeit u. Gewissenhaftigkeit/Kontrolliertheit sowie 34 Primärskalen zur Messung der Facetten der Big Four; computergestützte Fassung; **Anw.:** ab 17 Jahren; Persönlichkeitstest*; **Testdauer:** ca. 45 Minuten.

Trierer Persönlichkeits|frage|bogen: Abk. TPF; Selbstbeurteilungsverfahren zur Erfassung psychischer Gesundheit (Fähigkeit zur Bewältigung externer u. interner Anforderungen) u. Verhaltenskontrolle (u. a. Besonnenheit, Vorsicht, Ordnungsstreben versus Impulsivität, Überschwänglichkeit, Risikofreude); umfasst 120 Merkmale, die 9 Unterskalen zugeordnet sind: Verhaltenskontrolle (s. Selbstkontrolle), psychische Gesundheit, Sinnerfülltheit versus Depressivität, Selbstvergessenheit versus Selbstzentrierung, Beschwerdefreiheit versus Nervosität, Expansivität, Autonomie, Selbstwertgefühl, Liebesfähigkeit; **Anw.:** bei Erwachsenen im Alter von 18–80 Jahren i. R. von klinischer, Gesundheits- u. Rehabilitationspsychologie, Arbeits-, Betriebs- u. Organisationspsychologie, Sport- u. Pädagogischer Psychologie sowie in der Grundlagenforschung; **Testdauer:** ca. 20 Minuten.

Tri|fluo|perazin (INN) *n*: (engl.) *trifluoperazine*; nicht mehr im Handel befindliches Phenothiazin*; früher als Neuroleptikum* angewendet.

Tri|flu|peridol (INN) *n*: (engl.) *trifluperidol*; nicht mehr im Handel befindliches Butyrophenon*; früher als Neuroleptikum* angewendet.

Tri|flu|promazin (INN) *n*: (engl.) *triflupromazine*; syn. Fluopromazin; nicht mehr im Handel befindliches Phenothiazin*; früher als Antiemetikum u. Neuroleptikum* angewendet.

Tri|geminus|neur|algie (lat. trigeminus dreifach; Neur-*; -algie*) *f*: (engl.) *trigeminal neuralgia*; Kopfschmerz* inf. kranialer Neuralgie mit anfallartig, meist einseitig auftretende Schmerzen im Versorgungsgebiet des Nervus trigeminus, evtl. mit Kontraktionen der mimischen Muskulatur (Tic douloureux), Rötung des Gesichts, Tränen- u. Schweißsekretion; **Formen: 1.** idiopathische od. essentielle Trigeminusneuralgie: Sympt.: spontan auftretende sekundenlange Schmerzattacken; Auslösung durch versch. Reize (Kälte, Sprechen, Niesen, Berührung best. Hautareale, sog. Trigger-Zonen); schmerzfreie Intervalle zwischen den Anfällen; Hyperpathie u. evtl. Hyperästhesie, Druckschmerzhaftigkeit der Nervenaustrittpunkte (s. Abb.); **2.** symptomatische Trigeminusneuralgie: i. R. von Infektionen; möglicherweise in Zus. mit vaskulären Erkrankungen u. Multipler Sklerose; Sympt.: Schmerzanfälle u. U. beidseitig und v. a. auch im Bereich des Nervus ophthalmicus; meist Dauerschmerz nach deren Abklingen; evtl. Sensibilitätsstörungen u. neurol. Ausfälle; **Ther.:** konservativ (Antiepileptika), operativ (bei Versagen der konservativen Ther. od. primär als kausale Ther.), Radiochirurgie (Gamma-Knife, Linearbeschleuniger); **DD:** s. Kopfschmerz (Tab. dort).

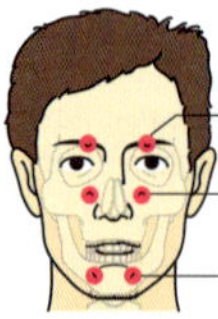

Trigeminusneuralgie: Nervenaustrittspunkte des Nervus ophthalmicus (V_1), Nervus maxillaris (V_2) u. Nervus mandibularis (V_3)

Triggern (engl. to trigger etwas erzeugen): (engl.) *triggern*; Auslösen einer Reaktion; s. Auslöser.

Tri|hexy|phenidyl (INN) *n*: (engl.) *trihexyphenidyl*; Antiparkinsonmittel* mit zentralen anticholinergen Eigenschaften; **Ind.:** Parkinson*-Syndrom; durch z. B. neuroleptikainduzierte extrapyramidale Symptome wie Frühdyskinesien, Akathisie*, Parkinsonoid*. Vgl. Anticholinergika.

Tri|iod|thyronin *n*: (engl.) *triiodothyronine*; Abk. T_3; Liothyronin (INN), L-Triiodthyronin; s. Schilddrüsenhormone.

Tri|mipr|amin (INN) *n*: (engl.) *trimipramine*; tricyclisches Antidepressivum* mit ausgeprägten sedierenden Eigenschaften; **Wirkung:** blockiert im ZNS versch. Serotonin-, Dopamin- u. adrenerge Rezeptoren (Alpha-Rezeptoren); die Monoamin-Rückaufnahme aus dem synaptischen Spalt in die präsynaptischen Vesikel wird nicht beeinflusst. **Ind.:** Depression*, v. a. wenn Angst u. Schlafstörungen als Sympt. im Vordergrund stehen; **Kontraind.:** Engwinkelglaukom, Harnentleerungsstörungen (z. B. Harnverhalt od. Prostatahyperplasie mit Restharnbildung), Pylorusstenose, paralytischer Ileus, gleichzeitige Einnahme von irreversiblen Monoaminoxidase*-Hemmern, Schwangerschaft u. Stillzeit; **UAW:** vegetativ (u. a. Mundtrockenheit, Hypotonie, Tachykardie, Mydriasis u. Akkommodationsstörungen, Magen-Darm-Probleme, Miktionsstörungen), selten Blutbildveränderungen (Leukopenie, Agranulozytose), Gewichtszunahme, Stimmungsschwankungen.

Trinken, kon|trolliertes: (engl.) *controlled consumption of alcohol*; kontrollierter Alkoholkonsum; Interventionsziel bei schädlichem Substanzgebrauch* von Alkohol*, wonach zukünftiges Trinkverhalten* an einem festgelegten Trinkplan od. Trinkregeln ausgerichtet u. in sozial akzeptierter Weise praktiziert werden soll; **Vorteil:** leichterer Zugang zum Suchthilfesystem; **Nachteil:** sehr hohe Selbstregulationserfordernisse des kontrollierten Trinkens; **Hinweis:** bei manifester Alkoholabhängigkeit* umstrittenes u. nur mangelhaft belegtes Therapieziel; führt vor dem Hintergrund dauerhafter neurostruktureller Veränderungen im Belohnungssystem* (Nucleus* accumbens) sehr häufig zu massiven, nicht mehr kontrollierbaren Rückfällen*.

Trink|verhalten: **1.** (engl.) *drinking behavior*; Bez. in der Suchtmedizin für Frequenz u. Menge der Einnahme von Alkohol*, häufig verwendet in Verbindung mit internen (Stress) u. externen (sog. cue, z. B. Anblick eines alkoholischen Getränks) Reizen; **2.** Bez., die in Zusammenhang mit den Folgen von Alkohol u. resultierendem Verhalten (z. B. Partnerschaftskonflikte od. Alkoholkonsum am Arbeitsplatz mit arbeitsrechtlichen Konsequenzen) verwendet wird.

Tri|phospho|inositol *n*: (engl.) *inositol trisphosphate*; s. Inositoltrisphosphat.

Tri|somie|syn|drome (Tri-*; gr. σῶμα Körper) *n pl*: (engl.) *trisomy syndromes*; Sammelbez. für Krankheitsbilder, denen eine chromosomale Trisomie, d. h. eine Genommutation, bei der im normalen diploiden Chromosomensatz ein (einfache Trisomie) od. mehrere (doppelte Trisomie usw.) Chromosomen dreifach vorhanden sind, zugrunde liegt; eine autosomale Trisomie wirkt i. d. R. als Letalfaktor u. ist nur in Einzelfällen mit dem Leben vereinbar; zu den klinisch wichtigsten **autosomalen** Trisomien zählen das Pätau-Syndrom (Trisomie 13), Edwards*-Syndrom (Trisomie 18) u. Down*-Syndrom (Trisomie 21). Klinisch wichtige **gonosomale** Trisomien sind Klinefelter*-Syndrom (Trisomie XXY), Trisomie X u. XYY-Syndrom. **Sympt.:** Während Down- u. Klinefelter-Syndrom durch eine relativ spezif. Symptomatik charakterisiert sind, weisen die anderen Trisomien ein wenig charakteristisches, vielgestaltiges Bild auf u. gehen fakultativ mit sehr variablen Begleitanomalien einher. Die gemeinsame Grundsymptomatik der Trisomien umfasst (allerdings in variabler Ausprägung) Anomalien des Gehirns (Intelligenzminderung*, epileptische Anfälle u. Tonusstörungen der Muskulatur), des Herzens (mit od. ohne Zyanose), der Nieren, der Genitalorgane, der Augen, des Skeletts, der Hände u. Füße (insbes. Hexadaktylie); u. U. Vierfingerfurche, kraniofaziale Dysplasie u. Ohrmuscheldysplasie.

Tri-Sucht (Tri-*): s. Trichlorethylen.

Tri|zyklika (Tri-*; Zykl-*) *n pl*: (engl.) *tricyclics*; Kurzbez. für tricyclische Antidepressiva*.

Trockenbett-Training *n*: s. Dry-bed-Training.

Troph-: -troph, -trophie; Wortteil mit der Bedeutung das Ernähren, Nahrung; von gr. τροφή.

Trotz: (engl.) *defiance*; eigen- bzw. starrsinnige, z. T. störrische Abwehr fremder Ansprüche od. Autoritäten, übermäßiges Beharren auf den eigenen Wünschen od. Rechten; zugrunde liegende Motivation ist Reaktanz*; Relevanz im therapeutischen Bereich u. a.: Widerstand*; im Kindesalter: Trotzphase*, Störung* mit oppositionellem Trotzverhalten.

Trotz|phase (Phase*) *f*: (engl.) *phase of defiance*; Bez. (C. Bühler) für die normale, aber krisenhafte Veränderung der sozialen Beziehungen, die bei Kindern typischerweise (aber nicht immer) zwischen dem 2. u. 4. Lebensjahr auftritt u. die sich u. a. in Ungehorsam, Nörgeln, Wutausbrüchen, Verweigerung u. Rückzug äußern kann (sog. Trotzverhalten); die zu erfüllende Entwicklungsaufgabe* besteht darin, den zunehmend stärker entdeckten eigenen Willen des Kindes mit den Wünschen v. a. der Erwachsenen abzustimmen. Durch Übung der kindlichen Willensausübung um ihrer selbst willen kommt es zu Konflikten mit der Umwelt. Der Umgang mit kindlichem Trotzverhalten ist eine wichtige Kompetenz für Eltern u. andere Erziehungspersonen, die bei Problemen in Elterntrainings* zur Prävention psychischer Störungen bei Kindern u. Eltern verbessert werden kann. **Bedeutung:** u. a. im Zusammenhang mit Regulationsstörung* im frühen Kindesalter, Familientherapie*, Kindesmisshandlung* bzw. häuslicher Gewalt*; **Hinweis:** ältere Vorstellungen einer regelhaft auftretenden zweiten Trotzphase zwischen dem 12. u. 15. Lebensjahr gelten inzwischen als überholt (s. Pubertät). Vgl. Störung mit oppositionellem Trotzverhalten.

Trousseau-Zeichen (Armand T., Internist, Paris, 1801–1867): (engl.) *Trousseau's sign*; sog. Pfötchen- od. Geburtshelferstellung der Hand bei Tetanie* (s. Abb.).

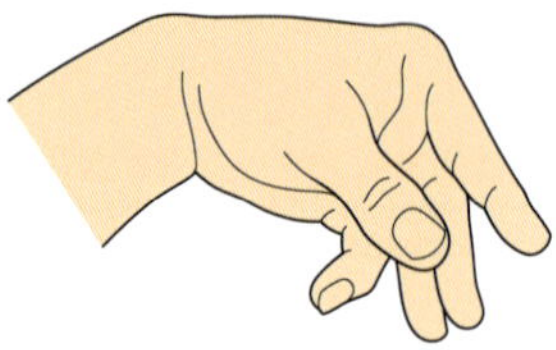

Trousseau-Zeichen: Geburtshelfer- od. Pfötchenstellung der Hand bei Tetanie

TRT: Abk. für **T**innitus*-**R**etraining-**T**herapie.

Trug|erinnerung: (engl.) *paramnesia*; s. Paramnesie; Amnesie.

Trug|wahrnehmung: (engl.) *misperception*; Sinnestäuschung*.

Truncus cerebri (lat. truncus Stamm, Rumpf) *m*: (engl.) *brain stem*; s. Hirnstamm.

Trypano|somiasis, afrikanische (gr. τρύπανον Bohrer; somatisch*) *n*: (engl.) *African sleeping sickness*; Schlafkrankheit*.

Trypto|phan (INN) *n*: (engl.) *tryptophan*; Abk. Trp, W; essentielle, proteinogene, aromatische Aminosäure; Ausgangssubstanz für die Biosynthese von Serotonin*, Melatonin*, Nicotinsäure; beteiligt am Stoffwechsel der Vitamine* B_1, B_2 u. B_6; **Anw.:** zur Aminosäuresubstitution, als Antidepressivum* u. als Schlafmittel* u. a. bei Hypnotika-resistenten Schlafstörungen.

TSG: Abk. für **T**ranss**s**exuellen**g**esetz*.

TSH: Abk. für **T**hyroidea **s**timulierendes **H**ormon; (engl.) *thyroid-stimulating hormone*; syn. Thyreotropin, Thyrotropin; von den basophilen Betazellen des Hypophysenvorderlappens sezerniertes Glykoproteinhormon, dessen Ausschüttung durch negative Rückkopplung mit Thyroxin (s. Schilddrüsenhormone) u. durch Thyreotropin-Releasing-Hormon reguliert wird; **Wirkung:** stimuliert über einen spezif. Rezeptor, an dem auch Schilddrüsenantikörper mit TSH-agonistischer Wirkung bei Immunthyreopathien binden können, die Schilddrüse* (Iodeinbau, Hormonsynthese u. -sekretion, Follikelwachstum); **Referenzbereich:** 0,3–3,5 mU/l (Bestimmung durch Radio-, Enzym-, Fluoreszenz- od. Lumineszenz-Immunoassay); ein normaler basaler TSH-Wert (d. h. ohne Stimulation wie z. B. im TRH-Test) schließt eine Hyperthyreose u. eine primäre Hypothyreose praktisch aus; erhöhte Werte bei primärer (thyreogener) Hypothyreose*; erniedrigte Werte bei Hyperthyreose*, Hypophysenvorderlappen-Insuffizienz, Medikation (z. B. Dopamin, Kortikoide, Acetylsalicylsäure); TSH-Bestimmung bei Neugeborenen als Screening-Verfahren zur frühzeitigen Diagn. u. Therapie der angeb. Hypothyreose. **Anw.:** (therap.) rekombinantes humanes TSH (Abk. rhTSH) wird i. R. der Radioiodtherapie genutzt, um die Aufnahme von ^{131}I in Schilddrüsenkarzinomgewebe zu erhöhen.

TSS: Abk. für (engl.) ***T**raumatic* **S**tress **S**chedule*.

TSST: Abk. für **T**übinger* **S**kalen zur **S**exual**t**herapie.

TT: Abk. für **T**oken*-**T**est.

t-Test *m*: (engl.) *t-test*; statistischer Test, dessen Prüfgröße unter der Nullhypothese einer t-Verteilung (s. Wahrscheinlichkeitsverteilung) folgt; **Voraussetzung:** Normalverteilung der Zufallsvariable; falls nicht gegeben, sollten nichtparametrische Verfahren angewendet werden; **Anw.:** u. a. Mittelwertvergleiche, z. B.: **1.** Vergleich des Mittelwertes einer Stichprobe im Verhältnis zu einem theoretisch erwarteten Wert; **2.** Mittelwertvergleich zweier unabhängiger Stichproben; **3.** Mittelwertvergleich zweier verbundener Stichproben; **Formen:** spezielle, verbreitete t-Tests sind: **1.** Einstichproben-t-Test zum Vergleich der Lage einer Stichprobe im Verhältnis zu einem theoretisch erwarteten Wert; **2.** t-Test zum Lagevergleich zweier unabhängiger Stichproben, die an verschiedenen Personen bzw. Objekten erhoben wurden; die klassische Version dieses t-Testes (Student's t-Test) unterstellt Varianzgleichheit; werden unterschiedliche Varianzen zugelassen, so wird der t-Test auch als Welch-Test bezeichnet. **3.** t-Test zum Lagevergleich zweier verbundener (abhängiger) Stichproben, die an denselben Personen bzw. Objekten erhobene Merkmale repräsentieren; wird durch Differenzenbildung auf einen Einstichproben-t-Test zurückgeführt.

Tuberkulose (lat. tuber Höcker; -osis*) *f*: (engl.) *tuberculosis*; Abk. Tbc; bakterielle Infektionskrankheit, die chronisch verläuft und v. a. in den Atemorganen lokalisiert ist, jedoch grundsätzlich alle Organe befallen kann; Meldepflicht bei Erkrankung u. Tod; **Epidemiol.:** Häufigkeit ist wesentlich von sozialen Faktoren abhängig. Nach Angaben der WHO lag die Inzidenzrate der Tuberkulose 2008 bei 363 : 100 000 in Südafrika u. 5–117 : 100 000 in Europa. In Westeuropa nahm die Zahl der Tuberkulosekranken in den letzten Jahren stetig ab, in Osteuropa zu; in Deutschland lag 2009 die Inzidenz bei 5,4. Die Tbc ist in Europa immer noch eine der häufigsten bakteriellen Infektionskrankheiten. Ein zunehmendes Problem ist der weltweite Anstieg der resistenten Mykobakterienstämme u. die Komorbidität von Tbc u. HIV*-Erkrankung (führende Todesursache bei HIV-Infizierten); **Erreger:** Mycobacterium-tuberculosis-Komplex aus Mycobacterium tuberculosis, Mycobacterium bovis, Mycobacterium africanum, Mycobacterium microti, Mycobacterium canetti u. a.; **Infektionsquelle** ist v. a. der erkrankte Mensch; erkrankte Rinder (Milch) od. infizierte Haustiere (Hund, Katze, Geflügel) sind epidemiol. nicht von Bedeutung; **Übertragung:** durch Tröpfcheninfektion über die Atemwege, seltener oral (Milch), noch seltener über Haut u. Augen; Ausbreitung einer Infektion kann grundsätzlich hämatogen, lymphogen od. kanalikulär (z. B. bronchogen) erfolgen; **Inkub.**: vom Eindringen der Bakterien bis zur Tuberkulinkonversion 4–12 Wochen; **Klin.**: Verlauf wird von der Menge u. Virulenz der Erreger sowie bes. von der Widerstandskraft des Organismus bestimmt; **Formen: 1. Primär-Tbc:** häufigste Form im Kindesalter; Lok. meist in der Lunge (Lungentuberkulose), seltener in Halslymphknoten, Darm, Haut (extrapulmonale Tbc); Beginn mit dem Primärkomplex (Primärherd, Lymphbahn u. regionärer Lymphknoten); der Verlauf einer Primär-Tbc ist symptomarm mit über 3–4 Wochen bestehenden subfebrilen Temperaturen, manchmal Erythema nodosum, Ermüdbarkeit, Appetitlosigkeit, Gewichtsabnahme, Schwitzneigung; Blutkörperchensenkungsgeschwindigkeit mittelmäßig beschleunigt; **2. postprimäre Tbc:** entsteht durch Streuung von Tuberkelbakterien im Organismus, die entweder aus einem frischen Primärkomplex od. alten Herdbildungen stammen (Simon-Herde); unter ungünstigen Abwehrbedingungen kann eine starke Streuung (Generalisation), bes. bei Erstinfektion, auftreten; **3. Frühformen:** z. B. Miliartuberkulose mit miliaren Herden im ganzen Organismus; dabei meist hohes, lang anhaltendes Fieber, schweres Krankheitsgefühl, Milzvergrößerung; gelegentl. Hauttuberkulide; Diagn.: Röntgen-Thorax (zahlreiche kleinste Fleckschatten), Augenhintergrunduntersuchung (Choroideatuberkel). In ca. 50 % der Fälle kommt es zu einer **Meningitis tuberculosa** meist mit hohem Fieber, Erbrechen, Kopfschmerz, manchmal Wesensänderungen; Diagn. durch Lumbalpunktion (Proteinvermehrung, Spinngewebegerinnsel, mittlere Zellzahlvermehrung von einigen hundert Drittelzellen, stark erniedrigte Zuckerwerte); cave: nur frühzeitige, intensive Ther. ist lebensrettend; eine **Pleuritis tuberculosa** entwickelt sich aus pleuranahen Herden, gelegentl. aber auch hämatogen; Sympt.: plötzl. Fieber, Schmerzen beim Luftholen, Reizhusten. Diagn. durch Pleurapunktion. Eine **Peritonitis tuberculosa** ist i. d. R. eine Durchwanderungsperitonitis u. verläuft mit Fieber, Bauchschmerzen, Anschwellung des Abdomens, Aszites; Diagn. durch Aszitespunktion. Hauttuberkulose: Tuberculosis cutis, Tuberkulid; **4. Spätformen:** zwischen Erstinfektion u. Spätmanifestation können Jahre liegen; z. B. Knochentuberkulose u. Gelenktuberkulose (Arthritis tuberculosa), v. a. im Bereich der Wirbelsäule, Hüft- u. Kniegelenke, bei Kindern nicht selten kleinere Herde an Hand- u. Fußknochen (Spina ventosa); Sympt.: Schwellung, Schmerzen, Bewegungseinschränkung, häufig Spätschäden; Urogenitaltuberkulose: schleichender, symptomarmer Verlauf, der unbehandelt über eine Pyelonephritis zur Niereninsuffizienz sowie beim Mann durch Epididymitis u. (seltener) bei der Frau durch Adnexitis zur Sterilität führen kann. **Proph.:** Expositionsprophylaxe durch Vermeidung von Kontakt mit Tbc-Kranken u. anderen mögl. Infektionsquellen; Dispositionsprophylaxe durch hygienische Lebensbedingungen u. Förderung der allg. Abwehrlage (Ernährung); Chemoprophylaxe mit Isoniazid über mind. 3 Monate bei Kindern, die noch nicht infiziert, aber einer Infektion ausgesetzt sind, od. bei Personen, bei denen ohne eigentliche Erkrankung eine Tuberkulinkonversion beobachtet wurde. Schutzimpfung wird nicht mehr empfohlen.

Tübinger Skalen zur Sexual|therapie *fpl*: Abk. TSST; Selbstbeurteilungsverfahren zur Erfassung von sexuellem Erleben u. Verhalten in Bezug auf die Partnerschaft; umfasst 35 Items zu den Faktoren Störungsausmaß, Selbstbefriedigung, Intensität der Erregung, Verteilung sexueller Initiative, Frequenz sexueller Interaktion, Einflussverteilung in der Beziehung, Achtung u. Respekt, Körperwahrnehmung, kommunikative Ängste, aversive Reaktionen; Beurteilung auf 6-stufiger Skala; **Anw.:** Erwachsene; Diagnostik (z. B. sexuelle Funktionsstörung*); Verlaufs- u. Erfolgskontrolle i. R. von Psychotherapie u. Sexualtherapie*; **Testdauer:** ca. 15 Minuten.

Tumeszenz, penile (lat. tumescere anschwellen) *f*: (engl.) *penile tumescence*; Anschwellen des Penis, Erektion.

Tumor, neuro|endokriner (lat. tumor Geschwulst) *m*: (engl.) *neuroendocrine tumor (Abk. NET)*; veraltet Karzinoid; Sammelbez. für von Zellen des disseminierten neuroendokrinen Systems ausgehende Tumoren, die z. T. Hormone, Neurotransmitter od. parakrine Regulatoren (z. B. Serotonin*, Histamin*) produzieren, speichern u. sezernieren; **Epidemiol.:** Inzidenz 0,5–1 : 100 000; Durchschnittsalter bei Erkrankungsbeginn ca. 55 Jahre; **Lok.:** v. a. gastroenteropankreatisch; selten andere Lok., z. B. Lunge, Bronchialsystem, Thymus, Haut, Urogenitaltrakt; **Klin.:** abhängig von Lok. u. funktioneller Aktivität; häufig klinisch inapparent (z. B. Zufallsbefund bei Appendektomie); bei funktionell aktiven NET abhängig von sezernierter Substanz, z. B. Karzinoidsyndrom*, Cushing*-Syndrom.

Tumor|schmerz (lat. tumor Geschwulst): (engl.) *tumor pain*; durch den Tumor selbst (Infiltration der Tumorzellen), durch die Therapie (z. B. strahlen- od. chemotherapiebedingte Schleimhautentzündungen) od. durch vom Tumor ausgelöste Sekundärveränderungen (z. B. Herpes zoster, Gewebekompression) verursachter Schmerz, der sich von anderen Schmerzarten v. a. dadurch unterscheidet, dass er meist erst im späteren Krankheitsverlauf auftritt; akuter u./od. chronischer Schmerz*, häufig verbunden mit Furcht, Hoffnungs- u. Hilflosigkeit, sozialem Rückzug, Erschöpfung, Depression; **Ther.: 1.** Behandlung der Grunderkrankung, **pharmakologische** Schmerztherapie* nach den Empfehlungen der WHO: stufenweise erfolgende

Anpassung der Analgetika an die Schmerzintensität; als Basismedikation für leichte Schmerzen Nichtopioide (WHO Stufe I), bei mittelstarken Schmerzen kombiniert mit leichten Opioiden (WHO Stufe II), bei starken Schmerzen mit starken Opioiden (WHO Stufe III); die Kombination von Stufe II u. III ist nicht sinnvoll. Grundsätze der pharmakologischen **Tumorschmerztherapie:** **a)** Dosierung der Analgetika nach individuellem Bedarf (therapieleitend ist das Ziel der Schmerzfreiheit); **b)** regelmäßige Einnahme nach festem Zeitschema (kontinuierlicher Wirkspiegel der Analgetika); **c)** Bevorzugung der oralen od. transdermalen Therapieform; **d)** regelmäßige Kontrolle der Schmerzlinderung u. ggf. Anpassung der Pharmakotherapie; **e)** (prophylaktische) Behandlung von Nebenwirkungen (z. B. Übelkeit, Obstipation). **2.** Zusätzlich ggf. **nichtpharmakologische** Schmerztherapie, psychoonkologische Gesprächsangebote für Patient u. Familie, kurative od. palliative Behandlungen der Krebserkrankung; **psychotherapeutische** Maßnahmen: verhaltenstherapeutische Maßnahmen zur Schmerzverarbeitung u. -bewältigung, Entspannungsmethoden, Hypnose, ggf. spezifische psychotherapeutische Behandlung der Depression*.

Tunnel|blick: (engl.) *tunnel vision*; tunnelartige Gesichtsfeldeinschränkung; periphere Einschränkung des Gesichtsfelds*, bei der nur Gegenstände in ungefährer Blickrichtung (zentrale Gesichtsfeldbereiche) wahrgenommen werden können (ähnlich wie beim Blick durch einen dunklen Tunnel); **Urs.:** **1.** Konversionsstörung*; **2.** intendierte Aufmerksamkeitsfokussierung*. Vgl. Skotom.

Tunnel|ef|fekt (Effektivität*) *m*: **1.** (engl.) *tunnel effect, tunnel memory*; Tendenz, in emotional bedeutsamen (meist negativen od. bedrohlichen) Erinnerungsinhalten zentrale Details besser zu erinnern als periphere; es besteht eine schwache Korrelation zwischen der Anzahl erinnerter Details u. der emotionalen Intensität der Szene; bei emotional neutralen od. positiven Erinnerungsinhalten bleibt der Effekt aus; **klin. Bedeutung:** bedeutsam für die Bewertung von Zeugenaussagen (z. B. können Zeugen von Gewaltverbrechen häufig das Verbrechen selbst, nicht aber Details der Situation, die sich am Rande des Gesichtsfeldes befinden, wiedergeben); **2.** perzeptiver Effekt der Unterschätzung der Geschwindigkeit von zuvor sichtbaren, kontinuierlich bewegten Objekten, nachdem diese verdeckt wurden.

T

Tunnel|phänomen (gr. φαίνεσθαι sich zeigen, erscheinen) *n*: (engl.) *tunnel phenomenon*; s. Piston-Effekt.

Turm-von-Hanoi-Test *m*: (engl.) *Tower of Hanoi (Abk. TOH)*; spielerischer Test zur Erfassung der Problemlösungskompetenz u. von Defiziten beim Planen von Handlungssequenzen; Spielmaterial umfasst 3 Stäbe u. verschieden große gelochte Scheiben; eine Pyramide von der Größe nach geordneten Scheiben (Anzahl variabel, kleinste oben)

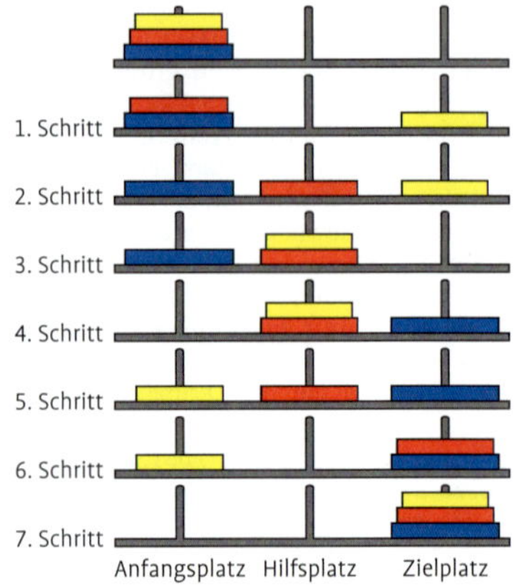

Turm-von-Hanoi-Test: Lösungsschritte für das Umsetzen von 3 Scheiben

soll vom Anfangsplatz auf den Zielplatz versetzt werden. Jeweils die oberste Scheibe eines Stabes kann versetzt werden; es dürfen nur kleinere auf größeren Scheiben zu liegen kommen (s. Abb.); erfasst werden Zeit, Spielzüge u. Fehler; **Anw.:** ursprünglich für Patienten mit Frontalhirnläsionen. Vgl. Tower-of-London-Aufgabe.

Turm-von-London-Aufgabe: (engl.) *tower-of-London task*; s. Tower-of-London-Aufgabe.

Turner-Syn|drom (Henry H. T., Endokrinologe, Oklahoma City, 1892–1970) *n*: (engl.) *Turner syndrome*; syn. Ullrich-Turner-Syndrom; Infantilismus* inf. Gonadendysgenesie mit hypergonadotropem Hypogonadismus; typisches Turner-Syndrom mit weiblichem Phänotyp; **Häufigkeit:** 1 : 2000 Geburten; **Urs.:** meist gonosomale Monosomie (45,X0), Chromosomenmosaik (45,X0/46,XX) od. andere Chromosomenaberration; 95 % der 45,X0-Feten sterben intrauterin; **Klin.:** charakteristisches Entwicklungsprofil bei meist durchschnittlicher Intelligenz mit relativen Schwächen in visuell-räumlichen Wahrnehmungsfunktionen, Rechenstörung*, Aufmerksamkeitsstörung* (v. a. im Schulalter), häufig Beeinträchtigung der sozialen Kompetenz u. Selbsteinschätzung; frühzeitig auftretende Lymphödeme (Hand- u. Fußrücken), Kleinwuchs mit primärer Amenorrhö, Pterygium colli, Schildthorax mit weit auseinander liegenden Mamillen u. a. fakultative Fehlbildungen (z. B. Herzfehler, bes. Aortenisthmusstenose); bei Vorhandensein von Ovarien kommt es zu deren fortschreitender Involution, meist sind jedoch von Anfang an nur bindegewebige Stränge (sog. gonadal streaks) vorhanden. **Diagn.:** Chromosomenanalyse (Karyogramm); das Geschlechtschromatin ist nur bei X0-Patienten negativ. **Ther.:** Substitution der Sexualhormone, symptomatische Behandlung von Kleinwuchs mit STH in Kombination mit Oxandrolon; ggf. operative Korrektur des Pterygium colli; frühe Unterstützung der sozial-emotionalen Entwicklung u. Anpassung der schulischen Erwartung an Teilleistungsstörung.

t-Verteilung: s. Wahrscheinlichkeitsverteilung.

Tympano|phonie (gr. φωνή Ton, Laut; φωνή Ton, Laut) *f*: (engl.) *tympanophonia*; s. Autophonie.

Typ-A-Persönlichkeit: s. Typologie.

Typ-B-Persönlichkeit: s. Typologie.

Typ-C-Persönlichkeit: s. Typologie.

Typo|logie (gr. τύπος Gepräge; -log*) *f*: (engl.) *typology*; Einteilung menschlicher Charaktere* anhand von Merkmalen (s. Persönlichkeitsmerkmale), die jeweils als kennzeichnend für einen Persönlichkeitstyp* angesehen werden; verschiedene Persönlichkeitstypologien gehen davon aus, dass ähnliche Charaktereigenschaften zu ähnlichen Verhaltensweisen führen; Beispiele: Gegensatz introvertiert–extravertiert (C. G. Jung); Erlebnistypus*; basierend auf Wertvorstellungen (E. Spranger); **klin. Bedeutung:** i. R. psychosomatischer Forschung werden bestimmte Typen (Charaktereigenschaften) mit der Entstehung von Erkrankungen in Verbindung gebracht: **A-B-Typologie** (Friedman, Rosenmann, 1974) postuliert Persönlichkeitstypen mit unterschiedlichem Risiko für stressbedingte Erkrankungen; **1.** Typ A: konkurrenz- u. leistungsorientiert, ergeizig, gehetzt, ungeduldig, aggressiv, reizbar; angenommen wird ein hohes Risiko für stressbedingte Erkrankungen, z. B. Herz-Kreislauf-Erkrankungen; **2.** Typ B: Gegenteil von Typ A; gelassen, enspannt, geduldig; angenommen wird ein niedriges Risiko für stressbedingte Erkrankungen; z. T. wird auch ein Typ C beschrieben: gekennzeichet durch Hoffnungslosigkeit, Depression, mangelde Stressbewältigung, Unfähigkeit Emotionen auszudrücken; angenommen wird ein hohes Risiko für Krebserkrankungen; **Hinweis:** Persönlichkeitstypologien sind umstritten u. gelten nicht als alleinige Risikofaktoren*. Vgl. Konstitutionslehre; Temperament; Charakterologie.

Typ-I-Schizo|phrenie (Schizophrenie*) *f*: (engl.) *schizophrenia type II*; s. Schizophrenie.

Typ-II-Schizo|phrenie (Schizophrenie*) *f*: (engl.) *schizophrenia type II*; s. Schizophrenie.

Typus manicus (gr. τύπος Gepräge) *m*: (engl.) *manic type*; Bez. (van Zerssen, 1991) für prämorbiden Persönlichkeitstyp* mit Disposition zu bipolaren affektiven Störungen*, charakterisiert durch Unstetigkeit, Risikofreude, Begeisterungsfähigkeit, Großzügigkeit, Eigenständigkeit, Originalität, unkonventionelles Verhalten, vielseitige Interessen, Phantasie; vgl. Typologie; Typus melancholicus.

Typus melancholicus (gr. τύπος Gepräge) *m*: (engl.) *melancholic type*; historische Bez. (Tellenbach, 1961) für prämorbiden Persönlichkeitstyp* mit Disposition zu monopolar depressiven Erkrankungen, charakterisiert durch Gewissenhaftigkeit, Pflichtbewusstsein, Solidität, Harmoniestreben u. Sich-Einorden, Vermeidung von Schuld, Beharrlichkeit, Besonnenheit, einseitige Interessen; Phantasiearmut; empirische Bestätigung als Risikofaktor für unipolare Depression (v. a. endogener Subtyp); zeigt Überlappung mit zwanghafter Persönlichkeitsstörung*. Vgl. Remanenz; Typologie; Typus manicus.

Tyr|amin *n*: (engl.) *tyramine*; p-Hydroxyphenylethylamin; biogenes Amin*, das durch Decarboxylierung aus Tyrosin gebildet wird; Sympathomimetikum*; **Vork.:** als Gewebehormon u. natürlicher Begleitstoff von Nahrungsmitteln (z. B. Käse, Rotwein, Schokolade) durch Zersetzung von Eiweißen; auch als bakterielles Abbauprodukt (Eiweißfäulnis) z. B. im Darm, in toxischen Dosen z. B. in Secale cornutum (Mutterkorn) u. Viscum album (Weißbeerige Mistel); Tyramin wird als Bestandteil von Nahrungsmitteln rasch durch Monoaminoxidasen abgebaut. Werden diese durch Monoaminoxidase*-Hemmer inhibiert, kann die sympathomimet. Wirkung kreislaufaktiv werden bis hin zu hypertensiven Krisen.

Tyrosin|hydr|oxylase *f*: (engl.) *tyrosine hydroxylase*, syn. Tyrosin-3-monooxygenase; Fe^{2+}-abhängige Monooxygenase, die mit Tetrahydrobiopterin u. Sauerstoff Tyrosin zu DOPA* hydroxyliert; Schlüsselenzym der Biosynthese der Katecholamine*.

TZA: Abk. für trizyklische Antidepressiva; s. Antidepressiva, tricyclische.

TZI: Abk. für themenzentrierte Interaktion*.

U

UAW: Abk. für **u**nerwünschte **A**rzneimittel**w**irkung*.

UBG: Abk. für **U**nter**b**ringungs**g**esetz*.

Ubi|quitin *n*: (engl.) *ubiqitine*; ubiquitär im Nervensystem vorkommendes kleines Protein; Funktion: an der Regulation der Proteininteraktion beteiligt u. relevanter Faktor für Nervenzellfunktionen u. Entwicklung des ZNS; Bindung von Ubiquitin an ein Protein verändert dessen Interaktion mit anderen Proteinen, indem es für den Abbau durch Proteasen markiert; **klin. Bedeutung:** Mutationen im Ubiquitin-Gen fördern Bildung von Einschlusskörperchen bei verschiedenen neurodegenerativen Erkrankungen (z. B. FTLD*, Parkinson*-Syndrom, Lewy*-Körperchen-Demenz).

UBV: Abk. für Fragebogen* zum **U**mgang mit **B**elastungen im **V**erlauf.

UCR: Abk. für (engl.) ***u**n**c**onditioned **r**esponse*; s. Reaktion, unkonditionierte.

UCS: Abk. für (engl.) ***u**n**c**onditioned **s**timulus*; s. Reiz, unkonditionierter.

Übelkeit: (engl.) *sickness*; Nausea; Übelkeitsgefühl mit Brechreiz, häufig verbunden mit Zunahme der Speichelproduktion, Würgereiz, Blässe, Schwitzen, evtl. auch allg. Krankheitsgefühl; **Urs.:** **1.** Drucksteigerung in Magen, Dünndarm od. Speiseröhre; **2.** Erkrankungen von Magen u. Darm (akute u. chronische Magenschleimhautentzündung, Magengeschwür, Zwölffingerdarmgeschwür, Darmverschluss, Blinddarmentzündung); **3.** Stoffwechselstörungen (Urämie, Diabetes mellitus, Erbrechen in der Schwangerschaft, s. Hyperemesis gravidarum); **4.** Erkrankungen des ZNS (Kopfverletzungen, Tumoren, Hirnhautentzündung, Migräne, Reisekrankheit); **5.** Intoxikationen (Alkohol, Drogen, Arzneimittel, Lebensmittelvergiftung); **6.** Kreislaufstörungen; **7.** psychogen (Angst, Schmerz, unangenehmer Geruch od. Geschmack, Bulimia* nervosa); **8.** UAW von Arzneimitteln (z. B. Zytostatika, Antibiotika, Narkosemittel); **Ther.:** symptomatisch Gabe von Antiemetika; weitere Maßnahmen (z. B. Nahrungskarenz, Diät, Entgiftung) sind von der Ursache abhängig.

Über|angepasstheit: (engl.) *hyperadjustment*; übermäßige Anpassung* an Regeln u. Vorgaben der Bezugsgruppe od. der individuellen Umgebungspersonen, insbes. im Sozialisationsprozess; **Vork.:** zentrales Merkmal der abhängigen Persönlichkeitsstörung* u. passiv-aggressiven Persönlichkeitsstörung*.

Über|ein|stimmungs|validität (Validität*) *f*: (engl.) *agreement validity*; s. Validität.

Über|ernährung: (engl.) *hyperalimentation*; s. Hyperalimentation.

Über|erregbarkeit: (engl.) *hyperexcitability*; Hyperarousal*.

Über|flutungs|therapie *f*: (engl.) *flooding therapy*; s. Flooding.

Über|forderung: (engl.) *overwork*; Zustand, in dem persönlichen Bewältigungsressourcen eines Menschen nicht od. nur anteilig ausreichen, um inneren od. äußeren Anforderungen zu entsprechen; kann Ursache dysfunktionaler Bewältigungsstrategien* sein, die zwar kurzfristig Anpassung an Anforderungen darstellen, aber langfristig Grundlage psychischer Störungen* sein können; **klin. Bedeutung:** in Zusammenhang mit Stressforschung*, Diathese*-Stress-Modell, Coping*.

Über|gangs|einrichtung: (engl.) *halfway house*; Einrichtung für psychisch kranke u. behinderte Menschen mit dem Ziel, insbes. im Anschluss an eine stationäre Behandlung die Rehabilitation zu unterstützen, die Fähigkeit zu einer eigenverantwortlichen Lebensführung (Wohnen, Alltagsbewältigung) außerhalb psychiatrischer Versorgungseinrichtungen zu fördern u. die berufliche Integration in den besonderen od. allgemeinen Arbeitsmarkt zu ermöglichen; verfügt i. d. R. über kleine Wohngruppen, z. T. auch über dezentral organisierte Außenwohngruppen (Übergangswohnheim als zeitlich begrenzte Form des Betreuten* Wohnens); die Betreuung erfolgt durch Sozialarbeiter, Krankenpflegekräfte u. je nach Konzeption Psychologen, Psychiater u. Ergotherapeuten.

Über|gangs|objekt (Objekt*) *n*: (engl.) *transitional object*; durch den englischen Kinderarzt D. W. Winnicott (1896–1971) geprägte Sammelbezeichnung für Gegenstände (z. B. Spielzeug, Bettdecken, Plüschtiere, Stoffzipfel) od. Körperteile (z. B. Daumen), die einem Kind im Verlauf der Entwicklung seiner Persönlichkeit dabei helfen, sich aus der (zunächst symbiotischen) Mutter-Kind-Beziehung (s. Eltern*-Kind-Beziehung) zu lösen, die Abwesenheit der Mutter zu ertragen u. sich allmählich als Subjekt* wahrzunehmen; Fehlen des Übergangsobjekts resultiert in Unwohlsein u. Unruhe des Kindes. Mit wachsender Eigenständigkeit lernt das Kind, auf das Übergangsobjekt zu verzichten, u. vergisst es schließlich völlig (in Bezug auf seine emotionale Bedeutsamkeit). Bei einigen psychischen Störungen in späteren Lebensabschnitten (z. B. bei Essstörungen*) wird angenommen, dass der eigene Körper ersatzweise als eine Art Übergangsobjekt empfunden wird.

Über|gewicht: (engl.) *overweight*; Körpergewicht mit einem Body*-mass-Index (Abk. BMI) von ≥25 kg/m² (WHO, Erwachsene) bzw. >90. alters- u. geschlechtsspezif. Perzentil (Kinder u. Jugendliche); meist i. S. von Präadipositas* verwendete Bez.; Entwicklung von Begleiterkrankungen (Hypercholesterolämie, Hypertonie, Diabetes mellitus Typ 2) bei entspr. disponierten Personen. Vgl. Adipositas.

Über-Ich: (engl.) *superego*; in der psychoanalytischen Theorie psychische Instanz, welche die Gesamtheit der erworbenen Wertvorstellungen, Gebote u. Verbote u. das Ich*-Ideal umfassen soll; als Vertreter moralischer Vorschriften (sog. Zensor) soll das Über-Ich das Ich* zur Abwehr gegen primitive Triebansprüche aus dem Es* veranlassen. Vgl. Persönlichkeitsstruktur; Psychoanalyse; Gefälligkeitstraum; Gewissen; Instanzenkonflikt; Konflikthypothese, ödipale.

Über|lastungs|hemmung: (engl.) *overloading inhibition*; Reaktionsblockade bei einem Überangebot an Reizen*; z. B. Totstellreflex bei massiver Bedrohung, der nicht ausgewichen werden kann.

Über|lauf|in|kontinenz (In-*; lat. contine̦ntia das Zurückhalten, Unterdrücken) *f*: **1.** (engl.) *overflow incontinence*; Harnverlust, bei dem der Harnblasendruck den Harnröhrenverschlussdruck (ohne Kontraktion des Musculus detrusor vesicae) übersteigt; Vork. bei A- od. Hypokontraktilität des Musculus detrusor vesicae u./od. Verlegung der Harnröhre (Ischuria paradoxa); s. Harninkontinenz; **2.** unwillkürliche Kotentleerung bei hartnäckiger Obstipation; s. Stuhlinkontinenz.

Über|lebenden-Syn|dro̲m *n*: (engl.) *survivor syndrome*; Survivor*-Syndrom.

Über|lernen: (engl.) *overlearn*; Bez. für die Fortsetzung des Lernens nach der ersten fehlerfreien Reproduktion des Lernmaterials; wird meist als nicht ökonomisch betrachtet, kann aber zum besseren Behalten nützlich sein (z. B. beim Lernen des Einmaleins).

U

Über|raschung: (engl.) *surprise*; Kultur übergreifend nachgewiesene primäre Emotion* (Grundemotion des Gesichtsausdrucks nach P. Ekman) mit positiven od. negativen emotionalen Reaktionen, ausgelöst durch ein unerwartetes Ereignis; weniger ausgeprägt als bei Angst*, Ekel*, Freude*, Trauer* od. Wut*; **klin. Bedeutung:** Momente der Überraschung können i. R. der Psychotherapie evoziert u. genutzt werden, z. B. indem phobische od. depressive Patienten systematisch Vorhersagen zu den Konsequenzen ihres Verhaltens machen u. diese dann in der Realität überprüfen (s. Verhaltensexperiment); je überraschender das reale Ergebnis für die Patienten ist, umso stärker ist der Lerneffekt, wobei die Besprechung der Erfahrung mit der Methode des geleiteten Entdeckens (s. Sokratischer Dialog) den therapeutischen Effekt verstärkt. Vgl. Schreckreflex.

Über|sättigungs|therapie *f*: (engl.) *satiation therapy*; verhaltenstherapeutisches Verfahren, bei der ein initial positiver Reiz so lange od. intensiv präsentiert wird, dass er aversiv wird; **Beispiel:** Ein nicotinabhängiger Patient muss innerhalb kurzer Zeit so viele Zigaretten rauchen (unter Umständen mehrere auf einmal), dass es zu einer Übelkeitsreaktion kommt. Vgl. Aversionstherapie; Arousal Conditioning.

Über|sprungs|handlung: (engl.) *displacement activity*; unter Konfliktspannung vollzogene Handlung, die der Situation inadäquat ist; vgl. Leerlaufhandlung.

Über|tragung: (engl.) *transference*; in der psychoanalytischen Theorie (s. Psychoanalyse) als wichtiger Wirkungsmechanismus der Behandlung postuliertes Konzept, wonach vom Patienten unbewusste, positive od. negative Wünsche, Phantasien u. Beziehungsmuster, die ursprünglich gegenüber wichtigen Bezugspersonen bestanden (z. B. Eltern), in Bezug zum Therapeuten gesetzt werden (auf ihn übertragen); diese Übertragungsprozesse sollen im Therapeuten entsprechende Gegenübertragungen* auslösen, deren Verstehen als essentiell für die Entwicklung von Hypothesen über unbewusste Zusammenhänge u. deren Deutungen* gegenüber dem Patienten angesehen werden. Als Erweiterung wurden die Konzepte der projektiven Identifizierung* u. des Enactments* formuliert, die sich auf das gemeinsame unbewusste Handeln von Patient u. Therapeut beziehen. Vgl. Beziehung, therapeutische; Diagnostik, operationalisierte psychodynamische; Psychotherapie, tiefenpsychologisch fundierte.

Über|zeugungen: (engl.) *beliefs*; (psychol.) Bez. für Einstellungen* eines Menschen gegenüber sich u. seiner Umwelt aufgrund seiner Ansichten u. Auffassungen, die sich durch Bewertungs- u. Meinungsaspekte auszeichnen u. eine kognitive, affektive u. verhaltensmäßige Komponente umfassen; je nach Vorherrschaft dieser Komponenten können sich Einstellungen in Überzeugungen bzw. Meinungen (kognitiv-deskriptiver Aspekt), Schemata od. aber in Gefühlen u. Vorurteilen (affektiv wertbezogener Aspekt) manifestieren. Bilden Kenntnisse u. Auffassungen ein geordnetes System von Anschauungen, werden sie als Weltanschauung des Menschen bezeichnet. Überzeugungen sind handlungsrelevant u. ein starkes Verhaltensmotiv. Vgl. Kontrollüberzeugungen; Krankheitsüberzeugung.

Über|zeugung, wahnhafte: (engl.) *paranoid belief*; s. Wahngedanke; Wahneinfall; vgl. Wahn; Überzeugungen.

Übung: (engl.) *practice*; systematisches Wiederholen eines Verhaltens od. einer Tätigkeit mit dem Ziel der Leistungsverbesserung od. Verhaltensänderung; auch häufige, teilweise systematisch variierte Ausführung einer vorher im therap. Prozess genau festgelegten Tätigkeit; **Ziel:** je nach Art der durchgeführten Übung z. B. Erlernen u. Festigen von erwünschten Fertigkeiten (z. B. soziale Kompetenz*), Gewöhnung u. Auseinandersetzung mit Angst auslösenden Reizen (z. B. bei einer Konfrontation*), Lernen von Bewältigungsstrategien*; **Anw.:** v. a. in der Verhaltenstherapie*; viele verhaltenstherap. Strategien lassen sich nur über regelmäßige u. konsequente Übung umsetzen. Der Patient wird daher angeleitet, zunehmend selbständiger u. selbstverantwortlich die Übungen durchzuführen (s. Hausaufgaben, therapeutische). Mögliche Übungssituationen sind z. B. Rollenspiele*, Verhaltensübungen, Konfrontationen, kognitive Umstrukturierung*. Vgl. Training; Übung, massierte; Übung negative.

Übung, gruppen|dynamische: (engl.) *group dynamic practice*; Sammelbez. für erfahrungsorientierte Übungen, die zur Entwicklung von Gruppen (z. B. in der Erwachsenenbildung) eingesetzt werden; z. B. wird in Form eines sog. kontrollierten Dialogs präzises Sprechen u. Zuhören geübt. Vgl. Gruppendynamik.

Übung, massierte: (engl.) *massed practice*; aufeinanderfolgende Übungen*, die ohne Pausen in einer bestimmten Zeit absolviert werden; **Beispiel:** Bei Höhenphobie empfiehlt es sich, große Höhen über längere Zeit u. in unmittelbar aufeinander folgenden Übungen zu bearbeiten.

Übung, negative: (engl.) *negative practice*; Übung*, bei der die Wahrnehmung u. Steuerung von unerwünschtem Verhalten verbessert werden soll (v. a. Bewegungsabläufe i. R. von automatisiertem Verhalten), indem das fehlerhafte Verhalten bewusst geübt wird; **Ziel:** das Auftreten typischer Fehler reduzieren, da diese bewusst u. nicht mehr ausschließlich automatisiert angesteuert werden können; **Anw.:** v. a. zur Verbesserung von motorischen Fähigkeiten, z. B. bei Hand-Dystonie.

UFB: Abk. für **U**nsicherheits*-**F**rage**b**ogen.

Ullrich-Scheie-Syn|drom (Otto U., Pädiater, Bonn, 1894–1957; Harold Sch., Ophthalmologe, Pittsburgh, 1909–1990) *n*: (engl.) *Scheie's syndrome*; syn. Mukopolysaccharid-Speicherkrankheit Typ I-S; auch Scheie-Syndrom; s. Mukopolysaccharid-Speicherkrankheiten (Tab. dort).

Ullrich-Turner-Syn|drom (Otto U., Pädiater, Bonn, 1894–1957; Henry H. T., Endokrinologe, Oklahoma City, 1892–1970) *n*: Turner*-Syndrom.

Ultra|kurz|entzugs|behandlung: (engl.) *ultra-short withdrawal treatment*; forcierte Detoxikation*.

Ultra|kurz|zeit|gedächtnis: (engl.) *ultra-short-term memory*; s. Gedächtnis, sensorisches.

Umdeuten: s. Reframing; Umstrukturierung, kognitive.

Umgang mit Wider|stand: s. Widerstand.

Umgebungs|faktoren *m pl*: (engl.) *ambient factors*; Umweltfaktoren*.

Umkehr|lernen: (engl.) *reversal learning*; Neuerlernen eines Konzepts in Abhängigkeit eines zuvor gelernten Konzepts; **Beispiel:** bei Vorliegen von 3 mehrstufigen Reizdimensionen (Form: Dreiecke, Kreise, Quadrate; Farbe: schwarz, weiß; Größe: groß, klein) Lernen des Konzepts „schwarz" (Phase 1) bis zum Lernkriterium (z. B. 10-mal fehlerfrei klassifiziert); Wechsel des Konzepts (Phase 2) u. erneutes Lernen bis zum Lernkriterium auf zweifache Weise möglich: „weiß" (entspricht Umkehrlernen) od. „groß" (entspricht Nicht-Umkehrlernen); Erwachsenen fällt Umkehrlernen deutlich leichter, da derselbe bereits gelernte Vermittlungsprozess erneut genutzt werden kann. Vgl. Umlernen.

Umlernen: (engl.) *relearn*; ein durch vorheriges Lernen beeinflusster Lernvorgang, der zu einem Ungültigwerden (nicht unbedingt zur Extinktion*) einer vorher gelernten Verbindung od. Unterscheidung führt u. bei dem eine neue, vorher irrelevante Verbindung od. Unterscheidung zu lernen ist; die meisten Umlernversuche erfordern Diskriminationslernen*. Vgl. Umkehrlernen.

Um|strukturierung, kognitive (lat. structura Zusammenfügung, Ordnung, Aufbau): (engl.) *cognitive restructuring*; Basisverfahren u. Bez. für kognitiv-behaviorale Therapien (K. Grawe, A. T. u. J. Beck, A. Ellis u. D. Meichenbaum), durch die negative Kognitionen durch rationalere ersetzt werden sollen, mit dem Ziel, dass diese zu aktivem, kompetentem Verhalten führen; **Anw.:** in jeweils angepasster Form bei allen Schweregraden von psychischen Störungen u. bei allen Personengruppen; **Vorgehen: 1.** Identifikation einer dysfunktionalen Kognition*, die verzerrt („immer geht alles schief") od. die sachlich richtig, aber nicht hilfreich u. zielführend ist („ich bekomme wahrscheinlich Krebs" bei nachgewiesener genetischer Vorbelastung der Person); **2.** Überprüfung der Kognition auf Realitätsgehalt u. Nützlichkeit durch typische Fragen: „Welche Belege haben Sie für diesen Gedanken? Was könnte dagegen sprechen? Gibt es andere Erklärungen für Ihre Annahme?"; **3.** Veränderung der dysfunktionalen Kognition in verbalen (im Sokratischen* Dialog) u. übenden (Rollenspiel*, Verhaltensexperiment) Verfahren; **Hinweis: 1.** die aktive Beteiligung des Patienten fördert Autonomie (Hilfe* zur Selbsthilfe) u. Selbstwirksamkeit*; **2.** rein verbales Vorgehen kann therapeutisch unzureichend sein (vgl. Traumatherapie), u. zur Intellektualisierung verleiten (übende Verfahren sind daher häufig notwendig); es besteht überdies die Gefahr der argumentativen Überredung durch den (unerfahrenen) Therapeuten; **3.** kognitive Umstrukturierung ist empirisch sehr gut validiert in verschiedenen klin. Bereichen, insbesondere die Umstrukturierung nach A. T. u. J. Beck. Vgl. Neubenennen, kognitives; Reattribution; Selbstinstruktionstraining; Therapie, kognitive.

Umtriebigkeit, soziale: (engl.) *social activity*; vom kulturellen od. interpersonellen Bezugsrahmen abweichende Vermehrung der Kontakte zu anderen Menschen (z. B. Suchen zahlreicher, oberflächlicher u. kurzer Kontakte in hoher Intensität in kurzer Zeit) mit daraus resultierender Störung des Sozialverhaltens; **Vork.:** z. B. bei Manie*.

Umwelt: (engl.) *environment*; die den Menschen umgebende Außenwelt; i. e. S. die natürliche u. technische Umwelt mit Blick auf anthropogene Umweltbelastungen; i. w. S. auch die soziokulturelle Umwelt; unter **sozialer Umwelt** werden alle auf menschliches Handeln u. Wollen bezogenen Einflüsse subsumiert; die soziale Umwelt kann sich auf die Umgebung von Personen, Gruppen u. a. sozialen Gebilden mit positiver od. negativer Auswirkung auf die Gesundheit beziehen. Nach ICF* ist die soziale (einschließlich berufliche) Umwelt Teil der umweltbezogenen Kontextfaktoren.

Umweltf|aktoren *m pl*: (engl.) *environmental factors*; syn. Umgebungsfaktoren; Umweltbedingung, die in charakteristischer Ausprägung die unter ihr lebenden Menschen beeinflusst; Umweltfaktoren können Wohlbefinden, Leistungsfähigkeit u. Gesundheit eines Menschen in positiver u./od. negativer Weise beeinflussen. Bei ungünstigen Umweltfaktoren (z. B. Lärm, Schmutz, Konflikte, Erkrankungen) ist die Wahrscheinlichkeit für Stressreaktionen erhöht, wodurch es zu vielfältigen Beschwerden u. körperlichen u. psychischen Störungen kommen kann. Bei psychischen Störungen wird ursächlich ein multifaktorielles Ätiologiemodell (Diathese*-Stress-Modell) angenommen, in das genetische, soziale u. Umgebungsfaktoren einfließen; z. B. gelten Mobbing am Arbeitsplatz, Wechselschichtarbeit od. Armut als psychosoziale Stressoren, die zur Verursachung od. Aufrechterhaltung psychischer Störungen beitragen. Vgl. Anlagefaktoren.

Umwelt|medizin (lat. ars medicina ärztliche Kunst) *f*: (engl.) *environmental medicine*; interdisziplinäres Fachgebiet der Medizin, das sich mit der Erforschung, Behandlung u. Prävention umweltbedingter Gesundheitsrisiken u. Gesundheitsstörungen befasst; **Einteilung: 1.** präventive Umweltmedizin mit umwelthygienischen, epidemiologischen u. präventivmedizinischen Schwerpunkten; **2.** klinische Umweltmedizin mit individualmedizinischer Ausrichtung.

Umwelt|psycho|logie (Psych-*; -log*) *f*: (engl.) *environmental psychology*; Teilgebiet der Psychologie*, das sich mit Wechselwirkungen zwischen Mensch u. Umwelt, räumlich-sozialen Einflussfaktoren auf menschliches Erleben u. Verhalten u. Auswirkungen menschlichen Verhaltens auf die Umwelt befasst.

Unabhängigkeit, stochastische: (engl.) *stochastic independence*; Ereignisse bzw. Zufallsvariable werden stochastisch unabhängig genannt, wenn ihre Wahrscheinlichkeit bzw. ihre Verteilung vom Eintreffen der jeweils anderen Ereignisse/Zufallsvariablen nicht beeinflusst wird; hinreichend für die Unabhängigkeit ist die Identität von bedingten u. unbedingten Wahrscheinlichkeiten bzw. die Gültigkeit der 2. Formelvariante des Multiplikationssatzes* der Wahrscheinlichkeitsrechnung; d. h. wenn die Wahrscheinlichkeit des gemeinsamen Eintretens von 2 Ereignissen gleich dem Produkt der Einzelwahrscheinlichkeiten ist. Sind 2 Ereignisse A u. B stochastisch abhängig, so können sie bevorzugt gemeinsam eintreten (Extremfall: Gleichheit der Ereignisse) od. sich gegenseitig behindern (Extremfall: Ereignisse sind disjunkt). Stochastische Unabhängigkeit bei Wiederholungen unter identischen Bedingungen ist eine Standardvoraussetzung vieler statistischer Tests. **Hinweis:** Die Unabhängigkeitsannahme in Beobachtungsstudien bedarf der Überprüfung, da übersehene Cluster die Ergebnisse einer Studie erheblich verfälschen können.

Un|behagen: (engl.) *discomfort*; das Wohlbefinden beeinträchtigendes, unangenehmes Gefühl einhergehend mit Verstimmung, Unwillen, Abwehrreaktionen (z. B. bei Schmerzen); kann sich bei Kindern z. B. durch Quengeln, Weinen od. Trotzreaktionen äußern; bei Säuglingen u. Kleinkindern bis 3 Jahren Fremdbeurteilung mit Kindlicher* Unbehagen- u. Schmerzskala; ab etwa dem 4. Lebensjahr sind Kinder in der Lage, selbst Aussagen zu ihren Schmerzen zu machen, die z. B. auf der Smiley-Analog-Skala (SAS, Pothmann, 1990) od. auf der Gesichter Skala (Hicks et al., 2001) beurteilt werden können (vgl. Analogskala, visuelle).

Un|bewusstes: 1. (engl.) *unconscious*; umgangssprachl. Unterbewusstsein; (psychoanalyt.) Bez. (S. Freud) für den nicht erkennbaren, im Vergleich zum Bewusstsein* überwiegenden Persönlichkeitsteil, der alle psychischen Vorgänge umfasst, die ohne direkte Kenntnis ablaufen; vgl. Psychologie, analytische; **2.** (lerntheoret./neurobiol.) mentale Inhalte, die nicht als verbale Information, sondern als Bilder, Sinneseindrücke u. nicht gewusste Handlungsintentionen gespeichert u. wirksam sind (z. B. in Tagtraum, Traum, Spiel). Vgl. Vorbewusstes.

Unfall|neurose (Neur-*; -osis*) *f*: (engl.) *accident neurosis*; s. Rentenbegehren.

Un|geschehen|machen: (engl.) *undoing*; in der Psychoanalyse Bez. für einen Abwehrmechanismus*, der die konfliktauslösende Urs. für nicht existent erklärt; z. B. werden verbotene, aber bereits ausgeführte Triebhandlungen symbolisch ungeschehen gemacht (z. B. durch übertriebene Reinlichkeit bei Schuldgefühlen wegen sexueller Handlungen).

Un|geschicklichkeit, motorische: (engl.) *motoric awkwardness*; häufig diskrete Störung neuromotorischer Funktionen in den Bereichen Feinmotorik

(z. B. Fingerbewegung), adaptive Grobmotorik (z. B. Springen) u. statische Balance (z. B. Stehen auf einem Bein); **Vork.:** z. B. bei ADHS* u. unspezifischer Hirnschädigung.

Uniformitäts|mythos (lat. uniformitas Einförmigkeit; gr. μῦθος Wort, Rede, Fabel) *m*: (engl.) *uniformity legend*; Bez. (Colby, Kiesler) für die Fehlannahme, wonach alle Patienten u. alle (Psycho-)Therapeuten mehr od. weniger gleich seien u. alle Therapeuten im Wesentlichen das Gleiche täten; Therapieansätze, die eine weitgehend einheitliche Pathogenese der (nichtpsychotischen u. nichtorganischen) psychischen Störungen* unterstellen, gehen auch von einer weitgehenden Gleichheit der Behandlungsverfahren aus (z. B. einige tiefenpsychologische, gesprächspsychotherapeutische od. systemtheoretische Ansätze). Allerdings wird eine Differenzierung psychischer Störungen zumindest implizit akzeptiert, da eine Abgrenzung von psychotischen u. organischen Störungen vorausgesetzt wird. Dennoch wird die nosologische Diagnostik ausgehend vom Uniformitätsmythos als unnötig und als potentiell schädlich angesehen. **Hinweis:** Störungsspezifische Vorgehensweisen haben sich in der Psychotherapieforschung* meist als erfolgreicher erwiesen als unspezifische Verfahren. Eine korrekte Diagnose* ist zwingend notwendig, damit eine störungsbezogene Indikation* gestellt und störungsspezifische Therapiemaßnahmen eingeleitet werden können. Integrative Therapieansätze, Störung übergreifende od. unspezifische Anwendungen zur Unterstützung des therapeutischen Prozesses sind dabei nicht grundsätzlich auszuschließen, besonders wenn sie auf den entscheidenden, empirisch abgesicherten Wirkfaktoren* der Psychotherapie beruhen (z. B. therapeutische Beziehung*, Gesprächsführung*, Umgang mit Widerstand*).

uni|modal (lat. unus ein; Modus*): (engl.) *unimodal*; s. Modus.

uni|polar (lat. unus ein; gr. πόλος Achsenende): (engl.) *unipolar*; syn. monopolar; Bez. für rezidivierende affektive Erkrankung, in deren Verlauf entweder nur Depressionen* od. nur Manien* auftreten; Gegensatz: bipolar*. Vgl. Depression, unipolare.

Un|ruhe: (engl.) *restlessness*; Ausdruck für erhöhte körperl. Aktivität, z. B. zielloses Umherlaufen (psychomotorische Unruhe) od. unbehagliche Empfindung von Nervosität*, Aufgeregtheit, innerer Anspannung u. Getriebensein (innere Unruhe); **Vork.:** **1.** bei Einnahme od. Entzug aktivierender psychotroper Substanzen (z. B. Coffein, Nicotin, Cocain, Alkohol; s. Entzugsbehandlung); **2.** bei Angst* u. besonderen Stresssituationen, auch i. S. von Erwartungsunruhe bei freudigen Ereignissen; **3.** als subjektiv sehr unangenehm empfundene UAW von Neuroleptika* (s. Akathisie).

Un|sicherheit: (engl.) *insecurity*; Gefühl der Unentschlossenheit, des Mangels an Vertrauen in sich od. Andere, Zurückhaltung bei sozialen Kontakten; **Urs.:** u. a. mangelndes Selbstwertgefühl*; vgl. Selbstunsicherheit.

Un|sicherheits-Frage|bogen: Abk. UFB; Selbstbeurteilungsverfahren zur differenzierten Erfassung von sozialer Ängstlichkeit u. sozialer Kompetenz; umfasst 47 Items (z. B. „Ich fühle mich anderen Menschen geistig u. wissensmäßig weit unterlegen") zu 3 Skalen: allgemeine Selbstunsicherheit, Fehleinstellung zur eigenen Person u. soziale Angst, soziale Fertigkeiten; Beantwortung auf 4-stufiger Skala; computergestützte Fassung; **Anw.:** bei Erwachsenen ab 18 Jahren; Diagnostik behandlungsbedürftiger Selbstunsicherheit*; zur Verlaufskontrolle des Trainings* sozialer Kompetenz; **Testdauer:** 15–20 Minuten.

Unter|bewusstsein: (engl.) *subconsciousness*; s. Unbewusstes.

Unter|bringung: (engl.) *institutionalisation, hospital order*; Einweisung eines Menschen gegen od. ohne seinen Willen in eine geschlossene psychiatrische od. therap. Einrichtung aufgrund richterlicher Anordnung od. Genehmigung nach ärztlicher Begutachtung*; **Ziel:** Vermeidung von Fremdgefährdung* od. Selbstgefährdung*, Beobachtung (z. B. für die forensisch-psychiatrische Begutachtung bei Tatverdächtigen), bei Notwendigkeit einer betreuungsrechtlichen Maßnahme; **Recht:** Rechtsgrundlagen für eine Unterbringung (s. Tab.): **1.** Strafrecht: Maßregeln* der Besserung u. Sicherung i. S. des § 61 StGB (Übersicht), StPO; **2.** öffentliches Recht: landesrechtl. Unterbringungsgesetze für psychisch kranke u. suchtkranke Menschen (s. Unterbringungsrecht); **3.** Zivilrecht: Unterbringung von Minderjährigen durch die Eltern, den Vormund od. den Pfleger nach §§ 1631 b, 1800, 1915 BGB in Verbindung mit §§ 151 Nr. 6, 167 FamFG, von betreuten Volljährigen durch den Betreuer od. Bevollmächtigten nach § 1906 BGB in Verbindung mit § 312 Nr. 1 FamFG. (§ 1846 BGB). Ist ein Vormund nicht bestellt od. in Erfüllung seiner Pflichten verhindert, hat das Familiengericht erforderliche Maßnahmen zu treffen. Das Verfahren bestimmt sich seit 1.9.2009 nach §§ 312–339 FamFG, ergänzend §§ 1–110 u. §§ 271–311 FamFG. **4.** Infektionsschutzgesetz* (§ 30); Verfahren: §§ 415–432 FamFG. Vgl. Selbstbestimmungsrecht.

Unter|bringung, fürsorgliche: (engl.) *protective institutionalisation*; fürsorgliche Aufnahme*.

Unter|bringungs|gesetz: (engl.) *Law on Involuntary Commitment*; Abk. UBG, BayUnterbrG (Bayern); in Deutschland geltendes Landesgesetz (in Bayern, Baden-Württemberg u. Saarland) „über die Unterbringung* psychisch Kranker und deren Betreuung", wenn diese aufgrund ihrer Krankheit die öffentliche Ordnung, sich selbst od. andere gefährden u. die Gefahr nicht durch weniger einschneidende Maßnahmen zu beseitigen ist. Die Unterbringungsgesetze sind in den meisten Ländern bereits durch ein Psychischkrankengesetz* ersetzt worden. **Hinweis:** Entsprechende Rechtslage in

Unterbringung
Unterbringung von Patienten in psychiatrischen Einrichtungen

	Strafrecht	Öffentliches Recht	Zivilrecht
Vorschriften	§§ 61 ff. StGB (Übersicht)	PsychKG, UBG, HFEG	§ 1906 BGB; § 1846 BGB; §§ 1631 b, 1800, 1915 BGB
	§§ 81, 126 a StPO	einheitliches Verfahrensrecht: §§ 312–339 FamFG	
Zweck	Schutz der Allgemeinheit, Täterbehandlung	Gefahrenbeseitigung, ärztliche Behandlung	Schutz des Untergebrachten
Voraussetzung	Straftatbegehung, §§ 20 oder 21 StGB, Gefahr erheblicher weiterer Straftaten	Gefahr für öffentliche Sicherheit und Ordnung oder Selbstgefährdung	Selbstgefährdung oder Notwendigkeit ärztlicher Behandlung
Zuständigkeit	Strafrichter	Familiengericht (Minderjährige) oder Betreuungsgericht (Volljährige) auf Antrag der Kreisverwaltung	Familiengericht (Minderjährige) oder Betreuer oder Bevollmächtigter (Volljährige) mit grundsätzlich vorheriger Genehmigung des Betreuungsgerichts
Eilmaßnahmen	einstweilige Unterbringung (§ 126 a StPO)	vorläufige Unterbringung durch einstweilige Anordnung des Familien- oder Betreuungsgerichts; sofortige vorläufige Unterbringung durch Verwaltung/Polizei	vorläufige Unterbringung durch einstweilige Anordnung oder vorläufige Genehmigung des Betreuungsgerichts auf Antrag des Betreuers oder Bevollmächtigten oder des Familiengerichts auf Antrag der Eltern, des Vormundes oder des Pflegers
Dauer	bestimmt durch Grund der Unterbringung (siehe aber §§ 67 d, e StGB)	vorläufige Unterbringung: 6 Wochen mit der Möglichkeit der Verlängerung auf bis zu 3 Monate endgültige Unterbringung: 1 Jahr, bei offensichtlich langer Unterbringungsdauer 2 Jahre (Möglichkeit der Verlängerung)	

BGB: Bürgerliches Gesetzbuch; FamFG: Gesetz über das Verfahren in Familiensachen und in den Angelegenheiten der freiwilligen Gerichtsbarkeit; HFEG: Hessisches Freiheitsentziehungsgesetz; PsychKG: Psychischkrankengesetz; StGB: Strafgesetzbuch; StPO: Strafprozessordnung; UBG: Unterbringungsgesetz

Österreich wird als Unterbringung, in der Schweiz als fürsorgerische Freiheitsentziehung* bezeichnet. Vgl. Unterbringungsrecht.

Unter|bringungs|recht: Oberbegriff für die Gesamtheit der gesetzl. Regelungen, welche die zivilrechtliche u. öffentlich-rechtliche Freiheitsentziehung* in psychiatrischen Einrichtungen betreffen; **1.** zivilrechtliche Unterbringung* (§ 1906 BGB) darf vom Vormundschaftsrichter nur angeordnet werden, wenn ein Betreuter aufgrund seiner psychischen Störung in Gefahr ist, sich selbst zu töten od. sich erheblichen gesundheitlichen Schaden zuzufügen, od. wenn eine Untersuchung, Heilbehandlung od. ein ärztlicher Eingriff erforderlich ist u. dieser ohne Unterbringung nicht durchgeführt werden könnte. Bei Minderjährigen bedarf die Unterbringung gemäß § 1631b BGB der Genehmigung durch das Familiengericht. **2.** Die öffentlich-rechtliche Unterbringung ist länderspezifisch geregelt: s. Unterbringungsgesetz; Freiheitsentziehungsgesetz; Psychischkrankengesetz. Sie erlaubt Unterbringungen auch bei einer Gefahr für Dritte, die von dem psychisch kranken Menschen ausgeht. Alle Gesetze enthalten zeitliche Begrenzungen der Unterbringung u. gerichtliche Überprüfungen der Unterbringungsnotwendigkeiten u. legen Rechte u. Pflichten sowohl der Patienten wie der unterbringenden Einrichtungen fest. Das Vorgehen ist über das Verfahren in Unterbringungssachen (§§ 312–339 FamFG) im Zivilrecht u. über die §§ 81 bzw. 126 a StPO im Fall der öffentlich-rechtlichen Freiheitsentziehung geregelt. Darüber hinaus wird auch vom Maßregelvollzug* als strafrechtlicher Unterbringung gesprochen (geregelt nach § 61 StGB).

Unter|bringungs|verfahren: (engl.) *Involuntary Commitment*; Verfahren, das seit dem 1.1.1992 die Anordnung der Unterbringung* nach dem Unterbringungsrecht* regelt; gemäß dem „Gesetz über das Verfahren in Familiensachen und in den Angelegenheiten der freiwilligen Gerichtsbarkeit" (FamFG, §§ 271–341) sind die Verfahren im Betreuungs- u. Unterbringungsrecht geregelt, die Unterbringungsmaßnahmen sind ausschließlich durch einen Richter des Amtsgerichts (Betreuungsgericht bzw. Familiengericht bei Minderjährigen) zu genehmigen. Das Unterbringungsverfahren umfasst Regelungen zu Zuständigkeit des Gerichts, Verfahrensfähigkeit des Betroffenen, dessen Anhörung durch das Gericht, Notwendigkeit einer Begutachtung* durch einen Facharzt u. einstweilige Anordnung der Unterbringung.

Unte|rgewicht: (engl.) *underweight*; Körpergewicht mit einem Body*-mass-Index <18,5 kg/m^2 (WHO, Erwachsene) bzw. <10. alters- u. geschlechtsspezifischem Perzentil (Kinder u. Jugendliche); **Vork.:** absichtlich herbeigeführtes schweres Untergewicht (BMI <17,5 kg/m^2) ist Leitsymptom der Anorexia* nervosa; auch bei anderen psychischen Störungen mit Gewichtsverlust, z. B. Depression mit Appetitlosigkeit, Schizophrenie u. verwandten Störungen mit Vergiftungswahn, Zwangsstörungen mit essensbezogenen Zwängen.

Unter|kühlung: (engl.) *reduction of body temperature*; s. Hypothermie.

Unter|stützung, soziale: (engl.) *social support*; Hilfestellung, die zwischen Personen od. Gruppen in Form von emotionaler, instrumenteller od. informationeller Unterstützung ausgetauscht wird; auch Fremdhilfen, die dem Einzelnen aufgrund von Beziehungen u. Kontakten mit seiner sozialen Umwelt zugänglich sind u. die dazu beitragen, die Gesundheit zu erhalten bzw. Krankheiten zu vermeiden, psychische od. somatische Belastungen ohne Schaden für die Gesundheit zu überstehen u. die Folgen von Krankheiten zu überwinden (Badura, 1981). Soziale Unterstützung lässt sich anhand von 6 **Dimensionen** erfassen: **1.** subjektiv erwartete Unterstützung (perceived available); **2.** subjektiv erhaltene Unterstützung (actually received); **3.** Bedürfnis nach sozialer Unterstützung (need); **4.** Suche nach sozialer Unterstützung (mobilisation); **5.** tatsächlich geleistete soziale Unterstützung (actually provided); **6.** protektives Abpuffern von Stress durch soziale Unterstützung (protective buffering). Nach dieser sog. Stresspufferhypothese fördert soziale Unterstützung die Bewältigung von Belastungen. Entsprechend wird das Aktivieren od. Bewusstmachen vorhandener sozialer Unterstützung häufig i. R. von Präventions- u. Rehabilitationsmaßnahmen v. a. zur Stressbewältigung (s. Stressbewältigungstraining), Krankheitsverarbeitung u. Selbsthilfe* eingesetzt.

Unter|suchung, psych|iatrische: (engl.) *psychiatric examination*; psychopathol. Befunderhebung mit Untersuchung der psychischen u. kognitiven Funktionen, Beurteilung von Antrieb, Stimmung, Affekt, Bewusstseinszustand, Gedächtnisfunktion, Wahrnehmung, Aufmerksamkeit, Orientierung, Persönlichkeitsstruktur, Intelligenz u. Denken (unter Berücksichtigung der Subjektivität von Patient u. Untersucher). Vgl. Test, psychologischer.

Unter|temperatur (lat. temperatura Wärme, Wärmemischung) *f*: (engl.) *low temperature*; s. Hypothermie.

Unwirklichkeits|gefühl: (engl.) *feeling of derealization*; Bez. für ätiologisch unspezifisches, häufig nur kurzzeitiges Erleben von Personen u. objekthafter Umwelt als fremdartig, unwirklich od. auch räumlich verändert, häufig begleitet vom Empfinden des Unvertrauten, Sonderbaren od. Gespenstischen; **Urs.:** wird auf dissoziativen Mechanismus zurückgeführt; **Vork.:** **1.** im normalpsychologischen Erleben bei Ermüdung, Erschöpfung, Isolation, in der Adoleszenz; **2.** bei psychiatrischen u. neurologischen Erkrankungen, z. B. Depression, Angststörung, posttraumatische Belastungsstörung, Persönlichkeitsstörung, Zwangsstörung, Psychose, Intoxikationen; peripheren vestibulären Erkrankungen, Migräne, Epilepsie, organischen Hirnveränderungen; **3.** als konstituierender Bestandteil der Depersonalisationsstörung* u. häufig mit Depersonalisation* assoziiert; **4.** im Kontext psychotherapeutischer Interaktionen, z. B. bei tiefenpsychologischen Psychotherapien, auch bei Angstkonfrontation in der Verhaltenstherapie. **Hinweis:** klare Abrenzung zu Derealisation* ist nicht möglich. Vgl. Dissoziation; Störung, dissoziative.

Unzulänglichkeits|gefühl: (engl.) *feelomg of inadequacy*; s. Minderwertigkeitsgefühl; Insuffizienzgefühl.

UPD: Abk. für **uni**parentale **D**isomie*.

Ur-: auch Uro-, -urie; Wortteil mit der Bedeutung Harn, Harnausscheidung; von lat. urina bzw. gr. οὖρον.

Ur|ämie (Ur-*; -ämie*) *f*: (engl.) *uremia*; syn. terminale Niereninsuffizienz, Harnvergiftung; klinisches Syndrom, das sämtliche, durch eine fortgeschrittene Niereninsuffizienz* verursachten Symptome umfasst; **Formen:** **1.** akute Urämie: entsteht 5–10 Tage nach akutem Nierenversagen; **2.** chronische Urämie: Endzustand nach u. U. jahrelangen präurämischen Phasen bei chronisch progredienten Nierenerkrankungen; **Sympt.:** **1.** Magen-Darm-Trakt: Anorexie, Übelkeit, Erbrechen, Diarrhö; Foetor uraemicus, Kachexie; **2.** Serum: hochgradige Azotämie, starke Erhöhung von Harnstoff, Kreatinin, Harnsäure, organische Säuren, K^+, Mg^{2+}, Phosphat; nichtrespirator. Azidose; Verminderung von Na^+, HCO_3^-, Ca^{2+}; **3.** hämatologisch: Anämie, Thrombozytopenie mit Blutungsneigung; **4.** kardiovaskuläres System: Hypertonie, Hyperhydratation (evtl. Entwicklung einer Flüssigkeitslunge od. Perikarditis); **5.** Skelettsystem: renale Osteopathie; **6.** Nervensystem: Polyneuropathie*, Konzentrationsschwäche, Wesensänderung*, Verwirrtheit*, Krampfneigung (s. Krämpfe), Bewusstlosigkeit* bis zum urämischen Koma; **7.** andere Organsysteme: u. a. Störung des intermediären Stoffwechsels, sekundärer Hyperparathyroidismus.

Urbach-Wiethe-Syn|drom (Erich U., Dermatologe, Wien, Philadelphia, 1893–1946; Camillo W., Otologe, Wien, 1888–1949) *n*: (engl.) *Urbach-Wiethe disease*; Hyalinosis* cutis et mucosae.

Uro|genital|syn|drom, vegetatives (Ur-*; lat. genitus geboren, entstanden) *n*: (engl.) *vegetative urogenital syndrome*; s. Prostatodynie.

Uro|lagnie (Ur-*; gr. λαγνεία Wollust) *f*: (engl.) *urolagnia*; syn. Urophilie; Paraphilie*, bei der Harn, Urinieren, Anblick des Urinierens Anderer, das Trinken des eigenen Harns od. des Harns Anderer dem erotischen Lustgewinn dient.

Uro|philie (Ur-*; -phil*) *f*: (engl.) *urophilia*; Urolagnie*.

Urteils|bildung: (engl.) *decision making*; Zusammenfassung unterschiedlicher diagnostischer Merkmale zu einer Entscheidung; **Formen: 1. statistische** Urteilsbildung: wird auf statistischem Weg mit festgelegten u. empirisch fundierten Algorithmen erstellt; Vorteile: u. a. Vollständigkeit u. Einheitlichkeit der Informationserhebung, alle Bewertungen basieren auf empirisch etablierten Relationen; **2. klinische** Urteilsbildung: Erfassung best. medizinischer od. psychol. Merkmale nach best. methodischen Prinzipien (meist klinisch-kombinatorisch) zu einem praktischen Zweck, der eine rationale Entscheidung verlangt; Nachteile: allgemeine Merkmale der menschlichen Urteilsbildung, z. B. Fehler durch Vernachlässigung der Basisraten, Überschätzung bestätigender Fakten u. Abwertung widersprechender Befunde. **Hinweis:** Klinische u. statistische Urteilsbildung wurden zuweilen als Gegensätze gesehen, obwohl beide Ansätze nach Wiggins (1973) keine Widersprüche darstellen. Die Forschung belegt eine eindeutige Überlegenheit der statistischen Urteilsbildung gegenüber der intuitiven klinischen Datenzusammenfassung. Um die Qualität der Urteilsbildung beurteilen zu können, ist der Aufwand u. Entscheidungsnutzen der Urteilsprozesse zu bewertet. Die Betrachtung von Risiken der Urteilsbildung u. die Analyse des Entscheidungsnutzens z. B. einer diagnostischen Maßnahme (im Vergleich zu den Kosten) muss in systematischen, empirisch kontrollierten Bewährungsstudien im Hinblick auf definierte Erfolgskriterien überprüft werden.

U

Urteils|pro|zess (lat. processus Fortschreiten, Fortgang): (engl.) *decision process*; Aufnahme, Integration u. Interpretation von Informationen mit dem Ziel z. B. der Beantwortung einer bestimmten (meist) diagnostischen Fragestellung (z. B. Ableitung einer Diagnose).

Urteils|vermögen: (engl.) *judgement*; syn. Urteilsfähigkeit; Fähigkeit, sich ein eigenes Urteil bilden zu können; Vermögen steht dabei für Möglichkeit, Fähigkeit, Können u. beinhaltet Realitätserkennung, Wertungsvermögen, Willensbildung u. Willensumsetzung. Urteil bezeichnet die korrekte Beurteilung einer Situation od. eines Sachverhaltes u. ist somit die Grundlage des nachfolgenden, auf Vernunft basierenden, Handelns; Voraussetzung für Handlungsfähigkeit*; **mangelndes Urteilsvermögen** beruht vielfach auf Einschränkungen der kognitiven Fähigkeiten, welche temporär u. z. B. durch Krankheit od. drogeninduziert, aber auch eine Folge von Verstandesschwäche od. Intelligenzminderung* wie z. B. Minderbegabung sein können u. dazu führen, dass aus dem Wahrgenommenen nicht die richtigen Schlüsse u. Beurteilungen gezogen werden können; ebenso möglich z. B. bei Demenz, Schizophrenie während der akuten Erkrankungsphase od. bei schwerem chronischen Verlauf, od. in einer manischen Phase; auch bei einem normal Begabten kann im Einzelfall, bei schwierigen od. unklaren Sachverhalten, das erforderliche Urteilsvermögen fehlen. Entscheidend ist, ob der Betroffene im konkreten Fall zu einer vernünftigen Beurteilung in der Lage ist. Vgl. Entscheidungsfähigkeit; Geschäftsunfähigkeit.

Ur|vertrauen: (engl.) *primordial trust*; Bez. (H. Erikson) für das sich im Säuglingsalter entwickelnde Vertrauen gegenüber dem sozialen Umfeld; Voraussetzung ist eine wohlwollend-fürsorgliche (familiäre) Atmosphäre der Geborgenheit (s. Eltern-Kind-Beziehung); der Erwerb von Urvertrauen ist Bedingung für eine gesunde psychische Entwicklung mit stabilem Selbstwertgefühl*, Liebesfähigkeit, Altruismus*, Optimismus, Resilienz* u. Kohärenzgefühl*. Fehlendes Urvertrauen kann zu Misstrauen*, Ängstlichkeit, Bindungsarmut u. Depressivität (s. Depression) führen. Vgl. Entwicklungsphasen.

U-Test *m*: (engl.) *U test*; s. Mann-Whitney-U-Test.

Utilisation (engl. to utilize nutzbar machen) *f*: (engl.) *utilization*; lösungsorientiertes therapeutisches Prinzip, das nicht die Defizite eines Patienten, sondern die Ressourcen*, die für eine Veränderung nutzbar gemacht werden können, fokussiert; basiert auf der Annahme, dass für den therapeutischen Prozess alles vom Patienten Ausgehende, u. a. auch Persönlichkeitsmerkmale*, Symptome, Verhaltensweisen u. auch Widerstand, genutzt werden kann.

V

VABS: Abk. für (engl.) *Vineland* Adaptive Behavior Scale*.

Vaginismus (lat. vagina Scheide, Hülle) *m*: (engl.) *vaginism*; Scheidenkrampf; sexuelle Funktionsstörung*, bei der eine starke Empfindlichkeit des Scheideneingangs gegenüber Berührung od. Einführen des Fingers, des Penis beim Koitus, des Spekulums u./od. eines Tampons besteht; reflektorisch-muskulärer Abwehrvorgang mit Kontraktion des Musculus bulbocavernosus u. des Musculus levator ani sowie Innenrotation der Oberschenkel; **Urs.:** i.d.R. Psychogenese mit meist unbekannter Urs.; selten auch körperlich verursacht (sog. vaginistische Symptomatik; z.B. bei akuten Entzündungen im Vaginalbereich); **Ther.:** Sexualpsychotherapie* unter Einschluss des Hegar*-Stift-Trainings.

Vago|tonie (Vagus*; Ton-*) *f*: (engl.) *vagotonia*; Parasympathikotonie; klinische Bez. für das Überwiegen od. eine erhöhte Erregbarkeit des Parasympathikus*, führt u.a. zu Bradykardie, Hypotonie mit kleiner Blutdruckamplitude, Bronchokonstriktion, Zunahme der Darmperistaltik. Vgl. Sympathikotonie.

Vagus (lat. nervus vagus umherschweifender Nerv) *m*: (engl.) *vagus nerve*; Kurzbez. für Nervus vagus; X. Hirnnerv*; allgemein u. speziell sensorisch, motorisch, parasympathisch, zieht an der Arteria carotis vorbei, durch das Mediastinum, bildet ein Geflecht um den Ösophagus, um dann in die Bauchhöhle zu den Ganglia coeliaca zu ziehen, 2 afferente Ganglien; Versorgungsgebiete: parasympathisch: Dura mater, Zungenwurzel-, Gaumen- u. Rachendrüsen, Hals-, Brust- u. Bauchorgane bis zur linken Kolonflexur; sensorisch: Innenseite der Ohrmuschel, Teile des äußeren Gehörgangs u. des Trommelfells, Zungenwurzel, unterer Rachen, Kehlkopf, Trachea, Brust- u. Baucheingeweide bis zur Gegend der linken Kolonflexur; motorisch: Gaumenmuskeln, unterer Rachenschnürer, Kehlkopfmuskeln. **Klin. Bedeutung: 1.** Vaguslähmung: Ausfall inf. Schädigung durch Neuritis* (insbes. bei Diphtherie), Polyneuropathie*, Frakturen u. Tumoren im Bereich der Schädelbasis u. des Hirnstamms*; Klin.: Gaumensegelschiefstand mit nasaler Sprache, leichtgradige Schluckstörung, selten Tachykardie; Heiserkeit u. evtl. Luftnot bei beidseitiger Vaguslähmung; **2.** Vagusneuropathie: Beteiligung des Nervus vagus z.B. im Rahmen einer alkoholischen Polyneuropathie bei Alkoholabhängigkeit*; geht einher mit Vagotonie*; **3.** (therap.) s. Vagusstimulation.

Vagus|nerv|stimulation (Vagus*; Stimulation*) *f*: (engl.) *vagal nerve stimulation*; Vagusstimulation*.

Vagus|stimulation (Vagus*; Stimulation*) *f*: (engl.) *vagal stimulation, vagal nerve stimulation (Abk. VNS)*; syn. Nervus-Vagus-Stimulation, Vagusnervstimulation; (neurochir.) elektrische Stimulation des linken Nervus vagus durch einen über dem Musculus pectoralis subkutan implantierten Schrittmacher (s. Abb.); **Ind.:** therapieresistente Epilepsie* (bes. generalisierte motor. Anfälle ohne resezierbaren Fokus; Wirkung vermutl. Suppression der Anfallspropagation) od. therapieresistente Depression* (Wirkung vermutl. über Projektionsbahnen zu stimmungsrelevanten Regionen des limbischen Systems*). Vgl. Tiefenhirnstimulation.

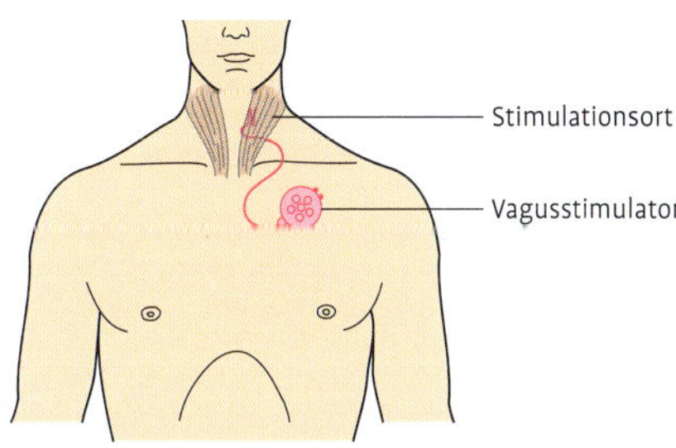

Vagusstimulation

Valenz (lat. valere wert sein, gelten) *f*: **1.** (engl.) *valency*; syn. Wertigkeit; Kennzeichen, z.B. von Emotionen*; z.B. kann zwischen der Valenz (positiv od. negativ) u. der Intensität (Stärke) einer Emotion unterschieden werden; **2.** in der Gestaltpsychologie* (Lewin) Bez. für den Aufforderungscharakter (die Reizwirkung) eines Objektes od. einer Situation auf das Individuum i.S. einer Verhaltensprovokation.

Validation (lat. validare stark machen) *f*: (engl.) *validation*; Akzeptanz der Realität u. persönlichen

Wahrheit der Erfahrung des Anderen; vgl. Validationstherapie.

Validationstherapie (Validation*) *f*: (engl.) *validation therapy*; auf Validation* basierendes Verfahren für die Arbeit mit kognitiv eingeschränkten älteren od. an Demenz erkrankten Menschen, das die Erlebniswelt des Kranken akzeptiert u. ihn nicht in eine für ihn nicht (mehr) existierende Realität zwingt; z. B. durch aktives Zuhören u. Nachfragen (ohne Infragestellen) Signalisieren von Verständnis u. Interesse anstelle von korrigierenden Bemerkungen; ursprünglich psychodynamisches, von ungelösten Kindheitskonflikten ausgehendes Konzept, wurde von Ansätzen abgelöst, die auf Interpretationen des Verhaltens u. Steuerungsversuche der vermuteten Konflikte verzichten, z. B. im Konzept der sog. Integrativen Validation kognitiv-psychologisches Vorgehen unter Einbezug neurowissenschaftlicher Erkenntnisse, um differenziert nach Phase der Erkrankung wahlweise Realitätstraining (z. B. Realitätsorientierungstraining*) od. validierendes Verstehen anzuwenden; **Ind.:** u. a. Demenz; **Wirksamkeit:** Aktuell existieren kaum Ergebnisse aus randomisierten Studien; Aussagen über die Wirksamkeit stehen noch aus (Neal u. Wright, 2009).

Validierung (Validität*): (engl.) *validation*; Überprüfung, ob ein Verfahren od. ein Lösungsansatz für den intendierten Gebrauch tauglich ist; erfolgt durch die Bereitstellung von Nachweisen, deren Richtigkeit bewiesen werden kann u. die auf Tatsachen beruhen, die durch Beobachtung, Messung, Untersuchung od. andere Ermittlungsverfahren gewonnen sind. Vgl. Validität.

Validität (lat. validitas körperliche Gesundheit, Kraft) *f*: (engl.) *validity*; Gültigkeit; Gütekriterium für Untersuchungsverfahren u. Studien, das beschreibt, wie geeignet ein Verfahren zur Abbildung eines zu messenden Sachverhalts ist; **1. inhaltliches** Testgütekriterium* psychologischer Tests; in der klassischen Testtheorie* begründet, gibt (nach Lienert) das Ausmaß an, inwieweit ein Test das misst, was er messen sollte; i. d. R. ist nicht ein einzelner Validitätshinweis für ein Verfahren hinreichend, sondern Validierung* ist ein Prozess, bei dem fortlaufend Nachweise für ein Verfahren vorgelegt werden. Anwendbare Strategien: **a)** Inhaltsvalidität: Nachweis aufgrund von logischen Überlegungen; **b)** Kriteriumsvalidität: Nachweis durch Korrelation mit zeitgleichem (concurrent; Übereinstimmungsvalidität) od. künftigem, prädiktivem Kriterium (Vorhersagevalidität); **c)** Konstruktvalidität: schließt vom Test auf eine Eigenschaft; **2. methodisches** Gütekriterium der Versuchsplanung: Gütekriterien für Studien (Cook, Campbell): **a)** interne Validität: Konklusivität* (statistische Validität als Teilbereich der internen Validität); Studien können, je nach Ausmaß der Störfaktoren*, unterschiedlich intern valide sein (z. B. für Störfaktoren wie Motivationsverlust bei der Kontrollgruppe); **b)** externe Validität: Ausmaß der Generalisierbarkeit* der Studienergebnisse auf andere Personen, Bedingungen, Zeitpunkte; **c)** methodische Konstruktvalidität: Ausmaß der Stringenz der Operationalisierungen* aus den Bedingungs- u. Effektkonstrukten.

Valproinsäure (INN): (engl.) *valproic acid*; syn. Dipropylessigsäure; Antiepileptikum*; Halbwertzeit: 12–16 Stunden; **Ind.:** v. a. generalisierte Formen der primären (idiopathischen) Epilepsie*; akute Manie*, Stimmungsstabilisator* bei bipolaren affektiven Störungen* (gute Wirksamkeit speziell bei rapid* cycling u. atypischer Symptomatik); Off-Label-Use: prophylaktisch bei Migräne* (Erwachsene), wenn gegenüber übrigen Arzneimitteln zur Anfallprophylaxe Therapieresistenz od. Kontraindikation besteht; **Kontraind.:** Lebererkrankungen in der eigenen od. Familienanamnese, manifeste schwerwiegende Leber- u. Pankreasfunktionsstörungen; **Wechselwirkungen:** Hemmung der Cytochrom P450-Isoenzyme CYP2C9 u. CYP3A; **UAW:** Blutbildveränderung (v. a. Thrombozytopenien), Gewichtszunahme durch vermehrten Appetit, Schläfrigkeit, Tremor, Diarrhö, übermäßige Speichelbildung u. vorübergehender Haarausfall, Nierenfunktionsstörung, Schädigung von Leber u. Pankreas, Antiepileptika-Embryofetopathie.

Vardenafil: (engl.) *vardenafil*; s. Phosphodiesterase-Hemmer.

Vareniclin *n*: (engl.) *varenicline*; partieller Agonist am nicotinergen Acetylcholin*-Rezeptor, besonders hohe Affinität zum $\alpha_4\beta_2$-Subtyp; **Wirkungsmechanismus: 1.** bei Abwesenheit von Nicotin* (z. B. bei Entzug) Agonist an Nicotin-Rezeptoren, führt zur Stimulation des mesolimbischen Dopaminsystems einschließlich des medialen orbitofrontalen Kortex (belohnungsaktives Teilsystem des Belohnungssystems) u. lateralen orbitofrontalen Kortex (belohnungsevaluatives Teilsystem); **2.** bei Anwesenheit von Nicotin (z. B. Rückfall nach Nicotinabhängigkeit) Nicotin-Rezeptor-Antagonist (partiell agonistische Wirkung); Halbwertzeit: 24 Stunden; wird weitgehend unmetabolisiert im Harn ausgeschieden; **Ind.:** pharmakologische Unterstützung der Nicotinentwöhnung von Erwachsenen mit Nicotinabhängigkeit*, z. B. bei fehlendem Erfolg einer Nicotinersatztherapie* u. von Bupropion*; **Kontraind.:** u. a. (anamnestische) psych. Störung, Epilepsie; **Wechselwirkungen:** cave: Absetzen von Tabakkonsum reduziert die CYP1A2-Induktion; Erhöhung des Plasmaspiegels bei Kombination mit Arzneimitteln mit Abbau über CYP1A2 (z. B. Olanzapin, Clozapin); **UAW:** Stimmungsschwankungen (z. T. mit Suizidgedanken), Übelkeit, Kopfschmerz, abnorme Träume, Schlafstörungen, Müdigkeit.

Variabilitätskoeffizient (lat. variabilis veränderbar, auswechselbar; Co-*; Effizienz*) *m*: (engl.) *coefficient of variability*; Abk. VK; syn. Variationskoeffizient; vom Mittelwert unabhängiges Dispersionsmaß*; berechnet als Quotient aus Standardabwei-

V

chung* u. Mittelwert*; häufig in Prozent angegeben.

Variable (lat. variabilis veränderbar, auswechselbar) *f*: (engl.) *variable*; Bez. für bestimmtes Merkmal od. Aspekt, hinsichtlich dessen Personen, Objekte, Ereignisse od. Zustände variieren; ursprünglich mathematischer Begriff für mit einem Symbol bezeichnete Quantität, der im konkreten Messfall verschiedene Werte aus einer definierten Wertemenge entsprechen können; **1.** in der psychologischen Forschung, z. B. im Rahmen von Experimenten* werden unterschieden: **a) unabhängige** Variable: vom Versuchsleiter gestaltete Bedingung (z. B. Ausmaß an Lärm in Stressexperiment); **b) abhängige** Variable: Reaktion der Probanden auf die Veränderung der unabhängigen Variable (z. B. Konzentration bei Lärm in Stressexperiment); **c) intervenierende** Variable: Merkmal mit Einfluss, das jedoch nicht direkt vom Versuchsleiter kontrolliert wird; wirksam zwischen unabhängiger u. abhängiger Variablen bzw. zwischen gemessenem Input u. Output (z. B. Stressverarbeitungsprozesse wie z. B. Coping); **d) Kontextvariable:** Merkmal, das nicht direkt untersucht wird, aber als Rahmenbedingung od. Setting-Charakteristik von Einfluss sein kann; **2.** weitere Variablen: **a)** demographische Variable: bevölkerungsbezogenes Merkmal (z. B. Alter, Geschlecht, Wohnort); **b)** stetige Variable: Merkmal, bei dem zwischen 2 Werten jeweils weitere Werte vorhanden sind (z. B. Intelligenz); **c)** diskrete (syn. diskontinuierliche) Variable: Merkmal ohne Zwischenabstufungen (z. B. Geschlecht); **d)** manifeste Variable: beobachtetes Merkmale (z. B. Anzahl Telefonanrufe); **e)** latente Variable: erschlossenes Merkmale (z. B. Intelligenz, Faktoren der Faktorenanalyse*); **f)** konfundierende Variable: s. Konfundierung; **g)** Störvariable*. Vgl. Therapeutenvariablen.

Varianz (lat. variantia Verschiedenheit, Unterschied) *f*: (engl.) *variance*; (statist.) rechnerisch ermittelte Größe zur Charakterisierung der Streuung der Einzelwerte einer Messreihe um ihren Mittelwert (Dispersionsmaß*); definiert als:

$$s_X^2 := \frac{1}{N-1}\sum_{i=1}^{N}(x_i-\bar{x})^2$$

S_x^2: Varianz; N: Stichprobenumfang; x_i: Einzelwert; $\bar{x}$: Mittelwert. Der positive Wert ihrer Wurzel wird als Standardabweichung* bezeichnet. **Gesamtvarianz:** Summe der durch das Modell aufgeklärten Varianz + **Fehlervarianz** (Restvarianz; Anteil, der nicht durch das statist. Modell erklärt werden kann u. rein zufälliger Natur ist). **Varianzquellen:** Ursachen, welche die Varianz einer Zufallsvariable bestimmen, z. B. Stichprobenselektion, Untersuchungsmethode, Behandlung, systematische Fehler; s. Kovarianz. **Varianzhomogenität** liegt vor, wenn die Daten im gesamten Wertebereich dieselbe Varianz aufweisen. Bei der Regressionsanalyse wird z. B. durch eine Datenmenge eine Gerade gelegt. Zeigen die Residuen im gesamten Modellbereich ähnlich große Varianzen, so liegt Varianzhomogenität vor. Versch. varianzanalytische Methoden (z. B. ANOVA*) setzen Varianzhomogenität voraus. Bei Nichtzutreffen (**Varianzheterogenität**) sind zwar Punktschätzungen (z. B. Mittelwertbestimmung) möglich, Intervallschätzungen liefern aber inkorrekte Ergebnisse, da sie auf den Varianzen der Residuen basieren. Z. T. kann in diesem Falle durch eine logarithmische od. Wurzeltransformation Varianzhomogenität erreicht werden.

Varianz|ana|lyse (Varianz*; Analyse*) *f*: (engl.) *analysis of variance*; s. ANOVA.

Variations|forschung (lat. variatio Abwechslung, Verschiedenheit): (engl.) *variation research*; Forschungsansatz (Stern) der differentiellen Psychologie* zur Person-Merkmal-Matrix (Datenmatrix aus Personen mit unterschiedlichen Merkmalen), bei dem die Verteilung eines Merkmals* untersucht wird; z. B. Normalverteilung der Intelligenz, schiefe Verteilung von Beschwerdelisten in der Normalbevölkerung, in der Korrelationsforschung der Zusammenhang zwischen Merkmalen.

Variations|ko|effizient (lat. variatio Abwechslung, Verschiedenheit; Co-*; Effizienz*) *m*: (engl.) *coefficient of variation*; Variabilitätskoeffizient*.

VAS: Abk. für visuelle Analogskala*.

Vaskulitis (lat. vasculum kleines Gefäß; -itis*) *f*: (engl.) *vasculitis*; auch Angiitis; Bez. für entzündliche Reaktionen, welche die Wand der Blutgefäße involvieren u. zu Nekrosen der versorgten Areale führen können; **Sympt.:** variabel entspr. Ausmaß u. Lok. der betroffenen Gefäße; evtl. Ischämie u. systemische Entzündungszeichen mit Fieber u. Gewichtsverlust; Immunkomplexbildung typisch bei sekundärer systemischer Vaskulitis, z. B. bei Infektion (häufig Streptokokken, Salmonella, Spirochäten, Mykobakterien, HBV, HIV, EBV), Malignomen (z. B. Hodgkin-Lymphom, Haarzellen-Leukämie), Kollagenosen, rheumatoider Arthritis od. arzneimittelinduziert (v. a. Antibiotika, Gold, Penicillamin); Sonderform: Takayasu*-Arteriitis; **DD:** Multiple* Sklerose. Vgl. Arteriitis temporalis; Arteriosklerose; Polymyalgia rheumatica; Polyneuropathie.

Vaso|kon|striktions|training (lat. vas Gefäß; constrictio das Zusammenziehen, -binden) *n*: (engl.) *vasoconstriction training*; s. Durchblutungs-Biofeedback.

Vaso|pressin *n*: (engl.) *vasopressin*; s. ADH.

Vater-Kind-Beziehung: (engl.) *child-father relationship*; s. Eltern-Kind-Beziehung.

Vater-Kind-Inter|aktion (Interaktion*) *f*: (engl.) *father-child interaction*; s. Eltern-Kind-Interaktion.

Vater|komplex (Komplex*) *m*: **1.** (engl.) *father complex*; (allg.) Bez. für ambivalente Einstellung gegenüber dem Vater; vgl. Eltern-Kind-Beziehung; **2.** (psychoanalyt.) Form eines Komplexes*, wonach konflikthafte Wahrnehmungen, Emotionen, Gedanken, Erinnerungen, die direkt od. indirekt mit einer als übermächtig empfundenen Vaterfigur zu tun haben, zu einem Zusammenhang verdichtet werden, die als Teil des Ödipus*-Komplexes, Hauptquelle des Widerstands* bei Behandlungen u. Ursprung der Religiosität (Gott als überhöhte Vaterfigur) angesehen wird; vgl. Mutterkomplex.

VBM: Abk. für **V**oxel-**b**asierte **M**orphometrie*.

VBR: Abk. für (engl.) *Ventricle*-to-Brain-Ratio.*

VEE: **1.** Abk. für **V**ersuchsleiter*-**E**rwartungs**e**ffekt; **2.** Abk. für **V**erbalisierung* **e**motionaler **E**rlebnisinhalte.

vegetativ (lat. vegetare beleben, anreizen): (engl.) *vegetative*; die Funktion des vegetativen Nervensystems* betreffend.

Veits|tanz: **1.** (engl.) *St. Vitus' dance*; s. Chorea; **2.** auch Choreomanie; historische Bez. für die im Mittelalter mehrfach beschriebene epidemische sog. Tanzwut, die besonders nach der europäischen Pestepidemie des 14. Jahrhunderts an vielen Orten auftrat; **Kennzeichen:** ausgedehnte, z. T. orgiastische Tänze von (größeren) Menschengruppen mit Erregungszuständen*, ggf. epileptischen Anfällen u. illusionären Erlebnissen (s. Illusion), z. T. gefolgt von Amnesie*; **Hinweis: a)** Als mögliche Erklärung wird eine Intoxikation mit Ergotamin* durch Pilzbefall von Kornähren angenommen. **b)** Der heilige Vitus (gestorben 305) war nach der Legende Märtyrer zur Zeit des römischen Kaisers Diokletian, gilt als einer der 14 Nothelfer u. insbes. als Schutzpatron gegen Nervenkrankheiten.

Venlafaxin (INN) *n*: (engl.) *venlafaxine*; Antidepressivum*; Serotonin*-Noradrenalin-Wiederaufnahme-Hemmer, in geringem Maß auch Dopamin-Wiederaufnahme-Hemmer; **Ind.:** Depression*, Angststörung*; **Kontraind.:** gleichzeitige Gabe von Monoaminoxidase*-Hemmern, Schwangerschaft u. Stillzeit; **Wechselwirkungen:** Spiegelerhöhung von Clozapin*, verlängerte Prothrombinzeit bei Gabe von Warfarin; **UAW:** u. a. Abdominalbeschwerden, Agitiertheit, Blutdruckanstieg.

Ventricle-to-Brain-Ratio (engl. ventricle Ventrikel, Kammer; brain Gehirn; ratio Verhältnis): Abk. VBR; Verhältnis der größten Ausdehnung des Ventrikelsystems zur korrespondierenden Gesamthirnfläche; **klin. Bedeutung:** zur Bestimmung des Ausmaßes pathologischer Veränderungen des Gehirnvolumens (z. B. bei Chorea* Huntington, Schizophrenie*); ein im zeitlichen Verlauf od. im Gruppenverlauf größerer Koeffizient weist auf vergrößerte Ventrikel (u. entsprechende funktionelle Verluste) hin. Früher verwendete Verfahren zur Bestimmung des VBR (z. B. Pneumoenzephalographie) sind heute weitgehend durch CT u. MRT abgelöst.

VEP: Abk. für **v**isuell **e**vozierte **P**otentiale; s. Potentiale, evozierte.

Veränderungs|bereitschaft: (engl.) *gradual change preparedness*; s. Veränderungsmotivation.

Veränderungs|dia|gnostik (gr. διαγνωστικός fähig zu unterscheiden) *f*: (engl.) *gradual change diagnosis*; Diagnostik zur Abbildung von spontanen, v. a. therapeutisch induzierten Veränderungen, meist mit dem Ziel, den Erfolg einer Behandlung abzubilden; **Formen: 1. direkte** Veränderungsdiagnostik: Patient bewertet eine subjektiv erlebte Veränderung in Richtung Besserung od. Verschlechterung direkt (z. B. mir geht es besser/schlechter bzw. unverändert), häufig auf einer mehrstufigen Ratingskala; s. Prozessdiagnostik, Verlaufsdiagnostik; **2. indirekte** Veränderungsdiagnostik: Die Veränderung wird durch die Erfassung zu 2 verschiedenen Messzeitpunkten erhoben (z. B. Behandlungsbeginn versus nach der 15. Sitzung), im Gegensatz zur direkten Veränderungsdiagnostik werden Differenzwerte der Messungen zu 2 Messzeitpunkten interpretiert.

Veränderungs|erfassung: (engl.) *gradual change compilation*; s. Veränderungsdiagnostik.

Veränderungs|messung: (engl.) *gradual change measurement*; Erfassung von Veränderungen während der Psycho- od. Pharmakotherapie, um entweder eine Gesamtevaluation des therapeutischen Vorgehens od. eine Zwischenmessung zur Überprüfung des Therapieschemas vorzunehmen; soll üblicherweise multidimensional u. multimodal sein u. Dimensionen wie symptomatische Veränderung, Veränderung der Krankheitsfolgen, aber auch Veränderung der Therapiemotivation u. der Qualität der therapeutischen Beziehung umfassen; dient therapeutischen Entscheidungen sowie der Therapieevaluation* u. der Qualitätssicherung*.

Veränderungs|modell, trans|theoretisches *n*: (engl.) *transtheoretical model (Abk. TTM)*; syn. transtheoretisches Modell; Modell von J. O. Prochaska u. C. C. DiClemente, nach dem sich eine erfolgreiche Verhaltensänderung* in 4 aufeinander aufbauenden Phasen vollzieht (s. Abb.); **1. Präkontemplation:** Der Betroffene sieht selbst keinerlei Anlass, sein Problemverhalten zu verändern, lediglich Angehörige, Kollegen od. Fachleute sind besorgt. **2. Kontemplation:** Der Betroffene beginnt, sich kritisch mit seinem Problemverhalten auseinanderzusetzen, allerdings noch ohne konkrete Veränderungsmotivation*; im Vordergrund stehen Abwägungsprozesse, in deren Verlauf der Betroffene entscheidet, wie er sich in Zukunft verhalten möchte, welche Veränderungsschritte er ggf. vor-

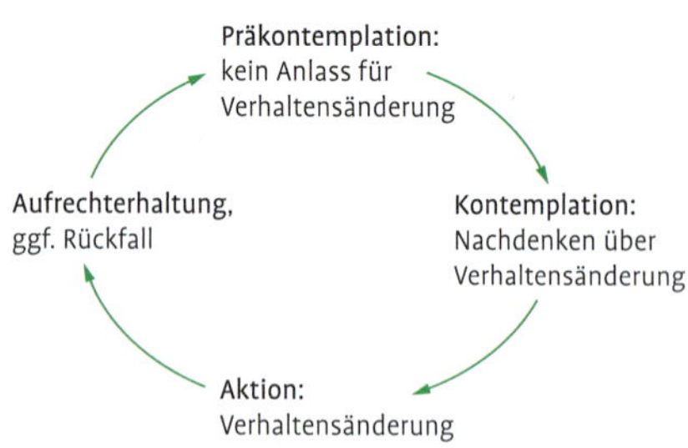

Veränderungsmodell, transtheoretisches: Phasen der Veränderungsbereitschaft

nehmen will u. welche Hilfe er hierfür in Anspruch nehmen wird. **3. Aktion:** Der Betroffene hat einen ernsthaften Vorsatz gefasst bzw. strebt konkrete Veränderungen seines Problemverhaltens an u. versucht nun, dies auch in die Tat umzusetzen. Durch Lernen* durch Versuch und Irrtum od. die Unterstützung von professionellen od. nichtprofessionellen Helfern gilt es, persönlich geeignete Veränderungsstrategien zu entwickeln. Misserfolge od. Durststrecken stellen hierbei die Veränderungsabsichten des Betroffenen immer wieder auf eine harte Probe. **4. Aufrechterhaltung:** Der Betroffene hat bereits konkrete Veränderungsversuche begonnen, sieht sich aber immer wieder mit belastenden Versuchungssituationen konfrontiert. Auch bei kleineren Rückfällen ist seine Zuversicht bedroht. Zusätzlich wird die Situation durch Misstrauen bzw. Resignation seiner Bezugspersonen belastet. Das Modell postuliert, dass jeder Veränderungsphase spezif. kognitive Prozesse u. Verhaltensweisen zugeordnet werden können u. daher der Therapieerfolg durch phasengerechte Interventionen gesteigert werden kann. Studien zur Überprüfung dieses Modells liefern widersprüchliche Ergebnisse, aber das Modell findet große Verbreitung in der klinischen Praxis.

Veränderungs|motivation (Mot-*) *f*: (engl.) *gradual change motivation*; Veränderungsbereitschaft; Bez. für die Bereitschaft eines Patienten zur Veränderung i. R. einer psychotherap. Behandlung; Voraussetzung für die Umsetzung od. das Erreichen der Therapieziele*; muss meist innerhalb der ersten Therapiephasen* erst aufgebaut werden, da Patienten häufig ambivalente Einstellungen zum problemat. Verhalten haben od. versuchen, das Problem zu verschleiern. Auch evtl. negative Auswirkungen einer Veränderung sollten besprochen werden. Bezugspersonen sind, wenn möglich, einzubeziehen u. eine mögliche soziale Verstärkung der Verhaltensauffälligkeit* ist zu beachten (s. Krankheitsgewinn). Wichtig sind eine unmittelbare Rückmeldung u. eine Verstärkung der Fortschritte. Die Veränderungsmotivation ist im therapeutischen Prozess veränderlich (s. Veränderungsmodell, transtheoretisches). Vgl. Therapiemotivation.

Veränderungs|pro|zess (lat. processus Fortschreiten, Fortgang) *m*: (engl.) *gradual change process*; Bez. für alle Vorgänge, die zur Veränderung u. Besserung des Zustands eines Patienten in der Psychotherapie beitragen; diese Vorgänge laufen auf verschiedenen Ebenen ab (affektiv, kognitiv, interpersonal, physiologisch) u. lassen sich auf allgemeine (z. B. Qualität der therapeutischen Beziehung*) u. spezifische Wirkfaktoren* (z. B. konkrete Interventionen) zurückführen. Modelle zur allgemeinen Beschreibung von Verhaltensänderungen* lassen sich auch auf Psychotherapie u. auf den psychotherapeutischen Veränderungsprozess anwenden (z. B. transtheoretisches Veränderungsmodell*). Das Therapiemethoden übergreifende **Phasenmodell psychotherapeutischer Veränderung** (Jerome Frank) nimmt an, dass sich im Therapieverlauf zunächst eine Remoralisierungsphase herstellt (Steigerung der Zuversicht, Besserung des subjektiven Befindens), auf die eine Symptomreduktion folgt (Remediationsphase), ehe ein betroffener Patient die Funktionsfähigkeit in verschiedenen Lebensbereichen wieder erlangen kann (Rehabilitationsphase). **Hinweis:** Veränderungsmodelle, v. a. dynamische (nichtlineare) mit zunehmender Bedeutung, sind empirisch noch nicht eindeutig belegt.

Veränderungs|wissen: (engl.) *gradual change knowledge*; Wissen des Therapeuten über bestimmte Interventionstechniken u. Therapiemaßnahmen u. deren Wirksamkeit bei bestimmten Störungen (Störungsspezifität); basiert auch auf grundlegenden Kenntnissen über Lernen*; abzugrenzen von Störungswissen*.

Verallgemeinerung, selektive: (engl.) *selective generalization*; Sonderform der unangebrachten Verallgemeinerung*, bei welcher der Betroffene sich auf einen negativ bewerteten Ausschnitt einer Situation konzentriert u. dies verallgemeinert, dabei jedoch positive Aspekte, die möglicherweise überwiegen, nicht wahrnehmen kann; vgl. Kognitionen, dysfunktionale; Kognitionen, verzerrte; Therapie, kognitive.

Verallgemeinerung, unangebrachte: (engl.) *inappropriate generalization*; in der kognitiven Therapie* Bez. für einen typischen Denkfehler, bei dem in nicht realistischer, häufig selbstabwertender Weise extreme Aussagen formuliert werden („Nie gelingt mir etwas"); **Vork.:** besonders typisch für Depression* u. Angststörung*; **Sonderform:** selektive Verallgemeinerung*. Vgl. Kognitionen, dysfunktionale; Kognitionen, verzerrte.

Verankerung, referentielle: (engl.) *referential fixation*; Bez. (G. Gergely) zur Beschreibung des Vorgangs der Affektspiegelung in der frühen Eltern*-Kind-Interaktion; Gergely verglich die Affektspiegelung mit dem Biofeedback*, in dem innere Prozesse durch eine äußere Repräsentanz erlebbar gemacht werden, u. bezeichnet sie als Sozio-Biofeedback, wobei er 3 Aspekte unterscheidet: **1.** Markierung: der Säugling nimmt die übertriebene Widerspiegelung der kindlichen Affektäußerung durch die Eltern wahr, die als sog. Monitor das kindliche Verhalten imitieren, z. B. beantworten sie das kurze Lächeln des Kindes mit einem lang andauernden überzogenem Lächeln (entspricht nach Gergely der Wahrnehmung von Signaldarstellungen auf dem Biofeedback-Monitor); **2.** referentielle Entkopplung: der Säugling beobachtet das Verhalten der Bezugsperson, ohne es als Ausdruck innerer Zustände der Mutter zu interpretieren (entspricht nach Gergely dem Wissen, dass die Signale auf dem Biofeedback-Monitor keine inneren Zustände des Gerätes darstellen); **3.** referentielle Verankerung: nach der Entkopplung des Affektausdruckes von seinem Träger bezieht der Säugling den Gesichtsausdruck der Bezugsperson auf sich u. begreift ihn als Widerspiegelung seines eigenen Gefühlszustandes (entspricht nach Gergely dem Verständnis dafür, dass die Darstellung auf dem Biofeedback-Monitor die eigenen Körpersignale abbildet). Die Idee der referentiellen Verankerung wurde von Dornes (1993, 2000) zur Beschreibung der Entwicklung des Identitätserlebens, der Selbstwahrnehmung* u. der Affektsteuerung aufgegriffen, wobei den jeweiligen Bezugspersonen* durch die selektive Widerspiegelung der kindlichen Affekte* eine wichtige Funktion zukommen soll.

Veranlagung: (engl.) *predisposition*; Prädisposition*.

Verantwortlichkeit, straf|rechtliche: (engl.) *criminal responsibility*; im deutschen Strafrecht nicht ganz korrekte Bezeichnung für Schuldfähigkeit*.

Verantwortung: (engl.) *responsibility*; über soziale Normen* internalisiertes soziales Verhalten, d. h. die Bereitschaft bzw. Pflicht, für bestimmte Handlungen u. Entscheidungen die Konsequenzen für sich selbst od. Andere zu tragen; Ziel der Psychotherapie* bei dissozialen Persönlichkeitsstörungen* u. ängstlich-vermeidenden Persönlichkeitsstörungen*; i. R. der Bewältigung chronischer Erkrankungen ist es erforderlich, dass der Patient freiwillig u. dauerhaft bei der Behandlung der Erkrankung mitarbeitet (s. Compliance; Eigenverantwortung) u. damit eine Mitverantwortung für einen positiven Behandlungsverlauf trägt.

Verarmungs|gefühl: (engl.) *feeling of impoverishment*; Bez. für das Gefühl od. die übertriebene, i. d. R. unbegründete Sorge, von Mittellosigkeit od. Verelendung bedroht zu sein; die Kriterien des Wahns* sind nicht erfüllt; **Vork.:** bei Depression*.

Verarmungs|wahn: (engl.) *delusion of poverty*; Form des Wahns* mit der Überzeugung, zu verarmen od. zu wenig Geld zu haben; **Vork.:** z. B. als synthymer Wahn (Synthymie*) bei psychotischer Depression*.

Verbaler Lern- und Merk|fähigkeits|test *m*: Abk. VLMT; Fremdbeurteilungsverfahren zur Erfassung versch. Parameter des deklarativen Verbalgedächtnisses (z. B. Supraspanne, Lernleistung, langfristige Encodierungs- bzw. Abrufleistung, Wiedererkennungsleistung) v. a. im unteren Leistungsbereich; Durchführung: serielles Listenlernen mit nachfolgender Distraktion, Abruf nach Distraktion u. halbstündiger Verzögerung u. Wiedererkennungsdurchgang; Testmaterial umfasst 2 Wortlisten mit je 15 semantisch unabhängigen Wörtern u. eine Wiedererkennungsliste (30 Wörter der Wortlisten u. 20 semantisch bzw. phonematisch ähnliche Distraktorwörter); es existieren 2 Parallelformen für Wiederholungsuntersuchungen; **Anw.:** Kinder ab 6 Jahren u. Erwachsene; in der Neuropsychologie, Neurochirurgie, Psychiatrie u. Rehabilitation; **Testdauer:** einschließlich 30 Minuten Verzögerung ca. 50–55 Minuten.

Verbaler und non|verbaler Lern|test *m*: Abk. VLT, NVLT; Fremdbeurteilungsverfahren zur Erfassung sprachlicher u. nonverbaler Lernleistungen (Stabilität des Lernverlaufs, Labilitätsindex) nach der Wiedererkennungsmethode; 2 Formen mit identischer Untersuchungsmethode, die sich im verwendeten Gedächtnismaterial (verbal/nonverbal) unterscheiden; umfasst 160 (Kurzform 120) auf Karten aufgedruckte sinnfreie Wörter (VLT) bzw. sinnfreie Figuren (NVLT), die jeweils 3 Sekunden lang dargeboten werden; 8 der gezeigten Items wiederholen sich insgesamt 7-mal (Kurzform 5-mal); pro Item soll entschieden werden, ob es bereits gezeigt wurde od. nicht; erfasst die Anzahl richtig positiver u. falsch positiver Antworten sowie deren Differenzwert; **Anw.:** im Alter von 18–76 Jahren; DD materialspezifischer Lernstörungen*, neuropsychologische Begutachtung, Demenzdiagnostik, Eignungsdiagnostik; **Testdauer:** je ca. 15 Minuten, Kurzform 10 Minuten.

Verbalisierung emotionaler Erlebnis|inhalte (lat. verbalis aus Wörtern bestehend, auf sprachlichem Weg): (engl.) *verbalization of emotional experience*; Abk. VEE; zentrale Bedingung u. Technik i. R. der Gesprächspsychotherapie*, bei der die Ebene der Emotionen* vom Therapeuten anhand seiner Interpretation des Gesagten widergespiegelt wird; schließt sich dem verständnisvollen Zuhören u. Paraphrasieren (Wiederholen der Aussagen des Patienten) an; vgl. Empathie.

Verbal|sug|gestion (lat. verbalis aus Wörtern bestehend, auf sprachlichem Weg; Suggestion*) *f*: (engl.) *verbal hypnotic suggestion*; Suggestion* durch Worte.

Verbesserungs|pro|zess, kontinuierlicher (lat. processus Fortschreiten, Fortgang) *m*: (engl.) *continuous enhancement process*; Grundprinzip des Qualitätsmanagements*, ausgehend davon, dass zum gegenwärtigen Zeitpunkt ein betrachteter Prozess od. eine Tätigkeit nicht optimal od. zufriedenstellend ausgeführt wird, sondern ein ständiger Verbesserungsbedarf besteht; **Voraussetzung:** beobachtete Fehler od. Beinahefehler, innerbetriebliches Vorschlagswesen, systematische Bearbeitung u. Auswertung von Beschwerden, Patienten-, Einweiser- od. Mitarbeiterzufriedenheitsbefragungen; **Ziel:** Erhöhung der Fähigkeit zur Erfüllung der Qualitätsanforderungen an Prozesse u. Fähigkeiten; **Hinweis:** mit großer Bedeutung in allen Kliniken für Psychiatrie u. Psychotherapie, allen Institutsambulanzen u. Praxen für Psychiatrie u. Psychotherapie sowie psychologische Psychotherapie.

Verbi|geration (lat. verbigerare reden, sprechen) *f*: (engl.) *verbigeration, cataphasia*; Form der Iteration*; Sprachstereotypie (s. Stereotypie) mit mechan. Wiederholung von Wörtern, unsinnigen Satzbruchstücken, Sätzen u. unverständlichen sprachl. Lautgebilden ohne Bindung an eine Stimmung od. kommunikative Bedeutung; **Vork.:** z. B. bei Schizophrenie*, Verhaltensstörung*, Intelligenzminderung.

Verdichtung: (engl.) *compacting*; Verbindung mehrerer Vorstellungsinhalte zu einer Einheit; nach psychoanalytischer Auffassung dem Primärprozess zugeschrieben, der ein Wechselspiel zwischen Es* u. Über*-Ich darstellt u. sich in unbewussten Phantasien* u. Trauminhalten (s. Traum) widerspiegelt, indem z. B. in Analogie zu best. Figuren der Mythologie versch. Tierarten eine besondere Gestalt annehmen. Vgl. Verschiebung.

Verdrängung: (engl.) *repression*; (psychoanalyt.) Abwehrmechanismus* (auf meist höherem Strukturniveau*), durch den unlustbetonte Erinnerungen u. verpönte Wunschregungen an der Bewusstwerdung gehindert werden; bei unvollständiger Verdrängung kann es nach Freud zur Entwicklung einer Neurose* kommen. Vgl. Verleugnung.

Vererbung: (engl.) *heredity*; s. Heredität.

Verfahren, auto|hypnoide: (engl.) *autohypnoid methods*; Maßnahmen, welche die Möglichkeit der eigengesteuerten (autosuggestiven) Einflussnahme auf den Bewusstseins- u. insbesondere Entspannungszustand nutzen; **Einteilung: 1.** archaisch-autohypnoide Verfahren, z. B. Hyperventilation* od. Einnahme von Halluzinogenen*; **2.** passiv-autohypnoide Verfahren, z. B. Selbsthypnose* mit Hilfe von Meditation* (z. B. mit Hilfe eines Mantras); **3.** aktiv-autohypnoide Verfahren, z. B. progressive Muskelrelaxation*. Vgl. Suggestion.

Verfahren, funktionelle: (engl.) *functional psychotherapeutic interventions*; psychotherap. Methoden mit dem expliziten Ziel, ihre Vorgehensweise an den Bedürfnissen u. Interessen des Patienten auszurichten; **Formen: 1.** funktional-analytische Psychotherapie*; **2.** funktionale Entspannung*; abzugrenzen von funktionell bildgebenden Verfahren (die auch psychotherapeutisch induzierte Veränderungen in den Aktivierungsprozessen des Gehirns darstellen können) u. Verfahren, die versch. Ebenen des Erlebens u. Verhaltens (Körper u. Psyche) in den Mittelpunkt rücken.

Verfahren, nicht|para|metrische: (engl.) *non-parametric methods*; statistische Tests*, bei deren Ableitung keine speziellen Wahrscheinlichkeitsverteilungen* vorausgesetzt werden; z. B. rangbasierte Verfahren wie der Wilcoxon*-Test, der gleichartig bei beliebigen stetigen Verteilungen angewendet werden kann; andere nichtparametrische Tests sind u. a. Chi*-Quadrat-Test, Kruskal*-Wallis-Test, Mann*-Whitney-U-Test. Nichtparametrische Tests haben häufig eine etwas geringere Trennschärfe als die Tests, die normalverteilte Zufallsvariablen voraussetzen; sie benötigen weniger Voraussetzungen u. sind damit allgemeiner anwendbar als parametrische Verfahren*.

Verfahren, para|metrische: (engl.) *parametric methods*; statistische Tests*, welche die Normalverteilung der Zufallsvariable voraussetzen (z. B. t*-Test, ANOVA*); parametrische Tests haben häufig eine etwas höhere Trennschärfe als die Tests, die normalverteilte Zufallsvariablen voraussetzen (nichtparametrische Verfahren*).

Verfolgungs|wahn: (engl.) *persecutory delusion*; häufigste Form des Wahns* mit der Überzeugung, verfolgt zu werden; führt u. U. zu Klaustrophilie*; **Vork.:** z. B. bei Schizophrenie*, wahnhafter Störung* od. i. R. einer Intoxikation* (z. B. Alkoholpsychose).

Vergeltungs|idee (Idee*) *f*: (engl.) *idea of vengeance*; Gedanke, auf eine vorhergegangene Aktion mit Lohn od. Strafe zu reagieren; vgl. Rachegefühl.

Vergenz (lat. vergere sich erstrecken, sich nähern) *f*: (engl.) *vergence*; s. Blickbewegungen.

Vergessen: (engl.) *to forget*; Bez. für die Beeinträchtigung od. Unfähigkeit, zuvor gelernte Inhalte wiedererkennen od. abrufen, d. h. aktiv reproduzieren zu können; **Erklärungsmodell: 1.** zeitbedingter Zerfall von Information: ohne Rekonsolidierung der Inhalte zerfällt gespeicherte Information mit der Zeit. Je größer der zeitliche Abstand vom Zeitpunkt der Informationsaneignung, umso geringer ist die Gedächtnisleistung (sog. Vergessens- od. Behaltenskurve, s. Abb.); **2.** Überlagerung (Interferenz*): Gedächtnisinhalt wird durch andere Information ersetzt, überlagert od. blockiert; **3.** Störungen des Abrufs: Information wird nicht an der richtigen Stelle gesucht u. deshalb nicht gefunden (Einbettung der Abrufsignale in der Lernphase); **4.** motiviertes Vergessen (kognitives Vermeidungsverhalten*): Information wird absichtlich, d. h. zweckgerichtet unterdrückt (z. B. Vergessen des Namens eines unsympathischen Menschen); **5.** krankheitsbedingt: z. B. bei hirnorganischen Veränderungen (z. B. Schädelhirntrauma*, Demenz*), Ganser*-Syndrom (s. Simulation), unter Einwirkung psychotroper Substanzen*, psychogene Blockaden (s. Black out). Vgl. Gedächtnis.

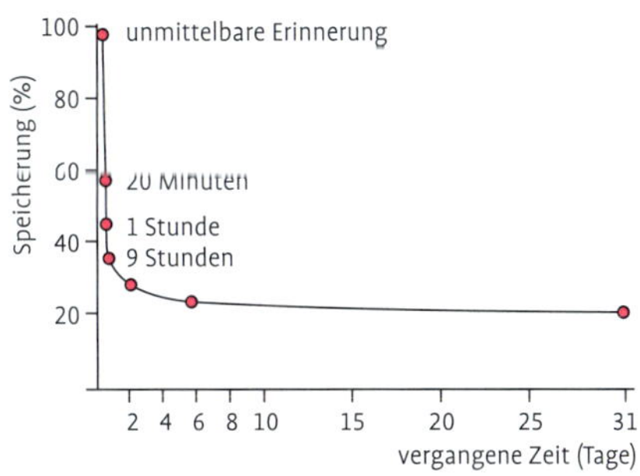

Vergessen: Die Vergessenskurve nach H. Ebbinghaus beschreibt den Anteil erinnerter Informationen in Abhängigkeit von der Zeit.

Vergesslichkeit: (engl.) *forgetfulness*; umgangssprachliche Bez. für die physiolgische, interindividuell variable Eigenschaft des Gedächtnisses*, gespeicherte Informationen wieder zu vergessen; **Vork.:** als normalpsychol. Phänomen; psychopathol. gesteigert u. a. im Prodromalstadium einer Demenz*.

V

Vergewaltigung: (engl.) *rape*; erzwungene Durchführung von Geschlechtsverkehr* od. sexuellen Handlungen, die mit Eindringen in den Körper verbunden sind; **Häufigkeit:** ca. 14 500 angezeigte Fälle pro Jahr (einschließlich sexueller Nötigung), hohe Dunkelziffer; **date rape:** Vergewaltigung durch eine dem Opfer bekannte Person; bei über 80 % sind Täter u. Opfer miteinander bekannt (z. B. Lebenspartner, Freunde, Kollegen, Verwandte, Bekannte inf. einer Verabredung); Lebenszeitprävalenz bei Frauen ca. 10–35 %; **Sympt.:** selten Genitalverletzungen; bei der Untersuchung der Geschädigten auf Begleitverletzungen achten (Bissverletzungen, Griffspuren, Hautverletzungen durch gewaltsames Entkleiden, Widerlagerverletzungen; s. Abb.); mögliche psychische Folgen: akute od. posttraumatische Belastungsstörung, depressive Symptomatik; **Diagn.:** in jedem Fall Durchführung einer Ganzkörperuntersuchung mit ausführlicher Verletzungsdokumentation; Spurensicherung (Abstriche) getrocknet lagerbar; ggf. Asservierung von Blut u. Harn bei V. a. Gabe sog. K. O.-Tropfen; keine Meldepflicht; **Ther.:** **1.** des Opfers: evtl. störungsspezifische psychotherap. Behandlung; störungsübergreifende therapeutische Elemente: Ressourcenaktivierung*, insbesondere Einbeziehung sozialer Netzwerke* u. empathisches Eingehen auf das Erlebte; **2.** des Täters: s. Sexualstraftat; **Recht:** Wegen Vergewaltigung (od. sexueller Nötigung) wird bestraft (§ 177 StGB), wer eine andere Person mit Gewalt, durch Drohung mit gegenwärtiger Gefahr für Leib od. Leben od. unter Ausnutzen einer Lage, in der das Opfer der Einwirkung des Täters schutzlos ausgeliefert ist, nötigt, sexuelle Handlungen des Täters od. eines Dritten an sich zu dulden od. an diesen vorzunehmen. § 177 erstreckt sich auch auf den ehelichen Verkehr.

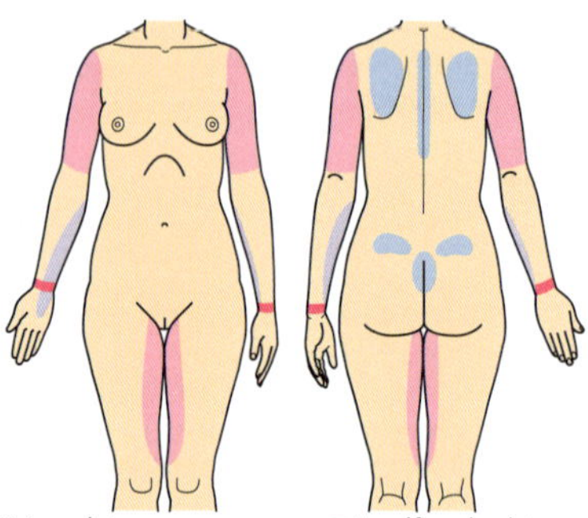

Vergewaltigung: typische Lokalisationen äußerlich sichtbarer physischer Verletzungen

Vergiftung *f*: (engl.) *poisoning*; s. Intoxikation.

Vergiftungs|wahn: (engl.) *delusion of being poisoned*; Form des Wahns* mit der Überzeugung, vergiftet zu werden; **Vork.:** z. B. bei Schizophrenie* od. Psychose*.

Verhältnis|skala (Skala*) *f*: (engl.) *ratio scale*; s. Skalenniveau.

Verhalten: **1.** (engl.) *behavior*; jede Handlung, die sich zwischen einem Organismus u. seiner biologischen, dinglichen u. sozialen Umwelt abspielt; i. e. S. die Gesamtheit der objektiv beobachtbaren motorisch-behavioralen Aktivitäten; zusammen mit dem Erleben* u. Denken* traditionell Gegenstand der Psychologie*; **2.** i. R. des Behaviorismus* bei der Gegenüberstellung von Verhalten u. Erleben als Gesamtheit der objektiv beobachtbaren Aktionen u. Reaktionen eines Organismus definiert, die motorische u. physiologische Aktivitäten umfasst, die im Allg. durch Reize* ausgelöst u. durch Erfahrungen* bzw. Umfeldbedingungen in komplexer Weise modifiziert werden; unter Verzicht auf mentale Vorgänge als einziger Gegenstand der wissenschaftlichen Psychologie deklariert; **3.** In der Verhaltenstherapie* sind neben den objektiv beobachtbaren Aktionen u. Reaktionen z. B. auch Gedanken u. Emotionen eingeschlossen; Dimensionen zur Verhaltensbeschreibung sind u. a. offen versus verdeckt, bewusst versus unbewusst, willkürlich versus unwillkürlich, koordiniert versus unkoordiniert; vorherrschend ist die Unterteilung des Drei*-Ebenen-Ansatzes, wonach die kognitiv-verbale, motorisch-behaviorale u. physiologisch-humorale Verhaltensebene unterschieden werden; Problem dieses weiten Verhaltensbegriffs: Abgrenzung gegenüber dem Erleben*. Vgl. Lernen; Konditionierung.

Verhalten, ab|weichendes: (engl.) *deviant behavior*; s. Devianz; Verhaltensstörung.

Verhalten, ag|gressives: (engl.) *aggressive behavior*; s. Aggression.

Verhalten, bizarres: (engl.) *bizarre behavior*; s. Bizarrheit.

Verhalten, dis|soziales: (engl.) *dissocial behavior*; Dissozialität*.

Verhalten, gehemmtes: (engl.) *inhibited behavior*; zurückgezogenes, vorsichtiges, vermeidendes u. schüchternes Verhalten in neuen, unvertrauten Situationen, z. B. Begegnung mit fremden Personen, Objekten od. Umgebungen; **Bedeutung:** wichtiger Risikofaktor für Angststörungen*.

Verhalten, heraus|forderndes: (engl.) *challenging behavior*; Verhaltensmuster mit nicht situationsgerechtem, sozial unangepasstem, auffälligem Verhalten; z. B. Schreien, ziellloses Herumlaufen, aggressive Gesten, Ablehnung, Verweigerung von Nahrung, Unruhe; Begriff betont als Ursache des Verhaltens eher die Interaktion mit Anderen od. die Situation (nicht den Erkrankten); **Vork.:** v. a. bei Demenz; häufig Folge fehlender alternativer Kommunikationsmöglichkeiten (z. B. bei Schmerzen) bei fortgeschrittener Demenz, von Missverstehen, fehlender Zuwendung od. Fehlwahrnehmung; starke Belastung für Pflegepersonal u. Angehörige, dadurch häufig Auslöser für Unterbringung in Pflegeeinrichtung od. unangemessene Reaktionen; Erfassung: Anamnese, Fremdanamnese u. Verhaltenbeobachtung; DD zwischen willentlichem Fehlverhalten u. durch kognitive Beeinträchtigung verursachtem Verhalten i. R. der Grunderkrankung häufig schwierig; Maßnahmen: validierende Grundhaltung, Erinnerungsarbeit, Berührung (basale Stimulation, Snoezelen, Bewegungsförderung), ggf. akute Krisenbewältigung; sekundär Pharmakotherapie.

Verhalten, nicht|suizidales selbst|verletzendes: (engl.) *self-harmed non-suicidal behavior*; s. Selbstverletzung.

Verhalten, op|positionelles: (engl.) *oppositional behavior*; vorwiegend bei Kindern u. Jugendlichen auftretendes Verhaltensmuster, das wichtige gesellschaftliche Normen* u. Regeln bzw. die grundlegenden Rechte Anderer verletzt; gekennzeichnet durch häufigen Streit mit Erwachsenen u. Autoritäten, Zuwiderhandlungen bei Anweisungen u. Regeln, absichtliche Verärgerung Anderer bei gleichzeitig empfindlicher, wütender u. nachtragender Reaktion auf Kritik; im ICD-10 als Symptom der Unterkategorie Störung des Sozialverhaltens mit oppositionellem, aufsässigem Verhalten geführt, im DSM-IV als Störung* mit oppositionellem Trotzverhalten eigenständig klassifiziert. Vgl. Sozialverhaltensstörung; Trotz.

Verhaltens|änderung: (engl.) *change in behavior*; Veränderung des Verhaltens*, z. B. durch Lernen*, Prägung*, Reifung* od. auch nach körperlicher Krankheit (z. B. Hirnläsion) od. psychischer Störung (z. B. chronische Schizophrenie); kann auch therapeutisch angeregt od. herbeigeführt werden: s. Verhaltensmodifikation (zentrale Grundannahme der Verhaltenstherapie*).

Verhaltens|aktivierungs|system *n*: s. Behavioral Activation System.

Verhaltens|ana|lyse (Analyse*) *f*: (engl.) *behavioral analysis*; diagnostisches Verfahren in der Verhaltenstherapie* zur Identifikation von Ursachen u. aufrechterhaltenden Faktoren* für ein bestimmtes Verhalten*. Neben der Problemstrukturierung, die zur Definition u. Beschreibung von Teilproblemen herangezogen wird, ist die Verhaltensanalyse Teil der funktionalen Problemanalyse*. **Formen:** 1. Mikroanalyse (Mikroebene, horizontale Verhaltensanalyse): beschreibt ein Verhalten in einer spezifischen Situation u. stellt dar, warum dieses Verhalten in einer bestimmten Situation auftritt; z. B. SORKC*-Schema; 2. Makroanalyse (Makroebene, vertikale Verhaltensanalyse): ordnet das Verhalten in übergeordnete Ziele u. Pläne ein u. beschreibt, wie ein bestimmtes Verhalten entstanden ist u. weiter aufrechterhalten wird (auch Bedingungsanalyse*); **Ziel:** Ansatzpunkte zur Verhaltensmodifikation* identifizieren u. definieren; **Hinweis:** Begriffsverwendung uneinheitlich: z. T. wird Bedingungsanalyse* synonym zu Verhaltensanalyse verwendet. Das klassisch-lineare Modell der Verhaltensanalyse erfolgt nach dem SORKC-Schema (nach Kanfer u. Saslow); es existieren mehrere Modelle u. Weiterentwicklungen der Verhaltensanalyse zur funktionalen Bedingungsanalyse (in welche Mikro- u. Makroebene eingehen) u. Plananalyse sowie zu dynamischen rekursiven Modellen, die Mikro- u. Makroebene aus unterschiedlichen Perspektiven berücksichtigen (z. B. Schema-Analyse).

Verhaltens|aufbau: (engl.) *shaping of behavior*; Bez. für operante Methoden* zum Aufbau neuer Verhaltensweisen, z. B. Shaping*, Chaining*, Prompting* u. Fading*; vgl. Konditionierung, operante.

Verhaltens|auffälligkeit: (engl.) *behavioral conspicuousness*; syn. Problemverhalten; Sammelbez. für vom kulturellen Kontext od. vom interpersonellen Bezugssystem abweichendes Verhalten, das von Anderen als gestört interpretiert wird, für den Betroffenen aber durchaus subjektiv sinnvoll sein kann; häufig Urs. von Behinderung der Entwicklungsmöglichkeiten des Betroffenen. Vgl. Verhaltensstörung.

Verhaltens|beobachtung: (engl.) *behavioral observation*; Bez. für zielgerichtete u. methodisch kontrollierte Wahrnehmung der beobachtbaren Aktionen u. Reaktionen einer Person zur klinischen Diagnostik; **Durchführung:** in der natürlichen Umgebung eines Individuums (Feldbeobachtung) od. in einer künstlich arrangierten Situation (Laborbeobachtung); i. R. einer psychotherapeutischen Intervention ist der Therapeut der Beobachter (Fremdbeobachtung*) od. der Patient selbst (Selbstbeobachtung*, meist als Teil des Selbstmanagements*). Beobachtet werden z. B. problemat. Verhaltensweisen (s. Verhaltensauffälligkeit) od. Kommunikationsmuster, häufig unter Anwendung technischer Hilfsmittel (z. B. Video, Tonband). Weitere Hilfsmittel: **1.** Strichlisten (Häufigkeit eines relevanten Verhaltens, z. B. Zigarettenkonsum); **2.** Stoppuhren (Dauer des Problemverhaltens, z. B. Fernsehkonsum); **3.** graphische Schemata (Darstellung des Problemverhaltens im zeitlichen Verlauf, z. B. Schmerzen u. Arzneimittelkonsum); **4.** Beobachtungsprotokolle* u. Verhaltenstagebücher (s. Tagebuchverfahren). Während es für wissenschaftliche Verhaltensbeobachtung von Nachteil sein kann, dass mit Verhaltensänderungen* zu rechnen ist, kann dies im Sinne des Selbstmanagements* gezielt therapeutisch eingesetzt werden. Vgl. Beobachtung.

Verhaltens|beobachtungs|skala (Skala*) *f*: (engl.) *behavioral observation scale*; jede strukturierte Skala als Grundlage zur Verhaltensbeobachtung*.

Verhaltens|bio|logie (Bio-*; -log*) *f*: (engl.) *ethology*; Ethologie*.

Verhaltens|dia|gnostik (gr. διαγνωστικς fähig zu unterscheiden) *f*: (engl.) *behavioral diagnosis*; diagnostisches Verfahren aus der Verhaltenstherapie*; umfasst Verhaltensanalyse* u./od. Bedingungsanalyse* (horizontal u. vertikal), basierend auf dem Verständnis, dass Symptome psychischer Störungen als Verhaltensexzesse od. -defizite konzipiert werden u. dass die Bedingungen bestimmt werden können, die zur Entwicklung od. Auslösung des Symptoms beitragen (s. Faktoren, prädisponierende; Faktoren, auslösende). Vgl. SORKC-Schema.

Verhaltens|ebene: (engl.) *bahavioral plane*; Dimension des äußerlich beobachtbaren Verhaltens; **1.** i. R. von Verhalten* die Gesamtheit der objektiv beobachtbaren motorischen Aktivitäten eines Individuums; **2.** im Drei*-Ebenen-Ansatz Bez. für die motorisch-behaviorale Ebene von Verhalten (neben kognitiv-verbaler u. physiologisch-humoraler Ebene); **3.** neben Emotion* u. Kognition* eine dritte Dimension menschlichen Agierens u. Reagierens, die motorische, verbale od. soziale Handlungen umfassen kann. In allen Modellvorstellungen wird von bedeutsamen Interaktionen* zwischen den Ebenen menschlicher Aktivität ausgegangen.

Verhalten, selbst|zerstörerisches: **1.** (engl.) *self-destructive behavior*; auf die Destruktion bzw. Vernichtung der eigenen Person ausgerichtetes Verhalten als Ausdruck von Autoaggression*; Ursache: z. B. Depression*, Suizidalität*, Entwertung, Selbsthass, Depravation*, Wahn*; vgl. Risikoverhalten; Selbstschädigung; **2.** selbstverletzendes Verhalten; s. Selbstverletzung.

Verhaltens|experiment (Experiment*) *n*: (engl.) *behavioral experiment*; therapeutische Aufgabe, z. B. im Rahmen der kognitiven Therapie*; leitet den Patient dazu an, Belege für seine negativen Erwartungen u. Selbstbewertungen, Befürchtungen, Ängste u. a. zu suchen; **Ziel:** Überprüfen der Fehlinterpretationen des Patienten u. der in der Therapie erarbeiteten Erklärungsalternativen im Hinblick auf ihren Wahrheitsgehalt; indem der Patient wiederholt die Erfahrung macht, dass seine Erwartungen nicht mit tatsächl. Ereignissen übereinstimmen, können allmählich neue Wahrnehmungs- u. Interpretationsmuster aufgebaut werden. **Anw.:** v. a. bei Angststörungen* u. Depression*.

Verhaltens|formung: s. Shaping.

Verhaltens|forschung, vergleichende: (engl.) *comparative behavioral research*; s. Ethologie.

Verhaltens|genetik (-gen*) *f*: (engl.) *behavioral genetic*; Untersuchung individueller Unterschiede im Verhalten* im Hinblick auf mögliche Unterschiede in der genetischen Ausstattung u. den Einfluss der Genetik auf das Verhalten (z. B. Ängstlichkeit, Zwangsstörungen*, Begabungen); vgl. Anlage-Umwelt-Interaktion.

V

Verhaltens|gewohnheit: (engl.) *behavioral habit*; s. Habit.

Verhaltens|gleichung: (engl.) *behavioral equation*; auch Verhaltensformel; Modell, das den Zusammenhang zwischen einem Verhalten* u. dessen Ursachen bzw. Bedingungen beschreibt; s. SORKC-Schema.

Verhaltens|hemm|system *n*: s. Behavioral Inhibition System.

Verhaltens|in|stabilität (In-*; Stabilität*) *f*: (engl.) *behavioral insteadiness*; Bez. für Änderungen des Verhaltens über die Zeit od. in Abhängigkeit von der Situation; relative Stabilität* lässt sich durch strukturierte Verhaltensbeobachtung* objektiver erfassen als durch spontanen Selbstbericht. **Urs.:** z. B. spontane od. therapeutisch erarbeitete Verhaltensänderungen*.

Verhaltens|management *n*: (engl.) *behavioral management*; s. Selbstmanagement.

Verhaltens|medizin (lat. ars medicina ärztliche Kunst) *f*: (engl.) *behavioral medicine*; interdisziplinäres Forschungsgebiet, das Verhaltenspsychologie* u. Medizin zur Erklärung u. Therapie von Krankheiten u. Krankheitsverhalten* verbindet.

Verhaltens|modelle *n pl*: (engl.) *behavioral models*; Prägnanztypen von zu erwartenden bzw. wahrscheinlichen Verhaltensmustern* (z. B. bei Agoraphobie, Alkoholabhängigkeit); Verwendung i. R. von z. B. Modelllernen*, Verhaltenstherapie*.

Verhaltens|modifikation *f*: (engl.) *behavioral modification*; systematische Anwendung lernpsychologischer u. anderer psychologischer Ansätze mit dem Ziel einer Verhaltensänderung* (v. a. Förderung erwünschter u. Reduktion problematischer Verhaltensweisen); theoriegeleitete u. lösungsorientierte Verhaltensmodifikation erfolgt in mehreren Therapiephasen*. **Anw.:** in der Verhaltenstherapie*; auch in nichtpathologischen Bereichen wie z. B. der pädagogischen Psychologie sowie unter medizinpsychologischen Aspekten in Rehabilitation u. Prävention; **Geschichte:** Aus historischer Perspektive bezieht sich der Begriff v. a. auf behavioristische Ansätze, die sich entsprechend dem Vorgehen der allgemeinen Lernpsychologie auf beobachtbares Verhalten konzentrierten. In den letzten Jahrzehnten werden in der Verhaltenstherapie kognitive u. emotionale Prozesse stärker einbezogen.

Verhaltens|muster: (engl.) *behavioral patterns*; Bez. für miteinander verknüpfte Reaktionen od. Verhaltenweisen (vererbtes od. erlerntes Verhalten*), die in einer bestimmten vorhersehbaren Regelhaftigkeit u. Reihenfolge auftreten. Vgl. Behavior Setting; Bewegungstherapie, konzentrative; Reflexivität; Rückzug; Vermeidungsverhalten.

Verhaltens|norm (Norm*) *f*: (engl.) *behavioral standard*; in einer Gemeinschaft bzw. Bezugsgruppe übliche, sozial erwünschte Verhaltensweisen. Vgl. Erwünschtheit, soziale; Ausgrenzung, soziale; Verstärkung, soziale; Netzwerk, soziales.

Verhaltens|plastizität (Plast-*) *f*: (engl.) *behavioral plasticity*; Beeinflussbarkeit von Verhaltensweisen (s. Verhalten) u. Gewohnheiten durch Lernen* u. Übung*; in der Verhaltenstherapie* genutztes Potential zur Veränderung einer Verhaltensstörung* bzw. unerwünschten Verhaltens (s. Devianz).

Verhaltens|probe: (engl.) *behavioral sample*; klinische Diagnostik anhand konkreter Episoden aus dem beobachtbaren Verhalten des Patienten; im therapeutischen Prozess auch zur direkten Überprüfung irrationaler Kognitionen des Patienten od. zur Erprobung alternativer Verhaltensweisen, z. B. im Rahmen des Trainings* sozialer Kompetenz; zu erfassende Verhaltensweisen können direkt beobachtet (s. Verhaltensbeobachtung), vom Patienten genau geschildert od. in Rollenspielen* nachempfunden werden. Vgl. Gedankenexperiment.

Verhaltens|psycho|logie (Psych-*; -log*) *f*: (engl.) *behavioral psychology*; wenig gebräuchliche Bez. für die Teilgebiete der Psychologie*, die sich mit dem menschlichen Verhalten* befassen bzw. die Rolle des Verhaltens gegenüber dem Erleben betonen; vgl. Behaviorismus; Lernpsychologie.

Verhaltens|registrierung: (engl.) *behavioral registration*; Bez. für die systematische Aufzeichnung des Verhaltens* der eigenen Person, anderer Menschen od. Tiere, z. B. im Rahmen von Verhaltensbeobachtung*.

Verhaltens|regulation (lat. regula Richtschnur, Norm) *f*: (engl.) *behavioral regulation*; Konzept der Motivationspsychologie*, das die Regulation des Verhaltens* durch externale, internale, identifizierte u. integrierte Faktoren der Verhaltenskontrolle beschreibt, die miteinander in einem Gleichgewicht stehen; die Autonomie des Verhaltens ist bei externaler Verhaltensregulation gering, bei internaler hoch.

Verhaltens|regulations|störung (lat. regula Richtschnur, Norm): (engl.) *behavioral regulation disorder*; s. Regulationsstörung im frühen Kindesalter.

Verhaltens|störung: (engl.) *behavioral disorder*; Bez. für eine auffällige, von Normen, Erwartungen u. Maßstäben abweichende Handlungsweise, die in ihrem Entstehungszusammenhang meist als psychische Reaktion auf schwierige Situationen u. Konflikte od. als Notsignal interpretiert werden kann; **Vork.:** z. B. als Verstoß gegen Lern- u. Leistungsanforderungen (s. Schulversagen) od. gegen Regeln im Umgang mit anderen Personen (s. Sozialverhaltensstörung) u. gesetzlichen Vorschriften (s. Delinquenz); **Urs.:** i. d. R. multifaktoriell, z. B. infolge von psychosozialen Milieuschäden, Intelligenzminderung, psychosomatischer Erkrankung mit u. ohne hirnorganische od. körperliche Benachteiligungen.

Verhaltens|störung, ex|pansive: (engl.) *disruptive behavioral disorder*; Abk. EV; syn. expansive Störung, externalisierende Verhaltensstörung; Sammelbez. für eine Gruppe externalisierender (nach außen gerichteter), störender Verhaltensauffälligkeiten* im Kindes- u. Jugendalter; **Einteilung:** **1.** ADHS*; **2.** Störung* mit oppositionellem Trotzverhalten; **3.** Sozialverhaltensstörung*. Expansive Verhaltensstörungen sind die häufigste Ursache für die Überweisung von Kindern in psychologische Diagnostik u. Behandlung; Kinder u. Jugendliche mit einer EV entwickeln häufig schulische u. soziale Probleme im Verlauf ihrer Entwicklung; **Ätiol.:** Kombination aus konstitutionellen u. sozialen Faktoren; Entwicklungsmodelle gehen besonders von 2 Entwicklungspfaden für expansive Verhaltensstörungen aus: **1.** früh beginnend u. über den Lebenslauf stabil; **2.** spät beginnend u. auf das Jugendalter begrenzt. Als biopsychosoziale Risikobedingungen wurden biologische Faktoren (z. B. Frühgeburt), frühe Verhaltensfaktoren (z. B. Impulsivität), familiäre Faktoren (z. B. psychische Störungen der Eltern), kognitive Faktoren (z. B. niedriger Verbal-Intelligenzquotient) sowie soziale Faktoren (z. B. Ablehnung durch Gleichaltrige) identifiziert; **Ther.:** kognitive Verhaltenstherapie*, pädagogische, sozialtherapeutische u. familienbezogene Intervention; **Progn.:** bei komorbidem, frühem Auftreten von Aufmerksamkeitsdefiziten u. Hyperaktivität, bei einer Störung des Sozialverhaltens mit Beginn in der Kindheit od. bei früh auftretendem dissozialen Verhalten besteht ein hohes Risiko für die Entwicklung von Störungen durch schädlichen Substanzgebrauch* od. einer dissozialen Persönlichkeitsstörung*.

Verhaltens|störung, ex|ternalisierende: (engl.) *externalising behavioral disorder*; expansive Verhaltensstörung*.

Verhaltens|strategien des Klein|kindes *fpl*: (engl.) *behavioral strategies of infant*; Bez. für interindividuelle Unterschiede im Verhalten des Kleinkindes gegenüber der Bezugsperson nach kurzer Trennung in Form von organisierten Bindungstypen als normale Entwicklungsvarianten eines Kleinkindes; s. Bindungstheorie.

Verhaltens|sucht: (engl.) *behavioral addiction*; Sammelbez. für exzessive Verhaltensweisen, die Merkmale der psychischen Abhängigkeit* aufweisen u. nicht mehr unter der willentlichen Kontrolle der Betroffenen stehen; **Formen:** **1.** klassisch: pathologisches Spielen*, z. T. auch Zuordnung von Adipositas u. spezifischen Essstörungen, z. B. Bulimia nervosa; **2.** neuere Formen: z. B. Arbeitssucht*, Oniomanie*, Internetsucht*, sexuelle Sucht*; bisher (z. B. in ICD-10, DSM-IV) nicht als Krankheit anerkannt; entsprechende Phänomene können als Impulskontrollstörung* klassifiziert werden.

Verhaltens|test *m*: (engl.) *behavioral test*; in der Psychotherapie* Bez. für ein diagnostisches u./od. therapeutisches Verfahren, bei dem der Patient in geschütztem Rahmen gezielt in eine potentiell symptomprovozierende Situation gebracht wird; **Anw.:** **1.** diagnostisch, indem der Therapeut mit der Situation assoziierte Prozesse beobachtet u. erfragt; **2.** therapeutisch, z. B. indem der Therapeut den Patienten dazu anleitet, auf verhaltenstestsituationbezogene Interpretationen od. Reaktionen zu überprüfen u. zu ändern; s. Verhaltensexperiment.

Verhaltens|therapie (gr. θεραπεία Behandlung, Heilung, Dienst, Pflege) *f*: (engl.) *behavioral therapy, behavioral modification*; Abk. VT; auf empirischer Psychologie basierende Grundorientierung der Psychotherapie*; z. T. synonym mit Verhaltensmodifikation* u. kognitiver Verhaltenstherapie* verwendet; **Prinzip:** Aufgrund von empirisch überprüftem Störungswissen* u. Veränderungswissen* wird eine systematische Besserung der zu behandelnden Problematik angestrebt. Die Therapieziele werden aus einer Störungsdiagnostik* u. individuellen Problemanalyse abgeleitet u. auf den verschiedenen Ebenen des Verhaltens u. Erlebens konkret operationalisiert. Die Maßnahmen setzen an prädisponierenden, auslösenden u./od. aufrechterhaltenden Faktoren an. VT ist stark handlungs- u. erlebnisorientiert, interveniert daher häufig auch außerhalb von Praxis od. Klinik (s. Setting). Der Therapeut bemüht sich um Transparenz* gegenüber dem Patienten u. ein Selbstverständnis als Hilfe zur Selbsthilfe; daher werden Therapieziele* i. d. R. von Patient u. Therapeut gemeinsam definiert; daneben Problemorientierung*, Zielorientierung*, zeitliche Limitierung. VT schließt in jüngerer Zeit vermehrt kognitive Ansätze (innere Motivationen, Einstellungen u. Emotionen) mit ein u. wird daher meist als kognitive Verhaltenstherapie* bezeichnet. Verhaltenstherapie richtet sich an alle Altersgruppen (s. Kinder*- und Jugendpsychotherapie). **Verfahren:** **1. Basisfertigkeiten:** Methoden der Gestaltung der therapeutischen Beziehung*, Gesprächsführung* u. des Motivationsaufbaus sowie der Verhaltensdiagnostik* (u. a. Exploration*, funktionale Problemanalyse*, Verhaltensanalyse*, Zieldefinition*); **2. störungsübergreifende** Verfahren: Konfrontationstherapie* (z. B. Flooding*, Habituationstraining*, Reaktionsverhinderung*, systematische Desensibilisierung*), Selbstmanagement*, Habit* Reversal Training, Biofeedback*, Rollenspiel*, Training* sozialer Kompetenz, operante Methoden (z. B. positive Verstärkung, Extinktion, Response Cost, Time*-out, Token* Economy), kognitive Intervention* (z. B. Selbstinstruktionstraining*, Problemlösungstraining*, Modifikation dysfunktionaler Kognitionen*, Reattribution*, Analyse fehlerhafter Logik, Entkatastrophisierung*), Entspannungsmethoden* (z. B. progressive Muskelrelaxation*), Kommunikationstraining* u. Konditionierung*; **3. störungsspezifische** Verfahren: inzwischen für nahezu alle Indikationsbereiche entwickelt u. überprüft, v. a. Angststörungen*, Depressionen*, Borderline*-Persönlichkeitsstörung, Schizophrenie-Rückfallprophylaxe, Essstörungen*, sexuelle Funktionsstörungen*, Partnerschaftsprobleme* sowie Ausscheidungsstörungen*, Hyperaktivität* u. Aggressivität bei Kindern. **Anw.:** als einzige Psychotherapieform bei allen vom Wissenschaftlichen* Beirat Psychotherapie definierten Indikationsbereichen der Psychotherapie im Erwachsenenalter angebracht, zusätzlich bei psychischen Störungen u. Verhaltensauffälligkeiten* im Kindes- u. Jugendalter, in der Ehe- u. Familientherapie* sowie Verhaltensmedizin*; **Wirksamkeit:** Die Wirksamkeit verhaltenstherap. Verfahren ist empirisch sehr gut belegt u. eine stabile Symptomreduktion od. Heilung bei einer Vielzahl von Störungen über lange Katamnesezeiträume (bis zu 5–20 Jahren) nachgewiesen. Im Vergleich mit pharmakologischer Behandlung z. B. affektiver Störungen u. Angststörungen akut vergleichbar effektiv, aber durch längerfristig stabile Effekte nach Therapieende gekennzeichnet. Im direkten Vergleich mit alternativen therapeutischen Verfahren in Effizienz u. Effektivität überlegen. **Geschichte:** Die VT entwickelte sich in der Folge der intensivierten Erforschung grundlegender Lernprinzipien, v. a. der operanten Konditionierung*; u. a. M. Cover-Jones knüpfte in den 20er Jahren des 20. Jahrhunderts mit der Behandlung kindlicher Ängste direkt an die Konditionierungsexperimente von J. B. Watson zur Entstehung von Ängsten an. Als Routinebehandlung psychischer Störungen setzte sich die VT in den 50er bis 70er Jahren des 20. Jahrhunderts durch die Arbeiten von J. Wolpe, A. Lazarus, H. J. Eysenck, S. Rachman, I. Marks u. a. durch; seit der kognitiven Wende* um kognitive Interventionen ergänzt, v. a. die von A. T. Beck (s. Therapie, kognitive nach Beck) u. die rational-emotive Therapie* von Ellis. Wichtige Vorläufer für kognitive Ansätze innerhalb der Verhaltenstherapie waren die Veränderung des inneren Monologs* durch Selbstinstruktionstraining* u. Stressimpfungstraining* nach Meichenbaum u. das Problemlösungstraining*; mittlerweile auch für viele andere psychischen Störungen erprobt u. störungsspezifisch modifiziert erfolgreich im Einsatz. Der Fokus der therapeutischen Intervention erstreckt sich von der Verhaltensebene* über die Wahrnehmungsmuster, bis hin zu Denkmustern u. Überzeugungen* des Patienten. Die ursprünglich direkte Anknüpfung an die Prinzipien der Lernforschung brachte der VT wissenschaftliche Stringenz, bewirkte am Anfang aber auch Kritik, da dies als Hinweis auf ein reduziertes Menschenbild interpretiert wurde. Von seiten der älteren Psychoanalyse* wurde der VT eine eingeengte Fokussierung auf die Symptomatik vorgehalten, die der psychoanalyt. Theorie gemäß zu einer Symptomverschiebung* führen müsse; die empirische Psychotherapieforschung* hat diese Annahme widerlegt. Gedanken, Emotionen, Verhalten u. Vorstellungen (Imaginationen*) beeinflussen sich gegenseitig; zudem ist eine Verhaltenstherapie ohne Berücksichtigung von Kognitionen nicht denkbar u. in kognitiven Therapien* werden regelmäßig Elemente der Verhaltenstherapie genutzt. Demnach sind die Begriffe Verhaltenstherapie bzw. kognitive Therapie* Abstraktionen, welche die therapeutische Realität kaum angemessen wiedergeben. Daher werden auch die Begriffe kognitive Verhaltenstherapie bzw. kognitiv-behaviorale Psychotherapie verwendet, um die große Relevanz von Kognitionen sowohl bei der Konzeptualisierung von psychischen Störungen als auch bei psychotherapeutischen Interventionen zu betonen. **Hinweis:** neben Psychoanalyse* u. tiefenpsychologisch fundierter Psychotherapie* in der Psychotherapie*-Richtlinie aufgeführtes Verfahren (sog. Richtlinienverfahren).

Verhaltens|therapie, apparative *f*: **1.** (engl.) *technical behavioral therapy*; Abk. AVT; Sammelbez. für

Verhaltenstherapie* mit apparativen Hilfsmitteln wie z. B. Biofeedback* od. Konfrontation in virtueller Realität; **2.** (engl.) *alarm treatment*; Bez. für operante Methode* zur Ther. der Enuresis* nocturna mit aversiven (Aufstehen, Bettmachen als negative Reize bei Auftreten des Symptoms) u. positiv verstärkenden (Lob, Erfolg) Elementen unter Einbeziehung eines Klingelgeräts; **Prinzip:** Im Klingelgerät (tragbar: sog. Klingelhose; Bettgerät: sog. Klingelmatte) befindl. Leitmaterial (Metallfühler, Stoff mit eingearbeitetem Draht, metallisierte Plastikmatte) löst bei Nässe ein akust. Wecksignal an anderer Stelle (Klingel am Körper od. neben dem Bett) aus. Dauer der Therapie max. 16 Wochen (Erfolg meist nach 8–10 Wochen); bei Ausbleiben des Erfolgs od. ungenügender Motivation des Kindes zusätzl. Aufwecktherapie mit positiver Verstärkung*; **Voraussetzung:** Vorhandensein von Motivation bei Kind u. Eltern; **Kontraind.:** fehlende Motivation; psychische Belastung der Eltern; **Ergebnis:** wirksamste Methode zur Behandlung der Enuresis nocturna; bei korrekter Durchführung (Einsatz jede Nacht; Kind komplett wach; Toilettengang) werden initial 70 % der Kinder trocken; Langzeiterfolge um 50 %. Vgl. Dry-bed-Training.

Verhaltens|therapie, kognitive *f*: (engl.) *cognitive-behavioral therapy (Abk. CBT)*; Abk. KVT; nach Integration der zunächst unabhängig voneinander entwickelten kognitiven Therapie* u. der Verhaltenstherapie* seit den 70er Jahren des 20. Jahrhunderts bestehende Bez., die explizit die große Relevanz von Kognitionen* sowohl bei der Konzeptualisierung psychischer Störungen als auch bei psychotherap. Interventionen betonen soll (sog. kognitive Wende*); Gedanken, Gefühle, Verhalten u. Vorstellungen (Imaginationen*) beeinflussen sich gegenseitig; zudem wirken verhaltenstherap. Interventionen* auch ohne explizite Berücksichtigung von Kognitionen immer auch auf Informationsverarbeitungsprozesse, umgekehrt werden in kognitiven Therapien regelmäßig verhaltenstherap. Elemente eingesetzt. Obwohl inhaltlich angemessener, hat sich der Begriff gegenüber der traditionellen Bezeichnung Verhaltenstherapie nicht durchgesetzt; wird z. T. synonym mit kognitiver Therapie verwendet.

Verhaltens|therapie, multi|modale *f*: (engl.) *multimodal behavioral therapy, multimodal therapy*; Bez. für die Erweiterung der klassischen Verhaltenstherapie* auf alle für relevant erachteten Lebensbereiche (A. Lazarus, 1976); Lazarus definierte 7 sich wechselseitig bedingende Modalitäten: behavior, affect, sensation, imagery, cognition, interpersonal relations, drugs/biology (Abk. BASIC ID). Im praktischen Vorgehen sollen die Interventionen jeweils in den Modalitäten erfolgen, die Problemen der behandelten Person entsprechen. **Hinweis:** Heute wird multimodale Therapie nicht mehr als eigenständige Therapieform gesehen, sondern ist in der modernen Verhaltenstherapie aufgegangen. Vgl. Verhaltenstherapie, kognitive.

Verhaltens|therapie, rational-emotive *f*: (engl.) *rational emotive behavioral therapy*; s. Therapie, rational-emotive.

Verhaltens|training *n*: (engl.) *behavioral training*; lerntheoretisch begründete Maßnahme zur Verhaltensänderung; z. B. Entspannungstherapie*, euthyme Therapie*, Gesundheitstraining*, Stressbewältigungstraining*.

Verhaltens|varianz (Varianz*) *f*: (engl.) *behavioral variance*; Varianz* von Verhalten*, in Form inter- u. intraindividualer Verhaltensvarianz insbes. Gegenstand der Persönlichkeitspsychologie*.

Verhaltens|weisen, para|suizidale: (engl.) *para-suicidal behavior*; Ausdruck der unterschiedlichen Motive suizidalen Verhaltens; **Formen:** nach Feuerlein 1971: **1. parasuizidale Pause** mit Wunsch nach einer Zäsur: nach Arzneimittel- u./od. Alkoholintoxikation (s. Suizidmethoden) berichten Betroffene häufg, dass sie für immer schlafen od. einfach abschalten u. ihre Ruhe haben wollten, ohne dass der Wunsch zu sterben von dem Betreffenden für sich selbst formuliert worden ist. **2. parasuizidale Geste** mit Appell an den Mitmenschen: häufig typ. Arrangement des Suizidversuchs* entweder direkt vor den Augen der Person, an die sich der Appell richtet (z. B. mit Tabletten), od. so, dass diese Person den Suizidenten mit großer Wahrscheinlichkeit finden wird; Vork. z. B. bei drohender Trennung vom Partner in dessen Wohnung u. zu einem Zeitpunkt, zu dem sich der Suizident relativ sicher sein kann, noch rechtzeitig entdeckt zu werden; **3. parasuizidale Handlung** mit ausgesprochener Autoaggression: missglückter Suizid*; **a)** Der Betroffene hat eine eindeutige Intention zu sterben. **b)** Das Arrangement lässt ein rechtzeitiges Auffinden mit großer Sicherheit nicht zu. **c)** Anwenden einer Suizidmethode, die einen tödl. Ausgang wahrscheinlich werden lässt. **Hinweis:** hohe Wiederholungsrate bei allen Formen parasuizidaler Verhaltensmuster.

Verhandlungs|fähigkeit: (engl.) *fitness to undergo trial*; die Fähigkeit, an einer gerichtlichen (mündlichen) Hauptverhandlung teilzunehmen; im Strafprozess ist entscheidend, ob die erforderlichen geistigen u. körperlichen Fähigkeiten für das Verständnis der prozessualen Vorgänge vorliegen; schwere Erkrankungen, ausgeprägte Psychosyndrome od. durch die Hauptverhandlung verursachte erhebliche Gesundheitsrisiken können die Verhandlungsfähigkeit beschränken bzw. aufheben. Endgültige **Verhandlungsunfähigkeit** ist ein Verfahrenshindernis u. hat die Einstellung des Verfahrens zur Folge; bei vorsätzlich herbeigeführter Verhandlungsunfähigkeit kann die Verhandlung u. U. auch ohne den Angeklagten stattfinden (§ 231a StPO). Vgl. Vernehmungsfähigkeit.

Verifikation (lat. verificare beglaubigen) *f*: (engl.) *verification*; Bestätigung; (statist.) wissenschaftsmethodisches Vorgehen zur Überprüfung einer Hypothese* od. einer Gegebenheit der Realität mit logischem u. empirischem Beleg- u. Beweischarakter; wenn Übereinstimmung nachgewiesen werden kann, liegt eine verifizierte Hypothese vor. Mit einer einzigen Verifikation kann nicht auf alle vergleichbaren Situationen geschlossen werden. Verifikation kann nicht mit statistischen Methoden erreicht werden, da statistische Tests* immer mit Irrtumswahrscheinlichkeiten* verknüpft sind. Vgl. Falsifikation.

Verkehrs|medizin (lat. ars medicina ärztliche Kunst) *f*: (engl.) *traffic medicine*; Teilgebiet der Medizin, das sich mit Krankheiten u. Körperschäden (z. B. Hypertonie, Sehstörungen), mit durch Arzneimittel, Alkohol o. a. Drogen verursachten Veränderungen des Bewusstseins u. a. körperlichen Funktionen, welche die Verkehrstüchtigkeit (Fähigkeit, am öffentlichen Straßenverkehr als Kraftfahrer, Radfahrer od. Fußgänger teilzunehmen; s. Kraftfahrereignung; Fahrtüchtigkeit) beeinträchtigen od. aufheben können sowie mit Unfallrekonstruktion u. -ursachenerforschung beschäftigt; vgl. Schuldfähigkeit.

Verkehrs|psycho|logie (Psych-*; -log*) *f*: (engl.) *traffic psychology, transportation psychology*; Teilgebiet der angewandten Psychologie*, das sich mit psychologischen Aspekten u. Problemen befasst, die sich aus dem motorisierten Straßen-, Eisenbahn- u. Luftverkehr ergeben; z. B. Eignung eines Menschen zum Führen von Kraftfahrzeugen (s. Kraftfahrereignung) einschließlich Beratung, Rehabilitation u. Nachschulung auffälliger Kraftfahrer, Unfallforschung u. Verbesserung der Verkehrssicherheit, Verhaltensbeeinflussung der Verkehrsteilnehmer durch Ausbildung u. Aufklärung sowie Forschung u. Beratung zu Fragen der Mobilität, Verkehrsplanung u. Fahrzeuggestaltung.

Verkennung, il|lusionäre: (engl.) *illusion*; Illusion*.

Verkettung: s. Chaining.

Verkleinerungs|wahn: (engl.) *micromania*; syn. Kleinheitswahn, Mikromanie; Form des Wahns* mit der Überzeugung von der eigenen Wertlosigkeit od. Nichtigkeit; häufig einhergehend mit Schuldwahn* od. Vorkommen i. R. von Cotard*-Syndrom.

Verknüpfungs|regeln, dia|gnostische: (engl.) *diagnostic combination rules*; Regeln, die beschreiben, wie verschiedene diagnostische Kriterien* (Einschlusskriterien* u. Ausschlusskriterien*) verbunden sein müssen, um zu einer spezifischen operationalisierten Diagnose zu führen; z. B. Major* Depression nach DSM*-IV.

V

Verlangen: (engl.) *desire*; s. Craving.

Verlangsamung: (engl.) *deceleration*; Verringerung der Geschwindigkeit von Denkprozessen u. Verhaltensweisen sowie eine verzögerte Reaktionsfähigkeit aufgrund von Erkrankungen mit Störungen der Hirnfunktion, Depression od. als unerwünschte Arzneimittelwirkung (z. B. bei Neuroleptika, Antihistaminika u. Analgetika); vgl. Hirnfunktionsstörung; Hirnleistungsstörung.

Verlassenheits|angst: (engl.) *abandonment anxiety*; oft latent vorhandene Angst*, von geliebten od. nahestehenden Personen verlassen u. sich selbst überlassen zu werden; in pathologischem Ausmaß häufig bei Borderline*-Persönlichkeitsstörung; kann auch Bestandteil der Trennungsangststörung* sein.

Verlaufs|aussage: (engl.) *progression of course*; Aussage über Veränderungen innerhalb des Verlaufs einer Störung od. Krankheit; **Formen: 1. direkte** Verlaufsaussage: Erfassung direkter Veränderungswerte (z. B. Kopfschmerz hat abgenommen); **2. indirekte** Verlaufsaussage: Erfassung von Differenzwerten durch Statuserhebung (Erhebung eines aktuellen Bildes, z. B. Beschwerdeausprägung zu mind. 2 Zeitpunkten u. Differenz zwischen den beiden Beschwerdenausprägungen); bei mehr als 2 Zeitpunkten wird u. a. die Methode ANOVA* eingesetzt. Die direkte u. die indirekte Verlaufsaussage führen zu ähnlichen, aber nicht identischen Ergebnissen (d. h. mittlere Korrelationen zwischen den beiden Varianten). Vgl. Veränderungsdiagnostik.

Verlaufs|beschreibung: (engl.) *description of progression*; Verlaufsdokumentation*.

Verlaufs|dia|gnostik (gr. διαγνωστικός fähig zu unterscheiden) *f*: (engl.) *progression diagnosis*; Prozessdiagnostik; direkte Veränderungsdiagnostik* zur Erfassung des Wandels psychischer (psychologischer) Merkmale einer Person über die Zeit hinweg (z. B. im Rahmen einer Psychotherapie*); **Hinweis:** auch synonym mit Veränderungsdiagnostik verwendet. Vgl. Diagnostik, psychologische; Prozessdiagnostik.

Verlaufs|dokumentation *f*: (engl.) *documentation of progression*; syn. Verlaufsbeschreibung; Charakterisierung eines Krankheitsbildes im Verlauf (s. Krankheitsverlauf), basierend auf klin. Beobachtungen (s. Verhaltensbeobachtung) od. den Ergebnissen psychometrischer Testverfahren (z. B. Ratingskalen*).

Verlernen: (engl.) *extinction*; s. Extinktion.

Verletzungs|phobie (Phobie*) *f*: (engl.) *injury phobia*; s. Blutphobie.

Verleugnung: (engl.) *denial*; (psychoanalyt.) Abwehrmechanismus* (meist auf mittlerem od. niederem Strukturniveau*), der dadurch gekennzeichnet ist, dass der Betroffene best. Aspekte der Wirklichkeit zwar wahrnimmt, aber nicht wahrhaben will u. daher als unwahr hinstellt; z. B. als erste Reaktion auf die Mitteilung einer Diagnose. Vgl. Verdrängung.

Verlust|erlebnis: (engl.) *experience of loss, bereavement*; Bez. für das als schmerzhaft empfundene Erleben unfreiwilliger Einbuße einer Person, eines persönlich wichtigen Objekts od. einer Rolle; **Urs.:** z. B. Krankheit, Trennung, Tod, Migration, Arbeitslosigkeit od. Alter; **Folgen:** ggf. Trauer*, Stressreaktion*, depressive Stimmung, Angst, Wut, Nicht-Wahrhaben-Wollen, Sinnlosigkeits- u. Benommenheitgefühl, Unfähigkeit, Anderen zu vertrauen. Im Trauerfall durch Tod einer nahe stehenden Person resultieren aus dem Partnerverlust als kritischem Lebensereignis* psychische Belastungen, die ohne angemessene Bewältigung der Verlusterfahrung (s. Coping) die Anfälligkeit für psychische Störungen, insbes. für Formen von posttraumatischen Belastungsstörungen*, erhöhen (Faktor für Vulnerabilität*, prädisponierender Faktor*). Bei Kindern entstehen häufig Verarbeitungsdefizite, weil die mit dem Verlust verbundene Gesamtsituation (z. B. Scheidung der Eltern, dauernde Konflikte, Fehlen zuverlässiger Bezugsperson) die Verarbeitung nicht ermöglicht u. zusätzlich als belastend erlebt wird. Bei weiteren Verlusterfahrungen im späteren Leben besteht erhöhte Verletzbarkeit u. Anfälligkeit für psychische Probleme. Vgl. Lebensereignis, unbewältigtes.

Vermeidungs|lernen: (engl.) *avoidance learning*; Erwerb von Vermeidungsverhalten* durch Lernen*; v. a. im Zusammenhang mit assoziativen Lernprozessen untersucht u. von großer Bedeutung für klinische Phänome wie Phobie*, wesentlicher Mechanismus ist die negative Verstärkung* (Angstreduktion durch Vermeidung), zusätzlich spielen biologische Randbedingungen wie Spezies-spezifische Abwehrreaktionen (engl. species-specific defense reactions, Abk. SSDR) eine moderierende Rolle: Vermeidungsreaktionen werden schneller erlernt, wenn sie mit den SSDR des Probanden ähnlich od. identisch sind. Vgl. Zwei-Faktoren-Theorie.

Vermeidungs|verhalten: (engl.) *avoiding behavior*; vermeidendes Verhaltensmuster*, das sich auf Situationen, Auslösereize u. Handlungen richtet, die als bedrohlich bewertet werden; erfolgt bereits auf die bedrohliche Situation ankündigende innere (Gefühle, Gedanken, Körperreaktionen, Vorstellungsbilder) od. äußere (best. Situationen) Hinweisreize hin (im Gegensatz zu Flucht*, das eine Reaktion auf eine unmittelbare Bedrohung darstellt). **Urs.:** Nach der Zwei*-Faktoren-Theorie der Angst ist der Hinweisreiz an die ursprüngliche Gefahrensituation gekoppelt (1. Faktor: klassische Konditionierung) u. das Vermeidungsverhalten wird durch Verminderung von Angst* verstärkt (2. Faktor: Vermeidungslernen* als negative Verstärkung* i. R. operanter Konditionierung*). **Klin. Bedeutung:** Vermeidungsverhalten verhindert, dass der Erwartung von Bedrohung zuwiderlaufende korrigierende Erfahrungen* gemacht werden können; Ausdehnung des Vermeidungsverhaltens auf ähnl. Situationen kann zur Generalisierung* u. zur Entstehung u. Aufrechterhaltung von Angstspektrumstörungen führen, z. B. Panikstörungen, Agoraphobie, soziale Phobie, posttraumatische Belastungsstörung u. Zwangsstörungen. Die systematische Reduktion von Vermeidungsverhalten ist zentrales Therapieziel der verhaltenstherapeutischen Konfrontationstherapien* zur Angstbehandlung.

Vermis-cerebelli-Hypo|plasie (lat. vermis Wurm; Hypoplasie*) *f*: (engl.) *cerebellar vermis hypolasia*; angeborene Entwicklungsstörung des Vermis cerebelli (unpaarer Mittelteil des Cerebellums*), häufig in Verbindung mit einer frühkindlichen Hirnwachstumsstörung u. Asymmetrie der Seitenventrikel; **Urs.:** fetales Alkoholsyndrom, Chromosomenanomalien, Exposition in utero mit Toxinen u. Infektionen, Stoffwechselkrankheiten, neurologische Erkrankungen; häufig Assoziation mit Fehlbildungen von Niere, Auge, Leber od. Herz; **Sympt.:** Gleichgewichtsstörungen*, Störung der Augenbewegung, muskuläre Hypotonie, Dyskinesie*, Sprachstörungen*, Verhaltensstörungen*, muskuläre Hypertonie/Spastik*, epileptische Anfälle.

Vermüllungs|syn|drom *n*: (engl.) *hoarding, messie syndrome*; sog. Messie-Syndrom; Bez. für zwanghaftes Horten u. Sammeln z. T. wertloser Gegenstände (Sammelzwang) u. die Unfähigkeit, sich davon zu trennen; Sammelobjekte sind z. B. Zeitungen, Zeitschriften, Bücher, Briefe, Aufzeichnungen, Kleidung, Taschen, Dosen, Becher. Wohnungen bzw. Häuser sind kaum begehbar, z. T. entstehen hygienische Probleme (z. B. beim Sammeln von Joghurtbechern). **Vork.:** bei Zwangsstörung* (Sammelzwang tritt bei 10–20 % aller Zwangsstörungen auf).

Vernachlässigung: **1.** (engl.) *neglect*; psychosozialer Belastungsfaktor* mit unzureichender bis nichtvorhandener Sorge u. Betreuung; **Vork.:** v. a. Kinder, körperlich od. psychisch kranke od. alte Menschen; u. a. als psychische od. körperliche Folge von Erkrankungen (z. B. Depression*, Demenz*); bei sozial u. psychisch belastenden Lebensumständen (z. B. Armut, Obdachlosigkeit*, Gewalterfahrung, sexueller Missbrauch*, Drogenmissbrauch*, soziale Isolation*, fehlende emotionale Zuwendung); **Kennzeichen:** u. a. mangelhafter Ernährungsstatus, reduzierter Allgemeinzustand, psychische u. soziale Auffälligkeiten: **1.** vernachlässigte **Kinder:** z. B. Hospitalismus*, Interaktionsstörungen (Aggression*, gestörtes Nähe-Distanz-Verhalten), Essstörung*, Schlafstörungen*, altersunangemessene Angst*, Entwicklungsverzögerung*, reaktive Bindungsstörung*; **2.** vernachlässigte **Erwachsene:** sexualisiertes Verhalten, körperliche u. psychische Verwahrlosung* bis hin zum Tod, erhöhtes Risiko für Depression*, Abhängigkeit*, Suizidalität* u. Selbstverletzung*; **Maßnahme:** frühzeitige Identifizierung von Betroffenen u. personellen Ressourcen* im häuslichen Umfeld; Früherkennung von Entwicklungsstörungen* bei Kindern; Aufklärung u. Fortbildung von Eltern, Angehörigen u. Pflegepersonen; pflegerische, sozialpädagogische od. sozialmedizinische Hilfeleistung; ggf. rechtzeitig juristische Intervention. Vgl. Kindesmisshandlung; Kindesmissbrauch. **2.** (neurol.) s. Neglect.

Vernehmungs|fähigkeit: (engl.) *fitness to undergo interrogation*; Fähigkeit, bei der Anhörung durch

Ermittlungsbehörden od. Gericht den Sinn von Fragen zu verstehen u. sinnvoll zu antworten; bezieht sich im Strafverfahren auf Zeugen, Sachverständige u. im Vor- u. Zwischenverfahren auch auf Beschuldigte. Vgl. Verhandlungsfähigkeit.

Versagens|angst: (engl.) *fear of failure*; Bez. für die Angst davor, gegenüber anderen Menschen od. in sozialen Situationen zu versagen, sich lächerlich zu machen od. peinlich zu verhalten; häufig mit Scham* assoziiert; führt regelhaft zu Vermeidungsverhalten*; **Vork.:** z. B. bei sozialer Phobie*, sexuellen Funktionsstörungen* (s. Sexualangst).

Verschiebung: **1.** (engl.) *displacement*; Abwehrmechanismus* des Ich in der Persönlichkeitstheorie der Psychoanalyse nach Freud, bei dem ein ursprüngl. Triebobjekt durch ein Ersatzobjekt ersetzt wird; unangenehme, nicht akzeptable u. meist feindselige Gefühle in Bezug auf einen anderen Menschen werden z. B. auf dessen persönliche Besitztümer verlagert (die zerstört od. verlegt werden können, um Aggressionen auszuleben). **2.** Möglichkeit der Traumentstellung in der Traumtheorie Freuds, in der wichtige Aspekte des Traumgedankens im Traum als nebensächlich dargestellt u. unwichtige überbetont werden; der Traum erscheint dadurch im Wachzustand fremd u. unverständlich u. kann deswegen der Zensur entgehen. Vgl. Verdrängung; Psychoanalyse.

Verschluss|krankheiten, arteriẹlle: (engl.) *occlusive arterial diseases*; Abk. AVK; Erkrankungen, die durch stenosierende bzw. obliterierende Veränderungen an Arterien verursacht werden u. zu Durchblutungsstörungen mit Ischämie in versorgungsabhängigen Geweben od. Organen führen; Verschlüsse zentraler Arterien treten meist singulär u. auf ein Segment begrenzt auf, Verschlüsse peripherer Arterien sind dagegen häufig multipel u. langstreckig. **Urs.: 1. akut:** akuter Arterienverschluss durch Embolie* od. Thrombose*; selten Aneurysma dissecans, Vasospasmus, Trauma; **2. chronisch:** Arteriosklerose, Angiopathien u. Angioneuropathien (z. B. bei Diabetes* mellitus, Raynaud*-Syndrom), Thrombangiitis obliterans u. a. Angiitiden (v. a. Kollagenosen); **Lok.: 1.** periphere AVK (Abk. pAVK) betreffen meist Arterien der unteren Extremität (ca. 80 %); **2.** Gehirn: s. Durchblutungsstörung, zerebrale; **3.** innere Organe: Nierenarterienstenose, Mesenterialgefäßverschluss; **4.** Herz: KHK; **Klin.:** Ausmaß u. Folgen hängen v. a. ab von Lok. u. Entwicklung des Verschlussprozesses, der (Möglichkeit zur) Ausbildung eines ausreichenden Kollateralkreislaufs über anastomosierende Gefäße sowie von der allgemeinen Kreislaufsituation.

V

Verschmutzungs|gedanken: (engl.) *contamination compulsions*; s. Kontaminationsangst.

Verschuldungs|wahn: (engl.) *delusion of encumbrance*; Form des Wahns* mit Überzeugung, an fast allem Schuld zu haben; **Vork.:** i. R. von Depression*.

Verschwommen|sehen: (engl.) *blurred vision*; vorübergehende Sehstörung* durch unscharfe Bilder (Randunschärfe) u. ggf. Doppelbilder*; **Urs.:** Augenerkrankungen (z. B. Katarakt, Glaukom, Makuladegeneration*), Läsionen bzw. Erkrankungen von Gehirn u. Nervensystem (z. B. Schädelhirntrauma*, Tumor, Epilepsie*), Kreislaufstörungen (orthostatische Dysregulation), Kopfschmerzen* (v. a. Migräne*), Einnahme psychotroper Substanzen*.

Versi̱v|anfall (lat. vẹrsus gegen, nach): (engl.) *versive seizure*; Adversivanfall*.

Versorgung, gesundheitliche: (engl.) *health care*; Gesamtangebot der Einrichtungen, Dienste u. Angebote medizinischer u. i. w. S. psychosozialer Hilfe. In Psychiatrie* u. Psychotherapie* Orientierung an Gemeindenähe, Zugangsgerechtigkeit, partizipativer Entscheidungsfindung* u. zunehmend an Leitlinien*. Angestrebt werden Leistungen von Prävention, Behandlung u. Rehabilitation mit einer traditionellen Betonung von Behandlung u. Rehabilitation sowie neuer Konzentration auf Präventionsangebote. Bei der Strukturqualität wird ein integriertes Versorgungssystem mit stationären u. teilstationären Einrichtungen, psychosozialen Diensten* u. ambulanten vertragsärztlichen Angeboten sowie Angeboten psychiatrischer Institutsambulanzen* u. Einrichtungen sowie Hilfen zur Beteiligung am Arbeitsleben, zum Wohnen u. zu sozialen Teilhaber angestrebt. Die Sichtweisen von Menschen mit psychischen Störungen (Psychiatrie-Erfahrene) sowie der Angehörigen psychisch kranker Menschen sollen in die Gestaltung gesundheitlicher Versorgung in Psychiatrie u. Psychotherapie einbezogen werden.

Versorgung, psych|ia̱trische: (engl.) *mental health care, psychiatric care*; Gesamtsystem professioneller Hilfsangebote in stationären, teilstationären, ambulanten sowie psychosozialen Einrichtungen u. Diensten in der Psychiatrie*; angestrebt wird ausgewogenes Angebot verschiedener Versorgungsmodule (balanced care), das neben Diagnostik u. Behandlung auch den Anforderungen von Rehabilitation u. Förderung sozialer Teilhabe u. der Teilhabe am Arbeitsleben Rechnung trägt; bedeutsame Komponenten: Struktur-, Prozess- (Konsens der Behandelnden u. klinische Leitlinien bedeutsam) u. Ergebnisqualität (Dokumentation von Behandlungsergebnissen zunehmend bedeutsam); partizipative Entscheidungsfindung in der Gestaltung psychiatrischer Versorgung; neue Versorgungsmodelle: Assertive* Community Treatment, Case* Management, Home* Treatment.

Versorgungs|forschung: (engl.) *health services research*; aktuell rasch wachsendes Teilgebiet der Gesundheitsforschung*, das sich mit der medizinischen Versorgung der Bevölkerung problemorientiert od. im Sinn der Grundlagenforschung in interdisziplinärer Weise befasst; umfasst medizinische Behandlung, psychosoziale Betreuung u. Prävention durch u. a. Beschreibung der Versorgung,

Bedarfsforschung, Evaluation von Versorgungsleistungen, Versorgungssystemforschung, Technologiebewertung u. Qualitätssicherung. I. w. S. gehört zur Versorgungsforschung auch die gesundheitsökonomische Forschung u. die Arzneimittelanwendungsforschung, z. B. zur Verordnung von Arzneimitteln, Selbstmedikation u. Compliance.

Versorgungs|forschung, psych|iatrische: (engl.) *mental health services research*; Form der Versorgungsforschung*, welche die Umsetzung u. Ergebnisse psychiatrischer Versorgungspraxis unter komplexen experimentellen u. unter Routinebedingungen untersucht; betrachtet in enger Verbindung mit Diagnostik- u. Therapieforschung* die Gestaltung psychiatrischer Versorgungsangebote (Versorgungssystem), die Wirksamkeit psychiatrischer Behandlungsangebote, die Evaluation der Umsetzung wissenschaftlicher Erkenntnisse in die Versorgungspraxis, die Optimierung von Behandlungsprozessen, Fragen des Behandlungsbedarfs u. des therap. Prozesses einschließlich partizipativer Entscheidungsfindung.

Versorgungs|forschung, psycho|therapeutische: (engl.) *psychotherapeutic health services research*; Versorgungsforschung* im Bereich der Psychotherapie* mit dem Ziel, grundlegendes u. anwendungsorientiertes Wissen über Strukturen, Funktionalität, Effektivität u. Angemessenheit der psychotherapeutischen Versorgung zu erhalten.

Verstärker: (engl.) *reinforcer, amplifier*; Reiz* als Grundlage der operanten Konditionierung*; Verstärker können verbal u. nonverbal auftreten; **primäre** Verstärker (z. B. Nahrung) dienen dabei der Befriedigung eines primären Bedürfnisses; **sekundäre** Verstärker befriedigen ein sekundäres Bedürfnis (z. B. nach sozialer Anerkennung; s. Verstärkung, soziale). Die Darbietung od. Entfernung versch. Verstärker führt zu positiver od. negativer Verstärkung* u. indirekter bzw. direkter Bestrafung* (s. Tab.).

Verstärker|entzug: (engl.) *reinforcer deprivation*; Form der Verhaltensmodifikation* durch Verstärkerverlust* i. R. der operanten Konditionierung*; vgl. Verstärkung.

Verstärker|identifikation (Identifikation*) *f*: (engl.) *reinforcer identification*; Diagnose der aufrechterhaltenden Faktoren* (verhaltenswirksame Verstärker*) eines problematischen Verhaltens i. R. einer Verhaltensanalyse*; **klin. Bedeutung:** erlaubt eine Verhaltensänderung* durch Verhinderung der Verstärkung* bzw. Verstärkung einer alternativen Verhaltensweise.

Verstärker|verlust: (engl.) *loss of reinforcer*; Wegfall eines Verstärkers* i. R. der operanten Konditionierung*; vgl. Verstärkung.

Verstärker|verlust|theorie *f*: (engl.) *loss of reinforcer theory*; Theorie (Lewinsohn, 1974), nach der die Entstehung u. Aufrechterhaltung von Depression* auf eine geringe Rate verhaltenskontingenter positiver Verstärkung* zurückgeführt wird; empirisch bestätigte Anteile: wenige potentiell verstärkende Ereignisse aufgrund von Persönlichkeitsmerkmalen, geringe Verfügbarkeit von Verstärkung in der Umwelt, geringe instrumentelle Aktivität des Individuums; empirisch widerlegte Anteile: soziale Verstärkung für die Depression (Sympathie, Anteilnahme u. a.).

Verstärkung: (engl.) *reinforcement*; auch operante Verstärkung; (psychol.) Mechanismus auf Grundlage der operanten Konditionierung*, der durch Verstärker* Verhaltensweisen beeinflusst u. zu Aufbau u. Stabilisierung des individuellen Verhaltensrepertoires beiträgt; **Formen: 1. positive** Verstärkung: ein angenehmer Reiz (Belohnung*) erhöht die Wahrscheinlichkeit, dass eine best. Handlung od. ein Verhalten erneut gezeigt wird; **2. negative** Verstärkung: Durch Wegfall od. Ausbleiben eines aversiven Reizes* (Strafreiz, Bestrafung*), der die Auftretenswahrscheinlichkeit eines Verhaltens zunächst reduziert hat, wird die Wahrscheinlichkeit, dass ein Verhalten häufiger gezeigt wird, erhöht. **3. differentielle** Verstärkung: Kombination von positiver Verstärkung erwünschten Verhaltens u. Extinktion* unerwünschten Verhaltens; z. B. Verstärkung bei einem Kind mit Konzentrationsproblemen, wenn es eine Konzentrationsleistung gezeigt hat, unaufmerksames od. störendes Verhalten wird ignoriert u. dadurch gelöscht. **4. kontinuierliche** Verstärkung: Verstärkung erfolgt jedes Mal, wenn ein Verhalten gezeigt wird. **5. intermittierende** Verstärkung: Verstärkung erfolgt nicht jedes Mal, wenn ein Verhalten gezeigt wird, sondern nur ab u. zu. So gelerntes Verhalten ist stabiler gegen Extinktion, als durch kontinuierliche Verstärkung gelernte Verhaltensweisen. Weiter wird unterschieden zwischen Quotenverstärkung (d. h. jedes x-te gewünschte Verhalten wird verstärkt), Intervallverstärkung (d. h. es wird in einem konstanten Zeitintervall unabhängig vom Auftreten des gewünschten Verhaltens verstärkt)

Verstärker
Ergebnisse der Darbietung und Entfernung verschiedener Verstärker

Art des Reizes	Ergebnis der Darbietung	Ergebnis der Entfernung
angenehmer Reiz	positive Verstärkung, Verhalten später häufiger	indirekte Bestrafung, Verhalten später seltener
aversiver Reiz	direkte Bestrafung, Verhalten später seltener	negative Verstärkung, Verhalten später häufiger

u. der Möglichkeit, in unregelmäßigen Abständen zu verstärken. **Klin. Bedeutung:** Negative Verstärkung durch Angstreduktion ist bei Vermeidungsverhalten* (z. B. bei Phobie*, Zwangsstörung*) ein wesentlicher aufrechterhaltender Faktor*. **Anw.:** i. R. der Verhaltenstherapie* als kontinuierliche od. intermittierende (besser u. nachhaltiger) Verstärkung zum Abbau von Fehlverhalten u. Aufbau erwünschten Verhaltens.

Verstärkung, somato|sensorische: (engl.) *somatosensory reinforcement*; somatosensorische Amplifikation; Bez. (A. J. Barsky, 1990) für angeborene od. erworbene Prädisposition* hinsichtlich Wahrnehmung u. Bewertung von Körpersignalen; psychopathogenetisches Konzept bei Somatisierung* u. hypochondrischer Störung*; Bestandteile (s. Abb.): **1.** körperl. Empfindungen werden verstärkt wahrgenommen u. als intensiv, schädlich u. beeinträchtigend erlebt; **2.** Körperempfindungen werden eher als pathologisch denn als normal angesehen (Fehlbewertung); **3.** unangenehme Empfindungen werden besonders beachtet (Aufmerksamkeitsfokussierung*); psychometrische Erfassung durch Somatosensory Amplification Scale (Abk. SSAS) od. Fragebogen zu Körper u. Gesundheit (Abk. FKG).

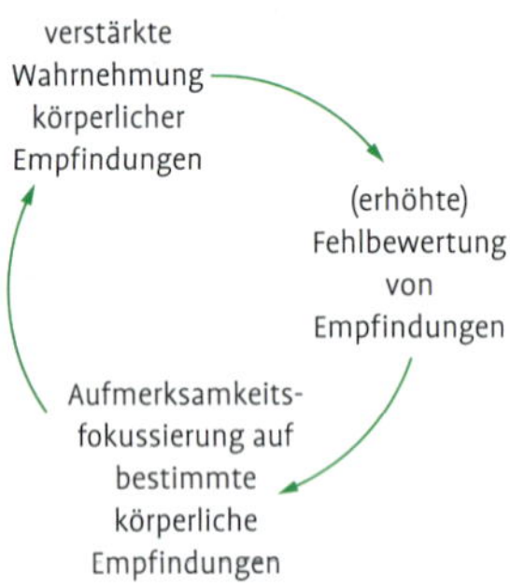
verstärkte Wahrnehmung körperlicher Empfindungen
(erhöhte) Fehlbewertung von Empfindungen
Aufmerksamkeits-fokussierung auf bestimmte körperliche Empfindungen

Verstärkung, somatosensorische

Verstärkung, soziale: (engl.) *social reinforcement*; Verstärkung* von erwünschten Verhaltensweisen mit sozialen Verstärkern* (z. B. Aufmerksamkeit, Lob, Anerkennung, Zuwendung).

Verstehen, szenisches: (engl.) *scenic understanding*; Erweiterung des psychoanalytischen Verständnisses auf nonverbale, szenisch dargestellte psychische Inhalte u. Konflikte des Patienten (Argelander); **Meth.:** Konflikte, die aktualisiert u. dadurch vorbewusst geworden sind, werden in der therapeutischen Beziehung* inszeniert. **Ziel:** gemeinsames Verstehen u. Verbalisierung. Vgl. Agieren; Übertragung; Erstinterview.

Verstopfung: (engl.) *obstruction*; s. Obstipation.

Versuch: (engl.) *experiment*; systematisch angestellte Beobachtung* zur empirischen Absicherung einer Entscheidung über Beibehaltung od. Ablehnung einer empirischen Hypothese*; beinhaltet auch diejenigen Schritte u. Manipulationen, die zur Erhebung der empirischen Daten notwendig sind (s. Experiment). Dabei lassen sich experimentelle Versuche von so genannten quasi-experimentellen Versuchen (z. B. Feldversuche) unterscheiden. Bei letzteren ist die vollständige Manipulation aller unabhängiger Variablen* bzw. Störfaktoren* nicht möglich.

Versuchs|leiter-Erwartungs|ef|fekt (Effektivität*) *m*: Abk. VEE; syn. Rosenthal-Effekt, Pygmalion-Effekt, Ben-Lucas-Effekt; Bez. für den Effekt, dass Erwartungen od. Hypothesen des Versuchsleiters das Verhalten der Probanden u. die Ergebnisse der Studie beeinflussen können; Erwartungen*, Einstellungen*, Überzeugungen* u. Vorurteile* von Versuchsleitern wirken sich i. S. einer selbsterfüllenden Prophezeiung* auf das Verhalten u. die Leistung von Probanden u. damit auf die Versuchsergebnisse aus; z. B. Rosenthal (1976): In einem als Replikationsstudie getarnten Experiment sollten Probanden beurteilen, wie erfolgreich die auf einer Fotografie dargestellte Person sei. Dabei wurde eine Hälfte der Versuchsleiter dahingehend instruiert, dass ähnlich hohe Erfolgsbeurteilungen wie in der Originalstudie zu erwarten sind. Unter sonst identischen Bedingungen wurde die andere Hälfte der Versuchsleiter instruiert, dass vergleichsweise niedrige Erfolgsbeurteilungen erwartet würden. Entsprechend den Instruktionsbedingungen produzierten die Probanden der Versuchsleiter mit positiver Erwartung auch dementsprechend signifikant höhere Erfolgsbeurteilungen als die Probanden der Versuchsleiter mit negativer Erwartung. **Gegenmaßnahme:** Doppelblindversuch (s. Blindversuch).

Versuchs|person: (engl.) *test person*; Proband*.

Versuchs|plan: (engl.) *design*; (Studien-)Design; Struktur, die der Datenerhebung unter Berücksichtigung der Prinzipien Ökonomie, Validität, Schlüssigkeit, Generalisierbarkeit u. Präzision experimenteller Hypothesenprüfung zugrunde liegt; legt z. B. die Zuordnung von Probanden u. experimentellen Einheiten zu experimentellen Bedingungen sowie die abschließend zur Hypothesenprüfung notwendigen statist. Verfahren fest; vereinigt strukturelle (z. B. Anzahl u. Realisierung experimenteller Faktoren) u. strategische (z. B. Maßnahmen zur Reduktion der Fehlervarianz durch Messwiederholung) Aspekte einer Untersuchung. **Formen:** ein-, mehrfaktorielle Versuchspläne mit od. ohne Messwiederholung, Crossover-Design (s. Blindversuch), Parallelgruppen-Versuchsplan, Einzelfall-Versuchsplan.

Versuchs|plan mit multiplen Ausgangs|werten: s. Multiples Baseline Design.

Versuchs|plan mit Re|version (lat. reversio Umkehrung, Rückkehr): (engl.) *design with reversion*; s. Einzelfalldarstellung.

Versündigungs|wahn: (engl.) *delusion of guilt*; s. Schuldwahn.

Verteilung: (engl.) *distribution*; s. Häufigkeitsverteilung; Wahrscheinlichkeitsverteilung.

V

Vertigo (lat. vertigo Schwindel) *f*: (engl.) *vertigo*; Schwindel*.

Vertikale, subjektive posturale *f*: (engl.) *subjective postural vertical*; Bez. für Verschiebung der subjektiven visuellen Vertikalen* zur gelähmten Seite i. R. der Pusher*-Symptomatik bei Schlaganfall* mit Auftreten von aktivem Widerstand bei dem Versuch, die Körperlängsachse passiv durch Gewichtsverlagerung wieder aufzurichten.

Vertikale, subjektive visuelle *f*: (engl.) *subjective visual vertical*; subjektiv empfundene räumliche Vertikale (Körperlängsachse), die eine wichtige räumliche Orientierungshilfe darstellt; abhängig u. a. von der Funktion des Vestibularorgans, visueller Wahrnehmung, Augenbewegungen u. propriozeptiven Impulsen; **Störungen** u. a. bei Läsionen von Thalamus, Hirnstamm u. kortikalen Veränderungen. Vgl. Pusher-Symptomatik.

Verträglichkeit, soziale: (engl.) *social tolerance*; faktorenanalytisch ermitteltes Persönlichkeitsmerkmal* (s. Persönlichkeitsfaktor) aus dem Fünf*-Faktoren-Modell der Persönlichkeitspsychologie*; **Kennzeichen:** Personen mit starker Ausprägung sind kooperativ, mitfühlend, hilfsbereit u. nachsichtig. **Diagn.:** NEO*-Fünf-Faktoren-Inventar.

Vertrags|haftung: (engl.) *contractual liability*; s. Haftung.

Vertrag, therapeutischer: (engl.) *therapeutic compact*; syn. Therapievertrag; Instrument der Verhaltenstherapie*, in dem Patient u. Therapeut spezif. Verhaltensweisen als Ziele formulieren u. Konsequenzen (Belohnung) sowie deren Kontingenzen (s. Kontingenzvertrag) festlegen; wird auch i. R. der Suizidprophylaxe* als Antisuizid*-Vertrag angewendet.

Vertrauen: (engl.) *trust*; Überzeugtsein von der Verlässlichkeit, Zuverlässigkeit einer Sache, Person od. des Selbst; **Formen:** Vertrauen auf sozialer Ebene (in die Zuverlässigkeit u. das Wohlwollen von Bezugspersonen u. Interaktionspartnern; Vertrauen in die Wahrhaftigkeit der Rede: Grundvoraussetzung menschlicher Kommunikation in kommunikativ-ethischen Vertrauenstheorien), Selbstvertrauen*, Urvertrauen*. Vgl. Vertrauensbildung.

Vertrauens|bereich: (engl.) *confidence limits*; s. Konfidenzintervall.

Vertrauens|bildung: (engl.) *confidence building*; wichtiger Prozess zu Beginn einer therapeutischen Intervention; dazu gehören Transparenz* der Entscheidungen, Ehrlichkeit im Umgang, Partizipation* sowie Aufbau von Vertrauen in die Kompetenz des Therapeuten; s. Beziehung, therapeutische.

Verursachungs|hypo|these, soziale (Hypothese*) *f*: (engl.) *social causation hypothesis*; Ansatz, der niedrigen u./od. absinkenden Sozialstatus u. schlechte Lebensbedingungen als mögliche Ursache psychischer Störungen* betrachtet; **Grundannahme:** in niedrigen sozialen Schichten kommt es aufgrund der Zunahme gesundheitlicher Belastungen u. Risiken u. einer Abnahme gesundheitlicher Ressourcen* zu einer erhöhten Anfälligkeit für Erkrankungen (niedriger sozialer Status als prädisponierender Faktor). Der Hypothese zufolge führt erhöhter sozialer Stress* in niedrigen sozialen Schichten zu psychischen Störungen. Vgl. Social-Drift-Hypothese.

Verwahrlosung: (engl.) *(total) neglect*; nicht einheitlich verwendete Bez. für Verhalten u. Lebensumstände, die den Erwartungen der Gesellschaft, z. B. hinsichtlich Ordnung, Sauberkeit u. Hygiene, widersprechen; **Kennzeichen:** meist schleichend einsetzende Armut, Obdachlosigkeit*, Folgen von Vernachlässigung*, z. B. reduzierter Allgemein- u. Ernährungzustand, psychopathologische Symptome; **Vork.:** u. a. bei chronischer Schizophrenie*, schwerer Depression*, Abhängigkeitssyndrom* (z. B. bei Heroin*- od. Alkoholabhängigkeit*), bei fortgeschrittener Demenz*, Zwangsstörung (u. a. pathologisches Sammeln u. Horten, s. Vermüllungssyndrom), Asozialität* sowie als Folge sozialer Ausgrenzung* od. von Vernachlässigung* bei Kindern.

Verwirrtheit: (engl.) *confusion*; Form der qualitativen Bewusstseinsstörung* i. S. einer Bewusstseinstrübung* mit ausgeprägter Inkohärenz, Halluzinationen, Wahn, Erinnerungsverfälschung u. Desorientierung; **Vork.:** bei akutem exogenem Reaktionstyp, Schizophrenie (sog. schizophrenes Delir), postpartaler Psychose*, Emotionspsychose*; **Hinweis:** Verwirrtheit wird auch häufig missverständlich als sog. Altersverwirrtheit bezeichnet (gemeint ist Demenz*); die engl. Bez. acute confusional state entspricht der deutschsprachigen Bez. Delir*.

Verwirrtheits|psychose (Psych-*; -osis*) *f*: (engl.) *confusion psychosis*; s. Psychose, zykloide.

Verwirrtheits|syn|drom *n*: (engl.) *confusion syndrome*; s. Syndrom, amentielles.

Very-early-onset-Psychose (engl. very early onset sehr frühzeitig auftretend; Psych-*; -osis*) *f*: (engl.) *very early onset psychosis*; kindliche Psychose; Bez. für Form der Psychose* mit Beginn vor dem 14. Lebensjahr; meist schizophrene (v. a. chronische Schizophrenie mit starker Negativsymptomatik) od. affektive, selten schizoaffektive Psychosen.

Verzerrung, kognitive: (engl.) *cognitive distortion*; s. Kognition, verzerrte.

Verzögerungs|kon|ditionierung (Konditionierung*): (engl.) *delayed conditioning*; klassische Konditionierung* mit andauernder Präsentation des konditionierten Reizes nach Einsetzen des unkonditionierten Reizes (meist 500 ms nach Beginn des konditionierten Reizes) u. gemeinsamer Beendigung der Präsentation beider Reize; Konditionierung erfolgt unbewusst; nur prozedurales Gedächtnis (s. Gedächtnis, nichtdeklaratives), nicht episodisches Gedächtnis* erforderlich; daher keine Abhängigkeit von Funktionsfähigkeit des Hippocampus; Gegensatz: Spurenkonditionierung*.

Verzweiflung: (engl.) *despair*; Zustand tiefer Deprimiertheit u. Hoffnungslosigkeit* mit negativer

Zukunftsicht u. Einschätzung der aktuellen Lage als aussichtslos; häufig treten mit Verzweiflung auch Suizidideen* od. -planungen auf; s. Suizid. **Urs.:** u. a. äußere Umstände (z. B. Verlust von Angehörigen, Arbeitsplatz); auch psychische Störungen (z. B. Depression).

Vestibular|ap|parat (lat. vestibulum Vorhof) *m*: (engl.) *vestibular apparatus*; Gleichgewichtsorgan (3 Bogengänge, Sacculus u. Utriculus), Teil des Innenohrs; klin. Bedeutung u. a. bei Schwindelgefühlen u. Panikanfällen. Vgl. Gleichgewichtsstörungen.

Vier|felder|tafel: (engl.) *fourfold table, two-by-two table*; Kontingenztafel, welche die Häufigkeiten der 4 möglichen Kombinationen eines binären Faktors (z. B. Vorhandensein von akutem Stress) u. eines Outcomes (z. B. Vorhandensein depressiver Störung) darstellt (s. Abb.); ermöglicht die Berechnung von Zusammenhangsmaßen wie z. B. Odds*-Ratio, relativem Risiko* od. Risikodifferenz*; Auswertung z. B. für Odds-Ratio (a · d)/(c · b), Relatives Risiko a / (a + b) / [c / (c + d)] (mit Kranksein als abhängige Variable), Risikodifferenz a / (a + b) – c / (c + d), Sensitivität* a/(a + c), Spezifität* d/(b + d); **Anw.:** s. Test, diagnostischer.

	Merkmal positiv: a + c	Merkmal negativ: b + d
Testergebnis positiv: a + b	richtig positiv a	falsch positiv b
Testergebnis negativ: c + d	falsch negativ c	richtig negativ d

Vierfeldertafel: a, b, c, d: Fallzahlen

Vigabatrin *n*: (engl.) *vigabatrin*; Antiepileptikum*; **Ind.:** Zusatztherapie bei resistenten fokalen epileptischen Anfällen; bei West*-Syndrom inf. tuberöser Sklerose Mittel der ersten Wahl; **Kontraind.:** keine; **Wechselwirkungen:** keine; **UAW:** Schläfrigkeit, Mattigkeit, Irritabilität, Schwindel, Gewichtszunahme, Depression*, psychotische u. manische Episoden, Sehstörungen, bei Kindern Exzitation u. Agitation; cave: u. U. Bewegungsstörung, anomale zerebrale MRT-Befunde insbes. bei Kleinkindern nach Vigabatrin in hoher Dosierung; **Hinweis:** Vorliegen positiver Studienergebnisse zu anxiolytischer Wirkung (Einzelfalldarstellungen); Wirkungsmechanismus: Hemmung des GABA-Transporters.

V

Vigilanz (lat. vigilantia Wachsamkeit) *f*: **1.** (engl.) *vigilance*; Wachheit; neurophysiologische u. klinische Bez. für bewusstes aufmerksames Erleben u. Handeln; umfasst Vigilität* als speziell auf die Aufmerksamkeit* bezogener Aspekt von Wachheit; **Störungen:** kann pathologisch eingeschränkt (s. Vigilanzstörung) od. gesteigert sein (s. Hypervigilanz); **2.** längerfristige Aufrechterhaltung der Aufmerksamkeit* unter monotonen Reizbedingungen mit niedriger Reizfrequenz, welche relativ seltene Reaktionen auf zufällige, zeitlich u. räumlich meist unregelmäßig auftretende, auch schwellennahe Reize* erfordern (z. B. Überwachungsaufgaben); **3.** über einen längeren Zeitraum hinweg aufrechtzuerhaltende Fähigkeit zur genauen Wahrnehmung* u. Reaktionsbereitschaft auf bestimmte Reize; **4.** im klinischen Kontext v. a. bei Angststörungen* festgestellte erhöhte Anziehung der Aufmerksamkeit durch bedrohliche Reize; reflexartiger Prozess, der von den Reizen ausgelöst wird u. schnell (innerhalb der ersten halben Sekunde nach Reizdarbietung), automatisch u. nicht kontrollierbar abläuft; später folgen langsamere u. kontrollierbare Aufmerksamkeitsprozesse, die meist der Vigilanz entgegengesetzt sind u. die Abwendung od. Vermeidung von bedrohlichem Material beinhalten (sog. Vigilanzvermeidungsmuster der Aufmerksamkeit, wichtiger aufrechterhaltender Faktor bei Phobien*).

Vigilanz|störung (Vigilanz*): (engl.) *vigilance disorder*; graduelle Einschränkung der Vigilanz*, z. B. quantitative Bewusstseinsstörung*.

Vigilität (Vigilanz*) *f*: (engl.) *vigility of attention*; Fähigkeit, die Aufmerksamkeit* auf etwas Neues zu richten; Teilaspekt der Vigilanz*; vgl. Tenazität.

Viktimo|logie (lat. victima Opfer; -log*) *f*: (engl.) *victimology*; Teilgebiet der Kriminologie, das sich mit den Opfern von Straftaten* u. deren Interaktion mit dem Täter u. der Tatsituation befasst; individuelle, soziale u. gesellschaftsstrukturelle Aspekte v. a. der Opferwerdung werden analysiert u. bewertet; Opferpersönlichkeitsstrukturen, Beziehungsstrukturen sowie Entstehungs- u. Kontrollprozesse der Straftaten u. die Folgen für das Opfer werden erfasst; **Ziel:** Entwicklung von Strategien zur Prävention, v. a. im Hinblick auf das Verhalten des Opfers in der Vortatphase, bes. bei Beziehungstaten.

Vil|oxazin (INN) *n*: (engl.) *viloxazine*; nicht mehr im Handel befindlicher Noradrenalin*-Wiederaufnahme-Hemmer; Antidepressivum*.

Vinca-Alkaloide *n pl*: (engl.) *vinca alkaloids*; Gruppe von ca. 60 z. T. semisynthetisch veränderten Alkaloiden aus dem Madagaskar-Immergrün (Catharanthus roseus, syn. Vinca rosea); **Wirkung:** z. T. Kernspindelgifte, die durch Verhinderung des Spindelapparat-Aufbaus sowie durch Inhibition versch. wachstumsfördernder Stoffwechselvorgänge zur Mitosehemmung führen; **Anw.:** (therap.) als Zytostatika* in der Chemotherapie bei Krebspatienten; klin. relevant sind u. a. Vinblastin, Vincristin, Vindesin u. Vinorelbin.

Vineland Adaptive Behavior Scale: Abk. VABS; Fremdbeurteilungsverfahren zur Bestimmung der sozial-adaptiven Fähigkeiten von Kindern mit Intelligenzminderung*; umfasst halbstandardisiertes Interview u. eine Beurteilung durch die Eltern bzw. Betreuer; umfasst 577 Items (z. B. „hat einen Freundeskreis“, „entschuldigt sich für unbeabsichtigte Missgeschicke“) bzw. 297 Items (Kurzfassung); beide enthalten eine Skala für motorische

Fähigkeiten für Kinder unter 6 Jahren u. eine optionale Skala zu maladaptivem Verhalten für Kinder zwischen 5 u. 18 Jahren; **Anw.:** zur Diagnostik u. Bestimmung der notwendigen Betreuung/Förderung bei Intelligenzminderung; Kinder u. Jugendliche bis 18 Jahre; **Testdauer:** 20–60 Minuten.

VIPS: Abk. für (engl.) *value based, individualized, perspective, social environment;* Konzept für einen wertschätzenden, individualisierten, die Perspektive der Erkrankten übernehmenden u. eine positive soziale Umgebung schaffenden Rahmen für personenzentrierte Pflege* von Menschen mit Demenz*; Anw. in der täglichen Pflegepraxis, z. B. mit Angehörigeninterviews, Praxisbeobachtungen u. Analysen von Krankenhauseinweisungen.

Viro|statika (lat. virus Schleim, Gift; gr. στατικός stehend, zum Stehen bringend) *n pl*: (engl.) *virostatic agents*; auch Virustatika; Arzneistoffe zur Therapie viraler Infektionen, welche die Vermehrung von Viren hemmen, diese jedoch nicht vollständig inaktivieren; **Wirkung: 1.** Verhindern von Adsorption, Penetration u. Uncoating (z. B. Amantadin); **2.** Störung der Transkription (z. B. Ribavirin) u. der reversen Transkription (z. B. Zidovudin); **3.** Verhindern der Virusreplikation, z. B. durch Enzymhemmung (z. B. Aciclovir); **4.** Verhindern von Virusreifung (z. B. Ritonavir, Indinavir) u. Ausschleusung (z. B. Oseltamivir). Ältere Virostatika (z. B. Idoxuridin, Trifluridin) inhibieren virale u. zelluläre (körpereigene) Polymerasen u. sind infolge ihrer hohen Toxizität nur für die Lokaltherapie geeignet. Neuere Substanzen erreichen eine höhere Virusselektivität, da sie als inaktive Vorstufen der eigentlich wirksamen Substanzen verabreicht u. selektiv durch virale Enzyme modifiziert u. aktiviert werden (z. B. Valganciclovir, Valaciclovir); beeinträchtigen daher die Nukleinsäuresynthese nicht infizierter Zellen wesentlich weniger u. sind auch für die system. Anw. geeignet. **Ind.:** wegen der UAW (entsprechen z. T. denen der Zytostatika*) u. der Heterogenität der Viren bisher auf ausgewählte Virusgruppen beschränkt, z. B. Varicella-Zoster- u. Herpes-simplex-Virus (Aciclovir u. a.), Influenza-Virus (Amantadin*, Zanamivir u. a.), HIV (Zidovudin, Didanosin u. a.); **UAW:** u. a. Nierenfunktionsstörungen (Aciclovir, Cidofovir), hämatotoxisch (Ganciclovir), gastrointestinal (Oseltamivir, Aciclovir), embryotoxisch (Tierexperiment; Cidofovir, Ribavirin), Myopathien (Zidovudin), Hautausschlag (Aciclovir), psychische Störungen (Amantadin); **Kontraind.:** u. a. Niereninsuffizienz (Aciclovir, Cidofovir), Schwangerschaft (Ribavirin), schwere Herzkrankheit (Ribavirin), schwere Leberfunktionsstörung (Ritonavir); **Wechselwirkungen:** u. a. Probenecid u. Cimetidin (Aciclovir), Anticholinergika, Dopaminergika (Amantadin), Sildenafil (Ritonavir).

Vision (lat. visio Sehen, Sicht) *f*: (engl.) *vision*; Bez. für optische Erscheinung mit vorwiegend religiösem Inhalt (z. B. als Marien- od. Christuserscheinung); im Unterschied zur Halluzination* wird die Vision meist wechselnd als realer u. dann wieder täuschender Sinneseindruck eingeschätzt, eine gewisse Realitätskontrolle bleibt erhalten; **Vork.:** u. a. bei Delir*, religiösem Wahn*, tief religiösem Erleben mit starker Suggestibilität*. Vgl. Sinnestäuschung.

Visuo|motorik (lat. vis Kraft) *f*: (engl.) *visuomotoricity*; s. Leistung, visuomotorische.

Visus (lat. visus das Sehen, der Gesichtssinn) *m*: (engl.) *visual sense*; s. Sehschärfe.

Visus|minderung (lat. visus das Sehen, der Gesichtssinn): (engl.) *diminution of visual sense*; Form der Sehstörung* mit plötzlicher od. allmählich auftretender, ein- od. beidseitiger Verschlechterung der Sehschärfe* in unterschiedlichem Ausmaß u. aufgrund verschiedener Ursachen; **Vork.:** u. a. Neuritis nervi optici, Netzhautablösung, Glaskörperblutung, diabetische Retinopathie, Makuladegeneration u. -entzündung, Arteriitis* temporalis, Arterien- od. Venenverschluss der Netzhaut, zerebrale Durchblutungsstörungen* (Sehzentrum), Retrobulbärneuritis*, Katarakt, Glaukom, Keratitis.

Vital|funktionen (lat. vitalis Lebens-; functio Verrichtung, Funktion) *fpl*: (engl.) *vital functions*; Bez. für Körperfunktionen zur Sicherung der Lebensvorgänge des Organismus; i. e. S. Atmung u. Herz-Kreislauf-Funktion, i. w. S. auch die Hirnfunktion (Bewusstsein*) u. als sog. Vitalfunktionen zweiter Ordnung u. a. Wärme-, Wasser-Elektrolyt- u. Säure-Basen-Haushalt sowie Nierenfunktion.

Vital|gefühl (lat. vitalis Lebens-): (engl.) *vigour, vitality*; Bez. für allgemeines Gefühl von Kraft, Energie, Elan u. Lebendigkeit; Einschränkung od. Verlust (verbunden mit Erschöpfung* u. mangelnder körperlicher Frische) häufig bei Depression*.

Vitalismus (lat. vitalis Lebens-) *m*: (engl.) *vitalism*; philosophische Lehre, wonach die Grundlage alles Lebendigen eine Lebenskraft (vis vitalis) bildet, die als eigenständiges Prinzip die Irreduzibilität des Organischen auf Anorganisches begründet; damit steht der Vitalismus dem Mechanismus bzw. Materialismus entgegen. Als Vorläufer kann Aristoteles' Naturlehre u. insbesondere sein Begriff der Entelechie als Akt od. Verwirklichung des Möglichen gelten. Spätere Vertreter sind J. B. van Helmont (1577–1644), G. E. Stahl (1660–1734), A. von Haller (1708–1777), J. F. Blumenbach (1752–1840) u. H. Driesch (1867–1941). **Hinweis:** Gegenwärtig werden einzelne Theoreme des Vitalismus wieder aufgenommen u. im Rahmen der Diskussion um die Selbstorganisation biologischer Systeme auf molekularer, zellulärer u. organismischer Ebene neu interpretiert.

Vitamin-B_{12}-Mangel|psychose (Psych-*; -osis*): (engl.) *vitamin B12 deficiency psychosis*; Cobalaminmangel*-Psychose.

Vit|amine *n pl*: (engl.) *vitamins*; organische Verbindungen, die der Organismus für lebenswichtige Funktionen benötigt, die aber von ihm selbst nicht od. nicht ausreichend biosynthetisiert werden können u. regelmäßig mit der Nahrung zugeführt werden müssen; werden von Pflanzen u. Mikroorganismen synthetisiert. In tierische Organismen gelangen sie mit der Nahrung od. durch Darmbakterien. Z.T. kann der Organismus Vitaminvorstufen (Provitamine) in die Wirkform umsetzen (z.B. Vitamin A u. Calciferole). **Einteilung:** **1. fettlösliche** Vitamine: Retinol u. Retinal u. Retinsäure (Vitamin A); Calciferole (Vitamin D); Tocopherole (Vitamin E); Phyllochinon u. Menachinon u. Farnochinon (Vitamin K); **2. wasserlösliche** Vitamine: Ascorbinsäure (Vitamin C); Thiamin (Vitamin B1); Riboflavin (Vitamin B2); Niacin; Pyridoxin (Vitamin B6); Pantothensäure; Biotin; Folsäure; Cobalamin (Vitamin B12). **Klin. Bedeutung:** Neben spezif. Funktionen (z.B. Vitamin A für den Sehvorgang) sind viele Vitamine Bestandteile von Coenzymen. Nur fettlösliche Vitamine können überdosiert werden (Hypervitaminose), da sie im Gegensatz zu den wasserlöslichen gespeichert werden. Der tägl. Bedarf nimmt allgemein bei Krankheit, Stress*, Schwangerschaft u. Stillperiode zu. Therap. wirksam sind Vitamine nur bei Mangelzuständen (Hypovitaminose*, Avitaminose; Ausnahmen: Folsäure, Calciferole).

Vitamin|mangel: (engl.) *vitamin deficiency*; s. Hypovitaminose.

VK: Abk. für **V**ariabilitäts**k**oeffizient*.

VLMT: Abk. für **V**erbaler* **L**ern- und **M**erkfähigkeits**t**est.

VLT: Abk. für **V**erbaler* und nonverbaler **L**ern**t**est.

Volition (lat. volere wollen) *f*: (engl.) *volition*; Oberbegriff für sämtliche Willensfunktionen; i.e.S. die bewusste, selbstbestimmte u. nachhaltige Planung u. Umsetzung des eigenen Handelns; **Einschränkungen** der Willensfunktionen: s. Abulie; Hyperbulie; Hypobulie; Parabulie.

Voll|re|mission (Remission*) *f*: (engl.) *complete remission*; s. Remission.

Vollzugs|tauglichkeit: (engl.) *fitness for a custodial sentence*; Haftfähigkeit*.

Voluntarismus (lat. voluntas, voluntatis das Wollen, Wille, Wunsch) *m*: (engl.) *voluntarism*; Bez. für eine philosophische Position, nach der (im Unterschied zum Intellektualismus, Rationalismus, Naturalismus u. Emotivismus) der Wille als Basis u. Prinizip der Erkenntnis (erkenntnistheoretischer Voluntarismus), der psychischen Funktionen (psychologischer Voluntarismus), der Welt im Ganzen (metaphysischer Voluntarismus), der Ethik (ethischer Voluntarismus) sowie auch Gottes (theologischer Voluntarismus) aufgefasst wird; von F. Tönnies 1883 eingeführt, wurde der Begriff v.a. von F. Paulsen u. W. Wundt verwendet. Gemäß dem erkenntnistheoretischen u. psychologischen Voluntarismus bestimmt der Wille u. nicht die Vernunft das Denken u. praktische Handeln. Bereits in Protagoras Homo-Mensura-Satz als voluntaristische Tendenz erkennbar, wird bei Hobbes das menschliche Handeln auf das Begehren u. die Abneigung zurückgeführt, ebenso bei Hume die Vernunft u. Wissenschaft dem Willen unterstellt, der Ziele u. Zwecke setzt, ohne die alle Erkenntnis gleichgültig wäre. Schopenhauer als Hauptexponent eines metaphysischen Voluntarismus erkennt im Willen nicht nur das Grundprinzip menschlichen Handelns u. Erkennens, sondern setzt es mit „dem Ding an sich“ (Kant) gleich u. damit als Grundprinzip der Wirklichkeit. Im ethischen Voluntarismus gilt nicht die Erkenntnis des Guten (Platon) od. die Herleitung moralischen Handelns aus einer Pflicht (Kant), sondern die nicht durch Vernunft restringierte Willensfreiheit*, die Eigenliebe u. das Sterben nach Selbsterhaltung (Hobbes) als Grund für Moralität.

Vomitus (lat. vomitus Erbrechen) *m*: (engl.) *vomiting*; Erbrechen*.

VOR: Abk. für **v**estibul**o**okularer **R**eflex*.

Vor|annahme: (engl.) *assumption*; Satz, der in Forschungsprogrammen vorausgesetzt, aber von diesen selbst nicht begründet wird; wird von der Forschergemeinschaft als begründet durch andere Wissenschaften akzeptiert. Zu Vorannahmen zählen auch philosophische Hypothesen, die (häufig implizit) als heuristischer Hintergrund akzeptiert werden. Vgl. Hypothese.

Vor|bei|reden: (engl.) *talking past the point*; Danebenreden*.

Vor|bereitung, kognitive: (engl.) *cognitive preparation*; Therapievorbereitung; Maßnahme in den frühen Therapiephasen* einer kognitiven Verhaltenstherapie*, die auf die Behandlungsmaßnahmen vorbereitet; **Ziel:** Förderung der Transparenz*; **Durchführung: 1.** Diagnose mitteilen u. erläutern; **2.** (körperliche) Symptome erläutern; **3.** Modell zur Entstehung u. Aufrechterhaltung der Störung erarbeiten; s. Erklärungsmodell, glaubwürdiges; **4.** Behandlungsplan* (u.U. Gedankenexperimente*) ableiten; **5.** Veränderungsmotivation* u. Zustimmung zum Behandlungsplan (s. Therapiemotivation) erfassen. Kognitive Vorbereitung zur Konfrontationstherapie*: durch systemimmanentes Vorgehen (s. Systemimmanenz) wird bei Patienten die motivationale Voraussetzung geschaffen, an Konfrontationsbehandlungen teilzunehmen.

Vor|bewusstes: (engl.) *preconsciousness*; zwar noch unbewusste, sich jedoch dem Bewusstsein* nähernde psychische Inhalte, die durch Reflexion* od. Introspektion* aufgerufen werden können; vgl. Unbewusstes.

Vor|boten|sym|ptome *fpl*: (engl.) *prodrome symptoms*; Prodromalsymptomatik*.

Vorder|hirn: (engl.) *prosencephalon*; s. Prosencephalon.

Vorder|hirn|bündel, mediales: (engl.) *telencephalitic medial fascicle*; s. Fasciculus telencephalicus medialis.

Vor|gehen, poly|dia|gnostisches: (engl.) *polydiagnostic procedure*; Konzeption von Verfahren u. Instrumenten zur Erfassung psychischer Störungen,

V

die eine Diagnosestellung anhand verschiedener Klassifikationssysteme (z. B. DSM*-IV u. ICD*-10) erlauben.

Vor|her|sage|modell *n*: (engl.) *predictive model*; Modell, das eine Prognose, z. B. für den Verlauf einer psychischen Störung, mit od. ohne Intervention zulässt; u. a. bei der Indikationsstellung für eine Therapie notwendig (z. B. ist bei versch. bisherigen Therapieabbrüchen die Prognose für eine erneute Therapie schlecht); für die Vorhersage eines Interventionsverlaufs sind Eingangsdaten (erfasst bei Interventionsbeginn) u. Prozessdaten (s. Prozessforschung) der Anfangsphase der Intervention von Bedeutung (z. B. ist wechselseitige Sympathie zwischen Patient u. Therapeut ein guter Prädiktor* für den Therapieerfolg); Vorhersagemodelle können nur dann als bestätigt angesehen werden, wenn sie in voneinander unabhängigen Studien bestätigt wurden (Kreuzvalidität).

Vor|her|sage|validität (Validität*) *f*: (engl.) *predictive validity*; s. Validität.

Vor|her|sage|wert: (engl.) *predictive value*; prädiktiver Wert; Kennwert für die Güte diagnostischer Verfahren, der angibt, inwieweit eine Vorhersage aufgrund eines Verfahrens möglich ist; z. B. Vorhersage des Schulerfolgs aufgrund von Schuleintrittstests. Häufig wird die Güte mit Korrelationen ausgedrückt, so dass die Güte gemäß Interpretation der Höhe von Korrelationskoeffzienten* erfolgt. Vgl. Prädiktor; Validität.

Vor|mundschaft: (engl.) *guardianship*; zivilrechtliche Maßnahme, um die rechtlichen Belange von Geschäftsunfähigen (s. Geschäftsunfähigkeit) zu vertreten (geregelt in den §§ 1773–1895 BGB); betrifft seit Inkrafttreten des Betreuungsgesetzes* nur noch Minderjährige u. wird gemäß § 1773 BGB bis zur Volljährigkeit angeordnet, wenn der Minderjährige nicht unter elterlicher Sorge steht, wenn die Eltern nicht zur Vertretung berechtigt sind od. wenn der Familienstand nicht zu ermitteln ist (Findelkind); Vormundschaft über Erwachsene ist durch die Betreuung* ersetzt worden.

Vor|posten|symptom *n*: (engl.) *outpost symptom*; retrospektiv als erstes Anzeichen der beginnenden Schizophrenie* gewertetes, kurzzeitig auftretendes positives Symptom (s. Positivsymptomatik) bei Kindern u./od. Jugendlichen; tritt meist Monate bis Jahre vor dem Ausbruch der Psychose* auf u. ist vollständig reversibel; z. B. Erleuchtungserlebnis (religiöses Erlebnis einer 12-Jährigen, die mit 19 Jahren eine Schizophrenie entwickelt hat) od. akustische Halluzinationen (Stimme des Teufels, die ein 20-jähriger an Schizophrenie Erkrankter mit 10 Jahren vorübergehend gehört hat); cave: positive Symptome können auch unspezifisch als Einzelsymptome ohne Schizophrenierisiko auftreten.

Vor|sorge: (engl.) *prevention*; Maßnahmen zur Verhütung von Erkrankungen u. Unfällen; s. Prävention; Prophylaxe.

Vor|sorge|vollmacht: (engl.) *living will*; schriftliche Bevollmächtigung einer Person des eigenen Vertrauens für den Fall der Geschäftsunfähigkeit* u./od. fehlender Einwilligungsfähigkeit* des Vollmachtgebers für bestimmte Bereiche, z. B. Gesundheitssorge (§ 1904 BGB); bevollmächtigt zur Regelung der Angelegenheiten des Vollmachtgebers, wenn dieser hierzu unfähig sein sollte. Für die Einwilligung des Bevollmächtigten od. Betreuers in eine Untersuchung des Gesundheitszustandes, eine Heilbehandlung od. einen ärztlichen Eingriff ist die Genehmigung des Betreuungsgerichts erforderlich, wenn die begründete Gefahr besteht, dass der Vollmachtgeber aufgrund der Maßnahme stirbt od. einen schweren u. länger dauernden gesundheitlichen Schaden erleidet. Notarielle Beurkundung der Vorsorgevollmacht ist nicht vorgeschrieben; Bundesnotarkammer führt zentrales Vorsorgeregister, in das Angaben zu notariellen u. sonstigen Vollmachten eingetragen werden können. Vgl. Patientenverfügung; Betreuungsverfügung.

Vor|stellungs|fähigkeit: (engl.) *imagination capability*; unterschiedlich gut ausgeprägte Fähigkeit, sich Vorstellungsinhalte (Situationen od. Gegenstände) z. B. im Rahmen der Imagination* lebhaft vorstellen zu können; i. R. der Psychotherapie (z. B. bei Konfrontation* in sensu od. Entspannungsmethoden*) ist es wichtig, dass auch Menschen mit einer weniger gut ausgebildeten Vorstellungsfähigkeit sich die Übungsinhalte lebendig vorstellen können. Nach Lang (1979) erzeugen Vorstellungsinstruktionen besonders effektiv ein möglichst lebhaftes Vorstellungsbild, wenn sie Informationen über die gefürchtete Reizsituation, die (verbalen, physiologischen, verhaltensmäßigen) Reaktionen der Person auf den Reiz u. deren Interpretationen zur Bedeutung des Reizes u. der Reaktionen auf diesen enthalten.

Vor|stellungs|übung: (engl.) *imagination practice*; Imaginationsübung*.

Vor|test *m*: (engl.) *pretest*; Screening*.

Vor|test|wahrscheinlichkeit: (engl.) *pretest probability*; s. Test, diagnostischer.

Vor|urteil: (engl.) *prejudice*; (psychol.) v. a. auf vorgefassten Meinungen u. weniger auf Erfahrungen beruhende, häufig generalisierende u. persistierende Einstellung*; häufig als Gruppenurteil über Angehörige fremder Gruppen; s. Stereotyp.

Vor|wärts|maskierung: (engl.) *forward masking*; Wahrnehmungsschwächung eines Zielreizes durch einen zeitlich vorausgehenden visuellen od. auditiven Reiz (sog. Maske); zunehmende Schwächung der Wahrnehmung bei abnehmendem Zeitintervall zwischen Maske u. Zielreiz (für auditive Modalität trotz geringerer Effekte ähnliche Gesetzmäßigkeiten wie für die Rückwärtsmaskierung nachgewiesen); von Bedeutung für die Erfassung kognitiver Vorgänge z. B. bei der visuellen Wahrnehmung; **klin. Bedeutung:** bedeutsame experimentelle Anordnung in der klin. Schizophrenieforschung.

Voyeurismus (lat. videre sehen) *m*: (engl.) *voyeurism*; Form der Paraphilie* mit sexuell erregenden Phantasien, sexuell dranghaften Bedürfnissen u./od. sexuellen Verhaltensweisen, die das heimliche Beobachten anderer Menschen bei sexuellen Aktivitäten u./od. bei Intimitäten wie z. B. dem Entkleiden betreffen; **Vork.:** wahrscheinlich nur bei Männern; **Kriterien:** (diagn.) Diese Phantasien, Bedürfnisse u./od. sexuellen Verhaltensweisen müssen überwiegender od. ausschließl. Inhalt des sexuellen Interesses sein u. seit mind. 6 Monaten bestehen. **Ther.:** bei Leidensdruck od. Gefährdung Anderer; v. a. kognitive Verhaltenstherapie* mit dem Ziel ausreichender Selbstkontrolle.

VR: Abk. für **v**irtuelle **R**ealität*.

VT: Abk. für **V**erhaltens**t**herapie*.

VTA: Abk. für **v**entrales **t**egmentales **A**real*.

Vulnerabilität (lat. vulnus, vulneris Wunde, Verletzung) *f*: (engl.) *vulnerability*; Anfälligkeit, Verletzbarkeit; durch genetische, organisch-biologische, psychische u. soziale Faktoren bedingte individuelle Disposition*, auf Belastung überdurchschnittlich stark zu reagieren u. somit anfälliger für psychische Störungen* zu sein; wesentl. für die Vulnerabilität für Schizophrenie* scheint z. B. eine familiäre Belastung (biol. Familienangehörige mit der selben Störung) u./od. eine reduzierte affektiv-kognitive Belastbarkeit i. S. einer Störung der Fähigkeit zu adäquater Informationsverarbeitung zu sein. Psychische Störungen werden durch das Zusammenwirken von Vulnerabilität u. Stress* (Diathese*-Stress-Modell) u. aufrechterhaltenden Störungsbedingungen (Drei*-Faktoren-Modell) erklärt. Vgl. Suszeptibilität.

Vulnerabilitäts|marker (Vulnerabilität*) *m*: (engl.) *vulnerability marker*; quantitatives Maß für Vulnerabilität* bei nicht bzw. noch nicht erkrankten Personen; meist bei biologischen Angehörigen von manifest erkrankten Personen im Fall der genetischen Beeinflussung der Störung gleichsinnig verändert; **klin. Bedeutung:** Forschungsstrategie bei der Untersuchung von Personen mit erhöhtem Krankheitsrisiko; Beispiele: **1.** erhöhter Neurotizismus-Wert in der Persönlichkeitsdiagnostik: Vulnerabilitätsmarker für unipolare Depression; **2.** Reduktion der P300-Welle im Oddball-Paradigma u. Hyperaktivität u. verstärkte Konnektivität im Default Mode Network: Vulnerabilitätsmarker für Schizophrenie. Vgl. Biomarker; Suszeptibilität.

Vulnerabilitäts-Stress-Bewältigungs|modell (Vulnerabilität*; Stress*) *n*: (engl.) *vulnerability-stress coping model*; Drei*-Faktoren-Modell.

Vulnerabilitäts-Stress-Kom|petenz|modell (Vulnerabilität*; Stress*; Kompetenz*) *n*: (engl.) *vulnerability-stress competence model*; Drei*-Faktoren-Modell.

Vulnerabilitäts-Stress-Modell (Vulnerabilität*; Stress*) *n*: (engl.) *vulnerability-stress model*; Diathese*-Stress-Modell.

VWB: Abk. für **v**eränderter **W**ach**b**ewusstseinszustand*.

W

Wach|bewusstsein: (engl.) *state of consciousness*; Bez. für das normale Bewusstsein* im Wachzustand als Gegensatz zu als unterschiedlich angenommenen Bewusstseinszuständen wie Schlafbewusstsein od. Traumbewusstsein; die Annahme qualitativ unterschiedlicher Bewusstseinszustände in Wach- u. Schlafphasen wird in der empirischen Psychologie u. Schlafforschung als unhaltbar angesehen. Vgl. Vigilanz.

Wach|bewusstseins|zustand, veränderter: (engl.) *altered state of consciousness (Abk. ASC)*; Abk. VWB; bei Gesunden auftretender besonderer psychischer Zustand als spezif. Ausprägung des Wachbewusstseins*, die sich vom alltäglichen Wachbewusstsein unterscheidet; **Urs.:** Induktion durch mentale (Meditation*, Hypnose*), somatische (Hyperventilation*, sexuelle Aktivität) od. pharmak. Beeinflussung (LSD*, Mescalin*); Reduktion (sensorische Deprivation*) od. Erhöhung der Umweltstimulation (Flooding*); Prozess des Einschlafens u./od. Aufwachens (hypnagoge u. hypnopompe Phänomene); **Kennzeichen:** i. d. R. von kurzer Dauer (Minuten bis wenige Stunden); der Zustand ist meist willkürlich (ggf. selbst) erzeugt; das Erleben ist von einem Auslöser unabhängig; Grunddimensionen: ozeanische Selbstentgrenzung (z. B. Gefühl des Einsseins mit der Umwelt), angstvolle Ich-Auflösung (z. B. Gefühl des Isoliertseins), visionäre Umstrukturierung (Synästhesien*, optische Halluzinationen*); **DD:** psychiatrische Erkrankung (z. B. Psychose*).

Wachheit: (engl.) *awareness*; s. Vigilanz.

Wach|koma (Koma*) *n*: (engl.) *vigil coma*; s. Syndrom, apallisches.

Wachstum: (engl.) *growth*; jede (auch pathologische) Vermehrung u. Vergrößerung der Körperzellen, z. B. mit Zunahme der Knorpel- u. Knochensubstanz im Kindes- u. Jugendalter, verbunden mit Zunahme des Körpergewichts u. der Körperlänge, od. Tumorwachstum; vgl. Lebensabschnitte.

Wachstums|dynamik, individuelle (gr. δύναμις Kraft, Macht) *f*: (engl.) *individual growth dynamic*; Bez. für die große Variabilität im Verlauf der relativen Gewichtszunahme von Kindern; da das Geburtsgewicht nur eine minimale Korrelation zum Erwachsenengewicht zeigt, wird eine Kompensation von intrauterinen Wachstumshindernissen bzw. -begünstigungen innerhalb der ersten 2 Lebensjahre angenommen, bevor der Körper ab 2 Jahren dem genetisch vorgegebenen „Bauplan" folgt; als zuverlässige Prädiktoren für eine annähernd sichere Vorhersage des Erwachsenengewichts haben sich, neben der individuellen Wachstumsdynamik, das Gewicht der Eltern u. der Ausprägungsgrad einer Adipositas im Kindes- u. Jugendalters erwiesen. Vgl. Barker-Hypothese; Wachstumsprognose.

Wachstums|geschwindigkeit: (engl.) *growth rate*; Bez. für die Zunahme der Körperlänge eines Organismus pro Zeiteinheit (z. B. Zentimeter pro Jahr).

Wachstums|hormon (Horm-*) *n*: (engl.) *growth hormone*; STH*.

Wachstums|para|meter-Entwicklungs|para|meter-Beziehung (Par-*; Metr-*) *m*: (engl.) *growth parameter-development parameter-connection*; Bez. für die relative Beziehung zwischen Entwicklungsparametern* u. Wachstumsparametern zur Bestimmung des Entwicklungsstands eines Kindes; z. B. sollten die formalen, semantischen u. kommunikativen Anteile der Sprache untereinander u./od. zu anderen Parametern wie Kognition od. Sozialverhalten in Beziehung gesetzt werden; bei physischen Entwicklungsparametern sind die Beziehung zwischen Gewicht u. Körperlänge (Body*-mass-Index) bzw. Gewicht u. Gestationszeit von Relevanz; keine klinisch bedeutsame Beziehung besteht zwischen Körpergröße u. Kopfumfang.

Wachstums|pro|gnose (gr. πρόγνωσις Vorherwissen, Voraussage) *f*: (engl.) *height prediction*; syn. Endgrößenprognose; annähernd zutreffende Voraussage der Erwachsenengröße aus Knochenalter u. Körperlänge nach dem 6. Lebensjahr unter Zuhilfenahme von Prognosetabellen.

Wachstums|retardierung, intra|uterine: (engl.) *intrauterine growth retardation*; Abk. IUWR; syn. intrauterine Wachstumsrestriktion, pränatale Dystrophie, fetale Hypotrophie; verzögerte pränatale Entwicklung, die Früh- u. Reifgeborene betreffen kann; **Formen:** **1.** symmetr. Hypotrophie: Gewicht u. Länge unter dem 10. Perzentil; **2.** asymmetr. Hypotrophie: Gewicht unter dem 10. Perzentil, Länge normal; IUWR meist erst in den letzten Schwangerschaftswochen; **Urs.:** **1.** intrauterine

Ernährungsstörungen, z. B. bei Plazentainsuffizienz, hypertensiven Schwangerschaftserkrankungen, Mehrlingen, Drogenmissbrauch*, Nicotin*- u. Alkoholabhängigkeit*; **2.** pränatale Erkrankungen, z. B. Infektionen; **3.** genetisch od. konstitutionell bedingt. Wegen der erhöhten Spätmorbidität (neurol. Störungen) kommt der Erkennung von Risikofaktoren bes. Bedeutung zu.

Wachstums|schub in der Pubertät (Pubertät*): (engl.) *pubertal growth attack*; beschleunigte Wachstumsgeschwindigkeit* von Kindern zu Beginn der Pubertät*; beginnt bei Mädchen ca. 1,5 Jahre früher als bei Jungen (s. Abb.).

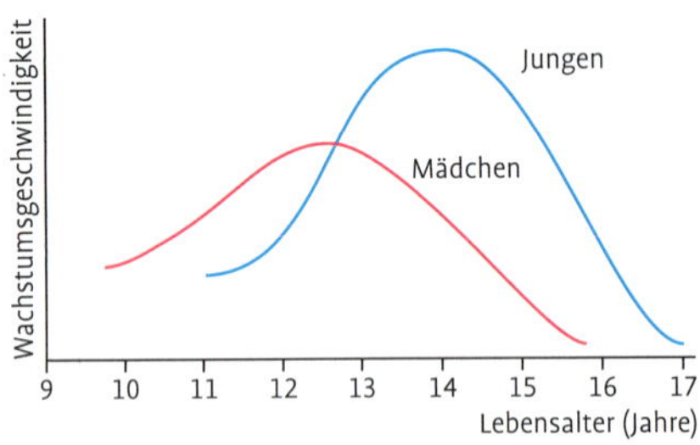

Wachstumsschub in der Pubertät: Verlauf der altersabhängigen Wachstumsgeschwindigkeit der Länge bei Jungen u. Mädchen

Wach|traum: (engl.) *day dream*; sog. Tagtraum; traumähnl. Spielen der Einbildungskraft in wachem, in sich versenktem Zustand; entspricht physiol. nicht der schlafmedizinischen Bez. Schlaf*, sondern steht i. d. R. in Zusammenhang mit Hypnosetechniken, z. B. katathym-imaginative Psychotherapie*. Vgl. Hypnose.

Wärme|regulation (lat. regula Maß, Norm) *f*: (engl.) *thermoregulation*; Thermoregulation; durch zentrale Wärmezentren* vermittelte Steuerung des Wärmehaushalts zur Erhaltung der normalen Körpertemperatur (Isothermie); **Wärmebildung** durch biochem. Reaktionen (z. B. kalorigener Effekt der Schilddrüsenhormone), mechan. durch Muskelaktivität (Kältezittern); **Wärmeabgabe** physik. durch Strahlung, Leitung u. Konvektion sowie Verdunstung von Schweiß über die Haut.

Wärme|zentren *n pl*: (engl.) *heat centres*; Temperaturzentren; insbes. im vorderen Hypothalamus* lokalisierte Areale, deren Aufgabe die Koordination der Wärmeregulation* ist; beeinflussen Wärmebildung u. -abgabe sowie alle Verhaltensweisen, die für den Energiehaushalt relevant sein können (z. B. Nahrungsaufnahme, Körperhaltung).

W

Wahn: (engl.) *delusion*; inhaltliche Denkstörung* i. S. einer objektiv falschen, mit der Realität nicht zu vereinbarenden Überzeugung; häufig mit unmittelbarer, erfahrungsunabhängiger Evidenz sich aufdrängend; vernünftigen Gegenargumenten od. gegenläufigen Erfahrungen nicht zugänglich; unkorrigierbar, mit hoher subjektiver Gewissheit hält der Betroffene daran fest; fließende Grenzen zwischen noch normalen u. bereits wahnhaften Überzeugungen sind möglich; **Kriterien** (nach Jaspers): **1.** subjektive Gewissheit; **2.** Unkorrigierbarkeit; **3.** Unmöglichkeit des Inhalts; **Formen** des Wahns: Einteilung nach **1. formalen** Merkmalen: formale Aspekte des wahnhaften Erlebens; z. B. Wahngedanke*, Wahnidee*, Wahneinfall*, Wahnstimmung*, Wahnwahrnehmung*, systematisierter Wahn*, Wahnsystem*; **2. inhaltlichen** Merkmalen: z. B. Abstammungswahn*, Beeinträchtigungswahn*, Beziehungswahn*, Dämonenwahn*, depressiver Wahn*, Doppelgängerwahn*, Eifersuchtswahn*, Erfinderwahn*, Liebeswahn (Erotomanie*), Fregoli-Wahn (Fregoli*-Syndrom), Größenwahn*, hypochondrischer Wahn*, Heilswahn*, Massenwahn*, Residualwahn*, religiöser Wahn, Schuldwahn*, Schwangerschaftswahn*, Sendungswahn*, Verarmungswahn*, Verfolgungswahn*, Vergiftungswahn*, Verkleinerungswahn*, Verschuldungswahn*; **Vork.:** bei Schizophrenie*, psychotischer Depression*, schizoaffektiver Psychose*, Manie*, organisch bedingter Psychose*, Substanzkonsum, Alkoholabhängigkeit*, wahnhafter Störung* sowie bei sozialer Isolation*; **Ther.:** Neuroleptika*, adaptive Psychotherapie* (in Abhängigkeit von der Grunderkrankung).

Wahn|arbeit: (engl.) *delusion work*; Bez. für gedankliche Verknüpfung einzelner Wahninhalte u. anderer Erlebnisse zu einem für den Betroffenen stimmigen Wahnsystem*; s. Wahn, systematisierter.

Wahn, de|pressiver: (engl.) *depressive delusion*; Wahn* mit depressiven Inhalten, v. a. als Idee u. Gefühl von Schuld, Versündigung, Verarmung, Insuffizienz u. Hypochondrie; **Vork.:** z. B. bei psychotischer Depression*. Vgl. Syndrom, depressives.

Wahn, dys|thymer: (engl.) *dysthymic delusion*; s. Stimmungsinkongruenz.

Wahn|einfall: (engl.) *delusion idea*; Bez. für rein gedanklich (ohne zugrunde liegende äußere Wahrnehmung) aufgetretene, noch nicht weiter ausgeformte wahnhafte Vorstellung u. Überzeugung*; vgl. Wahnwahrnehmung.

Wahn, expansiver: Größenwahn*.

Wahn|gedanke: (engl.) *delusional thought*; Bez. für die gedankliche Ausarbeitung mehrerer Wahneinfälle* od. Wahnwahrnehmungen*, evtl. in einem in sich geschlossenen Wahnsystem*.

Wahn, hypo|chondrischer: (engl.) *hypochondric delusion*; sog. Krankheitswahn; Form des Wahns* mit der Überzeugung, an einer meist schweren Erkrankung zu leiden; **Vork.:** i. R. psychotischer Depression* od. anderer psychotischer Erkrankungen, auch bei hypochondrischer Störung*, wobei die hypochondrischen Inhalte ins Wahnhafte gesteigert sind.

Wahn|idee (Idee*) *f*: (engl.) *delusion idea*; Bez. für die ursprünglichste u. kleinste geistige Einheit eines Wahns*.

Wahn, in|duzierter: (engl.) *induced delusion*; Folie à deux, Folie à communiquée; Auftreten von psychotischen Symptomen (z. B. Wahn*, Halluzinationen*) bei einer nicht psychotisch erkrankten Person durch kritiklose Übernahme von Sympt. eines (nahe stehenden) Patienten mit psychotischer Erkrankung.

Wahn, nihilistischer: (engl.) *nihilistic delusion*; s. Cotard-Syndrom.

Wahn|stimmung: (engl.) *delusional mood*; Bez. für emotionales, atmosphärisches Erleben eines Patienten vor konkreter Manifestation des Wahns*; die Außenwelt erscheint dem Patienten unheimlich u. bedrohlich, ohne dass er bereits konkrete Wahninhalte ausgebildet hat.

Wahn|störung: (engl.) *paranoid disorder*; wahnhafte Störung*.

Wahn|struktur (lat. structura Zusammenfügung, Ordnung, Aufbau) *m*: (engl.) *delusional structure*; Wahnsystem*.

Wahn, syn|thymer: (engl.) *synthymic delusion*; s. Stimmungskongruenz.

Wahn|system: (engl.) *systematic delusion*; syn. Wahnstruktur; Bez. für das sich aus der wahnhaften Verarbeitung u. Verknüpfung versch. Wahneinfälle* u. Wahnwahrnehmungen* ergebende Gedankengebäude (Wahngebäude); Grad der Systematisierung unterschiedlich; bei geschlossenem, sehr systematisiertem Wahn* gibt es für den Betroffenen keine offenen Fragen mehr.

Wahn, systematisierter: (engl.) *systematized delusion*; Form des Wahns* mit Verknüpfung einzelner Wahnphänomene, Sinnestäuschungen, Ich-Störung* u. nicht krankhaft veränderter Beobachtungen u. Erlebnisse zu einem Wahnsystem*, in dem Wahninhalte für die Betroffenen ihren Beweis- od. Bestätigungsgrund finden (z. B. Versuch, Verfolgungsideen zu begründen u. auf Ursachen zurückzuführen).

Wahn|wahrnehmung: (engl.) *delusional perception*; Bez. für eine reale Sinneswahrnehmung, die wahnhaft fehlinterpretiert wird u. eine abnorme Bedeutung erhält; **Vork.:** z. B. bei Schizophrenie*. Vgl. Wahn.

Wahrnehmung: (engl.) *perception*; Perzeption; Bez. für den komplexen Prozess des integralen Informationsgewinns aus Umwelt- u. Körperreizen (sensorischer Input; s. Sensibilität*) einschließlich der damit verbundenen Emotionen* u. der Modifikationen durch Lernen* u. Erfahrung*; wird durch die Sinnesfunktionen unter Lenkung der Aufmerksamkeit* vermittelt, von Habituation* beeinflusst u. resultiert letztlich in einer Interpretation der wahrgenommenen Empfindung, also der Kenntnisnahme der sinnlichen Gegebenheiten von Umwelt, Körper u. Psyche. Die aufgenommenen Informationen werden über neurale Afferenzen zentral abgebildet u. eingegliedert, wobei die einzelnen Reize nicht als isolierte Qualitäten bzw. Intensitäten erlebt werden, sondern kontextabhängig u. als komplexes Ganzes (vgl. Gestaltpsychologie). Wahrnehmung ermöglicht Orientierung* u. lebensnotwendige Adaption an die Umgebung, wobei die sensorischen Inputs unter Einbeziehung von Gedächtnisinhalten (vorangegangene Lernerfahrungen) geordnet, modifiziert, sinnvoll strukturiert u. interpretiert werden, weshalb Wahrnehmung stark kulturabhängig ist. Vgl. Wahrnehmungsstörung.

Wahrnehmungs|de|fizit|theorie (Defizienz*) *f*: (engl.) *perception deficit theory*; Annahme, dass die Ursachen von Lernstörungen*, Koordinationsstörungen* u. Kommunikationsstörungen* bei Kindern u. Jugendlichen nicht in mangelhaftem Unterricht (Schulunterrichtstheorie), sondern in einer gestörten Verarbeitung von Informationen u. Reizen aus der Umwelt liegen.

Wahrnehmungs|feld: **1.** (engl.) *auditopsychic centre*; (neurophysiol.) Rindenfeld mit der Funktion der Integration von Sinneswahrnehmungen, z. B. Sehrinde*, Hörzentrum*; **2.** rezeptives Feld: Bereich einer Nervenzelle auf der Rezeptorfläche (Netzhaut beim Sehen, Haut beim Berühren); bei einer Reizung wird die Entladungsrate dieser Nervenzelle beeinflusst (erregendes od. hemmendes Zentrum). Um dieses Feld herum findet sich ein hemmendes od. erregendes Umfeld wie dies z. B. bei On-off-Zellen (s. On-Zentrum-Neurone; Off-Zentrum-Neurone) beobachtbar ist. **3.** Umfeld eines Individuums, in dem enthaltene Reize der Wahrnehmung* zugänglich gemacht werden können, z. B. Blickfeld*, Gesichtsfeld*.

Wahrnehmungs|psycho|logie (Psych-*; -log*) *f*: (engl.) *perception psychology*; Teilgebiet der Allgemeinen Psychologie*, das sich mit der Erforschung von Informationsaufnahme u. -verarbeitung von inneren u. äußeren Reizen beschäftigt sowie die Verknüpfung der versch. Wahrnehmungsleistungen mit dem je nach individuellen u. sozialen Gegebenheiten unterschiedlich modifizierendem Einfluss auf die Steuerung von Verhalten sowie die Beziehung zu anderen psychologischen Prozessen untersucht; **Aufgaben:** beschreibende Erfassung der Wahrnehmungsleistungen, die Analyse ihrer Funktion sowie insbes. die Untersuchung ihrer Bedingungen, ihres zeitlichen Verlaufes u. ihrer Struktur. Die Wahrnehmungspsychologie bedient sich u. a. der Forschungsmethoden der Psychophysiologie* u. der Psychophysik*. Die Methoden der Sinnesphysiologie liefern Grundlagenkenntnisse über die verschiedenen psychophysiologischen Mechanismen, z. B. über die Verarbeitung u. Integration physikalischer od. chemischer Reize in den unterschiedlichen Sinnesorganen.

Wahrnehmungs|schwelle: (engl.) *perception threshold*; Bez. für denjenigen minimalen Wert der physikalischen Reizintensität, bei dem eine erlebbare Empfindung ausgelöst werden kann; die Grenze zwischen erlebbar u. nicht erlebbar kann individuell sehr verschieden sein. Der Übergangswert ist abhängig von verschiedenen Randbedingungen. So spielt die Aufmerksamkeit* ebenso eine Rolle wie die physiologische Situation am Sinnesorgan. Früher wurde von einer absoluten Wahrnehmungsschwelle ausgegangen, was bedeutet, dass der Wechsel von der Nicht-Wahrnehmung eines Reizes zur Wahrnehmung abrupt erfolgt. Da aber die Bedingungen während des Wahrnehmungsprozesses zu verschiedenen Zeitpunkten schwanken, ist der Übergang graduell. Die Wahrnehmungsschwelle kann durch verschiedene Einflüsse erhöht od. gesenkt werden, z. B. durch Alkohol u. a. Drogen, Migräne mit Photophobie* od. Polyneuropathie* (die von erhöhter Sensibilität bis zur Schmerzunempfindlichkeit reichen können). **Methode:** I. R. der Psychophysik* existieren 3 Methoden zur Bestimmung der Wahrnehmungschwelle für bestimmte Reizgrößen: **1.** Grenzwertmethode: Die Reizintensität wird in kleinen Schritten von deutlich unterschwelligen zu deutlich überschwelligen Werten (od. umgekehrt) verändert. **2.** Konstanzmethode: Verschiedene schwellennahe Reize werden mehrfach in randomisierter (zufälliger) Reihenfolge dargeboten u. die Probanden geben jeweils an, ob der Reiz wahrgenommen werden kann od. nicht. **3.** Herstellungsmethode: wird angewendet bei Reizen, die gut von den Probanden selbst manipuliert werden können (z. B. die Intensität eines Lichtpunkts über einen Regler); die Probanden stellen denjenigen Intensitätswert selbst ein, bei dem der Reiz eine eben merkliche Empfindung auslöst, bzw. (bei absteigender Intensitätsvariation) gerade verschwindet. Aus dem berechneten Mittelwert mehrerer Versuchsreihen ergibt sich der Schwellenwert*.

Wahrnehmungs|störung: (engl.) *disorder of perception*; syn. Perzeptionsstörung; Bez. für organisch od. psychisch bedingte krankhaft veränderte bzw. gestörte Wahrnehmung*; kann prinzipiell alle Sinnesmodalitäten betreffen; **Urs.:** Ausfall od. Beeinträchtigung der Wahrnehmungsfunktion aus organischen od. psychischen Gründen (z. B. gestörte Funktion von Sinnesorganen od. Sensibilitätsstörungen*), od. durch Abnormitäten der Wahrnehmung, wie Intensitätsminderung od. -steigerung (Veränderungen im Wahrnehmungsfeld*, der Wahrnehmungsschwelle*, z. B. durch Drogen, Alkohol), veränderte Größen- u. Gestaltwahrnehmung*, ferner qualitative Abnormitäten der Wahrnehmung wie Derealisation*, Gefühl der ungewöhnlichen Distanz od. Nähe, Änderung der Wahrnehmungscharaktere (z. B. Synästhesie*), vermeintliches Wiedererkennen, od. Halluzination* u. Illusion*; **Vork.:** häufig nach Hirnschädigung, die den der jeweiligen Sinnesmodalität zugeordneten Assoziationskortex betrifft, z. B. räumlich-perzeptive Störung (Defizite in der Verarbeitung basaler perzeptiver Leistungen in allen Sinnesmodalitäten, z. B. bei der Bestimmung von Größen- od. Längenrelationen) od. visuo-perzeptive Störung (Störung der visuellen Wahrnehmungsleistung, z. B. Gesichtsfeldstörungen, Farb- od. Kontrastsehen); **Diagn.:** Objektivierung durch neuropsychologiosche Diagnostik*.

Wahrnehmungs|störung, auditive: (engl.) *auditory disorder of perception*; s. Integrationstraining, auditives.

Wahrnehmungs|täuschung: **1.** (engl.) *perceptional illusion*; Abweichung der subjektiven Wahrnehmung* von den physikalisch erklärbaren u. messbaren Eigenschaften der Objekte, wobei alle Sinnesgebiete betroffen sein können; z. B. visuelle Täuschung*; **2.** subjektive Wahrnehmungsveränderungen i. R. einer schizophrenen od. organisch bedingten Psychose* (z. B. Trug- u. Wahnwahrnehmungen*, Halluzinationen* u. Pseudohalluzinationen*), die insbes. durch Veränderung der Interpretation der Sinneseindrücke (Bedeutungsgebung) bedingt sind.

Wahrnehmungs|training *n*: (engl.) *perception training*; Schulung einer differenzierten Wahrnehmung* der physiol., emotional-kognitiven u. behavioralen Reaktionsebene; auch die Wahrnehmung von Symptomschwankungen u. ihrer situativen, kognitiven u. emotionalen Auslöser sowie evtl. vorhandener, die Symptome aufrechterhaltender Bedingungen wird z. B. mit Hilfe geeigneter Selbstbeobachtungstechniken (Tagesprotokoll*) geübt; erfolgt i. d. R. im Rahmen der frühen Therapiephasen*. Vgl. Psychoedukation.

Wahrscheinlichkeit: (engl.) *probability (Abk. p)*; (statist.) ein für ein best. zufallsabhängiges Ereignis (sog. Zufallsvariable) charakteristischer, i. Allg. unbekannter, d. h. theoretischer Wert für die Häufigkeit, mit der bei Beobachtung gleichartiger Elemente einer Gesamtheit od. bei wiederholter Beobachtung eines Elements dieses Ereignis auftritt; je mehr Elemente beobachtet werden bzw. je mehr Beobachtungen stattfinden, desto geringer wird die Abweichung der tatsächl. beobachteten Häufigkeit von diesem theoret. Wert. Die Wahrscheinlichkeitstheorie befasst sich mit der Berechnung von Wahrscheinlichkeiten für Ereignisse. Vgl. Statistik.

Wahrscheinlichkeits|dichte: (engl.) *probability density*; mathematische Funktion (Dichtefunktion) über dem Wertebereich einer Zufallsvariablen, die es erlaubt, die Wahrscheinlichkeit von Ereignissen durch Integration bzw. Summation zu ermitteln (z. B. Normalverteilung; s. Wahrscheinlichkeitsverteilung); bestimmt, wie „dicht" die Beobachtungen bei einer Stichprobenziehung an der jeweiligen Stelle liegen würden.

Wahrscheinlichkeits|verteilung: (engl.) *probability distribution*; (statist.) formelhafte od. graph. Darstellung der Wahrscheinlichkeiten, mit denen eine Zufallsvariable best. Werte annimmt; **Formen:** **1. diskrete Verteilungen: a)** Gleichverteilung: sämtliche Ereignisse haben dieselbe Wahrscheinlichkeit (z. B. fairer Würfel); **b)** Bernoulli-Verteilung: einparametrige Wahrscheinlichkeitsverteilung (Binomialverteilung mit n = 1); dient zur Beschreibung einer nur einmal durchgeführten Beobachtung eines Sachverhaltes, für den es lediglich 2 mögliche Zustände gibt; **c)** Binomialverteilung: zweiparametrige Wahrscheinlichkeitsverteilung; dient zur Beschreibung einer unter vergleichbaren Bedingungen wiederholt durchgeführten Beobachtung eines Sachverhaltes, für den es lediglich 2 mögliche Zustände gibt; geeignet zur Beschreibung von Stichprobenziehungen aus großen Grundgesamtheiten (z. B. bei Befragungen) u. zur Analyse von Ereignishäufigkeiten/Risiken in der Epidemiologie; **d)** hypergeometrische Verteilung: dreiparametrige Wahrscheinlichkeitsverteilung zur Beschreibung von Auswahlprozessen aus endlichen (kleinen) Grundgesamtheiten; **e)** Poisson-Verteilung: einparametrige Wahrscheinlichkeitsverteilung zur Beschreibung des Auftretens seltener Ereignisse bzw. von Ereignishäufigkeiten bei speziellen stetigen Wartezeitprozessen (Grundlage zahlreicher versicherungsmathematischer Modelle); **f)** geometrische Verteilung: einparametrige Wahrscheinlichkeitsverteilung zur Beschreibung des Wartens auf einen erfolgreichen/fehlgehenden Versuch, wenn die Versuchsbedingungen konstant bleiben u. sich die Versuche nicht gegenseitig beeinflussen; **2. stetige Verteilungen: a)** Normalverteilung: syn. Gauß-Verteilung; graphische Darstellung der Dichtefunktion als sog. Glockenkurve; gibt z. B. die durch zufällige Messfehler entstandenen Abweichungen der Messwerte von ihrem arithmetischen Mittel wieder; je größer die Standardabweichung* ist, desto flacher u. breiter ist der mittlere Teil der Glockenkurve; **b)** stetige Gleichverteilung (syn. Rechteckverteilung): hat auf einem stetigen Intervall eine konstante Wahrscheinlichkeitsdichte; **c)** negative Exponentialverteilung: rechtsschiefe einparametrige Wahrscheinlichkeitsverteilung zur Beschreibung des Wartens auf ein Ereignis, das zu jedem Zeitpunkt eintreten kann, unter der Annahme zeitkonstanter Eintrittswahrscheinlichkeit u. Unabhängigkeit der Ereignisse; stetiges Analogon zur geometrischen Verteilung; die Wahrscheinlichkeitsdichte der Exponentialverteilung ist eine Exponentialfunktion mit negativem Abklingparameter; **d)** Chi-Quadrat-Verteilung: rechtsschiefe einparametrige Wahrscheinlichkeitsverteilung; Verteilung der Summe der Quadrate von unabhängig identisch normalverteilten Zufallsgrößen; bedeutsam zur Überprüfung von Modellanpassungen an Daten u. zur Analyse von Kontingenztafeln (Chi-Quadrat-Tests); **e)** t-Verteilung: syn. Student-Verteilung; Verteilungsfunktion, die auf der Normalverteilung beruht; zieht man aus einer Grundgesamtheit, die einer standardisierten Normalverteilung (Mittelwert 0, Standardabweichung 1) genügt, N Werte, teilt deren Mittelwert durch dessen Standardfehler (Standardabweichung/Quadratwurzel aus N), dann ist die Stichprobe t-verteilt mit (n-1) Freiheitsgraden; **f)** F-Verteilung: Wahrscheinlichkeitsverteilung einer kontinuierlichen Zufallsvariable, die sich aus dem Quotienten zweier Chi-Quadrat-verteilter Zufallsvariablen ergibt; wird v. a. angewendet, wenn es darum geht, zu klären, ob die Varianzen* zweier normalverteilter Stichproben identisch sind; **g)** Lognormalverteilung: rechtsschiefe zweiparametrige Wahrscheinlichkeitsverteilung, die sich durch logarithmische Transformation in eine Normalverteilung überführen lässt; **3. bedingte Verteilung:** Verteilung einer Zufallsvariablen/einer Stichprobe unter einer spezifizierten Bedingung; in einer Kontingenztafel* sind z. B. die Zeilen- bzw. Spaltenverteilungen im Inneren der Tafel bedingte Verteilungen; **4. Randverteilung:** über ein Bedingungssystem gemittelte Verteilung einer Zufallsvariablen/einer Stichprobe; in einer Kontingenztafel sind die Randverteilungen die über die Spalten bzw. Zeilen nach dem Satz von der totalen Wahrscheinlichkeit gewichtet gemittelten bedingten Verteilungen am Rande der Tafel.

Wander|drang: (engl.) *drapetomania*; Poriomanie*.

Wander|trieb: (engl.) *dromomania*; Poriomanie*.

Warte|listen|kon|troll|gruppe (Kontrolle*): (engl.) *wait list control group*; in Studien zur Wirksamkeitsprüfung von Therapien untersuchte Gruppe von Patienten auf der sog. Warteliste, die nicht vor Abschluss der Datenerfassung an der Interventionsgruppe in die Behandlung eingeschlossen wird; Behandlungseffekt der untersuchten Therapie: Differenz zwischen spontanen Veränderungen in der Wartelistenkontrollgruppe u. interventionsbedingten Veränderungen in der Experimentalgruppe; Nachteil: keine Aussagen über spezifische u. unspezifische Therapieeffekte in Studien mit Wartelistenkontrollgruppen möglich; ethische Probleme (Vorenthalten einer wirksamen Therapie).

Waschen, zwanghaftes: (engl.) *obsessional wash*; s. Waschzwang.

Waschungen, rituelle: (engl.) *ritual washing*; religiös verankertes Ritual, das der spirituellen Reinigung dient u. in dem jeweiligen Kulturkreis anerkannt ist; rituelle Waschungen können sich bis ins Zwanghafte steigern, wenn der Aufwand deutlich das kulturell übliche Maß übersteigt u. der Betroffene übertriebene Furcht vor Sünde od. Bestrafung verspürt, die er durch Rituale abzuwehren versucht; **Vork.:** bei Zwangsstörung*, zwanghafter Persönlichkeitsstörung*, Depression*, Schizophrenie*.

Wasch|zwang: (engl.) *compulsion to wash*; Bez. für Zwangshandlung* mit unüberwindl. Selbstreinigungstrieb, bei der sich Betroffene aus Angst od. Ekel vor Verunreinigung od. Ansteckung gezwungen fühlen, sich sofort nach jeder Berührung eines Menschen od. Gegenstandes (z. B. Türklinken) gründlich zu waschen; Teil einer Zwangsstörung*, wenn die Symptomatik vom Betroffenen als sinnlos u. übertrieben erlebt wird, gegen inneren Widerstand ausgeführt wird u. zu relevanter Beeinträchtigung od. Leidensdruck* führt; häufig findet sich bei Betroffenen ein erhebliches Vermeidungsverhalten*, sich in Situationen potentieller Verschmutzung zu begeben; **Vork.:** bei Zwangsstörung*, zwanghafter Persönlichkeitsstörung*, Schizophrenie*, wahnhafter Störung*.

Wasser|kopf: (engl.) *hydrocephalus*; s. Hydrozephalus.

Wasser|lassen, vermehrtes: (engl.) *augment pass urine*; s. Polyurie.

Watchful Waiting (engl. watchful aufmerksam; waiting das Warten): s. Offenlassen, abwartendes.

Waterhouse-Friderichsen-Syn|drom (Rupert W., Arzt, Bath, 1873–1958; Carl F., Pädiater, Kopenhagen, 1886–1961) *n*: (engl.) *Waterhouse-Friderichsen syndrome*; Schockzustand v. a. bei Kleinkindern mit hämorrhagischer Nekrose beider Nebennieren inf. einer Sepsis (meist durch Meningokokken); **Klin.:** schlagartiger Beginn unter raschem Fieberanstieg mit Kollapszeichen (Kollaps*), foudroyanter Verlauf; bei Meningokokkensepsis. zahlreiche Hautblutungen (Petechien, Sugillationen) inf. Verbrauchskoagulopathie; **Progn.:** hohe Letalität.

Ways of Coping Check|list: Abk. WCCL; standardisiertes Selbstbeurteilungsverfahren zur Erfassung problemorientierter u. emotionsregulierender Bewältigungsstrategien* bei Stress*; umfasst je nach Version 64 bzw. 39 Items (z. B. zu konfrontierendem Coping, Distanzierung, Selbstkontrolle, Suche nach sozialer Unterstützung); Beurteilung auf 5-stufiger Skala; auch als Interview durchführbar; Modifikation der Ways of Coping Scale (Abk. WOC); aktuelle revidierte Fassung WCCL-R; deutsche Version: Skala zur Erfassung des Bewältigungsverhaltens (Abk. SEBV); **Anw.:** bei Jugendlichen u. jungen Erwachsenen; chron. kranken Menschen. Vgl. Coping.

WBP: Abk. für **W**issenschaftlicher* **B**eirat **P**sychotherapie.

WCCL: Abk. für (engl.) ***W**ays* of **C**oping **C**hecklist*.

WCST: Abk. für (engl.) ***W**isconsin* **C**ard **S**orting **T**est*.

WDT: Abk. für **W**iener* **D**eterminationstest.

Weber-Fechner-Gesetz (Ernst H. W., Anatom, Physiologe, Leipzig, 1795–1878): (engl.) *Weber's law*; psychophysisches Grundgesetz demzufolge die Intensität einer Empfindung* logarithmisch mit der Reizstärke (s. Reiz) zunimmt. Vgl. Reizschwelle; Psychophysik.

Wechsel|jahre: (engl.) *climacterium*; s. Klimakterium; Altershypogonadismus des Mannes.

Wechsel|wirkungen: (engl.) *interactions*; s. Interaktion.

Wechsel|wirkungs|modell *n*: (engl.) *reciprocation model*; Hypothese von der gegenseitigen Beeinflussung physischer u. psychischer Vorgänge; vgl. Leib-Seele-Problem; Dualismus; Interaktionsmodelle.

Wechsler-Gedächtnis-Test *m*: (engl.) *Wechsler Memory Scale (Abk. WMS)*; Abk. WGT; Leistungstest zur Beurteilung mnestischer Teilbereiche u. allg. Gedächtnisleistung; umfasst 14 Untertests mit Gedächtnisaufgaben (z. B. figurales Gedächtnis, visuelle Paarerkennung), die in ihrer Komplexität u. Abrufmodalität (freier u. geleiteter Abruf, Rekognition) variieren; erfasst 5 Leistungsaspekte: allg. Gedächtnisleistung (modalitätsspezifische verbale versus visuelle Gedächtnisleistungen), verzögerte Gedächtnisleistung, Aufmerksamkeits- u. Konzentrationsleistung (Kurzzeitgedächtnis); aktuelle revidierte Fassung: WGT-R (deutschsprachige Adaptation der revidierten Fassung der Wechsler Memory Scale); es existiert eine Kurzfassung; **Anw.:** Jugendliche u. Erwachsene von 15–75 Jahren; Einzeluntersuchung; klin. Neuropsychologie u. neuropsychol. Gedächtnisforschung; Diagnostik von Gedächtnisstörungen*; **Testdauer:** Gesamttest 45 Minuten, Kurzfassung ca. 30 Minuten; einzelne Untertests je ca. 10 Minuten.

Wechsler Memory Scale: s. Wechsler-Gedächtnis-Test.

Weck|amine *n pl*: (engl.) *sympathomimetic amines*; s. Sympathomimetika; Psychostimulanzien.

Wecken, anti|zipatorisches: (engl.) *anticipatory arousal*; Arousal*-Effekt aufgrund einer antizipatorischen Erwartungshaltung des Betroffenen; **Vork.:** bei psychophysiologischer Insomnie*; **Maßnahmen:** Entspannungsmethoden*, Methoden der Verhaltenstherapie*; **DD:** abzugrenzen von morgendlichem Früherwachen* i. R. einer Grunderkrankung wie z. B. Depression.

Weck|re|aktion (Reaktion*): (engl.) *arousal reaction*; s. Arousal-Effekt.

Weinen, patho|logisches: (engl.) *pathological weeping*; s. Zwangsaffekt.

Weisheit: (engl.) *wisdom*; aus dem nicht naturwissenschaftlich geprägten Alltagswissen u. -verständnis stammendes multidimensionales Konzept mit historischen Wurzeln, das zunehmend wissenschaftliche Akzeptanz u. Aufmerksamkeit in Psychologie u. Naturwissenschaften erlangt; wird v. a. älteren Menschen zugeschrieben; als wissenschaftliches Konzept v. a. von Altersforscher P. Baltes eingeführt; Komponenten: soziale Haltung u. Verhalten, soziale erfahrungsgetragene u. uneigennützige Entscheidungen, emotionale Homöostase*, Selbstreflexion u. Selbstverständnis, Wertehaltung, Toleranz, Zurückhaltung u. Relativierung von Werten, Wissen um Unbestimmtheit u. Unsicherheit, erfahrungsbasierter Umgang mit Grenzen u. Möglichkeiten; verschiedene Komponenten sind erfassbar mit speziell entwickelten Skalen; neurowissenschaftlicher Nachweis: fMRT-Studien zu verschiedenen messbaren bzw. experimentell darstellbaren inhaltlichen Komponenten von Weisheit: **1.** Wissen, gemeinnützige Haltung u. Entscheidungen: Aktivierung von lateralem u. dorsolateralem Präfrontalkortex, anteriorem Cingulum; **2.** emotionale Homöostase: Aktivierung von u. a. medialem u. orbitofrontalem Präfrontalkortex, posteriorem Cingulum, Belohnungssystem; **3.** Selbstreflexion: Aktivierung von medialem Präfrontalkortex.

Weiter|bildung: 1. (engl.) *specialist training*; **ärztliche** Weiterbildung: in den Weiterbildungsordnungen der Landesärztekammern geregelter Erwerb von Kenntnissen, Erfahrungen u. Fertigkeiten für die Erlangung spezieller Kompetenzen nach Abschluss der ärztlichen Ausbildung, Sicherung der Qualität ärztlicher Berufsausübung (s. Facharzt für Psychiatrie u. Psychotherapie; Facharzt für Psychosomatische Medizin u. Psychotherapie); **Zusatz-Weiterbildung:** Spezialisierung in definierten ärztlichen Weiterbildungsinhalten, die zusätzlich zu Facharzt- u. Schwerpunktweiterbildungsinhalten abzuleisten sind (z. B. Palliativmedizin, Schlafmedizin, Suchtmedizinische Grundversorgung); Voraussetzung: Approbation als Arzt, meist Facharzt; die Liste der möglichen Zusatz-Weiterbildungen setzt sich zusammen aus Teilen der Zusatzbezeichnungen, der fakultativen Weiterbildung u. der Fachkunden der (Muster-)Weiterbildungsordnung für Ärzte (Abk. MBWO) von 1992 in inhaltlich angepasster Form. Sie wurde in der MWBO 2003 durch weitere ergänzt. Zusatz-Weiterbildungen schließen i. d. R. mit Prüfungen vor der zuständigen Landesärztekammer ab. 2. **Psychotherapeuten-Weiterbildung:** Weiterbildung für Psychologische Psychotherapeuten u. Kinder- u. Jugendlichenpsychotherapeuten zum Erwerb eingehender u. besonderer Kenntnisse, Erfahrungen u. Fertigkeiten für definierte psychotherap. Tätigkeiten nach Abschluss der Berufsausbildung, Sicherung der Qualität psychotherap. Berufsausübung; erfolgt i. R. mehrjähriger Berufstätigkeit unter Anleitung zur Weiterbildung befugter Psychologischer Psychotherapeuten od. Kinder- u. Jugendlichenpsychotherapeuten; mögl. Bereiche (Zusatzbezeichnungen): neuropsychologische Psychotherapie; Psychodiabetologie; spezielle Schmerzpsychotherapie.

Welt|gesundheits|organisation: s. WHO.

Wende|anfall: (engl.) *adversive seizures*; s. Adversivanfall.

Wende, kognitive: (engl.) *cognitive turn*; von U. Neissers (1967) beschriebene Entwicklung in der klinischen Psychologie, die das Paradigma des Behaviorismus* um kognitive Parameter erweitert; N. Chomsky zeigte, dass das behavioristische Erklärungsmodell der Verhaltensanalyse auf sprachliches Verhalten nicht anwendbar sei. Generell bestand in der Behaviorismuskritik die Vorstellung, dass komplexes menschliches Verhalten nicht alleine durch Reiz*-Reaktions-Muster beschrieben werden könne, da die sprachlich geistliche Dimension nicht erfasst werde. In der weiteren Entwicklung wurden dann kognitive Elemente in das Konzept der Verhaltensanalyse* u. auch der Bedingungsanalyse* eingeführt.

Werkstatt für behinderte Menschen: (engl.) *sheltered workshop*; Abk. WfbM; veraltet Behindertenwerkstatt; Einrichtung zur Teilhabe behinderter Menschen am Arbeitsleben u. zur Eingliederung in das Arbeitsleben; nach Werkstättenverordnung (Abk. WVO) hat die Werkstatt zur Erfüllung ihrer gesetzlichen Aufgaben die Voraussetzung zu schaffen, behinderte Menschen aus dem Einzugsgebiet aufzunehmen. Dabei soll den versch. Arten der Behinderung durch geeignete Maßnahmen, insbes. durch Bildung besonderer Gruppen im Berufsbildungs- u. Arbeitsbereich, Rechnung getragen werden. **Werkstatt für psychisch behinderte Menschen:** eigenständige räumlich integrierte od. getrennte (Zweig-)Werkstatt für psychisch behinderte Menschen mit versch. Angeboten (v. a. Montagearbeiten u. Tätigkeiten der industriellen Fertigung); dient der Integration außerhalb des allgemeinen Arbeitsmarktes.

Werk|zeug|störung: (engl.) *impairment of higher cortical functions*; Bez. für die Störung der auch als höhere Hirnleistungen bezeichneten neuropsychol. Funktionen; s. Apraxie; Agnosie; Neglect; Sprachstörung.

Werner-Syn|drom (C. W. Otto W., Arzt, Kiel, Eddelak, 1879–1936) *n*: (engl.) *Werner's syndrome*; syn. Progeria adultorum; nach der Pubertät einsetzende, autosomal-rezessiv erbliche (Genlocus 8p12-p11.2, Mutationen im RECQL2-Gen) Vergreisung mit Schwund des Fettpolsters, Atrophie u. Sklerosierung der Haut (sog. Vogelgesicht), Alopezie, Poliose, Hypogonadismus, frühzeitiger Arteriosklerose (Herzinfarkt), Katarakt u. 10 % erhöhtem Risiko einer Tumorentwicklung (Sarkome, Meningeome); keine Veränderungen des ZNS; verminderte Lebenserwartung (ca. 50 Jahre). Vgl. Hutchinson-Gilford-Syndrom.

Wernicke-A|phasie (Carl W., Neurologe, Psychiater, Berlin, Halle, 1848–1905; Aphasie*) *f*: (engl.) *Wernicke's aphasia*; s. Aphasie.

Wernicke-Areal (Carl W., Neurologe, Psychiater, Berlin, Halle, 1848–1905; lat. area Fläche, Feld, umschriebener Bezirk) *n*: (engl.) *Wernicke's area*; sensorische Sprachregion* im hinteren Bereich des Gyrus temporalis superior der dominanten Hemisphäre des Gehirns (s. Abb.); Teile der Brodmann*-Areale (Abb. dort) 22, 39, 40. Vgl. Planum temporale.

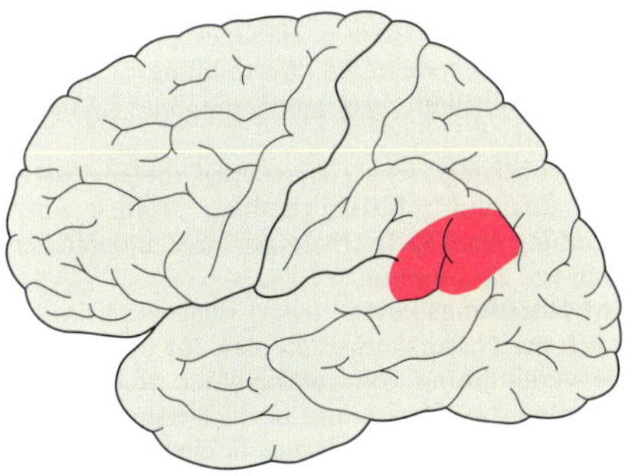

Wernicke-Areal

Wernicke-En|zephalo|pathie (Carl W., Neurologe, Psychiater, Berlin, Halle, 1848–1905; Enzephalopathie*) *f*: (engl.) *Wernicke's encephalopathy*; veraltet Polioencephalopathia haemorrhagica superior; Enzephalopathie* im Erwachsenenalter; **Ätiol.:** Thiaminmangel durch verminderte Zufuhr od. Malabsorption bei Alkoholabhängigkeit*, Magenkarzinom, nach Magenresektion; **Pathol.:** Schädigung paraventrikulärer Hirnareale mit punktförmigen Blutungen u. Wucherung der Gefäßwandzellen ohne entzündl. Infiltrationen (Pseudoenzephalitis); **Klin.:** zunächst häufig gastrointestinale Symptome, Tachykardie, Hyperthermie; vegetative Störungen; (neurol.) Nystagmus*, Blicklähmung*, zentrale Augenbewegungsstörungen (Diplopie*), Sprechstörungen*, Koordinationsstörungen*, Areflexie*, zerebelläre Ataxie*; (psychopathol.) Desorientierung, Bewusstseinsstörungen*, delirante Symptome, organisch bedingte Psychose*; **Ther.:** parenterale Gabe von Thiamin u. Folsäure; strikte Alkoholabstinenz; **Progn.:** schlecht. Vgl. Korsakow-Syndrom.

Wernicke-Korsakow-Syn|drom (Carl W., Neurologe, Psychiater, Berlin, Halle, 1848–1905; Sergei S. K., Psychiater, Neurologe, Moskau, 1854–1900) *n*: (engl.) *Wernicke Korsakow syndrome*; zusammenfassende Bez. für das gemeinsame Auftreten von Korsakow*-Syndrom u. Wernicke*-Enzephalopathie bei gleicher Pathogenese, aber mit ausgeprägteren Gedächtnisstörungen*.

Wert|bildung: (engl.) *accumulation of value*; Teil der individuellen Sozialisation*, der Erwerb u. Internalisierung sozialer Werte, Normen* u. moralisches Urteilsvermögen* im Verlauf der Entwicklung (i. d. R bis zur Adoleszenz) umfasst; Grundlage von Bewertungen jeglicher Art u. der Entwicklung von Handlungspräferenzen. Fehlende internalisierte soziale Werte u. Normen beeinträchtigen den Umgang mit Anderen u. können im Extremfall bis hin zu antisozialem Verhalten führen. Vgl. Persönlichkeitsstörung, dissoziale.

Wertigkeit: (engl.) *valency*; Valenz*.

Wert, kritischer: s. Cut-off-Score.

Wertlosigkeits|gefühl: (engl.) *feeling of inferiority*; s. Minderwertigkeitsgefühl; Insuffizienzgefühl.

Wert|orientierung: (engl.) *value orientation*; Ausrichtung des Urteilens u. Handeln an einem (ethischen) Wertesystem. Vgl. Wertbildung.

Wert, prä|diktiver: (engl.) *predictive value*; s. Vorhersagewert.

Wert|schätzung: (engl.) *appreciation*; therapeutische Grundhaltung*; bedingungslose, positive Anerkennung eines Sachverhalts od. einer anderen Person; vgl. Zuwendung.

W

Wert|schöpfungs|kette: (engl.) *value chain*; im Bereich der Pharmakotherapie Bez. für durchgängige Verknüpfung von vorklinischer u. klinischer Forschung u. Umsetzung in die Versorgungspraxis u. Versorgungsforschung; aufeinander aufbauende **Stufen:** **1.** krankheitsbezogene Grundlagenforschung zur Identifikation von Zielstrukturen (Targets) für pharmakologische Wirkstoffentwicklung, Identifikation u. vorklinische Evaluation von entsprechenden Wirkstoffen; **2.** im Erfolgsfall: Prüfung eines Wirkstoffs auf Verträglichkeit beim Menschen u. Dosisfindung: Wirksamkeitsprüfung (Arzneimittelprüfung) in Phase I–III bis zur Arzneimittelzulassung; **3.** im Erfolgsfall: Transfer in die Praxis u. vorläufige Nutzenbewertung, Nachzulassungsstudien zu UAW, Langzeitwirkungen, Akzeptanz u. Nutzen. **Hinweis:** zügige u. effiziente Forschung entlang der Wertschöpfungskette ist u. a. Ziel der translationalen Forschung*.

Wesens|änderung: (engl.) *personality change*; organisch bedingte psychische Störung mit krankheitsbedingter, irreversibler Veränderung der gesamten Persönlichkeit* u. des Charakters*; **Urs.:** schwere Hirnerkrankung* od. sekundäre Hirnfunktionsstörung* aufgrund körperl. Krankheit einschließlich toxischer u. hormonaler Urs., ungünstig verlaufende Psychose* od. schwere seel. Traumatisierung* ohne kompensatorisches Resilienzpotential. Vgl. Persönlichkeitsstörung.

Wesens|art: (engl.) *disposition*; s. Charakter.

Wesens|art, über|nachhaltige: (engl.) *hypereffective disposition*; Bez. (K. Leonhard) für die typische prämorbide Persönlichkeit*, die zur Entwicklung einer wahnhaften Störung* prädisponiert (sog. paranoide Entwicklung). Vgl. Querulanz.

Wesens|züge: s. Persönlichkeitsmerkmale.

Westermarck-Hypo|these (Edvard Alexander W., Philosoph, Soziologe, Helsinki, 1862–1939; Hypothese*): (engl.) *Westermarck's hypothesis*; evolutionstheoretisch begründete Annahme eines speziellen neuronalen Erkennungsmechanismus (engl. skin-recognition system) bei gemeinsam aufwachsenden Personen, der Partnerwahl auf der Basis von Selektion u. körperlicher Leistungsfähigkeit ermöglicht u. sexuellen Kontakt zu genetisch verwandten Menschen (s. Inzest) hemmt; zusammen aufgewachsene Menschen (nicht auf genetische Verwandtschaft beschränkt) zeigen gegenseitige, instinktive sexuelle Abneigung zueinander u. definieren sich später nicht als potentielle Sexualpartner. Vgl. Inzest-Tabu.

Westphal-Strümpell-Pseudo|sklerose (Carl F. O. W., Neurologe, Psychiater, Berlin, 1833–1890; Ernst Adolf G. G. v. S., Internist, Wien, Leipzig, 1853–1925; Pseud-*; Skler-*; -osis*) *f*: (engl.) *Westphal-Strümpell pseudosclerosis*; s. Wilson-Krankheit.

West-Syn|drom (W. J. W., Pädiater, Turnbridge, 1816–1898) *n*: (engl.) *West syndrome, infantile spasms*; syn. Propulsiv-petit-mal; Form der Epilepsie* im Säuglings- u. Kleinkindesalter (Erstmanifestation meist im 2.–8. Lebensmonat), die durch generalisierte epileptische Anfälle* fokaler u. multifokaler Genese gekennzeichnet ist; **Urs.:** exogene Hirnschädigung während der Schwangerschaft, Geburt od. frühen Säuglingszeit; Hirnfehlbildung, metabol. od. degenerative Erkrankung, tuberöse Sklerose; **Klin.:** epileptische Spasmen (sog. Blitz-Nick-Salaam-Anfall mit blitzartigen Extremitätenbewegungen, nickender Beugebewegung des Kopfs sowie ton. Beugungen des Rumpfes u. der Extremitäten; s. Anfall, epileptischer); begleitend psychomotor. Entwicklungsstörungen in ca. 90 % der Fälle; **Diagn.:** sehr langsame, unregelmäßige Wellen mit epileptischen Potentiale mit wechselnder Lokalisation u. Häufigkeit (Hypsarrhythmie) im EEG; **Progn.:** ungünstig; häufig Übergang in eine andere Form der Epilepsie, normale geistige Entwicklung in ca. 10 % (v. a. bei fehlender Risikoanamnese).

WET: Abk. für **W**iener* **E**ntwicklungs**t**est.

WfbM: Abk. für **W**erkstatt* **f**ür **b**ehinderte **M**enschen.

WGT: Abk. für **W**echsler*-**G**edächtnis-**T**est.

Whipple-Krankheit (George H. W., Pathologe, Rochester, 1878–1976): (engl.) *Whipple's disease*; syn. intestinale Lipodystrophie; seltene, v. a. bei Männern mittleren Alters auftretende Multisystemerkrankung; **Ätiol./Path.:** bakterielle Infektion von Makrophagen der Dünndarmschleimhaut mit Tropheryma whippelii; **Sympt.:** Fieber, Malabsorption mit Diarrhö, Steatorrhö u. Gewichtsverlust, Hautpigmentierung, Lymphknotenschwellung, polyartikuläre Arthritis, Lymphangiopathie, Uveitis, Serositis, Leukozytose, Thrombozytose, Endo- u. Perikarditis, Augenmuskellähmung, Ataxie*.

WHO *f*: Abk. für (engl.) ***W**orld **H**ealth **O**rganization;* Weltgesundheitsorganisation; 1948 gegründete Sonderbehörde der Vereinten Nationen mit Sitz in Genf zur Zusammenarbeit auf dem Gebiet des Gesundheitswesens, insbes. bei Prävention u. Bekämpfung von Volkskrankheiten u. Seuchen sowie bei der Impfstoffherstellung. Vgl. ICD.

Wider|spruch: (engl.) *contradiction*; s. Reaktanz.

Wider|stand: **1.** (engl.) *resistance*; Bez. für Verhaltensweisen u. Einstellungen des Patienten, die sich bewusst od. unbewusst gegen therapeutische Maßnahmen, Anweisungen od. Intentionen richten; es wird i. d. R. angenommen, dass Widerstand v. a. durch Außerachtlassen wichtiger Motive od. Interaktionsmuster bei der Therapieplanung sowie durch eine ungenügende Gestaltung der therapeutischen Beziehung* entsteht. Wesentliche Grundlagen von Widerstand sind die Motivation zur Erhaltung eigener Freiheitsspielräume bei wahrgenommener Einengung (s. Reaktanz) sowie die bei den meisten Patienten vorhandene Ambivalenz. **Formen:** (nach Quellen) **a)** Widerstand gegen Therapieziele entsteht, wenn Ziele bearbeitet werden müssen, die für den Patienten konflikthaft sind od. wenn der Therapeut die Struktur der Ziele des Patienten nicht hinreichend erfasst hat; **b)** Widerstand gegen Beeinflussung an sich entsteht, wenn Patienten besonders empfindlich gegenüber Beeinflussung durch Andere sind od. wenn Therapeuten so massiv auftreten, dass der Patient seine Freiheit als eingeschränkt erlebt; **c)** interaktioneller Widerstand entsteht durch ungenügende Beziehungsgestaltung; **2.** in der Psychoanalyse* u. a. die Abwehr des Bewusstwerdens unbewusster Konflikte, auch in der Übertragungsbeziehung; als Übertragungswiderstand wird die Übertragung* bezeichnet, insofern etwas als aktuell erlebt od. agiert* wird, das nach klassisch psychoanalytischer Auffassung als infantiler Konflikt erinnert werden sollte. Der Widerstand ist wesentlich, da sich an ihm bemerkbar macht, wo wichtige Konflikte aktiv sind. Er äußert sich in Nicht-Einhalten des Settings*, durch Auslassungen, nicht thematisierte Widersprüche, ungewohnte Betonungen, Unverständliches. In der psychoanalytischen Therapie wird der Patient mit dem als Widerstand dienenden, auffälligen Verhalten bzw. Erleben konfrontiert, dieses wird dann als durch Angst motivierte Abwehr des Bewusstwerdens von konflikthaften Wünschen gedeutet, um schließlich die abgewehrten Motive selbst deuten zu können. **3.** in der Gesprächspsychotherapie* wird Widerstand v. a. als das Vermeiden von Inhalten u. insbes. von Emotionen aufgefasst; **4.** in der frühen Verhaltenstherapie* wurde Widerstand v. a. als sog. Gegenkontrolle gegen strukturierte Interventionen aufgefasst, später wurde auch das Phänomen eines beziehungsbedingten Widerstands anerkannt, so dass aktuell in der Verhaltenstherapie unter Widerstand alle Verhaltensweisen u. Einstellungen des Patienten zusammengefasst werden, die sich bewusst od. unbewusst gegen das Fortschreiten der Therapie richten. **Umgang mit Widerstand:** Ursachen mangelnder Kooperation müssen im konkreten Einzelfall untersucht u. Machtkämpfen zwischen Therapeut u. Patient muss vorgebeugt werden. Neben allgemeinen Therapieprinzipien wie Transparenz u. explizite gemeinsamer Zielvereinbarung helfen dabei die konkrete Maßnahmen wie geleitetes Entdecken (s. Sokratischer Dialog), das Trennen von Entdecken u. Verändern problematischer Verhaltensweisen u. Einstellungen, in der kognitiven Therapie eine widerstandsmindernde Reihenfolge beim Korrigieren von Fehlinterpretationen sowie allgemein das aktive Ermutigen von Fragen u. Zweifeln.

Wider|stands|fähigkeit: s. Hardiness.

Wieder|eingliederung: (engl.) *rehabilitation*; s. Rehabilitation.

Wieder|eingliederung, stufen|weise: (engl.) *gradual return to work*; früher Hamburger Modell; ärztlicherseits in Abstimmung mit Patient u. Arbeitgeber veranlasste Maßnahme mit dem Ziel, arbeitsunfähige Versicherte, die jedoch teilarbeitsfähig sind, schrittweise an die volle Arbeitsbelastung am bisherigen Arbeitsplatz heranzuführen u. so die Wiedereingliederung ins Erwerbsleben zu erleichtern; **Hinweis:** Bestandteil der Leistungen zur medizinischen Rehabilitation* für behinderte od. von Behinderung bedrohte Menschen; stufenweise Wiedereingliederung ist bei Menschen mit psychischen Störungen ein wichtiges Instrument, da Belastbarkeit, Durchhaltevermögen, kognitive Fähigkeiten u. Selbstvertrauen trainiert u. die Leistungsfähigkeit im Wiedereingliederungsprozess kontinuierlich beobachtet werden können.

Wieder|erkennen: (engl.) *recognition (memory)*; Form des Abrufs* zuvor gelernter Information aus dem Langzeitgedächtnis*, die durch erneute Darbietung gleicher od. ähnlicher Informationen in der Abrufsituation vermittelt wird; funktionell notwendig sind dafür Hippocampus u. umliegende Areale (perirhinaler, parahippocampaler u. entorhinaler Kortex); inf. psychischer Störungen od. organischer Hirnerkrankungen können Fehler des Wiedererkennens, z. B. als Déjà*-vu-Erlebnis od. Jamais*-vu-Erlebnis, auftreten. Vgl. Paramnesie.

Wieder|erkrankung: (engl.) *relapse*; s. Rückfall.

Wieder|erleben, intrusives: (engl.) *intrusive re-experience*; Intrusion*.

Wieder|holungs|zwang: **1.** (engl.) *perseveration, repetition compulsion*; Zwangshandlung* mit Wiederholung best. Handlungen; die oftmals so häufig stattfindet, bis sich ein Gefühl der Vollständigkeit od. Abgeschlossenheit der Handlung einstellt; meist sind Wiederholungshandlungen mit anderen Zwangsformen (z. B. Kontrollzwang* od. Zählzwang*) assoziiert; **Vork.:** bei Zwangsstörung*, zwanghafter Persönlichkeitsstörung*, Autismus* u. Persönlichkeitsstörung*; **2.** (psychoanalyt.) Bez. für das zwanghafte u. wiederholte, unbewusste Aufsuchen u. Wiederherstellen einer kritischen od. traumatischen, psychisch nicht verarbeiteten Situation.

Wiener De|terminations|test (Determinismus*) *m*: Abk. WDT; computergestütztes Verfahren des Wiener* Testsystems zur Erfassung der reaktiven Belastbarkeit u. Reaktionsfähigkeit*; gemessen wird die kognitive Verarbeitungsgeschwindigkeit durch fortlaufend geforderte schnelle u. unterschiedliche Reaktionen auf wechselnde optische u. akustische Reize; Schwierigkeit kann durch Geschwindigkeit der Reizdarbietung u. Zahl der präsentierten Reizarten u. Reaktionen variiert werden; **Anw.:** Diagnostik von Aufmerksamkeitsstörungen*; Leistungsdiagnostik, z. B. Verkehrs- u. Flugpsychologie, Klinische u. Gesundheitspsychologie, Neuropsychologie, Personalpsychologie; **Testdauer:** je nach Testform 6–15 Minuten.

Wiener Entwicklungs|test *m*: Abk. WET; Fremdbeurteilungsverfahren zur Erfassung des allg. Entwicklungsstands bei Kindern von 3–6 Jahren; erfasst relevante Funktionsbereiche wie Motorik, visuelle Wahrnehmung u. Gedächtnis sowie kognitive, sprachliche u. sozial-emotionale Fähigkeiten; kindgerechtes Testmaterial mit spielerischem Charakter in Anlehnung an bekannte Spielprinzipien; **Anw.:** Diagnostik des allgemeinen Entwicklungsstands, z. B. zur Erziehungsberatung, Entwicklungskontrolle u. Interventionsplanung; **Testdauer:** bis 3,5 Jahre ca. 90 Minuten, bei älteren Kindern ca. 75 Minuten.

Wiener Re|aktions|test (Reaktion*) *m*: Abk. RT; Testbatterie des Wiener* Testsystems zur Erfassung der Aufmerksamkeit; umfasst verschiedene Testformen, z. B. zur Erfassung der Reaktionszeit* u. motorischen Zeit; Messung der phasischen Aufmerksamkeitsaktivierung; die Reaktionstaste soll bei relevanten Farbreizen u./od. akustischen Signalen gedrückt werden; **Anw.:** einige Testformen bei Kindern ab 6 Jahren; Verkehrspsychologie, Klinische u. Gesundheitspsychologie, Personalpsychologie, Sportpsychologie, Pädagogische Psychologie; **Testdauer:** je nach Testform 5–10 Minuten.

Wiener Test|system *n*: Abk. WTS; computergestütztes System zur Durchführung psychol. Diagnostik (insbes. Leistungsdiagnostik) mit Hilfe einer Grundsoftware u. verschiedener Testsoftware; das Testsystem umfasst Intelligenztestbatterien, spezielle Intelligenztests, spezielle Leistungstests, Persönlichkeitsstruktur-Inventare, spezielle Persönlichkeitstests, objektive Persönlichkeitstests, Einstellungs- u. Interessenstests, klinische Verfahren u. ein Testerstellungsprogramm; eigene Systeme für verkehrspsychol., flugpsychol. u. personalpsychol. Fragestellungen; es existieren testspezifische Eingabemedien, z. B. Lichtgriffel, spezielle Testtastaturen (Probandentastatur), Touchscreen sowie Zusatzgeräte zur Testdarbietung.

Wilcoxon-Test *m*: (engl.) *Wilcoxon test*; nichtparametrisches Verfahren*; **1.** Wilcoxon-Rangsummen-Test: entspricht dem t*-Test für unabhängige Stichproben u. ist ergebnisäquivalent zum Mann*-Whitney-U-Test; **2.** Wilcoxon-Vorzeichen-Test: entspricht dem t*-Test für verbundene Stichproben bzw. dem Einstichproben-t-Test.

Wille: (engl.) *will*; s. Volition.

Wille, mut|maßlicher: (engl.) *presumptive will*; Entscheidungsgrundlage für die ärztliche Behandlung, wenn ein Patient im Notfall nicht einwilligen kann; Einwilligung* nach Aufklärung ist die Grundlage für jede ärztliche Behandlung, um diese nicht zu einer rechtswidrigen Tat werden zu lassen (s. Körperverletzung). Ist ein Patient einwilligungsunfähig (s. Einwilligungsfähigkeit), ersetzt die Einwilligung eines Bevollmächtigten od. Betreuers die Zustimmung des Patienten; Vork: z. B. bei psychisch kranken Menschen, bei denen aufgrund der psychischen Störung Krankheitseinsicht* u. Behandlungsbereitschaft fehlen. Wenn diese Einwilligung im Notfall nicht einholbar ist, kann sich ein Arzt auf die mutmaßliche Einwilligung des Patienten berufen, wobei er die subjektiven Wertmaßstäbe des Betroffenen, soweit sie ihm bekannt sind od. er sie erkunden kann, berücksichtigen muss u. nicht seine eigenen Vorstellungen in den Vordergrund stellen darf.

Willen|losigkeit: (engl.) *aboulia*; s. Abulie.

Willens|erklärung: (engl.) *declaration of intention*; eindeutige Darlegung der eigenen Wünsche bzw. des Willens (juristisch bindend z. B. Patientenverfügung*, Testament, Eingehen einer Ehe); vgl. Einwilligungsvorbehalt; Geschäftsunfähigkeit; Testierfähigkeit.

Willens|freiheit: (engl.) *autonomy*; (philosopisch) Annahme unbeeinflusster, freier Willensbildung

u. -entscheidung nach Bewertung aller Alternativen; vgl. Volition.

Willens|psycho|logie (Psych-*; -log*) *f*: (engl.) *volition psychology*; Bereich der Psychologie*, der sich mit dem Wollen u. daraus resultierenden willentlichen Entscheidungen u. Handlungen beschäftigt (N. Ach, 1905); vgl. Volition.

Willens|schwäche: (engl.) *hypoboulia*; s. Hypobulie.

Williams-Beuren-Syn|drom (J. C. P. W., Kardiologe, Neuseeland, geb. 1900; Alois J. B., Kardiologe, Göttingen, 1919–1984) *n*: (engl.) *Williams syndrome*; syn. idiopathische infantile Hyperkalzämie; kongenitales Fehlbildungssyndrom mit versch. Anomalien des Herzens u. multiplen dysmorphen Stigmata; infantile Form der idiopathischen Hyperkalzämie; **Häufigkeit:** 1 : 10 000 Neugeborene; **Ätiol.:** sporadisch auftretend inf. Mikrodeletion des Elastin-Gens auf Chromosom 7q11.23 (Nachweis mit Fluoreszenz-in-situ-Hybridisierung); führt bereits intrauterin zu Störungen im Calcium- u. Calciferolstoffwechsel; **Klin.:** supravalvuläre Aortenstenose (Leitsymptom), periphere Pulmonalstenosen u. a. angeborene Herzfehler; kraniofaziale Dysmorphie (sog. Gnomen- od. Elfengesicht), evertierte Unterlippe, tiefer Ohransatz, Mandelaugen, Iris stellata, Epikanthus, langes Philtrum bei nach vorn gerichteten Nasenöffnungen, breiter Mund mit vollen Lippen; Dentitionsanomalien, Kleinwuchs, Maldescensus testis, rauhe Stimme; meist leichte od. mittelgradige Intelligenzminderung*; syndromtypisches Entwicklungs- u. Verhaltensprofil mit Sprachgewandtheit, aber ausgeprägten visuell-räumlichen Wahrnehmungsstörungen*, Aufmerksamkeitsstörung*, Hyperakusis*, sozialer Distanzlosigkeit, Überbesorgtheit, spezif. Phobien; häufig besondere musikalische Begabung; **Ther.:** Herzchirurgie.

Willkür|handlung: (engl.) *voluntary action*; Willenshandlung, absichtlich u. bewusst ausgeführte Handlung; abzugrenzen von der umgangssprachlichen u. juristischen Verwendung als ungerechtfertigte bzw. rechtlich nicht vertretbare Handlung.

Wilson-Krankheit (Samuel A. K. W., Neurologe, London, 1878–1937) *f*: (engl.) *Wilson's disease*; syn. hepatolentikuläre Degeneration, Morbus Wilson, Pseudosklerose Westphal-Strümpell; autosomal-rezessiv erbl. Erkrankung mit Kupferüberladung durch verminderte biliäre Kupferausscheidung inf. einer Reduktion der ATPase 7B-Funktion; die Kupferakkumulation kann auch durch vermehrte renale Elimination nicht ausgeglichen werden u. führt zur Zellschädigung in Leber, ZNS, Niere, Erythrozyten u. Knochen; die Schwere der Erkrankung wird durch die Art der Mutation bestimmt. **Pathol.:** chron. Hepatitis* mit Übergang in Leberzirrhose*, Degeneration von Ganglienzellen, reaktive Vermehrung abnormer Gliazellen in den Basalganglien (v. a. Corpus striatum) u. im Kortex (v. a. Frontal- u. Okzipitallappen), Nephritis, Nephrokalzinose; **Sympt.:** Manifestation der Lebererkrankung meist im 8. bis 16. Lebensjahr, neurol. Sympt. selten vor 12. Lebensjahr, extrapyramidales Syndrom* mit Hyperkinesen*, Asterixis u. Myoklonien, Störungen der Affektivität*; (psychopathol.) evtl. Gedächtnisstörungen, Psychose*, in späteren Stadien evtl. Demenz*; Leberzirrhose über Vorstufe einer chron. Hepatitis, dabei auch bedrohl. Krankheitsschub mit akutem Leberversagen (Lebertransplantation) mögl.; Hepatosplenomegalie; häufig bei neurol. Sympt.: Kayser-Fleischer-Kornealring; **Diagn.:** Kupferausscheidung im Harn u. Kupfergehalt im Lebergewebe erhöht, Caeruloplasmin im Serum erniedrigt; Mutationsnachweis; Radiokupfertest; in der kranialen CT evtl. hypodense Areale; Coombs-Test: negative Hämolyse; **Ther.:** D-Penicillamin, Zinkacetat, Trientine (fördern Kupferausscheidung) zur Verhinderung der Progredienz; elektive Lebertransplantation.

Winter|de|pression (Depression*) *f*: (engl.) *seasonal affective disorder*; s. Störung, saisonal-affektive.

Wirk|faktoren *m pl*: (engl.) *effective factors*; Faktoren, die innerhalb einer Therapie, i. e. S. einer Psychotherapie*, eine Veränderung bewirken; **Einteilung: I. schulenspezifische** Wirkfaktoren: z. B. in der Psychoanalyse Übertragung*, Gegenübertragung*, Widerstandanalyse; in der Verhaltenstherapie: Lernmodelle, kognitive Umstrukturierung*; **II. schulenübergreifende** Wirkfaktoren: gemeinsame, unspezifische bzw. methodenübergreifende Faktoren, die in allen Psychotherapien in unterschiedl. Ausmaß wirksam sind; **1.** Wirkfaktoren (nach Weinberger): **a)** therapeutische Beziehung*; **b)** Erfolgserwartung; **c)** Konfrontation mit dem Problem; **d)** kognitive Kontrolle über das Problem; **e)** Erfolgs- u. Misserfolgsattribution; **2.** Grundmechanismen (nach Grawe): **a)** Ressourcenaktivierung*; **b)** Problemaktualisierung*; **c)** Klärung u. Veränderung von Bedeutungen; **d)** Erwerb von Bewältigungskompetenz; **3.** allgemeine Faktoren: z. B. asymmetrische Beziehung zwischen Therapeut u. Patient, Akzeptanz des Patienten. **Hinweis:** In der Psychotherapieforschung* werden unterschiedl. Positionen vertreten, bisher liegen keine allgemein anerkannten u. empirisch fundierten Theorien zu Wirkfaktoren der Psychotherapie (wie z. T. auch der Pharmakotherapie) vor.

Wirk|faktoren, sub|stanz|un|abhängige *m pl*: s. non-drug factors.

Wirksamkeit: s. Effectiveness; Effektivität.

Wirk|stoff: (engl.) *active agent, active substance*; syn. Arzneistoff; nach Arzneimittelgesetz* ein Stoff, der dazu bestimmt ist, bei der Herstellung von Arzneimitteln als arzneilich wirksamer Bestandteil verwendet zu werden.

Wirkungs|latenz (Latenz*) *f*: (engl.) *delay in onset of effect, latency of action*; auch Wirklatenz; Zeitraum zwischen der (ersten) Anwendung eines Therapeutikums (insbes. Gabe eines Arzneimittels) bis zum Wirkungseintritt bzw. zur Besserung der Zielsymptomatik.

Wisconsin Card Sorting Test: Abk. WCST; neuropsychol. Test zur Erfassung von abstraktem Denken (Schlussfolgern) u. Perseveration*; Kartensortierverfahren zur Beurteilung der adaptiven Verhaltensflexibilität (abhängig von selektiver Aufmerksamkeit); umfasst 2 Sets mit je 64 (insgesamt 128) Karten mit verschiedenen Formen, Farben u. Ziffern, die nach unbekannten Regeln sortiert bzw. zugeordnet werden sollen: zu 4 vorgelegten Karten soll eine fünfte Karte zugeordnet werden (s. Abb.); Zuordnungskriterium (Farbe, Form od. Anzahl) wird nicht mitgeteilt; positive Rückmeldung, wenn das gültige Kriterium verwendet wird (für einige weitere Versuche konstant); anschließend wird das Zuordnungskriterium spontan gewechselt, so dass das zuvor erworbene Konzept geändert werden muss; es existiert eine Kurzform mit 64 Karten (WCST-64); **Anw.:** von 6–89 Jahren; neuropsychol. Diagnostik; Diskrimination frontaler u. nicht frontaler Hirnschäden; **Testdauer:** WCST: 20–30 Minuten; WCST-64: 10–15 Minuten. Vgl. Modified Card Sorting-Test.

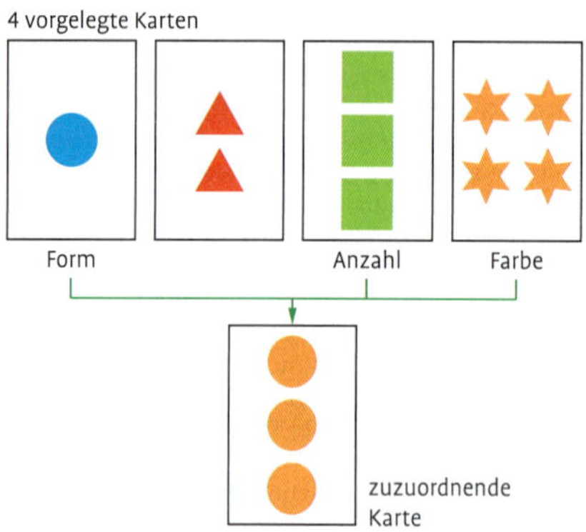

Wisconsin Card Sorting Test: Zuordnungsmöglichkeiten der zuzuordnenden Karte nach Form, Anzahl od. Farbe der Symbole

Wissenschaftlicher Beirat Psycho|therapie: Abk. WBP; deutsches Expertengremium, das gemäß § 11 Absatz 2 Psychotherapeutengesetz* am 7.10.1998 von der Bundespsychotherapeutenkammer u. der Bundesärztekammer gebildet wurde; **Organisation:** je 6 Vertreter der Psychologischen Psychotherapeuten u. der Kinder- u. Jugendlichenpsychotherapeuten u. 6 ärztliche Vertreter aus den Bereichen Psychiatrie u. Psychotherapie, Psychosomatische Medizin u. Psychotherapie u. Kinder- u. Jugendlichenpsychiatrie u. -psychotherapie werden für 5 Jahre berufen; **Aufgabe: 1.** gutachterliche Beratung von Behörden zur Frage der wissenschaftlichen Anerkennung von Psychotherapieverfahren u. bei der staatlichen Anerkennung von Ausbildungsstätten*; **2.** Beurteilung von Anfragen psychotherap. Fachverbände hinsichtlich der wissenschaftlichen Anerkennung von Psychotherapieverfahren u. -methoden; **3.** Förderung der Psychotherapieforschung* u. Versorgungsforschung*. Vgl. Psychotherapiebeirat.

Wissens|erwerb: (engl.) *knowledge acquisition*; Aneignung von Kenntnissen durch Lernen* u. Erfahrung*.

Witzel|sucht: (engl.) *joking mania*; s. Moria.

WMS: Abk. für (engl.) ***W**echsler **M**emory **S**cale*; s. Wechsler-Gedächtnis-Test.

Wochen|bett|de|pression (Depression*) *f*: (engl.) *postpartum depression*; postpartale Depression*.

Wochen|bett|psychose (Psych-*; -osis*) *f*: (engl.) *puerperal psychosis*; postpartale Psychose*.

Wohn|formen, betreute: (engl.) *residential services*; s. Betreutes Wohnen; Übergangseinrichtung; Wohngemeinschaft, therapeutische; Wohn- und Pflegeheim, psychiatrisches.

Wohn|gemeinschaft, therapeutische: (engl.) *communal living in a therapeutic setting*; therapeutische Wohnform (i. d. R. als sog. Betreutes* Wohnen) für das Zusammenleben von mehreren psychisch kranken od. suchtkranken Menschen (auch i. R. der Kinder- u. Jugendhilfe), gerontopsychiatrischen Patienten od. Menschen mit körperlicher u./od. geistiger Behinderung, die bei wichtigen Alltagsfertigkeiten (z. B. Selbstversorgung, Haushaltsführung, Freizeitgestaltung, persönliche Hygiene, berufliche Belange sowie finanzielle u. behördliche Angelegenheiten) Unterstützung durch Mitarbeiter des Trägers (i. d. R. Sozialarbeiter, Sozialpädagogen, Psychologen u. Pflegekräfte) erhalten; mit therapeutischer Hilfe u. Begleitung sollen die Bewohner Kompetenzen erwerben, die eine größtmögliche Wiedereingliederung in das gesellschaftliche Leben zulassen. Das Ziel ist ein selbstbestimmtes Leben nach Bewältigung der Erkrankung. Die Intensität der Betreuung ist variabel u. wird individuell festgelegt, die Notwendigkeit wird nach Begutachtung durch den sozialpsychiatrischen Dienst* festgestellt. **Hinweis:** Die therapeutische Wohngemeinschaft ist ein wichtiges Element der ambulanten Versorgung u. wurde insbes. in den 80er u. 90er Jahren des 20. Jahrhunderts ausgebaut, als zuvor dauerhaft hospitalisierte Patienten aus den psychiatrischen Kliniken entlassen wurden.

Wohn- und Pflege|heim, psych|iatrisches: (engl.) *psychiatric residential accommodation and nursing home*; zeitlich nicht begrenztes betreutes Wohnangebot für Menschen mit chronischen psychischen Störungen od. Intelligenzminderung; die Bewohner werden bei der Wiedergewinnung von Alltagsfertigkeiten u. sozialen Kompetenzen sowie von sozialen Kontakten unterstützt u. erhalten Hilfen bei Alltags- u. Freizeitgestaltung.

World Psychiatric Association: Abk. WPA; 1961 gegründete internationale Dachorganisation von medizinischen Fachgesellschaften für Psychiatrie u. Psychotherapie aus 130 Ländern; **Ziel:** Verfügbarkeit effektiver Behandlungsmethoden für psy-

W

chische Störungen einschließlich geistiger Behinderungen u. Sucht; veranstaltet regelmäßig im Abstand von einigen Jahren internationale Kongresse. Vgl. American Psychiatric Association.

Wort|blindheit: (engl.) *word blindness*; s. Dyslexie.

Wort|findungs|störung: (engl.) *anomia*; Störung der Fähigkeit, ein best. Wort abzurufen, bei der es zu sog. Nullreaktionen, zeitlichen Verzögerungen od. fehlerhaftem Abruf (sematische Paraphasie*) kommt; das Sprachverständnis ist nicht gestört; kann durch sog. Umschreibungsstrategien kompensiert werden, wobei anstelle des spez. Begriffs Umschreibungen, allgemeine Floskeln, Gesten, Wiederholungen u. a. verwendet werden; kommunikative Intention bleibt i. d. R erhalten u. erkennbar; **Vork.**: bei Sprachentwicklungsstörung*, amnestischer Aphasie* u. a. Aphasie-Syndromen, Demenz*; **Diagn.**: logopädische Prüfung der rezeptiven u. produktiven semantisch-lexikalischen Fähigkeiten; **Ther.**: logopädische Übungsbehandlung.

Wort|flüssigkeit: (engl.) *verbal fluency, word fluency*; Fähigkeit, innerhalb eines vorgegebenen Zeitraums möglichst viele versch. Wörter entsprechend einer vorgegebenen Regel zu nennen; entspricht einer divergenten Denkfunktion bzw. Intelligenzleistung (Exekutivfunktion), bei der möglichst viele Lösungsmöglichkeiten produziert werden sollen, ohne dass ein Ziel- od. Lösungsweg eindeutig vorgegeben ist; **Formen: 1. formallexikalische** Wortflüssigkeit: z. B. Nennung von Wörtern mit dem Anfangsbuchstaben S; **2. kategorial-semantische** Wortflüssigkeit: z. B. Nennung von Gegenständen, die in einem Laden erworben werden können; **klin. Bedeutung:** zentral für eine intakte Wortflüssigkeit ist die Koordination des Abrufprozesses unter Beachtung von Regeln, bei Frontalhirnstörungen häufig beeinträchtigt.

Wort|neu|bildung: (engl.) *neologism*; s. Neologismus.

Wort|schatz: (engl.) *vocabulary*; s. Lexikon, mentales.

Wort|schatz|de|fizit (Defizienz*) *n*: (engl.) *limited vocabulary*; Bez. für einen im Verhältnis zum Lebensalter geringen Wortschatz (s. Lexikon, mentales); **Vork.**: bei zentraler Sprachstörung (z. B. Aphasie*), Sprachentwicklungsstörung*; **Diagn.**: logopädische Prüfung der semantisch-lexikalischen Fähigkeiten; **Ther.**: logopädische Übungsbehandlung.

Wort|schatz-Test *m*: **1.** (engl.) *vocabulary test*; Untertest des Hamburg*-Wechsler-Intelligenztests für Erwachsene u. Hamburg*-Wechsler-Intelligenztests für Kinder, bei dem die Bedeutung von 32 Wörter mit ansteigender Schwierigkeit zu erläutern ist; **Anw.**: erfasst Sprachentwicklung, Wortwissen u. Sprachverständnis; **2.** Ergänzungstest der Grundintelligenz*-Skala 2.

Wort|taubheit: (engl.) *auditory agnosia, anacroasia*; spezielle Form der akustischen Agnosie*, bei welcher der Betroffene bei normaler Intelligenz*, fehlender psychomotorischer Retardierung u. normalem Gehör stumm ist, da er die Bedeutung der gehörten Wörter (größtenteils) nicht erfasst; **Ätiol.**: Läsionen im anterioren Temporallappen*; **Progn.**: umso günstiger, je höher der Intelligenzquotient* ist u. je früher eine therapeutische Intervention erfolgt.

WPA: Abk. für (engl.) *World* Psychiatric Association.*

WTS: Abk. für Wiener* Testsystem.

Wund|starr|krampf: (engl.) *tetanus*; s. Tetanus.

Wut: (engl.) *rage, fury*; Kultur übergreifend nachgewiesene primäre Emotion* (Grundemotion des Gesichtsausdrucks nach P. Ekman) mit häufig begleitenden impulsiven u. aggressiven Gefühlen, die durch unangenehme, häufig aversive innere od. äußere Reize ausgelöst wird; grenzt sich gegenüber Ärger* durch eine höhere Intensität, gegenüber Zorn durch eine schlechtere Affekt- u. Verhaltenskontrolle ab; **klin. Bedeutung:** vermehrt bei best. Formen der Manie* u. Depression* sowie bei Impulskontrollstörungen (v. a. intermittierend explosiver Störung); Häufung in Form von Wutanfällen* bei Kleinkindern i. R. der normalen Entwicklung.

Wut|anfall: (engl.) *fit of rage*; meist kurz andauernder, partieller od. vollständiger Verlust der Kontrolle über den Wutaffekt (s. Wut), i. d. R. mit konkretem Auslöser, meist gegen Personen od. Institutionen gerichtet; im Kindesalter häufig einhergehend mit Schreien, Toben u. Zerstörungsdrang; **Vork.**: gehäuftes Auftreten in der Adoleszenz u. bei impulsiven Persönlichkeitsstörungen*. Vgl. Affektanfall, respiratorischer.

Wut|krampf: (engl.) *rage convulsion*; s. Affektanfall, respiratorischer.

X

Xanth|omatose, zerebro|tendinöse (gr. ξανθός gelb; -om*; -osis*) *f*: (engl.) *cerebrotendinous xanthomatosis*; syn. Bogaert-Scherer-Epstein-Krankheit; autosomal-rezessiv erbliche Fettstoffwechselstörung inf. eines Defekts der Steroid-27-Monooxygenase; **Pathol.**: Speicherung von Cholestanol u. Cholesterol* in Sehnen, Lungen u. Gehirn (v. a. in der Substantia* alba des Cerebellums*); Apoptose zerebellarer Nervenzellen*; **Klin.**: Xanthome in den Sehnen u. neurol. Symptome (zentrale Lähmungen*, zerebellare Ataxie*, axonale Polyneuropathie*, progressive Demenz*) meist schon im Kindesalter; jugendl. Katarakt u. Osteoporose; **Diagn.**: im Liquor cerebrospinalis erhöhte Konzentration von Cholestanol u. Apolipoproteinen bei erniedrigtem Cholestanol/Cholesterol-Quotient; im kranialen MRT bilaterale Hyperintensität in periventrikulärer u. zerebellarer Substantia alba.

Xero|stomie (gr. ξηρός trocken, dürr; στόμα Öffnung) *f*: (engl.) *xerostomia*; s. Mundtrockenheit.

XYY-Syn|drom *n*: (engl.) *XYY syndrome*; Chromosomenaberration* mit Hochwuchs, grenzwertig verminderter bis normaler Intelligenz, psycholabiler Persönlichkeit, normaler bis gering reduzierter Fertilität; Neigung zu Varikose u. Ulcera crurum; **Häufigkeit:** 1:1000 männl. Neugeborene; **Ätiol.:** Non-disjunction der Chromatiden des Y-Chromosoms in der Meiose (2. Reifeteilung).

Y

Yale-Brown Obsessive Compulsive Scale: Abk. Y-BOCS; Fremdbeurteilungsverfahren (halbstrukturiertes Interview) zur Erfassung des Schweregrads von Zwangsstörungen*; umfasst 21 Items, getrennt für Denk- u. Handlungszwänge (z. B. „Wieviel Zeit sind Sie mit Zwangsgedanken beschäftigt", „Wieviel Zeit verbringen Sie mit dem Ausführen von Zwangshandlungen"); Symptomschwere wird auf 5-stufiger Skala angegeben. **Anw.:** Zwangsstörungen*, Zwangssymptomatik; **Testdauer:** ca. 30 Minuten, bei wiederholter Anwendung meist kürzer.

YAVIS: Abk. für (engl.) *young-attractive-verbal-intelligent-successfull;* Bez. (W. Schofield, 1961) für ein Stereotyp* (Jugend, Attraktivität, gute Kommunikationsfähigkeiten, Intelligenz, Erfolg), dem die Indikationsstellung in der Psychotherapie häufig entspricht; widersprechend zur Behandlungsbedürftigkeit (sog. HOUND, Abk. für engl. homely, old, unattractive, nonverbal, dump) wählen viele Psychotherapeuten besonders häufig solche Patienten aus, die ihrer Behandlung besonders wenig bedürfen (jedoch erfolgreich zu behandeln sind). Empirische Untersuchungen zeigen, dass Verhaltenstherapeuten weniger anfällig für YAVIS-Entscheidungen sind, obwohl ebenfalls bevorzugt Patienten mit einem guten Verhaltensrepertoire für die Behandlung ausgewählt werden. **Geschichte:** S. Freud postulierte die Kontraindikationen der Psychoanalyse bei geringem „allgemeinen Wert der Person", geringem Bildungsgrad, fehlender Motivation, hohem Alter, Notwendigkeit der raschen Beseitigung drohender Erscheinungen; C. R. Rogers formulierte Eignungskriterien für die Gesprächspsychotherapie; beide Einschränkungen wurden aufgrund der generellen Ablehnung diagnostischer Maßnahmen zurückgenommen.

Y-BOCS: Abk. für (engl.) *Yale*-Brown Obsessive Compulsive Scale.*

Yerkes-Dodson-Gesetz (Robert M. Y., Psychologe, Zoologe, Boston, Washington, 1876–1956; John D. D., amerikanischer Psychologe): (engl.) *Yerkes-Dodson principle*; 1908 von R. Yerkes u. J. Dodson erstmals beschriebener Zusammenhang zwischen Leistungsfähigkeit (s. Leistung) u. Motivation* bzw. Arousal*; die beste Leistungsfähigkeit liegt bei mittlerer Motivation bzw. mittlerem Arousal

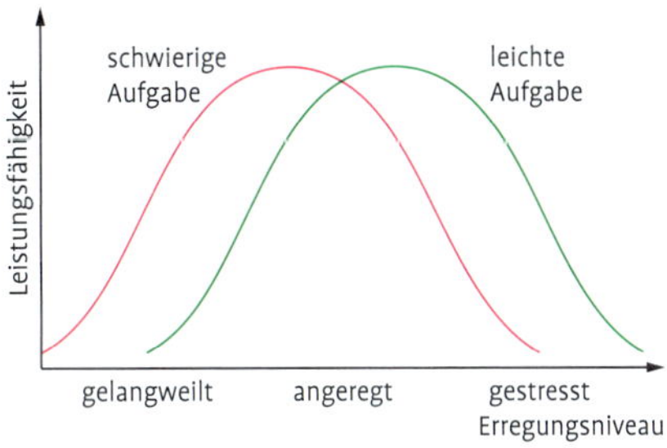

Yerkes-Dodson-Gesetz: Abhängigkeit der Leistungsfähigkeit von Erregungsniveau u. Aufgabenschwierigkeit; die optimale Leistungsfähigkeit wird bei schwierigen Aufgaben schon bei geringerem Erregungsniveau erreicht als bei leichten Aufgaben, welche auch bei hohem Erregungsniveau noch bewältigt werden können

vor, während sehr geringe od. sehr hohe Motivation u. Arousal mit schlechterer Leistungsfähigkeit einhergehen (s. Abb.); dabei Festlegung individueller Werte für hohe bzw. niedrige Motivation, hohes bzw. niedriges Arousal u. hohe bzw. niedrige Leistungsfähigkeit notwendig. **Hinweis:** Ein analoger Zusammenhang existiert zwischen Stresserleben u. dem Ausmaß der Beanspruchung: Unterforderung führt ebenso wie Überforderung zu höherem Stresserleben; s. Stress (Abb. dort).

YMRS: Abk. für (engl.) *Young* Mania Rating Scale.*

Yoga (Sanskrit Versenkung, Kontemplation) *m*: komplementär-alternative Therapieform (s. CAM; MBI), die dem aktuellen Energie-, Aufmerksamkeits- u. Stimmungszustand des Individuums angepasst wird; Komponenten: Atemübungen (pranayame), Bewegungs- u. Haltungsfiguren (asane) u. tiefe Relaxation (nidra); zusätzliche spirituelle Komponente möglich; Ziel: Kontrolle des eigenen Denkens (mental control); **Anw.: 1.** v. a. bei Angststörungen u. Depression während der Schwangerschaft zur Vermeidung möglicher teratogener Schäden durch Psychopharmaka; **2.** Anw. bei allen psychischen Störungen zur Verbesserung des Wohlbefindens, v. a. bei stationärer Behandlung; **Wirksamkeit:** Mehrere kleinere Studien (meist unkontrolliert od. nicht randomisiert, z. B. Wartegruppen als Kontrolle) beschreiben Reduktion von Spannung, Angst, Depression u. Wut; positive Effekte bei Schizophrenie, posttraumatischer Belastungsstörung u. affektiven Störungen; randomisierte kontrollierte Studien liegen nicht vor.

Yohimbin *n*: (engl.) *yohimbine*; Yohimbinsäure (INN); Indolalkaloid aus der Rinde von Pausinystalia Yohimbe; Phytopharmakon*; **Wirkung:** Gefäßerweiterung u. Blutdrucksenkung durch selektive Alpha-2-Adrenozeptorenblockade; **Ind.:** Klimakterium virile, Erektionsstörung*, evtl. auch als Aphrodisiakum* (Erweiterung der Blutgefäße des Penis sowie Erregbarkeitssteigerung der spinalen Zentren der Genitalorgane); **Kontraind.:** Hypotonie, schwere Nieren- u. Leberinsuffizienz, bipolare affektive Störung* (Auslösung manischer Zustände möglich); **Wechselwirkungen:** ggf. Verstärkung der UAW tricyclischer Antidepressiva*; bei Kombination mit Opioiden* ggf. erhöhte analgetische Effekte; **UAW:** bei höheren Dosen Erregungszustände u. Krämpfe.

Young Mania Rating Scale (engl. young jugendlich; -manie*; rating scale Bestimmungsskala): Abk. YMRS; Selbst- u. Fremdbeurteilungsverfahren zur Erfassung des Vorhandenseins u. des Schweregrads einer Manie* bei Kindern u. Jugendlichen insbesondere i. R. einer bipolaren affektiven Störung*; umfasst 11 Items (z. B. gehobene Stimmung, Schlaf, sexuelles Interesse) zur Selbstbeurteilung u. klinischen Einschätzung; Zustimmung erfolgt auf 5-stufiger Skala; die Version für Eltern (Parent Version of the Young Mania Rating Scale; Abk. P-YMRS) kann mit kleinen Änderungen auch von Lehrern genutzt werden; **Anw.:** bei Manie; im Alter zwischen 5 u. 17 Jahren; **Testdauer:** 15–30 Minuten. Vgl. Altman Self-Rating Mania Scale; Manie-Selbstbeurteilungsskala; Internal State Scale.

Youth Self Report: Abk. YSR; Selbstbeurteilungsverfahren als Ergänzung zur CBCL* für Jugendliche im Alter von 11–18 Jahren zur Erfassung von Verhaltensproblemen u. psychiatrischer Symptomatik; Kompetenz- u. Problem-Items entsprechen weitestgehend denen der Elternversion CBCL/4–18, enthält zusätzliche Items, die sich auf sozial erwünschtes Verhalten (s. Erwünschtheit, soziale) beziehen; umfasst 112 Problem-Items, die auf 3-stufiger Skala beantwortet werden, u. Zusatz-Items. **Testdauer:** ca. 15–20 Minuten.

YSR: Abk. für (engl.) ***Y**outh* **S**elf **R**eport.*

Yules-Simpson-Paradox *n*: (engl.) *Yule-Simpson paradox*; Phänomen, wonach in einer Gesamtpopulation eine Assoziation positiv (negativ), in verschiedenen Subpopulationen jedoch negativ (positiv) sein kann; kann auftreten, wenn z. B. ein Faktor bei Männern (z. B. schädlicher Substanzgebrauch von Alkohol) deutlich häufiger ist als bei Frauen, der Outcome (z. B. Depression) jedoch vermehrt bei Frauen auftritt; aufzulösen, wenn sich theoriegeleitet entscheiden lässt, welche Drittvariablen statistisch zu berücksichtigen sind, z. B. weil angenommen werden kann, dass sie kausale Risikofaktoren* sowohl von Faktor wie von Outcome sind. Vgl. Kausalität; Konfundierung.

Z

Zähl|ritual (lat. ritus religiöser Festbrauch) *n*: (engl.) *counting ritual*; Bez. für Vorgehen nach festgelegter Ordnung, bei dem die Betroffenen Gegenstände (z. B. Treppenstufen od. Streckenpfosten) zählen; Zählen entspricht Gewohnheit u. hat keinen zwanghaften Charakter, es kann unterbrochen od. ausgesetzt werden. **Vork.:** bei Kindern häufig wieder von allein sistierend; bei Zwangsstörung*, zwanghafter Persönlichkeitsstörung*, Schizophrenie*; vgl. Zählzwang.

Zähl|zwang: (engl.) *counting compulsion*; Bez. für zwanghaftes Zählen od. Rechnen i. S. einer Zwangshandlung*, das bei bestimmten sog. Unglückszahlen nicht beendet werden darf; Zählen meist i. R. eines Kontrollzwangs* od. anderer Rituale, häufig besteht Zahlenrhythmik (feste Anzahl der Wiederholungen) od. Verbindung zum magischen Denken*; **Vork.:** bei Zwangsstörung*; zwanghafter Persönlichkeitsstörung*, Autismus*.

Zähne|knirschen: (engl.) *grinding of teeth*; Bruxismus*.

Zahlen|folgen-Test *m*: s. Grundintelligenz-Skala.

Zahlen nachsprechen: (engl.) *digit span, repetition of number strings forward and backward*; Abk. ZN; Digit-Span-Test; Untertest des Hamburg*-Wechsler-Intelligenztests für Erwachsene bzw. des Hamburg*-Wechsler-Intelligenztests für Kinder, bei dem Zahlenreihen vorwärts u. rückwärts nachgesprochen werden; je 2 Zahlenreihen gleicher Länge sollen fehlerfrei wiederholt werden, woraufhin die Reihe jeweils um 1 Zahl verlängert wird (bis zu 9 Zahlen vorwärts, bis zu 8 Zahlen rückwärts); **Anw.:** zur Prüfung des Arbeitsgedächtnisses*; Personen mit Störungen der frontalen Exekutivfunktionen (z. B. aufgrund neurol. Schädigung, Aufmerksamkeitsstörung od. Angst) weisen häufig Beeinträchtigungen des Zahlen nachsprechens auf.

Zahlen|re|präsentation (franz. représentatif repräsentativ): (engl.) *figures representation*; innere Vorstellung von Mengen, Zahlen u. dem Zählen; vgl. Rechenstörung.

Zahlen-Symbol-Test *m*: Untertest des Hamburg*-Wechsler-Intelligenztests für Erwachsene u. Hamburg*-Wechsler-Intelligenztests für Kinder, bei dem anhand eines vorgegebenen Schlüssels (Zahlen von 1–9 sind je einem Symbol zugeordnet) so viele Zuordnungen wie möglich in einer Zahlentabelle erfolgen sollen; **Anw.:** erfasst u. a. Aufmerksamkeit, Lernfähigkeit u. kognitive Verarbeitungsgeschwindigkeit.

Zahlen-Verbindungs-Test *m*: Abk. ZVT; Leistungstest zur Erfassung der weitgehend von dem Milieu unabhängigen u. genetisch bedingten kognitiven Leistungsgeschwindigkeit (sog. flüssige Intelligenz), die allen Intelligenzleistungen zugrunde liegt; auf einem Blatt willkürlich angeordnete Zahlen sollen in ihrer numerischen Reihenfolge miteinander verbunden werden (s. Trail-Making-Test Teil A, Abb. dort); es existiert eine für gerontopsychol. Fragestellungen konzipierte Version (ZVT-G, Bestandteil des Nürnberger* Alters-Inventars); **Anw.:** 8–95 Jahre; Einzel- u. Gruppentest, z. B. zur Diagnostik von Hirnleistungsstörungen; schulische Differentialdiagnostik, in der Entwicklungs- sowie in der Angewandten Psychologie; **Testdauer:** 5–10 Minuten.

Zahn|arzt|phobie (Phobie*) *f*: (engl.) *dentist phobia*; s. Dentalphobie.

Zahn|schäden: (engl.) *erosion-related enamel defect*; durch mechanische od. chemische Einwirkung verursachte Schäden an den Zähnen; **Urs.:** häufig als Folge von Essstörungen* (bes. Bulimia* nervosa) aufgrund häufigen Kontakts der Zähne mit Magensäure; kann auch durch häufigen Konsum von säurehaltigen Nahrungsmitteln u. Getränke hervorgerufen werden; mechanisch bedingte Zahnschäden durch Bruxismus*.

Zaleplon (INN) *n*: (engl.) *zaleplon*; Schlafmittel; Benzodiazepin*-Rezeptor-Agonist mit sehr kurzer Halbwertzeit (1 Stunde); **Ind.:** Einschlafstörungen; **UAW:** u. a. Amnesie, Parästhesie, Dysmenorrhö; **Wechselwirkungen:** zentral dämpfende Pharmaka u. Alkohol, alle CYP3A4-Hemmern u. -Induktoren.

ZAREKI: Abk. für Neuropsychologische* Testbatterie für **Za**hlenverarbeitung und **Re**chnen bei **Ki**ndern.

Zeichen|system *n*: (engl.) *sign system*; (psycholinguistisch) Zusammenstellung von Zeichen zur Kommunikation; z. B. Alphabet, Morsecode, chemisches Periodensystem der Elemente, Verkehrszeichen.

Zeigarnik-Ef|fekt (Bluma W. Z., Psychologe, Moskau, 1900–1988) *m*: (engl.) *Zeigarnik's effect*; sog. Cliffhanger-Effekt; Erinnerungseffekt, nach dem nicht fertiggestellte od. unerledigte Aufgaben besser behalten werden als abgeschlossene; Nutzung des Effekts z. B. in der Gestalttherapie* (sog. unfinished business).

Zeit|gitter|störung: (engl.) *time fence disorder*; Ekmnesie*.

Zeit|per|spektive (Perspektivität*) *f*: (engl.) *perspective period*; für das aktuelle Handeln eines Individuums relevanter Zeitbezug; Zeitbezugssysteme können in die Kategorien Vergangenheitsorientierung, Gegenwartsorientierung u. Zukunftsorientierung differenziert werden. Vgl. Zeitwahrnehmung.

Zeit|pro|jektion (Projektion*) *f*: (engl.) *time projection*; therapeutische Technik (z. B. in der Verhaltenstherapie*), bei der während depressiver Phasen (s. Depression) angenehme, lustbetonte Vorstellungen bzw. Phantasien hervorgerufen werden; dysfunktionale Kognitionen* sollen unterbrochen werden u. durch positive, zukunftsbezogene Perpektiven ersetzt werden.

Zeit|reihen|ana|lyse (Analyse*) *f*: (engl.) *time series analysis*; Form der Regressionsanalyse*; Methode zur stochastischen Beschreibung u. Überprüfung von Zeitreihen (aufeinanderfolgende Serie von diskreten, nichtkontinuierlich anfallenden Messwerten, die durch systematische u. zufällige Einflüsse, sog. Rauschen, bestimmt werden); dient v. a. der Klärung der Frage, ob zeitlich aufeinanderfolgende Werte durch den Zufall od. durch systematische Effekte bestimmt werden (z. B. Zufallsschwankungen versus saisonale Einflüsse); mit Hilfe des gleitenden Mittelwerts können kurzfristige Zufallsschwankungen herausgefiltert werden, Auto- od. Kreuzkorrelationsanalysen dienen der Identifikation von linearen Zusammenhängen von aufeinanderfolgenden Messwertpaaren; Anwendung u. a. bei der Analyse von entwicklungspsychologischen, ökonomischen od. klinisch-psychologischen Daten (z. B. Therapieverlaufsdaten).

Zeit|verzerrung: (engl.) *time deformation*; Bez. für die subjektive Veränderung des Zeiterlebens; **Vork.:** u. a. bei Schizophrenie*, Depersonalisationsstörung*.

Zeit|wahrnehmung: (engl.) *perception of time*; die erlebte, gedachte od. erinnerte Dauer von Ereignissen; beinhaltet **1.** die Zeitdauer als die Konstanz von Ereignissen od. das Intervall zwischen 2 Ereignissen; **2.** die Zeitfolge als sequentielles Auftreten von Ereignissen bzw. von Veränderungen zwischen Sachverhalten; **3.** die Zeitperspektive als Erfahrung bzw. Konzeption eines Menschen über Vergangenheit, Gegenwart u. Zukunft. Da der Mensch nicht über ein spezialisiertes Rezeptorsystem zur Zeitwahrnehmung verfügt, geht man davon aus, dass die Zeit ein Teilergebnis der Verarbeitung des sensorischen Inputs durch den Organismus ist, wobei bestimmte Eigenschaften als Zeit definiert werden. Dieser Prozess beinhaltet sowohl Bottom*-up-Verarbeitung als auch Top*-down-Verarbeitung. Ein datengesteuerter Prozess ist z. B. die Differenzierung von 2 zeitlichen Ereignissen, die gleichzeitig od. nacheinander auftreten. Der Mensch kann dies mit unterschiedlicher Genauigkeit feststellen, die von der Sinnesmodalität abhängig ist. So reicht ein sehr kurzes Intervall zwischen auditiven Reizen schon zur Differenzierung aus, wofür das visuelle System ein viel längeres Intervall benötigt. Ein konzeptgesteuerter Prozess ist die prospektive Einschätzung von Zeit od. das Datieren von erinnerten Ereignissen. Die Hypothese der Zeitwahrnehmung als Konstrukt einer inneren Uhr wird gestützt durch Befunde wie z. B. der beschleunigt wahrgenommene Zeitverlauf bei schizophrenen Patienten mit einem erhöhten Dopaminspiegel. Ähnliche Erlebnisse lassen sich auch durch Coffein, Nicotin od. psychische Faktoren wie z. B. Stress od. durch ein Flow*-Erlebnis hervorrufen. Andere Substanzen können die Zeitwahrnehmung ebenfalls beschleunigen od. ggf. auch verlangsamen. Zudem zeigen Kinder u. Jugendliche ein anderes Zeitbezugssystem u. interpretieren Zeiträume des Vergangenen u. Zukünftigen unterschiedlich.

Zell|ad|häsions|moleküle (Adhärenz*) *n pl*: (engl.) *cell adhesion molecules (Abk. CAM)*; Rezeptoren (meist Glykoproteine) der Zellmembran, die Zell-Zell- u. Zell-Matrix-Kontakte vermitteln; in Kontakt mit dem Zytoskelett; wesentlich für die Ausbildung organisierter Gewebe; **Funktion:** mechanische Verankerung, Zellmigration, Signaltransduktion; Untergruppe **N-CAM** (Neuro-CAM): von grundlegender Bedeutung für Entwicklung des Nervensystems, steuern die Migration während der Gehirnentwicklung (s. Ankyrin; Cadherine; Reelin), stellen Verbindungen zwischen Synapsen her (s. Neurogranin; Neuroligin; Neurorexin); **klin. Bedeutung:** Schizophrenie u. Autismus: gestörte Prozesse der Zellmigration u. (in Teilpopulationen) gestörte Prozesse der Verbindung zwischen prä- u. postsynaptischen Endigungen.

Zell|tod, pro|grammierter: (engl.) *programmed cell death*; s. Apoptose.

Zentr-: s. a. Centr-.

Zentral|nerven|system (Centr-*) *n*: (engl.) *central nervous system*; s. ZNS.

Zentral|skotom (Centr-*; Skotom*) *n*: (engl.) *scotoma*; s. Skotom.

Zentral|tendenz (Centr-*; lat. tendere strecken) *f*: (engl.) *central tendency*; s. Antworttendenz.

Zentral|wert (Centr-*): (engl.) *median*; s. Median.

Zentrum, sozial|pädiatrisches (Centr-*) *n*: (engl.) *socialpaediatric center*; Abk. SPZ; s. Institutsambulanz.

Zerebellum (lat. cerebellum Kleinhirn) *n*: (engl.) *cerebellum*; s. Cerebellum.

Zerfahrenheit: (engl.) *disordered consciousness*; Inkohärenz*.

Zeroid|lipo|fuszinose, neuronale (gr. κηρός Wachs; -id*; Lip-*; lat. fuscus dunkelbraun, schwarzgelb; -osis*) *m*: (engl.) *neuronal ceroid lipofuscinosis (Abk. NCL)*; hereditäre Lipidspeicherkrankheit mit elektronenmikroskopisch sichtbaren Zeroidlipofuszin-Pigmenteinschlüssen in den Lysosomen aller Organe u. Neurodegeneration; **Einteilung:** heterogene Gruppe mit meist autosomal-rezessivem Erbgang, verursacht durch bisher >160 bekannte Mutationen, die zu unterschiedlichen Phänotypen führen; früher wurden je nach Beginn der Sympt. u. den klinisch-morphologischen Befunden eine infantile (INCL, Typ Santavuori), eine spätinfantile (LINCL, Jansky-Bielschowsky-Krankheit), eine juvenile (JNCL, Batten-Spielmeyer-Vogt-Krankheit) u. eine adulte (ANCL, Kufs-Hallervorden-Krankheit) Form unterschieden; **Klin.:** meist mit wenig charakteristischen Symptomen beginnend z. B. Intelligenzabbau*, extrapyramidale Dyskinesien*, epileptische Anfälle*, Sehstörungen*; zentrale Bewegungsstörung, Demenz* u. (meist) Erblindung.

Zertifizierung: (engl.) *accreditation*; Verfahren der Anerkennung der Erfüllung bestimmter festgelegter Normierungen bzw. Qualitätsanforderungen u. Erteilung eines Zertifikats, meist nach einer Prüfung od. einem Audit; Zertifizierungssysteme können sich beziehen auf Organisationen, Produkte od. Personen: z. B. **1.** Zertifizierung von Krankenhäusern nach Verfahren wie Kooperation für Transparenz u. Qualität im Gesundheitswesen (Abk. KTQ*) od. Joint Commission on Accreditation of Healthcare Organizations (Abk. JCAHO) od. durch Branchen übergreifende Verfahren wie die DIN EN ISO 9000 ff.; ggf. Zertifizierung von Weiterbildungszentren für Psychiatrie u. Psychotherapie nach den Richtlinien der europäischen Facharztgesellschaft (UEMS); **2.** Zertifizierung von (vertrags-)ärztlichen u. -psychotherapeutischen Praxen u. medizinischen Versorgungszentren nach dem von der Kassenärztlichen Bundesvereinigung entwickelten System Qualität u. Entwicklung in Praxen (Abk. QEP*) nach der DIN EN ISO 9001 sowie nach der praxisspezifischen Variante (KTQ-Prax) des KTQ; **3.** Zertifizierung i. R. der ärztlichen u. psychotherapeutischen Fortbildung: erfolgt durch Vergabe von sog. Fortbildungspunkten für Fortbildungsmaßnahmen, die z. B. durch die jeweilige Landesärzte- od. Landespsychotherapeutenkammer vorgegeben werden. Zertifikate werden auch von wissenschaftlichen Fachgesellschaften vergeben: z. B. Zertifikat „Psychiatrie, Psychotherapie und Psychosomatik im Konsiliar- und Liaisondienst" der Deutschen Gesellschaft für Psychiatrie, Psychotherapie u. Nervenheilkunde (Abk. DGPPN); von der Bildungseinrichtung des Berufsverbandes Deutscher Psychologinnen u. Psychologen (Abk. BDP), der Deutschen Psychologen Akademie (Abk. DPA) werden fachspezifische Fortbildungscurricula angeboten, in denen z. B. ein Zertifikat als Klinischer Psychologe erworben werden kann.

Zeuge, sach|verständiger: (engl.) *competent attester*; sachkundige Person, die bei Gericht zum Beweis vergangener Tatsachen od. Zustände vernommen wird, die sie i. R. ihrer besonderen Sachkunde wahrgenommen hat; gemäß § 414 ZPO bzw. § 85 StPO gelten für den sachverständigen Zeugen die Vorschriften über den Zeugenbeweis, er ist somit nicht Sachverständiger, sondern Zeuge; z. B. tritt ein Psychiater, der dem Gericht über die Behandlung seines Patienten u. die dabei gezogenen medizinischen Schlussfolgerungen berichtet, als sachverständiger Zeuge auf. Vgl. Sachverständiger.

Zeugnis|verweigerungs|recht: (engl.) *right to refuse to give evidence*; Einschränkung der grundsätzlichen Pflicht des Zeugen zur Aussage vor Gericht u. Staatsanwaltschaft; dieses Recht räumt das Gesetz aus persönlichen Gründen (Ehegatte, Verlobte, direkte Verwandte), aus beruflichen Gründen (u. a. Geistliche, Psychologische Psychotherapeuten, Kinder- und Jugendlichenpsychotherapeuten, Ärzte, Rechtsanwälte, Steuerberater) u. aus sachlichen Gründen (Gefahr von Strafverfolgung für den Zeugen) ein (§§ 383–389 Zivilprozessordnung; §§ 52–53a, 56 Strafpozessordnung; § 98 Verwaltungsgerichtsordnung; § 118 Sozialgerichtsgesetz; § 84 Finanzgerichtsordnung). Das Zeugnisverweigerungsrecht aus beruflichen Gründen aufgrund der beruflichen Schweigepflicht* endet, sobald eine Entbindung von der Schweigepflicht vorliegt.

Zido|vudin (INN) *n*: (engl.) *zidovudine*; syn. Azidothymidin (Abk. AZT); Virostatikum* (Nukleosidanalogon*); **Wirkung:** kompetitive Hemmung (s. Antagonismus) der für die Replikation von Retroviren erforderlichen Reversen Transkriptase; **Ind.:** bei Infektion mit HIV als Teil einer antiviralen Kombinationstherapie; **Kontraind.:** schwere Granulozytopenie*, schwere Anämie; **Wechselwirkungen:** u. a. mit Acetylsalicylsäure, Codein*, Morphin*, Methadon*, Oxazepam*; **UAW:** gastrointestinale Störungen, Anämie, Neutropenie, Kopfschmerz, Schwindel, Myalgie; mit Hepatomegalie assoziierte Laktatazidose möglich.

Ziel|definition *f*: **1.** (engl.) *goal definition*; Erarbeitung von möglichst klar operationalisierbaren Therapiezielen* in den frühen Therapiephasen*; zentrales Merkmal der Verhaltenstherapie*; **2.** Definition von konkreten u. möglichst einfach beschreib- u. beobachtbaren Zielverhaltensweisen bei Verhaltensübungen (z. B. im Rahmen der Verhaltensmodifikation*).

Ziel|erreichung: (engl.) *goal attainment*; in der kognitiven Verhaltenstherapie* beruht die Erreichung therapeutischer Ziele* auf der Klarheit u. Konkretheit der Zielformulierungen, auf der Motivation, mit welcher der Patient das Ziel verfolgt hat, u. auf seinen Strategien für die Zielerreichung; **Kriterien: 1.** subjektiv, z. B. erhöhtes Wohlbefinden, mehr Lebensqualität; **2.** objektiv, z. B. diagnostische Fragen zur Bestimmung von symptomatischen Verbesserungen, Fragebögen zur Bestimmung der Gesamtverbesserung. Vgl. Zielerreichungsskalierung.

Ziel|erreichungs|skalierung: (engl.) *goal attainment scaling (Abk. GAS)*; in den USA als Evaluationsverfahren für ambulante psychiatrische Beratungsstellen (sog. community mental health centers) entwickelte Skalierung zur Objektivierung subjektiven Erlebens durch gestufte Einschätzungen od. Ratings; numerische Erfassung in mehreren Dimensionen, inwieweit zuvor festgelegte Ziele erreicht wurden, die statistische Evaluation (z. B. Gruppenvergleiche) ermöglicht; **Anw.:** als Maßnahme im Qualitätsmanagement zur Evaluation pädagogischer u. therap. Programme, in Einzelpsychotherapie zur Evaluation der therapeutischen Ziele*; **Durchführung:** **1.** Definition der Zielbereiche; **2.** Formulierung von Zielen u. Unterzielen; **3.** Definition des gewünschten Endzustands; **4.** Entwicklung einer Skalierung zur Erreichung des positiven Endzustands (Ziele sind spezifisch, messbar, erreichbar, realistisch, zeitlich festgelegt) in z. B. 4 Dimensionen (Schwierigkeit, Wichtigkeit, Kompetenzen des Patienten, Ergebnis); **5.** Festlegung der Überprüfungsstrategien (Selbsteinschätzungen, Fremdratings, Fragebögen, statistische Verfahren); **Hinweis:** Reliabilität u. Validität des Verfahrens werden kontrovers diskutiert, da die praktische Anw. u. die Methodik von Studien häufig nicht adäquat sind. Die Einschätzungen von Therapeuten sagen, entgegen der Ratings von Patienten, häufig nicht den Therapieerfolg* voraus.

Ziele, therapeutische: (engl.) *therapeutic goals*; in der Psychotherapie mit od. ohne Beitrag des Patienten u. in der kognitiven Verhaltenstherapie* im therap. Gespräch mit dem Patienten formulierte Ziele, die sich v. a. an Diagnose u. Schweregrad der psychischen Störung orientieren; die Zielklärung erfolgt durch bestimmte Fragen u. Übungen, z. B. Imagination*; **Bestimmung:** abhängig von äußeren Bedingungen der Therapie (ambulant, stationär, Kurz-, Langzeittherapie), Eigenschaften des Patienten (Alter, kognitive Leistungsfähigkeit, Gesundheitszustand, Veränderungsmotivation, Persönlichkeit, Wünsche u. Wertvorstellungen), berufliches, privates u. ggf. gesellschaftliches Umfeld; **Beispiel:** **1.** vollständige od. teilweise Remission der klin. Störung; **2.** Verhinderung einer Exazerbation der Störung (z. B. bei schizophrenem Residuum); **3.** Begleitung eines unausweichlichen Prozesses (z. B. Sterbebegleitung); **Hinweis:** Zielklärung ist bereits ein wichtiger therapeutischer Schritt; konkrete, positiv u. verhaltensnah formulierte Ziele (spezifisch, realistisch, erreichbar, messbar, zeitlich festgelegt), die auch in Beziehung stehen können (Zielhierarchien), erhöhen die Therapiemotivation sowie die Selbstwirksamkeitserwartung u. stellen eine wichtige Basis der Zusammenarbeit in der kognitiven Verhaltenstherapie dar; Ziele werden im Verlauf der Therapie überprüft und ggf. neu formuliert od. ergänzt; inhaltliche u. prozessorientierte Zielvereinbarungen sind in der kognitiven Verhaltenstherapie mit Erwachsenen immer indiziert, außer bei schwerer Psychose, akuter Depression bzw. Suizidalität (erfordert Krisenintervention) od. terminaler Krankheit (Therapie als reine Prozessbegleitung); mit Kindern u. älteren Menschen wird die Zielformulierung angemessen modifiziert. Vgl. Zielkonflikt.

Ziel|gewicht: (engl.) *goal weight*; Körpergewicht* (Mindest- od. Höchstgewicht), das i. R. eines Gewichtsvertrags* als Endpunkt der Behandlung od. des Behandlungsabschnitts festgelegt wird. Vgl. Essstörungen.

Ziel|konflikt (Konflikt*) *m*: (engl.) *goal conflict*; Konflikte zwischen verschiedenen Zielen (z. B. ehrgeizige Karriereziele konkurrieren mit dem Wunsch, mehr Zeit für die Familie zu haben); der Therapeut kann z. B. in einer Vierfeldertafel* kurz- u. langfristige Konsequenzen von Verhaltensweisen u. in der kognitiven Verhaltenstherapie* gemeinsam mit dem Patienten erarbeitete therapeutische Ziele* zusammentragen, um Zielkonflikte zu lösen; wenn Therapeut u. Patient versch. Ziele anstreben, muss ebenfalls eine Klärung erfolgen (z. B. verfolgt eine anorektische Patientin das Ziel, ihr Hungern u. Bewahren des Untergewichts zu optimieren, während der Therapeut eine Vollremission der Störung anstrebt); die Klärung solcher Ziel- u. Wertekonflikte stellt bereits eine wesentliche Therapieintervention dar. **Hinweis:** Psychotherapie wird von kulturellen u. individuellen Werten des Therapeuten u. Patienten bestimmt (s. Kompetenz, interkulturelle); wenn Wertvorstellungen, die der Zielformulierung zugrunde liegen, bei Therapeut u. Patient unvereinbar sind, muss ggf. die Psychotherapie frühzeitig beendet bzw. der Patient weiterverwiesen werden.

Ziel|orientierung: (engl.) *goal orientation*; Steuerungsinstanz mit external od. internal (kognitiv) generierten Auslösestimuli (Lerntheorie von Clark L. Hull, ca. 1930); **Anw.:** **1.** in der Organisationspsychologie ist empirisch gesichert, dass eine besonders hohe u. möglichst einheitliche Zielorientierung aller Mitarbeiter für hohe Motivation u. gute wirtschaftliche Ergebnisse sorgt; **2.** in der Psychotherapie ist eine mittlere bis hohe Zielorientierung wünschenswert, damit vereinbarte therapeutische Ziele* erreicht werden können; eine Änderung von einer negativen, defizitorientierten Problemorientierung hin zu einer konstruktiven Zielorientierung führt zur Aktivierung von Ressourcen. **Hinweis:** In der Psychotherapie gibt es Therapiesituationen, bei denen Therapie „am Symptom vorbei" (Iver Hand, z. B. bei Zwangsstörungen) notwendig ist, um letztlich das Ziel zu erreichen; durch solche Umwege kann die psychotherapeutische Zielformulierung durchaus komplex werden.

Ziel|population (Population*) *f*: (engl.) *target population*; s. Population.

Ziel|setzungs|methode *f*: (engl.) *goal setting method*; s. Zielvereinbarungsmethode.

Ziel|vereinbarungs|methode *f*: (engl.) *goal setting theory, management by objectives (Abk. MbO)*; Zielsetzungsmethode; Bez. aus der Organisations- u. Personalentwicklung für eine Motivationstechnik der klaren Zielsetzung zur Verbesserung der Leistung eines Mitarbeiters (Locke u. Latham, 1984); Werkzeug der Unternehmenssteuerung u. Personalführung; einem Mitarbeiter wird eine variable, leistungsabhängige Vergütung od. ein anderer Anreiz nach Erreichung von klaren, operationalisierten Zielen, häufig ausgedrückt in Zahlen u. Prozenten der Produktions- u. Leistungssteigerung gewährt; **Voraussetzung:** Zielakzeptanz, Verpflichtung zur Zielerreichung (engl. commitment) u. Feedback; **Hinweis:** problematisch in Bezug u. a. auf Kriterien der Zielauswahl, Schein-Objektivität, Rigidität der Ziele, Endspurt-Mentalität; Zweifel bestehen auch an den motivations- u. leistungsfördernden Effekten dieser Methode.

Zimelidin *n*: (engl.) *zimelidine*; wegen Assoziation mit Guillain*-Barré-Syndrom nicht mehr im Handel befindlicher Serotonin*-Wiederaufnahme-Hemmer.

Zink-Finger-Protein-804-A *n*: s. ZNF 804-A.

Ziprasidon (INN) *n*: (engl.) *ziprasidone*; atypisches Neuroleptikum*; **Wirkungsmechanismus:** Serotonin-, Dopamin- u. Histamin-Rezeptor-Antagonist (5-$HT_{2A/2C}$-Rezeptor, D_2-, D_3-Rezeptor, H_1-Rezeptor), Serotonin- u. Noradrenalin-Wiederaufnahme-Hemmer; Halbwertzeit: ca. 6 Stunden; **Ind.:** Schizophrenie*, manische od. gemischte Episoden bei bipolarer affektiver Störung*; **Kontraind.:** Herzrhythmusstörungen, QT-Zeit-Verlängerung, epileptische Anfälle; **Wechselwirkungen:** Carbamazepin, Lithium, andere QT-Zeit verlängernde Arzneimittel; **UAW:** QT-Zeit-Verlängerung, Benommenheit, Asthenie, Agitiertheit, Kopfschmerz, Schwindel; kaum Gewichtszunahme.

Zitronen|melisse: (engl.) *citric balm*; s. Melisse.

ZN: Abk. für **Z**ahlen* **n**achsprechen.

ZNF 804-A: Abk. für **Z**ink-**F**inger-Protein-**804-A**; Transkriptionsfaktor*, der durch die Steuerung der Intensität der Genexpression anderer Gene u. a. die Entwicklung von Gliazellen (v. a. von Oligodendrozyten; s. Neuroglia), die Langzeitpotenzierung (LTP*) u. Gedächtnisbildung beeinflusst; **klin. Bedeutung: 1.** DNA-Sequenzvarianten im ZNF 804-A-Gen mit erhöhtem Risiko für Schizophrenie* u. bipolare affektive Störungen* assoziiert (eine Position in der Basenpaarsequenz ist variabel ausgeprägt, wobei die seltene Variante das Risiko erhöht); differentielle Genexpression durch risikosteigerndes Allel möglich; **2.** Bei Gesunden geht dieselbe DNA-Sequenzvariante mit veränderter Konnektivität* bei Aufgaben zum episodischen Gedächtnis einher.

ZNS: Abk. für **Z**entral**n**erven**s**ystem; zentrales Nervensystem; Gehirn* u. Rückenmark* (s. Abb.); zum ZNS werden alle sensorischen (afferenten) Impulse

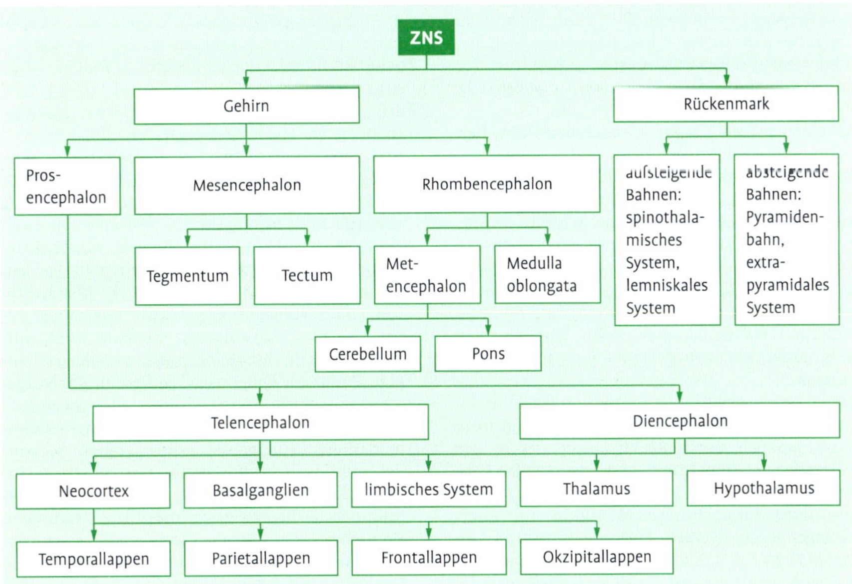

ZNS: schematischer Aufbau des ZNS

aus dem peripheren Nervensystem übertragen u. von ihm gehen die motorischen (efferenten) Impulse aus, z. B. zur Skelettmuskulatur. Das ZNS überwacht u. koordiniert die Aktivitäten des gesamten animalen Nervensystems* u. vegetativen Nervensystems*.

Zön|ästhesie (gr. ζωή Leben; -ästhesie*) *f*: **1.** (engl.) *cenesthesia*; Coenästhesie; vitales Leibempfinden als Gefühl für den eigenen Leib, das durch unbewusst registrierte Propriozeption entsteht; **2.** Sinnestäuschung* mit qualitativ abnormen Leibessensationen (z. B. Gefühl, dass sich das Gehirn im Kopf dreht); schwere Zönästhesien werden als zönästhetische Halluzinationen* bezeichnet; vgl. Schizophrenie, zönästhetische.

Zolpi|dem *n*: (engl.) *zolpideme*; Imidazopyridinderivat, Benzodiazepin-Rezeptor-Agonist; **Ind.**: Kurzzeitbehandlung (bis 4 Wochen) von Schlafstörungen, v. a. Einschlafstörungen; **Kontraind.**: Schlafapnoesyndrom, schwere u./od. akute Ateminsuffizienz, Myasthenia gravis, schwere Leberinsuffizienz,Laktose-Intoleranz; **UAW:** Somnolenz am Tage, Müdigkeit, Kopfschmerzen, Schwindelanfälle, Verschlimmerung der Insomnie, anterograde Amnesie, Halluzinationen, Unruhe, Alpträume.

Zoo|philie (gr. ζῷον Lebewesen; -phil*) *f*: (engl.) *zoophilia*; syn. Sodomie; Form der Paraphilie* mit sexuell erregenden Phantasien, sexuell dranghaften Bedürfnissen u./od. sexuellen Verhaltensweisen, die auf sexuelle Kontakte mit Tieren ausgerichtet sind; **Häufigkeit:** unbekannt, hohe Dunkelziffer; **Vork.**: weit überwiegend bei Männern; **Kriterien:** (diagn.) Die sexuellen Phantasien, dranghaften Bedürfnisse u./od. Verhaltensweisen müssen der überwiegende od. ausschließliche Inhalt sexuellen Interesses sein u. seit mind. 6 Monaten bestehen. **Ther.**: nur bei Leidensdruck; v. a. kognitive Verhaltenstherapie* mit dem Ziel ausreichender Selbstkontrolle*.

Zopi|clon *n*: (engl.) *zopiclone*; Cyclopyrrolon*, Benzodiazepin-Rezeptor-Agonist; **Ind.**: Kurzzeitbehandlung (i. d. R. weniger als 10 Tage) von Schlafstörungen, v. a. Durchschlafstörungen; **Kontraind.**: schwere Leberinsuffizienz, schwere respiratorische Insuffizienz, Myasthenia gravis, schweres Schlafapnoesyndrom; **UAW:** Schwindel, Kopfschmerzen, Müdigkeit beim Erwachen; selten Benommenheit, Verwirrtheit, anterograde Amnesie, Agitation, Halluzinationen, Delir, depressive Verstimmung, Muskelhypotonie, Koordinationsstörungen.

Zoster (gr. ζωστήρ Gürtel, Band) *m*: (engl.) *zoster, shingles*; syn. Herpes zoster, Gürtelrose; neurotrope Viruskrankheit durch Reaktivierung des in den Gliazellen der Spinalganglien persistierenden Varicella-Zoster-Virus bei Resistenzminderung des Organismus; **Klin.**: Prodromalstadium mit Abgeschlagenheit u. leichtem Fieber, dann akutes Auftreten eines i. d. R. halbseitig, selten bilateral lokalisierten, bandförmigen, zunächst makulo-papulösen, später vesikulär-pustulösen Exanthems im Innervationsgebiet eines (Zoster segmentalis) od. mehrerer (Zoster multiplex) sensor. Spinalganglien bzw. deren Homologen im Kopfbereich (Zoster oticus, Zoster ophthalmicus). Die z. T. sehr heftigen, brennenden Schmerzen können den Hautveränderungen vorausgehen, begleiten od. längere Zeit überdauern (postzosterische Neuralgie). Treten keine Hämorrhagien, Ulzerationen od. Nekrosen auf, heilt der Zoster innerhalb 2–3 Wochen ab; i. d. R. lebenslange Immunität; Rezidive kommen jedoch vor. **Kompl.**: Hyperästhesie*, Neuralgie* u. Lähmung* bei Beteiligung des Nervus oculomotorius u. des Nervus facialis; Eruptionen im Bereich der Mundschleimhaut beim Zoster des 2. u. 3. Trigeminusasts; Organschädigung bei Zoster ophthalmicus u. Zoster oticus; Meningitis* (Zoster meningealis); Zosterenzephalitis; Zoster generalisatus.

ZPID: Abk. für Leibniz-**Z**entrum für **P**sychologische **I**nformation und **D**okumentation; Forschungsdatenzentrum u. überregionale Dokumentations- u. Informationseinrichtung für das Fach Psychologie* in den deutschsprachigen Ländern; Arbeitsschwerpunkte: u. a. **1.** Dokumentation von Literatur, audiovisuellen Medien, Testverfahren, Zeitschriften, Fachverlagen, Medienanbietern, Testanbietern, Interventionsprogrammen, Testotheken u. Testbibliotheken sowie von Primärdaten (Primärdatenarchiv PsychDataZPID); **2.** Pflege u. Weiterentwicklung von Referenzdatenbank PSYNDEX, Psychologie-Suchmaschine PsychSpider, Linkkatalog PsychLinker; **3.** Herausgabe des ZPID-Monitors zur Internationalisierung der Psychologie aus den deutschsprachigen Ländern; **4.** Aufbau einer europäischen Open-Access-Publikationsplattform; **5.** bibliometrische Analysen.

Zucker|krankheit: (engl.) *diabetes*; s. Diabetes mellitus.

Zuclo|penthixol *n*: (engl.) *zuclopenthixole*; Thioxanthenderivat; 100 % cis-Isomer von Clopenthixol*; hochpotentes typisches Neuroleptikum*; **Wirkung:** hohe Affinität zu Dopamin-Rezeptoren (D_1 u. D_2) u. Serotonin-5-HT_{2A}-Rezeptoren, Blockade von Histamin-H_1- u. Alpha-1-Rezeptoren; **Ind.**: akute u. chronische Schizophrenie*; Manie, Erregungszustände; Unruhe u. Verwirrtheit bei Demenz; **Kontraind.**: Kreislaufschock, Koma, Störungen der Hämatopoese, relative Kontraind.: Leber- u. Niereninsuffizienz, kardiale Vorschädigung, Herzrhythmusstörungen, prolaktinabhängige Tumoren, epileptische Anfälle in der Vorgeschichte, Parkinson-Syndrom; Phäochromozytom*; **UAW:** extrapyramidale Symptome, Akkommodationsstörungen, Mundtrockenheit, Schwindel, Müdigkeit, orthostatische Dysregulation, Tachykardie, Erhöhung des Augeninnendruckes, Miktionsstörungen, gastrointestinale Störungen, Kopfschmerzen, Unruhe, Depression, Gewichtszunahme, Menstruationsbeschwerden, sexuelle Funktionsstörungen, epileptische Anfälle, selten

Leberfunktionsstörungen, Verwirrtheit, Regulationsstörung der Körpertemperatur.

Züngel|krampf: (engl.) *glossospasm*; rhythmisches Herausstrecken u. Zurücknehmen der Zunge bei extrapyramidalen Störungen, v.a. bei postenzephalitischem Parkinson*-Syndrom od. durch Spätfolgen einiger (z.T. nicht mehr im Handel erhältlichen) Neuroleptika*; vgl. Glossospasmus.

Zufalls|auswahl: (engl.) *random selection*; s. Stichprobe.

Zufalls|stich|probe: (engl.) *random sample*; s. Stichprobe.

Zufalls|zuteilung: (engl.) *randomization*; s. Randomisierung.

Zungen-Schlund-Krampf: (engl.) *glosso-pharyngospasm*; typische Frühdyskinesie* mit krampfartigem Herausstrecken der Zunge u. Schlundkrampf mit Unmöglichkeit zu schlucken, im Extremfall Atemnot; **Vork.:** v.a. als UAW bei schnell auf- bzw. hochdosierter Behandlung mit Neuroleptika* mit hoher dopaminerger Rezeptor-Bindung (vgl. Symptome, extrapyramidale); Auftreten unmittelbar bis innerhalb 1–2 Tagen nach Gabe; **Ther.:** akut Biperiden* i.v., mittelfristig p.o.; Absetzen bzw. Umstellung des Neuroleptikums; **Progn.:** i.d.R. rascher Symptomrückgang.

Zusammenhangs|forschung: (engl.) *context research*; s. Korrelationsforschung.

Zuschreibung: (engl.) *attribution*; s. Attribution.

Zustand, eknoischer: (engl.) *ecnoic state*; s. Eknoia.

Zustands|angst: (engl.) *state anxiety*; State*-Angst.

Zuverlässigkeit: (engl.) *reliability*; s. Reliabilität.

Zuwendung: (engl.) *attention*; Verdeutlichung eines aufmerksamen, bewussten Interesses* an einer Person, z.B. durch Sich-Zeit-Nehmen, aktives Zuhören, Fürsorge, Empathie*, Wertschätzung* u. Anteilnahme; wichtiges Instrument der Behandlung von Patienten in Psychiatrie u. Psychotherapie*.

Zuwendung, selektive: (engl.) *selective exposure*; Bez. für gezielte, mit den inneren Werten u. Emotionen übereinstimmende Zuwendung*; stellt Einflussmöglichkeit auf die Stärke der kognitiven Dissonanz* dar.

ZVT: Abk. für Zahlen*-Verbindungs-Test.

Zwang: (engl.) *compulsion*; Bez. für wiederkehrende Zwangshandlungen* u./od. Zwangsgedanken*, die sich dem Betroffenen gegen seinen Willen aufdrängen u. somit als Ich*-fremd erlebt werden; **Vork.:** bei Vielzahl psychischer Störungen, z.B. Zwangsstörung*, zwanghafter Persönlichkeitsstörung*, schizotypischer Persönlichkeitsstörung*. Widerstand gegen den Zwang u. Einsicht in seine Unsinnigkeit grenzen den Zwang psychopathologisch vom Wahn* ab.

Zwang|haftigkeit: (engl.) *compulsivity*; Anankasmus*.

Zwangs|affekt (lat. afficere, affectus zufügen, antun): (engl.) *compulsive affection*; Bez. für neurologische Störung der Mimik u. des Ausdrucks, bei der scheinbar affektive Äußerungen unfreiwillig u. ohne zugrunde liegenden Affekt* auftreten (Zwangsmimik); **Formen: 1.** Zwangslachen (Lachzwang, auch Lachkrampf od. -anfall): vom Betroffenen selbst als unpassend u. wesensfremd empfundenes pathol. Lachen; **2.** Zwangsweinen: ohne Anlass auftretendes pathol. Weinen; **Vork.:** bei organischen Hirnerkrankungen*, z.B. postenzephalitisches Syndrom* u. Pseudobulbärparalyse*.

Zwangs|behandlung: (engl.) *compulsory treatment*; ärztliche Maßnahmen, die aufgrund besonderer gesetzl. Bestimmungen ausnahmsweise entgegen dem individuellen Selbstbestimmungsrecht* u. somit gegen den Willen od. ohne Einwilligung* des Betroffenen im Interesse der Allgemeinheit zulässig sind; z.B. Untersuchung od. Behandlung Untergebrachter entspr. den landesrechtl. Unterbringungsvorschriften (s. Unterbringung), diagn. u. therap. Eingriffe, Zwangsernährung* nach dem Strafvollzugsgesetz, diagn. Maßnahmen zur Bekämpfung übertragbarer Krankheiten, Entnahme einer Blutprobe; **Recht:** Die Zwangsbehandlung in der stationären Psychiatrie ist in den Psychischkrankengesetzen*, den Unterbringungsgesetzen*, dem Freiheitsentziehungsgesetz*, i.R. des Betreuungsgesetzes* u. der Maßregelvollzugsgesetze der Bundesländer geregelt. Bei entsprechender (ausschließender) Patientenverfügung* muss eine Zwangsbehandlung unterbleiben. **Voraussetzung:** Maßnahmen sind erforderlich, zumutbar u. weder mit einer erheblichen Gesundheits- noch Lebensgefahr verbunden. Vgl. Therapieauflage.

Zwangs|charakter (Charakter*) *m*: (engl.) *compulsive character*; s. Persönlichkeitsstörung, zwanghafte.

Zwangs|einweisung: (engl.) *compulsory admission, sectioning*; die gegen den Willen des Betroffenen durchgeführte rechtlich vollzogene Unterbringung* eines Menschen mit psychischen Auffälligkeiten od. Störungen in einer geschlossenen Abteilung einer psychiatrischen Klinik; Anordnung freiheitsentziehender Unterbringung erfolgt auf Rechtsgrundlage der Freiheitsentziehungsgesetze* od. Unterbringungsgesetze* u. der Psychischkrankengesetze* der Bundesländer. Vgl. Zwangsbehandlung.

Zwangs|ernährung: (engl.) *force-feeding*; ohne od. gegen den Willen des Betroffenen durchgeführte künstliche Ernährung mit Sonde od. parenteral, z.B. bei hungerstreikenden Häftlingen od. Suizidpatienten, die nicht mehr selbst verantwortlich sind, d.h. die Herrschaft über das Geschehen durch ihre eigene Handlungsweise verloren haben. Seit Inkrafttreten des Gesetzes zur Änderung des Strafvollzugsgesetzes vom 27.2.1985 besteht keine Verpflichtung der Strafvollzugsbehörden mehr, hungerstreikende Häftlinge zwangsweise zu ernähren, solange von einer freien Willensbestimmung des Gefangenen ausgegangen werden kann (§ 101 StVollzG). Das gilt selbst dann, wenn bei dem Häftling akute Lebensgefahr besteht. Die Zwangsernährung von Widerstand leistenden Patienten wird von den ärztl. Organisationen aus ethischen Gründen heute mehrheitlich abgelehnt (Artikel 6 der Empfehlungen der World Medical Association von 1975). Vgl. Zwangsbehandlung.

Zwangs|gedanken: (engl.) *compulsive ideas, obsessions*; Obsessionen; zwanghaft sich aufdrängende Gedanken od. Impulse, die fast immer als quälend u. sinnlos, jedoch stets als eigene Gedanken erlebt werden; z. B. Kontaminationsängste, sexuelle (z. B. Homosexualität* od. Pädophilie*) od. (fremd-)aggressive Zwangsgedanken; häufig bedingt durch kognitive Verarbeitungsmuster wie pathologische Zweifel, unangemessene Risikoeinschätzung, übertriebenes Verantwortungsgefühl u. magisches Denken*; Widerstand durch Unterdrücken od. Ignorieren meist erfolglos; **Vork.:** v. a. bei Zwangsstörung*, auch bei Schizophrenie*, Depression*; **DD:** Wahn, Gedankeneingebung, überwertige Ideen. **Hinweis:** Therapie i. R. kognitiver Verhaltenstherapie durch Gedankenkonfrontation*, ggf. auch selektiver Serotonin*-Wiederaufnahme-Hemmer.

Zwangs|grübeln: (engl.) *obsessive thinking*; Bez. für quälendes, stark fokussiertes, unergiebiges Grübeln* über emotional belastende Sachverhalte, z. B. Schuld, persönliche Fehler, Versagen od. Versündigung; häufig besteht bei Betroffenen Einengung auf bestimmte Inhalte u. erschwerte Lösung von diesen Inhalten; die Inhalte variieren von trivial („Wie sah es hier vorher aus?") bis existentiell („Was war vor Gott da?"), z. T. werden immer mehr Einzelheiten zu einem schon bekannten Thema erfragt; **Vork.:** v. a. bei Zwangsstörung* (hier Fokussierung auf den Zwangsinhalt, z. B. kognitive Kontrollrituale, kreisende Versündigungsgedanken u. deren Abwehr, Grübeln über Perfektionismus* od. sog. richtiges Ritual; kann als Sicherheitsverhalten verstanden werden, das der Reduktion von Angst od. Unbehagen dient u. durch diese negative Verstärkung aufrecht erhalten wird); auch bei Depression*, generalisierter Angststörung*, Schizophrenie*.

Zwangs|handlung: (engl.) *compulsion, compulsive act*; Kompulsion; Bez. für wiederholte, zweckgerichtete, absichtlich u. nach festen Regeln od. stereotyp ausgeführte Verhaltensweise, die ihre ursprüngliche Funktion verloren hat u. als unsinnig u. Ich*-fremd erlebt wird; meist in der Absicht ausgeführt, Unannehmlichkeiten od. Katastrophen zu verhindern; dienen der Reduktion von Angst* od. Unbehagen; bei versuchter Unterlassung treten starke Anspannung u. Angst od. Ekel auf. Zwangshandlungen nehmen typischerweise viel Zeit in Anspruch (mind. 2 Stunden pro Tag). **Formen:** z. B. Kontrollzwang*, Putzzwang*, Waschzwang*, Symmetriezwang, Ordnungszwang*, Wiederholungszwang*, Zählzwang*, Fragezwang; **Vork.:** v. a. bei Zwangsstörung*; u. a. auch bei psychotischer Depression* u. Schizophrenie*; **DD:** Stereotypie*.

Z

Zwangs|impulse (Impuls*) *m pl*: (engl.) *obsessive-compulsive impulses*; Bez. für sich plötzlich u. intensiv gegen inneren Widerstand aufdrängende Impulse* häufig aggressiven (z. B. dem eigenen Kind etwas anzutun) od. sexuellen (z. B. pädophile Handlung) Inhalts, die vom Betroffenen abgelehnt werden u. zu großer Anspannung u. Angst* vor Kontrollverlust führen; einschießender Impuls wird als sehr handlungsnah erlebt u. bleibt nicht auf der Ebene von rein mentalen Ritualen od. Zwangsgedanken*; **Vork.:** Zwangsstörung*, psychotische Depression*, Schizophrenie*; Zwangsimpulse gelangen bei Patienten mit Zwangsstörung i. d. R. nicht zur Ausführung; **DD:** Impulskontrollstörungen*, Paraphilie*, psychotische Prozesse.

Zwangs|lachen: (engl.) *compulsive laughter*; s. Zwangsaffekt.

Zwangs|mimik (Mimik*) *f*: (engl.) *forced facial expression*; s. Zwangsaffekt.

Zwangs|rituale (lat. ritus religiöser Festbrauch) *n pl*: **1.** (engl.) *compulsive rituals*; sich wiederholende, häufig stereotyp ablaufende Zwangshandlungen* i. R. einer Zwangsstörung*, die meist dem Abbau von Angst*, Anspannung, Schuld, Ekel od. Zweifel dienen u. in bestimmten Situationen unabhängig von der Sinnhaftigkeit der Handlung durchgeführt werden; **2.** mentale neutralisierende Rituale*, die zum kognitiven Abbau von Angst, Anspannung, Schuld, Ekel od. Zweifel beitragen; im Vergleich zu einzelnen Zwangshandlungen u. Zwangsgedanken* besteht eine fixierte Abfolge von Handlungen od. Gedanken mit dem Ziel einer umfassenden situativen Spannungsreduktion; **Vork.:** bei Zwangsstörung*, Depression*, Schizophrenie*.

Zwangs|spektrum|störungen (lat. spẹctrum Bild, Vorstellung): (engl.) *obsessive-compulsive spectrum disorders*; Bez. für psychische Störungen* innerhalb eines Kontinuums zwischen gehemmten u. enthemmten Verhaltensweisen auf gedanklicher u. ggf. auf Handlungsebene; klinisches u. psychopathologisches Erscheinungsbild ergibt sich durch unterschiedliche Anteile zwanghaften u. impulsiven Verhaltens; **Formen:** Zwangsstörungen* (auch hier treten impulsive Verhaltensweisen auf), Impulskontrollstörungen* (Auftreten von Zwängen i. S. einer Verhaltenssteuerung, z. B. bei Kleptomanie*, Pyromanie*, pathologischem Spielen*).

Zwangs|sterilisation (Sterilisation*) *f*: (engl.) *compulsory sterilisation*; (jurist.) Bez. für eine Sterilisation (i. S. von Unfruchtbarmachen) ohne Einwilligung der Betroffenen; **Rechtliche Grundlage:** in Deutschland nach den Artikeln 1 u. 2 GG unzulässig; gilt nach § 225 StGB als beabsichtigte schwere Körperverletzung*. Die Muster-Berufsordnung für die deutschen Ärzte hält die Sterilisation für zulässig, wenn sie aus medizinischen, genetischen od. sozialen Gründen indiziert ist. Nach Inkrafttreten des Betreuungsgesetzes 1992 muss eine Sterilisation an Volljährigen, die unter Betreuung* stehen, nach § 1905 BGB gerichtlich genehmigt werden (mit engen, den Erforderlichkeitsgrundsatz besonders betonenden Voraussetzungen zur Sterilisation u. strengen Verfahrensanforderungen); die Sterilisation Minderjähriger ist vollständig untersagt (§ 1631 c BGB), Zwangsmaßnahmen u. Gefälligkeitseingriffe für einwilligungsunfähige Betreute sind ausgeschlossen. **Geschichte:** Erste gesetzliche Regelungen, mit denen u. a. die Vererbung von Krankheiten u. Behinderungen verhindert werden sollte, wurden Anfang des 20. Jahrhunderts in den USA erlassen. In Deutschland wurden Zwangssterilisationen als Teil der Rassenhygiene während des Nationalsozialismus durchgeführt. Nach dem Zweiten Weltkrieg wurde die systematische Zwangssterilisation von psychisch kranken u. behinderten Menschen gestoppt, bei Entmündigten jedoch weiterhin auf entsprechenden Antrag des Vormunds durchgeführt. Seit Einführung des Betreuungsgesetzes ist die Anzahl der betreuungsgerichtlich genehmigten Sterilisationen in Deutschland von jährlich ca. 1000 auf durchschnittlich 80 pro Jahr gesunken.

Zwangs|störung: (engl.) *obsessive-compulsive disorder (Abk. OCD)*; früher Zwangssyndrom; Bez. für psychische Störung mit wiederkehrenden, meist gleichzeitig vorhandenen Zwangsgedanken*, Zwangsimpulsen* u. Zwangshandlungen*, die als unangenehm empfunden werden u. dem Betroffenen als übertrieben od. unsinnig erscheinen; in DSM-IV unter Angststörungen, in ICD-10 unter neurotische, Belastungs- und somatoforme Störungen klassifiziert; **Epidemiol.:** Lebenszeitprävalenz ca. 1–3 %, m : w = 1 : 1–1,5; **Ätiol.:** multifaktoriell; diskutiert werden psychol. (psychoanalyt., lerntheoretische u. kognitive Modelle) sowie biol. Ursachen (neuroanatomische u. Neurotransmitterhypothese, insbes. aufgrund der ausgeprägten Spezifität des therap. Ansprechens auf serotonerge Arzneimittel, ggf. primäre Störung des orbitofronto-zingulostriatalen Projektionssystems sowie Funktionsstörungen der Orbitalregion u. des Nucleus caudatus); gesicherte familiäre Transmission, jedoch eher geringer Einfluss genet. Faktoren; z. T. auch somatische Urs. (rheumat. Fieber, Chorea minor, Chorea Sydenham, Infektion mit β-hämolysierenden Streptokokken); Aufrechterhaltung des Zwangsverhaltens durch negative Verstärkung (Angstreduktion); Störungsmodell: s. Abb.; **Formen:** s. Tab. 1; **1.** Zwangsstörung mit Zwangshandlungen, z. B. Waschzwang*, Kontrollzwang*, Zählzwang*, Ordnungszwang*, Putzzwang*, Wiederholungszwang*; stark ritualisierte Zwangshandlungen bestimmen u. beeinträchtigen das psychosoziale Leben der Betroffenen u./od. deren Angehörigen; **2.** Zwangsstörung mit Zwangsgedanken; typische kognitive Verzerrungen: s. Tab. 2; typische Themen: Aggression (jemandem od. sich selbst zu schaden), Verschmutzung, Sexualität (z. B. Homosexualität*, Pädophilie*), Sammeln, Aufbewahren, religiöse od. philosophische Themen (magisches Denken*), Symmetrie; **3.** Zwangsstörung mit Zwangshandlungen u.

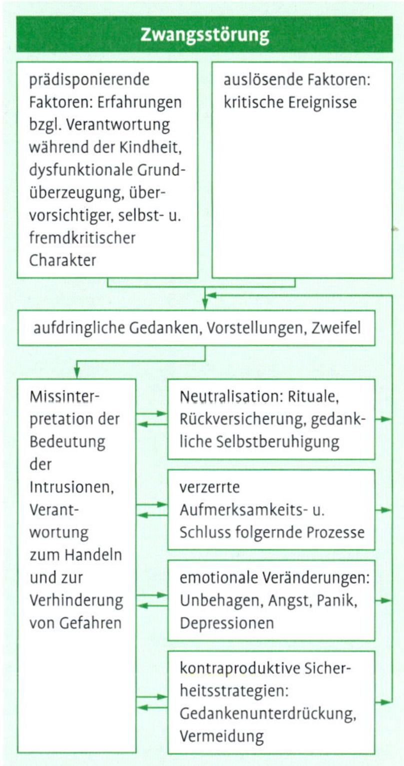

Zwangsstörung: kognitiv-behaviorales Modell der Zwangsstörung

Zwangsgedanken (häufigste Form); **4.** Sonderform: Vermüllungssyndrom* mit Sammelzwang; **Klin.:** Beginn meist in Kindheit u. Adoleszenz (über 90 % vor 40. Lebensjahr, Early-onset-Zwangsstörung mit Beginn vor dem 14. Lebensjahr, Late-onset-Zwangsstörung mit Beginn nach dem 14. Lebensjahr); Verlauf meist chronisch, z. T. auch episodisch od. intermittierend. Aufgrund der sehr irrationalen Sympt. u. starker Schamgefühle wird die Störung meist verheimlicht. Das Zwangsverhalten ist sehr zeitraubend (mind. 1, häufig 4–8 Std. pro Tag); Versuche des Unterbindens führen i. d. R. zu Angst, Anspannung, Unruhe, Schuld od. Zweifel. Häufig besteht ausgeprägtes Vermeidungsverhalten*; hohe Komorbiditätsraten mit Depression* u. Angststörungen, z. B. soziale Phobie*, Panikstörung*. **Diagn.:** strukturierte Interviews (z. B. DIPS*, Strukturiertes* Klinisches Interview für DSM-IV); psychosoziale Auswirkungen, entspr. der Anzahl der Stunden, die täglich mit Zwängen verbracht werden, bestimmen Schweregrad der Zwangsstörung; quantitativ nach Yale*-Brown Obsessive Compulsive Scale; **Ther.:** kogni-

Zwangsstörung Tab. 1
Typologie

Typ	Angst auslösende Reize internale Auslöser	externale Auslöser	katastrophale Konsequenzen	Angst reduzierende Reaktion	Symptomatik
I	+	+	+	offen	Kontrollzwang, Waschzwang
II	+	+	+	verborgen	Zwangsgedanken
III	+	+	–	offen	Kontrollzwang, Waschzwang
IV	+	+	–	verborgen	Zwangsgedanken
V	+	–	+	offen	Wiederholungszwang
VI	+	–	+	verborgen	Zwangsgedanken
VII	+	–	–	offen	keine
VIII	+	–	–	verborgen	keine

Zwangsstörung Tab. 2
Typische kognitive Verzerrungen

Bereich	klinisches Beispiel
Verantwortlichkeit	Eine Katastrophe nicht zu verhindern ist genauso schlimm, wie eine Katastrophe herbeizuführen.
Perfektionismus	Makellosigkeit bestimmt den Wert von Objekten.
Gefahreneinschätzung	Eine Schnittverletzung ist wegen der Gefahr einer Blutvergiftung eine Katastrophe.
Kontrolle von Gedanken	Eine Tat zu durchdenken ist genauso schlimm, wie eine Tat auszuführen.
Wichtigkeit von Gedanken	Wenn ich diese Gedanken habe, bedeutet dies, dass ich will, dass es passiert.
Intoleranz gegenüber Unsicherheit	Ich muss bei allem, was ich tue, über die Konsequenzen Bescheid wissen.

tive Verhaltenstherapie* (v. a. mit Konfrontationstherapie* mit Reaktionsverhinderung*; vgl. D-Cycloserin) od. Pharmakotherapie (Clomipramin, selektive Serotonin-Wiederaufnahme-Hemmer od. ähnliche Antidepressiva; v. a. bei vorherrschenden Zwangsgedanken od. Depression) od. Kombination beider Therapieverfahren; auch Angehörigenarbeit*, Familientherapie, soziales Kompetenztraining, Körpertherapie, Emotionsmanagement; bei schwerer therapieresistenter Zwangsstörung ggf. Versuch mit Tiefenhirnstimulation (zurzeit in Erprobungsphase); **Progn.:** selten Spontanremission; Therapie progn. entscheidend: meist deutl. Symptomreduktion möglich, komplette Remissionen selten; **DD:** Abgrenzung v. a. zu Depression, Schizophrenie, anderen Angststörungen, Essstörungen, Trichotillomanie, hypochondrischer Störung, zwanghafter Persönlichkeitsstörung.

Zwangs|syn|drom *n*: **1.** (engl.) *obsessive-compulsive syndrome*; Symptomenkomplex, der Zwangsgedanken*, Zwangshandlungen* u./od. Zwangsimpulse* beinhaltet, wobei die formalen Kriterien der Zwangsstörung* (nach ICD-10 od. DSM-IV) nicht erfüllt sind; z. B. sind Beeinträchtigungsschwere od. tägliche Dauer der Symptomatik nicht ausgeprägt genug, es besteht keine Einsicht in die Unsinnigkeit der Symptomatik, sie ist ich-synton od. es liegt eine andere erklärende Erkrankung vor (z. B. postenzephalitische Genese); **Vork.:** als eigenes Syndrom unterhalb der Störungsschwelle sowie bei Schizophrenie*, Depression*, Essstörung*, hypochondrischer Störung*, hirnorganischer Schädigung; **2.** früher gelegentlich als Synonym für Zwangsstörung* verwendete Bezeichnung.

Zwangs|unterbringung: (engl.) *compulsory treatment*; **1.** Zwangseinweisung*; **2.** unfreiwillige Zurückhaltung; die Notwendigkeit od. Möglichkeit der Zwangsbehandlung* geht damit nicht automatisch einher.

Zwangs|vorstellung: (engl.) *obsession*; Bez. für sich aufdrängende Bilder od. Handlungsimpulse häufig gewalttätigen Inhalts mit entsprechenden Befürchtungen u. Ängsten; werden durch das Treffen von präventiven Maßnahmen od. Vermeidungsverhalten* handlungsrelevant u. sind meist Teil einer komplexen Zwangssymptomatik; formal besteht Nähe zu Zwangsimpulsen*; Zwangsgedanken* hingegen haben nicht unbedingt impulshaften bzw. Besorgnis u. Angst auslösenden Charakter; **Vork.:** bei Zwangsstörung*, Depression*, Schizophrenie*.

Zwangs|weinen: (engl.) *compulsive crying*; s. Zwangsaffekt.

Zweck|re|aktion (Reaktion*) *f*: (engl.) *functional reaction*; nach dem Konstrukt des Rentenbegehrens* hartnäckiges Streben nach einer Rente als Reaktion auf Krankheit, Unfall od. Kriegsverletzung.

Zwei-Faktoren-Theorie *f*: (engl.) *two-factor theory*; syn. Zwei-Prozess-Theorie; Theorie des Vermeidungslernens; Bez. (Mowrer u. Miller) für lerntheoretischen Ansatz zur Ätiologie der Phobie*, nach dem bei Phobien ursprünglich neutrale Reize aufgrund traumatischer Ereignisse mit einem zentralen motivationalen Angstzustand assoziiert werden (klassische Konditionierung*) u. die darauf folgende Vermeidung dieser Reize durch den Abbau dieses unangenehmen Zustands verstärkt wird (Faktor 2: operante Konditionierung*); **Hinweis:** **1.** Theorie ist aus heutiger Sicht zur Erklärung für klinische Phobien nicht ausreichend; Übertragbarkeit auf den Menschen zweifelhaft (die meisten Versuche, Phobien bei Menschen zu konditionieren, scheiterten). Insbesondere der Stellenwert des 1. Faktors für den Erwerb klinischer Phobien ist damit begrenzt, im Gegensatz dazu ist jedoch die Bedeutung des 2. Faktors für die Aufrechterhaltung des Vermeidungsverhaltens sehr gut empirisch bestätigt. **2.** Die heute am weitesten verbreitete Theorie zur Entstehung von Phobien ist die Three* Pathway Theory von Rachman.

Zweifel, patho|logischer: (engl.) *obsessional doubt*; nicht begründbares, zwanghaftes Zweifeln; Zwangsgedanke* in Form von intrusiven Gedanken, Bildern u. Schuldgefühlen; verbunden mit starker Unsicherheit hinsichtlich der eigenen Wahrnehmung bzw. der Erinnerungsfähigkeit u. starker Angst, z. B. ob eine Handlung korrekt ausgeführt wurde; dysfunktionale Gegengedanken u. Zwangshandlungen* (z. B. häufiges Kontrollieren der bereits verschlossenen Eingangstür) können kurzfristig zur Spannungsreduktion u. zum Angstabbau führen; kann das alltägliche Leben u. normale Handlungsausführungen beeinträchtigen; **Vork.:** z. B. bei Zwangsstörung*, Depression. Vgl. Anankasmus; Kontrollzwang.

Zwei-Pro|zess-Theorie (lat. processus Fortschreiten, Fortgang) *f*: **1.** (engl.) *two-process theory*; Zwei*-Faktoren-Theorie; **2.** Annahme, dass bei der Informationsverarbeitung zwischen unwillkürlichen (u. weniger kapazitätsbegrenzten) Prozessen sowie willkürlichen, dem Bewusstsein zugänglichen u. stark kapazitätsbegrenzten Prozessen unterschieden werden muss; **3.** Theorie (Groves u. Thompson) zur Erklärung des Verlaufs der Habituation* mit dem Zusammenwirken des eigentlichen dämpfenden Habituationsprozesses mit einem Prozess der Sensibilisierung für Reizaufnahme. **4.** Im Zwei-Prozess-Modell der Moral u. des Strafens wird davon ausgegangen, dass v. a. intuitive Prozesse in Abhängigkeit von bestimmten Randbedingungen, jedoch auch rationale Prozesse die Beurteilung von normabweichendem Verhalten kausal bestimmen. **5.** Gedächtnis-Theorie, nach der an der Wiedergabe von Gedächtnisinhalten 2 Prozesse beteiligt sind: ein Abrufprozess u. darauf folgend ein Beurteilungsprozess; s. Gedächtnis. **6.** in der Sozialpsychologie Erklärung von Einstellungsänderungen, die davon ausgeht, dass Menschen Einstellungen häufig nicht nur durch systematische Verarbeitung von Argumenten, sondern auch durch einfachere Persuasionsprozesse verändern, die auf Verarbeitungsformen mit geringem Aufwand basieren (z. B. klassische Konditionierung, Selbstwahrnehmung, heuristische Verarbeitung); sozialpsychologische Zwei-Prozess-Theorien geben die spezifischen Bedingungen an, unter denen Menschen jeden dieser beiden Prozesse einsetzen; so sollen Personen die Argumente einer Botschaft nur dann systematisch verarbeiten, wenn sie dazu motiviert u. fähig sind; ihre Motivation wird durch situative Faktoren (z. B. persönliche Relevanz des Themas) u. durch Persönlichkeitsmerkmale (z. B. Kognitionsbedürfnis) bestimmt; ihre Verarbeitungsfähigkeit wird durch Faktoren wie verfügbare Zeit, Ablenkung od. die Wiederholung einer Botschaft bestimmt. Immer wenn Personen nicht motiviert od. fähig sind, den Inhalt einer Botschaft systematisch zu verarbeiten, werden sie ihre Entscheidung über Annahme bzw. Ablehnung persuasiver Kommunikation auf Verarbeitungsprozessen mit geringem Aufwand basieren (z. B. heuristische Verarbeitung).

Zwei-Spalten-Technik *f*: s. Mehr-Spalten-Technik.

Zweit|rang|sym|ptome *n pl*: (engl.) *second rank symptoms*; Symptome zweiten Ranges; Bez. (K. Schneider) für alle Symptome i. R. der Schizophrenie*, die diagnostisch weniger Gewicht als die Erstrangsymptome* haben; z. B. (meist akustische) Halluzinationen* (außer dialogischen u. kommentierenden Stimmen), Wahneinfälle, Ratlosigkeit, depressive u. euphorische Verstimmung, erlebte Gefühlsverarmung*, Zönästhesie*, Verfolgungswahn* u. bizarre Verhaltensweisen.

z-Wert: (engl.) *valore z*; gibt für eine beliebige normalverteilte Zufallsvariable X an, wie viele Standardabweichungen ein einzelner Wert von X vom Mittelwert entfernt ist; mit Hilfe der **z-Transformation** wird eine beliebige Normalverteilung in eine standardisierte Normalverteilung transformiert (mit Mittelwert = 0 u. Varianz = 1); vgl. Wahrscheinlichkeitsverteilung.

Zwillings|forschung: (engl.) *gemellology*; Forschungsansatz der Psychologie u. Humangenetik, bei dem eineiige u. zweieiige Zwillingspaare bezüglich der Übereinstimmung eines Merkmals untersucht werden; in Zwillingsstudien erfolgt die Untersuchung ohne Einbezug von genetischen Markern zur Unterscheidung genetischer u. nichtgenetischer Faktoren (Umwelt) der familiären Ähnlichkeit von Merkmalen. Eineiige Zwillinge sind genetisch zu 100 % identisch, zweieiige Zwillinge zu 50 %. Die Übereiinstimmung zwischen Paaren von eineiigen u. zweieiigen Zwillingen kann zur Abschätzung des Einflusses der Heredität herangezogen werden.

Zwillings|studie *f*: (engl.) *gemellology*; s. Zwillingsforschung.

Zwischen|hirn: (engl.) *interbrain*; Diencephalon*.

Zwitter: (engl.) *hermaphrodite*; s. Hermaphroditismus.

Zykl-: auch Cycl-; Wortteil mit der Bedeutung Kreis, Ring, Zeit; von gr. κύκλος.

zyklisch (Zykl-*): (engl.) *cyclic*; in (regelmäßigen) Perioden auftretend (z. B. Hormonzyklus, Jahreszeitenzyklus, Schlaf-Wach-Zyklus); in der Medizin u. speziell in der Psychiatrie sind v. a. Tageszyklen (zirkadiane Schwankungen: Morgentief*, Abendtief*) u. Jahreszyklen (saisonale Schwankungen: saisonal-affektive Störung*, sog. Winterdepression) u. damit assoziierte Störungen relevant.

Zyklo|pyr|rolone (Zykl-*) *n pl*: (engl.) *cyclopyrrolones*; Cyclopyrrolone*.

Zyklo|thymie (Zykl-*; gr. θυμός Gemüt) *f*: (engl.) *cyclothymia*; syn. zyklothyme Persönlichkeitsstörung; anhaltende affektive Störung* mit andauernder instabiler Stimmung u. häufigem Wechsel zwischen leichter Depression* u. Hypomanie*; vgl. Dysthymie.

Zyklus|störungen (Zykl-*): (engl.) *menstruation disorders*; Anomalien des Menstruationszyklus; **Formen: 1.** Rhythmusstörungen (Anomalien der Blutungshäufigkeit, sog. Tempoanomalien): meist hormonal bedingt; **2.** Typusstörungen (Anomalien der Blutungsstärke): z. B. Hypomenorrhö*; meist organisch bedingt; **3.** Veränderungen der Blutungsdauer; **4.** Zusatzblutungen im biphasischen Zyklus: prämenstruelle Blutung, postmenstruelle Blutung, Zwischenblutungen (Sonderform: Ovulationsblutung); hormonal od. organisch bedingt; **5.** Aufhebung des zyklischen Auftretens, evtl. mit Dauerblutung; **6.** Amenorrhö*.

Zysti|zerkose (gr. κύστις Blase; κέρκος Schwanz; -osis*) *f*: (engl.) *cysticercosis*; Befall des Menschen mit Larven (Zystizerken) des Schweinebandwurms (Taenia solium) nach oraler Aufnahme von Eiern (Schmutzinfektion durch infizierten Kot des Endwirts); bei Bandwurmträgern Exo-Autoinfektion möglich (Endo-Autoinfektion nicht nachgewiesen); **Kompl.:** gelegentlich Befall des Auges (okulare Zystizerkose) od. des ZNS (Neurozystizerkose, s. Enzephalitis).

Zyt-: Cyt-; Wortteil mit der Bedeutung Zelle, Höhlung; von gr. κύτος.

Zyto|kine (Zyt-*; Kin-*) *n pl*: (engl.) *cytokines*; von vielen Zellarten (z. B. T-Lymphozyten) i. R. der natürlichen u. spezif. Immunantwort gebildete u. sezernierte Signalmoleküle, die Verhalten od. Eigenschaften anderer Zellen para- u. autokrin beeinflussen u. als interzelluläre Mediatoren wirken; Zytokine beeinflussen u. a. Wachstum sowie insbes. proinflammatorische, immunregulatorische u. hämatopoietische Eigenschaften (Entzündungszellen). Zu den Zytokinen gehören u. a. Interferone, Interleukine*, Chemokine, Monokine u. Wachstumsfaktoren, z. B. GM-CSF (Abk. für engl. granulocyte-macrophage colony-stimulating factor) u. G-CSF (Abk. für engl. granulocyte colony-stimulating factor).

Zyto|megalie-En|zephalitis (Zyt-*; Mega-*; Enkephal-*; -itis*) *f*: (engl.) *cytomegalovirus encephalitis*; durch Zytomegalie-Virus verursachte chronische Enzephalitis* mit uncharakteristischen psychopathologischen Auffälligkeiten, häufig begleitet von Zytomegalie*-Retinitis; **Vork.:** bei immunsupprimierten Patienten, häufig bei HIV*-Erkrankung.

Zyto|megalie-Retinitis (Zyt-*; Mega-*; lat. rete Netz; -itis*) *f*: (engl.) *cytomegalovirus retinitis*; (unbehandelt) zur Erblindung führende, schwere progressive Entzündung der Netzhaut durch Zytomegalie-Virus; **Vork.:** bei immunsupprimierten Patienten, häufig bei HIV*-Erkrankung. Vgl. Zytomegalie-Enzephalitis.

Zyto|statika (Zyt-*; gr. στατικός stehend, zum Stehen bringend) *f*: (engl.) *cytostatic agents*; chem. heterogene Gruppe zytotox. Substanzen, welche die Teilung funktionell aktiver Zellen durch unterschiedl. Beeinflussung ihres Stoffwechsels verhindern od. erheblich verzögern; **Vertreter: 1.** Purinanaloga, z. B. Azathioprin, Cladribin, Fludarabin; **2.** Pyrimidinanaloga, z. B. 5-Fluorouracil, Capecitabin als orales prodrug von 5-Fluorouracil, Cytarabin, Gemcitabin; **Ind.:** Tumortherapie (Monotherapie od. Kombinations- bzw. Sequenztherapie bei Leukämien u. soliden Tumoren; z. T. als Radiosensitizer); Immunsuppression bei chron., nicht bösartigen Erkrankungen (z. B. rheumatoide Arthritis; strenge Indikation) u. zur Unterdrückung von Abstoßungsreaktionen nach Transplantation von Organen; **UAW:** Schäden an rasch proliferierenden Geweben, so dass insbes. blutbildendes System, Epithelien der Schleimhäute (v. a. gastrointestinale Störungen mit schwerer Übelkeit u. Erbrechen), Gonaden (u. U. irreversible Störung der Spermatogenese bzw. Anovulation, teratogene

Wirkung) sowie Haut u. Hautanhangsgebilde (Haarausfall) betroffen sind; engmaschige Therapiekontrolle (körperl. Untersuchung, Organfunktionen, Blutbild) ist unerlässlich.

Quellen der Abbildungen

[1] Adolph, D.; Bochum
[2] Aikele, P.; Dresden
[3] Bialojan, A.-G.; Berlin
[4] Buddecke, E.: Grundriß der Biochemie. 9. Aufl. Berlin: de Gruyter, 1994
[5] Cervós-Navarro, J.; Berlin
[6] Diermann, J.; Hattingen
[7] Gaab, M.; Hannover
[8] Gruber, O. und Trost, S.; Göttingen
[9] Grüters, A.; Berlin
[10] Hasan, A.; Göttingen
[11] Maier, W.; Bonn
[12] PET-Zentrum, Forschungszentrum Dresden-Rossendorf, Klinik für Nuklearmedizin, Technische Universität Dresden
[13] Scheffler, K. und Haller, S.; Basel
[14] Schmitt, A.; Göttingen
[15] Tolnay, M.; Basel
[16] nach Waldeyer, A.; Mayet, A.: Anatomie des Menschen. 18. Aufl. Berlin: de Gruyter, 2009
[17] Wobrock, T. und Hasan, A.; Göttingen